トートラ
人体の構造と機能

PRINCIPLES OF ANATOMY AND PHYSIOLOGY
Gerard J. Tortora / Bryan Derrickson　15th Edition

桑木共之・黒澤美枝子・髙橋研一・細谷安彦　編訳

第**5**版
原書**15**版

丸善出版

Principles
of Anatomy and Physiology

15th edition

by

Gerard J. Tortora

Bryan Derrickson

本書は正確な適応症（効能），副作用（有害作用），および投薬スケジュールを記載していますが，これらは変更される可能性があります．読者は医薬品の製造販売業者の添付文書をご参照ください．

本書の著者，編集者，出版社と頒布する者および翻訳者は，その記載内容に関しては最新かつ正確を来すように努めておりますが，読者が本書の情報を利用するに当り，過誤あるいは遺漏あるいはいかなる結果についても責任をもつものではありません．また，出版物の内容に関して明示的又は黙示的ないかなる保証をいたしません．

本書の著者，編集者，出版社と頒布する者および翻訳者は，この出版物から生じる，身体および／または財産に対するいかなる損傷および／または損害に対していかなる責任も負わないものとします．

訳者序

　本書を手に取られている方の多くは，保健・医療・福祉分野の専門職をめざして学んでいる方，あるいはすでに専門職に就かれた方と思います．ヒトを対象とする保健医療福祉の専門職にとって，ヒトのからだの構造としくみについて学ぶことはとても大切なことです．しかし，からだの中身は外からは見えません．対象が簡単には見えないということが，からだの構造としくみを学びたい方にとっての大きな障壁となります．本書の優れている点は，随所に構造と機能の明解な図が提示されていることです．私たちのからだの中で時々刻々と変化する目には見えない生命現象の理解を分かりやすい図が助けてくれることでしょう．

　からだの中では，分子，細胞，組織，器官，器官系，個体それぞれのレベルでさまざまな反応が進み，個体としての生命が維持されています．生命活動の営みはそれぞれのレベルでの動的平衡，すなわち"ホメオスタシス（恒常性の維持）"によって成り立ちます．本書は骨格系，筋系，神経系，内分泌系，心臓血管系，リンパ系，呼吸器系，消化器系，泌尿器系，生殖器系など，器官系を軸に構成されています．各器官系は器官と器官との連携によってホメオスタシスを保つべくさまざまな機能を営みます．これらの器官系の構造と機能を知ることが個体としての生命活動のしくみを知る第一歩となります．本書では種々のホメオスタシスの機序が，"なんらかの刺激によってホメオスタシスが壊れる"の文言で始まる同じ形式の図で説明されています．そのため，さまざまな場面で起る多様なホメオスタシスのしくみが理解しやすくなっています．さらに特筆すべきことは各章の最後にある"ホメオスタシスの観点から"の項目です．そこには，その章で扱った器官系と他の器官系との連携によるホメオスタシスのしくみがまとめられています．これにより，学習が進むにつれ，からだ全体としてのホメオスタシスのしくみがわかるように構成されています．また，さまざまな疾病の原因あるいは症状は，ある意味で"ホメオスタシス"の破綻ともいえます．その点に関し，本書には"疾患：ホメオスタシスの失調"の項目が器官系ごとにあり，関連疾患についても広く学ぶことができるようになっています．さらには"医学用語"の項目もあり，臨床との関連性が充実しています．学ぶ途上のみでなく，専門職に就いた後にも湧き出る疑問が本書のページをめくることで氷解するに違いありません．

　本書『トートラ人体の構造と機能』の原書は日進月歩の医学・医療の進歩に合わせて2，3年ごとに大幅改訂を続けています．本書も読者の方々から頂いた貴重なご意見を取り入れながら，原書の改訂にあわせて2004年，2007年，2010年，2013年と版を重ね，このたび，原書15版を『トートラ人体の構造と機能 第5版（原書15版）』として引き続き刊行できることになりました．読者皆様のご支持の賜物が本書です．第5版においても読者にとって便利で理解しやすいように，本文が大幅に組み直され，多くの良図が新たにつけ加えられています．顕微鏡写真も良質で明解なものに入れ替えられています．

　現在第一線で活躍されている基礎医学・臨床医学・看護学の専門家が翻訳に携わっており，本書の内容の新しさと信頼性保持には万全を期しております．編者による相互チェックを密に行い，用語の統一，表現の均一化を図ったことで一層わかりやすい教科書となりました．編者・訳者一同，最新の確立された豊富な知識を網羅した本書『トートラ人体の構造と機能 第5版』が，多くの読者にわかりやすい教科書として受け入れられ，愛用されることを心から願っております．

　最後に本書を出版するにあたり，丸善出版(株)企画・編集部の小野栄美子氏をはじめ同編集部の方々のご尽力に訳者一同心より感謝申し上げます．

2019年1月

訳者代表　桑　木　共　之

黒　澤　美枝子

髙　橋　研　一

細　谷　安　彦

編者・訳者一覧

石	橋	隆	治	金沢医科大学薬理学　教授
伊	藤	誠	二	関西医科大学名誉教授
伊	藤	正	裕	東京医科大学人体構造学分野　教授
内	田	さ	え	東京都健康長寿医療センター研究所自律神経機能研究　研究員
江	﨑	太	一	東京女子医科大学医学部解剖学・発生生物学講座　教授
大	友	和	夫	秋田大学名誉教授
尾	﨑		繁	目白大学保健医療学部理学療法学科　教授
菊	田	彰	夫	産業医科大学名誉教授
＊黒	澤	美枝子		国際医療福祉大学大学院薬学研究科医療・生命薬学専攻　教授
＊桑	木	共	之	鹿児島大学大学院医歯学総合研究科先進治療科学専攻　教授
小	林	直	人	愛媛大学医学部附属総合医学教育センター　センター長・教授
佐	伯	由	香	愛媛大学大学院医学系研究科看護学専攻　教授
阪	中	雅	広	愛媛大学大学院医学系研究科機能組織学　教授
桜	木	晃	彦	宝塚大学東京メディア芸術学部　教授
杉	野	一	行	つくば国際大学医療保健学部理学療法学科　教授
千	田	隆	夫	岐阜大学大学院医学系研究科病態制御学講座解剖学分野　教授
＊髙	橋	研	一	沖縄統合医療学院　名誉学院長
多賀谷			昭	長野県看護大学名誉教授
武	田	利	明	岩手県立大学看護学部看護学研究科　教授
樗	木	晶	子	九州大学大学院医学研究院保健学部門　教授
照	井	直	人	元筑波大学医学医療系　教授
福	島	順	子	北星学園大学社会福祉学部共通部門　教授
＊細	谷	安	彦	筑波大学医療技術短期大学部名誉教授
松	下	松	雄	筑波大学名誉教授
八木沼		洋	行	福島県立医科大学医学部神経解剖 - 発生学講座　教授
山	本	三	幸	メモリークリニックお茶の水　医師
吉	永	一	也	熊本大学大学院生命科学研究部構造機能解析学分野　教授
依	藤		宏	群馬大学名誉教授
渡	邉	定	博	神戸市看護大学専門基礎科学領域医科学分野　教授

(五十音順，＊編者，2019 年 1 月現在)

著者紹介

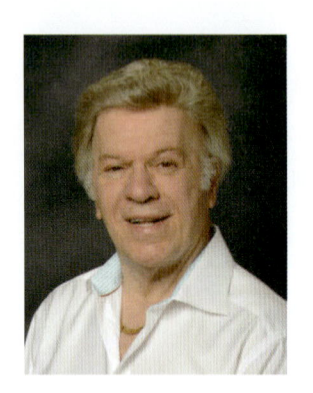

ジェリー・トートラ　JERRY TORTORA

　ニュージャージー州パラムスにあるベルゲン・コミュニティ・カレッジの生物学教授で，微生物学およびヒトの解剖学と生理学を教えている.

　フェアレイ・ディクソン大学で生物学学士号，モントクレア州立大学で科学教育修士号を取得.

　人体解剖学生理学会議（HAPS），米国微生物学会（ASM），米国科学振興協会（AAAS），全米教育協会（NEA），MACUB（Metropolitan Association of College and University Biologists）の会員である.

　ジェリーは，学生のためにほとんどの時間を費やしている.

　このことに対して，彼は1992年のMACUBの記念賞を受賞した．1996年にはテキサス大学から国立人材・管理に対する優秀賞を受賞し，高度教育への貢献に関するベルゲン・コミュニティ・カレッジの広報代表に選ばれた.

　彼はいくつかの科学教育書，研究マニュアル書のベストセラーの著者で，また天職として教育義務時間以外に週あたり40時間の残業をしている．それにもかかわらず，週に4，5回自転車漕ぎやランニングをこなしている．また，大学のバスケットボール部やプロのホッケーゲームに参加し，メトロポリタンオペラ劇場での上演にも参加している.

　4人の私の子どもたちリン，ケネス，アンソニー，ドリューへ；あなた方の愛と支持が飛翔する私の翼の風となってくれた.

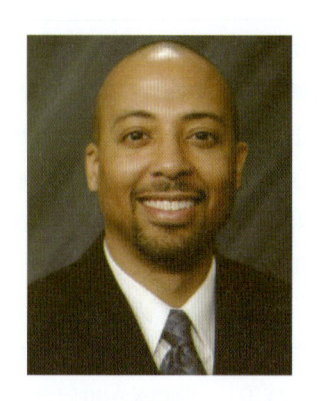

ブライアン・デリックソン　BRYAN DERRICKSON

　フロリダ州オーランドのヴァレンシアカレッジの生物学の教授である．そこで一般生物学とヒューマンセクシュアリティー，およびヒトの解剖学と生理学も教えている.

　モアハウスカレッジで生物学学士号，デューク大学で細胞生物学のPh.Dを取得.

　ブライアンのデューク大学での研究は細胞生物学科生理学分野で行われたので，学位は細胞生物学で，生理学に焦点をあてた研究をした．ヴァレンシアカレッジでは学部の予算委員会で精力的に働いている．また，カレッジの管理本部の評議員会，学部メンバーの終身教授の取得の基準を決める学部学術委員会（現在の教育・学習アカデミー）のメンバーとして働いている.

　国レベルでは，人体解剖学生理学会議（HAPS），米国生物学教師協会（NABT）に属している．ブライアンはいつも自ら望んで教鞭をとっていた．カレッジ内の何人かの教授の影響を受けて，カレッジレベルで教えるという視点で生理学を追求しようと決心した.

　彼は奉仕的精神で学生を成功に導いてきた．特に年齢，人種，学習能力の多種多様な学生に楽しく接触してきた．このような違い，報いられる体験にも関わらず，全員に能力を与えた．学生はいつもブライアンが学生に対して行ってきた努力とケアを認めて，"ヴァレンシアをより高い教育機関へと導いたヴァレンシアの教授"にノミネートした．彼はこの賞を3度受賞している.

　私の家族ロザリンド，ハーレイ，シェリー，ロッブへ；あなた方のサポートと勇気づけが私にとってかけがえのないものでした.

iv

著者序

　解剖学と生理学の学習コースへようこそ；あなた方の多くは，関連する健康分野あるいは看護分野の一つで職を遂行したいと考えて，このコースを選んだかもしれません．あるいは，もっと単純に自分自身のからだについて興味があり学習するのかもしれません．あなた方の動機がどうであれ，かなり努力を要するに違いない内容であっても，この"Principles of Anatomy and Physiology, 15th edition"にあるすべての内容とツールが，うまくナビゲートしてくれるでしょう．

　この教科書の過去14回にわたる改訂版では，正確で明快な知識を提供するとともに，熟練のイラストレーターによるイラストでヒトのからだの構造と機能を表現し，あなた方の知識を日常生活やキャリアアップに関連づけて実践応用できるように最大限の努力をしてきました．この15版でもめざすところは同じです．今回の版の改訂，増補した最新のイラストをみれば，いままでの版との違いがわかるでしょう．

謝　辞

　この15版は多くの，とくに同じ考え方で私たちに協力してくれた大学の仲間たちの協力なしでは完成し得なかった．Wiley社が解剖学と生理学のアドバイザー会議にコースの論点，新しい内容，その解決策に関する広報活動を委任してくれたことに非常に感謝している．2セメスター制の前・後期の解剖学と生理学のコースにおける専門的知識について討議してくれた会議のメンバーにとくに感謝申し上げたい．

　DG Hennneger, Kirkwood Community College; Heather Labbe, University of Montana; Tom Lancraft, St Petersberg College; Rassel Nolan,Baton Rouge Community College; and Terry Thompson, Wor-Wic Community College.

　さらに，何人かの大学の仲間たちが行ったORIONやWiley PLUSへの貢献が，この15版に役に立ったことに対して，とくに感謝したい．この版の多くの部分を改訂，強調することが可能になったのは，以下のグループの専門的知識があったからである．

Matthew Abbott, Des Moines Area Community College Ayanna Alexander- Street, Lehman College of New York
Donna Balding, Macon State College
Celina Ballanceau, Florida Southern College
Dena Berg, Tarrant County College
Betsy Brantley, Valencia Community College
Susan Burgoon, Armadillo College
Steven Burnett, Clayton State University
Heidi Bustamante, University of Colorado, Boulder Anthony Contento, Colorado State University

Liz Csikar, Mesa Community College
Kent Davis, Brigham Young University, Idaho
Kathryn Durham, Lorain County Community College Kaushik Dutta, University of New England
Karen Eastman, Chattanooga State Community College John Erickson, Ivy Tech Community College of Indiana Tara Fay, University of Scranton
John Fishback, Ozark Tech Community College
Linda Flora, Delaware County Community College Aaron Fried, Mohawk Valley Community College
Sophia Garcia, Tarrant County Community College Lynn

Gargan, Tarrant County Community College

Caroline Garrison, Carroll Community College

Harold Grau, Christopher Newport University

Mark Hubley, Prince George's Community College Jason

Hunt, Brigham Young University, Idaho

Lena Garrison, Carroll Community College

Geoffrey Goellner, Minnesota State University, Mankato

DJ Hennager, Kirkwood Community College

Lisa Hight, Baptist College of Health Sciences Alexander

Imholtz, Prince George' s Community College Michelle

Kettler, University of Wisconsin

Cynthia Kincer, Wytheville Community College

Tom Lancraft, St. Petersburg College

Claire Leonard, William Paterson University

Jerri Lindsey, Tarrant County Community College

Alice McAfee, University of Toledo

Shannon Meadows, Roane State Community College

Shawn Miller, University of Utah

Erin Morrey, Georgia Perimeter College

Qian Moss, Des Moines Area Community College

Mark Nielsen, University of Utah

Margaret Ott, Tyler Junior College

Eileen Preseton, Tarrant County College

Saeed Rahmanian, Roane State Community College

Sandra Reznik, St. John's University

Laura Ritt, Burlington Community College

Amanda Rosenzweig, Delgado Community College

Jeffrey Spencer, University of Akron

Sandy Stewart, Vincennes University

Jane Torrie, Tarrant County College

Maureen Tubbiola, St. Cloud State Jamie Weiss, William

Paterson University

最後に Wiley 社のすべての人に深謝したい. 私たちは熱心で, ひたむきで, 能力の高い出版のプロたちのお陰で楽しく共同作業をすることができた.

Maria Guarascio, Senior Editor; Linda Muriello, Sen- ior Product Designer; Lindsey Myers, Assistant Development Editor; MaryAlice Skidmore, Editorial Assistant; Trish McFadden, Content Management Editor; Mary Ann Price, Photo Manager; Tom Nery, Designer; and Alan Halfen, Senior Marketing Manager.

GERARD J. TORTORA

Department of Science and Health,
S229 Bergen Community College 400 Paramus Road Paramus, NJ 07652
gjtauthor01@optonline.com

BRYAN DERRICKSON

Department of Science,
PO Box 3028 Valencia College Orlando, FL 32802
bderrickson@valenciacollege.edu

目　次

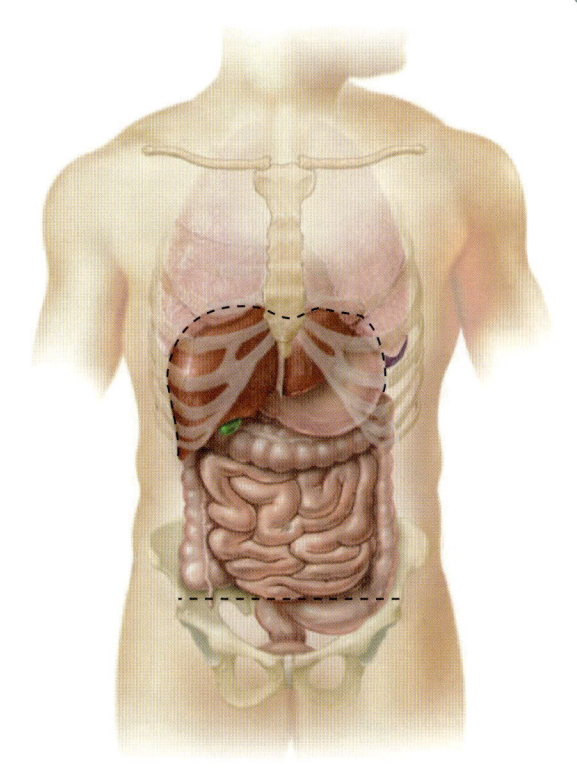

人体へのイントロダクション

人体とホメオスタシス

> ヒトはからだの内部環境を相対的に安定に保つホメオスタシス（恒常性）をいろいろな方法で維持している．ホメオスタシスが崩れると，しばしばネガティブフィードバックシステムという補正サイクルが作動して，健康に生きていくために必要な状況を回復させてくれる．

人体の探検という魅惑的な旅を始めるにあたり，はじめに解剖学と生理学の概要を紹介する．次に人体がどのように構築されているか，そしてすべての生物とどのような構築部分が共通しているかを考える．次に，からだが自身の内部環境をどのように調節しているのかを考えてみよう；ホメオスタシスとよばれる休むことのないこのプロセスは，本書のすべての章における主要テーマである．最後に，からだについて話をする際に，科学者や

医療関係者たちに理解してもらえる基本的な用語を紹介する．

Q これまで，なぜ遺体解剖がなされるのか，考えたことはありませんか？

1.1　解剖学と生理学の定義

目　標

• 解剖学と生理学の定義をし，さらにこれらの細区分をいくつか挙げる．

　科学の2つの領域である解剖学と生理学は，からだの構成要素とその機能を理解する基礎である．**解剖学 anatomy**（ana- ＝上に；-tomy ＝ものを切ること）はからだの**構造 structures** の科学であり，構造同士の関係を知る科学である．解剖学は最初，からだの部分を注意深く切り離してそれらの関係を研究するために**解体する dissection**（dis- ＝離す；-section ＝切る動作）ことから始まった．今日では，さまざまな画像技術も解剖学の知識の進歩に貢献している（表 1.3 参照）．解剖学がからだの構造を取り扱うのに対して，**生理学 physiology**（physio- ＝自然；-logy ＝～学）はからだの**機能 functions** の科学である——すなわちからだの各部がどのように働いているかを知る科学である．表 1.1 に解剖学と生理学の細区分をいくつか示す．

　構造と機能は非常に緊密な関係にあるので，人体を学ぶ際には，解剖学と生理学を一緒に勉強する．からだの各部の構造はしばしばその機能を反映している．例えば，頭蓋の骨は脳を保護する丈夫なケースをつくるために

しっかりと結合している．対照的に，指の骨はずっとゆるく結合しているため，変化に富んだ指の動きが可能である．肺の中にある空気の袋は壁が非常に薄いため，吸入した酸素が速やかに血液に移動できる．

> #### チェックポイント
>
> 1. 呼吸療法認定士はからだのどの機能を改善しようとするのか．その際，どの構造が関係するのか．
> 2. あなた自身のからだの一部の構造が機能とどのように関係しているか，例を一つ挙げなさい．

1.2　からだの構造の構築レベルとシステム

目　標

• 人体の構造が6つのレベルで構築されていることを説明する．
• 人体の11の系とそれを構成する代表的な器官や一般的な機能を述べる．

　言語の構築レベル，すなわち文字，単語，文章，段落などは人体の構築レベルに対比させることができる．人体の探検は，小さな原子や分子の探検から始まり，1人の人間にまで広げていく．解剖学と生理学を理解するに

表 1.1	解剖学と生理学の主な細区分		
解剖学の細区分	**研究領域**	**生理学の細区分**	**研究領域**
発生学 Embryology（embry- ＝胚；-logy ＝～学）	ヒトの卵の受精に続く最初の8週間のあいだ	分子生理学 Molecular physiology	タンパク質や DNA などの個々の分子の機能
発生生物学 Developmental biology	受精から死に至るまでの1人の全発達過程	神経生理学 Neurophysiology（neuro- ＝神経）	神経細胞の機能的特性
細胞生物学 Cell biology	細胞の構造と機能	内分泌学 Endocrinology（endo- ＝内；-crin ＝分泌）	ホルモン（血液中の化学的制御物質）とそれらがからだをどのようにコントロールしているか
組織学 Histology（hist- ＝組織）	組織の顕微鏡的構造		
肉眼解剖学 Gross anatomy	顕微鏡を使わずに研究できる構造	心臓血管生理学 Cardiovascular physiology（cardi- ＝心臓；vascular ＝血管）	心臓と血管の機能
系統解剖学 Systemic anatomy	神経系や呼吸器系といったからだの特定の器官系の構造		
局所解剖学 Regional anatomy	頭部や胸部といったからだの特定の領域	免疫学 Immunology（immun- ＝感染しにくい）	病原因子に対するからだの防御
体表解剖学 Surface anatomy	目でみたり手で触れることによって体内の解剖学的構造を知ることができる体表の指標	呼吸生理学 Respiratory physiology（respira- ＝呼吸する）	気道および肺の機能
画像解剖学 Imaging anatomy	X 線，MRI，CT スキャンやその他の検査や治療で用いるさまざまな方法でみる体内の構造	腎臓生理学 Renal physiology（ren- ＝腎臓）	腎臓の機能
		運動生理学 Exercise physiology	筋活動による細胞および器官の機能変化
病理解剖学 Pathological anatomy（path- ＝病気）	疾患に伴って変化した構造（肉眼および顕微鏡レベル）	病態生理学 Pathophysiology	疾患および加齢による機能変化

は，からだの最小の構成要素から最大の構成要素までを6つの構築レベルに分けるのが適当である：すなわち，化学物質，細胞，組織，器官，器官系，個体の各レベルである（図1.1）．

❶ **化学物質レベル chemical level.** 一番の基礎となるこのレベルは**アルファベットの文字**に相当し，化学反応を起す物質の最小構成単位である**原子 atoms**と，原子が2個以上結合した**分子 molecules** が含まれる．炭素（C），水素（H），酸素（O），窒素（N），

リン（P），カルシウム（Ca），硫黄（S）などの原子は生命を維持する上で不可欠である．体内でよく知られている2種類の分子は，世代から世代へと伝わる遺伝物質であるデオキシリボ核酸（DNA）と血糖として知られているグルコースである．2章と25章では，化学物質レベルの構築に焦点を当てる．

❷ **細胞レベル cellular level.** 分子が結合して，化学物質からなる生物の構造的，機能的基本単位となる**細胞 cells** がつくられる．言語において意味を表す最小単位が**単語**であるのと同じで，細胞は人体の中

図 1.1　　**人体における構造の構築レベル.**

構造の構築レベルは，化学物質，細胞，組織，器官，器官系，そして個体のレベルである．

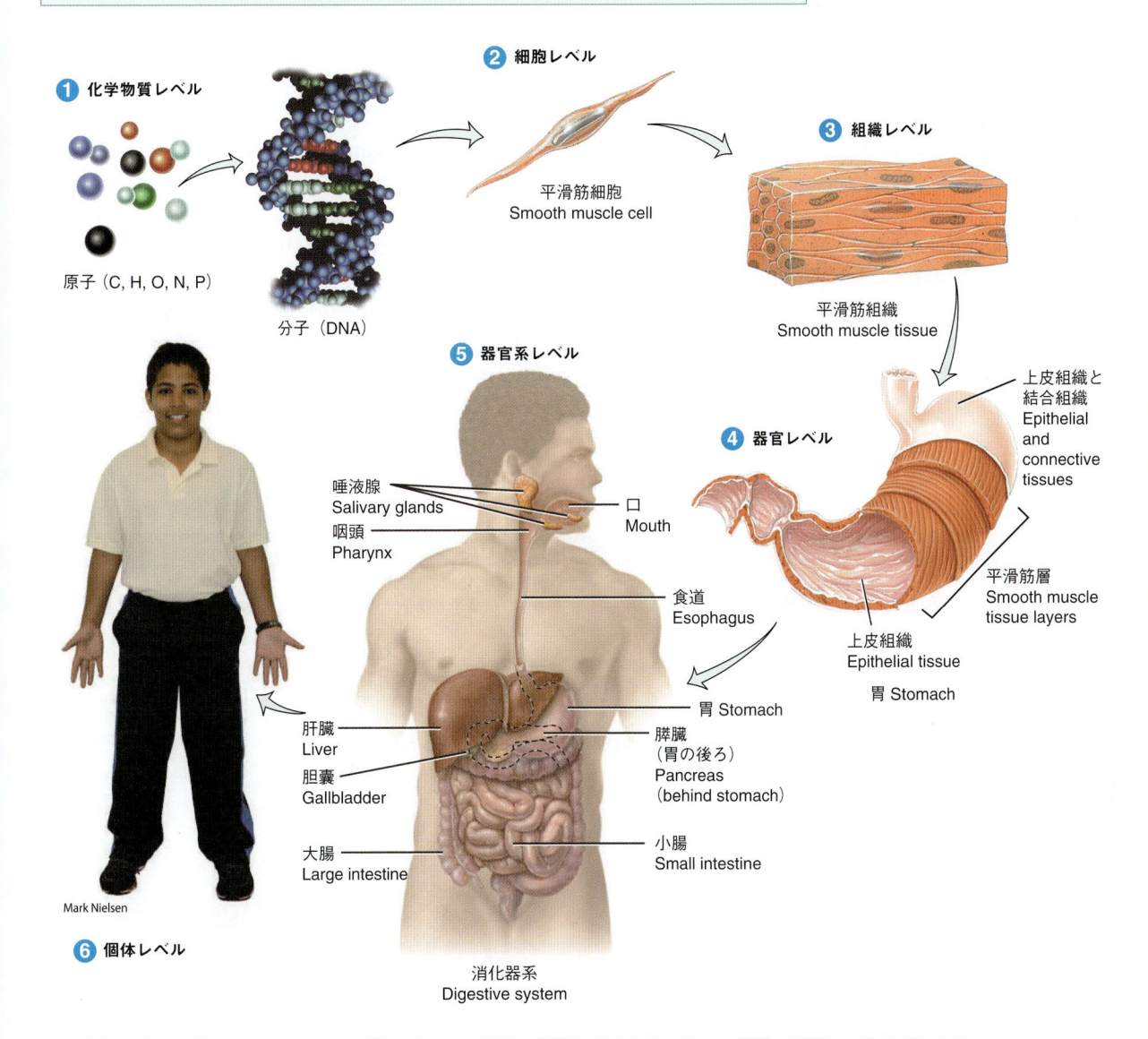

❶ 化学物質レベル

原子（C, H, O, N, P）

分子（DNA）

❷ 細胞レベル

平滑筋細胞
Smooth muscle cell

❸ 組織レベル

平滑筋組織
Smooth muscle tissue

❹ 器官レベル

上皮組織と結合組織
Epithelial and connective tissues

平滑筋層
Smooth muscle tissue layers

上皮組織
Epithelial tissue

胃 Stomach

❺ 器官系レベル

唾液腺
Salivary glands

咽頭
Pharynx

口
Mouth

食道
Esophagus

胃 Stomach

膵臓（胃の後ろ）
Pancreas（behind stomach）

肝臓
Liver

胆囊
Gallbladder

大腸
Large intestine

小腸
Small intestine

消化器系
Digestive system

Mark Nielsen

❻ 個体レベル

Q 2種類以上の組織からなり，それらが組み合さって特定の機能を果すようになった構造の構築レベルはどれか？

で最も小さな生きている単位である．体内には，筋細胞，神経細胞，上皮細胞などいろいろな種類の細胞が存在する．筋細胞には３種類あるが，図 1.1 ではそのうちの一つである平滑筋細胞を示している．３章では，細胞レベルの構築に焦点を当てる．

❸ **組織レベル tissue level．組織 tissues** は細胞とその周囲の物質の集まりであり，これらはともに協力して特定の機能を果している．これは単語が集まって**文章**となるのに似ている．体内の組織は基本的に，**上皮組織** epithelial tissue，**結合組織** connective tissue，**筋組織** muscular tissue，そして**神経組織** nervous tissue の４つのタイプに分けられる．上皮組織は，からだの表面をカバーし，中空の器官と体腔の内面を裏打ちし，腺を形成する．結合組織は，体内の器官同士をつないだり，支えたり，守ったりするとともに，血管をいろいろな組織に供給する．筋組織はからだの一部分を動かすために収縮するとともに熱をつくり出す．神経組織は，神経インパルスによってからだのある部位から他の部位に情報を伝える．４章では組織レベルの構築について詳細に述べる．図 1.1 では，隙間なく詰まった平滑筋細胞からなる平滑筋組織を示した．

❹ **器官レベル organ level．**異なった種類の組織が互いに結合して器官となる．文章が段落をつくるように，**器官 organs** は２種類以上の組織で構成されている；器官には特定の機能が備わっており，通常ははっきりとした形を有している．胃，皮膚，骨，心臓，肝臓，肺，脳は器官である．図 1.1 では，胃を構成

するいくつかの組織を示している．胃の外表面の被覆は上皮組織と結合組織の層からなり，胃が動いて他の器官と擦れ合う時の摩擦を少なくしている．そのすぐ下には一種類の筋組織；**平滑筋組織** smooth muscle tissue からなる３層の筋層があり，その収縮によって食べ物はかき混ぜられ，次の消化器である小腸に送り込まれる．胃の一番内側を裏打ちするのは**上皮層** epithelial tissue layer であり，胃の中での消化に必要な液体や化学物質を分泌する．

❺ **器官系レベル system（organ-system）level．器官系**（言語に例えるなら一つの**章**に相当）は共通の機能をもつ関連した**器官**（例えるなら**段落**に相当）で構成される．系ないし器官系レベルの一つの例が消化器系であり，食べ物を分解し吸収する．器官には，口，唾液腺，咽頭（のど），食道，胃，小腸，大腸，肝臓，胆嚢，膵臓が含まれる．一つの器官が複数の器官系に属す場合もある．例えば，膵臓は消化器系の一部であるとともに，ホルモンを産生する内分泌系の一部でもある．

❻ **個体レベル organismal level．個体 organism** とは生きている個人のことであり，例えるなら１冊の**本**に相当する．体内の器官系すべてが機能的にあわさって，個体全体をつくり上げている．

この後ろの章でからだの主要な系の解剖学と生理学について学習を進める．表 1.2 にはこれらの系の構成要素をリストアップし，それらの機能を紹介した．学習を進めるに従って，からだのすべての系が互いに影響し

表 1.2	人体における 11 の器官系
外皮系（5 章）	**骨格系（6 〜 9 章）**
構成要素：皮膚および皮膚に関連する**毛，手足の爪，汗腺，脂腺**などの構造．	**構成要素：**体内の**骨**と**関節**，および付属する**軟骨．**
機能：からだの保護；体温調節の補助；老廃物の一部を排出；ビタミンＤ産生の補助；触覚や痛み，熱い，冷たいなどの感覚の検出；脂肪の貯蔵による断熱．	**機能：**からだの支持と保護；筋の付着に必要な表面積を確保；からだの運動の補助；血液細胞を産生する細胞の貯蔵；ミネラルと脂質（脂肪）の貯蔵．

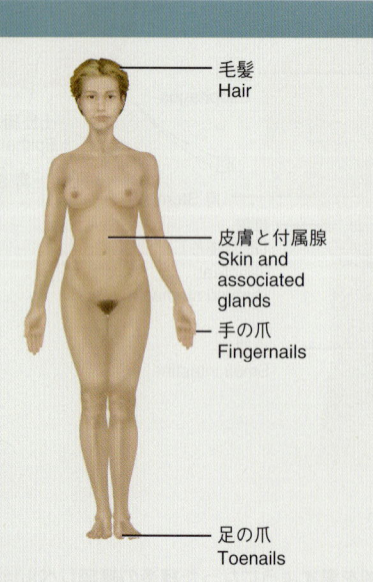

毛髪
Hair

皮膚と付属腺
Skin and
associated
glands

手の爪
Fingernails

足の爪
Toenails

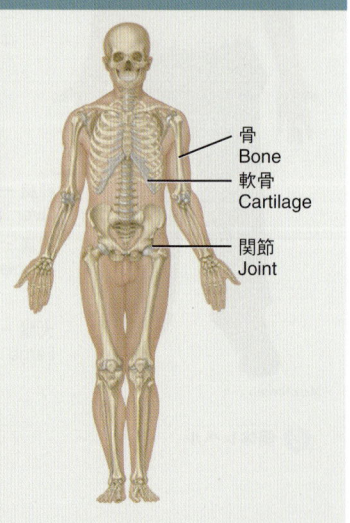

骨
Bone

軟骨
Cartilage

関節
Joint

あっていることが理解できるようになるだろう．さらにからだの各器官系を詳しく学ぶに従って，健康を維持し，病気から身を守り，人類という種を維持していく上で，器官系がどのように協調しているかを理解するだろう．

臨床関連事項

非侵襲的な検査法

医療関係者や解剖生理を勉強している学生たちは，からだの特定の構造や機能の状態を調べる際に，いくつかの**非侵襲的検査法 noninvasive diagnostic technique** をよく使う．非侵襲的検査法は，皮膚やからだの開口部から器具や装置を挿入したりしない．まず**視診 inspection** では，からだに正常とは異なるなんらかの変化がないかを観察する．例えば，医者は，病気がないか確かめるために口の中を調べる．続いてさらに別のテクニックを使って検査する．**触診 palpation**（palp- ＝優しく触れる）は，検査する人がからだの表面を手で感じ取ることである．例えば，腹部を触診することで，内部の臓器もしくは異常な固まりが大きくなっていたり，触診に過敏に反応しないかを調べる．**聴診 auscultation**（auscult- ＝聴く）は，器官の状態を評価するのにからだの音を聴くことであり，その際，しばしば聴診器を使って音を増幅する．例えば，肺の聴診では，呼吸の際，肺内に異常にたまった液体がクラック音を発してないかを調べる．**打診 percussion**（percus- ＝たたいて音を伝える）では，からだの表面を指先でたたいて得られる音を聞く．例えば，肺の中に液体が異常にたまっていたり，消化管の中に空気が異常に存在していることを，打診で知ることができる．打診はさらに，奥に存在する構造の大きさ，詰まり具合，位置についての情報も提供してくれる．これらの検査法を効果的に使うためには，解剖学を

理解しておくことが重要である．

チェックポイント

3. 以下の用語の定義を述べよ：原子，分子，細胞，組織，器官，器官系，個体
4. 運動生理学者はどの構築レベルで人体を研究するのか．（ヒント：表 1.1 参照）
5. 表 1.2 を参照しながら，老廃物の除去にはどの系がかかわるか述べよ．

1.3 生きているヒトの特徴

目 標

- ヒトの重要な生命維持のプロセスを定義する．

基本的な生命維持のプロセス

生物と非生物とを区別するいくつかのプロセスが存在する．以下は，ヒトにおける 6 つの重要な生命維持のプロセスである：

1. **代謝 metabolism** とは体内で起るすべての化学反応の総和である．代謝の一つの過程は**異化 catabolism**（catabol- ＝捨てる；-ism ＝ある状態）であり，これは複雑な化学物質を単純な物質に分解することである．代謝のもう一つの過程は**同化 anabolism**（anabol- ＝組み上げること）であり，

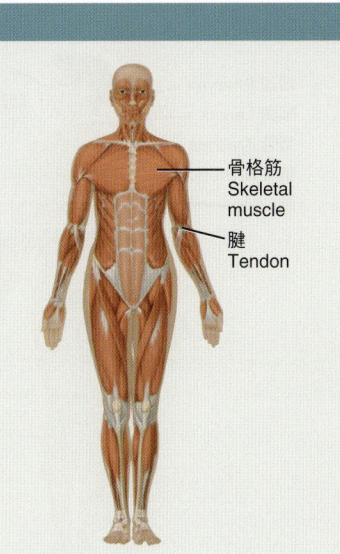

筋系（10，11 章）

構成要素：とくに**骨格筋組織**—通常骨に付着する筋（筋組織にはほかに平滑筋と心筋がある）．

機能：歩行などの運動をもたらす；姿勢を維持する（姿勢維持）；熱を産生する．

骨格筋
Skeletal muscle

腱
Tendon

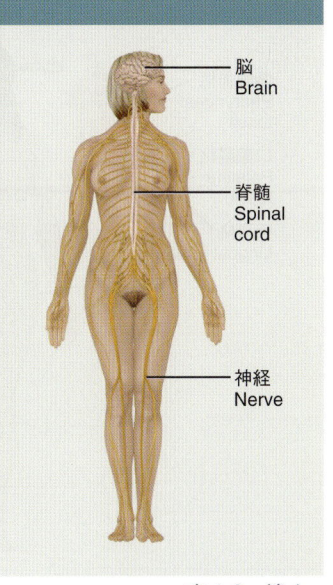

神経系（12 〜 17 章）

構成要素：脳，**脊髄**，**神経**，**眼**や**耳**といった特殊感覚器官．

機能：活動電位（神経のインパルス）を発生し，からだの活動を制御する；からだの内部環境や外部環境の変化を検出し，その変化を解釈し，筋の収縮や腺の分泌を起す．

脳
Brain

脊髄
Spinal cord

神経
Nerve

表 1.2 続く

表 1.2　人体における 11 の器官系（続き）

内分泌系（18 章）

構成要素：ホルモンを産生する腺（**松果体**，**視床下部**，**下垂体**，**胸腺**，**甲状腺**，**副甲状腺**（**上皮小体**），**副腎**，**膵臓**，**卵巣**，**精巣**）およびその他の器官に存在するホルモン産生細胞.

機能：ホルモンを分泌してからだの活動を制御する（ホルモンは化学的メッセンジャーで，血流によって内分泌腺や内分泌組織から標的器官へ運ばれる）.

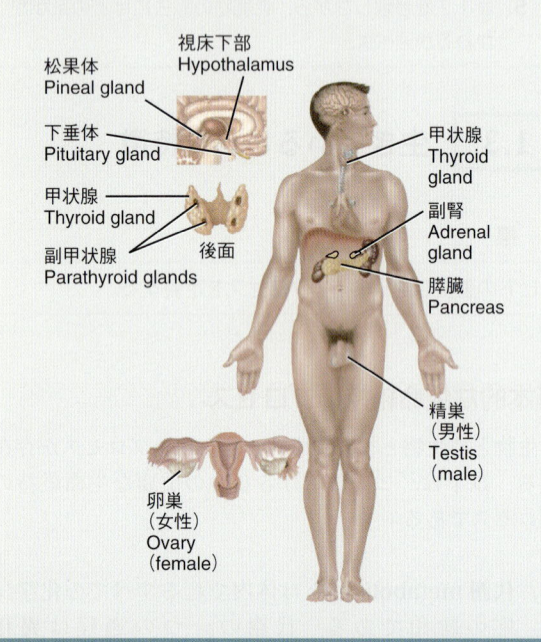

心臓血管系（19 〜 21 章）

構成要素：**血液**，**心臓**，**血管**.

機能：心臓は血管を通して血液を送り出す；血液は酸素と栄養素を細胞に運搬し，細胞から二酸化炭素と老廃物を運び去る．そして，体液の酸塩基平衡，温度，水の含有量の制御を補助する；血液成分は病気に対する防御を助け，傷害された血管を修復する.

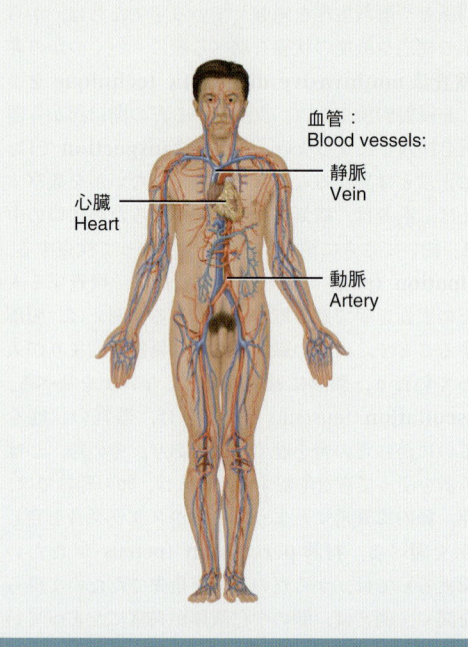

リンパ系と免疫（22 章）

構成要素：**リンパとリンパ管**；**脾臓**，**胸腺**，**リンパ節**，**扁桃**；免疫反応にかかわる細胞群（**B 細胞**，**T 細胞**，その他）.

機能：タンパク質と体液を血液に戻す；消化管から血液へ脂肪を運搬する；B 細胞と T 細胞が成熟したり増殖するための場所を提供する．B 細胞と T 細胞は疾患を引き起す原因となる微生物に対抗する.

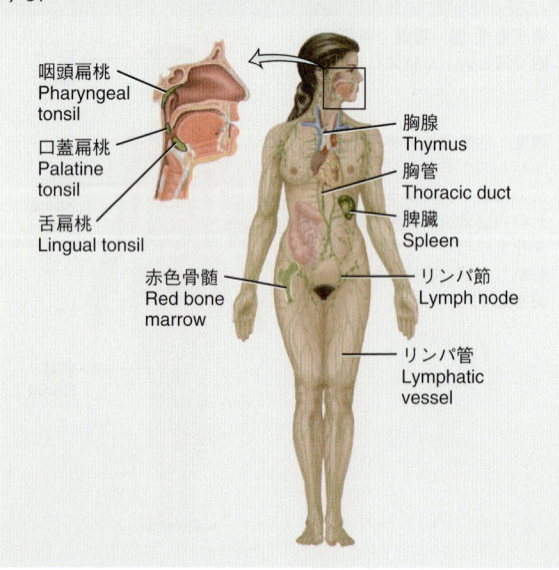

呼吸器系（23 章）

構成要素：**肺**と肺に出入りする気道，すなわち**咽頭**（**のど**），**喉頭**（**発声器**），**気管**，**気管支**.

機能：吸い込んだ空気から酸素を血液へ移し，血液中の二酸化炭素を排出する空気に移す；体液の酸塩基平衡の調節を補助する；肺から出る空気の流れが声帯で音をつくる.

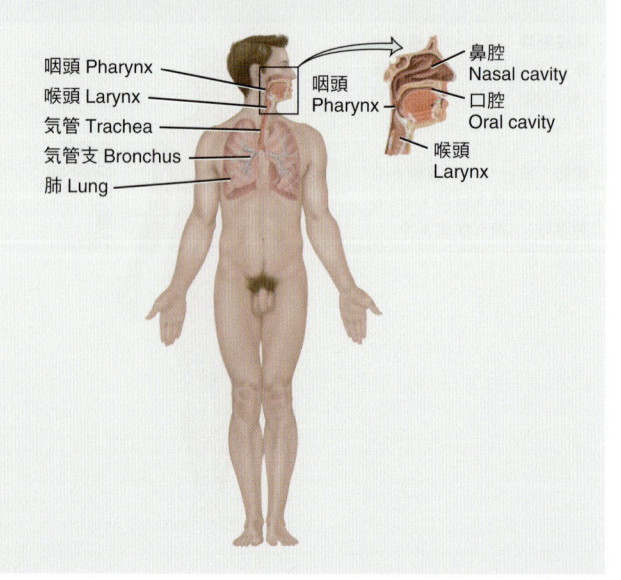

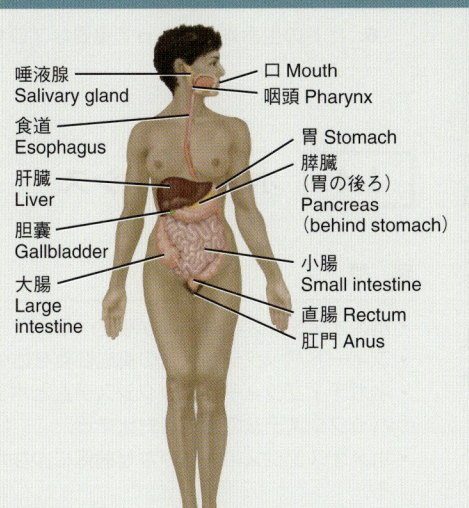

消化器系（24 章）

構成要素：口，咽頭，食道，胃，小腸，大腸，直腸，肛門からなる長い管状の消化管；唾液腺，肝臓，胆嚢，膵臓など，消化を助ける付属器官も含まれる.

唾液腺 Salivary gland
食道 Esophagus
肝臓 Liver
胆嚢 Gallbladder
大腸 Large intestine

口 Mouth
咽頭 Pharynx
胃 Stomach
膵臓（胃の後ろ）Pancreas (behind stomach)
小腸 Small intestine
直腸 Rectum
肛門 Anus

機能：食物を物理的，化学的に分解する；栄養素を吸収する；固形の老廃物を排出する.

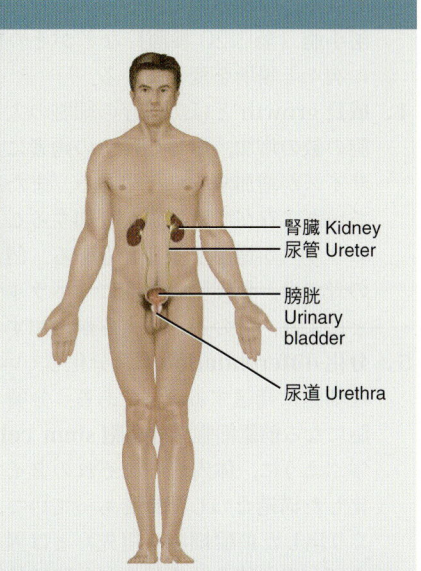

泌尿器系（26 章）

構成要素：腎臓，尿管，膀胱，尿道.

機能：尿をつくり，貯蔵し，排泄する；老廃物を排泄し，血液量と化学的組成を調節する；体液の酸塩基平衡の維持を補助する；体内のミネラルバランスを維持する；赤血球の産生を補助する.

腎臓 Kidney
尿管 Ureter
膀胱 Urinary bladder
尿道 Urethra

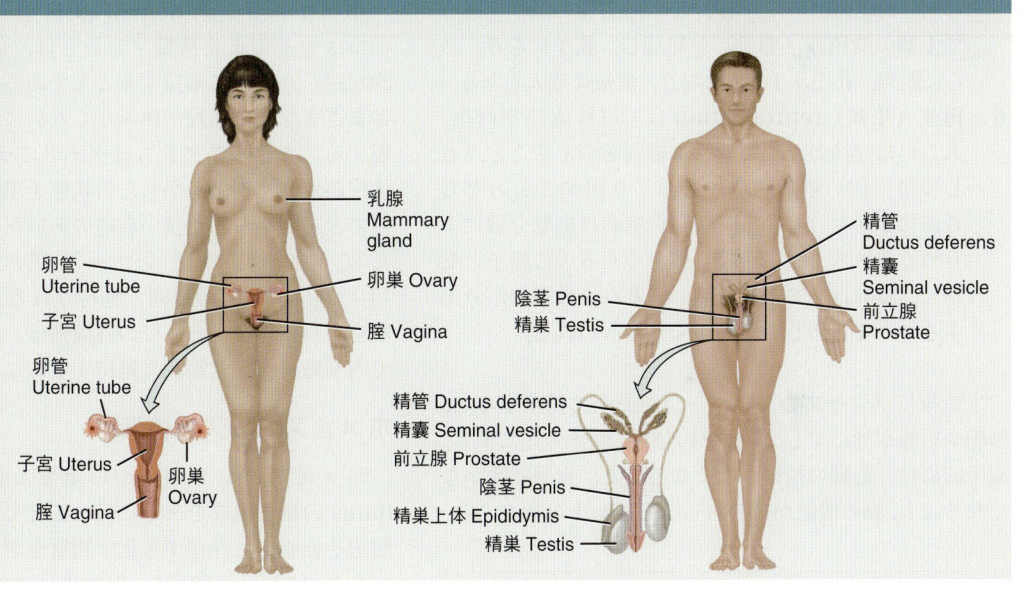

生殖器系（28 章）

構成要素：生殖腺（男性の精巣と女性の卵巣）と付属する器官（女性では卵管すなわちファロピオ管，子宮，腟，乳腺，男性では精巣上体，精管，精囊，前立腺，陰茎）.

機能：生殖腺は配偶子（精子または卵子）をつくり，これらが合して新しい個体をつくる；また生殖腺からはホルモンが分泌され，生殖過程などが制御される；付属器は生殖細胞を輸送し貯蔵する；乳腺は母乳を産生する.

乳腺 Mammary gland
卵管 Uterine tube
子宮 Uterus
卵管 Uterine tube
子宮 Uterus
腟 Vagina
卵巣 Ovary
腟 Vagina
卵巣 Ovary

精管 Ductus deferens
精囊 Seminal vesicle
前立腺 Prostate
陰茎 Penis
精巣 Testis
精管 Ductus deferens
精囊 Seminal vesicle
前立腺 Prostate
陰茎 Penis
精巣上体 Epididymis
精巣 Testis

これは小さな単純な物質から複雑な化合物をつくり上げることである．例えば，食物中のタンパク質は消化の過程でその構成要素であるアミノ酸に異化される（分解される）．次に，これらのアミノ酸を利用して，筋や骨などを構成する新しいタンパク質が同化される（つくられる）.

2．**反応性 responsiveness** とは，からだが変化を感知して反応する能力のことである．発熱時に体温が上昇するのはからだの内部環境（体内）が変化した一つの例である．また，けたたましいブレーキ音がするとそちらに頭を向けるのは，外部環境（体外）の変化に反応して危険に備える一例である．体内のいろいろな細胞が環境の変化に特定のやり方で反応す

る．神経細胞は神経インパルス（活動電位）という電気的シグナルを発生して反応する．筋細胞は収縮することで反応し，からだの部分を動かす力を発生する.

3．**運動 movement** には，からだ全体の動き，個々の器官の動き，一つの細胞の動き，さらに細胞内の小さな構造物の動きも含まれる．例えば，歩いたり走ったりする際には，下肢の複数の筋の活動が統合されることによりからだを次の場所へ移動できる．脂肪を含む食事を摂った後には，胆嚢が収縮して胆汁を消化管に分泌して脂肪の消化を助ける．組織が傷害を受けたり感染を起すと，ある種の白血球が血流から組織へ移動して，その領域をきれいにして修復を

助ける．細胞の中ではいろいろなパーツ，例えば分泌小胞（図 3.20 参照）などがその機能を果すために次々と場所を変えている．

4．**成長 growth** とは，既存の細胞の大きさの増加，細胞の数の増加，あるいはその両者により，からだのサイズが増加することである．また，細胞と細胞のあいだに存在する物質が増加することにより，組織のサイズが増加することもある．例えば，成長途上の骨では，骨細胞の周囲にミネラル分が沈着することにより，骨の長さや太さが増加する．

5．**分化 differentiation** は，分化していない細胞が特殊な細胞に発達することである．分裂して分化した細胞になる前駆細胞を**幹細胞 stem cells** とよぶ．後で学ぶように，体内のそれぞれのタイプの細胞は特殊化した構造ないし機能をもっていて，その細胞をつくり出した前駆細胞（祖先）とは異なっている．例えば，赤血球とある種の白血球は骨髄にある未分化な同じ前駆細胞から分化してくる．分化の過程を通って 1 個の受精卵（卵子）が発達し，胚子になり，さらに胎児，乳児，子どもとなり，最後に成人となる．

6．**再生（生殖）reproduction** は，(1) 成長や修復，あるいは交換のために新しく細胞をつくること，もしくは，(2) 新しい個体をつくり出すことのどちらかにかかわっている．新しい細胞は細胞分裂によりつくられる．精子が接合体をつくるのに卵子と受精し，繰り返して細胞分裂し，それらの細胞が分化することで，新しい個体づくりが行われる．

　生命維持プロセスのどれか一つが完全に停止すると，細胞や組織が死んでしまい，その結果，個体の死に至る．臨床的には，心臓の拍動がなくなること，自発呼吸がなくなること，脳の機能が失われることがヒトの死である．

⚕ **臨床**関連事項

剖検（検死）

　剖検 autopsy（＝自分の目でからだを調べる）または**検死 necropsy** とは，死んだ後にからだを調べ，体内の器官を解剖して死因を確かめたり決定したりすることである．剖検により，生前にはわからなかった病気を明らかにしたり，傷害の広がり具合を決定したり，その傷害がどうして死をもたらしたのかを明らかにすることができる．また，病気の知識を深め，統計データを蓄積し，ヘルスケアを学ぶ学生の教育に役立てることもできる．さらに，子どもやきょうだいに影響を及ぼす身体的状態（先天性心疾患など）がわかる．時には，犯罪捜査などで法的に検死が必要な場合がある．また，保険の受取人と保険会社のあいだで，死因に関する争いが生じた場合，その解決に役立つこともある．

1.4 ホメオスタシス

目 標

- ホメオスタシスとはなにかを述べる．
- フィードバックシステムの構成要素を述べる．
- ネガティブフィードバックシステムとポジティブフィードバックシステムの働きを対比する．
- ホメオスタシスの失調がなぜ病気につながるのかを説明する．

　ホメオスタシス homeostasis（homeo- ＝同一性；-stasis ＝そのまま持続する）とは，体内の環境を比較的安定した状態に維持することである．これは，体内のさまざまな制御過程が休みなく互いに作用することで実現する．ホメオスタシスはダイナミックな状態である．状況が変化すると，からだの状態を示す変数は生命を維持できる定められた狭い数値のあいだで変化できる．例えば，血液中のグルコース濃度は通常は 70 ～ 110 mg/100 mL の範囲で維持される．細胞レベルから器官系レベルに至るまでの各構造は，なんらかのかたちで内部環境を正常範囲に維持するのに貢献している．

ホメオスタシスと体液

　ホメオスタシスの一つの重要な作用は**体液 body fluids** の量と組成を一定に保つことである．体液は細胞周辺や細胞内に存在する化学物質を溶かした薄い水溶液である（図 27.1 参照）．細胞内に存在する液体は**細胞内液 intracellular fluid**（intra- ＝内側）で，ICF と略される．体細胞の外に存在する液体は**細胞外液 extracellular fluid**（ECF；extra- ＝外側）である．組織において細胞間の狭い隙間を満たしている ECF は**間質液 interstitial fluid**（inter- ＝あいだ）とよばれる．学習を進めるにつれて，細胞外液は体内のどこに存在するかによって，異なることを学ぶだろう：血管内の ECF が**血漿 blood plasma**，リンパ管内の ECF が**リンパ lymph**，脳と脊髄の中と周囲に存在する ECF が**脳脊髄液 cerebrospinal fluid**，関節内の ECF が**滑液 synovial fluid**，眼内の ECF が**眼房水 aqueous humor** と**硝子体 vitreous body** である．

　体細胞が適切に機能するためには，その周囲の液の組成が正確に制御されている必要がある．細胞外液がから

だを構成する細胞を取り囲んでいるので，からだの**内部環境** internal environment として働いている．対照的に，からだの**外部環境** external environment はからだ全体をとりまく空間のことである．

図 1.2 は，たくさんの器官系がホメオスタシスを維持するのに，外部環境，内部環境および細胞の相互間で物質の交換がどのようにして可能になるかを示す単純化したからだ全体の図である．外皮系がからだの表面を被っていることに注目しなさい．外皮系は物質交換で主要な役割を果すわけではないが，外部環境に存在する障

害要因が内部環境へ及ばないように防御している．外部環境から，酸素は呼吸器系を通って血漿に，栄養素は消化器系を通して血漿に入る．これらの物質は血漿に入ったのち，心臓血管系を介してからだ全体に運ばれる．最終的に酸素と栄養素は，からだの中で最も小さな血管である毛細血管の壁を横切って，血漿から間質液へ入る．毛細血管は，血漿と間質液のあいだで物質が移動できるように特別につくられている．間質液から酸素と栄養素が細胞に取り込まれ，代謝されてエネルギーがつくられる．この過程で細胞がつくる老廃物は間質液へ入り，毛

図 1.2 **外部環境と内部環境のあいだでの物質交換の概略**．呼吸器系，消化器系，泌尿器系の内面が外部環境につながっていることに注意．

> からだの内部環境は体細胞の周りにある細胞外液（間質液）に相当する．

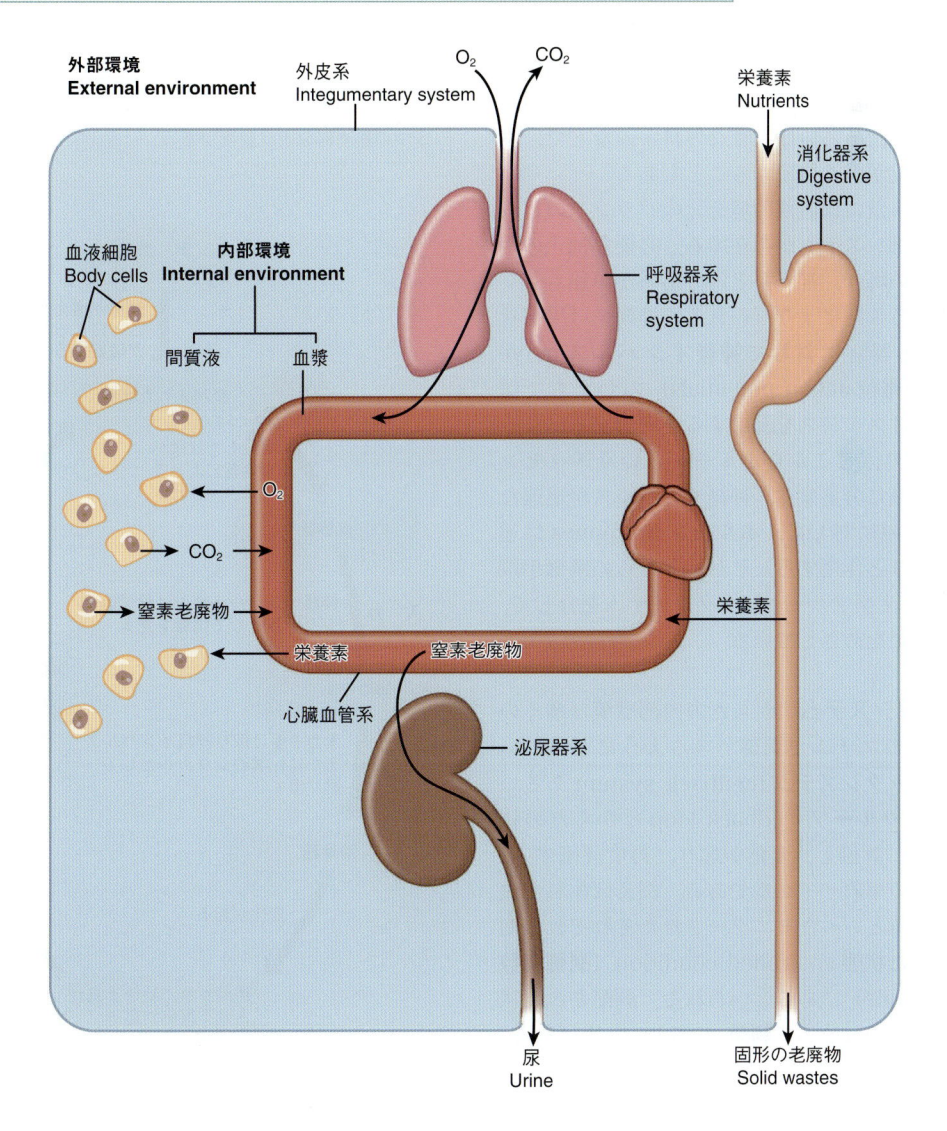

Q 栄養素はどのようにして外部環境から体細胞に到達するか？

細血管壁を横切って血漿へ移動する．これらの老廃物は心臓血管系によって，外部環境へ排出するのに適した器官に運ばれる．老廃物の二酸化炭素は，呼吸器系によってからだから外部環境に取り除かれる；尿素やアンモニアなどの窒素を含んだ老廃物は，泌尿器系によってからだから除去される．

ホメオスタシスの調節

　体内のホメオスタシスはつねに乱されている．例えば，夏の日の強烈な暑さに曝されるとか，2マイル走で酸素不足に陥るといった具合に，からだの外部から物理的に乱されることがある．また，朝食を抜くと血糖値が過剰に低下するといった具合に，からだの内部から乱されることもある．職場や学校で成し遂げなければならないことがあるといった具合に，社会的環境下での心理的ストレスが原因となってホメオスタシスが失調することもある．ホメオスタシスの失調は，ほとんどの場合軽度で一時的であり，体細胞が反応して内部環境は素早く回復する．しかし，中毒を起す，極度の温度に激しく曝される，重度の感染を起す，あるいは大きな外科手術などで，ホメオタシスの破綻が強く持続することもある．

　幸いにも，からだには内部環境を元のバランスのとれた状態に戻す制御システムが存在する．必要な補正の手段は，ほとんどの場合，神経系と内分泌系が単独もしくは共同で作用することにより行われる．神経系は平衡状態を乱している器官に対して**神経インパルス** nerve impulses（**活動電位** action potentials）のかたちで信号を送り，ホメオスタシスを調節する．内分泌系は多くの腺を含んでおり，ここからホルモンというメッセンジャー分子を血液に分泌する．神経インパルスが迅速な変化を引き起すのに対して，**ホルモン** hormones は通常もっとゆっくりと作用する．しかしどちらの制御手段も，通常はネガティブフィードバックシステムを介して，最終的に同じ結果をめざしている．

フィードバックシステム　からだの内部環境は多くのフィードバックシステムで制御できるようになっている．**フィードバックシステム** feedback system あるいは**フィードバックループ** feedback loop はからだの状態をモニターし，評価し，変化が起り，再度評価する，を繰り返す一連の事象サイクルである．例えば体温や血圧あるいは血糖値といったモニターされたそれぞれの変数は，**調節された状態** controlled condition（**制御変数** controlled variable）にあるといわれる．調節された状態を変化させるものはすべて**刺激** stimulus とよばれる．フィードバックシステムには3つの基本的な要素が含まれている：受容器，調節中枢，効果器である（図 1.3）．

1. **受容器 receptor** は調節された状態に生じた変化をモニターする構造であり，調節中枢に対して入力情報を送り出す．この経路は調節中枢へ向って情報が流れるので**求心性経路** afferent pathway（af- ＝〜に向かう；-ferrent ＝運ぶ）とよばれる．一般的に**入力**情報は神経インパルスあるいは化学的シグナルのかたちを取る．例えば，皮膚にみられるある種の神経終末は温度を感知し，温度が急に下がった場合にはその変化を検出する．

2. 体内の**調節中枢 control center**，例えば脳は，調節された状態を維持する狭い範囲（**セットポイント** set point）を定め，受容器から受け取った入力情報を判断し，必要に応じて出力命令を送り出す．**出力**は一般に神経インパルス，ホルモン，あるいは化学的シグナルのかたちで送られる．この経路は情報

図 **1.3**　フィードバックシステムの作用．

フィードバックシステムには，受容器，調節中枢，効果器の3つの基本的な構成要素がある．

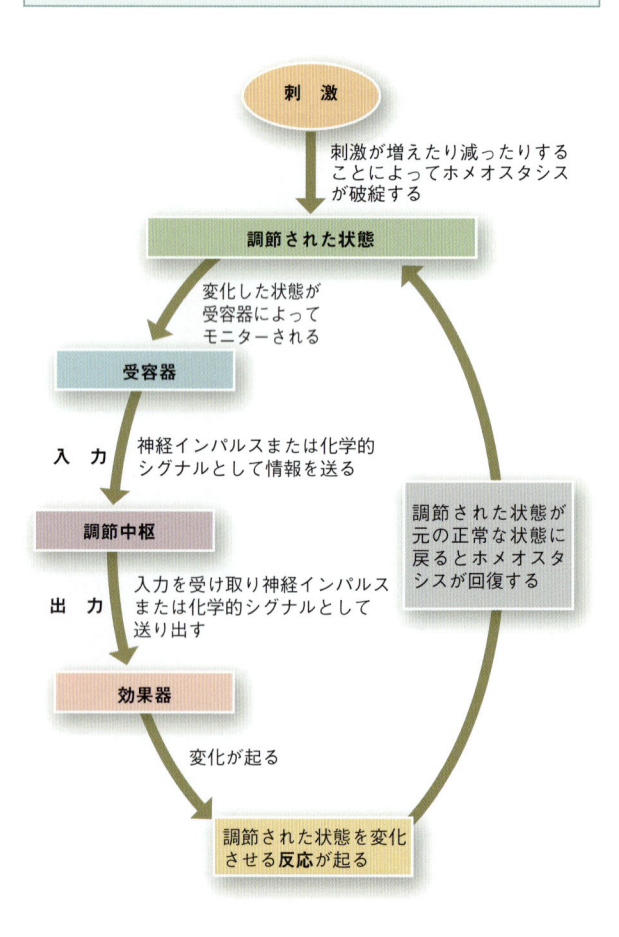

Q ネガティブフィードバックシステムとポジティブフィードバックシステムの基本的な違いはなにか？

が調節中枢**から離れる**方向に流れるので**遠心性経路** efferent pathway（ef- ＝〜から遠ざかる）とよばれる．皮膚温の例では，皮膚の受容器からインパルスを受け取った脳が調節中枢として働き，出力としての神経インパルスを発生する．

3. **効果器** effector は調節中枢からきた出力情報を受け取る構造であり，調節された状態を変化させる**反応** response を起す，すなわち効果を発揮する．体内のほとんどすべての器官や組織は効果器として働く．例えば，体温が急に下がった時には，脳（調節中枢）が骨格筋（効果器）に神経インパルスを送る．その結果，ふるえが起り，熱が発生して体温が上昇する．

受容器と効果器および情報を交換する調節中枢は一つのグループをつくり，これがフィードバックシステムを形成して，からだの内部環境を調節された状態に制御している．このフィードバックシステムの反応は調節された状態を抑制する（ネガティブフィードバック），あるいは促進する（ポジティブフィードバック）が，このどちらかの方向に変化させる情報として，フィードバックされる．

ネガティブフィードバックシステム　ネガティブフィードバックシステム negative feedback system は調節された状態に生じた変化を**逆転**させる．血圧調節について考えてみよう．血圧（BP）とは，血液が血管壁を押す力のことである．心臓が速く拍動したり強く収縮すると血圧は上昇する．内部もしくは外部からの刺激によって血圧（調節された状態）が上昇すると，次のような出来事が順番に起る（図 1.4）．高くなった血圧は，特定の血管壁に存在する圧感受性神経細胞（受容器）である**圧受容器** baroreceptors によって感知される．圧受容器は神経インパルス（入力情報）を脳（調節中枢）へ送り，そこでインパルスが解釈され，反応として神経インパルス（出力情報）が心臓と血管（効果器）へ送り出される．心拍数が減少し，血管が拡張（広がる）することによって血圧が低下する（反応）．この一連の過程により，調節された状態—血圧—が速やかに正常に戻り，ホメオスタシスが回復する．注目すべきなのは，効果器が活動して血圧を下げる，すなわち元の刺激（血圧上昇）を無効にする結果がもたらされる，ということである．これがネガティブフィードバックシステムとよばれる理由である．

ポジティブフィードバックシステム　ネガティブフィードバックシステムとは異なり，**ポジティブフィードバックシステム** positive feedback system は調節された状態の変化を**増強**する．ポジティブフィードバックシステムは，ネガティブフィードバックシステムとは違った反応効果を調節された状態に及ぼす．調節中枢は効果器に

図 1.4　　ネガティブフィードバックシステムを介したホメオスタシスによる血圧の制御．マイナスの丸印と逆向きの破線矢印はネガティブフィードバックを示す．

もし刺激に対して反応が逆になる時は，システムはネガティブフィードバックによって働く．

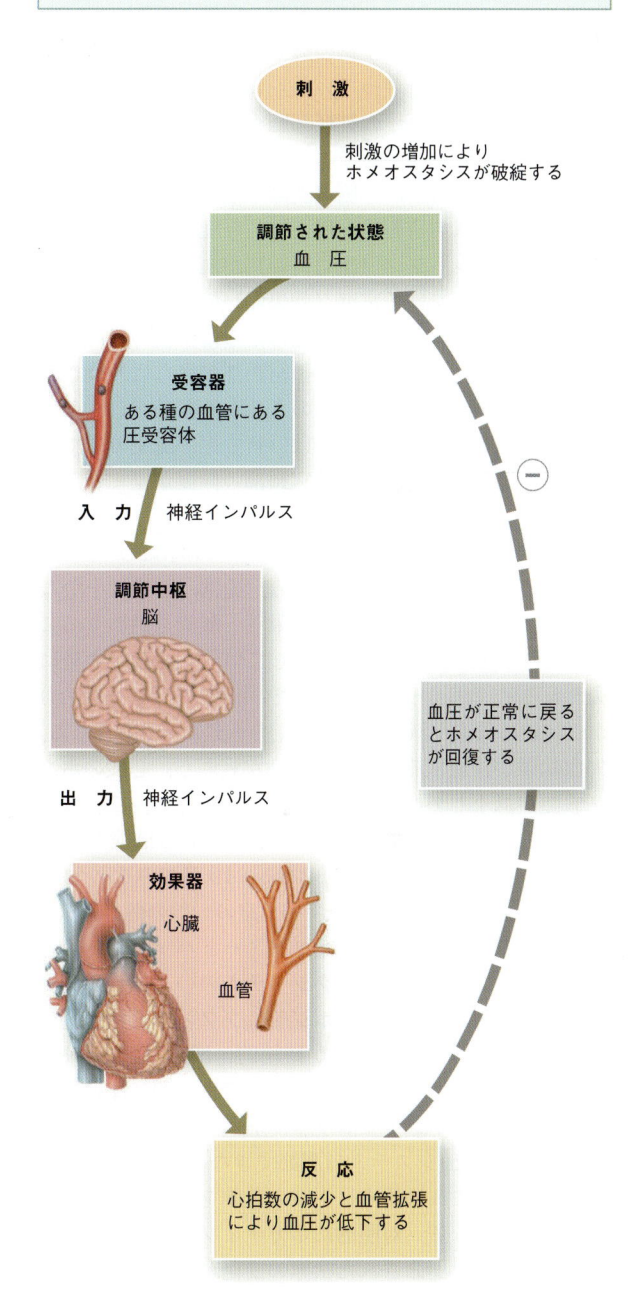

Q　もし血圧を下げるような刺激を受けたら，心拍数はどうなるであろうか？　この場合ポジティブフィードバックが起るのか，ネガティブフィードバックが起るのか？

指令を送るが，この場合，効果器では最初の変化をさらに**増強**する生理的反応が起る．ポジティブフィードバックシステムの作用は，なんらかの機序で阻止されない限り持続する．

ポジティブフィードバックシステムのよい例が正常な出産である（図 1.5）．お産の最初の収縮（刺激）により，胎児のからだの一部は子宮の最も低い場所である子宮頸部（ここは腟につながっている）に押し出される．子宮頸部にある伸展受容体の神経細胞（受容器）が伸展の程度（調節された状態）をモニターする．伸展度合いが増してくると，受容器から脳（調節中枢）へ送られる神経インパルス（入力情報）が増えて，今度は下垂体からホルモンのオキシトシン（出力情報）が血液中に分泌される．オキシトシンは子宮壁（効果器）の筋をさらに収縮させる．その収縮によって胎児はさらに子宮の低い位置へ押し出され，それによって子宮頸部がさらに伸展される．伸展，ホルモン分泌，筋のさらなる収縮というサイクルを止めることができるのは，新生児の誕生のみである．新生児が誕生すると，子宮頸部の伸展が止まり，オキシトシンの分泌もおさまる．

ポジティブフィードバックのもう一つの例は，からだから大量に血液を失う時にみられる．通常，心臓は十分な圧力で血液を送り出し，細胞に栄養と酸素を供給することによりホメオスタシスを維持している．血液が大量に失われると，血圧が低下し，からだの細胞（心臓の細胞も）が受け取る酸素が減ってその機能を十分に果せなくなる．失血状態が持続すると心臓の細胞が衰弱し，心臓のポンプ機能が低下して血圧はさらに低下し続ける．これは医学的に介入しないと死に至る可能性のある危険なポジティブフィードバックの一例である．19 章でみるように，血液凝固もポジティブフィードバックの一つの例である．

これらの例から，ポジティブフィードバックシステムとネガティブフィードバックシステムのいくつかの重要な違いがわかるであろう．ポジティブフィードバックシステムでは調節された状態が持続的に増強されるため，なんらかのかたちで系の外からシステムを閉じなければならない．もしポジティブフィードバックシステムが止まらなくなると，システムは調節できなくなって"暴走"してしまう．これは体内に生命の危険をはらむ変化を引き起こすことになる．対照的にネガティブフィードバックシステムでは，調節された状態の変化が遅くなり，やがて正常状態に戻ると変化が停止する．通常ポジティブフィードバックシステムはいつもは起らない状況を増強する傾向があり，ネガティブフィードバックシステムは体内の状態を長期にわたって非常に安定に維持する．

ホメオスタシスの失調

ここまでは，ホメオスタシスをからだの内部環境を相対

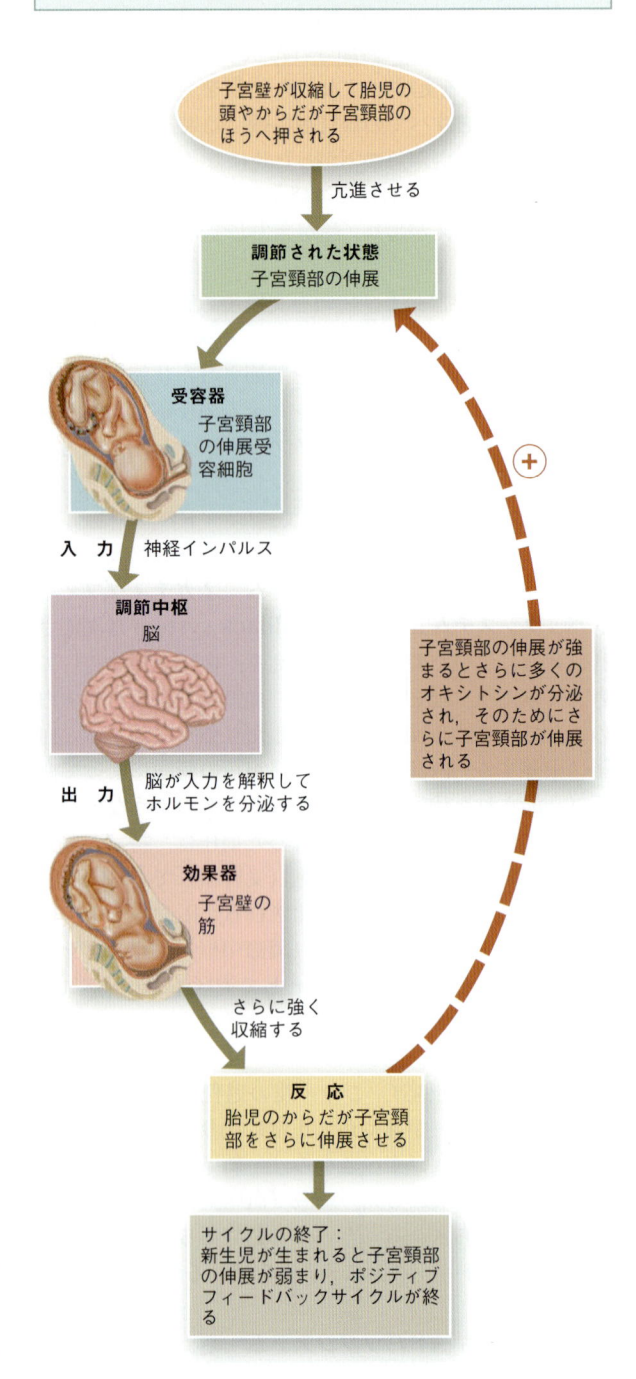

図 1.5 **分娩時の子宮収縮におけるポジティブフィードバックによる制御**．プラスの丸印と逆向きの破線矢印はポジティブフィードバックを示す．

反応によって刺激が増強された場合，システムはポジティブフィードバックで動く．

子宮壁が収縮して胎児の頭やからだが子宮頸部のほうへ押される

↓ 亢進させる

調節された状態
子宮頸部の伸展

受容器
子宮頸部の伸展受容細胞

入 力 神経インパルス

調節中枢
脳

出 力 脳が入力を解釈してホルモンを分泌する

効果器
子宮壁の筋

さらに強く収縮する

反 応
胎児のからだが子宮頸部をさらに伸展させる

サイクルの終了：
新生児が生まれると子宮頸部の伸展が弱まり，ポジティブフィードバックサイクルが終る

(+) 子宮頸部の伸展が強まるとさらに多くのオキシトシンが分泌され，そのためにさらに子宮頸部が伸展される

Q ポジティブフィードバックシステムは正常な生理学的反応の一部であるのに，なぜ別な終了機序が動員されるのか？

的に安定に保つこととしてみてきた．ホメオスタシスを維持するためのからだの能力は大きな治癒力とストレスに対する抵抗力を生む．ホメオスタシスの維持にかかわる生理学的プロセスの大部分は，健康維持にも関係している．

多くの人は，努力をしないと生涯にわたって健康を維持することができない．健康とよばれる状態を維持するには，以下の多くの要因が関係する：

- 環境と自身の行動．
- 遺伝的素因．
- 呼吸する空気，口にする食品，あるいは物事の考え方さえも．

自身のからだのホメオスタシスを維持できるかどうか，あるいは，避けることのできないストレスの多い人生から立ち直ることができるかどうかは，人生の送り方によって影響を受ける．

長年健康に悪い行動を続けると，本来からだに備わっているホメオスタシスの維持能力が低下し，疾患につながる．その明かな例の一つが喫煙に関連した疾患である．タバコを吸うと，繊細な肺組織が癌の原因となるいろいろな化学物質に曝され，肺自身の修復能力が損われてしまう．肺気腫や肺癌は，治療が困難でなかなか治すことができない疾患なので，医者に診断された後に治してもらおうとするよりも，その前に喫煙をやめるほうが賢明である—もしくは最初から喫煙をしないことである．自分のホメオスタシスに敵対するのではなく，ホメオスタシスを活かすライフスタイルを身につければ，個人的な能力を最大限に発揮し，健康で幸福な人生を送ることができる．

体内のすべての調節された状態がある一定の狭い範囲にある限り，細胞は効果的に機能し，ホメオスタシスが維持され，からだは健康に保たれる．しかし，体内のいろいろな場所でホメオスタシスが維持できなくなると，体内のプロセス全体のあいだの正常なバランスが崩される．ホメオスタシスのバランスは崩れ方が少ない時には障害や疾患となって現れるが，大きく崩れると死に至る可能性がある．

障害 disorder とは構造や機能の異常である．**疾患 disease** はもっと厳密な用語であり，決まった徴候と症状が現れる病気のことである．**局所性疾患 local disease** はからだの一部あるいは限定された領域が冒される（例えば，副鼻腔炎）；**全身性疾患 systemic disease** はからだ全体もしくはからだの複数の場所が冒される（例えば，インフルエンザ）．疾患はからだの構造と機能に特徴的な変化を起す．疾患を患っている人は，からだの**主観的な**機能変化である**症状 symptoms** を体験するが，観察者にはわからない．例えば，頭痛や吐き気，不安などが症状である．一方，医者がみたり測ったりできる**客観的な**変化は**徴候 sign** とよばれる．病気の徴候は腫れや発疹のように解剖学的なかたちで現れることもあれば，発熱や高血圧，

痙攣のように生理学的なかたちで現れることもある．

病気がなぜ，いつ，どこに発生したか，そしてそれらが人間社会にどのように伝わったかを扱う科学を**疫学 epidemiology**（epi- ＝上に；-demi ＝人びと）という．病気の治療に関する薬の効果や利用方法についての科学は**薬理学 pharmacology**（pharmac- ＝薬物）とよばれる．

臨床関連事項

病気の診断

　診断 diagnosis（dia- ＝〜を通して；-gnosis ＝知識）とは，一つの病気や障害を他の病気や障害と区別する科学であり技術である．患者の徴候や症状，病歴，身体検査，臨床検査データは診断の基礎となる．**病歴 medical history** を取るとは，患者の病気に関係すると思われる出来事の情報を集めることである．これには主訴（診察を受けるようになった主な理由），現在の病気の時間経過，過去の医学的問題，家族の医学的問題，社会歴そして症状の概観が含まれる．**身体診察法 physical examination** は一定の方法でからだとその機能を調べることである．それには視診，触診，聴診，打診（これらは本章の前の部分で学んだ），バイタルサインの測定（体温，脈拍，呼吸速度，血圧）そして時には臨床検査が含まれる．

チェックポイント

7. 細胞内液，細胞外液，間質液，血漿の存在する場所を述べよ．
8. 細胞外液はなぜからだの内部環境とよばれるのか．
9. どんなタイプの乱れがフィードバックシステムを作動させる刺激となるか．
10. 受容器，調節中枢，効果器の定義を述べよ．
11. 病気の徴候と症状はどう違うのか．それぞれの例を挙げなさい．

1.5　基本的な解剖学用語

目標

- 解剖学的正位について述べる．
- からだの各部の一般名称を解剖学用語にあてはめられる．
- 人体を表すのに用いる解剖学的平面および断面と方向を表す用語を定義する．
- 主要な体腔，そこにおさまる臓器，体腔を裏打ちする構造を述べる．

科学者や医療関係者たちは，からだの構造や機能を述べる時に共通の特別な用語を用いる．解剖学用語は意味

が正確に定義されているので，私たちは明瞭で正確な会話をすることが可能である．例えば"手首は指の上にある"というのは正しいであろうか．上肢が自分のからだの側面にある時にはこの表現が正しいであろう．しかし手を頭の上に挙げていたら，指は手首より上になってしまう．このような混乱を防ぐために，解剖学者は標準となる解剖学的正位を決め，からだの各部位を相互に関係づける特別な語彙を使っている．

からだの位置

　人体のいかなる領域や部分を記載する際にも，からだは **解剖学的正位 anatomical position** という標準的な姿勢にあることを想定している．解剖学的正位では，被験者は観察者に向かって直立し，頭と眼は前方を向ける．下肢を平行にして足を床に平らにつけて前方を向け，上肢は手掌を前方に向けて両脇につける（図 1.6）．からだを寝かせた状態は 2 つの用語で表現する．顔を下に

> **図1.6**　**解剖学的正位**．解剖学名称と一般名称（カッコ内）でからだの各部を示す．例えば，頭部 cephalic は頭 head という．

> 解剖学的正位では，被験者は観察者に向かって直立し，頭と眼は前方を向ける．下肢を平行にして足は床に平らにつけて前方を向け，上肢は手掌を前方に向けて両脇につける．

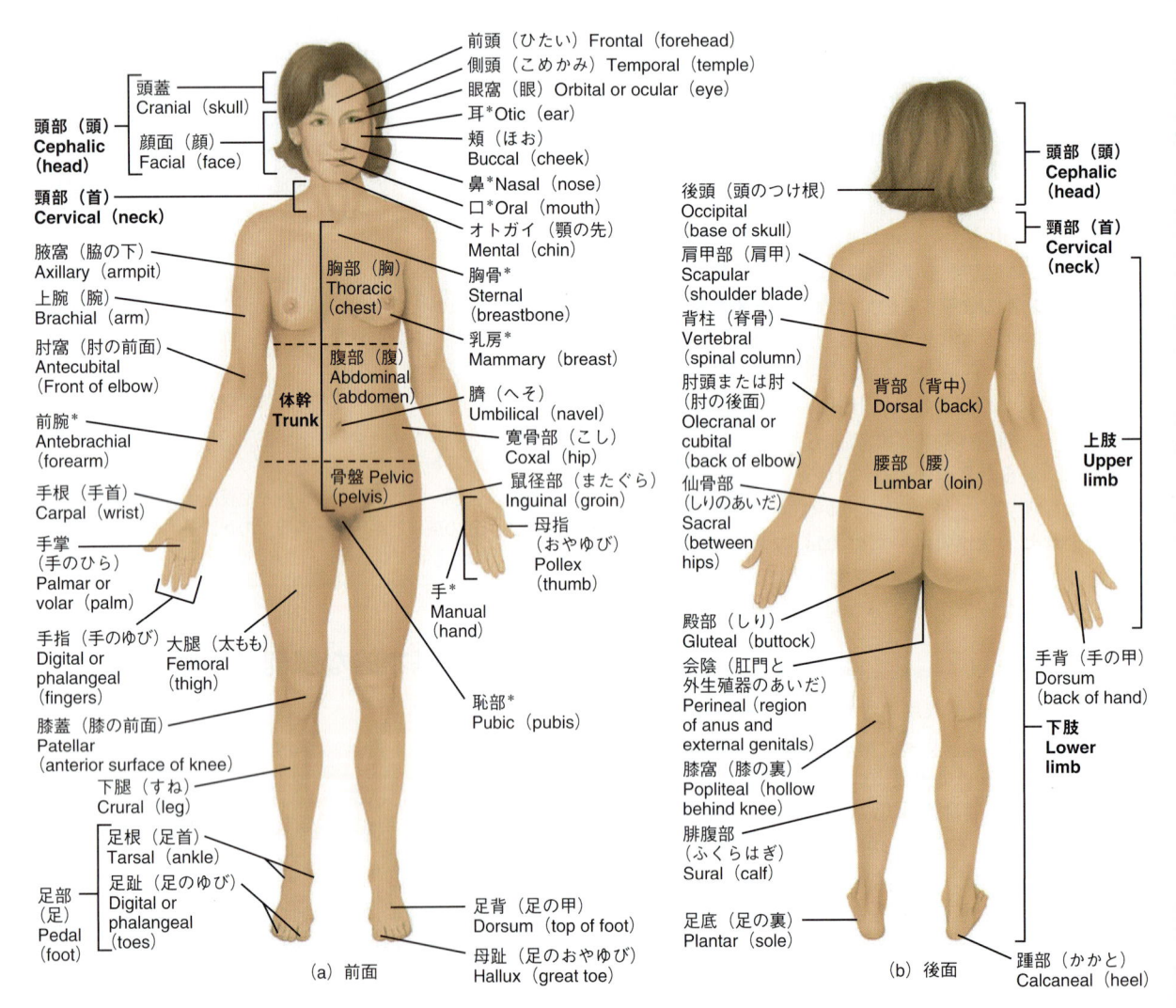

(a) 前面
(b) 後面

＊　訳注：英語表記が異なっていても日本語で区別できない場合は日本語表記を一つにした．

Q 標準的な解剖学的正位を一つに決めることの有用性はなにか？

一覧 1　方向用語（図 1.7）

目　標

- 人体を記述する際に用いる方向用語を定義する.

概　観

　人体各部の位置関係を述べる際に用いる方向用語のほとんどは，反対の意味をもつ語と対になっている．例えば superior はからだの上のほうを意味し，inferior は下のほうを意味する．さらに方向用語は相対的な意味であることを理解しなければならない；このことはある構造の位置を他の構造との相対的位置として表した時にだけ意味がある．例えば，膝と足首はどちらもからだの下半分にあるにもかかわらず，膝は足首の上 superior にある．以下の一覧と各用語の使用例によって，方向用語を勉強してほしい．それぞれの例をみる時には，その構造がどの位置にあるか図 1.7 で確かめる必要がある．

図 1.7

> **チェックポイント**
>
> **12.**（1）肘と肩，（2）左肩と右肩，（3）胸骨と上腕骨，（4）心臓と横隔膜のそれぞれの位置関係を正確に表す方向用語はなにか.

方向用語	定　義	使用例
上 Superior（**頭部の** cephalic, **頭側の** cranial）	頭側，あるいは構造の上の部分	心臓は肝臓の上にある
下 Inferior（**尾側** caudal）	頭から遠いほうあるいはある構造の下側の部分	胃は肺の下にある
前 Anterior（**腹側** ventral）*	からだの前面に近いもしくはからだの前	胸骨は心臓の前にある
後 Posterior（**背側** dorsal）*	からだの後面に近いもしくはからだの後ろ	食道は気管の後ろにある
内側 Medial	正中線（からだを左右等しく分ける垂直な仮想の線）に近いほう	尺骨は橈骨の内側にある
外側 Lateral	正中線から遠いほう	肺は心臓の外側にある
中間 Intermediate	2 つの構造のあいだ	横行結腸は上行結腸と下行結腸のあいだにある
同側 Ipsilateral	他の構造に対してからだの同じ側に存在する	胆嚢と上行結腸は同側に存在する
対側 Contralateral	他の構造に対してからだの反対側に存在する	上行結腸と下行結腸は対側に存在する
近位 Proximal	体肢が胴体につながる部分に近いほう；その構造の起源となる場所に近いほう	上腕骨は橈骨の近位にある
遠位 Distal	体肢が体幹につながる部分より遠いほう；その構造の起源となる場所から遠いほう	指節（指の骨）は手根（手首の骨）の遠位にある
浅 Superficial（**外** external）	からだの表面もしくは表面に近い	肋骨は肺より浅いところにある
深 Deep（**内** internal）	からだの表面から遠い	肋骨は胸部や背中の皮膚よりも深いところにある

* ヒトでは**前** anterior と**腹側** ventral は同じ意味になる．しかし，四足動物では**腹側**が下 inferior になる．同様に，ヒトでは**後** posterior と**背側** dorsal が同じ意味であり，四足動物では**背側**が上 superior になる.

図 1.7 方向を表す用語.

方向を表す用語は，互いの位置関係から，からだの各部分を正確に位置づける．

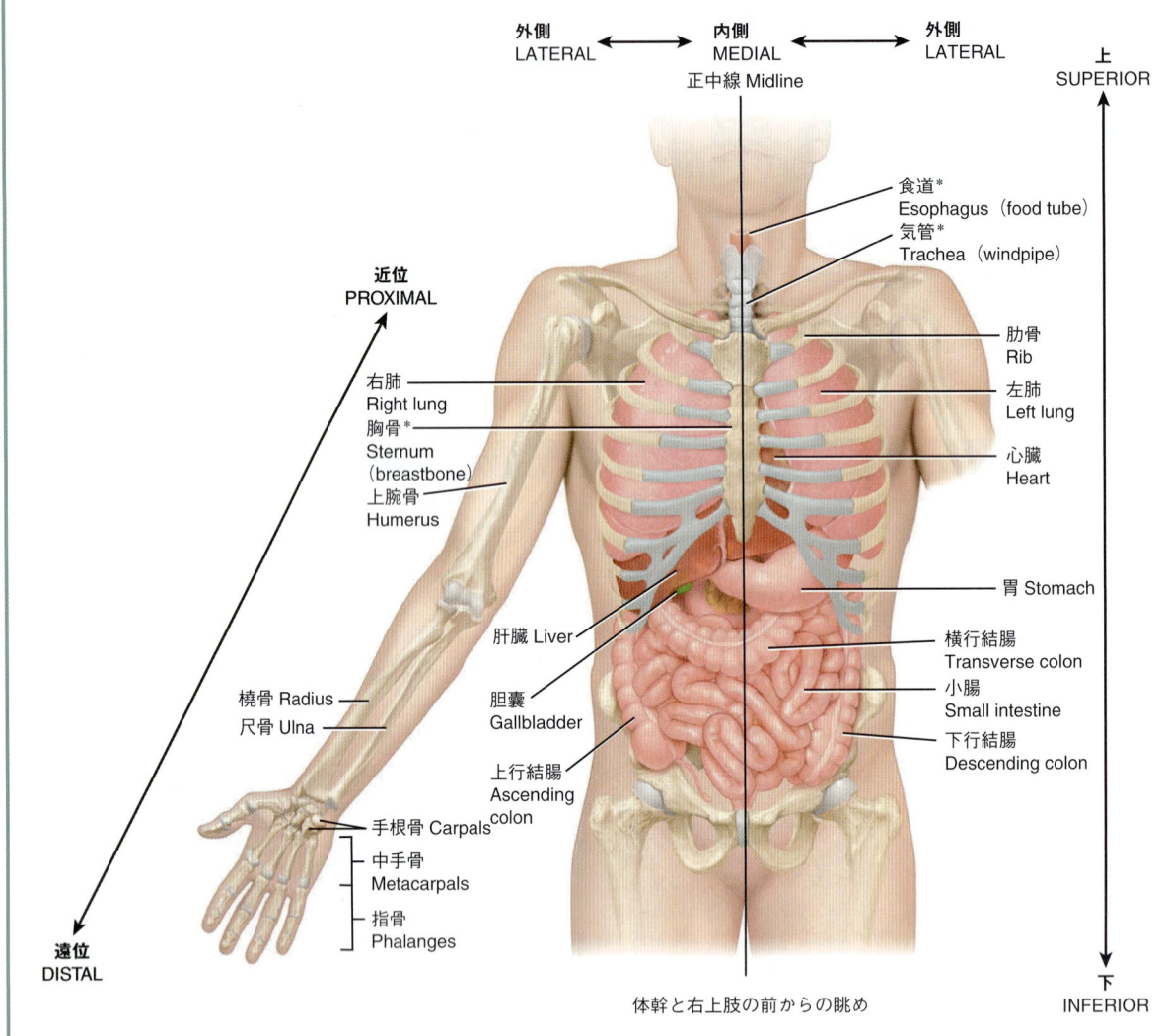

体幹と右上肢の前からの眺め

＊ 訳注：英語表記が異なっていても日本語で区別できない場合は日本語表記を一つにした．

Q 橈骨は上腕骨よりも近位にあるか？　食道は気管の前にあるか？　肋骨は肺よりも浅いところにあるか？
膀胱は上行結腸より内側にあるか？　胸骨は下行結腸の外側にあるか？

向けて寝ている時は**腹臥位 prone position** である．顔を上に向けて寝ている時は**仰臥位 supine position** である．

からだの領域の名称

ヒトのからだは，外から認識できるいくつかの主要な領域に分けられる．それは，頭，頸，体幹，上肢，下肢である（図 1.6）．**頭 head** は頭蓋と顔からなる．**頭蓋 skull** は脳を包んで保護し，**顔 face** は頭の前方にあって，

眼，鼻，口，前頭，頬，顎を含む．**頸 neck** は頭を支え，それを体幹につなぐ．**体幹 trunk** は胸，腹，骨盤からなる．両方の**上肢 upper limb** は体幹についており，肩，脇の下，上腕（上肢の肩から肘までの部分），前腕（上肢の肘から手首までの部分），手首，手からなる．両方の**下肢 lower limb** も体幹についており，しり，太もも（しりから膝までの下肢の部分），下腿（膝から足首までの下肢の部分），足首，足からなる．**鼠径部 groin** はからだの前面で体幹がももにつく場所で，両側のヒダが目印となる．

図 1.6 で，からだの各部の主要な解剖学的名称と一般名称を示した．例えば，もしあなたが**殿部** gluteal region に破傷風の予防注射を受けたら，それは**おしり** buttock への注射である．同じ領域を表すのに，解剖学用語と一般名称が異なるようにみえるが，からだの各部を表す解剖学用語がギリシャ語やラテン語に由来しているからである．例えば，ラテン語の "axilla（腋窩）" は脇の下を表す解剖学用語である．したがって腋窩神経 axillary nerve は，脇の下を通過する神経の 1 つである．本書を読み進むうちに，解剖学や生理学の用語に含まれているギリシャ語やラテン語の語幹をさらにたくさん学ぶことになる．

方向を表す用語

からだのいろいろな構造の局在を表すために，解剖学者は特別な**方向用語** directional terms を用いる．これはからだのある部分と他の部分との相対的位置で表す言葉である．方向用語の中には，前（腹側）と後ろ（背側）など反対の意味をもつ用語が対になってグループ化されている．一覧 1 と図 1.7 に主な方向用語を示した．

面と断面

からだの各部を通る仮想的な平面すなわち**面** planes と関連させてからだの各部を学ぶこともある（図 1.8）．**矢状面** sagittal plane（sagitt- ＝矢）はからだもしくは器官を右と左に分ける垂直な面である．さらに詳しくい

図 1.8　人体を横切る面．

> 前頭面，横断面，矢状面，斜面によって，人体が特定の方向に分けられる．

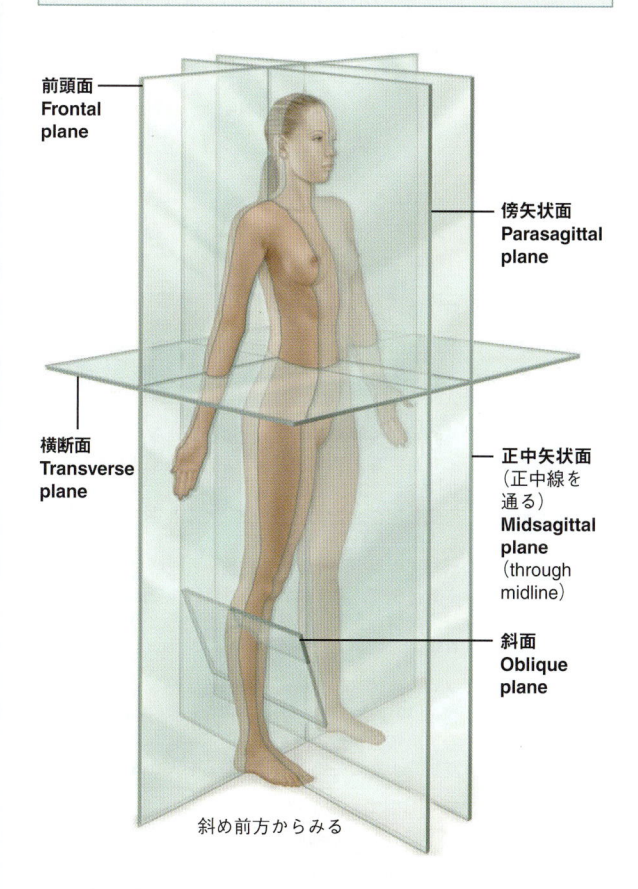

前頭面 Frontal plane
傍矢状面 Parasagittal plane
横断面 Transverse plane
正中矢状面（正中線を通る）Midsagittal plane（through midline）
斜面 Oblique plane

斜め前方からみる

図 1.9　脳のいろいろな部分の面と断面．模式図（左）は面を，写真（右）はその面で切った断面を示す．注意：模式図中の "みる方向" を示す矢印は各断面がみえる方向を示している．この方向の表し方は，本書で一貫して用いられている．

> 断面を得るためにはからだをいろいろな面で分ける．

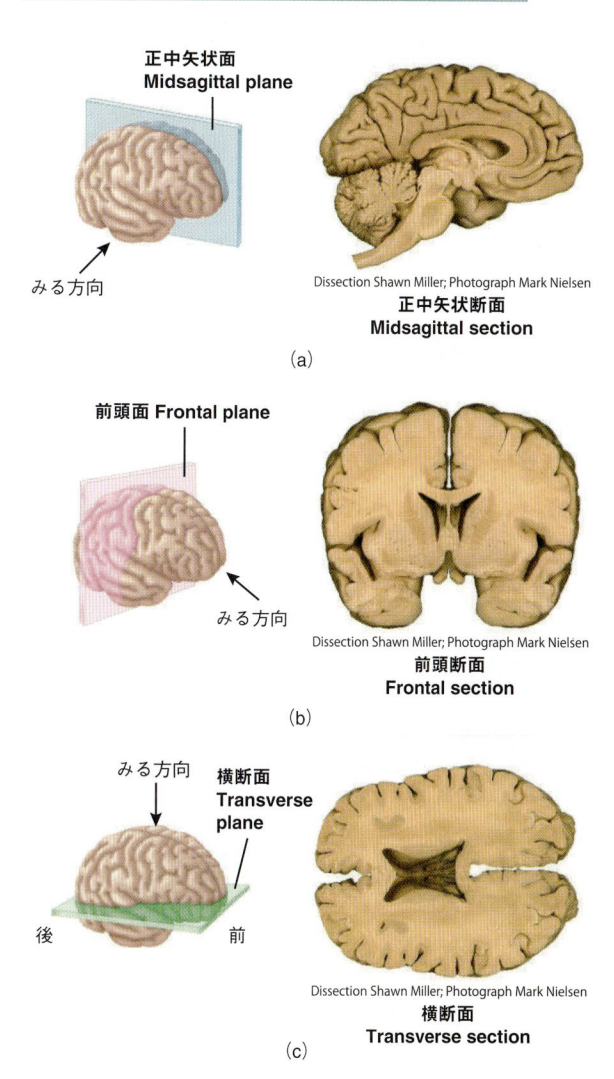

正中矢状面 Midsagittal plane
みる方向
Dissection Shawn Miller; Photograph Mark Nielsen
正中矢状断面 Midsagittal section
(a)

前頭面 Frontal plane
みる方向
Dissection Shawn Miller; Photograph Mark Nielsen
前頭断面 Frontal section
(b)

みる方向
横断面 Transverse plane
後　　前
Dissection Shawn Miller; Photograph Mark Nielsen
横断面 Transverse section
(c)

Q 心臓を前と後ろに分ける面はどの面か？

Q 脳を左右不均等に分ける面はどれか？

えば，からだや器官の真ん中を通りそれを左右均等に分ける面を**正中矢状面 midsagittal plane** もしくは**正中面 median plane** とよぶ．**正中線 midline** はからだを左右均等に分ける仮想の垂直線である．矢状面が正中線を通らずにからだや器官を左右**不均等**に分ける場合，その面を**傍矢状面 parasagittal plane**（para- ＝ほぼ）とよぶ．**前頭面 frontal plane** または**前額面 coronal plane**（corona ＝冠）はからだや器官を前 front と後ろ back の部分に分ける．**横断面 transverse plane** はからだや器官を上 upper と下 lower の部分に分ける．横断面はまた**水平面 horizontal plane** ないし**横切る面 cross-sectional plane** ともよばれる．矢状面，前頭面，横断面の各面は互いに直交する．これとは対照的に**斜面 oblique plane** は，斜めの角度でからだや器官を分ける（90 度以外のどの角度でも）．

からだの部分を勉強する時には，しばしば断面でみることがある．**断面 section** は，いま述べた面のどれかに沿ってからだや器官を切ってできる面である．各部の解剖学的な位置関係を理解するためには，どの面で切られたかを知ることが重要である．図 1.9 a〜c では，3 つの異なった断面—正中矢状断面，前頭断面，横断面—で脳のみえ方がどのように異なるかを示している．

体 腔

内部に器官を包み込んだ体内の腔所を**体腔 body cavities** とよぶ．骨や筋，靱帯，その他の構造によって体腔が互いに隔てられている．ここでは比較的大きな体腔についてみてみよう（図 1.10）．

頭蓋骨は頭部において**頭蓋腔 cranial cavity** という空間を形成し，その中に脳を入れている．**脊柱管（脊髄腔）vertebral（spinal）canal** は脊柱の骨（背骨）で構成され，脊髄を入れる．頭蓋腔と脊柱管は相互につながっている．脳と脊髄は**髄膜 meninges** という 3 層の保護組織と衝撃を吸収する液体によって囲まれている．

体幹の主要な体腔は胸腔と腹・骨盤腔である．**胸腔 thoracic cavity**（thorac- ＝胸）すなわち胸の腔（図 1.11）は肋骨，胸の筋，胸骨，脊柱の胸部によって形成される．胸腔の中には，心臓をとりまく液体で満たされた**心膜腔 pericardial cavity**（peri- ＝巡る；-cardial ＝心臓）と，液体で満たされた 2 つの**胸膜腔 pleural cavities**（pleur- ＝胸膜）が存在する．両方の胸膜腔はそれぞれが一つの肺を取り囲む．胸腔の中央部は解剖学的に**縦隔 mediastinum**（media- ＝中；-stinum ＝隔壁）とよばれる領域である．縦隔は両方の肺のあいだに存在し，胸骨から脊柱までのあいだおよび第 1 肋骨から横隔膜までのあいだに広がる（図 1.11 a, b）．縦隔には，

図 1.10　体腔.（a）の黒い点線は腹腔と骨盤腔の境界を示す.

体幹の主要な体腔は胸腔と腹・骨盤腔である.

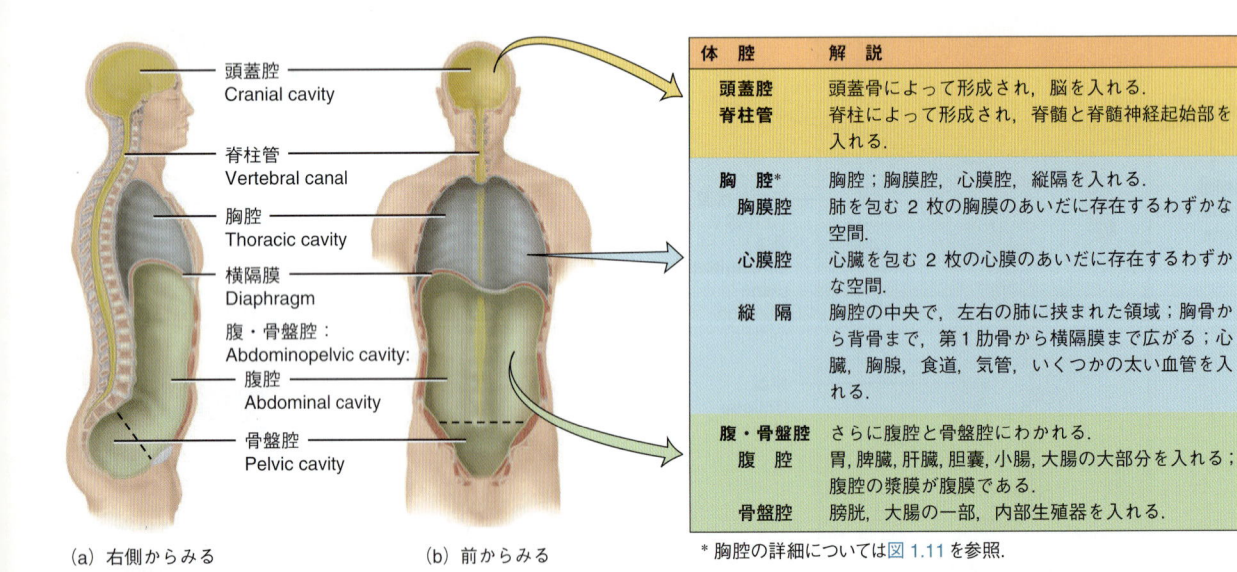

体 腔	解 説
頭蓋腔	頭蓋骨によって形成され，脳を入れる.
脊柱管	脊柱によって形成され，脊髄と脊髄神経起始部を入れる.
胸 腔*	胸腔；胸膜腔，心膜腔，縦隔を入れる.
胸膜腔	肺を包む 2 枚の胸膜のあいだに存在するわずかな空間.
心膜腔	心臓を包む 2 枚の心膜のあいだに存在するわずかな空間.
縦 隔	胸腔の中央で，左右の肺に挟まれた領域；胸骨から背骨まで，第 1 肋骨から横隔膜まで広がる；心臓，胸腺，食道，気管，いくつかの太い血管を入れる.
腹・骨盤腔	さらに腹腔と骨盤腔にわかれる.
腹 腔	胃，脾臓，肝臓，胆嚢，小腸，大腸の大部分を入れる；腹腔の漿膜が腹膜である.
骨盤腔	膀胱，大腸の一部，内部生殖器を入れる.

（a）右側からみる　　（b）前からみる

頭蓋腔 Cranial cavity
脊柱管 Vertebral canal
胸腔 Thoracic cavity
横隔膜 Diaphragm
腹・骨盤腔：Abdominopelvic cavity:
腹腔 Abdominal cavity
骨盤腔 Pelvic cavity

* 胸腔の詳細については図 1.11 を参照.

Q 次の器官はどの体腔に存在するか？：膀胱，胃，心臓，小腸，肺，女性の内部生殖器，胸腺，脾臓，肝臓
　答えには以下の記号を用いなさい：T ＝胸腔，A ＝腹腔，P ＝骨盤腔.

肺を除く胸郭の内臓がすべて含まれる．この中には，心臓，食道，気管，胸腺，そして心臓に出入りするいくつかの大きな血管が含まれる．**横隔膜 diaphragm**（＝パーティションもしくは壁）はドーム形をした筋で，胸腔と腹・骨盤腔を分ける．

　横隔膜から鼠径部まで広がる**腹・骨盤腔 abdomino-pelvic cavity**（図 1.10 参照）は筋性の腹壁と骨盤の骨や筋によって囲まれている．名前が示すように，腹・骨盤腔は 2 つの部分に分けられるが，これらを分ける壁は存在しない（図 1.12）．上部は**腹腔 abdominal cavity**（abdomin- ＝腹）で，胃，脾臓，肝臓，胆嚢，小腸，そして大腸の大部分が含まれる．下部は**骨盤腔 pelvic cavity**（pelv- ＝鉢）で，膀胱，大腸の一部，内部生殖器が含まれる．胸腔と腹・骨盤腔に存在する器官は**内臓 viscera** とよばれる．

胸腔と腹腔の膜　膜 **membrane** は薄くて柔軟な組織で，ものの表面を覆ったり，内部を裏打ちしたり，構造を区分したり結合したりする．その一例は，からだの外に直接つながらない体腔を覆っているつるつるした 2

図 1.11　**胸腔．**黒い点線は縦隔の境界を示す．横断面を下からみると，からだの前方は図の上に，からだの左側は図の右側になることに注意．

> 胸腔には 3 つの胸腔よりも小さな腔と縦隔がある．

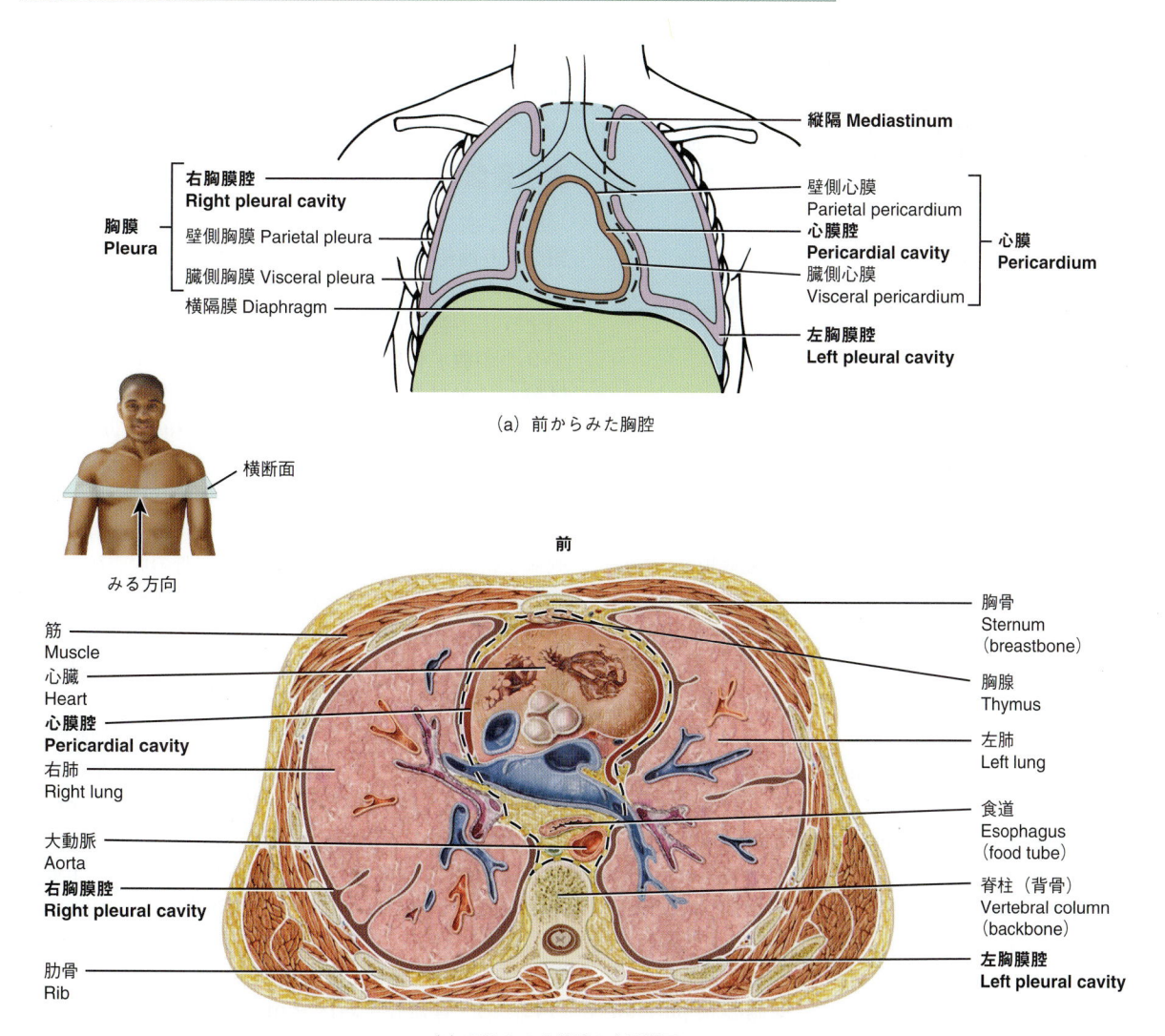

（a）前からみた胸腔

（b）下からみた胸腔の水平断面

Q 心臓をとりまく腔の名前はなにか？　なんという腔が肺をとりまいているか？

図1.12　腹・骨盤腔．下側の黒い点線は腹腔と骨盤腔のおよその境界を示す．

> 腹・骨盤腔は横隔膜から鼠径部まで広がる．

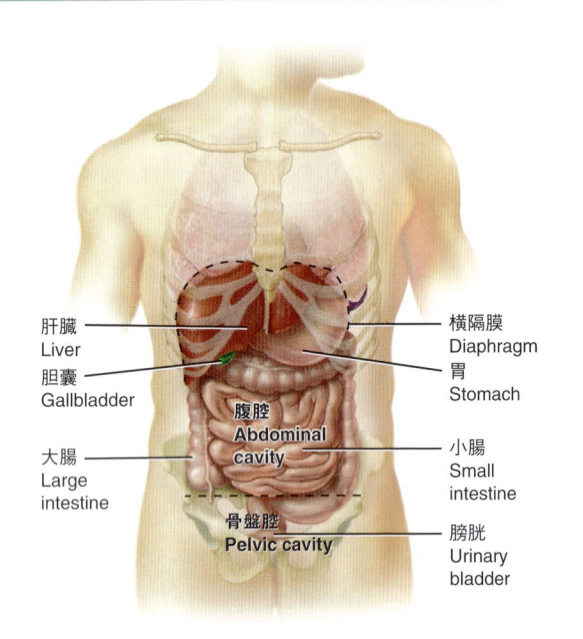

肝臓
Liver

胆嚢
Gallbladder

大腸
Large
intestine

腹腔
Abdominal
cavity

骨盤腔
Pelvic cavity

横隔膜
Diaphragm

胃
Stomach

小腸
Small
intestine

膀胱
Urinary
bladder

前からの眺め

Q ここに示した腹腔や骨盤腔の中に存在する器官は，からだのどの器官系に属すか？（ヒント：表1.2 を参照）

枚の膜構造の**漿膜 serous membrane** である．この膜は胸腔と腹腔の臓器を覆い，さらに胸腔と腹腔の壁を裏打ちしている．漿膜は，(1) 腔の壁を覆う薄い上皮組織の**壁側板 parietal layer** と，(2) 内臓を覆い腔内での内臓の位置を決めている薄い上皮組織の**臓側板 visceral layer** にわかれる．この 2 層のあいだにはわずかな空間があり，少量の潤滑液（**漿液 serous fluid**）が存在する．この液体が摩擦を減らすので，例えば，呼吸の際に肺が膨らんだり縮んだりするように，内臓がある程度ずれることができるようになっている．

　胸膜腔の漿膜は**胸膜 pleura** とよばれる．**臓側胸膜 visceral pleura** は肺の表面にぴったりとくっついており，**壁側胸膜 parietal pleura** は胸壁を裏打ちし，横隔膜の上面を覆う（図1.11a 参照）．これらのあいだの腔が**胸膜腔 pleural cavity** であり，少量の漿液性の潤滑液で満たされている（図1.11 参照）．心膜腔の漿膜は**心膜 pericardium** とよばれる．**臓側心膜 visceral pericardium** は心臓の表面を覆い，**壁側心膜 parietal pericardium** は胸壁を裏打ちする．これらのあいだは少量の漿液性の潤滑液で満たされた**心膜腔 pericardial cavity** である（図1.11 参照）．**腹膜 peritoneum** は腹

腔の漿膜である．**臓側腹膜 visceral peritoneum** は腹部臓器を覆い，**壁側腹膜 parietal peritoneum** は腔の壁を裏打ちし，横隔膜の下面を覆う．それらのあいだが**腹膜腔 peritoneal cavity** であり，少量の漿液性の潤滑液を含んでいる．大部分の腹部器官は腹膜に包まれている．腹膜に包まれていない一部の器官は腹膜の後ろ側に存在する．そのような器官は**腹膜後器官 retroperitoneal organs**（retro- ＝後ろ）とよばれる．腎臓，副腎，膵臓，小腸の十二指腸，大腸の上行結腸と下行結腸，腹大動脈と下大静脈の一部が腹膜後器官である．

　いま述べた体腔に加えて，後ろの章ではこのほかの体腔についても学ぶであろう．舌と歯を含んだ**口腔 oral (mouth) cavity**（図24.6 参照）；鼻の中の**鼻腔 nasal cavity**（図23.2 参照）；眼球を容れる**眼窩腔 orbital cavities**（orbits；図7.3 参照）；中耳の小さな骨を容れる**中耳腔 middle ear cavities**（middle ears；図17.19 参照）；可動性の関節にみられる滑液を含む**滑液腔 synovial cavities**（図9.3 参照）などである．

　主要な体腔とその膜について図1.10 の表に示した．

腹・骨盤腔の領域（九区分）と四区分

　解剖学者や臨床家は腹部や骨盤のいろいろな器官の位置をより簡便に述べる時に，2 つの方法で腹・骨盤腔をさらに小さな領域に分ける．最初の分け方は，3 目並べのように，腹・骨盤腔を 2 本の水平線と 2 本の垂直線で 9 つの**腹・骨盤領域 abdominopelvic regions**（**九区分**）に分ける（図1.13a）．上の水平線は**肋骨下線 subcostal line**（sub ＝〜の下の；costal ＝肋骨）で，10 番目の肋軟骨の下端を横切る線である（図7.22b も参照）；下の水平線は**結節間線 transtubercular line**（訳注：結節間線とは腸骨稜の外側すぐ下にある腸骨結節の両側を結ぶ水平線）であり，左右の寛骨の腸骨稜上端を結ぶ線である（図8.9 参照）．2 本の垂直線は左右の**鎖骨中線 midclavicular lines** であり，鎖骨の中央を通る線で，乳首のすぐ内側を通る．4 本の線によって腹・骨盤腔が少し大きい中央部とやや小さい左右の部分に分けられる．腹・骨盤領域の 9 つの名称は，**右下肋部 right hypochondriac**，**胃上部 epigastric**，**左下肋部 left hypochondriac**，**右腰部（右側腹部）right lumbar**，**臍部 umbilical**，**左腰部（左側腹部）left lumbar**，**右鼠径部 right inguinal**（**右腸骨部 right iliac**），**下腹部 hypogastric**（**恥骨部 pubic**），**左鼠径部 left inguinal**（**左腸骨部 left iliac**）である．

　2 番目のやり方はもっと簡単で，図1.13b に示すように，腹・骨盤腔を**四区分 quadrants**（quad- ＝ 1/4）に分ける．このやり方では，正中矢状線（正中線）と横断線（臍を横切る線）が**臍 umbilicus**（umbilic- ＝へそ），あるいは belly button を通る．腹・骨盤腔の四区分の

図1.13 腹・骨盤腔の領域（九区分）と四区分.

解剖学研究では九区分のやり方が用いられ，四区分は痛みや腫瘤その他，異常の位置を決めるのに用いられる.

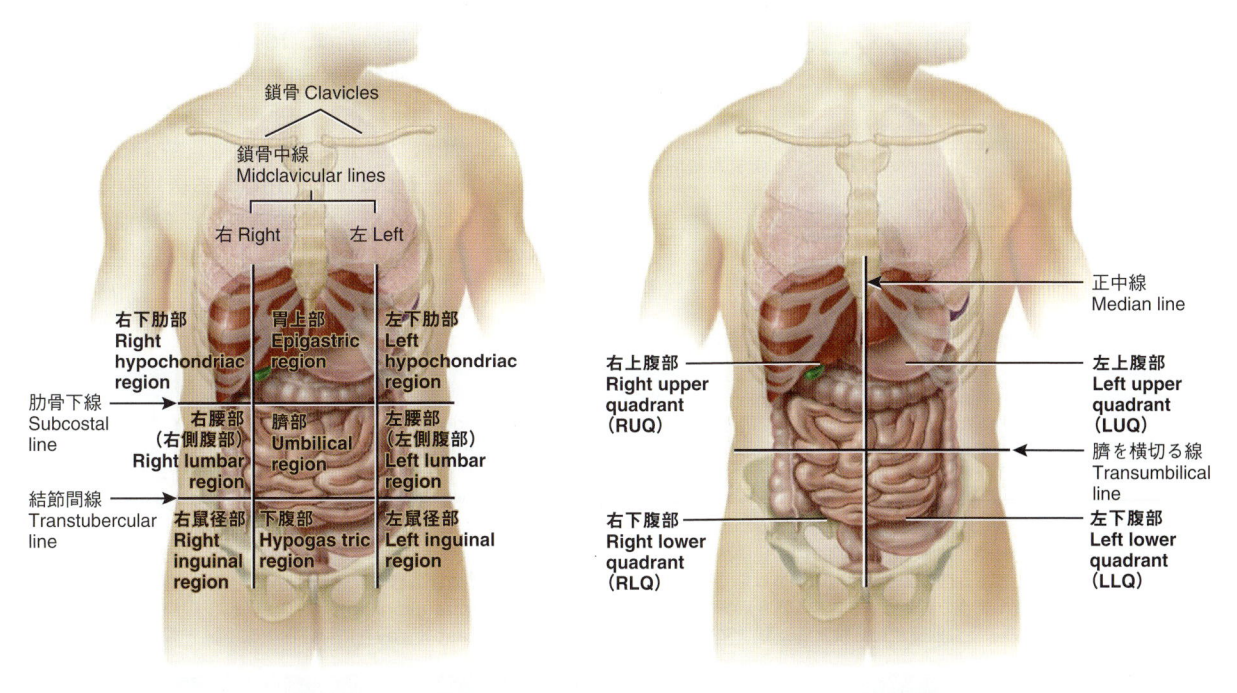

(a) 前からみた腹・骨盤腔の九区分　　　(b) 前からみた腹・骨盤腔の四区分

Q 次の各部が存在するのは腹・骨盤腔のどの領域か？　肝臓のほとんど，上行結腸，膀胱，小腸のほとんど.
虫垂炎（虫垂の炎症）では腹・骨盤腔の四区分のうち，どの部分で痛みを感じるか？

名称は，**右上腹部** right upper quadrant（RUQ），**左上腹部** left upper quadrant（LUQ），**右下腹部** right lower quadrant（RLQ），**左下腹部** left lower quadrant（LLQ）である．解剖学的研究では 9 領域の区分がよく用いられるが，臨床家のあいだでは，腹・骨盤腔の痛みや腫瘍，その他の異常を記述する際に，四区分のほうがよく用いられる.

チェックポイント

13. 図 1.6 に示された各部を自分のからだで確かめ，解剖学用語とそれに相当する一般用語を確認しなさい.

14. いろいろな体腔は互いどのような構造によって隔てられているか.

15. 自分自身の腹・骨盤腔の九区分と四区分を確認し，それぞれの場所にある器官をいくつか挙げなさい.

1.6 　**老化とホメオスタシス**

目　標

• 老化に伴って一般的に現れる解剖学的・生理学的変化のいくつかを述べる.

後で学ぶように，**老化 aging** とはホメオスタシスを回復するからだの能力が徐々に衰えていくことを特徴とする正常な過程である．老化により，構造や機能が目にみえて変化し，ストレスや病気に対する抵抗力が弱まる．老化に伴う変化は，からだのすべての系で明らかとなる．例えば，皮膚の皺，白髪，骨量の減少，筋肉量や筋力の低下，反射の低下，ある種のホルモンの低下，心疾患発生率の増加，感染や癌の増加，肺活量の低下，消化器系の機能低下，腎機能の低下，閉経，前立腺の肥大などが起る．老化に伴うこれらの影響やその他の影響については，後ろの章で詳しくみることにする.

1.7 医用画像（メディカルイメージング）

目 標

- 医用画像を利用して器官の働きを評価したり病気を診断する際に，その原理や重要性を述べる.

医用画像 medical imaging 技術は，ヒトのからだをイメージとして可視化するための技術や手段である．いろいろな医用画像技術を利用すると，私たちの体内の構造を可視化することが可能で，解剖学的および生理学的なさまざまな異常を，正確に診断することができる．あらゆる医用画像技術の元は，1940年代の後半から医学に利用されてきた通常のX線撮影法（ラジオグラフィー）である．新しい画像技術は，病気の診断に貢献するばかりではなく，正常な解剖学と生理学を理解する上でも有益である．表1.3にはよく利用される医用画像技術のいくつかを示した．心臓カテーテルなどその他の画像法は後ろの章で考察する.

表1.3 医学領域でよく利用される医用画像技術

X線撮影（ラジオグラフィー RADIOGRAPHY）

原理：1回だけ連続照射したX線がからだを通り，内部構造の像をX線用のフィルム上につくる．その結果できる二次元画像が**ラジオグラフ** radiograph であり，ふつうはX線とよばれる.

解説：費用や時間がかからず簡単に行われ，たいていの場合は，診断に必要な情報が十分に得られる．X線は密度の高い構造を透過しにくいので，骨は白く写る．肺のように中空の構造は黒く写る．皮膚や脂肪，筋など中間の密度の構造はさまざまな灰色の影として写る．低量X線は乳房のような軟部組織を検査したり（**マンモグラ**

フィー mammography），骨密度を測ったりする（**骨密度計 bone densitometry** あるいは **DEXA Scan**）のに有用である.

中空の構造や液体で満たされた構造をX線で可視化するには，造影剤とよばれる物質を使う必要がある．造影剤で満たされた構造はX線で白く写し出される．造影剤は，目的の構造に応じて，注射，経口投与，あるいは直腸注入によって導入される．造影剤によるX線撮影は血管（**血管造影 angiography**），泌尿器系（**静脈性尿路造影 intravenous urography**），消化管（**バリウムX線造影 barium contrast X-ray**）に用いられる.

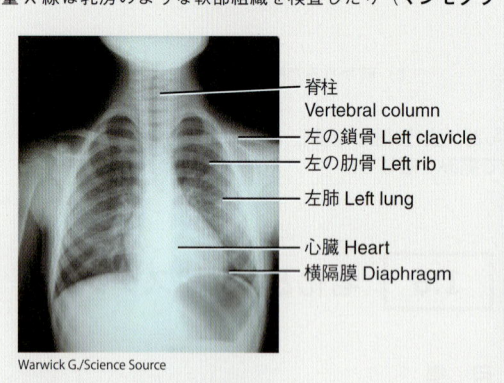

脊柱 Vertebral column
左の鎖骨 Left clavicle
左の肋骨 Left rib
左肺 Left lung
心臓 Heart
横隔膜 Diaphragm

Warwick G./Science Source

前からみた胸部のX線画像

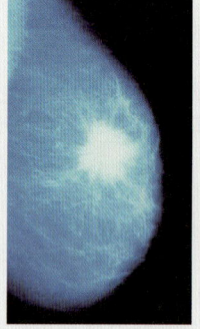

Breast Cancer Unit, Kings College Hospital, London/Science Source

女性の乳房の癌性腫瘍（境界が不均一な白い塊）を示すマンモグラム

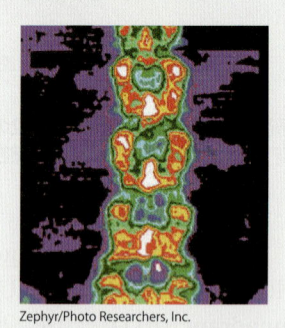

Zephyr/Photo Researchers, Inc.

骨密度計でスキャンした腰椎の前面像

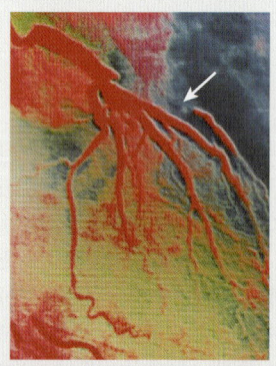

Cardio-Thoracic Centre, Freeman Hospital, Newcastle-Upon-Tyne/Science Source

成人の心臓の血管造影により，冠状動脈の閉塞（矢印）を示す

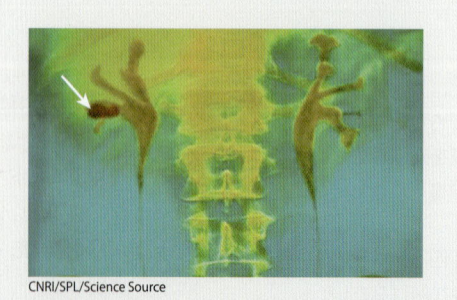

CNRI/SPL/Science Source

静脈性尿路造影により，右腎の腎結石（矢印）を示す

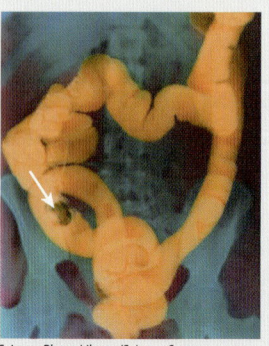

Science Photo Library/Science Source

バリウム造影により上行結腸にできた癌（矢印）を示す

磁気共鳴撮影 MAGNETIC RESONANCE IMAGING（MRI）

原理：高エネルギーの磁場にからだを置くと，体液や組織の陽子（プロトン；水素などの原子内にある小さな陽電荷の粒子）が磁場に従った配列を取る．そしてこれらのイオンパターンをパルス状の電磁波で"読み取って"，そのイメージに色をつけた像をビデオモニターに映し出す．できあがった画像は，細胞の化学的構造を二次元または三次元で表した青写真である．

解説：比較的安全であるが，体内に金属が入っている患者では使うことができない．軟部組織の詳細をみることができるが，骨の詳細をみることはできない．正常組織と異常組織を区別するのに最も有効である．腫瘍や動脈の脂肪プラーク塞栓を検出したり，脳の異常を見つけたり，血流を測定したり，筋骨格系や肝臓，腎臓のさまざまな異常を見つけるのに用いられる．

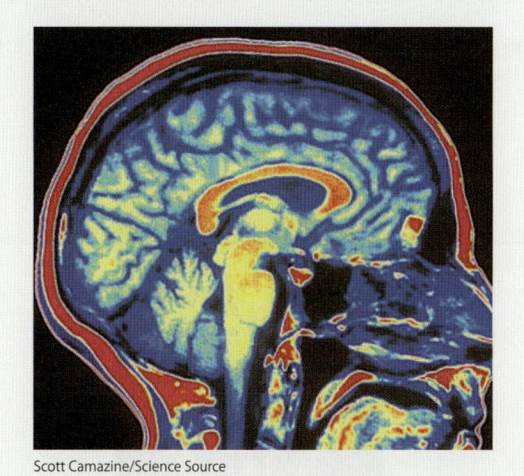

Scott Camazine/Science Source

矢状断でみた脳の MRI 像

コンピューター断層撮影 COMPUTED TOMOGRAPHY（CT）

[以前は computerized axial tomography（CAT）scanning とよばれていた]

原理：コンピューターを用いたラジオグラフィーで，からだの一断面の周囲に沿って弧を描くようにいろいろな角度から 1 本の X 線ビームを照射する．その結果得られるからだの横断面は **CT スキャン** CT scan とよばれ，ビデオモニター上に表示される．

解説：これまでのラジオグラフに比べて軟部組織や器官をより詳細にみることができる．組織の密度差を異なったグレーの影として表したものである．多数のスキャンを行えば，それらを統合して三次元構造としてみることができる（以下で述べる）．全身 CT スキャンはトルソ（頭と手足を除いた胴体）を標的とすることが多く，肺癌，冠状動脈疾患，腎臓癌をスクリーニングするのに最も利用価値がある．

前

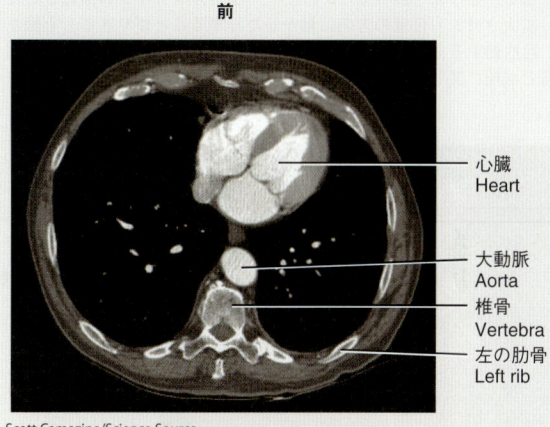

心臓
Heart

大動脈
Aorta

椎骨
Vertebra

左の肋骨
Left rib

Scott Camazine/Science Source

後
下からみた胸郭の CT スキャン像

超音波スキャン ULTRASOUND SCANNING

原理：手もち式の探触子から発生した高周波の音波がからだの組織で反射され，それをまた探触子で検出する．静止画または動画イメージは超音波検査画像（**ソノグラム** sonogram）とよばれ，ビデオモニターに表示される．

解説：安全で非侵襲的，痛みがない，色素を使わない．最もよく用いられるのは妊娠時の胎児の観察である．器官の大きさや位置，動きをみたり，血管を透して血液の流れをみたりするのにも用いられる（**ドップラー超音波法** doppler ultrasound）．

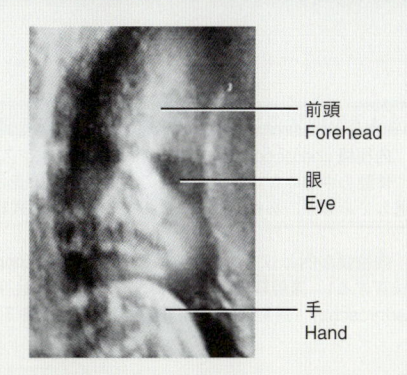

前頭
Forehead

眼
Eye

手
Hand

胎児のソノグラム
（Andrew Joseph Tortora and
Damaris Soler の好意による）

表 1.3 続く

表 1.3	医学領域でよく利用される医用画像技術（続き）

冠状動脈 CT 血管造影スキャン
CORONARY (CARDIAC) COMPUTED TOMOGRAPHY ANGIOGRAPHY (CCTA) SCAN

原理：コンピューターを用いたラジオグラフィーで，ヨウ素を含む造影剤を静脈に注射し，心拍数を減少させるためにベータブロッカーを投与する．そして，心臓の周囲に沿って円弧状に多数の X 線ビームをあて，それをスキャナーで検出する．検出した情報をコンピューターに転送し，冠血管を立体像としてモニターに表示する．このイメージのことを **CCTA スキャン** CCTA scan とよび，20 秒以内に作成することができる．

解説：主に冠状動脈で，血管形成やステントによる治療が必要となる閉塞（例えば，動脈硬化のプラークあるいはカルシウムによる）があるかどうかを調べるために使う．CCTA スキャンは回転させたり拡大させたり任意の方向に動かしたりすることができる．心臓が 1 回拍動するあいだに多数のイメージを生成できるため，心臓の構造と機能に関して非常に詳細な情報を得ることができる．

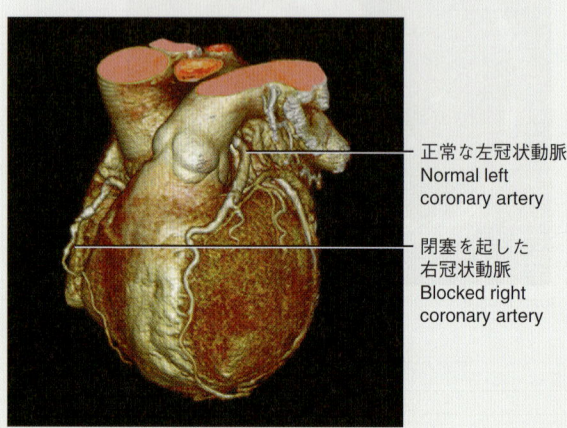

ISM/Phototake

正常な左冠状動脈
Normal left
coronary artery

閉塞を起した
右冠状動脈
Blocked right
coronary artery

CCTA スキャンでみた冠状動脈

陽電子放出断層撮影
POSITRON EMISSION TOMOGRAPHY (PET)

原理：ポジトロン（陽電荷の粒子）を放射する物質を体内に注入し，それが組織に取り込まれる．体内の組織内でポジトロンと負電荷の電子が衝突するとガンマ線（X 線に似ている）が発生するので，それを対象物の近くに設置したガンマカメラで検出する．カメラからの信号をコンピューターが受け取り，**PET スキャン** PET scan イメージを構築し，ビデオモニター上にカラーで表示する．PET スキャンは注入された物質がからだのどこで利用されているかを示している．ここに示した PET スキャンイメージでは，黒と青のところは活性が低いことを示しており，赤，オレンジ，黄色，白へと色の変化に従って活性が高くなっていることを示している．

解説：脳や心臓の代謝などの，体内構造の生理学を研究するのに用いられる．

前

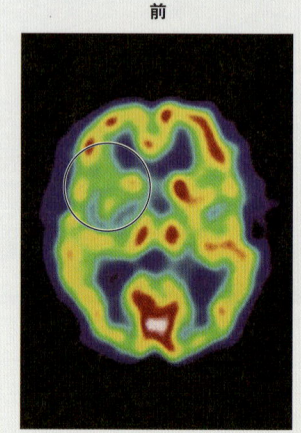

Department of Nuclear Medicine, Charing Cross Hospital/
Photo Researchers, Inc

後

PET スキャンでみた脳の横断面
（左上の円で囲んだ部分で梗塞を起したことを示す）

内視鏡検査 ENDOSCOPY

原理：**内視鏡** endoscope とよばれる，ライトとレンズのついた器具を使って，体内の器官や体腔の中をみながら検査することを内視鏡検査とよぶ．画像は内視鏡のアイピースを通してみるか，あるいはモニターに映し出して観察する．

解説：内視鏡の例として，**大腸内視鏡検査** colonoscopy（大腸の一部である結腸の内腔を検査する），**腹腔鏡検査** laparoscopy（腹・骨盤腔内の器官を検査する），**関節鏡検査** arthroscopy（通常は膝の関節を検査する）がある．

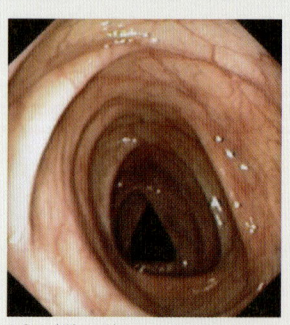

© Camal/Phototake

大腸内視鏡でみた結腸の内腔

放射性核種スキャン RADIONUCLIDE SCANNING

原理：静脈注射した**放射性核種**（放射性物質）radionuclide は目的の組織へ血液で運ばれる. 放射性核種から放射されたガンマ線はからだの外からガンマカメラで検出され，その情報がコンピューターに送られる. コンピューターは**放射性核種の画像** radionuclide image を作製し，ビデオモニター上にカラーで表示する. 色の濃い場所は放射性核種が多量に取り込まれた場所であり，組織の活性が高いことを示している；色の薄い場所は取り込みが少ない場所で，組織の活性が低いことを示している. **単光子放出コンピューター断層撮影 single-photo-emission computed tomography（SPECT）scanning** は，放射性核種スキャンの特殊なタイプであり，とくに脳，心臓，肺，肝臓の研究に有用である.

解説：心臓，甲状腺，腎臓などの組織や器官の活性を調べるのに用いられている. 例えば，からだの中の癌を探したり，心筋活動を妨げる瘢痕を探したりする.

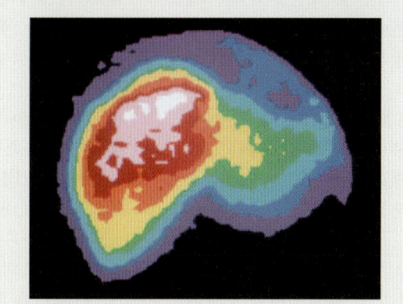

Publiphoto/Science Source

正常な人の肝臓の放射性核種スキャン

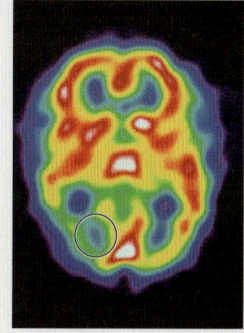

Dept. of Nuclear Medicine, Charing Cross Hospital/Science Source

単光子放出コンピューター断層撮影で得られた脳の横断像（左下の緑の領域は片頭痛を起している部位を示す）

チェックポイント

17. 心臓の動脈が閉塞した時，それを示すのに用いられる医用画像の形式はどれか.

18. 表 1.3 に示した医用画像技術のうち，ある構造の生理的状態を明らかにするのに最も適した技術はどれか.

19. 骨折しているかどうかを調べる時に，どの医用画像技術を使うか.

章の概要

概　要

1.1　解剖学と生理学の定義

1. 解剖学はからだの構造とその相互関係を解き明かす科学である；生理学はからだの機能を解き明かす科学である.

2. 解剖とは，構造の関係を研究するためにからだを注意深く切り離すことである.

3. 解剖学を細区分すると，発生学，発生生物学，細胞生物学，組織学，肉眼解剖学，系統解剖学，局所解剖学，体表解剖学，放射線解剖学，病理解剖学などがある（表 1.1 参照）.

4. 生理学を細区分すると，分子生理学，神経生理学，内分泌学，心臓血管生理学，免疫学，呼吸生理学，腎臓生理学，運動生理学，病態生理学などがある（表 1.1 参照）.

1.2　からだの構造の構築レベルとシステム

1. 人体は 6 つのレベルで構成されている：化学物質，細胞，組織，器官，器官系そして個体の各レベルである.

2. 細胞は生物の構造的，機能的基本単位であり，また体内で最小の生きている単位である.

3. 組織は細胞とその周囲の物質の集まりであり，それらはともに協力して特定の機能を果している.

4. 器官は 2 種類以上の組織で構成されている；器官には特定の機能が備わっており，通常ははっきりした形を有している.

5. 器官系は共通の機能をもつ関連した器官で構成されている.

6. 個体とは生きている個人のことである.

7. 表 1.2 は人体における 11 の器官系を示している：外皮系，骨格系，筋系，神経系，内分泌系，心臓血管系，リンパ系，呼吸器系，消化器系，泌尿器系，生殖器系.

1.3　生きているヒトの特徴

1. すべての生物は，非生物と区別できるなんらかのプロセスを備えている.

2. 代謝，反応性，運動，成長，分化，再生（生殖）はヒトの生命維持のプロセスである.

1.4　ホメオスタシス

1. ホメオスタシスは，からだのすべての制御プロセスが互いに相互作用して，体内の環境を比較的安定した状態に維持することである.

2. 体液は薄い水溶液である. 細胞内液（ICF）は細胞内に，細胞外液（ECF）は細胞の外に存在する. 血漿は血管の中の ECF である. 間質液は組織において細胞のあいだを満たしている ECF である；ECF はからだの細胞を取り囲んでいるので，からだの内部環境とよばれる.

3. ホメオスタシスは外部や内部からの刺激，あるいは心理的ストレスによって破綻することがある．ホメオスタシスが一時的に軽く破綻した場合には，体内の細胞の反応によって内部環境が速やかに回復する．しかし破綻が激しい場合には，ホメオスタシスを制御できないことがある．

4. ほとんどの場合，ホメオスタシスは神経系と内分泌系が単独もしくは協力して働くことにより制御されている．神経系はからだの変化を感知し，調節された状態の変化を抑える神経インパルスを送る．内分泌系はホルモンを分泌することによりホメオスタシスを維持する．

5. フィードバックシステムには3つの要素がある：(1) 調節された状態が変化した時にそれを感知して，調節中枢に入力情報を送る受容器と（求心性経路），(2) 調節された状態の維持に適した値（設定値）を決め，受け取った入力情報を判断して必要な出力情報を送り出す働きをする調節中枢，(3) 調節中枢からの出力情報を受け取り，調節された状態を変化させる反応（効果）を起す効果器（遠心性経路）から構成されている．

6. 最初の刺激に対して逆の反応が起きた場合，そのシステムはネガティブフィードバックで作動している．最初の刺激をさらに増幅する反応が起きる場合は，そのシステムはポジティブフィードバックで作動している．

7. ネガティブフィードバックシステムの一つの例は血圧の調節である．血圧（調節された状態）が上昇した場合，血管にある圧受容体（圧感受性の神経細胞，受容器）がインパルス（入力情報）を脳（調節中枢）へ送る．脳は心臓（効果器）にインパルス（出力情報）を送る．その結果，心拍数が減少し（反応），血圧が下がって正常に戻る（ホメオスタシスの回復）．

8. ポジティブフィードバックの一つの例は新生児が生まれる時にみられる．分娩が始まると子宮頸部が伸展され（刺激），伸展に感受性を示す子宮頸部の神経細胞（受容器）が神経インパルス（入力情報）を脳（調節中枢）へ送る．脳はオキシトシン（出力情報）を分泌し，これが刺激となって子宮（効果器）がより強く収縮する（反応）．胎児が移動するとさらに子宮頸部が伸展され，さらにオキシトシンが分泌され，さらに強い子宮の収縮が起る．このサイクルは新生児が生まれると破綻する．

9. ホメオスタシスが破綻—ホメオスタシスのバランスの崩れ—すると，異常が起き，疾患が発生し，さらに死に至ることさえある．異常とは，構造や機能になんらかの狂いが生じた状態を表す一般用語である．疾患とは，決まった徴候と症状が一緒に出現する病気のことである．

10. 症状は観察者からはわからない主観的な機能の変化である；徴候はみたり測定することができる客観的な変化である．

1.5 基本的な解剖学用語

1. からだが解剖学的正位にあると仮定して，各部の記載がなされる．解剖学的正位とは，観察者に向かって直立し，頭と眼を前方に向け，足を床に平らにつけて前方に向け，上肢は手のひらを前方に向けて両脇につけた状態である．顔を下に向けて寝るのが腹臥位であり，顔を上に向けて寝るのが仰臥位である．

2. 領域名はからだの特定の位置を表すのに用いられる用語である．主要な領域名は頭，頸，体幹，上肢，下肢である．からだの領域の中で特定の部分には一般名称とそれに対応した解剖

学用語がある．例えば，胸 chest に対する胸部の thoracic，鼻 nose に対する鼻の nasal[*]，手首 wrist に対する手根の carpal である（[*] 英語表記が異なっても日本語では区別できない）．

3. 方向を示す用語はからだのある部分と他の部分との関係を表している．一覧 1 によく使われる方向用語をまとめてある．

4. 面とはからだや器官を2つの部分に分けて内部構造がみえるようにした仮想の平らな表面である．正中矢状面はからだや器官を左右**均等**に分ける．傍矢状面はからだや器官を左右**不均等**に分ける．前頭面はからだや器官を前と後ろの部分に分ける．横断面はからだや器官を上と下に分ける．斜面はからだや器官を斜めに横切る．

5. 断面はからだや器官を一つの面でカットして得られる平らな表面である．切る方向に従って，横断面，前頭断面，矢状断面といった名前がつけられる．

6. 図 1.10 には体腔とその膜についてまとめた．体腔とは体内の器官を保護し，隔離し，支えている空所である．頭蓋腔は脳を入れ，脊柱管は脊髄を入れる．髄膜は頭蓋腔と脊柱管を裏打ちして保護している組織である．横隔膜は胸腔と腹・骨盤腔を分ける．内臓は胸腔と腹・骨盤腔に含まれる器官である．漿膜は腔の壁を裏打ちし，内臓表面に付着する．

7. 胸腔はさらに3つの小さな腔に分けられる：心臓を入れる心膜腔と，それぞれに肺を入れる2つの胸膜腔である．胸腔の中央部は解剖学的に縦隔とよばれる．これは胸膜腔のあいだに挟まれており，胸骨から脊柱のあいだ，また第1肋骨から横隔膜まで広がる．ここに肺を除く胸郭の内臓がすべて含まれる．

8. 腹・骨盤腔は上部の腹腔と下部の骨盤腔に分けられる．腹腔には胃，脾臓，肝臓，胆嚢，小腸，そして大腸の大部分が含まれる．骨盤腔には膀胱，大腸の一部，内部生殖器が含まれる．

9. 漿膜は胸腔と腹腔の壁を裏打ちし，中に含まれる内臓を覆っている．これらは，肺を覆う胸膜，心臓を覆う心膜，腹腔を裏打ちする腹膜である．

10. 器官の位置を簡便に述べる時に，腹・骨盤腔を9つの領域に分ける：それらは，右下肋部，胃上部，左下肋部，右腰部（右側腹部），臍部，左腰部（左側腹部），右鼠径部（右腸骨部），下腹部（恥骨部），左鼠径部（左腸骨部）である．臨床検査で腹・骨盤領域の異常の位置を述べる際には，腹・骨盤腔を四区分にして表す：それらは右上腹部（RUQ），左上腹部（LUQ），右下腹部（RLQ），左下腹部（LLQ）である．

1.6 老化とホメオスタシス

1. 老化 aging により，構造や機能が目にみえて変化し，ストレスや病気に対する抵抗力が弱まる．

2. 老化に伴う変化は，からだのすべての系に起る．

1.7 医用画像（メディカルイメージング）

1. 医用画像技術は，ヒトのからだをイメージ（像）として可視化する技術や手段である．これによって，からだの内部構造を観察し，解剖学的異常や生理学的異常を診断することができる．

2. 表 1.3 にいくつかの医用画像技術を要約する．

クリティカルシンキング問題

1. 解剖学と生理学の初めての試験勉強をしている．一番酷使しているのは脳のどの領域かを知りたい．クラスの友だちは，CT を使えば脳の活動レベルを知ることができると教えてくれた．脳の活動レベルをみるにはこれが一番よい方法であろうか？　それを判断する理由はなにか？

2. 膵臓の中のある種の細胞の機能低下で起る 1 型糖尿病の治療では，幹細胞の利用が非常に注目されている．この病気の治療では幹細胞からどのような細胞をつくればよいか？

3. ヒーサーは解剖生理学の初めての試験で，ホメオスタシスの定義を "体温が室温に近くなり，その状態で留まる状態" と答えた．この定義でよいか？

Q　図の質問の答え

1.1　器官は 2 つ以上の異なった組織から構成され，これらが協調して特定の機能を果している．

1.2　栄養素は，外部環境から消化器系を介して血漿に入り，そこから間質液に移動したのち，体細胞に入る．

1.3　ネガティブフィードバックとポジティブフィードバックの基本的な違いは，ネガティブフィードバックシステムではオリジナルの刺激に対して逆の反応が起るのに対して，ポジティブフィードバックシステムではオリジナルの刺激によって変化が増幅されることである．

1.4　刺激によって血圧が低下すると，ネガティブフィードバックシステムによって心拍数が増加する．

1.5　ポジティブフィードバックシステムでは，オリジナルの刺激がずっと増強または増幅され続けるので，反応を停止させるには終了機序が必要である．

1.6　標準的な解剖学的正位を一つに決めると，方向を示す用語が明確になり，からだのどの部分でも他の部分との関係で記述することが可能となる．

1.7　×橈骨は上腕骨の遠位にある，×食道は気管の後ろにある，○肋骨は肺の浅部にある，○膀胱は上行結腸の内側にある，×胸骨は下行結腸の内側にある．

1.8　心臓は前頭面によって前後に分けられる．

1.9　脳は傍矢状面（図には示してない）によって左右に不均等に分けられる．

1.10　膀胱＝P，胃＝A，心臓＝T，小腸＝A，肺＝T，女性の内生殖器＝P，胸腺＝T，脾臓＝A，肝臓＝A．

1.11　心膜腔は心臓を，胸膜腔は肺を取り囲んでいる．

1.12　イラストで描かれた腹腔にある器官はすべて消化器系の器官である（肝臓，胆嚢，胃，虫垂，小腸，大腸の大部分）．イラストで描かれた骨盤腔の器官は，泌尿器系（膀胱）と消化器系（大腸の一部）である．

1.13　肝臓はほとんどが胃上部にある；横行結腸は臍部にある；膀胱は下腹部にある；脾臓は左上腹部にある．虫垂炎の痛みは右下腹部（RLQ）に感じる．

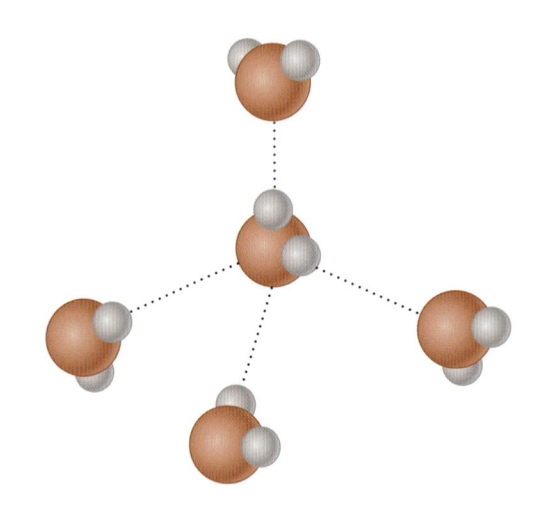

CHAPTER 2

組織の化学的レベル

化学とホメオスタシス

体内における数千に及ぶ化学物質の適切な配置と量の維持にあたる，化学物質同士の相互作用をモニターする，この２つはホメオスタシス（恒常性）における重要な側面である．

　１章では生体の化学的レベルについて学び，最下層の構築レベルの構成が原子と分子からなることを知った．解剖学のアルファベットに相当するこれらの要素は結合により，最終的に驚異的な大きさと複雑さをもつ器官（臓器）と器官系を形成する．本章で私たちは，化学反応として知られている過程において，分子を形成するために原子はどのように結合するのか，そして原子と分子はどのようにエネルギーを放出または蓄えるかを考える．また，体重の約2/3を占める水が化学反応やホメオスタ

シス（恒常性）の維持にきわめて重要であることを学習する．最後に，その特徴的な性質が，からだの構造を組み立てる上においても，またヒトが生きていく過程で力となることにも貢献する数多くの分子集団を説明することにする．

Q これまで脂肪酸が健康と病気にどのようにかかわっているか考えたことはありませんか？

<table>
<tr><td>

2.1　物質はどのように組織化されるのか

目　標

- 人体の主要な元素を確認する.
- 原子, イオン, 分子, フリーラジカル, 化合物の構造を説明する.

　化学 chemistry は物質の構造とそれら相互関係を論ずる科学である. すべての生物と無生物は**物質** matter からなり, それは空間を占め, そして**質量** mass をもつ. どんな物体も物質の量がその質量であり, 変化することはない. **重量** weight とは重力が物質に作用しているが, 変化する. 物体が地球から離れた時には重力による牽引力が弱くなるので重さが減少する；これが, 宇宙空間において宇宙飛行士の重量が 0 に近づく理由である.

元　素

　物質は固体, 液体, および気体という 3 つの状態で存在している. 骨と歯などの**固体** solids は緻密であり, 一定の形と体積をもっている. 血漿などの**液体** liquids は一定の体積をもっており, 入れている容器の形を取る. **気体** gases には, 酸素と二酸化炭素のように, 一定の形も体積もない. 物質の形がどうであれ, 生物であっても無生物であっても, 物質は限られた数の**元素** chemical

</td><td>

elements とよばれる構成単位からつくられている. 通常の化学的手段では元素をさらに単純なかたちに分解することはできない. 現在では, 118 の異なる元素が存在することが知られており, そのうち 92 は地球上で天然に存在する. 残りは天然に存在する元素から, 粒子加速器か原子炉を使用してつくられる. 各元素は**化学記号** chemical symbol で示され, 英語やラテン語, あるいは他の言語でいい表される元素名の一文字または二文字が用いられる. 例えば, H は水素, C は炭素, O は酸素, N は窒素, Ca はカルシウム, そして Na はナトリウム (= sodium) である.

　通常 26 の異なる元素がからだに存在し, そのうち**主要元素** major elements とよばれるたった 4 種類の元素である酸素, 炭素, 水素, 窒素がからだの質量の約 96%を占める. その他の 8 種の元素すなわちカルシウム, リン (P), カリウム (K), 硫黄 (S), ナトリウム (Na), 塩素 (Cl), マグネシウム (Mg) と鉄 (Fe；ferrum) は**準主要元素** lesser elements であり, からだの質量の約 3.6%を占める. それに加え 14 種類の元素すなわち**微量元素** trace elements がわずかな量として存在する. これらはからだの残りの質量, 約 0.4%を占める. いくつかの微量元素は体内で重要な機能をもつ. 例えば, ヨウ素は甲状腺ホルモンをつくるのに必要である. また機能のわかっていない微量元素もある. 表 2.1 に人体を構成する主要な元素を挙げる.

</td></tr>
</table>

表 2.1	体内の主な元素

元素（記号）	体重に対する%	特　徴
主要元素	（約96.0）	
酸素 (O)	65.0	水や多くの有機（炭素を含む）分子の一部；一時的に化学エネルギーとして細胞の中に蓄えられる ATP の合成に寄与する.
炭素 (C)	18.5	すべての有機分子の骨格となる鎖や環を構成：炭水化物, 脂質, タンパク質, 核酸 (DNA や RNA).
水素 (H)	9.5	水や多くの有機分子の構成成分；水素イオン (H^+) は体液を酸性に傾ける.
窒素 (N)	3.2	すべてのタンパク質と核酸の構成成分.
準主要元素	（約3.6）	
カルシウム (Ca)	1.5	骨や歯を硬くする；カルシウムイオン (Ca^{2+}) は血液凝固, ホルモンの分泌, 筋収縮, その他の過程に必要.
リン (P)	1.0	核酸や ATP の構成成分；骨や歯の構造に必要.
カリウム (K)	0.35	カリウムイオン (K^+) は細胞内液に最も大量にある陽イオン（正荷電粒子）；活動電位を発生するのに必要.
硫黄 (S)	0.25	ある種のビタミンと多くのタンパク質の構成成分.
ナトリウム (Na)	0.2	ナトリウムイオン (Na^+) は細胞外液に最も大量にある陽イオン；水分調節に不可欠；活動電位を発生するのに必要.
塩素 (Cl)	0.2	塩化物イオン (Cl^-) は細胞外液に最も多く存在する陰イオン（負荷電粒子）. 水分調節に不可欠.
マグネシウム (Mg)	0.1	マグネシウムイオン (Mg^{2+}) は多くの酵素活性（生体の化学反応の速度を増加させる）に必要.
鉄 (Fe)	0.005	鉄イオン (Fe^{2+}, Fe^{3+}) はヘモグロビン（赤血球中の酸素運搬タンパク質）やある種の酵素の一部.

表 2.1　続く

表 2.1	体内の主な元素（続き）		
元素（記号）	体重に対する%	特　徴	
微量元素	（約 0.4）	アルミニウム（Al），ホウ素（B），クロム（Cr），コバルト（Co），銅（Cu），フッ素（F），ヨウ素（I），マンガン（Mn），モリブデン（Mo），セレン（Se），ケイ素（Si），スズ（Sn），バナジウム（V），亜鉛（Zn）.	

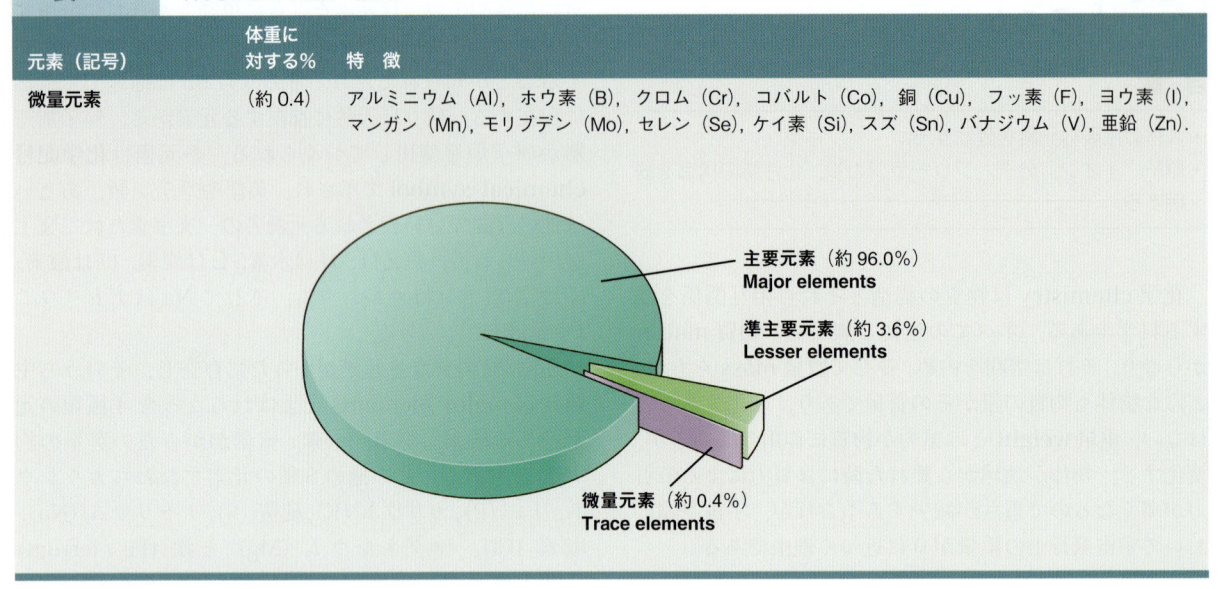

主要元素（約96.0%）
Major elements

準主要元素（約3.6%）
Lesser elements

微量元素（約0.4%）
Trace elements

原子の構造

　個々の元素は最も小さい単位である**原子 atoms** からなり，特有の構造と性質をもつ．原子は非常に小さく，最も大きな原子でも文末のピリオドの上に 20 万個乗るほどである．水素原子は最も小さな原子で，直径は 0.1 ナノメートル（0.1×10^{-9} m $= 0.000\,000\,000\,1$ m）より小さく，最も大きな原子でもその 5 倍にすぎない．

　各原子はたくさんの**素粒子 subatomic particles** からつくられている．しかしながら，人体における化学反応を理解するために重要な素粒子は陽子，中性子，電子の 3 種類だけである（図 2.1）．原子の密度の高い中央部分は**原子核 nucleus** である．原子核は正に帯電した**陽子 protons**（p^+）と帯電していない（中性の）**中性子 neutrons**（n^0）を含む．**電子 electrons**（e^-）は負に帯電した小さな粒子で，原子核周りの大きな空間を動き回っている．電子は固定した道や軌道をとらない代りに，原子核を覆い負に帯電した"雲"を形成する（図 2.1 a）．

　電子の正しい位置を予測することはできないが，特定の電子群は，核の周りのある一定の領域の中を動き回る．この領域は**電子殻 electron shells** とよばれ，原子核の周りの単純な円として表現される．すなわち個々の電子殻が特定の数の電子をもっているので，電子殻モデルは原子構造のようすをよく表している（図 2.1 b）．原子核に最も近い第一電子殻は 2 個までの電子を保持できる．第二電子殻は最大 8 個の電子を，第三電子殻には 18 個までの電子を保持することができる．第一電子殻から始まり，第二，第三…と電子殻に電子が満たされて

| 図 2.1 | **原子の構造を示す 2 つのモデル**．電子は原子核の周りを動き，核は中性子と陽子からなっている．(a) 原子の電子雲モデルでは，ボカシの部分が原子核の周りの領域で電子と遭遇する確率を示す．(b) 電子殻モデルでは，塗りつぶした黒丸が電子を示し，占有される電子殻に従って同心円のそれぞれにふり分けられる．どちらのモデルも炭素原子を示し，6 個の陽子，6 個の中性子，6 個の電子を表す． |

> 原子は物質の最も小さな単位であり，その元素の機能と性質をもっている．

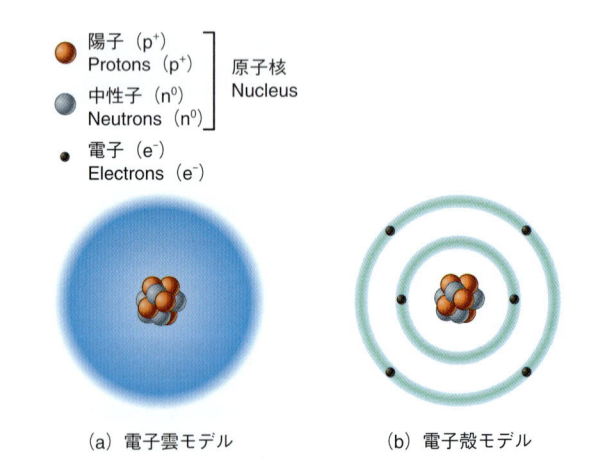

陽子（p^+）
Protons（p^+）
中性子（n^0）
Neutrons（n^0）
原子核
Nucleus
電子（e^-）
Electrons（e^-）

(a) 電子雲モデル　　(b) 電子殻モデル

Q 炭素の電子は第一電子殻と第二電子殻のあいだでどのように分配されているのか？

いく．例えば，図 2.2 でわかるように，ナトリウムは第一電子殻に 2 個，第二電子殻に 8 個，そして第三電子殻に 1 個，計 11 個の電子をもつ．人体に存在する最

図2.2 いくつかの安定な元素の原子構造.

元素が違うとその原子の陽子数が違うので原子番号も違ってくる.

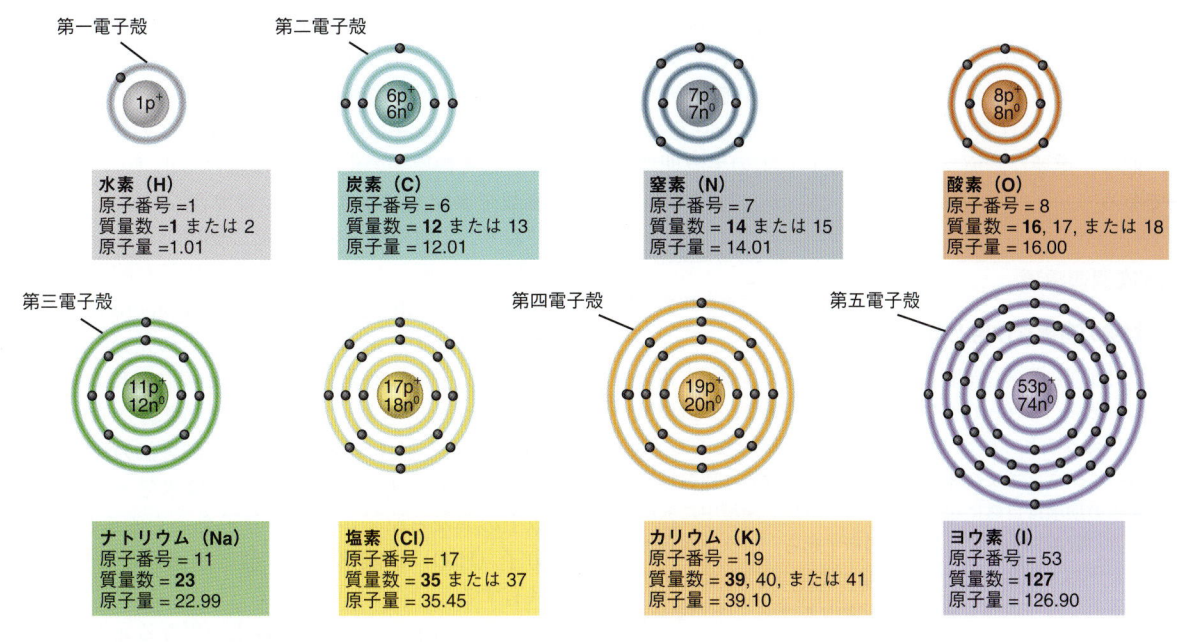

原子番号=原子の陽子数
質量数=原子の中にある陽子と中性子の数（太字はよくみられる同位元素）
原子量=元素を構成する安定な原子の平均質量数をドルトン（統一原子質量単位）で表した数

Q 生体中で最も豊富な4つの元素はどれか？

も大きな元素はヨウ素で，第一電子殻に2個，第二電子殻に8個，第三電子殻に18個，第四電子殻に18個，そして第五電子殻に7個の計53個の電子をもっている.

ある元素の原子にある電子の数と陽子の数はつねに等しい. 電子と陽子はそれぞれ電荷を1個ずつもっているので，負に帯電した電子と正に帯電した陽子が互いに釣り合っている. その結果，個々の原子は電気的に中性でトータルの電荷は0である.

原子番号と質量数

原子核の**陽子数** number of protons はその原子の**原子番号** atomic number である. 異なる元素の原子はもっている陽子の数が異なるため，原子番号が異なる. 例えば，酸素は原子核に8個の陽子をもつため，原子番号は8，ナトリウムは原子核に11個の陽子をもつため，原子番号は11である.

原子の陽子と中性子の総数はその原子の**質量数** mass number である. ナトリウムの原子は陽子数11と中性子数12である. したがって質量数は23である（図2.2）. ある元素の原子は同数の陽子をもつが，異なる数の中性子をもつため，質量数が異なることがある. **同位元素** isotopes は，ある元素の原子が異なる数の中性子をもつため異なる質量数となるものである. 酸素の例では，すべての酸素原子は8個の陽子と8個の電子をもち，そのほとんどの原子は8個の中性子をもつが，9個あるいは10個の中性子をもつ原子もわずかに存在する. ほとんどの同位元素が安定であるため，それらの原子核構造が時間を経ても変化しない. 安定な酸素の同位元素は ^{16}O, ^{17}O, ^{18}O （O-16, O-17, O-18とも表す）である. すでに定めてきたように，数字は同位元素の質量数を示す. すぐ後に述べるので，電子の数がその原子の化学的特性を決定している，ということが理解できるだろう. ある元素の同位元素が異なった数の中性子をもっていても，同じ数の電子をもつので，同じ化学的特性をもっている.

放射性同位元素 radioactive isotopes （ラジオアイソトープ radioisotopes）とよばれるある種の同位元素は不安定で，それらの核は安定なかたちへと崩壊する（自発変化）. 例えば H-3, C-14, O-15, O-19 がある. これらが崩壊する時，原子は素粒子がエネルギー群のど

ちらかからなる放射線を放出する．その過程を経て，異なる元素へと変化することがある．例えば，炭素の放射性同位元素である C-14 は N-14 へと崩壊する．放射性同位元素の崩壊は速いものでは数分の 1 秒で起り，遅いものでは数百万年で起る．同位元素の**半減期 half-life** とは，試料中の放射性原子の半分が崩壊して安定なかたちに変化するのにかかる時間である．有機試料の年代決定に用いられる C-14 の半減期は約 5,730 年であり，他方，重要な診療ツールである I-131 の半減期は 8 日である．

⚕ **臨床**関連事項

放射線の有害な作用と有益な効果

　放射性同位元素の作用には，有害なだけではなく有益なものがある．それらの放射線は，分子を破壊し，組織に損傷を与えることでヒトのからだに深刻な危機をもたらす，あるいは，さまざまな種類の癌の原因ともなる．放射性同位元素の崩壊は自然に起り，少量の放射線が環境中に放出されるが放射線の放射は特定の場所で起る．ウランが自然崩壊して得られる物質に無色無臭の気体ラドン-222 がある．ラドンは土壌から漏れ出て建物に貯まることがある．ラドンは喫煙者の肺癌のさまざまなケースに関係するだけでなく，非喫煙者の肺癌の多くの例にもかかわっている．ある放射性同位元素の有益な効果として，医学的な撮像の手段に使用されたり，ある種の疾患の治療が含まれる．からだ全体で物質の動きを追いかける**トレーサー tracers** としていくつかの放射性同位元素を使用することができる．タリウム-201 は運動負荷試験のあいだ，心臓を通る血液の流れをモニターするために使用される．ヨウ素-131 は，甲状腺の癌を検出して，そのサイズと活動を評価するのに使用され，さらに過剰な活性を示す甲状腺の一部を破壊するのに使用される場合がある．セシウム-137 は頸部の進行癌の治療に使用され，イリジウム-192 は前立腺癌の治療に使用される．

原子の質量

　原子や素粒子の質量を表すために用いられる一般的な単位は**ドルトン dalton** で，**原子質量単位 atomic mass unit（amu）** として知られる．中性子は 1.008 ドルトン，陽子は 1.007 ドルトンである．一方電子は 0.0005 ドルトンで，中性子や陽子の 2,000 分の 1 の質量である．元素の**原子量（原子質量）atomic mass**（あるいは atomic weight）は天然に存在するすべての同位元素の質量を平均した値である．一般的に，ある元素の質量数は，その元素のうち最も多い同位元素の質量数に近似する．

イオン，分子および化合物

　同じ元素の原子は同じ数の陽子をもつことは先に述べ

た．それぞれの元素の原子は安定性を得るために他の原子と相互に作用し，電子を失ったり，獲得したり，分け合ったりする性質をもつ．電子の挙動によっては原子を帯電したかたちであるイオンに変えたり，他の原子と結合して分子を形成する．原子が電子を与えたり獲得したりすると，どちらの場合も**イオン ion** となる．イオンは陽子数と電子数が異なる原子で，正か負に帯電する．**イオン化 ionization** は電子のやり取りの過程である．イオンはその原子の化学記号に続けて正（＋）か負（−）の価数を表記して示す．Ca^{2+} はカルシウムイオンを示しており，2 個の電子を失った 2 価の陽イオンである．

　2 個以上の原子が電子を**共有**し，原子が結合したものを**分子 molecule** という．**分子式 molecular formula** は分子を構成する元素の種類とそれらの元素の原子の数を示す．分子には酸素分子のように同じ種類の原子が 2 個からなるものもある（図 2.3 a）．酸素分子の分子式は O_2 である．添字の 2 は酸素分子が 2 個の酸素原子からなることを示している．分子には水分子のように 2 つ以上の異なる原子が一つの分子をつくることもある．水分子（H_2O）は酸素原子 1 個と水素原子 2 個が電子を共有する．

　化合物 compound は 2 つ以上の異なる元素の原子を含む物質である．体内のほとんどの原子は化合物のかたちで存在する．水（H_2O）や通常の食卓塩である塩化ナトリウム（NaCl）は化合物である．しかし，酸素分子（O_2）はただ 1 種類の元素の原子からなるので，化合物ではない．

　フリーラジカル（遊離基）free radical はその最外殻に不対電子をもっている原子か原子団である．フリーラジカルの代表はスーパーオキシド superoxide で酸素分子へ電子が付加されることによって形成される（図 2.3 b）．不対電子をもつことで，不安定で，反応性が高く，近くの分子に対して破壊的に挙動するフリーラジカルとなる．フリーラジカルは不対電子を他の分子に与え

図 2.3　酸素分子とスーパーオキシドフリーラジカルの原子構造．

> フリーラジカルはその最外殻に不対電子をもつ．

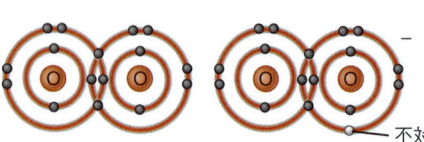

不対電子
Unpaired electron

(a) 酸素分子（O_2）　　(b) スーパーオキシドフリーラジカル（O_2^-）

Q からだの中のどんな物質が酸素由来のフリーラジカルを不活性にすることができるのか？

るか, 他の分子の電子を奪うか, どちらかで安定になる. そうする中で, からだの重要な分子を壊す.

2.2 化学結合

目　標

- 価電子がどのようにして化学結合を形成するかを述べる.
- イオン結合, 共有結合, 水素結合を区別する.

　分子や化合物の原子を分離しないよう結びつける力は**化学結合 chemical bonds** である. ある1個の原子が他の原子と化学結合を形成するかどうかは, **価電子殻 valence shell** ともよばれる最外殻中の電子の数に依存する. 価電子殻に8個の電子が入っている原子は**化学的に安定 chemically stable** で, 他の原子とほとんど化学結合を形成しないことを意味する. 例えば, ネオンは価電子殻に8個の電子をもっているが, 他の原子と容易に結合しないのはこの理由による. 水素とヘリウムの価電子殻は第一電子殻なので, 最大でも2個しか電子が入れない. ヘリウムは2個の価電子をもっているので,

化学的に非常に安定で, 自らが他の原子と結合しない. 一方, 水素の価電子は1個なので（図2.2参照）, 他の原子と簡単に結合する.

　生物学的に重要な物質を構成する原子は価電子殻に8個の電子をもっていない. 条件が整えば2個以上の原子が化学的に安定な状態をつくり出すよう相互に作用し, それぞれの原子に8個の価電子を配分する. **オクテットの法則（八隅説）octet rule**（octet ＝ 8個の組）とよばれるこの化学の原則により, 原子の動きを予測できることが説明できる. ある原子と別な原子とが相互に作用しあいともに8個の価電子をもつように動く. この動きを可能にするために原子は, 電子で満たされていない価電子殻を捨てるか, 電子をもらって満たすか, 他の原子と電子を共有するかである. 価電子の分布状態により, 化学結合の種類が決定される. イオン結合, 共有結合, 水素結合という3つの型について考察していこう.

イオン結合

　すでに学んだように, 原子が1個以上の価電子を失ったり獲得したりするとイオンが形成される. 正に帯電したイオンと負に帯電したイオンは互いに引きつけ合ったりする. 反対に帯電したイオンを一緒に囲み込む, 引きつけ合う力が**イオン結合 ionic bond** である. ありふれた食卓塩の構成物であるナトリウムと塩素の原子について考えてみよう. ナトリウムには価電子が1個ある（図2.4a）. もしナトリウムがこの電子を**失う**と, 第二電子殻が8個の電子で満たされた価電子殻となる. しかし, その結果として陽子数（11）が電子数（10）を上回る. 結果としてナトリウム原子は, 正に帯電したイオンである**陽イオン（カチオン）cation** となる. ナトリウムイオンの価数は＋1であり, Na^+ と書く. 一方塩素は7個の価電子をもっている（図2.4b）. そこで, 塩素が近くの原子から1個の電子を**受け取る**ことで, 第三電子殻が8個の電子で満たされる. こうして陽子数（17）に対して全電子数（18）が上回るため, 負に帯電した**陰イオン（アニオン）anion** となる. 塩素のイオンを**塩化物イオン**（塩素イオン）とよび, 価数は−1なので Cl^- と表す. ナトリウム原子が1個の価電子を塩素原子に供給すると, 正と負の帯電がイオン同士をしっかりと引き寄せ, イオン結合が成立する（図2.4c）. このようにして塩化ナトリウムが形成され, NaClと表記される.

　一般的に, イオン結合による化合物はNaCl結晶（図2.4d）のような整然としたイオン配列の繰り返しをつくって固体として存在する. イオンの総数はさまざまであるから, NaClの結晶の大きさはさまざまである. しかし Na^+ と Cl^- の構成比率はつねに1：1である. からだの中ではイオン結合は主に歯や骨などにみられ, これらの重要な構造組織に強い強度を与えている. 溶液中で

図 2.4　**イオンとイオン結合の形成.** (a) ナトリウム原子は 1 個の電子を失うことによって，最外殻が安定にオクテットになる. (b) 塩素原子は 1 個の電子を得ることによって，最外殻が安定にオクテットになる. (c) イオン結合は反対に帯電したイオンのあいだで形成される. (d) NaCl の結晶中，それぞれ Na^+ は 6 個の Cl^- に取り囲まれる. (a), (b), (c) では与えたり，受け入れられたりする電子を赤くした.

> イオン結合は違う極性に帯電した互いのイオンが引き合う力である.

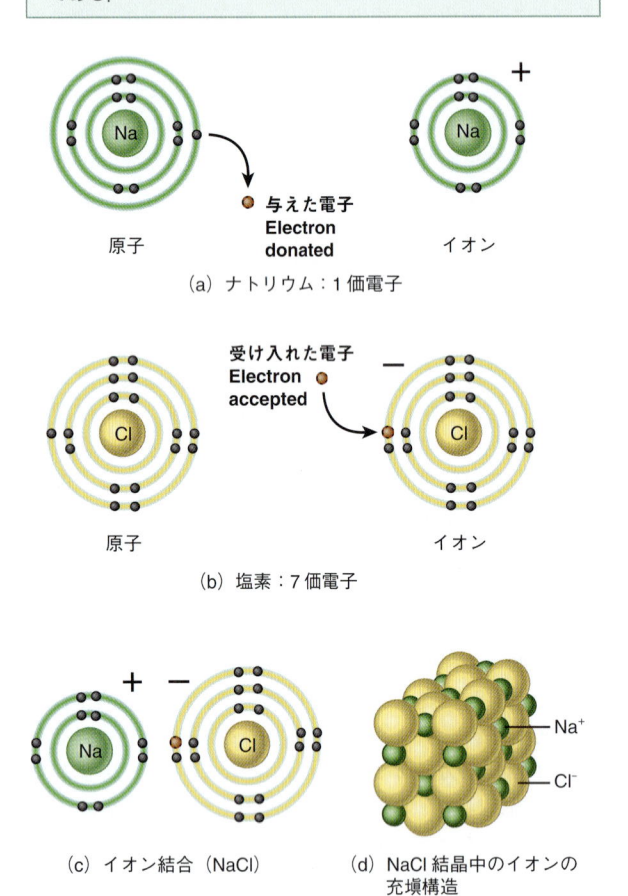

与えた電子
Electron
donated

原子　　　　　　　イオン

(a) ナトリウム：1 価電子

受け入れた電子
Electron
accepted

原子　　　　　　　イオン

(b) 塩素：7 価電子

(c) イオン結合（NaCl）

Na^+

Cl^-

(d) NaCl 結晶中のイオンの充填構造

Q 陽イオンと陰イオンとはなにか？

表 2.2		からだの中にある一般的なイオン	
陽イオン（カチオン）		**陰イオン（アニオン）**	
名　称	記　号	名　称	記　号
水素イオン	H^+	フッ化物イオン	F^-
ナトリウムイオン	Na^+	塩化物イオン	Cl^-
カリウムイオン	K^+	ヨウ化物イオン	I^-
アンモニウムイオン	NH_4^+	水酸化物イオン	OH^-
マグネシウムイオン	Mg^{2+}	炭酸水素イオン	HCO_3^-
カルシウムイオン	Ca^{2+}	オキシドイオン	O_2^-
鉄（Ⅱ）イオン	Fe^{2+}	硫酸イオン	SO_4^{2-}
鉄（Ⅲ）イオン	Fe^{3+}	リン酸イオン	PO_4^{3-}

陽イオンと陰イオンに分解するイオン化合物は**電解質 electrolyte** とよばれる. からだの中のイオンの大部分は電解質として体液に溶け込んでいる. 電解質とよばれるのはイオン溶液が電流を通すことができるからである（27 章で電解質の化学的性質や重要性について述べる）. 表 2.2 に体内でよくみられるイオンの名称と記号を示す.

共有結合

　共有結合 covalent bond が形成される場合，2 個以上の原子が電子を獲得したり失ったりせず，電子を**共有**する. 共有結合分子を形成する原子は 1，2 または 3 対の価電子を共有する. 2 個の原子のあいだで共有する電子対が多ければ多いほど，共有結合は強い. 共有結合は同じ種類の元素の原子間でも違う種類の元素の原子間でも形成される. 共有結合は体内で最も一般的な化学結合であり，それによってできた化合物がからだの構造の大部分を形成する.

　一重共有結合 single covalent bond は，2 個の原子が一対の電子を共有する結果生じる. 例として 2 個の水素原子がそれぞれ一対の電子を共有する時（図 2.5 a），水素分子が形成され，両方の原子間で，少なくともある時間には，完全な価電子殻をもつことになる. **二重共有結合 double covalent bond** は酸素分子などでみられ（図 2.5 b），2 個の原子が 2 対の電子を共有する時に形成される. **三重共有結合 triple covalent bond** は窒素などでみられ（図 2.5 c），2 個の原子が 3 対の電子を共有する時に形成される. 図 2.5 に，共有結合によって結合した分子の**構造式 structural formulas** を示す. 2 つの化学記号間の線の数は，その結合が一重（—），二重（＝），三重（≡）であるかを示す.

　この共有結合の原則は同じ元素間で適用されるのと同様に，異なった元素の原子間でも適用される. 気体のメタン（CH_4）は 2 つの異なる元素の原子間すなわち，1 個の炭素と 4 個の水素のあいだで共有結合を有する（図 2.5 d）. 炭素原子の価電子殻は 8 個の電子をもつことができるが，実際は 4 個しかもっていない. 水素原子の電子殻はただ一つで，そこに 2 個の電子をもつことができるが，それぞれの水素原子は電子殻に 1 個しか電子をもっていない. メタン分子には 4 つの独立した一重共有結合があり，それぞれの水素原子と炭素原子は一対の電子を共有する.

　共有結合のある場合では，2 個の原子は平等に電子を共有する. すなわち片方の原子が他の原子よりも強く共有電子を引きつけることはない. これは**非極性共有結合 nonpolar covalent bond** とよばれる（図 2.5 a 〜 c）.

図2.5	**共有結合の形成.** 赤い電子は (a)〜(d) では均等に，(e) では不均等に共有される．右側はより簡単な分子の表現方法である．

構造式で各共有結合は 2 個の原子の化学記号を結ぶ直線で表す．分子式では，それぞれの分子での原子の数は添字によって表される．

> 共有結合では，2 つの元素が 1，2 または 3 対の最外殻の電子を共有する．

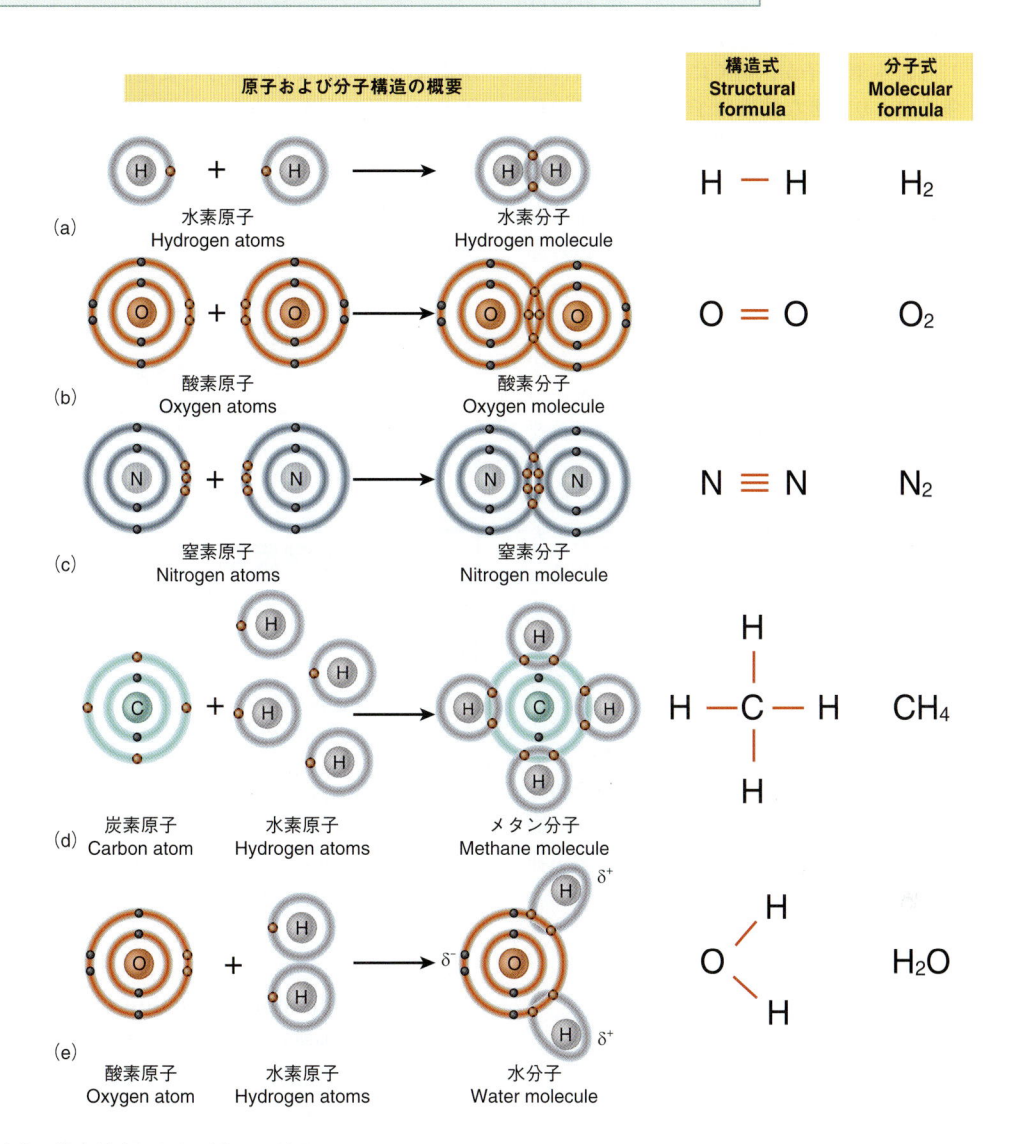

Q イオン結合と共有結合でなにが大きく違うか？

同じ種類の原子間につくられる結合はつねに非極性共有結合である．メタン分子中の 4 つの C－H 結合のように炭素原子と水素原子間の結合も非極性である（図 2.5 d）．

極性共有結合 polar covalent bond では，原子間の電子の共有が不平等で，一方の原子の原子核が他方の原子の原子核よりも共有した電子を強く引きつける．極性共有結合が形成されると，その分子は電子をより強く引きつけている原子の近くに部分的に負に荷電した領域をもつことになる．この原子は電子を引きつける力，**電気陰性度 electronegativity** をより強くもっている．部分

的な荷電はギリシャ語の小文字デルタに＋ないし－をつけて表す：δ^- ないし δ^+．生命を営む系での重要な極性共有結合の例は，水分子の酸素と水素のあいだの結合（図 2.5 e）があり，この分子では酸素原子の原子核が水素原子の原子核よりも電子を強く引きつけるので，酸素原子がより大きな電気陰性度をもつと表現される．生命にとって重要ないろいろな分子を水に溶かしているのは，極性共有結合であることを章の後ろで述べることにする．窒素と水素間の結合，そして酸素と炭素間の結合もまた極性結合である．

水素結合

　水素原子とそれ以外の原子とのあいだに形成される極性共有結合が化学結合の3つ目のタイプ，**水素結合 hydrogen bond** である（図2.6）．水素結合は部分的に正に荷電（δ^+）した水素原子が，近くに存在する負に荷電した原子，多くはより大きな酸素分子や窒素分子の負に荷電した部分（δ^-）を引きつける場合に形成される．つまり，水素結合は共有結合のように電子を共有したり，あるいはイオン結合のように電子を失ったり，獲得したりするというよりも，分子同士で反対に帯電している部分が互いに引き合うことにより形成される．水素結合はイオン結合や共有結合と比較して弱い．だから，水素結合は分子の中の原子を結びつけることができない．しかしながら水素結合は分子間や，タンパク質や核酸といった巨大な分子（後述）中のいろいろな部分間を結ぶ重要な連結を形成している．

　水素結合は隣り合った水分子を結合することで，粒子同士が集まる傾向，すなわち**凝集力 cohesion** を水にもたせている．水の凝集力は，液体の表面を伸展したり破ったりするのに必要な力，**表面張力 surface tension** を非常に大きくさせている．水と空気の境界で，水の表面張力は非常に大きい．なぜなら水分子は，空気中にある水分子から引き合う力よりも，互いがより強く引き合うからである．これはクモが水上を歩行する時や木の葉が水に浮く時などに顕著にみられる．体内での水の表面張力の影響は呼吸時に必要とされる仕事量を増す方向に働いていることで理解できる．薄い膜状の界面活性剤が肺胞を覆っている．そこで，息を吸い込むたびに，肺胞を伸展させ大きくすることができるように，表面張力に打ち勝つ力が必要となる．

　たとえ一つ一つの水素結合の力が弱くても，巨大な分子にはこの結合がたくさん含まれている．水素結合の力が集まって，かなりの強さと安定性を供給し，大きな分子の三次元の形を決めるのを助けている．本章で後述するが，巨大な分子は構造により機能がいかにして決定しているかがわかるはずだ．

> **チェックポイント**
>
> **4.** ある原子の電子殻のうち，どれが価電子殻か．また，その意義はなにか．
> **5.** イオン結合，共有結合，水素結合の特徴を比較せよ．
> **6.** ある分子について，分子式あるいは構造式からどのような情報が得られるか．

2.3 化学反応

目 標

- 化学反応を定義する．
- エネルギーのさまざまなかたちについて述べる．
- 発エルゴン性と吸エルゴン性の化学反応について比較する．
- 化学反応における活性化エネルギーと触媒の役割を説明する．
- 合成反応，分解反応，交換反応，可逆反応について述べる．

　原子間で新しい結合がつくられたり，結合が壊される時に**化学反応 chemical reaction** が起る．化学反応はすべての生命活動の基礎であり，いままでにみてきたように，価電子の相互作用がすべての化学反応の基本となっている．水素分子と酸素分子が水分子をつくるためにどのように反応するかを考えてみよう（図2.7）．反応前の物質，2個の H_2 と1個の O_2 は**反応物 reactants** とよばれる．反応後の物質は**生成物 products** とよばれ，この場合2分子の H_2O である．図の矢印は反応過程が進む方向を示している．化学反応では，反応物の総質量と生成物の総質量は同じである．つまり，反応前と後でそれぞれの分子の原子の数はまったく同じである．しかし，原子が配置し直されるので，反応物と生成物とでは異なる化学的性質をもつ．非常に多くの異なる化学反応を通して，身体構造がつくられ，身体機能が実行される．**代謝 metabolism** は体内で起っているすべての化学反応に関係がある．

図 2.6 **水分子間の水素結合.** それぞれの水分子が近くの3〜4個の水分子と水素結合を形成する（点線で示す）.

> 1個の水分子の水素原子が別の水分子の負に帯電した一部分に引きつけられることで水素結合ができる.

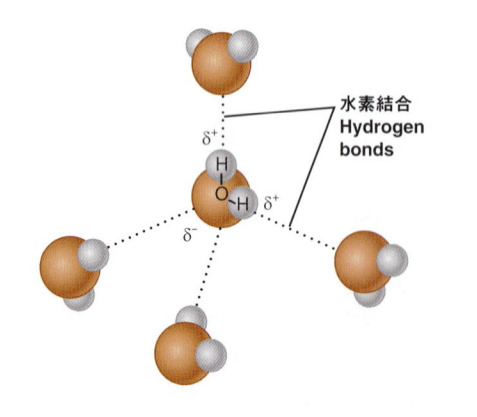

水素結合
Hydrogen
bonds

δ^+
δ^-
δ^+
δ^-

Q アンモニア（NH_3）は水分子となぜ水素結合をつくると考えられるか？

図2.7 水（H₂O）2分子をつくる水素（H₂）2分子と酸素（O₂）1分子のあいだの化学反応. 古い結合を壊し, 新しい結合をつくることにより反応が生じることに注意.

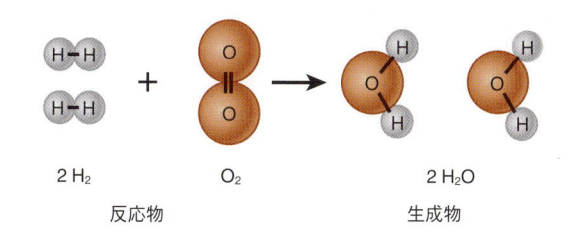

それぞれの元素の原子の数は化学反応の前と後で同じである.

2 H₂　　　　O₂　　　　　　　2 H₂O

反応物　　　　　　　　　　　生成物

Q この反応で H₂ の 2 分子がなぜ必要なのか？

エネルギーの形態と化学反応

それぞれの化学反応にはエネルギー変化も含まれる. **エネルギー energy**（en- ＝中；-ergy ＝仕事）は仕事をする能力のことである. エネルギーの主な2つの形態は, 物体の存在場所により蓄積される**ポテンシャルエネルギー（位置エネルギー）potential energy** と, 物体の動きに関係する**運動エネルギー kinetic energy** に分けられる. 例えば, ダムの水に貯められたエネルギー, 階段を数段飛び降りようとしている人の中にあるエネルギーなどがポテンシャルエネルギーである. ダムの水門が開いたり, 人がジャンプしたりすれば, ポテンシャルエネルギーが運動エネルギーに変換される. **化学エネルギー chemical energy** は化合物や分子の結合部分に蓄積されたポテンシャルエネルギーの形態である. 化学反応の初めと終りで, エネルギーの総量は同じである. これはエネルギーがつくり出されたり, 壊されたりすることはできないので, 使わなかった化学エネルギーは熱エネルギーに変換される. この原則は**エネルギー保存の法則 law of conservation of energy** として知られている. 例えば, 私たちが摂取した食物の化学エネルギーのあるものは, 歩いたりおしゃべりしたりして消費される機械的エネルギー, 神経活動に使われる電気エネルギーや体温を保つために使われる熱エネルギーのようなさまざまな形態のエネルギーに変換されている.

化学反応におけるエネルギー移動

化学結合は貯えられた化学エネルギーのあり場所を示していて, 原子間で新しい結合が形成されたり, 古い結合が壊されると, 化学反応が起る. **すべての反応はエネルギーを放出するか, エネルギーを吸収するかのどちらかである. 発エルゴン反応 exergonic reactions**（ex- ＝の外に）は吸収するエネルギーより放出するエネルギーのほうがより大きい. 反対に**吸エルゴン反応 endergonic reactions**（end- ＝の内に）は放出するエネルギーより吸収するエネルギーのほうがより大きい.

体内の代謝では発エルゴン反応と吸エルゴン反応の組合せが鍵である. 発エルゴン反応により放出されたエネルギーは吸エルゴン反応に使われる. 一般的に, 発エルゴン反応はグルコースのような栄養素が分解される時に起る. 放出されたエネルギーのいくらかはアデノシン三リン酸（ATP）の共有結合に取り込まれる（ATP については章の後ろで詳しく述べる）. もし1分子のグルコースが完全に分解されると, その結合部の化学エネルギーは最大で ATP の32分子をつくり出すことができる. ATP 分子に移動したエネルギーは, 筋や骨のような身体構造をつくるのに必要な吸エルゴン反応を起すのに使われる. ATP に貯えられたエネルギーは筋の収縮, 細胞内外に物質を運搬するなどの機械的な仕事にも使われる.

活性化エネルギー 原子, イオン, 分子のような粒子は運動エネルギーをもっており, 絶え間なく動き, 互いに衝突している. 十分に強い衝突が起きて価電子の運動が乱されると化学結合が切れたり, 新しく形成されたりする. 反応物の化学結合を切るために必要な衝突エネルギーはその反応の**活性化エネルギー activation energy**（図 2.8）とよばれる. 反応を始めるためには, 初期のエネルギーすなわち"投資"が必要である. 化学結合を不安定にし, 価電子が新しい組合せをつくるためには, 十分なエネルギーが反応物に吸収されなければならない. これにより, 新しい結合がつくられた時, エネルギーが周囲に放出される.

粒子の濃度と温度はともに, 衝突が起る可能性と化学反応が起る可能性に影響を与える.

- **濃度 concentration.** 隔離された空間に物質の粒子が多ければ多いほど, それらが衝突する機会が増える（ラッシュ時の地下鉄の車内で混雑した人びとのことを考えよう）. ある空間にさらに粒子を加えたり, その空間に圧力を加えると, 粒子の密度は高くなる. そうすると, 粒子同士の距離が近づき, さらに衝突するようになる.
- **温度 temperature.** 温度が上がるにつれて, 物質の粒子はより速く動くようになる. このように, 物体の温度が高くなればなるほど, 粒子はより強く衝突するようになり, 反応を生む衝突の機会が大きくなる.

触　媒 これまでみてきたように, 化学反応は原子, イオン, 分子が互いに衝突した後に化学結合が切れたりつくられたりする時に起る. しかし, 生命を維持するのに十分なほどの化学反応を急速に起すには, 体温と体液

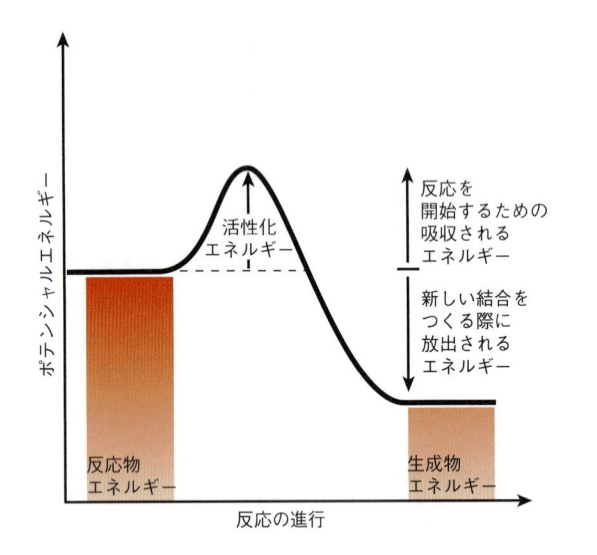

図2.8 活性化エネルギー.

活性化エネルギーは反応物中の化学結合を切るために必要な
エネルギーであり，その結果反応が始まる.

Q ここに図示されている反応がなぜエネルギー放出反応なの
か？

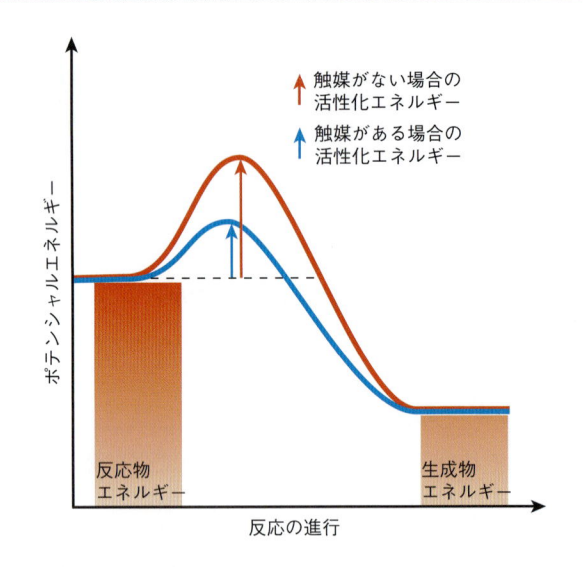

図2.9 触媒あり（青の線）と触媒なし（赤の線）で行う
化学反応に必要なエネルギーの比較.

触媒は活性化エネルギーを低下させることで，化学反応を促
進する.

Q 触媒は生成物と反応物のポテンシャルエネルギーを変えられ
るのか？

中の分子密度は低すぎる．体温を上げたり，体内の物質
の反応粒子を増やしたりすれば，化学反応の速度は上が
るが，そうなると細胞が傷ついたり，死んだりしてしま
う.

この問題を解決してくれるのが触媒とよばれる物質で
ある．**触媒 catalysts** は，ある反応を起すのに必要な活
性化エネルギーを低下させることで，化学反応を促進す
る化学物質である（図2.9）．からだの中で最も重要な
触媒は酵素であり，これについては本章後半で述べる.

触媒は反応物と生成物のポテンシャルエネルギーの差
に変化を起さない．むしろ，その反応を始めるのに必要
なエネルギー量を減少させる.

化学反応が起るためには，物質（とくに大きな分子）
の粒子が十分大きな力で衝突するだけではなく，互いに
正しい点で"ぶつかる"必要がある．触媒が衝突する粒
子を正しく方向づける手助けをすることで，粒子同士が
反応を起す正しい点で互いに作用しあえることになる.
触媒の活動は化学反応速度を上げるのに役立っている
が，触媒自身は反応が終っても変化しない．1個の触媒
分子は次々と化学反応を手助けする.

化学反応の種類

化学反応が起ると，反応物の原子は再配列され，新し
い化学的性質をもつ生成物を生み出す．本項では，すべ
ての生きた細胞に共通な化学反応の種類について学ぶ.

これにより本書を通じて述べられているヒトのからだを機
能させるのにとても大事な化学反応を理解できるようにな
るだろう.

合成反応——同化（作用） 2個以上の原子，イオン
もしくは分子が，新たなより大きな分子をつくるために
結合する過程を**合成反応 synthesis reactions** という.
合成という言葉は"一緒にすること"を意味する．合成
反応は次のように表すことができる：

A + B —結合→ AB
原子，イオン， 原子，イオン， 新しい
分子A 分子B 分子AB

合成反応の一例は水素2分子と酸素1分子が反応し
て2分子の水を合成する反応である（図2.7 参照）.

$2H_2$ + O_2 —結合→ $2H_2O$
水素2分子 酸素1分子 水2分子

体内で起る合成反応はひとまとめに**同化（作用）**
anabolism とよばれている．放出エネルギーよりも吸

収エネルギーが多いため，同化の反応は総体的に吸エルゴン性である．アミノ酸（後述）のような単純な分子が結合してタンパク質のような大きな分子を形成することも同化の一例である．

分解反応──異化（作用）

分解反応 decomposition reactions は大きな分子をより小さな原子，イオン，または分子に分ける．分解反応は以下のように表す：

$$AB \xrightarrow{\text{分解}} A \quad + \quad B$$

分子 AB　　　　　　　　　原子，イオン，　原子，イオン，
　　　　　　　　　　　　　分子 A　　　　　分子 B

例えば，適切な条件化では，メタン分子は炭素原子1個と2個の水素分子に分解する：

$$CH_4 \xrightarrow{\text{分解}} C \quad + \quad 2\,H_2$$

メタン1分子　　　　　　　炭素1原子　　　水素2分子

生体内で起る分解反応はまとめて**異化（作用）** catabolism とよばれる．一般に，吸収するよりも多くのエネルギーを放出するので，異化の反応は通常，発エルゴン反応である．例えば，グルコースをピルビン酸まで分解して差し引き2分子の ATP を獲得する一連の反応は体内の重要な異化の反応である．これらの反応については25章で述べる．

交換反応

体内の多くの反応は**交換反応** exchange reactions である；それらは合成反応と分解反応の両方からなる．交換反応の1つのタイプに次のようなものがある：

$$AB \quad + \quad CD \longrightarrow AD \quad + \quad BC$$

AとBのあいだ，CとDのあいだの結合は切れ（分解），次にAとDのあいだと，BとCのあいだに新しい結合（合成）ができる．交換反応の一例を示す．

$$HCl \quad + \quad NaHCO_3 \longrightarrow H_2CO_3 \quad + \quad NaCl$$

塩酸　　　　炭酸水素　　　　　　　炭酸　　　　塩化
　　　　　　ナトリウム　　　　　　　　　　　　ナトリウム

2つの化合物中のイオンは結合の相手を"切り換え"

ていることがわかる．HCl からの水素イオン（H^+）は $NaHCO_3$ の炭酸水素イオン（HCO_3^-）に，$NaHCO_3$ のナトリウムイオン（Na^+）は HCl の塩化物イオン（Cl^-）と結合している．

可逆反応

化学反応には，前に示したが，反応物から生成物まで1つの矢によって示されるような，一方向だけに進むものがある．また別の化学反応では可逆的なものもある．**可逆反応** reversible reaction では，生成物は元の反応物に戻ることができる．可逆反応は反対を向いた半分の2本の矢印によって示される：

$$AB \underset{\text{結合}}{\overset{\text{分解}}{\rightleftharpoons}} A + B$$

特別な状態の下でのみ，可逆的な反応が起る：

$$AB \underset{\text{熱}}{\overset{\text{水}}{\rightleftharpoons}} A + B$$

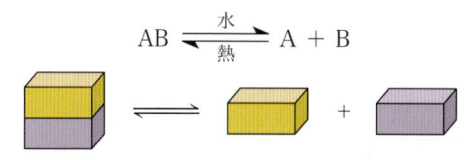

この場合，矢印の上，または，矢印の下で書かれていることはすべて，反応が起るのに必要な条件である．この反応例では AB が A と B に分解する時には水が必要で，A と B が AB に結合する時には熱が必要である．体内で起る多くの可逆的な反応には酵素とよぶ触媒が必要である．しばしば，反対方向の反応をそれぞれ異なる酵素が進めることも多い．

酸化還元反応

酸化還元反応とよばれる化学反応は食物中の分子を分解してエネルギーを取り出す生命に必須である反応なので，25章で学ぶ．酸化還元反応は原子や分子の電子の移動に関係している．**酸化** oxidation は電子の損失を意味し，その過程で酸化された物質はエネルギーを放出する．**還元** reduction は電子の獲得を意味し，その過程で還元された物質はエネルギーを得る．**酸化還元反応** oxidation-reduction reactions はいつも両立して起る；ある物質が酸化されると，他の物質が還元されることが同時に起る．食物，例えばグルコースが酸化される時，産生されたエネルギーは細胞がさまざまな機能を行うのに使われる．

> **チェックポイント**
>
> 7. 化学反応における反応物と生成物の関係とはなにか．
> 8. ポテンシャルエネルギーと運動エネルギーを比較しなさい．
> 9. 触媒はどのように活性化エネルギーに影響するのか．
> 10. 同化（作用）と異化（作用）は合成と分解反応とにどちらがどのように関連するか．
> 11. なぜ酸化還元反応は重要か．

2.4 無機化合物と溶液

目 標

- 水と無機の酸，塩基および塩の性質について述べる．
- 溶液，コロイド，および懸濁液を区別する．
- pHの定義とホメオスタシスにおける緩衝系の働きを説明する．

体内の化学物質の大部分は化合物のかたちで存在している．生物学者と化学者はこれらの化合物を，無機化合物と有機化合物の大きく2つに分類する．**無機化合物 inorganic compounds** は通常，炭素を欠き，単純な構造である．これらの分子（無機化合物）は少ない原子からできており，細胞内の複雑な生物機能を発揮することに使うことができない．無機化合物には水，多くの塩，酸，および塩基が含まれる．無機化合物は，イオン結合もしくは共有結合のいずれかを有する．中肉中背の成人において，水はからだの全質量のうちの55〜60%を占め，他のすべての無機化合物をあわせて1〜2%を占めている．炭素を含んでいる無機化合物には，二酸化炭素（CO_2）と炭酸水素イオン（HCO_3^-）および炭酸（H_2CO_3）が含まれる．**有機化合物 organic compounds** はつねに炭素を含み，通常，水素を含み，つねに共有結合が存在する．ほとんどが大きな分子であり，多くは炭素原子の長い鎖で構成される．有機化合物は人体の残りの38〜43%を構成する．

水

水 water はすべての生命体にとって最も重要で豊富な無機化合物である．数週間食物なしで生き残ることができるかもしれないが，水なしでは数日のうちに死ぬことになる．ほとんどの生体内の化学反応は水を多く含んだ媒体の中で起る．水は生命に不可欠な化合物をつくる多くの特性をもっている．すでに言及したように，水の一番の特徴はその極性にあり，水分子は酸素原子付近の負に帯電した部分と2個の水素原子付近の正に帯電した部分をもつことによって価電子分布が不均衡になっている（図2.5e参照）．この特徴により水が他のイオン化した，または極性をもった物質に対する優れた溶媒となり，水分子が凝集（互いに集結する傾向）しやすくなり，水の温度変化が最小になる理由である．

溶媒としての水 中世において，人びとは"万能な溶媒"，すなわち他のあらゆる物質を溶かす物質を捜し求めた．彼らは水と同じように働くものはなにもみつけられなかった．水は知られている中では最も能力の高い溶

図2.10 **極性のある水分子はどのようにして塩と極性物質を溶かすのか．** 水の中にNaCl結晶を置くと，水分子のわずかに負に帯電した酸素（赤色）の端が，正のナトリウムイオン（Na^+）に引き寄せられ，水分子のわずかに正に帯電した水素部分（灰色）が負の塩化物イオン（Cl^-）に引き寄せられる．水は塩化ナトリウムを溶解することに加え，解離する，すなわち荷電粒子に分ける．このことを簡単に示す．

> 水は能力の高い溶媒である．水分子に極性共有結合があり，電子が不平等に共有され，正と負の領域をつくるからである．

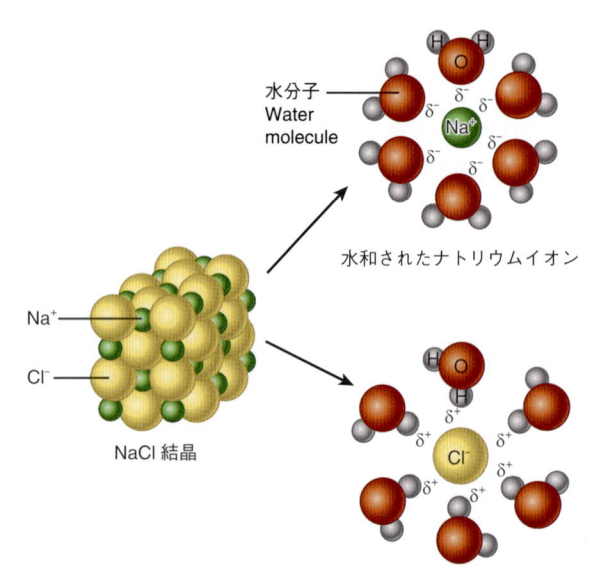

水分子
Water molecule

水和されたナトリウムイオン

Na^+

Cl^-

NaCl結晶

水和された塩化物イオン

Q 砂糖（スクロース，ショ糖）は水に簡単に溶けるが電解質ではない．スクロースの中の原子間のすべての共有結合は非極性結合か？ なぜか？ あるいはなぜそうでないのか？

媒であるけれども，それは中世の錬金術師が探し求めた万能な溶媒ではない．もし万能な溶媒ならば容器が溶けてしまうので，それを入れておく容器がないことになる！ 溶媒とは正確にはなにをさすか．**溶液 solution** 中では，**溶媒 solvent** とよばれる物質が**溶質 solute** とよばれる別の物質を溶かす．通常，溶液中には溶質より溶媒が多く存在する．例を挙げると，汗は水の希薄な溶液であり，水（溶媒）と少量の塩（溶質）からなる．

イオン化された物質，あるいは極性物質の溶媒として働く水の多能性は，極性をもつ共有結合と折れ曲がった形から，それぞれの水分子が隣接する数個のイオンや分子と相互に作用することができることによる．荷電していたり極性共有結合をもった溶質は水に溶けやすいので**親水性 hydrophilic**（hydro- ＝水；-philic ＝好む）である．身近な親水性の溶質は例として砂糖と食塩が挙げられる．一方，主に極性のない共有結合をもつ分子は**疎水性 hydrophobic**（-phobic ＝おそれる）である．こ

れらはほとんど水に溶けない．疎水性溶質の例として，動物の脂肪と植物の油が挙げられる．

　水の溶解能を理解するために，塩化ナトリウム（NaCl）などの塩の結晶を水の中に置いた場合になにが生じるか考える（図 2.10）．水分子のうち電気的に陰性な酸素原子はナトリウムイオン（Na^+）を引きつけ，電気的に陽性な水素原子は塩化物イオン（Cl^-）を引きつける．まもなく水分子が結晶を取り囲み，塩化ナトリウム同士を結びつけているイオン結合が切られ，結晶表面から Na^+ と Cl^- が分離する．イオンを水分子がとりまいているので，Na^+ と Cl^- が一緒になって再びイオン結合を形成する機会が減る．

　溶液を形成する水の性質は健康と生存に必要不可欠である．水は非常に多くの異なる物質を溶かすことができるので，それは代謝反応に理想的な媒体なのである．水のおかげで溶け込んだ反応物がぶつかり合い，生成物ができる．また水は老廃物をも溶かし，尿としてからだから流し出している．

化学反応における水

　水は体内で起るほとんどの化学反応の媒体としての役割を果し，ある反応では反応物あるいは生成物として関与する．例えば，消化の過程での分解反応は水分子を加えることによって，大きな栄養素の分子をより小さい分子に分解する．このかたちの反応は**加水分解 hydrolysis**（-lysis ＝離す）とよばれる．加水分解反応は食事から得られた栄養素を体内に吸収できるようにする．逆に**脱水縮合反応 dehydration synthesis reaction**（de- ＝〜から，下向き，外へ；hydra- ＝水）では，2 つの小さな分子が結合し，より大きな分子を形成する．水分子はこのようにして形成された生成物の一つである．このような反応はタンパク質やその他の大きな分子を合成する時にみられ，本章後半で示す（例えば図 2.21 参照）．

水の熱的特徴

　水を多くの物質と比較すると，自身のわずかな温度変化だけで，相対的に大きい熱を吸収，あるいは放出することができる．この理由から水は大きな**熱容量 heat capacity** をもつといわれる．この特性は水が多くの水素結合をもつことによる．水が熱エネルギーを吸収すると，エネルギーの一部が水素結合を切るのに使われる．そして残った少ないエネルギーが水分子の運動を増加させるのに使われ，これにより水の温度が上昇する．水は大きな熱容量をもつので自動車のラジエーターで用いられている．水は熱を吸収してエンジンを冷やし，エンジン自体の温度は許容範囲を超えるまでには上昇しない．体内中の多量の水にも同様の効果がある．環境温度の変化から受ける影響を少なくし，体温のホメオスタシスを維持する．

　また水は液体から気体に変化するのに大量の熱を必要とする．その**気化熱 heat of vaporization** は大きい．皮膚の表面から水が蒸発する時，大量の熱を除去するので重要な冷却機構となる．

潤滑剤としての水

　からだのすべてで，水は粘液や他の潤滑液の主要な成分である．胸部（胸膜腔と心膜腔）と腹部（腹腔）では潤滑剤がとくに必要であり，そこでは内臓が互いに接触し，擦れあっている．また関節においても，骨，靱帯，および腱がそれぞれ擦れあうため潤滑剤が必要となる．消化管腔の内側では，粘液と他の水性分泌物が食物を潤し，消化器系を滑かに流れるようにしている．

溶液，コロイド，懸濁液

　混合物 mixture とは物理的に混合されるが，化学結合によって結ばれていない元素もしくは化合物の組合せである．例を挙げると，普段吸っている空気は，窒素，酸素，アルゴン，および二酸化炭素を含む気体の混合物である．3 つの主要な液体の混合物は溶液，コロイド，懸濁液である．

　いったん混ぜると，溶液中の溶媒は溶質の分子間に均等に分散する．溶液中に分散した溶質は非常に小さいので，溶液は透き通ってみえる．

　コロイド colloid が溶液と最も異なる点は粒子の大きさの違いである．コロイド中の溶質の粒子は光を散乱させるほど大きい．ちょうど霧の中の水滴が車のヘッドライトの光を散乱させているようなものである．このためコロイドは通常，半透明か不透明にみえる．牛乳はコロイドと溶液の両者をあわせもつ液体の例である．大きい牛乳タンパク質はコロイドをつくり，カルシウム塩，乳糖（ラクトース），イオン，その他の小さな粒子は溶液中に存在している．

　溶液中でもコロイド中でも，溶質は容器の底に沈んだりたまったりすることはない．対照的に**懸濁液 suspension** の中では，懸濁された物質は，しばらくのあいだは液体や懸濁媒体と混じり合うが，結局下に沈んでくる．血液は懸濁液の例である．体内から取り出した直後の血液は均一な赤い色を示す．試験管の中にしばらく放置すると，赤血球は懸濁液から分離して，試験管の底に積もってくる（図 19.1 a 参照）．上層（血液の液体部分）は淡い黄色にみえ，血漿とよばれる．血漿はイオンと他の小さな溶質を含む溶液であり，大きな血漿タンパク質を含むコロイドでもある．

　溶液の**濃度 concentration** はいくつかの方法で表現される．一般的な一つは体積当りの質量を表す百分率である**質量パーセント percentage** である．これはある量の溶液に含まれている溶質の相対的な質量である．例え

表 2.3	質量パーセントとモル濃度
定義	**例**
質量パーセント（質量 / 容量） 溶液 100 mL 当りの物質のグラム数	10% NaCl 溶液をつくるために，NaCl 10 g をとり，水を加え，全量を 100 mL とする．
モル濃度（mol/L＝M） 1 M 溶液＝1 L の溶液中に 1 mol の溶質	1 M NaCl 溶液をつくるために NaCl 1 mol（58.44 g）を溶かし，全量を 1 L 溶液とする．

ばワインボトルのラベルに "アルコール 14.1% vol" の記載をみたことがあるだろう．もう一つの表現法は 1 L **当りのモル量 moles per liter（mol/L），モル濃度** molarity ともよばれる単位として示す方法である．これはある量の溶液に含まれる分子の総数に関連する．**モル mole**［mol］とは物質の量を表すもので，物質を構成するすべての原子の総原子量をグラム数で表したその物質の質量である．例えば塩素原子 1 mol（原子量 35.45）は 35.45 g であり，塩化ナトリウムの 1 mol は 58.44 g である（ナトリウム 22.99 ＋塩素 35.45）．ちょうど 1 ダースはなにかの 12 個を示すように，1 mol もつねに同じ数の粒子，すなわち 6.023×10²³ 個を有している．この巨大な数は**アボガドロ定数 Avogadro's number** とよばれる．このように，モルで表した物質の大きさはそこにある原子，イオン，分子の数を示している．このことは，化学反応が起る時に重要である．なぜならそれぞれの化学反応では決められた元素に由来する原子の組合せが多数必要になるからである．表 2.3 は濃度をいい表すこれらの方法を述べている．

無機の酸，塩基および塩

　無機の酸，塩基および塩は水に溶かすと**解離 dissociate** する；これはイオンとして分離し，水分子によって取り囲まれる．**酸 acid**（図 2.11 a）は 1 個以上の**水素イオン hydrogen ions**（H^+）と 1 個以上の陰イオンに解離する物質である．H^+ は 1 個の正電荷をもつプロトンであるから，酸は**プロトン供与体 proton donor** でもある．対照的に（図 2.11 b），**塩基 base** は溶液中の H^+ を取り去るので，したがって**プロトン受容体 proton acceptor** である．多くの塩基は 1 個以上の**水酸化物イオン hydroxide ions**（OH^-）と 1 個以上の陽イオンに解離する．

　塩 salt が水に溶けると，H^+ でも OH^- でもない，陽イオン（カチオン）と陰イオン（アニオン）に解離する（図 2.11 c）．体内において，とくに神経と筋組織で，塩化ナトリウムのような塩は電流（イオンがある場所から別な場所に流れる）をつくり出すのに重要な働きをする電解質である．また塩のイオンは細胞内液や細胞外液，す

図 2.11	無機の酸，塩基および塩の解離．

解離とは無機の酸，塩基および塩が溶液中でイオンに分離することである．

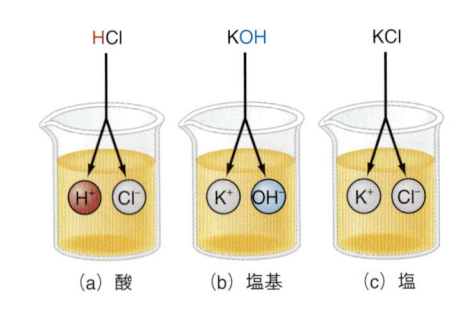

(a) 酸　　(b) 塩基　　(c) 塩

Q 化合物の $CaCO_3$（炭酸カルシウム）はカルシウムイオン Ca^{2+} と炭酸イオン CO_3^{2-} に解離する．これは酸，塩基，塩のうちどれか．H^+ と SO_4^{2-} に解離する H_2SO_4 ではどうか？

なわち血液，リンパ，組織の間質液に不可欠な元素を供給している．

　酸と塩基は互いに反応し，塩を形成する．例えば，塩酸（HCl）と塩基である水酸化カリウム（KOH）が反応して，水（H_2O）と塩である塩化カリウム（KCl）をつくり出す．この交換反応は以下のように示される：

$$HCl + KOH \longrightarrow H^+ + Cl^- + K^+ + OH^- \longrightarrow KCl + H_2O$$
酸　　　塩基　　　　　　解離したイオン　　　　　　塩　　　水

酸塩基平衡：pH の概念

　ホメオスタシスを確実にするため，細胞内液と細胞外液は酸と塩基の量的な平衡を保たなければならない．水素イオン（H^+）が多く溶液中に溶けていれば，より酸性であり，逆により多くの水酸化物イオン（OH^-）が溶けていれば，溶液はより塩基性（アルカリ性）である．からだで起る化学反応は体液に生じた酸性度や塩基性度のわずかな変化であっても非常に敏感である．水素イオンと水酸化物イオンの濃度が狭い正常範囲から少しでも逸脱すれば身体機能に強い影響をもたらす．

　溶液の酸性度あるいはアルカリ性度は 0 〜 14 の範囲にあり，**pH スケール pH scale** で表される（図 2.12）．このスケールは水溶液 1 L 中の水素イオン濃度［mol/L］に基づく．pH 7 とは 1 L 中に 1 mol の 1,000 万分の 1（0.000 000 1）の水素イオンを含んでいることを示す．科学的表記を使えば 0.000 000 1 は 1×10⁻⁷ と書き表される．この数は小数点を右に 7 個移動させれば 1 になる．この値を pH に変換するには，−の指数（−7）を＋の数（7）に変える．水素イオンが 0.0001（10⁻⁴）mol/L ある時は pH 4，0.000 000 001（10⁻⁹）mol/L ある時は

図 2.12 **pH スケール.** 7 より低い pH は酸性の溶液を示し，OH⁻より H⁺が多い．7 より高い pH は塩基性（アルカリ性）の溶液であり，H⁺より OH⁻が多い.

> H⁺の濃度が次第に大きくなるので，pH の値がより低くなればなるほど，より酸性の溶液となる．pH が高ければそれだけより塩基性の溶液となる.

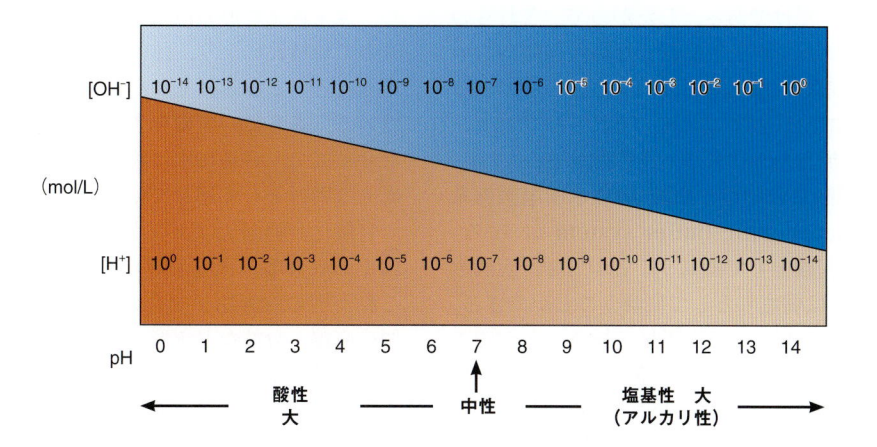

Q pH 7（中性）では H⁺と OH⁻の濃度は同じ（10^{-7} mol/L）である．pH 6 では H⁺と OH⁻の濃度はどのくらいか？ pH 6.82 と 6.91 ではどちらが酸性か？ pH 8.41 と 5.59 ではどちらが中性に近いか？

pH 9 と表す．pH スケールが 1 変化すると，H⁺の数は **10 倍 tenfold** に変化することを知っていてほしい．pH 6 は pH 7 よりも H⁺の数が 10 倍あり，pH 8 は pH 7 よりも H⁺濃度が 10 倍少なく，pH 6 よりも 100 倍 H⁺濃度が低い.

pH スケールの中点は pH 7 で，H⁺と OH⁻の数が等しい．純水などの pH 7 の水溶液は中性である．OH⁻より多くの H⁺をもっているのは**酸性溶液 acid solution** で pH は 7 より小さい．H⁺より OH⁻が多いものが**塩基性（アルカリ性）溶液 basic（alkaline）solution** で pH は 7 以上である.

pH の維持：緩衝系

すでに考察したように，体液の pH はその種類によってそれぞれ異なり，その正常範囲はかなり狭い．表 2.4 に代表的な体液と，体外でふつうにみられる物質の pH の値を示す．ホメオスタシスの機序が血液の pH を 7.35 と 7.45 のあいだに維持するので，血液は純水よりもわずかに塩基性である．27 章で学習するが，もし血液の pH が 7.35 より下降すれば**アシドーシス acidosis** という状態に，そして pH が 7.45 より上昇すれば**アルカローシス alkalosis** という状態になり，どちらもホメオスタシスは非常に危険な状況になる．唾液はわずかに酸性で，精液はわずかに塩基性である．腎臓は体内から余分な酸を取り除くのを助けるので，尿はかなり酸性である場合がある.

強酸と強塩基は体内に絶えず取り込まれ，また形成さ

表 2.4 主な物質の pH

物 質	pH
●胃液（胃の中にある）	1.2 ～ 3.0
レモン果汁	2.3
食 酢	3.0
炭酸飲料	3.0 ～ 3.5
オレンジ果汁	3.5
●腟 液	3.5 ～ 4.5
トマト果汁	4.2
コーヒー	5.0
●尿	4.6 ～ 8.0
●唾 液	6.35 ～ 6.85
牛 乳	6.8
蒸留（純）水	7.0
●血 液	7.35 ～ 7.45
●精 液（精子を含む体液）	7.20 ～ 7.60
●脳脊髄液（神経系に関係した体液）	7.4
●膵液（膵臓の消化液）	7.1 ～ 8.2
●胆汁（脂肪の消化を助ける肝臓の分泌物）	7.6 ～ 8.6
マグネシアミルク（訳注：水酸化マグネシウムの溶液）	10.5
灰汁（水酸化カリウム）	14.0

●は人体中の物質を示す.

れているが，細胞内と細胞外の溶液の pH はほとんど一定である．一つの重要な理由は**緩衝系 buffer systems** の存在である．この系は強酸あるいは強塩基を弱酸ある

いは弱塩基に変換する．強酸（または強塩基）は容易にイオン化し，溶液中に多数の H^+（または OH^-）をつくり出す．したがって，それらは pH を大きく変化させて，体内の代謝を乱してしまう．弱酸（または弱塩基）はそれほど解離しないので，溶液中にわずかの H^+（または OH^-）をつくり出すだけである．したがって，これらの物質は pH に対してわずかしか影響しない．強酸あるいは強塩基を弱酸あるいは弱塩基に変換することができる化合物は**緩衝剤 buffers** とよばれる．それらはプロトンを取り去ったり，加えたりすることで作動する．

体内の重要な緩衝系の一つに**炭酸-炭酸水素塩緩衝系 carbonic acid-bicarbonate buffer system** がある．炭酸（H_2CO_3）は弱酸として振舞うことができ，炭酸水素イオン（HCO_3^-）は弱塩基として振舞うことができる．この緩衝系は H^+ の過剰あるいは不足を補うことができる．もし H^+ が過剰ならば（酸性状態），HCO_3^- は弱塩基として機能して以下のように余分な H^+ を取り除くことができる：

$$H^+ \quad + \quad HCO_3^- \quad \longrightarrow \quad H_2CO_3$$
水素イオン　　炭酸水素イオン　　　　　　　炭酸
　　　　　　　（弱塩基）

もし H^+ が不足すると（アルカリ性状態），反対に H_2CO_3 は弱酸として機能し，以下のようにして必要な H^+ が供給される：

$$H_2CO_3 \quad \longrightarrow \quad H^+ \quad + \quad HCO_3^-$$
炭酸（弱酸）　　　　　　　水素イオン　　炭酸水素イオン

27 章で酸塩基平衡を維持する緩衝剤とそれらの役割について詳細に説明する．

・チェックポイント

12. 無機化合物は有機化合物とどのように異なっているか．

13. 溶液の濃度をいい表す 2 つの方法を述べなさい．

14. 体内における水の果す役割はどんな機能か．

15. どのように炭酸水素イオンが余分な水素イオンの蓄積を防ぐのか．

2.5 | 有機化合物の概観

目　標

• 有機分子の官能基について述べる．
• 単量体と高分子を区別する．

多くの有機分子は比較的大きく，細胞に複雑な機能が実行できるように特有な性質をもっている．有機化合物のうち重要なものは，炭水化物，脂質，タンパク質，核酸，およびアデノシン三リン酸（ATP）である．

炭素は，生物にとって，とくに有用ないくつかの特性をもっている．その一つは，1 から数千もの炭素が結合し，さまざまな形の巨大分子を形成することである．炭素のこの特性により，体内でさまざまな有機化合物がつくられる．これらはそれぞれ特徴的な構造と機能をもっている．さらに，炭素を多く含む分子のほとんどは大きなサイズで，容易に水に溶けないことから，からだを形成する素材として適している．

有機化合物同士はふつう，共有結合で結ばれる．炭素はその最外殻（価電子殻）に 4 個の電子をもっている．これが別の炭素原子を含め，多様な原子と結合ができ，環や直線，分岐などを形成する．有機化合物の中にある炭素と結合する他の元素は水素，酸素，窒素である．さらに硫黄，リンもまた有機化合物中に存在する．表 2.1 に示された他の元素をもつ有機化合物はそれほど多くはない．

有機分子の中の炭素原子鎖は**炭素骨格 carbon skeleton** とよばれる．多くの炭素は水素原子と結合して，**炭化水素 hydrocarbon** となる．炭素骨格に特有な機能をもつ**官能基 functional groups** がつく．官能基は炭化水素骨格に結合する，骨格とは違う原子ないし分子からなる．それぞれの官能基には特定の原子配列があり，独特の化学特性を有機分子に付加する．表 2.5 には最も一般的な有機分子の官能基を記載し，それらのいくつかの特性について説明している．有機分子はしばしば大きく，それらの構造式を表すための簡略した記述法がある．図 2.13 に 2 通りのグルコースの構造を示す．グルコースは環状をした炭素骨格の分子に，いくつかの水酸基が結合している．

小さな有機分子は**巨大分子 macromolecules**（macro-=大きい）とよばれる非常に大きい分子へと組み込まれる．通常,巨大分子は**高分子（ポリマー）polymers**（poly-=多数の；-mers＝パーツ）である．高分子は巨大な分子で，**単量体（モノマー）monomers**（mono- ＝一つ）とよばれる多数の同じか類似した小さな構造の分子が共有結合で形成される．通常，2 つの単量体を結合する反応は脱水縮合反応である．このタイプの反応では一つの単量体から水素原子を取り去り，もう一つの単量体から水酸基を取り去って水分子を形成する（図 2.15 a 参照）．炭水化物，脂質，タンパク質，および核酸などの巨大分子は脱水縮合反応を通して細胞の中で組み立てられる．

同じ分子式にもかかわらず，異なった構造をもっている分子は**異性体（アイソマー）isomers**（iso- ＝等しいあるいは同じ）とよばれる．例えばグルコースとフルクトースという糖の分子式はともに $C_6H_{12}O_6$ である．し

表2.5	有機分子の主な官能基
官能基の名称と構造式[*]	**出現と特徴**
水酸基（ヒドロキシ基） R−O−H	**アルコール**は−OH 基を含む. 電気的陰性のO 原子により極性を有しかつ親水性である. −OH 基をもった多くの分子は比較的よく水に溶ける.
スルフヒドリル基 R−S−H	**チオール**は−SH 基をもつ. 電気的陰性のS 原子により極性を有しかつ親水性である. 特定のアミノ酸（例えばシステイン）は−SH 基を含み, タンパク質の形の安定化を助ける.
カルボニル基 O ‖ R−C−R または O ‖ R−C−H	**ケトン**は炭素骨格に組み込まれたカルボニル基を含む. カルボニル基は電気的陰性のO 原子により極性を有しかつ親水性である. **アルデヒド**は炭素骨格の末端にカルボニル基を有する.
カルボキシ基 O ‖ R−C−OH または O ‖ R−C−O⁻	**カルボン酸**は炭素骨格の末端にカルボキシ基を含む. すべてのアミノ酸は一方の端に−COOH 基を有する. 体細胞の pH に影響を与えるのは主に負に荷電したかたちで, 親水性である.
エステル基 O ‖ R−C−O−R	**エステル**は食物の脂肪と油に豊富に含まれ, 私たちのからだにもトリグリセリドとして生じる. アスピリンはサリチル酸のエステルで, 柳の樹皮から発見された痛みを和らげる分子である.
リン酸基 O ‖ R−O−P−O⁻ ‖ O⁻	**リン酸塩**はリン酸基（$-PO_4^{2-}$）を含み, 2 つの負電荷により非常に親水性である. 重要な例はアデノシン三リン酸（ATP）であり, 化学反応中に有機分子間で化学エネルギーを移送する.
アミノ基 　　　H R−N 　　　H または 　　　　＋H R−N−H 　　　　H	**アミン**は−NH₂ 基をもち, 塩基として振舞い, 水素イオンを拾って, アミノ基を正電荷にする. 体液の pH に影響を与える場合のアミノ基は 1＋の電荷をもつ. すべてのアミノ酸は一端に一つのアミノ基をもつ.

[*] R＝置換基.

かしながら個々の原子は炭素骨格に沿って異なった位置に配置されており（図 2.15a 参照）, 異なった化学的性質をもった糖である.

チェックポイント

16. タンパク質の形を安定化するのに役立つ官能基はなにか.
17. 異性体とはなにか.

図2.13 グルコースの構造式を示す 2 つの方法.

一般的な省略法では, 炭素原子は 2 本の結合線が交差する位置にあると考え, 単独の水素原子は示さない.

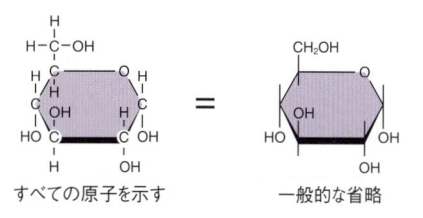

すべての原子を示す　　　　一般的な省略

Q グルコース分子はいくつの水酸基（ヒドロキシ基）をもつか？ グルコースの炭素骨格の部分にはいくつの炭素原子があるか？

2.6 炭水化物

目標

- 炭水化物の構成要素を見分ける.
- 炭水化物の機能を述べる.

炭水化物 carbohydrates には, 糖類, デンプン類, グリコーゲン, およびセルロースが含まれる. これらの有機化合物はさまざまな化合物を含んだ一つの大きなグループに属し, さまざまな機能をもつが, 炭水化物は体内のわずか 2 ～ 3%を占めるにすぎない. 人間と動物では, 炭水化物は主に, 代謝反応に必要な ATP を産生するための化学エネルギーの供給源となる. ほんのわずか

表2.6	主な炭水化物	
炭水化物の種類	**例**	
単糖類 （3 ～ 7 個の炭素原子を含む単純糖）	グルコース（主に血糖） フルクトース（果物にみられる） ガラクトース（ミルクに含まれる糖として） デオキシリボース（DNA の中に） リボース（RNA の中に）	
二糖類 （2 個の単糖類が脱水縮合により結合した単純糖）	スクロース（ショ糖）＝グルコース＋フルクトース ラクトース（乳糖）＝グルコース＋ガラクトース マルトース＝グルコース＋グルコース	
多糖類 （数十～数百個の単糖類が脱水縮合により形成）	グリコーゲン（動物体内に炭水化物のかたちで貯蔵） デンプン（植物中に炭水化物のかたちで貯蔵および食物の中の主な炭水化物） セルロース（植物の細胞壁の構成要素の一部となる. ヒトでは消化できないが小腸を通る食物の動きを助ける）	

な炭水化物が構造単位を組み立てるのに使用される．例えば，糖類の一種であるデオキシリボースは遺伝情報を運ぶ分子であるデオキシリボ核酸（DNA）をつくる構造単位となる．

炭素，水素，および酸素は炭水化物をつくる元素である．水素原子と酸素原子の比率は通常2：1で，これは水と同じである．例外もあるが，炭水化物では，各炭素原子に1つずつ水分子がついている．これが"含水炭素"つまり炭水化物とよばれる由縁である．炭水化物はその大きさにより，単糖類，二糖類，多糖類の3つに分類される（表2.6）．

単糖類と二糖類：単純糖

単糖類と二糖類は**単純糖** simple sugars として知られている．炭水化物の単量体である**単糖類** mono-saccharides（sacchar- ＝糖）は3〜7個の炭素原子を含む．それらは"-ose"で終る言葉で表され，炭素原子の数を示す接頭語をつけて命名する．例えば3個の炭素をもつ単糖類は**トリオース（三炭糖）** trioses（tri- ＝ 3）とよばれる．同様に4個の炭素をもつものは**テトロース（四炭糖）** tetroses，5個は**ペントース（五炭糖）** pentoses，6個は**ヘキソース（六炭糖）** hexoses，7個は**ヘプトース（七炭糖）** heptoses とよばれる．ペントースとヘキソースの例を図2.14に示す．からだ中の細胞は六炭糖であるグルコースを分解してATPを産生する．

二糖類 disaccharide（di- ＝ 2）1分子は2分子の単糖類の脱水縮合によりつくられる（図2.15）．例えば，単糖類のグルコースとフルクトースが結合して二糖類のスクロース（ショ糖）ができる（図2.15a）．グルコースとフルクトースは異性体である．すでに学んだように，異性体は同じ化学式であるが，酸素と炭素原子の相対的な位置が異なることで化学的特性が異なる糖となる．スクロースの化学式が$C_{12}H_{22}O_{11}$であって$C_{12}H_{24}O_{12}$ではないことに注目してほしい．これは，単糖類2分子が結合する時に水1分子が除去されるからである．

二糖類は加水分解反応により，より小さく単純な分子に分解される．例えば，スクロースは水1分子を付加する加水分解によりグルコースとフルクトースになる．図2.15aにこの反応を示す．

多糖類

3番目のグループの炭水化物は**多糖類** polysaccharides である．それぞれの多糖類分子は脱水縮合反応により結合する数十〜数百個もの単糖類を含んでいる．単純糖と違い，多糖類は通常，水に溶けず甘い味もしない．人体の主な多糖類は**グリコーゲン** glycogen で，グルコース単量体がつながって分岐した鎖の形を取る（図2.16）．**デンプン** starches は植物によってグルコースからつくられる多糖類である．それらはパスタやいも類のような食物に見い出され，食事に含まれる重要な炭水化物である．二糖類と同様に，グリコーゲンやデンプンのような多糖類は加水分解反応により単糖類に壊すことができる．例えば，血中グルコースレベルが下がると，肝細胞はグリコーゲンをグルコースに分解して血中に放出する．血中のグルコースは体内の細胞に供給され，細胞はグルコースを分解してATPを産生できるようになる．**セルロース** cellulose は植物がグルコースからつくる多糖類であり，ヒトでは消化できず，便のかさを増して排泄を助ける．

チェックポイント

18. 炭水化物はどのように分類されるか．
19. 脱水縮合と加水分解はどのように関係するか．

2.7 脂 質

目 標

- 異なる種類の脂質を見分ける．
- 脂質の機能を述べる．

有機化合物の2番目の重要なグループは**脂質** lipids（lip- ＝脂肪）である．脂質は，中肉中背の成人で体内

図2.14 **単糖類．** 代表的な単糖類の構造式を示す．

> 単糖類は炭水化物を形成するのに使われる単量体（モノマー）である．

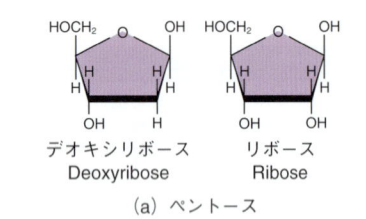

デオキシリボース
Deoxyribose　　リボース
Ribose

（a）ペントース

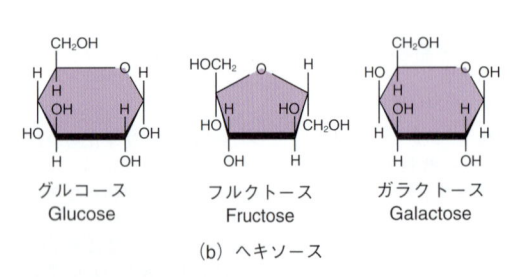

グルコース　　フルクトース　　ガラクトース
Glucose　　Fructose　　Galactose

（b）ヘキソース

Q これらの単糖類のどれがヘキソースか？

図2.15　**二糖類.**　(a) 単糖類のグルコースとフルクトースおよび二糖類のスクロースの構造式と分子式. 左→右に進む脱水縮合反応で2個の比較的小さい分子, グルコースとフルクトースが1個の大きいスクロース分子を形成する. 同時に水分子が除かれることに注意. 右→左に進む加水分解においては, より大きいスクロース分子に水分子が付加することにより, 二糖類が壊され2個の小さい分子であるグルコースとフルクトースになる. (b) と (c) に二糖類のラクトースとマルトースの構造式をそれぞれ示す.

> 二糖類は2つの単糖類の脱水縮合により形成される.

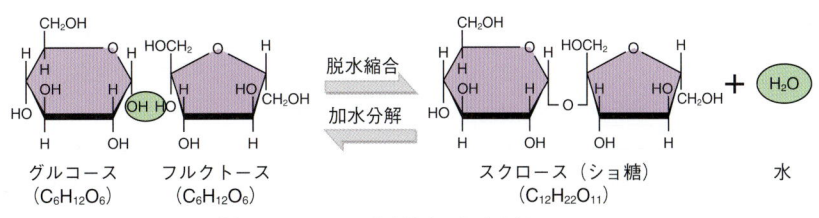

（a）スクロースの脱水縮合と加水分解

⚕ 臨床関連事項

人工甘味料

　ある人たちは医学的理由で糖の消費を抑えるために**人工甘味料 artificial sweeteners** を使用し, 他方, 体重を増やすカロリー摂取を避けるために使用する人たちもいる. 人工甘味料にはアスパルテーム aspartame（商品名 NutraSweet® と Equal®）, サッカリン（Sweet 'N Low®）やスクラロース（Splenda®）がある. アスパルテームはスクロース（ショ糖）より200倍甘さが強く, 甘味を出すのにごく少量使用されるので, 実質上食事のカロリーは増えない. サッカリンは約400倍, スクラロースは600倍スクロースより甘い. サッカリンとスクラロースはいずれも代謝されずに体内を通過するのでカロリーは0である. 人工甘味料は虫歯をつくらないので砂糖の代用品としても使われる. 実際, 食事に人工甘味料を使用することで虫歯の発生が減ったという研究がある.

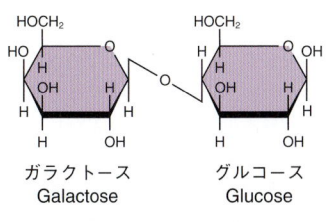

（b）ラクトース（乳糖）

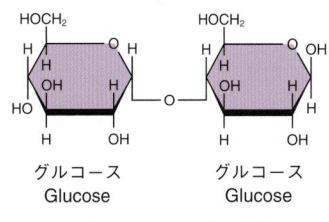

（c）マルトース（麦芽糖）

Q フルクトースの中に炭素原子がいくつ含まれるか？　スクロースではどうか？

図2.16　**からだの中の主な多糖類であるグリコーゲン分子の一部.**

> グリコーゲンはグルコースの単量体からなり, からだの中の炭水化物の貯蔵形である.

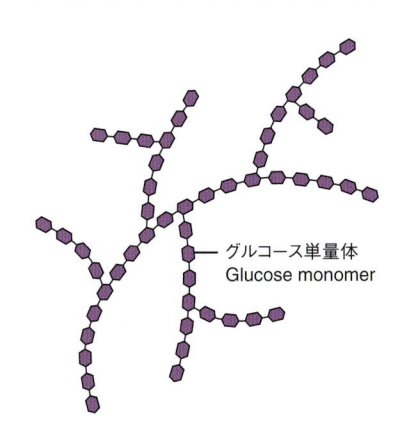

グルコース単量体
Glucose monomer

Q グリコーゲンは体内のどの細胞に蓄えられるか？

の18〜25%を占める. 炭水化物のように, 脂質も炭素, 水素, および酸素からなる. しかし炭水化物と異なり, 水素と酸素の比率は2:1ではない. 脂質中には負電荷を帯びた酸素原子の割合が炭水化物よりも小さく, その結果, 極性のある共有結合もほとんどない. したがって, たいていの脂質は水のような極性溶媒には溶けない**疎水性 hydrophobic** である. 脂質は疎水性であるので, 水分の多い血漿で溶けるのはごく小さな脂質粒子（ある種の脂肪酸）のみである. 血漿に溶けやすくするには他の脂質粒子が親水性のタンパク質と結合することである. この脂質とタンパク質が結合した粒子は, **リポタンパク質 lipoproteins** とよばれる. リポタンパク質はタンパク質が外側にあり, 脂質が内側にあるので可溶性である.

　脂質は多様性に富み, 脂肪酸, トリグリセリド（脂肪と油）, リン脂質（リンを含む脂質）, ステロイド（炭素原子環をもつ脂質）, エイコサノイド（20個の炭素原子をもつ脂質）, 脂溶性ビタミン（ビタミン A, D, E, K）, リポタンパク質などがある. ヒトの体内に存在するさま

表 2.7	からだにみられる脂質の種類
脂質の種類	**機 能**
脂肪酸	トリグリセリドとリン脂質を合成するのに使われたり、アデノシン三リン酸（ATP）をつくるために異化される.
トリグリセリド（脂肪と油）	防御, 絶縁, エネルギー貯蔵.
リン脂質	細胞膜の主な脂質成分.
ステロイド	
コレステロール	動物の細胞膜を構成する成分の一部；胆汁酸塩, ビタミン D, ステロイドホルモンの前駆物質.
胆汁酸塩	食物中に含まれる脂質の消化と吸収に必要とされる.
ビタミン D	からだでのカルシウムレベルの制御を助ける；骨成長と修復に必要である.
副腎皮質ホルモン	代謝を制御し, ストレスに対する抵抗性をもたせ, 塩と水の平衡を制御する.
性ホルモン	生殖機能と性徴を発現する.
エイコサノイド（プロスタグランジンとロイコトリエン）	広範な影響を有する；ホルモンに対する反応, 血液凝固, 炎症, 免疫, 胃酸分泌, 気道の太さ, 脂質の分解, 平滑筋の収縮.
その他の脂質	
カロテン	ビタミン A の合成に必要（眼の視物質をつくるのに使われる）. 抗酸化剤として働く.
ビタミン E	創傷治癒の増進, 瘢痕組織の形成阻止, 神経系の正常構造と機能に関与, 抗酸化剤としての機能.
ビタミン K	血液凝固タンパク質合成に必要.
リポタンパク質	血中の脂質の輸送, 組織へトリグリセリド, リン脂質とコレステロールを運ぶ, 血中から過剰のコレステロールを除去.

図 2.17 **脂肪酸の構造とトリグリセリドの合成.** グリセロールと脂肪酸 1 分子が脱水縮合で結合されるたびに（b）, 1 分子の水が除かれる.（c）に示したトリグリセリド分子は 2 分子の飽和脂肪酸と 1 分子の不飽和脂肪酸から構成される. オレイン酸は二重結合のところで折れ曲がっている.

> 1 分子のグリセロールと 3 分子の脂肪酸がトリグリセリドの構成単位である.

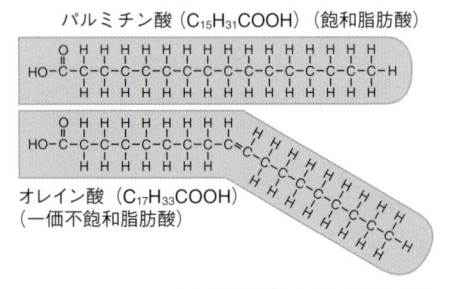

（a）飽和脂肪酸と不飽和脂肪酸の構造

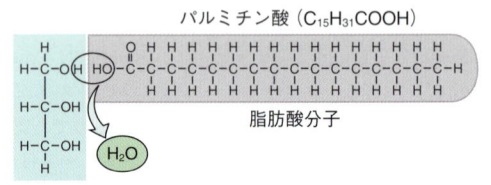

（b）グリセロールと脂肪酸がかかわる脱水縮合

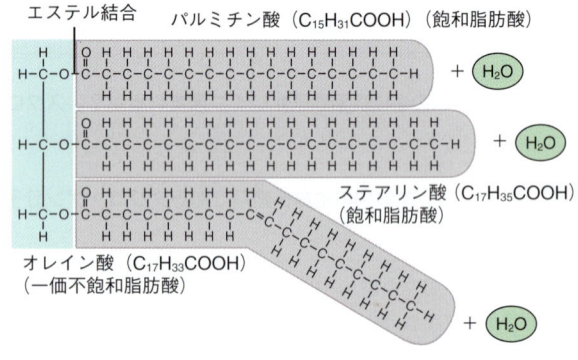

（c）トリグリセリド（脂肪）分子

Q 脱水縮合で取り出された水分子の酸素はグリセロール（グリセリン）に由来するのか脂肪酸に由来するのか？

ざまな種類の脂質と役割の要点を表 2.7 に示す.

脂肪酸

　最も単純な脂質の中に**脂肪酸 fatty acids** があり, トリグリセリドやリン脂質の合成に用いられる. 脂肪酸は異化（作用）によりアデノシン三リン酸（ATP）産生のために代謝される. 脂肪酸はカルボキシ基と炭化水素の鎖からなる（図 2.17a）. 脂肪酸には飽和脂肪酸と不飽和脂肪酸がある. **飽和脂肪酸 saturated fatty acid** は炭化水素の鎖をつくる炭素原子のあいだに**一重共有結合 single covalent bonds** をもつ. 飽和脂肪酸は二重共有結合がないので, 鎖の各炭素原子は**水素原子と飽和状態**にある（例えば, 図 2.17a パルミチン酸参照）. **不飽和脂肪酸 unsaturated fatty acid** は炭化水素の鎖をつくる炭素原子のあいだに 1 個以上の二重共有結合 double

covalent bonds をもつ. それゆえに, この脂肪酸は水素原子で完全には飽和していない（例えば, 図 2.17a オレイン酸参照）. 不飽和脂肪酸は二重結合の部位で折れ曲がる. 炭化水素の鎖に二重結合を 1 個もつものは**一価不飽和脂肪酸 monounsaturated fatty acid** で, 折れ曲がりが 1 つある. 2 個以上の二重結合をもつものは**多価不飽和脂肪酸 polyunsaturated fatty acid** で, 折れ曲がりが 2 つ以上ある.

トリグリセリド

ヒトの体内や食事に含まれている最も豊富な脂質は**トリグリセリド triglycerides**（tri-＝3）であり，**トリアシルグリセロール tryacylglycerols** ともいう．トリグリセリドは2種類の構成要素，1分子のグリセロールと3分子の脂肪酸からできている．3個の炭素原子をもつ**グリセロール glycerol**（**グリセリン** glycerin）分子はトリグリセリドの骨格を形成し，脂肪酸3分子が脱水縮合反応によりグリセロール骨格の各炭素原子に結合している（図2.17b, c）．水分子が取られた部分につくられる化学結合が，**エステル結合 ester linkage** である（表2.5参照）．逆の反応（加水分解）により，1分子のトリグリセリドは脂肪酸3分子とグリセロール1分子に分解される．

トリグリセリドは室温では固体または液体として存在する．**脂肪 fat** は室温で固体となるトリグリセリドで，大部分が飽和脂肪酸である．これらの飽和脂肪酸は炭化水素の鎖に二重共有結合がないので，飽和脂肪酸はぎっしりと詰められ，室温で固体化する．主に飽和脂肪酸からなる脂肪は**飽和脂肪 saturated fat** とよばれる．大部分が肉類（とくに赤身）と脱脂していない乳製品（無調整乳，チーズおよびバター）に存在するが，ココアバター，パーム油，ココナッツ油などのいくつかの植物生成物中にも含まれる．飽和脂肪が多量に含まれる食事は心疾患や大腸癌の原因と関連づけられている．

室温で液体のトリグリセリドが**油 oil** である．その脂肪酸の大部分が不飽和脂肪酸である．不飽和脂肪酸は炭化水素の鎖に1個以上の二重結合を含んでいることを思い出そう．油に存在する不飽和脂肪酸の二重結合の部位での折れ曲がりは，脂肪酸が隙間なく詰め込まれること，および固体化することを防げている．油に含まれる脂肪酸は一価不飽和脂肪酸か多価不飽和脂肪酸である．**一価不飽和脂肪 monounsaturated fats** はほとんどが一価不飽和脂肪酸からなるトリグリセリドを含んでいる．オリーブ油，ピーナッツ油およびキャノーラ油と多くのナッツさらにアボカドには一価不飽和脂肪酸からなるトリグリセリドが豊富である．**多価不飽和脂肪 polyunsaturated fats** はほとんどが多価不飽和脂肪酸からなるトリグリセリドを含んでいる．コーン油，サフラワー油（紅花油），ひまわり油，大豆油および油分の多い魚（サケ，マグロ，サバ）は多価不飽和脂肪酸を高い割合でもっている．一価不飽和脂肪と多価不飽和脂肪はともに心疾患の危険を減少させると信じられている．

トリグリセリドは体内で最も凝縮された化学エネルギーのかたちで，グラム当り炭水化物やタンパク質の2倍以上のエネルギーを蓄えている．私たちの脂肪組織は，実用的な意味で，トリグリセリドを無制限に貯蔵できる能力がある．過剰摂取による余分な炭水化物，タンパク質，脂肪，油の行く先は決まっていて，すべてトリグリセリドとして脂肪組織中に貯蔵される．

⚕ 臨床関連事項

健康と疾患における脂肪酸

その名前が意味するように，**必須脂肪酸 essential fatty acids（EFAs）**とよばれる脂肪酸のグループは人間の健康に不可欠である．しかしながら，それらは人体によってつくることができないため，食物かサプリメントから摂取しなければならない．必須脂肪酸の中でも重要なものは，**オメガ(ω)-3脂肪酸，オメガ-6脂肪酸**，および *cis*-**脂肪酸**である．

オメガ-3とオメガ-6脂肪酸はともに健康増進を担っていると信じられる多価不飽和脂肪酸である．それらは，HDL（高密度リポタンパク質すなわち“善玉コレステロール”）を増加し，LDL（低密度リポタンパク質すなわち“悪玉コレステロール”）を減少することで，総コレステロールを減少し，心臓病と脳卒中を予防する効果をもつとみられる．さらに，オメガ-3とオメガ-6脂肪酸はからだでカルシウム利用を増加させて骨損失を減少させる；炎症による関節炎の症状を減少する；傷の回復を促進する；ある種の皮膚異常（乾癬，湿疹，およびにきび）を改善する；さらに精神的な機能を改善する．オメガ-3脂肪酸の主要な源として亜麻仁油，油分の多い魚，多量の不飽和脂肪酸を有する油（魚油，およびクルミ）がある．オメガ-6脂肪酸の主要な源は加工され

た食品（シリアル，パン，白米），卵，焼き物，多量の不飽和脂肪を有する油，そして肉（とくに肝臓のような内臓肉）である．

図2.17aでオレイン酸では二重結合のどちらの側にもついている水素原子が不飽和脂肪酸の同じ側にあることに注意しよう．このような *cis*-脂肪酸は栄養学的に有益な不飽和脂肪酸であり，からだの中でホルモン様調節物質や細胞膜をつくるのに用いられる．しかしながら，**水素化 hydrogenation**（水添）とよばれる過程で *cis*-脂肪酸が加熱や加圧され，触媒と結びつくと，不健康な *trans*-脂肪酸に変化する．*trans*-脂肪酸では不飽和脂肪酸の二重結合の相対する側に水素原子がつく．油を扱う会社では，植物油を室温で固まるようにしたり，味が落ちないように，水素化が利用されている．揚げ物に使った油を再利用すると（ファーストフードのフライドポテトを揚げる機械のように），*cis*-脂肪酸は *trans*-脂肪酸に変換される．*trans*-脂肪酸の悪影響の中に，総コレステロールの増加，HDLの減少，LDLの増加，および中性脂肪（トリグリセリド）の増加がある．これらの影響（心臓病と他の心臓血管系の病気の危険率を増加させる）は飽和脂肪によって引き起こされる悪影響と同様である．

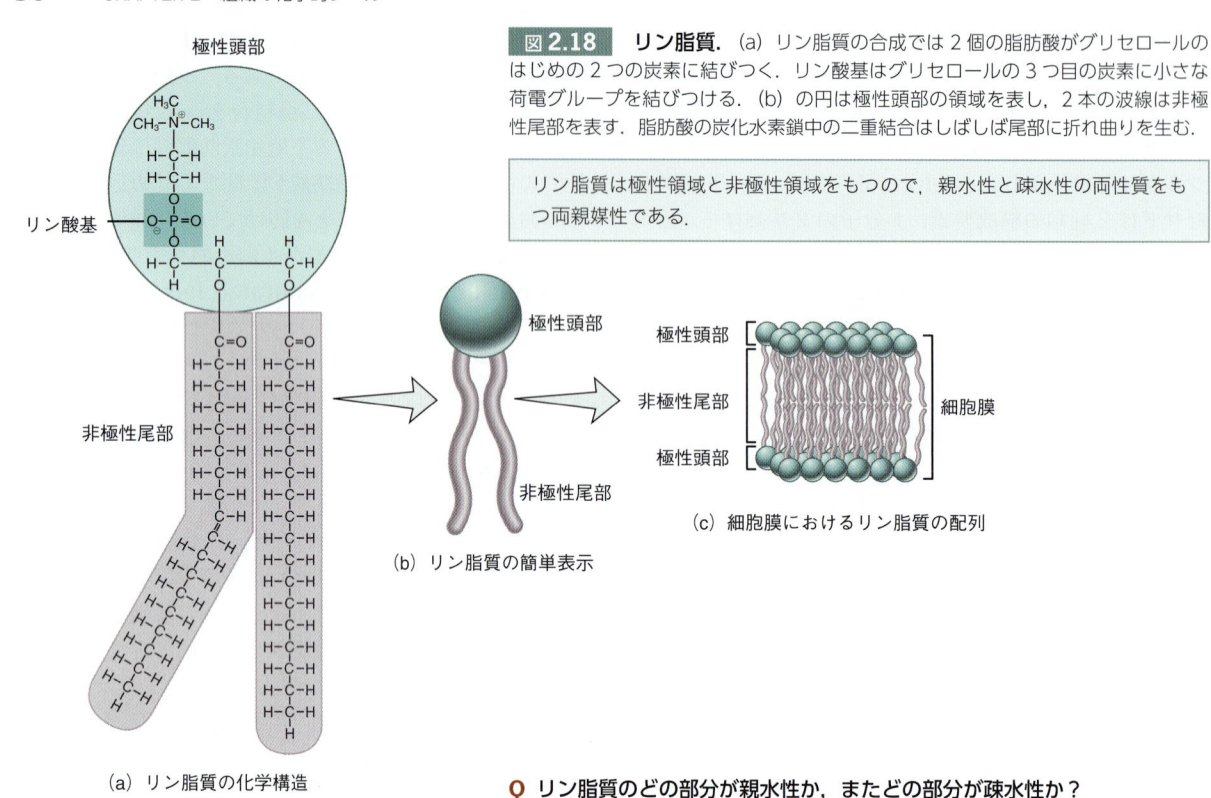

極性頭部

リン酸基

非極性尾部

（a）リン脂質の化学構造

図2.18 **リン脂質.** （a）リン脂質の合成では2個の脂肪酸がグリセロールのはじめの2つの炭素に結びつく．リン酸基はグリセロールの3つ目の炭素に小さな荷電グループを結びつける．（b）の円は極性頭部の領域を表し，2本の波線は非極性尾部を表す．脂肪酸の炭化水素鎖中の二重結合はしばしば尾部に折れ曲りを生む．

リン脂質は極性領域と非極性領域をもつので，親水性と疎水性の両性質をもつ両親媒性である．

極性頭部
非極性尾部

（b）リン脂質の簡単表示

極性頭部
非極性尾部
極性頭部
細胞膜

（c）細胞膜におけるリン脂質の配列

Q リン脂質のどの部分が親水性か，またどの部分が疎水性か？

リン脂質

　リン脂質 phospholipids （図2.18）はトリグリセリドのようにグリセロールを骨格とし，はじめの2つの炭素原子に脂肪酸が結合している．グリセロール骨格の3つ目の炭素原子には，窒素（N）をもつ帯電した原子団が結合したリン酸基（PO_4^{3-}）が結合している．この部が極性をもった"頭部"で，水分子と水素結合できる．それに対して2個の脂肪酸は尾にあたり，非極性で他の脂肪酸とのみ作用しあえる．このような極性部分と非極性部分の両方をもつ分子は**両親媒性 amphipathic**（amphi- ＝両方の面で；-pathic ＝親しみ）であるという．両親媒性であるリン脂質は細胞膜をつくるために2列になって"尾"同士を向き合せて並んでいる（図2.18c）．

ステロイド

　ステロイド steroids の構造はトリグリセリドとかなり異なり，炭素原子からなる4つの環をもつ（図2.19の黄色部分）．からだの細胞はコレステロール（図2.19a）から別のステロイドを合成する．コレステロールは，4つの環と炭化水素の尾からできた，極性を示さない大きな領域をもっている．体内にふつうにみられるステロイド，すなわちコレステロール，エストロゲン，コルチゾール，胆汁酸，ビタミンDなどは，少なくとも1個の水酸基（アルコール基［–OH］）をもつのでス

図2.19 **ステロイド.** すべてのステロイドは炭素原子からなる4つの環をもつ．それぞれの環をA，B，C，Dと表す．

コレステロールは肝臓で合成され，体内で他のステロイド合成のための出発材料となる．

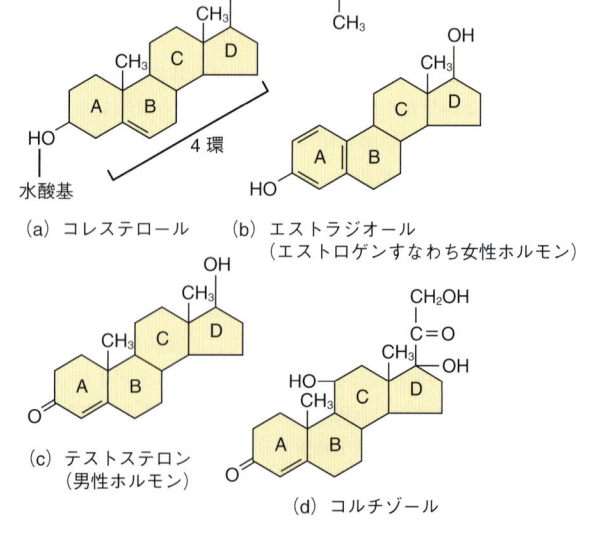

炭化水素の尾
Hydrocarbon tail

4環
水酸基

（a）コレステロール

（b）エストラジオール（エストロゲンすなわち女性ホルモン）

（c）テストステロン（男性ホルモン）

（d）コルチゾール

Q エストラジオールの構造はテストステロンの構造とどのように違うか？

テロール sterols として知られる．ステロールは極性水酸基をもつので，弱い両親媒性を示す．コレステロールは細胞膜の構造に必要とされる；エストロゲンとテストステロンは性機能の調節に必要である；コルチゾールは正常な血糖値の維持に必要である；胆汁塩は脂肪の消化と吸収に必要である；そしてビタミン D は骨の成長に関与する．10 章で，アスリートが筋肉量，体力，持久力を増加するためにアナボリックステロイド（タンパク同化ステロイド）を用いることについて考察する．

他の脂質

　エイコサノイド eicosanoids（eicosan- = 20）はアラキドン酸とよばれる炭素数 20 の脂肪酸からつくられる脂質で，**プロスタグランジン prostaglandins** と**ロイコトリエン leukotrienes** の 2 群に大きく分けられる．プロスタグランジンには，広範囲にわたるさまざまな機能がある．少しその機能を挙げてみると，ホルモンを修飾し，炎症反応を促進し（22 章），胃潰瘍を予防し，肺への気道を拡張し，体温を調節し，血液凝固に影響を及ぼす．ロイコトリエンはアレルギー反応や炎症反応に寄与する．

　他の脂質には，ベータカロテン（卵黄やニンジンやトマトの黄色から橙色の成分でビタミン A に変換される），ビタミン D，E，K のような脂溶性ビタミンやリポタンパク質などがある．

チェックポイント
20. トリグリセリド，リン脂質，ステロイド，リポタンパク質，エイコノサイドがからだにとって重要な点はなにか.
21. 飽和脂肪酸，一価不飽和脂肪酸，および多価不飽和脂肪酸について明確にせよ.

2.8 タンパク質

目 標

- タンパク質の構成要素を見分ける.
- タンパク質の機能的な役割を述べる.

　タンパク質 proteins は炭素，水素，酸素，窒素を含む巨大分子であり，いくつかのタンパク質は硫黄も含んでいる．通常，からだの締まった成人では体内の 12 ～ 18 ％を占める．タンパク質は脂質や炭水化物よりもさらに複雑な構造で，体内で多くの役割を果し，組織の構造に大きく寄与する．例えば，酵素とよばれるタンパク

表2.8	タンパク質の機能
タンパク質の型	**機 能**
構 造	からだのさまざまな部位での構造的骨組をつくる. 例：骨および他の結合組織中のコラーゲン；皮膚，毛髪，爪のケラチン.
制 御	いろいろな生理学的プロセスを制御するホルモンとしての機能；成長と発達の制御；神経伝達物質として，神経系の反応を仲介する. 例：ホルモンのインスリン（血中グルコース濃度を調節する）；サブスタンス P として知られる神経伝達物質（神経系で痛覚を仲介する）.
収 縮	動きを生む筋細胞を短縮させる. 例：ミオシン；アクチン.
免 疫	外来物質および侵入病原体からからだを守る反応を助ける. 例：抗体；インターロイキン.
輸 送	全身に生命維持に必要な物質を運ぶ. 例：ヘモグロビン（血中で主に酸素を，二酸化炭素を少し輸送する）.
触 媒	生化学的反応を制御する酵素として振舞う. 例：アミラーゼ；スクラーゼ；ATP アーゼ.

質は生体内化学反応の速度を上げ，別のタンパク質は筋の収縮を担う．侵入した病原体と戦う抗体はタンパク質であり，からだのホメオスタシスを維持するいくつかのホルモンもまたタンパク質である．表 2.8 にタンパク質の代表的な機能を示す．

アミノ酸とポリペプチド

　アミノ酸 amino acids はタンパク質を構成する単位である．20 種のアミノ酸は，それぞれ中央の炭素原子に水素（H）原子と 3 個の重要な官能基：(1) アミノ基（–NH$_2$），(2) 酸性のカルボキシ基（–COOH），(3) 側鎖（R）が結合している（図 2.20 a）．体液が正常 pH にある場合，アミノ基とカルボキシ基はともにイオン化している（図 2.20 b）．アミノ酸のそれぞれ異なった側鎖が個々のアミノ酸の化学的性質を規定する（図 2.20 c）．

　タンパク質合成は段階的になされる―まず 1 つ目のアミノ酸に 2 つ目のアミノ酸が結合し，さらに 3 つ目のアミノ酸が最初の 2 つに結合するが，つぎつぎに繰り返される．アミノ酸同士を結ぶ共有結合は**ペプチド結合 peptide bond** とよばれ，つねに，一つのアミノ酸のカルボキシ基（–COOH）の炭素原子と，もう一つのアミノ酸のアミノ基（–NH$_2$）の窒素原子とのあいだに形成される．ペプチド結合が形成されると水 1 分子が除去されるので，これは脱水縮合反応といえる（図 2.21）．逆に，食事で摂取したタンパク質を消化する際にはペプチド結合が切られるので，これは加水分解反応

図2.20 **アミノ酸.** (a) アミノ酸は名称にあるように，アミノ基（青色の部分）とカルボキシ基（赤色の部分）をもつ．側鎖（R）はそれぞれのアミノ酸で違う．(b) pH が7に近づくと，アミノ基とカルボキシ基の両者がイオン化される．(c) グリシンは最も単純なアミノ酸である；側鎖は単一の H 原子である．システインは硫黄（S）を含む2種のアミノ酸のうちの一つである．チロシンの側鎖は炭素の六員環を含む．リシンは側鎖の末端に2番目のアミノ基をもつ．

> ヒトのからだのタンパク質は20種のアミノ酸を含む．それぞれのアミノ酸は独特の側鎖をもつ．

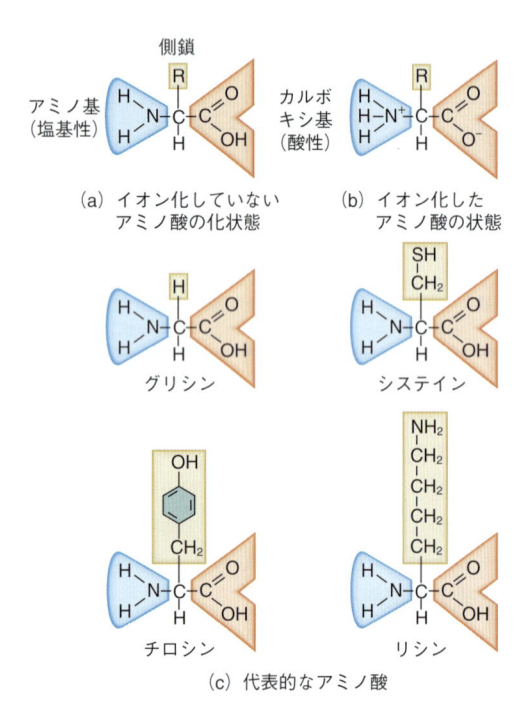

(a) イオン化していない
アミノ酸の化状態

(b) イオン化した
アミノ酸の状態

グリシン

システイン

チロシン

リシン

(c) 代表的なアミノ酸

Q アミノ酸で炭素原子の最小数はいくつか？　窒素原子の最小数はいくつか？

である（図2.21）．

2個のアミノ酸が結合すると，**ジペプチド dipeptide** を生じる．ジペプチドにさらにアミノ酸が付加すると，**トリペプチド tripeptide** ができる．さらにアミノ酸が結合すると鎖状の**ペプチド peptide**（4〜9個のアミノ酸配列）や**ポリペプチド polypeptide**（10〜2,000個またはそれ以上のアミノ酸配列）になる．小さなタンパク質では，50個以下のアミノ酸をもった単一のポリペプチド鎖からなる．さらに大きなタンパク質では数百から数千個ものアミノ酸をもち，ポリペプチド鎖が2つ以上折り畳まれた形を取る．

アミノ酸の数と配列の違いによって異なったタンパク質ができるので，非常に多様なタンパク質がつくられる．これはアルファベット20文字を使って単語をつくるのとよく似ている．それぞれのアミノ酸は文字に相当し，それらの組合せは際限のない単語（ペプチド，ポリペプチド，またはタンパク質）に相当する．

タンパク質の基本構造レベル

タンパク質には4段階で構造上の編成が起る．**一次構造 primary structure** はポリペプチド鎖で，共有ペプチド結合により連結されたアミノ酸の固有の配列である（図2.22a）．タンパク質の一次構造は遺伝的に決定される．タンパク質中のアミノ酸の配列になんらかの変化が生じると，体細胞に重大な影響を及ぼす．例えば**鎌状赤血球症 sickle cell disease** は，酸素運搬タンパク質であるヘモグロビンにおいて，1塩基が変異したこと（一塩基置換）によって極性アミノ酸（グルタミン酸）が非極性アミノ酸（バリン）に置換されたことで起る．このアミノ酸の変化により，ヘモグロビンが水に溶けにくくなる．この結果，変化したヘモグロビンは赤血球内に結晶を形成し，狭い血管壁を通過できない変形した鎌状赤血球をつくり出すことになる．鎌状赤血球症の症状と治療は19章 “疾患：ホメオスタシスの失調” で述べる．

タンパク質の**二次構造 secondary structure** は，ポリペプチド鎖を構成する隣接アミノ酸のねじれないし折り畳みの繰り返しによる（図2.22b）．よく知られている代表的な二次構造に，**αヘリックス alpha helixes**（時

図2.21 **脱水縮合による2つのアミノ酸間のペプチド結合の形成.** この例では，グリシンはアラニンに結合し，ジペプチドをつくる（左→右）．ペプチド結合は加水分解によって切断される（右→左）．

> アミノ酸はタンパク質をつくる単量体である．

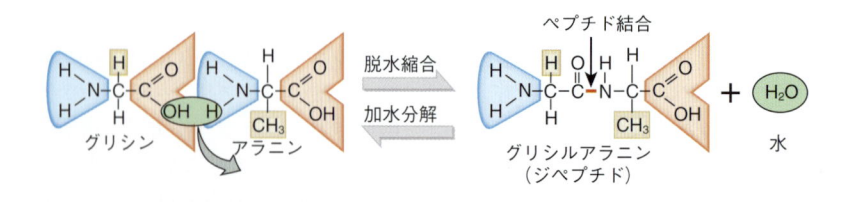

グリシン　アラニン　脱水縮合／加水分解　グリシルアラニン（ジペプチド）　ペプチド結合　+ H_2O　水

Q タンパク質の異化作用で起る反応の形式はなにか？

図2.22 **タンパク質の構造からみた階層性.** (a) 一次構造はポリペプチドでのアミノ酸配列である．(b) 通常，二次構造はαヘリックスおよびβシート（プリーツシート）を含む．(c) 三次構造は，明らかな三次元の形をつくり出す，全体が折り畳まれた形である．(d) タンパク質の四次構造は，2個以上のポリペプチド鎖が互いに関連して配列している．

それぞれのタンパク質の独特の形は，特異的機能をもたらす．

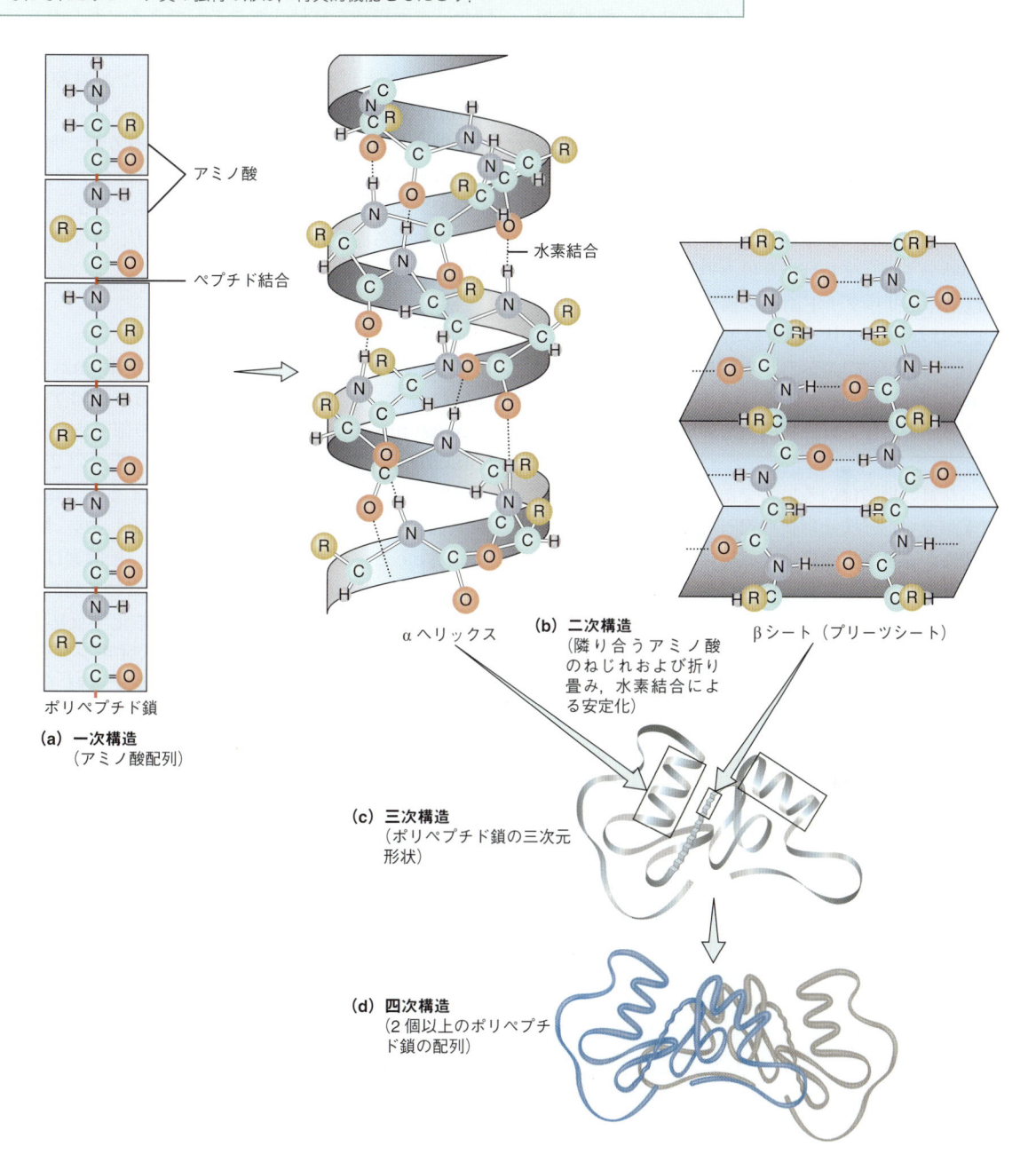

ポリペプチド鎖

(a) 一次構造
（アミノ酸配列）

αヘリックス

(b) 二次構造
（隣り合うアミノ酸のねじれおよび折り畳み，水素結合による安定化）

βシート（プリーツシート）

(c) 三次構造
（ポリペプチド鎖の三次元形状）

(d) 四次構造
（2個以上のポリペプチド鎖の配列）

Q すべてのタンパク質は四次構造を有するか？

計回りらせん）と **β シート** beta pleated sheets がある．タンパク質の二次構造はポリペプチド骨格中に一定の間隔をおいて形成される水素結合により決定される．
　　三次構造 tertiary structure はポリペプチド鎖の三次

元形状である．各々のタンパク質はそれぞれの機能を決定する特有の三次構造をもつ．三次構造により，アミノ酸鎖の両端にあるアミノ酸が隣接することが可能となる（図2.22c）．タンパク質が三次構造を形成するために

は，いくつかの結合様式が関与する．最も強力であるが頻度の少ない結合は**ジスルフィド架橋** disulfide bridges とよばれるS—S共有結合で，アミノ酸であるシステイン，単量体中の2個のスルフヒドリル基（–SH）のあいだで形成される．水素結合，イオン結合，疎水性相互作用など，多くの弱い結合もまた折り畳み様式を決定する．ポリペプチド中のいくつかの部分は水に引きつけられるが（親水性），他の部分は水を寄せつけない（疎水性）．からだの中のタンパク質は水分の多い環境の中にあるので折り畳み現象は，タンパク質の表面から離れた中心部にある疎水性の側鎖をもったアミノ酸のところで行われる．この時，**シャペロン** chaperones として知られる補助分子がしばしば折り畳み過程を促進する．

2個以上のポリペプチド鎖から構成されたタンパク質（すべてではない）の中で個々のポリペプチド鎖が互いに関連して配置していることを**四次構造** quaternary structure （図2.22d）という．ポリペプチド鎖を一緒にまとめる結合の仕方は三次構造を構成するものと似ている．

タンパク質の構造はいろいろである．タンパク質が違うと構成が違い，三次元形状も違ってくる．この構造と形の多様性がさまざまな機能と直接に関係する．実際にどの場合でも，タンパク質の機能は他の分子を認識し結合する能力に依存する．このようにして，ホルモンは細胞上の特異タンパク質に結合し細胞の機能を変化させ，抗体タンパク質はからだに侵入した外来物質（抗原）に結合する．タンパク質の特有な形状が他の分子と結合して特異的な機能を発揮することを可能にしている．

全体の形からタンパク質は線維状と球状に分けられる．**線維状タンパク質** fibrous proteins は水に不溶でポリペプチド鎖は互いに平行して長い撚り糸となる．線維状タンパク質は構造タンパク質として多くの機能をもつ．例として，**コラーゲン** collagen （骨，靱帯，腱を強化する），**エラスチン** elastin （皮膚，血管，肺組織に伸縮性をもたせる），**ケラチン** keratin （毛髪や爪の構造をつくる，皮膚に防水性をもたせる），**ジストロフィン** dystrophin （筋細胞を部分的に強化する），**フィブリン** fibrin （血餅をつくる），**アクチン** actin と**ミオシン** myosin （筋収縮，細胞分裂，細胞内の物質輸送に関与する）がある．**球状タンパク質** globular proteins は多かれ少なかれ水に溶け，ポリペプチド鎖は球状である．球状タンパク質は代謝機能をもつ．例として，触媒として機能する**酵素** enzymes；病気からからだを守る**抗体** antibodies や**補体タンパク質** complement proteins；酸素を運ぶ**ヘモグロビン** hemoglobin；脂質やコレステロールを輸送する**リポタンパク質** lipoproteins；血液のpHの制御にかかわる**アルブミン** albumins；細胞の内外へ物質を輸送する**膜タンパク質** membrane proteins；

血糖値を調節する**インスリン** insulin のような**ホルモン** hormones がある．

ホメオスタシスの機序は温度と体液の化学組成を保つ．このホメオスタシスにより，体内のタンパク質は適切な三次元構造を維持することができる．もしタンパク質が環境の変化に曝されると，特徴的な形状（二次，三次，四次構造）を失うこととなる．この過程を**変性** denaturation という．変性したタンパク質はもはや機能を果さない．変性は可逆的な場合もあるが，卵焼きは永久的変性の例である．生卵では，卵白のタンパク質（アルブミン）は可溶性で透明，粘稠な液体である．しかし，卵を加熱するとアルブミンの形態が変り，不溶性で白く変性する．

酵　素

生体の細胞では，ほとんどの触媒が**酵素** enzymes とよばれるタンパク質分子である．ある酵素は**アポ酵素** apoenzyme とよばれるタンパク質の部分と，**補因子** cofactor とよばれるタンパク質でない部分の2つから構成される．ほとんどの補因子は金属イオン（鉄，マグネシウム，亜鉛，カルシウムなど）か，**補酵素** coenzyme とよばれる有機分子である．補酵素はしばしばビタミンからつくられる．通常，酵素の名前の末尾は-ase で終る．すべての酵素は触媒する化学反応の種類により分類することができる．例えば，**オキシダーゼ**（酸化酵素）oxidases は酸素を付加し，**キナーゼ**（リン酸化酵素）kinases はリン酸を付加し，**デヒドロゲナーゼ**（脱水素酵素）dehydrogenases は水素を除去し，**ATPアーゼ**（ATP分解酵素）ATPases は ATP を分解し，**アンヒドラーゼ**（脱水酵素）anhydrases は水分子を除去し，**プロテアーゼ**（タンパク質分解酵素）proteases はタンパク質を分解し，そして**リパーゼ**（脂質分解酵素）lipases はトリグリセリドを分解する．

酵素は特定の反応だけを触媒する．多くの制御機能を備え効率よく触媒する．酵素の3つの重要な特性は次の通りである：

1. **酵素は高い特異性を有する**．それぞれ，特定の酵素はその酵素が作用する特定の**基質** substrates にのみ結合する．体内に存在する酵素は1,000以上知られており，それぞれが特異的な基質を認識し結合するための表面構成をもつ，特徴的な立体構造をしている．いくつかの酵素には**活性部位** active site とよばれる触媒反応を行う部分があり，鍵がうまく鍵穴に入るようにこの部分が基質にはまる．またある場合には，基質が活性部位に入ると，活性部位が基質を取り囲んで密着できる形に変化する．この形状の変化は**誘導適合** induced fit として知られる．

酵素は特定の基質に結合するだけではなく，特有の反応も触媒する．細胞内にある多様なたくさんの種類の分子の中から，酵素は正しい基質を認識し，それを分解するか，または他の基質と結合して1個以上の特異的な生成物を形成する．

2. **酵素は非常に効率的である**．至適条件下で，酵素は類似した反応を酵素なしの場合よりも，1億倍から100億倍の速さで触媒することが可能である．1個の酵素分子が生成分子に変換できる基質分子の数は，一般的に1秒間に1個から1万個のあいだであり，最大で60万個までになる．

3. **酵素はさまざまな細胞調節を受ける**．酵素の合成速度と酵素の濃度はどのような場合も細胞の遺伝子の統制を受けている．細胞中の物質は酵素の活性を高めるか抑制するかのどちらかである．多くの酵素は活性，不活性の両方の状態で細胞中に存在している．不活性型が活性型になるか，あるいはその逆になるかの割合は細胞中の化学的環境によって決まる．

酵素は分子同士の“無秩序な衝突”を減少させることで，化学反応に必要な活性化エネルギーをより小さくしている．酵素はまた，基質を一緒にして適切な方向に向けさせる結果，反応を起すことが可能となる．図2.23aは酵素がどのように働くかを示す：

❶ 基質は酵素分子の表面で活性部位に接触し，**酵素-基質複合体 enzyme-substrate complex** とよばれる一時的な中間化合物を形成する．この反応で，二糖類の基質分子はスクロース（二糖類）と1分子の水である．

❷ 基質分子は既存の原子の再配列，基質分子の分解，またはいくつかの基質分子が組み合されることによって生成物に変えられる．ここでの生成物は2種類の単糖であるグルコースとフルクトースである．

❸ 反応が完全に終了して，反応生成物が酵素から離れ去ったのち，変化しなかった酵素は自由に，別の基質分子につくことができる．

しばしば，一つの酵素は基質と生成物との相対的な量の違いによって，どちらの方向にも可逆的に反応を触媒することができる．例えば，**炭酸脱水酵素 carbonic anhydrase** は以下の可逆反応を触媒する．

$$CO_2 \quad + \quad H_2O \; \underset{\longleftarrow}{\overset{炭酸脱水酵素}{\longrightarrow}} \; H_2CO_3$$

二酸化炭素　　　　水　　　　　　　　　　炭酸

運動中，より多くの CO_2 が生成され，血中に放出されると右方向に反応が進み，血中の炭酸が増加する．次

図 2.23　どのように酵素は働くか．

酵素は自分自身を変化，消費することなく反応の速さを促進する．

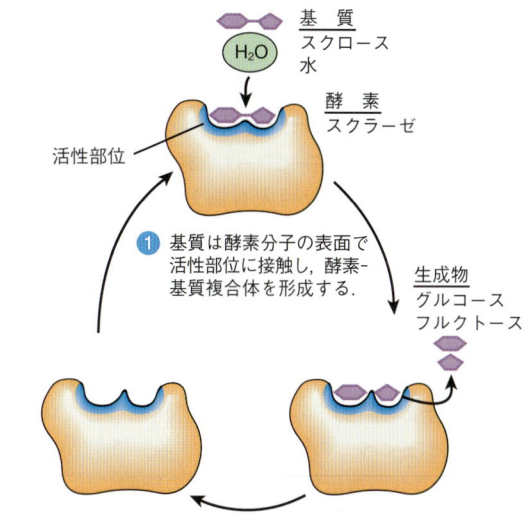

（a）酵素の反応機構

❶ 基質は酵素分子の表面で活性部位に接触し，酵素-基質複合体を形成する．

❷ 酵素は反応を触媒し，基質を生成物に転換させる．

❸ 化学反応が終ると，変化しなかった酵素は自由に，また別の基質につき，再び同じ反応を促進する．

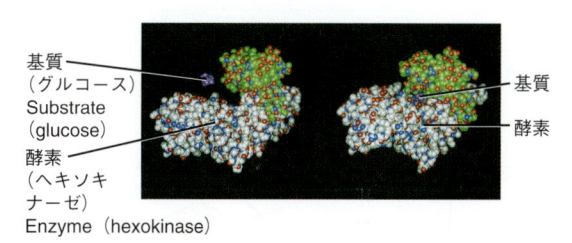

（b）酵素と基質の非結合状態（左）と酵素-基質複合体（右）の分子モデル．

Q スクラーゼはグルコースとフルクトースからスクロースの合成を触媒することができないのはなぜか？

に CO_2 が呼気中に排出されると，血中の CO_2 のレベルが下がり，反応は左方向へ向い，炭酸は CO_2 と H_2O に変換される．

チェックポイント

22. タンパク質を定義せよ．ペプチド結合とはなにか．
23. タンパク質の構造からみた組織化の異なる段階とはなにか．
24. なぜ酵素は重要なのか．

2.9 核 酸

目 標

- DNA と RNA を区別する.
- ヌクレオチドの構成成分を述べる.

核酸 nucleic acids は, 細胞の核の中で初めて発見されたためそのような名前がつけられた, 炭素, 水素, 酸素, 窒素, リンを含む巨大有機分子である. 核酸は2種類ある. 一つは**デオキシリボ核酸 deoxyribonucleic acid (DNA)** であり, それぞれの細胞の中にあって, 受け継がれるべき遺伝物質を形成する. ヒトでは, それぞれの**遺伝子 gene** は DNA 分子のセグメント（分節）である. 私たちの遺伝子は受け継ぐ形質を決定する. タンパク質合成を制御することで, 生涯を通して体細胞で行われるほぼすべての活性を調節する. 細胞が分裂する時に, 細胞のもつ遺伝情報は次世代の細胞に伝えられる. もう一つは**リボ核酸 ribonucleic acid (RNA)** で, そ

れぞれの細胞においてアミノ酸からタンパク質合成を誘導するために, 遺伝子からの指令を伝える.

核酸は**ヌクレオチド nucleotides** とよばれる単量体が繰り返し連結した鎖である. それぞれの DNA ヌクレオチドは3つの部分からなる（図 2.24）：

1. **窒素性塩基 nitrogenous base**. DNA には C, H, O, および N の原子を含む4種類の異なった**窒素性塩基**, アデニン（A）, チミン（T）, シトシン（C）, グアニン（G）がある. アデニンとグアニンはより大きく, **プリン purines** とよばれる二環性複素環塩基をもち；より小さなチミン, およびシトシンは**ピリミジン pyrimidines** とよばれる単環性複素環塩基をもつ. ヌクレオチドは有する塩基により命名される. 例えば, チミンをもつヌクレオチドはチミンヌクレオチドとよばれ, アデニンをもつものはアデニンヌクレオチドとよばれる.

2. **五炭糖 pentose**. **デオキシリボース deoxyribose** とよばれる五炭糖は DNA の各塩基に結合する.

3. **リン酸基 phosphate group**. リン酸基 (PO_4^{3-}) と

図 2.24 **ヌクレオチドの構成.** DNA ヌクレオチドを示す.

> ヌクレオチドは核酸の繰り返し単位である. 各ヌクレオチドは, 窒素性塩基, 五炭糖, リン酸基からなる.

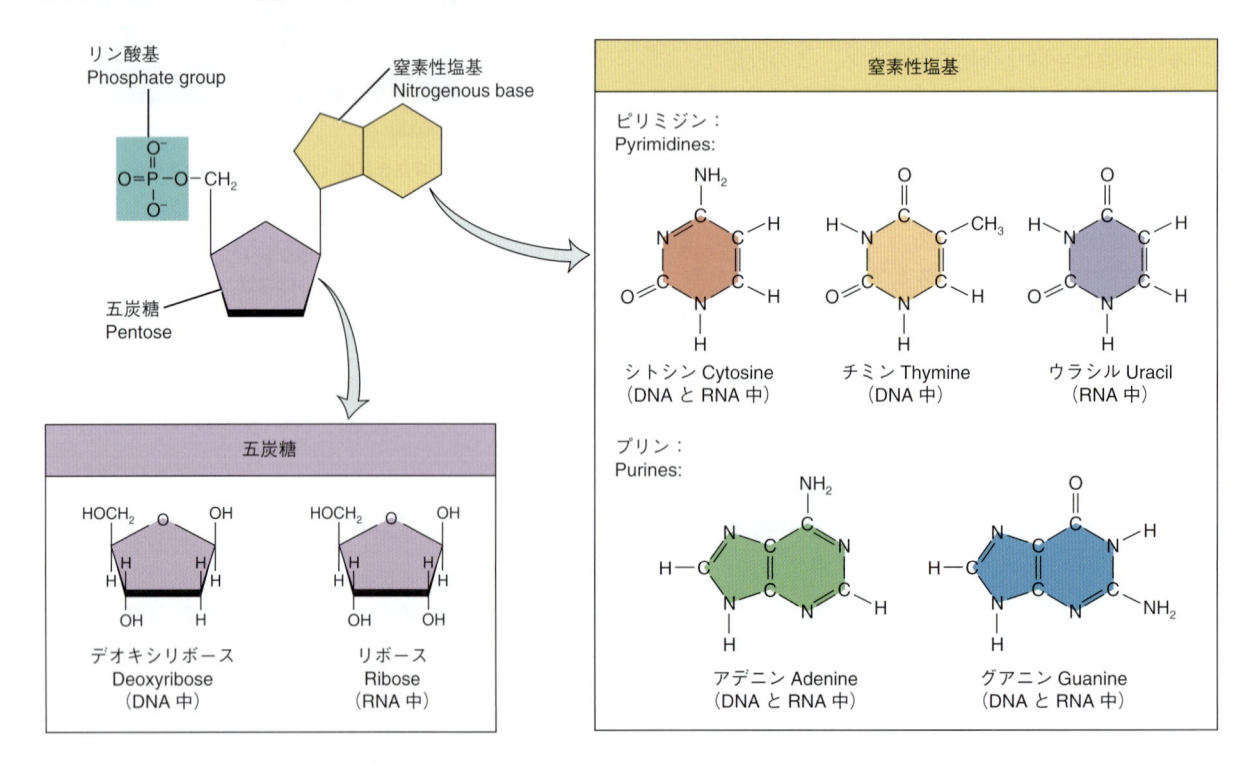

Q DNA にはどの窒素性塩基が存在するのか？ RNA にはどれが存在するのか？

五炭糖（ペントース）は交互に連結し，DNA 鎖の"骨格"を形成する；塩基は骨格鎖から内部に突出する（図 2.25 参照）．

1953 年，英国の F・H・C・クリックと米国人の若手研究者 J・D・ワトソンは，これらの 3 つの構成成分が DNA にどのように配置されているかを示唆する短い論文を発表した．他の科学者によって集められたデータに基づく洞察により，このモデルがエレガント，かつ簡潔な構造をもつことが導かれ，科学界はすぐにそれが正しかったことを知った！　ワトソン–クリックの**二重らせん double helix** モデルでは，DNA は縄ばしごがらせ

図 2.25　**DNA 分子．** DNA は二重らせん構造を取る．一対の塩基は二重らせん構造の中心に向かって突き出る．二重らせん構造は，各塩基対のあいだを結ぶ水素結合によって固定されている．

DNA はヒトのそれぞれの細胞の中にあり，次代へと受け継がれるべき遺伝物質を形成する．

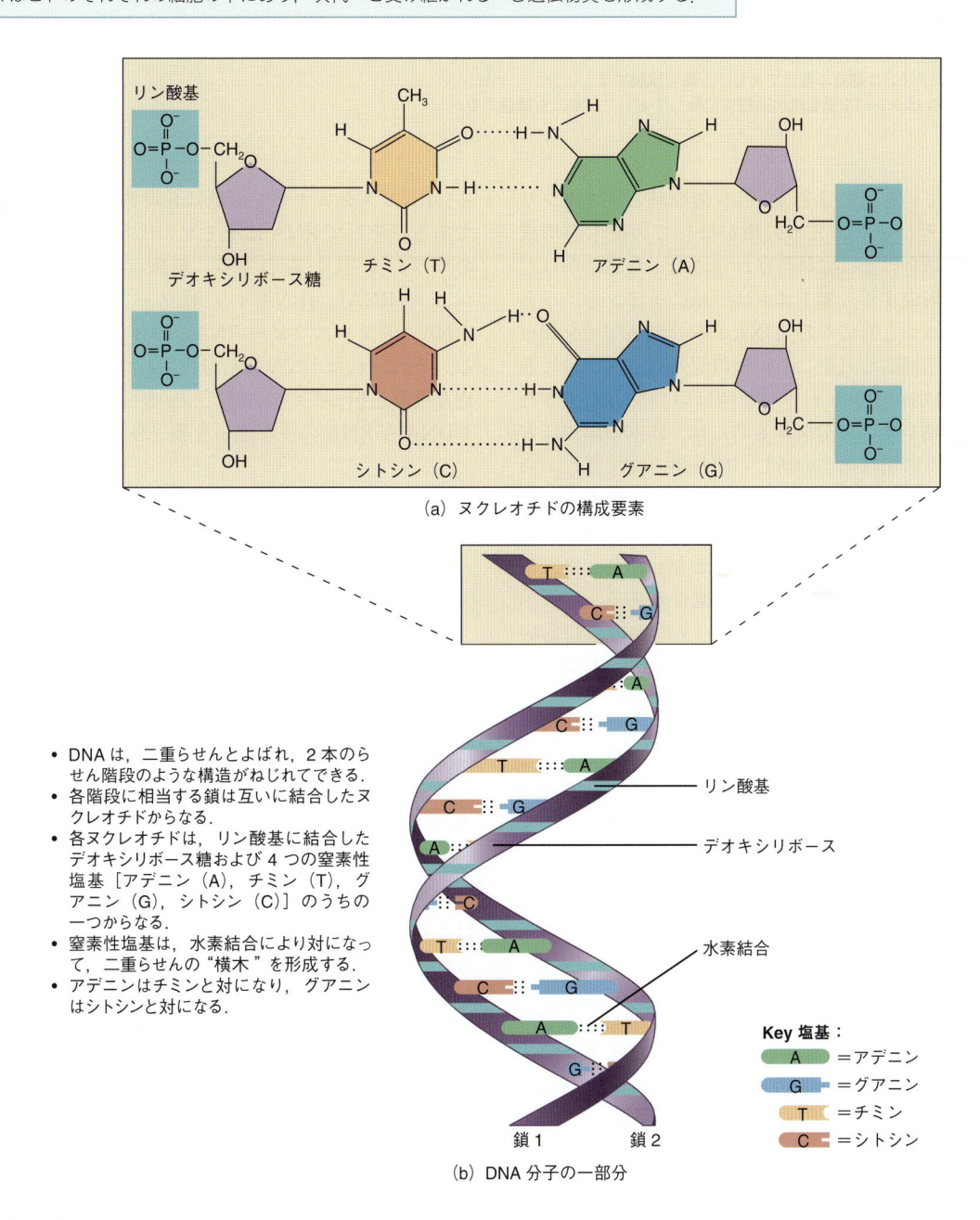

(a) ヌクレオチドの構成要素

- DNA は，二重らせんとよばれ，2 本のらせん階段のような構造がねじれてできる．
- 各階段に相当する鎖は互いに結合したヌクレオチドからなる．
- 各ヌクレオチドは，リン酸基に結合したデオキシリボース糖および 4 つの窒素性塩基［アデニン（A），チミン（T），グアニン（G），シトシン（C）］のうちの一つからなる．
- 窒素性塩基は，水素結合により対になって，二重らせんの"横木"を形成する．
- アデニンはチミンと対になり，グアニンはシトシンと対になる．

Key 塩基：
A ＝アデニン
G ＝グアニン
T ＝チミン
C ＝シトシン

鎖 1　　鎖 2

(b) DNA 分子の一部分

Q どの塩基がつねに対になるか？

表 2.9　DNA と RNA の比較

特　徴	DNA	RNA
窒素性塩基	アデニン（A），シトシン（C），グアニン（G），チミン（T）*	アデニン（A），シトシン（C），グアニン（G），ウラシル（U）
ヌクレオチドの糖	デオキシリボース	リボース
鎖の数	2 本（二重らせん，ねじれたはしご）	1 本
対をつくる窒素性塩基（水素結合の数）	A と T（2），G と C（3）	A と U（2），G と C（3）
どのように複製されるか	自己複製	青写真のように DNA を用いて複製
機　能	タンパク質生成のための情報をコードする	遺伝子コードをもち，タンパク質生成を助ける
種　類	核，ミトコンドリア†	メッセンジャー RNA（mRNA），トランスファー RNA（tRNA），リボソーム RNA（rRNA）‡

*青字は，DNA と RNA の違いを強調している.
† 核とミトコンドリアは細胞小器官であり，3 章で議論する.
‡ これらの RNA はタンパク質合成の過程に関与しており，3 章でも議論する.

ん階段に似ている（図 2.25）．リン酸塩基とデオキシリボースが交互に並んだ 2 本の鎖がはしごの縦木を形成する．水素結合によって結合され対になった塩基がはしごの横木を形成する．アデニンはつねにチミンと，シトシンはグアニンと対になる．DNA 1 本の塩基配列を知っていれば，相補的な（第二の）鎖の配列を予測することができる．DNA がコピーされる時はいつでも，生きた細胞が数を増やすのに分裂する時には，2 本の鎖がほどかれる．各々の鎖は第二の新しい鎖を組み立てるためのひな形か鋳型となる．DNA 鎖の塩基配列で起るすべての変化は**変異** mutation とよばれる．変異によっては，細胞の死をもたらしたり，癌の原因となったり，また将来の世代で遺伝性の異常を生じる可能性もある.

RNA は核酸の第二のかたちで，いくつかの点において DNA と異なっている．ヒトでは RNA は一本鎖である．RNA ヌクレオチドの糖は五炭糖の**リボース ribose** である．そして RNA はチミンの代りにピリミジン塩基のウラシル（U）を有する．細胞は mRNA（メッセンジャー RNA），rRNA（リボソーム RNA），および tRNA（トランスファー RNA）の 3 種類の RNA を有する．それぞれは DNA で暗号化された指令を実行する特別な役割を担っている（図 3.29 参照）.

DNA と RNA の主な違いを表 2.9 に示す.

チェックポイント

25. DNA と RNA はどう違うのか.
26. 窒素を含む塩基とはなにか.

2.10　アデノシン三リン酸

目　標

• アデノシン三リン酸の機能的な役割を述べる.

アデノシン三リン酸 adenosine triphosphate（ATP）は生物の "エネルギー通貨" である（図 2.26）．ATP は細胞活性による発エルゴン性の異化反応から生じたエネルギーをエネルギーの必要な吸エルゴン反応に伝達する．これらの細胞活動には，筋の収縮，細胞分裂時の染色体の移動，細胞内構造物の移動，細胞膜を通過する物質の移動，小さな分子から大きな分子への合成などである．その名称から示されるように ATP はアデニンと五炭糖リボースからなるアデノシンに 3 個のリン酸基が結合した構造である.

ATP に水分子が付加されると，3 番目のリン酸基

臨床関連事項

DNA 指紋

DNA 指紋 DNA fingerprinting とよばれるテクニックは，ある人の DNA が血液痕や髪の毛のような法的な証拠となる試料あるいは試片に含まれる DNA と適合するかどうかを確かめるために，研究や司法の場で使われる．それぞれの人で，ある DNA セグメントには何度か繰り返される塩基配列をもっている．一つの領域で反復されるコピーの数と反復を繰り返している領域の数はどちらも，1 人 1 人異なっている．DNA 指紋は微量の DNA，例えば，1 本の毛髪，1 滴の精液，または血液のしみなどで行うことができる．犯罪犠牲者や子どもの生物学的両親を確認できるだけでなく，2 人が共通の祖先をもっているかどうかまで決定することができる.

図2.26 **ATP と ADP の構造**. エネルギーを移動するのに使われる 2 つのリン酸結合はねじれ線 "～" によって示される. 多くの場合, エネルギー移動は ATP の末端リン酸結合の加水分解による.

> ATP は化学エネルギーを細胞活動の原動力に変える.

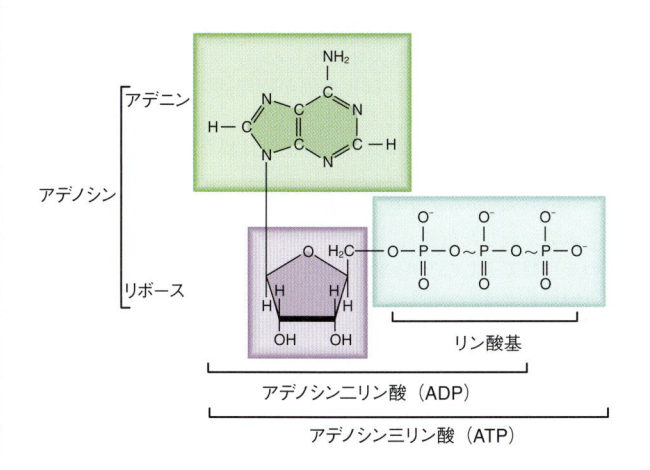

アデニン
アデノシン
リボース

$$O^- \quad O^- \quad O^-$$

リン酸基

アデノシン二リン酸（ADP）

アデノシン三リン酸（ATP）

Q ATP によって供給されるエネルギーに依存する細胞活動はどのようなものがあるか？

（PO_4^{3-}；以下 Ⓟ で表す）がはずされ, 全体としてエネルギーを解放する反応が起きる. ATP の加水分解を促進する酵素は **ATP アーゼ** ATPase とよばれる. 3 番目のリン酸基がはずれると, **アデノシン二リン酸** adenosine diphosphate（ADP）とよばれる分子が残り, 反応は次のように示される：

$$\text{ATP} + H_2O \xrightarrow{\text{ATP アーゼ}} \text{ADP} + Ⓟ + E$$
アデノシン　　水　　　　　　　　　アデノシン　リン　エネルギー
三リン酸　　　　　　　　　　　　　二リン酸　酸基

すでに述べたように, ATP の分解によって ADP に変ることで供給されるエネルギーは絶えず細胞によって使われる. つねに ATP の供給には限りがあるので, それを補給するための機構が存在している. **ATP 合成酵素**

（シンターゼ）ATP synthase は ADP にリン酸基を付加する反応を触媒する. 反応は次のように示される：

$$\text{ADP} + Ⓟ + E \xrightarrow{\text{ATP 合成酵素}} \text{ATP} + H_2O$$
アデノシン　リン　エネルギー　　　　　アデノシン　水
二リン酸　酸基　　　　　　　　　　　三リン酸

　細胞は ATP をつくるために必要となるエネルギーをどこで得るのだろうか. リン酸基と ADP を結合するのに必要なエネルギーは, 細胞呼吸とよばれる過程の中で, グルコースの分解によって主に供給される. 細胞呼吸には好気性, 嫌気性の 2 相がある：

1. **嫌気性相** anaerobic phase. 酸素を要しない, 一連の反応中に, グルコースは一連の異化反応で部分的に分解されピルビン酸となる. ピルビン酸分子に変換されるグルコース 1 分子は 2 個の ATP 分子を生成する.
2. **好気性相** aerobic phase. 酸素がある場合, グルコースは二酸化炭素と水に, 完全に分解される. これらの反応は熱と 30 または 32 個の ATP 分子を発生させる.

　細胞呼吸の詳細は 10 章と 25 章で述べる.
　1 章で人体がさまざまな構築レベルからなることを学び, 本章ではからだという言語のための基礎となる原子と分子というアルファベットをまさに示した. 人体の化学的な理解ができたので, 単語を形づくる準備ができた. 3 章では, どのようにして原子と分子が組み合さって細胞の構造を形成するのか, 細胞活動がどのようにしてホメオスタシスを保つのかみていくことになる.

> **チェックポイント**
>
> **27.** ATP 合成酵素で触媒される反応について, 基質と生成物はなにか. これは発エルゴン反応か, 吸エルゴン反応か.

章の概要

概　要

2.1　物質はどのように組織化されるのか
1. 化学は物質の構造と相互関係を論ずる科学である.
2. すべての物質は元素によって構成される.
3. 酸素, 炭素, 水素および窒素はからだの質量の約 96% を占める.
4. 個々の元素は原子とよばれる小さい単位からなる. 原子は核を有し, 陽子と中性子を含む. 加えて電子は核の周りを動き回り, この領域を電子殻という.

5. 陽子数（原子番号）はある元素の原子と別の元素のものとを区別する.
6. 原子の陽子と中性子の総和はその原子の質量数である.
7. ある元素の原子は同数の陽子をもつが, 中性子の数が異なる場合に, その原子を同位元素とよぶ. 放射性同位元素は不安定で, 崩壊する.
8. 元素の原子量は天然に存在するその元素のすべての同位元素の質量を平均した値である.
9. 電子を**与えたり獲得したり**することで原子はイオンとなる —原子は陽子数と電子数が等しくないため, 正か負に帯電する.

正電荷のイオンは陽イオン（カチオン）である；負電荷のイオンは陰イオン（アニオン）である．

10. 2個の原子が電子を共有すると分子が形成される．化合物は2つ以上の元素の原子を含んでいる．

11. フリーラジカル（遊離基）は最外殻にある不対電子によって電気的に帯電している原子か原子団である．フリーラジカルの代表はスーパーオキシド（アニオン）で，酸素分子へ電子が付加されることによって形成される．

2.2 化学結合

1. 化合結合とよばれる引き合う力が複数の原子をまとめている．化学結合は価電子殻における電子を失ったり，獲得したり，または分け合ったりして生じる．

2. 最外殻(価電子殻)に8個の電子でオクテットを形成すると，ほとんどの原子が安定するようになる．

3. 逆に帯電しているイオン間に生じる引き合う力がイオンをまとめている場合にイオン結合が形成される．

4. 共有結合において，原子は価電子の対を共有する．共有結合には一重，二重および三重のものがあり，そして極性と非極性のものとがある．

5. 水素原子が酸素原子あるいは窒素原子と極性共有結合している場合には，負に荷電している原子と水素結合とよばれる，より弱い結合を形成する．極性共有結合した水素原子は正に荷電した部分（δ^+）をもつようになり，この部分で近くにある電気陰性の原子，多くは酸素や窒素，の負に荷電した部分（δ^-）を引きつけるようになる．

2.3 化学反応

1. 原子が他の原子と結合するか，または分解して離れるかによって化学反応が起る．反応前の物質は反応物であり，反応後の物質は生成物である．

2. エネルギーは仕事をする能力のことで，蓄積されるポテンシャルエネルギーと動きのエネルギーである運動エネルギーという原則的な2種類がある．

3. 吸エルゴン反応はエネルギーを吸収するが，それに対して発エルゴン反応はエネルギーを放出する．ATPは吸エルゴン反応と発エルゴン反応を結びつける．

4. 反応を始めるために初期のエネルギーの投資が必要で，それは活性化エネルギーである．反応粒子の濃度と温度をより高くすることで反応を促進する．

5. 触媒は，活性化エネルギーを低下させることで，化学反応を促進する．生体内のほとんどの触媒は酵素とよばれるタンパク質分子である．

6. 合成反応では反応物が組み合されて，より大きな分子になる．反応は同化（作用）であり，通常，吸エルゴン性である．

7. 分解反応では物質はより小さい分子に分解される．反応は異化（作用）であり，通常，発エルゴン性である．

8. 交換反応では原子あるいは原子団が別の原子あるいは原子団に置き換えられる．

9. 可逆反応では最終生成物は元の反応物に戻ることができる．

2.4 無機化合物と溶液

1. 無機化合物は通常小さく，通常，炭素を欠いている．有機物はつねに炭素を含んでいる．通常，水素を含み，つねに共有結合を有する．

2. 水は生命体にとって最も豊富な物質である．それは優れた溶媒であり，懸濁液をつくる溶媒であり，加水分解と脱水縮合反応に関与し，潤滑剤としても役立つ．多くの水素結合によって水分子が凝集し，強い表面張力を引き起す．また水は高い吸熱容量と高い蒸発熱を有する．

3. 無機の酸，塩基，および塩は水中でイオンに解離する．酸は陰イオン（アニオン）と水素イオン（H^+）にイオン化し，プロトン供与体である．塩基は陽イオン（カチオン）と水酸化物イオン（OH^-）にイオン化し，プロトン受容体である．塩はH^+とOH^-のどちらにもイオン化しない．

4. 混合物は元素あるいは化合物が物理的に互いに混合され，組み合されたものであるが，化学結合によって結びついているのではない．溶液，コロイド，懸濁液は異なる状態での混合物である．

5. 溶液の濃度を示す2つの方法は，100 mLの溶液当りのグラム数で表した質量パーセント（容量当りの質量）と1 L当りのモル数で表したモル濃度である．モル数（molと略記）は物質の量をグラムで示したものであり，その質量はその物質のすべての原子の原子量を加えたものに等しい．

6. 体液のpHはからだのホメオスタシスによって厳密に一定に保たれている．pHスケールでは7は中性を表す．7未満の値は酸性溶液を示し，7より大きな値はアルカリ溶液を示す．正常な血液のpHは7.35〜7.45である．

7. 緩衝系はプロトン（H^+）を取り除いたり，加えたりしてホメオスタシスによるpHの維持を助ける．

8. 重要な緩衝系の一つに炭酸–炭酸水素塩緩衝系がある．炭酸水素イオン（HCO_3^-）は弱い塩基として働き，過剰のH^+を取り除き，炭酸（H_2CO_3）は弱い酸として働き，H^+を付加する．

2.5 有機化合物の概観

1. 炭素は4個の価電子により他の炭素原子と共有結合し，さまざまな異なった形の巨大分子を形成する．有機分子の炭素骨格に官能基が付加することで，明確な化学的特性が現れる．

2. 小さな有機分子はその分子同士が脱水縮合反応によって結合し巨大分子を形成し，その際，水の分子が取り除かれる．加水分解とよばれる可逆反応では大きな分子が水分子の付加によって小さな分子へと分解される．

2.6 炭水化物

1. 炭水化物は単糖類，二糖類と多糖類を含む．

2. 炭水化物はATPを産生するのに必要な化学エネルギーのほとんどを供給する．

2.7 脂　質

1. 脂質はさまざまなグループからなる化合物で，トリグリセリド（脂肪と油），リン脂質，ステロイドとエイコサノイドが挙げられる．

2. 脂肪酸は最も単純な脂質で，トリグリセリドやリン脂質の合成に用いられる．

3. トリグリセリドは防御，絶縁やエネルギー供給の働きがある．

4. リン脂質は細胞膜の重要な構成成分である．

5. ステロイドは細胞膜構造，性機能の調節，正常な血糖値の維持，脂肪の消化と吸収や骨の成長の助けに重要である．

6. エイコサノイド（プロスタグランジンやロイコトリエン）ホルモンの応答を修飾し，炎症に関与し，気管を拡張し，そして体温を調節する．

2.8　タンパク質

1. タンパク質はアミノ酸によって構成される.
2. タンパク質はからだを構成し，さまざまな調節をし，防御をもたらし，筋収縮を助け，物質を輸送し，そして酵素として機能する.
3. タンパク質の構造上の編成の段階には，一次，二次，三次および（時々）四次構造が含まれる. タンパク質の構造や形態の変化はタンパク質の多様な機能と関係する.

2.9　核　酸

1. デオキシリボ核酸（DNA）とリボ核酸（RNA）は窒素性塩基，五炭糖（ペントース）とリン酸基からなる核酸である.
2. DNA は二重らせん構造で，遺伝子の基本物質である. RNA はタンパク質合成に関与する.

2.10　アデノシン三リン酸

1. アデノシン三リン酸（ATP）は生命系における基本的なエネルギー輸送分子である.
2. ATP が発エルゴン反応にエネルギーを供与する場合，アデノシン二リン酸（ADP）とリン酸基に分解する.
3. ATP は，とくにグルコースに代表される，さまざまな分解反応により供給されるエネルギーを用いて，ADP とリン酸基より合成される.

クリティカルシンキング問題

1. バターを食べることは心臓によくないと聞いたので親友は，朝食の卵をバターの代りにマーガリンで焼くことに決めた. 彼は賢明な選択をしたか？ これよりほかの選択はないのか？
2. 生後 4 ヵ月の乳児が 38.9 ℃ の体温で病院を受診した. 発熱に対して，できるだけ迅速な処置がなぜ重要となるのか？
3. 化学実験室で，マリアはスクロース（ショ糖）をガラス製のビーカーにとり，水を加え撹拌した. スクロースが消えると，彼女はフルクトースとグルコースに化学的分解したと高らかに宣言した. マリアの化学分析は正しいのか？

Q　図の質問の答え

2.1　炭素の場合，最初の殻は2つの電子を含んでいる，そして，2番目の殻は4つの電子を含んでいる.

2.2　生物で最も豊富な4つの元素は，酸素，炭素，水素，窒素である.

2.3　セレン，亜鉛，ベータカロテンおよびビタミンCとEなどの抗酸化物は酸素由来のフリーラジカルを不活性にすることができる.

2.4　陽イオンは正電荷（＋）のイオンである；陰イオンは負電荷（−）のイオンである.

2.5　イオン結合は電子の**損失**と**獲得**による. 共有結合は電子対の**共有**による.

2.6　アンモニアの中の窒素原子は電気的に負である. 水素原子より強く電子を引きつけるので，アンモニアの窒素原子端はわずかに負に帯電する. 水分子（または他のアンモニア分子）中の水素原子は窒素と水素結合を形成することができる. 同様に，アンモニア分子中の水素原子は水分子の酸素原子と水素結合を形成することができる.

2.7　反応物中の水素原子の数は生成物中のその数と等しくなければならない—この例では全部で水素4原子となる. いい換えると，反応物中の水素原子と酸素原子の数は生成物中の水素原子と酸素原子の数と同じであり，H_2 の2分子が必要である.

2.8　反応物には生成物より多くのポテンシャルエネルギーがあるので，この反応は発エルゴンである.

2.9　いいえ. 触媒は反応物および生成物のポテンシャルエネルギーを変えない. 触媒は反応を開始するための活性化エネルギーを下げるだけである.

2.10　いいえ. スクロースは容易に極性溶媒（水）に溶けるので，それが数個の極性共有結合をもっていると正しく予測することができる.

2.11　$CaCO_3$ は塩であり，H_2SO_4 は酸である.

2.12　pH 6 は $[H^+] = 10^{-6}$ mol/L，$[OH^-] = 10^{-8}$ mol/L. pH 6.82 は pH 6.91 よりも酸性である. pH 8.41 と pH 5.59 の両方が 1.41 pH 単位分，中性（pH 7）よりはなれる.

2.13　グルコースには，5つの水酸基と6個の炭素原子がある.

2.14　ヘキソース（六単糖）は6つの炭素をもつもので，グルコース，フルクトース，ガラクトースである.

2.15　フルクトース（果糖）には6個の，スクロース（ショ糖）には12個の炭素がある.

2.16　肝臓および骨格筋の細胞でグリコーゲンを貯蔵する.

2.17　水分子中の酸素は脂肪酸に由来する.

2.18　極性の頭部は親水性で，非極性の尾部は疎水性である.

2.19　違いは分子中の二重結合の数とA環に付加する官能基の型だけである.

2.20　アミノ酸では炭素原子の最小数は2で，窒素原子は1である.

2.21　タンパク質の異化（作用）の際に起る反応の形式は加水分解である.

2.22　いいえ. 単一のポリペプチド鎖からなるタンパク質は四次構造をもっていない.

2.23　スクラーゼはスクロース分子に対する特異性をもっており，だからグルコースとフルクトースを"認識"しないとみられる.

2.24　シトシン，チミン，アデニン，グアニンは，DNA に存在する窒素性塩基である. シトシン，ウラシル，アデニン，グアニンは，RNA 中に存在する窒素性塩基である.

2.25　DNA ではチミンはいつもグアニンと対になり，シトシンはいつもアデニンと対になる.

2.26　ATP によって供給されるエネルギーに依存する細胞活動には筋の収縮，染色体の移動，細胞膜を透過する物質の輸送，および合成反応（同化作用）がある.

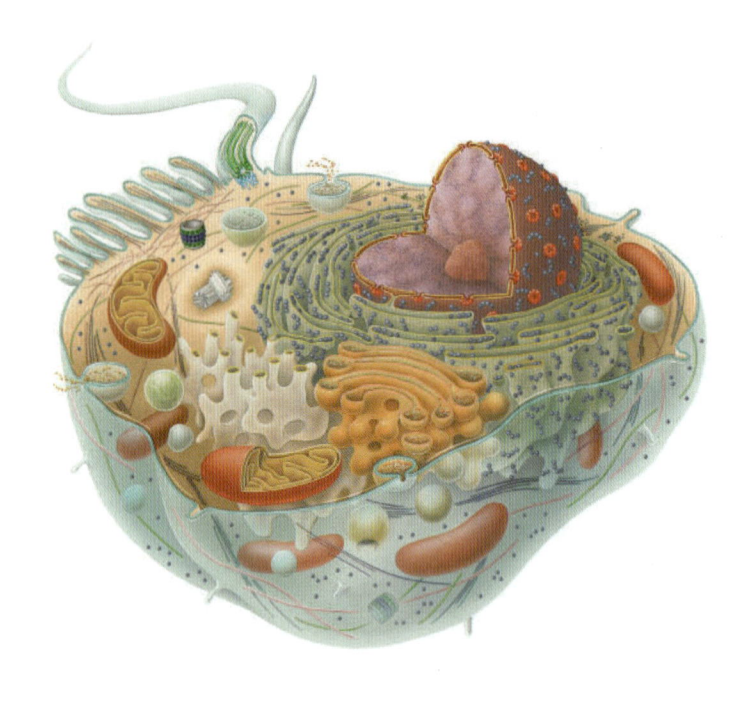

CHAPTER 3

細胞レベルの機構

細胞とホメオスタシス

> 細胞はからだ全体のホメオスタシスに関係する個々のシステムを助けるために複雑な機能を営む．同時にすべての細胞は力強い細胞活動ができるように鍵となる構造や機能を分担してもっている．

　前の章で人体という言語をつくるアルファベットに相当する原子や分子について学んだ．人体には細胞 cells とよばれる約 200 種類の異なる単語がある．すべての細胞は既存の細胞から生じる．既存の 1 個の細胞が 2 個のまったく同じ細胞に分かれる．異なる種類の細胞がホメオスタシスを保つために特異的な役割を果し，人として多くの機能的特性を発揮するのに寄与している．細胞のさまざまな役割とそれらの互いの関係を勉強すると，細胞の構造と機能が密接に関係していることを知る

ことになるだろう．本章で，細胞は生命現象をつくりまた維持するために，みごとに配列された化学反応を実行していることを学ぶ．その一部は細胞内の特殊構造の中で特定の独立した化学反応を行っている．その個々の独立して起る化学反応は，細胞，組織，臓器，系統，個体の各レベルにおいて生命を維持するのに共調して働いている．

Q 癌の治療はなぜ困難なのか不思議に思ったことはありませんか？

3.1 細胞の構成部品

目　標

- 細胞の 3 つの主要な部品の名前とその役割を述べる.

　平均的な成人の人体は 100 兆個以上の細胞で構成されている. **細胞 cells** は, 人体の基本的で生きている, 構造的かつ機能的単位である. 細胞を科学的に研究する学問を**細胞生物学 cell biology** または**細胞学 cytology** とよぶ.

　図 3.1 は体細胞にみられる典型的な構造の概観を示している. ほとんどの細胞はこの図に示されるたくさんの構造をもっている. 学習しやすいように, 3 つの主要な部品に細胞を分ける:形質膜, 細胞質, そして核.

1. **形質膜 plasma membrane**(**細胞膜 celluar membrane**)は, 細胞の柔軟性のある外表面を形成し, **内部環境 internal environment**(細胞内のすべて)から**外部環境 external environment**(細胞外のすべて)を分けている. 形質膜は細胞内外への物質の流れを調節する選択的な関門である. この選択性は正常な細胞の活動に適切な環境をつくり, それを保つために役立つ. 形質膜はまた細胞間や細胞と細胞外環境とのあいだの連絡を行う鍵となる役割を果している.

2. **細胞質 cytoplasm**(-plasm ＝形づくられた)は形質膜と核のあいだにあるすべての細胞内容物からなる. この領域はサイトゾルと小器官の 2 つの構成部分をもつ. **サイトゾル(細胞質基質)cytosol** は細胞質の溶液部分であり, **細胞内液 intracellular fluid** ともよばれる. 水や可溶性溶質そして浮遊粒子を含んでいる. サイトゾルの中にはいくつかの異なる種類の**細胞小器官 organelles**(＝小さな器官)がある. 細胞小器官のそれぞれは特徴的な形と特異的機能をもっている. 例として細胞骨格, リボソーム, 小胞体, ゴルジ装置, リソソーム, ペルオキシ

図 3.1 体細胞にみられる典型的な構造.

細胞は, 生体を作る構造的かつ機能的な基本単位である.

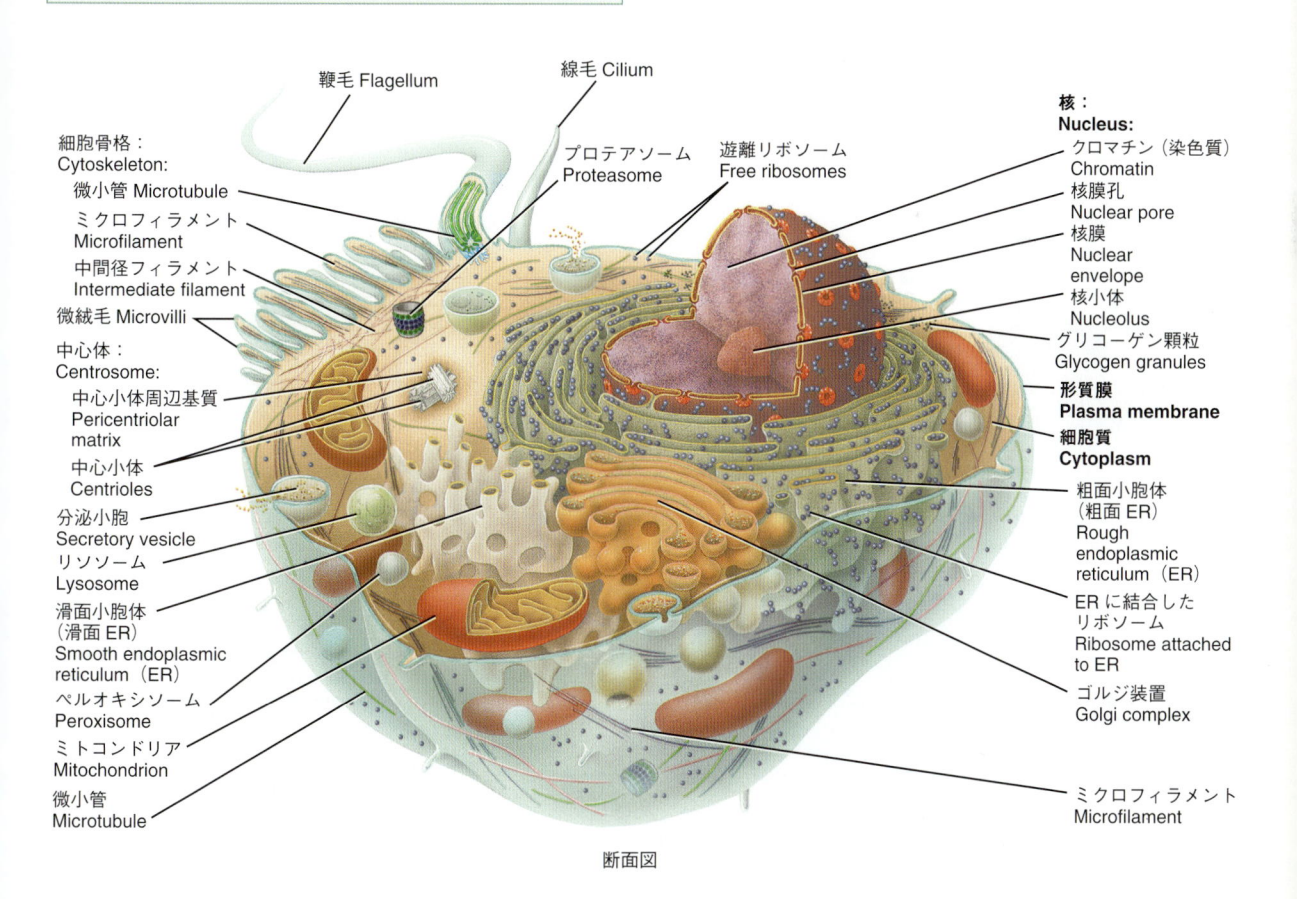

細胞骨格:
Cytoskeleton:
　微小管 Microtubule
　ミクロフィラメント
　Microfilament
　中間径フィラメント
　Intermediate filament
微絨毛 Microvilli
中心体:
Centrosome:
　中心小体周辺基質
　Pericentriolar
　matrix
　中心小体
　Centrioles
分泌小胞
Secretory vesicle
リソソーム
Lysosome
滑面小胞体
(滑面 ER)
Smooth endoplasmic
reticulum(ER)
ペルオキシソーム
Peroxisome
ミトコンドリア
Mitochondrion
微小管
Microtubule

鞭毛 Flagellum
プロテアソーム
Proteasome
線毛 Cilium
遊離リボソーム
Free ribosomes

核:
Nucleus:
クロマチン(染色質)
Chromatin
核膜孔
Nuclear pore
核膜
Nuclear
envelope
核小体
Nucleolus
グリコーゲン顆粒
Glycogen granules
形質膜
Plasma membrane
細胞質
Cytoplasm
粗面小胞体
(粗面 ER)
Rough
endoplasmic
reticulum(ER)
ER に結合した
リボソーム
Ribosome attached
to ER
ゴルジ装置
Golgi complex
ミクロフィラメント
Microfilament

断面図

Q 細胞の主な 3 部品はなにか?

ソーム，そしてミトコンドリアがある．

3. **核 nucleus**（＝木の実の仁）は大きな細胞小器官であり，細胞の DNA のほとんどを納めている．核の中には**染色体 chromosome**（chromo- ＝色がついた）があり，染色体の各々は，数種類のタンパク質がついた DNA の単一分子からなっている．染色体は細胞の構造と機能のほとんどすべてを調整する**遺伝子 genes** とよばれる数千の遺伝単位をもっている．

3.2　形質膜

　細胞の細胞質を取り囲む柔軟で頑丈な障壁となる**形質膜（細胞膜）plasma membrane** は，**流動モザイクモデル fluid mosaic model** で最もうまくその構造を説明できる．このモデルによれば形質膜の分子配列は流動性脂質からなる動き続けている海にたとえられる（図 3.2）．流動性脂質には多種類の異なったタンパク質がモザイク状に入っている．ある種のタンパク質は脂質の海を氷山のように自由に漂う．一方，他のタンパク質は島々のように特別な位置につなぎとめられている．膜脂

図 3.2　形質膜の脂質とタンパク質の流動モザイク配列．

膜は，脂質とたくさんのタンパク質が二重層の片側を自由に回転し，横方向へ移動するので，流体構造である．

形質膜の機能
1. 細胞内外を隔てるバリアとして働く．
2. 細胞内外への物質の流れを調節する．
3. 他の細胞がその細胞を認識するのを助ける（例：免疫細胞）．
4. 細胞間シグナル伝達に関与する．

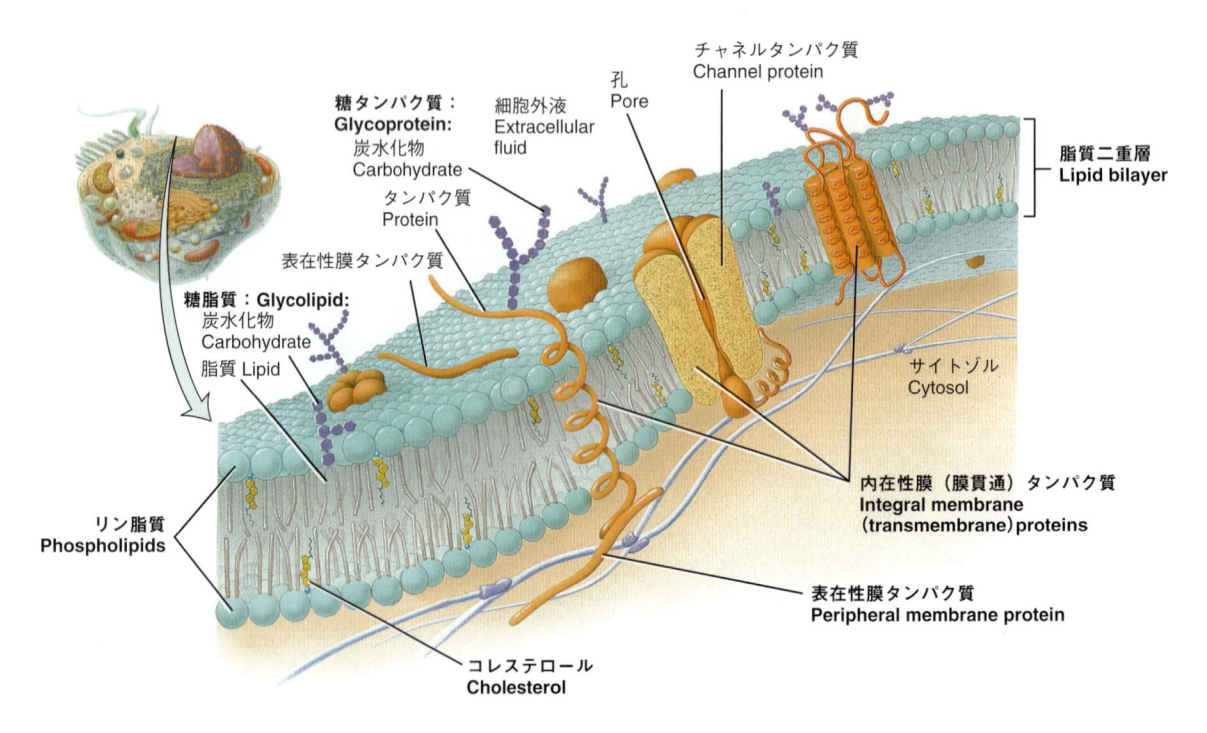

Q グリコカリックスとはなにか？

質は数種類の脂溶性分子を通過させるが，電荷あるいは極性をもった物質の出入りに対しては関門として働く．形質膜中のタンパク質のあるものは細胞内外へ極性分子やイオンの出入りを許す．他のタンパク質は情報の受容体として，あるいは細胞内外のタンパク質と形質膜を結びつける分子として働くことができる．

形質膜の構造

脂質二重層　形質膜の基本となる構造骨格は**脂質二重層 lipid bilayer** である．それはリン脂質，コレステロールそして糖脂質の3種類の脂質分子が背中合せでつくられる2層から成り立っている（図 3.2）．膜脂質の約75%はリンをもった脂質である**リン脂質 phospholipids** である．それより短いのは，—OH（水酸）基がついたステロイドである**コレステロール cholesterol**（約20%）と糖類がついた脂質である種々の**糖脂質 glycolipids**（約5%）である．

　2層の配列をするようになるのは脂質が極性部と非極性部の両方をもった**両親媒性 amphipathic** 分子であるために生じている．リン脂質では（図 2.18 参照），極性部はリン酸塩をもった**親水性 hydrophilic**（hydro- ＝水；-philic ＝好むこと）の"頭部"からなる．非極性部は2本の長い脂肪酸の"尾"で，**疎水性 hydrophobic**（-phobic ＝怖がること）の炭化水素鎖からなる．似たもの同士が探しあうように，リン脂質分子は二重層の中で外に面して親水性頭部を配列するように位置する．このようにして，頭部は内側の細胞質と外側の細胞外液のそれぞれ水分の多い液体に面している．疎水性脂肪酸の尾は二重層の各半分で互いに向き合い，膜内に非極性で疎水性の領域を形成する．

　コレステロール分子は弱い両親媒性（図 2.19a 参照）で，膜の両層の中で他の脂質のあいだに散在している．小さな—OH 基はコレステロールの唯一の極性部でリン脂質と糖脂質の極性頭部と水素結合を形成している．コレステロールの硬いステロイド環と炭化水素の尾は非極性である；これらはリン脂質や糖脂質の脂肪酸の尾のあいだにぴったり入っている．糖脂質の糖類は極性頭部を形成し，その脂肪酸の尾部は非極性である．糖脂質は細胞外液に面した膜にのみ存在する．これは二重層の内側と外側が非対称すなわち異なっている理由の一つである．

膜タンパク質の配置　膜タンパク質が膜内にしっかりと埋め込まれているか否かにより，内在性と表在性の2種類に分けられる（図 3.2）．**内在性膜タンパク質 integral membrane proteins** は脂質二重層を貫いて伸びており，膜内に堅固に埋め込まれている．ほとんどの内在性膜タンパク質は**膜貫通タンパク質 transmembrane proteins** で，脂質二重層全体を貫きサイトゾルと細胞

外液の両方に突き出ている．少数の内在性膜タンパク質は脂質二重層内の脂肪酸と共有結合により二重層の片側と固く結合している．膜脂質のように，内在性膜タンパク質は両親媒性である．その親水性領域は水のような細胞外液とサイトゾルの両方に突き出ている．疎水性領域は脂肪酸の尾のあいだに伸び入っている．

　その名が意味するように，**表在性膜タンパク質 peripheral membrane proteins** は膜内にしっかりと埋め込まれてはいない．このタンパク質は膜脂質の極性頭部にあるいは膜の内面または外面で内在性膜タンパク質に接着している．

　多くの内在性膜タンパク質は**糖タンパク質 glyco-proteins** で，細胞外液中に突き出たタンパク質の端に糖類が結合している．糖は**オリゴ糖 oligosaccharides**（oligo- ＝少数の；saccharides ＝糖）で，これは直鎖状をしているかあるいは側鎖状をした2〜60個の単糖類からなっている．糖脂質や糖タンパク質の糖の部分は**グリコカリックス glycocalyx** とよばれ，広い範囲を覆う糖衣を形成する．グリコカリックスの糖の形は細胞によって異なっている．それゆえグリコカリックスは細胞が他の細胞を認識できるような"分子サイン（署名）"のように働く．例えば，"外来性"のグリコカリックスを検出する白血球の能力は侵略した生物を破壊して私たちを助ける免疫反応の一つの基本である．さらにグリコカリックスはある組織において細胞が互いに粘着できるようにし，細胞が細胞外液中の酵素により消化されることを防ぐ．グリコカリックスの親水性の性質は多くの細胞の表面に液体の薄膜をつくる．この作用は赤血球が狭い血管を流れる時に滑りやすくし，気道や消化管を裏打ちする細胞が乾燥しないように保護している．

膜タンパク質の機能

　一般に，細胞膜を構成する脂質の形にほとんど違いがみられない．これと反対に，異なる細胞や，さまざまな細胞内小器官の膜は驚くほど異なるいろいろなタンパク質の組合せをもっている．これらのタンパク質は膜が行う機能の多くを決定している（図 3.3）．

- ある種の内在性膜タンパク質は**イオンチャネル ion channels** を形成する．イオンチャネルは，カリウムイオン（K^+）のような特定のイオンが細胞内外へ通ることができる**孔 pores** あるいは穴 hole である．ほとんどのイオンチャネルは**選択的 selective** で，特定の一つのイオンのみを透過させる．

- 別の内在性膜タンパク質は**担体（キャリアー）carriers** として働き，膜の片側から反対側へ極性物質あるいはイオンを選択的に運ぶ．担体は**トランスポーター（輸送体）transporters** ともいわれる．

図 3.3 膜タンパク質の機能.

膜タンパク質は細胞が行う機能をかなり反映している.

細胞外液 Extracellular fluid	形質膜 Plasma membrane	サイトゾル Cytosol

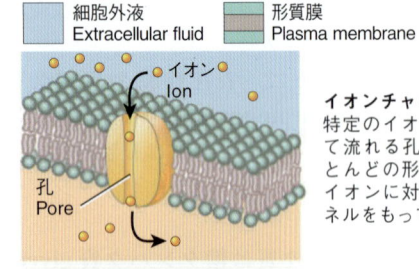

イオンチャネル（内在性） 特定のイオンが膜を横切って流れる孔を形成する. ほとんどの形質膜は数種類のイオンに対する特定のチャネルをもっている.

イオン Ion / 孔 Pore

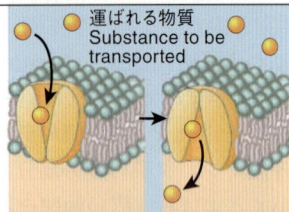

担体（内在性） 形を変えることで特定の物質を膜を横切って輸送する. 例えば, 新しいタンパク質を合成するために必要なアミノ酸は担体を介して体細胞に入る. 担体タンパク質は**トランスポーター** transporters ともいう.

運ばれる物質 Substance to be transported

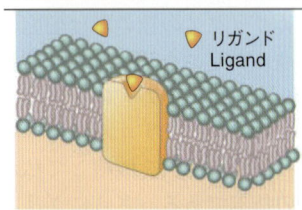

受容体（内在性） 特定のリガンドを認識し, ある方法で細胞の機能を変える. 例えば, 抗利尿ホルモンは腎臓の受容体に結合して形質膜の水透過性を変える.

リガンド Ligand

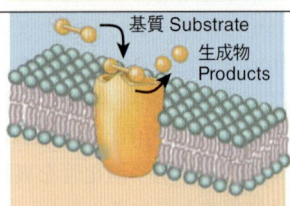

酵素（内在性と表在性） 細胞の内側または外側での反応を触媒する（方向は活性部位の面に依存する）. 例えば, 小腸を裏打ちする上皮細胞から出されるラクターゼは牛乳に含まれる二糖のラクトースを分割する.

基質 Substrate / 生成物 Products

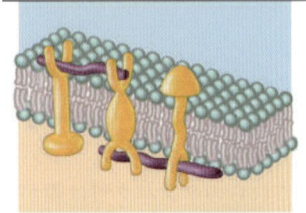

リンカー（内在性と表在性） 細胞の構造的安定と形を保つためフィラメントを形質膜の内側と外側につなぎとめる. また細胞の移動あるいは 2 つの細胞を互いにつなぐ役割に関係する.

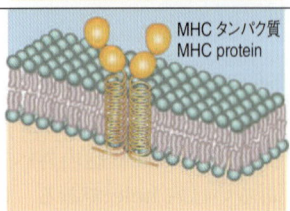

細胞認知マーカー（糖タンパク質） 他人の細胞から（一卵性の双子でない限り）自己の細胞を区別する. このような重要なマーカーに主要組織適合複合体（MHC）タンパク質がある.

MHC タンパク質 MHC protein

Q 細胞が刺激されると, インスリンホルモンはまず形質膜のタンパク質に結合する. この作用はどの膜タンパク質の機能として最もよく示されるか？

- **受容体 receptors** とよばれる内在性膜タンパク質は細胞の認識場所として働く. 受容体の各々は特定の種類の分子を認識して結合する. 例えば, インスリン受容体はインスリンホルモンと結合する. 受容体に結合する特定の分子はその受容体の**リガンド ligand**（liga ＝結んだ）とよばれる.
- ある種の内在性膜タンパク質は細胞の内外で特定の化学反応を触媒する**酵素 enzymes** である.
- 内在性膜タンパク質は, 隣り合う細胞の形質膜内のタンパク質を互いに繋ぎとめたり, あるいは細胞内外のタンパク質フィラメントを繋ぎとめる**リンカー linkers** として働く.
- 膜の糖タンパク質と糖脂質はしばしば**細胞認知マーカー cell-identity markers** となる. これらは細胞が（1）組織を形成する際に同じ種類の細胞を認識できるようにする. あるいは（2）潜在的に危険な外来細胞を認識して反応できるようにする. ABO 血液型マーカーは細胞認知マーカーの一例である. 輸血を受ける時, 血液型は自分のものと一致していなければならない. さもないと赤血球は凝集してしまう.

つけ加えると, 表在性膜タンパク質は形質膜を支え, 内在性膜タンパク質を繋ぎとめ, さらに細胞内物質や細胞内小器官の移動, 細胞分裂時の細胞や筋細胞の形を変え, また細胞と細胞を接着するといった機械的な活動に関与する.

膜の流動性

膜は液体の構造をしている. ほとんどの膜脂質と膜タンパク質の多くは二重層の半分の中を横に沿ってたやすく回転し移動する. 隣り合う脂質分子は 1 秒当り約 1,000 万回場所を変り, わずか数分以内に細胞の周りを完全にめぐってしまう！ 膜の流動性は二重層をつくる脂質の脂肪酸の尾にある二重結合の数に依存し, またコレステロールの存在量に依存する. 個々の二重結合は脂肪酸の尾に"折れ曲り"をつける（図 2.18 参照）. これは脂質分子が膜内にぎっしりと詰め込まれるのを阻害するので膜の流動性を増加させる. 膜の流動性は細胞にとって優れた妥協案である；硬い膜は移動性に欠け, また完全な液性の膜は構造の構築や細胞に必要な機械的支持ができない. 膜の流動性は形質膜内で生じる膜タンパク質の集合といった相互作用が行えるようにしている. また, 細胞の移動, 成長, 分割, そして分泌といった細胞内過程に対応した膜要素の移動や細胞接合の形成を可能にしている. 流動性は脂質二重層が破れたり穴が開くと自動的に塞がるようにする. 針を形質膜に押しつけて引き抜くと, 穴が開いた部分は自動的に塞がり, 細胞は破裂しない. 脂質二重層のこの性質は, 子どもを望んで

いる不妊カップルを助ける卵細胞質内精子注入法とよばれる手順を可能にする；科学者たちは非常に小さな注射器で精子細胞を注入することで卵母細胞を受精させることができる．また，有名なクローン羊のドリーをつくったように，クローニング（クローン化）実験において細胞の核を取り除き，置き換えることも可能にしている．

二重層のその半分の層中で膜脂質とタンパク質の大きな流動性があるにもかかわらず，これらは二重層の半分の層側から別の層側にめったにフリップ-フロップ（行ったり来たり）しない．なぜなら，膜分子の親水性部分が膜の疎水性の部位を通り抜けることは困難である．この困難さが膜二重層の非対称性をつくっている．

コレステロールは近くのリン脂質や糖脂質の頭部と水素結合をつくり，曲がった脂肪酸の尾のあいだの隙間を満たすので，正常体温ではコレステロールは脂質二重層をより強くし流動性を減少させる．低温では，コレステロールは膜の流動性を増す反対の作用をもつ．

膜透過性

透過 permeable の意味はある構造が物質の通過を許すことであり，一方，**非透過** impermeable は物質の通過を許さないということである．形質膜の透過性は物質ごとに異なっている．形質膜はある物質を他の物質より容易に透過させる．この膜の性質を**選択的透過性 selective permeability** という．

形質膜の脂質二重層の部分は，酸素（O_2）や二酸化炭素（CO_2）またステロイドのような非極性分子に対して非常に透過性である；水や尿素（アミノ酸の分解によって生じる不要産物）のような小さな非荷電極性分子に対しては中程度に透過性で；イオンあるいはグルコースのような大きな非荷電極性分子に対しては非透過性である．形質膜の透過性の特性は，脂質二重層が非極性で内部が疎水性であるという事実によるものである（図 2.18 c 参照）．つまり，ある物質がより疎水性が強くより脂溶性であればあるほど，その物質に対する形質膜の透過性は大きくなる．したがって，形質膜の疎水性の内部は非極性分子を急速に通過させ，イオンや巨大非荷電極性分子の通過を妨げるのである．水と尿素に対する脂質二重層の透過性は，水と尿素が極性分子であることを考えると意外な性質である．これら 2 つの分子は以下の方法で脂質二重層を通過すると考えられる：膜のリン脂質と糖脂質の脂肪酸の尾が無秩序に移動する時，小さな隙間が膜の内部の疎水性のところに短時間現れる．水と尿素分子は分子全体に電荷をもたない小さな極性分子なので，膜を横切ってしまうまで，隙間から隙間へ移動できるのである．

チャネルや担体として働く膜貫通タンパク質は，いろいろなイオン類や，水と尿素分子以外で，脂質二重層をそのままのかたちでは通れない非電荷極性分子に対して，形質膜の透過性を増加させる．チャネルと担体は非常に選択的である．それぞれ特定の分子やイオンが膜を横切る助けをする．タンパク質のような高分子は，あまりにも大きいので，エンドサイトーシスやエクソサイトーシス以外に形質膜を横切ることはできない（本章の後半で議論）．

形質膜を横切る勾配

形質膜の選択的透過性は，生きた細胞が形質膜の両側である種の物質を異なる濃度に保てるようにする．**濃度勾配 concentration gradient** は，形質膜の内側と外側のように，場所によって化学物質の濃度に違いがあることである．多くのイオンや分子はサイトゾル内かまたは細胞外液のどちらかにより多く集まっている．例えば，酸素分子やナトリウムイオン（Na^+）はサイトゾル内より細胞外液中により多くあるが，二酸化炭素分子やカリウムイオン（K^+）はこれとは反対になっている．

形質膜はまた形質膜を挟んだ両側で正や負に荷電したイオンの分布に差をつくる．とくに，形質膜の内面はより負に荷電し，外表面はより正に荷電している．2 つの領域間の電荷の違いは**電位勾配 electrical gradient** をつくる．この電位は形質膜を横切って生じるために，この電荷の差は**膜電位 membrane potential** とよばれる．

すぐわかるように，濃度勾配と電位勾配は形質膜を横切る物質の移動を助けるために重要である．多くの場合，物質はその**濃度勾配の低いほうへ**形質膜を横切って移動する．いい方を変えれば，物質はよりたくさんある場所から少ない場所へ平衡になるまで"坂道を下るように"移動するといえるだろう．同様に，正電荷の物質は負電荷領域に向かって移動する傾向があり，また負電荷の物質は正電荷領域に向かって移動する傾向がある．特定のイオンの移動における濃度勾配と電気的勾配を一緒にした影響は**電気化学的勾配 electrochemical gradient** とよばれる．

チェックポイント

2. 親水基と疎水基部位は二重層中の膜脂質の配列をどのように規制しているか．

3. 脂質二重層を拡散できる物質はなにか．またできない物質はなにか．

4. "形質膜に存在するタンパク質は膜が果す機能を決定する"．この定義は正しいか，あるいは誤りか．あなたの答えを説明しなさい．

5. コレステロールは膜の流動性にどんな影響を与えるか．

6. 膜はなぜ選択的透過性があるといわれるのか．

7. どんな要素が電気化学的勾配に関与するのか．

3.3 形質膜を横切る輸送

目 標

• 形質膜を横切る物質の輸送の過程を述べる.

形質膜を横切る物質の輸送は細胞の生命にとって重要である. ある種の物質は代謝反応を維持するために細胞内に移動しなければならない. 細胞外へ輸出するために細胞で産生された物質または細胞の老廃物は細胞外へ移動しなければならない.

物質は, 細胞のエネルギーを必要とするか否かにより, 能動輸送または受動輸送という輸送過程によって細胞膜を横切って移動する. **受動過程 passive processes** では, 物質はその濃度または膜を横切る電気的勾配の低いほうへ, それ自身がもつ運動エネルギーのみを用いて移動する (移動のエネルギー). 運動エネルギーは移動しようとする粒子固有のものである. 細胞からエネルギーの補給はない. 例に単純拡散がある. **能動過程 active processes** では, 細胞のエネルギーは物質の濃度勾配あるいは電位勾配に逆らって"より高いほうへ"その物質を移動するために用いられる. 用いられる細胞のエネルギーは一般にアデノシン三リン酸 (ATP) のかたちで存在する. 例は能動輸送である. 物質が細胞を出入りする別の方法は小さな球状の膜性の袋からなる**小胞 vesicles** を用いる能動過程である. 例に, 細胞内に物質を運ぶために小胞が形質膜から離れるエンドサイトーシスや, 細胞から物質を放出するために形質膜と小胞が融合するエクソサイトーシスがある.

受動過程

拡散の原理 物質が膜を横切って拡散する理由を学ぶには, 溶液中で拡散はどのように生じるのかを理解する必要がある. **拡散 diffusion** (diffus- =拡散) は粒子の無秩序な溶液の混合で, 粒子のもつ運動エネルギーのために生じる. 溶解した物質である**溶質 solutes** と溶かす液体である**溶媒 solvent** の両方とも拡散を受ける. もし特定の溶質が溶液中のある場所に高濃度に存在し, 他の場所に低濃度に存在するとすれば, 溶質分子はより濃度が低い場所へ向かって―**濃度勾配の低いほうへ**, 拡散する. しばらくすると, 粒子は溶液全体に等しく分布して, 溶液は平衡にあるといわれる. 粒子はその運動エネルギーのために無秩序に動き続けるがその濃度は変化しない.

拡散の例は, 水を満たした容器の中に染料の結晶を入れると生じる (図3.4). 結晶のすぐそばでは, 色は染料の濃度が高いために濃い. 距離が離れると, 色は染料の濃度が低くなるので次第に薄くなる. しばらくしたの

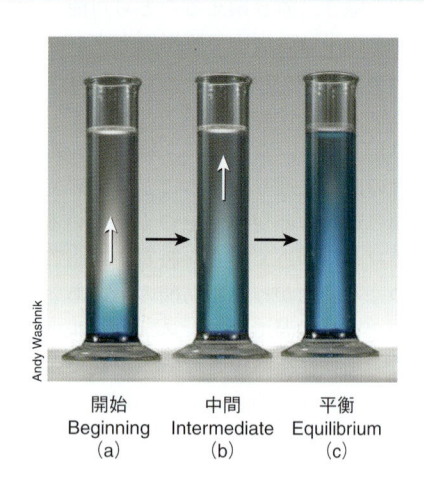

図3.4 **拡散の原理.** 実験の開始では, 水を入れたシリンダー中に置かれた染料の結晶は溶解して (a), それから染料の高濃度領域から低濃度領域へ拡散する (b). 平衡では (c), 無秩序な移動が続いているけれども染料の濃度は溶液中で均一になる.

> 拡散では, 物質は濃度勾配の低いほうへ動く.

開始　　　　中間　　　　平衡
Beginning　Intermediate　Equilibrium
(a)　　　　(b)　　　　(c)

Andy Washnik

Q 発熱はからだの拡散に関連した過程にどのように影響するのか？

ち, 平衡では水と染料の溶液は等しい色になる. 染料分子と水分子はそれらが溶液中で等しく混ざり合うまで濃度勾配に従って拡散する.

この単純な例では膜は関与していない. 膜がある物質に透過性であるとすると, その物質は膜を通って拡散できる. いくつかの要素が形質膜を横切る物質の拡散速度に影響する:

• **濃度勾配の大きさ.** 膜の両側の濃度差が大きいほど拡散速度は速い. 荷電粒子が拡散している時, その電気化学的勾配の急峻さが膜を横切る拡散速度を決める.
• **温度.** 高温になるほど拡散速度は速い. 熱のある人はからだの拡散過程のすべてが速くなる.
• **拡散物質の質量.** 拡散する粒子の質量が大きいほど拡散速度は遅くなる. 小さな分子ほど大きな分子より速く拡散する.
• **表面積.** 拡散にかかわる膜の表面積が広いほど拡散速度は速い. 例えば, 肺の肺胞は空気から血液中に酸素を拡散するために大きな表面積をもっている. 肺気腫のようなある種の肺疾患は表面積を減少する. 表面積の減少は酸素の拡散速度を遅くし呼吸をより困難にする.
• **拡散距離.** 拡散が生じる距離が長いほど拡散に時間がかかる. 形質膜を横切る拡散は膜が非常に薄いのでわずか1秒の何分の1かで起る. 肺炎では, 液が肺にたまる. 酸素は新たに加わった液と血流に至る膜の両

方を移動しなければいけないので，増加した液により拡散距離が増大する.

拡散の性質について基本的な理解ができたいま，3 種類の拡散について考えてみよう：単純拡散，促進拡散，そして浸透.

単純拡散　単純拡散 simple diffusion は，物質が膜輸送タンパク質の助けを借りることなく形質膜の脂質二重層を自由に通る受動過程である（図 3.5）. 非極性で疎水性の分子は単純拡散の過程を介して脂質二重層を横切って移動する. このような分子には酸素，二酸化炭素，窒素ガス；脂肪酸；ステロイド；脂溶性ビタミン（A，E，D と K）がある. 水や尿素そして低級アルコールのような小さな非電荷の極性分子もまた単純拡散により脂質二重層を通過する. 脂質二重層を通る単純拡散は，血液と体細胞間の酸素と二酸化炭素の移動に重要であり，また呼吸時の肺の中での血液と空気間での酸素と二酸化炭素の移動に重要である. それはまた体細胞での栄養物質の吸収と老廃物の排泄のための道でもある.

促進拡散　単純拡散で脂質二重層を移動するにはあまりにも強い極性をもつ，あるいは強い電荷をもつ溶質は**促進拡散 facilitated diffusion** という受動過程により形質膜を横切ることができる. この過程では，特定の物質が膜を通過できるように内在性膜タンパク質が手助けをする. 内在性膜タンパク質は膜チャネルかあるいは担体である.

チャネルを介する促進拡散　チャネルを介する促進拡散 channel-mediated facilitated diffusion では，溶質はその濃度勾配に従い膜チャネルを通り，脂質二重層を横切って移動する（図 3.5）. ほとんどの膜チャネルは**イオンチャネル ion channels** である. イオンチャネルは内在性膜貫通タンパク質で，あまりにも親水性で脂質二重層の非極性内部に入り込めないような小さな無機イオン類を通過させる. 各イオンは特定の場所でのみ膜を横切って拡散することができる. 典型的な形質膜では，最もたくさんあるイオンチャネルは K^+（カリウムイオン）あるいは Cl^-（塩化物イオン）に対して選択的である；Na^+（ナトリウムイオン）または Ca^{2+}（カルシウムイオン）に対して選択的であるイオンチャネルは数がそれよりも少ない. チャネルは脂質より膜の全表面積に占める割合が少ないので，チャネルを通るイオンの拡散は脂質二重層を通る自由な拡散より一般に遅い. それでも，チャネルを通る促進拡散は非常に速い過程である：100 万個以上のカリウムイオンが 1 秒以内に K^+ チャネルを通ることができる！

図 3.5　単純拡散，チャネルを介する促進拡散，担体を介する促進拡散.

単純拡散では，物質は膜輸送タンパク質の助けを借りることなく形質膜の脂質二重層を横切って移動する. 促進拡散では，物質はチャネルタンパク質あるいは担体タンパク質の助けを借りて脂質二重層を横切って移動する.

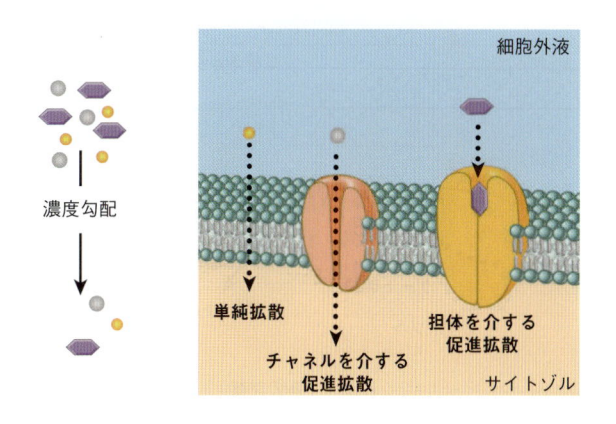

Q　どんな分子が単純拡散で形質膜の脂質二重層を横切って移動するのか？

チャネルタンパク質の一部が孔を開き，一方ではそれを閉じるように形を変え，"プラグ"あるいは"ゲート"のように働くので，チャネルには**ゲート**があるといわれる（図 3.6）. あるゲートチャネルは無秩序に開と閉を交互に繰り返す；別のチャネルは細胞内外の化学的あるいは電気的変化により調節されている. チャネルのゲートが開くと，イオンは細胞内あるいは細胞外へ電気化学的勾配の低いほうに向かって拡散する. 異なる種類の細胞の形質膜はチャネルの数がそれぞれ異なるので，さまざまなイオンに対して異なる透過性を示している.

担体を介する促進拡散　担体を介する促進拡散 carrier-mediated facilitated diffusion での**担体 carrier**（**トランスポーター transporter** ともいう）は溶質を濃度勾配の低いほうへ形質膜を横切って移動するのに利用される（図 3.5 参照）. これは受動過程なので細胞のエネルギーは必要としない. 溶質は膜の一方側にある特定の担体に結合して，反対側で担体が形を変えた後に放出される. 溶質は溶質濃度の高い膜側で担体とより多く結合する. 膜の両側で濃度が同じになると，溶質分子はサイトゾル側の担体に結合して，溶質が細胞外側の担体に結合しサイトゾルへ移動するのと同じくらい素早く，細胞外液へ出ていく. 担体を介する促進拡散の速さ（どれだけ素早く起るか）は，膜を横切る濃度勾配の大きさにより決定される.

形質膜で利用できる担体の数は，最大輸送量（**トラン**

図 3.6 ゲートをもつカリウムイオン（K⁺）チャネルを通る K⁺ の促進拡散. ゲートをもつチャネルは, チャネルタンパク質の一部がイオンを通すチャネルの穴を開閉するように働く.

> チャネルは, 特定の小さな無機イオンを促進拡散によって膜を横切って通過させる内在性膜タンパク質である.

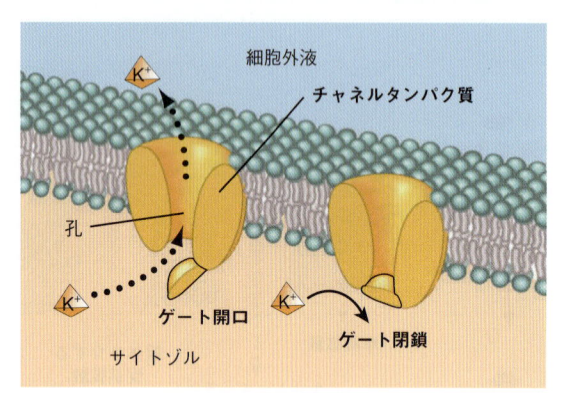

K⁺チャネルの詳細

Q 体細胞の K⁺ 濃度はサイトゾルと細胞外液中でどちらが高いか？

スポートマキシマム) transport maximum とよばれる促進拡散が起こりうる上限の速度を規定している. 担体のすべてが占有されると, トランスポートマキシマムに達し, 濃度勾配がさらに上昇しても促進拡散の速度は増加しない. つまり, 完全に飽和状態のスポンジが水をもはや吸収できないように, 担体を介する促進拡散の過程は**飽和** saturation を示す.

　担体を介する促進拡散により形質膜をよぎって移動する物質には, グルコース, フラクトース, ガラクトースとある種のビタミンがある. からだのエネルギー源である ATP を産生するために必要なグルコースは, 次のように担体を介する促進拡散で多くの体細胞の中に入る (図 3.7):

❶ グルコースは膜の細胞外表面で, **グルコーストランスポーター** glucose transporter (GluT) という特殊な担体タンパク質と結合する.
❷ トランスポーターが形の変化を受けると, グルコースは膜を通り抜ける.
❸ トランスポーターは膜の反対側でグルコースを放出する.

　形質膜の選択的透過性はホメオスタシスを保つためにしばしば調節されている. 例えば, インスリンホルモンはインスリン受容体の活性を介して, ある種の細胞の形質膜にグルコーストランスポーターのコピーを多量に埋

図 3.7 形質膜を横切るグルコースの担体を介する促進拡散. 担体タンパク質は細胞外液中のグルコースに結合し, そしてサイトゾル内にそれを放出する.

> 担体は, 物質を促進拡散により膜を横切って移動させるために, 形を変える内在性膜タンパク質である.

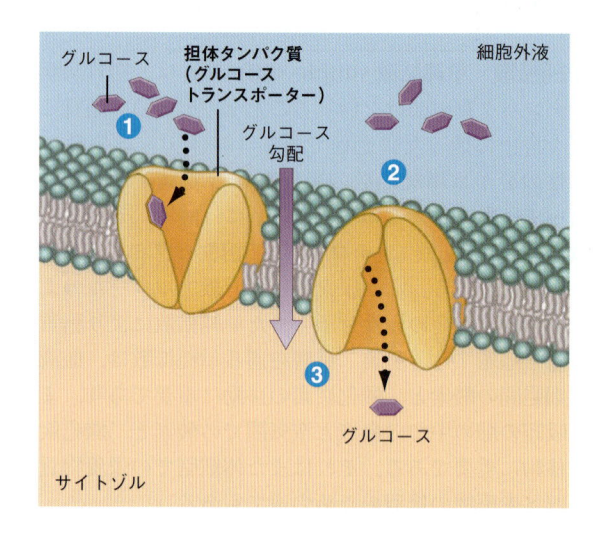

Q 促進拡散によるグルコース輸送をインスリンは変化させるか？

め込む作用を促進する. つまり, インスリンの作用は細胞内へのグルコースの促進拡散を担うトランスポートマキシマムを増加させることである. より多くのグルコーストランスポーターを利用することで, 体細胞はより速やかに血液からグルコースを取り込むことができる. インスリンの産生や利用ができなくなると糖尿病とよばれる (18 章).

浸　透　浸透 osmosis は拡散の一つのタイプで, 選択的透過性膜を通る溶媒の真の移動をいう. 他のタイプの拡散のように, 浸透は受動過程である. 生体系では溶媒は水であり, 水は**高い水濃度領域**から**より低い水濃度領域**へ形質膜を横切って浸透により移動する. この考えを理解するための別の方法は, 溶質濃度を考えることである：浸透では, 水は選択的透過性膜を通って**より低い溶質濃度領域**から**より高い溶質濃度領域**へ移動する. 浸透のあいだ, 水分子は形質膜を 2 つの方法で通り抜ける：(1) 単純拡散により脂質二重層内の隣り合ったリン脂質分子のあいだを移動する, (2) 水チャネルとして機能する内在性膜タンパク質である**水チャネル aquaporins** (**AQPs**；aqua- ＝水) を移動する. AQPs は細胞内の水の容量の調節に決定的な役割を演じている. からだのさまざまな細胞や組織で異なるタイプの AQPs が見つかっている. AQPs は脳脊髄液, 眼房水, 涙, 汗, 唾液の産

生や尿の濃度調節に深くかかわっている．AQPs の変異が白内障，尿崩症，唾液腺異常，神経変性疾患などに関係している．

膜が水を透過させ，溶質を透過させない時にのみ，浸透が生じる．簡単な実験で浸透を検証できる．選択的透過性膜が管の左腕と右腕を分けている U 字形をした管を考えてみよう．純水が左腕に注がれ，非透過性溶質を含む同量の溶液が右腕に注がれる（図 3.8 a）．**水濃度**は左が高く右がより低いので，水分子の真の移動—浸透—は左から右へ生じる．水はその濃度の低いほうへ移動していることに注意すべきである．同時に，膜は右腕から左腕への溶質の拡散を妨げている．その結果，左腕の水の体積は減少し，右腕の溶液の体積は増加する（図 3.8 b）．

浸透は左側の水がなくなるまで続くと思うかもしれないが，**そうはならない**．この実験では，右腕により高い溶液の柱ができ，より高い圧が膜の一方に加わっている．このように溶液により加わる圧は**静水圧 hydrostatic pressure** として知られており，これは水分子を左腕の中に押し戻す力となる．たくさんの水分子が浸透により左から右へ移動し，静水圧のために右から左へ移動する水分子とちょうど等しくなると平衡に達する（図 3.8 b）．

さらにことを複雑にしているのは，膜を横切ることができない溶質分子を含む溶液が，**浸透圧 osmotic pressure** とよばれる力をもつことである．溶液の浸透圧は膜を横切ることのできない溶質分子の濃度に比例する—溶質濃度が高いほど溶液の浸透圧はより高い．図 3.8 の管の右腕内の溶液にピストンを用いて圧を加えた時になにが起るか考えてみよう．十分に圧を加えると，それぞれの腕の中の溶液の量を最初の量と同じにすることができる．そして右腕の溶質濃度は最初と同じ濃度になる（図 3.8 c）．最初の状態に戻すために必要な圧の強さは浸透圧と等しい．ゆえに，この実験で浸透圧とは左の腕から右の腕へ水が動くのを止めるのに必要な圧ということになる．溶液の浸透圧は浸透のあいだ，水の移動を起さないことに注意しよう．むしろそのような水の移動を**妨げる**圧である．

一般に，サイトゾルの浸透圧は細胞外の間質液の浸透圧と同じである．選択的透過性である形質膜の両側の浸透圧は同じであるため，細胞体積は比較的一定に保たれている．しかし，体細胞がサイトゾルと異なる浸透圧の溶液中に置かれると，細胞の形や体積は変化する．水が浸透により細胞の内あるいは外へ動く時，その体積は増加または減少する．溶液の**張度 tonicity**（tonic ＝張力）とは細胞の水含有量を変化させて細胞の大きさを変える溶液の能力のものさしといえる．

正常な形と体積を保っている細胞—例えば赤血球（RBC）—内の溶液はどのようなものでも**等張液 isotonic solution**（iso- ＝等しい）である（図 3.9）．形質膜を横切ることができない溶質の濃度はこの溶液中

図 3.8 **浸透の原理**．水分子は選択的透過性膜を通り移動する；右腕の溶質分子は膜を通ることができない．（a）水分子は左腕から右腕へ水濃度勾配の低いほうへ移動する．（b）左腕の水の体積は減少し，右腕の溶液の体積は増加する．（c）右腕の溶液に圧が加えられると，最初の状態に戻る．

> 浸透は選択的透過性膜を通る水分子の移動である．

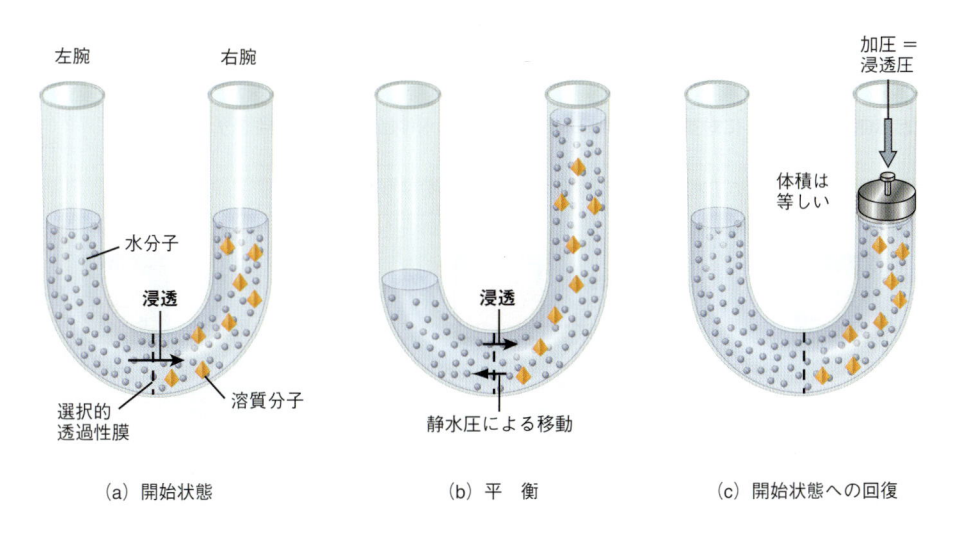

（a）開始状態　　　（b）平　衡　　　（c）開始状態への回復

Q 右腕の溶液のレベルは水濃度が両方の腕で同じになるまで上昇するのか？

では膜の両側で同じである．例えば，**正常（生理）食塩水** normal (physiological) saline solution とよばれる 0.9% NaCl 溶液（溶液 100 mL 中に塩化ナトリウム 0.9 g）は RBCs にとって等張である．RBCs の形質膜は水の出入りを許すが，溶質である Na^+ や Cl^- に対しては非透過性に振舞う（チャネルやトランスポーターによって細胞内に入ったすべての Na^+ あるいは Cl^- は能動輸送や他の方法で直ちに細胞外へ戻される）．RBCs が 0.9% NaCl に浸されると，水分子は RBCs の形状と体積を保つように同じ割合で出入りする．

RBCs 内のサイトゾルより溶質濃度が**低い**溶液である**低張液** hypotonic solution (hypo- =より少ない) に RBCs を置くと異なる状態になる（図 3.9）．この場合，水分子は細胞から出るよりも速く細胞内に入るので，

RBCs は膨らみ最後は破裂する．このような RBCs の破裂は**溶血 hemolysis** (hemo- =血液；-lysis =解く，割る) という；低張液中に置かれた赤血球以外の細胞の破裂は，単純に**溶解 lysis** という．純水は非常に低張で素早く溶血を起す．

高張液 hypertonic solution (hyper- =より大きい) は RBCs 内のサイトゾルより溶質濃度が高い（図 3.9）．高張溶液の一例は 2% NaCl 溶液である．このような溶液中では，水分子は細胞内に入るよりも速く細胞外へ移動するので，細胞は縮んでしまう．このような RBCs の収縮は**円鋸歯形成 crenation**（訳注：赤血球の辺縁部が縮んでこんぺい糖のように凹凸になる状態）とよばれる．

チェックポイント

8. どんな要素が拡散速度を増加させることができるか．
9. 単純拡散は促進拡散とどのように異なるか．
10. 浸透圧とはなにか．
11. 等張液，低張液，高張液の違いを説明しなさい．

能動過程

能動輸送 細胞を出入りしなければならない極性または電荷をもったある種の溶質は，いかなるかたちの受動輸送によっても形質膜を横切ることはできない．なぜなら，これらの溶質はその濃度勾配に対して濃度の"より高いほうへ"移動する必要からである．このような溶質は**能動輸送 active transport** により膜を横切ることが可能になる．能動輸送は，積極的な過程と考えられる．なぜなら，担体タンパク質が溶質を濃度勾配に逆らって膜を横切って動かすためにエネルギーを必要とするからである．2 つの細胞エネルギーが能動輸送を駆動するために利用される：(1) アデノシン三リン酸 adenosine triphosphate (ATP) の加水分解から得られるエネルギー

図 3.9 **張度と赤血球（RBCs）に対する効果.** 矢印は細胞内外への水移動の方向と程度を示す.

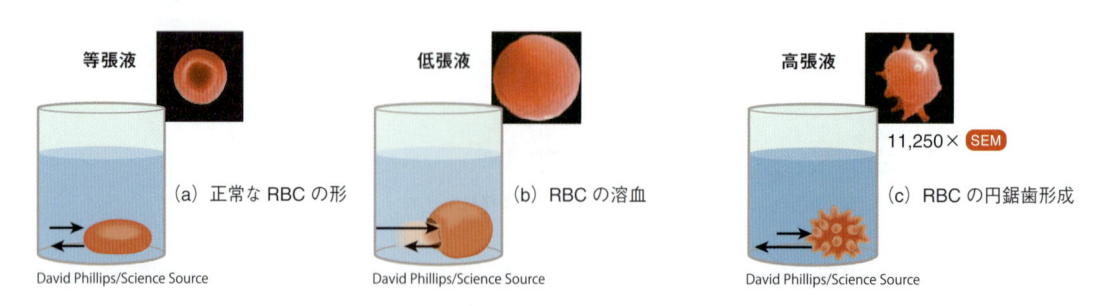

等張液中にある細胞は，細胞内外への正味の水移動がないので，その形を保つ．

等張液　(a) 正常な RBC の形　David Phillips/Science Source

低張液　(b) RBC の溶血　David Phillips/Science Source

高張液　(c) RBC の円鋸歯形成　11,250× SEM　David Phillips/Science Source

Q NaCl の 2% 溶液は RBCs の溶血を生じるか，あるいは円鋸歯形成を生じるか？　なぜか？

は**一次性能動輸送** primary active transport の源である；(2) イオン濃度勾配で蓄積したエネルギーは**二次性能動輸送** secondary active transport の源である．担体を介する促進拡散のように，能動輸送過程もトランスポートマキシマムと飽和を示す．能動的に形質膜を横切って輸送される溶質には，Na^+, K^+, H^+, Ca^{2+}, I^-（ヨウ化物イオン），Cl^- などの数種のイオン類；アミノ酸類；そして単糖類が含まれる（これらの物質のいくつかは，その物質に適したチャネルタンパク質あるいは担体が存在すると，促進拡散で形質膜を横切ることにも注意しよう）．

一次性能動輸送　**一次性能動輸送** primary active transport では，ATP の加水分解で生じたエネルギーが担体タンパク質の形を変える．担体タンパク質は形質膜を横切って物質をその濃度勾配に逆らって"汲み出す"．実際，一次性能動輸送を行う担体タンパク質はしばしば**ポンプ pumps** とよばれる．典型的な体細胞は一次性能動輸送に ATP の約 40 % を消費する．ATP 産生を止める化学物質—例えば，毒性のシアン化物—はからだ全体にわたり細胞の能動輸送を止めてしまうので，致死的である．

最も一般的な一次性能動輸送は Na^+ を細胞から汲み出し，K^+ を細胞内に取り込む機構である．特定のこれらのイオンを動かすので，この担体は**ナトリウム-カリウムポンプ** sodium-potassium pump とよばれる．ナトリウム-カリウムポンプの一部は，ATP を加水分解する酵素である **ATP アーゼ** ATPase として作用するので，このポンプに対する別の名前を **Na^+-K^+ ATP アーゼ Na^+-K^+ ATPase** という．すべての細胞はその形質膜中に数千のナトリウム-カリウムポンプをもっている．これらのナトリウム-カリウムポンプは Na^+ の濃度勾配に逆らって Na^+ を細胞外液に汲み出すことで，サイトゾル内の Na^+ 濃度を低く保っている．同時に，ポンプは K^+ の濃度勾配に逆らって K^+ を細胞内へ動かす．K^+ と Na^+ はその電気化学的勾配に従い，受動輸送あるいは二次性能動輸送によって形質膜を横切ってゆっくり漏れ出るので，ナトリウム-カリウムポンプはサイトゾル内の Na^+ を低濃度にまた K^+ を高濃度に保つために休むことなく働かなければならない．

図 3.10 にナトリウム-カリウムポンプの動作を描いている：

❶ サイトゾル内の Na^+ 3 個がポンプタンパク質に結合する．

❷ Na^+ の結合は ATP を ADP に加水分解する引き金となる，この反応はまたポンプタンパク質にリン酸基 Ⓟ を付加する．この化学反応はポンプタンパク質の

図 3.10　ナトリウム-カリウムポンプ（Na^+-K^+ ATP アーゼ）は細胞からナトリウムイオン（Na^+）を排出し，細胞内にカリウムイオン（K^+）を取り込む.

> ナトリウム-カリウムポンプは細胞内のナトリウムイオン濃度を低く保つ.

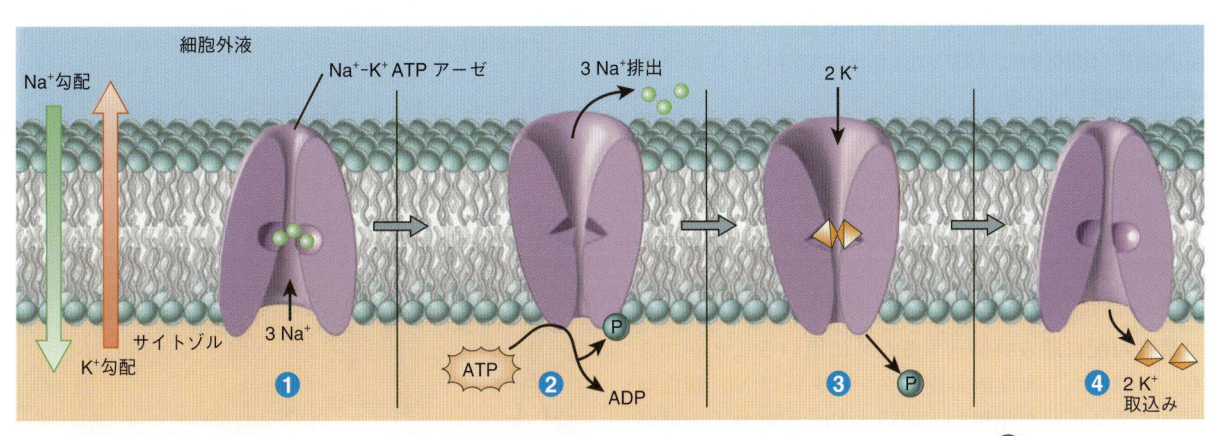

サイトゾルから 3 個のナトリウムイオン（Na^+）がナトリウム-カリウムポンプの内側表面に結合する.

Na^+ の結合が引き金になって ATP がポンプに結合して ADP と Ⓟ（リン酸）に分解する. ATP の分解によるエネルギーがポンプタンパク質の形を変え，それによって Na^+ が細胞外に移動する.

2 個のカリウムイオン（K^+）がポンプタンパク質の外側表面に到達し，それによって Ⓟ が遊離する.

Ⓟ が離れることによってポンプタンパク質は元の形に戻り，それによって K^+ が細胞内に入る.

Q このポンプを動かす ATP の役割はなにか？

形を変え細胞外液へ3個の Na^+ を汲み出す．すると
ポンプタンパク質の形はポンプタンパク質と細胞外
液の2個の K^+ との結合に好都合になる．

❸ K^+ の結合はポンプタンパク質からリン酸基が遊離す
る引き金となる．この反応は再びポンプタンパク質
の形を変化させる．

❹ ポンプタンパク質が元の形に戻ると，ポンプはサイ
トゾルに K^+ を離す．この時点で，ポンプは再び3
個の Na^+ と結合できる状態になり，サイクルは繰り
返す．

サイトゾルと細胞外液の Na^+ と K^+ の濃度の違いは，
正常な細胞の体積を保つために重要であり，またある細
胞が活動電位のような電気信号を発生するために重要で
ある．溶液の浸透張力は膜を透過できない溶質粒子の濃
度に比例する．細胞内に拡散するあるいは二次性能動輸
送で入る Na^+ は直ちに汲み出されるので，まるで Na^+
は決して細胞の中に入って来ないようにみえる．事実上，
Na^+ はあたかも膜を通り抜けることができないように振
る舞う．つまり，Na^+ は細胞外液の浸透張力に重要な寄
与をしている．サイトゾルの K^+ に対しても同様の状態
が保たれる．ナトリウム-カリウムポンプは，形質膜の
両側で正常な浸透張力を保つように働くことにより，浸
透により水が細胞の外へあるいは中へ移動して細胞が決
して収縮あるいは膨張しないように保証している．

二次性能動輸送 二次性能動輸送 secondary active
transport では，Na^+ あるいは H^+ の濃度勾配で蓄えら
れたエネルギーが，他の物質をその濃度勾配に逆らって
膜を横切って運ぶために利用される．Na^+ あるいは H^+
の勾配は一次性能動輸送により形成されるので，二次性
能動輸送は**間接的に** ATP の加水分解で得られたエネル
ギーを利用している．

ナトリウム-カリウムポンプは膜を横切って Na^+ の急
峻な濃度勾配を保つ．その結果，Na^+ は，ちょうどダム
に貯えられた水のように貯蔵エネルギーすなわち位置エ
ネルギーをもつ．したがって，Na^+ が漏れ戻る道がある
とすると，蓄えられたエネルギーのいくらかは運動エネ
ルギー（移動のエネルギー）に転換され，他の物質をそ
の**濃度勾配に逆らい**輸送するために用いることができ
る．実際に，二次性能動輸送タンパク質は Na^+ 濃度勾
配のエネルギーを利用し，細胞へ Na^+ が漏れ入る通路
を供給する．二次性能動輸送では，担体タンパク質が
Na^+ と他の物質に同時に結合するとその形を変え，Na^+
と他の物質は同時に膜を横切る．もしこれらのトランス
ポーターが同じ方向へ2つの物質を運ぶとすると，これ
は**シンポーター（共輸送体）** symporters（sym- ＝同じ）
とよばれる；これに対し，**アンチポーター（対向輸送体）**

antiporters（anti- ＝反対して）は膜を横切って2つの
物質を反対方向へ移送する．

形質膜には Na^+ 濃度勾配による力を利用するいくつ
かのアンチポーターとシンポーターがある（図 3.11）．
例えば，Na^+-Ca^{2+} アンチポーターはカルシウムイオン
（Ca^{2+}）を汲み出すので，サイトゾルの Ca^{2+} 濃度は低い．
同様に，Na^+-H^+ アンチポーターは過剰な H^+ を排出す
ることでサイトゾルの pH（H^+ 濃度）の調節を助ける．
これに対し，食物のグルコースとアミノ酸は Na^+-グル
コースシンポーターと Na^+-アミノ酸シンポーターによ
り小腸を裏打ちする細胞内に吸収される（図 3.11b）．
この場合，Na^+ はその濃度勾配の低いほうへ動いている

🦯 臨床関連事項

ジギタリスは心筋細胞内の Ca^{2+} を増やす

ジギタリス digitalis は心臓のポンプ作用が弱くなった
状態である**心不全 heart failure** の患者にしばしば投与され
る．ジギタリスはナトリウム-カリウムポンプの活動を遅
くして，心筋細胞内により多くの Na^+ を集積する．これは，
形質膜を横切る Na^+ 濃度勾配を小さくするので，Na^+-Ca^{2+}
アンチポーターの働きを遅くする．その結果，より多くの
Ca^{2+} が心筋細胞内に残る．心筋細胞のサイトゾルに Ca^{2+}
がわずかに増加すると，心筋細胞の収縮力が上昇して，心
拍の力を強める．

図 3.11 　**二次性能動輸送の機序.**（a）アンチポーターは2つ
の物質を膜の反対側に運ぶ．（b）シンポーターは2つの物質を同じ
方向に膜を横切って運ぶ．

> 二次性能動輸送ではイオン濃度勾配（ここでは，Na^+ に対する）
> で蓄えられたエネルギーを使用する．一次性能動輸送ポンプ
> は ATP を加水分解して勾配を保つので，二次性能動輸送の機
> 序では間接的に ATP を消費する．

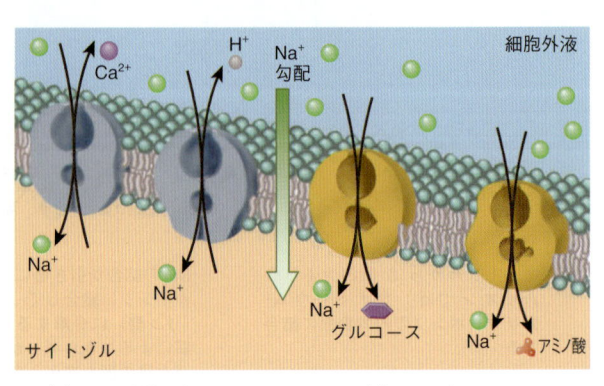

（a）アンチポーター　　　（b）シンポーター

Q 一次性能動輸送と二次性能動輸送の主な違いはなにか？

が，他の溶質はその濃度勾配に対して"より濃度の高いほう"へ移動する．ナトリウム-カリウムポンプがサイトゾルの Na^+ 濃度を低く保っているので，すべてのシンポーターとアンチポーターは仕事をすることができることを覚えておこう．

小胞による輸送　**小胞 vesicle**（＝小さな水胞または嚢）は，前に述べたように，小さな球形の袋である．本章の後ろでわかるように，いろいろな物質は細胞内のある構造から他の構造へ小胞により輸送される．また小胞は細胞外液から物質を取り入れ，または細胞外液へ物質を放出する．**エンドサイトーシス endocytosis**（endo-＝の中に）では，物質が形質膜でつくられた小胞に入り細胞内へ移動する．**エクソサイトーシス exocytosis**（exo-＝外へ）では，細胞内でつくられた小胞が形質膜と融合することで物質は細胞外へ移動する．エンドサイトーシスとエクソサイトーシスの両方とも ATP により供給されるエネルギーを必要とする．つまり，小胞による輸送は能動過程である．

エンドサイトーシス　ここで，受容体依存性エンドサイトーシス，食作用，飲作用の3種類のエンドサイトーシスを考えてみよう．**受容体依存性エンドサイトーシス receptor-mediated endocytosis** は，細胞が特定のリガンドを取り込むというエンドサイトーシスの中で高度に選択性をもったかたちである（リガンドとは特定の受容体に結合する分子であることを思い出そう）．形質膜内の受容体タンパク質が細胞外液中の特定の粒子を認識して結合した後に小胞がつくられる．例えば，細胞は低密度リポタンパク質（LDL）に含まれるコレステロール，トランスフェリン（血液中の鉄輸送タンパク質），ある種のビタミン，抗体そしてある種のホルモンなどを受容体依存性エンドサイトーシスにより取り込む．LDL（そして他のリガンド類）を取り込む受容体依存性エンドサイトーシスは以下のように生じる（図3.12）：

❶ **結合 binding**．形質膜の細胞外側では，コレステロールを含む LDL 粒子が形質膜内の特定の受容体と結合して受容体-LDL 複合体を形成する．受容体は内在性膜タンパク質で，**クラスリン被覆ピット clathrin-coated pits** とよばれる形質膜の領域に集積している．ここでは，**クラスリン clathrin** とよばれるタンパク質が細胞質側の膜についている．たくさんのクラスリン分子は一緒に集まり受容体-LDL 複合体の周りを取り囲むかご様の構造物をつくり，膜が（内へ向かって）陥入できるようにする．

❷ **小胞形成 vesicle formation**．クラスリン被覆ピットを中心にして膜が陥入し，陥入した膜の端が融合

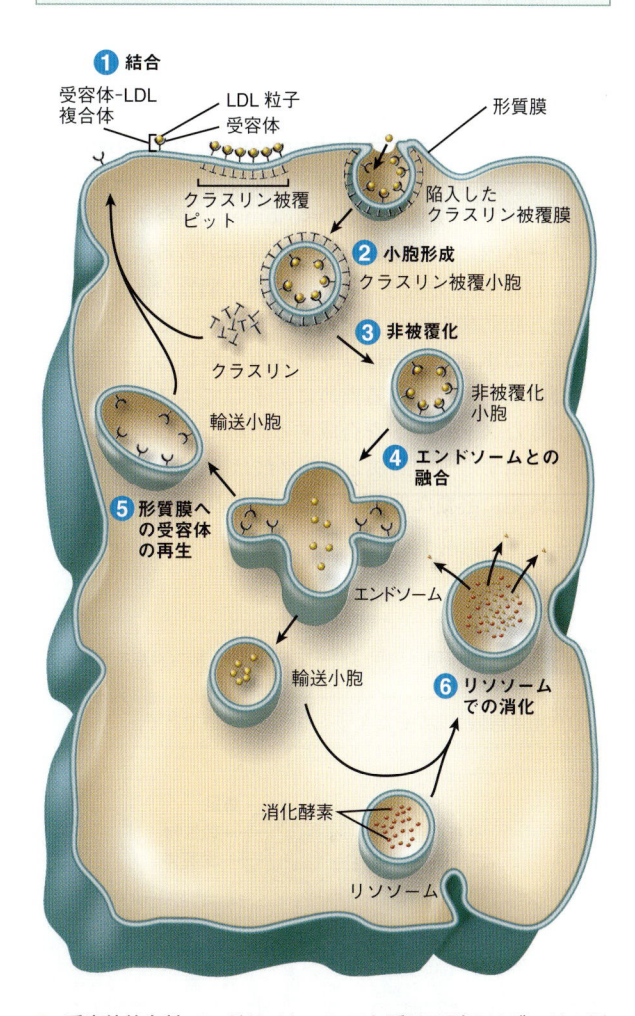

図 3.12　**低密度リポタンパク質（LDL）粒子の受容体依存性エンドサイトーシス.**

受容体依存性エンドサイトーシスは細胞に必要な物質を輸入する．

❶ **結合**
受容体-LDL複合体
LDL粒子
受容体
形質膜
クラスリン被覆ピット
陥入したクラスリン被覆膜
❷ **小胞形成**
クラスリン被覆小胞
クラスリン
❸ **非被覆化**
非被覆化小胞
輸送小胞
❹ **エンドソームとの融合**
❺ **形質膜への受容体の再生**
エンドソーム
輸送小胞
❻ **リソソームでの消化**
消化酵素
リソソーム

Q 受容体依存性エンドサイトーシスを受ける別のリガンドの例をいくつか挙げなさい．

する．そして膜の小片がつまみとられるように，離れる．得られた小胞は**クラスリン被覆小胞 clathrin-coated vesicle** といわれ，受容体-LDL 複合体を含んでいる．

❸ **非被覆化 uncoating**．クラスリン被覆小胞が形成されるとすぐに，クラスリン被覆を失い，**非被覆化小胞 uncoated vesicle** となる．クラスリン分子は形質膜の内面に戻るかあるいは細胞内の別の小胞の被覆つくりに参加する．

❹ **エンドソームとの融合 fusion with endosome**．非被覆小胞は素早く**エンドソーム endosome** として知られる小胞と融合する．エンドソーム内で，LDL 粒

子は受容体から分離する.

❺ **形質膜への受容体の再生 recycling of receptors to plasma membrane.** 受容体のほとんどはエンドソームの伸び出た突起（図の中心部の十字形をした小胞の腕）に集合している．これらはちぎれて，受容体を含んだ輸送小胞 transport vesicle を形成して，形質膜へ受容体を戻す．LDL 受容体は細胞内に入ってから約 10 分で形質膜へ戻される．

❻ **リソソームでの消化 degradation in lysosome.** LDL を含むもう一方の輸送小胞はエンドソームを離れ，すぐに**リソソーム** lysosome と融合する．リソソーム内にはたくさんの消化酵素がある．ある酵素は LDL 粒子の大きなタンパク質と脂質分子をアミノ酸と脂肪酸とコレステロールへ分解する．そしてこれらの小さな分子はリソソームを離れる．細胞は自身の膜を再構築するために，そしてエストロゲンのようなステロイドを合成するためにコレステロールを利用する．脂肪酸とアミノ酸は ATP の産生に，また細胞に必要な他の分子をつくるのに利用される．

⚕ 臨床関連事項

ウイルスと受容体依存性エンドサイトーシス

受容体依存性エンドサイトーシスは一般に必要な物質を取り入れるが，ある種のウイルスは体細胞に入り細胞を感染させるためにこの機序を利用する．例えば，後天性免疫不全症候群（AIDS）を起すヒト免疫不全ウイルス（HIV）は CD4 とよばれる受容体に付着できる．この受容体はヘルパー T 細胞という白血球の形質膜に存在している．CD4 に結合した後，HIV は受容体依存性エンドサイトーシスを介してヘルパー T 細胞に入る．

食作用 phagocytosis（phago- ＝食べる）あるいは“細胞食作用 cell eating”はエンドサイトーシスの一つで，古くなった細胞やバクテリアあるいはウイルスのような大きな固形粒子を飲み込む（図 3.13）．**食細胞 phagocytes** と名づけられたほんの少数の体細胞のみが食作用を行うことができる．食細胞の 2 つの主要な種類は，多くの体組織に定着した**マクロファージ** macrophages と白血球の一種である**好中球** neutrophils であ

図 3.13 **食作用.** 偽足は粒子を取り囲み，膜は食胞をつくるために融合する.

食作用は病気からからだを守る生体防御機序である.

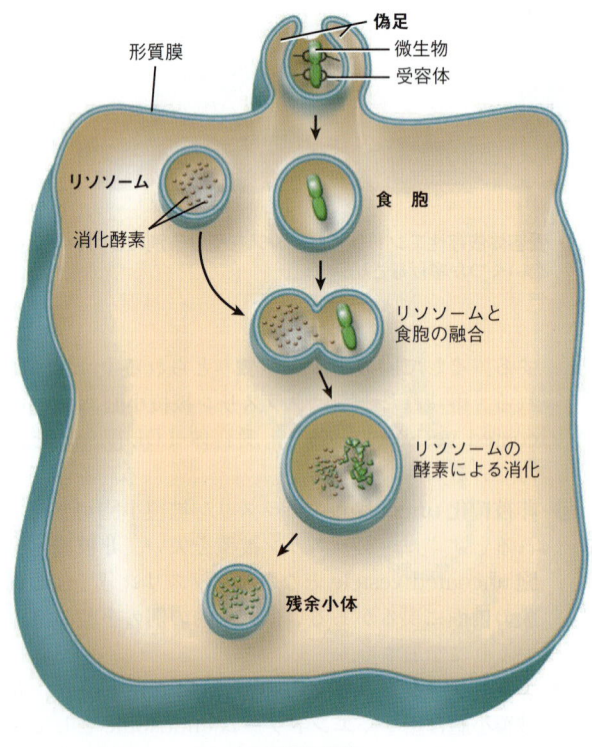

（a）過程の図解

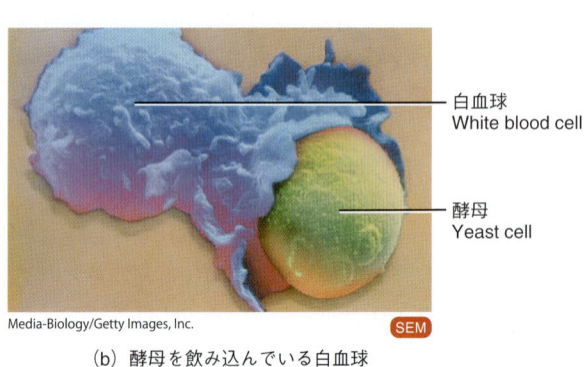

Media-Biology/Getty Images, Inc. SEM

（b）酵母を飲み込んでいる白血球

⚕ 臨床関連事項

食作用と微生物

食作用は疾病からからだを守る助けとなる生体防御機構である．マクロファージは侵入してきた微生物を処理したり，毎日数十億個の古くなったり，傷ついた赤血球を処理している．好中球もまた侵略した微生物を取り除く働きをする．膿 pus は死んだ白血球，マクロファージ，そして組織の細胞や感染損傷部の体液が混じり合ったものである．

Q なにが偽足の形成を引き起すか？

る．食作用は粒子が形質膜受容体に結合した時に始まり，食細胞は形質膜と細胞質からなる突起である**偽足pseudopods**（pseudo- ＝偽りの；-pods ＝足）を伸ばす．偽足は細胞の外側で粒子を取り囲み，膜は**食胞phagosome** とよばれる小胞を形成するために融合し，食胞が細胞質に入る．食胞は一つ以上のリソソームと融合し，リソソームの酵素は摂取した物質を破壊する．ほとんどの場合，食胞内のすべての非消化産物は**残余小体residual body** とよばれる小胞内に不明瞭に残る．残余小体はエクソサイトーシスで細胞から放出されるかあるいはリポフスチン顆粒として細胞内に留まる．

　ほとんどの体細胞は，細胞外液のとても小さな小滴を取り込むエンドサイトーシスの一種である**飲作用pinocytosis**（pino- ＝飲むこと；**液相エンドサイトーシス bulk-phase endocytosis**，あるいは**細胞飲作用cell-drinking**）を行う（図 3.14）．受容体タンパク質は関与しない；細胞外液に溶けているすべての溶質は細胞内へもち込まれる．飲作用のあいだ，形質膜は中へ折り込まれ，細胞外液の小滴を含む飲小胞を形成する．飲小胞は形質膜から離れあるいは"ちぎれ"てサイトゾルに入る．飲小胞はリソソームと融合する，リソソームの中の酵素が飲み込まれた溶質を処理する．その結果得られたアミノ酸や脂肪酸のような小さな分子は，細胞の他の場所で使用されるためにリソソームを離れる．飲作用はほとんどの細胞，とくに小腸や腎臓の吸収作用をもつ細胞で起きている．

エクソサイトーシス　細胞内に物質を運ぶエンドサイトーシスに対し，**エクソサイトーシス exocytosis** は細胞から物質を放出する．すべての細胞はエクソサイトーシスを行うが，とくに2種類の細胞で重要である：(1) 分泌細胞は消化酵素，ホルモン，粘液，あるいは他の分泌物を放出する．また (2) 神経細胞は**神経伝達物質neurotransmitters** とよばれる物質を放出する（図12.23 参照）．ある場合では，老廃物もまたエクソサイトーシスで放出される．エクソサイトーシス過程では，**分泌小胞 secretory vesicles** とよばれる膜で包まれた小胞が細胞内にできて，形質膜と融合し，細胞外液へその内容物を放出する．

　エンドサイトーシスで失われた形質膜の断片はエクソサイトーシスにより回復あるいは再生される．エンドサイトーシスとエクソサイトーシス間のバランスは細胞の形質膜の表面積を比較的一定に保つ．膜交換はある種の細胞で広範囲に生じている．例えば，膵臓では，消化酵素を分泌する細胞は 90 分で細胞全体の面積と等しい量の形質膜を再利用している．

トランスサイトーシス　小胞による輸送は物質を細胞の

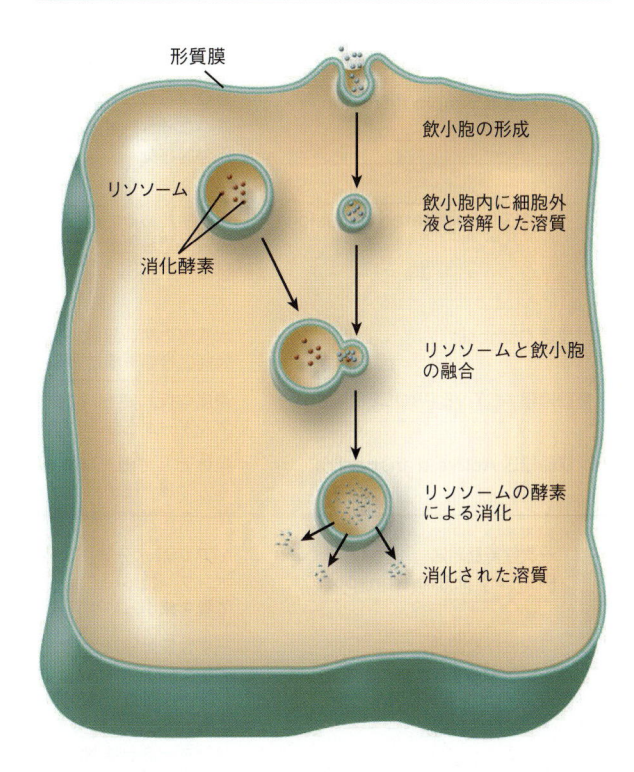

図 3.14　**飲作用**．形質膜は中へ折り込まれ，飲小胞を形成する．

ほとんどの細胞は飲作用を行い，細胞外液の小滴を非選択的に取り込む．

形質膜

飲小胞の形成

飲小胞内に細胞外液と溶解した溶質

リソソーム

消化酵素

リソソームと飲小胞の融合

リソソームの酵素による消化

消化された溶質

Q 受容体依存性エンドサイトーシスと食作用は飲作用とどのように異なるか？

中へ，横切り，あるいは外へ連続的に移動するためによく用いられる．**トランスサイトーシス transcytosis** とよばれるこの能動過程では，小胞が細胞の片側でエンドサイトーシスを行い，細胞を横切って移動し，反対側でエクソサイトーシスを行う．小胞が形質膜と融合するたびに，小胞内容物は細胞外液へ放出される．トランスサイトーシスは血管の裏打ちをする内皮細胞を横切るのに最もよく起きており，血漿と間質液のあいだを動く物質にとっての一手段である．例えば，女性が妊娠すると，彼女の抗体のあるものはトランスサイトーシスにより胎盤を横切り胎児循環の中に入る．

　表 3.1 に細胞内外へ物質が輸送される過程を要約する．

チェックポイント

12. 受動輸送と能動輸送の違いとなる鍵はなにか．

13. シンポーターとアンチポーターはどのようにその機能を果すか．

表 3.1	細胞内外への物質の輸送	
輸送過程	**説　明**	**輸送される物質**
受動過程 PASSIVE PROCESSE	平衡に達するまで濃度勾配の低いほうへ向かう物質の移動；ATP を用いる細胞のエネルギーは不要.	
拡散 Diffusion	平衡に達するまで，自身がもつ運動エネルギーによって濃度勾配の低いほうへ向かう分子またはイオンの移動.	
単純拡散 Simple diffusion	膜輸送タンパク質の助けを借りることなく，濃度勾配の低いほうへ形質膜の脂質二重層を横切って動く，物質の受動的移動.	非極性，疎水性溶質：酸素，二酸化炭素，窒素；脂肪酸；ステロイド；脂溶性ビタミン．水，尿素，低級アルコールのような極性分子.
促進拡散 Facilitated diffusion	チャネルあるいは担体として働く膜タンパク質を介した脂質二重層を濃度勾配の低いほうへ動く，物質の受動的移動.	極性のあるまたは電荷をもつ溶質：グルコース；フルクトース；ガラクトース；ある種のビタミン；そして K^+, Cl^-, Na^+, Ca^{2+} のようなイオン類.
浸透 Osmosis	水濃度の高い領域から低い領域へ平衡に達するまで選択的透過性膜を横切る水分子の受動的移動.	溶媒：生体系の水
能動過程 ACTIVE PROCESSES	濃度勾配に逆らった物質の移動；ATP による細胞のエネルギーが必要.	
能動輸送 Active transport	担体として働く膜貫通タンパク質により濃度勾配に逆らって膜を横切って物質を動かすために，細胞がエネルギーを消費する能動過程.	極性があるまたは電荷をもつ溶質.
一次性能動輸送 Primary active transport	ATP の加水分解により与えられたエネルギーを用いるポンプ（担体）によって，物質をその濃度勾配に逆らって膜を横切って移動させる能動過程.	Na^+, K^+, Ca^{2+}, H^+, I^-, Cl^-, その他のイオン
二次性能動輸送 Secondary active transport	一次性能動輸送ポンプにより保たれた Na^+ または H^+ 濃度勾配により与えられるエネルギーを用いて膜を横切る 2 つの物質の一対の輸送．アンチポーターは Na^+（または H^+）と他の物質を反対方向へ膜を横切って動かす；シンポーターは Na^+（または H^+）と他の物質を同じ方向へ膜を横切って動かす.	アンチポート：Ca^{2+}, H^+ を細胞外へ．シンポート：グルコース，アミノ酸を細胞内へ.
小胞による輸送 Transport in vesicles	形質膜からちぎれてできた小胞により物質が細胞内外へ移動する能動過程；ATP により供給されるエネルギーが必要.	
エンドサイトーシス Endocytosis	小胞による細胞内への物質の移動.	
受容体依存性エンドサイトーシス Receptor-mediated endocytosis	リガンド−受容体複合体はクラスリン被覆ピットの嵌入を引き起こし，リガンドを含む小胞を形成する.	リガンド：トランスフェリン，低密度リポタンパク質（LDLs），ある種のビタミン，ある種のホルモン，抗体.
食作用 Phagocytosis	食べること；偽足が食胞をつくるために固形粒子を飲み込んだ後細胞内へ固形粒子を移動.	バクテリア，ウイルス，老化もしくは死んだ細胞.
飲作用 Pinocytosis	飲むこと；飲小胞をつくる形質膜が嵌入して細胞内へ細胞外液を移動.	細胞外液中の溶質.
エクソサイトーシス Exocytosis	分泌小胞が形質膜と融合し細胞外へ分泌小胞内の物質を放出する.	神経伝達物質，ホルモン，消化酵素.
トランスサイトーシス Transcytosis	細胞の片側でエンドサイトーシス，反対側でエクソサイトーシスにより細胞を通り抜ける物質の移動.	内皮細胞を横切る抗体のような物質．これは血漿と間質液とのあいだを通る物質には共通のルートである.

14. 能動輸送に必要な細胞のエネルギー源はなにか.
15. エンドサイトーシスとエクソサイトーシスの過程で, 同じところと違うところはなにか.

3.4 細胞質

目 標

- 細胞質, サイトゾル, 細胞小器官の構造と機能を述べる.

細胞質 cytoplasm は形質膜と核のあいだにあるすべての細胞内容物で, 2つの要素をもつ: (1) サイトゾルと (2) 細胞内で異なる機能を発揮する小さな構造物である種々の細胞小器官.

サイトゾル

サイトゾル cytosol (細胞内液 intracellular fluid) は細胞小器官 (図 3.1 参照) をとりまく細胞質の溶液部分であり, 全細胞体積の約55%を占める. サイトゾルは細胞の各部で組成や密度が異なるが, 75 ～ 90%の水と種々の可溶性物質や浮遊性物質からなる. この中には, さまざまなイオン類, グルコース, アミノ酸類, 脂肪酸類, タンパク質類, 脂質類, ATP そして老廃物がある. このうちのいくつかはすでに述べた. またある種の細胞内には貯蔵のために集塊をなしている種々の有機分子がある. このような集塊は細胞が生きているあいだに現れたり消えたりする. 例として, トリグリセリドを含んだ**脂肪滴 lipid droplets** や**グリコーゲン顆粒 glycogen granules** とよばれるグリコーゲン分子の塊がある (図 3.1 参照).

サイトゾルは細胞の生存に必要な多くの化学反応が行われる場所である. 例えば, サイトゾルの酵素は1分子のグルコースから10回の化学反応を通して2分子のATP を産生する**解糖 glycolysis** を触媒する (図 25.4 参照). サイトゾルでの別の反応は細胞構造を保持するためや細胞の成長のための構成単位を供給する.

細胞骨格 cytoskeleton はサイトゾル全体に広がるタンパク質フィラメントの網状構造である (図 3.1 参照). 3種類のフィラメントが細胞骨格の構造に, また他の細胞小器官の構造に関与している. フィラメントの直径が細いものから順に, ミクロフィラメント, 中間径フィラメント, そして微小管という.

ミクロフィラメント ミクロフィラメント micro-filaments は細胞骨格の最も細い要素である. これらはタンパク質の**アクチン actin** と**ミオシン myosin** からなり, 細胞のへりに最もよくみられる (図 3.15 a). ミク

ロフィラメントは2つの一般によく知られている機能をもつ: 運動の発生を助け, 機械的保持をもたらす. 運動に関しては, ミクロフィラメントは筋収縮, 細胞分裂, そして細胞の移動にかかわっている. その中には発生時の胚細胞の移動, 感染と争う白血球の組織への進入, あるいは傷が治るあいだの皮膚細胞の移動などがある.

ミクロフィラメントは細胞の基本的な強さと形に関係する多くの機械的な支えとなる. ミクロフィラメントは形質膜の内在性膜タンパク質に細胞骨格をつなぎとめる. ミクロフィラメントはまた**微絨毛 microvilli** (micro- = 小さい; -villi = 毛のふさ; 単数形 microvillus) とよばれる細胞の突起を機械的に保持する働きがある. 微絨毛は非運動性で, 形質膜の微細な指状の突起である. 各微絨毛の中には微絨毛を支える平行に並んだミクロフィラメントでできた芯がある. 微絨毛は細胞の表面積を大きく増加させるので, 小腸を裏打ちする上皮細胞のように吸収に関与する細胞には多量に存在する.

中間径フィラメント その名前が示すように, **中間径フィラメント intermediate filaments** はミクロフィラメントより太いが, 微小管よりは細い (図 3.15 b). いくつかの異なるタンパク質が並はずれて強い中間径フィラメントを構成する. これらのタンパク質は機械的ストレスを受ける細胞の部位に見出され; 核のような細胞小器官の位置を安定させ, また細胞を互いに接着する手助けをする.

微小管 最も大きな細胞骨格要素である**微小管 microtubules** は, タンパク質の**チューブリン tubulin** を主成分とする枝分れのない中空の長い管である (訳注: 微小管の最小構成単位はチューブリンで, これにはαチューブリンとβチューブリンがある. αチューブリンとβチューブリンが重合してプロトフィラメントをつくり, これが束になって微小管ができる). 中心体 (すぐ後で述べる) とよばれる細胞小器官が微小管を組み立てる場所である. 微小管は中心体から細胞の周辺へ向かって外向きに成長する (図 3.15 c). 微小管は細胞の形を決める. さらに分泌小胞などの細胞小器官の運動, 細胞分裂での染色体の移動, また線毛や鞭毛のような特殊な細胞突起の運動などに関与する.

細胞小器官

前に述べたように, **細胞小器官 organelles** は細胞の中にある特別な構造体で, 特徴的な形をもつ. そして細胞の成長, 維持また再生に特定の機能を発揮する. 細胞内で同時に多くの化学反応が生じているにもかかわらず, 反応は異なる細胞小器官の中で起るので, 一つの反応と別の反応のあいだでの妨害はほとんどない. 個々の

図 3.15 細胞骨格.

細胞骨格は 3 種類のタンパク質フィラメント—ミクロフィラメント，中間径フィラメント，微小管—からなる網状構造で，細胞質全体に広がっている.

細胞骨格の機能

1. 細胞骨格は細胞の形を決め，細胞内容物の編成を助ける足場として働く.
2. 細胞骨格は細胞内で細胞小器官，細胞分裂時の染色体，そして食細胞のような細胞全体の移動を助ける.

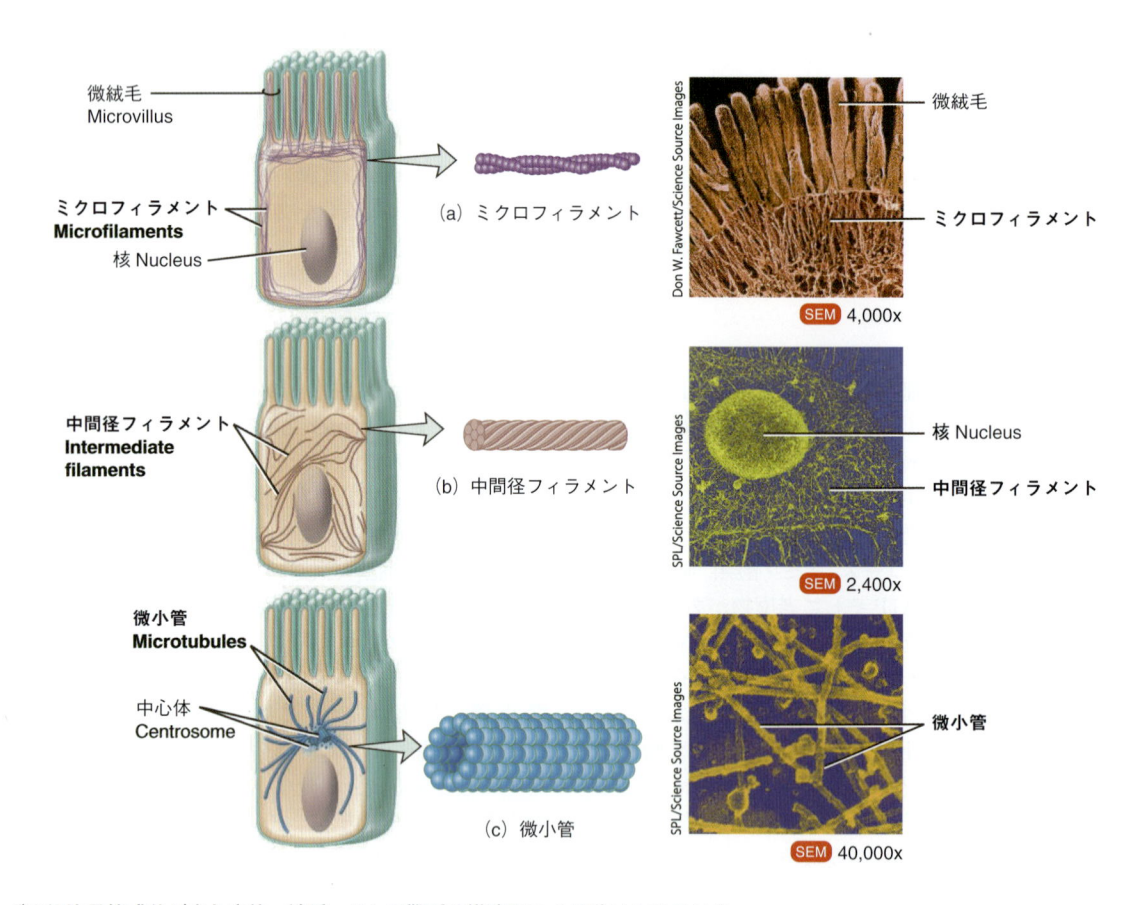

Q どの細胞骨格成分が中心小体，線毛，そして鞭毛の構造をつくる助けとなるか？

細胞小器官は特定の反応を行う一連の酵素をもっており，各細胞や器官が特定の生化学反応を起す機能的分画である. 細胞小器官の数や種類は細胞により異なり，細胞の機能に依存する. 細胞小器官が異なる機能をもっているにもかかわらずホメオスタシスを保つために互いにしばしば協力し合っている. 核は大きな細胞小器官であるが，細胞の寿命を決めるのに取り分け重要であるので別に述べる.

中心体 核の近くにある**中心体 centrosome**，あるいは**微小管形成中心 microtubule organizing center** は一対の中心小体と中心小体周辺基質の 2 つの要素からな

る（図 3.16 a）. 2 つの**中心小体 centrioles** は円筒構造で，各中心小体は三本組になった微小管の 9 組が円形に配置されている（図 3.16 b）. 一つの中心小体の長軸は他の中心小体の長軸に対して直角になっている（図 3.16 c）. 中心小体の周りにタンパク質の**γチューブリン*tubulin** で構成されたリング状の複合体が多数存在する**中心小体周辺基質 pericentriolar matrix** をつくる（＊ 訳注：原文は単にチューブリンとしているが，α，β チューブリンと区別するためにγをつけ加えた）. チューブリン複合体は，細胞分裂の際，重要な役割をもつ紡錘体の成長に中心的な役割を果し，また分裂していない細胞においては微小管の形成にあずかる. 細胞分裂のあい

だ，中心体は複製され，それにより，次の細胞が分裂できる能力をもてるようになる．

線毛と鞭毛 微小管は細胞表面の運動突起である線毛と鞭毛の主要な構成要素である．**線毛 cilia**（＝まつ毛；単数形 cilium）は細胞表面から伸び出た無数の短い毛のような突起である（図 3.1，図 3.17 b 参照）．各線毛は形質膜に囲まれた 20 本の微小管からなる芯をもつ（図 3.17 a）．中心にある一対の微小管を 9 組の対になった微小管が取り囲むように配列する．各線毛は形質膜の表面直下で**基底小体 basal body** に固定されている．基底小体は中心小体とよく似た構造で，線毛や鞭毛をつくり出す機能がある．

線毛はオールを漕ぐような形を示し，パワーストローク（オールで水をかく）間は比較的硬く，リカバリース

トローク（次に漕ぐためにオールを水の上で動かす）間は比較的しなやかに動く（図 3.17 d）．細胞の表面にあるたくさんの線毛の統合された運動は細胞表面に沿って溶液の一定した動きを生じる．例えば，気道の多くの細胞は数百本の線毛をもっていて，粘液で捕らえられた外来粒子を肺から掃き出す働きがある．嚢胞性線維症では，極端に濃い粘液分泌物が線毛の活動と気道の正常な働きを障害する．

鞭毛 flagella（＝むち；単数形 flagellum）は線毛とよく似た構造であるが，ふつう線毛よりかなり長い．鞭毛は通常，細胞全体を動かす．鞭毛は波のような形で素早くぴくぴく動いてその軸に沿って前進運動を起す（図 3.17 e）．人体の中で鞭毛の唯一の例は精子の尾である．これは卵管内で卵母細胞に向かって精子を進ませる（図 3.17 c）．

図 3.16 中心体．

> 核の近傍に位置した中心体は一対の中心小体と中心小体周辺基質からなる．

中心体の機能
1. 中心体の中心小体周辺基質は，分裂していない細胞では微小管をつくるチューブリンを含んでいる．
2. 中心体の中心小体周辺基質は，細胞分裂時に紡錘体を形成するチューブリンを含んでいる．

✚ **臨床関連事項**

線毛と喫煙

> 線毛の運動はタバコの煙の中のニコチンで麻痺される．このため，喫煙者は自身の気道から外来粒子を除くためによく咳をする．卵管（ファロピオ管）に並んだ細胞もまた卵母細胞（卵細胞）を子宮へ運ぶ線毛がある．喫煙する婦人は子宮外妊娠の危険性が増加する．

リボソーム リボソーム ribosomes（-somes ＝からだ）はタンパク質合成の場所である．これらの小さな細胞小器官の名前は 1 種類のリボ核酸（リボソーム RNA ribosomal RNA または rRNA）を多量に含むことに由

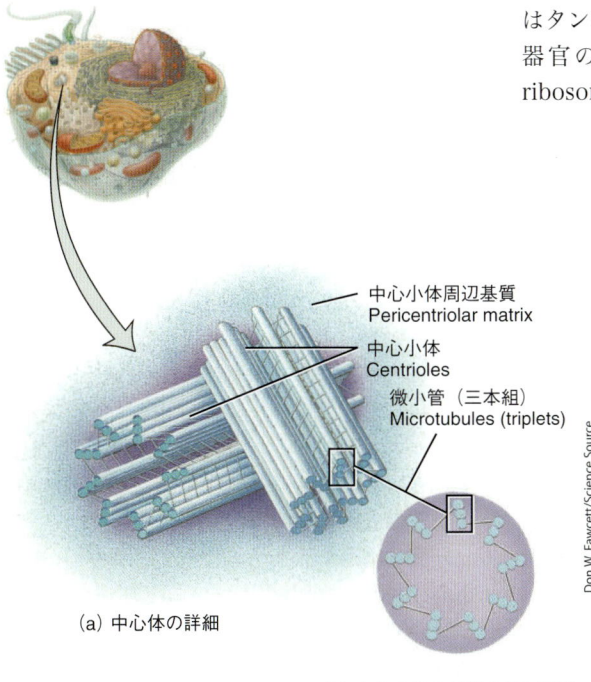

中心小体周辺基質
Pericentriolar matrix

中心小体
Centrioles

微小管（三本組）
Microtubules (triplets)

（a）中心体の詳細

（b）中心小体内の微小管の配列

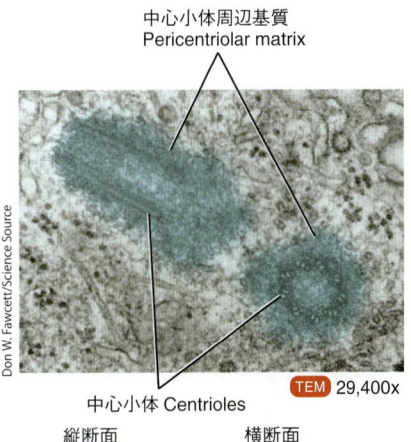

中心小体周辺基質
Pericentriolar matrix

Don W. Fawcett/Science Source

中心小体 Centrioles

縦断面　　　横断面

TEM 29,400x

（c）中心小体

Q 細胞が中心体をもっていないとしたら，細胞分裂に対する能力はどうなると予想するか？

図 3.17 線毛と鞭毛.

線毛は中心にある一対の微小管の芯と，それを取り囲む9組の対になった微小管をもっている．

線毛と鞭毛の機能
1. 線毛は細胞表面に沿って溶液を動かす．
2. 鞭毛は細胞全体を動かす．

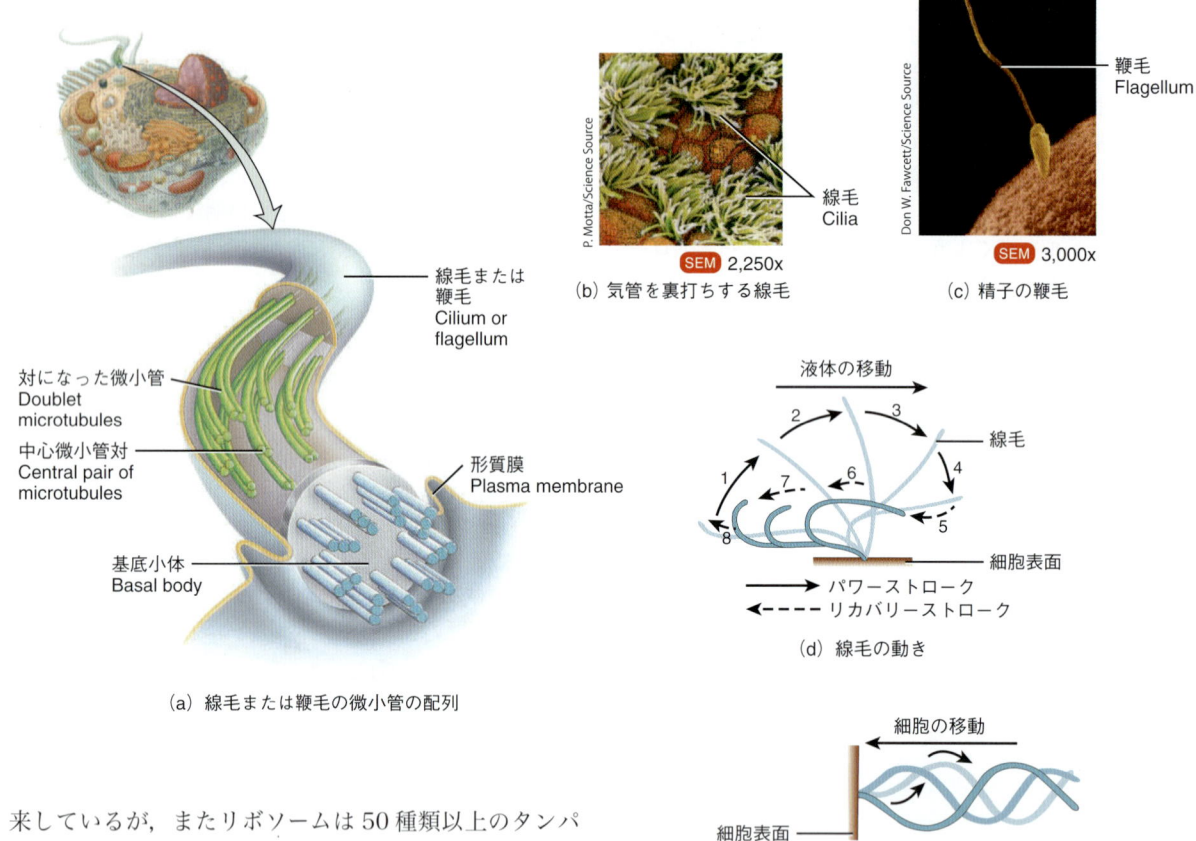

（a）線毛または鞭毛の微小管の配列

線毛または鞭毛
Cilium or flagellum

対になった微小管
Doublet microtubules

中心微小管対
Central pair of microtubules

基底小体
Basal body

形質膜
Plasma membrane

（b）気管を裏打ちする線毛　SEM 2,250x　線毛 Cilia　P. Motta/Science Source

（c）精子の鞭毛　SEM 3,000x　鞭毛 Flagellum　Don W. Fawcett/Science Source

液体の移動　線毛　細胞表面
パワーストローク
リカバリーストローク
（d）線毛の動き

細胞の移動　細胞表面
（e）鞭毛の動き

Q 線毛と鞭毛の機能の違いはなにか？

来しているが，またリボソームは50種類以上のタンパク質も含んでいる．構造的にリボソームは2個のサブユニットからなり，一つのサブユニットは片方の半分の大きさである（図 3.18）．大サブユニットと小サブユニットは核の中にある球形をした核小体で別々につくられる．ひとたび産生されると，大サブユニットと小サブユニットは別々に核を出て，細胞質の中で一緒になる．

あるリボソームは核膜の外膜と，小胞体とよばれる極端に折り畳まれた膜に付着する．これらのリボソームは特定の細胞小器官に必要なタンパク質，形質膜に埋め込むために必要なタンパク質，あるいは細胞から放出するためのタンパク質を合成する．別のリボソームは"自由"にすなわち"遊離"して他の細胞質の構造物と接着せずに存在する．遊離リボソームはサイトゾルで用いるタンパク質を合成する．リボソームはまたミトコンドリアにも存在し，ここでミトコンドリアのタンパク質を合成する．

小胞体　小胞体 endoplasmic reticulum（ER；-plasmic

＝細胞質；reticulum ＝網状構造，網工）は平らな袋あるいは管状の形を取る膜の網状構造である．ER は核膜（核をとりまく膜）から伸び出し，核膜に結合しつつ，そこから細胞質全体に伸び出ている（図 3.19）．ER は至るところに広がり，ほとんどの細胞の細胞質にある膜様物質の表面積の半分以上を占める．

細胞は構造も機能も異なる2種類のER をもっている．**粗面小胞体 rough ER** は核膜と連続して，一般に平らな袋の連続として折り畳まれている．粗面小胞体の外表面はタンパク質合成の場所であるリボソームがちりばめられている．粗面小胞体に付着したリボソームで合成されたタンパク質は修飾と仕分けを受けるために粗面小胞体の内腔に入る．ある場合には，酵素がタンパク質に炭

図3.18 リボソーム.

リボソームはタンパク質合成の場所である.

リボソームの機能
1. 小胞体に結合したリボソームは形質膜に埋め込むためのタンパク質, あるいは細胞から放出するためのタンパク質を合成する.
2. 遊離リボソームはサイトゾルで用いるタンパク質を合成する.

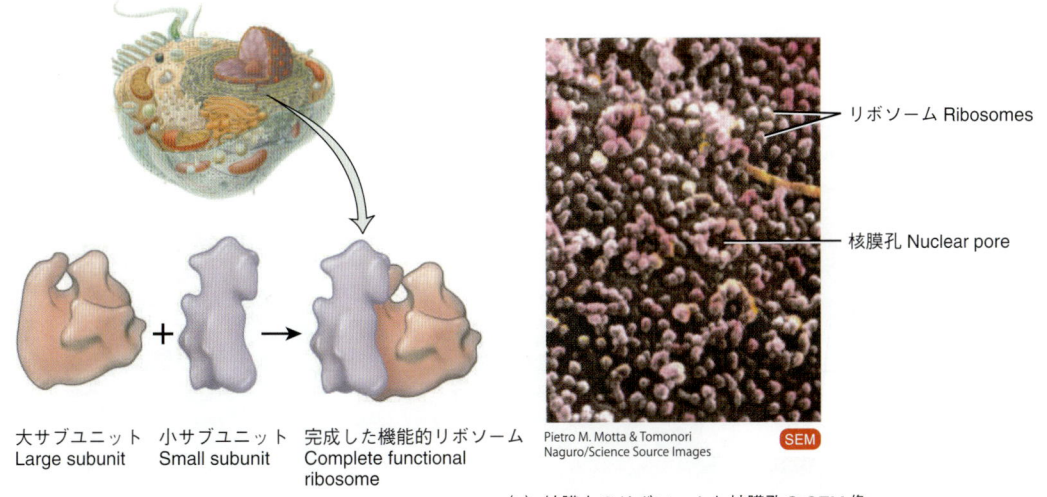

大サブユニット
Large subunit

小サブユニット
Small subunit

完成した機能的リボソーム
Complete functional
ribosome

(a) リボソームサブユニットの詳細

リボソーム Ribosomes

核膜孔 Nuclear pore

Pietro M. Motta & Tomonori
Naguro/Science Source Images

SEM

(b) 核膜上のリボソームと核膜孔の SEM 像

Q リボソームのサブユニットはどこで合成されて集められるか？

水化物をつけ, 糖タンパク質をつくる. 他の場合では, 酵素はまた粗面小胞体で合成されたタンパク質にリン脂質を接着する. これらの分子(糖タンパク質とリン脂質)は細胞小器官の膜に取り込まれるか, 形質膜に埋め込まれるか, あるいはエクソサイトーシスにより分泌される. つまり, 粗面小胞体は分泌タンパク質, 膜タンパク質そして多くの細胞小器官のタンパク質を産生する.

　滑面小胞体 smooth ER は管状の膜の網状構造を形成するために粗面小胞体から伸び出ている (図3.19). 粗面小胞体とは異なり, 滑面小胞体はその膜の外表面上にリボソームをもたない. しかしながら, 滑面小胞体は粗面小胞体よりもっと機能的で多様な物質をつくる特異的な酵素を含んでいる. リボソームを欠くので, 滑面小胞体はタンパク質を合成しないが, 脂肪酸やエストロゲンやテストステロンのようなステロイドを合成する. 肝細胞では, 滑面小胞体の酵素は血流中へグルコースの放出を助け, そして脂溶性薬物を, あるいはアルコール, 殺虫剤, **発癌物質 carcinogens** (癌を起す物質)のような有害な物質を不活性化または無毒化する. 肝臓, 腎臓そして小腸の細胞では, 滑面小胞体の酵素が, グルコース6-リン酸からリン酸基を除き, 遊離したグルコースが

血流中に入れるようにする. 筋細胞では, 収縮の引き金となるカルシウムイオン (Ca^{2+}) が滑面小胞体の一形態である筋小胞体から放出される.

臨床関連事項

滑面小胞体と薬物耐性

　滑面小胞体の一つの働きは, 前にも示したように, ある種の薬物を無毒化することである. 鎮静薬フェノバルビタールのような薬物を繰返し用いる人たちは, 肝細胞内の滑面小胞体に変化が生じる. フェノバルビタールの長期間の投与は薬物耐性の増大をもたらす；同じ濃度で同じ程度の鎮静はもはや生じない. 薬物に繰返し曝されると, 滑面小胞体の量とその酵素は薬物の毒性効果から細胞を守るために増加する. 滑面小胞体の量が増加すればするほど, より高い薬物濃度が, はじめの効果を得るために必要となる. その結果, 過剰摂取と薬物依存の可能性を増大させる.

ゴルジ装置　粗面小胞体に付着したリボソームで合成されたタンパク質のほとんどは, 最終的に細胞の他の場所へ輸送される. 輸送経路の最初の段階は**ゴルジ装置**

図 3.19 小胞体.

> 小胞体は膜に囲まれた袋あるいは管の網状構造で，細胞質全体に広がり核膜とつながっている.

小胞体の機能

1. 粗面小胞体は，糖タンパク質とリン脂質を合成する．これらのタンパク質は細胞小器官の中へ，形質膜に埋め込む，あるいはエクソサイトーシスで分泌される.

2. 滑面小胞体は脂肪酸と，エストロゲンやテストステロンのようなステロイドを合成する；薬物や他の危険な物質を不活性化または無毒化する；グルコース 6 - リン酸からリン酸基を取り除く；そして筋細胞の収縮の引き金となるカルシウムイオンを貯蔵し放出する.

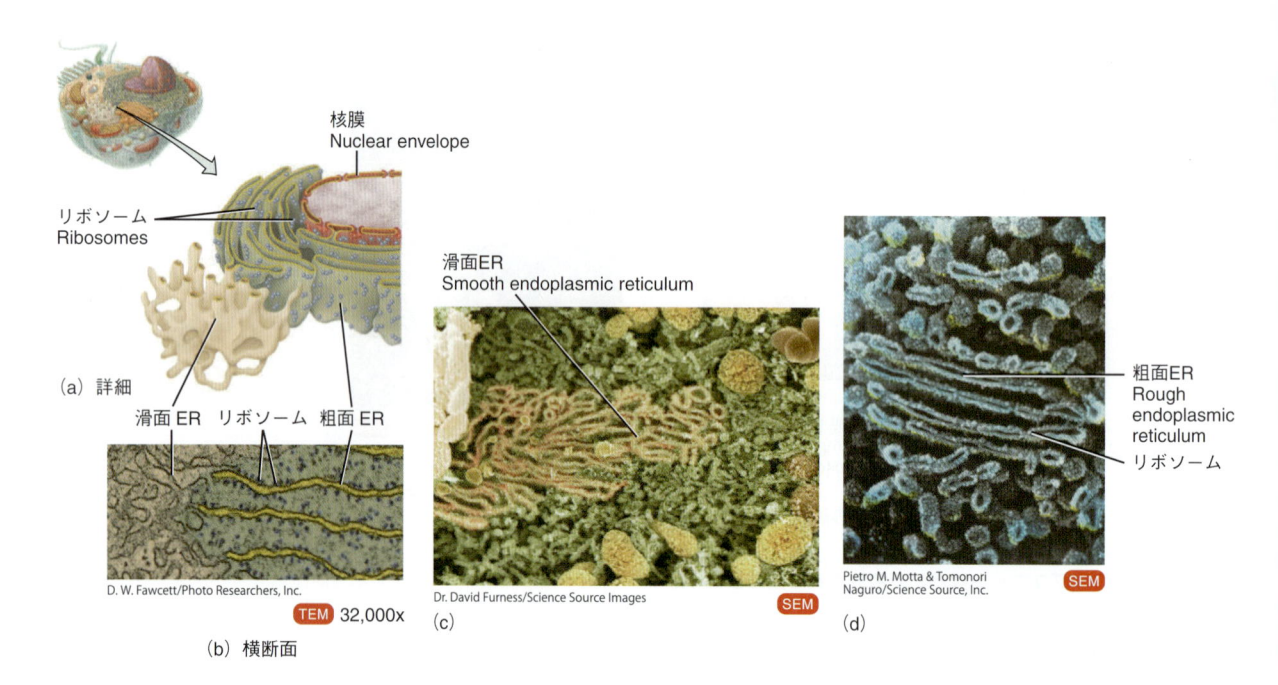

核膜
Nuclear envelope

リボソーム
Ribosomes

滑面ER
Smooth endoplasmic reticulum

(a) 詳細

滑面 ER　リボソーム　粗面 ER

D. W. Fawcett/Photo Researchers, Inc.

TEM 32,000x

(b) 横断面

Dr. David Furness/Science Source Images　**SEM**

(c)

粗面ER
Rough
endoplasmic
reticulum

リボソーム

Pietro M. Motta & Tomonori
Naguro/Science Source, Inc.　**SEM**

(d)

Q 粗面小胞体と滑面小胞体の構造と機能の相違はなにか？

Golgi complex とよばれる 3 ～ 20 個の**槽** cisterns（= 空洞；単数形 cistern）からなる細胞小器官で行われる．槽は膨らんだ端をもつ小さな平らになった膜の袋でピタパン（訳注：薄皮で具を挟んだパン）を積み重ねたものに似ている（図 3.20）．槽が彎曲していることが多く，コップ状のゴルジ装置になる．ほとんどの細胞はいくつかのゴルジ装置をもっているが，タンパク質を分泌する細胞のゴルジ装置はより広範囲にみられることからわかるように，細胞小器官の役割について知るための手がかりとなる.

　ゴルジ装置の相対する側の槽（内側と外側）は大きさ，形，そして酵素活性が異なっている．凸面の**入口（シス）面** entry（*cis*）face は粗面小胞体に面している槽である．凹面の**出口（トランス）面** exit（*trans*）face は形質膜に面した槽である．入口面（シス面）と出口面（トランス面）のあいだの袋は**中間槽** medial cisterns とよばれる．ER から出た輸送小胞は入口面をつくるために融合する．入口面から，槽は成熟し，続いて中間槽になり

そして出口槽になると考えられる.

　ゴルジ装置の入口，中間，出口槽は，タンパク質を異なる場所へ輸送するために，タンパク質を修飾し，分類し，梱包するために必要な，異なる酵素を含んでいる．入口面は粗面小胞体で産生されたタンパク質を受け取り修飾する．中間槽は糖タンパク質をつくるためにタンパク質に炭水化物を加え，リポタンパク質をつくるためにタンパク質に脂質をつけ加える．出口面はさらに分子を修飾して分類し，それらを目的地に輸送するために梱包する.

　ゴルジ装置に到着し，通り抜け，出ていくタンパク質は槽の成熟を通して示され，転移小胞を介し交換が起る（図 3.21）：

❶ 粗面小胞体上のリボソームで合成されたタンパク質は ER 膜の断片により包まれ，最終的に膜表面から芽のように飛び出て輸送小胞 transport vesicles を形成する.

図 3.20　ゴルジ装置.

> ゴルジ装置の相対する面（入口と出口の面）は大きさ，形，内容物，そして酵素活性が異なる.

ゴルジ装置の機能
1. 粗面小胞体から受け取ったタンパク質を修飾し，分類し，梱包して放出する.
2. エクソサイトーシスにより細胞外液へ修飾されたタンパク質を放出する分泌小胞をつくる；形質膜へ新しい分子を運ぶ膜小胞をつくる；リソソームのような他の細胞小器官へ分子を運ぶ輸送小胞をつくる.

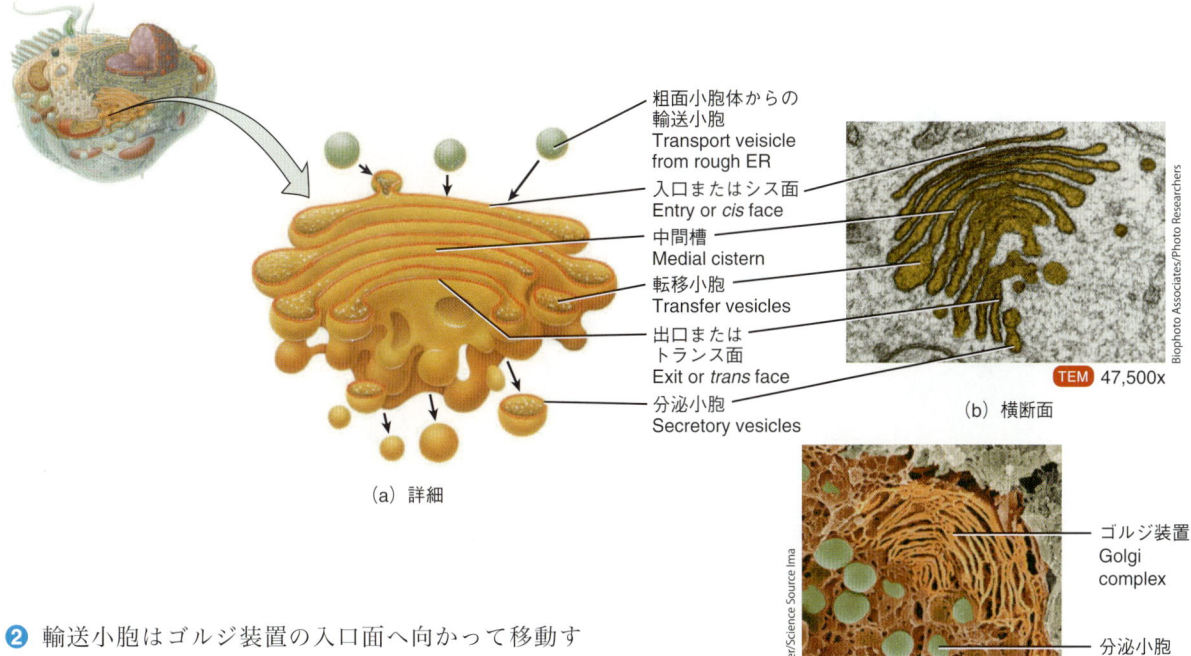

粗面小胞体からの輸送小胞
Transport veisicle from rough ER

入口またはシス面
Entry or *cis* face

中間槽
Medial cistern

転移小胞
Transfer vesicles

出口またはトランス面
Exit or *trans* face

分泌小胞
Secretory vesicles

(a) 詳細

TEM 47,500x

(b) 横断面

ゴルジ装置
Golgi complex

分泌小胞

SEM 1,670x

(c)

❷ 輸送小胞はゴルジ装置の入口面へ向かって移動する.

❸ いくつかの輸送小胞が融合してゴルジ装置の入口面をつくり，その管腔内へタンパク質を放出する.

❹ タンパク質は入口面から 1 個ないし数個の中間槽へ移動する．中間槽内の酵素は糖タンパク質，糖脂質，そしてリポタンパク質をつくるためにタンパク質を修飾する．槽のはしから出芽した**転移小胞 transfer vesicles** は，特定の酵素を入口面に戻し，そしてまた部分的に修飾されたタンパク質を出口面へ運ぶ.

❺ 中間槽の生成物は出口面の管腔へ移動する.

❻ 出口面の槽内では，生成物はさらに修飾され，分類されて梱包される.

❼ 処理されたタンパク質のあるものは出口面を離れ**分泌小胞 secretory vesicles** 内に貯えられる．これらの小胞は，形質膜へタンパク質を配送する．そこで細胞外液へエクソサイトーシスでタンパク質を放出する．例えば，ある種の膵臓細胞はこの方法でインスリンホルモンを放出する.

❽ 別の処理を受けたタンパク質は**膜小胞 membrane vesicles** に入り出口面を離れ，その内容物を形質膜に組み込ませるために配送する小胞である．このよ

Q 入口面と出口面はどのように機能が異なるか？

うにして，ゴルジ装置は，いままで存在していた形質膜の一部が失われたり，膜分子の数や分布が修飾された時に，新しい形質膜の断片を形質膜につけ加える.

❾ 最後に，処理を受けたタンパク質のあるものは，タンパク質を細胞の他の目的地へ運ぶ輸送小胞に入り，出口面を離れる．例えば，輸送小胞は消化酵素をリソソームへ運ぶ；リソソームの構造と機能については次に述べる.

リソソーム　リソソーム lysosomes （lyso- ＝分解すること；-somes ＝からだ）は膜に包まれた小胞で，ゴルジ装置でつくられる（図 3.22）．中には 60 種類以上

図 **3.21** ゴルジ装置によるタンパク質の処理と梱包.

細胞から放出されるすべてのタンパク質はゴルジ装置で処理を受ける.

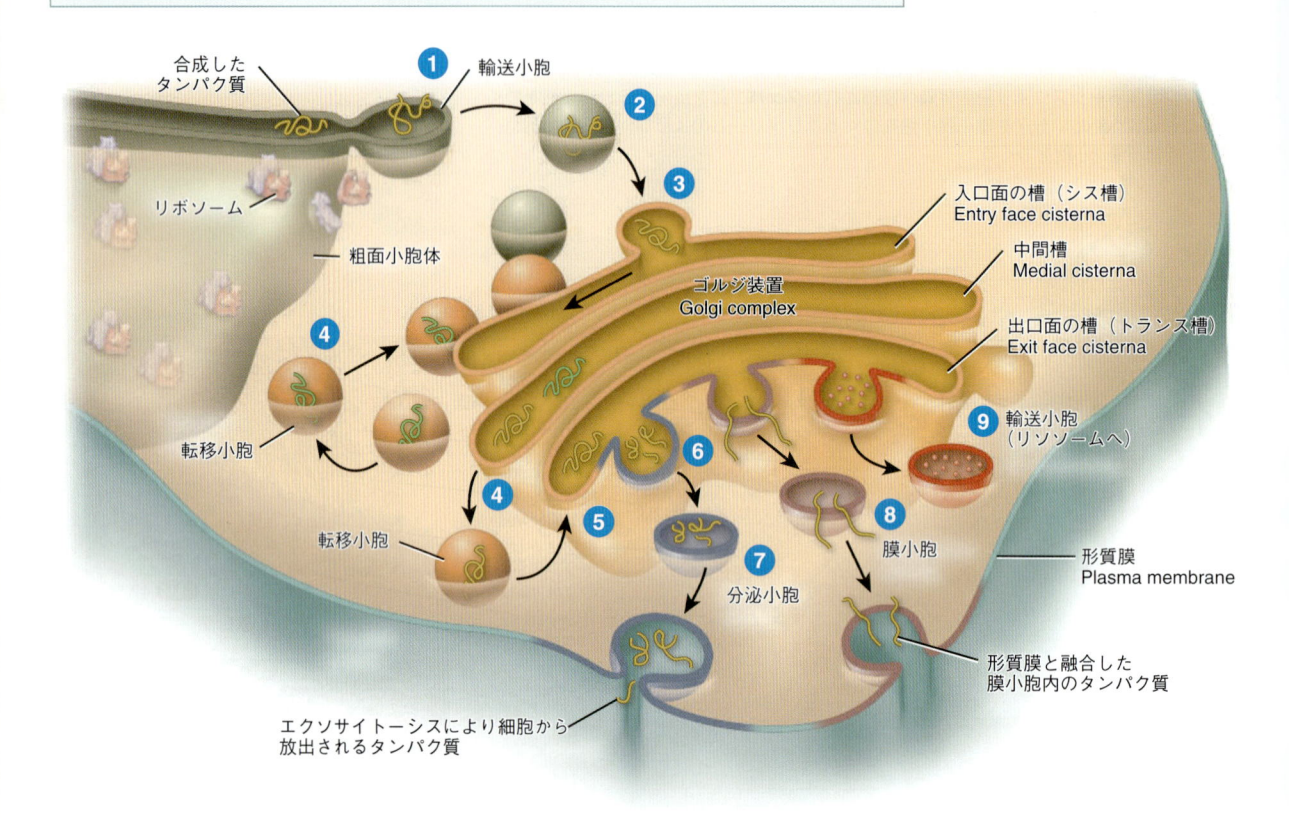

Q ゴルジ装置を離れたタンパク質の 3 つの一般的な目的地はどこか？

の強力な消化酵素や加水分解酵素があり，リソームがエンドサイトーシスで形成された小胞と融合すると，これらの酵素はさまざまな分子を破壊することができる．リソーム酵素は酸性で最も活性が高い．リソームの膜にはリソーム内に水素イオン（H^+）を動かす能動輸送ポンプがある．すなわち，リソームの内部は pH が 5 であり，サイトゾルの pH 7 より 100 倍酸性である．リソーム膜はまたグルコース，脂肪酸，そしてアミノ酸のような消化最終産物をサイトゾルへ移動するトランスポーターをもっている．

　リソーム酵素はまた古くなった細胞自身の構造を再生する助けをする．リソームは他の細胞小器官を飲み込み，それを消化して，消化した成分を再利用するためにサイトゾルへ戻すことができる．この方法により，古い細胞小器官は継続的に置き換えられる．古くなった細胞小器官が消化される全過程は，**自食作用 autophagy**（auto- ＝自身；-phagy ＝食べること）とよばれる．自食作用では，消化される細胞小器官は**オートファゴソー**

ム（自食胞）autophagosome とよばれる小胞をつくるために ER から派生した膜に包まれる；そして小胞はリソームと融合する．このようにして，例えば，ヒトの肝細胞は毎週その細胞質の内容の約半分が置き換わる．自食作用はまた，細胞分化，成長の調節，組織の再構築，逆境への適応そして細胞防御にかかわる．リソーム酵素はまた，**自家融解 autolysis** として知られる過程により，自分自身を含む細胞を破壊する．自家融解はある病的状態で生じ，また死後すぐに始まる組織の変質を引き起す．

　リソーム酵素のほとんどが細胞内で働くことを述べてきた．しかし，ある酵素は細胞外の消化に携わる．一つの例は受精時に生じる．精子の頭部は，卵母細胞に進入する目的で，先体反応とよばれる過程で卵母細胞を守るために覆っている被膜を溶解するリソーム酵素を放出する（29.2 節参照）．

ペルオキシソーム　リソームとよく似た構造をし

図 3.22 リソソーム.

> リソソームは数種類の強力な消化酵素をもっている.

リソソームの機能
1. エンドサイトーシスで細胞に入った物質を消化し，そしてサイトゾルに消化最終産物を移送する.
2. 古くなった細胞小器官を消化する自食作用を行う.
3. 細胞全体を消化する自家融解を行う.
4. 細胞外消化を行う.

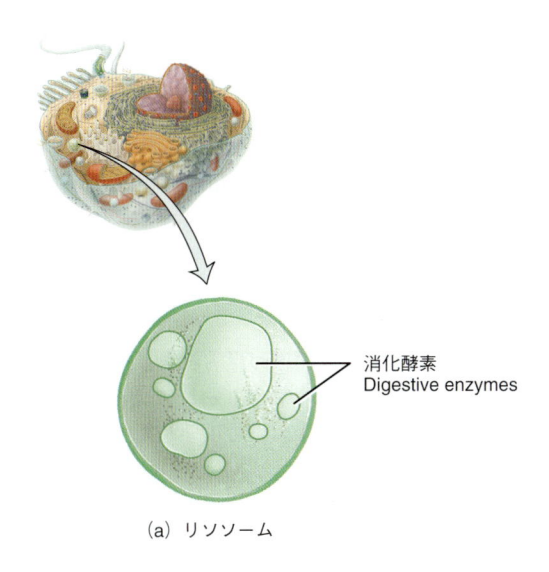

（a）リソソーム

消化酵素
Digestive enzymes

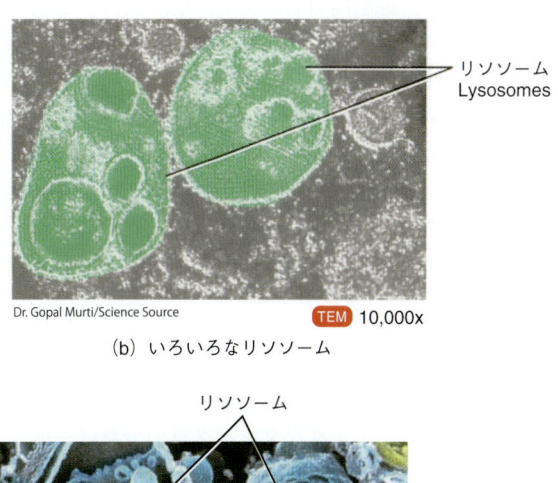

リソソーム
Lysosomes

Dr. Gopal Murti/Science Source

TEM 10,000x

（b）いろいろなリソソーム

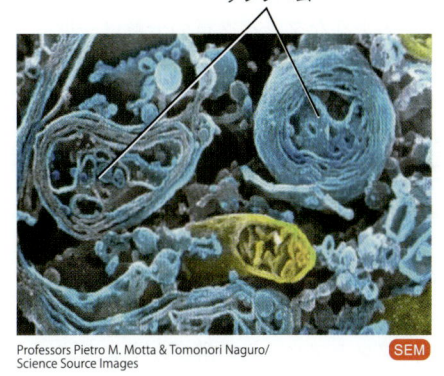

リソソーム

Professors Pietro M. Motta & Tomonori Naguro/
Science Source Images

SEM

（c）

⚕臨床関連事項

テイ‐サックス病

　ある疾病はリソソーム酵素が不完全であったりあるいはリソソーム酵素の欠除により生じる．例えば，Ashkenazi（東欧ユダヤ人）系の子どもに最も多く起きる**テイ‐サックス病 Tay-Sachs disease** は，Hex A とよばれる 1 個のリソソーム酵素の欠損を特徴とした遺伝性疾患である．この酵素は一般に神経細胞にとくにたくさんあるガングリオシド G_{M2} とよばれる膜糖脂質を分解する．ガングリオシド G_{M2} が過剰に蓄積すると，神経細胞の機能は低下する．テイ‐サックス病の子どもたちはとくに痙攣発作や筋硬直を起す．彼らは次第に目がみえなくなり，痴呆となり，失調を起して，ふつう 5 歳前に死亡する．いまでは検査により欠損遺伝子のキャリアであるか否かを明らかにできる.

Q 古くなった細胞小器官がリソソームで消化される過程をなんとよぶか？

た，しかしもっと小さい別の細胞小器官は**ペルオキシソーム peroxisomes**（peroxi- ＝過酸化物；-somes ＝からだ；図 3.1 参照）である．ペルオキシソームは**ミクロボディ microbodies** ともいわれ，いろいろな有機物を酸化（水素原子を取り除く）する数種類の**酸化酵素 oxidases** を含有している．例えば，アミノ酸や脂肪酸は正常な代謝の一部としてペルオキシソームにより酸化される．加えて，ペルオキシソーム内の酵素はアルコールのような毒性物質を酸化する．ペルオキシソームは肝臓に非常に多量にあり，ここでアルコールや他の損傷を起す物質の無毒化が起きている．酸化反応の副産物は強い毒性化合物である過酸化水素（H_2O_2）でスーパーオキシドのようなフリーラジカルの発生と関係する．しかしながら，ペルオキシソームは H_2O_2 を分解する酵素**カタラーゼ catalase** も含有している．H_2O_2 の産生と分解が同じ細胞小器官の中で起るので，ペルオキシソームは H_2O_2 の毒性が作用しないように細胞の他の部分を保護している．ペルオキシソームはまたスーパーオキシドを破壊する酵素をもっている．ペルオキシソームがないと代謝副産物が細胞内に蓄積し細胞は死を招く．ペルオキ

シソームは自己複製する．新しいペルオキシソームは，前からあるペルオキシソームが大きくなり，分割されてつくられる．また，細胞内のある場所に構成成分が集積し，ペルオキシソームへと組み立てられる．

プロテアソーム リソソームは小胞として届けられたタンパク質を分解する．サイトゾルのタンパク質もまた，細胞が生きているあいだのある期間に処理が必要となる．不必要で，傷ついたあるいは不完全なタンパク質の持続的な分解は，**プロテアソーム** proteasomes（＝タンパク質体）とよばれる中心の芯の周りを4つの積み重なったタンパク質の輪からなるとても小さな円筒状構造物で行われる．例えば，代謝過程の一部に組み込まれているタンパク質はその機能を成し遂げた後，分解されなければならない．このようなタンパク質の分解は一度正しい反応が行われると，その過程を止めるネガティブフィードバックの一部として働く．典型的な体細胞はサイトゾルと核の両方で数千のプロテアソームをもっている．プロテアソームは光学顕微鏡で見つけるにはあまりにも小さすぎ，電子顕微鏡でも不明瞭で，つい最近発見されたものである．プロテアソームは無数の**プロテアーゼ** proteases を含有しているのでこのように命名された．プロテアーゼはタンパク質を切断して小さなペプチドにする酵素である．プロテアソームの酵素がタンパク質をより小さな塊に切り刻むと，別の酵素がペプチドを新しいタンパク質の再生に再利用できるアミノ酸に分解する．

⚕ 臨床関連事項

プロテアソームと疾病

　ある種の疾患が異常なタンパク質を分解するプロテアソームの欠除で起る．例えば，パーキンソン病やアルツハイマー病に罹った人の脳細胞内に正しく折り畳まれなかったタンパク質の塊が蓄積する．プロテアソームがなぜこれらの異常タンパク質をきれいにできないのか，この理由を明らかにすることがいま行われている研究のゴールである．

ミトコンドリア

ミトコンドリア mitochondria（mito- ＝糸；-chondria ＝顆粒；単数形 mitochondrion）は，有酸素（好気的）呼吸（酸素を必要とする）によりATP のほとんどを産生するために，細胞の"発電所"といわれる．1個の細胞は活動状況に応じて，少ないもので100個，多いもので数千個のミトコンドリアをもっている．高速でATP を使っている活発な細胞—例えば，筋，肝臓，腎臓などの細胞—はたくさんのミトコンドリアをもっている．例えば，規則正しい運動で筋細胞内のミトコンドリアが増えてくるし，筋細胞がより効果的に

働けるようになる．ミトコンドリアは細胞内で，酸素が細胞に取り込まれる場所，あるいは ATP が利用される場所，例えば，筋細胞内の収縮タンパク質のあいだに，通常局在している．

　ミトコンドリアは**ミトコンドリア外膜** external (outer) mitochondrial membrane と**ミトコンドリア内膜** internal (inner) mitochondrial membrane，そして2つの膜のあいだにある少量の溶液からなる（図3.23）．どちらの膜も形質膜とよく似た構造をしている．ミトコンドリア内膜は**稜（クリステ）** cristae（＝櫛）とよばれる連続した折り畳みをつくる．ミトコンドリア内膜で囲まれたミトコンドリアの中心の溶液に満たされた腔を**基質（マトリックス）** matrix という．稜の精巧な皺は，有酸素の**細胞呼吸** cellular respiration の化学反応に必要な膨大な表面積を確保している．これらの化学反応で細胞のATP(25章参照)のほとんどを産生する．これらの反応を触媒する酵素はミトコンドリアの稜上と基質内に存在する．

　またミトコンドリアは順序づけられた，遺伝的にプログラムされた細胞死である**アポトーシス** apoptosis（＝衰えること）の初期段階において重要な役割をもつ．多量の破壊的なフリーラジカル，DNA の損傷，成長因子の枯渇，あるいは酸素や栄養素の欠乏などの刺激に反応して，ミトコンドリア外膜に形成された孔からある種の化学物質がミトコンドリアから放出される．サイトゾルに放出された化学物質の一つはミトコンドリア内で有酸素細胞呼吸に関係するシトクロム *c* である．しかし，サイトゾル内ではシトクロム *c* や他の物質はアポトーシスを誘起するタンパク質消化酵素の活性化を連続して誘発する．

　ペルオキシソームと同じように，細胞エネルギーの増加が必要になった時や細胞分裂の前に，ミトコンドリアの自己複製過程が起きる．ミトコンドリアが働く上で必要なある種のタンパク質の合成が，ミトコンドリアの基質に存在するリボソームで行われる．ミトコンドリアは独自の DNA として37個の遺伝子を含む環状 DNA 分子の複製を複数もっている．これらのミトコンドリア遺伝子は2種類のリボソーム RNA，22種類のトランスファー RNA，そしてミトコンドリアの構成成分をつくる13種類のタンパク質の合成を制御する．

　個々の体細胞の核は母親と父親の両方の遺伝子をもっているが，ミトコンドリア遺伝子は母親の遺伝子だけを受け継いでいる．これは，細胞内のすべてのミトコンドリアが受精過程の際に，卵母細胞（卵）に存在していたミトコンドリアの子孫であることによる．精子の頭部(卵母細胞に進入し受精する部分)には，ミトコンドリア，リボソーム，小胞体，そしてゴルジ装置のような細胞小器官のほとんどはふつうみられない．また，卵母細胞に

図 3.23 ミトコンドリア.

ミトコンドリア内で，有酸素細胞呼吸とよばれる化学反応は ATP を産生する.

ミトコンドリアの機能
1. 有酸素細胞呼吸の反応による ATP の産生.
2. アポトーシスにおいて初期に重要な役割を果す.

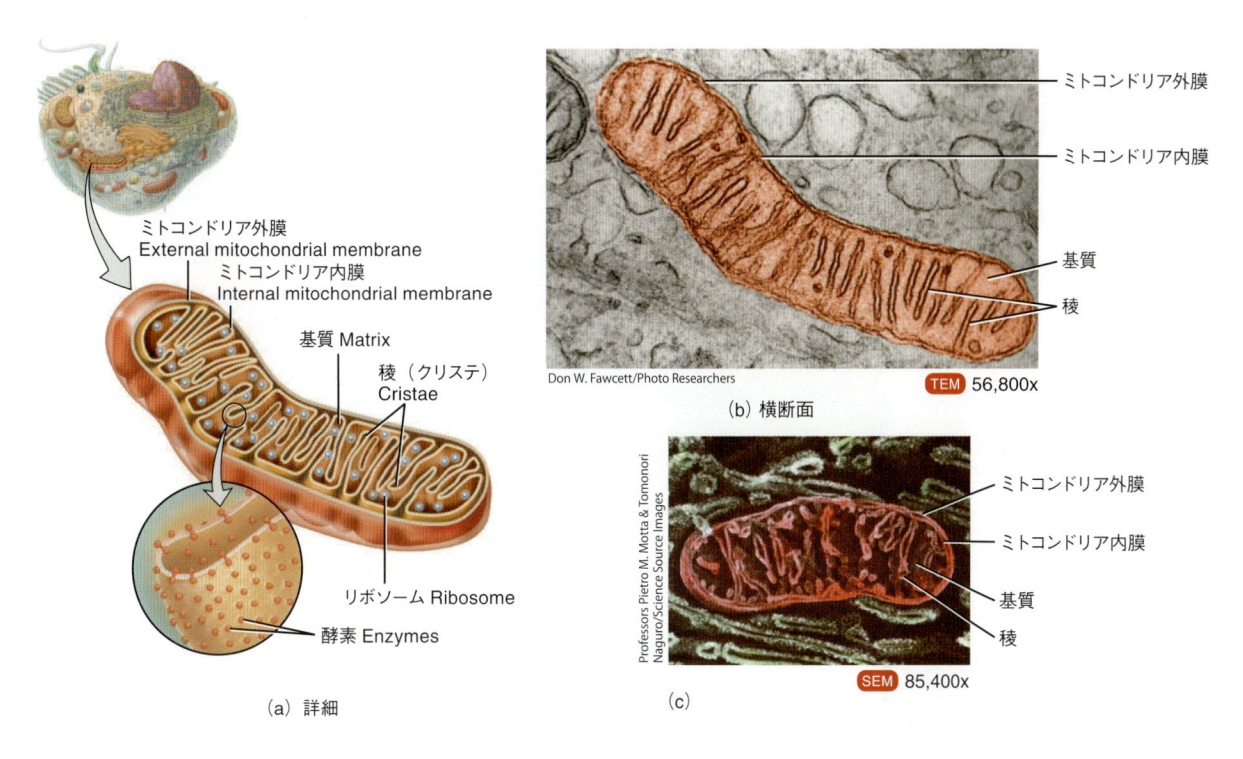

ミトコンドリア外膜
External mitochondrial membrane
ミトコンドリア内膜
Internal mitochondrial membrane
基質 Matrix
稜（クリステ）Cristae
リボソーム Ribosome
酵素 Enzymes
（a）詳細

ミトコンドリア外膜
ミトコンドリア内膜
基質
稜
Don W. Fawcett/Photo Researchers
TEM 56,800x
（b）横断面

ミトコンドリア外膜
ミトコンドリア内膜
基質
稜
Professors Pietro M. Motta & Tomonori Naguro/Science Source Images
SEM 85,400x
（c）

Q ミトコンドリアの稜は ATP を産生する働きとどのようにかかわるか？

入ると，精子がもっているすべてのミトコンドリアはすぐに破壊される．すべてのミトコンドリア遺伝子は母親から受け継ぐので，ミトコンドリア DNA は母親の血統を追跡するのに使用される（いい換えれば，2 人以上の個人がその母親側の家族と親戚関係になっているかどうかを決定するのに使うことができる）.

チェックポイント

16. サイトゾルにある化学物質はなにか.
17. サイトゾルの機能はなにか.
18. 細胞小器官を定義しなさい.
19. どの細胞小器官が膜に囲まれているか．囲まれていない細胞小器官はなにか.
20. どの細胞小器官がタンパク質ホルモンの合成と分泌小胞内への梱包に関与しているか.
21. ミトコンドリア内の稜と基質でなにが起きているか.

3.5 核

目 標

• 核の構造と機能を述べる.

核 nucleus は一般に細胞の中で最も目立った特徴をもつ，球形あるいは楕円形の構造物である（図 3.24）.成熟赤血球のように核をもたない細胞もあるが，ほとんどの体細胞は 1 個の核をもっている．対照的に，骨格筋細胞とわずかの種類の細胞が複数の核をもっている．**核膜 nuclear envelope** とよばれる二重の膜が細胞質から核を隔てている．核膜のどちらの層も形質膜とよく似た脂質二重層である．核膜の外膜は粗面小胞体と連続しており，構造もそれとよく似ている．**核膜孔 nuclear pores** というたくさんの孔が核膜を貫いている．各核膜孔は中央部の大きな開口部を取り囲んで環状に配列した

図 3.24 核.

核は細胞の遺伝子のほとんどを含んでいて，それらの遺伝子は染色体に局在する．

核の機能
1. 細胞構造を調節する．
2. 細胞活動を指示する．
3. 核小体でリボソームを産生する．

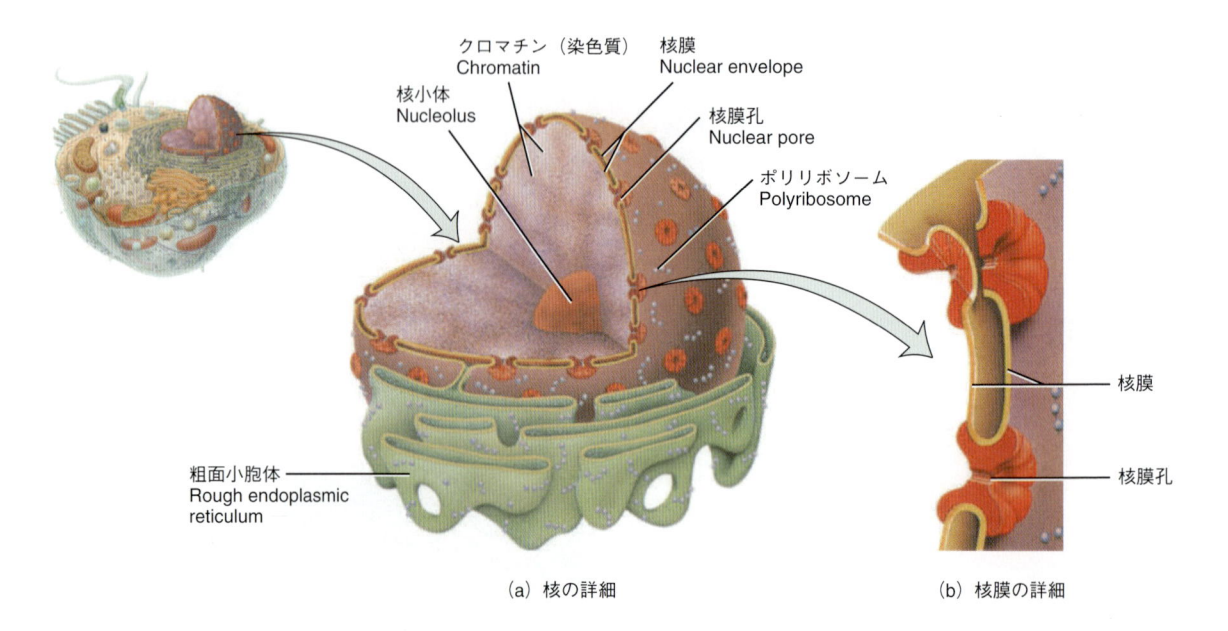

(a) 核の詳細　　　　(b) 核膜の詳細

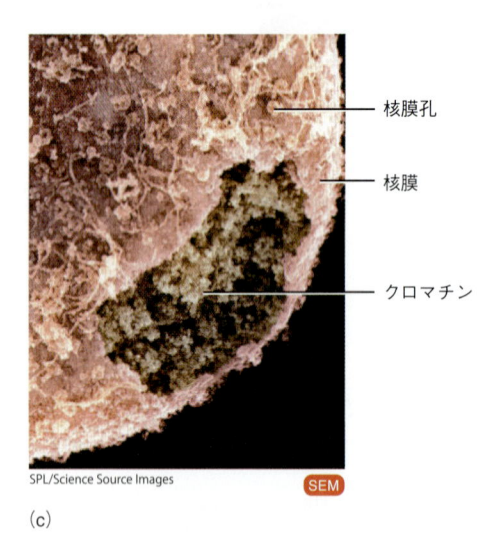

SPL/Science Source Images　　SEM

(c)

Q クロマチン（染色質）とはなにか？

ゲノミクス

　20 世紀の最後の 10 年間に，ヒト，マウス，ミバエ，そして 50 以上の微生物のゲノムが調べられた．その結果，ゲノムと生体の生物学的機能との関係を研究する**ゲノミクス genomics** 分野の研究が盛んになった．私たちのゲノムの 32 億にものぼるヌクレオチド全部を解明しようとするヒトゲノムプロジェクトは 1990 年に始まり，2003 年 4 月に完了した．科学者は現在ヒトゲノムの中の遺伝子の総数は約 3 万個であると認識している．ヒトゲノムに関する情報とそれが環境によってどのように影響を受けるかを，遺伝病に関与する特定の遺伝子の機能を確認し明らかにしようと探求している．遺伝子医療は，また新薬をつくることや高血圧，肥満，糖尿病や癌のような重要な遺伝性要素をもつ疾患に対して，内科医がより効果的なカウンセリングと治療を行えるスクリーニングテストをつくることを狙っている．

タンパク質からできている．核膜孔の開口部は形質膜に組み込まれたチャネルタンパク質がもっている孔の約 10 倍ほど広い．

　核膜孔は核と細胞質間の物質の移動を調節する．小さい分子やイオンは孔を通って受動的に拡散する．しかし RNA やタンパク質などの大きな分子の大部分は拡散により核膜孔を通ることはできない．その代り，これらの通過には能動輸送の過程が関与し，分子は識別され，選択的に核膜孔を通過して核の中にあるいは外へ輸送される．例えば，核の機能に必要なタンパク質はサイトゾルから核内へ移動する；新生された RNA 分子はこの方法で核からサイトゾルへ移動する．

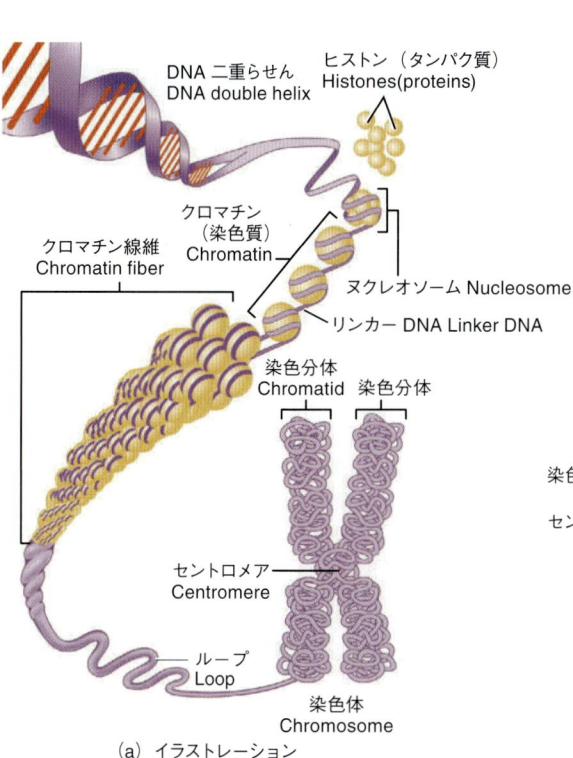

ヒストン（タンパク質）
Histones(proteins)

DNA 二重らせん
DNA double helix

クロマチン
（染色質）
Chromatin

ヌクレオソーム Nucleosome

クロマチン線維
Chromatin fiber

リンカー DNA Linker DNA

染色分体　　染色分体
Chromatid

セントロメア
Centromere

ループ
Loop

染色体
Chromosome

（a）イラストレーション

図 **3.25**　　**分裂細胞における DNA の染色体への梱包.** 梱包が完了すると，2 本の相同な DNA 分子とそのヒストンがセントロメアで互いに結びつけられた一対の染色分体を形成する.

> 染色体はタンパク質分子と組み合さった，高度に渦巻き状に折り畳まれた DNA 分子である.

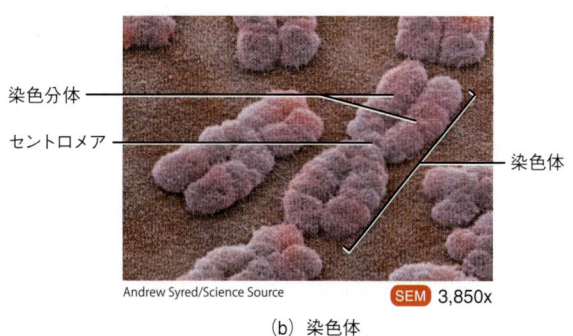

染色分体

セントロメア

染色体

Andrew Syred/Science Source

SEM 3,850x

（b）染色体

Q ヌクレオソームの構成要素はなにか？

　核の内部には，リボソームをつくる機能をもった**核小体 nucleoli**（単数形 nucleolus）とよばれる 1 個ないし数個の球状体がある．個々の核小体はタンパク質，DNA，そして RNA の集合体であり；膜には包まれていない．核小体は rRNA の合成の場所で，合成された rRNA とタンパク質をリボソームサブユニットに組み立てる場合がある．核小体は筋や肝細胞のようにタンパク質を大量に合成する細胞にとくに顕著に存在する．核小体は細胞分裂の際，分散して消失し，新しい細胞が形成されると再構築される.

　核内には，細胞の構造を決め細胞の活動性を決定する**遺伝子 genes** という細胞の遺伝性部品のほとんどすべてがある．遺伝子は染色体に並んで配列されている．ヒトの体細胞には 46 本の染色体があり，23 本をそれぞれの親から受け継いでいる．個々の染色体はいくつかのタンパク質と一緒にコイル状になった DNA の長い分子である（図 3.25）．この DNA の複合体，タンパク質，そしてある種の RNA は**クロマチン（染色質）chromatin** といわれる．細胞ないし個体がもっている全遺伝情報が**ゲノム genome** である.

　分裂していない細胞では，クロマチンは拡散した顆粒状の集まりとしてみえる．電子顕微鏡写真では，クロマチンは "ひもの上にビーズがついた数珠状" の構造にみえる．個々のビーズは**ヌクレオソーム nucleosome** で，

8 個のタンパク質からなる**ヒストン histones** とよばれる芯の周りを 2 回巻きついた二重鎖 DNA からなる．ヒストンは DNA の巻きつきと保持を調整する働きがある．"ビーズ" 間の "ひも" は近くのヌクレオソームを一緒に保持する**リンカー DNA linker DNA** である．分裂していない細胞では，別のヒストンがより大きな直径をもつ**クロマチン線維 chromatin fiber** の中にヌクレオソームの巻きつきを促進して，大きなループ内に保持する．しかし，細胞分裂の直前に，DNA が複製（2 倍になり）され，ループはさらに凝縮し，**一対の染色分体（クロマチド）chromatids** の形成が起る．すぐわかるように，細胞分裂のあいだに，一対の染色分体が染色体を構成する.

　細胞の主要な構成要素，その種類，その機能について，表 3.2 に要約する.

> **チェックポイント**
>
> **22.** 大きな粒子はどのように核を出入りするか.
> **23.** リボソームはどこで産生されるか.
> **24.** DNA は核内にどのように収められるか.

表 3.2	細胞の構成要素とその機能	
構成要素	**解　説**	**機　能**
形質膜 PLASMA MEMBRANE	種々のタンパク質が埋め込まれた流動モザイク脂質二重層（リン脂質，コレステロール，糖脂質）；細胞質を取り囲む.	細胞内容物を保護する；他の細胞と接触する；チャネル，トランスポーター，受容体，酵素，細胞認知マーカー，リンカータンパク質を含む；物質の流入と流出を調節する.
細胞質 CYTOPLASM	形質膜と核のあいだにある細胞内容物—サイトゾルと細胞小器官.	核内で生じる活動以外のすべての細胞内活動の場所.
サイトゾル Cytosol	水，溶質，浮遊粒子，脂肪小滴，グリコーゲン顆粒からなる. 細胞骨格はミクロフィラメント，中間径フィラメント，微小管の3種類のタンパク質フィラメントで構成される，細胞質内の網状構造である.	多くの細胞の代謝反応が生じている溶液. 細胞骨格は細胞の形や細胞内容物の全体的な配置を保つ；細胞の移動に関与する.
細胞小器官 Organelles	特徴的な形をした特別な構造体.	個々の細胞小器官は特定の機能をもつ.
中心体 Centrosome	一対の中心小体と中心小体周辺基質.	中心小体周辺基質は紡錘体の成長や微小管の形成に使用されるチューブリンをもつ.
線毛と鞭毛 Cilia and flagella	細胞表面上の運動突起で20本の微小管と基底小体をもつ.	線毛は細胞表面の溶液を動かす；鞭毛は細胞全体を動かす.
リボソーム Ribosome	リボソーム RNA とタンパク質を含む2つのサブユニットからなる；サイトゾル内で遊離しているか粗面小胞体に付着している.	タンパク質合成.
小胞体 Endoplasmic reticulum（ER）	平らな袋あるいは管の膜の網状構造. 粗面小胞体にはリボソームがあり，核膜に接着している；滑面小胞体にはリボソームはない.	粗面小胞体：糖タンパク質とリン脂質を合成する. 細胞小器官の中へ取り込まれるか，形質膜に埋め込まれるか，またはエクソサイトーシスで分泌される；滑面小胞体：脂肪酸とステロイドを合成する，薬物を不活性化または無毒化する，グルコース6-リン酸からリン酸基を取り除く，筋細胞にカルシウムイオンを貯蔵し放出する.
ゴルジ装置 Golgi complex	槽とよばれる3～20個の平らな袋からなる；構造的，機能的に入口（シス）面，中間槽，出口（トランス）面に分けられる.	入口（シス）面は粗面小胞体からタンパク質を受け取る；中間槽は糖タンパク質，糖脂質，リポタンパク質をつくる；出口（トランス）面は目的地へ運ぶために分子をさらに修飾し，分類し，梱包する.
リソソーム Lysosome	ゴルジ装置でつくられた小胞；消化酵素をもつ.	エンドソーム，食胞および飲作用によって形成された飲小胞と融合しその内容物を消化する. そしてサイトゾルに消化最終産物を移送する；古くなった細胞小器官を消化し（自食作用），細胞全体を消化し（自家融解），細胞外物質を消化する.
ペルオキシソーム Peroxisome	小胞は酸化酵素とカタラーゼ（過酸化水素を分解する）をもつ；新しいペルオキシソームは前からあるペルオキシソームからできる.	アミノ酸と脂肪酸を酸化する；過酸化水素や関連するフリーラジカルのような有害物質を解毒する.
プロテアソーム Proteasome	プロテアーゼ（タンパク質分解酵素）をもつ小さな円筒状構造物.	不必要で，傷ついた，あるいは不完全なタンパク質を小さいペプチドに切断して分解する.
ミトコンドリア Mitochondrion	外膜，内膜，稜（クリステ），基質からなる；新しいミトコンドリアは前からあるミトコンドリアからつくられる.	細胞の ATP のほとんどを産生する有酸素細胞呼吸の場所である. アポトーシスの初期段階で重要な役割を果す.
核 NUCLEUS	孔のある核膜，核小体，間期にクロマチンのもつれた塊として存在する染色体からなる.	核膜孔は核と細胞質間の物質の移動を調節する；核小体はリボソームを産生する；染色体は細胞の構造を調節し細胞の機能を方向づける遺伝子からなる.

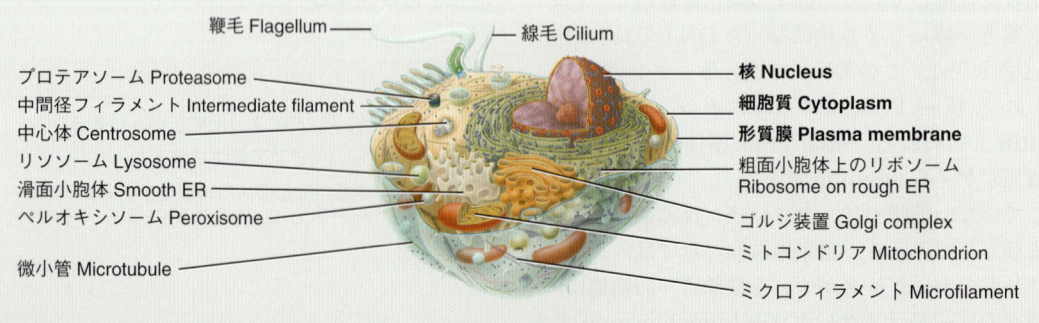

鞭毛 Flagellum　　　　　　　　　　線毛 Cilium

プロテアソーム Proteasome
中間径フィラメント Intermediate filament
中心体 Centrosome
リソソーム Lysosome
滑面小胞体 Smooth ER
ペルオキシソーム Peroxisome

微小管 Microtubule

核 Nucleus
細胞質 Cytoplasm
形質膜 Plasma membrane
粗面小胞体上のリボソーム Ribosome on rough ER
ゴルジ装置 Golgi complex
ミトコンドリア Mitochondrion
ミクロフィラメント Microfilament

3.6 タンパク質合成

目 標

• タンパク質合成時に起きる出来事の流れを述べる.

　細胞はホメオスタシスを保つために多くの化学物質を合成するが，細胞の中にある多くの機構は種類がたくさんあるタンパク質の合成に向けられる．タンパク質は次に細胞の物理的化学的性質を決める．それゆえに，タンパク質の有機的組合せでつくられた生体の物理的化学的性質を決定する．ある種のタンパク質は形質膜や細胞骨格そして別の細胞小器官のような細胞の構造を構築するために用いられることになる．別のタンパク質はホルモンや抗体そして筋組織の収縮性要素として働く．さらに別のタンパク質は細胞内で生じる膨大な化学反応の速度を調節する酵素として，あるいは血液中のさまざまな物質を運ぶトランスポーターとして働く．ゲノムは生体内の遺伝子全部を意味するように，**プロテオーム proteome** は生体のタンパク質全部を意味する．

　遺伝子発現 gene expression とよばれる過程で，遺伝子の DNA が特定のタンパク質合成のための鋳型として用いられる．**転写 transcription** と適切に名づけられた過程では，最初に DNA の特定の領域に暗号化された情報が，RNA（リボ核酸 ribonucleic acid）の特定の分子をつくるために転写（複写）される．2番目の過程は，**翻訳 translation** といわれ，RNA はリボソームに接着し，ここで RNA に収められた情報が新しいタンパク質をつくるために対応したアミノ酸配列に翻訳される（図 3.26）．

　DNA と RNA は 3 個のヌクレオチドを一組とした遺伝情報の貯蔵所である．DNA 内のそのような 3 ヌクレオチドの配列は**トリプレット（三塩基連鎖）base triplet** とよばれる．個々のトリプレットは**コドン codon** とよばれる 3 個のヌクレオチドに相補的配列として転写される．コドン一つ一つが，特定のアミノ酸を指定する．**遺伝暗号 genetic code** は，DNA のトリプレットと RNA のコドンとを対応させ，アミノ酸を指定する約束ごとのセットである．

転 写

　核内で生じる**転写 transcription** では，DNA 内のトリプレット配列で表される遺伝情報が，コドンの相補的配列へ情報を複写するための鋳型として使われる．3 種類の RNA が DNA 鋳型からつくられる：

1. **メッセンジャー（伝令）RNA messenger RNA**

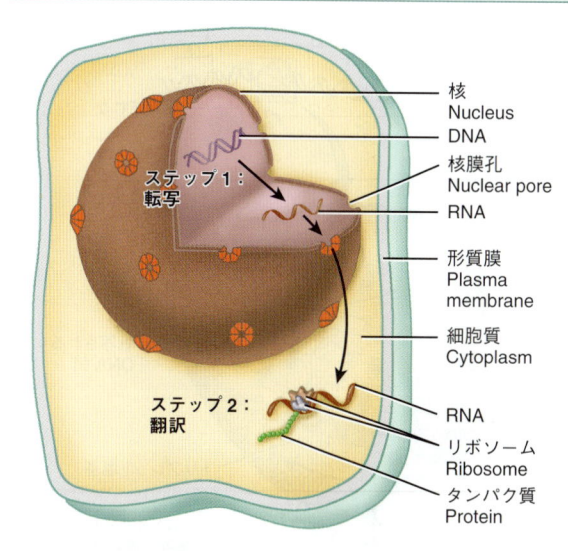

図 3.26　遺伝子発現の概観．特定のタンパク質の合成は遺伝子の DNA が RNA へ転写されることと RNA が対応したアミノ酸配列へ翻訳されることが必要である．

転写は核内で起り，翻訳は細胞質で起る．

- 核 Nucleus
- DNA
- 核膜孔 Nuclear pore
- RNA
- 形質膜 Plasma membrane
- 細胞質 Cytoplasm
- ステップ 1：転写
- ステップ 2：翻訳
- RNA
- リボソーム Ribosome
- タンパク質 Protein

Q タンパク質は細胞の生命になぜ重要であるか？

（mRNA）はタンパク質の合成を指令する．

2. **リボソーム RNA ribosomal RNA**（rRNA）はリボソームをつくるためにリボソームタンパク質に結合する．

3. **トランスファー（転移）RNA transfer RNA（tRNA）**は，アミノ酸がタンパク質内に組み込まれ転移が完了するまで，アミノ酸と結合してリボソーム上にそのアミノ酸を保持する．tRNA の一端は特定のアミノ酸を運び，反対側の端は**アンチコドン anticodon** とよばれるヌクレオチドのトリプレットからなる．相補的塩基間の組合せにより，tRNA アンチコドンは mRNA コドンに接着する．20 種類以上ある tRNA のどれかが 20 種類の異なるアミノ酸の中の 1 個とのみ結合する．

　酵素 **RNA ポリメラーゼ RNA polymerase** は DNA の転写を触媒する．しかし，酵素は転写過程の開始とその終止の場所を教えてもらわないといけない．二本鎖 DNA の一方のみが RNA 合成の鋳型として働く．転写が始まる DNA の部分には，遺伝子の始まり近くに局在する**プロモーター promoter** とよばれる特殊なヌクレオチド配列がある（図 3.27 a）．ここは RNA ポリメラーゼが DNA に接着するところである．転写のあいだ，塩基は相補的方法で対になる：DNA 鋳型の塩基であるシトシン（C），グアニン（G），そしてチミン（T）は，それぞれ RNA 鎖のグアニン，シトシン，そしてアデニ

図 3.27 **転写.** DNA 転写はプロモーターで始まりターミネーターで終る.

転写のあいだ，DNA 内の遺伝情報は RNA へ複写される.

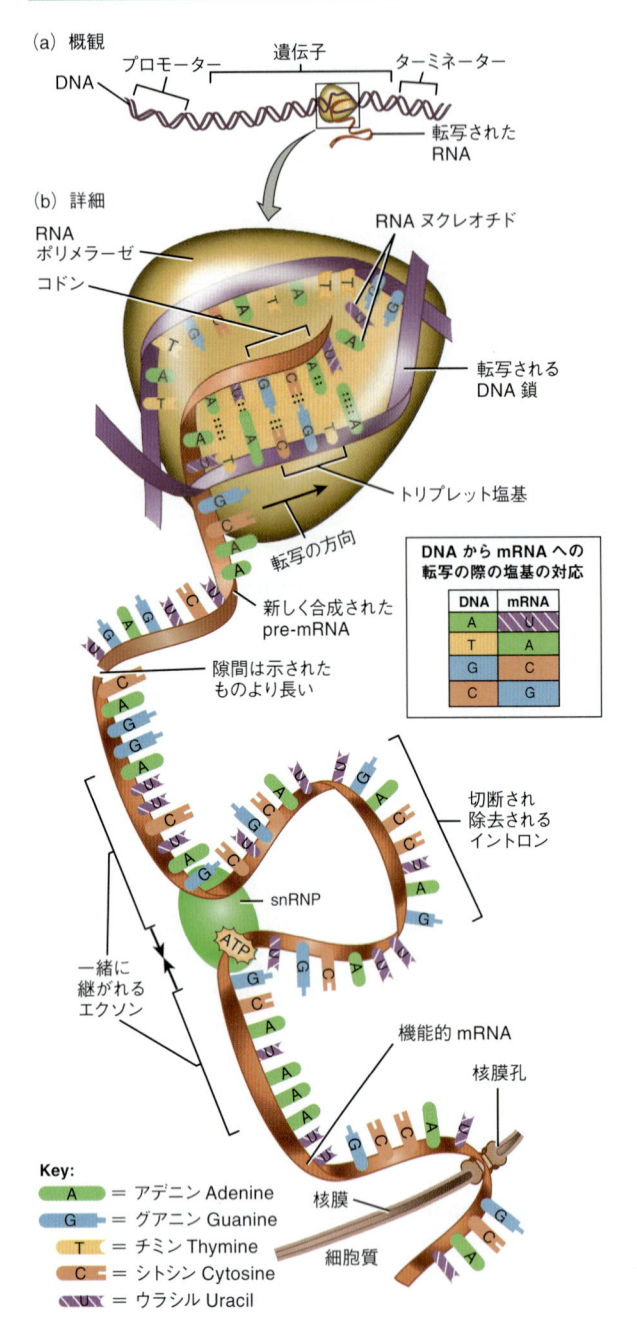

(a) 概観

プロモーター 遺伝子 ターミネーター

DNA

転写された RNA

(b) 詳細

RNA ポリメラーゼ

コドン

RNA ヌクレオチド

転写される DNA 鎖

トリプレット塩基

転写の方向

新しく合成された pre-mRNA

隙間は示された ものより長い

DNA から mRNA への 転写の際の塩基の対応

DNA	mRNA
A	U
T	A
G	C
C	G

切断され 除去される イントロン

snRNP

ATP

一緒に 継がれる エクソン

機能的 mRNA

核膜孔

Key:

A	=	アデニン Adenine
G	=	グアニン Guanine
T	=	チミン Thymine
C	=	シトシン Cytosine
	=	ウラシル Uracil

核膜

細胞質

Q もしも DNA 鋳型が AGCT の塩基配列をもつと，mRNA の塩基配列はなにか？　また DNA の転写を触媒する酵素はなにか？

ン（A）と対になる（図 3.27 b）．しかし，DNA 鋳型のアデニンは RNA では，チミンではなくウラシル（U）と対をつくる：

鋳型 DNA 塩基配列	相補的 RNA 塩基配列
A	U
T	A
G	C
C	G
A	U
T	A

DNA 鎖の転写は，遺伝子の終りを明示する**ターミネーター terminator** とよばれる別の特別なヌクレオチドで終る（図 3.27 a）．RNA ポリメラーゼがターミネーターに到着すると，酵素は転写した RNA 分子と DNA 鎖から外れる.

実際には遺伝子のすべての部分がタンパク質をコードするわけではない．遺伝子の中にはタンパク質をコードしない**イントロン introns** とよばれる領域がある．イントロンはタンパク質の一部をコードする**エクソン exons** とよばれる領域に挟まれて，存在している．転写直後の転写産物はイントロンとエクソン両方の情報をもち，pre-mRNA とよばれる．イントロンは，**核小体低分子リボ核タンパク質** small nuclear ribonucleoproteins（snRNPs, 発音は "snurps"）により pre-mRNA から除かれる（図 3.27 b）．snRNPs はイントロンを切り取り，エクソンを一緒につなぎ合せる酵素である．その結果得られた産物は機能的な mRNA 分子で，核膜孔を通り抜け，翻訳が行われる細胞質に到着する.

ヒトゲノムは約 30,000 遺伝子を含有しているが，おそらくヒトのタンパク質は 50 万から 100 万ある．どうしてこんなにたくさんのタンパク質が少ない遺伝子によりコードされることができるのだろうか．答えの一部は mRNA の**選択的スプライシング alternative splicing** にある．選択的スプライシングは，遺伝子から転写された pre-mRNA がいくつかの異なる mRNA を産生するために別々につなぎ合せられる過程である．異なる mRNA は異なるタンパク質へ翻訳される．この方法で，1 遺伝子は 10 あるいはそれ以上の異なるタンパク質をコードする．つけ加えると，例えば，翻訳後のタンパク質がゴルジ装置を通り抜ける時，化学的修飾がなされる．このような化学的変換は 1 回の翻訳から 2 個以上の異なるタンパク質を産生することができる.

翻 訳

翻訳 translation の過程では，mRNA 分子内のヌクレオチド配列がタンパク質のアミノ酸配列を特定する．細胞質内のリボソームが翻訳を成し遂げる．リボソームの小サブユニットは mRNA と結合する部位をもつ；大サブユニットは tRNA 分子に対して P 部位，A 部位と E 部位の 3 つの結合部位をもっている（図 3.28）．**P 部位**

P（peptidyl）site は，伸びていくポリペプチド鎖を運ぶ tRNA と結合する．A 部位 A（aminoacyl）site は，伸びていくポリペプチド鎖に付加される次のアミノ酸を運ぶ tRNA が結合する．E 部位 E（exit）site は，リボソームから離れる直前に tRNA が結合している部位である．翻訳は次の方法で起る（図 3.29）：

❶ mRNA 分子は mRNA 結合部位でリボソーム小サブユニットに結合する．**開始 tRNA** initiator tRNA とよばれる特殊な tRNA が mRNA 上の開始コドン（AUG）に結合し，ここで翻訳が始まる．tRNA アンチコドン（UAC）は相補的塩基間で対をなす mRNA コドン（AUG）に接着する．AUG は開始コドンであるほかに，アミノ酸（メチオニン）に対するコドンでもある．つまり，メチオニンはいつもポリペプチドが成長する時の最初のアミノ酸である．

❷ 次に，リボソーム大サブユニットはリボソーム小サブユニット‐mRNA 複合体に接着し，機能的リボソームをつくる．開始 tRNA は，アミノ酸（メチオニン）と一緒に，リボソームの P 部位に収まる．

❸ 別の tRNA のアンチコドンは付随したアミノ酸と一緒に，リボソームの A 部位で 2 番目の mRNA と対をなす．

❹ リボソーム大サブユニットの構成部分は，メチオニンと tRNA により運ばれたアミノ酸とのあいだのペプチド結合の形成を A 部位で触媒する．

❺ ペプチド結合の形成に続いて，その 2 個のペプチドからなるタンパク質が A 部位で tRNA と付着していることになる．

❻ ペプチド結合が形成されたのち，リボソームは 1 コドンだけ mRNA 鎖を移動する．P 部位の tRNA は E 部位に入り，続いてリボソームから離れる．ジペプチドを運んでいる A 部位の tRNA は P 部位へ移動するので，アミノ酸を連れた別の tRNA が新たに空になった A 部位でコドンに結合できる．❸から❻までの段階が繰り返し起きて，ポリペプチドは次第に長くなる．

❼ タンパク質合成はリボソームが A 部位で終止コドンに到達すると終了する．この時点で完成したタンパク質は最後の tRNA から A 部位で離れる．加えて，tRNA が P 部位を空け，リボソームは大サブユニットと小サブユニットにわかれる．

タンパク質合成は 1 秒当り約 15 ペプチド結合の割合で進行する．リボソームが mRNA に沿って移動しているあいだに，また全タンパク質の合成が完了する前までに，別のリボソームがその後ろに接着し，同じ mRNA 鎖の翻訳を始める．同じ mRNA に接着した数個のリボソームは**ポリリボソーム** polyribosome を構成する．同じ mRNA 分子に沿って数個のリボソームが同時に移動することで，1 個の mRNA の翻訳で同時に数個の同じタンパク質ができる．

⚕ 臨床関連事項

組換え DNA

　科学者はいろいろな宿主細胞に他の生物の遺伝子を入れる技術を開発した．この操作は，宿主細胞が通常合成していないタンパク質をつくることを可能にした．変換を受けた生物体は**組換え体** recombinants とよばれ，その DNA ─異なる起源の DNA との組合せ─は**組換え DNA** recombinant DNA とよばれる．組換え DNA が正しく機能すると，宿主は獲得した新しい遺伝子により特定されたタンパク質を合成する．遺伝物質の操作から得られた技術を**遺伝子工学** genetic engineering という．

　組換え DNA 技術の実際的な適用は無数にある．組換えを行ったバクテリアの系統は多くの重要な治療物質を大量に産生している．いくつか例を挙げると，正常な成長と代謝に必要な**ヒト成長ホルモン** human growth hormone（hGH）；血糖値の調節を助け糖尿病に用いられる**インスリン** insulin；抗ウイルス（そしておそらく抗癌）物質**インターフェロン** interferon（IFN）；赤血球の産生を刺激するホルモンである**エリスロポエチン** erythropoietin（EPO）などがある．

図 3.28　翻訳. 翻訳のあいだ，mRNA 分子はリボソームに結合する．ついで，mRNA ヌクレオチド配列がタンパク質のアミノ酸配列を特定する．

> リボソームは mRNA が結合する部位と tRNA が結合する P 部位，A 部位，E 部位をもっている．

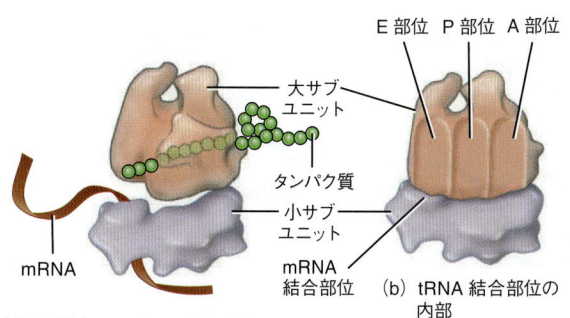

（a）翻訳中のリボソームの構成要素と mRNA およびタンパク質との関係
（b）tRNA 結合部位の内部

Q P 部位と A 部位の役割はなにか？

チェックポイント

25. 遺伝子発現とはどんな意味か．
26. 転写と翻訳の違いはなにか．

図 3.29 翻訳中のタンパク質の伸長と合成の終了.

タンパク質合成のあいだ，小サブユニットと大サブユニットは一緒になり機能的リボソームを形成する．合成過程が完了すると分離する．

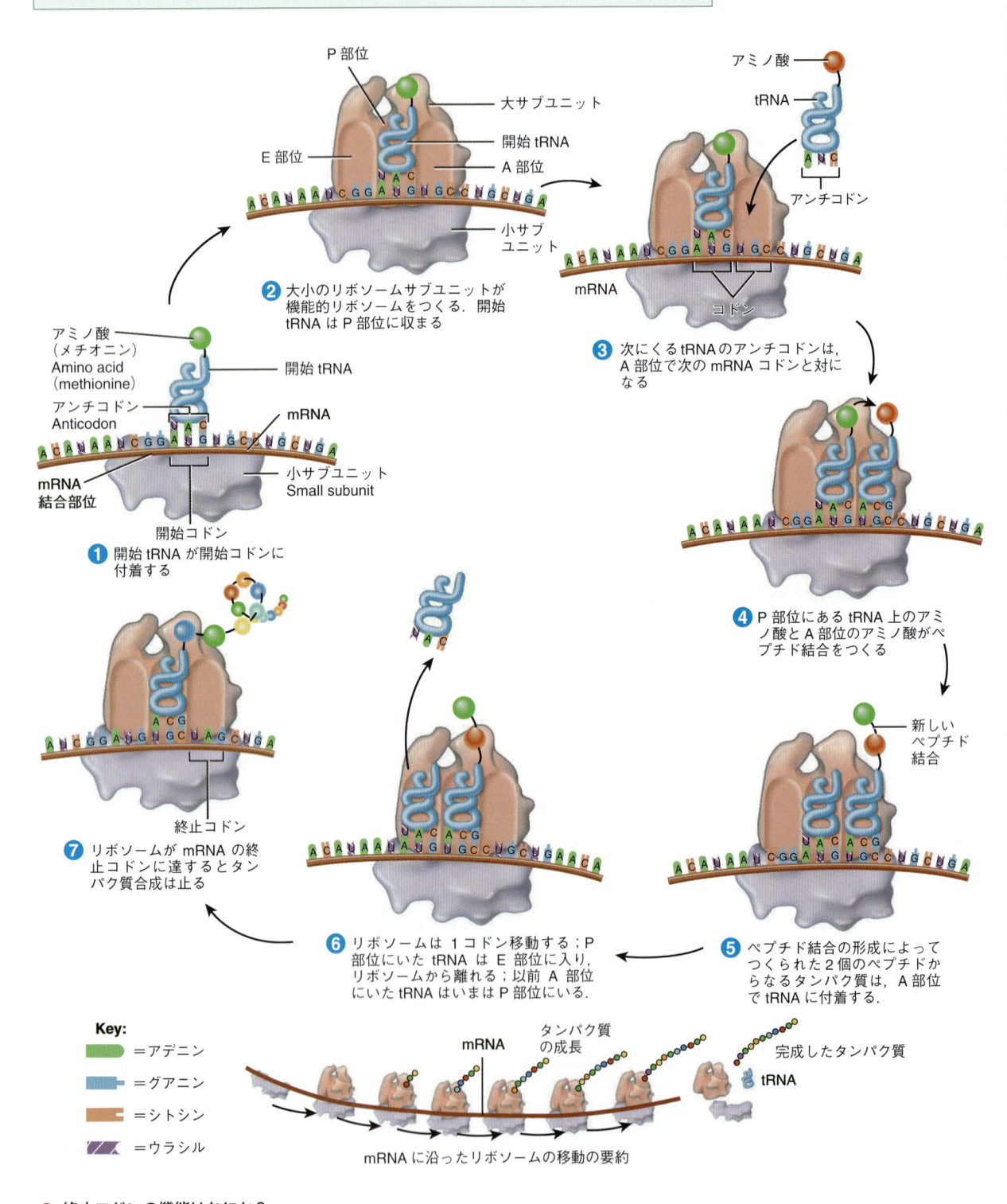

Key:
- ＝アデニン
- ＝グアニン
- ＝シトシン
- ＝ウラシル

Q 終止コドンの機能はなにか？

目 標

- 体細胞と生殖細胞の分裂の各段階，一連の出来事，意義を論じる．
- 体細胞分裂をうながすシグナルを述べる．

人体のほとんどの細胞は，細胞自身を再生する過程である**細胞分裂 cell division** を行う．細胞分裂には体細胞分裂と生殖細胞分裂の２つのかたちがあり，生体にとって異なる目的を成し遂げる．

体細胞 somatic cell（soma ＝からだ）とは，生殖細胞以外のからだの細胞のすべてをさす．**生殖細胞 germ cell** とは配偶子（精子ないし卵子）あるいは配偶子となるすべての前駆細胞である．**体細胞分裂 somatic cell division** では，細胞は**有糸分裂 mitosis**（mitos ＝糸）とよばれる核分裂と**細胞質分裂 cytokinesis**（cyto- ＝細胞；-kinesis ＝移動）とよばれる細胞質の分裂を行い，遺伝的に相同な２個の細胞をつくり出す．つくられたそれぞれの細胞は元の細胞と同じ数と種類の染色体をもっている．体細胞分裂は死んだ細胞あるいは傷ついた細胞を置き換え，組織の成長のあいだに新しい細胞を加える．

生殖細胞分裂 reproductive cell division は，有性生殖をする生物が次の世代をつくるために必要な細胞，すなわち配偶子を産生する機構である．この過程は，核内の染色体の数が半分に減少する**減数分裂 meiosis** とよばれる特殊な２段階分裂からなる．

体細胞分裂

細胞周期 cell cycle は，体細胞がその内容物を２倍にして２つに分ける順序だった流れの出来事である．ある種の細胞は他細胞よりたくさん分裂する．脳や胃また腎臓の細胞のように，ヒトの細胞は 23 対の染色体，全部で 46 本をもっている．各対の１つはそれぞれ両親から受け継いでいる．互いに対をつくる２本の染色体は**相同染色体 homologous chromosomes**（homo- ＝同じ）または**ホモログ（相同遺伝子）homologs** とよばれる．これらは同じ（あるいはほとんど同じ）順序に配列したよく似た遺伝子をもっている．光学顕微鏡下で調べてみると，相同染色体は一般に非常によく似てみえる．この法則の例外は，X と Y で示される**性染色体 sex chromosomes** とよばれる染色体の一対である．女性では，性染色体の相同の対は２本の大きな X 染色体からなる；男性では，対は X とより小さな Y 染色体からなる．体細胞は染色体の２セットをもつので**二倍体（2n）細胞 diploid cells**（dipl- ＝２個；-oid ＝形）とよばれる．

細胞が再生する時，遺伝子を次世代の細胞へ受け渡すために，細胞はその全染色体を複製しなければならない．細胞周期には，細胞が分裂していない時の間期と，細胞が分裂している時の有糸分裂期（M 期）の２つの大きな時期がある（図 3.30）．

間 期　間期 interphase のあいだ，簡単に説明することになるが，細胞はある過程を経て DNA を複製する．また細胞分裂を見越して付加する細胞小器官やサイトゾルの成分を産生する．間期は代謝活性の高い状態であり，この期間に細胞は主に成長する．間期は，G_1，S，G_2 の３つの時期がある（図 3.30）．S は DNA の合成 synthesis を表す．G 期は DNA 複製にかかわる活動がない期間で，DNA 複製におけるギャップすなわち中断と考えられている．

G_1 期　G_1 phase は有糸分裂期と S 期のあいだの時期である．G_1 期では，細胞は代謝活性が高く；DNA を除いてほとんどすべての細胞小器官とサイトゾル構成成分を複製する．中心体の複製もまた G_1 期で始まる．事実，本章で述べられたすべての細胞活動は G_1 期で生じる．全細胞周期が 24 時間である細胞とすると，G_1 期は 8 時間から 10 時間続く．しかし，この期間の長さはさまざまである．多くの胚細胞あるいは癌細胞では非常に短い．非常に長い期間 G_1 期にいて，おそらく将来にわたっても分裂しないように定められている細胞は G_0 期 G_0 state にあるといわれる．ほとんどの神経細胞は G_0 期

図 3.30　**細胞周期．**有糸分裂の後期の終りに起る細胞質分裂は描いていない．

> 完全な細胞周期では，開始細胞はその内容物を２倍にして，まったく同じ２個の細胞に分かれる．

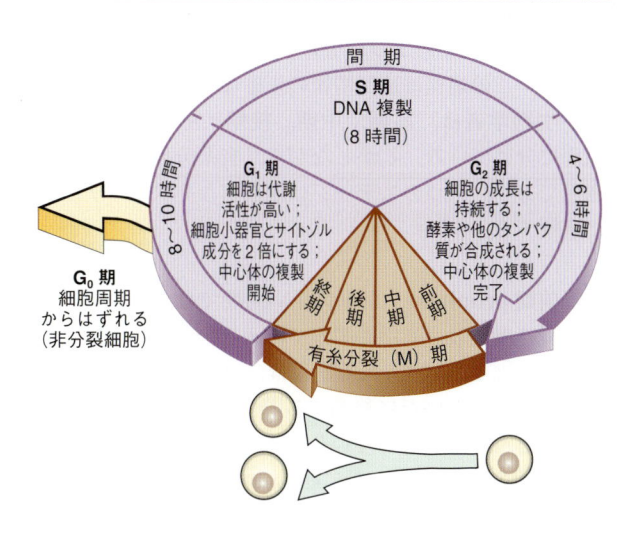

Q 細胞周期のどの時期に DNA 複製が起るか？

にある．しかし，ひとたび細胞がS期に入ると，細胞は細胞周期の残りの部分を完全に遂行する．

S期S phaseはG₁期とG₂期のあいだで，約8時間続く．S期のあいだにDNA複製が起る．DNA複製の結果，細胞周期の終りで起る細胞分裂のあいだに形成された2つのまったく同じ細胞は同じ遺伝物質をもつことになる．G₂期G₂ phaseはS期と有糸分裂期のあいだである．それは4時間から6時間続く．G₂期のあいだ，細胞の成長は続き，細胞分裂のための準備として酵素や他のタンパク質が合成され，中心体の複製が完了する．DNAがS期で複製される際には，そのらせん構造が部分的にほどけ，DNAの2本の鎖が塩基対をつないでいる水素結合のところで分離する（図3.31）．古いDNA鎖のそれぞれ剥き出しになった塩基は新しく合成されたヌクレオチドの相補的塩基と対をつくる．隣接するヌクレオチド間で化学結合が形成されることにより新しいDNA鎖が形成される．らせん構造をほどき，相補的塩基対をつくる作業は，2本の元となったDNA鎖がそれぞれ新しくつくられた相補的DNA鎖と結合するまで持続する．最初のDNA分子は2本のまったく同じDNA分子になってくる．

間期にある細胞を顕微鏡でみると，明らかな特徴をした核膜，核小体，そして絡み合ったクロマチンの塊がみられる（図3.32a）．細胞が間期のG₁，S，そしてG₂期の活動を完了するや，有糸分裂期が始まる．

有糸分裂期　2個のまったく同じ細胞をつくる細胞周期の**有糸分裂期（M期）mitotic phase（M phase）**は，核分裂（有糸分裂）と細胞質分裂からなる．有糸分裂と細胞質分裂のあいだに生じる出来事は，クロマチンが別々の染色体へと凝集するので顕微鏡下ではっきりみることができる．

核分裂：有糸分裂期　前に述べたように，有糸分裂は染色体の2セットを2つに分けられた核に配分することである．この過程は遺伝情報の正確な分割である．便宜上，生物学者は，前期，中期，後期，そして終期の4過程に分けている．しかしながら，有糸分裂は連続した過程であり，一つのステージは継ぎ目なく次のステージに連続する．

1. **前期 prophase**．前期の早い時期ではクロマチン線維は凝集し，光学顕微鏡でみえる染色体へと短くなる（図3.32b）．凝縮過程は，クロマチン線維が有糸分裂のあいだに移動する際，長いDNA鎖がもつれあうことを防いでいる．縦に長いDNAの複製は間期のS期のあいだに起きるので，各前期染色体は**染色分体 chromatids**とよばれる同一の鎖と対をつくる．**セントロメア centromere**とよばれる絞

図3.31　**DNAの複製**．二重らせんの2本の鎖はヌクレオチド間の水素結合（点線で示す）がとれて分離する．新しい，相補的ヌクレオチドは正しい場所に接着し，DNAの新しい鎖が元の鎖の一方に沿って合成される．矢印は塩基対間で再び形成された水素結合を示す．

複製はDNAの量を2倍にする．

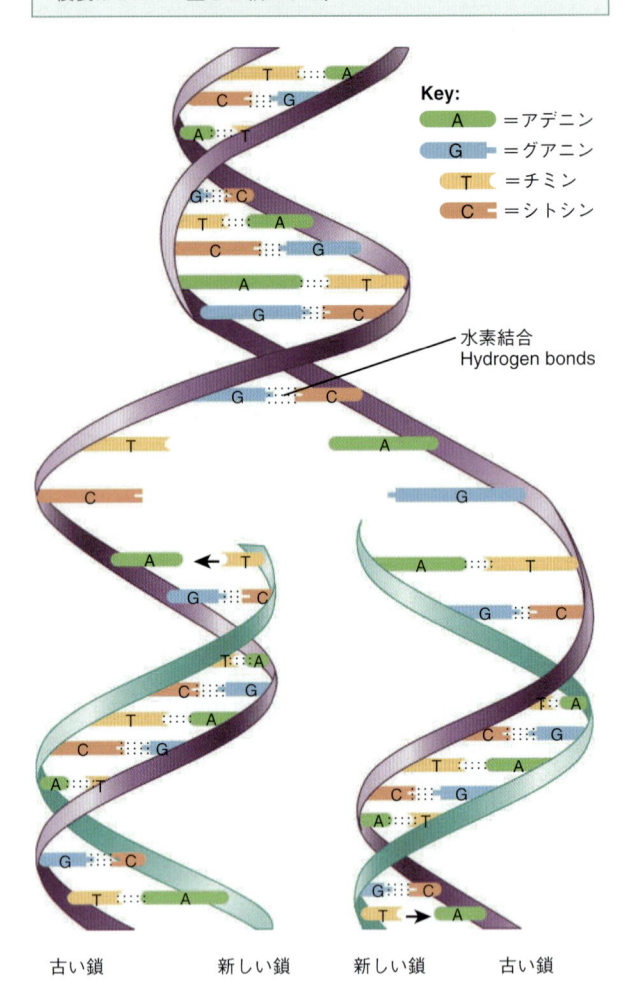

Key:
- A ＝アデニン
- G ＝グアニン
- T ＝チミン
- C ＝シトシン

水素結合 Hydrogen bonds

古い鎖　　新しい鎖　　新しい鎖　　古い鎖

Q DNA複製は体細胞分裂の細胞質分裂の前になぜ生じる必要があるのか？

られた領域が染色分体の対を一緒につなぎとめている．それぞれのセントロメアの外側には**動原体（キネトコア）kinetochore**として知られるタンパク質複合体がある．前期の終りに，中心小体周辺基質内のチューブリンが**紡錘体 mitotic spindle**をつくり始める．紡錘体は，動原体についた微小管がフットボールの形に配列したものである（図3.32b）．微小管が伸びるにつれて，微小管は中心体を細胞の極（端）へ押すので，紡錘体は極から極へ広がる．紡錘体は細胞の反対極へ染色分体を分離する働きがある．次に，核小体は消失し，核膜は壊れる．

2. **中期 metaphase**．中期では，紡錘体の微小管は対

図3.32　**細胞分裂：有糸分裂と細胞質分裂.** 図の最上部 ❶ から始め，過程を終えるまで時計回りに読みなさい.

体細胞分裂では，1個の開始細胞は2個のまったく同じ二倍体細胞をつくるために分裂する.

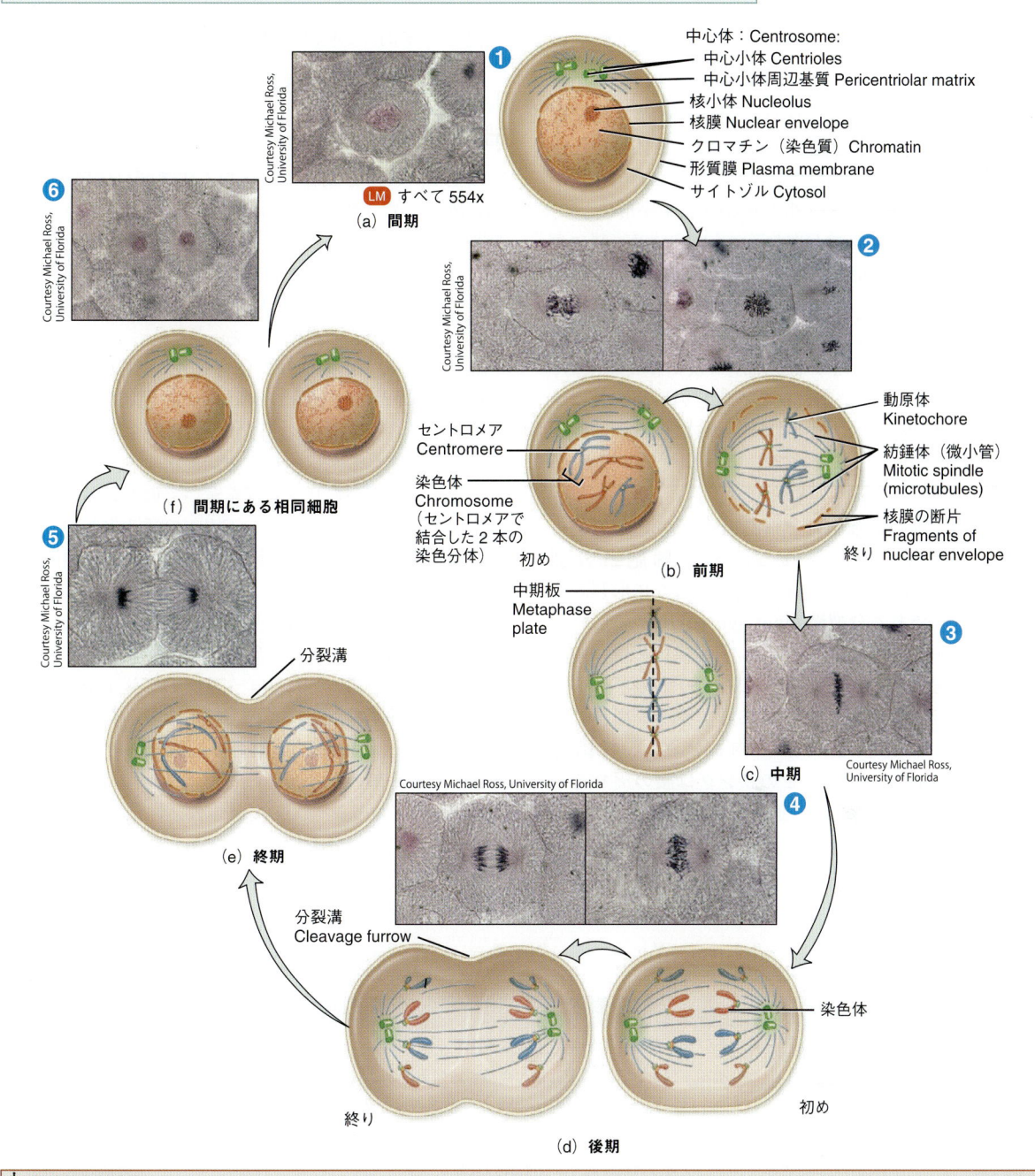

中心体：Centrosome:
中心小体 Centrioles
中心小体周辺基質 Pericentriolar matrix
核小体 Nucleolus
核膜 Nuclear envelope
クロマチン（染色質）Chromatin
形質膜 Plasma membrane
サイトゾル Cytosol

LM すべて 554x
（a）間期

Courtesy Michael Ross, University of Florida

❻
（f）間期にある相同細胞

セントロメア
Centromere
染色体
Chromosome
（セントロメアで
結合した2本の
染色分体）
初め

動原体
Kinetochore
紡錘体（微小管）
Mitotic spindle
(microtubules)
核膜の断片
Fragments of
nuclear envelope
終り
（b）前期

中期板
Metaphase
plate

（c）中期

❺

分裂溝

（e）終期

分裂溝
Cleavage furrow

（d）後期

終り　　初め

染色体

臨床関連事項

紡錘体と癌

　癌細胞の明らかな特徴の一つは分裂を調節できないことであり，**新生物** neoplasm あるいは**腫瘍** tumor とよばれる細胞の塊を形成する．癌治療の一つの方法は抗癌剤を用いる**化学療法** chemotherapy である．これらの薬のあるものは紡錘体の形成を阻害することで細胞分裂を止める．残念なことに，これらの種類の抗癌剤はからだの中で急速に分裂しているすべての細胞をも殺し，悪心，下痢，抜毛，疲労，病気に対する抵抗力を低下させるといった副作用を伴う．

Q 細胞質分裂はいつ始まるか？

となる染色分体のセントロメアを紡錘体の中央部に，正確に整列させる（図 3.32 c）．このセントロメアが配列した平面は**中期板 metaphase plate（赤道面 equatorial plane）**とよばれる．

3．**後期 anaphase**．後期のあいだにセントロメアが裂けて分割し，対となっていた各染色分体は 2 本の片割れに分かれて，細胞の反対極へ移動する（図 3.32 d）．ひとたび分離されると，染色分体は**染色体 chromosomes** といわれる．後期のあいだ，染色体が紡錘体の微小管によって引かれるので，V 字形になる．なぜならセントロメアが進む道の方向を決め，後についてくる染色体の腕を極に向かって引くからである．

4．**終期 telophase**．有糸分裂の最終段階，終期は染色体の移動が止まった後に始まる（図 3.32 e）．まったく同じ染色体のセットが細胞の反対極でほどけ，糸状のクロマチンの形に戻る．新しい核膜がクロマチンの塊の周りにでき，核小体が核に現れ，紡錘体が消失する．

細胞質分裂　細胞の細胞質と細胞小器官が 2 つのまったく同じ細胞へ分配される過程を**細胞質分裂 cytokinesis** とよぶ．この過程は後期の終りに形質膜の小さなくびれである**分裂溝 cleavage furrow** の形成を伴って始まり，終期後に完了する．分裂溝は一般に中心体間の中ほどに現れ，細胞周囲をめぐってのびる（図 3.32 d，e）．形質膜のすぐ内側にあるアクチン微小フィラメントは形質膜を次第に内側へ引く**収縮輪 contractile ring** をつくる．このリングは腰の周りをベルトできつく締めるように，細胞の中心を締めつけ，結局，細胞を 2 つに引き離す．分裂溝の面はつねに紡錘体に対し垂直なので，染色体の 2 セットが分離した細胞に最後は入れられる．細胞質分裂が完了すると，間期が始まる（図 3.32 f）．

出来事の流れは次のようにまとめることができる．

G_1 期 ⟶ S 期 ⟶ G_2 期 ⟶ 有糸分裂期 ⟶ 細胞質分裂

表 3.3 に体細胞の細胞周期の出来事を要約する．

細胞運命の調節

細胞は，（1）分裂することなく生き続けて機能する，（2）成長して分裂する，あるいは（3）死ぬという 3 つの運命がある．ホメオスタシスは細胞増殖と細胞死のあいだでバランスが取れている時に保たれる．さまざまなシグナルが，いつ G_0 期にいるか，いつ分裂するか，そしていつ死ぬかを細胞に伝える．

細胞内には，**サイクリン依存性タンパク質キナーゼ cyclin-dependent protein kinases（Cdks）**とよばれる酵素がある．これらの酵素は ATP からリン酸基をタンパク質へ移してタンパク質を活性化する．また別の酵素はタンパク質からリン酸基を奪いそのタンパク質を不活性化する．適切な時期での Cdks の活性化と不活性化は DNA 複製，細胞分裂，細胞質分裂の開始と調節に重要である．

Cdks のオンとオフの切り替えは**サイクリン cyclins** とよばれる細胞のタンパク質に依存している．サイクリンは細胞周期のあいだにサイクリンのレベルが上がったり下がったりするためにこのように命名された．特定のサイクリンと Cdk 分子の結合は細胞分裂を調節するさまざまな出来事の引き金となる．

特定のサイクリン–Cdk 複合体の活性化は，G_1 期から S 期，G_2 期，有糸分裂期へと決まった順序で細胞が進んでいくのに重要である．もし連続した進行のある段階が遅

表 3.3　体細胞周期の出来事

時　期	活　動
間　期	細胞分裂と細胞分裂のあいだの期間；染色体は光学顕微鏡下でみえない．
G_1 期	代謝活性が高い細胞は細胞小器官とサイトゾル構成成分を複製する；染色体の複製が始まる（非常に長いあいだ G_1 期にある細胞，そしておそらく決して分裂しない細胞は G_0 期にあるといわれる）．
S 期	DNA と中心体を複製する．
G_2 期	細胞の成長，酵素やタンパク質の合成が続く；中心体の複製は完了．
有糸分裂期	親細胞は同じ染色体をもつまったく同じ細胞を産生する；染色体は光学顕微鏡下でみえる．
有糸分裂	核分裂；染色体の 2 セットを分離した核に配分する．
前　期	クロマチン線維は対になった染色分体へ凝縮する；核小体と核膜は消失する；それぞれの中心体は細胞の反対極へ移動する．
中　期	染色分体のセントロメアは中期板で対になって並ぶ．
後　期	セントロメアは裂けて分割する；染色体のまったく同じセットが細胞の反対極へ移動する．
終　期	核膜と核小体が再び現れる；染色体はクロマチンの形に再び戻る；紡錘体は消失する．
細胞質分裂	細胞質の分裂；収縮輪が細胞の中心の周りに分裂溝を形成し，細胞質を分離し，等しく分割する．

れると，正常な進行を保つためにそれに続くすべての段階の流れが遅れる．細胞内のサイクリンのレベルは細胞分裂の時期と連続した進行を決定する上で非常に重要である．例えば，細胞を G_2 期から分裂期へと進ませるサイクリン濃度は，G_1 期，S 期，G_2 期の全過程を通して上昇し，分裂期へと進ませる．高いレベルが細胞分裂の引き金となるが，分裂の終りに向かうと，レベルは急速に減少して細胞分裂は終る．細胞内の他の物質と同じように，このサイクリンの破壊はプロテアソームによって行われる．

　細胞死もまた調節されている．生物体の一生を通して，特定の細胞は順序が決められた，遺伝的にプログラムされた死のアポトーシスを受ける（3.4 節 "ミトコンドリアの議論" 参照）．アポトーシスでは，細胞の内外のどちらからでも引き金となる因子が，"細胞自殺" 遺伝子に働きかけ，細胞骨格や核を破壊するなどのいくつかのやり方で，細胞を傷つける酵素をつくらせる．その結果，細胞は縮小し隣り合った細胞から引き離される．形質膜は無傷で残るが，核内の DNA はバラバラになり，細胞質は収縮する．近くの食細胞が複雑な過程を介して死んでいく細胞を食べるこの過程で，食細胞の形質膜に組み込まれている受容体タンパク質が，死んでいく細胞の形質膜にある脂質と結合する．アポトーシスは胎児発育のあいだに，指のあいだの水かきのような不要な細胞を除く．アポトーシスは組織の細胞数を調節するために誕生後も持続して起り，そして癌細胞のような危険性をもった細胞を除く．

　アポトーシスは細胞死の標準型である．組織の損傷による病的細胞死である**壊死（ネクローシス）necrosis**（＝死）と対照的である．壊死では，近傍の多くの細胞は膨らみ，破裂し，そして間質液に細胞質を流し出す．細胞の破片は一般にアポトーシスでは起きない過程，すなわち免疫系による炎症反応を起す．

生殖細胞分裂

　有性生殖とよばれる過程では，新しい個体は各親から 1 個ずつ産生された，2 個の異なる配偶子の合体（受精）の結果生まれる．もし，配偶子が体細胞と同じ数の染色体をもつとすると，染色体の数は受精により 2 倍になるはずである．生殖腺（卵巣と精巣）内で生じる生殖細胞の分裂，**減数分裂 meiosis**（mei- ＝少なくする；-osis ＝の状態）は染色体の数が半分に減少した配偶子を産生する．その結果，配偶子は 23 本の染色体一組をもつ，つまり**半数体（n）細胞 haploid（n）cells**（hapl-＝単一）である．受精により染色体数は二倍体に戻る．

減数分裂　一回りすると完了する体細胞分裂とは異なり，減数分裂は 2 回の連続したステージ，**第一減数分裂 meiosis I** と**第二減数分裂 meiosis II**，で起きる．

第一減数分裂が始まる前に生じる間期のあいだに，二倍体細胞の染色体が複製を開始する．複製の結果，各染色体はセントロメアで接着された 2 つの姉妹（遺伝上まったく同じ）染色分体からなる．染色体のこの複製は体細胞分裂で有糸分裂に先んじて起るそれと同じようなものである．

第一減数分裂　染色体複製が完了すると始まる第一減数分裂は，前期 I，中期 I，後期 I そして終期 I の 4 つの時期からなる（図 3.33 a）．前期 I は長い時期で，染色体は短く太くなり，核膜と核小体は消失し，紡錘体が形成される．体細胞分裂の前期ではみられない 2 つの出来事が減数分裂の前期 I のあいだ（図 3.33 b）に生じる．第一は，相同染色体の各対と 2 本の姉妹染色分体が一組になる．この出来事は**対合 synapsis** とよばれる．形成された 4 本の染色分体は**四分染色体 tetrad**（tetra- ＝ 4 つの）とよばれる構造をつくる．第二は，2 本の相同染色体の染色分体の一部が他のものと交換される．このような非姉妹（遺伝上異なる）染色分体の一部のあいだの交換は**乗換え（交叉）crossing-over** とよばれる．この過程は相同染色体の染色分体間の遺伝子の交換を可能にする．乗換えによって生じた細胞は互いに遺伝上異なり，またこれらを産生した最初の細胞とも遺伝上異なる．乗換えは，**遺伝的組換え genetic recombination**—遺伝子の新しい組合せの形成—をもたらし，減数分裂を介して配偶子をつくるヒトや他の生物での大きな遺伝的変異が生まれる原因となる．

　中期 I では，相同な染色体対からつくられた四分染色体は互いに，細胞の中期板に沿って並ぶ（図 3.33 a）．後期 I のあいだ，相同な染色体のそれぞれが，セントロメアに接着した微小管により細胞の反対側の極へ引かれるので離れる．セントロメアに保持された染色分体は対のまま一緒に残る（体細胞分裂後期では，セントロメアが裂けて，姉妹染色分体が分離することを思い出そう）．減数分裂の終期 I と細胞質分裂は体細胞分裂の終期および細胞質分裂とよく似ている．第一減数分裂の真の結果は，最初の細胞に存在した相同染色体の各対の一つのみをもつことになるので，分裂後の各細胞は染色体の半数をもつことになる．

第二減数分裂　減数分裂の 2 番目の段階，第二減数分裂は，これもまた前期 II，中期 II，後期 II そして終期 II の 4 つの時期からなる（図 3.33 a）．これらの時期は体細胞分裂のあいだに生じる出来事によく似ている；セントロメアが裂け，姉妹染色分体が分離して，細胞の反対側の極に向かって移動する．

　まとめると，第一減数分裂は二倍体の開始細胞で始まり，それぞれ染色体の半数をもつ 2 個の細胞で終る．

図 3.33 **減数分裂，生殖細胞分裂.** 各時期の詳細は本書の中に記載されている.

生殖細胞分裂では，1個の二倍体開始細胞は，開始細胞とは遺伝上異なる4個の半数体配偶子をつくるために，第一減数分裂と第二減数分裂を受ける.

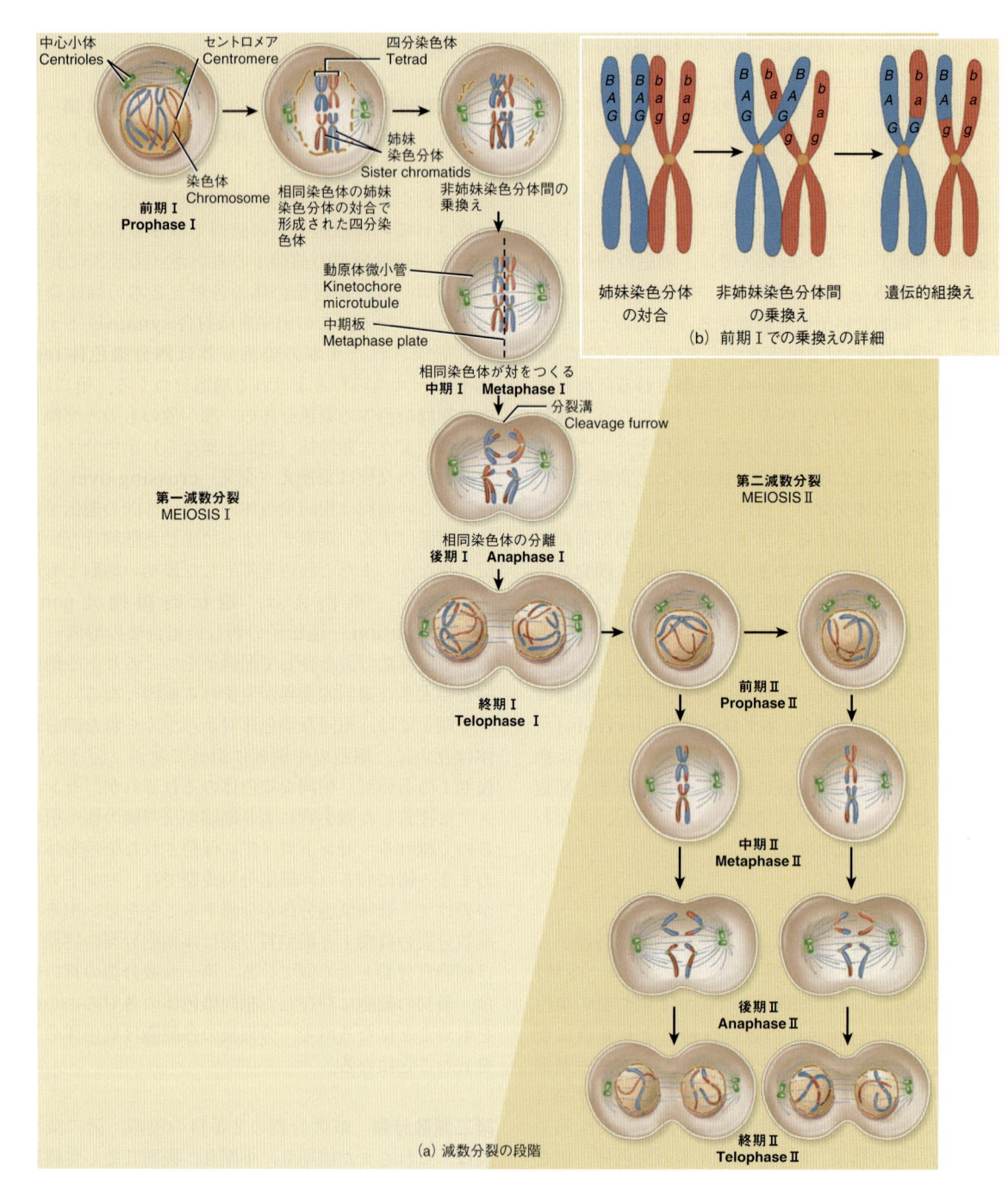

(a) 減数分裂の段階

(b) 前期Ⅰでの乗換えの詳細

Q 乗換えは半数体配偶子の遺伝の内容にどのような影響を与えるか？

第二減数分裂では，第一減数分裂でつくられた2個の半数体細胞のそれぞれが分裂して；最初の二倍体開始細胞と遺伝的に異なる4個の半数体の配偶子をつくることに真の意味がある.

図 3.34 と表 3.4 で減数分裂と体細胞分裂の出来事を比較する.

図 3.34 体細胞分裂（左）と減数分裂（右）の比較. 開始細胞は相同染色体の 2 組をもつ.

第二減数分裂と体細胞分裂の時期は似ている.

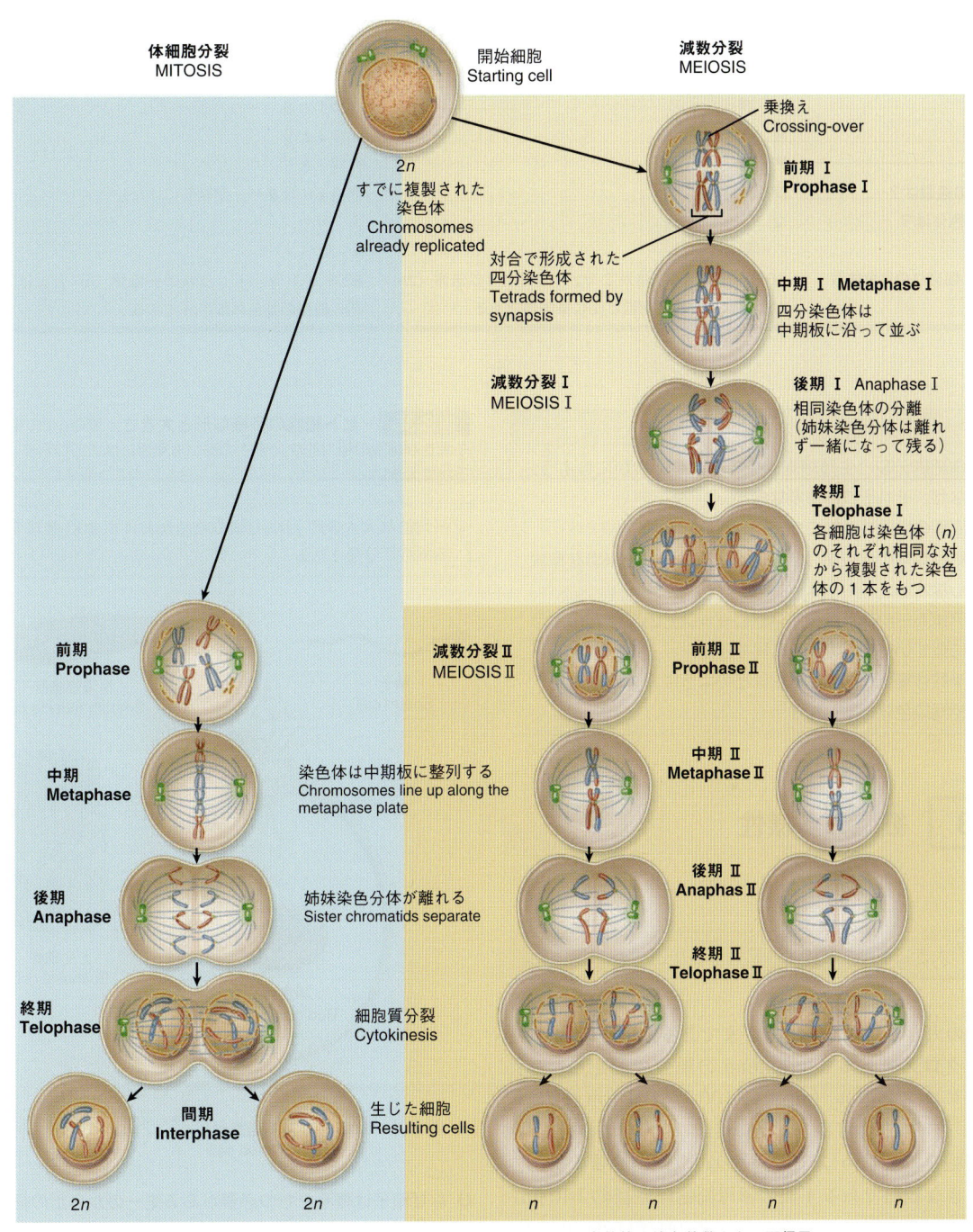

Q 減数分裂の後期 I は体細胞分裂の後期とどのように異なるか？

表 3.4	体細胞分裂と減数分裂の比較	
比較項目	体細胞分裂	減数分裂
細胞の種類	体細胞	生殖細胞
分裂の回数	1 回	2 回
段 階	間 期	間期 I のみ
	前 期	前期 I と II
	中 期	中期 I と II
	後 期	後期 I と II
	終 期	終期 I と II
DNA の複製は？	間期にあり	間期 I にはあり，間期 II にはなし
四分染色体は？	な し	あ り
細胞数	2 個	4 個
細胞 1 個当りの染色体数	46 本，または 23 本が 2 セット；これは二倍体（2n）とよばれ，最初の細胞と同じ染色体である．	23 本が 1 セット；これは一倍体（n）とよばれ，最初の細胞の染色体の半分である．

チェックポイント

27. 体細胞分裂と生殖細胞分裂の違いを明らかにしよう．なぜ，それぞれは重要なのか．

28. 間期の重要性はなにか．

29. 細胞周期の分裂期の各段階で起る主要な出来事を概説しなさい．

30. アポトーシスと壊死（ネクローシス）とではどのように似ていて，どのように異なるか．

31. 半数体細胞と二倍体細胞はどのように異なるか．

32. 相同染色体とはなにか．

3.8 細胞の多様性

目 標

• 細胞の大きさや形がどのように異なるか述べる．

　細胞の大きさはかなりさまざまである．細胞の大きさは**マイクロメートル** micrometer の単位で測定される．1 マイクロメートル（μm）は 100 万分の 1 m または 10^{-6} m（1/25,000 インチ）と等しい．からだの最も小さな細胞をみるためには高倍率の顕微鏡が必要である．最も大きな細胞である 1 個の卵母細胞は直径約 140 μm でかろうじて肉眼でみえる．赤血球の直径は 8 μm である．これをわかりやすくすると頭のてっぺんに生えている髪の毛の平均的な直径はおよそ 100 μm である．

　細胞の形もまたかなりさまざまである（図 3.35）．球形，楕円形，扁平，立方体形，円柱形，引き延ばされた形，星形，円筒形，あるいは円板形がある．細胞の形はからだの中でのその細胞の働きに関係している．例えば，

図 3.35 **ヒト細胞の多様な形と大きさ．**最も小さい細胞と最も大きな細胞の相対的な大きさの違いは実際にはここに示すよりもはるかに大きい．

平均的な大人の約 100 兆個の細胞がおよそ 200 種類の異なる細胞に分類される．

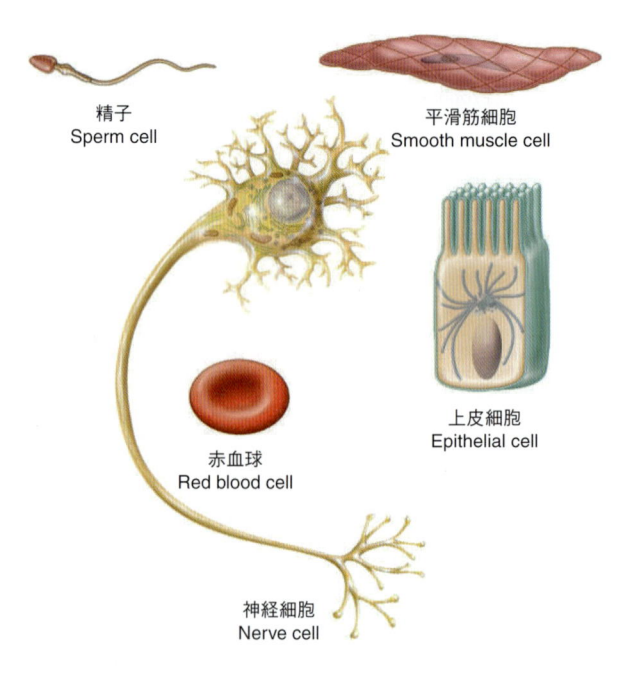

精子
Sperm cell

平滑筋細胞
Smooth muscle cell

上皮細胞
Epithelial cell

赤血球
Red blood cell

神経細胞
Nerve cell

Q なぜ精子は鞭毛をもつ必要がある唯一のからだの細胞なのか？

精子は移動に用いる長い鞭状の尾（鞭毛）をもっている．精子は相当な距離を移動することが必要な，男性における唯一の細胞である．赤血球の円板状の形は広い表面積を与え，赤血球が酸素を他の細胞に受け渡す能力を上昇

させる．弛緩した平滑筋細胞の長い紡錘状の形は収縮時に短くなる．この形状変化によって平滑筋細胞の一群は血流が通る血管の通路を狭くあるいは広くできるようにしている．このように，平滑筋細胞は種々の組織を通る血流を調節する．ある細胞は表面積を大幅に増加させる微絨毛をもっていることを思い出そう．微絨毛は小腸を裏打ちしている上皮細胞にふつうにあり，大きな表面積は消化した食物の吸収を早める．神経細胞は神経信号（インパルス）が長い距離を伝導できるように長く伸びている．次に続く章でわかるように，細胞の多様性はもっと複雑な組織や器官へ細胞編成ができるようにしている．

チェックポイント

33. 細胞の形は機能とどのような関係があるか．あなたが考えた例をいくつか挙げなさい．

3.9 加齢と細胞

目 標

• 加齢で生じる細胞の変化を述べる．

加齢 aging は，からだのホメオスタシスを保つための適応反応が進行的に変化する正常な過程である．老化はみてわかるような構造と機能の変化をもたらし，環境のストレスや病気に対して傷つきやすくなる．医学的問題や老人ケアを取り扱う医学の専門分野を**老人病学 geriatrics**（ger- ＝老年；-iatrics ＝医学）という．**老年医学 gerontology** は加齢に伴う過程や問題を科学的に研究する学問である．

通常，数百万個の新しい細胞が1分間に産生されているが，からだのある種の細胞—骨格筋細胞と神経細胞など—は，G_0 期に永久的におかれているので分裂しない（本章の始めのほうで述べた"間期"参照）．多くの他の細胞は分裂の能力に限りがあることが実験で示されている．からだから取り出した正常な細胞はほんの数回分裂して止まる．これらの結果から，体細胞分裂をやめることは一般に遺伝的にプログラムされた出来事であることを示唆している．この観点に立てば，"加齢遺伝子"は誕生時点で遺伝子の青写真の一部となっている．これらの遺伝子は正常な細胞で重要な機能をもつが，その活動は全体として遅い．これらの遺伝子は生命維持に必要な過程を遅くしたり停止したりすることで老化をもたらす．

加齢に関しての別の観点は，個々の染色体の先端にのみ見出される特殊な DNA 配列をした**テロメア telomeres** が関係する．DNA のこれらの断片は，染色体の先端を別の染色体が取り込んだり，連なったりしないように保護している．しかしながら，ほとんどすべての正常な体細胞では，細胞分裂の各周期ごとにテロメアを短くする．最終的に，細胞分裂をたくさん行った後はテロメアが完全になくなり，いくつかの機能的な染色体物質さえ失われる．これらの観察は，私たちの染色体の先端から DNA が侵食されることが，加齢と細胞の死に大きくかかわっていることを示唆している．強いストレスを受けている人は，明らかに短いテロメアをもっている．

体内に最も多量にある糖のグルコースは加齢過程にかかわる．グルコースは細胞内外でタンパク質に無秩序に付け加わり，近くのタンパク質分子とのあいだに不可逆的な架橋を形成する．年齢が進むにつれ，多くの架橋が形成され，加齢組織にみられる硬化や弾性の低下を招く．

臨床関連事項

フリーラジカルと抗酸化物

フリーラジカル（遊離基）**free radicals** は不対電子の状態を解消するのに脂質，タンパク質，あるいは核酸から電子を"奪う"ので，これらの物質に酸化的損傷を与える．その結果，皮膚の小皺，硬い関節，そして硬くなった動脈となる．正常な細胞代謝—例えば，ミトコンドリアの有酸素細胞呼吸—でフリーラジカルが生じる．ほかには空気汚染，放射線，そして私たちが食べるある種の食物に存在する．ペルオキシソームとサイトゾルの中の酵素が一般にフリーラジカル処理することは自然に起きている．食事に含まれるビタミン E，ビタミン C，ベータカロテン，亜鉛そしてセレンのような物質は，フリーラジカルの生成を阻害するので**抗酸化物 antioxidants** とみなされている．

老化に関するある説は老化が細胞レベルでの過程にあると述べているが，一方，別の説では生体全体にわたって働く調節機序に集中していると述べている．例えば，免疫系は自身の体細胞に攻撃を始めるかもしれない．この**自己免疫反応 autoimmune response** は細胞表面の細胞認知マーカーの変化により生じる可能性がある．これは抗体にとって細胞を破壊するために細胞に接着し，細胞にマークをつけやすくなる．細胞の形質膜上のタンパク質の変化が増加すると，自己免疫反応は強まり，よく知られた老化のサインを生み出す．後に続く章でもからだを構成する系のそれぞれについての老化の効果を本章で論じた方法で記載する．

チェックポイント

34. ある組織が年とともに硬くなる一つの理由はなにか．

疾患：ホメオスタシスの失調

本書のほとんどの章で，章の終りに正常なホメオスタシスから逸脱していることを示す主要な病気や障害について簡潔に述べることにしている．これらは，医療問題についてあなたが抱く多くの疑問に答えを与える．

癌

癌 cancer は統御不能で，異常な細胞分裂を特徴とした疾患の一群である．からだの一部の細胞が調節を受けることなく分裂すると，**腫瘍 tumor** あるいは**新生物** neoplasm（neo- ＝新）という過剰な組織が発育する．腫瘍の学問を**腫瘍学 oncology**（onco- ＝膨らむまたは大きな塊）という．腫瘍は癌化し，しばしば致命的な場合もあるし，そうでない場合もある．癌性新生物は**悪性腫瘍 malignant tumor**（あるいは malignancy）という．ほとんどの悪性腫瘍の一つの性質は，からだの他の部分へ癌性細胞が広がる**転移 metastasis** する能力があることである．**良性腫瘍 benign tumor** は転移しない新生物である．例にいぼ（疣）がある．良性腫瘍が正常なからだの機能を妨げたり，またみた目に悪い場合は外科的に取り除くことができる．ある種の良性腫瘍は手術不可能でおそらく致命的である．

癌の種類

癌の名前は発生した組織の種類に由来する．最も多いヒトの癌は，上皮細胞から生じる悪性腫瘍である**癌腫 carcinomas**（carcin ＝癌；-omas ＝腫瘍）である．例えば，**黒色腫（メラノーマ）melanomas**（melan- ＝黒）は，メラニン色素を産生する皮膚上皮細胞のメラノサイトが癌化し成長したものである．**肉腫 sarcoma**（sarc- ＝肉）は，筋細胞あるいは結合組織に由来するすべての癌に対して一般に名づけられる．例えば，小児癌の最も頻度の高いタイプである**骨原性肉腫 osteogenic sarcoma**（osteo- ＝骨；-genic ＝起源；訳注：**骨肉腫 osteosarcoma**）は正常な骨組織を破壊する．**白血病 leukemia**（leuk- ＝白；-emia ＝血）は，異常な白血球が急速に成長することで特徴づけられる血球形成器官の癌である．**リンパ腫 lymphoma** はリンパ組織，例えばリンパ節の悪性疾患である．

癌の成長と広がり

悪性腫瘍の細胞は急速にかつ持続的に複製する．悪性細胞は周りの組織を侵害しながら，新しい血管のネットワークをつくる**血管新生 angiogenesis** を起す．腫瘍の中で血管新生の誘因となるタンパク質は**腫瘍血管新生因子 tumor angiogenesis factors**（TAFs）とよばれる．新しい血管の形成は，TAFs の過剰産生かあるいは自然にできるはずの血管新生阻害物質がつくられないか，のいずれかにより起る．癌が増殖する時，正常な組織と場所や栄養の奪い合いが始まる．結果的に，正常な組織は小さくなって死滅する．ある悪性細胞は最初の（初期の）腫瘍から離れ，体腔に侵入したり，あるいは血液やリンパに入って循環し，そして他の組織に侵入して，2番目の腫瘍をつくる．悪性細胞はからだの抗腫瘍防御作用に対して抵抗する．癌による痛みは，腫瘍が神経を圧迫する時，あるいは臓器内の通路を塞ぎ分泌物による圧が高まる時，あるいはまた組織や器官が死ぬことで生じる．

癌の原因

正常な細胞が統制を失い癌化する誘因はいくつかある．

発癌物質　一つの原因は環境因子である：呼吸する空気，飲む水，そして食物の中にある物質である．癌を発生する化学物質や放射線を**発癌物質 carcinogens** という．発癌物質は，遺伝子の DNA 塩基配列に起る永久的な変化，**突然変異**を起す．発癌物質はヒトの全癌の 60〜90％に関係していると，世界保健機関（WHO）は見積もっている．発癌物質の例に，タバコのタールに含まれる炭化水素類，地表からのラドンガス，そして太陽光中の紫外線（UV）放射がある．

癌遺伝子　徹底した研究努力は現在，癌を引き起す遺伝子，すなわち**癌遺伝子 oncogenes** に向けられている．これらの遺伝子が不適切に活性化されると正常な細胞を癌化細胞へ変える能力をもつ．ほとんどの癌遺伝子は，成長と発育を調節する**原癌遺伝子**とよばれる正常な遺伝子から生じる．原癌遺伝子がある変化を受けると，(1) 遺伝子が不適切に発現されたり，(2) 遺伝子がつくる物質が過剰につくられたり，(3) 誤った時期にその物質がつくられたりする．ある癌遺伝子は，細胞の成長を促す化学物質，成長因子を過剰に産生する．他の癌遺伝子は細胞表面の受容体を変化させ，まるで成長因子により刺激されているかのように受容体が信号を送り続けるようにさせる．その結果，細胞の成長様式が異常になる．

どの細胞でも原癌遺伝子は悪性の変化が生じるまでは正常な細胞機能を行う．原癌遺伝子の DNA が変化して突然変異が起き，いくつかの原癌遺伝子が癌遺伝子へと活性化される．別の原癌遺伝子は DNA の一部が変換される染色体の再配列により活性化される．再配列は，活動を高めてくれる遺伝子の近くに原癌遺伝子を配置することにより，原癌遺伝子が活性化される．

癌ウイルス　ある種の癌はウイルス起源をもつ．ウイルスは RNA か DNA のどちらかを入れた核酸の小さな包みで，感染した細胞の中でのみ増えることができる．**癌ウイルス oncogenic viruses** と名づけられたある種のウイルスは細胞に異常な増殖を誘発することで癌を発生する．例えば，ヒトパピローマウイルス（ヒト乳頭腫ウイルス，HPV）は実際に女性の子宮頸部に癌を発生させる．ウイルスは，通常，無秩序な細胞分裂を抑える働きをもつタンパク質の p53 を破壊するように，プロテアソームに仕掛けるタンパク質をつくらせる．この抑制性タンパク質がないと，細胞は統制なしに増殖する．

いくつかの研究では，ある種の癌は異常な染色体数をもつ細胞と関係があると示唆している．その結果，潜在的に細胞は癌遺伝子を余分に複製したり，あるいは癌抑制遺伝子の複製がほとんどできないことになる．いずれの場合でも，制御されない細胞増殖へと導かれることになる．また，正常な幹細胞が悪性腫瘍を形成しうる癌性の幹細胞へ変化することによって癌が発生するとしたいくつかの記拠がある．

本書の後半で，組織の損傷に対する防御反応である炎症の過程を議論する．炎症は癌の発生においてさまざまな段階に関与すると思われる．ある事実は，慢性炎症が変異細胞の増殖を刺激し，生き残れるように促進し，血管新生を増進させ，癌細胞の浸潤や転移を促すことを示唆している．ある種の慢性炎症状態と炎症組織の悪性組織への形質変換とのあいだには明らかな関係がある．例えば，慢性胃炎（胃粘膜の炎症）と消化性潰瘍は胃癌の 60 〜 90％ の原因因子である．慢性肝炎（肝臓の炎症）と肝硬変は肝癌の約 80％ に関与すると信じられている．結腸直腸癌は，潰瘍性大腸炎やクローン疾患のような結腸の慢性炎症疾患をもつ患者で 10 倍以上発生する．そして慢性的な肺の炎症状態であるアスベスト肺と珪肺の 2 種と肺癌との関係は古くからよく知られている．慢性炎症は関節リウマチ，アルツハイマー病，うつ病，心臓血管疾患そして糖尿病にも基本的に関与している．

発癌：多段階の過程

発癌 carcinogenesis は癌化する前に 10 回以上の異なる突然変異が細胞内で集中して起る多段階の過程である．癌へと導く遺伝子変化の進行は結腸癌（結腸直腸癌）についてよく理解されている．肺癌や乳癌と同様に，このような癌は発生までに決まって数年から十数年を要する．結腸癌では，1 回の突然変異によって，細胞増殖が増えた領域で始まる．この成長が異常に，しかし非癌性に進行し，腺腫とよばれるようになる．2 ないし 3 回の突然変異が追加して起きたのち，癌抑制遺伝子 *p53* の突然変異が起きて癌が発生する．多くの突然変異が癌の発生に必要である事実は，細胞の成長が通常多くの

チェックとバランスの組合せで調整されていることを示している．免疫不全が発癌に大きくかかわることは驚くにあたらない．

癌の治療

多くの癌は外科的に除去される．しかしながら，癌が体中に広く分布する時や，脳のような重要な機能をもつ器官に癌が存在し，手術をすると非常に危険を伴う時には，代って化学療法や放射線療法が用いられる．時に，手術，化学療法，そして放射線療法が組み合せて用いられる．化学療法は癌細胞を死に至らしめる薬物の投与である．放射線治療は染色体を切断して細胞分裂を止める．癌細胞は速やかに分裂するので，正常細胞より化学療法や放射線療法の破壊的な効果を受けやすい．患者にとって不幸なことに，毛包細胞，赤色骨髄の細胞，そして消化管を裏打ちする細胞は分裂が速い．そのため，化学療法や放射線療法の副作用が出て，毛包細胞の死による脱毛，胃や腸の上皮細胞の死による嘔吐や吐き気，そして赤色骨髄で白血球の産生が遅くなるために感染しやすくなったりする．

癌は単一の疾患ではないため，また一つの腫瘍内の細胞すべてが同じように振舞うことはほとんどないために，癌治療は難しい．ほとんどの癌は 1 個の異常細胞から発生すると考えられているが，腫瘍が臨床的にみつけられる大きさになった時には，多様な異常細胞の集団となっている．例えば，ある種の癌細胞はすぐに転移するが，他の癌細胞は転移しない．ある癌細胞は化学療法薬に感受性を示すが別の細胞は薬に抵抗性を示す．薬物抵抗に差があるので，一つの化学療法薬は感受性のある細胞を破壊するが，抵抗性のある細胞の増殖を許してしまう．

癌に対する現在開発中の可能な別の治療法は，癌細胞を殺すウイルスを用いる**ウイルス療法 virotherapy** である．この戦略に用いられるウイルスは，からだの正常な細胞に作用することなく癌細胞を明確な標的とするように設計されている．例えば，癌細胞でのみ見出される受容体と特異的に結合するタンパク質（抗体のような）をウイルスにつける．このウイルスがからだの中に一度入ると，癌細胞に結合して，感染する．ウイルスが細胞溶解を起すたびに，癌細胞は結果的に殺される．

また研究者は，転移を起す癌細胞の能力を調節する**転移調節遺伝子 metastasis regulatory genes** の役割について研究している．科学者は，この遺伝子を操作して癌細胞の転移を防ぐことができる治療薬の開発を望んでいる．

本書のほとんどの章に正常状態と病的状態の両方を含めた鍵となる医学用語の用語集が後についている．これらは医学の語彙力に重要な役割を果すので，用語を熟知しよう．

本文で議論したのと同じように，これらの状態のあるものは局所性あるいは全身性として述べられている．**局所性疾患 local disease** はからだの一部または限られた領域に悪影響を及ぼす．**全身性疾患 systemic disease** はからだ全体またはいくつもの部分に悪影響を及ぼす．

異形成 dysplasia（dys- ＝異常）　慢性の刺激や炎症により細胞の大きさや形またその構成が変る；新生物（一般に悪性の腫瘍形成）で進行する，また刺激がなくなると正常に回復する．

萎縮 atrophy（a- ＝なしに；-trophy ＝栄養）　細胞の大きさが減少し，影響を受ける組織や器官の大きさも減少する；消耗．

過形成 hyperplasia（hyper- ＝を越えて）　細胞分裂の頻度が増加して組織中の細胞数が増加する．

形成異常（症）（異形成〔症〕）metaplasia（meta- ＝変化）化生．ある形の細胞が他の形に変る．

子孫 progeny（pro- ＝前へ；-geny ＝生産）　子孫（offspring または descendant）．

腫瘍マーカー tumor marker　腫瘍細胞から血液中に出された物質で，腫瘍の存在とその型を示す．腫瘍マーカーは，ふるいわけや診断に用いられ，予後の見通しを立てる，治療に対する反応を評価し，癌の再発を監視するために用いられる．

退形成 anaplasia（an- ＝ない；-plasia ＝形へ）　多くの悪性腫瘍を特徴づける，組織の分化と機能の消失．

肥大 hypertrophy　細胞分裂なしに細胞の大きさが増大する．

プロテオミクス proteomics（proteo- ＝タンパク質）　産生したタンパク質すべてを特定するためのプロテオーム（生体のタンパク質のすべて）の学問；これには，タンパク質はどのように相互作用するのかを決定し，そしてタンパク質の三次元構造を確かめることで，疾患の治療や診断に役立つタンパク質活性をもつようにタンパク質を変えることができる薬物を設計することが含まれる．

章の概要

概　要

はじめに

1. 人体には約 200 種類の細胞がある．
2. 細胞の構造と機能は密接に関係している．

3.1　細胞の構成部品

1. 細胞は，人体の基本的で生きている，構造的かつ機能的単位である．
2. 細胞生物学は細胞の構造と機能を科学的に研究する．
3. 図 3.1 は体細胞の典型的な構造の概観を示している．
4. 細胞の主要部品は形質膜，形質膜と核のあいだにある細胞内容物である細胞質，そして核である．

3.2　形質膜

1. 細胞質の周りをとり囲んでいる形質膜はタンパク質と脂質からなる．
2. 流動モザイクモデルによれば，形質膜は脂質二重層の海に氷山のようにタンパク質が漂っている．
3. 脂質二重層は背中合せでつくられる 2 層のリン脂質とコレステロールそして糖脂質からなる．2 層の配列は脂質が極性部と非極性部の両方をもった両親媒性により生じる．
4. 内在性膜タンパク質は脂質二重層の中に埋め込まれているか，または脂質二重層を貫いて伸びているが，表在性膜タンパク質は膜脂質または内在性膜タンパク質と膜の内面または外面で接着している．
5. 多くの内在性膜タンパク質は細胞外液に面した端に糖類が結合した糖タンパク質である．糖脂質と一緒に，糖タンパク質は細胞外表面にグリコカリックスを形成する．
6. 膜タンパク質は多様な機能をもっている．イオンチャネルと担体は内在性膜タンパク質で，特定の溶質が膜を横切る助け

をする；受容体は細胞の認識場所として働く；酵素は特定の化学反応を触媒する；そしてリンカーは細胞内外でタンパク質フィラメントを形質膜に繋ぎとめる．表在性膜タンパク質は，形質膜を保持し，内在性膜タンパク質を繋ぎとめ，そして機械的な活動にかかわる．膜の糖タンパク質は細胞認知マーカーとして機能する．

7. 膜の流動性は二重層をつくる脂質の脂肪酸の尾にある二重結合が多いほど大きくなる．コレステロールは正常な体温で脂質二重層を強くし流動性を減少させる．この流動性は形質膜内で起る相互作用を可能にし，膜要素の移動を可能にし，脂質二重層が破れたり穴が開くと自動的に塞ぐことを可能にする．

8. 膜の選択的透過性はある物質を他の物質より容易に透過させる．脂質二重層はほとんどの非極性分子に対して透過性である．水と尿素以外で，イオンあるいは大きな非荷電極性分子を通さない．チャネルと担体は，脂質二重層を横切ることができないイオンと中小サイズの非荷電極性物質に対する形質膜の透過性を増大する．

9. 形質膜の選択的透過性は膜の両側の濃度の差である濃度勾配を維持する．

3.3　形質膜を横切る輸送

1. 受動過程では，物質は形質膜を横切る濃度勾配の低いほうへ自身がもつ運動エネルギーを用いて移動する．能動過程では，細胞のエネルギーは物質の濃度勾配の"より高いほうへ"移動するために用いられる．

2. 拡散では，分子あるいはイオンは高濃度領域から低領域へ平衡に達するまで移動する．形質膜を横切る拡散速度は，濃度勾配の大きさ，温度，拡散物質の質量，拡散にかかわる膜の表面積，そして拡散が起る距離に影響される．

3. 酸素，二酸化炭素，窒素，脂肪酸ステロイド，脂溶性ビタミン（A, E, D, K），低級アルコール，水尿素のような非極

性で疎水性の分子は，形質膜の脂質二重層を拡散する．

4．チャネルを介する促進拡散では，溶質は膜チャネルを通り脂質二重層を横切って，溶質の濃度勾配の低いほうへ移動する．K^+，Cl^-，Na^+，そして Ca^{2+}（これらは膜の非極性内部に入るにはあまりにも親水性である）のような特定のイオンの通過を許すイオンチャネルがある．担体を介する促進拡散では，グルコースのような溶質は膜の一方側で特定の担体タンパク質に結合し，反対側で担体がかたちを変えた後に放出される．

5．浸透は拡散の一つのタイプで，水の高い濃度領域から水の低い濃度領域へ選択的透過性膜を通り抜ける，水の真の移動である．等張液では赤血球は正常な形を保つ；低張液では溶血する；高張液では円鋸歯形成になる．

6．物質は能動輸送により濃度勾配に逆らって膜を横切ることができる．能動的に輸送される物質には，Na^+，K^+，H^+，Ca^{2+}，I^-，Cl^- などのイオン；アミノ酸；そして単糖類がある．2つのエネルギー源が能動輸送に使用される：ATP の加水分解から得られるエネルギーは一次性能動輸送のエネルギー源である．そして Na^+ あるいは H^+ 濃度勾配に蓄えられたエネルギーは二次性能動輸送のエネルギー源である．最も一般的な一次性能動輸送ポンプは，Na^+-K^+ ATP アーゼとしても知られるナトリウム-カリウムポンプである．二次性能動輸送の機序は Na^+ または H^+ 濃度勾配の力を利用するシンポーターとアンチポーターの両者が含まれる．シンポーターは2つの物質を同じ方向へ運ぶが，アンチポーターは膜を横切って2つの物質を反対方向へ運ぶ．

7．エンドサイトーシスでは，小さな小胞が膜を横切って物質を運ぶために形質膜から細胞内へと移動する；エクソサイトーシスでは，小胞は細胞外へ物質を移動するために形質膜と融合する．受容体依存性エンドサイトーシスは，クラスリン被覆ピットとよばれる膜領域にある特定の受容体に結合する特定のリガンドを選択的に取り込む．細胞外液を摂取する飲作用では，小胞は細胞外液中の溶質を取り込むために形質膜から“ちぎれ”てサイトゾルに入る．

8．食作用は固形粒子を摂取する．ある種の白血球（好中球）はこの方法でからだに侵入した微生物を破壊する．

9．トランスサイトーシスでは，小胞は細胞の片側でエンドサイトーシスを行い，細胞を横切って移動し，そして反対側でエクソサイトーシスを行う．

3.4　細胞質

1．細胞質は核を除いた形質膜内にあるすべての細胞内容物である．これはサイトゾルと細胞小器官からなる．サイトゾルは細胞質の溶液部分で，水，イオン類，グルコース，アミノ酸類，脂肪酸類，タンパク質類，脂質類，ATP，そして老廃物が含まれる．細胞が生存に必要な多くの化学反応が行われる場所である．細胞小器官は特定の機能をもち，特徴的な形をした，特別な構造体である．

2．細胞骨格は細胞質全体に広がるタンパク質フィラメントの網状構造である．その構成要素は，ミクロフィラメント，中間径フィラメント，そして微小管である．細胞骨格は細胞の構造的骨格をつくり，細胞運動にかかわる．

3．中心体は中心小体周辺基質と一対の中心小体とからなる．中心小体周辺基質は分裂していない細胞内の微小管と分裂細胞内の紡錘体を編成する．

4．線毛と鞭毛は基底小体により形成される細胞表面の運動突起である．線毛は細胞表面に沿って溶液を動かすが，鞭毛は細胞全体を動かす．

5．2個のサブユニットでできたリボソームは核内でつくられ，リボソーム RNA とリボソームタンパク質からなる．リボソームはタンパク質合成の場所である．

6．小胞体（ER）は膜の網状構造で，平らな袋あるいは管状の形を取る．小胞体は核膜から細胞質全体に伸び出している．粗面小胞体の外表面にはタンパク質を合成するリボソームがちりばめられている．合成されたタンパク質は修飾や仕分けを受けるために粗面小胞体内の内腔に入る．粗面小胞体は分泌タンパク質，膜タンパク質，そして細胞小器官タンパク質を産生する；糖タンパク質をつくる；合成したタンパク質にリン脂質を接着する．滑面小胞体にはリボソームがない．脂肪酸とステロイドを合成する；薬物，アルコール，有害物質を不活性化し無毒化する；グルコース 6-リン酸からリン酸塩を除く；そして筋細胞の収縮の引き金となる Ca^{2+} を放出する．

7．ゴルジ装置は槽とよばれる平らな袋からなる．ゴルジ装置の入口面，中間槽，出口面は，分泌小胞，膜小胞あるいは輸送小胞を異なる目的地へ輸送するために，タンパク質を修飾し，分類し，梱包するための異なる酵素を含んでいる．

8．リソソームは消化酵素を含んだ膜に包まれた小胞である．エンドサイトーシスで形成された飲小胞と食胞は物質を処理するためにリソソームへ物質を運ぶ．リソソームは古くなった細胞小器官を消化し（自食作用），その細胞自身を消化し（自家融解），そして細胞外消化を行う．

9．ペルオキシソームはアミノ酸，脂肪酸，そして毒性物質を酸化する酸化酵素を含んでいる．この過程で生じた過酸化水素はカタラーゼにより破壊される．別の種類の細胞小器官であるプロテアソームに含まれるプロテアーゼは，不必要で，傷ついたあるいは不完全なタンパク質を，小さなペプチドに切断して処理する．

10．ミトコンドリアは，滑らかな外膜と稜（クリステ）がある内膜，そして基質という溶液で満ちた腔からできている．ミトコンドリアは細胞の ATP のほとんどを産生する．またアポトーシスの初期段階で重要な役割をもつ．

3.5　核

1．核は，二重の核膜，核と細胞質間の物質の移動を調節する核膜孔，リボソームを産生する核小体，そして細胞の構造を決め，細胞の活動性を決定する遺伝子からなる．

2．ヒトの体細胞は 46 本の染色体をもち，23 本の染色体をそれぞれの親から受け継いでいる．細胞ないし個体がもっている全遺伝情報がゲノムである．

3.6　タンパク質合成

1．細胞は DNA に含まれる遺伝情報を転写し翻訳してタンパク質を産生する．

2．遺伝暗号は DNA のトリプレットと RNA のコドンとを対応させ，アミノ酸を指定する約束ごとのセットである．

3．転写では，DNA のトリプレット配列にある遺伝情報は，mRNA 内のコドンの相補的配列の中に情報を複写するための鋳型として働く．転写はプロモーターとよばれる領域にある DNA 上に始まる．タンパク質合成のための暗号である DNA の領域はエクソンとよばれる；タンパク質を合成しない領域はイントロンとよばれる．

4．転写直後の pre-mRNA はイントロンとエクソンの両方を有するが，核を離れる前に修飾され，再編成される．

5．翻訳の過程では，mRNA のヌクレオチド配列がタンパク質のアミノ酸配列を特定する．mRNA はリボソームに結合し，

特定のアミノ酸は tRNA に接着し，そして tRNA アンチコドンは mRNA のコドンに結合する，つまり運ばれた特定のアミノ酸を成長しているポリペプチドの上に配置する．翻訳は開始コドンで始まり終止コドンで終る．

3.7　細胞分裂

1. 細胞分裂は細胞自身を再生する過程である．これは核分裂（体細胞分裂あるいは減数分裂）と細胞質分裂からなる．細胞を置換しあるいは新しい細胞をつけ加える細胞分裂は体細胞分裂とよばれ，これには有糸分裂と細胞質分裂が含まれる．配偶子（精子と卵母細胞）の産生による細胞分裂は生殖細胞分裂といわれ，減数分裂と細胞質分裂からなる．

2. 細胞周期は，体細胞がその内容物を2倍にして2つに分ける順序だった流れの出来事である．これは間期と有糸分裂期からなる．ヒトの体細胞は相同染色体23対をもつ，それゆえ二倍体（$2n$）である．有糸分裂期の前に，染色体のまったく同じセットを次世代の細胞に受け渡すために，DNA分子，または染色体が複製する．

3. 細胞分裂と細胞分裂のあいだ，すなわち分裂時期を除いたすべての生命活動を行っている細胞は，G_1，S，G_2 の3相からなる間期にあるという．G_1 期のあいだ，細胞は細胞小器官や細胞質の構成要素を複製し，そして中心体の複製が始まる；S期のあいだ，DNA複製が起る；G_2 期のあいだ，酵素や他のタンパク質が合成され，中心体の複製が完了する．

4. 有糸分裂は染色体の分割で，染色体の2つのまったく同じセットを核に分配することである；これは前期，中期，後期，終期からなる．

5. 細胞質分裂は，通常，後期の終りに始まり，有糸分裂が完了すると終了する．この細胞質分裂では，細胞の中期板に沿って形成された分裂溝が内側に引き，細胞を締めつけ，2つの細胞質をつくるように細胞を引き離す．

6. 細胞は分裂することなく生き続けて機能するか，成長して分裂するか，あるいは死ぬか，のいずれかである．細胞分裂の調節は特定のサイクリン依存性タンパク質キナーゼとサイクリンに依存する．

7. アポトーシスはプログラムされた細胞死で，細胞の正常なかたちの死である．これは胎生期の発生の時期に最初に生じて，生物体の一生を通して続く．

8. ある種の遺伝子は細胞分裂とアポトーシスを調節する．これらの遺伝子の異常はいろいろな疾患や障害にかかわっている．

9. 有性生殖では，新しく生まれた個体は，各親から1個ずつ与えられた2個の異なる配偶子の合体により生じる．配偶子は染色体（23本）一組をもつ，よって半数体（n）である．

10. 減数分裂は半数体配偶子をつくる過程である；これは第一減数分裂と第二減数分裂とよばれる2回の連続した核分裂からなる．第一減数分裂のあいだ，相同染色体は対合（一対になること）と乗換えを受け，その結果，互いに，また彼らを生み出した開始二倍体親細胞とも遺伝的に異なる2個の半数体細胞ができる．第二減数分裂のあいだ，2個の半数体細胞は4個の半数体細胞をつくるために分裂する．

3.8　細胞の多様性

1. 細胞の大きさはマイクロメートルで測られる．1マイクロメートル（μm）は 10^{-6} m である．人体にある細胞の大きさは8〜140 μm である．

2. 細胞の形はその機能に関係している．

3.9　加齢と細胞

1. 加齢はからだのホメオスタシスを保つための適応反応が進行的に変化する正常な過程である．

2. 加齢には，遺伝的にプログラムされた細胞分裂の停止，フリーラジカルの蓄積，そして自己免疫反応の増強によって生じるなど，多くの説が提唱されている．

クリティカルシンキング問題

1. ムチンは唾液や他の分泌物に存在するタンパク質である．水と混ざると粘液として知られる滑らかな物質になる．ムチンの合成から分泌まで細胞で起る道順を辿り，関与するすべての細胞小器官と過程を列挙しなさい．

2. サムはアルコールを飲まないが，兄のセバスチャンは大量のアルコールをいつも飲んでいる．もし，兄弟の肝細胞をそれぞれ検査したら，滑面小胞体とペルオキシソームにどんな違いがみられるか．説明しなさい．

3. マラソン選手は極端に身体を動かすので脱水状態になる．細胞に水を戻してやるためにはどんな種類の溶液を飲めばよいか．

Q　図の質問の答え

3.1 細胞の主要な3部品は形質膜，細胞質，そして核である．

3.2 グリコカリックスは形質膜の細胞表面上の糖衣である．これは膜の糖脂質と糖タンパク質の糖部分からなる．

3.3 インスリンと結合する膜タンパク質は受容体として働く．

3.4 発熱は体温の上昇があるので，すべての拡散過程は増加する．

3.5 非極性で疎水性の分子（酸素，二酸化炭素，窒素ガス；脂肪酸，ステロイド，脂溶性ビタミン）と小さな非荷電の分子（水，尿素，低分子アルコール）は単純拡散の過程を介して形質膜の脂質二重層を横切って移動する．

3.6 K^+ 濃度は細胞外液よりサイトゾルのほうがより高い．

3.7 正解．インスリンは形質膜にグルコーストランスポーター（GluT）の埋め込みを促進し，担体を介する促進拡散によって細胞のグルコース取込みを増加させる．

3.8 誤り．水濃度は2つの腕の中で決して等しくならない．なぜなら，左腕は純水があり右腕には100%以下の水を含んだ溶液がある．

3.9 2% NaCl 溶液は高張液なので RBCs の円鋸歯形成を生じる．

3.10 ATP はポンプタンパク質にリン酸基を付加し，ポンプの三次元構造を変える．ATP はポンプに力を与えるエネルギー

を送る．

3.11　二次性能動輸送では，ATP の加水分解はシンポーターまたはアンチポーターを動かすために間接的に使用される；この反応は一次性能動輸送ではポンプタンパク質に直接力を与える．

3.12　トランスフェリン，ビタミン，そしてホルモンは，受容体依存性エンドサイトーシスを受けるリガンドの例である．

3.13　形質膜受容体に粒子が結合すると偽足形成を引き起す．

3.14　受容体依存性エンドサイトーシスと食作用は受容体タンパク質が関係する；飲作用は関与しない．

3.15　微小管は中心小体，線毛，そして鞭毛をつくる助けとなる．

3.16　中心体がない細胞はおそらく細胞分裂をしない．

3.17　線毛は細胞表面の溶液を動かすが，鞭毛は細胞全体を動かす．

3.18　リボソームの大サブユニットと小サブユニットは核内の核小体で別々に合成され，そして細胞質で結合する．

3.19　リボソームは粗面小胞体に接着するが，滑面小胞体には接着しない．粗面小胞体は細胞から送り出すタンパク質を合成する；滑面小胞体は脂質合成や他の代謝活性に関係する．

3.20　入口面は粗面小胞体からタンパク質を受け取り修飾する；出口面は他の目的地へ輸送するために分子を修飾し，分類して，梱包する．

3.21　いくつかのタンパク質はエクソサイトーシスで細胞から分泌され，一部のタンパク質は形質膜に組み込まれ，一部はリソソームになる輸送小胞に入る．

3.22　リソソームによる古くなった細胞小器官の消化を自食作用という．

3.23　ミトコンドリアの稜は化学反応が起りやすいように表面積を増大し，ATP 産生に必要な酵素を含んでいる．

3.24　クロマチンは DNA，タンパク質，そしていくつかの RNA の複合体である．

3.25　ヌクレオソームは 8 個のヒストン（タンパク質）の芯の周りを 2 回巻きついた二重鎖 DNA である．

3.26　タンパク質は細胞の物理的化学的性質を決める．

3.27　DNA 塩基配列 AGCT は RNA ポリメラーゼにより RNA 塩基配列 UCGA に転写される．

3.28　P 部位は伸びていくポリペプチドを付着した tRNA を保持する．A 部位は伸びていくポリペプチド鎖に付加される次のアミノ酸を運ぶ tRNA を保持する．

3.29　リボソームが A 部位で終止コドンに出合うと，完成したタンパク質は最終の tRNA から離れる．

3.30　DNA は細胞周期の分裂間期の S 期のあいだに複製する．

3.31　DNA 複製は細胞質分裂の前に生じるので新しい個々の細胞は完全なゲノムをもつ．

3.32　細胞質分裂は一般に後期の終りに始まる．

3.33　乗換えの結果，4 個の半数体の配偶子は互いに遺伝上異なりこれらを産生した最初の細胞とも遺伝上異なる．

3.34　減数分裂の後期 I のあいだ，対となった染色分体はセントロメアにより一緒に保持されて分離しない．体細胞分裂の後期のあいだ，対の染色分体が離れ，そしてセントロメアが裂ける．

3.35　運動に鞭毛を使用する精子は相当な距離を移動する唯一の体細胞である．

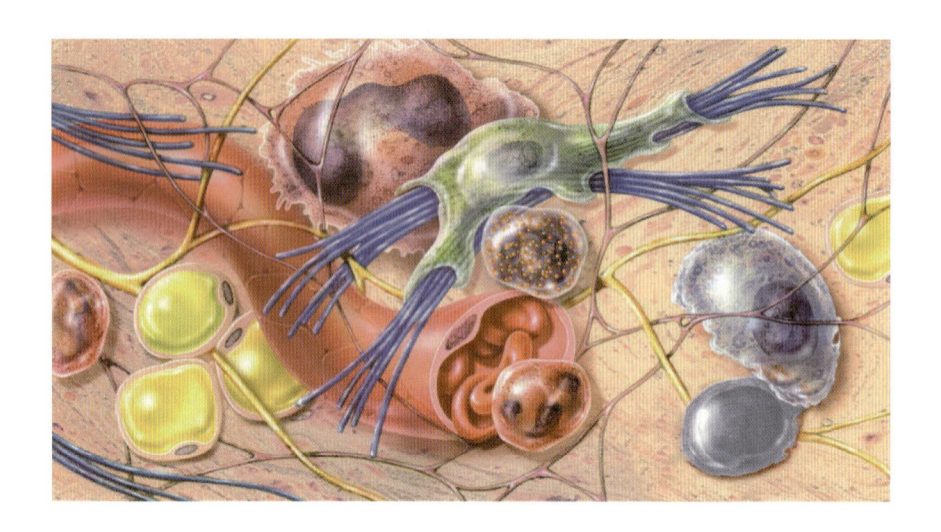

CHAPTER 4

組　織

組織とホメオスタシス

人体の 4 つの基本的な組織は，ほんの 2, 3 の例を挙げるだけでも，保護，支持，細胞間の情報交換，疾患に対する抵抗性など，さまざまな機能を果すことによってホメオスタシスの維持に関係している．

3 章で学んだように，細胞は複雑なコンパートメントの複合体からなっている．コンパートメントの一つ一つが生命を維持するためのたくさんの生化学反応を行っている．しかしながら，細胞それ自体がからだの中で独立した単位として機能することはほとんどない．その代り，細胞は通常，組織とよばれるグループとしてまとまって機能している．組織の構造と特性は，組織を構成している細胞を取り囲む細胞外物質の性質と，細胞同士の結合の性質などの要素で決定される．組織の硬さをとってみ

ても，硬いもの，半固形のもの，そして液性のものがあり，骨や脂肪組織，血液が硬さの範囲にある例として挙げられる．さらに組織は，構成する細胞の種類，細胞の配列の仕方，細胞外物質の種類などの点で多種多様である．

Q 脂肪吸引術による健康被害が，受けて得られる恩恵を上回るかどうか，疑ったことはありますか？

4.1 組織の分類

目 標

• 人体を構成する4種類の組織を列挙し，それぞれの特性について述べる．

組織 tissue とは，胎児の中の同じ起源から由来し，特定の活動を行っている類似の細胞集団である．

組織学 histology（histo- ＝組織；-logy ＝〜学）とは組織を研究する学問である．**病理学者 pathologist**（patho- ＝疾患）は他の医師の正確な診断を助けるために，細胞や組織の検査を専門とする医学者である．病理学者の重要な役割の一つは，組織に疾病の指標となるような変化があるかどうかを検査することである．

人体を構成している組織は，その構造と機能から4つに大別される（図 4.1）：

1. **上皮組織 epithelial tissue** は，体表や体腔，中腔器官，導管の内面を覆い；また腺をつくる．上皮組織は，からだがその内部環境および外部環境と相互作用する場となる．
2. **結合組織 connective tissue** はからだとその諸器官を保護し，支持している．さまざまな結合組織が器官同士を結びつけ，脂肪としてエネルギーを蓄え，さらに病原体に対する免疫能をからだがもてるようにさせている．
3. **筋組織 muscle tissue** は収縮することに特化した細胞からなり，力を発生する．収縮の過程で，筋組織はからだを温める熱を発生する．
4. **神経組織 nervous tissue** はからだの内外の状況の多様な変化を感知して，筋の収縮や腺の分泌を促すために，神経活動電位（神経インパルス）とよばれる電気信号を発生する．

軟骨・骨・血液を除くほとんどの結合組織と上皮組織は，本来一般的な組織でからだ中に広く分布している．これらの組織は，からだのほとんどの器官の部品となり，幅広い構造と機能をもっている．上皮組織と結合組織については本章で詳しく説明する．骨組織ならびに血液の一般的特徴についてはここで解説するが，詳細はそれぞれ6章と19章とで述べる．同様に，筋組織と神経組織の構造と機能については本章での紹介に留め，10章と12章で詳述する．

⚕ 臨床関連事項

生 検

生検 biopsy（bio- ＝生命；-opsy ＝みること）とは，生体の組織を顕微鏡観察のために採取することである．この方法は，とくに癌のようなさまざまな異常を診断する助けとするために，また他の検査では説明できない感染や炎症の原因を見つけるために用いられる．比較のために，正常組織と病的な可能性のある組織との双方が採取される．外科手術ないし針と注射器によって組織の標本が採取されると，標本は固定され，特性を際立たせるために染色したり，顕微鏡観察のために薄い切片にされる．生検は，医師が適切な治療方法を決定するのを助けるために，患者が手術のために麻酔されているあいだに行われることもある．例えば，甲状腺組織の生検標本に悪性細胞が見い出されれば，外科医はすぐに最適の術式で治療を進めることができる．

図 4.1 組織の分類．

> 4種類の組織のそれぞれには，形状・構造・機能・局在などで異なるさまざまな細胞がある．

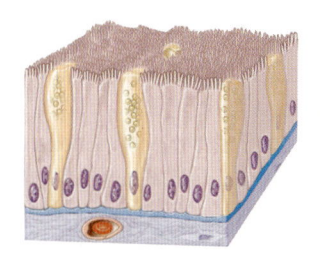
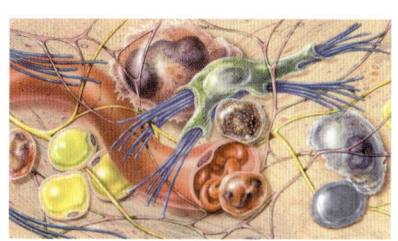
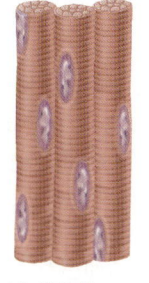
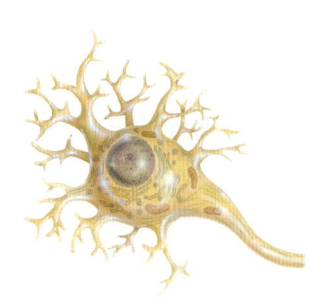

(a) 上皮組織 Epithelial tissue　　(b) 結合組織 Connective tissue　　(c) 筋組織 Muscular tissue　　(d) 神経組織 Nervous tissue

Q 4種類の組織の機能で重要な違いはなにか？

ふつう，組織の中の大部分の細胞は他の細胞や他の構造に結合してその中に留まっている．食細胞のような数種類の細胞だけは，外来の侵入者を捜して攻撃するために，体内を自由に動き回る．しかし胎生期には，大部分の細胞が成長と発達の過程で活発に移動する．

> **チェックポイント**
> 1. 組織とは何か定義しなさい．
> 2. 人体の 4 つの組織とはなにか．

4.2　細胞接着装置

目　標
- 5 種類の細胞接着装置の構造と機能について述べる．

組織の種類を個別にみていく前に，組織をつくるために細胞がどのようにして保持されているかをまず調べてみよう．ほとんどの上皮細胞，およびある種の筋細胞と神経細胞は，機能的な単位として強固に結合されている．**細胞接着装置 cell junctions** は隣り合う細胞の形質膜の接触する個所にみられる．ここでは，タイトジャンクション，接着結合，デスモソーム，ヘミデスモソーム，ギャップ結合の主要な 5 つの細胞接着装置を説明する（図 4.2）．

タイトジャンクション（密着結合）

タイトジャンクション（密着結合）tight junctions は，隣り合う細胞の形質膜の外表面を融合させる膜貫通タンパク質のひも状の網目である．タイトジャンクションは隣り合う細胞間の隙間を封じている（図 4.2 a）．胃，腸，膀胱を裏打ちする上皮組織の細胞は，多数のタイトジャンクションをもっている．タイトジャンクションは細胞間の物質移動を抑え，これらの器官の内容物が血液や周辺の組織に漏れ出さないように防いでいる．

接着結合

接着結合 adherens junctions の部位の形質膜の内側には，タンパク質が密集した**プラーク（斑）plaque**（PLAK）構造がある．そこに，膜タンパク質と細胞骨格である微細線維が結合している（図 4.2 b）．**カドヘリン cadherins** とよばれる膜貫通糖タンパク質が細胞同士を接着している．プラークから伸びたカドヘリンが細胞間隙を越えて，それぞれ反対側のプラークへと侵入し，隣り合う細胞とカドヘリン同士が結合する．上皮細胞では，ちょうどベルトでウエストを締めるように，接着結合が連続して細胞を一周する，**接着帯 adhesion belts** をつくる．接着結合は，例えば食物が腸の中を通る時のようないろいろな収縮活動を行う際に，上皮細胞同士が離れるのを防ぐ．

デスモソーム（接着斑）

デスモソーム desmosomes（desmo- ＝帯）も接着結合と同じように，プラーク状の構造と膜貫通糖タンパク質（カドヘリンの一種）をもっている．プラークでは膜貫通タンパク質が細胞間隙に伸びて，隣接する細胞同士を連結する（図 4.2 c）．しかし接着結合とは異なり，デスモソームのプラークには微細線維が結合しない．その代りデスモソームのプラークには，別の細胞骨格要素である，タンパク質のケラチンからなる中間径フィラメントが結合する．デスモソームの細胞質側から伸びた，中間径フィラメントが細胞質を横切って，反対側にあるデスモソームまで伸びる．このような構造の配置が細胞と組織の安定性に寄与している．細胞同士を溶接するような斑点状の細胞接着は，表皮（皮膚の最外層）を構成している細胞間や，心臓の心筋細胞間によくみられる．細胞間のデスモソームは，皮膚が引っ張られても表皮細胞が離れないように，また心臓が収縮しても心筋細胞同士が引き離されないように防いでいる．

ヘミデスモソーム

ヘミデスモソーム hemidesmosomes（hemi- ＝半分）はデスモソームと似ているが，隣接する細胞を連結するものではない．ヘミデスモソームは，デスモソームの半分にみえることからそうよばれている（図 4.2 d）．しかし，ヘミデスモソームを構成している膜貫通糖タンパク質はカドヘリンではなく，**インテグリン integrins** とよばれる分子である．形質膜の細胞質側で，インテグリンはケラチンタンパク質によってつくられた中間径フィラメントに結合している．形質膜の外側では，インテグリンは基底膜（後述）に存在するタンパク質の**ラミニン laminin** に結合する．つまり，ヘミデスモソームは細胞同士を結合するのではなく，細胞を基底膜に繋ぐ結合である．

ギャップ結合

ギャップ結合 gap junctions では，膜タンパク質の**コネキシン connexins** が，**コネクソン connexons** とよばれる液体を通す細い通路をつくり，隣り合う細胞同士を結合する（図 4.2 e）．タイトジャンクションでは形質膜の外葉が完全に融合しているが，ギャップ結合ではこのような融合がない．隣接する形質膜のあいだに非常に狭い間隙（ギャップ）が残っている．イオンや小さな分子はコネクソンの通路を通って，一方の細胞の細胞

図 4.2 細胞接着装置.

ほとんどすべての上皮細胞, 一部の筋細胞, 神経細胞は接着装置をもつ.

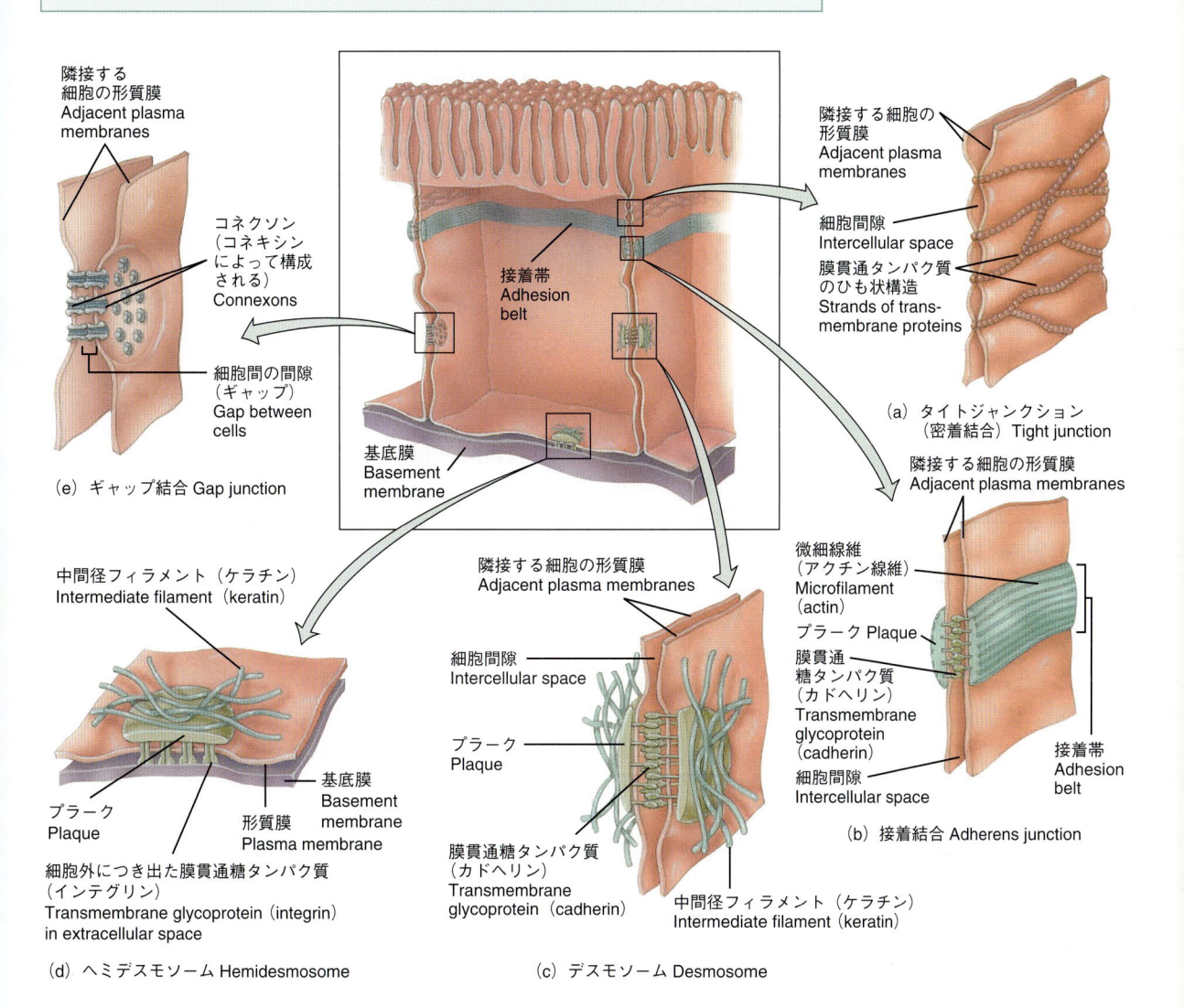

Q 隣接する細胞間での情報交換の機能をもつ細胞接着装置はどれか？

質から隣の細胞の細胞質に拡散して入っていくが, 細胞内のきわめて重要なタンパク質のような大きな分子の移動は妨げる. 眼球の水晶体や角膜のように血管のない組織では, 栄養素やおそらく老廃物の輸送がギャップ結合を介して行われる. ギャップ結合は組織を構成する細胞相互の情報交換を助けている. 発生中の胚においては, 成長や細胞分化を調節する化学的・電気的な情報の伝達がギャップ結合を介して行われている. ギャップ結合はまた, 神経や筋の細胞間で活動電位が迅速に伝えられるためにも重要な役目を担っている. これは, 神経系の正常な動作や, 心臓や消化管, 子宮での筋の収縮において

非常に重要である.

> **チェックポイント**
>
> **3.** 器官の内容物が周りの組織へ漏れ出るのを防ぐ細胞接着装置はどれか.
> **4.** 上皮組織にみられる細胞接着装置はどれか.

4.3　上皮組織と結合組織との比較

目　標

• 上皮組織と結合組織の主要な違いを述べる.

　上皮組織と結合組織とを詳しくみてみる前に，からだ中に広く分布しているこの2種類の組織を比較してみよう（図4.3）．上皮組織と結合組織の主要な構造の違いは，光学顕微鏡で観察するだけで明らかである．第一の明らかな違いは，細胞外基質（細胞間にある物質）に対する細胞の数である．上皮組織では多数の細胞が一緒に密に詰められていて，細胞外基質はわずかにあるかまったくないかである．一方，結合組織では，通常細胞が広く分散していて，大量の細胞外物質が細胞同士を隔てている．第二の明らかな違いは，上皮組織には血管がないが，ほとんどの結合組織にはかなりの血管網があることである．鍵となる違いのもう一つは，ほとんどの上皮組織は表面の層をなしていて，他の組織には覆われていないことである．唯一の例外は血管の内腔を覆う上皮で，ここではつねに血液が上皮の上を通過している（訳注：血管の裏打ちは内皮とよばれ，上皮に含めないこともある）．これらの鍵となる構造的な差異が上皮組織と結合組織の機能的な違いに反映されているが，この違いが互いを強く結びつけることにもなっている．上皮組織には血管がなく表層を形成しているため，上皮組織は血管の豊富な結合組織と直に接していて，酸素と栄養素の供給および老廃物の排除という上皮組織の維持と機能に

とって重要なプロセスに不可欠な血液との物質交換を可能にしているのである.

4.4　上皮組織

目　標

• 上皮組織の一般的特徴を述べる.
• それぞれのタイプの上皮の構造，局在，機能について述べる.

　上皮組織 epithelial tissue（あるいは**上皮 epithelium**；複数形 epithelia）は細胞が1層あるいは多層の切れ目のないシート状に配列した構造である．細胞同士が細胞接着装置によって相互に，密にかつ強固に連結されているために，隣接する形質膜とのあいだの細胞間隙は非常に狭い．上皮組織は身体の中で2つのパターンをとったり，裏打ちをしたりする．（1）身体のさまざまな表面を覆う．（2）腺の分泌部を形成する．機能的には，上皮組織は保護，分泌（粘液，ホルモン，酵素），吸収（消化管の栄養素），排出（尿路の中のさまざまな物質）を行う.

　覆ったり，裏打ちをしたりする上皮細胞の表面は形態的に分化し，特殊な機能をもっていることが多い．上皮細胞の**頂上面 apical surface**（**自由面 free surface**）とは，体表，体腔，内臓器官の腔（内腔）や細胞の分泌物が通る導管の内腔に向かう面である（図4.4）．細胞の自由面は線毛や微絨毛をもつことがある．上皮細胞の**側面 lateral surfaces** とは隣接する細胞と接する面であり，タイトジャンクション（密着結合），接着結合，デスモソーム，あるいはギャップ結合が局在する．上皮細胞の**基底面 basal surface** とは自由面の反対の面である．最も深部の細胞層では，基底面が基底膜のような細胞外物質に接している．最深部の上皮細胞の基底面にあるヘミデスモソームは上皮を基底膜につなぎ止めている（後述）．重層な上皮を論ずる際は，**表層 apical layer** とは最も表面の細胞層を意味し，**基底層 basal layer** とは最も深部に位置する細胞の層を意味する.

　基底膜 basement membrane は薄い細胞外の層で，さらに基底板と網状板の2層を区別する．**基底板 basal lamina**（lamina ＝薄層）は上皮細胞に近いほうの層で，上皮細胞自身によってつくられる．基底板はラミニン，コラーゲン（後述），糖タンパク質やプロテオグリカン（後

図4.3　上皮組織と結合組織との比較.

上皮組織と結合組織との主な違いは，細胞と細胞外基質との比率である.

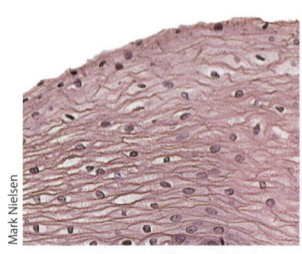 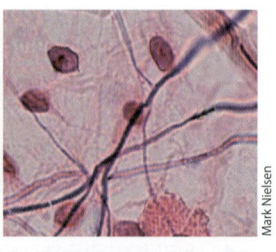

(a) 上皮組織では，多数の細胞が密に詰め込まれていて，細胞外基質はあっても非常に少ない.

(b) 結合組織では，少数の細胞が散在していて，それらが大量の細胞外基質によって囲まれている.

Q 上皮組織が生き続けて機能を発揮するには，上皮組織と結合組織とのあいだのどのような関係が重要だろうか？

図4.4　上皮細胞の表面と基底膜の構造と局在.

基底膜は上皮組織と結合組織のあいだに存在する.

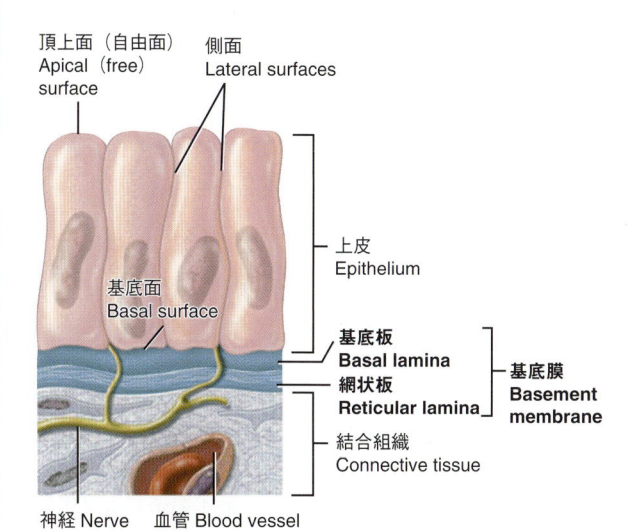

頂上面（自由面）
Apical（free）
surface

側面
Lateral surfaces

上皮
Epithelium

基底面
Basal surface

基底板
Basal lamina

網状板
Reticular lamina

基底膜
Basement
membrane

結合組織
Connective tissue

神経 Nerve　　血管 Blood vessel

臨床関連事項

基底膜と疾患

　条件によっては，コラーゲンやラミニンが過剰につくられ，そのために基底膜は著しく厚くなる．未治療の糖尿病では，とくに眼や腎臓の細血管（毛細血管）の基底膜が厚くなる．このため血管が正常に機能しなくなり，失明や腎不全に至ることもある.

Q 基底膜の機能はなにか？

述）などのタンパク質から構成されている．すでに学んだように，基底板のラミニン分子はヘミデスモソームのインテグリンと結合することによって，上皮細胞を基底膜に付着させている（図4.2 d 参照）．**網状板** reticular lamina は下にある結合組織に接する側にあり，**線維芽細胞** fibroblasts（図4.8 参照）とよばれる結合組織の細胞が産生したコラーゲンなどのタンパク質を含んでいる．基底膜は，上皮組織をその深部にある結合組織に付着させ固着させる働きのほかに，さまざまな機能をもっている．基底膜は成長や創傷治癒の過程で上皮細胞が移動するための面をつくり，上皮と結合組織とのあいだでの大きな分子の通過を制限し，腎臓では血液の濾過に関与している.

　上皮組織には上皮組織だけを支配する神経が分布しているが，前述の通り**血管はなく**（avascular〔a- ＝ない；-vascular ＝血管〕），栄養を補給し老廃物を運び去るのは隣接する結合組織の血管に依存している．上皮と結合

組織のあいだの物質交換は拡散によって行われている.

　上皮組織は器官と器官のあいだやからだと外部環境の境界にあるため，物理的なストレスや傷害を繰り返し受けている．上皮細胞は細胞分裂能が高く，上皮組織はつねに更新されており，死んだ細胞や傷を受けた細胞が剥離し新しい細胞と置き換わることによって修復される．上皮組織はさまざまな機能を担っている：最も重要な機能は保護，濾過，分泌，吸収，排出である．それに加えて，神経組織と連携して，嗅覚，聴覚，視覚，触覚などを司る特殊器官を形成する.

　上皮組織は２つに大別される．（1）**被蓋上皮 covering and lining epithelium（surface epithelium** ともいう）は，皮膚や一部の内臓**外面**を覆う被覆を形成する．また，血管，導管，体腔，さらに呼吸器系，消化器系，泌尿器系および生殖器系の内腔の**内面**を覆う裏打ちを形成する．（2）**腺上皮 glandular epithelium** は，甲状腺，副腎，汗腺，消化腺といった腺の分泌部を構成する.

上皮組織の分類

　被蓋上皮は細胞層の配列と細胞の形状という２つの特徴により分類される（図4.5）.

1. **細胞層の配列 arrangement of cells in layers** による分類（図4.5）．細胞は，機能によって単層（1層）あるいは重層（多層）に配列する：
   a．単層上皮 simple epithelium は１層の細胞層から

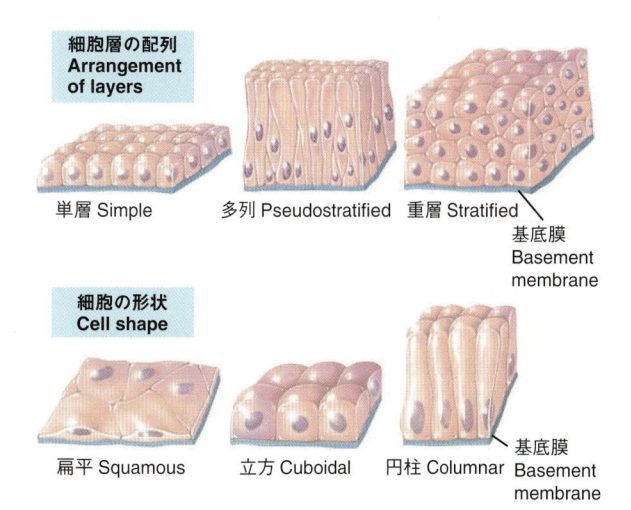

図4.5　被蓋上皮の細胞の形状と細胞層の配列.

細胞の形状と層の配列によって被蓋上皮が分類されている.

細胞層の配列
Arrangement
of layers

単層 Simple　　多列 Pseudostratified　　重層 Stratified

基底膜
Basement
membrane

細胞の形状
Cell shape

扁平 Squamous　　立方 Cuboidal　　円柱 Columnar

基底膜
Basement
membrane

Q 細胞から別の細胞へ物質が迅速に移動するのに最も適した細胞の形状はどれか？

なり，拡散，浸透，透過，分泌，吸収にかかわっている．**分泌 secretion** とは，粘液，汗あるいは酵素といった物質を産生し放出することである．**吸収 absorption** とは，腸管で消化された食物のような液体ないし他の物質を取込むことである．

b．**多列上皮** pseudostratified epithelium（pseudo-＝偽似の）は，核の高さが異なり，すべての細胞が頂上面に達していないので，数層の細胞層から構成されているようにみえる．実際にはすべての細胞が基底膜の上にあるので，単層上皮である．自由表面まで達しているのは線毛をもつ上皮細胞か；粘液を分泌する杯細胞である．

c．**重層上皮** stratified epithelium（stratum＝層）は2層ないしはそれ以上の細胞層からなっている．すり切れたりほころびたりしやすい部分に存在し，上皮組織の下にある組織を保護する機能をもつ．

2．**細胞の形状 cell shapes**（図 4.5）．上皮細胞はその機能によってさまざまな形態を取る：

a．**扁平上皮細胞** squamous cells（squamous＝平ら）は薄く，物質が迅速に細胞を通過できるようにしている．

b．**立方上皮細胞** cuboidal cells の縦横の長さがほぼ同じで，立方形あるいは六角柱のような形をしている．自由表面に微絨毛をもつことがあり，機能的には分泌か吸収のどちらかを行う．

c．**円柱上皮細胞** columnar cells は縦長で，円筒形をしていて，下の組織を保護している．自由表面に線毛あるいは微絨毛をもつことがあり，分泌や吸収のために特殊化している．

d．**移行上皮細胞** transitional cells は扁平から立方形まで，さらにその逆へと形態が変る．膀胱のような大きく膨らんだり（伸展したり）小さく縮んだりする器官にある．

細胞の層配列と細胞の形という2つの特徴を組み合せて，以下のように被蓋上皮を分類する：

I．**単層上皮**
　A．単層扁平上皮
　　1．内皮（心臓，血液，リンパ管を裏打ちする）
　　2．中皮（漿膜の上皮層を形成する）
　B．単層立方上皮
　C．単層円柱上皮
　　1．非線毛単層円柱上皮
　　2．線毛単層円柱上皮
　D．多列円柱上皮
　　1．多列非線毛円柱上皮
　　2．多列線毛円柱上皮

II．**重層上皮**（＊印の命名は最上層の細胞の形状による）
　A．重層扁平上皮
　　1．非角化重層扁平上皮（ケラチンをもたない）
　　2．角化重層扁平上皮（ケラチンをもつ）
　B．重層立方上皮＊
　C．重層円柱上皮＊
　D．移行上皮あるいは泌尿器系の上皮（ほとんどの泌尿器系の管腔を覆う）

被蓋上皮

前述のように，被蓋上皮は皮膚や一部の臓器の外表面を覆う．被蓋上皮はまた，血管や分泌腺の導管，体腔の内面，さらに呼吸器系，消化器系，泌尿器系および生殖器系の内腔の内面を裏打ちする．表 4.1 では被蓋上皮を詳しく説明している．それぞれの解説は，顕微鏡写真とそれに相当する模式図，そしてからだの中でその組織が存在する位置を示す挿し絵で構成される．図にはその組織の説明，局在する場所，機能についても添えられている．

⚕ 臨床関連事項

パパニコロー塗抹検査

パパニコロー塗抹検査（Pap 検査）Papanicolaou test（あるいは Pap test, Pap smear）は組織表面から脱落した細胞を採取し，顕微鏡的に観察する手法である．一般的によく利用されている Pap 検査として，子宮頸部や腟の非角化重層扁平上皮細胞の検査が挙げられる．これは，女性生殖器系の細胞が癌あるいは前癌状態にあるということを示す初期変化を検出するために行う．Pap 検査の際には組織から細胞が採取され，スライドガラス上に塗り広げられる．スライドガラスはその後分析のために検査室に送られる．Pap 検査は 21 歳以降 3 年ごとに実施されるべきである．さらに，30 歳から 65 歳の女性では，Pap 検査とヒトパピローマウイルス（HPV）検査の両方を 5 年ごとに，あるいは Pap 検査のみを 3 年ごとに受診することが推奨されている．ハイリスク因子をもつ女性の場合はより頻繁に，さらに 65 歳をすぎても，スクリーニング検査を受けるとよい．

表 4.1	上皮組織：被蓋上皮

A. 単層扁平上皮　SIMPLE SQUAMOUS EPITHELIUM

特徴　**単層扁平上皮**は 1 層の扁平な細胞の層からなり，頂上面からみるとタイル敷の床に似ている；核は細胞の中央に位置し，その形状は卵形か球形である．

局在　ほとんどは以下の 2 つである．(1) 脈管系（心臓や血管，リンパ管）を裏打ちする上皮は**内皮 endothelium**（endo- ＝内側の；-thelium ＝覆い）とよばれる．(2) 漿膜の上皮層を形成する上皮は**中皮 mesothelium**（meso- ＝中央）とよばれる．このほか，肺の肺胞，腎臓のボーマン囊，鼓膜の内面などの表面を覆う（訳注：内皮や中皮は上皮に含めないこともある）．

機能　濾過（腎臓での血液の濾過など）や拡散（肺の血管への酸素の拡散など）を行う部位や，漿膜での漿液の分泌部位などにある．機械的なストレス（擦り切れたり引き裂かれたり）に曝される部位にはない．

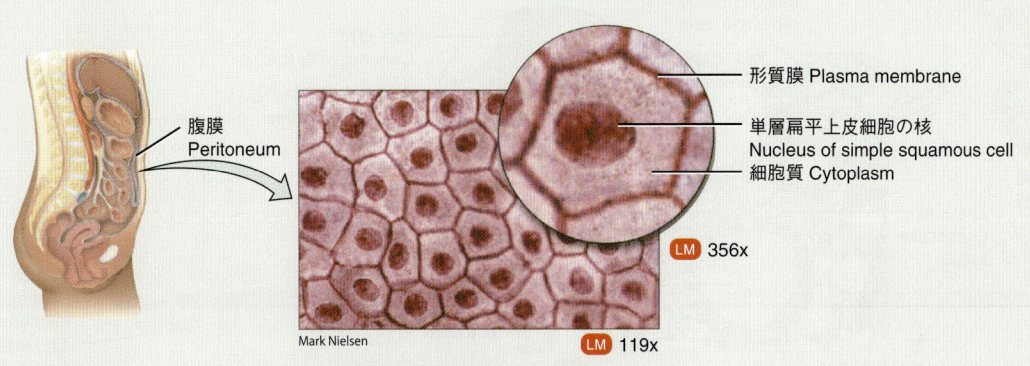

形質膜 Plasma membrane
単層扁平上皮細胞の核
Nucleus of simple squamous cell
細胞質 Cytoplasm

腹膜
Peritoneum

LM 356x
Mark Nielsen　LM 119x

腹膜中皮の単層扁平上皮の表面像

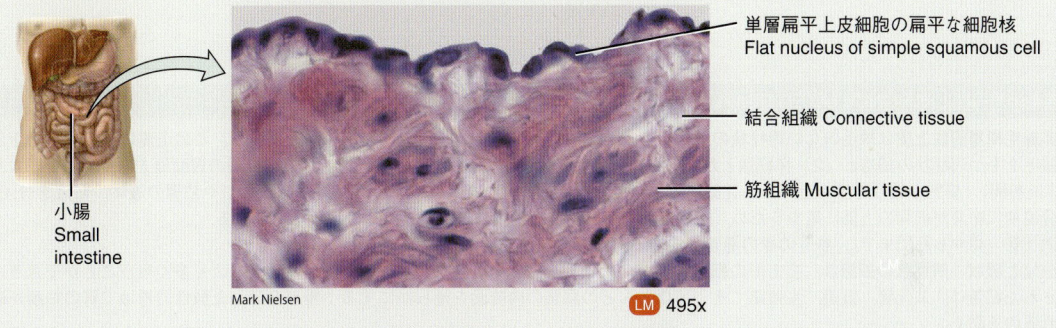

単層扁平上皮細胞の扁平な細胞核
Flat nucleus of simple squamous cell

結合組織 Connective tissue

筋組織 Muscular tissue

小腸
Small
intestine

Mark Nielsen　LM 495x

小腸を覆う腹膜の単層扁平上皮（中皮）の断面像

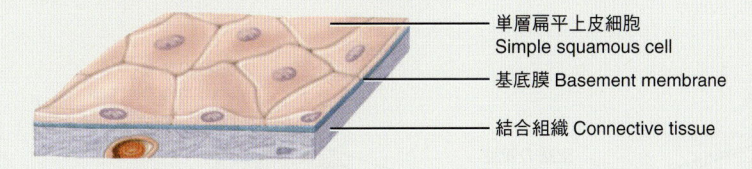

単層扁平上皮細胞
Simple squamous cell
基底膜 Basement membrane
結合組織 Connective tissue

単層扁平上皮

表 4.1　続く

表4.1	上皮組織：被蓋上皮（続き）

B. 単層立方上皮 SIMPLE CUBOIDAL EPITHELIUM

特徴 単層立方上皮は1層の立方形をした細胞の層からなり；核は丸く細胞の中央に位置する．立方体をした細胞の形状は，組織を切って横から観察するとわかる（もし細胞が正確な立方体だったら，細い管を形成できない；管を形成する立方上皮の細胞は切り分けたパイのような形をしているが，底辺の長さと高さがほぼ等しい）．

局在 卵巣の表面や眼の水晶体（レンズ）の前面を覆う；眼の網膜の後面にある色素上皮を形成する．尿細管や分泌腺の細い導管を形成する．甲状腺などの腺の分泌部や，膵臓などの外分泌腺の導管をつくる．

機能 分泌と吸収．

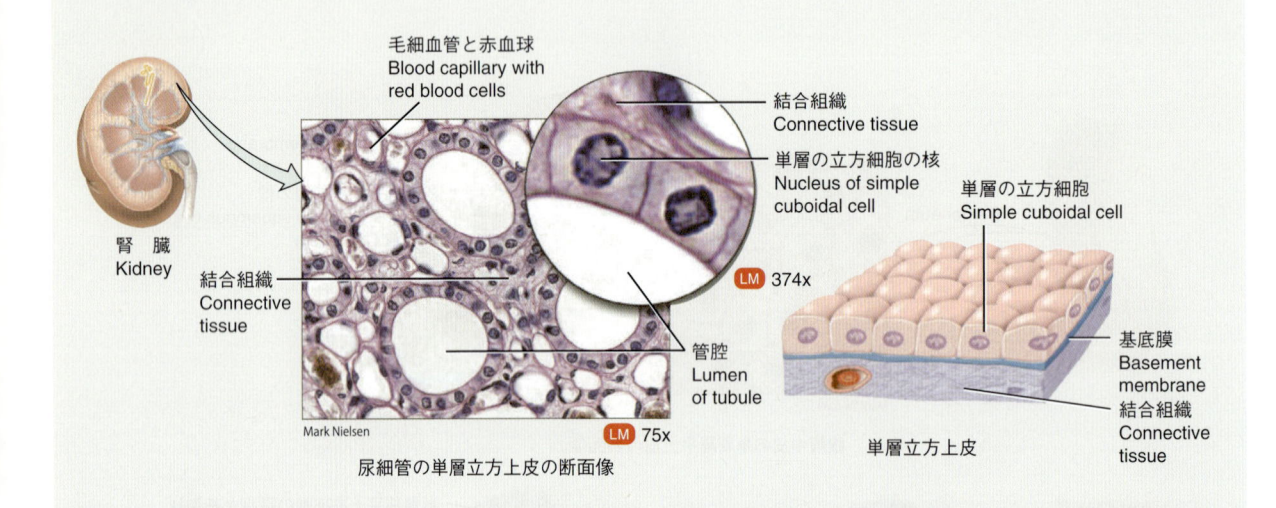

毛細血管と赤血球
Blood capillary with red blood cells

結合組織
Connective tissue

単層の立方細胞の核
Nucleus of simple cuboidal cell

単層の立方細胞
Simple cuboidal cell

腎臓
Kidney

結合組織
Connective tissue

LM 374x

管腔
Lumen of tubule

基底膜
Basement membrane

結合組織
Connective tissue

Mark Nielsen   LM 75x

尿細管の単層立方上皮の断面像

単層立方上皮

C. 非線毛単層円柱上皮 NONCILIATED SIMPLE COLUMNAR EPITHELIUM

特徴 非線毛単層円柱上皮は線毛のない円柱状の細胞の1層からなり，卵形の核は細胞の基底部に位置する．この上皮には：（1）頂上部に微絨毛をもつ円柱状の細胞と（2）杯細胞とがある．**微絨毛 microvilli** は指状の細胞質の突起で，形質膜の表面積を増やすことにより（図3.1 参照），細胞の吸収速度を上げる．**杯細胞 goblet cells** は円柱上皮細胞の亜形で，頂上部からやや粘稠な液体，粘液を分泌する．分泌前に粘液が細胞の上部に集まるため，細胞上部が膨れ，細胞全体がワイングラスのような形になる．

局在 消化管（胃から肛門まで），多くの腺の導管，胆嚢の内面を裏打ちする．

機能 分泌と吸収；円柱状の細胞は，立方形の細胞よりも，大きくて細胞小器官も多いため，分泌や吸収をより多く行うことができる．分泌された粘液は，消化管，気道，生殖路，そしてほとんどの尿路の内腔面を滑らかにする；胃が分泌した酸性の胃液で胃の粘膜が破壊されるのを防ぐ．

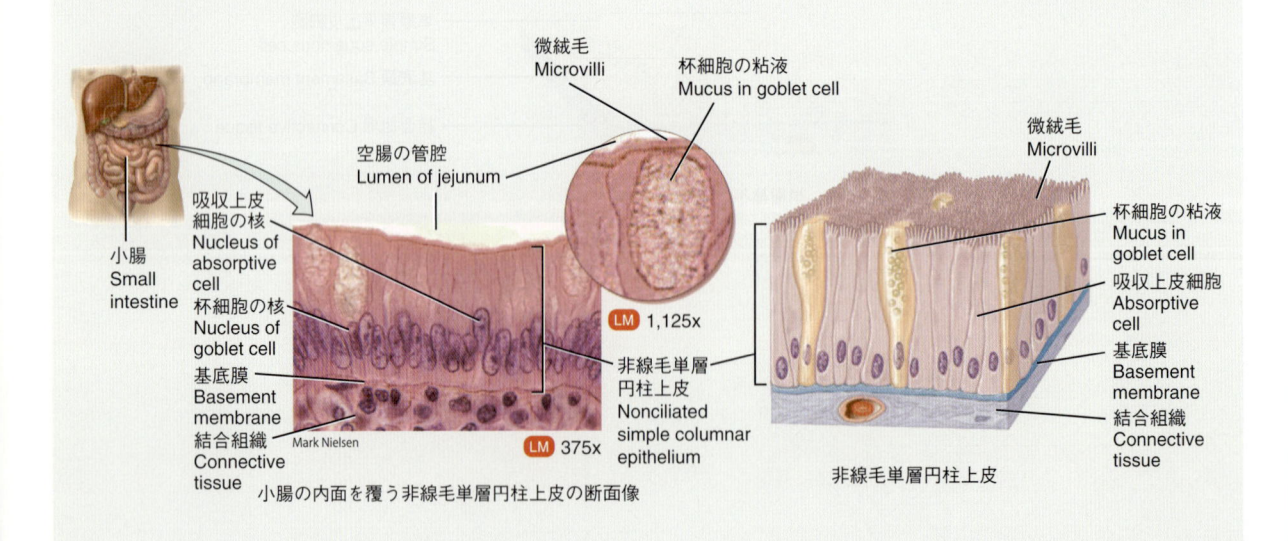

微絨毛
Microvilli

杯細胞の粘液
Mucus in goblet cell

空腸の管腔
Lumen of jejunum

微絨毛
Microvilli

小腸
Small intestine

吸収上皮細胞の核
Nucleus of absorptive cell

杯細胞の核
Nucleus of goblet cell

基底膜
Basement membrane

結合組織
Connective tissue

Mark Nielsen

LM 1,125x

LM 375x

非線毛単層円柱上皮
Nonciliated simple columnar epithelium

杯細胞の粘液
Mucus in goblet cell

吸収上皮細胞
Absorptive cell

基底膜
Basement membrane

結合組織
Connective tissue

小腸の内面を覆う非線毛単層円柱上皮の断面像

非線毛単層円柱上皮

D. 線毛単層円柱上皮 CILIATED SIMPLE COLUMNAR EPITHELIUM

特徴 **線毛単層円柱上皮**は線毛をもった円柱状の細胞の1層からなり，楕円形の核は細胞の基底部に位置する．通常，杯細胞が散在している．
局在 気道の細気管支，卵管，子宮，副鼻腔の一部，脊髄の中心管，脳室の内面を覆う．
機能 線毛が協調して波打つため，粘液と外来性の粒子を咳払いできる喉に向かって移動させ，飲み込むか吐き出す．咳やくしゃみによって線毛や粘液の動きが加速される．線毛はまた，排卵された卵を卵管を通って子宮に至る動きを補助する．

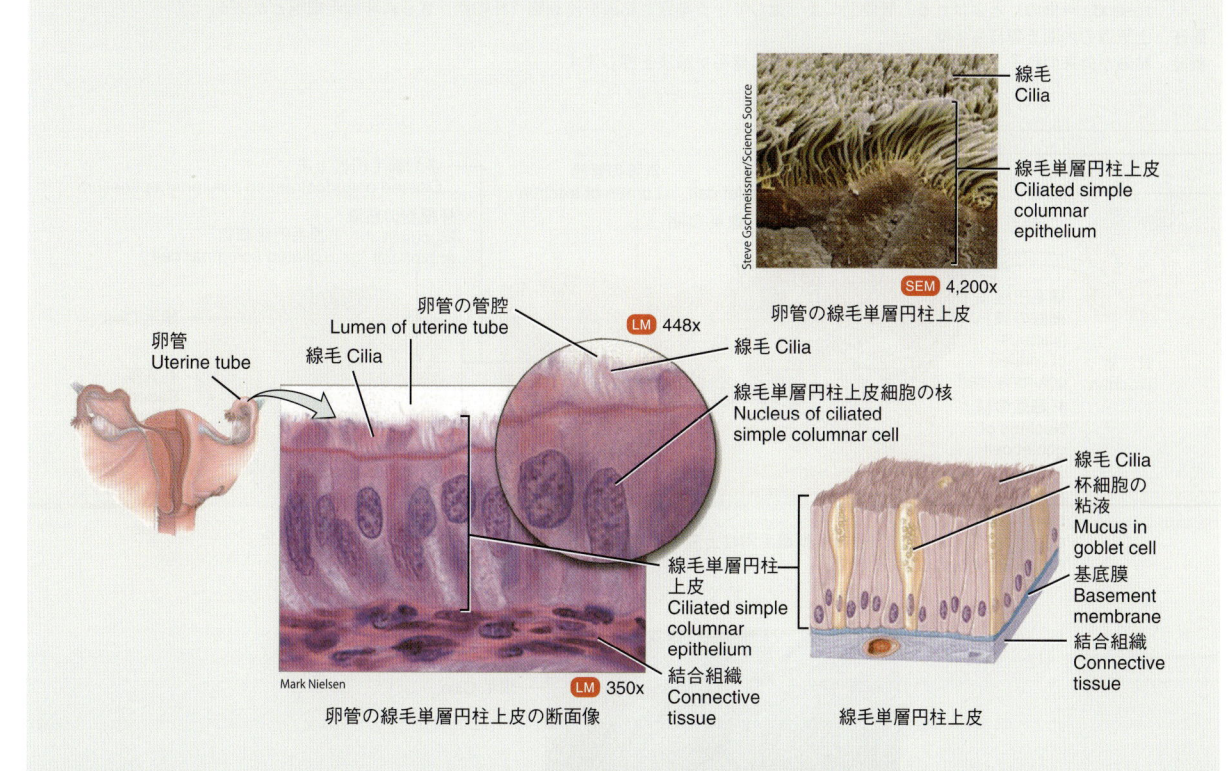

E. 多列非線毛円柱上皮 NONCILIATED PSEUDOSTRATIFIED COLUMNAR EPITHELIUM

特徴 **多列非線毛円柱上皮**は，上皮細胞の核がさまざまな高さにあるため多層にみえる．すべての細胞が基底膜に接しているが，頂上面にまで達していない細胞もある．横からみると，このような特徴のため多層になっているという誤った印象を与えるため―多列（pseudo-＝偽重層）上皮とよばれる．上皮細胞には線毛がなく，杯細胞もない．
局在 精巣上体，多くの腺の太い導管，男性尿道の一部を裏打ちする．
機能 吸収と分泌．

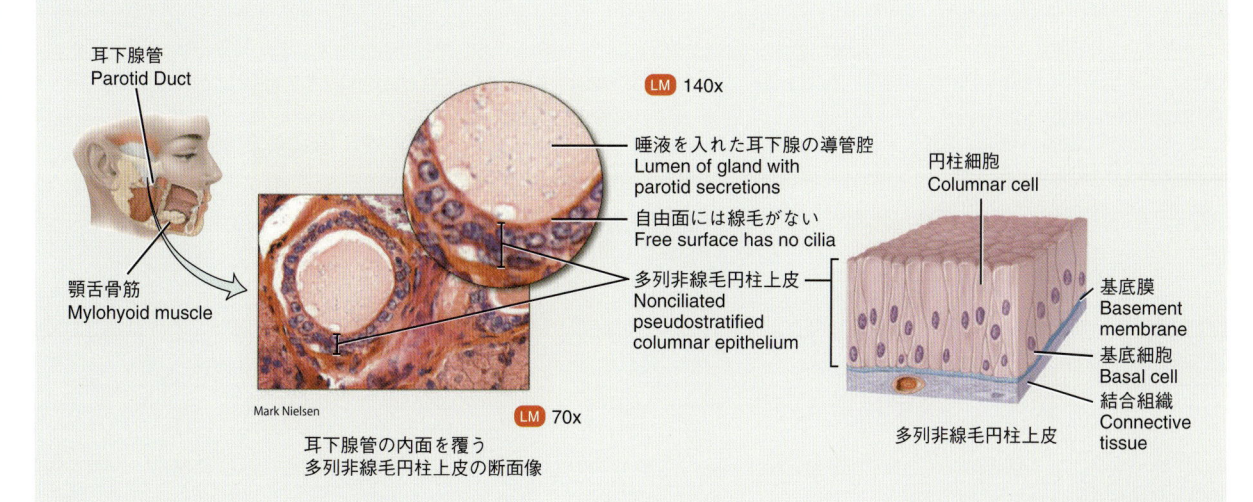

表4.1 続く

表 4.1	上皮組織：被蓋上皮（続き）

F. 多列線毛円柱上皮 CILIATED PSEUDOSTRATIFIED COLUMNAR EPITHELIUM

特徴　**多列線毛円柱上皮**は細胞の核がいろいろな高さにあるので，数層にみえる．すべての細胞は単層で基底膜に付着しているが，一部の細胞は管腔面にまで達していない．このような特徴のため，横から観察すると複数層あるかのように誤ってみえるので，pseudostratified（pseudo＝偽の）とよばれる．管腔面にまで達している細胞と粘液分泌細胞（杯細胞）さらに非線毛細胞とがある．

局在　上気道の内面を裏打ちする．

機能　粘液が外来の粒子を捕え，体外へ排出するために線毛が粘液を押し流す．

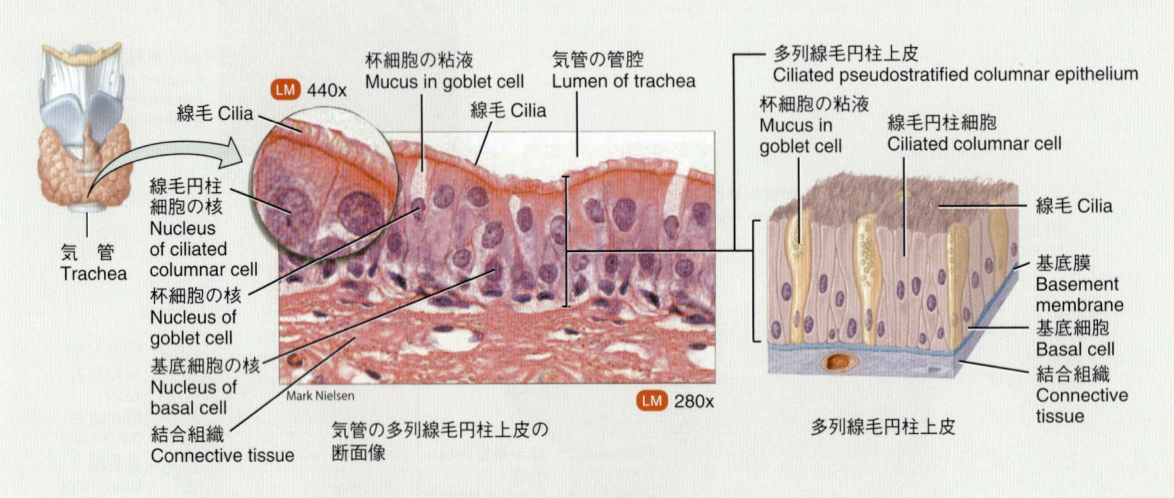

気管の多列線毛円柱上皮の断面像

多列線毛円柱上皮

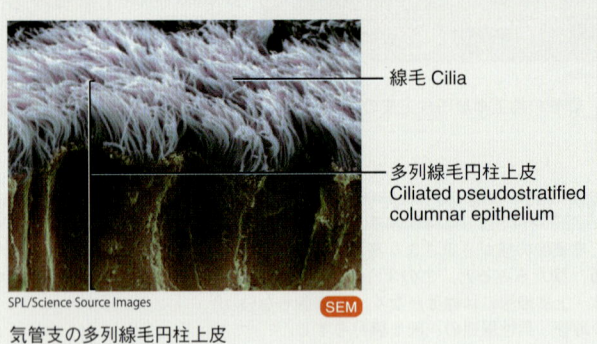

気管支の多列線毛円柱上皮

G. 重層扁平上皮 STRATIFIED SQUAMOUS EPITHELIUM

特徴 **重層扁平上皮**は2層以上の細胞層からなる；最表層とそれより深層の細胞は扁平である；さらに深層の細胞は立方体から円柱状まで形状が変化する．基底細胞が分裂し，生じた娘細胞が最表層に向かって押し出される．細胞が表層に向かうにつれて下層の結合組織からの血液供給が途絶えるため，細胞は水分を失い代謝活性が低くなる．細胞質が減少して細胞を硬くするタンパク質（訳注：中間径線維の一種のケラチン）が増加し，細胞は硬い構造となってやがて死ぬ．最表層では，細胞が細胞間接着を失って剥がれるが，基底層に由来する細胞によってたえず補われる．

角化重層扁平上皮は，最表層とその深部（図5.3 参照）の数層の細胞がケラチンの硬い層を形成する（**ケラチン**は硬い，線維性細胞内タンパク質で，皮膚および皮下組織を熱，微生物と化学物質から保護している）．ケラチンの相対的な量は，細胞が栄養を受ける血液供給から離れ移動し，細胞小器官が死ぬにつれ，増加する．

非角化重層扁平上皮は最表層と数層下の細胞がケラチンを多く含まず，唾液腺や粘液腺から分泌される粘液によってつねに湿潤に保たれている；細胞小器官はつくり換えられない．

局在 角化する亜形は皮膚の表層（表皮）を形成する．角化しない亜形は，さまざまな湿潤した表面（口腔，食道，咽頭の一部，喉頭の一部，腟の内面）や舌の表面を覆う．

機能 摩耗や水分喪失，紫外線照射や外来微生物の侵入に対する保護．角化重層扁平上皮も非角化重層扁平上皮も，微生物に対する最初の防衛線となっている．

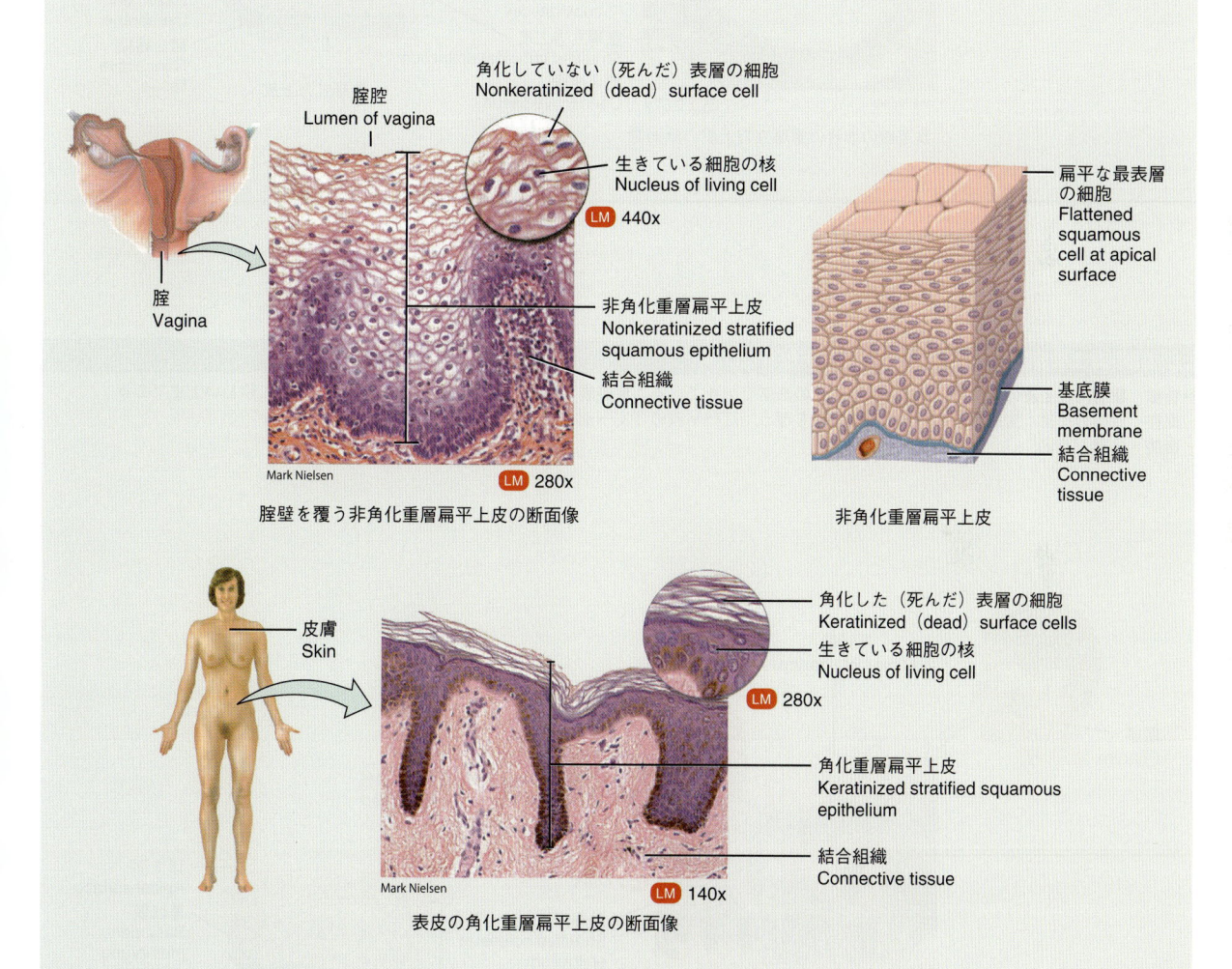

腟腔
Lumen of vagina

角化していない（死んだ）表層の細胞
Nonkeratinized（dead）surface cell

生きている細胞の核
Nucleus of living cell

LM 440x

腟
Vagina

非角化重層扁平上皮
Nonkeratinized stratified squamous epithelium

結合組織
Connective tissue

Mark Nielsen

LM 280x

腟壁を覆う非角化重層扁平上皮の断面像

扁平な最表層の細胞
Flattened squamous cell at apical surface

基底膜
Basement membrane

結合組織
Connective tissue

非角化重層扁平上皮

皮膚
Skin

角化した（死んだ）表層の細胞
Keratinized（dead）surface cells

生きている細胞の核
Nucleus of living cell

LM 280x

角化重層扁平上皮
Keratinized stratified squamous epithelium

結合組織
Connective tissue

Mark Nielsen

LM 140x

表皮の角化重層扁平上皮の断面像

表4.1 続く

表 4.1	上皮組織：被蓋上皮（続き）

H. 重層立方上皮 STRATIFIED CUBOIDAL EPITHELIUM

特徴 **重層立方上皮**は 2 層以上の細胞層からなっている；最表層の細胞は立方形をしている；かなりまれな上皮である.
局在 成人の汗腺や食道腺の導管，男性尿道の一部.
機能 保護；限定された分泌と吸収を行う.

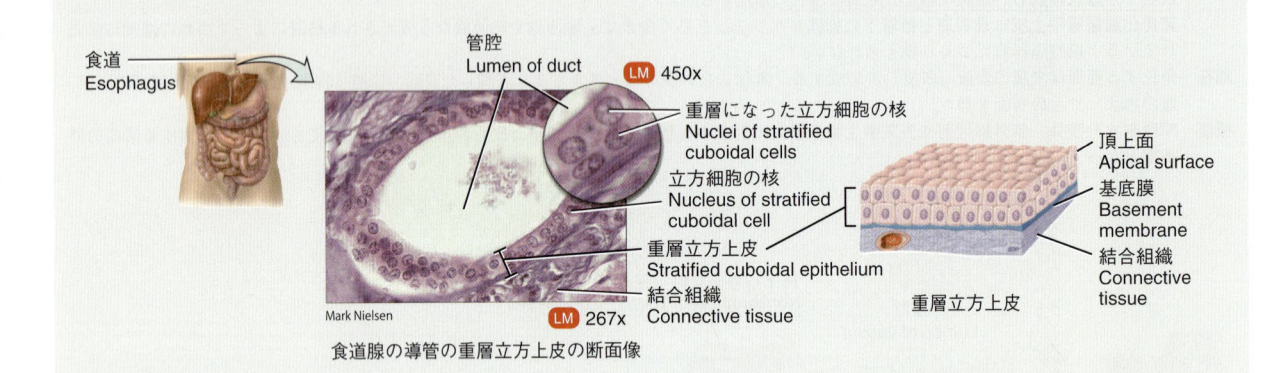

食道腺の導管の重層立方上皮の断面像

I. 重層円柱上皮 STRATIFIED COLUMNAR EPITHELIUM

特徴 **重層円柱上皮**の基底層は背の低い不定形の細胞でできている；最表層のみが円柱形の細胞で構成されている；珍しい上皮である.
局在 尿道の一部；食道腺などの腺の太い導管を覆う；肛門粘膜のごく一部；眼の結膜の一部にもみられる.
機能 保護と分泌.

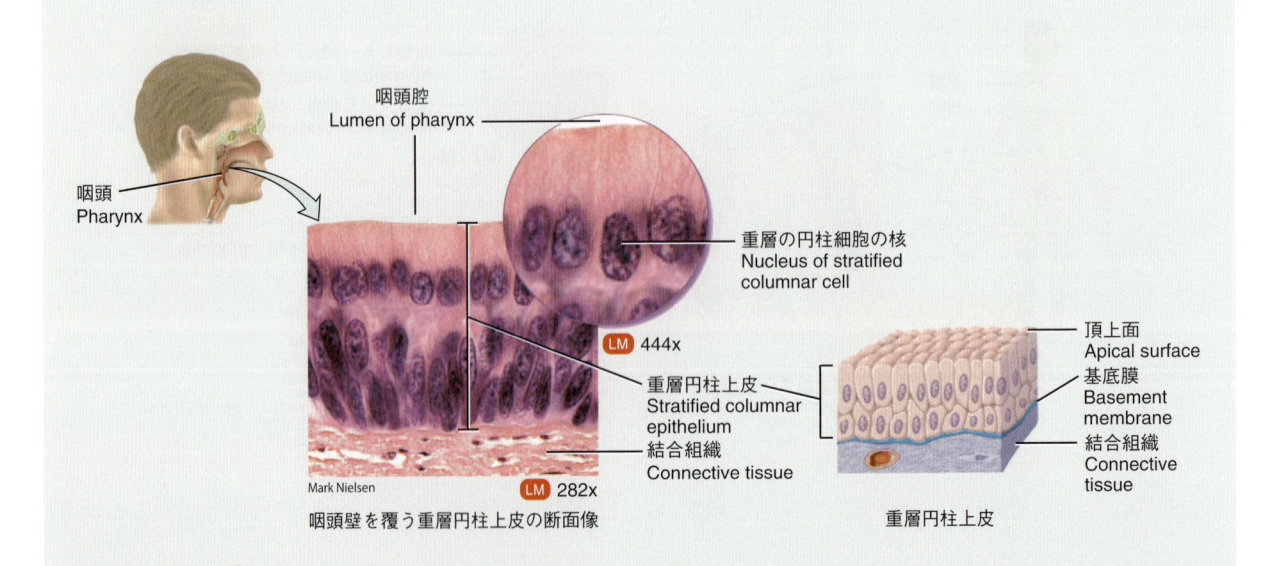

咽頭壁を覆う重層円柱上皮の断面像

J. 移行上皮 TRANSITIONAL EPITHELIUM（泌尿器系の上皮 UROTHELIUM）

特徴 **移行上皮（泌尿器系の上皮）**は外観が変化する（形が変化する transitional）．弛緩した状態では，やや大きく球形をした最表層の細胞を除けば，重層立方上皮のようにみえる．組織が緊張すると，細胞は扁平になって重層扁平上皮のようにみえる．複数重なった層とその伸縮性が，内容物によって膨張させられる中腔の器官（膀胱）の内面を覆うのに適している．

局在 膀胱の内面と，尿管や尿道の一部の内面を覆う．

機能 内腔の液体がかなりの量になっても伸びて泌尿器官が破裂しないようにしている．

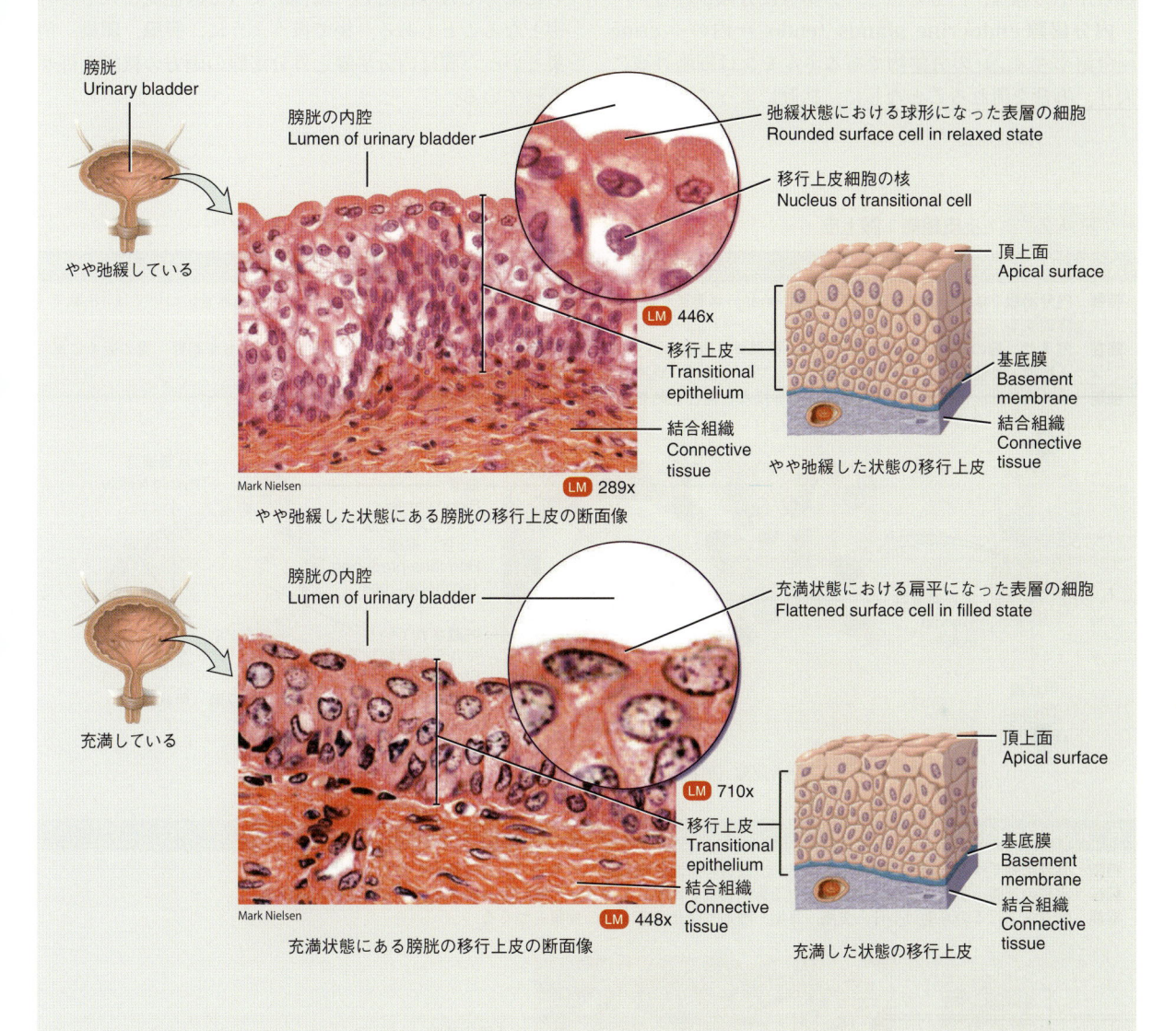

膀胱
Urinary bladder

膀胱の内腔
Lumen of urinary bladder

やや弛緩している

弛緩状態における球形になった表層の細胞
Rounded surface cell in relaxed state

移行上皮細胞の核
Nucleus of transitional cell

LM 446x

移行上皮
Transitional epithelium

結合組織
Connective tissue

頂上面
Apical surface

基底膜
Basement membrane

結合組織
Connective tissue

やや弛緩した状態の移行上皮

Mark Nielsen

LM 289x

やや弛緩した状態にある膀胱の移行上皮の断面像

膀胱の内腔
Lumen of urinary bladder

充満している

充満状態における扁平になった表層の細胞
Flattened surface cell in filled state

LM 710x

移行上皮
Transitional epithelium

結合組織
Connective tissue

頂上面
Apical surface

基底膜
Basement membrane

結合組織
Connective tissue

充満した状態の移行上皮

Mark Nielsen

LM 448x

充満状態にある膀胱の移行上皮の断面像

腺上皮

腺上皮 glandular epithelium の機能は分泌であり，被蓋上皮の深部に塊になって存在する腺細胞が分泌を行う．腺 gland は上皮からできていて，分泌物を導管へ，体表面へ，あるいは導管のない場合には血液に分泌する．からだ中の腺は，内分泌腺と外分泌腺に分類される．

内分泌腺 endocrine glands（endo- ＝内の；-crine ＝分泌；表 4.2）の分泌物であるホルモンは細胞外液に入り，導管を流れることなしに，拡散によって血液中に入る．内分泌腺については 18 章で詳しく説明する．内分泌腺の分泌物（ホルモン）は血流によってからだ中に運ばれるため，遠く離れた器官にも影響を及ぼす．

外分泌腺 exocrine glands（exo- ＝外の；表 4.2）は，分泌物を皮膚のような被蓋上皮の表面にあるいは中腔器官の内腔に開く管へ放出する．外分泌腺の分泌物は限局した部分でのみ作用し，場合によっては血流に入ると有害となることもある．後で扱うように，膵臓，卵巣，精巣といった腺は内分泌腺と外分泌腺の両方の機能を併せもっている．

表 4.2	上皮組織：腺上皮

A. 内分泌腺 ENDOCRINE GLANDS

特徴	内分泌腺では，分泌物（ホルモン hormones）は導管を通らずに，間質に入りついで拡散で血流に入る．内分泌器官については 18 章で詳述する．
局在	例えば，脳の底部にある下垂体，脳の松果体，喉頭の近くにある甲状腺や副甲状腺（上皮小体），腎臓の上にある副腎，胃の近くにある膵臓，骨盤腔にある卵巣，陰嚢に入っている精巣，胸腔にある胸腺などがある．
機能	ホルモンは，恒常性を維持するため，多様な代謝と活動を調節する．

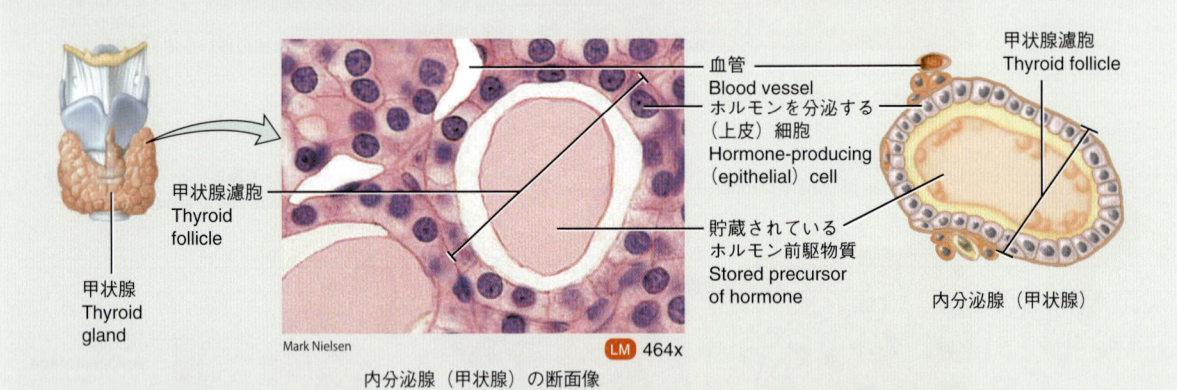

内分泌腺（甲状腺）の断面像

B. 外分泌腺 EXOCRINE GLANDS

特徴	外分泌腺では，分泌物は導管に放出され，皮膚の表面や中腔器官の内面にある被蓋上皮の表面に出る．
局在	皮膚の汗腺，脂腺，耳道腺；唾液腺（口腔に唾液を出す）や膵臓（小腸に分泌物を放出する）などの消化腺．
機能	体温を下げるのを助ける汗，皮脂，耳垢，唾液や消化酵素などの物質をつくる．

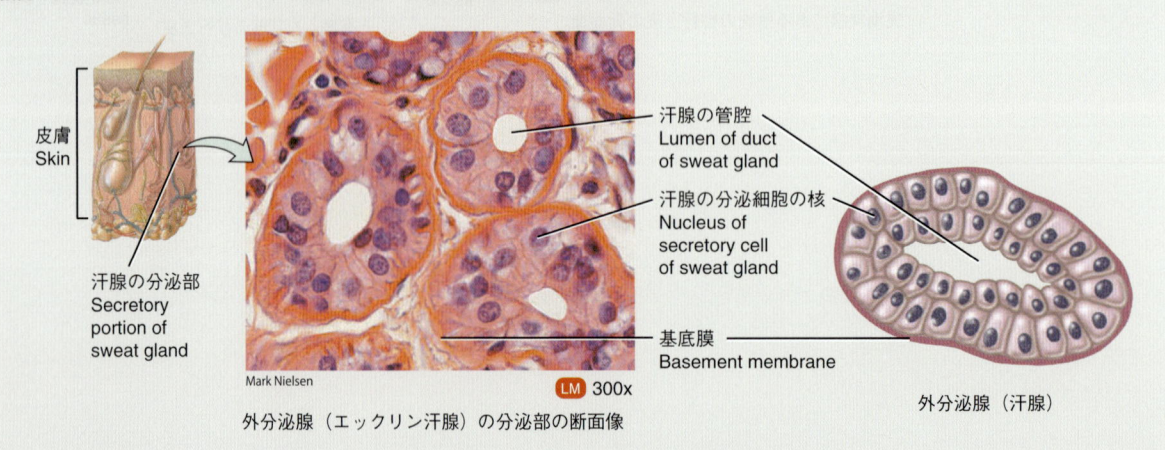

外分泌腺（エックリン汗腺）の分泌部の断面像

外分泌腺の形態的分類 外分泌腺は単細胞腺と多細胞腺に大別される. **単細胞腺** unicellular glands とは一つの細胞からなる腺であり, 杯細胞は, 産生した粘液を直接上皮の自由表面に分泌する重要な単細胞腺である. 体内の外分泌腺の大部分は, 多数の細胞の集合体である **多細胞腺** multicellular glands であり, はっきりそれとわかる顕微鏡的な小さな構造かあるいは肉眼的な大きさの器官をつくっている. 例として汗腺, 皮脂腺, 唾液腺などが挙げられる.

多細胞腺は, (1) 腺の導管が分岐しているかどうか, および(2)腺の分泌部の形の2つの観点で分類される(図4.6). もし腺の導管が分岐していなければ, **単一腺** simple gland (図4.6a〜e) という. 導管が分岐している場合には, **複合腺** compound gland (図4.6f〜h) という. 管状の分泌部 (終末部) をもつ腺を**管状腺** tubular glands といい, やや丸みを帯びた分泌部をもつ腺を**胞状腺** acinar glands (あるいは alveolar glands; acin- =果物のベリー) という. **管状胞状腺** tubuloacinar glands は, 管状の分泌部とさらに胞状に膨らんだ分泌部の両方をもつ.

多細胞腺は, これらの特徴の組合せによって, 以下のように形態的に分類される:

I. 単一腺

A. **不分岐単一管状腺** simple tubular. 管状の分泌部がまっすぐで, 単一の分岐しない導管につながっている (図4.6a). 例: 大腸の腸腺.

B. **分岐単一管状腺** simple branched tubular. 分岐した管状の分泌部が1本の分岐しない導管につながっている (図4.6b). 例: 胃腺.

C. **不分岐らせん管状腺** simple coiled tubular. らせん状によじれた管状の分泌部が分岐していない導管につながっている (図4.6c). 例: 汗腺.

D. **不分岐単一胞状腺** simple acinar. 丸みを帯びた分泌部が単一の分岐しない導管につながっている (図4.6d). 例: 陰茎の尿道腺.

E. **分岐単一胞状腺** simple branched acinar. 丸みを帯びた分泌部が分岐していて, 分岐しない単

図4.6 **多細胞外分泌腺.** ピンク色の部分は分泌部; 薄紫色の部分は導管を示す.

> 多細胞外分泌腺は導管の分岐状態と分泌部の形によって形態学的に分類される.

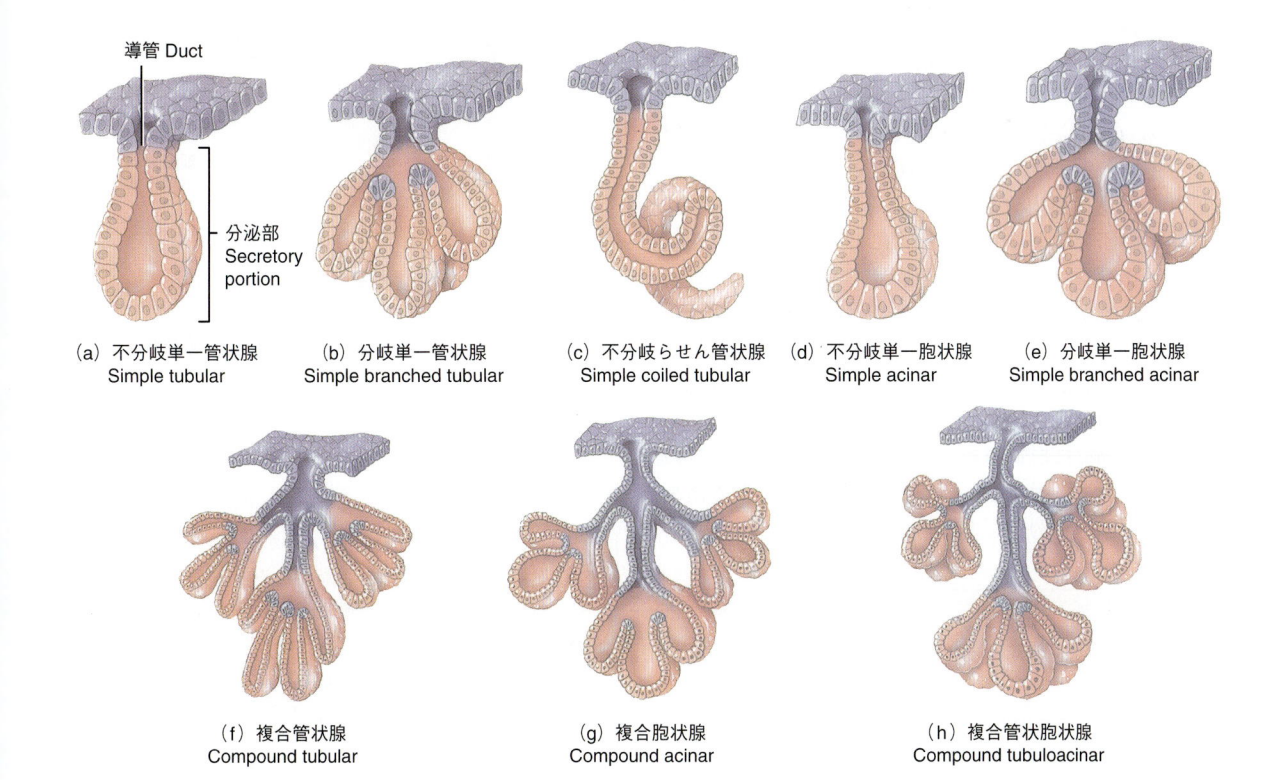

導管 Duct

分泌部 Secretory portion

(a) 不分岐単一管状腺 Simple tubular

(b) 分岐単一管状腺 Simple branched tubular

(c) 不分岐らせん管状腺 Simple coiled tubular

(d) 不分岐単一胞状腺 Simple acinar

(e) 分岐単一胞状腺 Simple branched acinar

(f) 複合管状腺 Compound tubular

(g) 複合胞状腺 Compound acinar

(h) 複合管状胞状腺 Compound tubuloacinar

Q 単一腺と複合腺の違いはなにか?

一の導管につながっている（図 4.6 e）．例：皮脂腺．

II．複合腺

  A．**複合管状腺 compound tubular**．管状の分泌部が分岐した導管につながっている（図 4.6 f）．例：尿道球腺（カウパー腺）．

  B．**複合胞状腺 compound acinar**．丸みを帯びた分泌部が分岐した導管につながっている（図 4.6 g）．例：乳腺．

  C．**複合管状胞状腺 compound tubuloacinar**．分泌部が管状と丸く膨らんだ両部をもち，分岐した導管につながっている（図 4.6 h）．例：膵臓の外分泌腺．

外分泌腺の機能的分類

外分泌腺は分泌物を細胞外へ放出する様式によって機能的に 3 つに分類されている．分泌の過程はいずれも小胞体とゴルジ装置が共同して，分泌物を含んだ細胞内分泌小胞をつくることから始まる．**部分分泌腺 merocrine glands**（mero- ＝部分の）では，粗面小胞体にあるリボソームで分泌物が合成され；分泌物はゴルジ装置で修飾，分類，梱包される；そして分泌小胞として膜に包まれてエクソサイトーシスにより細胞から放出される（訳注：部分分泌腺はさらに漏出分泌腺と離出分泌腺とに分けられる；図 4.7 a）．多くの外分泌腺が部分分泌腺で，唾液腺や膵臓が挙げられる．**離出分泌腺（アポクリン腺）apocrine glands**（apo- ＝〜から）では，分泌物は腺細胞の頂部表面に集り，ついでその部分がエクソサイトーシスにより残りの部分からちぎれる（図 4.7 b）．細胞自身は修復され，この過程を繰り返す．電子顕微鏡による研究により，乳腺における乳汁の分泌は離出分泌によることが確認されている．また最近の研究により，分泌様式によって命名された皮膚のアポクリン（離出分泌）汗腺は，実際には漏出分泌をすることが示されている．**全分泌腺 holocrine glands**（holo- ＝全体の）では分泌物が細胞質内に集積する．分泌細胞が成熟すると破裂し，それ自身が分泌物となる（図 4.7 c）．この分泌様式では細胞が破裂するため，分泌物には形質膜や細胞内膜系に由来する大量の脂質が含まれる．剥離した細胞は新しい細胞で置き換わる．全分泌腺の一例として皮脂腺がある．

チェックポイント

  6. 上皮組織を構成する細胞層の配列と細胞の形状を説明しなさい．

  7. すべての上皮組織に共通する特徴とはなにか．

  8. 次の上皮組織の構造は機能とどのように関連づけられるか：単層扁平上皮，単層立方上皮，単層円柱上皮

図 4.7　　外分泌腺の分泌様式による分類．

外分泌腺は，細胞が合成した物質だけが分泌されるのか，腺細胞の全体ないし細胞の一部が分泌されるのか，によって機能的に分類される．

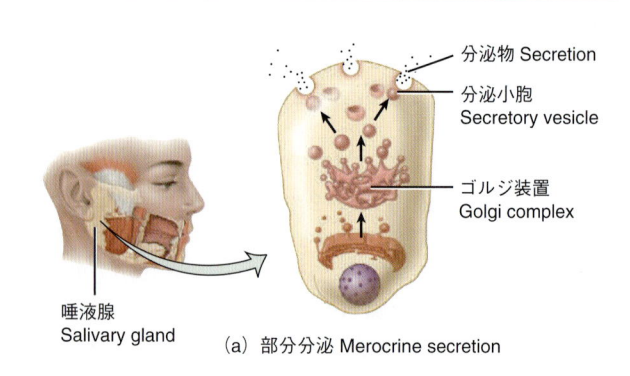

唾液腺　Salivary gland

分泌物 Secretion

分泌小胞 Secretory vesicle

ゴルジ装置 Golgi complex

（a）部分分泌 Merocrine secretion

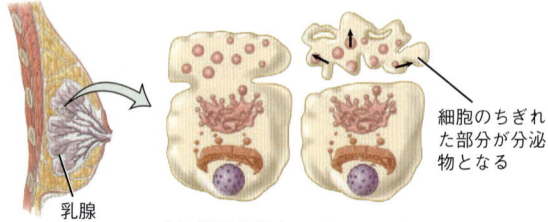

乳腺 Mammary gland

細胞のちぎれた部分が分泌物となる

（b）離出分泌 Apocrine secretion

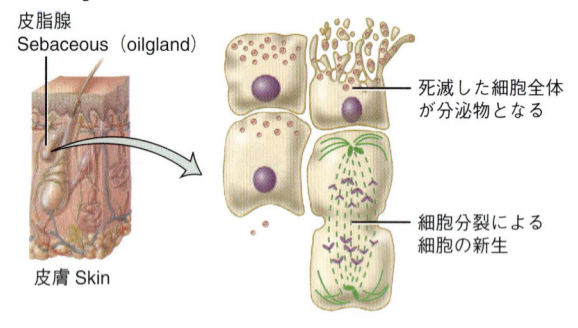

皮脂腺 Sebaceous（oilgland）

皮膚 Skin

死滅した細胞全体が分泌物となる

細胞分裂による細胞の新生

（c）全分泌 Holocrine secretion

Q 皮脂腺はどの分泌様式に属しているか？　唾液腺はどうか？

（線毛単層円柱上皮と非線毛単層円柱上皮），多列円柱上皮（多列線毛円柱上皮と多列非線毛円柱上皮），重層扁平上皮（角化重層扁平上皮と非角化重層扁平上皮），重層立方上皮，重層円柱上皮，移行上皮．

  9. 内胚と中胚が存在する場所はどこか．

  10. 内分泌腺と外分泌腺の違いはなにか．分泌物が放出される様式によって外分泌腺を 3 つに分け，それぞれの例を挙げなさい．

4.5 結合組織

目 標

- 結合組織の一般的特徴を説明する.
- さまざまなタイプの結合組織の構造，存在する場所，機能を述べる.

　結合組織 connective tissue はからだの中に最も豊富にあり最も広く分布している組織である．さまざまな構造をもつためその機能も多様である．結合組織には，他の組織を結合する，支持する，強固にする；内臓器官を保護，隔離する；骨格筋などの構造を区画する；血液（液性の結合組織）は体内の運搬システムとなる；予備エネルギーを貯蔵する主たる場となる（脂肪組織）；免疫反応の主な場となる，などの機能がある.

結合組織の一般的特徴

　結合組織は細胞と細胞外基質という2つの基本要素からなる．結合組織の**細胞外基質（細胞外マトリックス）extracellular matrix** は細胞間の広い空隙を埋めている物質のことである．細胞外基質は**タンパク質からなる線維 protein fibers** と，細胞と線維のあいだを埋めている**基質 ground substance** から構成される．細胞外基質内の線維は結合組織の細胞によって産生され，その組織がもつ機能の特性を決定づけるだけではなく，特定のプロテオグリカン（後述）分子を介して組織周囲の水分環境を整えている．細胞外基質の構造はその組織の特徴のほとんどを決めている．例えば，軟骨であれば，その細胞外基質は硬いが柔軟性をもっている．一方，骨の細胞外基質は硬く，柔軟性がない.

　結合組織は，上皮組織とは対照的に，体表面には露出していないことを思い出そう．上皮組織とは異なり，結合組織はふつう，血管に富む；つまり，豊富な血液供給を受けている．例外として，血管のない軟骨と血液供給の乏しい腱がある．軟骨以外の結合組織は，上皮組織と同様に神経支配を受けている.

結合組織の細胞

　結合組織の細胞は，間葉細胞よばれる胎生期の細胞から分化してくる．それぞれの結合組織には，英語表記名で語尾に -blast（つぼみとか芽という意味）がつく未熟な細胞（訳注：日本語表記では〜芽細胞となる）が含まれている．これら未熟な細胞は，疎性あるいは密性結合組織では**線維芽細胞 fibroblasts**，軟骨では**軟骨芽細胞 chondroblasts**，骨では**骨芽細胞 osteoblasts** とよばれる．芽細胞は分裂能を保持し，その組織に特徴的な細胞

外基質を分泌する．一部の結合組織では，細胞外基質が一度つくり出されたら，未熟な細胞は語尾に -cyte がつく成熟した細胞に分化する．例えば，**線維細胞 fibrocytes**，**軟骨細胞 chondrocytes** や**骨細胞 osteocytes** というようになる．成熟した細胞では分裂能や基質形成能力が衰え，もっぱら細胞外基質の状態を監視し維持するようになる.

　結合組織の細胞は，組織によってさまざまであるが，以下に列記する（図 4.8）:

1. **線維芽細胞 fibroblasts**（fibro- ＝線維）は大きく，平坦で，枝分れした突起をもつ細胞である．結合組織のすべてに存在し，通常最も数が多い.
2. **マクロファージ（大食細胞）macrophages**（macro- ＝大きな；-phages ＝捕食者）は白血球の一種で，**単球 monocytes** から分化した**食細胞 phagocytes** である．ある特定の組織につねに存在するマクロファージを**固定マクロファージ fixed macrophages**（訳注：**組織球**ともいう）という；例えば，肺には肺胞マクロファージ，脾臓には脾マクロファージが常在している．組織の中全体を動き回るマクロファージが**遊走マクロファージ wandering macrophages** で，食作用を発揮するために感染や炎症を起した部位に集合する.
3. **形質細胞 plasma cells**（plasmocytes）は全身の各所にみられるが，ほとんどの形質細胞は結合組織内に存在している．とくに，消化管と気道に多い.
4. **肥満細胞（マスト細胞）mast cells**（mastocytes）は怪我や感染に対するからだの反応，炎症の過程に関与し，細胞に結合し，貪食し，殺してしまうことができる.
5. **脂肪細胞 adipocytes**（fat cells, adipose cells）はトリグリセリド（脂肪）を蓄える，結合組織の細胞である．皮下の深部と心臓や腎臓というような器官の周囲に存在する.
6. **白血球 leukocytes** は正常な状態の結合組織内にはそれほど多くは存在しない．しかし，ある状態に反応して血管から結合組織に移動する．例えば，白血球の一つである**好中球 neutrophils** は感染部位に集まり，**好酸球 eosinophils** は寄生虫の侵入した場所やアレルギー反応を起した場所に集る.

結合組織の細胞外基質

　細胞間を埋める細胞外基質の特性に基づいて，結合組織の種類ごとに独特の性質をもつことになる．細胞外基質は，（1）基質と（2）線維という二大構成成分からできている.

図 **4.8**　結合組織に存在する代表的な細胞と線維.

> 線維芽細胞は結合組織を構成する細胞で最も多い.

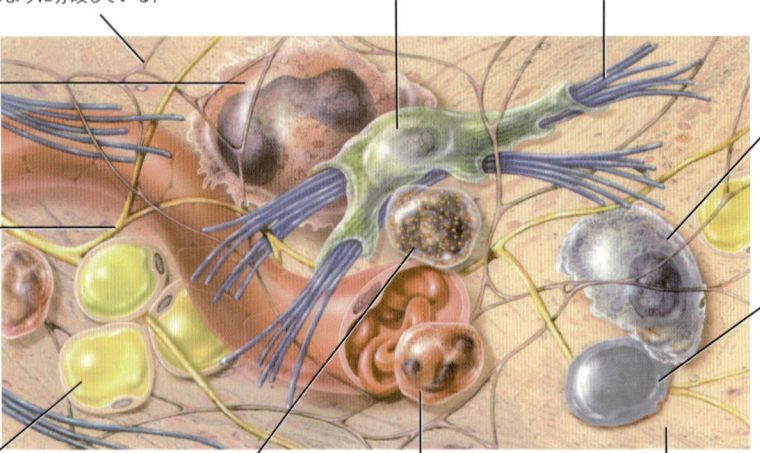

細網線維 Reticular fibers
コラーゲンと糖タンパク質からなる. 血管壁を支えるほか, さまざまな細胞 (脂肪細胞, 平滑筋細胞, 神経細胞) の周囲で網目のように分岐している.

線維芽細胞 Fibroblasts
大型の扁平な細胞で, 結合組織の中を動き回り線維と基質を分泌する.

膠原線維 Collagen fibers
強靱かつ柔軟な, コラーゲンというタンパク質の束. コラーゲンはからだの中で最も量が多いタンパク質である.

マクロファージ (大食細胞) Macrophages
単球から分化し, 食作用によって細菌や細胞の破片などを破壊する.

弾性線維 Elastic fibers
伸展可能かつ強靱な線維で, エラスチンやフィブリリンというタンパク質からなる. 皮膚や血管, 肺の組織にみられる.

肥満細胞 Mast cells
血管に沿って豊富に分布する. ヒスタミンを産生する. ヒスタミンは炎症の際に細い血管を拡張させ, 細菌を殺す.

形質細胞 Plasma cells
B リンパ球 (B 細胞) から分化し, 抗体とよばれるタンパク質を分泌する. 抗体は外来性の異物を攻撃し無毒化する.

脂肪細胞 Adipocytes
脂肪を蓄える細胞. 皮下組織や臓器周囲 (心臓, 腎臓) にみられる.

好酸球 Eosinophils
白血球の一種で, 寄生虫感染部位とアレルギー反応部位に移動する.

好中球 Neutrophils
白血球の一種で, 炎症部位に移動し食作用によって病原微生物を破壊する.

基質 Ground substance
細胞と線維のあいだを埋める物質. 水と有機分子 (ヒアルロン酸, コンドロイチン硫酸, グルコサミン) からなる. 細胞と線維を支え, これらを結合させる. 血液と細胞とのあいだの物質交換の場を提供している.

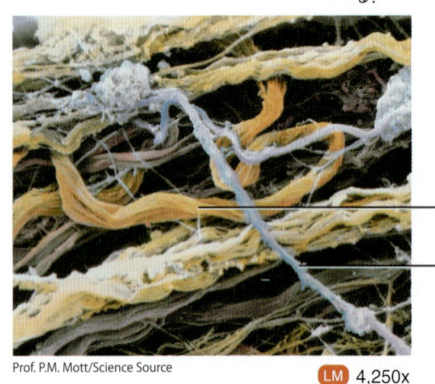

膠原線維

弾性線維

Prof. P.M. Mott/Science Source

LM 4,250x

Q 線維芽細胞の機能は？

基　質　前述のように, **基質 ground substance** は細胞と線維のあいだを埋める要素で, 液状, 半液状, ゲル状, あるいは石灰化している. 基質は細胞を支えたり, 結びつけたり, 水分を蓄えたり, それを介して血液と細胞とのあいだで物質が交換される溶媒となる. また, どのように組織が発達, 移動, 増殖し, 形を変化させるか, あるいはどのように代謝機能を遂行するかという点で, 積極的な役割を果している.

基質は水と種々の有機高分子を含み, その多くは多糖類とタンパク質との複雑な複合体である. 多糖類にはヒアルロン酸, コンドロイチン硫酸, デルマタン硫酸, ケラタン硫酸などが含まれる. これらを総称して, **グルコサミノグリカン glycosaminoglycans (GAGs)** とよぶ. ヒアルロン酸を除き, グルコサミノグリカンは**プロテオグリカン proteoglycans** とよばれるタンパク質と結合している. プロテオグリカンはコアタンパク質となり, そこからまるでブラシの毛のようにグルコサミノグリカンが伸び出している. グルコサミノグリカンの最も重要な働きの一つは, 水を保持することによって基質をゼリー状にすることである.

ヒアルロン酸 hyaluronic acid は粘稠で滑りやすい物質で, 細胞同士を結びつけたり, 関節を滑らかにしたり, あるいは眼球の形を保つのを助けたりする. 白血球, 精子, またある種の細菌は, **ヒアルロニダーゼ (ヒアルロン酸分解酵素) hyaluronidase** とよばれる酵素を産生し, ヒアルロン酸をばらばらに分解し結合組織の基質を液状化する. この酵素を産生することによって, 白血球は結合組織を通って感染部位に到着でき, 精子は受精の際に卵子に侵入することができる. 同じしくみで細菌が結合組織の中を素早く広がることが可能になる. **コンド**

ロイチン硫酸 chondroitin sulfate は軟骨，骨，皮膚，血管などにおいて，支持体や接着剤として働いている．皮膚，腱，血管，心臓の弁には**デルマタン硫酸 dermatan sulfate** が含まれている；骨，軟骨，眼球の角膜には**ケラタン硫酸 keratan sulfate** が含まれている．基質に**接着タンパク質 adhesion proteins** も含まれ，基質同士，あるいは基質と細胞表面を結合させる．結合組織の接着タンパク質の主なものは**フィブロネクチン fibronectin** で，膠原線維（後述）と基質の両者に結合して相互を結びつける．フィブロネクチンはまた，細胞を基質に結合させる．

臨床関連事項

コンドロイチン硫酸，グルコサミンと関節疾患

　コンドロイチン硫酸 chondroitin sulfate とプロテオグリカンの一種の**グルコサミン glucosamine** とが，栄養学的なサプリメントとして単独であるいは両者を組み合せて使われており，それによって関節軟骨の構造と機能をより正常な状態に近づけ，そして維持し，関節炎の痛みを軽減する，また関節炎の炎症を抑えるとされている．これらのサプリメントは中程度から重度の関節炎をもつ患者では限られた数ではあれ有効であったが，軽度の症例での効果はごくわずかである．このようなサプリメントがどのように機能するのか，なぜ効く患者とそうでない患者とがいるのかについては，さらに研究が必要である．

線　維　3種類の**線維 fibers** が細胞間の細胞外基質に埋まっている：膠原線維，弾性線維，細網線維（図 4.8）である．線維は結合組織を強化し支持する役目を担っている．

　膠原線維（コラーゲン線維）collagen fibers（colla ＝膠）は非常に強く，引っ張ったり伸ばしたりする力に対して強く抵抗するが，硬くはなく，それゆえ組織に柔軟性が生まれる．膠原線維の種類の違いを示す性質が組織によって変ってくる．例えば軟骨にある膠原線維と骨にある膠原線維とでは周囲の分子との結合が異なる．その結果として軟骨の膠原線維は骨の膠原線維よりも水分子をより多く保持することができ，軟骨に吸収材としての働きをもたせている．膠原線維が平行に並んで束になっていることがある（表 4.5 A "規則緻密結合組織"参照）．束状の配列を取ると組織は引っ張り力に対して非常に強くなる．生化学的には膠原線維はタンパク質の**コラーゲン collagen** から構成されている．コラーゲンは，からだの中で最も多いタンパク質であり，総タンパク量の 25％ を占める．膠原線維はほとんどの結合組織に存在し，とくに骨，軟骨，腱（筋を骨に結合する），靱帯（骨と骨とを結合する）に豊富に存在する．

臨床関連事項

捻　挫

　靱帯は強靱であるとはいえ，正常範囲を超えた力が掛かることがある．その結果，**捻挫 sprain**，すなわち靱帯の伸展や摩耗が生じる．足関節は最も捻挫を起しやすい．血流に乏しいため，部分的に靱帯が裂けた場合であっても治癒は非常に遅く；靱帯の完全断裂では手術による再建が必要である．

　弾性線維 elastic fibers は膠原線維に比べて直径が細く，分岐しつつ相互に結合して，結合組織内で編み目を形成する．弾性線維はタンパク質の**エラスチン elastin** とそれを取り囲む糖タンパク質の**フィブリリン fibrillin** から構成されている．フィブリリンは弾性線維を強固にし安定化する．このような独特な分子構造のために弾性線維は強く，弛緩した状態の 1.5 倍の長さにまでちぎれることなく引き伸ばすことができる．同様に重要なことは，弾性線維が伸展されたのち，元の形に戻ることができる**弾性 elasticity** という性質をもっていることである．弾性線維は皮膚，血管壁，肺組織に豊富に存在する．

　細網線維 reticular fibers（reticul- ＝網）は微細な束に配列した**コラーゲン collagen** とその周りの糖タンパク質から構成されており，血管壁を支持し，また，疎性結合組織（areol ＝狭い空間），脂肪組織，神経線維，平滑筋組織を構成している細胞の周囲に網目構造を形成する．細網線維は線維芽細胞によって産生されるが，膠原線維よりもはるかに細く，枝分れした網目をつくる．膠原線維と同様，細網線維は組織を保持し強度を与えている．細網線維は細網組織に豊富に含まれ，脾臓やリンパ節のような柔らかい器官の多くでは，器官を支える支柱の役目をなす**間質 stroma**（支持のための枠組み）を形成する．また，この線維は基底膜の形成にも関与する．

結合組織の分類

　細胞と細胞外基質が多様で，かつそれらの相対的な構成比率が違うため，結合組織を明確に分類することが困難な場合もあり，実際にいくつかの分類方法がある．本書では以下のように分類する：

Ⅰ．胎性（未成熟）結合組織
　A．間葉
　B．膠様組織
Ⅱ．成体（成熟型）結合組織
　A．固有結合組織
　　1．疎性結合組織（広義）
　　　a．疎性結合組織（狭義）
　　　b．脂肪組織

c．細網組織
2．密性結合組織（緻密結合組織）
a．規則緻密結合組織（平行線維性緻密結合組織）
b．不規則緻密結合組織（交織線維性緻密結合組織）
c．弾性組織
B．支持結合組織
1．軟 骨
a．硝子軟骨
b．線維軟骨
c．弾性軟骨
2．骨組織
a．緻密骨
b．海綿骨
C．液性結合組織
1．血 液
2．リンパ

結合組織の各々について詳しく調べる前に，本書で用いる分類の概要をまず解説しておいたほうがよいだろう．**胎性結合組織 embryonic connective tissue** は胚子や胎児に存在する結合組織である．**成体結合組織 mature connective tissue** は新生児に存在し，その後一生を通じて存在し続ける結合組織である．成体結合組織の１つ目は**固有結合組織 connective tissue proper** で，豊富な線維を含み粘稠な基質をもつため柔軟性が高い．２つ目は**支持結合組織 supporting connective tissue** で，身体の軟部組織を保護し支持する．３つ目は**液性結合組織 liquid connective tissue** で，細胞外基質が液体である．

胎性結合組織

結合組織を本書では胎性（未成熟）と成体（成熟型）結合組織の２つに大別することに注目してほしい．**胎性結合組織**には，**間葉 mesenchyme** と**膠様組織 mucous connective tissue** とがある．間葉は，原則的には**胚子 embryo**（受精後，妊娠最初の２ヵ月頃までの時期）と**胎児 fetus**（妊娠３ヵ月目から出生に至るまでの時期）に存在する結合組織である（表 4.3）．

成体結合組織

成体結合組織の第一のタイプは，本来の結合組織である．

固有結合組織 このタイプの結合組織は柔軟性が高く，粘稠な基質と豊富な線維を含む．

疎性結合組織（広義） 疎性結合組織（広義）loose connective tissue の線維は細胞のあいだを**疎に** loosely 走行する．（狭義の）疎性結合組織，脂肪組織，細網組織に分類される（表 4.4）．

密性結合組織（緻密結合組織） 密性結合組織 dense connective tissue は固有結合組織の２つ目である．線維は疎性結合組織よりも多く，より太くて，より**密に** densely 詰め込まれているが，細胞は疎性結合組織より少ない．規則緻密結合組織，不規則緻密結合組織，弾性組織の３種類に分類される（表 4.5）．

支持結合組織 このタイプの成体結合組織には軟骨と骨がある．

軟 骨 軟骨 cartilage は，ゲル状の基質成分であるコンドロイチン硫酸にしっかりと埋め込まれた膠原線維と弾性線維から構成されている．軟骨は疎性結合組織や密性結合組織に比べて，より強い力に耐えることができる．軟骨の強さは含まれている膠原線維による一方，その**復元力** resilience（変形された後，元の形に戻る能力）はコンドロイチン硫酸に起因する．

他の結合組織と同様に，軟骨では細胞は少なく細胞外基質が多量にある．しかし軟骨は，細胞外基質の中に神経や血管をもたないという点で他の結合組織とは異なる．興味深いことに，軟骨は血管の成長を阻害する物質である**抗血管新生因子** antiangiogenesis factor（anti- ＝抗；angio- ＝血管；-genesis ＝産生）を分泌するため，軟骨には血流供給がない．この性質のため，抗血管新生因子は癌治療薬の候補として研究されている．もし，癌細胞が新しい血管を成長させるのを阻害できれば，癌の高い細胞分裂や浸潤速度を遅くしたり止めたりすることができる．

成熟した軟骨の細胞は**軟骨細胞 chondrocytes**（chondro- ＝軟骨）とよばれ，細胞外基質の小腔（**軟骨小腔 lacunae**〔＝小さな湖沼群；単数形 lucuna〕）内に１個あるいは複数個まとまってみられる．**軟骨膜 perichondrium**（peri- ＝〜の周囲）とよばれる不規則緻密結合組織の膜が，ほとんどの軟骨の表面を覆っている．軟骨膜には血管と神経が含まれていて，軟骨膜が新しい軟骨細胞の供給源である．軟骨には血流の供給がないため，損傷後は治りが悪い．

軟骨細胞とコラーゲンが埋め込まれた細胞外基質は強靭で堅固な物質を構成しているので，張力（引っ張る力），圧縮力（押しつぶす力），剪断力（２つの反対の方向に押し出そうとする力）に抵抗できる．主に細胞外基質中のコンドロイチン硫酸が軟骨の復元力のもとになっている．これらの性質のため，軟骨はからだの支持組織として重要な役割をもつ．軟骨はまた骨の前駆体であり，胎

表 4.3 胎性結合組織

A. 間葉 MESENCHYME

特徴 **間葉**では，繊細な細網線維を含む半液状の基質の中に不定形の間葉細胞が存在する．
局在 胚子の皮下や発達中の骨にほぼ限定される；成体結合組織において，血管に沿ってみられることがある．
機能 他のすべての結合組織を形成する．

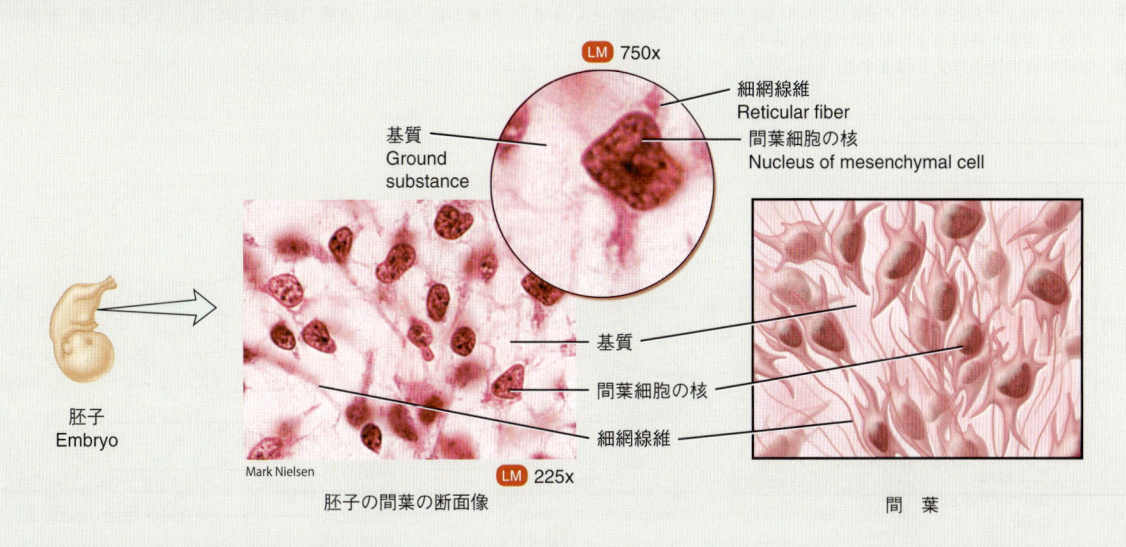

LM 750x

細網線維
Reticular fiber
間葉細胞の核
Nucleus of mesenchymal cell

基質
Ground
substance

基質

間葉細胞の核

細網線維

胚子
Embryo

Mark Nielsen　　LM 225x

胚子の間葉の断面像

間 葉

B. 膠様組織 MUCOUS (MUCOID) CONNECTIVE TISSUE

特徴 **膠様組織**では，細い膠原線維を含む粘性のあるゲル状の基質の中に埋め込まれた線維芽細胞が互いに離れて散在する．
局在 胎児の臍帯を構成する．
機能 支持．

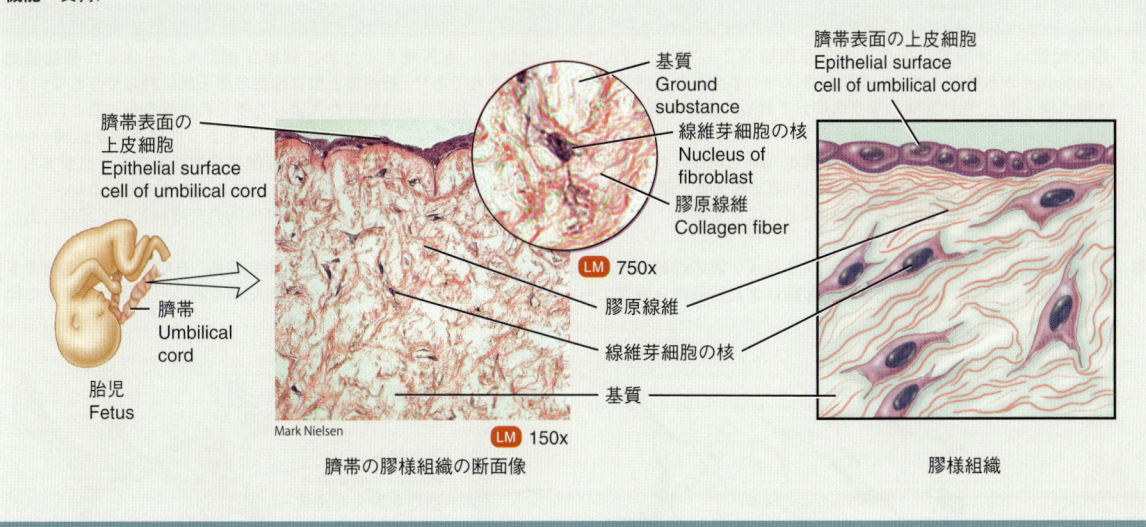

臍帯表面の上皮細胞
Epithelial surface
cell of umbilical cord

基質
Ground
substance
線維芽細胞の核
Nucleus of
fibroblast
膠原線維
Collagen fiber

臍帯表面の
上皮細胞
Epithelial surface
cell of umbilical cord

臍帯
Umbilical
cord

胎児
Fetus

LM 750x

膠原線維

線維芽細胞の核

基質

Mark Nielsen　　LM 150x

臍帯の膠様組織の断面像

膠様組織

児ではほぼすべての骨格を軟骨が形成している．その後，発達が進むにつれて軟骨は徐々に骨に置き換わっていくが，出生後も軟骨は骨の中に成長板（骨端板）として残っている．骨端板は成長期に骨が伸長する部分である．軟骨はまた，ほとんどの関節で滑らかな関節面を生涯維持している．

軟骨には，硝子軟骨，線維軟骨と弾性軟骨の3つの種類がある（表 4.6）．

軟骨の代謝は比較的不活発で，その成長も遅い．損傷あるいは炎症を受けた場合も修復が遅いが，これは軟骨組織に血管がないことによる．修復に必要な物質と修復に参加する血液細胞は，軟骨内へ拡散するか遊走してこなければならない．軟骨の成長には次の2つの基本的な様式，間質性成長と付加的成長がある．

表 4.4　成体結合組織：固有結合組織—疎性結合組織（広義）

A. 疎性結合組織（狭義）AREOLAR CONNECTIVE TISSUE

特徴　**疎性結合組織**は最も広く分布している結合組織の一つ；半液状の基質（ヒアルロン酸，コンドロイチン硫酸，デルマタン硫酸，ケラタン硫酸）中に埋め込まれた四方八方方向に伸びる線維成分（膠原線維，弾性線維，細網線維）と細胞成分（線維芽細胞，マクロファージ，形質細胞，脂肪細胞，肥満細胞と若干の白血球）から構成される.

局在　からだのほとんどすべての部位にある（からだの "詰め物" といえる）：皮膚の皮下組織；皮膚の真皮浅層にあたる真皮乳頭；粘膜の固有層；血管や神経および器官の周囲にみられる.

機能　強度や弾力性を与え，保護する.

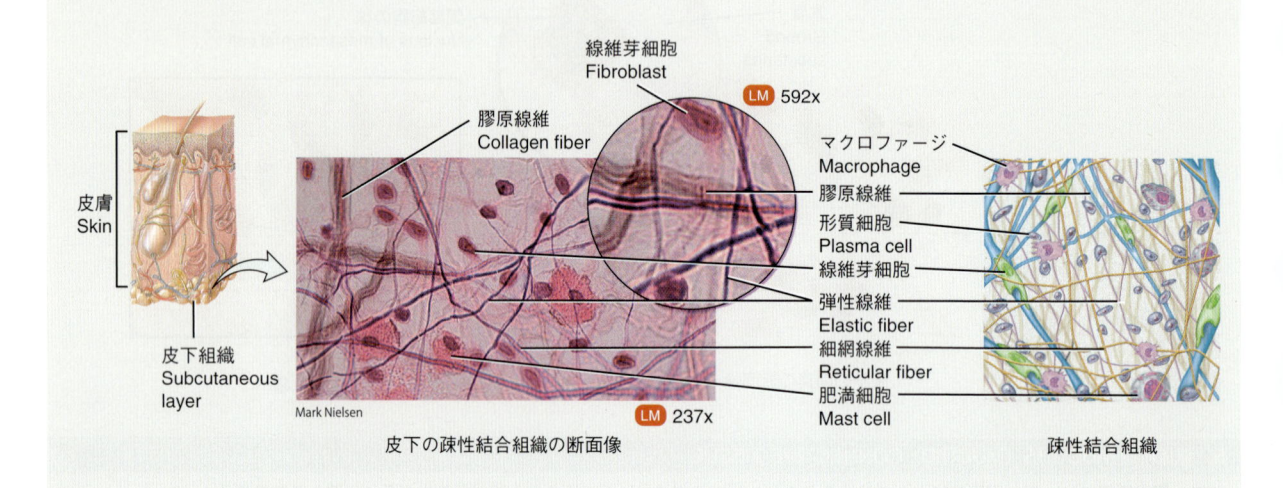

皮下の疎性結合組織の断面像　　　　　　　　　　　　　　　　疎性結合組織

B. 脂肪組織 ADIPOSE TISSUE

特徴　脂肪組織は，細胞質の中央に大きな脂肪滴としてトリグリセリド（脂肪）を貯蔵するために線維芽細胞から分化した**脂肪細胞** adipocytes から構成される. 脂肪細胞は一つの大きな脂肪滴によって満たされており，細胞質と核は細胞の周辺部に押しやられている. 体重が増えると，脂肪組織の量が増加して新しく血管が形成される. このため，太った人はやせた人よりも多くの血管をもつことになり，血圧が上昇しやすくなって心臓への負担が増加する. 成人の脂肪組織のほとんどは，ここまで述べてきたような**白色脂肪組織** white adipose tissue である. **褐色脂肪組織** brown adipose tissue（BAT）は，非常に豊富な血液供給と，有酸素細胞呼吸を司る血漿をもったミトコンドリアが多いことから，色が暗くみえる. 褐色脂肪組織（BAT）は胎児や乳児に多く；成人にはごくわずかしかない.

局在　疎性結合組織（狭義）のある部位にはどこにでもある：皮下組織；心臓や腎臓の周囲；黄色骨髄，関節周囲の充塡材として眼窩にあって眼球の後方にある.

機能　皮膚から失われる熱を少なくする；エネルギー源の貯蔵；他の器官の支持と保護. 新生児では，褐色脂肪組織（BAT）が固有の体温を維持するために熱を産生する. 脂肪組織はまた幹細胞を豊富にもっているので，損傷した組織の修復や置換を行う「若返り医療」に用いられる.

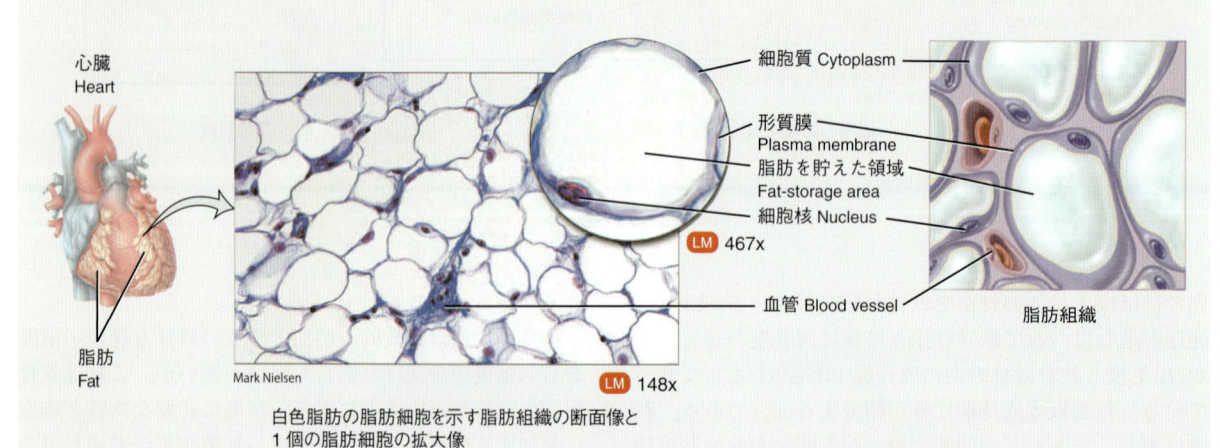

白色脂肪の脂肪細胞を示す脂肪組織の断面像と
1 個の脂肪細胞の拡大像　　　　　　　　　　　　　　　　脂肪組織

⚕ 臨床関連事項

脂肪吸引術と凍結脂肪除去術

　身体のいろいろな部分から少量の脂肪組織を吸引除去する外科的手技を**脂肪吸引術 liposuction**（lip- ＝脂肪）あるいは**脂肪切除術 suction lipectomy**（-ectomy ＝切り取ること）という．脂肪吸引術では，皮膚を切開したのち，強力な真空ポンプの助けを借りて**カニューレ cannula** とよばれる金属の細い管を通して脂肪が吸引除去される．脂肪を液化し吸引するために超音波やレーザー光線を併用することもある．体形補正の処置として，大腿，殿部，腕，乳房，腹部などに用いられ，吸引した脂肪を身体の別の部位に注入することもある．術後に起こりうる合併症として，施術中に破れた血管内に脂肪が侵入し血流が阻害されること（訳注：**脂肪塞栓症**），感染，術野の感覚障害，脱水，内臓の損傷，術後のひどい痛み，などがある．

　現在実施されている脂肪吸引術にはいくつかの種類がある．その一つは**膨張式脂肪吸引術 tumescent liposuction** である．この方法では，施術中に大量の液体が注入され，施術部位が液体で充血ないし膨張する．これにより皮膚と皮下組織とのあいだにスペースを確保できるため，カニューレを脂肪組織の中で容易に動かせるようになり，脂肪細胞を分離しやすくなる．もう一つは**超音波脂肪吸引法 ultrasound-assisted liposuction**（UAL）である．この方法では，脂肪細胞を液化するために高周波の超音波を発することのできる特別なカニューレが用いられ，液状化した脂肪が吸引除去される．さらに**レーザー脂肪吸引術 laser-assisted liposuction** では，カニューレが脂肪細胞を液化するレーザー光線を発し，液状化した脂肪が吸引除去される．

　凍結脂肪除去術 cryolipolysis（cryo ＝凍結）あるいは**冷却痩身術 CoolSculpting** は，体外から冷却凍結させることで脂肪細胞を破壊する方法である．脂肪分は脂肪組織周囲の細胞よりも早く凍結し結晶化するので，神経細胞や血管を含む他の構造へのダメージを抑えつつ，低温処置によって脂肪細胞を殺すことができる．施術後数日以内にアポトーシス（遺伝的にプログラムされた細胞死）が始まり，数ヵ月以内に脂肪細胞が除去される．

C. 細網組織 RETICULAR CONNECTIVE TISSUE

特徴　細網組織は，細かく交錯した細網線維（コラーゲンがつくる細い線維）と細網細胞とによって形成される．
局在　肝臓，脾臓，リンパ節の基本的な骨組みである間質をつくる．骨髄では造血細胞を保持する骨組みを形成する．基底膜の網状板をつくる．血管や筋の周囲にみられる．
機能　器官の骨組みである間質をつくる．平滑筋細胞同士を結合する．脾臓では古くなった赤血球を，リンパ節では微生物を，それぞれ濾過して除去する．

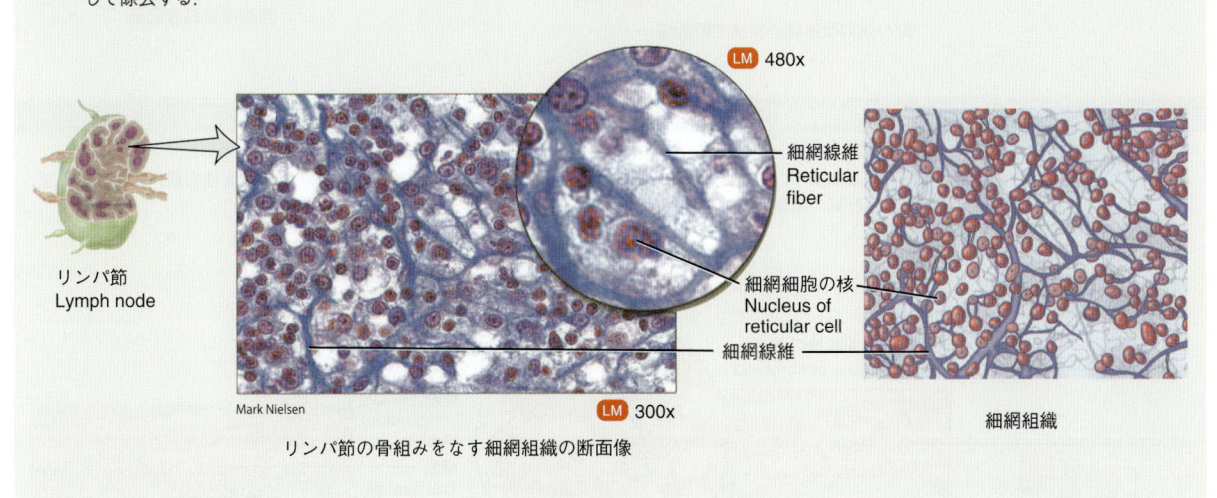

LM 480x

リンパ節
Lymph node

細網線維
Reticular fiber

細網細胞の核
Nucleus of reticular cell

細網線維

Mark Nielsen

LM 300x

リンパ節の骨組みをなす細網組織の断面像

細網組織

表 4.5　成体結合組織：固有結合組織―密性結合組織

A. 規則緻密結合組織（平行線維性緻密結合組織）DENSE REGULAR CONNECTIVE TISSUE

特徴　**規則緻密結合組織**では，細胞外基質は銀白色を呈する；主に，束になり平行に配列した豊富な膠原線維と，そのあいだに列をなして配列する線維芽細胞から構成されている．膠原線維は線維芽細胞が分泌したタンパク質でできている構造であり生きているものではないので，傷ついた腱や靱帯の治癒は遅い．

局在　腱（筋を骨に付着させる），靱帯（骨と骨をつなぐ），腱膜（筋と筋，あるいは筋と骨をつなぐ膜状の腱）を構成する．

機能　さまざまな構造体同士を強固に連結させる．線維の長軸方向にかかる引っ張り力（張力）に耐える構造である．

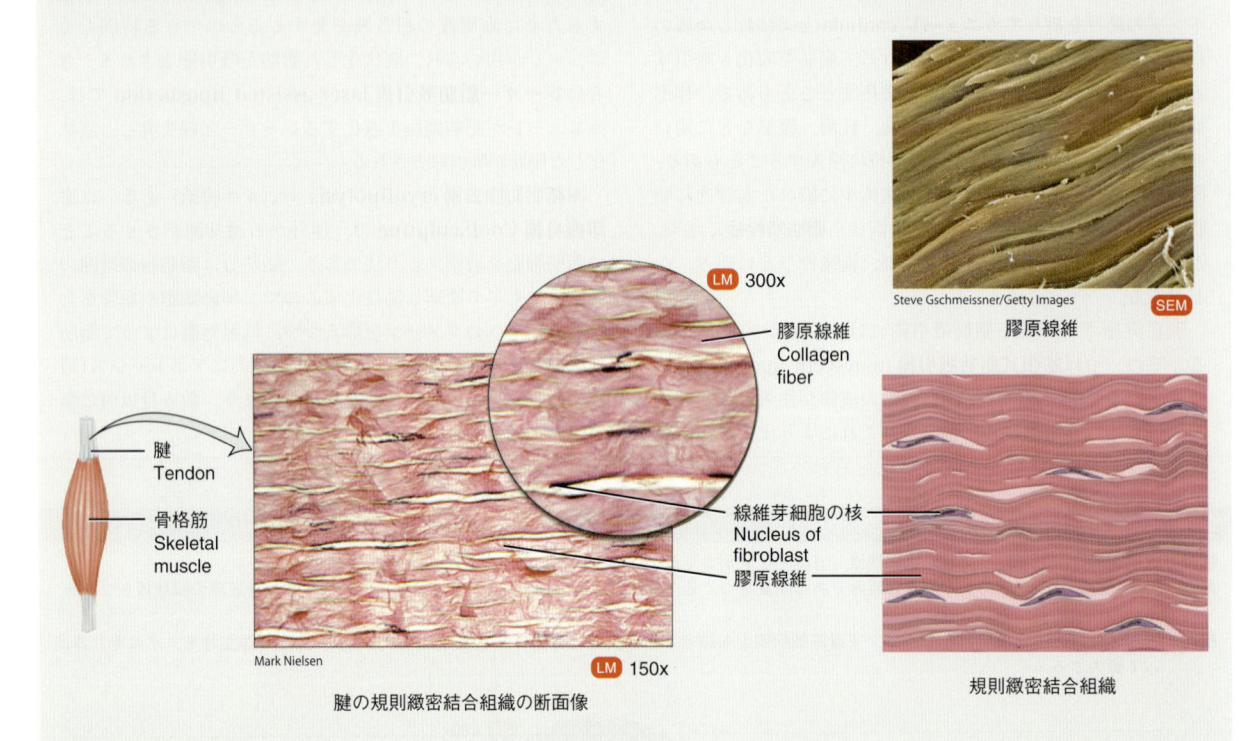

Steve Gschmeissner/Getty Images　**SEM**

膠原線維

LM 300x

膠原線維
Collagen fiber

腱
Tendon

骨格筋
Skeletal muscle

線維芽細胞の核
Nucleus of fibroblast

膠原線維

Mark Nielsen　LM 150x

腱の規則緻密結合組織の断面像

規則緻密結合組織

B. 不規則緻密結合組織（交織線維性緻密結合組織）DENSE IRREGULAR CONNECTIVE TISSUE

特徴　**不規則緻密結合組織**は，通常**不規則** irregularly に配列した豊富な膠原線維と少数の線維芽細胞とから構成されている．

局在　膜に存在する．例えば，筋膜（皮膚の直下，筋やその他の器官を取り囲む），真皮の深層にあたる網状層，線維性心膜，骨膜，軟骨膜，関節包，いろいろな器官（腎臓，肝臓，精巣，リンパ節）の被膜；心臓の弁．

機能　さまざまな方向への引っ張りに耐える．

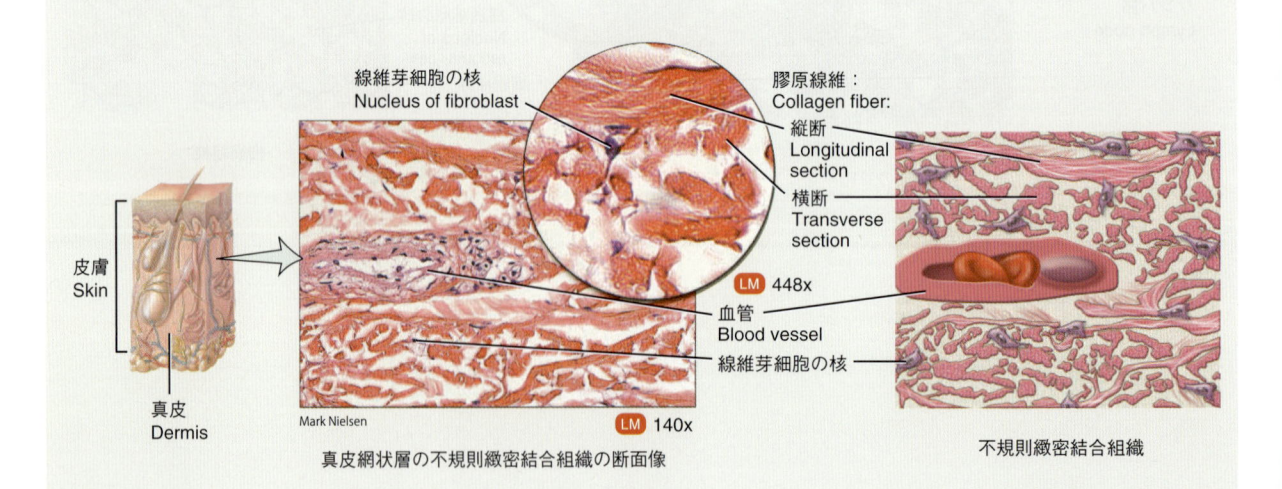

線維芽細胞の核
Nucleus of fibroblast

膠原線維：
Collagen fiber:

縦断
Longitudinal section

横断
Transverse section

皮膚
Skin

真皮
Dermis

血管
Blood vessel

線維芽細胞の核

LM 448x

Mark Nielsen　LM 140x

真皮網状層の不規則緻密結合組織の断面像

不規則緻密結合組織

C. 弾性組織 ELASTIC CONNECTIVE TISSUE

特徴　**弾性組織**は，主に弾性線維とそのあいだに存在する線維芽細胞によって構成される．無染色状態では黄色っぽくみえる．
局在　肺，弾性動脈の壁，気管，気管支，声帯靭帯，陰茎堤靭帯，椎骨間の靭帯などを構成する．
機能　器官に伸展性を与える；強靱で，引き伸ばされた後に元の形に戻ることができる．弾性は，肺（呼気時に元に戻る）や弾性動脈（血流を維持するために心拍動間に元に戻る）が正常に機能するために重要である．

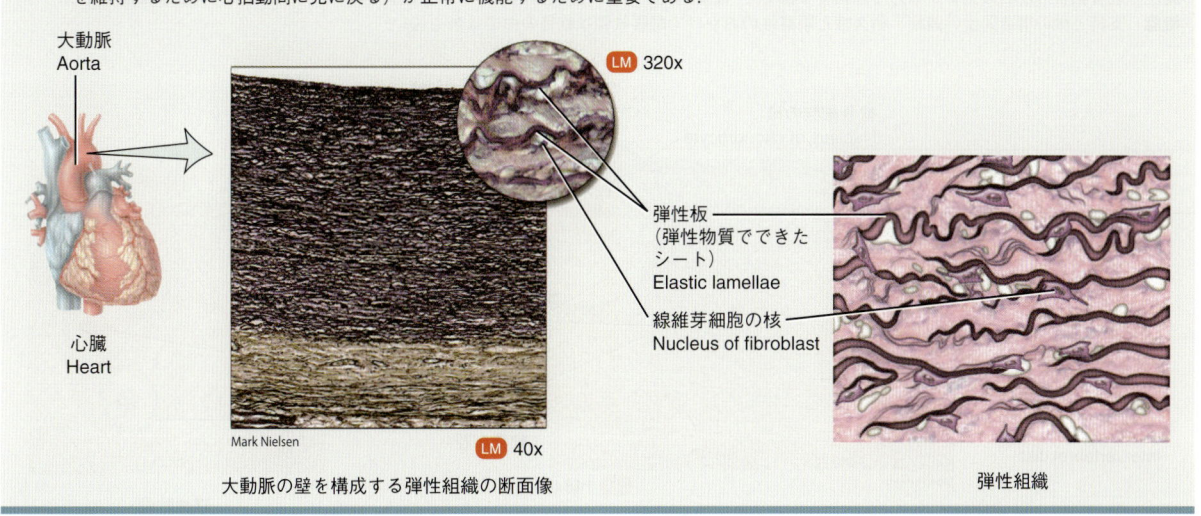

大動脈
Aorta

心臓
Heart

LM 320x

弾性板
（弾性物質でできた
シート）
Elastic lamellae

線維芽細胞の核
Nucleus of fibroblast

Mark Nielsen　LM 40x

大動脈の壁を構成する弾性組織の断面像

弾性組織

表 4.6　　**成体結合組織：支持結合組織─軟骨**

A. 硝子軟骨 HYALINE CARTILAGE

特徴　**硝子軟骨**（hyalinos ＝ガラスの）は基質として弾力性のあるゲル状の物質を含んでおり，からだの中では青白く光沢をもった構造としてみえる（顕微鏡で観察するためにはピンク色か紫色に染められる）；微細な膠原線維は通常の染色法では観察できない；はっきりとした軟骨細胞が軟骨小腔にみられ，軟骨膜に包まれている（関節内の軟骨と，骨が伸びる部位である骨端軟骨とを除く）．
局在　からだに最も豊富にある軟骨；長骨の骨端，肋骨の前端，鼻，喉頭の一部，気管，気管支，気管支樹，胚子および胎児期の骨格．
機能　関節運動に適した滑らかな面，柔軟性，支持を与える；軟骨の中では最も弱く，折れることもある．

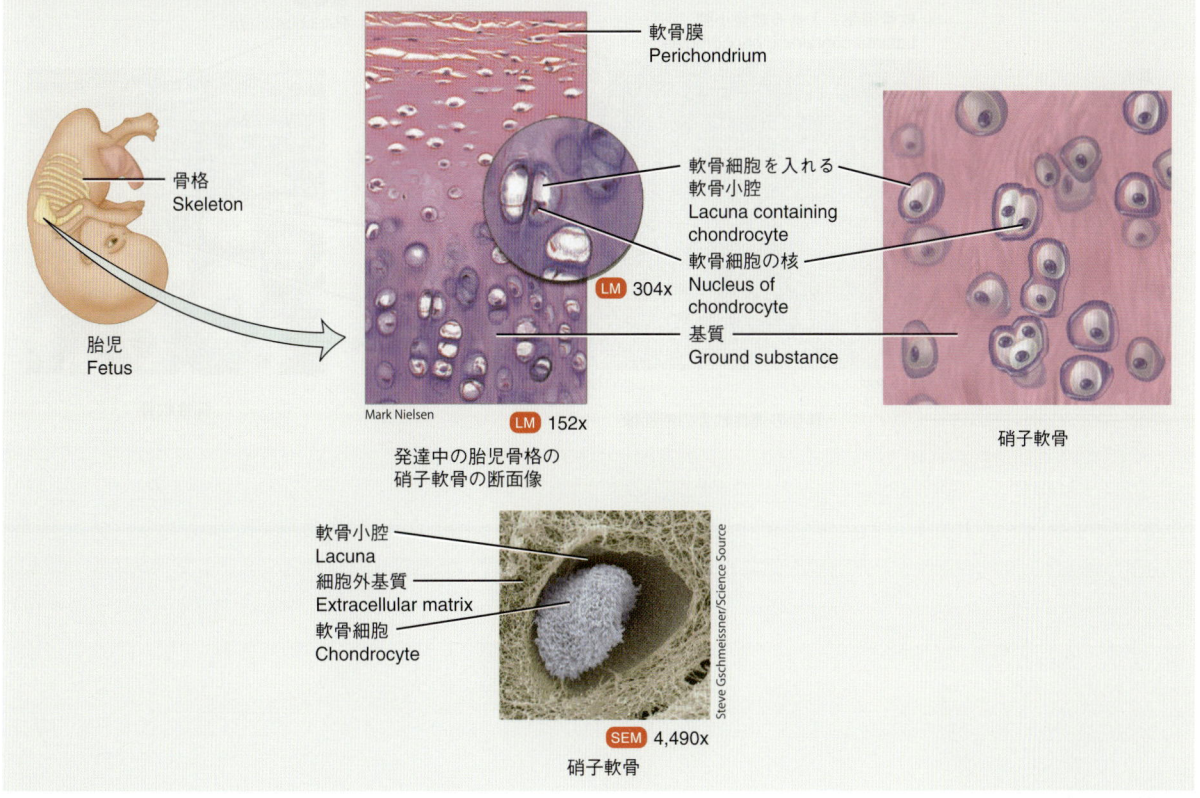

骨格
Skeleton

胎児
Fetus

軟骨膜
Perichondrium

軟骨細胞を入れる
軟骨小腔
Lacuna containing
chondrocyte

軟骨細胞の核
Nucleus of
chondrocyte

基質
Ground substance

LM 304x

Mark Nielsen　LM 152x

発達中の胎児骨格の
硝子軟骨の断面像

硝子軟骨

軟骨小腔
Lacuna

細胞外基質
Extracellular matrix

軟骨細胞
Chondrocyte

Steve Gschmeissner/Science Source

SEM 4,490x

硝子軟骨

表 4.6　続く

表 4.6	成体結合組織：支持結合組織—軟骨（続き）

B.　線維軟骨 FIBROCARTILAGE

特徴　**線維軟骨**では，細胞外基質の中の明瞭な膠原線維の束のあいだに軟骨細胞が散在している；軟骨膜を欠く．
局在　恥骨結合（左右の寛骨が前方で連結する部分），椎間円板，半月（膝関節内にみられる軟骨性のパッド），軟骨に停止する腱の部分．
機能　支持と他の構造同士の連結．耐久性と剛直性のおかげで線維軟骨は軟骨の中では最も強い．

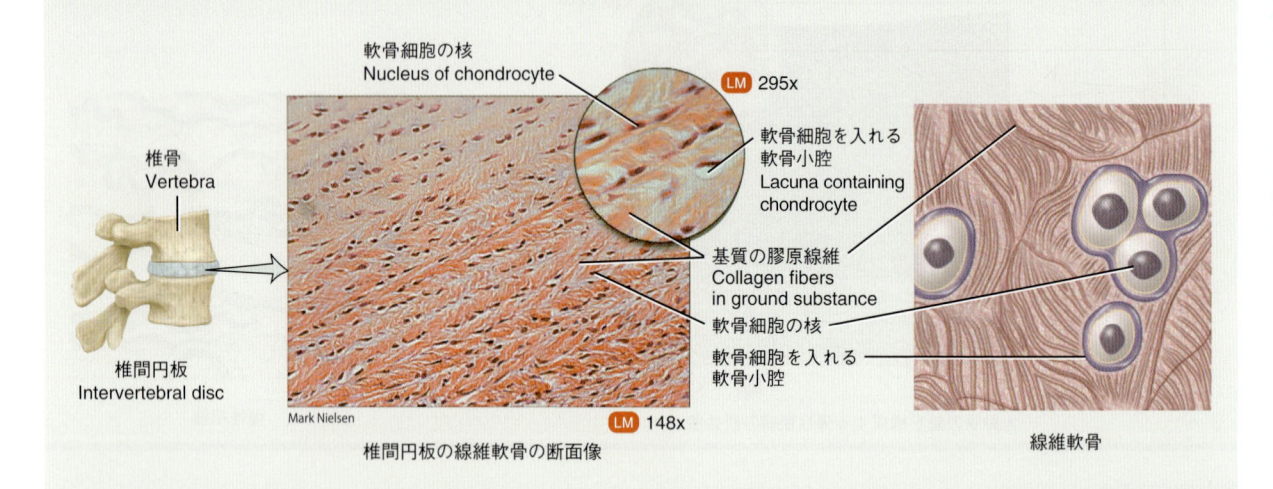

椎間円板の線維軟骨の断面像

線維軟骨

C.　弾性軟骨 ELASTIC CARTILAGE

特徴　**弾性軟骨**では，細胞外基質の中の弾性線維の網目のあいだに軟骨細胞が存在する；軟骨膜をもつ．
局在　喉頭蓋（喉頭前上部にある舌状の構造物），外耳の一部（耳介），耳管を構成する．
機能　強さと弾性を与える．一定の構造の形を保つ．

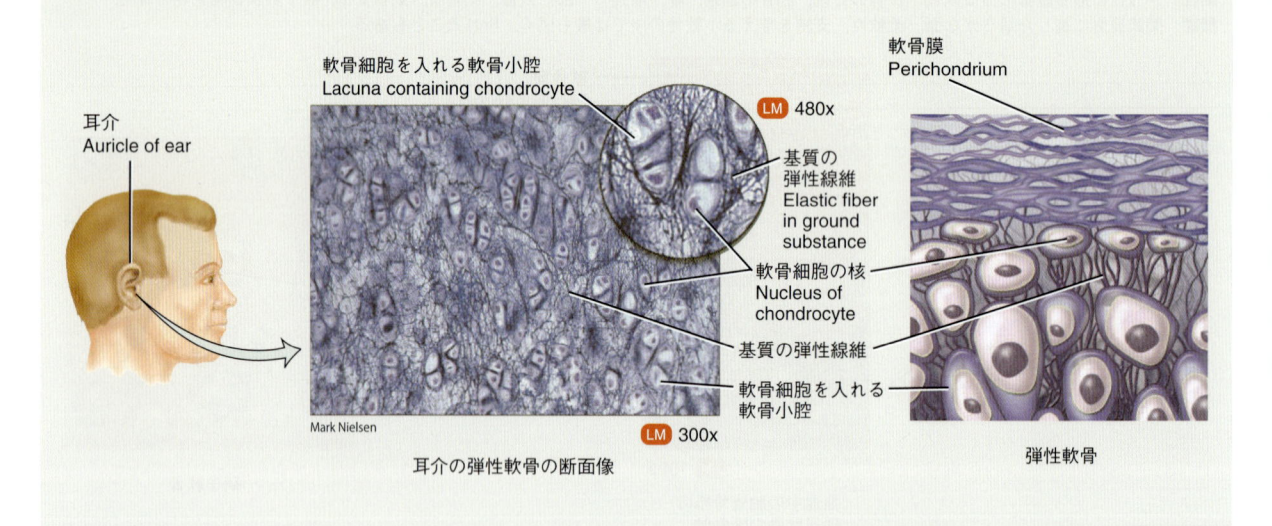

耳介の弾性軟骨の断面像

弾性軟骨

間質性成長 interstitial growth では，組織の内部から成長が起る．間質性成長の際には，軟骨細胞自身の細胞分裂による数の増加と，軟骨細胞が産生する細胞外基質の増大により軟骨は急速に成長する．細胞外基質の産生によって，軟骨細胞は互いに離れるようになる．まるでパン種が膨らむように，軟骨の内部（つまり**間質**）の増大によって成長するという意味で，間質性成長とよばれている．この成長パターンは，幼児から青年期あたりまでの，軟骨が若く，順応性が高い時期までにみられる．

付加的成長 appositional growth では，組織の外表面で成長が起る．付加的成長によって軟骨が成長する際には，軟骨膜の内側の細胞層にある細胞が軟骨芽細胞に分化する．分化に伴って，軟骨芽細胞が自らの周囲に細胞外基質をつくり，軟骨細胞となる．その結果，軟骨の外表面の軟骨膜の直下に細胞外基質が付加されることにより，軟骨の幅が大きくなる．付加的成長は間質性成長よりも後に始まり，思春期中続く．

骨組織　軟骨，関節，骨が骨格系をつくる．骨格系は軟部組織を支持し，壊れやすい構造を保護し，骨格筋との共同作業によってからだの運動を起す．骨はカルシウムとリンを貯蔵し；その内部には血液細胞を産生する赤色骨髄を入れ；中性脂肪の貯蔵庫となる黄色骨髄を入れている．骨は，**骨組織 bone tissue**（あるいは osseous

tissue），骨膜，赤色および黄色骨髄，骨内膜（骨髄腔を裏打ちする膜）といった異なった結合組織によって構成された器官である．骨組織は細胞外基質と細胞の構成によって，緻密質と海綿質に分類される．

緻密骨 compact bone（**緻密質** substantia compacta）の基本構造単位になるのは，**骨単位（オステオン osteon）別名ハヴァース系** haversian system である（表4.7）．骨単位は以下の4つの部分から構成される：

1. **骨層板 lamellae**（＝小さな板；単数形 lamella）は同心円状に配列するリング状の細胞外基質で，骨に硬さと圧縮に対する抵抗を与える無機塩類（主としてカルシウムとリン酸）と，引っ張りに対する強さを与える膠原線維から構成されている．層板によって緻密骨の組織の緻密性が生じる．
2. **骨小腔 lacunae**（単数形 lucuna）は前述のように層板間にある小さな腔所で，中に成熟した骨の細胞，**骨細胞 osteocytes** を入れる．
3. 骨小腔から伸び出た構造は **骨細管 canaliculi**（＝小さな運河）である．骨細管の中に骨細胞の細胞質突起を入れ，全体として網目構造をつくる．骨細管は，骨細胞へ栄養を運んだり老廃物を運び出す通路となる．
4. **中心管 central canal**（あるいは**ハヴァース管**

表 4.7	成体結合組織：支持結合組織―骨組織

特徴 緻密質 compact bone tissue の基本構成単位となる骨単位（ハヴァース系）は骨層板，骨小腔，骨細胞，骨細管，中心管（ハヴァース管）からなっている．一方，**海綿質 spongy bone tissue**（図 6.3 参照）は骨梁とよばれる骨性の小柱からなる；骨梁のあいだは骨髄で満たされている．

局在 緻密骨と海綿骨は体内のさまざまな骨を形成している．

機能 支持，保護，貯蔵；造血組織を容れる；骨格筋とともにレバー（てこ）として作用し，からだを動かす．

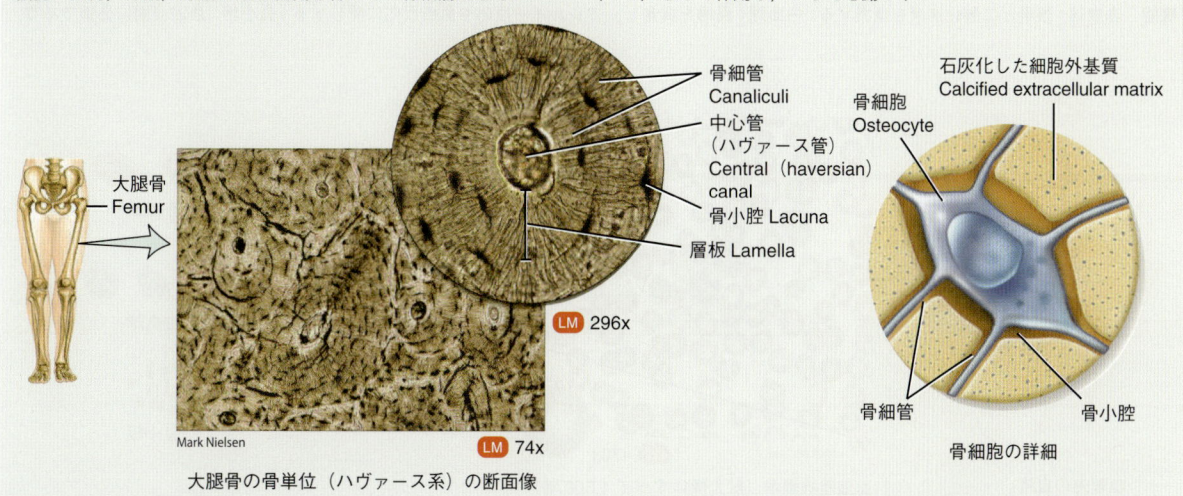

大腿骨
Femur

骨細管
Canaliculi
中心管
（ハヴァース管）
Central（haversian）canal
骨小腔 Lacuna
層板 Lamella

LM 296x

Mark Nielsen　LM 74x

大腿骨の骨単位（ハヴァース系）の断面像

石灰化した細胞外基質
Calcified extracellular matrix
骨細胞
Osteocyte
骨細管
骨小腔

骨細胞の詳細

haversian canal）には血管や神経が通る.

海綿骨 spongy bone（**海綿質** substatia spongiosa）は，明瞭な骨単位を形成せず，骨層板，骨細胞，骨小腔，骨細管をもつ**骨小柱（骨梁）** trabeculae（＝小さな梁）とよばれる骨性の小柱からなる．骨小柱と骨小柱の隙間は赤色骨髄で満たされている．骨組織の組織構造の詳細は6章で述べる.

液性結合組織 これは3つの成体結合組織のうちの最後の種類である. **液性結合組織** liquid connective tissue は，細胞外基質が液体である.

血液組織 血液 blood は血漿とよばれる液性の細胞外基質と有形成分とから構成された液性結合組織である．**血液組織** blood tissue の細胞外基質は血漿とよばれる．**血漿** blood plasma はやや黄色みを帯びた液体で，成分の大部分は水であるが，それに溶けたさまざまな物質，例えば栄養素，老廃物，酵素，血漿タンパク質，ホルモン，呼吸ガス，イオンなどを含んでいる．血漿に浮遊している**有形成分** formed elements は赤血球，白血球，血小板である（表 4.8）．**赤血球** red blood cells（erythrocytes）はからだを構成する細胞に酸素を運び，そこから二酸化炭素を運び去る．**白血球** white blood cells（leukocytes）は貪食，免疫，アレルギー反応に関与する．**血小板** platelets は血液凝固に関係する．血

液についての詳細は19章で述べる.

リンパ リンパ lymph とはリンパ管を流れる細胞外液である．この液性結合組織は，数種類の細胞と，血漿とよく似た透明な液体である細胞外基質によって構成されているが，タンパク質の含量は血漿より少ない．リンパの構成成分はからだの各部分で異なる．例えば，リンパ節から出てきたリンパには白血球の一種であるリンパ球が多数含まれているが，小腸から出てくるリンパには新たに食物から吸収された脂質が高濃度に含まれている．リンパの詳細は22章で述べる.

表 4.8	成体結合組織：液性結合組織—血液

特徴　**血液**は，血漿と，有形成分からなる：赤血球，白血球，血小板.
局在　血管の中（動脈，細動脈，毛細血管，細静脈，静脈）と心臓の部室の中.
機能　赤血球：酸素と二酸化炭素を運搬する；白血球：異物を貪食し，アレルギー反応や免疫反応に関与する；血小板：血液凝固に必須である.

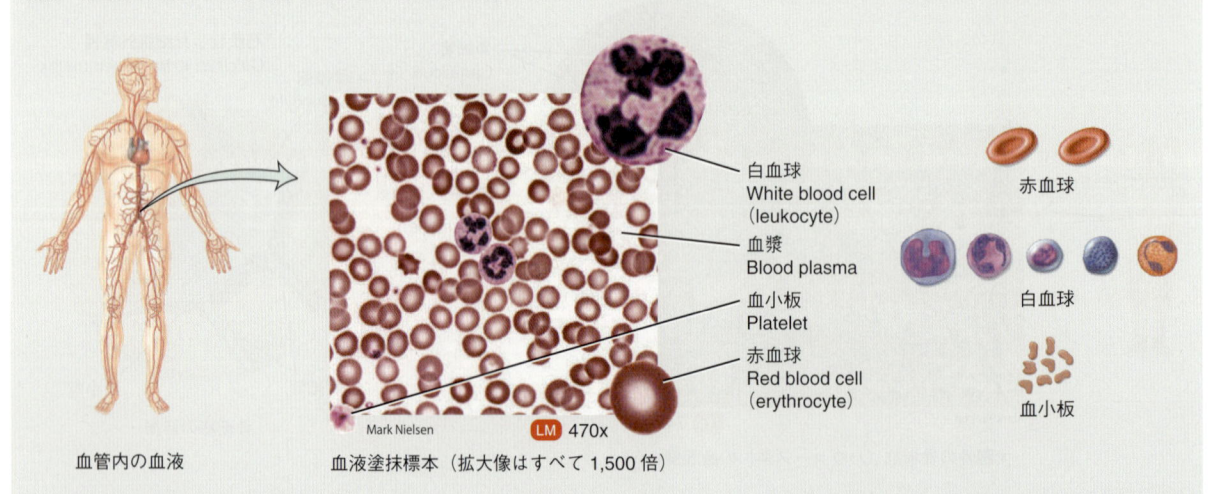

白血球
White blood cell
(leukocyte)

血漿
Blood plasma

血小板
Platelet

赤血球
Red blood cell
(erythrocyte)

赤血球

白血球

血小板

Mark Nielsen　LM 470x

血管内の血液　　血液塗抹標本（拡大像はすべて 1,500 倍）

4.6 膜

目 標

- 膜を定義する.
- 膜の分類を述べる.

　膜 membranes とはからだを覆い, からだの裏打ちする柔軟なシート状の組織をさす. ほとんどの膜では上皮の層とその下の結合組織の層が組み合さっていて, **上皮膜 epithelial membrane** とよばれる. からだの中の基本的な上皮膜は粘膜, 漿膜, 皮膚である. 他の種類の膜として滑膜 synovial membrane がある. 滑膜は関節の内面を覆っており, 結合組織はあるが上皮はない.

上皮膜

粘　膜　粘膜 mucous membrane (あるいは mucosa) は, 外界に直接開く体内の腔所を裏打ちしている. 粘膜は消化管, 気道, 生殖路のすべて, 尿路の大部分の管腔の内面を覆っている. 粘膜は上皮層とその下にある結合組織層から構成されている (図 4.9 a).

　粘膜の上皮層は微生物や病原体の侵入を防ぐ障壁となることから, からだの防御機構において重要な役目を担っている. 通常はタイトジャンクションが細胞同士を強固につないでいるので, 細胞のあいだを通っての物質の漏出は著しく制限されている. 粘膜の上皮層の杯細胞などの細胞は粘液を分泌し, 粘調な液は管腔内が乾燥するのを防いでいる. 粘液はまた, 呼吸器の気道の上皮層では微粒子を捉まえ, 消化管の中を食物が移動しやすくする. さらに, 消化管の上皮層は消化酵素を分泌するとともに, 栄養や水分の吸収の場でもある. 粘膜の上皮はからだの部位によって多様である. 例えば, 小腸の粘膜は非線毛単層円柱上皮であり, 肺に至る太い気道は多列線毛円柱上皮である (表 4.1 F 参照).

　粘膜の結合組織層は疎性結合組織であり, **粘膜固有層 lamina propria** (propria =自分のもの) とよばれている. 固有層とは, 粘膜に付随している (粘膜に所有されている) ものという意味合いからつけられた名称である. 固有層は上皮を支持し, 上皮をその下層にある構造に結合するとともに, 膜にある程度の柔軟性をつくり出していて, 下層にある構造をある程度保護することもできる. 固有層には血管があり, 固有層を覆う上皮にとっての血流の供給源となっている. 酸素と栄養素は固有層からそれを覆っている上皮へと拡散し；二酸化炭素と老廃物はその逆方向へと拡散する.

漿　膜　漿膜 serous membrane (あるいは serosa；serous =水の) は直接外界に開いていない体腔 (胸腔と腹腔) の内面と, 体腔に収められている器官の表面を覆っている. 漿膜は疎性結合組織 (漿膜下組織) とそれを覆う中皮 (単層扁平上皮) から構成されている (図 4.9 b). 1 章で学んだように, 漿膜は 2 層構造である：体腔の壁に貼りつき, 体腔を裏打ちする層を**壁側漿膜 (壁側葉, 壁側板) parietal layer** (pariet- =壁)；体腔内にある器官に貼りつき, 覆っている層を**臓側漿膜 (臓側葉, 臓側板) visceral layer** (viscer- =体器官) という (図 1.11 a 参照). 中皮は水のような潤滑液である**漿液 serous fluid** を分泌し, これによって器官相互, あるいは器官と体腔壁とのあいだでの滑りをよくしている.

　1 章で学んだように, 胸腔壁を裏打ちし, 肺の外表面を覆う漿膜は**胸膜 pleura** とよばれる. 心膜腔を裏打ちし, 心臓の外表面を覆っている漿膜を**心膜 pericardium** という. 腹腔を裏打ちし, 腹腔器官の外表面を覆う漿膜を**腹膜 peritoneum** という.

皮　膚　皮膚 cutaneous membrane (あるいは skin) は全身の外表面を覆っており, 浅層にある**表皮 epidermis** と深層にある**真皮 dermis** とからなる (図 4.9 c). 表皮は角化重層扁平上皮からなり, 下層を保護している. 真皮は不規則緻密結合組織と疎性結合組織とからなる. 皮膚については 5 章で詳述する.

滑　膜

　滑膜 synovial membranes (syn- =一緒に, ここでは骨同士が一緒にある場所ということに関連；-ova =卵, 未調理の粘稠な卵白に似ているため) は可動性の関節腔の内面を裏打ちしている. 漿膜と同様に, 滑膜は外界に開いていない関節腔の内表面を覆っている. しかし, 滑膜は, 粘膜, 漿膜, 皮膚とは異なり, 上皮をもたないので上皮膜ではない. 滑膜は, 滑膜腔 (骨と骨のあいだの空間) に近い側にある**滑膜細胞 synoviocytes** の不連続な層と, 滑膜細胞より深部にある結合組織 (疎性結合組織と脂肪組織) の層とからなる (図 4.9 d). 滑膜細胞は滑液の成分の一部を分泌する. **滑液 synovial fluid** は骨端を覆う関節軟骨を潤滑し栄養を供給する. 滑液中のマクロファージは関節腔内の微生物や組織残渣を除去する.

> **チェックポイント**
>
> **16.** 粘膜, 漿膜, 皮膚, 滑膜を定義しなさい. それぞれは互いにどう違うか.
> **17.** **16.** でチェックした膜が存在している場所と機能を説明しなさい.

図 4.9 膜.

膜とは，身体の部分を覆うあるいは裏打ちする柔軟な組織の薄いシートである．

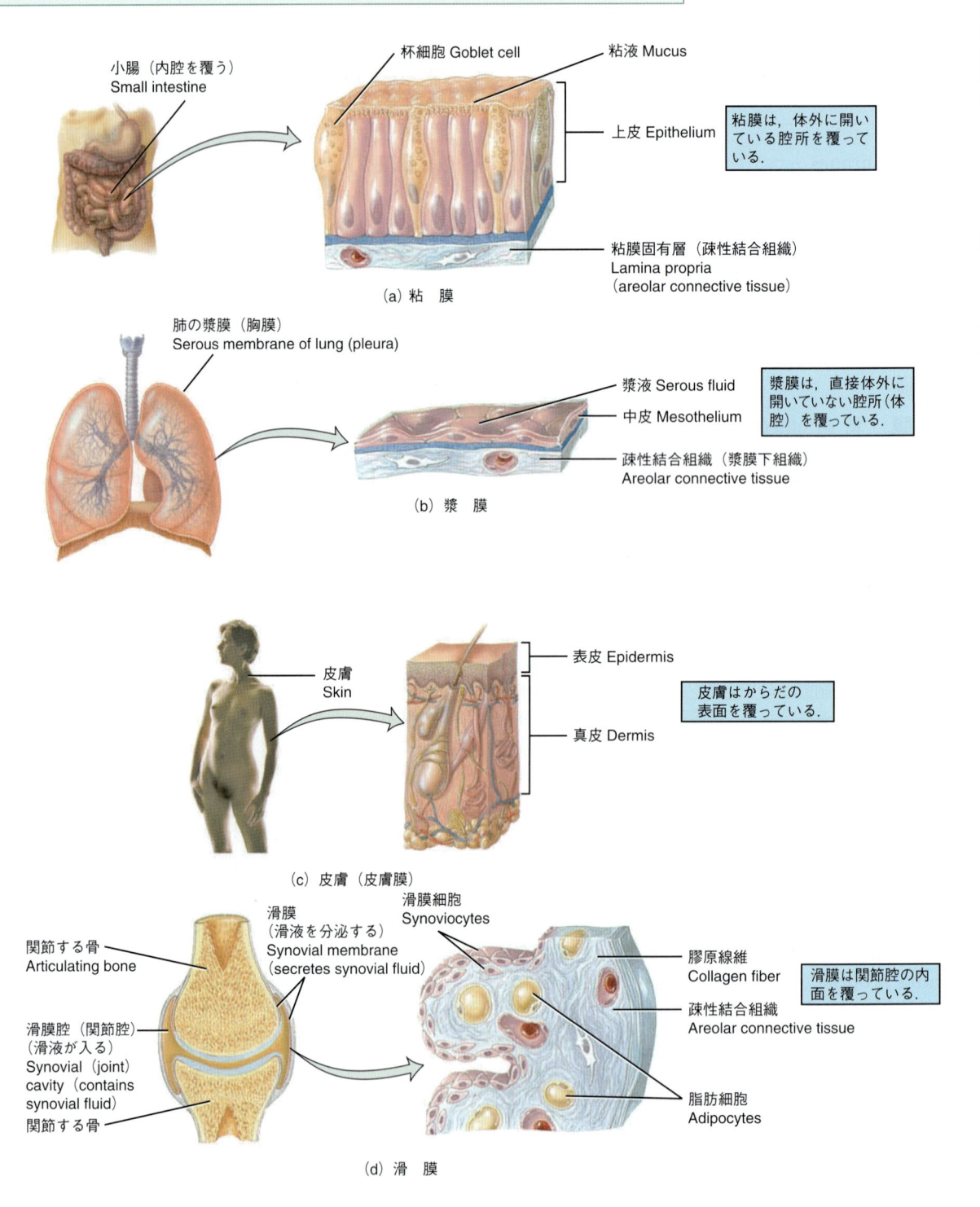

小腸（内腔を覆う）
Small intestine

杯細胞 Goblet cell

粘液 Mucus

上皮 Epithelium

粘膜は，体外に開いている腔所を覆っている．

粘膜固有層（疎性結合組織）
Lamina propria
(areolar connective tissue)

(a) 粘 膜

肺の漿膜（胸膜）
Serous membrane of lung (pleura)

漿液 Serous fluid
中皮 Mesothelium

漿膜は，直接体外に開いていない腔所（体腔）を覆っている．

疎性結合組織（漿膜下組織）
Areolar connective tissue

(b) 漿 膜

皮膚
Skin

表皮 Epidermis

皮膚はからだの表面を覆っている．

真皮 Dermis

(c) 皮膚（皮膚膜）

滑膜
（滑液を分泌する）
Synovial membrane
(secretes synovial fluid)

滑膜細胞
Synoviocytes

関節する骨
Articulating bone

膠原線維
Collagen fiber

滑膜は関節腔の内面を覆っている．

滑膜腔（関節腔）
（滑液が入る）
Synovial (joint)
cavity (contains
synovial fluid)

疎性結合組織
Areolar connective tissue

関節する骨

脂肪細胞
Adipocytes

(d) 滑 膜

Q 上皮膜とはなにか？

4.7　筋組織

目　標

- 筋組織の一般的な特徴を述べる.
- 骨格筋, 心筋, 平滑筋の筋組織構造, 存在部位と調節機構を比較できる.

　筋組織 muscular tissue は, 力を生み出すために ATP を消費する, 細長い**筋細胞 myocytes** あるいは**筋線維 muscle fibers** からなる. その結果として, 筋組織は運動を生み出し, 姿勢を維持し, 熱を産生し, また保護の機能ももつ. 存在部位と構造的・機能的特徴から, 筋組織は**骨格筋 skeletal**, **心筋 cardiac** そして**平滑筋 smooth** の 3 つの種類に分類される（表 4.9）.
　筋組織の詳細は 10 章で述べる.

チェックポイント

18. どの種類の筋が横紋をもつか. どれが平滑か.
19. ギャップ結合がみられるのはどのタイプの筋組織か.

4.8　神経組織

目　標

- 神経組織の構造的特徴と機能を述べる.

　神経系は畏敬の念を起させるほど複雑であるのに, **神経組織 nerve tissue** はたった 2 種類の細胞, 神経細胞とグリア細胞（神経膠細胞）とから構成されている. **ニューロン neurons**（neuro- ＝神経の）あるいは**神経細胞 nerve cells** はさまざまな刺激に対して感受性がある. 神経細胞は刺激を**神経活動電位 nerve action potentials**（**神経インパルス nerve impulses**）に変換し, この活動電位を他の神経細胞, 筋組織, あるいは腺に伝える. ほとんどの神経細胞は 3 つの基本的な部分から構成されている：細胞体と 2 種類の細胞突起, 樹状突起と軸索である（表 4.10）. **細胞体 cell body** には核と細胞小器官が存在する. **樹状突起 dendrites**（dendr- ＝樹）は先細りで, よく分岐した, 通常は短い細胞質突起である. 樹状突起は刺激を受容する主要な神経細胞の部位である. 神経細胞の**軸索 axon**（axo- ＝軸）は通常 1 本で, 細い円柱状の非常に長い突起である. 軸索は, 神経細胞の出力に関与する部分で, 神経インパルスを他の神経細胞や他の組織に伝える.

　グリア細胞（**神経膠細胞, グリア**）**neuroglia**（-glia ＝膠）は神経インパルスを生み出すことも, 伝えることもしないが, 多くの重要な支持機能を担っている. 神経細胞とグリア細胞の構造と機能の詳細は 12 章で述べる.

チェックポイント

20. 神経細胞の樹状突起, 細胞体, 軸索の機能はなにか.

4.9　興奮性細胞

目　標

- 電気的興奮性の概念を説明する.

　神経細胞と筋線維（筋細胞）は, 特定の刺激に反応して**活動電位 action potentials** のような電気信号を発生する能力, すなわち**電気的興奮性 electrical excitability** を示すということから**興奮性細胞 excitable cells** と考えられる. 活動電位は電位依存性イオンチャネルによって神経細胞や筋細胞の形質膜に沿って広がる. 活動電位が神経細胞に生じると, 神経細胞は**神経伝達物質 neurotransmitters** という化学物質を放出し, これが神経細胞同士あるいは神経細胞と筋細胞や腺とのあいだの情報伝達を可能にする. 活動電位が筋細胞に発生すると, 筋細胞は収縮し, その結果として, 四肢が運動し, 小腸で食物が移動し, 心臓が血液を駆出し, 血液が身体の血管に流れる. 筋と神経の活動電位についてはそれぞれ 10 章と 12 章とで詳述する.

チェックポイント

21. 電気的興奮性が神経細胞や筋線維（筋細胞）にとって重要なのはなぜか.

4.10　組織の修復：ホメオスタシスの回復

目　標

- ホメオスタシスの回復における組織の修復の役割を述べる.

　組織の修復とは, 古くなった, 損傷した, あるいは死んだ細胞を置き換えることである. 組織の支持体として働く**間質 stroma** を構成する結合組織の細胞が, あるいは組織や器官の機能の主役を担う**実質 parenchyma** の細胞が細胞分裂することによって, 新しい細胞がつくら

表 4.9　筋組織

A. 骨格筋組織 SKELETAL MUSCLE TISSUE

特徴　**骨格筋組織**は長い，円柱状で横紋（**横紋** striations は筋線維にある明帯と暗帯の繰り返しで，光学顕微鏡で観察できる）のある筋線維からできている．骨格筋線維の長さは筋によって大きく異なり，短い筋では数 cm，最も長い筋では 30 ～ 40 cm である．筋線維はほぼ円柱状の細胞で，細胞の辺縁部に多数の核をもつ．骨格筋は，意識的に収縮と弛緩の調節が可能なため，**随意筋である** voluntary と考えられる．

局在　通常は腱によって骨に付着している．

機能　運動，姿勢の保持，熱の産生，保護．

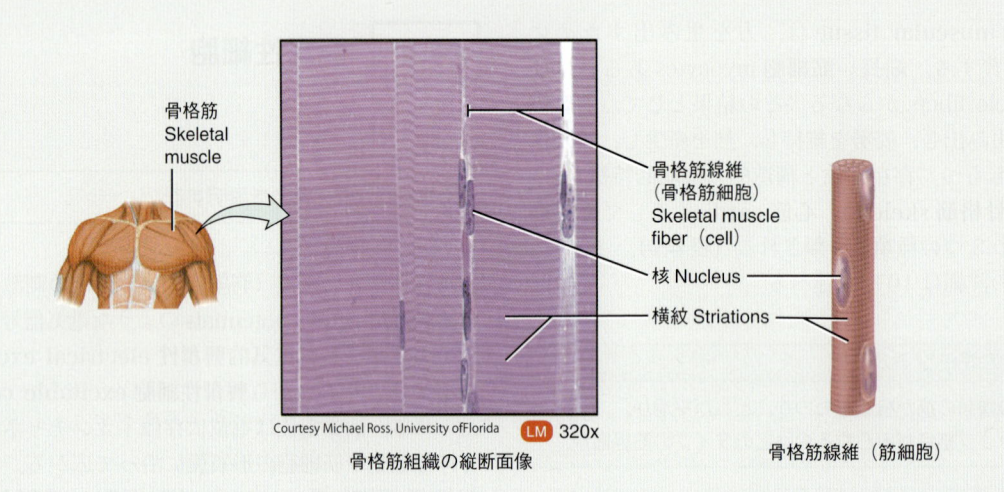

骨格筋
Skeletal
muscle

骨格筋線維
（骨格筋細胞）
Skeletal muscle
fiber（cell）

核 Nucleus

横紋 Striations

Courtesy Michael Ross, University ofFlorida　LM 320x

骨格筋組織の縦断面像

骨格筋線維（筋細胞）

B. 心筋組織 CARDIAC MUSCLE TISSUE

特徴　**心筋組織**は分岐し，通常は中央に 1 個（まれに 2 個）の核をもつ心筋線維からできている．心筋細胞の分岐端同士が形質膜の肥厚により結合する．この結合部を**介在板** intercalated discs（intercalate ＝あいだに挟まれた）とよび，デスモソームとギャップ結合がある．デスモソームは組織を強くし，激しい収縮時にも筋線維同士をつなぐ．ギャップ結合は心臓全体に電気信号（筋活動電位）が素早く伝わるための経路となる．**不随意**な（意識されていない）involuntary 調節を受ける．

局在　心臓壁．

機能　血液をからだのすべての部分に送り出す．

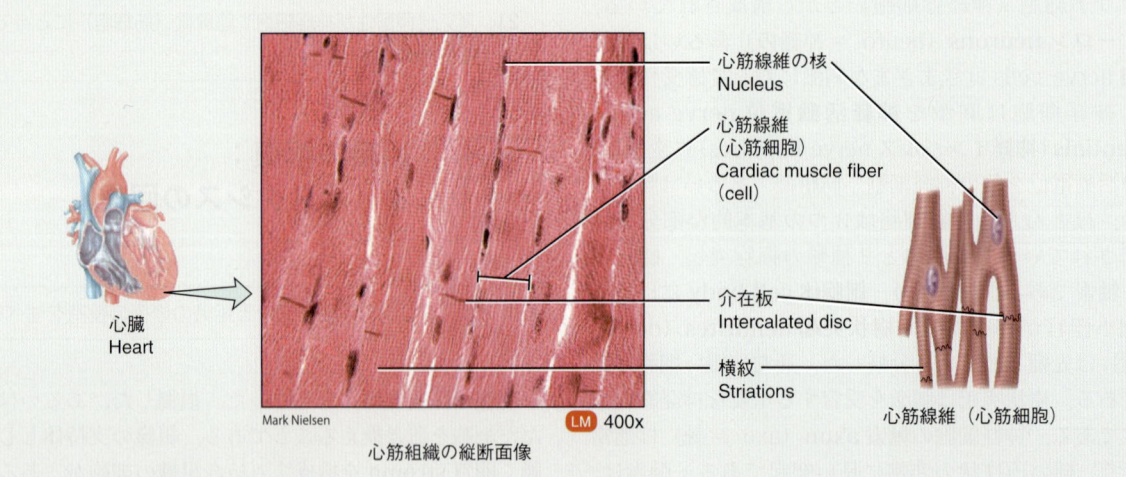

心筋線維の核
Nucleus

心筋線維
（心筋細胞）
Cardiac muscle fiber
（cell）

介在板
Intercalated disc

横紋
Striations

心臓
Heart

Mark Nielsen　LM 400x

心筋組織の縦断面像

心筋線維（心筋細胞）

C.　平滑筋組織 SMOOTH MUSCLE TISSUE

特徴　**平滑筋組織**の筋線維は横紋をもたない（横紋をもたないため**平滑 smooth** という術語があてられている）．平滑筋線維は小さな紡錘形をした細胞で，細胞中央部分が最も太く，両端は細くなっており，中央に 1 個の核をもつ．組織によっては（例えば腸壁の平滑筋組織），ギャップ結合が筋線維同士をつないでいる．通常不随意筋であり，多くの細胞が同時に収縮することで強い収縮力を生むことができる．ギャップ結合のない眼球の虹彩などでは，平滑筋線維は骨格筋線維のように個々に収縮する．

局在　眼球の虹彩；血管，気道，胃，腸，胆嚢，膀胱，子宮といった中腔器官の壁．

機能　運動（血管や気道を狭める．消化管では食物を下部に移動させる．膀胱や胆嚢を収縮させる）．

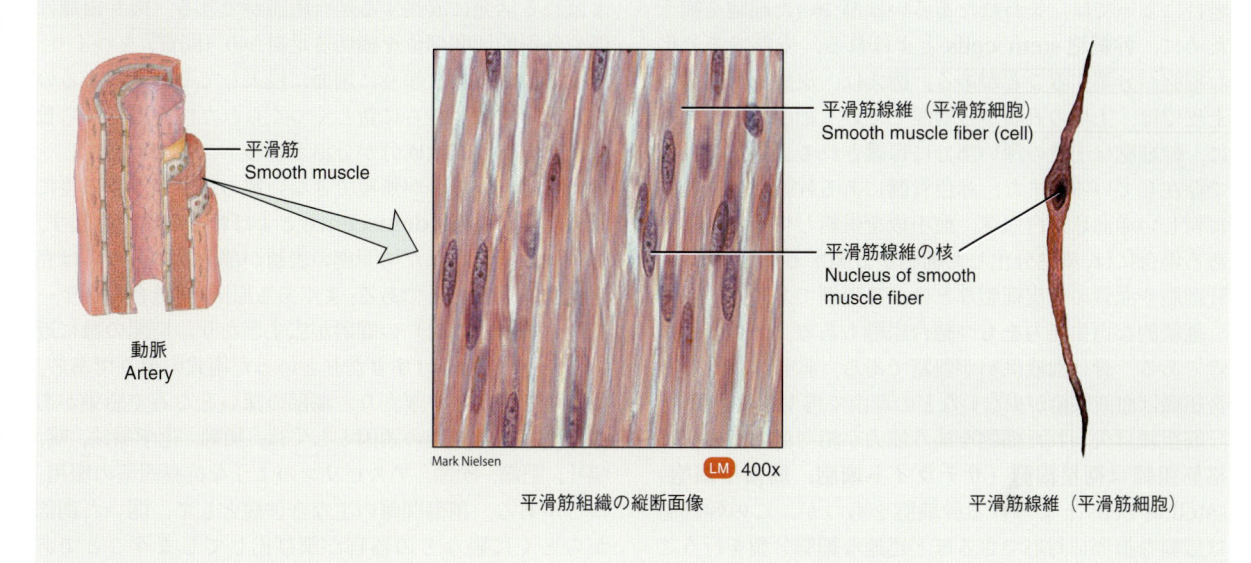

平滑筋組織の縦断面像　　　　　平滑筋線維（平滑筋細胞）

表 4.10	神経組織

特徴　**神経組織**は 2 種の細胞からなる．(1) 神経細胞（ニューロン）は細胞体と，細胞体から伸び出た突起（1 本以上の樹状突起と 1 本の軸索）とから構成される；(2) グリア細胞（神経膠細胞）は神経インパルスを発することも，それを伝えることもしないが，他の重要な支持の働きをしている．

局在　神経系．

機能　神経細胞はさまざまな刺激に対して感受性をもち；受けた刺激を神経インパルス（活動電位）に変換し；さらに神経インパルスを他の神経細胞，筋細胞，腺に伝える．

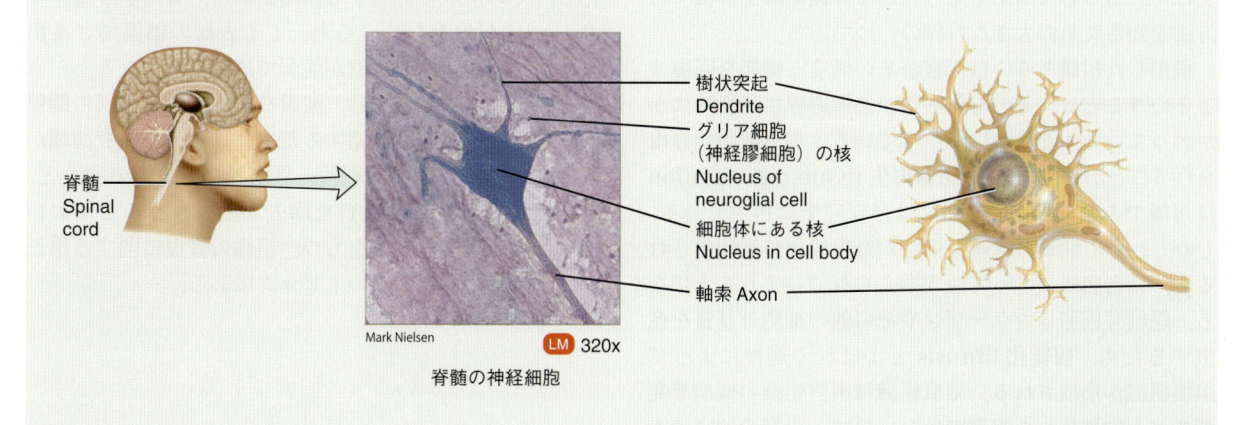

脊髄の神経細胞

れる．成体には4つの基本組織（上皮，結合，筋，神経の各組織）があるが，障害，疾病あるいはその他の原因によって損傷した場合，失われた実質細胞を補う修復力はそれぞれ異なっている．

上皮細胞はすり切れたり，また損傷も受けやすい場所に存在しているが，高い再生能力を保持し続けている．場合によっては，失われたあるいは傷ついた細胞を補うために，**幹細胞 stem cells** とよばれる，未熟で未分化な細胞が分裂することがある．例えば，皮膚や消化管の上皮では，上皮の表層から剥離していく細胞を補うために，幹細胞は上皮の深い部分に保護されるようなかたちで存在している．また，赤色骨髄にある幹細胞は連続的に新しい赤血球，白血球，血小板を供給している．またある場合には，成熟分化した細胞が分裂することがある．肝細胞や血管の内皮細胞などは，その例である．

継続的な再生能力をもつ結合組織もある．一つの例は骨である．骨は血液供給が豊富である．軟骨のような結合組織は血液供給が少ないなどの理由で再生能力も低い．

筋組織は失われた細胞を補う能力が相対的に低い．骨格筋組織は**衛星細胞（サテライト細胞，筋衛星細胞）satellite cells** とよばれる幹細胞をもつが，この幹細胞は広範な損傷に対応できるほど迅速な細胞分裂を行うことができない．心筋組織には衛星細胞は存在せず，心筋細胞が細胞分裂によって新しい細胞を生み出すこともない．しかしながら最近の研究から，幹細胞が血液から心臓に入って，かなり限られた量ではあるが，心筋細胞や心臓の血管の内皮細胞を更新するために分化し，置き換わっていることが示唆されている．平滑筋細胞はある程度細胞分裂によって増殖することが可能であるが，上皮組織や結合組織に比べて，その速度は遅い．

神経組織は最も再生しにくい組織である．脳に幹細胞が存在することが実験的には確かめられているが，通常，それらの細胞は損傷した神経細胞を置き換えるために細胞分裂することはない．この理由を探ることが，損傷を受けた，あるいは疾患を患っている神経組織を修復する方法を知るための大きな目標の一つである．

損傷した組織あるいは器官がその構造と機能を回復するということは，その実質細胞が修復過程に積極的にかかわっているかどうかにかかっている．実質細胞が修復を行うことができるなら，**組織再生 tissue regeneration** は可能であり，損傷した組織はほぼ完全に再生しうる．しかし，もし間質の線維芽細胞が修復過程で活性化されると，結合組織によって置き換えられてしまうことになる．線維芽細胞はコラーゲンやその他の細胞外基質を産生するため，**線維化 fibrosis** とよばれる過程によって瘢痕組織が形成される．瘢痕組織は実質組織の機能を発揮すべく特殊化した組織ではないので，組織や器官の本来の機能は損なわれる．

傷口が大きく，開放体で，組織の損傷がはなはだしい場合，間質の結合組織の細胞と実質の細胞の両方が活性化される；線維芽細胞が急速に分裂して新しい膠原線維をつくり構造的な強度が回復する．治癒過程にある組織に必要な物質を供給するために，血管も新たに伸長する．これらすべての過程で**肉芽組織 granulation tissue** とよばれる活発に成長する結合組織ができる．肉芽組織は傷や外科的切開部位を横切る足掛かり（間質）をつくり，上皮組織がこれを頼りに創面に侵入してそこを埋めるのを容易にする．さらに新しくつくられた肉芽組織から殺菌作用をもつ液性成分が分泌される．

時には，少ないが無視できない数の患者が手術の後に**創傷開離 wound dehiscence** とよばれる合併症を起す．これは，縫合された切開創の表層が部分的にあるいは完全に開離することである．よくある原因は，縫合やステープル（縫合用の針）の間隔が広すぎたり，切開の縁に近すぎたり，圧をかけすぎたりといった術式の誤りである．抜糸するのが早すぎたり，創部の深いところで感染がある際にも起る．他の誘因としては，加齢，化学療法，咳，嘔吐，肥満，喫煙，アスピリンのような抗凝固薬の服用，などがある．創傷開離の主な合併症として，開いた創部からとくに腸などの器官が飛び出してしまうことである．これにより，腹膜炎（腹膜の炎症）や敗血症ショック（細菌性毒素が血管を拡張することで引き起るショック）が起りうる．

栄養，血液循環，年齢という3つの因子が組織の修復に影響する．創傷治癒はからだの栄養状態に大きく依存しているため，栄養は必要不可欠な要素である．生体組織の構成成分はタンパク質が主成分であることから，食事で十分な量のタンパク質を摂取することは大切である．数種類のビタミン類は創傷治癒や組織の修復において直接的な役割を担っている．例えば，ビタミンCはとくにコラーゲンのような細胞外基質の産生と維持に直接関係している．ビタミンCにはまた，新生血管を強化し，その形成を促進する作用がある．したがって，ビタミンCが欠乏していると，ごく表層の創傷でさえ治りが悪かったり，血管壁が脆弱で破れやすくなる．

組織の修復においては，酸素や栄養，生体防御に関係する細胞を損傷部へ供給するために，十分な血液循環が必要である．組織液，細菌，外来異物，組織の屑など，治癒を妨げるような物質を除去するということにおいて，血液も重要な役割をもつ．組織の修復に関する第三の因子は加齢で，次節のトピックである．

⚕ 臨床関連事項

癒 着

瘢痕組織は，組織間の異常な接着，すなわち**癒着 adhesions**（adhaero ＝粘着する）を起すことがある．癒着は腹腔内で，虫垂炎などの炎症を起した部位の周囲や外科的な手術を行った後などに頻繁に起る．癒着はつねになんらかの問題を起すわけではないが，組織器官の柔軟性が損なわれた結果，腸などの消化管などでは閉塞を起す場合があり，帝王切開などの後に行われる手術をより難しくする．まれには癒着のために不妊症となることもある．必要があれば，**癒着除去手術 adhesiotomy** によって癒着部分を解放する．

チェックポイント

22. 間質性修復と実質性修復の相違はなにか．
23. 肉芽組織の意義はなにか．

4.11 加齢と組織

目 標

• 加齢が組織に与える影響を述べる．

後ろの章では，からだの特定の器官系に与える加齢の影響を検討する．組織における現象として，加齢に伴って上皮組織は薄くなり続け，結合組織はより壊れやすくなる．この現象は，皮膚や粘膜の異常が増えること，皺ができること，打撲に対してより弱くなること，骨密度の減少が加速すること，骨折の頻度が高くなること，関節の痛みや異常が増えること，などとして現れる．また筋組織への加齢の影響として，骨格筋の重量や筋力の低下，心臓の拍出能の低下，消化管などに含まれる平滑筋の活動低下，などが認められる．

一般的に，老人に比べて，若い人の組織の治癒は早く，またほとんど瘢痕を残さない．実際，胎児に施された外科的処置では瘢痕が残らない．若い人のからだは一般的によりよい栄養状態で，その組織はより良好な血液供給を受けており，また，その細胞はより高い代謝活性をもつ．したがって，細胞は必要な物質を合成したり，より早く分裂することができる．組織の細胞外構成要素もまた年齢に伴って変化する．体内で最も豊富な糖であるグルコース（ブドウ糖）は老化の過程で重要な役目を担っている．加齢に伴ってグルコースが細胞内外のタンパク質に無秩序につけ加えられると，隣り合うタンパク質分子同士が不可逆的に架橋される．老化に伴って架橋が増加し，これが老化した組織にみられる硬さや弾力性の消失に関係している．腱の強さに関係する膠原線維（コラーゲン線維）は，加齢とともにその量が増加し質的な変化が生じる．動脈壁のコラーゲンに起る質的変化は動脈壁の柔軟性に関係し，アテローム性動脈硬化症に関係する脂肪の沈着を起すまでになる（20 章 "疾患：ホメオスタシスの失調" の冠状動脈疾患の項を参照）．細胞外成分の一つであるエラスチンも，血管や皮膚の弾力性に関係する．この分子は加齢に伴って，太くなり，断片化し，カルシウムに対する高い親和性を有するようになる．この変化もまた，アテローム性動脈硬化症の発症に関与すると考えられている．

チェックポイント

24. 加齢に伴って上皮組織と結合組織に起る共通の変化はなにか．

疾患：ホメオスタシスの失調

　上皮の障害は個々の器官に特異的である．例えば，胃あるいは小腸の粘膜上皮が損われる消化性潰瘍疾患 peptic ulcer disease（PUD）などが挙げられる．したがって，本書では，上皮の障害についてはそれに関連する器官系とともに記載する．最も有名な結合組織の障害は**自己免疫疾患 autoimmune diseases** である．なにが外来性で，なにが自己のものかを区別する免疫系が機能しなくなり，自分自身の組織を攻撃する抗体をつくり出す病気である．最も一般的な自己免疫疾患は関節リウマチで，関節の滑膜が損傷される．結合組織は 4 つの基本的な組織の中で最も豊富かつ広範囲に分布しているものの一つなので，結合組織に関連する障害は多様な器官系に影響を及ぼす．筋組織と神経組織の共通する障害についてはそれぞれ 10 章と 12 章に取り上げている．

全身性エステマトーデス

　全身性エステマトーデス（全身性紅斑性狼瘡）systemic lupus erythematosus（SLE），あるいは単に**狼瘡 lupus** は結合組織の慢性炎症で，主として妊娠可能年齢にある非白人女性にみられる．SLE は自己免疫疾患の一つで，全身に影響を及ぼす．この疾病は大多数の患者では軽度であるが，急速な死に至るようなものまで程度はさまざまであり，悪化と寛解の期間が明確に区別される．SLE は 2,000 人に 1 人程度の割合で発症がみられ，8 ないし 9：1 の比で，男性に比べて女性により多く発症する．

　SLE の原因は明らかにはされていないが，遺伝，環境，ホルモンなどの要因すべての関与が示唆されている．遺伝的な要因は双子や家族歴の研究から示唆されている．環境要因としては，ウイルス，細菌，化学物質，薬物，日光に対する過剰な露出，精神的ストレスが挙げられる．エストロゲンのような性ホルモンも SLE 発症のきっかけとなるかもしれない．

　SLE の症状は，関節痛，微熱，疲労，口腔の潰瘍，体重減少，リンパ節と脾臓の腫脹，太陽光に対する感受性の亢進，急速な頭髪の大量脱毛，食欲の消失などがある．SLE に特異な徴候として，両頬の皮膚変化が鼻橋を越えて蝶形をなす"蝶形発疹"がある．他の皮膚障害として疱疹，潰瘍を起すことがある．SLE の皮膚の糜爛の様相はあたかも，狼に嚙まれた傷を思わせ，**狼瘡（＝狼）**とよばれるゆえんとなった．この疾患の最も重篤な合併症は腎臓，肝臓，脾臓，肺，心臓，脳そして消化管の炎症である．根本的な治療法はなく，対症療法としてアスピリンのような抗炎症薬や免疫抑制剤の投与などがある．

医学用語

異種間移植 xenotransplantation（xeno- ＝よその，異物）　疾病あるいは外傷によって傷ついた組織あるいは器官をヒト以外の動物の細胞あるいは組織で置き換えること．豚と牛の心臓の弁が移植に用いられている．

萎縮 atrophy（a- ＝なし；-trophy ＝栄養）　個々の細胞の大きさが減少し，結果的に組織・器官の大きさが小さくなること．

組織移植 tissue transplantation　疾病あるいは外傷によって傷ついた組織あるいは器官を置き換えること．最も有効な移植は，自分自身の組織，あるいは一卵性双生児からの組織を用いることである．

組織拒絶（拒絶反応）tissue rejection　移植された組織あるいは器官に存在する非自己のタンパク質に対する免疫反応；シクロスポリンなどの免疫抑制剤は，心臓，腎臓，肝臓移植患者の拒絶反応を大きく抑える．

肥大 hypertrophy（hyper- ＝上へ）　細胞分裂を伴わずに，個々の細胞の大きさが増大することによって，組織・器官が大きくなること．

章の概要

概　要

4.1　組織の分類
1. 組織とは，発生学的に由来を共有している類似の細胞集団で，ある特定の機能を担うために特殊化している．
2. からだの組織は，上皮組織，結合組織，筋組織，神経組織の4つに大別される．

4.2　細胞接着装置
1. 細胞接着装置とは隣り合う細胞の形質膜が接触する個所のことである．
2. タイトジャンクション（密着結合）は，細胞間の隙間を介する液性成分の移動を封じる．接着結合，デスモソーム，ヘミデスモソームは細胞同士あるいは細胞を基底膜に繋ぎとめるための接着装置である．ギャップ結合は一つの細胞の細胞質から隣の細胞の細胞質へ，電気的あるいは化学的な情報を伝達させる．

4.3　上皮組織と結合組織の比較
1. 上皮組織では多数の細胞が一緒に密に詰められていて，血管はない．
2. 結合組織では細胞外物質が大量に含まれている細胞は比較的少ない．

4.4　上皮組織
1. 上皮組織には，被蓋上皮と腺上皮とがある．
2. 上皮組織は主に細胞成分からなり，隣接する形質膜とのあいだには細胞外物質はほとんどない．頂上面，側面，基底面の形質膜はそれぞれ特定の機能のためにさまざまに形態を変化させている．上皮組織には血管はないが，神経は分布している．上皮組織では細胞分裂能が高いため，高い自己修復能をもっている．
3. 被蓋上皮は単層，多列（数層にみえるが実際には単層である），あるいは重層である．細胞の形状は，扁平，立方，円柱状であるか，あるいは移行する（形状が可変）．上皮組織の分類には，被蓋上皮と腺上皮とがある．
4. 単層扁平上皮は1層の扁平な細胞が配列した構造で構成されている（表4.1 A）．物質の濾過や拡散が主要な機能となる部位に存在する．内皮は心臓や血管の内面を覆っている．中皮は，胸腔，腹腔，骨盤腔の体壁内面やこれらの体腔に含まれている器官の表面を覆う漿膜を構成している．
5. 単層立方上皮は1層の立方形をした細胞が配列した構造で，吸収あるいは分泌の機能をもつ（表4.1 B）．卵巣の表面，腎臓や眼球の内部，腺の導管にみられる．
6. 非線毛単層円柱上皮は線毛をもたない円柱状の細胞が1層に配列した構造である（表4.1 C）．非線毛単層円柱上皮は消化管のほとんどすべての内面を覆っており，吸収や分泌された粘液のために特殊化した細胞がある．線毛単層円柱上皮では線毛をもった円柱状の細胞が1層に配列している（表4.1 D）．線毛単層円柱上皮は上気道の一部にみられ，粘液に捕捉された外来性の粒子を気道から移動させる．多列非線毛円柱上皮は杯細胞を伴わず，多くの腺の導管，精巣上体や男性尿道の一部を構成している（表4.1 E）．多列線毛円柱上皮（表4.1 F）は杯細胞を伴い，上気道の大部分の内面を裏打ちしている．多列線毛円柱上皮は気道の粘液を移動させる．多列非線毛円柱上皮には保護や分泌の機能がある．
7. 重層上皮では，細胞が2層以上に重層した配列をしている．重層扁平上皮では，最表層のみならずより深層の細胞も扁平である（表4.1 G）．非角化重層扁平上皮は口腔内面を覆い，角化重層扁平上皮は表皮をつくる．重層立方上皮の最表層の細胞は立方形である（表4.1 H）．重層立方上皮は成人の汗腺と男性尿道の一部にみられ，保護および限定された分泌と吸収の機能がある．重層円柱上皮の最表層の細胞は円柱形である（表4.1 I）．重層円柱上皮は男性尿道の一部と数種の腺の**大きな導**管にみられ，保護と分泌の機能がある．
8. 移行上皮（泌尿器系の上皮）は数層に配列した細胞から構成されているが，伸展の程度に応じて外観が変化する（表4.1 J）．移行上皮は膀胱の内面を覆っている．
9. 腺は，分泌することに適応した単一の細胞あるいは細胞集団である．内分泌腺と外分泌腺とがある．内分泌腺は間質液を介して血液中にホルモンを分泌する（表4.2 A）．外分泌腺（粘液腺，汗腺，皮脂腺，消化腺）は分泌物を導管に，あるいは直接自由面に分泌する（表4.2 B）．
10. 外分泌腺は，形態的に単細胞腺と多細胞腺に分けられる．外分泌腺の機能的分類には，全分泌腺，離出分泌腺，漏出分泌腺がある．

4.5　結合組織
1. 結合組織はからだの中に最も豊富に存在する組織であり，比較的少ない細胞と，基質とタンパク質からなる線維とからなる豊富な細胞外基質とによって構成されている．通常神経が分布しており，豊富な血管の供給がある．
2. 本来の結合組織の細胞は主に間葉細胞から発生する．結合組織の細胞は，線維芽細胞（基質成分を分泌する），マクロファージ（食作用を行う），形質細胞（抗体を分泌する），肥満細胞（ヒスタミンを産生する），脂肪細胞（脂肪を蓄える），白血球（感染に反応する）などである．
3. 基質と線維が細胞外基質を構成する．基質は細胞同士を保持または結合し，物質が交換される溶媒として働き，水分を蓄えるとともに，細胞の機能に積極的な役割を果している．基質は水や多糖類のほか，グルコサミノグリカンや接着タンパク質などを含む．
4. 細胞外基質の線維成分は組織の強さや支持に関係し，以下の3種類がある：（a）膠原線維は骨，腱，靱帯に多量に存在する；（b）弾性線維は皮膚，血管壁，肺に存在する；（c）細網線維は脂肪細胞，神経線維，骨格筋や平滑筋細胞の周囲に存在している．
5. 結合組織は胎性結合組織（胚子，胎児にみられる）と成体結合組織（新生児に存在する）に大別される．胎性結合組織（表4.3 参照）は，それ以外のほぼすべての成体結合組織が分化してくる間葉と，臍帯にみられ支持の機能をもつ膠様組織とからなる．成体結合組織は間葉から分化し，本来の結合組織（疎性結合組織（広義）），密性結合組織，支持結合組織（軟骨組織，骨組織），液性結合組織（血液，リンパ）に細分類される．
6. 疎性結合組織（広義）には，疎性結合組織，脂肪組織，細網組織がある．疎性結合組織は3種類の線維（膠原線維，弾性線維，細網線維），数種類の細胞，半液状の基質から構成され（表4.4 A），皮下組織や粘膜に，血管，神経，体内器官の

周囲にみられる．脂肪組織はトリグリセリドを貯蔵する脂肪細胞から構成され（表 4.4 B），皮下組織，器官周囲，黄色骨髄にみられる．褐色脂肪組織（BAT）は熱を産生する．細網組織は細網線維と細網細胞から構成されており，肝臓，脾臓，リンパ節にみられる（表 4.4 C）．

7. 密性結合組織には，規則緻密結合組織，不規則緻密結合組織，弾性組織がある．規則緻密結合組織は膠原線維と線維芽細胞が平行に束になって存在する構造で（表 4.5 A），腱，靱帯の大部分，腱膜を構成している．不規則緻密結合組織は通常，不規則に配列した膠原線維と少数の線維芽細胞とから構成されており（表 4.5 B），筋膜，皮膚の真皮，臓器を包む被膜にみられる．弾性組織は分岐した弾性線維と線維芽細胞を含み（表 4.5 C），大きな動脈，肺，気管と気管支の壁にみられる．

8. 軟骨は支持結合組織の一つで，軟骨細胞と，膠原線維と弾性線維を含むゴム状の弾力のある基質（コンドロイチン硫酸）から構成されている．硝子軟骨はゲル状の基質を含み，からだの中では青白い光沢を呈し，胎生期の骨格，骨端部，鼻，呼吸器系の器官にみられる（表 4.6 A）．柔軟性で，可動性があり，支持に役立ち，通常軟骨膜に包まれている．線維軟骨は恥骨結合，椎間円板，膝関節の半月にみられ（表 4.6 B），軟骨細胞が，はっきりみえる膠原線維の束の中に散在している．弾性軟骨は喉頭蓋，耳管（エウスタキオ管 Eustachian tube）や耳介などの形態を維持するのに役立っており（表 4.6 C），軟骨細胞が弾性線維の網目の中に存在していて，軟骨膜がある．

9. 骨ないし骨組織は支持結合組織の一つで，骨に硬さを与える無機塩類および膠原線維とからなる基質と，骨小腔に入っている骨細胞から構成されている（表 4.7）．骨組織にはからだを支持したり保護したりする機能があり，筋に付着点を提供し，からだの動きを助け，無機物を貯蔵し，造血の場所として機能する．

10. 液性結合組織には，血液とリンパとがある．血液は血漿と有形成分（赤血球，白血球，血小板）とから構成される（表 4.8）．それぞれの血球は，酸素と二酸化炭素の運搬，貪食作用，アレルギー反応への関与，免疫力の付与，血液凝固などの機能をもつ．リンパはリンパ管を流れている細胞外液であり，血漿に似て透明な液体であるがタンパク質含量は血漿より少ない．

4.6 膜

1. 上皮膜は結合組織層とそれを覆う上皮層から構成されている．粘膜，漿膜，皮膚に分類される．

2. 粘膜は，消化管のように，外界に開口した管腔の内面を覆っている．

3. 漿膜は閉鎖された体腔の内面を覆う胸膜，心膜，腹膜を構成し，さらに体腔内にある器官の表面を覆う．漿膜は壁側葉と臓側葉とに区別される．

4. 皮膚はからだ全体を覆っており，表層の表皮（上皮である）

と深層の真皮（結合組織である）からなる．

5. 滑膜は関節腔の内面を裏打ちし，疎性結合組織から構成されていて上皮はない．

4.7 筋組織

1. 筋組織は，収縮のために特殊化した筋線維ないし筋細胞とよばれる細胞から構成されている．筋組織は運動，姿勢の維持，熱の産生，保護などを行う．

2. 骨格筋組織は骨に付着し，光学顕微鏡下で横紋を呈する．その活動は随意的である（表 4.9 A）．

3. 心筋組織は心臓壁の大部分を構成し，横紋を呈する．その活動は不随意的である（表 4.9 B）．

4. 平滑筋組織は中腔器官（血管や消化管）の壁を構成し，横紋はもたない．その活動は不随意的である（表 4.9 C）．

4.8 神経組織

1. 神経組織は神経細胞（ニューロン）とグリア細胞（神経膠細胞；保護ならびに支持をする細胞）から構成されている（表 4.10）．

2. 神経細胞は，刺激を神経インパルス（神経活動電位）とよばれる電気信号に変換することで刺激に反応し，他の細胞へ神経インパルスを伝える．

3. ほとんどの神経細胞は細胞体と 2 種類の細胞質突起，すなわち樹状突起と軸索をもつ．

4.9 興奮性細胞

1. 電気的興奮性とは，特定の刺激に対して活動電位のような電気信号を発生する能力のことである．

2. 神経細胞や筋線維は電気的興奮性を示すため，興奮性細胞と考えられる．

4.10 組織の修復：ホメオスタシスの回復

1. 組織の修復とは，損傷したあるいは死んだ細胞を健康な新しい細胞で置き換えることである．

2. 幹細胞は損傷した細胞の更新や消失した細胞の補充のために細胞分裂する．

3. 損傷が表層で軽度な場合，組織の修復は実質の再生で行われる．重度な損傷では，肉芽組織の形成を伴う．

4. 良好な栄養状態と血液循環が組織の修復には必要である．

4.11 加齢と組織

1. 老人に比べて，若い人の組織の治癒は早く，また瘢痕も残りにくい．実際，胎児に施された外科的処置ではまったく瘢痕が残らない．

2. 膠原線維や弾性線維などの組織の細胞外構成要素の特性は年齢とともに変化する．

クリティカルシンキング問題

1. これからあなたたちが50年生きて，ヒトのからだを環境に適応させるように，自由にデザインすることができるようになったとしよう．あなたたちへの課題は，重力があり，寒くて乾燥した気候，大気が薄い大きな惑星に住むことを可能にするヒト組織を設計することである．どのような適応性を組織の構造あるいは組織の嵩に組み込むか，そしてなぜそうするのか．

2. あなたは「最もカワイイ赤ちゃんコンテスト」に応募することになり，同僚にあなたの赤ん坊の頃の最もかわいらしい写真を一緒に選んでもらった．あなたの同僚の一人が不作法にも，あなたは乳児としてはずいぶん太っていたと指摘する．しかしながら，あなたは気を悪くはせず，"赤ちゃんの脂肪組織"がいかに大切であるか，同僚に説明しなさい．

3. あなたは3週間"パンと水だけ"のダイエットをしたが，すねの傷が治らず，出血もしやすいことに気づいた．その理由は．

Q 図の質問の答え

4.1 上皮組織はからだを覆い，さまざまな構造の裏打ちをし，腺をつくる．結合組織は，器官を保護し，支持し，器官同士を結びつけ，エネルギーを蓄え，免疫能をもてるようにする．筋組織は収縮し，力と熱を発生する．神経組織は環境の変化を感知して，筋の収縮や腺の分泌を促すために神経インパルスを発生する．

4.2 ギャップ結合は，隣接する細胞間で電気的・化学的な情報のやりとりによる細胞同士の伝達を可能にする．

4.3 上皮組織には血管がないため，酸素や栄養素の供給や老廃物の排除は結合組織の血管に依存している．

4.4 基底膜は上皮組織を物理的に支持し，成長や創傷治癒，組織間の分子の移動の制限，腎臓での血液濾過にも関与する．

4.5 扁平上皮細胞は非常に薄いため，扁平上皮細胞を介して物質が最も迅速に移動する．

4.6 単一多細胞外分泌腺は分岐していない導管をもち，複合多細胞外分泌腺は分岐した導管をもつ．

4.7 皮脂腺は全分泌腺で，唾液腺は部分分泌腺である．

4.8 線維芽細胞は細胞外基質の線維と基質を分泌する．

4.9 上皮膜とは，上皮層とその下の結合組織の層が組み合さった膜である．

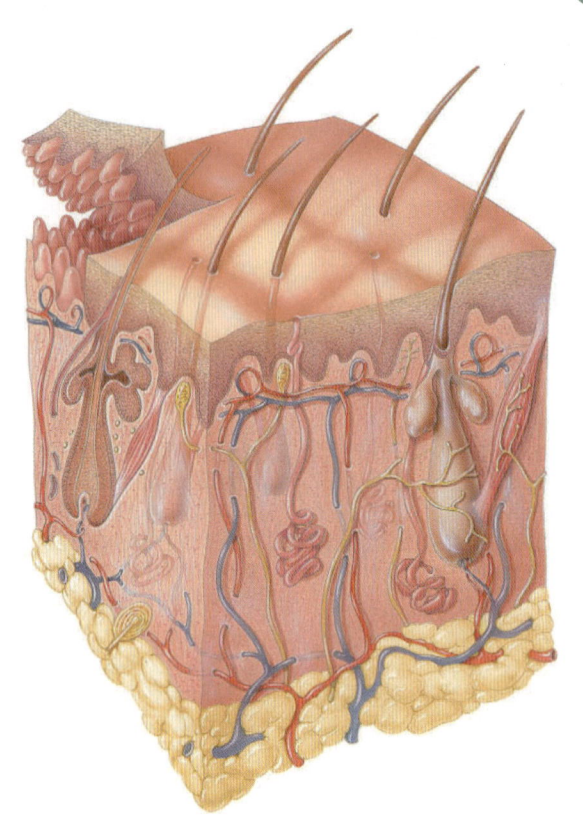

CHAPTER 5

外皮系

外皮系とホメオスタシス

> 外皮系は身体を保護し，体温調節を助けることによってホメオスタシスに寄与する．また，外皮系により外界からの快い刺激，痛み刺激などいろいろな刺激を感じることができる．

　外皮系は一定の体温維持を助け，身体を保護し，周囲の環境に関する感覚情報を提供する．身体のあらゆる器官のうち，皮膚ほど検査しやすく，また感染，疾病，損傷に曝されやすいものはない．皮膚は身体を覆っているため，必然的に，外傷や日光，微生物，環境中の汚染物質によって損傷を受けることになるが，このような傷害をよせつけない保護的な特性を有している．皮膚は目にすることができることから，私たちの感情（不機嫌，赤面など）や正常の生理的側面（発汗など）を反映するものとなる．皮膚の色の変化は生体内のホメオスタシスが崩れていることを示す場合もある．例えば，皮膚の色が

蒼白となるのは低酸素症（組織レベルでの酸素欠乏）と関連があり，心不全や他の疾患の徴候の一つである．水痘，口唇ヘルペス，麻疹といった異常な皮膚発疹や吹き出物は，全身感染症や内臓の疾病を表している．また，いぼ，加齢によるしみ，にきびのように，皮膚に限局する疾病もある．皮膚は自己のイメージにとって非常に重要であるため，人びとは多くの時間とお金をかけても皮膚を回復させ，外見をより正常に，あるいはより若くみせたいと思うのである．

Q 広範な第Ⅲ度熱傷の患者を救うことが非常に困難なのはなぜだろうか？

5.1 皮膚の構造

目標

- 表皮の各層とその構成細胞について述べる.
- 真皮の乳頭層と網状層の構成を比較する.
- 皮膚の色が異なる根拠について説明する.

器官系は協力して特定の活動を行う器官の集合である, という1章の記述を思い出してほしい. **外皮系 integumentary system** (in- =内部;-tegere =被覆する) は皮膚, 毛, 脂腺, 汗腺, 爪, 感覚受容器からなる.

皮膚科学 dermatology (dermato- =皮膚;-logy =～学) は外皮系の構造, 機能, 障害を扱う医学専門分野である.

皮膚 skin (あるいは cutaneous membrane) は, 身体の外表面を覆い, 重量が最大の身体器官である. 成人では, 身体を覆う皮膚の面積はおよそ2 m², 重量は総体重のおよそ7%に相当する4.5〜5 kgにもなる. 厚さの範囲は, 眼瞼の0.5 mmから踵の4.0 mmにまで及ぶが, 身体の大部分は厚さ1〜2 mmである. 皮膚は2つの主要な部分からなる (図5.1). 表層の薄い部分は, **上皮組織 epithelial tissue** で構成された **表皮 epidermis** (epi- =上の) である. その下層の厚みのある**結合組織 connective tissue** 部分は **真皮 dermis** である. 表皮には血管が通っていないが, 真皮には血管が通っている. そのため, 表皮を切っても出血しないが, 真皮の深さまで切った場合は出血する.

真皮より深層は **皮下層 subcutaneous (subQ) layer** であるが, これは皮膚の一部ではない. この層は **皮下組織 hypodermis** (hypo- =下の) ともよばれ, 疎性結合組織と脂肪組織からなる. 真皮から伸びる線維が皮膚を皮下組織に固定し, 皮下組織はさらに下層の筋膜 (筋と骨の周囲の結合組織) と結びついている. 皮下組織は, 脂肪の貯蔵場所として機能し, 皮膚に供給する太い血管を有する. この領域には (時には真皮にも), 圧力を感知する **層板小体 lamellated corpuscles** または **パチニ小体 pacinian corpuscles** とよばれる神経終末も含まれる (図5.1).

表皮

表皮は角化重層扁平上皮からなり, 主要な4種類の細胞:ケラチノサイト, メラニン細胞, 表皮内マクロファージ, 表皮触覚細胞を含む (図5.2). 表皮細胞のおよそ90%は **ケラチノサイト (角化細胞) keratinocytes** (keratino- =角状の;-cytes =細胞) であり, 4層あるいは5層に配列され, タンパク質のケ

ラチン keratin を産生する (図5.2 a). ケラチンは丈夫な線維性タンパク質である, という4章の記述を思い出してほしい. このタンパク質は, 擦過傷, 熱, 微生物, および化学物質から皮膚とその下の組織を保護する働きがある. ケラチノサイトは層板顆粒も産生し, これが水の侵入と喪失を減少させて外来物質の侵入を防ぐ防水性物質となる.

表皮細胞のおよそ8%は **メラニン細胞 melanocytes** (melano- =黒い) である. この細胞は発生中の胚の外胚葉から発生し, メラニン色素を産生する (図5.2 b). メラニン細胞の細長い突起はケラチノサイトのあいだに伸び, メラニン顆粒をこれらの細胞にわたす. **メラニン melanin** は黄赤色または黒褐色の色素であり, 皮膚の色をつくり, 有害な紫外線 (UV) を吸収する. いったんケラチノサイト内に入ると, メラニン顆粒は集塊となり, 皮膚表面に向かって核を保護するベールを形成する. このようにして, メラニンは核内DNAを紫外線による傷害から保護する. メラニン顆粒はケラチノサイトを効果的に保護しているが, メラニン細胞そのものは紫外線による傷害をとくに受けやすい.

表皮内マクロファージ intraepidermal macrophages (**ランゲルハンス細胞 Langerhans cells** ともよばれる) は, 赤色骨髄から生じて表皮に移り (図5.2 c), 表皮細胞のごく一部を構成する. この細胞は, 皮膚に侵入した微生物に対する免疫反応に関与し, 紫外線により容易に傷害される. 免疫反応における表皮内マクロファージの役割は, 他の免疫系細胞が侵入した微生物を認識, 破壊するのを補助することである.

表皮触覚細胞 tactile epithelial cells (**メルケル細胞 Merkel cells** ともよばれる) は表皮細胞のうちで最も数が少ない. この細胞は表皮の最下層に位置し, 感覚ニューロンの扁平になった突起と接触している. この構造を **触覚円板 tactile disc** または **メルケル盤 Merkel disc** とよぶ (図5.2 d). 表皮触覚細胞とそれに結合する触覚円板は, 触覚を感知する.

さまざまな発達段階のケラチノサイトからなるいくつかの異なる層が, 表皮を形成している (図5.3). 表皮は身体のほとんどの部分において, 基底層, 有棘層, 顆粒層, 薄い角質層の4層 strata にわかれている. これは **薄い皮膚 thin skin** とよばれる. 指先, 手掌, 足底など, 大きな摩擦に曝される部分では, 基底層, 有棘層, 顆粒層, 淡明層, 厚い角質層の5層にわかれている. これは **厚い皮膚 thick skin** とよばれる. 薄い皮膚と厚い皮膚の詳細については, 本章で後述する (5.3 項参照).

基底層 表皮の最深層は **基底層 stratum basale** (basal- =基底部の) であり, 1列の立方状あるいは円柱状のケラチノサイトからなる. この層の細胞の一部は **幹細胞**

図 5.1 **外皮系の構造.** 皮膚は，表層にある薄い表皮と，下層の厚みのある真皮からなる．皮膚より深部にある皮下組織は，真皮とその下層の筋膜をつないでいる．

> 外皮系は，皮膚，毛，脂腺，汗腺，爪，感覚受容器からなっている．

外皮系の機能

1. 体温を調節する．
2. 血液を貯蔵する．
3. 身体を外界から保護する．

4. 皮膚感覚を検出する．
5. 物質を排泄・吸収する．
6. ビタミン D を合成する．

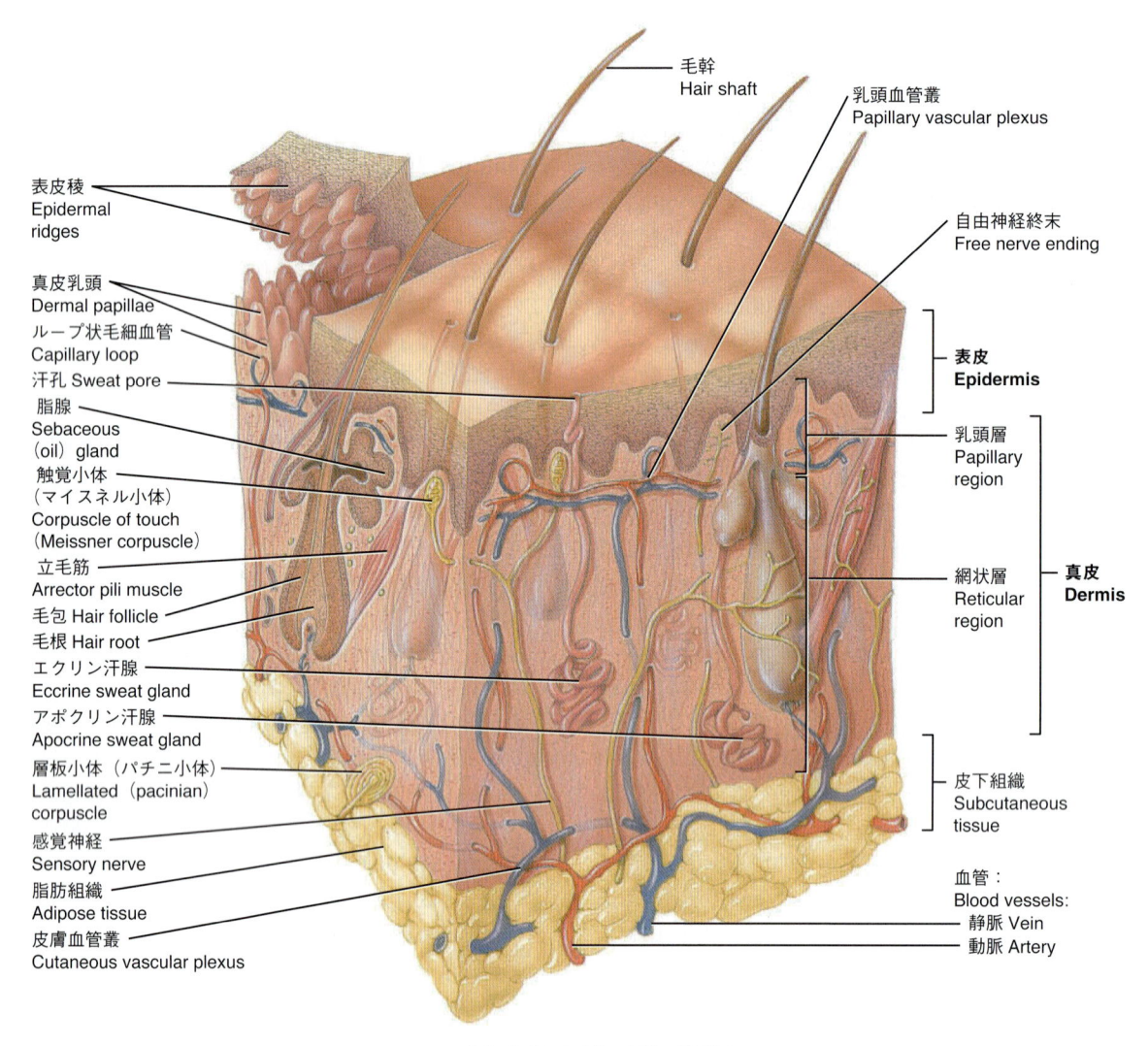

（a）皮膚および皮下組織の断面図

stem cells であり，細胞分裂を行って新しいケラチノサイトを絶えず産生する．基底層のケラチノサイトの核は大きく，細胞質には多くのリボソーム，小さなゴルジ装置，少数のミトコンドリア，粗面小胞体が含まれている．基底層のケラチノサイト内の細胞骨格には，**ケラチン中間径フィラメント** kelatin intermediate filaments（**張原線維** tonofilaments）とよばれる疎な中間径フィラメ

ントが含まれる．ケラチン中間径フィラメントは，表皮のより表面に近い層で堅固なタンパク質であるケラチンを形成する．ケラチンは，より深部の層を損傷から保護する．ケラチン中間径フィラメントはデスモソームに結合しており，デスモソームは基底層の細胞同士，および基底層と有棘層の細胞を結合させる．また張原線維は半デスモソームにも結合しており，半デスモソームはケラ

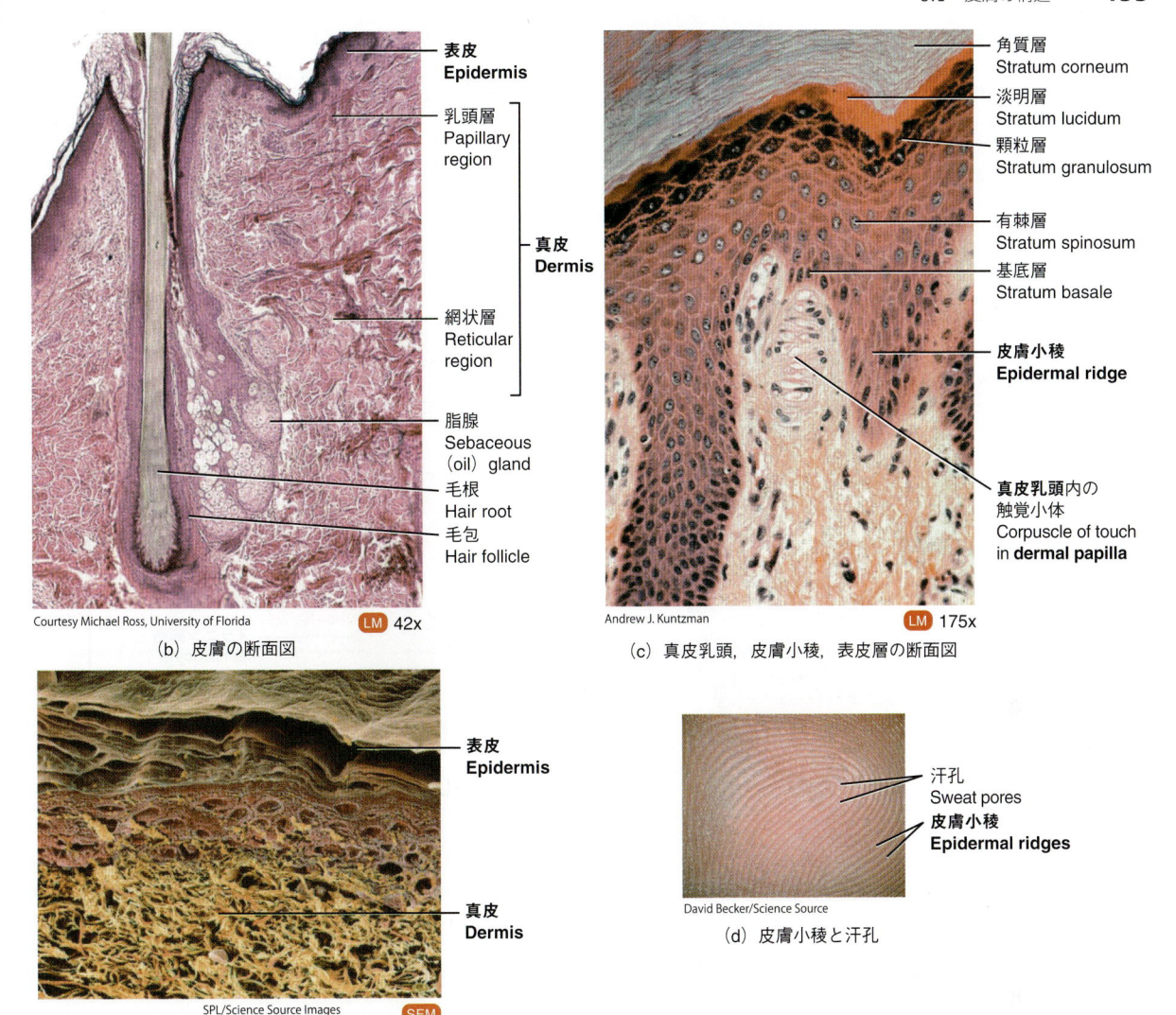

(b) 皮膚の断面図

Courtesy Michael Ross, University of Florida　LM 42x

表皮
Epidermis

乳頭層
Papillary
region

真皮
Dermis

網状層
Reticular
region

脂腺
Sebaceous
（oil）gland

毛根
Hair root

毛包
Hair follicle

(c) 真皮乳頭，皮膚小稜，表皮層の断面図

Andrew J. Kuntzman　LM 175x

角質層
Stratum corneum

淡明層
Stratum lucidum

顆粒層
Stratum granulosum

有棘層
Stratum spinosum

基底層
Stratum basale

皮膚小稜
Epidermal ridge

真皮乳頭内の
触覚小体
Corpuscle of touch
in **dermal papilla**

表皮
Epidermis

真皮
Dermis

SPL/Science Source Images　SEM

(d) 皮膚小稜と汗孔

David Becker/Science Source

汗孔
Sweat pores

皮膚小稜
Epidermal ridges

Q 表皮や真皮は，どのような組織からできているのか？

チノサイトを表皮と真皮のあいだにある基底膜に結合させる．基底層のケラチノサイトのあいだには，メラニン細胞および表皮触覚細胞とそれに結合する触覚円板が点在している．基底層は**胚芽層** stratum germinativum （germ- ＝芽生える）としても知られ，"新しい細胞を形成する"という役割を表している．

臨床関連事項

皮膚移植

　損傷により基底層の大部分とその幹細胞が破壊された場合，新たな皮膚は再生できない．このような重度の皮膚創傷を治療するためには，皮膚移植が必要となる．**皮膚移植 skin graft** とは，ドナー側から取った健康な皮膚片を移植し，創傷を覆うことである．皮膚移植は，体液喪失および感染からの保護，組織の治癒促進，瘢痕形成の減少，機能喪失を避けるために，また美容的な理由により行われる．組織拒絶を避けるため，移植皮膚は通常本人（**自家移植片** autograft）または一卵性双生児（**同系移植片** isograft）から取られる．皮

膚傷害が広範囲に及び，自家移植ができない場合には，**自家培養皮膚移植** autologous skin transplantation とよばれる自己提供の手法を用いることもできる．この手法は重度の熱傷患者に対して行われることが最も多いが，患者の表皮を少量取り，実験室でケラチノサイトを培養して薄い皮膚シートをつくらせる．この新しい皮膚を患者に移植して戻すと，熱傷創を覆って永久的な皮膚を生じる．創傷被覆用の皮膚移植片は，割礼を受けた乳児の包皮を実験室で培養して作製した製品（Apligraft, Transite）としても入手できる．

図5.2 **表皮の細胞.** 表皮はケラチノサイトのほか，メラニン色素を産生するメラニン細胞，免疫反応に関与する表皮内マクロファージ，触覚機能を有する表皮触覚細胞を含んでいる．

> 表皮の大部分はケラチノサイトからなる．ケラチノサイトはケラチンタンパク質（下の組織を保護する）および層板顆粒（防水性物質を含む）を産生する．

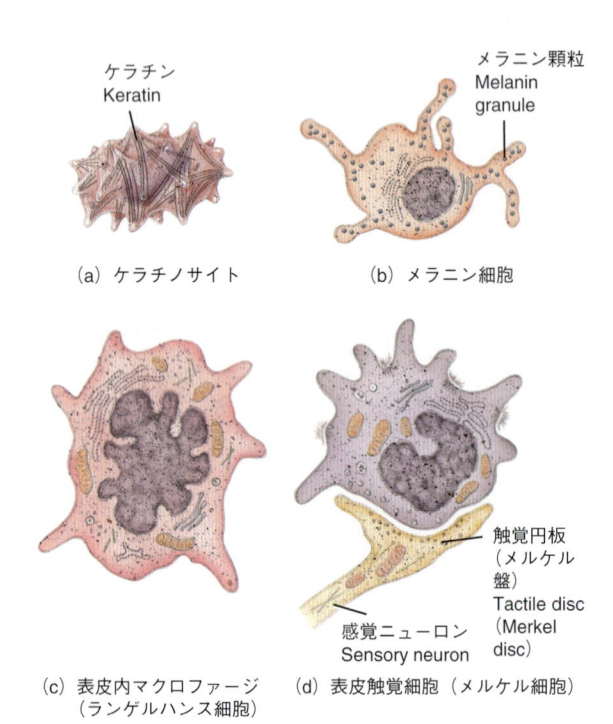

ケラチン
Keratin

メラニン顆粒
Melanin
granule

（a）ケラチノサイト　　　　（b）メラニン細胞

触覚円板
（メルケル盤）
Tactile disc
(Merkel disc)

感覚ニューロン
Sensory neuron

（c）表皮内マクロファージ
（ランゲルハンス細胞）

（d）表皮触覚細胞（メルケル細胞）

Q メラニンの機能はなにか？

有棘層 基底層の上層は**有棘層 stratum spinosum**（spinos-＝棘様の）である．この層は主に，8〜10層に配列された多数のケラチノサイトからなる．より表層の細胞は若干扁平化する．有棘層内のケラチノサイトは基底層の幹細胞により産生され，基底層の細胞と同じ細胞小器官を有し，一部は分裂能を保持している．この層のケラチノサイトが産生するケラチン中間径フィラメントの束は，基底層のものよりも粗い．有棘層の細胞は生体組織内ではより大きく丸くみえるが，顕微鏡用標本を作製して観察すると，デスモソームで細胞膜同士が接着しているところを除き，細胞が縮んで引き離され，棘状の突起に覆われているようにみえる（そのため有棘層とよばれる；図5.3）．それぞれの棘状突起のところで，デスモソームにケラチン中間径フィラメントの束が挿入されて，細胞同士を強固に結びつけている．この配列により，皮膚に強度と柔軟性が与えられる．表皮内マクロファージおよびメラニン細胞の突起も有棘層にみられる．

図5.3 **表皮の層.** 図5.1d も参照．

> 表皮は角化重層扁平上皮からなる

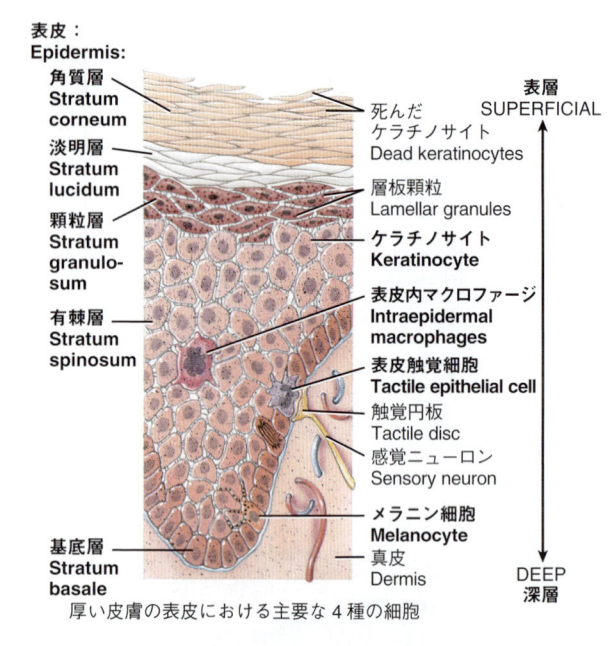

表皮：
Epidermis:

角質層
Stratum
corneum

淡明層
Stratum
lucidum

顆粒層
Stratum
granulo-
sum

有棘層
Stratum
spinosum

基底層
Stratum
basale

死んだ
ケラチノサイト
Dead keratinocytes

層板顆粒
Lamellar granules

ケラチノサイト
Keratinocyte

表皮内マクロファージ
Intraepidermal
macrophages

表皮触覚細胞
Tactile epithelial cell

触覚円板
Tactile disc

感覚ニューロン
Sensory neuron

メラニン細胞
Melanocyte

真皮
Dermis

表層
SUPERFICIAL

DEEP
深層

厚い皮膚の表皮における主要な4種の細胞

Q たえず分裂している幹細胞が含まれる表皮の層はどこか？

顆粒層 表皮の中間付近には**顆粒層 stratum granulosum**（granulos-＝小粒子）があり，3〜5層の扁平なアポトーシス中のケラチノサイトからなる（**アポトーシス apoptosis** は遺伝的にプログラムされた秩序正しい細胞死であり，細胞死に先立ち核が断片化する，という3章の記述を思い出してほしい）．これらの細胞の核および他の細胞小器官は，栄養源（真皮の血管）から離れるにつれて，変性を始める．これらの細胞はケラチン中間径フィラメントをもはや産生しないが，細胞小器官の退行変性によりケラチン中間径フィラメントがいっそう明瞭になってくる．この層の細胞の明らかな特徴は，ケラチン中間径フィラメントをケラチンに組み立てる**ケラトヒアリン keratohyalin** とよばれるタンパク質の濃染顆粒が認められることである．ケラチノサイトには膜で包まれた**層板顆粒 lamellar granules** も認められ，この顆粒が形質膜と融合して脂質に富む分泌物を放出する．この分泌物は顆粒層，淡明層，角質層の細胞間隙に沈着する．脂質に富む分泌物は防水剤として働き，水分の喪失と侵入および外来物質の侵入を防ぐ．アポトーシス中に核が崩壊するにつれ，顆粒層のケラチノサイトはもはや生命維持に必要な代謝反応をすることができなくなり，死ぬ．したがって顆粒層は代謝的に活発な深層と死細胞からなる浅層の移行部の目印となる．

淡明層　淡明層 stratum lucidum（lucid- ＝透明な）は，指先，手掌，足底などの部位の厚い皮膚にのみ存在する．これは 4 〜 6 層の透明で扁平な死んだケラチノサイトからなり，このケラチノサイトには多量のケラチンと肥厚した形質膜がみられる．これはおそらく，厚い皮膚のこの領域の強度を高めるのに寄与している．

角質層　角質層 stratum corneum（corne- ＝角，角状の）は，平均 25 〜 30 層の扁平な，死んだケラチノサイトからなるが，その厚さは，薄い皮膚で数個の細胞から，厚い皮膚では 50 個以上の細胞に至るまでさまざまである．これらの細胞はきわめて薄く扁平で，ケラチンが形質膜に覆われており，核も細胞小器官もない．これらはケラチノサイトの分化過程の最終結果である．各層内の細胞は，蛇の鱗のように互いに重なり合っている．隣接する細胞層も互いに強く結合する．隣接細胞の形質膜は複雑に波打ち，ジグソーパズルのピースのように互いに組み合さって層を維持している．表皮のこの外層では細胞が絶えずはがれ落ち，下層からの細胞と置き換わっている．何層にもなった死んだ細胞からなる角質層が損傷や微生物の侵入から深層を保護するのに役立つ．皮膚に摩擦刺激が持続的に加わると，細胞とケラチンの産生が増加し，角質層の異常な肥厚である**胼胝（たこ）** callus を生ずる．

表皮の角化と増殖

　基底層で新しく形成された細胞は，ゆっくりと表面に押し上げられる．細胞が表皮のある層から次の層へ移動するにつれ，次第にケラチンが蓄積していく．この過程を**角化 keratinization** とよぶ．その後これらの細胞はアポトーシスを起す．最終的にケラチノサイト（角化細胞）ははがれ落ち，次々に角化を起すその下の細胞と置き換わる．基底層で細胞がつくられ，表面に向かって上がり，角化し，はがれ落ちるというすべての過程は，平均的な厚さ 0.1 mm の表皮でおよそ 4 〜 6 週間かかる．栄養と酸素は真皮の血管から，血管をもたない表皮へと拡散する．基底層の表皮細胞はこの血管の最も近くにあり，ほとんどの栄養と酸素を受け取っている．これらの細胞は代謝が最も活発で，絶えず細胞分裂を行って新しいケラチノサイトを産生する．細胞分裂が続き，新しいケラチノサイトが押し上げられ，血管から離れるに従い，基底層より上の表皮の層に届く栄養が減少し，細胞が不活発となって最終的に死ぬ．擦過傷や熱傷を受けて表皮の外層がはぎ取られると，基底層における細胞分裂の速度が増す．この著しい増殖を制御する機序はよくわかっていないが，**上皮成長因子 epidermal growth factor（EGF）**などのホルモン様タンパク質が役割を担っている．頭皮から脱落した過剰なケラチノサイトを**ふけ**

表 5.1	表皮の層の要約（図 5.3 参照）
層	**説　明**
基底層 Basale	最深層で，1 列の立方体状あるいは円柱状のケラチノサイトからなり，疎なケラチン中間径フィラメント（張原線維）を含む；幹細胞が分裂し，新しいケラチノサイトを産生する；ケラチノサイトのあいだには，メラニン細胞および表皮触覚細胞とそれに結合する触覚円板が点在している．
有棘層 Spinosum	ケラチン中間径フィラメントの束をもつ多角形のケラチノサイト 8 〜 10 層からなり；メラニン細胞の突起および表皮内マクロファージを含む．
顆粒層 Granulosum	3 〜 5 層の扁平なケラチノサイトからなり，細胞小器官は変性を始める；細胞はケラトヒアリンタンパク質（ケラチン中間径フィラメントをケラチンに変換する）と，層板顆粒（脂質に富んだ疎水性の分泌物を放出する）を含んでいる．
淡明層 Lucidum	指先，手掌，足底の厚い皮膚にのみ存在する；4 〜 6 層の透明で扁平な死んだケラチノサイトからなり，多量のケラチンが含まれる．
角質層 Corneum	少数〜 50 以上の層の扁平な，死んだケラチノサイトからなり，含まれるのはほとんどがケラチンである．

dandruff という．

表 5.1 に表皮各層の特徴について要約する．

🏥 臨床関連事項

乾　癬

　乾癬 psoriasis は広く知られている慢性皮膚疾患であり，ケラチノサイトの分裂の速さと基底層から角質層までのケラチノサイトの移動が通常よりも速くなっている．ケラチノサイトは未熟な状態でわずか 7 〜 10 日で早々と脱落する．未熟なケラチノサイトは異常なケラチンを産生しており，皮膚表面に銀白色の薄片状鱗層を形成する．好発部位は膝，肘，頭皮（ふけ）である．種々の局所軟膏や紫外線療法が効果的な治療法であり，これらは細胞分裂を抑制し，細胞の成長速度を下げ，角化を抑制する．

真　皮

　皮膚深層の第二の部分である**真皮 dermis** は不規則緻密結合組織（交織線維性緻密結合組織）から構成され，膠原線維と弾性線維を含んでいる．この網状に張り巡らされた線維は，引っ張り力に対する大きな強さ（抗張力）を生む．真皮は容易に伸長・収縮することもできる．真皮は表皮よりもはるかに厚く，その厚さは身体の部位により異なり，手掌と足底が最も厚い．ベルト，靴，野球

のグラブ，バスケットボールなどに用いられる革は，動物の真皮を乾燥，処理したものである．真皮内に少数存在する細胞は主に線維芽細胞であり，若干のマクロファージも含まれ，皮下組織との境界近くにはわずかに脂肪細胞が存在する．血管，神経，腺，毛包（表皮の上皮性陥入）は，真皮層内にある．真皮は表皮の生存に不可欠であり，隣接するこれらの層には多くの重要な構造的・機能的関係がある．組織構造的に，真皮は薄い浅層の乳頭層と厚い深層の網状層に分けられる．

乳頭層 papillary region は層全体のおよそ 5 分の 1 を占める（図 5.1 参照）．ここには，細い膠原線維と微細な弾性線維がみられる．真皮の表面積は**真皮乳頭 dermal papillae**（＝乳頭）という，表皮の下面に向かって突出した，小さな乳頭形の構造によりきわめて大きくなっている．すべての真皮乳頭は，**毛細管ループ capillary loops**（血管）をもつ．一部の真皮乳頭には，**触覚小体 corpuscles of touch** あるいは**マイスネル小体 Meissner corpuscles** とよばれる触覚受容器（触覚を感知する神経終末）も含まれる．さらにその他の真皮乳頭には，**自由神経終末 free nerve endings**（とくに目立った構造的特徴をもたない樹状突起）も含まれる．種々の自由神経終末は，温感，冷感，痛み，むずむずした感じ，かゆみなどの感覚を引き起すシグナルを発生する．

皮下組織に接する**網状層 reticular region**（reticul-＝網状の）には太い膠原線維の束，散在する線維芽細胞，および各種の遊走細胞（マクロファージなど）がみられる．若干の脂肪細胞が，若干の粗い弾性線維に沿ってこの層の最深部に存在することもある（図 5.1 参照）．網状層の膠原線維は網のような形に配列するが，乳頭層の膠原線維よりも規則的に配列している．太い膠原線維がより規則的な配列をするので，皮膚の引っ張り強度が増す．血管，神経，毛包，脂腺，汗腺がこの線維間の空隙

を占めている．

網状層の膠原線維と弾性線維の組合せにより，皮膚に強度，**伸展性 extensibility**（伸びやすさ），および**弾性 elasticity**（引き伸ばした後，元の形に復元する力）が与えられる．皮膚の伸展性は関節の周辺や妊娠・肥満の時に容易に認められる．

手掌，指，足底，足趾には，一連の小稜と溝がある．これらは指先にみられるように，直線状のものと輪状，渦状を示すものとがある．この**皮膚小稜（皮膚隆線）epidermal ridges** は胎生 3 ヵ月に生じ，表皮が真皮に向かって下向きに突出し，乳頭層の真皮乳頭のあいだに入り込んだものである（図 5.1 参照）．皮膚小稜は，強い機械的ストレスを受ける部位において，表皮と真皮とのあいだに強力な結合を形成する．また，この皮膚小稜により表皮の表面積が増加するため，摩擦が増加して手や足の保持力が上昇する．さらに，皮膚小稜により表面積が大幅に増加するため，触覚小体の数が増えて触覚の感受性が高まる．汗腺の導管は皮膚小稜の頂上に汗孔として開いており，滑らかな物体に触れると汗と小稜によって**指紋 fingerprints**（または**足紋 foot prints**）が形成される．皮膚小稜のパターンはある程度遺伝的に決まっており，個人に特有である．一卵性双生児でさえ異なるパターンを示す．通常，小稜のパターンは大きくなる以外は生涯変化しないため，個人識別の根拠として役立つ．皮膚小稜パターンの研究は，**皮膚紋理学 dermatoglyphics**（glyphe ＝彫刻作品）とよばれる．

真皮の複雑な乳頭面は，皮膚小稜の形成のほかにも機能的特徴を有している．真皮乳頭は真皮と表皮の接触面積を大幅に増加させる．この大きな真皮接触面積と網状に広がる毛細血管は，上部の表皮に対する重要な栄養供給源として機能する．分子が真皮乳頭の毛細血管から基底層の細胞へと拡散すると，基底層の上皮幹細胞が分裂できるようになり，ケラチノサイトがつくられ，成長す

🔖 臨床関連事項

伸展裂創

真皮には膠原線維と血管構造が含まれるため，皮膚が過度に伸展するとこの層の内部に損傷が生じて，内部瘢痕化の一型である**線条 striae**（＝筋，線）あるいは**伸展裂創 stretch mark** が引き起される．皮膚が過度に伸展すると，隣接している膠原線維間の側面結合が破綻し，細い真皮の血管が破れる．そのため伸展裂創は，最初は赤みがかった線条としてこれらの部位に現れる．その後，真皮が破壊された部位に瘢痕組織（血管に乏しい）が形成されると，伸展裂創が銀白色の線条として現れる．伸展裂創は，妊娠中の腹部皮膚や，重量挙げ選手においては筋体積の急激な増大により皮膚が伸展する部位に，高度肥満に伴って伸びた皮膚などにみられる．

🔖 臨床関連事項

割線と手術

身体の一部の領域では，網状層内の膠原線維がある特定の方向に走行する傾向を示す．これは，骨の向き，筋線維走行方向，関節運動によって皮膚のこれらの領域に生ずる自然張力に起因する．**皮膚の割線 tension lines**（あるいは lines of cleavage）は，下層の膠原線維の主な走行方向を表している．割線についての知識は，形成外科医にとってとくに重要である．例えば，膠原線維と平行に外科的切開を行うと，ごく小さな瘢痕のみを残して治癒する．線維の列を横断するように外科的切開を行うと，コラーゲンが破壊され，創傷が大きく開いて幅広く厚い瘢痕が残りがちである．

表5.2	真皮の乳頭層と網状層の要約（図5.1b 参照）
層	**説 明**
乳頭層 Papillary	真皮の表層部（約5分の1）；細い膠原線維と微細な弾性線維を伴う疎性結合組織からなる；毛細血管，触覚小体および自由神経終末を入れた，皮膚紋理がある．
網状層 Reticular	真皮の深層部（約5分の4）．不規則緻密結合組織からなり，太い膠原線維と若干の粗い弾性線維の束を含む．線維間の空隙には，わずかな脂肪細胞，毛包，神経，脂腺，汗腺が含まれる．

る．ケラチノサイトが表面に押し上げられて真皮の血管から離れると，必要な栄養が受け取れなくなり，その結果，細胞小器官の分解に至る．

真皮乳頭は相補的な皮膚小稜と組み合さって，2つの層をきわめて強固に結びつけている．このジグソーパズルのような結合により，表皮と真皮を分離させる剪断力（互いを横方向に移動させる力）に対する皮膚の抵抗力が強化される．

表5.2に真皮の乳頭層と網状層の構造的特徴について要約する．

皮膚の色の構造的基礎

メラニン，ヘモグロビン，カロテンの3種の色素が，皮膚に多様な色を与える．メラニンの量により，皮膚の色は，淡い黄色から赤褐色，黒色までさまざまに変化する．メラニンには**フェオメラニン** pheomelanin（黄色〜赤色）と**ユーメラニン** eumelanin（茶色〜黒色）の2種類があり，この差は毛髪で最もよくわかる．メラニン産生細胞であるメラニン細胞が最も豊富なのは，陰茎，乳房の乳頭，乳頭の周辺（乳輪），顔面，四肢の表皮である．メラニン細胞は粘膜にも存在する．メラニン細胞の数は，あらゆる人でほとんど差がないので，皮膚の色の差は主として，メラニン細胞が産生してケラチノサイトにわたす**色素の量** amount of pigment によって決まる．遺伝的素因により，メラニンが蓄積して**そばかす（雀卵斑）** freckles とよばれる斑点ができる人もいる．そばかすは通常赤みがかっているか褐色を呈し，夏季には冬季よりも目立つ．加齢に伴い，**しみ age spots**（あるいは**肝斑** liver spots）が生じることもある．この扁平な斑点は肝臓（liver）とは無関係であり，そばかすに似ており，色は淡褐色〜黒色である．そばかすと同様，しみもメラニンが蓄積したものである．しみはそばかすよりも色が濃く，日光曝露により経時的に生ずる．しみは冬季にも消失せず，40歳以上の成人によくみられる．通常，小児期または思春期にメラニン細胞が良性の局所的過増殖を起すことにより生じる円形，扁平，あるいは

隆起した部分は，**母斑 nevus** あるいは**ほくろ mole** とよばれる．

メラニン細胞は，**チロシナーゼ** tyrosinase とよばれる酵素の存在下で，アミノ酸である**チロシン** tyrosine からメラニンを合成する．この合成は**メラノソーム** melanosome とよばれる細胞小器官で行われる．紫外線に対する曝露はメラノソーム内の酵素活性を上昇させ，これによりメラニン産生が増加する．紫外線曝露によってメラニンの量と濃さがいずれも上昇すると皮膚は日焼けした状態となり，身体を紫外線から保護するのに役立つ．メラニンは紫外線を吸収して表皮細胞のDNAを損傷から保護し，紫外線による損傷の直後に皮膚で生じるフリーラジカルを中和する．したがって，適度のメラニンは保護機能として働く．DNAの損傷に応答して，メラニン産生は増加する．後述するように，皮膚を**少量**の紫外線に曝すのは，皮膚のビタミンD合成過程を開始させるため実際に必要である．しかし，皮膚を繰り返し**大量**の紫外線に曝すのは皮膚癌の原因となりうる．メラニンを含むケラチノサイトが角質層からはがれ落ちると，日焼けの色は消失する．

臨床関連事項

白皮症と白斑

白皮症 albinism（albin- ＝白）とは，先天的にメラニンが産生されない人のことである．白皮症に罹患した人を**アルビノ albinos** といい，その大部分の人は，チロシナーゼを合成できないメラニン細胞を有している．毛髪，眼，皮膚でメラニンが欠如している．これが，視覚障害，および過度の日光曝露により容易に皮膚の熱傷を起りやすくする原因となる．

また，**白斑 vitiligo** という別の病態では，皮膚から斑状にメラニン細胞が欠如し，不規則な白い斑点を生ずる．メラニン細胞の欠如は免疫系の異常と関係があり，抗体がメラニン細胞を攻撃してしまうものと考えられている．

皮膚の色が濃い人は，表皮に多量のメラニンをもっているため，皮膚は黄色から赤褐色，黒色まで多様な色を呈する．皮膚の色が薄い人は，表皮にほとんどメラニンをもっていない．したがって，表皮は透き通ってみえ，真皮の毛細血管を流れる血液の酸素含量に応じてピンク色から赤色を呈する．赤い色は**ヘモグロビン hemoglobin** によるものであるが，これは赤血球内にある酸素を運搬する色素である．

黄色〜橙色の色素である**カロテン carotene**（carot ＝にんじん）は，卵黄や人参の色調の元になっている．これはビタミンAの前駆物質であり，視覚に必要な色素の合成に利用され，食事から過剰に摂取すると角質層，

および真皮や皮下組織の脂肪領域に保存される．実際に，カロテンの多い食品を食べすぎると，多量のカロテンが皮膚に沈着して，皮膚が本当に橙色になってしまうことがあり，皮膚の色が薄い人ではとくにわかりやすい．カロテンの摂取量を減らせばこの問題は解消する．

🩺 臨床関連事項

診断の手がかりとしての皮膚の色

皮膚と粘膜の色により，ある病態を診断する手がかりが得られる．呼吸が止まった場合のように，血液が肺から十分な量の酸素を受け取れない場合，粘膜，爪床および皮膚は青くなって**チアノーゼ cyanotic**（cyan- ＝青）を呈する．**黄疸 jaundice**（jaund- ＝黄色）は黄色色素のビリルビンが皮膚に蓄積することによって起る．皮膚や白目が黄色みを帯び，通常，肝疾患の存在を示している．**紅斑 erythema**（eryth- ＝赤）は皮膚が赤くなることであり，皮膚の創傷，熱，感染，炎症あるいはアレルギー反応による真皮の毛細血管が怒脹することによって起る．**蒼白 pallor**とは皮膚が青白くなることであり，ショックや貧血などの状態で起りうる．皮膚色調の変化はいずれも，明るい色の皮膚では容易に観察されるが，濃い色の皮膚では識別が困難である．しかし，爪床および歯肉の検査を行えば，皮膚の色が濃い人の血液循環についてある程度の情報を得ることができる．

刺青とボディピアス

刺青 tattooingは針を用いて外来の色素を真皮のマクロファージに沈着させ，皮膚を永久に着色することである．この習慣は紀元前 4000 ～ 2000 年の古代エジプトで始まったと考えられている．今日，世界のほぼすべての国でさまざまな形の刺青が行われており，米国では大学生のほぼ 3 人に 1 人が一つ以上の刺青を有していると推定される．刺青は，針で表皮を刺して 1 分間に 50 ～ 3,000 回動かすことにより墨を注入し，真皮に墨を沈着させることでつくられる．真皮は（約 4 ～ 6 週間で脱落する表皮とは異なり）安定なため，刺青は永久的である．しかし，日光曝露，治癒異常，痂皮剥離，リンパ系による墨粒子の流出などが原因で次第に退色する場合もある．刺青は，放射線療法での照射部位の目印としてや，永久的な化粧（アイライン，リップライン，口紅，頬紅，アイブロウ）として施されることがある．刺青のリスクには，感染症（ブドウ球菌感染症，膿痂疹，蜂巣炎）がある．刺青は集中光束を利用したレーザーにより除去できる．この手技は連続的な処置を要するが，刺青の墨や色素が強力なレーザー光線を選択的に吸収するので，周囲の正常な皮膚組織は破壊されない．このレーザーにより刺青が小さな墨粒子に分解され，最終的には免疫系により除去される．レーザーによる刺青除去には相当な時間と出費を要し，非常に痛い場合があり，瘢痕や皮膚変色が生じるおそれもある．

ボディピアス body piercingは，人工的に開けた穴にアクセサリーを差し込むことである．エジプトのファラオやローマの兵士も行っていた古代からの習慣であるが，現在では多くの米国人に広まっている．今日，米国では大学生のほぼ 2 人に 1 人がボディピアスを有していると推定される．ほとんどの部位で次のようにピアスをする．術者が消毒薬で皮膚をきれいにし，鉗子で皮膚を押し込んで，皮膚に針を差し込む．その針にアクセサリーをつなげて，皮膚に通す．完全治癒には 1 年ほどかかる．穴を開ける部位には，耳，鼻，眉，唇，舌，乳頭，臍，性器などがある．ボディピアスの合併症としては，感染，アレルギー反応，解剖学的損傷（神経損傷，軟骨変形など）が起りうる．またボディピアスのアクセサリーが，蘇生用マスク，気道確保，尿カテーテル留置，X 線撮影，分娩など，一部の医学的手技を妨げることがある．そのため，医学的手技を行う前にボディピアスを取り外さなければならない．

チェックポイント

1. 外皮系に含まれる構造はなにか．
2. 角化はどのような過程で生ずるか．
3. 表皮と真皮の構造的，機能的な違いはなにか．
4. 皮膚小稜はどのように形成されるか．
5. 皮膚の 3 種の色素はなにか，それらは皮膚の色にどのように寄与しているか．
6. 刺青とはなにか．ボディピアスに伴って生じうる問題にはどのようなものがあるか．

5.2 皮膚付属器の構造

🎯 目 標

- 毛，皮膚腺および爪について，その構造，分布，機能を比べる．

皮膚付属器 accessory structures of the skin —毛，皮膚腺，爪—は，胚の表皮から発達する．これらは多くの重要な機能を有している．例えば，毛と爪は身体を保護し，汗腺は体温調節に役立つ．

毛

毛 hairs（**毛髪 pili**）は，手掌，手指の掌側面，足底，足趾の足底面を除くほとんどの皮膚表面に存在する．成人において毛は頭皮，眉，腋窩部（脇の下），外性器周

囲に最も密生している. 毛の濃さと毛の分布パターンは, 主として遺伝子あるいはホルモンの影響を受けている.

毛の保護機能は限られたものであるが, 頭髪は頭皮を損傷や日光から守っている. また, 頭皮からの熱の損失を減少させる. 眉毛と睫毛は眼を異物から保護し, 同様に鼻孔や外耳道の毛はこれらの構造を守っている. 毛がわずかでも動くと, 毛包に付随する触覚受容器 (毛根神経叢) が活性化される. したがって, 毛は軽い接触を感知する機能を有する.

毛の構造 毛は死んだ角化表皮細胞が細胞外タンパク質によって互いに結合したものからなる. 毛の浅い部分が**毛幹 hair shaft** で, 皮膚の表面より上に伸び出ている (図5.4a). 毛の毛幹より深い部分が**毛根 hair root** で, 真皮に, 時には皮下組織にまで達する. 毛の毛幹と毛根はいずれも同心円状の3層: すなわち髄質, 皮質, 毛小皮からなる (図5.4c, d). 内側の**髄質 medulla** (細い毛にないこともある) は不規則な形の細胞が2〜3列に並んで構成されている. これらの細胞には, 濃い色の毛の場合は多量の色素顆粒, 灰色の毛の場合は少量の色素顆粒が含まれ, また白い毛の場合は色素顆粒がなく気泡が含まれる. 中間に位置する**皮質 cortex** は毛幹の主要部を形成し, 細長い細胞からなる. 最外層の**毛小皮 cuticle of the hair** は, 薄く扁平で最も角化が進んでいる1層の細胞からなる. 毛幹上の毛小皮細胞は家の外壁に貼られた "こけら板" (屋根瓦) のように並び, 遊離縁は毛の先端方向を向いている (図5.4b).

毛根を取り囲んでいる**毛包 hair follicle** は, 外根鞘および内根鞘からなる (図5.4c, d). **外根鞘 external root sheath** は表皮の続きが下方に入り込んだものである. **内根鞘 internal root sheath** は毛母基 (後述) によりつくられ, 外根鞘と毛のあいだに上皮細胞からなる管状の鞘を形成する. 外根鞘と内根鞘をあわせて**上皮性毛根鞘 epithelial root sheath** とよぶ. 毛包を取り囲む緻密な真皮は**真皮性毛根鞘 dermal root sheath** とよばれる.

各毛包の基部とそれを取り囲む真皮性毛根鞘は, タマネギ状の構造である**毛球 hair bulb** となる (図5.4c). 毛球には**毛乳頭 papilla of the hair** とよばれる乳頭形の陥凹があり, 疎性結合組織と多くの血管が含まれて, 毛包の発育に必要な栄養分を供給する. 毛球には**毛母基 hair matrix** とよばれる細胞増殖の盛んな層がある. 毛母細胞は基底層に由来し, 細胞分裂の場である. したがって, 毛母細胞はすでに生えている毛の成長を担い, 古い毛が抜け落ちると新しい毛をつくり出す. この交代の過程は同一の毛包内で起る. 毛母細胞は内根鞘の細胞もつくり出している.

脱 毛

毛を取り除く物質は**脱毛剤 depilatory** とよばれる. これは毛幹のタンパク質を溶解させてゼラチン状の塊にし, 拭き取れるようにする. 毛根には影響を及ぼさないので, 毛は再び成長する. **電気分解治療 electrolysis** では, 電流を用いて毛母基を破壊するので, 毛は生えてくることはない. 脱毛には**レーザー療法 laser treatments** が用いられることもある.

脂腺 (後述) と束になった平滑筋細胞が毛に付属している (図5.4a). この平滑筋が**立毛筋 arrector pili** (arrect- = 立たせる) である. 真皮上部から毛包の外側面を取り囲む真皮性毛根鞘へ伸びている. 毛は, 正常な位置では, 皮膚表面から90°未満の角度で斜めに生えている. 寒冷や恐怖などの生理的ないし精神的ストレス状態では, 自律神経終末からの刺激により立毛筋が収縮し, 毛幹は皮膚表面に対して直立する. 毛の周囲の皮膚がやや隆起し, この変化により "鳥肌" が生ずる.

個々の毛包を囲んでいるのは, 触覚を感知するニューロンの樹状突起で**毛根神経叢 hair root plexus** を形成する (図5.4a). 毛幹が動くと, 毛根神経叢が神経インパルスを発生する.

毛の成長 毛包には成長周期があり, これには成長期, 退行期, 休止期がある. **成長期 growth stage** のあいだ毛母基の細胞は分裂する. 毛根の基部に毛母基由来の新しい細胞が加わるため, 毛根の既存の細胞が上に押し上げられ, 毛は長く伸びる. 毛の細胞は押し上げられているあいだに角化し, 死ぬ. 成長期に続く**退行期 regression stage** には, 毛母細胞の分裂が止まり, 毛包が萎縮して毛の成長が止まる. 退行期の後, 毛包は**休止期 resting stage** に入る. 休止期の後, 新しい成長周期が始まる. 古い毛は毛包から抜け落ち, あるいは押し出され, その場所に新しい毛が生え始める. 頭髪は2〜6年の成長期, 2〜3週間の退行期, 約3ヵ月間の休止期間を経る. どの時点においても, 頭髪の約85%が成長期にある. 毛のみえている部分は死んでいるが, 頭皮内の毛根部分は新しい毛によって毛包から押し出されるまで生きている.

正常な成人の頭髪では, 1日におよそ70〜100本脱毛する. 成長の速度と置換周期は, 疾病, 放射線治療, 化学療法 (後述), 年齢, 遺伝, 性差や重度の精神的ストレスによって変動することがある. カロリーやタンパク質を厳しく制限した食事による急速な体重減少は脱毛を増やす. 出産後3〜4ヵ月間は脱毛の割合が増える. **脱毛症 alopecia** は部分的あるいは完全な毛髪の脱落で,

図5.4　毛.

毛は表皮に由来し，角化して死んだ表皮細胞からできている．

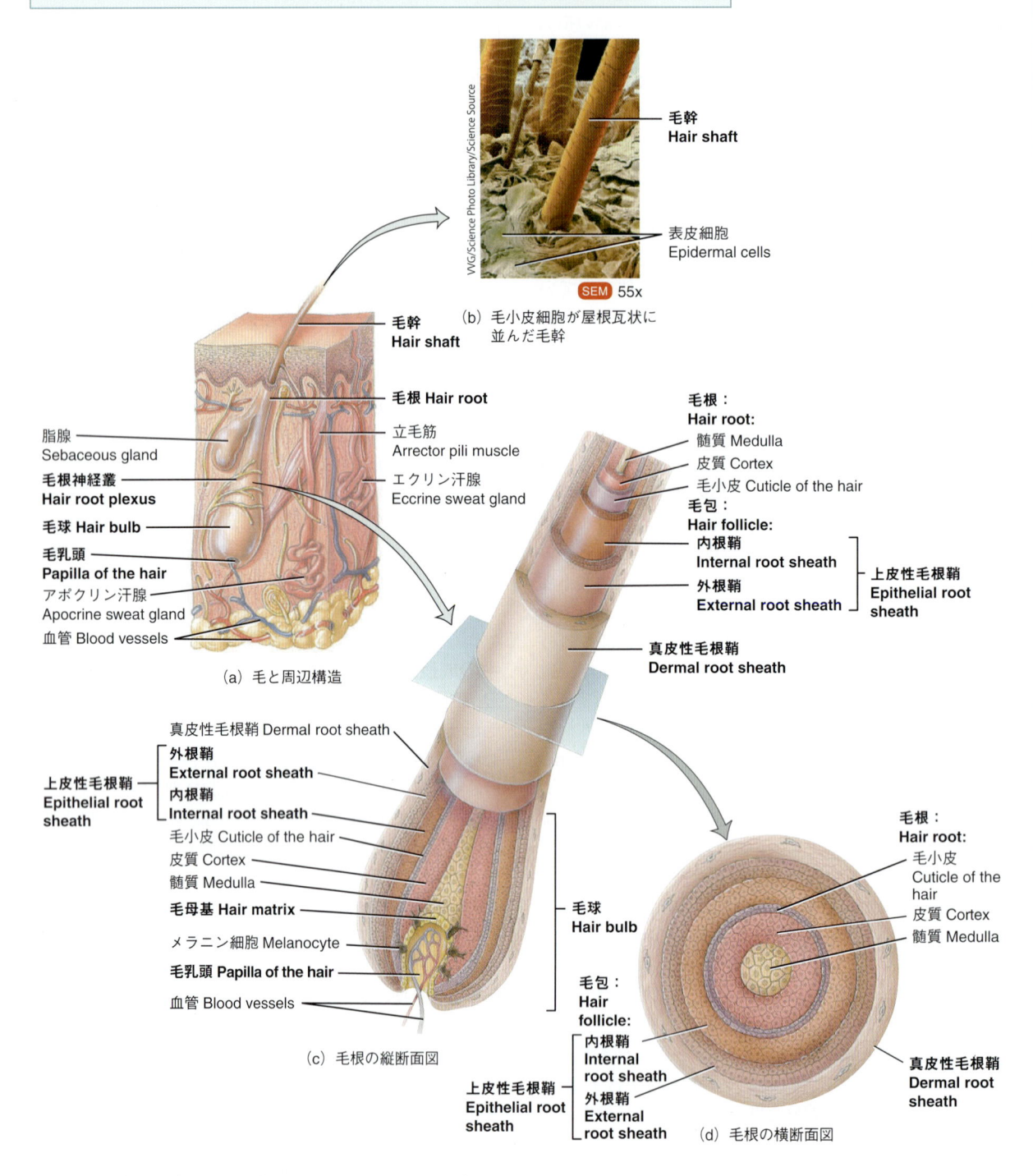

VVG/Science Photo Library/Science Source

毛幹
Hair shaft

表皮細胞
Epidermal cells

SEM　55x

（b）毛小皮細胞が屋根瓦状に並んだ毛幹

毛幹
Hair shaft

毛根 Hair root

脂腺
Sebaceous gland

立毛筋
Arrector pili muscle

エクリン汗腺
Eccrine sweat gland

毛根神経叢
Hair root plexus

毛球 Hair bulb

毛乳頭
Papilla of the hair

アポクリン汗腺
Apocrine sweat gland

血管 Blood vessels

（a）毛と周辺構造

毛根：
Hair root:
髄質 Medulla
皮質 Cortex
毛小皮 Cuticle of the hair
毛包：
Hair follicle:
内根鞘
Internal root sheath
外根鞘
External root sheath

上皮性毛根鞘
Epithelial root sheath

真皮性毛根鞘
Dermal root sheath

真皮性毛根鞘 Dermal root sheath

外根鞘
External root sheath
内根鞘
Internal root sheath

上皮性毛根鞘
Epithelial root sheath

毛小皮 Cuticle of the hair
皮質 Cortex
髄質 Medulla
毛母基 Hair matrix
メラニン細胞 Melanocyte
毛乳頭 Papilla of the hair
血管 Blood vessels

毛球
Hair bulb

（c）毛根の縦断面図

毛根：
Hair root:
毛小皮
Cuticle of the hair
皮質 Cortex
髄質 Medulla

毛包：
Hair follicle:
内根鞘
Internal root sheath
外根鞘
External root sheath

上皮性毛根鞘
Epithelial root sheath

真皮性毛根鞘
Dermal root sheath

（d）毛根の横断面図

Q　毛を引き抜くと痛いのに，散髪しても痛くないのはなぜか？

化学療法と脱毛

　化学療法 chemotherapy は化学物質または薬剤を用いて疾患（多くは癌）を治療することである．化学療法剤は分裂の速い癌細胞の細胞周期を阻害する．あいにくこの薬剤は，体内にある分裂の速い他の細胞（毛母細胞など）にも作用してしまう．そのため，化学療法を受けている人には脱毛が生じるのである．頭髪の毛母細胞の約15%は休止期にあるので，これらの細胞は化学療法の影響を受けない．化学療法を中止すると，失われた毛包がこの毛母細胞で置き換わり，毛の成長が再開する．

毛とホルモン

　精巣が多量のアンドロゲン（男性ホルモン）を分泌し始める思春期の男性には，ひげや胸毛を含む全身に典型的な男性的発毛が起る．思春期の女性では，卵巣と副腎で少量のアンドロゲンが産生され，これにより腋窩部と陰部を含む全身の発毛が促進される．時に，副腎，精巣，卵巣の腫瘍が多量のアンドロゲンを産生することがある．女性または思春期前の男性にこの腫瘍ができると，**多毛症 hirsutism**（hirsut- ＝毛深い），すなわち体毛過剰または通常は生えない場所に体毛が生える．

　驚くべきことに，最もよくあるタイプのハゲ，すなわち**アンドロゲン性脱毛症 androgenic alopecia** または**男性型脱毛症 male-pattern baldness** にもアンドロゲンが関与している．遺伝的素因のある成人では，アンドロゲンが毛の成長を阻害する．男性ではこめかみと頭頂部で脱毛が起るので，生え際の後退を伴って脱毛が始まる．女性では，頭頂部の髪が薄くなりやすい．頭髪の成長を促進する薬として初めて承認されたのはミノキシジル（Rogaine®）である．これは血管拡張（血管を広げる）により血液循環を改善し；毛包細胞を直接刺激して成長期毛包に移行させ；アンドロゲンを抑制する．ミノキシジルを使用した人の約3分の1は毛の成長が改善し，頭皮の毛包が肥大して成長周期が長くなる．しかし，多くの場合，ミノキシジルによる育毛はごくわずかであり，すでに禿げてしまった場合には無効である．

遺伝要因，加齢，内分泌障害，化学療法，皮膚疾患などによって起る．

毛の種類

毛包は受精後12週頃に発生する．通常，発生9ヵ月までに，毛包からは色素のない綿毛のような微細な毛が生じる．これは**胎毛 lanugo**（＝羊毛，羽毛）とよばれ，胎児の身体を覆っている．出生前に，眉，睫毛，頭皮の胎毛は抜け落ち，**終毛（硬毛）terminal hairs** とよばれる濃い色の長く硬い毛と置き換わる．身体の残りの部分の胎毛は**産毛 vellus hairs**（vellus ＝フリース羊毛）と置き換わる．これは一般的には "peach fuzz"（モモの綿毛）とよばれ，薄い色の短く細い毛で，肉眼ではほとんどみえない．小児期には，終毛である眉，睫毛，頭皮を除き，身体の大部分が産毛で覆われる．思春期に分泌されるホルモン（アンドロゲン）に反応して，男女の腋窩部（脇の下）と陰部の産毛が終毛と置き換わる．男子では，顔面，四肢，胸部の産毛も終毛と置き換わり，口ひげ，顎ひげ，腕毛，すね毛，胸毛が現れる．成人期には，男性の体毛の約95%が終毛，5%が産毛で；女性では体毛の約35%が終毛，65%が産毛である．

毛の色

毛の色は，主としてケラチノサイト内のメラニンの量と種類によるものである．メラニンは毛球の毛母基に点在するメラニン細胞によって合成され，毛の皮質および髄質の細胞にわたされる（図 5.4 c）．濃い色の毛に含まれるのは大部分がユーメラニン（褐色〜黒色）で；金髪あるいは赤毛には種々のフェオメラニン（黄色〜赤色）が含まれる．メラニン産生が進行性に減少するので毛は灰色となる；灰色の毛はわずかなメラニン顆粒しか含まない．メラニンが失われ，毛幹に空気の泡が蓄積すると白髪となる．

　染毛 hair coloring は毛を着色または脱色することである．一時染毛剤は，毛幹の表面を覆うもので，通常は2，3回のシャンプーで色が落ちる．半永久染毛剤は，毛幹にある程度浸透するが，約5〜10回のシャンプーで退色や色落ちする．永久染毛剤は，毛幹に深く浸透し，洗髪による色落ちは生じないが，毛が生え替わってしまうと色は失われる．

皮膚腺

　腺は物質を分泌する上皮細胞である，という4章の記述を思い出してほしい．皮膚には数種類の外分泌腺，すなわち脂腺，汗腺，耳道腺がある．乳腺は汗腺が分化して乳汁を分泌するようになったものであるが，これは28章で女性生殖器系とともに取り上げる．

脂腺

脂腺 sebaceous glands（sebace- ＝油脂状の；あるいは oil glands）は分枝単一胞状（円形）腺で，一部の例外を除いて毛包につながっている（図 5.1, 5.4 a 参照）．脂腺の分泌部は真皮に存在し，通常は毛包の頸部に開口している．口唇，陰茎亀頭，小陰唇などの部位の脂腺と眼瞼の瞼板腺は直接皮膚表面に開口する．手掌および足底に脂腺は存在しない．体幹および四肢のほとんどの領域にみられる脂腺は小さいが，乳房，顔面，頸部，上胸部のものは大きい．

　脂腺は**皮脂 sebum** という油状の物質を分泌する．こ

れはトリグリセリド，コレステロール，タンパク質，無機塩の混合物である．皮脂は毛の表面を覆い，乾燥しないように，また砕けないように保護している．皮脂はまた，皮膚からの過剰な水分の蒸発を防ぎ，皮膚を柔らかく，しなやかに保ち，一部（すべてではないが）の細菌の繁殖を抑えている．

⚕ 臨床関連事項

痤 瘡

　小児期には，脂腺は比較的小さく不活発である．思春期になると，精巣，卵巣，副腎からのアンドロゲンによる刺激で脂腺が大きくなり，皮脂の産生が盛んになる．**痤瘡（にきび）acne** は，通常，アンドロゲンにより脂腺が刺激される思春期にみられる脂腺の炎症である．痤瘡は主に，脂腺での細菌感染によって生じ，菌の一部は油分の多い皮脂の中で増殖する．この感染は結合組織性の細胞でできた嚢胞の形成を引き起こし，上皮細胞を破壊して置き換わってしまう．この状態は**嚢腫性痤瘡 cystic acne** とよばれ，表皮に永久的な瘢痕を残す．治療には，痤瘡が生じた部位を低刺激性の石鹸で1日1～2回やさしく洗い，局所用抗生物質（クリンダマイシン，エリスロマイシンなど），局所用薬剤（過酸化ベンゾイル，トレチノインなど），経口抗生物質（テトラサイクリン，ミノサイクリン，エリスロマイシン，イソトレチノインなど）を使用する．一般に信じられているのとは異なり，チョコレートや揚げ物などの食品が痤瘡を誘発または悪化させることはない．

汗 腺

汗腺 sudoriferous glands（sudori- ＝汗；-ferous ＝生む；あるいは sweat glands）は，からだに300 万〜400 万個存在する．汗腺細胞は毛包にまたは孔を介して皮膚表面に汗を放出する．汗腺は構造，分泌物の種類に基づき，エクリン汗腺とアポクリン汗腺の2種類に大きく分けられる．

エクリン汗腺 eccrine sweat glands（eccrine ＝外側に分泌する）はコイル型の単一管状腺で，アポクリン汗腺よりもはるかに数が多い（図 5.1，5.4a 参照）．エクリン汗腺は全身のほとんどの部分の皮膚に分布し，とくに額，手掌，足底の皮膚に多い．しかし，口唇縁，手指や足趾の爪床，陰茎亀頭，陰核亀頭，小陰唇，鼓膜には存在しない．エクリン汗腺の分泌部の大部分は真皮の深部（時には皮下組織上層）にある．導管は真皮と表皮を通って伸び，表皮の表面の汗孔で終る（図 5.1 参照）．

エクリン汗腺で産生される汗（約 600 mL/ 日）には，主として水と，少量のイオン（大部分が Na^+ および Cl^-），尿素，尿酸，アンモニア，アミノ酸，グルコース，乳酸が含まれる．エクリン汗腺の主要な機能は蒸発による体温調節を補助することである．汗が蒸発する時，身体表面から多量の熱エネルギーが失われる．体温の恒常性調

節は**体温調節 thermoregulation** として知られる．この身体の体温調節を助けるというエクリン汗腺の役割は，**体温調節性発汗 thermoregulatory sweating** として知られる．体温調節性発汗の際には，まず額と頭皮に発汗が生じ，ついで身体の残りの部分へと広がり，最後に手掌と足底に生ずる．水分として認識される前に皮膚から蒸発してしまう汗を**不感蒸散 insensible perspiration**（in- ＝不）という．大量に排出され，皮膚上に水滴としてみえる汗は，**感知性発汗 sensible perspiration** とよばれる．

エクリン汗腺の汗は，身体から尿素，尿酸，アンモニアなどの老廃物を排出する上でも，小さな役割を担っている．しかし，身体からこれらの老廃物を排出する上では，エクリン汗腺よりも腎臓の役割のほうが大きい．

エクリン汗腺は，恐怖や困惑などの精神的ストレスに反応して汗を分泌することもある．このタイプの発汗は**精神性発汗 emotional sweating** または **冷汗 cold sweat** とよばれる．体温調節性発汗とは対照的に，精神性発汗はまず手掌，足底，腋窩に生じ，ついで身体の他の部分へと広がる．後述するように，精神性発汗の際にはアポクリン汗腺も刺激される．

アポクリン汗腺 apocrine sweat glands（apo- ＝離れる）もコイル型の単一管状腺であるが，エクリン汗腺よりも導管が太く，管腔も広い（図 5.1，5.4a 参照）．アポクリン汗腺は，主に腋窩部（脇の下），鼠径部，乳房の乳輪（乳頭周囲の色素が沈着した部分），成人男性顔面のひげの生えた部分の皮膚に認められる．かつてアポクリン汗腺は，離出分泌，すなわち細胞の一部がちぎれることにより分泌物を放出するものと考えられていた（4 章本文，図 4.7b 参照）．しかし現在では，メロクリン（部分分泌）腺の特徴であるエクソサイトーシスを介した分泌であることがわかっている（図 5.4a 参照）．それにもかかわらず，依然として**アポクリン apocrine**（離出分泌）の語が用いられている．アポクリン汗腺の分泌部は真皮の深部または皮下組織上層にあり，導管は毛包に開口している（図 5.1 参照）．

アポクリン汗腺の汗は，エクリン汗腺の汗と比較すると，乳白色または黄色っぽくみえる．アポクリン汗腺の汗は，エクリン汗腺の汗と同じ成分に脂質とタンパク質が加わったものである．アポクリン汗腺から分泌される汗は無臭であるが，皮膚の表面で細菌と相互作用すると，その成分が細菌により代謝され，体臭ともいう麝香様（ジャコウ）のにおいの原因となる．エクリン汗腺は出生直後に機能を開始するが，アポクリン汗腺は思春期まで機能を開始しない．

アポクリン汗腺は，エクリン汗腺とともに精神性発汗の際に刺激される．また，性行為中にもアポクリン汗腺から分泌される．エクリン汗腺とは対照的に，アポクリ

ン汗腺は体温調節性発汗の際には機能しないため，体温調節の役割はない．

耳道腺 外耳の汗腺が変化したものは**耳道腺 ceruminous glands**（cer- ＝ワックス）とよばれ，ワックス状の潤滑性分泌物を産生する．耳道腺の分泌部は皮下組織内にあり，脂腺よりも深い．導管は外耳道の表面に直接開口するか，あるいは脂腺の管につながっている．耳道組織および脂腺の分泌物の混じった黄色がかった物質は**耳垢 cerumen**（あるいは earwax）とよばれている．耳垢と外耳道の毛は外来性の異物や虫の侵入を妨げる粘着性のバリアとなっている．また耳垢は外耳道に防水性をもたせ，外耳道の細胞に細菌や真菌が侵入するのを防いでいる．

表 5.3 に，皮膚腺の概要を示す．

⚕ 臨床関連事項

耳垢栓塞

　並はずれて多量の耳垢を外耳道に産出する人がいる．耳垢が詰まる（しっかりと楔が打ち込まれたように）と，音が鼓膜に届くのが妨げられることがある．**耳垢栓塞 impacted cerumen** の治療には，熟練した医療技術者がワックスを溶かす酵素を用いて定期的に耳を洗浄する，先端が鈍い道具を用いて耳垢を除去するなどの方法がある．この用途に綿棒や鋭利な道具は使用してはならない．このような道具は，耳垢の塊を外耳道のさらに奥まで押し込み，鼓膜を傷つけるおそれがある．

爪

　爪 nails は，死んで角化した表皮細胞が密に集積した硬い板であり，指の遠位部分の背面に透明な硬い覆いを形成している．それぞれの爪は，爪体，遊離縁，および爪根からなる（図 5.5）．**爪体 nail body**（**爪板 nail plate**）は爪としてみえている部分であり，平坦なケラチノサイトに硬いケラチンがたまって細胞が脱落しないことを除き，表皮の角質層に相当する．爪体の下は上皮の一部であり，さらに下層は真皮となっている．爪体の大部分は，爪の下の真皮の毛細血管を流れる血液のためピンクにみえる．**遊離縁 free edge** は指の遠位端を越えて伸びた爪体の一部である．遊離縁は下を走る毛細血管がないので白い．**爪根 nail root** は皮膚のヒダに埋まっている部分である．爪体の近位端の白っぽい三日月型の部分は**爪半月 lunula**（＝小さい月）とよばれる．この部分の上皮が厚くなっているために，下にある血管が透けてみえず，白っぽくみえる．遊離縁の下は角質層が厚くなった領域で**下爪皮 hyponychium**（hypo- ＝下；-onych ＝爪）とよばれる．下爪皮は遊離縁と指先の皮膚とを結びつけ，爪を指先に固定している．**爪床 nail bed** は爪半月から下爪皮に伸びる爪板の下の皮膚である．爪床の上皮は顆粒層を欠く．**上爪皮 eponychium**（ep- ＝上）あるいは**爪上皮 cuticle** は，爪の縁（外側縁）まで伸びて付着する狭い帯状に伸びた表皮である．上爪皮は爪の近位縁にあって，角質層からなる．**逆むけ hangnail** が爪自体となんら関係しないことを知れば驚くであろう．逆むけは，手足の爪の縁やつけ根の皮膚が

表 5.3	皮膚腺の概要（図 5.1，図 5.4a 参照）			
特　徴	**脂　腺**	**エクリン汗腺**	**アポクリン汗腺**	**耳道腺**
分　布	口唇，陰茎亀頭，小陰唇，瞼板腺に多く；体幹部，四肢では少ない；手掌と足底には存在しない	全身の皮膚のほとんどにみられ，とくに前頭部，手掌，足底に多い	腋窩部，鼠径部，乳輪，顔面のひげの生えた部分，陰核，小陰唇の皮膚	外耳道
分泌部の位置	真　皮	大部分が真皮の深部（しばしば皮下組織上層）	大部分が真皮の深部および皮下組織上層	皮下組織
導管の開口部	ほとんどが毛包につながっている	表皮表面	毛　包	外耳道の表面または脂腺の導管へ開口
分泌物	皮脂（トリグリセリド，コレステロール，タンパク質，無機塩の混合物）	水，イオン（Na^+，Cl^-），尿素，尿酸，アンモニア，アミノ酸，グルコース，乳酸を含む汗	汗；エクリン汗腺の汗と同じ成分に脂質，タンパク質が加わった汗	耳垢，ワックス状物質
機　能	毛の乾燥と皮膚からの水分喪失を防ぎ，皮膚を柔らかく保ち，一部の細菌の繁殖を抑えている	体温調節，老廃物の除去，精神的ストレスにより刺激される	精神的ストレス，性的興奮により刺激される	外耳道への異物や虫の侵入を予防する．また，耳垢は外耳道に防水性をもたせ，細胞に微生物が侵入するのを防ぐ
機能の発現	小児期には比較的不活発であり，思春期に活性化する	出生直後	思春期	出生直後

図5.5 爪. 指の爪を示す.

爪の細胞は，爪母基の最表層の細胞が形態変化したものである．

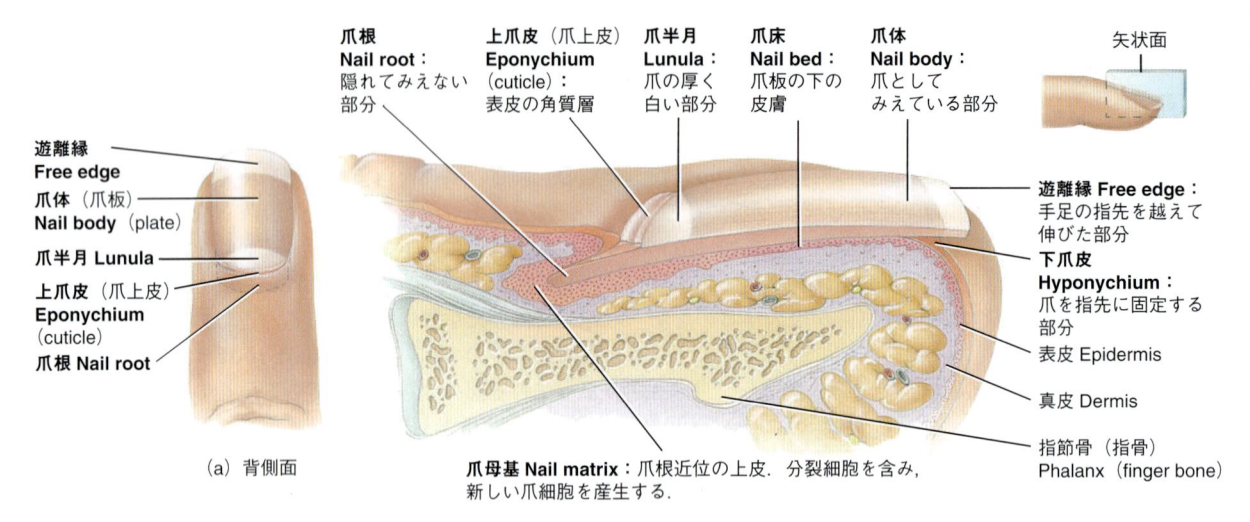

(a) 背側面

(b) 細かな内部構造を示す矢状断面

爪母基 Nail matrix：爪根近位の上皮. 分裂細胞を含み，新しい爪細胞を産生する.

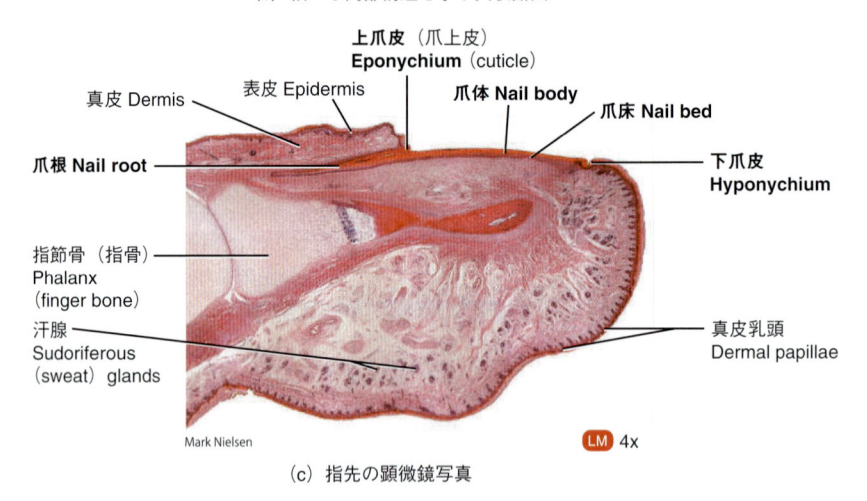

Mark Nielsen　LM 4x

(c) 指先の顕微鏡写真

Q 爪はどうして硬いのか？

小さく裂けた皮膚片で，通常，上爪皮の乾燥によって生じる．

爪根近位の上皮部分は**爪母基 nail matrix** である．爪母基の表層細胞は有糸分裂し，新しい爪の細胞を産生する．爪の成長速度は爪母細胞の分裂速度によって決まり，人の年齢，健康状態，栄養状態などの要因に影響される．爪の成長は，季節，時刻，外気温によっても変動する．手指の爪の長さの平均的な成長速度は，1週間でおよそ1 mm である．足趾の爪では成長速度がやや遅い．指が長いほど，爪の成長速度は速い．

爪にはさまざまな機能がある：

1. 指の末端を保護する．
2. 手指の掌側表面を支持し，対抗圧をつくることにより，触覚を高め，手指の操作性を高める．
3. 爪があることによって，小さいものをつかんだり巧みに扱ったりすることができ，さまざまな方法で身体を掻いたり身繕いしたりすることができる．

チェックポイント

7. 毛の構造を述べよ．"鳥肌"を引き起すものはなにか．
8. 脂腺，汗腺，耳道腺の存在の場所と機能を比較せよ．
9. 爪の各部について述べよ．

5.3 皮膚の種類

目　標

• 薄い皮膚と厚い皮膚の構造的，機能的相違点を比較する．

　全身の皮膚は同じような構造をとっているが，表皮の厚さ，強度，柔軟性，角化の程度，毛の分布と種類，腺の密度と種類，色素沈着，血管分布（血液供給），神経分布（神経支配）に関しては，部位によって大きく異なる．ある種の構造的，機能的性質に基づき，皮膚は薄い（有毛）皮膚と厚い（無毛）皮膚の2つに大きく分けられる（5.1節も参照）．表皮の厚さを決定する最も大きな要因は角質層の層数の増加である．これは，厚い皮膚領域において大きな機械的ストレスに対する反応として生ずる．

　表5.4に，薄い皮膚と厚い皮膚の特徴の比較を示す．

> **チェックポイント**
>
> **10.** 薄い皮膚と厚い皮膚の区別に用いられる基準はなにか．

5.4 皮膚の機能

目　標

• 皮膚がどのように体温調節，血液貯蔵，保護，感覚，排出と吸収，ビタミンD合成に寄与しているか述べる．

　皮膚の構造について基本的理解が得られたところで，本章の冒頭でも紹介した多様な皮膚機能についての理解を深めよう．外皮系（主に皮膚）の多様な機能には，体温調節，血液貯蔵，保護，皮膚感覚，排出と吸収，ビタミンD合成などがある．

体温調節

　体温調節 thermoregulation は体温の恒常性調節であることを思い出してほしい．皮膚は2通りの方法で体温調節に寄与している：皮膚表面に汗を出すことと，真皮の血流を調節することである．外気温が高いあるいは運動で生じた熱に応じて，エクリン汗腺からの汗の産生が増加する；皮膚表面から汗が蒸発し，体温を下げるのに役立つ．さらに，真皮の血管が拡張し（広くなり）；その結果真皮の血流量が増加して，身体からの放熱量が増加する（図 25.19 参照）．外気温が下がるとそれに反応してエクリン汗腺から汗の産生が減少し，熱を保つのに役立つ．同様に，真皮の血管が収縮し（狭くなり），皮膚の血流量が減少して，身体からの放熱量が減少する．さらに，骨格筋の収縮は体熱を産生する．

血液の貯蔵所

　真皮には豊富な血管網が含まれ，休息中の成人では総血流量の8～10%を占めている．このことから，皮膚は**血液の貯蔵所** blood reservoir の役割を果している．

保　護

　皮膚はさまざまな方法で身体を**保護** protection する．ケラチンは，微生物，皮膚剥離，熱，および化学物質から下の組織を保護し，強固に結合したケラチノサイトは微生物の侵入を阻止する．層板顆粒から放出された脂質は皮膚表面からの水の蒸発を阻止し，脱水から保護する；この脂質はまた，シャワーや水泳の際に皮膚を通して水が侵入するのを阻止する．脂腺に由来する油状の皮脂は皮膚と毛の乾燥を防止し，**殺菌性化学物質** bactericidal chemicals（細菌を殺傷する物質）を含んでいる．汗の

表5.4	薄い皮膚と厚い皮膚の比較	
特　徴	**薄い皮膚**	**厚い皮膚**
分　布	手掌，指の掌側面，足底などの部位を除くほぼ全身	手掌，指の掌側面，足底などの部位
表皮の厚さ	0.10～0.15 mm	0.6～4.5 mm，主として角質層がより厚いことによる
表皮の層	淡明層を基本的に欠き；有棘層と角質層は薄い	淡明層が存在；有棘層と角質層がより厚い
皮膚小稜	なし（真皮乳頭がほとんど発達せず少なく，整然としていないため）	あり（真皮乳頭がよく発達して多く，平行に整然と並んでいるため）
毛包と立毛筋	あ　り	な　し
脂　腺	あ　り	な　し
汗　腺	少ない	多　い
感覚受容器	疎	密

酸性 pH は，ある種の微生物の増殖を遅らせる．メラニン色素は，紫外線の傷害作用を遮断するのに役立つ．2種類の細胞が免疫学的な保護機能を果している．表皮内マクロファージは，潜在的に有害な侵入微生物の認識，プロセシングを行い，その存在を免疫系に警告する．真皮のマクロファージは，表皮の表皮内マクロファージに捉えられなかった細菌やウイルスを貪食する．

皮膚感覚

皮膚感覚 cutaneous sensations とは，皮膚で生じる感覚のことであり，接触，圧力，振動，むずむずした感じなどの触覚と，温感，冷感などの温度感覚が含まれる．別の皮膚感覚である痛みは，差し迫った，あるいは実際に生じている組織傷害を示している．皮膚には多様な神経終末と受容器が存在し，これには表皮の触覚円板，真皮の触覚小体，各毛包の周りの毛根神経叢などが含まれる．16章で皮膚感覚に関する話題を詳しく取り上げる．

排出と吸収

皮膚は通常，**排出 excretion**（身体から物質を除去する）と **吸収 absorption**（外界から身体の細胞に物質を運ぶ）の役割は小さい．角質層はほぼ防水性であるにもかかわらず，1日におよそ 400 mL の水が角質層を通して蒸発する．座業の人でさらに 200 mL/ 日を汗として失い，身体活動の盛んな人ではより多くの水を失う．汗は身体から水と熱を取り除くほか，少量の塩，二酸化炭素，タンパク質が分解して生じる2種類の有機分子，すなわちアンモニアと尿素を排出するための運搬体にもなる．

皮膚を通る水溶性物質の吸収は無視できる程度であるが，ある種の脂溶性物質は実際に皮膚を透過する．脂溶性ビタミン（A，D，E，K），ある種の薬物，酸素と二酸化炭素がこれに含まれる．皮膚を介して吸収される毒性物質には，アセトン（一部のマニキュア落とし）や四塩化炭素（ドライクリーニング溶剤）などの有機溶媒，鉛，水銀，ヒ素などの重金属塩，ツタウルシやウルシ中の物質などがある．コルチゾンなどの局所（皮膚に塗布する）ステロイドは脂溶性であり，容易に真皮の乳頭層へ入っていく．コルチゾンはそこで，肥満細胞によるヒスタミン産生を阻害し，抗炎症作用を発揮する（ヒスタミンが炎症に関与することを思い出してほしい）．皮膚から吸収されるある種の薬剤は，皮膚に粘着性パッチを貼付することにより投与できる．

⚗ **臨床関連事項**

経皮薬剤投与

ほとんどの薬剤は，消化器系を介して身体に吸収されるか，皮下組織または筋肉内に注入される．別の経路である **経皮薬剤投与 transdermal**（transcutaneous）**drug administration** では，粘着性皮膚パッチに含まれる薬剤を，表皮を介して真皮の血管に送り込むことができる．薬剤は1日〜数日にわたり，制御された速度で放出される．この投与方法は，体内から急速に排出される薬剤に対してとくに有用である．このような薬剤を他の剤形で投与しようとすると，頻回の投与が必要になってしまうからである．透過の主たる障壁は角質層にあるので，陰嚢，顔面，頭皮など，角質層が薄い領域では経皮吸収が最も速い．経皮投与が可能な薬剤は増えており，狭心症（心疾患に伴う胸痛）を予防するニトログリセリン；乗り物酔い用のスコポラミン；更年期のエストロゲン補充療法に用いられるエストラジオール；避妊パッチ中のエチニルエストラジオール・ノルエルゲストロミン；禁煙補助用のニコチン；癌患者における重度の疼痛の緩和に用いられるフェンタニルなどがある．

ビタミン D の合成

ビタミン D 合成 synthesis of vitamin D には，皮膚の中にある前駆分子を日光の紫外線で活性化することが必要である．ついで肝臓と腎臓の酵素が活性化された分子を修飾し，最終的には活性型のビタミン D である **カルシトリオール calcitriol** を産生する．カルシトリオールは，食物由来のカルシウムを消化管から血中に吸収するのを助けるホルモンである．ビタミン D 合成に必要な紫外線曝露はわずかである（約 10 〜 15 分の曝露を週に2回以上）．日光曝露を避ける人や北方の寒冷地に住む人は，ビタミン D 欠乏を避けるためにビタミン D サプルメントが必要となることもある．免疫系の多くの細胞はビタミン D 受容体を有しており，感染症，とくにインフルエンザなどの呼吸器系感染症が起るとこれらの細胞はビタミン D を活性化する．ビタミン D は貪食作用を促進し，貪食細胞内の抗菌物質の産生を増加させ，免疫機能を調節して炎症の軽減を助けると考えられている．

チェックポイント

11. 皮膚が体温調節を助ける2通りの方法とはなにか．

12. 皮膚はどのようにして保護バリアの役割を果すか．

13. 皮膚の神経が刺激されるとどのような感覚が生ずるか．

14. どのような種類の分子が角質層を透過できるか．

<table>
<tr><td>**5.5**</td><td></td></tr>
</table>

ホメオスタシスの維持：皮膚創傷の治癒

目 標

• 表皮の創傷および深い創傷がどのようにして治るかを説明する．

皮膚の傷害により，皮膚の正常な（正常に近い）構造と機能を回復させる一連の出来事が始まる．損傷の深さに応じて，2種類の創傷治癒過程が生じる．表皮だけが傷を受けると表皮の傷の治癒が起り，真皮に達する傷を受けたことにより深い傷の治癒が起る．

表皮の傷の治癒

表皮の傷の中央部が真皮にまで達していても，通常，傷の縁は浅層の表皮細胞がわずかに損傷しているだけである．表皮の傷でよくみられるのは，皮膚の一部がはがれ落ちた皮膚剥離と軽度の熱傷である．

表皮が損傷すると，傷の周りの表皮の基底細胞が基底膜との接触を断つ．これらの細胞は肥大し，傷を横切って移動する（図 5.6 a）．これらの細胞は，傷の反対側から進んできた細胞と出合うまで 1 枚のシートのように移動する．表皮細胞が互いに出合うと，**接触阻止 contact inhibition** とよばれる細胞反応により移動が止まる．最終的にそれぞれの表皮細胞が全方向で他の表皮細胞と接触すると，完全に移動が止まる．

図5.6 皮膚の傷の治癒.

表皮の傷では傷は表皮に限られる；深い傷では傷は真皮まで達する.

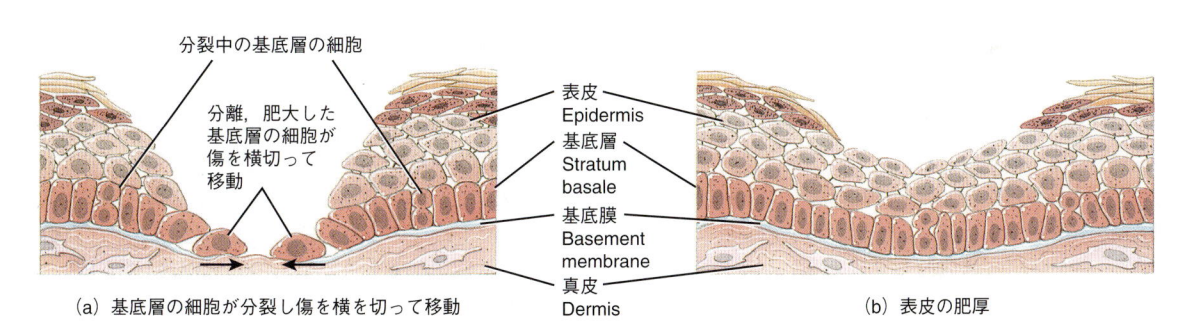

分裂中の基底層の細胞

分離，肥大した基底層の細胞が傷を横切って移動

表皮 Epidermis
基底層 Stratum basale
基底膜 Basement membrane
真皮 Dermis

（a）基底層の細胞が分裂し傷を横切って移動

（b）表皮の肥厚

浅い傷の治癒
Epidermal wound healing

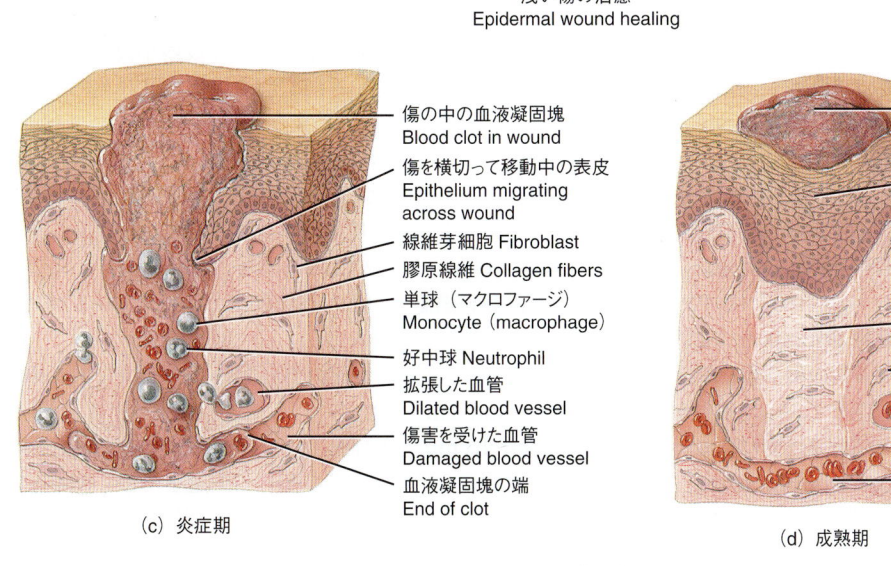

傷の中の血液凝固塊 Blood clot in wound
傷を横切って移動中の表皮 Epithelium migrating across wound
線維芽細胞 Fibroblast
膠原線維 Collagen fibers
単球（マクロファージ）Monocyte（macrophage）
好中球 Neutrophil
拡張した血管 Dilated blood vessel
傷害を受けた血管 Damaged blood vessel
血液凝固塊の端 End of clot

（c）炎症期

痂皮 Scab
再生した表皮 Resurfaced epithelium
膠原線維 Collagen fibers
癥痕組織 Scar tissue
線維芽細胞 Fibroblast
再生した血管 Restored blood vessel

（d）成熟期

深い傷の治癒
Deep wound healing

Q 表皮の傷は出血すると思うか？ なぜ出血する（しない）のか？

表皮の基底細胞が移動すると，**上皮成長因子** epidermal growth factor とよばれるホルモンが基底層の幹細胞を刺激して分裂させ，これが傷の方向へ移動した細胞と置き換わる．再配置された表皮の基底細胞は，分裂して新たな層を形成するので，新しい表皮が厚くなる（図 5.6 b）．

深い傷の治癒

深い傷の治癒は，損傷が真皮および皮下組織にまで達する時に起る．複数の組織層を修復しなければならないため，治癒過程は表皮の傷の治癒よりも複雑である．また，瘢痕組織が形成されるので，治癒した組織はいくつかの正常な機能を失う．深い傷の治癒は，炎症期，移動期，増殖期，成熟期の 4 期からなる．

炎症期 inflammatory phase には，傷の中に血液凝固塊が生じ，傷の縁をゆるく結合する（図 5.6 c）．深い傷の治癒の炎症期にはその名前が示すように，**炎症 inflammation**，すなわち修復に備えて微生物，外来物質，死滅組織の除去を助ける血管反応と細胞反応が関与する．炎症に伴う血管拡張と血管透過性の亢進により，有益な細胞の供給が促進される．このような細胞には，好中球とよばれる貪食性白血球；マクロファージになって微生物を貪食する単球；線維芽細胞になる間葉細胞などがある．

ついで，連続する 3 つの相が創傷修復の働きを担う．**移動期 migratory phase** には血液凝固塊が痂皮となり，表皮細胞が傷を横切って橋渡しするように痂皮の下に移動する．線維芽細胞がフィブリン糸に沿って移動し，瘢痕組織（膠原線維と糖タンパク質）の形成が始まり，傷害を受けた血管が再成長を始める．移動期に傷を埋める組織は**肉芽組織 granulation tissue** とよばれる．**増殖期 proliferative phase** は，痂皮の下で表皮細胞が活発に増殖し，線維芽細胞が膠原線維を無秩序につくり，沈着させ，血管が継続的に成長するなどで特徴づけられる．最後の**成熟期 maturation phase** では，表皮が正常な厚さにまで回復すると，痂皮がはがれる．膠原線維はより整然と並び，線維芽細胞の数が減少し，血管は正常な状態に回復する（図 5.6 d）．

瘢痕組織の形成過程は**線維化 fibrosis** とよばれる．深い傷の治癒においては，時に多量の瘢痕組織が形成されるので，正常な表皮面よりも盛り上がった瘢痕ができる．このような瘢痕が元の創傷の境界以内に留まっている場合，これを**肥厚性瘢痕 hypertrophic scar** という．傷の境界を越えて正常皮膚へと広がる場合は，**ケロイド瘢痕 keloid scar**（あるいは cheloid scar）という．瘢痕組織と正常皮膚とではいくつか違った点がある．瘢痕組織では膠原線維がより密に並び，弾力性が低下し，血管が少なく，毛の数と皮膚腺および感覚受容器は正常皮

膚と比較し同数か少ないという点である．膠原線維の配列と血管の少なさのため，瘢痕は通常，正常皮膚よりも色が薄い．

> ### チェックポイント
> **15.** 表皮の傷が治る場合，なぜ瘢痕を形成しないのか．

5.6 外皮系の発生

目 標

• 表皮とその付属構造，および真皮の発生について述べる．

表皮 epidermis は胚の表面を覆う**外胚葉 ectoderm** に由来する．受精後約 4 週の時点では，表皮はまず単層の外胚葉細胞のみからなる（図 5.7 a）．7 週の初期には，この単層（**基底層 basal layer** とよぶ）の細胞が分裂し，扁平な細胞からなる浅い保護層が形成される．これを**胎児表皮 periderm** とよぶ（図 5.7 b）．はがれ続ける胎児表皮は発生 5 ヵ月までに脂腺の分泌物および毛と混ざりあって，**胎脂 vernix caseosa**（vernix ＝ワニス；caseosa ＝チーズ）とよばれる脂肪性の物質を形成する．この物質は，つねに羊水に曝されている胎児の皮膚を覆って保護する．加えて，胎脂は潤滑性であるため胎児の娩出を促し，皮膚を爪による傷から保護している．

約 11 週までに，基底層が**中間層 intermediate layer** の細胞を形成する（図 5.7 c）．基底細胞の増殖により，最終的には出生時に存在する表皮のすべての層が形成される（図 5.7 h）．表皮の層に沿って**皮膚小稜 epidermal ridges** が形成される．約 11 週までに，外胚葉に由来する細胞が真皮へ移動し，**メラニン芽細胞 melanoblasts** に分化する．これらの細胞はすぐ表皮に入り，**メラニン細胞 melanocytes** に分化する．第 1 妊娠 3 半期の例，赤色骨髄から生じた**表皮内マクロファージ intraepidermal macrophages** が表皮に侵入する．4 ～ 6 ヵ月には表皮に**表皮触覚細胞 tactile epithelial cells** が現れるが，その由来はわかっていない．

真皮 dermis は，表面の外胚葉の下の領域にある**中胚葉 mesoderm** に由来する．中胚葉から，**間葉 mesenchyme** とよばれる，ゆるく組織された胚性結合組織が生じる（図 5.7 a 参照）．11 週までに，間葉細胞が線維芽細胞に分化し，膠原線維と弾性線維の形成が始まる．皮膚小稜が形成されると，真皮表面の一部が表皮に突出し，**真皮乳頭 dermal papillae** が発生する．これには，毛細血管ループ，触覚小体，自由神経終末が含まれる（図 5.7 c）．

図5.7 外皮系の発生.

表皮は外胚葉から発生し，真皮は中胚葉から発生する.

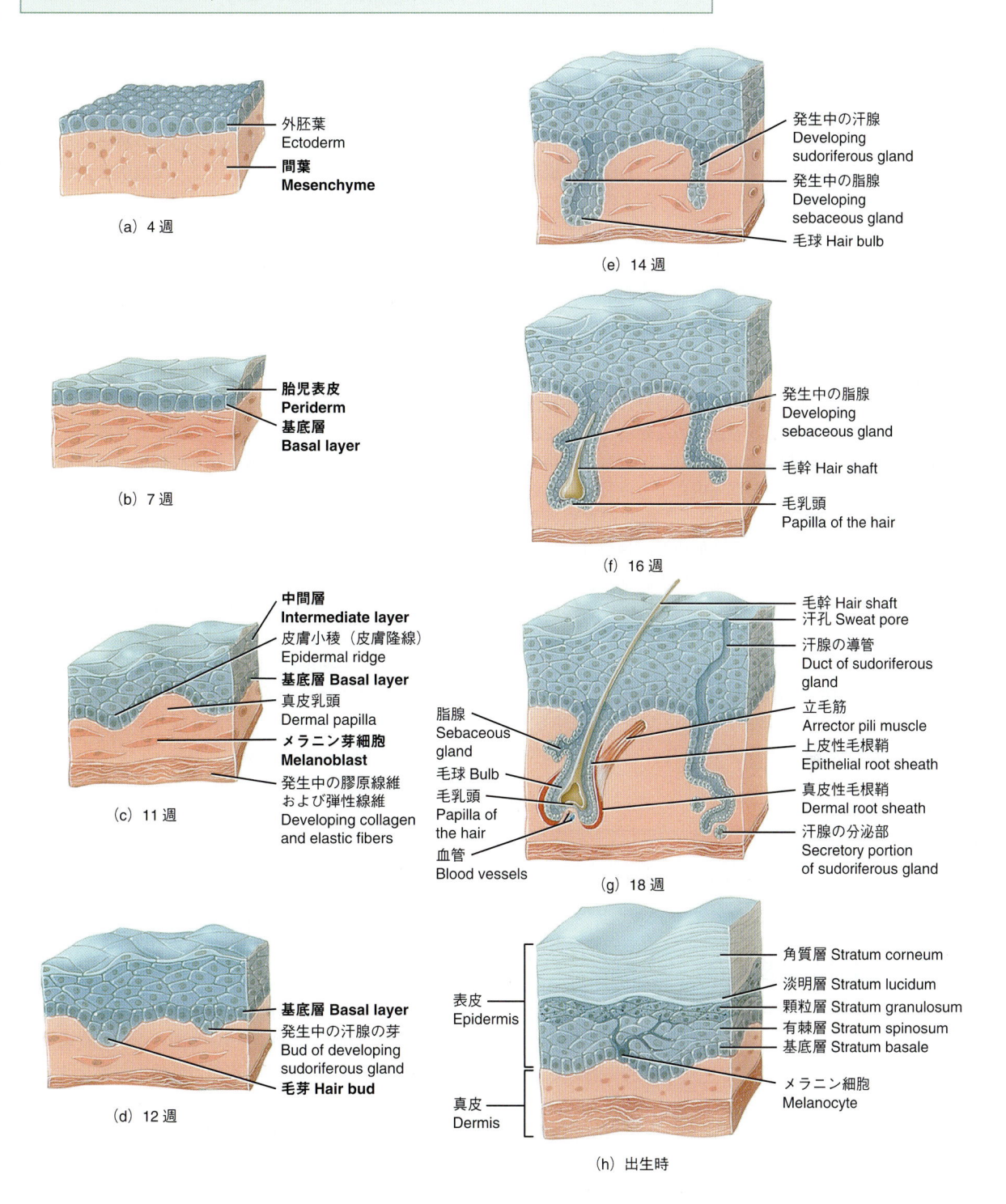

外胚葉
Ectoderm

間葉
Mesenchyme

（a）4週

胎児表皮
Periderm
基底層
Basal layer

（b）7週

中間層
Intermediate layer
皮膚小稜（皮膚隆線）
Epidermal ridge
基底層 Basal layer
真皮乳頭
Dermal papilla
メラニン芽細胞
Melanoblast
発生中の膠原線維
および弾性線維
Developing collagen
and elastic fibers

（c）11週

基底層 Basal layer
発生中の汗腺の芽
Bud of developing
sudoriferous gland
毛芽 Hair bud

（d）12週

発生中の汗腺
Developing
sudoriferous gland
発生中の脂腺
Developing
sebaceous gland
毛球 Hair bulb

（e）14週

発生中の脂腺
Developing
sebaceous gland
毛幹 Hair shaft
毛乳頭
Papilla of the hair

（f）16週

毛幹 Hair shaft
汗孔 Sweat pore
汗腺の導管
Duct of sudoriferous
gland
立毛筋
Arrector pili muscle
上皮性毛根鞘
Epithelial root sheath
真皮性毛根鞘
Dermal root sheath
汗腺の分泌部
Secretory portion
of sudoriferous gland

脂腺
Sebaceous
gland
毛球 Bulb
毛乳頭
Papilla of
the hair
血管
Blood vessels

（g）18週

角質層 Stratum corneum
淡明層 Stratum lucidum
顆粒層 Stratum granulosum
有棘層 Stratum spinosum
基底層 Stratum basale
メラニン細胞
Melanocyte

表皮
Epidermis

真皮
Dermis

（h）出生時

Q 胎脂の組成はどのようになっているか？

毛包 hair follicles は 12 週頃に発生し，表皮の基底層が深層の真皮内に下方成長したものである．この下方成長した部分は**毛芽 hair buds** とよばれる（図 5.7 d）．毛芽が真皮の深部まで入り込むと，遠位端が棍棒形となり，**毛球 hair bulbs** とよばれるようになる（図 5.7 e）．毛球が陥入して凹んだ部分は毛乳頭とよばれ，中胚葉で満たされ，血管と神経を入れる（図 5.7 f）．毛球の中心にある細胞から**毛母基 matrix** が発生し，ここで**毛 hair** が形成される．毛球周囲の細胞からは，**上皮性毛根鞘 epithelial root sheath** が形成される．真皮の周りにある間葉からは**真皮性毛根鞘 dermal root sheath** と**立毛筋 arrector pili muscle** が発生する（図 5.7 g）．5 ヵ月までに，毛包は胎毛（微細な胎児の毛，本章で前述した毛の種類を参照）を産生する．胎毛はまず頭部に生え，次に身体の他の部分に生える．胎毛は通常，出生前に抜け落ちる．

脂腺 sebaceous (oil) glands の大部分は，4 ヵ月前後で毛包の側面から発生し，毛包とつながった状態を維持する（図 5.7 e）．**汗腺 sudoriferous (sweat) glands** の大部分は，表皮の基底層が真皮内に下方成長したもの（**芽 buds**）に由来する（図 5.7 d）．この芽が真皮へ深く入ると，近位部は汗腺の導管を形成し，遠位部はコイル状になって腺の分泌部を形成する（図 5.7 g）．汗腺は 5 ヵ月前後で手掌，足底に現れ，少し遅れて他の領域に現れる．

爪 nails は約 10 週で発生する．最初は上皮の厚い層からなり，**原始爪領域 primary nail field** とよばれる．爪自体は角化上皮であり，基部から遠位方向へ成長する．爪が実際に指の先端にまで達するのは，9 ヵ月の直前である．

5.7 加齢と外皮系

目 標

• 加齢による外皮系への影響について述べる．

加齢に関連した変化の多くは 40 歳頃から現れ始め，真皮のタンパク質に認められる．真皮の膠原線維の数が減少し，強度が失われ，バラバラになり，並びが崩れて形がなくなり，もつれた状態となる．弾性線維は，いくぶん弾力性を失い，束ねられて厚みを増し，ボロボロになる．このような変化は，喫煙者の皮膚で顕著に認めら

れる．膠原線維と弾性線維の両方を産生する線維芽細胞の数は減少する．その結果，**皺 wrinkles** として，皮膚に特徴的な割れ目と溝ができる．

加齢による皮膚への明らかな影響は 40 代後半になるとみえてくる．表皮内マクロファージの数が減少したり，マクロファージが効果的な食作用をしなくなったりするので，皮膚の免疫反応が低下する．さらに，脂腺が小さくなり，皮膚が乾燥しひび割れが生じて，感染しやすくなる．汗の産生も減少し，それによって高齢者の熱射病の発症が増加する．機能するメラニン細胞の数が減少し，その結果毛髪は灰色となり，異常な皮膚の色素沈着が起る．加齢により毛包が毛を産生しなくなるため，脱毛が増加する．男性の約 25% では 30 歳までに脱毛の徴候がみられ，約 3 分の 2 では 60 歳までにかなりの脱毛が起る．脱毛は男女ともに起きる（男性型脱毛症，女性型脱毛症）．いくつかのメラニン細胞が大きくなると，色素斑（しみ）が生ずる．真皮の血管壁が肥厚して透過性が低下し，皮下脂肪が失われる．老化した皮膚（とくに真皮）は，若い皮膚よりも薄くなり，細胞が基底層から表層へ移動する速度はかなり遅くなる．老年期に入ると，皮膚の修復能は低下し，皮膚癌や褥瘡などの病的状態に陥りやすくなる．**酒渣 rosacea**（＝バラ色）は，皮膚の色が薄い 30 〜 60 歳の成人に起ることが多い皮膚疾患である．発赤，小さな吹き出物，目立つ血管を特徴とし，通常は顔の中心部に生じる．

爪や毛髪の発育速度は，20 〜 30 代に低下する．爪は，乾燥したり，あるいは上爪皮を軟らかくするキューティクル・リムーバーやマニキュア液を繰り返し用いることによって，加齢とともにもろくなる．

老化を防ぐ種々の美容術を利用して，老化や日焼けが皮膚に及ぼす影響を抑えることができる．以下に例を挙げる：

- **局所製剤 topical products** は皮膚を漂白して傷やしみを目立たなくする（ヒドロキノン），または小皺や肌荒れを減らす（レチノイン酸）．
- **マイクロダーマブレーション microdermabrasion**（mikros- ＝小さい；-derm ＝皮膚；-abrasio ＝こすり取る）では微結晶を吹きつけて削りながら皮膚表面の細胞を吸引することで，皮膚の質感や傷跡を改善する．
- **ケミカルピーリング chemical peel** では皮膚に弱酸（グリコール酸など）を塗布して表面の細胞を除去することで，皮膚の質感と傷跡を改善する．
- **レーザーリサーフェシング laser resurfacing** ではレーザーを用いて皮膚表面近くの血管やしみ，傷跡を消し，小皺を減らす．IPL フォトフェイシャル IPL Photofacial® などがある．

🕯 臨床関連事項

日光傷害，サンスクリーン，サンブロック

　暖かい太陽の下で日光浴をするのは気持ちのよいものだが，これは健康的なやり方とはいえない．皮膚の健康に影響を与える紫外線には2種類ある．長波長の紫外線A(UVA)は，地球に達する紫外線の約95%を占める．UVAはオゾン層で吸収されない．UVAは皮膚の最も奥まで通り抜け，メラニン細胞により吸収されて，日焼けに関与する．UVAは免疫系を抑制する作用もある．短波長の紫外線B(UVB)は，オゾン層で一部吸収され，UVAほど皮膚の深部には達しない．UVBは日焼けの原因となり，皺，皮膚の老化，白内障形成などを招く多くの組織傷害に関与する（酸素フリーラジカルを発生させて膠原線維と弾性線維を破壊する）．UVAとUVBはいずれも皮膚癌の原因だと考えられている．長期にわたる過度の日光曝露は，血管拡張，しみ，そばかす，皮膚の質感の変化を招く．

　紫外線曝露（自然の日光または日焼けサロンの人工光）は，**光線過敏 photosensitivity** を引き起こすこともある．これは，ある種の薬剤を服用すると，またはある種の物質と接触すると皮膚反応が高まる状態である．光線過敏は，発赤，かゆみ，水疱，皮膚剥離，蕁麻疹を特徴とし，ショックを生じることもある．光線過敏性反応の原因となりうる薬剤または物質には，一部の抗菌薬（テトラサイクリン），非ステロイド抗炎症薬（イブプロフェン，ナプロキセン），ある種のハーブ系サプルメント（セント・ジョーンズ・ワート），一部の経口避妊薬，一部の降圧薬，一部の抗ヒスタミン薬，一部の人工甘味料，香水，アフターシェーブローション，化粧水，洗剤，薬用化粧品などがある．

　日焼けローション self-tanning lotions（あるいは sunless tanners）は局所に塗布する物質で，皮膚のタンパク質と相互作用して日焼けしたような肌色をつくる着色添加物（ジヒドロキシアセトン）が含まれている．

　サンスクリーン sunscreens はUVBを吸収するが，ほとんどのUVAを通す．種々の化学物質（ベンゾフェノン，その誘導体の一種など）を含む局所用製剤である．

　サンブロック sunblocks は，UVBとUVAの両者を反射そして散乱させる酸化亜鉛などの物質を含む局所用製剤である．

　サンスクリーンとサンブロックは，紫外線に対する保護レベルの指標である **SPF値 sun protection factor** に基づいて分類される．この値が大きいほど，保護の程度が高いと考えられる．日光を長時間浴びる予定の人は，予防策としてSPF値15以上のサンスクリーンまたはサンブロックを用いるほうがよい．サンスクリーンは日焼けを防止するものの，本当に皮膚癌を防止するかどうかについては，かなり議論の余地がある．いくつかの研究によると，サンスクリーンはこれを使えば安心という錯覚をもたらすので，実際には皮膚癌の発生率を上昇させてしまう可能性があるという．

- **外皮充填剤 dermal fillers** はヒトのコラーゲン（コスモダーム Cosmoderm®），ヒアルロン酸（レスチレン Restylane®，ジュバダーム Juvaderm®），カルシウムヒドロキシアパタイト（レディエッセ Radiesse®），またはポリ L-乳酸（スカルプトラ Sculptra®）で，これらを注入して皮膚を膨らませ，鼻・口の周りや眉間の小皺を滑らかにし，深い皺を埋める．
- **脂肪移植 fat transplantation** では身体のある部分から取った脂肪を他の部位（目の周りなど）に注入する．
- **ボツリヌス毒素 botulinum toxin** あるいは**ボトックス Botox®** はボツリヌス毒素を希釈したもので，皮膚に注入し，皮膚の皺をつくっている骨格筋を麻痺させる．
- **高周波非外科的フェイスリフト radio frequency nonsurgical facelift** では顎，首，たるんだ眉および眼瞼の皮膚の深層に高周波を照射して引き上げる．
- **フェイスリフト facelift，ブローリフト browlift，ネックリフト necklift** はたるんだ皮膚と脂肪を外科的に取り除き，下層の結合組織と筋肉を引き上げる侵襲的手術である．

チェックポイント

17. 老化した皮膚が感染しやすくなるのは，どんな要因がかかわっているのか．

　皮膚が身体の他の系のホメオスタシスにかかわるいくつかの方法を知るためには，"ホメオスタシスの観点から：外皮系の役割"の欄を熟読してください．本書にはこのような記事が11ヵ所あり，ここにあるのはそのうちの最初である．とくに選んだ11章では，各章の終りにその章で取り上げた生体システムが，全身の他の器官系のホメオスタシスの維持にどのように関与しているか解説されている．次の6章では，骨組織が形成されるしくみと，どのように骨が組み立てられて，皮膚同様に多くの臓器を保護する骨格系となるかを調べることにする．

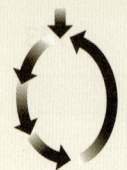 # ホメオスタシスの観点から

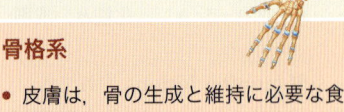

骨格系
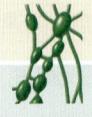

- 皮膚は，骨の生成と維持に必要な食物中のカルシウムとリンがうまく吸収されるのに必要なビタミンＤの活性化に役立つ.

筋　系

- 皮膚は，筋収縮に必要なカルシウムイオンの供給に役立っている.

神経系
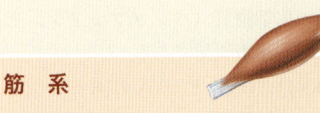

- 皮膚や皮下組織にある神経末端は，触，圧，温度，痛みの感覚を信号として脳に送る.

内分泌系
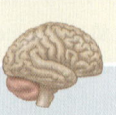

- 皮膚のケラチノサイトは，ビタミンＤからカルシトリオール（食物中のカルシウムとリンの吸収を促進するホルモン）への活性化を助ける.

心臓血管系
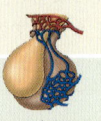

- 真皮における局所的な化学変化は，皮膚血管の拡張と収縮を引き起し，皮膚への血流の調節に役立つ.

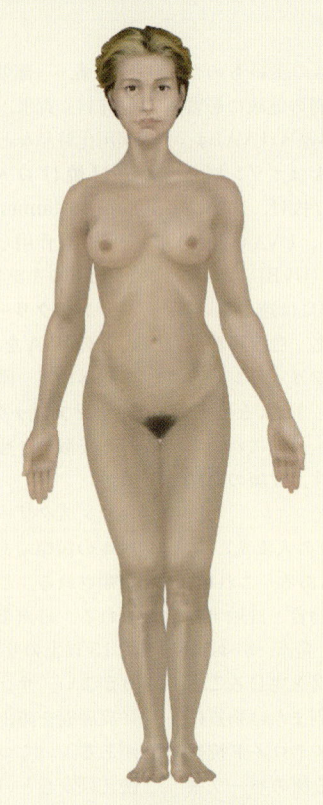

外皮系の役割

全身の器官系との関連

- 皮膚や毛はあらゆる内部臓器を外界の有害な物質から保護するためのバリアとなる.
- 汗腺および皮膚の血管系により，他の器官系が適切に機能するのに必要な体温の調節が行われる.

リンパ系と免疫系

- 免疫においては皮膚が"防御の最前線"であり，微生物の侵入と発育を阻害する機械的なバリアと化学物質の分泌を行う.
- 表皮の表皮内マクロファージは，外来性の抗原を認識・処理することで免疫反応に関与している.
- 真皮のマクロファージは，皮膚表面から侵入する微生物を貪食する.

呼吸器系
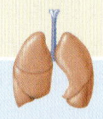

- 鼻毛は吸い込んだ空気から埃の粒子をフィルターに掛けて取り除く.
- 皮膚にある痛覚の神経末端の刺激は，呼吸数を変化させることがある.

消化器系
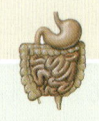

- 皮膚は，ビタミンＤをホルモンであるカルシトリオールへと活性化し，小腸における食物由来のカルシウムやリンの吸収を促進する.

泌尿器系

- 腎臓の細胞は，部分的に活性化されたビタミンＤホルモンを皮膚から受け取り，カルシトリオールに変える.
- ある種の老廃物が体内から汗の中に排出され，泌尿器系による排出に寄与している.

生殖器系
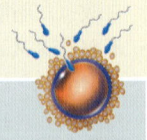

- 皮膚や皮下組織の神経末端は，性的な刺激に反応し，性的快楽に関係している.
- 乳児が乳を吸うことにより，皮膚の神経末端が刺激され，乳汁分泌につながる.
- 乳腺（汗腺が変化したもの）から乳汁が産生される.
- 妊娠中は，胎児の発育につれて皮膚が伸展する.

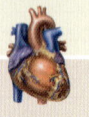

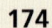

疾患：ホメオスタシスの失調

皮膚癌

　米国では年間に 100 万症例が**皮膚癌 skin cancer** と診断されるが，そのすべてが日光または日焼け用ベッドによる過度の紫外線曝露により引き起されている．米国ではすべての癌の半分が皮膚癌である．一般的にみられる皮膚癌には 3 種類ある．**基底細胞癌 basal cell carcinomas** は全皮膚癌の約 78% を占める．この腫瘍は表皮の基底層から発生し，転移することはまれである．**扁平上皮癌 squamous cell carcinomas** は全皮膚癌の約 20% を占め，表皮の有棘層から発生し，転移の傾向はさまざまである．基底細胞癌と扁平上皮癌をあわせて，**非黒色腫性皮膚癌 nonmelanoma skin cancer** という．

　悪性黒色腫 malignant melanomas はメラニン細胞から生じ，全皮膚癌の約 2% を占める．黒色腫の生涯罹患率は現在 1/75 と推定されているが，これはわずか 20 年で 2 倍となった．この増加の一部は，紫外線をある程度吸収するオゾン層が減少したのが原因である．しかし，この増加の主な理由は，多くの人びとが日光の下や日焼け用ベッドで長時間すごしていることである．悪性黒色腫は急速に転移し，診断から数ヵ月以内に人の命を奪ってしまうこともある．

　悪性黒色腫治療の成功の鍵は，早期発見である．悪性黒色腫の早期の危険な徴候は，頭文字 ABCDE を使って見分けられる（図 5.8）．A は **asymmetry（非対称性）** である；悪性黒色腫は対称性を欠く傾向にある．すなわち，半分ずつで大きく異なるような不整な形を有する．B は **border（境界）** である；悪性黒色腫では境界が不整（ギザギザ，湾入，波形，不明瞭）である．C は **color（色調）** である；悪性黒色腫は色調が不均一で，数色含まれていることもある．D は **diameter（直径）** である；通常のほくろは 6 mm，およそ鉛筆についた消しゴムの大きさより小さいのがふつうである．E は **evolving（進行）** である；悪性黒色腫は大きさ，形状，色調が変化する．悪性黒色腫に A，B，C の特徴が認められる場合，通常 6 mm を超える大きさとなる．

　皮膚癌の危険因子を以下に示す：

1. **皮膚のタイプ**．皮膚の色が薄く，日焼けにより褐色にならずつねに赤く炎症を起してしまう人は危険性が高い．
2. **日光曝露**．年間に晴れの日が多い地域や標高の高い地域（紫外線が強い）に住んでいる人は，皮膚癌発症の危険性が高い．同様に，屋外作業に従事する人や，重度の日焼けを 3 回以上起したことがある人は，

図 5.8　正常な母斑（ほくろ）と悪性黒色腫の比較．

> ほぼすべての皮膚癌は，日光または日焼け用ベッドによる過度の紫外線曝露が原因である．

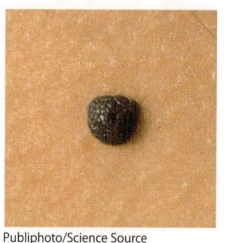
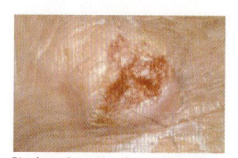

Publiphoto/Science Source
（a）正常な母斑（ほくろ）

Biophoto Associates/Science Source
（c）扁平上皮癌

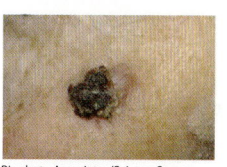
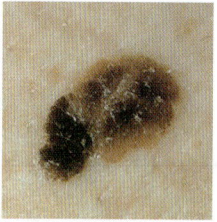

Biophoto Associates/Science Source
（b）基底細胞癌

Biophoto Associates/Science Source
（d）悪性黒色腫

Q 最も一般的なタイプの皮膚癌はどれか？

危険性が高い．
3. **家族歴**．皮膚癌の家族歴がある人は，ない人よりも罹患率が高い．
4. **年齢**．高齢者は日光曝露の総時間が長いため，より皮膚癌になりやすい．
5. **免疫状態**．免疫抑制状態にある人は，皮膚癌の発生率が高い．

熱　傷

　熱傷 burn とは，皮膚のタンパク質を変性（分解）させるような過度の熱，電気，放射能，あるいは腐食性の化学物質によって引き起された組織傷害である．熱傷によって，ホメオスタシスにおける皮膚の重要な役割，すなわち微生物の侵入や乾燥に対する保護，および体温調節が損なわれる．

　熱傷はその重症度により分けられる．**第 I 度熱傷 first-degree burn** は表皮に限局する（図 5.9 a）．軽度の疼痛および紅斑（発赤）があり，水疱を形成しないことが特徴である．皮膚機能は損なわれていない．直ちに流水で冷やせば，第 I 度熱傷による疼痛と傷害が軽減されることがある．一般的に，第 I 度熱傷は 3 〜 6 日で治癒し，皮膚剥離を伴うこともある．第 I 度熱傷の例としては，軽度の日焼けである．

図5.9 熱傷.

熱傷は，皮膚のタンパク質を破壊する物質によって引き起された組織の傷害である．

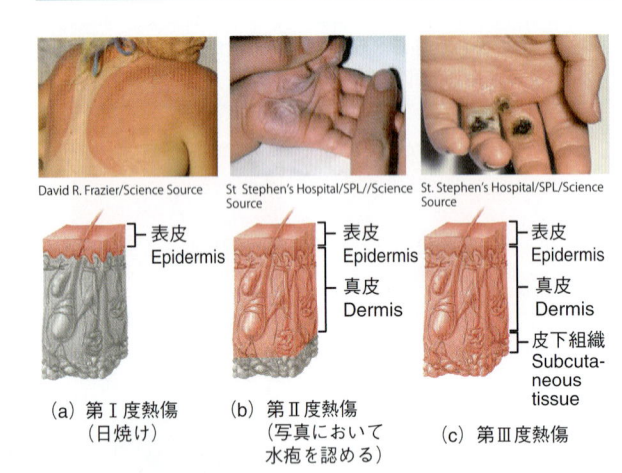

David R. Frazier/Science Source　St Stephen's Hospital/SPL//Science Source　St. Stephen's Hospital/SPL/Science Source

表皮 Epidermis

表皮 Epidermis / 真皮 Dermis

表皮 Epidermis / 真皮 Dermis / 皮下組織 Subcutaneous tissue

(a) 第Ⅰ度熱傷（日焼け）　(b) 第Ⅱ度熱傷（写真において水疱を認める）　(c) 第Ⅲ度熱傷

Q 熱傷の重症度を決定する要因はなにか？

第Ⅱ度熱傷 second-degree burn では，表皮および一部の真皮が破壊され（図5.9b），皮膚機能の一部が失われる．第Ⅱ度熱傷では，発赤，水疱形成，浮腫，疼痛を生じる．水疱では表皮と真皮のあいだに組織液が蓄積するため，表皮が真皮から分離する．毛包，脂腺，汗腺などの付属器は，通常，損傷を受けない．感染が生じなければ，第Ⅱ度熱傷は皮膚移植を行わずとも約3〜4週間で治癒するが，瘢痕を生じることがある．第Ⅰ度・第Ⅱ度熱傷をあわせて，**部分層熱傷** partial-thickness burns とよぶ．

第Ⅲ度熱傷 third-degree burn（**全層熱傷** full-thickness burn）では，表皮，真皮，および皮下組織が破壊され（図5.9c），皮膚の多くの機能が失われる．このような熱傷では，白色〜赤褐色の変色から炭化して乾いた傷まで，さまざまな外観を呈する．著しい浮腫を生じ，熱傷部位は感覚神経末端が破壊されるため無感覚となる．再生はゆっくりと起り，表皮で覆われる前に多量の肉芽組織が形成される．治癒を促進し，瘢痕化を最小限に留めるには，皮膚移植が必要になることもある．

熱傷を起すものにじかに接触して皮膚組織が傷つけられた場合は**限られた領域にだけ熱傷の影響**がでる．しかし一般的にいって，より生命を脅かすのは，重度の熱傷による**全身的影響** systemic effects である．熱傷の全身的影響には，(1) 水，血漿，血漿タンパク質が失われショックを起す；(2) 細菌感染；(3) 血液循環の減少；(4) 尿の産生が減少する；(5) 免疫反応の低下などがある．

熱傷の重症度は，深さ，受傷範囲に加え，受傷者の年齢や健康状態によって決まる．米国熱傷学会の熱傷分類によれば，重度の熱傷（＝おおやけど）とは，体表面積の10%を超える第Ⅲ度熱傷；体表面積の25%を超える第Ⅱ度熱傷；あるいは顔面，手，足，**会陰** perineum（肛門および尿生殖部を含む）のいずれかに受けた第Ⅲ度熱傷をいう．熱傷面積が70%を超えると，受傷者の半数以上が死亡する．成人の熱傷表面積を見積もる簡易法を，**9の法則 rule of nines** という（図5.10）：

1. 頭部の前後両面と頸に受傷したら，9%とみなす．
2. 各上肢の前後両面を9%とみなす（両上肢で合計18%）．
3. 体幹の前後両面（臀部を含む）を $4 \times 9 = 36\%$ とみなす．
4. 各下肢（臀部に達するまで）の前面を9%，後面を9%とみなす（両下肢で合計36%）．
5. 会陰部を1%とみなす．

自家移植だけでは十分でない重度の熱傷を負った全層

図5.10 9の法則による熱傷範囲の決定法．体表面積に対するおおよその割合をパーセントで表す．

9の法則は，成人の熱傷表面積を見積もる簡易法である．

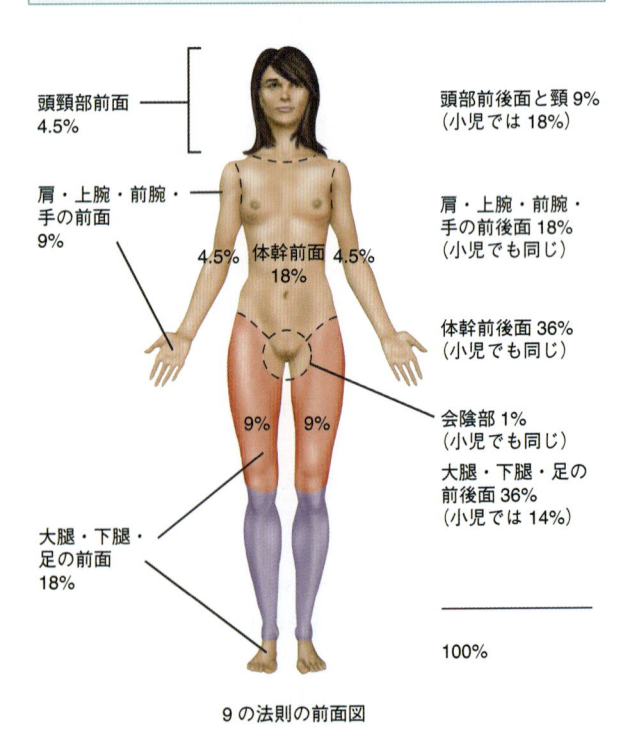

頭頸部前面 4.5%

頭部前後面と頸 9%（小児では18%）

肩・上腕・前腕・手の前面 9%

肩・上腕・前腕・手の前後面 18%（小児でも同じ）

4.5% 体幹前面 18% 4.5%

体幹前後面 36%（小児でも同じ）

会陰部 1%（小児でも同じ）

大腿・下腿・足の前後面 36%（小児では14%）

9% 9%

大腿・下腿・足の前面 18%

———————
100%

9の法則の前面図

Q 体幹の前面と左上肢の前面のみに熱傷が生じた場合，からだの何%が受傷したことになるか？

熱傷または深達性部分層熱傷の患者には，細胞組織医療機器（人工皮膚）インテグラ（Integra® Dermal Regeneration Template〔DRT〕）を皮膚再生のテンプレートとして用いることができる．この人工皮膚は，水分喪失や微生物に対する保護バリアを提供しながら，規則的な真皮再生を促進するようにデザインされている．インテグラ®はヒトの皮膚のように二層構造を有する．内層（基質層）はウシのコラーゲンと炭水化物であるグリコサミノグリカン（GAG）からなる．この層は細胞外層としての機能を有する擬真皮であり，移植部位への自家真皮細胞の遊走を誘導して新しい真皮を再生させる．外層（シリコン層）は，シリコンの薄い層からなる擬似表皮であり，創傷を閉じ，体液が失われるのを調節し，保護バリアとして機能する．真皮が十分に再生したら（約3週間後），シリコン層を除去し，患者自身の表皮細胞の薄いシートをかぶせる．

火事で熱傷を負った人の多くは，煙も吸い込んでいる．この煙が非常に熱い，または濃い，あるいは吸入が長時間にわたると，深刻な問題が起る．熱い煙は気管を傷つけ，その内面に腫脹を引き起す．この腫脹が気管を狭めると，肺への空気の流れが妨げられる．さらに，肺内部の細い気道も狭まって，喘鳴や呼吸困難を起すことがある．煙を吸い込んだ人にはフェイスマスクで酸素を投与し，場合によっては呼吸補助のため気管挿管を行う．

褥瘡

褥瘡 pressure ulcers は**床ずれ decubitus ulcers**（あるいは bedsores）ともよばれ，組織への血流が持続的に障害されることによって起る（図5.11）．通常は，骨の突起部上にある組織が，ベッド，ギプス，副木などに長時間押しつけられると生じる．数時間で圧迫を取り除けば，発赤は生じるものの，組織傷害は起らない．罹患部位の水疱は浅い傷害を示し，紫色の変色は深部組織の傷害を示す．長時間の圧迫は組織の潰瘍を引き起す．表皮の小さな傷が感染を起し，傷つきやすい皮下組織と深部の組織に傷害が生じる．最終的に組織は死ぬ．褥瘡は寝たきりの患者に最も多く起るが，適切なケアにより予防できる．しかし，高齢の患者や重症患者では，きわめて急速に褥瘡ができてしまう．

図5.11　褥　瘡.

褥瘡は，組織への血流が持続的に障害されることによって起る上皮の脱落である．

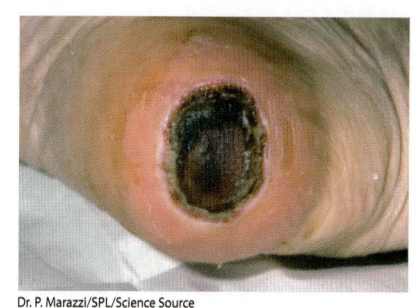

Dr. P. Marazzi/SPL/Science Source
かかとの褥瘡

Q 褥瘡は，からだのどの部分に生じることが多いか？

医学用語

角化症 keratosis（kera- ＝角）　**日光角化症 solar keratosis** は表皮組織が硬く増殖することで，日光に当った顔や手の皮膚に生じる前癌病変である．

丘疹 papule（papula ＝吹き出物）　皮膚に生じる小さな（直径1 cm 未満）丸い盛り上がり．痤瘡はその一例．

口唇ヘルペス cold sore　通常，口腔粘膜に病変が認められ，Ⅰ型単純ヘルペスウイルス（HSV）によって起り，経口あるいは呼吸器を通じて感染する．このウイルスは，紫外線，ホルモンの変化，精神的ストレスなどにより活性化するが，それまでは潜伏状態を保つ．別名疱疹 fever blister ともいう．

鶏眼（うおのめ）corn　痛みを伴う表皮角質層の円錐状肥厚で，趾関節を覆う部分や趾のあいだに認められる．摩擦あるいは圧迫が原因となることが多い．鶏眼は，できる場所によって硬いことも軟らかいこともある．硬い鶏眼は通常足趾関節を覆う部分にみられ，軟らかい鶏眼は通常第4・第5趾のあいだにみられる．

血管腫 hemangioma（hem- ＝血；-angi- ＝血管；-oma ＝腫瘍）　皮膚あるいは皮下組織に限局した良性腫瘍であり，血管の本数の異常な増加によって生じる．**ポートワイン母斑 portwine stain** はその一つであり，出生時から存在する扁平なピンク色，赤色，あるいは紫色の病変で，通常は首筋にみられる．

ケロイド keloid（kelis ＝腫瘍）　治癒中の膠原線維形成により引き起される，過剰な瘢痕組織が盛り上がった不整形の暗色部分．元の創傷を越えて広がり，圧痛があり，疼痛を伴うことも多い．ケロイドは真皮とその下の皮下組織で生じ，通常は外傷，手術，熱傷，重度の痤瘡の後にみられる；アフリカ系の人に多い．

挫傷 contusion（contundere ＝打撲する）　皮膚の深部組織が損傷しているが，表皮の断裂はない状態．

擦過傷 abrasion（ab- ＝～から離れる；-rasion ＝擦る）　皮膚が擦り取られた部分．

湿疹 eczema（eczeo- ＝煮こぼれる）　著しいかゆみを伴い，赤く乾いた水疱の斑を特徴とする皮膚の炎症．手首，膝の裏側，肘の前面の皮膚の皺にできることが多い．典型的には幼児期に出現し，多くの小児では成長とともに消失する．原因

は不明であるが，遺伝やアレルギーと関連する．

シラミ lice 感染性の節足動物で，基本的に以下の2種類が含まれる．**アタマジラミ head lice** は跳躍する小型の節足動物で，頭皮から吸血する．卵を産み，唾液は掻痒感を引き起すため合併症につながることもある．**ケジラミ pubic lice** は小型の節足動物で，跳躍はせず，小さなカニのようにみえる．

蕁麻疹 hives 皮膚に赤く盛り上がった斑が生じ，かゆみを伴うことが多い．一般的には，感染症，外傷，薬物，精神的ストレス，食品添加物，ある種の食物アレルギーによって起る．**urticaria** ともいう．

水疱 blister 短期的な強い摩擦が原因で，表皮内または表皮と真皮のあいだに漿液がたまった状態．**bulla** という語は，大きな水疱を意味する．

接触性皮膚炎 contact dermatitis （dermat- = 皮膚；-itis = ～の炎症） 発赤，かゆみ，腫脹を特徴とする皮膚の炎症であり，ツタウルシの毒など，アレルギー反応を引き起す化学物質と接触することによって生ずる．

掻痒症 pruritus （pruri- = かゆい） かゆみ．最も一般的な皮膚異常の一つ．皮膚疾患（感染症），全身的疾患（癌，腎不全），心因的な要因（精神的ストレス），あるいはアレルギー反応により起ることがある．

体部白癬 tinea corporis からだのあらゆる部位に発現しうる真菌感染症で，鱗屑，掻痒，時に疼痛を伴う病変を特徴とする；**たむし ringworm** としても知られる．この真菌は，温かく湿潤な場所に繁殖し，鼠径部の皮膚皺襞に生じたもの を**股部白癬 tinea cruris** （いんきんたむし jock itch），趾のあいだに生じたものを**足白癬 tinea pedis** （水虫 athlete's foot）とよぶ．

局所適用 topical 薬剤に関して，内服あるいは注射ではなく，皮膚表面に塗布すること．

凍傷 frostbite 極度の寒冷のため，露出面の皮膚と皮下組織が局所的に破壊されること．軽症例では，皮膚が青く腫脹し，わずかな疼痛を伴う．重症例では，著しい腫脹，若干の出血，水疱がみられ，疼痛を伴わない．治療を行わないと，壊疽を生じるおそれがある．凍傷は速やかに温めることで治る．

囊胞 cyst （＝液体を含む袋） 明確な結合組織壁を有し，液体または他の物質が含まれる袋状の腫瘤．

胼胝（べんち：たこ）**callus** （＝硬い皮膚） 皮膚が硬く，厚くなった部位．通常は手掌と足底にみられ，持続的な圧迫や摩擦に起因する．

面皰 comedo （＝食べ尽くす） 脂肪性物質や死んだ細胞が毛包や脂腺の分泌管に留った状態．通常，顔面，胸部，背部にみられ，思春期に最も多くなる．**黒色面皰 blackhead** ともいう．

疣贅（ゆうぜい：いぼ）**wart** 表皮細胞の異常な増殖によって生ずる塊；パピローマウイルスによって引き起される．疣贅の大部分は非癌性である．

裂傷 laceration （lacer- = 裂けた） 皮膚が不規則に裂けること．

章の概要

概要

5.1 皮膚の構造

1. 外皮系は皮膚，毛，脂腺，汗腺，爪，感覚受容器からなる．
2. 皮膚は重量が最大の身体器官である．皮膚の主な部分は表皮（表層）と真皮（下層）である．
3. 皮下組織（皮下層）は真皮より深層にあり，皮膚の一部ではない．これは真皮を下層の組織や器官に結びつけ，層板小体を含んでいる．
4. 表皮細胞の種類には，ケラチノサイト，メラニン細胞，表皮内マクロファージ，表皮触覚細胞がある．
5. 表皮の層は，下層から表層に向かって，基底層，有棘層，顆粒層，淡明層（厚い皮膚のみ），角質層の順に並んでいる（表5.1 参照）．基底層の幹細胞はつねに細胞分裂しており，他の層のケラチノサイトをつくり出す．
6. 真皮は膠原線維と弾性線維を含む不規則緻密結合組織で構成され，乳頭層と網状層からなる．乳頭層は細い膠原線維，微細な弾性線維，真皮乳頭，触覚小体を含む．網状層は太い膠原線維と若干の粗い弾性線維の束，線維芽細胞とマクロファージ，脂肪組織，毛包，神経，脂腺，汗腺を含む（表5.2 参照）．
7. 皮膚小稜は指紋および足紋の元となっている．
8. 皮膚の色は，メラニン，カロテン，ヘモグロビンによって決まる．

9. 刺青は，針を用いて真皮に色素を沈着させることである．ボディピアスは，人工的に開けた穴にアクセサリーを差し込むことである．

5.2 皮膚付属器の構造

1. 皮膚付属器―毛，皮膚腺，爪―は，胚の表皮から発達する．
2. 毛は，ほとんどが皮膚表面より上に伸び出ている毛幹と，真皮に時には皮下組織にまで達する毛根，および毛包からなる．
3. 毛包には，脂腺，立毛筋，毛根神経叢が付属している．
4. 新しい毛は，毛球にある毛母細胞の分裂によって成長する；毛の生え替わりと成長は，成長期，退行期，休止期を繰り返すことによって起る．
5. 毛は日光や熱の損失に対する保護機能をもち，眼，鼻，耳に異物が入るのを防ぐ．毛は軽い接触を感知する機能ももつ．
6. 胎児の胎毛は出生前に抜け落ちる．男性の体毛の多くは終毛（硬く色が濃い）であり，女性の体毛の多くは産毛（細い）である．
7. 脂腺は通常，毛包につながっており，手掌および足底には存在しない．脂腺は皮脂を産生し，毛に潤いを与え，皮膚の防水効果に寄与する．脂腺が詰まるとにきびを生じることがある．
8. 汗腺にはエクリン汗腺とアポクリン汗腺の2種類がある．エクリン汗腺は広範囲に分布し，導管は表皮の表面の汗孔で終る．エクリン汗腺は体温調節や老廃物の排出に関与し，精神的

ストレスの際に刺激される．アポクリン汗腺は腋窩部，鼠径部，乳輪に限られ，導管は毛包に開口している．アポクリン汗腺は精神的ストレスや性的興奮の際に刺激される（表5.3 参照）．

9. 耳道腺は汗腺が変化したものであり，耳垢を分泌する．この腺は外耳道にみられる．

10. 爪は，硬く死んで角化した表皮細胞であり，指の遠位部分の背面を覆っている．爪の主な部分は，爪体，遊離縁，爪根，爪半月，下爪皮，爪床，上爪皮，爪母基である．爪母細胞の分裂により，新しい爪が生ずる．

5.3　皮膚の種類

1. 薄い皮膚は，手掌，指の掌側面，足底を除く全身を覆っている．

2. 厚い皮膚は，手掌，指の掌側面，足底を覆っている（表5.4 参照）．

5.4　皮膚の機能

1. 皮膚の機能には，体温調節，血液貯蔵，保護，皮膚感覚，排出と吸収，ビタミンD合成がある．

2. 皮膚は表面に汗を出し，真皮の血流を調節することによって体温調節に寄与する．

3. 皮膚は物理的，化学的，生物学的バリアとなって身体の保護に役立つ．

4. 皮膚感覚には，触覚，温度感覚，痛みがある．

5.5　ホメオスタシスの維持：皮膚創傷の治癒

1. 表皮の傷では，通常，傷の中央部が真皮にまで達しており，傷の縁は浅層の表皮細胞が損傷しているだけである．

2. 表皮の傷は，基底細胞の肥大と移動，接触阻止，移動して定着した基底細胞の分裂によって修復される．

3. 深い傷の治癒における炎症期には，血液凝固塊が傷の縁を結合し，上皮細胞が傷の方向へ移動し，血管拡張と血管透過性の亢進が食細胞の供給を促進し，間葉細胞は線維芽細胞になる．

4. 移動期には，線維芽細胞がフィブリンに沿って移動し，膠原線維と糖タンパク質の形成が始まる．

5. 増殖期には，上皮細胞が盛んに増殖する．

6. 成熟期には，痂皮がはがれ，表皮が正常な厚さにまで回復し，膠原線維はより整然と並び，線維芽細胞は消失し始め，血管も正常な状態に回復する．

5.6　外皮系の発生

1. 表皮は外胚葉から発生し，皮膚付属器（毛，爪，皮膚腺）は表皮から派生したものである．

2. 真皮は中胚葉細胞に由来する．

5.7　加齢と外皮系

1. 加齢による影響の多くは，40代後半になると現れ始める．

2. 加齢の影響には，皺，皮下組織から脂肪細胞の消失，脂腺の萎縮，メラニン細胞および表皮内マクロファージの数の減少などがある．

クリティカルシンキング問題

1. イヌ，ネコ，人間が一緒に生活する家で集まる埃の量は，じつにあきれるほどである．多くのこのような埃は，元は家に住んでいる居住者の一部として"生命"をもっていた．この埃は，ヒトの身体のどこに由来するのか．

2. ジョシーは母親を安心させるため「タトゥースタジオでタトゥーを入れてきたけど，これはそのうち消えるわ」といっている．生物の授業で，皮膚の細胞は4週間ごとにはがれ落ちると習ったからである．ジョシーのいっていることは正しいだろうか．

3. シェフのエドアルド氏は，6ヵ月前に右親指の爪の根本をすぱっと切ってしまった．周りの部分はふつうに爪が伸びているのに，割れたままで，治る気配がない．なにが原因でこうなってしまったのだろうか．

Q　図の質問の答え

5.1　表皮は上皮組織で構成され，真皮は結合組織からなる．

5.2　メラニンは，ケラチノサイトのDNAを紫外線による傷害から保護している．

5.3　基底層は，絶えず細胞分裂を行う幹細胞が含まれる表皮の層である．

5.4　毛を引き抜くと真皮内の毛根神経叢が刺激され，そのうちの一部が痛みを感じる．毛幹の細胞はすでに死んでおり，毛幹には神経がないので，散髪は痛くない．

5.5　爪は，死んで角化した表皮細胞が密に集積しているので硬い．

5.6　表皮には血管がないので，表皮の傷は出血しない．

5.7　胎脂は，脂腺の分泌物，はがれた胎児表皮細胞，および毛からなる．

5.8　基底細胞癌は最も一般的なタイプの皮膚癌である．

5.9　熱傷の重症度は，深さ，受傷範囲，受傷者の年齢，健康状態によって決まる．

5.10　からだの約22.5％が受傷したことになる（前腕4.5％＋体幹前面18％）．

5.11　褥瘡は，肩，腰，殿部，かかと，足関節など，圧迫されやすい骨の突起部上にある組織に生じることが多い．

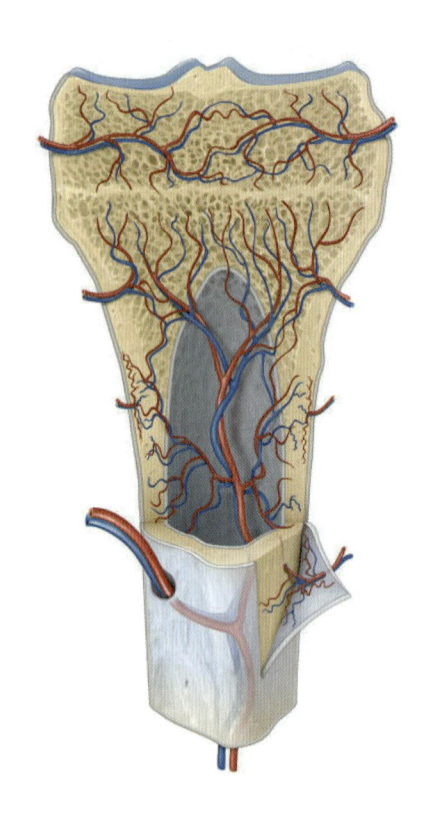

CHAPTER 6

骨格系：骨組織

骨組織とホメオスタシス

骨組織はそれ自身絶え間なく成長し，リモデリングし，修復を行っている．それはまた，からだの支持，保護，血球の産生，そしてミネラルとトリグリセリドを貯蔵することでからだのホメオスタシス（恒常性）の維持に役立っている．

骨組織は複雑で，活力に満ちた，生きた組織である，それは新しい骨組織を構築し，古い骨組織を壊すといった，**骨リモデリング** bone remodeling とよばれる過程を絶え間なく行っている．宇宙探査の初期には，宇宙飛行から帰還した身体的状態の若い健康な男性は，彼らの主治医を心配させるばかりだった．宇宙飛行士の健康診断は，彼らの長期宇宙滞在中に全骨密度の最大20%を失っていたことを示していた．宇宙飛行士が長いあいだ運動を制限され，小さなカプセルの中で旅をするということと，宇宙の無重力環境とが一緒に影響して，彼らの骨には最小の負荷しかかかっていなかった．対照的に運動選手は強い力を骨組織にかけるが，それは骨組織に相当の負荷になる．熟練した運動選手は全骨で骨密度の上昇を示す．骨は加えられたいろいろな機械的要求に反応してどのような変化が可能なのだろうか．なぜ骨組織に負荷を与える高度な運動量が骨の健康を大きく改善させるのか．本章では，骨がどのように形づくられるのか，どのように老化するのか，どのような運動が骨の密度と強度に影響を及ぼすか，というような骨のさまざまな構成要素についての理解を助けるために概説する．

Q なぜ男性よりも女性が骨粗鬆症の影響を受けるのかこれまで不思議に思いませんでしたか？

6.1 骨と骨格系の機能

目 標

• 骨格系の主な6つの機能について議論する.

骨 bone はともに働くいくつかの異なった組織でつくられた器官である：すなわち骨組織，軟骨，密性結合組織，上皮，脂肪組織そして神経組織である．骨の全体の枠組みとそれらに付属する軟骨は，一体となって**骨格系 skeletal system** をつくっている．骨の構造や骨の疾患の治療について学習することを，**骨学 osteology** (osteo-＝骨；-logy ＝〜学) という.

骨格系は以下のような，いくつかの基本的な機能を営んでいる：

1. **支持** support. 骨格は軟部組織を支え，ほとんどの骨格筋の腱の付着部となることでからだの枠組みをつくっている.
2. **保護** protection. 骨格は最も重要な内臓を外傷から保護している．例えば，頭蓋骨は脳を，そして胸郭は心臓や肺を保護している.
3. **運動の補助** assistance in movement. ほとんどの骨格筋が骨についているので；筋が収縮すると骨を引くことになり運動を生み出す．この機能については10章で詳しく述べる.
4. **ミネラルのホメオスタシス** mineral homeostasis (**貯蔵** storage と**放出** release). 骨組織はヒトの体重の18％を占めている．それは数種のミネラル，とくに，カルシウムとリンを蓄えており，それらは骨の強度をつくるのに役立っている．骨はからだに含まれるカルシウムの99％を貯えている．骨は必要に応じて，ミネラルを血液中に放出し，重要なミネラルの平衡（ホメオスタシス）を維持し，からだのさまざまな場所にミネラルを分配している.
5. **血球の産生** blood cell production. 骨の特定の場所，**赤色骨髄** red bone marrow という結合組織が，赤血球，白血球，血小板をつくっていて，この過程を**造血** hemopoiesis (hemo-＝血液；-poiesis ＝つくる) とよんでいる．赤色骨髄は，細網線維の網目の中で，発生過程の血球細胞，脂肪細胞，線維芽細胞，マクロファージなどからつくられている．赤色骨髄は，胎児の発生途中の骨に存在し，成人では寛骨（腰の骨），肋骨，胸骨（胸の骨），椎骨（背骨），頭蓋骨そして上腕骨（二の腕）と大腿骨（太ももの骨）の骨端部などに存在している．新生児ではすべての骨髄が赤色骨髄で，造血を行っている．加齢と

ともに，多くの骨髄は赤色骨髄から黄色骨髄に変る．血球の産生については19.2節で詳しく述べる.
6. **トリグリセリドの貯蔵** triglyceride storage. **黄色骨髄 yellow bone marrow** は主に脂肪細胞からなり，トリグリセリドを貯蔵している．貯蔵されたトリグリセリドは潜在的な化学エネルギーの蓄積である.

チェックポイント

1. 骨格系は支持，保護，運動，そしてミネラルの貯蔵にどのようにはたらくか.
2. 血液産生への骨の役割を述べなさい.
3. どの骨に赤色骨髄は含まれるか.
4. 赤色骨髄と黄色骨髄は構成要素と機能の上でどのように異なるか.

6.2 骨の構造

目 標

• 長骨を構成する部品の機能について述べる.

骨の構造を肉眼解剖学のレベルでみると，その構造は，図6.1aに示された，上腕骨（腕の骨）のような**長骨 long bone** の部品を考えることで細かく検討できる．長骨は幅よりも長さのほうが大きな骨である．典型的な長骨は，以下の部品でつくられている：

1. **骨幹 diaphysis** (＝〜あいだの成長) は骨体あるいは骨軸で，長く，筒状をした骨の主要部である.
2. **骨端 epiphyses** (＝〜を越えた成長；単数形 epiphysis) は骨の遠位および近位の端である.
3. **骨幹端 metaphyses** (meta-＝あいだ；単数形 metaphysis) は骨幹と骨端のあいだの領域である．成長期の骨では，それぞれの骨幹端に**骨端板（成長板）epiphyseal (growth) plate** がある．骨端板は硝子軟骨の層で，この構造が骨の長さの成長を可能にする（後ろの章で説明）．骨の長さの成長がおよそ14〜24歳で止まると，骨端板の軟骨は骨で置き換えられ；その骨質構造は**骨端線 epiphyseal line** となる.
4. **関節軟骨 articular cartilage** は骨が他の骨と関節（連結）をつくる骨端の一部を覆う硝子軟骨の薄い層である．自由に動くことのできる関節で，関節軟骨は摩擦をやわらげ，衝撃を吸収する．関節軟骨は軟骨膜と血管を欠くので，損傷の修復が制限される.
5. **骨膜 periosteum** (peri-＝周囲) は関節軟骨で覆

図6.1 **長骨を構成する部品.** 骨端と骨幹端の海綿質は赤色骨髄を入れ，一方，骨幹の髄腔には黄色骨髄を入れる（成人で）．

> 長骨では近位と遠位の骨端の関節面は関節軟骨で，骨の他のすべての部分の周囲は骨膜で覆われる．

骨組織の機能

1. 軟部組織を支え，骨格筋の付着部となる．
2. 内臓を保護する．
3. 骨格筋と共同して，運動する．
4. ミネラルを貯蔵し，放出する．
5. 血液細胞をつくる赤色骨髄を入れる．
6. トリグリセリド（脂質）を貯蔵する黄色骨髄を入れる．

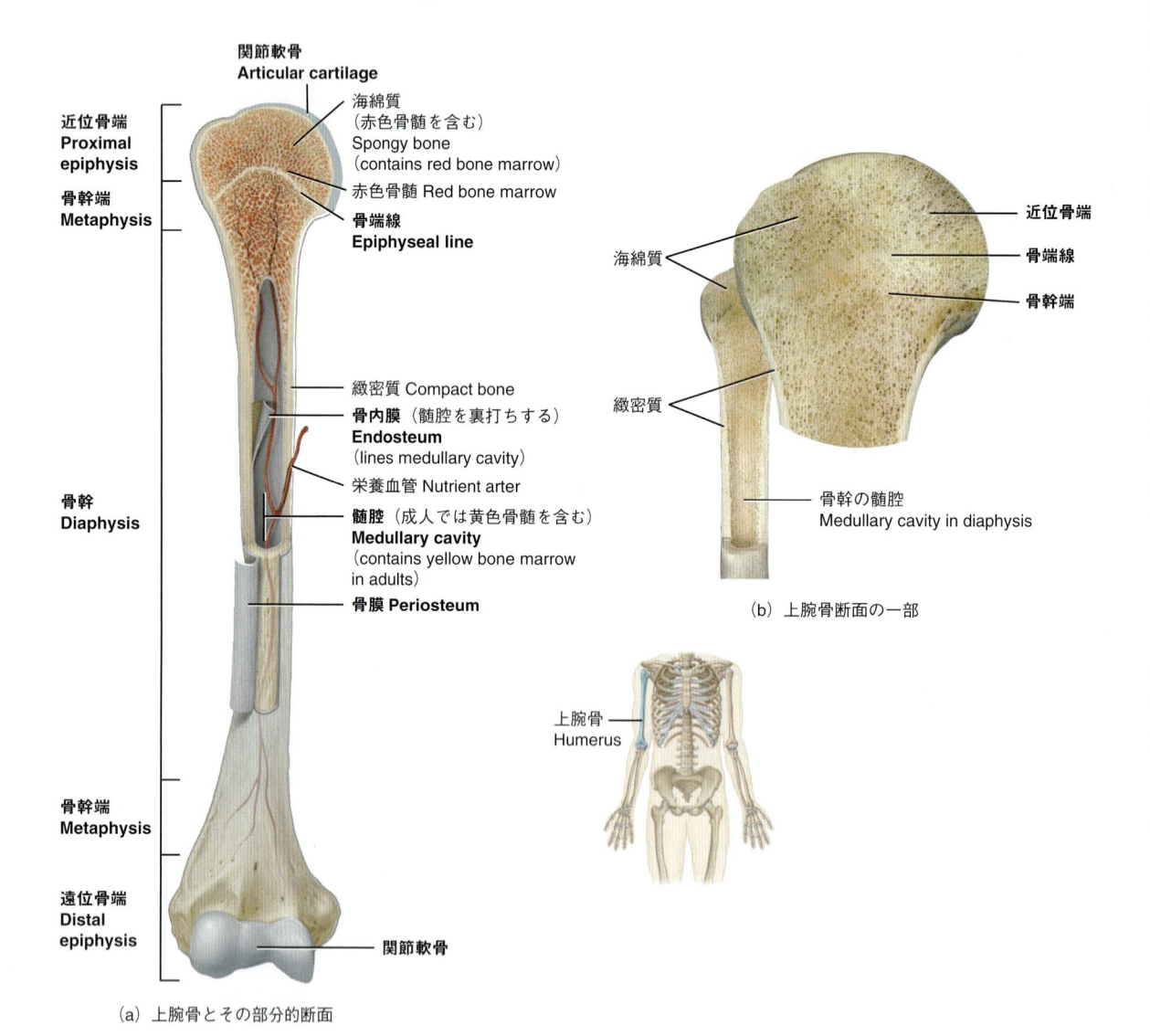

（a）上腕骨とその部分的断面

（b）上腕骨断面の一部

Q 骨膜の機能上の意味はなにか？

われていないすべての骨の外表面を取り囲んでいる強靱な結合組織の鞘をつくることと付属した働きとしての血液供給源である．骨膜は不規則緻密結合組織でできた**外側の線維層** outer fibrous layer と**内側の細胞からなる骨形成層** inner osteogenic layer で構成されている．細胞のあるものは，骨の太さの成長を可能にするが，長さの成長には関与しない．骨膜は，また，骨を保護し，骨折の修復を助け，骨組織への栄養補給を行い，さらに靱帯や腱の付着点として働いている．骨膜は，骨膜から骨基質の中に

伸びた膠原線維の太い束である**貫通線維 perforating fibers** あるいは**シャーピー線維 Sharpey's fibers** によって骨と付着している．

6. **髄腔 medullary cavity**（medulla- ＝髄，核心）あるいは**骨髄腔 marrow cavity** は，中空で円筒形の腔所で，成人では脂肪組織に富んだ黄色骨髄と多くの血管を入れている．この腔は必要最小限の緻密質を減らすことで骨の重量を減らしている．長骨の管腔構造は最小重量で最大の強さをもてるようにデザインされている．

7. **骨内膜 endosteum**（endo- ＝〜の内）は髄腔の壁を裏打ちする薄い膜である．1 層の骨形成細胞とわずかな結合組織でできている．

チェックポイント

5. 長骨の部品を図示し，各々の部品の機能について説明しなさい．

6.3 骨の組織学

目 標

- なぜ骨組織が結合組織に分類されるかを説明する．
- 骨組織の細胞組成とそれぞれのタイプの細胞の機能を述べる．
- 緻密質と海綿質の構造と機能の違いを比較する．

骨の構造を顕微鏡レベルでみると，他の結合組織と同じように，**骨 bone** すなわち**骨組織 osseous tissue** は細胞を取り囲む豊富な細胞外基質をもっており，このため細胞と細胞のあいだが広くなっている．この細胞外基質は約 15％の水，30％の膠原線維そして 55％の結晶化したミネラル塩でつくられている．最も豊富なミネラル塩はリン酸カルシウム［$Ca_3(PO_4)_2$］である．それが他のミネラル塩，水酸化カルシウム［$Ca(OH)_2$］と結合して**ヒドロキシアパタイト hydroxyapatite**［$Ca_{10}(PO_4)_6(OH)_2$］の結晶をつくる．結晶をつくる時，それらは炭酸カルシウム（$CaCO_3$）のような他のミネラル塩やマグネシウム，フッ化物，カリウム，硫酸塩などのイオンと結合する．これらのミネラル塩が，細胞外基質の膠原線維によって形成された骨組みの中に集積され，結晶化し，硬い組織になる．この**石灰化 calcification** の過程は，骨芽細胞（後述）という骨をつくる細胞によって引き起される．

石灰化は結晶化に十分なミネラル塩が存在する時に，簡単に起るとかつて考えられていた．しかし，現在では，この過程は，膠原線維の存在する時だけに起ることが知られている．無機塩類は膠原線維のあいだの微細な空間で結晶化が始まる．空間が満たされたのち，ミネラルの結晶は膠原線維の周りに集積する．結晶化した塩と膠原線維の組合せが骨の特徴をつくり出している．

骨の**硬さ hardness** は結晶化した無機のミネラル塩によるが，骨の**しなやかさ flexibility** は膠原線維に依存している．膠原線維と他の有機成分は，コンクリートの強化鉄筋のように，**抗張力 tensile strength** を与え，伸張と引き裂きの力に耐えている．酢酸のような酸性の溶液の中に骨を浸すことで，その中のミネラル塩が溶解し，骨はゴムのように柔らかになる．後述するように，特別なミネラルあるいは部分的な骨の形成や破壊の必要性が生じた時，破骨細胞という骨の細胞は，骨の細胞外基質のミネラル塩と膠原線維両方を破壊する酵素と酸を分泌する．

骨組織は骨形成原細胞，骨芽細胞，骨細胞，そして破骨細胞という 4 種類の細胞からなる（図 6.2）．

1. **骨形成原細胞 osteoprogenitor cells**（-genic ＝形成）はすべての結合組織をつくる間葉組織に由来した未分化な骨幹細胞である．それらは細胞分裂ができるただ一つの骨の細胞である；つまり，細胞分裂の結果生じた細胞が骨芽細胞に分化する．骨形成原細胞は骨膜の内面に沿って，あるいは骨内膜の中，さらに血管が通っている骨の内部の管腔に存在する．

2. **骨芽細胞 osteoblasts**（-blasts ＝芽，若者）は骨をつくる細胞である．それらは骨組織の細胞外基質をつくるために必要な膠原線維と他の有機成分を合成し，分泌し，石灰化を開始する（後述）．骨芽細胞が細胞外基質で自身を取り囲むと，分泌物の中に閉じ込められ，骨細胞になる（注：骨や他のすべての結合組織の細胞の名称で語尾の -blasts はその細胞が基質を分泌するという意味である）．

3. **骨細胞 osteocytes**（-cytes ＝細胞），すなわち成熟した骨の細胞は，骨組織の主要な細胞で，血液とのあいだで栄養素と老廃物の交換を行って，日常の代謝を行っている．骨芽細胞と同様に，骨細胞は細胞分裂を行わない（注：骨細胞や他のすべての組織の細胞の名称で，語尾の -cyte はその組織を維持しそして監視している細胞という意味である）．

4. **破骨細胞 osteoclasts**（clast- ＝破壊）は，多い場合，50 個ほどの単球（白血球の一種）が融合した巨大な細胞で，骨内膜に集中して存在している．骨の表面に面した破骨細胞の細胞膜は**刷子縁 ruffled border** をつくって深く切れ込んでいる．ここで，この細胞は，骨基質の基礎をつくっているタンパク質と，ミネラル成分を消化する強力な加水分解酵素と酸を放出している．**骨吸収 bone resorption** といわれる骨の細

図 6.2 骨組織の細胞の種類.

> 骨形成原細胞は細胞分裂を経て骨細胞外基質を分泌する骨芽細胞に分化する.

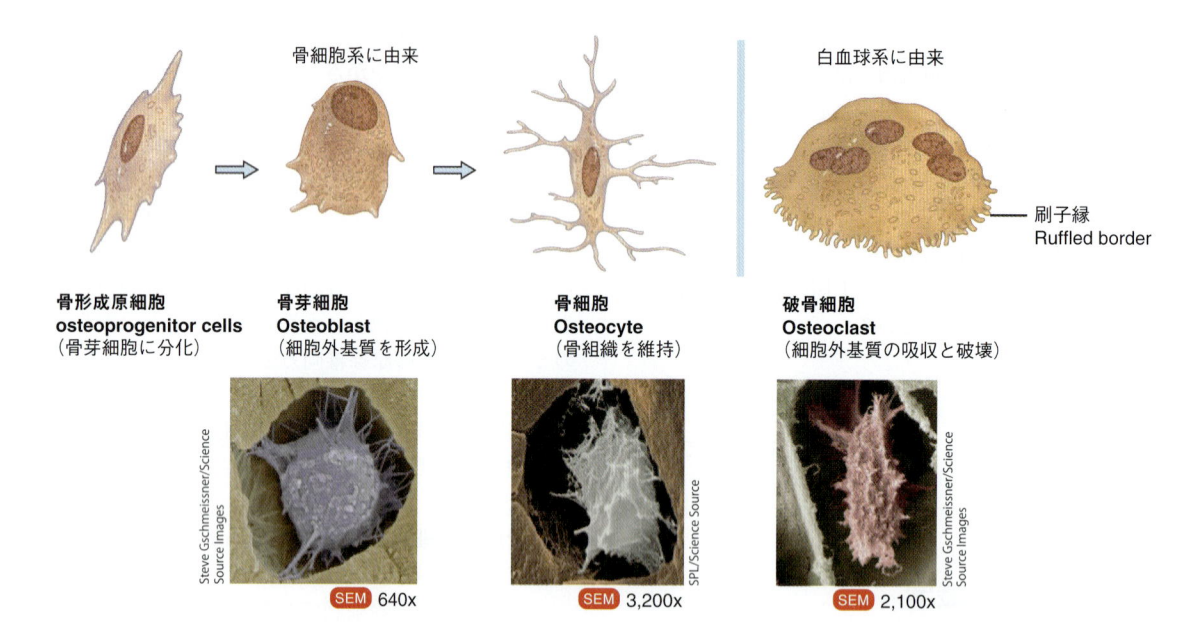

骨細胞系に由来

白血球系に由来

刷子縁
Ruffled border

| 骨形成原細胞
osteoprogenitor cells
(骨芽細胞に分化) | 骨芽細胞
Osteoblast
(細胞外基質を形成) | 骨細胞
Osteocyte
(骨組織を維持) | 破骨細胞
Osteoclast
(細胞外基質の吸収と破壊) |

Steve Gschmeissner/Science Source Images

SPL/Science Source

Steve Gschmeissner/Science Source Images

SEM 640x SEM 3,200x SEM 2,100x

Q 骨吸収はなぜ重要か？

　胞外基質の分解は，骨の正常な分化，成長，維持そして修復の一部である（注：語尾の -clast は，その細胞が細胞外基質を壊すという意味である）．後で述べられるように，いくつかのホルモンに反応して，破骨細胞は血中カルシウムの調節に役立っている（6.7 節参照）．破骨細胞は，また，骨粗鬆症の治療のために使われる薬物療法のための標的細胞になる（章末"疾患：ホメオスタシスの失調"参照）．

　新しいあるいは聞き慣れない情報を学ぶためには記憶法（mnemonic ＝記憶）とよばれる補助を使うことが便利である．骨芽細胞と破骨細胞のあいだの機能の違いを思い出すことを助けるその一つの記憶法は次のようである：すなわち，骨芽細胞の'芽（blast）'は骨を'築く（build）'，一方破骨細胞の'破（clast）'は骨を'切り出す（carve）'である．

　骨は完全な隙間のない固体ではなく，骨の細胞と細胞外基質成分のあいだにたくさんの小さな腔所をもっている．それらのいくつかは栄養素を骨細胞に供給する血管の通路である．その他の腔所は赤色骨髄のための貯蔵領域としての役割を果している．腔所の大きさと分布に応じて，骨の領域は緻密質あるいは海綿質に分類される（図 6.1 参照）．骨格全体の約 80％が緻密質で，20％が海綿質である.

緻密質

　緻密質 compact bone tissue は，ほとんど腔所がなく（図 6.3a）骨組織の最も強い形態である．すべての骨の骨膜の下で見い出され，長骨では骨幹の大部分をつくっている．緻密質は保護と支持の働きをもち，さらに体重と運動によってもたらされる負荷に耐える役割をもっている.

　緻密質は**骨単位** osteons あるいは，**ハヴァース系** haversian systems とよばれる繰り返しの構造単位で構成される．各々の骨単位は**骨単位性** osteonic（ハヴァースあるいは中心）**管** canal をとりまく同心円状の層からなる．木の年輪に似た**同心円状層板** concentric lamellae（骨層板）は血管と神経の小さな網目を納めた中心管をとりまいて次第に直径が大きくなる石灰化した細胞外基質である（図 6.3a）．これらの管状構造単位は一般的に平行な筒状構造の連続をつくり，長骨において，骨の長軸に平行に走る傾向がある．同心円状の層板のあいだには，**骨小腔** lacunae（＝小さな湖；単数形 lacuna）とよばれる小さな腔があり，骨細胞が入る．骨小腔から細い管が，あらゆる方向に伸び，これを**骨細管** canaliculi（＝小さな運河）といい，そこは細胞外液で満たされている．骨細管の中には，骨細胞の細い指状の突起が入る（図 6.3a の右挿入図参照）．隣接する

図 6.3 **緻密質と海綿質の組織学.** (a) 長骨の骨幹での断面図, 右は骨幹をとりまく骨膜, 中央は緻密質, 左は海綿質と髄腔. 右上の挿入図は, 骨小腔内の骨細胞を示す. (b と c) 海綿質の詳細図. 緻密質の顕微鏡写真は表 4.7 を参照, そして海綿質組織の走査電子顕微鏡写真は図 6.11 a を参照.

> 緻密質では骨組織が中心管をとりまく同心円状層板に組み上げられ, 海綿質の骨組織は骨小柱が不規則に配列したかたちで組み上げられている.

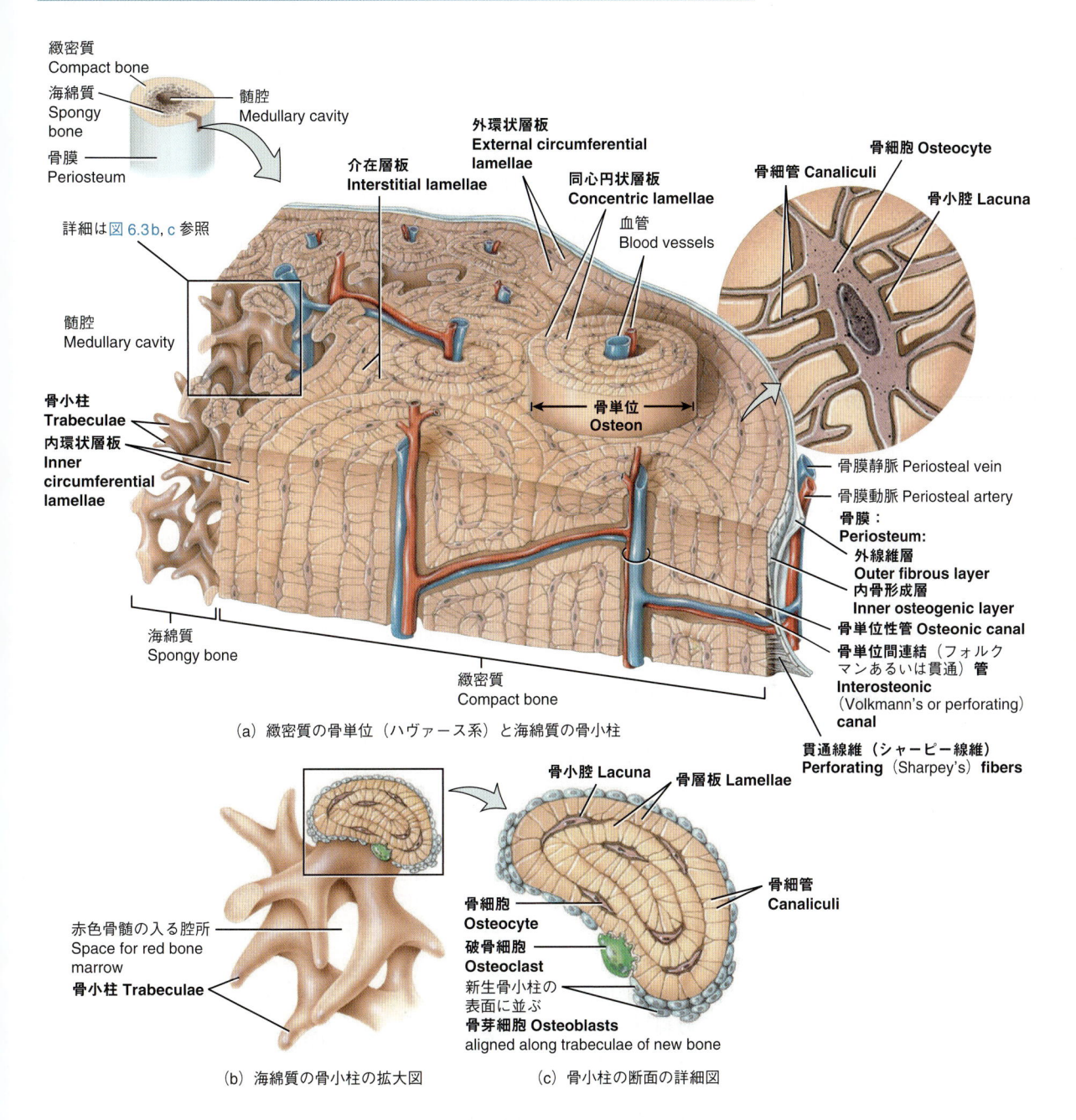

(a) 緻密質の骨単位（ハヴァース系）と海綿質の骨小柱

(b) 海綿質の骨小柱の拡大図

(c) 骨小柱の断面の詳細図

Q 年齢によって, 骨単位性（ハヴァース）管のいくつかは閉鎖されることがある. これはとりまいている骨細胞にどんな影響を及ぼすか？

骨細胞はそれぞれギャップ結合を介して連絡している（4.2節参照）．骨細管は他の骨小腔および中心管とも連絡があり，骨の中を通り相互に連絡し錯綜した管で，小規模なシステムをつくっている．このシステムは，骨細胞に栄養素や酸素を供給し，老廃物を取り除くための多くの道筋を提供している．

　緻密質の骨単位は，負荷の方向に沿って配列し，骨幹の長軸と平行である．その結果として，大きな力が両端からかかった時，長骨の骨幹はたわみや骨折に耐えることができる．比較的限られた方向から負荷が働くとその部分の緻密質が厚くなる傾向にある．骨にかかる負荷の方向は一定ではない．人が歩行を習得する時や，ウエイトトレーニングのような反復の激しい肉体的運動をする時には負荷の方向が変化する．骨にかかる負荷の方向は骨折あるいは肉体的変形によっても変化する．したがって，骨単位の有機的な配置は固定的なものではなく，骨格系にかかる肉体的負荷に応答して時間とともに変化する．

　隣接する骨単位のあいだの領域に**介在層板 interstitial lamellae** とよばれる層板があり，骨細胞の入った骨小腔と骨細管とがある．介在層板は骨の再構築あるいは成長のあいだに，部分的に破壊された古い骨単位の残りである．

　骨膜から入ってきた血管と神経は横に走る**骨単位間連結管 interosteonic canals**（フォルクマン管 Volkmann's canals あるいは**貫通管 perforating canals**）を通って緻密質に侵入する．フォルクマン管の血管や神経は髄腔，骨膜そしてハヴァース管の血管や神経と連結している．

　長骨で，骨幹の内周と外周に沿った周辺部のすべてにみられる骨層板は**環状層板 circumferential lamellae** とよばれる．これらの層板は骨形成が始まった時につくられたものである．骨膜直下の環状層板は**外環状層板 external circumferential lamellae** とよばれる．この層板は**貫通線維**（シャーピー線維）**perforating fibers** (Sharpey's fibers)によって骨膜と結びつく．髄腔に沿った環状層板は**内環状層板 internal circumferential lamellae** とよばれる（図6.3a）．

海綿質

　緻密質と異なり，**骨小柱 trabecular** あるいは**網状骨組織 cancellous bone tissue** とよばれる**海綿質 spongy bone tissue** には骨単位がない（図6.3b, c）．海綿質はつねに骨の内側にあって緻密質の覆いで保護されたかたちになっている．海綿質は**骨小柱 trabeculae**（＝小さな梁；単数形 trabecula）とよばれる細い柱が不規則な形に配列した骨層板でつくられている．骨小柱の間隙は肉眼でもみえる空間である．これらの大きな空間は，血液細胞をつくる骨の中では赤色骨髄で，そして他の骨では黄色骨髄（脂肪組織）で満たされている．両方の骨髄には

骨細胞に栄養を供給する多数の小さな血管がある．各々の小柱は同心円状の層板，骨小腔の中の骨細胞，そして骨小腔から外に向かって放射状に伸びた骨細管からなる．

　海綿質は短骨，扁平骨，種子骨そして不規則骨の内部の骨組織をつくっている．長骨において，海綿質は骨端の中心部をつくる．骨端は紙のように薄い緻密質の層で覆われている．骨幹では骨髄腔と接してさまざまな厚さの薄い縁どりをつくる．海綿質は必ず緻密質の層によって覆われ，保護されている．

　一見，海綿質の骨小柱は緻密質の骨単位よりも組織化されていないようにみえる．しかし，これらの海綿質の骨小柱は負荷がかかる方向に沿って精密に配列されている．その特徴によって壊れることなく負荷に耐え，力を伝達する．海綿質は大きな負荷のかからないところや，さまざまな方向から負荷がかかるようなところにつくられる傾向にある．歩行運動が完全に学習されるまで骨小柱の配列は完成しない．事実，骨折が不完全に治った場合や変形が原因となって負荷がかかる力線が変れば骨小柱の配列が変る．

　海綿質は２つの点で緻密質と異なっている．第一に，海綿質は軽いので，骨全体の重さを軽くしている．重さが軽くなれば骨格筋が骨を引いた時に，よりやすく骨を動かすことができる．第二に，海綿骨の小柱は赤色骨髄を支持し，保護する．寛骨，肋骨，胸骨（胸の骨），椎骨（背中の骨）そして上腕骨と大腿骨の近位端の海綿質は赤色骨髄が貯蔵されている唯一の場であり，成人で造血（血球の産生）場である．

チェックポイント

6. 骨はなぜ結合組織と考えられるか．
7. 骨の硬さと引っ張り強度に関係するのはどんな要因か．
8. 骨組織を構成する４種の細胞を挙げ，それらの機能を述べなさい．
9. 骨組織の基質の成分はなにか．
10. 緻密質と海綿質とでは，顕微鏡的に，分布，機能がどのように違うか．
11. 骨スキャンとはなにか，また，それは臨床的にどのように使われるか．

6.4　骨への血液と神経の供給

目　標

• 骨への血液と神経の供給について述べる．

　骨には血液が豊富に供給されており，赤色骨髄が存在する部分では，とくに多くの血管が，骨膜から骨の中へ

侵入している．図 6.4 で示された，成人の骨（脛の骨）を例にした，長骨への血液供給を考えてみよう．

　神経と伴行する小動脈の**骨膜動脈 periosteal arteries** は多くの骨単位間連結管（フォルクマン管あるいは貫通管）を通って骨幹に入り，骨膜や緻密骨の外側の部分に血液を供給している（図 6.3a 参照）．骨幹の中央付近では，大きな**栄養動脈 nutrient artery** が，**栄養孔 nutrient foramen**（複数形 foramina）とよばれる緻密質の孔を通って入る．髄腔に入ると，栄養動脈は両骨端に向かう近位枝と遠位枝に分かれる．どちらの枝も骨幹の緻密質の内側の部分と海綿質ならびに骨端板（あるいは線）までの赤色骨髄を栄養する．脛骨のような骨では 1 本の栄養動脈しかないが；大腿骨（腿の骨）のように，数本の栄養動脈をもつ骨もある．長骨の端は骨幹端動脈と骨端動脈によって栄養されており，これらの動脈は付属する関節を養う動脈から枝分れする．**骨幹端動脈 metaphyseal arteries** は長骨の骨幹端から栄養動脈とともに入り，骨幹端の赤色骨髄と骨組織を栄養する．**骨端動脈 epiphyseal arteries** は長骨の骨端に入り，骨端の赤色骨髄と骨組織を栄養する．

　長骨から血液を運び出す静脈は，3 ヵ所で極だっている：(1) 1 本ないし 2 本の**栄養静脈 nutrient veins** が，栄養動脈と伴行して骨幹を出るところ；(2) たくさんの**骨端静脈 epiphyseal veins** と**骨幹端静脈 metaphyseal veins** がそれぞれの動脈と伴行して骨端と骨幹端から出るところ；そして，(3) 多くの小さな**骨膜静脈 periosteal veins** がそれぞれの動脈と伴行して骨膜を通って出るところ，である．

　神経は骨を栄養する血管とともに走っている．骨膜には感覚神経が豊富で，その一部は痛覚を伝える．これらの神経は，引き裂きや張力に対してとくに敏感で，骨折や骨腫瘍が原因で起る激しい痛みと関係する．同じ理由で，骨髄穿刺による生検でもいくらかの痛みが伴う．この処置では，白血病，転移性腫瘍，リンパ腫，ホジキン病，そして再生不良性貧血のような状態を検査する目的で赤色骨髄のサンプルを得るために，注射針が骨の中央に挿入される．注射針が骨膜を貫通する時に，痛みが感じられる．一度そこを通過すると，ほとんど痛みがない．

> **チェックポイント**
>
> **12.** 栄養動脈，栄養孔，骨端動脈そして骨膜動脈の分布と働きについて説明しなさい．
> **13.** 骨のどの部分に痛みに関連した感覚神経があるか．
> **14.** これらの感覚神経が重要である状況を一つ説明しなさい．
> **15.** 骨髄針生検はどのように行われるか．この過程を通してどのような状況が診断されるか．

6.5　骨形成

目　標

- 膜内骨化と軟骨内骨化の過程について述べる．
- 骨の長さと太さの成長がどのようにして起るか説明できる．
- 骨のリモデリングの過程を述べる．

　骨が形成される過程は，**骨化 ossification**（ossi- ＝骨；-fication ＝つくる）あるいは**骨形成 osteogenesis** とよばれている．骨形成は 4 つの主たる状況で起る：(1) 骨の最初の形成は胚と胎児で起る，(2) 幼児期，小児期，思春期のあいだの骨の成長は大人の大きさになるまで，続けられる，(3) 骨のリモデリング（一生を通じて，新しい骨組織で古い骨を取り替える），そして (4) 一生を通じて，骨折（骨の破壊）の修復．

胚と胎児で起る最初の骨形成

　胚と胎児における骨の最初の形成をまず考えてみよう．まず，骨の大体の形を胎児の"骨格"として間葉で

図 6.4　成熟長骨での血液供給．

骨は豊富な血管の供給を受けている．

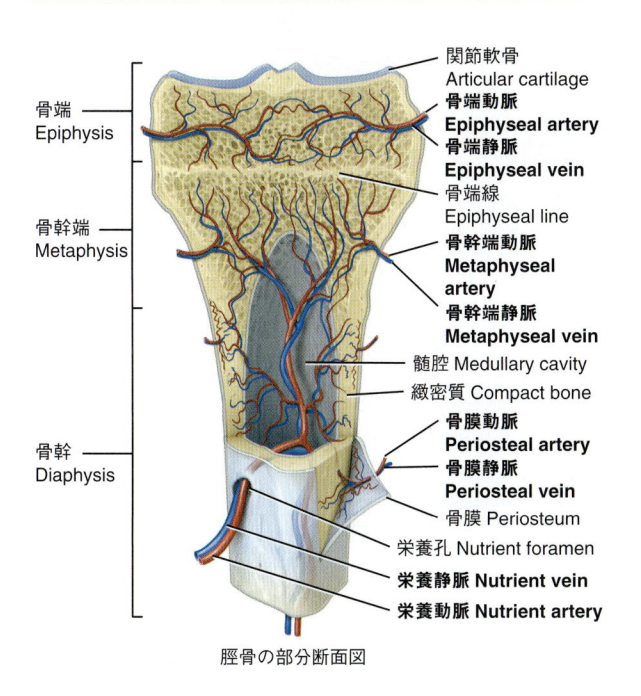

骨端 Epiphysis

関節軟骨 Articular cartilage
骨端動脈 Epiphyseal artery
骨端静脈 Epiphyseal vein

骨幹端 Metaphysis

骨端線 Epiphyseal line
骨幹端動脈 Metaphyseal artery
骨幹端静脈 Metaphyseal vein

髄腔 Medullary cavity
緻密質 Compact bone

骨幹 Diaphysis

骨膜動脈 Periosteal artery
骨膜静脈 Periosteal vein
骨膜 Periosteum
栄養孔 Nutrient foramen
栄養静脈 Nutrient vein
栄養動脈 Nutrient artery

脛骨の部分断面図

Q 骨膜動脈はどこから骨組織に入るか？

つくり，ここが発生の第6週のあいだに軟骨形成と骨化の起る場となる．骨形成は2つの様式のうちどちらか一つに従う．

骨形成の2つの様式は，前から存在する結合組織を骨に置き換えることで，骨形成の方法が異なるだけで，どちらの方法でもできた骨の構造に違いはない．骨化の第一の様式は**膜内骨化 intramembranous ossification**（intra- ＝内；-membran- ＝膜）とよばれ，膜のようにシート状に並んだ間葉の中に骨が直接形成される．第二の様式は**軟骨内骨化 endochondral ossification**（endo-

＝内；-chondral ＝軟骨）で間葉からなる硝子軟骨の中に骨がつくられる．

膜内骨化　膜内骨化 intramembranous ossification は2つの骨形成過程の中ではより単純なほうである．頭蓋の扁平な骨，顔面骨のほとんど，下顎骨，そして鎖骨の内側部などはこの方法で形成される．また，胎児の頭蓋には，産道を通過できるように骨化していない "柔らかな部分"（訳注：泉門）があり，のちに次に述べるような膜内骨化によって骨に置き換わる（図6.5）：

図6.5　**膜内骨化.** 本文の番号とこの図の番号を一致させてある． ❶と❷の図は❸と❹の図よりも高倍率でより小さな領域を示している．

膜内骨化は膜に似たシート状に配列された間葉の中で骨形成が起る．

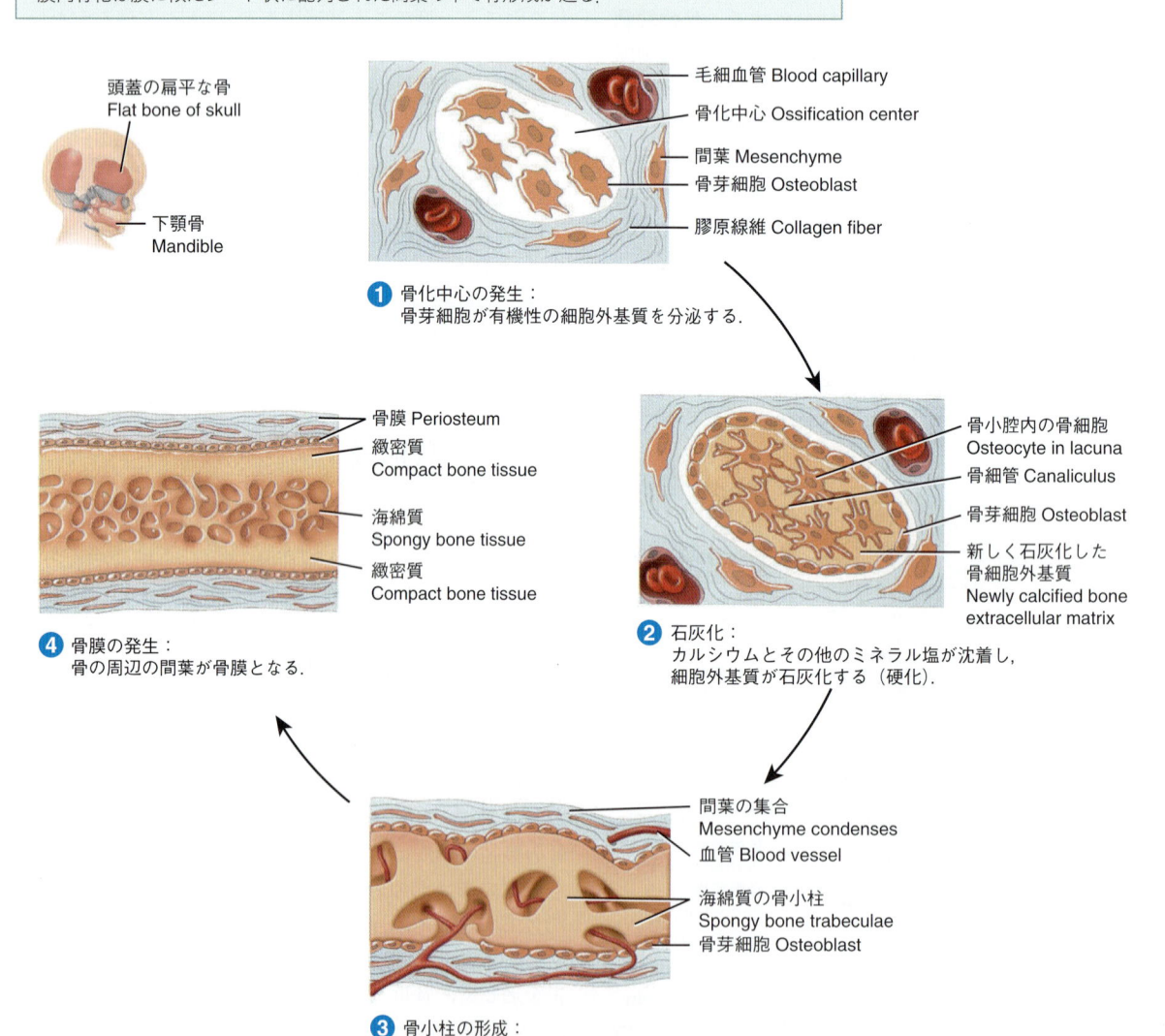

頭蓋の扁平な骨
Flat bone of skull

下顎骨
Mandible

毛細血管 Blood capillary
骨化中心 Ossification center
間葉 Mesenchyme
骨芽細胞 Osteoblast
膠原線維 Collagen fiber

❶ 骨化中心の発生：
骨芽細胞が有機性の細胞外基質を分泌する．

骨膜 Periosteum
緻密質
Compact bone tissue
海綿質
Spongy bone tissue
緻密質
Compact bone tissue

❹ 骨膜の発生：
骨の周辺の間葉が骨膜となる．

骨小腔内の骨細胞
Osteocyte in lacuna
骨細管 Canaliculus
骨芽細胞 Osteoblast
新しく石灰化した
骨細胞外基質
Newly calcified bone
extracellular matrix

❷ 石灰化：
カルシウムとその他のミネラル塩が沈着し，
細胞外基質が石灰化する（硬化）．

間葉の集合
Mesenchyme condenses
血管 Blood vessel
海綿質の骨小柱
Spongy bone trabeculae
骨芽細胞 Osteoblast

❸ 骨小柱の形成：
細胞外基質が骨小柱に発達し，
海綿質形成のために結合する．

Q 膜内骨化によってつくられる骨はどれか？

❶ **骨化中心の発生** development of center of ossification．骨ができるところに，特殊な化学物質が間葉の細胞を集め，まず，骨形成原細胞に，ついで骨芽細胞にこれらの細胞を分化させる．このような細胞が集まっている場所を**骨化中心 ossification center** とよぶ．骨芽細胞は自身が完全に取り囲まれるまで，骨の有機性の細胞外基質を分泌する．

❷ **石灰化** calcification．次に，細胞外基質の分泌が止まり，もはや骨細胞とよばれるようになった細胞は，骨小腔の中に収まり，あらゆる方向に向かう骨細管の中に細胞質の細い突起を伸ばす．数日中に，カルシウムやその他のミネラル塩が沈着し，細胞外基質の硬化すなわち石灰化が起る（石灰化）．

❸ **骨小柱の形成** formation of trabeculae．骨細胞外基質が形成されるに従って，骨細胞外基質は骨小柱に発達し，ついで，骨小柱は互いに結合して組織の血管の網目の周りに海綿質をつくる．骨小柱の血管に伴って入ってきた結合組織が赤色骨髄に分化する．

❹ **骨膜の発生** development of the periosteum．骨小柱の形成とともに，間葉が骨の周辺に集まり，骨膜となる．最終的には，緻密質の薄い層が海綿質の外表面の層と置き換わるが，海綿質は骨の中央部に残る．新たに形成された骨の大部分はリモデリング（破壊と再形成）され，成人がもつ骨の大きさと形になる．

軟骨内骨化　軟骨が骨で置き換わるのが，**軟骨内骨化 endochondral ossification** である．からだの大部分の骨がこの方法でつくられ，長骨で骨化の過程が最もよく観察できる．この過程は，以下のようである（図6.6）：

❶ **軟骨性雛形の発生** development of the cartilage model．骨が形成される場所に，特殊な化学物質によるメッセージが，間葉の細胞に働きかけ，将来の骨のおおまかな形に間質細胞を集め，その後，間葉細胞を軟骨芽細胞に分化させる．軟骨芽細胞は軟骨細胞外基質を分泌して，硝子軟骨でできた**軟骨性雛形 cartilage model** をつくる．この軟骨性雛形（将来の骨幹）の周りに**軟骨膜 perichondrium** とよばれる被膜ができる．

❷ **軟骨性雛形の成長** growth of the cartilage model．軟骨芽細胞が軟骨細胞外基質の中に深く埋もれてしまうと，軟骨細胞とよばれるようになる．細胞外基質を分泌しながら軟骨細胞は連続的に細胞分裂をするので軟骨性雛形の長さの成長が起る．軟骨性成長のこのかたちを**間質性成長 interstitial** (endogenous) **growth**（内部からの成長）といい，長さの成長をもたらす．これに対して，軟骨の太さの成長は，軟骨膜から分化した新しい軟骨芽細胞が，細胞外基質物質をつくり，雛形の軟骨表面に追加することで主に起る．この過程は**付加的成長 appositional** (exogenous) **growth**（外側表面での成長）とよばれ，外表面での成長を意味している．軟骨の間質性成長と付加的成長については，4.5節で詳しく述べている．

軟骨性の雛形が成長し続けるにつれて，雛形の中央部にある軟骨細胞が肥大し（大きさを増す），そして，取り囲んでいる細胞外基質が石灰化する．石灰化している軟骨の中にある軟骨細胞には，栄養が細胞外基質を通して素早く十分に拡散できなくなるので軟骨細胞が死んでしまう．軟骨細胞が死ぬにつれて，死んだ軟骨細胞によって取り残された空間は，小腔とよばれる小さな部屋になる．

❸ **一次骨化中心の発生** development of the primary ossification center．最初の骨化は骨の外表面から**内**に向かって進行する．軟骨性雛形の中央部にある栄養孔から栄養動脈は軟骨膜を通り，石灰化している軟骨性雛形に入る．軟骨膜の骨形成原細胞が刺激され骨芽細胞に分化する．いったん，軟骨膜が骨形成を始めると，それは**骨膜 periosteum** となる．この雛形の中央付近で，骨膜の毛細血管が，石灰化して崩れた軟骨の中に成長して，**一次骨化中心 primary ossification center** の成長を引き起す．この領域でほとんどの軟骨が骨組織に置き換わる．その後，骨芽細胞は石灰化してまだ残っている軟骨の上に骨細胞外基質を沈着し，海綿質の骨小柱を形成する．一次骨化はこの中心部から軟骨性雛形の両端に向かって進行する．

❹ **髄（骨髄）腔の発生** development of the medullary (marrow) cavity．一次骨化中心が骨の端に向かって成長するにつれ，破骨細胞は新しく形成された海綿質の骨小柱のある部分を破壊する．この働きによって空洞すなわち髄（骨髄）腔が骨幹（骨軸）にできる．最終的に，骨幹の壁のほとんどが緻密質によって置き換えられる．

❺ **二次骨化中心の発生** development of the secondary ossification centers．一般に，およそ出生時期に，骨端動脈の枝が骨端に侵入すると，**二次骨化中心 secondary ossification center** が発生する．骨形成は一次骨化中心で起るものと同じである．しかし，二次骨化中心では海綿骨が骨端の中に残る（髄腔はここに形成されない）．一次骨化と異なり，二次骨化は骨端の中心から骨の**外**に向かって進行し，外表面に向かう．

❻ **関節軟骨と骨端（成長）板の形成** formation of articular cartilage and the epiphyseal (growth) plate．骨端を覆う硝子軟骨は関節軟骨になる．成人期以前には，硝子軟骨は骨端（成長）板として骨幹

図6.6　軟骨内骨化.

軟骨内骨化で，軟骨性雛形が徐々に骨で置き換わる.

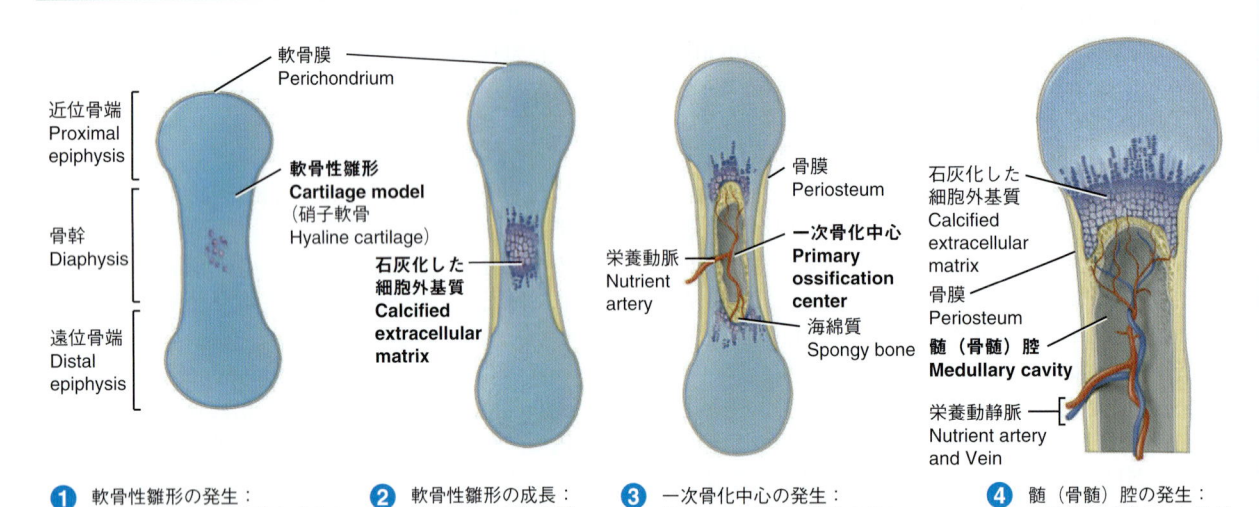

① 軟骨性雛形の発生：
間葉細胞を軟骨芽細胞に分化し，そこに軟骨性雛形を形成する.

② 軟骨性雛形の成長：
軟骨細胞の細胞分裂によって成長が起る.

③ 一次骨化中心の発生：
骨幹のこの場所で軟骨のほとんどが骨組織に置き換わる.

④ 髄（骨髄）腔の発生：
破骨細胞で壊された骨が髄腔を形成する.

軟骨膜 Perichondrium

近位骨端 Proximal epiphysis

骨幹 Diaphysis

遠位骨端 Distal epiphysis

軟骨性雛形 Cartilage model（硝子軟骨 Hyaline cartilage）

石灰化した細胞外基質 Calcified extracellular matrix

骨膜 Periosteum

栄養動脈 Nutrient artery

一次骨化中心 Primary ossification center

海綿質 Spongy bone

石灰化した細胞外基質 Calcified extracellular matrix

骨膜 Periosteum

髄（骨髄）腔 Medullary cavity

栄養動静脈 Nutrient artery and Vein

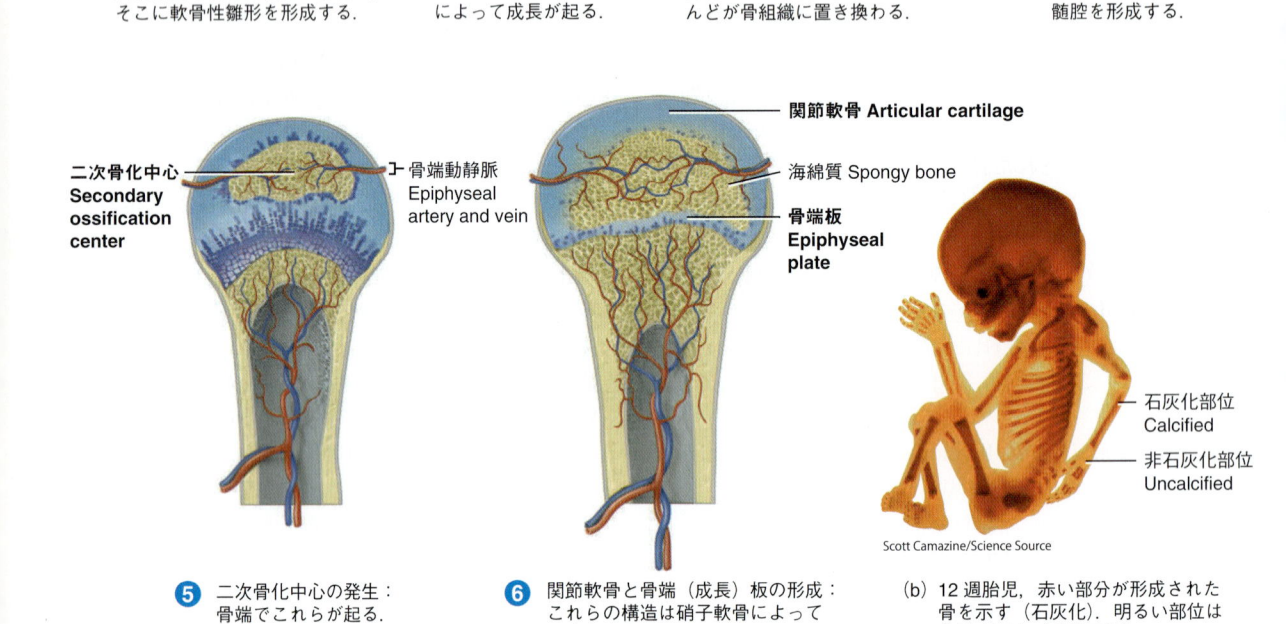

⑤ 二次骨化中心の発生：
骨端でこれらが起る.

⑥ 関節軟骨と骨端（成長）板の形成：
これらの構造は硝子軟骨によってつくられる.

(b) 12週胎児，赤い部分が形成された骨を示す（石灰化）. 明るい部位は軟骨を示す（非石灰化）.

二次骨化中心 Secondary ossification center

骨端動静脈 Epiphyseal artery and vein

関節軟骨 Articular cartilage

海綿質 Spongy bone

骨端板 Epiphyseal plate

Scott Camazine/Science Source

石灰化部位 Calcified

非石灰化部位 Uncalcified

(a) 骨の形成順序

Q 軟骨内骨化で二次骨化中心は軟骨性雛形のどこに発生するか？

と骨端のあいだに残り，長骨の長さの成長を担う（次で学ぶ）.

幼児期，小児期，思春期での骨の成長

　幼児期，小児期，思春期を通して，からだのあらゆる場所の骨は付加的成長により太くなり，骨端板の骨幹側

での骨質の付加により長骨の長さの成長が間質性成長によって起る.

長さの成長　長骨の長さの成長は，次の2つの重要な出来事を伴う：すなわち（1）骨端板の骨端側で軟骨が間質性成長をする，（2）軟骨内骨化によって骨端板の

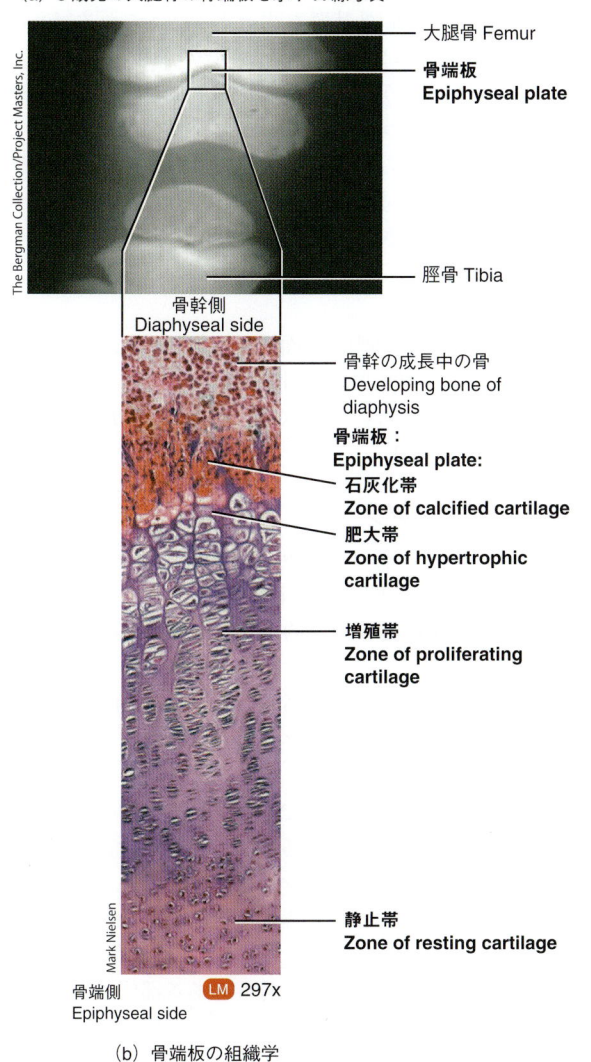

（a）3歳児の大腿骨の骨端板を示す X 線写真

The Bergman Collection/Project Masters, Inc.

大腿骨 Femur

骨端板 Epiphyseal plate

脛骨 Tibia

骨幹側 Diaphyseal side

骨幹の成長中の骨 Developing bone of diaphysis

骨端板：Epiphyseal plate:
石灰化帯 Zone of calcified cartilage
肥大帯 Zone of hypertrophic cartilage

増殖帯 Zone of proliferating cartilage

静止帯 Zone of resting cartilage

Mark Nielsen

🔴 **LM** 297x

骨端側 Epiphyseal side

（b）骨端板の組織学

図 6.7　骨端（成長）板. 骨端板は X 線写真では，白い石灰化した部分のあいだに暗い帯として現れる（a）.

> 骨端（成長）板は骨幹の長さの成長を可能にする.

骨幹側の軟骨が骨で置換される.

　長さの成長の機構を理解するためには，骨端板の構造を詳しく知る必要がある. **骨端（成長）板 epiphyseal (growth) plate** は硝子軟骨の薄い層からなり，成長中の骨の骨幹端にある. 骨端板を構成する軟骨に 4 領域を区別する（図 6.7 b）:

1. **静止帯** zone of resting cartilage. この層は骨端に最も近く，小さな，散在した軟骨細胞で構成されている. この細胞が，骨の成長に関与していないので "静止" という用語が使われている. むしろ，これらの細胞は骨でできた骨端に骨端板をつなぎ止めている層である.
2. **増殖帯** zone of proliferating cartilage. この層は，やや大きな軟骨細胞が硬貨を積み重ねたように配列している. これらの軟骨細胞は分裂し，細胞外基質を分泌して間質性成長を行っている. この領域の軟骨細胞は，骨端板の骨幹側で死んだ軟骨細胞と置き換わるために分裂する.
3. **肥大帯** zone of hypertrophic cartilage. この層は，柱状に配列された，大きな，成熟した軟骨細胞で構成される.
4. **石灰化帯** zone of calcified cartilage. 骨端板の最後の層は，ほとんどが死んだ軟骨細胞と分厚いほん

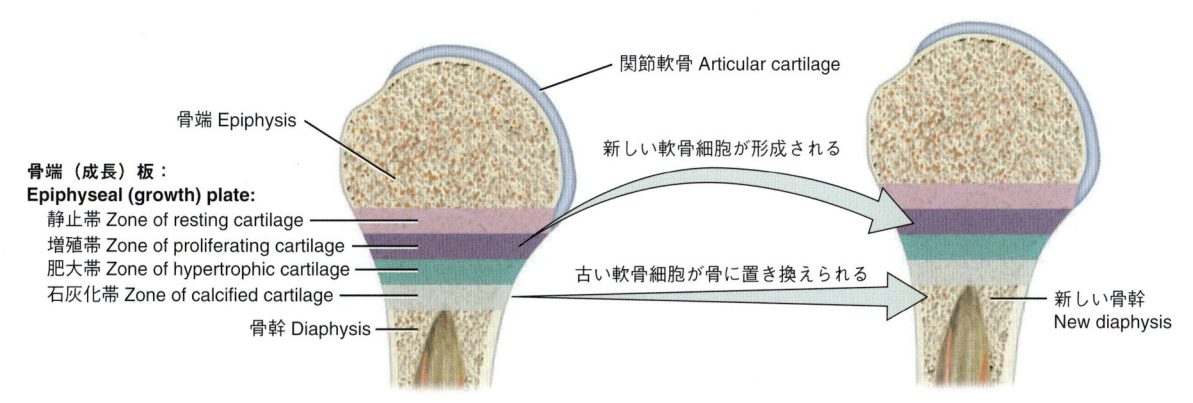

関節軟骨 Articular cartilage

骨端 Epiphysis

新しい軟骨細胞が形成される

骨端（成長）板：Epiphyseal (growth) plate:
静止帯 Zone of resting cartilage
増殖帯 Zone of proliferating cartilage
肥大帯 Zone of hypertrophic cartilage
石灰化帯 Zone of calcified cartilage

骨幹 Diaphysis

古い軟骨細胞が骨に置き換えられる

新しい骨幹 New diaphysis

（c）骨端板での骨の長さの成長

Q 骨幹の長さの成長に骨端（成長）板がどのようにかかわっているのか？

の少しの生きた細胞から構成されている．周りの細胞外基質は石灰化している．破骨細胞は石灰化した軟骨を溶かし，骨芽細胞と毛細血管が骨幹からこの領域に侵入する．骨芽細胞は細胞外基質をつくり出し，軟骨内骨化の過程で石灰化した軟骨に置き換わる．覚えていると思うが，軟骨内骨化とは軟骨が骨で置換されることである．その結果，石灰化帯は，骨でできた骨幹の続きとしっかりと結合した"新しい骨幹"になる．

骨端板の活動が骨幹の長さを増やすただ一つの方法である．骨の成長の際，軟骨細胞が骨端板の骨端側で増殖する．新しい軟骨細胞は骨化によって壊される古い細胞と置き換わる．したがって，軟骨は骨端板の骨幹側で骨によって置き換えられる．この過程で，骨端板の厚さは，比較的一定に保たれ，骨幹側の骨は長さが増す（図6.7c）．もし骨折が骨端板を破損すると，成人の身長に達しても，骨折した骨は通常の長さよりも短くなる．血管のない軟骨が障害されると，軟骨の細胞分裂が停止する結果，骨端板の閉鎖が早められ，骨の長さの成長が抑制されるからである．

思春期（女性ではおおよそ18歳，そして男性ではおおよそ21歳）が終る時期に骨端板は閉じる；その結果，骨端の軟骨細胞は分裂を止め，すべての残った軟骨が骨に置き換わる．骨端板は次第になくなり，**骨端線 epiphysial line** とよばれる骨質として残る．骨端線の出現とともに，長さの成長が完全に終る．

骨端板の閉鎖は穏やかな過程であり，閉鎖の程度を知ることは，幼児期，小児期，そして思春期において骨の年齢決定，大人の身長の予測，そして白骨化した遺体から死亡の年齢を立証するために有用である．例えば，骨端板の開放は，より若い人を示し，一方，骨端板の部分的閉鎖あるいは完全に閉鎖した骨端板はより高齢の人を示す．この際，骨端板の閉鎖が平均して女性では1〜2年早いことを考慮すべきである．

太さの成長　軟骨と同様，骨は付加的成長によってだけ太さ（直径）の成長を行うことができる（図6.8a）：

❶ 骨の表面で，骨膜細胞は骨芽細胞に分化し，骨芽細胞は骨細胞外基質となる膠原線維や他の有機分子を分泌する．骨芽細胞は細胞外基質にとりまかれ，骨細胞に分化する．この過程は骨膜の血管を挟んで両側に骨の隆起を形成する．この隆起は緩やかに成長し，骨膜血管のための溝をつくり出す．

❷ 最終的に，両側の隆起は組み合さって融合し，血管を取り囲むトンネルになる．これまで骨膜にあった部分は新しくトンネルを裏打ちする骨内膜になる．

❸ 骨内膜の骨芽細胞は新しい同心円状の層をつくるために，骨に細胞外基質を沈着する．さらなる同心円状の層の形成は，骨膜血管に向かって内側に続いて起る．このような方法で，トンネルが埋められ，新しい骨単位がつくられる．

❹ 骨単位がつくられると，骨膜の下の骨芽細胞は，新しい環状層を付加し，さらに，骨の太さが増す．骨膜血管が追加され，ステップ❶のように取り囲まれて成長が続く．

新しい骨組織が外側の表面につけ加わると，髄腔側を覆う骨組織は，骨内膜の破骨細胞によって壊される．このような方法により，骨が太さを増すごとに髄腔が大きくなる（図6.8b）．

骨のリモデリング

皮膚と同様に，骨は出生以前に形づくられるが，その後もそれ自身絶え間なく更新する．**骨のリモデリング bone remodeling** は継続的に新しい骨で古い骨と取り換えることである．それは，破骨細胞によって骨からミネラルと膠原線維を除去する**骨の吸収 bone resorption** と，骨芽細胞により骨へミネラルと膠原線維を付加する**骨の蓄積 bone deposition** である．したがって，骨の吸収は骨細胞外基質の破壊であり，一方，骨の蓄積は骨細胞外基質の形成に帰着する．からだの総骨質量のおおよそ5%がつねにリモデリングされている．また，リモデリングはからだの部位が異なるとその割合が違う．大腿骨の遠位部はおおよそ4ヵ月ごとに置き換えられる．それとは対照的に，大腿骨の骨幹のある部位は，一生涯を通じて，まったく更新されない．骨が成人の形状と大きさに達した後でさえも，古い骨は継続的に破壊され，新しい骨がその部位に形成される．リモデリングは，また，損傷した骨を取り除き，そこを新しい骨組織と置き換える．リモデリングは運動，座った姿勢の生活形態，そして食生活の変化のといった要因によっても引き起されることもある．

リモデリングはいくつかの他の利点をもっている．骨の強さはそこにかかる負荷の程度に関連するので，もし新しい骨が重い負荷を受けると，より太く成長し，その結果古い骨よりもより丈夫になる．また，リモデリング過程の中で，受ける負荷の型に従って支えるように骨の形は適切に変化する．最終的に，新しい骨は古い骨に比べて骨折に対してより抵抗力のあるものになる．

図6.8　骨の太さの成長.

> 新しい骨が骨芽細胞によって骨の外側の表面に蓄積するにつれて，髄腔を裏打ちする骨組織は骨内膜にある破骨細胞によって壊される.

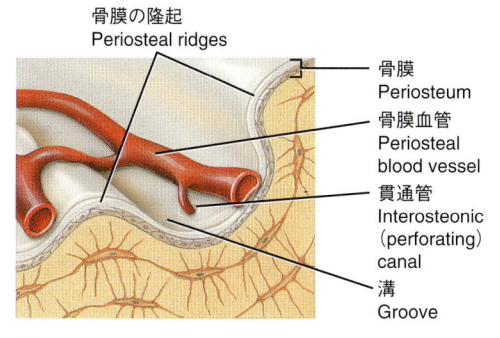

骨膜の隆起
Periosteal ridges

骨膜
Periosteum

骨膜血管
Periosteal
blood vessel

貫通管
Interosteonic
（perforating）
canal

溝
Groove

❶　骨膜の隆起は骨膜血管のために溝をつくる.

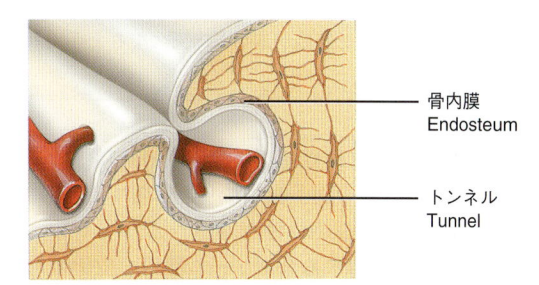

骨内膜
Endosteum

トンネル
Tunnel

❷　骨膜の隆起が融合し，骨内膜で裏打ちされたトンネルが形成される.

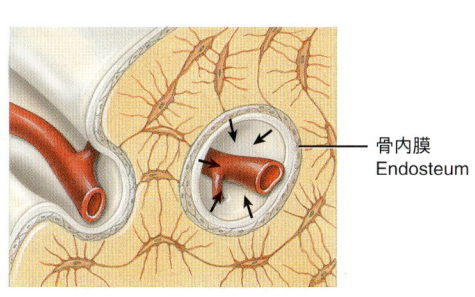

骨内膜
Endosteum

❸　骨内膜の骨芽細胞はトンネルの中心に向かって新しい同心円状の層をつくり，そして新しい骨単位を形成する.

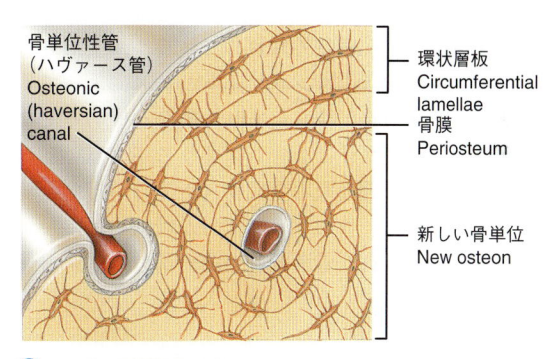

骨単位性管
（ハヴァース管）
Osteonic
(haversian)
canal

環状層板
Circumferential
lamellae

骨膜
Periosteum

新しい骨単位
New osteon

❹　骨膜の骨芽細胞が新しい環状層をつくり，骨は外側に成長する. 新しい骨膜の隆起が血管を抱き込み，骨単位形成が繰り返される.

（a）顕微鏡的詳細図

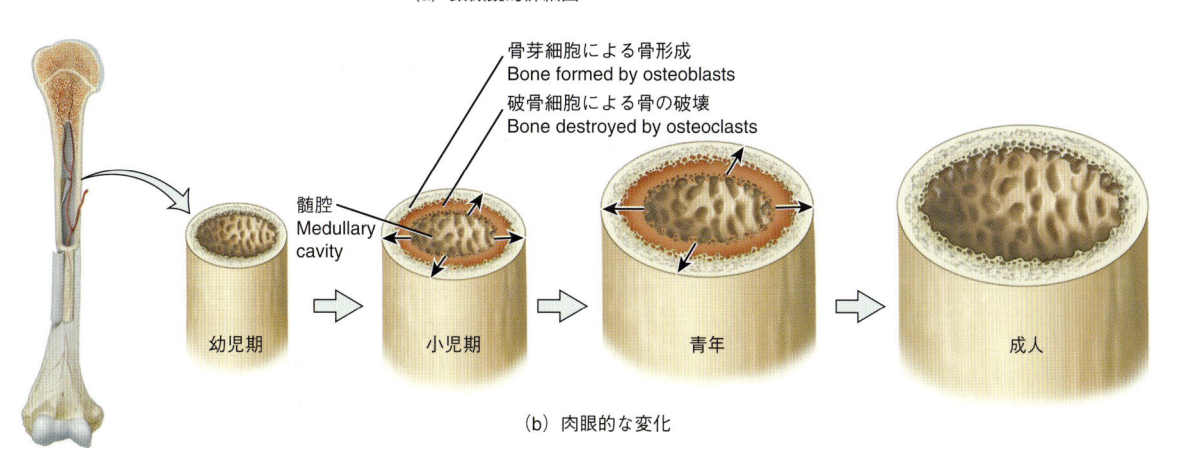

骨芽細胞による骨形成
Bone formed by osteoblasts

破骨細胞による骨の破壊
Bone destroyed by osteoclasts

髄腔
Medullary
cavity

幼児期　　小児期　　青年　　成人

（b）肉眼的な変化

Q 骨の太さの成長で髄腔はどのようにして広げられるか？

リモデリングと歯科矯正学

　歯科矯正学 orthodontics は不完全に配列された歯の予防と矯正に関連した歯科領域の分科である．歯に歯列矯正用ブリッジを取りつけて歯を移動させると，歯を支える歯槽をつくる骨に負荷を与えることになる．この人工的な負荷に応えて，破骨細胞と骨芽細胞が適切な歯列になるように歯槽をリモデリングする．

　骨吸収の過程において，破骨細胞は骨内膜や骨膜で骨の表面に強固に付着し，その刷子縁のヘリを密封する（図 6.2 参照）．その後，破骨細胞は密封されたポケットの中に酸とタンパク質を分解するリソソーム酵素を放出する．この酵素は膠原線維と他の有機物質を分解し，さらに，酸は骨のミネラルを溶解する．いくつかの破骨細胞がともに働いて，古い骨に小さなトンネルを掘る．分解された骨のタンパク質と細胞外基質のミネラル，主にカルシウムとリン化合物は，エンドサイトーシスによって小胞のかたちで破骨細胞に取り込まれ，細胞を横切って刷子縁の反対側でエクソサイトーシスをする．その結果，間質液の中に含まれた骨吸収の生成物は近くの毛細血管へ拡散する．いったん，骨の小さな部分が吸収されてしまうと，破骨細胞は離れ，骨芽細胞がその部分の骨を再構築するために移動してくる．

パジェット病

　破骨細胞と骨芽細胞の働きのあいだに微妙なバランスが存在する．新しい組織が形成されすぎると，骨は異常に太く，重くなる．もしあまりに多くのミネラル物質が骨の中に沈着すれば，余った部分が骨の上に，関節の運動を妨げる，**骨棘 spurs** とよばれる太い突起を形成する．カルシウムや骨組織の過度の消失は骨を弱くし，骨粗鬆症を発症した時のように骨が折れ，あるいは，くる病や骨軟化症のように，骨は大変柔軟になる．**パジェット病 Paget's disease** は，破骨細胞が過度に増える結果，骨吸収が骨の蓄積よりも速くなる．それに応じて，骨芽細胞が補償しようとするが，緻密質に対する海綿質の割合がより高くなり，石灰化が減少し，そして新しく合成された細胞外基質が異常なタンパク質を含むので，新しい骨は弱くなる．とくに骨盤，四肢，下位の椎骨，そして頭蓋で新しくつくられた骨が大きく硬く，もろくなり，そして容易に骨折するようになる．

骨成長と骨のリモデリングに関係する因子

　正常な骨の代謝—すなわち若者での成長と成人でのリモデリングは，いくつかの因子によって決まる．これらの因子は，いくつかのホルモンの十分な量とともに，ミネラルとビタミンの適切な摂取である．

1. **ミネラル minerals**．これらのミネラルは骨のリモデリングにも必要であると同時に少量のフッ化物，マグネシウム，そしてマンガンも必要とされる．骨が成長するのに大量のミネラル，カルシウムとリン化合物が必要とされる．

2. **ビタミン vitamins**．ビタミン A は骨芽細胞の活性を刺激する．ビタミン C は主たる骨のタンパク質であるコラーゲンの合成に必要である．すぐ学ぶように，ビタミン D は消化管の中の食物から血液の中へカルシウムの吸収を増加することで骨の構築を助ける．ビタミン K と B_{12} もまた，骨タンパク質の合成に必要とされる．

3. **ホルモン hormones**．小児期のあいだ，骨の成長のために最も重要なホルモンは，肝臓と骨組織によってつくられるインスリン様成長因子（IGFs）である（18.6 節参照）．IGFs は骨芽細胞を刺激し，骨端板と骨膜での細胞分裂を促進する，そして新しい骨をつくるのに必要とされるタンパク質の合成を増進する．下垂体前葉から分泌される成長ホルモン（GH）の分泌に反応して IGFs が産生される（18.6 節参照）．甲状腺からの甲状腺ホルモン（T_3 と T_4）もまた骨芽細胞を刺激することで骨の成長を促す．さらに，膵臓から分泌されるインスリンは，骨タンパク質の合成を増すことで，骨の成長を促進する．

　思春期になると，性ホルモンが分泌され，骨の成長に劇的な効果が発揮される．**性ホルモン sex hormones** は卵巣でつくられるエストロゲンと男性の精巣でつくられるテストステロンのようなアンドロゲンがある．女性はエストロゲンのレベルが高く，男性はアンドロゲンのレベルが高いが，女性でも低レベルのアンドロゲンがあり，男性は低レベルのエストロゲンがある．男性でも女性でも副腎はアンドロゲンを産生し，脂肪組織などはアンドロゲンをエストロゲンに変えることができる．これらのホルモンは骨芽細胞の活性化，骨基質の合成，そして十代で急激に起る"成長加速現象"のために役立っている．エストロゲンはまた，例えば，骨盤の広さのような女性特有の骨格への変化を促す．結局，性ホルモン，とくに，エストロゲンは両性で骨端板での成長を止める．この時点で，骨の伸長が終る．一般的に，女性でエストロゲンのレベルがより高いので，骨の長さの成長は男性よりも女性で早く止まる．

　成人では，性ホルモンは古い骨の吸収を緩やかにし，新しい骨の付加を促進することで骨のリモデリングに働いている．エストロゲンが骨吸収を遅くする一つの方法

は，破骨細胞のアポトーシス（プログラムされた死）を促進することである．すぐに学ぶことになるが，副甲状腺（上皮小体）ホルモンのカルシトリオール（ビタミンDの活性形）とカルシトニンが骨のリモデリングに影響するエストロゲン以外のホルモンである．

　適度な体重付加運動でも骨密度を増やしたり，維持して，十分な骨の強度を保つことができる．

🎯 **目　標**

- 骨折のいくつかの一般的なタイプを述べる．
- 骨折の修復にかかわる過程を説明する．

　骨折 fracture はどんなかたちであれ骨の破壊である．骨折は骨折の激しさ，骨折線の形あるいは場所によって名づけられたり，それらを初めて記載した医師の名前がつけられたりする．

　ある場合，目にみえない骨折を起していることがある．**疲労骨折 stress fracture** がそれで他の組織への障害もなく，顕微鏡的レベルの亀裂が入った骨折である．健康な成人で，疲労骨折はランニング，ジャンピングあるいはエアロビックス体操のような繰り返しの，激しい運動で起る．疲労骨折は激しい痛みを伴い，骨の正常な石灰化を妨げる骨粗鬆症のような病気が進行中に起ることもある（章末“疾患：ホメオスタシスの失調”で述べる）．疲労骨折の約25％は脛骨で起る．標準的なX線写真ではしばしばこの疲労骨折の症状を見逃すので，骨スキャンを用いることで明確に診断される．

　骨折の修復は，以下のような段階で起る（図6.9）：

❶ **反応段階 reactive phase**．この段階は初期の炎症段階である．骨折線を横切る血管が切れ，引き裂かれた血管の端から血液が漏れ，血液塊（ふつう凝固した）が骨折した場所の周りに形成される．この血液凝固塊は**骨折血腫 fracture hematoma**（hemat-＝血液；-oma＝腫瘍）とよばれ，通常損傷後6〜8時間でつくられる．血液の流れは骨折血腫が形成された場所で止まるので，近くの骨細胞は死んでしまう．死んだ骨細胞に反応して腫れと炎症が起り，それに伴って細胞性の壊死組織片ができる．食細胞（好中球とマクロファージ）と破骨細胞は骨折血腫の中や周りで死んだ，あるいは損傷を受けた組織を除去し始める．この過程は，およそ数週間続く．

❷ₐ **修復段階 reparative phase：線維軟骨性仮骨形成 fibrocartilaginous callus formation**．この修復段階は2つの出来事で特徴づけられる：線維軟骨性仮骨の形成と骨折した骨のあいだの隙間を橋渡しするための骨性仮骨の形成である．

　血管は骨折血腫の中に成長し，食細胞は死んだ骨

図 6.9   骨折の修復過程.

> 骨での血液供給がより豊富なので骨のほうが軟骨よりも速く治癒する.

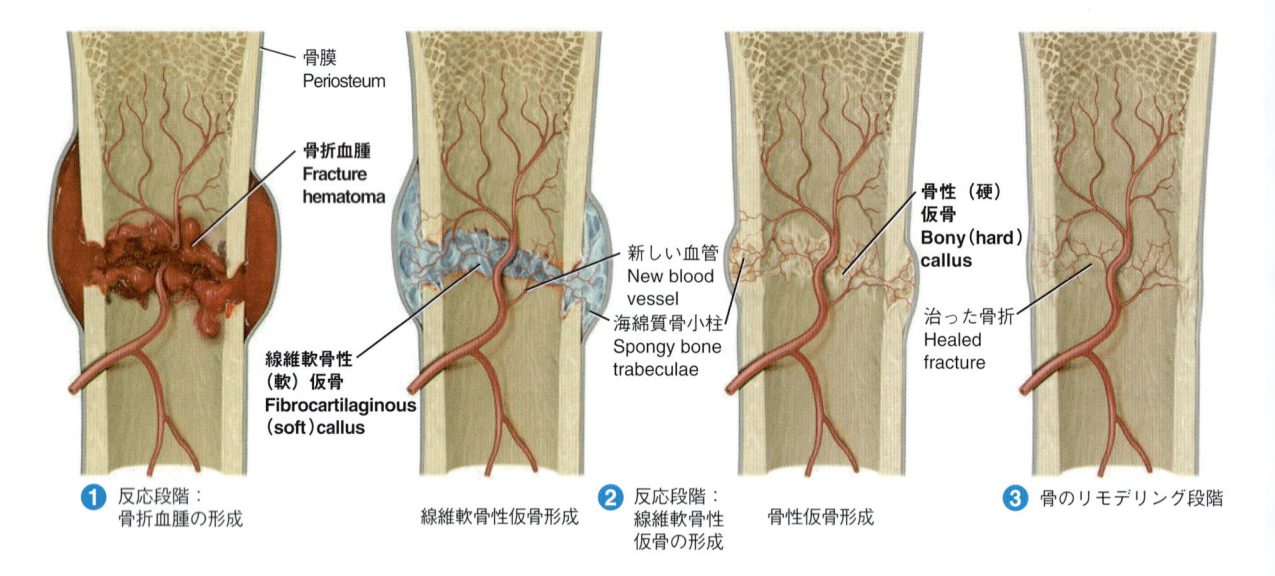

骨膜
Periosteum

骨折血腫
Fracture
hematoma

線維軟骨性
（軟）仮骨
Fibrocartilaginous
（soft）callus

新しい血管
New blood
vessel

海綿質骨小柱
Spongy bone
trabeculae

骨性（硬）
仮骨
Bony（hard）
callus

治った骨折
Healed
fracture

❶ 反応段階：
骨折血腫の形成

線維軟骨性仮骨形成

❷ 反応段階：
線維軟骨性
仮骨の形成

骨性仮骨形成

❸ 骨のリモデリング段階

Q 骨折が治るために, しばしば数ヵ月もかかるのはなぜか？

細胞を除去し始める. 骨膜からの線維芽細胞は骨折の場所に侵入し, 膠原線維をつくる. さらに, 骨膜からの細胞は軟骨芽細胞に分化し, この場所に線維軟骨をつくり始める. これらの出来事により, 膠原線維からなる修復組織の塊と破壊された骨の端と端を結ぶ軟骨からなる**線維軟骨性（軟）仮骨 fibrocartilaginous（soft）callus** がつくられる. 線維軟骨性仮骨の形成には約3週間を要する.

❷**b 修復段階：骨性仮骨形成** bony callus formation. 血管が豊富で損傷を受けなかった骨組織に近い場所で, 骨形成原細胞が骨芽細胞に分化し, 海綿質の骨小柱をつくり始める. 骨小柱はもともとの骨片の生きている部分と死んだ部分を結合する. 線維性軟骨は海綿質に変る時点で, 線維軟骨性仮骨は**骨性（硬）仮骨 bony（hard）callus** とよばれる. この骨性仮骨は, 約3, 4ヵ月続く.

❸ **骨リモデリング段階** bone remodeling phase. 骨折修復の最後の段階は仮骨の骨リモデリングである. 破砕された骨の死んだ部分は, 破骨細胞によって徐々に吸収される. 骨折部の周辺にある海綿質が緻密質に置き換わる. 時に修復過程が非常にうまくいくと骨折線がX線写真でもわからないほどになる. しかし, 骨の表面の肥厚した部分が治った骨折の証拠として残る.

⚕ 臨床関連事項

骨折のための処置

　骨折の処置 treatments for fractures は年齢, 骨折の型および骨の種類によってさまざまである. 骨折の処置の最終的な目標は骨片の再編成, 再編成を維持するための固定化, そして機能の回復である. 骨をもとの形に結合するには骨折端を正しく配置しなければならない. この過程を**整復 reduction** とよび, 骨片を正しい位置に戻す作業を意味している. **非観血的整復 closed reduction**（徒手整復）では, 皮膚は無傷のままなので, 骨折端を術者が手を使って再編成する. **観血的整復 open reduction** では, 骨折端をねじ, 板, ピンそして針金のような内部固定具を使って外科的手法で再構成する. 整復に続いて, 骨折した骨はギプス, 三角巾, 副木, ゴムバンド, 外からの固定具, あるいはこれらの組合せによって動かないように保持される.

　骨は豊富な血液の供給を受けているが, 治癒にはしばしば数ヵ月を要する. 新しい骨が強くそして硬くなるために必要なカルシウムとリンが少しずつしか沈着されず, 骨細胞はゆっくり成長し再生するためである. ひどい骨折の際に治癒が緩慢なのは, 血液供給が一時的に中断されるためである. 骨折でよくみられるいくつかの種類を表6.1 に示す.

表 6.1　一般的な骨折

名　称	説　明	図　解	X 線像
開放（複雑）骨折 Open（compound） fracture	骨の折れた端が皮膚から突き出る骨折である. 反対に, **閉鎖（単純）骨折** closed（simple）fracture は皮膚を 破らない骨折である.	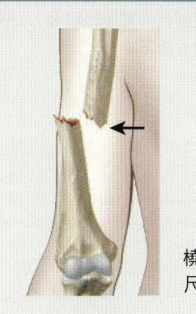	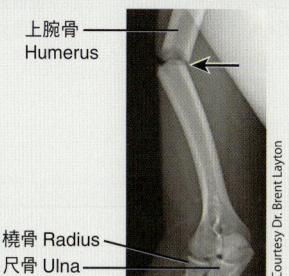 上腕骨 Humerus 橈骨 Radius 尺骨 Ulna Courtesy Dr. Brent Layton
粉砕骨折 Comminuted fracture （com- ＝ともに ; -minuted ＝砕く）	骨は衝撃の加わった場所で, 裂け, 破砕され, あるい は骨片になり, 小さな破片 : 2 分された骨のあいだに 散らばる.	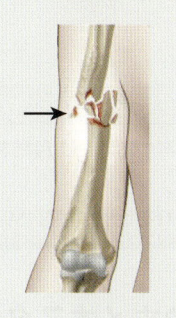	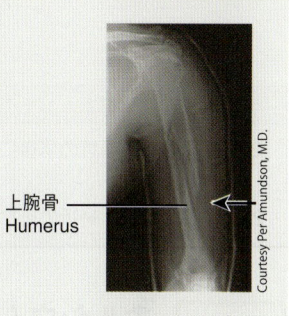 上腕骨 Humerus Courtesy Per Amundson, M.D.
若木骨折 Greenstick fracture	骨の片側が折れ, 反対側は曲がる部分的な骨折 ; すな わち, 若木を折ると一方の側が折れ, 他方は曲がるの に似ている ; 小児の骨だけに起る骨折で骨がまだ完全 に骨化せず, 無機物質よりも有機物質のほうが多く含 まれている骨で起る.	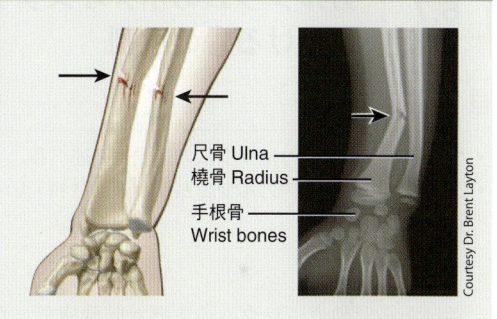 尺骨 Ulna 橈骨 Radius 手根骨 Wrist bones Courtesy Dr. Brent Layton	
嵌入骨折 Impacted fracture	骨折した骨の片側が反対側の骨の中に強く嵌められた 骨折である.	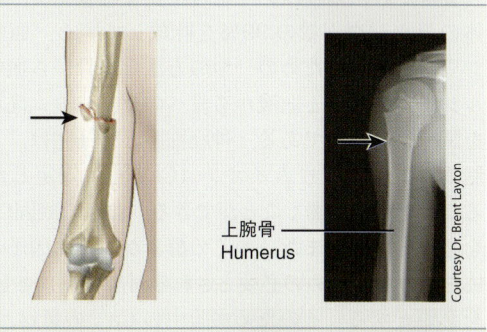 上腕骨 Humerus Courtesy Dr. Brent Layton	
ポット骨折 Pott fracture	外側下腿骨（腓骨）の遠位端の骨折で距腿関節の深刻 な損傷を伴う骨折である.	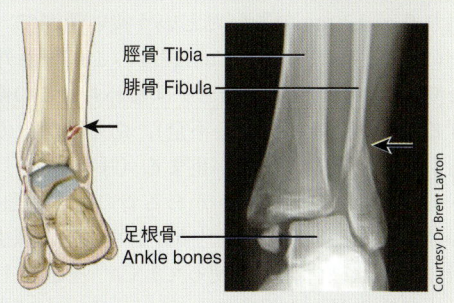 脛骨 Tibia 腓骨 Fibula 足根骨 Ankle bones Courtesy Dr. Brent Layton	

表 6.1　続く

表 6.1	一般的な骨折（続き）		
名　称	**説　明**	**図　解**	**X線像**
コレス骨折 Colles fracture	遠位破片が背側に移動した外側前腕骨（橈骨）の遠位端の骨折である．		橈骨 Radius 尺骨 Ulna 手根骨 Wrist bones Watney Collection/Phototake

---

チェックポイント

22. 骨折の型と骨折の修復に関与する 4 つの段階を挙げなさい．

23. よくみられる骨折のそれぞれを定義づけなさい．

6.7　カルシウムのホメオスタシスにおける骨の役割

目　標

- からだにとってのカルシウムの重要性を述べる．
- どのようにして血中カルシウム量が調節されているか説明できる．

　骨はからだのカルシウムの主要な貯蔵庫で，からだ全体のカルシウム量の 99 ％を貯蔵している．血中のカルシウム量を保つための一つの方法は，骨から血中へのカルシウムの吸収と血液から骨へのカルシウム沈着の割合を調節することである．神経細胞と筋細胞は，ともに細胞外液でカルシウムイオン（Ca^{2+}）の安定した量があることで正常に働くことができる．血液の凝固にも Ca^{2+} を必要とする．また，多くの酵素が，補助因子（酵素反応を引き起すための必要とされる付加物質）として Ca^{2+} を必要とする．そのため血漿中の Ca^{2+} の量は，100 mL 当り 9 〜 11 mg のあいだという狭い範囲で，非常に厳密に調節されている．Ca^{2+} 濃度のこの範囲外での小さな変化でさえ致命的になる─すなわち，この濃度が高すぎると心臓は止まり（心不全），あるいは，カルシウム量が減りすぎると呼吸が止まる（呼吸不全）．カルシウムのホメオスタシスにかかわる骨の役割は血中 Ca^{2+} 量の "緩衝剤" として働き，カルシウム量が減少すると血漿の中に（破骨細胞を使って）Ca^{2+} を放出し，そしてカルシウム量が上昇すると Ca^{2+} を吸い上げる（骨芽細胞を使って）働きである．

　Ca^{2+} のやりとりはホルモンによって調節されていて，中でも最も重要なホルモンは副甲状腺（上皮小体）から分泌される**副甲状腺（上皮小体）ホルモン parathyroid hormone（PTH）**である（図 18.13 参照）．このホルモンは血中の Ca^{2+} 量を増加させる．PTH の分泌はネガティブフィードバックシステムで行われている（図 6.10）．もし，ある刺激が血中 Ca^{2+} 量の減少を引き起すとすると，副甲状腺の腺細胞（受容体）はこの変化を感受し，サイクリックアデノシン一リン酸（cyclic AMP，cAMP）の産生を増やす．副甲状腺の腺細胞の核（調節中枢）の中にある PTH の遺伝子は，cAMP（入力）が細胞内に増加したことを感受する．その結果として，PTH の合成が加速され，より多くの PTH（出力）が，血液の中に放出される．PTH の高い濃度は，骨吸収の速度を決める破骨細胞（効果器）の数と活性を増やす．骨から血液の中へ Ca^{2+} が放出される結果，血中の Ca^{2+} 量が正常に戻る．

　PTH はまた，腎臓（効果器）に働きかけることで，尿へ排出される Ca^{2+} を減少させ，より多くの Ca^{2+} が血液の中に保たれる．そして PTH は消化管の中の食物からカルシウムの吸収を促進するホルモンで，**カルシトリオール calcitriol**（ビタミン D の活性形）の形成を促進している．これらいずれも血中の Ca^{2+} 量を高めるのに役立っている．

　他のホルモンは血中 Ca^{2+} 量を減少させるために働いている．血中の Ca^{2+} が正常値を上回った時，甲状腺の**傍濾胞細胞 parafollicular cells** は**カルシトニン calcitonin（CT）**を分泌する．CT は破骨細胞の活性を抑え，骨による血中 Ca^{2+} の取込みを速め，骨への Ca^{2+} 沈着を促進する．働きの結果からみれば CT が骨形成を促し，血中の Ca^{2+} 量を減少させる．CT が骨形成を促し，血中 Ca^{2+} 濃度を下げるのが CT の真の働きである．これらの効果にもかかわらず，CT がまったくなくとも異常を引き起すことがないので，正常なカルシウムのホメオスタシスを

図 6.10 血中カルシウム（Ca²⁺）濃度を調節するためのネガティブフィードバックシステム．PTH ＝副甲状腺（上皮小体）ホルモン

皮小体）ホルモン，カルシトリオール，そしてカルシトニンの動きを要約する．

> 骨基質からのカルシウムの放出と，腎臓によるカルシウムの排出を抑制することの2つが血中カルシウム濃度を上げる主な方法である．

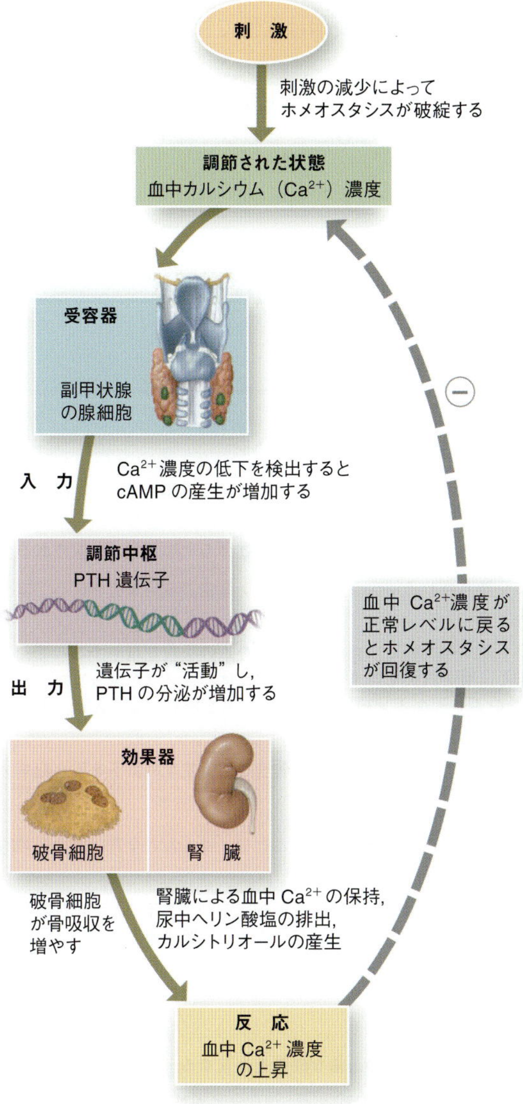

24. カルシウムのホメオスタシスを調節するためにホルモンが骨にどのように関与しているか．

刺激

刺激の減少によってホメオスタシスが破綻する

調節された状態
血中カルシウム（Ca²⁺）濃度

受容器

副甲状腺の腺細胞

入力 Ca²⁺濃度の低下を検出するとcAMP の産生が増加する

調節中枢
PTH 遺伝子

出力 遺伝子が"活動"し，PTH の分泌が増加する

効果器

破骨細胞　腎臓

破骨細胞が骨吸収を増やす

腎臓による血中 Ca²⁺ の保持，尿中ヘリン酸塩の排出，カルシトリオールの産生

血中 Ca²⁺濃度が正常レベルに戻るとホメオスタシスが回復する

反応
血中 Ca²⁺濃度の上昇

Q 正常な Ca²⁺濃度に依存するのはからだのどのような機能か？

維持するための CT の果す役割は，よくわかっていない．それにもかかわらず，サケから抽出されたカルシトニン（ミアカルシン®）は，骨吸収を緩やかにするという理由で骨粗鬆症を治療するために効果的な薬物である．

図 18.13 に，血中の Ca²⁺量を調節する副甲状腺（上

6.8 運動と骨組織

目標

• 運動と機械的な負荷がどのように骨組織に影響するかを述べる．

　骨は機械的な負荷に反応して，ある程度，強度を変えることができる．負荷をかけると，骨組織は骨芽細胞によってミネラル塩の沈着と膠原線維の産生を増やすことで，より強くなる．機械的な負荷が減れば，骨吸収が骨の形成をしのぐので，骨は正常なリモデリングをしなくなる．研究結果によれば，弱い負荷を与えるよりも，非常に強い負荷を間欠的に与えたほうが骨の沈着が強く起ることが明らかになっている．それゆえランニングや跳躍することは，ウォーキングより劇的に，骨のリモデリングを促進する．

　骨にかかる主な機械的な負荷は骨格筋と重力の張力によるものである．もし寝たきりだったり，骨折した骨をギプスで固定すると，負荷がかからないので骨のミネラルは失われ，膠原線維の数が減少するので，骨の強度は弱まる．宇宙で無重力状態におかれた宇宙飛行士も骨量が減少する．どちらの場合でも，骨量の減り方は劇的で，1週間に1%ほども失われる．その一方，繰り返し，強い負荷を受けている運動選手の骨は，宇宙飛行士や運動選手でない人に比べて著しく太く強い．歩いたり，軽い重量挙げのような体重負荷運動は骨の構築や骨量を保つために役立っている．年齢とともに骨の量が減るのは避けられないのだから，そうなる前に，思春期や青年期に，体重負荷運動を規則的に行い，全骨量を増やすようにすべきである．どんな年齢の人でも体重負荷運動をすれば骨を強くすることができる．

25. どんな型の機械的な負荷が骨組織を強めるのに使われるか．
26. もし子どもたちが宇宙空間で育てられたら地球に戻ってこられるだろうか．

27. なぜ骨端板が閉じる前に体重負荷運動をすることが重要なのか.

6.9 加齢と骨組織

目 標

• 骨組織に対する加齢の影響を説明できる.

出生から青年期を通じて，骨のリモデリングで失われるよりも多くの骨組織が産生されている. 青年期で，骨の蓄積と吸収の割合はおおよそ同じである. 性ホルモンの量が中年期，とくに閉経後の女性で，減少すると，破骨細胞による骨吸収が骨芽細胞による骨の蓄積をしのぐので，骨量は減少する. 老年期で，吸収による骨量の減少は骨を獲得するよりも早く起る. 女性の骨はもともと男性の骨に比べて一般的に小さくより骨量が少ないので，老年期での骨量の減少はとくに女性で大きな影響を及ぼす. これらの要因は女性で骨粗鬆症の発症がより高い一因になっている.

加齢が骨組織に及ぼす主要な 2 つの効果は：骨量の減少と骨がもろくなることである. 骨量の減少は骨細胞外

表 6.2	骨代謝に影響を与える要因の要約
要 因	**説 明**
ミネラル MINERALS	
カルシウムとナトリウム	骨の細胞外基質を硬くする.
マグネシウム	骨の細胞外基質形成を助ける.
フッ化物	骨の細胞外基質を強くする.
マンガン	骨の細胞外基質の合成に関与する酵素を活性化する.
ビタミン VITAMINS	
ビタミン A	骨のリモデリングでの骨芽細胞の活性化に必要とされる；欠乏は骨の成長を妨げる：高濃度は有害である.
ビタミン C	主な骨タンパク質であるコラーゲンの合成に必要とされる；欠乏はコラーゲン産生の減少を引き起し，コラーゲン減少は骨の成長と壊れた骨の修復を遅らせる.
ビタミン D	活性型（カルシトリオール）は腎臓で産生される；消化管から血中へカルシウムの吸収を増やすことで骨の構築を助ける；欠乏は不完全な石灰化を引き起し，骨の成長を遅らせる；骨粗鬆症のリスクを減らすが，過剰になると有害である. 紫外線をほとんど受けない人やビタミン D のサプリメントを摂取しない人は，カルシウムを吸収するための十分なビタミン D をもっていない.
ビタミン K と B$_{12}$	骨タンパク質の合成に必要；欠乏は骨の細胞外基質での異常なタンパク質合成と骨密度の低下を引き起す.
ホルモン HORMONES	
成長ホルモン（GH）	下垂体前葉で分泌される；主にインスリン様成長因子の産生を刺激することで，骨を含む全身組織の全般的な成長を促進する.
インスリン様成長因子（IGFs）	成長ホルモンで刺激され肝臓，骨，そして他の組織から分泌される；骨芽細胞を刺激することおよび新しい骨をつくるために必要とされるタンパク質の合成を増やすことで骨の正常な成長を促進する.
甲状腺ホルモン（チロキシンとトリヨードサイロニン）	甲状腺から分泌される；骨芽細胞を刺激することで骨の正常な成長を促進する.
インスリン	膵臓から分泌される；骨タンパク質の合成を増やすことで骨の正常な成長を促進する.
性ホルモン（エストロゲンとテストステロン）	女性では卵巣（エストロゲン）から，男性では精巣（テストステロン）から分泌される；骨芽細胞を刺激し，十代で現れる急激な "成長開始" を促す；18 ～ 21 歳頃，骨端板が閉鎖し，その結果，骨の長さの成長が止まる；破骨細胞による緩やかな骨吸収と骨芽細胞による骨蓄積を促進して成人での骨のリモデリングを促進する.
副甲状腺ホルモン（上皮小体ホルモン，PTH）	副甲状腺（上皮小体）で分泌される；破骨細胞による骨吸収を促進する；尿からカルシウムイオンの回収を増やす；ビタミン D の活性型の形成を促進（カルシトリオール）する.
カルシトニン（CT）	甲状腺で分泌；破骨細胞による骨の再吸収を抑制する.
運動 EXERCISE	体重負荷運動は骨芽細胞を刺激し，結果として，骨をより太くし，骨をより強くし，そして年齢とともに起る骨量の減少を遅らせる.
加齢 AGING	中年から老期で，とくに閉経後の女性で性ホルモン量が減少すると，破骨細胞による骨吸収が骨芽細胞による骨の蓄積を上回り，その結果，骨量の減少を導き，骨粗鬆症のリスクが高まる.

基質からカルシウムや他のミネラルが減少する**無機質減少 demineralization** による．この減少は女性でふつう 30 歳以降に始まり，エストロゲンの量の減少につれて，おおよそ 45 歳前後まで大きく加速され，70 歳で骨のカルシウム量の 30% ほど失われるまで続く．女性でいったん骨の減少が始まると，10 年ごとに骨量の約 8% が失われる．男性では，カルシウムの減少は一般的に 60 歳まで始まらない，そして 10 年ごとに骨量の約 3% が減少する．骨からカルシウムが減ることは骨粗鬆症が抱える問題の一つである（すぐ後で述べる）．

　加齢が骨格系に及ぼす第二の重要な影響は，タンパク質の合成速度が遅くなる結果で引き起される骨のもろさである．骨細胞外基質の主な有機成分である膠原線維は引く力に対する強さを骨に与えている．引く力に対する強さが減少すると，骨が非常にもろくなり，骨折が起きやすくなる．中年をすぎた人で，ヒト成長ホルモンの産生の減少が原因で，いくぶん，膠原線維の合成が遅くなる．さらに，このことが原因で，骨折しやすくなるのに加え，骨量が減少して骨の変形や痛みが起きたり，身長が低くなったり，歯が抜けたりなどが起きる．

　表 6.2 に骨の代謝に影響を与える要因を要約する．

チェックポイント

28. 無機質減少とはなにか，またそれは骨の機能にどのように作用するか．

29. 加齢に伴い骨細胞外基質の有機質にどのような変化が起るか．

疾患：ホメオスタシスの失調

骨スキャン

　骨スキャン bone scan は骨が生きている組織であるという事実を都合よく使った診断方法である．骨によってすぐに取り込まれるわずかな量の放射性トレーサーが静注される．トレーサーの取込みの程度は骨への血流量と関係がある．走査装置（ガンマ線カメラ）は骨から放たれた放射線を計測し，その情報はモニター上で，X 線写真と同じように，写真に変換される．正常な骨組織は，その放射性トレーサーが均一に取り込まれるので，全体が一定の灰色で確認される．より暗かったり明るかったりする領域は骨の異常を示している．より暗い部分あるいは "高集積部" は，血流量の増加が原因で，放射性トレーサーをより多く取り込む代謝の上がった部位である．高集積部は骨癌，骨折の異常治癒，あるいは骨の異常成長を示している．より明るい部位あるいは "集積欠損部" 代謝の下がっていることを示し，血流量が減ってトレーサーの取込みが悪い部分である．集積欠損部は変性骨疾患，脱石灰化骨，骨折，骨感染，パジェット病，あるいはリウマチ様関節炎のようなやっかいな問題のあることを示唆している．骨スキャンは通常の X 線法より 3 ヵ月から 6 ヵ月早く異常をつきとめることができ，しかも患者への放射能被爆を少なく抑えることができる．骨スキャンは骨密度検診のための標準的検査で，とくに，骨粗鬆症の女性にとって重要な検診である．

骨粗鬆症

　骨粗鬆症 osteoporosis（-por- ＝通路；-osis ＝状態）は文字通り小さな孔がたくさんあいた状態の骨である．米国で 1 年間に 1,000 万人の人びとが冒されている（図 6.11）．さらに，1,800 万人の人びとは骨量が少なく（**骨減少症 osteopenia**），骨粗鬆症の危険に曝されている．基本的な原因は，骨吸収（破壊）が骨沈着（形成）の速さを上回ることである．主に，食物から摂取する以上のカルシウムが，尿，便そして汗とともに失われ，からだからのカルシウムの枯渇が起ることである．骨量があまりにも減少するので，しばしば日常生活の中の機械的な負荷によって自然発生的に，骨折が起ってしまう．例えば，急いで腰掛けただけで股関節部の骨折が起る．米国では，1 年間に 150 万例以上，主に股関節周り，手首そして脊椎に，骨粗鬆症が原因の骨折が起っている．骨粗鬆症は骨格系全体に影響する．骨折に加えて，骨粗鬆症は椎骨の萎縮を引き起し，その結果，背が低くなったり，背中が彎曲したり，骨性の痛みが生じたりする．

　骨粗鬆症は主として中高年で起り，その 80% が女性である．年をとった女性は 2 つの理由から男性よりも骨粗鬆症に罹りやすい：(1) 女性の骨は，男性の骨に比べて骨量が少ない，(2) エストロゲンの産生が，閉経時に劇的に減少することが原因になっている．一方で，アンドロゲンの一つであるテストステロンの産生は年をとった男性で，緩やかに減少し，しかもほんのわずかである．エストロゲンとテストステロンは骨芽細胞の活性と骨基質の合成を促す．性の違いに加えて，骨粗鬆症を引き起す危険因子は家族歴，ヨーロッパ系とかアジア系か，痩せているか，あるいは小さな体型か，怠惰な生活態度か，喫煙するか，カルシウムやビタミン D の不足した食事をするか，毎日 2 種類以上のアルコールを飲むか，ある種の投薬を受けているかなどである．

　骨粗鬆症は家族歴と**骨ミネラル量（骨密度）bone mineral density（BMD）**検査によって診断される．X

図6.11 **正常な青年（a）と骨粗鬆症患者（b）の海綿質の比較．（b）のやせ細った骨小柱に注目．** 緻密質もまた骨粗鬆症で同様な影響を受ける．

骨粗鬆症では骨吸収が骨形成を上回り，骨量が減少．

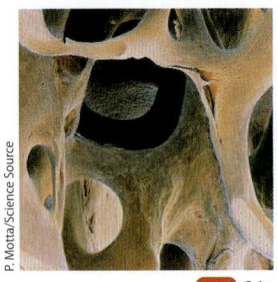
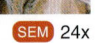
(a) 正常な骨

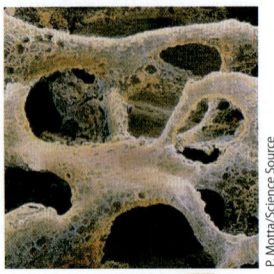
(b) 骨粗鬆症の骨

Q もし骨粗鬆症の抑制薬を開発するなら骨芽細胞あるいは破骨細胞のどちらを抑制する薬をつくればよいか？

線検査を受け，BMD 検査で骨量を計測する．これは骨粗鬆症の確定診断のために通常用いられ，骨が失われていく速度を調べたり，治療効果をモニターするために使われる．骨折の危険を正確に評価するため，骨のミネラル濃度に加えて危険要素を組み込んだ FRAX® とよばれる比較的新しい評価法がある．患者は，例えば，年齢，性別，身長，体重，民族性，これまでの骨折歴，親の股関節骨折歴，グルココルチコイド（例えば，コルチゾン）の使用歴，喫煙歴，アルコール摂取量，そして関節リウマチなどの危険要素をオンラインで問診票に書き込む．このデータを使うことで，FRAX® は 10 年以内に骨粗鬆症が原因で股関節ないし背骨，肩，あるいは前腕などの大きな骨で骨折を経験するかどうかの予測を提供する．

骨粗鬆症のための治療の選択はさまざまである．栄養に関しては，高カルシウム食が骨折のリスクを減らすために重要である．ビタミン D はからだにとってカルシウムを役立てるために必要である．運動に関しては体重負荷運動を規則正しく実行することにより，骨量を維持し増加できると示されている．これらの運動はウォーキング，ジョギング，ハイキング，階段登り，テニスそし

てダンスなどである．重量挙げのような重力に逆う運動は骨を強くし筋量を増やす．

骨粗鬆症を治療するのに使われる薬物は一般的に 2 つの型がある：（1）**再吸収阻害薬 antiresorptive drugs** は骨量の減少の進行を抑え，（2）**骨形成薬 bone-building drugs** は骨量の増加を促す．再吸収阻害薬は（1）**ビスホスホネート bisphosphonates**（破骨細胞を抑制する；フォサマクス®，アクトネル®，ボニヴァ®，そしてカルシトニン）；（2）副作用がなくエストロゲンの効果によく似た**選択的エストロゲン受容体モジュレーター** selective estrogen receptor modulators（ラロキシフェン®，エヴィスタ®）；（3）エストロゲン補充療法（ERT）．これは更年期以降で失ったエストロゲンの代りになるものである（プレマリン®），そして，これは更年期以降で失ったエストロゲンやプロゲステロンの代りになるホルモン補充療法（HRT）である（プレンプロ®）．ERT は更年期以後の骨量の維持と増加をもたらす．ERT を行っている女性では脳梗塞と血栓のリスクが少し増す．HRT もまた骨量の維持と増加を助ける．HRT を受けている女性では心疾患，乳癌，脳梗塞，血栓そして痴呆のリスクが増える．

骨形成薬の中に副甲状腺（上皮小体）ホルモン（PTH）があり，新しい骨を産生する（Forteo®）骨芽細胞を刺激する．これ以外のものは開発中である．

くる病と骨軟化症

くる病 rickets と**骨軟化症 osteomalacia**（malacia ＝軟化）は，通常ビタミン D 欠乏によって起り，細胞外基質の石灰化が十分でないことで引き起される，同じ病気の 2 型である．くる病は成長している骨が"柔らかく"そしてゴムのようになり，容易に変形するようになる小児の病気である．骨端（成長）板でつくられた新しい骨が骨化しない結果，彎曲した足と頭蓋，肋骨そして骨盤の変形といった共通の症状が現れる．骨軟化症はくる病の成人版であり，しばしば**成人性くる病 adult rickets** ともいう．リモデリングで形成された新しい骨が石灰化せず，とくに腰と足で発症し，さまざまな強さの痛みと骨の圧痛を経験する．簡単に外傷性の骨折をする．くる病と骨軟化症の予防と治療は，十分な量のビタミン D を投与し，適度の日光を浴びることである．

医学用語

骨減少症 osteopenia（penia＝欠乏）　正常な状態の骨吸収が補填できないほどに骨形成の速さが低下し，骨量が減少する状態である；骨量が，正常値以下になった状態．この症状の例が骨粗鬆症である．

骨髄炎 osteomyelitis　骨の感染で，高熱，発汗，悪寒，吐き気，膿の形成，浮腫，そして冒された骨の上のほてりで特徴づけられ，筋の硬直まで引き起す．一般に，黄色ブドウ球菌 *Staphylococcus aureus* が，しばしばその原因になる．このバクテリアはからだの外から骨に侵入する（開放骨折，貫通した外傷，あるいは整形外科手術の過程を通じて）；血液を介してからだの他の感染場所（膿瘍のできた歯，熱傷後の感染，尿路感染，あるいは上気道感染）から侵入する；近くの軟部組織の感染（糖尿病から起る）から骨に侵入する．

骨肉腫 osteogenic sarcoma（sarcoma＝結合組織腫）　主に骨芽細胞を冒す骨癌で，骨の成長に加速現象が起る 10 代で最もよく発症する；腿の骨（大腿骨），脛の骨（脛骨），腕の骨（上腕骨）の骨幹端で多く発生する．肺に転移することが最も多い；治療は多薬剤を使う化学的療法，大きくなった腫瘍の摘出手術，あるいは罹患した四肢の切断手術などからなる．

変形性関節症 osteoarthritis（arthr＝関節）　骨の端と端が接してしまうような関節軟骨の変性；骨と骨が擦り合うので状態が悪化する．ふつう，初老で起る．

章の概要

概　要

6.1　骨と骨格系の機能

1. 骨はいくつかの異なった組織でつくられている：すなわち骨組織，軟骨，密性結合組織，上皮，脂肪組織，そして神経組織である．
2. 骨の全体の枠組みと，それらに付属する軟骨が，骨格系を構成する．
3. 骨格系は支持，保護，運動，ミネラルのホメオスタシス（恒常性），血球の産生，トリグリセリドの貯蔵の場として働く．

6.2　骨の構造

1. 典型的な長骨の部品は，骨幹（骨軸），近位と遠位の骨端（末端部），骨幹端，関節軟骨，骨膜，髄腔（骨髄腔）そして骨内膜である．

6.3　骨の組織学

1. 骨組織は細胞間が広くあいた細胞と細胞を取り囲む大量の細胞外基質骨細胞からなる．
2. 骨組織には骨形成原細胞，骨芽細胞（骨を形成する細胞），骨細胞（骨の活動をつねに維持する）そして破骨細胞（骨を壊す細胞）の 4 種類の細胞がある．
3. 骨細胞外基質は多くのミネラル塩（ほとんどはヒドロキシアパタイト）と膠原線維からなる．
4. 緻密質はほとんど腔所のない骨単位（ハヴァース系）からなる．
5. 緻密質は骨端の海綿質を覆う部分と骨幹の骨組織のほとんどをつくる．機能上，緻密質は骨組織の最も強い形態で，保護，支持そして負荷に耐える働きがある．
6. 海綿質は骨単位がない．間隙を満たした多くの赤色骨髄を取り囲む骨小柱からなる．
7. 海綿質は短骨，扁平骨，種子骨，および不規則骨の内部の骨組織と長骨の骨端の中心部をつくっている．海綿質の骨小柱の働きは，負荷のかかる線に沿った配列により負荷に耐えること，赤色骨髄の支持と保護，そして容易に運動できるように骨を軽くすることである．

6.4　骨への血液と神経の供給

1. 長骨は骨膜動脈，栄養動脈，骨幹端動脈，そして骨端動脈によって養われ；静脈は動脈と伴行する．
2. 神経は骨の中で血管とともに走る；骨膜は感覚神経が豊富である．

6.5　骨形成

1. 骨化とよばれる骨を形成する過程は 4 つの主な状況で起る：(1) 骨の最初の形成は胚と胎児で起る；(2) 幼児期，小児期，思春期のあいだの骨の成長は大人の大きさになるまで続けられる；(3) 骨のリモデリング（一生を通じて，新しい骨組織で古い骨を取り替える）；そして (4) 一生を通じて，骨折（骨の破壊）の修復．
2. 骨の形成は胚発生の第 6 週と第 7 週に始まる．膜内骨化と軟骨内骨化の 2 種類の方法で行われ，どちらも結合組織を骨と置き換える．膜内骨化は膜のようにシート状に並んだ間葉の中に骨が直接形成される．軟骨内骨化は間葉からなる硝子軟骨の中で骨がつくられる．長骨の一次骨化中心は骨幹にある．軟骨は変性して腔所をつくり，それらが髄腔をつくる．骨芽細胞は骨をつくる．次に，骨化は骨端で起り，骨端板を除いて軟骨が骨に置き換わる．
3. 骨端板は静止帯，増殖帯，肥大帯そして石灰化帯の 4 つの層からなる．骨端板の中の細胞分裂によって，骨幹は伸長する．
4. 骨の太さすなわち径の成長は，骨の外側の表面をとりまく骨膜の骨芽細胞によって新しい骨が付加される（付加的成長）ことによる．
5. 骨のリモデリングとは破骨細胞が古い骨組織の中に小さなトンネルをつくり，次に骨芽細胞を再構築するという連続した過程のことである．
6. 骨吸収で，破骨細胞は膠原線維を分解し，ミネラルを溶解する酵素と酸を放出する．
7. 食事のミネラル（とくに，カルシウムとリン）とビタミン（A，C，D，K，および B_{12}）は，骨の成長と維持に必要とされる．インスリン様成長因子（IGFs），成長ホルモン，甲状腺ホルモン，インスリンは，骨の成長を促す．
8. 性ホルモンは古い骨の吸収を穏やかにし，新しい骨の蓄積を促す．

6.6 骨折と骨の修復

1. 骨折とは骨の破壊である．骨折には閉鎖（単純），開放（複雑），粉砕，若木，嵌入，疲労，ポットそしてコレス骨折などの種類がある．

2. 骨折の修復は反応段階のあいだの骨折血腫，修復段階のあいだの線維軟骨性仮骨と骨性仮骨の形成，そして骨のリモデリング段階を伴う．

6.7 カルシウムのホメオスタシスにおける骨の役割

1. 骨はからだのカルシウムの貯蔵庫である．

2. 副甲状腺（上皮小体）から分泌される副甲状腺（上皮小体）ホルモン（PTH）は血中 Ca^{2+} 量を増加させ，逆に，甲状腺から分泌されるカルシトニン（CT）は血中 Ca^{2+} 量を減少させる．ビタミン D はカルシウムとリン酸塩の吸収を増すので，これ

らの物質の血中レベルが上昇する．

6.8 運動と骨組織

1. 機械的な負荷は，ミネラル塩の沈着と膠原線維の産生によって骨の強度を増す．

2. 機械的負荷を取り除くと無機質減少と膠原線維の減少が起り，骨の強度が弱くなる．

6.9 加齢と骨組織

1. 加齢での主な影響は骨からカルシウムが失われ，骨の無機質減少である．骨芽細胞の活性が低くなることが原因である．

2. 他の原因は細胞外基質タンパク質（ほとんどが膠原線維）の産生の減少で，骨がよりもろくなり，したがって骨折が起きやすくなる．

クリティカルシンキング問題

1. ターリンは，彼女の州立高校陸上競技会の出場資格を得るために，1 日に数時間の激しいランニング訓練に耐えている高校の最上級生である．最近，彼女は自身のトレーニングを妨げている右足の強い痛みを感じている．彼女の主治医は右足の検査を行い，医者は外傷の証拠をみつけられなかったので；骨スキャンでの検査を行った．彼女の主治医はこの症状になにを疑ったのだろうか．

2. バスケットボールをしている時に，9 歳のマーカスは転倒して，左腕を骨折した．腕にギプスをほどこされ，ふつうに治ったように思えた．成人して，マーカスは左腕に比べて右腕が長いことに気づき困惑した．彼は両腕を計測し，その結果，右腕がより長いことを確信した．マーカスになにが起ったのか，あなたはどのように説明しますか．

3. 宇宙飛行士は彼らの日課として宇宙空間で運動をする，しかし宇宙に長く滞在した後，骨が弱くなるという問題をかかえている．なぜ骨が弱くなるのだろうか．

Q 図の質問の答え

6.1 骨膜は骨の太さの成長，骨の修復，そして骨の栄養のために不可欠である．また，靱帯や腱の付着点となる．

6.2 骨吸収は骨の分化，成長，維持，そして修復のために必要である．

6.3 骨単位性（ハヴァース）管が骨単位（ハヴァース系）の骨細胞への主な血液供給手段であり，それらの閉鎖は骨細胞の死を導く．

6.4 骨膜動脈は骨単位間連結（貫通あるいはフォルクマン）管を通り骨組織に入る．

6.5 頭蓋の扁平な骨，ほとんどの顔面骨，下顎骨，そして鎖骨の内側部は，膜内骨化によって形成される．

6.6 二次骨化中心は軟骨性雛形の将来の骨端になる領域にできる．

6.7 骨幹の長さの成長は，増殖帯での細胞分裂と石灰化した軟骨からなる領域を骨（新しい骨幹）で置き換えることにより引き起される．

6.8 髄腔は骨内膜にある破骨細胞の活動によって広げられる．

6.9 骨折の治癒は，カルシウムとリンの沈着はゆっくりな過程で，しかも骨細胞はゆっくり成長し再生するため，数ヵ月かかる．

6.10 心拍数，呼吸数，神経細胞の機能，酵素の機能，血液凝固，これらすべてがカルシウムの適切な量に依存する．

6.11 破骨細胞が骨吸収の原因なので，破骨細胞の活性を抑制する薬物は，骨粗鬆症の発症を減少させるだろう．

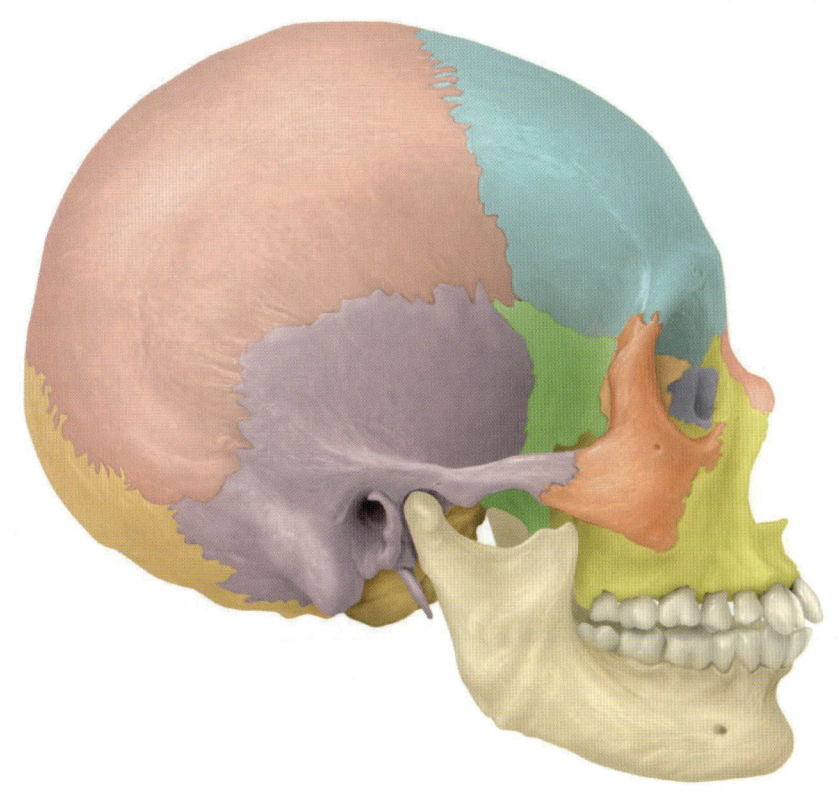

CHAPTER 7

骨格系：軸骨格（体幹の骨格）

軸骨格とホメオスタシス

> 軸骨格は脳，脊髄，心臓，肺といった，多くの器官を保護することによりホメオスタシスを保つことに役立っている．骨は支持体として，また，カルシウムの貯蔵と放出に重要な役割を担っている．

　骨格がなくては生きていけない．骨がなければ歩いたり，握ったりといった運動ができないし，ほんのちょっと，頭や胸を打っただけでも脳や心臓が傷ついてしまう．骨格系は身体の骨組みをつくっているので，個々の骨の名称，形，その骨がどこにあるかなどをよく知っていると，骨格以外の他の解剖学的構造の位置を決めるのに，また，その構造の正しい名称を思い出すのに役立つことになる．例えば，ふつうに脈をとっている橈骨動脈は前腕の外側の骨，橈骨のすぐそばにあるところから名づけ

られている．尺骨神経は前腕の内側にある尺骨に近接していることから名づけられている．脳の前頭葉は前頭骨（額の骨）の奥深くにあり，前脛骨筋は脛骨（すねの骨）の前面に沿ってある．骨の一部が頭蓋の中の構造を動かないように固定するのに使われたり，また，肺，心臓，腹腔や骨盤臓器の外形を決めることにも役立っている．

Q ヒトは年を取るに従って身長は，ある程度低くなるが，その理由を考えたことがありますか？

7.1　骨格系の分類

目　標

• 軸骨格と付属肢骨格がどのように組み合さって，骨格系をつくり上げているかがわかる.

　ボール投げ，自転車乗り，散歩などの運動では骨と筋とのあいだの相互作用が必要である．いろいろと違った運動，指を開いて両腕を突き上げてから3点シュートを打つまでをどのようにしてつくり出しているかを理解するのに，筋が骨のどこにつき，どの形の関節が使われているのかを学習する．骨，筋，関節が一緒になって**筋骨格系 musculoskeletal system** とよぶ，統合された系をつくり上げている．筋骨格系にかかわる病気の予防や治療を専門とする医学の一分野が**整形外科学 orthopedics**（ortho- ＝直す；-pedi ＝子ども）である.

　成人の骨格は 206 個の名前のついた骨からなり，このうちの大部分は身体の左右で対になっている．新生児や子どもの骨格は 206 個以上の骨からなるのは，その後の成長でいくつかの骨が癒合するからである．例えば，寛骨や脊柱（背骨）をつくるいくつかの骨（仙骨と尾骨）が癒合する.

　成人骨格の骨は 2 つの基本的な部分に分類される：**軸骨格（体幹の骨格）axial skeleton** と**付属肢骨格（体肢の骨格）appendicular skeleton**（appendic- ＝ぶら下がる）である．表 7.1 は 80 個の骨からなる軸骨格と 126 個の骨からなる付属肢骨格を示している．図 7.1 は 2 つに分類された要素がどのように組み合さって，完全な骨格になるかを示している（軸骨格の骨を青色で示す）．軸骨格がヒトの身体の**長軸 axis** に沿って配列した骨からなることを考えれば，分類に使われている術語を思い出すことができる．身体の長軸とは身体の重心を通って走る仮想の垂線であり，頭から両足のあいだへと下に向かって伸びる：軸骨格は頭蓋骨，耳小骨（耳の骨），舌骨（図 7.5 参照），肋骨，胸骨，脊柱をつくる骨からなる．付属肢骨格は**上肢**と**下肢 upper and lower limbs**（**四肢 extremities** ないし appendages）の骨に加え，付属肢骨格を軸骨格につなぐ**肢帯 girdles** をつくる骨からなる．中耳の中にあって，鼓膜を打つ音波に反応して振動する耳小骨は，働きからみると軸骨格でも付属肢骨格でもないが，便宜上，軸骨格に入れる（17 章参照）.

　身体にあるたくさんの骨が互いにどのような関係にあるかを強調しながら，骨格系を 2 つに分類するやり方に従って，勉強する．本章では，軸骨格に焦点をあて，最初に頭蓋を，ついで脊柱の骨，そして胸郭をみることにする．8 章では付属肢骨格をみる．そこでは上肢帯（肩帯）の骨，（自由）上肢骨を，ついで下肢帯（骨盤帯），（自由）下肢骨の順に調べることにする．軸骨格を調べる前に，骨がもつ一般的ないくつかの特徴に目を向けておかなければならない.

表 7.1　成人の骨格系をつくる骨

骨格系の分類	構　造	骨の数	骨格系の分類	構　造	骨の数
軸骨格	**頭　蓋**		**付属肢骨格**	**上肢帯（肩帯）**	
	脳頭蓋	8		鎖　骨	2
	顔面頭蓋	14		肩甲骨	2
	舌　骨	1		**上肢骨（自由上肢骨）**	
	耳小骨（図 7.5 参照）	6		上腕骨	2
	脊　柱	26		尺　骨	2
	胸　郭			橈　骨	2
	胸　骨	1		手根骨	16
	肋　骨	24		中手骨	10
		小計＝80		指　骨	28
				下肢帯（腰帯）	
				寛　骨	2
				下肢骨（自由下肢骨）	
				大腿骨	2
				膝蓋骨	2
				脛　骨	2
				腓　骨	2
				足根骨	14
				中足骨	10
				趾　骨	28
					小計＝126
				成人骨格の全骨数　計＝206	

図7.1 **骨格系の分類.** 軸骨格を青色で示した（図7.5 に示した舌骨の位置に注意する）.

成人の骨格は 206 個の骨からなり，軸骨格と付属肢骨格に分けられる.

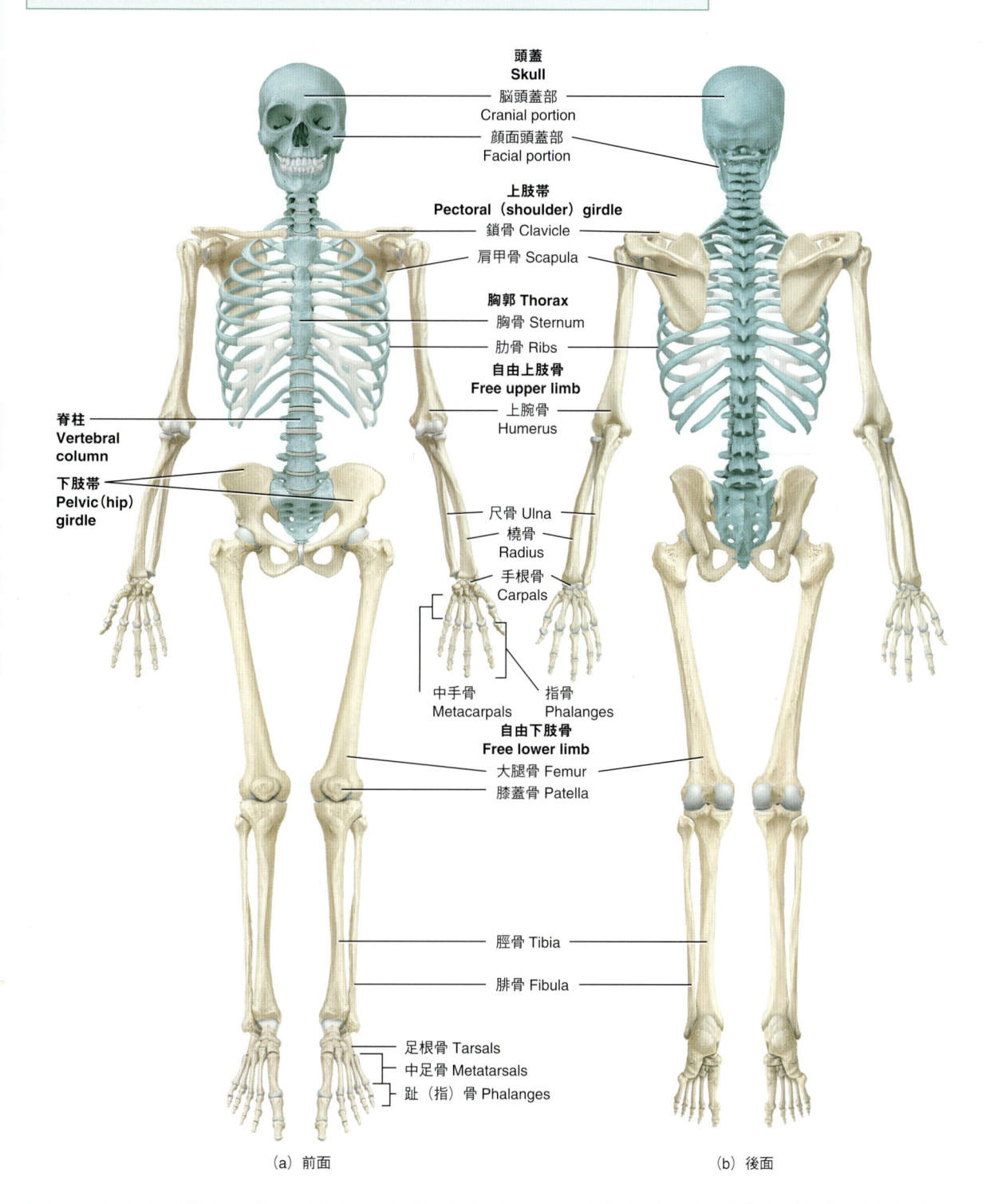

（a）前面　　　　　　　　　　　　　　　　（b）後面

Q 次の構造のうち，どれが軸骨格の，どれが付属肢骨格の部分となるか？　頭蓋，鎖骨，脊柱，上肢帯，上腕骨，下肢帯，大腿骨.

7.2 骨の型

目 標

• 形と位置により骨を分類する.

　身体にある，ほぼすべての骨は形から主要な5型に分類できる：長骨，短骨，扁平骨，不規則骨，種子骨である（図 7.2）. 6章で学んだように，**長骨 long bones** は幅よりも長さのほうが大きく，1本の骨幹と複数の骨端（骨によって数が違う）からできている. 通常，強度を上げるために少し曲がっている. 少し曲がっていることで体重の負荷を何ヵ所かで吸収するので，体重が一様に分布することになる. もしもこの種の骨がまっすぐであれば，体重が不均一に分布して，骨折しやすくなる.

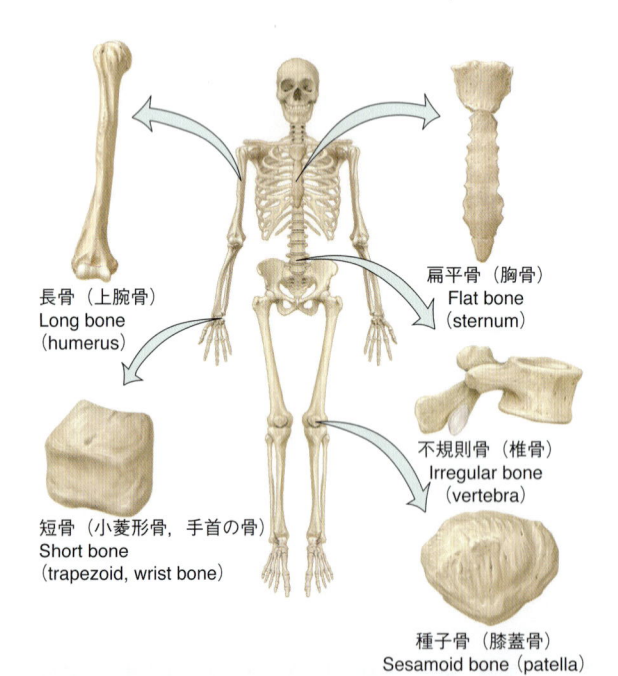

図 7.2　**形によって分類した骨の型.** 個々の骨は同じ縮尺で描かれていない.

骨の形は大まかに働きを決めている.

長骨（上腕骨）
Long bone
(humerus)

扁平骨（胸骨）
Flat bone
(sternum)

不規則骨（椎骨）
Irregular bone
(vertebra)

短骨（小菱形骨，手首の骨）
Short bone
(trapezoid, wrist bone)

種子骨（膝蓋骨）
Sesamoid bone (patella)

Q 主に保護に働き，筋の付着に必要な大きな面積をもっている
骨の型はどれか？

　長骨の骨幹は主に**緻密質** compact bone tissue からできているが，骨端にはかなりの量の**海綿質** spongy bone tissue がある. 大腿（大腿骨），下腿（脛骨と腓骨），上腕（上腕骨），前腕（尺骨と橈骨），それに手足の指（指骨ないし趾骨）の骨など，さまざまな大きさの骨が長骨に分類される.

　短骨 short bones は長さと幅がほぼ等しいので，いくらか立方形である. 薄い緻密質の層からなる骨の辺縁を除いて，海綿質からできている. 短骨の例は大部分の手根骨（手首の骨）と足根骨（足首の骨）である.

　扁平骨 flat bones は全体に薄く，2枚の緻密質がほぼ平行に配置し，そのあいだに海綿質が挟まれている. 内臓を守る役割と筋の付着に必要な面積をもっている. 扁平骨には脳を守る頭蓋骨；胸郭の内臓を守る胸骨と肋骨；そして肩甲骨がある.

　不規則骨 irregular bones は複雑な形をしていて，これまで述べた分類のどれにも入らない. 海綿質と緻密質の量は骨によって異なる. 椎骨（背骨），寛骨，顔面をつくるいくつかの骨と踵骨が不規則骨である.

　種子骨 sesamoid bones（＝ゴマの種子に似る）は手掌や足底などで，かなりの摩擦，張力，物理的な力がかかる特定の腱の中にできる骨である. 数は人によって異なり，完全に骨化しないこともあり，たいていの場合は直径が数ミリしかない. 特別に注目すべきものは2個の膝蓋骨で，大腿四頭筋の腱（図 11.20a 参照）の中にできる，誰にでもある大きな種子骨である. 種子骨の働きは過剰な力が加わって腱が切れたり，裂けたりしないように腱を守ることであり，場合によっては腱の引く方向を変え，関節での運動効率をよくしている.

　もう一つの型は，これまでのような形によって分類されず，骨の所在場所によって分類されるものである. **縫合骨 sutural bones**（sutur- ＝縫い目）は特定の頭蓋骨のあいだにできる縫合（関節）の中にみられる小さな骨である（図 7.6 参照）. 数は人によってかなり違う（訳注：これら5型に加えて，副鼻腔をつくる前頭骨，篩骨，蝶形骨，上顎骨は鼻腔と連絡する"洞"をもつことから**含気骨 pneumatic bones** に分類される）.

　6章で述べたように，成人では赤色骨髄が肋骨，胸骨，頭蓋などの扁平骨；椎骨（背骨）や寛骨などの不規則骨；長骨では大腿骨や上腕骨などの近位の骨端；そしてある種の短骨に限られていることを記憶しておこう.

7.3 骨の表面形状

目 標

• 骨表面にみられる主な形状とその働きを述べる.

骨には特別な働きに応じた形態学的な特徴，すなわち特有の**表面形状 surface markings** がある．これらの形状は誕生時にみられなくても，一定の力に反応して発達し成人で最も顕著になる．腱，靱帯，腱膜，筋膜が骨の表面を引く力に反応して新しい骨が付加される結果，その部分が隆起したり，ざらざらした面になったりする．

逆に，骨表面に押す力がかかると凹みができる．

重要な2つの表面形状がある：(1) **圧痕 depressions** と**開口 openings** は関節をつくったり，軟部組織（血管，神経，靱帯，腱など）の通り道となる，(2) **突起 processes** は突出すなわち伸び出たもので，関節をつくるのに役立ったり，結合組織（靱帯や腱など）がつくところになったりする．表7.2 に各種の表面形状とその例を記載した．

チェックポイント

3. 骨の表面形状とはなにか．また，それらの大まかな働きはなにか．

表7.2　骨の表面形状

形 状	説 明	例
圧痕 DEPRESSIONS と開口 OPENINGS：軟部組織（神経，血管，靱帯，腱）の通路となったり，関節の形成にあたる.		
裂 Fissure	隣り合った骨のあいだにできた狭い隙間で，血管ないし神経が通る	蝶形骨の上眼窩裂（図7.12）
孔 Foramen（＝穴） （複数形 foramina）	開口で，血管，神経，靱帯が通る	蝶形骨の視神経孔（管）（図7.12）
窩 Fossa（＝塹壕） （複数形 fossae）	浅い凹み	上腕骨の鉤突窩（図8.4a）
溝 Sulcus （複数形 sulci）	血管，神経や腱を伴う，骨表面に沿って走る溝	上腕骨の結節間溝（図8.4a）
道 Meatus（＝通路） （複数形 meati）	管状の孔	側頭骨の外耳道（図7.4a）
突起 PROCESSES：骨の突出ないし外側への隆起で，関節をつくったり，靱帯や腱などの結合組織のつくところとなる.		
関節をつくる突起		
顆 Condyle （condylus ＝こぶし）	骨の端にある，大きな，丸い隆起	大腿骨の外側顆（図8.11a）
関節面 Facet	平滑で少し凹んだ関節面	椎骨の上関節突起の関節面（図7.18d）
頭 Head	骨頸（くびれた部分）に支えられた丸い関節突起	大腿骨頭（図8.11a）
結合組織がつくための突起		
稜 Crest	明瞭な尾根，長い隆起	寛骨の腸骨稜（図8.9b）
上顆 Epicondyle （epi- ＝上の）	顆の上にある，一般に，ざらざらした突起	大腿骨の内側上顆（図8.11a）
線 Line（linea）	細く，長い尾根ないし辺縁（稜ほど目立たない）	大腿骨の粗線（図8.11b）
棘突起 Spinous process	鋭く細い突起	椎骨の棘突起（図7.17）
転子 Trochanter	非常に大きな突起	大腿骨の大転子（図8.11b）
結節 Tubercle （tuber- ＝こぶ）	さまざまな大きさの小さな丸い突起	上腕骨の大結節（図8.4a）
粗面ないし結節 Tuberosity	さまざまな大きさの丸く，通常はざらついた，凹凸のある面をもつ突起	寛骨の坐骨結節（図8.9b）

| **7.4** | **頭蓋：概観** |

目　標

- 頭蓋骨と顔面骨に属する骨の名称がいえ，対になっている骨かどうかがわかる.

頭蓋の構成要素

　頭蓋 skull は頭部にある骨性の枠組みである.22個(中耳の耳小骨を入れない) の骨からなり，脊柱（背骨）の上端にのっている.　頭蓋をつくる骨は2つのカテゴリーに分けられる：すなわち，頭蓋骨と顔面骨である.　**頭蓋骨 cranial bones**（crani- =脳を容れる容器）は脳を収めて，脳を守る頭蓋腔をつくる.　頭蓋骨に属する8個の骨は前頭骨，頭頂骨（2個），側頭骨（2個），後頭骨，蝶形骨，篩骨である.　顔は14個の**顔面骨 facial bones**からつくられる：すなわち，鼻骨（2個），上顎骨（2個），頬骨（2個），下顎骨，涙骨（2個），口蓋骨（2個），下鼻甲介（2個），鋤骨である（訳注：頭の骨は組み合さって頭蓋 skull をつくる.　頭蓋を脳頭蓋と顔面頭蓋に分ける.　脳頭蓋（神経頭蓋）neurocranium を構成する骨を頭蓋骨 cranial bones，　顔面頭蓋（内臓頭蓋）vicerocranium を構成する骨を顔面骨 facial bones という〔p.265, 8.7 節 "骨格系の発生" 参照〕).

頭蓋の一般的特徴と働き

　頭蓋は大きな容積の頭蓋腔を形成するほかに鼻腔や眼窩などの外に向かって開いた数個のより小さな腔所も形成する.　ある種の頭蓋骨は，副鼻腔とよばれ鼻腔に開口する粘膜で裏打ちされた洞を内部にもっている.さらに，頭蓋には小さな中耳の腔所（訳注：鼓室）が側頭骨の中にある.側頭骨には聴覚や平衡覚に関係した構造がある.

　側頭骨の中にある耳小骨（聴覚に関係した小さな骨）を別にすれば，頭蓋の中で下顎骨だけが可動性をもつ.頭蓋骨の大部分を一緒にまとめ上げているのは縫合とよばれる結合で，とくに頭蓋の外表面ではっきりとみえる.

　頭蓋には血管や神経を通す孔（丸い通路）や裂（裂け目のような開口部）などの表面形状がたくさんみられる.個々の頭蓋骨を説明する際に，重要な表面形状の名称を学ぶことになる.

　脳頭蓋を構成する頭蓋骨は脳を保護することに加えて，頭蓋骨の内面についた髄膜（脳膜）が脳，血管，リンパ管，神経などを固定している.　頭蓋骨の外面には広い面積が確保されていて，頭のいろいろな部分を動かすための筋が付着するところとなる.　また，本書を用いて勉強に集中し，"しかめっ面"をするなどの表情をつくり出す筋の付着部ともなる.　顔面頭蓋を構成する顔面骨

は顔の骨組みをつくり，消化器系と呼吸器系への入口の骨組みをつくっている.　頭蓋骨と顔面骨が一緒になって視覚，味覚，嗅覚，聴覚，平衡覚などの繊細な特殊感覚器の枠組みをつくり，保護にあたっている.　頭蓋を構成する個々の骨を 7.5 ～ 7.7 節に記載した.

> **チェックポイント**
>
> 　**4.** 頭蓋はなんのためにあるのか.

| **7.5** | **頭蓋骨** |

目　標

- 次の頭蓋骨がわかり，その主要な特徴がわかる：前頭骨，頭頂骨，側頭骨，後頭骨，蝶形骨，篩骨.

前頭骨

　前頭骨 frontal bone は前頭部（頭蓋の前方部），眼窩 orbits の天井(上壁),頭蓋底前部の大部分をつくる(図 7.3).　出生後すぐに，左右の前頭骨が**前頭縫合 metopic suture** により癒合する.　通常，この縫合は6歳から8歳までのあいだに消失する.

　頭蓋の前頭部をつくる鱗状の骨性の板，**前頭鱗 frontal squama** に注目しよう（図 7.3）.　前頭鱗は，頭蓋の頂点に相当する冠状縫合から緩やかに下方に向い，ついで急に曲がり，眼窩の上でほぼ垂直になる.　眼窩の上の縁で前頭骨は厚くなり，**眼窩上縁 supraorbital margin**（supra- =上；-orbi =円）を形成する.　前頭骨は眼窩上縁から後ろに向かって拡がり眼窩の天井(上壁)となり，同時に頭蓋腔の床の一部を構成する.　眼窩上縁には中央より少し内側に**眼窩上孔 supraorbital foramen** とよばれる孔がある.　時に，この眼窩上孔が完全な孔になっていない場合は**眼窩上切痕 supraorbital notch** と

> **💲臨床関連事項**
>
> **目の周りのあざ（痣）**
>
> 　**black eye** とよばれる "目の周りの痣" は眼の外傷だけではなく,顔面の外傷によって起る場合が多い.外傷によって血液と組織液が眼の周りの空間に貯まり，その結果，膨らんで色が変る.　眼窩上縁の直上は鋭く隆起していて，この部分に一撃が加えられると，前頭骨が骨折して出血する.鼻に一撃が加えられても起る.　また，外科的な処置（顔面皮膚のたるみをなくす手術，眼瞼・上顎・鼻などへの外科手術）によっても black eye となる.

図7.3 頭蓋の前面.

頭蓋は頭蓋骨と顔面骨からなる.

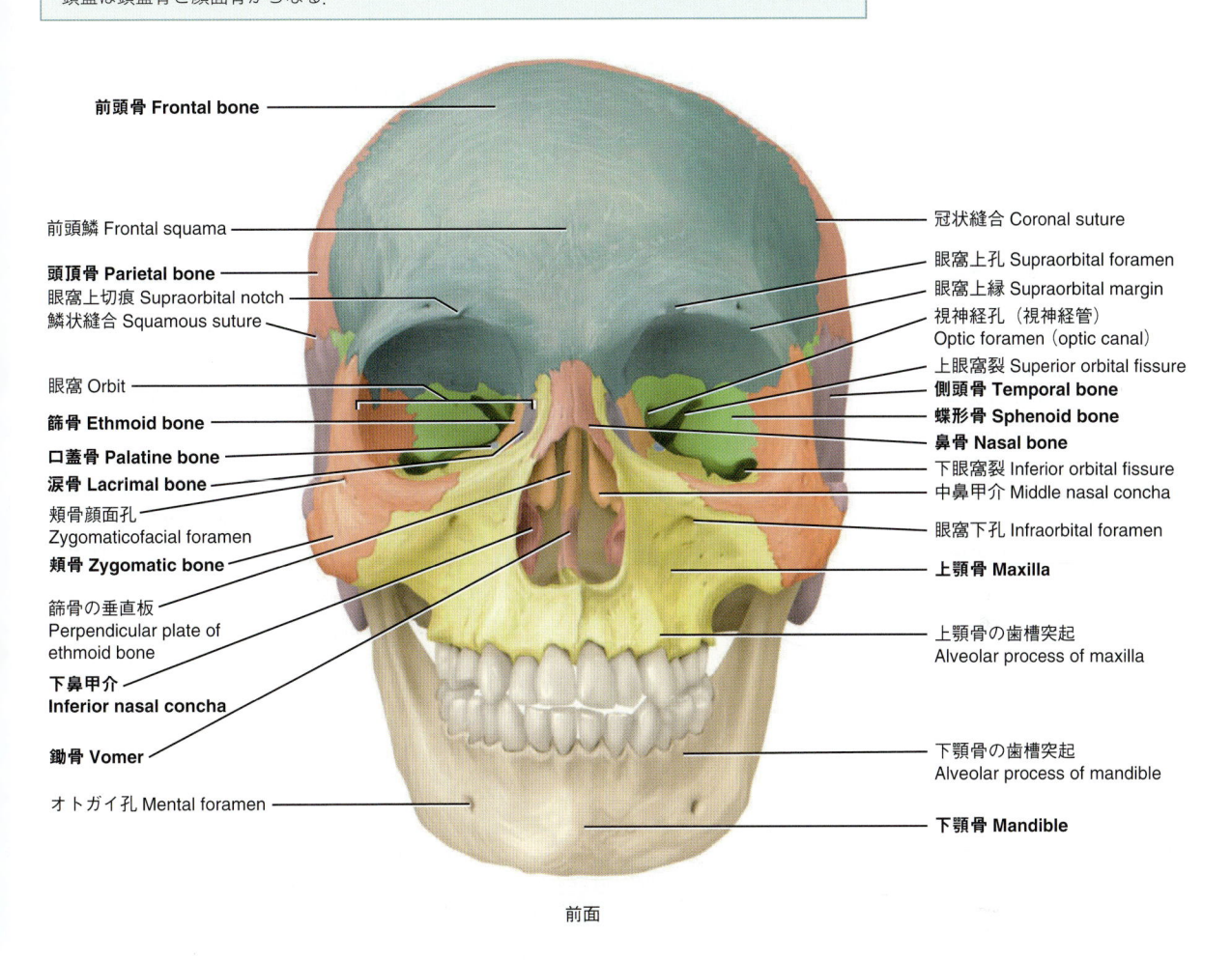

前頭骨 Frontal bone

前頭鱗 Frontal squama
頭頂骨 Parietal bone
眼窩上切痕 Supraorbital notch
鱗状縫合 Squamous suture

眼窩 Orbit
篩骨 Ethmoid bone
口蓋骨 Palatine bone
涙骨 Lacrimal bone
頬骨顔面孔
Zygomaticofacial foramen
頬骨 Zygomatic bone

篩骨の垂直板
Perpendicular plate of
ethmoid bone

下鼻甲介
Inferior nasal concha

鋤骨 Vomer

オトガイ孔 Mental foramen

冠状縫合 Coronal suture
眼窩上孔 Supraorbital foramen
眼窩上縁 Supraorbital margin
視神経孔（視神経管）
Optic foramen（optic canal）
上眼窩裂 Superior orbital fissure
側頭骨 Temporal bone
蝶形骨 Sphenoid bone
鼻骨 Nasal bone
下眼窩裂 Inferior orbital fissure
中鼻甲介 Middle nasal concha
眼窩下孔 Infraorbital foramen
上顎骨 Maxilla

上顎骨の歯槽突起
Alveolar process of maxilla

下顎骨の歯槽突起
Alveolar process of mandible

下顎骨 Mandible

前面

Q ここに示されている骨のうち，どれが脳頭蓋を構成する頭蓋骨か？

よぶ．頭蓋骨にみられる孔が本文に記載されていたら表 7.3 を参照して，それぞれの孔を通る構造に注意を払わなければならない．**前頭洞** frontal sinuses は前頭鱗の深部にある．洞，より専門的に表現すれば副鼻腔は後述するある種の頭蓋骨の中にあって，粘膜で裏打ちされた腔所である．

頭頂骨

2 個の**頭頂骨** parietal bones（pariet- ＝壁）は頭蓋腔の両側壁と上壁の大部分をつくる（図 7.4）．脳を覆う表層の結合組織（髄膜）の硬膜を養う血管を容れる突出部や凹み（訳注：動脈溝やクモ膜顆粒小窩）が頭頂骨の内面にたくさんみられる（訳注：上縁の後方部には頭頂導出静脈が通る頭頂孔がある）.

側頭骨

対になった**側頭骨 temporal bones**（tempor- ＝こめかみ）は脳頭蓋の外側面下部と頭蓋腔の床の一部をつくる．図 7.4 a から，側頭骨の薄くて扁平な部分が**側頭鱗** temporal squama で，**こめかみ** temple（脳頭蓋では耳の周りの領域）の上前方部を構成していることに注意する．側頭鱗の下部から**頬骨突起** zygomatic process が出て頬骨の側頭突起と結合する．側頭骨の頬骨突起と頬骨の側頭突起が一緒になり，**頬骨弓** zygomatic arch をつくる.

側頭骨には**下顎窩** mandibular fossa とよばれる凹みが頬骨突起の後方下面にある．下顎窩の前方にある，丸みを帯びた隆起が**関節結節** articular tubercle である（図 7.4 a）．下顎窩と関節結節は下顎骨（訳注：関節突起）

図7.4 頭蓋の上面と右側面.

> 頬骨弓は側頭骨の頬骨突起と頬骨の側頭突起によってつくられる.

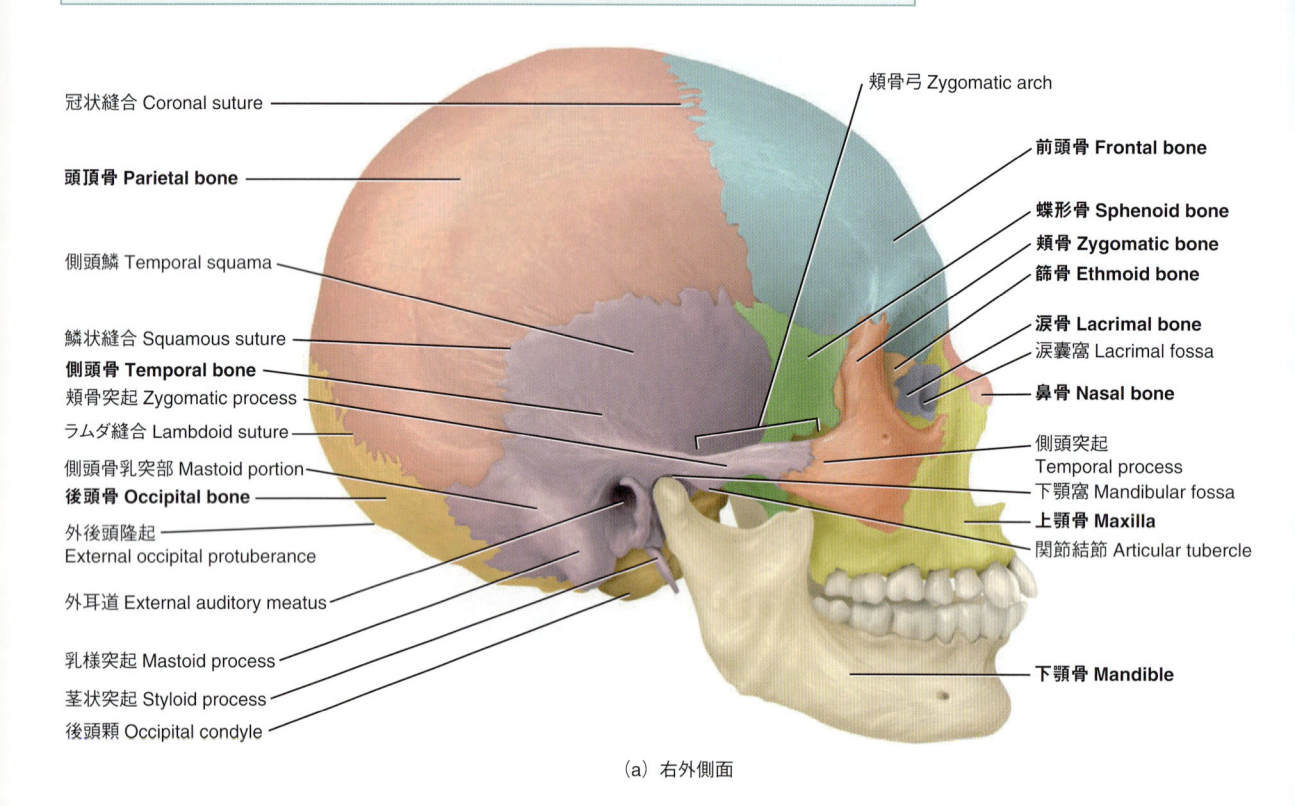

冠状縫合 Coronal suture
頭頂骨 Parietal bone
側頭鱗 Temporal squama
鱗状縫合 Squamous suture
側頭骨 Temporal bone
頬骨突起 Zygomatic process
ラムダ縫合 Lambdoid suture
側頭骨乳突部 Mastoid portion
後頭骨 Occipital bone
外後頭隆起 External occipital protuberance
外耳道 External auditory meatus
乳様突起 Mastoid process
茎状突起 Styloid process
後頭顆 Occipital condyle

頬骨弓 Zygomatic arch
前頭骨 Frontal bone
蝶形骨 Sphenoid bone
頬骨 Zygomatic bone
篩骨 Ethmoid bone
涙骨 Lacrimal bone
涙嚢窩 Lacrimal fossa
鼻骨 Nasal bone
側頭突起 Temporal process
下顎窩 Mandibular fossa
上顎 Maxilla
関節結節 Articular tubercle
下顎骨 Mandible

（a）右外側面

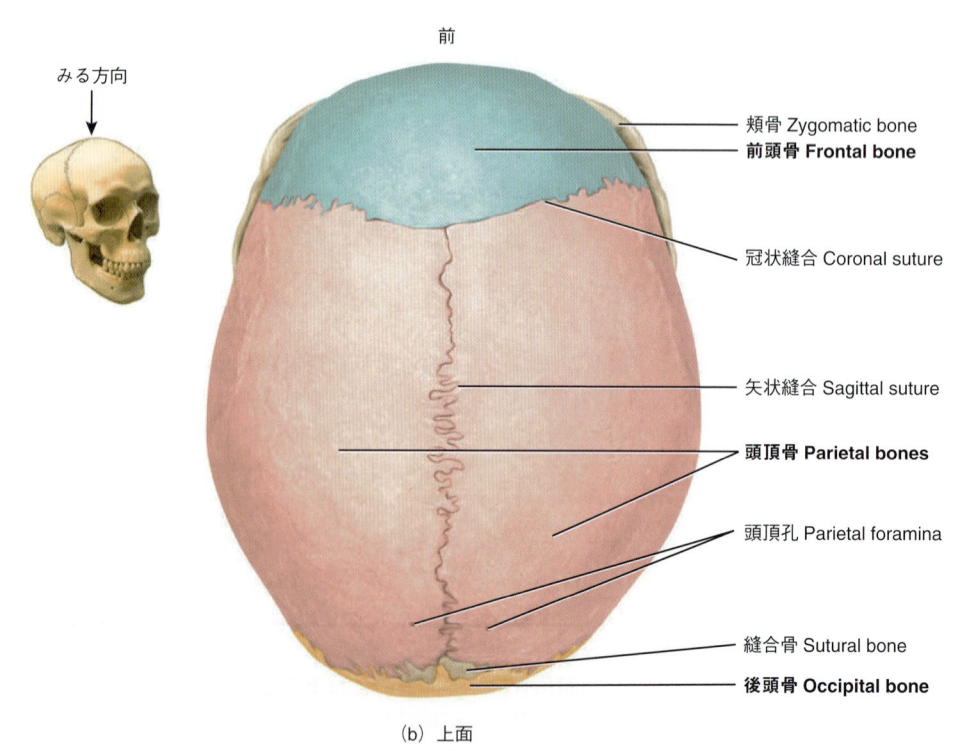

みる方向

前

頬骨 Zygomatic bone
前頭骨 Frontal bone
冠状縫合 Coronal suture
矢状縫合 Sagittal suture
頭頂骨 Parietal bones
頭頂孔 Parietal foramina
縫合骨 Sutural bone
後頭骨 Occipital bone

（b）上面

Q（1）鱗状縫合，（2）ラムダ縫合，（3）冠状縫合で結合する主要な骨はなにか？

と関節して，**顎関節** temporomandibular joint (TMJ) をつくる．

　耳へ音波を導く**外耳道** external auditory meatus（＝通路）の後下方に側頭骨の**乳突部** mastoid portion (mastoid ＝乳房状の；図 7.4 a) がある．成人では乳突部に数個の**乳突蜂巣** mastoid air cells があり，中耳の腔所（鼓室）と連続する．これらの空気で満たされた小さな部屋と脳とは薄い骨性の壁で隔てられている．中耳炎を治療しないで放置すると，その炎症が乳突蜂巣に拡がり痛みを伴った**乳突炎 mastoiditis** を引き起こす．

　乳様突起 mastoid process は外耳道の後下方で側頭骨乳突部にみられる，丸みを帯びた突起である．この突起には数種類の頸部の筋がつく．**内耳道** internal auditory meatus（図 7.5）は顔面神経（Ⅶ）と内耳神経（Ⅷ）を通す開口部である．**茎状突起** styloid process（styl- ＝棒）は側頭骨の下面から下に飛び出た突起で，舌と頸部の筋や靱帯が付着するところとなる（図

7.4 a)．茎状突起と乳様突起のあいだに**茎乳突孔** stylomastoid foramen があり，顔面神経（Ⅶ）と茎乳突孔動脈が通る（図 7.7）．

　頭蓋腔の床に側頭骨の**岩様部** petrous portion (petrous ＝岩）がある（図 7.8 a)．この部分は三角形で，蝶形骨と後頭骨に挟まれ，頭蓋の基礎部分にあたる．岩様部は聴覚と平衡覚にかかわる構造，すなわち内耳と中耳を容れる．さらに，**頸動脈孔** carotid foramen（訳注：**頸動脈管** carotid canal に続く）があり，ここを内頸動脈が通る（図 7.7）．頸動脈孔の後方で，後頭骨の前に，内頸静脈の通路である**頸静脈孔** jugular foramen がある．

後頭骨

　後頭骨 occipital bone（occipit- ＝頭の後ろ）は脳頭蓋の後部および床の基礎部分の大半をつくる（図 7.6；図 7.4 も同様に参照）．図 7.7 で，後頭骨と周囲の構造

図 7.5　　**頭蓋の矢状断内側面．** 舌骨は頭蓋の一部ではないが，参考のために図に書き加えた．加えて，耳小骨（ツチ骨，キヌタ骨，アブミ骨）の位置も示した．

脳頭蓋をつくる頭蓋骨は前頭骨，頭頂骨，側頭骨，後頭骨，蝶形骨と篩骨である．顔面頭蓋をつくる顔面骨は鼻骨，上顎骨，頬骨，涙骨，口蓋骨，下顎骨と鋤骨である．

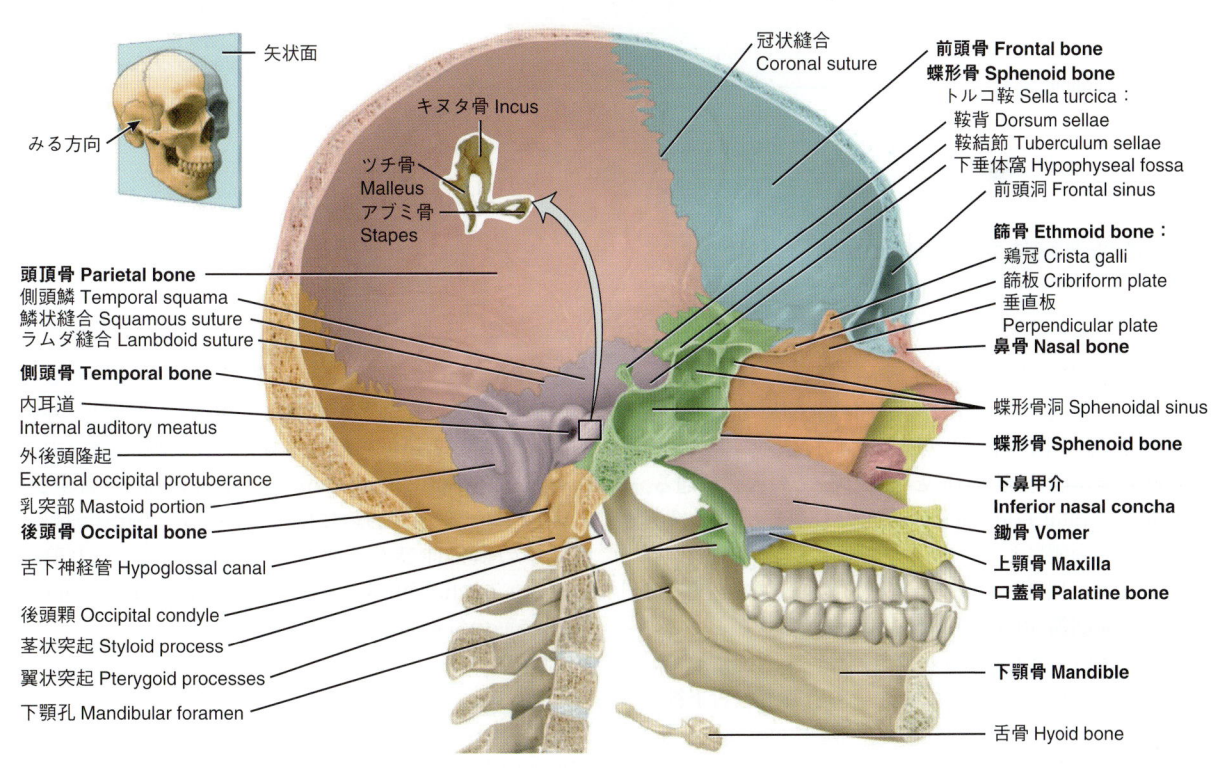

矢状断の内側面

Q 側頭骨と結合する骨はどれか？

図 7.6 **頭蓋の後面.** 縫合は強調して大げさに描いてある.

脳頭蓋の後方下部は，大部分が後頭骨でつくられている．

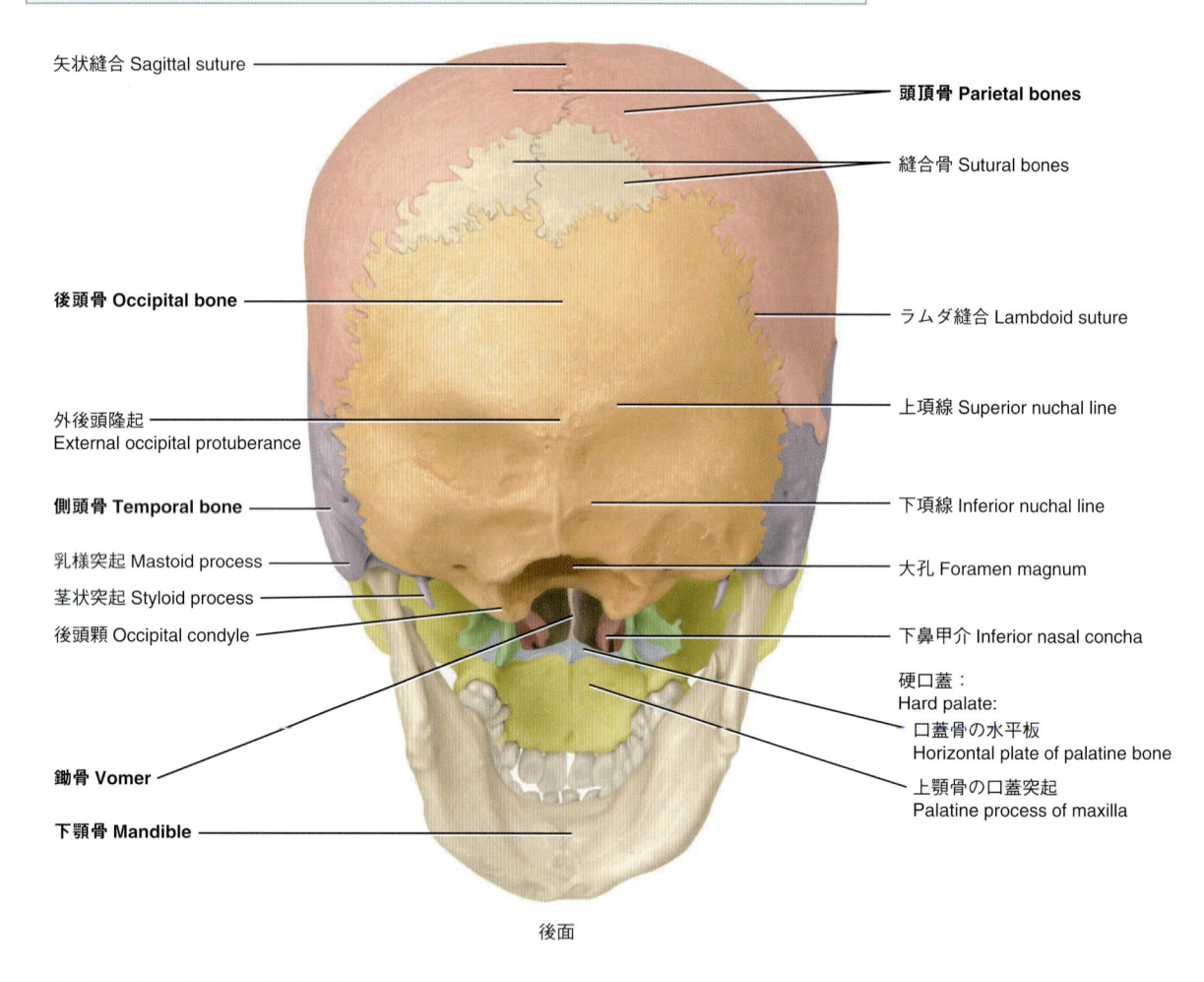

矢状縫合 Sagittal suture
頭頂骨 Parietal bones
縫合骨 Sutural bones
後頭骨 Occipital bone
ラムダ縫合 Lambdoid suture
外後頭隆起 External occipital protuberance
上項線 Superior nuchal line
側頭骨 Temporal bone
下項線 Inferior nuchal line
乳様突起 Mastoid process
大孔 Foramen magnum
茎状突起 Styloid process
後頭顆 Occipital condyle
下鼻甲介 Inferior nasal concha
硬口蓋：
Hard palate:
口蓋骨の水平板
Horizontal plate of palatine bone
鋤骨 Vomer
上顎骨の口蓋突起
Palatine process of maxilla
下顎骨 Mandible

後面

Q 脳頭蓋の後外側部をつくる骨はどれか？

を頭蓋の下面でも観察する．**大（後頭）孔** foramen magnum（＝大きな孔）は後頭骨の下部にある．この孔の中で延髄（脳の下部）が脊髄へ移行する．椎骨動脈と脊髄動脈が副神経（XI）とともに，この大孔を通る．**後頭顆** occipital condyles は凸面をもつ卵円形の突起で，大孔の両側にそれぞれ一つある（図7.7）．後頭顆は第 1 頸椎（環椎）にある凹み（上関節窩）と関節して**環椎後頭関節** atlanto-occipital joint をつくる．この関節が "はい" を表す "うなずき運動" を可能にしている．頭蓋の下面で，後頭顆の上にみられる孔は**舌下神経管** hypoglossal canal（hypo- ＝下に；-glossal ＝舌）である（図7.5 参照）．
　外後頭隆起 external occipital protuberance は大孔のすぐ上で後頭骨後面の中央に突き出た明瞭な隆起であ

る．首のすぐ上で頭の後ろにあるこぶ状の高まりとしてこの構造に触れることができる（図7.4a 参照）．外後頭隆起から第 7 頸椎に伸びる線維性で弾性に富む大きな靱帯を**項靱帯** ligamentum nuchae（nucha- ＝首すじ）といい，頭を保持するのに役立っている．外後頭隆起から 2 本の横に伸びた，曲がった隆起の一つが**上項線** superior nuchal lines，その下が**下項線** inferior nuchal lines で筋の付着部となる（図7.7）．

蝶形骨

　蝶形骨 sphenoid bone（sphenoid ＝楔状の）は頭蓋の床の中央部にある（図7.7 と 7.8）．この骨は脳頭蓋の床をつくるすべての骨と連結し全体をまとめているので，頭蓋底の "かなめ石" とよばれる．脳頭蓋の床を

図7.7 頭蓋の下面（外頭蓋底）．下顎骨を取り除いた．

後頭骨の後頭顆は第1頸椎と関節し，環椎後頭関節をつくる．

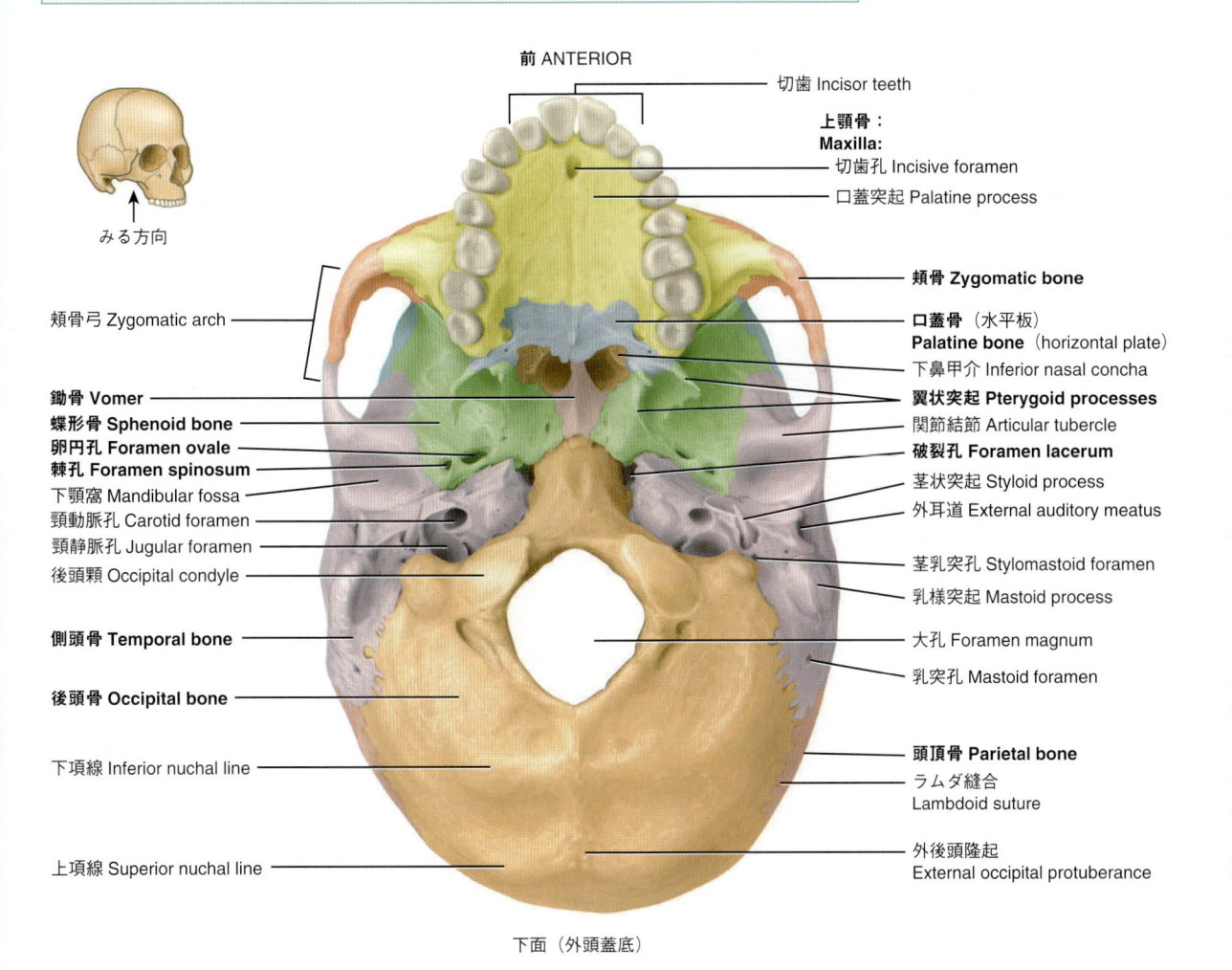

前 ANTERIOR

切歯 Incisor teeth

上顎骨：
Maxilla:
切歯孔 Incisive foramen
口蓋突起 Palatine process

頬骨 Zygomatic bone

口蓋骨（水平板）
Palatine bone（horizontal plate）
下鼻甲介 Inferior nasal concha
翼状突起 Pterygoid processes
関節結節 Articular tubercle
破裂孔 Foramen lacerum
茎状突起 Styloid process
外耳道 External auditory meatus
茎乳突孔 Stylomastoid foramen
乳様突起 Mastoid process
大孔 Foramen magnum
乳突孔 Mastoid foramen

頭頂骨 Parietal bone
ラムダ縫合
Lambdoid suture
外後頭隆起
External occipital protuberance

頬骨弓 Zygomatic arch

鋤骨 Vomer
蝶形骨 Sphenoid bone
卵円孔 Foramen ovale
棘孔 Foramen spinosum
下顎窩 Mandibular fossa
頸動脈孔 Carotid foramen
頸静脈孔 Jugular foramen
後頭顆 Occipital condyle

側頭骨 Temporal bone

後頭骨 Occipital bone

下項線 Inferior nuchal line

上項線 Superior nuchal line

みる方向

下面（外頭蓋底）

Q 大孔の中で神経系のどことどこがつながるか？

上からみて（図7.8 a），蝶形骨が連結しているようすに注目する．前方では前頭骨と篩骨に，外側では側頭骨に，後方では後頭骨と連結する．蝶形骨は鼻腔の後ろ少し上方にあり，眼窩の側壁，後壁（訳注：眼窩の後方部で眼窩尖にあたる）および下壁の一部をつくる（図7.12参照）．

蝶形骨は羽根を伸ばした蝶々のような形をしている（図7.8 b）．篩骨と後頭骨のあいだにあって，立方形で空洞の中央部分が蝶形**骨体** body である．蝶形骨体の内部にある洞が**蝶形骨洞** sphenoidal sinus で，鼻腔に通じている（図7.13 参照）．**トルコ鞍** sella turcica（sella ＝鞍；turcica ＝トルコの）は骨性のサドル形をした構造で蝶形骨体の上面にある（図7.8 a）．トルコ鞍の前

方部は隆起してグリップ（訳注：米国式馬用鞍の前方中央にある突起でホーンともいう）を形成し，**鞍結節** tuberculum sellae とよばれる尾根になる．鞍の座面は凹み，下垂体を容れる**下垂体窩** hypophyseal fossa となる．トルコ鞍の後部はサドルの背もたれを形成し，**鞍背** dorsum sellae とよばれ，もう一つの尾根になる．

蝶形骨の**大翼** greater wings は蝶形骨体から外側へ突出し，脳頭蓋の前外側部の床部分をつくる．さらに，大翼は側頭骨のすぐ前で，頭蓋の外側壁の一部となる．この部分は外表面からも観察できる．**小翼** lesser wings は大翼に比べて小さく，大翼の前上方に突き出た骨の隆起である．小翼は脳頭蓋の床と眼窩の後部をつくる．

トルコ鞍のすぐ前で蝶形骨体と小翼のあいだに**視神経**

図 7.8 蝶形骨.

蝶形骨は脳頭蓋をつくるすべての骨と連結し，一つにまとめているので，脳頭蓋の床の"かなめ石"とよばれている.

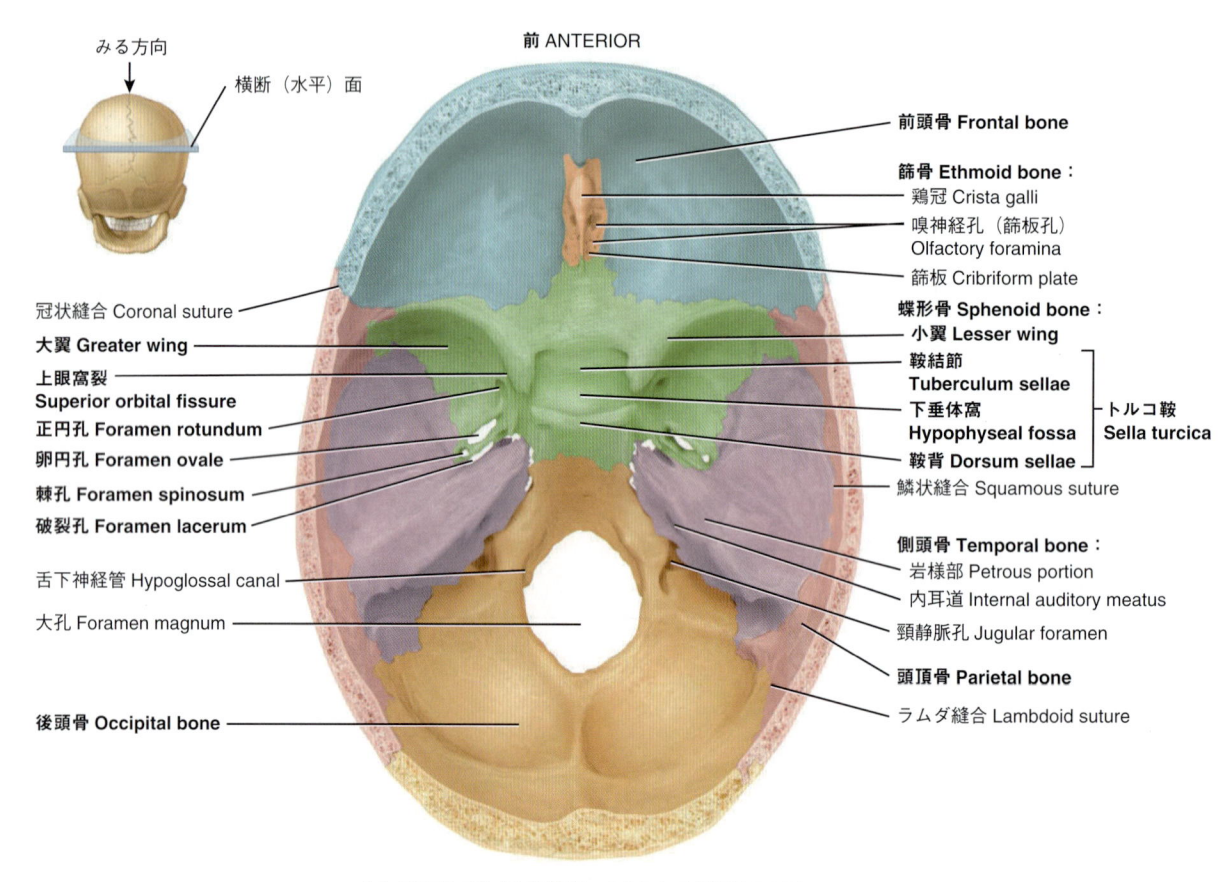

みる方向
横断（水平）面

前 ANTERIOR

前頭骨 Frontal bone

篩骨 Ethmoid bone：
鶏冠 Crista galli
嗅神経孔（篩板孔）Olfactory foramina
篩板 Cribriform plate

冠状縫合 Coronal suture

蝶形骨 Sphenoid bone：
小翼 Lesser wing

大翼 Greater wing

鞍結節 Tuberculum sellae

上眼窩裂 Superior orbital fissure

下垂体窩 Hypophyseal fossa ─ トルコ鞍 Sella turcica

正円孔 Foramen rotundum

鞍背 Dorsum sellae

卵円孔 Foramen ovale

鱗状縫合 Squamous suture

棘孔 Foramen spinosum

破裂孔 Foramen lacerum

側頭骨 Temporal bone：
岩様部 Petrous portion

舌下神経管 Hypoglossal canal

内耳道 Internal auditory meatus

大孔 Foramen magnum

頸静脈孔 Jugular foramen

頭頂骨 Parietal bone

ラムダ縫合 Lambdoid suture

後頭骨 Occipital bone

（a）脳頭蓋の床（内頭蓋底）でみられる蝶形骨の上面

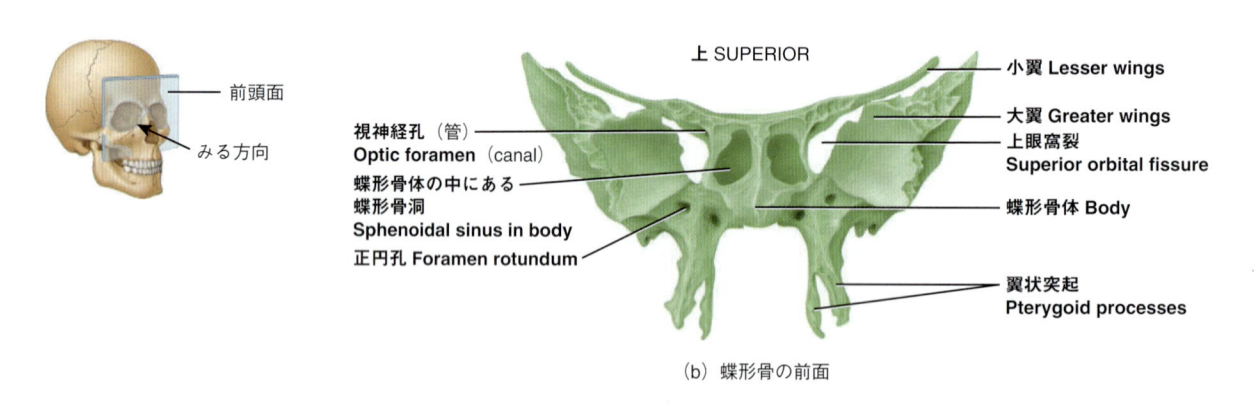

上 SUPERIOR

小翼 Lesser wings

大翼 Greater wings

上眼窩裂 Superior orbital fissure

前頭面
みる方向

視神経孔（管）Optic foramen（canal）

蝶形骨体の中にある蝶形骨洞 Sphenoidal sinus in body

蝶形骨体 Body

正円孔 Foramen rotundum

翼状突起 Pterygoid processes

（b）蝶形骨の前面

Q 篩骨の鶏冠から始めて，時計回りに，蝶形骨と結合する骨の名前を挙げなさい.

孔 optic foramen ないし**視神経管** optic canal（optic ＝ 眼）がある．ここを通って視神経（Ⅱ）と眼動脈が眼窩へと向かう．蝶形骨体の外側で，大翼と小翼のあいだに

ある三角形をした裂け目を**上眼窩裂** superior orbital fissure とよぶ．図 7.12 に示したように，眼窩を前から観察してもこの裂け目がみえ，ここを血管と脳神経が通る．

翼状突起 pterygoid processes（pterygoid ＝翼状の）は蝶形骨体と大翼の接点から下に向かって伸び，鼻腔の後外側部をつくる（図 7.7 と 7.8 b 参照）．下顎の運動にかかわる数種の筋がこの翼状突起につく．外側翼状突起の基部に近い大翼に**卵円孔** foramen ovale（＝卵形の孔）がある．**破裂孔** foramen lacerum（＝破れた）は前方を蝶形骨に，内側を蝶形骨と後頭骨により境されている．生体の破裂孔は線維軟骨の層で部分的に覆われている．破裂孔を上行咽頭動脈の枝が通る．蝶形骨にあるもう一つの孔は**正円孔** foramen rotundum（＝丸い穴）で蝶形骨の前方部と中央部との接点にある．三叉神経（V）の枝の上顎神経が正円孔を通る．

篩　骨

篩骨 ethmoid bone（ethmoid ＝ふるい状の）は両眼窩の内側で脳頭蓋の床の前方部にある繊細な海綿状の骨である（図 7.9）．蝶形骨より前で鼻骨の後ろにある．篩骨は（1）脳頭蓋の床の前方部の一部；（2）眼窩の内側壁；（3）**鼻中隔** nasal septum（鼻腔を左右に分ける隔壁）の上部；（4）鼻腔の外側壁上部の大部分をつくる．篩骨は鼻腔上部の主要な骨組みとなり，鼻腔内面のかなりの部分をつくる．

篩板 cribriform plate（cribri ＝ふるい）は脳頭蓋の床の前方部にあり，鼻腔の天井となる．篩板に**嗅神経孔** olfactory foramina（olfact- ＝嗅ぐ）（訳注：**篩板孔**）があり，ここを嗅神経が通る．篩板から上に突出する三角形の突起を**鶏冠** crista galli（crista ＝とさか；galli ＝おんどり）といい，大脳鎌の付着部となる．大脳鎌は脳を左右に分ける硬い膜である．篩板から下方に突出した**垂直板** perpendicular plate が鼻中隔の上部をつくる（図 7.11 参照）．

篩骨の**外側塊** lateral masses（訳注：＝篩骨迷路 labyrinthus ethmoidales）は鼻腔と眼窩を隔てる壁の大部分をつくる．外側塊は 3 個から 18 個の空洞，すなわち"蜂巣"をもっている．篩骨の蜂巣は全体として**篩骨洞** ethmoidal sinuses を形成する（図 7.13 参照）．篩骨の外側塊には，外側から鼻中隔に向かう，2 個の薄いカールした突起がある．これらの突起は**上鼻甲介**

図 7.9 　篩　骨.

篩骨は頭蓋底の前方部，眼窩の内側壁，鼻中隔の上部，鼻腔の外側壁の大部分をつくる．

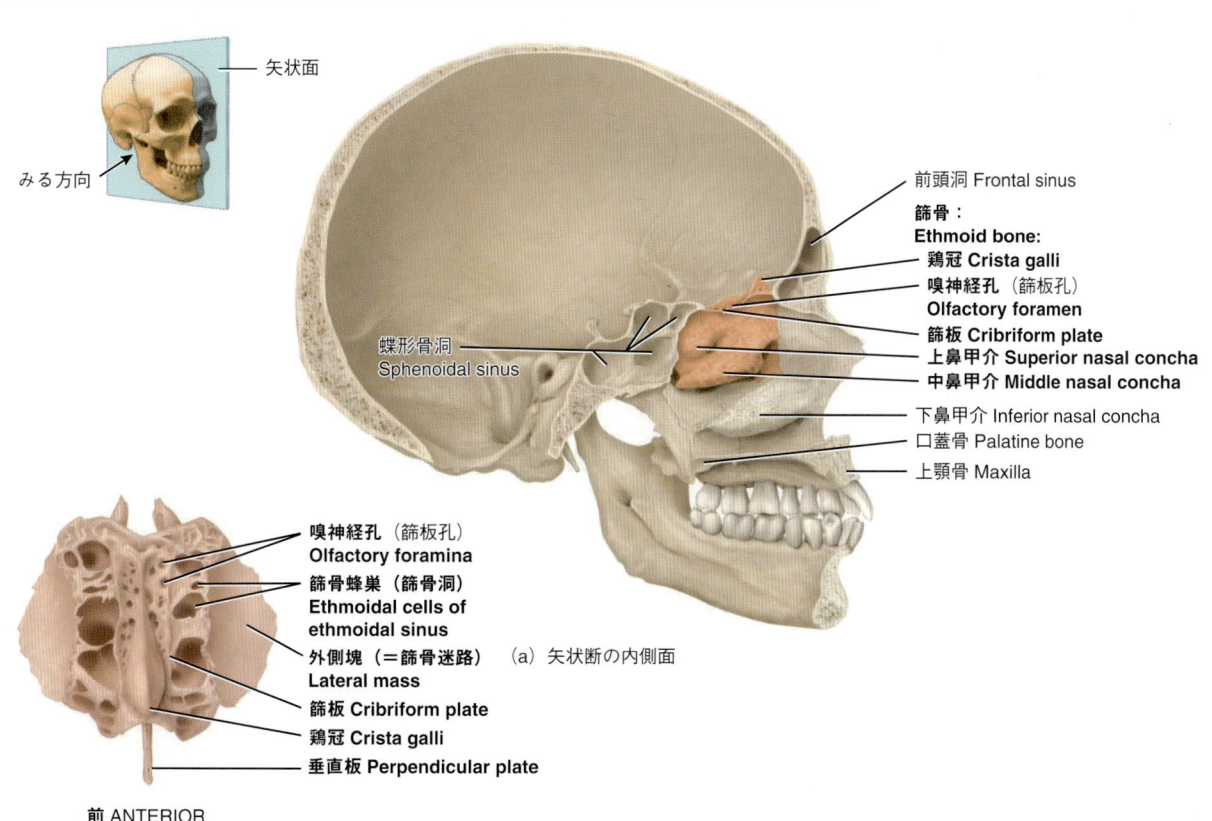

矢状面

みる方向

前頭洞 Frontal sinus

篩骨：
Ethmoid bone:

鶏冠 Crista galli
嗅神経孔（篩板孔）
Olfactory foramen
篩板 Cribriform plate
上鼻甲介 Superior nasal concha
中鼻甲介 Middle nasal concha

下鼻甲介 Inferior nasal concha
口蓋骨 Palatine bone
上顎骨 Maxilla

蝶形骨洞
Sphenoidal sinus

嗅神経孔（篩板孔）
Olfactory foramina
篩骨蜂巣（篩骨洞）
Ethmoidal cells of ethmoidal sinus
外側塊（＝篩骨迷路）
Lateral mass
篩板 Cribriform plate
鶏冠 Crista galli
垂直板 Perpendicular plate

（a）矢状断の内側面

前 ANTERIOR

（b）上面

図 7.9　続く

図7.9 続き

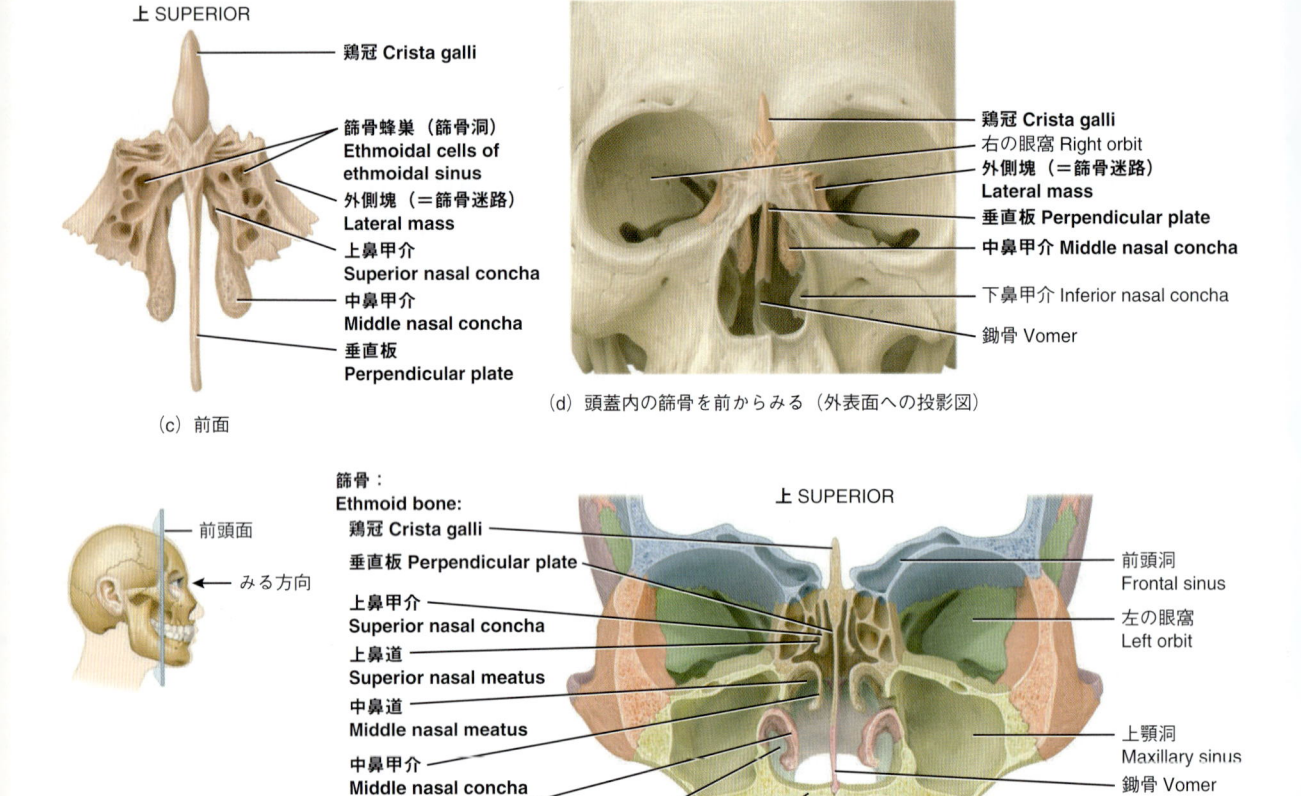

（c）前面

（d）頭蓋内の篩骨を前からみる（外表面への投影図）

（e）頭蓋の篩骨を通る前頭断

Q 篩骨のどの部分が鼻中隔の上部を，どの部分が眼窩の内側壁をつくるか？

superior nasal concha（＝貝殻；複数形 chonchae）または turbinate と**中鼻甲介** middle nasal concha である．第3番目の鼻甲介は下鼻甲介で篩骨とは違う骨である（後述）．鼻甲介があることで，血管の豊富な鼻腔粘膜の面積が大きくなり，吸い込んだ空気が肺に送られる前に暖められ湿り気が与えられる．鼻甲介は吸気時に渦をつくる；結果として，吸い込まれた粒子の大部分が鼻腔を裏打ちする粘膜に捕捉される．このようにして，鼻甲介には吸い込んだ空気を残りの気道へ送る前にきれいにする働きがある．上鼻甲介は篩板にある嗅神経孔の近くにあり，上鼻甲介を覆う粘膜には嗅覚の感覚受容器がある．すなわち，上鼻甲介は嗅覚にかかわる粘膜の面積を増やしている（訳注：頭蓋腔の床にあたる領域を**頭蓋底** base of skull（basis cranii）といい，内面を内頭蓋底，外面を外頭蓋底とする．内頭蓋底を**頭蓋窩**

cranial fossa ともいう．本文にある"脳頭蓋の床の前部"は**前頭蓋窩** anterior cranial fossa に，"後部"は**後頭蓋窩** posterior cranial fossa にあたる．中間部分を**中頭蓋窩** middle cranial fossa という）．

チェックポイント

5. 眼窩上孔を通る構造はなにか．
6. 頭蓋腔をつくるのに，頭頂骨はどのようにかかわっているか．
7. 頬骨弓をつくる構造はなにか．
8. 舌下神経管を通る構造はなにか．
9. なぜ，蝶形骨が頭蓋底のかなめ石とよばれるのか．
10. 脳頭蓋のほかに，篩骨がつくる構造はなにか．

7.6 顔面骨

目 標

• 次の骨の位置と表面形状をいうことができる：鼻骨，涙骨，口蓋骨，下鼻甲介，鋤骨，上顎骨，頬骨，下顎骨.

顔の形は生後2年のあいだに劇的に変化する．脳と脳頭蓋が大きくなり，最初の一組の歯ができて萌出し，副鼻腔の容積が大きくなる．ほぼ16歳で顔の成長が止まる．14個の顔面骨は鼻骨（2個），上顎骨（2個），頬骨（2個），下顎骨，涙骨（2個），口蓋骨（2個），下鼻甲介（2個），そして鋤骨である．

鼻 骨

一対の**鼻骨 nasal bones** は小さな扁平な長方形をした骨で鼻梁をつくる（図7.3 参照）．これらの小さな骨は鼻腔の入口（訳注：**梨状口 foramen pisiforme**）を保護し，一対の薄い表情筋が付着するところとなる．メガネを掛けた場合にはメガネの"鼻押さえ"がおさまるところである．鼻をつくる主要な構造部分は軟骨からできている．

涙 骨

一対の**涙骨 lacrimal bones**（lacrim- ＝涙）は薄く，ほぼ爪のような形と大きさをしている（図7.3，7.4a，7.12 参照）．涙骨は顔面をつくる骨の中で最も小さく鼻骨の後ろ外側にあって，眼窩内側壁の一部をつくる．涙骨には涙嚢窩があり涙嚢を容れ，上顎骨と一緒に縦長の溝をつくる．涙嚢は涙を集め，鼻腔へ流すための構造である（図7.12 参照）．

口蓋骨

2個のL字形をした**口蓋骨 palatine bones** は硬口蓋の後部，鼻腔の床と外側壁の一部，眼窩の床ではそのごく一部をつくる（図7.7 と7.12 参照）．硬口蓋の後部は口蓋骨の**水平板 horizontal plates** からできる（図7.6 と7.7 参照）．

下鼻甲介

2個の**下鼻甲介 inferior nasal conchae** は中鼻甲介（篩骨）の下にあって独立した骨であり，篩骨の一部ではない（図7.3 と7.9 参照）．カールした下鼻甲介は鼻腔外側壁の下部をつくり，鼻腔に突出する．3対の鼻甲介（上，中，下）が鼻腔の表面積を増やして空気に渦をつくり，肺に届く前に空気が濾過される．しかし，篩骨の上鼻甲介だけが嗅覚に関係している．

臨床関連事項

口蓋裂と唇裂

ふつう，左右の上顎骨にある口蓋突起は胎生10～12週のあいだに結合する．この結合に失敗すると，**口蓋裂 cleft palate** に属した一つのかたちが引き起こされる．状況によっては口蓋骨の水平板も癒合が不完全な場合がある（図7.7 参照）．癒合に失敗するこのような状態の別のかたちが唇裂とよばれるものであり，上唇に裂け目ができる．**唇裂 cleft lip** と口蓋裂は同時に起こることが多い．裂け目の大きさと場所によっては発話や嚥下運動に支障が出ることもある．加えて，口蓋裂をもった子どもは耳の感染を何度も繰り返す傾向があり，聴覚障害になることがある．顔面や口腔を扱う外科医は生後すぐ，数週のあいだに唇裂を閉じるように勧めていて，外科手術によってすばらしい結果が得られている．口蓋裂を直すのは生後12～18ヵ月に行われるのがふつうで，発話を始める前に手術を行うのが最もよい．子音の発音に口蓋が重要な働きをするので言語治療が必要となったり，あるいは歯の配列を正す，矯正が必要になったりする．最近の研究によれば，妊娠初期のあいだに葉酸（ビタミンB群の一つ）を補うことで，口蓋裂と唇裂の発症率を下げることができる．この効果をもたらす機序はまだわかっていない．

鋤 骨

鋤骨 vomer（＝鋤の刃）は鼻腔の床に立つ，ほぼ三角形の骨である．鋤骨は上方で蝶形骨と篩骨の垂直板と，下方で上顎骨と口蓋骨の両者と正中線上で結合する（図7.3，7.7，7.11 参照）．鋤骨が鼻腔を左右に分ける隔壁，すなわち鼻中隔の下部をつくる．

上顎骨

一対の**上顎骨 maxillae**（単数形 maxilla）が縫合して上顎の骨性部分をつくる．上顎骨は下顎骨を除き，顔面頭蓋をつくる残りすべての骨と結合する（図7.3，7.4a，7.7 参照）．上顎骨は眼窩の床および鼻腔の外側壁と床の一部を，また，硬口蓋の大部分をつくる．**硬口蓋 hard palate** は骨性の口腔の天井で，上顎骨の口蓋突起と口蓋骨の水平板によって形成される．硬口蓋は鼻腔と口腔を隔てる隔壁である．

上顎骨には鼻腔と連絡する大きな**上顎洞 maxillary sinus** がある（図7.13 参照）．上顎骨の**歯槽突起 alveolar process**（alveol- ＝小腔，小窩の）は上顎の歯（上の歯）を容れる**歯槽 alveoli**（受け口）を備えた，弓状の突起である．**口蓋突起 palatine process** は上顎骨にある水平の突起で硬口蓋の前3/4をつくる．左右の上顎骨が結合し縫合が完了するのは，ふつう，誕生前である．この縫合に失敗すると，口蓋裂とよばれる状態に

なる．

眼窩下孔 infraorbital foramen (infra- =の下に；orbital =眼窩；図 7.3 参照）は眼窩の下に開いた上顎骨の孔である．三叉神経（Ⅴ）に属する上顎神経の枝の眼窩下神経と眼窩下動・静脈がこの孔を通る．上顎骨にみられる，もう一つの明瞭な孔は切歯のすぐ後に開いた**切歯孔** incisive foramen である（図 7.7 参照）．切歯孔を大口蓋動・静脈の枝と鼻口蓋神経が通る．上顎骨と蝶形骨に関係した構造で最後に挙げるのは，蝶形骨大翼と上顎骨のあいだにできた**下眼窩裂** inferior orbital fissure である（図 7.12 参照）．

頬 骨

ふつうに "ほほぼね" とよばれている 2 個の**頬骨** zygomatic bones (zygo- =くびき）は頬の出っ張り，および，眼窩の外側壁と床の一部をつくる（図 7.12 参照）．頬骨は上顎骨，前頭骨，蝶形骨，側頭骨と連結する．

頬骨の**側頭突起** temporal process は後方に突出して側頭骨の頬骨突起と結合し，**頬骨弓** zygomatic arch をつくる（図 7.4a 参照）．

下顎骨

下顎骨 mandible (mand- =噛む）すなわち下顎の骨は顔面骨の中で最も大きく，最も頑丈な骨である（図 7.10）．下顎骨は（耳の小さな骨，耳小骨を除いて）可動性をもつただ一つの頭蓋の骨である．外側から観察すれば下顎骨が彎曲した水平部分の**下顎体** body と 2 本の垂直に伸びた突起のある**下顎枝** rami (単数形 ramus)とからできていることがわかる．**下顎角** angle は**下顎枝**が下顎体と合する領域である．下顎枝は後ろに伸びる 1

本の突起すなわち**関節突起** condylar process をもっている．関節突起は側頭骨の下顎窩と関節結節とに関節して（図 7.4a 参照）**顎関節** temporomandibular joint (TMJ) をつくる．さらに，下顎枝は前に伸びる**筋突起** coronoid process をもち，ここに側頭筋がつく．関節突起と筋突起とのあいだの切れ込みを**下顎切痕** mandibular notch という．**歯槽突起** alveolar process は下顎の歯（下の歯）を容れる**歯槽** alveoli (受け口）を備え，全体として弓状（訳注：歯槽弓）の突起である．

オトガイ孔 mental foramen (ment- =顎）はたいてい，下顎第 2 小臼歯の下にある．歯科医は麻酔薬を注射する際，この孔に近いところでオトガイ神経に到達する．下顎骨にみられるもう一つの穴は下顎枝の内側面に開いた**下顎孔** mandibular foramen である．下顎孔は歯科医が麻酔薬を注射するのに使う，もう一つの孔である．**下顎管** mandibular canal の始まりが下顎孔である．下顎管は下顎枝の中を斜めに走り，下顎体では前方に向かって走る．下顎の歯に分布する下歯槽神経と下歯槽動・静脈がこの下顎管の中を通る．

⚕ 臨床関連事項

顎関節症候群

顎関節（TMJ）に関係した問題の一つに**顎関節症候群** temporomandibular joint (TMJ) syndrome がある．耳の周りに鈍い痛みがある，顎の筋に圧痛がある，口を開いたり閉じたりした時にカクン，カクンと鳴る，口がうまく開けなかったり，異常に口が大きく開いたり，頭痛がする，歯が過敏である，歯が異常に削れているなどがこの症候群の特徴となる．TMJ 症候群は歯が正しく配列していないこと，歯ぎしりしたり，歯を食いしばったりすること，頭部や頸部に外傷があったり，関節炎があったりすることなどで引き起される．治療には温湿布か冷湿布をする，軟らかな食事を摂る，アスピリンのような痛み止めを使う，筋肉トレーニングをする，（ことに，就寝中に歯ぎしりをする場合）歯ぎしりや食いしばりを防ぐ "あて木" や "噛み板" を使う，歯の整形をする，歯を矯正する，外科手術をするなどがある．

チェックポイント

11. 硬口蓋をつくる骨はどれか．鼻中隔をつくる骨はどれか．

図 **7.10** 下顎骨．

> 下顎骨は顔面骨の中で，最も大きく，最も頑丈である．

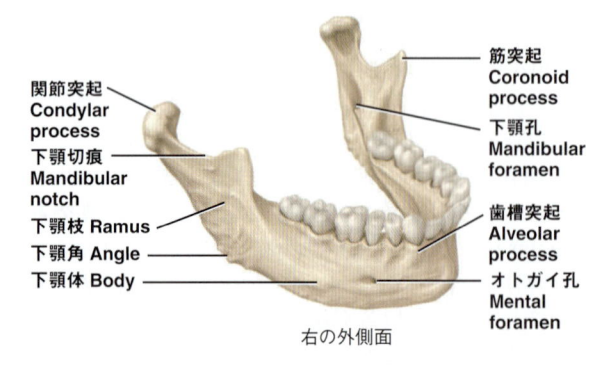

筋突起 Coronoid process
下顎孔 Mandibular foramen
歯槽突起 Alveolar process
オトガイ孔 Mental foramen
関節突起 Condylar process
下顎切痕 Mandibular notch
下顎枝 Ramus
下顎角 Angle
下顎体 Body

右の外側面

Q すべての頭蓋の骨と比べ，下顎骨だけがもつ，明瞭な機能上の特徴はなにか？

7.7 頭蓋の特徴

目 標

• 頭蓋にある次の特徴がいえる；縫合，副鼻腔，泉門.

頭蓋は，頭蓋骨と顔面骨に加えて，別な要素すなわち鼻中隔，眼窩，孔，縫合，副鼻腔，泉門をもっている.

鼻中隔

鼻腔は頭蓋の中にある腔所で，骨と軟骨からできた**鼻中隔 nasal septum** とよばれる垂直な隔壁で左右に分けられている. 鼻中隔をつくる3つの要素は鋤骨，鼻中隔軟骨，篩骨の垂直板である（図7.11）. 鋤骨の前縁は硝子軟骨の鼻中隔軟骨と結合し，鼻中隔の前方部をつくる. 鋤骨の上縁は篩骨の垂直板と連結して鼻中隔の残りの部分をつくる. "鼻を折る" というが，たいていの場合，鼻骨そのものよりも鼻中隔軟骨が損なわれている.

眼 窩

7個の頭蓋の骨が組み合さり，眼球とその付属器を容れる**眼窩 orbit**（あるいは orbital cavity）をつくる（図7.12）. 眼窩をつくる骨のうち頭蓋骨の3個は前頭骨，蝶形骨，篩骨である；顔面骨の4個は口蓋骨，頬骨，

涙骨それに上顎骨である. 左右どちらの眼窩もピラミッド形をしていて，四壁（領域）が後方で収斂する：

1. 前頭骨と蝶形骨の一部が眼窩の**天井（上壁）roof**をつくる.
2. 頬骨と蝶形骨の一部が眼窩の**外側壁 lateral wall**をつくる.

図7.11 鼻中隔.

鼻中隔をつくる構造は篩骨の垂直板，鋤骨，鼻中隔軟骨である.

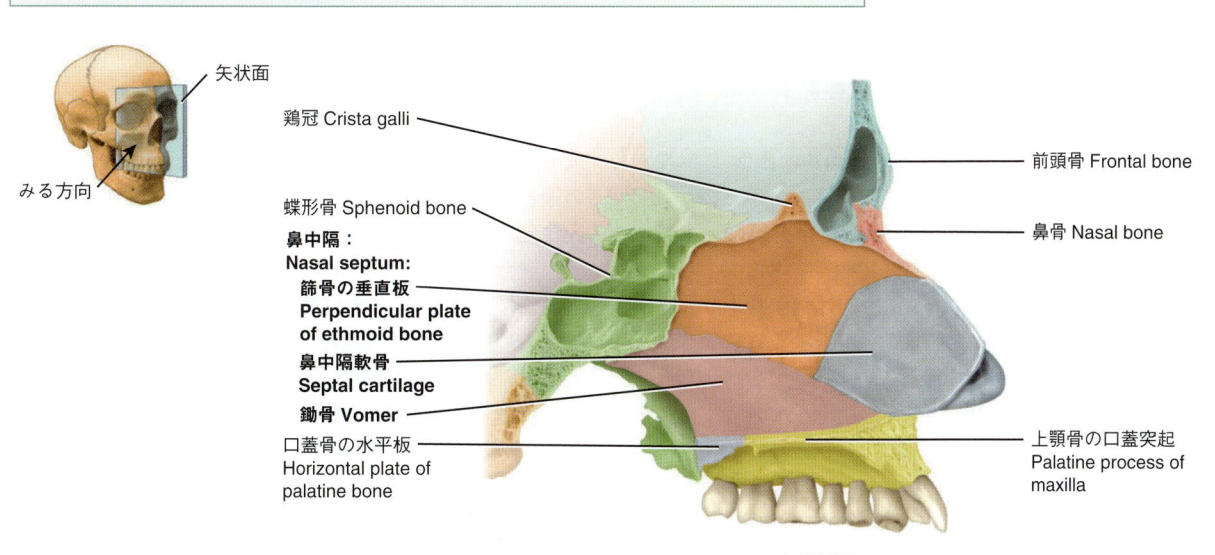

矢状断面

Q 鼻中隔の働きはなにか？

図7.12　眼窩の詳細.

眼窩はピラミッド形をした構造で，眼球とその付属器を容れる.

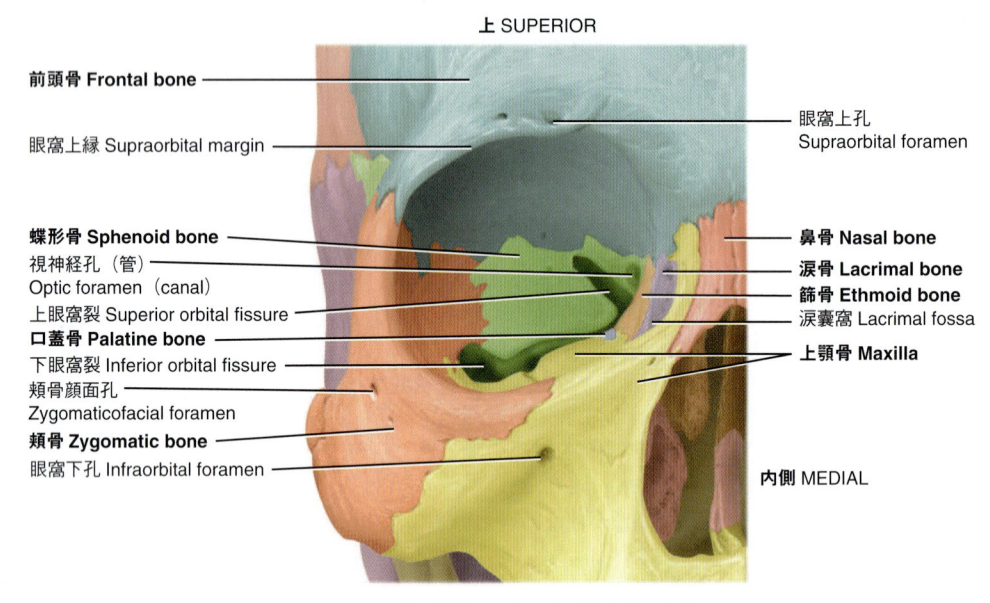

上 SUPERIOR

前頭骨 Frontal bone

眼窩上縁 Supraorbital margin

蝶形骨 Sphenoid bone
視神経孔（管）
Optic foramen（canal）
上眼窩裂 Superior orbital fissure
口蓋骨 Palatine bone
下眼窩裂 Inferior orbital fissure
頬骨顔面孔
Zygomaticofacial foramen
頬骨 Zygomatic bone
眼窩下孔 Infraorbital foramen

眼窩上孔
Supraorbital foramen

鼻骨 Nasal bone
涙骨 Lacrimal bone
篩骨 Ethmoid bone
涙囊窩 Lacrimal fossa
上顎骨 Maxilla

内側 MEDIAL

眼窩を構成する骨を示す右眼窩の前面

Q　眼窩を構成する7つの骨はどれか？

3．上顎骨，頬骨，口蓋骨の一部が眼窩の**床** floor，すなわち下壁 inferior wall をつくる.

4．上顎骨，涙骨，篩骨，蝶形骨の一部が眼窩の**内側壁** medial wall をつくる.

眼窩に付属した5つの開口は次のようである：

1．**視神経孔** optic foramen（**視神経管** optic canal）は上壁と内側壁とのつなぎ目にある.

2．**上眼窩裂** superior orbital fissure は眼窩尖から上斜め外側に伸びる.

3．**下眼窩裂** inferior orbital fissure は外側壁と下壁とのつなぎ目にある.

4．**眼窩上孔** supraorbital foramen は前頭骨の眼窩上縁にあり，上縁の中点よりも内側にある.

5．**涙囊窩** lacrimal fossa は涙骨にある.

孔

これまで，貫通する**孔** foramina（血管，神経あるいは靱帯を通すための開口；単数形 foramen）をもつ脳頭蓋と顔面頭蓋の骨を記載しながら，孔の多くを解説してきた．身体をつくる骨格系以外の，とくに神経系や心臓血管系を学ぶ準備として，これらの孔とその孔を通る

動・静脈，神経を表7.3 に並べた．便利なように，将来使いやすいように，孔をアルファベット順に並べてある．

頭蓋にだけみられる特徴

頭蓋には，他の身体の骨にはみられない，いくつかの特有な構造がある．それが縫合，副鼻腔，泉門である．

縫合　縫合 sutures（＝縫い目）は（ほぼすべての成人頭蓋の場合）頭蓋の骨を一つにまとめている不動性の連結である．幼児や小児の縫合はよく可動性を示し，発生途上の頭蓋では成長の重要な中心として働いている．縫合はたくさんあるが，その名称は結合している骨の名前に由来する．例えば，前頭頬骨縫合は前頭骨と頬骨のあいだの縫合である．同様に，蝶頭頂縫合は蝶形骨と頭頂骨のあいだの縫合である．しかし，その他の例では，縫合の名称が骨の名前をそれほどはっきり示しているわけではない．頭蓋にみられるたくさんの縫合の中から，4つのとくに顕著な頭蓋の縫合をみることにする：

1．**冠状縫合 coronal suture**（coron-＝冠状面ないし前頭面にかかわる）は前頭骨と左右の頭頂骨を連結する（図7.4 参照）.

表 7.3	頭蓋の主な孔		
孔の名称	**孔の位置**	**孔を通る構造**
頸動脈孔（管）Carotid （頸部の頸動脈に関係する）	側頭骨の岩様部（図 7.8 a）	内頸動脈，眼球への交感神経
舌下神経管 Hypoglossal canal （hypo- ＝下に；-glossus ＝舌）	後頭顆の基部の上（図 7.5）	舌下神経（XII），上行咽頭動脈の枝
眼窩下孔 Infraorbital （infra- ＝下に）	上顎で眼窩の下（図 7.12）	三叉神経（V）の上顎神経からの枝，眼窩下神経と血管
頸静脈孔 Jugular （jugul- ＝咽頭）	側頭骨の岩様部と後頭骨のあいだで，頸動脈管の後ろ（図 7.8 a）	内頸静脈；舌咽神経（IX），迷走神経（X），副神経（XI）
破裂孔 Lacerum （lacerum ＝破裂した）	蝶形骨が前，側頭骨岩様部が後ろ，蝶形骨と後頭骨が内側を縁取る（図 7.8 a）	上行咽頭動脈の枝
大（後頭）孔 Magnum （＝大きい）	後頭骨（図 7.7）	延髄とその膜（髄膜），副神経（XI），椎骨動脈と脊髄動脈
下顎孔 Mandibular （mand- ＝噛む）	下顎枝の内側面（図 7.10）	下歯槽神経と血管
乳突孔 Mastoid（＝乳房状）	側頭骨の乳様突起の後縁（図 7.7）	横静脈洞への導出静脈，硬膜への後頭動脈の枝
オトガイ孔 Mental （ment- ＝オトガイ）	下顎骨の第 2 小臼歯の下（図 7.10）	オトガイ神経と血管
嗅神経孔 Olfactory （olfact- ＝嗅ぐ）	篩骨の篩板（図 7.8 a）	嗅神経（I）
視神経管 Optic（＝目）	蝶形骨小翼の上部と下部のあいだ（図 7.12）	視神経（II），眼動脈
卵円孔 Ovale（＝卵形の）	蝶形骨大翼（図 7.8 a）	三叉神経（V）の下顎神経
正円孔 Rotundum（＝丸い）	蝶形骨の前方部から内側部への移行部（図 7.8 a, b）	三叉神経（V）の上顎神経
茎乳突孔 Stylomastoid （stylo- ＝杭，棒）	側頭骨の茎状突起と乳様突起とのあいだ（図 7.7）	顔面神経（VII），茎乳突孔動脈
眼窩上孔 Supraorbital （supra- ＝上の）	前頭骨の眼窩上縁（図 7.12）	眼窩上神経と眼窩上動脈

*ここに挙げた脳神経（ローマ数字のI～XII）は表 14.4 に記載されている．

2．**矢状縫合 sagittal suture**（sagitt- ＝矢）は頭蓋上面の正中で，左右の頭頂骨を連結する（図 7.4 b 参照）．頭蓋骨がしっかりと結合する前の幼児では，縫合とそれに続く泉門（柔らかなところ）が矢に似たような形をしているところから矢状縫合と名づけられた．

3．**ラムダ縫合 lambdoid suture** は左右の頭頂骨と後頭骨を連結する．図 7.6 でわかるように，ギリシャ文字のラムダ（Λ）に似ている（少し想像してみる）ところから名づけられた．縫合骨が矢状縫合やラムダ縫合の中にみられることがある．

4．**鱗状縫合 squamous sutures**（squam- ＝扁平な，蛇の体表を覆う重なった鱗のような）は頭蓋の外側面にみられ，頭頂骨と側頭骨を連結する（図 7.4 a 参照）．

副鼻腔　**副鼻腔 paranasal sinuses**（para- ＝傍に）は頭蓋骨と顔面骨のうち鼻腔近くの，決まった骨の中にみられる腔所である．副鼻腔は頭蓋の矢状断で最もみやすい（図 7.13 c）．副鼻腔を裏打ちする粘膜は鼻腔を裏打ちする粘膜と連続している．副鼻腔の粘膜がつくる分泌物は鼻腔の外側壁へと排出される．誕生時の副鼻腔は非常に小さいか，つくられていないかである．歯が萌出する時期と思春期が始まる時期に顔が成長するので，この 2 つの時期にあわせて副鼻腔の大きさが増す．鼻腔粘膜が周りの骨の中へと伸び出て副鼻腔の内面をつくる．副鼻腔は頭蓋の骨量を変えることなく頭蓋を大きくする．また，副鼻腔があることで鼻粘膜の表面積が大きくなり粘液の分泌量が増え，吸い込んだ空気に湿り気が与えられ，きれいになる．加えて，副鼻腔は頭蓋の中の共鳴箱として働き，音を大きくして長引かせるように働くので，声の質がよくなる．副鼻腔が声に影響しているというのは風邪を引いた時によくわかる；副鼻腔に入ったり出たりする音の通路が過剰に分泌された粘液で塞がれ，声の質が変るからである．

図 7.13　外表面に投影した副鼻腔.

> 副鼻腔は前頭骨，蝶形骨，篩骨，上顎骨の中にあって，粘膜で裏打ちされ，鼻腔に連絡する腔所である.

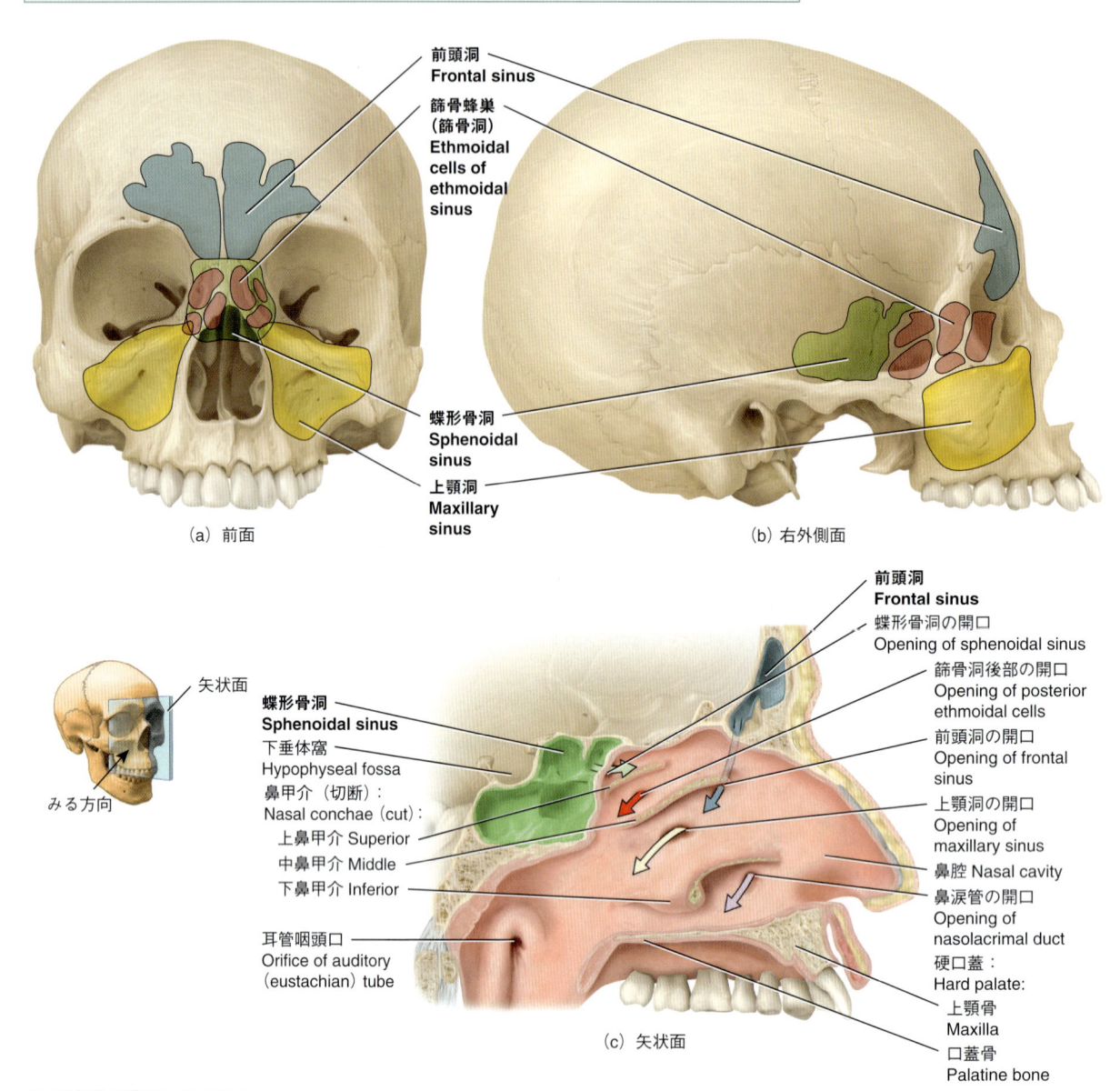

（a）前面　　　　　　　　　　　（b）右外側面

（c）矢状面

Q 副鼻腔の働きはなにか？

⚕ **臨床**関連事項

副鼻腔炎

　一つ以上の副鼻腔で，その粘膜が炎症を起した場合を**副鼻腔炎 sinusitis** という．副鼻腔炎は微生物（ウイルス，細菌，カビなど）の感染，アレルギー反応，鼻腔にできたポリープ，極端に彎曲した鼻中隔などによって引き起される．炎症や閉塞が起きて分泌物が鼻腔へうまく排出されないと，副鼻腔に貯まった分泌液の圧が増して副鼻腔由来の頭痛が引き起され

る．その他の症状としては鼻づまり，においがわからなくなる，熱や咳が出るなどがある．選択できる治療法としては，鼻づまりを改善する薬液やスプレーを使う，充血を改善する飲み薬を使う，副腎皮質ホルモンを含んだ薬液を鼻粘膜へ投与する，抗生物質を使う，痛みを和らげる鎮痛薬を使う，温湿布をする，外科手術を受けるなどがある.

泉　門　発生中の胚子の頭蓋は発達中の脳の周りに配列した薄い板状の軟骨と膜状に配列した間葉（訳注：胎児性結合組織）とからできている．次第に骨化が起り軟骨と間葉の大部分が骨に置き換わる．誕生時には骨化が不完全なので，間葉で満たされた領域が発達中の骨とのあいだで密性結合組織に変化する．この部を**泉門 fontanel**（＝小さな泉）とよび，一般には"柔らかな場所"とよばれている（図 7.14）．泉門はまだ骨化していない間葉が頭蓋の密性結合組織へと発達する領域である．骨形成は誕生後も続くので，泉門は最終的に膜内骨化によって骨に置き換わる．隣接する骨のあいだに膠原線維からなる結合組織の薄い層が残り，縫合となる．機能的には，泉門が隣接する骨のあいだで骨の成長を妨げないように空間を確保し，また，産道を通る時に頭蓋の形を変えることができるように胎児の頭蓋にある程度の柔軟性を与え，幼児期に起る急激な脳の成長にも対応できるように働いている．誕生時の幼児にはたくさんの泉門がみられるが，次の 6 つの泉門の形と所在場所はつねに一定である：

- 無対性の**前泉門 anterior fontanel**（**大泉門**とよぶ）は左右の頭頂骨と前頭骨のあいだで正中線上にあり，ほぼ菱形で泉門の中で最も大きい．ふつう，生後 18 〜 24 ヵ月で閉じる．
- 無対性の**後泉門 posterior fontanel**（**小泉門**とよぶ）は左右の頭頂骨と後頭骨のあいだで正中線上にある．大泉門よりもずっと小さいので，一般に生後 2 ヵ月ほどで閉じる．
- 一対の**前側頭泉門 anterolateral fontanels** は前頭骨，頭頂骨，側頭骨，蝶形骨のあいだで頭蓋の外側面にあり，上記 2 つの泉門よりも小さく，形は不規則である．ふつう，生後 3 ヵ月ほどで閉じる．
- 一対の**後側頭泉門 posterolateral fontanels** は頭頂骨，後頭骨，側頭骨のあいだで頭蓋の外側面にあり，不規則な形をしている．生後 1 〜 2 ヵ月で閉じ始めるが，一般に，生後 12 ヵ月まで完全に閉じることはない．

医師は泉門がどのくらい閉じているかを知り，脳の発達の程度を判断する手がかりとしている．さらに，上矢状静脈洞から分析用の血液を採る際には大泉門が目印になる（上矢状静脈洞は脳全体をとりまく組織の中にある大きな静脈である；図 21.24 参照）．

> **チェックポイント**
>
> **12.** 鼻中隔を構成する構造はなにか．
> **13.** 眼窩に付属した孔，裂はなにか．
> **14.** 次の用語を定義しなさい：孔，縫合，副鼻腔，泉門．

図7.14　**誕生時の泉門．**

> 泉門は間葉で満たされた領域で，誕生時，骨のあいだにある．

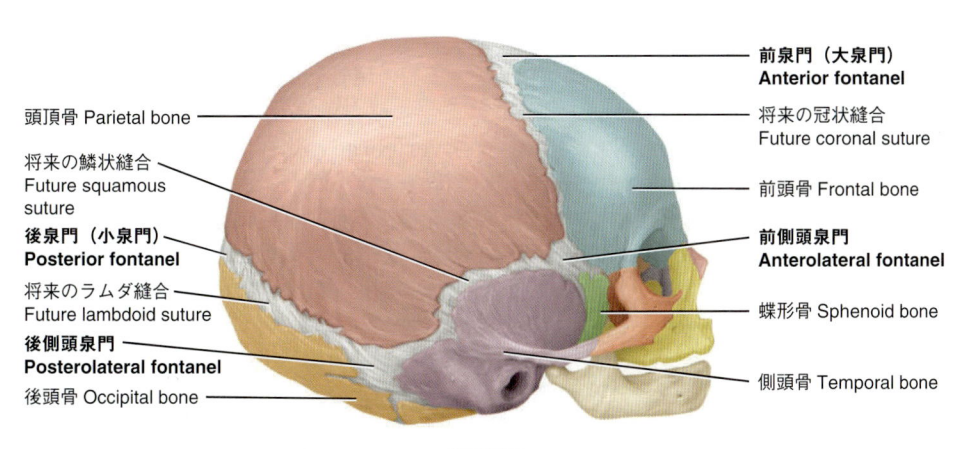

右外側面

Q 異なる 4 個の頭蓋の骨で縁取られる泉門はどれか？

7.8 舌 骨

目 標

• 頭蓋と舌骨の関係を述べる.

1個の**舌骨 hyoid bone**（＝U字形の）は軸骨格を構成する要素でありながら，他のどの骨とも関節しない風変りな骨である．他の骨と関節しない代りに，側頭骨の茎状突起から伸びた靱帯や筋でつり下げられている．舌骨は下顎と喉頭のあいだの前頸部にあり（図7.15a），ある種の舌筋および頸部と咽頭の筋の付着部を提供して舌の支持体となる．舌骨は水平に置かれた**舌骨体 body**と**小角 lesser horns** および**大角 greater horns** とよばれる対になる突起からできている（図7.15b, c）．筋と靱帯が舌骨体とこれらの対になる突起につく.

舌骨と喉頭および気管の軟骨は人為的に絞殺された際に骨折することが多い．そのため，絞殺が疑われた場合には，舌骨とこれらの軟骨が剖検時に精査される.

チェックポイント

15. 舌骨の働きはなにか.

図7.15 舌 骨.

> 舌骨は舌の支持体となり，また，舌筋，頸部の筋，咽頭の筋の付着部となる.

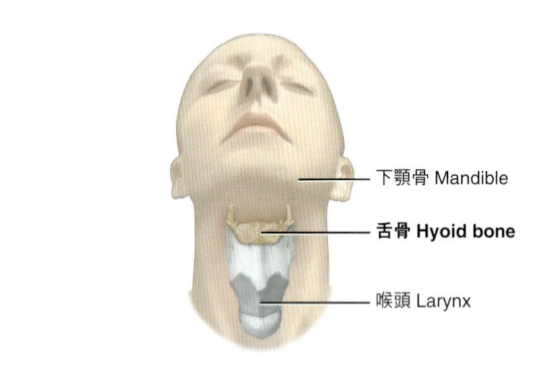

下顎骨 Mandible
舌骨 Hyoid bone
喉頭 Larynx

（a）舌骨の位置

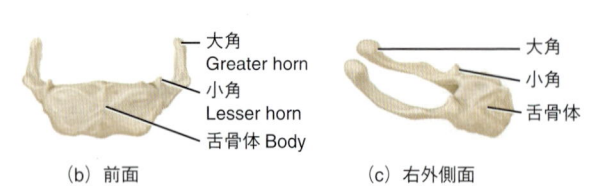

大角
Greater horn
小角
Lesser horn
舌骨体 Body

（b）前面

大角
小角
舌骨体

（c）右外側面

Q 舌骨は，軸骨格を構成する残りすべての骨と比べ，どんな点で違うか？

7.9 脊 柱

目 標

• 脊柱の領域（区分）と正常な彎曲がわかり，脊柱の構造と働きを述べる.

脊 柱 vertebral column（spine あるいは **背 骨 backbone, spinal column** ともいう；図7.16）は身長のおよそ5分の2を占め，一繋がりの**椎骨 vertebrae**（単数形 vertebra）とよぶ骨からできている．脊柱は胸骨および肋骨とともに軸骨格を構成する．脊柱は骨と結合組織からつくられている；脊柱に取り囲まれ，守られている脊髄は神経組織と結合組織とからできている．脊柱の長さは成人男性の平均でおよそ71 cm，成人女性の平均ではおよそ61 cm である．脊柱は丈夫で柔軟性のある細長い棒としての働きがあり，前方，後方，側方への運動と回旋ができる．加えて，脊髄を中に入れて保護する一方，頭を支え，さらに肋骨や下肢帯および背筋群と上肢の筋群がつくところとなっている.

発生の初期段階で椎骨の全数は33個である．子どもが成長するにつれて，仙骨と尾骨の領域で数個の椎骨が癒合する．結果として，典型的な成人の脊柱は26個の椎骨からなる（図7.16a）．椎骨は次のように分布する：

• 7個の**頸椎 cervical vertebrae**（cervic- ＝首）は頸部にある.
• 12個の**胸椎 thoracic vertebrae**（thorax ＝胸）は胸腔の後ろにある.
• 5個の**腰椎 lumbar vertebrae**（lumb- ＝腰）は腰の部分を支える.
• 1個の**仙骨 sacrum**（＝神聖な骨）は5個の仙椎が癒合してできる.
• 1個の**尾骨 coccyx**（＝カッコウ，カッコウのくちばしに似た形に由来する）は4個の**尾椎 coccygeal vertebrae** が癒合したものである.

頸椎，胸椎，腰椎は可動性をもつのに対し，仙骨と尾骨は可動性がない．この後で，それぞれの区分ごとに椎骨を詳細に記載する.

脊柱の正常な彎曲

成人の正常な脊柱を前ないし後ろから観察するとまっすぐにみえる．しかし，横から観察すると脊柱は4ヵ所で軽く彎曲していて，これを**正常彎曲 normal curves**（訳注：**生理的彎曲 physiological curvature**）とよぶ（図7.16b）．身体の前面に対して**頸部彎曲 cervical curves**

図**7.16**　**脊柱.**（a）図で，括弧に入っている数字は各領域に存在する椎骨の数を示している．（d）図では，椎骨に対して椎間円板を強調するために，相対的に大きく描いてある．

成人の典型的な脊柱は 26 個の椎骨からできている．

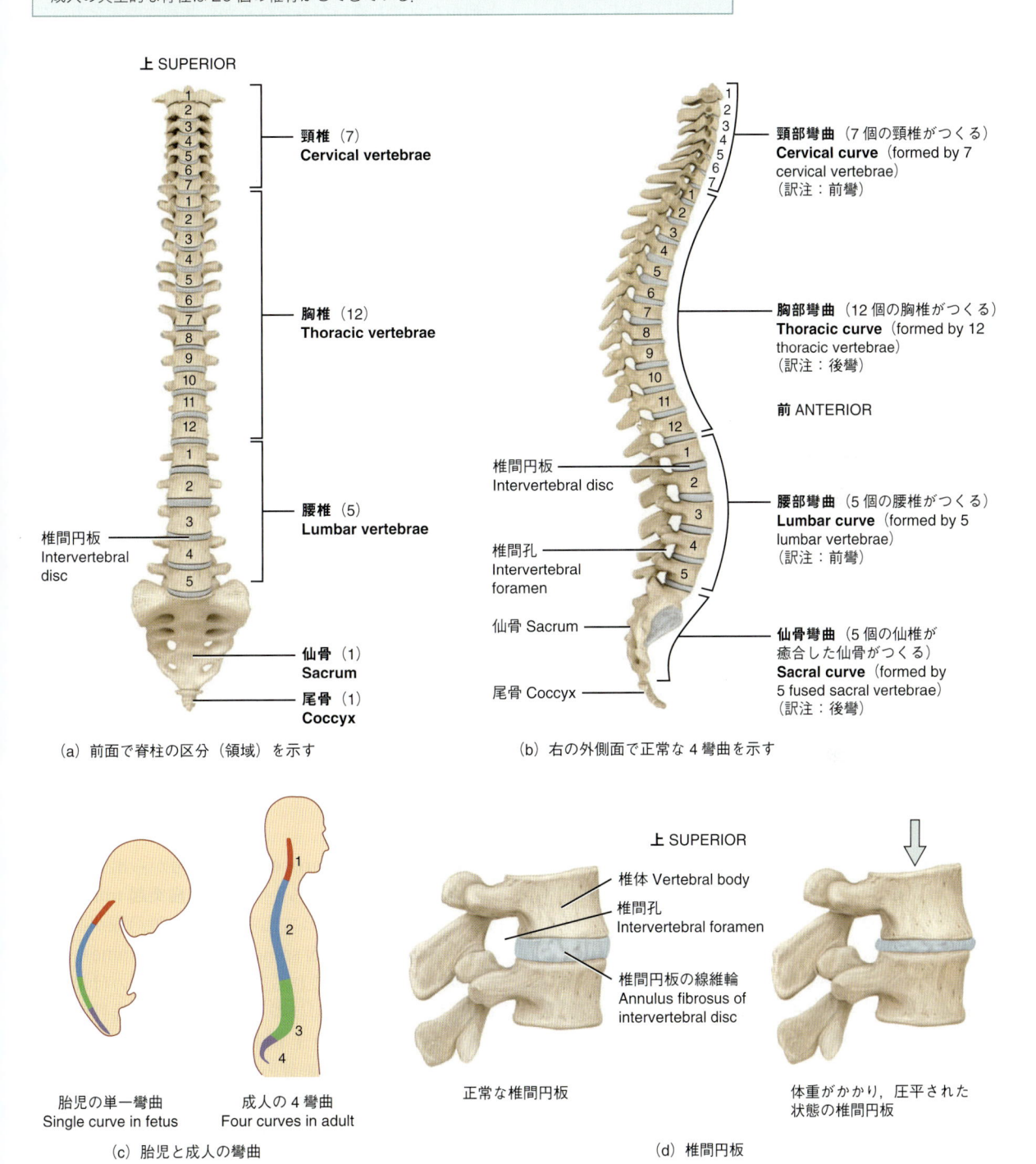

上 SUPERIOR

頸椎（7）
Cervical vertebrae

胸椎（12）
Thoracic vertebrae

椎間円板
Intervertebral
disc

腰椎（5）
Lumbar vertebrae

仙骨（1）
Sacrum

尾骨（1）
Coccyx

（a）前面で脊柱の区分（領域）を示す

頸部彎曲（7 個の頸椎がつくる）
Cervical curve（formed by 7
cervical vertebrae）
（訳注：前彎）

胸部彎曲（12 個の胸椎がつくる）
Thoracic curve（formed by 12
thoracic vertebrae）
（訳注：後彎）

前 ANTERIOR

椎間円板
Intervertebral disc

椎間孔
Intervertebral
foramen

仙骨 Sacrum

尾骨 Coccyx

腰部彎曲（5 個の腰椎がつくる）
Lumbar curve（formed by 5
lumbar vertebrae）
（訳注：前彎）

仙骨彎曲（5 個の仙椎が
癒合した仙骨がつくる）
Sacral curve（formed by
5 fused sacral vertebrae）
（訳注：後彎）

（b）右の外側面で正常な 4 彎曲を示す

胎児の単一彎曲
Single curve in fetus

成人の 4 彎曲
Four curves in adult

（c）胎児と成人の彎曲

上 SUPERIOR

椎体 Vertebral body

椎間孔
Intervertebral foramen

椎間円板の線維輪
Annulus fibrosus of
intervertebral disc

正常な椎間円板

体重がかかり，圧平された
状態の椎間円板

（d）椎間円板

Q 成人の脊柱で，どの彎曲が（身体の前面に対して）凹であるか？

と**腰部彎曲** lumbar curves は凸（前への突出〔前彎〕）；**胸部彎曲** thoracic curves と**仙骨彎曲** sacral curves は凹（後ろに凹む〔後彎〕）である．彎曲することで脊柱の強度が増し，直立姿勢で釣り合いが取りやすくなり，歩行の際の衝撃が吸収され，椎骨の骨折を防ぐ．

胎児の彎曲は脊柱の全長にわたって一つで，前面が凹である（図7.16c）．生後3ヵ月で乳児が自分の頭を直立に保てるようになると，前に凸の頸部彎曲ができる．その後，子どもがお座りができ，立って，歩けるようになると，腰部彎曲ができる．胸部と仙骨の彎曲は胎児期の彎曲を維持しているので**一次彎曲** primary curves とよばれる．頸部と腰部の彎曲は生後数ヵ月後になって形成が始まるので**二次彎曲** secondary curves として知られている．すべての彎曲は10歳までに完成する．しかし，二次彎曲は老年で次第に失われる．

いろいろな条件で脊柱の正常彎曲がさらに彎曲度を増したり，側彎になったりと脊柱の**異常彎曲** abnormal curves が引き起されることがある．3種の異常彎曲—脊柱側彎症，脊柱後彎症，脊柱前彎症—を章末"疾患：ホメオスタシスの失調"に記載する．

椎間円板

第2頸椎から仙骨まで，隣り合う椎体のあいだには**椎間円板** intervertebral discs（inter-＝のあいだに）があり（図7.16d），脊柱全長のおよそ25％を占める．各椎間円板は線維性軟骨からなる周辺部の**線維輪** annulus fibrosus（annulus ＝環状）と内部の柔らかでパルプ状の非常に弾性に富む**髄核** nucleus pulposus（pulposus ＝パルプ状の）とをもっている．椎間円板の上面と下面は硝子軟骨の薄い層でできている．椎間円板が強固に結合するので，脊柱はいろいろな方向に動けるし，鉛直にかかる衝撃を吸収できる．圧がかかれば椎間円板は扁平になって幅が広くなる．

日中は椎間円板に圧がかかって押しつぶされ軟骨から水分が失われるので，夜には身長が少し短くなる．寝ているあいだはかかる圧が少なく軟骨に水分が戻るので，朝目覚めた時には背が高くなる．歳とともに髄核が硬くなり弾性を失っていく．年齢を重ねるにつれて背が低くなるのは椎間円板が薄くなるのではなく，椎体の骨量が減るためである．

椎間円板には血管がない．それゆえ，線維輪と髄核は椎体の血管に依存して，酸素と栄養素を獲得し，老廃物を捨てている．ヨガのようなある種のストレッチングは椎間円板にかかる圧を下げ，血液の循環を増す．それによって，椎間円板が酸素と栄養素を獲得する速さと老廃物を処理する速さが増す．

典型的な椎骨の構成要素

脊柱の場所によって椎骨の大きさや形に，さらにもっと細かな点でも違いがみられるが，共通な要素をもっているので典型的な椎骨を取り上げその構造（と働き）を述べる（図7.17）．一般的に椎骨は椎体，椎弓と数個の突起をもっている．

椎　体　椎骨の前の部分が**椎体** vertebral body で厚く円盤形をし，体重がかかる部分である．軟骨性の椎間円板が結合するために，椎体の上面と下面はざらざらである．椎体の前面と側面には血管を通す栄養孔がある．この孔を通して，血管は栄養と酸素を運び骨組織から二酸化炭素と老廃物を運ぶ．

椎　弓　椎体から後方に伸びた短く，太い2本の**椎弓根** pedicles（＝小さな足）が**椎弓板** laminae（＝薄い板）と結合して**椎弓** vertebral arch を形成する．椎弓は椎体から後ろに伸びている；椎体と椎弓の両者で**椎孔** vertebral foramen ができ，脊髄を取り囲む．椎孔は脊髄，脂肪組織，疎性結合組織，血管を容れる．全椎骨の椎孔を寄せ集めた集合体が**脊柱管** vertebral（spinal）canal である．椎弓根の上と下に切れ込みがあり，それぞれを椎切痕とよぶ．これら上下の**椎切痕** vertebral notches が重なると，脊柱の両側で，隣り合った椎骨のあいだに開口部ができる．1個の開口部を**椎間孔** intervertebral foramen といい，脊髄への入出力情報を運ぶ1本の脊髄神経を通す孔となる（訳注：第1頸神経は後頭骨と第1頸椎のあいだを通り，椎間孔を通らない．残りの脊髄神経は椎間孔を通る．仙骨孔は椎間孔に相当する）．

突　起　7個の**突起** processes が椎弓から出る．椎弓板と椎弓根があうところから両側に**横突起** transverse process が外側に向かって出る．両側の椎弓板があうところから1本の**棘突起** spinous process（spine）が後ろに向かって出る．これら3本の突起は筋の付着点となる．残り4本の突起は隣り合った上下の椎骨間で関節をつくる．2つの**上関節突起** superior articular processes はすぐ上の椎骨の，2つの下関節突起と関節する．2つの**下関節突起** inferior articular processes はすぐ下の椎骨の，2つの上関節突起と関節する．このようにして，次々と椎骨が関節する．関節突起の**関節面** facets（＝小さな面；切り子面）は硝子軟骨で覆われている．連続する椎骨の椎体と関節面とのあいだにつくられる関節を**椎間関節** intervertebral joints とよぶ．

図 7.17 　典型的な椎骨の構造（胸椎を図解する）．(b) では理解しやすいように，脊髄神経を 1 本だけ，椎間孔から出て伸びているようすを描いた．

椎骨は椎体，椎弓，数個の突起からできている．

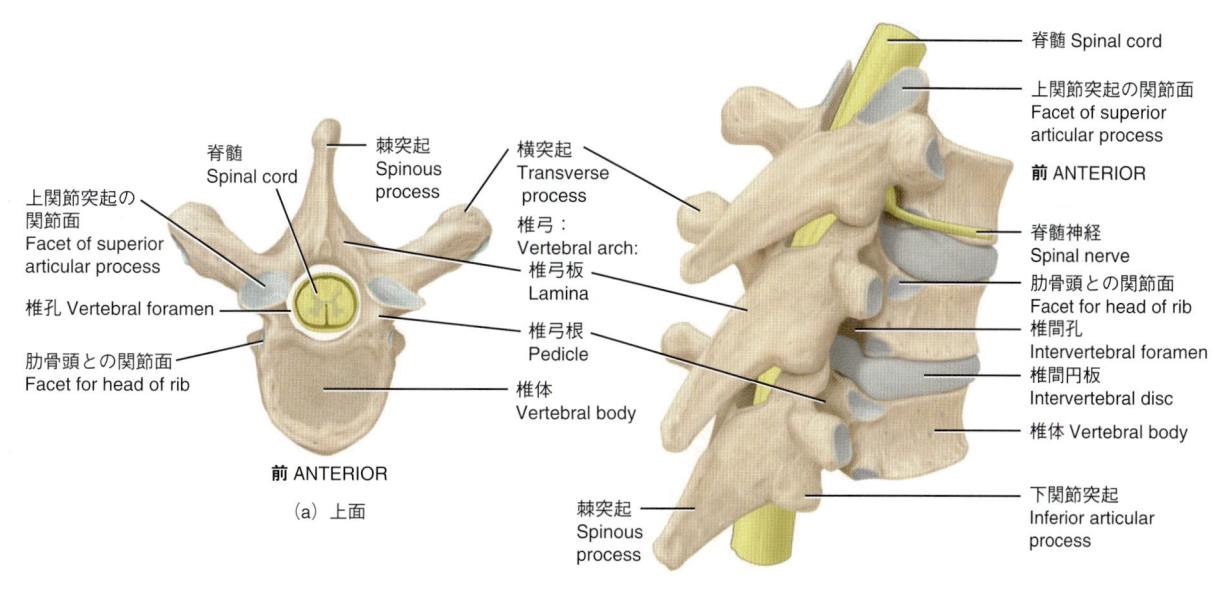

脊髄
Spinal cord

棘突起
Spinous
process

上関節突起の
関節面
Facet of superior
articular process

椎孔 Vertebral foramen

肋骨頭との関節面
Facet for head of rib

横突起
Transverse
process

椎弓：
Vertebral arch:

椎弓板
Lamina

椎弓根
Pedicle

椎体
Vertebral body

前 ANTERIOR

(a) 上面

脊髄 Spinal cord

上関節突起の関節面
Facet of superior
articular process

前 ANTERIOR

脊髄神経
Spinal nerve

肋骨頭との関節面
Facet for head of rib

椎間孔
Intervertebral foramen

椎間円板
Intervertebral disc

椎体 Vertebral body

下関節突起
Inferior articular
process

棘突起
Spinous
process

(b) 関節している椎骨の右後外側面

Q 椎孔と椎間孔の働きはなにか？

脊柱の領域（区分）

　7.10 節には，脊柱の 5 領域を，脊柱の上から始め下に移動しながら説明する．領域は頸部，胸部，腰部，仙骨部，尾骨部である．各領域の椎骨に上から下に向かって，順々に番号をつける．脊柱を構成する椎骨を実際に観察すると，領域間の移行が突然ではなく徐々に起り，椎骨同士がぴったりあうようなつくりになっていることがわかる．

加齢による脊柱の変化

　脊柱を含め骨格系全体に加齢に伴った特有な変化が起る．これらの変化では骨の中の膠原線維と無機質の含有量が減るのに伴い，骨量と骨密度が減少する．そのため，骨は折れやすく，外傷を受けやすくなる．骨と骨が向い合って動く関節の表面を覆う軟骨が加齢に伴って減少する；この場所ではデコボコした骨がつくられて関節炎を引き起す．脊柱では**骨棘** osteophytes とよばれる骨の成長が椎間円板の周りに起きて脊柱管が狭窄する．この狭窄が脊髄神経と脊髄を圧迫するので，背中と下肢に痛みと筋力の低下が起る．

チェックポイント

16. 脊柱の働きはなにか．
17. 脊柱にある，4 つの彎曲を述べなさい．
18. 典型的な椎骨がもつ，3 つの主要な構成要素とはなにか．
19. 脊柱のいろいろな領域（区分）の椎骨を比較した場合，椎骨間にみられる主な，際立った違いはなにか．

7.10 　脊柱の区分

目　標

• 頸椎，胸椎，腰椎，仙椎，尾椎の位置と表面形状がいえる．

頸　椎

　頸椎 cervical vertebrae（C1 〜 C7）の椎体は，尾骨をつくる尾椎を除き，残りすべての椎骨の椎体よりも小さい（図 7.18 a）．しかし，椎弓は他の椎骨のものより大きい．すべての頸椎には 3 個の孔がある：1 つの椎孔，2 つの横突孔（図 7.18 c）である．頸椎の**椎孔**

図7.18　頸　椎.

頸椎は頸部にみられる.

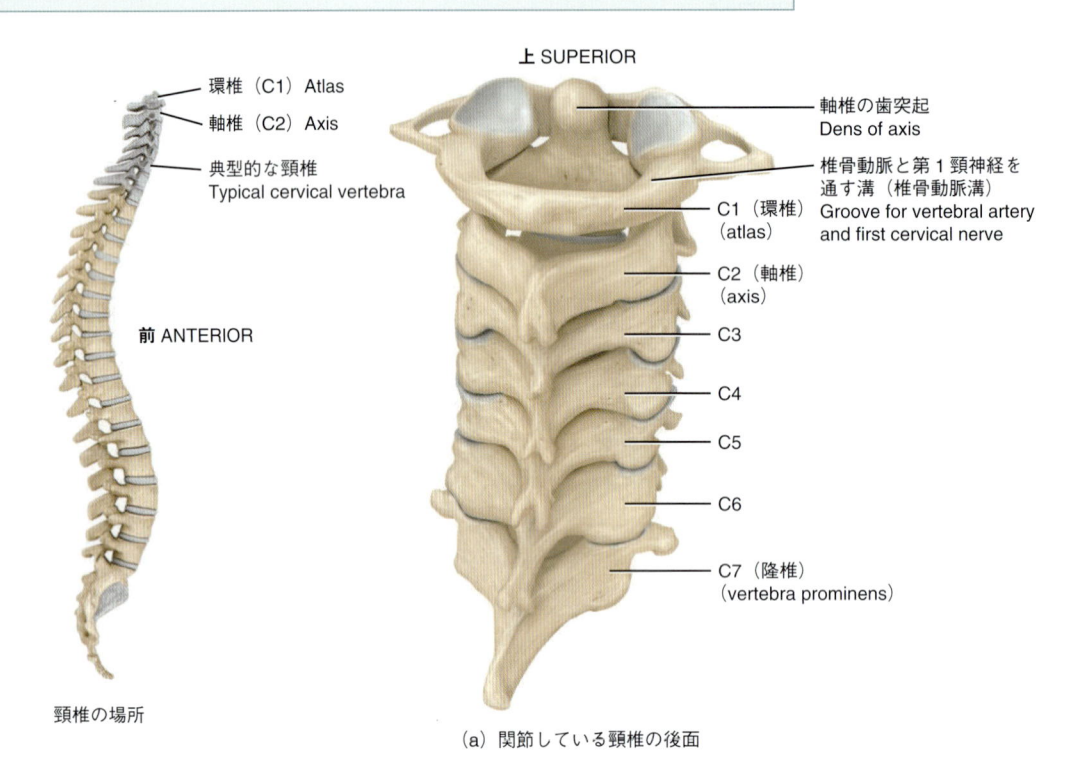

環椎（C1）Atlas
軸椎（C2）Axis
典型的な頸椎
Typical cervical vertebra

前 ANTERIOR

頸椎の場所

上 SUPERIOR

軸椎の歯突起
Dens of axis

椎骨動脈と第 1 頸神経を
通す溝（椎骨動脈溝）
Groove for vertebral artery
and first cervical nerve

C1（環椎）
（atlas）

C2（軸椎）
（axis）

C3

C4

C5

C6

C7（隆椎）
（vertebra prominens）

(a) 関節している頸椎の後面

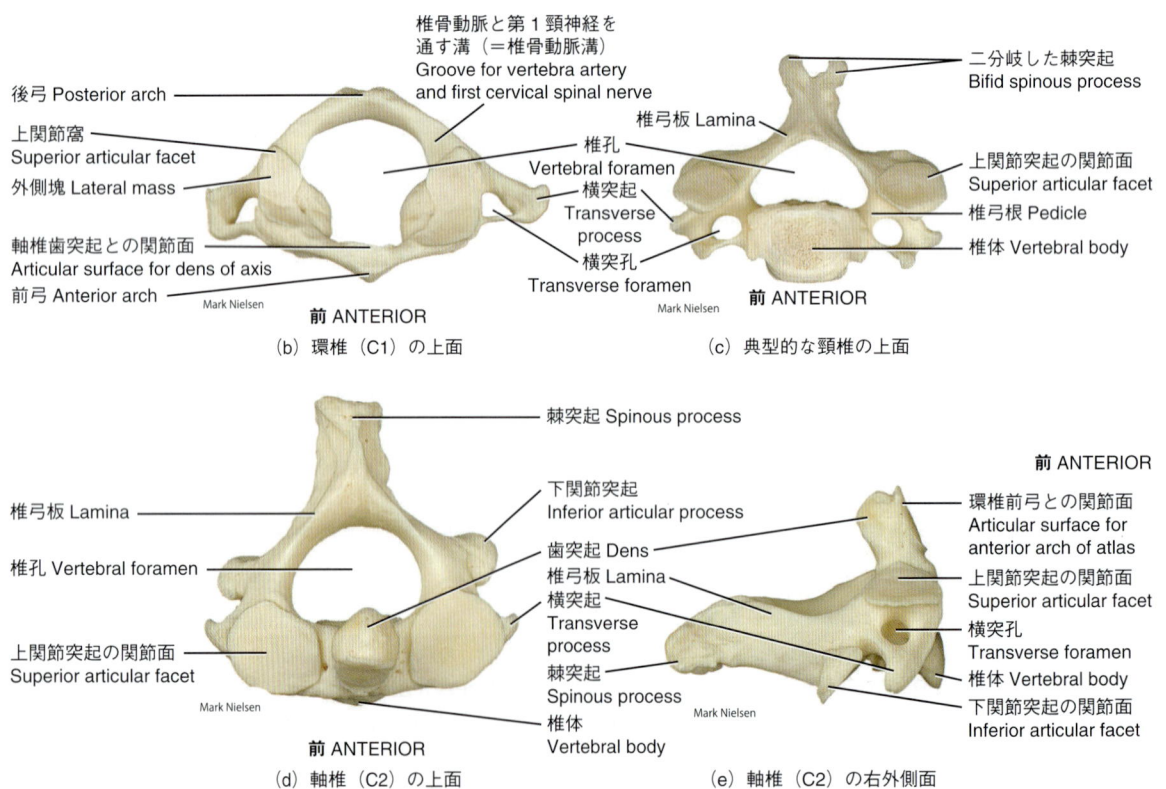

椎骨動脈と第 1 頸神経を
通す溝（＝椎骨動脈溝）
Groove for vertebra artery
and first cervical spinal nerve

後弓 Posterior arch
上関節窩
Superior articular facet
外側塊 Lateral mass

軸椎歯突起との関節面
Articular surface for dens of axis
前弓 Anterior arch

Mark Nielsen

前 ANTERIOR
(b) 環椎（C1）の上面

椎弓板 Lamina
椎孔
Vertebral foramen
横突起
Transverse
process
横突孔
Transverse foramen

二分岐した棘突起
Bifid spinous process

上関節突起の関節面
Superior articular facet
椎弓根 Pedicle
椎体 Vertebral body

Mark Nielsen

前 ANTERIOR
(c) 典型的な頸椎の上面

椎弓板 Lamina

椎孔 Vertebral foramen

上関節突起の関節面
Superior articular facet

Mark Nielsen

前 ANTERIOR
(d) 軸椎（C2）の上面

棘突起 Spinous process

下関節突起
Inferior articular process
歯突起 Dens
椎弓板 Lamina
横突起
Transverse
process
棘突起
Spinous process
椎体
Vertebral body

Mark Nielsen

前 ANTERIOR

環椎前弓との関節面
Articular surface for
anterior arch of atlas
上関節突起の関節面
Superior articular facet
横突孔
Transverse foramen
椎体 Vertebral body
下関節突起の関節面
Inferior articular facet

(e) 軸椎（C2）の右外側面

Q "いいえ"を意味する頭の運動が可能になるのはどの関節で，どの骨がかかわっているか？

vertebral foramina は脊髄の頸膨大を容れるので，脊柱の中で最も大きい．頸椎横突起のそれぞれに**横突孔** tranverse foramen があり，ここを椎骨動脈と伴行する静脈および神経が通る．C2 ～ C6 の棘突起はたいてい**二分岐** bifid である―すなわち先端が２つに割れている（図 7.18 a, c）．

上位 2 個の頸椎は他の残りの頸椎とかなり違っている．後頭骨の下にある第 1 頸椎は神話に出てくるアトラスが両肩で地球を支えているにちなんで**環椎** atlas と名づけられた（図 7.18 a, b）．環椎は環状の骨で**前弓** anterior arches，**後弓** posterior arches および大きな**外側塊** lateral masses とからなる．椎体と棘突起を欠いている．外側塊の上面は凹み，**上関節面** superior articular facets （訳注：**上関節窩**）とよばれる．ここで，後頭骨の後頭顆と関節して一対の**環椎後頭関節** atlanto-occipital joints をつくる．この関節は "はい" を意味する頭の動き，うなずき運動を可能にしている．外側塊の下面に**下関節面** inferior articular facets （訳注：**下関節窩**）があり，第 2 頸椎と関節する．環椎の横突起ならびに横突孔は非常に大きい．

第 2 頸椎すなわち**軸椎** axis （図 7.18 a, d, e 参照）は椎体をもつ．直立した，杭のような突起は**歯突起** dens （＝歯）あるいは odontoid process といい，環椎の椎孔前方部を突き抜けて突出する．歯突起は回旋部（ピボット）をつくり，環椎と頭がここで回旋する．このような配置によって，頭を動かして "いいえ" を表す場合のように頭を左右に振ることが可能となる．環椎の前弓と軸椎の歯突起とのあいだの関節および関節突起間の関節とを一緒にして，**環軸関節** atlanto-axial joint という．外傷性の衝撃によって，軸椎の歯突起が脳の延髄に突き刺さることもある．むち打ち症で死亡する場合はこの種の外傷が主な原因となる．

第 3 頸椎から第 6 頸椎までの代表例を図 7.18 c に示した．この頸椎は前述した，典型的な頸椎の基本形態と一致している．第 7 頸椎は**隆椎** vertebra prominens とよばれ，少し違う（図 7.18 a 参照）．先端が二分しない大きな棘突起をもち，頸部の根本でこの棘突起を観察することも触れることもできるが，棘突起以外は頸椎の典型的な形態を保っている．

胸　椎

胸椎 thoracic vertebrae （T1 ～ T12；図 7.19）は頸椎に比べてより大きく，より頑丈である．さらに，第 1 胸椎からと第 10 胸椎の棘突起は長く横に扁平で，下に向かって伸びる．それに比べて第 11 胸椎と第 12 胸椎の棘突起は短く，幅が広くより後ろに向かって伸びる．頸椎と比較すると，胸椎の横突起はより長くて大きい．胸椎には肋骨と関節するための**関節面（肋骨窩）** costal

facets （cost- ＝肋骨の）があるので簡単に胸椎とわかる．

他の領域の椎骨と異なる胸椎の特徴は肋骨と関節することである．第 11 胸椎と第 12 胸椎を除いて，胸椎横突起には**肋骨結節** tubercles と関節する肋骨窩 costal facets （訳注：**横突肋骨窩**）がある．加えて，胸椎の椎体に**肋骨頭** heads と関節する肋骨窩がある（図 7.23 参照）．胸椎椎体にある関節面は肋骨窩ないし小さな肋骨窩とよばれる．**肋骨窩** facet は 1 個の胸椎椎体と肋骨頭が関節するためにつくられ，小さな**肋骨窩** demifacet は隣り合った上下の胸椎椎体と肋骨頭が関節するところにつくられる．図 7.19 でわかるように，第 1 胸椎は第 1 肋骨と関節する上肋骨窩 superior facet と第 2 肋骨と関節する小さな下肋骨窩 inferior demifacet を椎体の両側にもっている．第 2 胸椎から第 8 胸椎までの胸椎椎体の両側には小さな上肋骨窩と小さな下肋骨窩があり，第 2 から第 9 までの肋骨は 2 つの椎体と関節する．第 10 から第 12 胸椎では椎体の両側に 1 個の肋骨窩をもち，第 10 から第 12 肋骨と関節する．胸椎と肋骨のあいだにできるこのような関節を**肋椎関節** vertebrocostal joints といい，胸椎の際だった特徴である．肋骨が胸骨につくので，胸部の運動は制限される（訳注：肋骨頭と関節する椎体の関節面を**肋骨窩** fovea costalis という．胸椎の高さによって，**上肋骨窩** fovea costalis superior と**下肋骨窩** fovea costalis inferior とが区別される．胸椎横突起にある肋骨結節との関節面を**横突肋骨窩** fovea costalis transversalis という）．

腰　椎

腰椎 lumbar vertebrae （L1 ～ L5）は脊柱の下端に向って増える体重を支えるために，癒合せずに独立した椎骨の中で最も大きく最も頑丈である（図 7.20）．腰椎の各突起は短く太い．上関節突起は上ではなく，内側に向かって伸び，下関節突起は下ではなく，外側に向かって伸びる．棘突起は四角形で厚く，幅が広く，ほぼ真後ろに向かって伸びる．棘突起は大きな背筋が付着できるように都合よくできている．

表 7.4 に頸椎，胸椎，腰椎でみられる構造上の違いを要約した．

仙椎と尾椎

仙　骨 仙骨 sacrum は 5 個の仙椎 （S1 ～ S5）が癒合することでつくられ，三角形をしている（図 7.21 a）．仙椎の癒合は 16 歳から 18 歳のあいだに起り，通常，30 歳で完了する．仙骨は左右の寛骨の内側で，骨盤腔の後部にあり，下肢帯がつくための強固な土台となる．男性に比べて女性の仙骨はより短く，より広く，第 2 仙椎と第 3 仙椎のあいだの彎曲がより大きい（表 8.1 参照）．

図 7.19 胸 椎.

胸椎は胸部にあり，肋骨と関節する.

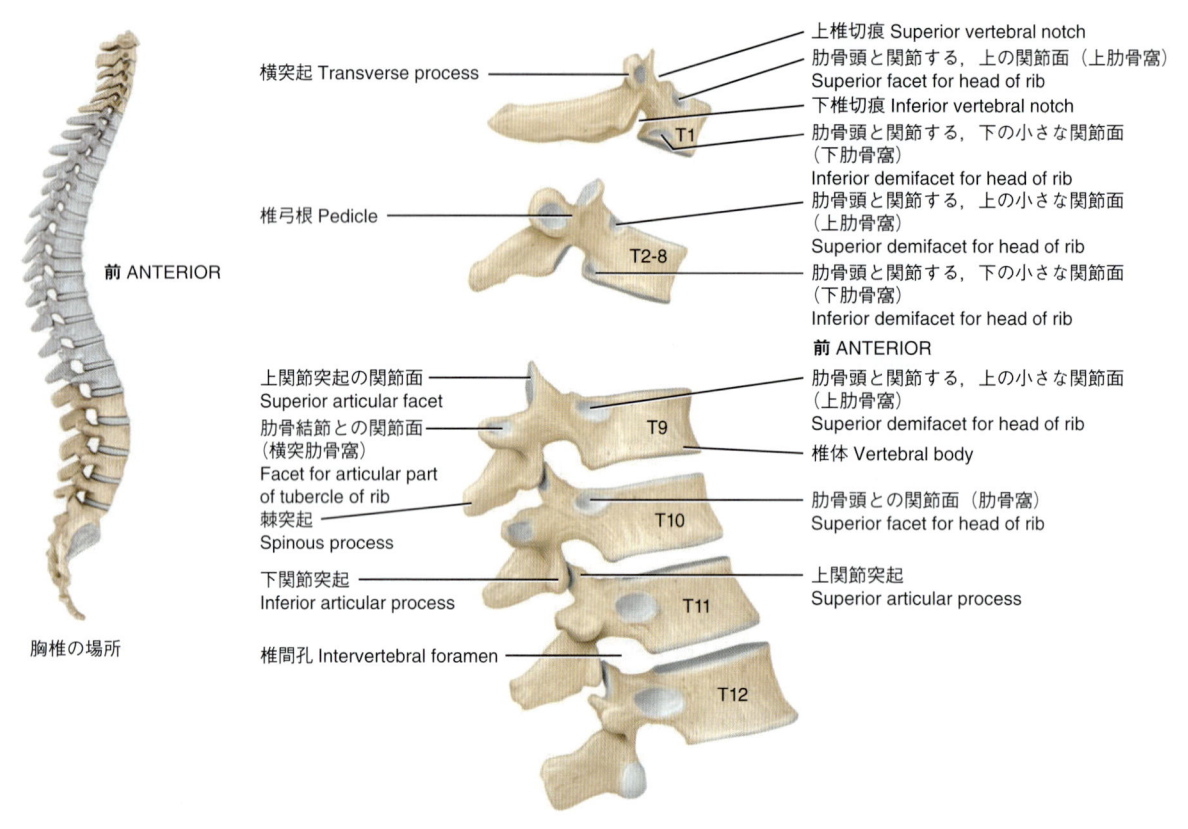

横突起 Transverse process

上椎切痕 Superior vertebral notch
肋骨頭と関節する，上の関節面（上肋骨窩）
Superior facet for head of rib
下椎切痕 Inferior vertebral notch
肋骨頭と関節する，下の小さな関節面
（下肋骨窩）
Inferior demifacet for head of rib
肋骨頭と関節する，上の小さな関節面
（上肋骨窩）
Superior demifacet for head of rib
肋骨頭と関節する，下の小さな関節面
（下肋骨窩）
Inferior demifacet for head of rib

椎弓根 Pedicle

前 ANTERIOR

前 ANTERIOR

上関節突起の関節面
Superior articular facet
肋骨結節との関節面
（横突肋骨窩）
Facet for articular part
of tubercle of rib
棘突起
Spinous process

肋骨頭と関節する，上の小さな関節面
（上肋骨窩）
Superior demifacet for head of rib
椎体 Vertebral body

肋骨頭との関節面（肋骨窩）
Superior facet for head of rib

下関節突起
Inferior articular process

上関節突起
Superior articular process

椎間孔 Intervertebral foramen

胸椎の場所

（a）関節している胸椎の右外側面

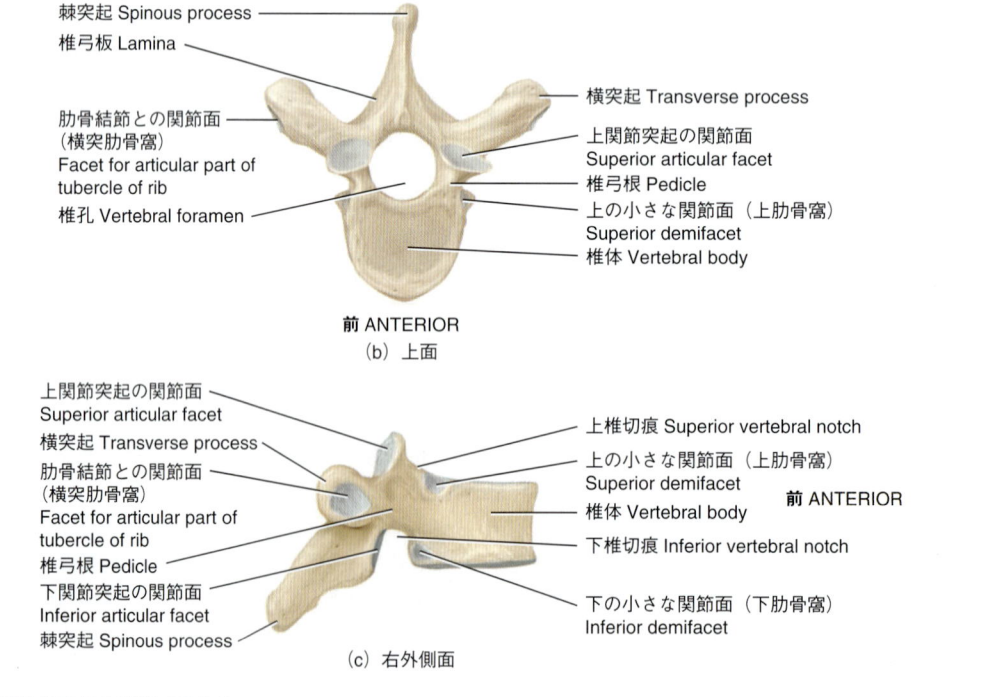

棘突起 Spinous process
椎弓板 Lamina

横突起 Transverse process
上関節突起の関節面
Superior articular facet
椎弓根 Pedicle
上の小さな関節面（上肋骨窩）
Superior demifacet
椎体 Vertebral body

肋骨結節との関節面
（横突肋骨窩）
Facet for articular part of
tubercle of rib
椎孔 Vertebral foramen

前 ANTERIOR
（b）上面

上関節突起の関節面
Superior articular facet
横突起 Transverse process
肋骨結節との関節面
（横突肋骨窩）
Facet for articular part of
tubercle of rib
椎弓根 Pedicle
下関節突起の関節面
Inferior articular facet
棘突起 Spinous process

上椎切痕 Superior vertebral notch
上の小さな関節面（上肋骨窩）
Superior demifacet
前 ANTERIOR
椎体 Vertebral body
下椎切痕 Inferior vertebral notch
下の小さな関節面（下肋骨窩）
Inferior demifacet

（c）右外側面

Q 胸椎のどの部分が肋骨と関節するか？

図7.20 腰　椎.

腰椎は背の下部にある.

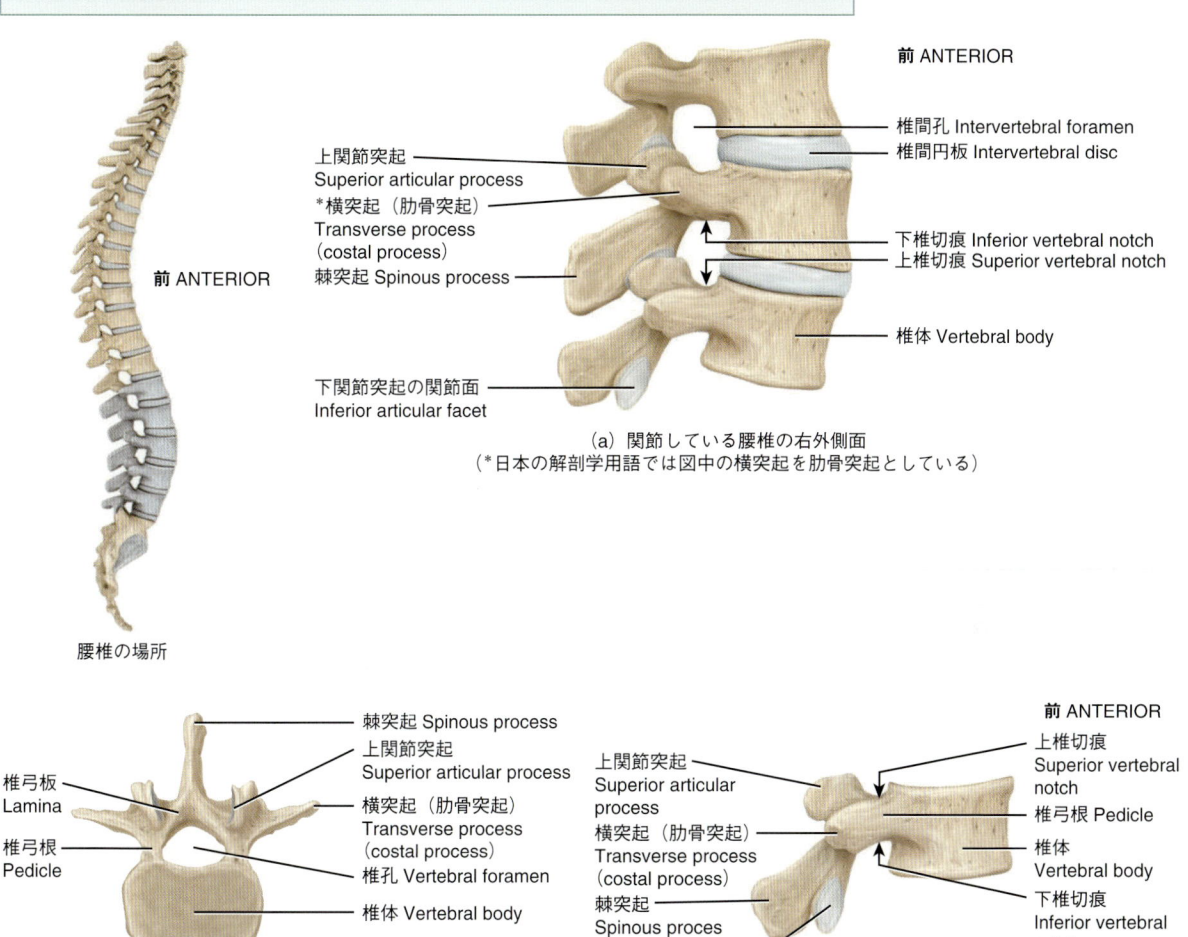

前 ANTERIOR

上関節突起
Superior articular process
*横突起（肋骨突起）
Transverse process
（costal process）
棘突起 Spinous process

下関節突起の関節面
Inferior articular facet

椎間孔 Intervertebral foramen
椎間円板 Intervertebral disc

下椎切痕 Inferior vertebral notch
上椎切痕 Superior vertebral notch

椎体 Vertebral body

（a）関節している腰椎の右外側面
（*日本の解剖学用語では図中の横突起を肋骨突起としている）

前 ANTERIOR

腰椎の場所

棘突起 Spinous process
上関節突起
Superior articular process
横突起（肋骨突起）
Transverse process
（costal process）
椎孔 Vertebral foramen
椎体 Vertebral body

椎弓板
Lamina

椎弓根
Pedicle

前 ANTERIOR
（b）上面

上関節突起
Superior articular
process
横突起（肋骨突起）
Transverse process
（costal process）
棘突起
Spinous proces
下関節突起の関節面
Inferior articular facet

前 ANTERIOR

上椎切痕
Superior vertebral
notch
椎弓根 Pedicle

椎体
Vertebral body

下椎切痕
Inferior vertebral
notch

（c）右外側面

Q 脊柱の中で，腰椎が最も大きく，最も頑丈でなければならない理由はなにか？

　仙骨前面は凹み，骨盤腔を向く．この面はなめらかで仙椎の椎体が癒合したことを示す4本の**横線** transverse lines がある（図7.21a）．横線の両端は4対の**前仙骨孔** anterior sacral foramina となる．仙骨上面の外側部にある，表面がなめらかな部分を**仙骨翼** sacral ala（＝翼；複数形 alae）といい，第1仙椎の横突起（訳注：および肋骨）が癒合したものである.

　凸を示す仙骨後面には上位の仙椎棘突起が癒合した**正中仙骨稜** median sacral crest；仙椎の横突起が癒合した**外側仙骨稜** lateral sacral crest；4対の**後仙骨孔** posterior sacral foramina がある（図7.21b）．後仙骨孔は前仙骨孔と交通し，神経や血管を通す．**仙骨管** sacral canal は脊柱管の続きである．第5，時に第4仙

椎の椎弓板は癒合しない．その結果，仙骨管の下口が開く，これを**仙骨裂孔** sacral hiatus（＝開口部）とよぶ．仙骨裂孔の両側を**仙骨角** sacral cornu（二角；複数形 cornua）といい，第5仙椎の下関節突起に相当する．靱帯が仙骨角と尾骨をつなぐ.

　仙骨下部の狭い部分を**仙骨尖** apex，仙骨上部の広い部分を**仙骨底** base という．前方に突出した仙骨底の前縁は**岬角** sacral promontory とよばれ，骨盤計測に使われる計測点の一つである．左右の仙骨外側面に大きな**耳状面** auricular surface があり，寛骨の腸骨と関節して**仙腸関節** sacroiliac joint をつくる（図8.8 参照）．耳状面の後ろに**仙骨粗面** sacral tuberosity という，ざらざらした面があり，靱帯がつく凹みがみられる．仙骨粗

表 7.4   頸椎，胸椎，腰椎間の，主な形態学的特徴の比較

特 徴	頸椎 Cervical	胸椎 Thoracic	腰椎 Lumbar
全体観 Overall structure			
大きさ Size	小さい	より大きい	最も大きい
孔 Foramina	1 個の椎孔と 2 個の横突孔	1 個の椎孔	1 個の椎孔
棘突起 Spinous processes	細く，しばしば 2 分岐（C2 ～ C6）	長く，かなり太い（たいてい，下方に向く）	短く，先が鈍（下に向くよりも，むしろ後ろに向く）
横突起（肋骨突起）Transverse processes	小さい	かなり大きい	大きく，先が鈍
肋骨との関節窩 Articular facets for ribs	な し	あ る	な し
椎間関節面の向く方向 Direction of articular facets			
上関節面 Superior	後上方	後外側	内 側
下関節面 Inferior	前下方	前内側	外 側
椎間円板の大きさ Size of intervertebral discs	椎体より，厚い	椎体より，薄い	非常に厚い

図 7.21   仙骨と尾骨.

5 個の仙椎が癒合して仙骨を，通常，4 個の尾椎が融合して尾骨をつくる.

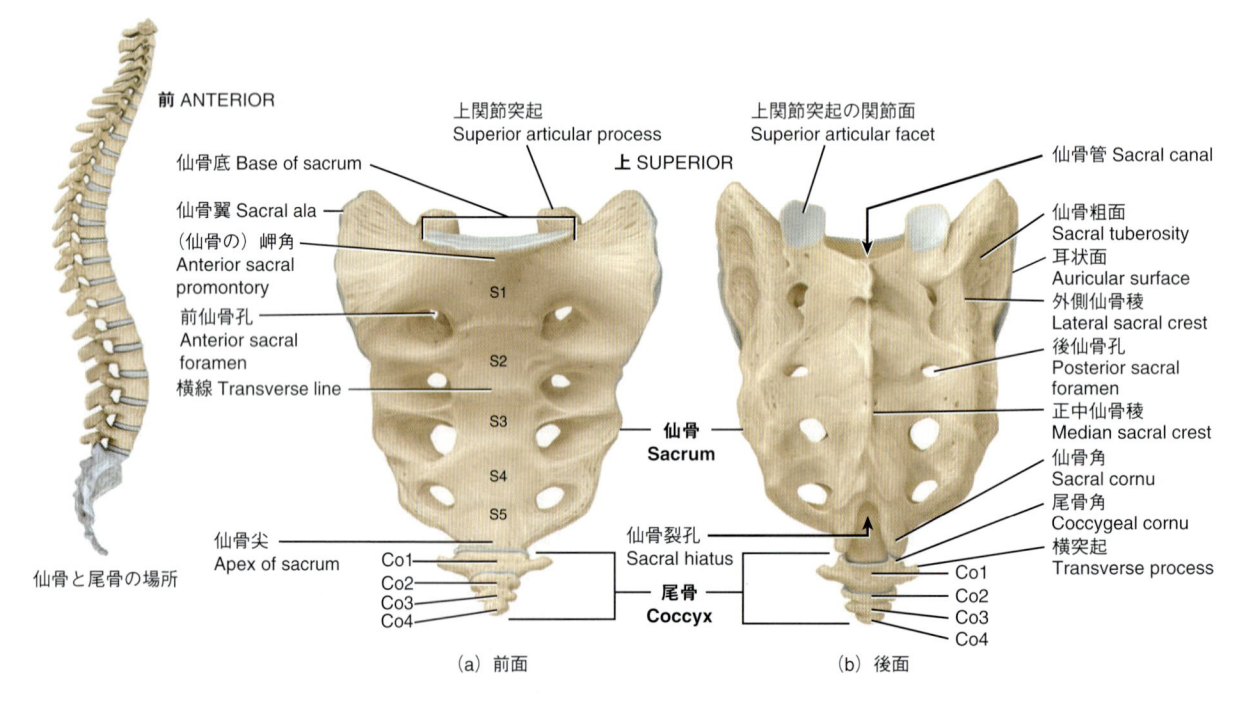

(a) 前面   (b) 後面

Q 何個の孔が仙骨を貫いているか，また，孔の働きはなにか？

面と寛骨とがともに仙腸関節を構成する（訳注：仙骨粗面と寛骨のあいだの靭帯は仙腸関節を補強する）．仙骨の**上関節突起** superior articular processes は第5腰椎の下関節突起と関節し，仙骨底は第5腰椎の椎体と関節して**腰仙連結** lumbosacral joint をつくる（訳注：仙骨底は第5腰椎の椎体と直接関節するのではなく，椎間円板と結合する）．

⚕ 臨床関連事項

脊髄尾部麻酔

　麻酔薬が仙骨裂孔を通して仙骨神経と尾骨神経に作用するように注入される場合があり，この処置を**仙骨硬膜外麻酔 caudal anesthesia** という．よく行われる腰部硬膜外ブロックと異なり，この麻酔は腰神経よりも仙骨神経に麻酔がかかるようにしたい場合に行われる．仙骨裂孔は左右の仙骨角のあいだにあるので，仙骨裂孔の位置を決めるための目印として仙骨角が重要である．麻酔薬が後仙骨孔を通して注入されることもある．注射部位として使われる仙骨裂孔や仙骨孔が脊髄の下端よりも下になるので脊髄を損傷する危険性はほとんどない．解剖学的に仙骨裂孔は変異が多く，後仙骨靭帯（訳注：仙骨と尾骨を結ぶ靭帯）や仙骨角が歳とともに厚くなり，仙骨裂孔の辺縁を同定しにくくなることから，腰部硬膜外ブロックが行われる場合が多い．

尾　骨　尾骨 coccyx は仙骨に似て，三角形を示し4個の尾椎が癒合してできたものである．尾椎を図7.21a ではCo1〜Co4 と示した．尾椎は仙骨の癒合よりも少し遅く，20〜30歳のあいだに癒合する．尾骨の背側面には2本の長い**尾骨角** coccygeal cornua があり，仙骨角と靭帯により結合する．尾骨角は第1尾椎の椎弓根および上関節突起に相当する．尾骨角は一連の**横突起** transverse processes によりつくられた尾骨外側面にある；第1尾椎の対になった尾骨角が最も大きい．尾骨の上部は仙骨尖と関節する．女性の尾骨は出産時に新生児が通れるように下を向く；男性の尾骨は前を向く（表8.1 参照）．

チェックポイント

20. 環椎と軸椎が残りの頸椎とどう違うのか．
21. 胸椎にだけみられるいくつかの特徴を述べなさい．
22. 腰椎にだけみられる特徴はなにか．
23. 仙骨および尾骨は椎骨がいくつ癒合したものか．

7.11　胸　郭

目　標

- 胸骨と肋骨を含め，胸郭を構成する骨と，胸郭の働きがいえる．

　胸郭 thorax という用語は胸部全体をさす．胸郭の骨性部分は胸骨，肋軟骨，肋骨，胸椎の椎体でつくられた**骨性の囲い thoracic cage** である．肋軟骨は肋骨を胸骨に結合する．胸郭の上端は狭く，下端はより広い（訳注：それぞれ**胸郭上口，胸郭下口**という）．また，前後軸でつぶされ扁平である．胸郭は胸腔と腹腔上部にある臓器を容れ保護し，また，上肢の骨の支持体となる．23章で知ることになるが，胸郭は呼吸に関する役割を担っている．

胸　骨

　胸骨 sternum（あるいは breastbone）は扁平な骨である．胸壁前面の中央にあり，長さがおよそ 15 cm で3部からなっている（図 7.22）．上部が**胸骨柄 manubrium**（＝取っ手状）；中央の最も大きな部分が**胸骨体 body**；下部の最も小さな部分が**剣状突起 xiphoid process**（＝剣の形をした）である．胸骨の各部は 25 歳までに癒合し，癒合部は横走する稜線になって残る．

　胸骨柄と胸骨体との結合部が**胸骨角 sternal angle** である．胸骨柄は上端が凹んで**胸骨上切痕 suprasternal notch**（訳注：**頸切痕 incisura jugularis**）をつくる．胸骨上切痕の外側に**鎖骨切痕 clavicular notches** があり，鎖骨の内側端と関節して**胸鎖関節 sternoclavicular joints** をつくる．胸骨柄は第1，第2肋軟骨と連結する．胸骨体は直接または間接的に，第2から第10肋軟骨と連結する．幼児期と小児期の剣状突起は硝子軟骨からできていて，40歳まで骨化が完了しない．剣状突起に肋骨が連結することはなく数種の腹筋がつくところとなる．心肺蘇生術（CPR）を施す場合に手を正しく置かないと，剣状突起が折れて内部の臓器に刺さることがある．外科医が胸部の手術をする際に胸骨を正中線に沿って切り分ければ，胸郭の中にある胸腺，心臓，心臓に出入りする大きな血管などの構造に到達できる．手術後，切り分けた胸骨を金属線で縫合する．

肋　骨

　12対の**肋骨 ribs** は胸腔の側壁をつくり，上から下に向かって1〜12の番号がつけられている．（図7.22b）．肋骨の長さは第1肋骨から第7肋骨にかけて増し，そ

図 7.22 胸郭の骨格.

胸郭の骨は胸腔内の臓器，腹腔上部の臓器を囲み，守る.

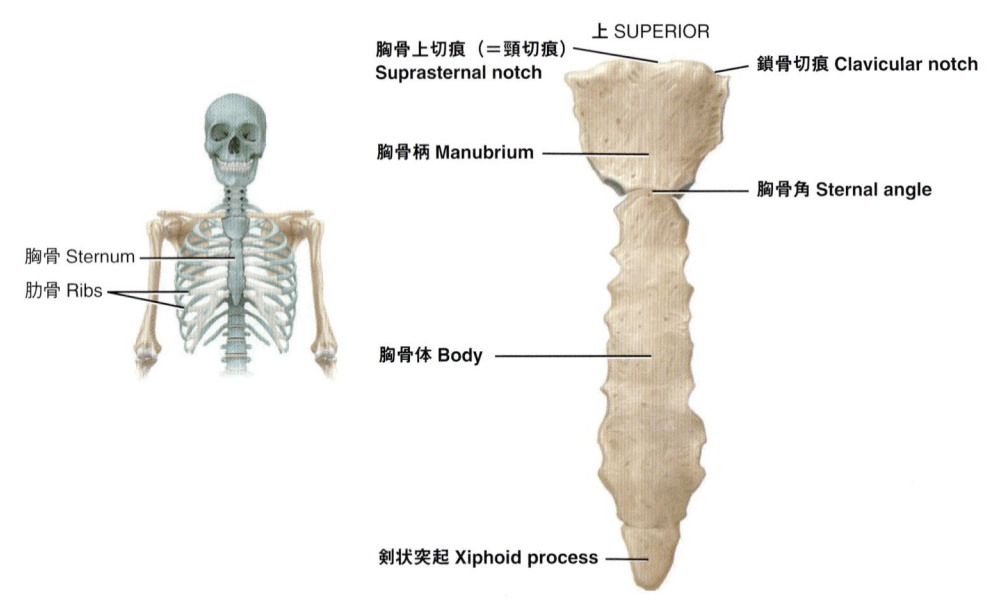

（a）胸骨の前面

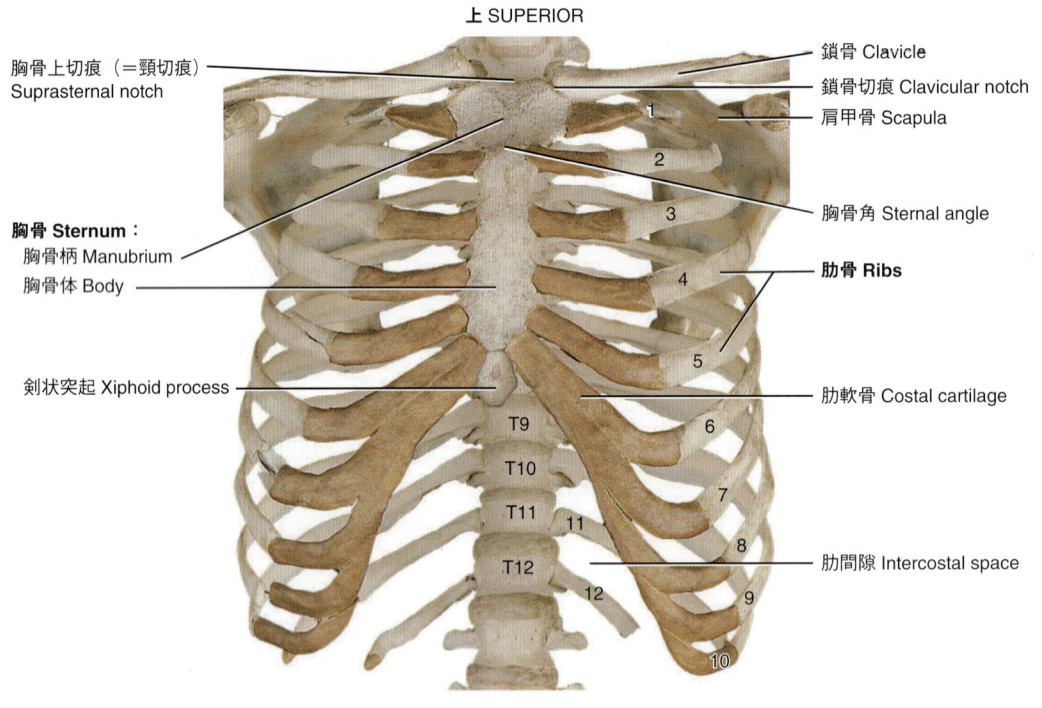

（b）胸郭の骨格の前面

Q どの肋骨が胸骨体と連結するか？

こから第12肋骨にかけては短くなる．それぞれの肋骨は背側で対応する胸椎と関節する．

第1から第7までの肋骨は**肋軟骨** costal cartilage（cost- ＝肋骨）という，細長い硝子軟骨を介して，腹側で直接胸骨と結合する．肋軟骨は胸郭に弾力を生み，胸を打った場合などでも胸骨や肋骨が折れないように防いでいる．肋軟骨をもって胸骨と直接結合する肋骨を**真肋** true ribs（**脊椎胸骨肋骨** vertebrosternal ribs）という．真肋と胸骨との関節を胸肋関節 sternocostal joints とよぶ．残り5対の肋骨は**仮肋** false ribs とよばれ，その肋軟骨は直接胸骨と結合することはなく，間接的かまたはまったく胸骨に達しないかのどちらかである．第8，第9，第10肋骨の肋軟骨は互いが結合してから第7肋軟骨に結合する．これらの仮肋を**脊椎肋軟骨性肋骨** vertebrochondral ribs という．第11と第12肋骨である仮肋は前端の肋軟骨が胸骨にまったくつかないので**浮遊肋** floating（vertebral）ribs とよばれる．浮遊肋は背側でのみ，胸椎に結合する．1個以上の**肋軟骨が炎症** costochondritis を起すと，放散する前胸壁の痛みと局所的な圧痛が起る．この症状は狭心症 angina pectoris に伴って起る胸部痛に似ている．

図 7.23a は典型的な肋骨（第3から第9肋骨）の各部分を示している．**肋骨頭** head は肋骨後端の突出部で，一対（上・下）の関節面がある．肋骨頭の**関節面**（肋骨頭関節面）articular facets は胸椎の椎体にある1個の肋骨窩ないし隣接する2個の胸椎の椎体にある小さな上・下の肋骨窩と関節して，**肋椎関節** vertebrocostal joints をつくる．肋骨頸 neck は肋骨頭のすぐ横にある，くびれた部分である．肋骨頸と肋骨体とが結合する部分の後面に瘤状の隆起があり，これを**肋骨結節** tubercle という．肋骨結節のうち，**関節をつくらない部分** nonarticular part は胸椎の横突起と靱帯（外側肋横突靱帯）で結合する．**関節をつくる部分** articular part（訳注：**肋骨結節関節面**）は胸椎横突起の肋骨窩と関節（訳注：**肋横突関節**）し，肋椎関節をつくる（図 7.23c；訳注：肋骨頭と胸椎の椎体との関節を**肋骨頭関節**といい，肋横突関節とともに肋椎関節をつくる）．**肋骨体** body（shaft）は肋骨の主要部分である．肋骨結節のすぐ後ろで肋骨体の彎曲が急に強くなるところがあり，ここを**肋骨角** costal angle という．肋骨の内面には肋間動・静脈と細い肋間神経とを保護する**肋骨溝** costal groove がある．

肋骨と肋骨のあいだを**肋間隙** intercostal spaces とい

い肋間筋，血管，神経で満たされる．胸腔に入っている肺やその他の構造へ外科的に到達するには，肋間隙を通ってなされるのがふつうである．特殊な開胸器が肋間隙を広く開けるのに用いられる．若い人の肋軟骨は十分に弾性があるので，折れることなくかなり曲げることができる．

要約すれば肋骨の後部は肋骨頭および肋骨結節の関節面で胸椎と結合する．肋骨頭関節面は1個の椎体の肋骨窩（第1胸椎のみ）と関節するか，あるいは2個の隣り合った椎体の（小さな）上・下の肋骨窩と関節するか，のどちらかである（訳注：椎体に1個の関節窩をもつのは第1胸椎だけではなく，第10胸椎は椎体上部に小さな上肋骨窩を1個，第11と12胸椎は椎体側面に1個の肋骨窩をもつ）．肋骨結節の関節面は胸椎横突起の横突肋骨窩と関節する．

---

§ 臨床関連事項

肋骨の骨折，脱臼，離開

肋骨骨折 rib fractures は最も頻度の高い胸部外傷で，直接強打することで起る．車のハンドルに胸をぶつけたり，落下して胸を押しつぶすような外傷を受けることでよく起る．肋骨は力のかかったところで折れやすいが，最も弱い場所，すなわち曲がりの最も大きい肋骨角の直前で折れることもある．中間位にある肋骨が最も折れやすい．折れた肋骨が心臓，心臓の大血管，肺，気管，気管支，食道，脾臓，肝臓，腎臓などに刺さることがある．肋骨骨折は痛みが激しい．肋骨骨折の場合には包帯で固定することをしない．固定すると，正常な換気ができなくなり肺炎を引き起すことがある．

肋骨脱臼 dislocated ribs は身体をぶつけあうスポーツでよくみられ，胸骨から肋軟骨がはずれることである．痛みを伴う．とくに深く息を吸った時に激しく痛む．

肋骨離開 separated ribs は肋軟骨と肋骨との連結がずれることである．その結果，肋骨は上方に偏位して上位の肋骨に馬乗りになり，激しい痛みを生じる．

チェックポイント

24. 胸郭を構成する骨はどれか．
25. 胸郭を構成する骨の働きはなにか．
26. 剣状突起が臨床上重要なのはなぜか．
27. 肋骨はどのように分類されるか．

図 7.23 肋骨の構造.

各肋骨は背側で，対応する胸椎と関節する.

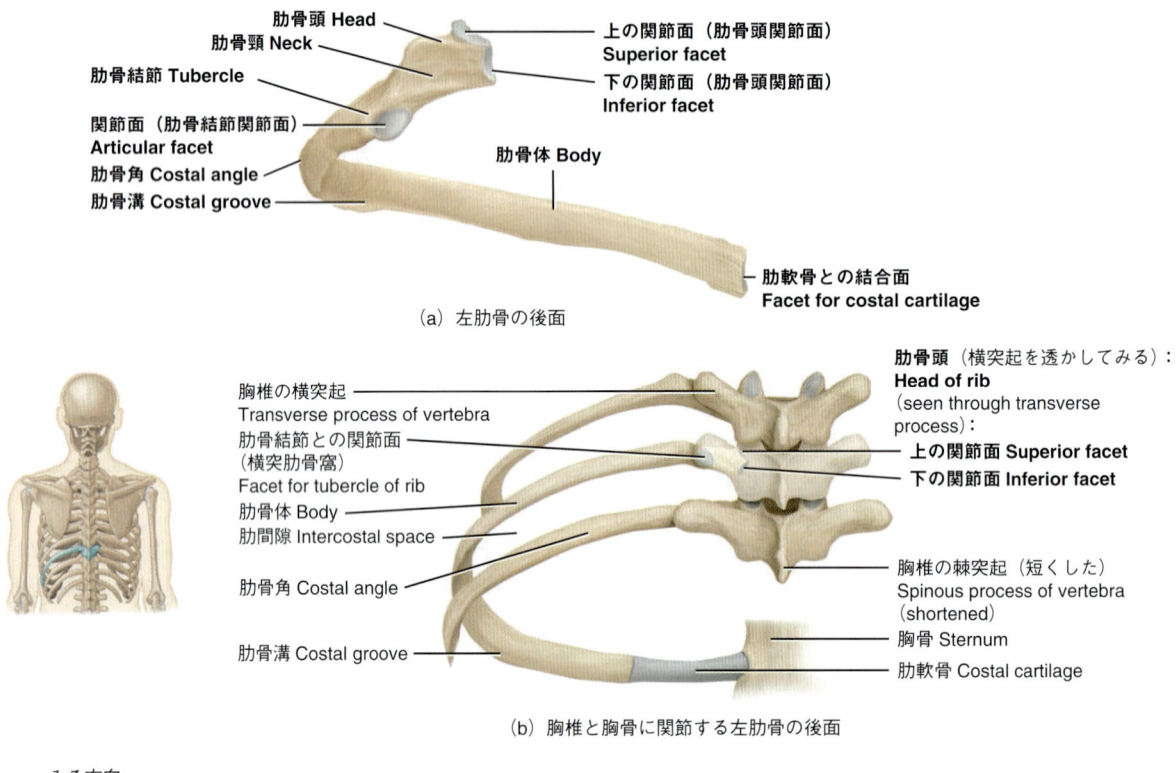

（a）左肋骨の後面

（b）胸椎と胸骨に関節する左肋骨の後面

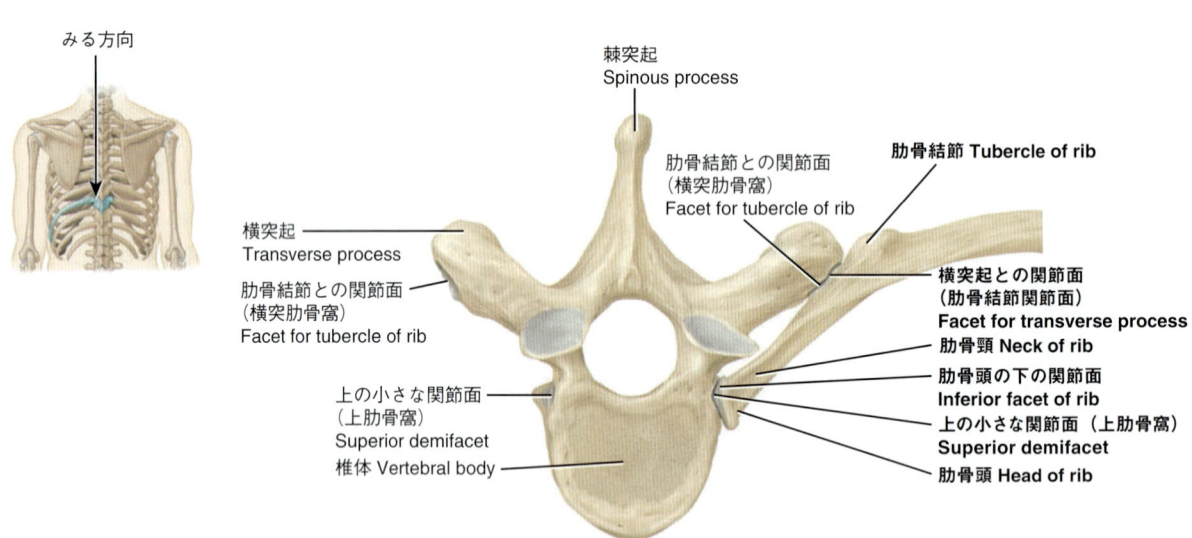

（c）胸椎と関節する左肋骨の上面

Q 1 本の肋骨は 1 個の胸椎と，どのように関節するか？

疾患：ホメオスタシスの失調

椎間板ヘルニア

　椎間円板は衝撃吸収材として働いているので，つねに押しつけられている．椎間円板の前ないし後ろの靱帯が外傷を受けたり，弱くなったりすると，髄核にかかる圧力が周辺の線維軟骨（線維輪）を破るほどに大きくなることがある．その結果，髄核が後ろに脱出したり，脱出した髄核が接している上下の椎体のどちらかに入り込んだりする（図 7.24）．この状態を **椎間板ヘルニア** herniated（slipped）disc という．腰の領域の脊柱部分は最も柔軟性に富んで曲がりやすく，体重の大部分がここにかかるので椎間板ヘルニアがよく起るところである．

　しばしば，髄核が脊髄と脊髄神経に向かって後ろに脱出する．このように髄核が移動すると，脊髄神経が圧迫されて局所の脱力と激しい痛みが引き起される．脊髄から足に至る坐骨神経の根が圧迫されると，大腿後面，ふくらはぎ，時には足へと痛みが放散する．圧迫が脊髄そのものに及ぶと脊髄の中の神経細胞が壊される．椎間板ヘルニアの治療法として，ベッドで安静にする，痛み止めを使う，理学療法を行う，運動する，**経皮的内視鏡切除術** percutaneous endoscopic discectomy（レーザーを使って椎間円板の一部を取り除く）などの手段がある．椎間板ヘルニアの患者では神経が圧迫されないように椎弓と椎間円板の一部を取り除く，椎弓切除術 laminectomy が施されることもある．

図 **7.24**　椎間板ヘルニア．

> たいてい，髄核が後ろに脱出する．

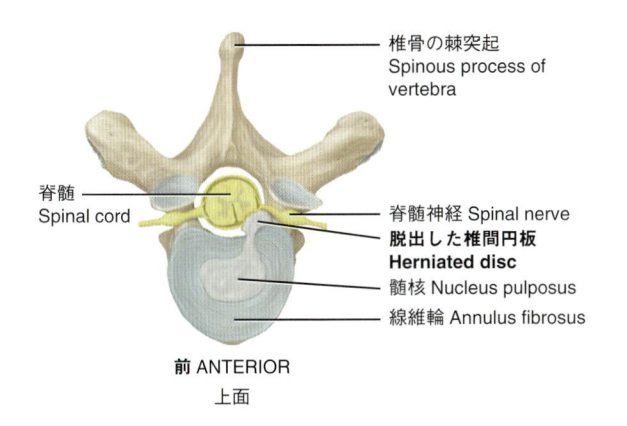

椎骨の棘突起
Spinous process of vertebra

脊髄
Spinal cord

脊髄神経 Spinal nerve

脱出した椎間円板
Herniated disc

髄核 Nucleus pulposus

線維輪 Annulus fibrosus

前 ANTERIOR
上面

Q 椎間板ヘルニアが腰部で起きやすい理由はなにか？

脊柱の異常彎曲

　いろいろな条件で脊柱の正常彎曲が助長されたり脊柱が横に曲がったりすると，**脊柱の異常彎曲** abnormal curves of the vertebral column が起る．

　脊柱側彎症 scoliosis（scolio- ＝曲がった）は異常彎曲の中で最も出現頻度が高く，通常，胸椎領域で脊柱が横に曲がる（図 7.25 a）．先天性（誕生時にすでに異常をもっている）の椎骨奇形，慢性の坐骨神経痛（背の下部と下肢の痛み），脊柱を挟んで左右どちらか一方の筋

図 **7.25**　脊柱の異常彎曲．

> 異常彎曲は正常彎曲がより強められた結果である．

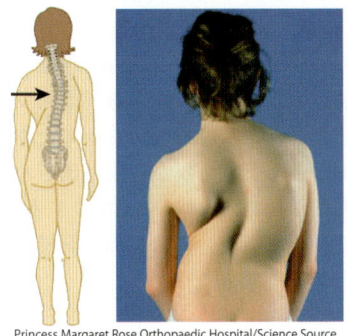

Princess Margaret Rose Orthopaedic Hospital/Science Source

（a）脊柱側彎症 Scoliosis

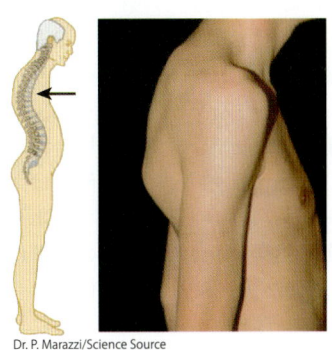

Dr. P. Marazzi/Science Source

（b）脊柱後彎症 Kyphosis

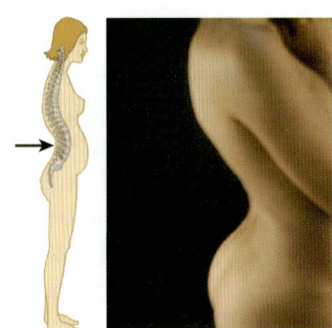

PhotoAlto sas/Alamy Stock Photo

（c）脊柱前彎症 Lordosis

Q 骨粗鬆症が進んだ女性に共通して現れる異常彎曲はどれか？

の麻痺，悪い姿勢，下肢の長さが左右で違うことなどにより起る．

　脊柱側彎症の徴候は一方の肩甲骨がより盛り上がり，一方の腰がより高い位置にあって，どちらか一方に傾いているなどの左右差が肩や腰に現れることである．極端な脊柱側彎症（垂線に対して 70 度以上曲がる）では呼吸がより困難に，ポンプとしての心臓の働きがいっそう悪くなる．背中に慢性痛があったり，脊柱の関節炎が起る場合もある．治療には背中に矯正具をつける，物理療法を受ける，脊柱療法（カイロプラクティック）を受ける，外科手術を受ける（複数の椎骨を結合し，金属棒を挿入してフックをかける，さらに外科手術を補強するのにワイヤーをかける），などが用意されている．

　脊柱後彎症 kyphosis（kyphos- ＝こぶ；-osis ＝状態）は胸部彎曲が強調された "せむし（猫背）様" の状態（図 7.25 b）である．脊柱が結核に冒され，椎体が部分的につぶれて脊柱が鋭角に曲がる．老人では椎間円板の変性が脊柱後彎を引き起す．くる病に罹ったり，悪い姿勢を持続するなどが原因で脊柱後彎になることがある．骨粗鬆症が進んだ女性では脊柱後彎が多い．

　脊柱前彎症 lordosis（lord- ＝後ろに曲がる）は**凹背 hollow back** ともいい，腰部彎曲が強調された状態である（図 7.25 c）．妊娠してお腹が重くなったことによるとか，極端な肥満，悪い姿勢，くる病，骨粗鬆症，あるいは脊柱が結核に冒されることなどが原因となる．

二分脊椎

　二分脊椎 spina bifida は脊柱の先天性奇形の一つで，第 5 腰椎と第 1 仙椎の，またはそのどちらかの椎弓が正常に発生せず，左右の椎弓板が正中線上で結合に失敗して起る．最も軽い異常は**潜在脊椎破裂 spina bifida occulta** とよばれ，第 5 腰椎ないし第 1 仙椎に欠損があるものの症状を示さない．この異常があることを示すのは欠損のある椎骨を覆う皮膚が凹んで，房状の毛が生えていることである．二分脊椎にはいくつかの型があり，髄膜と脊髄またはそのどちらかが椎弓の開いた欠損部分から脱出する型があり，これを**嚢状脊椎破裂 spina bifida cystica** と総称する．この二分脊椎では椎骨から飛び出した嚢胞状の袋をもつ（図 7.26）．嚢胞が脊髄をとりまく髄膜とその中に入っている脳脊髄液とからできている型を**脊椎髄膜瘤 spina bifida with meningocele** という．脊髄と脊髄神経の根あるいはそのどちらかが，この袋に取り込まれている場合には**髄膜脊髄瘤 spina bifida with meningomyelocele** とよぶ．嚢胞が大きく

図 7.26　**髄膜脊髄瘤を伴った二分脊椎.**

二分脊椎は，左右の椎弓板が正中線で結合に失敗すると起る.

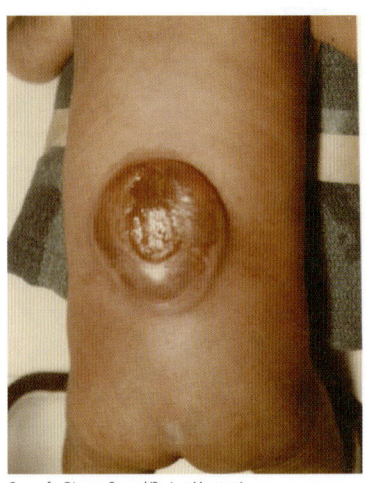

Center for Disease Control/Project Masters, Inc.

Q ビタミン B のうち，どれが欠乏すると二分脊椎を引き起すのか？

なればなるほど，そして嚢胞に取り込まれる神経要素が多くなればなるほど，神経学的な症状がひどくなる．重度の場合には不完全麻痺ないし完全麻痺，部分的ないし完全な排尿障害と排便障害，反射の欠如などの重篤な問題を引き起す．二分脊椎の発生を促す危険因子は妊娠中に葉酸とよばれるビタミン B の濃度が低いことと関係している．二分脊椎であるかどうかを，胎児がつくるタンパク質の一つであるアルファフェトプロテインを母体の血液で調べる，あるいは超音波や羊水穿刺（分析用に羊水を採る）で調べるなどで誕生前に診断できる．

脊柱の骨折

　脊柱の骨折 fractures of the vertebral column は第 1 頸椎，第 2 頸椎，第 4 頸椎〜第 7 胸椎，第 12 胸椎〜第 2 腰椎の椎骨で起きやすい．頸椎や腰椎の骨折は足やしりから落ちたり，肩に重いものが落ちてきたりといった，身体を押し曲げるような力がかかる外傷を受けた場合に起る．首を強く曲げた状態で頭から落ちた場合，例えば，浅い水に飛び込んだり，馬から投げ出されたりするような場合に頸椎が折れたり，はずれたりする．脊柱の骨折に椎孔も一緒に壊れた場合には脊髄や脊髄神経が傷つけられることもある．

医学用語

開頭術 craniotomy（cranio- ＝頭蓋；-tome ＝切ること）頭蓋の一部を除去する外科手術である．血腫や脳腫瘍を取り除いたり，生検用の脳組織を採取するために行われる．

カイロプラクティック chiropractic（cheir- ＝手；-praktikos ＝効果的な）　神経，筋，骨を中心においた，全身的な健康管理の考え方．**カイロプラクター chiropractor** は筋骨格系と神経系の物理的な障害の診断，治療とその予防に，また一般的な健康維持にかかわる健康管理の専門家である．治療は身体の（とくに脊柱の）矯正すべき関節に手を使って特別な力を加えて行う（手による矯正）．カイロプラクターはマッサージ，温熱治療，超音波療法，電気刺激，鍼などを施したりする．食事制限，運動の仕方，生活様式の変更，ストレスの処理法などについての情報を提供するが，処方箋を出したり外科的な処置をすることはしない．

狭頭症 craniostenosis（cranio- ＝頭蓋；-stenosis ＝ 狭い）　　生後 18 ～ 20 ヵ月のあいだに一つ以上の縫合が未熟な状態で閉じてしまった，ゆがんだ形の頭蓋である．矢状縫合が未熟な状態で閉じてしまうと長軸方向に長い形の頭蓋となり，一方，冠状縫合が未熟な状態で閉じると前後につぶれた幅の広い頭蓋となる．すべての縫合が未熟な状態で閉じてしまうと，脳の成長と発達が制限される；この場合，脳が傷害されるのを防ぐために外科的な処置が必要となる．

脊椎融合術 spinal fusion　2 つ以上の椎骨を骨移植片ないし人工用具を使って固定する外科手術である．脊椎骨折の処置や脱出した椎間円板を取り除いた後に行われる術式である．

椎弓切徐術 laminectomy（lamina- ＝層）　椎弓を取り除く外科手術である．脊柱管に到達して椎間板ヘルニアの症状を和らげるのに行われる．

むち打ち障害 whiplash injury　頭を著しく過伸展（後へ傾ける）し，続いて，過屈曲（前へ傾ける）することで生じた頸部の外傷をいう．通常，車の追突事故に付随して起る．靱帯や筋が伸ばされたり，裂けたりあるいは椎骨の骨折や椎間板ヘルニアが起り，それに伴った症状が出る．

腰椎部脊柱管狭窄症 lumbar spine stenosis（sten- ＝狭い）　　脊柱の腰部で脊柱管をとりまく骨や軟部組織が肥大して，脊柱管が狭くなっている状態である．椎間円板の関節炎性の変化で引き起され，背と下肢に生じる痛みの共通原因となる．

章の概要

概　要

はじめに
1. 骨は身体の軟らかな部分を保護し運動を可能にする；骨格系以外の器官系の所在場所を示す目印としても使われる．

7.1　骨格系の分類（表 7.1 参照）
1. 骨，関節，筋は一緒に働いて筋骨格系をつくる．
2. 軸骨格（体軸の骨格）は身体の長軸に沿って配列した骨からできる．軸骨格の区分は頭蓋骨，耳小骨，舌骨，脊柱，胸骨，肋骨である．
3. 付属肢骨格は肢帯をつくる骨および上肢と下肢の骨とからなる．付属肢骨格の骨は上肢帯，（自由）上肢骨，下肢帯，（自由）下肢骨である．

7.2　骨の型
1. 骨の形から長骨，短骨，扁平骨，不規則骨，種子骨に分類される．種子骨は腱ないし靱帯の中にできる．
2. 縫合骨は頭蓋骨の縫合にみられる．

7.3　骨の表面形状
1. 表面形状とは骨の表面にみられる構造上の特徴である．
2. 圧痕，開口，突起などそれぞれの形状は特別な機能を発揮するためにつくられた構造である．例えば，関節をつくる，筋の付着部となる，神経や血管の通路となるなどである（表 7.2 参照）．

7.4　頭蓋：概観
1. 頭蓋は頭蓋骨（脳頭蓋）と顔面骨（顔面頭蓋）をつくる 22 個の骨からなる．
2. 8 個の頭蓋骨は前頭骨，頭頂骨（2），側頭骨（2），後頭骨，蝶形骨，篩骨である．
3. 14 個の顔面骨は鼻骨（2），上顎骨（2），頬骨（2），涙骨（2），口蓋骨（2），下鼻甲介（2），鋤骨，下顎骨である．

7.5　頭蓋骨
1. 前頭骨は前頭部（頭蓋の前方部）をつくる．
2. 前頭骨は，また，眼窩の天井（上壁）と頭蓋底前部の大部分をつくる．
3. 頭頂骨は頭蓋腔の両側壁のかなりの部分をつくる．
4. 頭頂骨は，また，頭蓋腔の上壁（頭蓋冠）の大部分をつくる．
5. 側頭骨は脳頭蓋の外側面下部をつくる．
6. 側頭骨は，また，頭蓋腔の床の一部をつくる．
7. 後頭骨は脳頭蓋の後部をつくる．
8. 後頭骨は，また，脳頭蓋の底の基礎部分をつくる．
9. 蝶形骨は脳頭蓋の床の基礎部分の中央部にある．
10. 蝶形骨は頭蓋底のかなめ石として知られ，脳頭蓋の床をつくるすべての骨と連結し全体をまとめている．
11. 篩骨は，眼窩の内側で，脳頭蓋の底の前方部にある．
12. 篩骨は蝶形骨より前で鼻骨の後ろにある．

7.6　顔面骨
1. 鼻骨は鼻梁をつくる．
2. 涙骨は鼻骨の後ろ外側にあり，眼窩内側壁の一部をつくる．
3. 口蓋骨は硬口蓋の後部，鼻腔の床と外側壁の一部，眼窩の床ではごく一部をつくる．
4. 下鼻甲介は鼻腔外側壁の下部をつくり，鼻腔に突出する．
5. 鋤骨は鼻中隔の下部をつくる．

6. 上顎骨は上顎の骨をつくる．

7. 頬骨は"ほほぼね"の出っ張りをつくり，眼窩の外側壁と床の一部をつくる．

8. 下顎骨は下顎の骨で，顔面骨の下で最も大きく，最も頑丈である．

7.7　頭蓋の特徴

1. 鼻中隔は鋤骨，篩骨の垂直板，鼻中隔軟骨からできる．鼻中隔は鼻腔を左右に分ける．

2. 7個の頭蓋の骨が眼窩をつくる．

3. 頭蓋の孔は神経や血管の通路となる．

4. 縫合は不動性の連結で，頭蓋の大部分の骨を連結している．例として，冠状縫合，矢状縫合，ラムダ縫合，鱗状縫合などが挙げられる．

5. 副鼻腔は頭蓋骨の中にある腔所で鼻腔と連絡する．副鼻腔をもつのは前頭骨，蝶形骨，篩骨，上顎骨である．

6. 泉門は胎児や幼児の頭蓋骨のあいだにできた間葉でふさがれた隙間である．主要な泉門には，前泉門（大泉門），後泉門（小泉門），前側頭泉門（2），後側頭泉門（2）がある．誕生後，泉門は骨化して閉じられ，縫合となる．

7.8　舌骨

1. 舌骨はU字形をした骨で，他のどの骨とも関節しない．

2. 舌骨は舌の支持体となり，舌筋や咽頭ならびに頸部の筋の付着部となる．

7.9　脊柱

1. 脊柱，胸骨，肋骨が軸骨格（体幹の骨格）を構成する．

2. 成人の脊柱は26個の骨，頸椎（7），胸椎（12），腰椎（5），仙骨（5個の仙椎が癒合），尾骨（通常は4個の尾椎が癒合）からなる．

3. 脊柱には正常彎曲（頸部彎曲，胸部彎曲，腰部彎曲，仙骨

彎曲）が4ヵ所あり，それによって，脊柱の強度が増し，支持がしやすくなり，釣り合いが取りやすくなる．

4. 椎骨には共通の構造として椎体，椎弓，7個の突起がある．脊柱の領域（区分）が違うと椎骨の大きさ，形に違いがみられ，さらに，細かな点に違いがでてくる．

7.10　脊柱の区分

1. 頸椎（C1〜C7）の椎体は尾骨をつくる尾椎を除き，残りすべての椎骨の椎体より小さい．

2. 上位2個の頸椎は環椎（C1）と軸椎（C2）である．

3. 胸椎（T1〜T12）は頸椎よりも，かなり大きく頑丈である．

4. 胸椎は肋骨と関節する．

5. 腰椎（L1〜L5）は脊柱の，癒合せずに独立した椎骨の中で最も大きく，最も頑丈である．

6. 腰椎にみられるいくつかの突起は短く太い．

7. 仙骨は5個の仙椎（S1〜S5）が癒合してつくられた三角形の骨である．

8. 尾骨は通常4個の尾椎（Co1〜Co4）が癒合してつくられる．

7.11　胸郭

1. 胸郭の骨性部分は胸骨，肋骨，肋軟骨，胸椎で構成されている．

2. 骨性の囲いとして，胸郭は胸部や腹腔上部の臓器を守っている．

胸骨

1. 胸骨は胸壁前部の中央にある．

2. 胸骨は胸骨柄，胸骨体，剣状突起からなる．

肋骨

1. 12対の肋骨が胸腔の側壁を支持する構造となる．

2. 肋骨には3型があり，真肋（脊椎胸骨肋骨），仮肋（脊椎肋軟骨性肋骨），浮遊肋である．

クリティカルシンキング問題

1. ジミーは車で事故にあった．口を開けることができず，眼の周りにあざがあり，鼻と頬の骨が折れ，上顎と眼窩に傷があり，肺に刺し傷があると告げられた．この事故で損傷した構造を正確に述べなさい．

2. バッバは"綱引き"の達人である．彼は日夜800ポンド（362 kg）の重しをつけたロープを引いて練習している．この

練習で彼の骨にどんな変化が引き起されるだろうか．

3. 初産後，赤ちゃんを連れて家に戻ってきた母親に世話好きの友だちが「数ヵ月，赤ちゃんの頭を洗ってはだめよ．水と石鹸が頭のてっぺんにある軟らかなところから入り込んで脳を駄目にしてしまうの」といっています．友だちの話が間違っている理由を述べなさい．

Q　図の質問の答え

7.1　頭蓋と脊柱は軸骨格に属し，鎖骨，上肢帯，上腕骨，下肢帯と大腿骨は付属肢骨格に属す．

7.2　扁平骨は骨の下にある内臓を保護し，筋がつくための広い面積をもつ．

7.3　前頭骨，頭頂骨，蝶形骨，篩骨，側頭骨，この図では後頭骨はみえないが脳頭蓋の骨である．

7.4　頭頂骨と側頭骨は鱗状縫合で，頭頂骨と後頭骨はラムダ縫合で，頭頂骨と前頭骨は冠状縫合で連結する．

7.5　側頭骨は下顎骨と関節し，頭頂骨，蝶形骨，頬骨，後頭骨と連結する．

7.6　頭頂骨は脳頭蓋の後部と側壁をつくる．

7.7　大孔の高さで脳の延髄は脊髄に移行する．

7.8　篩骨の鶏冠から始めて，蝶形骨は前頭骨，頭頂骨，側頭骨，後頭骨，側頭骨，頭頂骨，前頭骨，最後に再び篩骨の鶏冠と結合する（訳注：蝶形骨は篩骨の篩板と結合するが鶏冠とは連結しない）．

7.9　篩骨の垂直板は鼻中隔の上部をつくり，篩骨の外側塊は眼窩の内側壁の大部分をつくる．

7.10　耳小骨を除いて，下顎骨は頭蓋骨の中で可動性がある唯一の骨である．

7.11　鼻中隔は鼻腔を左右にわける．

7.12　眼窩をつくる骨は前頭骨，蝶形骨，頬骨，上顎骨，涙骨，篩骨，口蓋骨である．

7.13　副鼻腔は粘液を分泌し，発声時に共鳴箱となる．

7.14　4個の異なる頭蓋骨すなわち前頭骨，頭頂骨，側頭骨，蝶形骨が対になった前側頭泉門を囲む．

7.15　舌骨は身体の中で他の骨と関節しない唯一の骨である．

7.16　胸部彎曲と仙骨の彎曲は身体の前からみて凹である．

7.17　椎孔は脊髄を容れる；椎間孔は脊髄神経が脊柱を出る際の通路となる．

7.18　軸椎の上で環軸関節が動くので"いいえ"を意味する頭部の運動が可能となる．

7.19　胸椎の椎体にある"肋骨窩"ならびに"小さな肋骨窩"は肋骨頭と関節する．胸椎横突起の関節面は肋骨結節と関節する．

7.20　脊柱の下端に向かって椎骨にかかる体重が増加するので，腰椎が最も大きく最も頑丈にできている．

7.21　仙骨には4対の全部で8個になる仙骨孔がある．前仙骨孔と後仙骨孔は椎間孔で連がる．神経と血管が骨にできた，これらの孔を通る．

7.22　胸骨体は第2〜10肋骨と直接ないし間接的に連結する．

7.23　肋骨頭の関節面は椎体の"肋骨窩"ないし"小さな肋骨窩"にはまる．肋骨結節の関節部分は胸椎横突起の肋骨窩と関節する．

7.24　椎間板ヘルニアが起りやすいのは腰の領域である．なぜなら，この領域が体重の大部分を支え，最も柔軟性に富んで，大きく曲がる領域であることによる．

7.25　脊柱後彎は骨粗鬆症が進行した人で共通に出現する．

7.26　葉酸の欠乏は二分脊椎の発生に関係する．

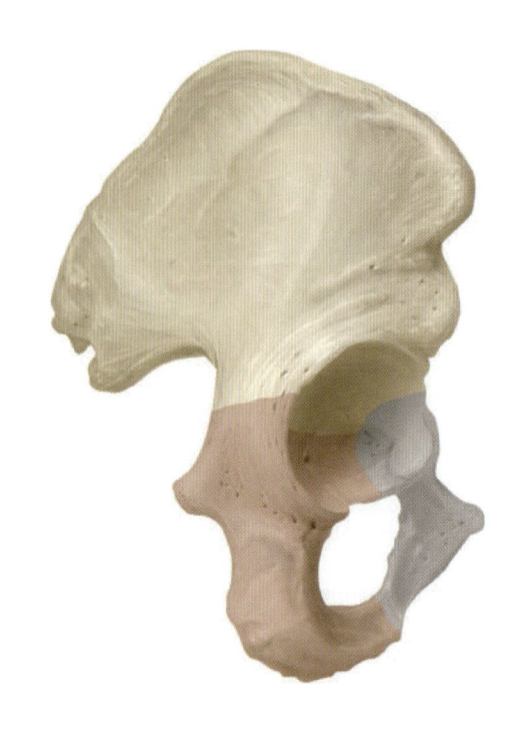

CHAPTER **8**

骨格系：付属肢骨格

筋系とホメオスタシス

> 付属肢骨格を構成する骨は，身体運動に役立つ筋の付着部やテコとなること；生殖器などの内臓を支え保護すること；さらに，カルシウムを貯蔵し放出することで，ホメオスタシスに貢献している．

　7章で述べたように，骨格系は大きく軸骨格と付属肢骨格の2つに分類される．7章では軸骨格が主として内臓の保護にあたることを学習した；本章で扱う付属肢骨格の主要な働きは運動である．付属肢骨格は上肢や下肢をつくる骨，および上肢や下肢を軸骨格に結合する肢帯とよばれる骨からなる．付属肢骨格の骨は互いに結合す

るとともに，骨格筋とも結合している．そのため，私たちが歩いたり，書いたり，コンピューターを使ったり，ダンスをしたり，泳いだり，楽器を演奏したりできる．

Q "ランナー膝"がなぜ起きるか，その原因をこれまでに考えたことがありますか？

8.1 上肢帯

目 標

• 上肢帯の骨がわかり，その基本的な形状と働きを述べる.

ヒトには2組の**上肢帯 pectoral（shoulder）girdles**があり，これによって上肢の骨が軸骨格に結合する（図8.1）．各上肢帯は1個の鎖骨と1個の肩甲骨からなる．前方にある**鎖骨 clavicle** は**胸鎖関節 sternoclavicular joint** で胸骨柄と関節する．肩甲骨は**肩鎖関節 acromioclavicular joint** で鎖骨と，**肩関節 glenohumeral**（shoulder）joint で上腕骨と関節する．上肢帯は脊柱と関節せず，椎骨と肋骨から伸びた一群の大きな筋によって位置が決められ，上肢帯が固定される.

鎖 骨

左右の細いS字形をした**鎖骨 clavicle**（＝鍵）（あるいは collarbone）は第1肋骨の上で，胸郭の上部を横切って水平に置かれている（図8.2）．鎖骨は皮膚の真下にあるので全長にわたって触わることができる．鎖骨の内側半分は前に向かって凸（解剖学的正位で観察すると，観察者に向かって彎曲する），外側半分は後ろに凸（観察者から遠ざかるほうに彎曲する）なのでS字形の骨である．男性では女性に比べて曲がりがより大きく，よ

図8.1 右の上肢帯.

上肢帯の骨のうち，鎖骨は前にあり，肩甲骨は後ろにある.

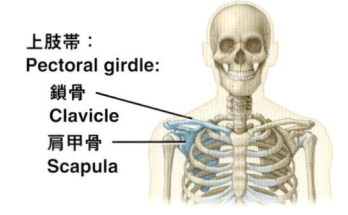

上肢帯：
Pectoral girdle:
鎖骨
Clavicle
肩甲骨
Scapula

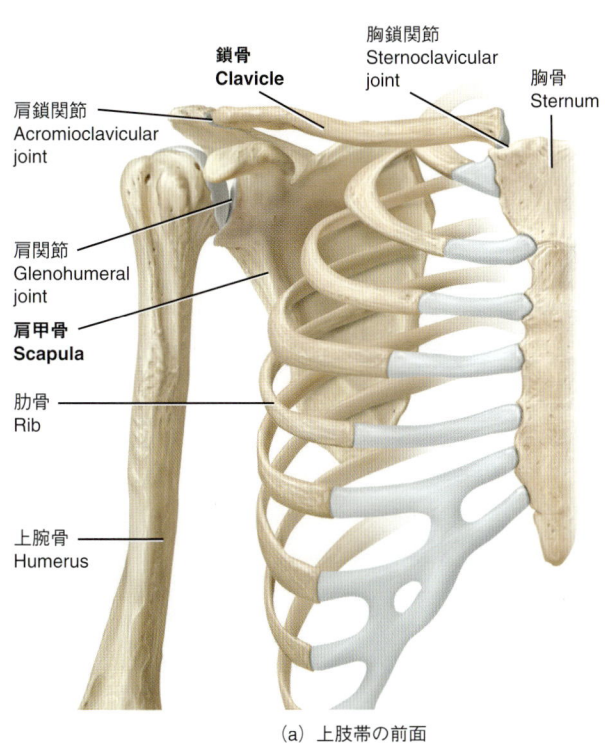

肩鎖関節
Acromioclavicular
joint

肩関節
Glenohumeral
joint

肩甲骨
Scapula

肋骨
Rib

上腕骨
Humerus

鎖骨
Clavicle

胸鎖関節
Sternoclavicular
joint

胸骨
Sternum

（a）上肢帯の前面

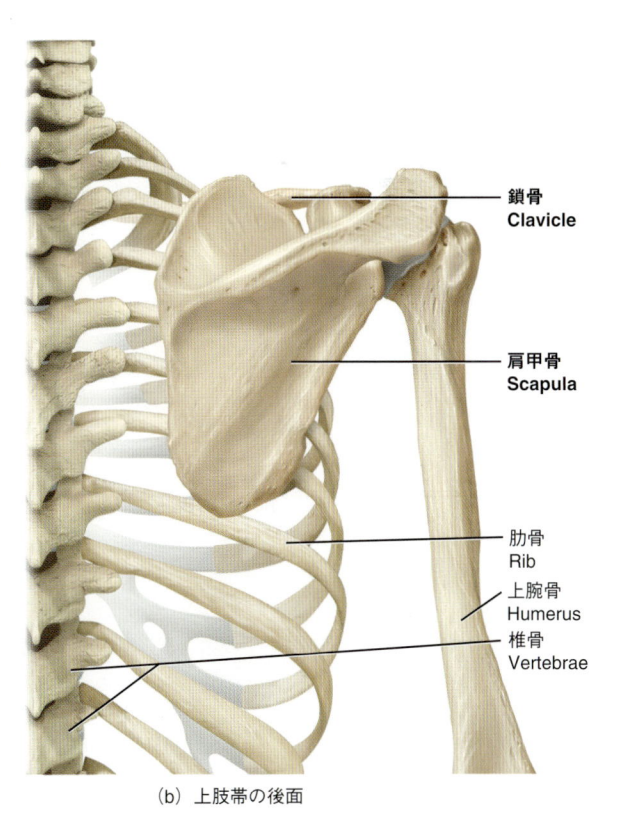

鎖骨
Clavicle

肩甲骨
Scapula

肋骨
Rib
上腕骨
Humerus
椎骨
Vertebrae

（b）上肢帯の後面

Q 上肢帯の働きはなにか？

りざらついている.

丸い内側端は**胸骨端** sternal end とよばれ，胸骨柄と関節して**胸鎖関節** sternoclavicular joint をつくる. 広く，扁平な外側端が**肩峰端** acromial end で，肩甲骨の肩峰と関節して**肩鎖関節** acromioclavicular joint をつくる（図 8.1 参照）. 鎖骨の外側端下面にみられる**円錐靱帯結節** conoid tubercle （conoid ＝円錐状）は鎖骨と肩甲骨を結ぶ円錐靱帯（訳注：烏口鎖骨靱帯の一部）のつくところである. 鎖骨の内側端下面にみられる**肋鎖靱帯圧痕** impression for the costoclavicular ligament はその名が示すように，肋骨と鎖骨を結ぶ肋鎖靱帯がつくところである（図 8.2 b）. 肋鎖靱帯は鎖骨と第 1 肋骨を結びつけている.

肩甲骨

左右の**肩甲骨** scapula （複数形 scapulae；あるいは shoulder blade） は大きな三角形の扁平な骨で，第 2 肋骨から第 7 肋骨の高さに相当する胸郭後面の上部にある（図 8.3）.

肩甲骨の後面を**肩甲棘** spine とよばれる際だった隆起が斜めに横切る. 肩甲棘の外側端は扁平になって突出し，**肩峰** acromion （acrom- ＝最上の；-omos ＝肩） とよばれる突起となり，肩の高点としてたやすく触れることができる. 仕立屋は上肢の長さを肩峰から測る. すでに

述べたように肩峰は鎖骨の肩峰端と関節し，**肩鎖関節** acromioclavicular joint をつくる. 肩峰の下方にある浅い凹みを**関節窩** glenoid cavity とよび，上腕骨（腕の骨）の骨頭を受けて**肩関節** glenohumeral (shoulder) joint をつくる（図 8.1 参照）.

肩甲骨のうち，脊柱に近い薄い辺縁が**内側（椎骨）縁**

図 8.2 右の鎖骨.

鎖骨は内側端で胸骨柄と，外側端で肩甲骨の肩峰と関節する.

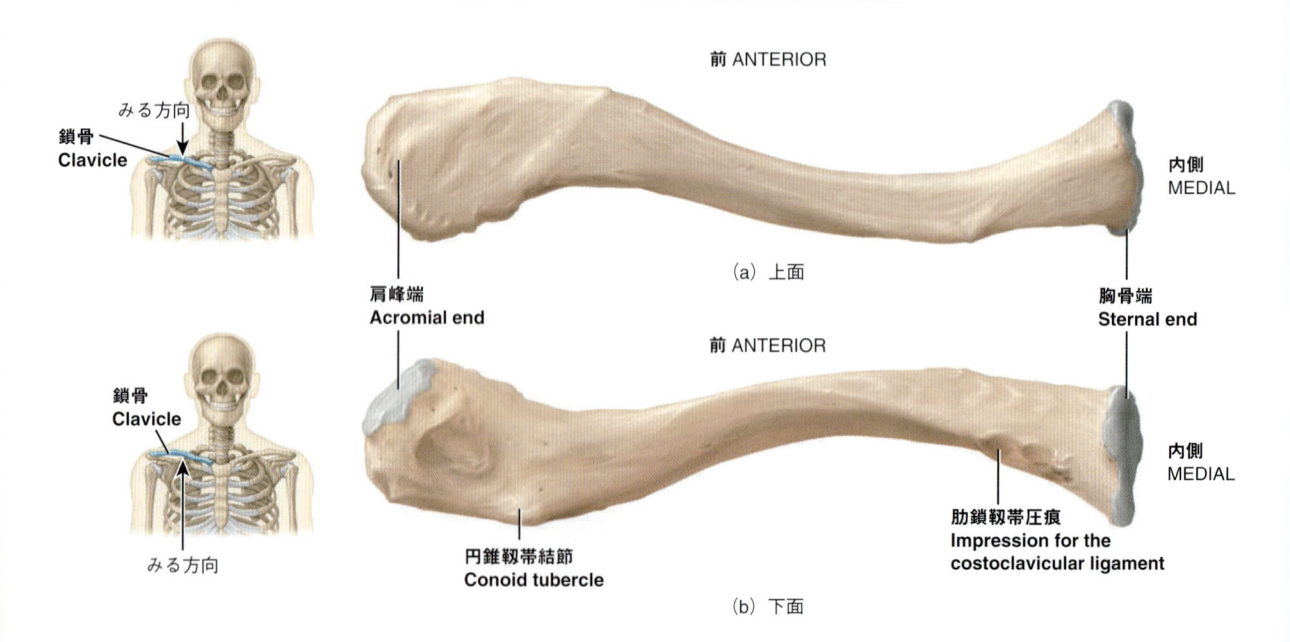

前 ANTERIOR

みる方向

鎖骨
Clavicle

内側
MEDIAL

（a）上面

肩峰端
Acromial end

胸骨端
Sternal end

前 ANTERIOR

鎖骨
Clavicle

内側
MEDIAL

みる方向

円錐靱帯結節
Conoid tubercle

肋鎖靱帯圧痕
Impression for the costoclavicular ligament

（b）下面

Q 鎖骨の最も弱いところはどこか？

図8.3　右の肩甲骨.

肩甲骨の関節窩は上腕骨頭と関節して，肩関節をつくる.

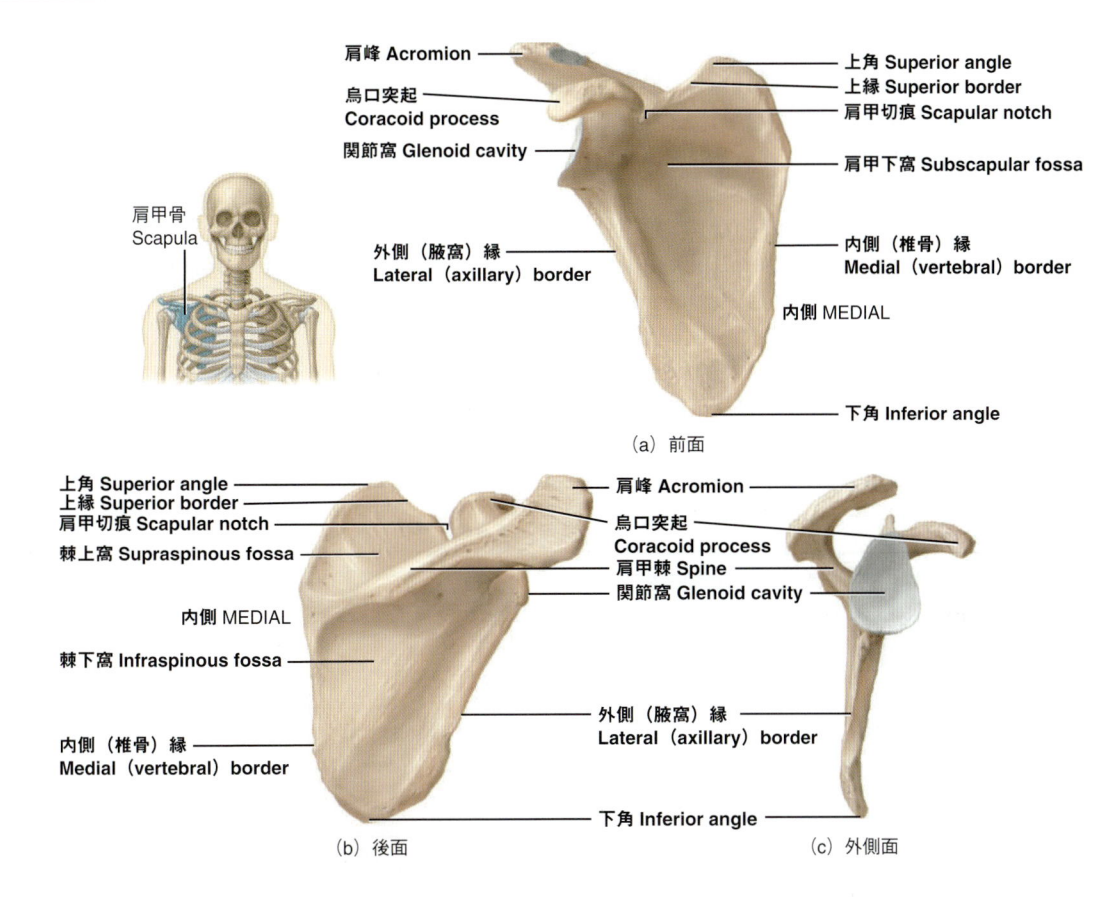

（a）前面

（b）後面

（c）外側面

Q 肩の最も高いところにあたるのは肩甲骨のどの部分か？

medial（vertebral）border である. 上腕に近い分厚い辺縁が**外側（腋窩）縁** lateral（axillary）border である. 内側縁と外側縁は互いに肩甲骨の**下角** inferior angle に収斂する. 肩甲骨の上端を**上縁** superior border といい, 肩甲骨の**上角** superior angle で内側縁に移行する. **肩甲切痕** scapular notch は上縁にみられる, はっきりした切り込みで, ここを肩甲上神経が通る.

　肩甲骨の上縁で, その外側端には前方に突出した**烏口突起** coracoid process（coracoid＝カラスの嘴状）があり, ここに筋（小胸筋, 烏口腕筋, 上腕二頭筋）の腱と靱帯（烏口肩峰靱帯, 円錐靱帯, 菱形靱帯）がつく. 肩甲骨の後面には肩甲棘の上と下にあわせて2つの凹みがある：肩の筋のうち, 棘上筋の付着面が**棘上窩** supraspinous fossa で, 棘下筋がつく面が**棘下窩** infraspinous fossa である. 肩甲骨の前面の領域は少し凹んで**肩甲下窩** subscapular fossa とよばれ, 肩甲下筋がつく面となる.

チェックポイント

1. 上肢帯の働きはなにか.
2. 鎖骨と他の骨が連結してつくる関節はどれか. それぞれの関節をつくる鎖骨の部分はどこか.
3. 肩甲骨が他の骨と連結してつくる関節はどれか. それぞれの関節をつくる肩甲骨の部分の名称を述べよ.

8.2　上肢骨（＝自由上肢骨）

目　標

・上肢骨とその基本的な形状を正確に述べる.

　一側の**上肢骨** upper limb（あるいは upper extremity）は30個の骨からなり, 3部に分けられる—（1）上腕

に上腕骨；(2) 前腕に尺骨と橈骨；(3) 手には手根（手首）に 8 個の手根骨，中手（手掌）に 5 個の中手骨，14 個の指骨（指の骨）である（図 8.4, 8.5 参照）.

上腕の骨格 — 上腕骨

上腕骨 humerus は上肢骨の中で，最も長く，最も大きな骨である（図 8.4）. 上腕骨は近位で肩甲骨と関節し，遠位では肘のところで橈骨と尺骨とに連結し肘関節をつくる.

上腕骨の近位端は丸い**上腕骨頭** head となり，肩甲骨の関節窩と関節して**肩関節** glenohumeral (shoulder) joint をつくる. 上腕骨頭の遠位に**解剖頸** anatomical neck があり，斜めに走る溝として観察できる. 成人の上腕骨にみられる解剖頸は過去に骨端板(成長板)があった場所である. **大結節** greater tubercle は解剖頸の遠位で，外側に出た突出部である. 大結節は肩の領域で最も外側に触れる骨性の目印で，肩峰の真下にある. 肩峰が

触れることは肩甲骨のところですでに述べた. **小結節** lesser tubercle は前方に突出する. 大結節と小結節のあいだに**結節間溝** intertubercular sulcus が走る. **外科頸** surgical neck は両結節のすぐ下（遠位）にあって，上腕骨頭から上腕骨体へと絞られて細くなる部分である. この部分で骨折が起きやすいので，この名前がつけられている.

上腕骨体 body (shaft) の近位端はほぼ円筒状で，次第に断面が三角形になり，遠位端では広く扁平になる. 上腕骨体の中央部で外側にある，V 字形のざらざらした領域を**三角筋粗面** deltoid tuberosity という. この部は三角筋の腱がつくところとなる. 上腕骨の後面には三角筋粗面に沿って走り，橈骨神経を入れる**橈骨神経溝** radial groove がある.

上腕骨の遠位端に，はっきりした表面形状がいくつかある. **上腕骨小頭** capitulum (capit- ＝頭) は外側部にみられる丸いこぶ状突起で，橈骨頭と関節する. **橈骨窩**

図 8.4 右の上腕骨（肩甲骨，尺骨，橈骨との関係を示す）.

上腕骨は上肢骨の中で，最も長く，最も大きな骨である.

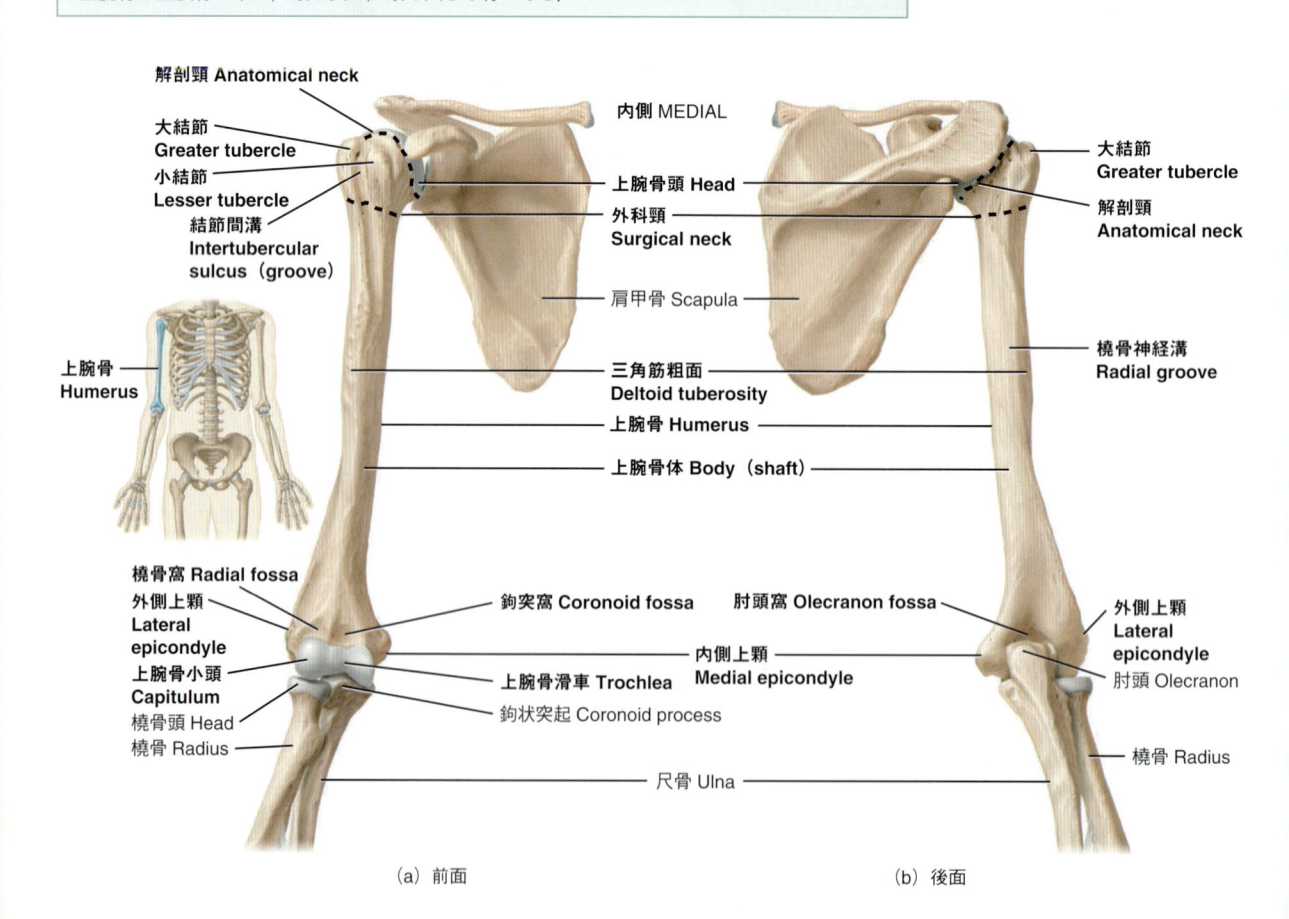

解剖頸 Anatomical neck
大結節 Greater tubercle
小結節 Lesser tubercle
結節間溝 Intertubercular sulcus (groove)
上腕骨 Humerus
内側 MEDIAL
上腕骨頭 Head
外科頸 Surgical neck
肩甲骨 Scapula
三角筋粗面 Deltoid tuberosity
上腕骨 Humerus
上腕骨体 Body (shaft)
大結節 Greater tubercle
解剖頸 Anatomical neck
橈骨神経溝 Radial groove

橈骨窩 Radial fossa
外側上顆 Lateral epicondyle
上腕骨小頭 Capitulum
橈骨頭 Head
橈骨 Radius
鈎突窩 Coronoid fossa
上腕骨滑車 Trochlea
鈎状突起 Coronoid process
内側上顆 Medial epicondyle
肘頭窩 Olecranon fossa
外側上顆 Lateral epicondyle
肘頭 Olecranon
橈骨 Radius
尺骨 Ulna

(a) 前面　　　　(b) 後面

Q 肘では，上腕骨のどの部分が橈骨と関節するか？　さらに，尺骨のどの部分と関節するか？

radial fossa は上腕骨小頭の上前面にある凹みで，前腕を屈曲した時に橈骨頭がこの凹みに入る．**上腕骨滑車** trochlea（＝滑車）は上腕骨小頭の内側にあって滑車のような表面形状を示し，尺骨の滑車切痕と関節する．**鉤突窩** coronoid fossa（coronoid ＝とさか状）は前面の凹みで，前腕を屈曲した時に尺骨の鉤状突起がこの凹みに入る．**肘頭窩** olecranon fossa（olecranon ＝肘）は後面にある大きな凹みで，前腕を伸展した（まっすぐに伸ばした）時に尺骨の肘頭がこの凹みに入る．上腕骨の遠位端で，両側にみられるゆるやかな突出部は**内側上顆** medial epicondyle および**外側上顆** lateral epicondyle とよばれ，前腕の大部分の筋がつくところである．内側上顆の後面を覆う皮膚の上から，コロコロ動く尺骨神経を指で触れることができる．肘を打つと激しい痛みを感じるのはこの神経による．肘を打って痛いのだから面白いどころではないが，なぜか一般にこの現象をfunnybone という（訳注：funnybone は一般に"尺骨の端"と訳される．また，肘を打つと小指にかけてしびれる感じを funnybone とも表現する．日本語で適当な訳語はないが，尺骨下端に"妙な骨"があって，これが刺激されて起る感じを表している）．

前腕の骨格 — 尺骨と橈骨

尺骨 ulna は前腕の内側（小指側）にあり，橈骨よりも長い（図 8.5）．手との関係で尺骨の位置を思い出すのに使われる記憶術の一つは"p.u."と覚えることである．小指 pinky は尺骨 ulna 側にあることを思い出させてくれる（訳者の提案：小癪なやつ；小＝小指，癪＝尺）．

尺骨の近位端（図 8.5 b）は**肘頭** olecranon にあたり，肘の出っ張りをつくる．**鉤状突起** coronoid process（図 8.5 a）は前面にある突起で，肘頭と一緒になって上腕骨滑車と関節する．**滑車切痕** trochlear notch は肘頭と鉤状突起のあいだにある大きな彎曲部で，肘関節の一部を構成する（図 8.6 b 参照）．滑車切痕の外側下部にある凹みは橈骨頭と関節する**橈骨切痕** radial notch である．鉤状突起のすぐ下に**尺骨粗面** ulnar tuberosity があり，上腕筋がつく．尺骨の遠位端が**尺骨頭** head で，手根とのあいだは線維軟骨性の関節円板で隔てられている．**茎状突起** styloid process が遠位端の背側にあり，手首に向かう尺側の側副靱帯（訳注：内側手根側副靱帯）がつくところとなる．

橈骨 radius は前腕にある短いほうの骨で外側（母指側）にある（図 8.5 a）．尺骨と違って橈骨は近位端が細く遠位端が広い．

橈骨の近位端は円盤状の**橈骨頭** head となり，上腕骨小頭および尺骨の橈骨切痕と関節する．橈骨頭の下はくびれて**橈骨頸** neck となる．橈骨頸の下で，前内側にあるざらざらした領域を**橈骨粗面** radial tuberosity とい

い，上腕二頭筋の腱がつくところである．橈骨体は遠位で広くなり，その外側部に**茎状突起** styloid process をもつ．親指の根元で，この茎状突起に触れることができる．橈骨の遠位端には**尺骨切痕** ulnar notch とよばれる浅い凹みがあり，尺骨頭と関節する．腕橈骨筋の腱と手首に向かう橈側の側副靱帯（訳注：外側手根側副靱帯）が茎状突起につく．50 歳以上の成人が転んで経験する骨折のうち，最も多いのは橈骨遠位端の骨折である．

尺骨と橈骨は**肘関節** elbow joint で上腕骨と関節する．関節は 2 ヵ所ある（図 8.6 a, b）：橈骨頭が上腕骨小頭と関節し，尺骨の滑車切痕が上腕骨滑車と関節する．

尺骨と橈骨は 3 ヵ所で連結する．その第一は**骨間膜** interosseous membrane（inter- ＝間；-osse ＝骨）とよばれる，広く平たい線維性結合組織が 2 本の骨体を結合している（図 8.5 参照）．また，この膜は前腕深部にある骨格筋の腱がつく場所にもなっている．尺骨と橈骨はそれぞれの近位端と遠位端で直接関節する（図 8.6 b, c）．近位では，橈骨頭が尺骨の橈骨切痕と関節する．この関節が**上橈尺関節** proximal radioulnar joint である．遠位では，尺骨頭が橈骨の**尺骨切痕** ulnar notch と関節する．この関節が**下橈尺関節** distal radioulnar joint である．最後に，橈骨の遠位端が 3 個の手根骨—月状骨，舟状骨，三角骨—と関節して**橈骨手根関節** radiocarpal（wrist）joint をつくる．

手の骨格 — 手根骨，中手骨，指骨

手根骨　手根（手首）carpus（wrist）は手の近位領域にあたり，靱帯で互いに結合した 8 個の小さな骨，**手根骨** carpals からなる（図 8.7）．手根骨間の関節を**手根間関節** intercarpal joints という．1 列 4 個の骨が 2 列に並んだかたちで手根骨が配置する．手根骨の名前は骨の形からつけられている．手根骨の近位列は外側から内側に向かって

- 舟状骨 scaphoid（＝ボートの形）
- 月状骨 lunate（＝月状の）
- 三角骨 triquetrum（＝ 3 つの角がある）
- 豆状骨 pisiform（＝エンドウ豆に似た）である．

手根骨の近位列は尺骨および橈骨の遠位端と関節して**手首の関節** wrist joint（訳注：＝**橈骨手根関節**）をつくる．手根骨の遠位列は外側から内側に向かって

- **大菱形骨** trapezium（＝平行でない二辺をもつ四辺形）
- **小菱形骨** trapezoid（＝二辺が平行な四角形）
- **有頭骨** capitate（＝頭の形をした）
- **有鉤骨** hamate（＝鉤をもった）である．

図8.5 右の尺骨と橈骨（上腕骨と手根骨との関係を示す）．

前腕では，長いほうの尺骨が内側に，短いほうの橈骨が外側にある．

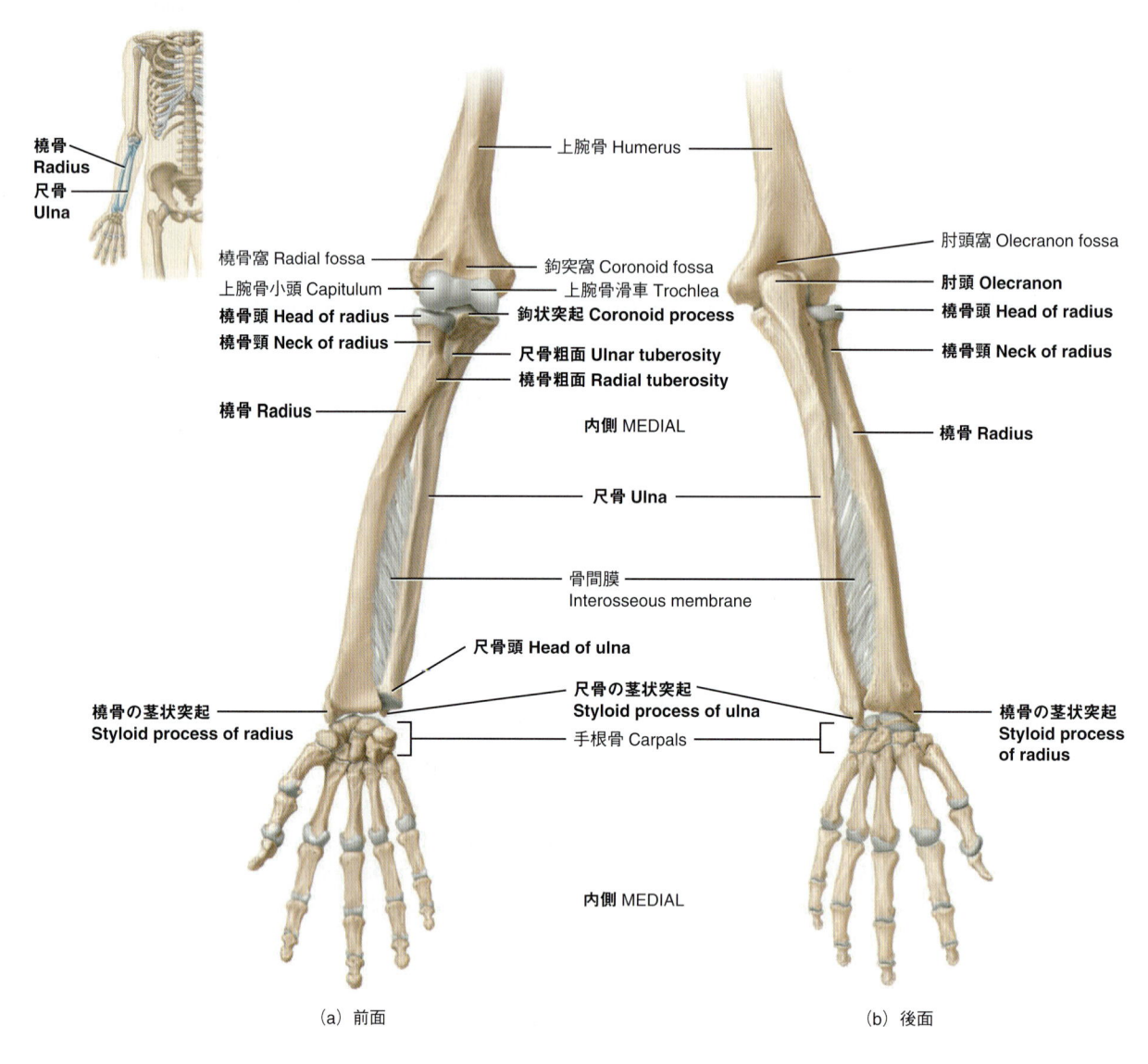

橈骨 Radius
尺骨 Ulna

上腕骨 Humerus

橈骨窩 Radial fossa
上腕骨小頭 Capitulum
橈骨頭 Head of radius
橈骨頸 Neck of radius

橈骨 Radius

鉤突窩 Coronoid fossa
上腕骨滑車 Trochlea
鉤状突起 Coronoid process
尺骨粗面 Ulnar tuberosity
橈骨粗面 Radial tuberosity

内側 MEDIAL

肘頭窩 Olecranon fossa
肘頭 Olecranon
橈骨頭 Head of radius
橈骨頸 Neck of radius

橈骨 Radius

尺骨 Ulna

骨間膜
Interosseous membrane

尺骨頭 Head of ulna

**橈骨の茎状突起
Styloid process of radius**

**尺骨の茎状突起
Styloid process of ulna**
手根骨 Carpals

**橈骨の茎状突起
Styloid process
of radius**

内側 MEDIAL

（a）前面　　　　　　　　　　（b）後面

Q 尺骨のどの部分がいわゆる "肘" とよばれるのか？

　有頭骨は手根骨の中で最も大きい：丸みを帯びた突起，すなわち骨頭が月状骨と関節する．有鉤骨は大きな鉤状の突起を前面にもっていることから名づけられた．手根骨骨折のおよそ70%は舟状骨のみの骨折である．なぜなら，外側に伸展した手から落ちた場合に，力は有頭骨から舟状骨を経由して橈骨に伝えられるからである．

　（尺側では）豆状骨と有鉤骨により，（橈側では）舟状骨と大菱形骨によりつくられた前面が窪んだ凹みと，それを屋根のように覆う**屈筋支帯** flexor retinaculum（強靭な線維性結合組織からなる帯）で**手根管 carpal**

tunnel をつくる．母指を含め，指に向かう長い屈筋の腱と正中神経がこの手根管を通る．炎症などで手根管が狭くなると，**手根管症候群** carpal tunnel syndrome（11.18節 "臨床関連事項：手根管症候群" に記載）とよばれる状態になることがある．

　手根骨の名前を覚えるための有効な記憶術を図8.7に載せた．外側から内側に，近位列から遠位列に向かって並べた手根骨の最初の文字が記憶術で使うそれぞれの単語の最初の文字に一致する．

　（訳者の記憶術：舟に乗って，月をみながら，三角の

図8.6　**尺骨と橈骨のあいだにできる関節.** (a) 肘関節, (b) 尺骨の近位端にみられる関節面, (c) 橈骨と尺骨の遠位端にみられる関節面.

> 肘関節は2つの関節によってつくられる：（1）尺骨の滑車切痕と上腕骨滑車との関節，（2）橈骨頭と上腕骨小頭との関節.

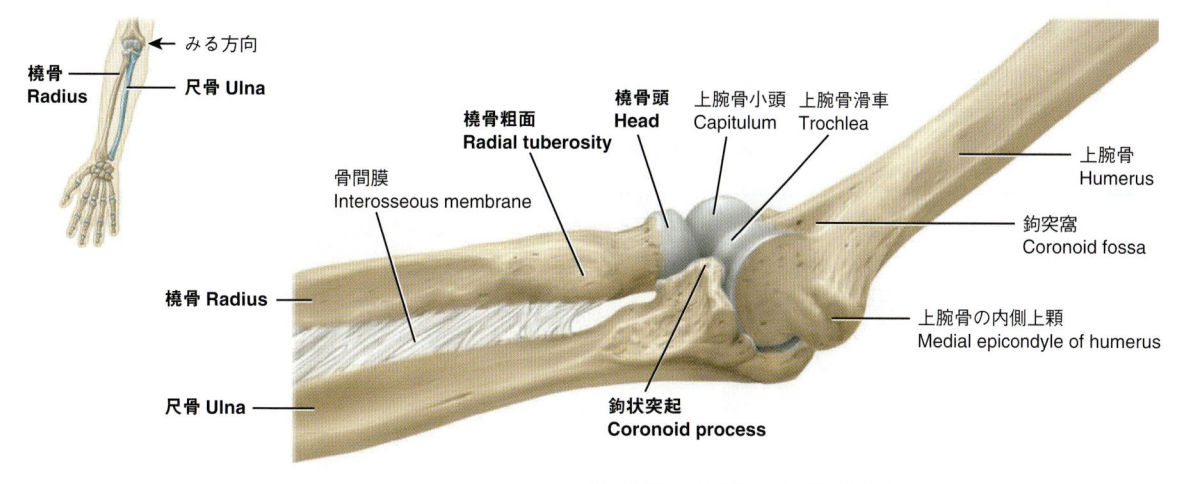

（a）内側面（上腕骨との関係を示す）

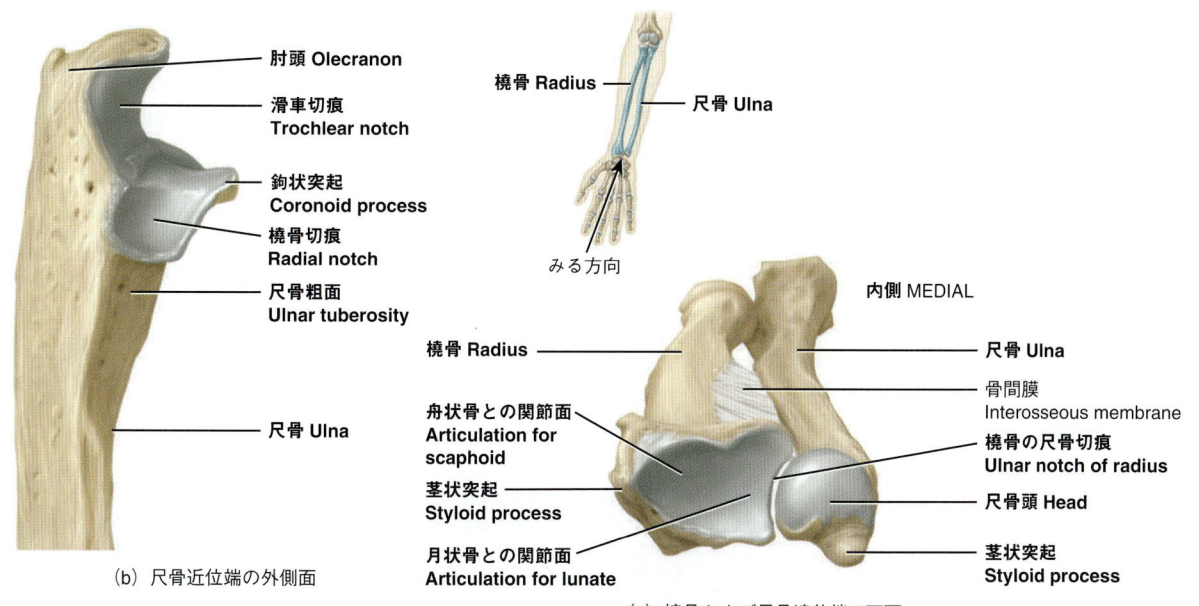

（b）尺骨近位端の外側面

（c）橈骨および尺骨遠位端の下面

Q　橈骨と尺骨のあいだには連結個所がいくつあるか？

豆を食べていたら，かぎに頭を引っかけて，大，小のこぶをつくった；舟＝舟状骨，月＝月状骨，三角＝三角骨，豆＝豆状骨，かぎ＝有鉤骨，頭＝有頭骨，小＝小菱形骨，大＝大菱形骨）

中手骨　中手 metacarpus（meta-＝を越えて），すなわち**手掌** palm は手の中間領域にあたり，**中手骨** metacarpals とよぶ5個の骨からできている.

それぞれの中手骨は近位の**底** base，中間の**体** shaft，遠位の**頭** head からなる（図8.7b）. 中手骨には外側の母指から内側に向かってⅠ〜Ⅴ（1〜5）の番号をつける. 中手骨底は手根骨の遠位列と関節して**手根中手関節** carpometacarpal joints をつくる. 中手骨頭は基節骨と関節して**中手指節関節** metacarpophalangeal joints をつくる. 中手骨頭は，通常，"こぶし（knuckles）"とよばれ，手を強く握れば簡単にみえる.

図 8.7 右の手首と手（尺骨と橈骨との関係を示す）.

手の骨格は近位の手根骨，中間の中手骨，遠位の指骨からなる.

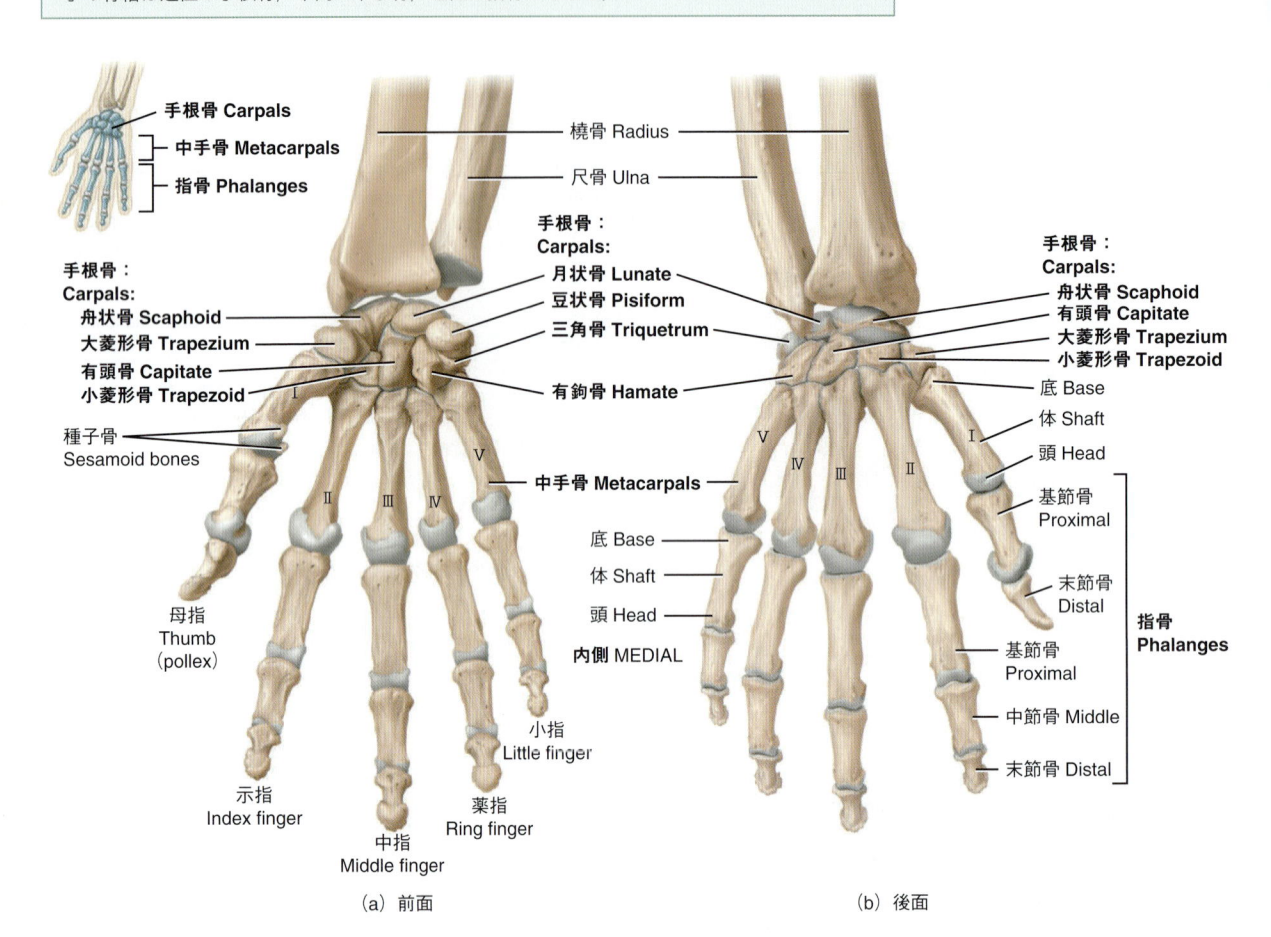

(a) 前面　　　　　　　　　　　　　　　　(b) 後面

💲 臨床関連事項

ボクサー骨折

　ボクサー骨折 boxer's fracture は第5中手骨の骨折で，骨頭近くで折れることが多い．殴り合ったり，壁のようなものを殴ったりすると起しやすい．痛み，むくみ，圧痛が特徴となり，手の縁にコブができたりする．処置はギプスをするか，外科手術をするかのどちらかで，治るのに6週間ほどかかる．

手根骨の記憶術*：（日本語の記憶術は前ページ参照）
Stop **L**etting **T**hose **P**eople **T**ouch **T**he **C**adaver's **H**and.（死体の手に, この人たちを触れさせるな）
Scaphoid　**L**unate　**T**riquetrum　**P**isiform　**T**rapezium　**T**rapezoid　**C**apitate　**H**amate
　舟状骨　　月状骨　　三角骨　　豆状骨　　大菱形骨　　小菱形骨　　有頭骨　　有鉤骨
　　　　　Proximal row 近位列　　　　　　　　　　Distal row 遠位列
Lateral 外側 ⟶ Medial 内側　Lateral 外側 ⟶ Medial 内側

* Edward Tanner, University of Alabama, SOM

Q 手首の骨で最も骨折しやすいのはどれか？

指　骨　指骨 phalanges（phalan- ＝戦列），すなわち指 digits の骨は手の遠位部分をつくる．左右それぞれの手に 14 個の指骨があり，中手骨と同じように，外側の母指から始め内側に向かって I～V（1～5）の番号がつけられている．指骨の 1 つ 1 つを**指節骨** phalanx という．

　指節骨は近位の**底** base，中間の**体** shaft，遠位の**頭** head からなる．**母指** thumb（pollex）には 2 個の指骨があり，**基節骨** proximal phalange と**末節骨** distal phalange という．残り 4 本の指にはそれぞれ 3 個の指骨，すなわち**基節骨**，**中節骨** middle phalange，**末節骨**がある．一般に残り 4 本の指は母指側から**示指** index finger，**中指** middle finger，**薬指** ring finger，**小指** little finger とよばれている．すべての指の基節骨は中手骨と関節する．II～V指の中節骨は末節骨と関節する（母指［I］の基節骨は母指の末節骨と関節する）．指節骨間の関節を**指節間関節** interphalangeal joints という．

8.3 下肢帯

目　標

• 下肢帯の骨と表面形状を正確にいう．

　下肢帯 pelvic（hip）girdle は 2 個の**寛骨** hip bones からなる（図 8.8）．寛骨を coxal bones（cox- ＝しり），pelvic bones あるいは os coxa ともいう．左右の寛骨は前方で**恥骨結合** pubic symphysis で結合し，後方では仙骨と**仙腸関節** sacroiliac joints をつくって結合する．寛骨，恥骨結合，仙骨，尾骨からできた骨性の完全な環が深い花瓶状の構造，すなわち**骨盤** bony pelvis（pelv- ＝水盤）をつくる．複数形は pelves ないし pelvises．機能的に，骨盤は脊柱と骨盤内臓を支える頑丈な安定した支持体となる．骨盤の一部である下肢帯は自由下肢骨と軸骨格とを結合する．

　新生児にみられる 1 個の寛骨は軟骨で隔てられた 3 個の骨からできている：上部の**腸骨** ilium，前下部の**恥骨** pubis，後下部の**坐骨** ischium である．23 歳までに，3 個の分離した骨が互いに癒合する（図 8.9 a）．寛骨は 1 個の骨として働いているが，解剖学者は，一般に，分離した 3 個の骨として寛骨を記載する．

腸　骨

　腸骨 ilium（＝側面）は寛骨を構成する 3 個の骨の中で最も大きく（図 8.9 b），上部の**腸骨翼** ala（＝翼）と下部の**腸骨体** body とからなっている．腸骨体は大腿骨頭が嵌る受け口，すなわち**寛骨臼** acetabulum の形成に

図 8.8　**骨盤.** ここには女性の骨盤を示す.

左右の寛骨が前方で恥骨結合により，後方では仙骨と結合して骨性骨盤をつくる.

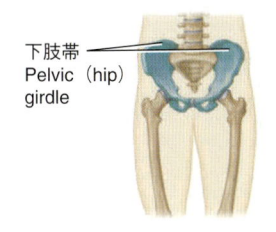

下肢帯
Pelvic（hip）
girdle

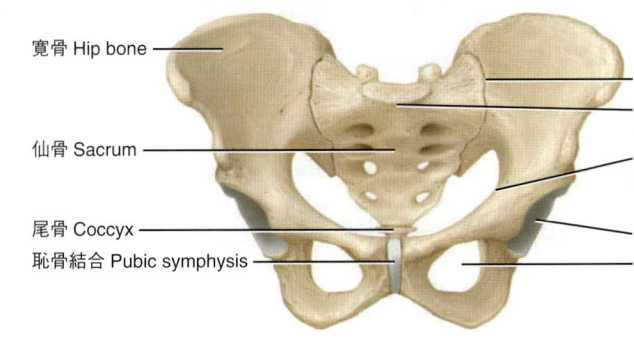

寛骨 Hip bone

仙骨 Sacrum

尾骨 Coccyx

恥骨結合 Pubic symphysis

仙腸関節 Sacroiliac joint

仙骨の岬角
Sacral promontory

骨盤縁（＝分界線）
Pelvic brim
（Linea terminalis）

寛骨臼 Acetabulum

閉鎖孔 Obturator foramen

骨盤の上前面

図8.9 **右の寛骨.** 腸骨，坐骨および恥骨が癒合した線を（a）と（b）に示すが，成人でつねにみられるわけではない．

寛骨を構成する3個の骨が収斂し，骨化してつくられた寛骨臼が大腿骨頭の"受け口"である．

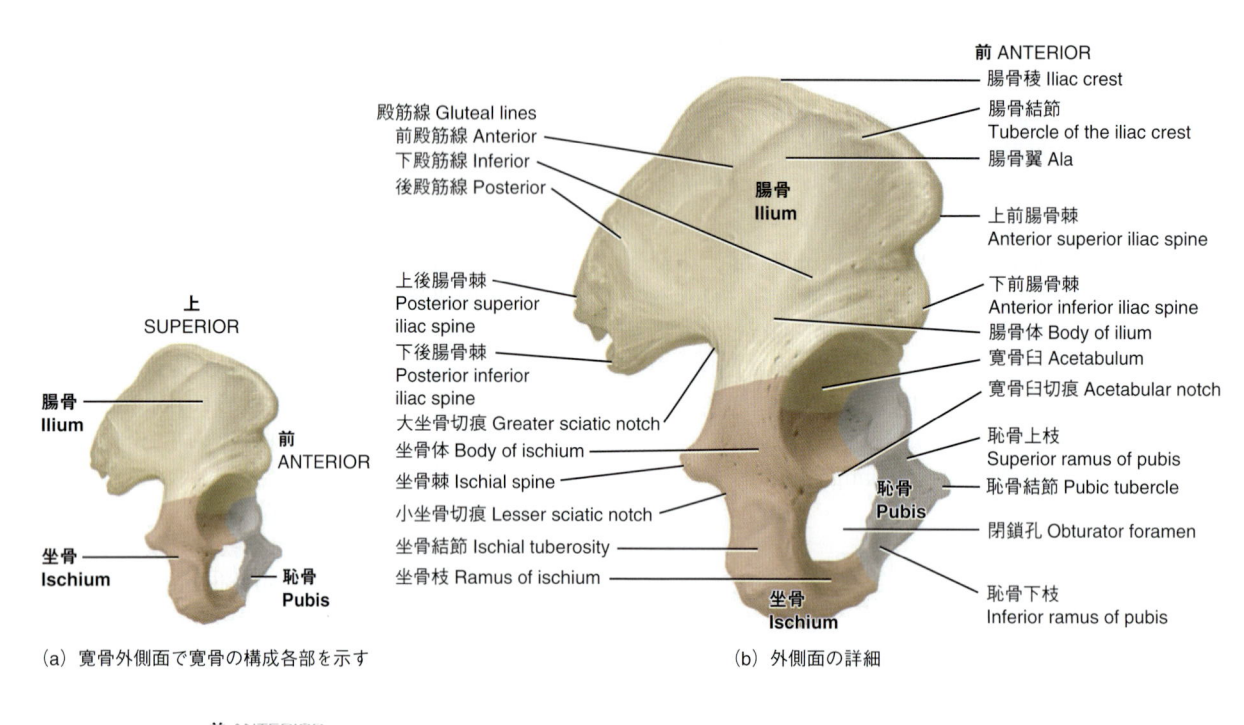

（a）寛骨外側面で寛骨の構成各部を示す
（b）外側面の詳細

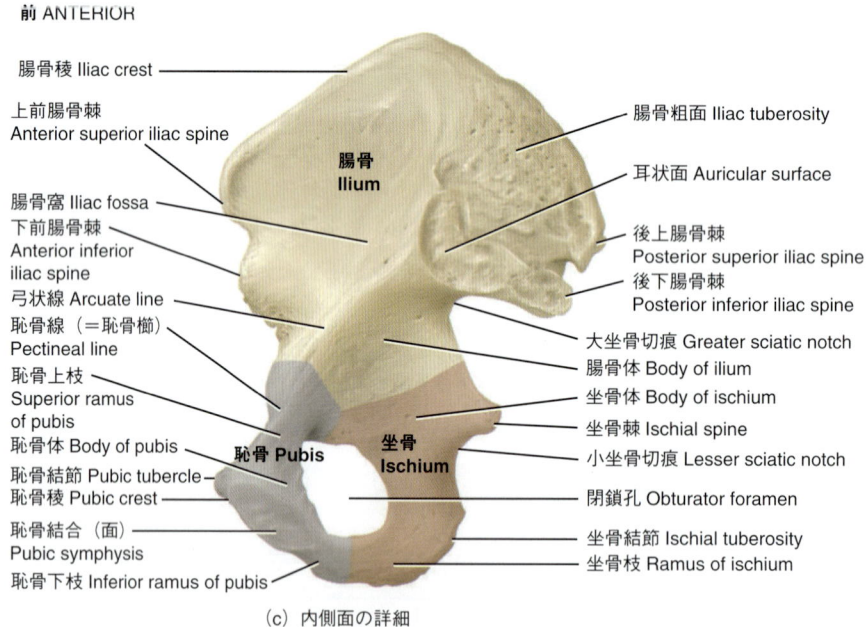

（c）内側面の詳細

Q 寛骨で，大腿骨と関節する部分はどこか？　仙骨と関節するのはどこか？

関与する骨の一つである．腸骨の上縁は**腸骨稜** iliac crest となって前方に続き，鈍な突起の**上前腸骨棘** anterior superior iliac spine に終る．身体を接触させるスポーツなどで上前腸骨棘と周りの軟部組織に打ち身ができた状態を**ヒップポインター hip pointer** という．上前腸骨棘の下には**下前腸骨棘** anterior inferior iliac spine がある．腸骨稜の後方は鋭い突起の**上後腸骨棘** posterior superior iliac spine に続く．上後腸骨棘の下には**下後腸骨棘** posterior inferior iliac spine がある．これらの棘は体幹，腰，大腿にある筋の腱がつくところとなる．下後腸骨棘の下に**大坐骨切痕** greater sciatic notch があり，（からだの中で最も長い）坐骨神経が筋と他の神経を伴ってここを通る．

腸骨の内側面は凹んで**腸骨窩** iliac fossa となり，腸骨筋がつくところである．腸骨窩の後ろには仙腸靱帯のつく**腸骨粗面** iliac tuberosity および仙骨と関節して**仙腸関節** sacroiliac joint をつくる**耳状面** auricular surface（auri- ＝耳状）とがある（図8.9 参照）．耳状面から前下方に伸びる稜線を**弓状線** arcuate line（arc- ＝弓）とよぶ．

腸骨にみられるその他の明瞭な表面形状は**後殿筋線** posterior gluteal line（glut- ＝しり），**前殿筋線** anterior gluteal line，**下殿筋線** inferior gluteal line とよばれる，外側面についた3本の曲線である．これらの殿筋線のあいだで殿筋群が腸骨につく．

坐　骨

坐骨 ischium（＝腰）は寛骨の後下部にあたり（図8.9 b, c），上部の**坐骨体** body と下部の**坐骨枝** ramus（ram- ＝枝；複数形 rami）とからなる．恥骨と結合する部分が坐骨枝である．坐骨にみられる明瞭な表面形状には**坐骨棘** ischial spine，この棘の下には**小坐骨切痕** lesser sciatic notch，表面がざらざらした分厚い**坐骨結節** ischial tuberosity などがある．この顕著な結節が皮膚から少し深いところにあるので，硬いところに座ったりすると，ふつう，少し時間をおいてから痛みが出る．骨格では最大の孔，**閉鎖孔** obturator foramen（obtur- ＝閉じられた）を坐骨枝と恥骨が囲む．閉鎖孔という名前は，血管と神経が通り抜けはするが，線維性の**閉鎖膜** obturator membrane でほとんど完全に近く閉ざされていることに由来する．

恥　骨

陰部の骨という意味の**恥骨** pubis（複数形 pubes）は寛骨の前下方部にある（図8.9 b, c）．恥骨は**恥骨上枝** superior ramus，**恥骨下枝** inferior ramus および両枝のあいだの**恥骨体** body からなる．恥骨体の前上縁が**恥骨稜** pubic crest で，恥骨稜の外側端に**恥骨結節** pubic

tubercle が突出する．恥骨結節から**恥骨線** pectineal line（訳注：＝**恥骨櫛** pecten）が恥骨上枝に沿って上外側に伸び，腸骨の弓状線に合流する．これら恥骨櫛と弓状線は，すぐ後に述べるが，骨性骨盤の上部（大骨盤）と下部（小骨盤ないし真骨盤）とを区別する重要な目印となる．

左右の寛骨の恥骨間を連結する**恥骨結合** pubic symphysis（図8.8 参照）は円盤状の線維性軟骨からなる．恥骨結合の下で左右の寛骨の恥骨下枝があわさって**恥骨弓** pubic arch ができる．妊娠後期にはお産がらくになるようにリラキシン（卵巣と胎盤から分泌されるホルモン）が恥骨結合の柔軟性を高めるように働く．子宮が大きくなるために重心が移動し，加えて関節が弱くなってくるので妊娠中は歩き方も変る．

寛骨臼 acetabulum（＝酢を入れる容器）は腸骨，坐骨，恥骨でつくられる深い凹みである．寛骨臼には丸い大腿骨頭を受け止める"受け口"としての働きがある．寛骨臼と大腿骨頭が一緒になって**股関節** hip（coxal）joint をつくる．寛骨臼の下部に深い切れ込みがあり，これを**寛骨臼切痕** acetabular notch という．寛骨臼切痕は血管や神経を通す孔になり，また，大腿骨の靱帯（大腿骨頭靱帯）がつくところにもなる．

> **チェックポイント**
> 　**8.** 下肢帯を構成する個々の骨の際だった特徴を述べなさい．
> 　**9.** 寛骨臼をつくるのはどの骨か．寛骨臼の働きはなにか．
> 　**10.** 閉鎖孔とよばれた理由はなにか．寛骨と他の骨とが結合してつくる関節はどれか．

8.4　大骨盤と小骨盤

目　標

- 大骨盤と小骨盤の違いがわかる．
- 大骨盤と小骨盤が臨床的に重要である理由を説明する．

骨盤縁 pelvic brim（訳注：＝**分界線** linea terminalis）とよぶ境界線は腹腔から骨盤腔への入口となり，骨盤を上部と下部に分ける（図8.10 a）．分界線は斜めに傾いた面の輪郭に相当し，寛骨にぐるりとつけられた目印をたどって追跡することができる．後ろにある，**仙骨の岬角** sacral promontory から始め，腸骨の**弓状線** arcuate lines を外側下方へとなぞる．ついで，恥骨の**恥骨線** pectineal lines（恥骨櫛）を下方にたどる．最後に，**恥骨稜** pubic crest に沿って前方にたどり，**恥骨結合**

図 8.10 **小骨盤と大骨盤**. ここでは女性の骨盤を示す. 単純にするため，(a) 図中に骨盤縁（＝分界線）を示す目印を左側に，分界線の輪郭を右側につけた. 完全な分界線を表 8.1 に示す.

> 分界線は小骨盤と大骨盤を隔てる境界となる.

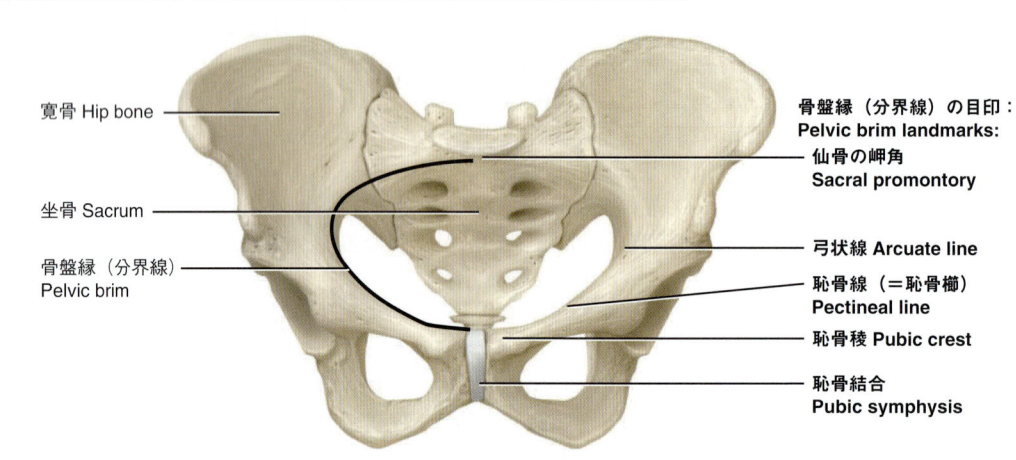

寛骨 Hip bone

骨盤縁（分界線）の目印：
Pelvic brim landmarks:
仙骨の岬角
Sacral promontory

坐骨 Sacrum

弓状線 Arcuate line
恥骨線（＝恥骨櫛）
Pectineal line

骨盤縁（分界線）
Pelvic brim

恥骨稜 Pubic crest

恥骨結合
Pubic symphysis

(a) 骨盤の上前面

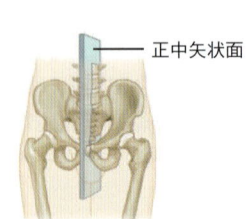

正中矢状面

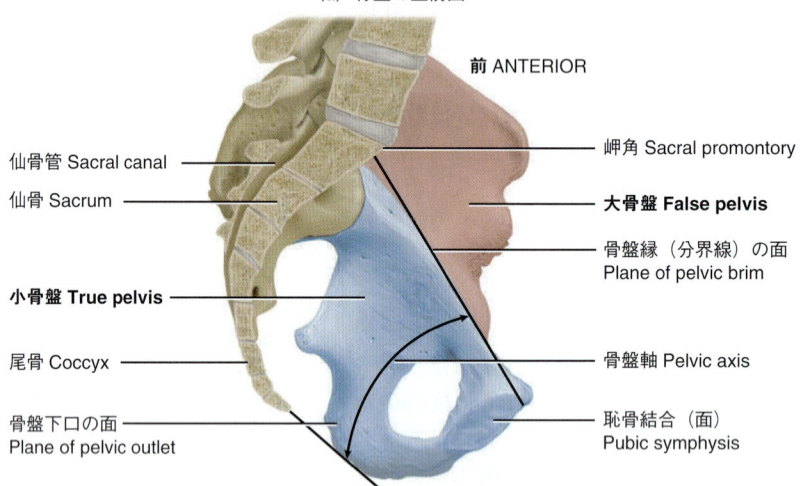

前 ANTERIOR

仙骨管 Sacral canal
仙骨 Sacrum

岬角 Sacral promontory

大骨盤 False pelvis

骨盤縁（分界線）の面
Plane of pelvic brim

小骨盤 True pelvis

尾骨 Coccyx

骨盤軸 Pelvic axis

骨盤下口の面
Plane of pelvic outlet

恥骨結合（面）
Pubic symphysis

(b) 小骨盤（青）と大骨盤（ピンク）の位置を示す正中矢状面

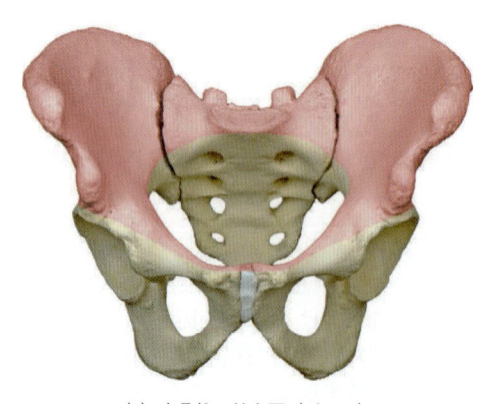

(c) 大骨盤の前上面（ピンク）

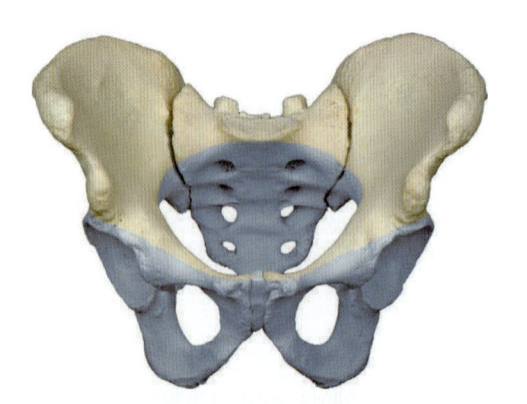

(d) 小骨盤の前上面（青）

Q 骨盤軸の重要性とはなにか？

pubic symphysis の上部に至る．これらの目印となる点を結ぶと，後ろが高く，前が低い斜めの面ができる．この面の輪郭が分界線である．

骨性骨盤のうち，分界線よりも上の部分が**大骨盤 false（greater）pelvis**（図 8.10 b）である．大骨盤は後方を腰椎により，外側を寛骨の上部により，前方を腹壁により縁取られる．大骨盤によって囲まれた空間は腹腔の一部である；男女ともに膀胱上部（尿が充満した時）と下部腸管，女性では卵巣，卵管と子宮がこの空間に入る．

骨性骨盤のうち，分界線よりも下の部分が**小骨盤 true（lesser）pelvis**（図 8.10 b）である．小骨盤には入口，出口およびそのあいだの腔が区別される．小骨盤は後方を仙骨と尾骨により，外側を腸骨と坐骨の下部により，前方を恥骨により縁取られる．小骨盤によって囲まれた空間が 1 章で述べた骨盤腔である（図 1.10 参照）．小骨盤には男女ともに直腸と膀胱が，女性では腟と子宮頸が，男性では前立腺が入る．分界線に相当する小骨盤の上の開口部を**骨盤上口 pelvic inlet** とよび；小骨盤の下の開口部を**骨盤下口 pelvic outlet** とよぶ．骨盤下口は骨盤底の筋により塞がれている．**骨盤軸 pelvic axis** とは小骨盤を通る曲線で，骨盤上口と下口のそれぞれの中央を結ぶ仮想の線である．出産の際に，骨盤を下降する新生児の頭がたどる道筋が骨盤軸である．

⚕ 臨床関連事項

骨盤計測

　骨盤計測 pelvimetry とは超音波検査や理学的検査を行い，産道の入口と出口の大きさを計ることである．出産時に胎児は自分よりも狭い骨盤の通路を通らざるを得ないので，妊婦の骨盤腔を計測することは重要である．骨盤腔が狭く，新生児が通れないことがわかれば，帝王切開を計画する．

チェックポイント

11. 大骨盤と小骨盤が臨床的に重要なのはなぜか．

8.5 骨盤の男女差

目 標

・女性と男性の骨盤で，基本的な違いを比較する．

年齢および肉体的な状態が類似した女性と男性とを比較すると，一般的に，男性の骨は女性よりも大きく，重

く，表面形状も大きい．骨の形に現れる性差は，男性と女性の骨盤を比較すれば，たやすくみることができる．骨盤の構造上の大きな違いは妊娠と出産に必要な特徴を備えているかどうかである．男性と比べて，女性の骨盤はより広く，より浅い．女性の小骨盤は男性のものより容積が大きくなる．その結果，誕生時に新生児の頭が通過できるように適応して，とくに骨盤上口と骨盤下口が大きい．男性と女性の骨盤にみられる構造上のその他の違いを，表 8.1 に列挙し，図解した．

チェックポイント

12. 女性の骨盤は妊娠と出産に，どのように適応しているか．

13. 表 8.1 を参考にして，男女の骨盤を区別する最も簡単な方法を 3 つ選びなさい．

8.6 下肢骨（＝自由下肢骨）

目 標

・下肢骨とその基本的な形状を正確にいえる．

　一側の**下肢 lower limb**（あるいは lower extremity）は 4 部に分けられ，30 個の骨がある—（1）大腿に大腿骨；（2）膝蓋骨；（3）下腿に脛骨と腓骨；（4）足根に 7 個の足根骨，中足に 5 個の中足骨，足に 14 個の趾骨（足の指骨）である（図 8.11，8.13 参照）．

大腿の骨格 — 大腿骨と膝蓋骨

大腿骨　大腿骨 **femur**（あるいは thigh bone）は身体の骨の中で最も長く，重く，頑丈である（図 8.11）．近位端は寛骨の寛骨臼と関節する．遠位端は膝蓋骨および脛骨と関節する．**大腿骨体 body**（shaft）は内側に曲がるので，左右の膝関節が股関節よりも正中により近い位置になる．内側に曲がる角度は女性骨盤が広い分，女性でより大きくなる．

　大腿骨の近位端は丸い**大腿骨頭 head** となり，寛骨の寛骨臼と関節して**股関節 hip（coxal）joint** をつくる．大腿骨頭の中央には小さな**大腿骨頭窩 fovea capitis**（fovea ＝窪み；capitis ＝頭の）とよばれる窪みがある．大腿骨頭靱帯が大腿骨頭窩と寛骨臼とを結ぶ．大腿骨頭より遠位の部分で，くびれた部分が**大腿骨頸 neck** である．"股関節骨折" は寛骨そのものの骨折よりも，大腿骨頸の骨折である場合が多い．**大 転 子 greater trochanter** と**小転子 lesser trochanter** は大腿骨頸と骨体との移行部にできた突出部分で，いくつかの大腿部や

表 8.1	女性と男性の骨盤の比較	
比較点	女 性	男 性
一般構造 General structure	軽く，薄い	重く，厚い
大骨盤 False（greater）pelvis	浅 い	深 い
骨盤縁（分界線）（骨盤上口） Pelvic brim（inlet）	幅が広く，より卵円形	幅が狭く，ハート形
寛骨臼 Acetabulum	小さく，前に向く	大きく，外に向く
閉鎖孔 Obturator foramen	卵円形	丸 い
恥骨弓（恥骨下角）Pubic arch	90°以上	90°以下

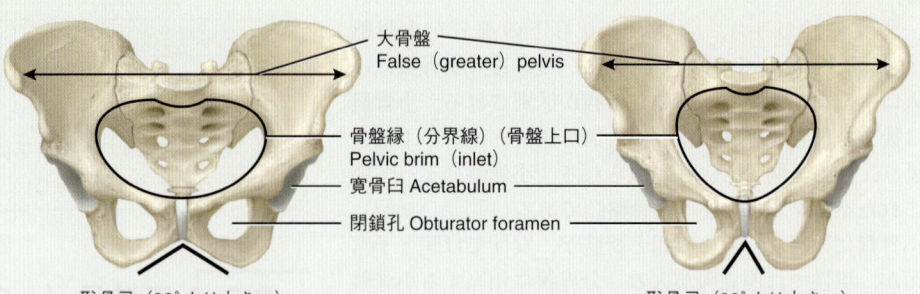

大骨盤 False（greater）pelvis

骨盤縁（分界線）（骨盤上口） Pelvic brim（inlet）

寛骨臼 Acetabulum

閉鎖孔 Obturator foramen

恥骨弓（90°より大きい）　　　　　　　　　　　　　　恥骨弓（90°より小さい）

腸骨稜 Iliac crest	曲がりが少ない	曲がりが大きい
腸骨 Ilium	垂直にならない	より垂直に近い
大坐骨切痕 Greater sciatic notch	広い（約90°）	狭い（約70°；逆 V 字形）
仙骨 Sacrum	より短く，（前からみて）より広く，前への曲がりが少ない	より長く，（前からみて）より狭く，より前へ曲がる

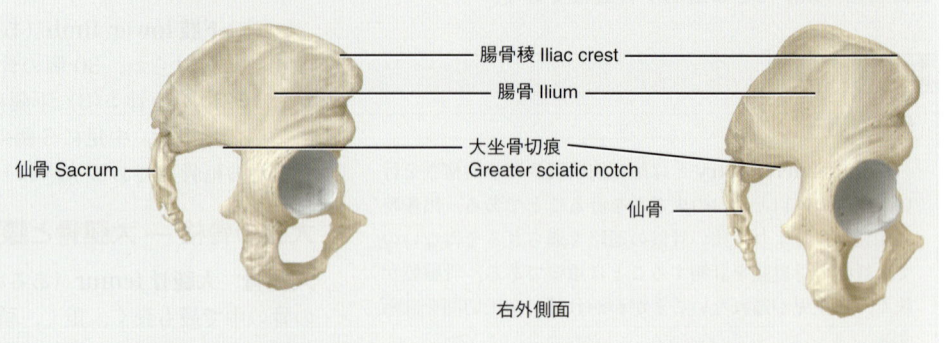

腸骨稜 Iliac crest

腸骨 Ilium

大坐骨切痕 Greater sciatic notch

仙骨 Sacrum

仙骨

右外側面

骨盤下口 Pelvic outlet	より広い	より狭い
坐骨結節 Ischial tuberosity	結節の長さがより短い，結節間がより離れている，より内側に突出する	結節の長さがより長い，結節間がより近い，より外側に突出する

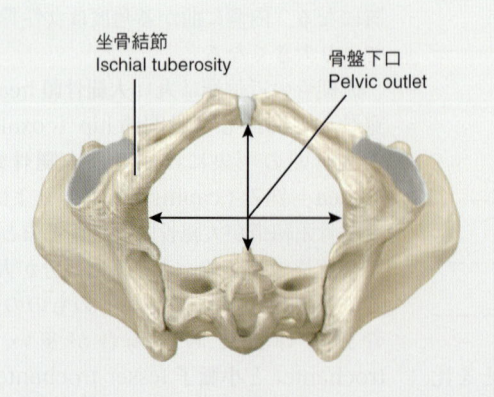

坐骨結節 Ischial tuberosity

骨盤下口 Pelvic outlet

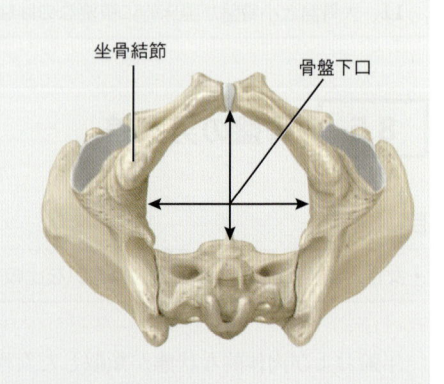

坐骨結節

骨盤下口

下 面

殿部の筋がつく部位となる．腰の両側にある凹みの前で，大転子を高まりとしてみることができるし，触れることもできる．大腿の外側で筋内注射を行う場合，一般に，その注射点を決めるのに大転子が目印となる．小転子は大転子の下内側にある．大転子と小転子の前面は細い**転子間線** intertrochanteric line（図 8.11 a）で結ばれ，後面は**転子間稜** intertrochanteric crest で結ばれる（図 8.11 b）．

　大腿骨体後面には転子間稜の下に**殿筋粗面** gluteal tuberosity とよばれる縦の隆起がある．殿筋粗面はもう一つの隆起，**粗線** linea aspera（asper ＝粗い）と合流する．これら 2 つの隆起はいくつかの大腿部の筋がつ

くところとなる．

　大腿骨の遠位端は広がり，そこに**内側顆** medial condyle と**外側顆** lateral condyle がある．これらの顆は脛骨の内側顆および外側顆と関節する．大腿骨の内側顆と外側顆の上に**内側上顆** medial epicondyle と**外側上顆** lateral epicondyle があり，膝関節の靱帯がつく．大腿骨後面で内側顆と外側顆のあいだの凹んだ領域を**顆間窩** intercondylar fossa とよび，前面では両顆のあいだが**膝蓋面** patellar surface である．内側上顆のすぐ上に**内転筋結節** adductor tubercle とよぶザラザラした突出部があり，大内転筋の腱が停止するところである．

図8.11　右の大腿骨（寛骨，膝蓋骨，脛骨，腓骨との関係を示す）．

寛骨臼と大腿骨頭が関節して，股関節をつくる．

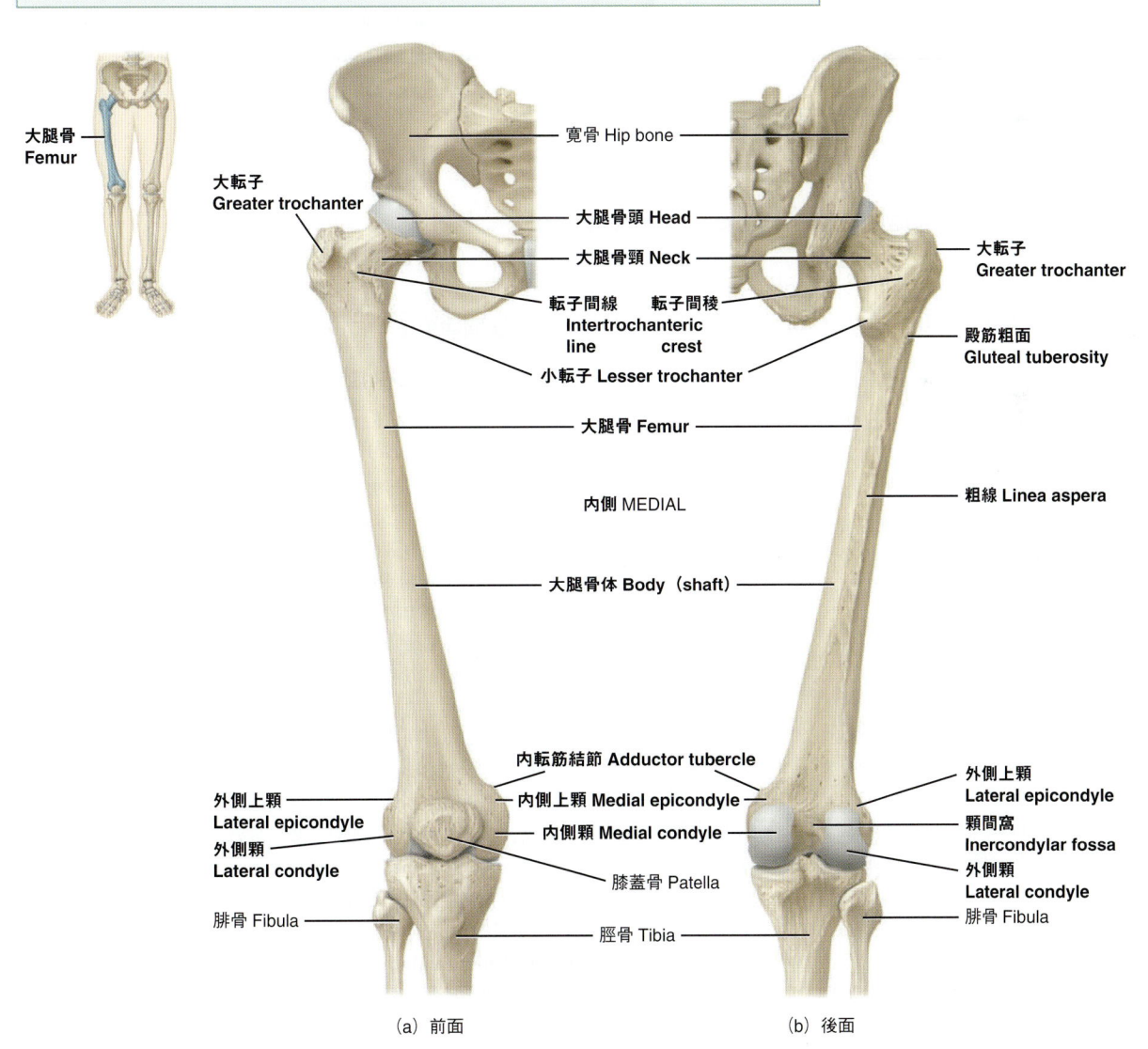

（a）前面　　　（b）後面

図 8.11　続く

図 8.11 続き

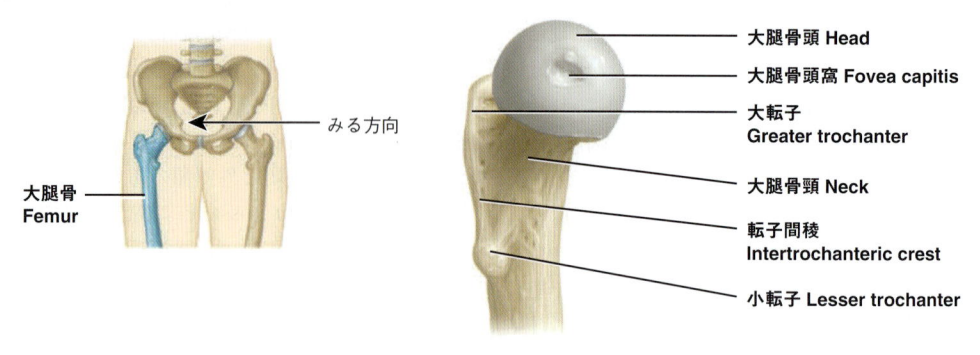

大腿骨頭 Head
大腿骨頭窩 Fovea capitis
大転子 Greater trochanter
大腿骨頸 Neck
転子間稜 Intertrochanteric crest
小転子 Lesser trochanter
みる方向
大腿骨 Femur

（c）大腿骨近位端の内側面

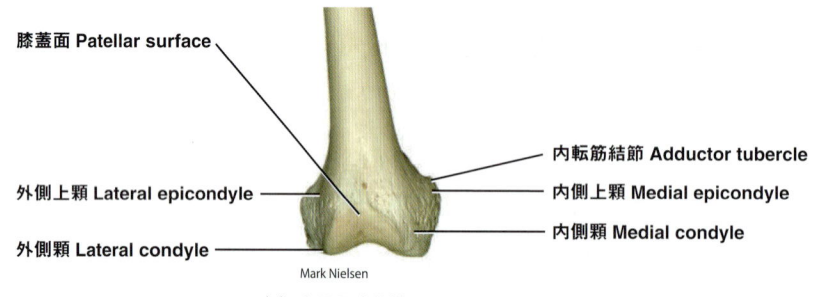

膝蓋面 Patellar surface
内転筋結節 Adductor tubercle
外側上顆 Lateral epicondyle
内側上顆 Medial epicondyle
外側顆 Lateral condyle
内側顆 Medial condyle

Mark Nielsen

（d）大腿骨遠位端の前面

Q 膝関節に向かう大腿骨の収斂角が男性よりも女性で大きいのはなぜか？

膝蓋骨 膝蓋骨 patella（＝小さな皿）ないし kneecap は，小さな三角形の骨で膝関節の前方にある（図 8.12）．大腿四頭筋の腱の中にできる種子骨で，膝蓋骨の近位端は広く，**膝蓋骨底** base とよび；先のとがった遠位端を**膝蓋骨尖** apex とよぶ．膝蓋骨の後面に 2 つの**関節面** articular facets があり，1 つは大腿骨の内側顆と，1 つは外側顆と関節する．膝蓋靱帯は膝蓋骨と脛骨粗面とをむすぶ．膝蓋骨の後面と大腿骨の膝蓋面がつくる関節を**膝蓋大腿関節** patellofemoral joint とよび，**脛骨大腿（膝）関節** tibiofemoral（knee）joint の中間部の関節要素となる（訳注：膝関節は，① 大腿骨の内側顆と脛骨の内側顆が関節して内側部要素，② 両骨の外側顆同士が関節して外側部要素，③ 膝蓋骨と大腿骨が関節して中間部要素の 3 部からなる）．膝蓋骨の働きは，大腿四頭筋の腱がテコの作用でその力を増強できること，膝を曲げた（屈曲）時に大腿四頭筋の腱が正しい位置を保てるようにすること，膝関節を保護することである．

---

§ 臨床関連事項

膝蓋大腿ストレス症候群

膝蓋大腿ストレス症候群 patellofemoral stress syndrome（ランナー膝 runner's knee）はランナーが共通に抱える問題の一つである．正常な状態で膝を曲げたり伸ばしたりすると，膝蓋骨は大腿骨の両顆のあいだにある溝を上下に滑り運動をする．膝蓋大腿ストレス症候群では正常な滑り運動が起きない；膝蓋骨が上下の運動に加え，より外側で滑り運動するので関節にかかる力が増し，膝蓋骨の下や周囲が痛くなったり，痛覚過敏になったりする．一般に運動した後，しばらく座って休んでいた人に痛みがでる．しゃがんだり，階段を降りたりする時にいっそう悪くなる．ランナー膝の起る原因の一つはつねに道路の一方の側だけを歩いたり，走ったり，あるいはジョギングしたりすることである．道路は路肩に向かって傾斜ができていて，道路中央よりの足は一歩一歩のまたぎで十分に伸展できない．それゆえに，道路中央よりの足の膝に対側よりも大きな機械的な力がかかる．ランナー膝の原因とされる他の要因は丘を走ったり，長距離を走ったり，異常形態の**外反膝 genu valgum**（X 脚 knock-knees）であったりする（章末"医学用語"参照）．

図8.12 右の膝蓋骨.

膝蓋骨は大腿骨の外側顆および内側顆と関節する.

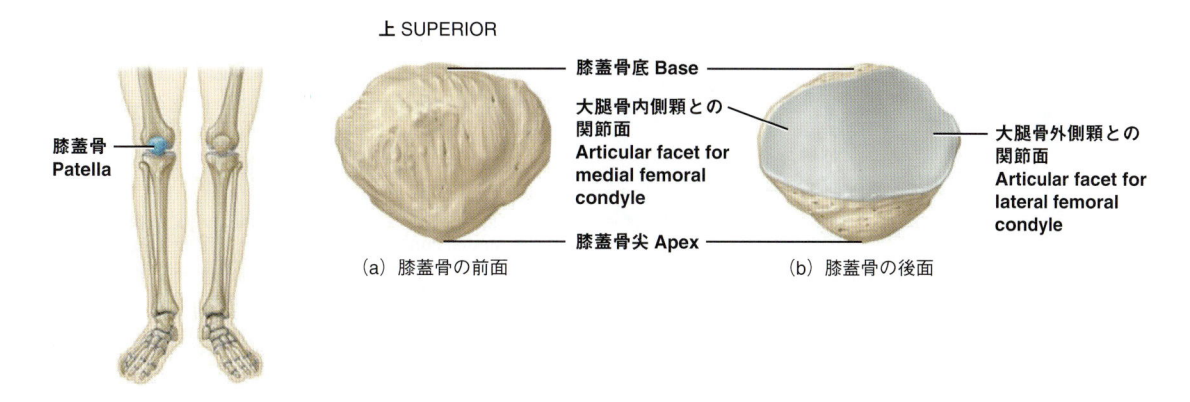

上 SUPERIOR

膝蓋骨底 Base

大腿骨内側顆との
関節面
Articular facet for
medial femoral
condyle

膝蓋骨尖 Apex

膝蓋骨
Patella

大腿骨外側顆との
関節面
Articular facet for
lateral femoral
condyle

(a) 膝蓋骨の前面　　　　　　　　(b) 膝蓋骨の後面

Q 膝蓋骨はどの種類の骨に分類されるか？　その理由はなにか？

下腿の骨格 — 脛骨と腓骨

脛　骨　脛骨 tibia あるいはスネの骨は下腿にあり，内側のより大きな，体重を支える骨である（図8.13）．"tibia" は横笛を表す言葉で，古い時代に鳥の脛骨を楽器として使ったことに由来する．脛骨は近位端で大腿骨と腓骨とに関節し，その遠位端では腓骨および足首の距骨と関節する．尺骨と橈骨の場合と同じように，脛骨と腓骨も骨間膜で結合される．

　脛骨の近位端は広がって**外側顆** lateral condyle と**内側顆** medial condyle になる．これらの顆は大腿骨の内側顆および外側顆と関節して外側と内側の**脛骨大腿(膝)関節** tibiofemoral (knee) joints をつくる．外側顆の下部と腓骨頭とが関節する．上面が少し凹んだ脛骨の外側顆と内側顆は上に向いた**顆間隆起** intercondylar eminence とよばれる突起によって隔てられる（図8.13b）．前面にある**脛骨粗面** tibial tuberosity は膝蓋靱帯のつくところである．脛骨粗面より下方に続く鋭い骨の隆起を皮膚の下に触れることができる．この隆起が**脛骨前縁** anterior border (crest) すなわち**スネ** shin である．

　脛骨遠位端の内側面は**内果** medial malleolus（＝ハンマー）となる．この部は足根骨の距骨と関節し，足根の内側で触れることができる突出部をつくる．脛骨の**腓骨切痕** fibular notch（図8.13c）は腓骨の遠位端と関節して**下脛腓関節** distal tibiofibular joint をつくる．長骨に分類される骨の中で脛骨は最も骨折しやすく，開放性の複雑骨折が起るところである．

腓　骨　腓骨 fibula は脛骨と並び，より外側にあり，

脛骨よりもかなり小さい（脛骨と腓骨の位置関係を覚える記憶術を図8.13に載せた）．脛骨と違って腓骨は大腿骨と関節しないが，足根関節（距腿関節）を安定させるのに役立っている．

　腓骨の近位端が**腓骨頭** head にあたり，膝関節の高さよりも下で，脛骨外側顆の下面と関節して**上脛腓関節** proximal tibiofibular joint をつくる．矢尻の形になった腓骨の遠位端には**外果** lateral malleolus とよばれる突起があり，足根骨の距骨と関節して足根部の外側に突出部をつくる．すでに述べたように，腓骨はさらに脛骨の腓骨切痕で関節し，下脛腓関節をつくる．

足の骨格 — 足根骨，中足骨，趾骨（指骨）

　足根 tarsus（足首 ankle）は足の近位領域にあたり，7個の**足根骨** tarsal bones からなる（図8.14）．足根骨の後部にあるのは**距骨** talus（＝足首の骨）と**踵骨** calcaneus（＝かかと）である．踵骨は足根骨の中で最も大きく，最も頑丈である．足根骨の前方にあるのは**舟状骨** navicular（＝小さな舟），3個の**楔状骨** cuneiform（＝楔状の）bones と**立方骨** cuboid（＝立方形の）である．楔状骨は**内側楔状骨 first** (medial) **cuneiforms**，**中間楔状骨 second** (intermediate) **cuneiforms**，**外側楔状骨 third** (lateral) **cuneiforms** とよばれる（足根骨の記憶術を図8.14に載せた；訳者の記憶術：巨匠が舟に立って，内から外に3本の楔を打つ．巨＝距骨，匠＝踵骨，舟＝舟状骨，立＝立方骨，内から外に3本の楔＝内側楔状骨，中間楔状骨，外側楔状骨）．足根骨間の関節を**足根間関節** intertarsal joints とよぶ．足根骨の最も上にある距骨は脛骨と腓骨に関節する唯一の足の骨である．距骨の一側面は脛骨の

図8.13   右の脛骨と腓骨（大腿骨，膝蓋骨，足根骨との関係を示す）．

脛骨の近位端は大腿骨と腓骨に関節し，遠位端は腓骨と距骨に関節する．

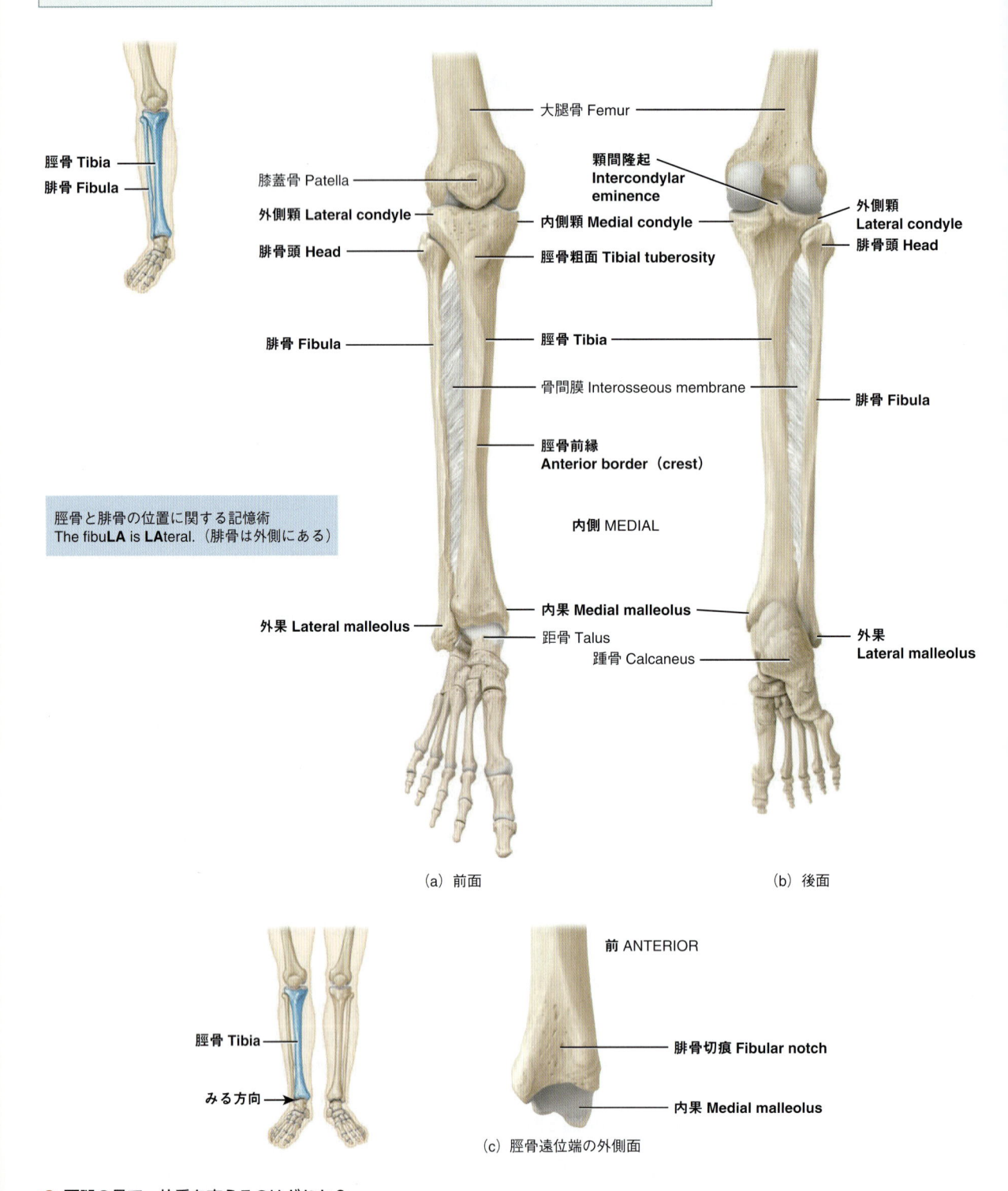

脛骨 Tibia
腓骨 Fibula

大腿骨 Femur

膝蓋骨 Patella

顆間隆起
Intercondylar
eminence

外側顆 Lateral condyle
腓骨頭 Head

内側顆 Medial condyle
脛骨粗面 Tibial tuberosity

外側顆
Lateral condyle
腓骨頭 Head

腓骨 Fibula

脛骨 Tibia

骨間膜 Interosseous membrane

腓骨 Fibula

脛骨前縁
Anterior border（crest）

脛骨と腓骨の位置に関する記憶術
The fibuLA is LAteral.（腓骨は外側にある）

内側 MEDIAL

外果 Lateral malleolus

内果 Medial malleolus
距骨 Talus
踵骨 Calcaneus

外果
Lateral malleolus

（a）前面

（b）後面

脛骨 Tibia

みる方向

前 ANTERIOR

腓骨切痕 Fibular notch

内果 Medial malleolus

（c）脛骨遠位端の外側面

Q 下腿の骨で，体重を支えるのはどれか？

臨床関連事項

骨移植

骨移植 bone grafting とは骨膜と栄養動脈をつけたまま別な場所から採ってきた骨片で骨の欠損部分を置き換えることである．移植された骨片はその場所で血液の供給を回復し，骨折の治癒と同じように治る．移植骨片を採る骨として，腓骨が一般に使われる．腓骨から骨片を採った後でも，正常に歩いたり，走ったり，ジョギングができる．下肢で体重を支えているのは脛骨であることを思い出しておこう．

図8.14 右　足．

足の骨格は近位の足根骨，中間位の中足骨，遠位の趾骨からなる．

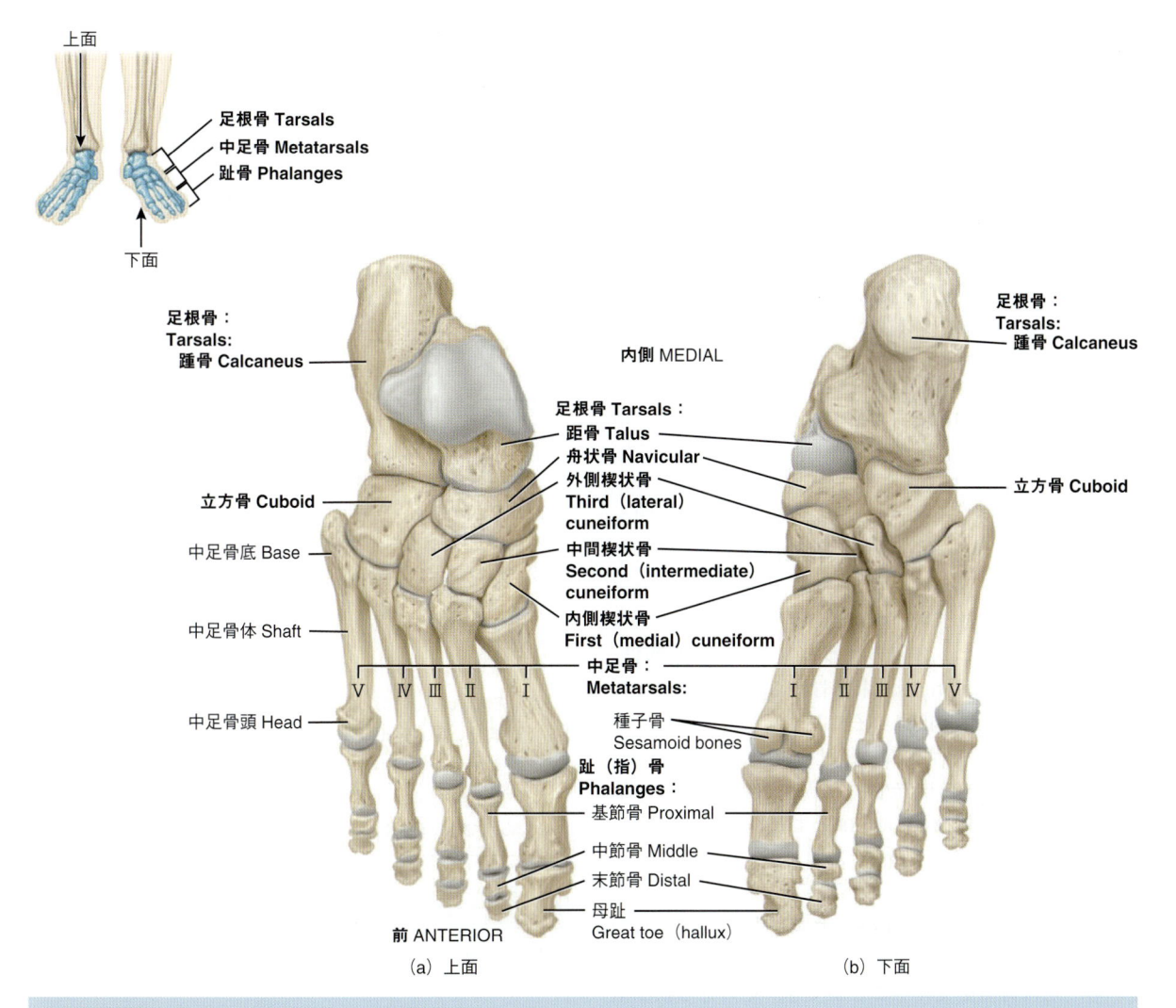

(a) 上面　　　(b) 下面

足根骨の記憶術（日本語の記憶術は前ページ参照）
Tall　Centers　Never　Take　Shots　From　Corners.（高いところにある中心を隅からでは決して打てない）
Talus Calcaneus Navicular Third cuneiform Second cuneiform First cuneiform Cuboid

Q 脛骨と腓骨に関節する足根骨はどれか？

内果と，他の側面は腓骨の外果と関節する．これらの連結が**距腿（足首）関節** talocrural (ankle) joint をつくる．歩行の際，距骨は体重のほぼ半分を踵骨に，残り半分を他の足根骨に伝える．

中足 metatarsus は足の中間領域にあり，内側から外側に向かってI～V（あるいは1～5）の番号をつけた5個の**中足骨** metatarsal bones からなる（図 8.14）．手掌の中手骨と同じように，各中足骨は近位の**底** base，中間の**体** shaft，遠位の**頭** head からなる．中足骨はその近位端で内側楔状骨，中間楔状骨，外側楔状骨および立方骨と関節して**足根中足関節** tarsometatarsal joints をつくる．中足骨の遠位端では趾骨の近位列と関節し，**中足趾節関節** metatarsophalangeal joints をつくる．第一中足骨はより体重がかかるので，他の中足骨よりも太い．

🔱 臨床関連事項

中足骨骨折

　中足骨骨折 fractures of the metatarsals は重い物体が足に落ちたり，足の上を転がったりした時に起る．また，このような骨折はダンサー，とくにバレーダンサーによくみられるものである．女性バレーダンサーがつま先立ちをしてバランスを崩すと，全体重が中足骨にかかって一つ以上の中足骨が骨折する．

　趾（指）骨 phalanges は足の遠位部にあり，手の指骨と数および配列が似かよっている．内側の母趾から始まるI～V（あるいは1～5）の番号がつけられている．各**趾節骨** phalanx（単数形）は近位の**底** base，中間の**体** shaft，遠位の**頭** head からなる．**母趾** hallux は大きくて重い2個の趾骨，すなわち**基節骨** proximal phalanges と**末節骨** distal phalanges をもつ．残りの4本の趾骨はそれぞれ，3個の趾節骨，すなわち**基節骨**，**中節骨** middle phalanges，**末節骨**からなる．すべての趾の基節骨は中足骨と関節する．II～V趾の中節骨は末節骨と，母趾（I）の基節骨は母趾の末節骨と関節する．趾骨のあいだにできる関節は手の場合と同じように，**趾節間関節** interphalangeal joints とよばれる．

足の弓

　足の骨は2列の**足弓** arches の形に靱帯と腱で位置が決められ，配列している（図 8.15）．これらの足弓があるから，足は体重を支えることができ，足の骨と軟部組織に体重を理想的に分散させることができる．また，歩行の際に足弓がテコとしても働いている．足弓は固定されたものではない；体重がかかれば曲がり，なくなれば元に戻ることで，次の"一歩"に使うエネルギーを貯え，

また衝撃を吸収する．通常，12歳か13歳までに足弓が完成する．

　縦足弓 longitudinal arch は2部からなり，どちらも足の前から後ろにかけて，弓の形に配列した足根骨と中足骨からつくられる．縦足弓の**内側部** medial part は踵骨から始まり，距骨へと上に上り，舟状骨，3個の楔状骨を通って下がりながら内側3個の中足骨の骨頭に達する．縦足弓の**外側部** lateral part も踵骨から始まり，立方骨へと上に上り，外側2個の中足骨の骨頭へと下がる．縦足弓の内側部が高く盛り上がっているので，硬いところを歩く場合，指のつけ根（趾球 ball）から踵までの内側部は地面に着くことがない．

　横足弓 transverse arch は足の内側面と外側面のあいだにあり舟状骨，3個の楔状骨，5個の中足骨底から構成される．

　すでに述べたように足弓がもつ機能の一つは体重を身体の軟部組織と骨組織の全体に分散させることである．ふつう，体重の40％が趾球に，60％が踵にかかる．趾球とは足底で中足骨の骨頭を覆う肉の厚い部分である．ハイヒールを履くと体重分布が変り，80％が趾球に，20％が踵にかかるようになる．結果として，趾球の脂肪体が傷つき関節痛が起り，骨に構造的変化が引き起される場合もある．

🔱 臨床関連事項

扁平足と鉤爪趾

　足弓をつくる骨は靱帯と腱によって，その位置が固定されている．これらの靱帯や腱が弱くなると，縦足弓の内側部の高さが低くなったり"落ち込んだり"する．この状態を**扁平足** flatfoot とよび，体重が重すぎる，姿勢が悪い，支持組織が弱い，遺伝的な体質などが原因となる．縦足弓の高さが低くなると，足底の筋膜が炎症を起したり（足底筋膜炎），アキレス腱炎，シンスプリント，疲労骨折，腱膜瘤，化骨などが引き起される．しばしば，扁平足の治療にはその人の足にあった足弓サポーターが処方される．

　鉤爪趾 clawfoot は縦足弓の内側部が異常に盛り上がった状態である．この症状は筋の異常によって起ることが多く，糖尿病で神経が冒されて足の筋が萎縮した結果，引き起される場合もある．

チェックポイント

14. 自由下肢骨を構成する骨その名前を，近位から遠位に向かって挙げなさい．

15. 手根骨と足根骨の数を比べなさい．

16. 大転子が臨床的に重要なのはなぜか．

17. 大腿骨がつくる関節はどれか．

18. 足首の両側にみられる隆起をつくるのはどの骨か．脛

図 8.15 右足の足弓.

> 足弓は足を支え，体重を分散させるのに役立ち，歩行時にはテコの働きをする．

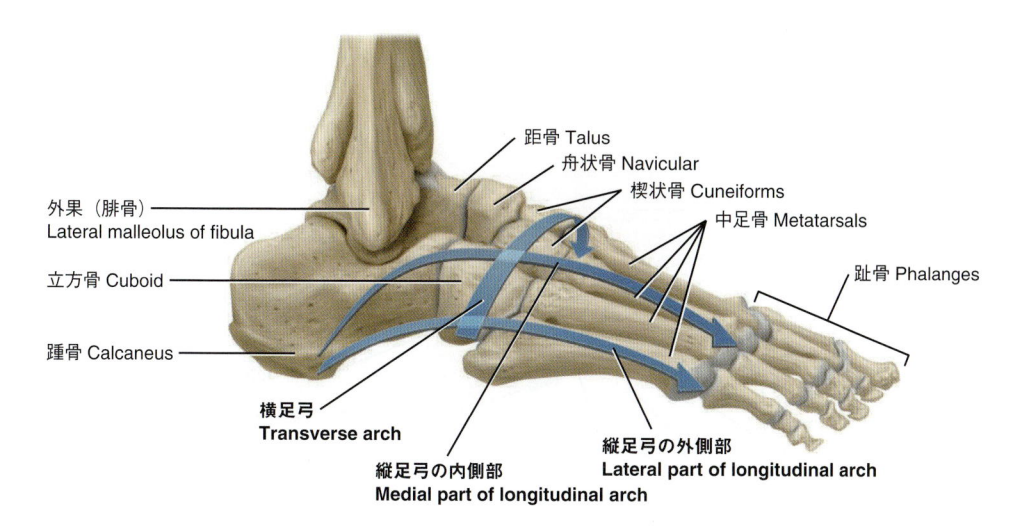

距骨 Talus
舟状骨 Navicular
楔状骨 Cuneiforms
中足骨 Metatarsals
趾骨 Phalanges
外果（腓骨）
Lateral malleolus of fibula
立方骨 Cuboid
踵骨 Calcaneus
横足弓
Transverse arch
縦足弓の内側部
Medial part of longitudinal arch
縦足弓の外側部
Lateral part of longitudinal arch

足弓の外側観

Q 足弓で，衝撃を吸収するのに役立つ構造上の特徴とはなにか？

> 骨，腓骨および他の骨とでつくられる関節はどれか．
> **19.** 脛骨と腓骨の両者と関節する足根骨はどれか．
> **20.** 足弓の名称と働きはなにか．

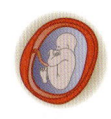

8.7 骨格系の発生

目 標

- 骨格系の発生を述べる．

すべての骨組織は**中胚葉** mesoderm に由来した結合組織性の細胞，すなわち**間葉細胞** mesenchymal cells からできる．しかし，頭蓋骨の多くは**外胚葉** ectoderm 由来である．骨形成が予定される領域に間葉細胞が集まって骨の雛形をつくる．間葉組織の中に骨が直接できる場合もある（膜内骨化；図 6.5 参照）．その他の場合では間葉組織から発生した硝子軟骨の中に骨ができる（軟骨内骨化；図 6.6 参照）．

頭蓋 skull は受精後 4 週以内に発生が始まる．発生中の脳を取り囲む間葉組織に由来し，2 つの主要部分からなる：すなわち，頭蓋骨がつくる**脳頭蓋（神経頭蓋）** neurocranium（中胚葉由来）と顔面骨がつくる**顔面頭蓋（内臓頭蓋）** viscerocranium（外胚葉由来）であ

る（図 8.16 a）．脳頭蓋は 2 つの部分に分けられる：

1. **軟骨性脳頭蓋** cartilagenous neurocranium は発生中の頭蓋底で，間葉組織に由来した硝子軟骨からつくられる．後に，軟骨内骨化が起り，**頭蓋底の骨**ができる．
2. **膜性脳頭蓋** membranous neurocranium は間葉組織からなり，後に膜内骨化が起り，**頭蓋の天井と外側壁をつくる扁平骨**ができる．胎児期と幼児期には，扁平骨の 1 個 1 個が，泉門とよばれる膜で満たされた領域によって隔てられている（図 7.14 参照）．

脳頭蓋と同様に，顔面頭蓋も 2 つに分けられる：

1. **軟骨性顔面頭蓋** cartilaginous viscerocranium は頭側 2 つの咽頭弓（鰓弓）にある軟骨に由来する（図 29.13 参照）．これらの軟骨が骨化することによって**耳小骨** ear bones と**舌骨** hyoid bone ができる．
2. **膜性顔面頭蓋** membranous viscerocranium は第一咽頭弓の間葉組織に由来し，ついで，膜内骨化が起り，顔面頭蓋が形成される．

椎骨 vertebrae と**肋骨** ribs は間葉組織がサイコロ状に集まった体節からできる（図 10.17 参照）．体節に由

図8.16 **骨格系の発生.** 軟骨性脳頭蓋からできる骨を淡い青で，軟骨性内臓頭蓋からできる骨を濃い青で，膜性脳頭蓋からできる骨を濃い赤で，膜性内臓頭蓋からできる骨を淡い赤で示した.

> 肢芽ができると，四肢の骨は8週の終りまでに，軟骨内骨化を始める.

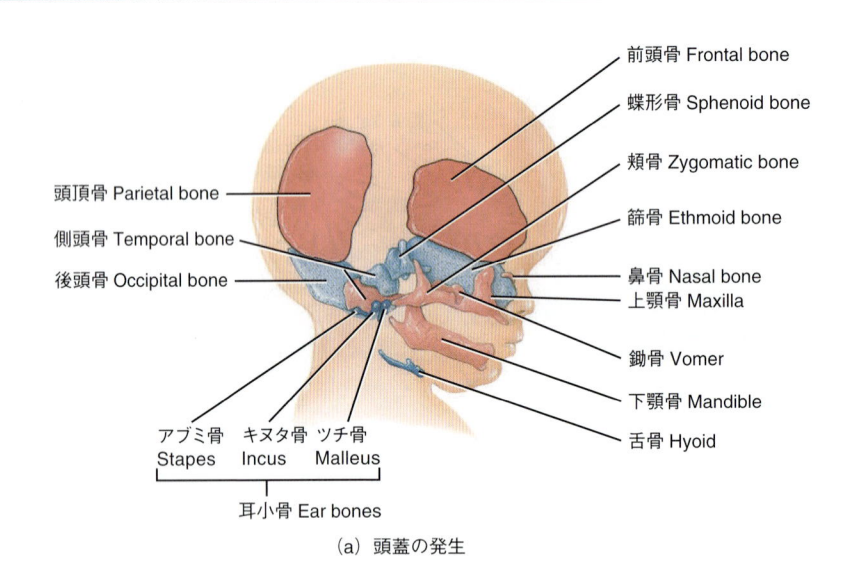

（a）頭蓋の発生

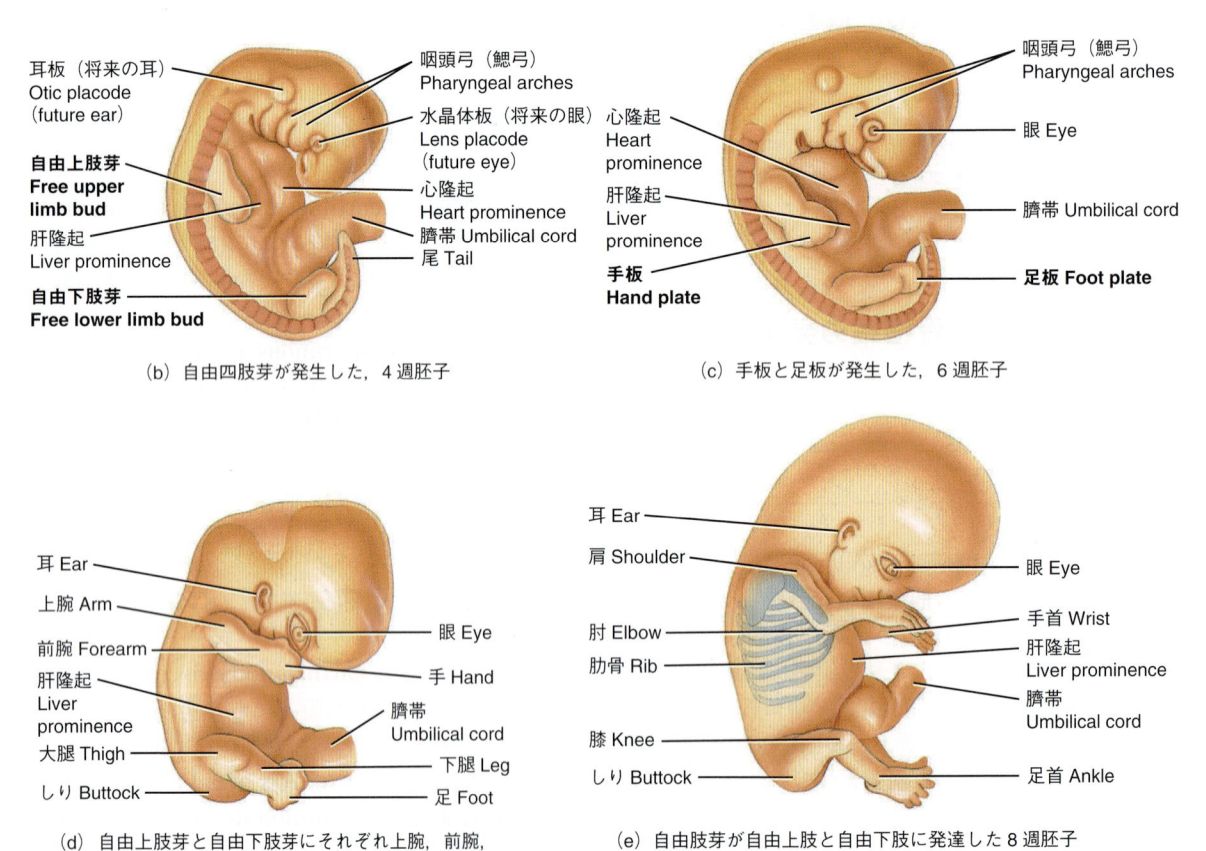

（b）自由四肢芽が発生した，4週胚子

（c）手板と足板が発生した，6週胚子

（d）自由上肢芽と自由下肢芽にそれぞれ上腕，前腕，手および大腿，下腿，足ができた7週胚子

（e）自由肢芽が自由上肢と自由下肢に発達した8週胚子

Q 基本となる3種の胚組織—外胚葉，中胚葉，内胚葉—のうち，骨格系の大部分をつくるのはどれか？

来した間葉細胞がおよそ受精後4週で脊索（図10.17参照）を囲む．**脊索 notochord** は間葉細胞からなる円柱状の塊からなり，周りの間葉細胞に働きかけて，**椎体 vertebral bodies** および **肋骨 costal (rib)** と **椎弓 vertebral arch の中心部 centers** を形成するように誘導する．脊索はさらに間葉細胞に働きかけ，椎間円板の**髄核 nucleus pulposus** と**線維輪 annulus fibrosus** を椎体と椎体のあいだに形成するように誘導する．発生が進むにつれ，椎骨のその他の部品がつくられ，**椎弓 vertebral arch** が脊髄を囲むようになる（椎弓が固有の形につくられないと，二分脊椎とよばれる状態になる；7章 "疾患：ホメオスタシスの失調" 参照）．胸部では椎骨から伸びた突起が**肋骨 ribs** となる．**胸骨 sternum** は腹側の体壁にある中胚葉から発生する．

　肢帯を含めた四肢の骨格は中胚葉からできる．上肢は受精後4週の中頃に，体幹の側壁に出現する**上肢芽 upper limb buds** とよばれる小さな隆起として現れる（図8.16b）．およそ2日後，**下肢芽 lower limb buds** ができる．肢芽は外胚葉で覆われた**間葉 mesenchyme** から構成されている．この時点で，四肢には間葉に由来した骨格が存在することになる；さらに，発生途上の骨をとりまく間葉塊から四肢の骨格筋ができる．

　第6週までに，肢芽の中程が全体的にくびれる．このくびれによって，上肢芽では**手板 hand plates** とよぶ扁平な遠位部分が，下肢芽では**足板 foot plates** とよ

ぶ遠位部分ができてくる（図8.16c）．手板と足板の出現が手と足の発生開始を示している．この発生段階にある四肢には間葉からつくり出された軟骨性骨格が存在する．7週までに（図8.16d）**上腕 arm**，**前腕 forearm**，**手 hand** が上肢芽ではっきりと，そして**大腿 thigh**，**下腿 leg**，**足 foot** が下肢芽でみられるようになる．8週までに（図8.16e）肩，肘，手首の領域が明らかになるので，上肢芽は上肢，下肢芽は下肢とよぶにふさわしい形になる．

　四肢の骨は受精後8週の終りまでに軟骨内骨化を始め，12週までには一次骨化中心が多くの四肢骨に現れる．一般に二次骨化中心は誕生後に出現する．

チェックポイント

21. 四肢はいつ，どのように発生するか．

・・・

　骨格系がその他の系のホメオスタシスの維持に役立っていることを正しく理解すべきで，そのためには "ホメオスタシスの観点から：骨格系" を調べる必要がある．ついで，9章では関節がどのようにして骨格を一つにまとめ，運動に参加できるようにしているかをみることにする．

疾患：ホメオスタシスの失調

股関節骨折

　下肢帯にあたる領域での骨折を**股関節骨折 hip fracture** と総称し多くの場合，股関節に関係した骨，すなわち大腿骨頭，大腿骨頸，転子領域あるいは寛骨臼をつくる骨に関係した骨折をいう．米国では毎年30万人から50万人が股関節骨折を経験する．この骨折の出現率が上昇しているのは寿命が延びたこととある程度関係する．老人では骨粗鬆症（女性がより罹りやすい）で骨量が減少すること，および転びやすくなることで股関節骨折が起きやすい．

　股関節骨折はしばしば外科的な処置が必要になる．その目的は骨折部分を修復して固定すること，運動性を高

めること，痛みを軽減することである．場合によっては大腿骨頭を確保するのに，外科用の留め針，ねじ，釘，板などを使って修復がなされる．骨折が重篤な場合，大腿骨頭あるいは寛骨臼を人工関節（人工的につくった部品）で取り替えることがある．大腿骨頭ないし寛骨臼のどちらかを取り替える手技が**半関節形成術 hemiarthroplasty**（hemi- ＝ 半分；-arthro- ＝ 関節；-plasty ＝造形）である．大腿骨頭と寛骨臼の両者を取り替える手技が**股関節完全形成術 total hip arthroplasty** である．人工の寛骨臼はプラスチック製，人工の大腿骨は金属製である；両者は大きな負荷に耐えるように設計されている．アクリルセメントとねじを使って，人工関節を正常な骨の部分に固定する（図9.16参照）．

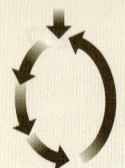

ホメオスタシスの観点から

外皮系

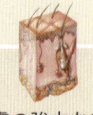

- 骨は，骨を覆う筋と皮膚の強力な支持体となる.

筋 系

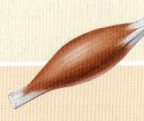

- 骨は筋の付着点となり，運動を起すためのテコとして働く.
- 骨格筋の収縮にカルシウムイオンが必要である.

神経系

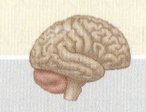

- 頭蓋と脊椎は脳と脊髄を守る.
- 神経細胞とグリア細胞（神経膠細胞）が正常に働くには，正常な血中カルシウム濃度が必要である.

内分泌系

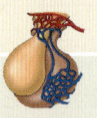

- ホルモンが入った小胞を分泌するのに必要な，また，多くのホルモンが正常に作用するのに必要なカルシウムを骨が貯蔵し放出する.

心臓血管系

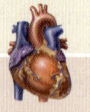

- 赤色骨髄は造血（血球の産生）を行う.
- 心臓が規則正しく拍動するにはカルシウムイオンが必要である.

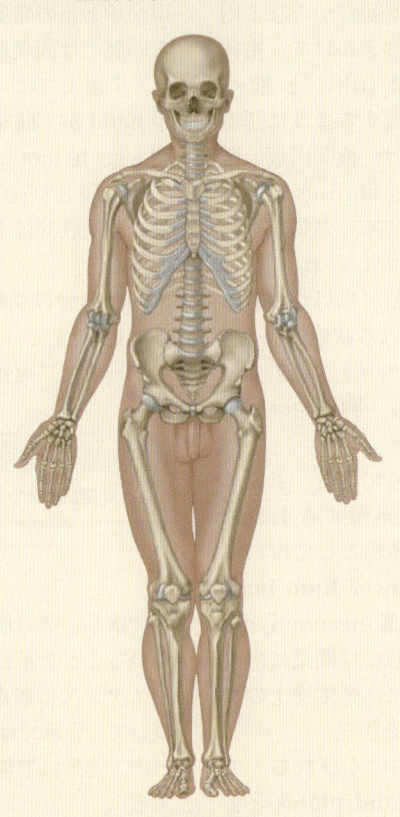

骨格系の役割

全身の器官系との関連

- 骨は支持体となり，内臓を守る.
- 骨は身体の多くの組織が本来の機能を発揮するのに必要なカルシウムを貯蔵し，放出する.

リンパ系と免疫系

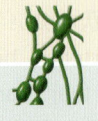

- 赤色骨髄では免疫反応にかかわるリンパ球，すなわち白血球が産生される.

呼吸器系

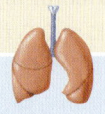

- 胸郭をつくる軸骨格は肺を守る.
- 肋骨の運動は呼吸を補助する.
- 呼吸に使われる筋のいくつかは腱で骨につく.

消化器系

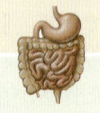

- 歯は食べ物を咀嚼する.
- 肋骨のカゴは食道，胃，肝臓を守る.
- 骨盤は腸管の一部を守る.

泌尿器系

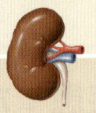

- 肋骨は部分的に腎臓を守る.
- 骨盤が膀胱と尿道を守る.

生殖器系

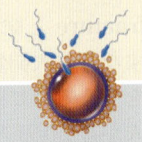

- 骨盤は女性で卵巣，卵管，子宮を守る.
- 男性で精管の一部と付属腺を守る.
- 授乳の際，乳汁の合成に必要とされるカルシウムの重要な源は骨である.

外反膝 genu valgum（genu ＝膝；valgum ＝外に曲がる）　両膝のあいだが狭くなり，両足首のあいだが広くなる異常である．大腿骨との位置関係からみて，脛骨が外側へ大きく傾くことによる．**X 脚 knock-knees** ともよばれる．

外反母趾 hallux valgus（hallux ＝親指）　母趾が正中から離れる角度を取る．この症状の典型はキッチリと隙間のない靴を履くことで引き起される．母趾の基部に骨性の隆起があると，母趾が第 2 趾に向かって曲がる．**腱膜瘤 bunion** ともいう．

内反膝 genu varum（＝正中に向かって曲がる）　両膝のあ

いだが極端に広くなる異常である．大腿に対して脛骨が内側に傾き，下腿が外側に曲がることで起きる．**O 脚 bowleg** ともいう．

内反足ないし内反尖足 clubfoot or talipes equinovarus（-pes ＝足；equino- ＝馬）　先天性奇形で，足が下方内側に曲がり，足弓の角度が大きい；1,000 回の出産で 1 人に出現する．処置として，ギプスや粘着テープを使って足弓の角度を矯正する．一般に，生後すぐにこの処置をする．矯正用の靴を使ったり，外科的な処置が必要なこともある．

章の概要

概　要

8.1　上肢帯
1. 上肢帯は左右の鎖骨と肩甲骨からなる．
2. 上肢帯は上肢の骨を軸骨格に結合する．
3. 鎖骨は第 1 肋骨の上で，胸郭の上部を横切って水平に置かれている．
4. 鎖骨の内側端は胸骨の胸骨柄と関節する；鎖骨の外側端は肩甲骨の肩峰と関節する．
5. 肩甲骨は第 2 肋骨と第 7 肋骨の高さに相当する胸郭後面の上部にある．
6. 肩甲骨は鎖骨と上腕骨頭とに関節する．

8.2　上肢骨（＝自由上肢骨）
1. 一側の上肢には 30 個の骨がある．
2. 上肢骨は上腕骨，尺骨，橈骨，手根骨，中手骨，指骨である．
3. 上腕骨（二の腕の骨）は上肢骨の中で，最も長く，最も大きい．
4. 上腕骨は近位で肩甲骨と，遠位で尺骨と橈骨とに関節する．
5. 尺骨は前腕の内側にあり橈骨より長い．
6. 橈骨は前腕にある短いほうの骨で外側にある．
7. 8 個の手根骨は手の近位領域にある．
8. 5 個の中手骨は手の中間領域にある．
9. 14 個の指骨は手の遠位部分（指）にある．

8.3　下肢帯
1. 下肢帯は左右 2 個の寛骨である．
2. 寛骨は 3 部からなる：腸骨，恥骨，坐骨である．
3. 寛骨，仙骨および恥骨結合が骨性骨盤をつくる．骨性骨盤は脊柱と骨盤内臓を支え，自由下肢骨を軸骨格に結合する．
4. 寛骨の上部は腸骨である．
5. 寛骨の後下部は坐骨である．
6. 寛骨の前下方部は恥骨である．

8.4　大骨盤と小骨盤
1. 大骨盤は骨盤縁（分界線）により，小骨盤と区別される．
2. 小骨盤は骨盤腔を囲み，男女ともに直腸と膀胱を，女性では腟と子宮頸を，男性では前立腺を容れる．
3. 大骨盤は腹腔の下部にあたり，分界線（骨盤縁）よりも上になる．大骨盤に入る臓器は男女ともに膀胱上部（尿で充満した時）と下部腸管が，女性では子宮，卵管，卵巣である．

8.5　骨盤の男女差
1. 一般的に女性と比べて，男性の骨はより大きく，重く，筋が付着する部分の形状もより顕著である．
2. 女性の骨盤は妊娠と出産に適応した形になっている．骨盤の構造に現れる性差を表 8.1 に図解した．

8.6　下肢骨（＝自由下肢骨）
1. 一側の下肢には 30 個の骨がある．
2. 下肢骨は大腿骨，膝蓋骨，脛骨，腓骨，足根骨，中足骨，趾骨（＝指骨）である．
3. 大腿骨は身体の骨の中で，最も長く，重く，頑丈である．
4. 膝蓋骨は膝関節の前方にある，小さな三角形の骨である．
5. 脛骨は下腿にあり，内側のより大きな，体重を支える骨である．
6. 脛骨の外側に並ぶ腓骨は脛骨よりもかなり小さい．
7. 7 個の足根骨は足の近位部にある．
8. 5 個の中足骨は足の中間領域にある．
9. 14 個の趾骨は足の遠位部にある．
10. 足の骨は 2 列の足弓，すなわち縦足弓と横足弓をつくるかたちに配列する．足弓は支持体として，また，テコとして働く．

8.7　骨格系の発生
1. 中胚葉が膜内骨化ないし軟骨内骨化して，骨になる；頭蓋をつくる骨の多くは外胚葉由来である．
2. 四肢の骨格は中胚葉と外胚葉からなる肢芽から発生する．

クリティカルシンキング問題

1. スミスの犬，ローバーが家近くの森の中で完全な一組の人骨を掘り出した．町の警察官は現場を調べた後，人骨を集め，鑑定するために検死官の事務所に運んだ．のちに，スミスは"年を取った女性の骨であった"ことを新聞で知った．そのように鑑定された理由はなにか．

2. 父親が誇らしげに，5ヵ月になる女の赤ん坊の腕を支えながら，足で立たせている．彼は「この子の足は平らすぎるので，ダンサーには決してなれないな」といっている．彼のいっていることは正しいか．正しい理由はなにか．間違っているならその理由はなにか．

3. 農場経営者のホワイトが先週の火曜日に機械に手を挟まれた，と地方紙が報じている．彼は左手の外側2本の指を失った．高校で科学の授業を受けている彼の娘は「ホワイトには3個の指骨が残っている」と報告している．彼女は正しい報告をしたのか，それとも解剖学を再履修する必要があるか．正しい答えはなにか．

Q　図の質問の答え

8.1　上肢帯は上肢骨（＝自由上肢骨）を軸骨格に結合する．

8.2　鎖骨の最も弱いところは2ヵ所の彎曲のつなぎ目である中央領域である．

8.3　肩の最も高い点が肩峰である．

8.4　橈骨は肘部で上腕骨小頭と関節する．尺骨は肘部で上腕骨滑車と関節する．

8.5　尺骨の肘頭がいわゆる"肘"にあたる．

8.6　橈骨と尺骨は遠位と近位の橈尺関節をつくり，骨体同士は骨間膜によって結合するため，3ヵ所で連結する．

8.7　舟状骨が最も骨折頻度の高い手根骨である．

8.8　骨性骨盤は下肢骨を軸骨格に結合し，脊柱と骨盤内臓を支える．

8.9　大腿骨は寛骨の寛骨臼と関節する；仙骨は寛骨の耳状面と関節する．

8.10　骨盤軸とは，出産の際に骨盤を下降する新生児の頭がたどる道筋である．

8.11　女性の骨盤が男性よりも幅が広いので，膝関節に向かう大腿骨の収斂角は女性のほうが大きい．

8.12　膝蓋骨は腱（大腿にある大腿四頭筋の腱）の中につくられるので，種子骨に分類される．

8.13　脛骨が体重を支えている下腿の骨である．

8.14　距骨は脛骨と腓骨に関節するただ一つの足根骨である．

8.15　足弓は硬くて曲がらないものではない；体重がかかれば曲がり，体重がかからなければばねのように元に戻る．これによって，歩行時の衝撃が吸収される．

8.16　骨格系を構成する骨の多くは胚性中胚葉に由来する．

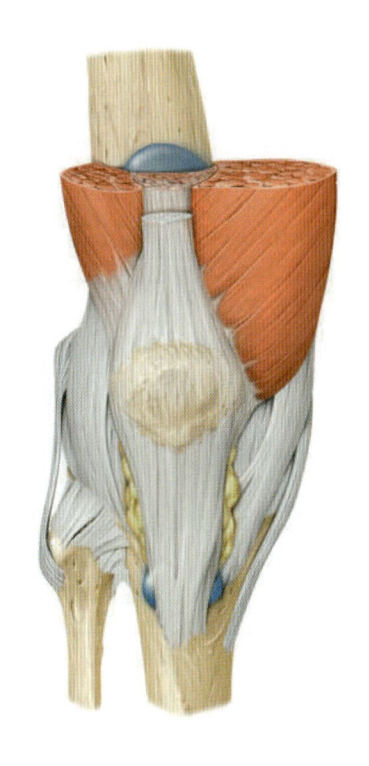

CHAPTER 9

骨の連結

骨の連結とホメオスタシス

> 骨格系は，運動性と柔軟性を発揮できる方法で骨を連結することにより，ホメオスタシスに貢献している．

　骨格系は動く必要があるが，骨は剛性が高く，壊さずに曲げることはできない．しかし幸いなことに，関節とよばれる骨と骨との接触点で両方の骨を柔軟な結合組織が包み込み，多くの場合，ある程度の運動ができるようになっている．からだの骨が相互に動く時に生じる驚くべき可動域の広さや調整された動きの複雑さについて少し考えてみよう．ゴルフボールを打ったりピアノを弾いたりする動きは，大部分の機械の動きよりはるかに複雑である．私たちの小児期，青年期，成人期の生活を通じて多くの関節運動が毎日繰り返され，連続的な仕事が生み出される．関節のどのような構造がこの信じがたいほどの耐久性を可能にしているのだろうか．関節が時に不具合を生じ，運動が痛みを伴うようになるのはなぜだろうか．どうすれば，関節の効率的な機能を生涯にわたって維持できるのだろうか．これらの質問に答えるために，これから，あなたの日常活動を可能にしている装置の構造と機能について学ぼう．

Q ピッチャーが回旋筋腱板の手術を受けなければならなくなることが多いのを不思議に思ったことはありませんか？

9.1 骨の連結の分類

目 標

• 骨の連結について，構造と機能に基づく分類を述べる．

骨の**連結 joint**（あるいは articulation, arthrosis ともいう）は，骨と骨，骨と軟骨，骨と歯（訳注：これ以外に軟骨と軟骨の場合もある）が接する部位である（訳注："骨の連結"は"広義の関節"ともよばれる．"狭義の関節"は滑膜性の連結をさす）．骨の連結を科学する学問を**関節学 arthrology**（arthr- ＝関節；ology ＝〜の学問）といい，人体の運動を科学する学問を**運動学 kinesiology**（kinesi- ＝運動）という．

骨の連結の分類には，構造すなわち解剖学的特徴に基づく分類と，機能すなわち可能な運動の種類に基づく分類とがある．

構造による分類は2つの基準による：それは（1）関節する骨と骨とのあいだの空間，すなわち滑膜腔 synovial cavity の有無と，（2）骨と骨とを連結する結合組織の種類である．構造からみた分類は次のようになる：

• **線維性の連結 fibrous joint**：骨と骨とが膠原線維に富む線維性結合組織によって連結される．滑膜腔は存在しない．
• **軟骨性の連結 cartilaginous joint**：骨と骨とが軟骨によって連結される．滑膜腔は存在しない．
• **滑膜性の連結 synovial joint**：滑膜腔をもつ関節である．骨と骨とを連結するのは，関節包をつくる不規則緻密結合組織（交織線維性緻密結合組織）で，しばしば副靱帯も関与する．

機能による骨の連結の分類は，許容される運動の程度に関係している．機能から，骨の連結は次のいずれかに分類される：

• **不動関節 synarthrosis**（syn- ＝一緒；複数形 synarthroses）：可動性のない骨の連結である．
• **半関節 amphiarthrosis**（amphi- ＝両方；複数形 amphyarthroses）：わずかな可動性をもつ骨の連結である．
• **可動関節 diarthrosis**（＝動く関節；複数形 diarthroses）：自由に動く骨の連結で，すべて滑膜性の連結である．形態は多様で，許容される運動にもいくつかの種類がある．

以下では，構造による分類に従って骨の連結の構造をみていくが，その際に機能上の特徴についても述べる．

チェックポイント

1. 骨の連結はどのような基準により分類されるか．

9.2 線維性の連結

目 標

• 線維性の連結の3つのタイプについて構造と機能を述べる．

線維性の連結 fibrous joint は滑膜腔がなく，関節する骨と骨は不規則緻密結合組織によって非常に固く結びつけられ，可動性はごく小さいかまったくない．線維性の連結には，縫合，靱帯結合，骨間膜の3種類がある．

縫 合

縫合 suture（sutur ＝縫い目）（図 9.1 a）は頭蓋骨だけにみられる線維性の連結で，不規則緻密結合組織の薄い層が骨と骨とを連結する．頭頂骨と前頭骨のあいだの冠状縫合はその例である．縫合の不規則な辺縁が互いにかみ合うかたちになって強度を増し，骨折しにくくなっている．縫合は，発生発達の際（訳注：胎児期から生後にかけて），頭蓋骨を構成する多数の骨が相互に接合して形成される．可動性は，まったくないか，あってもごくわずかで，高齢者の縫合には可動性がなく（**不動関節 synarthroses**），幼児や小児ではわずかな可動性を有する（**半関節 amphiarthroses**）（図 9.1 b）．縫合は頭蓋骨への衝撃の吸収において重要な役割を果す．

いくつかの縫合は，頭蓋骨の成長期には存在するが，成人では骨に置換される．そのような縫合は，**骨結合 synostosis**（os- ＝骨）とよばれ，縫合を挟んで向き合う骨のあいだには完全な骨性の癒合がある．前頭骨はその例で，左右に分かれていたものが通常6歳までに完全に癒合し，縫合はほとんどみえなくなる．6歳以降も縫合が残っている場合，これを**前頭縫合 frontal (metopic) suture**（metopon ＝額）とよぶ．骨結合も機能上は不動関節に分類される．

靱帯結合

靱帯結合 syndesmosis（syndesmo- ＝帯，靱帯；複数形 syndesmoses）は，縫合と同じく線維性の連結であるが，骨の結合面のあいだの距離がより大きく，より多くの不規則緻密結合組織が存在する．不規則緻密結合組織は典型的な束状（靱帯）の構造をとり，連結の可動

図 9.1 線維性の連結.

線維性の連結では，不規則緻密結合組織によって骨が連結される.

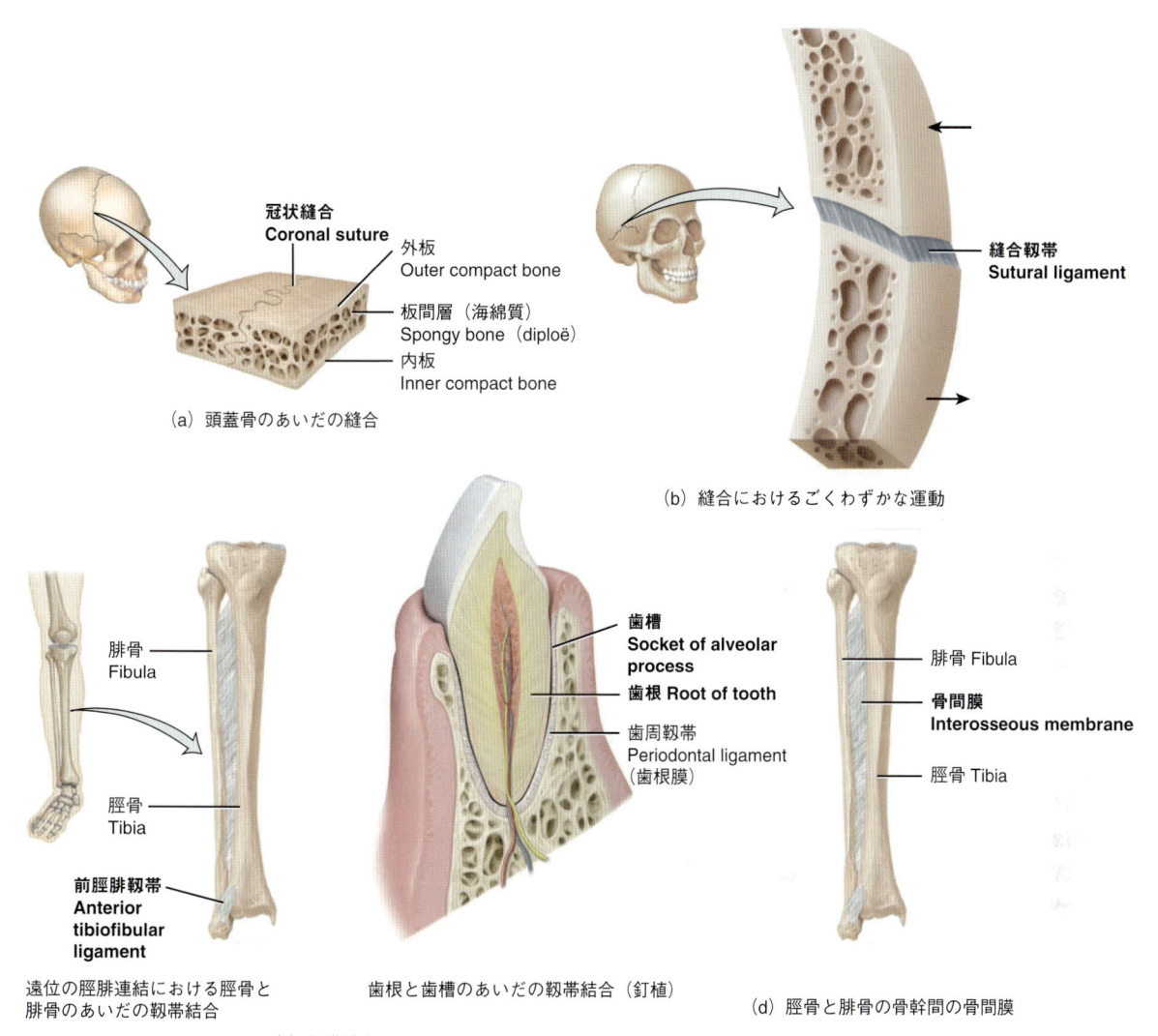

（a）頭蓋骨のあいだの縫合

冠状縫合
Coronal suture

外板
Outer compact bone

板間層（海綿質）
Spongy bone（diploë）

内板
Inner compact bone

（b）縫合におけるごくわずかな運動

縫合靱帯
Sutural ligament

腓骨
Fibula

脛骨
Tibia

前脛腓靱帯
Anterior tibiofibular ligament

遠位の脛腓連結における脛骨と
腓骨のあいだの靱帯結合

歯槽
Socket of alveolar process
歯根 Root of tooth

歯周靱帯
Periodontal ligament
（歯根膜）

歯根と歯槽のあいだの靱帯結合（釘植）

（c）靱帯結合

腓骨 Fibula

骨間膜
Interosseous membrane

脛骨 Tibia

（d）脛骨と腓骨の骨幹間の骨間膜

Q 機能上の分類では，縫合は不動関節，靱帯結合は半関節とされる．これはなぜか？

性は限定的である．遠位の脛腓連結である脛腓靱帯結合はこの一例で，前脛腓靱帯が脛骨と腓骨を連結している（図 9.1 c 左）．靱帯結合は，わずかな可動性を有する（**半関節** amphiarthrosis）．靱帯結合のもう一つの例は**釘植 gomphosis**（gompho- ＝ボルト，釘）すなわち**歯骨間連結** dentoalveolar joint で，円錐形の杭がソケットにはまり込むかたちを取る．人体における釘植は，上顎および下顎の歯根（円錐形の杭）と歯槽突起のソケット（歯槽）とのあいだの連結としてのみ存在する（図 9.1 c 右）．歯根と歯槽を連結するこの不規則緻密結合組織を歯周靱

帯（歯根膜）という．健康な状態の釘植は衝撃吸収のための微小な動きを許す（**半関節**）．歯肉や歯根膜，歯槽骨の炎症や変性を**歯周病** periodontal disease とよぶ．

骨間膜

線維性の連結の最後のものは**骨間膜 interosseus membrane** である．これは，隣り合う 2 本の長管状骨のあいだを連結する不規則緻密結合組織の丈夫な膜であり，わずかな動きだけを許す（**半関節** amphiarthrosis）．人体には 2 つの主な骨間膜が存在する．一

つは前腕の橈骨と尺骨を連結するもので（図 8.5 参照），もう一つは下腿の脛骨と腓骨を連結するものである（図 9.1 d）．これらの強力な結合組織の薄板は，隣接する長骨の結合を保持するだけでなく，骨と骨とのあいだの運動の範囲を規定する上で重要な役割を果し，また手と足の指を動かす筋が起始する部分の面積を増加させている．

> **チェックポイント**
>
> **2.** 線維性の連結のうち，不動関節に分類されるのはどれか．また，半関節に分類されるのはどれか．

9.3　軟骨性の連結

目　標

・2 種類の軟骨性の連結の構造と機能を述べる．

線維性の連結と同じく，**軟骨性の連結 cartilaginous joint** も滑膜腔をもたず，可動性はごく小さいか，まったくない．骨と骨は硝子軟骨か線維軟骨で固く結合されている（表 4.6 参照）．軟骨性の連結には，軟骨結合と線維軟骨結合の 2 種類がある．

軟骨結合

軟骨結合 synchondrosis（chondro- ＝軟骨；複数形 synchondroses）は，骨と骨が硝子軟骨で連結される結合で，わずかに可動性があるもの（**半関節 amphiarthrosis**）から可動性がないもの（**不動関節 synarthrosis**）までを含んでいる．第 1 肋骨と胸骨柄とのあいだの連結がその例である（図 9.2 a）（訳注：こ

れ以外に第 6 〜第 10 肋骨と胸骨体との連結も軟骨結合である．ただし，第 2 〜第 5 胸肋連結は滑膜性連結である）．

線維軟骨結合

線維軟骨結合 symphysis（＝一緒になること；複数形 symphyses）も軟骨結合の一つで，向い合う骨の骨端はそれぞれ硝子軟骨で覆われるが，両者のあいだは板状の線維軟骨で連結される．線維軟骨結合は，すべて正中矢状面内に存在する．左右の寛骨前部にある恥骨結合はこの一例である（図 9.2 b）．他の例としては，胸骨柄と胸骨体との連結（図 7.22 参照）や，椎骨間の連結のうち椎体間の連結に線維軟骨結合がみられる（図 7.20 a 参照）．後者の場合，線維軟骨は椎間円板の一部を構成している．機能上の分類では，線維軟骨結合はわずかな可動性をもつ連結（**半関節 amphiarthrosis**）である．

骨端軟骨

骨端軟骨 epiphyseal cartilages は，実際には運動にかかわる連結ではなく，軟骨性の骨形成における硝子軟骨の成長点である．成長しつつある骨の骨端と骨幹を結合している骨端（成長）板がその例である（図 9.2 c）．骨端板の光学顕微鏡像を図 6.7 b に示す．機能上の分類では，骨端軟骨は**不動関節 synarthrosis** に属する．骨の長さの成長が止まると，骨端の硝子軟骨は骨で置換され，骨結合（訳注：骨端線）に変る．

若年者の骨格の X 線写真では，骨端軟骨は，白く写った骨組織と骨組織のあいだの薄板状の黒っぽい領域として容易にみわけられる（図 6.7 a 参照）．成長の可能性がある程度残っているか知るために，医療の専門家はこの方法を用いている．骨折が骨端板に達して軟骨を損傷

図 9.2　軟骨性の連結．

> 軟骨性の連結では軟骨によって骨が連結される．

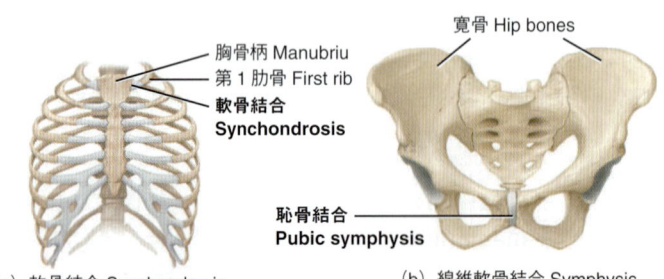

（a）軟骨結合 Synchondrosis　　（b）線維軟骨結合 Symphysis

胸骨柄 Manubriu
第 1 肋骨 First rib
軟骨結合 Synchondrosis
寛骨 Hip bones
恥骨結合 Pubic symphysis

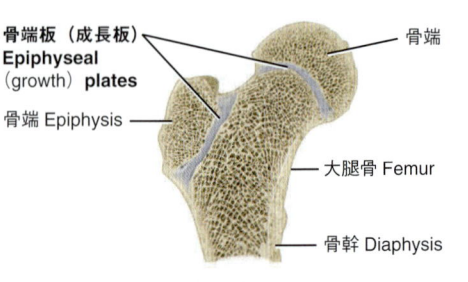

（c）骨端軟骨 Epiphyseal cartilage

骨端板（成長板）
Epiphyseal（growth）plates
骨端 Epiphysis
骨端
大腿骨 Femur
骨幹 Diaphysis

Q 軟骨結合，線維軟骨結合，骨端軟骨の構造上の違いはなにか？

すると，その骨の成長に影響することがある．そのような損傷は，骨の長さの成長期間を短縮することにより，骨の長さの短縮を引き起す（訳注：この段落は原文では軟骨結合の項に入っているが，明らかに骨端軟骨についての記述である．以前の版で骨端軟骨を軟骨結合に分類していた名残りであろう）．

cavity とよばれる空間が存在することである．この滑膜腔は関節に顕著な可動性をもたらすので，機能上の分類では，すべての滑膜性の連結は完全な可動性をもつ連結（**可動関節** diarthroses）である（訳注：実際には，仙腸関節のように可動域が非常に狭いものも含まれている）．滑膜性の連結では，骨は硝子軟骨でできた**関節軟**

チェックポイント

3. 軟骨性の連結のうち，不動関節に分類されるのはどれか．また，半関節に分類されるのはどれか．

9.4　滑膜性の連結

目　標

- 滑膜性の連結の構造を述べる．
- 滑液包と腱鞘の構造と機能について論じる．

滑膜性の連結の構造

滑膜性の連結 synovial joint には，それ以外の連結と異なる著しい特徴がある．それは，関節する骨のあいだに **滑膜腔** synovial cavity あるいは **関節腔** joint

---

臨床関連事項

自家軟骨細胞移植

　膝関節の関節軟骨が損傷を受けた場合，とくに損傷が大腿骨に及ぶ場合は，膝関節の半置換術や全置換術（9.15 節参照）の代りに**自家軟骨細胞移植** autologous chondrocyte implantation（**ACI**）が行われることがある．ACI が適応するのは，急性あるいは反復性の損傷で，関節炎のない場合である．まず，大腿骨顆の荷重のかからない部分の健全な軟骨細胞を採取して培養室に送り，そこで 4 〜 5 週間培養して 500 万〜 1,000 万個に増やす．培養細胞が得られたら，移植が実施される．その準備として，損傷部位の壊死した軟骨を除去し，他の部位（通常は脛骨）から採取した骨膜で覆う．培養された軟骨細胞は，この骨膜の下に注入され，徐々に増殖し成熟する．ACI を受けた患者は，10 〜 12 週間で膝関節に全体重をかけることができるようになる．

図9.3　**典型的な滑膜性の連結の構造.** 関節包は線維膜と滑膜の 2 層からなることに注意しなさい．滑膜腔は滑膜と関節軟骨で囲まれた空間であり，滑液で満たされる．

滑膜性の連結を特徴づけるものは，関節する骨のあいだの滑膜腔の存在である．

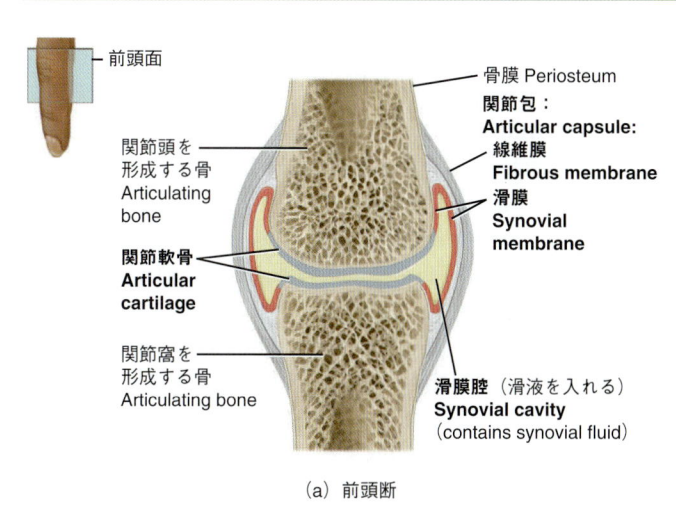

（a）前頭断

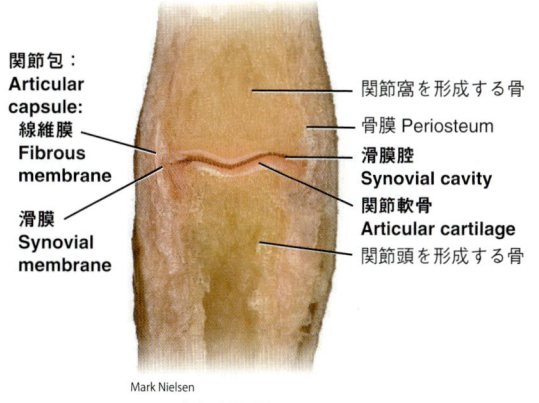

Mark Nielsen

（b）前頭断
（訳注：左の図と上下が逆であり，上が中節骨底，下が基節骨頭である．）

Q 機能上，滑膜性の連結はどの種類に分類されるか？

骨 articular cartilage で覆われている．軟骨性の連結の場合と異なり，軟骨は骨と骨とを結合するわけではなく，向い合う骨を別々に覆い，その表面は平滑である．関節軟骨は運動の際に骨のあいだの摩擦を減少させ，衝撃の吸収にも役立つ．

関節包 滑膜性の連結を袖状に取り囲む**関節包 articular capsule**（あるいは jont capsule）は，滑膜腔を囲い込み，関節する骨と骨とを結合している．関節包は 2 層から構成され，外層は線維膜，内層は滑膜である（図 9.3 a）．**線維膜 fibrous membrane** は，通常，不規則緻密結合組織（大部分は膠原線維）で構成され，関節する骨の骨膜に付着する．実際，この線維膜は，骨間（つまり関節の部分）における骨膜の続きが肥厚したものである．線維膜の柔軟性が関節における運動に大きな自由度を与える一方で，線維膜の大きい引っ張り強度（伸張に対する耐性）が脱臼すなわち骨が関節から外れることを防いでいる．ある種の線維膜では，線維が平行な束状に配列し，張力に耐えるのに非常に適した構造がみられる．このような線維の束は**靱帯 ligament**（liga- ＝結びつけられた）とよばれ，その強度は，滑膜性の連結において骨と骨とを近接させておく主要な力学的要素の一つである．靱帯はしばしば固有の名称でよばれる．関節包の内層である**滑膜 synovial membrane** は，弾性線維を含んだ疎性結合組織でできている．多くの滑膜性の連結では滑膜に脂肪組織の集積が存在し，これを**滑膜脂肪体 articular fat pad** という．膝関節の膝蓋下脂肪体はその例である（図 9.15 c 参照）．

世の中には "**二重関節 double-jointed**" と称される人がいるが，実際に余分な関節をもっているわけではない．"二重関節" の人は関節包と靱帯の柔軟性が非常に大きい．その結果，増加した可動域によって，親指を手首に触れさせたり，足首や肘を頸の後ろに位置させたりして，パーティーの仲間を楽しませることができる．しかし不運なことに，そのような柔軟な関節は構造的に安定性が低く，脱臼しやすい．

滑液 滑膜が分泌する**滑液 synovial fluid**（ov- ＝卵）は，粘り気のある透明ないし薄黄色の液体であり，その名前は，外観と粘性が生の卵白に似ていることからつけられたものである．滑液を構成するのは，滑膜の滑膜細胞から分泌されるヒアルロン酸と血漿由来の組織間液である．滑液は関節腔内の構造物の表面に薄い膜を形成する．滑液には，関節を潤して摩擦を減少させること，衝撃を吸収すること，関節軟骨の軟骨細胞に酸素と栄養を供給し，また軟骨細胞が代謝によって出す老廃物を取り除くという多くの機能がある（すでに述べたように，軟骨は脈管を欠く組織であるので，栄養血管がない）．滑

液はまた，食細胞を含み，これは関節内の細菌や自然に生じる摩滅や断裂によって生じた破片を除去する役割を果す．滑膜性の連結をしばらく動かさないでおくと，滑液の粘性が非常に高く（ゲル状に）なるが，関節の動きが増すにつれて滑液の粘性は低下する．運動の前のウォーミングアップの効用の一つは，滑液の産生と分泌を増加させることである；滑液の増加は，正常範囲内であれば，運動中に関節にかかるストレスを減らす．

よく知られているように，特定の関節を動かすとパチンと鳴ったり，手指を急に引っ張るとポキポキッという音がしたりする．これは関節腔が拡張する際に関節腔の圧力が低下して部分的に真空になるためであるという説がある．それによる陰圧は，滑膜内の血管から二酸化炭素と酸素を吸い出し，滑液中にその気泡ができ，指を過度に屈曲した場合などに関節腔の容積が減少して圧が上昇し，気体が再び滑液に押し込められる際に，その気泡が破裂してパチン，ポキポキッといった音が出るという（訳注：気泡の破裂という現象を別の角度からみると，気泡をつくっている気体の急激な液化である．気泡が突然消滅すれば，周囲の滑液が気泡のあった空間に流入し，ぶつかりあう．破裂時の流体の移動方向はゴム風船の破裂などの場合とは逆になる）．

副靱帯，関節円板，関節唇 多くの滑膜性の連結には，関節外靱帯および関節内靱帯とよばれる**副靱帯 accessory ligament** が存在する（9.13 節参照）．**関節外靱帯 extracapsular ligament** は，関節包の外部に存在する．膝に存在する外側および内側側副靱帯はその例である．**関節内靱帯 intracapsular ligament** は，関節包の内部に位置するが，滑膜のヒダに覆われて滑膜腔の外部にある．膝関節の前・後十字靱帯はこの例である．

いくつかの滑膜性の連結の内部には，向い合う関節面のあいだに線維軟骨でできた三日月形のパッドが存在し，線維膜に付着している．このパッドは**関節円板 articular disc** または**関節半月 meniscus**（複数形 menisci）とよばれる．図 9.15 c と d に膝関節の外側および内側半月が示されている．関節円板は線維膜の内面にしっかりと結びついており，通常，滑膜腔を 2 つの空間に分離し，各空間内の独立した運動を可能にする（訳注：関節半月は関節腔を完全には二分しない）．後述するように，顎関節 temporomandibular joint（TMJ）（9.9 節参照）でも各空間内の独立した運動が観察される．関節半月の機能は，すべてわかっているわけではないが，(1) 衝撃を吸収する，(2) 関節する骨の表面のあいだをよりよく適合させる，(3) 複合的な運動に適合できる関節面を提供する，接触面を広げて重さの負荷を分散させる，(5) 潤滑のための滑液を関節面全体にいきわたらせる，といった働きをすることが知られている．

　関節唇 labrum（複数形 labra）は，球関節である肩関節と股関節（図 9.12c, d；図 9.14c 参照）の関節窩の周縁から張り出した線維軟骨性の縁取りである．関節唇は，関節窩を深くし，上腕骨あるいは大腿骨の骨頭の球面との接触面を増加させる．

臨床関連事項

半月損傷と関節鏡検査法

　膝の関節半月の断裂は，一般に**半月損傷 torn cartilage**とよばれ，運動選手に頻発する．そのような損傷した軟骨は，外科的な処置を行わないと，摩滅し始め，関節炎を起す．以前は，半月損傷を生じた場合には，関節半月切除術とよばれる方法によって関節半月の全体を除去していた．その場合，関節軟骨が速く磨り減ってしまうという問題があった．今日では，外科医たちは**半月切除術 meniscectomy**を行っており，この場合，関節半月の損傷部位のみが除去される．半月損傷の外科的な修復術には，**関節鏡検査法 arthroscopy**（-scopy ＝観察）が用いられる場合がある．これは，侵襲が非常に小さい方法で，関節（通常は膝関節）の内部を関節鏡 arthroscope とよばれる鉛筆のように細い照明つきのファイバースコープカメラで視覚化して損傷の性質と程度を調べるものである．関節鏡検査法は，疾病の進行や治療の効果をモニターするためにも使われる．さらに，医師は別の切開部から挿入した外科用具を用いて，膝の損傷した軟骨を除去したり，十字靱帯を修復したり，検査のための組織標本を採集したり，膝以外の関節，例えば肩，肘，足首，手首などの外科手術を行ったりすることができる．

支配神経と栄養血管

　関節の支配神経は，その関節を動かす骨格筋の支配神経と同じである．滑膜性の連結では，関節包と副靱帯に多数の神経終末が分布する．神経終末の一部は，痛みの情報を関節から脊髄と脳へ伝え，そこで情報が処理される．他の神経終末は関節の動きや引っ張りの程度に反応する．これは，外科医が反射の検査として行う膝蓋靱帯の打腱のような場合にみられる．脊髄や脳はそれに反応してさまざまな神経から興奮を筋に伝え，からだの動きを調節する．

　滑膜性の連結の構成要素の多くは脈管を欠くが，付近に分布する動脈からは多くの枝が分枝して靱帯や関節包に入り，酸素と栄養分を供給する．静脈は関節から二酸化炭素と老廃物を除去する．典型的な状態では，いくつかの異なる動脈からの枝は関節の周囲で吻合した後，関節包に入る．滑膜性の連結の関節軟骨の細胞には，血液からの酸素や栄養分が滑液を経由して供給され，それ以外の組織は直接動脈で栄養される．関節軟骨の細胞から排出される二酸化炭素や老廃物は滑液を経由して静脈に入り，それ以外のすべての組織からのものは直接静脈に入る．

滑液包と腱鞘

　人体のさまざまな運動はその可動部に摩擦を引き起す．肩関節や膝関節など，いくつかの滑膜性の連結のそうした部位には，摩擦を減少させる**滑液包 bursa**（＝財布；複数形 bursae）とよばれる袋状の構造が存在する（図 9.12 および図 9.15c ～ e 参照）．滑液包は滑膜性の連結の一部ではないが，その内壁が滑膜で覆われた薄い緻密結合組織の線維膜でできているので，関節包に似ている．さらに，その内部には滑液と同じような少量の液体が入っている．滑液包は，皮膚と骨のあいだや，腱と骨，筋と骨，靱帯と骨のあいだなどに存在する．液体で満たされたこの袋は，からだの一部分が他の部分に対して動く際のクッションの役割をする．

臨床関連事項

滑液包炎

　滑液包の急性または慢性の炎症を**滑液包炎 bursitis**という．ふつう，関節を繰り返し酷使するとによって起るが，外傷や，急性または慢性の感染（梅毒や結核を含む），関節リウマチ（章末"ホメオスタシスの失調"に記載）などによっても起る．症状としては，疼痛，腫脹，過敏，運動制限などが観察される．治療法には，抗炎症薬の経口投与，コルチゾール様ステロイド類の注射が含まれる．

　滑液包に加えて，腱鞘とよばれる構造も関節の摩擦を減少させる働きをする．**腱鞘 tendon sheath**（滑液鞘 synovial sheath）は，結合組織と骨でできたトンネルを腱が通過する場合のように，腱の摩擦のとくに大きい部位で，その周囲をとりまく管状の滑液包である．腱鞘の内側の層は**臓側板 visceral layer**で，腱の表面を覆い，外側の層は**壁側板 parietal layer**で骨に付着している（図 11.18a 参照）．臓側板と壁側版のあいだにできる内腔には，滑液の薄層がある．腱鞘は，腱が前後に動く時，腱の全周を摩擦から保護する．腱鞘は，腱が関節の滑膜腔を通過するような場所，例えば，肩関節における上腕二頭筋の腱で観察される（図 9.12c 参照）．摩擦が大きい場所に腱鞘が存在する他の例としては，多数の腱が狭い場所に集まっている手首と足首（図 11.18a 参照），動きの大きい手と足の指（図 11.18 参照）などがある．

4. 滑膜性の連結が構造上，可動関節に分類されるのはなぜか.

5. 関節軟骨，滑液，関節円板の機能はそれぞれなにか.

6. 関節で感知される感覚にはどのような種類があるか. 関節はどこから栄養を受け取るか.

7. 滑液包と関節包の類似点はなにか. また相違点はなにか.

図**9.4**	滑膜性の連結における滑り（滑走）.

滑りは前後左右の動きである.

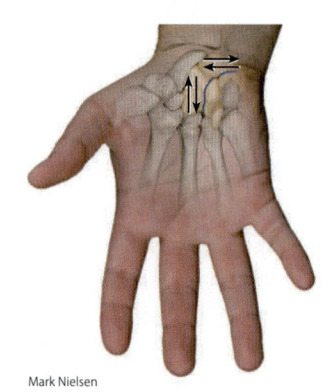

Mark Nielsen

手根骨間の滑り（矢印）

Q 滑り運動が可能な関節の例を 2 つ挙げよ.

9.5	## 滑膜性の連結における運動の種類

目 標

- 滑膜性の連結における運動の種類を説明する.

解剖学者や，理学療法士，運動科学者（キネシオロジスト）（人間の運動を科学的に研究し，労働や，スポーツ，日常生活などにおける身体活動の効率と成績を向上させる方法を探究する専門家）たちは，滑膜性の連結で生じる運動を記述するために特別の用語を用いている. これらの精密な用語は，運動の型や，運動の方向，運動中の身体のある部分の他の部分に対する関係などを表現する. 滑膜性の連結における運動は，(1) 滑り，(2) 角運動，(3) 回旋，(4) 特定の関節のみで生じる特殊運動の 4 つに大きく分類される.

滑り（滑走）

滑り gliding は，向い合う比較的平らな関節面が相対的に前後左右に動くような単純な運動である（図 9.4）. 骨のあいだの角度は実質的に変化しない. 滑りの可動域は，関節包や関係する靱帯および骨の構造によって制限される. しかし，これらの滑りは，回旋と複合して生じることがある. 滑りがみられる関節の例としては，手根間関節や足根間関節がある.

角運動

角運動 angular movement においては，関節する骨のあいだの角度が増減する. 主な角運動には，屈曲，伸展，側屈，過伸展，外転，内転，描円（円運動）がある. これらの運動は，解剖学的正位にある身体を基準として論じられる（図 1.6 参照）.

屈曲，伸展，側屈，過伸展　屈曲と伸展は反対の運動である. **屈曲 flexion**（flex- ＝曲げること）においては関節する骨と骨とのあいだの角度が減少する. **伸展 extension**（exten- ＝引き伸ばすこと）においては骨と

骨とのあいだの角度が増加し，多くの場合，屈曲した部位を解剖学的正位に戻す動作になる（図 9.5）. 屈曲・伸展とも通常は矢状面内で起る. 次はいずれも屈曲の例である（もう気づいているであろうが，伸展は単にこれらの逆の運動と考えればよい）：

- 頭を胸に向かって曲げる運動. 環椎（第 1 頸椎）と頭蓋の後頭骨とのあいだの環椎後頭関節および頸椎間関節が関与する（図 9.5 a）.
- 腹筋運動のクランチ（体幹屈曲）のように体幹を前に曲げる運動. 椎間関節が関与する.
- 上腕骨を前方に動かす運動. 肩関節で起る. 歩行中に腕を前に振る際などにみられる（図 9.5 b）.
- 肘を曲げる時のように，前腕を上腕に向かって近づける運動. 上腕骨と橈骨および尺骨がつくる肘関節で起る（図 9.5 c）.
- 手掌を前腕に向かって動かす運動. 手首すなわち橈骨と手根骨とのあいだの橈骨手根関節で起る運動で，リストカールの時，手の上方への動きがその例である（図 9.5 d）.
- 手を握りしめて拳をつくる時のように，手の指を曲げる運動. 指節間関節で起る.
- 大腿骨を前方に動かす運動. 大腿骨と寛骨のあいだの股関節で起る（図 9.5 e）.
- 膝を曲げる場合などに下腿を大腿に近づける運動. 膝関節すなわち脛骨，大腿骨，膝蓋骨のあいだの関節が関与する（図 9.5 f）.

屈曲・伸展はふつう矢状面内で起るが，少数の例外が

図9.5　滑膜性の連結における角運動：屈曲，伸展，過伸展，および側屈.

角運動では，関節する骨のあいだの角度が増加または減少する.

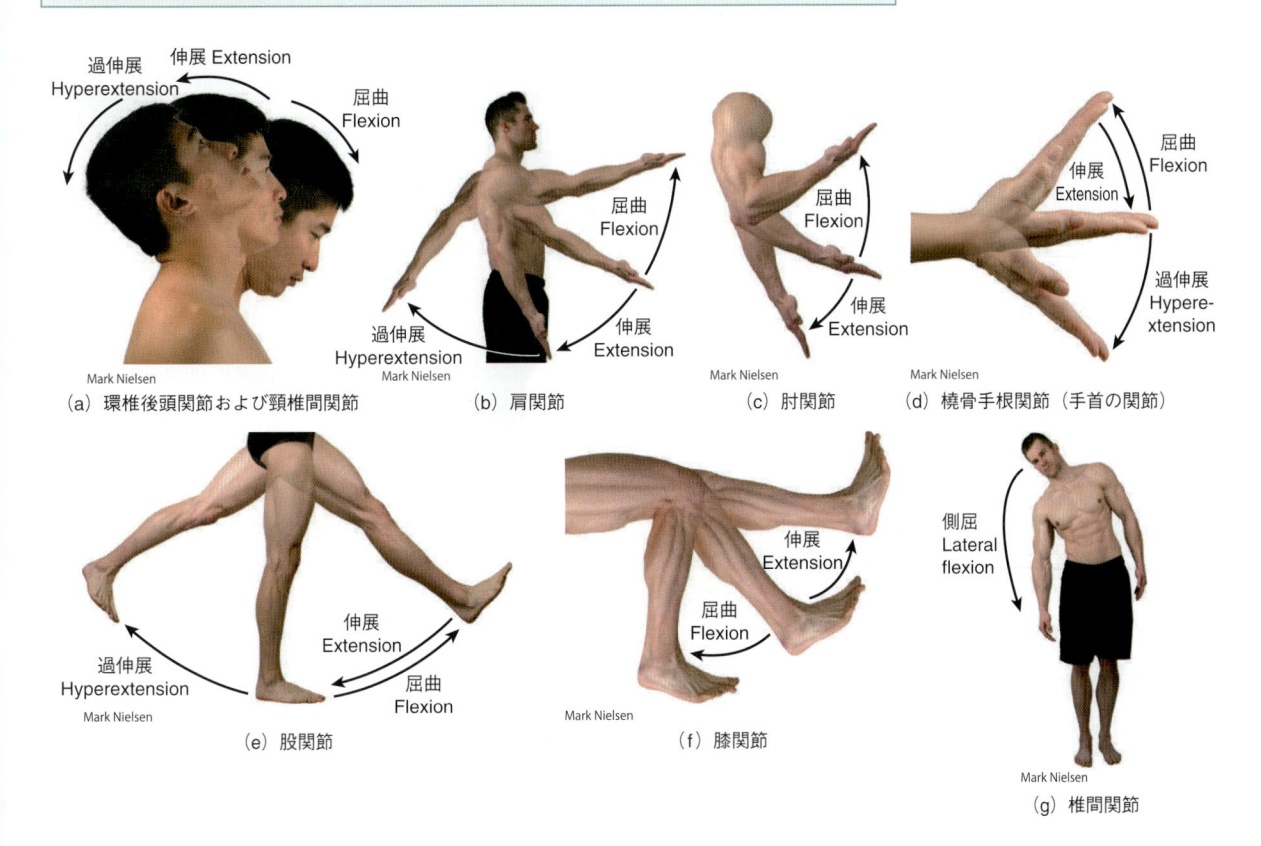

(a) 環椎後頭関節および頸椎間関節　　(b) 肩関節　　(c) 肘関節　　(d) 橈骨手根関節（手首の関節）

(e) 股関節　　(f) 膝関節　　(g) 椎間関節

Q 矢状面に沿わない屈曲の例を2つ挙げよ.

ある．例えば，手の親指の屈曲は，大菱形骨と第1中手骨のあいだの手根中手関節における運動であり，母指を手掌の反対側に触れさせる際にみられるように，母指が手掌を横切るような内側向きの運動を含んでいる（図11.18f 参照）．他の例としては，腰のところで体幹を左右方向に曲げる運動がある．これは前頭面内で起り，椎間関節が関与する運動で，**側屈 lateral flexion** とよばれる（図9.5g）.

　解剖学的正位を越えた伸展を**過伸展 hyperextention**（hyper- ＝越えた，過度の）という．過伸展の例として次のものがある：

- 星空を見上げる時のように，頭を後方に曲げる運動．環椎後頭関節および頸椎間関節が関与する（図9.5a）.
- バックベント（後方ブリッジ）をする時のように，体幹を後方に曲げる運動．椎間関節で起る.
- 歩行時に腕を後ろへ振る時のように，上腕骨を後方へ動かす運動．肩関節で起る（図9.5b）.
- バスケットボールのシュートの構えのように，手掌を

手の甲の側に曲げる運動．手首の関節で起る（図9.5d）.
- 歩行時のように大腿を後方へ動かす運動．股関節で起る（図9.5e）.

　肘関節や，指節間関節，膝関節などの蝶番関節では，ふつう靱帯および骨の解剖学的な配置によって過伸展が防がれている.

外転，内転，描円（円運動）　**外転 abduction**（ab-＝離れる；-duct＝導く）あるいは**橈屈 radial deviation** は正中矢状面から離れるような骨の運動であり，一方，**内転 adduction**（ad-＝近づく）あるいは**尺屈 ulnar deviation** は正中矢状面に近づくような骨の運動である．これらの運動は通常，前頭面内で起る．外転の例としては，肩関節で上腕骨を外側に向かって動かす際の運動，手首の関節で手掌を外側に動かす際の運動，股関節で大腿骨を外側に動かす際の運動がある（図9.6a～c）．それらの身体の部位を解剖学的正位に戻す

運動が内転である（図 9.6 a〜c）.

　手足の指の屈曲・伸展の場合，基準とするのはからだの正中矢状面ではない．手の指（母指を除く）の外転は，中指の長軸を通る直線を想定し，この線から離れる指の運動として定義する（図 9.6 d）．手の母指の外転は，矢状面内で母指が手掌から離れる運動である（図 11.18 f 参照）．足指の外転では，第 2 指の長軸を通る直線を基準線として想定する．手の指と足の指の内転は，それらを解剖学的正位に戻す運動である．手の母指の内転は，矢状面内で母指を手掌に近づける運動である（図 11.18 f 参照）．

　描円（円運動）circumduction（circ- ＝円）は，身体のある部分の遠位端が円を描くような運動である（図 9.7）．描円は，それ自体が単独の運動であるのではなく，関節における連続した一連の屈曲，外転，伸展，内転，回旋（またはこの逆順の一連の運動）の結果として生じる．それは，特定の回転軸や平面に沿って起る運動ではない．描円の例には，肩関節における上腕骨の描円や（図 9.7 a），手首の関節における手の描円，手根中手関節における手の母指の描円，（中手骨と指骨とのあいだの）

図 9.6　滑膜性の連結における角運動：外転と内転.

> 外転と内転は通常，前頭面に沿った運動である.

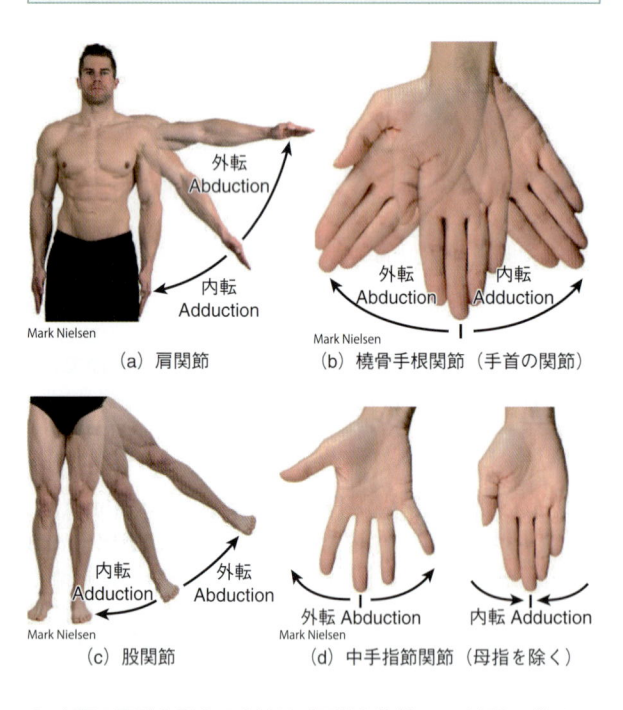

Mark Nielsen
（a）肩関節　　　（b）橈骨手根関節（手首の関節）

Mark Nielsen
（c）股関節

Mark Nielsen
（d）中手指節関節（母指を除く）

Q 内転の意味を覚える方法は "四肢を体幹につけ加える" という文を使えばよい．なぜこれが有効な学習方法なのか？
（訳注：内転が adduction，外転が abduction であるので，"adding your limb to your trunk" の adding から，内転を意味する adduction を思い出させようとしている.）

図 9.7　滑膜性の連結における角運動：描円.

> 描円は，身体のある部分の遠位端が円を描くような運動である.

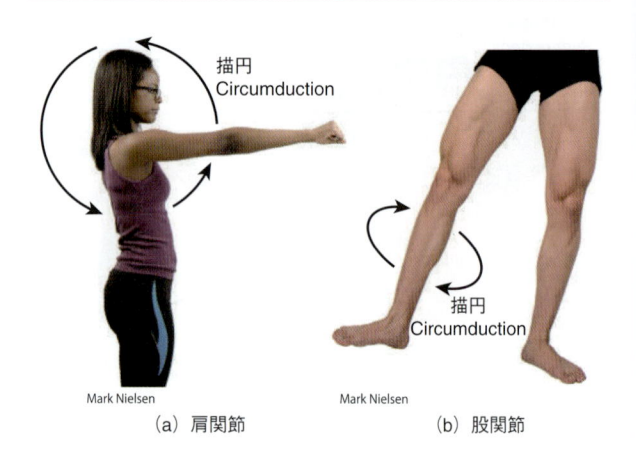

Mark Nielsen　　　　　Mark Nielsen
（a）肩関節　　　　　（b）股関節

Q 描円は連続した複数の運動からなる．それらはどの運動か？

中手指節関節における手の指の描円，股関節における大腿骨の描円（図 9.7 b）などがある．肩関節と股関節はともに描円を可能にしている．股関節における屈曲，外転，伸展，内転は，肩関節の運動よりも制限されており，これは特定の靱帯および筋の張力と，股関節の寛骨臼が深いことに起因している（9.10 節および 9.12 節参照）．

回　旋

　回旋 rotation（rota- ＝軸を中心に回る）では，骨がその長軸を中心に回転する．回旋の例としては，"いいえ" といって首を左右に振る時の環軸関節つまり第 1・第 2 頸椎間の関節における運動がある（図 9.8 a）．他の例としては，腰と下肢を解剖学的正位に保って，体幹を左右に向ける時の椎間関節における運動がある．上下肢では，回旋は正中矢状面との位置関係で定義され，特別な用語を用いて表現する．上肢または下肢の骨の前面が正中矢状面に近づくように回旋する時，その運動を**内旋 medial（internal）rotation** という．肩関節で上腕骨を内旋するには，まず解剖学的正位の姿勢をとり，肘を屈曲して，手掌を胸を横切るように動かす（図 9.8 b）．大腿骨を股関節で内旋するには，仰向けになって，片方の膝を曲げ，（訳注：膝を正中矢状面から離さずに）下腿と足を正中から外側に向かって動かせばよい．この時，下腿と足は外側に動くが，大腿骨は内側に向かって回旋することになる（図 9.8 c）．膝関節で下腿を内旋するには，椅子に腰掛けて膝を曲げ，床から足をもち上げて，つま先を内側に向ければよい．四肢の骨の前面が正中面から離れるように回旋する運動を**外旋 lateral（external）**

図**9.8** 滑膜性の連結における回旋.

回旋では，骨がその長軸を中心に回転する.

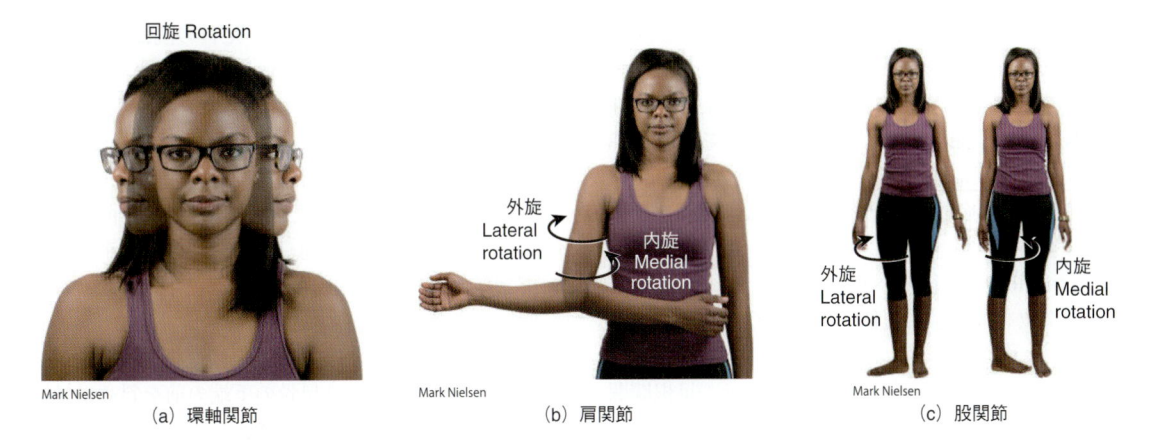

（a）環軸関節 （b）肩関節 （c）股関節

Q 内旋と外旋はどのように異なるか？

rotation という（図 9.8 b, c）.

特殊運動

　特殊運動 special movement は，特定の関節だけで起る．特殊運動には，挙上，下制，前突，後退，内反，外反，背屈，底屈，回外，回内，対立の各運動が含まれる（図 9.9）:

- **挙上** elevation（＝もち上げること）とは，身体の一部の上方への動きで，口を閉じる時の（下顎骨と側頭骨のあいだの）顎関節における下顎骨の挙上（図 9.9 a）や，肩をすくめる時の肩鎖関節における肩甲骨と鎖骨の挙上などがその例である．挙上の逆の運動は下制である．挙上（または下制）が可能な骨には，ほかに舌

図**9.9** 滑膜性の連結にみられる特殊運動.

特殊運動は，特定の関節だけで起る.

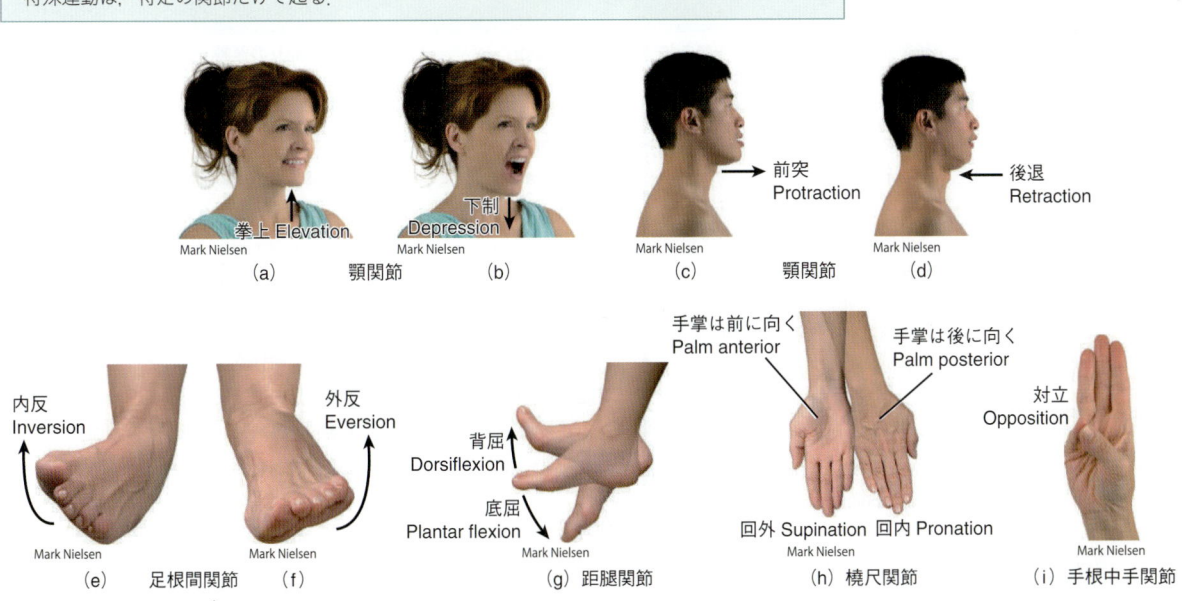

（e）足根間関節 （f） （g）距腿関節 （h）橈尺関節 （i）手根中手関節

Q 両肘が触れあうまで上腕を前方へ差し出す時の上肢帯の運動はどんな種類の運動か？

骨や肋骨などがある。

- **下制 depression**（＝押し下げること）とは、身体の一部の下方への動きで、口を開く時の下顎骨の下制（図9.9b）や、すくめた肩を解剖学的正位に戻す時の肩甲骨と鎖骨の下制がその例である。
- **前突 protraction**（＝前に引くこと）とは、身体の一部が水平面内で前方へ動くことである。前突の逆の運動は後退である。顎関節で下顎を前突させるには下顎骨を突き出すようにすればよい（図9.9c）。また、鎖骨を肩鎖関節と胸鎖関節で前突させるには、腕を交差させればよい。
- **後退 retraction**（＝後ろへ引くこと）とは、前突した身体の部位を解剖学的正位に戻すような運動である（図9.9d）。
- **内反 inversion**（＝内に向けること）とは、足根間関節において足底を内側に向ける運動である。両足を内反すれば左右の足の裏が向い合うことになる（図9.9e）。この逆の運動が向い合う外反 eversion である。理学療法士は足の底屈を伴う内反を回外 supination とよぶことがある。
- **外反 eversion**（＝外に向けること）とは、足根間関節において足底を外側に向ける運動である。両足を外反すれば足の裏が反対に向くことになる（図9.9f）。なお、理学療法士は足の背屈を伴う外反を回内 pronation とよぶことがある。
- **背屈 dorsiflexion** とは、足首すなわち脛

骨と距骨とのあいだの）距腿関節において足背（足の上面）の方向に曲げることである（図9.9g）。背屈は、例えば踵だけで立つ時に生じる。背屈の逆の運動は底屈である。

- **底屈 plantar flexion** とは、足首の関節で足を足底する足の下面の方向に曲げることである（図9.9g）。底屈は、例えば爪先立ちでかかとをもちあげる時に起る。
- **回外 supination** とは、前腕の上・下橈尺関節における運動で、手掌を前または上（訳注：肘を曲げた場合）に向ける動きである（図9.9h）。回外した手の向きは、解剖学的正位の要件の一つである。回外の逆の運動は回内である。
- **回内 pronation** とは、上・下橈尺関節で起る前腕の運動で、橈骨の下端は尺骨の下端を斜めに横切り、手掌は後方に向く（図9.9h）。
- **対立 opposition** とは、手根中手関節（大菱形骨と第1中手骨のあいだ）で起る母指の運動である。母指が手掌を横切って同じ手の残りの指の先に触れるような運動をいう（図9.9i）。この"対立可能な母指"は、物体の把握や非常に精密な手の作業を行う能力をヒトやそれ以外の霊長類に与えている。

滑膜性の連結（狭義の関節）において生じる各種の運動を表9.1に要約する。

表 9.1　骨膜性の連結における運動の要約

運動	説明
滑り（滑走）Gliding	比較的平らな面のあいだで起る前後左右方向の運動。骨のあいだの角度の変化はほとんどない。
角運動 Angular	骨のあいだの角度が増加または減少する。
屈曲 Flexion	骨のあいだの角度が減少する運動で、通常、矢状面内で生じる。
側屈 Lateral flexion	前頭面内における体幹の運動。
伸展 Extension	関節する骨のあいだの角度の増加。通常、矢状面内の運動。
過伸展 Hyperextension	解剖学的正位を越えて起る伸展。
外転 Abduction	骨が正中矢状面から離れる運動。通常、前頭面内で起る。
内転 Adduction	骨が正中矢状面に近づく運動。通常、前頭面内で起る。
描円（円運動）Circumduction	屈曲、外転、伸展、内転（またはその逆順の運動）が組み合さった一連の運動で、身体のある部分の遠位端が円を描く。
回旋 Rotation	骨の長軸の周りの運動。上・下肢骨では（骨の前面が正中面に向かう）内旋と（骨の前面が正中矢状面から離れる）外旋を区別する。
特殊運動 Special	
挙上 Elevation	身体の一部の上方への運動。
下制 Depression	身体の一部の下方への運動。
前突 Protraction	水平面内における身体の一部の前方への運動。
後退 Retraction	水平面内における身体の一部の後方への運動。
内反 Inversion	足底を内側に向ける運動。
外反 Eversion	足底を外側に向ける運動。
背屈 Dorsiflexion	足を足背（足の上面）の方向に曲げること。
底屈 Plantar flexion	足を足底（足の裏）の方向に曲げること。
回外 Supination	手掌を前（肘を曲げた状態では上）に向ける前腕の運動。
回内 Pronation	手掌を後（肘を曲げた状態では下）に向ける前腕の運動。
対立 Opposition	母指が手掌を横切って同じ手の残りの指の先に触れる運動。

9.6 滑膜性の連結の種類

目　標

• 滑膜性の連結の６つの型について述べる．

　すべての滑膜性の連結は多くの特徴を共有するが，関節面の形態は変化に富み，そのために多様な運動が可能である．運動の種類に基づいて，滑膜性の連結を次の６つのカテゴリーに分類する．すなわち，平面関節，蝶番関節，車軸関節，顆状関節，鞍関節，球関節である．

平面関節

　平面関節 plane joint（planar joint ともよばれる）の関節面は平面か平面に近い曲面である（図9.10a）．平面関節では，平らな関節面間の前後・左右方向の運動（滑り）が可能であるが，相互の回旋も可能な場合がある．多くの平面関節は**二軸性 biaxial**，すなわち，２つの軸を中心とした運動を許す（訳注：関節の平面を半径無限大の球面の一部とみなせば，滑りは球の回転運動と解釈できる）．運動の**軸 axis** とは，骨の回旋や滑りの中心となる直線をいう．平面関節が滑りに加えて回旋できる時は３つの軸に関する運動が可能な**三軸性 triaxial（多軸性 multiaxial）**関節である．平面関節の例としては，手根間関節（手根骨と手根骨のあいだ），足根間関節（足根骨と足根骨のあいだ），胸鎖関節（胸骨柄と鎖骨とのあいだ），肩鎖関節（肩甲骨の肩峰と鎖骨とのあいだ），胸肋関節（胸骨と第２肋骨から第７肋骨の肋軟骨の先端とのあいだ），肋椎関節（肋骨頭関節：肋骨の肋骨頭と胸椎椎体とのあいだ，および肋横突関節：肋骨結節と胸椎横突起とのあいだ）などがある．

蝶番関節

　蝶番関節 hinge joint（あるいは ginglymus joint）では，一方の骨の凸面が他方の骨の凹面にはまり込む（図9.10b）．その名前が示すように，蝶番関節は蝶番のついた扉の開閉のような角運動を可能にする．多くの場合，片方の骨は固定された位置を保ち，もう一方の骨が軸の周りを回転する．蝶番関節は，単一の軸を中心とした動きを許す典型的な**一軸性 uniaxial（monaxial）**の関節で

ある．蝶番関節では屈曲と伸展だけが可能である．蝶番関節の例には，膝関節（後述するように，正確には蝶番関節の変型），肘関節，足首の距腿関節，指節間関節（手足の指節骨のあいだの関節）などがある．

車軸関節

　車軸関節 pivot joint（あるいは trochoid joint）では，一方の骨の円柱状あるいは円錐状の表面が，もう一方の骨と靱帯とからなる環状の構造と関節する（図9.10c）．車軸関節はその長軸の周りの回旋だけを許すので**一軸性 uniaxial** 関節である．車軸関節の例には，環軸関節や上下の橈尺関節がある．環軸関節（訳注：正中環軸関節）では環椎が軸椎（訳注：軸椎の歯突起）を中心に回転し，“いいえ”といって首を左右に振るような運動を可能にする（図9.8a 参照）．上・下橈尺関節は，手掌を前後に裏返す運動（訳注：回外・回内）を可能にしている．この場合，橈骨の骨頭は尺骨の橈骨切痕の中で長軸を中心にして回転する（図9.9h 参照）．

顆状関節

　顆状関節 condyloid joint（condyl- ＝拳）は**楕円関節 ellipsoidal joint** ともよばれ，一方の骨の楕円状の凸面がもう一方の骨の楕円状の凹面にはまり込む（図9.10d）．顆状関節は２つの軸の周りの動き（屈曲・伸展，および外転・内転）が可能なので**二軸性 biaxial** であり，限定的な円運動も可能である（円運動は単独の運動ではないことを思い出してほしい）．顆状関節の例としては，手首の橈骨手根関節や手の第２から第５指の中手指節関節（中手骨と基節骨のあいだの関節）がある．

鞍関節

　鞍関節 saddle joint（あるいは seller joint）では，片方の骨の関節面が馬につける鞍のような形をしており，もう一方の骨の関節面は騎手が鞍に座るような形ではまり込む（図9.10e）．鞍関節における運動は顆状関節と同じく，**二軸性 biaxial**（屈曲・伸展と外転・内転）で，限定的な円運動も可能である．鞍関節の一例は母指の手根中手関節，すなわち手根の大菱形骨と第１中手骨とのあいだの関節である．

球関節

　球関節 ball-and-socket joint（あるいは spheroid joint）では，一方の骨の関節面が球状で，他方の骨のカップ状に窪んだ関節面にはまり込む（図9.10f）．球関節は３つの軸の周りの運動（屈曲・伸展，外転・内転，および回旋）が可能なので**三軸性 triaxial（多軸性 multiaxial）**である．機能上，球関節に分類される例に肩関節と股関節がある．肩関節では上腕骨頭が肩甲骨の

図 9.10　**滑膜性の連結の種類.**　各種類の代表例について実際の関節の図と単純化した概念図とを示す.

滑膜性の連結は，関節面の形態に基づいて 6 つの基本的な型に分類される.

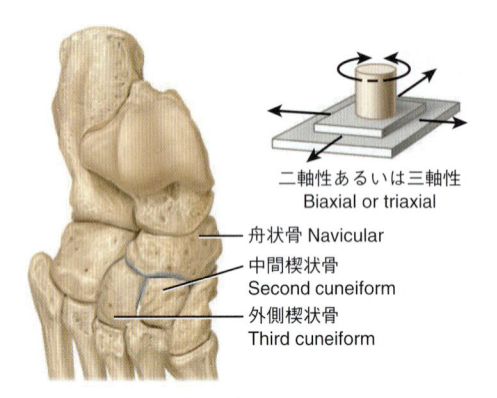

（a）**平面関節**：足根の舟状骨と中間および
　　外側楔状骨とのあいだの関節（足根間関節）

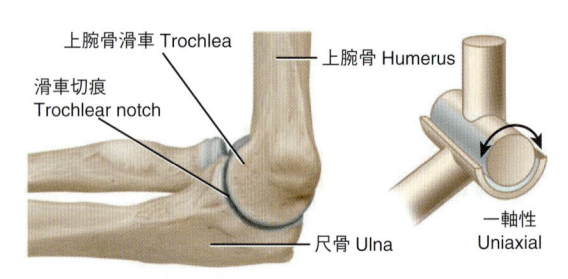

（b）**蝶番関節**：肘関節のうち上腕骨滑車と尺骨の
　　滑車切痕とのあいだの関節（腕尺関節）

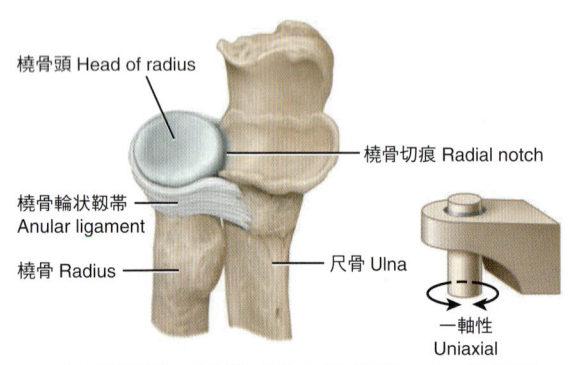

（c）**車軸関節**：橈骨頭と尺骨の橈骨切痕とのあいだの関節
　　（上橈尺関節）

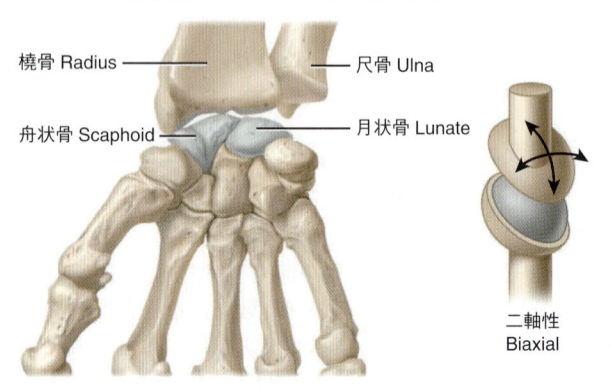

（d）**顆状関節（楕円関節）**：橈骨の下端と手根（手首）の舟状骨および
　　月状骨（訳注：三角骨も含む）とのあいだの関節（橈骨手根関節）

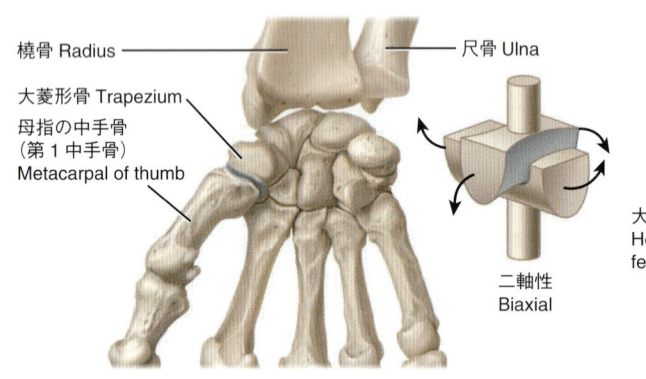

（e）**鞍関節**：手根の大菱形骨と第 1 中手骨とのあいだの関節
　　（母指の手根中手関節）

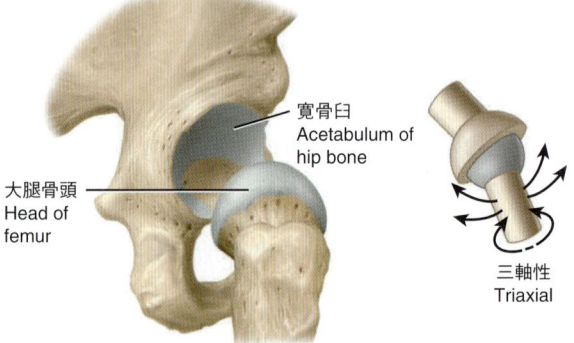

（f）**球関節**：大腿骨頭と寛骨臼とのあいだの関節（股関節）

Q 車軸関節には，ここに示した例のほかにどのようなものがあるか？

表9.2	構造と機能からみた骨の連結の分類		
構造による分類	特　徴	機能による分類	例
線維性の連結　滑膜腔を欠く．骨と骨とが線維性結合組織で連結される．			
縫合 Suture	骨と骨とが不規則緻密結合組織の薄層で連結される．頭蓋骨にみられる．縫合によっては，加齢により骨結合で置換される（独立した2つの骨が癒合して1個の骨になる）．	不動関節および半関節	冠状縫合
靱帯結合 Syndesmosis	骨と骨とが比較的多量の不規則緻密結合組織（通常は靱帯）で連結される．	半関節（わずかに可動性がある）	脛腓靱帯結合（遠位の脛腓関節）
骨間膜 Interosseous membrane	骨と骨とのあいだが不規則緻密結合組織の丈夫な膜で連結される．	半関節（わずかに可動性がある）	脛骨と腓骨のあいだ（下腿骨間膜）
軟骨性の連結　滑膜腔を欠く．骨と骨とのあいだは硝子軟骨または線維軟骨により連結される．			
軟骨結合 Synchondrosis	硝子軟骨による連結．	半関節（わずかに可動性がある）または不動関節（可動性がない）	第1肋骨と胸骨柄のあいだの連結．
線維軟骨結合 Symphysis	広い円板状の線維軟骨による連結．	半関節	恥骨結合，椎間円板
骨端軟骨 Epiphyseal cartilage	実際には骨の連結ではなく，硝子軟骨の成長点．	不動関節（可動性がない）	長骨の骨幹と骨端のあいだにある骨端板．
滑膜性の連結　滑膜腔，関節軟骨，関節包をもつ．副靱帯や，関節円板，滑液包を伴う場合がある．			
平面関節 Plane	関節面は平面か，平面に近い曲面である．	多くは二軸性関節：前後・左右方向の滑り運動．一部は三軸性関節：前後・左右方向の滑り，回旋	手根間関節，足根間関節，胸肋関節（胸骨と第2〜7肋骨），肋椎関節
蝶番関節 Hinge	凸面が凹面にはまり込む．	一軸性関節：屈曲と伸展	膝関節（蝶番関節の変型），肘関節，距腿関節，指節間関節
車軸関節 Pivot	円柱状あるいは円錐状の表面が骨と靱帯でできた環状の構造にはまり込む．	一軸性関節：回旋	環軸関節，上・下橈尺関節
顆状関節 Condyloid	楕円状の凸面が楕円状の凹面にはまり込む．	二軸性関節：屈曲-伸展，外転-内転	橈骨手根関節，中手指節関節
鞍関節 Saddle	片方の骨の関節面が馬につける鞍のような形で，もう一方の骨の関節面は騎手が鞍に座るような形ではまり込む．	二軸性関節：屈曲-伸展，外転-内転	母指の手根中手関節（大菱形骨と第1中手骨のあいだの関節）
球関節 Ball-and-socket	球状の関節面がカップ状の窪みにはまり込む．	三軸性（多軸性）関節：屈曲-伸展，外転-内転，回旋	肩関節，股関節

関節窩にはまり込み，股関節では大腿骨頭が寛骨臼にはまり込む．

表9.2 に骨の連結の構造上および機能上の分類を要約する．

チェックポイント

10. 一軸性，二軸性，三軸性の関節に属するのはそれぞれどの種類の関節か．

9.7 滑膜性の連結における関節面の接触維持と可動域に影響する要因

目　標

・滑膜性の連結における運動の種類とその可動域に影響を与える6つの要因を述べる．

　滑膜性の連結の関節面は相互に接触し，可能な運動の種類と可動域を決める．**可動域 range of motion (ROM)** とは，関節する骨を動かすことができる範囲を角度で表したものである．関節面の接触を維持し，可動域に影響を与える要因は次のようなものである：

1. **関節する骨の構造または形状**. 関節する骨の構造や形状によって，関節する骨と骨とがどれだけ密着できるかが決まる．いくつかの関節では，向い合う関節面の形状に相補的関係がみられる．股関節の大腿骨頭と寛骨臼とのあいだには，まさにそのような空間的関係がみられる．このような密着したはまり込みで可能な運動は回旋である（訳注：角運動も可能である）．

2. **関節の靱帯の強度と張力**. 関節包の線維膜の各構成要素は，関節が特定の位置関係にある場合にだけ緊張した状態すなわち引っ張られた状態になる．緊張した靱帯は，可動域を制限するだけでなく，関節する骨の相対的な動きを導く．例えば膝関節では，膝を伸ばすと前十字靱帯が緊張して後十字靱帯が弛緩した状態になり，膝を曲げるとそれと逆の状態になる．股関節では，直立すると特定の靱帯が引っ張られて，大腿骨頭を寛骨臼にしっかり押しつける．

3. **筋の配置と張力**. 筋の張力は，靱帯の働きを強化して関節の可動域を制限する．関節における筋の張力がもたらす効果の好例は，股関節でみられる．下腿（膝関節）を伸展して大腿（股関節）を屈曲する場合，股関節の伸展は大腿後面のハムストリング筋の張力によって制限されるので，私たちの多くは，脚をまっすぐに伸ばしたまま床から90度を超えて上げることはできない．しかし，膝を屈曲した状態ではハムストリング筋の張力は小さくなるので，大腿をより高く上げられ，膝を胸につけることができる．

4. **軟部領域間の接触**. からだの表面が別の表面に接触するところでは可動性が制限される．例えば，肘を曲げる場合，前腕の前面が上腕二頭筋に接触し，それを圧したところから先には動かせない．また，脂肪組織も関節の動きを制限する場合がある．

5. **ホルモン**. 関節の柔軟性は**ホルモン** hormones の影響も受ける．例えば胎盤と卵巣がつくるホルモンであるリラキシン relaxin は，妊娠の終りに向けて，恥骨結合の線維軟骨の柔軟性を増加させるとともに，仙骨，寛骨，および尾骨のあいだの靱帯を緩める．これらの変化は骨盤の出口の拡張を可能にして出産を助ける（訳注：骨盤下口だけでなく，産科学でいう骨産道，解剖学でいう骨盤腔の全体が拡張する）．

6. **廃用**（使わないでおくこと）．関節を長いあいだ動かさないでおくと運動が制限されるようになる（訳注：廃用性関節拘縮）．例えば，肘関節がギプスで固定されていると，ギプスを外した後もしばらくは，限られた範囲でしか肘が動かせなくなる．関節の廃用は，滑液の減少，靱帯と腱の柔軟性の低下，筋の萎縮（筋の縮小または衰弱）などを引き起す．

チェックポイント

11. 靱帯の強度と張力は，関節の可動範囲の決定にどのようにかかわるか．

9.8 身体の主な骨の連結

目 標

• 人体の主な関節の存在部位，分類，運動を答えられる．

　7章と8章では主要な骨とその構造について論じ，本章ではこれまでに骨の連結の構造と機能に基づく分類について検討し，また骨の連結で起る運動を紹介した．表9.3（軸骨格における骨の連結）と表9.4（体肢骨格における骨の連結）は，これらの3つの章で学んだ知識を整理するのに役立つであろう．これらの表は，骨の連結の主要なものについて，その構成要素（連結の構成にかかわる骨），構造および機能からみた分類，可能な運動の種類の一覧を示したものである．

　以下の数節では，いくつかの主な滑膜性の連結（狭義の関節）を取り上げて，その詳細をみていく．各節では，特定の関節について，(1) 定義：関節の種類およびその関節を構成する骨に関する記載，(2) 解剖学的構成要素：主要な靱帯，関節円板（存在する場合），関節包，その関節に特徴的なその他の要素，(3) その関節で可能な運動の種類を述べる．また，各節には，その関節の図解が添えられている．ここで取り上げる関節は，顎関節（TMJ），肩関節，肘関節，股関節，膝関節である．なお，これらの関節は9.9〜9.13節に記載するので，表9.3と表9.4には載せていない．

チェックポイント

12. 表9.3と9.4を手がかりに，軟骨結合はどれか答えなさい．

表 9.3	軸骨格における主な骨の連結		
構 造	構 成	分 類	運 動
縫合 Suture	頭蓋の骨のあいだ	構造：線維性の連結 機能：半関節および不動関節	な し
環椎後頭関節 Atlanto-occipital	環椎の上関節窩と後頭骨の後頭顆とのあいだ	構造：滑膜性の連結（顆状関節） 機能：可動関節	頭の屈曲・伸展およびわずかな側屈
環軸関節 Atlanto-axial	(1) 軸椎歯突起と環椎前弓の歯突起窩とのあいだ （訳注：正中環軸関節） (2) 環椎外側塊の下関節窩と軸椎の上関節面とのあいだ（訳注：外側環軸関節）	構造：(1) 滑膜性の連結（車軸関節）， (2) 滑膜性の連結（平面関節） 機能：可動関節	頭部の回旋
椎間の連結 Intervertebral	(1) 椎体間の連結（訳注：椎間結合） (2) 椎弓間の連結（訳注：椎間関節）	構造：(1) 軟骨性の連結（線維軟骨結合），(2) 滑膜性の連結（平面関節） 機能：(1) 半関節，(2) 可動関節	脊柱の屈曲，伸展，側屈，回旋
肋椎関節 Vertebrocostal	(1) 肋骨頭関節面と隣接する胸椎椎体の上・下肋骨窩とのあいだ（訳注：肋骨頭関節）および椎間円板 (2) 肋骨結節関節面と胸椎の横突肋骨窩とのあいだ（訳注：肋横突関節）	構造：ともに滑膜性の連結（平面関節） 機能：可動関節	わずかな滑り
胸肋関節 Sternocostal	胸骨（の肋骨切痕）と上位 7 対の肋骨（の肋軟骨）とのあいだの関節	構造：胸骨と第 1 肋骨とは軟骨性（軟骨結合），他は滑膜性の連結（平面関節） 機能：胸骨と第 1 肋骨とのあいだは不動関節，他は可動関節	胸骨と第 1 肋骨とのあいだはなし．他はわずかな滑り
腰仙連結 Lumbosacral	(1) 第 5 腰椎の椎体と仙骨底とのあいだの結合 (2) 第 5 腰椎の下関節突起と第 1 仙椎の上関節突起とのあいだの関節	構造：(1) 軟骨性の連結（線維軟骨結合），(2) 滑膜性の連結（平面関節） 機能：(1) 半関節，(2) 可動関節	脊柱の屈曲，伸展，側屈，回旋

9.9 顎関節

目 標

- 顎関節の解剖学的構造を述べ，可能な運動について説明する．

定 義

顎関節 temporomandibular joint（TMJ）は蝶番関節と平面関節の複合で，下顎骨の関節突起と側頭骨の下顎窩および関節結節で構成される．頭蓋骨間の連結では（耳小骨を除いて）顎関節が唯一の自由に動く関節であり，それ以外はすべて縫合で，不動性かごくわずかに動く．

構成要素

1. **関節円板** articular disc（meniscus）．線維性軟骨の円板で，これにより関節腔は上下に二分され，それぞれ独立した滑膜をもつ（図 9.11 c）．
2. **関節包** articular capsule．関節の周囲をとりまく薄くてかなりゆるい組織である（図 9.11 a, b）．
3. **外側靱帯** lateral ligament．関節包の外側表面にある 2 本の短い帯で，側頭骨の頬骨突起の下縁およ

び関節結節から下後方に伸びて下顎頸の外側面および後面に着く．外側靱帯は耳下腺に覆われる位置にあり，下顎の脱臼を防ぐ働きをする（図 9.11 a）．
4. **蝶下顎靱帯** sphenomandibular ligament．蝶形骨棘から下前方に伸びて下顎枝に着く薄い靱帯である（図 9.11 b）．この靱帯は関節の強化にはあまり貢献していない．
5. **茎突下顎靱帯** stylomandibular ligament．深頸筋膜の帯状の肥厚部で，側頭骨の茎状突起から伸びて下顎枝の下部後縁につく．この靱帯は耳下腺と顎下腺のあいだに位置し，顎関節の可動域を制限している（図 9.11 a, b）．

運 動

顎関節では下顎骨だけが動く．側頭骨は他の骨に縫合で固定されているので動かない．下顎骨の運動としては，下滑膜腔内で生じる下制（口を開く）および挙上（口を閉じる），上滑膜腔内で生じる前突，後退，横ずれ，およびわずかな回旋がある（図 9.9 a〜d 参照）．

チェックポイント
13. 顎関節は，それ以外の頭蓋骨の連結とどのように異なるか．

表 9.4	体肢骨格における主な骨の連結		
構　造	**構　成**	**分　類**	**運　動**
胸鎖関節 Sternoclavicular	鎖骨の胸骨端と胸骨柄とのあいだの関節および第 1 肋軟骨とのあいだの靱帯結合	構造：滑膜性の連結（平面関節および車軸関節） 機能：可動関節	ほとんどあらゆる方向へのわずかな滑り
肩鎖関節 Acromioclavicular	肩甲骨の肩峰と鎖骨の肩峰端とのあいだの関節	構造：滑膜性の連結（平面関節） 機能：可動関節	滑り，鎖骨に対する肩甲骨の回旋
上・下橈尺関節 Radioulnar	上橈尺関節（橈骨頭と尺骨の橈骨切痕とのあいだ）および下橈尺関節（尺骨頭と橈骨の尺骨切痕とのあいだ）[*1]	構造：滑膜性の連結（車軸関節） 機能：可動関節	前腕の回旋（回外および回内）
手首の関節 （橈骨手根関節） Wrist (radiocarpal)	橈骨の下端と手根の舟状骨，月状骨，三角骨とのあいだの関節	構造：滑膜性の連結（顆状関節） 機能：可動関節	手首の屈曲，伸展，外転，内転，描円，軽い過伸展
手根間関節 Intercarpal	(1) 近位列手根骨間，(2) 遠位列手根骨間，(3) 近位列と遠位列とのあいだ（手根中央関節）	構造：滑膜性の連結で，(1) と (2) は平面関節，(3) は顆状関節[*2] 機能：可動関節	滑り，手根中央関節における屈曲，伸展，外転，内転，わずかな回旋
手根中手関節 Carpometacarpal	(1) 母指の手根中手関節（大菱形骨と第 1 中手骨のあいだ），(2) 遠位手根骨と第 2 ～ 5 中手骨のあいだの関節	構造：ともに滑膜性の連結で，(1) は鞍関節，(2) は平面関節 機能：可動関節	(1) は屈曲，伸展，外転，内転，描円，(2) は滑り
中手指節関節および 中足指節関節 Metacarpophalangeal and metatarsophalangeal	中手（足）骨の骨頭と基節骨の底とのあいだの関節	構造：滑膜性の連結（顆状関節） 機能：可動関節	指節骨の屈曲，伸展，外転，内転，描円
指節間関節 Interphalangeal	指節骨の骨頭とその遠位の指節骨の底	構造：滑膜性の連結（蝶番関節） 機能：可動関節	指節骨の屈曲と伸展
仙腸関節 Sacroiliac	仙骨の耳状面と寛骨（腸骨）の耳状面とのあいだの関節	構造：滑膜性の連結（平面関節） 機能：可動関節	わずかな滑り（妊娠時は可動性が増す）
恥骨結合 Pubic symphysis	左右の寛骨の恥骨結合面のあいだの連結	構造：軟骨性の連結（線維軟骨結合） 機能：半関節	わずかな可動性（妊娠時に増大）
脛骨と腓骨の連結 Tibiofibular	(1) 脛腓関節（脛骨の外側顆と腓骨頭とのあいだ），(2) 脛腓靱帯結合（腓骨下端と脛骨の腓骨切痕とのあいだ）[*3]	構造：(1) 滑膜性の連結（平面関節），(2) 線維性の連結（靱帯結合） 機能：(1) 可動関節，(2) 半関節	(1) ではわずかな滑り；足の背屈時に腓骨の回旋
足首の関節（距腿関節） Ankle (talocrural)	(1) 脛骨下端の内果と距骨のあいだの関節，(2) 腓骨下端の外果と距骨とのあいだの関節	構造：滑膜性の連結（蝶番関節） 機能：可動関節	足の背屈と底屈
足根間関節[*4] Intertarsal	(1) 距骨下関節（距踵関節），(2) 距踵舟関節（距骨と踵骨および舟状骨のあいだ），(3) 踵立方関節（踵骨と立方骨のあいだ）	構造：いずれも滑膜性の連結で (1) と (3) は平面関節 機能：可動関節	足の内反と外反
足根中足関節[*5] Tarsometatarsal	内側・中間・外側楔状骨および立方骨と第 1 ～ 5 中足骨底のあいだ[*6]	構造：滑膜性の連結（平面関節） 機能：可動関節	わずかな滑り

[*1] 訳注：骨間膜も橈骨と尺骨の連結に寄与する．
[*2] 訳注：原文では鞍関節となっているが，実際は顆状関節である．有頭骨と有鉤骨が関節頭をつくり，三角骨，月状骨，舟状骨が関節窩をつくる．
[*3] 訳注：脛骨と腓骨の連結にはこれら以外に骨間膜が含まれる．
[*4] 訳注：(2) の一部である距舟関節と (3) の踵立方関節とをあわせた横足根関節はショパール Chopart の関節とよばれ，外科的切断部位の一つ．
[*5] 訳注：リスフラン Lisfranc の関節ともよばれ，外科的切断部位の一つ．
[*6] 訳注：原文では立方骨が抜けている．結局，"遠位足根骨と第 1 ～ 5 中足骨底とのあいだ" と表現できる．

図9.11　右の顎関節（TMJ）.

> TMJ は頭蓋骨間で唯一の可動関節である.

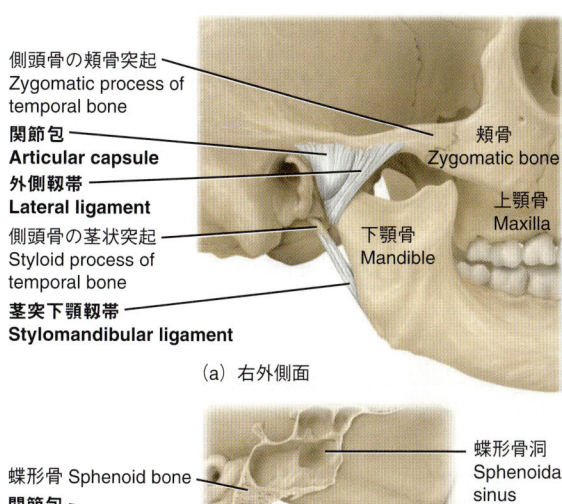

側頭骨の頬骨突起
Zygomatic process of
temporal bone

関節包
Articular capsule

外側靱帯
Lateral ligament

側頭骨の茎状突起
Styloid process of
temporal bone

茎突下顎靱帯
Stylomandibular ligament

頬骨
Zygomatic bone

上顎骨
Maxilla

下顎骨
Mandible

（a）右外側面

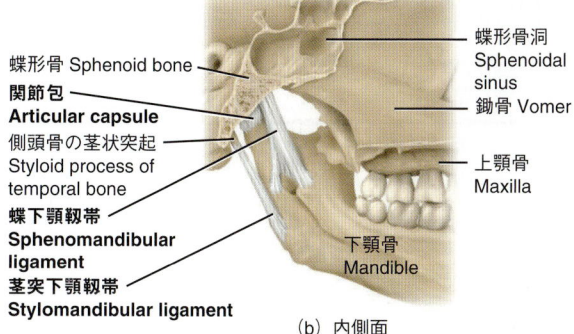

蝶形骨 Sphenoid bone

関節包
Articular capsule

側頭骨の茎状突起
Styloid process of
temporal bone

蝶下顎靱帯
Sphenomandibular
ligament

茎突下顎靱帯
Stylomandibular ligament

蝶形骨洞
Sphenoidal
sinus

鋤骨 Vomer

上顎骨
Maxilla

下顎骨
Mandible

（b）内側面

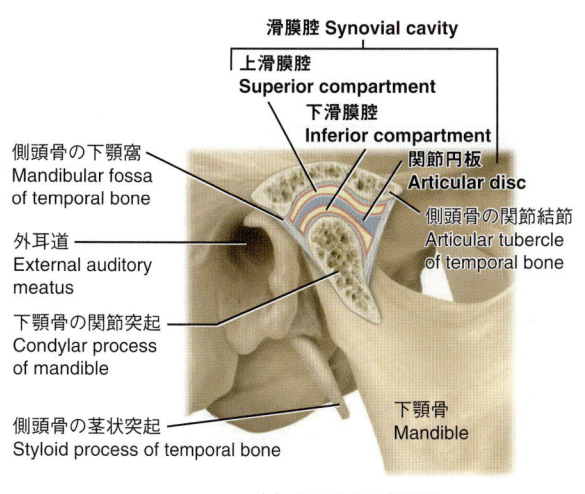

滑膜腔 Synovial cavity

上滑膜腔
Superior compartment

下滑膜腔
Inferior compartment

関節円板
Articular disc

側頭骨の下顎窩
Mandibular fossa
of temporal bone

外耳道
External auditory
meatus

下顎骨の関節突起
Condylar process
of mandible

側頭骨の茎状突起
Styloid process of temporal bone

側頭骨の関節結節
Articular tubercle
of temporal bone

下顎骨
Mandible

（c）右からみた矢状断

Q 下顎骨の脱臼を防ぐのはどの靱帯か？

目　標

- 肩関節の構造を述べ，可能な運動を説明する.

定　義

　肩関節 shoulder joint は上腕骨頭と肩甲骨関節窩で形成される球関節である. **上腕肩甲関節** humeroscapular joint，**関節窩上腕関節** glenohumeral joint ともよばれる.

構成要素

1. **関節包** articular capsule. 薄い袋状で関節全体を覆う. 肩甲骨の関節窩の周りから上腕骨の解剖頸に達する. 関節包の下部は最も弱い部分である（図9.12）.
2. **烏口上腕靱帯** coracohumeral ligament. 強靱な幅の広い靱帯で，関節包の上部を補強し，肩甲骨の烏口突起から上腕骨の大結節に至る（図9.12a, b）. この靱帯は関節包の上部を強化し，関節包の前面を補強している.
3. **関節上腕靱帯** glenohumeral ligaments. 関節前面の関節包にみられる肥厚部分で，3つの靱帯からなる. 関節窩から上腕骨小結節および解剖頸に至る. これらの靱帯は不明瞭なことや欠損することが少なくなく，関節包を補強する働きはごく小さい（図9.12a, b）. これらの靱帯は，上腕骨が可動域の限界に近づいたり超えたりした場合における関節の安定性を保つ働きをする.
4. **上腕骨横靱帯** transverse humeral ligament. 上腕骨の大結節と小結節のあいだに張る幅の狭い靱帯である（図9.12a）. この靱帯は，上腕二頭筋長頭の位置を保つ支帯（結合組織の支持帯）の働きをしている.
5. **関節唇** glenoid labrum. 関節窩の周囲をとりまく狭い線維軟骨の縁取りで，関節窩の深さと大きさをわずかではあるが増加させる（図9.12b, c）.
6. **滑液包** bursae. 肩関節は4つの**滑液包**を伴う（9.4節参照）. それらは，**肩甲下包** subscapular bursa（図9.12a），**三角筋下包** subdeltoid bursa，**肩峰下包** subacromial bursa（図9.12a〜c），**烏口下包** subcoracoid bursa である.

運　動

　肩関節では，上腕の屈曲，伸展，過伸展，外転，内転，

図9.12　右の肩関節（上腕肩甲関節または関節窩上腕関節）.

肩関節の安定性は主に回旋筋群によって保たれている.

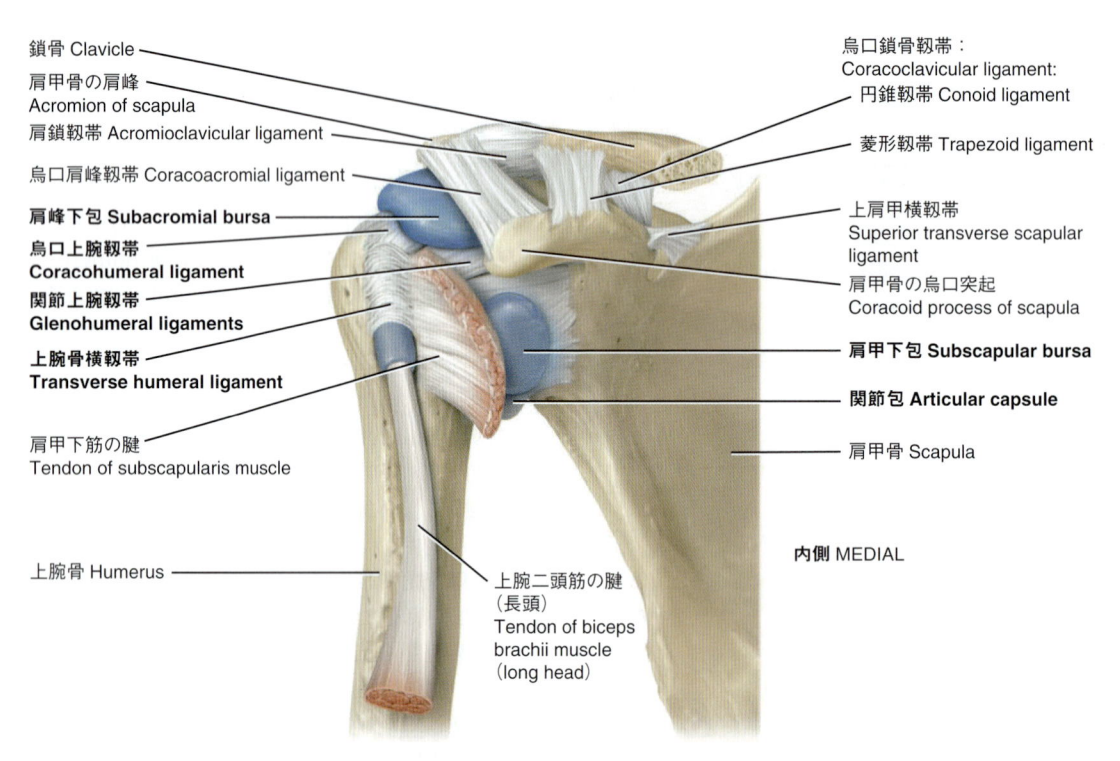

鎖骨 Clavicle

肩甲骨の肩峰
Acromion of scapula

肩鎖靭帯 Acromioclavicular ligament

烏口肩峰靭帯 Coracoacromial ligament

肩峰下包 Subacromial bursa

烏口上腕靭帯
Coracohumeral ligament

関節上腕靭帯
Glenohumeral ligaments

上腕骨横靭帯
Transverse humeral ligament

肩甲下筋の腱
Tendon of subscapularis muscle

上腕骨 Humerus

上腕二頭筋の腱
（長頭）
Tendon of biceps
brachii muscle
（long head）

烏口鎖骨靭帯：
Coracoclavicular ligament:
　円錐靭帯 Conoid ligament

　菱形靭帯 Trapezoid ligament

上肩甲横靭帯
Superior transverse scapular
ligament

肩甲骨の烏口突起
Coracoid process of scapula

肩甲下包 Subscapular bursa

関節包 Articular capsule

肩甲骨 Scapula

内側 MEDIAL

（a）前方から

上 SUPERIOR

みる方向

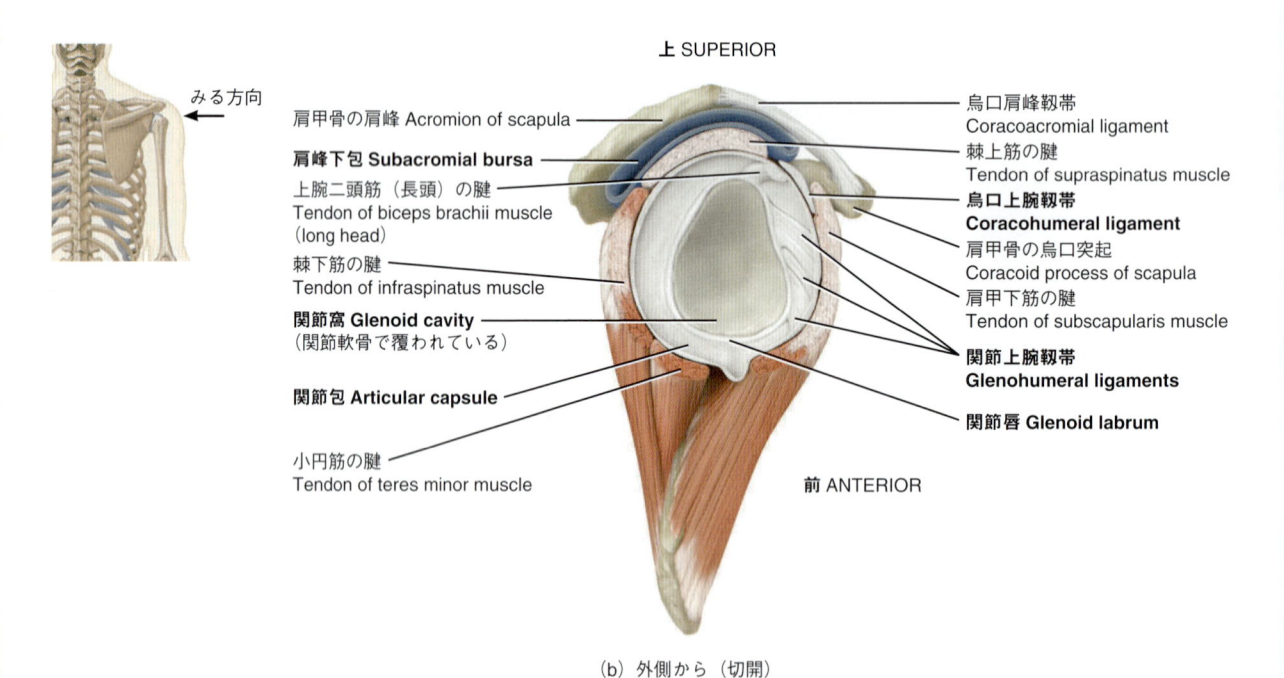

肩甲骨の肩峰 Acromion of scapula

肩峰下包 Subacromial bursa

上腕二頭筋（長頭）の腱
Tendon of biceps brachii muscle
（long head）

棘下筋の腱
Tendon of infraspinatus muscle

関節窩 Glenoid cavity
（関節軟骨で覆われている）

関節包 Articular capsule

小円筋の腱
Tendon of teres minor muscle

烏口肩峰靭帯
Coracoacromial ligament

棘上筋の腱
Tendon of supraspinatus muscle

烏口上腕靭帯
Coracohumeral ligament

肩甲骨の烏口突起
Coracoid process of scapula

肩甲下筋の腱
Tendon of subscapularis muscle

関節上腕靭帯
Glenohumeral ligaments

関節唇 Glenoid labrum

前 ANTERIOR

（b）外側から（切開）

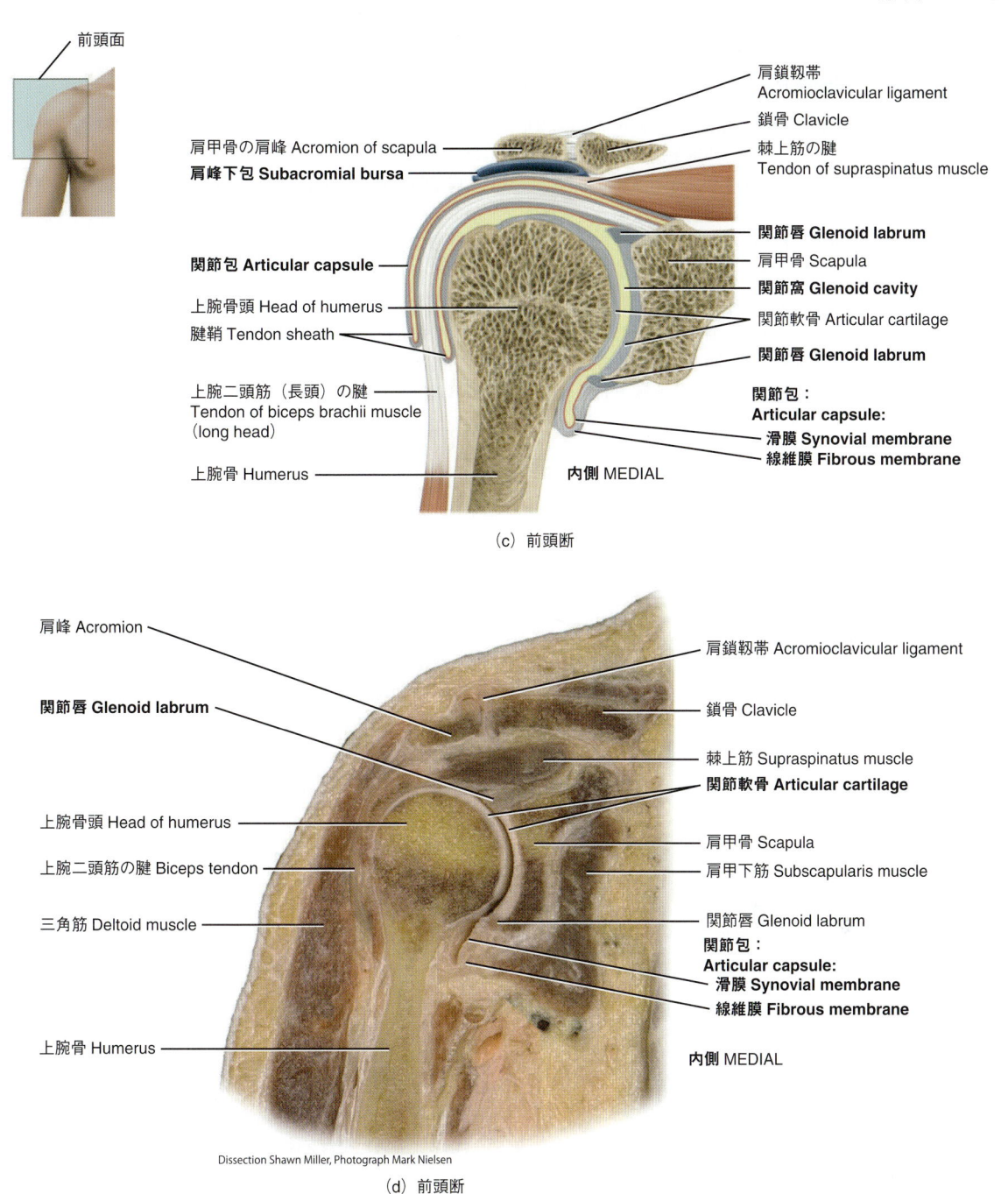

前頭面

肩甲骨の肩峰 Acromion of scapula
肩峰下包 Subacromial bursa

肩鎖靱帯
Acromioclavicular ligament
鎖骨 Clavicle
棘上筋の腱
Tendon of supraspinatus muscle

関節包 Articular capsule
上腕骨頭 Head of humerus
腱鞘 Tendon sheath
上腕二頭筋（長頭）の腱
Tendon of biceps brachii muscle
（long head）
上腕骨 Humerus

関節唇 Glenoid labrum
肩甲骨 Scapula
関節窩 Glenoid cavity
関節軟骨 Articular cartilage
関節唇 Glenoid labrum
関節包：
Articular capsule:
滑膜 Synovial membrane
線維膜 Fibrous membrane
内側 MEDIAL

(c) 前頭断

肩峰 Acromion
関節唇 Glenoid labrum
上腕骨頭 Head of humerus
上腕二頭筋の腱 Biceps tendon
三角筋 Deltoid muscle
上腕骨 Humerus

肩鎖靱帯 Acromioclavicular ligament
鎖骨 Clavicle
棘上筋 Supraspinatus muscle
関節軟骨 Articular cartilage
肩甲骨 Scapula
肩甲下筋 Subscapularis muscle
関節唇 Glenoid labrum
関節包：
Articular capsule:
滑膜 Synovial membrane
線維膜 Fibrous membrane
内側 MEDIAL

Dissection Shawn Miller, Photograph Mark Nielsen
(d) 前頭断

Q 肩関節が人体で最も運動の自由度が大きい関節であるのはなぜか？

内旋，外旋，描円が可能である（図 9.5 ～ 9.8 参照）．肩関節は人体で最大の運動の自由度をもつ関節で，その原因は，関節包がゆるいことと，上腕骨頭の大きさに比べて関節窩が浅いことである．

　関節の補強には靱帯も多少は寄与しているが，主として筋の働きによっており，とくに重要なのは**回旋筋群 rotator cuff muscles** である．回旋筋群を構成する棘上筋，棘下筋，小円筋，肩甲下筋は，上腕骨を肩甲骨につなぎ止める働きをしている（図 11.15 も参照）．回旋筋群の腱は関節の周囲（下部を除く）をとりまいて関節包を緊密に取り囲んでいる（訳注：これを**回旋筋腱板 rotator cuff** という）．回旋筋群は上腕骨頭を関節窩の中に保つ働きをしている．

回旋筋腱板損傷，肩関節および肩鎖関節の脱臼，肩関節唇損傷

回旋筋腱板損傷 rotator cuff injury は回旋筋の損傷や断裂であり，野球の投手やバレーボール選手，ラケットを使うスポーツの選手，水泳選手，バイオリン奏者などによく起る損傷で，激しい描円運動を含む肩の運動に起因する．それ以外の原因としては，使用による損耗，加齢，外傷，悪い姿勢，不適当な挙上，物品を頭上の棚に置くような作業の繰り返しなどがある．回旋筋腱板のうち，棘上筋腱の断裂が最も多い．この筋の腱は，上腕骨頭と肩甲骨の肩峰のあいだにあるという位置関係から，肩の運動時に肩峰が腱を圧迫するため，損傷しやすい．悪い姿勢や虚弱な身体的構造も棘上筋腱の圧迫を増強する．

成人の脱臼が最も起りやすい部位は，肩関節である．これは，関節窩が非常に浅く，筋によって骨の位置が保たれていることによる．**肩関節脱臼 dislocated shoulder** において上腕骨頭は，関節包が一番弱い部分すなわち下方にずれる．

肩関節に比べれば，下顎や肘，手指，膝，股関節などの脱臼は少ない．

肩鎖関節脱臼 separated shoulder は，実際には肩関節の損傷ではなく肩鎖関節すなわち肩甲骨の肩峰と鎖骨の肩峰端とでつくられる関節の損傷である．肩鎖関節脱臼は，転倒して肩を地面に打ちつけた場合のように，大きな力がかかった外傷で起るのがふつうである．治療法は，肩関節脱臼の場合と似ているが，手術が必要なことはまれである．

肩関節唇損傷 torn glenoid labirum では，線維軟骨の関節唇が関節窩から引きちぎられることがある．そうなると，関節が滑り出ていきそうに感じられるようになる．実際に肩関節が脱臼することもある．損傷した関節唇は，止め具や縫合により関節窩に再固定される．こうして修復された関節はより安定する．

---

14. 野球の投手の肩関節で，過度の描円運動によって最も損傷を受けやすい腱はどれか．

9.11 肘関節

目 標

- 肘関節の構成を述べ，可能な運動を説明する．

定 義

肘関節 elbow joint とは，上腕骨（滑車および小頭）と，尺骨（滑車切痕），橈骨（橈骨頭）で形成される蝶番関節である．

構成要素

1. **関節包 articular capsule**．関節包の前部は肘関節の前面を覆い，上腕骨の橈骨窩および鉤突窩から尺骨の鉤状突起および橈骨輪状靱帯に達する．後部は上腕骨の小頭，肘頭窩，および外側上顆から橈骨輪状靱帯と尺骨の肘頭，および橈骨切痕の後部に達する（図 9.13 a, b）．
2. **内側側副靱帯 ulnar collateral ligament**．厚みのある三角形の靱帯で，上腕骨内側上顆から尺骨の鉤状突起および肘頭に向かって広がる（図 9.13 a）．この靱帯の一部は上腕骨滑車のための関節窩を深くす

るのに役立つ．

3. **外側側副靱帯 radial collateral ligament**．強力な三角形の靱帯で，上腕骨の外側上顆から尺骨の橈骨切痕および橈骨輪状靱帯に向かって広がる（図 9.13 b）．
4. **橈骨輪状靱帯 anular ligament of the radius**．橈骨頭をとりまく強力な帯状の靱帯である．この靱帯は橈骨頭を尺骨の橈骨切痕の中に保持する（図 9.13 a, b）．

運 動

肘関節では，前腕の屈曲と伸展が可能である（図 9.5 c 参照）．

---

15. 肘関節において (a) 上腕骨と尺骨を連結する靱帯，(b) 上腕骨と橈骨を連結する靱帯はそれぞれなにか．

テニス肘，リトルリーグ肘，橈骨頭の脱臼および トミー・ジョン手術

テニス肘 tennis elbow とは一般的には上腕骨の外側上顆またはその周囲に痛みがある状態のことをいい，通常，不適切なバックハンドの打ち方に起因する．伸筋群が伸びたり，損傷したりして痛みが生じる．**リトルリーグ肘 little league elbow** は，内側上顆の腫脹で，典型的な原因は，過密な投球練習やカーブの投球練習が入ったメ

図 9.13　右の肘関節.

> 肘関節の構成には，上腕骨，尺骨，橈骨の 3 つの骨で形成されている.

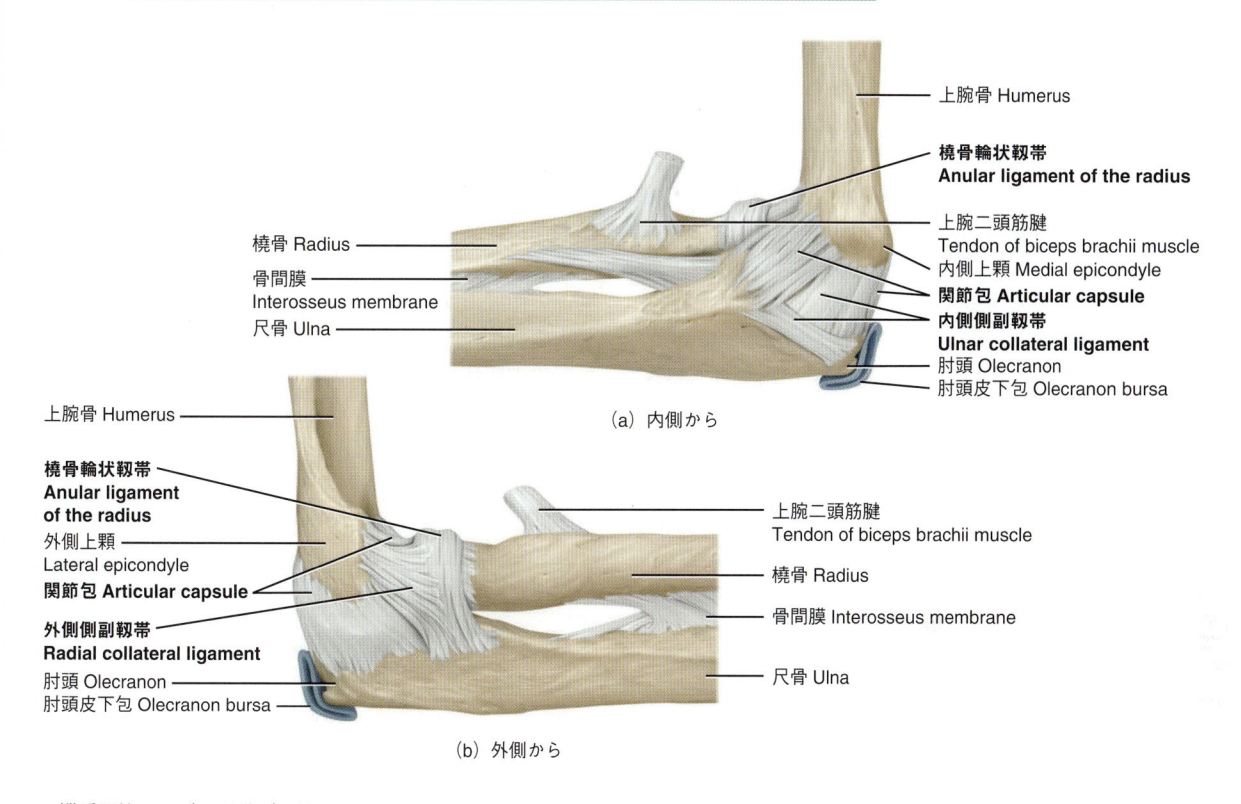

（a）内側から

（b）外側から

Q 蝶番関節ではどの運動が可能か？

ニューをこなすことであり，とくに少年で生じやすい．この障害では，肘が腫れたり，剥離や離開が生じたりする.

　橈骨頭の脱臼 dislocation of the radial head は，小児の上肢に起る脱臼で一番多い．この損傷では，上橈尺関節において橈骨頭がその周りを囲む橈骨輪状靱帯から滑り抜けたり外れたりする．脱臼は，例えば子どもの伸ばした両腕をもって振り回す時などのように，肘を伸ばして前腕を回外した状態で前腕を強く引っ張った場合に一番起りやすい.

　野球の投手は他の野手よりも活発な投球を行う．このことと投球動作の力学により，内側側副靱帯の損傷がますます一般的になってきている．1974 年以来，損傷した靱帯は，手首の長掌筋から採取した腱または死体から採取した移植片で置換されるようになった．このような内側側副靱帯の再建手術は，最初に手術を受けたプロ野球投手の名前にちなんで**トミー・ジョン手術 Tommy John surgery** と通称されている.

9.12　股関節

目 標

- 股関節の構成を述べ，可能な運動を説明する.

定 義

　股関節 hip joint（あるいは coxal joint）とは，大腿骨頭と寛骨臼とでつくられる球関節である.

構成要素

1. **関節包** articular capsule．非常に緻密で強靱な靱帯で，寛骨臼の周縁から大腿骨頸に張る（図 9.14 c）．副靱帯とあわせたものは，人体で最も強い構造の一つで，輪走線維と縦走線維からなる．輪走線維は輪帯とよばれ，大腿骨頸を襟のようにとりまいている．縦走線維を補強する 3 つの副靱帯が存在し，**腸骨大腿靱帯，恥骨大腿靱帯，坐骨大腿靱帯**とよばれる.

2. **腸骨大腿靱帯** iliofemoral ligament. 関節包の肥厚部分で，下前腸骨棘から大腿骨の転子間線に張る（図9.14a, b）．この靱帯は人体で最も強力な靱帯とされ，起立時に股関節における大腿骨の過伸展を防ぐ.

3. **恥骨大腿靱帯** pubofemoral ligament. 関節包の肥厚部分で，寛骨臼縁の恥骨部分から大腿骨頸に張る（図9.14a）．この靱帯は，股関節における大腿骨の過度の外転を防ぐとともに，関節包を補強する.

4. **坐骨大腿靱帯** ischiofemoral ligament. 関節包の肥厚部分で，寛骨臼縁の坐骨部分から大腿骨頸に張る（図9.14b）．この靱帯は内転の際にはゆるみ，外転の際には緊張する．また，関節包を補強する.

5. **大腿骨頭靱帯** ligament of the head of the femur. 扁平な三角形の帯状の靱帯で，寛骨臼窩から大腿骨頭窩に張る（図9.14c）．この靱帯は通常，大腿骨頭にいく小動脈（訳注：閉鎖動脈の枝）を含んでいる.

6. **関節唇** acetabular labrum. 寛骨臼縁につく線維性軟骨で，寛骨臼の深さを増加させている（図9.14c）．そのため，大腿骨の脱臼はまれである.

7. **寛骨臼横靱帯** transverse ligament of the acetabulum. 強力な靱帯で，寛骨臼切痕の上を横断している．この靱帯は関節唇の一部を支持し，また，大腿骨頭靱帯と関節包につく（図9.14c）.

運 動

股関節では，大腿の屈曲，伸展，外転，内転，外旋，内旋，描円が可能である（図9.5 ～ 9.8 参照）．股関節が著しく安定しているのはきわめて強力な関節包とその副靱帯，大腿骨の寛骨臼へのはまり込み方，および関節をとりまく筋のためである．股関節は肩関節と同じく球関節であるが，その可動域は肩関節ほど大きくない．股関節の屈曲の範囲は，膝を曲げた状態では大腿前面が腹壁前面に接することで制限され，膝を伸ばした状態ではハムストリング hamstring 筋の緊張で制限される．股関節の伸展の範囲は，腸骨大腿靱帯，恥骨大腿靱帯，坐骨大腿靱帯の緊張によって制限されている．外転の範囲は恥骨大腿靱帯の張力によって制限され，内転の範囲は反対側の脚への接触および大腿骨頭靱帯の緊張によって制限されている．内旋の範囲は坐骨大腿靱帯の緊張によって制限され，外旋の範囲は腸骨大腿靱帯および恥骨大腿靱帯の緊張によって制限されている.

チェックポイント

16. 股関節の脱臼が非常にまれなのはなぜか.

図9.14 右の股関節.

股関節の関節包は人体の中で最も丈夫な構造の一つである.

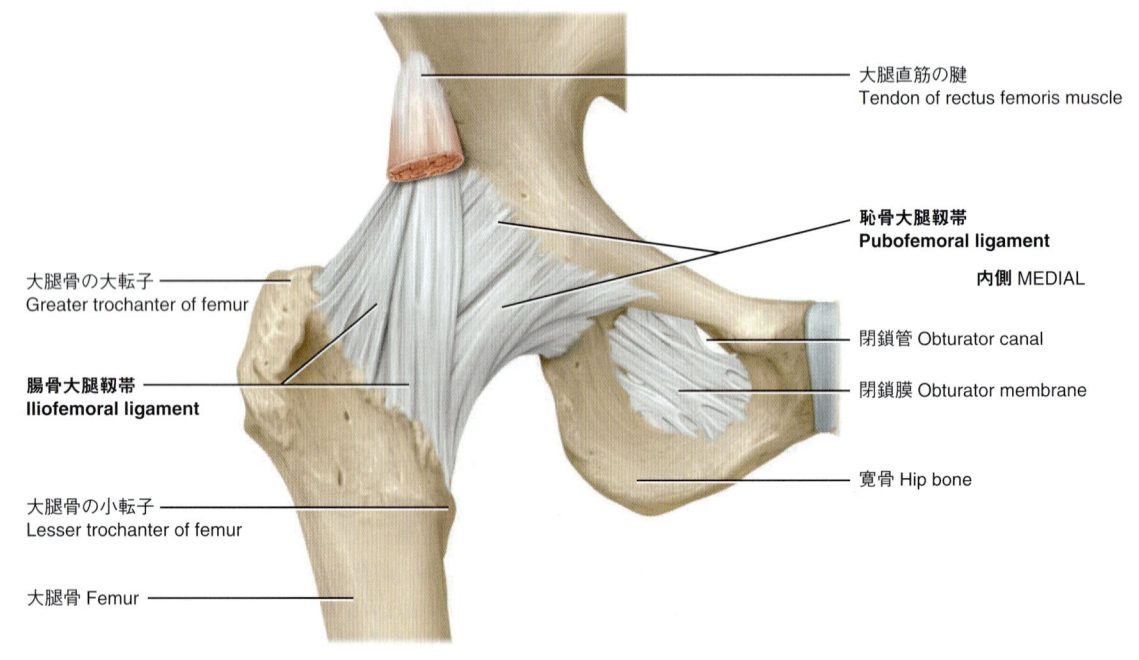

大腿直筋の腱
Tendon of rectus femoris muscle

恥骨大腿靱帯
Pubofemoral ligament

内側 MEDIAL

大腿骨の大転子
Greater trochanter of femur

閉鎖管 Obturator canal

閉鎖膜 Obturator membrane

腸骨大腿靱帯
Iliofemoral ligament

寛骨 Hip bone

大腿骨の小転子
Lesser trochanter of femur

大腿骨 Femur

(a) 前方から

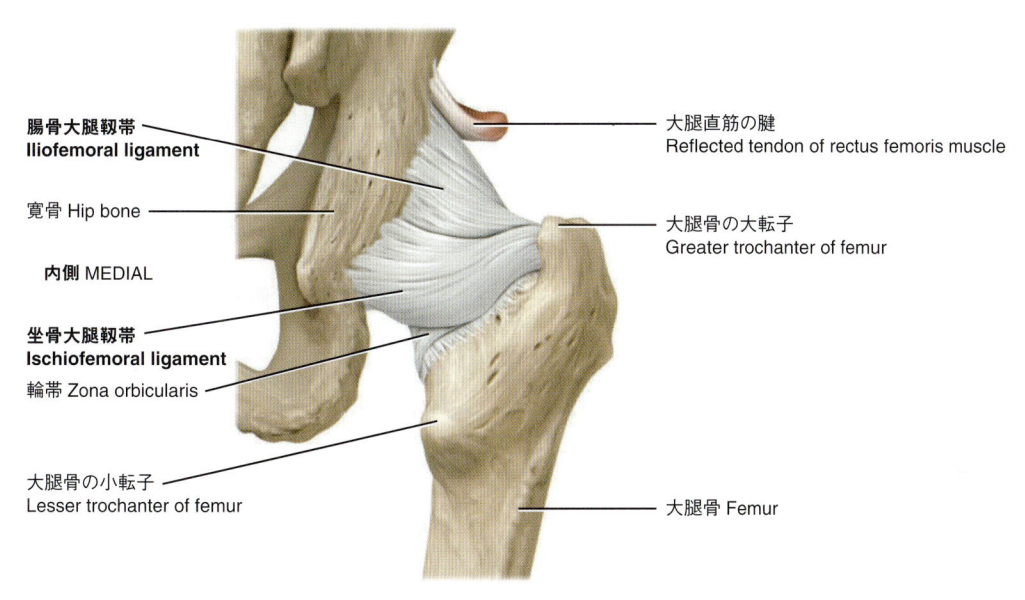

腸骨大腿靱帯
Iliofemoral ligament

寛骨 Hip bone

内側 MEDIAL

坐骨大腿靱帯
Ischiofemoral ligament

輪帯 Zona orbicularis

大腿骨の小転子
Lesser trochanter of femur

大腿直筋の腱
Reflected tendon of rectus femoris muscle

大腿骨の大転子
Greater trochanter of femur

大腿骨 Femur

（b）後方から

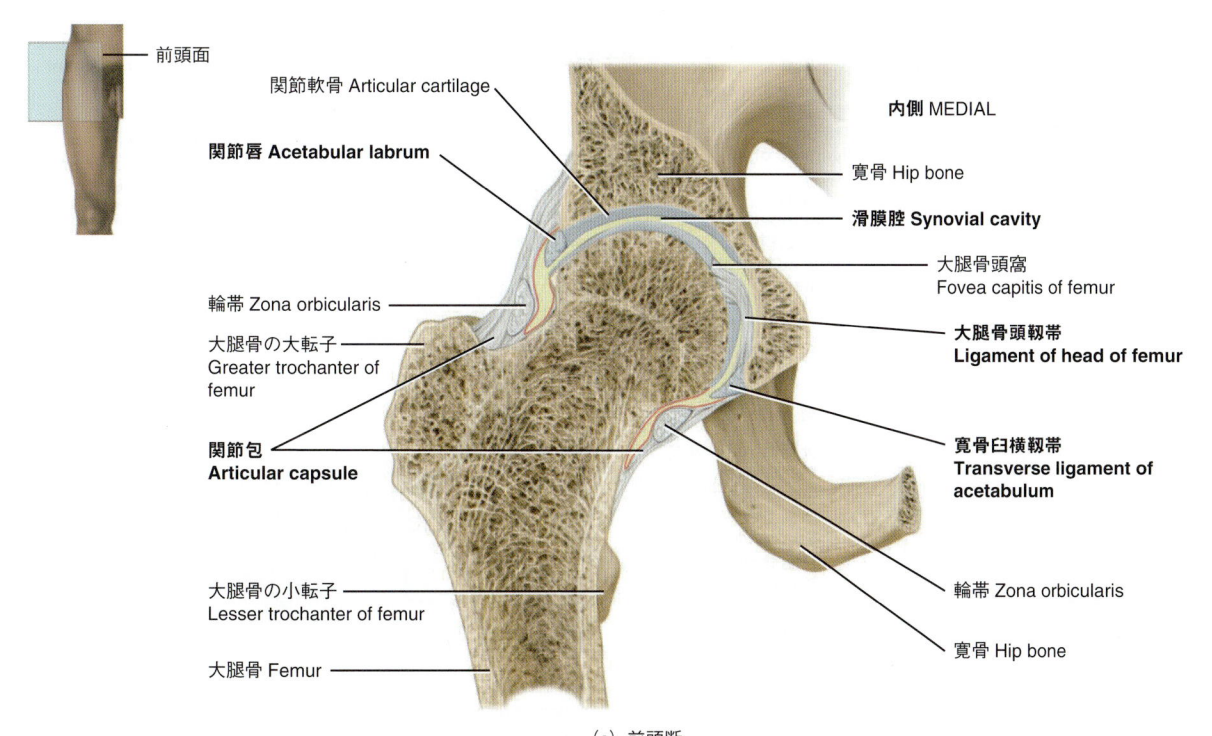

前頭面

関節軟骨 Articular cartilage

関節唇 Acetabular labrum

輪帯 Zona orbicularis

大腿骨の大転子
Greater trochanter of
femur

**関節包
Articular capsule**

大腿骨の小転子
Lesser trochanter of femur

大腿骨 Femur

内側 MEDIAL

寛骨 Hip bone

滑膜腔 Synovial cavity

大腿骨頭窩
Fovea capitis of femur

**大腿骨頭靱帯
Ligament of head of femur**

**寛骨臼横靱帯
Transverse ligament of
acetabulum**

輪帯 Zona orbicularis

寛骨 Hip bone

（c）前頭断

Q 股関節で可能な伸展の範囲を制限しているのはどの靱帯か？

9.13　膝関節

目　標

• 膝関節の構成を述べ，可能な運動を説明する.

定　義

　膝関節 knee joint（あるいは tibiofemoral joint）は人体で最も大きくかつ複雑な関節である（図 9.15）．膝関節は，（主要な運動は一軸性の屈曲・伸展なので）蝶番関節の変型であり，共通の滑膜腔をもつ次の 3 つの関節からなる：

1．外側には 1 つの**脛骨大腿関節** tibiofemoral joint が

あり，大腿骨の外側顆，外側半月，および体重を支える骨である脛骨の外側顆によって形成される．

2．内側にはもう一つの**脛骨大腿関節**があり，大腿骨の内側顆，内側半月，および脛骨の内側顆によって形成される．

3．中間にある**膝蓋大腿関節** patellofemoral joint は，膝蓋骨と大腿骨の膝蓋面とのあいだに形成される．

構成要素

1．**関節包** articular capsule．3 つの骨のあいだをつなぐ完全な独立した関節包は存在しない．関節をとりまく靱帯様の鞘の大部分は筋の腱かそれに続くものである（図 9.15e〜g）．しかし，関節する骨のあいだを結ぶ本来の関節包の線維もいくらかは存在する．

2．**内側および外側膝蓋支帯** medial and lateral

図 9.15 **右の膝関節.**

膝関節は人体の中で最も大きく，最も複雑な関節である．

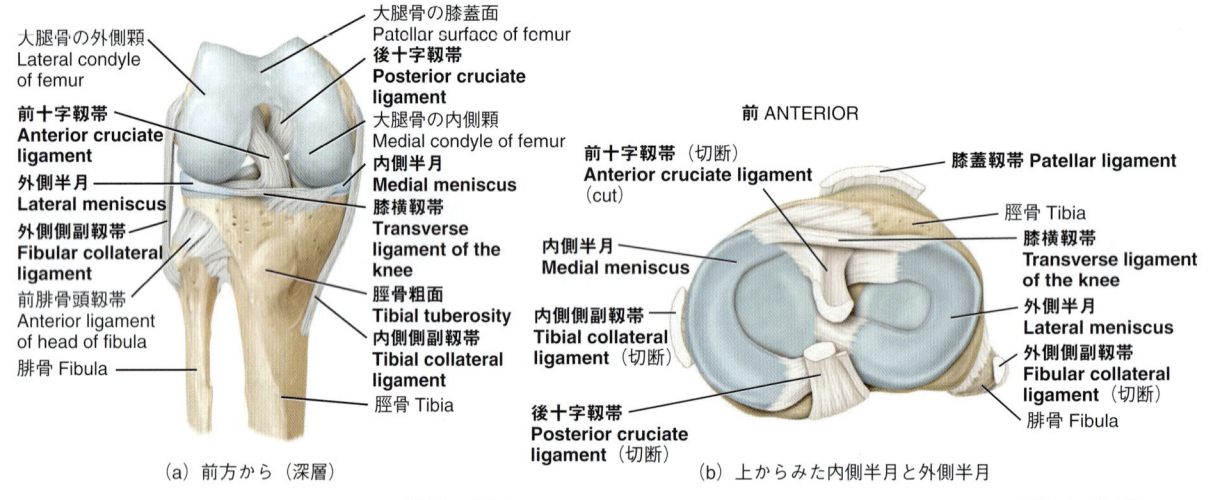

（a）前方から（深層）

（b）上からみた内側半月と外側半月

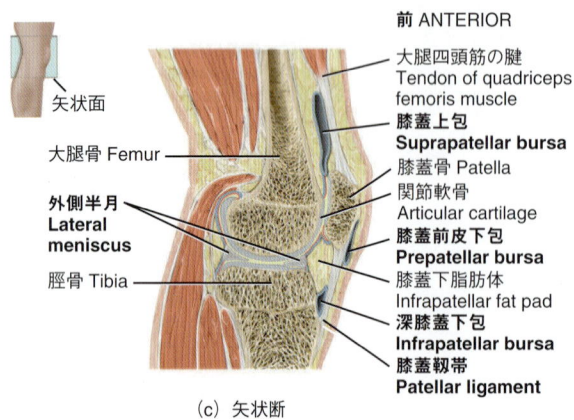

（c）矢状断

Dissection Shawn Miller, Photograph Mark Nielsen

（d）矢状断

patellar retinacula．大腿四頭筋の停止腱と大腿筋膜 fascia lata が癒合したもので，膝関節の前面を補強している（図 9.15 e）．

3．**膝蓋靱帯** patellar ligament．大腿四頭筋の共通停止腱の続きとみなすべきもので，膝蓋骨から脛骨粗面までの部分をいう．この靱帯も関節の前面を補強している．この靱帯の後面は，膝蓋下脂肪体によって，膝関節の滑膜から隔てられている（図 9.15 c 〜 e）．

4．**斜膝窩靱帯** oblique popliteal ligament．幅広の平らな靱帯で，大腿骨の顆間窩および外側顆から脛骨の骨頭および外側顆に向かって張っている（図 9.15 f,h）．この靱帯は膝関節の後面を補強している．

5．**弓状膝窩靱帯** arcuate popliteal ligament．大腿骨の外側顆から腓骨頭尖に向かう靱帯で，膝関節後面の外側下部を補強している（図 9.15 f）．

6．**内側側副靱帯** tibial collateral ligament．関節の内側部にある幅広の平らな靱帯で，大腿骨の内側顆（訳

注：正確には内側上顆）と脛骨の内側顆のあいだに張る（図 9.15 a,e 〜 h）．縫工筋，薄筋，および半膜様筋の腱がこの靱帯と交叉し，それらの腱もすべて膝関節の内側部を補強している．内側側副靱帯は内側半月に固く付着している．

7．**外側側副靱帯** fibular collateral ligament．強力な円柱状の靱帯で，関節の外側表面に存在し，大腿骨の外側顆（訳注：正確には外側上顆）から腓骨頭の外側面に張り，関節の外側面を補強している（図 9.15 a,e 〜 h）．この靱帯は大腿二頭筋の腱で覆われ，またその深側には膝窩筋の腱が通る．

8．**関節内靱帯** intracapsular ligaments．関節包の内部にも脛骨と大腿骨を結ぶ靱帯が存在する．それらは，**前十字靱帯**および**後十字靱帯** anterior and posterior cruciate ligaments（cruciate ＝十字架のような）（訳注：両靱帯が交叉した状態を十字に見立てる．あわせて膝十字靱帯という）とよばれ，その名称は各靱帯が脛骨の顆間区のどこから起って

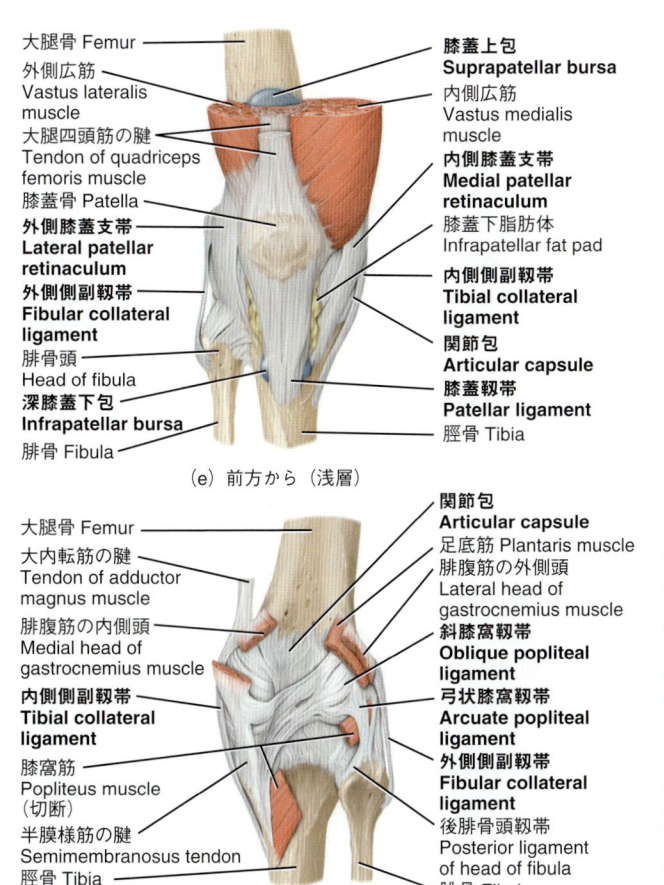

大腿骨 Femur
外側広筋 Vastus lateralis muscle
大腿四頭筋の腱 Tendon of quadriceps femoris muscle
膝蓋骨 Patella
外側膝蓋支帯 Lateral patellar retinaculum
外側側副靱帯 Fibular collateral ligament
腓骨頭 Head of fibula
深膝蓋下包 Infrapatellar bursa
腓骨 Fibula

膝蓋上包 Suprapatellar bursa
内側広筋 Vastus medialis muscle
内側膝蓋支帯 Medial patellar retinaculum
膝蓋下脂肪体 Infrapatellar fat pad
内側側副靱帯 Tibial collateral ligament
関節包 Articular capsule
膝蓋靱帯 Patellar ligament
脛骨 Tibia

（e）前方から（浅層）

大腿骨 Femur
大内転筋の腱 Tendon of adductor magnus muscle
腓腹筋の内側頭 Medial head of gastrocnemius muscle
内側側副靱帯 Tibial collateral ligament
膝窩筋 Popliteus muscle（切断）
半膜様筋の腱 Semimembranosus tendon
脛骨 Tibia

関節包 Articular capsule
足底筋 Plantaris muscle
腓腹筋の外側頭 Lateral head of gastrocnemius muscle
斜膝窩靱帯 Oblique popliteal ligament
弓状膝窩靱帯 Arcuate popliteal ligament
外側側副靱帯 Fibular collateral ligament
後腓骨頭靱帯 Posterior ligament of head of fibula
腓骨 Fibula

（f）後方から（深層）

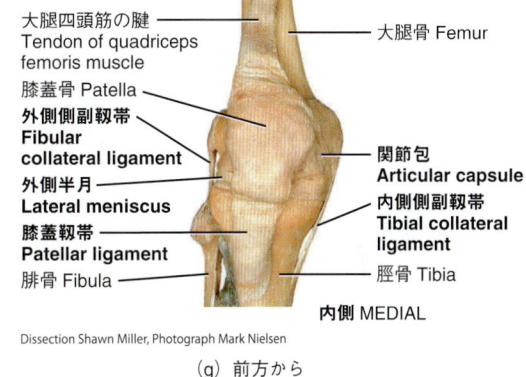

大腿四頭筋の腱 Tendon of quadriceps femoris muscle
膝蓋骨 Patella
外側側副靱帯 Fibular collateral ligament
外側半月 Lateral meniscus
膝蓋靱帯 Patellar ligament
腓骨 Fibula

大腿骨 Femur
関節包 Articular capsule
内側側副靱帯 Tibial collateral ligament
脛骨 Tibia

内側 MEDIAL

Dissection Shawn Miller, Photograph Mark Nielsen

（g）前方から

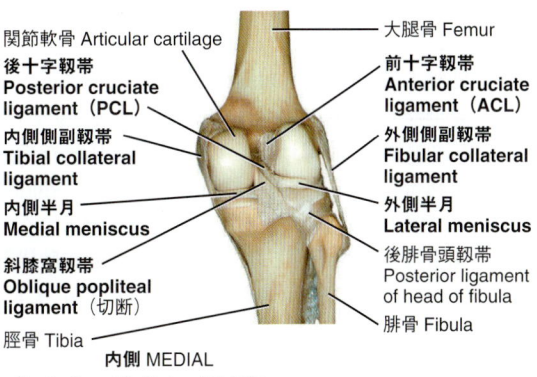

関節軟骨 Articular cartilage
後十字靱帯 Posterior cruciate ligament（PCL）
内側側副靱帯 Tibial collateral ligament
内側半月 Medial meniscus
斜膝窩靱帯 Oblique popliteal ligament（切断）
脛骨 Tibia

大腿骨 Femur
前十字靱帯 Anterior cruciate ligament（ACL）
外側側副靱帯 Fibular collateral ligament
外側半月 Lateral meniscus
後腓骨頭靱帯 Posterior ligament of head of fibula
腓骨 Fibula

内側 MEDIAL

Dissection Shawn Miller, Photograph Mark Nielsen

（h）後方から

Q 大腿四頭筋（大腿前面の筋）が収縮すると膝関節にはどのような運動が生じるか？

いるかに関係している．両靭帯は，前・後顆間区から起こり，交叉したのち，大腿骨につく．

 a．**前十字靭帯** anterior cruciate ligament (ACL)．脛骨の顆間区の前方の部位から起こって外側後方に向い，大腿骨外側顆の内側面後部につく（図9.15a, b, h）．この靭帯は膝関節の過伸展を制限し，大腿骨に対して脛骨が前方にずれるのを防いでいる．膝に重度の外傷を受けた場合の70％にこの靭帯の断裂がみられる．

 ACL の損傷は女性に多く，おそらく男性の3倍から6倍も発生する．理由ははっきりしないが，次のようなことが関係していると思われる；大腿骨の顆間窩が狭いために ACL の動きが制限されている；女性の骨盤が広いことが，大腿骨と脛骨がなす角度（訳注：直線からのずれ）を大きくし，ACL の断裂のリスクを高める；女性ホルモンにより，靭帯，筋，腱は柔軟性が高まる一方で応力を吸収できなくなるので，応力が ACL に伝わってしまう；女性は筋肉の量が少ないので，膝の位置の保持を ACL に依存する程度が高い．

 b．**後十字靭帯** posterior cruciate ligament (PCL)．脛骨の後顆間区の窪みから起こって内側前方に向い，大腿骨内側顆の外側面前部につく（図9.15a, b, h）．この靭帯は膝を曲げた時に大腿骨に対して脛骨が後方にずれるのを防いでいる．この働きは，階段や急な斜面を下りる場合，非常に重要になる．

9．**関節円板（半月）** articular discs (menisci)．脛骨と大腿骨の内側顆と外側顆のあいだには，線維軟骨の関節円板が存在し，不揃いな関節面を一致させ，滑液が全体に回るようにしている．

 a．**内側半月** medial meniscus．半円状（C字形）の線維軟骨の板で，前端は脛骨の前顆間区で前十字靭帯の付着部より前の部分についている．後端は脛骨の後顆間区で後十字靭帯と外側半月の付着部のあいだについている（図9.15a, b, d, h）．

 b．**外側半月** lateral meniscus．ほぼ円形に近い（不完全なO字形の）線維軟骨の板である（図9.15a, b, c, g, h）．前端は脛骨顆間隆起より前方で前十字靭帯起始部の外側後部につく．後端は顆間隆起より後方で内側半月後端より前の部分につく．内側半月と外側半月とは，それらの前面が**膝横靭帯** transverse ligament of the knee（図9.15a）によって互いに結ばれ，また**冠状靭帯** coronary ligaments（訳注：骨上端の内・外側縁と半月の外周とを結ぶ薄い膜状の構造物；図には示していない）によって骨上端の辺縁に結びつけられている．

10．**滑液包** bursae．重要な滑液包には次のようなものがある．

 a．**膝蓋前皮下包** prepatellar bursa：膝蓋骨と皮膚とのあいだにある（図9.15c, d）．

 b．**深膝蓋下包** infrapatellar bursa（訳注：正確には deep infra patellar bursa）：骨上部と膝蓋靭帯のあいだにある（図9.15c～e）．

 c．**膝蓋上包** suprapatellar bursa：大腿骨下部前面と大腿四頭筋とのあいだにある（訳注：通常は関節腔と連続している）（図9.15c～e）．

運 動

膝関節では，屈曲，伸展，わずかの内旋が可能で，屈曲した状態では外旋も可能である（図9.5f，図9.8c参照）．

臨床関連事項

膝関節の損傷

膝関節は，非常に損傷を受けやすい関節である．それは，運動性が大きくて荷重のかかる部位であることと関節の安定性がほとんど靭帯と筋に依存していることに起因しており，さらに，関節する骨の関節面の形が相互に一致していないことも原因になっている．**膝関節の損傷 knee injuries** には次のようなものがある．**膝の腫れ swollen knee** は，損傷を受けてすぐ起る場合と何時間も経ってから起る場合がある．腫れがすぐに起るのは，前十字靭帯の損傷や滑膜の損傷，半月の損傷，骨折，側副靭帯の断裂などの際に損傷域に隣接する血管が損傷して出血した場合である．かなり後で起る膝の腫れは，滑液の過剰な産生によるものであり，よく"膝に水がたまった"と表現される状態（膝関節水腫）である．

内側側副靭帯が内側半月に強固に付着していることが臨床上大きな意味をもつ．というのは，靭帯に生じた断裂が多くの場合半月の断裂をもたらすからである．そのような損傷はフットボールやラグビーなどのスポーツで，足がしっかりと地面についた状態で外側から膝に打撃を受けたような時に起きやすい．膝関節の3つの構成要素，すなわち内側側副靭帯，内側半月，前十字靭帯が同時に損傷された状態を"不幸の三徴 unhappy triad"という．

膝関節の脱臼 dislocated knee とは，大腿骨に対して脛骨の位置がずれてしまうことをいう．一番多いのは前方への脱臼で，膝の過伸展によって生じる．膝関節の脱臼は，しばしば膝窩動脈の損傷を引き起す．

手術が必要でないような膝関節の損傷の治療では，PRICE（保護 protection，安静 rest，冷却 ice，圧迫 compression，挙上 elevation）といくつかの強化運動を行い，時にはさらに理学療法を行う．

9.14 加齢と関節

目 標

• 関節における加齢の影響を説明する.

　加齢は，ふつう関節の滑液の産生を減少させる．さらに，関節軟骨は年齢とともに薄くなり，靱帯は短くなり柔軟性も多少失われる．加齢による関節の変化は，遺伝的要因と使用による損耗の影響を受け，個人差が大きい．関節の変性は 20 歳ですでに始まるが，大部分の変化はずっと後にならないと生じない．ほとんど誰でも 80 歳までには膝関節や，肘関節，股関節，肩関節になんらかの変性を生じている．また，脊柱の退行性変化も高齢者によくみられ，猫背と神経根の圧迫を引き起す．変形性関節症とよばれるタイプの関節炎は，少なくとも部分的には加齢に関係がある（章末 "疾患：ホメオスタシスの失調" 参照）．70 歳を超えた人ならほとんど誰でもなんらかの変形性関節症の徴候を示すものである．完全な可動域を維持するためのストレッチやエアロビック運動は，加齢の影響を最小限に止める効果がある．これらの運動は，靱帯，腱，筋，滑液，および軟骨の機能の維持を助ける.

9.15 関節形成術

目 標

• 関節形成術の手順を説明することができ，股関節全置換術をどのようにして行うか述べる.

　関節炎などの疾病や外傷により著しく損傷した関節は，外科的に人工関節に置き換えることが可能で，これを**関節形成術 arthroplasty**（arthr- ＝関節；-plasty ＝人工修復）という．人体の大部分の関節に関節形成術を行うことが可能であるが，最もよく行われるのは，股関

節，膝関節，および肩関節である．米国では年間約 40 万件の股関節置換術と 30 万件の膝関節置換術が実施されている．この手術では，損傷した骨端を切除し，金属，セラミックス，またはプラスチックの部品で置き換える．関節形成術の目的は，痛みを除去し，可動域を拡大することである.

股関節置換術

　股関節半置換術 partial hip replacements は，股関節のうち大腿骨頭のほうだけを置換するものである．一方，**股関節全置換術 total hip replacements** は，寛骨臼と大腿骨頭の両方を置換するものである（図 9.16 a ～ c）．その場合，寛骨臼および大腿骨頭の損傷した部分は，あらかじめ組み立ててある人工装具で置換される．寛骨臼は人工の受け口を取りつけられるように整形され，大腿骨の骨頭は取り除かれ，大腿骨の中心部は大腿骨の人工装具がぴったりはまるように整形される．寛骨臼に相当する人工の受け口はポリエチレン製で，大腿骨側の人工装具は，コバルトクロム合金やチタン合金，またはステンレス製である．これらの材料は，大きな応力に耐え，また免疫反応が起きないように設計されている．患者に適した人工の受け口と大腿骨が選択され，アクリル接着剤を用いて骨の健康な部分にしっかりと固定される.

膝関節置換術

　膝関節置換術 knee replacements は関節軟骨の再建を行うものであり，股関節置換術の場合と同じく，半置換術と全置換術がある．**膝関節全置換術 total knee replacement** では，大腿骨遠位端，脛骨近位端，および膝蓋骨後面の関節軟骨が取り除かれる（膝蓋骨後面の関節軟骨は，損傷が軽ければ残される）（図 9.16 d ～ f）．大腿骨は金属の人工装具にあわせて整形され，接着剤で固定される．脛骨はプラスチックの人工装具にあわせて整形され，接着剤で固定される．膝蓋骨後面の関節軟骨がひどく損傷されている場合は，プラスチックの人工装具で置換される.

　膝関節半置換術 partial knee replacement は**膝関節単顆置換術 unicompartment knee replacement** ともいい，膝関節の内側または外側の片方だけを置換するものである．まず，大腿骨遠位端の損傷した関節軟骨が取り除かれて整形され，金属の人工装具が接着される．ついで，脛骨近位端の損傷した関節軟骨が関節半月とともに除かれて整形され，プラスチック製の人工装具が接着される．膝蓋骨の関節面がひどく損傷されている場合は，プラスチック製の人工装具で置換される.

　接着剤の強度の改善や，人工関節を埋め込んだ部位の周囲における骨増殖を促進する方法の研究が続けられている．関節形成術で起きやすい合併症には，感染症，血

図 9.16 股関節全置換術.

股関節全置換術では，損傷した寛骨臼と大腿骨頭が人工装具で置き換えられる．

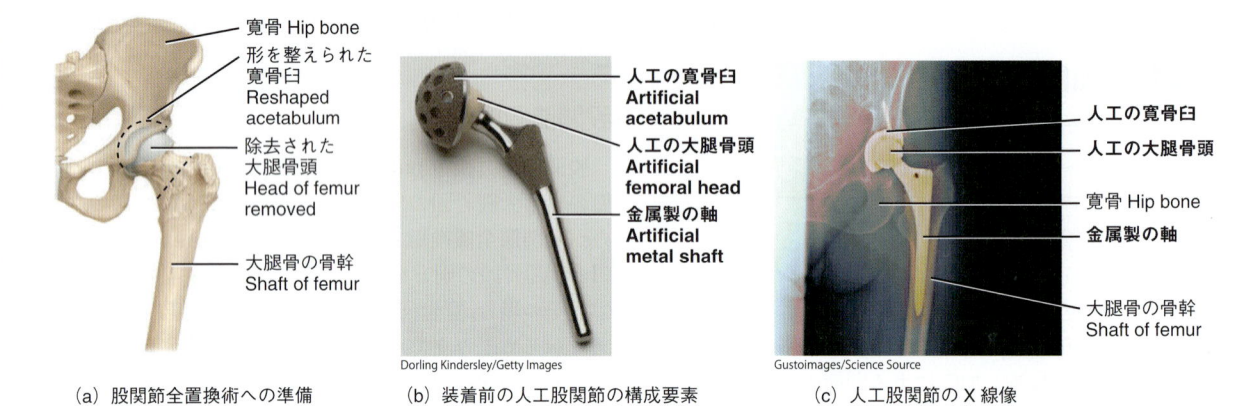

寛骨 Hip bone
形を整えられた寛骨臼 Reshaped acetabulum
除去された大腿骨頭 Head of femur removed
大腿骨の骨幹 Shaft of femur

（a）股関節全置換術への準備

人工の寛骨臼 Artificial acetabulum
人工の大腿骨頭 Artificial femoral head
金属製の軸 Artificial metal shaft

Dorling Kindersley/Getty Images

（b）装着前の人工股関節の構成要素

人工の寛骨臼
人工の大腿骨頭
寛骨 Hip bone
金属製の軸
大腿骨の骨幹 Shaft of femur

Gustoimages/Science Source

（c）人工股関節の X 線像

大腿骨の関節面を除去 Femoral surfaces removed
膝蓋骨の関節面を除去 Patellar surface removed
脛骨の関節面を除去 Tibial surfaces removed

（d）膝関節全置換術への準備

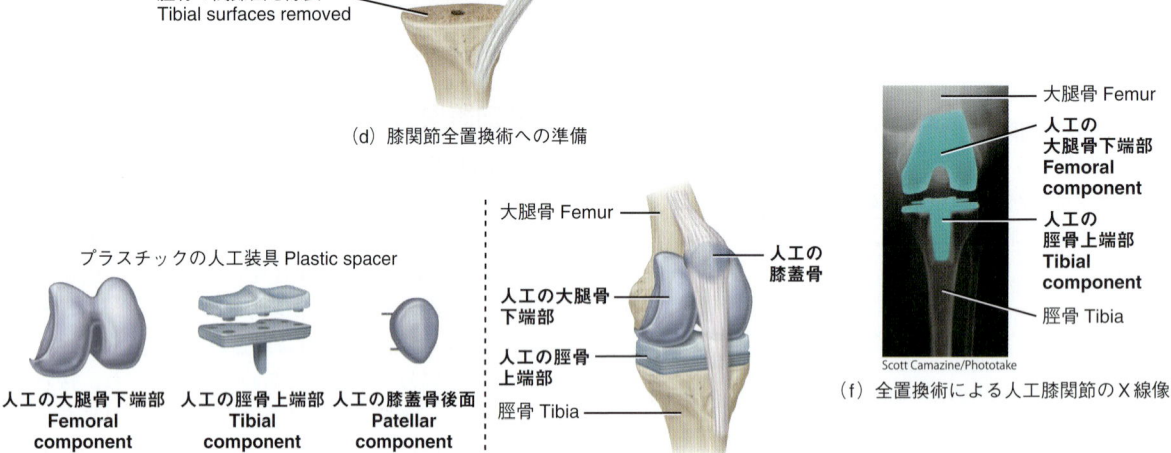

プラスチックの人工装具 Plastic spacer

人工の大腿骨下端部 Femoral component
人工の脛骨上端部 Tibial component
人工の膝蓋骨後面 Patellar component

（e）人工膝関節の構成要素：装着前（左）と装着後（右）

大腿骨 Femur
人工の膝蓋骨
人工の大腿骨下端部
人工の脛骨上端部
脛骨 Tibia

大腿骨 Femur
人工の大腿骨下端部 Femoral component
人工の脛骨上端部 Tibial component
脛骨 Tibia

Scott Camazine/Phototake

（f）全置換術による人工膝関節の X 線像

Q 関節形成術を行う目的はなにか？

栓症，置換に使った人工器具の弛みやずれ，神経の損傷がある．

　近年，空港その他の公共の場所で使用される金属探知機の感度が上がったため，金属製の人工装具が感知されることが多くなっている．

チェックポイント

19. 関節形成術が最もよく行われるのはどの関節か．

疾患：ホメオスタシスの失調

リウマチと関節炎

　リウマチ rheumatism とは，骨，靱帯，腱，筋など，身体を支えている構造に生じた痛みを伴う異常であって，感染や外傷によらないものをいう．**関節炎 arthritis** もリウマチの一種であって，関節が腫れ，動きにくく，痛む．米国では約 4,500 万人がこれに悩んでおり，65 歳以上の成人の身体障害の最大の原因になっている．

変形性関節症

変形性関節症 osteoarthritis（OA） は退行性の関節疾患で，関節軟骨が徐々に失われる．原因は加齢，肥満，関節の刺激，筋の虚弱，消耗・摩耗などの組合せである．変形性関節症は一般に "wear-and-tear"（すり切れ，消耗）関節炎として知られ，関節症のうち最も一般的なものである．

　変形性関節症は，滑膜性の連結に生じる進行性疾患で，とくに体重のかかる関節に起りやすい．関節軟骨が壊れ，軟骨直下や関節の周辺部に新しく骨増殖が起る．関節軟骨は徐々に消失し，骨端が露出するにつれて表面に新生骨組織の隆起（小さな粒々）ができてくる．これは，増大した摩擦から自身を保護しようとする身体の不適当な反応であるが，これらの骨の小隆起は関節腔を狭め，運動を制限する．変形性関節症は，進行すればやがて滑膜の炎症も起すが，主に関節軟骨を冒す点で次に述べる関節リウマチとは異なる．変形性関節症と関節リウマチとを見分けるための主な特徴は 2 つあり，変形性関節症ではまず大きい関節（膝，腰）に変化が生じ，その原因がすでに述べた関節のすり切れであるのに対して，関節リウマチではまず小さい関節が冒され，その原因が軟骨への活発な攻撃であることである．変形性関節症は，股関節や膝関節の置換術の主な理由になっている．

関節リウマチ

関節リウマチ rheumatoid arthritis（RA） は自己免疫疾患，すなわち免疫システムが自分自身の身体の組織を攻撃する病気の一つで，この場合は軟骨組織と関節の内面を覆う部分が攻撃される．RA は関節の炎症が特徴的で，それが腫れ，痛み，機能の喪失を引き起す．通常，この型の関節炎は左右両側に生じる．もし片方の手首が冒されると，もう一方も冒される可能性が高いが，冒される程度はしばしば左右で異なる．

　関節リウマチの初期症状は，滑膜の炎症である．治療しないで放置すると滑膜は厚くなり，滑液がたまるようになる．その結果，関節腔内の圧力が高まって痛みと過敏が起る．やがて肥厚した滑膜はパンヌス pannus とい

う異常な肉芽組織をつくるようになり，その組織が関節軟骨の表面について，時には軟骨を完全に破壊してしまう．軟骨が破壊されると，露出した骨端同士を線維性結合組織が連結する．さらに線維性結合組織は骨化して関節を癒合させてしまい，可動性が失われる．これが関節リウマチによる運動障害の究極の状態である．RA 患者の手を特徴づける曲がった指は，関節内の肉芽組織の増殖によるものである．

痛風性関節炎

尿酸（この名称は尿に由来する）は核酸（DNA と RNA）の構成要素の代謝で生じる老廃物である．**痛風 gout** 患者では，この尿酸が過剰につくられるか，または正常に排出されない．その結果，血中に尿酸が蓄積し，この過剰な尿酸はナトリウムと反応して尿酸ナトリウムという塩になり，その結晶が腎臓などの軟部組織と耳や関節の軟骨組織中に蓄積する．

　痛風性関節炎 gouty arthritis では，尿酸ナトリウムの結晶は関節の軟部組織に沈着する．痛風に最も罹りやすい部位は足の関節で，とくに親指の付根の関節である．尿酸ナトリウムの結晶は軟骨を刺激し，侵食して炎症，腫脹，急性の疼痛を引き起す．最終的には，結晶は関節軟骨を完全に破壊する．治療しないで放置すると，関節は骨が癒着して動かなくなる．治療では，まず鎮痛薬（イブプロフェン，ナプロキセン，コルヒチン，およびコルチゾン）を用い，さらにアロプリノールの投与により尿酸値レベルを抑えて結晶ができないようにする．

ライム病

　ライム病 Lyme disease は，*Borrelia burgdorferi* というらせん状の細菌によって起る病気で，この病気が初めて（1975 年）報告されたコネチカット州のライムという町にちなんで命名された．この細菌は主に鹿のダニ（*Ixodes dammini*）によって媒介される．このダニは非常に小さいので，気づかないうちに噛まれることも多い．その後数週間のうちに，ダニに噛まれた部位に発疹が出る．発疹は，射撃の的に似ていることが多いが，いろいろなバリエーションがあり，人によっては発疹が出ないこともある．発疹以外の症状には，関節のこわばり，発熱と悪寒，頭痛，頸のこわばり，吐き気，腰の痛みなどがある．病気が進行すると，関節炎が主な症状になる．これは通常，膝，足首，股関節，肘，手首など，比較的大きい関節を冒す．治療には一般に抗菌薬が有効で，とくに速やかな投与が効果的である．しかし，症状の一部は何年も残ることがある．

捻挫と筋挫傷（肉離れ）

　捻挫 sprain は，強いねじりやひねりによる関節の損傷で，脱臼には至らないが関節靱帯が伸びたり断裂したりした状態をいう．靱帯は正常な範囲では伸びても元に戻るが，過度に伸ばされると捻挫が生じる．重度の捻挫では，ひどい痛みのために関節を動かせないことが多い．捻挫で生じる著しい腫れは，傷ついた細胞から出る化学物質や破れた血管からの出血によるものである．捻挫が最も起りやすい部位は，足首の外側部である．また手首も捻挫の好発部位である．一方，**筋挫傷（肉離れ）strain** は，筋または筋と腱が伸びたり部分的に断裂したりした状態をいう．これは，短距離走者がスタートブロックを蹴って飛び出す時のように，筋が急激かつ強力に収縮した場合に起ることが多い．

　捻挫の初期の手当の原則は PRICE である．PRICE の P は保護 protection，R は安静 rest，I は氷による冷却 ice，C は圧迫 compression，E は挙上 elevation である．この PRICE 療法は筋挫傷や，関節の腫脹，骨折が疑われる損傷，打撲傷などの治療にも用いられる．PRICE 療法の 5 つの要素は次の通りである．

- **保護 protection**　これは傷がそれ以上損傷されないように保護することである．例えば，運動をやめて，パッドや保護具をつけ，必要に応じて副木や吊布（三角巾），松葉杖などを使用することがこれにあたる．
- **安静 rest**　これは損傷部位の組織がそれ以上傷まないように休ませることである．損傷部位に痛みや腫れを生じるような運動を避けるために，運動をすぐにやめる．これは損傷の回復に必要である．回復しないうちに運動すると，同じ場所を再び損傷する可能性がより高くなる．
- **氷による冷却 ice**　損傷部位はできるだけ早く氷で冷やすことが大事である．氷をあてることで損傷部位への血流が減速し，腫れが減少し，痛みが和らぐ．氷は 20 分間あてた後，40 分間外しておき，また 20 分間あてる，というように繰り返すとよく効く．
- **圧迫 compression**　これは，腫脹を減らすためにサ

ポーターや包帯で圧迫することである．患部を圧迫する際に血流を止めないように注意する必要がある．
- **挙上 elevation**　これは，損傷部位を心臓より高い位置に保つことをいう．損傷部位によっては不可能な場合もあるが，これができると患部の血圧を下げて腫脹を抑えることができる．

腱鞘滑膜炎

　腱鞘滑膜炎 tenosynovitis は腱，腱鞘，特定の関節を覆う滑膜に生じる炎症である．最も頻繁に起るのは，手首，肩，肘（**テニス肘 tennis elbow** を生じる），指節関節（**ばね指 trigger finger** を生じる），足首，足などの腱である．炎症を起した腱鞘は，滑液がたまって腫れてみえることがある．当該部位は過敏になったり動かすと痛みを感じたりする．腱鞘滑膜炎は，外傷，捻挫，運動のしすぎなどで生じやすい．靴ひもをきつく結びすぎると，足背の腱滑膜炎を引き起すことがある．体操選手は，手首の過伸展を慢性的，反復的，かつ極度に強く行うので，腱鞘滑膜炎を引き起しやすい．また，打鍵作業，髪のカット，大工仕事，組み立て流れ作業なども腱鞘滑膜炎を引き起しやすい．

下顎骨の脱臼

　脱臼 dislocation（dis- ＝離れて）（あるいは luxation〔luxatio ＝脱臼〕）とは，関節から骨がずれることで，靱帯や腱，関節包などの断裂を伴う．**下顎骨の脱臼 dislocated mandible** の起り方にはいくつかのタイプがある．最もよく起きるのは**前方脱臼 anterior displacement** で，下顎骨の関節突起が側頭骨の関節結節を越えて前にずれた状態である．一般的な原因は，口を大きく開きすぎることで，あくびをした時や，大きな塊を食べた時，歯の治療，全身麻酔などの時に起きやすい．**後方脱臼 posterior displacement** は顎を直接殴られた時に起きる．**上方脱臼 superior displacement** の典型的な原因は，口が半開きの状態で殴られることである．**外側脱臼 lateral displacement** は，通常，下顎骨の骨折に伴って生じる．

医学用語

亜脱臼 subluxation　部分的または不完全な脱臼．

滑液包切除（術）bursectomy（-ectomy ＝切除）　滑液包を切除すること．

滑膜炎 synovitis　関節の滑膜に生じた炎症．

関節痛 arthralgia（arthr- ＝関節；-algia ＝痛み）　関節に生じる痛み．

軟骨炎 chondritis（chondr- ＝軟骨）　軟骨に生じた炎症．

章の概要

概　要

9.1　骨の連結の分類

1. 骨の連結（articulation または arthrosis）は，骨と骨，骨と軟骨，または骨と歯とが接する部位である．

2. 構造による分類は，滑膜腔の有無および結合組織の種類に基づく．骨の連結は構造上，線維性の連結，軟骨性の連結，滑膜性の連結に分類される．

3. 骨の連結には，構造上，まったく動かないもの，わずかに動くもの，自由に動くものがある．

4. 機能による分類は，許容される運動の程度に基づく．骨の連結は機能上，不動関節（まったく可動性がない），半関節（わずかに可動性がある），可動関節（自由に動く）に分類される．

9.2　線維性の連結

1. 線維性の連結は骨のあいだが不規則緻密結合組織で結合されている．

2. 線維性の連結には，可動性がないかごくわずかだけある縫合（頭蓋骨のあいだにみられる），可動性がないかわずかだけある靱帯結合（例えば，上・下顎骨の歯根と歯槽および脛腓靱帯結合），わずかな可動性のある骨間膜（前腕の橈骨と尺骨のあいだおよび下腿の脛骨と腓骨のあいだにみられる）が含まれる．

9.3　軟骨性の連結

1. 軟骨性の連結は，骨のあいだが軟骨で結合されている．

2. 軟骨性の連結には，硝子軟骨で連結されたわずかに可動性があるか不動性の軟骨結合（第1肋骨と胸骨柄のあいだの軟骨結合），線維軟骨で連結されたわずかに可動性がある線維軟骨結合（恥骨結合など），硝子軟骨でできた不動性の骨端軟骨（成長しつつある骨の骨幹と骨端の骨端板．成長板ともいう）がある．

9.4　滑膜性の連結

1. 滑膜腔をもつものをいう．滑膜性の連結はすべて可動関節である．

2. 滑膜腔以外の特徴として，関節軟骨と関節包の存在がある．関節包は，線維膜および滑膜からなる．

3. 滑膜は滑液を分泌し，関節腔内の構造物の表面を粘性のある薄い膜を形成する．

4. 多くの滑膜性の連結は副靱帯（関節外靱帯および関節内靱帯）や関節円板（関節半月・関節唇）をもつ．

5. 滑膜性の連結には，支配神経と栄養血管が分布する．神経は関節の痛み，運動，張力に関する情報を伝達する．血管は関節包や靱帯を貫通している．

6. 滑液包は関節包に似た構造をもつ袋状の構造物で肩関節や膝関節などで摩擦を減らす働きをする．

7. 腱鞘は，摩擦の大きい部位の腱の周囲をとりまく管状の滑液包である．

9.5　滑膜性の連結における運動の種類

1. 滑りでは，骨の平らな関節面が前後左右に動く．

2. 角運動では，関節する骨のあいだの角度が変化する．屈曲-伸展，側屈，過伸展，外転-内転はその例である．描円は，身体のある部分の遠位端が円を描くような運動で，屈曲，外転，伸展，内転，回旋（または逆順）が連続して行われるものである．

3. 回旋では，骨がその長軸を中心に回転する．回旋は車軸関節と球関節で可能である．

4. 特殊運動は，特定の関節で起る．その例には，挙上-下制，前突-後退，内反-外反，背屈-底屈，回外-回内，対立などが含まれる．

5. 表9.1に滑膜性の連結におけるさまざまな種類の運動を要約する．

9.6　滑膜性の連結の種類

1. 滑膜性の連結は，構造上，平面関節，蝶番関節，車軸関節，顆状関節，鞍関節，球関節に分類される．

2. 平面関節：関節面は平坦で，運動は前後左右の滑り（多くは二軸性）である．回旋（三軸性）も可能にする．手根間関節や足根間関節はその例である．

3. 蝶番関節：一方の骨の凸面が他方の凹面にはまり込む．運動は単一の軸を中心とした角運動である（一軸性）．肘関節，膝関節，足首の距腿関節はその例である．

4. 車軸関節：一方の円柱状あるいは円錐状の表面がもう一方の骨と靱帯とからなる環状の構造と関節する．運動は回旋（一軸性）である．環軸関節，上・下橈尺関節はその例である．

5. 顆状関節：一方の骨の楕円状の凸面がもう一方の楕円状の凹面にはまり込む．運動は2つの軸の周りの角運動（二軸性）である．橈骨手根関節，第2〜第5指の中手指節関節はその例である．

6. 鞍関節：片方の骨の関節面が馬につける鞍のような形で，もう一方の骨は騎手が鞍に座るような形ではまり込む．運動は二軸性である．大菱形骨と母指の中手骨とのあいだの手根中手関節はその例である．

7. 球関節：一方の骨の関節面が球状で，他方の骨のカップ状の窪みにはまり込む．運動は，3つの軸の周りの動き（三軸性〔多軸性〕）である．肩関節と股関節はその例である．

8. 表9.2に骨の連結の構造上および機能上の分類を要約する．

9.7　滑膜性の連結における関節面の接触維持と可動域に影響する要因

1. 滑膜性の連結では，関節面同士の接触の仕方が可能な運動の種類を決める．

2. 関節面の接触を維持し，可動域に影響を与える要因には，関節する骨の構造または形状，関節の靱帯の強度と張力，筋の配置と張力，軟部領域間の接触，ホルモン，使用量などがある．

9.8　身体の主な骨の連結

1. 人体のいくつかの主要な骨の連結について，その構成要素，構造上および機能上の分類，可能な運動の種類の一覧を表9.3と9.4に示した．

2. 顎関節（TMJ），肩関節，肘関節，股関節，膝関節については9.9〜9.13節に記載されている．

9.9　顎関節

1. 顎関節（TMJ）は下顎骨の関節突起と側頭骨の下顎窩，関節結節で構成される．

2. 顎関節は，蝶番関節と平面関節の組合せである.

9.10　肩関節
1. 肩関節（上腕肩甲関節，関節窩上腕関節）は，上腕骨頭と肩甲骨関節窩で形成される.
2. 肩関節は球関節である.

9.11　肘関節
1. 肘関節は，上腕骨の滑車（訳注：正確には滑車および小頭）と，尺骨滑車切痕および橈骨頭で形成される.
2. 肘関節は蝶番関節である.

9.12　股関節
1. 股関節は，大腿骨頭と寛骨臼とで形成される.
2. 股関節は球関節である.

9.13　膝関節
1. 膝関節（脛骨大腿関節）は，1）膝蓋骨と大腿骨の膝蓋面と

のあいだ，2）大腿骨の外側顆，外側半月，および脛骨の外側顆のあいだ，3）大腿骨の内側顆，内側半月，および脛骨の内側顆のあいだに形成される.
2. 膝関節は蝶番関節の変型である.

9.14　加齢と関節
1. 加齢により，滑液の減少，関節軟骨の厚さの減少，靱帯の柔軟性の低下が生じる.
2. ほとんどの人が加齢によって膝関節，肘関節，股関節，肩関節になんらかの変性を経験する.

9.15　関節形成術
1. 関節形成術とは関節を人工装具に置き換える手術のことである.
2. 関節形成術が最もよく行われる関節は，股関節，膝関節，および肩関節である.

クリティカルシンキング問題

1. ケイティは人間の弾丸のような格好で飛び込みをするのが好きである. 飛び込み台を踏み切って入水するまでに，彼女はそれにふさわしい姿勢を取る. 頭と大腿を胸に向かって畳み込み，背を丸め，両腕を体側につけ，前腕を前で交差させて胸に押しつけて両脚を抱え込む. この時のケイティの背，頭，および四肢の状態を，正しい解剖学用語を使って記述しなさい.
2. 午後のフットボールの練習でジェレミアはタックルされて下腿部をひねってしまった. 鋭い痛みがあり，それに続いてすぐに膝が腫れてきた. この痛みと腫れは夕方まで悪化し続け，

ジェレミアは歩くのもやっとという状態になった. コーチはジェレミアに医者にかかるよう命じ，「膝の水を抜いてくれるかもしれない」といった. コーチはなんのことをいっているか，また，ジェレミアの膝関節に起ったどのようなことが症状の原因になったと考えられるか.
3. アントニオは昼食後の授業中，ひどく長く退屈なビデオに眠気を催し，あくびをした. すると，口が閉まらなくなってしまい，彼は大いにあわてた. 一体なにが起ったのか，また，この問題を解決するにはどうすべきかを説明しなさい.

Q　図の質問の答え

9.1　縫合には可動性がないので，機能上の分類は不動関節である. 一方，靱帯結合にはわずかながら可動性があるので，半関節に分類される.
9.2　軟骨結合は硝子軟骨で，線維軟骨結合は線維軟骨で連結される. 骨端軟骨は軟骨性の骨形成における硝子軟骨性の成長点である.
9.3　機能上の分類では，滑膜性の連結はすべて可動関節，すなわち自由に動く関節とされる.
9.4　手根間関節および足根間関節では，滑りが生じる.
9.5　矢状面内での屈曲の2つの例は，手の親指の屈曲と体幹の側屈である.
9.6　体肢の内転では，体肢は正中矢状面に近づく. そこで，内転 adduction は体肢を体幹に加える add と憶えておくとよい.
9.7　描円では，屈曲，外転，伸展，内転，回旋が（この順序か逆順に）連続して起る.

9.8　骨や四肢の前面が正中矢状面に近づくような回旋が内旋で，遠ざかるような回旋が外旋である.
9.9　両肘が触れるまで腕を前に突き出す動作は前突の例である（訳注：両腕を前方に突き出しても両肘が触れない人も多い. 男性ではとくにそうである）.
9.10　環軸関節も車軸関節の例である.
9.11　外側靱帯は下顎骨のずれを防止する.
9.12　肩関節が体内できわめて自由に動かせるのは，関節包がゆるいことと，上腕骨頭の大きさに比べて関節窩が浅いことによる.
9.13　蝶番関節では屈曲と伸展が可能である.
9.14　股関節の伸展を制限する3つの靱帯は，腸骨大腿靱帯，恥骨大腿靱帯，坐骨大腿靱帯である.
9.15　大腿四頭筋の収縮は膝関節を伸展させる.
9.16　関節形成術の目的は，関節の痛みを除去し，可動域を広げることである.

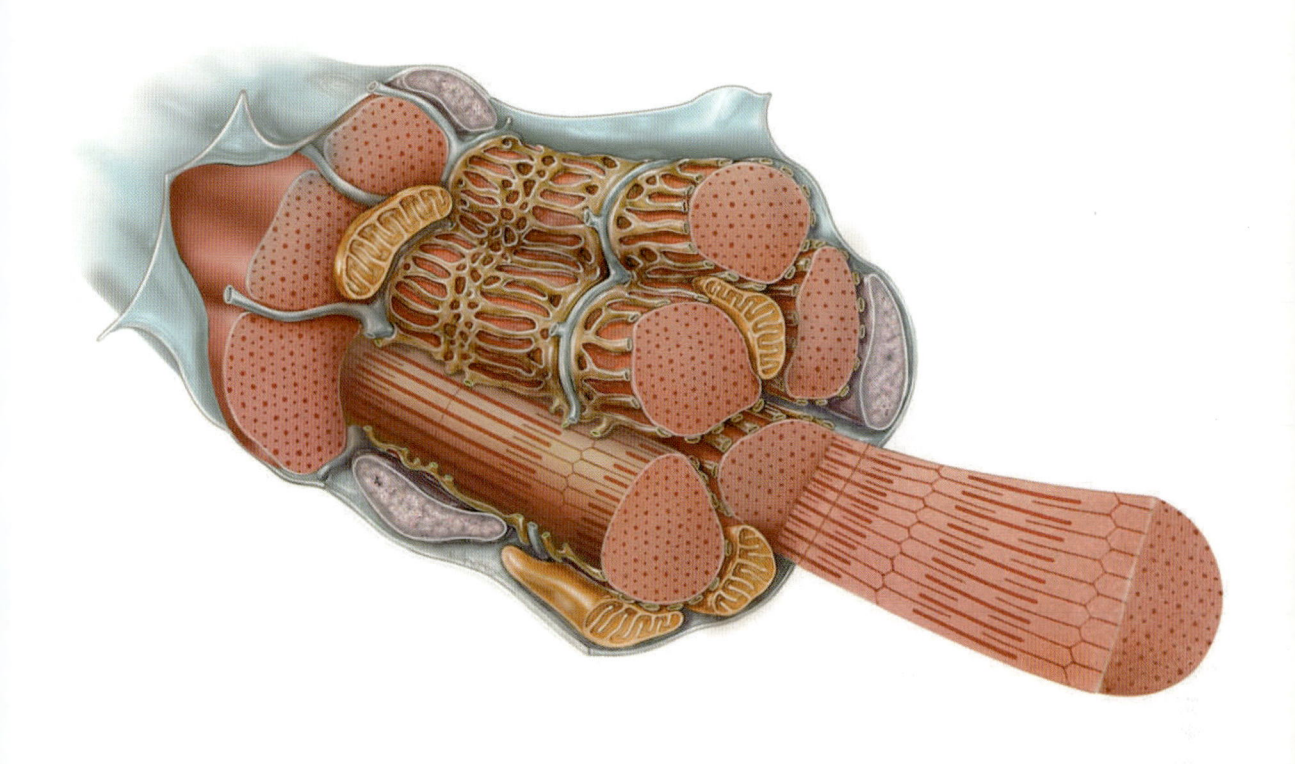

CHAPTER 10

筋組織

筋組織とホメオスタシス

人体の筋組織は，身体運動を引き起こし，体内で物質を移動させ，そして正常な体温を保つために熱を産生することでホメオスタシスの維持に貢献している．

骨は運動の支えとなり人体の概形を決めているが，人体の各部を骨自体が動かしているわけではない．身体運動は成人の全体重の 40 ～ 50 ％（体脂肪率，性別そして運動習慣によって異なる）を占める筋が，収縮と弛緩を繰り返すことにより生み出される．力を生み出すことは筋の主な機能である．いい換えると化学エネルギーを，力・仕事・動作をつくり出す力学的エネルギーへと変換することである．さらに，筋組織は姿勢を維持し，各器官の体積を保持し，熱を産生し，体内のさまざまな系において体液や食物を推し進める働きがある．

Q 死後硬直はどうして起るのだろうと考えたことはありませんか？

10.1 筋組織の概説

目 標

- 3種類の筋の構造の違いを説明する.
- 3種類の筋をそれぞれの機能と特徴を挙げて比較する.

筋組織の種類

筋組織には,骨格筋組織,心筋組織,そして平滑筋組織の3種類がある(表4.9参照).筋を研究する学問分野は**筋学 myology**(myo- =筋;-logy =〜学)とよばれる.これらの筋組織にはそれぞれ共通の特徴もあるが,微細構造と存在する場所,そして神経系と内分泌系による調節様式は異なる.

骨格筋組織 skeletal muscle tissue はその名の示す通り,骨格を構成する骨を動かして機能することが多い.皮膚や他の骨格筋に付着して動かす骨格筋もある.骨格筋は**横紋筋 striated muscle** である.顕微鏡で観察すると,明帯と暗帯(すなわち**横紋 striations**)が交互にみられる(表4.9参照).骨格筋は原則として**随意筋 voluntary muscle** である.その動作は体性神経系に属するニューロン(神経細胞)によって意識的に制御される(図12.10に神経系の区分を示す)が,ほとんどの骨格筋はある程度まで,無意識的に制御される.例えば,横隔膜は意識せずに収縮と弛緩を繰り返すので呼吸運動は止まらない.同様に,姿勢を維持したり身体を安定させたりするのに,骨格筋の収縮を意識する必要はない.

心筋組織 cardiac muscle tissue は心臓だけに存在し,心臓の壁の大部分を形づくっている.心筋は**横紋 striated** をもつが,**不随意筋 involuntary muscle** である.心筋の収縮と弛緩は意識的に制御できない.意識的どころか,心臓にはペースメーカーがあって,それが拍動を先導している.心筋組織がこのような内在性のリズムをもつことは,**自動性 autorhythmicity** とよばれている.いくつかのホルモンや神経伝達物質がペースメーカーを刺激または抑制することによって心拍数を調節している.

平滑筋組織 smooth muscle tissue は血管,気道,そして多くの腹腔内臓のような中腔性臓器の壁に存在する.平滑筋は皮膚内にも存在し,毛包についている.顕微鏡で観察すると骨格筋組織や心筋組織にみられる横紋がないのがわかる.**横紋がない nonstriated** ので**平滑 smooth** にみえ,平滑筋とよばれる.平滑筋は**不随意筋** であることが多く,そのいくつか,例えば消化管内の食物を運搬する筋群には自動性がある.心筋と平滑筋はともに自律神経系に属する(不随意性の)ニューロンと内分泌腺から放出されるホルモンによって制御されている.

筋組織の機能

持続的収縮,あるいは収縮・弛緩を交互に行うことによって,筋組織は次の4つの主な機能を示す.すなわち,動作を産み出すこと,姿勢を保つこと,体内の物質を貯蔵・運搬すること,そして熱を産生することである.

1. **動作を産み出す**.歩く,走るなどの全身の動作や鉛筆をもつ,キーボードをたたく,あるいはうなずくなどの身体の部分的な動きはともに骨,関節,骨格筋の協力によるものである.
2. **姿勢を保つ**.骨格筋が収縮することによって関節が固定されて,立っているとか,腰かけているなどの姿勢が保たれる.姿勢を保つための筋は目が覚めている時には継続的に収縮する.例えば解剖生理学の講義を熱心に聴いている時,頸部の筋が持続的に収縮することによって,頭をまっすぐにしていられる.
3. **体内の物質を貯蔵・運搬する**.**括約筋 sphincter** とよばれる輪状に走行する平滑筋は,持続的に収縮することによって,中腔性臓器から内容物が流出することを防いでいる.胃の中に食物,あるいは膀胱内に尿を一時的に貯蔵することは可能である.これらの器官にある平滑筋でできた括約筋が出口を閉じるからである.心臓を構成する心筋が収縮すると血液が全身の血管へと押し出される.血管壁にある平滑筋の収縮と弛緩は血管の直径を増減させて血流量を調節する.平滑筋の収縮は食物に加えて,胆汁・酵素などの物質を消化管へと運び,配偶子(精子または卵子)を生殖路へと押し出し,泌尿器系においては尿の流れを推進する.骨格筋の収縮はリンパの流れを促進し,静脈中の血液が心臓へと戻る助けとなる.
4. **熱を産生する**.筋組織が収縮すると,熱を産生する.この過程は**産熱 thermogenesis** とよばれる.筋によって産生される熱は体温の維持に用いられる.**ふるえ shivering** として知られる骨格筋の不随意的な収縮は産熱の効率を高めることができる.

筋組織の特徴

筋組織には4つの特別な性質がある.筋組織はこれらの性質によって機能し,恒常性に役立っている:

1. **電気的興奮性 electrical excitability**.4章で紹介した筋細胞と神経細胞ともにみられる性質で,**活動電位 action potential**(**インパルス impulse**)とよばれる電気信号によってつくられる刺激に反応する

能力である．筋における活動電位は**筋活動電位** muscle action potentials とよばれ，神経細胞における活動電位は**神経活動電位** nerve action potentials とよばれる．12章に活動電位がどのようにして生じるかが詳しく記述されている（12.3節参照）．筋細胞に関しては，2つの主な刺激が活動電位の引き金となる．一つは，心臓のペースメーカーのように筋組織内に起る**自動的電気信号** electrical signals であり，もう一つは**化学的刺激** chemical stimuli である．化学的刺激としては，ニューロンから放出される神経伝達物質や血液によって配送されるホルモン，そして pH の局所的な変化が挙げられる．

2．**収縮性** contractility．筋組織が活動電位によって刺激された時，力強く収縮する能力である．筋は収縮する時，筋付着点を引き続ける張力（収縮しようとする力）を発生する．発生する張力が十分に大きく，動かないように抵抗する力よりも優っていれば，その筋は短くなり，動作が生じる．

3．**伸展性** extensibility．筋が損傷を受けずに限界内で伸びる能力が伸展性である．筋にある結合組織が伸展性を制限し，筋細胞を収縮できる範囲に維持している．平滑筋はふつう，大きく伸びる性質がある．例えば胃は食物で満たされるたびに，胃壁内の筋は引き伸ばされる．また，心臓が血液で満たされるたびに心筋は伸ばされる．

4．**弾性** elasticity．弾性とは，収縮または伸展の後に筋が元の長さと形に戻る能力である．

　本章では骨格筋に焦点をあわせている．心筋と平滑筋については短く述べているにすぎない．心筋については20章（心臓）で詳しく論じられており，また平滑筋については平滑筋を含むさまざまな器官についての議論とともに15章（自律神経系）において述べている．

チェックポイント

1. 3種の筋組織はどのような特徴によって区別されるか．
2. 筋組織全般に共通する機能を挙げなさい．
3. 筋組織の特徴を挙げなさい．

10.2　骨格筋組織の構造

目　標

- 結合組織，血管・神経が骨格筋にとって重要であることを説明する．
- 骨格筋組織を顕微解剖学的に述べる．
- 太いフィラメントと細いフィラメントを区別できる．
- 骨格筋のタンパク質の機能を述べる．

　各骨格筋は何百から何千の筋細胞でできている器官である．筋細胞は細長い形をしているので**筋線維** muscle fibers ともよばれる．したがって，**筋細胞** muscle cell（あるいは myocytes）と**筋線維**は同義語である．1本1本のすべての筋線維をとりまくように結合組織が存在し，そして血管・神経は筋を貫いて入る（図 10.1）．骨格筋が収縮によっていかにして張力を発生するかを理解するには，まずその肉眼解剖学と顕微解剖学とを理解する必要がある．

結合組織性構造物

　結合組織は筋組織を取り囲み保護している．**皮下組織** subcutaneous layer（あるいは hypodermis）は，筋を皮膚から隔てている（図 11.21 参照）．皮下組織は疎性結合組織と脂肪組織でできていて，筋に出入りする神経，血管，リンパ管の通り道になっている．皮下組織の脂肪組織は人体のトリグリセリドの大部分を貯蔵し，熱の損失を防ぐ断熱層として働き，物理的な外傷から筋を保護している．**筋膜** fascia は不規則緻密結合組織（交織線維性緻密結合組織）で，体壁と上・下肢の内表面を覆い，同様の働きをする筋群を束ねる（図 11.21 参照）．筋膜は筋が自由に動くことを可能にするほか，神経，血管，リンパ管を走行させ，筋と筋のあいだにある間隙を満たしている．

　筋膜からさらに筋内に伸び出る3層の結合組織は，骨格筋を保護し，補強している（図 10.1）：

- **筋上膜** epimysium（epi- ＝上方の）は筋全体を包み込む外層で，不規則緻密結合組織でできている．
- **筋周膜** perimysium（peri- ＝周りの）も不規則緻密結合組織で，10個から100個あるいはそれ以上の筋線維を束ね，**筋束（筋線維束）** fascicles（＝小さな束）とよばれる束に分ける．筋束は肉眼で十分にみえる大きさである．食肉の断面にみられる脂肪の縞模様（"サシ"）はこの筋束によるもので，一切れの食肉を引き裂くとこの筋束に沿って裂ける．
- **筋内膜** endomysium（endo- ＝の内）は筋束内に入

図 10.1 骨格筋と結合組織性被膜の構造.

> 骨格筋は，個々の筋線維（細胞）が束ねられて筋束となり，筋膜から伸びた 3 つの結合組織の膜に包まれる.

筋組織の機能
1. 身体運動をつくり出す.
2. 姿勢の保持.
3. 体内諸物質の貯蔵と移動.
4. 熱の産生.

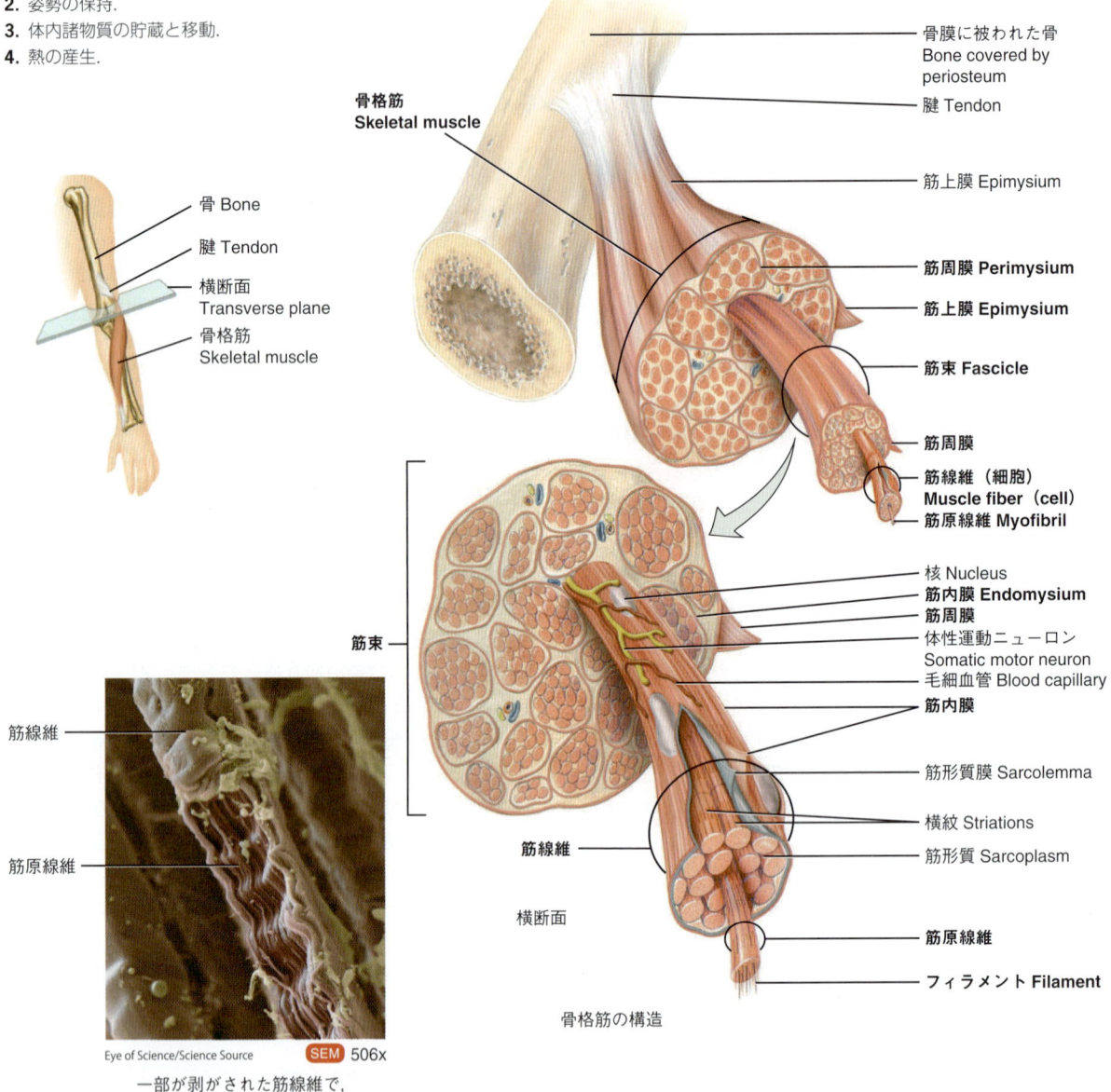

骨 Bone
腱 Tendon
横断面 Transverse plane
骨格筋 Skeletal muscle

骨格筋 Skeletal muscle

骨膜に被われた骨 Bone covered by periosteum
腱 Tendon
筋上膜 Epimysium
筋周膜 Perimysium
筋上膜 Epimysium
筋束 Fascicle
筋周膜
筋線維（細胞）Muscle fiber（cell）
筋原線維 Myofibril

核 Nucleus
筋内膜 Endomysium
筋周膜
体性運動ニューロン Somatic motor neuron
毛細血管 Blood capillary
筋内膜
筋形質膜 Sarcolemma
横紋 Striations
筋形質 Sarcoplasm
筋原線維
フィラメント Filament

筋束

筋線維

横断面

骨格筋の構造

筋線維

筋原線維

Eye of Science/Science Source **SEM** 506x
一部が剥がされた筋線維で，筋原線維が包まれている

Q 筋線維を束ねて筋束として区分するのは，どの結合組織性被膜か？

り込み，個々の筋線維（筋細胞）を区分する膜で，そのほとんどが細網線維でできている．

筋上膜，筋周膜，そして筋内膜，これらはすべて骨格筋を骨や他の筋のような構造物に結びつける結合組織に移行する．これら３つの結合組織の膜は筋性部分から伸び出してロープ状の**腱 tendon** を形成する．腱とは膠原線維の走行がそろった規則緻密結合組織（平行線維性結合組織）のひもで，筋を骨膜に付着させる．一例を挙げると，腓腹筋（ふくらはぎの筋）の**踵骨腱 calcaneal tendon**（**アキレス腱 Achilles tendon**）がある．この腱は，筋を踵骨に付着させる（図 11.22 c に示す）．腱は，それが幅広く薄い膜状に引き伸ばされた形状をしている場合には，**腱膜 aponeurosis**（apo- ＝〜から；-neur- ＝腱）とよばれる．一例を挙げると，頭蓋の上で後頭前頭筋を構成する前頭筋と後頭筋のあいだに**帽状腱膜 epicranial aponeurosis** がある（図 11.4 a, c に示す）．

⚕ 臨床関連事項

線維筋痛症

　線維筋痛症 fibromyalgia（-algia ＝〜痛症）は慢性的で痛みを伴う非関節リウマチ性の疾患で，筋における線維性結合組織系の構造物，腱，靱帯に症状を示す．主な症状はわずかな圧迫によっていわゆる "テンダーポイント" に生じる痛みである．圧迫がなくても筋，腱，周囲の軟組織に痛み，圧痛，こりが生じる．筋痛に加えて，線維筋痛症患者は激しい疲労感，睡眠障害，頭痛，抑うつ症，過敏性腸症候群そして日常生活動作の不自由を訴える．原因は特定されていない．治療はストレス軽減，運動療法，温熱療法，軽度のマッサージ，理学療法，鎮痛のための投薬，そして睡眠改善を促す少量の抗うつ薬による．

支配神経と血液供給

　骨格筋には支配神経と栄養血管がある．一般的には，骨格筋を支配する神経それぞれに対して１本の動脈と１本あるいは２本の静脈が伴行する．骨格筋を刺激して収縮させるニューロンは**体性運動ニューロン somatic motor neurons** である．各体性運動ニューロンには，脳や脊髄から筋線維のグループに糸のように伸び出した軸索がある（図 10.9 d 参照）．体性運動ニューロンの典型的な軸索は多数の枝を出し，これらの枝はそれぞれ異なる骨格筋線維に伸びる．

　顕微鏡レベルの血管である毛細血管は筋組織に豊富にみられる．それぞれの筋線維には１本以上の毛細血管が接している（図 10.9 d 参照）．毛細血管は酸素と栄養素を供給し，筋の代謝によって生じた老廃物を熱とともに取り除く．とくに筋収縮の場合，筋線維は多くの

ATP（アデノシン三リン酸）を合成し使用する．詳しくは後述するが，これらの化学反応には血液によって供給される酸素，グルコース，脂肪酸その他の物質が不可欠である．

骨格筋細胞の顕微解剖学

　骨格筋にとって，最も重要な構造は筋細胞そのものである．成熟した筋線維の太さは 10 〜 100 μm（10^{-6} m）である．ヒトでは筋線維の長さはおよそ 10 cm であることが多いが，30 cm に及ぶ場合もある．胚発生の過程において，骨格筋細胞は 100 個以上の**筋芽細胞 myoblasts** とよばれる中胚葉性の小さな細胞群が融合してでき上がる（図 10.2 a）．そのため，でき上がった１本の骨格筋線維には 100 個あるいはそれ以上の核が存在する．融合が起ると筋線維は分裂能を失う．したがって，骨格筋細胞の個数は出生前に決まっており，これらの細胞のほとんどは生涯生き続けることになる．

筋形質膜，横細管，筋形質　骨格筋線維に含まれる多数の核は筋細胞の細胞膜である**筋形質膜 sarcolemma**（sarc- ＝肉；-lemma ＝鞘）の直下層に存在する（図 10.2 b, c）．筋形質膜には，**横細管 transverse（T）tubules**（別名：T 細管）とよばれる数千もの小さな陥入部位があり，各筋線維の表面から中心に向かって貫通している．横細管は筋線維の外に開いているので，間質性の液体で満たされている．筋の活動電位は筋形質膜に沿って，そして横細管を通って走り，素速く筋線維全体に広がる．このしくみによって，一つの活動電位が筋線維全体をまさに同時に興奮させることができる．

　筋形質膜の中には筋線維の細胞質である**筋形質 sarcoplasm** が存在する．筋形質には十分な量のグリコーゲンがある．グリコーゲンは多量のグルコース分子（図 2.16 参照）によって構成される巨大な分子で，ATP の合成に用いられる．これに加えて，筋形質には**ミオグロビン myoglobin** とよばれる赤いタンパク質が含まれる．筋のみにみられるこのタンパク質は，間質液から筋線維へと拡散してくる酸素分子と結合する．ミトコンドリアが ATP を合成するために酸素を必要とする時，ミオグロビンは酸素を放出する．ATP を必要に応じて素早く合成するために，ミトコンドリアは筋線維中に列を成して，筋収縮時に ATP を利用するタンパク質の近傍に存在するが，これは理にかなっている（図 10.2 c）．

筋原線維と筋小胞体　高倍率で観察すると，筋形質は細い糸で満たされている．この小さな構造物は**筋原線維 myofibrils**（myo- ＝筋；-fibfilla ＝微細な線維）で，骨格筋の収縮性細胞小器官である（図 10.2 c）．筋原線

図 10.2 **骨格筋の微細構造.** (a) 胚発生の期間に多数の筋芽細胞が融合して一つの骨格筋線維を形成する．融合してしまうと骨格筋線維は分裂能を失うが，筋衛星細胞がこの能力を維持している．(b) ～ (d) 筋線維にある筋形質膜は筋形質と横紋をなす筋原線維を包む．筋小胞体 (SR) は筋原線維を巻きつくように取り囲む．間質液で満たされた何千本もの横細管は筋形質膜から筋線維の中心部まで陥入する．骨格筋組織の写真は表 4.9 に示してある．

> 筋線維を収縮させる構造は重なり合った太いフィラメントと細いフィラメントからなる筋原線維である．

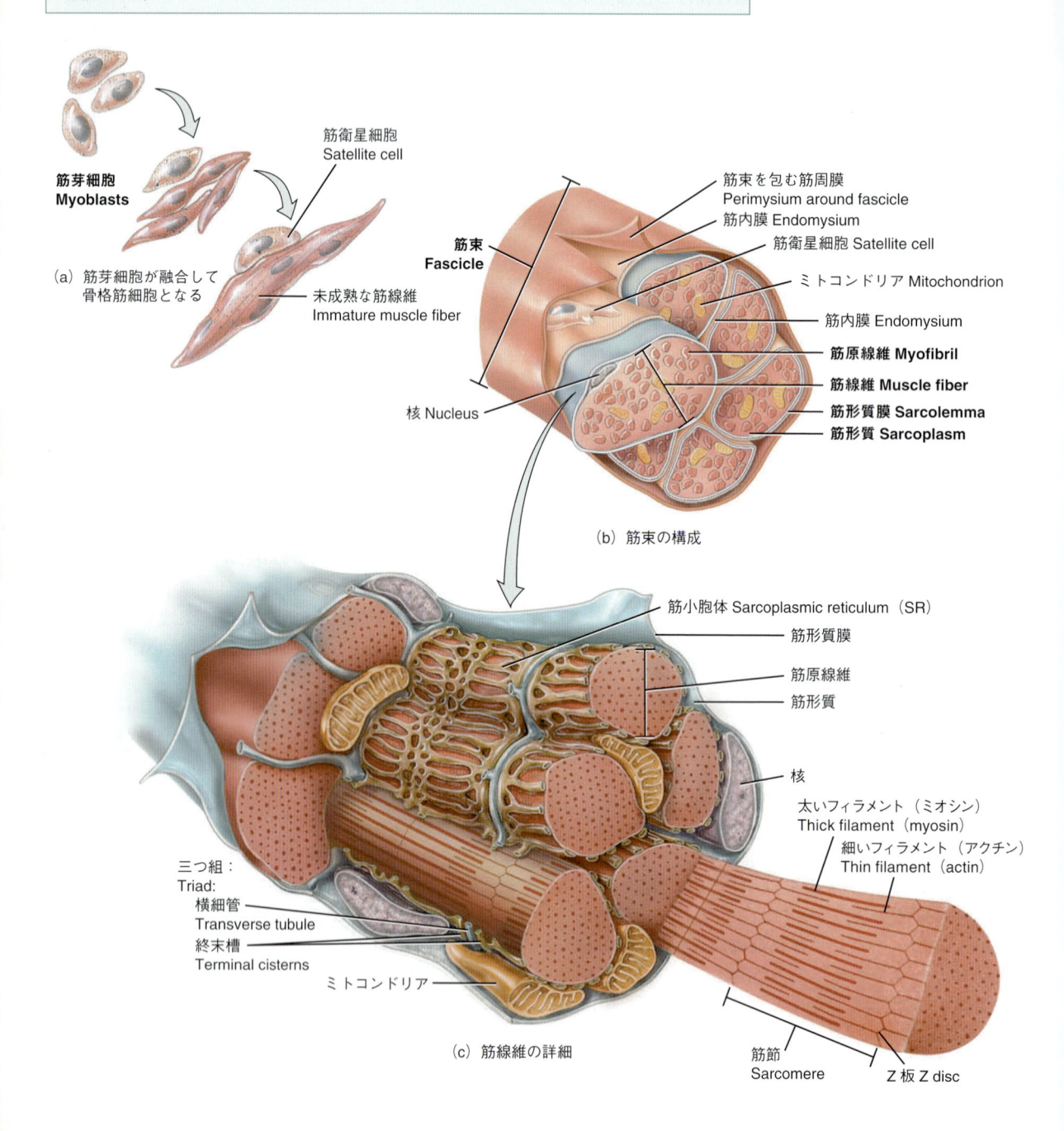

筋衛星細胞
Satellite cell

筋芽細胞
Myoblasts

(a) 筋芽細胞が融合して
骨格筋細胞となる

未成熟な筋線維
Immature muscle fiber

核 Nucleus

筋束を包む筋周膜
Perimysium around fascicle
筋内膜 Endomysium
筋衛星細胞 Satellite cell
ミトコンドリア Mitochondrion
筋内膜 Endomysium
筋原線維 Myofibril
筋線維 Muscle fiber
筋形質膜 Sarcolemma
筋形質 Sarcoplasm

筋束
Fascicle

(b) 筋束の構成

筋小胞体 Sarcoplasmic reticulum (SR)
筋形質膜
筋原線維
筋形質
核

太いフィラメント（ミオシン）
Thick filament（myosin）
細いフィラメント（アクチン）
Thin filament（actin）

三つ組:
Triad:
横細管
Transverse tubule
終末槽
Terminal cisterns
ミトコンドリア

(c) 筋線維の詳細

筋節
Sarcomere

Z 板 Z disc

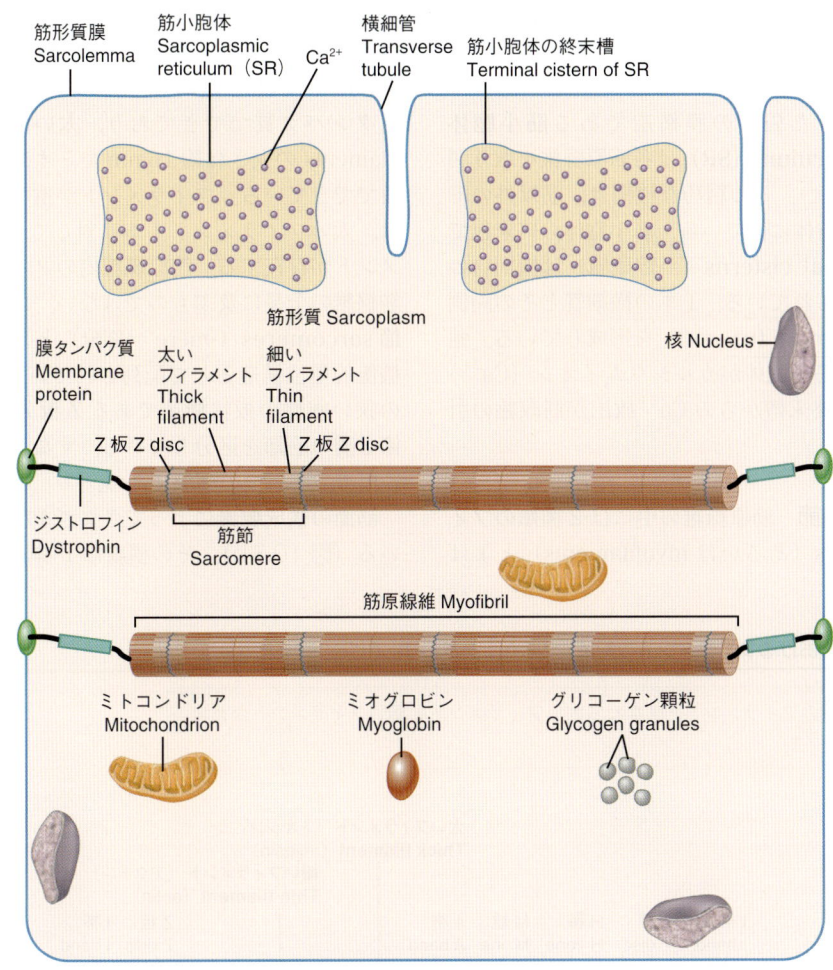

筋形質膜 Sarcolemma
筋小胞体 Sarcoplasmic reticulum（SR）
Ca²⁺
横細管 Transverse tubule
筋小胞体の終末槽 Terminal cistern of SR

筋形質 Sarcoplasm

核 Nucleus

膜タンパク質 Membrane protein
太いフィラメント Thick filament
細いフィラメント Thin filament
Z板 Z disc
Z板 Z disc

ジストロフィン Dystrophin

筋節 Sarcomere

筋原線維 Myofibril

ミトコンドリア Mitochondrion
ミオグロビン Myoglobin
グリコーゲン顆粒 Glycogen granules

（d）筋線維の構成を簡略に示したもの

Q カルシウムイオンを放出し筋収縮の引き金となるのはどの構造か？

🦴 臨床関連事項

筋萎縮と肥大

　出生後における筋の成長は，**筋肥大 muscular hypertrophy**（hyper- ＝上の，過度の；-trophy ＝栄養）とよばれる既存の筋線維の肥大によるものである．筋肥大は筋原線維，ミトコンドリア，筋小胞体その他の細胞小器官の増加によるものである．筋肥大はパワートレーニングのように大きな負荷で繰り返し筋を使用することによって生じる．肥大した筋では筋原線維が多いので大きな力で収縮することができる．成長期には成長ホルモンと他のホルモンが骨格筋線維のサイズの増大を促進する．テストステロンというホルモンが筋線維をさらに肥大させる．

　少数の筋芽細胞は成熟した骨格筋にも**衛星細胞（筋衛星細胞）satellite cells** として存続する（図 10.2 a, b 参照）．筋衛星細胞は互いに融合する能力を保持，すなわち損傷を受けた筋線維が機能するように復活させる能力を保持している．筋

衛星細胞によって新たにつくられる骨格筋線維の数では，重大な骨格筋の損傷や変性を補填することができない場合，筋線維は線維性瘢痕組織に置き換わり，骨格筋組織は**線維化 fibrosis** する．

　筋萎縮 muscular atrophy（a- ＝～なしに；-trophy ＝栄養）とは進行性の筋原線維数減少により，個々の筋線維が細くなることである．筋が使われないことによって起る萎縮は，**廃用性萎縮 disuse atrophy** とよばれる．ギプスをして寝たきりの患者は廃用性萎縮を経験する．動かない筋への神経刺激の量が大きく減少するからである．この場合は回復可能である．ある筋への神経支配が遮断されると，その筋は**神経原性筋萎縮 denervation atrophy** を起すことになる．およそ6ヵ月から2年で，筋のサイズは元の4分の1となり，筋線維は線維性結合組織で置き換えられてしまい，元には戻らない．

維の太さは約 2 µm で，筋線維全体にわたって伸びている．筋原線維の明確な横紋によって筋線維全体に線条(横紋)が生じる.

液体で満たされた袋状の膜構造である**筋小胞体 sarcoplasmic reticulum（SR）**は各筋原線維を取り囲んでいる（図 10.2 c）．この精巧な機構は，筋以外の細胞における滑面小胞体に似ている．筋小胞体の終末包である**終末槽 terminal cisterns**（＝貯蔵庫）は横細管の両側面へ押しつけられている．1 本の横細管とその両側の終末槽は**三つ組 triad**（tri-＝3）を形成している．弛緩時の筋線維では筋小胞体がカルシウムイオン（Ca^{2+}）を貯蔵している．終末槽からの Ca^{2+} 放出が筋収縮の引き金となる.

フィラメントと筋節 筋原線維の中には 2 種類の**フィラメント filaments**（あるいは myofilaments）とよば

れる，長さがわずか 1〜2 µm のさらにタンパク質の小さな構造物がある（図 10.2 c）．**細いフィラメント thin filaments** の太さは約 8 nm（10^{-9} m）でアクチンというタンパク質でできており，**太いフィラメント thick filaments** の太さは約 16 nm でミオシンというタンパク質でできている．フィラメントが重なっているところでは，太いフィラメント 1 本に対して，2 本の細いフィラメントが存在する．筋原線維内のフィラメントの長さは筋線維の全長に及ぶものではない．フィラメントは，**筋節 sarcomeres**（-mere ＝部分）とよばれる筋原線維の機能的単位構造として配列されている（図 10.3 a）．幅の狭い密性の板状構造である**Z 板 Z discs** が一つの筋節と隣の筋節を区分している．すなわち，Z 板から次の Z 板までが一つの筋節である.

筋節の構成要素によってさまざまな横紋がつくられている（図 10.3 b）．その横紋は 1 本の筋原線維でも筋線

図 10.3 **筋節内におけるフィラメントの配置.** Z 板から次の Z 板までが一つの筋節である.

筋原線維には 2 種類のフィラメント，すなわち太いフィラメントと細いフィラメントが含まれる.

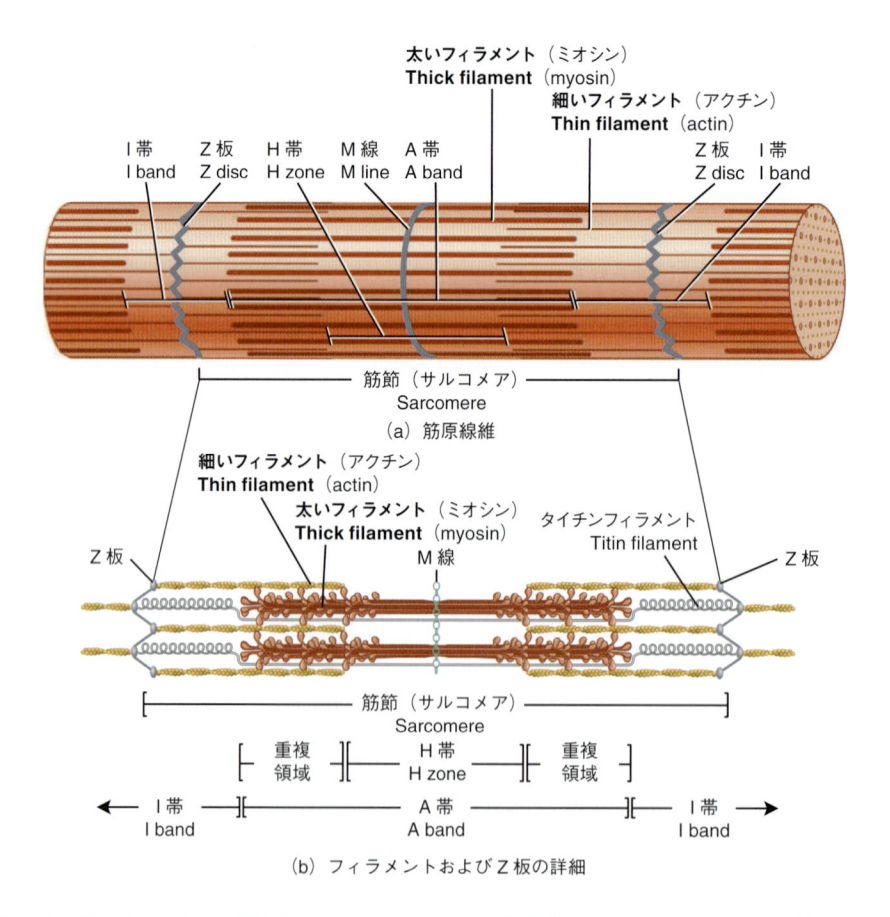

太いフィラメント（ミオシン）
Thick filament（myosin）

細いフィラメント（アクチン）
Thin filament（actin）

| I 帯 I band | Z 板 Z disc | H 帯 H zone | M 線 M line | A 帯 A band | Z 板 Z disc | I 帯 I band |

筋節（サルコメア）
Sarcomere
(a) 筋原線維

細いフィラメント（アクチン）
Thin filament（actin）

太いフィラメント（ミオシン）
Thick filament（myosin）

タイチンフィラメント
Titin filament

Z 板　M 線　Z 板

筋節（サルコメア）
Sarcomere

重複領域　H 帯 H zone　重複領域

← I 帯 I band → A 帯 A band ← I 帯 I band →

(b) フィラメントおよび Z 板の詳細

Q 次に示す構造物のうち最も小さいもの，最も大きいものはどれか？：筋線維，太いフィラメント，筋原線維

維全体でもみることができる．筋節中間部の暗い部分は**A帯 A band**で太いフィラメントの全長に相当する（図10.3b）．A帯の端近くには**重複領域 zone of overlap**があり，ここでは太いフィラメントと細いフィラメントが隣り合っている．**I帯 I band**は明るく疎な領域で，細いフィラメントだけの部分であり，太いフィラメントは存在しない（図10.3b）．各I帯の中央を一つのZ板が横切る．暗いA帯と明るいI帯が交互に存在することで，すべての骨格筋線維と心筋線維の筋原線維にみられる横紋がつくられている．A帯の中央を横切る狭い領域，すなわち**H帯 H zone**には太いフィラメントだけがあり，細いフィラメントは存在しない．I帯とH帯の構成は次のようにすると覚えやすい．すなわち，Iという文字は細い（細いフィラメントを含む）が，Hという文字は太い（太いフィラメントを含む）．H帯の中央で太いフィラメントを束ねる支持タンパク質は，**M線 M line**を形成する．M線の名は筋節の**中ほど middle**に存在することから与えられている．表10.1に筋節の構成要素を要約する．

筋のタンパク質

筋原線維は3種のタンパク質でできている：(1) 収縮タンパク質：筋収縮時に力を発生する；(2) 調節タンパク質：収縮という作用のオン・オフを切り替える時に働く；そして (3) 構造タンパク質で，これには太いフィラメントと細いフィラメントを適切な位置に保持し，筋原線維に弾力性と伸長性を与え，筋原線維に筋形質膜と細胞外基質を結びつける働きがある．

筋における2種類の**収縮タンパク質 contractile protein**はミオシンとアクチンであり，これらのタンパク質はそれぞれこの順に太いフィラメントと細いフィラメントの主な構成要素である．**ミオシン myosin**は太いフィラメントの構成要素で，3種の筋組織のいずれに

おいても**駆動タンパク質 motor protein**として機能する．駆動タンパク質は細胞内のさまざまな構造を動かすことによってATPの化学エネルギーを運動エネルギー，すなわち力の発揮に変換する．骨格筋においてはおよそ300個のミオシン分子が1本の太いフィラメントを形成している．ミオシン分子一つ一つは2本のゴルフクラブを撚り合せたような形をしている（図10.4a）．**ミオシン尾部 myosin tail**（ねじられたゴルフクラブの握り部分）は筋節の中央にあるM線のほうを向いている．近接するミオシン分子の尾部は互いに平行で，太いフィラメントの軸を形成している．個々のミオシン分子には2つの突出部（ゴルフクラブのヘッドにあたる）がみられるが，これらは**ミオシン頭部 myosin heads**とよばれる．各ミオシン頭部には2つの連結部位がある（図10.4a）：(1)**アクチン連結部位 actin-binding site**と(2)**ATP連結部位 ATP-binding site**である．ATP連結部位は**ATPアーゼ ATPase**すなわちATPを加水分解する酵素としても機能し，筋収縮のためのエネルギーをつくり出す．ミオシン頭部はミオシンの軸からららせんを描くように外方に突き出ている．個々の頭部は太いフィラメントを取り囲む6本の細いフィラメントのうち1本に向かって伸びている．

細いフィラメントの主成分は**アクチン actin**というタンパク質である（図10.3b参照）．個々のアクチン分子は，連結してアクチンフィラメントを形成し，らせん状にねじられた構造をしている（図10.4b）．それぞれのアクチン分子には**ミオシン連結部位 myosin-binding site**が存在し，そこにミオシン頭部が連結する．

少量の**調節タンパク質 regulatory proteins**，すなわち**トロポミオシン tropomyosin**と**トロポニン troponin**は，細いフィラメントの一部である．弛緩時にはミオシンはアクチンとの連結を阻害されている．トロポミオシンの撚り糸がアクチンのミオシン連結部位を覆うからで

表10.1	筋節の構成要素	
構成要素	**説 明**	
Z板 Z discs	幅の狭い密性の板状構造で一つの筋節と隣の筋節を区分している．	
A帯 A band	筋節中間部の暗い部分で太いフィラメントの全長に相当し，細いフィラメントと太いフィラメントが重なっている部分でもある．	
I帯 I band	筋節の明るく疎な領域で，細いフィラメントだけの部分であり，太いフィラメントは存在しない．各I帯の中央を一つのZ板が横切る．	
H帯 H zone	A帯の中央にある狭い領域で，太いフィラメントだけが存在し，細いフィラメントはない．	
M線 M line	H帯の中央に存在する領域で，筋節の中央で太いフィラメントを束ねるタンパク質を含む．	

Z板　M線　Z板

H帯

I帯　A帯　I帯

筋節 Sarcomere

Courtesy Hiroyouki Sasaki, Yale E.Goldman and Clara Franzini-Armstrong

TEM 15,990x

図 10.4 **フィラメントの構造.** (a) 1 本の太いフィラメント は約 300 個のミオシン分子でできているが，図ではそのうち 1 個を 拡大して示している．ミオシン尾部は太いフィラメントの軸を形成し， ミオシン頭部は取り囲んでいる細いフィラメントに向かって外側に突 き出している．(b) 細いフィラメントはアクチン，トロポニン，トロ ポミオシンによって構成されている.

収縮タンパク質（ミオシンとアクチン）は収縮時に力を発生 するが，調節タンパク質（トロポニンとトロポミオシン）は 収縮のスイッチの入・切を助ける.

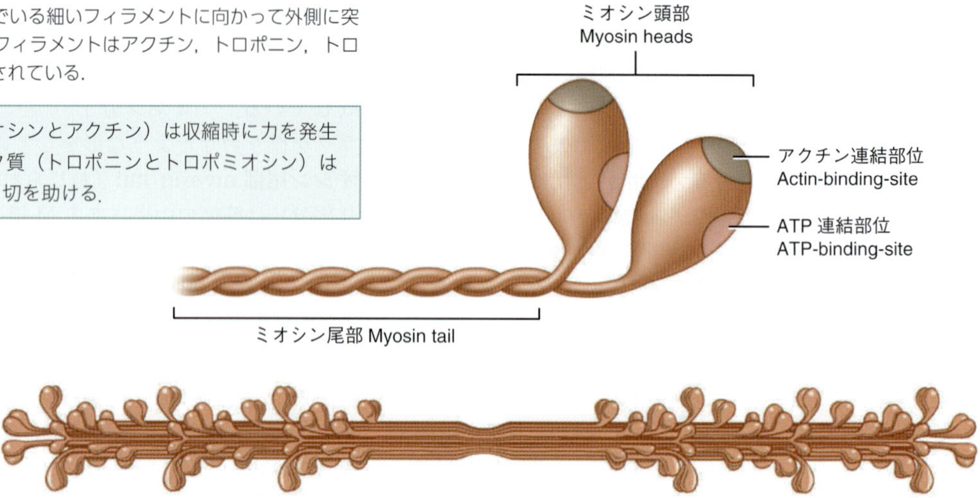

ミオシン頭部
Myosin heads

アクチン連結部位
Actin-binding-site

ATP 連結部位
ATP-binding-site

ミオシン尾部 Myosin tail

(a) 太いフィラメント（上）とミオシン分子（下）

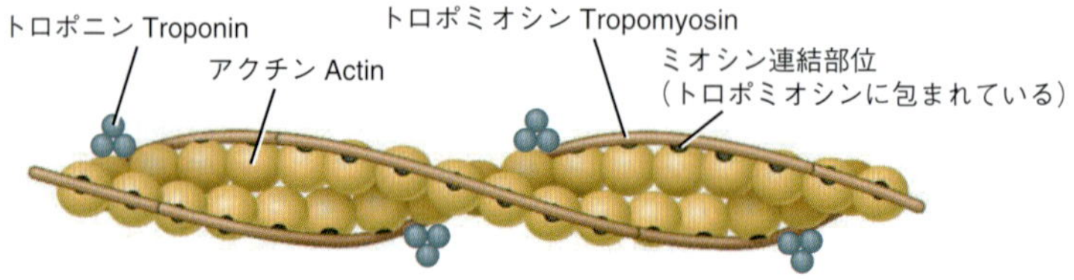

トロポニン Troponin

アクチン Actin

トロポミオシン Tropomyosin

ミオシン連結部位
（トロポミオシンに包まれている）

(b) 細いフィラメントの一部

Q どのタンパク質が Z 板に接続しているか？　どのタンパク質が A 帯あるいは I 帯に存在するか？

ある．トロポミオシンの撚り糸の位置はトロポニン分子 によって保持される．後述するように，カルシウムイオ ン（Ca^{2+}）がトロポニンに結合するとトロポニンは形 状を変化させる．この変化によってトロポミオシンはア クチン上のミオシン連結部位から離れ，続いてミオシン がアクチンに結合することによって筋収縮が始まる.

収縮タンパク質と調節タンパク質に加えて，筋には 10 種類あまりの**構造タンパク質** structural proteins が 存在し，これらは筋原線維の位置と形状の維持，弾力性 そして伸展性にかかわっている．そのうちの主な構造タ ンパク質はタイチン，ミオメシン，ネブリンそしてジス トロフィンである．**タイチン titin**（titan ＝巨大な）は 骨格筋中で 3 番目に量が多い（アクチンとミオシンに つぐ）タンパク質である．この分子の名前はその巨大な サイズに由来する．1 分子の質量が 300 万ドルトンも あるので，タイチンはふつうのサイズのタンパク質の 50 倍に相当する．個々のタイチン分子の長さは筋節の 半分におよび，Z 板から M 線に至る（図 10.3 b 参照）， すなわち弛緩時に 1 ～ 1.2 μm である．タイチンは Z 板 と M 線の両方に密着し，それによって太いフィラメン

トの位置を安定させている．タイチン分子の Z 板から 太いフィラメントの始まりに至る範囲は，弾力に富む． 通常の長さの 4 倍に伸びて，損傷なしに元に戻ること ができるので，タイチンは筋原線維の弾力性と伸展性の 要因となっている．筋収縮の後や筋が外力によって引き 伸ばされた後に筋節が弛緩時の長さに戻るのを助けるの はおそらくタイチンであるので，筋節が引き伸ばされす ぎるのを防ぎ，A 帯の中心位置を保持するのもタイチン であろう.

密性組織である Z 板は，細いフィラメントのアクチ ン分子とタイチンに結合する **α−アクチニン分子 α− actinin** を含む．**ミオメシン myomesin** というタンパ ク質の分子は M 線を形成する．M 線のタンパク質は， タイチンと結合し，近傍の太いフィラメントを互いに連 結させる．ミオメシンは M 線に沿って太いフィラメン トを保持する．**ネブリン nebulin** は細く弾力性がない タンパク質で，細いフィラメントを全長にわたって包ん でいる．ネブリンは細いフィラメントを Z 板に固定す るのを助け，細いフィラメントが出来上がる時その長さ を調節する．**ジストロフィン dystrophin** は筋節の細い

フィラメントを筋形質膜の内在性膜タンパク質に連結させる働きがある．さらに，内在性膜タンパク質は筋線維の周りを取り囲む結合組織内のタンパク質とつながっている（図 10.2 d 参照）．ジストロフィンとその関連するタンパク質は筋形質膜を補強し，筋節によってつくられる張力を腱に伝える役割を果すと考えられている．ジストロフィンと筋ジストロフィーの関係は章末"疾患：ホメオスタシスの失調"に論じられている．

表 10.2 に骨格筋線維を構成するタンパク質の種類を要約し，表 10.3 に骨格筋を構成する組織のレベルを要約する．

チェックポイント

4. 骨格筋を覆うのはどのような種類の筋膜か．
5. 筋収縮には潤沢な血液供給が必要なのはなぜか．
6. 細いフィラメントと太いフィラメントの構造はどのように異なるか．

10.3 骨格筋線維の収縮と弛緩

目標

- 筋収縮時にフィラメントが滑走するしくみの各段階を概説できる．
- 筋活動電位が神経筋接合部においてどのようにして起るかを述べる．

1950 年代の半ばに初めて電子顕微鏡によって骨格筋を観察した時，太いフィラメントの長さも，細いフィラメントの長さも筋が収縮している時も弛緩している時も同じであることがわかって，科学者たちはたいへん驚いた．それまでは，筋収縮とはアコーディオンを閉じるように畳み込むようなしくみであろうと考えられていた．しかし研究者たちは，骨格筋が収縮する時短縮されるのは，太いフィラメントと細いフィラメントが互いに滑り込むためであることを発見した．筋収縮を説明するモデルは，**フィラメントが滑走するしくみ（滑り説）sliding**

表 10.2	骨格筋線維のタンパク質の要約
タンパク質の種類	**説 明**
収縮タンパク質 Contractile proteins	筋収縮時に力を発生するタンパク質．
ミオシン Myosin	太いフィラメントをつくる収縮タンパク質．ミオシン分子は尾部と頭部で構成され，頭部は筋収縮時に細いフィラメントのアクチン分子にあるミオシン連結部位と連結する．
アクチン Actin	細いフィラメントの主な構成要素である収縮タンパク質．それぞれのアクチン分子にはミオシン連結部位があり，そこでは筋収縮時に太いフィラメントのミオシン頭部が連結する．
調節タンパク質 Regulatory proteins	収縮という作用のオン・オフを切り替える時に働くタンパク質．
トロポミオシン Tropomyosin	細いフィラメントを構成する調節タンパク質の一つ．骨格筋の弛緩時には，アクチン分子にあるミオシン連結部位をトロポミオシンが覆い，その結果ミオシンがアクチンに連結することを阻害する．
トロポニン Troponin	細いフィラメントを構成する調節タンパク質の一つ．カルシウムイオン（Ca^{2+}）がトロポニンに結合するとトロポニンは形状を変化させる．この構造変化によってトロポミオシンはアクチン分子上にあるミオシン連結部位から離れ，続いてミオシン頭部がアクチンに連結することによって筋収縮が始まる．
構造タンパク質 Structural proteins	筋原線維の太いフィラメントと細いフィラメントの位置と形状の保持，弾力性そして伸展性を与え，筋原線維に筋形質膜と細胞外基質を結びつける働きのあるタンパク質．
タイチン Titin	筋節の Z 板と M 線を結びつけ，それによって太いフィラメントの位置を安定させている構造タンパク質．タイチンは弾力に富み，損傷なしに元に戻ることができるので，筋原線維の弾力性と伸展性の要因となっている．
α−アクチニン α–Actinin	細いフィラメントのアクチン分子をタイチン分子に結合する構造タンパク質．
ミオメシン Myomesin	筋節の M 線を形成する構造タンパク質．タイチン分子と結合し，近傍の太いフィラメントを互いに連結させる．
ネブリン Nebulin	細いフィラメントを全長にわたって包んでいる構造タンパク質．ネブリンは細いフィラメントを Z 板に固定するのを助け，細いフィラメントが出来上がる時，その長さを調節する．
ジストロフィン Dystrophin	筋節の細いフィラメントを筋形質膜の内在性膜タンパク質に連結させる働きがある構造タンパク質．内在性膜タンパク質は筋線維の周りを取り囲む結合組織内のタンパク質とつながっている．ジストロフィンは筋形質膜を補強し，筋節によってつくられる張力を腱に伝える役割を果すと考えられている．

表 10.3 　骨格筋を構成する組織のレベル

レベル	記　述
骨格筋 Skeletal muscle 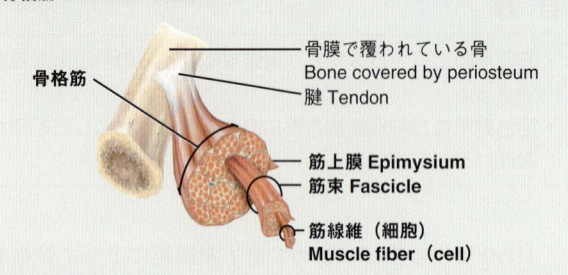	筋という器官は筋束でできており，その筋束には筋線維（筋細胞），血管そして神経が含まれ，これらは筋上膜に包まれている．
筋束 Fascicle 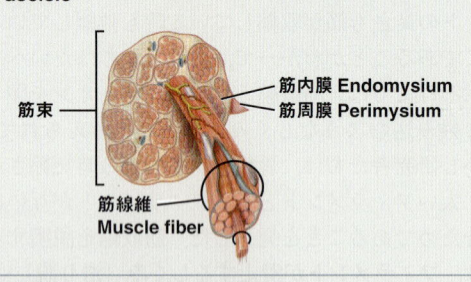	筋周膜に包まれた筋線維の束．
筋線維（細胞）Muscle fiber（cell） 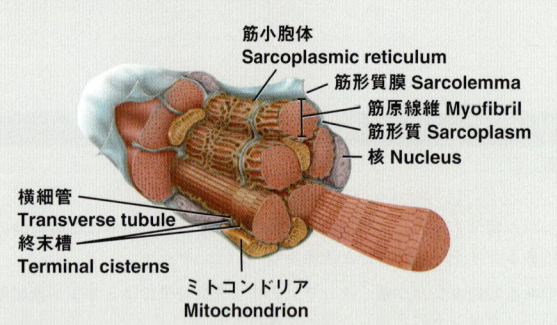	筋内膜と筋形質膜に包まれた長円柱状の細胞内には筋形質，筋原線維，散在する多くの核，ミトコンドリア，横細管，筋小胞体そして終末槽が存在する．筋線維は横紋を示す．
筋原線維 Myofibril 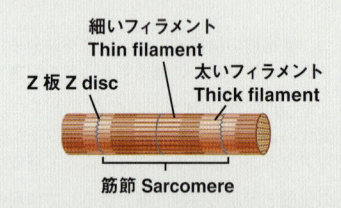	筋形質内で筋線維の全長にわたって存在する糸状の収縮要素はフィラメントによって構成される．
フィラメント Filaments（筋フィラメント myofilaments） 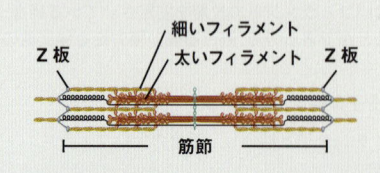	筋原線維内の収縮タンパク質には 2 つの型がある．すなわち，ミオシンによって形成されている太いフィラメント，そしてアクチン，トロポミオシン，トロポニンによって形成されている細いフィラメントである．筋は，細いフィラメントが太いフィラメントに滑り込むことによって収縮する．

骨格筋

骨膜で覆われている骨
Bone covered by periosteum
腱 Tendon

筋上膜 Epimysium
筋束 Fascicle
筋線維（細胞）
Muscle fiber（cell）

筋束

筋内膜 Endomysium
筋周膜 Perimysium

筋線維
Muscle fiber

筋小胞体
Sarcoplasmic reticulum
筋形質膜 Sarcolemma
筋原線維 Myofibril
筋形質 Sarcoplasm
核 Nucleus
横細管
Transverse tubule
終末槽
Terminal cisterns
ミトコンドリア
Mitochondrion

細いフィラメント
Thin filament
太いフィラメント
Thick filament
Z 板 Z disc
筋節 Sarcomere

細いフィラメント
太いフィラメント
Z 板
Z 板
筋節

filament mechanism として知られている.

フィラメントが滑走するしくみ（滑り説）

　筋収縮はミオシン頭部が筋節の両端で細いフィラメントにつき，それに沿って"歩く"ように動くために起るが，その際 M 線に向かって細いフィラメントを徐々に引っ張る（図 10.5）．その結果として，細いフィラメントは筋節の中央に向かって滑走することになる．細いフィラメントは互いに重なり合うまで滑走する（図 10.5 c）．筋が最大限に収縮すると I 帯と H 帯は狭くなり，ついにはみえなくなってしまう．しかし A 帯の幅および太いフィラメントと細いフィラメントの長さは変化しないままである．筋節の両側にある細いフィラメントは Z 板に付着しているので，細いフィラメントが筋節の中央に向かって滑走すると，Z 板は互いに近づき，筋節は短縮する．筋節が短縮することによって，筋線維全体が短縮し，その結果，筋全体が短縮する.

筋収縮のサイクル　収縮の開始時には筋小胞体はカルシウムイオン（Ca^{2+}）を細胞質ゾル内に放出する．そこでカルシウムイオンはトロポニンと結合する．そしてトロポニンはトロポミオシンをアクチンの表面から離脱させる．アクチンの表面がひとたび"自由"になること

によって，**筋収縮のサイクル contraction cycle** すなわちフィラメントを滑走させる行程が開始される．筋収縮のサイクルには次の 4 つの段階（図 10.6）がある:

❶ ATP の加水分解．前述のようにミオシン頭部には ATP アーゼすなわち ATP を加水分解して ADP（アデノシン二リン酸）とリン酸塩類に分解する酵素として機能する ATP 接合部位が存在する．この加水分解反応によってつくられたエネルギーは収縮サイクルの後半で使用するため，ミオシン頭部に蓄積される．ミオシン頭部はエネルギーが蓄積された状態をさして**エネルギー化**とよばれる．エネルギー化されたミオシン頭部は伸ばされたばねのように手くびを曲げた姿勢を取る．この姿勢で太いフィラメントと細いフィラメントに対して直角（90°）となり，アクチン分子と結合するための正しい位置を得ている．ATP 加水分解生成物である ADP とリン酸塩類はミオシン頭部に接合し続けていることに注意しよう.

❷ ミオシンがアクチンに接合．エネルギー化したミオシン頭部はアクチンのミオシン連結部に連結し，あらかじめ加水分解されたリン酸塩類を放出する．収縮サイクルにおいて，ミオシン頭部がアクチンに連結した状態を**架橋 cross-bridges** とよぶ．ミオシン

図 10.5　隣接する 2 つの筋節における筋収縮のフィラメントが滑走するしくみ.

筋が収縮すると，細いフィラメントは各筋節にある M 線に向かって動く.

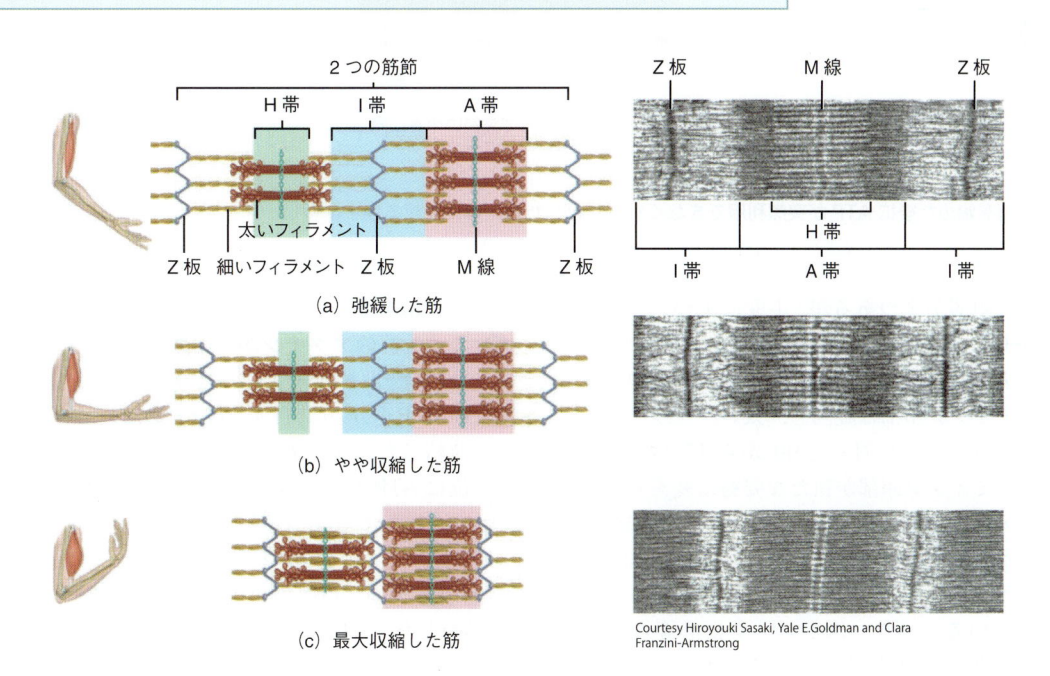

（a）弛緩した筋

（b）やや収縮した筋

（c）最大収縮した筋

Courtesy Hiroyouki Sasaki, Yale E.Goldman and Clara Franzini-Armstrong

Q 筋収縮時に I 帯と H 帯になにが起るか？　太いフィラメントと細いフィラメントの長さに変化はあるか？

図 10.6　**筋収縮のサイクル.** 筋節はミオシン頭部（架橋）がアクチンに付着し，回転し，離れるというサイクルを繰り返して力を発揮し短縮する.

> パワーストローク（力を発揮して）収縮している時，ミオシン頭部は回転し，太いフィラメントを動かさず，筋節の中心の方向に細いフィラメントを移動させる.

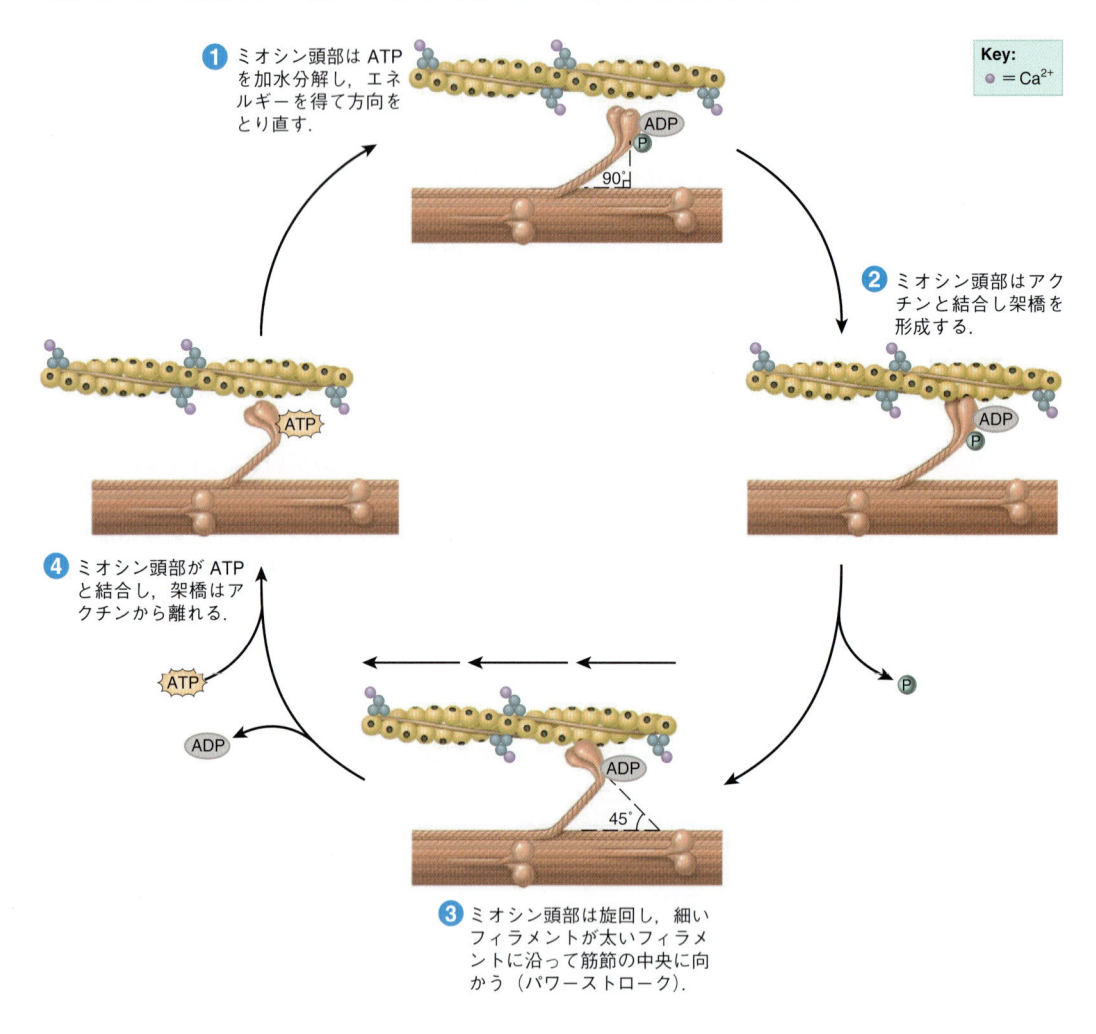

① ミオシン頭部は ATP を加水分解し，エネルギーを得て方向をとり直す.

② ミオシン頭部はアクチンと結合し架橋を形成する.

③ ミオシン頭部は旋回し，細いフィラメントが太いフィラメントに沿って筋節の中央に向かう（パワーストローク）.

④ ミオシン頭部が ATP と結合し，架橋はアクチンから離れる.

Key:
● = Ca²⁺

Q 筋節が短縮を始めた後に ATP が突然利用できなくなったとしたら，なにが起るか？

分子には頭部が 2 つあるが，1 度に 1 つだけの部位が連結する.

③ パワーストローク（力を発揮する）．架橋が形成されるとミオシン頭部は旋回し，太いフィラメントと細いフィラメントに対して 90°から 45°へと姿勢を変える．ミオシン頭部が新たな姿勢に変えると細いフィラメントは太いフィラメントに沿って筋節の中央に向かって後方に引かれ，張力（力）が生じる．この過程が**パワーストローク power stroke** として知られている．パワーストロークに必要なエネルギーは ATP の加水分解によってミオシン頭部に蓄積されたものである（①を参照）．パワーストロー

クが起きるとミオシン頭部から ADP が放出される.

④ ミオシンのアクチンからの離脱. 力を発揮する過程（パワーストローク）の終りになっても，架橋は別の ATP 分子と結合するまでアクチンにしっかりと連結したままである．ミオシン頭部の ATP 連結部位に ATP が結合すると，ミオシン頭部はアクチンから離脱する.

筋収縮サイクルはミオシンにある ATP アーゼが新しく結合した ATP 分子を加水分解するたびに繰り返され，ATP 供給が十分で，細いフィラメント近傍の Ca²⁺ 濃度が十分に高ければ継続される．架橋はそれぞれの力を出

図10.7 **骨格筋線維における興奮収縮連関のしくみ.** (a) 弛緩時では筋形質内における Ca^{2+} 濃度は 0.1 μmol/L（0.0001 mmol/L）と低い. カルシウムイオンは Ca^{2+} – ATP アーゼポンプによって筋小胞体へと運ばれるからである. (b) 筋活動電位が横細管に沿って伝わると, 電位依存性 Ca^{2+} チャネルは構造的な変化を起し, 筋小胞体にある Ca^{2+} 放出チャネルが開き, カルシウムイオンが筋形質に流入して筋収縮が始まる.

> 筋形質内の Ca^{2+} 濃度が上がると細いフィラメントの滑走が始まり, 濃度が下がると滑走は止まる.

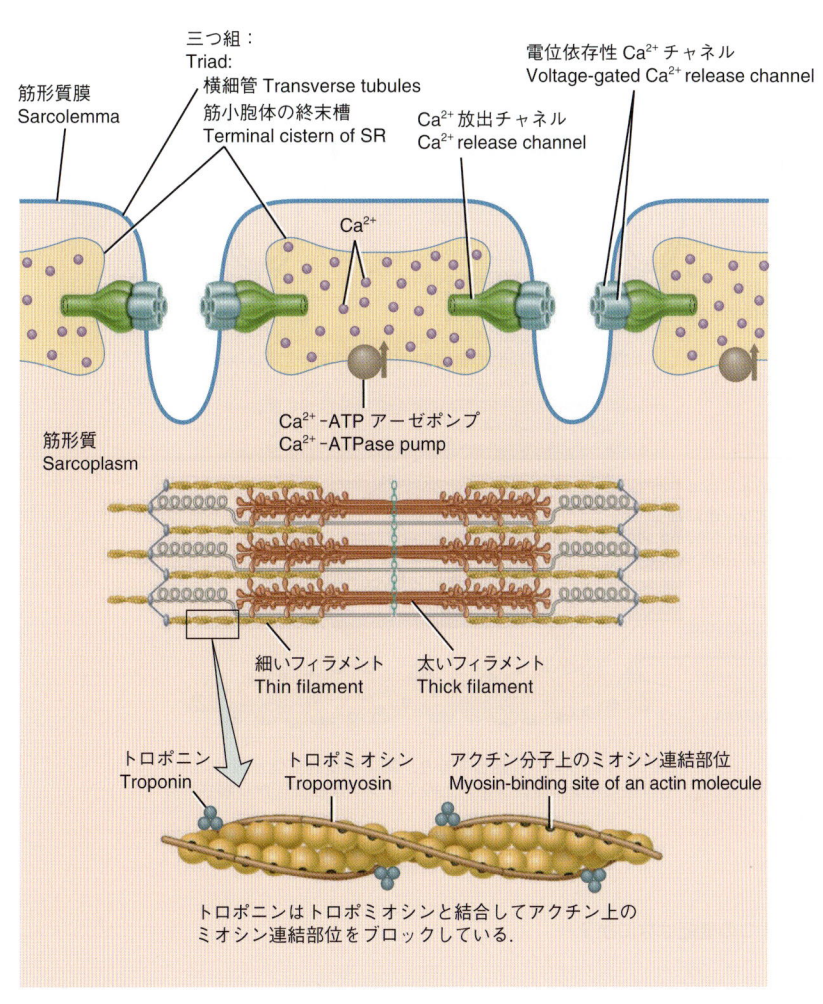

（a）弛緩時

図 10.7 続く

しながら, 後ろへ前へと動き, 細いフィラメントを M 線の方向に引く. 1 本の太いフィラメントにある 600 個の架橋それぞれは, 毎秒 5 回ほど連結・離脱を繰り返す. どの瞬間にもアクチンに連結して架橋を形成し力を発揮しているミオシン頭部もあれば, 逆に離脱して再連結を待つミオシン頭部もある.

筋収縮のサイクルが続く時, 架橋は Z 板が互いに近づくような力を発揮し, 筋節は短縮される. 最大収縮時には, 2 つの Z 板間の距離は弛緩時の半分の長さに短縮する. Z 板は次々に隣の筋節を引っ張り, 筋線維全体が

短縮する. 筋の構成要素の中には弾力があるものもある. それらは滑走フィラメントから生じた張力を伝える前にわずかに伸びる. 弾性がある構成要素にはタイチン分子や筋線維の周辺に存在する結合組織膜（筋内膜, 筋周膜, 筋上膜）, そして骨を筋に連結している腱が含まれる. 骨格筋細胞が短縮を始めると, 結合組織膜と腱が最初に引っ張られる. 結合組織膜と腱は伸びてぴんと張り, 張力は腱を通して伝わりその腱が付着している骨を引っ張ることになる. その結果, 身体の一部が動くことになる. しかし, 後述するように筋収縮のサイクルは必ずしも筋

図 10.7　続き

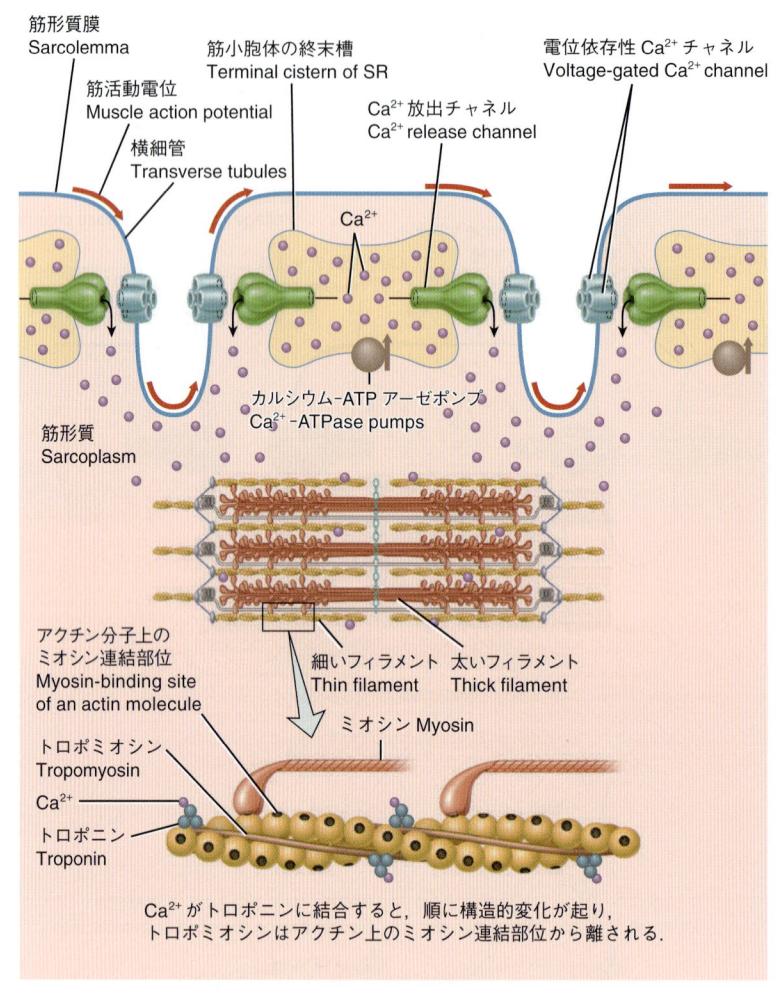

筋形質膜
Sarcolemma

筋活動電位
Muscle action potential

横細管
Transverse tubules

筋小胞体の終末槽
Terminal cistern of SR

Ca²⁺ 放出チャネル
Ca²⁺ release channel

電位依存性 Ca²⁺ チャネル
Voltage-gated Ca²⁺ channel

Ca²⁺

カルシウム-ATP アーゼポンプ
Ca²⁺-ATPase pumps

筋形質
Sarcoplasm

アクチン分子上の
ミオシン連結部位
Myosin-binding site
of an actin molecule

トロポミオシン
Tropomyosin

Ca²⁺

トロポニン
Troponin

細いフィラメント　太いフィラメント
Thin filament　Thick filament

ミオシン Myosin

Ca²⁺ がトロポニンに結合すると，順に構造的変化が起り，
トロポミオシンはアクチン上のミオシン連結部位から離される．

(b) 収縮時

Q ATP の筋収縮における 3 つの機能はなにか？

線維と筋全体の短縮をもたらさない．収縮のしかたに
よっては，ミオシン頭部が回旋し張力を発生するが，細
いフィラメントは滑走しない．これは発生した張力が，
筋にかかる負荷を動かすに十分でない場合（例えば，本
1 冊を片手でもち上げようとする時）である．

興奮収縮連関　筋形質内の Ca²⁺ 濃度が上昇すると筋収
縮が始まり，低下すると筋収縮は終了する．筋線維が弛
緩している時，筋形質内の Ca²⁺ 濃度はきわめて低く，
1 L 当りわずか 0.1 μmol（0.1 μmol/L）である．しか
し Ca²⁺ は大量に筋小胞体の中に貯蔵されている（図
10.7a）．筋活動電位は筋形質膜に沿って伝導され，横
細管に入り，これによって筋小胞体から筋形質膜へと
Ca²⁺ が放出され，これが筋収縮の引き金となる．この

現象は興奮（筋活動電位）が収縮（フィラメントの滑走）
へとつながる手順として，**興奮収縮連関 excitation-
contraction coupling** と称される．

興奮収縮連関は骨格筋線維の三つ組において生じる．
三つ組 triad は横細管（T）とその両側にある筋小胞体
（SR）の終末槽から構成されていることを思い出してみ
よう．一つの三つ組において横細管と終末槽は 2 群の
内在性膜タンパク質，すなわち電位依存性 Ca²⁺ チャネ
ルと Ca²⁺ 放出チャネルによって機械的に結びつけられ
ている（**図 10.7a**）．**電位依存性 Ca²⁺ チャネル
voltage-gated Ca²⁺ channels** は横細管の膜にあり**四
つ組** tetrads として知られる 4 つずつの束になっている．
興奮収縮連関における電位依存性 Ca²⁺ チャネルの主な
役割は，Ca²⁺ 放出チャネルを開ける引き金となる電位

計として機能することにある．**Ca^{2+}放出チャネル Ca^{2+} release channels** は筋小胞体の終末槽にある．骨格筋線維が弛緩した状態にある時，筋形質にある Ca^{2+} 放出チャネルは Ca^{2+} が筋小胞体から離れるのを抑制することによって電位依存性 Ca^{2+} チャネルの束に阻害される（図 10.7 a）．骨格筋線維が興奮し活動電位が横細管に沿って走ると，電位依存性 Ca^{2+} チャネルは電位の変化を感知し，構造的変化によって最終的には Ca^{2+} 放出チャネルを開放する（図 10.7 b）．ひとたびこのチャネルが開けば，太いフィラメントと細いフィラメントに近接する筋形質へと多量の Ca^{2+} が流出される．その結果筋形質内の濃度は 10 倍あるいはそれ以上に上昇する．放出されたカルシウムイオンはトロポニンと結合し次々に構造を変化させ，トロポミオシンに働いてアクチン上のミオシン連結部位から離れさせる．この連結部位が空いた状態になるとここにミオシン頭部が連結し架橋を形成し，そして筋線維は収縮する．

　筋小胞体にある終末槽の膜には**カルシウム-ATP アーゼポンプ Ca^{2+}-ATPase pumps** があり，これが ATP を使って Ca^{2+} を筋形質内から筋小胞体内へ定常的に輸送する（図 10.7 a, b）．筋活動電位が横細管を通って移動し続ける限りは，Ca^{2+} 放出チャネルは開いている．Ca^{2+} はカルシウム-ATP アーゼポンプによって戻されるよりも素早く筋形質内に流出する．筋活動電位が横細管を通り終った後に Ca^{2+} 放出チャネルは閉じられる．ポンプは Ca^{2+} を筋小胞体に戻すので，筋形質内の Ca^{2+} 濃度は急激に減少する．筋小胞体内では，**カルセケストリン calsequestrin** というタンパク質の分子が Ca^{2+} に結合し，さらに多くの Ca^{2+} を筋小胞体内に隔離することを可能にしている．弛緩した筋線維においては，筋小胞体中の Ca^{2+} 濃度は筋形質の 10,000 倍にもなる．筋形質内の Ca^{2+} レベルが低下すると Ca^{2+} はトロポニンから放出され，トロポミオシンはアクチン上のミオシン連結部位を覆うので，筋線維は弛緩する．

🩺 臨床関連事項

死後硬直

　細胞の膜構造は死後その密閉性を失う．Ca^{2+} は筋小胞体から筋形質へと漏出し，ミオシン頭部をアクチンに連結させる．ところが呼吸停止直後に ATP 合成は停止しているので架橋はアクチンから離れることができない．その結果，筋は硬くなり収縮も伸展もしない，すなわち**死後硬直 rigor mortis**（死によって硬くなった状態）とよばれる状態になる．死後硬直は死後 3 ～ 4 時間に始まり，約 24 時間続くが，リソソームからのタンパク質分解酵素が架橋を分解し消失する．

筋の長さと張力の関係　図 10.8 にプロットされているのは，骨格筋の**長さと張力の関係 length-tension relationship** である．この図で筋の収縮力は，**筋収縮が始まる前** before contraction begins の筋の中にある筋節の長さに依存することが示されている．筋節の長さが約 2.0 ～ 2.4 μm（ほとんどの筋では弛緩時の筋節の長さ）の時が各筋節の重なり合った部分は最適で筋線維は最大張力を発生する．図 10.8 に示されているように，最大張力（100 %）は太いフィラメントと細いフィラメントが重なり合った部分が H 帯の端から太いフィラメントの一方の端に及んだ時に生じることに注意しよう．

　1 本の筋線維における筋節が引き伸ばされると，重なり合いの領域は短縮され，ミオシン頭部はわずかな数だけが細いフィラメントに連結できる状態となる．そのため筋線維が発生する張力は減少する．骨格筋が最適な長さから 170 % に引き伸ばされると，太いフィラメントと細いフィラメントが重なり合う領域はなくなる．細いフィラメントに連結したミオシン頭部がまったくなくなるので，張力はゼロとなる．筋節の長さが最適な長さから徐々に短縮されるに従って，発生可能な張力は減少する．これは太いフィラメントが Z 板に圧迫されてつぶれるので，その結果，細いフィラメントに結合できるミオシン頭部がさらに少なくなるためである．通常，骨格筋は腱を介して骨や弾力のない組織に強固に固定されているので，弛緩時の筋線維の長さは適切な長さにきわめて近い．

図 10.8　**骨格筋線維における長さと張力の関係**．筋収縮の最大張力は弛緩時の筋節長が 2.0 ～ 2.4 μm の時に発生する．

> 筋線維が最大張力を発生するのは，太いフィラメントと細いフィラメントの重なり合いの部分が最適の長さの時である．

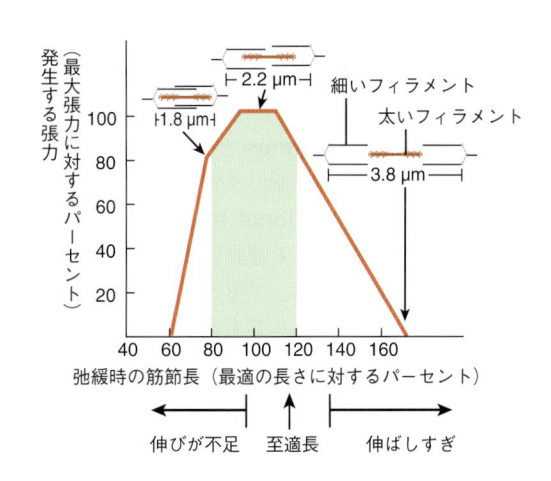

Q 筋節長が 2.2 μm の時に張力が最大になるのはなぜか？

神経筋接合部

本章で前述したように骨格筋を刺激して収縮させるニューロンは**体性運動ニューロン somatic motor neurons** とよばれる．各体性運動ニューロンには脳や脊髄から筋線維に向かって糸のように伸び出している軸索がある．筋線維が収縮するのは，筋形質膜に沿い，横細管に至る一つ以上の活動電位に反応するからである．筋活動電位は，体性運動ニューロンと骨格筋線維とのあいだにあるシナプス接合部である**神経筋接合部 neuromuscular junction（NMJ）** で起る（図 10.9a）．**シナプス synapse** とは，2個のニューロン間かあるいはニューロンと標的細胞とのあいだに刺激伝達が起る領域である．本項の場合は，体性運動ニューロンと骨格筋線維とのあいだである．ほとんどのシナプスの場合は，**シナプス間隙 synaptic cleft** とよばれる小さな間隙によって2個の細胞が隔てられている．2個の細胞が物理的に接触していないので，一方の細胞の活動電位は，この間隙を飛び越えてもう一方の細胞を直接興奮させることができない．その代り，一方の細胞は**神経伝達物質 neurotransmitter** という伝令となる化学物質を放出することによって，もう一方の細胞に間接的に興奮を伝える．

神経筋接合部では，各体性運動ニューロンの**軸索終末 axon terminal** は神経筋接合部の**神経側 neural part** である複数の**シナプス終末小体 synaptic end bulbs** に分かれている（図 10.9a, b）．各シナプス終末小体内の細胞質ゾル内に浮遊して，数百個の**シナプス小胞 synaptic vesicles** とよばれる膜に包まれた袋が存在する．シナプス小胞の内部には神経筋接合部で放出される神経伝達物質である**アセチルコリン acetylcholine（ACh）** が存在する．

神経筋接合部の筋束領域には，シナプス終末小体に対応する筋形質膜が存在する．筋形質膜のこの領域は**運動終板 motor end plate** とよばれ（図 10.9b, c），これは神経筋接合部の**筋側の部位 muscular part** である．各運動終板には3,000万〜4,000万の**アセチルコリン受容体 acetylcholine receptors** というアセチルコリンと特異的に結合する膜内タンパク質が存在する．これらの受容体は**接着ヒダ junctional folds** つまり ACh に対して大きな表面領野を与える運動終板の深い溝に豊富に存在する．後述するように，アセチルコリン受容体は化学物質作動型イオンチャネルでもある．このように，神経筋接合部はシナプス間隙の片側にあるすべてのシナプス終末小体と，シナプス間隙そのもの，そして反対側に存在する筋線維の運動終板で構成されている．

神経インパルスは以下の方法によって筋活動電位を引き起す（図 10.9c）：

❶ **アセチルコリンを放出する**．神経インパルスがシナプス終末小体に到達すると，電気的閉鎖チャネルを刺激して開かせる．カルシウムイオン濃度は細胞外液中のほうが高いので，Ca^{2+} は開いているチャネルを通って流入する．次に，流入した Ca^{2+} によって刺激されたシナプス小胞が内容物を細胞外へ放出し始める．エクソサイトーシスが続いているあいだ，シナプス小胞の膜が運動ニューロンの形質膜に融合し，アセチルコリンがシナプス間隙に放出される．アセチルコリンは運動ニューロンと運動終板のあいだであるシナプス間隙に拡散する．

❷ **アセチルコリン受容体が活性化する**．受容体にアセチルコリン2分子が結合することにより，アセチルコリン受容体のイオンチャネルが開かれる．チャネルが開くと小さな陽イオン（最も重要なものは Na^+ であるが）は膜を透過することができる．

❸ **筋活動電位が発生する**．電気化学的濃度勾配に従って Na^+ が流入することによって，筋線維の内部はプラスの電位を得る．膜電位におけるこの変化は筋活動電位を発生させる引き金となる．各神経インパルスはふつう，一つの活動電位を引き起す．次に筋活動電位は筋形質膜に沿って伝わり，横細管系に入る．これによって，筋小胞体内に蓄積されていた Ca^{2+} が筋形質に放出され，それに続いて筋線維が収縮する．

❹ **アセチルコリンの活性が消滅する**．アセチルコリンは**アセチルコリンエステラーゼ acetylcholin-esterase（AChE）** という酵素によって素早く分解されるので，アセチルコリン結合の効果は長くは続かない．この酵素は運動終板の膜の細胞外側に存在している．アセチルコリンエステラーゼはアセチルコリンを分解して，アセチルコリン受容体を活性化できない物質であるアセチル基とコリンにする．

もし他の神経インパルスがさらにアセチルコリンを放出させると，❷と❸が繰り返される．運動ニューロンにおいて活動電位が止まると，アセチルコリンの放出は止まり，アセチルコリンエステラーゼは，シナプス間隙にすでに存在していたアセチルコリンを素早く分解する．これによって筋活動電位の発生が止められ，Ca^{2+} が筋線維の筋形質から筋小胞体に戻り，筋小胞体の膜にある Ca^{2+} 放出チャネルは閉じられる．

神経筋接合部は骨格筋線維の中央部付近にあることが多い．筋活動電位は神経筋接合部に発生し，筋線維の両端に向かって伝わる．この配置によって筋線維は筋線維全体がほぼ同時に活性化（すなわち収縮）することができる．

図 10.10 に骨格筋線維の収縮と弛緩に起る過程を要

図 10.9 神経筋接合部の構造.

アセチルコリンで満たされたシナプス小胞を含む軸索終末の先端にあるシナプス終末小体.

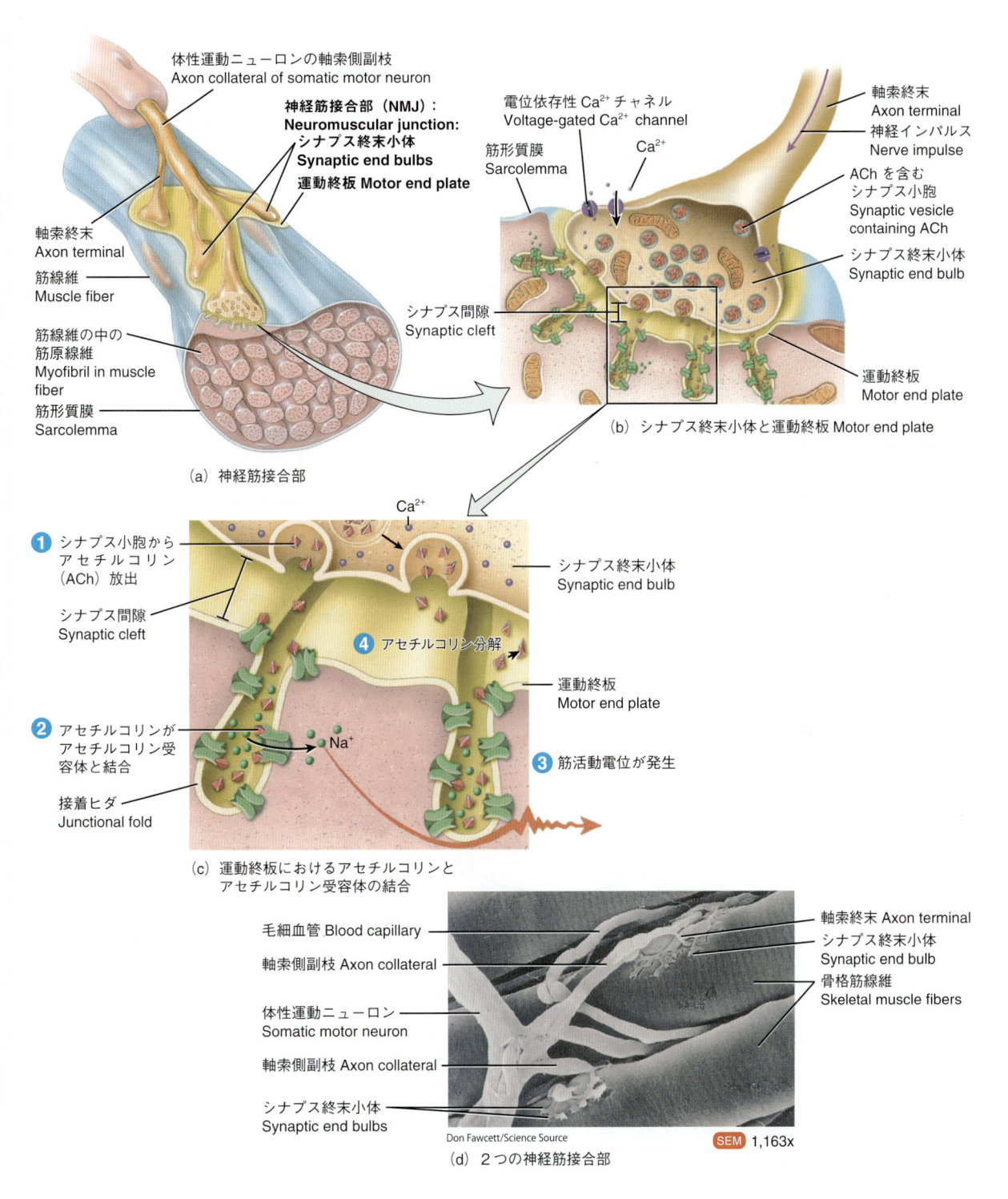

（a）神経筋接合部

（b）シナプス終末小体と運動終板 Motor end plate

（c）運動終板におけるアセチルコリンと
アセチルコリン受容体の結合

（d）２つの神経筋接合部

Don Fawcett/Science Source

SEM 1,163x

Q アセチルコリン受容体が存在するのは筋形質膜のどの部分か？

図 10.10 骨格筋線維における収縮と弛緩の過程の要約.

神経筋接合部（NMJ）で放出されるアセチルコリンは，筋活動電位の引き金となり，筋を収縮させる.

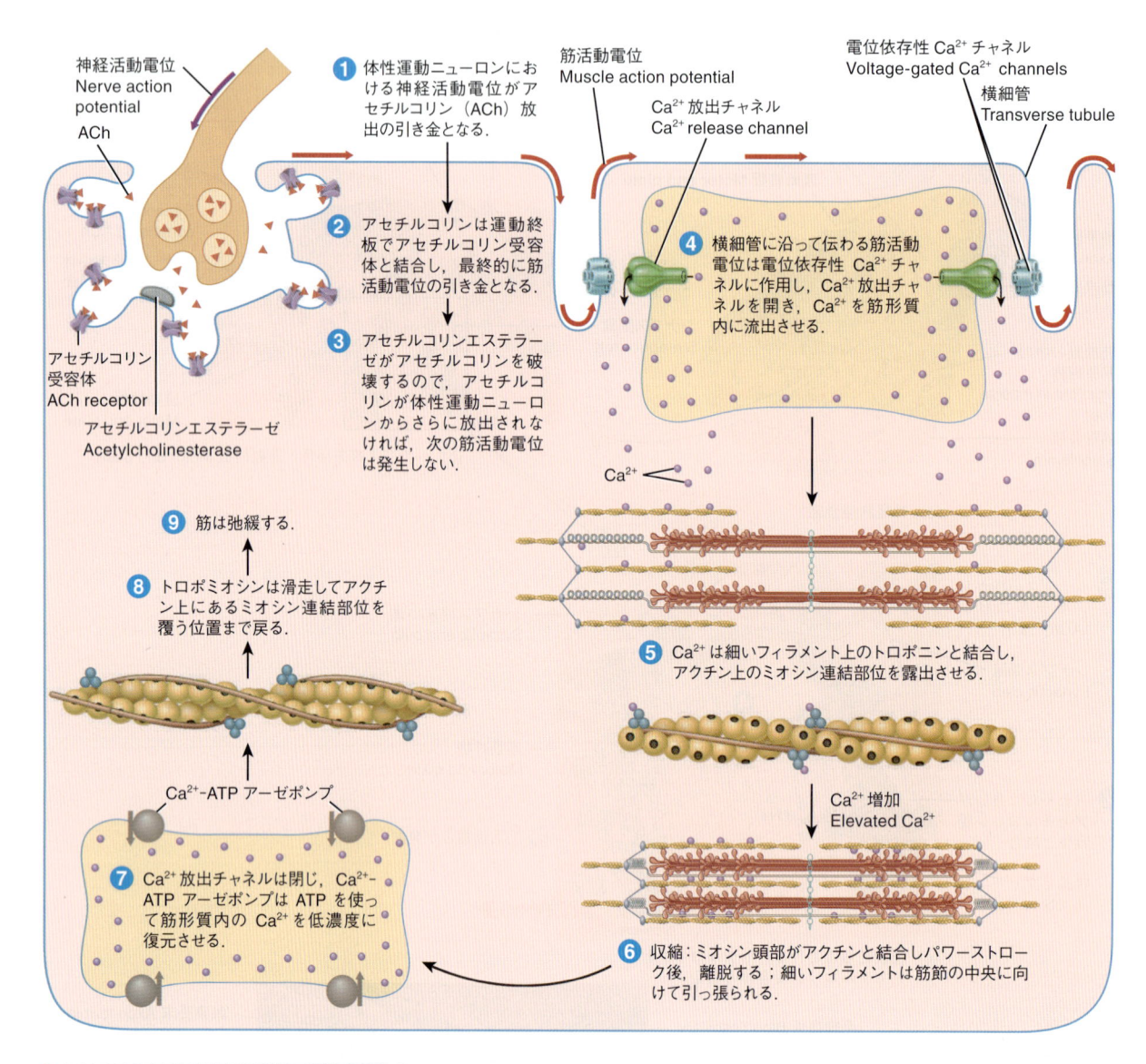

Q 図中の何番が興奮収縮連関に相当するか？

約する.

　植物生成物や薬物には神経筋接合部（NMJ）のもつ特定の機能を選択的に阻害するものがある．ボツリヌス菌 *Clostridium botulinum* によって産生される**ボツリヌス毒素** botulinum toxin は，神経筋接合部にあるシナプス小胞の開口分泌を阻害する．その結果として，アセチルコリン（ACh）は放出されず筋収縮は起らない．不完全な缶詰め食品におけるボツリヌス菌の繁殖が最も致命的

な化学物質である毒素の産生をもたらすが，これはわずかな量で骨格筋を麻痺させ，死に至らしめる．横隔膜などの呼吸筋の麻痺によって呼吸が止まる．しかし，これが医薬品として用いられた最初の細菌の毒素であった（Botox®）．障害のある筋にボトックスを注入すると斜視あるいは眼瞼攣，そして声帯が痙攣し発声に障害をもつ患者を救済することができる．この方法は筋痙攣による慢性的な腰痛の軽減や美容処置，すなわち顔の皺伸し

にも用いられる.

南米先住民が矢や吹き矢に用いる毒物で，植物生成物である**クラーレ** curare はアセチルコリン受容体に結合してブロックし，筋麻痺を起させる．クラーレが存在するとイオンチャネルは開かない．外科処置の際に骨格筋を弛緩させるためにクラーレ様の薬品が多く用いられる．

コリンエステラーゼ阻害剤 anticholinesterase agents とよばれる薬品群は，コリンエステラーゼの酵素としての活性を低下させる性質をもつので，シナプス間隙からアセチルコリンを除去するのを遅らせる．これらの物質は分量が少ない場合は，弱い筋収縮を強くすることができる．一例として，重症筋無力症の患者の治療に用いられるネオスチグミンが挙げられる（"疾患：ホメオスタシスの失調"参照）．ネオスチグミンはクラーレ毒の解毒剤として，また外科処置後にクラーレの効果を終らせるためにも使用される．

⚕ 臨床関連事項

筋電図検査

筋電図検査 electromyography（EMG と略記；electro- ＝電気；-myo- ＝筋；-graph ＝記載）は弛緩している筋と収縮している筋の電気的な活動（筋活動電位）を測る検査である．通常，弛緩している筋は電気的活動を示さず，わずかに収縮している筋では少々の電気的活動が示され，強力な収縮をしている筋ではさらに大きな電気的活動が示される．測定にあたっては，周囲の電気的活動を打ち消すために筋表面にアースを置く．次に記録装置につながった針が筋に挿入される．筋の電気的活動はオシロスコープ上の波として表示され，スピーカーからの音として聞こえてくる．

筋電図によって，筋の衰弱あるいは痙攣が筋そのものに原因があるのか，あるいは支配神経に原因があるのかを決定することができる．筋電図は，例えば筋ジストロフィーのような疾病の診断や複雑な動きの時，どの筋が働いているかを知るためにも用いられる．

チェックポイント

7. 収縮タンパク質，調節タンパク質，構造タンパク質はそれぞれ筋の収縮と弛緩においてどのような役割を果しているか.
8. カルシウムイオンと ATP は筋の収縮と弛緩において，どのような働きをしているか.
9. 筋収縮中に可能な最大張力に対して，筋節の長さはどのように影響するか.
10. 運動終板は筋形質膜の他の部位とどのように異なるか.

10.4 筋の代謝

目標

- 筋線維が ATP を産生する一連の反応を述べる.
- 非有酸素解糖と有酸素呼吸を区別する.
- 筋疲労を生じさせる要因を述べる.

筋線維における ATP 産生

人体に存在する大半の細胞とは異なり，骨格筋線維は弛緩してわずかな ATP しか使わない不活性の状態と，収縮して ATP を素早く消費する活性の大きな状態を切り替える細胞である．筋収縮サイクルではカルシウムイオンを筋小胞体に汲み上げたり，他の代謝反応を行っているので，ここに活力を与えなくてはならないため，筋収縮は多量の ATP を必要とする．しかし，筋線維内に存在する ATP の量は数秒の収縮分しかない．筋収縮が数秒以上続く場合は，さらに多くの ATP が産生される．筋線維が ATP を産生する方法は 3 通りある：(1) クレアチンリン酸から，(2) 非有酸素解糖によって，そして (3) 有酸素呼吸によってである（図 10.11）．クレアチンリン酸を用いて ATP を産生するのは筋線維特有であるが，非有酸素解糖と有酸素呼吸によって ATP を産生するのは人体の細胞すべてに共通である．ここでは簡単に述べる解糖と有酸素呼吸については，25 章で詳しく述べる．

クレアチンリン酸 弛緩時の筋線維は，休息状態の代謝に必要な量よりも多くの ATP を産生する．余剰の ATP のほとんどは，**クレアチンリン酸** creatine phosphate という筋線維にのみにみられる高エネルギー分子の合成に使われる（図 10.11a）．クレアチンキナーゼ creatine kinase（CK）という酵素は，クレアチンリン酸と ADP を形成することによって，ATP からクレアチンにエネルギーの高いリン酸群の一つを転移する触媒として働く．**クレアチン** creatine はアミノ酸に似た小さな分子で肝臓，腎臓，膵臓で産生され，筋線維に運ばれる．弛緩した筋線維の筋形質におけるクレアチンリン酸の量は，ATP の 6 倍にもなる．収縮が始まり ADP 濃度が上昇し始めると，クレアチンキナーゼは高エネルギーリン酸群がクレアチンリン酸から ADP に戻る触媒として働く．この直接的なリン酸化反応によって新しい ATP 分子が素早くつくられる．クレアチンリン酸からの ATP 合成は非常に速いので，クレアチンリン酸は筋収縮開始時における最初のエネルギー源となる．筋線維におけるその他のエネルギー産生機構（非有酸素

図10.11 **筋収縮のための ATP 産生.** (a) 筋弛緩時に ATP からつくられるクレアチンリン酸は，筋収縮時に高エネルギーリン酸群を ADP にわたして ATP を産生する．(b) 筋のグリコーゲンのグルコースへの分解と解糖によってグルコースからピルビン酸を産生することによって，ATP と乳酸がともにつくられる．酸素を必要としないため，これは非有酸素性の行程である．(c) ミトコンドリア内では，ピルビン酸，脂肪酸そしてアミノ酸が ATP の産生に使われるが，これは酸素を必要とする反応群である有酸素呼吸である．

> マラソンのような長時間にわたる運動では，ほとんどの ATP が有酸素性の反応によって産生される．

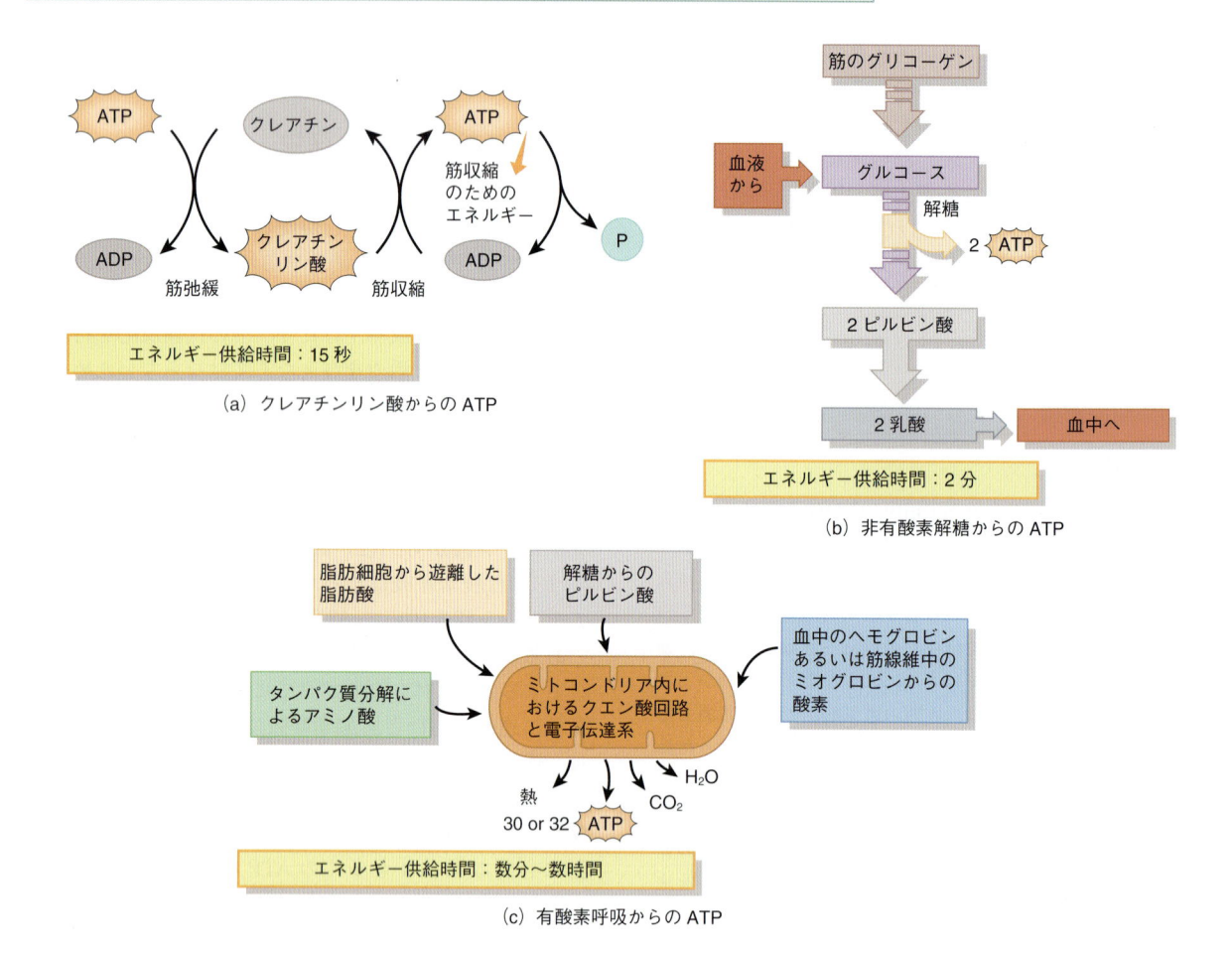

(a) クレアチンリン酸からの ATP

(b) 非有酸素解糖からの ATP

(c) 有酸素呼吸からの ATP

Q ここに示された反応群は骨格筋内のどこで起きているか？

解糖経路と有酸素呼吸経路）はクレアチンリン酸に比べて多くの時間を要する．クレアチンリン酸と ATP が一緒になって，筋が最大収縮力を 15 秒間発揮するためのエネルギーを供給することができる．

⚕ 臨床関連事項

クレアチン補充

　クレアチンは体内でも合成され，また牛乳，肉の赤身そして魚などの食品からも摂取される．泌尿器系からクレアチンとクレアチン分解物質の損失を補うために，成人で1日2gのクレアチンの合成と摂取を必要とする．いくつかの研究報告によれば，**クレアチン補充 creatinec supplementation** により，激しい運動，例えば短距離走を行っている場合に，成績が向上する．しかし，クレアチン補充によって運動能力が向上する効果はみられないとの研究報告もある．それどこ

ろか，クレアチンの過剰摂取によって，本来のクレアチン合成能力が低下し，長期にわたるクレアチンの摂取後にクレアチン合成能力が回復するのかどうかは不明とする報告がある．さらに加えると，クレアチン補充が脱水と腎不全を引き起すことがある．クレアチン補充に関して，長期間の摂取が安全かどうか，また実際に有効かどうかを決定するためには，さらなる研究が必要である．

非有酸素解糖　非有酸素解糖 anaerobic glycolysis は，酸素を必要とせず ATP を産生する一連の反応である．筋の活動が継続し，筋線維内のクレアチンリン酸を使い果した時，グルコースが分解され，ATP が産生される．グルコースは血中から収縮している筋へと促進拡散によって容易に移動することができる．また，グルコースは筋線維中のグリコーゲンが分解されることによっても産生される（図 10.11 b）．そこで，**解糖** glycolysis という名前で知られる 10 の連続する反応によって，各グルコース分子は分解され，ピルビン酸 2 分子になる．細胞質ゾル内の解糖の全過程によって 2 個の ATP が得られる．解糖に酸素は必要ないため，酸素が存在する場合（有酸素状態）と酸素がない場合（非有酸素状態）とが生じる．

　通常，解糖系によって産生されたピルビン酸は，ミトコンドリアに入る．ピルビン酸はミトコンドリアで，酸素を必要とし ATP を大量に産生する一連の反応，有酸素呼吸とよばれる反応（次項で解説）に参入する．しかし，激しい身体運動の場合，骨格筋線維に供給される酸素が十分でないこともある．このような非有酸素状態下で解糖によってつくられたピルビン酸は乳酸につくり替えられる．酸素がないかあるいは低い濃度の状態で，グルコース（ブドウ糖）が分解されて乳酸がつくられる全行程は**非有酸素解糖** anaerobic glycolysis（図 10.11 b）といわれる．グルコース 1 分子は非有酸素解糖によって分解され，2 分子の乳酸と 2 分子の ATP になる．このようにして産生された乳酸のほとんどが骨格筋から血中へと拡散する．肝細胞は乳酸分子を血中から取り出してグルコースへと戻すことができる．この反応によって新しいグルコース分子を供給することに加えて血液の酸性度を下げることができる．乳酸は素早くつくられると活性化した骨格筋と血中とに蓄積される．この蓄積によって激しい運動時の筋肉痛が生じると考えられている．有酸素呼吸に比べ，非有酸素解糖がつくり出す ATP は少ないが，酸素濃度が低い場合には，素早くしかも実行できる．このようにして，非有酸素解糖は 2 分間の最大筋収縮時のエネルギーを供給することができる．

有酸素呼吸　酸素が十分に供給されていれば，解糖によってつくられたピルビン酸は酸素呼吸が実行されるミトコンドリアに入る．**有酸素呼吸** aerobic respiration とは酸素を必要とする一連の反応（**クエン酸回路** citric acid cycle, **クレブス回路** Krebs cycle あるいは**電子伝達系** electron transport chain とよばれる）であり，ATP，二酸化炭素，水そして熱を産生する（図 10.11 c）．有酸素呼吸は非有酸素解糖に比べて遅いが，つくり出す ATP ははるかに多い．有酸素呼吸ではグル

コース分子 1 個当り約 30 個あるいは 32 個の ATP が産生される．

　筋組織には 2 つの酸素供給源がある：（1）血液から筋組織へと拡散される酸素，そして（2）筋組織中のミオグロビンから放出される酸素である．ミオグロビン（筋細胞のみにみられる）とヘモグロビン（赤血球のみにみられる）はともに酸素結合性のタンパク質である．これらは酸素が多い時には酸素と結合し，酸素が少ない時には酸素を放出する．

　有酸素呼吸では，休息時あるいは軽い運動時には酸素と栄養素がある限りは十分な ATP を供給する．グルコースの解糖反応から得られたピルビン酸に加えて，トリグリセリド類の分解による脂肪酸とタンパク質の分解によるアミノ酸も含まれる．数分から 1 時間あるいはそれ以上継続する身体運動においては，必要な ATP のほとんどすべてを有酸素呼吸が供給する．

筋疲労

　長時間の身体運動後に筋は収縮力を維持することができなくなるが，これは**筋疲労** muscle fatigue とよばれる．疲労は主として筋線維内に変化が生じた結果である．筋に実質的な疲労が生じる前であっても疲れを感じて，その身体運動をやめたいと望むものである．この反応は，**中枢性疲労** central fatigue とよばれ，中枢神経系（脳と脊髄）における変化に起因するもので，厳密な機構は明らかではないが，筋が損傷を受ける前に身体運動をやめさせる防御機構であるらしい．後述するように，ある種の骨格筋線維は他の筋線維に比べて早く疲労する．

　筋疲労が生じる厳密な機構はいまだ明らかではないが，いくつかの要因が関与していると考えられている．要因の一つが筋小胞体からのカルシウムイオン放出が不十分であることで，結果として筋形質中の Ca^{2+} 濃度が低下する．クレアチンリン酸の枯渇も筋疲労と関係している．ところが驚くべきことに，疲労した筋におけるATP 濃度は，休息時の濃度と比べてそれほど低くないことが多い．筋疲労に結びつく他の要因には，不十分な酸素，グリコーゲンと他の栄養素の不足，乳酸と ADP の蓄積，そして運動ニューロンの活動電位が十分なアセチルコリンを放出できない，などが含まれる．

身体運動後の酸素消費

　長時間にわたる筋収縮のあいだに，呼吸運動と血流の増加によって，筋組織への酸素供給が促進される．筋収縮が停止してからもしばらくは激しい呼吸が続き，酸素消費量は休息時よりも大きい．運動強度によって回復に要する時間はほんの 2 〜 3 分から数時間に及ぶ．休息時酸素呼吸量を超えて運動後に体内に取り込まれる酸素量は**酸素負債** oxygen debt とよばれてきた．この余剰

酸素は以下に示す３つの方法により休息時のレベルまで"返済する"，すなわち代謝状態を復元することに使われる：(1) 乳酸を肝臓のグリコーゲンに戻す，(2) 筋組織内のクレアチンリン酸とATPを再合成する，(3) ミオグロビンから奪った酸素を元に戻す．

しかし，身体**運動中** during exercise に起った代謝上の変化の一部だけが，**運動後** after exercise に消費される余剰酸素で復元されるにすぎない．乳酸から再合成されるグリコーゲンは微量である．その代りほとんどのグリコーゲンは，はるかに後に食品に含まれる炭水化物からつくられる．運動後に残留する乳酸の多くはピルビン酸に戻され，心臓，肝臓，左右の腎臓，骨格筋の有酸素呼吸によってATP産生に用いられる．運動後の酸素消費も進行中の変化によって増加する．まずはじめに，激しい運動中に体温が上昇することによって，全身における化学反応の速度が高まる．反応速度が上がるとATPの使用も素早く行われ，ATP産生に必要な酸素量も増加する．次に，心臓と呼吸に用いられる諸筋が休息時よりも激しく働き続けるのでATPが余計に消費される．そしてさらに，組織修復機能がペースを速めて起る．以上の理由により，身体運動後の酸素消費量の増加をさし示す用語として，**回復酸素摂取量 recovery oxygen uptake** のほうが酸素負債よりも適切となる．

チェックポイント

11. どのATP産生反応が有酸素性であり，また非有酸素性か．

12. マラソンの場合，どこからATPが供給されるか．

13. 筋疲労にはどのような要因があるか．

14. "回復酸素摂取量"という用語は"酸素負債"よりもなぜ正確か．

10.5 筋張力のコントロール

目 標

- 運動単位の構造と機能を述べ，運動単位の漸増とはなにかを述べる．
- 単収縮の各段階について説明する．
- 刺激頻度が筋の張力にどのように影響するか，また筋緊張がどのようにしてつくり出されるかを述べる．
- 等張性収縮と等尺性収縮を区別する．

１個の体性運動ニューロンにおける単一の神経インパルスは，そのニューロンとシナプスを形成するすべての骨格筋線維に単一の筋活動電位を発生させる．活動電位はニューロンあるいは筋線維ごとに同じサイズである．それとは対照的に，単一の筋線維が発生することができる力あるいは張力の合計は主として，神経インパルスが神経筋接合部に到達する頻度に依存する．１秒当りのインパルス数が**刺激頻度** frequency of stimulation である．収縮前に伸ばされた筋線維の長さ（図10.8参照），栄養素と酸素の利用可能量も収縮時に生じる最大張力に影響する．最終的には利用可能な栄養素と酸素の量が，１本の筋線維が発生する張力に影響しうる．筋全体がつくり出す収縮を考えると，張力の合計は同時に収縮している筋線維の数に依存する．

運動単位

１本の骨格筋線維は一つの神経筋接合部しかもたないのに対し，体性運動ニューロンの軸索側からみれば，多くの異なる筋線維と神経筋接合部を形成している．**運動単位 motor unit** は体性運動ニューロンとそれが刺激を与えるすべての骨格筋線維から構成されている（図10.12）．１個の体性運動ニューロンは平均150本の筋線維に接続し，一つの運動単位におけるすべての筋線維はそろって収縮する．典型的には一つの運動単位に属する筋線維はまとまらずに，筋全体に分散することが多い．

筋全体が協力して微妙な動作を制御する場合，多くの小さな運動単位が働いている．例えば，発声を制御する喉頭（発声器）の筋群には，運動単位当りわずか２～３個の筋線維しかないし，眼の動きを制御する筋には運動単位当り10～20個の筋線維しかない．その一方，上腕二頭筋や下腿にある腓腹筋のように大きくて力強い動きを引き起す骨格筋では，運動単位によっては2,000～

図10.12 **運動単位**．図に示されているのは２個の体性運動ニューロンで，紫と緑に色分けされ，それぞれの運動単位に属する筋線維群を支配する．

運動単位を構成するのは，体性運動ニューロンとそれが刺激するすべての筋線維である．

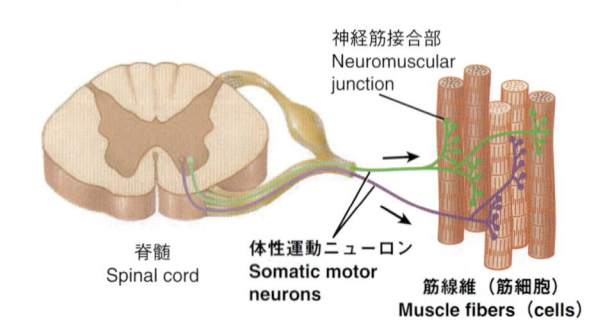

神経筋接合部
Neuromuscular junction

脊髄
Spinal cord

体性運動ニューロン
Somatic motor neurons

筋線維（筋細胞）
Muscle fibers（cells）

Q 運動単位のサイズは収縮力にどのように影響するか？（各筋線維が発生することができる張力はほぼ等しいとする．）

3,000 個もの筋線維が含まれるものもある．一つの運動単位に属するすべての筋線維はそろって収縮・弛緩するので全収縮力は，運動単位がどのくらい大きいかとどのくらい多くの運動単位が同時に活性化するかに，ある程度依存する．

単収縮

単収縮 twitch contraction とはある運動ニューロンにおける単一の活動電位に応答して，その運動単位に属するすべての筋線維による短い収縮のことである．実験室内でも，運動ニューロンあるいはその筋線維群を直接電気刺激することによって，単収縮をつくり出すことができる．**筋運動図 myogram** とよばれる筋収縮の記録が図 10.13 に示されている．骨格筋の単収縮は 20 〜 200 ms（10^{-3} 秒）持続する．これは 1 〜 2 ms の活動電位持続時間と比較すると非常に長い．

刺激の適用（グラフでは時間が 0）と収縮の開始とのあいだにわずかな遅延があることに注意しよう．約 2 ms のこの遅延は**潜伏期 latent period** とよばれている．潜伏期のあいだ，筋活動電位が筋形質膜上を掃引しカルシウムイオンが筋小胞体から放出され，筋フィラメントは張力を発生し始め，弾力がある部分は伸び，ついには筋の短縮が始まる．第 2 段階は**収縮期 contraction period** で 10 〜 100 ms 続く．このあいだカルシウムイオンがトロポニンに結合し，アクチンのミオシン連結部位が露出し，架橋が形成され筋線維内に最大張力が発生する．第 3 段階すなわちこれも 10 〜 100 ms 続く**弛緩期 relaxation period** では，Ca^{2+} は筋小胞体に戻り，ミオシン連結部位はトロポミオシンに覆われ，ミオシン頭部はアクチンから離れ，筋線維内の張力は低下する．これらの段階の実際の持続時間は筋線維の型によって異なる．眼筋のような筋は速筋とされ（後述する），わずか 10 ms の収縮期とほぼ同じ長さの弛緩期を示す．そのほか，例えば脚を動かす筋は遅筋とよばれ，収縮期・弛緩期ともに 100 ms 程度である．

2 度の刺激が与えられ，第二の刺激が第一の刺激の直後である場合，筋は第一の刺激には反応するが，第二の刺激には反応しない．収縮するのに十分な刺激を受けると，筋は一時的に興奮性を失い，しばらく反応できない．興奮性を失っている時期は**不応期 refractory period** とよばれ，これはすべての筋細胞と神経細胞がもつ性質である．不応期の長さは筋によって異なる．骨格筋の不応期は約 1 ms と短く，心筋では約 250 ms と長い．

刺激の頻度

第一の刺激の不応期が終了した後に第二の刺激が与えられ，しかも筋が弛緩する前である場合，第二の収縮は第一の収縮よりも実際に強いものとなる（図 10.14 b）．時間差をもって刺激が与えられた場合に収縮が大きくなるというこの現象は**波の加重 wave summation** とよばれる．ある骨格筋が毎秒 20 〜 30 回の割合で刺激を受けた場合，刺激と刺激のあいだに不十分な弛緩が生じる．その結果，**不完全強縮 unfused（incomplete）tetanus**（tetan- ＝硬直した；張り詰めた；図 10.14 c）とよばれる持続的であるが波を打つような収縮を示す状態になる．刺激の割合が毎秒 80 〜 100 回と高くなると，筋線維はまったく弛緩しなくなる．その結果，個々の単収縮が区別できない持続的な収縮である**完全強縮 fused（complete）tetanus** となる（図 10.14 d）．

波の加重と上記 2 種類の強縮は，第二の刺激とそれに続く刺激によって筋小胞体から放出される Ca^{2+} が，第一の刺激の時から筋形質に留まっていた Ca^{2+} に加えられることによって生じる．Ca^{2+} の濃度が増大するので，完全強縮における最大張力は一つの単収縮における最大張力の 5 〜 10 倍となる．とはいえ，滑らかで持続的な随意筋の収縮は主として，異なる運動単位が非同期的に不完全強縮を起すことによって達成される．

筋線維周辺の腱や結合組織のような弾力性部分の伸展も波の加重に影響を与える．波の加重が生じているあいだ，弾力性部分は収縮と収縮のあいだに長さが戻るほどの時間を与えられてはいないので，張り詰めたままである．この状態のあいだ，弾力性部分は次の筋収縮が開始される時までそれほど大きな伸展を必要としない．張り詰めた弾力性部分とフィラメントの部分的な収縮の組合せによって，収縮力は前の収縮力よりも大きくなることができる．

運動単位の漸増

活性化した運動単位が増加する過程は，運動単位の**漸**

図 10.13 **単収縮の筋運動図．** 矢印は刺激が発生した時点を示す．

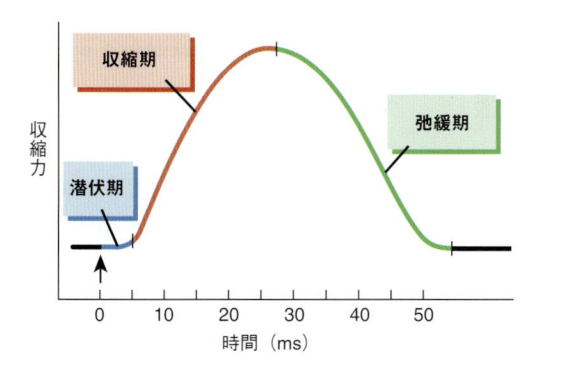

筋運動図は筋収縮の記録である．

Q 潜伏期にはなにが起きているか？

図10.14 異なる刺激頻度の影響を示す筋運動図. (a) 単一の単収縮. (b) 筋が弛緩する前に第二の刺激が生じると第二の収縮は第一の収縮よりも強力となる. この現象は波の加重とよばれる（黒の実線は単一の単収縮の場合に予想される収縮力である）. (c) 不完全強縮では刺激と刺激のあいだに筋の部分的弛緩があるために, ギザギザの曲線を示す. (d) 完全強縮では, 毎秒80〜100回の刺激によって生じる現象であるから, 収縮力は安定し, 持続的である.

持続的な収縮による張力は波の加重によって単一の単収縮よりも強力となる.

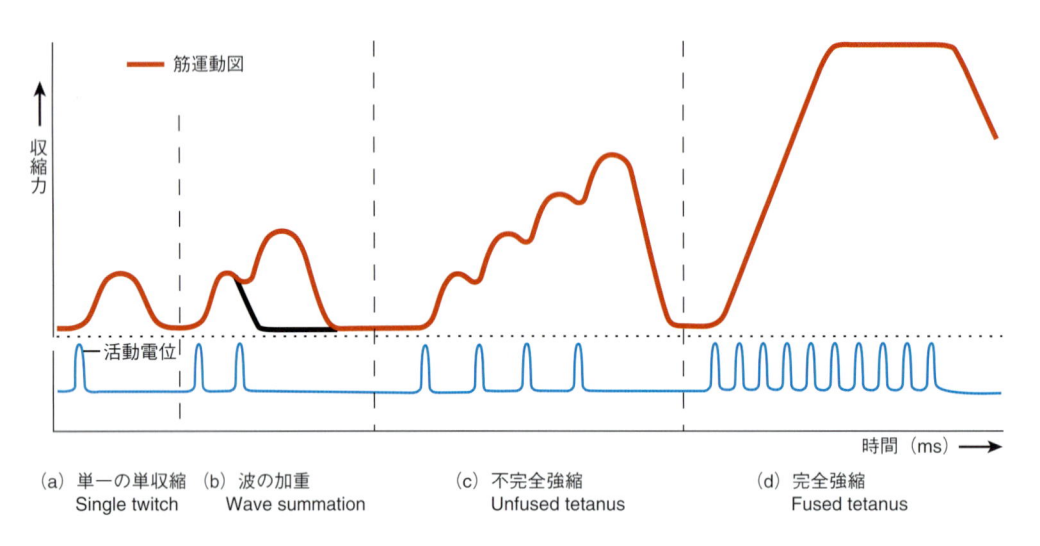

(a) 単一の単収縮	(b) 波の加重	(c) 不完全強縮	(d) 完全強縮
Single twitch	Wave summation	Unfused tetanus	Fused tetanus

Q (b) における第二の収縮力のピークは第二の刺激が数ミリ秒遅れた場合, 高くなるか低くなるか？

増 motor unit recruitment とよばれる. 典型的には, ある筋全体の中の異なる運動単位は刺激されて同時にそろって収縮することはない. ある運動単位は収縮しているが, 別の運動単位は弛緩している. 運動単位のもつこ

臨床関連事項

非有酸素トレーニングか有酸素トレーニングか

ジョギングやエアロビックダンスのような規則的で繰り返し行う運動は, 骨格筋が有酸素呼吸を行うための酸素が豊富な血液の供給量を増加させる. それとは対照的に重量挙げのような運動は, 解糖による ATP の非有酸素性産生に依存する. このような**非有酸素トレーニング anaerobic training** が長期にわたると, 筋タンパク質の合成を刺激し, 結果として筋のサイズを大きくすることになる（筋肥大）. 非有酸素トレーニングを行っている運動選手は適量のタンパク質を含む食事を摂るとよい. このようなタンパク質の摂取によって筋のタンパク質が合成され, 筋の体積が増加する. 要するに, **有酸素トレーニング aerobic training** は長時間の活動に対する持久力をつくり出し, 非有酸素トレーニングは短時間の妙技に対する筋のパワーをつくる. **インターバルトレーニング interval training**, 例えばダッシュとジョギングを交互に行うトレーニングは, 両方のトレーニング方法を合体させたものである.

の動作形式によって, 筋疲労を遅らせ, 筋全体の収縮を長時間持続することができる. 最初に動員されるのは最も力の弱い運動単位群で, さらに大きな力が必要とされれば, 力の強い運動単位群が徐々につけ加えられる.

漸増は一連の急激な動きよりはむしろ, 滑らかな動きをつくり出すことに役立っている. すでに述べたように, 1個の運動ニューロンに支配された筋線維の数はきわめてさまざまである. 緻密な動きは筋収縮のわずかな変化によって実現される. そのため, 緻密な動きをつくり出す小さな筋はさらに小さな運動単位でできている. このような理由から, ある運動単位が使われたり使われなくなったりすると, 筋の張力にわずかな変化が生じる. それとは対照的に, 大きな張力を必要とするが, 緻密さは重要でない場合には大きな運動単位が活動する.

筋緊張

例え休息時でも, 骨格筋は**筋緊張 muscle tone** (tonos＝緊張) すなわち運動単位が弱く不随意的に収縮することによってわずかに生じる張力を示す. 骨格筋が収縮するのは, 運動ニューロンの神経インパルスによって放出されたアセチルコリンによって活性化した後のみであることを思い出してみよう. したがって, 筋緊張は脳や脊髄の中にあって, その筋の運動ニューロンを興奮させるニューロンによって引き起こされる. ある骨格筋を支配す

臨床関連事項

筋緊張低下と筋緊張亢進

　筋緊張低下 hypotonia（hypo- ＝下へ）とは低下したあるいは失われた筋緊張である．この状態の筋は"萎えた弛緩"といわれ，ゆるんで丸みを失い扁平にみえる．上下肢がこの状態になると過伸展を示す．神経系のある種の障害や電解質（とくにナトリウム，カルシウムそして程度は小さいがマグネシウム）の均衡が崩れることによって**弛緩性麻痺 flaccid paralysis** が起る．これは筋緊張が失われ，腱反射が失われ，筋萎縮と筋変性がみられることを特徴とする．

　筋緊張亢進 hypertonia（hyper- ＝上へ）とは低下したまたは失われた筋緊張で，痙縮あるいは硬直が現れる．**痙縮 spasticity** は筋緊張（こわばり）が増大し，腱反射の増大と病的反射（例えばバビンスキー反射．これは足底の外縁を刺激すると足の第 1 指が背屈する反射でこの指の外転を伴うこともある）に関係する．神経系のある種の障害や前述した電解質の阻害によって，筋が痙縮を示す部分的な麻痺である**痙性麻痺 spastic paralysis** が引き起される．**硬直 rigidity** の特徴は破傷風にみられるような正常な反射を損なわずに筋緊張が増大することである．破傷風は外傷から体内に入る破傷風菌 *Clostridium tetani* による感染症である．筋硬直と痙攣を伴い，呼吸困難となり結果として生命の危険に至る．破傷風菌は毒素を産生し，神経による筋の制御を妨害する．典型的な最初の徴候は顔と顎の筋における痙攣と硬直である．

る運動ニューロンが損傷を受けるかあるいは切断されていると，その筋は萎えた**弛緩 flaccid**（＝たるんだ），すなわちぐにゃりとして筋緊張を失った状態になる．筋緊張を維持するためには，運動単位の小さなグループが定常的に交代しながら働いている．筋緊張は骨格筋をしっかりとさせているが，動作を生じるほどの力は発生しない．例えば起きている時，頸部背面の筋群が通常の張力で収縮している場合，頭部を立たせて胸に向かってうなだれてしまうのを防いでいる．筋緊張は消化管にみられるような平滑筋組織においても重要である．ここでは消化器官の壁が内容物に対する一定の圧力を維持している．血管壁における平滑筋組織の筋緊張は血圧を一定に保つ上で決定的な役割を果す．

等張性収縮と等尺性収縮

　筋収縮は等張性収縮と等尺性収縮とに分類できる．**等張性収縮 isotonic contraction**（iso- ＝等しい；-tonic ＝張力）では筋が長さを変化させているあいだ，筋によって生じる**張力 tension**（収縮力）は一定に維持される．等張性収縮には求心性収縮と遠心性収縮という 2 つの型がある．**求心性（等張性）収縮 concentric isotonic contraction** では，発生する張力が動かそうとする対象の抵抗に打ち勝つほどの大きさであれば，筋は短縮し腱のような他の構造を引き寄せ，動作をつくり出し，関節の角度を小さくする．卓上の書物をもち上げる場合は，上腕二頭筋の求心性収縮が生じている（図 10.15 a）．

図 **10.15**　等張性（求心性と遠心性）収縮と等尺性収縮の比較．(a) と (b) は上腕二頭筋の等張性収縮を示す．(c) は肩と腕の筋の等尺性収縮を示す．

等張性収縮では，筋の長さが増減しているあいだ，張力は一定である．等尺性収縮では，筋の長さが変ることなしに張力が大きく上昇する．

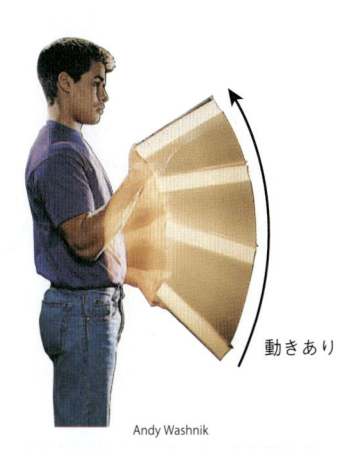

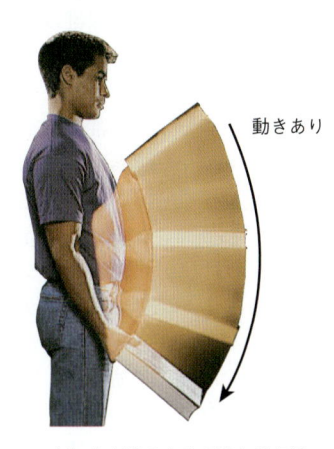

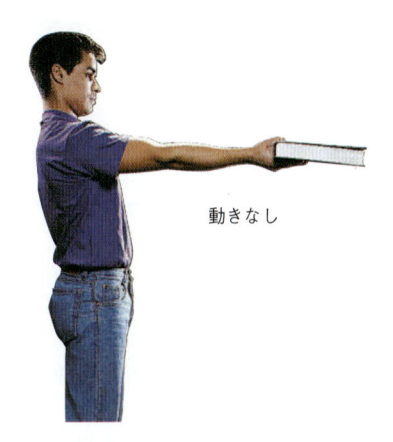

Andy Washnik

（a）本をもち上げる時の求心性収縮　　　　（b）本を降ろす時の遠心性収縮　　　　（c）本を支える時の等尺性収縮

Q 歩行時の頸部の筋はどのタイプの収縮を示すか？

それとは対照的に書物を卓上に降ろす場合は，一度短縮した上腕二頭筋を制御して収縮させながら伸長させていく．収縮している時に筋の長さが増加するなら，それは**遠心性（等張性）収縮 eccentric isotonic contraction**である（図 10.15 b）．遠心性収縮をしているあいだ，ミオシン架橋によってつくられる張力は荷重（この場合は書物）に抵抗し，筋が伸びていく過程を減速する．原因は解明されていないが，遠心性収縮の反復は求心性収縮よりも大きな筋損傷と遅発性筋肉痛とをもたらす．

等尺性収縮 isometric contraction（metro ＝長さ）では，発生する張力が対象物による抵抗を超えることができず，筋がその長さを変えることができない．腕を伸ばして書物を動かさずにもっている状態がその例である（図 10.15 c）．この収縮は姿勢の維持とものを動かないように支える場合に重要である．等尺性収縮は身体運動には結びつかないが，エネルギーは消費される．書物は腕を下方向に引き，肩と腕の筋を引いている．肩と腕の筋の等尺性収縮はこの力と対抗している．等尺性収縮は，ある関節が動いている時に他の関節を固定する場合に重要である．ほとんどの動作には，等張性収縮と等尺性収縮の両方が含まれている．

チェックポイント

15. 運動単位の大きさは，その筋の制御の度合いとどのように関係しているか．
16. 運動単位の漸増とはなにか．
17. 筋緊張はなぜ重要か．
18. 次の言葉の意味はそれぞれなにか：求心性（等張性）収縮，遠心性（等張性）収縮，等尺性収縮．
19. 等張性収縮を実行してみよう．どのように感じるか．身体的な不快感はなぜ感じると思うか．

10.6 骨格筋線維の型

目 標

• 骨格筋線維の 3 つの型の構造と機能を比較する．

骨格筋線維はその構成と機能がすべて同じというわけではない．例えば酸素結合性の赤いタンパク質であるミオグロビンの含有量は，筋線維によって異なる．ミオグロビンの含有量が多い骨格筋線維は**赤筋線維 red muscle fibers** とよばれ，暗色にみえる（ニワトリではモモ肉の暗色）．ミオグロビンの含有量が少ないものは**白筋線維 white muscle fibers** とよばれ，明色にみえる（ニワトリではムネ肉の明色）．赤筋線維は白筋線維に比べてミトコ

ンドリアが多く，血液を供給する毛細血管も多い．

骨格筋線維は収縮と弛緩の速度の面でも一様ではなく，ATP を産生する場合に用いる反応にもどれほど速く疲労するかの点でも一様ではない．例えば，筋線維はミオシン頭部にある ATP アーゼが ATP をどのくらい速く加水分解するかで，遅筋線維と速筋線維に分類される．このような構造的・機能的な特徴によって，骨格筋線維は大きく 3 つの型に分類される：すなわち（1）収縮が遅い酸化型筋線維，（2）収縮が速い酸化・解糖型筋線維，（3）収縮が速い解糖型筋線維である．

収縮が遅い酸化型筋線維

収縮が遅い酸化型筋線維 slow oxidative (SO) fibers は多量のミオグロビンを含み毛細血管に富むため，暗赤色にみえる．大型のミトコンドリアを大量にもつので，SO 筋線維は主として有酸素呼吸によって ATP を産生する．酸化型とよばれるゆえんである．"収縮が遅い"といわれるのは，ミオシン頭部中の ATP アーゼが ATP を比較的ゆっくりと加水分解し，"速い"線維群よりもゆっくりとしたペースで収縮サイクルを進めるからである．結果として SO 筋線維はゆっくりとした収縮をする．この型の筋線維による単収縮は，100 ～ 200 ms で，最大張力に達するまでに比較的時間がかかる．しかし，収縮が遅い筋線維型は疲労には非常に強く，長時間に及ぶ持続的な収縮が可能である．この収縮が遅く，疲労耐久性の筋線維型は姿勢を維持したり，マラソンのような有酸素性で持久型の運動に適している．

収縮が速い酸化・解糖型筋線維

収縮が速い酸化・解糖型筋線維 fast oxidative glycolytic (FOG) fibers は，典型的には最も大きな筋線維である．収縮が遅い酸化型筋線維と同様に，多量のミオグロビンを含み毛細血管に富む．そのため，この型の筋線維は暗赤色をしている．収縮が速い酸化・解糖型筋線維は有酸素呼吸によって大量の ATP を産生することができ，疲労に対する抵抗力も比較的高い．この型の筋線維では細胞内のグリコーゲン濃度が高いので，非有酸素解糖によっても ATP を産生することができる．収縮が速い酸化・解糖型筋線維が"速い"と称する理由は，ミオシン頭部内の ATP アーゼが，収縮が遅い酸化型筋線維のミオシン ATP アーゼの 3 倍から 5 倍も速く ATP を分解するからで，このことによって収縮が速くなっている．したがって，収縮が速い酸化・解糖型筋線維の単収縮では，収縮が遅い酸化型筋線維よりも最大張力が早くおとずれるが，その持続時間は 100 ms 以下と短い．収縮が速い酸化・解糖型筋線維は，歩行や短距離走のような運動時に力を発揮する．

収縮が速い解糖型筋線維

　収縮が速い解糖型筋線維 fast glycolytic（FG）fibers はミオグロビン濃度が低く，毛細血管が比較的少なく，ミトコンドリアが少なく，色が白くみえる．この型の筋線維には大量のグリコーゲンが含まれ，主に解糖によってATPを産生する．ATPを素早く加水分解することができるので，収縮が速い解糖型筋線維は力強く，素早く収縮することができる．この素早い単収縮の筋線維は短時間で強力な非有酸素性の運動，すなわち重量挙げや投球などに適応しているが，疲労も早い．短時間に大きな力を要求する運動を激しく行うようなパワートレーニングのプログラムによって，収縮が速い解糖型筋線維はサイズと強さとグリコーゲンの量が増加する．重量挙げ選手の収縮が速い解糖型筋線維は，あまり動かない人や長距離選手よりも，50％大きいようで，これは筋タンパク質生成

の増加によるものである．これらの結果として収縮が速い解糖型筋線維が肥大することによって筋が大きくなる．

異なる型の筋線維の配分と漸増

　ほとんどの骨格筋は3つの型の筋線維すべてを含む混合体であるが，典型的な骨格筋では約半分の収縮が遅い酸化型筋線維である．しかし，その比率は筋の活動量やトレーニングの方法そして遺伝的要因によって多少異なる．例えば，持続的な活動を示す頸部・背部・下肢の姿勢保持筋群では，収縮が遅い酸化型筋線維の占める比率は大きい．それとは対照的に，肩や腕の諸筋はつねに活動しているわけではなく，時として短時間使われてもち上げる，投げるなどの大きな張力を発生する．これらの筋では収縮が速い解糖型筋線維の比率が大きい．下肢の筋のうち身体を支えるだけではなく，歩いたり走ったりする時にも用いられる筋には，収縮が遅い酸化型筋線

表10.4　3つの型の骨格筋線維の特徴

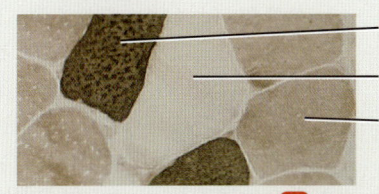

収縮が遅い酸化型筋線維 Slow oxidative fiber
収縮が速い解糖型筋線維 Fast glycolytic fiber
収縮が速い酸化・解糖型筋線維 Fast oxidative-glycolytic fiber

Biophoto Associates/Science Source　**LM** 326x
3つの型の骨格筋線維の横断像

	収縮が遅い酸化型(SO) 筋線維	収縮が速い酸化・解糖型(FOG) 筋線維	収縮が速い解糖型(FG) 筋線維
構造的特徴 STRUCTURAL CHARACTERISTIC			
ミオグロビン量	多　量	多　量	少　量
ミトコンドリア	多　い	多　い	少ない
毛細血管	多　い	多　い	少ない
色	暗赤色	暗赤色	白（淡色）
機能的特徴 FUNCTIONAL CHARACTERISTIC			
ATPの産生能力と産生法	産生能力は高い．有酸素呼吸（酸素を必要とする）による．	産生能力は中位．有酸素呼吸（酸素を必要とする）と非有酸素解糖の両方による．	産生能力は低い．非有酸素解糖(性細胞呼吸)による．
ミオシンATPアーゼによるATP加水分解速度	遅　い	速　い	速　い
収縮速度	遅　い	速　い	速　い
疲労への抵抗力	高　い	中間位	低　い
クレアチンキナーゼ	最も少量	中間位の量	最も多量
グリコーゲン貯蔵量	少ない	中間位	多　い
漸増の順番	第　一	第　二	第　三
よくみられる身体部位	頸部に存在するような姿勢を維持する筋	下肢の筋	外眼筋
筋線維の主要な役割	姿勢の維持と有酸素性持久運動	歩行，短距離走	素早く，力強い短時間の動作

維と収縮が速い酸化・解糖型筋線維がともに大量に含まれる.

　各運動単位における骨格筋線維はそれぞれ同じ型である. ある筋における異なる運動単位はそれぞれの必要に応じ, 決まった順序で筋漸増を示すようになっている. 例えば弱い収縮であるが, ある働きをするのに十分な収縮の場合, 収縮が遅い酸化型筋線維の運動単位だけが活性化する. さらに力が必要な場合は, 収縮が速い酸化・解糖型筋線維の運動単位がこれに加わる. またさらに最大筋力が必要とされる場合は, 収縮が速い解糖型筋線維の運動単位が他の2つの型の運動単位とともに運動に加わることになる. さまざまな運動単位の活性化は, 脳と脊髄が制御している.

　表10.4 に3つの型の骨格筋線維の特徴を要約する.

10.7　運動と骨格筋組織

目　標

• 運動が骨格筋組織にどのような効果をもたらすかを述べる.

　各筋における速筋線維 (FG) と遅筋線維 (SO) の割合は遺伝的に決まっており, 個々人の身体運動に対する適性を考慮するのに役立つ. 例を挙げれば, 収縮が速い解糖型筋線維の比率が大きい人は (表10.4 参照), 重量挙げや短距離走のような激しい動作を必要とする運動において優れていることが多い. それに対して収縮が遅い酸化型筋線維の割合が大きい人は, 長距離走のような持久力を要する運動を得意とする.

　骨格筋線維の総数は通常は運動によって増加しないが, それらが示す性質はある程度変化する. 多様な運動によって骨格筋の筋線維は変化する. ランニングや水泳のような持久型 (有酸素性) の運動によって, 収縮が速い解糖型 (FG) 筋線維の収縮が速い酸化・解糖型 (FOG) 筋線維に徐々に転換する. その時, 筋線維は太さ, ミトコンドリア数, 血流そして強さがわずかに増す. 持久型の運動によって, 心臓血管系と呼吸器系が変化し, 骨格筋が受ける酸素と栄養の供給が増加するが, 筋のサイズは増大しない. それとは対照的に, 短時間に大きな力を必要とする運動によって, 収縮が速い解糖型筋線維の太さと張力が増大する. 筋線維の太さの増大は, 太いフィラメントと細いフィラメントの合成を増加させることによる. 最終的には, ボディビルダーの隆起した筋にみられるような筋の増大 (筋肥大) が生じる.

　ある程度の弾力性は, 骨格筋とその結合組織性の付属構造物がもつ重要な属性の一つである. 弾力性が高ければ柔軟性が高くなり, 関節可動域が大きくなる. 弛緩した筋が物理的に伸ばされる場合, 長くなる範囲は筋膜などの結合組織性構造物によって制限される. ストレッチングを繰り返していると, これらの構造物は伸ばされるがその効果は遅い. 柔軟性が目にみえて改善されるには, ストレッチ運動をできれば毎日繰り返し, 何週間も続けなければならない.

効果的なストレッチング

　冷えた筋をストレッチしても柔軟性を増すことにはならないし, むしろ負傷を引き起こすかもしれない. ストレッチングは組織の温度を上げて, ゆっくりと弱い負荷で行うのが最もよい. ホットパックや超音波のように外からの熱源がよく用いられるが, 10分間程度の筋収縮も筋の温度を上げるよい方法である. 外部の熱源による方法よりも運動によるほうが筋の深部を温め, また筋全体を温める. "ウォームアップ" という用語はここからきている. 運動の前にストレッチングを行う人は多いが, 重要なのはストレッチングの**前に**ウォームアップ (例えばウォーキング, ジョギング, 軽い水泳, 軽い有酸素運動) を行うことが重要である.

パワートレーニング

　パワートレーニング strength training とは筋骨格系の強化を目的として徐々に負荷を上げて行うトレーニングである. この運動は, 結果として単に筋が強くなるだけではなく, 健康上の利点が多い. パワートレーニングは骨も増強する. 若年成人の場合, パワートレーニングはミネラルの沈着を増大させ, その後のミネラルの減少を止めるか, あるいは少なくとも遅くする効果がある. 筋量の増大によってパワートレーニングは安静代謝率, すなわち休息時のエネルギー消費量を増加させるので, 食事の量を増やしても体重が増加しなくなる. パワートレーニングは, スポーツその他の身体運動への参加による背部の外傷を防ぐ役割も果す. ストレスや疲労感を軽減するという心理学的な利点もある. トレーニングを繰り返すことによって持久力が増し, 筋内で乳酸が産生されるまでの時間が長くなり, 結果として筋の痙攣が起る可能性を下げることになる.

アナボリックステロイド

　運動選手たちが "ロイズ roids" ともよぶ**アナボリックステロイド（タンパク同化ステロイド）anabolic steroids**（anabolic ＝タンパク質をつくる）をタンパク質増量のために使用することは，広く関心を集めている．これらのステロイドホルモンはテストステロンに類似していて，筋の中のタンパク質合成量を増加させることによって筋のサイズと運動競技中の強さを増大させるために用いられる．効果を得るためには多量を必要とするが，そのために生じる副作用は大きく，時には破壊的で，肝臓癌や腎臓障害を引き起こし，心臓病の危険を増し，成長を妨げ，情緒不安定となり，座瘡が増し，いらいらと攻撃性が増加する．それに加えて，アナボリックステロイドを女性が服用した場合，経験するのは乳房と子宮の萎縮，生理不順，不妊であり，顔には髭が生え，声は太くなる．男性の場合は，テストステロンの分泌が減少し，精巣が萎縮し，不妊となり，頭が禿げる．

チェックポイント

22. 細胞レベルでの筋肥大の原因はなにか．

10.8 心筋組織

目　標

• 心筋組織の主な構造的・機能的特徴を述べる．

　心臓壁の主体となる組織は**心筋組織 cardiac muscle tissue** である（20 章に詳説，図 20.9 に図解あり）．心筋線維 **cardiac muscle fibers**（心臓の収縮性細胞）の各層のあいだには血管・神経・心臓の刺激伝導系が存在する結合組織のシートがある．心筋線維には，骨格筋線維と同様にアクチンとミオシン，そして A 帯や I 帯，H 帯，Z 板が存在する．心筋線維に特徴的なのは，**介在板 intercalated discs**（intercal- ＝あいだに挿入する）である．この介在板という微細構造は，筋形質膜が横方向に不規則に肥厚して心筋線維の端同士を接合する．介在板には筋線維を束ねる**デスモソーム（接着斑）desmosomes** と筋活動電位を 1 本の心筋線維から他の心筋線維へと伝える**ギャップ結合（細隙結合）gap junctions** が含まれる（図 4.2 e 参照）．心筋組織には筋内膜と筋周膜はあるが，筋上膜はない．

　単一の活動電位に対して，心筋組織は骨格筋よりも 10 〜 15 倍長く収縮し続ける（図 20.11 参照）．収縮が長いのは Ca^{2+} の筋形質への供給が長く続くためである．

心筋線維において，筋形質への Ca^{2+} の流入は筋小胞体から（これは骨格筋線維と同様）と，線維を浸している間質液の両方からである．間質液から Ca^{2+} を流入させているチャネルが比較的長く開いたままであるため，心筋の収縮は骨格筋の単収縮よりも長く持続する．

　既述の通り，骨格筋線維が収縮するのは，運動ニューロンのインパルスによって放出されたアセチルコリンの刺激を受けた場合のみである．それとは対照的に，心筋組織は特殊心筋線維に刺激された場合に収縮する．通常の安静時に，心筋線維は 1 分間に約 75 回収縮・弛緩を繰り返す．この持続的でリズミカルな活動は，心筋と骨格筋の大きな生理的な相違である．心筋線維中のミトコンドリアは骨格筋線維に比べてサイズが大きく，数も多い．この構造的な特徴が示唆するものは，心筋が ATP を産生するにあたって，有酸素呼吸に大いに依存し，それゆえ心筋組織は酸素の定常的な供給を必要とする，事実その通りである．さらに，心筋線維は骨格筋線維によってつくられる乳酸を用い，ATP を産生することができる（運動時に好都合）．骨格筋と同様に，心筋線維も強い負荷によって肥大する．これは**生理的心拡張 physiological enlarged heart** とよばれ，多くのアスリートの心臓が大きいのはこのためである．これとは対照的に**病理的心拡張 pathological enlarged heart** は重大な心疾患と関係する．

チェックポイント

23. 骨格筋と心筋の類似点と相違点はなにか．

10.9 平滑筋組織

目　標

• 平滑筋組織の主な構造的・機能的特徴を述べる．

　心筋組織と同様に**平滑筋組織 smooth muscle tissue** も通常は不随意筋として活動する．平滑筋組織には 2 種類あるが，一般的な型は**内臓型（シングルユニット型）平滑筋組織 visceral**（single-unit）**smooth muscle tissue** である（図 10.16 a）．この型の筋組織がみられるのは，小動脈・小静脈そして胃や腸，子宮や膀胱のような中腔性臓器を包み込むように形づくる袋状の構造あるいは管状の構造である．心筋と同様に内臓型平滑筋には自動性がみられる．筋線維はギャップ結合によって互いに連結しているので，筋活動電位はネットワーク全体に広がる．神経伝達物質，ホルモンあるいは自動性信号が 1 本の筋線維を刺激すると，筋活動電位はその周囲

の筋線維に伝えられ，これらの筋線維がシングルユニットとしてそろって収縮する．

平滑筋組織のもう一つの型は，**マルチユニット型平滑筋組織 multi-unit smooth muscle tissue** である（図10.16b）．この型の筋組織は個々の筋線維と自身の運動ニューロン終末で構成され，周囲の筋線維とはギャップ結合をほとんどもたない．内臓型筋組織の場合は，筋線維1本への刺激によって周囲の多くの筋線維が収縮するが，マルチユニット型平滑筋組織では刺激を受けたその筋線維だけが収縮する．マルチユニット型平滑筋組織がみられるのは，太い動脈の壁，気管から肺まで，毛包に付着する立毛筋，瞳孔の径を調節する虹彩の筋（訳注：瞳孔括約筋と瞳孔散大筋），そして眼のレンズの焦点を調節する毛様体筋などである．

平滑筋の微細構造

平滑筋線維1本の長さは弛緩した状態で30〜200 μm である．中央部が最も太く（3〜8 μm），両端が先細りになっている（図10.16c）．各筋線維の中央部に1個の楕円形をした核が存在する．平滑筋線維の筋形質には**太いフィラメント thick filaments** と**細いフィラメント thin filaments** がともに存在し，その比率は1：10から1：15であるが，筋節は横紋筋の場合のようには整然と配列されてはいない．平滑筋線維には**中間径フィラメント intermediate filaments** も存在する．多様なフィラメントは重なり合い，規則的ではないので，平滑筋線維に横紋は存在しない（表4.9参照）．このため平滑な外観になっている．平滑筋線維には横細管も存在せず，Ca^{2+} の蓄積のために筋小胞体がわずかに存在するだけである．平滑筋線維には横細管が存在しないが，表面**小窩 caveolae**（cavus＝空間）とよばれる小さなポケット状の陥入が存在し，筋収縮に用いることができる細胞外 Ca^{2+} を含んでいる．

平滑筋線維において，細いフィラメントは**緻密体 dense bodies** とよばれる構造に付着する．これらは機能的には横紋筋のZ板に似ている．緻密体によっては，筋形質中に散在するものもあり，筋形質膜に付着するものもある．中間径フィラメントの束も緻密体に付着し，緻密体から次の緻密体まで伸びている（図10.16c）．収縮に際して，太いフィラメントと細いフィラメントによる滑走フィラメント機構が張力を発生し，その張力は中間径フィラメントに伝えられる．筋形質膜に付着する緻密体をこれらのフィラメントが順に引っ張り，筋線維の長径方向の短縮を引き起す．平滑筋線維は収縮する時に，コルク栓抜きのように回旋する．筋線維は収縮する時にらせん状にねじれ，弛緩する時には逆方向に回旋する．

図10.16 平滑筋組織．(a)では1個の自律性運動ニューロンが数個の内臓型平滑筋線維とシナプス接続し，活動電位はギャップ結合を通って周囲の筋線維に伝えられる．(b)では3個の自律性運動ニューロンが1個のマルチユニット型平滑筋線維にシナプス接続をしている．1個のマルチユニット型筋線維の刺激はその線維のみの収縮をもたらす．(c)では弛緩時と収縮時の平滑筋線維．平滑筋組織の顕微鏡写真は表4.9に示してある．

> 内臓型平滑筋線維はギャップ結合によって連結しており，シングルユニットとして収縮する．マルチユニット型平滑筋線維ではギャップ結合はなく，独立して収縮する．

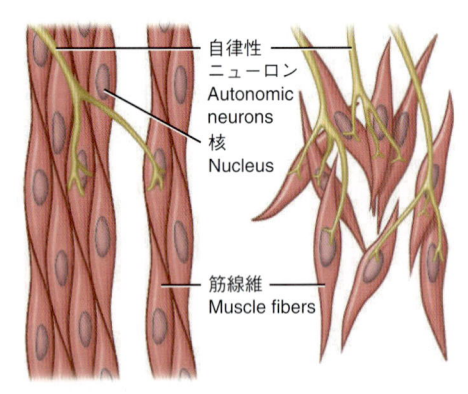

自律性ニューロン Autonomic neurons
核 Nucleus
筋線維 Muscle fibers

(a) 内臓型（シングルユニット型）平滑筋組織　(b) マルチユニット型平滑筋組織

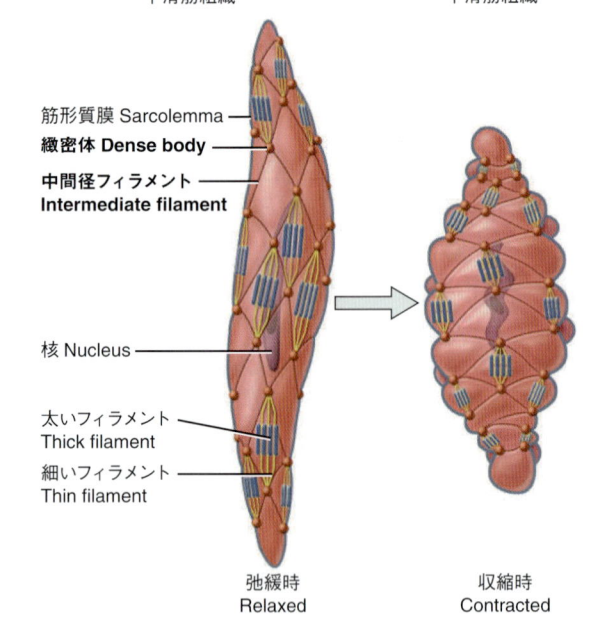

筋形質膜 Sarcolemma
緻密体 Dense body
中間径フィラメント Intermediate filament
核 Nucleus
太いフィラメント Thick filament
細いフィラメント Thin filament

弛緩時 Relaxed　　収縮時 Contracted

(c) 弛緩時と収縮時の平滑筋線維の微細構造

Q どちらの型の平滑筋が構造と機能の両面から骨格筋よりも心筋に似ているか？

平滑筋の生理学

収縮の原理はどの筋線維も類似しているが，平滑筋線維には心筋や骨格筋とは違った生理学的に重要な相違点がみられる．骨格筋線維の収縮と比較すると，平滑筋線維の収縮はゆっくりと始まり，長く持続する．さらに，平滑筋線維は他の2つの筋と比べて短縮・伸展ともにその範囲が大きい．

横紋筋とまったく同様に，平滑筋の筋形質内の Ca^{2+} の濃度が上昇すると収縮が始まる．筋小胞体（横紋筋では Ca^{2+} の貯蔵庫）は平滑筋ではわずかである．カルシウムイオンが平滑筋線維の筋形質に流入するのは，間質液と筋小胞体の両方からである．しかし，平滑筋線維では横細管が存在しない（代りに表面小窩が存在する）ので，Ca^{2+} が筋線維の深部にあるフィラメントに達し，収縮が開始されるまで時間がかかる．これもあって，平滑筋の収縮はゆっくりと始まる．

平滑筋細胞の収縮・弛緩を調節するいくつかの機構がある．その一つは，**カルモジュリン** calmodulin という調節タンパク質が筋形質内の Ca^{2+} と結合することである（横紋筋ではトロポニンがこの役割を果していたことを思い出そう）．Ca^{2+} と結合したのち，**ミオシン軽鎖キナーゼ** myosin light chain kinase とよばれる酵素を活性化させる．この酵素はミオシン頭部にリン酸基を加えるので ATP を使用する．ひとたびリン酸基が付着すると，ミオシン頭部はアクチンと結合することができ，収縮が起りうる．ミオシン軽鎖キナーゼの働きはむしろゆっくりで，平滑筋の収縮が遅い一因となっている．

Ca^{2+} が遅いのは平滑筋線維に入る場合だけではなく，筋線維から出る場合も遅く，これが弛緩を遅らせる．Ca^{2+} が細胞質内に長く存在し続けることによって**平滑筋の筋緊張** smooth muscle tone，すなわち持続的で不完全な収縮が生じる．平滑筋組織はこのようにして長時間の収縮を維持しているが，このことは消化管や細動脈とよばれる血管の血圧を維持している壁においては重要である．

ほとんどの平滑筋線維は自律神経系からの活動電位に反応して収縮し，弛緩する．それに加えて多くの平滑筋線維は，外力によって引き伸ばされることやホルモン，pH や酸素・二酸化炭素量，温度，イオン濃度といった局所的原因によっても収縮・弛緩を行う．例えば，副腎髄質から放出されるアドレナリンというホルモンは気道の壁や血管壁にある平滑筋を弛緩させる（いわゆる β2 受容体をもつ平滑筋群；表 15.2 参照）．

横紋筋線維と異なり，平滑筋線維は大きく引き伸ばされることが可能で，その状態でも収縮機能を維持している．平滑筋線維が引き伸ばされる時，はじめから収縮し，張力は増大する．約1分以内に張力は減少する．**緊張-弛緩反応** stress-relaxation response とよばれるこの現象によって，効果的に収縮する能力を維持しながら平滑筋は長さを大きく変化させることが可能になっている．そのため，血管壁の平滑筋と中腔性臓器，例えば胃・腸・膀胱の壁をつくる平滑筋が引き伸ばされたとしても，内容物に対する圧力の変化はわずかである．その器官の内容物がなくなっても，壁をつくる平滑筋は元通りになり，壁は強度を維持する．

チェックポイント

24. 内臓型平滑筋とマルチユニット型平滑筋はどのように異なるか．
25. 骨格筋と平滑筋はどのように似ているか．また，どのように異なるか．

10.10　筋組織の再生

目　標

- 筋組織がどのように再生するかを説明する．

成熟した筋線維は分裂・増殖能を失っているので，出生後の骨格筋の成長は，筋線維の数が増加する**過形成** hyperplasia ではなく主に**筋肥大** hypertrophy，すなわち既存の細胞が大きくなることによる．筋衛星細胞はゆっくりと分裂・増殖して既存の筋線維に融合することによって，筋の成長と損傷を受けた筋線維の補修を助ける．このため，骨格筋組織の再生はある一定の範囲に限られる．

損傷を受けた心筋は再生ができず，もっぱら線維化，すなわち瘢痕組織の形成によって治癒されると最近まで信じられていた．ところが20章に述べられている新しい研究によると，ある環境下では心筋組織は再生する．さらに，労働負荷の増大に応じて心筋は筋肥大を生じる．そのため，多くのアスリートでは心臓が肥大している．

骨格筋組織や心筋組織と同様に平滑筋組織でも筋肥大が生じる．さらに，ある平滑筋線維，例えば子宮の平滑筋線維は分裂能を維持しているので，過形成によって増殖することができる．さらにまた，新しい筋線維は毛細血管や小静脈の周辺にみられる幹細胞である**周皮細胞** pericytes とよばれる細胞からも生じる．平滑筋組織はアテローム性動脈硬化症の進行のような特定の病理学的な状況でも増殖することができる（20章 "疾患：ホメオスタシスの失調" 参照）．他の2種の筋組織と比較すると，平滑筋線維は再生能力が明らかに大きい．再生能力が大きいといっても，例えば上皮組織に比べればその

能力は限られている．

　表 10.5 に 3 種類の筋組織の主な特徴を要約する．

チェックポイント

26. どの型の筋線維が最も優れた再生能力をもつか．

10.11　筋の発生

目　標

• 筋の発生について述べる．

　　眼の虹彩にある筋と毛に付着する立毛筋以外の人体におけるすべての筋は**中胚葉 mesoderm** 起源である．中

表 10.5	3 種類の筋組織の主な特徴の要約		
特　質	骨格筋	心　筋	平滑筋
外観と特徴	周辺部分に多数の核をもつ細長い円柱状の筋線維；横紋をもつ．	中央部に 1 個の核をもつ枝分れした円柱状の筋線維；介在板によって周囲の筋線維と連結する；横紋をもつ．	筋線維は中央部が太く，両端が細い形状で，中央部に 1 個の核をもつ；横紋はない．
位　置	腱を介して主として骨に付着	心　臓	中腔性臓器の壁，気道，血管，眼の虹彩と毛様体，毛包につく立毛筋．
筋線維の太さ	非常に太い（10 ～ 100 μm）	太い（10 ～ 20 μm）	細い（3 ～ 8 μm）
結合組織性構造物	筋内膜，筋周膜，筋上膜	筋内膜，筋周膜	筋内膜
筋線維の長さ	非常に長い（100 μm ～ 30 cm）	長い（50 ～ 100 μm）	中程度（30 ～ 200 μm）
収縮タンパク質が筋節を形成	あ　り	あ　り	な　し
筋小胞体	豊　富	ほどほどにあり	わずか
横細管の存在	あり．各 A 帯と I 帯の境界部に整列．	あり．Z 板の部分に整列．	な　し
筋線維間の連結	な　し	介在板にはギャップ結合とデスモソームが含まれる．	内臓型平滑筋ではギャップ結合；マルチユニット型平滑筋にはなし．
自動性	な　し	あ　り	内臓型平滑筋ではあり．
収縮のための Ca^{2+}源	筋小胞体	筋小胞体と間質液	筋小胞体と間質液
収縮のための調節タンパク質	トロポニンとトロポミオシン	トロポニンとトロポミオシン	カルモジュリンとミオシン軽鎖キナーゼ
収縮速度	速　い	中　位	遅　い
神経支配	随意（体性神経系）	不随意（自律神経系）	不随意（自律神経系）
収縮の調節	体性運動ニューロンによって放出されるアセチルコリン．	自律性運動ニューロンによって放出されるアセチルコリンとノルアドレナリン；何種類かのホルモン．	自律性運動ニューロンによって分泌されるアセチルコリンとノルアドレナリン；何種類かのホルモン；局所的な化学変化；外力による伸長．
再生能力	限定される．筋衛星細胞による．	限定される．特定の状況下に行われる．	かなり高い．周皮細胞による（これは他の筋組織との比較であり，上皮に比べれば再生能力は限定的である）．

胚葉が発達するに従って，その一部が発生途上の神経系の両側に密な柱を形成して配置され始める．これら中胚葉性の柱は分節構造をつくり，立方体状の構造が連なった**体節 somites** とよばれる構造となる（図 10.17 a）．体節の最初の一対が現れるのは胎生 20 日である．最終的には 42 〜 44 対の体節が 5 週の終わりまでに形成される．体節の数はおよその胎生時期と相関がある．

体節の細胞は 3 つの領域に分化する：すなわち，（1）その名の通り，頭頸部と上肢・下肢の骨格筋を形成する**筋板 myotome**，（2）真皮を含む結合組織を形成する**皮板 dermatome**，（3）椎骨を形成する**椎板 sclerotome** である（図 10.17 b）．

心筋 cardiac muscle は，心臓がまだ原始的な心筒と

いう状態で発生途上にある時，そこに移動し包み込む中胚葉性の細胞群から発生する（図 20.19 参照）．

平滑筋 smooth muscle は発生途上の消化管と内臓のほうへ移動し包み込む**中胚葉細胞 mesodermal cells** から発生する．

チェックポイント

27. 筋板，皮板，椎板からはそれぞれいかなる構造が発生するか．

10.12 加齢と筋組織

目 標

• 加齢が骨格筋に対しどのように影響するかを説明する．

30 歳から 50 歳のあいだに人体の筋量はゆっくりと着実に減少し，線維性結合組織と脂肪組織に大きく入れ替る．このあいだに筋量はおよそ 10% 失われる．この傾向はある程度，活動性が減少する原因となる．筋量の減少に伴って，最大筋力は低下し，筋反射は遅くなり，筋の弾力は失われる．加齢に伴って収縮が遅い酸化型筋線維の数が相対的に増加する．このことは他の型の筋線維が萎縮するか，あるいは収縮が遅い酸化型筋線維に変換するかによるものであろう．50 歳から 80 歳のあいだに筋量はさらに 40% 失われる．筋力の低下は 60 歳から 65 歳になるまでは本人には認識されないことが多いが，この時点でみられるのは上肢よりも下肢の筋力低下である．それゆえ，老人はひとりで階段を上ったり，椅子から立ち上がることが困難になる．

運動を禁止されるような疾患がなければ，運動はどの年齢においても効果的である．有酸素運動やパワートレーニングは高齢者には効果的であり，加齢による筋の能力低下を遅らせたり，筋の能力低下を逆転させることさえできる．

チェックポイント

28. 加齢によって筋力が低下するのはなぜか．
29. 健康な 30 歳が 11 kg のウェイトを 80 歳よりも楽々と持ち上げられるのはなぜか．

図 10.17 筋系の発生において構造の基礎となる体節の位置と構造を示す．

ほとんどすべての筋は中胚葉由来である．

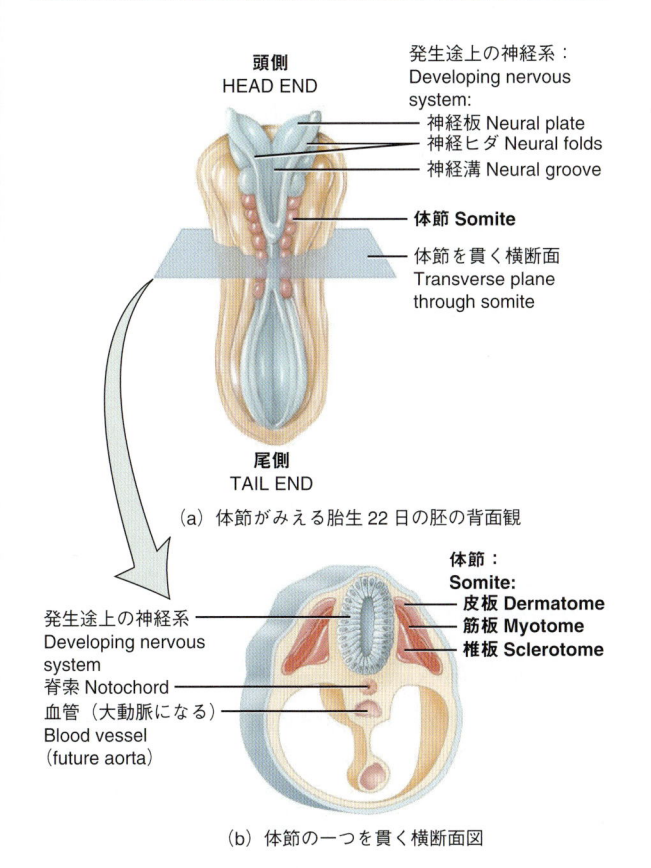

頭側
HEAD END

発生途上の神経系：
Developing nervous system:
神経板 Neural plate
神経ヒダ Neural folds
神経溝 Neural groove

体節 Somite

体節を貫く横断面
Transverse plane through somite

尾側
TAIL END

（a）体節がみえる胎生 22 日の胚の背面観

体節：
Somite:
皮板 Dermatome
筋板 Myotome
椎板 Sclerotome

発生途上の神経系
Developing nervous system
脊索 Notochord
血管（大動脈になる）
Blood vessel
(future aorta)

（b）体節の一つを貫く横断面図

Q 体節のどの部分が骨格筋へと分化するか？

疾患：ホメオスタシスの失調

筋の機能に異常が生じるのは，運動単位のいずれかの構成要素の疾病あるいは障害による．運動単位の構成要素とは，体性運動ニューロン，神経筋接合部あるいは筋線維である．**神経筋症 neuromuscular disease** という用語は，これら3つの部位のすべてにおける問題にあてはまる．それに対して**筋症 myopathy**（-pathy ＝疾病）という用語は骨格筋組織そのものの疾病・障害を意味する．

重症筋無力症

重症筋無力症 myasthenia gravis（mys- ＝難しい；-aisthesis ＝感覚）は自己免疫疾患であり，慢性で進行性の神経筋接合部障害の原因となる．重症筋無力症の患者では，免疫系が抗体を不適切に産生し，アセチルコリン受容体のいくつかと結合し，これらを阻害する．それによって骨格筋の運動終板において機能するアセチルコリン受容体が減少する（図 10.9 参照）．重症筋無力症の患者のうち，75% に胸腺の過形成あるいは腫瘍があることから，胸腺の異常がこの病気の原因である可能性がある．この病気が進行すると，さらに多くのアセチルコリン受容体が失われる．筋はますます弱くなり，疲れやすくなり，最終的には機能しなくなる．

重症筋無力症は約 10,000 人に 1 人の割合で発症し，男性よりも女性に多い．女性の場合，通常は 20 歳から40 歳のあいだで発症し，男性の場合，ふつうは 50 歳から 60 歳のあいだで発症する．この病気では，顔面と頸部の筋が最も強く障害を受けることが多い．初期症状には，眼筋衰弱（これは，ものが二重にみえる複視を引き起こす）と嚥下困難がある．その後，患者は咀嚼困難と会話困難となる．最終的に障害は上肢・下肢にも及ぶ．呼吸筋の麻痺によって死に至るが，この病気はその段階までは至らないことが多い．

ピリドスチグミン pyridostigmine（メスチノン®）あるいはネオスチグミン neostigmine のようなコリンエステラーゼ阻害薬が，重症筋無力症治療の最前線で使用されている．これらはアセチルコリンを分解する酵素であるアセチルコリンエステラーゼの抑制剤として働く．そのためこの阻害剤は，機能し続けている受容体と結合することができるアセチルコリンを増加させる．最近ではプレドニゾン prednisone のようなステロイド剤も用いられ，抗体を減少させることに成功している．他の治療法としては，血液から抗体を取り除く血漿交換法がある．胸腺の外科切除も有効であることが多い．

筋ジストロフィー

筋ジストロフィー muscular dystrophy（dys- ＝難しい；-trophy ＝栄養）という用語は先天的に筋線維が破壊される症候群をさす．最も一般的な筋ジストロフィーは**デュシェンヌ型筋ジストロフィー Duchenne muscular dystrophy**（DMD）である．男性には一つしかない X 染色体上に突然変異遺伝子があるために，DMD は男児に圧倒的に多くみられる（伴性遺伝については 29 章に説明がある）．全世界では男児 3,500 人に 1 人の割合で，すなわち総数で約 21,000 人が毎年 DMD を伴って生まれる．この疾病が明らかになるのは，通常子どもが 2 歳から 5 歳の頃で，よく転倒し走行・跳躍が困難なことに親が気づく時であることが多い．12 歳になる前に，DMD 患者の男児のほとんどは歩くことができなくなる．20 歳から 30 歳のあいだに，呼吸不全または心不全によって死に至ることが多い．

DMD の場合，ジストロフィンというタンパク質をコードする遺伝子に突然変異があり，ジストロフィンがほとんど存在しないかあるいはまったく存在しない．ジストロフィンの効果を補わなければ，筋収縮時に筋形質膜は容易に破損してしまう．筋形質膜が損傷を受けるので，筋線維は徐々に破裂し死滅する．ジストロフィンの遺伝子は 1987 年に発見され，1990 年までに DMD 患者に対する最初の遺伝子治療が行われた．正常に機能するジストロフィンの遺伝子をもつ筋芽細胞が DMD 患者の男児 3 人に注入されたが，ジストロフィンを産生する能力を得た筋線維はわずかであった．他の患者に対する同様の臨床的な試みも失敗した．これに代る問題解決への方法は，筋線維にジストロフィンに似たタンパク質であるユートロフィンを産生する手順を発見することである．ジストロフィン欠損のマウスを用いた実験では，この方法が有効であることを示唆している．

骨格筋の異常収縮

筋の異常収縮の一つは**痙攣 spasm**，すなわち筋の大きなグループの中の一つの筋が突然不随意的な収縮を始めることである．痛みを伴う痙攣性の収縮は，**有痛性単収縮（痙直〔こむら返り〕）cramp** とよばれる．痙直は，筋への血流不足，筋の過剰使用，脱水，障害，長時間にわたる一定姿勢の保持，およびカリウムのような電解質の血中濃度低下により引き起されるらしい．**チック tic** とは，通常なら随意的な制御の下にある筋が起す痙攣性の単収縮である．眼瞼や顔面筋の単収縮はチックの例である．**振戦 tremor** とはリズミカル，不随意的で無目的

な収縮であり，ふるえのことである．**線維束性単収縮 fasciculation** は，皮下に肉眼でみえる運動単位全体の不随意的で短い単収縮で，不規則に起り，罹患した筋の動きとは結びつかない．線維束性単収縮は，多発性硬化症 multiple sclerosis（12 章 "疾患：ホメオスタシスの失調" 参照）あるいは筋萎縮性側索硬化症 amyotrophic lateral sclerosis（別名：ルー・ゲーリック病，16 章 "臨床関連事項：筋萎縮性側索硬化症" 参照）においてみられることがある．**線維性収縮 fibrillation** は，単一の筋線維の自発的な収縮で，皮下に肉眼でみることはできないが，筋電図には記録できる．線維性収縮は運動ニューロンの信号崩壊によるものであろう．

運動による筋損傷

　運動選手の激しい運動の前後における筋組織の電子顕微鏡像を比較すると，運動によっていくつかの筋線維内に筋形質膜断裂，筋原線維損傷，Z 板破断などの損傷がみられる（**運動による筋損傷 exercise-induced muscle damage**）．運動後の顕微鏡レベルの筋損傷では通常，筋線維内に留まっているミオグロビンやクレアチニンキナーゼ酵素などのタンパク質の血中濃度上昇をもたらす．また，激しい運動から 12 〜 48 時間後に筋肉痛が生じることが多い．このような**遅発性筋肉痛 delayed onset muscle soreness**（DOMS）は，こり，圧痛そして腫れを伴うことが多い．遅発性筋肉痛の原因は完全には解明されていないが，筋の微細構造の損傷が主な要因であろう．運動による筋損傷に応じて筋線維は修復を始める．新しい筋形質膜の領域が形成され，破損した筋形質膜に入れ替わる．そして多くの筋タンパク質（筋原線維のタンパク質を含む）が筋線維の筋形質内で合成される．

医学用語

筋炎 myositis（-itis ＝炎症の）　筋線維（筋細胞）の炎症．

筋強直症 myotonia（-tonia ＝緊張）　弛緩する能力の低下を伴う筋興奮性と筋収縮性の増加．筋の強直性痙攣．

筋腫 myoma（-oma ＝腫瘍）　筋組織中に存在する腫瘍．

筋痛 myalgia（-algia ＝痛みのある状態）　筋内あるいは筋に関連する痛み．

筋軟化症 myomalacia（-malacia ＝軟らかい）　筋組織の病理学的軟化．

フォルクマン拘縮 Volkmann's contracture　筋の恒常的な短縮（拘縮）は破壊された筋線維が伸長性をもたない線維性結合組織に置き換わることによる．前腕屈筋群に起るものが典型的である．筋線維の破壊は，きつい包帯・ゴムひも・ギプスによる循環障害から起ることもある．

章の概要

概　要

はじめに

1. 身体運動は全体重の 40 〜 50％を占める筋が，収縮と弛緩を繰り返すことにより生じる．

2. 筋の主な機能は化学エネルギーを，仕事をする力学的エネルギーに変換することである．

10.1　筋組織の概説

1. 筋組織には骨格筋組織，心筋組織，そして平滑筋組織の 3 種類がある．骨格筋組織は主に骨に付着し，横紋をもつ随意性筋組織である．心臓の壁を形成する心筋組織は，横紋をもつ不随意性筋組織である．平滑筋組織は主に内臓に存在し，横紋をもたない，すなわち平滑な不随意性筋組織である．

2. 収縮と弛緩によって筋組織は次の 4 つの重要な機能を果す．すなわち，動作を生み出す；姿勢を保つ；体内物質を運搬し各器官の大きさを保つ；熱を産生する．

3. 筋組織の特徴は次の 4 つである．（1）電気的興奮性，すなわち活動電位によって生じる刺激に反応する性質；(2) 収縮性，すなわち仕事をするための張力を生じる能力；(3) 伸展性，すなわち外力により伸ばされることができる能力；(4) 弾性，すなわち収縮あるいは伸展の後に元の長さに戻る能力．

10.2　骨格筋組織の構造

1. 皮膚と筋を隔てる皮下組織は，筋に出入りする血管と神経の通り道を提供し，物理的な外傷から筋を保護している．体壁と上・下肢の内表面を覆う筋膜は，筋が自由に動くことを可能にし，神経と血管を走行させ，筋と筋のあいだにある間隙を満たしている．筋を覆う結合組織には，筋全体を覆う筋上膜，筋束を覆う筋周膜，そして筋線維を覆う筋内膜がある．皮下組織は筋と皮膚を隔てている．

2. 腱と腱膜は筋周辺の結合組織が移行したもので，筋を骨や他の筋に結合させる働きがある．腱は形が一般的にロープ状であり，腱膜は幅広く平坦である．

3. 骨格筋は神経の支配を受け，血管も供給される．ふつうは一つの骨格筋に対してそれぞれ神経が貫き，1 本の動脈と 1 本か 2 本の静脈が伴行する．

4. 体性運動ニューロンは神経のインパルスを発生し，そのインパルスが骨格筋を刺激して収縮させる．

5. 毛細血管は酸素と栄養素を供給し，筋の代謝によって生じた老廃物を熱とともに取り除く．

6. 骨格筋の主な細胞は骨格筋線維とよばれる．各筋線維は多くの筋芽細胞が融合してできたものなので，100 個以上の核をもつ．筋衛星細胞は出生後も存在し続ける筋芽細胞である．筋形質膜は筋線維の細胞膜で，筋形質を覆っている．横細管は筋形質膜が陥入したものである．

7. 各筋線維（筋細胞）は何千もの筋原線維，すなわち骨格筋の収縮要素をもつ．筋小胞体は各筋原線維を取り囲む．筋原線維の中には細いフィラメントと太いフィラメントがあり，筋節とよばれる区画に配置されている．

8. 太いフィラメントと細いフィラメントが重なっているところは横紋が生じている．暗いA帯と明るいI帯が交互に並ぶ．表10.1は筋節の構成要素を要約している．

9. 筋原線維は3種のタンパク質でできている．すなわち収縮タンパク質，調節タンパク質，そして構造タンパク質である．収縮タンパク質はミオシン（太いフィラメント）とアクチン（細いフィラメント）である．調節タンパク質はトロポミオシンとトロポニンであり，どちらも細いフィラメントを構成するタンパク質である．構造タンパク質には，タイチン（Z板とM線を連結し太いフィラメントの位置を安定させる），ミオメシン（M線を形成する），ネブリン（細いフィラメントをZ板に固定し，細いフィラメントが出来上がる時その長さを調節する），そしてジストロフィン（細いフィラメントを筋形質膜に連結する）がある．表10.2に骨格筋線維を構成するタンパク質の種類を要約し，表10.3は骨格筋を構成する組織レベルを要約している．

10. ミオシンの突き出た頭部（架橋）はアクチンが連結する場所であり，ATPが連結する場所であり，そして筋収縮を促進する駆動タンパク質でもある．

10.3 骨格筋線維の収縮と弛緩

1. 筋収縮は，ミオシン頭部が筋節の両端で細いフィラメントに連結し，それに沿って"歩く"ように動くために起るが，細いフィラメントを筋節の中央に向かって徐々に引っ張るからである．細いフィラメントが滑走すると，Z板は互いに近づき，筋節は短縮する．

2. 筋収縮のサイクルはフィラメントの滑走を引き起す一連の事象の繰り返しである．すなわち，(1) ミオシンのATPアーゼがATPを加水分解し，エネルギーを得て，(2) ミオシン頭部はアクチンに連結して架橋を形成し，(3) ミオシン頭部が筋節の中心に向かって回旋することにより力をつくり出し（パワーストローク），(4) ミオシン頭部に結びついたATPが，ミオシンをアクチンから分離させる．ミオシン頭部は再びATPを加水分解し，元の状態に戻し，筋収縮サイクルに従って新たな場所のアクチンと連結する．

3. 筋形質内のCa^{2+}濃度が上昇するとフィラメントは滑りを開始し，濃度が低下するとフィラメントが滑りを終了する．

4. 横細管を通って伝達される筋活動電位は，横細管の膜にある電位依存性Ca^{2+}チャネルを刺激する．これによって，筋小胞体のCa^{2+}放出チャネルが開く．筋小胞体から筋形質へと放出されたCa^{2+}は，トロポニンと結合する．この結合によってトロポミオシンはアクチン上のミオシン連結部位から離れる．

5. Ca^{2+}能動輸送ポンプはCa^{2+}を筋形質から筋小胞体内へと定常的に輸送する．筋形質内のCa^{2+}濃度が減少すると，トロポミオシンの位置は元に戻り，ミオシン連結部位を覆い，筋線維は弛緩する．

6. 筋線維は太いフィラメントと細いフィラメントの重なり合いの領域が最適の時に最大張力を発生する．これが筋の長さと張力の関係である．

7. 神経筋接合部（NMJ）は体性運動ニューロンと骨格筋線維のあいだのシナプス接続部位である．NMJには運動ニューロンの軸索終末とシナプス終末小体，さらに周囲に存在する筋形質膜の運動終板が含まれる．

8. 神経インパルスが体性運動ニューロンのシナプス終末小体に到達すると，それが引き金となってシナプス小胞はアセチルコリン（ACh）を細胞外へ放出（エクソサイトーシス）する．AChはシナプス間隙を越えて拡散し，アセチルコリン受容体と結合し，筋活動電位が引き起される．その後アセチルコリンエステラーゼがアセチルコリンをその構成要素に素早く分解する．

10.4 筋の代謝

1. 筋線維にはATP産生源が3つある．クレアチン，非有酸素解糖，そして有酸素呼吸である．

2. クレアチンキナーゼがクレアチンリン酸に触媒として働き，高エネルギーリン酸類がADPへとわたされ，新しいATPが形成される．クレアチンリン酸とATPが一緒になって，筋が最大収縮力を15秒間発揮するためのエネルギーを供給することができる．

3. グルコースは解糖によってピルビン酸に変換されるが，これによって酸素を使わずに2個のATPが得られる．この非有酸素解糖は2分間の最大筋収縮時のエネルギーを供給できる．

4. 筋活動は長時間にわたると，有酸素呼吸すなわちATPを産生するために酸素を必要とするミトコンドリア内の反応に依存する．

5. 長時間にわたる筋活動ののちに力強く収縮することができなくなる状態が筋疲労である．

6. 運動後に増加する酸素消費量は回復酸素摂取量という．

10.5 筋張力のコントロール

1. 運動ニューロンとそれが刺激を与える筋線維をあわせて運動単位とよばれる．一つの運動単位には，少なくとも2個，多いと3,000個もの筋線維が含まれる．

2. 漸増とは，活性化した運動単位が増加する過程である．

3. 単収縮とは単一の活動電位に応答して，その運動単位に属するすべての筋線維による短い収縮のことである．

4. 筋収縮の記録は筋運動図とよばれる．筋運動図は潜伏期と収縮期，そして弛緩期からなる．

5. 波の加重とは，筋線維が第一の刺激直後，完全に弛緩する前に第二の刺激が到達し，収縮が大きくなる現象である．

6. 刺激を繰り返すことによって不完全強縮，すなわち刺激と刺激のあいだに部分的な弛緩を伴う筋の持続的な収縮を生じさせることができる．刺激の繰り返しをもっと素早く行うことで完全強縮，すなわち刺激と刺激のあいだに部分的な弛緩を伴わない筋の持続的な収縮を生じさせることができる．

7. 少数の運動単位が持続的で不随意的な活動をすることによって筋緊張を生じさせるが，このことは姿勢の維持には不可欠である．

8. 求心性等張性収縮において，筋は短縮して動作をつくり出し，関節の角度を小さくする．遠心性等張性収縮においては，筋は伸長する．

9. 筋がその長さを変えることなく張力を発生する等尺性収縮は，ある関節が動いている時に他の関節が動固定する場合に重要である．

10.6 骨格筋線維の型

1. 骨格筋線維は，その構造と機能に基づいて，収縮が遅い酸化型（SO）筋線維，収縮が速い酸化・解糖型（FOG）筋線維，収縮が速い解糖型（FG）筋線維に分類される．

2. ほとんどの骨格筋は3つの型の筋線維すべてが混在してい

る．その比率はそれぞれの筋に典型的な活動様式によって変化する．

3. 運動単位の漸増は以下の順によって行われる．すなわち SO 線維，FOG 線維そして FG 線維の順である．

4. 表 10.4 は 3 つの型の骨格筋線維の特徴を要約している．

10.7　運動と骨格筋組織

1. さまざまな種類の身体運動は骨格筋を構成する線維を変化させる．持久型（有酸素性）運動によって，収縮が速い解糖型（FG）筋線維は徐々に収縮が速い酸化・解糖型（FOG）筋線維に変換する．

2. 短時間に大きな力を必要とする運動によって，収縮が速い解糖型（FG）筋線維は太さと張力が上昇する．筋線維の太さの増大は，太いフィラメントと細いフィラメントの合成が増加させるためである．

10.8　心筋組織

1. 心筋は心臓だけに存在する．心筋線維ではアクチンとミオシンの配列が骨格筋と同様であり，骨格筋線維と同様に線，帯や Z 板をもつ．心筋線維はデスモソームとギャップ結合（細隙結合）をともにもつ介在板を介して互いに連結している．

2. 心筋組織は筋形質への Ca^{2+} の補給が長く続くことによって骨格筋線維の 10 ～ 15 倍長く収縮し続けることができる．

3. 心筋組織は特殊心筋線維に刺激された場合に収縮する．この持続的でリズミカルな活動のために，心筋が ATP を産生するにあたって，有酸素呼吸に大いに依存する．

10.9　平滑筋組織

1. 平滑筋は横紋がない不随意筋である．

2. 平滑筋線維には中間径フィラメントと緻密体とよばれる構造がある．緻密体は機能的には横紋筋の Z 板に似ている．

3. 内臓型（シングルユニット型）平滑筋組織は中腔性臓器の壁と小動脈・小静脈にある．多くの筋線維がネットワークを形成し，同時にそろって収縮する．

4. マルチユニット型平滑筋組織がみられるのは太い血管，肺までの太い気道，立毛筋，そして眼（瞳孔の径を調節する筋とレンズの焦点を調節する筋）である．これらの筋線維はそろってというよりは独立して収縮する．

5. 平滑筋線維の収縮と弛緩の持続時間は骨格筋よりも長い．Ca^{2+} がフィラメントに届くのに時間がかかるからである．

6. 平滑筋線維は，神経インパルス，ホルモン，そして局所的な要因によって収縮する．

7. 平滑筋線維は大きく引き伸ばすことが可能で，その状態でも収縮機能を維持している．

10.10　筋組織の再生

1. 骨格筋線維は分裂することはできないし，再生能力は限られる．心筋線維は，分裂も再生もできない．平滑筋組織は限られた範囲で分裂・再生ともに可能である．

2. 表 10.5 は 3 種類の筋組織の主な特徴を要約している．

10.11　筋の発生

1. わずかな例外を除けば，筋は中胚葉を起源とする．

2. 頭部と上肢・下肢の骨格筋は一般的な中胚葉から発生する．その他の骨格筋は体節の中胚葉から発生する．

10.12　加齢と筋組織

1. 加齢とともに，筋量はゆっくりと着実に減少し，これによって筋線維は線維性結合組織と脂肪組織に置き換わる．

2. 加齢によって筋力は低下し，筋反射は遅くなり，筋の弾力も失われる．

クリティカルシンキング問題

1. 重量挙げのジャマールは 1 日何時間も練習したので，その筋は目にみえて大きくなった．彼は筋細胞が「バカみたいに増えてどんどん強くなるよ」といっている．彼の説明は正しいか，それはなぜか．

2. ニワトリのももの肉は暗色であるが胸は白身の肉でできている．渡り鳥のカモでは胸もモモも暗色の肉である．胸の筋はニワトリでもカモでも飛翔に用いられる．肉（筋）の色の違いをどのように説明できるか．それぞれの鳥に特有の機能にどのように適応しているのか．

3. ポリオは中枢神経系にある体性運動ニューロンを冒すウイルスを病原体とする疾病である．発病すると筋が衰弱し萎縮する．ある割合で患者は呼吸麻痺で死亡する．感染した患者にみられる症状と筋線維の機能に関する知識を関連づけてみよう．

Q   図の質問の答え

10.1   筋周膜が筋線維を束ねて筋束にする.

10.2   カルシウムイオン Ca^{2+} を放出するのは筋小胞体で，これが筋収縮の引き金となる.

10.3   サイズが小さいものから大きなものへの順に：太いフィラメント，筋原線維，筋線維.

10.4   アクチン，タイチンが Z 板に接続している．A 帯にはミオシン，アクチン，トロポニン，トロポミオシン，タイチンが存在する．I 帯にはアクチン，トロポニン，トロポミオシンそしてタイチンが存在する.

10.5   I 帯と H 帯は消失する．フィラメントの長さは変化しない.

10.6   ATP が利用できなくなるとすると，ミオシン頭部はアクチンから離脱できなくなる．筋は死後硬直のように硬い状態を維持する.

10.7   筋収縮における ATP の 3 つの機能は次の通り：（1）ATP アーゼによる加水分解がミオシン頭部を活性化しアクチンと連結させ回旋させる．（2）ミオシンとの結合により力を発揮させた（パワーストローク）後にミオシンをアクチンから離脱させる．（3）筋形質から筋小胞体へと Ca^{2+} を運ぶポンプに力を与える.

10.8   筋節長が 2.2 µm の時，ミオシン頭部をもつ太いフィラメントと細いフィラメントの重なり合いの部分が十分大きくて，しかも筋節が短縮するところが限られるほどではないから

である.

10.9   アセチルコリン受容体が存在する筋形質膜の部分は運動終板である.

10.10   興奮収縮連関（筋活動電位発生からミオシン頭部とアクチンとの結合まで)に相当するのはステップ❹から❻である.

10.11   クレアチンリン酸と ADP のあいだでのリン酸交換とグリコーゲンを分解する解糖は筋形質内で行われる．ピルビン酸，アミノ酸，脂肪酸の酸化（有酸素呼吸）はミトコンドリアで行われる.

10.12   多くの筋線維が含まれる運動単位は筋線維を少数しかもたない運動単位よりも強力な収縮が可能である.

10.13   潜伏期のあいだ，筋活動電位が筋形質膜上を掃引し，Ca^{2+} が筋小胞体から放出され，筋フィラメントは張力を発生し始め，弾力がある部分は伸び，ついに筋の収縮が始まる.

10.14   第二の刺激が少し遅れた場合，その刺激による収縮は(b) に示されているよりも小さくなる.

10.15   頭部を動かさずに直立を維持していれば，主として等尺性収縮を行っていることになる.

10.16   内臓型平滑筋は，活動電位を一つの筋細胞から周囲の筋細胞へと伝えることができるギャップ結合をもつ点で心筋に似ている.

10.17   体節にある筋板が骨格筋へと分化する.

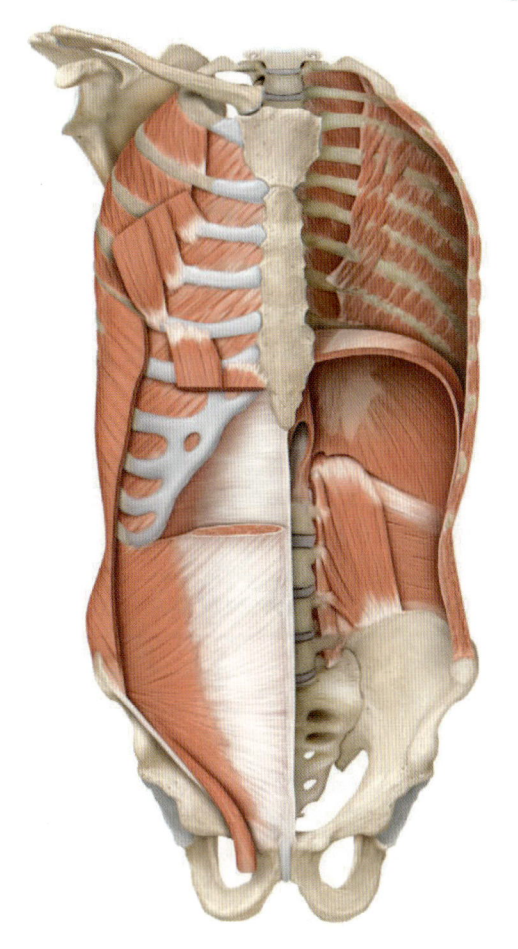

CHAPTER 11

筋　系

筋系とホメオスタシス

人体の筋系と筋組織は，体位を安定させ，身体運動を引き起し，器官容積を制御し，体内で物質を移動させ，そして熱を産生することでホメオスタシスの維持に貢献している.

　筋系 muscular system は，上腕二頭筋のような骨格筋からなり，筋系を構成する 700 の骨格筋のほとんどすべてがそれぞれ骨格筋組織と結合組織からなる. 大多数の筋は，からだの部分の運動を引き起す働きをするが，少数の筋は，他の骨格筋が運動をより効果的に遂行できるように，主に骨を固定する働きをする. 本章では，人体にある多くの主要な骨格筋について述べる. 大部分の筋は身体の両側に存在する. 各骨格筋について，その付着部位と神経支配（筋を刺激して，収縮させる神経）を同定する. 骨格筋の主要な解剖学的側面について，実際に役立つ知識を発展させていくと，どのようにして正常の運動が起るかが理解できるようになる. この知識は，外傷，外科手術あるいは筋麻痺によって，正常な運動パターンと身体の可動性を失った患者を治療する健康と機能回復訓練の専門家にとってとくに重要である.

Q どうして手根管症候群が起るのかと思ったことはありませんか？

11.1 骨格筋はどのようにして運動を起すのか

目 標

- 身体運動を引き起す際の骨と骨格筋との関係を述べる.
- てこと支点を定めて, 支点, 作動力, 荷重の位置に基づいて, 3型のてこを比較する.
- 骨格筋における筋束の型を同定し, 筋束の配列と, 筋の収縮力と関節可動域とを関連づける.
- 筋群において, 主動筋, 拮抗筋, 協力筋, そして固定筋が, 運動を起すためにどのように一体となって作用をするかを説明する.

筋の付着部位：起始と停止

筋系 muscular system は, 随意的に制御できる筋で構成されている. 骨格筋は, 骨または皮膚などの他の構造物を牽引する腱に力を加えることで運動を引き起す.

> **図 11.1** **骨格筋と骨との関係.** (a) 起始と停止において筋は腱を介して骨に付着する. 骨格筋は, 骨を牽引することで運動を引き起す. 骨はてことして作用し, 関節はてこに対する支点として作用する. ここでは, 前腕の運動を例に, てこ─支点の原理を図解する. (b) どこに荷重 (抵抗) と作動力が加えられているかに注意しなさい.

> 四肢では, 筋の起始は近位にあり, 停止は遠位にある.

大部分の筋は, 少なくとも関節一つを越え, 通常は関節を構成する関節骨に付着している (図 11.1 a).

骨格筋は収縮すると, 関節をつくる骨の一方を動かす. 一般的には, 収縮に応答して2つの骨が同じように動くのではない. むしろ, 一方の骨は, 固定位置か, あるいはほぼ元の位置に留まっている. それは, 他の筋が収縮して反対方向にその骨を牽引して, それを固定するか, あるいは構造上, 骨が動き難くなっているからである. 通常, 静止骨における腱の付着部を**起始 origin** とよび, もう一方の可動骨における腱の付着部を**停止 insertion** とよぶ. よく似ているものに, ドアのばねがある. この場合, ばねでドア枠についている部分が起始であり, ドアについている部分が停止である. おおむね, 起始が近位に, 停止が遠位にある. 停止は起始のほうに牽引される. 起始腱と停止腱のあいだの筋性部が**筋腹 belly (venter)** で, ばねの中央部に相当する. 筋が収縮する時に生じる主要な運動を筋の**作用 actions** とよぶ. ばねの例では, 作用とはドアを閉めることになるであろう. 筋によっては**逆筋作用 reverse muscle action (RMA)** もまた可能である. すなわち, 人体が特定の運動を行っているあいだ, 特定の筋の起始と停止が切り換わり, 作用が逆転する.

身体の部分を動かす筋は, しばしば可動部の上には存在しない. 図 11.1 b でみられるように, 上腕二頭筋の機能の一つは前腕を動かすことであるが, 筋腹は上腕骨上にあって, 前腕にはない. 大腿直筋や縫工筋のような

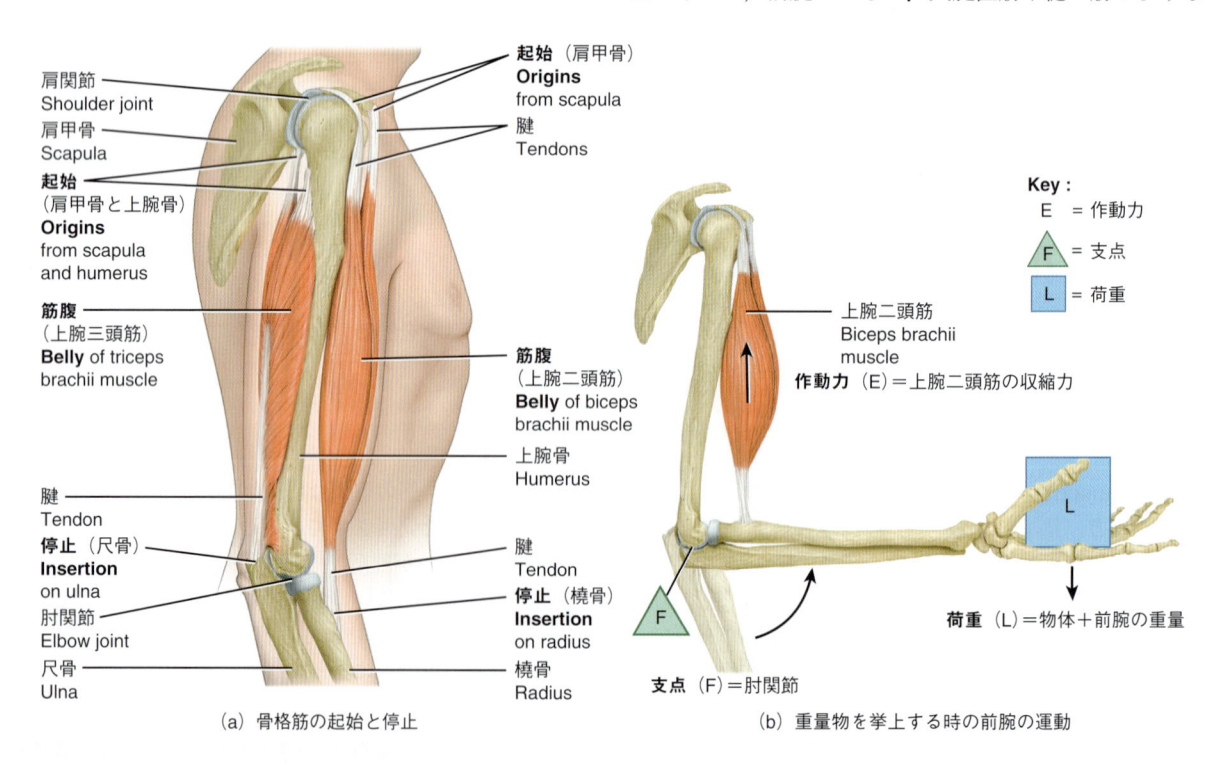

(a) 骨格筋の起始と停止

(b) 重量物を挙上する時の前腕の運動

Q 前腕を伸展する筋の筋腹はどこにあるか？

2関節を越える筋の作用は，1関節筋よりも作用はさらに複雑である．

てこ系とてこ装置

運動を起す時，骨がてこ（梃子）の作用をし，関節がこの支点の働きをする．**てこ** lever は，**支点** fulcrum Ⓕ とよぶ固定点周りに動く剛性体である．てこでは，運動を起す**作動力** effort（E），そして運動に対抗する**荷重** load Ⓛ または**抵抗** resistance の2つの異なる力が2点に作用する．作動力とは，筋収縮によって生じる力である．荷重は，動かしているからだの部分の重量か，あるいは，動いているからだの部分が打ち勝とうとしている抵抗（例：取り上げようとしている本の重さ）である．筋の停止において，骨に加えられた作動力が荷重以上になると運動が発生する．上腕二頭筋が，肘で前腕を屈曲しながら，物体をもち上げている状況を考えてみよう（図11.1b）．前腕を挙上する時，肘が支点となる．前腕の重量と手中の物体の重量をあわせたものが荷重である．前腕を引上げている上腕二頭筋の収縮力が作動力である．

てこが，力学的有利または力学的不利のどちらで作用するかは，てこに加えられる作動力と荷重と支点のあいだの相対的距離よって決まる．例えば，支点の近くに荷重があり，作動力が遠くにあれば，大きな荷重を短距離動かすためには比較的小さな作動力しか必要としない．この状況は**力学的有利** mechanical advantage とよばれる．もし，荷重が支点より遠くにあって，作動力が支点の近くに加えられれば，小さな荷重を（しかし，高速度で）動かすためには，比較的大きな作動力が必要となる．この状況は**力学的不利** mechanical disadvantage とよばれる．硬いものを前歯で噛むのと，奥歯で噛むのとを比べてみよう．奥歯で硬いものを噛み砕くほうがはるかに容易である．なぜなら，奥歯のほうが支点である顎関節に，より近いからである．さらに，もう一つやってみよう．ゼムクリップを引き伸ばす．今度は，はさみをもって，はさみの先端でクリップを切る（力学的不利）のと，はさみの根元の近くで切る（力学的有利）のとを試してみなさい．

てこは，支点，作動力，荷重の位置によって3型に分類される．

1. **第1種てこ first-class levers**（図11.2a）では，作動力と荷重のあいだに支点がある（作動力―支点―荷重 E*F*L）．はさみとシーソーは，第1種てこの例である．第1種てこは，作動力あるいは荷重が，支点に近いかどうかで力学的に有利な状況になるか，または力学的に不利な状況になる．（シーソーに大人と子どもが乗っている場合を考えてみよう）．もし，荷重（大人）よりも，作動力（子ども）のほうが支点より遠方にあれば，重い荷重（大人）を動

かすことができるが，非常に速くあるいは非常に大きく動かすことはできない．もし，荷重よりも，作動力のほうが支点に近いと，比較的軽いものしか動かせないが，速く大きく動かせる．人体では第1種てこはほとんどない．一例は，脊柱上に載っている頭部によってできるてこである（図11.2a）．頭を上げる場合，後頚筋の収縮によって作動力 E が与えられ，環椎と後頭骨間の関節（環椎後頭関節）が支点Ⓕとなり，頭蓋の前部の重さが荷重Ⓛとなる．

2. **第2種てこ second-class levers**（図11.2b）では，支点と作動力のあいだに荷重がある（支点―荷重―作動力 F*L*E）．第2種てこは，手押し車のように作用する．第2種てこでは，つねに作動力よりも，荷重のほうが支点に近いので，力学的に有利な状況になる．この配置は，力を得る代りに，運動速度と可動域を犠牲にしている．第2種てこは最大の力を発揮する．第2種てこは，人体ではまれである．一例は足趾で立つ時にみられる．趾間小球が支点Ⓕとで，体重が荷重Ⓛである．作動力 E は，腓腹の筋の収縮で，これによって踵が地面からもち上げられる．

3. **第3種てこ third-class levers**（図11.2c）では，支点と荷重のあいだに作動力がある（支点―作動力―荷重 F*E*L）．てこはピンセットのように作用し，人体で最も一般的なてこである．第3種てこでは，荷重よりも，作動力のほうがつねに支点に近いので，つねに力学的不利な状況になる．この配置は，人体では力よりも運動速度と可動域に有利に働く．肘関節，上腕二頭筋，そして上腕骨と前腕の骨が第3種てこの例である（図11.2c）．上述のように，肘関節で前腕を屈曲する時，肘関節が支点Ⓕ，上腕二頭筋の収縮が作動力 E，そして手と前腕の重さが荷重Ⓛとなる．

筋束の配列の効果

一つの筋の中にある骨格筋線維（骨格筋細胞）は，**筋束 fascicle** とよぶ線維束となって配列されている（10章参照）．筋束内では，すべての筋線維は互いに平行している．しかし，腱に対しては，筋束は，平行，紡錘形（両端に向かって細くなり，中央は幅広い），輪状，三角形または羽状の5型のうちの一つを形成する（表11.1）．

筋束の配列は，筋力と可動域に影響を及ぼす．筋線維は収縮するにつれて静止時の長さの約70%にまで短縮する．筋にある筋線維が長ければ長いほど，可動域は大きくなる．しかし，筋力は筋の長さではなくて，全横断面積で決まる．なぜなら，短い線維も，長い線維と同じくらい強力に収縮できるからである．単位断面積当りの

図11.2 てこの構造と型.

てこは，支点，作動力，荷重（抵抗）の位置によって3型に分類される．

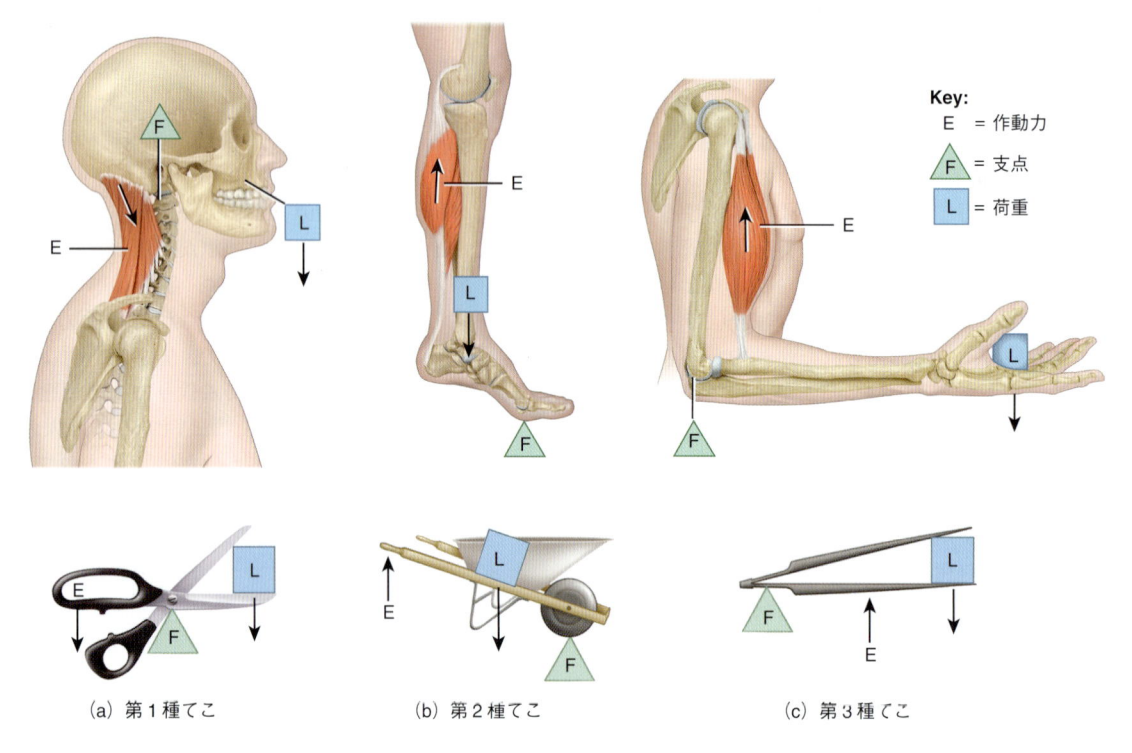

Key:
E ＝ 作動力
F ＝ 支点
L ＝ 荷重

(a) 第1種てこ　　　(b) 第2種てこ　　　(c) 第3種てこ

Q 最も大きな力を発生するのはどの型のてこか？

筋線維の数が多ければ多いほど，筋は大きな力をつくり出す．筋束の配列は，しばしば筋力と可動域との折衷点を表している．例えば，羽状筋では，腱に多数の筋束が分布しており，大きな筋力を与えているが，可動域は比較的小さい．これに対して，平行筋では筋束の数は相対的に少ないが，筋線維が長く，筋の全長に及ぶので力は小さいが，可動域が非常に大きくなる．

⚕ 臨床関連事項

筋肉内注射

　筋肉内注射 intramuscular（IM）injection は，皮膚と皮下組織を通過して，筋肉内に行われる．筋肉内注射が好んで行われるのは，迅速な吸収が必要な時，皮下投与より多い用量を必要とする時，あるいは薬剤の刺激作用が強くて皮下投与ができない時である．筋肉内注射の一般的な部位は，殿部の中殿筋（図 11.3b 参照），大腿外側部で外側広筋の中間部（図 11.3a 参照），そして肩の三角筋（図 11.3b 参照）である（訳注：幼児では，筋肉内注射は筋短縮症〔筋拘縮症〕を起す危険度が高いことにつねに注意すべきである）．これらの部位の筋，とくに殿筋はかなり厚く，血流が豊富なので吸収が速い．損傷を避けるために，太い神経や血管を避けて筋の深部で行う．薬剤の送達速度は，筋肉内注射のほうが経口投与より速いが，静脈内注射よりは遅い．

筋群間における協調

　運動は，いくつかの骨格筋が一群となって作用した結果，生じたものである．関節では，多くの骨格筋が，屈筋—伸筋，外転筋—内転筋など，対立（拮抗）する筋が対になって配列されている．これらの対をなす筋のうち，**主動筋 agonist**（＝指導者），あるいは**原動筋 prime mover** とよばれるほうの筋が収縮して作用を起す．そのあいだ，もう一方の筋，すなわち**拮抗筋 antagonist**（anti- ＝反対の）は伸張して，主動筋のなすがままになる．例えば，肘関節で前腕を屈曲する過程では，上腕二頭筋が主動筋で，上腕三頭筋が拮抗筋である（図 11.1a 参照）．この例のように，拮抗筋と主動筋とは，通常，骨あるいは関節上で相対する側に位置している．

　一対の相対する筋の中で，主動筋と拮抗筋の役割は，運動によっていろいろと切り換わる．例えば，抵抗に抗して肘関節で前腕を伸展している時（図 11.2c で荷重

表11.1 筋束の配列

平 行

筋の長軸に平行な筋束；両端は扁平な腱で終る.

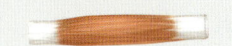

例：胸骨舌骨筋（図11.8a 参照）

紡錘形

筋の長軸にほぼ平行な筋束；扁平な腱で終る；筋は，腱に向かって次第に細くなり，径は筋腹より小さくなる.

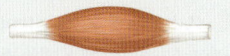

例：顎二腹筋（図11.8a 参照）

輪 状

筋束が，同心円状に配列して孔（開口部）を取り囲み括約筋を形成する.

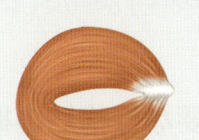

例：眼輪筋（図11.4a 参照）

三角形

筋束は，広い範囲に広がり，太い中心腱に集束する；筋は三角形を呈する.

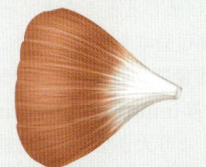

例：大胸筋（図11.3a 参照）

羽 状

筋の全長に比べて，筋束が短い；腱は筋のほぼ全長に及ぶ.

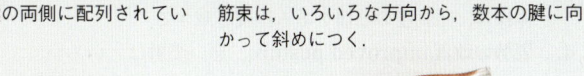

半羽状

筋束は，腱の一端にのみ配列されている.

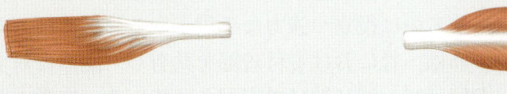

例：長母趾伸筋（図11.22a 参照）

羽 状

筋束は，中心にある腱の両側に配列されている.

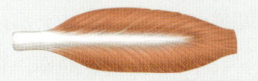

例：大腿直筋（図11.20a 参照）

多羽状

筋束は，いろいろな方向から，数本の腱に向かって斜めにつく.

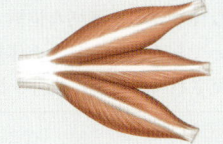

例：三角筋（図11.10a 参照）

を下ろす場合），上腕三頭筋が主動筋であって，上腕二頭筋は拮抗筋である．もし，主動筋と拮抗筋が，同じ力で同時に収縮すると運動は生じない．

　主動筋が，主作用を及ぼす関節に至る途中で，他の関節を横切る場合がある．例えば，上腕二頭筋は，肩関節と肘関節の両方を越えて前腕に主作用を及ぼす．途中の関節で意図しない運動が起らないように，あるいは主動筋を補助するために，**協力筋 synergist**（syn- ＝ともに；-ergo ＝働く）が収縮して，中間の関節を安定化させる．例えば，指の屈筋（主動筋）は，（中間の関節である）手根間関節と橈骨手根関節を横切る．もし，これらの中間の関節で運動が制限されていなければ，手根を屈曲させずに，指を屈曲することはできないであろう．手根伸筋の協同作用によって，手根関節が安定化され，望まない運動が防がれる．その間，指屈筋が収縮して，主作用である指の効果的な屈曲を引き起す．協力筋は，通常，主動筋の近くにある．

　ある筋群の中には，**固定筋 fixator** として作用する筋もある．固定筋は，主動筋がもっと効率よく作用できるように主動筋の起始を安定化させる．固定筋は，ある体肢の遠位端で運動が起っている時，近位端を固定する．例えば，肩甲骨は自由に動く骨で，上腕を動かす筋の起始の働きをしている．上腕の筋が収縮する時，肩甲骨は固定されていなければならない．上腕の外転には，三角筋が主動筋として働き，（小胸筋，僧帽筋，鎖骨下筋，前鋸筋などの）固定筋が，肩甲骨を後胸壁に固定する（図11.14a, b 参照）．三角筋の停止は，上腕骨を引っ張って上腕を外転する．いろいろな状況下，すなわち，いろいろな運動に対して，またいろいろな時間によって，筋は主動筋，拮抗筋，協力筋として，あるいは固定筋として作用する．

　四肢において，同じ機能の骨格筋とそれらに分布する血管と神経の一群を**区画（コンパートメント）compartment** とよぶ．例えば，上肢では，屈筋区画は前方にあ

り，伸筋区画は後方にある．

ストレッチ体操の利点

　ストレッチ体操（ストレッチング）stretching を行う総体的な目標は，正常な関節可動域と関節周囲の軟部組織の可動性を獲得することにある．多くの人にとって，日常のストレッチ体操で最もよいものは**静的ストレッチング static stretching** である．これは，筋を伸張した位置で保持する緩徐な持続的ストレッチングである．（痛みではなく）わずかに不快に感じるところまで筋を伸ばし，約 30 秒間保持する．関節可動域を最も効果的に大きくするには，ストレッチ体操を準備運動の後で行うのがよい．

1. **身体能力の改善 improved physical performance**. 柔軟な関節は，より大きな可動域で動くことができる．これによって身体能力が改善される．
2. **損傷の危険率の減少 decreased risk of injury**. ストレッチ体操は，いろいろな軟部組織における抵抗を減少させるので，活動中に，組織の伸展性の限界を超えること（軟部組織を損傷すること）がなくなる．
3. **筋痛の軽減 reduced muscle soreness**. ストレッチ体操は，運動後の筋痛をある程度軽減する．
4. **姿勢の改善 improved posture**. 悪い姿勢は，いろいろな体部位の不適切な位置と重心の影響が長年続いたことで起る．ストレッチ体操を行うと，軟部組織が再調整されて，姿勢が改善される．

1. 骨格筋は，どのように骨を牽引して身体運動を引き起すのか，起始，停止，筋腹の用語を用いて説明しなさい．
2. 3 種類のてこについて述べ，ついで身体における第 1 種，第 2 種そして第 3 種てこの例を挙げなさい．
3. 自由上肢のいろいろな運動を引き起す際の主動筋，拮抗筋，協力筋，固定筋の役割を明確にしなさい．
4. 筋区画とはなにか．

11.2 骨格筋の命名法

目 標

• 骨格筋の命名に用いられる 7 つの特徴を説明する．

　多くの骨格筋の名称は，筋それぞれがもつ特徴を示す（示差的特徴の）語根を組み合せてつくられている．これは 2 つの点で役に立つ．これらの特徴を示す用語を知ることは，筋の名称を覚えるのに役立つ．そのような筋の特徴とは，筋束の型，筋の大きさ，形状，作用，起始の数および所在，そして筋の起始と停止の部位である．筋の名称がわかれば筋の特徴について手がかりが得られるであろう．表 11.2 を学習して，筋の名称に用いられている用語になれるようにしなさい．

5. 図 11.3 から 10 個の筋を選び，名称の根拠になっている特徴を確認しなさい．（ヒント：接頭語，接尾語，筋の名称の語根を手がかりにしなさい．）

11.3 主要な骨格筋の概観

目 標

• なぜ筋をグループに分けるのがよいのかを述べる．

　骨格筋は，身体における筋の作用部位に基づいて区分してある．人体における筋は，しばしば特定の機能を行う筋群に分かれている．ほとんどの筋には多くの共通の特徴がある．筋をグループ分けすることは，学習を簡単にするのに役立つ強力な手段となる．例えば，ある筋群の筋は，骨における付着部を共有し，関節に対する作用も同じで，同じ神経で支配されている．特徴ごとに筋をグループ分けすると，付着部位や作用が一群の筋に属することがわかり，取り入れなければならない詳細な情報の量が少なくてすむ．11.4 ～ 11.23 節は，人体の主要な骨格筋について学ぶのに役立つ．各節には次の項目がある：

• **目標**. 各節で学習すべきことが述べられている．
• **概観**. この段落では，筋全体について述べ，筋群がいろいろな部位でどのように構成されているかを強調して述べてある．考察でも，また，筋を区別する特徴を強調して述べてある．
• **筋の名称**. 語根は筋の命名法を示す．上述のように，一度，命名法を修得すれば，筋の作用が簡単にわかるようになる．
• **筋の起始，停止，作用**. 各筋の起始，停止，作用について述べてある．
• **神経支配**. 筋を収縮させる神経について述べてある．一般に，脳の下部から起る脳神経は頭部領域の筋を支配する．脊髄神経は，脊柱管内の脊髄から起り，頭部以外の体部位の筋を支配する．脳神経は，名称とローマ数字で名づけられている；例：顔面神経（Ⅶ）．脊

表 11.2	筋の名称に用いられる特徴		
名　称	**意　味**	**例**	**図**
方向：人体の正中線に対する筋束の方向			
直 Rectus	正中線に平行の	腹直筋	11.10b
横（器軸的）Transverse	正中線に直角の	腹横筋	11.10b
斜 Oblique	正中線に斜めの	外腹斜筋	11.10a
大きさ：筋の相対的な大きさ			
最大 Maximus	最大の	大殿筋	11.20c
最小 Minimus	最小の	小殿筋	11.20d
長 Longus	長い	長内転筋	11.20a
短 Brevis	短い	短内転筋	11.20b
広 Latissimus	最も広い	広背筋	11.15b
最長 Longissimus	最長の	頭最長筋	11.19a
大 Magnus	大きい	大内転筋	11.20b
大 Major	より大きい	大胸筋	11.10a
小 Minor	より小さい	小胸筋	11.14a
広 Vastus	広い	外側広筋	11.20a
形状：筋の形状			
三角 Deltoid	三角形の	三角筋	11.15b
菱形 Trapezius	台形の	僧帽筋	11.3b
鋸状 Serratus	鋸歯状の	前鋸筋	11.14b
菱形 Rhomboid	菱形の	大菱形筋	11.15c
輪 Orbicularis	円形の	眼輪筋	11.4c
櫛，櫛状 Pectinate	櫛形の	恥骨筋	11.20a
梨状 Piriformis	セイヨウナシ形の	梨状筋	11.20d
広 Platys	扁平な	広頸筋	11.4c
方形 Quadratus	方形の，四辺形の	大腿方形筋	11.20d
薄 Gracilis	細長い	薄筋	11.20a
作用：筋の主作用			
屈筋 Flexor	関節角を小さくする	橈側手根屈筋	11.17a
伸筋 Extensor	関節角を大きくする	尺側手根伸筋	11.17d
外転筋 Abductor	骨を正中線から遠ざける	長母指外転筋	11.17e
内転筋 Adductor	骨を正中線に近づける	長内転筋	11.20a
挙筋 Levator	からだの部分を上げる，または挙上する	肩甲挙筋	11.14a
下制筋 Depressor	からだの部分を下げる，または押し下げる	下唇下制筋	11.4a
回外筋 Supinator	手掌を前方に回旋する	回外筋	11.17c
回内筋 Pronator	手掌を後方に回旋する	円回内筋	11.17a
括約筋 Sphincter	開口部を小さくする	外肛門括約筋	11.12
張筋 Tensor	からだの部分を引っ張る	大腿筋膜張筋	11.20a
回旋筋 Rotator	縦軸周りに骨を回旋する	回旋筋	11.19b
起始の数：起始腱の数			
二頭 Biceps	起始が2つ	上腕二頭筋	11.16a
三頭 Triceps	起始が3つ	上腕三頭筋	11.16b
四頭 Quadriceps	起始が4つ	大腿四頭筋	11.20a
所在：筋の周辺の構造			
例：側頭筋．側頭骨の近くに存在する．			11.4c
起始と停止：筋が，起始，停止する部位			
例：胸鎖乳突筋．胸骨と鎖骨から起り，側頭骨の乳様突起に停止する．			11.3a

図 11.3 主要な浅層骨格筋.

大部分の運動では，いくつかの筋が個別に活動するのではなくて，一群として活動することが必要である.

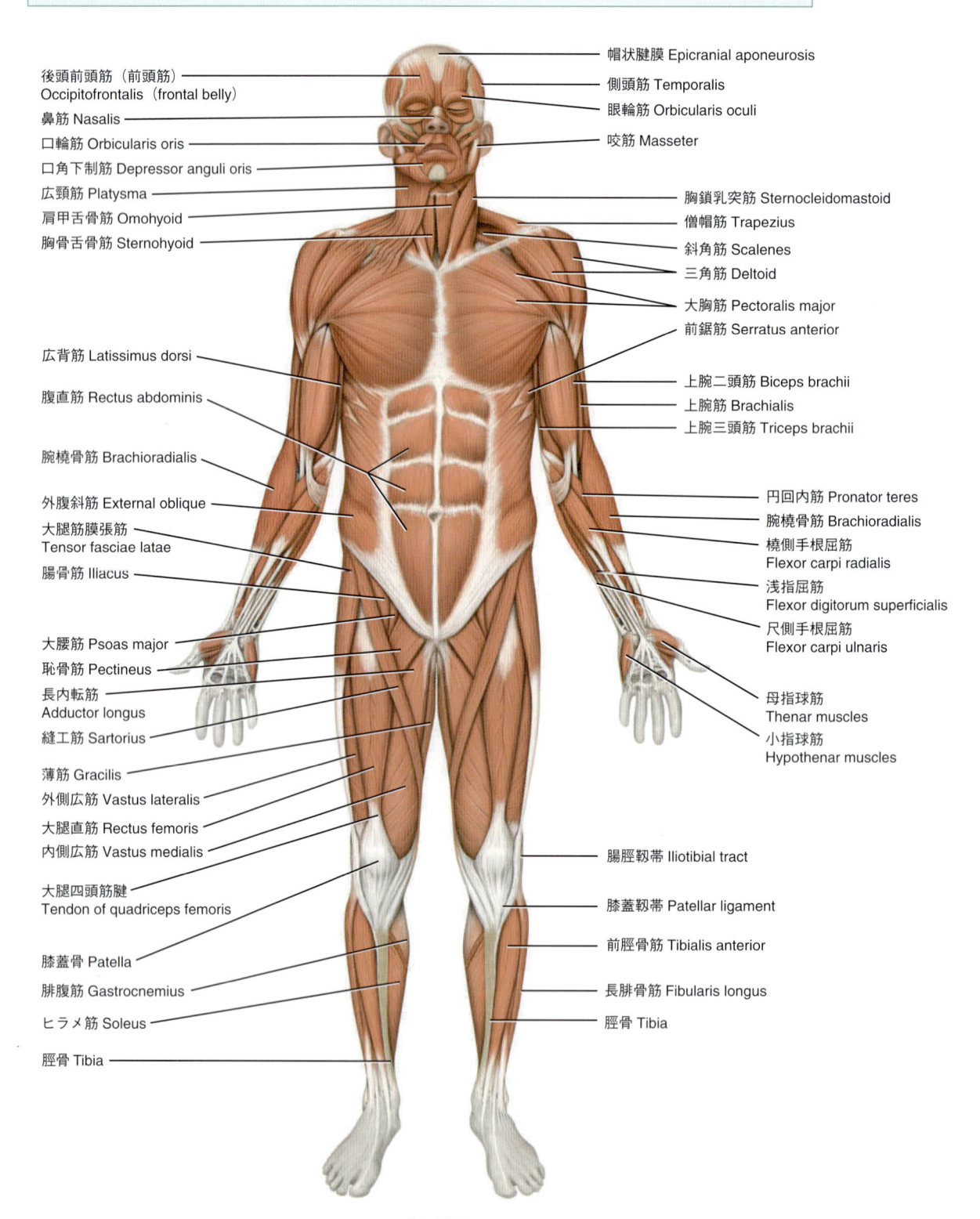

後頭前頭筋（前頭筋）Occipitofrontalis（frontal belly）
鼻筋 Nasalis
口輪筋 Orbicularis oris
口角下制筋 Depressor anguli oris
広頸筋 Platysma
肩甲舌骨筋 Omohyoid
胸骨舌骨筋 Sternohyoid

広背筋 Latissimus dorsi
腹直筋 Rectus abdominis
腕橈骨筋 Brachioradialis
外腹斜筋 External oblique
大腿筋膜張筋 Tensor fasciae latae
腸骨筋 Iliacus
大腰筋 Psoas major
恥骨筋 Pectineus
長内転筋 Adductor longus
縫工筋 Sartorius
薄筋 Gracilis
外側広筋 Vastus lateralis
大腿直筋 Rectus femoris
内側広筋 Vastus medialis
大腿四頭筋腱 Tendon of quadriceps femoris
膝蓋骨 Patella
腓腹筋 Gastrocnemius
ヒラメ筋 Soleus
脛骨 Tibia

帽状腱膜 Epicranial aponeurosis
側頭筋 Temporalis
眼輪筋 Orbicularis oculi
咬筋 Masseter
胸鎖乳突筋 Sternocleidomastoid
僧帽筋 Trapezius
斜角筋 Scalenes
三角筋 Deltoid
大胸筋 Pectoralis major
前鋸筋 Serratus anterior
上腕二頭筋 Biceps brachii
上腕筋 Brachialis
上腕三頭筋 Triceps brachii
円回内筋 Pronator teres
腕橈骨筋 Brachioradialis
橈側手根屈筋 Flexor carpi radialis
浅指屈筋 Flexor digitorum superficialis
尺側手根屈筋 Flexor carpi ulnaris
母指球筋 Thenar muscles
小指球筋 Hypothenar muscles
腸脛靱帯 Iliotibial tract
膝蓋靱帯 Patellar ligament
前脛骨筋 Tibialis anterior
長腓骨筋 Fibularis longus
脛骨 Tibia

（a）前面

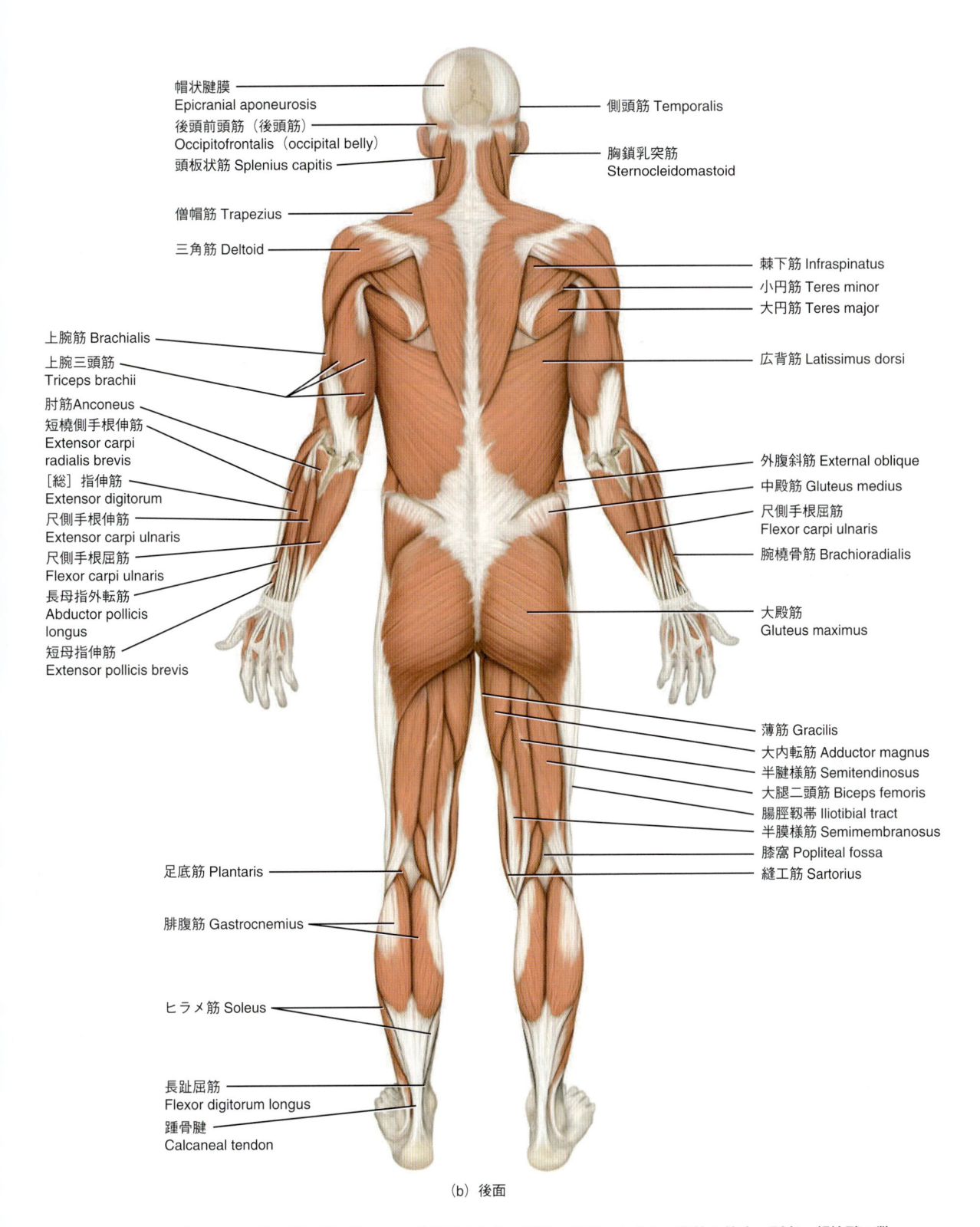

帽状腱膜 Epicranial aponeurosis
後頭前頭筋（後頭筋）Occipitofrontalis（occipital belly）
頭板状筋 Splenius capitis
僧帽筋 Trapezius
三角筋 Deltoid
上腕筋 Brachialis
上腕三頭筋 Triceps brachii
肘筋 Anconeus
短橈側手根伸筋 Extensor carpi radialis brevis
［総］指伸筋 Extensor digitorum
尺側手根伸筋 Extensor carpi ulnaris
尺側手根屈筋 Flexor carpi ulnaris
長母指外転筋 Abductor pollicis longus
短母指伸筋 Extensor pollicis brevis

側頭筋 Temporalis
胸鎖乳突筋 Sternocleidomastoid
棘下筋 Infraspinatus
小円筋 Teres minor
大円筋 Teres major
広背筋 Latissimus dorsi
外腹斜筋 External oblique
中殿筋 Gluteus medius
尺側手根屈筋 Flexor carpi ulnaris
腕橈骨筋 Brachioradialis
大殿筋 Gluteus maximus

薄筋 Gracilis
大内転筋 Adductor magnus
半腱様筋 Semitendinosus
大腿二頭筋 Biceps femoris
腸脛靱帯 Iliotibial tract
半膜様筋 Semimembranosus
膝窩 Popliteal fossa
縫工筋 Sartorius

足底筋 Plantaris
腓腹筋 Gastrocnemius
ヒラメ筋 Soleus
長趾屈筋 Flexor digitorum longus
踵骨腱 Calcaneal tendon

(b) 後面

Q 次の特徴によって命名された筋の例を挙げなさい：筋線維の方向，形状，作用，大きさ，起始と停止，所在，起始腱の数.

髄神経は，神経が出る脊髄の部分ごとにまとめて番号がつけられている：C ＝ cervical（頸部），T ＝ thoracic（胸部），L ＝ lumbar（腰部），S ＝ sacral（仙骨部）．例：T1 は第 1 胸神経．

- **筋と運動を関連づける**．作用の点から，筋をまとめてみる練習問題．
- **質問**．チェックポイントは各節の内容に関する，復習，クリティカルシンキングあるいは応用問題になっている．
- **臨床関連事項**．臨床的な問題を取り上げた節である．そこでは，疾患やその診断・治療法から特定の筋やその機能が，臨床や職業また日常生活とどのように関係するかについて探求してある．
- **図**．図では，筋の位置をできる限り明確にするために，筋は浅層と深層，前後方向あるいは内外方向の面から示してある．本文中の筋の名称は，各節の表中にあるものをさす．

11.4 ～ 11.23 節の筋群について学習する時，その筋群と他の筋群がどのように関係しているかを，図 11.3 を参照して，調べてみなさい．

チェックポイント

6. 多くの筋にみられる，異なる特徴を列挙しなさい．

11.4 顔の表情をつくる頭部の筋

目 標

- 顔面の表情筋の起始，停止，作用，そして神経支配を述べる．

顔面の表情筋のおかげで，私たちはさまざまな感情を表現することができる．表情筋は，浅筋膜の中に存在し（図 11.4），頭蓋筋膜あるいは頭蓋骨から起り皮膚に停止する．皮膚についているため，表情筋が収縮すると関節ではなくて，皮膚を動かす．

表情筋群において注目すべきものは，眼，鼻，口など，頭部の開口部を取り囲む筋である．これらの筋は，開口部を閉じる**括約筋** sphincter や開口部を拡大または開く**拡大筋** dilator の働きをする．例えば，**眼輪筋**

orbicularis oculi が眼を閉じるのに対して，上眼瞼挙筋 levator palpebrae superioris は眼を開ける（11.5 節で考察）．**後頭前頭筋** occipitofrontalis は，表情筋の中では変わった筋で，前後の 2 部からなる．前部は，前頭骨表面にあって**前頭筋** frontalis（frontal belly）とよび，後部は，後頭骨表面にあって**後頭筋** occipitalis（occipital belly）とよぶ．これらの 2 つの筋は，強靱な**腱膜** aponeurosis（シート状腱）である**帽状腱膜** epicranial aponeurosis（あるいは galea aponeurotica）で結合されている．この腱膜は，頭蓋骨の上面と外側面を覆う．**頬筋** buccinator は頬の大部分を占める筋である．耳下腺管（唾液腺の管）が頬筋を貫いて口腔に開いている．頬筋の名称は，頬を膨らます際，例えば，音楽家がトランペットのような管楽器を演奏する時，頬（bucc- ＝頬）を圧迫することに由来する．頬筋は，口笛を吹く，頬を膨らます，そして吸飲する時に働き，さらに咀嚼を助ける．

臨床関連事項

ベル麻痺

ベル麻痺 Bell's palsy または**顔面神経麻痺** facial paralysis は，顔面神経（Ⅶ）の疾患や損傷で起る顔面表情筋の一側性の麻痺である．原因としては，耳の炎症性疾患による顔面神経の炎症，耳の外科手術による顔面神経の損傷，あるいは単純性疱疹ウイルス herpes simplex virus の感染がある．重症例では，麻痺のため顔面の両側全体が下垂する．患側では，額に皺を寄せたり，目を閉じたり，あるいは唇をすぼめることができない．また，流涎や嚥下困難が起る．患者の 80％は数週から数ヵ月以内に完全に回復するが，それ以外の患者では，永久に麻痺が残ることがある．ベル麻痺の症状は脳卒中の症状とよく似ている．

筋と運動とを関連づける

本節の筋を次の 2 群に分けてみなさい．（1）口に作用する筋と（2）眼に作用する筋．

チェックポイント

7. 顔面の表情筋が関節ではなくて，皮膚を動かすのはなぜか．

図 11.4 顔面の表情をつくる頭部の筋.

顔面の表情筋は収縮すると，関節ではなくて，皮膚を動かす．

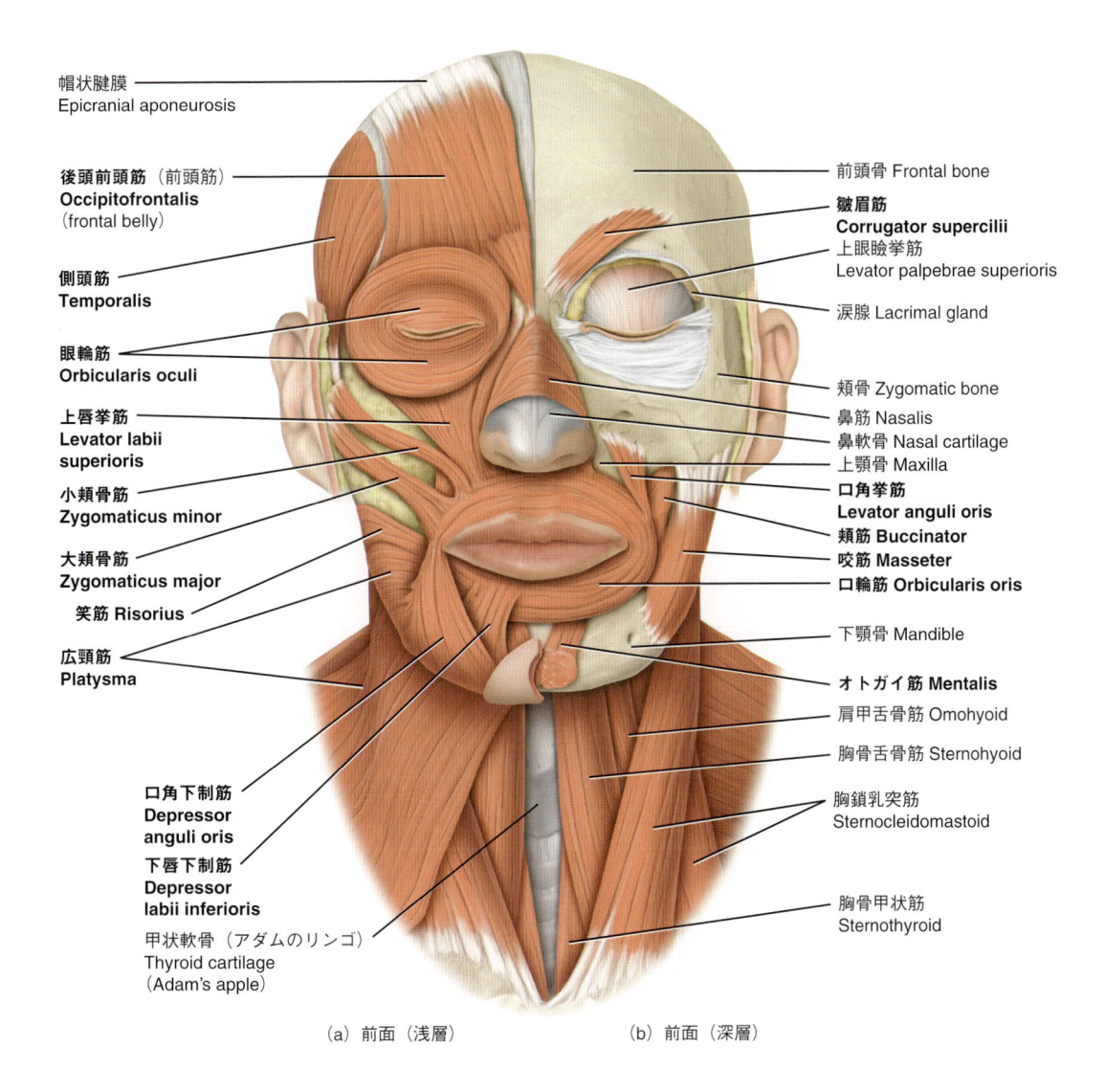

帽状腱膜
Epicranial aponeurosis

後頭前頭筋（前頭筋）
Occipitofrontalis
（frontal belly）

側頭筋
Temporalis

眼輪筋
Orbicularis oculi

上唇挙筋
Levator labii
superioris

小頬骨筋
Zygomaticus minor

大頬骨筋
Zygomaticus major

笑筋 Risorius

広頸筋
Platysma

口角下制筋
Depressor
anguli oris

下唇下制筋
Depressor
labii inferioris

甲状軟骨（アダムのリンゴ）
Thyroid cartilage
（Adam's apple）

前頭骨 Frontal bone

皺眉筋
Corrugator supercilii
上眼瞼挙筋
Levator palpebrae superioris

涙腺 Lacrimal gland

頬骨 Zygomatic bone
鼻筋 Nasalis
鼻軟骨 Nasal cartilage
上顎骨 Maxilla
口角挙筋
Levator anguli oris
頬筋 Buccinator
咬筋 Masseter
口輪筋 Orbicularis oris

下顎骨 Mandible

オトガイ筋 Mentalis
肩甲舌骨筋 Omohyoid
胸骨舌骨筋 Sternohyoid
胸鎖乳突筋
Sternocleidomastoid

胸骨甲状筋
Sternothyroid

(a) 前面（浅層）　　　　(b) 前面（深層）

図 11.4　続く

図11.4　続き

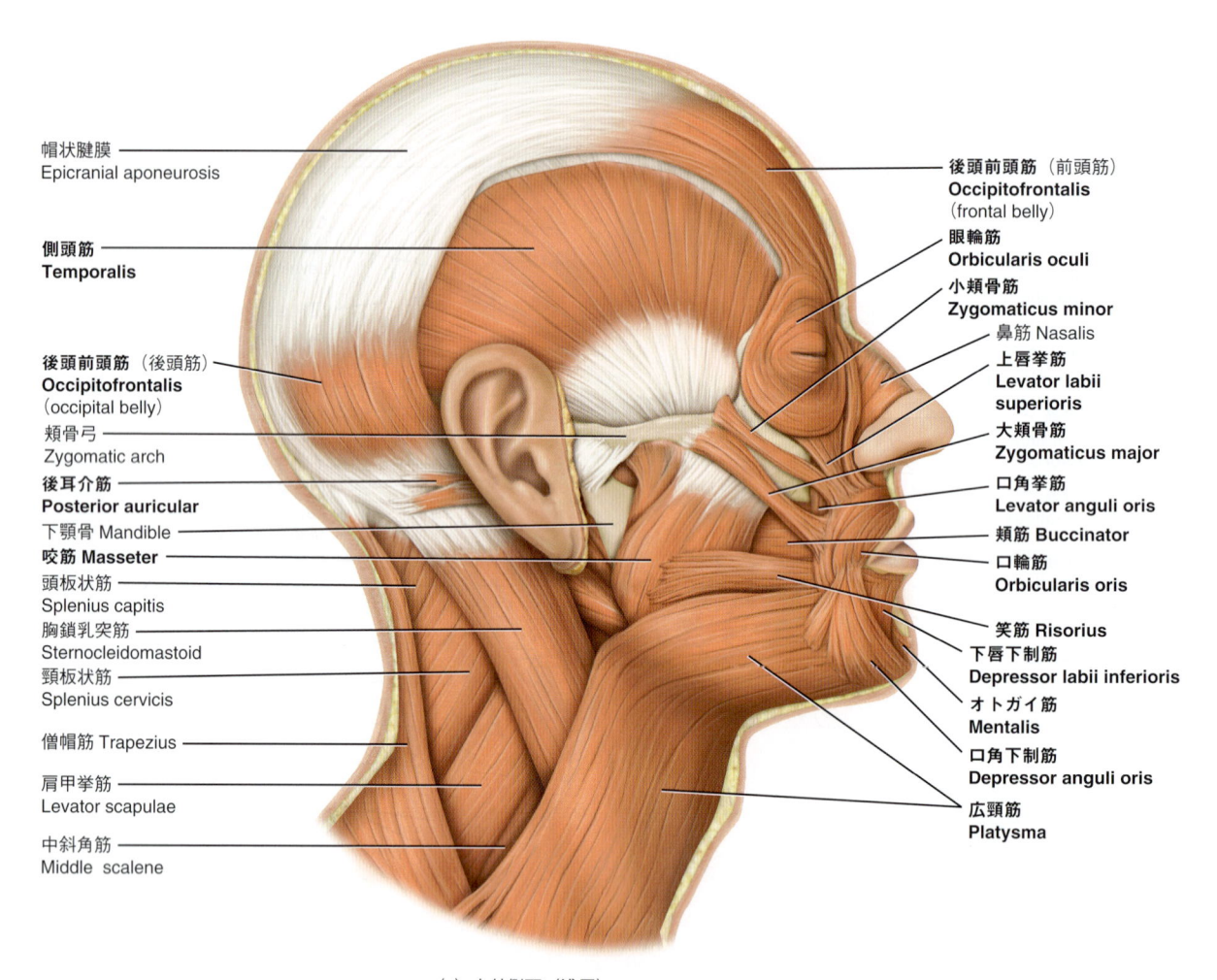

帽状腱膜
Epicranial aponeurosis

側頭筋
Temporalis

後頭前頭筋（後頭筋）
Occipitofrontalis
（occipital belly）

頬骨弓
Zygomatic arch

後耳介筋
Posterior auricular

下顎骨 Mandible

咬筋 Masseter

頭板状筋
Splenius capitis

胸鎖乳突筋
Sternocleidomastoid

頸板状筋
Splenius cervicis

僧帽筋 Trapezius

肩甲挙筋
Levator scapulae

中斜角筋
Middle　scalene

後頭前頭筋（前頭筋）
Occipitofrontalis
（frontal belly）

眼輪筋
Orbicularis oculi

小頬骨筋
Zygomaticus minor

鼻筋 Nasalis

上唇挙筋
Levator labii
superioris

大頬骨筋
Zygomaticus major

口角挙筋
Levator anguli oris

頬筋 Buccinator

口輪筋
Orbicularis oris

笑筋 Risorius

下唇下制筋
Depressor labii inferioris

オトガイ筋
Mentalis

口角下制筋
Depressor anguli oris

広頸筋
Platysma

（c）右外側面（浅層）

Q 次の表情を起す筋はどれか：しかめ面，微笑，口を尖らす，眼を細める.

筋	起　始	停　止	作　用	神経支配
頭皮筋 SCALP MUSCLES				
後頭前頭筋 Occipitofrontalis				
前頭筋 Frontal belly	帽状腱膜	眼窩上縁より上方の皮膚	頭皮を前方に引く，眉を上げる．前頭部の皮膚に横皺をつくる（例：驚いた時の表情）．	顔面神経（第Ⅶ脳神経）
後頭筋 Occipital belly（occipit＝後頭）	後頭骨	帽状腱膜	頭皮を後方に引く．	顔面神経（第Ⅶ脳神経）
口の筋 MOUTH MUSCLES				
口輪筋 Orbicularis oris（orb＝輪；oris＝口の）	口周囲の筋線維	口角の皮膚	唇を閉じて突き出す（例：キスをする時），唇を歯に押しつける，構音の際に唇を形づくる．	顔面神経（第Ⅶ脳神経）
大頬骨筋 Zygomaticus major（zygomatic＝頬骨；major＝より大きい）	頬　骨	口角の皮膚，口輪筋	口角を上外方に引き上げる（例：微笑する時）．	顔面神経（第Ⅶ脳神経）
小頬骨筋 Zygomaticus minor（minor＝より小さい）	頬　骨	上　唇	上唇を挙上し，上顎の歯を露出する．	顔面神経（第Ⅶ脳神経）
上唇挙筋 Levator labii superioris（levator＝挙上する；labii＝唇；superioris＝上）	上顎骨の眼窩下孔の上方	口角の皮膚と口輪筋	上唇を挙上する．	顔面神経（第Ⅶ脳神経）
下唇下制筋 Depressor labii inferioris（depressor＝押し下げる，または引き下げる；inferioris＝下）	下顎骨	下唇の皮膚	下唇を引下げる．	顔面神経（第Ⅶ脳神経）
口角下制筋 Depressor anguli oris（angul＝角；oris＝口の）	下顎骨	口　角	口角を下外方に引く（例：開口）．	顔面神経（第Ⅶ脳神経）
口角挙筋 Levaror anguli oris	眼窩下孔の下方	下唇の皮膚と口輪筋	口角を上外方に引く．	顔面神経（第Ⅶ脳神経）
頬筋 Buccinator（bucc-＝頬）	上顎骨および下顎骨の歯槽突起，翼突下顎縫線（蝶形骨の翼状突起から下顎骨に至る線維帯）	口輪筋	歯と唇に頬を押しつける（例：口笛を吹く，口を膨らます，吸飲；口角を外方に引く；（歯と唇のあいだではなく）歯と歯のあいだに食物を保持して，咀嚼を助ける．	顔面神経（第Ⅶ脳神経）
笑筋 Risorius（risor＝笑い）	耳下腺咬筋筋膜	口角の皮膚	口角を外方に引く（例：しかめつらをする時）．	顔面神経（第Ⅶ脳神経）
オトガイ筋 Mentalis（mental＝オトガイの）	下顎骨	オトガイの皮膚	下唇を挙上して，突き出し，オトガイの皮膚を引き上げる（例：口を尖らす時）．	顔面神経（第Ⅶ脳神経）
頸部の筋 NECK MUSCLES				
広頸筋 Platysma（platys＝扁平な，幅広い）	三角筋の筋膜，胸筋筋膜	下顎骨，口角周辺の筋と混ざる．顔面下部の皮膚	下唇の外側部を後下方に引く（例：口を尖らす）；下顎骨を引下げる．	顔面神経（第Ⅶ脳神経）
眼窩と眉の筋 ORBIT AND EYEBROW MUSCLES				
眼輪筋 Orbicularis oculi（oculi＝目の）	眼窩の内側壁	眼窩をとりまく	眼を閉じる．	顔面神経（第Ⅶ脳神経）
皺眉筋 Corrugator supercilii（corrugat＝皺をよせる；supercilii＝眉の）	前頭骨の眉弓の内側端	眉の皮膚	眉を下方に引き，前頭部に縦皺をつくる（例：しかめ面をする）．	顔面神経（第Ⅶ脳神経）

11.5 眼球と上眼瞼を動かす頭部の筋（外眼筋）

目　標

• 眼球と上眼瞼を動かす外眼筋の起始，停止，作用，そして神経支配を述べる．

　眼球を動かす筋は，（眼窩内で）眼球以外の部分から起り，強膜（"白眼"）の外表面に停止するので**外眼筋 extrinsic eye muscles** ともよばれる（図 11.5）．外眼筋は，人体において，収縮速度が最も速く，最も精密に制御されている骨格筋に属する．

　眼球運動を制御する外眼筋には 3 対がある：(1) 上直筋と下直筋，(2) 外側直筋と内側直筋，(3) 上斜筋と下斜筋．4 つの直筋（上直筋，下直筋，外側直筋，内側直筋）は，眼窩にある総腱輪から起って，強膜に停止する．名称からわかるように**上直筋 superior rectus** と**下直筋 inferior rectus** はそれぞれ眼球を上方と下方に動かし，**外側直筋 lateral rectus** と**内側直筋 medial rectus** は，それぞれ眼球を外方と内方に動かす．

　斜筋の作用を名称から推定することはできない．**上斜筋 superior oblique** は，後方の総腱輪の近くから起って，内側直筋の前上方を走り，円い腱となって終る．そ

の腱は，眼窩上壁の前内側部にある**滑車 trochlea** とよぶ線維軟骨性組織からなる滑車様のワナを通る．最後に，腱は方向を変えて，眼球の後外側面に停止する．したがって，上斜筋は眼球を下外方に動かす．**下斜筋 inferior oblique** は眼窩下壁の前内側面で上顎骨から起る．筋は後外方に走り，眼球の後外側面に停止する．このような走行のため，下斜筋は眼球を上外方に動かす．

　上眼瞼挙筋 levator palpebrae superioris は，その腱が眼球の上を越えて上眼瞼に停止するので，直筋や斜筋と異なり，眼球を動かすのではなくて上眼瞼を挙上する．すなわち眼を開ける働きをする．したがって，上眼瞼挙筋は眼を閉じる働きをする眼輪筋に対する拮抗筋である．

筋と運動とを関連づける

　本節の筋を，次の作用からまとめてみなさい．眼球の (1) 挙上，(2) 下制，(3) 外転，(4) 内転，(5) 内旋，(6) 外旋．同じ筋が複数の作用をすることもある．

> **チェックポイント**
>
> **8.** 頭部を動かさずに左方をみる時，眼球を動かす筋で，収縮し，また弛緩するのはどの筋か．

図 11.5　眼球と上眼瞼を動かす頭部の筋（外眼筋）．

> 外眼筋は人体において，収縮速度が最も速く，最も精密に制御されている骨格筋に属する．

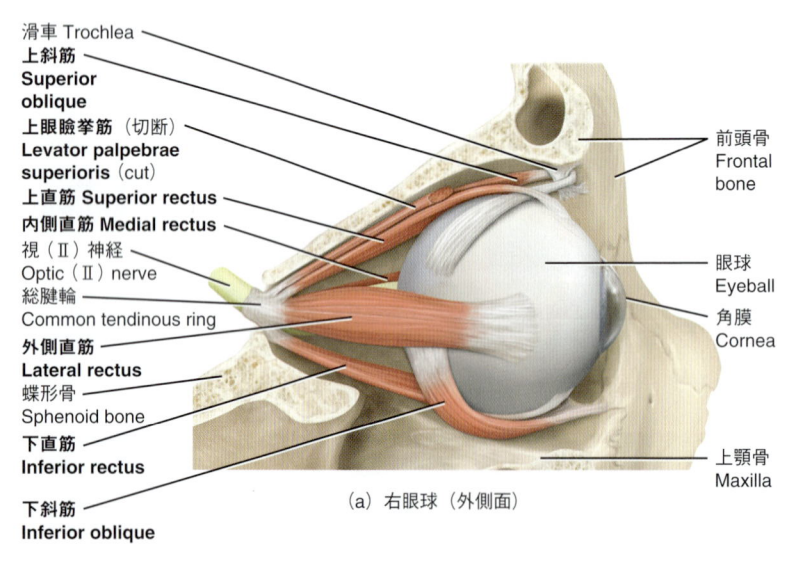

（a）右眼球（外側面）

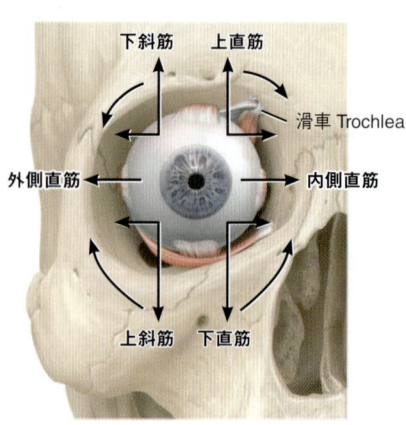

（b）右眼球．外眼筋の収縮と眼球の運動

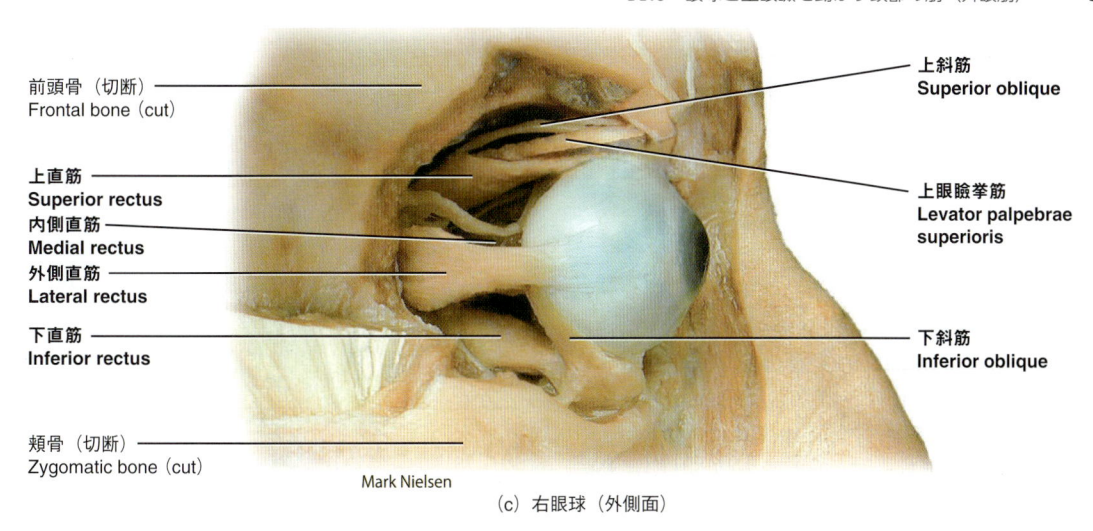

前頭骨（切断）
Frontal bone（cut）

上直筋
Superior rectus

内側直筋
Medial rectus

外側直筋
Lateral rectus

下直筋
Inferior rectus

頬骨（切断）
Zygomatic bone（cut）

上斜筋
Superior oblique

上眼瞼挙筋
Levator palpebrae superioris

下斜筋
Inferior oblique

Mark Nielsen

(c) 右眼球（外側面）

Q どのようにして下斜筋は眼球を上外方に動かすのか？

⚕ 臨床関連事項

斜 視

　斜視 strabismus（strabismos ＝横目でみること）とは，両眼の視線が同じ目標に向かっていない状態をいう．斜視は遺伝，あるいは分娩外傷，眼筋付着部の異常，脳の統御中枢の障害か局所的疾患が原因で起る．斜視には恒常性のものと間欠性のものとがある．斜視では，左右の眼がそれぞれの視覚映像を異なる脳領域に送っている．脳は通常一方の眼から送られてきた情報を無視するので，無視されたほうの眼は弱くなり，その結果 "**弱視** amblyopia（lazy eye）" が生じる．

　動眼神経（III）が傷害されると，眼球が静止状態で外転した**外斜視** external strabismus となり，眼球を内下方に向けることができなくなる．外転神経（VI）が傷害されると，眼球が静止状態で内方を向いた**内斜視** internal strabismus となり，眼球を外方に向けることができない．

　斜視の治療法には，外科手術，視機能訓練（脳の統御中枢の再訓練），矯正訓練（眼位矯正のための眼筋の訓練）があり，障害の型によって治療法が異なる．

筋	起 始	停 止	作 用	神経支配
上直筋 Superior rectus （rectus ＝正中線に平行な筋束）	総腱輪（視神経管の周囲で眼窩に付着する）	眼球の上部で，中心部	眼球を，上方（挙上），内方に動かし（内転），内旋する．	動眼神経 （第III脳神経）
下直筋 Inferior rectus	同 上	眼球の下部で，中心部	眼球を，下方（下制），内方に動かし（内転），外旋する．	動眼神経 （第III脳神経）
外側直筋 Lateral rectus	同 上	眼球の外側面	眼球を，外方に動かす（外転）．	外転神経 （第VI脳神経）
内側直筋 Medial rectus	同 上	眼球の内側面	眼球を，内方に動かす（内転）．	動眼神経 （第III脳神経）
上斜筋 Superior oblique （oblique ＝正中線に対して斜の筋束）	蝶形骨，総腱輪の上内側	眼球上で，上直筋と外側直筋のあいだ．眼球の上外側面に腱で停止する．腱は滑車を通る．	眼球を，下方（下制），外方に動かし（外転），内旋する．	滑車神経 （第IV脳神経）
下斜筋 Inferior oblique	眼窩下壁で，上顎骨	眼球上で，下直筋と外側直筋のあいだ	眼球を，上方（挙上），外方に動かし（外転），外旋する．	動眼神経 （第III脳神経）
上眼瞼挙筋 Levator palpebrae superioris （palpebra ＝眼瞼）	眼窩上壁（蝶形骨の小翼）	上眼瞼の皮膚と上瞼板	眼瞼を挙上する（眼を開ける）．	動眼神経 （第III脳神経）

11.6 下顎骨を動かして，咀嚼と構音を助ける筋

目 標

- 下顎骨を動かして，咀嚼と構音を助ける筋の起始，停止，作用，そして神経支配を述べる.

顎関節 temporomandibular joint (TMJ) で下顎骨を動かす筋は，**咀嚼筋 muscles of mastication** とよばれる（図 11.6）. 4 対の咀嚼筋のうち，**咬筋 masseter，側頭筋 temporalis，内側翼突筋 medial pterygoid** の 3 対が強力な閉口筋であって，噛む時の強さに関係している. なかでも，咬筋が最強の咀嚼筋である. **内側翼突筋と外側翼突筋 lateral pterygoid** は，食物を砕くために下顎骨を左右に動かして，咀嚼を補助している. さらに，内側翼突筋と外側翼突筋は下顎骨を突き出す. 図 11.6 では咬筋を除去して深部の翼突筋を示す. 咬筋は図 11.4c にある. 外側翼突筋と内側翼突筋が比較的小さいのに対して側頭筋と咬筋が巨大であることに注目しなさい.

重力と下顎骨

4 つの咀嚼筋のうち，3 つが口を閉じる作用をし，口を開けるのは外側翼突筋 1 つだけである. **下顎骨には重力 gravity on the mandible** がかかっているのでバランスがとれている. 咬筋，側頭筋，内側翼突筋が弛緩すると下顎骨が下がる. したがって，多くの人は椅子に座って眠っている時口を開けている，とくに高齢者がそうである. これに対して，無重力状態にある宇宙飛行士では口を開けるほうに努力をしなければならない.

筋と運動とを関連づける

本節の筋を，次の作用からまとめてみなさい. 下顎の (1) 挙上，(2) 下制，(3) 後退，(4) 突出，(5) 左右運動(臼磨運動). 同じ筋が複数の作用をすることもある.

チェックポイント
9. 咬筋と側頭筋の張力がなくなると，どうなるであろうか.

筋	起 始	停 止	作 用	神経支配
咬筋 Masseter (masseter ＝かみ砕く人) (図 11.4c 参照)	上顎骨，頰骨弓	下顎角，下顎枝 [咬筋粗面]	下顎骨を挙上する（例：閉口）.	三叉神経（第 V 脳神経）の下顎神経
側頭筋 Temporalis (tempor ＝こめかみ，時間)	側頭骨	下顎骨の筋突起，下顎枝	下顎骨を挙上し，後退させる.	三叉神経（第 V 脳神経）の下顎神経
内側翼突筋 **Medial pterygoid** (medial ＝正中線に近い； pterygoid ＝翼状)	蝶形骨の翼状突起外側板の内側面；上顎骨	下顎角，下顎枝の内側面 [翼突筋粗面]	下顎骨を挙上し，突き出し，左右に動かす.	三叉神経（第 V 脳神経）の下顎神経
外側翼突筋 **Lateral pterygoid** (lateral ＝正中線より遠くに)	蝶形骨の大翼，翼状突起外側板の外側面	下顎骨の関節突起 [翼突筋窩]；顎関節	下顎骨を突き出し，引き下げて（例：開口），左右に動かす.	三叉神経（第 V 脳神経）の下顎神経

図11.6 下顎骨を動かして，咀嚼と構音を助ける筋.

下顎骨を動かす筋は咀嚼に関係するので，咀嚼筋とよばれる.

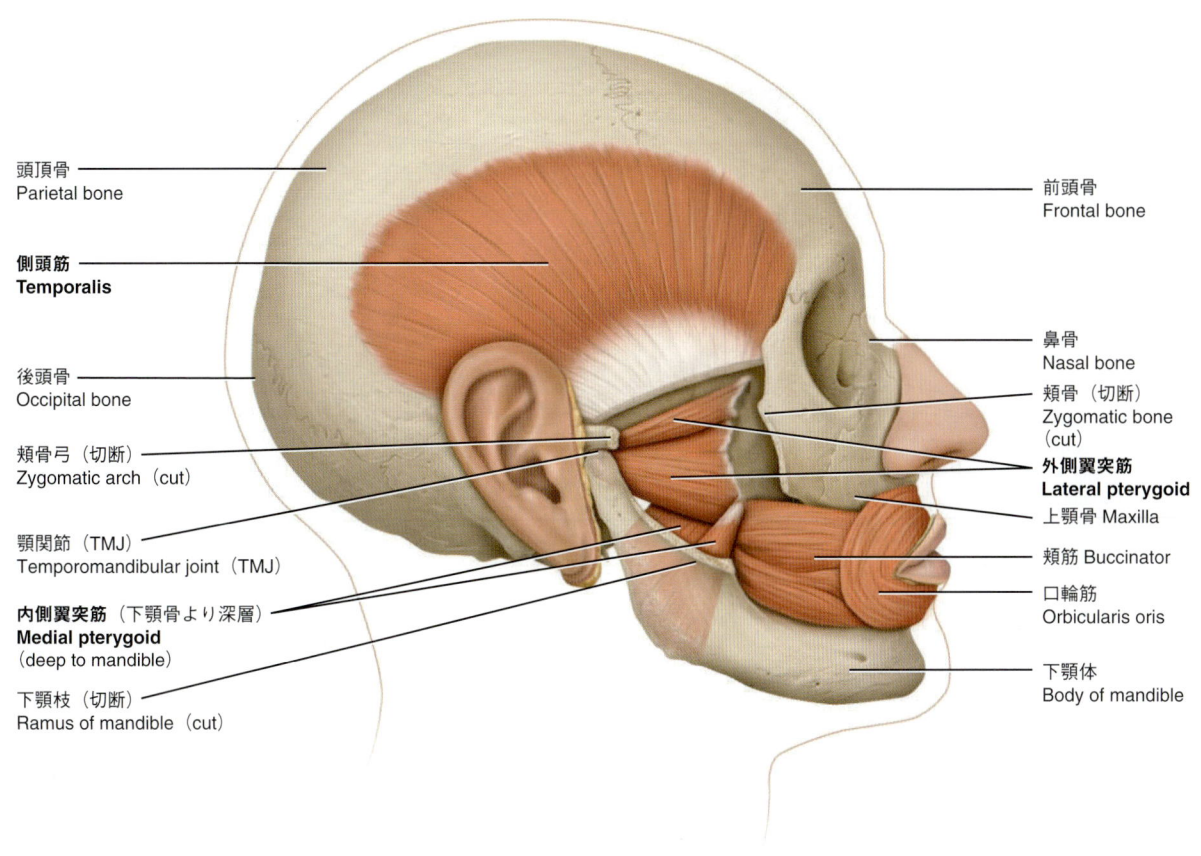

頭頂骨
Parietal bone

側頭筋
Temporalis

後頭骨
Occipital bone

頬骨弓（切断）
Zygomatic arch（cut）

顎関節（TMJ）
Temporomandibular joint（TMJ）

内側翼突筋（下顎骨より深層）
Medial pterygoid
（deep to mandible）

下顎枝（切断）
Ramus of mandible（cut）

前頭骨
Frontal bone

鼻骨
Nasal bone

頬骨（切断）
Zygomatic bone
（cut）

外側翼突筋
Lateral pterygoid

上顎骨 Maxilla

頬筋 Buccinator

口輪筋
Orbicularis oris

下顎体
Body of mandible

右外側面（浅層）

Q 最強の咀嚼筋はどれか？

11.7 舌を動かして，咀嚼と構音を助ける頭部の筋

目 標

• 舌を動かして，咀嚼と構音を助ける舌の筋の起始，停止，作用，そして神経支配を述べる.

舌はきわめて可動性に富み，**咀嚼** mastication（chewing），味の検知，**嚥下** deglutition（swallowing）などの消化機能にとって不可欠の構造物である．また，構音にも重要である．舌の可動性は，舌が下顎骨，側頭骨の茎状突起や舌骨に付着していることによるところが大きい．

舌は，正中の線維性中隔により，左と右の部分に分かれている．舌中隔は，舌の全長におよび，下方では，舌骨に付着している．舌筋は，外舌筋と内舌筋の2型からなる．**外舌筋** extrinsic tongue muscles は舌外から起り，舌に停止する（図 11.7）．外舌筋は舌全体を，前方，後方，外方などのさまざまな方向に動かす．**内舌筋** intrinsic tongue muscles は舌内で起り，舌内に停止する．内舌筋は舌全体を動かすのではなくて，舌を変形させる．外舌筋も内舌筋も舌の外側半に停止する．

外舌筋をみると，それらの名称はすべて，舌を意味する〜**舌筋** glossus とよばれることに気がつくであろう．また，これらの筋の作用も，筋の起始となる下顎骨，茎状突起，舌骨，軟口蓋の位置から，すぐにわかる．例えば，**オトガイ舌筋** genioglossus（起始：下顎骨）は舌を前下方に引き，**茎突舌筋** styloglossus（起始：側頭骨の茎状突起）は舌を後上方に引き，**舌骨舌筋** hyoglossus（起始：舌骨）は舌を下方に引いて，扁平にし，**口蓋舌筋** palatoglossus（起始：軟口蓋）は舌後

図 11.7 舌を動かして，咀嚼と構音を助ける頭部の筋－外舌筋．

外舌筋と内舌筋は舌の両側半にある．

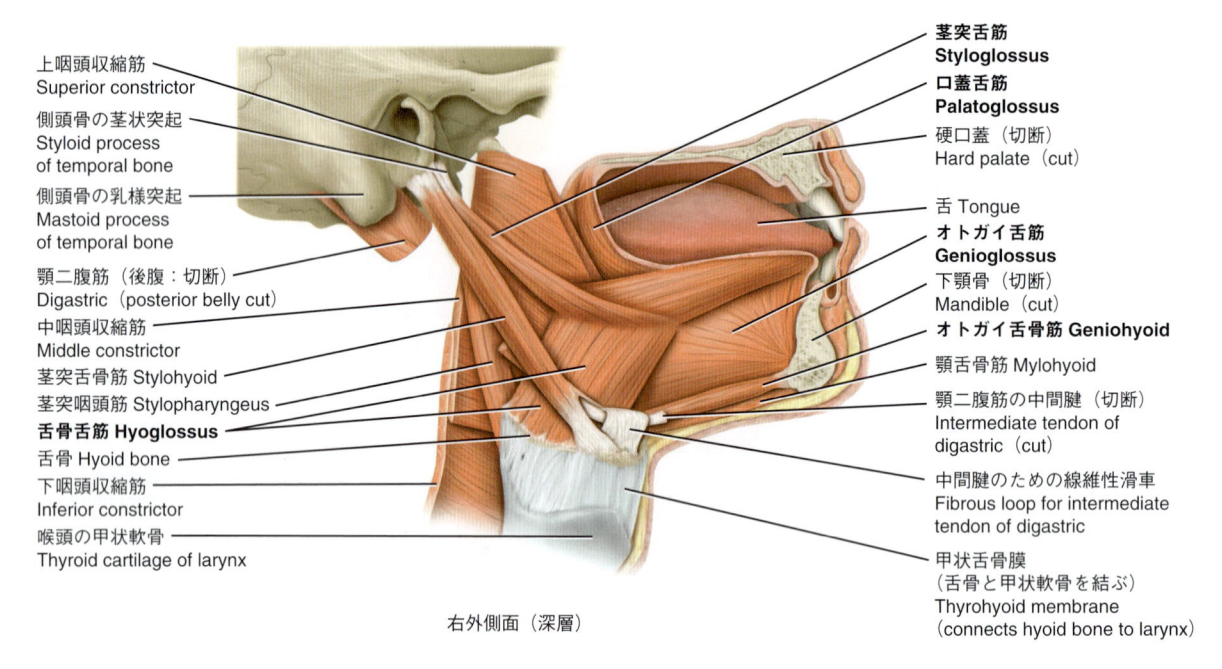

右外側面（深層）

Q 舌はどのような働きをするか？

部を挙上する．

臨床関連事項

麻酔中の気管内挿管

外科手術中，全身麻酔を行うと筋は完全に弛緩する．麻酔のためのいろいろな薬剤（とくに筋麻痺薬）を投与すると，呼吸筋が麻痺するので，直ちに患者の気道を確保して換気を行わなければならない．オトガイ舌筋が麻痺すると，舌は後方に落ち込み，気道を閉塞する．これを避けるために，手で下顎骨を前方に押して，保持する（"においを嗅ぐ"姿勢）か，あるいは口から咽頭喉頭部（喉頭下部）を経て気管内にチューブを挿管する（**気管内挿管 endotracheal intubation**）．経鼻的に挿管することもある．

筋と運動とを関連づける

本節の筋を，次の作用からまとめてみなさい．舌の(1)下制，(2)挙上，(3)突出，(4)後退．同じ筋が複数の作用をすることもある．

チェックポイント

10. 医師が，"口を開けて舌を出して，［あー］といいなさい"といって，感染の徴候がないか口内を調べる時，患者はどの筋を収縮させているか．

筋	起 始	停 止	作 用	神経支配
オトガイ舌筋 Genioglossus (genio- ＝オトガイ；-glossus ＝舌)	下顎骨	舌下面，舌骨	舌を押し下げて，前方に突き出す（突出）．	舌下神経 （第Ⅻ脳神経）
茎突舌筋 Styloglossus (stylo- ＝杭；側頭骨の茎状突起)	側頭骨の茎状突起	舌の下面と外側縁	舌を挙上し，後方に引く（後退）．	舌下神経 （第Ⅻ脳神経）
舌骨舌筋 Hyoglossus (hyo- ＝ U 字形)	舌骨の大角と体	舌の外側縁	舌を押し下げて，外側縁を引き下げる．	舌下神経 （第Ⅻ脳神経）
口蓋舌筋 Palatoglossus (palato- ＝口蓋)	軟口蓋の前面	舌の外側縁	舌根を挙上して，軟口蓋を舌のほうに引く．	咽頭神経叢（迷走神経［第Ⅹ脳神経］の枝からなる）

11.8 | 嚥下と構音を助ける前頸部の筋

目　標

• 嚥下と構音を助ける前頸部の筋の起始，停止，作用，そして神経支配を述べる．

前頸部には2つの筋群がある．(1) 舌骨より上方にあることから命名されている**舌骨上筋** suprahyoid muscles と (2) 舌骨より下方にある**舌骨下筋** infrahyoid muscles である（図11.8）．これらの筋群は，舌骨を安定化させて，舌骨が舌を動かすための強固な基礎となるようにする．

舌骨上筋は全体として，嚥下の時に，舌骨，口腔底，および舌を挙上する．**顎二腹筋** digastric は，その名の通り，前腹と後腹の2腹からなり，中間腱で結合している．中間腱は線維のワナで固定されている．顎二腹筋は，嚥下や構音の際に，舌骨や喉頭を引き上げる．**逆筋作用**では，舌骨を固定すると，下顎骨を引き下げる．したがって，顎二腹筋は開口の作用をする外側翼突筋の協力筋である．**茎突舌骨筋** stylohyoid は舌骨を後方に挙上し，嚥下の際に口腔底を引き伸ばす．**顎舌骨筋** mylohyoid は，舌骨を挙上し，嚥下に際して，食物を口腔から咽頭へ送るために，舌を口蓋に押しつける働きをしている．**オトガイ舌骨筋** geniohyoid（図11.7参照）は，舌骨を前方に引上げて口腔底の奥行きを短くし，咽頭を広げて嚥下中の食物が通れるようにする．オトガイ

図11.8 嚥下と構音を助ける前頸部の筋．

舌骨上筋群は，嚥下の際に舌骨，口腔底と舌を挙上する．

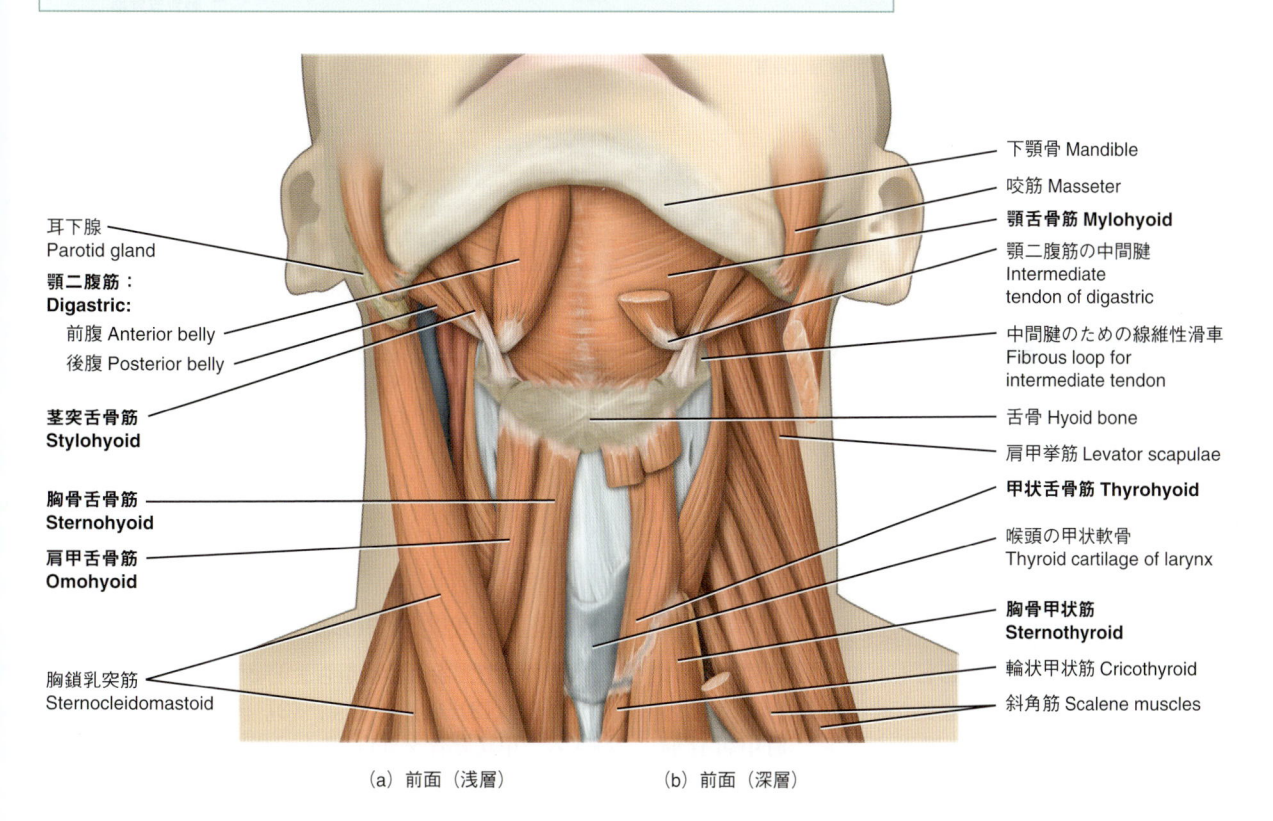

耳下腺
Parotid gland

顎二腹筋：
Digastric:
　前腹 Anterior belly
　後腹 Posterior belly

茎突舌骨筋
Stylohyoid

胸骨舌骨筋
Sternohyoid

肩甲舌骨筋
Omohyoid

胸鎖乳突筋
Sternocleidomastoid

下顎骨 Mandible
咬筋 Masseter
顎舌骨筋 Mylohyoid
顎二腹筋の中間腱
Intermediate
tendon of digastric
中間腱のための線維性滑車
Fibrous loop for
intermediate tendon
舌骨 Hyoid bone
肩甲挙筋 Levator scapulae
甲状舌骨筋 Thyrohyoid
喉頭の甲状軟骨
Thyroid cartilage of larynx
胸骨甲状筋
Sternothyroid
輪状甲状筋 Cricothyroid
斜角筋 Scalene muscles

(a) 前面（浅層）　　(b) 前面（深層）

図11.8 続く

図11.8 続き

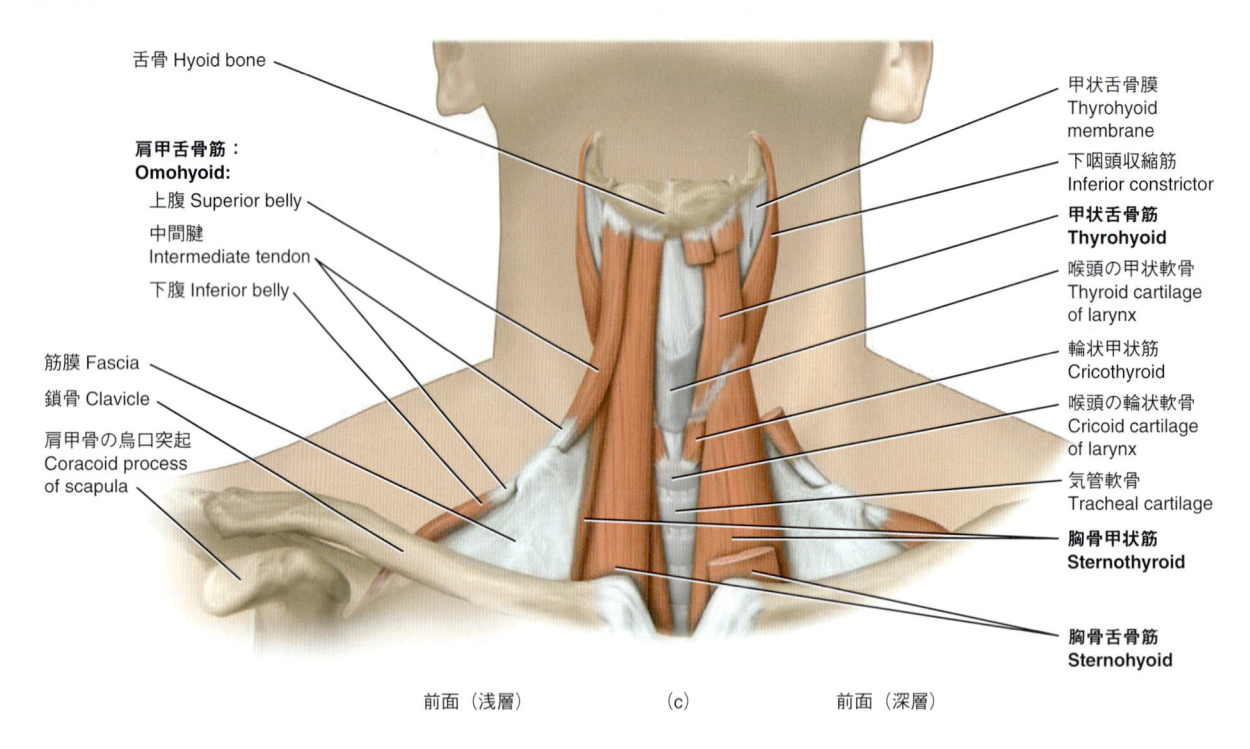

前面（浅層）　　　　　（c）　　　　　前面（深層）

Q 舌骨上筋と舌骨下筋の共同作用はなにか？

臨床関連事項

嚥下障害

　嚥下障害（嚥下困難）Dysphagia（dys- = 不完全な，困難な；-phagia = 食べる）とは飲み込むことが困難なことをさす用語である．嚥下不能の人もいれば流動物，食物あるいは唾液を飲み込むのが困難な人もいる．原因としては，嚥下の筋が弱くなったり，あるいは傷害される神経疾患（脳卒中，パーキンソン病，脳性麻痺），感染症，頭頸部や食道の癌，頭頸部や胸部の外傷がある．

舌骨筋はまた下顎骨を引き下げる．

　舌骨下筋は，リボンのようにみえることから "吊革" 筋 "strap" muscle とよぶこともある．舌骨下筋の中には，嚥下と構音の際に喉頭を動かす筋もあるが，多くのものは舌骨を引き下げる働きをする．**肩甲舌骨筋 omohyoid** は顎二腹筋のように，中間腱で結合された2腹からなる．しかし，これらの2腹は前腹と後腹ではなくて，**上腹** superior belly と **下腹** inferior belly とよばれる．肩甲舌骨筋，**胸骨舌骨筋 sternohyoid** と **甲状舌骨筋 thyrohyoid** は共同して，舌骨を引き下げる．さらに，**胸骨甲状筋 sternothyroid** は甲状軟骨（アダムのリンゴ）を引き下げて低音を発声させる．甲状舌骨筋の逆筋作用は甲状軟骨を挙上して高音を発声させる．

筋と運動とを関連づける

　本節の筋を，次の作用からまとめてみなさい．舌骨を（1）挙上，（2）前方に引く，（3）後方に引く，（4）下制する；甲状軟骨を（1）挙上，（2）引き下げる．同じ筋が複数の作用をすることもある．

チェックポイント

11. 舌筋，顔面の筋，下顎の筋のそれぞれの中で，咀嚼に使われるのはどの筋か．

筋	起 始	停 止	作 用	神経支配
舌骨上筋 SUPRAHYOID MUSCLES				
顎二腹筋 Digastric (di- ＝2；-gaster ＝腹)	前腹：下顎骨の下縁内側面；後腹：側頭骨の乳突切痕	中間腱を介して舌骨体	舌骨を挙上する．逆筋作用：下顎骨を引き下げる（例：開口時）.	前腹：三叉神経（第Ⅴ脳神経）の下顎神経 後腹：顔面神経（第Ⅶ脳神経）
茎突舌骨筋 Stylohyoid (stylo- ＝杭，側頭骨の茎状突起；-hyo- ＝U字形，舌骨の)	側頭骨の茎状突起	舌骨体	舌骨を挙上し，後方に引く.	顔面神経 （第Ⅶ脳神経）
顎舌骨筋 Mylohyoid (mylo- ＝臼)	下顎骨の内面	舌骨体	舌骨と口腔底を挙上し，下顎骨を引き下げる.	三叉神経（第Ⅴ脳神経）の下顎神経
オトガイ舌骨筋 Geniohyoid (genio- ＝オトガイ) （図11.7参照）	下顎骨の内面	舌骨体	舌骨を挙上し，舌骨と舌を前方へ引き，下顎骨を引き下げる.	第1頸神経（C1）
舌骨下筋 INFRAHYOID MUSCLES				
肩甲舌骨筋 Omohyoid (omo- ＝肩の)	肩甲骨上縁，上肩甲横靱帯	舌骨体	舌骨を引き下げる.	第1～第3頸神経（C1～C3）の枝
胸骨舌骨筋 Sternohyoid (sterno- ＝胸骨)	鎖骨の胸骨端，胸骨柄	舌骨体	舌骨を引き下げる.	第1～第3頸神経（C1～C3）の枝
胸骨甲状筋 Sternothyroid (thyro ＝楯)	胸骨柄	甲状軟骨	甲状軟骨を引き下げる.	第1～第3頸神経（C1～C3）の枝
甲状舌骨筋 Thyrohyoid	甲状軟骨	舌骨大角	舌骨を引き下げる.逆筋作用：甲状軟骨を挙上する.	第1～第2頸神経（C1～C2）の枝と舌下神経（第Ⅻ脳神経）の下行枝

11.9 頭を動かす頸部の筋

目 標

• 頭を動かす頸部の筋の起始，停止，作用，そして神経支配を述べる.

頭は，環椎と後頭骨間の環椎後頭関節によって，脊柱と連結している．脊柱上の頭の安定と運動には，いくつかの頸筋の作用が必要である．例えば，両側の**胸鎖乳突筋 sternocleidomastoid（SCM）**が同時に収縮すると，頸椎柱を前屈させて，頭を屈曲させる．一側の胸鎖乳突筋の単独の作用では，頭を側屈し，［対側へ］回旋する．胸鎖乳突筋は二頭からなり（図11.9c），筋頭は起始の近くでよくわかる.筋頭の分離の程度はさまざまで，はっきりしている人もあればそうでない人もある．この2つの筋頭は**胸骨頭 sternal head** と**鎖骨頭 clavicular head** として起り，働きが異なる．したがって，筋が痙攣するとやや異なる症状を引き起す．**頭半棘筋 semispinalis capitis，頭板状筋 splenius capitis，頭最長筋 longissimus capitis，頭棘筋 spinalis capitis** の両側が収縮すると頭が伸展する（図11.9a, b）．しかし，これらの筋の一側が収縮すると，まったく異なる作用をし，主として頭を回旋する.

胸鎖乳突筋は，頸部を主要な2つの三角，すなわち前頸三角と後頸三角に区分する重要な境界となる（図11.9c）．頸三角の内部にはいろいろな構造物があるため，頸三角は重要である.

前頸三角 anterior triangle は，上方は下顎骨，内方は頸部正中線，外方は胸鎖乳突筋の前縁によって境される．前頸三角の頂点は胸骨にある（図11.9c）．前頸三角は，**顎下三角 submandibular triangle，頸動脈三角 carotid triangle，オトガイ下三角 submental triangle，筋三角 muscular triangle** に区分される．不対のオトガイ下三角は，左右の前頸三角の上部に形成される．前頸三角には，オトガイ下リンパ節，顎下リンパ節，および深頸リンパ節；顎下腺，耳下腺の一部；顔面動・静脈，総頸動脈と内頸静脈；甲状腺，舌骨下筋；舌咽神経（Ⅸ），迷走神経（Ⅹ），副神経（Ⅺ），舌下神経（Ⅻ）がある.

後頸三角 posterior triangle は，下方は鎖骨，前方は胸鎖乳突筋の後縁，後方は僧帽筋の前縁によって境される（図11.9c）．後頸三角は肩甲舌骨筋の下腹によって，**後頭三角 occipital triangle** と**肩甲鎖骨三角 omoclavicular triangle（鎖骨上三角 supraclavicular triangle）** の2つの三角に分けられる．後頸三角には，鎖骨下動脈の一部，外頸静脈，頸リンパ節，腕神経叢，副神経（Ⅺ）がある.

筋と運動とを関連づける

　本節の筋を,次の作用からまとめてみなさい.頭の(1)屈曲,(2)側屈,(3)伸展,(4)収縮側の対側に向かう回旋,(5)収縮と同側への回旋.同じ筋が複数の作用をすることもある.

> **チェックポイント**
>
> **12.** 首を縦に振って"はい"を表す時,また首を横に振って"いいえ"を表す時,どのような筋を収縮させるのか.

筋	起 始	停 止	作 用	神経支配
胸鎖乳突筋 **Sternocleidomastoid** (sterno- ＝胸骨；-cleido- ＝鎖骨；-mastoid ＝側頭骨の乳様突起)	胸骨頭：胸骨柄,鎖骨頭：鎖骨の内側 1/3	側頭骨の乳様突起,後頭骨の上項線の外側半	両側の作用では,頸椎柱を屈曲(前屈)し,環椎後頭関節で頭を伸展(後屈)する；一側の作用では,頸部と頭を側屈し,頭を対側に回旋する.また頭を対側に回旋して側屈する.後部の筋線維は頭の伸展(後屈)を助ける. 逆作用：強制吸息で胸骨を挙上する	副神経 (第XI脳神経) 第2,第3頸神経
頭半棘筋 **Semispinalis capitis** (semi- ＝半分；spine ＝棘突起；capit ＝頭)	第1～第6(7)胸椎の横突起,第7頸椎の横突起,第4～第6頸椎の関節突起	後頭骨,上項線と下項線のあいだ	両側の作用では,頭と脊柱を伸展；一側の作用では,頭を対側に回旋する.	頸神経
頭板状筋 Splenius capitis (splenium ＝包帯)	項靱帯,第7頸椎～第3(4)胸椎の棘突起	後頭骨,側頭骨の乳様突起	頭を伸展する；両側の頸部,胸部の筋が作用すると,それぞれ頸椎柱,胸椎柱を伸展する.	頸神経
頭最長筋 **Longissimus capitis** (longissimus ＝最長の)	第1～第4胸椎の横突起,第4～第7頸椎の横突起ないし関節突起	側頭骨の乳様突起	両側の作用では,頭を伸展；一側の作用では,頭を側屈し,収縮側に回旋する.	頸神経
頭棘筋 Spinalis capitis (spinal ＝脊柱)	非常に小さいか,あるいはしばしば欠如する；頭半棘筋とともに起る.	後頭骨	頭部および脊柱を伸展する.	頸神経

図11.9　頭を動かす頸部の筋.

> 頸部は,胸鎖乳突筋によって,前頸三角と後頸三角の重要な2つの頸三角に分けられる.

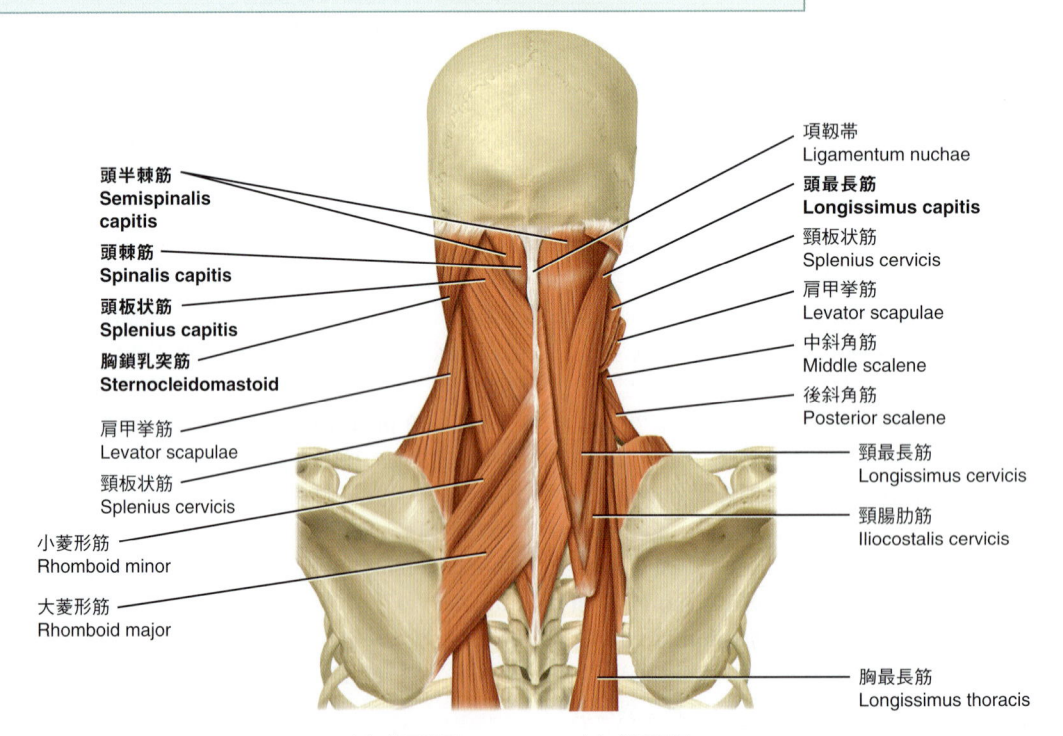

　　（a）後面浅層　　　　（b）後面深層

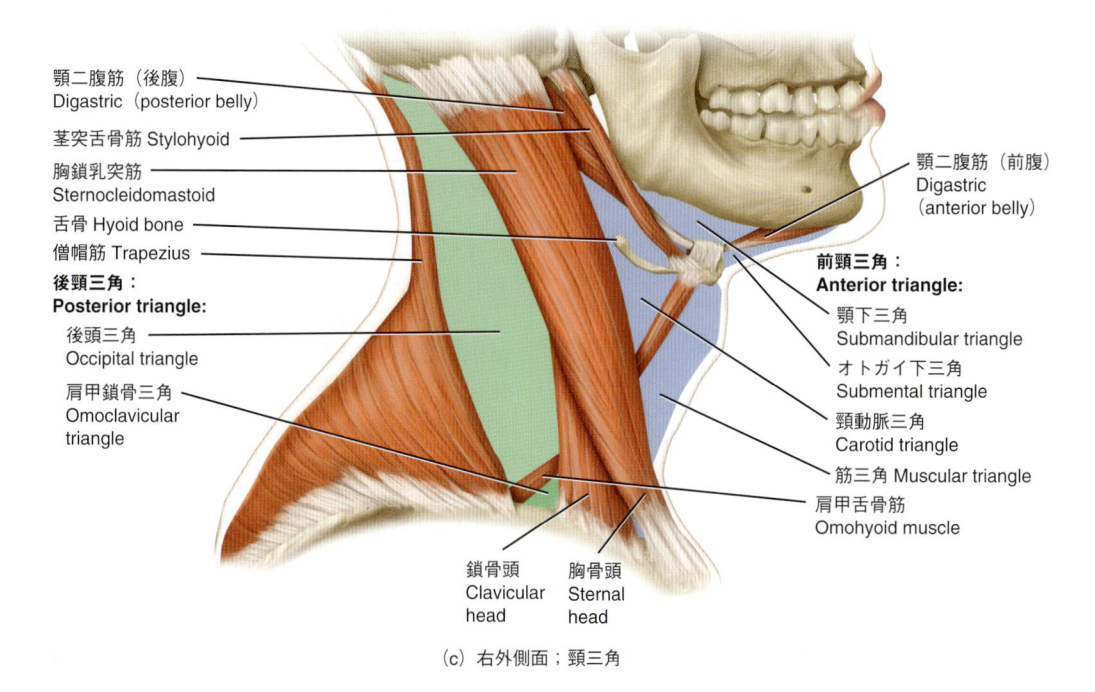

顎二腹筋（後腹）
Digastric (posterior belly)

茎突舌骨筋 Stylohyoid

胸鎖乳突筋
Sternocleidomastoid

舌骨 Hyoid bone

僧帽筋 Trapezius

後頸三角：
Posterior triangle:

　後頭三角
　Occipital triangle

　肩甲鎖骨三角
　Omoclavicular
　triangle

顎二腹筋（前腹）
Digastric
(anterior belly)

前頸三角：
Anterior triangle:

顎下三角
Submandibular triangle

オトガイ下三角
Submental triangle

頸動脈三角
Carotid triangle

筋三角 Muscular triangle

肩甲舌骨筋
Omohyoid muscle

鎖骨頭
Clavicular
head

胸骨頭
Sternal
head

(c) 右外側面；頸三角

Q なぜ頸三角が重要なのか？

11.10　腹部内臓を保護し，脊柱を動かす腹部の筋

目　標

• 腹部内臓を保護し，脊柱を動かす筋の起始，停止，作用，そして神経支配を述べる．

　前外側腹壁は，皮膚，筋膜，そして4つの対をなす筋，すなわち外腹斜筋，内腹斜筋，腹横筋，腹直筋で構成されている（図 11.10）．外腹斜筋，内腹斜筋と腹横筋は，浅層から深層に向かって配列されている．

　外腹斜筋 external oblique は浅層筋である．筋束は内下方に走る．**内腹斜筋 internal oblique** は中間層の扁平な筋である．その筋束は外腹斜筋に対して直角方向に走る．**腹横筋 transversus abdominis** は深層筋で，筋束の大部分は，腹壁周囲を横走する．これらの筋は，腹部周囲に3つの筋層を形成する．各層の筋束は異なる方向に走るので，とくに筋の張力がよいと，この構造的配列によって腹部内臓がしっかりと保護される．

　腹直筋 rectus abdominis は，前腹壁の全長に及ぶ長い筋で，恥骨稜と恥骨結合から起り，第5～第7肋軟骨と胸骨の剣状突起に停止する．この筋の前面は，**腱画 tendinous intersections** とよばれる横走する3本の線維帯によって分断されている．この腱画は，胚子発

生の過程で筋節を分けていた中隔の遺残物といわれている（図 10.17 参照）．通常3つの腱画がある．それぞれ臍のレベルと剣状突起の近く，そして両者の中間にある．時々，4番目の腱画が臍のレベルの下でみられることがある．腱画は腹直筋鞘の前葉と癒合しているが，後葉とは結合していない．筋肉質の人では，エクササイズによって腹直筋が発達しているので腱画がすぐわかる．腹直筋が発達しても腱画の結合組織には影響を及ぼさない．ボディビルをする人たちは腹部に"6箱 six-pack"をつくろうと一生懸命になっている．少数ではあるが腱画に変異があって，"8箱"をつくることができる人もいる．

　腹壁の前外側の筋は，全体として，腹部内臓を包んで，保護するのに役立っている．これらの筋は椎間関節で脊柱を屈曲，側屈，回旋する；強制呼息時，腹部を圧迫する；排便，排尿，分娩に必要な力を発生する．

　外腹斜筋，内腹斜筋と腹横筋の腱膜は，それぞれ腹直筋を包む**腹直筋鞘 rectus sheath** をつくる．左右の腹直筋鞘は正中線で合して**白線 linea alba** を形成する．白線は，胸骨の剣状突起から恥骨結合のあいだを結ぶ強靱な線維帯である．妊娠後期では，白線は伸展して，左右の腹直筋のあいだが広がる．外腹斜筋腱膜の下方の自由縁は，上前腸骨棘から恥骨結節まで走る**鼠径靱帯 inguinal ligament** となる（図 11.20 a 参照）．鼠径靱帯の内側端の直上に，三角形の腱膜の裂孔がある．これは，**浅鼠径輪 superficial inguinal ring** とよばれ，鼠

径管の外口である（図 28.2 参照）．**鼠径管 inguinal canal** には，男性では精索と腸骨鼠径神経，女性では子宮円索と腸骨鼠径神経が通っている．

後腹壁は，腰椎，腸骨の一部，大腰筋と腸骨筋（11.20節に記述），および腰方形筋とでつくられる．前外側腹壁が収縮，伸展できるのに対して，後腹壁は比較的大きく，安定している．

筋と運動とを関連づける

本節の筋を，次の作用からまとめてみなさい．脊柱の（1）屈曲，（2）側屈，（3）伸展，（4）回旋．同じ筋が複数の作用をすることもある．

チェックポイント

13. "お腹を引っ込めて"前腹壁を圧迫する時，どの筋を収縮させるか．

⚕ 臨床関連事項

鼠径ヘルニアとスポーツヘルニア

ヘルニア hernia とは，通常，ある構造の中にある器官が突出することである．それによってできた膨らみは，皮膚表面から視診あるいは触診できる．鼠径部は腹壁における脆弱部位の一つである．しばしば，腹壁鼠径部の一部が断裂あるいは離開する**鼠径ヘルニア inguinal hernia** が発生する．その結果，小腸の一部が飛び出す．鼠径ヘルニアは女性よりも男性に多い．それは男性の鼠径管が精索と腸骨鼠径神経を容れるために比較的大きいからである．鼠径ヘルニアの治療で最もよく行われるのは外科手術である．突出した器官を腹腔内に押し戻して，腹筋の欠損を修復する．さらに，脆弱部位を強化するためにメッシュをあてることが多い．

スポーツヘルニア sports hernia とは下腹部あるいは鼠径部の軟部組織（筋，腱，靱帯）に生じた有痛性の裂傷である．鼠径ヘルニアとは異なり，腫隆はみられない．男性に頻発し，腹筋と寛骨から起る内転筋が同時に収縮し，しかも異なる方向に牽引することで起る．これは急激な加速運動と方向変換，キック，左右への横揺れを伴う活動中に起る．アイスホッケー，サッカー，フットボール，ラグビー，テニス，走り高跳びなどで起る．スポーツヘルニアの治療には，安静，冷却，抗炎症薬，理学療法と外科手術がある．

筋	起 始	停 止	作 用	神経支配
腹直筋 Rectus abdominis（rectus ＝正中線に平行な筋束；abdomin ＝腹）	恥骨稜，恥骨結合	第 5 〜第 7 肋軟骨，剣状突起	脊柱，とくに腰椎柱を屈曲，腹部を圧迫して，排便，排尿，強制呼息，分娩を助ける．逆筋作用：脊柱を屈曲して，骨盤を挙上する．	第 7 〜第 12 胸神経（T7 〜 T12）
外腹斜筋 External oblique（external ＝外部にある；oblique ＝正中線に対して斜の筋束）	第 5 〜第 12 肋骨	腸骨稜，白線	両側の作用では，腹部を圧迫し，脊柱を屈曲；一側の作用では，脊柱，とくに腰椎柱を側屈し，脊柱を回旋する．	第 7 〜第 12 胸神経（T7 〜 T12）と腸骨下腹神経
内腹斜筋 Internal oblique（internal ＝内部にある）	腸骨稜，鼠径靱帯，胸腰筋膜	第 10 〜第 12 肋骨，白線	両側の作用では，腹部を圧迫し，脊柱を屈曲；一側の作用では，脊柱，とくに腰椎柱を側屈し，脊柱を回旋する．	第 8 〜第 12 胸神経（T8 〜 T12），腸骨下腹神経，腸骨鼠径神経
腹横筋 Transversus abdominis（transverse ＝正中線に垂直の筋束）	腸骨稜，鼠径靱帯，胸腰筋膜，第 7 〜第 12 肋骨の肋軟骨	剣状突起，白線，恥骨	腹部を圧迫する．	第 8 〜第 12 胸神経（T8 〜 T12），腸骨下腹神経，腸骨鼠径神経
腰方形筋 Quadratus lumborum（quad- ＝ 4；lumbo- ＝腰部の）（図 11.11b 参照）	腸骨稜，腸腰靱帯	第 12 肋骨下縁，第 1 〜第 4 腰椎の肋骨突起	両側の作用では，強制呼息中は第 12 肋骨を引き下げ，深吸息中は，第 12 肋骨を固定して，挙上するのを防ぎ，腰椎柱の伸展を助ける；一側の作用では，脊柱，とくに腰椎柱を側屈する．逆筋作用：通常，一方の寛骨を挙上する．	第 12 胸神経（T12）と第 1 〜第 3（4）腰神経（L1 〜 L3 あるいは L1 〜 L4）

図 11.10 腹部内臓を保護し，脊柱を動かす腹部の筋.

前外側腹壁の筋は，腹部内臓を保護し，脊柱を動かし，また，強制呼息，排便，排尿，分娩を補助する.

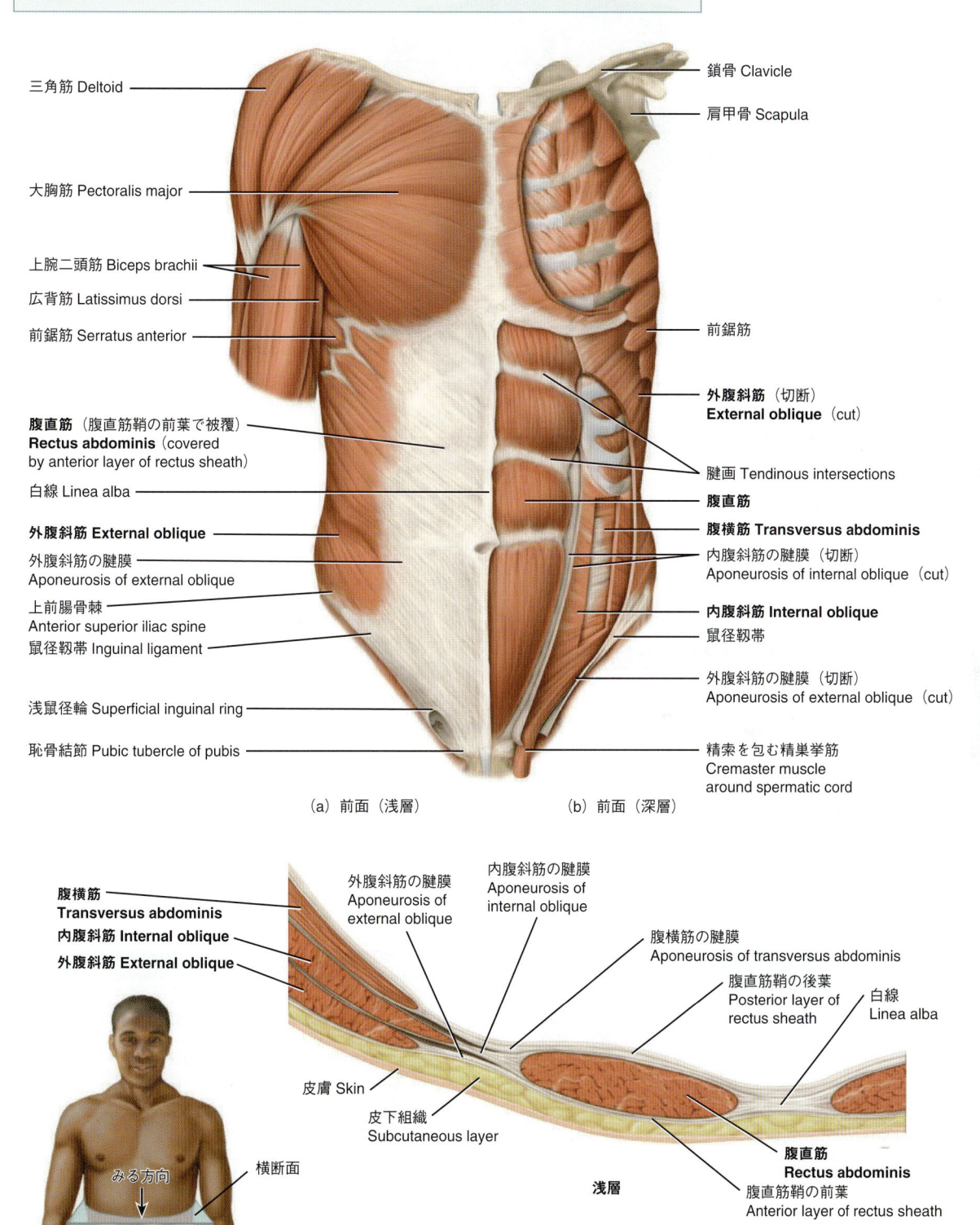

三角筋 Deltoid

鎖骨 Clavicle

肩甲骨 Scapula

大胸筋 Pectoralis major

上腕二頭筋 Biceps brachii

広背筋 Latissimus dorsi

前鋸筋 Serratus anterior

前鋸筋

外腹斜筋 （切断）
External oblique （cut）

腹直筋 （腹直筋鞘の前葉で被覆）
Rectus abdominis （covered
by anterior layer of rectus sheath）

腱画 Tendinous intersections

腹直筋

白線 Linea alba

腹横筋 Transversus abdominis

外腹斜筋 External oblique

内腹斜筋の腱膜 （切断）
Aponeurosis of internal oblique （cut）

外腹斜筋の腱膜
Aponeurosis of external oblique

内腹斜筋 Internal oblique

上前腸骨棘
Anterior superior iliac spine

鼠径靱帯

鼠径靱帯 Inguinal ligament

外腹斜筋の腱膜 （切断）
Aponeurosis of external oblique （cut）

浅鼠径輪 Superficial inguinal ring

恥骨結節 Pubic tubercle of pubis

精索を包む精巣挙筋
Cremaster muscle
around spermatic cord

（a）前面（浅層）　　　　　　　（b）前面（深層）

腹横筋
Transversus abdominis

内腹斜筋 Internal oblique

外腹斜筋 External oblique

外腹斜筋の腱膜
Aponeurosis of
external oblique

内腹斜筋の腱膜
Aponeurosis of
internal oblique

腹横筋の腱膜
Aponeurosis of transversus abdominis

腹直筋鞘の後葉
Posterior layer of
rectus sheath

白線
Linea alba

皮膚 Skin

皮下組織
Subcutaneous layer

腹直筋
Rectus abdominis

腹直筋鞘の前葉
Anterior layer of rectus sheath

みる方向

横断面

浅層

（c）前腹壁の横断面（臍より上方）

図 11.10　続く

図 11.10 続き

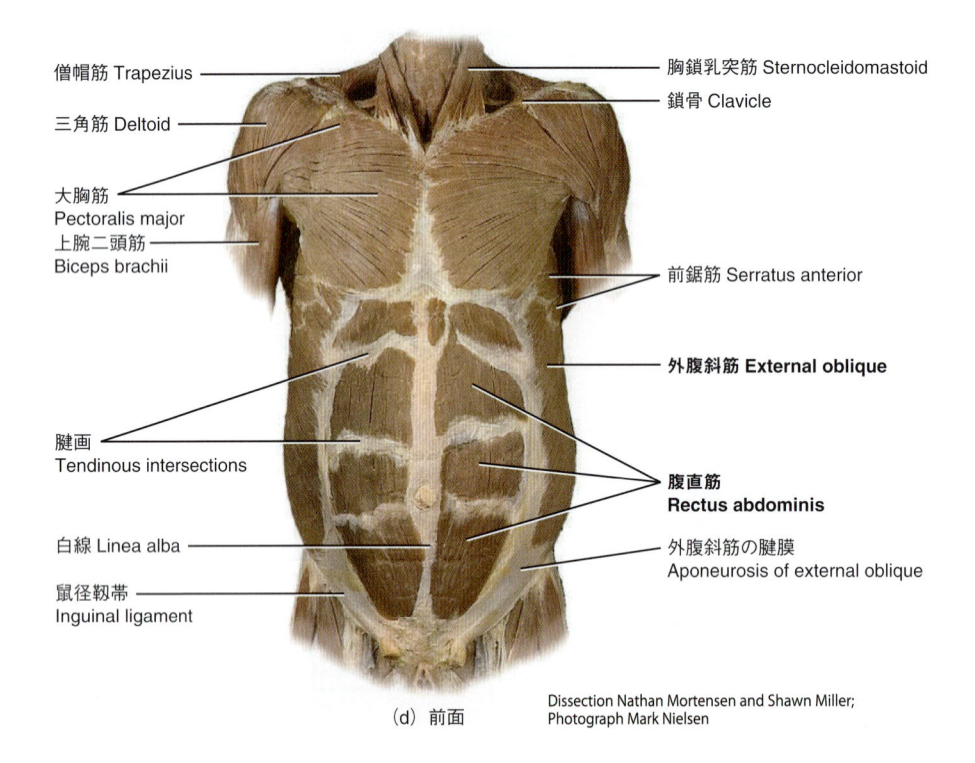

僧帽筋 Trapezius

三角筋 Deltoid

大胸筋
Pectoralis major
上腕二頭筋
Biceps brachii

腱画
Tendinous intersections

白線 Linea alba

鼠径靭帯
Inguinal ligament

胸鎖乳突筋 Sternocleidomastoid

鎖骨 Clavicle

前鋸筋 Serratus anterior

外腹斜筋 External oblique

**腹直筋
Rectus abdominis**

外腹斜筋の腱膜
Aponeurosis of external oblique

（d）前面

Dissection Nathan Mortensen and Shawn Miller;
Photograph Mark Nielsen

Q 排尿を助ける腹筋はどれか？

11.11 呼吸を助ける胸郭の筋

目 標

• 呼吸を助ける胸郭の筋の起始，停止，作用，そして神経支配を述べる．

胸郭の筋は，呼吸が起るように胸腔の大きさを変える．

吸息（息を吸うこと）は胸腔の大きさが増大すると起り，呼息（息を吐くこと）は胸腔の大きさが減少すると起る．

ドーム型の**横隔膜 diaphragm** は，呼吸を駆動する最も重要な筋である．また，胸腔と腹腔を隔てている．横隔膜上面の凸面は，胸腔の底をなし（図 11.11 b），下面の凹面は腹腔の上壁をなす（図 11.11 b）．横隔膜の中で周辺の筋性部は胸骨の剣状突起（訳注：胸骨部 sternal part），第 7 〜 第 12 肋骨と肋軟骨（肋骨部 costal part），腰椎とそれらの椎間円板（腰椎部 lumbar

筋	起 始	停 止	作 用	神経支配
横隔膜 Diaphragm (dia- ＝横切って；-phragm ＝壁)	胸骨の剣状突起，第 7 〜第 12 肋軟骨とそれに隣接する肋骨の部分，腰椎とそれらの椎間円板	腱中心	収縮すると，横隔膜が下降し，縦方向の胸腔容積が増大して吸息が起る；弛緩すると，横隔膜が挙上し，縦方向の胸腔容積が減少して呼息が起る．	第 3 〜 第 5 頸神経（C3 〜 C5）由来の横隔神経
外肋間筋 **External intercostal muscle** (external ＝外部にある；inter- ＝間；-costa ＝肋骨)	肋骨の下縁	一つ下の肋骨の上縁	収縮すると，肋骨が挙上し，前後および横方向の胸腔容積が増大して吸息が起る；弛緩すると，肋骨が下降し，前後および横方向の胸腔容積が減少して，呼息が起る．	第 2 〜 第 12 胸神経（T2 〜 T12）
内肋間筋 **Internal intercostal muscle** (internal ＝内部にある)	肋骨の上縁	一つ上の肋骨の下縁	収縮すると，強制呼息の際，上下の肋骨を引きつけて，前後および横方向の胸腔容積を減少させる．	第 2 〜 第 12 胸神経（T2 〜 T12）

part）から起る（図11.11 d）．筋性部の中心近くにある強力な腱膜である**腱中心 central tendon**には，いろいろな起始からの筋線維が集束して，停止する（図11.11 b～d）．腱中心は，線維性心膜の下面および壁側胸膜と融合している．

横隔膜には，胸腔と腹腔間の通路となる3つの大きな開口部があり，いろいろな構造物がそこを通過する．**大動脈裂孔 aortic hiatus**では大動脈および胸管と奇静脈が，**食道裂孔 esophageal hiatus**では食道とそれに伴行する迷走神経（X）が，**大静脈孔 caval opening**（foramen for the vena cava）では下大静脈が通る．食

道裂孔を通って胃が上方に突出する状態を食道**裂孔ヘルニア hiatus hernia**とよぶ．

横隔膜の運動は，また，腹部の静脈を通って心臓に戻る静脈血の還流を助けている．横隔膜は，腹壁の前外側の筋と共同して腹腔内圧を高めて，排便，排尿および分娩の際に骨盤内容物を排出する．深呼吸をして，声門裂（左右の声帯ヒダ間の間隙）を閉じると，さらに，この作用が促進される．呼吸器系に閉じ込められた空気は，横隔膜が挙上するのを抑える．腹腔内圧の上昇はまた重量挙げの時，脊柱を支えて，脊柱の屈曲を防ぐのに役立つ．この働きは重い物をもち上げる際に背筋の働きを助

図 11.11　呼吸を助ける胸郭の筋．

> 横隔膜の孔を大動脈，食道と下大静脈が通る．

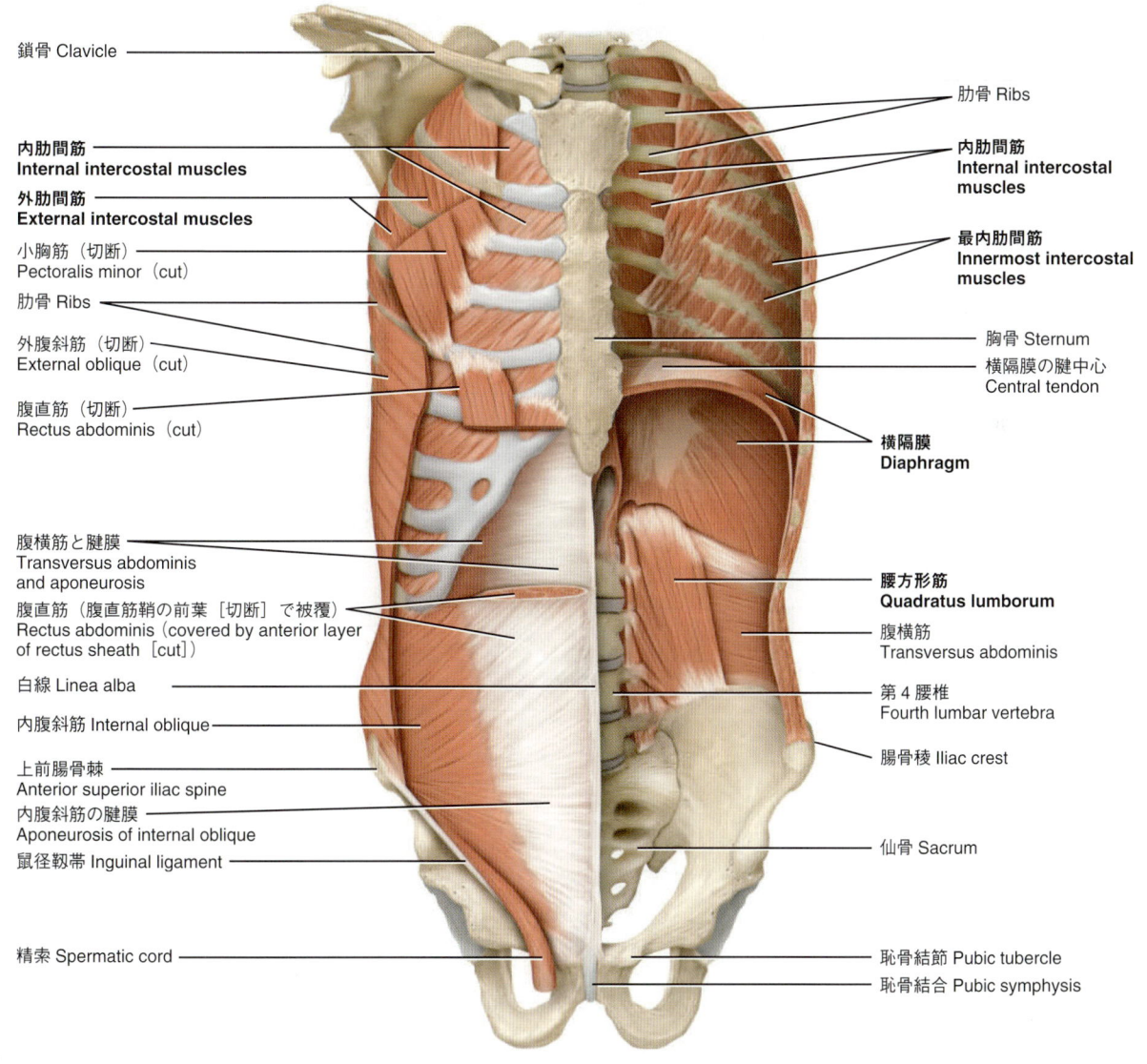

鎖骨 Clavicle
肋骨 Ribs
内肋間筋 Internal intercostal muscles
外肋間筋 External intercostal muscles
内肋間筋 Internal intercostal muscles
最内肋間筋 Innermost intercostal muscles
小胸筋（切断）Pectoralis minor（cut）
肋骨 Ribs
外腹斜筋（切断）External oblique（cut）
腹直筋（切断）Rectus abdominis（cut）
胸骨 Sternum
横隔膜の腱中心 Central tendon
横隔膜 Diaphragm
腹横筋と腱膜 Transversus abdominis and aponeurosis
腹直筋（腹直筋鞘の前葉［切断］で被覆）Rectus abdominis（covered by anterior layer of rectus sheath［cut］）
腰方形筋 Quadratus lumborum
腹横筋 Transversus abdominis
白線 Linea alba
内腹斜筋 Internal oblique
第4腰椎 Fourth lumbar vertebra
上前腸骨棘 Anterior superior iliac spine
内腹斜筋の腱膜 Aponeurosis of internal oblique
鼠径靱帯 Inguinal ligament
腸骨稜 Iliac crest
仙骨 Sacrum
精索 Spermatic cord
恥骨結節 Pubic tubercle
恥骨結合 Pubic symphysis

（a）前面（浅層）　　　（b）前面（深層）

図 11.11　続く

図 11.11 続き

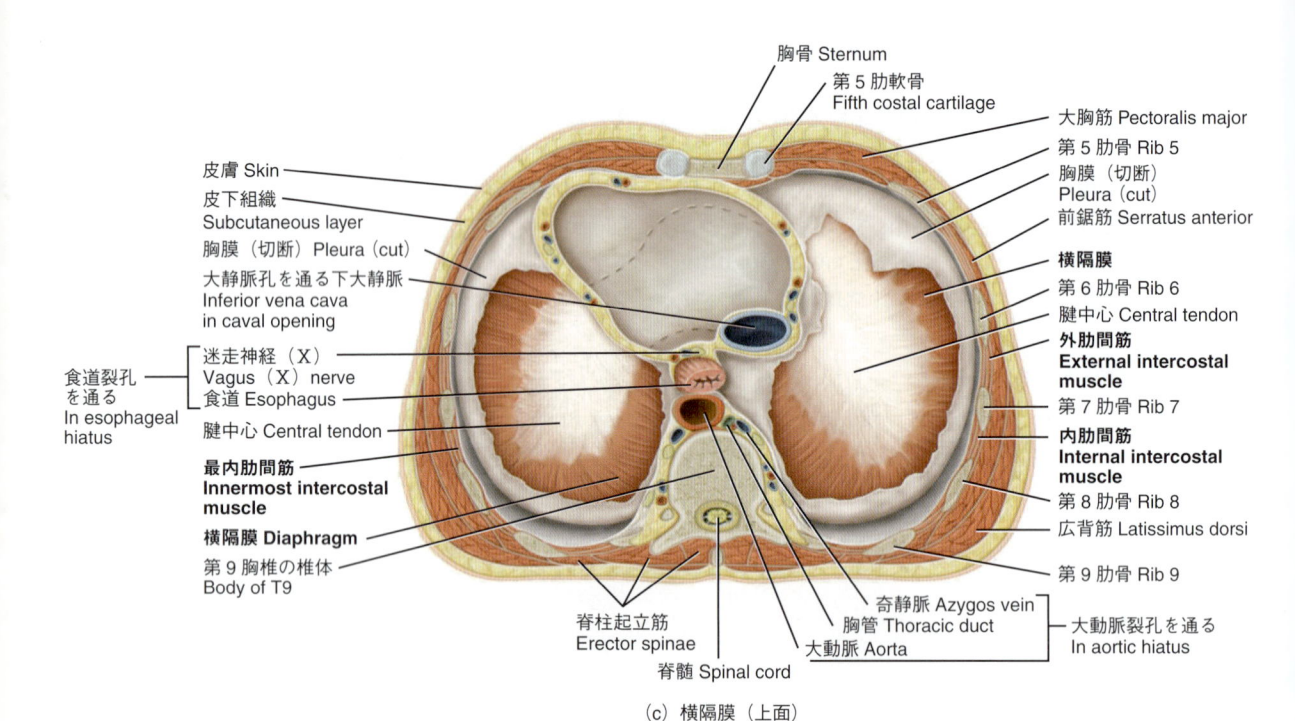

(c) 横隔膜（上面）

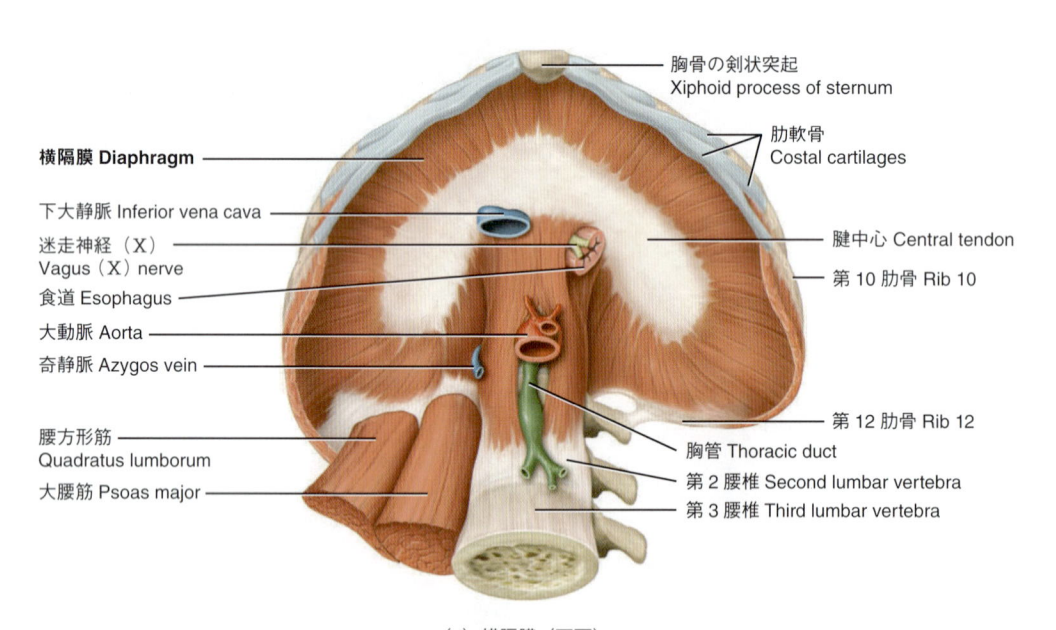

(d) 横隔膜（下面）

Q 横隔神経支配の呼吸筋はどれか？

ける．

　呼吸にかかわる筋にはその他，**肋間筋** intercostal muscle がある．肋間筋は，肋骨間の領域，すなわち**肋間隙** intercostal space にある．肋間筋は3層をなして配列されているが，そのうちの2つについてのみ述べる．11 対の**外肋間筋** external intercostal muscle は浅層にあって，それらの線維は，肋骨の下縁から一つ下位の肋骨の上縁へ斜め前下方に走る．外肋間筋は吸息の際に肋骨を挙上して，胸腔の拡張を助ける．11 対の**内肋間筋** internal intercostal muscle は，肋間隙で中間層を占める．内肋間筋の線維は外肋間筋の線維と直交し，肋骨の上縁から一つ上位の肋骨の下縁へ斜め前上方に走る．内肋間筋は，強制呼息の際に隣接の肋骨を引き寄せて，胸腔の容積を縮小する（訳注：最深層には**最内肋間筋** innermost intercostal muscle がある）．

　23 章でみるように，横隔膜と肋間筋は安静吸息と安静呼息の際に働く．しかしながら，強制深吸息（運動あるいは管楽器の演奏）では，胸鎖乳突筋，斜角筋，小胸筋も使われ，強制深呼息では，外腹斜筋，内腹斜筋，腹横筋，腹直筋，内肋間筋も使われる．

筋と運動とを関連づける

　本節の筋を，次の作用からまとめてみなさい．胸郭の(1) 縦径の増大，(2) 横方向および前後方向の容積の増大，(3) 横方向および前後方向の容積の縮小．

チェックポイント

14. 横隔膜にある3つの開口部の名称はなにか，また，どのような構造物がそこを通るか．

11.12　骨盤内臓を支持し，括約筋の働きをする骨盤底の筋

目　標

- 骨盤内臓を支持し，括約筋の働きをする骨盤底の筋の起始，停止，作用，そして神経支配を述べる．

　骨盤底の筋は肛門挙筋と坐骨尾骨筋である．これらの筋は，その上面と下面の筋膜を含めて**骨盤隔膜** pelvic diaphragm とよばれる．骨盤隔膜は，前方の恥骨から後方の尾骨間に，また左右の骨盤側壁間に張っている．このような構造のため，骨盤隔膜はその付着部から懸垂した漏斗のようにみえる．骨盤隔膜は上方の骨盤腔と下方の会陰との境界をなし（11.13 節参照），男性と女性では肛門管と尿道が貫き，女性ではさらに腟が通る．

　肛門挙筋 levator ani は，**恥骨尾骨筋** pubococcygeus，**恥骨直腸筋** puborectalis と**腸骨尾骨筋** iliococcygeus の3部からなる（11.13 節参照）．女性と男性におけるこれらの筋をそれぞれ図 11.12 と図 11.13 に示す．肛門挙筋は骨盤底の筋のうち最大で，最も重要な筋である．骨盤内臓を支持し，また強制呼息，咳，嘔吐，排尿，排便のような働きの際に，腹腔内圧の上昇によって生じる下方への推力に対抗する．肛門挙筋は，また肛門直腸結合部，尿道そして腟の括約筋としての機能を果している．**坐骨尾骨筋** ischiococcygeus は，肛門挙筋を補助するほか，排便あるいは分娩時に，後方に押された尾骨を前方に引っ張る．

筋	起　始	停　止	作　用	神経支配
肛門挙筋 Levator ani（levator ＝挙上する；ani ＝肛門）	2 部に分けられる：恥骨尾骨筋と腸骨尾骨筋			
恥骨尾骨筋 Pubococcygeus（pubo- ＝恥骨；-coccygeus ＝尾骨）	恥骨と坐骨棘	尾骨，尿道，肛門管，会陰体（会陰の中心にある楔形の線維体），肛門尾骨靭帯（肛門から尾骨に至る細い線維束）	骨盤内臓の位置を支持，固定する；強制呼息，咳，嘔吐，排尿，排便の際，腹腔内圧の上昇を抑える；肛門，尿道，腟を収縮する．	第2〜第4仙骨神経（S2〜S4）
恥骨直腸筋 Puborectalis（rectal ＝直腸）	恥骨体の後面	肛門直腸結合部の後方にスリング形成	便禁制の維持と排便を助ける．	第2〜第4仙骨神経（S2〜S4）
腸骨尾骨筋 Iliococcygeus（ilio- ＝腸骨）	坐骨棘	尾　骨	恥骨尾骨筋と同様	第2〜第4仙骨神経（S2〜S4）
坐骨尾骨筋 Ischiococcygeus（ischio- ＝寛骨部）	坐骨棘	仙骨下部，尾骨上部	骨盤内臓の位置を支持，固定する；強制呼息，咳，嘔吐，排尿，排便の際，腹腔内圧の上昇を抑える；排便あるいは分娩後，尾骨を前方に引っ張る．	第4〜第5仙骨神経（S4〜S5）

臨床関連事項

肛門挙筋の損傷と緊張性尿失禁

　分娩時，肛門挙筋は胎児頭を支えるので，難産で損傷を受けたり，あるいは**会陰切開** episiotomy（分娩時，会陰裂傷を防ぐために，外科剪刀を用いて行う切開）で傷害されることがある．そのような損傷の結果，**緊張性尿失禁** urinary stress syndrome が起る．例えば，咳をする時のように，腹腔内圧が上がるたびに尿が漏れる．緊張性尿失禁の治療法の一つとして，骨盤内臓を支える筋を強化して，緊張を高める方法がある．これには，骨盤底の筋の収縮と弛緩を交互に行う**キーゲル体操** Kegel exercise が効果的である．適切な筋を見つけるために排尿しながら途中で止める状態を想像する．次に，3つ数えるあいだその状態を保ち，ついで緩めて3つ数える．これを，坐位，起立位，仰臥位の各時間で5〜10回繰り返す．キーゲル体操は，また分娩に向けて筋の強化のために妊娠中行うことが勧められている．

筋と運動とを関連づける

　本節の筋を，次の作用からまとめてみなさい．（1）骨盤内臓の位置を支えて，維持する，（2）腹内圧の上昇に対抗する，（3）肛門，尿道，腟を収縮する．同じ筋が複数の作用をすることもある．

チェックポイント

15. キーゲル体操で強化されるのはどのような筋か．

図11.12 骨盤内臓を支持し，腹内圧の上昇に対抗するのを助けて，括約筋の働きをする骨盤底の筋．

骨盤隔膜は骨盤内臓を支持する．

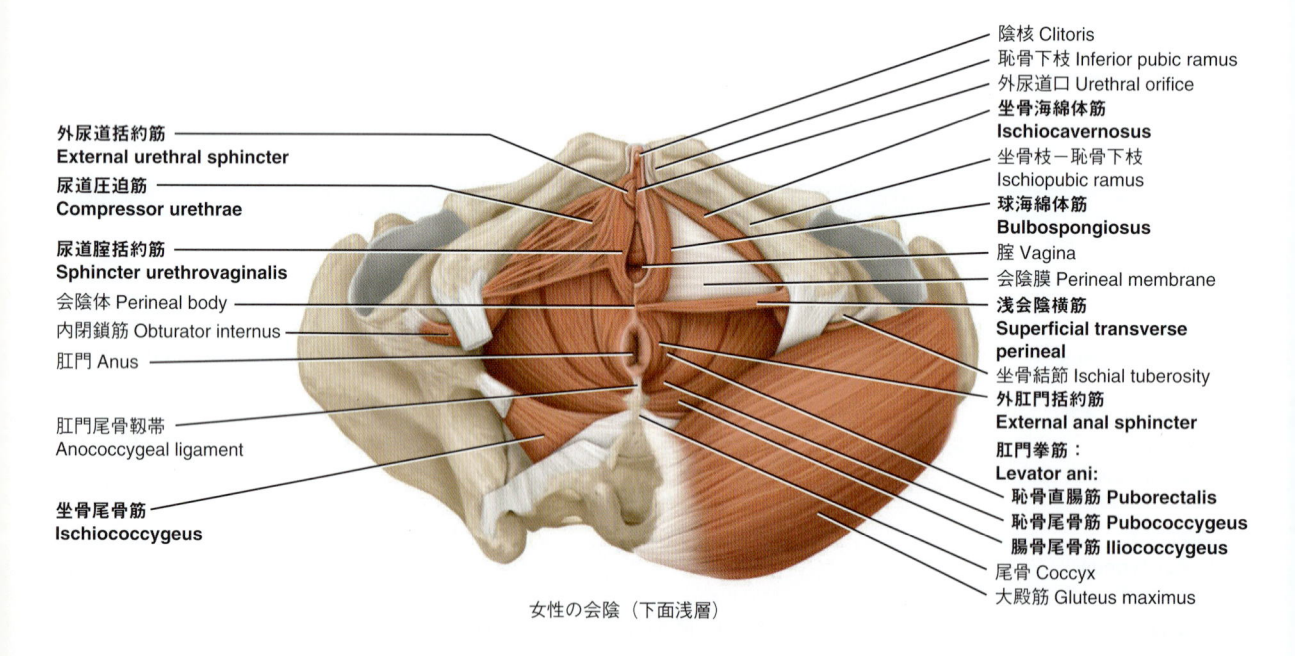

外尿道括約筋 External urethral sphincter
尿道圧迫筋 Compressor urethrae
尿道腟括約筋 Sphincter urethrovaginalis
会陰体 Perineal body
内閉鎖筋 Obturator internus
肛門 Anus
肛門尾骨靱帯 Anococcygeal ligament
坐骨尾骨筋 Ischiococcygeus

陰核 Clitoris
恥骨下枝 Inferior pubic ramus
外尿道口 Urethral orifice
坐骨海綿体筋 Ischiocavernosus
坐骨枝−恥骨下枝 Ischiopubic ramus
球海綿体筋 Bulbospongiosus
腟 Vagina
会陰膜 Perineal membrane
浅会陰横筋 Superficial transverse perineal
坐骨結節 Ischial tuberosity
外肛門括約筋 External anal sphincter
肛門挙筋 Levator ani:
　恥骨直腸筋 Puborectalis
　恥骨尾骨筋 Pubococcygeus
　腸骨尾骨筋 Iliococcygeus
尾骨 Coccyx
大殿筋 Gluteus maximus

女性の会陰（下面浅層）

Q 骨盤隔膜の境界はなにか？

11.13 会陰の筋

目 標

• 会陰の筋の起始，停止，作用，そして神経支配を述べる．

会陰 perineum は，骨盤隔膜より下方の体幹の領域である．前方の恥骨結合と後方の尾骨間，そして左右の坐骨結節間に広がる菱形の区域である．図 11.12 と図 11.13 で，女性の会陰と男性の会陰を比較してみなさい．会陰は，左右の坐骨結節間を結ぶ線によって，外生殖器がある前方の**尿生殖三角** urogenital triangle と肛門がある後方の**肛門三角** anal triangle とに分けられる（図 28.21 参照）．会陰の筋は，肛門の前方で筋が交わる**会陰体** perineal body に停止する（28.1 節に記載）．妊娠管理を行ったり，女性の生殖器，泌尿生殖器，直腸肛門領域の疾患を治療したりする医師にとって，会陰は臨床的に非常に重要な領域である．

会陰の筋は，**浅層** superficial と**深層** deep の２層になって配列されている．浅層の筋は，**浅会陰横筋** superficial transverse perineal muscle，**球海綿体筋** bulbospongiosus，と**坐骨海綿体筋** ischiocavernosus からなる（図 11.12 と 11.13）．深層の会陰の筋は，男性では**深会陰横筋** deep transverse perineal muscle と**外尿道括約筋** external urethral sphincter からなる（図 11.13）．女性では，**尿道圧迫筋** compressor urethrae，**尿道腟括約筋** sphincter urethrovaginalis と外尿道括約筋 external urethral sphincter からなる（図 11.12 参照）．深層の会陰の筋は，男性では排尿と射精に，女性では，排尿と腟を閉じるのに役立つ．**外肛門括約筋** external anal sphincter は，肛門周囲の皮膚に固着していて，排便時以外は，肛門管と肛門を閉じた状態に保つ．

筋と運動とを関連づける

本節の筋を，次の作用からまとめてみなさい．(1) 尿と精液の排出，(2) 陰茎と陰核の勃起，(3) 肛門を閉じる，(4) 腟口を収縮する．同じ筋が複数の作用を

図 11.13 会陰の筋.

> 尿生殖隔膜は，男性女性とも排尿を補助し，骨盤底を強化するのに役立っている．男性では射精に関与している．

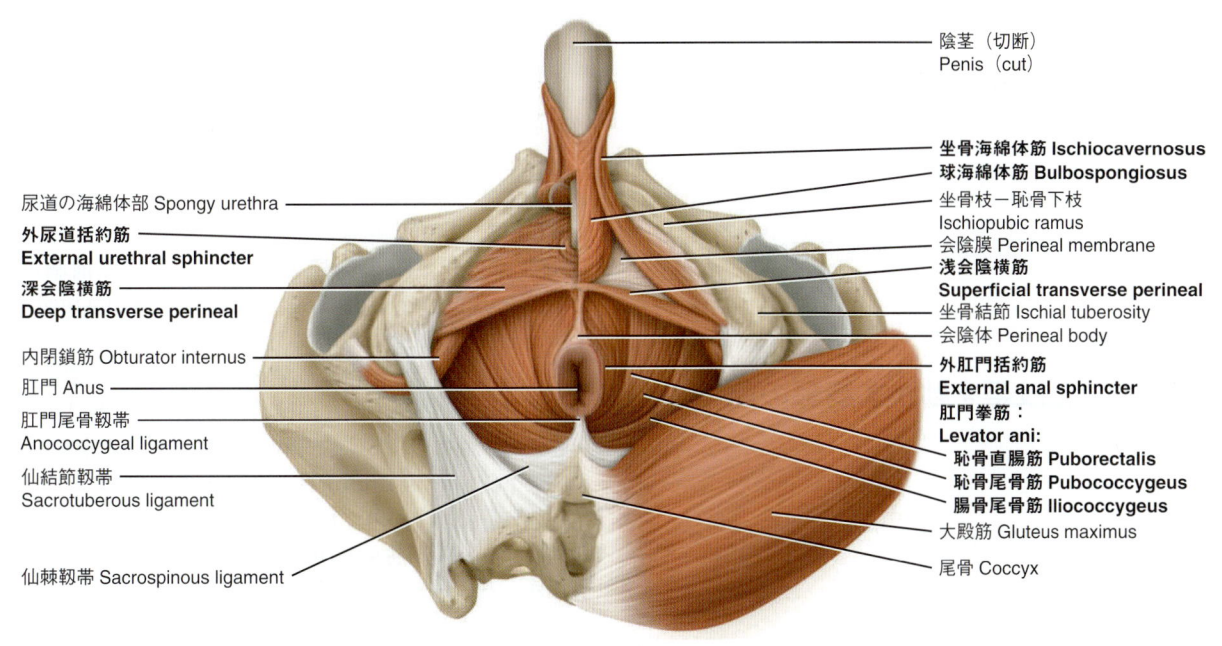

男性の会陰（下面浅層）

Q 会陰の境界はなにか？

筋	起始	停止	作用	神経支配
浅層の会陰筋 SUPERFICIAL PERINEAL MUSCLES				
浅会陰横筋 **Superficial transverse perineal** （superficial ＝浅在性の； transverse ＝横切って； perineum ＝会陰）	坐骨結節	会陰体	会陰体を安定化させる.	仙骨神経叢の陰部神経の会陰枝
球海綿体筋 **Bulbospongiosus** （bulb- ＝球；-spongio- ＝海綿）	会陰体	男性：会陰膜，陰茎海綿体，陰茎背の深陰茎筋膜；女性：恥骨弓，陰核体と陰核背	男性では，排尿時の尿の排出，尿道からの精液の排出，勃起を助ける；女性では，腟口を収縮，陰核の勃起を助ける.	仙骨神経叢の陰部神経の会陰枝
坐骨海綿体筋 **Ischiocavernosus** （ischio- ＝寛骨部）	坐骨結節,坐骨枝,恥骨下枝	男性：陰茎海綿体；女性：陰核海綿体，恥骨結合	排尿を抑えて陰茎と陰核の勃起を持続させる.	仙骨神経叢の陰部神経の会陰枝
深層の会陰筋 DEEP PERINEAL MUSCLES				
深会陰横筋 **Deep transverse perineal** （deep ＝深在性の）	坐骨枝	会陰体	男性では，最終尿滴と精液の排出を助ける.	仙骨神経叢の陰部神経の会陰枝
外尿道括約筋 **External urethral sphincter**	坐骨枝，恥骨枝	男性：正中縫線；女性：腟壁	男性では，最終尿滴と精液の排出を助ける；女性では，尿の排出を助ける.	第4仙骨神経（S4），陰部神経の下直腸神経
尿道圧迫筋 **Compressor urethrae** （図 11.12 参照）	坐骨枝と恥骨下枝	尿道の前方で，対側の筋と融合する.	尿道の括約筋として補助的に働く.	仙骨神経叢の陰部神経の会陰枝
尿道腟括約筋 **Sphincter urethrovaginalis** （図 11.12 参照）	会陰体	尿道の前方で，対側の筋と融合する.	尿道の括約筋として補助的に働き，腟口の閉鎖を促進する.	仙骨神経叢の陰部神経の会陰枝
外肛門括約筋 **External anal sphincter**	肛門尾骨靱帯	会陰体	肛門管と肛門を閉じた状態に保つ.	第4仙骨神経（S4），陰部神経の下直腸神経

することもある.

> **チェックポイント**
>
> **16.** 尿生殖三角と肛門三角の境界内部にはなにが存在するのか.

11.14 上肢帯を動かす胸郭の筋

目 標

• 上肢帯を動かす胸郭の筋の起始，停止，作用，そして神経支配を述べる.

　上肢帯（鎖骨と肩甲骨）を動かす筋の主な作用は，肩甲骨が，上腕骨を動かす多くの筋に対して安定した起始となるように肩甲骨を安定化させることにある. 肩甲骨の運動は，通常，上腕骨の運動と同方向に起るので，上肢帯筋は肩甲骨を動かして，上腕骨の可動域を広げる. もし肩甲骨が上腕骨と連動しなければ，腕を頭上に挙げることはできないであろう. 外転している時，肩甲骨は上方に回旋して，上腕骨とともに動く.

　上肢帯筋は，その胸壁上の位置によって**前胸筋 anterior thoracic muscles** と **後胸筋 posterior thoracic muscles** の2群に分けられる（図 11.14）. 前胸筋には，鎖骨下筋，小胸筋と前鋸筋がある. **鎖骨下筋 subclavius** は，小さな円柱状の筋で，第1肋骨から起り鎖骨下面につく. 上肢帯の運動中,鎖骨を固定する. **小胸筋 pectoralis minor** は，大胸筋より深層にある三角形の扁平な筋である. 肩甲骨の運動以外に，強制吸息を補助する. **前鋸筋 serratus anterior** は，肋骨と肩甲骨のあいだにある扁平で，扇形の大きな筋である. 肋骨における起始が鋸歯状であることから鋸筋とよばれる.

　後胸筋は，僧帽筋，肩甲挙筋，大菱形筋と小菱形筋からなる. **僧帽筋 trapezius** は，内側の後頭骨と脊柱から外側の上肢帯に及ぶ扁平で，三角形の大きな筋である. 最浅層の背筋であって，後頸部から体幹上部を覆う. 左

右の僧帽筋は，その名称の由来である僧帽形をなす（左右をあわせると台形）．**肩甲挙筋 levator scapulae** は後頸部にある細長い筋である．胸鎖乳突筋と僧帽筋より深層にある．その名称の通り，その作用の一つとして，肩甲骨を挙上する（図 11.15c 参照）．**大菱形筋 rhomboid major** と **小菱形筋 rhomboid minor** は僧帽筋より深層にある．大菱形筋と小菱形筋の区別は必ずしも明瞭でない．両筋は，脊柱から肩甲骨に向かって下外方に走る平行な帯をなす（図 11.15c 参照）．筋の名称はその形が，菱形（平行四辺形）であることに由来する．大菱形筋の幅は小菱形筋の約 2 倍である．両筋は，ハンマーで杭を打ち込む時のように，挙上した上肢を力強く振り下ろす時に用いられる．

　肩甲骨を動かす筋の作用を理解するために，先に，肩甲骨のいろいろな運動について述べよう：

- **挙上 elevation**：肩甲骨の上方運動（例：肩をすくめる，あるいは頭上に物をもち上げる）．
- **下制 depression**：肩甲骨の下方運動（例：滑車に掛けられているロープを引き下ろす）．
- **外転 abduction**（**前進 protraction**）：肩甲骨の前外方運動（例："腕立て伏せ" あるいはパンチ）．

- **内転 adduction**（**後退 retraction**）：肩甲骨の後内方運動（例：ボートのオールを漕ぐ）．
- **上方回旋 upward rotation**：関節窩が上方を向くように，肩甲骨下角を外方へ動かす．この運動は，水平面より上方に上腕骨を外転するのに必要である（例：ジャンピング・ジャック［挙手跳躍運動］で腕を上げる時）．
- **下方回旋 downward rotation**：関節窩が下方を向くように，肩甲骨下角を内方へ動かす．この運動は，体操選手が平行棒上で，両腕を使って体重を支える時にみられる．

筋と運動とを関連づける

　本節の筋を，次の作用からまとめてみなさい．肩甲骨の (1) 下制，(2) 挙上，(3) 外転，(4) 内転，(5) 上方回旋，(6) 下方回旋．同じ筋が複数の作用をすることもある．

チェックポイント

17. 両肩を上げる，両肩を下げる，後ろで手を組む，胸の前で両手を組む時，本節中のどの筋が用いられるか．

筋	起　始	停　止	作　用	神経支配
前胸筋 ANTERIOR THORACIC MUSCLES				
鎖骨下筋 Subclavius (sub- =下；-clavius =鎖骨)	第1肋骨	鎖　骨	鎖骨を押し下げて，前方に動かす．上肢帯の安定化を助ける．	鎖骨下筋神経
小胸筋 Pectoralis minor (pector =乳房，胸，胸郭；minor =より小さい)	第2または第3〜第5肋骨；あるいは第2〜第4肋骨	肩甲骨の烏口突起	肩甲骨を外転して，下方に回旋；逆作用：肩甲骨を固定して，強制吸息の際に，第3〜第5肋骨を挙上する．	内側胸筋神経
前鋸筋 Serratus anterior (serratus =鋸歯状；anterior =前部)	第1〜第8肋骨；あるいは第1〜第9肋骨	肩甲骨の内側縁，下角	肩甲骨を外転して，上方に回旋；逆作用：肩甲骨を固定して，肋骨を挙上する．ボクサー筋 boxer's muscle とよばれ，ボクシングのパンチや腕立て伏せのような上肢の水平運動に重要．	長胸神経
後胸筋 POSTERIOR THORACIC MUSCLES				
僧帽筋 Trapezius (trapezi =台形の)	後頭骨の上項線，項靱帯，第7頸椎と全胸椎の棘突起	鎖骨，肩甲骨の肩峰，肩甲棘	上行部は，肩甲骨を上方に回旋；横行部は，肩甲骨を内転；下行部は，肩甲骨を下制し，上方に回旋する；上行部と下行部の共同作用では，肩甲骨を上方に回旋；肩甲骨を安定化する．逆筋作用：上行部は頭の伸展を助ける．	副神経（第XI脳神経）と第3〜第5頸神経（C3〜C5）
肩甲挙筋 Levator scapulae (levator =挙上する；scapulae =肩甲骨の)	第1〜第4の頸椎の横突起	肩甲骨の上内側縁	肩甲骨を挙上して，下方に回旋する．	肩甲背神経と第3〜第5頸神経（C3〜C5）
大菱形筋 Rhomboid major (rhomboid =菱形；図 11.15c 参照)	第2〜第5胸椎の棘突起	肩甲骨の内側縁（肩甲棘より尾方）	肩甲骨を挙上，内転して，下方に回旋する；肩甲骨を安定させる．	肩甲背神経
小菱形筋 Rhomboid minor (図 11.15c 参照)	第7頸椎と第1胸椎の棘突起	肩甲骨の内側縁（肩甲棘より頭方）	肩甲骨を挙上，内転して，下方に回旋する；肩甲骨を安定させる．	肩甲背神経

図 11.14 上肢帯（鎖骨と肩甲骨）を動かす胸郭の筋.

> 上肢帯を動かす筋は軸骨格から起り，鎖骨あるいは肩甲骨に停止する.

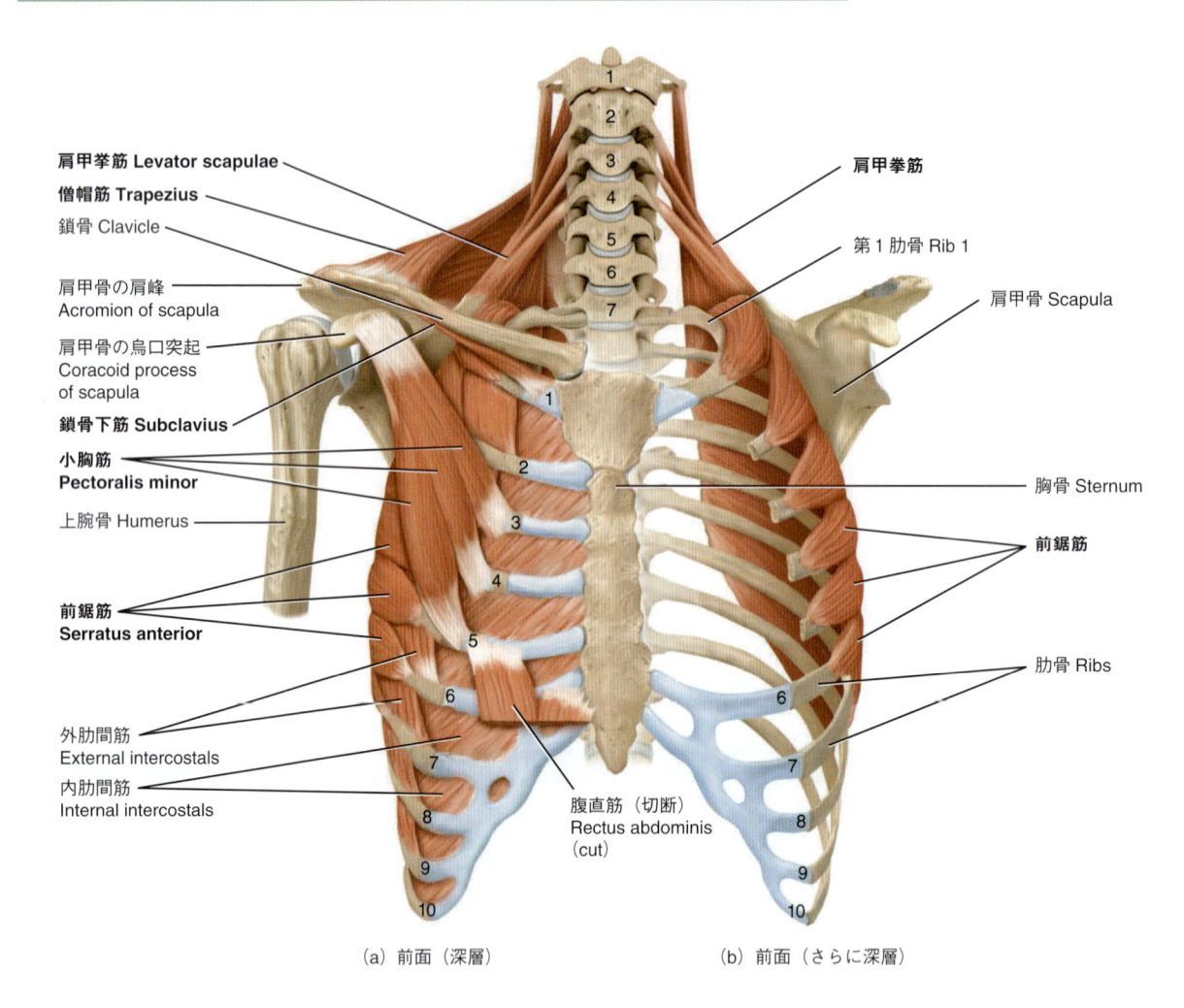

肩甲挙筋 Levator scapulae
僧帽筋 Trapezius
鎖骨 Clavicle
肩甲骨の肩峰 Acromion of scapula
肩甲骨の烏口突起 Coracoid process of scapula
鎖骨下筋 Subclavius
小胸筋 Pectoralis minor
上腕骨 Humerus
前鋸筋 Serratus anterior
外肋間筋 External intercostals
内肋間筋 Internal intercostals

肩甲挙筋
第 1 肋骨 Rib 1
肩甲骨 Scapula
胸骨 Sternum
前鋸筋
肋骨 Ribs

腹直筋（切断）Rectus abdominis（cut）

(a) 前面（深層）　　　(b) 前面（さらに深層）

Q 上肢帯を動かす筋の主な作用はなにか？

11.15 上腕骨を動かす胸郭と肩の筋

目 標

- 上腕骨を動かす胸郭と肩の筋の起始，停止，作用，そして神経支配を述べる.

　肩関節を越える 9 つの筋のうち，大胸筋と広背筋を除くすべてが，肩甲骨から起る. 大胸筋と広背筋は，軸骨格から起るので**軸骨格筋 axial muscles** とよばれる. 他の 7 つの筋は，肩甲骨から起るので**肩甲筋 scapular muscles** とよばれる（図 11.15；訳注：広背筋は肩甲骨からも起る）.

　上腕骨を動かす 2 つの軸骨格筋のうち，**大胸筋 pectoralis major** は，胸郭上部を覆い，胸郭の前方の囲いとなる扇形の厚い，大きな筋である. 小さな鎖骨部と大きな胸肋部の起始から起る（訳注：腹直筋鞘前葉から起る腹部がある）. **広背筋 latissimus dorsi** は背の内部にある三角形の幅広い筋で，腋窩の後壁の大部分を形成する. 懸垂で行っているように，広背筋の逆筋作用によって脊柱と体幹が挙上される. 通常，"水泳選手の筋 swimmer's muscle" とよばれる. 水泳では広背筋のいろいろな作用が利用される. その結果，多くの競泳選手では "広背筋 lats" がよく発達している.

　肩甲筋のうち，**三角筋 deltoid** は，肩関節を覆い，肩

の円い輪郭をつくる厚い強力な筋である．この筋は筋肉内注射の部位としてよく使われる．この筋の筋束が３つの異なる部位から起り，各筋束群は上腕骨を異なる方向に動かすことに注目しなさい．**肩甲下筋 subscapularis**は，肩甲下窩にある大きな三角形の筋で，腋窩後壁の先端の小さな部分を形成する．**棘上筋 supraspinatus** は，円みをおびた筋で，その名の通り，肩甲骨の棘上窩にあって，僧帽筋より深層にある．**棘下筋 infraspinatus** は，三角形の筋で，その名の通り肩甲骨の棘下窩にある．**大円筋 teres major** は，小円筋の下方にある厚い扁平な筋で，腋窩後壁の一部を形成している．**小円筋 teres minor** は，細長い円筒状の筋で，その上縁にある棘下筋と癒合していて分けられないことが多い．**烏口腕筋 coracobrachialis** は，細長い上腕の筋である．

肩の深層にある肩甲下筋，棘上筋，棘下筋，小円筋の４つの筋は，肩関節を強化し，安定化させている．これらの筋は，肩甲骨と上腕骨とを連結している．これらの筋の扁平な腱が融合して一緒になって，**回旋筋腱板**

rotator（musculotendinous）**cuff** を形成する．これはシャツの袖口のように，肩関節周囲をほぼ完全に取り囲む腱の集まりである．棘上筋は，上腕骨と肩甲骨の肩峰のあいだにあり，肩の運動中，とくに上腕の外転時にその腱が圧迫される位置にあることから損傷や断裂を受けやすい．前かがみの悪い姿勢をとっているとその状況がさらに悪化する．

筋と運動とを関連づける

本節の筋を，次の作用からまとめてみなさい．肩関節における上腕骨の（1）屈曲，（2）伸展，（3）外転，（4）内転，（5）内旋，（6）外旋．同じ筋が複数の作用をすることもある．

チェックポイント

18. 肩関節を越える筋のうち，2つの筋を軸骨格筋とよび，残りの7つの筋を肩甲筋とよぶのはなぜか．

筋	起　始	停　止	作　用	神経支配
上腕骨を動かす軸骨格筋 AXIAL MUSCLES THAT MOVE THE HUMERUS				
大胸筋 Pectoralis major (pector ＝胸；major ＝より大きい) (図 11.10a も参照)	鎖骨部：鎖骨；胸肋部：胸骨，第2～第6肋軟骨，時に第1～第7肋骨；腹部：腹直筋鞘前葉	上腕骨の大結節，大結節稜	大胸筋全体は，肩関節で，上腕を内転，内旋する；鎖骨部は，上腕を屈曲する；胸肋部は，屈曲した上腕を体幹の側壁まで伸展する．	内側胸筋神経と外側胸筋神経
広背筋 Latissimus dorsi (latissimus ＝最も広い；dorsi ＝背の)	胸腰筋膜を介して，第7胸椎～第5腰椎の棘突起，仙骨の後面，腸骨稜，第9～第12肋骨	上腕骨の小結節稜	肩関節で，上腕を伸展，内転，内旋する；上腕を体幹の側壁まで後下方に引く．逆筋作用：脊柱と体幹を挙上する．	胸背神経
上腕骨を動かす肩甲筋 SCAPULAR MUSCLES THAT MOVE THE HUMERUS				
三角筋 Deltoid (deltoid ＝三角形の)	前部：鎖骨の肩峰端；中部：肩峰；後部：肩甲棘	上腕骨の三角筋粗面	肩関節で，中部は，上腕を外転；前部は，屈曲，内旋；後部は，伸展，外旋する．	腋窩神経
肩甲下筋 Subscapularis (sub- ＝下；-scapularis ＝肩甲骨)	肩甲骨の肩甲下窩	上腕骨の小結節	肩関節で，上腕を内旋する．	上肩甲下神経と下肩甲下神経
棘上筋 Supraspinatus (supra- ＝上；-spine ＝肩甲棘)	肩甲骨の棘上窩	上腕骨の大結節	肩関節で，上腕を外転して，三角筋の働きを助ける．	肩甲上神経
棘下筋 Infraspinatus (infra- ＝下)	肩甲骨の棘下窩	上腕骨の大結節	肩関節で，上腕を外旋する．	肩甲上神経
大円筋 Teres major (teres ＝円く長い)	肩甲骨の下角	上腕骨の小結節稜	肩関節で，上腕を伸展し，また内転と内旋を助ける．	下肩甲下神経
小円筋 Teres minor	肩甲骨の下外側縁	上腕骨の大結節	肩関節で，上腕を外旋し，伸展する．	腋窩神経
烏口腕筋 Coracobrachialis (coraco- ＝烏の口；-brachi ＝上腕)	肩甲骨の烏口突起	上腕骨体の中部の前内側面	肩関節で，上腕を屈曲，内転する．	筋皮神経

図 11.15　上腕骨を動かす胸郭と肩の筋.

回旋筋腱板を形成する腱は，肩関節に強度と安定性を与えている.

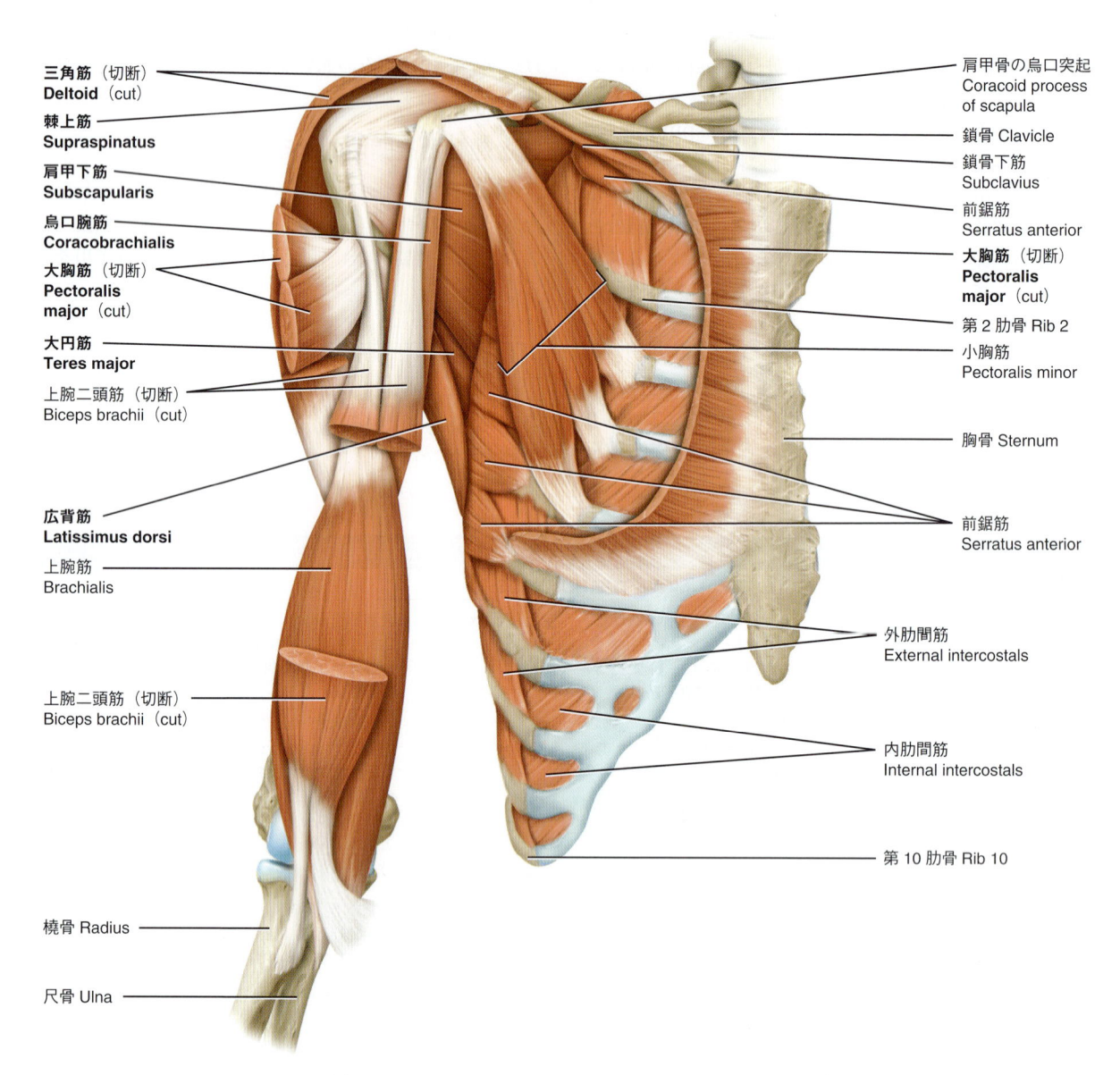

三角筋（切断）
Deltoid（cut）

棘上筋
Supraspinatus

肩甲下筋
Subscapularis

烏口腕筋
Coracobrachialis

大胸筋（切断）
Pectoralis major（cut）

大円筋
Teres major

上腕二頭筋（切断）
Biceps brachii（cut）

広背筋
Latissimus dorsi

上腕筋
Brachialis

上腕二頭筋（切断）
Biceps brachii（cut）

橈骨 Radius

尺骨 Ulna

肩甲骨の烏口突起
Coracoid process of scapula

鎖骨 Clavicle

鎖骨下筋
Subclavius

前鋸筋
Serratus anterior

大胸筋（切断）
Pectoralis major（cut）

第 2 肋骨 Rib 2

小胸筋
Pectoralis minor

胸骨 Sternum

前鋸筋
Serratus anterior

外肋間筋
External intercostals

内肋間筋
Internal intercostals

第 10 肋骨 Rib 10

（a）前面（深層）（大胸筋全体は 図 11.3a を参照）

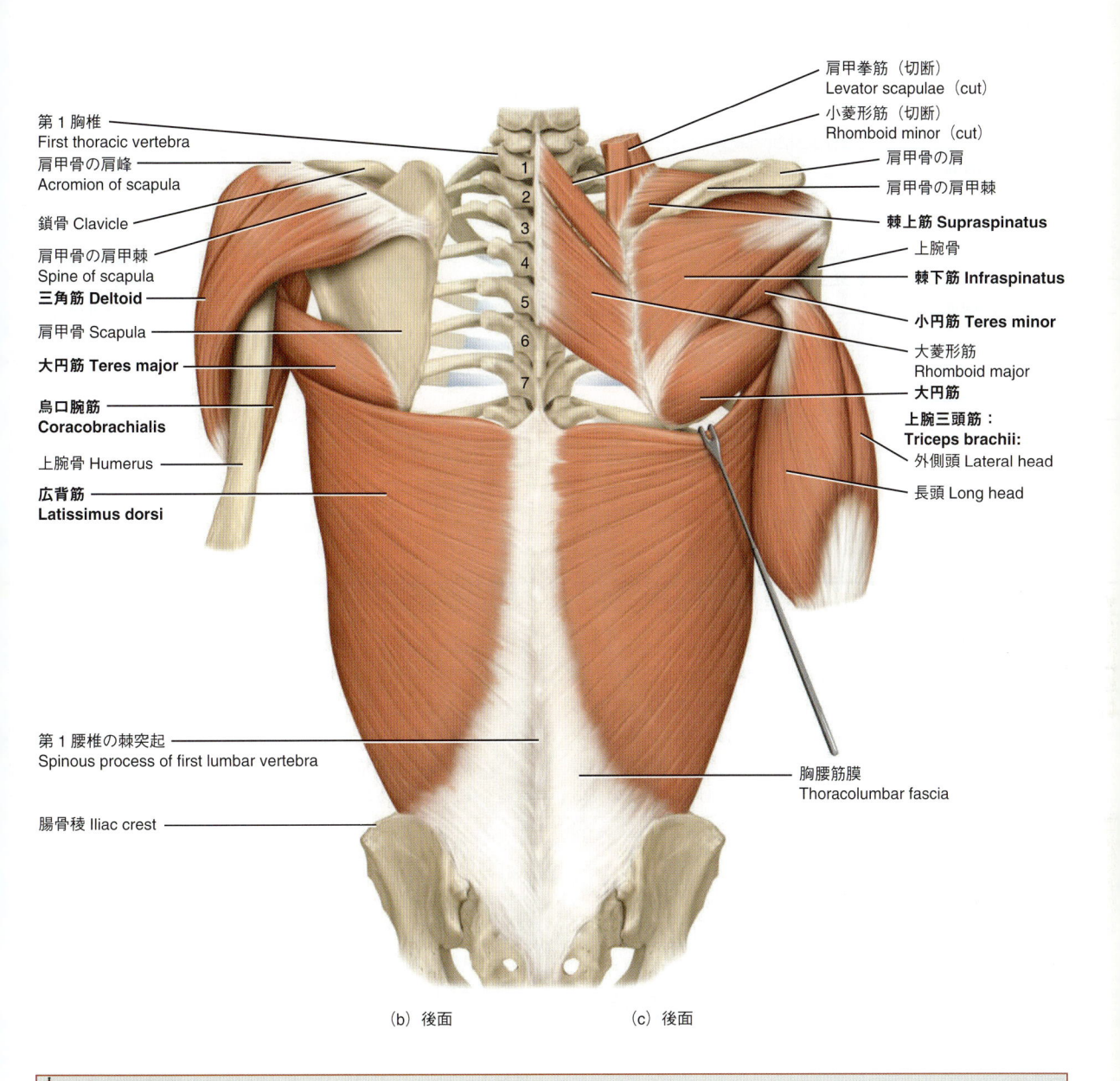

（b）後面　　　　（c）後面

⚕ 臨床関連事項

インピンジメント症候群

　アスリートの肩の疼痛と機能異常で最も多い原因の一つに**インピンジメント症候群 impingement syndrome** がある．頭上での腕の反復運動，すなわち野球，頭上でラケットを振るスポーツ，頭上への重量挙げ，バレーボールのスパイクや水泳などを行うアスリートにはこの症候群が発生する危険性がある．また，この症候群は，直接の打撲や伸展傷害で起ることもある．上述のような頭上運動の結果，棘上筋腱が持続的に圧迫されて，炎症を起し，疼痛が生じる．痛みがあるにもかかわらず，運動を続けていると，腱は上腕骨における付着付近で変性し，最後には骨から剥離することがある（腱板断裂）．治療としては，損傷した腱を安静にする，体操によって肩を強化する，そしてマッサージ療法を行う．損傷がとくに激しい場合は外科手術を行う．手術では炎症を起している滑液包を摘出し，骨の形を整える．さらに，あるいは烏口肩峰靭帯を剥離する．断裂した腱板筋の腱の断端をきれいにして，縫合したり，アンカーやタックを用いて再固定する．そうすることでスペースが広がり，圧迫から開放されて腕が自由に動くようになる．

図 **11.15**　続く

図11.15 続き

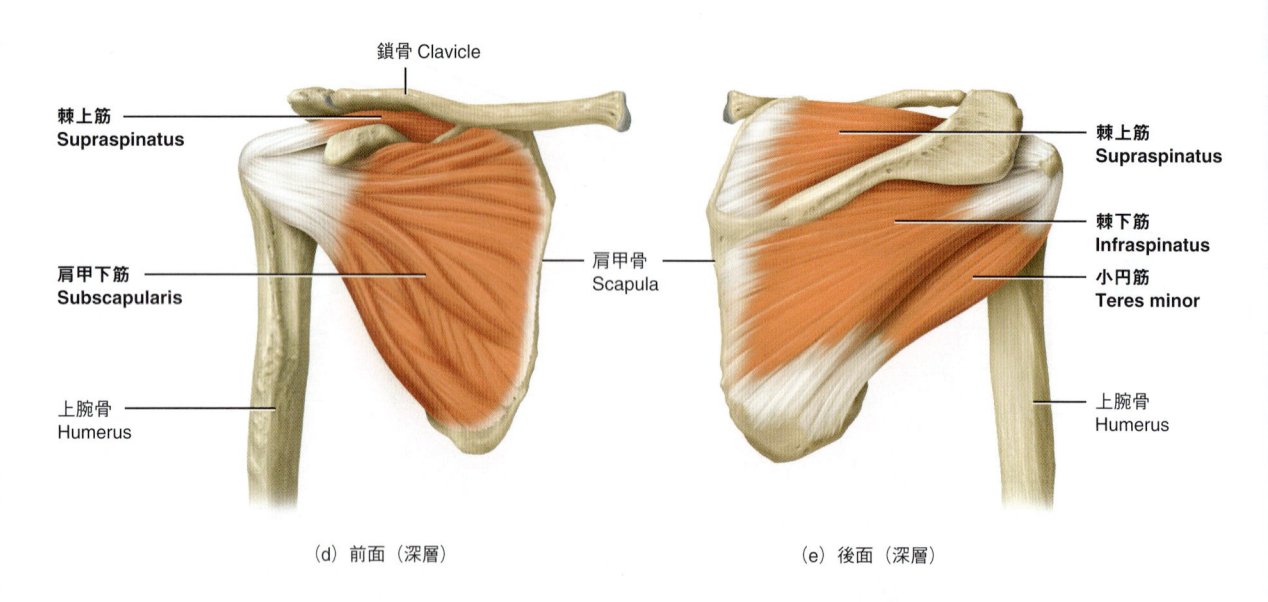

(d) 前面（深層）　　　　　　　　(e) 後面（深層）

⚕ 臨床関連事項

腱板損傷

　腱板損傷 rotator cuff injury は，回旋筋腱板に生じた損傷または断裂である．腱板損傷は激しい円運動のような肩の運動で起り，野球の投手やバレーボール，ラケット競技，水泳などの選手に多くみられる．そのほか，劣化，断裂，加齢，外傷，よくない姿勢，不適切な物のもち上げ方，頭上の棚に物を置くような作業の反復運動でも起る．最も多いのは棘上筋腱の断裂である．棘上筋の腱は上腕骨頭と肩峰とのあいだにあるため，肩の運動中に圧迫されて，劣化や断裂を受けやすい．よくない姿勢やからだのつくりが悪いとさらに棘上筋の腱を圧迫することになる．

Q 回旋筋腱板を形成するのはどの腱か？

11.16　橈骨と尺骨を動かす上腕の筋

目 標

- 橈骨と尺骨を動かす上腕の筋の起始，停止，作用と神経支配を述べる．

　橈骨と尺骨を動かす筋の大部分は，蝶番関節である肘関節の屈曲と伸展を起す．上腕二頭筋，上腕筋，腕橈骨筋が屈筋で，伸筋は上腕三頭筋と肘筋である（図11.16）.

　上腕二頭筋 biceps brachii は，上腕前面にある大きな筋である．その名の通り，起始には2頭（長頭と短頭）があり，いずれも肩甲骨から起る．上腕二頭筋は，肩関節と肘関節の両方にわたっている．肘関節で，前腕を屈曲する作用のほか，橈尺関節で前腕を回外し，肩関節で上腕を屈曲する．**上腕筋 brachialis** は，上腕二頭筋より深層にある．肘関節における最強の前腕の屈筋である．そのため，肘の屈筋の"馬車馬"とよばれている．**腕橈骨筋 brachioradialis** は，とくに急速な運動が必要な時，あるいは前腕を屈曲しながら重い物をゆっくりもち上げる時，肘関節で前腕を屈曲する．

　上腕三頭筋 triceps brachii は，上腕後面にある大きな筋である．肘関節の伸筋の中では上腕三頭筋のほうが強力である．その名の通り，肩甲骨からの1頭（長頭）と上腕骨からの2頭（外側頭と内側頭）の3頭から起る．肩関節を越えるのは長頭だけである．**肘筋 anconeus** は，小さな筋で，肘の後面の外側部にあり，上腕三頭筋が肘関節で前腕を伸展するのを助ける．

　橈骨と尺骨を動かす筋は，橈尺関節において回内と回外を行う．その名の通り，**円回内筋 pronator teres** と**方形回内筋 pronator quadratus** が回内筋である．前腕の回外筋は，そのまま**回外筋 supinator** とよばれ，

筋	起 始	停 止	作 用	神経支配
前腕の屈筋 FOREARM FLEXORS				
上腕二頭筋 Biceps brachii (biceps ＝起始が 2 頭；brachii ＝ 上腕)	長頭：肩甲骨の関節窩上方の結節（関節上結節） 短頭：肩甲骨の烏口突起	橈骨粗面，上腕二頭筋腱膜*	肘関節で，前腕を屈曲；橈尺関節で，前腕を回外；肩関節で，上腕を屈曲する．	筋皮神経
上腕筋 Brachialis	上腕骨の前面遠位	尺骨粗面，尺骨の鉤状突起	肘関節で，前腕を屈曲する．	筋皮神経と橈骨神経
腕橈骨筋 Brachioradialis (radi ＝橈骨)	上腕骨遠位端の外側縁	橈骨の茎状突起の上方	肘関節で，前腕を屈曲；橈尺関節で，中間位まで，前腕を回内または回外する．	橈骨神経
前腕の伸筋 FOREARM EXTENSORS				
上腕三頭筋 Triceps brachii (triceps ＝起始が 3 頭)	長頭：関節下結節（関節窩下方の結節） 外側頭：上腕骨体の外後面 内側頭：上腕骨の全後面（橈骨神経溝の下方）	尺骨の肘頭	肘関節で，前腕を伸展；肩関節で，上腕を伸展する．	橈骨神経
肘筋 Anconeus (ancon ＝肘)	上腕骨の外側上顆	肘頭の外側面，尺骨体の上部	肘関節で，前腕を伸展する．	橈骨神経
前腕の回内筋 FOREARM PRONATORS				
円回内筋 Pronator teres (pronator ＝手掌を下方または 後方に向ける；teres ＝円くて長い； 図 11.17 a も参照)	上腕骨の内側上顆，尺骨の鉤状突起	橈骨中部の外側面	橈尺関節で，前腕を回内し，肘関節で，前腕を軽度に屈曲する．	正中神経
方形回内筋 Pronator quadratus (quadratus ＝四角い，四辺形； 図 11.17 a ～ c も参照)	尺骨体の遠位部	橈骨の遠位部	橈尺関節で，前腕を回内する．	正中神経
前腕の回外筋 FOREARM SUPINATOR				
回外筋 Supinator (supinator ＝手掌を上方または前方 に向ける；図 11.17 b, c も参照)	上腕骨の外側上顆，尺骨の橈骨切痕付近の稜（回外筋稜）	橈骨の近位 1/3 の外側面	橈尺関節で，前腕を回外する．	橈骨神経の深枝

* **上腕二頭筋腱膜** bicipital aponeurosis は，上腕二頭筋の停止腱から続く幅広い腱膜．上腕動脈と交叉して内方に下行し，前腕屈筋の深筋膜と融合する（図 11.17 a 参照）．上腕二頭筋腱膜は，また，正中神経と上腕動脈を保護するのに役立っている．

コルク抜きを回したり，ねじ回しでねじを回す時，回外筋の強力な作用が利用される．

四肢では，機能的に関係のある骨格筋とそれらに分布する血管と神経は，筋膜でできた**区画（コンパートメント）compartment** に入っている．上腕では，上腕二頭筋，上腕筋，烏口腕筋が**前区画（屈筋区画）anterior (flexor) compartment** を構成する．上腕三頭筋は**後区画（伸筋区画）posterior (extensor) compartment** を形成する．

筋と運動とを関連づける

本節の筋を，次の作用からまとめてみなさい．肘関節の (1) 屈曲，(2) 伸展；橈尺関節における前腕の (1) 回外，(2) 回内；肩関節における上腕骨の (1) 屈曲，(2) 伸展．同じ筋が複数の作用をすることもある．

チェックポイント

19. 前腕を屈曲させてみなさい．どの筋群が収縮しているか．屈曲させるにはどの筋群を弛緩させなければならないのか．

図 11.16 橈骨と尺骨を動かす上腕の筋.

上腕前面の筋は前腕を屈曲し，後面の筋は前腕を伸展する．

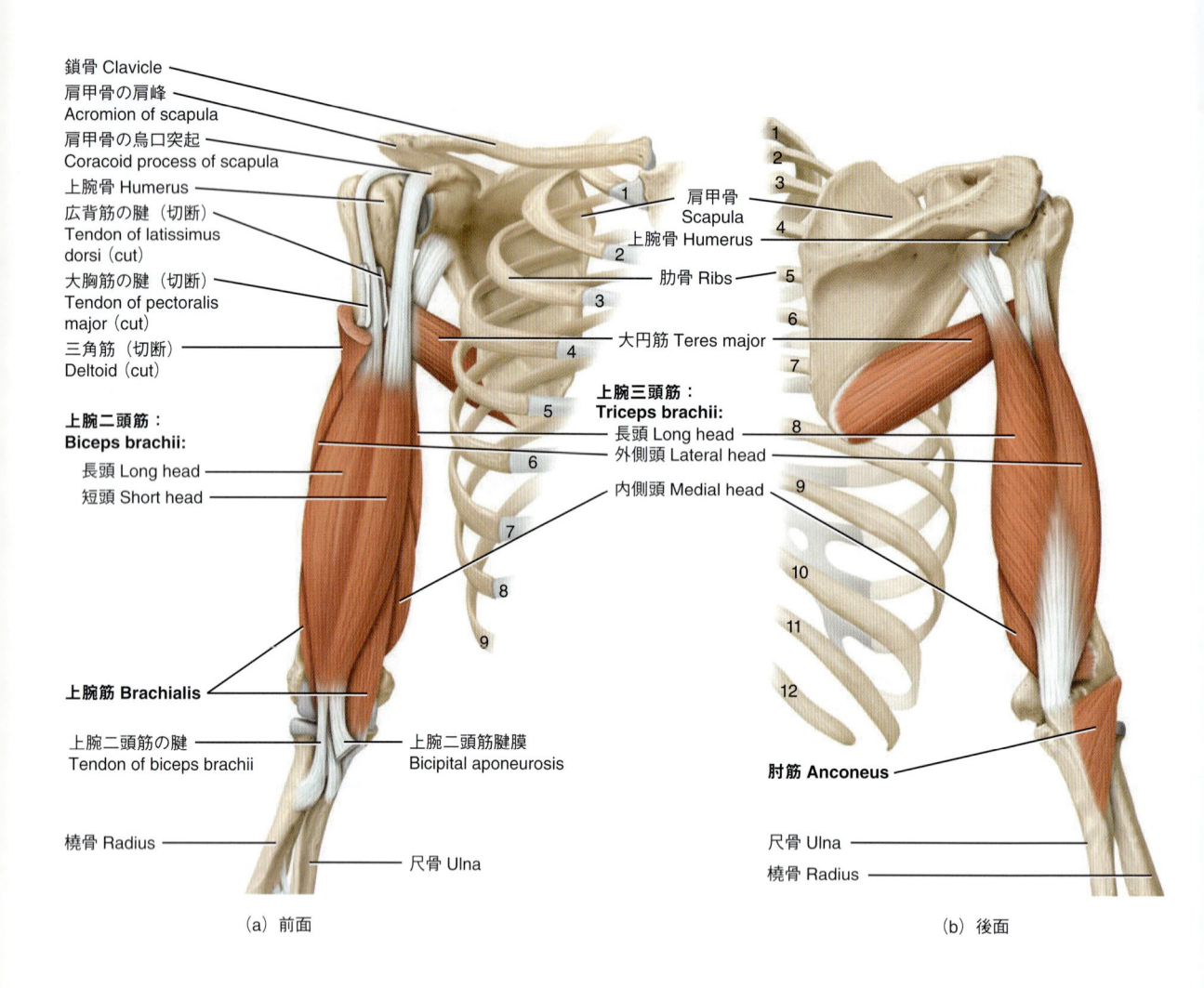

鎖骨 Clavicle
肩甲骨の肩峰 Acromion of scapula
肩甲骨の烏口突起 Coracoid process of scapula
上腕骨 Humerus
広背筋の腱（切断）Tendon of latissimus dorsi (cut)
大胸筋の腱（切断）Tendon of pectoralis major (cut)
三角筋（切断）Deltoid (cut)

上腕二頭筋：Biceps brachii:
長頭 Long head
短頭 Short head

上腕筋 Brachialis

上腕二頭筋の腱 Tendon of biceps brachii
上腕二頭筋腱膜 Bicipital aponeurosis

橈骨 Radius
尺骨 Ulna

肩甲骨 Scapula
上腕骨 Humerus
肋骨 Ribs
大円筋 Teres major

上腕三頭筋：Triceps brachii:
長頭 Long head
外側頭 Lateral head
内側頭 Medial head

肘筋 Anconeus

尺骨 Ulna
橈骨 Radius

(a) 前面　　　　　(b) 後面

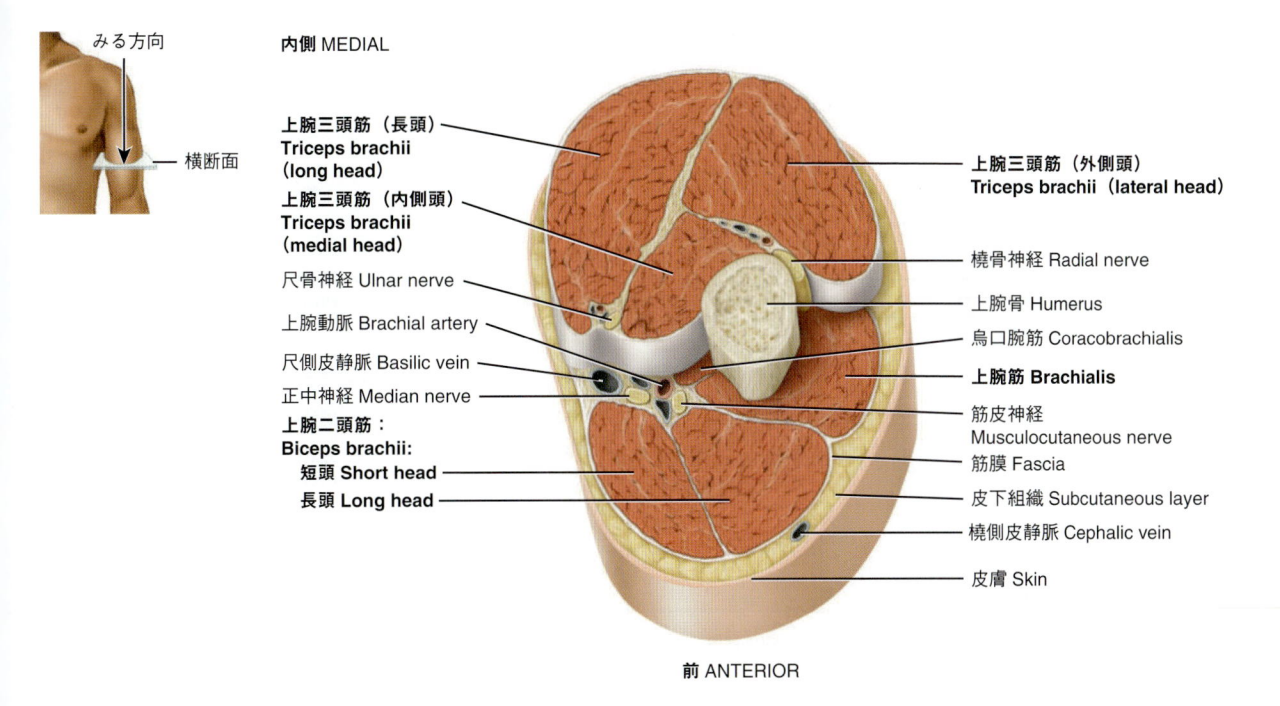

みる方向

横断面

内側 MEDIAL

上腕三頭筋（長頭）
Triceps brachii
(long head)

上腕三頭筋（内側頭）
Triceps brachii
(medial head)

尺骨神経 Ulnar nerve

上腕動脈 Brachial artery

尺側皮静脈 Basilic vein

正中神経 Median nerve

上腕二頭筋：
Biceps brachii:

短頭 Short head

長頭 Long head

上腕三頭筋（外側頭）
Triceps brachii（lateral head）

橈骨神経 Radial nerve

上腕骨 Humerus

烏口腕筋 Coracobrachialis

上腕筋 Brachialis

筋皮神経
Musculocutaneous nerve

筋膜 Fascia

皮下組織 Subcutaneous layer

橈側皮静脈 Cephalic vein

皮膚 Skin

前 ANTERIOR

(c) 上腕の横断面（上面）

鎖骨 Clavicle

肩甲骨 Scapula

上腕骨 Humerus

上腕筋 Brachialis

尺骨 Ulna

橈骨 Radius

前面深層

上腕骨

腕橈骨筋 Brachioradialis

尺骨

橈骨

前面深層

図 11.16　続く

図 11.16　続き

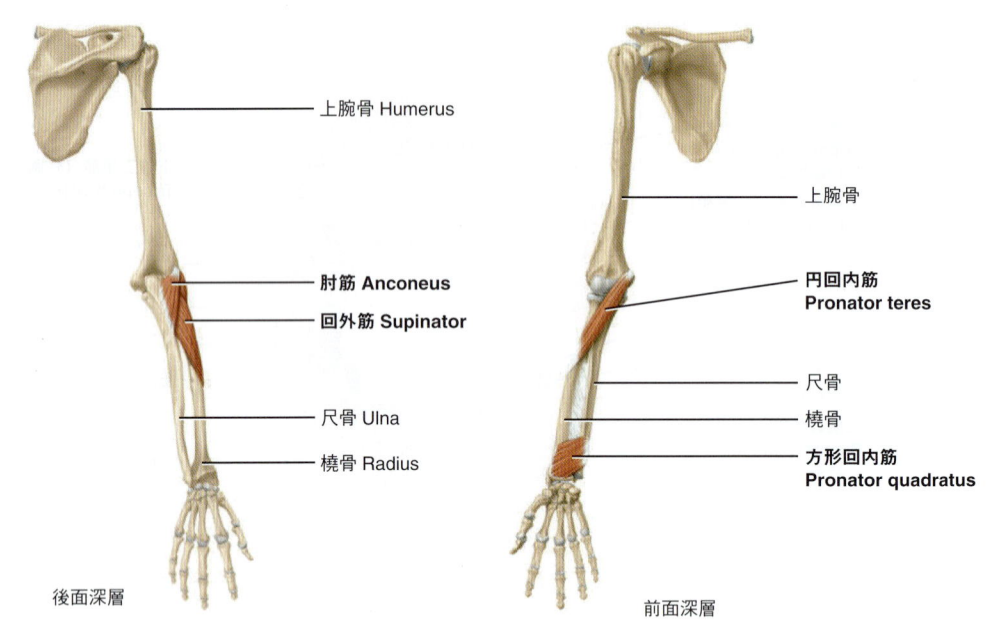

後面深層

前面深層

（d）個別に剖出した筋

Q 前腕の屈筋と伸筋のうちで，それぞれ最強のものはどれか？

11.17　手根，手，指を動かす前腕の筋

目　標

• 手根，手，指を動かす前腕の筋の起始，停止，作用と神経支配を述べる．

　手根，手，指を動かす前腕の筋は数も種類も多い（図11.17）．この中で，指を動かす筋は，手の**外部**から起り，手の中に停止するので**手の外在筋** extrinsic muscles of the hand（ex- ＝外側）とよばれる．手根，手，指を動かす筋の名称は，それらの起始，停止，あるいは作用を示している．前腕の筋は，それらの所在と作用に基づいて，前区画と後区画の 2 群に分けられる．**前区画（屈筋区画）anterior (flexor) compartment** の筋は，上腕骨から起り，一般的に，手根骨，中手骨，指節骨に停止し，主として屈筋の作用をする．前腕の大部分はこれらの筋の筋腹で占められている．前区画の浅部の筋のうち，長掌筋 palmaris longus は約 10％の人（通常，左側）で欠如している．また，腱の修復によく利用される．**後区画（伸筋区画）posterior (extensor) compartment** の筋は，上腕骨から起り中手骨と指節骨に停止し，伸筋

の作用をする．各区画内の筋は，さらに浅層の筋と深層の筋とに分けられる．

　前区画の浅部 superficial anterior compartment の筋は外側から内側へ次の順で並んでいる：**橈側手根屈筋 flexor carpi radialis，長掌筋 palmaris longus，尺側手根屈筋 flexor carpi ulnaris**（手根では，この筋の腱のすぐ外側に尺骨神経と尺骨動脈がある）．**浅指屈筋 flexor digitorum superficialis** は，上述の 3 つの筋より深層にあり，前腕浅層筋のうちで最大の筋である．

　前区画の深部 deep anterior compartment の筋は，外側から内側に次の順で並んでいる：**長母指屈筋 flexor pollicis longus**（母指末節骨の唯一の屈筋）と**深指屈筋 flexor digitorum profundus**（4 つの腱に分かれて，第 2 ～第 5 指の末節骨に停止する）．

　後区画の浅部 superficial posterior compartment の筋は，外側から内側に次の順で並んでいる：**長橈側手根伸筋 extensor carpi radialis longus，短橈側手根伸筋 extensor carpi radialis brevis，[総] 指 伸 筋 extensor digitorum**（前腕後面の大部分を占め，4 本の腱に分かれて第 2 ～第 5 指の中節骨と末節骨に停止する），**小指伸筋 extensor digiti minimi**（細い筋で，通常，[総]指伸筋と結合している）と**尺側手根伸筋 extensor carpi ulnaris**.

筋	起　始	停　止	作　用	神経支配
前腕の前区画（屈筋区画）の浅部 SUPERFICIAL ANTERIOR (FLEXOR) COMPARTMENT OF THE FOREARM				
橈側手根屈筋 Fexor carpi radialis （flexor＝関節角を小さくする；carpi＝手根の；radi＝橈骨）	上腕骨の内側上顆	第2，第3中手骨	手根関節で，手を掌屈，外転（橈屈）する．	正中神経
長掌筋 Palmaris longus （palma＝手掌；longus＝長い）	上腕骨の内側上顆	屈筋支帯，**手掌腱膜**（手掌中央の深筋膜）	手根関節で，手を軽度に掌屈する．	正中神経
尺側手根屈筋 Fexor carpi ulnaris （ulnar＝尺骨の）	上腕骨の内側上顆，尺骨の上後縁	豆状骨，有鈎骨，第5中手骨底	手根関節で，手を掌屈，内転（尺屈）する．	尺骨神経
浅指屈筋 Flexor digitorum superficialis （digit＝指または趾；superficialis＝浅在性の）	上腕骨の内側上顆，尺骨の鈎状突起，橈骨前面の外側縁の稜（前斜線）	第2～第5指の中節骨[*1]	第2～第5指の屈曲：近位指節間関節で，中節骨を，中手指節関節で，基節骨を屈曲する．手根関節で，手を掌屈する．	正中神経
前腕の前区画（屈筋区画）の深部 DEEP ANTERIOR (FLEXOR) COMPARTMENT OF THE FOREARM				
長母指屈筋 Flexor pollicis longus （pollex＝母指）	橈骨前面，前腕骨間膜（尺骨と橈骨を保持する膜状の線維組織）の前面	母指の末節骨底	指節間関節で，母指の末節骨を屈曲する．	正中神経
深指屈筋 Flexor digitorum profundus （profundus＝深在性の）	尺骨体の前内側面	第2～第5指の末節骨底	第2～第5指の屈曲：指節間関節で，末節骨と中節骨を，中手指節関節で，基節骨を屈曲する．手根関節で手を掌屈する．	正中神経と尺骨神経
前腕の後区画（伸筋区画）の浅部[*] SUPERFICIAL POSTERIOR (EXTENSOR) COMPARTMENT OF THE FOREARM				
長橈側手根伸筋 Extensor carpi radialis longus （extensor＝関節角を大きくする）	上腕骨の外側上顆稜	第2中手骨	手根関節で，手を背屈，外転（橈屈）する．	橈骨神経
短橈側手根伸筋 Extensor carpi radialis brevis （brevis＝短かい）	上腕骨の外側上顆	第3中手骨	手根関節で，手を背屈，外転する．	橈骨神経の深枝
[総]指伸筋 Extensor digitorum	上腕骨の外側上顆	第2～第5指の中節骨と末節骨	第2～第5指の伸展：指節間関節で，末節骨と中節骨を；中手指節関節で，基節骨を伸展する．手根関節で，手を背屈する．	橈骨神経の深枝
小指伸筋 Extensor digiti minimi （digit＝指または趾；minimi＝最小の）	上腕骨の外側上顆	第5指の伸筋腱	中手指節関節で，第5指の基節骨を伸展；手根関節で，手を背屈する．	橈骨神経の深枝
尺側手根伸筋 Extensor carpi ulnaris	上腕骨の外側上顆，尺骨の後縁	第5中手骨	手根関節で，手を背屈，内転（尺屈）する．	橈骨神経の深枝
前腕の後区画（伸筋区画）の深部[*2] DEEP POSTERIOR (EXTENSOR) COMPARTMENT OF THE FOREARM				
長母指外転筋 Abductor pollicis longus （abductor＝正中線から遠ざける）	橈骨と尺骨の中部後面，前腕骨間膜の後面	第1中手骨	母指の手根中手関節で，母指を外転，伸展；手根関節で，手を外転する．	橈骨神経の深枝
短母指伸筋 Extensor pollicis brevis	橈骨の中部後面，前腕骨間膜の後面	母指の基節骨底	中手指節関節で，母指の基節骨を伸展；母指の手根中手関節で，第1中手骨を伸展；手根関節で，手を背屈する．	橈骨神経の深枝
長母指伸筋 Extensor pollicis longus	尺骨の中部後面，前腕骨間膜の後面	母指の末節骨底	指節間関節で，母指の末節骨を伸展；母指の手根中手関節で，第1中手骨を伸展；手根関節で，手を外転する．	橈骨神経の深枝
示指伸筋 Extensor indicis （index＝指で示めすもの）	尺骨の後面，前腕骨間膜の後面	示指の［総］指伸筋の腱	第2指の伸展：指節間関節で，末節骨と中節骨を，中手指節関節で，基節骨を伸展する．手根関節で，手を背屈する．	橈骨神経の深枝

[*1] 注意：母指が第1指であって，指節骨は基節骨と末節骨の2つしかない．他の第2～第5指には，それぞれ基節骨，中節骨，末節骨の3つの指節骨がある．

[*2] 訳注：後区画における"浅部"と"深部"は解剖学用語ではない．

後区画の深部 deep posterior compartment の筋は，外側から内側に次の順で並んでいる：**長母指外転筋** abductor pollicis longus，**短母指伸筋** extensor pollicis brevis，**長母指伸筋** extensor pollicis longus，**示指伸筋** extensor indicis.

手根に停止し，あるいはさらに手の中に続く前腕の筋の腱，および血管と神経は，強い筋膜によって骨に固定されている．腱は腱鞘で包まれる．手根では，深筋膜が肥厚して，**支帯** retinacula（retinacul＝止め具）とよぶ線維性の帯になる．**屈筋支帯** flexor retinaculum は手根骨の掌側面にあり，指屈筋と手根屈筋の長い腱と正中神経が屈筋支帯より深層を通る．**手根管** carpal tunnel は，掌側の屈筋支帯，背側の手根骨のあいだに形成される狭い通路である．手根管には正中神経，それぞれ浅指屈筋，深指屈筋，長母指屈筋の腱が通る（図 11.17f）．**伸筋支帯** extensor retinaculum は橈骨と尺骨下端の背側面にあり，手根伸筋や指の伸筋の腱がそれより深層を通る．

図 11.17　手根，手，指を動かす前腕の筋.

前区画の筋は，屈筋の作用をし，後区画の筋は，伸筋の作用をする.

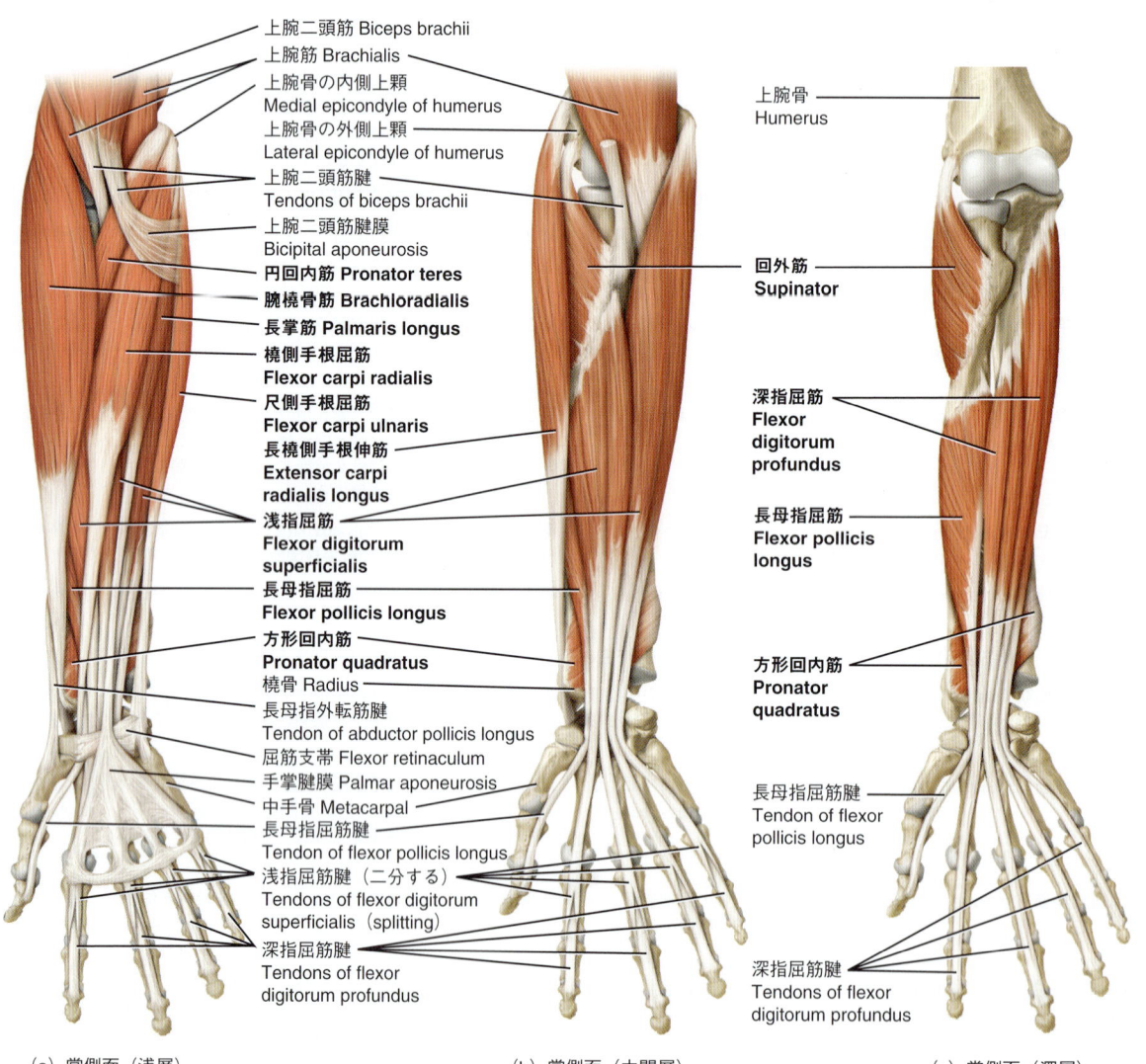

（a）掌側面（浅層）　　（b）掌側面（中間層）　　（c）掌側面（深層）

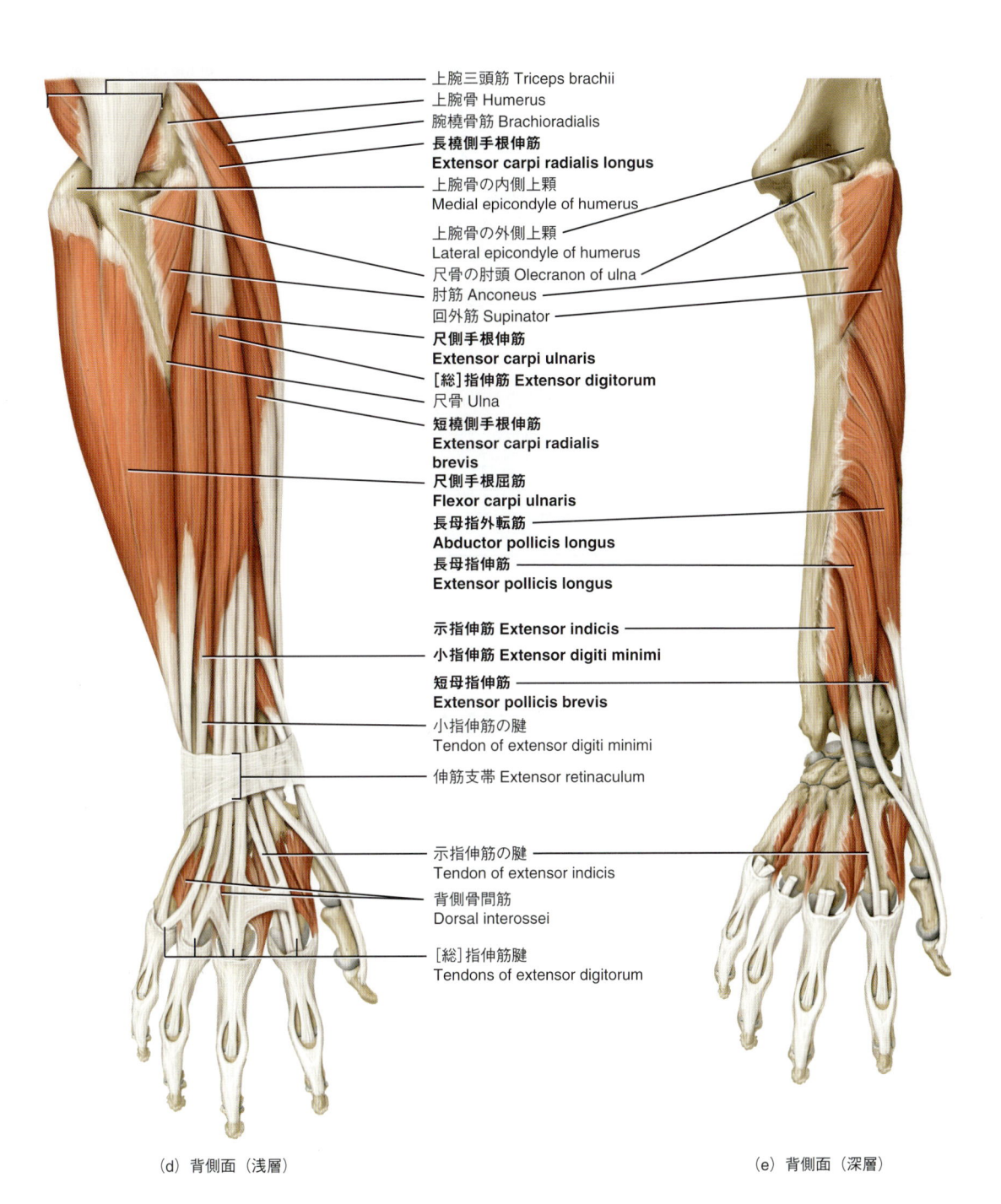

上腕三頭筋 Triceps brachii
上腕骨 Humerus
腕橈骨筋 Brachioradialis
長橈側手根伸筋
Extensor carpi radialis longus
上腕骨の内側上顆
Medial epicondyle of humerus
上腕骨の外側上顆
Lateral epicondyle of humerus
尺骨の肘頭 Olecranon of ulna
肘筋 Anconeus
回外筋 Supinator
尺側手根伸筋
Extensor carpi ulnaris
[総]指伸筋 Extensor digitorum
尺骨 Ulna
短橈側手根伸筋
Extensor carpi radialis
brevis
尺側手根屈筋
Flexor carpi ulnaris
長母指外転筋
Abductor pollicis longus
長母指伸筋
Extensor pollicis longus

示指伸筋 Extensor indicis
小指伸筋 Extensor digiti minimi
短母指伸筋
Extensor pollicis brevis
小指伸筋の腱
Tendon of extensor digiti minimi
伸筋支帯 Extensor retinaculum

示指伸筋の腱
Tendon of extensor indicis
背側骨間筋
Dorsal interossei
[総]指伸筋腱
Tendons of extensor digitorum

(d) 背側面（浅層）　　　　(e) 背側面（深層）

図 **11.17**　続く

図 11.17 続き

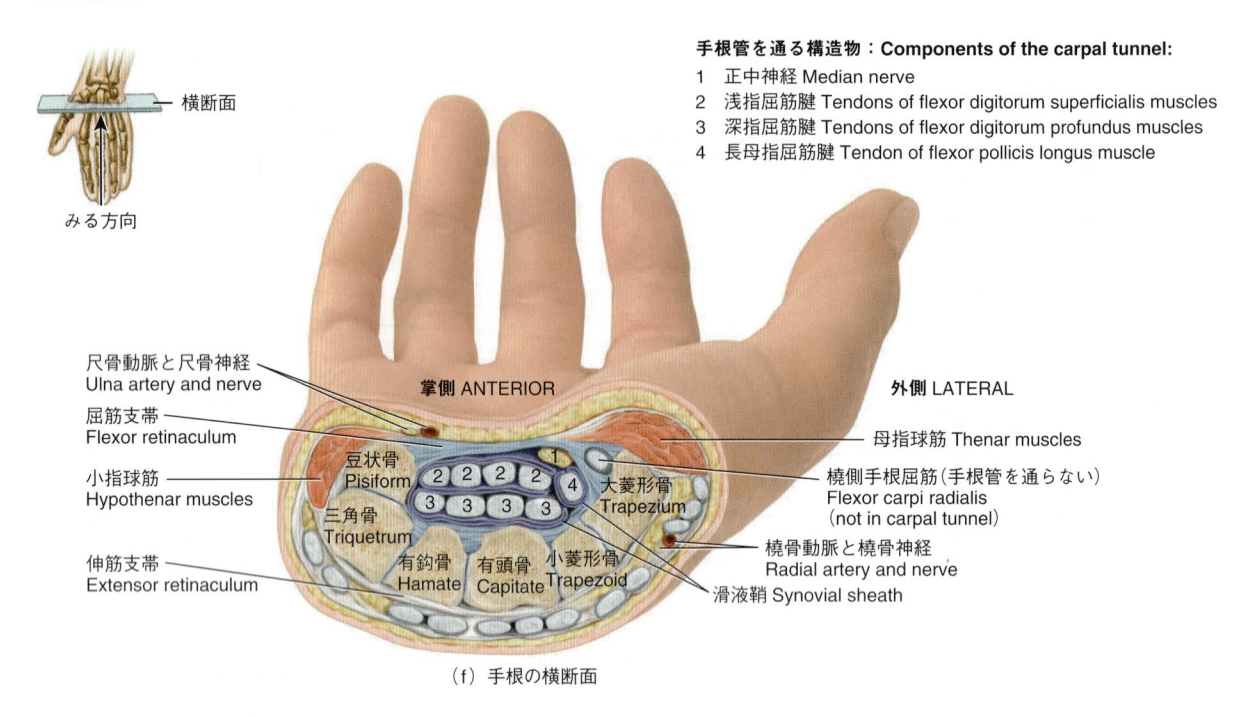

横断面

みる方向

手根管を通る構造物：Components of the carpal tunnel:
1 正中神経 Median nerve
2 浅指屈筋腱 Tendons of flexor digitorum superficialis muscles
3 深指屈筋腱 Tendons of flexor digitorum profundus muscles
4 長母指屈筋腱 Tendon of flexor pollicis longus muscle

尺骨動脈と尺骨神経
Ulna artery and nerve

屈筋支帯
Flexor retinaculum

小指球筋
Hypothenar muscles

伸筋支帯
Extensor retinaculum

掌側 ANTERIOR

豆状骨
Pisiform

三角骨
Triquetrum

有鈎骨
Hamate

有頭骨
Capitate

小菱形骨
Trapezoid

外側 LATERAL

母指球筋 Thenar muscles

橈側手根屈筋（手根管を通らない）
Flexor carpi radialis
(not in carpal tunnel)

橈骨動脈と橈骨神経
Radial artery and nerve

滑液鞘 Synovial sheath

大菱形骨
Trapezium

（f）手根の横断面

Q 屈筋支帯の下を通るのは，どのような構造物か？

臨床関連事項

ゴルファー肘

　ゴルファー肘 Golfer's elbow とは，ゴルフのクラブをスイングするような反復運動によって前腕の屈筋群，とくに橈側手根屈筋が損傷して起る疾患である．損傷はいろいろな動作で起る．ピアニスト，ヴァイオリン奏者，運送業者，重量挙げ選手，オートバイ乗り，コンピューターを使う人では，内側上顆の近くに痛みが発生する（**内側上顆炎** medial epicondylitis）．

筋と運動とを関連づける

　本節の筋を，次の作用からまとめてみなさい．手根関節の（1）屈曲，（2）伸展，（3）外転（尺屈），（4）内転（橈屈）；中手指節関節における第2〜第5指の（1）屈曲，（2）伸展；指節間関節における第2〜第5指の（1）屈曲，（2）伸展；母指の手根中手関節，中手指節関節と指節間関節における母指の（1）伸展，（2）外転；指節間関節における母指の屈曲．同じ筋が複数の作用をすることもある．

チェックポイント

20. 文字を書く時，手根，手，そして指のどの筋が用いられ，またどの作用が利用されるか．

11.18 指を動かす手掌の筋 —手の内在筋

目 標

・指を動かす手掌の筋（手の内在筋）の起始，停止，作用と神経支配を述べる．

　11.17 節で考察した筋はいろいろな指の運動を行う筋で，手の外在筋とよばれる．外在筋は強力であるが，粗大な指の運動を行う．手掌にある**手の内在筋** intrinsic muscles of the hand は，ヒトの手に特徴的で，弱いが，精妙で精密な指の運動を行う（図 11.18）．この筋群は，手の**内部**に起始と停止があるので内在筋とよばれる．

　手の内在筋は，（1）**母指球** thenar，（2）**小指球** hypothenar，（3）**中手** intermediate にある3つの筋群に分けられる．母指球筋には短母指外転筋，母指対立筋，短母指屈筋と母指内転筋がある（母指内転筋は母指に作用するが，母指球にはない）．**短母指外転筋** abductor pollicis brevis は，母指球の外側浅層にある薄くて幅広い，短い筋である．**短母指屈筋** flexor pollicis brevis は，短くて幅広い筋で，短母指外転筋の内側にある．**母指対立筋** opponens pollicis は，短母指屈筋と短母指外転筋より深層にある小さな三角形の筋である．**母指内転筋** adductor pollicis は扇状をなし，

筋	起 始	停 止	作 用	神経支配
母指球 THENAR （手掌外側部）				
短母指外転筋 Abductor pollicis brevis (abductor ＝正中線から遠ざける；pollex ＝母指；brevis ＝短い)	屈筋支帯，舟状骨，大菱形骨	母指の基節骨の外側面	母指の手根中手関節で，母指を外転する．	正中神経
母指対立筋 Opponens pollicis (opponens ＝対立する)	屈筋支帯，大菱形骨	第1中手骨の外側面	母指の手根中手関節で，母指を小指にあわせる（対立）．	正中神経
短母指屈筋 Flexor pollicis brevis (flexor ＝関節角を小さくする)	屈筋支帯，大菱形骨，小菱形骨，有頭骨	母指の基節骨の外側面	母指の手根中手関節と中手指節関節で，母指を屈曲する．	正中神経と尺骨神経
母指内転筋 Adductor pollicis (adductor ＝正中に近づける)	斜頭：有頭骨；第2，第3中手骨；横頭：第3中手骨	種子骨を介して腱で，母指の基節骨の内側面	母指の手根中手関節と中手指節関節で，母指を内転する．	尺骨神経
小指球 HYPOTHENAR （手掌内側部）				
小指外転筋 Abductor digiti minimi (digit ＝指あるいは趾；minimi ＝最小の)	豆状骨，尺側手根屈筋の腱	小指の基節骨の内側面	中手指節関節で，小指を外転，屈曲する．	尺骨神経
短小指屈筋 Flexor digiti minimi brevis	屈筋支帯，有鈎骨	小指の基節骨の内側面	手根中手関節と中手指節関節で，小指を屈曲する．	尺骨神経
小指対立筋 Opponens digiti minimi	屈筋支帯，有鈎骨	第5中手骨の内側面	手根中手関節で，小指を母指にあわせる（対立）．	尺骨神経
中手 INTERMEDIATE （手掌中央 MIDPALMAR）				
虫様筋 Lumbricals (lumbric ＝ミミズ)（4筋）	第2～第5指の深指屈筋腱の外側面	第2～第5指の［総］指伸筋腱の外側面（基節骨の高さ）	中手指節関節で，第2～第5指を屈曲；指節間関節で，第2～第5指を伸展する．	正中神経と尺骨神経
掌側骨間筋 Palmar interossei (palma ＝手掌；inter- ＝間；-ossei ＝骨) (明瞭な筋は3つ，4つという記載もある)	第3指以外のすべての指の中手骨体の側面	第3指以外のすべての指の基節骨底の側面	中手指節関節で，第2，4，5指を内転，屈曲：指節間関節で第2，4，5指を伸展する．	尺骨神経
背側骨間筋 Dorsal interossei (dorsal ＝背側)（4筋）	中手骨の相対する側面	第2～第4指の基節骨底	中手指節関節で，第2～第4指を外転，屈曲；指節間関節で，第2～第4指を伸展する．	尺骨神経

（斜頭と横頭の）2頭からなり，2頭間の間隙を橈骨動脈が通る．母指球筋によって手掌外側に円い輪郭の**母指球 thenar eminence** ができる．

　小指を動かす3つの小指球筋は，手掌内側に円い輪郭の**小指球 hypothenar eminence** をつくる．小指球筋は小指外転筋，短小指屈筋と小指対立筋からなる．**小指外転筋 abductor digiti minimi** は，小指球の最浅層にある短くて幅広い筋である．強力な筋で，指を広げて物体を掴む時に重要な働きをする．**短小指屈筋 flexor digiti minimi brevis** も短くて幅広い筋で，小指外転筋の外側にある．**小指対立筋 opponens digiti minimi** は，これらの筋より深層にある三角形の筋である．

　11 または 12 個の中手筋には虫様筋，掌側骨間筋と背側骨間筋がある．**虫様筋 lumbricals** は，名称の通り虫のような形をしている．深指屈筋の腱から起り，指背腱膜に終る．**掌側骨間筋 palmar interossei** は，骨間筋の中では最も小さくて，掌側にある筋である．**背側骨間筋 dorsal interossei** は骨間筋の中で手背側にある筋である．掌側骨間筋と背側骨間筋は，中手骨のあいだに

あって，第2～第5指の外転，内転，屈曲，伸展に重要であり，また，書字，タイプ打ちや，ピアノの演奏など，熟練活動における運動に重要である．

　手の損傷により永久的な機能障害が発生することを考えると，手の機能がいかに重要であるかがすぐわかる．手先の器用さは，大部分母指の運動によるものである．手全体の活動には自由運動，握り締め power grip（強く握る時のように，母指とその他の指を手掌に向かって強く押し込む運動），精密操作 precision handling（腕時計のねじを巻く，あるいは針に糸を通す時のように，操作している物体の位置を変えること．これには母指とそれ以外の指の位置を厳密に制御することが求められる），そして抓み動作 pinching（母指と第2指のあいだ，あるいは母指と第2，第3指のあいだで圧迫する）がある．

　母指の運動は手の精密活動に非常に重要である．母指は他の指に対して直角に位置しているので，母指の運動は，他の指の運動とは異なる平面に限定されている．図11.18f に5つの主要な母指の運動を示す．それらは，

図 11.18　指を動かす手掌の筋—手の内在筋.

手の内在筋は，ヒトの手に特徴的な精妙で精密な指の運動を行う.

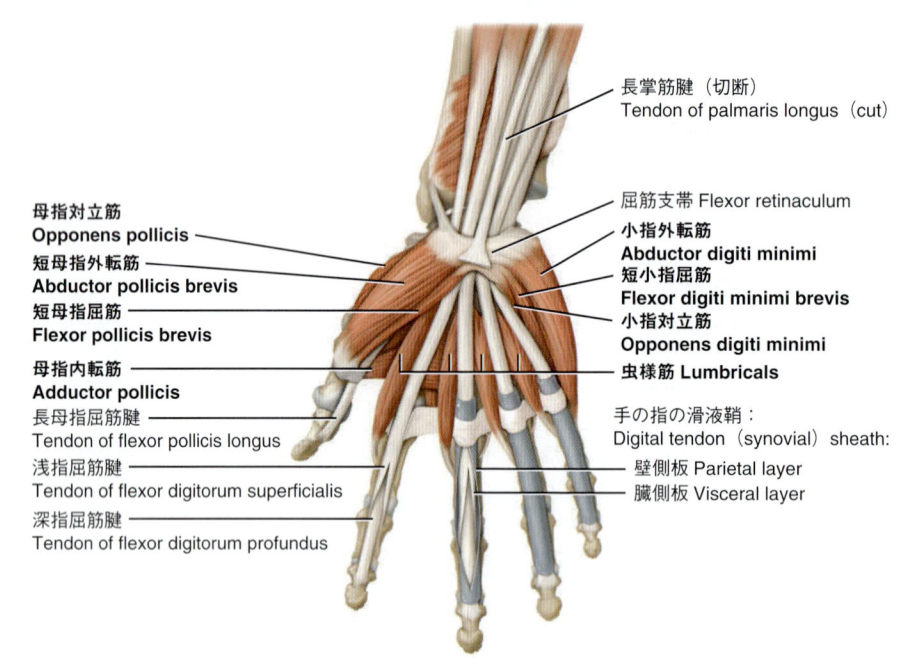

母指対立筋
Opponens pollicis
短母指外転筋
Abductor pollicis brevis
短母指屈筋
Flexor pollicis brevis
母指内転筋
Adductor pollicis
長母指屈筋腱
Tendon of flexor pollicis longus
浅指屈筋腱
Tendon of flexor digitorum superficialis
深指屈筋腱
Tendon of flexor digitorum profundus

長掌筋腱（切断）
Tendon of palmaris longus（cut）
屈筋支帯 Flexor retinaculum
小指外転筋
Abductor digiti minimi
短小指屈筋
Flexor digiti minimi brevis
小指対立筋
Opponens digiti minimi
虫様筋 Lumbricals
手の指の滑液鞘：
Digital tendon（synovial）sheath:
壁側板 Parietal layer
臓側板 Visceral layer

（a）掌側面（浅層）

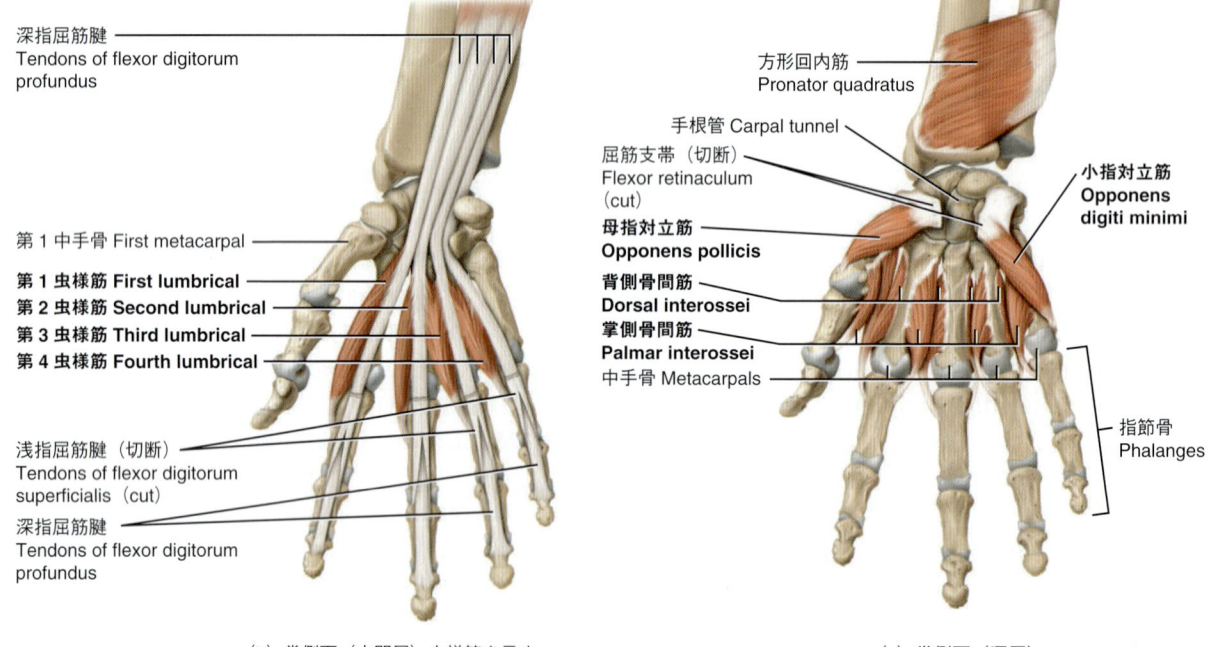

深指屈筋腱
Tendons of flexor digitorum profundus

第 1 中手骨 First metacarpal
第 1 虫様筋 First lumbrical
第 2 虫様筋 Second lumbrical
第 3 虫様筋 Third lumbrical
第 4 虫様筋 Fourth lumbrical

浅指屈筋腱（切断）
Tendons of flexor digitorum superficialis（cut）
深指屈筋腱
Tendons of flexor digitorum profundus

（b）掌側面（中間層）虫様筋を示す

方形回内筋
Pronator quadratus
手根管 Carpal tunnel
屈筋支帯（切断）
Flexor retinaculum（cut）
母指対立筋
Opponens pollicis
背側骨間筋
Dorsal interossei
掌側骨間筋
Palmar interossei
中手骨 Metacarpals
小指対立筋
Opponens digiti minimi
指節骨
Phalanges

（c）掌側面（深層）

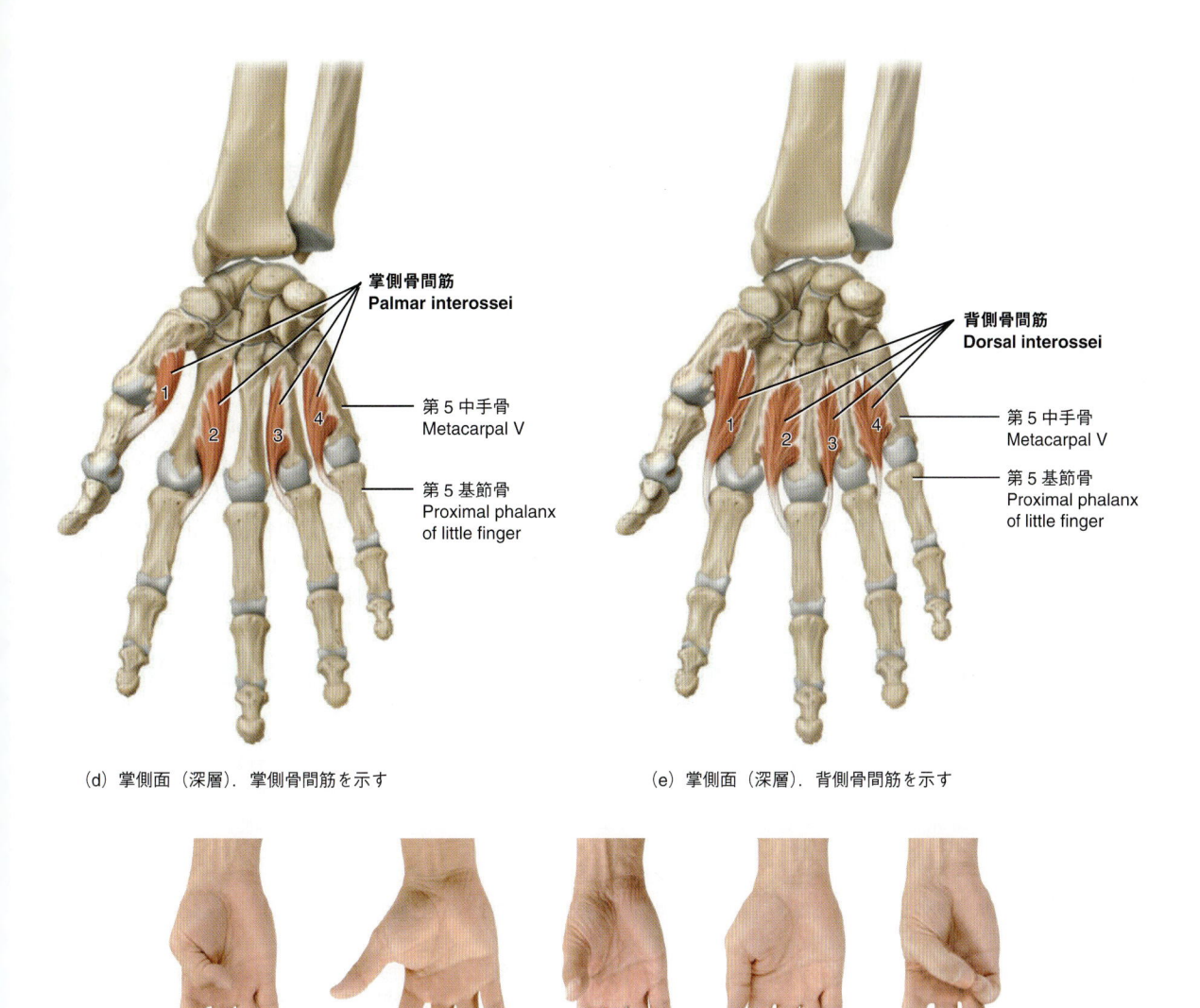

掌側骨間筋
Palmar interossei

第5中手骨
Metacarpal V

第5基節骨
Proximal phalanx
of little finger

背側骨間筋
Dorsal interossei

第5中手骨
Metacarpal V

第5基節骨
Proximal phalanx
of little finger

（d）掌側面（深層）．掌側骨間筋を示す　　　（e）掌側面（深層）．背側骨間筋を示す

Andy Washnik
屈曲 Flexion

Andy Washnik
伸展 Extension

Andy Washnik
外転 Abduction

Andy Washnik
内転 Adduction

Andy Washnik
対立 Opposition

（f）母指の運動

Q 母指球筋はどの指に作用するか？

🩺 臨床関連事項

手根管症候群

　手根管内の構造物（図 11.17 f 参照），中でも正中神経は圧迫を受けやすく，正中神経が圧迫されて生じる障害を**手根管症候群 carpal tunnel syndrome** とよぶ．正中神経が圧迫されると，手の外側部の感覚障害と母指球筋の脱力が起る．その結果，指の痛み，しびれ感，刺痛が生じる．このような症状は，指の腱鞘炎，組織液の貯留，運動過多，感染，外傷，また，キーボード入力，ヘアカット，ピアノ演奏などの手根の屈曲による反復運動でも起る．治療には，非ステロイド系抗炎症薬（例：イブプロフェン，アスピリン）の服用，装具による手根関節の固定，皮質ステロイドの局所注射，屈筋支帯を切離して正中神経を圧迫から解放する手術療法などがある．

屈曲 flexion（手掌を横切って，内方に向かう母指の運動），**伸展** extension（手掌から遠ざかる，外方に向かう母指の運動），**外転** abduction（前後面で，手掌から遠ざかる母指の運動），**内転** adduction（前後面で，手掌に向かう母指の運動），**対立** opposition（母指と小指の指先をあわせるように，手掌面を通る母指の運動）である．対立は，物体を正確に掴んで，操作することができるヒトや他の霊長類がもつ唯一最も特徴的な指の運動である．

筋と運動とを関連づける

本節の筋を，次の作用からまとめてみなさい．母指の手根中手関節と中手指節関節における母指の（1）外転，（2）内転，（3）屈曲，（4）対立；中手指節関節と指節間関節における，第2〜第5指の（1）外転，（2）内転，（3）屈曲，（4）伸展．同じ筋が複数の作用をすることもある．

チェックポイント
21. 手の外在筋と内在筋の作用はどのように違うか．

11.19　脊柱を動かす頸部と背部の筋

目　標

• 脊柱を動かす筋の起始，停止，作用，そして神経支配を述べる．

脊柱を動かす筋は，起始と停止の数が多く，また筋の重なりが著しいため非常に複雑である．脊柱筋の分類方法の一つは，筋束全体の走行とそのおよその長さに基づいて行うことである．例えば，板状筋は，正中線から起り，停止に向かって上外方に走る（図 11.19a）．脊柱起立筋（腸肋筋，最長筋，棘筋）は，正中線か，外側のどち

筋	起　始	停　止	作　用	神経支配
板状筋 SPLENIUS				
頭板状筋 Splenius capitis （splenium ＝包帯；capit ＝頭）	項靭帯，第7頸椎〜第4胸椎の棘突起	後頭骨，側頭骨の乳様突起	両側の作用では，頭を伸展して，脊柱を伸展する；一側の作用では，収縮側に頭を屈曲し，回旋する．	中位の頸神経
頸板状筋 Splenius cervicis （cervic ＝頸）	第3〜第6胸椎の棘突起	第1，第2頸椎または第1〜第4頸椎の横突起	両側の作用では，頭を伸展；一側の作用では，収縮側に頭を屈曲し，回旋する．	下位の頸神経
脊柱起立筋 ERECTOR SPINAE **腸肋筋 ILIOCOSTALIS（外側群）**	脊柱起立筋は，腸肋筋（外側群），最長筋（中間群），棘筋（内側群）からなる．			
頸腸肋筋 Iliocostalis cervicis （ilio- ＝横腹；-costa ＝肋骨）	第1〜第6肋骨	第4〜第6頸椎の横突起	頸腸肋筋，胸腸肋筋，腰腸肋筋の両側の作用では，各領域の脊柱を伸展して，直立姿勢を維持；一側の作用では，各領域の脊柱を側屈する．	頸神経と胸神経
胸腸肋筋 Iliocostalis thoracis （＝胸）	第7〜第12肋骨	第1〜第6肋骨		胸神経
腰腸肋筋 Iliocostalis lumborum （lumbo ＝腰）	腸骨稜	第7〜第12肋骨		腰神経
最長筋 LONGISSIMUS（中間群）				
頭最長筋 Longissimus capitis （longissimus ＝最長の）	第1〜第4胸椎の横突起と第4〜第7頸椎関節突起	側頭骨の乳様突起	頭最長筋の両側の作用では，頭を伸展して，脊柱を伸展する；一側の作用では，頭を収縮側に回旋する．	中位と下位の頸神経
頸最長筋 Longissimus cervicis	第4，第5胸椎の横突起	第2〜第6頸椎の横突起	頸最長筋と胸最長筋の両側の作用では，各領域の脊柱を伸展；一側の作用では，各領域の脊柱を側屈する．	頸神経と上位の胸神経
胸最長筋 Longissimus thoracis	腰椎の肋骨突起	全胸椎の横突起，上位腰椎の肋骨突起，第9，第10肋骨		胸神経と腰神経
棘筋 SPINALIS（内側群）				
頭棘筋 Spinalis capitis （spinalis ＝脊柱）	しばしば欠如するか，あるいは非常に小さい．頭半棘筋とともに起る	後頭骨	頭棘筋，頸棘筋，胸棘筋は，共同して，各領域の脊柱を伸展し，頭を伸展する．	頸神経

筋	起始	停止	作用	神経支配
頸棘筋 Spinalis cervicis	項靱帯、第7頸椎の棘突起	軸椎の棘突起		下位の頸神経と胸神経
胸棘筋 Spinalis thoracis	第10胸椎〜第2腰椎の棘突起	上位胸椎の棘突起		胸神経
横突棘筋 TRANSVERSOSPINALES				
頭半棘筋 Semispinalis capitis (semi-＝半分)	第1〜第7胸椎と第7頸椎の横突起、第4〜第6頸椎の関節突起	後頭骨で上項線と下項線のあいだ	両側の作用では、頭と脊柱を伸展；一側の作用では、頭を対側に回旋する。	頸神経と胸神経
頸半棘筋 Semispinalis cervicis	第1〜第5胸椎の横突起	第1〜第5頸椎の棘突起	両側の頭半棘筋と胸半棘筋の共同作用では、各筋領域の脊柱を伸展する；一側の作用では、頭を対側に回旋する。	頸神経と胸神経
胸半棘筋 Semispinalis thoracis	第6〜第10胸椎の横突起	第6頸椎〜第4胸椎の棘突起	両側の頭半棘筋と胸半棘筋の共同作用では、各筋領域の脊柱を伸展する；一側の作用では、頭を対側に回旋する。	胸神経
多裂筋 Multifidus (multi-＝多；-fid＝分裂した)	仙骨、腸骨、第1〜第5腰椎の肋骨突起、第1〜第7頸椎の横突起	一つ以上の上位の棘突起	両側の作用では、脊柱を伸展；一側の作用では、脊柱に軽度に側屈し、軽度に頭を対側に回旋する。	頸神経、胸神経、腰神経
回旋筋 Rotatores (単数形 rotator；rotare＝回旋する)	全椎骨の横突起（腰椎は乳頭突起）	一つ上位の椎骨の棘突起	両側の作用では、脊柱を軽度に伸展；一側の作用では、脊柱を対側に回旋させる。	頸神経、胸神経、腰神経
分節筋 SEGMENTAL *				
棘間筋 Interspinales (inter-＝間)	全椎骨の棘突起の上面	一つ上位の椎骨の棘突起の下面	両側の作用では、脊柱を軽度に伸展；一側の作用では、運動中、脊柱を安定させる。	頸神経、胸神経、腰神経
横突間筋 Intertransversarii (単数形 intertransversarius)	全椎骨の横突起	一つ上位の椎骨の横突起	両側の作用では、脊柱を軽度に伸展；一側の作用では、脊柱を軽度に側屈し、運動中は脊柱を安定させる。	頸神経、胸神経、腰神経
斜角筋 SCALENES				
前斜角筋 Anterior scalene (anterior＝前部；scalene＝不均等な)	第3〜第6頸椎の横突起	第1肋骨	前斜角筋と中斜角筋の両側の作用では、深吸息で第1肋骨を挙上する。逆筋作用：頸椎を屈曲する。一側の作用では、頸椎を側屈し、わずかに対側に回旋する。	頸神経
中斜角筋 Middle scalene	第2〜第7頸椎の横突起	第1肋骨		頸神経
後斜角筋 Posterior scalene	第4〜第6頸椎の横突起	第2肋骨	両側の作用では、深吸息で、第2肋骨を挙上する。逆筋作用：頸椎を屈曲する。一側の作用では、頸椎を屈曲し側屈し、わずかに回旋する。	頸神経

* 訳注：解剖学用語ではない。

らかから起るが、上方に追跡すると、それほど外方でも、内方でもなく、通常、ほぼ縦走する。横突棘筋（半棘筋、多裂筋、回旋筋）は外方から起るが、上行するにつれて正中線に向かって走る。これらの3つの筋より深層には、棘突起間、あるいは横突起間を走る小さな分節的な筋がある。11.10節の腹直筋、外腹斜筋、内腹斜筋、腰方形筋も脊柱を動かす働きをすることに注意しなさい。包帯のような板状筋 splenius は、頸部の側面と背面についている。板状筋は2つの筋からなり、上方の停止に基づいて、頭板状筋 splenius capitis（頭部）と頸

板状筋 splenius cervicis（頸部）とよぶ。これらの筋は頭を伸展し、また、頭を側屈、回旋する。

脊柱起立筋 erector spinae は、背部における最大の主筋で、脊柱の両側に顕著な高まりを形成する。脊柱の両側に顕著な高まりを形成する。脊柱の屈曲、側屈と回旋を制御し、腰部彎曲を維持する上で重要である。脊柱起立筋は、（外側に位置する）腸肋筋、（中間に位置する）最長筋、（内側に位置する）棘筋の3群からなる。これらの筋は一連の重層する筋からなり、各筋の中で、またそれぞれの体部位に対応した名称がつけられている。腸

肋筋 iliocostalis は, 頸腸肋筋 iliocostalis cervicis（頸部）, 胸腸肋筋 iliocostalis thoracis（胸部）, 腰腸肋筋 iliocostalis lumborum（腰部）の 3 つの筋で構成されている. "矢はず（杉綾）模様" に似た **最長筋** longissimus は, **頭最長筋** longissimus capitis（頭部），

頸最長筋 longissimus cervicis（頸部）, **胸最長筋** longissimus thoracis（胸部）の 3 つの筋からなる. **棘筋** spinalis も, **頭棘筋** spinalis capitis, **頸棘筋** spinalis cervicis, **胸棘筋** spinalis thoracis の 3 つの筋からなる.

図 **11.19** **脊柱を動かす頸部と背部の筋**. 僧帽筋と後頭前頭筋は除去してある.

脊柱起立筋（腸肋筋, 最長筋, 棘筋）は, 背部の最大の筋であり, 脊柱の主要な伸筋である.

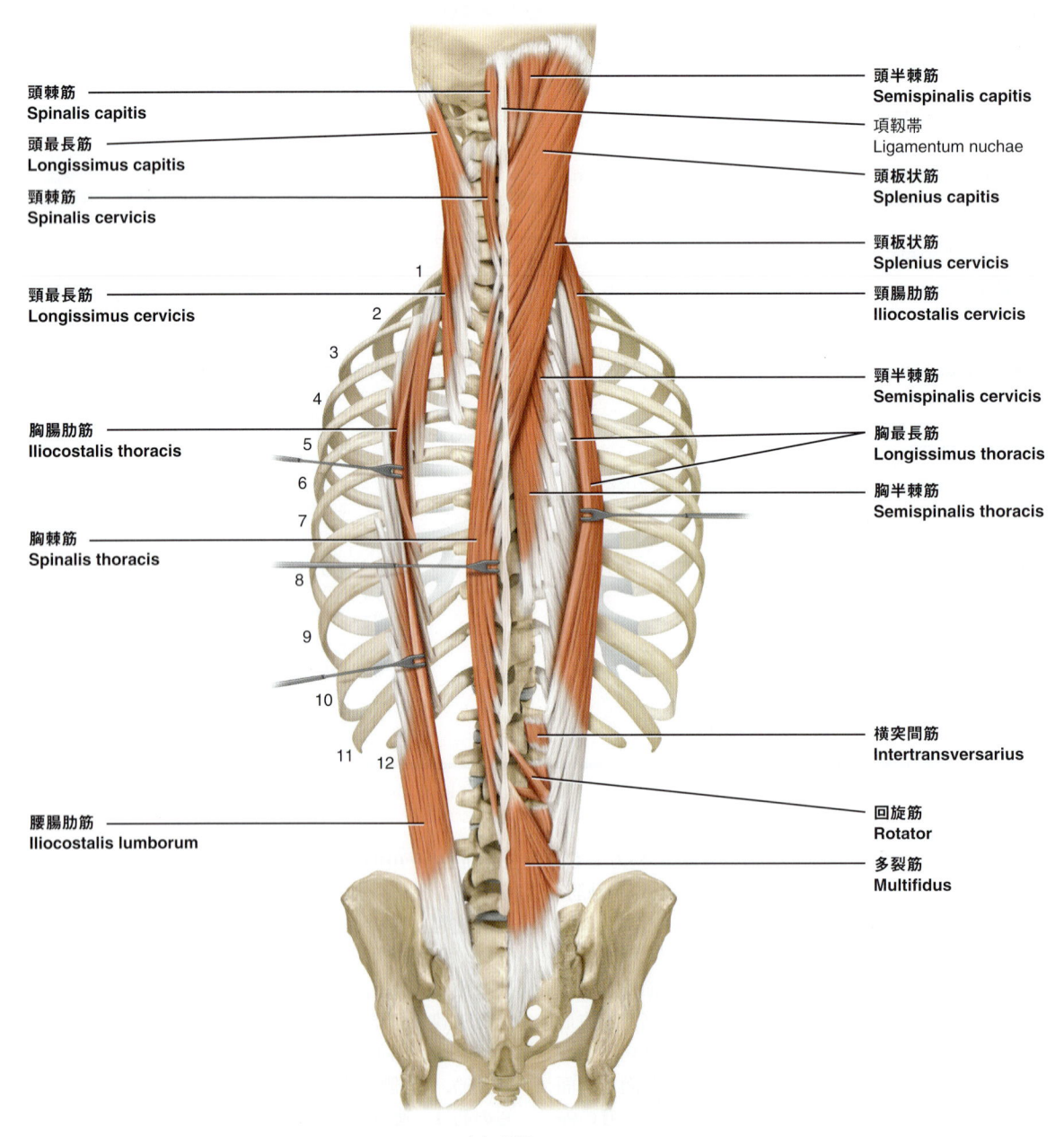

頭棘筋 Spinalis capitis
頭最長筋 Longissimus capitis
頸棘筋 Spinalis cervicis
頸最長筋 Longissimus cervicis
胸腸肋筋 Iliocostalis thoracis
胸棘筋 Spinalis thoracis
腰腸肋筋 Iliocostalis lumborum

頭半棘筋 Semispinalis capitis
項靭帯 Ligamentum nuchae
頭板状筋 Splenius capitis
頸板状筋 Splenius cervicis
頸腸肋筋 Iliocostalis cervicis
頸半棘筋 Semispinalis cervicis
胸最長筋 Longissimus thoracis
胸半棘筋 Semispinalis thoracis
横突間筋 Intertransversarius
回旋筋 Rotator
多裂筋 Multifidus

（a）後面

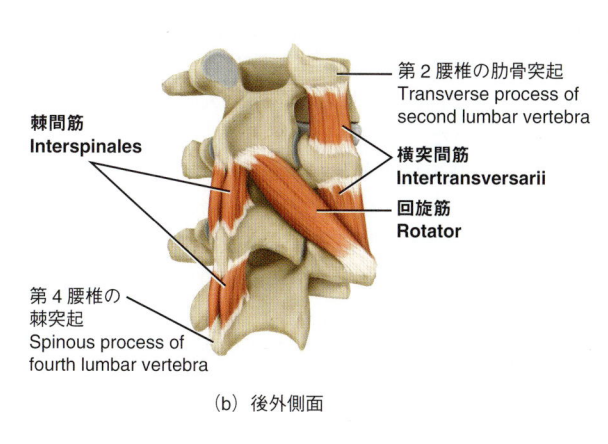

棘間筋
Interspinales

第2腰椎の肋骨突起
Transverse process of
second lumbar vertebra

横突間筋
Intertransversarii

回旋筋
Rotator

第4腰椎の
棘突起
Spinous process of
fourth lumbar vertebra

(b) 後外側面

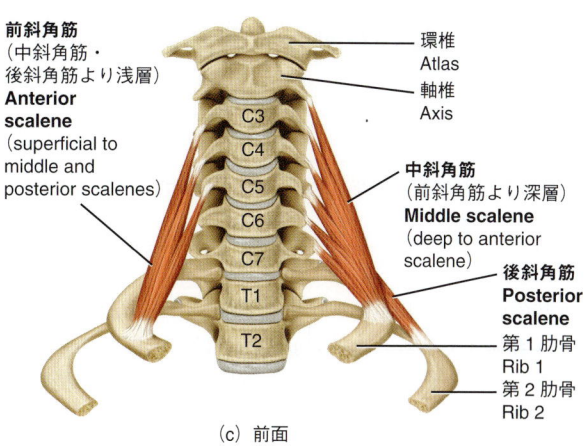

前斜角筋
（中斜角筋・
後斜角筋より浅層）
**Anterior
scalene**
（superficial to
middle and
posterior scalenes）

環椎
Atlas
軸椎
Axis

中斜角筋
（前斜角筋より深層）
Middle scalene
（deep to anterior
scalene）

後斜角筋
**Posterior
scalene**

第1肋骨
Rib 1

第2肋骨
Rib 2

(c) 前面

Q 正中線から起り，上外方に走って停止するのは，どの筋か？

　横突棘筋 transversospinales は，筋束が横突起から棘突起に向かって走ることから命名されている．横突棘筋のうち，半棘筋には，体部位に対応した**頭半棘筋** semispinalis capitis（頭部），**頸半棘筋** semispinalis cervicis（頸部），**胸半棘筋** semispinalis thoracis（胸部）がある．これらの筋は脊柱を伸展し，頭を回旋する．**多裂筋** multifidus は，その名の通り，筋束に分裂している．脊柱を伸展し，側屈する．多裂筋は腰部では大きくて分厚く，腰部彎曲を維持するために重要である．**回旋筋** rotatores は短い筋で，脊柱の全長に沿って存在する．回旋筋は，脊柱の運動にはほとんど貢献しないが，脊柱の位置を監視し，もっと強力な脊柱筋に固有感覚をフィードバックする上で重要な役割を果している．

　分節筋的な筋群の中の**棘間筋** interspinales と**横突間筋** intertransversarii は，それぞれ，各椎骨の棘突起間と横突起間を結合する（図 11.19 b）．これらの筋は，主に運動中，脊柱を安定化させ，固有感覚のフィードバックを行う働きをしている．

　斜角筋 scalene（図 11.19 c）には，中斜角筋の前方にある**前斜角筋** anterior scalene，中間に位置して，最大で最長の**中斜角筋** middle scalene，そして中斜角筋の後方にある最小の**後斜角筋** posterior scalene がある．これらの筋は頭を屈曲，側屈，そして回旋し，また深吸息を助ける．

筋と運動とを関連づける

　本節の筋を，次の作用からまとめてみなさい．環椎後頭関節と椎間関節における頭の（1）伸展，（2）側屈，（3）同側への回旋，（4）対側への回旋；椎間関節における脊柱の（1）屈曲，（2）伸展，（3）側屈，（4）回旋，（5）安定化．同じ筋が複数の作用をすることもある．

💲臨床関連事項

背部損傷と重量物の挙上

　背部損傷 back injury の危険性を高める要因として次の4つが挙げられる．力の大きさ，反復すること，姿勢と脊柱に加えられるストレスである．捻挫や損傷の頻度と重症度は，虚弱な体格，悪い姿勢，運動不足，過剰体重と関係がある．筋挫傷や靱帯の損傷による背部痛は，通常，短期間で治癒し，それ以上問題になることはない．しかし，靱帯や筋が弱いと，腰部の椎間円板が弱くなり，重いものをもち上げたり，突然転倒したりすると椎間板ヘルニアが起り，激痛を引き起す．長年にわたって背部を使いすぎた後，あるいは加齢に伴って，椎間円板は簡単に摩滅して慢性疼痛を引き起す．加齢による脊柱の変性は，しばしば捻挫や筋挫傷と誤診される．

　手で足趾に触れる時のように，腰部を完全に屈曲すると，脊柱起立筋の過伸展が起る．過伸展した筋は，効果的に収縮できない．したがって，そのような位置から背を伸ばすのには，大腿後面のハムストリングと大殿筋の収縮から始めることになる．脊柱の屈曲度が小さくなるにつれて，脊柱起立筋が加わってくる．しかし，重い物のもち上げ方を間違うと，脊柱起立筋を損傷することになる．その結果，有痛性の筋の攣縮，腰部の腱や靱帯の断裂，椎間板ヘルニアが起る．腰部の筋は，姿勢維持には適しているが，物をもち上げるのに適していない．重量物をもち上げる時，膝を着いて，大腿と殿部の強力な伸筋を使うことが大切なのはそのためである．

チェックポイント

22. 背筋の中で最も大きな筋群はなにか．

11.20　大腿骨を動かす殿部の筋

目　標

- 大腿骨を動かす殿部の筋の起始，停止，作用，そして神経支配を述べる．

　下肢の筋は，上肢の筋とは働きが異なるので，上肢の筋よりも強大である．上肢の筋の特徴はその運動の多様性にあるが，下肢の筋の特徴は，安定性，歩行，姿勢維持の働きにある．さらに，下肢の筋は，しばしば2関節を越えて，両方の関節に作用する．

　大腿骨を動かす筋の大部分は，下肢帯から起り，大腿骨に停止する（図 11.20）．**大腰筋 psoas major** と **腸骨筋 iliacus** は同じところ（大腿骨の小転子）に停止するので，**腸腰筋 iliopsoas** と総称される．殿筋には，大殿筋，中殿筋，小殿筋の3つがある．このうち，**大殿筋 gluteus maximus** が，その大きさと厚さでは最大で，人体で最も大きな筋の一つである．大殿筋は主要な大腿骨の伸筋である．逆筋作用では，大殿筋は股関節において強力な体幹の伸筋となる．**中殿筋 gluteus medius** の大部分は，大殿筋より深層にあり，股関節における大腿骨の強力な外転筋である．中殿筋は，通常，筋肉内注射の部位として利用される．**小殿筋 gluteus minimus** は最小の殿筋で，中殿筋より深層にある．

　大腿筋膜張筋 tensor fasciae latae は大腿外側面に存在する．**大腿筋膜 fascia lata** は大腿の全周を包む深筋膜で，不規則緻密結合組織（交織線維性緻密結合組織）からなる．外側部では発達がよく，そこでは大腿筋膜張筋と大殿筋の腱が一緒になって，**腸脛靭帯 iliotibial tract** とよぶ構造物を形成する．腸脛靭帯は脛骨の外側顆に停止する．

　梨状筋 piriformis，**内閉鎖筋 obturator internus**，**外閉鎖筋 obturator externus**，**上双子筋 superior gemellus**，**下双子筋 inferior gemellus**，**大腿方形筋 quadratus femoris** はすべて，大殿筋より深層にあり，股関節における大腿骨の外旋筋として作用する．

　大腿内側面には，**長内転筋 adductor longus**，**短内転筋 adductor brevis**，**大内転筋 adductor magnus** がある．これらの筋は，恥骨，坐骨から起り，大腿骨に停止する．これらの3つの筋は，股関節において，大腿骨を内転し，また内旋も外旋もできる点で特有である．足が接地している時は，大腿を内旋するが，足が地面から離れていると，大腿の外旋筋の働きをする．これが可能なのは筋が前方の起始から後方の停止に向かって斜めに走行しているからである．さらに長内転筋が大腿を屈曲し，大内転筋が大腿を伸展する．恥骨筋 pectineus も，股関節において大腿骨を内転して，屈曲する．

　大腿の内転筋と恥骨筋は，厳密には，大腿の内側区画の筋で，11.21 節に入れられるが，大腿骨に作用するのでここに含めた．

　体幹と下肢の境界部には**大腿三角 femoral triangle** とよばれる領域がある．上方は三角形の底辺にあたる鼠径靭帯で，内側は長内転筋の外側縁で，外側は縫工筋の内側縁で境されている．大腿三角の頂点は長内転筋と縫工筋の交点である（図 11.20 a）．大腿三角には外側から内側に向かって，大腿神経とその枝，大腿動脈とその枝，大腿静脈と近位の枝，そして深鼠径リンパ節がある．大腿動脈は大腿三角で簡単に触れることができるので，カテーテルの挿入部位でもある．カテーテルはここから大動脈を経て，最後に冠状動脈に到達する．このようなカテーテルは心カテーテル検査，冠状動脈造影，そのほか心臓の処置の際に利用される．大腿三角では大腿ヘルニア femoral hernia の起ることが多い．

💲臨床関連事項

鼠径部筋挫傷

　大腿内側部の主要な5つの筋は下肢を内方に動かす働きをする．この筋群は，短距離競走（スプリント），障害物競走，乗馬のような活動を行うのに重要である．一つ以上の筋が裂傷を受けると，**鼠径部筋挫傷 groin pull** となる．鼠径部筋挫傷が最も頻繁に起るのは，短距離競走，ひねり，固定された硬い物体を蹴った時である．症状は鼠径部の激痛，腫脹，打撲あるいは筋の収縮不能を伴い，突発性のこともあれば，受傷当日顕在化しないこともある．治療には，多くの筋挫傷の場合と同じように，PRICE 療法（保護 protection，安静 rest，冷却 ice，圧迫 compression，挙上 elevation）を行う．受傷部位がさらに損傷されないように保護したのち，直ちに，冷却し，受傷部位を挙上して，安静にする．できれば，損傷組織を圧迫するために弾性包帯を当てるのがよい．

筋と運動とを関連づける

　本節の筋を，次の作用からまとめてみなさい．股関節における大腿の (1) 屈曲，(2) 伸展，(3) 外転，(4) 内転，(5) 内旋，(6) 外旋．同じ筋が複数の作用をすることもある．

チェックポイント

23. 大腿骨を動かす筋の起始はどこか．

筋	起 始	停 止	作 用	神経支配
腸腰筋 Iliopsoas **大腰筋 Psoas major** (psoa＝腰の筋；major＝より大きい)	腰椎の肋骨突起と椎体	腸骨筋とともに，大腿骨の小転子	大腰筋と腸骨筋は，共同して股関節で大腿を屈曲，外旋する；背臥位からの起き上がりの時のように，股関節で体幹を屈曲する．	第2～第3腰神経（L2～L3）
腸骨筋 Iliacus (iliac＝腸骨)	腸骨窩と仙骨	大腰筋とともに，大腿骨の小転子		大腿神経
大殿筋 Gluteus maximus (glute＝殿部；maximus＝最大の)	腸骨稜，仙骨，尾骨，脊柱起立筋の腱膜	腸脛靱帯，大転子の下の殿筋粗面	股関節で，大腿を伸展，外旋する；膝の伸展時に膝関節をロックするのを助ける． 逆筋作用：体幹を伸展する．	下殿神経
中殿筋 Gluteus medius (medi＝中間の)	腸 骨	大腿骨の大転子	股関節で，大腿を外転，内旋する．	上殿神経
小殿筋 Gluteus minimus (＝最小の)	腸 骨	大転子	股関節で，大腿を外転，内旋する．	上殿神経
大腿筋膜張筋 Tensor fasciae latae (tensor＝緊張させる；fasciae＝帯の；lat＝広い)	腸骨稜	腸脛靱帯を介して脛骨	股関節で，大腿を屈曲，外転する．	上殿神経
梨状筋 Piriformis (piri-＝セイヨウナシ；-form＝形)	仙骨前面	大転子の上縁	股関節で，大腿を外旋，外転する．	第1あるいは第2仙骨神経，主に第1仙骨神経（S1あるいはS2，主にS1）
内閉鎖筋 Obturator internus (obturator＝閉鎖孔；intern-＝内部の)	閉鎖孔の内面，恥骨，坐骨の内面	大腿骨の転子窩	股関節で，大腿を外旋，外転する．	内閉鎖筋神経
外閉鎖筋 Obturator externus (extern-＝外部の)	閉鎖膜の外面	大腿骨の転子窩	股関節で，大腿を外旋，外転する．	閉鎖神経
上双子筋 Superior gemellus (superior＝上；gemell＝双子)	坐骨棘	転子窩	股関節で，大腿を外旋，外転する．	内閉鎖筋神経
下双子筋 Inferior gemellus (inferior＝下)	坐骨結節	転子窩	股関節で，大腿を外旋，外転する．	大腿方形筋神経
大腿方形筋 Quadratus femoris (quad＝四角い，四辺形の；femoris＝大腿骨)	坐骨結節	転子間稜中部の上縁の隆起（大腿方形筋結節）	股関節を外旋して，安定させる．	大腿方形筋神経
長内転筋 Adductor longus (adductor＝正中線に近づける；longus＝長い)	恥骨稜と恥骨結合	粗線内側唇	股関節で，大腿を内転，屈曲，回旋する*． 逆筋作用：大腿を伸展する．	閉鎖神経
短内転筋 Adductor brevis (brevis＝短い)	恥骨下枝	粗線内側唇の上半分	股関節で，大腿を内転，屈曲，回旋する*． 逆筋作用：大腿を伸展する．	閉鎖神経
大内転筋 Adductor magnus (magnus＝大)	恥骨下枝，坐骨枝と坐骨結節	粗線内側唇	股関節で，大腿を内転，回旋する；前部は屈曲，後部は伸展する*．	閉鎖神経と坐骨神経
恥骨筋 Pectineus (pecten＝櫛)	恥骨櫛	大腿骨の恥骨筋線（小転子と粗線のあいだ）	股関節で，大腿を屈曲，内転する．	大腿神経

* 内転筋は，すべて前方の起始から後方の停止に向かって斜めに股関節を越える．そのため，内転筋は，足が地面から離れている時は，股関節を外旋するが，着地している時は股関節を内旋する．

図 11.20 大腿骨を動かす殿部の筋.

大腿骨を動かす筋の大部分は，下肢帯から起り，大腿骨に停止する.

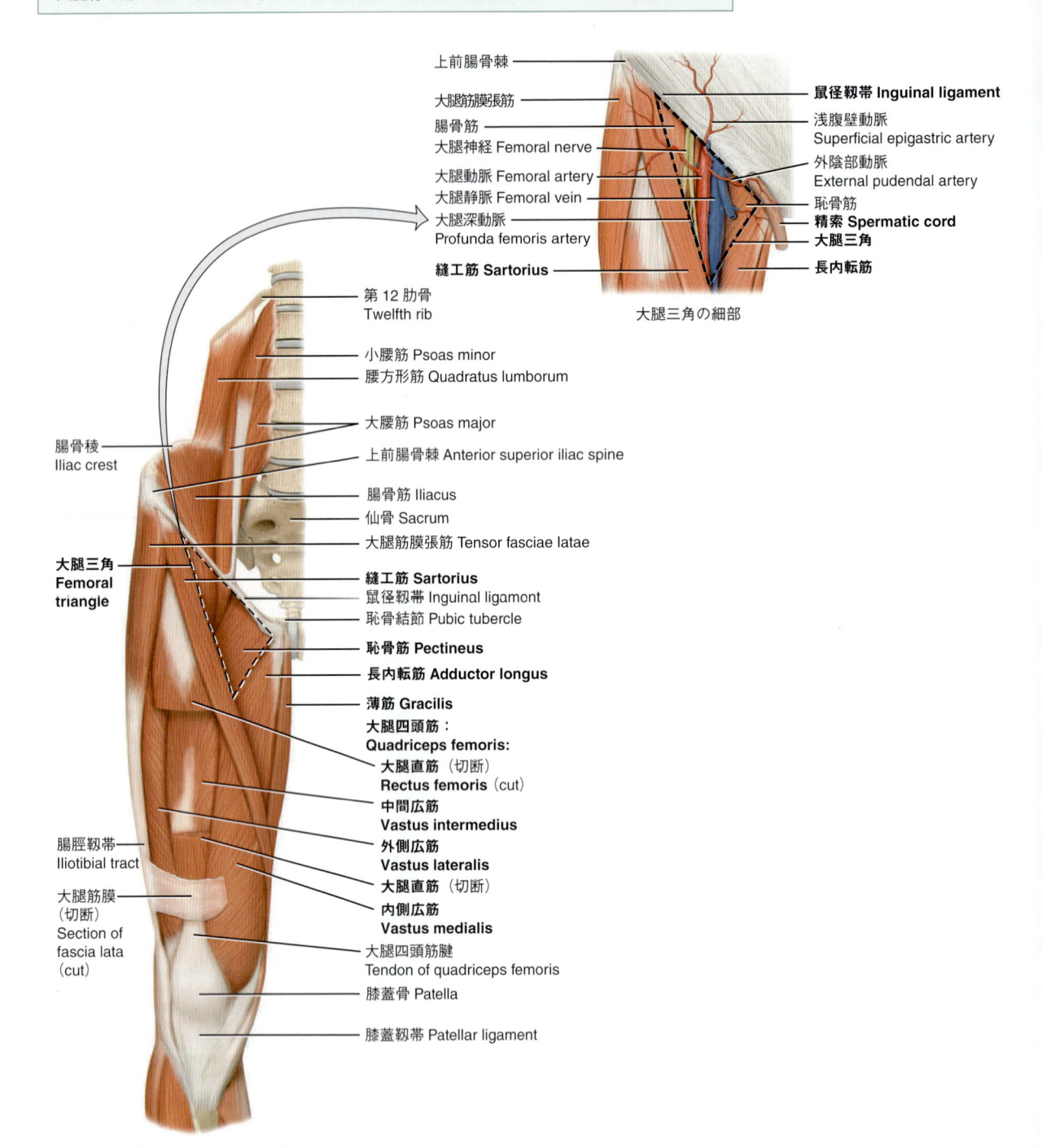

上前腸骨棘

大腿筋膜張筋

腸骨筋

大腿神経 Femoral nerve

大腿動脈 Femoral artery

大腿静脈 Femoral vein

大腿深動脈
Profunda femoris artery

縫工筋 Sartorius

鼠径靱帯 Inguinal ligament

浅腹壁動脈
Superficial epigastric artery

外陰部動脈
External pudendal artery

恥骨筋

精索 Spermatic cord

大腿三角

長内転筋

大腿三角の細部

第 12 肋骨
Twelfth rib

小腰筋 Psoas minor

腰方形筋 Quadratus lumborum

大腰筋 Psoas major

上前腸骨棘 Anterior superior iliac spine

腸骨筋 Iliacus

仙骨 Sacrum

大腿筋膜張筋 Tensor fasciae latae

腸骨稜
Iliac crest

**大腿三角
Femoral
triangle**

縫工筋 Sartorius

鼠径靱帯 Inguinal ligamont

恥骨結節 Pubic tubercle

恥骨筋 Pectineus

長内転筋 Adductor longus

薄筋 Gracilis

大腿四頭筋：
Quadriceps femoris:

**大腿直筋（切断）
Rectus femoris（cut）**

**中間広筋
Vastus intermedius**

**外側広筋
Vastus lateralis**

大腿直筋（切断）

**内側広筋
Vastus medialis**

腸脛靱帯
Iliotibial tract

大腿筋膜
（切断）
Section of
fascia lata
（cut）

大腿四頭筋腱
Tendon of quadriceps femoris

膝蓋骨 Patella

膝蓋靱帯 Patellar ligament

（a）前面（浅層）．破線は大腿三角を示す.

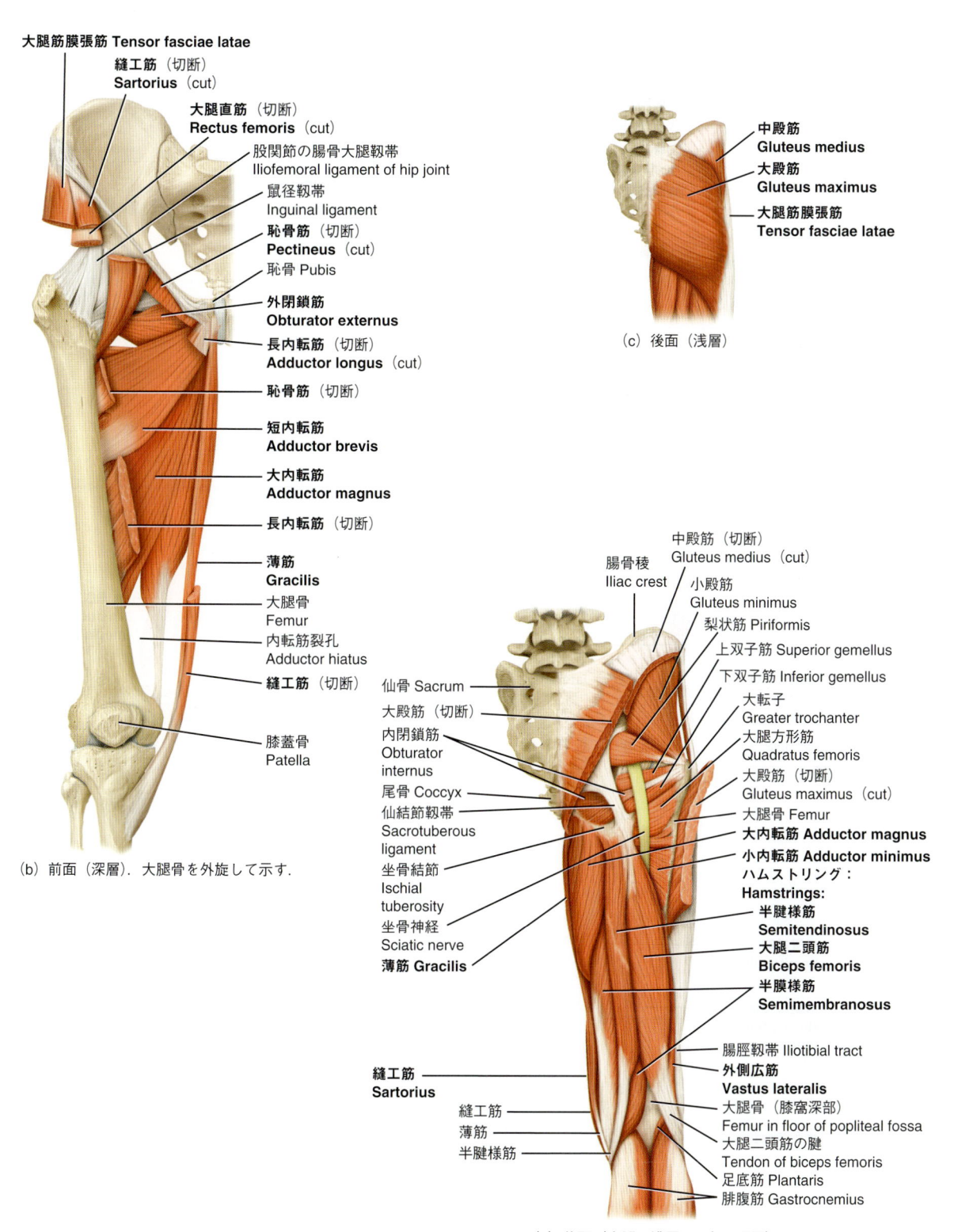

大腿筋膜張筋 Tensor fasciae latae

縫工筋（切断）
Sartorius（cut）

大腿直筋（切断）
Rectus femoris（cut）

股関節の腸骨大腿靱帯
Iliofemoral ligament of hip joint

鼠径靱帯
Inguinal ligament

恥骨筋（切断）
Pectineus（cut）

恥骨 Pubis

外閉鎖筋
Obturator externus

長内転筋（切断）
Adductor longus（cut）

恥骨筋（切断）

短内転筋
Adductor brevis

大内転筋
Adductor magnus

長内転筋（切断）

薄筋
Gracilis

大腿骨
Femur

内転筋裂孔
Adductor hiatus

縫工筋（切断）

膝蓋骨
Patella

（b）前面（深層）．大腿骨を外旋して示す．

中殿筋
Gluteus medius

大殿筋
Gluteus maximus

大腿筋膜張筋
Tensor fasciae latae

（c）後面（浅層）

腸骨稜
Iliac crest

中殿筋（切断）
Gluteus medius（cut）

小殿筋
Gluteus minimus

梨状筋 Piriformis

上双子筋 Superior gemellus

下双子筋 Inferior gemellus

大転子
Greater trochanter

大腿方形筋
Quadratus femoris

大殿筋（切断）
Gluteus maximus（cut）

大腿骨 Femur

大内転筋 Adductor magnus

小内転筋 Adductor minimus

ハムストリング：
Hamstrings:

半腱様筋
Semitendinosus

大腿二頭筋
Biceps femoris

半膜様筋
Semimembranosus

仙骨 Sacrum

大殿筋（切断）

内閉鎖筋
Obturator
internus

尾骨 Coccyx

仙結節靱帯
Sacrotuberous
ligament

坐骨結節
Ischial
tuberosity

坐骨神経
Sciatic nerve

薄筋 Gracilis

縫工筋
Sartorius

縫工筋

薄筋

半腱様筋

腸脛靱帯 Iliotibial tract

外側広筋
Vastus lateralis

大腿骨（膝窩深部）
Femur in floor of popliteal fossa

大腿二頭筋の腱
Tendon of biceps femoris

足底筋 Plantaris

腓腹筋 Gastrocnemius

（d）後面（大腿の浅層と殿部の深層）

図 11.20　続く

図 11.20 続き

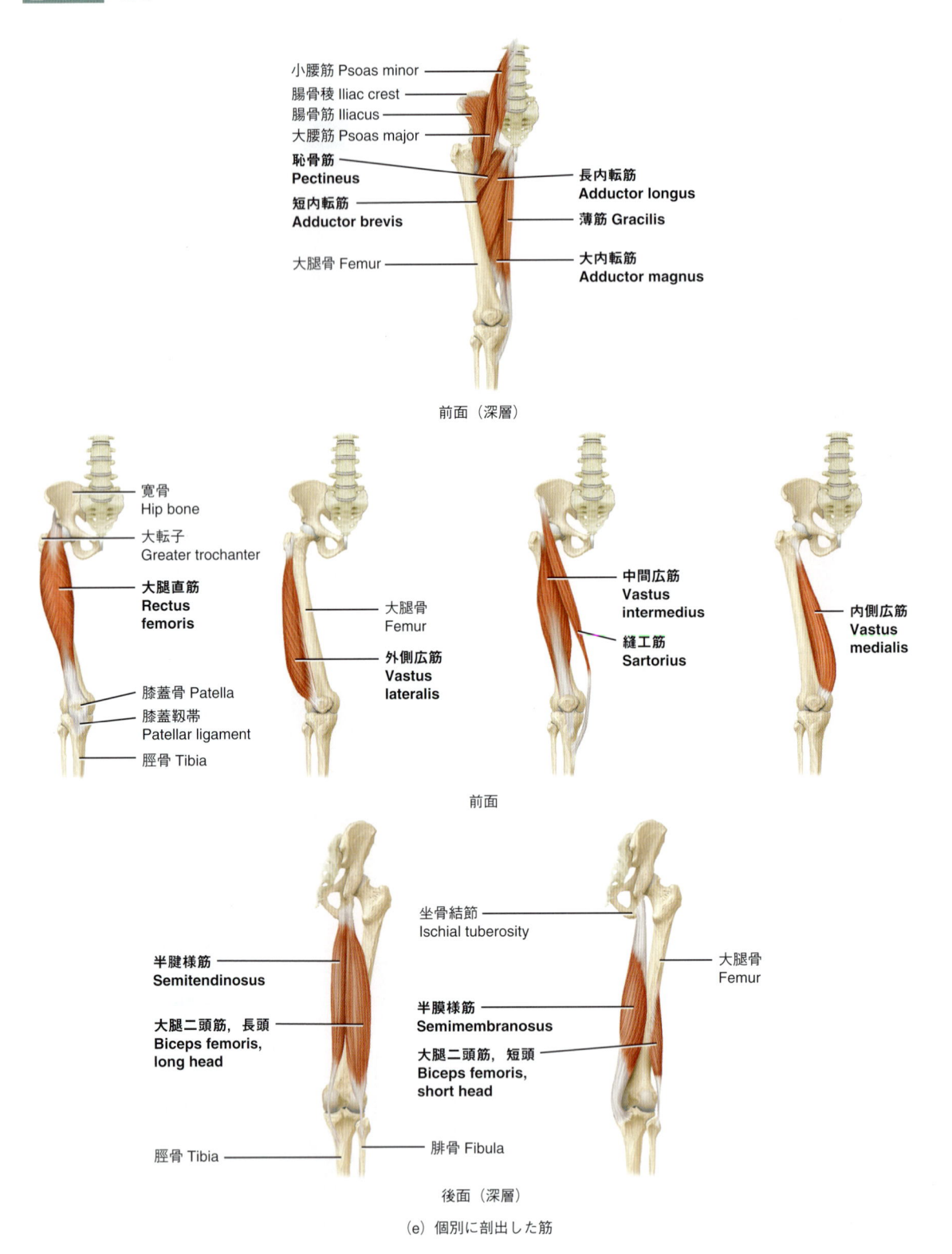

前面（深層）

前面

後面（深層）

(e) 個別に剖出した筋

Q 自由上肢の筋と自由下肢の筋の主な違いはなにか？

11.21 大腿骨および脛骨と腓骨を動かす大腿の筋

目　標

- 大腿骨および脛骨と腓骨に作用する筋の起始，停止，作用，そして神経支配を述べる．

大腿骨および脛骨と腓骨に作用する筋は，大腿の深筋膜（**筋間中隔** intermuscular septum）によって，内側，前，および後区画に分けられている（図 11.21）．**大腿の内側区画（内転筋区画）** medial (adductor) compartment of the thigh の多くの筋は，走行が同じで，股関節で大腿骨を内転する（11.20 節：内側区画の大内転筋，長内転筋，短内転筋，恥骨筋を参照）．内側区画には，もう一つ**薄筋** gracilis がある．薄筋は，大腿と膝の内側面にある長い革ひも状の筋で，大腿の内転だけでなく，膝関節で下腿の屈曲も行う．

大腿の前区画（伸筋区画） anterior (extensor) compartment of the thigh の筋は，下腿を伸展し，（大腿を屈曲）する．この区画には大腿四頭筋と縫工筋がある．**大腿四頭筋** quadriceps femoris は，人体最大の筋で，大腿の前面から両側面の大部分を覆う．この筋は実際には複合筋であるが，通常，次の 4 筋に分けて記載される：(1) 大腿前面にある**大腿直筋** rectus femoris，(2) 大腿外側面にある**外側広筋** vastus lateralis，(3) 大腿内側面にある**内側広筋** vastus medialis，(4) 大腿直筋より深層で，外側広筋と内側広筋のあいだにある**中間広筋** vastus intermedius．これら 4 つの筋の共通腱である**大腿四頭筋腱** quadriceps tendon は膝蓋骨に停止する．腱は，膝蓋骨から下方に続き，**膝蓋靱帯 patellar ligament** となって，脛骨粗面に停止する．大腿四頭筋は強力な下腿の伸筋である．**縫工筋** sartorius は，腸骨から脛骨内側面に至る細長い帯状の筋である．縫工筋はいろいろな運動（膝関節の屈曲，股関節の屈曲，外転と外旋）を引き起すので，一方の踵をもう一方の大腿の上に乗せて，脚を組む座位を取るのに役立っている．縫工筋は**仕立屋の筋** tailor's muscle という意味である．仕立屋は，しばしば脚を組む座位を取るのでそのように命名された（縫工筋の主な作用は下腿よりも大腿を動かすことにあるので，11.20 節に入れることもできたであろう）．

大腿の後区画（屈筋区画） posterior (flexor) compartment of the thigh の筋は，（大腿を伸展し），下腿を屈曲する．後区画は，(1) **大腿二頭筋** biceps femoris，(2) **半腱様筋** semitendinosus，(3) **半膜様筋** semimembranosus からなる．腱が膝窩で長いひも状になるので，これらの筋は**ハムストリング** hamstring とよばれている．ハムストリングは，2 関節（股関節と膝関節）を越えるので，大腿の伸筋でもあり，下腿の屈筋でもある．**膝窩** popliteal fossa は膝後面の菱形の領域で，外側は大腿二頭筋，内側は半腱様筋と半膜様筋の腱で境されている．

> ### 💲 臨床関連事項
>
> #### ハムストリング筋緊張性挫傷
>
> ハムストリングの近位部の損傷あるいは部分断裂は**ハムストリング筋緊張性挫傷 pulled hamstrings** あるいは**ハムストリング筋挫傷** hamstring strains とよばれる．鼠径部筋挫傷（11.20 節参照）と同じように，非常に激しい走り，急スタート（クイックスタート）や急停止をしなければならない人によくみられるスポーツ傷害である．離れ業を行う時の激しい筋活動によって，ハムストリング，とくに大腿二頭筋の起始腱の一部が坐骨結節から離断することがある．通常，挫傷，筋線維の部分断裂，血管破裂を伴い，血腫（血液の塊）や激痛が発生する．傷害を防ぐ上で大切なのは，ランニングや競技前に，大腿四頭筋とハムストリング間のバランスをよく取ったトレーニングを十分行うこととストレッチ体操を行うことである．

筋と運動とを関連づける

本節の筋を，次の作用からまとめてみなさい．股関節における大腿の (1) 外転，(2) 内転，(3) 外旋，(4) 屈曲，(5) 伸展；膝関節における下腿の (1) 屈曲，(2)

筋	起　始	停　止	作　用	神経支配
大腿の内側区画（内転筋区画） MEDIAL (ADDUCTOR) COMPARTMENT OF THE THIGH				
大内転筋 Adductor magnus				
長内転筋 Adductor longus	11.20 節参照			
短内転筋 Adductor brevis				
恥骨筋 Pectineus				
薄筋 Gracilis （gracilis ＝細長い） （図 11.20 a, b も参照）	恥骨体，恥骨下枝	脛骨粗面の内側面	股関節で，大腿を内転；膝関節で，下腿を屈曲，内旋する．	閉鎖神経

続く

続き

筋	起 始	停 止	作 用	神経支配
大腿の前区画（伸筋区画）ANTERIOR (EXTENSOR) COMPARTMENT OF THE THIGH（図11.20 a も参照）				
大腿四頭筋 Quadriceps femoris （quadriceps＝起始が4頭；femoris＝大腿骨）				
大腿直筋 Rectus femoris （rectus＝正中線に平行な筋束）	下前腸骨棘	大腿四頭筋腱を介して膝蓋骨へ，ついで膝蓋靱帯を介して脛骨粗面へ	4頭はすべて膝関節で，下腿を伸展する；大腿直筋単独の作用では，股関節で，大腿を屈曲する．	大腿神経
外側広筋 Vastus lateralis （vast＝大きい；lateralis＝外側の）	大腿骨の大転子，粗線外側唇			
内側広筋 Vastus medialis （medialis＝内側の）	粗線内側唇			
中間広筋 Vastus intermedius （intermedius＝中間の）	大腿骨体の前外側面			
縫工筋 Sartorius （sartor＝仕立屋；人体で最長の筋）	上前腸骨棘	脛骨粗面の内側面	膝関節で，下腿を軽度に屈曲；股関節で，大腿を軽度に屈曲，外転，外旋する．	大腿神経
大腿の後区画（屈筋区画）POSTERIOR (FLEXOR) COMPARTMENT OF THE THIGH（図11.20 d も参照）				
ハムストリング Hamstring：3筋の総称				
大腿二頭筋 Biceps femoris （biceps＝起始が2頭）	長頭：坐骨結節 短頭：粗線外側唇	腓骨頭，脛骨外側顆	膝関節で，下腿を屈曲；股関節で，大腿を伸展する．	坐骨神経の脛骨神経と総腓骨神経
半腱様筋 Semitendinosus （semi-＝半分；-tendo-＝腱）	坐骨結節	脛骨粗面の内側面	膝関節で，下腿を屈曲；股関節で，大腿を伸展する．	坐骨神経の脛骨神経
半膜様筋 Semimembranosus （membran＝膜）	坐骨結節	脛骨の内側顆	膝関節で，下腿を屈曲；股関節で，大腿を伸展する．	坐骨神経の脛骨神経

図 11.21 大腿骨および脛骨と腓骨を動かす大腿の筋．

寛骨部と大腿から起って，下腿に作用する筋は，深筋膜によって区画に分けられている．

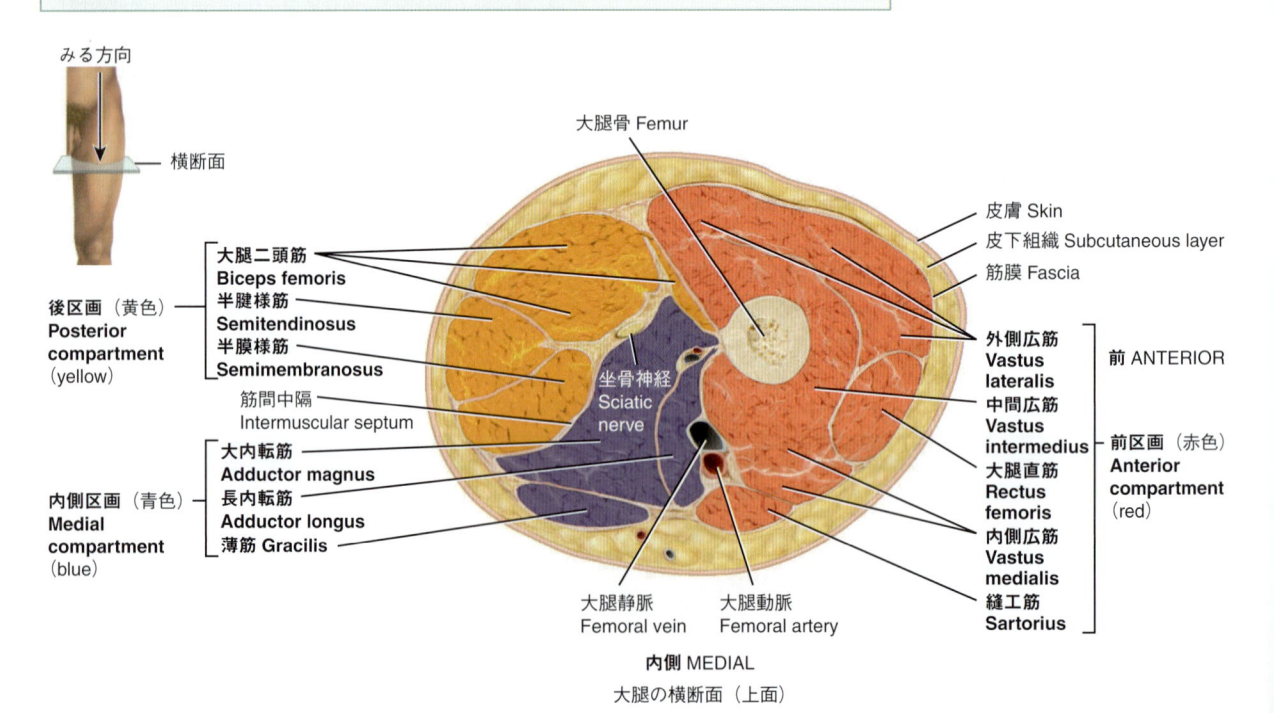

大腿の横断面（上面）

Q 大腿四頭筋とハムストリングを構成するのは，どの筋か？

伸展．同じ筋が複数の作用をすることもある．

11.22　足と足趾を動かす下腿の筋

目　標

- 足と足趾を動かす下腿の筋の起始，停止，作用，そして神経支配を述べる．

足と足趾を動かす筋は下腿にある．大腿の筋と同様に，下腿の筋も深筋膜によって，前，外側および後区画の3区画に分けられている（図 11.22）．**下腿の前区画** anterior compartment of the leg は，足を背屈する筋からなる．手根でみたのと同じように，前区画の筋の腱は，下腿深筋膜の肥厚である**上伸筋支帯** superior extensor retinaculum（**下腿横靱帯** transverse ligament of the ankle）と**下伸筋支帯** inferior extensor retinaculum

（**下腿十字靱帯** cruciate ligament of the ankle）によってしっかりと足根に保持されている．

前区画内には，長くて太い**前脛骨筋** tibialis anterior が脛骨の外側面に接して存在し，容易に触診できる．**長母趾伸筋** extensor hallucis longus は細い筋で，前脛骨筋と**長趾伸筋** extensor digitorum longus のあいだにあり，一部は，前脛骨筋より深層にある．羽状の長趾伸筋は前脛骨筋の外側にあって，容易に触診できる．**第三腓骨筋** fibularis (peroneus) tertius は長趾伸筋の一部であって，起始は共通である．

下腿の外側区画（腓骨筋区画） lateral (fibular) compartment of the leg には，足の底屈と外反を行う**長腓骨筋** fibularis (peroneus) longus と**短腓骨筋** fibularis (peroneus) brevis の2つの筋がある．

下腿の後区画 posterior compartment of the leg は，浅部と深部からなる．浅部の筋は，人体最強の腱である**踵骨腱（アキレス腱）** calcaneal (Achilles) tendon が共通の停止腱となって踵骨に停止する．浅部の筋と大部分の深部の筋は，足関節で足を底屈する．後区画浅部の筋は，下腿三頭筋 triceps surae と足底筋からなる．下腿三頭筋（ふくらはぎの筋 calf muscles）は，腓腹筋の外側頭と内側頭，そしてヒラメ筋からなる．下

筋	起　始	停　止	作　用	神経支配
下腿の前区画 ANTERIOR COMPARTMENT OF THE LEG				
前脛骨筋 Tibialis anterior (tibialis ＝脛骨；anterior ＝前部)	脛骨体と外側顆，下腿骨間膜（脛骨と腓骨を保持する線維組織）	第1中足骨，内側楔状骨	足関節で，足を背屈；足根間関節で，足を内反する．	深腓骨神経
長母趾伸筋 **Extensor hallucis longus** (extensor ＝関節角を大きくする； hallux ＝母趾；longus ＝長い)	腓骨前面の中央 1/3，下腿骨間膜の前面	母趾の末節骨	足関節で，足を背屈；中足趾節関節で，母趾基節骨を伸展する．	深腓骨神経
長趾伸筋 **Extensor digitorum longus** (digit- ＝指または趾)	脛骨の外側顆，腓骨前面，下腿骨間膜の前面	第2～第5趾の中節骨と末節骨*	足関節で，足を背屈；趾節間関節で，第2～第5趾の中節骨と末節骨を伸展；中足趾節関節で，基節骨を伸展する．	深腓骨神経
第三腓骨筋 **Fibularis (peroneus) tertius** (peron ＝腓骨；tertius ＝第三)	腓骨の遠位 1/3，下腿骨間膜	第5中足骨底	足関節で，足を背屈；足根間関節で足を外反する．	深腓骨神経
下腿の外側区画（腓骨筋区画）LATERAL (FIBULAR) COMPARTMENT OF THE LEG				
長腓骨筋 **Fibularis (peroneus) longus**	腓骨頭と腓骨体	第1中足骨，内側楔状骨	足関節で，足を底屈；足根間関節で，足を外反する．	浅腓骨神経
短腓骨筋 **Fibularis (peroneus) brevis** (brevis ＝短い)	腓骨体の遠位 1/2	第5中足骨底	足関節で，足を底屈；足根間関節で，足を外反する．	浅腓骨神経

続く

腿三頭筋が大きいのは，ヒトに特徴的な直立姿勢と直接関係している．**腓腹筋** gastrocnemius は，最も浅層の筋で，腓腹の膨らみをつくっている．**ヒラメ筋** soleus は，腓腹筋より深層にある幅広い扁平な筋である．その名称は形がヒラメに似ていることによる．**足底筋** plantaris は，小さな筋で，欠如したり，重複したりすることもある．腱は腓腹筋とヒラメ筋のあいだを斜めに走る．

後区画深部の筋は，膝窩筋，後脛骨筋，長趾屈筋，長母趾屈筋である．**膝窩筋** popliteus は，膝窩底を形成する三角形の筋である．**後脛骨筋** tibialis posterior は，後区画の最深層の筋で，長趾屈筋と長母趾屈筋のあいだにある．**長母趾屈筋** flexor hallucis longus は，趾節間関節で母趾だけを屈曲し，**長趾屈筋** flexor digitorum longus は他の4趾を屈曲するのに，長趾屈筋のほうが長母趾屈筋より小さい．

筋と運動とを関連づける

本節の筋を，次の作用からまとめてみなさい．足関節における足の（1）背屈，（2）底屈；足根間関節における足の（1）内反，（2）外反；中足趾節関節と趾節間関

節における足趾の（1）屈曲，（2）伸展．同じ筋が複数の作用をすることもある．

チェックポイント

25. 上伸筋支帯および下伸筋支帯とはなにか．

続き

筋	起 始	停 止	作 用	神経支配
下腿の後区画の浅部 SUPERFICIAL POSTERIOR COMPARTMENT OF THE LEG				
下腿三頭筋 Triceps surae （triceps＝三頭； sura＝腓腹，ふくらはぎ）				
腓腹筋 Gastrocnemius （gastro-＝腹；cnem-＝下肢）	大腿骨の外側顆（外側頭が起る）と内側顆（内側頭が起る），膝関節包	踵骨腱（アキレス腱）を介して踵骨	足関節で，足を底屈；膝関節で，下腿を屈曲する．	脛骨神経
ヒラメ筋 Soleus （sole＝魚のヒラメ）	腓骨頭，脛骨のヒラメ筋線と内側縁	踵骨腱（アキレス腱）を介して踵骨	足関節で，足を底屈する．	脛骨神経
足底筋 Plantaris （plantar＝足底）	大腿骨の外側上顆	踵骨腱（アキレス腱）の内側縁（時に，踵骨腱と癒合）を介して踵骨	足関節で，足を底屈；膝関節で，下腿を屈曲する．	脛骨神経
下腿の後区画の深部 DEEP POSTERIOR COMPARTMENT OF THE LEG				
膝窩筋 Popliteus （poplit＝膝の後面）	大腿骨の外側上顆	脛骨の近位部	膝関節で，下腿を屈曲，脛骨を内旋して，伸展固定された膝を解除する．	脛骨神経
後脛骨筋 Tibialis posterior （posterior＝後の）	脛骨の近位部，腓骨，下腿骨間膜	第2～第4中足骨；舟状骨；内側・中間・外側楔状骨	足関節で，足を底屈；足根間関節で，足を内反する．	脛骨神経
長趾屈筋 Flexor digitorum longus （flexor＝関節角を小さくする；digit＝指または趾）	脛骨後面の中央 1/3	第2～第5趾の末節骨	足関節で，足を底屈；第2～第5趾の屈曲：趾節間関節で，中節骨と末節骨を，中足趾節関節で，基節骨を屈曲する．	脛骨神経
長母趾屈筋 Flexor hallucis longus	腓骨後面の遠位 2/3	母趾の末節骨	足関節で，足を底屈；母趾の屈曲：趾節間関節で，末節骨を，中足趾節関節で，基節骨を屈曲する．	脛骨神経

* 母趾が第1趾であって，趾節骨は基節骨と末節骨の2つしかない．他の第2～第5趾には，それぞれ基節骨，中節骨，末節骨の3つの趾節骨がある．

図 11.22 足と足趾を動かす下腿の筋.

後区画の浅層の筋は，共通の停止腱である踵骨腱（アキレス腱）を介して，踵骨に停止する.

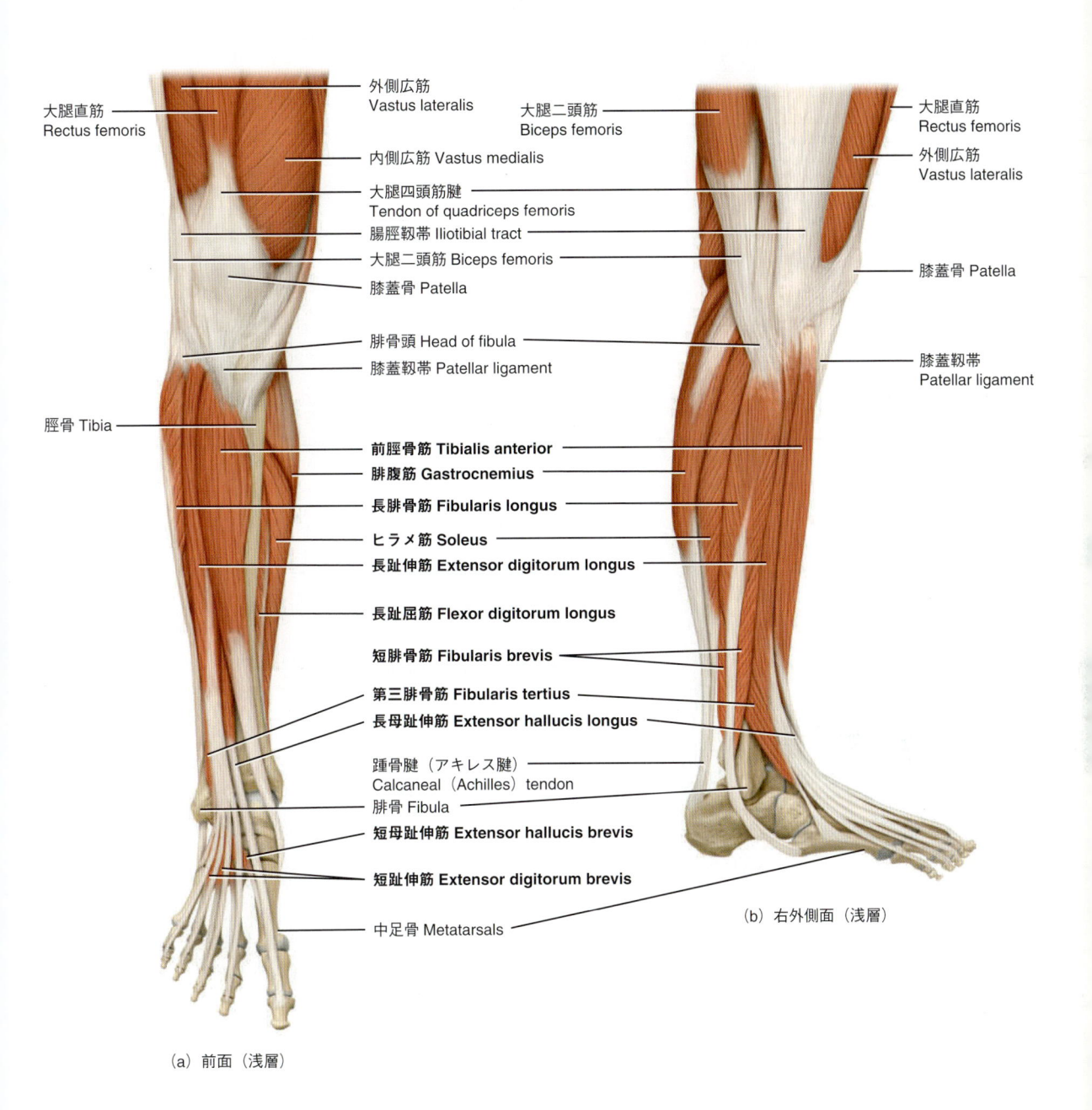

大腿直筋 Rectus femoris

外側広筋 Vastus lateralis

大腿二頭筋 Biceps femoris

大腿直筋 Rectus femoris

内側広筋 Vastus medialis

外側広筋 Vastus lateralis

大腿四頭筋腱 Tendon of quadriceps femoris

腸脛靱帯 Iliotibial tract

大腿二頭筋 Biceps femoris

膝蓋骨 Patella

膝蓋骨 Patella

腓骨頭 Head of fibula

膝蓋靱帯 Patellar ligament

膝蓋靱帯 Patellar ligament

脛骨 Tibia

前脛骨筋 Tibialis anterior

腓腹筋 Gastrocnemius

長腓骨筋 Fibularis longus

ヒラメ筋 Soleus

長趾伸筋 Extensor digitorum longus

長趾屈筋 Flexor digitorum longus

短腓骨筋 Fibularis brevis

第三腓骨筋 Fibularis tertius

長母趾伸筋 Extensor hallucis longus

踵骨腱（アキレス腱）Calcaneal（Achilles）tendon

腓骨 Fibula

短母趾伸筋 Extensor hallucis brevis

短趾伸筋 Extensor digitorum brevis

中足骨 Metatarsals

（a）前面（浅層）

（b）右外側面（浅層）

図 11.22 続く

図 **11.22** 続き

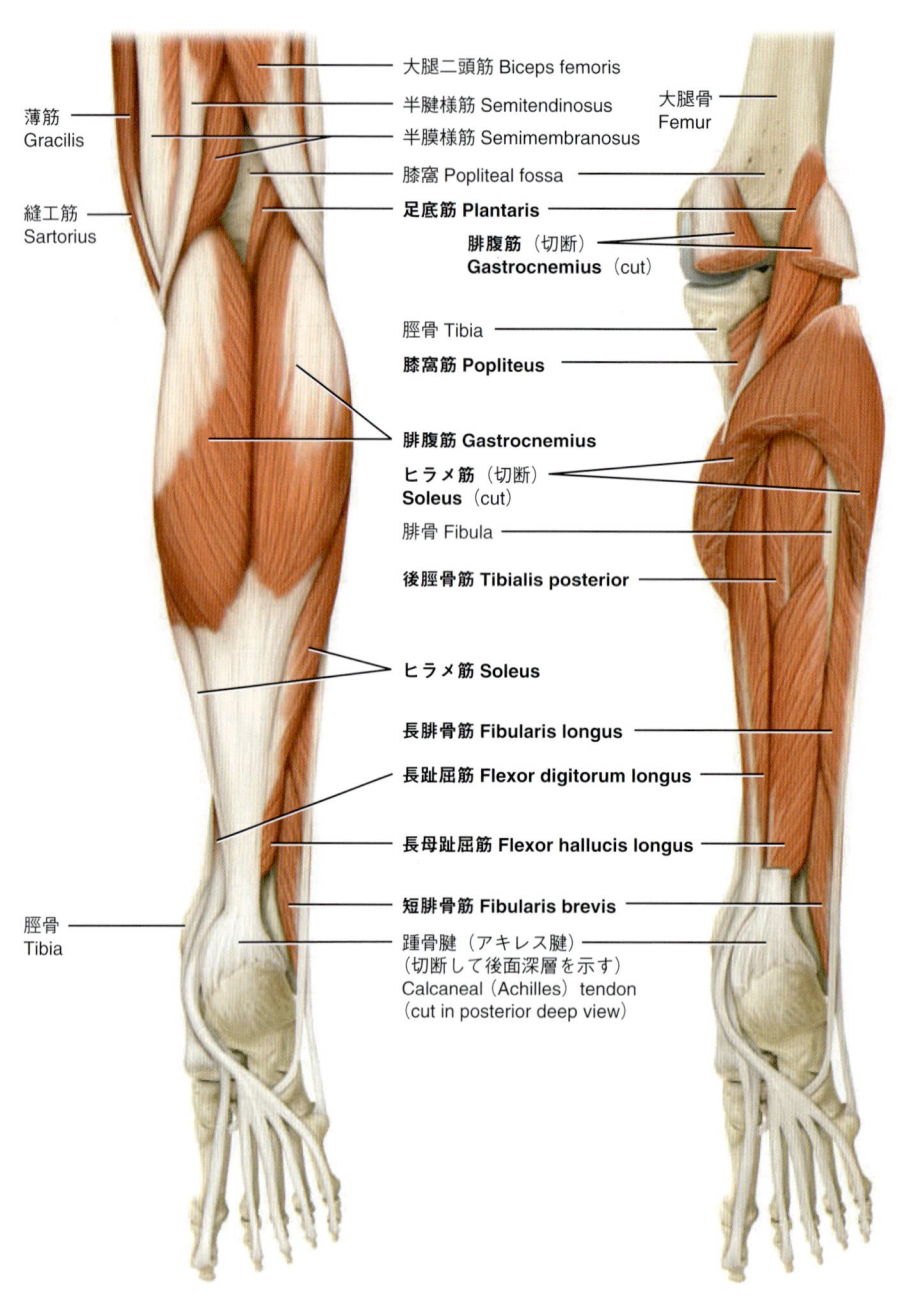

大腿二頭筋 Biceps femoris
半腱様筋 Semitendinosus
薄筋 Gracilis
半膜様筋 Semimembranosus
大腿骨 Femur
膝窩 Popliteal fossa
縫工筋 Sartorius
足底筋 Plantaris
腓腹筋（切断）Gastrocnemius（cut）
脛骨 Tibia
膝窩筋 Popliteus
腓腹筋 Gastrocnemius
ヒラメ筋（切断）Soleus（cut）
腓骨 Fibula
後脛骨筋 Tibialis posterior
ヒラメ筋 Soleus
長腓骨筋 Fibularis longus
長趾屈筋 Flexor digitorum longus
長母趾屈筋 Flexor hallucis longus
短腓骨筋 Fibularis brevis
脛骨 Tibia
踵骨腱（アキレス腱）（切断して後面深層を示す）Calcaneal（Achilles）tendon（cut in posterior deep view）

(c) 後面（浅層）

(d) 後面（深層）

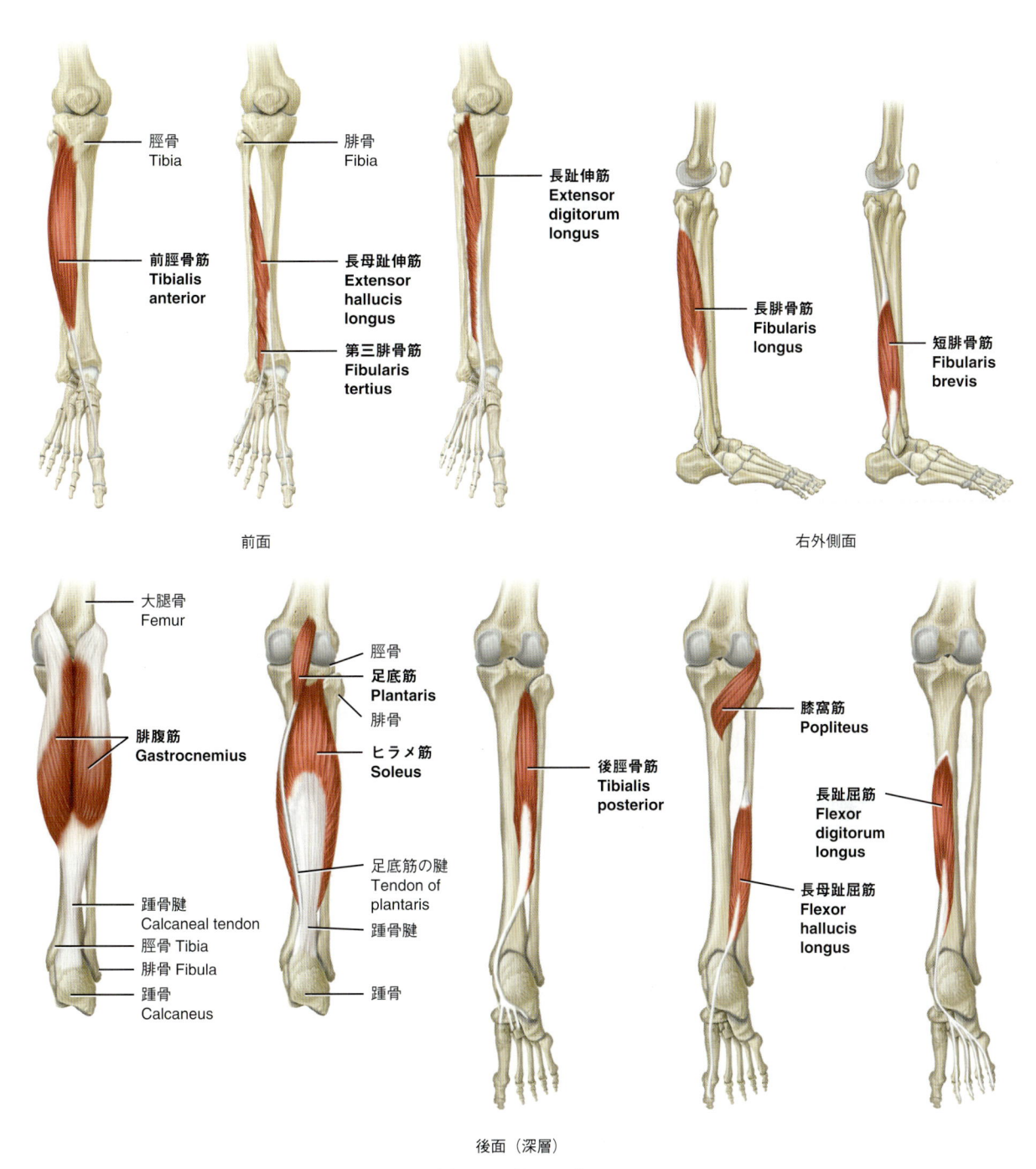

前面

右外側面

後面（深層）

（e）個別に剖出した筋

Q 足根に向かう前区画筋の腱は，どのような構造物によって固定されているか？

11.23　足趾を動かす足の内在筋

目　標

・足趾を動かす足の内在筋の起始，停止，作用，そして神経支配を述べる．

　本節の筋は，足の**内部**に起始と停止があるので**足の内在筋 intrinsic muscles of the foot** とよんでいる（図11.23）．手の筋が正確で，精妙な運動のために特殊化しているが，足の内在性の筋の機能は支持と歩行に限定されている．足の深筋膜は，**足底腱膜 plantar aponeurosis**（**足底筋膜 plantar fascia**）となり，踵骨から趾骨まで広がっている．足底腱膜は縦足弓を支持し，足の屈筋腱を包む．

　足の内在筋は，**足背の筋 dorsal muscles** と**足底の筋 plantar muscles** の2群に分けられる．足背には**短母趾伸筋 extensor hallucis brevis** と**短趾伸筋 extensor digitorum brevis** の2つの筋がある．短趾伸筋は3部分からなり，長趾伸筋腱の下にあって，中足趾節関節で第2〜第4趾を伸展する．

　足底の筋は4層に配列されている．最浅層を第1層とよび，そこには3つの筋がある．足底内側部にある**母趾外転筋 abductor hallucis** は，手の短母指外転筋に相当し，中足趾節関節で母趾を外転する．足底中央にある**短趾屈筋 flexor digitorum brevis** は，趾節間関節と中足趾節関節で，第2〜第5趾を屈曲する．足底外側部にある**小趾外転筋 abductor digiti minimi** は，手の同名筋に対応し，小趾を外転する．

　第2層は，足底方形筋と虫様筋からなる．**足底方形筋 quadratus plantae** は，四角形の筋で，2頭で起り，中足趾節関節で第2〜第5趾を屈曲する．小さな4つの筋からなる**虫様筋 lumbricals** は，手の虫様筋と同様，第2〜第5趾の基節骨を屈曲し，末節骨を伸展する．

　第3層は，3つの筋からなる．第1中足骨の底側にある**短母趾屈筋 flexor hallucis brevis** は，手の同名筋に対応し，母趾を屈曲する．**母趾内転筋 adductor hallucis** には，手の内転筋と同様に，横頭と斜頭があり，母趾を内転する．第5中足骨側底にある**短小趾屈筋 flexor digiti minimi brevis** は，手の同名筋に相当し，小趾を屈曲する．

　第4層は，最深層であって，2つの筋群からなる．**背側骨間筋 dorsal interossei** は4つの筋からなり，第2〜第4趾を外転，基節骨を屈曲，末節骨を伸展する．**底側骨間筋 plantar interossei** は3つの筋からなり，第3〜第5趾を内転，基節骨を屈曲，末節骨を伸展する．足の骨間筋は手の骨間筋に似ている．しかし，その作用の中心軸は，手では第3指なのに対して，足では第2趾である．

筋と運動とを関連づける

　本節の筋を，次の作用からまとめてみなさい．中足趾節関節における母趾の（1）屈曲，（2）伸展，（3）外転，（4）内転；中足趾節関節と趾節間関節における第2〜第5趾の（1）屈曲，（2）伸展，（3）外転，（4）内転．同じ筋が複数の作用をすることもある．

チェックポイント

26. 足の内在筋と手の内在筋とでは機能的にどのように違うか．

筋	起 始	停 止	作 用	神経支配
足背 DORSAL				
短母趾伸筋 Extensor hallucis brevis （extensor ＝関節角を大きくする； hallux ＝母趾；brevis ＝短い） （図 11.22 a 参照）	踵骨，下伸筋支帯	母趾基節骨	中足趾節関節で，母趾を伸展する．	深腓骨神経
短趾伸筋 Extensor digitorum brevis （digit ＝指または趾） （図 11.22 a 参照）	踵骨，下伸筋支帯	第 2 ～第 4 趾の中節骨と末節骨	第 2 ～第 4 趾の趾節間関節を伸展する．	深腓骨神経
足底 PLANTAR				
第 1 層（最浅層）				
母趾外転筋 Abductor hallucis （abductor ＝正中線から遠ざける）	踵骨，足底腱膜，屈筋支帯	短母趾屈筋の腱とともに，母趾基節骨の内側縁	中足趾節関節で，母趾を外転，屈曲する．	内側足底神経
短趾屈筋 **Flexor digitorum brevis** （flexor ＝関節角を小さくする）	踵骨，足底腱膜，屈筋支帯	第 2 ～第 5 趾の中節骨底の両側	近位趾節間関節と中足趾節関節で，第 2 ～第 5 趾を屈曲する．	内側足底神経
小趾外転筋 **Abductor digiti minimi** （minimi ＝最小の）	踵骨，足底腱膜，屈筋支帯	短小趾屈筋の腱とともに，第 5 趾基節骨の外側縁	中足趾節関節で，第 5 趾を外転，屈曲する．	外側足底神経
第 2 層				
足底方形筋 Quadratus plantae （quad ＝四角い，四辺形の； planta ＝足底）	踵 骨	長趾屈筋の腱	長趾屈筋の屈曲を助けて，趾節間関節と中足趾節関節で，第 2 ～第 5 趾の屈曲だけを行う．	外側足底神経
足の虫様筋 Lumbricals （lumbricus ＝ミミズ）	長趾屈筋の腱	第 2 ～第 5 趾の基節骨で長趾伸筋腱	趾節間関節で，第 2 ～第 5 趾を伸展；中足趾節関節で，第 2 ～第 5 趾を屈曲する．	内側足底神経と外側足底神経
第 3 層				
短母趾屈筋 **Flexor hallucis brevis**	立方骨，内側（中間，外側）楔状骨	種子骨を介して腱で，母趾基節骨の内側縁と外側縁	中足趾節関節で，母趾を屈曲する．	内側足底神経
母趾内転筋 Adductor hallucis （adductor ＝正中線に近づける）	第 2 ～第 4 中足骨，第 3 ～第 5 趾の中足趾節関節の靱帯，長腓骨筋腱	母趾基節骨の外側縁	中足趾節関節で，母趾を内転，屈曲する．	外側足底神経
短小趾屈筋 **Flexor digiti minimi brevis**	第 5 中足骨，長腓骨筋腱	第 5 趾基節骨の外側面	中足趾節関節で，小趾を屈曲する．	外側足底神経
第 4 層（最深層）				
背側骨間筋 Dorsal interossei	中足骨の対向縁	基節骨：第 2 趾の両側縁，第 3，第 4 趾の外側面	中足趾節関節で，第 2 ～第 4 趾を外転，屈曲；趾節間関節で，第 2 ～第 4 趾を伸展する．	外側足底神経
底側骨間筋 Plantar interossei	第 3 ～第 5 中足骨の内側面	第 3 ～第 5 趾基節骨の内側面	中足趾節関節で，第 3 ～第 5 趾を内転，屈曲；趾節間関節で，第 3 ～第 5 趾を伸展する．	外側足底神経

図 11.23 足趾を動かす足の内在筋.

手の内在筋が正確で，精妙な運動のために特殊化しているのに対し，足の内在筋の機能は，支持と歩行に限定されている.

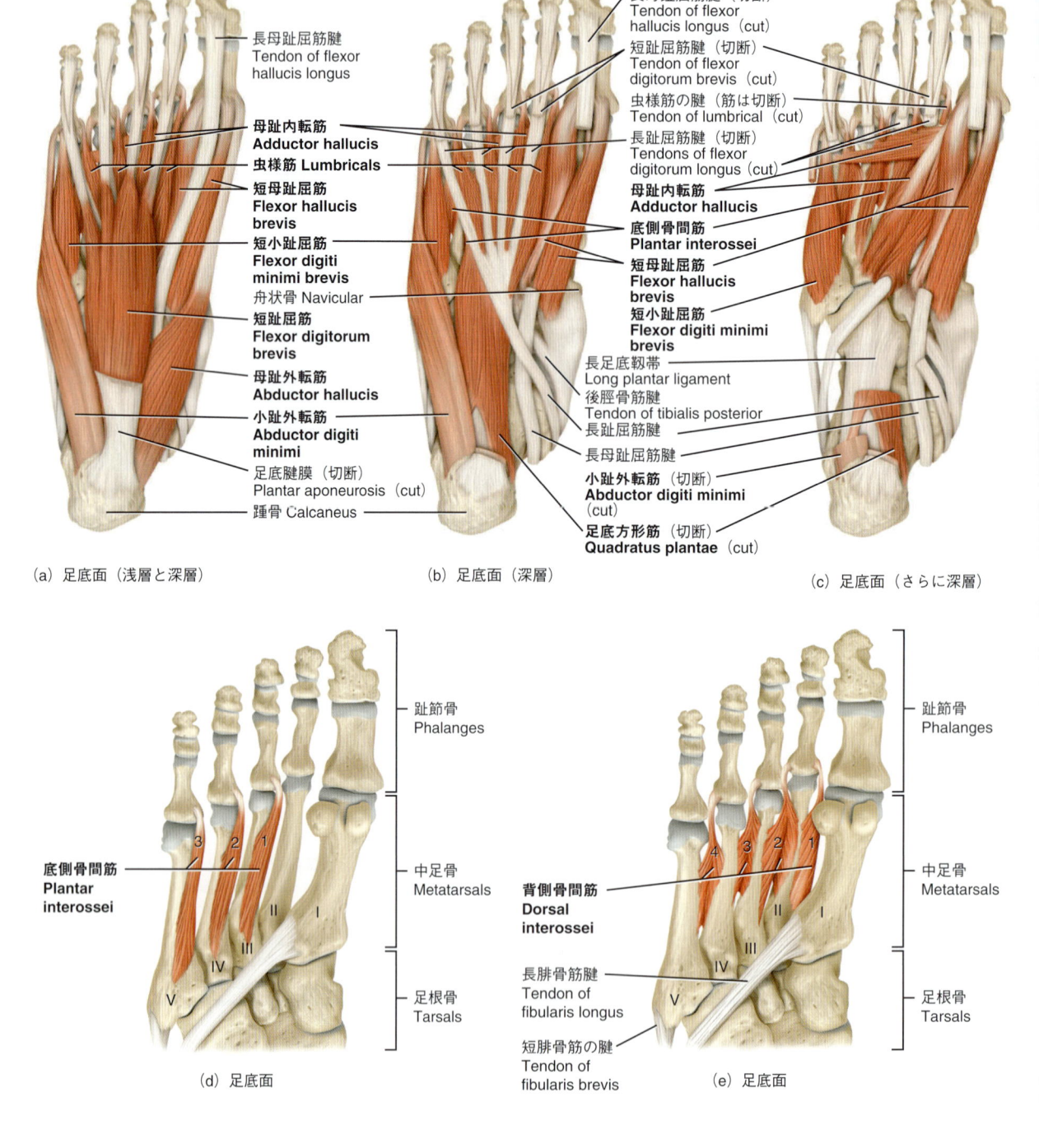

長母趾屈筋腱
Tendon of flexor
hallucis longus

母趾内転筋
Adductor hallucis
虫様筋 Lumbricals
短母趾屈筋
Flexor hallucis
brevis
短小趾屈筋
Flexor digiti
minimi brevis
舟状骨 Navicular
短趾屈筋
Flexor digitorum
brevis
母趾外転筋
Abductor hallucis
小趾外転筋
Abductor digiti
minimi
足底腱膜（切断）
Plantar aponeurosis （cut）
踵骨 Calcaneus

（a）足底面（浅層と深層）

長母趾屈筋腱（切断）
Tendon of flexor
hallucis longus （cut）
短趾屈筋腱（切断）
Tendon of flexor
digitorum brevis （cut）
虫様筋の腱（筋は切断）
Tendon of lumbrical （cut）
長趾屈筋腱（切断）
Tendons of flexor
digitorum longus （cut）
母趾内転筋
Adductor hallucis
底側骨間筋
Plantar interossei
短母趾屈筋
Flexor hallucis
brevis
短小趾屈筋
Flexor digiti minimi
brevis
長足底靱帯
Long plantar ligament
後脛骨筋腱
Tendon of tibialis posterior
長趾屈筋腱
長母趾屈筋腱
小趾外転筋（切断）
Abductor digiti minimi
（cut）
足底方形筋（切断）
Quadratus plantae （cut）

（b）足底面（深層）

（c）足底面（さらに深層）

趾節骨
Phalanges

中足骨
Metatarsals

足根骨
Tarsals

底側骨間筋
Plantar
interossei

（d）足底面

趾節骨
Phalanges

中足骨
Metatarsals

背側骨間筋
Dorsal
interossei

長腓骨筋腱
Tendon of
fibularis longus

短腓骨筋の腱
Tendon of
fibularis brevis

足根骨
Tarsals

（e）足底面

Q 縦足弓を支持し，足の屈筋腱を包む構造物はなにか？

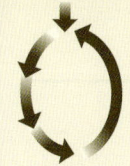

ホメオスタシスの観点から

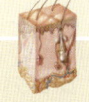

外皮系

- 顔面の皮膚に停止する骨格筋を引っ張って，顔の表情をつくる.
- 筋の運動は，皮膚の血行をよくする.

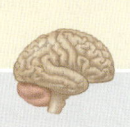

骨格系

- 骨格筋は，骨における付着部を牽引して，身体の部分を動かす.
- 骨格筋は骨と関節を安定させる.

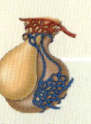

神経系

- 平滑筋，心筋，骨格筋は，神経系の指令を遂行する.
- ふるえは，熱を産生して体温を上昇させる．これは骨格筋の不随意収縮で，脳によって制御されている.

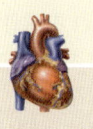

内分泌系

- 骨格筋の規則的な活動（運動）は，ホルモン（例えば，インスリンなど）の作用とシグナルの伝達機序を促進する.
- 筋は内分泌器官を保護する.

心臓血管系

- 心筋は，心臓のポンプ作用の動力源となる.
- いろいろな組織における血流量は，血管壁中の平滑筋の収縮と弛緩によって調節されている.
- 下肢の骨格筋の収縮は，心臓への血液の還流を助ける.
- 定期的な運動は心肥大を起し，心臓のポンプ作用の効率を上げる.
- 骨格筋の活動によって産生される乳酸は，心臓の ATP 産生に利用される.

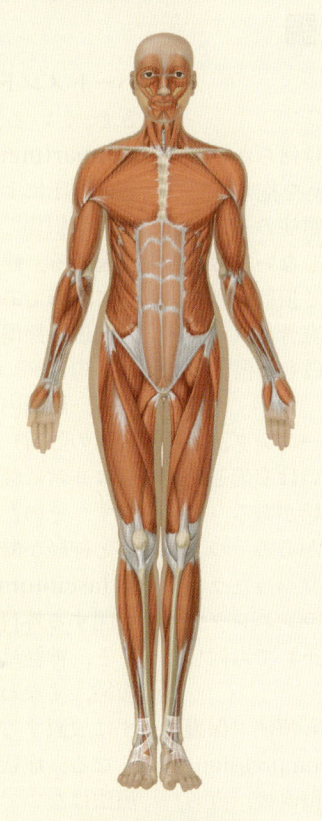

筋系の役割

全身の器官系との関連

- 身体運動を引き起す.
- 体位を安定させる.
- 体内で物質を移動させる.
- 熱を産生して正常の体温を維持する.

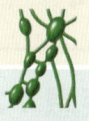

リンパ系と免疫系

- 骨格筋は，リンパ節とリンパ管を保護し，リンパ管内のリンパの流れを促進する.
- 運動は免疫反応を高めたり，あるいは低下させたりする.

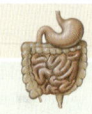

呼吸器系

- 呼吸の時に働く骨格筋は，肺に空気を流入させ，また流出させる.
- 平滑筋線維は気道の太さを調節する.
- 喉頭筋の振動は，声帯のそばを通る空気流を調節して，発声を制御する.
- 骨格筋の収縮による咳とくしゃみは，気道の浄化に役立つ.
- 定期的な運動は呼吸効率を改善する.

消化器系

- 骨格筋は腹部内臓を保護し，支持する.
- 骨格筋の収縮と弛緩が交互に起ることで，咀嚼を促進し，嚥下を開始する.
- 平滑筋からなる括約筋は，胃腸管の臓器容積を調節する.
- 胃腸管壁の平滑筋は，胃腸管を通る内容物を混合して，輸送する.

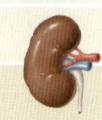

泌尿器系

- 骨格筋や平滑筋からなる括約筋，および膀胱壁の平滑筋は，膀胱内における尿の貯留あるいは排泄（排尿）を制御する.

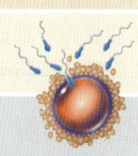

生殖器系

- 射精は骨格筋と平滑筋が収縮して起る.
- 平滑筋の収縮は，卵管内で卵母細胞を移送し，子宮からの月経血の流れを調節し，分娩時，子宮からの胎児の娩出を助ける.
- 男性，女性ともに性交時におけるオルガスムと快感には骨格筋の収縮がかかわっている.

疾患：ホメオスタシスの失調

ランニング関連傷害

　ジョギングやランニングをする人の多くは何らかの**ランニング関連傷害 running-related injury** を抱えている．そうした傷害は軽度であるが，かなり重症のものもある．軽症でも，放置したり適切な治療をしないでおくと慢性化する．ランナーのあいだでみられる損傷の頻発部位は，足根，膝，踵骨腱（アキレス腱），寛骨部（ヒップ），鼠径部，足と背部である．中でも，最も重傷例の多いのが膝である．

　ランニング傷害は，しばしば誤ったトレーニング法と関係がある．不適切な日常の準備運動あるいは準備運動不足，過度のランニングや傷害後の早期開始がある．硬く，また起伏した路面の長時間走行も関係がある．つくりの悪いランニングシューズ，あるいはすりへったランニングシューズもまた傷害の原因となる．ランニングで悪化した生体力学的問題（例：足底弓の低下）でも同じような原因となる．

　ほとんどのスポーツ傷害は，最初，PRICE 療法（**保護 protection**，**安静 rest**，**冷却 ice**，**圧迫 compression**，**挙上 elevation**）で治療すべきである．受傷直後，直ちに受傷部位を保護して安静にし，氷をあてて，その受傷部位を挙上する．ついで，できれば，弾性包帯で損傷組織を圧迫する．2〜3日間，PRICE 療法を続ける．暖めたくなるが，温熱は腫脹を悪化させるので行わない．追跡治療として，受傷部位の血行増加のために温マッサージとアイスマッサージを交互に行う．時には，非ステロイド系抗炎症薬 nonsteroidal anti-inflammatory drugs（NSAIDs）の服用あるいは皮質ステロイドの局所注射も効果がある．回復期では，元の損傷を悪化させないような代替フィットネスプログラムに従って運動を続けることが大切である．この運動は医師と相談して決めるのがよい．最後に，損傷部位自体の機能回復のために注意深い訓練が必要である．マッサージ療法もスポーツ障害の予防や治療に役立つ．

区画症候群

　本章で先に述べたように，四肢の骨格筋は**区画（コンパートメント）** compartment とよぶ機能的単位で構成されている．**区画（コンパートメント）症候群 compartment syndrome** とよぶ傷害では，外圧あるいは内圧によって区画内の構造物が圧迫され，そのため，血管が損傷して，区画内の構造物の血流の減少（虚血）が起こる．症状は疼痛，灼熱感，圧迫，皮膚の蒼白，そして麻痺である．区画症候群の原因の多くは，挫滅，穿孔損傷，挫傷（皮膚の裂傷を伴わない皮下組織の損傷），筋挫傷（筋の過伸展），あるいは不適切なギプス包帯である．区画内圧が上昇すると出血，組織損傷，浮腫（組織液の貯留）などの重篤な結果を招く．区画を包む深筋膜は非常に強靭なため，貯留した血液や組織液は流出できず，そのため圧上昇が起り，血流が止まり，隣接する筋と神経が酸素欠乏に陥る．治療の選択の一つに**筋膜切開 fasciotomy** がある．これは，圧を逃すために筋膜を切開する外科的処置である．外科的侵襲を行わないでおくと，神経は損傷され，筋には瘢痕が生じて筋の永久的短縮，すなわち**拘縮 contracture** の状態になる．治療せずに放置すると，組織は壊死して，肢はもはや機能しなくなる．症状がこの段階に及ぶと，患肢の切断以外に治療法はないであろう．

足底筋膜炎

　足底筋膜炎 plantar fasciitis あるいは**踵骨痛症候群 painful heel syndrome** は，足底腱膜の踵骨起始の炎症性反応で，足底腱膜の慢性刺激で起る．足底腱膜は年齢とともに，弾力性を失う．この状態は，体重がかかる活動（ウォーキング，ジョギング，重量物をもち上げる），つくりの悪い靴あるいはあわない靴，足底を圧迫する肥満，よくない生体力学的構造も関係している（扁平足，凹足，そして歩行異常では，足にかかる体重の分布が偏る）．ランナーにみられる踵骨痛の原因で，最も多いのが足底筋膜炎で，ランニングによる反復性の衝撃に反応して起る．治療には寒冷療法，深部温熱療法，ストレッチ体操，減量，装具療法（例：足底挿板あるいはヒール・リフト），ステロイドの注射，外科手術が行われる．

医学用語

横紋筋肉腫 rhabdomyosarcoma（rhab- ＝棒状の，桿状の；-myo- ＝筋；-sarc- ＝肉；-oma ＝腫瘍）　骨格筋の腫瘍．通常小児に発生し，転移が早く，悪性度が高い．

筋挫傷 muscle strain　骨格筋線維あるいはその腱の線維が断裂することである．断裂によって小血管が損傷し，局所の出血（皮下出血，打ち身 bruise）や疼痛が起る（その部位の神経終末が刺激されて起る）．筋挫傷は通常，突然急激に重い物をもち上げた時，スポーツ活動中，あるいは作業中に筋が限度以上に伸展させられた時に起る．筋挫傷は**肉離れ muscle pull** あるいは**筋の断裂 muscle tear** ともよばれている．

斜頸 torticollis（tortus- ＝曲がった；-collum ＝頸）　胸鎖乳突筋の収縮あるいは短縮により頭部が患側に傾斜し，オトガイが対側に回旋する．後天的にあるいは先天的に起る．**首の曲がった人 wryneck** ともいう．

チック Tic　通常は意識下でコントロールされている筋に，不随意に起る攣縮性の痙攣．例えば眼瞼の痙攣．

チャーリー・ホース Charley horse　これは筋の断裂とその部位に生じた出血に起因する筋の攣縮あるいは筋硬直に対する慣用語である．外傷あるいは過度の活動で起る一般的なスポーツ障害である．とくにフットボール選手の大腿四頭筋によく起る．

反復運動損傷 repetitive strain injuries（RSIs）　この疾患は，機器の使いすぎ，悪い姿勢，からだのつくりが貧弱である，あるいは反復運動が必要な活動で起る．例えば，組み立てラインの作業者にみられるいろいろな状態．機器の使用過多の例として，コンピューター，ハンマー，ギターあるいはピアノの使用過多がある．運動損傷 motion injury ともいう．

麻痺 paralysis（para- ＝正常からそれること；-lysis ＝緩むこと）　損傷，疾患，あるいは神経支配の傷害による筋の機能（随意運動）がなくなること．麻痺の多くは脳卒中あるいは脊髄損傷によって起る．

章の概要

概　要

11.1　骨格筋はどのようにして運動を起すのか

1. 骨格筋は骨を牽引することで運動を引き起す．
2. 相対的に不動の骨への付着が起始であり，相対的に可動骨への付着が停止である．
3. 骨はてこ（梃子）の作用をし，関節は支点の作用をする．てこには，荷重（抵抗）と作動力の異なる2つの力が作用する．
4. てこは支点，作動力，荷重の位置によって，第1種，第2種，第3種（最も多い）の3型に分類される．
5. 筋束の配列には，平行，紡錘形，輪状，三角形と羽状がある（表11.1参照）．筋束の配列は，筋力と可動域に影響を及ぼす．
6. 主動筋は目的の作用を起し，拮抗筋は反対の作用を起す．協力筋は，不要な運動を少なくして，主動筋を補助する．固定筋は，主動筋がもっと効率よく作用できるように主動筋の起始を安定させる．

11.2　骨格筋の命名法

1. 異なる骨格筋は次の特徴によって区別される：筋束の方向；筋の大きさ，形状，作用，起始（筋頭）の数；筋の所在と起始と停止の部位（表11.2参照）．
2. 多くの骨格筋は，これらの特徴の組合せに基づいて命名されている．

11.3　主要な骨格筋の概観

1. 11.4〜11.23節で，人体のいろいろな部位にある主要な骨格筋について学ぶ．
2. 各節では，主要な骨格筋がどのように重要かを理解するのに役立つ特徴が述べられている．

11.4　顔の表情をつくる頭部の筋

1. 顔面の表情筋は，収縮すると関節ではなくて，皮膚を動かす．

2. 表情筋のおかげで，さまざまな感情を表現することができる．

11.5　眼球と上眼瞼を動かす頭部の筋（外眼筋）

1. 眼球を動かす外眼筋は，人体において，収縮速度が最も速く，最も精密に制御されている骨格筋に属する；眼球を挙上，下制，外転，内転，内旋，そして外旋する．
2. 上眼瞼を動かす筋が眼を開ける．

11.6　下顎骨を動かして，咀嚼と構音を助ける筋

1. 顎関節で下顎骨を動かす筋は，咀嚼筋としてよく知られている．
2. 咀嚼筋は咀嚼だけでなく構音の働きもしている．

11.7　舌を動かして，咀嚼と構音を助ける頭部の筋

1. 舌を動かす頭部の筋は，咀嚼と構音に重要である．
2. これらの筋は嚥下の時にも働く．

11.8　嚥下と構音を助ける前頸部の筋

1. 嚥下と構音を助ける前頸部の筋は，舌骨上筋とよばれ，舌骨より上方にある．
2. 前頸部には舌骨上筋のほか，舌骨を安定化させる舌骨下筋がある．

11.9　頭を動かす頸部の筋

1. 頭を動かす頸部の筋は，頭の位置を変える．
2. 脊柱の上に載っている頭の安定を取る．

11.10　腹部内臓を保護し，脊柱を動かす腹部の筋

1. 腹部の筋は，腹部内臓を保持して，保護し，また，脊柱を動かす．
2. これらの筋は，腹部を圧迫して，排便，排尿，分娩に必要な力を発生させるのを助ける．

11.11　呼吸を助ける胸郭の筋
1. 呼吸の時に働く胸郭の筋は，吸息と呼息が起るように胸腔の大きさを変える．
2. 心臓への静脈還流を助ける．

11.12　骨盤内臓を支持し，括約筋の働きをする骨盤底の筋
1. 骨盤底の筋は，骨盤内臓を支持し，腹腔内圧の上昇によって生じる推力に対抗する．
2. 肛門挙筋は，肛門直腸結合部，尿道そして腟の括約筋としての機能を果している．

11.13　会陰の筋
1. 会陰は，骨盤隔膜より下方の体幹の領域である．
2. 会陰の筋は，排尿，陰茎と陰核の勃起，射精，排便を助ける．

11.14　上肢帯を動かす胸郭の筋
1. 上肢帯を動かす胸郭の筋が肩甲骨を安定化させるので，肩甲骨は上腕骨を動かす多くの筋に対して安定した起始として機能することができる．
2. これらの筋はまた肩甲骨を動かして上腕骨の可動域を広げる．

11.15　上腕骨を動かす胸郭と肩の筋
1. 上腕骨を動かす胸郭の筋は，通常，肩甲骨から起る（上肢帯筋）．
2. それ以外の筋は，軸骨格から起る（軸骨格筋）．

11.16　橈骨と尺骨を動かす上腕の筋
1. 橈骨と尺骨を動かす上腕の筋は，肘関節の屈曲と伸展にかかわる．
2. これらの筋は前区画（屈筋区画）と後区画（伸筋区画）を構成する．

11.17　手根，手，指を動かす前腕の筋
1. 手根，手，指を動かす前腕の筋は数も種類も多い．

2. 前腕にある指を動かす筋は，手の外在筋とよばれる．

11.18　指を動かす手掌の筋—手の内在筋
1. 指を動かす手掌の筋（手の内在筋）は，熟練活動に重要である．
2. これらの筋によって物体を正確に掴んで，操作することができる．

11.19　脊柱を動かす頸部と背部の筋
1. 脊柱を動かす頸部と背部の筋は，起始と停止の数が多く，また筋の重なりが著しいので非常に複雑である．
2. これらの筋は，筋束全体の走行とそのおよその長さに基づいてグループに分けられる．

11.20　大腿骨を動かす殿部の筋
1. 大腿骨を動かす殿部の筋の大部分は，下肢帯から起り，大腿骨に停止する．
2. これらの筋は，上肢の対応する筋よりも強大である．

11.21　大腿骨および脛骨と腓骨を動かす大腿の筋
1. 大腿骨および脛骨と腓骨を動かす大腿の筋は，内側区画（内転区画），前区画（伸筋区画），および後区画（屈筋区画）に分かれている．
2. これらの筋を3つの区画に分けているのは大腿の深筋膜である．

11.22　足と足趾を動かす下腿の筋
1. 足と足趾を動かす下腿の筋は，前区画，外側区画および後区画に分かれている．
2. 足関節において，前区画の筋は足を背屈し，外側区画の筋は外反し，後区画の筋は底屈と内反する筋からなる．

11.23　足趾を動かす足の内在筋
1. 足趾を動かす足の筋（内在筋）は，手の内在筋とは異なり，それらの機能は支持と歩行に限定されている．
2. 足の内在筋は足背の筋と足底の筋の2群に分けられる．

クリティカルシンキング問題

1. 美容形成の手術の際に，美容整形外科医が誤って右側の顔面神経を切断したら，患者にはどのようなことが起るか，またどのような筋が傷害されるか．
2. 11歳のデズモンは，母と一緒にスーパーマーケットへ行く途中，バスの中で"トイレに行きたい"といったら，着くまで"我慢しなさい"と母にいわれた．排尿を我慢するにはどのよ

うな筋を収縮させておかなければならないか．
3. 正確に曲球が投げられるようにと，マイナーリーグ投手のホセは毎日100回ボールを投げていた．最近になって，投げているほうの腕に痛みを覚えるようになった．診察の結果，回旋筋腱板の離断と診断された．回旋筋腱板とはなにか，またその損傷は腕の運動にどのように影響するかを説明しなさい．

Q　図の質問の答え

11.1　前腕の伸筋である上腕三頭筋の筋腹は，上腕後面にある．

11.2　第2種てこが，最大の力を発揮する．

11.3　筋の特徴によって命名した筋の正解例（他のものについては，表11.2参照）：筋線維の方向―外腹斜筋；形状―三角筋；作用―［総］指伸筋；大きさ―大殿筋；起始と停止―：胸鎖乳突筋；所在―前脛骨筋；起始腱の数―上腕二頭筋．

11.4　皺眉筋は，しかめ面をつくる働きをする；微笑する時，大頬骨筋が収縮する；広頸筋は，口を尖らす働きをする；眼輪筋は，眼を細める時に働く．

11.5　下斜筋は，眼窩底の前内側面から起り，眼球の後外側面に停止するので眼球を上外方に動かす．

11.6　最強の咀嚼筋は咬筋である．

11.7　舌の機能には，咀嚼，味の感知，嚥下と構音がある．

11.8　舌骨上筋と舌骨下筋は，舌骨を安定化させて舌の運動を補助する．

11.9　胸鎖乳突筋に境されてできる頸三角は，内部にある構造物のため解剖学的にも外科的にも重要である．

11.10　腹直筋が排尿を促進する．

11.11　横隔膜は横隔神経によって支配されている．

11.12　骨盤隔膜の境界は，前方は恥骨結合，後方は尾骨，外側は骨盤壁である．

11.13　会陰の境界は，前方は恥骨結合，後方は尾骨，外側は坐骨結節である．

11.14　上肢帯を動かす筋の主な作用は，肩甲骨を安定化させて，上腕骨の運動を補助することにある．

11.15　回旋筋腱板は，肩甲下筋，棘上筋，棘下筋，小円筋の扁平な腱からなり，肩関節周囲をほぼ完全に取り囲む（訳注：下方は覆わない）．

11.16　前腕で最強の屈筋は上腕筋で，最強の伸筋は上腕三頭筋である．

11.17　屈筋支帯の下を通るのは，指屈筋と手根屈筋の腱，および正中神経である．

11.18　母指球筋は，母指に作用する．

11.19　板状筋が正中線から起り，上外方に走って停止する．

11.20　上肢の筋は多様な運動をする；下肢の筋は安定性，歩行，姿勢維持の働きをする．さらに，下肢の筋は通常2関節を越え，両方の関節に作用する．

11.21　大腿四頭筋は，大腿直筋，外側広筋，内側広筋，中間広筋からなる．ハムストリングは，大腿二頭筋，半腱様筋，半膜様筋からなる．

11.22　足根に向かう下腿の前区画筋の腱は，上伸筋支帯と下伸筋支帯によって固定されている．

11.23　縦足弓を支持し，足の屈筋腱を包むのは足底腱膜である．

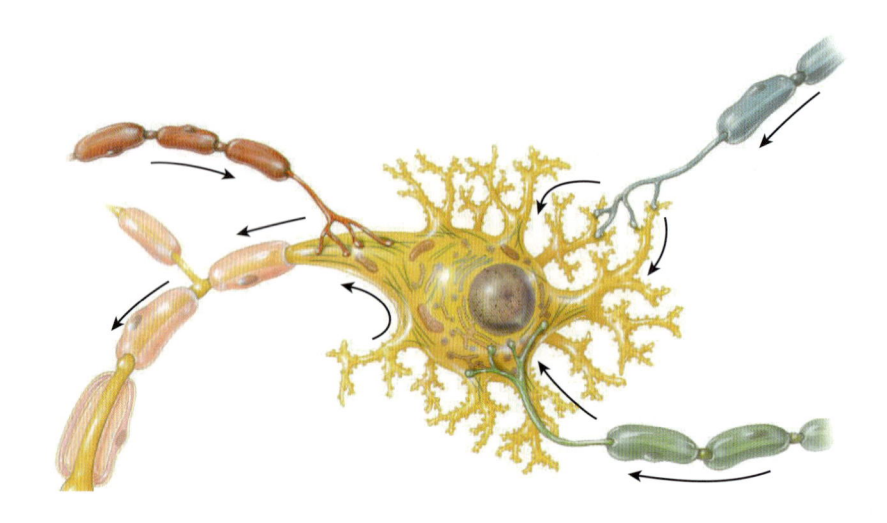

CHAPTER 12

神経組織

神経組織とホメオスタシス

> 神経組織の興奮性により神経インパルス（活動電位）が発生し，それにより身体のほとんどの組織間の通信と制御が行われている．

　神経系と内分泌系はいずれも，からだの状態を生命が維持できる範囲内に保つべく制御するという同じ目的をもっている．神経系は神経インパルス（活動電位）を用いた速やかな反応により身体活動を制御するが，内分泌系はホルモンの分泌によりもっとゆっくり反応する．18章ではホメオスタシスの維持における両システムの役割を比較する．

　神経系は知覚，行動，記憶をも担っており，すべての随意運動を開始させる．神経系はきわめて複雑なので，関連するいくつかの章でその構造と機能について考えていく．本章では，神経系の構成とニューロン（神経細胞）およびグリア細胞（ニューロン活動を支える細胞）の特性に焦点をあてる．後続の章では脊髄と脊髄神経の構造と機能（13章），脳と脳神経の構造と機能（14章）について調べる．随意的な制御を伴わずに働く自律神経系については15章で取り扱う．16章では体性感覚—触・圧・温・冷・痛覚その他—と感覚・運動経路について議論し，どのようにして神経インパルスが脊髄や脳に向かって，あるいは脊髄や脳から筋や腺に向かって伝えられるかをみる．神経系の探求は特殊感覚—嗅覚，味覚，視覚，聴覚，平衡覚—の議論をもって完結する（17章）．

Q あなたはヒトの神経系がなぜこんなに素早く能率的にからだ全体を制御統合できるのか，疑問に思ったことはありませんか？

目 標

- 神経系の構成について述べる.
- 神経系の3つの基本的な機能について述べる.

神経系の構成

たった2kg, 全体重の約3%を占める**神経系 nervous system** は, 11 あるからだの器官系の中で, 最も小さく最も複雑な系の一つである. きわめて大量のニューロンとさらにそれを上回る数のグリア細胞からなる, この複雑で高度に組織化されたネットワークは中枢神経系と末梢神経系の2つの下位分類に組織化されている. **神経学 neurology** は神経系の正常な働きや障害を取り扱う. **神経科医 neurologist** は神経・筋肉系の障害を診察・治療する医師である.

中枢神経系 中枢神経系 **central nervous system (CNS)** は脳と脊髄からなっている（図 12.1 a）. CNSのうち頭蓋骨の中にある脳 brain は, 約850億個のニューロンを有する. 脊髄 spinal cord は頭蓋骨の大後頭孔を通って脳につながっており, 脊柱管の骨に囲まれている. 脊髄には約1億個のニューロンがある. CNSは入ってくるさまざまな種類の感覚情報を処理する. CNSは思考, 情緒, 記憶の源でもある. 筋を刺激して収縮させる, あるいは腺を刺激して分泌を促す神経インパルスのほとんどは CNS でつくり出される.

末梢神経系 末梢神経系 **peripheral nervous system (PNS)** は CNS の外部にあるすべての神経組織からなる（図 12.1 a）. PNS の構成要素には神経と感覚受容器がある. **神経 nerve** は数百から数千本の軸索の束とそれに付随する結合組織および血管からなり, 脳と脊髄の外部に広がっている. 12 対の**脳神経 cranial nerves** は脳から出ており, 31 対の**脊髄神経 spinal nerves** は脊髄から出ている. それぞれの神経は決められた経路を通り, からだの特定の領域に達する. **感覚受容器 sensory receptor** とは, からだの内外の環境変化を監視している神経系の構造をさす. 例としては皮膚の触覚受容器, 眼の光受容器, 鼻の嗅（におい）受容器などがある.

PNS は感覚系統と運動系統とに分かれる（図 12.1 b）. PNS の**感覚系統 sensory division**（**求心系統 afferent division**）は身体の感覚受容器から CNS へ入力情報を運んでいる. すなわち, この神経系は CNS に**体性感覚情報** somatic senses（触覚, 温度感覚, 痛覚, 固有感覚）

と**特殊感覚情報** special senses（嗅覚, 味覚, 視覚, 聴覚, 平衡覚）を供給している（訳注：このほか, 各種内臓からの求心性情報（血圧上昇の情報など）も供給する）.

PNS の**運動系統 motor division**（**遠心系統 efferent division**）は CNS からの出力情報を効果器（筋と腺）に伝える. この系はさらに体性神経系と自律神経系という下位の系に分けられる（図 12.1 b）. **体性神経系 somatic nervous system (SNS)**（soma＝からだ）は CNS からの出力情報を**骨格筋** skeletal muscles のみに伝える. この運動反応は意識的に制御することができるので, PNS のこの部分の活動は**随意性 voluntary** である. **自律神経系 autonomic nervous system (ANS)**（auto-＝自ら；-nomic＝律する）は CNS からの出力情報を**平滑筋** smooth muscle, **心筋** cardiac muscle, **腺** glands に伝える. 通常この運動反応は意識的な制御下にはないので, ANS の活動は**不随意性 involuntary** である. ANS は**交感神経系 sympathetic nervous system** と**副交感神経系 parasympathetic nervous system** の2つの下位系統からなる. いくつかの例外を除けば, 効果器はそれら双方からの神経を受け入れており, 通常それらは逆の作用をもたらす. 例えば, 交感神経系のニューロンは心拍を速め, 副交感神経系のニューロンは減速する. 一般に, 副交感神経系は"休息と消化"活動を支え, 交感神経系は緊急活動時の運動, いわゆる"闘争か逃走"反応を支えている. 自律神経系の3つ目の下位系統は**腸神経系 enteric nervous system (ENS)**（enteron＝腸）で, 1億を超えるニューロンからなるネットワークが消化管（胃腸管 gastrointestinal tract, GI tract）に限局して管壁の全長にわたって存在する. ENS は消化管の平滑筋や腺の活動調節に関与している. ENS はそれだけで機能することもできるが, 自律神経系の他の下位系統と連絡をとりあっており, また支配を受けている.

神経系の機能

神経系は一連の複雑な仕事をこなしている. それによって私たちはいろいろなにおいを嗅ぎ分けたり, 言葉を発したり, 過去の出来事を思い出したりできる. さらに神経系はからだの動きをコントロールする信号を出したり, 内臓の働きを制御している. これらの広範囲にわたる活動は, 感覚（入力）, 統合（処理）, 運動（出力）という3つの基本的な機能に分けることができる.

- **感覚機能 sensory function**. 感覚受容器は, 血圧の上昇などの内的刺激や腕に落ちてきた雨粒などの外的刺激を**感知 detect** する. この感覚情報は脳神経や脊髄神経を通り脳や脊髄へ運ばれる.
- **統合機能 integrative function**. 神経系は感覚情報

図12.1 **神経系の主な構成.** (a) 神経系の下位分類. (b) 神経系構成図. 青枠は PNS の感覚関連の部分, 赤枠は PNS の運動関連の部分, 緑枠は効果器（筋と腺）を示す.

> 神経系の2つの大きな下位分類は（1）脳と脊髄からなる CNS および（2）CNS の外部にあるすべての神経組織からなる末梢神経系である.

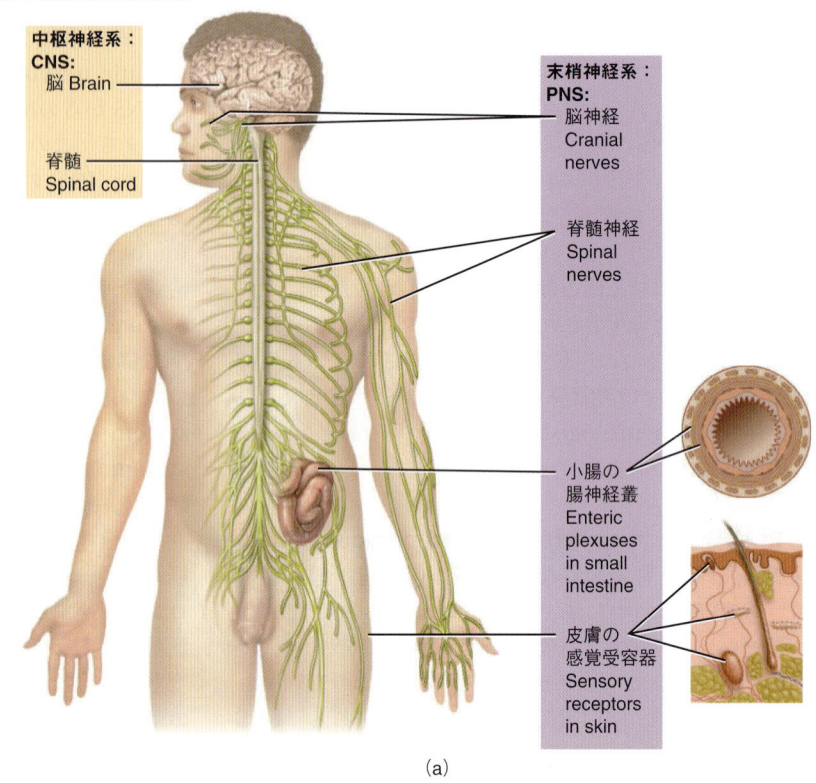

中枢神経系：
CNS:
脳 Brain
脊髄
Spinal cord

末梢神経系：
PNS:
脳神経
Cranial nerves
脊髄神経
Spinal nerves
小腸の腸神経叢
Enteric plexuses in small intestine
皮膚の感覚受容器
Sensory receptors in skin

(a)

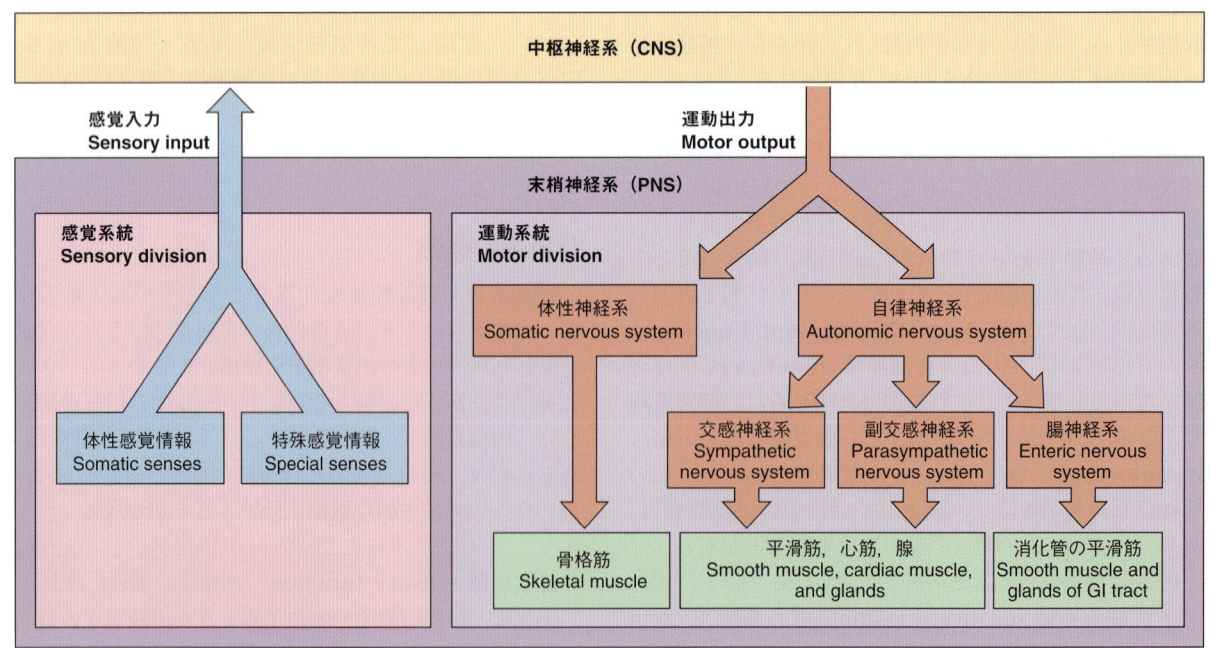

(b)

Q CNS の機能にはどのようなものがあるか？

を解析 processes し，適切な反応のための意思決定を行うことで処理する（**統合 integration**）．

- **運動機能 motor function**．ひとたび感覚情報が統合されれば，神経系は脳神経や脊髄神経を介して**効果器 effectors**（筋および腺）**の適切な運動性応答を引き起す**ことができる．効果器を刺激することで筋を収縮させ，腺に分泌を促すのである．

神経系のこの3つの基本機能は，例えば携帯電話の音を聞いてそれに出る際に発揮される．携帯電話の呼び出し音は耳の感覚受容器を刺激する（感覚機能）．その後，この聴覚情報は脳に伝えられ，処理されて，電話に出るという決定がなされる（統合機能）．そして脳は特定の筋肉に収縮を指令することで，電話を掴み，しかるべきボタンを押して応答することができる（運動機能）．

> **チェックポイント**
>
> 1. 感覚受容器はなんのためにあるのか．
> 2. SNS，ANS の構成要素と機能はなにか．
> 3. PNS の下位分類のうち随意的な活動を司っているのはどれか．不随意的な活動を司っているのはどれか．
> 4. 統合の概念を説明し，例を挙げよ．

12.2　神経系の組織学

目　標

- ニューロンとグリア細胞の組織学的特徴と機能を対比する．
- 灰白質と白質の違いを区別する．

神経組織は2種類の細胞，**ニューロン neurons** と**グリア細胞 neuroglia** から成り立っている．これらの細胞は，神経系のいろいろな部位でさまざまなつながりをみせている．神経は脳，脊髄内の複雑な情報処理ネットワークを形成するほか，身体のあらゆる部位を脳と脊髄につなげている．ニューロンは，高度に特殊化した細胞が非常に長く伸びたり，他の細胞ときわめて複雑につながることができ，感覚，思考，記憶，筋活動の制御，腺分泌の制御といった神経系に特有な機能のほとんどを行っている．特殊化した結果，ほとんどのニューロンは細胞分裂能力を失ってしまった．グリア細胞は小ぶりだが，数の上ではニューロンをはるかにしのぎ，おそらく25倍ほど存在する．グリア細胞はニューロンを補助し，養い，保護する上に，ニューロンをとりまく間質液を維持している．ニューロンとは異なり，グリア細胞は個体の生涯

にわたり分裂し続ける．ニューロンもグリア細胞も，それらが中枢神経系にあるか末梢神経系にあるかで構造が異なる．これらの構造の違いは，中枢神経系と末梢神経系の機能の違いと関連が深い．

ニューロン

筋細胞同様，**ニューロン neurons**（**神経細胞 nerve cells**）は**電気的興奮性 electrical excitability** を有する．これにより，刺激に対して反応し，それを活動電位に変換することができる．**刺激 stimulus** とは活動電位を発生させるに足る大きさの，環境におけるなんらかの変化である．**活動電位 action potential**（**神経インパルス nerve impulse**）はニューロンの細胞膜表面を伝播する（伝わる）電気信号である．インパルスの発生と伝播は，細胞膜にある特定のイオンチャネルを通して，イオン（ナトリウムやカリウム）が間質液とニューロンの内部とのあいだを移動することによっている．神経インパルスがひとたび生じれば，速やかにそして同じ強さを保って伝わっていく．

ある種のニューロンは小さく，CNS 内でインパルスをごく近距離（1 mm 以下）に伝える．からだの中で最長級の細胞もある．例えば，つま先を動かすための運動ニューロンは，脊髄の腰髄部（腰のやや上の高さ）から足の筋肉まで伸びている．もっと長いニューロンもある．羽毛がつま先をくすぐるのを感じるニューロンは，足から脳の下部までの全距離にわたって伸びている．神経インパルスはこのはるかな距離を毎秒 0.5 〜 130 m（1.8 〜 470 km/h）の速さで伝わる．

ニューロンの構成要素　ほとんどのニューロンは，(1) 細胞体，(2) 樹状突起，および (3) 軸索の3つの部分からなる（図 12.2）．**細胞体 cell body**（**神経細胞体 soma**；**核周囲細胞質 perikaryon** をこれと同義に用いることもある）は核とその周りの細胞質からなり，細胞質中にはリソソーム，ミトコンドリア，ゴルジ装置といった典型的な細胞小器官が存在する．細胞体には遊離したリボソームや**ニッスル小体 Nissl bodies** とよばれる粗面小胞体の集合体も顕在する．リボソームはタンパク質合成の場である．ニッスル小体で新たにつくられたタンパク質は細胞各部の物質交代やニューロンの成長，損傷を受けた PNS 軸索の修復に用いられる．細胞骨格には，細胞の形状を支えている中間径線維 intermediate filaments の束からなる**神経原線維 neurofibrils** と，細胞体と軸索のあいだの物質の移動を助ける**微小管 microtubules** とがある．古くなったニューロンはさらに**リポフスチン lipofuscin** とよばれる色素を細胞質に含み，黄褐色の顆粒の塊として存在する．リポフスチンはニューロンのリソソームの産物でニューロンの加齢と

図 12.2 **多極ニューロンの構造.** 多極ニューロンは，細胞体，複数の短い樹状突起，1 本の長い軸索を有する．矢印は情報の流れる向き：樹状突起→細胞体→軸索→軸索終末．

ニューロンの基本的な部分は樹状突起，細胞体，および軸索である．

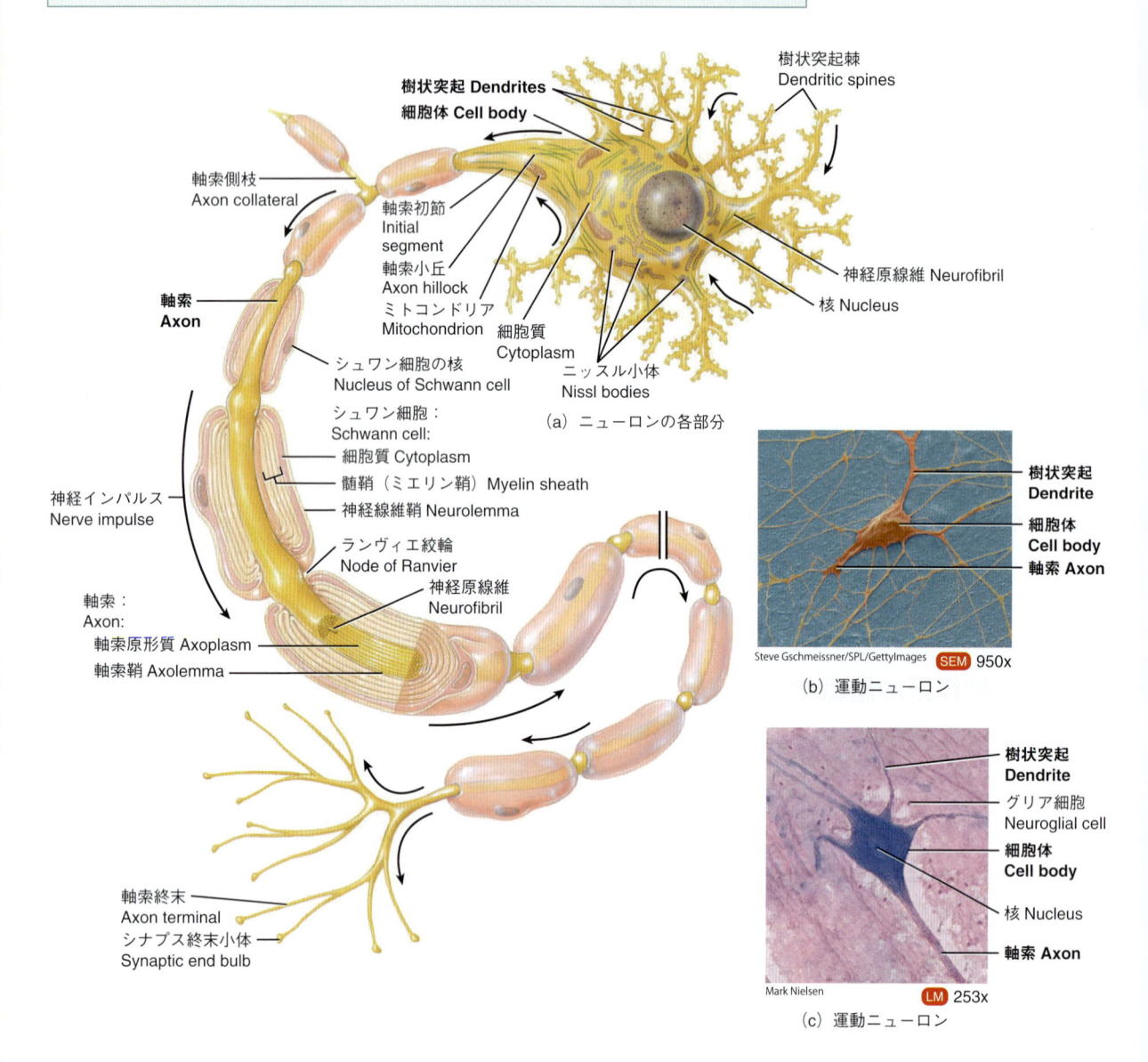

(a) ニューロンの各部分

Steve Gschmeissner/SPL/GettyImages　SEM 950x

(b) 運動ニューロン

Mark Nielsen　LM 253x

(c) 運動ニューロン

Q 樹状突起，細胞体，および軸索は情報伝達でどのような役割を果しているか？

ともに蓄積するが，ニューロンが加齢しても無害であると思われる．CNS の外部にある神経細胞体の集合体は**神経節 ganglion**（＝膨大部あるいは節；複数形 ganglia）とよばれる．

神経線維 nerve fiber というのはニューロンの細胞体から出ている神経突起（細胞延長）に対する一般的なよび方である．ほとんどのニューロンは 2 種類の突起（複数の樹状突起と 1 本の軸索）を有している．**樹状突起** dendrites（＝小さな木）はニューロンの受容部位，すなわち入力部位である．樹状突起（および細胞体）の細胞膜には，他の細胞からの指令物質が結合する無数の受容体が存在する．樹状突起は通常短く，尖っており，細かく分枝している．多くのニューロンでみられる樹状突起は，細胞体から木のように突き出た突起の列を形成している．ここの細胞質には，ニッスル小体やミトコンドリアその他の細胞小器官が含まれている．

ニューロンから1本出ている**軸索 axon**（axis＝軸）は，神経インパルスを他のニューロンや筋線維，腺細胞に伝える．軸索は細長い円筒状の突起で，多くの場合，細胞体とは**軸索小丘 axon hillock**（＝小さな丘）とよばれる円錐形の隆起のところでつながっている．軸索小丘に隣接した軸索部分を**軸索初節 initial segment**という．ほとんどのニューロンでは，神経インパルスは**誘発帯（トリガー領域）trigger zone**とよばれる軸索小丘と軸索初節のつなぎ目の部分で発生し，そこから軸索に沿って目的の部位へと伝わっていく．軸索中にはミトコンドリア，微小管，神経原線維がある．粗面小胞体は存在せず，そのため軸索中ではタンパク質合成は行われない．軸索中の細胞質である**軸索原形質 axoplasm**は**軸索鞘 axolemma**（lemma＝鞘，皮）として知られている細胞膜で覆われている．軸索によっては**軸索側枝 axon collaterals**とよばれる枝分れを伴う．軸索から直角に分かれるのが典型的である．軸索および軸索側枝は**軸索終末 axon terminals**（**軸索テロデンドリア axon telodendria**）とよばれる無数の細かな突起に分かれて終る．

2つのニューロンあるいはニューロンと効果器細胞が情報伝達を行うところを**シナプス synapse**という．ある種の軸索終末の先端は膨らんで**シナプス終末小体 synaptic end bulbs**とよばれる球状の構造を形成しているが，**神経膨隆部（バリコシティ）varicosities**とよばれる，膨らんだ瘤が数珠状につながった構造を示すものもある．シナプス終末小体，神経膨隆部はいずれも内部に多数の**シナプス小胞 synaptic vesicles**を有し，膜で包まれたその小さな袋の中には**神経伝達物質 neurotransmitter**とよばれる化学物質が蓄えられている．神経伝達物質はシナプス小胞から放出される分子で，他のニューロンや筋線維，腺細胞を興奮させたり抑制したりする．多くのニューロンが2種類，あるいは3種類もの神経伝達物質をもっており，それぞれシナプス後細胞に対し異なる効果をもたらす．

ニューロンの細胞体中で新生あるいは再生される物質のあるものは軸索や軸索終末で必要とされるため，2種類の輸送系によって細胞体から軸索終末に向かって，あるいはその逆方向に運搬される．物質を1日に約1〜5 mmのゆっくりした速度で移動させるシステムを**低速軸索輸送 slow axonal transport**という．このシステムは軸索原形質を細胞体から軸索終末へと向かう一方向にのみ輸送する．ゆっくりした軸索輸送は新たな軸索原形質を供給して，軸索の発生や再生に用いたり，軸索の伸長や成熟に際して軸索原形質を補給したりする．

物質を1日に200〜400 mm移動させることができる**高速軸索輸送 fast axonal transport**は，"モーター"として働くタンパク質を用い，ニューロンの細胞骨格をなす微小管の表面に沿って物質の移動を行う．高速軸索輸送では双方向に，すなわち細胞体から離れる方向と細胞体へ向かう方向に物質を移動させている．**順行性 anterograde**（前向き）の高速軸索輸送は，細胞体から軸索終末に向けて細胞小器官やシナプス小胞を移動させる．**逆行性 retrograde**（後ろ向き）の高速軸索輸送は，膜小胞や他の細胞物質を軸索終末から細胞体へ移動させ，分解もしくは再利用する．軸索終末から入った物質も逆行性の高速軸索輸送によって細胞体へ運ばれる．このような物質には，神経成長因子などの栄養物質のほか，破傷風毒素や狂犬病，単純疱疹，小児麻痺を引き起すウイルスのような毒性の病原体などがある．

ニューロンの構造的多様性　ニューロンはその大きさと形において非常な多様性を示す．例えば，細胞体の直径は5 μm（赤血球よりやや小さい程度）から135 μm（辛うじて裸眼でもみえる程度）に及ぶ．樹状突起の分枝パターンはじつにさまざまで，神経系のそれぞれの部位のニューロンごとに特徴的な形をしている．軸索を欠く小さなニューロンも小数存在するが，多くは非常に短い軸索をもつ．すでに述べたように，最も長い軸索はつま先から脳の下端まで伸びており，ほぼ身長と同じ長さがある．

ニューロンの分類　構造的および機能的特徴はともに，からだの中のさまざまなニューロンを分類するのに用いられる．

構造的分類　構造的には，ニューロンは細胞体から出ている突起の数で分類される（図 12.3）：

1. **多極ニューロン multipolar neurons**は通常いくつかの樹状突起と1本の軸索をもっている（図 12.3a）．脳と脊髄のほとんどのニューロンはもとより，すべての運動ニューロン（後述）はこのタイプである．

2. **双極ニューロン bipolar neurons**は主たる樹状突起を1本と軸索を1本もっている（図 12.3b）．これらは眼の網膜，内耳，脳の嗅覚野 olfactory area（olfact＝嗅ぐ）にみられる．

3. **単極ニューロン unipolar neurons**はいくつかの樹状突起と1本の軸索をもち，これらは融合して単一の突起となって細胞体から突き出ている（図 12.3c）．これらのニューロンは，胎児の中では双極ニューロンとして開始するため，より正確には**偽単極ニューロン pseudounipolar neurons**とよばれる．発生に伴い軸索と樹状突起が融合して単一の突起となる．ほとんどの単極ニューロンの樹状突起

図12.3 ニューロンの構造的分類. 切れている部分は, 本来の軸索は図示されているよりも長いことを示す.

> 多極ニューロンは細胞体から多数の, 双極ニューロンは 2 本の, 単極ニューロンは 1 本の突起が出ている.

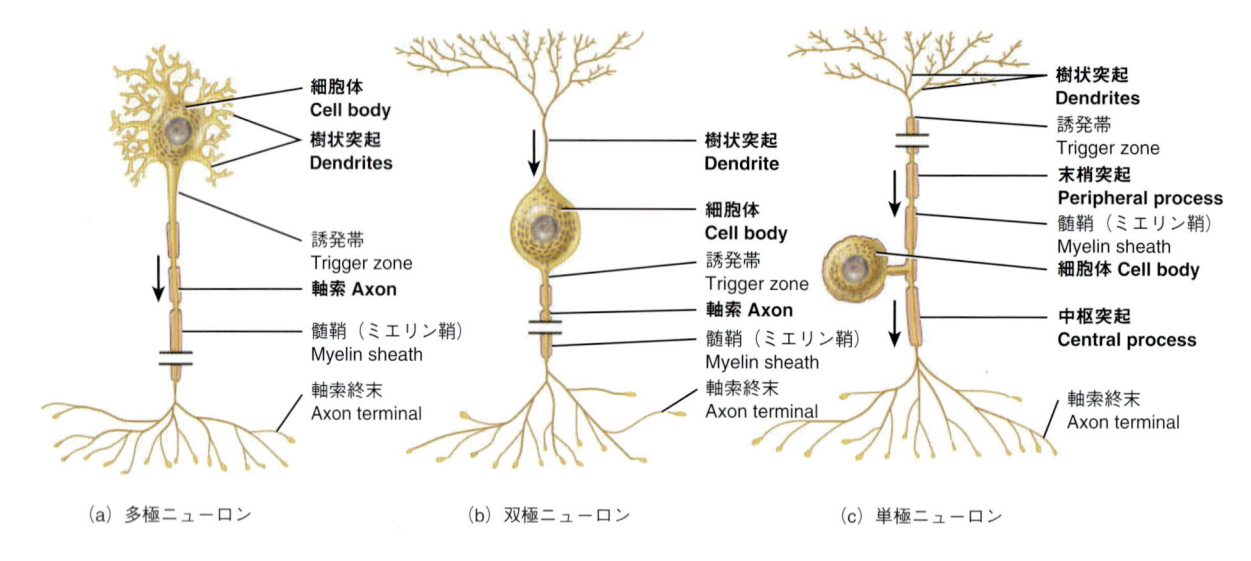

(a) 多極ニューロン　　(b) 双極ニューロン　　(c) 単極ニューロン

Q CNS のニューロンで最も豊富に存在するのは図中のどのタイプのニューロンか？

は, 触覚, 圧覚, 痛覚, 温度感覚といった感覚刺激を検知する**感覚受容器** sensory receptors として機能する. 単極ニューロンにおける神経インパルスの誘発帯は樹状突起と軸索の境目にある（図12.3c）. 発生したインパルスはシナプス終末小体へ向かって伝わる. ほとんどの単極ニューロンの細胞体は脊髄神経および脳神経の神経節内にある.

　上に述べた構造的分類の枠組みに加えて, いくつかのニューロンはそれらを最初に記載した組織学者に因んだり, その形状やみえ方から命名されている. 例として, 小脳の**プルキンエ細胞** Purkinje cells や, 大脳皮質にみられ, 細胞体がピラミッドのような形をしている**錐体細胞** pyramidal cells（図12.4）がある.

機能的分類　機能的には, ニューロンは CNS との位置関係において神経インパルス（活動電位）が運ばれる方向をもとに分類される（図12.5）.

1. **感覚ニューロン** sensory neurons すなわち**求心性ニューロン** afferent neurons（af- ＝向かって; -ferrent ＝運ばれた）は末端（樹状突起）に感覚受容器を有している（図12.10 も参照）か, あるいは独立した細胞としての感覚受容器のすぐ後ろに位置している. ひとたび適刺激が感覚受容器を活性化

図12.4 CNS ニューロンの 2 つの例. 矢印は情報の流れる方向を示す.

> 樹状突起の分枝様式はしばしば特定のタイプのニューロンを同定するのに用いられる.

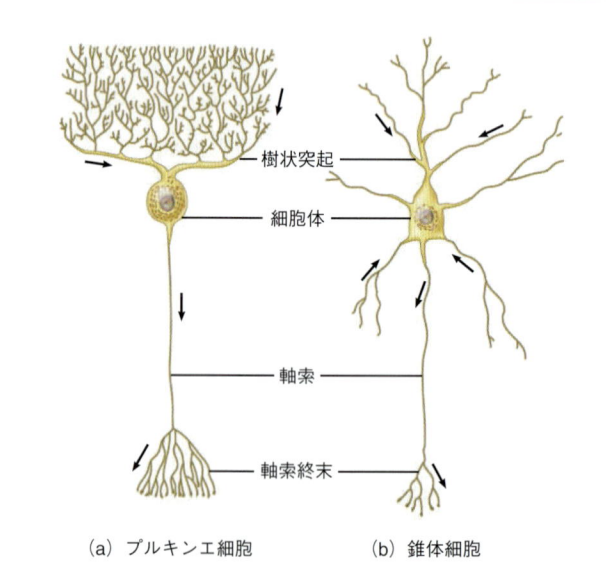

(a) プルキンエ細胞　　(b) 錐体細胞

Q 錐体細胞という名称はなにに由来するか？

図12.5　ニューロンの機能的分類.

ニューロンは，機能的に感覚ニューロン，介在ニューロン，および運動ニューロンの3つに分類される.

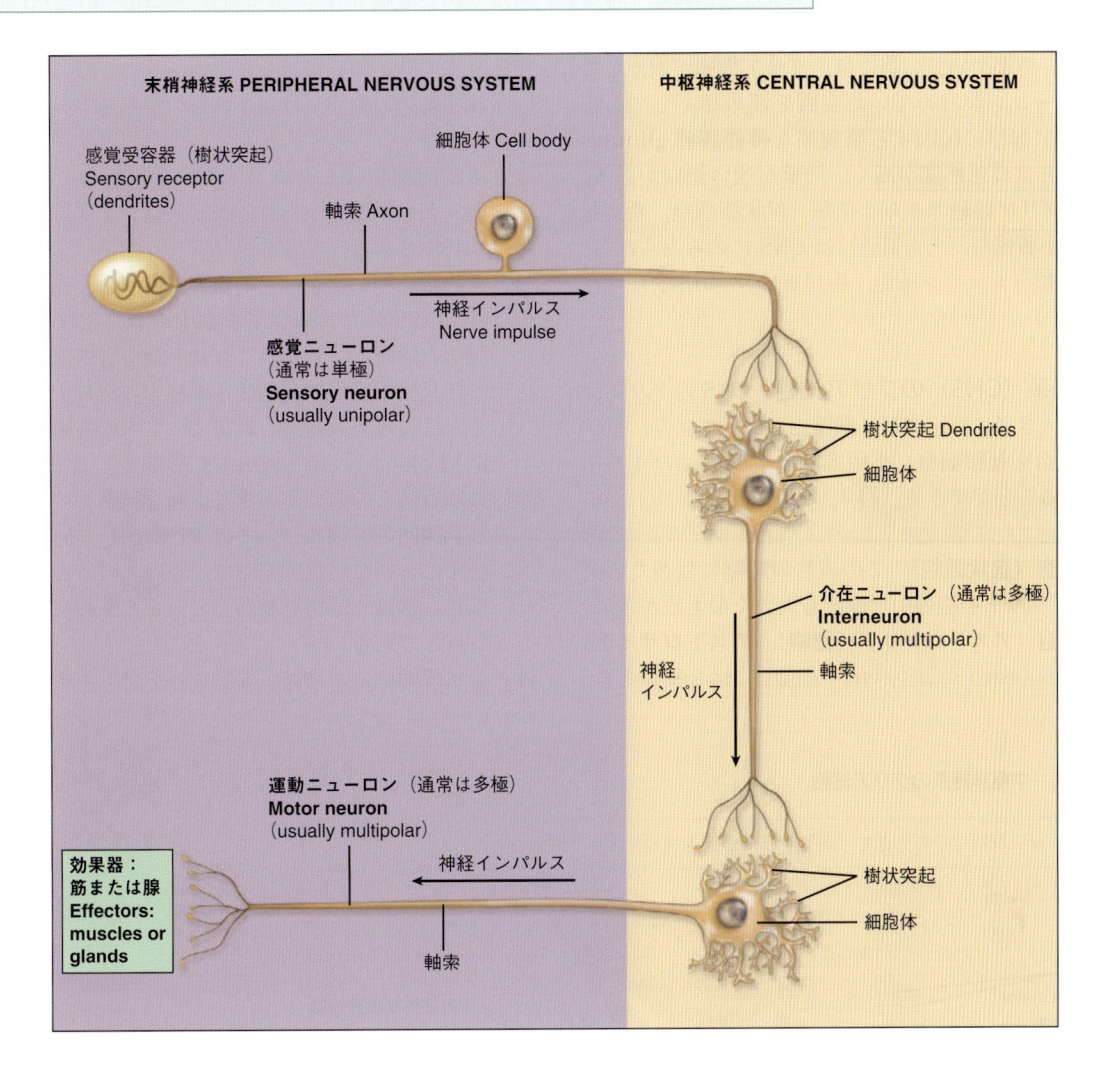

Q どの機能的分類のニューロンが統合を担っているか？

すると，感覚ニューロンは活動電位を軸索上に発生し，活動電位は脳神経または脊髄神経を通ってCNSに運ばれる．ほとんどの感覚ニューロンは構造的には単極である.

2. **運動ニューロン** motor neurons すなわち**遠心性ニューロン** efferent neurons（ef- ＝遠くへ）は活動電位をCNSから脳神経または脊髄神経を通して末梢（PNS）の**効果器** effectors（筋および腺）へ伝える（**図** 12.10 も参照）．ほとんどの運動ニューロンは構造的には多極である.

3. **介在ニューロン** interneuron（あるいは association neurons）はCNS中で感覚および運動ニューロンのあいだに位置している（**図** 12.10 も参照）．介在ニューロンは感覚ニューロンからの感覚情報を統合（処理）し，適切な運動ニューロンを活性化するかたちで運動性の応答を出力する．ほとんどの介在ニューロンは構造的には多極である.

グリア細胞（神経膠細胞）

グリア細胞 neuroglia（-glia ＝膠；あるいは単にグリア glia)はCNSの体積の約半分を占める．この名称は，初期の組織学者が，この細胞が神経組織を接着する"膠"に相当すると考えたことに由来する．いまではグリア細胞は神経組織の活動においても単なる受動的な随伴細胞

ではなく，むしろ積極的にかかわっていることがわかっている．一般的に，グリア細胞はニューロンよりも小さいが，数的には 5 〜 25 倍存在する．ニューロンとは異なり，グリア細胞は活動電位を発生したり伝えたりはせず，成熟した神経系の中においても分裂し増殖することができる．外傷や病気の際には，グリア細胞が増殖して以前ニューロンが占めていた空間を埋め尽くしてしまう．グリア細胞に起因する脳腫瘍を**神経膠腫 gliomas**といい，非常に悪性度が高く，増殖が速い傾向がある．6 種類のグリア細胞のうち 4 種類（星状膠細胞，希突起膠細胞，小膠細胞，上衣細胞）は CNS にのみみられる．他の 2 種類（シュワン細胞，衛星細胞）は PNS に存在する．

中枢神経系（CNS）のグリア細胞

CNS のグリア細胞はその大きさ，細胞突起，細胞内の構成により，星状膠細胞，希突起膠細胞，小膠細胞，上衣細胞の 4 種類に分類することができる（図 12.6）．

星状膠細胞（星状細胞）

この星形の細胞には多くの突起があり，グリア細胞の中では最も大きく最も数が多い．**星状膠細胞（アストログリア〔細胞〕，アストロサイト）astrocytes**（astro- ＝星；-cyte ＝細胞）には 2 種類ある．

原形質性星状膠細胞 protoplasmic astrocytes は多くの細かく分枝した突起を有し，灰白質（後述）中にみられる．**線維性星状膠細胞** fibrous astrocytes は多数の分枝のない長い突起を有し，主に白質（後述）中に存在する．星状膠細胞の突起は血管，ニューロン，軟膜（脳と脊髄をとりまく薄い膜）に接している．

星状膠細胞の機能には以下のものがある：

1. 星状膠細胞はミクロフィラメントを含んでいるので，著しい強度があり，ニューロンを支持することが可能である．
2. 星状膠細胞の突起は毛細血管の周囲をとりまいており，CNS のニューロンを血中の有害となりうる物質から隔離している．これは毛細血管内皮細胞のもつ特異的な選択的な透過性を維持する物質を分泌することによっている．これによって内皮細胞は**血液脳関門** blood-brain barrier を形成し，血液と CNS の間質液とのあいだの物質移動を制限している．血液脳関門の詳細については 14 章で述べる．
3. 胚子において星状膠細胞は，脳内でのニューロンの成長，移動，連絡を制御していると思われる物質を分泌している．
4. 星状膠細胞は，神経インパルスを発生させるための

図 12.6　中枢神経系のグリア細胞．

CNS のグリア細胞はその大きさ，細胞突起，細胞内構成によって区別される．

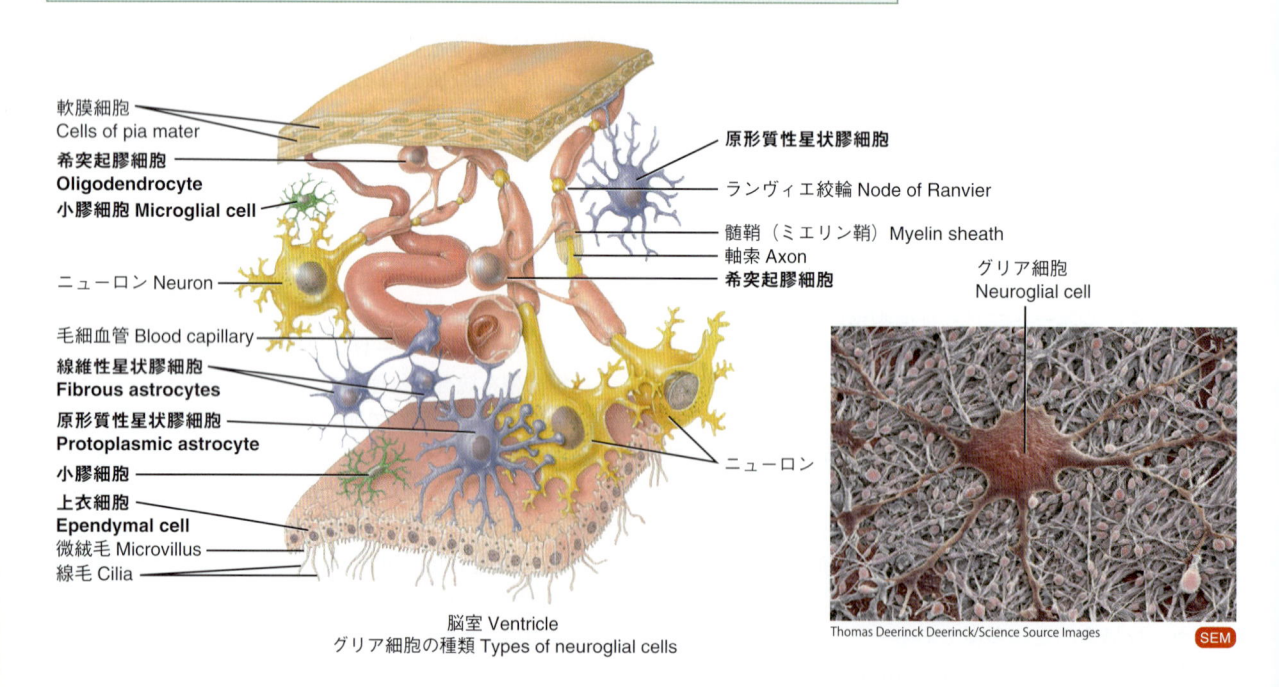

軟膜細胞 Cells of pia mater
希突起膠細胞 Oligodendrocyte
小膠細胞 Microglial cell
ニューロン Neuron
毛細血管 Blood capillary
線維性星状膠細胞 Fibrous astrocytes
原形質性星状膠細胞 Protoplasmic astrocyte
小膠細胞
上衣細胞 Ependymal cell
微絨毛 Microvillus
線毛 Cilia

原形質性星状膠細胞
ランヴィエ絞輪 Node of Ranvier
髄鞘（ミエリン鞘）Myelin sheath
軸索 Axon
希突起膠細胞
ニューロン

グリア細胞 Neuroglial cell

脳室 Ventricle
グリア細胞の種類 Types of neuroglial cells

Thomas Deerinck Deerinck/Science Source Images　**SEM**

Q 食細胞として機能する中枢神経系（CNS）のグリア細胞はどれか？

適切な化学環境の維持を補助している．例えば，K^+などの重要なイオンの濃度調節や，余剰神経伝達物質の取り込みを行ったり，毛細血管とニューロンのあいだを栄養分やその他の物質が移動するための通路の役割を果している．

5. 星状膠細胞はさらに，シナプス形成に影響を与えることにより，学習や記憶においてもなんらかの役割を演じている可能性もある（16.5 節参照）．

希突起膠細胞　星状膠細胞に似ているが，小さめで突起の数も少ない．**希突起膠細胞 oligodendrocytes**（oligo- ＝少ない；-dendro- ＝樹）の突起は，CNS ニューロンをとりまく**髄鞘（ミエリン鞘）myelin sheath** の形成と維持を担っている．後述するように，髄鞘はいくつかの軸索の周りをとりまく脂質とタンパク質からなる多層の被覆構造で，軸索を絶縁し神経インパルスの伝導速度を高めている．このような軸索は**有髄 myelinated** といわれる．

小膠細胞　このグリア細胞は，多くの棘状の突出を伴った細い突起を有する小さな細胞である．**小膠細胞 microglial cells**（あるいは microglia；micro- ＝小さい）は食細胞として機能する．組織マクロファージと同様に，神経組織の正常の発生で生じた細胞の残骸を取り除いた

り，微生物や傷害された神経組織を貪食したりする．

上衣細胞　**上衣細胞 ependymal cells**（epen- ＝上の；-dym- ＝まとう）は立方体状ないしは円柱状の細胞で，微絨毛と繊毛を有し，1 層に配列している．この細胞は脳室と脊髄の中心管（脳と脊髄を保護し，栄養を与えている脳脊髄液 cerebrospinal fluid（CSF）で満たされた空洞）を覆っている．機能面では，上衣細胞は脳脊髄液の循環をつくり出し，おそらくは監視したり補助している．また，14 章で議論するが，血液脳脊髄液関門 blood-cerebrospinal fluid barrier を形成している．

末梢神経系（PNS）のグリア細胞　PNS のグリア細胞は軸索と細胞体を完全に覆っている．PNS のグリア細胞にはシュワン細胞と衛星細胞の 2 種類がある（図 12.7）．

シュワン細胞　PNS の軸索を覆っている．希突起膠細胞のように，軸索周囲に髄鞘を形成する．しかし，単一の希突起膠細胞が複数の軸索を髄鞘化するのに対し，**シュワン細胞 Schwann cells** は 1 本の軸索のみを髄鞘化する（図 12.7 a；図 12.8 a，c も参照）．単一のシュワン細胞はまた，同時に 20 以上の無髄軸索（髄鞘のない軸索）を包み込んでいることもある（図 12.7 b）．シュ

図 12.7　末梢神経系のグリア細胞．

PNS のグリア細胞はニューロンの軸索と細胞体を完全に取り囲んでいる．

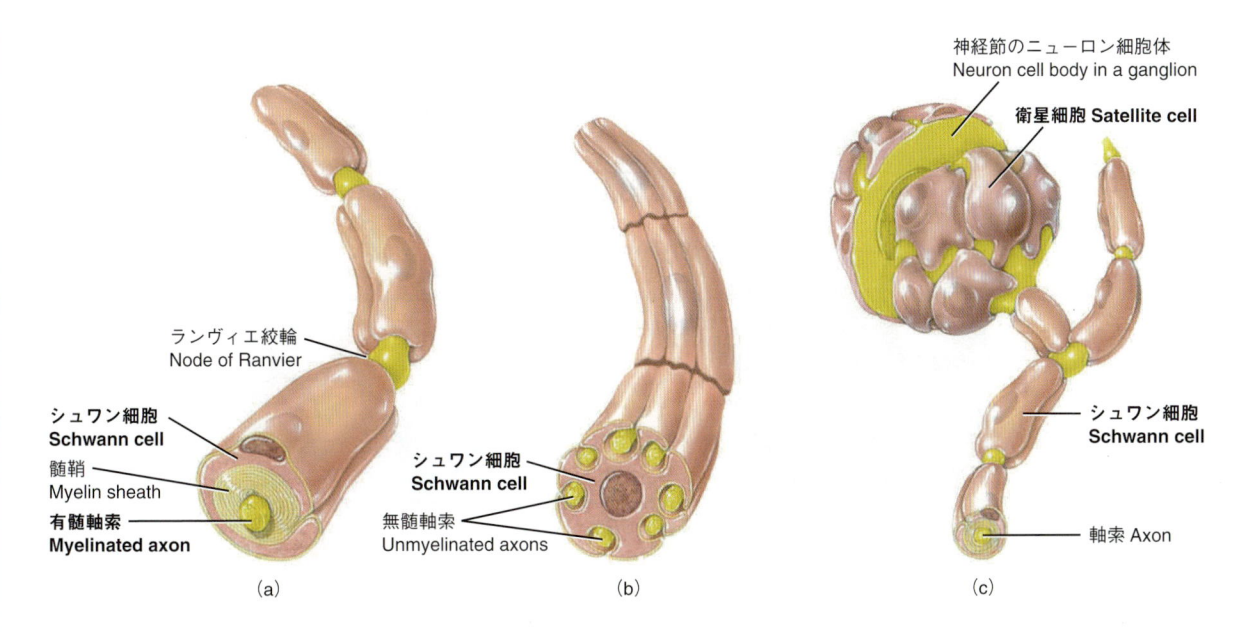

神経節のニューロン細胞体
Neuron cell body in a ganglion

衛星細胞 Satellite cell

ランヴィエ絞輪
Node of Ranvier

シュワン細胞
Schwann cell
髄鞘
Myelin sheath
有髄軸索
Myelinated axon

シュワン細胞
Schwann cell
無髄軸索
Unmyelinated axons

シュワン細胞
Schwann cell

軸索 Axon

(a)　　　　　　　　(b)　　　　　　　　(c)

Q シュワン細胞と希突起膠細胞は，髄鞘化する軸索の本数という観点ではどう異なるか？

ワン細胞は軸索再生にも関与している。軸索の再生は CNS よりも PNS のほうが容易である（訳注：発見者 Theodor Schwann に因んだ名称。ドイツの生物学者，1810 〜 1882）。

衛星細胞（外套細胞） PNS 神経節のニューロン細胞体を包囲している扁平な細胞（図 12.7 c）。構造的な支持に加え，**衛星細胞 satellite cells** はニューロンの細胞体と間質液とのあいだの物質交換を制御している。

髄鞘化

すでに学んだように，**髄鞘 myelin sheath** とよばれる多層の脂質とタンパク質の被覆構造に覆われた軸索は，**有髄 myelinated** であるという（図 12.8 a）。髄鞘

図 12.8 **有髄軸索と無髄軸索**。無髄軸索の周囲をシュワン細胞の細胞膜が 1 層だけとりまいていることに注意。

> PNS ではシュワン細胞，CNS では希突起膠細胞からなる髄鞘によってとりまかれた軸索は，有髄であるという。

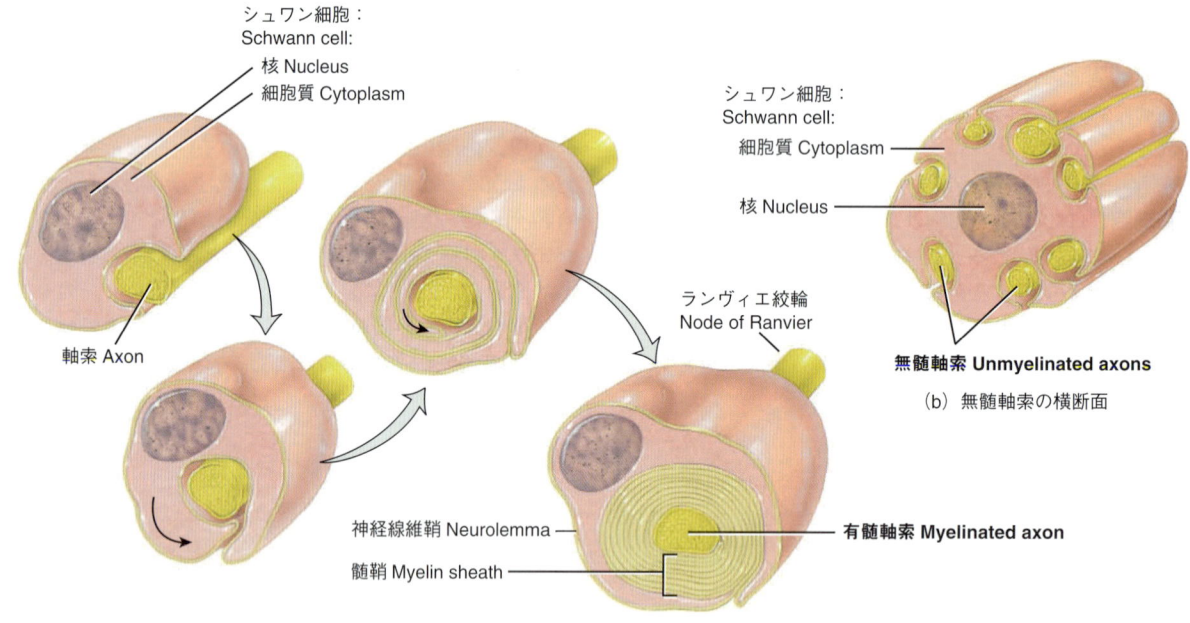

（a）髄鞘形成の各段階での横断面

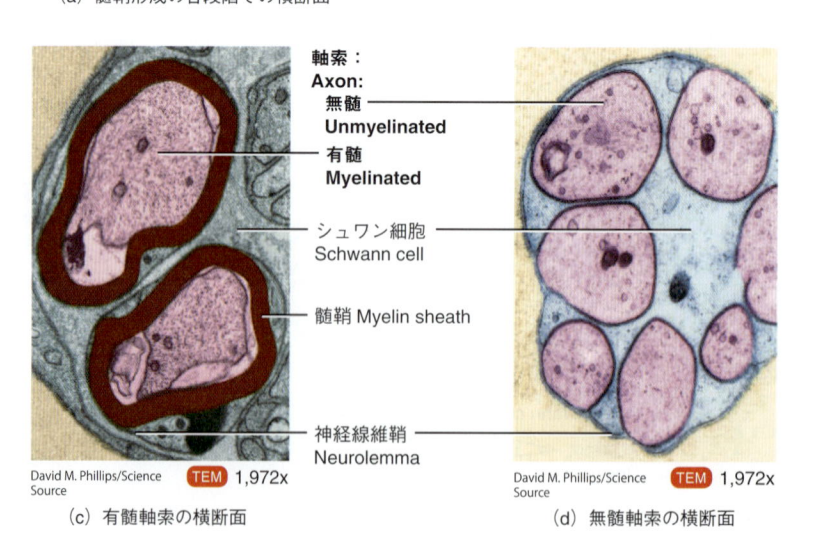

（c）有髄軸索の横断面 （d）無髄軸索の横断面

Q 髄鞘化の機能的利点はなにか？

はニューロンの軸索を電気的に絶縁し，神経インパルスの伝導速度を高めている．このような被覆をもたない軸索を**無髄 unmyelinated** であるという（図 12.8 b）．

　髄鞘はシュワン細胞（PNS）と希突起膠細胞（CNS）の 2 種類のグリア細胞によってつくられる．胎生期にシュワン細胞が軸索の周囲に髄鞘を形成し始める（**髄鞘化 myelination**）．シュワン細胞は軸索の周囲を何度もらせん状にとりまき，1 個の細胞で 1 本の軸索の全長のうちの約 1 mm を覆う（図 12.8 a）．最終的に，軸索の周囲を何層ものグリア性の細胞膜がとりまき，シュワン細胞の細胞質と核が最外層をなす．100 層にも及ぶシュワン細胞の細胞膜からなる内側の部分が髄鞘である．髄鞘を取り囲んでいる外側の有核の細胞質層は**神経線維鞘 neurolemma（シュワン鞘 sheath of Schwann）**という．神経線維鞘は PNS の軸索の周囲のみにみられる．軸索が傷害を受けると，神経線維鞘は軸索の伸長を促進し道標ともなる再生管 regeneration tube を形成し，軸索の再生を助ける．軸索の所々に**ランヴィエ絞輪 nodes of Ranvier** とよばれる髄鞘の切れ目がある（図 12.8 a；図 12.2 も参照）．1 個のシュワン細胞が 2 つの絞輪のあいだの軸索分節（軸索区域）axon segment 1 つ分を覆っているのである．

　CNS では希突起膠細胞が同時にいくつかの軸索を部分的に髄鞘化している．1 個の希突起膠細胞から 15 本程度の幅のある平たい突起が出て，それぞれが CNS の軸索の周囲をらせん状にとりまいて髄鞘を形成する．しかし，希突起膠細胞の細胞体と核は軸索を包まないので神経線維鞘は存在しない．ランヴィエ絞輪はあるが数が少ない．CNS の軸索は傷害後再び伸長してくることはほとんどない．髄鞘が神経線維鞘を欠いていることと，希突起膠細胞が軸索の再成長を抑制する効果をもつことがその理由の一つと考えられている．

　出生後成長に伴い髄鞘の総量は増加し，それにより神経インパルスの伝導速度は劇的に増大する．幼児の刺激に対する応答が年長の子どもや大人に比べゆっくりでかつ統制を欠いているのは，一つには幼児期にはまだ髄鞘化が進行途上であることによる．

神経組織の集合

　神経組織の構成要素はさまざまに集合体を形成する．神経細胞体はしばしば集合して細胞群をつくる．神経軸索は通常，集合して神経束（軸索束）を形成している．さらに，広範囲の神経組織は集合して灰白質や白質となる．

神経細胞体の集合体　**神経節 ganglion**（複数形 ganglia）は PNS に位置するニューロン細胞体の集合体であることを思い出そう．前述のように，神経節は脳神経お

よび脊髄神経と密接な関連がある．対して，**核 nucleus** は CNS 中に位置する神経細胞体の集合体である．

軸索束　**神経 nerve** は PNS の軸索の束であることを思い出そう．脳神経は脳と末梢をつなぎ，脊髄神経は脊髄と末梢をつないでいる．**神経路 tract** は CNS 内の軸索の束である．神経路は脊髄や脳内のニューロンを連結している．

灰白質と白質　新鮮な脳や脊髄の断面をみると，ある部分は白く輝いているが，他の部分は灰色がかってみえる（図 12.9）．**白質 white matter** は主に有髄軸索からなっている．白質という名称は髄鞘の白っぽい色に由来している．神経組織の**灰白質 gray matter** はニューロンの細胞体，樹状突起，無髄軸索，軸索終末およびグリア細胞からなる．どちらかというと灰色がかってみえるのは，ニッスル小体が灰色を呈しているのと，この領域には髄鞘がほとんどあるいはまったくないためである．白質，灰白質のいずれの領域にも血管は存在する．脊髄では，横断面をみると，中心にある蝶（読者のイメージ力にもよるが）のような H 形をした灰白質を白質がとりまいている．脳では，薄い灰白質の殻が脳の中で最も大きな領域である大脳と小脳の表面を覆っている（図 12.9）．脊髄と脳における灰白質と白質の位置関係についてはそれぞれ 13 章および 14 章で詳しく議論する．

チェックポイント

5. ニューロンの各部分とそれぞれの機能を記述せよ．
6. ニューロンの構造的・機能的分類の例をいくつか挙げよ．
7. 神経線維鞘とはなにか，また，それはなぜ重要か．
8. 神経系でいう核とはなにか．

12.3　ニューロンの電気信号：概説

目　標

- ニューロンと効果器の通信を可能にする細胞の特性を述べる．
- 基本的な種類のイオンチャネルを比較し，それらが漸増電位（段階的電位）や活動電位にどのようにかかわっているかを説明する．

　筋線維と同様に，ニューロンも電気的興奮性を有する．ニューロンは 2 種類の電気信号を用いて互いに通信を行っている：(1) **漸増電位 graded potentials** *は近距

図12.9 脳と脊髄における灰白質と白質の分布.

> 白質は主として多くのニューロンの有髄軸索からなっている. 灰白質はニューロンの細胞体, 樹状突起, 無髄軸索, 軸索終末およびグリア細胞からなっている.

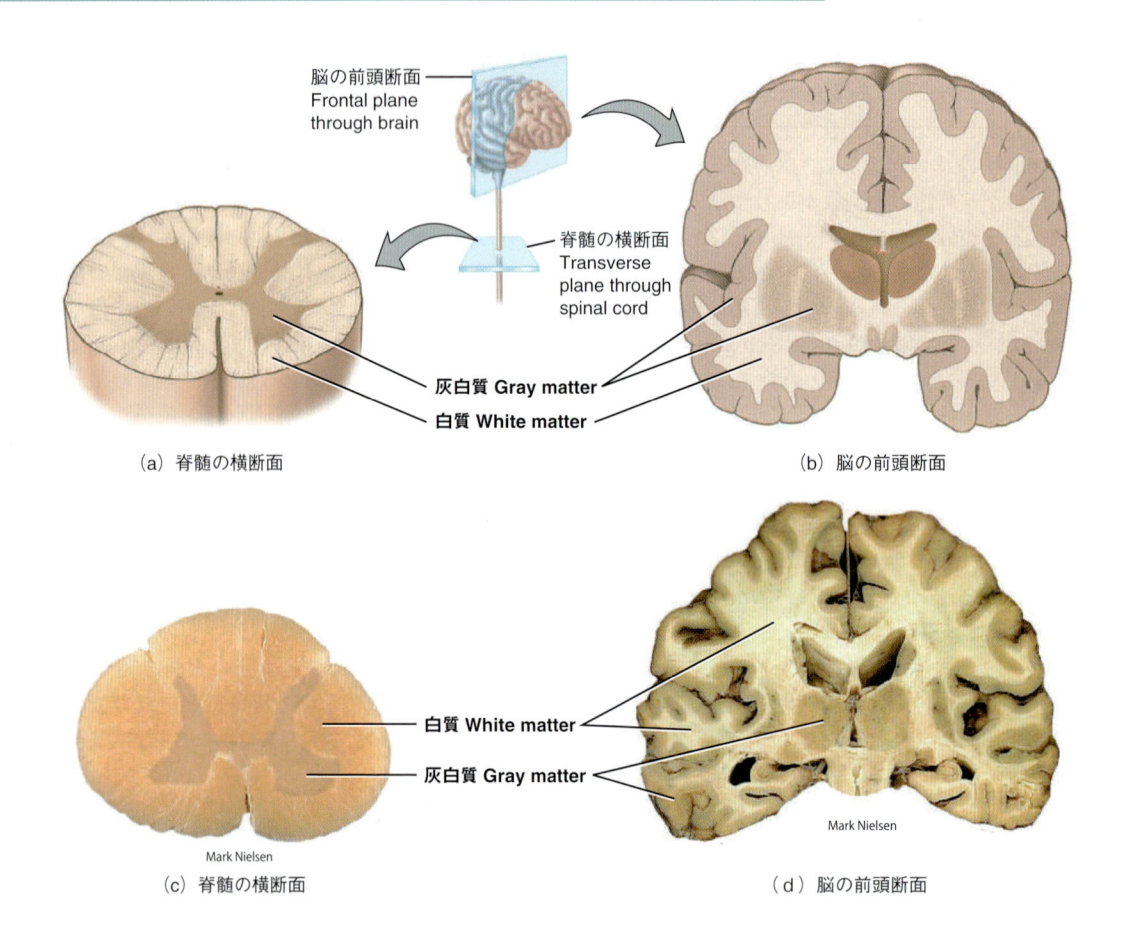

脳の前頭断面
Frontal plane
through brain

脊髄の横断面
Transverse plane through spinal cord

灰白質 Gray matter
白質 White matter

(a) 脊髄の横断面

(b) 脳の前頭断面

白質 White matter
灰白質 Gray matter

Mark Nielsen

Mark Nielsen

(c) 脊髄の横断面

(d) 脳の前頭断面

Q 白質が白くみえる原因はなにか?

離の通信にのみ用いられる（後述）.（2）**活動電位 action potentials** はからだの中の遠距離にわたる通信を可能にする（後述）. 筋線維の活動電位を**筋活動電位 muscle action potential** とよぶことを思い出そう. 活動電位がニューロン（神経細胞）で生じた場合は, **神経活動電位 nerve action potential（神経インパルス nerve impulse）** とよばれる. 漸増電位と活動電位の機能を理解するために, 机から拾い上げたペンの表面の滑らかさを感じさせる神経系のしくみについて考えてみよう（図12.10）:

❶ ペンに触れると, 指の皮膚にある感覚受容器に漸増電位が生じる.

❷ 漸増電位が引き金となり, 感覚ニューロンの軸索に神経活動電位が生じる. これが軸索に沿って CNS へ伝わり, 最終的に介在ニューロンとのシナプスにおいて神経伝達物質を放出させる.

❸ 神経伝達物質は, 介在ニューロンを刺激して樹状突起と細胞体に漸増電位を生じさせる.

❹ 漸増電位に応じて, 介在ニューロンの軸索は神経活動電位を発生させる. この神経活動電位は軸索に沿って伝わり, 次の（他の介在ニューロンとのあい

* 訳注:直訳的には"連続電位"であるがあまり一般的ではない. 広義の"受容器電位 receptor potential"あるいは非伝導性という意味で"局所電位 local potential"がよく用いられる. "受容器電位"の語は本文中では狭義で用いられている. 本文中で graded の語が用いられているのは, 活動電位の振幅が一定であるのに対し, 刺激の強さや加重によって静止膜電位からの振幅が強度依存的に変化する点を強調するためである. "連続発火 multiple firing"との混同を避けるためここではあえて"連続電位"ではなく"漸増電位"とした. 段階的電位ともいう.

だの）シナプスで神経伝達物質を放出させる.

⑤ シナプスにおける神経伝達物質の放出と，それに続く漸増電位そして神経活動電位の発生の過程は次々と繰り返され，より高次の脳部位（視床や大脳皮質）の介在ニューロンが活性化されていく. 脳の表面部である**大脳皮質** cerebral cortex の介在ニューロンが活性化されると認知が起り，指に触れているペンの滑らかな表面を感じることができる. 14 章で学ぶが，認知 perception（意識に上る感覚の知覚）は大脳皮質の機能である.

図 12.10 神経系機能の概観.

漸増電位および神経・筋の活動電位が感覚刺激の伝達，認知などの統合機能，運動性の活動に関与している.

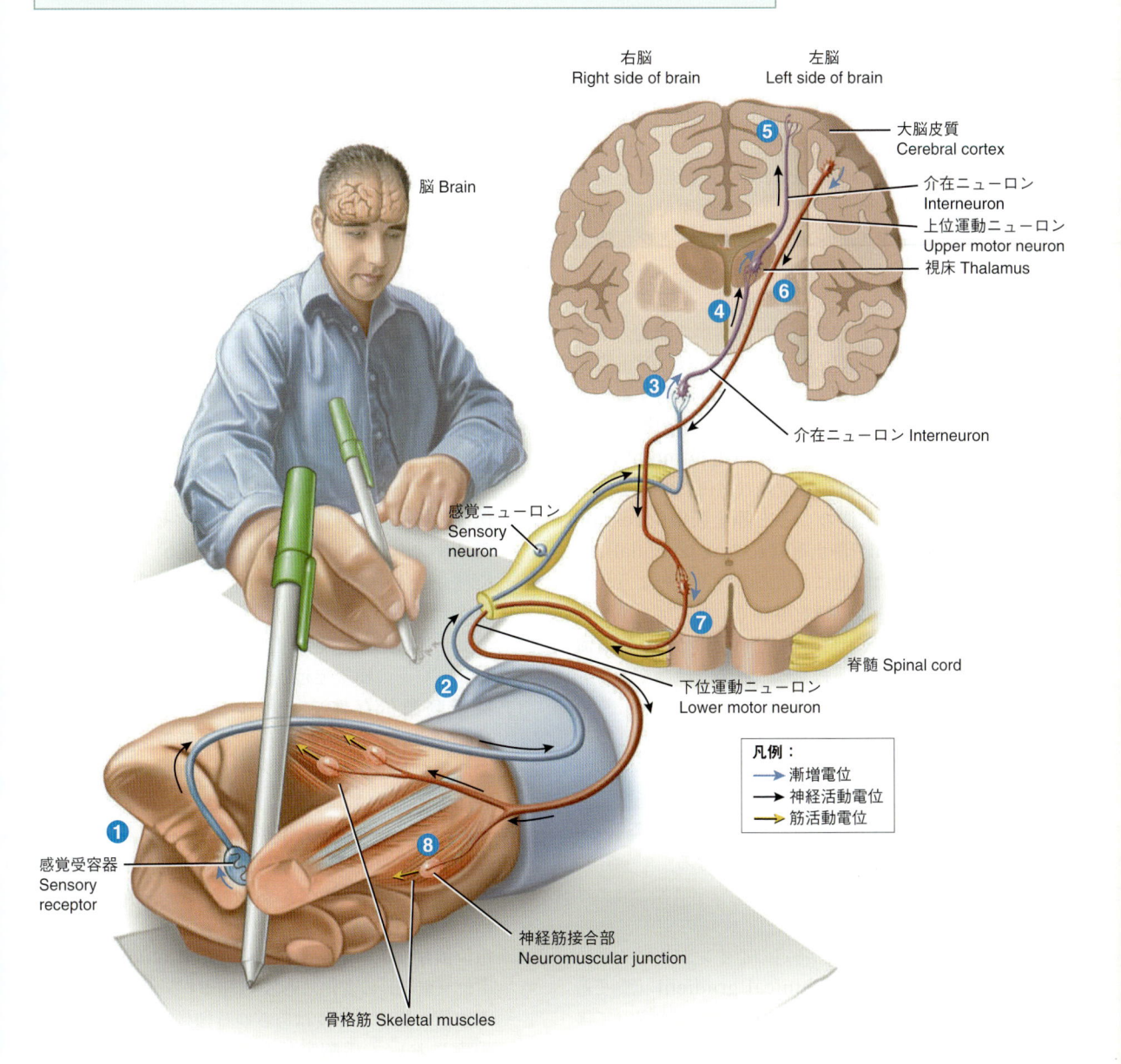

Q 最初に認知が起るのは脳のどの部位か？

そのペンで手紙を書きたいとしよう．神経系は次のような反応を示す（図 12.10）：

⑥ 脳内の刺激により**上位運動ニューロン**upper motor neuron の樹状突起と細胞体に漸増電位が生じる．このニューロンは，はるか下方の CNS 内にある骨格筋収縮のための下位運動ニューロンとシナプスを形成している．引き続き漸増電位が上位運動ニューロンの軸索に神経活動電位を生じさせ，その結果軸索終末からは神経伝達物質が放出される．

⑦ 神経伝達物質は，直接筋線維に信号を供給する**下位運動ニューロン** lower motor neuron に漸増電位を生じさせる．漸増電位が引き金となって神経活動電位が生じ，指の動きを司る骨格筋線維とのあいだで形成される神経筋接合部 neuromuscular junctions で神経伝達物質が放出される．

⑧ 神経伝達物質が指の動きを制御する筋線維を刺激し，筋活動電位を発生させる．筋活動電位はこれらの筋線維を収縮させ，ペンで字を書くことを可能にする．

漸増電位および活動電位の発生は，興奮性細胞の細胞膜の 2 つの基本特性に依存する．すなわち，静止膜電位が存在するか，特異的なイオンチャネルを有するかという点である．からだをつくる他のほとんどの細胞と同様に，興奮性細胞の細胞膜にも**膜電位** membrane potential すなわち膜内外の電位差（電圧）がある．興奮性細胞では，この電位のことを**静止膜電位** resting membrane potential（静止電位 resting potential）とよんでいる．膜電位は電池に蓄えられた電圧のようなものである．電池の陽極と陰極を導線でつなげば，電子がそこを通って流れる．この荷電粒子の流れを**電流** current という．生きた細胞では，電子ではなくイオンの流れが電流を担っている．

漸増電位と活動電位は，ニューロンの細胞膜のもつ多種多様なイオンチャネルが特異的な刺激に対して開いたり閉じたりすることによって生じる．細胞膜の脂質二重層がよい絶縁体になっているので，膜を横切る電流の通り道は主にイオンチャネルということになる．

イオンチャネル

イオンチャネルが開くと，特定のイオンがそのイオンの**電気化学的勾配** electrochemical gradient（濃度差と電位差のあわさったもの）に従い細胞膜を横切って移動する．イオンは濃度の高い領域から低い領域へと移動することを思い出してほしい（勾配の化学的成分）．また，正に帯電している陽イオンは負に帯電した領域に，負に帯電している陰イオンは正に帯電した領域に移動する

（勾配の電気的側面）．イオンが動けば電流を生じ，膜電位を変化させることができる．

イオンチャネルは "ゲート gates" をもっているので，開いたり閉じたりすることができる．ゲートはチャネルタンパク質の一部で，チャネルの孔を塞ぐことによって閉じ，脇にどけることで開く（図 3.6 参照）．ニューロンや筋線維によってつくり出される電気信号は 4 種類のイオンチャネル，すなわち漏洩チャネル，リガンド依存性チャネル，機械刺激依存性チャネル，そして電位依存性チャネルによるものである：

1. **漏洩（リーク）チャネル** leak channel のゲートは開位置と閉位置とのあいだをランダムに移り変っている（図 12.11a）．細胞膜はナトリウムイオン（Na^+）漏洩チャネルよりもカリウムイオン（K^+）漏洩チャネルを多くもっているのがふつうであり，また，カリウムイオン漏洩チャネルのほうがナトリウムイオン漏洩チャネルよりも漏洩性が高い．したがって，膜の K^+ に対する透過性は Na^+ に対する透過性よりもはるかに高い．漏洩チャネルはすべてのニューロンの樹状突起，細胞体，軸索を含め，ほとんどすべての細胞にみられる．

2. **リガンド依存性チャネル** ligand-gated channel は特異的なリガンド（化学）刺激の結合に応じて開閉する．神経伝達物質，ホルモン，特定のイオンなど，リガンド依存性チャネルを開閉することができる化学的リガンド（結合物質, 配位子）は多岐にわたる．例えば神経伝達物質の一つであるアセチルコリンは陽イオンチャネルを開き，Na^+ と Ca^{2+} を細胞内へ，K^+ を細胞外へ拡散させる（図 12.11b）．リガンド依存性チャネルは痛覚受容器などある種の感覚ニューロンの樹状突起，介在ニューロンと運動ニューロンの樹状突起と細胞体に存在する．

3. **機械刺激依存性チャネル** mechanically-gated channel は，振動（音波など），接触，圧力，組織の伸張などのかたちで与えられる機械刺激によって開閉する（図 12.11c）．静止状態にあったチャネルが力によって変形し，ゲートが開く．機械刺激依存性チャネルの例としては，耳の聴覚受容器，内臓の伸張をモニターしている受容器，皮膚の触覚受容器，圧受容器などがある．

4. **電位依存性チャネル** voltage-gated channel[*] は膜電位（電圧）の変化に応じて開口する（図 12.11d）．電位依存性チャネルはあらゆる種類のニューロンの軸索において活動電位の発生と伝導に関与する（* 訳注：直訳的には電位開閉チャネルとよぶべきだが，一般的には電位開口チャネルと訳される．ほかに**電位依存性チャネル** voltage-dependent

図12.11 **細胞膜上のイオンチャネル.** (a) 漏洩チャネルはランダムに開閉している.（b）化学的刺激―ここでは神経伝達物質アセチルコリン―によりリガンド依存性チャネルが開く.（c）機械刺激により機械刺激依存性チャネルが開く.（d）活動電位発生時は,膜電位の変化により電位依存性 K^+ チャネルが開く.

> ニューロンや筋線維における電気信号の発生は,漏洩チャネル,リガンド依存性チャネル,機械刺激依存性チャネルおよび電位依存性チャネルの4種類のイオンチャネルによっている.

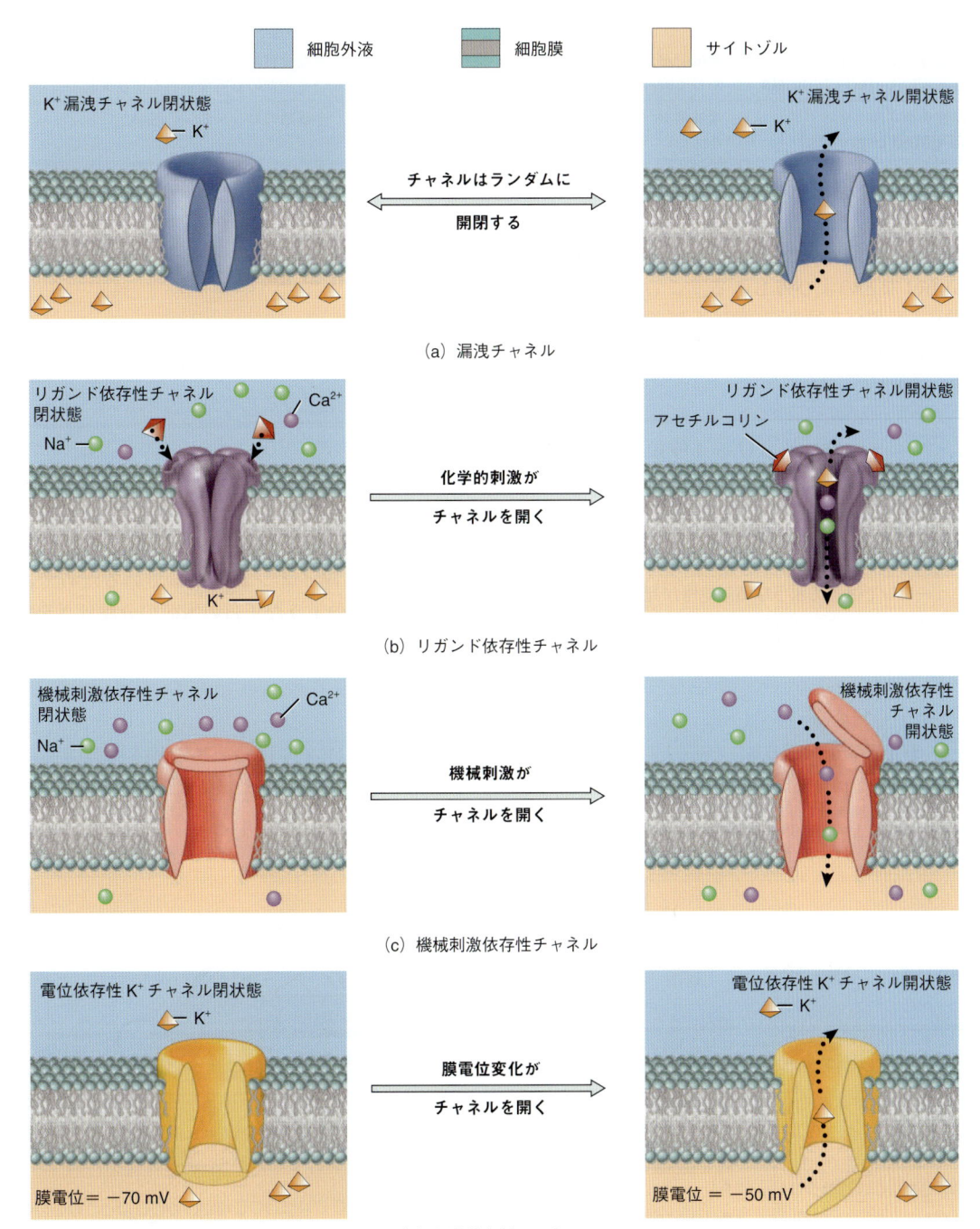

（a）漏洩チャネル

（b）リガンド依存性チャネル

（c）機械刺激依存性チャネル

（d）電位依存性チャネル

Q 腕に触れた時,どのようなチャネルが活性化されるか？

表 12.1　ニューロンのイオンチャネル

イオンチャネルの種類	説　明	分　布
漏洩（リーク）チャネル Leak channels	ランダムに開閉する開口チャネル.	全種類のニューロンの樹状突起，細胞体，軸索を含むほとんどすべての細胞にみられる.
リガンド依存性チャネル Ligand-gated channels	リガンド刺激（化学物質）の結合に応じて開く開口チャネル.	痛覚受容器など，ある種の感覚ニューロンの樹状突起，介在ニューロンや運動ニューロンの樹状突起と細胞体.
機械刺激依存性チャネル Mechanically-gated channels	機械刺激（接触，圧力，振動，組織伸張など）に応じて開く開口チャネル.	触覚受容器，圧受容器，ある種の痛覚受容器など，いくつかの感覚受容器の樹状突起.
電位依存性チャネル Voltage-gated channels	電位刺激（膜電位変化）に応じて開く開口チャネル.	全種類のニューロンの軸索.

channel，電位感受性チャネル voltage-sensitive channel などのよび方もある．ここでは本文中でも述べられている通り，刺激により必ずしも "開口" するとは限らないため，あえて "依存性" のよび方を用いる）．

表 12.1 にニューロンにおける 4 種類の主なイオンチャネルを要約する．

チェックポイント

9.　ニューロンではどのような電気信号が発生するのか.
10.　電位依存性チャネルはなぜ重要なのか.

12.4　静止膜電位

目　標

• 静止膜電位を維持するための要因を述べる.

静止膜電位が存在するのは，細胞膜のすぐ内側のサイトゾル（細胞内液）に陰イオンが集まっており，また細胞外液 extracellular fluid（ECF）にも同様に細胞膜の表面に沿って陽イオンが集まっているためである（図 12.12 a）．このような正負の電荷の分離はポテンシャルエネルギーのかたちをとり，ボルトまたはミリボルトで

図 12.12　静止膜電位. 静止膜電位を測定するためには，記録微小電極の先端をニューロン内に刺入し，基準電極を細胞外液中に設置する．両電極は電圧計に接続し，細胞膜を横切る電位差（ここでは − 70 mV で内部が陰性）を測定する．

静止膜電位とは静止状態にある興奮性細胞の細胞膜の両側に生じている電位差（電圧）のことである．

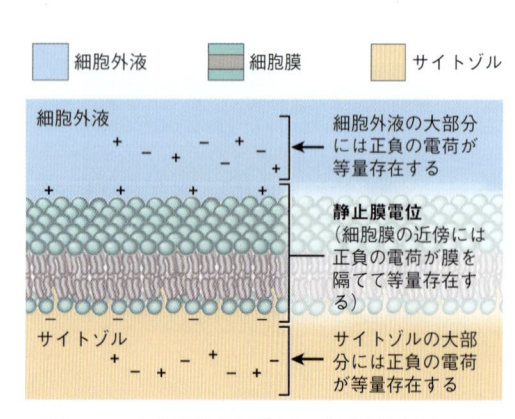

（a）ニューロンの静止膜電位をつくり出す電荷の分布

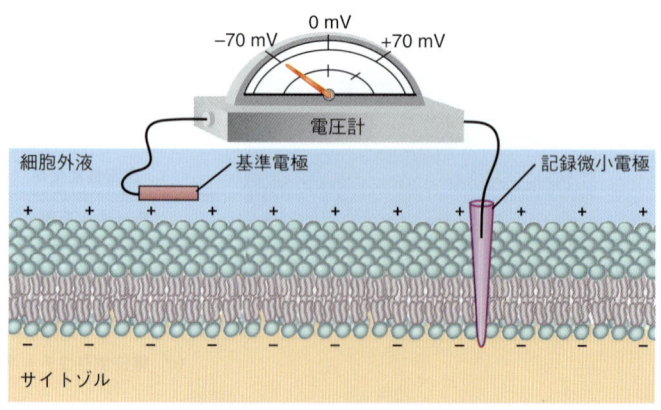

（b）ニューロンの静止膜電位の測定

Q 典型的なニューロンの静止膜電位は − 70 mV である．これはどういう意味か？

計測される（1 mV = 0.001 V）．膜を隔てた電荷の差が大きいほど膜電位（電圧）は大きい．図 12.12 a で電荷の密集が膜のごく近傍に限られていることに注意してほしい．それ以外の部分ではサイトゾルも細胞外液も同じ量の正電荷と負電荷をもち，電気的に中性である．

　細胞の静止膜電位は以下の方法で測定することができる．記録微小電極 recording microelectrode の先端を細胞内に刺入し，基準電極（参照電極）reference electrode を細胞の外部（細胞外液中）に設置する．**電極** electrodes は電荷を導出するデバイスである．記録微小電極と基準電極はいわゆる**電圧計** voltmeter に接続され，細胞膜を横切る電位差（電圧）を検知する（図 12.12 b）．ニューロンの静止膜電位は$-40 \sim -90$ mV のあいだにあり，-70 mV が最も典型的である．負の値は細胞の内側が外側に比べて陰性であることを意味する．膜電位を示す細胞は**分極** polarized しているという．からだをつくるほとんどの細胞は分極しているが，膜電位

は細胞の種類によって異なり，$+5 \sim -100$ mV と幅広い．
　静止膜電位は，3 つの主たる要因によって成り立つ：

1. **ECF とサイトゾルの不均一なイオン分布**．静止膜電位に貢献している主たる要因は，さまざまなイオンの細胞外液とサイトゾルのあいだの不均一な分布である（図 12.13）．細胞外液は Na^+ と塩化物イオン（塩素イオン，Cl^-）に富んでいる．一方，サイトゾルでは主たる陽イオンは K^+ で，陰イオンは ATP の 3 個のリン酸のような，分子に結合しているリン酸とタンパク質を構成するアミノ酸の 2 つが支配的である．典型的には，細胞膜にはカリウム漏洩チャネルのほうがナトリウム漏洩チャネルよりも多く存在していることから，濃度勾配に従って細胞内から ECF へと拡散していくカリウムイオンの数は，濃度勾配に従って ECF から細胞内へと拡散してくるナトリウムイオンの数よりも多い．正電荷

図 12.13　　**静止膜電位に貢献する 3 つの要因．**　(1) 細胞膜は Na^+ 漏洩チャネル（赤褐色）より K^+ 漏洩チャネル（青）が多く存在するので，細胞から出て行く K^+ の数は細胞に入ってくる Na^+ の数よりも多い．K^+ が細胞を出ていくにつれて，膜の内側はますます陰性となり，膜の外側はますます陽性となる．　(2) 膜の内側の陰イオン（青緑色と赤）は，ATP や巨大なタンパク質などの非拡散性の分子に付着しているため，K^+ を追って細胞外に出ることができない．　(3) 起電性 Na^+-K^+ ATP アーゼ（紫）は，2 個の K^+ を取り込むごとに 3 個の Na^+ を放出する．

> 細胞膜電位は 3 つの要因で決定される．(1) 細胞外液とサイトゾルにおけるイオン分布の不均衡．(2) ほとんどの陰イオンが細胞から出られない．(3) Na^+-K^+ ATP アーゼの起電性．

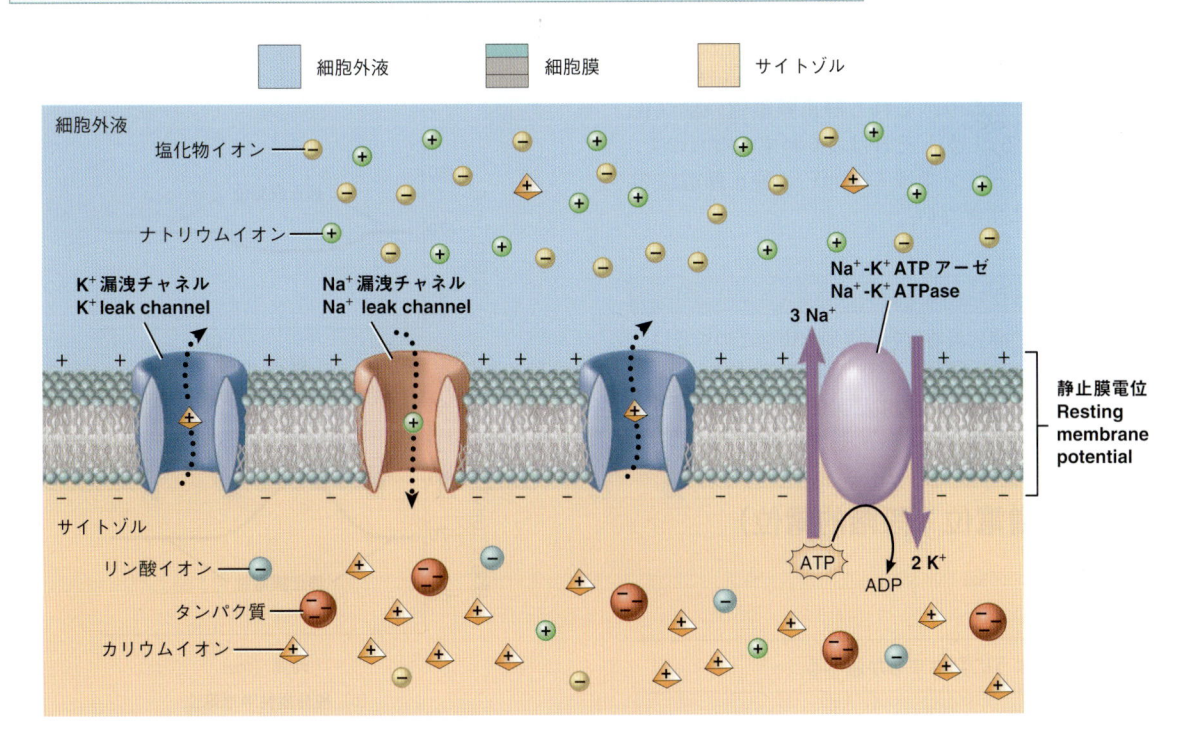

Q ニューロンの細胞膜に K^+ 漏洩チャネルよりも多くの Na^+ 漏洩チャネルがあるとしよう．静止膜電位にはどのような影響があるのか？

を帯びたカリウムイオンが外へ出れば出るほど，膜の内側は次第に負に，外側は次第に正になってくる．

2. **ほとんどの陰イオンが細胞から流出できない**．細胞内を負とする静止膜電位にはもう一つの要因が絡んでいる．細胞内の陰イオンのほとんどは自由に細胞を離れることができない（図 12.13）．これらのイオンは ATP や大きなタンパク質のような非拡散性の分子と結合しているため，K^+ を追って細胞から出ることができないのである．

3. **Na^+-K^+ ATP アーゼの起電性**．ナトリウム漏洩チャネルはほんのわずかしかないため，Na^+ に対する膜透過性は非常に小さい．それでもなお，ナトリウムイオンは自身の濃度勾配に従ってゆっくりと細胞内に拡散してくる．放っておけば，このような Na^+ の細胞内への漏洩でも，結果的に静止膜電位を破壊することになる．この Na^+ のわずかな漏れ込みと K^+ の漏れ出しは Na^+-K^+ ATP アーゼ Na^+-K^+ ATPases（ナトリウム–カリウムポンプ sodium-potassium pumps；図 12.13）によって打ち消される．これらのポンプは Na^+ を漏れ込んでくるそばから細胞外へ汲み出すことによって静止膜電位を維持している．同時に，Na^+-K^+ ATP アーゼは K^+ を細胞内へ取り込む．しかし，カリウムイオンは電気化学的勾配のために再び元に戻ってしまう．Na^+-K^+ ATP アーゼは 2 個の K^+ の取込みと引き換えに 3 個の Na^+ を放出することを思い出そう（図 3.10 参照）．ポンプは細胞内にもたらす陽イオンよりも多くの陽イオンを細胞から排除するので，**起電性 electrogenic** であり，これも静止膜電位の陰性化に貢献している．しかしそれはごくわずかなもので，典型的なニューロンでは−70 mV の静止膜電位のうち−3 mV にすぎない．

チェックポイント

11. ニューロンの静止膜電位の代表的な値はどのくらいか．

12. 漏洩チャネルは静止膜電位にどう寄与しているか．

12.5 漸増電位（段階的電位）

目 標

• 漸増電位がどのように発生するか述べる．

漸増電位 graded potential は静止膜電位からの小さなずれであり，それによって膜はさらに分極したり（細胞内がさらに陰性になる），分極が小さくなったりする（細胞内の陰性度が減る）．反応によって膜がさらに分極する（細胞内がさらに陰性になる）場合を**過分極性漸増電位 hyperpolarizing graded potential** とよぶ（図 12.14a）．反応によって膜の分極が減る（細胞内の陰性度が減る）場合は**脱分極性漸増電位 depolarizing graded potential** とよばれる（図 12.14b）．

漸増電位は，刺激により興奮性細胞の細胞膜上の機械刺激依存性チャネルまたはリガンド依存性チャネルが開くまたは閉じることによって生じる（図 12.15）．機械刺激依存性チャネルとリガンド依存性チャネルは概して感覚ニューロンの樹状突起に存在し，介在ニューロンと運動ニューロンの樹状突起と細胞体にはリガンド依存性チャネルが多く存在する．このように，漸増電位は主に

図 12.14 **漸増電位**．ほとんどの場合，漸増電位は樹状突起と細胞体で発生する（青色の部分）．

過分極性漸増電位では，膜電位は静止レベルよりもより細胞内が陰性となっている．脱分極性漸増電位では，膜電位は静止レベルよりも細胞内陰性度が小さい．

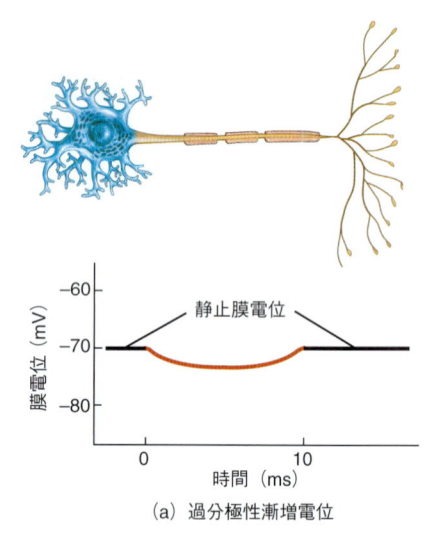

(a) 過分極性漸増電位

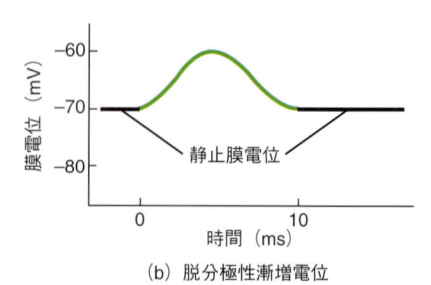

(b) 脱分極性漸増電位

Q 膜電位が−70 から−60 mV に変化した場合はどのような漸増電位か？ −70 から−80 mV に変化した場合はどうか？

ニューロンの樹状突起と細胞体で生じる.

　これらの電気信号が漸増的（段階的）であるという場合，それらの振幅（大きさ）が刺激の強さに依存して変化することを意味している（図 12.16）. どれだけの数のリガンド依存性または機械刺激依存性チャネルが開いた（または閉じた）か，また，それぞれがどのくらい長く開き続けていたかによって，大きくなったり小さくなったりする. イオンチャネルの開閉は，特定のイオンの膜透過を変化させ，**局所的** localized な電流を生じる. 局所的とは，この電流は細胞膜に沿って刺激源から隣接する部位へいずれの方向へもごく短い距離だけ広がる

が，漏洩チャネルを通し膜を越えて電荷が失われることで，じきに消えてなくなることを意味する. この漸増電位が膜に沿って広がりつつ消滅していく伝わり方を**減衰伝導** decremental conduction という. 発生個所から数 mm 以内に消滅するため，漸増電位は短い距離での通信にのみ有効である.

　単一の漸増電位は減衰伝導をするわけだが，他の漸増電位とあわさることで，より大きくまたより長く継続できるようになる. この漸増電位が互いに足し合される過程が**加重** summation である. ２つの脱分極性漸増電位が加重されると，１つのより大きな漸増電位となる（図

図12.15 **機械刺激依存性チャネル，リガンド依存性チャネルの開口による漸増電位の発生.** (a) 機械刺激（圧力）は機械刺激依存性チャネルを開き，陽イオン（主として Na$^+$ および Ca^{2+}）が細胞内に流入すると，脱分極性漸増電位が生じる. (b) 神経伝達物質アセチルコリン（リガンド刺激）が陽イオンチャネルを開くと Na$^+$，K$^+$ および Ca^{2+} が膜を通過するが，Na$^+$ の流入は Ca^{2+} の流入あるいは K$^+$ の流出よりも多く，脱分極性漸増電位が生じる. (c) 神経伝達物質グリシン（リガンド刺激）は Cl$^-$ チャネルを開き，Cl$^-$ は細胞内へ流入する；過分極性漸増電位が生じる.

漸増電位は機械刺激依存性チャネルまたはリガンド依存性チャネルの開口によって発生する.

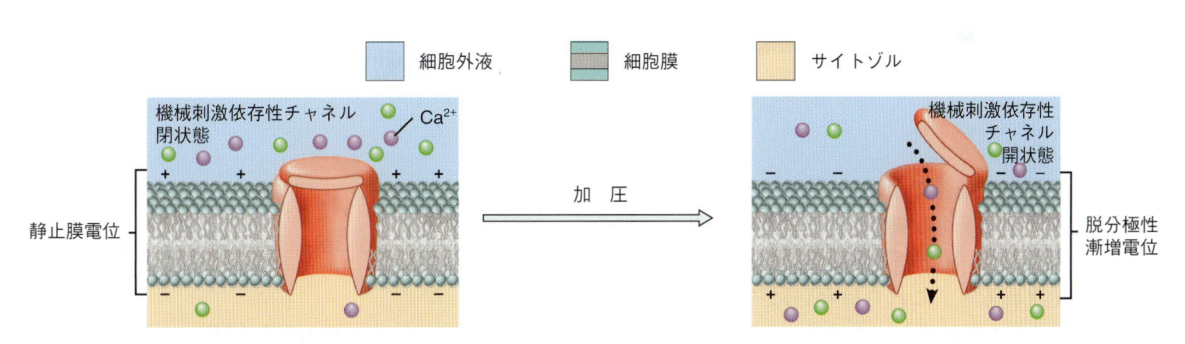

（a）圧力（機械刺激）による脱分極性漸増電位

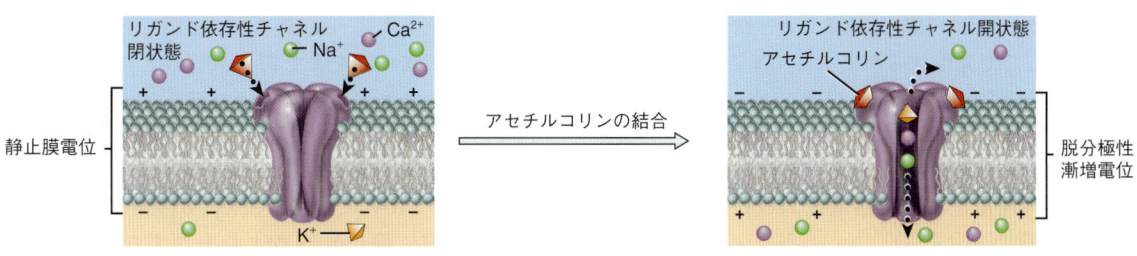

（b）神経伝達物質アセチルコリン（リガンド刺激）による脱分極性漸増電位

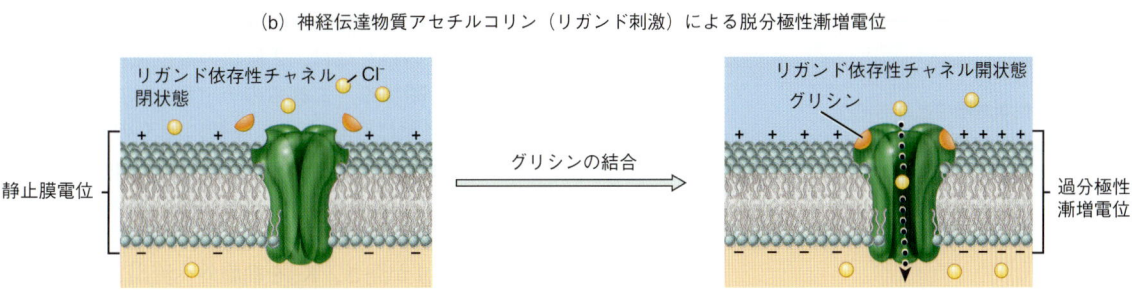

（c）神経伝達物質グリシン（リガンド刺激）による過分極性漸増電位

Q 機械刺激依存性チャネルはニューロンのどの部分に存在するか？　リガンド依存性チャネルはどこか？

図 12.16 **漸増電位の漸増特性.** 刺激の強さが増大するにつれ（刺激 1, 2 および 3）, その結果生じる脱分極性漸増電位の振幅（大きさ）は増大する. 示されてはいないが, 刺激の強さと過分極性漸増電位のあいだにも同様の関係が存在する.

> 漸増電位の振幅は刺激の強さに依存する. 刺激の強さが大きいほど漸増電位の振幅は大きい.

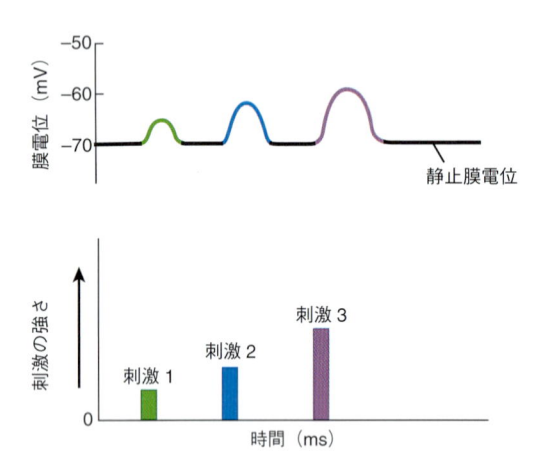

Q 強い刺激はなぜ弱い刺激よりも大きな漸増電位を引き起すのか？

図 12.17 **漸増電位の加重.** 2 つの脱分極性漸増電位の加重は, きわめて短い間隔で生じた 2 つの同じ大きさの刺激に対して発生する. 点線は加重が行われなかったとした時の個々の脱分極性漸増電位を示す.

> 2 つ以上の漸増電位が足し合されると加重が起り, 振幅が増大する.

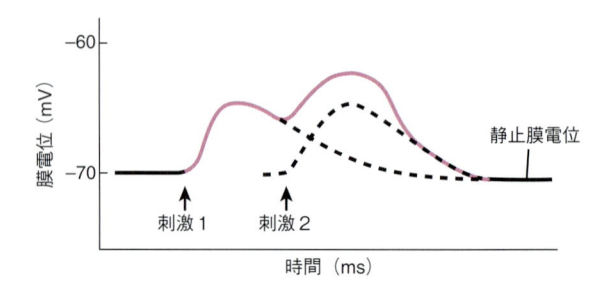

Q もしニューロンに漸増電位の加重が起らなかったらどうなるか？

12.17). 2 つの過分極性の漸増電位が加重されると, 1 つのより大きな過分極性の漸増電位となる. 大きさが同じだが逆向き（一方が脱分極性で他方が過分極性）の漸増電位が加重されると, これらは互いに打ち消し合い, 双方の漸増電位ともに消滅してしまう. 加重の過程についてはのちほど本章内で詳しく学ぶ.

漸増電位は, どんな種類の刺激によって引き起されるか, また, どこで発生するかによってよび方が異なる. 例えば, 神経伝達物質に反応して, ニューロンの樹状突起または細胞体で漸増電位が生じた場合は**シナプス後電位** postsynaptic potential とよび（後述）, 感覚受容器で発生する漸増電位は**受容器電位** receptor potentials とよぶ（16 章で説明する）.

> **チェックポイント**
>
> **13.** 過分極性漸増電位とはなにか.
> **14.** 脱分極性漸増電位とはなにか.

12.6 活動電位の発生

目 標

- 活動電位の各相について記述する.
- 活動電位がどのように伝わるか考察する.

活動電位 action potential（AP）すなわち**インパルス** impulse は膜電位（電位差）を減少, 逆転させ, その後再び静止状態 resting state に戻すという一連のきわめて速やかな事象である（図 12.18）. **脱分極相** depolarizing phase では負の値をもつ膜電位の絶対値が減少し, その後ゼロに達し, 最終的には正の値にまでなる. 膜電位は**再分極相** repolarizing phase で静止状態である $-70\,\mathrm{mV}$ に戻される. 再分極相に続いて, 膜電位が一時的に静止レベルよりも深くなる**後過分極相** after-hyperpolarizing phase がみられる場合がある. 活動電位のあいだには, 2 種類の電位依存性チャネルが開きそして閉じる. これらのチャネルは主に軸索と軸索終末の細胞膜に存在する. 最初に開くのは電位依存性 Na^+ チャネル voltage-gated Na^+ channel で, ここを通って Na^+ が細胞内に勢いよく流れ込み, 脱分極相を引き起す. 続いて電位依存性 K^+ チャネル voltage-gated K^+ channel が開き, K^+ を細胞外へ流出させて, 再分極相をもたらす. 後過分極相は電位依存性 K^+ チャネルが再分極相が終ってもなお開き続けることによって起る.

脱分極が**閾値 threshold**（**閾膜電位** threshold

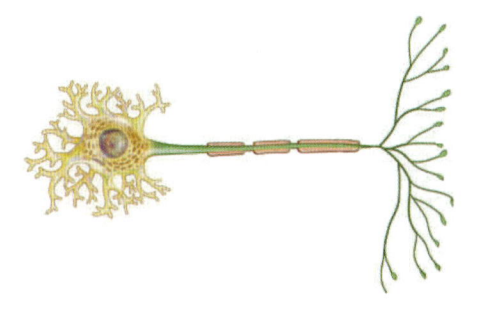

活動電位には脱分極相と再分極相があり，後過分極相を伴うこともある．

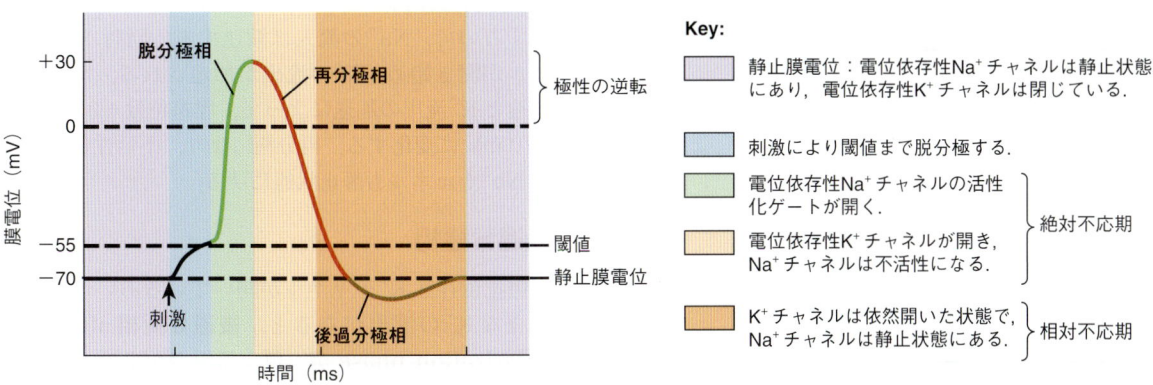

Key:

静止膜電位：電位依存性 Na⁺ チャネルは静止状態にあり，電位依存性 K⁺ チャネルは閉じている．

刺激により閾値まで脱分極する．

電位依存性 Na⁺ チャネルの活性化ゲートが開く．

電位依存性 K⁺ チャネルが開き，Na⁺ チャネルは不活性になる．

K⁺ チャネルは依然開いた状態で，Na⁺ チャネルは静止状態にある．

絶対不応期

相対不応期

Q　脱分極相，再分極相においてはそれぞれどのチャネルが開いているか？

membrane potential ま た は **閾 電 位 threshold potential**）と称するある値（多くのニューロンでは約 −55 mV）を超えると，ニューロン軸索の膜に活動電位が発生する．ニューロンによって活動電位を引き起こす閾値は異なるが，個々のニューロンの閾値は通常一定である．活動電位の発生は，個々の刺激が膜電位を閾値まで引き上げることができるか否かにかかっている（図 12.19）．膜電位を閾値まで引き上げられないような弱い脱分極刺激（**閾下刺激，閾値下刺激 subthreshold stimulus**）に対して活動電位は発生しない．しかし，膜をちょうど閾値まで脱分極させるに足る強さの刺激（**閾刺激 threshold stimulus**）に対しては活動電位が発生する．閾値を**超えて**膜を脱分極させるほど強い刺激（**閾上刺激，閾値上刺激 suprathreshold stimulus**）に対しては複数の活動電位が発生する．閾上刺激によって引き起こされた各々の活動電位は，いずれも閾膜電位で発生した活動電位と同じ振幅（大きさ）を有する．つまり，活動電位は一度発生すればその振幅はいつも同じであり，刺激の強さには依存しない．その代りに，閾値を超える刺激の強さが大きければ大きいほど活動電位の頻度が高まり，それは絶対不応期（後述）で決まる最大頻度にまで達することができる．

ここで学んだように，活動電位は閾刺激に対して発生するものであり，閾下刺激のみが存在しても形成されない．いい方を換えれば，活動電位は完全に生じるかまっ

たく生じないかのいずれかである．活動電位のこうした特性は**全か無の法則 all-or-none principle** として知られる．活動電位の全か無の法則は長いドミノ倒しの最初の 1 こまを押すのに似ている．最初のドミノを押す力が十分大きければ（脱分極が閾値に達すれば），そのこまは 2 つ目に倒れ掛かり，列の全体が倒れる（活動電位が生じる）．1 こま目をもっと強く押したところで効果は同じである（列全体が倒れる）．つまり，最初のドミノを押すことが全か無の事象を引き起こす．すべてのドミノが倒れるか，あるいは一つも倒れないかということである．

脱分極相

脱分極性漸増電位あるいは他の刺激により軸索の膜が閾値まで脱分極すると，電位依存性 Na⁺ チャネルがすぐに開く．電気的および化学的勾配はともに Na⁺ を流入させようとするため，その結果としての Na⁺ の凄まじい流入が脱分極相をつくり出す（図 12.18 参照）．Na⁺ の流入は膜電位を −55 mV から ＋30 mV に変化させる．活動電位のピークにおいては，膜の内側は外側よりも 30 mV もプラスなのである．

電位依存性 Na⁺ チャネルは**活性化ゲート activation gate** と**不活性化ゲート inactivation gate** という 2 つの別々のゲートをもっている．電位依存性 Na⁺ チャネルの**静止状態 resting state** では，不活性化ゲートは開い

図12.19 **刺激の強さと活動電位の発生.** 閾値下刺激は活動電位を誘発できない. 閾刺激に対して活動電位は発生する. それは, 膜をちょうど閾値まで脱分極させるに足る強さだからである. 膜を閾値を超えて脱分極させる閾値上刺激に対しては複数の活動電位が発生する. 閾値上刺激によって誘発された活動電位はいずれも閾刺激で誘発された活動電位と同じ振幅（大きさ）を有する. 単純化するために, 活動電位には後過分極相は図示されていない.

活動電位は膜電位が閾値に達して初めて発生する.

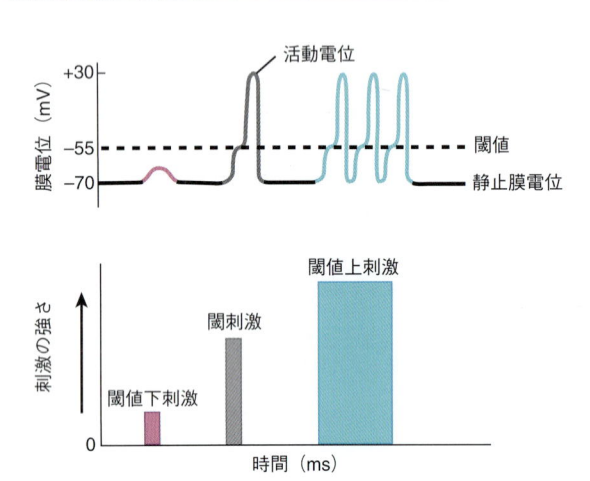

Q ニューロンの樹状突起あるいは細胞体から軸索の誘発帯に広がってきた過分極性漸増電位に対して活動電位は発生するか？　またそれはなぜか？

ているが, 活性化ゲートは閉じている（図12.20 の第一段階）. 結果として, Na^+ はチャネルを通って細胞内に入り込むことはできない. 閾値に達すると, 電位依存性 Na^+ チャネルは活性化される. **活性化状態** activated state では, 活性化ゲートも不活性化ゲートもともに開いており, Na^+ は流入を開始する（図12.20 の第二段階）. より多くのチャネルが開けば, Na^+ の流入は増加し, 膜がさらに脱分極して Na^+ チャネルがさらに開く. これはポジティブフィードバックの一例である. 電位依存性 Na^+ チャネルが1万分の数秒間開いているあいだに, 約20,000個の Na^+ が膜を横切って流れ, 膜電位を劇的に変えるのである. しかし, Na^+ 濃度のほうはほとんど変化しない. 細胞外液中には何百万もの Na^+ が存在しているからである. 1回の活動電位のあいだに入ってくる20,000個程度の Na^+ も, ナトリウム-カリウムポンプがたやすく汲み出してしまい, 細胞内の Na^+ は低い濃度に維持される.

再分極相

電位依存性 Na^+ チャネルの活性化ゲートが開いて少しすると, 不活性化ゲートが閉じる（図12.20 の第三段階）. これで電位依存性 Na^+ チャネルは**不活性化状態** inactivated state となる. 電位依存性 Na^+ チャネルが開いている一方で, 閾値に達した膜電位により電位依存性 K^+ チャネルも開く（図12.20 の第三および第四段階）. 電位依存性 K^+ チャネルは開き方が遅いので, 電位依存性 Na^+ チャネルが閉じる頃になって開く. ゆっくりした電位依存性 K^+ チャネルの開口と, すでに開いていた電位依存性 Na^+ チャネルの閉鎖によって, 活動電位の再分極相がもたらされる. Na^+ チャネルが不活性化するので, Na^+ の流入は減速する. 同時に, K^+ チャネルが開き始め, K^+ の流出が加速される. Na^+ 流入の減速と K^+ 流出の加速によって, 膜電位は $+30\,mV$ から $-70\,mV$ に変化する. 再分極により, 不活性化されていた Na^+ チャネルも静止状態に戻る.

後過分極相

電位依存性 K^+ チャネルが開いているあいだに十分に大きな K^+ の流出があると, **後過分極相** after-hyperpolarization phase が出現する場合がある（図12.18 参照）. この相においては, 電位依存性 K^+ チャネルは開き続けており, 膜電位はよりマイナスとなる（約 $-90\,mV$）. 電位依存性 K^+ チャネルが閉じると, 膜電位は静止レベルである $-70\,mV$ に戻っていく. 電位依存性 Na^+ チャネルとは異なり, ほとんどの電位依存性 K^+ チャネルには不活性化状態というものはなく, 閉状態 closed states（静止状態）と開状態 open states（活性状態）のあいだを行ったり来たりしている.

不応期

活動電位の開始後の一時期に, **不応期** refractory period とよばれる, 興奮性細胞が通常の閾刺激に対して新たな活動電位を発生することのできない期間がある（図12.18 の **Key** 参照）. **絶対不応期** absolute refractory period のあいだは, どんな強い刺激でも活動電位を発生させることはできない. この期間は Na^+ チャネルの活性化から不活性化までの時期にあたる（図12.20 の第二～第四段階）. 不活性化された Na^+ チャネルは再び開くことはできない. まず静止状態に戻らなければならないからである（図12.20 の第一段階）. 活動電位とは対照的に, 漸増電位は不応期を示さない.

直径の大きな軸索は表面積が大きく, 絶対不応期が短い（0.4 ms）. 次の神経インパルスが早く立ち上がるため, 毎秒1,000 ものインパルスを伝えることができる. 直径の小さな軸索では絶対不応期は約4 ms もある. つまり, これらは最大で毎秒250 のインパルスを伝える. 通常のからだの状態では神経インパルスの最大頻度は軸索の種類により毎秒10～1,000 の幅をもつ.

相対不応期 relative refractory period は通常より

図 12.20 活動電位の脱分極相と再分極相における電位依存性チャネルを介したイオン流の変化. 漏洩チャネルとナトリウム–カリウムポンプは示していない.

活動電位において，ナトリウムイオン（Na⁺）の流入は脱分極相を引き起こし，カリウムイオン（K⁺）の流出は再分極相を引き起こす.

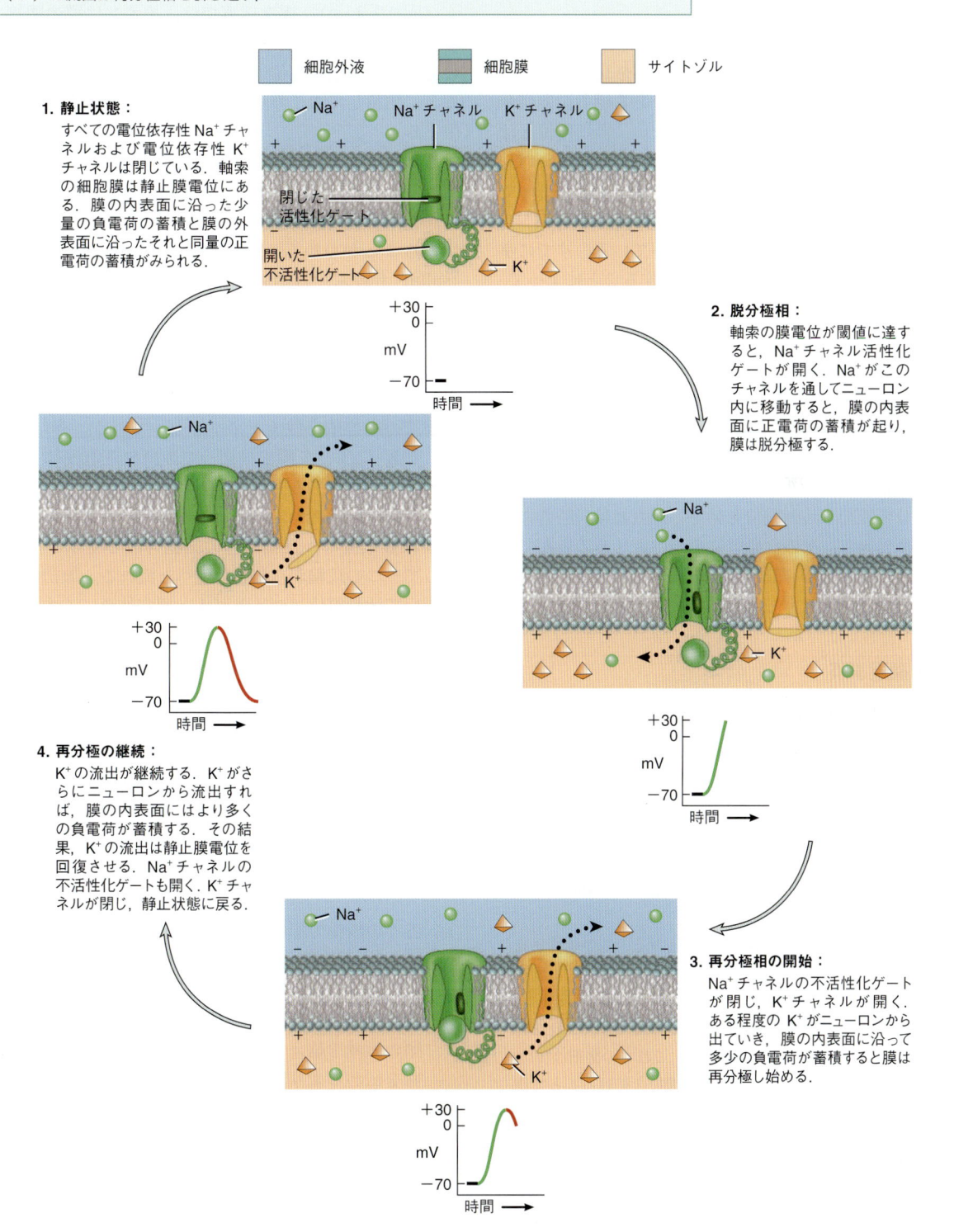

1. 静止状態：
すべての電位依存性 Na⁺ チャネルおよび電位依存性 K⁺ チャネルは閉じている．軸索の細胞膜は静止膜電位にある．膜の内表面に沿った少量の負電荷の蓄積と膜の外表面に沿ったそれと同量の正電荷の蓄積がみられる.

2. 脱分極相：
軸索の膜電位が閾値に達すると，Na⁺ チャネル活性化ゲートが開く．Na⁺ がこのチャネルを通してニューロン内に移動すると，膜の内表面に正電荷の蓄積が起り，膜は脱分極する.

3. 再分極相の開始：
Na⁺ チャネルの不活性化ゲートが閉じ，K⁺ チャネルが開く．ある程度の K⁺ がニューロンから出ていき，膜の内表面に沿って多少の負電荷が蓄積すると膜は再分極し始める.

4. 再分極の継続：
K⁺ の流出が継続する．K⁺ がさらにニューロンから流出すれば，膜の内表面にはより多くの負電荷が蓄積する．その結果，K⁺ の流出は静止膜電位を回復させる．Na⁺ チャネルの不活性化ゲートも開く．K⁺ チャネルが閉じ，静止状態に戻る.

Q K⁺ および Na⁺ の漏洩チャネルがあると考える時，もし電位依存性 K⁺ チャネルがなかったら膜は再分極できるか.

も大きな刺激によってのみ次の活動電位を発生させることのできる期間である．これは，Na^+チャネルは再び静止状態に戻っているが，電位依存性K^+チャネルは依然開いている期間に相当する（図12.18参照）．

活動電位の伝播

からだの一部から他の部位へ情報を伝えるには，ニューロンの活動電位は，発生場所である軸索誘発帯から軸索終末まで移動しなければならない．漸増電位とは対照的に，活動電位は減衰性ではない（消滅しない）．活動電位はその強さを維持しつつ膜を伝って広がるのである．この伝導様式を**伝播 propagation** とよぶが，これはポジティブフィードバックによっている．すでに学んだように，ナトリウムイオンが流入することによって，膜の隣接する部位の電位依存性Na^+チャネルが開く．こうして神経インパルスは，長いドミノ倒しのように，膜に沿って伝わっていく．事実，同一の活動電位が軸索全体を伝わるわけではなく，誘発帯から軸索終末に向かって，次々に隣の膜へと活動電位が再生されていくのである．1個のニューロン内では，活動電位はこの方向にしか伝播しない．細胞体に向かって逆行しないのは，どの部分の膜でも活動電位を発生した直後は一時的に絶対不応期に入り，次の活動電位を発生させることができないためである．活動電位は消滅せずに膜を伝わるので，長距離の通信に機能している．

逐次伝導と跳躍伝導　活動電位の伝播には逐次伝導と跳躍伝導の2種類がある．これまで述べてきた活動電位の伝播は**逐次伝導 continuous conduction** といい，細胞膜の隣接する部位が順次脱分極と再分極を起していく（図12.21a）．逐次伝導では，イオンは膜の隣接する部位の電位依存性チャネルを通って流れる．数ミリ秒のあいだでは活動電位は比較的短い距離しか伝わらないことに注意しておこう．逐次伝導は無髄軸索と筋線維で生じる．

活動電位は無髄軸索よりも有髄軸索のほうがより速く伝わる．図12.21の(a)と(b)を比べると，活動電位は有髄軸索のほうが同じ時間のあいだにはるかに遠くまで伝わることがわかる．**跳躍伝導 saltatory conduction**（saltat-＝跳ぶ）は活動電位の伝播の特殊なかたちで，有髄軸索において起るが，これは電位依存性チャネルの不均一な分布のためである．髄鞘が軸索鞘を覆っている部位には電位依存性チャネルはほとんどない．それとは対照的に，髄鞘のないランヴィエ絞輪の部分では軸索鞘は多くの電位依存性チャネルをもっている．そのため，Na^+とK^+によって膜を横切って運ばれる電流は主に絞輪のところで生じる．

活動電位が有髄軸索を伝わる際には，イオンによって運ばれる電流は，髄鞘周辺の細胞外液とサイトゾルを通って一つの絞輪から隣の絞輪へと流れる．最初の絞輪において活動電位はサイトゾルと細胞外液にイオン電流を生じさせ，それが2番目の絞輪の膜を閾値まで脱分極し，電位依存性Na^+チャネルを開かせるのである．その結果，開いたチャネルを通る電流が生じ，2番目の絞輪に活動電位が発生する．そして，2番目の絞輪に生じた活動電位によるイオン電流は3番目の絞輪の電位依存性Na^+チャネルを開き，これが繰り返される．それぞれの絞輪は脱分極したのち，再分極する．

電流がランヴィエ絞輪の膜のみを横切って流れることにより，2つの結果がもたらされる：

1. 各々の絞輪の領域が脱分極し閾値に達するので，活動電位が絞輪から絞輪へ"飛び移る"ようにみえる．そのため"跳躍"伝導とよばれる．跳躍伝導では電流が絞輪から絞輪へと流れる際に活動電位が長い髄鞘の領域を越えて跳躍するので，同じ直径の無髄軸索を伝わるよりもはるかに速く伝導する．

2. 隣接する膜部位の多くのチャネルではなく，絞輪の部分にあるごく少数のチャネルのみを開くので，よりエネルギー効率の高い伝導様式である．ほんの少しの膜が脱分極と再分極を行うため，活動電位の通過に伴うNa^+の流入とK^+の流出は最小限ですむ．その結果，細胞内のNa^+濃度と細胞外のK^+濃度を低く保つためにナトリウム-カリウムポンプが使う

図12.21 　**誘発帯で生じた活動電位のニューロン内伝播.** 点線はイオン電流を示す. 挿入図は電流の経路を示す. (a) 無髄軸索の逐次伝導では, イオン電流は隣接した部位の膜を横切って流れる. (b) 有髄軸索の跳躍伝導では, 最初の絞輪部の活動電位 (神経インパルス) はサイトゾルと間質液にイオン電流を引き起こし, 隣の絞輪部の電位依存性 Na⁺ チャネルを開く. そしてこれが次々と後続の絞輪部で起る.

> 無髄軸索では逐次伝導, 有髄軸索では跳躍伝導がみられる.

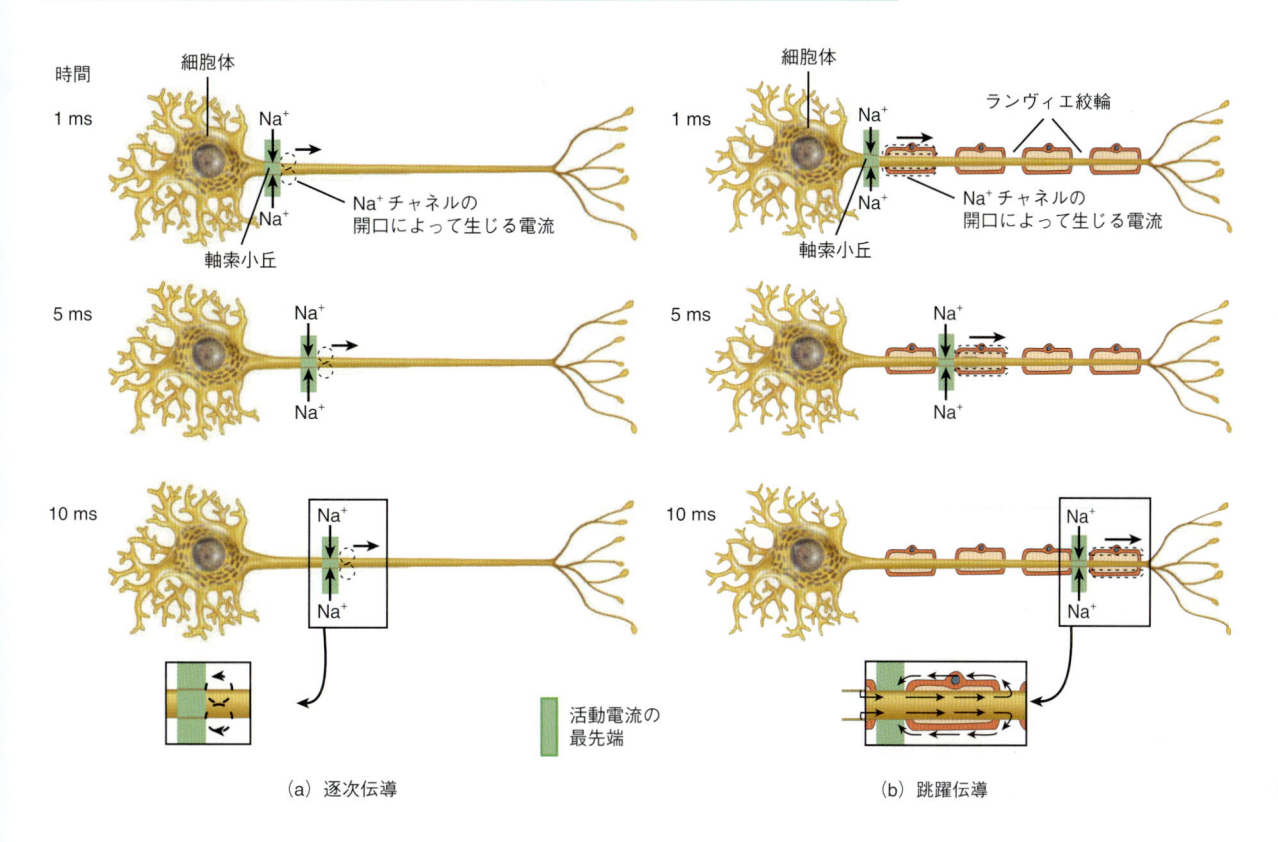

(a) 逐次伝導　　　　　　　　　　　　　　　　(b) 跳躍伝導

Q 活動電位の伝導速度に影響を及ぼす要因はなにか？

ATP 量は軽減される.

伝播速度に影響を与える要因　活動電位の伝播速度は 3 つの主たる要因によって影響される. それは髄鞘化の程度, 軸索の直径, および温度である.

1. **髄鞘化の程度** amount of myelination. いま学んだように, 活動電位は無髄軸索よりも有髄軸索のほうが速く伝播する.
2. **軸索の直径** axon diameter. 直径の大きな軸索ではその表面積の大きさのために細いものよりも速く活動電位が伝わる.
3. **温度** temperature. 軸索は冷却されると活動電位を低速で伝播させる.

神経線維の分類　軸索は髄鞘化, 直径, 伝導速度に基づいて 3 つのグループに大別することができる:

- **A 線維 A fibers** は最も太い軸索 (約 5 〜 20 µm) で, 髄鞘化されている. A 線維は絶対不応期が短く, 神経インパルス (活動電位) を 12 〜 130 m/s (43 〜 470 km/h) の速さで伝える. 接触, 圧力, 関節の位置, ある種の温度感覚性や痛覚性のインパルスを伝える感覚ニューロンの軸索は, インパルスを骨格筋に伝える運動ニューロンとともに A 線維である.
- **B 線維 B fibers** は直径が 2 〜 3 µm の軸索である. A 線維と同様, B 線維も髄鞘化しており 15 m/s (54 km/h) に達する跳躍伝導を示す. B 線維の絶対不応期は A 線維よりもいくぶん長い. B 線維は感覚性の神経インパルスを内臓から脳や脊髄に送る. 脳や脊髄から ANS の中継基地である自律神経節へ伸びる自律性運動ニューロンの軸索 (訳注：節前ニューロン) もすべてこの線維である.
- **C 線維 C fibers** は最も径の細い (0.5 〜 1.5 µm) 軸

索ですべて無髄である．C 線維による神経インパルスの伝導速度は 0.5 ～ 2 m/s（2 ～ 7 km/h）である．C 線維の絶対不応期は最も長い．これらの無髄軸索は皮膚から痛み，接触，圧力，熱さ，冷たさに関するある種の感覚性のインパルスを，また内臓からは痛覚性のインパルスを伝える．自律神経節から出て心臓，平滑筋，腺などを刺激する自律性運動線維（訳注：節後ニューロン）は C 線維である．B 線維と C 線維の運動機能の例としては，瞳孔の収縮と散大，心拍数の増加と減少，膀胱の収縮と弛緩などがある．

刺激の強さの符号化

すべての神経インパルスの大きさが同じであるなら，いったい感覚系はどうやって強さの異なる刺激を察知するのだろう．また，なぜ軽い接触は強い圧迫とは違って感じるのだろうか．この疑問に対する主たる答えは**活動電位の頻度** frequency of action potentials，すなわち活動電位が誘発帯でどのくらい頻繁に発生するかということである．軽い接触は低頻度の神経インパルスを発生させる．強い圧迫の引き起す神経インパルスは高頻度で軸索を伝わっていく．この "頻度符号" に加えて，刺激によって動員（活性化）された感覚ニューロンの数の要因もある．強い圧迫刺激は軽い接触に比べ多くの圧感受性ニューロンを活性化させる．

興奮性細胞の発生する電気信号の比較

これまで興奮性細胞（ニューロンと筋線維）が漸増電位と活動電位（インパルス）の 2 種類の信号を発生させることをみてきた．両者の最も明白な違いは，活動電位がその伝導性によって長距離の通信が可能であるのに対し，漸増電位は伝導性がないのでごく近傍の通信においてしか機能しないことである．表 12.2 に漸増電位と活動電位の違いの概要を示してある．

10 章で議論したように，筋細胞膜（サルコレンマ，筋鞘）から横細管（T 細管系）へ入り込む筋活動電位の伝播によって筋収縮の一連の事象が開始する．筋線維とニューロンとでは活動電位は似ているが，注目すべき相違点もある．ニューロンの典型的な静止膜電位が –70 mV であるのに対し，骨格筋および心筋の筋線維では –90 mV に近い．神経インパルスの持続時間は 0.5 ～ 2 ms であるが，筋活動電位はかなり長い．骨格筋で約 1.0 ～ 5.0 ms，心筋および平滑筋で 10 ～ 300 ms である．そして，径の太い有髄軸索を伝わる神経インパルスの伝導速度は，骨格筋線維の筋細胞膜を伝わる伝導速度よりも 18 倍も速い．

12.7　シナプスにおける信号の伝達

目　標

- 電気シナプス，化学シナプスにおける信号伝達の際の各事象を説明する．
- 空間的加重と時間的加重を区別する．
- 興奮性および抑制性神経伝達物質の例を挙げ，それらの作用の仕方を述べる．

10 章では**シナプス synapse** が 2 つのニューロン間やニューロンと効果器（筋細胞または腺細胞）のあいだの

表 12.2　ニューロンの漸増電位と活動電位の比較

特　徴	漸増電位	活動電位
発生部位 Origin	主として樹状突起と細胞体．	誘発帯で発生し，軸索を伝播する．
チャネルの種類 Types of channels	リガンド依存性または機械刺激依存性チャネル．	電位依存性の Na^+ および K^+ チャネル．
伝　導 Conduction	減衰性（非伝導性）：短距離の通信が可能．	伝導性：そのため長距離の通信が可能．
振幅（大きさ） Amplitude（size）	刺激の強さに依存し，1 mV 以下から 50 mV 以上にも至る．	全か無：約 100 mV が典型的．
持続時間 Duration	長いのが典型的で，数ミリ秒から数分に及ぶ．	短く，0.5 ～ 2 ms．
極　性 Polarity	過分極性（活動電位の発生に関し抑制性）も脱分極性（活動電位の発生に関し興奮性）もありうる．	つねに脱分極相の後に再分極相が続き静止膜電位に戻る．
不応期 Refractory perid	存在しない．そのため加重が起る．	存在する．そのため加重は起らない．

情報交換の場であることを述べた．**シナプス前ニューロン** presynaptic neuron（pre- ＝前）とは神経インパルスをシナプスに向かって運ぶ神経細胞をいう．信号を送る細胞である．情報を受ける側の細胞を**シナプス後細胞** postsynaptic cell とよぶ．これは遠方のシナプスから神経インパルスを運ぶ**シナプス後ニューロン** postsynaptic neuron（post- ＝後）とよばれる神経細胞の場合もあれば，シナプスでインパルスに反応する**効果器細胞** effector cell の場合もある．

ほとんどのシナプスは**軸索樹状突起間** axodendritic（＝軸索から樹状突起へ），**軸索細胞体間** axosomatic（＝軸索から細胞体へ），**軸索軸索間** axoaxonic（＝軸索から軸索へ）のいずれかである（図 12.22）．さらに，シナプスは電気シナプスか化学シナプスのいずれかであり，それらは構造上も機能上も異なるものである．

10 章では 1 種類のシナプス，すなわち神経筋接合部で起る事象について述べた．本章では神経系の何十億というニューロン間のシナプスを介した情報のやり取りに焦点をあてる．情報はシナプスによって篩（ふるい）にかけられ，統合されるので，シナプスはホメオスタシスに欠かせないものである．学習中に，特定のシナプスがその形態と機能を変化させる．その変化によってある種の信号は伝えられ，別の信号は遮断されるようになるかもしれない．

例えば，勉強であなたのシナプスがどのくらい変化するかによって，解剖生理学の試験の出来具合が決まるだろう．ある種の病気や神経学的な障害が，シナプスを介した情報伝達の途絶に原因があるという意味でもシナプスは重要である．治療薬や中毒性の化学物質が作用するのもこの接合部位なのである．

電気シナプス

電気シナプス electrical synapse では，活動電位（インパルス）は**ギャップ結合** gap junctions とよばれる構造を介して，隣接する細胞の細胞膜のあいだを直接的に伝導する．一つのギャップ結合は 100 前後の管状の**コネクソン** connexons をもち，これがトンネルのように働いて 2 つの細胞のサイトゾルを直接つなげている（図 4.2e 参照）．イオンはコネクソンを通して一方の細胞から他方へと流れるので，活動電位も細胞から細胞へと広がっていく．ギャップ結合は内臓平滑筋，心筋，発生中の胚ではふつうにみられるが，脳にも存在する．

電気シナプスには次の 2 つの利点がある：

1. **速い情報伝達** faster communication．活動電位がギャップ結合を通して直接伝導してくるため，電気シナプスは化学シナプスよりも速い．電気シナプス

図 12.22 **ニューロン間のシナプスの例**．矢印は情報の流れの方向を示す：シナプス前ニューロン→シナプス後ニューロン．シナプス前ニューロンはシナプス後ニューロンの軸索（軸索軸索間：赤色），樹状突起（軸索樹状突起間：青色），または細胞体（軸索細胞体間：緑色）とシナプスを形成することができる．

> ニューロンは，1 つのニューロンと 2 つ目のニューロンまたは効果器細胞との接合部であるシナプスで，ほかのニューロンと通信する．

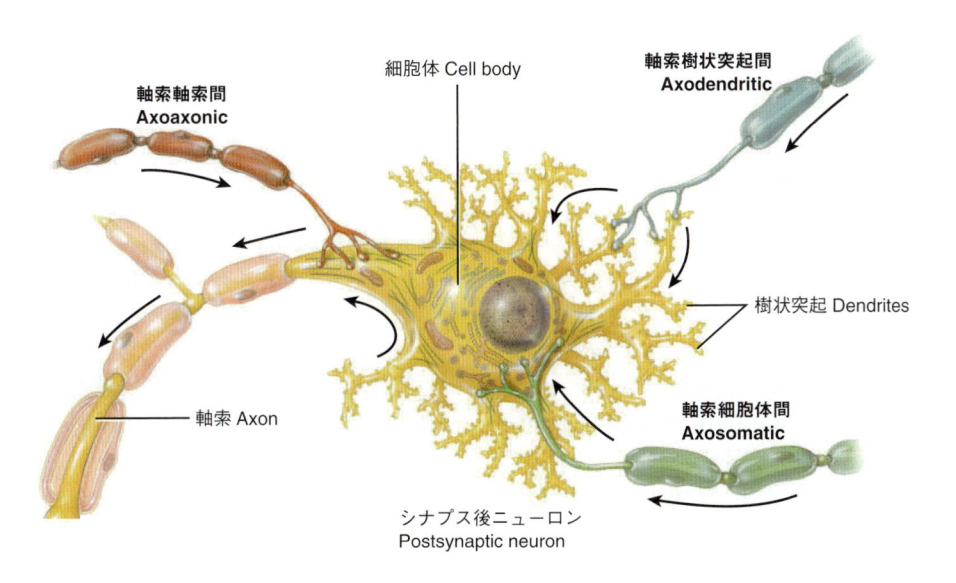

軸索軸索間 Axoaxonic

細胞体 Cell body

軸索樹状突起間 Axodendritic

軸索 Axon

樹状突起 Dendrites

軸索細胞体間 Axosomatic

シナプス後ニューロン Postsynaptic neuron

Q シナプスとはなにか？

においては，活動電位はシナプス前細胞からシナプス後細胞に直接伝えられる．化学シナプスで起る諸現象にはある程度時間がかかり，情報伝達に少し遅れを生じる．

2. **同期性** synchronization．電気シナプスはニューロン群や筋線維群の活動を同期させる（あわせる）ことができる．すなわち，多数のニューロンや筋線維は，ギャップ結合でつながれていると，活動電位を一斉に発生することができる．心臓や内臓平滑筋における同期した活動電位の意味は調和のとれた筋線維の収縮にあり，それによって心拍が形成され，食物が消化管を移動する．

化学シナプス

化学シナプス chemical synapse のシナプス前およびシナプス後ニューロンの細胞膜はきわめて接近してはいるが，接触してはいない．これらは**シナプス間隙** synaptic cleft，すなわち間質液で満たされた $20 \sim 50\,nm^{*}$ の狭い空間で隔てられている．神経インパルスはシナプス間隙を越えて伝わることはできないので，代りに間接的なかたちの連絡が行われる．シナプス前ニューロンは神経インパルスに応じて神経伝達物質を放出し，それがシナプス間隙の液中を拡散して，シナプス後ニューロンの細胞膜にある受容体に結合する．シナプス後ニューロンはこの化学信号を受け取り，今度は，**シナプス後電位** postsynaptic potential とよばれる一種の漸増電位を発生する．つまり，シナプス前ニューロンは電気信号（神経インパルス）を化学信号（放出された神経伝達物質）に変換する．シナプス後ニューロンは化学信号を受け取り，今度は電気信号（シナプス後電位）を発生する．化学シナプスにおいてこれらの過程に要する時間（**シナプス遅延** synaptic delay）は約 0.5 ms であり，この遅延こそが，化学シナプスが電気シナプスよりも信号の受け渡しが遅い理由である．

典型的な化学シナプスは次のように信号を伝達する（図 12.23）：

❶ 神経インパルスがシナプス前ニューロン軸索のシナプス終末小体（あるいはバリコシティ）に達する．

❷ 神経インパルスの脱分極相で，シナプス終末小体の細胞膜に存在する**電位依存性 Ca^{2+} チャネル** voltage-gated Ca^{2+} channels が開口する．カルシウムイオンは細胞外液のほうが濃度が高いので，Ca^{2+} は開いたチャネルを通って内向きに流れる．

❸ シナプス前ニューロン内の Ca^{2+} 濃度の上昇が，い

くつかのシナプス小胞のエクソサイトーシス（開口放出）exocytosis を引き起す信号となる．小胞の膜が細胞膜と融合し，小胞内の神経伝達物質がシナプス間隙に放出される．一つ一つのシナプス小胞は数千分子もの神経伝達物質を包含している．

❹ 神経伝達物質はシナプス間隙を拡散し，シナプス後ニューロンの細胞膜のイオンチャネル上に存在する**神経伝達物質受容体** neurotransmitter receptors に結合する．図 12.23 の受容体はリガンド依存性チャネル（図 12.11b 参照）の一部である．後述するが，この種の神経伝達物質受容体は**イオンチャネル型受容体** ionotropic receptor とよばれる．すべての神経伝達物質がイオンチャネル型受容体と結合するわけではない．**代謝型受容体** metabotropic receptors（後述）に結合するものもある．

❺ 神経伝達物質がリガンド依存性チャネル上の受容体に結合すると，イオンチャネルが開き，特定のイオンが膜を越えて流れる．

❻ 開いたチャネルをイオンが流れると，膜電位が変化する．この膜電位の変化が**シナプス後電位** postsynaptic potential である．チャネルがどのイオンを通すかにより，シナプス後電位は脱分極（興奮）であったり過分極（抑制）であったりする．例えば，Na^{+} チャネルが開けば Na^{+} が流入し，脱分極をもたらす．しかし，Cl^{-} チャネルや K^{+} チャネルが開くと過分極を引き起す．Cl^{-} チャネルの開口は Cl^{-} を細胞内に，他方，K^{+} チャネルは K^{+} を細胞外に移動させるため，いずれの場合も細胞内はより負になるのである．

❼ シナプス後ニューロンの脱分極が閾値に達すれば，シナプス後ニューロンの軸索に活動電位が誘発される．

ほとんどの化学シナプスでは，シナプス前ニューロンからシナプス後ニューロンあるいは筋線維や腺細胞といった効果器への**一方向性情報伝達** one-way information transfer のみが起る．例えば，神経筋接合部 neuromuscular junction (NMJ) では体性運動ニューロンから骨格筋線維に向けて伝達されるが，逆方向には伝わらない．シナプス前ニューロンのシナプス終末小体のみが神経伝達物質を放出でき，シナプス後ニューロンの膜のみがその神経伝達物質を認識し結合できる受容体タンパク質をもっている．その結果，活動電位は一方向にのみ移動するのである．

興奮性および抑制性シナプス後電位

神経伝達物質は興奮性もしくは抑制性の漸増電位を引き起す．シナプス後膜を脱分極させる神経伝達物質は，

$*$ 1 nm（ナノメートル）$= 10^{-9}$（0.000 000 001）m

図 12.23 化学シナプスでの信号伝達. シナプス前ニューロンはシナプス小胞のエクソサイトーシスにより神経伝達物質を放出する. 神経伝達物質はシナプス間隙を拡散し, シナプス後ニューロンの細胞膜にある受容体に結合することによって, シナプス後電位を発生させる.

> 化学シナプスでは, シナプス前ニューロンは電気信号（神経インパルス）を化学信号（神経伝達物質の放出）に変換する. シナプス後膜は, その後, その化学信号を再び電気信号（シナプス後電位）に変換する.

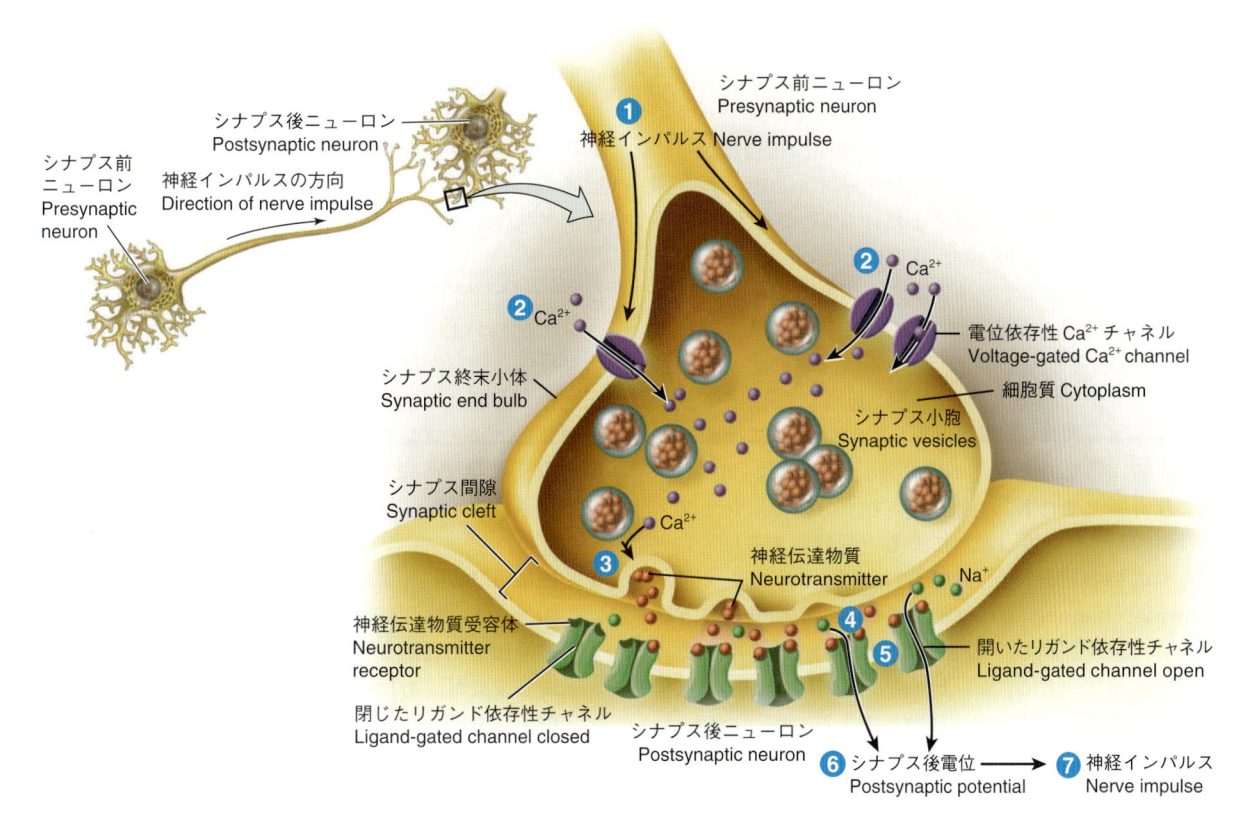

Q 電気シナプスは双方向性に働くのに, 化学シナプスが一方向にしか信号を伝達できないのはなぜか？

膜電位を閾値に近づけるので興奮性である（図 12.14 b 参照）. 脱分極性のシナプス後電位を**興奮性シナプス後電位 excitatory postsynaptic potential（EPSP）**とよぶ. 通常一つの EPSP だけでは神経インパルスを発生しないが, シナプス後ニューロンはより興奮しやすくなる. 多少脱分極することにより, 次の EPSP が生じた際にはより閾値に達しやすくなるのである.

　シナプス後膜に**過分極 hyperpolarization** を生じさせる（図 12.14 a 参照）神経伝達物質は抑制性である. 過分極しているあいだは活動電位の発生は通常よりも困難になる. 膜電位はより陰性となり, そのため静止膜電位にある時よりもさらに閾値から遠のいてしまうからである. 過分極性のシナプス後電位を**抑制性シナプス後電位 inhibitory postsynaptic potential（IPSP）**とよぶ.

神経伝達物質受容体の構造

　すでに学んだように, シナプス前ニューロンから放出された神経伝達物質は, シナプス後細胞の細胞膜上の**神経伝達物質受容体 neurotransmitter receptors** に結合する. それぞれの神経伝達物質受容体は, それぞれに特異的な神経伝達物質を結合させる 1 つもしくはいくつかの神経伝達物質結合部位 neurotransmitter binding sites をもっている. ある神経伝達物質が正しい（適合する）神経伝達物質受容体に結合すると, イオンチャネルが開いてシナプス後電位（EPSP もしくは IPSP）がシナプス後細胞に発生する. 神経伝達物質受容体は, 神経伝達物質結合部位とイオンチャネルが一つのタンパク質上に存在するか, それぞれが別のタンパク質でできているかによって, イオンチャネル型受容体もしくは代謝

型受容体のいずれかに分類される.

イオンチャネル型受容体　神経伝達物質受容体の一つである**イオンチャネル型受容体 ionotropic receptor**は，神経伝達物質結合部位とイオンチャネルをともに備えている.すなわち，神経伝達物質結合部位とイオンチャネルがともに**同一タンパク質**の構成要素となっている.イオンチャネル型受容体はリガンド依存性チャネルの一種である（図 12.11 b 参照）.神経伝達物質（リガンド）がなければ，イオンチャネル型受容体のイオンチャネル部位は閉じたままである.適合する神経伝達物質がイオンチャネル型受容体に結合すれば，イオンチャネルが開き，シナプス後細胞に EPSP または IPSP が発生する.

　多くの興奮性神経伝達物質 excitatory neurotransmitters は陽イオンチャネル cation channels をもつイオンチャネル型受容体に結合する（図 12.24 a）.EPSP はこれらの陽イオンチャネルの開口によって生じる.陽イオンチャネルが開くと，豊富に存在する 3 種類の陽イオン（Na^+, K^+, Ca^{2+}）がシナプス後膜を通過できるようになる.しかし，Na^+ の流入は Ca^{2+} の流入よりも多くまた K^+ の流出よりも多いので，シナプス後膜の内側の陰性度は減ってくる（脱分極する）.

　多くの抑制性神経伝達物質は塩化物イオンチャネル chloride channels をもつイオンチャネル型受容体と結合する（図 12.24 b）.IPSP はこれらの Cl^- チャネルの開口によって生じる.Cl^- チャネルが開口すると，大量の塩化物イオンが細胞内へ拡散してくる.Cl^- の流入は，シナプス後細胞の中をより陰性にする（過分極させる）.

代謝型受容体　**代謝型受容体 metabotropic receptor**は神経伝達物質結合部位をもつが，構造の一部としてのイオンチャネルはもたないタイプの神経伝達物質受容体である.しかし，代謝型受容体は**G タンパク質 G protein** とよばれる膜タンパク質の一つを介して別のイオンチャネルと連結している.神経伝達物質が代謝型受容体に結合すると，G タンパク質はイオンチャネルを直接開く（または閉じる）か，あるいはサイトゾル中のほかの分子である "セカンドメッセンジャー（二次伝達物質）second messenger" を活性化し，それが間接的にチャネルを開く（または閉じる；G タンパク質の詳細については 18.4 節を参照）.このように，代謝型受容体は神経伝達物質結合部位とイオンチャネルが**異なるタンパク質**である点がイオンチャネル型受容体とは異なる.

　ある種の抑制性神経伝達物質 inhibitory neurotransmitters は K^+ チャネルと連結した代謝型受容体に結合する（図 12.24 c）.こうした K^+ チャネルの開口により IPSP が生じる.K^+ チャネルが開くと，大量のカリウムイオンが細胞外に拡散していく.K^+ の流出はシナ

プス後細胞の膜内をより陰性（過分極性）にする.

同一神経伝達物質によるシナプス後膜への異なる効果　同じ神経伝達物質でも，それが結合する神経伝達物質受容体の構造に依存して，ある種のシナプスに対しては興奮性，別のシナプスに対しては抑制性となることがある.例えば，ある種の興奮性シナプスではアセチルコリン（ACh）が陽イオンチャネルをもつイオンチャネル型受容体に結合し，チャネルが開いてシナプス後細胞に EPSP を発生させる（図 12.24 a）.逆に，ある種の抑制性シナプスにおいては，ACh が K^+ チャネルを開かせる G タンパク質と連結した代謝型受容体に結合し，シナプス後細胞に IPSP を発生させる（図 12.24 c）.

神経伝達物質の排除

　シナプスが正常に機能するためには，シナプス間隙から神経伝達物質が除去されなければならない.もし神経伝達物質がシナプス間隙にいつまでも残っていると，シナプス後ニューロンや筋線維，腺細胞などに無制限に影響を与え続けてしまう.神経伝達物質は 3 種類の方法で排除される：

1. **拡散 diffusion**.放出された神経伝達物質のあるものはシナプス間隙から拡散していってしまう.一度神経伝達物質が受容体の手の届かないところに行ってしまえば，もはや影響力はもたない.
2. **酵素性分解 enzymatic degradation**.ある種の神経伝達物質は酵素による分解を受けて不活性化される.例えばアセチルコリンエステラーゼ acetylcholinesterase という酵素はシナプス間隙のアセチルコリンを分解してしまう.
3. **細胞による吸収 uptake by cells**.多くの神経伝達物質はそれらを放出したニューロンに再び積極的に取り込まれる（再吸収）.近隣のグリア細胞に取り込まれるものもある（吸収）.例えば，ノルアドレナリンを放出するニューロンは，素早くノルアドレナリンを取り込み，新しいシナプス小胞に入れて再利用する.このような取込みを行う膜タンパク質を**神経伝達物質トランスポーター（輸送体）** neurotransmitter transporters とよぶ.

シナプス後電位の空間的および時間的加重

　典型的な CNS のニューロンは 1,000 ～ 10,000 のシナプスから入力を受けている.これらの入力の統合にはシナプス後ニューロンに発生するシナプス後電位の加重がある.加重は漸増電位の相互加算の過程であることを思い出してほしい.EPSP の加重が大きいほど，閾値に達するチャンスが高まる.閾値に達すれば，1 発もしく

図12.24 **イオンチャネル型および代謝型神経伝達物質受容体.** (a) イオンチャネル型アセチルコリン（ACh）受容体は神経伝達物質 ACh に対する 2 つの結合部位と 1 つの陽イオンチャネルを備えている．この受容体への ACh の結合で陽イオンチャネルが開く．陽イオンチャネルの開口により 3 種類の最も豊富な陽イオンが通過し，興奮性シナプス後電位（EPSP）が発生する．(b) イオンチャネル型 γ アミノ酪酸 (GABA) 受容体は神経伝達物質 GABA に対する 2 つの結合部位と 1 つの Cl^- チャネルを備えている．この受容体への GABA の結合で Cl^- チャネルが開き，大量の塩化物イオンが細胞内へ拡散し，抑制性シナプス後電位（IPSP）が発生する．(c) 代謝型アセチルコリン（ACh）受容体は神経伝達物質 ACh に対する結合部位を一つ備えている．この受容体への ACh の結合は G タンパク質を活性化させ，次にそれが K^+ チャネルを開き，多量のカリウムイオンが細胞から流出し，IPSP が発生する．

> イオンチャネル型受容体は神経伝達物質受容体の一種で，神経伝達物質結合部位とイオンチャネルを有する．代謝型受容体は神経伝達物質結合部位をもち，G タンパク質を介して独立したイオンチャネルに連結している．

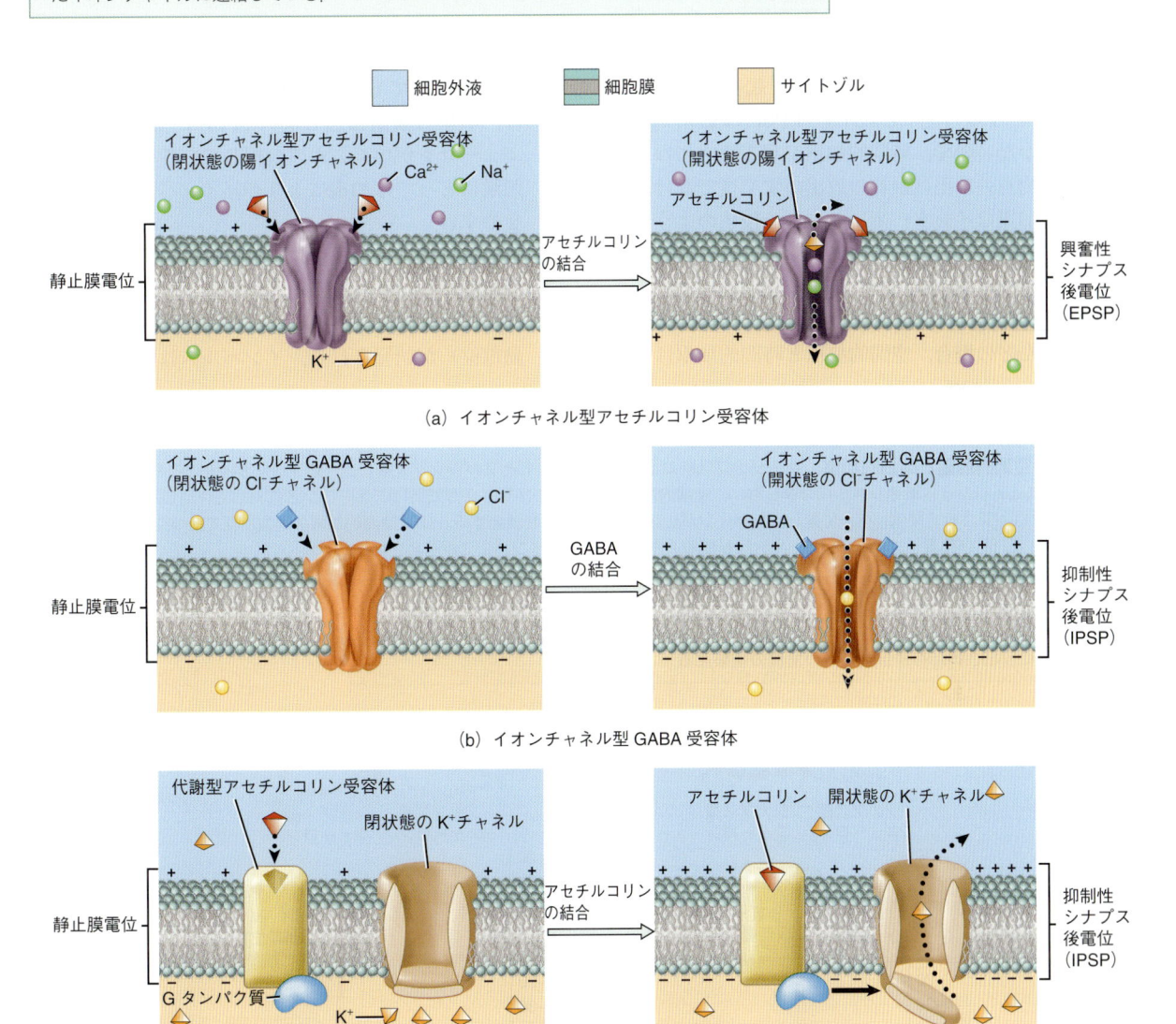

（a）イオンチャネル型アセチルコリン受容体

（b）イオンチャネル型 GABA 受容体

（c）代謝型アセチルコリン受容体

Q 神経伝達物質アセチルコリン（ACh）はシナプスによっては興奮性であったり抑制性であったりする．なぜこのようなことが可能なのか？

はいくつかの神経インパルス（活動電位）が発生する．

　加重には空間的加重と時間的加重の２種類がある．**空間的加重 spatial summation** は，シナプス後膜上の異なる**場所** locations で同時に生じた，複数の刺激に対するシナプス後電位の加重である．例えば，**複数** several のシナプス終末小体から同時に放出された神経伝達物質の積み重ねの結果が空間的加重となる（図12.25 a）．**時間的加重 temporal summation** は，異なる**時点** times にシナプス後膜上の同一の場所で生じた，複数の刺激に対するシナプス後電位の加重である．例えば，**単一**のシナプス終末小体からの神経伝達物質の放出が２回あるいはそれ以上連続して起ることにより時間的加重となる（図12.25 b）．EPSP は通常 15 ms ほどしか続かないので，時間的加重が起るためには，次の神経伝達物質の放出は最初の放出のすぐ後でなければならない．加重はインターネットによる投票のようなものである．空間的加重は多くの人たちが同時にある問題について“賛成”または“反対”を投じるのにたとえられる．時間的加重は同じ人が何度も投票する場合と似ている．ほとんどの場合，空間的加重と時間的加重はとも

に起きており，ニューロンが活動電位を発火させるチャンスに影響を与えている．

　1 個のシナプス後ニューロンは多数のシナプス前ニューロンからの入力を受けているが，そのうちのあるものは興奮性の神経伝達物質を放出し，またあるものは抑制性の神経伝達物質を放出する（図12.26）．ある時点での興奮性と抑制性の効果の総和でシナプス後ニューロンに対する効果が決定される．その結果は次のような応答になる：

1．**EPSP**．興奮性の効果の総和が抑制性の効果の総和より大きくても刺激の閾値レベルよりも小さければ，結果は閾値に達しない EPSP となる．EPSP でニューロンがいくぶん脱分極しているので，後続の刺激にとっては加重により神経インパルスを発生させやすい．

2．**神経インパルス**．興奮性の効果の総和が抑制性の効果の総和よりも大きく，かつ閾値レベルに達していれば，1 発あるいはそれ以上の神経インパルス（活動電位）が誘発される．インパルスは EPSP が閾値

図12.25 **空間的加重と時間的加重.** (a) シナプス前ニューロンである１と２がシナプス後ニューロン３に別々に EPSP（矢印）を引き起した場合，ニューロン３は閾値レベルには達しない．空間的加重はニューロン１と２が同時にニューロン３に対して作用した時にのみ起る．これらの EPSP は加算されて閾値レベルに達し，神経インパルス（活動電位）を誘発する．(b) 時間的加重は刺激が立て続けに同じ軸索から与えられ（矢印），EPSP が重畳した場合に起る．脱分極が閾値に達すれば，神経インパルスが誘発される．

> 空間的加重はいくつかのシナプス前細胞のシナプス終末小体から同時に放出される神経伝達物質の蓄積の結果起る．時間的加重はシナプス前細胞の単一のシナプス終末小体から 2 回以上たて続けに放出された神経伝達物質の蓄積の結果起る．

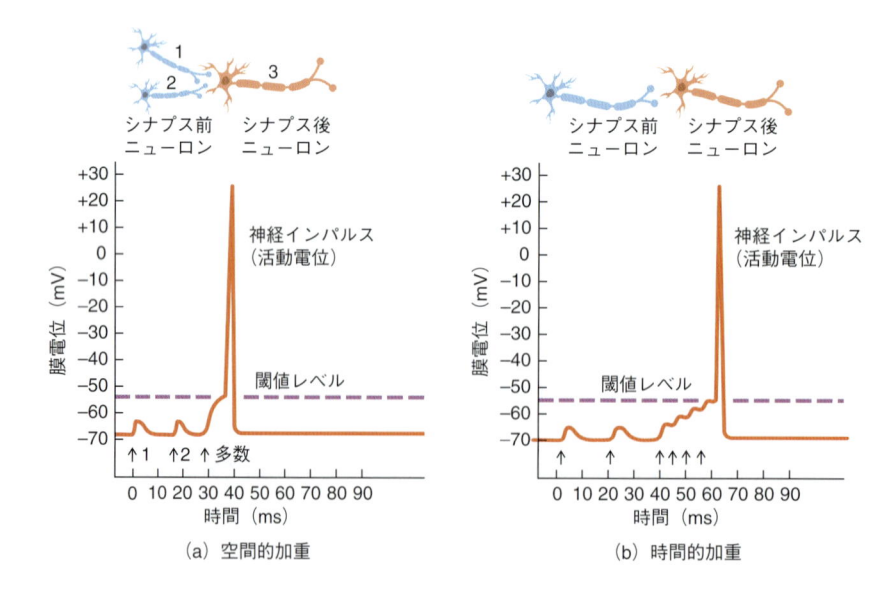

(a) 空間的加重　　(b) 時間的加重

Q 3 つの異なるシナプス前ニューロンからそれぞれ同時に放出された神経伝達物質グルタミン酸，セロトニン，およびアセチルコリンによる刺激に対して EPSP の加重が起ったとしよう．これは空間的加重の例か，それとも時間的加重の例か？

図12.26 **シナプス後ニューロンの誘発帯におけるシナプス後電位の加重.** シナプス前ニューロン1, 3, および5は興奮性神経伝達物質（紫点）を放出するので，シナプス後ニューロンの細胞膜に興奮性シナプス後電位（EPSP）（紫矢印）を発生させる. シナプス前ニューロン2および4は抑制性神経伝達物質（赤点）を放出するので，シナプス後ニューロンの細胞膜に抑制性シナプス後電位（IPSP）（赤矢印）を発生させる. EPSP と IPSP の総加重によって，シナプス後ニューロンの誘発帯に活動電位が発生するか否かが決まる.

> EPSP と IPSP の総加重が閾膜電位に達する脱分極であれば，シナプス後ニューロンの誘発帯に活動電位が発生する.

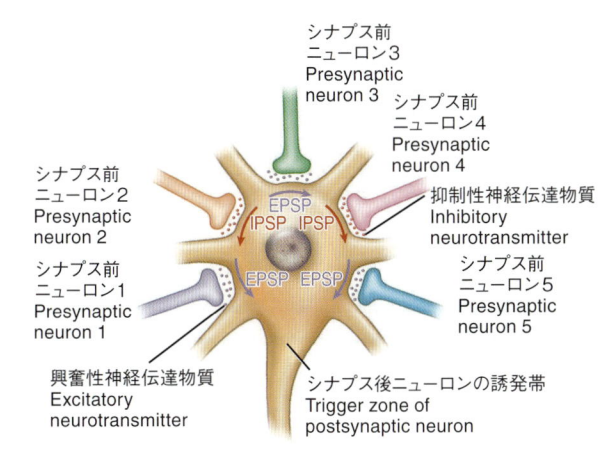

シナプス前ニューロン3
Presynaptic neuron 3

シナプス前ニューロン4
Presynaptic neuron 4

シナプス前ニューロン2
Presynaptic neuron 2

抑制性神経伝達物質
Inhibitory neurotransmitter

シナプス前ニューロン1
Presynaptic neuron 1

シナプス前ニューロン5
Presynaptic neuron 5

興奮性神経伝達物質
Excitatory neurotransmitter

シナプス後ニューロンの誘発帯
Trigger zone of postsynaptic neuron

Q 上図に示す EPSP と IPSP の総加重により，シナプス後ニューロンの誘発帯が脱分極して膜電位が−60 mV になるとする. シナプス後ニューロンに活動電位は発生するか？

レベルにあるかそれを超えている限り発生し続ける.

3. **IPSP.** 抑制性の効果の総和が興奮性の効果の総和よりも大きい場合，膜は過分極する（IPSP）. その結果シナプス後ニューロンは抑制され，神経インパルスの発生ができなくなる.

表12.3 にニューロン各部の構造と機能を要約する.

12.8 　神経伝達物質

目　標

・神経伝達物質の種類と機能について述べる.

　すでに知られているあるいは目されている神経伝達物質はおよそ100にも及ぶ. あるものは受容体に結合し，速やかに膜上のイオンチャネルに作用して開口あるいは閉鎖する. またあるものはセカンドメッセンジャーの系を介してゆっくりと作用し，細胞内の化学反応に影響を及ぼす. いずれの場合も結果としてはシナプス後ニューロンの興奮あるいは抑制となる. 神経伝達物質には，ホルモンとして身体各所の器官の腺細胞から血液中に分泌されるものも少なくない. 脳内では，**神経分泌細胞 neurosecretory cells** とよばれるある種のニューロンがホルモンを分泌する場合もある. 神経伝達物質はその大きさから低分子神経伝達物質と神経ペプチドの2つのグループに分けられる（図12.27）.

低分子神経伝達物質

　低分子神経伝達物質 small-molecule neurotransmitters にはアセチルコリン，アミノ酸，生体アミン，ATP，その他のプリン類，一酸化窒素，一酸化炭素が含まれる.

アセチルコリン　最も研究の進んでいる神経伝達物質が**アセチルコリン acetylcholine（ACh）**で，多くの PNS ニューロンと一部の CNS ニューロンによって放出される. ACh はある種のシナプスでは興奮性神経伝達

表 12.3　ニューロンの構造と機能の概要

	構　造	機　能
	樹状突起	リガンド依存性もしくは機械刺激依存性イオンチャネルにより刺激を受容. 感覚ニューロンでは起動電位（受容器電位）を発生. 運動ニューロン, 介在ニューロンでは興奮性, 抑制性のシナプス後電位（EPSP, IPSP）を発生.
	細胞体	刺激を受容し, リガンド依存性イオンチャネルの活性化により EPSP, IPSP を発生.
	軸索小丘と軸索初節の境界部	多くのニューロンの誘発帯（トリガー領域）. EPSP と IPSP を統合し, 総和が閾値に達する脱分極となれば活動電位（神経インパルス）を発生.
	軸索	軸索初節（感覚ニューロンでは樹状突起）から軸索終末まで神経インパルスを自己再生的に伝える（伝導）. 軸索を伝播中インパルスの振幅は変化しない.
	軸索終末とシナプス終末小体（神経膨隆部を含む）	Ca^{2+} の流入が神経インパルスの脱分極相によって引き起され, シナプス小胞からの神経伝達物質のエクソサイトーシスを促す.

Key:

■ 化学物質依存性チャネルをもつ膜領域
■ 電位依存性 Na^+ および K^+ チャネルをもつ膜領域
■ 電位依存性 Ca^{2+} チャネルをもつ膜領域

物質であり, 例えば神経筋接合部では ACh がイオンチャネル型受容体に結合し, 陽イオンチャネルを開口させる（図 12.24 a 参照）. シナプスによっては抑制性にも働き, この場合, G タンパク質に連結した代謝型受容体に結合して K^+ チャネルを開く（図 12.24 c 参照）. 例えば, ACh は迷走神経（X）の副交感神経系ニューロンがつくる抑制性シナプスで作用し, 心拍数を減少させる. ACh は **アセチルコリンエステラーゼ** acetylcholinesterase（AChE）という酵素によって酢酸とコリンに分解され不活性化される.

アミノ酸　いくつかの**アミノ酸 amino acids** は CNS の神経伝達物質である. **グルタミン酸 glutamate**（あるいは glutamic acid）と**アスパラギン酸 aspartate**（あるいは aspartic acid）は強力な興奮性作用を有する. ほとんどの CNS の興奮性ニューロン, そして, ともすると脳のシナプスの半分近くがグルタミン酸を介して情報交換をしている. グルタミン酸シナプス glutamate synapses のあるものでは, 神経伝達物質のイオンチャネル型受容体への結合によって陽イオンチャネルが開く. その結果, 陽イオン（主に Na^+）の流入により EPSP が生じる. グルタミン酸の不活性化は再吸収による. グルタミン酸トランスポーター glutamate transporters はグルタミン酸を積極的に運んでシナプス終末小体や近傍のグリア細胞に戻す.

γアミノ酪酸 gamma aminobutyric acid（GABA） とグリシン **glycine** は重要な抑制性神経伝達物質 inhibitory neurotransmitter である. 多くのシナプスでは, GABA はイオンチャネル型受容体に結合し, Cl^- チャネルを開く（図 12.24 b 参照）. GABA は CNS のみにみられる最も一般的な抑制性神経伝達物質である. 脳内のシナプスの 3 分の 1 は GABA を用いている. ジアゼパム（Valium®）などの抗不安薬 antianxiety drugs は GABA の作用を増強する. GABA 同様, グリシンもイオンチャネル型受容体に結合し, Cl^- チャネルを開く. 脊髄の抑制性シナプスの約半分はグリシンを, ほかは GABA を用いている.

生体アミン　ある種のアミノ酸は修飾を受け, 脱カルボキシル化され（カルボキシ基が取り外され）て**生体アミン biogenic amines** となる. これらのうち神経系に広く行きわたっているものにノルアドレナリン, アドレナリン, ドパミン, そしてセロトニンがある. ほとんどの生体アミンは代謝型受容体に結合する. それぞれの生体アミンに対し, 多くの受容体のタイプが存在する. シナプスにおける代謝型受容体のタイプにより, 生体アミンは興奮あるいは抑制をもたらす.

ノルアドレナリン noradrenaline（ノルエピネフリン norepinephrine, NE）は覚醒（深い眠りからの目覚め）, 夢見, 気分の制御に役立っている. 脳内では少数のニューロンが神経伝達物質に**アドレナリン adrenaline**（エピネフリン epinephrine）を用いている.

アドレナリン，ノルアドレナリンともにホルモンとしての役割もある．副腎の内側の部分である髄質の細胞がこれらを血中に分泌する．

　ドパミン dopamine（DA）を神経伝達物質としてもつ脳内のニューロンは情動反応，没頭型の行動，および快楽経験の際に活動する．加えて，ドパミン産生ニューロンは骨格筋緊張の強度や，骨格筋の収縮によるある種の運動の制御を補助する．パーキンソン病 Parkinson disease でみられる筋硬直はドパミンを放出するニューロンが変性されることが原因である（16 章 "疾患：ホメオスタシスの失調" 参照）．ある種の統合失調症（精神分裂病）schizophrenia はドパミンの過剰な蓄積による．

　ノルアドレナリン，ドパミン，およびアドレナリンは化学的には**カテコールアミン catecholamines** に属する．これらはみな，6 個の炭素とそれに隣り合う 2 つの水酸基（−OH）からなるカテコール環およびアミノ基（−NH$_2$）とをもっている．カテコールアミンはアミノ酸の一種チロシンから合成される．カテコールアミンの不活性化はシナプス終末小体への再吸収による．そして再びシナプス小胞中へ戻されて再利用されるか，あるいは酵素によって分解される．カテコールアミンを分解する酵素には**カテコール-_O_-メチルトランスフェラーゼ catechol-_O_-methyltransferase（COMT）とモノアミンオキシダーゼ monoamine oxidase（MAO）**の 2 つがある．

　セロトニン serotonin は 5-ヒドロキシトリプタミン 5-hydroxytryptamine（5-HT）としても知られているが，脳の一部で**縫線核 raphe nucleus** とよばれる部位のニューロン中にとくに多く存在する．この物質は感覚受容，体温調節，気分の調節，食欲，入眠に関与していると考えられている．

ATP とその他のプリン類
ATP のうちアデノシンの部分の特徴的な環構造をプリン環とよぶ（図 12.27）．アデノシン自体も，三リン酸，二リン酸，一リン酸（ATP，ADP，AMP）といった誘導体もともに CNS と PNS の双方において興奮性の神経伝達物質である．ATP を含むシナプス小胞のほとんどはほかの神経伝達物質も含んでいる．PNS では，交感神経ニューロンのあるものからは ATP とノルアドレナリンが同時に放出される．また，ある種の副交感神経ニューロンは ATP とアセチルコリンを同じシナプス小胞から放出する．

一酸化窒素
単純な気体の一種である**一酸化窒素 nitric oxide（NO）**も重要な興奮性神経伝達物質で，脳，脊髄，副腎，および陰茎に伸びる神経から分泌され，からだ全体にさまざまな効果をもたらす．NO は窒素原子を 1 個しかもっておらず，亜酸化窒素（N$_2$O）すなわち笑気ガスが 2 個の窒素原子を有するのと対照的である．N$_2$O は時々歯科治療において麻酔に用いられる．

　一酸化窒素合成酵素 nitric oxide synthase（NOS）はアミノ酸の一種アルギニンからの NO の合成を触媒する．NOS の存在に基づけば脳内のニューロンの 2% 以上が NO をつくり出している．これまでみてきたどの神経伝達物質とも異なり，NO は前もってつくられてシナプス小胞に蓄えられるというようなことはない．要求に応じてつくられ，直ちに作用する．NO は非常に反応性の高いフリーラジカルなので，その作用は短い．その存在は 10 秒にも満たず，酸素や水と結合して不活性な硝酸塩や亜硝酸塩になってしまう．NO は脂溶性であるため，それを産生した細胞を出て隣接する細胞にまで拡散し，そこで酵素を活性化させてサイクリック GMP とよばれるセカンドメッセンジャーをつくり出す．いくつかの研究は NO の記憶や学習における役割を示唆している．

　最初に NO が制御分子として認識されたのは，1987 年に EDRF（内皮細胞由来弛緩因子）とよばれていた化学物質は実際には NO であるということが発見されたためである．血管壁の内皮細胞は NO を分泌し，NO は近くの平滑筋細胞内に拡散してこれを弛緩させる．その結果，血管拡張，すなわち血管の直径が増大する．血管拡張の効用は血圧の降下から陰茎の勃起までと幅が広い．シルデナフィル（バイアグラ®）は NO の効果を助長することにより勃起不能（インポテンス）を解消する．大量になると NO は高い毒性を示す．マクロファージやある種の白血球などの食細胞は微生物や癌細胞を殺傷するために NO を産生する．

一酸化炭素
一酸化炭素 carbon monoxide（CO）は NO と同様，あらかじめつくられてシナプス小胞内に包み込まれているものではない．これも必要に応じてつくられ，産生細胞から近傍の細胞内に拡散により放出される．CO は脳でつくられる興奮性神経伝達物質で，ある種の神経筋および神経腺活動に応答して分泌される．CO は過剰な神経活動から保護し，血管の拡張，記憶，嗅覚（におい感覚），視覚，体温調節，インスリン分泌，抗炎症作用に関係している可能性がある．

神経ペプチド
　3 〜 40 個のアミノ酸がペプチド結合してできた神経伝達物質を**神経ペプチド neuropeptides** とよび，CNS，PNS の双方に大量かつ広範囲に存在する．神経ペプチドは代謝型受容体に結合し，シナプス上の代謝型受容体のタイプにより興奮性にも抑制性にも作用する．神経ペプチドはニューロンの細胞体でつくられ，小胞に

低分子神経伝達物質

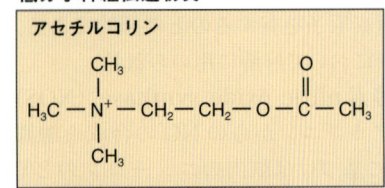

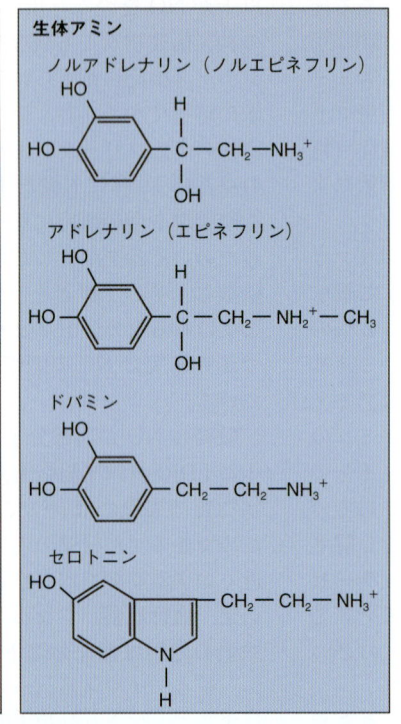

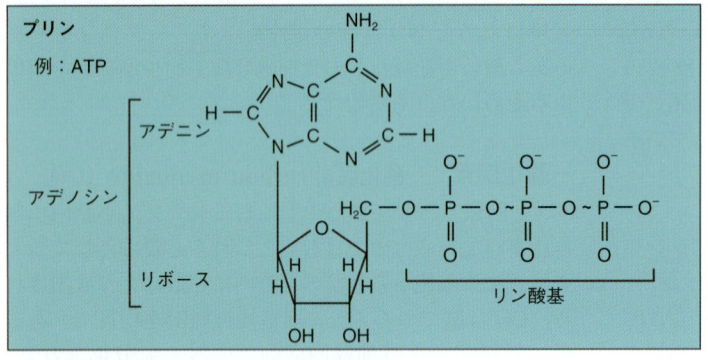

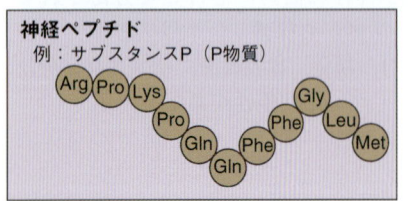

Q ノルアドレナリン，アドレナリン，ドパミン，およびセロトニンはなぜ生体アミンに分類されるのか？

図 12.27 神経伝達物質. 神経伝達物質はその大きさから低分子神経伝達物質と神経ペプチドの 2 つの大きなグループに分けられる．図中の神経ペプチドはサブスタンス P（P 物質）で，11 のアミノ酸が以下の順でペプチド結合したものである：アルギニン（Arg），プロリン（Pro），リシン（Lys），プロリン，グルタミン（Gln），グルタミン，フェニルアラニン（Phe），フェニルアラニン，グリシン（Gly），ロイシン（Leu），メチオニン（Met）.

神経伝達物質はニューロンが他のニューロン，筋線維，腺との通信に使う化学物質である.

収められて，軸索終末まで運ばれる．神経伝達物質としての役割のほかに，多くの神経ペプチドはホルモンとしても働き，からだの他の部位で生理反応を制御している.

　科学者たちはある種の脳内のニューロンにはモルヒネやヘロインといったアヘン類の麻薬に対する細胞膜受容体があることを発見した．これらの受容体を用いる本来の（生体にもともと存在する）物質を探索した結果，最初に**エンケファリン** enkephalins と名づけられた 5 つのアミノ酸が鎖状につながった 2 種類の分子からなる神経ペプチドが浮かび上がってきた．これらの強力な鎮痛効果（痛みを抑える効果）はモルヒネの 200 倍も強い．いわゆる**オピオイドペプチド（アヘン様ペプチド）** opioid peptides にはエンケファリンのほかに，**エンドルフィン** endorphins，**ダイノルフィン** dynorphins がある．オピオイドペプチドは生体のもつ天然の鎮痛薬と考えられている．鍼はオピオイドの放出を増やすことにより痛覚脱失（痛覚の喪失）をもたらすのかもしれない．これらの神経ペプチドは，学習や記憶力の増進，快楽や多幸感，体温の調節，思春期の開始・性衝動・生殖に影響を及ぼすホルモンの調節，うつや統合失調症などの精神疾患にも関連性が高い.

　もう一つの神経ペプチドである**サブスタンス P（P 物質）** substance P は，末梢痛覚受容器からの痛覚に関連した入力を中枢神経系に伝えるニューロンによって放出され，痛覚の認知を助長している．エンケファリンとエンドルフィンはサブスタンス P の放出を抑制するため，痛覚に関連した脳

臨床関連事項

神経伝達物質の効果の修飾

生体内に天然に存在する物質も，薬剤や毒物もいくつかの方式で神経伝達物質の効果を修飾する：

1. 神経伝達物質の産生は促進されたり抑制されたりしうる．例えば，パーキンソン病（16章"疾患：ホメオスタシスの失調"参照）の多くの患者はドパミンの前駆体であるL-ドパ（レボドパ）L-dopa の恩恵を被っている．ある限られた期間ではあるが，L-ドパの服用は障害を受けた脳領域のドパミン産生を増加させる．
2. 神経伝達物質の放出は促進されたり阻害されたりしうる．アンフェタミンはドパミンとノルアドレナリンの放出を促す．ボツリヌス毒素は体性運動ニューロンからのアセチルコリン放出を遮断し，運動麻痺を引き起す．
3. 神経伝達物質受容体は活性化されたり抑制されたりしう

る．受容体に結合し本来の神経伝達物質の効果を助長したり同じような効果を出したりする物質を**作動薬（アゴニスト）**agonist という．イソプロテレノール（イスプレル®）はアドレナリンとノルアドレナリン受容体の強力な作動薬である．喘息発作時の気道拡張に用いられることもある．神経伝達物質受容体に結合し阻害してしまう物質を**拮抗薬（アンタゴニスト）**antagonist という．統合失調症に処方される薬剤であるジプレキサ®はセロトニンとドパミンの拮抗薬である．
4. 神経伝達物質の排除は促進されたり抑制されたりしうる．例えば，コカインはドパミンの再吸収トランスポーターを阻害して多幸感（非常な快感）を与える．これによってドパミンはシナプス間隙に長く残存し，特定の脳部位に過剰な刺激を与えることができる．

部位に送られる神経インパルスの数を減少させる．サブスタンスPはまた，神経に有害なある種の化学物質の効果に対抗することが示されており，神経変性の治療に有効であることが証明される可能性をうかがわせる．

表12.4にこれらの神経ペプチドおよび後の章で議論する物質の特徴を手短かに載せておく．

チェックポイント

21. どの神経伝達物質が興奮性で，どれが抑制性か．これらはどのようにして効果を及ぼすのか．
22. 一酸化窒素はどのような点がこれまで知られていた神経伝達物質と異なるか．

12.9　神経回路

目　標

• 神経系を構成する種々のタイプの神経回路を識別する．

CNSにあるきわめて多数のニューロンは**神経回路 neural circuits** とよばれる複雑なネットワークを構成している．それは特定の種類の情報を処理する機能的なニューロン群である．**単純直列回路 simple series circuit** では，1個のシナプス前ニューロンがただ1個のシナプス後ニューロンを刺激する．2番目のニューロ

表12.4　神経ペプチド

物　質	説　明
サブスタンスP（P物質）Substance P	感覚ニューロン，脊髄路，痛覚関連脳部位にみられる．痛みの知覚を助長する．
エンケファリン Enkephalins	サブスタンスPの放出を減らし，痛覚のインパルスを抑制．記憶や学習，体温調節，性的活動，精神疾患における役割をもつ可能性がある．
エンドルフィン Endorphins	サブスタンスPの放出を遮断し，痛みを抑える．記憶や学習，性的活動，体温調節，精神疾患における役割をもつ可能性がある．
ダイノルフィン Dynorphins	痛覚の制御，感情表出に関与している可能性がある．
視床下部の放出ホルモン Hypothalamic releasing hormones と抑制ホルモン Inhibiting hormones	視床下部で産生される．下垂体前葉のホルモン分泌を調節する．
アンジオテンシンII Angiotensin II	口渇感を引き起す．脳内で血圧を調節している可能性がある．ホルモンとしては，血管収縮を誘発するとともに，腎臓による塩分と水の再吸収を増進させるアルドステロンの分泌を促進する．
コレシストキニン Cholecystokinin (CCK)	脳と小腸にみられる．"摂食停止"の信号として摂食を制御している可能性がある．ホルモンとしては，消化の際の膵臓の酵素分泌を制御し，消化管平滑筋を収縮させる．
ニューロペプチドY Neuropeptide Y (NPY)	食物摂取を促す．ストレス反応に役立っている可能性もある．

ンはさらに次の1個のニューロンを刺激し，これが繰り返される．しかし，ほとんどの神経回路はもっと複雑である．

1個のシナプス前ニューロンが複数のシナプス後ニューロンとシナプスをつくっていることがある．このような構成は**発散 divergence** とよばれ，1個のニューロンが同時にいくつものシナプス後ニューロン（または筋線維や腺細胞）に影響を与えることができる．**発散回路 diverging circuit** においては，単一のシナプス前ニューロンからの神経インパルスは，回路を経るに従って刺激する細胞の数が増えることになる（図 12.28 a）．例えば，特定のからだの動きを司る脳内のごく少数のニューロンは，はるかに多くの脊髄ニューロンを刺激している．感覚信号も発散回路で処理を受け，しばしば脳の複数の領域に受け渡される．この構成は信号を増幅する効果をもつ．

収束 convergence とよばれるもう一つの構成では，複数のシナプス前ニューロンが1個のシナプス後ニューロンとシナプスをつくっている．この構成によりシナプス後ニューロンに対してより効果的に刺激あるいは抑制

をかけることができる．**収束回路 converging circuit**（図 12.28 b）では，シナプス後ニューロンが複数の異なる情報源からの神経インパルスを受けている．例えば，神経筋接合部で筋線維とシナプスをつくっている1個の運動ニューロンは，脳の異なる領域に起始するいくつかの経路から入力を受けている．

回路によっては，シナプス前ニューロンの刺激が，シナプス後ニューロンに連続して神経インパルスを出し続けさせるように構成されている．このような回路の一つは**反響回路 reverberating circuit**（図 12.28 c）とよばれている．この様式では，入ってきたインパルスは最初のニューロンを刺激し，そのニューロンがさらに2番目のニューロンを，2番目がさらに3番目をと繰り返される．ところが，ここで後続のニューロンの側枝がより前段階にあるニューロンにシナプスをつくっている．この構成により，インパルスは回路を通って何度も何度も送り戻される．出力信号は，シナプスの数や回路内のニューロンの構成によって，数秒から数時間も続く．反響回路は，一定時間ののち，抑制性ニューロンによって活動が止められる．からだの反応のうち，反響回路から

図 12.28　神経回路の例．

> 神経回路とは特定の種類の情報を処理する機能的なニューロン群のことである．

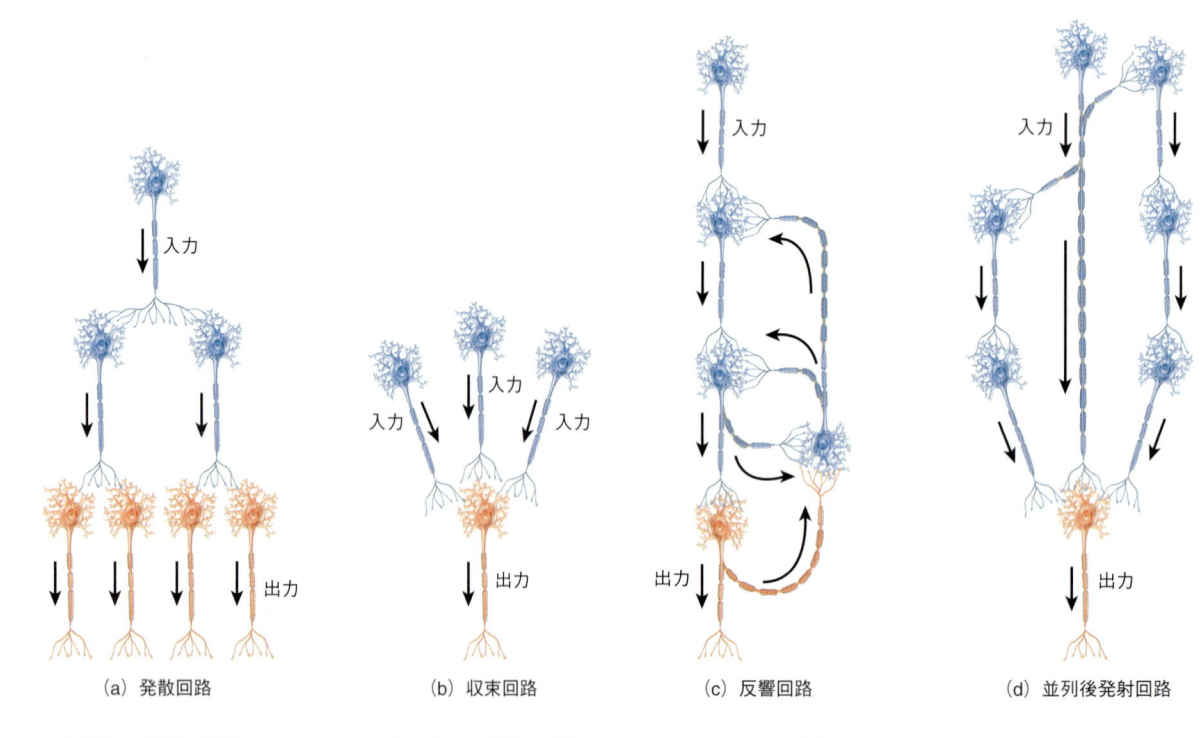

（a）発散回路　　　（b）収束回路　　　（c）反響回路　　　（d）並列後発射回路

Q 典型的な脊髄の運動ニューロンは，脳の異なる領域に起始するニューロンからの情報を受け取っている．これは収束の例か，それとも発散の例か？

の出力信号によると考えられているものには，呼吸，協調的な筋活動，覚醒，睡眠，短期記憶などがある．

　4番目のタイプの回路は**並列後発射回路 parallel after-discharge circuit** である（図 12.28 d）．この回路では1個のシナプス前ニューロンが一群のニューロンを刺激し，それぞれが共通のシナプス後ニューロンにシナプスをつくっている．最初のニューロンと最後のニューロンのあいだにあるニューロンの数がそれぞれ異なるため，さまざまなシナプス遅延を経たインパルスが重なり，最後のニューロンは多様な EPSP あるいは IPSP を示す．入力が興奮性であれば，シナプス後ニューロンは一連のインパルスを短い間隔で送り出すことができる．並列後発射回路は算術計算のような正確な活動にかかわっているのかもしれない．

12.10 神経組織の再生と修復

目　標

- 可塑性および神経発生を定義する．
- 末梢神経の損傷と修復に伴う事象を述べる．

　人の一生を通して，神経系は経験に基づいて変化する能力，すなわち**可塑性 plasticity** を示す．個々のニューロンのレベルでは，この変化は新しい樹状突起の出現(出芽)，新しいタンパク質の合成，他のニューロンとのシナプス結合の変化として現れる．化学的および電気的信号のいずれもがこの変化を促していることは疑い得ない．可塑性があるにもかかわらず，哺乳類ではニューロンのもつ**再生 regeneration** 能力，すなわちニューロン自体を複製したり修復する能力はきわめてわずかである．PNS では，樹状突起や有髄軸索の損傷ならば，細胞体が健在であり髄鞘化を行うシュワン細胞が活性を保持していれば修復は可能である．CNS ではニューロンの損傷に対する修復はほとんどあるいはまったく行われない．たとえ細胞体が健全であっても，切断された軸索は修復もされないし再び伸長してくることもない．

CNS における神経発生

　未分化の幹細胞から新しいニューロンが生まれる**神経発生 neurogenesis** は，動物によってはごくふつうにみ

られる．例えば，ある種の鳴き鳥では毎年新しいニューロンが出現しては消滅していく．ごく最近まで，ヒトやその他の霊長類の成体の脳では"ニューロンは新生しない"というのが定説であった．その後1992年にカナダの研究者が発表したところでは，予期せぬことに，**上皮成長因子 epidermal growth factor** (EGF) とよばれるホルモン様タンパク質が，成体のマウスの脳に由来する細胞をニューロンおよび星状膠細胞のいずれにも分化増殖させることが発見された．それ以前に，EGF はさまざまな非神経細胞の有糸分裂を誘導し，傷の治癒や組織の再生を促すことが知られていた．1998年には，学習にとって大変重要な脳領域である海馬のニューロンが，成人においても相当数新しく生まれていることが発見された．

　それ以外の部分の脳と脊髄は神経発生の能力をほとんど完全に欠いており，それは次の2つの理由によると思われている：(1) グリア細胞，とくに希突起膠細胞による抑制効果，(2) 胎生期に存在していた成長刺激要因の欠落．CNS の軸索はシュワン細胞ではなく希突起膠細胞によって髄鞘化されているが，CNS の髄鞘はニューロンの再生を抑制する因子の一つである．軸索の伸長が発生段階で一度目標地点に達した時点で止まるのも同じ機構かもしれない．また，軸索が傷害を受けた後には，近くの星状膠細胞が急速に増殖し，ある種の瘢痕組織を形成して再生に対する物理的な障壁となる．そのため，脳や脊髄の損傷は通常永久に残る．残存した脊髄の軸索が傷害部を飛び越えられるように環境を変える手段を模索する研究も続いている．さらに，活動休止中の幹細胞を刺激してニューロンに分化させ，傷害や病気で失われたニューロンと置き換える方法を探索したり，移植に利用可能な組織培養ニューロンを開発する試みが続けられている．

PNS の損傷と修復

　神経線維鞘の付随した軸索や樹状突起は，細胞体が健常で，シュワン細胞の機能が保持されていて，瘢痕組織の形成がそれほど早く進まなければ修復される（図 12.29）．PNS ニューロンのほとんどは突起を神経線維鞘で覆われている．例えば上肢の軸索を損傷した人であっても，神経機能を取り戻す可能性は十分にある．

　軸索が損傷すると，通常，損傷を受けたニューロンの細胞体と，損傷個所よりも末梢側の軸索部位の双方に変化が生じる．しかし，損傷個所よりも近位の軸索部位にも変化が起きる場合もある．

　正常な末梢ニューロンの突起（図 12.29 a）が損傷すると，およそ24〜48時間後にニッスル小体が破壊し，細かな顆粒状の塊に変る．この変化は**クロマチン溶解(染色質溶解，クロマトリシス) chromatolysis** (chromato-

図 12.29　PNS におけるニューロンの損傷と修復.

> 末梢神経系の有髄軸索は細胞体が健常で，シュワン細胞の機能が保持されていれば修復されうる.

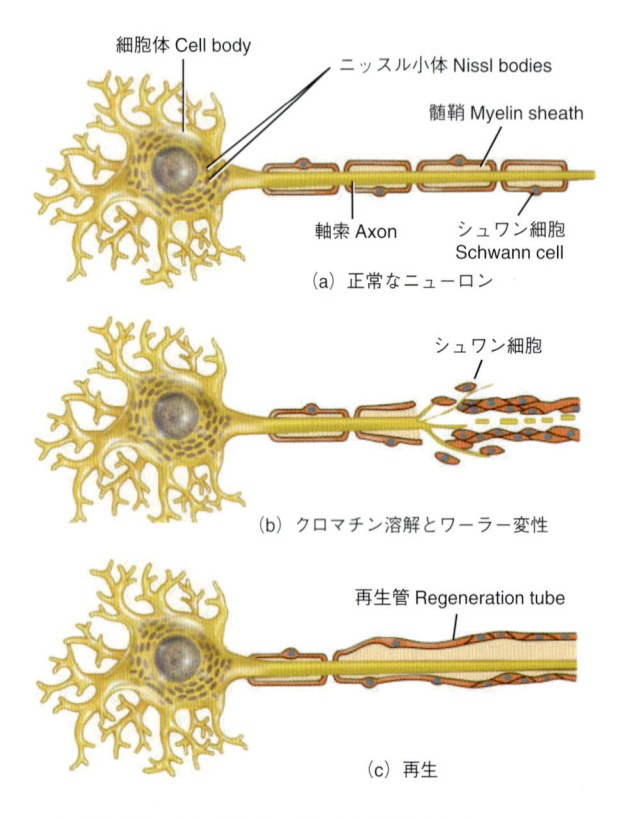

（a）正常なニューロン

（b）クロマチン溶解とワーラー変性

再生管 Regeneration tube

（c）再生

Q 神経再生における神経線維鞘の働きはなにか？

＝色；-lysis ＝破壊）とよばれる．3〜5日目までには損傷個所の末梢側の軸索がやや膨れ，その後壊れて断片化する．髄鞘も脱落する（図 12.29b）．しかし，たとえ軸索と髄鞘が破壊しても，神経線維鞘は残っている．損傷個所の末梢側での軸索と髄鞘の破壊は**ワーラー変性 Wallerian degeneration** とよばれる．

　クロマチン溶解後，細胞体では回復の徴候が現れる．破壊した断片はマクロファージが捕食してしまう．RNA とタンパク質の合成が加速され，軸索の再構築すなわち再生 regeneration を促進する（軸索再構成 axonal remodeling）．損傷部の両側のシュワン細胞は有糸分裂により増殖し，互いの方向に向かって成長していく．それで，損傷部位を越えて**再生管 regeneration tube** を形成する場合もある（図 12.29c）．再生管は近位からの新しい軸索の伸長を誘導し，損傷部位を越えてもともと軸索のあった末梢部まで導く．しかし，損傷部両側の距離が離れすぎていたり，損傷個所がコラーゲン線維で満たされてしまった場合は，新しい軸索は伸長することができない．

　損傷後数日のうちに再生を始めた軸索の芽がシュワン細胞によって形成された管に進入してくる（図 12.29b）．近位の軸索は約 1.5 mm/ 日の速さで損傷された領域を越えて伸び，末梢側の再生管への道をみつけて，末梢の受容体や効果器に向かって伸長していく．こうして，感覚および運動の連絡が再構築され，機能が回復する．やがてシュワン細胞により髄鞘も新しく形成される．

> **チェックポイント**
>
> **25.** 脳のほとんどの部位で神経発生が起らないのはどのような要因によるのか.
> **26.** 神経修復における再生管の役割はなにか.

疾患：ホメオスタシスの失調

多発性硬化症

　多発性硬化症 multiple sclerosis（MS）は CNS ニューロンをとりまく髄鞘が進行性に破壊されるもので，全米で 35 万人，世界では 200 万人もの患者がいる．通常 20 〜 40 歳のあいだに発症し，女性は男性の 2 倍の頻度で罹る．MS は白人に最も多く，黒人ではやや少ない．アジア人にはまれである．MS はからだ自体の免疫系が発病に最も関係している自己免疫疾患の一つである．この症状の名前は病理解剖学的記載（多くの部位で髄鞘が変性し硬化する）からきている．磁気共鳴画像（MRI）による研究で無数の硬化（斑，プラーク）が脳や脊髄の白質中に見出されている．髄鞘の破壊は神経インパルスの伝導を遅くし，妨害する．

　多発性硬化症の最も多い病型は再発寛解型 MS とよばれ，成人初期に発症する．最初の症状は，からだが重いまたは筋肉が弱った感じ，感覚の異常，あるいは複視である．発作の後，症状が一時的に消失する寛解期が訪れる．1 年以上経ってから次の発作が現れ，通常 1 〜 2 年ごとに再発する．その結果，症状の軽減する寛解期が時々訪れつつも，進行性に機能が失われていく．

　MS の原因ははっきりしないが，遺伝的な易感染性要

因となんらかの環境要因（ヘルペスウイルスかもしれない）との接触の両方が関係しているようである．1993年以来，再発寛解型 MS 患者の多くがβ-インターフェロン β-interferon の投与を受けてきた．いくつかの投与例では，これにより再発の間隔が延長し，再発時の苦痛が軽減され，新たな破壊部位の形成が遅延した．残念ながら，患者によってはβ-インターフェロンの治療に耐えられず，処置の効果が病気の進行に追いつけない場合もある．

てんかん（癲癇）

てんかん epilepsy は運動，感覚，あるいは精神的な異常を示す短い発作が頻発するのが特徴であるが，知能に影響を与えることはほとんど皆無である．全世界の人口の約1％の人がこの**てんかん発作 epileptic seizures** とよばれる発作で苦しんでいる．この発作は，脳内の何百万というニューロンの異常な同期した発火によって，おそらく反響回路の異常の結果として引き起される．この発火が刺激となり，多くのニューロンがそれぞれの伝導路を介して神経インパルスを送り始める結果，目，耳，鼻などが刺激されていないにもかかわらず，光，雑音，においなどを感じることがある．さらには，発作を起している人の骨格筋が不随意的に収縮することもある．**部分発作 partial seizures** は片方の脳の小さな部分から始まり，比較的穏やかな症状を呈するが，**全身性発作 generalized seizures** は脳両側の広い範囲が関与し，意識を失う．

てんかんには，出生時の脳傷害（最も一般的な原因），代謝異常（低血糖，低カルシウム血症，尿毒症，低酸素症），感染（脳炎または髄膜炎），毒物（アルコール，精神安定薬，幻覚剤），血管障害（出血，低血圧），頭部外傷，脳の腫瘍や膿瘍など多くの原因がある．2歳以下の子どもにおいては，発熱に伴う痙攣発作が最も一般的である．しかし，てんかんの多くははっきりした原因がわからない．

てんかん発作はしばしばフェニトイン，カルバマゼピン，バルプロ酸ナトリウムなどの抗てんかん薬 antiepileptic drugs で消失あるいは軽快することがある．薬剤によっててんかんをうまく制御できなかった患者の中には，埋め込み型の装置で迷走神経（X）を刺激することにより発作が劇的に減少した例もある．きわめて重篤な例では，手術による介入も選択肢となりうる．

興奮毒性

CNS の間質液中にグルタミン酸が高濃度で存在すると**興奮毒性 excitotoxicity** を示す．すなわち興奮性シナプス伝達活性が長引くことによってニューロンの破壊が起る．最も一般的な興奮毒性の原因は，脳卒中などでみられるような虚血（血流の不足）による脳内の酸素欠乏である．酸素の不足はグルタミン酸トランスポーターを不活化させ，ニューロンとグリア細胞のあいだの間質腔にグルタミン酸が蓄積し，文字通りニューロンを興奮させて死に至らしめる．目下，抗グルタミン酸薬 antiglutamate drugs が脳卒中を被った後の興奮毒性から脳を保護できるかどうかを臨床的に確かめているところである．

うつ（鬱）

うつ depression は全米で毎年 1,800 万人を超える人びとが患っている病気である．うつに陥った人びとは落ち込んで無力感に苛まれ，かつては楽しかった活動にも興味を失い，自殺を考えたりしてしまう．うつにはいくつかのタイプがある．**大うつ病（大うつ病性障害）major depression** をもつ人は 2 週間以上に及ぶうつ症状を経験する．**気分変調症 dysthymia** のある人は，正常に感じられる時期と交互してうつの発症を経験する．**双極性障害 bipolar disorder**（**躁うつ病** manic-depressive illness）をもつ人は，うつ状態と極端な高揚（躁状態 mania）が繰り返し発症する．**季節性情動障害 seasonal affective disorder（SAD）** をもつ人では，日の短い冬場にうつが現れる（18 章 "臨床関連事項：季節性情動障害と時差ぼけ" 参照）．厳密な原因はまだ不明だが，うつが脳内の神経伝達物質であるセロトニン，ノルアドレナリン，ドパミンの不均衡に関連していることが研究によって示唆されている．うつになる要因としては遺伝，ストレス，慢性疾患，ある種の個人的特性（劣等感のような），ホルモンの変化などがある．うつの治療としては薬物療法が最も一般的である．例えば，**選択的セロトニン再取込み阻害薬 selective serotonin reuptake inhibitors（SSRIs）** はある種のうつを改善する薬である．SSRI はセロトニントランスポーターによるセロトニンの再取込みを阻害することにより，脳内のシナプスにおけるセロトニンの活性を延長している．SSRI にはフルオキセチン（プロザック®），パロキセチン（パキシル®），セルトラリン（ゾロフト®）がある．

医学用語

狂犬病 rabies（rabi- ＝狂気の，狂乱の） 高速軸索輸送を介して CNS に達したウイルスが引き起す致死性の病気．通常，感染したイヌやその他の肉食動物に噛まれることによってもたらされる．症状としては興奮，攻撃性，発狂がみられ，その後麻痺が起り死に至る．

ギラン–バレー症候群 Guillain-Barré syndrome（GBS） 急性の脱髄性疾患で，PNS 軸索の髄鞘がマクロファージによって剥ぎ取られる．北米および欧州では最も一般的な急性麻痺の原因で，細菌の感染に対する免疫系の反応が原因となりうる．ほとんどの患者は完治または部分的に治癒するが，約 15％ の患者には麻痺が残る．

神経芽細胞腫 neuroblastoma 未成熟な神経細胞（神経芽細胞 neuroblasts）からなる悪性腫瘍．腹部での発症が最も一般的で，副腎で最も頻発する．まれなものではあるが，幼児の癌では最も一般的である．

神経障害（ニューロパチー）neuropathy（neuro- ＝神経；-pathy ＝病気） 神経系にかかわるすべての病気をさすが，とくに脳神経と脊髄神経の障害をいう．例として，顔面神経（VII）の疾患である**顔面神経障害 facial neuropathy**（ベル麻痺 Bell's palsy）がある．

章の概要

概　要

12.1　神経系の概観

1. 中枢神経系（CNS）は脳と脊髄からなっている．

2. 末梢神経系（PNS）は CNS の外部にあるすべての神経組織からなる．PNS の構成要素には神経および感覚受容器がある．

3. PNS は感覚（求心）系統と運動（遠心）系統に分けることができる．

4. 感覚系統は感覚受容器からの感覚入力を CNS に伝える．

5. 運動系統は CNS からの運動出力を効果器（筋と腺）に伝える．

6. PNS の運動系統は体性神経系（運動出力を CNS から骨格筋のみに伝える）と自律神経系（運動出力を CNS から平滑筋，心筋，腺に伝える）に分けられる．自律神経系はさらに交感神経系，副交感神経系，および腸神経系に分けられる．

7. 神経系はホメオスタシスの維持を助けるほか，変化を感じ取り（感覚機能），それらを解釈し（統合機能），それに対して反応する（運動機能）ことを通してすべての身体活動を統合している．

12.2　神経系の組織学

1. 神経組織はニューロン（神経細胞）とグリア細胞（神経膠細胞）からなる．ニューロンは電気的興奮性を示し，感覚，思考，記憶，筋活動の制御，腺分泌の制御といった，神経系に特有な機能のほとんどを担っている．

2. ほとんどのニューロンは 3 つの部分からなる．樹状突起は主たる受容部位すなわち入力部位である．統合は細胞体で行われ，ここには典型的な細胞小器官がある．典型的な出力部位は 1 本の軸索で，神経インパルスを他のニューロン，筋線維，あるいは腺細胞に伝える．

3. シナプスは 2 つの興奮性細胞を機能的につないでいる部位である．軸索終末の中には神経伝達物質の詰まったシナプス小胞がある．

4. 低速軸索輸送および高速軸索輸送は細胞体と軸索終末とのあいだの物質の輸送を行う機構である．

5. ニューロンはその構造から多極，双極，あるいは単極ニューロンのいずれかに分類される．

6. ニューロンは機能的に感覚（求心性）ニューロン，運動（遠心性）ニューロンおよび介在ニューロンに分けられる．感覚ニューロンは感覚情報を CNS に運ぶ．運動ニューロンは情報を CNS から効果器（筋や腺）へ運ぶ．介在ニューロンは CNS 中で感覚および運動ニューロンのあいだに位置する．

7. グリア細胞（神経膠細胞）はニューロンを支持し，養い，保護している．また，ニューロンを取り囲む間質液を維持している．CNS のグリア細胞には星状膠細胞，希突起膠細胞，小膠細胞，上衣細胞がある．PNS のグリア細胞にはシュワン細胞と衛星細胞がある．

8. 2 種類のグリア細胞が髄鞘を形成する．希突起膠細胞は CNS の軸索，シュワン細胞は PNS の軸索を髄鞘化する．

9. 白質は有髄軸索の集合したものであり，灰白質はニューロンの細胞体，樹状突起，軸索終末，無髄軸索，およびグリア細胞からなる．

10. 脊髄では，灰白質は中心部で H 形をしており，周囲を白質にとりまかれている．脳では，薄い灰白質の殻が大脳と小脳の表層を覆っている．

12.3　ニューロンの電気信号：概要

1. ニューロンは 2 種類の電気信号，すなわち近距離の通信のみ行う漸増電位（段階的電位）と，からだの中で遠距離の通信のやり取りができる活動電位を用いて互いに交信している．

2. ニューロンや筋線維によってつくり出される電気信号は，漏洩（リーク）チャネル，リガンド依存性チャネル，機械刺激依存性チャネル，電位依存性チャネルの 4 種類のイオンチャネルの働きによる．表 12.1 にニューロンにおける種類の異なるイオンチャネルを要約する．

12.4　静止膜電位

1. 興奮性細胞が非興奮状態（静止状態）の時，細胞膜内外の電位差は静止膜電位を示す．静止膜電位は細胞膜内面に沿ったサイトゾルに少量の陰イオンが，細胞膜外面に沿った細胞外液（ECF）中に同量の陽イオンが集積していることによる．

2. ニューロンの典型的な静止膜電位の値は -70 mV である．膜電位を示す細胞は分極している．

3. 静止膜電位は 3 つの主な要因で決まる：（1）ECF とサイトゾルの不均一なイオン分布，（2）ほとんどの陰イオンが細胞から流出できない，（3）Na^+- K^+ ATP アーゼの起電性．

12.5 漸増電位（段階的電位）

1. 漸増電位（段階的電位）は静止膜電位からの小さなずれであり，機械刺激依存性またはリガンド依存性チャネルの開くまたは閉じることによって生じる．

2. 過分極性漸増電位は負の膜電位をより大きくする（分極を増大させる）．

3. 脱分極性漸増電位は負の膜電位をより小さくする（分極を減少させる）．

4. 漸増電位の大きさは，刺激の強さに応じて変動する．

12.6 活動電位の発生

1. 全か無の法則により，刺激が十分な大きさであれば活動電位が発生し，発生したインパルスの振幅は一定である．強い刺激を与えてもより大きな活動電位が発生することはない．その代りに，閾値を越える刺激が強ければ強いほど活動電位の頻度は高くなる．

2. 活動電位に際しては，電位依存性 Na^+ チャネルと電位依存性 K^+ チャネルが順次開閉する．その結果，まず脱分極により分極が逆転する（$-70 \sim +30$ mV）．引き続き再分極し静止膜電位が復活する（$+30 \sim -70$ mV）．

3. 不応期（RP）のはじめの部分ではインパルスを新たに発生させることはできない（絶対不応期）．少し後になれば通常よりも大きな刺激によってのみインパルスを発生させることができるようになる（相対不応期）．

4. 活動電位は膜に沿ってある点から次の点に減衰することなく伝わるため，長い距離の通信に役立つ．

5. 有髄軸索に沿ってランヴィエ絞輪からランヴィエ絞輪へとインパルスが"飛び移る"かたちのインパルスの伝播様式を跳躍伝導という．跳躍伝導は逐次伝導よりも速い．

6. 直径の大きな軸索のほうが小さいものよりもインパルスを速い速度で伝える．

7. 刺激の強さは活動電位の頻度と動員された感覚ニューロンの数として符号化される．

8. 表 12.2 で漸増電位と活動電位が比較されている．

12.7 シナプスにおける信号の伝達

1. シナプスはニューロンとニューロンとの，あるいはニューロンと筋細胞や腺細胞などの効果器との機能的接合部である．電気シナプスと化学シナプスの2種類がある．

2. 化学シナプスはシナプス前ニューロンからシナプス後ニューロンへの一方向性の情報伝達を行う．

3. 興奮性神経伝達物質はシナプス後ニューロンの膜を脱分極させ，膜電位を閾値に近づける．抑制性神経伝達物質はシナプス後ニューロンの膜を過分極させ，閾値から遠ざける．

4. 神経伝達物質受容体には2つの主な種類，イオンチャネル型受容体と代謝型受容体がある．イオンチャネル型受容体は神経伝達物質結合部位とイオンチャネルを有する．代謝型受容体は神経伝達物質結合部位を有し，Gタンパク質を介して別のイオンチャネルと連結している．

5. 神経伝達物質は拡散，酵素性分解，細胞（ニューロンおよびグリア細胞）による吸収の3つの方法でシナプス間隙から排除される．

6. 複数のシナプス終末小体からほぼ同時に神経伝達物質が放出されると，加重による総合効果で神経インパルスが発生しうる．加重には空間的加重と時間的加重がある．

7. シナプス後ニューロンは統合を行う．興奮性と抑制性の信号を受け取り，統合して，結果に対応した応答をする．

8. 表 12.3 にニューロン各部の構造と機能を要約した．

12.8 神経伝達物質

1. CNS と PNS には興奮性神経伝達物質および抑制性神経伝達物質の両方が存在する．同一の神経伝達物質でも場所によって興奮性となったり抑制性となったりする．

2. 神経伝達物質はその大きさから2つのグループに分けられる．（1）低分子神経伝達物質：アセチルコリン，アミノ酸，生体アミン，ATP，その他のプリン類，一酸化窒素，および一酸化炭素．（2）神経ペプチド：3〜40のアミノ酸からなる．

3. 神経伝達物質の合成，放出，排除に影響を及ぼしたり，神経伝達物質受容体を阻害，あるいは刺激することにより化学シナプス伝達を調節することができる．

4. 表 12.4 にいくつかの重要な神経ペプチドを記載した．

12.9 神経回路

1. 中枢神経系のニューロンは神経回路とよばれるネットワークを構成している．

2. 神経回路には単純直列回路，発散回路，収束回路，反響回路，並列後発射回路がある．

12.10 神経組織の再生と修復

1. 神経系は可塑性（経験に基づいて変化する能力）を示すが，再生能力（傷害されたニューロンを複製または修復する能力）はきわめてわずかである．

2. 未分化の幹細胞から新しいニューロンが生まれる神経発生は通常とても限られている．CNS のほとんどの領域で，損傷した軸索の修復はなされない．

3. 神経線維鞘の付随した PNS の軸索や樹状突起は，細胞体が健常で，シュワン細胞の機能が維持されていて，瘢痕組織の形成がそれほど早く進まなければ修復される．

クリティカルシンキング問題

1. 目覚まし時計の音がキャリーを起こした．彼女は伸びをして，あくびをし，コーヒーを入れる香りに唾が出てきた．彼女はお腹が鳴るのも感じた．それぞれの行動に関係する神経系の部位を挙げよ．

2. 赤ちゃんのミンはいまハイハイの時期である．彼は窓枠のところにつかまり立ちをするのが好きで，窓の外を眺めながら，この100年を超える古い家のペンキ塗りの枠板をよくかじっている．解剖生理学の学生である母親は，ミンの行動に異変を感じ小児科に連れて行った．血液検査によって，彼は鉛の血中濃度が高く，これが窓枠の古い鉛ペンキからきていることがわかった．医師によると，脱髄障害の一つに鉛中毒があるとのことだった．ミンの母親が心配しなければならないのはなぜか．

3. 敵を拷問する手段として，悪の科学者モロ博士はサブスタンス P の効果を助長する薬物の開発を試みている．このような薬物を設計するにあたって，彼は細胞のどのような機序に目をつけることができるだろうか．

Q 図の質問の答え

12.1 CNS は入ってくるさまざまな種類の感覚情報を処理する。これは思考，情緒，記憶の源となり，筋を刺激して収縮させるあるいは腺を刺激して分泌を促す信号を引き起す。

12.2 樹状突起と細胞体は入力信号を受け取る。軸索は神経インパルス（活動電位）を伝導し，シナプス終末小体から神経伝達物質を放出することで別のニューロンあるいは効果器細胞に情報を伝える。

12.3 CNS のほとんどのニューロンは多極ニューロンである。

12.4 錐体細胞の細胞体はピラミッド形をしているためである。

12.5 介在ニューロンが統合を担っている。

12.6 小膠細胞が中枢神経系において食細胞の働きをする。

12.7 一つのシュワン細胞は単一の軸索を髄鞘化する。一つの希突起膠細胞は複数の軸索を髄鞘化する。

12.8 髄鞘化によって神経インパルスの伝導速度が増す。

12.9 髄鞘が白質を白く輝かせている。

12.10 最初に認知が生じるのは大脳皮質である。

12.11 腕への接触は機械刺激依存性チャネルを活性化する。

12.12 ニューロンの静止膜電位が−70 mV とは，ニューロンが静止状態にある（刺激を受けて興奮していない）時に，ニューロンの内側が外側に対して 70 mV 低い状態をいう。

12.13 Na^+ の細胞内への漏入が多く，K^+ の細胞外への漏出のほうが少なかったとすれば，静止膜電位は細胞内がプラスとなるであろう。

12.14 −70 mV から−60 mV への膜電位の変化は，静止時に対して細胞内の陰性度が減少しているので脱分極性漸増電位である。−70 mV から−80 mV への膜電位の変化は，静止時に対して細胞内の陰性度が増大しているので過分極性漸増電位である。

12.15 感覚ニューロンの樹状突起にはリガンド依存性チャネルと機械刺激依存性チャネルが存在し，介在ニューロンと運動ニューロンの樹状突起と細胞体にはリガンド依存性チャネルが多く存在する。

12.16 強い刺激は弱い刺激よりもより沢山の機械刺激依存性チャネルやリガンド依存性チャネルを開かせる。

12.17 単一の漸増電位は減衰伝導をするので，加重が起きたり軸索の誘発帯で活動電位が生じたりしない限り，樹状突起や細胞体を通って広がる際に消滅してしまう。

12.18 脱分極相では電位依存性 Na^+ チャネルが開いていて，再分極相では電位依存性 K^+ チャネルが開いている。

12.19 過分極性漸増電位は膜の内側をさらに陰性にし，閾値（−55 mV）から遠ざけるので，過分極性漸増電位に対しては活動電位は発生しない。

12.20 できる。漏洩チャネルが Na^+ が軸索に流入するよりも速く K^+ を流出させるためである。哺乳類の中には有髄軸索に電位依存性 K^+ チャネルをごくわずかしかもたないものもある。

12.21 軸索の直径，髄鞘の有無，および温度が活動電位の伝導速度を決定する。

12.22 シナプスとは 2 つのニューロン間もしくはニューロンと効果器が連絡を取る部位をさす。

12.23 電気シナプス（ギャップ結合）ではイオンはどちらの方向にも等しく流れることができるため，どちら側のニューロンもシナプス前ニューロンとなりうる。化学シナプスでは，一方のニューロンが神経伝達物質をもち，他方のニューロンがその化学物質と結合する受容体をもっている。したがって，信号は一方向にのみ伝わる。

12.24 ある種の興奮性シナプスでは，ACh は陽イオンチャネルをもつイオンチャネル型受容体に結合し，チャネルが開いてシナプス後細胞に EPSP を発生させる。ある種の抑制性シナプスでは，ACh は K^+ チャネルを開かせる G タンパク質と連結した代謝型受容体に結合し，その結果シナプス後細胞に IPSP を発生させる。

12.25 複数のシナプス終末小体から同時に放出される神経伝達物質の集積によっているので，これは空間的加重の例である。

12.26 −60 mV は閾値以下なので，シナプス後ニューロンに活動電位は発生しない。

12.27 ノルアドレナリン，アドレナリン，ドパミン，およびセロトニンが生体アミンに分類されるのは，これらが化学的に修飾されたアミノ酸から誘導されるからである。

12.28 他の複数のニューロンから入力を受けている運動ニューロンは収束回路の一例である。

12.29 神経線維鞘は再生管をつくり，傷害を受けた軸索の再生を誘導する。

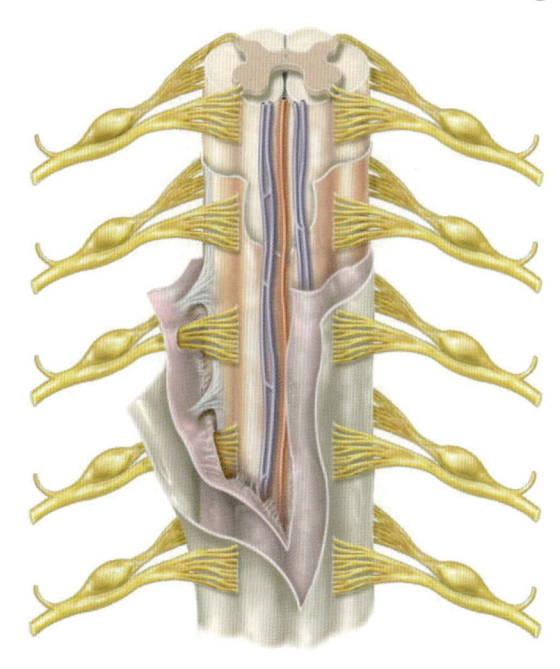

CHAPTER 13

脊髄と脊髄神経

脊髄・脊髄神経とホメオスタシス

> 脊髄と脊髄神経はさまざまな刺激に対して反射的な反応を迅速に行うことでホメオスタシスの維持に貢献している．脊髄は感覚情報を脳へ伝え，脳からの運動指令を伝える伝導路でもある．

　およそ1億個のニューロンとさらに多くのグリア細胞で構成される脊髄 spinal cord は，脳から伸び出している中枢神経系の一部である．脊髄とそれに伴う脊髄神経には，環境の変化にいち早く反応するための神経回路が存在している．あなたがなにか熱いものをつまんだとすると，"熱い"あるいは"痛い"と強く感じる前に，筋が弛緩し，つまんだものを下に落としているだろう．これは，ある種の刺激に対して，脊髄と脊髄神経だけが関与して自動的に素早く起る脊髄反射の一例である．脊髄の灰白質は，脊髄反射の過程が起る場所であることに加えて，12章で学んだような興奮性シナプス後電位（EPSP）と抑制性シナプス後電位（IPSP）が統合（積算）

される場所でもある．このような段階的に起る電位変化（段階的電位〔漸増電位〕）は，脊髄内のシナプスで神経伝達物質がそれぞれの受容体に結合することによって生じるものである．脊髄の白質には，1ダースほどの主要な感覚性および運動性の神経経路が含まれ，これらの経路は感覚性のインパルスが脳に，運動性のインパルスが脳から骨格筋や他の効果器に伝わる"ハイウェイ"として機能する．脊髄は脳の続きであり，脳とともに中枢神経系（CNS）を構成する．

Q 脊髄の損傷がからだにじつにさまざまな影響を与えることを不思議に思ったことはありませんか？

脊髄の構造

目　標

- 脊髄の肉眼解剖学的な特徴および脊髄を保護する構造物について述べる.
- 脊髄神経が脊髄とどのようにつながっているか説明する.

脊髄を保護する構造

　前章でみてきたように中枢神経系の神経組織はきわめて繊細であり, 外力によって損傷を受けやすい. したがって, このような神経組織を保護するためには十分な構造的しくみが必要となる. そのような保護構造の最も表層のものは, 硬い骨性の頭蓋骨と脊柱である. 頭蓋骨は脳を, 脊柱は脊髄を囲んでおり, 損傷を起すような強い打撲や衝撃に対する強固な防護壁となっている. 保護構造の2番目の層は, 3枚の膜からなり, 骨性の外壁と神経組織のあいだに存在する髄膜層である. 保護構造の最後は, 髄膜の2つの膜のあいだの脳脊髄液で満たされたスペースである. 脳脊髄液は, 浮力によって中枢神経組織を無重力状態で浮かばせ, 衝撃吸収性の水圧クッションとしてその周囲を囲む液体である.

　脊　柱　脊髄は脊柱管の中に存在している. 7章で学んだように, 脊柱を構成する各脊椎骨の椎孔は, 互いに連なって脊柱管を形成している. 脊髄を取り囲む脊椎骨は, 脊髄を守る頑丈な殻の役目をしている. さらに, 脊柱の靱帯, 髄膜, 脳脊髄液にも脊髄を保護する働きがある.

　髄　膜　髄膜 meninges (単数形 meninx) は脊髄と脳を囲む3層の結合組織性の保護被膜である. それらは, 外層から順に (1) 硬膜, (2) クモ膜, (3) 軟膜とよばれる. **脊髄膜 spinal meninges** は脊髄の周囲を囲み (図13.1 a), 上方で脳を包む**脳膜 cranial meninges** に続いている (図14.2 a に示してある). 脊髄から起る脊髄神経の表面も, 各神経が椎間孔から脊柱の外に出るところまで, これら3層の膜が続けて覆っている. 硬膜と脊柱管の壁とのあいだの**硬膜上腔 (硬膜外腔) epidural space** に存在する脂肪組織や疎性結合組織のクッションも脊髄を保護する働きをしている (図13.1 b). 以下, 髄膜の各層について詳しく解説する.

1. **硬膜 dura mater** (=硬い母). 最も外層のこの膜は, 線維の方向が不規則な緻密結合組織からなる厚くて丈夫な膜である. 脊髄硬膜は後頭骨の大後頭孔 (こ

こで脳の硬膜につながる) から第2仙椎の高さまで達する管状の袋を形成している. 硬膜は脳神経や脊髄神経の最も外層を覆う神経上膜に続いている.

2. **クモ膜 arachnoid mater** (arachn- = 蜘蛛; -oid = 様). この膜は髄膜の中間層の薄い膜で, 血管がなく, 細胞と薄く疎に分布する膠原線維や弾性線維で構成された膜である. これらの線維の配列がクモの巣状であることからクモ膜とよばれる. クモ膜は硬膜の深部にあって, 上方は脳のクモ膜に続いている. 硬膜とクモ膜のあいだの腔は, 狭い**硬膜下腔 subdural space** で, 少量の間質液が存在する.

3. **軟膜 pia mater** (pia = 繊細な). この最も内層の膜は, 脊髄や脳の実質表面に密着する透明で薄い結合組織の層である. 交錯する膠原線維の束と少量の繊細な弾性線維のあいだに扁平ないし立方形の細胞が存在している. 軟膜中には, 脊髄に栄養や酸素を供給する血管が多数存在している. 脊髄の側面から張り出した三角形の膜状構造が, 脊髄を硬膜の鞘の中央に位置するように係留している. これは**歯状靱帯 denticulate ligaments** (denticulate = 小さな歯) とよばれ, 肥厚した軟膜が脊髄神経の前根と後根のあいだで横に張り出してクモ膜と硬膜内面に癒合したものである (図13.1 a, b). 歯状靱帯は脊髄の全長にわたって存在し, 衝撃となるような急激な動き

⚕ 臨床関連事項

脊椎穿刺

　脊椎穿刺 spinal tap (**腰椎穿刺 lumbar puncture**) は, 局所麻酔下で長い注射針を腰椎の椎弓間からクモ膜下腔内へ挿入する手技である. この手技は診断のための脳脊髄液の採取, 髄液中への抗菌薬, 造影剤, 麻酔薬, 化学療法剤などの投与, 脳脊髄液の圧測定, さらに髄膜炎などに対する治療の効果判定などを目的として行われる. 手技のあいだ, 患者は側臥位で背中を丸めた姿勢を取る. この姿勢を取ることによって, 脊椎の棘突起のあいだが広がり, クモ膜下腔への穿刺がやりやすくなる. 脊髄本体の下端は第2腰椎の高さで終るのに対して, 脊髄のクモ膜と硬膜およびクモ膜下腔を循環している脳脊髄液は第2仙椎の高さまで続いている. したがって, 第2腰椎と第2仙椎のあいだにはクモ膜と硬膜は存在するが脊髄は存在しない. このため, 成人の脊椎穿刺は通常, 第3と第4腰椎あるいは第4と第5腰椎のあいだで行われる. これらの高さは脊髄本体への損傷を避けて比較的安全に穿刺できる部位となっている (左右の腸骨稜上縁を結んだ線は, 腸骨稜上線とよばれ (訳注 : 日本ではヤコビー線 Jacoby line とよばれることが多い), 第4腰椎の棘突起付近を通るので, 穿刺部位を定める時の目安になる).

図 13.1　脊髄の構造.

髄膜は脊髄と脳を覆う結合組織性の被膜である.

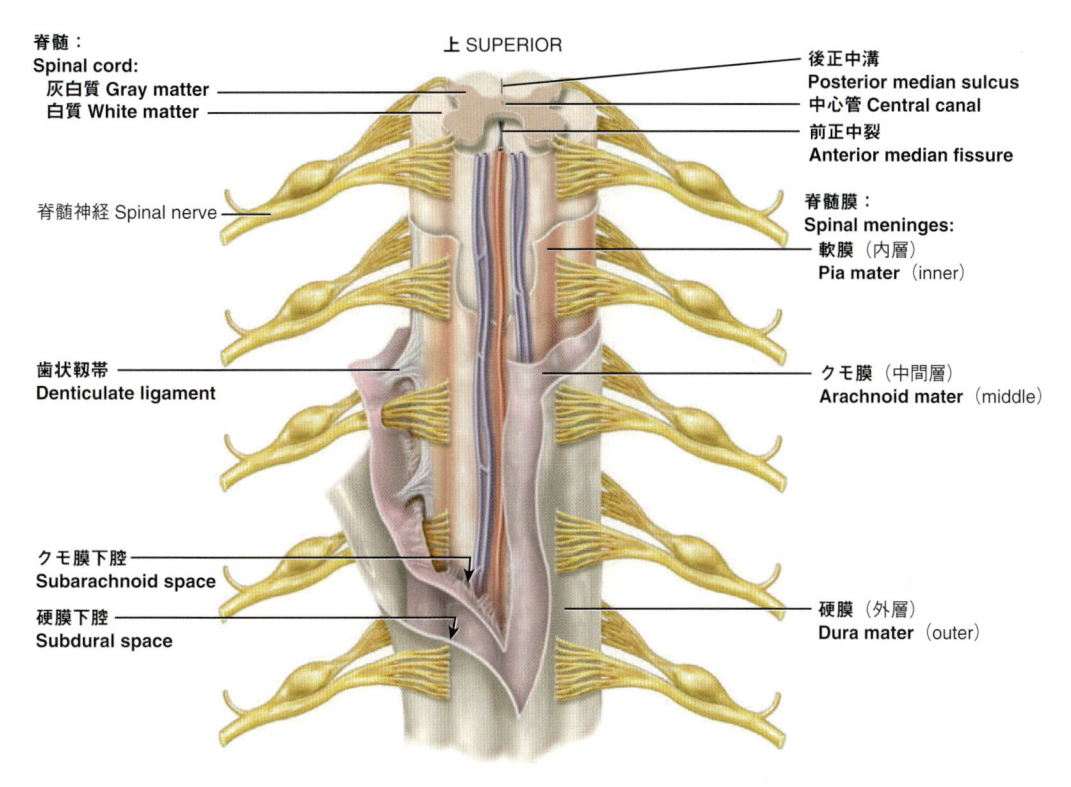

脊髄:
Spinal cord:
　灰白質 Gray matter
　白質 White matter

上 SUPERIOR

後正中溝
Posterior median sulcus
中心管 Central canal
前正中裂
Anterior median fissure

脊髄神経 Spinal nerve

脊髄膜:
Spinal meninges:
　軟膜（内層）
　Pia mater（inner）

歯状靱帯
Denticulate ligament

クモ膜（中間層）
Arachnoid mater（middle）

クモ膜下腔
Subarachnoid space

硬膜下腔
Subdural space

硬膜（外層）
Dura mater（outer）

（a）脊髄の横断面および前方からみた図

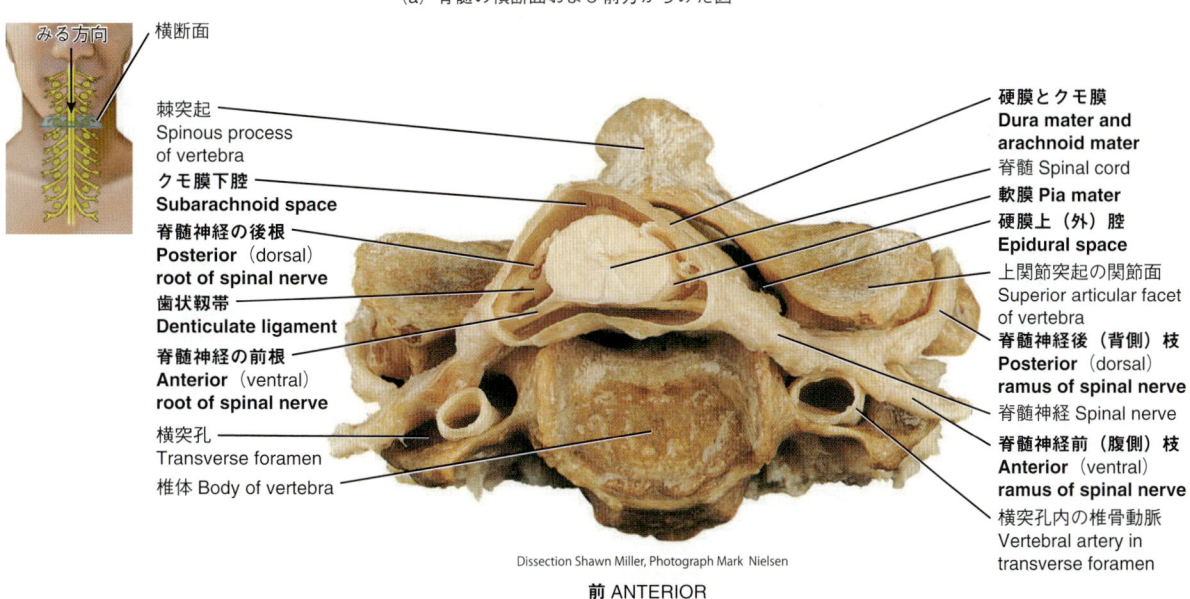

みる方向　横断面

棘突起
Spinous process
of vertebra
クモ膜下腔
Subarachnoid space
脊髄神経の後根
Posterior（dorsal）
root of spinal nerve
歯状靱帯
Denticulate ligament
脊髄神経の前根
Anterior（ventral）
root of spinal nerve
横突孔
Transverse foramen
椎体 Body of vertebra

硬膜とクモ膜
Dura mater and
arachnoid mater
脊髄 Spinal cord
軟膜 Pia mater
硬膜上（外）腔
Epidural space
上関節突起の関節面
Superior articular facet
of vertebra
脊髄神経後（背側）枝
Posterior（dorsal）
ramus of spinal nerve
脊髄神経 Spinal nerve
脊髄神経前（腹側）枝
Anterior（ventral）
ramus of spinal nerve
横突孔内の椎骨動脈
Vertebral artery in
transverse foramen

Dissection Shawn Miller, Photograph Mark Nielsen
前 ANTERIOR
（b）頸椎とその中の脊髄の横断図

Q　脊髄の硬膜の上端と下端はなにか？

図 13.2 脊髄と脊髄神経の外部構造.

脊髄は延髄からの続きで，下端は第 2 腰椎の上縁付近に位置する.

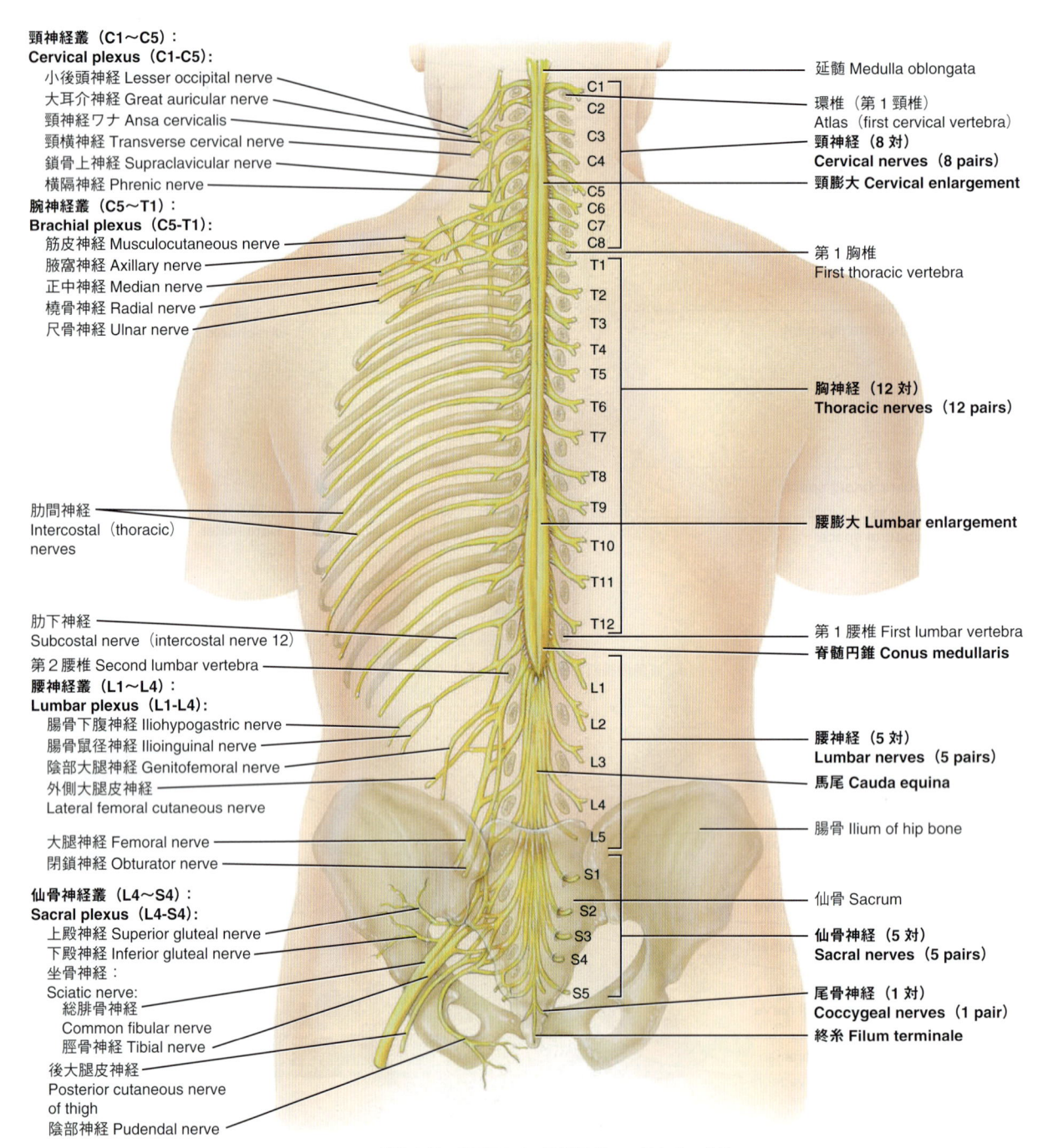

頭神経叢（C1～C5）：
Cervical plexus（C1-C5）：
　小後頭神経 Lesser occipital nerve
　大耳介神経 Great auricular nerve
　頸神経ワナ Ansa cervicalis
　頸横神経 Transverse cervical nerve
　鎖骨上神経 Supraclavicular nerve
　横隔神経 Phrenic nerve
腕神経叢（C5～T1）：
Brachial plexus（C5-T1）：
　筋皮神経 Musculocutaneous nerve
　腋窩神経 Axillary nerve
　正中神経 Median nerve
　橈骨神経 Radial nerve
　尺骨神経 Ulnar nerve

肋間神経
Intercostal（thoracic）
nerves

肋下神経
Subcostal nerve（intercostal nerve 12）
第 2 腰椎 Second lumbar vertebra
腰神経叢（L1～L4）：
Lumbar plexus（L1-L4）：
　腸骨下腹神経 Iliohypogastric nerve
　腸骨鼠径神経 Ilioinguinal nerve
　陰部大腿神経 Genitofemoral nerve
　外側大腿皮神経
　Lateral femoral cutaneous nerve

　大腿神経 Femoral nerve
　閉鎖神経 Obturator nerve

仙骨神経叢（L4～S4）：
Sacral plexus（L4-S4）：
　上殿神経 Superior gluteal nerve
　下殿神経 Inferior gluteal nerve
　坐骨神経：
　Sciatic nerve:
　　総腓骨神経
　　Common fibular nerve
　　脛骨神経 Tibial nerve
　後大腿皮神経
　Posterior cutaneous nerve
　of thigh
　陰部神経 Pudendal nerve

延髄 Medulla oblongata
環椎（第 1 頸椎）
Atlas（first cervical vertebra）
頸神経（8 対）
Cervical nerves（8 pairs）
頸膨大 Cervical enlargement
第 1 胸椎
First thoracic vertebra
胸神経（12 対）
Thoracic nerves（12 pairs）
腰膨大 Lumbar enlargement
第 1 腰椎 First lumbar vertebra
脊髄円錐 Conus medullaris
腰神経（5 対）
Lumbar nerves（5 pairs）
馬尾 Cauda equina
腸骨 Ilium of hip bone
仙骨 Sacrum
仙骨神経（5 対）
Sacral nerves（5 pairs）
尾骨神経（1 対）
Coccygeal nerves（1 pair）
終糸 Filum terminale

C1 C2 C3 C4 C5 C6 C7 C8 T1 T2 T3 T4 T5 T6 T7 T8 T9 T10 T11 T12 L1 L2 L3 L4 L5 S1 S2 S3 S4 S5

脊髄全長の後面図および脊髄神経の一部とその分枝

Q 上肢に分布する神経は，脊髄のどの部分とつながっているか？

から脊髄を守る働きをしている．クモ膜と軟膜のあいだは，**クモ膜下腔** subarachnoid space とよばれ，衝撃緩衝作用をもつ脳脊髄液で満たされている．

脊髄の外部構造

脊髄 spinal cord は前後に少し扁平な円柱形をしている．成人の脊髄は脳の下端部の延髄から第2腰椎の上端付近まで伸びている（図 13.2）．これに対して新生児では，脊髄下端は第3ないし第4腰椎付近にまで達している．この違いは，幼児期前半までは身体の成長にあわせて脊髄も成長するものの，4, 5歳以降，脊髄の成長は停止してしまい，脊髄下端が相対的に上昇するために起る．このように，脊髄は脊柱管の全長にわたっては存在していない．成人の脊髄の長さはおよそ 42 ～ 45 cm，直径は頸髄下部で最大の約 1.5 cm，胸髄と最下端部ではより細くなっている．

脊髄の外見では，膨大部とよばれる2つの膨らみが顕著である．上の膨らみは**頸膨大** cervical enlargement で，第4頸椎（C4）から第1胸椎（T1）のレベルに相当し，上肢を支配する脊髄神経が出入りする．下の膨らみは**腰膨大** lumbar enlargement で，第9胸椎から第12胸椎までのレベルに存在し，下肢を支配する脊髄神経が出入りする．

腰膨大の下方では，脊髄は円錐状に細くなり，**脊髄円錐** conus medullaris（conus ＝円錐）とよばれる．成人の脊髄円錐は，第1と第2腰椎（L1 ～ L2）のあいだの椎間円板の高さで終っており，その先は，**終糸** filum terminale（terminal filament）とよばれる軟膜だけの索状構造が下方へ伸びている．第3仙椎以下では，クモ膜や硬膜も終糸に加わる（外終糸）．終糸の最下端は尾骨まで達して付着し，脊髄を尾骨につなぎ止める役割を果す．

脊髄神経 spinal nerves は脊髄と身体各部を連絡する神経の経路である．31 対の脊髄神経が，ほぼ等間隔で椎間孔から出てくるため，脊髄の構造にも分節性があるようにみえる（図 13.2）．確かに，各脊髄神経は"**脊髄分節（髄節）** spinal segment"から起ると表現されるが，実際には，脊髄の内部に，明らかな分節構造は存在しない．しかし，便宜的に，脊髄神経は，それらが起る脊髄分節に基づいて名前がつけられている．8 対の**頸神経** cervical nerves（図 13.2 で C1 ～ C8 と表記されている），12 対の**胸神経** thoracic nerves（T1 ～ T12），5 対の**腰神経** lumbar nerves（L1 ～ L5），同じく 5 対の**仙骨神経** sacral nerves（S1 ～ S5），そして 1 対の**尾骨神経** coccygeal nerves（Co1）が存在する．

根 roots とよばれる 2 本の神経線維束が脊髄神経と

図13.3 　**脊髄の内部構造：灰白質と白質の構造．**わかりやすくするために，この図や本章の他の脊髄横断図では，ニューロンの樹状突起は省略されている．青，赤，緑の矢印は，神経インパルスの伝わる方向を示す．

後角の灰白質には感覚ニューロンの軸索や介在神経の細胞体が，側角の灰白質には自律神経運動ニューロンの細胞体が，そして前角の灰白質には体性運動ニューロンの細胞体が存在している．

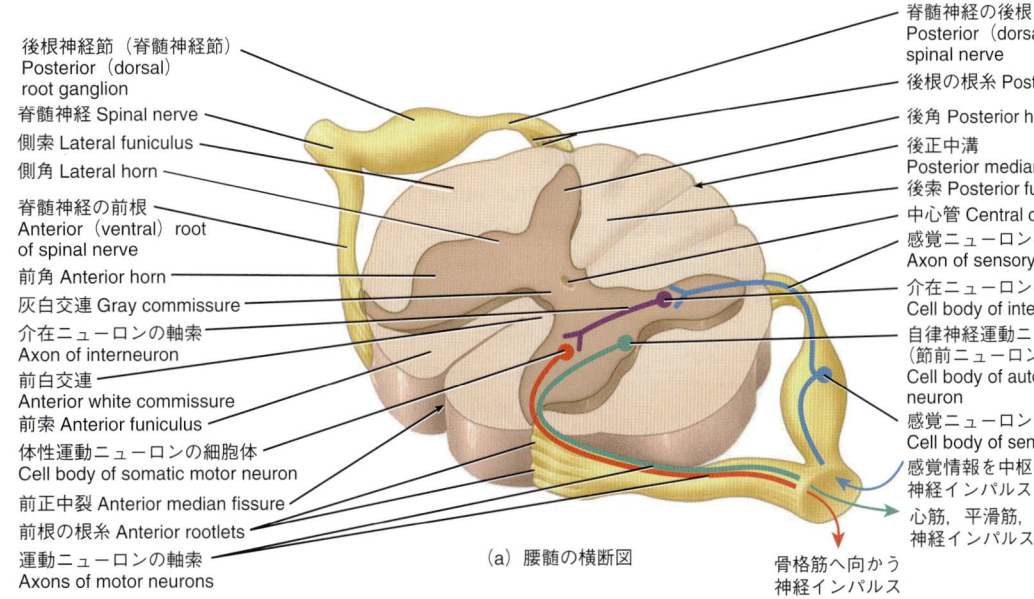

後根神経節（脊髄神経節）
Posterior（dorsal）
root ganglion
脊髄神経 Spinal nerve
側索 Lateral funiculus
側角 Lateral horn
脊髄神経の前根
Anterior（ventral）root
of spinal nerve
前角 Anterior horn
灰白交連 Gray commissure
介在ニューロンの軸索
Axon of interneuron
前白交連
Anterior white commissure
前索 Anterior funiculus
体性運動ニューロンの細胞体
Cell body of somatic motor neuron
前正中裂 Anterior median fissure
前根の根糸 Anterior rootlets
運動ニューロンの軸索
Axons of motor neurons

脊髄神経の後根
Posterior（dorsal）root of
spinal nerve
後根の根糸 Posterior rootlets
後角 Posterior horn
後正中溝
Posterior median sulcus
後索 Posterior funiculus
中心管 Central canal
感覚ニューロンの軸索
Axon of sensory neuron
介在ニューロンの細胞体
Cell body of interneuron
自律神経運動ニューロン
（節前ニューロン）の細胞体
Cell body of autonomic motor
neuron
感覚ニューロンの細胞体
Cell body of sensory neuron
感覚情報を中枢に伝える
神経インパルス
心筋，平滑筋，腺に向かう
神経インパルス

骨格筋へ向かう
神経インパルス

（a）腰髄の横断図

図 13.3　続く

図 13.3 続き

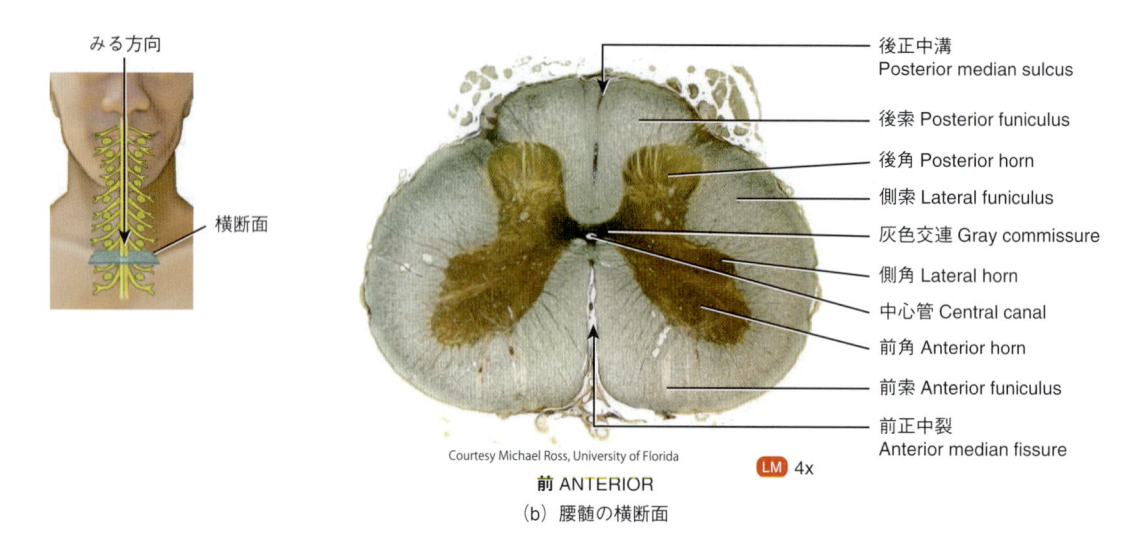

みる方向

横断面

後正中溝
Posterior median sulcus

後索 Posterior funiculus

後角 Posterior horn

側索 Lateral funiculus

灰色交連 Gray commissure

側角 Lateral horn

中心管 Central canal

前角 Anterior horn

前索 Anterior funiculus

前正中裂
Anterior median fissure

Courtesy Michael Ross, University of Florida

LM 4x

前 ANTERIOR
(b) 腰髄の横断面

Q 脊髄の "角" と "索" との違いはなにか？

各脊髄分節をつないでいる．根が脊髄に出入りする部分は，さらに細い線維束である**根糸 rootlets** に分かれている（**図** 13.3a 参照）．**後根 posterior root**（**背側根 dorsal root**）とその根糸は，感覚ニューロンの軸索だけを含み，皮膚，筋，内臓の感覚受容器からの情報を中枢神経系に伝えている．後根の途中には，感覚ニューロンの細胞体が存在する**後根神経節 posterior (dorsal) root ganglion**（**脊髄神経節 spinal ganglion**）とよばれる膨らみがある．**前根 anterior root**（**腹側根 ventral root**）とその根糸は，運動ニューロンの軸索からなり，インパルスを中枢神経系から末梢の効果器官や細胞（筋や腺）に伝える．

脊髄から起る脊髄神経は外側に走り椎間孔を通って脊柱管の外に出る．しかし，脊髄の長さは脊柱管より短いので，脊髄の下部（腰髄，仙髄，尾髄）から起った脊髄神経が通る椎間孔は同じ高さではなく下方に位置することになる．脊髄下端より下（第 2 腰椎以下）では，神経根が，ちょうど毛髪の房のように束をなして終糸の周囲を下方へ走っており，これに対して文字通り "馬の尻尾" を意味する**馬尾 cauda equina** という相応しい名称がつけられている（図 13.2）．

脊髄の内部構造

新鮮な脊髄の断面を観察すると，中心部の灰白質とそれを囲むように存在する白質を明瞭に認めることができる（図 13.3）．白質は主に有髄線維の線維束で構成されている．前後 2 つの溝が白質を貫いて，脊髄を左右に分けている．**前正中裂 anterior median fissure** は前方（腹側）の深くて幅が広い溝であるのに対し，**後正中溝 posterior median sulcus** は浅く幅の狭い後方（背側）にある溝である．脊髄の灰白質は H 字形あるいは蝶形をしており，神経細胞（ニューロン）の細胞体や樹状突起，グリア細胞（神経膠細胞），無髄神経線維などで構成されている．**灰白交連 gray commissure** は H 字形の横棒にあたる部分で，その中央部には，小さな腔である**中心管 central canal** がある．この中心管は脊髄全長にわたって存在し，内腔には脳脊髄液が入っている．中心管の上方端は第 4 脳室（脳脊髄液で満たされている）に続いている．灰白交連の前には，左右の白質をつなぐ**前白交連 anterior white commissure**（**腹側白交連 ventral white commissure**）が存在している．

灰白質の中には，（神経）**核 nuclei** とよばれるニューロンの細胞体の機能的な集合が存在している．**感覚性の核 sensory nuclei** は感覚性の入力を受け，**運動性の核 motor nuclei** は運動ニューロンを介して効果器に出力を送っている．各側の灰白質はさらに**角 horns** とよばれる領域に分けられる（**図** 13.3）．**後角 posterior (dorsal) horns** には，感覚性の入力線維とそれを受ける介在ニューロンの細胞体や神経線維が存在している．感覚ニューロンの細胞体は後根神経節内に存在している．**前角 anterior (ventral) horns** には，骨格筋を収縮させるインパルスを出す**体性運動ニューロン**の細胞体が存在している．胸髄から腰髄上部および仙髄では，前角と後角のあいだに**自律神経運動ニューロン**の細胞体を含む**側角 lateral horns** がある．これらのニューロンは平滑筋，心筋，腺の活動を制御している．

脊髄の白質も，灰白質と同様にいくつかの領域に分かれている．灰白質の前角と後角によって，各側3つの**索 funiculi**（単数形 funiculus），すなわち（1）**前索 anterior**（ventral）**funiculi**，（2）**後索 posterior**（dorsal）**funiculi**，（3）**側索 lateral funiculi** に分けられる（図13.3）．さらに，それぞれの索には，起始核や投射先が共通で同じような情報を伝える軸索の束が存在している．このような脊髄の上下の広い範囲にわたって存在し

ている神経線維の束は，**伝導路 tracts** とよばれる（訳注："神経路"ともよばれる．他の用語につく場合は"路"と略される）．"伝導路"は中枢神経系における線維束であるのに対し，"神経"は末梢神経系における線維束であることを思い出しなさい．**感覚路 sensory tracts**（**上行路 ascending tracts**）は，インパルスを脳に向かって伝える軸索からなり，脊髄を下行するインパルスを運ぶ軸索の束は，**運動路 motor tracts**（**下行路 descending**

図13.4 脊髄における感覚入力と運動出力の処理．

感覚入力は感覚受容器から脊髄後角に運ばれる．一方，運動出力は脊髄の前角や側角から効果器（筋や腺）へ向かう．

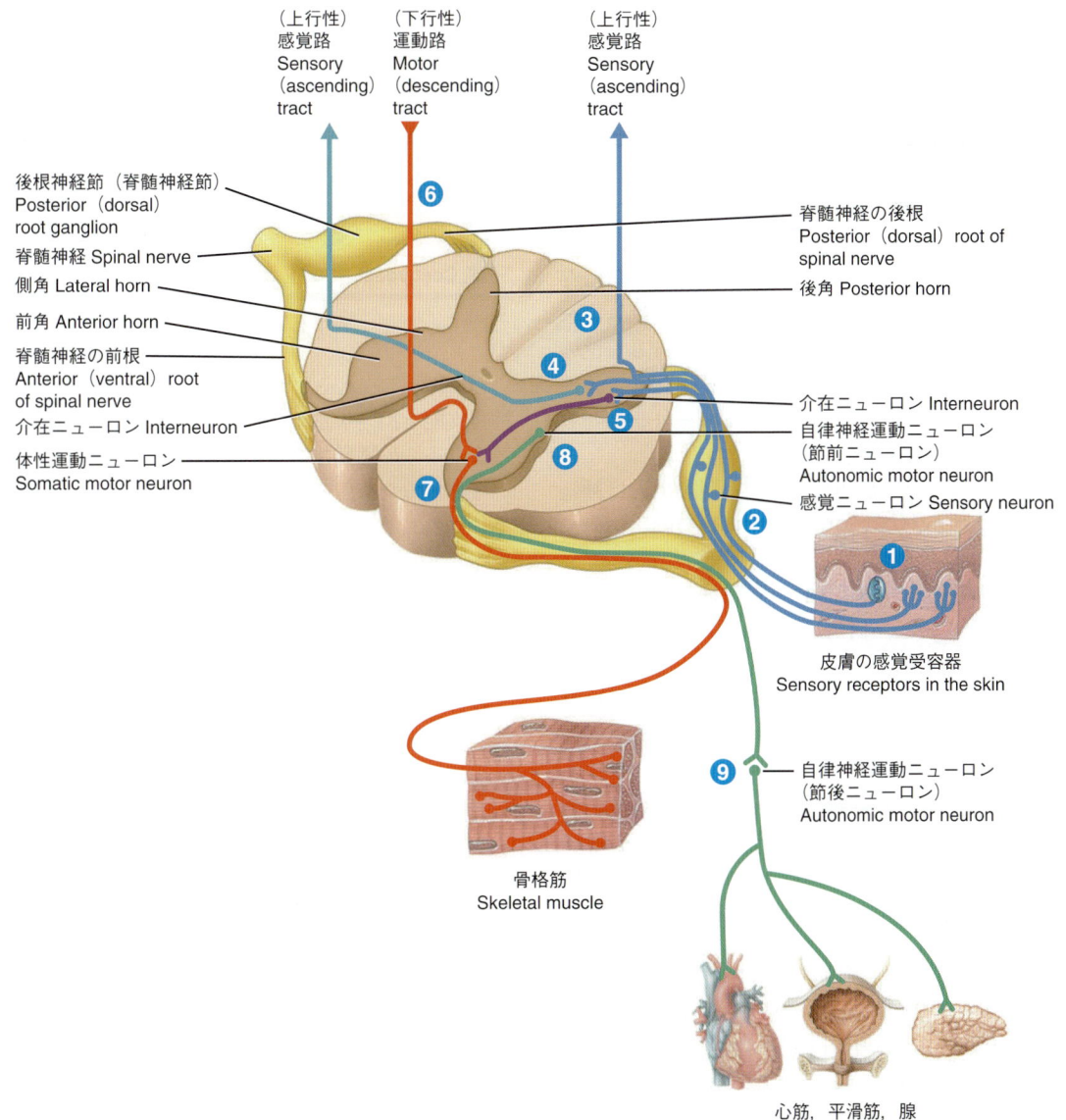

Q 側角がみられるのはどの高さの脊髄か？

tracts）とよばれる．脊髄の感覚路や運動路はそれぞれ脳の感覚路や運動路につながっている．

脊髄内の神経機構によって，感覚入力や運動出力は以下のように処理される（図 13.4）：

❶ 感覚受容器が感覚刺激を検出する．

❷ 感覚ニューロンは受容した感覚情報を神経インパルスのかたちで軸索に沿って運ぶ．軸索は感覚受容器から脊髄神経を経て後根に至る．後根から先は以下の 3 つの経路に別れる（❸〜❺参照）．

❸ 後根から入った感覚性線維の一部は，そのまま後索の白質に入って上行し，感覚路の一部として脳（延髄）に達する．

❹ 後根から入った感覚性線維の一部は，後角に存在する介在ニューロンにシナプス結合する．この介在ニューロンの軸索は，脊髄白質に入って上行し，感覚路の一部として脳に達する．

❺ 感覚性線維のあるものは，後角の介在ニューロンにシナプス結合する．ついで，この介在ニューロンの軸索は骨格筋を支配する体性運動ニューロンにシナプ結合する．これは脊髄反射に関与する経路で，本章の後半で詳しく説明する．

❻ 脊髄からの運動出力に関与するのは，脊髄前角に存在する体性運動ニューロンである．体性運動ニューロンは脳からの制御を受けている．脳にある上位の運動中枢からの軸索は，脊髄白質中を下行し，体性運動ニューロンと直接ないし介在ニューロンを介して間接的にシナプス結合する．

❼ 体性運動ニューロンが興奮すると，運動出力は神経インパルスのかたちで運動ニューロンの軸索に沿って伝わり，前角から前根を通って脊髄神経に入る．

❽ 心筋，平滑筋および腺に向かう自律神経性の運動出力に関与するのは，側角に存在する自律神経運動ニューロン（節前ニューロン）である．このニューロンが興奮すると，運動出力は神経インパルスのかたちで軸索に沿って，側角，前角，前根を順に通って脊髄神経に入る．

❾ 脊髄神経に入った自律神経運動ニューロンの軸索は，さらに末梢神経系の神経節に存在する別のニューロン群（節後ニューロン）にシナプス結合する．節後ニューロンの軸索は標的器官である心筋，平滑筋および腺にシナプス結合する．自律神経系については 15 章で詳しく学ぶ．

脊髄の形や太さ，灰白質と白質の比率および灰白質の分布や形は，脊髄の部位によって異なっている．例えば，灰白質の量は頸膨大と腰膨大部で最大となっている．これは，これらの部位が上肢と下肢の運動性および感覚性

表 13.1	脊髄の各部位の比較	
部位		**主な特徴**
頸髄 Cervical	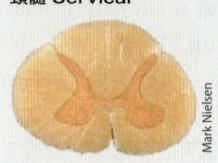	全体的に比較的太く，白質の比率も大きい．断面は楕円形．上位頸髄（C1〜C4）では，後角は比較的大きいが，前角は比較的小さい．下位頸髄（C5以下）では，後角が大きく，前角もよく発達している．
胸髄 Thoracic	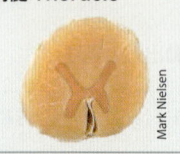	第1胸髄節を除き灰白質が少ないため全体的に細い．前角と後角はどちらも小さい．小さな側角が認められる．
腰髄 Lumbar	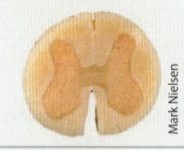	断面はほぼ円形．前角と後角はどちらもきわめて大きい．上位腰髄には小さな側角も認められる．頸髄に比べて白質の量が少ない．
仙髄 Sacral	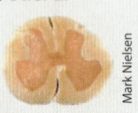	全体は比較的細い．灰白質の量は比較的多く，白質の量は比較的少ない．前角も後角も大きく太い．
尾髄 Coccygeal		仙髄の下部に似ているが，かなり細い．

神経支配を担当するためである．さらに，脊髄の上位ほどより多くの感覚性あるいは運動性の伝導路の神経線維が存在するため，白質の量は頸髄で最も多く，尾側にいくにつれて少なくなっていく．これは，（1）脊髄の各レベルから感覚性の入力線維が加わるため，（2）脊髄の各レベルで運動路の下行性軸索が白質から灰白質に入って運動ニューロンや介在ニューロンとシナプス結合を行うためという 2 つの理由による．表 13.1 に部位ごとの特徴を要約する．

チェックポイント

1. 脊髄の髄膜はどこにあるか．硬膜上腔，硬膜下腔，クモ膜下腔とはどこにある腔か．
2. 頸膨大，腰膨大とはなにか．
3. 脊髄円錐，終糸，馬尾とはなにか．脊髄分節（髄節）とはなにか．脊髄を不完全ながら左右に分ける構造はなにか．
4. 以下の用語の意味はなにか．灰白交連，中心管，前角，側角，後角，前索，側索，後索，上行路，下行路．

13.2 脊髄神経

目 標

- 脊髄神経の構成要素, 結合組織性被膜, 主な枝分れを述べる.
- 神経叢とはどのようなものか定義し, 主な神経叢を同定する.
- 皮膚分節 (デルマトーム) の臨床的な意義について述べる.

脊髄神経 spinal nerves は, 脊髄から起る末梢神経系で他の末梢神経と同様に, 平行に束をなして走る軸索とそれに伴うグリア細胞とが, 何層かの結合組織性の被膜によって包まれているものである. 脊髄神経は中枢神経系 (CNS) と全身の感覚受容器, 筋, 腺とをつなぐ役割を果している. 31 対の脊髄神経は, 出てくる脊柱の部位と椎骨の番号によって名称がつけられている (図 13.2 参照). すべての脊髄の髄節が, 対応する椎骨の高さに存在しているわけではない. 脊髄の下端は第 2 腰椎上縁の高さで終っており, 腰神経, 仙骨神経, 尾骨神経の根は脊髄を出ると下方に向かって走行し, 各椎間孔に達したのちに脊柱管から出ることを思い出しなさい. この部分は馬尾とよばれる構造をつくっている.

第 1 番目の脊髄神経 (第 1 頸神経) は環椎 (第 1 頸椎) と後頭骨のあいだから出るが, その他の脊髄神経はいずれも隣接する椎骨間の椎間孔を通って出てくる. 第 1 から第 7 頸神経は各々同じ番号の頸椎の "上" の椎間孔から出るのに対し, 第 8 頸神経は第 7 頸椎と第 1 胸椎のあいだの椎間孔から出る. さらに, 第 1 胸神経から第 5 腰神経までは同じ番号の椎骨の "下" の椎間孔を通る. 第 1 から第 5 仙骨神経および第 1 尾骨神経の根は, 脊髄を出たのち下降し, 脊柱管の一部である仙骨管に入る (図 7.21 参照). ついで, 第 1 から第 4 仙骨神経は 4 対の前仙骨孔と後仙骨孔を通って, 第 5 仙骨神経と第 1 尾骨神経は仙骨裂孔を通って仙骨管の外へ出る.

前に述べたように, 典型的な脊髄神経は後根と前根の 2 つで脊髄とつながっている (図 13.3a 参照). 後根と前根は椎間孔付近で合して脊髄神経になる. 後根には感覚ニューロンの軸索, 前根には運動ニューロンの軸索が含まれているため, それらが合した脊髄神経は**混合神経 mixed nerve** に分類される. 後根には感覚ニューロンの細胞体が集合している脊髄神経節 (後根神経節) が付随する.

脊髄神経の結合組織性被膜

脊髄神経と脳神経には, 神経線維を保護するための結

図13.5 脊髄神経の結合組織性被覆の構造.

3 層の結合組織性の被膜が軸索を保護している. 神経内膜は個々の軸索を包み, 神経周膜は軸索の束 (神経束) を囲み, 神経上膜が神経全体を包む.

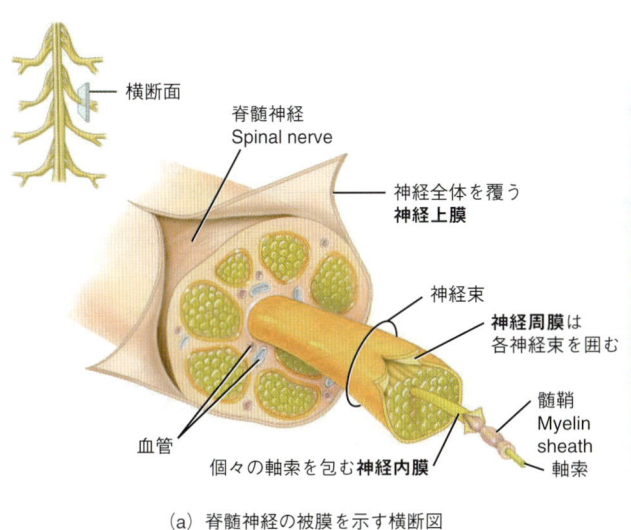

横断面
脊髄神経 Spinal nerve
神経全体を覆う **神経上膜**
神経束
神経周膜は各神経束を囲む
髄鞘 Myelin sheath
軸索
個々の軸索を包む **神経内膜**
血管

軸索 Axons
神経内膜 Endoneurium
神経周膜 Perineurium
神経上膜 Epineurium
血管 Blood vessel
神経束 Fascicle

Thomas Deerinck, NCMIR/Science Source Images　SEM 740x

(a) 脊髄神経の被膜を示す横断図　　(b) 数個の神経束を示す横断図

Q どうしてすべての脊髄神経は混合神経とされるのか？

合組織性被膜がある（図 13.5）．髄鞘をもった有髄線維であっても髄鞘をもたない無髄線維であっても，個々の神経線維は最も内層の**神経内膜** endoneurium（endo- ＝〜の中に；-neurium ＝神経）に囲まれている．神経内膜は膠原線維の網状構造と線維芽細胞やマクロファージで構成されている．神経内膜に包まれた神経線維の集団は，さらに互いにまとまって**神経周膜** perineurium（peri- ＝周囲）に囲まれ，**神経束** fascicles を形成する．神経周膜はより厚い結合組織の層で膠原線維の網状構造の中に線維芽細胞が最大 15 層程度の層をなしている．神経の表面全体を覆う膜は，線維芽細胞と膠原線維からなる**神経上膜** epineurium（epi- ＝上方）である．また，神経上膜は内方に伸び出して神経束のあいだの隙間を埋めている．椎間孔のところで，脊髄を覆う硬膜は神経上膜に移行する．神経上膜や神経周膜の中には，神経線維を養う多数の血管が存在していることに留意されたい（図 13.5 b）．10 章で述べた筋線維とその被膜（筋内膜，筋周膜，筋上膜）との関係が，神経とその被膜との関係に似ていることに気がついたであろうか．

脊髄神経の分布

枝　椎間孔を出ると間もなく，脊髄神経は数本の**枝** rami（＝ branches；単数形 ramus）に分かれる（図 13.6）．**後枝** posterior ramus（背側枝 dorsal ramus）は，深背筋（固有背筋）と体幹背部の皮膚に分布する．**前枝** anterior ramus（腹側枝 ventral ramus）は，上肢と下肢および体幹腹外側の筋や皮膚などに分布する．後枝と前枝以外の枝として**硬膜枝** meningeal branch が分岐する．この枝は椎間孔から再び脊柱管内に入り，椎骨，椎骨周囲の靱帯，脊髄の血管および硬膜に分布する．さらに，**交通枝** rami communicantes も存在する．これは自律神経系の構成要素で詳しくは 15 章で述べる．

神経叢　胸神経（T2 〜 T12）を除く脊髄神経の前枝は，そのまま身体各部に分布するのではなく，隣接する前枝同士がさまざまな程度に融合と分離を行って入り組んだ

図13.6　脊髄神経の枝，胸髄レベルの横断像で示す（図 13.1 b も参照）．

> 脊髄神経の枝は，後枝，前枝，硬膜枝，および交通枝である．

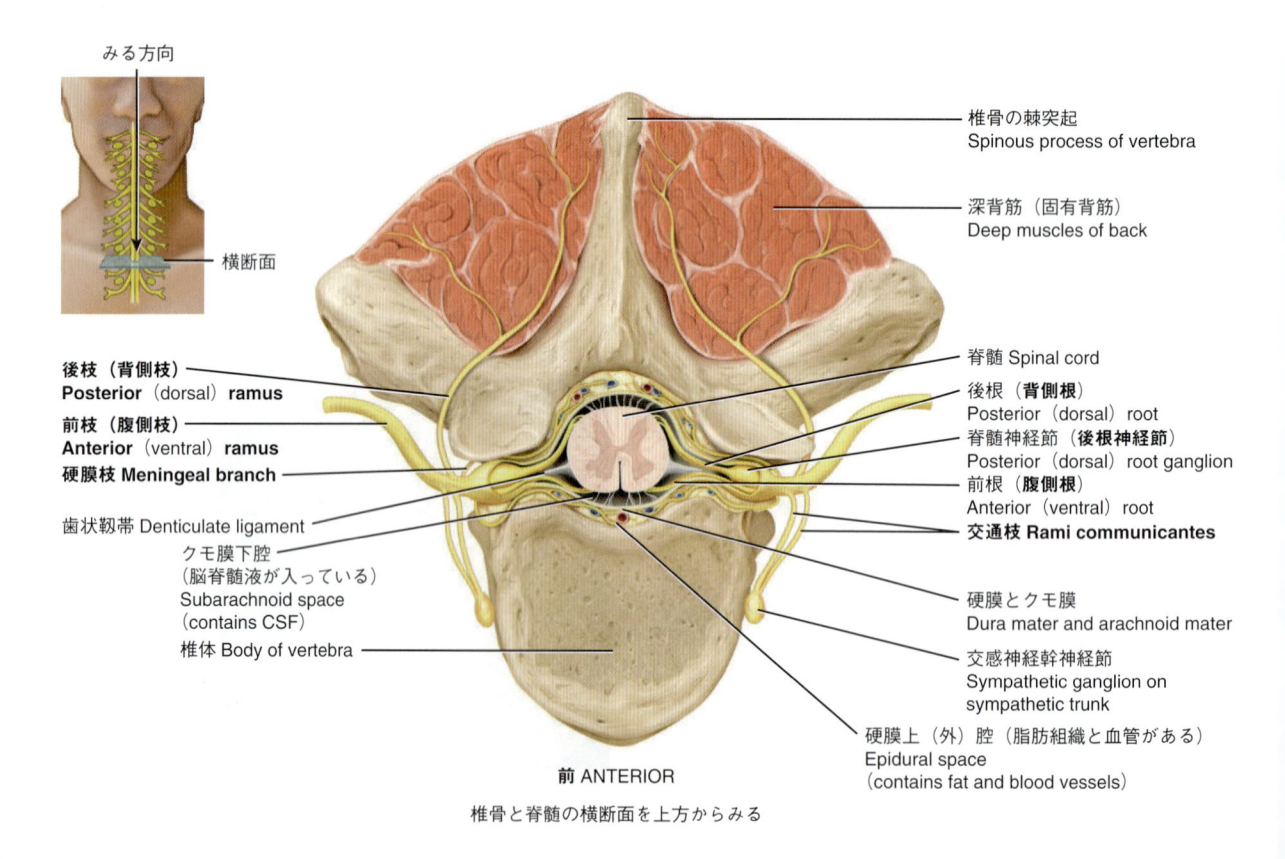

みる方向

横断面

椎骨の棘突起
Spinous process of vertebra

深背筋（固有背筋）
Deep muscles of back

後枝（背側枝）
Posterior（dorsal）ramus

前枝（腹側枝）
Anterior（ventral）ramus

硬膜枝 Meningeal branch

歯状靱帯 Denticulate ligament

クモ膜下腔
（脳脊髄液が入っている）
Subarachnoid space
（contains CSF）

椎体 Body of vertebra

脊髄 Spinal cord

後根（背側根）
Posterior（dorsal）root

脊髄神経節（後根神経節）
Posterior（dorsal）root ganglion

前根（腹側根）
Anterior（ventral）root

交通枝 Rami communicantes

硬膜とクモ膜
Dura mater and arachnoid mater

交感神経幹神経節
Sympathetic ganglion on
sympathetic trunk

硬膜上（外）腔（脂肪組織と血管がある）
Epidural space
（contains fat and blood vessels）

前 ANTERIOR

椎骨と脊髄の横断面を上方からみる

Q 上肢や下肢に分布するのは，脊髄神経のどの枝か？

網目状の構造をつくる．このような構造を**神経叢** plexus（＝組みひもや網の目構造）とよぶ．主なものは **頸神経叢 cervical plexus**，**腕神経叢 brachial plexus**，**腰神経叢 lumbar plexus**，**仙骨神経叢 sacral plexus** である．小さな**尾骨神経叢 coccygeal plexus** も存在する．図 13.2 でそれらの位置関係について確認しなさい．神経叢からはさまざまな神経が分岐する．それらの神経の名前は，分布する領域や途中の経路を意味することが多い．各神経からさらに分岐する枝には，各枝が支配する特定の部位の名前がつけられる．

13.3 ～ 13.6 節では，主な神経叢について要約してある．胸神経（T2 ～ T12）の前枝は肋間神経とよばれる．これについては次に述べる．

肋間神経　胸神経 thoracic nerves（T2 ～ T12）の前枝は，**肋間神経 intercostal nerves** とよばれ（訳注：T12 は肋間を走らないので肋下神経とよばれる），神経叢の形成には加わらない．これらの神経は直接，肋間隙に存在する構造を支配する．T2 の前枝は第 2 肋間の肋間筋と腋窩および上腕の後内側の皮膚に分布する（訳注：上腕に分布する枝は肋間上腕神経とよばれる）．T3 ～ T6 の前枝は肋骨後面の肋骨溝に沿って走り，肋間筋と胸壁の前外側の皮膚に分布する．T7 ～ T12 の前枝は肋間筋と腹壁の筋を支配し，その表面の皮膚に分布する．胸神経の後枝は深背筋（固有背筋）を支配し，胸部背側の皮膚に分布する．

皮膚分節

全身を覆う皮膚には，神経インパルスを皮膚から脊髄・脳幹に向かって運ぶ体性感覚ニューロンの線維が分布している．各脊髄神経にはからだの特定の部位に分節状に分布する感覚ニューロンの線維が含まれている．脳神経の一つの三叉神経（V）は，顔面と頭皮の大部分に分布している．左右一対の三叉神経あるいは各脊髄神経によって支配される皮膚の領域を**皮膚分節（デルマトーム）dermatome**（derma- ＝皮膚；-tome ＝細い区画）とよぶ（図 13.7）．隣り合う皮膚分節間には，神経の分布に多少の重複がある．各皮膚分節に分布する神経の起始レベルを知ることによって，脊髄に起った障害の部位を知ることができる．皮膚の特定の部位を刺激しても，その感覚が認識できない時，その分節に分布する神経が傷害を受けたと推定される．隣り合う分節間の神経支配の重複がかなりある部位では，1 本の神経が切れても皮膚の感覚の完全消失はほとんど起らない．脊髄神経の支配パターンに関する知識は治療の面でも活用できる．後根の切断や局所麻酔剤の注入によって，疼痛を一時的あるいは永久的にブロックすることができるが，神経分布に重複があるため，完全に痛みを止めるためには，少なく

図13.7　皮膚分節の分布.

皮膚分節とは，一対の脊髄神経の後根あるいは三叉神経を通して，中枢神経系内へ感覚情報を送る皮膚の領域をさす．

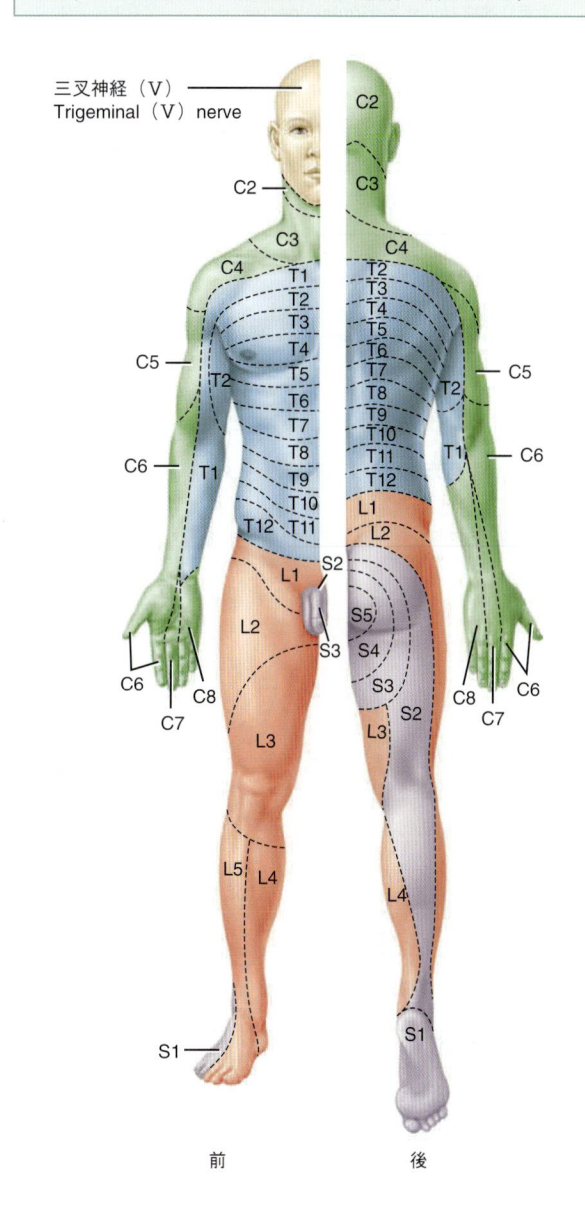

三叉神経（V）
Trigeminal（V）nerve

前　　　後

Q 対応する皮膚分節をもたない（皮膚に分布しない）唯一の脊髄神経はどれか？

とも隣接する 3 分節の脊髄神経の切断または麻酔薬によるブロックが必要であるといわれている．

チェックポイント

5. 脊髄神経はどのような規則に従って名称と番号がつけられているか．脊髄神経がすべて混合神経に分類され

神　経	起始レベル	分　布
浅層枝（感覚性）SUPERFICIAL (SENSORY) BRANCHES		
小後頭神経 lesser occipital nerve	C2	耳の後ろから上方の頭皮
大耳介神経 great auricular nerve	C2 ～ C3	耳介とその前方と下方の皮膚，耳下腺表面の皮膚
頸横神経 transverse cervical nerve	C2 ～ C3	頸の側面から前面の皮膚
鎖骨上神経 supraclavicular nerve	C3 ～ C4	胸部の上部と肩の皮膚
深層枝（おおむね運動性）DEEP (LARGELY MOTOR) BRANCHES		
頸神経ワナ ansa cervicalis		このループ状の神経は上根と下根からなる
上根 superior root	C1	舌骨下筋群とオトガイ舌骨筋
下根 inferior root	C2 ～ C3	舌骨下筋群
横隔神経 phrenic nerve	C3 ～ C5	横隔膜
各髄節の枝 segmental branches	C1 ～ C5	椎前筋群（深頸筋），肩甲挙筋，中斜角筋

図 13.8 前方からみた頸神経叢.

頸神経叢から起る神経は，頭部，頸部，肩胸部の上部の皮膚や筋および横隔膜を支配する.

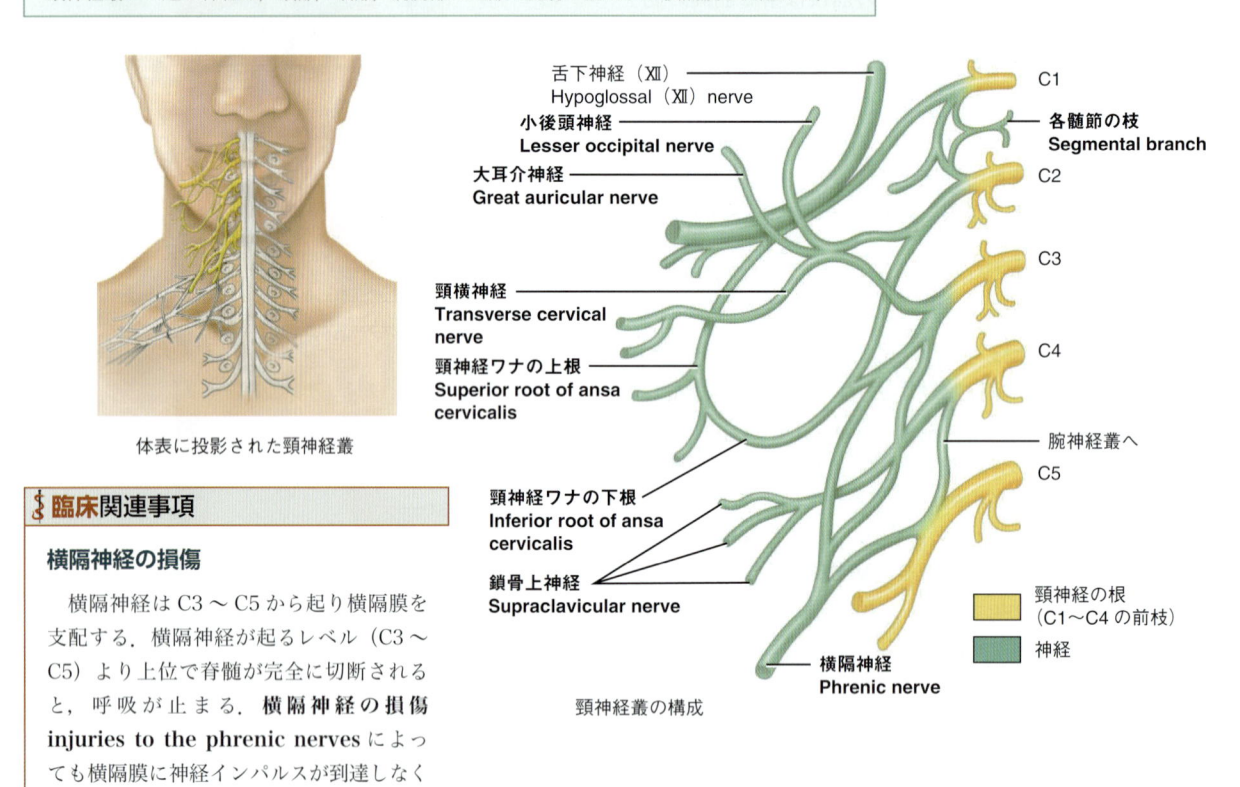

体表に投影された頸神経叢

頸神経叢の構成

舌下神経（XII） Hypoglossal (XII) nerve
小後頭神経 Lesser occipital nerve
大耳介神経 Great auricular nerve
頸横神経 Transverse cervical nerve
頸神経ワナの上根 Superior root of ansa cervicalis
頸神経ワナの下根 Inferior root of ansa cervicalis
鎖骨上神経 Supraclavicular nerve
横隔神経 Phrenic nerve

C1
各髄節の枝 Segmental branch
C2
C3
C4
腕神経叢へ
C5

頸神経の根（C1～C4 の前枝）
神経

⚕ 臨床関連事項

横隔神経の損傷

横隔神経は C3 ～ C5 から起り横隔膜を支配する．横隔神経が起るレベル（C3 ～ C5）より上位で脊髄が完全に切断されると，呼吸が止まる．**横隔神経の損傷 injuries to the phrenic nerves** によっても横隔膜に神経インパルスが到達しなくなるため呼吸が止まる．横隔神経は縦隔内で食道や気管・気管支から生じた悪性腫瘍による圧迫で傷害されることがある．

Q 脊髄が C2 レベルで完全に切断されると，なぜ呼吸が止まるのか？

6. 脊髄神経はどのように脊髄につながっているか.
7. からだのどの部分が神経叢からの神経で，またどの部分が肋間神経で支配されているか.

の中には副神経（XI）や舌下神経（XII）と共同幹を形成して並行して走るものもある.

8. 頸神経叢から起り横隔膜を収縮させる神経はなにか.

13.3　頸神経叢

目　標

• 頸神経叢の構成と頸神経叢から起る神経の分布について述べる.

頸神経叢 cervical plexus は上位4つの頸神経（C1〜C4）の前枝とC5の前枝の一部によって形成され，上位4つの頸椎の両脇に位置している（図13.8）.

頸神経叢からは頭部，頸部，肩胸部の上部の皮膚と筋に分布する神経が起る．横隔神経は頸神経叢から起り，横隔膜へ運動性の神経線維を送っている．頸神経叢の枝

13.4　腕神経叢

目　標

• 腕神経叢の構成，腕神経叢から起る神経の分布，および腕神経叢が損傷を受けた時の影響について述べる.

C5〜C8とT1の脊髄神経の前枝によって**腕神経叢 brachial plexus** が形成される．腕神経叢は下位4つの頸椎と第1胸椎の両脇から外側下方に広がり（図13.9a），鎖骨の後ろで第1肋骨の上を通って腋窩に入る.

腕神経叢の構成はかなり複雑なので，部位ごとに分け

🩺臨床関連事項

腕神経叢から起る神経の損傷

腕神経叢の上部の根（C5〜C6）は，強い力で頭と肩が引き離されるような時に損傷されることがある．これは，事故などで肩に過大な荷重がかかった場合や，分娩時に胎児の肩と頭のあいだが過伸展された場合などである．この損傷の特徴的な症状は肩関節の内転，上腕の内旋，肘関節の伸展，前腕の回内，そして手首の屈曲である（図13.9c）．この状態は**エルブ–デュシェンヌ麻痺 Erb-Duchene palsy** あるいは**ウェイターズ・チップ・ポジション** waiter's tip position（訳注：ウエイターがチップを求めるときのような手つき）とよばれる．上腕の外側部の感覚も消失する.

橈骨神経（および腋窩神経）**損傷 injury to the radial (axillary) nerve** は，三角筋への不適切な筋肉注射によって起ることがある（腋窩神経損傷）．また，上腕にギプスを巻く際に，上腕骨の中間部（橈骨神経溝）で，きつく巻きすぎることによっても起る（橈骨神経麻痺）．橈骨神経麻痺の特徴的な症状は**下垂手 wrist drop** で，手首と指が背屈（伸展）できなくなることによって起る（図13.9c）．分布範囲に重複があるため，感覚の消失する範囲はそれほど大きくない.

正中神経損傷 injury to the median nerve（正中神経麻痺 median nerve palsy）の症状は，分布範囲である手掌や指の感覚鈍麻，ピリピリ感や痛みである．また，前腕の回内，すべての指の近位指節間関節の屈曲および第2指と第3指の遠位指節間関節の屈曲ができないことも特徴である（図13.9c）．さらに，手首の屈曲の力が低下し，かつ内転を伴

うようになること，また，親指の動きが悪くなることも認められる.

尺骨神経損傷 injury to the ulnar nerve（尺骨神経麻痺 ulnar nerve palsy）の症状は，指の外転と内転ができなくなること，手の骨間筋の萎縮，中手指節関節の過伸展，そして指の指節間関節の屈曲である．これらは**鷲手 claw hand** として知られる状態である（図13.9c）．感覚の消失は小指付近で起る.

長胸神経損傷 injury to the long thoracic nerve によって，前鋸筋の麻痺が起る．この結果，肩甲骨の内側縁が突出して翼のような外見になる．腕を挙上して前方の壁を押させると，肩甲骨内側縁と下角が胸郭から大きく離れ外に向かって突き出る．この状態を**翼状肩甲症 winged scapula** とよぶ（図13.9c）．肩甲骨が動かないため，上腕は水平位より上に外転できない.

腕神経叢から起る一つまたは複数の神経に対する圧迫症状は**胸郭出口症候群 thoracic outlet syndrome** として知られる．この時，神経だけでなく鎖骨下動静脈も圧迫されることもある．このような圧迫は斜角筋や小胸筋の痙攣，頸肋（先天的破格の一種）の存在，肋骨の形の異常などが原因となる．患者は患側の上肢，上胸部，肩甲骨部において異常な痛み，感覚鈍麻，かゆみなどを感じる．身体的あるいは心理的なストレスがかかっているような時は，ストレスによって筋の痙攣が強くなるため，胸郭出口症候群の症状が増悪するとされる.

神 経	起始レベル	分 布
肩甲背神経 Dorsal scapular nerve（n.）	C5	肩甲挙筋，大菱形筋，小菱形筋
長胸神経 Long thoracic n.	C5 〜 C7	前鋸筋
鎖骨下筋神経 Subclavian n.	C5 〜 C6	鎖骨下筋
肩甲上神経 Suprascapular n.	C5 〜 C6	棘上筋，棘下筋
筋皮神経 Musculocutaneous n.	C5 〜 C7	烏口腕筋，上腕二頭筋，上腕筋
外側胸筋神経 Lateral pectoral n.	C5 〜 C7	大胸筋
（上）肩甲下神経 Upper subscapular n.	C5 〜 C6	肩甲下筋
胸背神経 Thoracodorsal n.	C6 〜 C8	広背筋
（下）肩甲下神経 Lower subscapular n.	C5 〜 C6	肩甲下筋，大円筋
腋窩神経 Axillary n.	C5 〜 C6	三角筋，小円筋；三角筋表面の皮膚，上腕上部後側の皮膚
正中神経 Median n.	C5 〜 T1	前腕屈筋群（尺側手根屈筋と深指屈筋の尺側部を除く）；手の筋の一部（母指内転筋を除く母指球筋）；手掌と指の外側 2/3 の皮膚
橈骨神経 Radial n.	C5 〜 T1	上腕三頭筋，肘筋，前腕の伸筋群；上腕と前腕の後面，手背外側 2/3，および第 1 〜 3 指の基節と中節の背面の皮膚
内側胸筋神経 Medial pectoral n.	C8 〜 T1	大胸筋，小胸筋
内側上腕皮神経 Medial cutaneous n. of arm	C8 〜 T1	上腕遠位 1/3 の内側と背側の皮膚
内側前腕皮神経 Medial cutaneous n. of forearm	C8 〜 T1	前腕の内側と背側の皮膚
尺骨神経 Ulnar n.	C8 〜 T1	尺側手根屈筋，深指屈筋の尺側部，手の筋の大部分；手の内側，小指，および薬指の内側半の皮膚

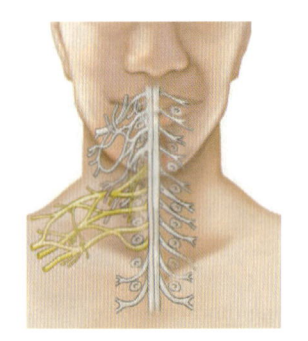

体表に投影された腕神経叢

図13.9 前方からみた腕神経叢.

腕神経叢から起る神経は，肩や上肢の筋と皮膚を支配する.

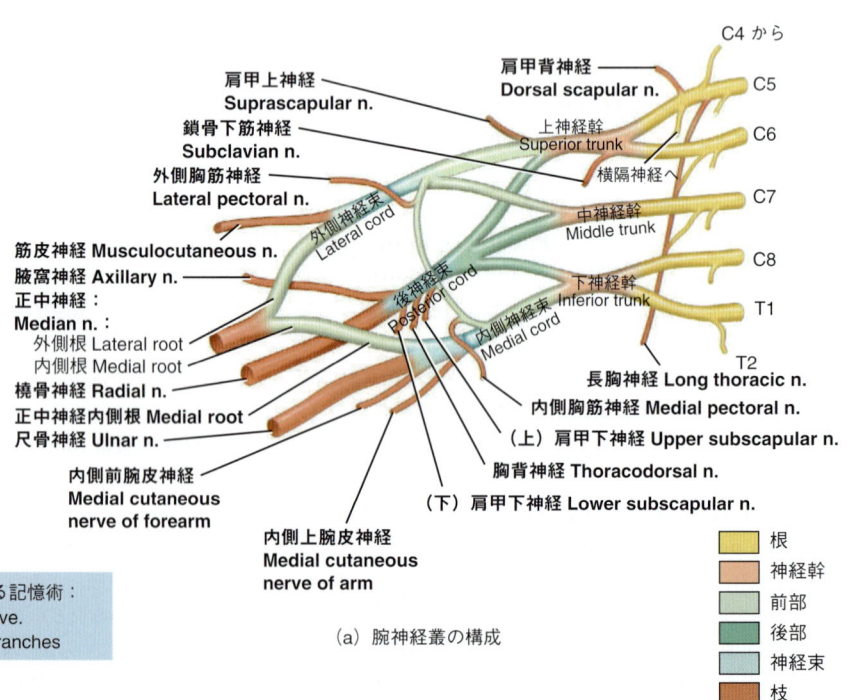

（a）腕神経叢の構成

上腕神経叢のサブユニットに関する記憶術：
Risk **T**akers **D**on't **C**autiously **B**ehave.
Roots, **T**runks, **D**ivisions, **C**ords, **B**ranches

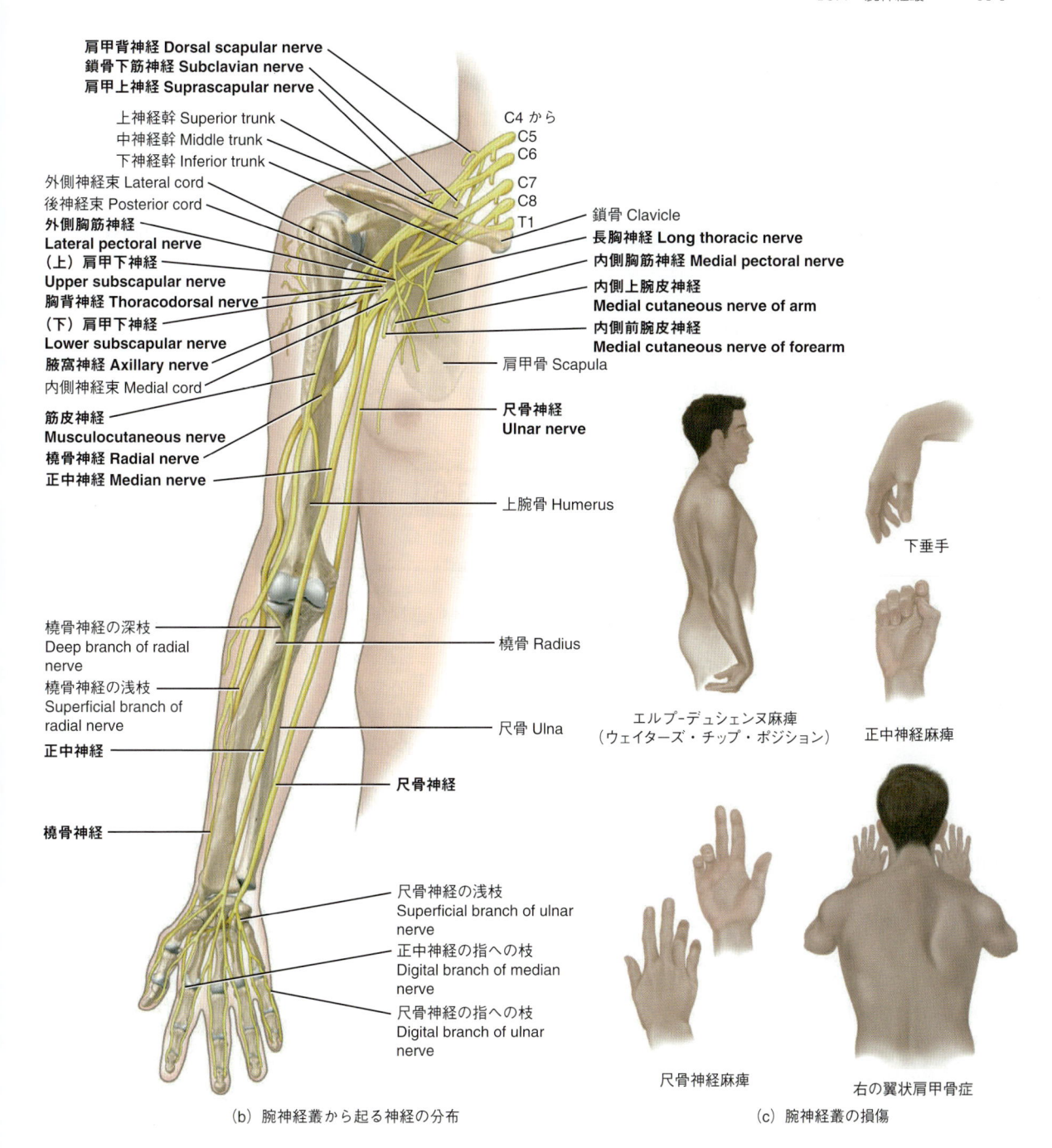

肩甲背神経 Dorsal scapular nerve
鎖骨下筋神経 Subclavian nerve
肩甲上神経 Suprascapular nerve
上神経幹 Superior trunk
中神経幹 Middle trunk
下神経幹 Inferior trunk
外側神経束 Lateral cord
後神経束 Posterior cord
外側胸筋神経
Lateral pectoral nerve
（上）肩甲下神経
Upper subscapular nerve
胸背神経 Thoracodorsal nerve
（下）肩甲下神経
Lower subscapular nerve
腋窩神経 Axillary nerve
内側神経束 Medial cord
筋皮神経
Musculocutaneous nerve
橈骨神経 Radial nerve
正中神経 Median nerve

C4 から
C5
C6
C7
C8
T1
鎖骨 Clavicle
長胸神経 Long thoracic nerve
内側胸筋神経 Medial pectoral nerve
内側上腕皮神経
Medial cutaneous nerve of arm
内側前腕皮神経
Medial cutaneous nerve of forearm
肩甲骨 Scapula
尺骨神経
Ulnar nerve
上腕骨 Humerus

橈骨神経の深枝
Deep branch of radial nerve
橈骨神経の浅枝
Superficial branch of radial nerve
正中神経
橈骨神経

橈骨 Radius
尺骨 Ulna
尺骨神経

尺骨神経の浅枝
Superficial branch of ulnar nerve
正中神経の指への枝
Digital branch of median nerve
尺骨神経の指への枝
Digital branch of ulnar nerve

（b）腕神経叢から起る神経の分布

下垂手
エルブ-デュシェンヌ麻痺
（ウェイターズ・チップ・ポジション）
正中神経麻痺
尺骨神経麻痺
右の翼状肩甲骨症

（c）腕神経叢の損傷

Q 腕神経叢から起る主要な 5 つの神経はなにか？

て説明すると理解しやすい．他の神経叢と同様に，脊髄神経の前枝が腕神経叢の**根 roots** となる．隣り合った根は互いに合流し，下頸部に位置する 3 本の**神経幹 trunks** を形成する．神経幹は上から**上神経幹 superior trunk**（C5 と C6 が合流），**中神経幹 middle trunk**（C7 単独のまま），**下神経幹 inferior trunk**（C8 と T1 が合流）

とよばれる．鎖骨の後ろで，各神経幹は前後に分かれ，それぞれ**前 部 anterior divisions** と**後 部 posterior divisions** に**区分 divisions** されるようになる．さらに，各々の前部と後部は腋窩内で合流し，**外側神経束 lateral cord**，**内側神経束 medial cord** および**後神経束 posterior cord** の 3 つの**神経束 cords** に束ねられる．

これら神経束の名称は，上肢に血液を供給する主要な血管である腋窩動脈に対する位置関係を表している．腕神経叢の**枝 branches** は，腕神経叢から起る主要な神経を形成する．

腕神経叢からは，肩と上肢のほぼ全体に神経が送られる（図 13.9 b）．以下の 5 本の太い神経が腕神経叢の最終枝として起始する．(1) **腋窩神経 axillary nerve** は三角筋と小円筋を支配する．(2) **筋皮神経 musculocutaneous nerve** は上腕の屈筋を支配する．(3) **橈骨神経 radial nerve** は上腕と前腕の後面（伸側）の筋を支配する．(4) **正中神経 median nerve** は前腕の屈筋の大部分と手の筋の一部を支配する．(5) **尺骨神経 ulnar nerve** は前腕の前内側の筋と手の筋の大部分を支配する．

13.5 腰神経叢

目 標
• 腰神経叢の構成，腰神経叢から起る神経の分布について述べる．

第 1 から第 4 腰神経（L1 〜 L4）の前枝は，**腰神経叢 lumbar plexus** を形成する（図 13.10）．腰神経叢は腕神経叢とは違って，それほど複雑には入り組まない．腰神経叢は第 1 腰椎から第 4 腰椎の外側で，大腰筋の浅頭と深頭のあいだおよび腰方形筋の前方を外下方に向かって斜めに通過する．大腰筋の浅頭と深頭のあいだで，腰神経叢の根は前部と後部に分かれ，そこからさらに末梢の各神経が起る．

腰神経叢から起る神経は，腹壁の前外側面，外陰部および下肢の一部に分布する．

13.6 仙骨および尾骨神経叢

目 標
• 仙骨神経叢と尾骨神経叢の構成および起始する神経の分布について述べる．

第 4 と第 5 腰神経および第 1 から第 4 仙骨神経の前枝は，**仙骨神経叢 sacral plexus** を形成する（図 13.11）．この神経叢は仙骨の前面に位置し，殿部，会陰部，下肢に分布する神経が起る．人体で最も太い神経である坐骨神経はこの神経叢から起る．

第 4 と第 5 仙骨神経および尾骨神経の前枝は，小さな**尾骨神経叢 coccygeal plexus** を形成する．ここからは尾骨周辺の小領域の皮膚に分布する**肛門尾骨神経 anococcygeal nerve**（図 13.11 a）が起る．

神 経	起始レベル	分 布
腸骨下腹神経 Iliohypogastric nerve (n.)	L1	腹壁前外側の筋；下腹部と殿部の皮膚
腸骨鼠径神経 Ilioinguinal n.	L1	腹壁前外側の筋；大腿の上部内側面の皮膚，男性の陰茎の基部と陰嚢の皮膚，女性の恥丘と大陰唇の皮膚
陰部大腿神経 Genitofemoral n.	L1 〜 L2	精巣挙筋；大腿前面の皮膚，男性の陰嚢と女性の大陰唇の皮膚
外側大腿皮神経 Lateral cutaneous n. of thigh	L2 〜 L3	大腿の外側，前面および後面の皮膚
大腿神経 Femoral n.	L2 〜 L4	この神経は腰神経叢から起る神経の中で最も太い．股関節の屈筋と膝関節に対する伸筋（大腿四頭筋，縫工筋，恥骨筋）；大腿の前面と内側面および下腿と足の内側面の皮膚
閉鎖神経 Obturator n.	L2 〜 L4	股関節の内転筋群；大腿内側面の皮膚

図13.10 前方からみた腰神経叢.

腰神経叢から起る神経は，腹壁の前外側面，外陰部および下肢の一部に分布する.

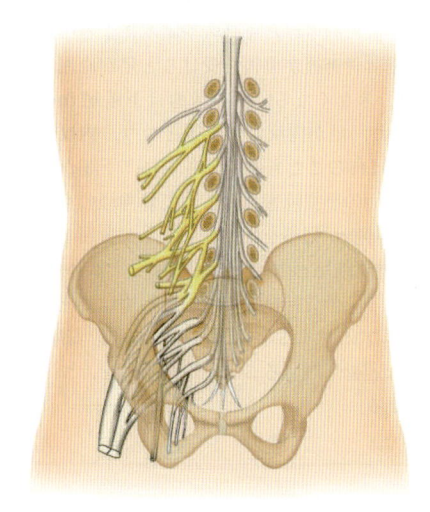

体表に投影された腰神経叢

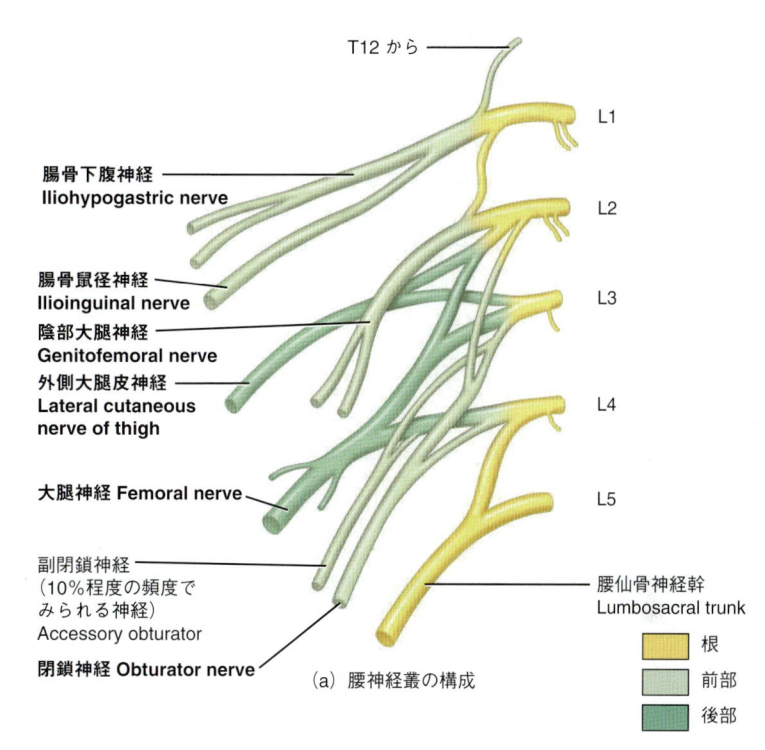

T12 から

腸骨下腹神経
Iliohypogastric nerve

腸骨鼠径神経
Ilioinguinal nerve

陰部大腿神経
Genitofemoral nerve

外側大腿皮神経
Lateral cutaneous
nerve of thigh

大腿神経 Femoral nerve

副閉鎖神経
（10％程度の頻度で
みられる神経）
Accessory obturator

閉鎖神経 Obturator nerve

L1
L2
L3
L4
L5

腰仙骨神経幹
Lumbosacral trunk

根
前部
後部

（a）腰神経叢の構成

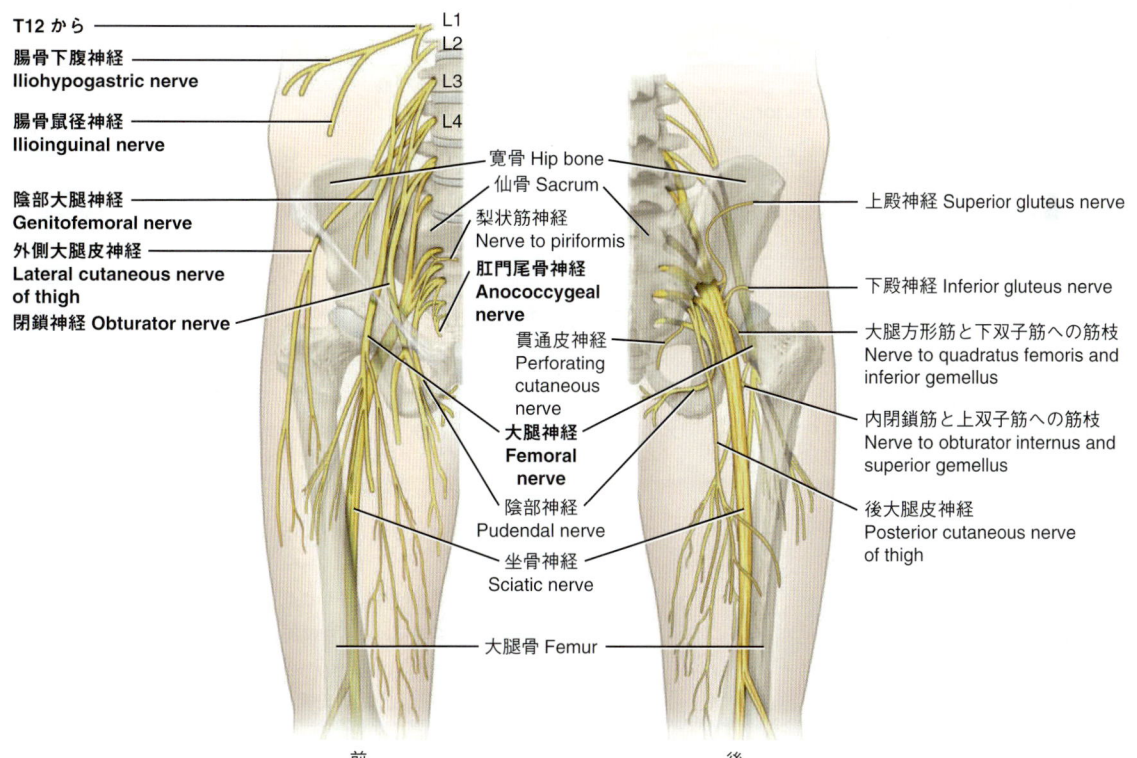

T12 から
腸骨下腹神経
Iliohypogastric nerve

腸骨鼠径神経
Ilioinguinal nerve

陰部大腿神経
Genitofemoral nerve
外側大腿皮神経
Lateral cutaneous nerve
of thigh
閉鎖神経 Obturator nerve

L1
L2
L3
L4

寛骨 Hip bone
仙骨 Sacrum
梨状筋神経
Nerve to piriformis
肛門尾骨神経
Anococcygeal
nerve

貫通皮神経
Perforating
cutaneous
nerve
大腿神経
Femoral
nerve
陰部神経
Pudendal nerve
坐骨神経
Sciatic nerve

大腿骨 Femur

上殿神経 Superior gluteus nerve

下殿神経 Inferior gluteus nerve

大腿方形筋と下双子筋への筋枝
Nerve to quadratus femoris and
inferior gemellus

内閉鎖筋と上双子筋への筋枝
Nerve to obturator internus and
superior gemellus

後大腿皮神経
Posterior cutaneous nerve
of thigh

前　　　　　　　　　　後

（b）腰神経叢と仙骨神経叢から起る神経の分布

Q 大腿神経が損傷された時の症状はなにか？

⚕ 臨床関連事項

坐骨神経損傷

　下肢痛を伴う腰痛は，坐骨神経の根部への圧迫や刺激によって起ることが多い．坐骨神経は身体の中で最も長い神経であるが，実質的には，脛骨神経と総腓骨神経という2つの神経が結合組織性の被膜によって1つに束ねられたものである．それらは通常膝窩付近で2つに分かれる．坐骨神経やその枝の損傷は，**坐骨神経痛 sciatica** の原因になる．坐骨神経痛は殿部から下腿の後面と外側面および足の外側面に広がる痛みである．椎間円板のヘルニア（脱出），股関節の脱臼，腰椎や仙骨の骨関節炎，妊娠中の子宮による圧迫，あるいは殿部への不適切な注射などが原因で坐骨神経損傷が起る．さらに，ポケットに入れた財布などなにか硬いものの上に長時間座ったりするようなことでも神経が圧迫され痛みが起ることがある．

　坐骨神経損傷 injury to the sciatic nerve の中で最もよく起るのが，坐骨神経の主枝である総腓骨神経損傷であり，腓骨の骨折や大腿や下肢に施されたギプスや副木による圧迫などが原因となる．総腓骨神経が傷害を受けると足が底屈した状態になり，背屈できなくなる．この状態は**下垂足 foot drop** とよばれる．また，足が内反した状態となり，**内反尖足 equinovarus** とよばれることもある．さらに，下腿から足背にかけての前外側面の感覚障害も起る．坐骨神経のもう一つの主枝である脛骨神経が損傷を受けると，足が背屈して外反した状態になり，**外反踵足 calcaneovalgus** とよばれる．足底の感覚の消失も起る．坐骨神経痛に対する治療は，先に述べた椎間円板ヘルニアに対する治療と同様であり，安静，鎮痛楽の投与，適切な運動，暖めることや冷やすこと，マッサージなどが主体となる．

神経	起始レベル	分布
上殿神経 Superior gluteal nerve（n.）	L4〜S1	小殿筋，中殿筋，大腿筋膜張筋
下殿神経 Inferior gluteal n.	L5〜S2	大殿筋
梨状筋神経 Nerve to piriformis	S1〜S2	梨状筋
大腿方形筋と下双子筋への筋枝 Nerve to quadratus femoris and inferior gemellus	L4〜S1	大腿方形筋，下双子筋
内閉鎖筋と上双子筋への筋枝 Nerve to obturator internus and superior gemellus	L5〜S2	内閉鎖筋，上双子筋
貫通皮神経 Perforating cutaneous n.	S2〜S3	殿部下内側面の皮膚
後大腿皮神経 Posterior cutaneous n. of thigh	S1〜S3	肛門部の皮膚，殿部の下外側面，大腿の上部後面，下腿後面上部，男性の陰嚢，女性の大陰唇
陰部神経 Pudendal n.	S2〜S4	会陰の筋；男性の陰茎と陰嚢の皮膚，女性の陰核，大小陰唇，腟
坐骨神経 Sciatic n.	L4〜S3	事実上2つの神経—脛骨神経と総腓骨神経—が共通の結合組織の鞘に包まれている．それらは通常膝付近で分かれる（各々の分布は以下に詳述）．大腿後面を下行するあいだに，大腿屈筋群と大内転筋に神経を送る．
脛骨神経 Tibial n.	L4〜S3	腓腹筋，足底筋，ヒラメ筋，膝窩筋，後脛骨筋，長指屈筋，長母指屈筋．足底で，内側足底神経と外側足底神経に分かれる．
内側足底神経 Medial plantar n.		母指外転筋，短指屈筋，短母指屈筋；足底の内側2/3の皮膚
外側足底神経 Lateral plantar n.		内側足底神経に支配されない足底の残りの筋；足底の外側1/3の皮膚
総腓骨神経 Common fibular n.	L4〜S2	浅および深腓骨神経に分かれる．
浅腓骨神経 Superficial fibular n.		長腓骨筋，短腓骨筋；下腿前面の下1/3と足背の皮膚
深腓骨神経 Deep fibular n.		前脛骨筋，長母指伸筋，第3腓骨筋，長指伸筋，短指伸筋；母指と第2指の隣り合う面の皮膚

図 13.11　前方からみた仙骨神経叢と尾骨神経叢.

仙骨神経叢から起る神経は，殿部，会陰部および下肢に分布する.

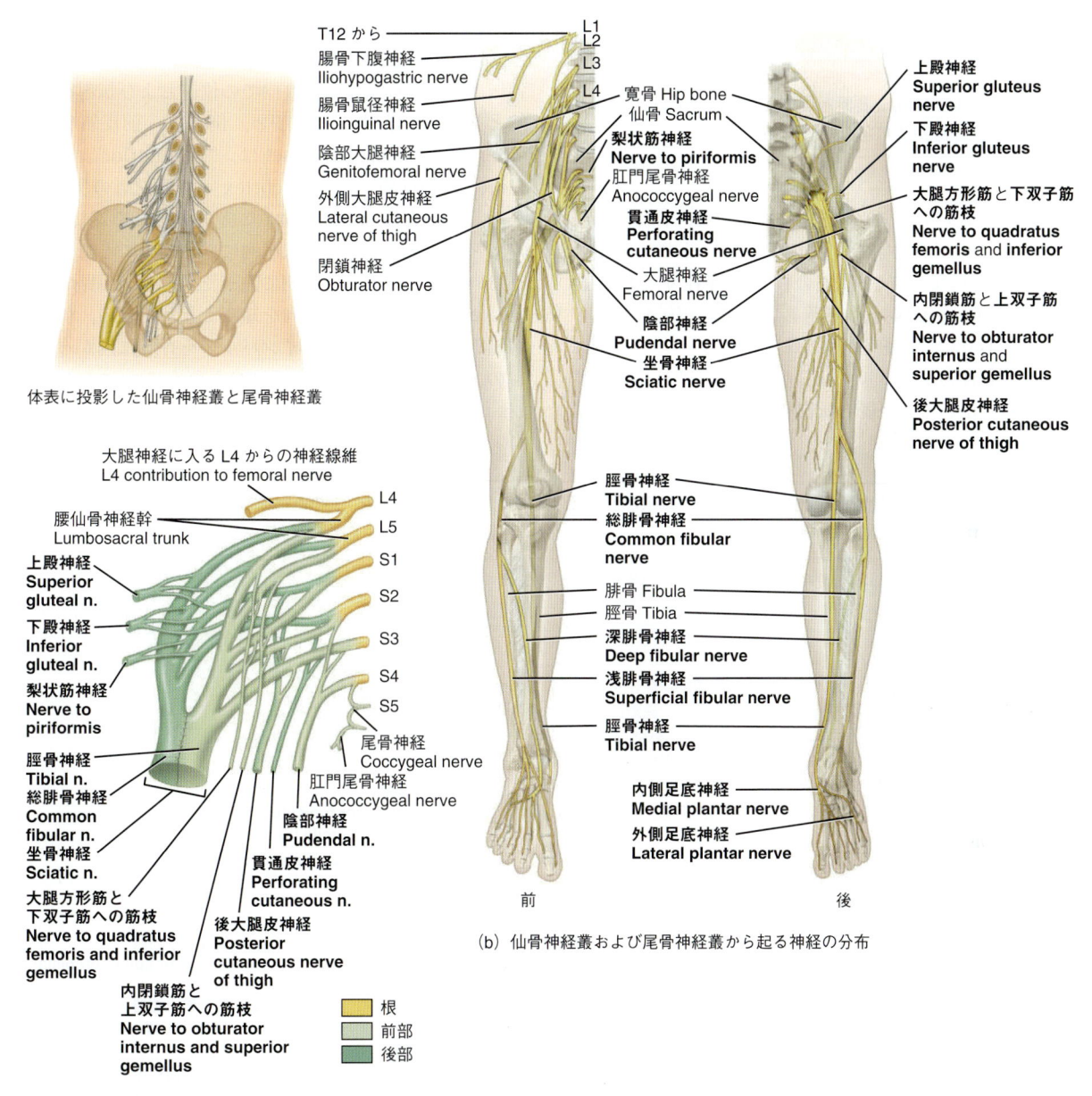

T12 から
腸骨下腹神経
Iliohypogastric nerve
腸骨鼠径神経
Ilioinguinal nerve
陰部大腿神経
Genitofemoral nerve
外側大腿皮神経
Lateral cutaneous
nerve of thigh
閉鎖神経
Obturator nerve

L1
L2
L3
L4

寛骨 Hip bone
仙骨 Sacrum
梨状筋神経
Nerve to piriformis
肛門尾骨神経
Anococcygeal nerve
貫通皮神経
Perforating
cutaneous nerve
大腿神経
Femoral nerve
陰部神経
Pudendal nerve
坐骨神経
Sciatic nerve

上殿神経
Superior gluteus
nerve
下殿神経
Inferior gluteus
nerve
大腿方形筋と下双子筋
への筋枝
Nerve to quadratus
femoris and inferior
gemellus
内閉鎖筋と上双子筋
への筋枝
Nerve to obturator
internus and
superior gemellus
後大腿皮神経
Posterior cutaneous
nerve of thigh

体表に投影した仙骨神経叢と尾骨神経叢

大腿神経に入る L4 からの神経線維
L4 contribution to femoral nerve

腰仙骨神経幹
Lumbosacral trunk

上殿神経
Superior
gluteal n.

下殿神経
Inferior
gluteal n.

梨状筋神経
Nerve to
piriformis

脛骨神経
Tibial n.
総腓骨神経
Common
fibular n.
坐骨神経
Sciatic n.

大腿方形筋と
下双子筋への筋枝
Nerve to quadratus
femoris and inferior
gemellus

内閉鎖筋と
上双子筋への筋枝
Nerve to obturator
internus and superior
gemellus

L4
L5
S1
S2
S3
S4
S5

尾骨神経
Coccygeal nerve
肛門尾骨神経
Anococcygeal nerve

陰部神経
Pudendal n.

貫通皮神経
Perforating
cutaneous n.

後大腿皮神経
Posterior
cutaneous nerve
of thigh

	根
	前部
	後部

（a）仙骨神経叢と尾骨神経叢の構成

脛骨神経
Tibial nerve
総腓骨神経
Common fibular
nerve
腓骨 Fibula
脛骨 Tibia
深腓骨神経
Deep fibular nerve
浅腓骨神経
Superficial fibular nerve
脛骨神経
Tibial nerve
内側足底神経
Medial plantar nerve
外側足底神経
Lateral plantar nerve

前　　　　　　　後

（b）仙骨神経叢および尾骨神経叢から起る神経の分布

Q 仙骨神経叢の根はなにか？

13.7 脊髄の生理学

目 標

- 脊髄の感覚性と運動性の主な伝導路の機能について述べる.
- 反射弓の機能的な構成要素と反射によってどのようにホメオスタシスが維持されるかを述べる.

からだのホメオスタシスを維持する上で,脊髄は神経インパルスの伝導および情報の統合という2つの重要な機能をもっている.脊髄の**白質に存在する伝導路** white matter tracts は,神経インパルスが伝わるハイウェイであり,ここを通って感覚性のインパルスは脳に向かい,運動性のインパルスは脳から骨格筋や他の効果器に向かって伝わる.脊髄の**灰白質** gray matter は入力する情報を受け取り,統合した結果を出力する場となっている.

感覚性伝導路と運動性伝導路

ホメオスタシスの維持のために脊髄が果す役割の一つは,伝導路を通じて神経インパルスを伝えることである.各伝導路の名称は脊髄白質内での位置および伝導路の起始と投射先を表すことが多い.例えば,前皮質脊髄路 anterior corticospinal tract は,"**前** anterior"索に存在し,**大脳皮質** cerebral cortex(大脳表層の灰白質)から起り,**脊髄** spinal cord に終止する伝導路である.軸索終末の領域が名称の末尾側にきていることに留意されたい.この命名法の規則に従った名称の伝導路であれば,伝えられる情報の方向を知ることができる.前皮質脊髄路は大脳からの神経インパルスを脊髄に向かって運ぶので運動性(下行性)伝導路ということになる.図13.12には,脊髄における感覚性と運動性の主な伝導

図 13.12 **主要な感覚性と運動性の伝導路を脊髄横断面で示す.** 一側に感覚性伝導路を,その反対側に運動性伝導路を示してあるが,すべての伝導路は両側に存在している.

> 伝導路の名称は,しばしば白質中での位置および起始部位と投射先を示す.伝導路の正確な位置や分布範囲は脊髄の高さによって異なっている.

脊髄および脊髄神経の機能

1. 脊髄の白質には感覚性あるいは運動性の神経伝導路が存在する.これらの伝導路は感覚性の神経インパルスが脳に向かって上行し,運動性の神経インパルスが脳から効果器へ向かって下行する"ハイウェイ"である.
2. 脊髄の灰白質は,興奮性シナプス後電位(EPSP)と抑制性シナプス後電位(IPSP)が統合(積算)される場である.
3. 脊髄神経とその枝によって中枢神経系は身体各部の感覚受容器,筋,腺につながっている.

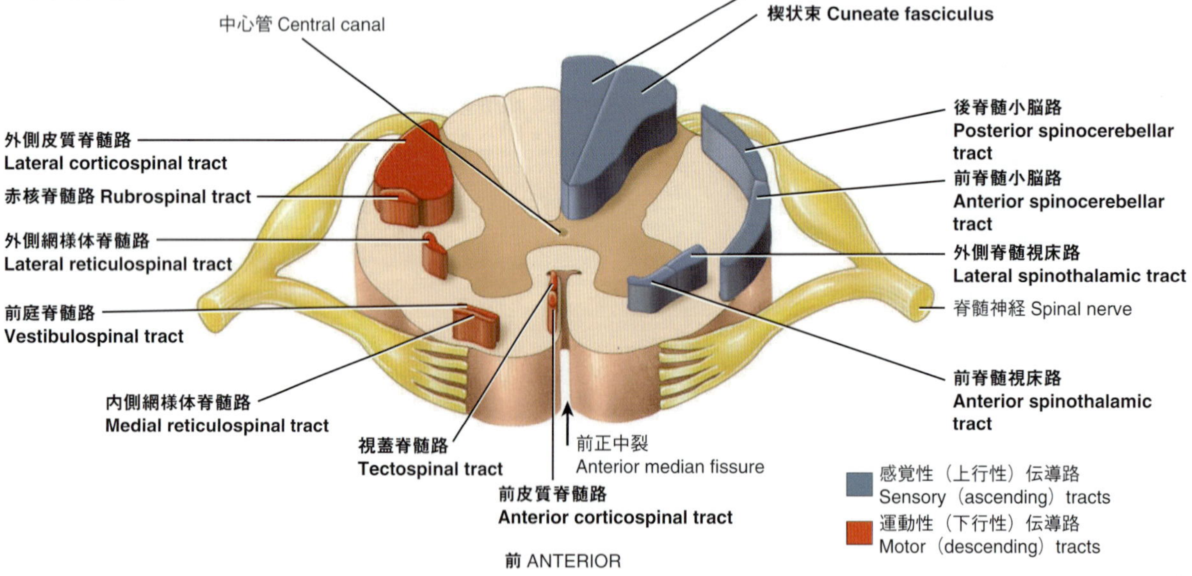

後索:
Posterior funiculus:
薄束 Gracile fasciculus
楔状束 Cuneate fasciculus

中心管 Central canal

外側皮質脊髄路
Lateral corticospinal tract

赤核脊髄路 Rubrospinal tract

外側網様体脊髄路
Lateral reticulospinal tract

前庭脊髄路
Vestibulospinal tract

内側網様体脊髄路
Medial reticulospinal tract

視蓋脊髄路
Tectospinal tract

前皮質脊髄路
Anterior corticospinal tract

前正中裂
Anterior median fissure

前 ANTERIOR

後脊髄小脳路
Posterior spinocerebellar tract

前脊髄小脳路
Anterior spinocerebellar tract

外側脊髄視床路
Lateral spinothalamic tract

脊髄神経 Spinal nerve

前脊髄視床路
Anterior spinothalamic tract

感覚性(上行性)伝導路
Sensory(ascending)tracts

運動性(下行性)伝導路
Motor(descending)tracts

Q 名称から考えて脊髄視床路の起始部位と終止部位を答えなさい.この伝導路は感覚性か運動性か?

路を示してある．これらの伝導路についての詳しい説明は 16 章にあり，<u>表 16.3</u> と<u>表 16.4</u> に要約されている．

感覚受容器からの神経インパルスは，脊髄の各側に存在する 2 つの経路，すなわち脊髄視床路と後索（後索路）を上行して脳に達する．**脊髄視床路 spinothalamic tracts** は，痛覚，温冷覚，かゆみ，くすぐったさ，そして粗大な（識別性のない）触圧覚を伝える．**左右の後索 posterior funiculi** は**薄束 gracile fasciculus** と**楔状束 cuneate fasciculus** からなり，固有感覚（意識される筋，腱，関節の位置と運動の感覚），精細な触圧覚（識別性のある触覚・圧覚）や立体感覚，および振動覚を伝えている．

感覚系によって，からだの外と内の状態についての情報が中枢神経系につねにもたらされている．感覚情報は脊髄や脳の介在ニューロン系によって統合処理され，それらに対する反応は運動系によって引き起こされる（筋の収縮や腺の分泌活動）．大脳皮質は精密で随意的な筋の運動のコントロールにおいて主要な役割を果している．脳のその他の部分は歩く時の腕の振りといった自動化された動きを制御するための統合機能を担当している．骨格筋に対する神経インパルスは，2 種類の経路，すなわち直接経路と間接経路を通って下行する．**直接運動路 direct motor pathways** は**錐体路 pyramidal pathway** ともよばれ，**外側皮質脊髄路 lateral corticospinal tract**，**前皮質脊髄路 anterior corticospinal tract** および**皮質延髄路 corticobulbar tract** が含まれる．これらの経路は大脳皮質から発せられる精密で**随意的 voluntary** な骨格筋の収縮を起す神経インパルスを伝えている．**間接運動路 indirect motor pathways** は**錐体外路 extrapyramidal pathway** ともよばれ，**赤核脊髄路 rubrospinal tract**，**視蓋脊髄路 tectospinal tract**，**前庭脊髄路 vestibulospinal tract** および**内側・外側網様体脊髄路 medial and lateral reticulospinal tract** などからなる．これらの経路は脳幹から発せられる“**自動的な運動 automatic movements**”を起す神経インパルスを運んでおり，視覚刺激とからだの動きを協調させることに役立っている．さらに，筋緊張の維持，姿勢を保つ筋の収縮の維持，頭部の動きに対応して筋の緊張を調節することによって平衡を保つなどの働きをしている．

反射と反射弓

ホメオスタシスの維持のために脊髄が果すもう一つの役割は，反射の統合中枢として働くことである．**反射 reflex** は，特定の刺激に対して起る急速で不随意的・無意識的な一連の動きである．先天的な反射，例えば，熱いものにさわった時に，熱いと感ずる前に手を素早く引っ込めるような反射と，後天的に学習によって獲得される反射がある．後天的なものとしては，車の運転法を学ぶあいだに多くの反射を獲得することなどが挙げられる．緊急時にブレーキを踏むなどがその一例である．反射のための統合が脊髄の灰白質で起る時，その反射を**脊髄反射 spinal reflex** とよぶ．それに対し，反射の統合が脳幹で起る時は，**脳反射 cranial reflex** とよぶ．その例としては，文章を読む時の眼の追従の動きが挙げられる．骨格筋が収縮する**体性反射 somatic reflexes** については，反射が起っていることがよく意識される．しかし，あまり意識されることはないが，同じように重要な**自律神経（内臓）反射 autonomic (visceral) reflexes** もある．自律神経系の反射は平滑筋，心筋，腺の反応を引き起す．15 章で述べるように，心臓の拍動数，消化，排尿，排便などの内臓機能は，反射による自律神経系の制御を受けている．

神経インパルスは情報の種類，起始，目的地によってそれぞれ特異的な経路を通って中枢神経系に入り，伝播され，中枢神経系から出ていく．反射を引き起す神経インパルスの流れる経路のことを**反射弓 reflex arc**（**反射回路 reflex circuit**）とよぶ．反射弓は以下の 5 つの構成要素からなっている（<u>図 13.13</u>）：

❶ **感覚受容器 sensory receptor**．感覚ニューロンの末梢端（樹状突起）や神経末端に付随する特殊な構造が感覚受容器として機能する．それらは特定の**刺激 stimulus**（内外の環境の変化）に対して，起動（または受容器）電位とよばれる刺激の強さに応じた漸増電位（段階的電位）変化（16.1 節で述べる）を生じる．起動電位が脱分極の閾値レベルに達すると，感覚ニューロンに神経インパルスが発生する．

❷ **感覚ニューロン sensory neuron**．神経インパルスは感覚ニューロンの神経突起を通って伝わり，脊髄や脳幹の灰白質内にある軸索終末に達する．ここから情報は脳にも伝えられ，反射が起ったことが意識に昇る．

❸ **統合中枢 integrating center**．中枢神経系内の 1 つないし複数の領域が統合中枢として働く．最も単純なタイプの反射では，感覚ニューロンと運動ニューロンとのあいだの単一のシナプスが統合中枢として働く．このような中枢神経系内で一つのシナプスで構成されている反射経路のことを**単シナプス反射弓 monosynaptic reflex arc**（mono- = 1 つ）とよぶ．しかし多くの場合，統合中枢は 1 つないし複数の介在ニューロンによって構成される．介在ニューロンは運動ニューロンにも他の介在ニューロンにもインパルスを伝える．**多シナプス反射弓 polysynaptic reflex arc**（poly- = 多数）には，3 種類以上のニューロンと中枢神経系内の 2 つ以上のシナプスが関与する．

❹ **運動ニューロン motor neuron**．統合中枢の活動が

図13.13 反射弓の一般的な構成要素. 矢印は, 神経インパルスの伝導方向を示す.

> 反射とは, 環境の変化に対応して起る急速で予測可能な一連の不随意的な反応である.

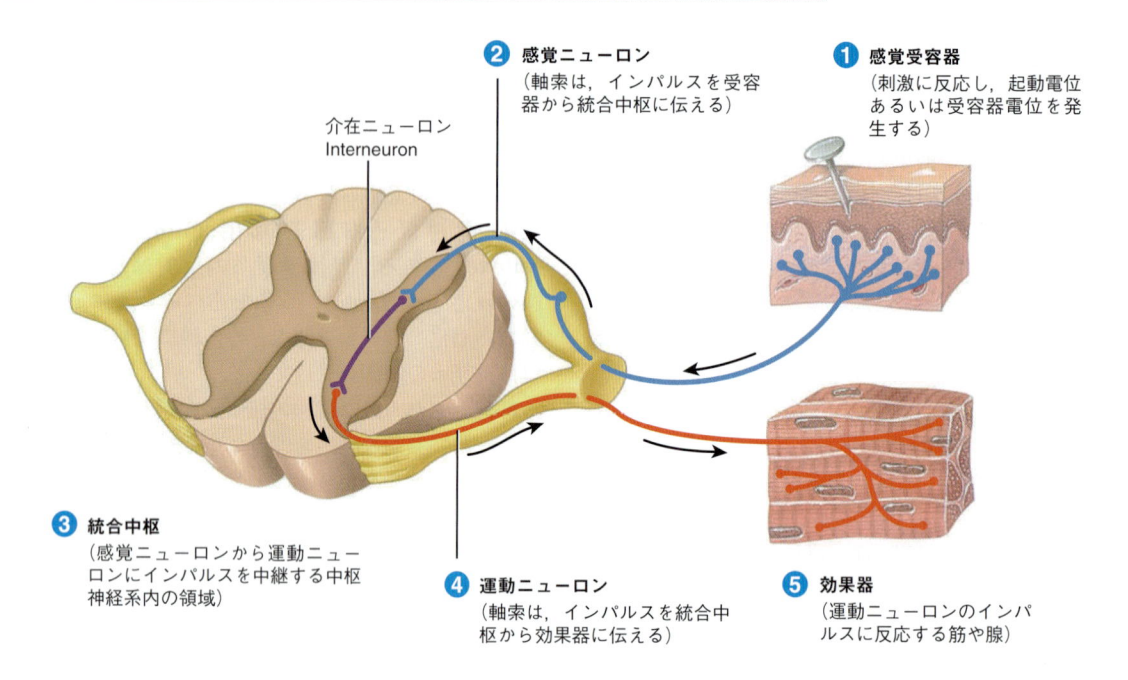

❷ **感覚ニューロン**
（軸索は, インパルスを受容器から統合中枢に伝える）

❶ **感覚受容器**
（刺激に反応し, 起動電位あるいは受容器電位を発生する）

介在ニューロン
Interneuron

❸ **統合中枢**
（感覚ニューロンから運動ニューロンにインパルスを中継する中枢神経系内の領域）

❹ **運動ニューロン**
（軸索は, インパルスを統合中枢から効果器に伝える）

❺ **効果器**
（運動ニューロンのインパルスに反応する筋や腺）

Q 感覚ニューロンに神経インパルスを発生させるものはなにか. 反射の統合中枢は神経系のどの部分に存在するか？

引き金になって発生するインパルスは, 運動ニューロンを通って中枢神経系外へ運ばれ, 反応を起す身体部位へ伝わる.

❺ **効果器 effector**. 運動ニューロンのインパルスに反応する筋や腺などの身体部位が効果器であり, その作用を反射とよぶ. 効果器が骨格筋である場合を**体性反射 somatic reflex** とよび, 平滑筋, 心筋, 腺である場合を**自律神経（内臓）反射 autonomic (visceral) reflex** とよぶ.

反射は定型的で予測可能であり, 神経系の機能の健全性について多くの情報をもたらすため, 疾患の診断にきわめて有用である. 反射弓のどこかで障害が生じると, 反射が起らなくなったり異常になったりする. 例えば, 膝蓋靱帯を軽くたたくと, 通常, 膝の反射性伸展が起る. もしこの反射が起らない時には, 感覚ニューロンや運動ニューロンの障害または腰髄領域の脊髄損傷の可能性が考えられる. からだの表面を軽くたたいたり, こすったりすることによって, たいていの体性反射は容易に調べることができる.

次に, 4種類の重要な体性反射, すなわち伸張反射, 自原抑制（ゴルジ腱器官の反射）, 屈筋（逃避）反射, そして交叉性伸展反射について詳しくみていくことにす

る.

伸張反射　**伸張反射 stretch reflex** は, 筋が伸ばされたことに反応して, その筋（効果器）を収縮させる反射のことで, 単シナプス反射弓を介して起る. この反射は, 中枢神経系内で運動ニューロンと単一のシナプスで直接連絡している1個の感覚ニューロンが活動することで引き起される. 伸張反射は肘, 手首, 膝, 足関節などで, 筋についている腱を軽くたたくことで引き起すことができる. 一つの例は膝蓋腱反射で, これは本章後半の"臨床関連事項：反射と神経学的診断"で詳しく説明されている.

伸張反射は以下のような過程で起る（図13.14）：

❶ 筋がわずかに伸ばされると, 筋内の感覚受容器である**筋紡錘 muscle spindles**（図16.4 に詳しく示されている）が刺激される. 筋紡錘は筋の長さの変化をモニターしている.

❷ 筋が伸ばされたことに反応して, 筋紡錘から神経インパルスが発せられ, 体性感覚ニューロンを伝わり後根から脊髄に入る.

❸ 脊髄（統合中枢）では, 感覚ニューロンの軸索終末は, 前角の運動ニューロンに興奮性のシナプス結合を形

図 **13.14** **伸張反射.** この単シナプス反射の反射弓は，中枢神経系内で，感覚ニューロンと運動ニューロンのあいだにシナプスを一つだけ有する．拮抗筋に対する多シナプス性反射弓は，中枢内でシナプス結合を 2 つつくる．これにかかわる 1 個の介在ニューロンが図に示してある．（＋）は興奮性，（－）は抑制性のシナプスを示す．

> 伸張反射は，引き伸ばされた筋の収縮を起す．

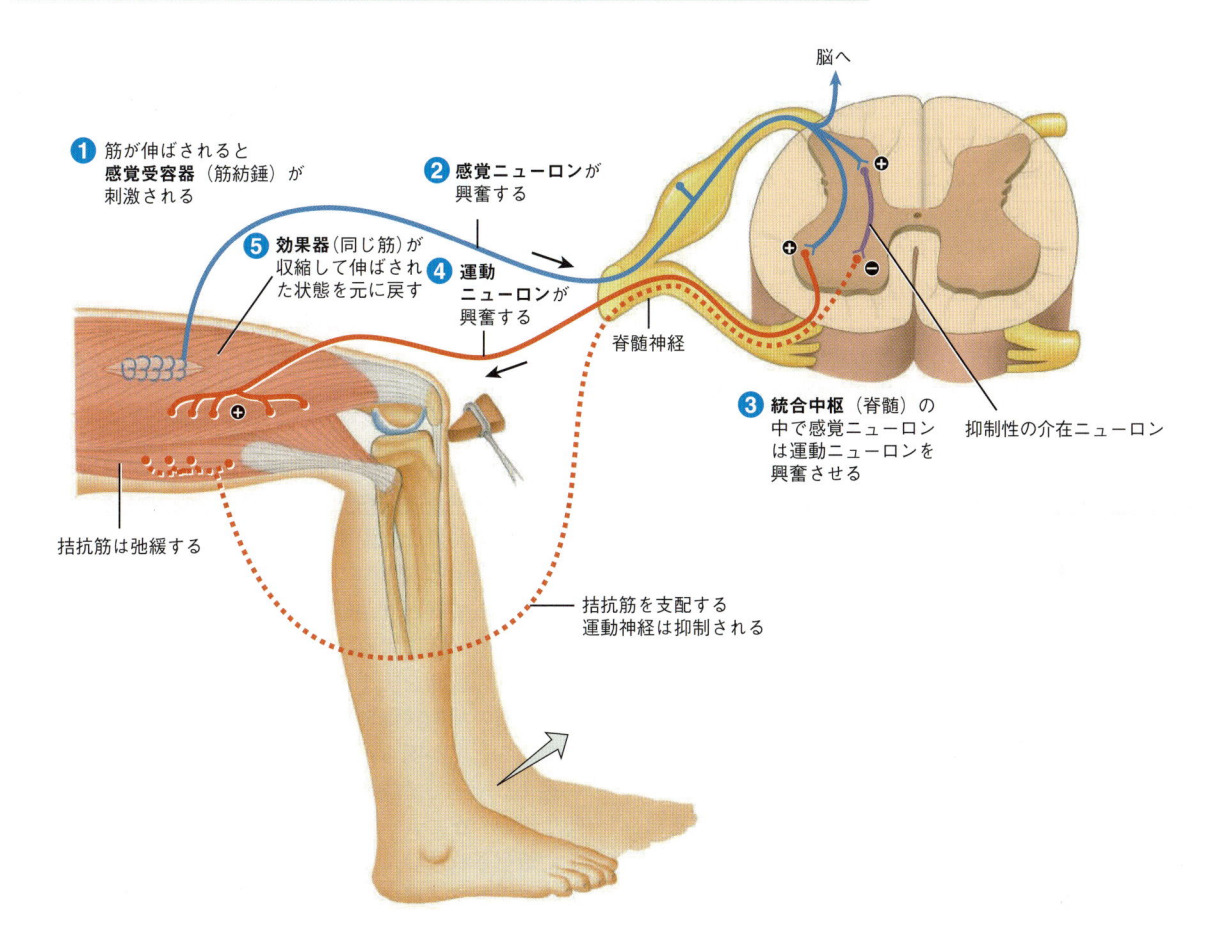

1 筋が伸ばされると感覚受容器（筋紡錘）が刺激される

2 感覚ニューロンが興奮する

5 効果器（同じ筋）が収縮して伸ばされた状態を元に戻す

4 運動ニューロンが興奮する

脳へ

脊髄神経

3 統合中枢（脊髄）の中で感覚ニューロンは運動ニューロンを興奮させる

抑制性の介在ニューロン

拮抗筋は弛緩する

拮抗筋を支配する運動神経は抑制される

Q どうしてこの反射は同側性とされるか？

成しており，これを介して運動ニューロンの膜電位を上昇させる．

4 興奮性の刺激が十分強いと運動ニューロンの膜電位が閾値に達し，神経インパルスが発生する．インパルスは運動ニューロンの軸索を伝わり，前根から出たのち末梢神経を通って伸ばされた筋に達する．運動ニューロンの軸索終末は，伸ばされた骨格筋の筋線維と神経筋接合部 neuromuscular junctions（NMJ）を形成している．

5 神経インパルスによって NMJ で放出されたアセチルコリンが，効果器である伸ばされた筋の筋線維に活動電位を発生させ収縮させる．このように，筋の受動的な伸張に続いて筋の収縮が起り，筋は元の長さに戻ることになる．

この反射の場合，感覚ニューロンのインパルスは後根から脊髄に入り，運動ニューロンのインパルスは同じ側の前根を通って脊髄から出ていくことになる．このような位置関係の場合を**同側性反射 ipsilateral reflex**（ipsilateral ＝同側）とよぶ．単シナプス反射はすべて同側性である．

脊髄の前角には，骨格筋の典型的な筋線維を支配する太い軸索をもった大きい運動ニューロンに加えて，筋紡錘内の特殊化した細い筋線維を支配する細い軸索をもった小さな運動ニューロンが存在している．この小さな運動ニューロンに対して，脳から下行路が達しており，これによって筋紡錘の感度が調節されている．この調節によって，随意的あるいは反射的な運動に際して，大きく変る筋の長さに関する情報伝達が適切に行われるように

なっている．また，脳は筋紡錘の感度を調節することによって，非活動時の筋の持続的なわずかな収縮である**筋緊張 muscle tone** の全体のレベルを決めている．伸張反射は筋が伸ばされることが刺激となる反射であり，外力による過伸張によって筋が損傷を受けるのを防ぐ働きがある．

伸張反射弓そのものは単シナプス性であるが（2つのニューロンと1つのシナプスだけが関与している），拮抗筋を抑制する多シナプス性の反射経路も同時に働いている．この経路は3つのニューロンと2つのシナプスを介する．まず，筋紡錘からの感覚ニューロンの軸索側枝が，統合中枢で抑制性の介在ニューロンにもシナプスをつくっている．次に，この介在ニューロンは拮抗筋を支配している運動ニューロンにシナプスをつくり，その活動を抑制する（図 13.14）．この結果，伸張反射によって筋が収縮する時には，その収縮に対抗する拮抗筋は弛緩することになる．このように，ある筋の収縮とその拮抗筋の弛緩とを同時に起すような神経回路のことを**相反神経支配 reciprocal innervation** とよぶ．相反神経支配は拮抗筋同士の競合を防ぎ，身体の動きを協調させる上できわめて重要な役割を果している．

筋紡錘からの感覚ニューロンの軸索側枝は，特異的な上行路を通って脳にも神経インパルスを伝えている．これによって，脳は筋の伸張や収縮の度合いに関する情報を得て，筋の動きや姿勢の制御を行うことができる．また，上行してくる神経インパルスによって，脳は反射が起ったことを意識することもできる．

伸張反射は姿勢の維持にもかかわっている．例えば，立っている人が前方に傾いた時，腓腹筋や他の下腿後面の筋が引き伸ばされる．すると，それらの筋で伸張反射が起り，筋が収縮して身体を再び直立した姿勢に立て直す．同じような反射は身体が後方に傾いた時の下腿前面の筋でも起る．

自原抑制（ゴルジ腱器官の反射）　伸張反射が筋を収縮させることにより"筋の**長さ** length"を調節するフィードバック機構として働くのに対して，**自原抑制（ゴルジ腱器官の反射）tendon reflex** は，腱が張力によって破断する前に，筋を弛緩させて"**張力** tension"を減じるフィードバック機構として働く．自原抑制は伸張反射ほど敏感ではないが，筋にかかる張力が強い時には伸張反射に打ち勝つ．そのため，例えば，非常に重い物をもった時，それを落としてしまうということが起きる．自原抑制も伸張反射と同じく同側性反射である．この反射の感覚受容器は，**腱器官 tendon organs（ゴルジ腱器官 Golgi tendon organs；詳細は図 16.4）**とよばれ，筋線維との移行部近くの腱の中に存在している．筋紡錘が筋の長さの変化に対して感受性があるのに対し，ゴル

ジ腱器官は筋の受動的な伸張や筋自身の収縮によって生じる張力を検出している．

自原抑制は以下のような過程で起る（図 13.15）：

❶ 腱にかかる張力が大きくなるとゴルジ腱器官（感覚受容器）が刺激される（閾値まで脱分極する）．

❷ 神経インパルスが生じ，感覚ニューロンを介して脊髄に達する．

❸ 脊髄（統合中枢）では，感覚ニューロンの軸索終末は，運動ニューロンの活動を抑制する介在ニューロンの活動を高める．

❹ 介在ニューロンからの抑制性神経伝達物質によって，運動ニューロンの過分極が起り，活動が抑制され，活動電位の発生が少なくなる．

❺ その腱がついている筋が緩み，腱にかかっていた張力が小さくなる．

このように，ゴルジ腱器官にかかる張力が増すと，抑制性のインパルスが増加して，過大な張力が発生している筋（効果器）を支配する運動ニューロンの活動が抑制され，筋が弛緩する．このような反射によって，過剰な張力によって腱と筋が破断することが防がれている（訳注：近年の研究によれば，ゴルジ腱器官は，過大な張力による筋の破断を防ぐだけでなく，つねに筋の張力を検知し，筋の活動状況に関する情報を中枢に伝える働きをしていることが明らかになっている）．

図 13.15 で，腱器官からの感覚ニューロンの終末が，興奮性の介在ニューロンにもシナプスをつくっていることに留意されたい．この興奮性の介在ニューロンは，拮抗筋を支配する運動ニューロンにシナプスをつくってその活動を高める．すなわち，自原抑制によって筋の弛緩が起きている時，その拮抗筋は収縮していることになる．これは相反神経支配のもう一つの例である．感覚ニューロンの軸索側枝は脳へも神経インパルスを送っており，全身の筋にかかる張力の情報が脳に達することになる．

屈曲反射と交叉性伸展反射　多シナプス反射のもう一つの例は，画びょうを踏んだ時にみられるような反射である．画びょうによる痛み刺激に反応して，足は即座に引っ込められる．このような反射は**屈曲反射 flexor reflex**（訳注：屈筋反射ともよばれる）あるいは**逃避反射 withdrawal reflex** とよばれ，以下のような過程で起る（図 13.16）：

❶ 画びょうを踏みつけると，痛みを感じる感覚ニューロンの樹状突起（感覚受容器）が刺激される．

❷ この感覚ニューロンに神経インパルスが発生し，脊髄へ伝わる．

図 13.15 **自原抑制（ゴルジ腱器官の反射）.** この反射弓は，多シナプス性で，中枢内で2つ以上のシナプスをもち，全経路で3つ以上のニューロンが関与する．感覚ニューロンは2つの介在ニューロンにシナプスをつくる．抑制性の介在ニューロンは，腱器官からのシグナルを発した（張力が過大になっている）筋を弛緩させ，興奮性の介在ニューロンは，拮抗筋を収縮させる．（＋）は興奮性，（－）は抑制性のシナプスを示す．

> 自原抑制（ゴルジ腱器官の反射）は，刺激された腱器官につながる筋を弛緩させる．

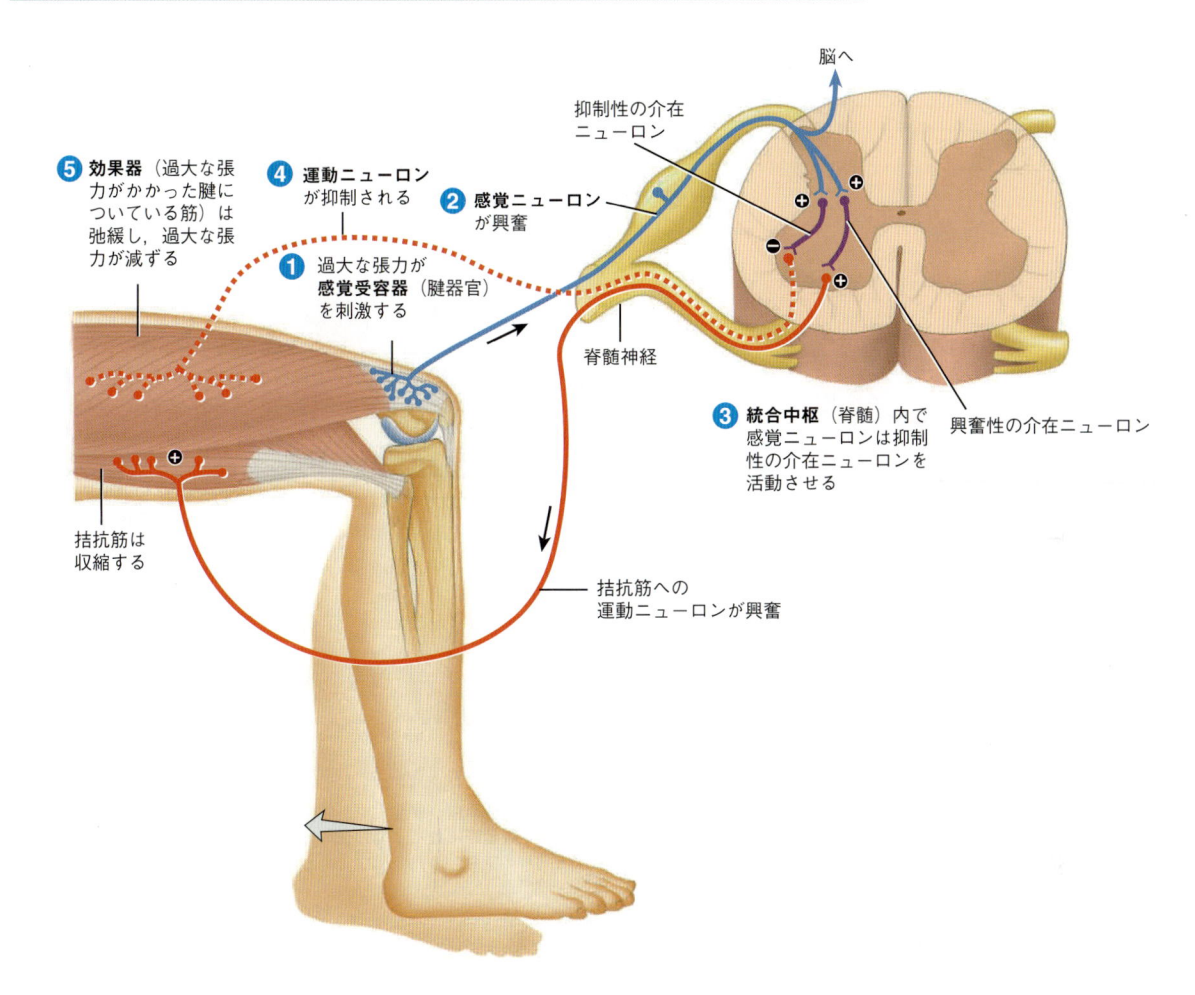

⑤ 効果器（過大な張力がかかった腱についている筋）は弛緩し，過大な張力が減ずる

④ 運動ニューロンが抑制される

② 感覚ニューロンが興奮

① 過大な張力が感覚受容器（腱器官）を刺激する

脳へ

抑制性の介在ニューロン

脊髄神経

③ 統合中枢（脊髄）内で感覚ニューロンは抑制性の介在ニューロンを活動させる

興奮性の介在ニューロン

拮抗筋は収縮する

拮抗筋への運動ニューロンが興奮

Q 相反神経支配とはなにか？

③ 脊髄（統合中枢）では，感覚ニューロンが介在ニューロンを興奮させる．この介在ニューロンは脊髄の数髄節にわたって軸索を出している．

④ 脊髄の数髄節にわたって，介在ニューロンが屈筋を支配する運動ニューロンを活動させる．この結果，運動ニューロンに神経インパルスが発生し，軸索終末に向かって伝わる．

⑤ 運動ニューロンの神経終末から放出されたアセチルコリンが，大腿の屈筋（効果器）を収縮させ，下肢は引っ込められる．屈筋が収縮することによって，身体を傷害するような刺激から下肢を遠ざけることができるので，このような反射は防御的反射という

ことができる．

　屈曲反射は伸張反射と同様に同側性で，入出力を担うインパルスはいずれも脊髄の同じ側を伝わる．また，屈曲反射は多シナプス性の反射に分類される．痛み刺激に反応して上肢や下肢全体を動かす時には，複数の筋群が同時に収縮しなければならない．したがって，多くの運動ニューロンが多くの四肢筋に同時に神経インパルスを送る必要がある．一つの感覚ニューロンのインパルスが，脊髄内で上下に広がり，数分節にわたって介在ニューロンを活動させるので，このような反射経路は，**髄節間反射弓 intersegmental reflex arc**（inter- ＝〜間）とよ

図13.16 屈曲反射（逃避反射）. （＋）は興奮性のシナプスを示す.

> 屈曲反射は，痛刺激に反応して，からだの部分を刺激源から遠ざけるような動きを起す.

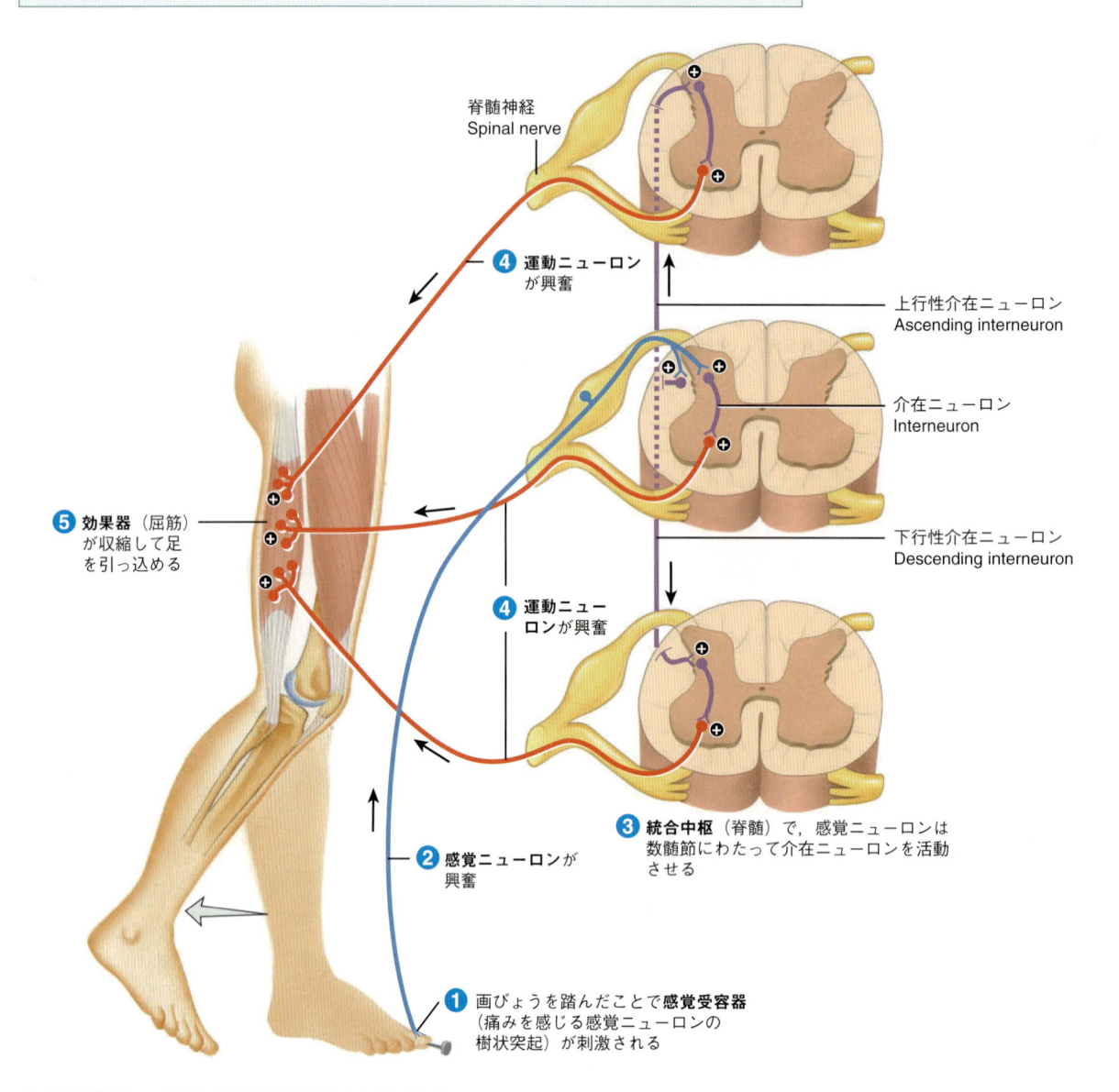

脊髄神経
Spinal nerve

④ 運動ニューロン
が興奮

上行性介在ニューロン
Ascending interneuron

介在ニューロン
Interneuron

下行性介在ニューロン
Descending interneuron

⑤ 効果器（屈筋）
が収縮して足
を引っ込める

④ 運動ニュー
ロンが興奮

③ 統合中枢（脊髄）で，感覚ニューロンは
数髄節にわたって介在ニューロンを活動
させる

② 感覚ニューロンが
興奮

① 画びょうを踏んだことで**感覚受容器**
（痛みを感じる感覚ニューロンの
樹状突起）が刺激される

Q 屈曲反射は，どうして髄節間反射とされるのか？

ばれる．髄節間反射弓によって，１つの感覚ニューロン
で，多くの運動ニューロンの活動が引き起され，複数の
効果器を刺激することができる．これに対し，単シナプ
ス性の伸張反射では，一つの髄節の運動ニューロンに
よって支配される筋の収縮が起るだけである．

　画びょうを踏んだ時には，同時に別の反射も起ってい
る．一方の足が引っ込められて身体の重心が他方の足に
移るためにバランスが崩れかかる．この時，バランスを
回復させるために**交叉性伸展反射 crossed extensor**

reflex が起る．これは以下の過程で起る（図 13.17）:

① 右足で画びょうを踏むと，この足の痛覚感受性の感
覚ニューロンが刺激される．

② この感覚ニューロンに神経インパルスが発生し，脊
髄へ伝わる．

③ 脊髄（統合中枢）では，感覚ニューロンは複数の介
在ニューロンを興奮させる．これらの介在ニューロ
ンは数髄節にわたる脊髄の左側の運動ニューロンに

図13.17 **交叉性伸展反射.** 交叉性伸展反射弓と比較ができるように，屈曲反射弓を左側に示してある．（＋）は興奮性のシナプスを示す．

交叉性伸展反射によって，痛み刺激を受けた側の反対側の関節が伸展される．

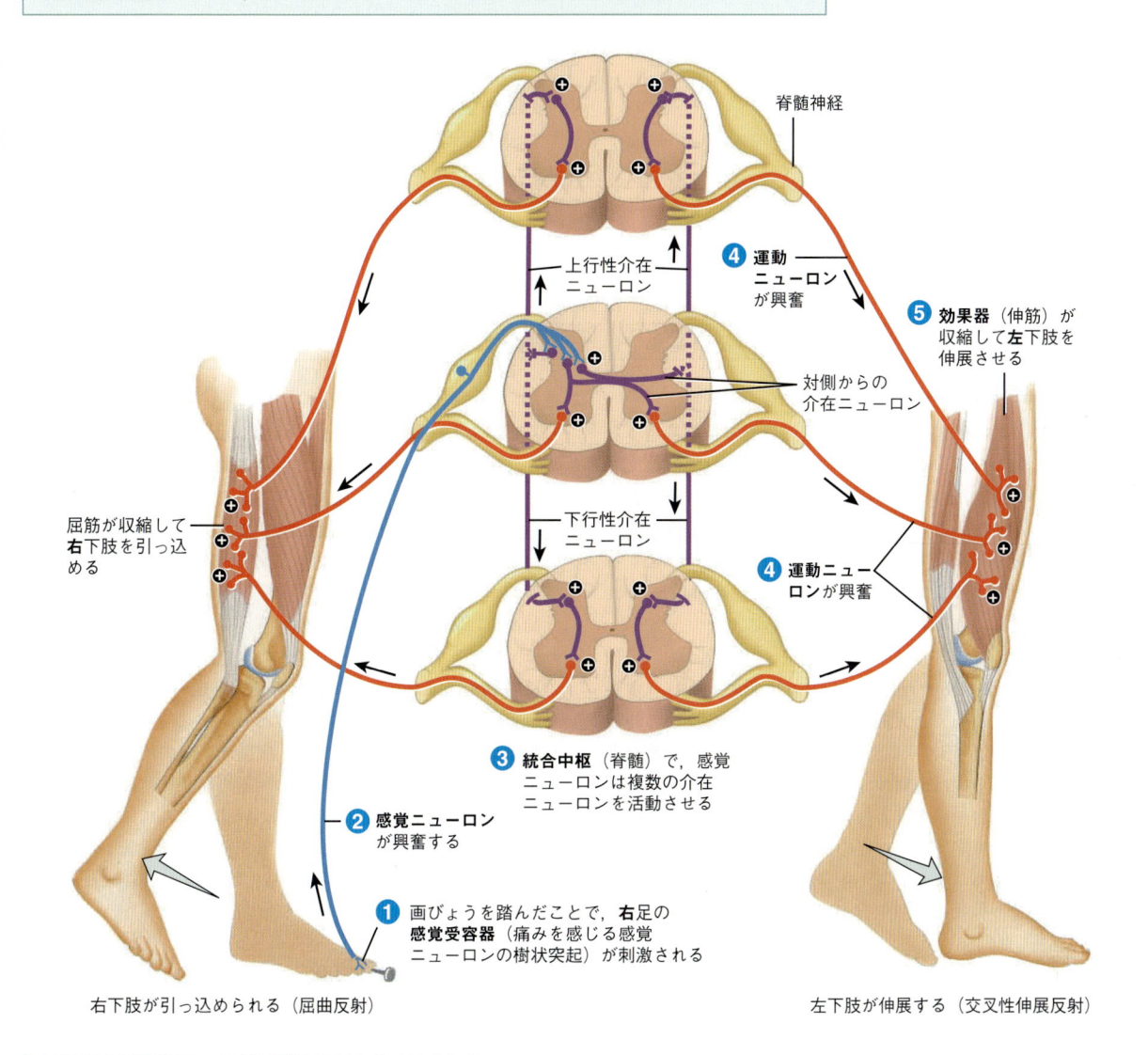

右下肢が引っ込められる（屈曲反射）　　　　　　　　　左下肢が伸展する（交叉性伸展反射）

Q 交叉性伸展反射は，なぜ対側性反射とされるのか？

シナプスをつくる．したがって，入ってきた痛覚のシグナルは入ってきたレベルと上下数髄節のレベルで反対側に交差する．

❹ 介在ニューロンは数髄節にわたり伸筋を支配する運動ニューロンを興奮させる．この結果，運動ニューロンの神経インパルスの発火頻度が増え，それらは軸索終末に向かって伝わっていく．

❺ 運動ニューロンの神経終末から放出されたアセチルコリンが，画びょうを踏んでいない左の大腿の伸筋（効果器）を収縮させ，左の下肢を伸展させる．このようにして，左の下肢だけで全体重を支えること

ができるようになる．同じような反射は左下肢や上肢への痛み刺激でも起る．

同側性反射である屈曲反射とは違って，交叉性伸展反射は**対側性反射弓** contralateral reflex arc（contralateral ＝反対側）を介して起る．すなわち，感覚性のインパルスが入る側の反対側から運動性のインパルスが出る．交叉性伸展反射によって，痛み刺激を受けた側の下肢の屈曲と同期して，反対側の下肢の伸展が起るようになる．また，相反神経支配も屈曲反射と交叉性伸展反射に付随して起るため，痛み刺激を受けた下肢の

屈筋が収縮する時，その伸筋は弛緩している．もし，両方の筋群が同じように収縮すると，骨は相反する方向に引かれ，下肢は動かなくなってしまう．しかし，片方の筋群が収縮する時，相反神経支配によって拮抗筋群は弛緩するしくみになっている．

チェックポイント

12. 脊髄の感覚性（上行性）伝導路および運動性（下行性）伝導路にはどのようなものがあるか．

13. 体性反射と自律神経反射に共通な点と異なる点はどのようなことか．

14. 伸張反射，自原抑制，屈曲反射および交叉性伸展反射の起る機序と機能について述べよ．

15. 反射弓に関して，以下の用語はどのようなことを意味するのか説明しなさい．単シナプス性，同側性，多シナプス性，髄節間，対側性，相反神経支配．

$ 臨床関連事項

反射と神経学的診断

反射は神経系の障害の診断や損傷を受けた部位を特定するためによく使われる．ある反射が消失，あるいは異常な反射が起るようになった時，その反射にかかわる神経経路のどこかに異常が起っていると考えることができる．骨格筋が関与する体性反射の多くは，身体の表面を軽くたたいたり，こすったりすることによって調べることができる．臨床的にとくに重要な反射としては以下のようなものがある：

- **膝蓋腱反射 patellar reflex**（あるいは knee jerk）．膝蓋靱帯（腱）をたたくと大腿四頭筋が収縮し，膝関節の伸展が起る反射（図 13.14 参照）．この反射は大腿四頭筋を支配する感覚あるいは運動ニューロンの経路や第 2〜4 腰髄に存在する統合中枢の障害によって起きなくなる．糖尿病や神経梅毒の患者では，神経の変性によってこの反射がしばしば消失する．また，脳から脊髄に下行する運動性下行路に疾患や外傷によって障害が起るとこの反射が異常に亢進する．

- **アキレス腱反射 Achilles reflex**（あるいは ankle jerk）．アキレス腱（踵骨腱）をたたくと下腿三頭筋（ヒラメ筋と内側および外側腓腹筋）の収縮が起り，足関節が底屈する反射．この反射の消失は下腿後面の筋群を支配する末梢神経または統合中枢である腰仙髄部の障害によって起る．消失が認められる疾患としては，慢性の糖尿病，神経梅毒，慢性アルコール中毒，クモ膜下出血などがある．また，反射の亢進は頸髄領域における圧迫や第 1 ないし第 2 仙髄節に至る運動性下行路の障害によって起る．

- **バビンスキー徴候 Babinski sign**．足底の外側縁をこすると，母指の背屈が起る反射．さらに他の指が扇状に開くことを伴う場合もある．生後 1 年半までの乳幼児では，皮質脊髄路の髄鞘形成が不完全であるため，このような反射が起ることが正常である．しかし，生後 1 年半以降でこの反射が出る場合は異常であり，皮質脊髄路の障害，多くは脊髄高位における障害の可能性を考える．生後 1 年半以降では，足底への刺激によってすべての指が屈曲する**足底屈曲反射 plantar flexion reflex** あるいは**逆バビンスキー徴候 negative Babinski sign** が正常の反射になる．

- **腹壁反射 abdominal reflex**．腹壁の一側の皮膚をこすると腹壁筋が収縮する反射．この反射の結果，臍が刺激を受けた側に変位する．皮質脊髄路の障害によってこの反射が起らなくなる．腹壁筋を支配する末梢神経の障害や統合中枢のある胸髄領域の障害によっても反射がみられなくなる．

自律神経系の反射の多くは，内臓の受容器がからだの深部にあって刺激しにくいことから，あまり実用的な検査とはならない．ただし，その例外の一つは瞳孔の対光反射で，一方の眼に光をあてると両眼の瞳孔径が小さくなるという反射である．この反射の反射弓は中脳領域に含まれるので，**正常の瞳孔対光反射が欠失 absence of a normal pupillary light reflex** した時は，その付近の脳が損傷を受けた可能性を考える．

疾患：ホメオスタシスの失調

　脊髄はさまざまな原因で損傷を受ける．その結果，ほとんどなんの問題も起きないか一時的な障害で済むこともあれば，重篤な障害が起り命にかかわることもある．

外傷による損傷

　脊髄損傷 spinal cord injuries の多くは交通事故，転落，スポーツ（接触競技），ダイビング，暴力行為などによる外傷が原因である．外傷による影響の程度は，脊髄本体の損傷の程度と骨折あるいは変位した椎骨や血腫による脊髄の圧迫の程度によって決まる．脊髄損傷はどのレベルでも起りうるが，最も頻繁に起るのは頸髄，胸髄下部および腰髄上部である．損傷を受けた部位と程度によって，さまざまな程度の身体部位の麻痺が起る．**単麻痺** monoplegia（mono- ＝ 1 つ；-plegia ＝ 一撃，発作）は，一側の上肢または下肢に限局した麻痺であり，**両麻痺** diplegia（di- ＝ 2 つ）は，両側の上肢または下肢の麻痺である．**対麻痺** paraplegia（para- ＝を越えて）は，両側下肢を含む下半身の麻痺をさす．**片麻痺** hemiplegia（hemi- ＝半分）は，一側の上肢，体幹および下肢の麻痺をさし，**四肢麻痺** quadriplegia（quad- ＝ 4 つ）は，両側の上肢下肢すべての麻痺を意味する．

　脊髄離断 complete transection（trans- ＝横切って；-section ＝切断）は，脊髄を完全に切断してしまうような損傷を意味する．脊髄離断が起ると，脊髄の上行路も下行路も完全に離断されてしまうため，切断部位より下のすべての皮膚分節の感覚と自発運動は完全に消失する．骨格筋の麻痺の範囲は，損傷を受けた高さに依存している．損傷部位が脳に近いほどより広い範囲の筋が影響を受ける．以下のリストは脊髄離断が起った高さと残存する運動機能を対応させたもので，**残存する**運動機能の概要を切断部位の高いほうから順に示している．なお，ここでの高さは脊髄髄節のレベルを意味し，椎骨の高さを意味するものではない．脊髄と脊柱の成長度合が違っている（これはとくに下方で顕著である）ため，脊髄髄節のある位置と椎骨の高さは違っていることを思い出しなさい．

- C1 ～ C3：頸から下の運動機能は残らない．呼吸の維持のために人工呼吸器が必要となる．息あるいは頭や肩の動きで操作できる電動車椅子が必要となる（図 A 参照）．
- C4 ～ C5：横隔膜の機能が保たれ自力呼吸が可能となる．
- C6 ～ C7：上腕と胸部の一部の筋の機能が残存する．これによって食事，服を着ること（一部），手動の車

椅子を使うことが可能になる（図 B 参照）．
- T1 ～ T3：上肢の機能は完全に保たれる．
- T4 ～ T9：臍より上の体幹のコントロールができる．
- T10 ～ L1：大腿の多くの筋の機能が保たれ，長下肢装具をつけて歩行可能（図 C 参照）．
- L1 ～ L2：下腿の多くの筋の機能が保たれ，短下肢装具をつけて歩行可能（図 D 参照）．

　脊髄半切 hemisection は，脊髄の左右のどちらか一側を切断するような部分的な損傷のことである．脊髄半切が起ると，損傷部位より下の身体部位に**ブラウン・セカール症候群** Brown-Séquard syndrome として知られる 3 つの主症状が現れる．すなわち，(1) 後索路（感

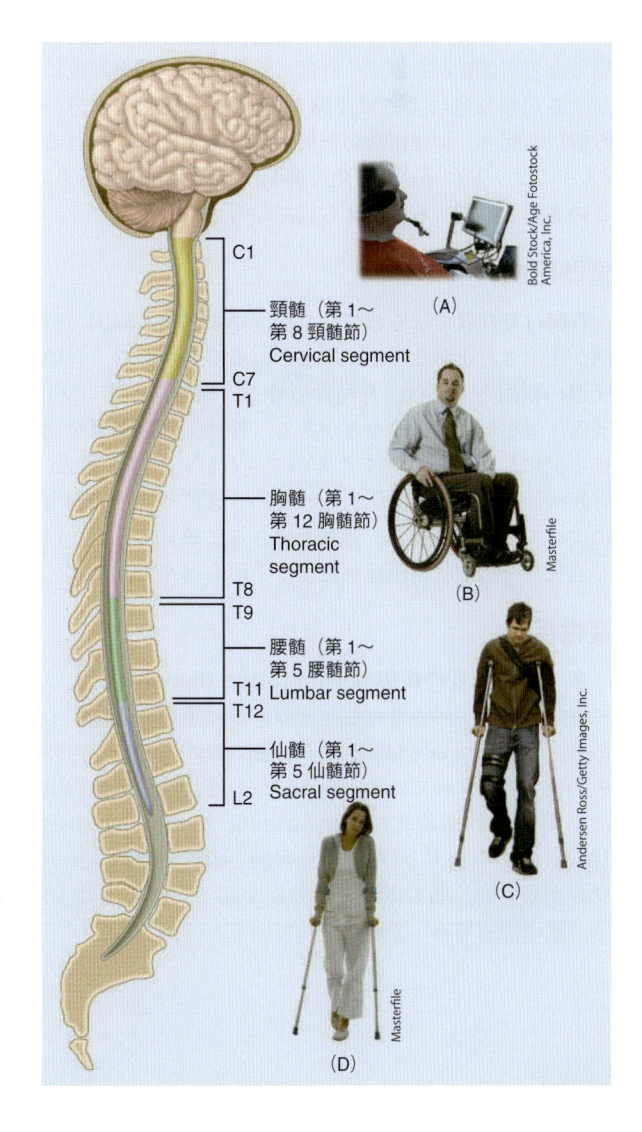

頸髄（第 1 ～
第 8 頸髄節）
Cervical segment

(A)

胸髄（第 1 ～
第 12 胸髄節）
Thoracic segment

(B)

腰髄（第 1 ～
第 5 腰髄節）
Lumbar segment

仙髄（第 1 ～
第 5 仙髄節）
Sacral segment

(C)

(D)

Bold Stock/Age Fotostock America, Inc.

Masterfile

Andersen Ross/Getty Images, Inc.

Masterfile

覚路）の損傷により，損傷を受けた側と同じ側の固有感覚と精細触圧覚の消失，(2) 外側皮質脊髄路（運動路）の損傷により，損傷を受けた側と同じ側の運動麻痺，(3) 脊髄視床路（感覚路）の損傷により，損傷を受けた側と**反対側** contralateral の痛覚と温冷覚の消失，の３つである．

　脊髄離断や程度の違いはあるものの脊髄半切が起ると，**脊髄ショック** spinal shock とよばれる状態になる．これは脊髄に急激に横断性障害が生じた時の反応で，すべての脊髄反射が起らなくなる**反射消失** areflexia が特徴の一つである．反射消失は傷害部位より下部に起る．その他の症状としては，徐脈，血圧低下，骨格筋の弛緩性麻痺（筋緊張の低下を伴う運動麻痺），体性感覚の消失，尿閉などがある．脊髄ショックは受傷後１時間以内に始まり，数分から長い場合数ヵ月間続く．その後，次第に反射が起るようになる．

　脊髄の外傷性損傷の多くの症例において，受傷後８時間以内に抗炎症性ステロイドであるメチルプレドニゾロンの投与を受けることによって，機能的障害の程度が軽くなる可能性がある．これは，受傷直後，損傷部位に対する免疫反応によって**浮腫** edema（組織内の水分の貯留）が起り，神経組織の損傷が増悪するためとされる（メチルプレドニゾロンは免疫抑制，抗浮腫作用をもち，この過程を抑制すると考えられている）．

脊髄圧迫

　脊髄は脊柱管で守られているが，さまざまな原因で脊髄が圧迫され正常な機能が障害されることがある．脊髄圧迫の原因としては，脊椎骨の骨折，椎間板ヘルニア，腫瘍，骨粗鬆症，感染などがある．神経組織が傷害を受ける前に原因を取り除くことができれば，多くの場合，脊髄機能は元に戻る．圧迫されている部位や圧迫の程度によって，痛み，脱力，運動麻痺さらに感覚の低下ないし消失などの症状が圧迫部位より下のレベルで起る．

変性疾患

　多くの神経**変性疾患** degenerative diseases によって脊髄の機能が障害される．その一つは多発性硬化症であり，これについては 12 章 "疾患：ホメオスタシスの失調" で述べられている．もう一つの進行性の変性疾患は筋萎縮性側索硬化症 amyotrophic lateral sclerosis（ALS, ルー・ゲーリック病）で，脊髄と脳幹の運動ニューロンが冒され，筋力低下と筋萎縮が起る．詳しくは 16 章 "臨床関連事項" で述べられている．

帯状疱疹

　帯状疱疹 shingles は，帯状疱疹ウイルスによって起る末梢神経の急性感染症である．このウイルスに感染すると水痘を発症する．そして水痘が治った後も，このウイルスは脊髄神経節内に潜伏し続ける．ウイルスが再び活動を開始しようとすると，通常は，免疫システムが働いてウイルスの広がるのを阻止する．しかし，時々，弱った免疫システムに打ち勝って，ウイルスが脊髄神経節を離れ，皮膚に分布する感覚ニューロンの高速軸索輸送（12.2 節に説明がある）に乗って軸索に沿って広がる．その結果，痛み，皮膚の変色，そして特徴的な線状の疱疹が出現する．この疱疹の広がりは，帯状疱疹ウイルスが潜伏していた神経節から出る感覚ニューロンの分布範囲（皮膚分節）に一致する．

ポリオ（急性灰白髄炎）

　急性灰白髄炎 poliomyelitis（略して**ポリオ** polio）は，ポリオウイルスによって起る．病気の始まりは発熱，ひどい頭痛，項部と背部の硬直，筋の鈍痛と筋力低下，そして特定の体性反射の減弱である．重症の場合，脊髄前角や脳神経の運動ニューロンがウイルスに破壊されて麻痺が起る．さらに，ウイルスが脳幹の生命維持中枢のニューロンを冒すと，呼吸や心臓機能の異常が起り死に至ることもある．先進国においては，ワクチンによって，ポリオは事実上根絶されている．しかしながら，世界中でポリオの集団発生は続いており，適切にワクチンの接種を行わなければ，人びとの国際的な移動によってポリオが再び持ち込まれるような事態が容易に起りうる．

　ポリオから回復して数十年経た後に，**ポリオ後症候群** post-polio syndrome とよばれる状態になる人がいる．その症状は進行性の筋無力症，極度の疲労感，筋や関節の機能障害や疼痛などである．ポリオ後症候群には，徐々に進む運動ニューロンの変性が関与していると考えられる．発症の引き金になるのは転倒，軽度の事故，外科手術，長期の臥床などである．原因としては，残存していた運動ニューロンが長年にわたって酷使されすぎたこと，ウイルス感染によって運動ニューロンが小さく脆弱になっていること，潜伏していたウイルスの活動再開，免疫系の反応，ホルモンの不足，環境からの毒物などが考えられている．治療としては，筋を強化する運動療法，アセチルコリンの働きを強めるピリドスチグミンの投与，神経栄養因子の投与によるニューロンと筋の活性化などがある．

医学用語

異常感覚 paresthesia（par- ＝正常からの解離；-esthesia ＝感覚）　感覚ニューロンの障害によって起る異常な感覚．例えば，なにもされていないのに灼熱感，ちくちく刺されるような痛み，くすぐったい感じ，ひりひりするような感じが起る．

硬膜外ブロック epidural block　感覚を一時的に消失させるために，麻酔薬を脊髄の硬膜上腔（外腔）に注入すること．硬膜上腔は脊柱管の壁と脊髄硬膜のあいだの空間．腰椎下部領域への硬膜外ブロックは分娩時の疼痛をコントロールするために行われる．

神経炎 neuritis（neur- ＝神経；-itis ＝炎症）　神経に対する刺激によって起る 1 本または複数の神経の炎症．原因としては打撲，骨折，挫傷，刺創など．さらに，感染，ビタミン（チアミンなど）不足，神経毒（一酸化炭素, 四塩化炭素, 重金属，ある種の薬物など）も原因になりうる．

神経痛 neuralgia（neur- ＝神経；-algia ＝痛み）　感覚神経やその枝の走行に沿って起る発作的な痛み．

神経ブロック nerve block　局所麻酔剤の注射によって起る局所的な感覚の消失．例えば歯科で使われる局所麻酔など．

髄膜炎 meningitis（-itis ＝炎症）　髄膜（訳注：主に軟膜）の炎症．通常，細菌またはウイルス感染によって起る．症状としては，発熱，頭痛，項部硬直，嘔吐，錯乱，嗜眠や傾眠などの意識障害が現れることなど．細菌性髄膜炎はより重篤で抗生物質による治療を行う．ウイルス性髄膜炎に対する特別な治療法はない．細菌性髄膜炎に対しては，治療が遅れれば致命的となりうるので，速やかに治療を開始する必要がある．これに対し，ウイルス性髄膜炎は，通常，1 ～ 2 週間で自然治癒する．ある種の細菌性髄膜炎を予防するワクチンも利用可能となっている．

脊髄炎 myelitis（myel- ＝脊髄）　脊髄実質内の炎症．

章の概要

概　要

13.1　脊髄の解剖学

1. 脊髄は脊柱，髄膜，脳脊髄液および歯状靱帯で保護されている．

2. 髄膜は硬膜，クモ膜，軟膜の 3 層の膜からなり，脳と脊髄をひと続きに覆っている．

3. 脊髄は延髄の続きとして始まり，成人では第 2 腰椎上端付近で終っている．

4. 脊髄にはそれぞれ上肢と下肢を支配するニューロンが存在している頸膨大と腰膨大がある．

5. 脊髄の下部は円錐状に細くなり脊髄円錐とよばれる．ここより下には，終糸と馬尾が存在する．

6. 脊髄神経は前根と後根の 2 本の根で脊髄の各髄節とつながっている．後根には感覚ニューロンの軸索，前根には運動ニューロンの軸索が含まれる．

7. 脊髄は前正中裂と後正中溝によって，左右に不完全に二分される．

8. 脊髄の灰白質には"角"という領域が区分され，白質には"索"という領域が区分される．脊髄の中心には全長にわたって中心管が存在している．

9. 脊髄の横断面では灰白交連，中心管，前角，後角，側角などの灰白質，そして上行路や下行路を含む前索，側索，後索などが認められ，それぞれ特定の機能を担っている．

10. 脊髄は感覚性および運動性の情報をそれぞれ上行路と下行路を通して運んでいる．

13.2　脊髄神経

1. 31 対の脊髄神経は，出てくる脊髄の部位と椎骨の番号によって名称がつけられている．8 対の頸神経，12 対の胸神経，5 対の腰神経，5 対の仙骨神経，そして 1 対の尾骨神経がある．

2. 脊髄神経は前根と後根で脊髄とつながっている．すべての脊髄神経は感覚ニューロンの軸索と運動ニューロンの軸索を含んでいる混合神経である．

3. 神経内膜，神経周膜，神経上膜という 3 つの結合組織性の被膜が神経線維の周囲を包んでいる．

4. 脊髄神経の主な枝は前枝，後枝，硬膜枝および交通枝である．

5. 第 2 から第 12 胸神経（T2 ～ T12）を除いた脊髄神経の前枝は神経叢とよばれる網状構造を形成する．

6. 神経叢から起る各神経には，通常，分布範囲や途中の経路の名前がつけられている．

7. 第 2 から第 12 胸神経（T2 ～ T12）の前枝は神経叢を形成せず，肋間神経とよばれる．それらは各肋間に存在する筋を直接支配し，表面の皮膚に分布する．

8. 脊髄神経と三叉神経の感覚ニューロンは，それぞれ，皮膚分節とよばれる皮膚の特定領域に分節状に分布する．

9. 皮膚分節を理解することは，脊髄の損傷部位や傷害を受けた脊髄神経を同定するときの助けとなる．

13.3　頸神経叢

1. 頸神経叢は上位 4 つの頸神経（C1 ～ C4）の前枝と第 5 頸神経（C5）の前枝の一部によって形成される．

2. 頸神経叢から起る神経は頭部，頸部および肩の上部の皮膚や筋に分布する．脳神経と交通する神経や横隔膜を支配する神経もある．

13.4　腕神経叢

1. 第 5 頸神経から第 8 頸神経（C5 ～ C8）および第 1 胸神経の前枝が腕神経叢を形成する．

2. 腕神経叢から起る神経は，上肢の皮膚と筋および頸部や肩のいくつかの筋を支配する．

13.5　腰神経叢

1. 第 1 腰神経から第 4 腰神経（L1 ～ L4）の前枝が腰神経叢を形成する．

2. 腰神経叢から起る神経は，腹壁の前外側部の下部，外陰部

および下肢の一部の皮膚や筋を支配する.

13.6 仙骨および尾骨神経叢

1. 第4腰神経と第5腰神経（L4〜L5）および第1仙骨神経から第4仙骨神経（S1〜S4）の前枝は，仙骨神経叢を形成する.

2. 仙骨神経叢から起る神経は，殿部，会陰部および下肢の一部の皮膚と筋を支配する.

3. 第4仙骨神経と第5仙骨神経および尾骨神経の前枝が尾骨神経叢を形成する.

4. 尾骨神経叢から起る神経は，尾骨周辺領域の皮膚に分布する.

13.7 脊髄の生理学

1. 脊髄の白質に存在する伝導路は，神経インパルスが伝わるハイウェイである. ここを通って感覚性のインパルスは脳へ向い，運動性のインパルスは脳から骨格筋や他の効果器へ向かって伝わる. 感覚入力は脊髄の白質にある後索路と脊髄視床路の2つの経路を通って上行する. 運動出力は脊髄の白質にある2つの経路を通って下行する. すなわち直接経路と間接経路である.

2. もう一つの脊髄の主な機能は，脊髄反射の統合中枢として働くことである. この機能は灰白質で営まれる.

3. 反射は，急速で不随意・無意識に起る一連の動きである.

環境の特定の変化に対応して，筋の収縮や腺の分泌といった反応が起る. 反射には，脊髄で起るものと脳で起るもの，さらに，体性のものと自律神経（内臓）のものとがある.

4. 反射弓の構成要素は，感覚受容器，感覚ニューロン，統合中枢，運動ニューロンそして効果器である.

5. 体性の脊髄反射には，伸張反射，自原抑制，屈曲反射（逃避反射）および交叉性伸展反射がある. また，これらの反射すべてに相反神経支配が付随する.

6. 2ニューロン性あるいは単シナプス反射は，1個の感覚ニューロンと1個の運動ニューロンで構成される. 膝蓋腱反射などの伸張反射がその例である.

7. 伸張反射は同側性反射であり，筋の長さや筋緊張を保つのに重要である.

8. 多シナプス反射弓は，感覚ニューロン，介在ニューロン，運動ニューロンで構成される. 多シナプス反射には，自原抑制，屈曲反射（逃避反射），交叉性伸展反射などがある.

9. 自原抑制は同側性で，筋にかかる張力が過大になった時に，筋や腱が断裂することを防ぐ. 屈曲反射は同側性で，痛み刺激の発生源からその肢を引っ込めるような動きを起す. 交叉性伸展反射は痛み刺激に反応して引っ込められた下肢の反対側の下肢を伸展させ，体重を支えられるようにする.

10. 疾患を診断する上で臨床的に重要な体性反射がある. 膝蓋腱反射，アキレス腱反射，バビンスキー徴候，腹壁反射などである.

クリティカルシンキング問題

1. エバリナの激しい頭痛とその他の症状は髄膜炎を疑わせるものであった. そこで医師は腰椎穿刺を行うこととした. この時，針の先が通過する構造を，最も表層から深層に向かって順に挙げなさい. また，頭が痛いのに腰椎領域の検査をするのはなぜか.

2. スニルは頸髄下部の前角に存在する神経細胞を冒す感染症にかかり，その病状はだんだん悪化している. どのような症状

が現れると予想されるか.

3. アリソンは自動車事故で下位脊髄が圧迫されている. 彼女は下肢の痛みは訴えているが，医師が下腿や足に触っても識別できなかった. また，自分の下肢がどのような位置にあるか答えることができなかった. 脊髄のどの部分が事故によって影響を受けていると考えられるか.

Q 図の質問の答え

13.1 脊髄硬膜の上端は大後頭孔で，下端は第2仙椎である.

13.2 上肢に分布する感覚性および運動性神経線維は頸膨大につながっている.

13.3 "角" は灰白質の区分，"索" は白質の区分をさす.

13.4 側角は胸髄と腰髄上部にみられる.

13.5 すべての脊髄神経は，後根に感覚ニューロンの軸索，前根に運動ニューロンの軸索が含まれており，それらが合してできるので混合神経である.

13.6 上肢と下肢は脊髄神経の前枝で支配される.

13.7 対応する皮膚分節をもたない唯一の脊髄神経は第1頸神経である.

13.8 C2レベルで脊髄が完全切断されると呼吸停止が起る. これは，横隔膜を支配している横隔神経（C3〜C5）への入力がなくなるために，呼吸を行う主な筋である横隔膜が動かなくなってしまうからである.

13.9 腕神経叢から起る主要な神経は，腋窩，筋皮，橈骨，正中，尺骨神経の5つである.

13.10 大腿神経損傷の症状は，膝の伸展ができないこと，大

腿前内側の皮膚の感覚がなくなることである.

13.11 仙骨神経叢の根はL4〜L5とS1〜S4の脊髄神経の前枝である.

13.12 脊髄視床路は脊髄から起り，脳の一部の視床に達する伝導路である. "脊髄" が最初にあるので，上行性軸索からなる感覚性伝導路であることがわかる.

13.13 感覚受容器は起動電位を発する. この電位が閾値に達すると神経インパルスが生じる. 反射の統合中枢は中枢神経系内にある.

13.14 同側性反射では反射にかかわる感覚ニューロンも運動ニューロンも脊髄の同じ側にある.

13.15 相反神経支配は一方の筋が収縮するのと同時に，その拮抗筋が弛緩するようにする神経回路のことである.

13.16 脊髄の数髄節にわたる運動ニューロンの活動により起るので，屈曲反射は髄節間反射である.

13.17 交叉性伸展反射は感覚性のインパルスが入る側と運動性のインパルスの出る側が反対なので対側性反射である.

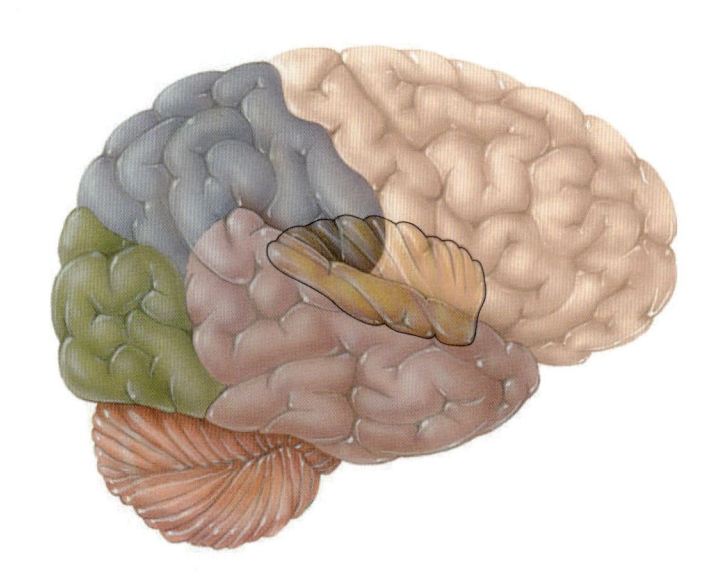

CHAPTER 14

脳と脳神経

脳，脳神経とホメオスタシス

> 脳は，感覚入力を受け取り，新しい情報と蓄えられていた情報を統合し，意思決定を行い，運動を始動することにより，ホメオスタシスに寄与している．

　方程式を解くこと，空腹を感じること，笑うこと—それぞれの活動に必要な神経過程は脳 brain の別々の領域で起る．中枢神経系のこの部分—脳—は頭蓋の中に入っている．脳は，約 850 億個のニューロンと 10 兆個から 50 兆個のグリア細胞からできていて，成人では約 1,300 g の重さがある．1 個のニューロンが他のニューロンとのあいだにつくっているシナプスの数は平均 1,000 個である．したがって，シナプスの総数は約 100 兆個すなわち 10^{14} 個で，銀河系の星の数より多い．

　脳は，いろいろな感覚を記録し，それらを互いに関係づけ，蓄えられている情報とも関係づけ，意思決定を行い，行動を起すための中枢である．脳は，また，知性，情動，行動，記憶の中枢でもある．しかし，脳はなおいっそう大きな役割を担っている：脳は他人に対する自分の

行動を指揮している．興味をかきたてるアイデア，目も眩むような芸術的技巧，魅惑的な華麗な文体などによって，1 人の人間の思想や行動は，他の多くの人びとの生活に影響を与え，それらの人びとの人生を決めることがあるだろう．後述するように，脳の異なる領域は異なる機能のために特化している．また，脳の異なる部位は連携して働いて，分担する特定の機能を果している．本章では，脳はどのように保護され，養われているか，脳の主要な領域にはどのような機能があるか，脊髄と 12 対の脳神経は脳とどのようにつながって人体の制御中枢を形成しているかを探る．

Q あなたは，脳血管障害（脳卒中）はどのようにして起り，どのようにして治療されるかということについて考えたことは，これまでにありますか？

14.1 脳の構成，保護，血液供給

目 標

- 脳の主な部位を特定する.
- 脳はどのように保護されているかを述べる.
- 脳の血液供給について述べる.

　脳の発生過程についての知識があれば，成人の脳の主要部位に対して使われる用語は理解しやすい．脳と脊髄は，外胚葉の**神経管 neural tube** から発達する（図14.27 参照）．神経管の前方部が，これに関連した神経堤組織とともに，膨張する．この膨張した管にすぐくびれが生じて**一次脳胞 primary brain vesicles** とよばれる3つの部分ができる：**前脳胞 prosencephalon，中脳胞 mesencephalon，菱脳胞 rhombencephalon**（図14.28 参照）．前脳胞も菱脳胞もさらに細く分かれて，**二次脳胞 secondary brain vesicles** を形成する．**前脳胞**すなわち前脳から終脳と間脳が生じ，**菱脳胞**すなわち後脳は発達して後脳と髄脳になる．これらのいろいろな脳胞から，下記のような成人の脳構造ができる.

- **終脳 telencephalon**（tel- ＝遠隔；-encephalon ＝脳）は発達して，**大脳 cerebrum** と**側脳室 lateral ventricles** になる.
- **間脳 diencephalon** は，**視床 thalamus，視床下部 hypothalamus，視床上部 epithalamus，第3脳室 third ventricle** を形成する.

- **中脳 mesencephalon**（mse- ＝中間；あるいは midbrain）から，**中脳 midbrain** と**中脳水道 aqueduct of the midbrain**（あるいは cerebral aqueduct）ができる.
- **後脳 metencephalon**（met- ＝後ろの）は，**橋 pons，小脳 cerebellum，第4脳室上部 upper part of the fourth ventricle** になる.
- **髄脳 myelencephalon**（myel- ＝骨髄）は，**延髄 medulla oblongata** と**第4脳室下部 lower part of the fourth ventricle** を形成する.

　これらの脳領域の壁は発達して脳の神経組織になる．一方，中空の管の内部は，さまざま脳室（液体で満たされた空所）になっていく．膨張した神経堤組織は，頭部の発達で顕著になる．脳を保護する構造の大部分—すなわち，頭蓋骨を構成する骨のほとんど，付随した結合組織，および髄膜—は，この膨張した神経堤組織から生じる.

　表14.1 にこれらの関係を要約する.

脳の主要部位

　成人の**脳 brain** は，脳幹，小脳，間脳，大脳の4つの主要部位からなる（図14.1）．**脳幹 brain stem** は脊髄の続きで，延髄，橋，中脳からなる．脳幹の後方には**小脳 cerebellum** があり，脳幹の上方には**間脳 diencephalon**（di- ＝〜を通って）がある．間脳は，視床，視床下部と視床上部からなる．間脳と脳幹に支えられている**大脳 cerebrum**（＝脳）は，脳の中で最も大きな部分である.

表14.1	脳の発生

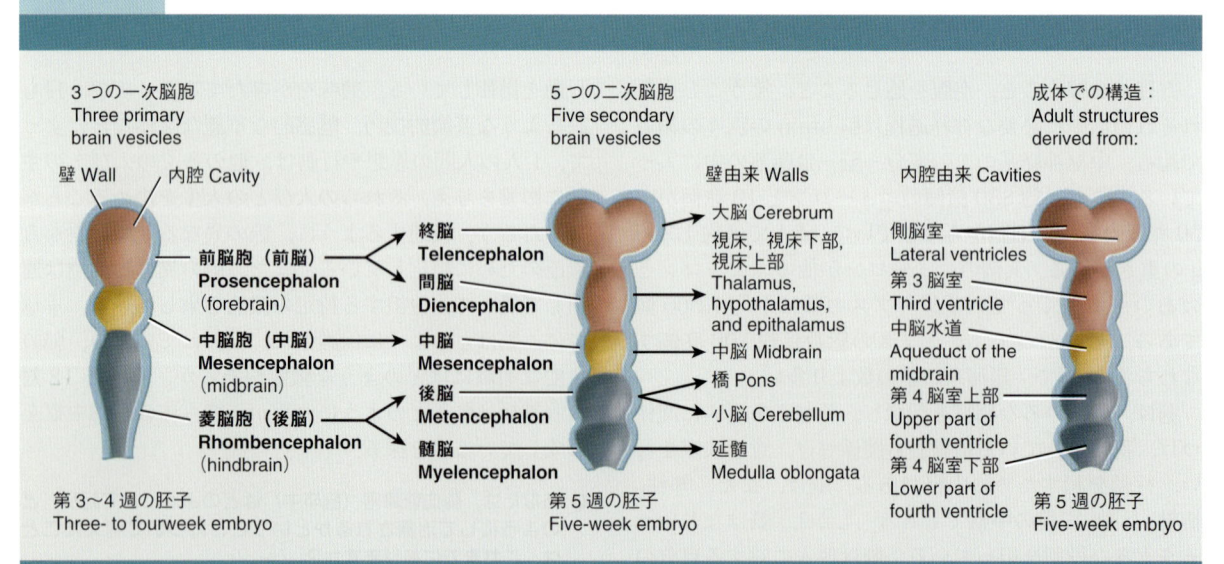

図14.1 脳．下垂体は，18章の内分泌系のところで検討する．

脳の4つの主要部位は，脳幹，小脳，間脳，大脳である．

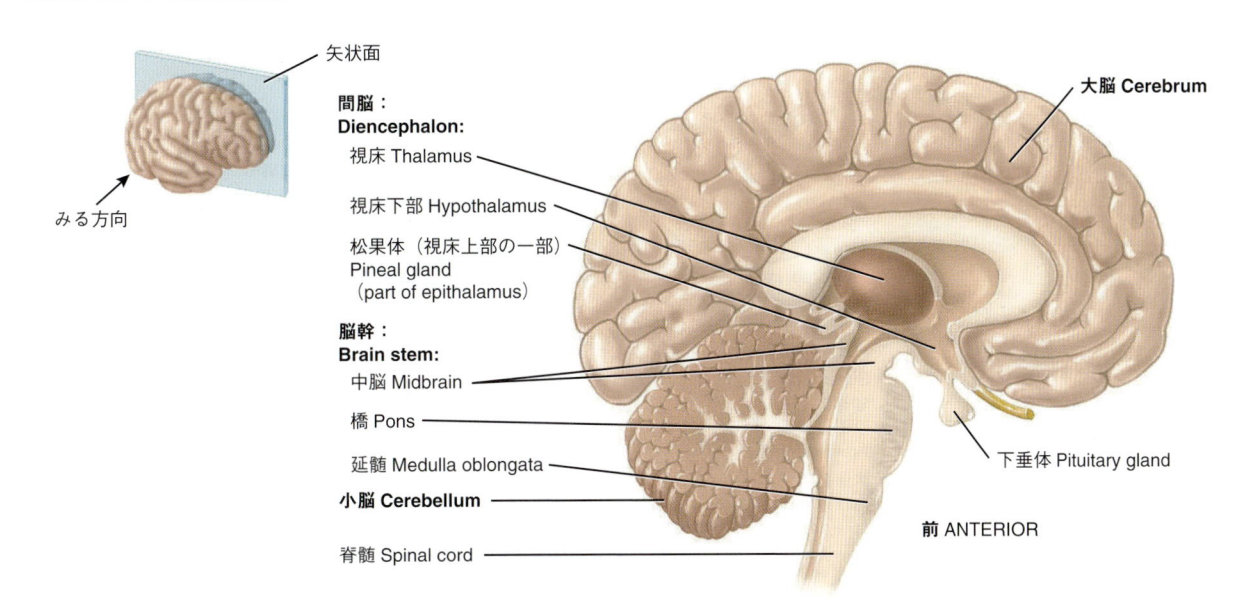

矢状面

みる方向

間脳：
Diencephalon:
視床 Thalamus
視床下部 Hypothalamus
松果体（視床上部の一部）
Pineal gland
（part of epithalamus）

脳幹：
Brain stem:
中脳 Midbrain
橋 Pons
延髄 Medulla oblongata
小脳 Cerebellum
脊髄 Spinal cord

大脳 Cerebrum

下垂体 Pituitary gland

前 ANTERIOR

（a）矢状断面，内側面

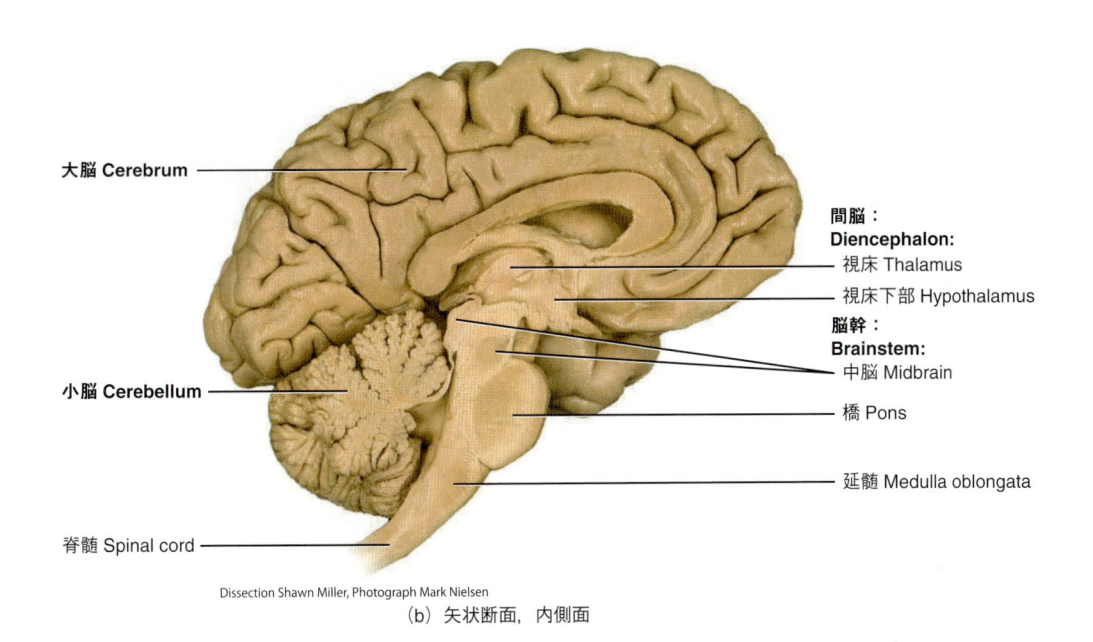

大脳 Cerebrum

小脳 Cerebellum

脊髄 Spinal cord

間脳：
Diencephalon:
視床 Thalamus
視床下部 Hypothalamus
脳幹：
Brainstem:
中脳 Midbrain
橋 Pons
延髄 Medulla oblongata

Dissection Shawn Miller, Photograph Mark Nielsen
（b）矢状断面，内側面

Q 脳のどの部位が最も大きいか？

脳を保護する被膜

　頭蓋（図7.4参照）と脳膜が，脳をとりまいて保護している．**脳膜 cranial meninges** は，脊髄膜の続きであり，基本的構造は同じで，同じ名称がついている：外側の**硬膜 dura mater**，中間の**クモ膜 arachnoid mater**，および内側の**軟膜 pia mater** である（図14.2）．しかし，脳硬膜は2層になっている；脊髄硬膜は1層のみである．脳硬膜のこの2つの層は，**骨膜層 periosteal layer**（外側）および**髄膜層 meningeal layer**

図 14.2 脳を保護する被膜.

頭蓋と脳膜が脳を保護している.

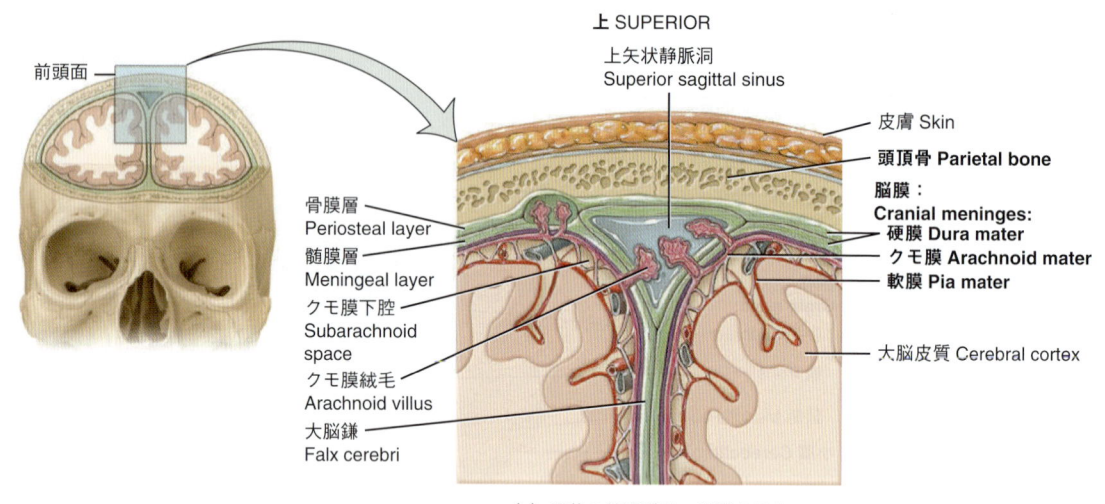

前頭面

上 SUPERIOR
上矢状静脈洞
Superior sagittal sinus

皮膚 Skin
頭頂骨 Parietal bone
脳膜:
Cranial meninges:
硬膜 Dura mater
クモ膜 Arachnoid mater
軟膜 Pia mater

大脳皮質 Cerebral cortex

骨膜層
Periosteal layer
髄膜層
Meningeal layer
クモ膜下腔
Subarachnoid space
クモ膜絨毛
Arachnoid villus
大脳鎌
Falx cerebri

（a）頭蓋の前頭断面：脳膜を示す

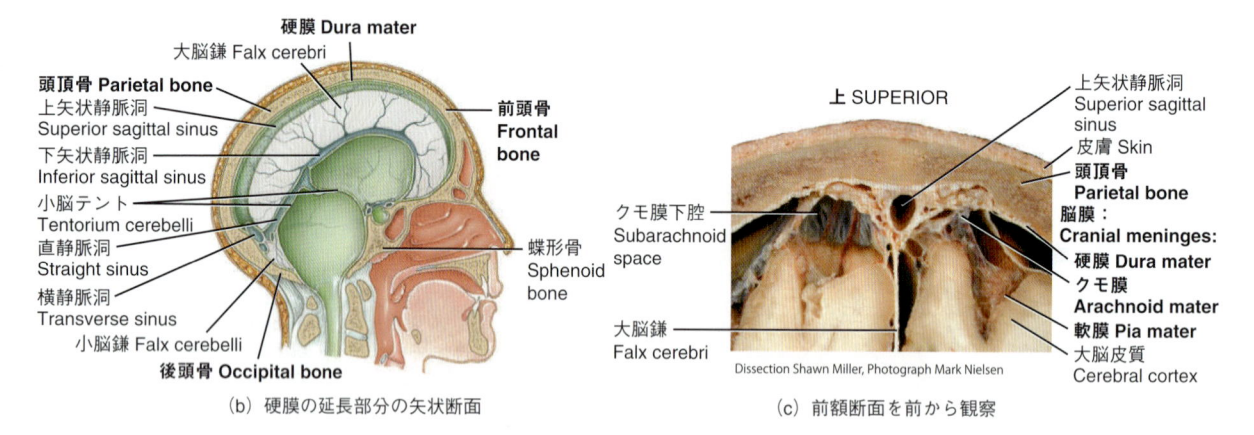

硬膜 Dura mater
大脳鎌 Falx cerebri
頭頂骨 Parietal bone
上矢状静脈洞
Superior sagittal sinus
下矢状静脈洞
Inferior sagittal sinus
小脳テント
Tentorium cerebelli
直静脈洞
Straight sinus
横静脈洞
Transverse sinus
小脳鎌 Falx cerebelli
後頭骨 Occipital bone
前頭骨
Frontal bone
蝶形骨
Sphenoid bone

（b）硬膜の延長部分の矢状断面

上 SUPERIOR

クモ膜下腔
Subarachnoid space
大脳鎌
Falx cerebri

上矢状静脈洞
Superior sagittal sinus
皮膚 Skin
頭頂骨
Parietal bone
脳膜:
Cranial meninges:
硬膜 Dura mater
クモ膜
Arachnoid mater
軟膜 Pia mater
大脳皮質
Cerebral cortex

Dissection Shawn Miller, Photograph Mark Nielsen

（c）前額断面を前から観察

Q 表層から深層に向かって，3 層の脳膜とはどういうものか？

（内側）とよばれる．脳をとりまく硬膜の層は，癒合しているが，硬膜性静脈洞（内膜で裏打ちされた静脈路）を取り囲んでいるところでは分離している．この静脈洞は，静脈血を脳から排出して内頸静脈に送り込んでいる．また，脳の周囲には硬膜上腔はない．脳組織に入っていく血管は脳表面を通るが，内部に入り込むと，軟膜のゆるい管状構造で包まれる．硬膜の 3 つの延長部分が脳をいくつかの部分に区分している：（1）**大脳鎌 falx cerebri**（falx ＝鎌状）は大脳の 2 つの半球（側）を分けている．（2）**小脳鎌 falx cerebelli** は小脳の 2 つの半球を分けている．（3）**小脳テント tentorium cerebelli**（tentorium ＝テント）は小脳と大脳を分けている．

脳血流と血液脳関門

脳への血流は主として内頸動脈と椎骨動脈を通る（図 21.20 参照）；硬膜性静脈洞が内頸静脈に流れ込み，血液を頭部から心臓に戻す（図 21.25 参照）．

成人では，脳の重さは全体重の 2 ％にすぎないが，脳は安静時でも全身で使われる酸素とグルコースの約 20 ％を消費する．ニューロンは酸素を消費する反応によって，ほとんどグルコースだけから ATP を合成する．脳のある領域でニューロンやグリア細胞の活動が亢進すると，そこへの血流も増加する．脳の血流がほんの短時間だけ遅くなっても，長時間座っていた後で急に立ち上がった時のように，見当識が失われたり，意識がなくな

ることがある. 典型的な例として, 血流が1分か2分途絶えるとニューロンの働きが障害され, 酸素が約4分間完全に途絶すると, 永続的な障害が起る. 実際グルコースが脳に貯蔵されることはないので, グルコースも途切れることなく供給され続けなければならない. 脳に流入する血液のグルコース濃度が低い場合には, 精神錯乱, めまい, 痙攣, 意識喪失が起りうる. 糖尿病がある人は, つねに自分の血糖値に注意していなければならない. 血糖値が急に下がり, 糖尿病性ショックの状態になって, 特徴的な痙攣, 昏睡が生じ, 死亡することもありうるからである.

血液脳関門 blood-brain barrier（BBB）は, 主に, 脳毛細血管の内皮細胞の目張りをしているタイトジャンクション（密着結合）と毛細血管をとりまく厚い基底膜とからなる. 12章で学んだように, 星状膠細胞（アストログリア〔細胞〕, アストロサイト）はグリア細胞の一種であるが, 多数の星状膠細胞の突起が毛細血管に向かって伸び, タイトジャンクションの"機能"を維持する化学物質を分泌する. BBBは血中の特定物質を脳組織に移行させ, その他の物質の脳組織への通過を阻止する. 酸素や二酸化炭素などの脂溶性物質, ステロイドホルモン, アルコール, バルビツール酸, ニコチン, カフェイン, 水分子は, 脳血管内皮細胞形質膜の脂質二重層を経由して拡散することにより容易に血液脳関門を通過する. グルコースなど少数の水溶性物質は能動輸送により速やかに血液脳関門を通過する. 大多数のイオンを含むその他の水溶性物質は非常にゆっくりと血液脳関門を経由して輸送される. さらに別の物質—タンパク質やほとんどの抗生物質—は血液から脳組織へ移動することがまったくない. 外傷, ある種の毒素, 炎症は血液脳関門（BBB）の破損を引き起すことがある.

---

§ 臨床関連事項

血液脳関門の破綻

　血液脳関門（BBB）は, 非常に効果的に働くので, 有用な物質の通過も有害の可能性がある物質の通過も阻止する. 脳の悪性腫瘍あるいはその他の中枢神経系疾患を治療できる薬物にBBBを通過させる方法を探す研究が進行中である. 一つの方法として, 薬物を高濃度の糖溶液に溶かして注入する. 糖溶液の高い浸透圧が毛細血管の内皮細胞を萎縮させ, これが内皮細胞のタイトジャンクション間の隙間を開き, BBBを漏れやすくして, 薬物が脳組織に入っていけるようにする.

チェックポイント

1. 大脳と小脳を比べて, その大きさおよび所在場所にどのような違いがあるか述べよ.
2. 脳膜の位置について述べよ.
3. 脳への血液供給と血液脳関門の重要性について述べよ.

14.2 脳脊髄液

目標

• 脳脊髄液の生成と循環について説明する.

　脳脊髄液 cerebrospinal fluid（CSF）は, 主たる成分が水の無色透明な液体で, 脳と脊髄を化学的損傷および物理的損傷から保護している. また, CSFは, 少量の酸素, グルコース, その他の必要な化学物質を血液からニューロンやグリア細胞へ輸送する. CSFは, 脳と脊髄内の腔を通り, クモ膜下腔（クモ膜と軟膜のあいだの空間）を通って, 脳と脊髄の周囲を循環し続けている. CSFの総量は, 成人で80〜150 mLである. CSFには少量のグルコース, タンパク質, 乳酸, 尿素, 陽イオン（Na^+, K^+, Ca^{2+}, Mg^{2+}）, 陰イオン（Cl^-, HCO_3^-）が含まれるが, 白血球もいくらかある.

　図 14.3 は**脳室** ventricles（＝小さな洞）とよばれるCSFで満たされた脳内の4つの腔を示す. 各大脳半球に一つずつ**側脳室** lateral ventricle がある（これらを, 脳室1, 脳室2としよう）. 2つの側脳室は, 前方部で, **透明中隔** septum pellucidum（pellucid＝透明）という薄い膜で隔てられている. **第3脳室** third ventricle は, 視床下部の上方で正中線に沿った狭い腔で, 左右の視床のあいだにある. **第4脳室** fourth ventricle は, 脳幹と小脳のあいだにある.

CSFの機能

　CSFには3つの基本的機能がある.

1. **機械的保護** mechanical protection. CSFは, 脳や脊髄が頭蓋腔や脊柱管の骨性の壁にぶつかってしまうような衝撃から, これらの繊細な組織を保護する緩衝媒体の役をしている. また, この液は, 脳を頭蓋腔の中に"浮かせる"ようにして支えている.
2. **化学的保護** chemical protection. 脳脊髄液（CSF）は, 正確な神経伝達を可能にするため至適な化学的環境を提供する. 脳においては, CSFのイオン組成がわずかに変化するだけでも活動電位やシナプス後電位の発生が著しく乱れることがある.
3. **循環** circulation. CSFは, 血液と近接する神経組織のあいだで栄養分と老廃物を交換する媒体である.

図14.3　"透けてみえる"脳の内部にある脳室の位置．左右両側にある室間孔は側脳室を第3脳室につなぎ，中脳水道は第3脳室を第4脳室につなぐ．

脳室は，脳脊髄液で満たされた脳の内腔である．

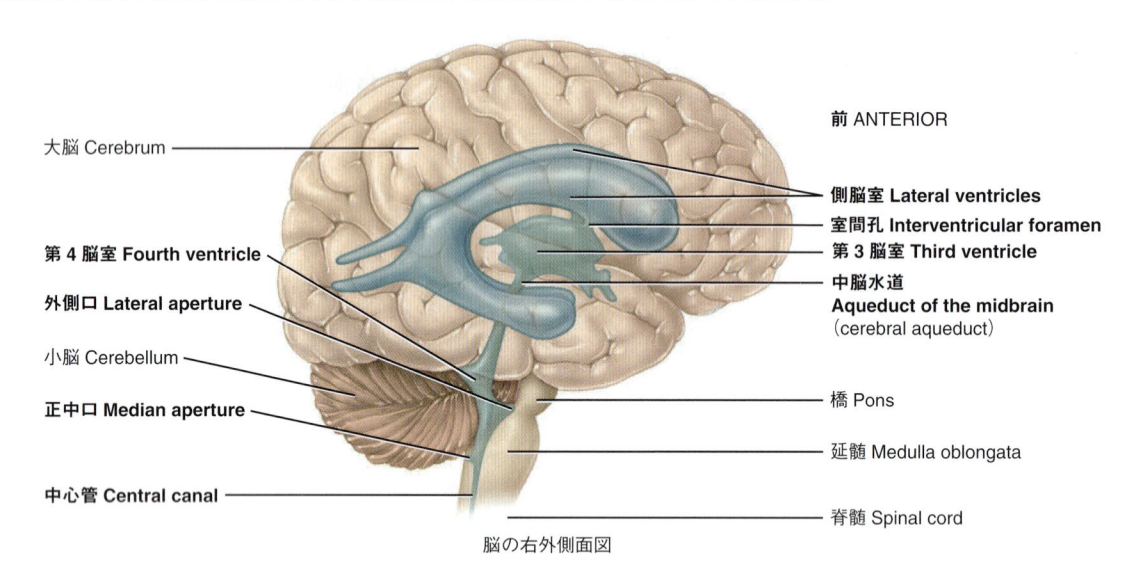

前 ANTERIOR

大脳 Cerebrum

側脳室 Lateral ventricles
室間孔 Interventricular foramen
第3脳室 Third ventricle
中脳水道
Aqueduct of the midbrain
（cerebral aqueduct）

第4脳室 Fourth ventricle

外側口 Lateral aperture

小脳 Cerebellum

橋 Pons

正中口 Median aperture

延髄 Medulla oblongata

中心管 Central canal

脊髄 Spinal cord

脳の右外側面図

Q 第4脳室の前方にあるのは脳のどの部位か？　第4脳室の後方にあるのはどの部位か？

脳室における CSF の生成

　CSF の大部分は，**脈絡叢 choroid plexuses**（choroid ＝膜様）という脳室壁にある毛細血管網で産生される（図14.4a）．タイトジャンクションで連結された上衣細胞が，脈絡叢の毛細血管を包んでいる．血漿中の特定の物質（大部分は水）が毛細血管で濾過され，上衣細胞から分泌されて脳脊髄液が産生される．この分泌能力は両方向性で，連続的に CSF は産生され，代謝産物は神経組織から血液へと逆向きに運ばれるのである．上衣細胞間ではタイトジャンクションであるため，脈絡叢の毛細血管から CSF に入る物質は上衣細胞のあいだから漏れ出ていくことはできない；だから，このような物質は上衣細胞を通り抜けていかなければならない．この**血液脳脊髄液関門 blood-cerebrospinal fluid barrier** は，ある種の物質を CSF に入らせるが，他の物質は排除する．こうして，血液で運ばれる有害性の物質から，脳と脊髄を保護している．血液脳関門が主として脳毛細血管内皮細胞のタイトジャンクションで形成されるのとは対照的に，血液脳脊髄液関門は上衣細胞のタイトジャンクションで形成されているのである．

CSF の循環

　各側脳室の脈絡叢で産生された CSF は2つの狭い卵

⚕ **臨床**関連事項

水頭症

　脳の異常—腫瘍，炎症あるいは先天的奇形—のために，脳室からクモ膜下腔への CSF の循環が妨害されることがある．CSF が脳室内に過剰にたまると，CSF 圧が亢進する．CSF 圧の亢進は**水頭症 hydrocephalus**（hydro- ＝水；-cephal- ＝頭）とよばれる状態を引き起こす．CSF の異常な蓄積は，CSF の流れの妨害，CSF の産生速度と再吸収速度の一方あるいは両方の異常のために生じることがある．泉門がまだ閉じていない乳児では，圧力の亢進のために頭が膨れる．もしこの状態が持続すると，液の蓄積が繊細な神経組織を圧迫して傷害を与える．過剰な CSF を排出すれば，水頭症を救うことができる．脳神経外科手術の術式の一つに，**内視鏡的第3脳室吻合術** endoscopic third ventriculostomy（ETV）がある．この場合には，第3脳室底に穴が開けられ，CSF は直接クモ膜下腔に流れ出る．成人では頭部の傷害，髄膜炎，クモ膜下出血などの後に水頭症になることがある．成人の頭蓋骨は癒合しているので，この状態が急速に進行して生死にかかわるようになることがあり，迅速な対応が求められる．

円形の隙間，**室間孔 interventricular foramina**（単数形 foramen；図 14.4b）を通って第 3 脳室に流入する．CSF は第 3 脳室の上部の脈絡叢でも産生される．それから，CSF は，中脳を貫通する**中脳水道 aqueduct of the midbrain**（あるいは cerebral aqueduct）を通って第 4 脳室に流入する．第 4 脳室の脈絡叢も産生に寄与するので，CSF はさらに増える．CSF は，第 4 脳室の天井にある 1 つの**正中口 median aperture** および両側に一つずつあって対をなしている**外側口 lateral apertures** の 3 つの隙間を通ってクモ膜下腔に流入する．それから，CSF は脊髄の中心管と脳および脊髄の表面の周囲にあるクモ膜下腔を循環する．

CSF は，硬膜性静脈洞，とくに**上矢状静脈洞 superior sagittal sinus**，の中に突き出たクモ膜の指状の突起である**クモ膜絨毛 arachnoid villi** から血中に徐々に再吸収される（図 14.2 参照；クモ膜絨毛の塊は**クモ膜顆粒 arachnoid granulation** とよばれる）．通常，CSF は，脈絡叢で産生されるのと同じくらいの速さ，約 20 mL/h（480 mL/日）程度で再吸収される．産生と再吸収の速度が同じなので，通常 CSF 圧は一定である．同じ理由で，CSF の量も一定である．図 14.4 d に CSF の産生と流れを要約する．

> **チェックポイント**
>
> 4. どの構造が CSF を産生し，それはどこに位置するか．
> 5. 血液脳関門と血液脳脊髄液関門の違いはなにか．

14.3 脳幹と網様体

目 標

- 脳幹と網様体の構造と機能について述べる．

脳幹は，脊髄と間脳のあいだの部分である．脳幹は，(1) 延髄，(2) 橋，(3) 中脳の 3 つの構造からなる．網様体（灰白質と白質が散在する網のような形をした領域）が脳幹全体に伸びている．

延 髄

延髄 medulla oblongata（あるいは単に medulla）は脊髄上部とつながっている．延髄は脳幹の下部をなしている（図 14.5；図 14.1 も参照）．延髄は大後頭孔から始まって橋の下端に伸び，長さは約 3 cm である．

延髄の白質の中を，脊髄とそれ以外の脳の部分を結ぶ

図14.4 脳脊髄液の循環経路.

> CSF は，脳室の脈絡叢を覆う上衣細胞によって血漿から産生される.

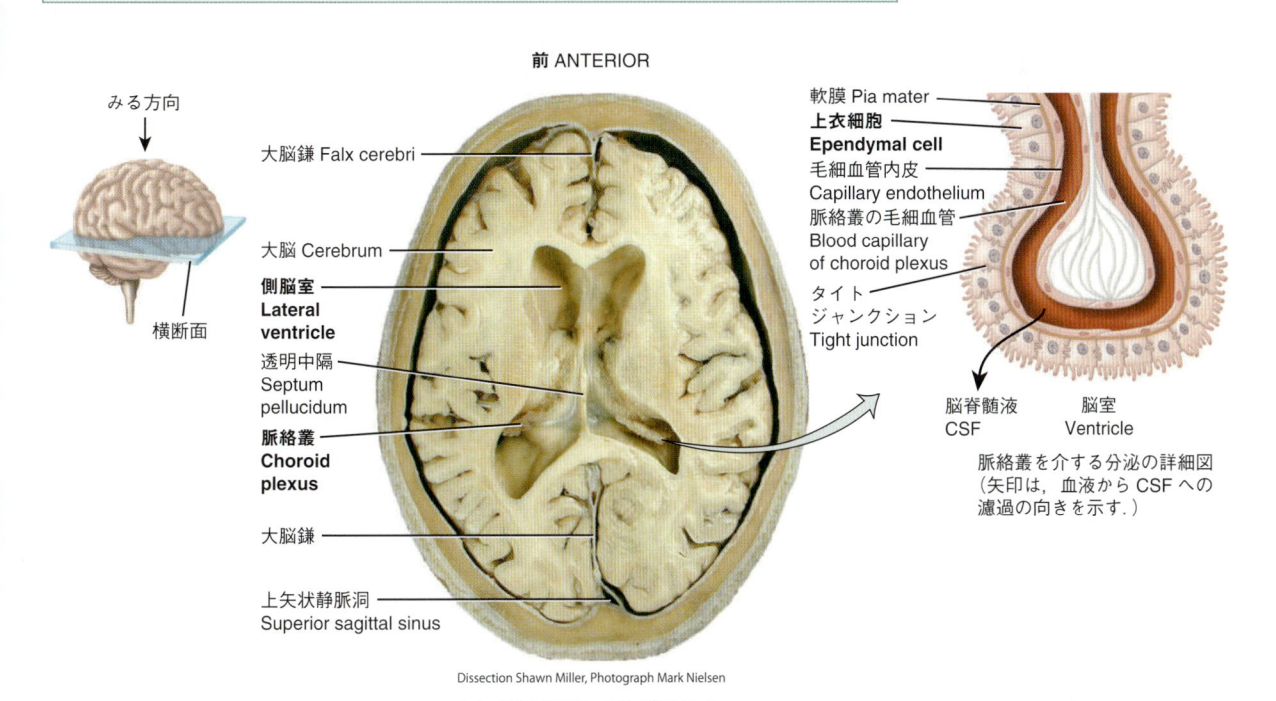

前 ANTERIOR

みる方向
横断面

大脳鎌 Falx cerebri
大脳 Cerebrum
側脳室 Lateral ventricle
透明中隔 Septum pellucidum
脈絡叢 Choroid plexus
大脳鎌
上矢状静脈洞 Superior sagittal sinus

軟膜 Pia mater
上衣細胞 Ependymal cell
毛細血管内皮 Capillary endothelium
脈絡叢の毛細血管 Blood capillary of choroid plexus
タイトジャンクション Tight junction
脳脊髄液 CSF
脳室 Ventricle

脈絡叢を介する分泌の詳細図（矢印は，血液から CSF への濾過の向きを示す.）

Dissection Shawn Miller, Photograph Mark Nielsen

(a) 脳の横断面：脈絡叢を示す

図 14.4 続く

図14.4　続き

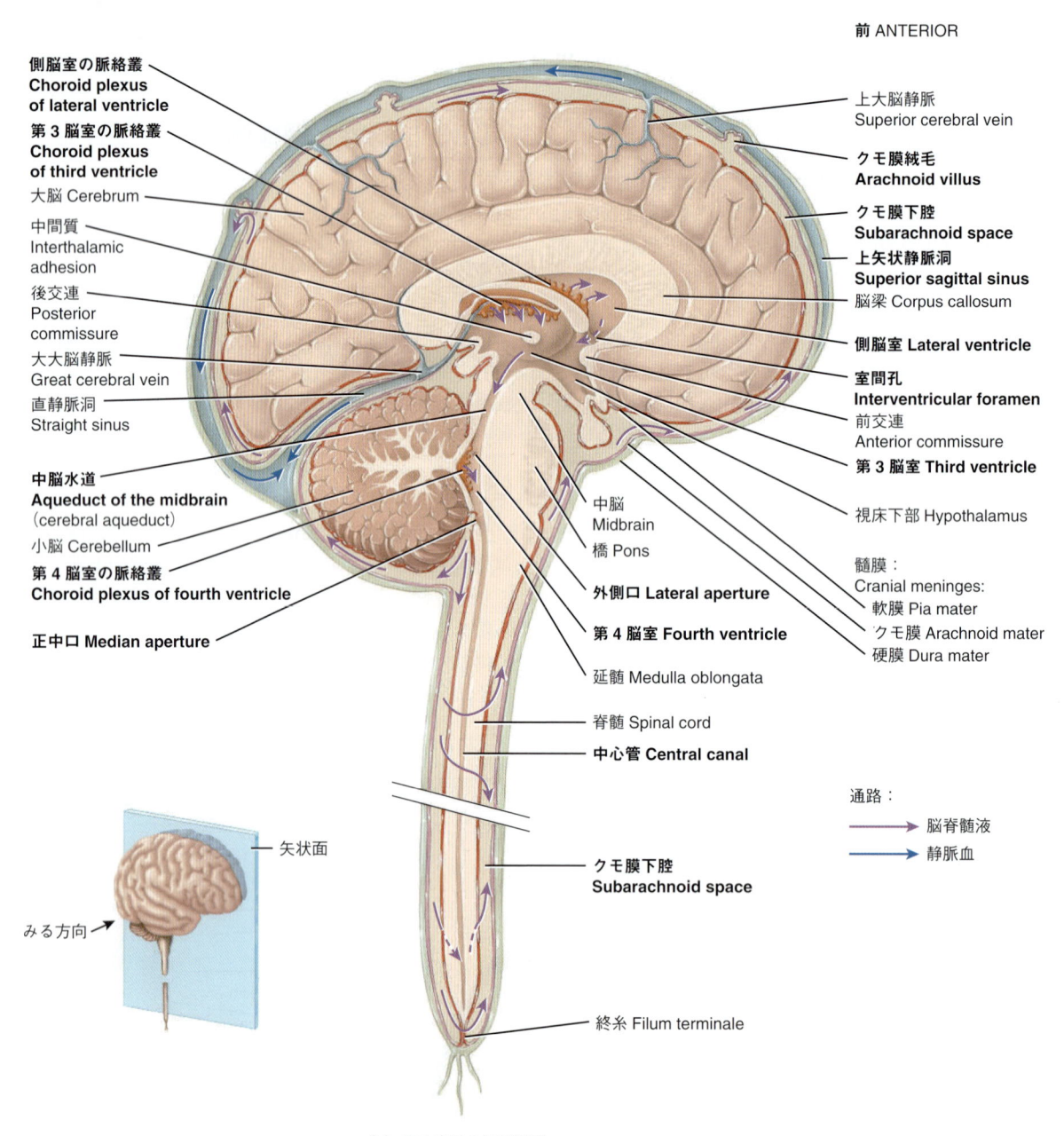

前 ANTERIOR

側脳室の脈絡叢
Choroid plexus of lateral ventricle

第3脳室の脈絡叢
Choroid plexus of third ventricle

大脳 Cerebrum

中間質 Interthalamic adhesion

後交連 Posterior commissure

大大脳静脈 Great cerebral vein

直静脈洞 Straight sinus

中脳水道
Aqueduct of the midbrain
（cerebral aqueduct）

小脳 Cerebellum

第4脳室の脈絡叢
Choroid plexus of fourth ventricle

正中口 Median aperture

上大脳静脈 Superior cerebral vein

クモ膜絨毛
Arachnoid villus

クモ膜下腔
Subarachnoid space

上矢状静脈洞
Superior sagittal sinus

脳梁 Corpus callosum

側脳室 Lateral ventricle

室間孔
Interventricular foramen

前交連 Anterior commissure

第3脳室 Third ventricle

視床下部 Hypothalamus

髄膜：
Cranial meninges:
　軟膜 Pia mater
　クモ膜 Arachnoid mater
　硬膜 Dura mater

中脳 Midbrain

橋 Pons

外側口 Lateral aperture

第4脳室 Fourth ventricle

延髄 Medulla oblongata

脊髄 Spinal cord

中心管 Central canal

通路：
　→ 脳脊髄液
　→ 静脈血

矢状面

みる方向

クモ膜下腔
Subarachnoid space

終糸 Filum terminale

（b）脳と脊髄の矢状断面

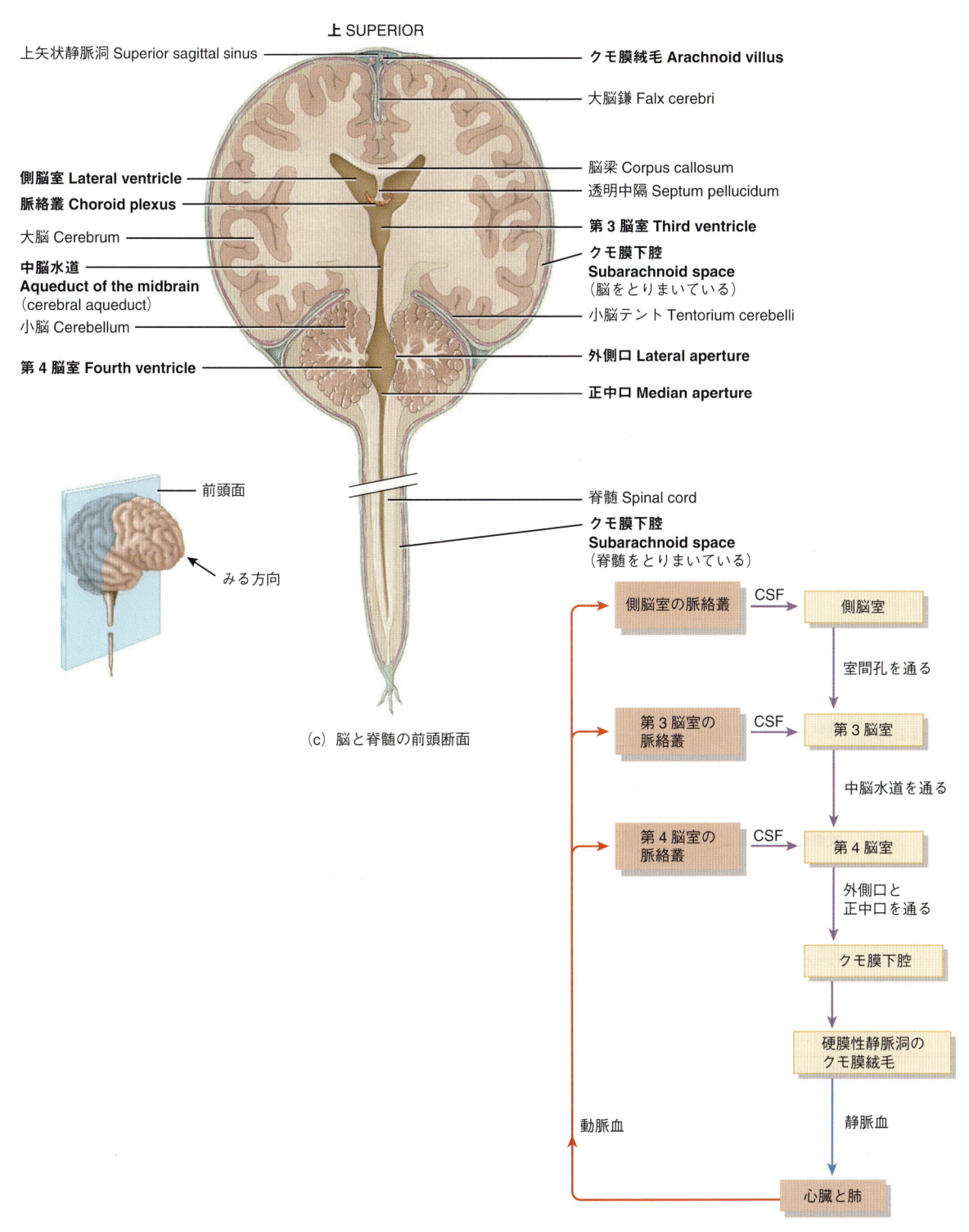

上 SUPERIOR

上矢状静脈洞 Superior sagittal sinus

クモ膜絨毛 Arachnoid villus

大脳鎌 Falx cerebri

脳梁 Corpus callosum
透明中隔 Septum pellucidum

側脳室 Lateral ventricle

脈絡叢 Choroid plexus

第 3 脳室 Third ventricle

大脳 Cerebrum

クモ膜下腔
Subarachnoid space
（脳をとりまいている）

中脳水道
Aqueduct of the midbrain
（cerebral aqueduct）

小脳 Cerebellum

小脳テント Tentorium cerebelli

第 4 脳室 Fourth ventricle

外側口 Lateral aperture

正中口 Median aperture

前頭面

みる方向

脊髄 Spinal cord

クモ膜下腔
Subarachnoid space
（脊髄をとりまいている）

（c）脳と脊髄の前頭断面

側脳室の脈絡叢 → CSF → 側脳室

室間孔を通る

第 3 脳室の脈絡叢 → CSF → 第 3 脳室

中脳水道を通る

第 4 脳室の脈絡叢 → CSF → 第 4 脳室

外側口と正中口を通る

クモ膜下腔

硬膜性静脈洞のクモ膜絨毛

静脈血

動脈血

心臓と肺

（d）脳脊髄液（CSF）の産生，循環，吸収のまとめ

Q 脳脊髄液は，どこで再吸収されるか？

感覚性（上行性）および運動性（下行性）の伝導路のすべてが通る．白質の一部は延髄の前面で膨隆している．この膨隆は**錐体 pyramids**（図 14.6；図 14.5 も参照）とよばれ，大脳から脊髄に伸びる太い皮質脊髄路でできている．皮質脊髄路は，四肢と体幹の随意運動を制御する（図 16.10 参照）．延髄と脊髄の接合部のすぐ上方で左側の錐体を通る軸索の 90%が右側に交叉し，右側の錐体を通る軸索の 90%が左側に交叉する．この交叉は，**錐体交叉 decussation of pyramids**（decuss ＝交叉）とよばれる．一側の脳が身体の反対側の随意運動を支配している理由は，この交叉で説明できる．

延髄には，**神経核 nuclei** がいくつかある．核とは，中枢神経系（CNS）内にあるニューロンの細胞体の集合であることを，思い出してもらいたい．これらの核の中には，身体の生命維持機能を制御しているものもある．生命維持活動を調節する延髄の核の例として，心臓血管中枢と延髄リズム形成中枢が挙げられる．**心臓血管中枢 cardiovascular（CV）center** は，心拍動の頻度，心収縮力および血管の太さを調節する（図 21.13 参照）．**延髄呼吸中枢 medullary respiratory center** は呼吸の基本リズムを調節する（図 23.24 参照）．

延髄の核は，心拍，血管径，正常呼吸リズムなどを調節するほかに，嘔吐，嚥下，くしゃみ，咳，しゃっくりなどの反射も制御する．延髄の**嘔吐中枢 vomiting center** は，上部消化（GI）管の内容物を無理やり口から吐き出させる**嘔吐 vomiting** を引き起こす（24.9 節参照）．**嚥下中枢 deglutition center** は，口腔から咽頭（喉）に移動した食物塊の**嚥下 deglutition**（swallowing）を促進する（24.8 節参照）．**くしゃみ sneezing** をするには，呼吸筋が突発的に収縮して，空気を鼻と口から激しくはき出す必要がある．**咳 coughing** をするには，長く深い吸息とそれに続く強い呼息によって，上気道から息を急

図14.5　延髄と脳幹のその他の部分との関係．

脳幹は，延髄，橋，中脳からなる．

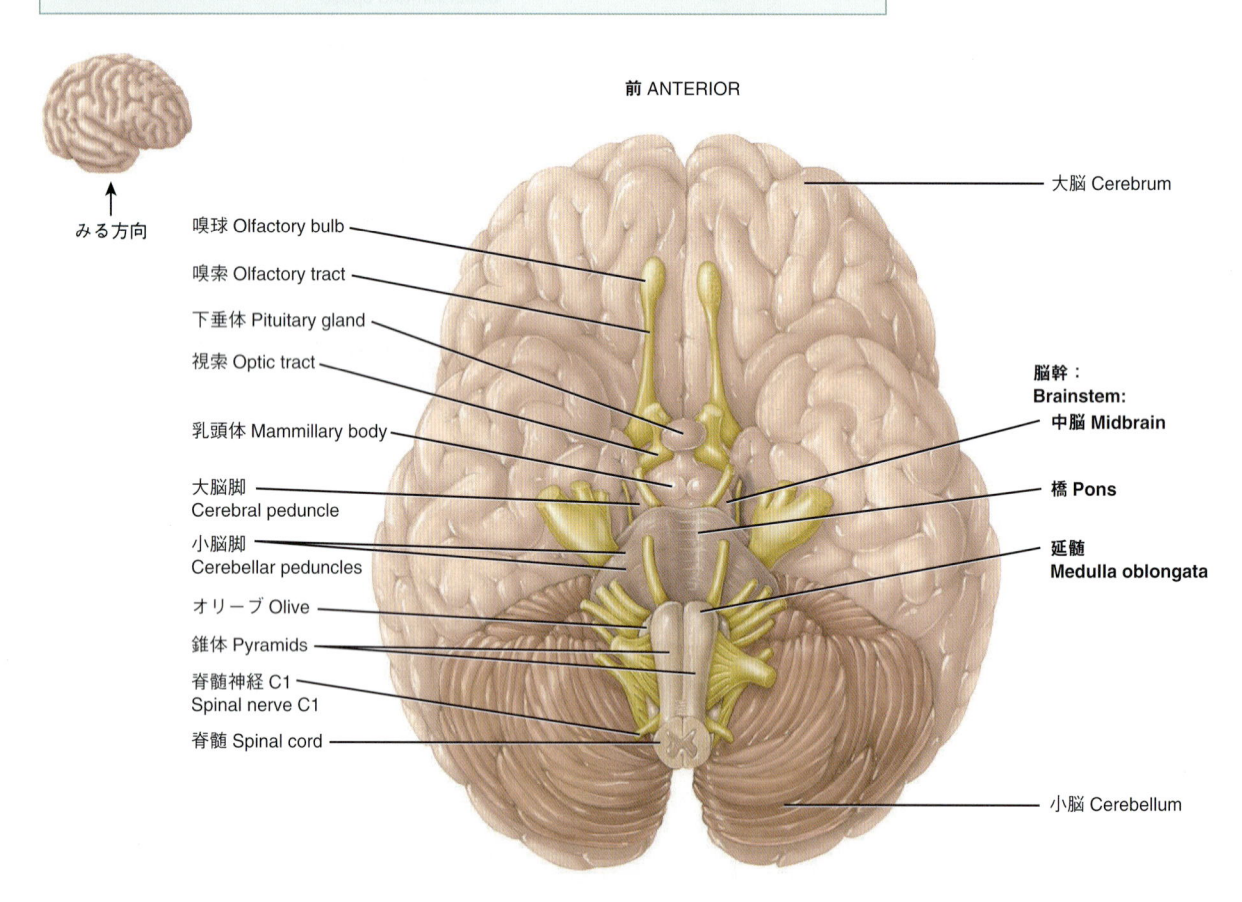

みる方向

前 ANTERIOR

大脳 Cerebrum

嗅球 Olfactory bulb
嗅索 Olfactory tract
下垂体 Pituitary gland
視索 Optic tract
乳頭体 Mammillary body
大脳脚 Cerebral peduncle
小脳脚 Cerebellar peduncles
オリーブ Olive
錐体 Pyramids
脊髄神経 C1 Spinal nerve C1
脊髄 Spinal cord

脳幹：
Brainstem:
中脳 Midbrain
橋 Pons
延髄 Medulla oblongata

小脳 Cerebellum

脳の下面

Q 錐体は脳幹のどの部分にあるか？　大脳脚はどの部分にあるか？　文字通り"橋"を意味するのはどの部分か？

激に勢いよくはき出す必要がある．**しゃっくり** hiccupping は，横隔膜（呼吸筋の一つ）が突発的に収縮して，それが最終的に吸息時に鋭い音を出すことによって生じる．くしゃみ，咳，しゃっくりの詳細は，表23.2 に示す．

　錐体のすぐ外側には**オリーブ olive** とよばれる卵形の隆起がある（図 14.5，図 14.6 参照）．オリーブの内部には，**下オリーブ核 inferior olivary nucleus** がある．この核は，大脳皮質，中脳の赤核，脊髄から入力を受ける．下オリーブ核のニューロンは，軸索を小脳に伸ばし，小脳ニューロンの活動を調節する．下オリーブ核は，新しい運動に習熟する際に小脳が筋活動を調節するために用いる指示信号を出しており，小脳のニューロン活動に影響を与えている．

　延髄後部に，触覚，圧覚，振動覚，意識的固有感覚に関連した核がある．この核は，左右の**薄束核 gracile nucleus**（gracile ＝薄い）と**楔状束核 cuneate nucleus**（cuneate ＝楔）である．**薄束 gracile fasciculus** と**楔状束 cuneate fasciculus** は脊髄後索にある2つの伝導路であるが，ここを通る上行性感覚性軸索がこれらの核でシナプスをつくる（図 16.5 参照）．ついで，シナプス後ニューロンが感覚情報を脳の反対側の視床に中継する．シナプス後ニューロンの軸索は，**内側毛帯 medial**

lemniscus（＝帯）という白質の帯となって延髄，橋，中脳を通って上行し，視床に投射する（図 14.7 b 参照）．後索の伝導路と内側毛帯の軸索は，まとめて，**後索-内側毛帯路 posterior column-medial lemniscus pathway** といわれる．

　また延髄には，味覚（味），聴覚（聞くこと），平衡覚（バランス）の感覚経路を構成する核もある．延髄の**味覚核 gustatory nucleus** は，舌から脳に投射する味覚経路の一部である；この核は，舌の味蕾から味覚入力を受けている（図 17.3 e 参照）．延髄の**蝸牛神経核 cochlear nuclei** は，内耳から脳に投射する聴覚経路の一部である；この核は，内耳の蝸牛から聴覚入力を受けている（図 17.24 参照）．延髄と橋の**前庭神経核 vestibular nuclei** は，内耳から脳に投射する平衡覚経路の構成要素である；この核は，内耳の前庭器官にある**固有受容器 proprioceptors**（姿勢と動作に関する情報を提供する受容器）から平衡に関係した感覚情報を受けている（図 17.27 参照）．

　そして，延髄には下記の5対の脳神経に関連した核がある．

1．内耳神経（Ⅷ）vestibulocochlear（Ⅷ）nerves.
　延髄には，内耳神経を介して内耳の蝸牛から感覚入

図 14.6 延髄の内部構造.

> 延髄の錐体は，大脳から脊髄に向かう太い運動性伝導路が通る.

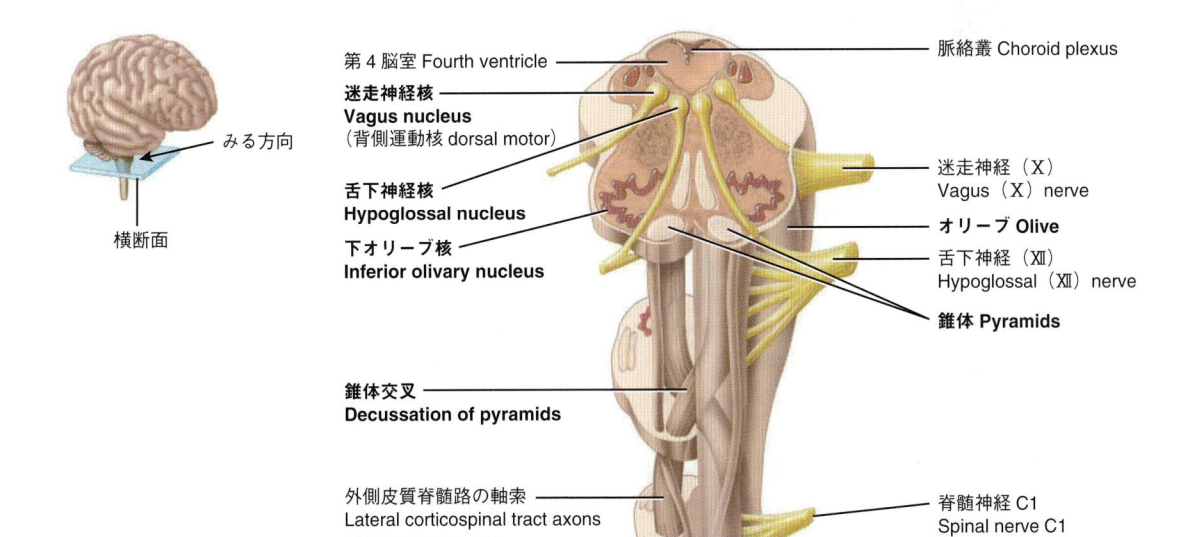

みる方向
横断面

第4脳室 Fourth ventricle
迷走神経核 **Vagus nucleus**（背側運動核 dorsal motor）
舌下神経核 **Hypoglossal nucleus**
下オリーブ核 **Inferior olivary nucleus**
錐体交叉 **Decussation of pyramids**
外側皮質脊髄路の軸索 Lateral corticospinal tract axons
前皮質脊髄路の軸索 Anterior corticospinal tract axons

脈絡叢 Choroid plexus
迷走神経（Ⅹ）Vagus（Ⅹ）nerve
オリーブ Olive
舌下神経（Ⅻ）Hypoglossal（Ⅻ）nerve
錐体 Pyramids
脊髄神経 C1 Spinal nerve C1
脊髄 Spinal cord

延髄の横断面と前部表面

Q 交叉 decussation とは，なにを意味するか？　錐体交叉がある結果として，機能的にどういうことになるか？

力を受け，蝸牛へ運動出力を送る核がある．この神経は，聴覚に関係したインパルスを運ぶ．

2. **舌咽神経（IX）glossopharyngeal（IX）nerves**．延髄には，舌咽神経を介して味覚，嚥下，唾液分泌に関係した感覚性および運動性のインパルスを中継する核がある．

3. **迷走神経（X）vagus（X）nerves**．延髄には，迷走神経を介して咽頭，喉頭，胸部と腹部の臓器から感覚性のインパルスを受け，これらへ運動性のインパルスを送る核がある．

4. **副神経（XI）（延髄根）accessory（XI）nerves（cranial portion）**．この神経の線維は，実際には，迷走神経（X）の一部である．延髄には，迷走神経（副神経の延髄根）を介して嚥下を制御する神経インパルスを発する核がある．

5. **舌下神経（XII）hypoglossal（XII）nerves**．延髄には，舌下神経を介して発語や嚥下の時の舌の運動を制御する神経インパルスを発する核がある．

臨床関連事項

延髄の傷害

　生命活動の多くが延髄によって制御されていることを考えれば，氷の上で仰向けに転んだ時のように，頭部あるいは上頚部の後部が強烈な打撃を受けて**延髄が傷害 injury to the medulla** されると，それが致命的になることがあっても当然である．延髄呼吸中枢の傷害はとくに重篤な結果をもたらし，急速に死に至ることがある．致命的ではない延髄損傷の症状として，傷害と同側の脳神経機能不全，反対側の麻痺と感覚脱失，呼吸・心拍のリズム不整などがある．アルコールの過剰摂取も，延髄リズム形成中枢を抑制し，死に至ることがある．

橋

　橋 pons（＝架橋）は延髄のすぐ上方で小脳の前方にあり，長さは約 2.5 cm である（図 14.1，図 14.5 参照）．橋は，延髄と同様に，さまざまな核と伝導路からなる．橋は，その名が示すように，脳の異なるさまざまな部位を互いに結びつける架橋である．これらの結びつきは，軸索の束によってもたらされる．橋の軸索には，小脳の右側と左側を結ぶものがある（訳注：橋核からの出力線維は，原則として，反対側の小脳に投射する）．その他は，上行性感覚性伝導路と下行性運動性伝導路の一部である．

　橋には，2 つの主要な構成要素—腹側部と背側部—がある．橋の腹側部は，中心部に灰白質が散在する**橋核 pontine nuclei** とよばれる大きなシナプス中継所を形成する．橋核には多数の白質の伝導路が出入りしており，各伝導路は 1 側の大脳半球の皮質（外層）と小脳の反

対側半球の皮質をつないでいる．この複雑な神経回路は，全身での随意運動のための出力を調整し，この出力の効果を最大にするのに必須の役割を果している．橋の背側部は，延髄や中脳といった脳幹の他の部位によく似ている．背側部には，脳神経の核のほかに，上行性および下行性の伝導路がある．

　図 23.24 に示すごとく橋にも呼吸中枢が存在する．延髄呼吸中枢とともに，**橋の呼吸ニューロン群 pontine respiratory group** は呼吸運動の調節に関与する．

　また，橋には下記の 4 対の脳神経に関連した核がある．

1. **三叉神経（V）trigeminal（V）nerves**．橋には，三叉神経を介して，頭部と顔面から体性感覚のための感覚性のインパルスを受け，咀嚼運動を制御する運動性のインパルスを送る核がある．

2. **外転神経（VI）abducens（VI）nerves**．橋には，外転神経を介して，眼球運動を制御する運動性のインパルスを送る核がある．

3. **顔面神経（VII）facial（VII）nerves**．橋には，顔面神経を介して，味覚のための感覚性のインパルスを受け，唾液や涙液の分泌と顔面表情筋の収縮を調節する運動性のインパルスを送る核がある．

4. **内耳神経（VIII）vestibulocochlear（VIII）nerves**．橋には，内耳神経を介して，前庭器官から感覚性のインパルスを受け，前庭器官へ運動性のインパルスを送る核がある．この神経は，バランスと平衡に関係したインパルスを運ぶ．

中　脳

　中脳 midbrain（あるいは mesencephalon）は，橋から間脳まで伸びていて（図 14.1，図 14.5 参照），長さは約 2.5 cm である．中脳水道は，中脳を通り，上方の第 3 脳室を下方の第 4 脳室につないでいる．中脳には，延髄と橋と同様に，いろいろな核と伝導路がある（図 14.7）．

　中脳の前部には**大脳脚 cerebral peduncles**（＝小さな足）とよばれる一対の軸索の束がある（図 14.5，図 14.7b 参照）．大脳脚は皮質脊髄路，皮質延髄路，皮質橋路の軸索からなり，それぞれ大脳皮質の運動野から脊髄，延髄，橋へ神経インパルスを伝える．

　中脳の後部は，**中脳蓋 tectum**（＝屋根）とよばれ，4 つの丸い隆起がある（図 14.7a）．上部の 2 つの隆起は，**上丘 superior colliculi**（＝小さな丘；単数形 colliculus）という核群で，ある種の視覚的活動の反射中枢の働きをしている．眼の網膜から上丘へ，さらに外眼筋への神経回路を介して，視覚刺激は，動く像（走っている車など）を眼で追ったり，（いまこの文章を読むために行っているように）静止像を走査したりするため

の眼球運動を引き起す．上丘は，また，視覚刺激に反応した頭部，眼球，体幹の動きを制御する反射にも関与する．下部の２つの隆起，**下丘 inferior colliculi** は，聴覚経路の一部をなし，内耳にある聴覚受容器からのインパルスを脳に中継する．これら２つの核は，銃声のような大きな音でびっくりした時に起る頭部，眼球，体幹の突発的な動きである**驚愕反射** startle reflex の反射中枢でもある．

中脳には，そのほかに，左右の**黒質 substantia nigra**（substantia ＝物質；nigra ＝黒）などのいくつかの核がある．黒質は黒い色素がついた大きな核である（図 14.7 b）．黒質から大脳基底核に軸索を伸ばしているドパミン放出ニューロンは，下意識的筋活動の制御にかかわっている．これらのニューロンの脱落がパーキンソン病と関連づけられている（16 章 "疾患：ホメオスタシスの失調" 参照）．中脳には左右の**赤核 red nuclei** もあるが，この核は，豊富な血液供給とニューロンの細胞体にある鉄を含んだ色素のために赤味がかってみえる．小脳や大脳皮質からの軸索が赤核でシナプスをつくっており，赤核は筋運動の制御に関与する．

中脳には，さらに，2 対の脳神経に関連した核がある．

1．**動眼神経（Ⅲ）oculomotor（Ⅲ）nerves.** 中脳には，動眼神経を介して，眼球の運動を制御する運動性のインパルスを送る核がある．一方，動眼神経副核は，動眼神経を介して，瞳孔の収縮とレンズの形の変化を調節する平滑筋の運動を制御する．

2．**滑車神経（Ⅳ）trochlear（Ⅳ）nerves.** 中脳には，滑車神経を介して，眼球の運動を制御する運動性のインパルスを送る核がある．

網様体

脳幹の大部分は，すでに述べたようなはっきり定義できるさまざまな核に加えて，有髄線維の小さな束（白質）のあいだに散在するニューロンの細胞体の小さな塊（灰白質）でできている．白質と灰白質の網状の配列がみられる広範な領域は，**網様体 reticular formation**（ret-＝網；図 14.7 c）といわれる．網様体は，脊髄上方部から，脳幹を通って，間脳の下方部に伸びている．網様体の中にあるニューロンは，上行性（感覚性）および下行性（運動性）の両方の機能をもつ．

網様体のうち上行性投射をする部分は，**網様体賦活系 reticular activating system（RAS）**とよばれ，直接および視床を介して大脳皮質に投射する感覚性軸索からなる．多くの感覚刺激が RAS の上行性部分を活性化させうる．このような刺激には，視覚や聴覚の刺激，精神活動，痛覚や触覚や圧覚の受容器への刺激，身体各部位の位置を意識させる四肢や頭部の受容器への刺激などがある．

図 14.7 中 脳.

中脳は，橋を間脳につないでいる．

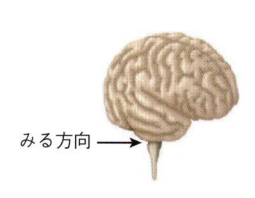

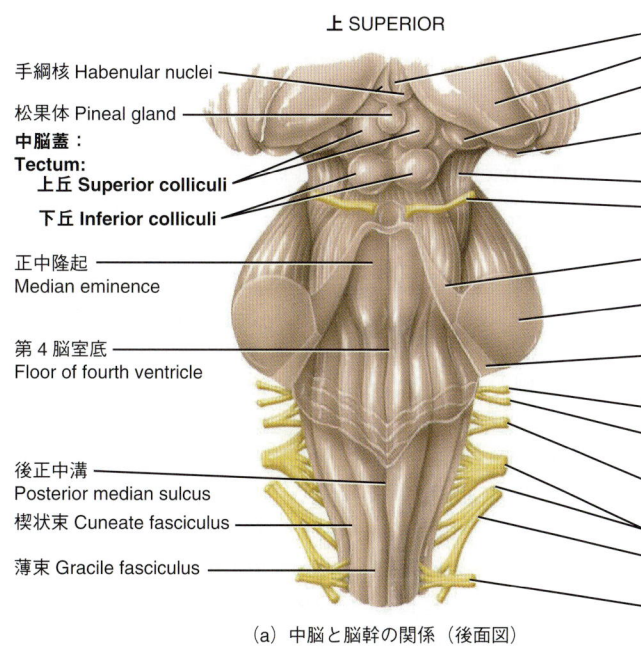

みる方向 →

上 SUPERIOR

手綱核 Habenular nuclei
松果体 Pineal gland
中脳蓋：
Tectum:
　上丘 **Superior colliculi**
　下丘 **Inferior colliculi**
正中隆起
Median eminence
第 4 脳室底
Floor of fourth ventricle
後正中溝
Posterior median sulcus
楔状束 Cuneate fasciculus
薄束 Gracile fasciculus

第 3 脳室 Third ventricle
視床 Thalamus
内側膝状体核
Medial geniculate nucleus
外側膝状体核
Lateral geniculate nucleus
大脳脚 Cerebral peduncle
滑車神経（Ⅳ）
Trochlear（Ⅳ）nerve
上小脳脚
Superior cerebellar peduncle
中小脳脚
Middle cerebellar peduncle
下小脳脚
Inferior cerebellar peduncle
顔面神経（Ⅶ）Facial（Ⅶ）nerve
内耳神経（Ⅷ）
Vestibulocochlear（Ⅷ）nerve
舌咽神経（Ⅸ）
Glossopharyngeal（Ⅸ）nerve
迷走神経（Ⅹ）Vagus（Ⅹ）nerve
副神経（Ⅺ）
Accessory（Ⅺ）nerve
脊髄神経 C1（後根）
Spinal nerve C1（posterior root）

（a）中脳と脳幹の関係（後面図）

図 14.7 続く

図 14.7 続き

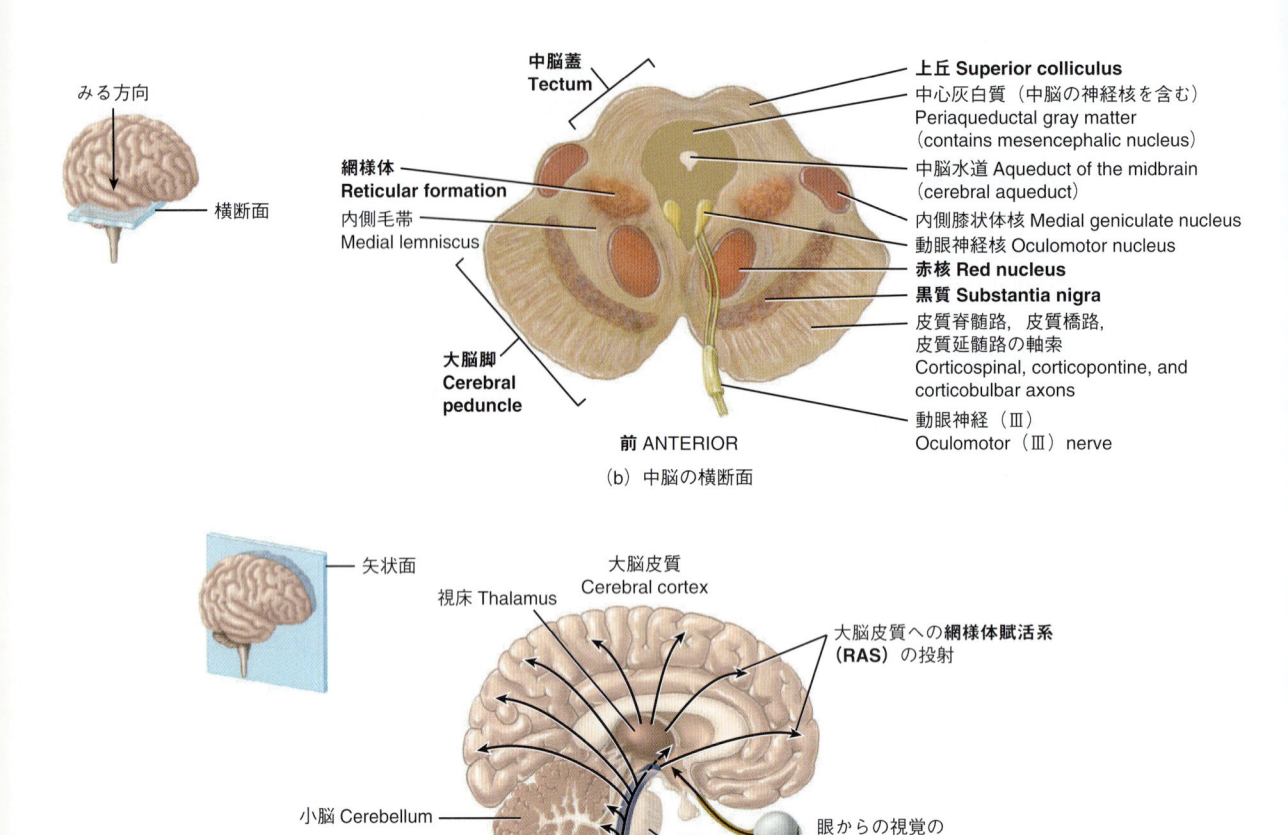

（b）中脳の横断面

（c）脳と脊髄の矢状断面図に網様体を示す

Q 大脳脚はなぜ重要なのか？

多分，RAS の最も重要な機能は**意識 consciousness**，すなわち各自が完全に注意を払い，ものごとに気づき，見当識をもっている覚醒状態，である．視覚や聴覚の刺激や精神活動は，RAS を刺激して意識を維持させることができる．RAS の活動は，**覚醒 arousal** 時に，すなわち眠りから目覚める時に，活発になる．RAS のもう一つの機能は，**注意 attention**（単一の物や目標もしくは思考に集中すること）と**意識レベル alertness** の維持への関与である．RAS は，また，重要でない情報が意識に上らないように，これをふるい落として**過剰感覚負荷 sensory overload**（過剰な視覚刺激および / または聴覚刺激）になるのを防いでいる．例えば，解剖学の授業が始まるのを廊下で待っている時に，授業のノートに目を通して復習していると，周囲の雑音にはまったく気づか

ないだろう．RAS の不活性化は**睡眠 sleep** を引き起す．睡眠とは，そこから目覚めることができる意識が不完全な状態である．他方，RAS が損傷を受けると，**昏睡 coma** 状態に陥る．これは，そこから目覚めることができない無意識の状態である．最も浅い段階の昏睡では，脳幹や脊髄の反射は残存する．しかし，最も深い段階では，これらの反射は失われ，もし呼吸や心臓血管の働きを制御できなくなると，患者は死亡する．メラトニンのような薬物は睡眠誘発を促すことにより RAS に影響を及ぼし，全身麻酔薬は RAS を介して意識を失わせる．RAS の下行性の部分は，小脳や脊髄につながり，**筋緊張 muscle tone**，すなわち正常な安静状態における骨格筋の軽度な不随意的収縮，の調節に関与する．RAS のこの領域は，心拍数，血圧，呼吸数の調節にも関与する．

RAS は眼，耳，その他の感覚の受容器から入力を受けてはいるが，嗅覚の受容器からの入力はない．強い臭気でも，眠りから目覚めさせることはできないだろう．住宅火災で死亡する人たちは，通常，目を覚ますことなく，煙を吸い込んで死に至るのである．したがって，すべての寝場所の近くに，大きな警報音を出す煙探知機を備えつけておくべきである．聴覚障害がある人には，振動枕あるいは閃光灯が同じ目的で用いられる．

表 14.2 に脳幹の機能を要約する．

> **チェックポイント**
>
> 6. 延髄，橋，中脳は相対的にどのような位置関係にあるか．
> 7. 脳幹の核によってどのような身体機能が制御されているか．
> 8. 網様体の機能を列挙せよ．

14.4 小 脳

目 標

・小脳の構造と機能について述べる．

小脳 cerebellum は，大脳についで 2 番目に大きく，頭蓋腔の下後方部を占める．小脳の表面には，大脳と同様，非常に多くのヒダがある．これによって，外側の灰白質である皮質の表面積が大きく増えて，より多くのニューロンを収容できるのである．小脳の重さは脳全体の約 10 分の 1 であるが，小脳には脳のニューロン全体のほぼ半数がある．小脳は，延髄と橋の後方で，大脳後部の下方にある（図 14.1 参照）．**大脳横裂 transverse fissure** という深い溝が，大脳の後方部を支える**小脳テント tentorium cerebelli** とともに，小脳を大脳から分離している（図 14.2 b，図 14.11 b 参照）．

上方からあるいは下方からみると，小脳の形は蝶に似ている．中央のくびれた領域は**虫部 vermis**（＝虫）で，外側の"翅"あるいは小脳葉が**小脳半球 cerebellar hemispheres** である（図 14.8 a，b）．各半球は，深いはっきりみえる溝で隔てられたいくつかの小脳葉からなる．**前葉 anterior lobe** と**後葉 posterior lobe** は，骨格筋の運動の下意識的側面を制御する．下面にある**片葉小節葉 flocculonodular lobe**（flocculo- ＝毛糸様の房）は，平衡とバランスに寄与する．

小脳の表層は，**小脳皮質 cerebellar cortex** とよばれ，**小脳回 folia**（＝葉）という薄い平行に並んだ灰白質からなる．灰白質の深部に木の枝に似た**小脳活樹 arbor**

vitae（＝生命の木）とよばれる白質の束がある．さらに深部，白質の中には，**小脳核 cerebellar nuclei** があるが，これは，小脳から脳の他の中枢にインパルスを運ぶ軸索が起始する灰白質の領域である．

3 対の**小脳脚 cerebellar peduncles** が小脳を脳幹に結びつけている（図 14.8 b 参照）．これらの白質の束は，小脳と脳の他の部位とのあいだのインパルス伝送を行う軸索からなる．**上小脳脚 superior cerebellar peduncles** には，小脳から中脳の赤核や視床のさまざまな核に伸びる軸索が通っている．**中小脳脚 middle cerebellar peduncles** は，最も太い小脳脚である．この中を通る軸索は，随意運動にかかわるインパルスを橋核（大脳皮質の運動領野からの入力を受ける）から小脳に運ぶ．**下小脳脚 inferior cerebellar peduncles** は，次の 5 種類の軸索からなる．（1）体幹や四肢の固有受容器から小脳に感覚情報を運ぶ脊髄小脳路の軸索，（2）内耳の前庭器官からの軸索と頭部の固有受容器から小脳に感覚情報を運ぶ延髄と橋の前庭神経核からの軸索，（3）小脳に投射して小脳ニューロンの活動を調節する延髄の下オリーブ核からの軸索，（4）小脳から延髄と橋の前庭神経核に伸びる軸索，(5) 小脳から網様体に伸びる軸索．

小脳の主たる機能は，大脳の運動領野が始動した運動が実際にどの程度うまく実行されているかを評価することである．大脳の運動領野が始動した運動が正確に実行されていないと，小脳はその食い違いを探知する．それで，小脳は，視床との結合を介して，大脳皮質の運動領野にフィードバック信号を送る．フィードバック信号は，誤差を補正し，動きを円滑にし，一連の複雑な骨格筋の収縮を協調させるのに役立つ．小脳は，熟練を要する巧みな運動を協調させるほかに，姿勢や平衡を調節する主たる脳領域でもある．小脳の機能のこのような諸側面が，野球のボールの捕球から踊ること，話すことに至るまでの熟練を要する巧みな筋活動のすべてを可能にしているのである．小脳と大脳皮質連合野のあいだには相互の結びつきがあるので，小脳が認知（知識の獲得）や言語情報処理などの非運動性の機能ももっている可能性が示唆される．このような見解は，MRI や PET を用いた脳活動のイメージングの研究によって支持されている．また，小脳には感覚情報処理における役割がある可能性を示す研究もある．

表 14.2 に小脳の機能を要約する．

> **チェックポイント**
>
> 9. 小脳の位置と主要部分について述べよ．
> 10. 3 対の小脳脚の各々を通る軸索はどこに起始し，どこに停止するか．各小脳脚の機能はなにか．

図14.8　小脳.

> 小脳は，熟練を要する巧みな運動を調整し，姿勢と平衡を調節する.

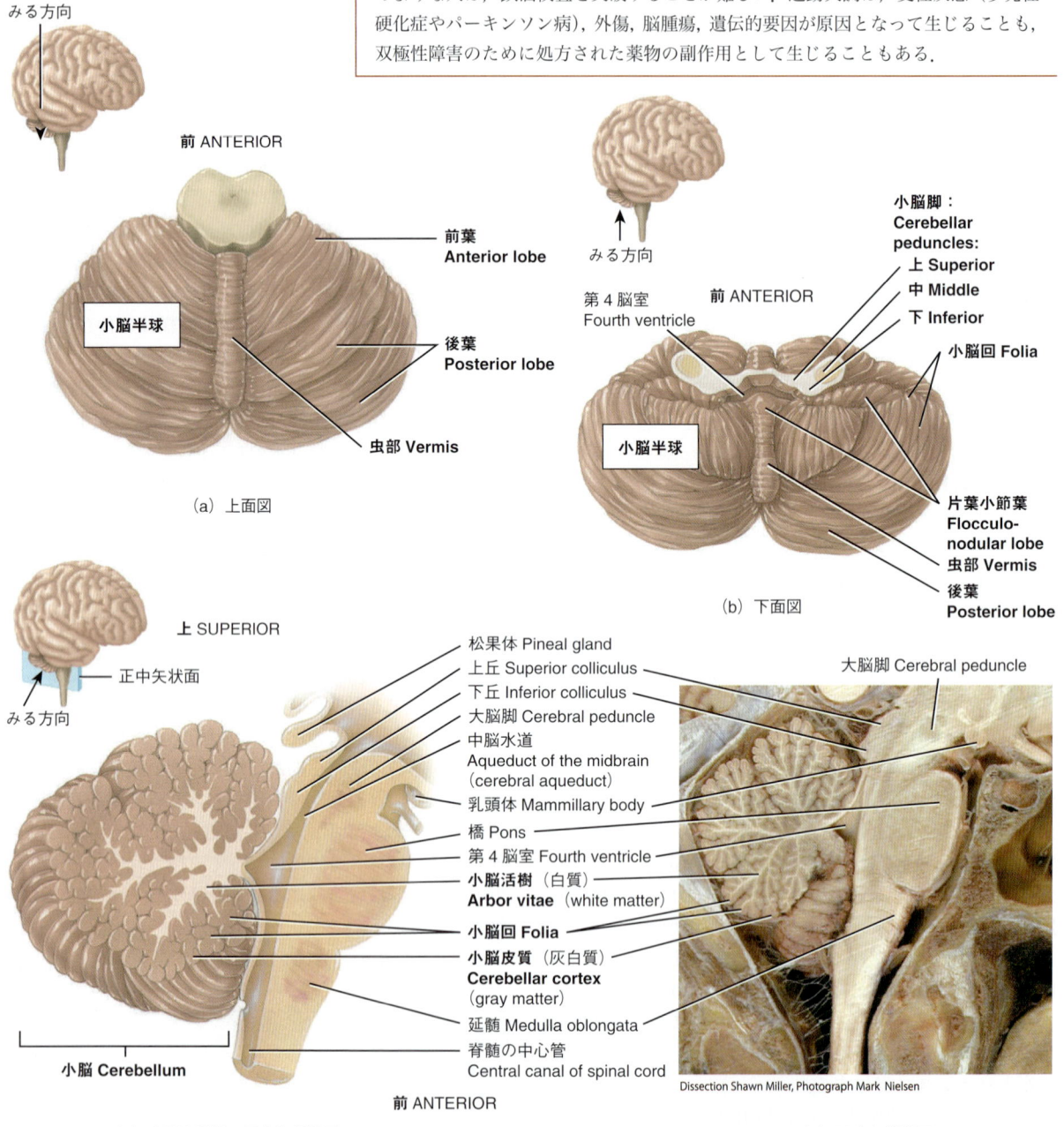

$ 臨床関連事項

運動失調

　小脳が傷害を受けると，筋運動を協調させる能力が失われて，**運動失調 ataxia**（a-＝なしに；-taxia＝秩序）とよばれる状態になることがある．運動失調がある人は，目隠しをされると，指で自分の鼻の先を触ることができない．それは，運動を身体各部位の位置の感覚と協調させることができないからである．運動失調のもう一つの徴候は，発声筋の協調性が失われたために生じる話し方のパターンの変化である．小脳の傷害は，よろめきや異常な歩行運動を引き起すこともある．アルコールは小脳の活動を抑制するので，アルコールを摂りすぎる人は運動失調の徴候を示す．このような人は，飲酒検査を突破することが難しい．運動失調は，変性疾患（多発性硬化症やパーキンソン病），外傷，脳腫瘍，遺伝的要因が原因となって生じることも，双極性障害のために処方された薬物の副作用として生じることもある．

みる方向

前 ANTERIOR

前葉 Anterior lobe

小脳半球

後葉 Posterior lobe

虫部 Vermis

（a）上面図

みる方向

前 ANTERIOR

第4脳室 Fourth ventricle

小脳脚：
Cerebellar peduncles:
上 Superior
中 Middle
下 Inferior

小脳回 Folia

小脳半球

片葉小節葉 Flocculo-nodular lobe
虫部 Vermis

後葉 Posterior lobe

（b）下面図

上 SUPERIOR

正中矢状面

みる方向

松果体 Pineal gland
上丘 Superior colliculus
下丘 Inferior colliculus
大脳脚 Cerebral peduncle
中脳水道 Aqueduct of the midbrain（cerebral aqueduct）
乳頭体 Mammillary body
橋 Pons
第4脳室 Fourth ventricle
小脳活樹（白質）Arbor vitae（white matter）
小脳回 Folia
小脳皮質（灰白質）Cerebellar cortex（gray matter）
延髄 Medulla oblongata
脊髄の中心管 Central canal of spinal cord

大脳脚 Cerebral peduncle

小脳 Cerebellum

前 ANTERIOR

Dissection Shawn Miller, Photograph Mark Nielsen

（c）小脳と脳幹の正中矢状断面

（d）正中矢状断面

Q 小脳へ情報を運び込む軸索と小脳から情報を運び出す軸索が通るのは，どのような構造か？

14.5 間 脳

目 標

• 間脳（視床，視床下部，視床上部）の構成要素と機能について述べる．

間脳 diencephalon は，中脳のすぐ上部で脳組織の中核を形成する．間脳はほぼ完全に大脳半球に囲まれていて，ここには脳の上位中枢と下位中枢のあいだの多種多様な感覚性・運動性の情報の処理にかかわる多数の核がある．間脳は脳幹から大脳まで伸びていて，第3脳室を囲んでいる．間脳は，視床，視床下部，視床上部からなる．視床下部から下垂体に投射がある．第3脳室壁内の間脳の部分は，脳室周囲器官とよばれる．これについては，後ほど検討する．網膜から視覚の情報を運ぶ視索は間脳に入る．

視 床

視床 thalamus（＝奥の部屋）は，長さが約3cmで間脳の80％を占め，対をなした卵円形の灰白質の塊でできていて，白質の伝導路が散在するさまざまな核で構成されている（図14.9）．約70％のヒトで，**中間質 intermediate mass**（**視床間橋** interthalamic adhesion）とよばれる灰白質の橋が左右の視床をつないでいる．**内側髄板** internal medullary lamina とよばれるY字形をした薄い白質の層が，左右の視床の灰白質を分割している（図14.9c）．内側髄板は，さまざまな視床核に出入りする有髄線維からなる．視床と大脳皮質を結ぶ軸索は，視床の外側にある太い帯状の白質，**内包** internal capsule を通る（図14.13b参照）．

視床は，脊髄，脳幹から大脳皮質の一次感覚野に達するほとんどの感覚性のインパルスの主たる中継所である．さらに視床は，小脳と大脳基底核からの情報を大脳皮質の一次運動野に伝送することにより運動機能にも寄与している．また，大脳の異なる領域間での神経インパルスの中継も行い，意識の維持にも寄与している．

局在と機能に基づいて区分すると，左右の視床のそれぞれに，大きく分けて7群の核がある（図14.9c, d）：

1. **前核 anterior nucleus** は，視床下部から入力を受け，出力を大脳辺縁系（14.6節で述べる）に送る．この核には，情動，記憶にかかわる機能がある．
2. **内側核 medial nuclei** は大脳辺縁系，大脳基底核から入力を受け，出力を大脳皮質に送る．これらの核は，情動，学習，記憶，認知（思考や認識）にかかわる機能をもつ．
3. **外側核群 lateral group** の核は，大脳辺縁系，上丘，大脳皮質から入力を受け，出力を大脳皮質に送る．**背外側核 lateral dorsal nucleus** には，情動の表現にかかわる機能がある．**後外側核 lateral posterior nucleus** と**視床枕核 pulvinar nucleus** は，感覚情報の統合にかかわっている．
4. **腹側核群 ventral group** は，5つの核からなる．**前腹側核 ventral anterior nucleus** は，大脳基底核から入力を受け，出力を大脳皮質の運動領野に送る；運動の制御に関与する．**外側腹側核 ventral lateral nucleus** は，小脳および大脳基底核から入力を受け，出力を大脳皮質の運動領野に送る；この核も運動の制御に関与する．**後腹側核 ventral posterior nucleus** は，顔面や身体からの触覚，圧覚，振動覚，かゆみ，くすぐったさ，温度感覚，痛覚，固有感覚のような体性感覚のインパルスを大脳皮質に中継する．**外側膝状体核 lateral geniculate nucleus**（＝膝のような彎曲）は，ものをみるための視覚性のインパルスを網膜から大脳皮質の一次視覚野に中継する．**内側膝状体核 medial geniculate nucleus** は，音を聴くための聴覚性のインパルスを耳から大脳皮質の一次聴覚野に中継する．
5. **髄板内核 intralaminar nuclei** は，内側髄板の中にあって，網様体，小脳，大脳基底核および大脳皮質の広範な領域と連絡する．この核には，覚醒（脳幹網様体による大脳皮質の活性化），感覚情報と運動情報の統合にかかわる機能がある．
6. **正中核 midline nucleus** は，第3脳室に近接する薄い帯状の構造で，記憶と嗅覚にかかわる機能があると推定される．
7. **網様核 reticular nucleus** は，内包のすぐ近くで，視床の外側面をとりまいている．この核は，他の視床核の活動をモニターし，選別し，統合している．

視床下部

視床下部 hypothalamus（hypo- ＝下の）は，視床の下方に位置する間脳の小部分である．視床下部は，大きく4つの領域に区分され，約1ダースの核からなる：

1. **乳頭体域 mammillary region**（mammill- ＝乳頭状）は，中脳に隣接した，視床下部の最後方部である．ここには，**乳頭体 mammillary bodies** と**視床下部後核 posterior hypothalamic nuclei** がある（図14.10）．**乳頭体 mammillary bodies** は，2つの丸い隆起で，嗅覚に関係した反射の中継所の働きをしている．
2. **隆起域 tuberal region** は，視床下部の中で最も広い部分で，**背内側核 dorsomedial nucleus**，**腹内側**

図14.9 **視床.** 外側面 (a) と内側面 (b) で視床の位置をよくみること. (c) と (d) に示された視床核と, それらが投射する (a) と (b) の皮質領域との関係は, 色で対応づけてある.

視床は, 脳の他の部位および脊髄から大脳皮質に至る感覚性のインパルスの主たる中継所である.

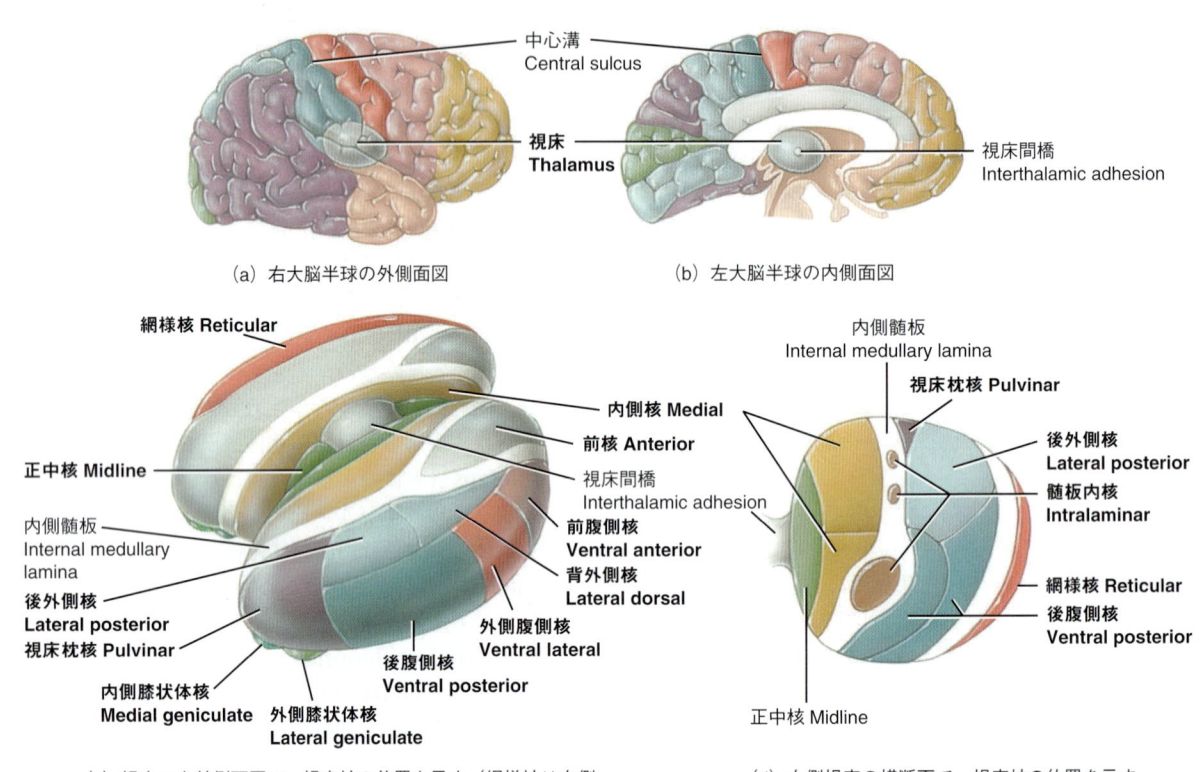

中心溝
Central sulcus

視床
Thalamus

視床間橋
Interthalamic adhesion

(a) 右大脳半球の外側面図

(b) 左大脳半球の内側面図

網様核 Reticular

正中核 Midline

内側髄板
Internal medullary
lamina

後外側核
Lateral posterior

視床枕核 Pulvinar

内側膝状体核
Medial geniculate

外側膝状体核
Lateral geniculate

内側核 Medial

前核 Anterior

視床間橋
Interthalamic adhesion

前腹側核
Ventral anterior

背外側核
Lateral dorsal

外側腹側核
Ventral lateral

後腹側核
Ventral posterior

内側髄板
Internal medullary lamina

視床枕核 Pulvinar

後外側核
Lateral posterior

髄板内核
Intralaminar

網様核 Reticular

後腹側核
Ventral posterior

正中核 Midline

(c) 視床の上外側面図で, 視床核の位置を示す (網様核は左側のみに示してある. その他の核はすべて右側に示してある)

(d) 右側視床の横断面で, 視床核の位置を示す

Q 視床の左半分と右半分を通常結びつけているのは, どのような構造か?

核 ventromedial nucleus, **弓状核** arcuate nucleus があり, さらに下垂体を視床下部に結びつけている茎状の**漏斗** infundibulum がある (図 14.10). **正中隆起** median eminence は, 漏斗を取り囲むわずかに盛り上がった領域である (図 14.7a 参照).

3. **視索上域** supraoptic region (supra- = 上の; -optic = 眼) は, 視 (神経) 交叉 (視神経が交叉するところ) の上方に位置する. ここには, **室傍核** paraventricular nucleus, **視索上核** supraoptic nucleus, **視床下部前核** anterior hypothalamic nucleus, **視 (神経) 交叉上核** suprachiasmatic nucleus がある (図 14.10). 室傍核と視索上核からの軸索が形成する視床下部下垂体路は, 漏斗を通って下垂体後葉に伸びる (図 18.8 参照).

4. **視索前野** preoptic region は, 視索上域の前方にあるが, 特定の自律神経活動の調整に視床下部とともに関与するので, 通常視床下部の一部と考えられ

ている. 視索前野には, **内側および外側視索前核** medial and lateral preoptic nuclei がある (図 14.10).

視床下部は, 多くの身体活動を制御していて, ホメオスタシスの主要な調整器の一つである. 視覚, 味覚, 嗅覚の受容器からのインパルスが視床下部に入ってくるが, 同様に体性感覚と内臓感覚の双方に関係した感覚性のインパルスも入ってくる. 視床下部自体の中にある別の受容器は, 浸透圧, 血液のグルコース濃度, ある種のホルモンの濃度および血液の温度を絶えずモニターしている. 視床下部は, 下垂体とのあいだに非常に重要な連絡がいくつかあり, さまざまなホルモンを産生する. これらのホルモンについては18章で詳しく説明する. ある種の機能は視床下部の特定の核に帰することができるが, それ以外の機能はそれほど正確に特定の核に局在させることはできない. 視床下部の重要な機能には次のよ

図 14.10　**視床下部.**　視床下部の重要部位，および視床下部核の三次元表示（Netter に従った）.

視床下部は，多くの身体活動を制御し，ホメオスタシスの重要な調整器である.

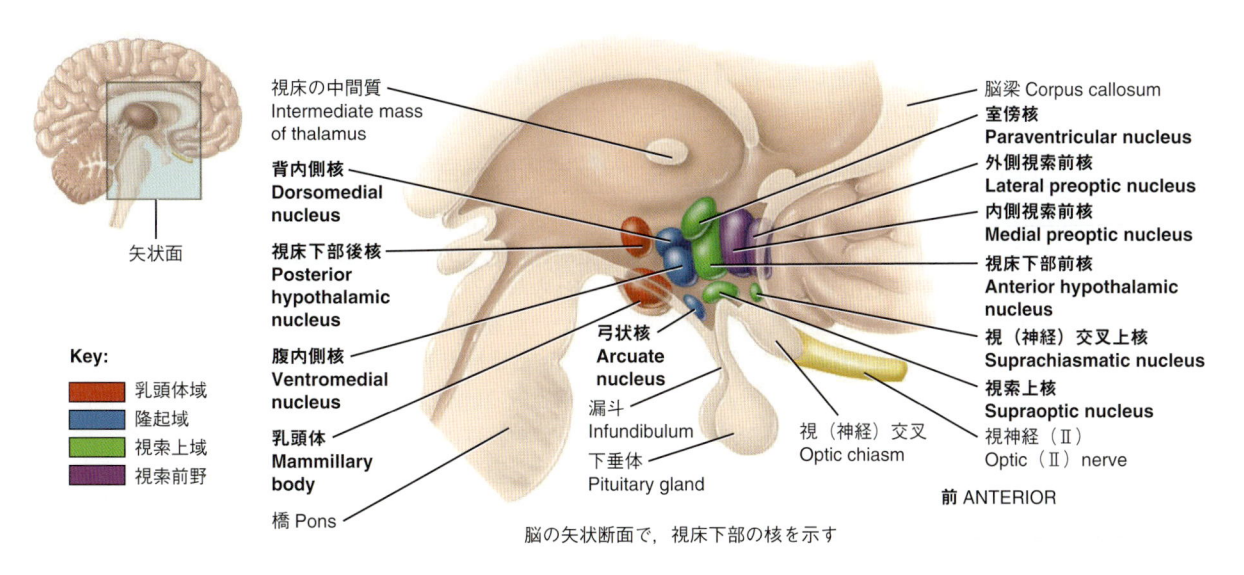

脳の矢状断面で，視床下部の核を示す

Q 後方から前方に向けて，視床下部の重要な 4 つの領域はなにか？

うなものがある：

- **自律神経系の制御.**　視床下部は，平滑筋や心筋の収縮および多数の腺の分泌を調節する自律神経系の活動を，制御し統合する.　軸索は視床下部から，脳幹と脊髄にある副交感神経核と交感神経核に伸びている.　視床下部は，心拍数，消化管内の食物の動き，膀胱の収縮などの内臓の活動の主要な調整器であり，自律神経系を介してこれらの調節を行う.

- **ホルモンの産生.**　視床下部は，数種類のホルモンを産生し，視床下部下方にある内分泌腺である下垂体（図 14.1 参照）とつながっている.　このつながりは重要で，2 つの様式がある.　第一に，**放出ホルモン** releasing hormones および**抑制ホルモン** inhibiting hormones といわれる視床下部ホルモンが正中隆起内の毛細血管網に放出される（図 18.5 参照）.　これらのホルモンは，血流で直接下垂体前葉に運ばれ，下垂体前葉ホルモンの分泌を刺激あるいは抑制する.　第二に，室傍核と視索上核のニューロンの軸索が漏斗を通って下垂体後葉に伸びる（図 18.8 参照）.　これらの核のニューロンの細胞体は 2 つのホルモン（**オキシトシン** oxytocin あるいは**抗利尿ホルモン** antidiuretic hormone）のうちの一方をつくり，その軸索はホルモンを下垂体後葉に輸送する.　これらのホルモンは，後葉から放出される.

- **情動パターンと行動パターンの調節.**　視床下部は，大脳辺縁系（後述）とともに，怒り，攻撃，痛み，喜び，性衝動に関係した行動パターンなどの表現に関与する.

- **摂食と飲水の調節.**　視床下部は食物摂取を調節する.　視床下部には，食べることを促進する**摂食中枢** feeding center と満腹感を生じさせて摂食をやめさせる**満腹中枢** satiety center がある.　視床下部には**渇き中枢** thirst center もある.　視床下部の特定の細胞は，細胞外液の浸透圧の上昇によって刺激されると，渇きの感覚を引き起す.　飲水による水分の摂取は，浸透圧を正常に戻し，刺激を取り除いて，渇きを和らげる.

- **体温調節.**　視床下部は，体温が望ましいセットポイント（設定範囲）に維持されるように感知する**サーモスタット（自動温度調節器）** thermostat のような機能も有している.　視床下部を流れる血液の温度が正常より高ければ，視床下部は，自律神経系に指令を出して放熱を促進する活動を引き起す.　対照的に，血液の温度が正常より低い場合には，視床下部は，熱の産生と保持を促進するようなインパルスを発生させる.

- **概日リズムの調節.**　視床下部の視（神経）交叉上核は，**概日リズム** daily rhythm（**サーカディアンリズム** circadian rhythm），すなわちほぼ 1 日のスケジュール（約 24 時間周期）で起る生体活動のパターン（睡眠-覚醒サイクルなど）を設定するので，体内の生物時計の働きをしている.　この核は，眼（網膜）からの

入力を受け，出力を視床下部の他の核，網様体および松果体に送り出す．視交叉上核（SCN）への視覚情報入力により SCN の神経細胞活動が昼夜の明暗サイクルと同時性をもつ．この視覚情報入力がなくても SCN は生物学的リズムを繰り返し前進させるが，このリズムは正常の明暗サイクルと少しずつ同調しなくなる．なぜなら，SCN 固有の神経活動は 24 時間ではなく 25 時間のサイクルを生み出すからである．したがって，SCN は 24 時間サイクルの活動リズムを創り出すために外界から明暗にかかわる合図または信号を受けなければならない．SCN の神経細胞内の生物時計は，細胞核の**時計遺伝子群 clock genes** が律動的に活動（on）と休止（off）を繰り返した結果，細胞質内の**時計タンパク質群 clock proteins** の発現量が交互に変化するという機序で動いている．時計遺伝子群は自ら活動を開始し，自動的にスイッチが入って転写・翻訳される．その結果生じた時計タンパク質群は細胞質内に蓄積し，その後細胞の核内に移行して時計遺伝子群発現スイッチを切る．徐々に時計タンパク質群は分解して細胞内でなくなれば，時計遺伝子群が再び活性化され，前記の 24 時間に及ぶサイクルが繰り返される．時計タンパク質群の発現量が交互に変動すると SCN 内の神経細胞の出力が律動的に変化し，その影響が身体の他の部分とくに松果体の活動リズムに及ぶ（次に記述）．

視床上部

視床上部 epithalamus（epi- ＝上の）は，視床の上方・後方部にある小さな領域で，松果体と手綱核からなる．**松果体 pineal gland**（＝松かさ様の）は，小さなエンドウ豆ほどの大きさで，第 3 脳室の正中後部から突き出ている（図 14.1 参照）．松果体は，**メラトニン melatonin** というホルモンを分泌するので，内分泌系の一部である．メラトニンは，視床下部の視交叉上核（SCN）でつくられた概日リズム（サーカディアンリズム）を調節するのに役立つ．眼（網膜）からの視覚情報入力に反応して，SCN は自律神経系の交感神経ニューロンとの神経連絡を介して松果体を刺激し律動的にメラトニンを分泌させる．メラトニン分泌量は日中に減少し，夜間有意に増加する．メラトニン量の変動は，次に睡眠・覚醒・ホルモン分泌・体温の律動的変化をもたらす．概日リズムを調節するという役割に加えて，メラトニンはその他の生命機能にもかかわる．例えばメラトニンは，睡眠を誘発するとともに抗酸化作用を示し，あるいはある種の動物においては生殖機能をも抑制する．メラトニンは，明るい時よりも暗い時により多く放出されるので，このホルモンは，眠気を催させるものと思われる．メラトニンは，内服すると，眠気を誘発したり，身体が時差

ボケに順応するのを助けたりして，身体の生物時計を設定するのにも寄与しているようである．**手綱核 habenular nuclei** は，図 14.7a に示してあるが，嗅覚，とくに恋人のオーデコロンあるいはオーブンで焼けている母親手製のチョコレートチップクッキーのようなにおいに対する情動反応に関与する．

表 14.2 に間脳の 3 つの部分の機能を要約する．

脳室周囲器官

間脳の一部に，第 3 脳室の脳室壁内にあるために**脳室周囲器官 circumventricular organs**（CVOs）とよばれる部分がある．ここは，血液脳関門が欠如しているので，血液の化学的変化をモニターすることができる．CVOs には視床下部の一部，松果体，下垂体，およびその他近傍のいくつかの構造が含まれる．機能的には，これらの領域は，血圧の調節，体液平衡，空腹感，渇き感のような内分泌系と神経系のホメオスタシスにかかわる活動を調整する．また，CVOs は AIDS の原因ウイルスである HIV が脳に侵入する場所とも考えられている．いったん脳に入れば，HIV は認知症（非可逆的な精神状態の劣化）やその他の神経学的障害を引き起す．

チェックポイント

11. 視床はなぜ，脳の中の“中継所”と考えられるのか．
12. 視床下部はなぜ，神経系と内分泌系の両方にかかわると考えられるのか．
13. 視床上部の機能はなにか．
14. 脳室周囲器官を説明せよ．

14.6 大 脳

目 標

- 大脳の皮質，脳回，脳裂，脳溝について述べる．
- 大脳の各葉の場所を示す．
- 大脳の白質を構成する伝導路について述べる．
- 大脳基底核を構成する核について述べる．
- 大脳辺縁系の構造と機能について述べる．

大脳 cerebrum は，"知性の座"である．大脳は，読み，書き，話す能力；計算をし音楽を作曲する能力；過去を記憶し，未来に対する計画を立て，以前存在したことのないものを思い描く能力をもたらす．大脳は，外側の大脳皮質，内部の大脳白質，および白質の深部にある灰白質の神経核でできている．

大脳皮質

　大脳皮質 cerebral cortex（＝皮，樹皮）は，大脳の外縁をなす灰白質の領域である（図 14.11 a）．大脳皮質は，厚みはたったの 2〜4 mm だが，異なる層内に配列する数十億個のニューロンを含んでいる．胎生期の発生過程で脳の大きさが急速に増大する時に，皮質の灰白質は，その深部にある白質よりもずっと速く大きくなる．その結果，皮質領域は丸くなって折り畳まれる．こ

の折り畳みの部分は**大脳回 gyri**（＝環；単数形 gyrus）あるいは convolutions とよばれる（図 14.11）．折り畳み部分のあいだの最も深い溝には**大脳裂 fissures**，より浅い溝には**大脳溝 sulci**（＝溝；単数形 sulcus）という名称がついている．最も顕著な大脳裂である**大脳縦裂 longitudinal fissure** は，大脳を**大脳半球 cerebral hemispheres** とよばれる右半と左半に分けている．大脳半球間の大脳縦裂の中に，大脳鎌がある．この 2 つの半球は，両半球間に伸びる軸索でできた幅広い白質の

図 14.11　**大脳**．島は外部からはみえないので，（b）では脳の表面に投影してある．

> 大脳は，"知性の座"であり，読み，書き，話す能力，計算し音楽を作曲する能力，過去を記憶し，未来に対する計画を立てる能力，創作能力をもたらす．

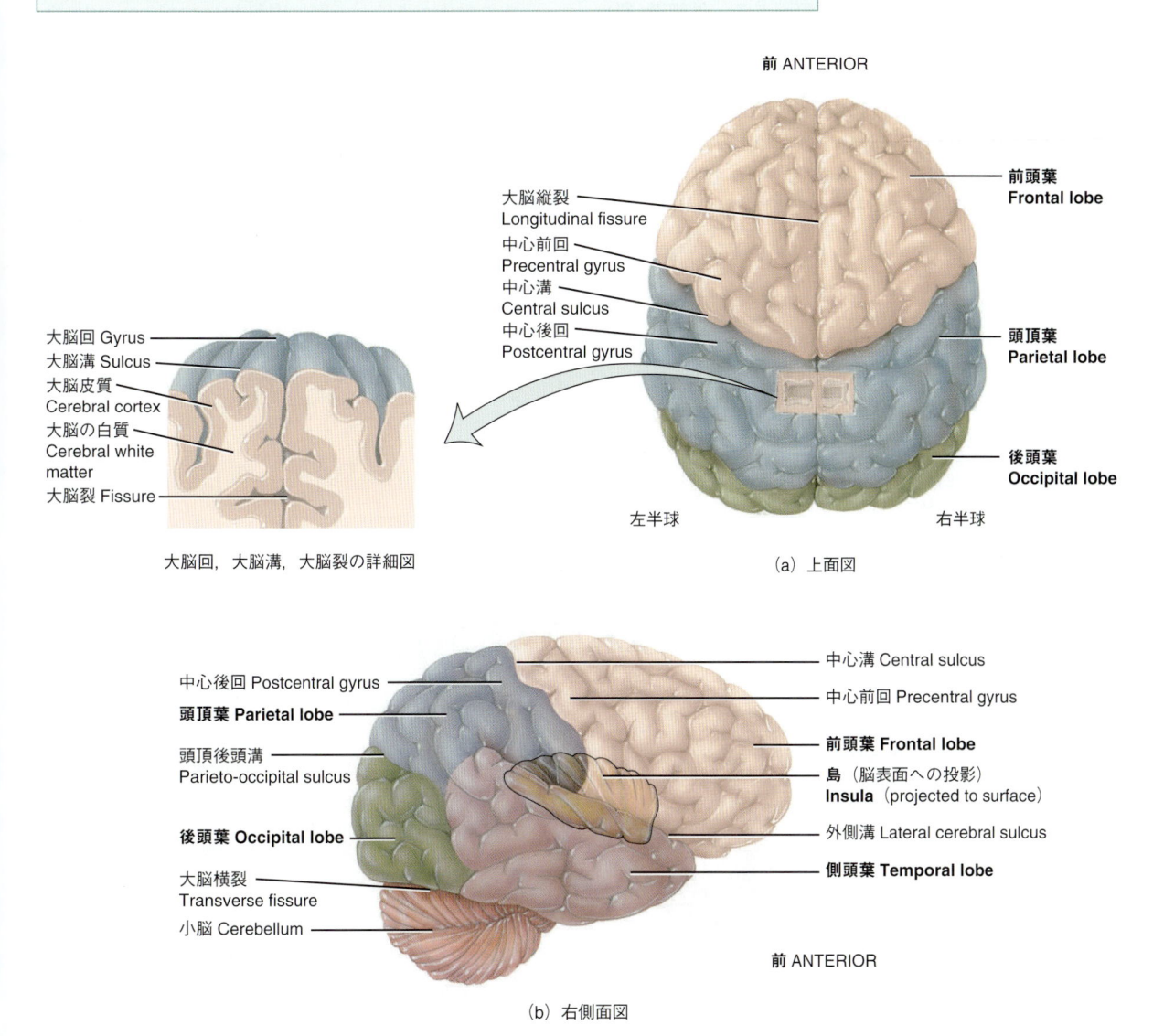

大脳回，大脳溝，大脳裂の詳細図

（a）上面図

（b）右側面図

Q 大脳の発生過程で，灰白質と白質のどちらが，より急速に増大するか？　脳の折り畳みの部分，浅い溝および深い溝はなんとよばれるか？

帯，**脳梁** corpus callosum（corpus＝体；callosum ＝硬い），によって内部的につながっている（図14.12 参照）．

大脳葉

各大脳半球は，さらにいくつかの大脳葉に細分される．大脳葉は，それを覆っている骨にちなんで，前頭葉，頭頂葉，側頭葉，後頭葉という名称になっている（図14.11 参照）．**中心溝** central sulcus は**前頭葉** frontal lobe と**頭頂葉** parietal lobe を分けている．主要な大脳回である**中心前回** precentral gyrus ―中心溝のすぐ前方に位置している―には，大脳皮質の一次運動野がある．もう一つの主要な大脳回である**中心後回** postcentral gyrus は，中心溝のすぐ後方に位置するが，ここには大脳皮質の一次体性感覚野がある．**外側溝（裂）** lateral cerebral sulcus（fissure）は前頭葉 frontal lobe と**側頭葉** temporal lobe を分ける．**頭頂後頭溝** parieto-occipital sulcus は頭頂葉 parietal lobe と**後頭葉** occipital lobe を分けている．大脳の5番目の部位である**島** insula は，外側溝の奥，すなわち頭頂葉，前頭葉，側頭葉の深部にあるので，脳の表面からはみえない（図14.11 b）．

大脳の白質

大脳の白質 cerebral white matter は，主に3つのタイプの経路に属する有髄線維からなる（図14.12）：

1. **連合路** association tracts には，同側の大脳半球にある大脳回のあいだで神経インパルスを伝送する軸索がある．
2. **交連路** commissural tracts には，一側の大脳半球の大脳回から反対側半球の対応する大脳回に神経インパルスを伝送する軸索がある．重要な交連路が3つある．**脳梁** corpus callosum（脳における最大の線維束で，約3億本の線維がある），**前交連** anterior commissure，**後交連** posterior commissure である．
3. **投射路** projection tracts には，大脳から CNS の下方部分（視床，脳幹あるいは脊髄）へ，あるいは CNS の下方部分から大脳へ神経インパルスを伝送する軸索がある．一例は**内包** internal capsule で，これは，上行性軸索と下行性軸索の両方を含む太い白質の帯である（図14.13 b 参照）．

大脳基底核

各大脳半球の深部に，**基底核** basal nuclei（**大脳基底核** basal ganglia，**大脳核** nuclei cerebri）と総称される3つの核（灰白質の塊）がある（図14.13）．（歴史的には，これらの核は 'basal ganglia' とよばれてきた．しかし，これは言葉の誤用である．なぜならば，'ganglion' は，末梢神経系におけるニューロンの細胞体の集合体だからである．文献にはいまでも，'ganglia'

図14.12 左大脳半球白質の伝導路の構成.

連合路，交連路，投射路が大脳半球白質の伝導路を構成する．

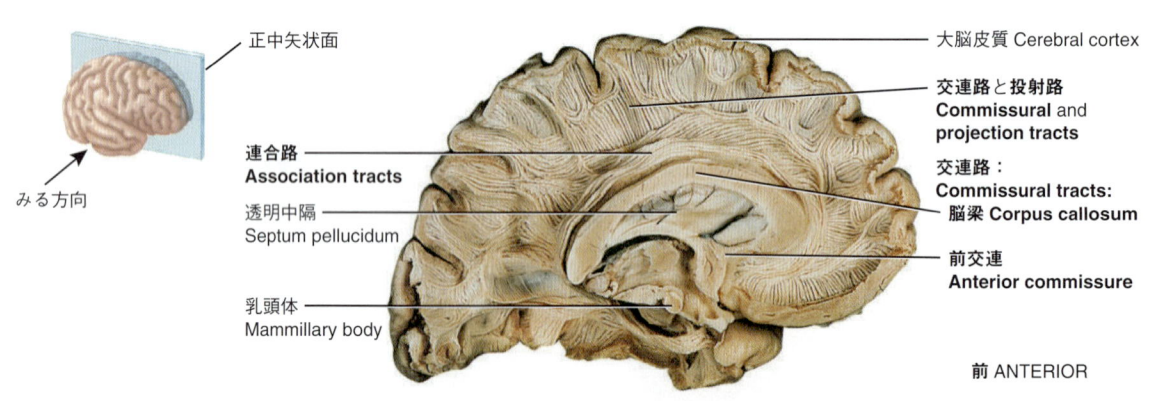

正中矢状面

みる方向

連合路 Association tracts

透明中隔 Septum pellucidum

乳頭体 Mammillary body

大脳皮質 Cerebral cortex

交連路と投射路 Commissural and projection tracts

交連路：Commissural tracts: 脳梁 Corpus callosum

前交連 Anterior commissure

前 ANTERIOR

正中矢状断面から灰白質を除去するとみえてくる諸経路の内側面図

Q 同じ半球内にある大脳回のあいだでインパルスを運ぶのは，どの伝導路か？　反対側半球の大脳回とのあいだでインパルスを運ぶのは，どの伝導路か？　大脳と視床，脳幹，脊髄のあいだでインパルスを運ぶのは，どの伝導路か？

大脳基底核. (a) では，大脳基底核を脳の表面に投影してある．大脳基底核は (a) では青色，(b) では紫色で示してある．

大脳基底核は，運動の開始と停止，不必要な運動の抑制，筋緊張の調節に関与する．

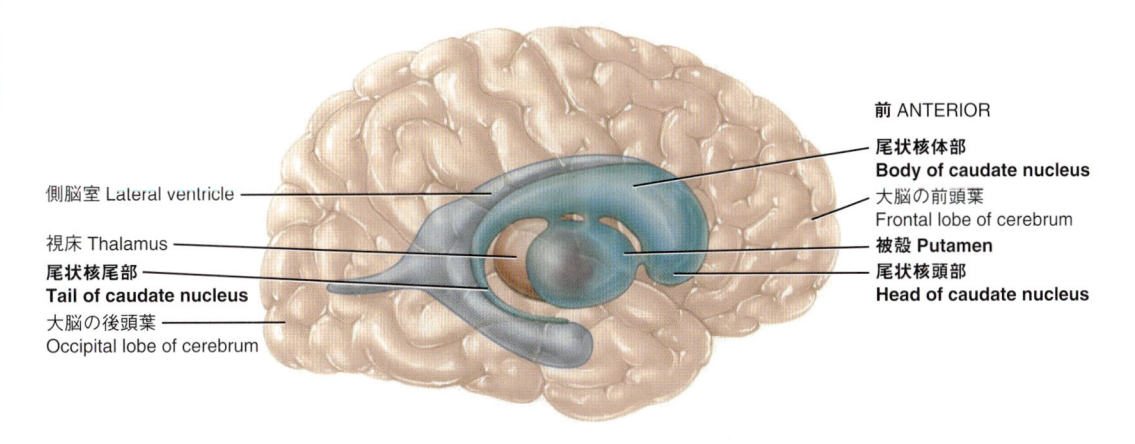

前 ANTERIOR

側脳室 Lateral ventricle

視床 Thalamus

尾状核尾部
Tail of caudate nucleus

大脳の後頭葉
Occipital lobe of cerebrum

尾状核体部
Body of caudate nucleus

大脳の前頭葉
Frontal lobe of cerebrum

被殻 Putamen

尾状核頭部
Head of caudate nucleus

（a）脳の右側の外側面図

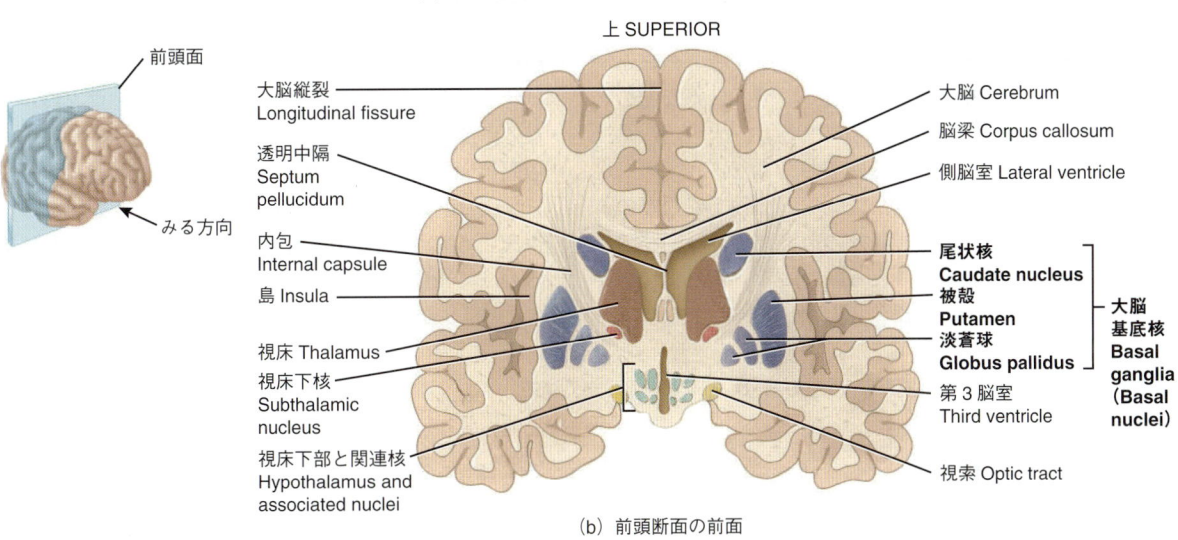

前頭面

みる方向

上 SUPERIOR

大脳縦裂
Longitudinal fissure

透明中隔
Septum
pellucidum

内包
Internal capsule

島 Insula

視床 Thalamus

視床下核
Subthalamic
nucleus

視床下部と関連核
Hypothalamus and
associated nuclei

大脳 Cerebrum

脳梁 Corpus callosum

側脳室 Lateral ventricle

尾状核
Caudate nucleus

被殻
Putamen

淡蒼球
Globus pallidus

第3脳室
Third ventricle

視索 Optic tract

大脳
基底核
Basal
ganglia
（Basal
nuclei）

（b）前頭断面の前面

Q 大脳基底核は，視床とはどのような相対的位置関係にあるか？

と 'nuclei' の両方の用語がみられるが，正しい解剖学用語の最終決定権をもつ Terminologia Anatomica が 'nuclei' を正しい用語と定めているので，著者は 'nuclei' のほうを用いる〔訳注：日本では，いまでも 'basal ganglia 大脳基底核' が一般的に使われているため，訳者はこちらの用語を採用する〕．）

　大脳基底核のうちの2つの核が，視床のすぐ外側に隣り合せに並んでいる．これら2つ核は，視床に近いほうの**淡蒼球 globus pallidus**（globus ＝球；pallidus ＝淡青）と，大脳皮質に近いほうの**被殻 putamen**（＝殻）である．淡蒼球と被殻は，あわせて，**レンズ核 lentiform nucleus**（＝レンズ様の形をした）といわれ

る．大脳基底核のもう一つの核は**尾状核 caudate nucleus**（caud- ＝尾）である．尾状核の大きな "頭部" は，長いコンマ形をした "体部" で小さな "尾部" とつながっている．被殻と尾状核は，あわせて**線条体 corpus striatum**（corpus ＝体；striatum ＝線状の）とよばれる．線条体という言葉は，大脳基底核の中を通過する内包が線状に（縞があるように）みえることに由来する．大脳基底核と機能的なつながりのある近接した構造に，中脳の**黒質 substantia nigra** と間脳の**視床下核 subthalamic nuclei**（図 14.7 b，図 14.13 b 参照）がある（訳注：大脳基底核を構成する核として，黒質と視床下核を含めることも多い）．黒質からの軸索は尾状核

と被殻に終始する. 視床下核は淡蒼球と相互に結合する.

　前障 claustrum は, 被殻の外側に位置する灰白質の薄板である. 前障を大脳基底核の一部と考える人もいる. ヒトにおける前障の機能は明らかでないが, 視覚的注意に関与している可能性がある.

　大脳基底核は, 大脳皮質から入力を受けて, 視床の内側核や外側核群を介して大脳皮質の運動領野に出力を出す. さらに, 大脳基底核を構成する核のあいだで広範な相互の結合がある. 大脳基底核の主たる機能は, 運動の開始と停止の調節への関与である. 被殻ニューロンは, 身体の運動に先行して活動する. 尾状核ニューロンは, 眼球運動が起る前に活動する. 淡蒼球は, 特定の身体運動で必要な筋緊張の調節に関与する. 大脳基底核は, 意識に上らない骨格筋の収縮も制御している. その例として, 歩行中の自動的な腕の振りや, ジョークに対する心底からの笑い（解剖学や生理学の教官に調子をあわせるために意識的につくるような類の笑いではない）などがある.

　大脳基底核には, 運動機能に影響を及ぼすことのほかの役割もある. 大脳基底核は, 注意, 記憶, 計画などのいくつかの認知過程の開始や終了に関与し, 大脳辺縁系とともに, 情動行動を調節する働きがあるだろう. パーキンソン病, 強迫性障害, 統合失調症, 慢性不安などの病気は, 大脳基底核と大脳辺縁系のあいだの神経回路の機能不全が関係していると考えられている. それについ

ては, 16 章で詳しく説明する.

大脳辺縁系

　大脳の内側縁と間脳の底部に環状に並んだ一連の構造が脳幹の上部と脳梁を取り囲んでいるが, これが**大脳辺縁系 limbic system**（limbic＝境）を構成する. 大脳辺縁系の主な構成要素は下記のようなものである（図14.14）:

- 　**辺縁葉 limbic lobe** は, 各半球の内側表面で大脳皮質の縁をなしている. これには, 脳梁の上部にある**帯状回 cingulate gyrus**（cingul-＝ベルト）と下部の側頭葉にある**海馬傍回 parahippocampal gyrus** が含まれる. **海馬 hippocampus**（＝（ギリシャ神話の）海馬）は, 海馬傍回のうちの側脳室下角の下壁に伸びる部分である.
- 　**歯状回 dentate gyrus**（dentate＝歯状の）は, 海馬と海馬傍回のあいだに位置する.
- 　**扁桃体 amygdala**（amygda-＝アーモンド状の）は, 尾状核尾部の近傍にあるいくつかのニューロン群からなる.
- 　**中隔核 septal nuclei** は, 脳梁と終板傍回（大脳回の1つ）の下の領域からなる中隔野の中にある.
- 　視床下部の**乳頭体 mammillary bodies** は, 大脳脚の近くで正中線に近接した2つの円形の塊である.

図 14.14 大脳辺縁系の構成要素（緑色の部分）とそれをとりまく構造.

大脳辺縁系は, 行動の情動的側面を支配する.

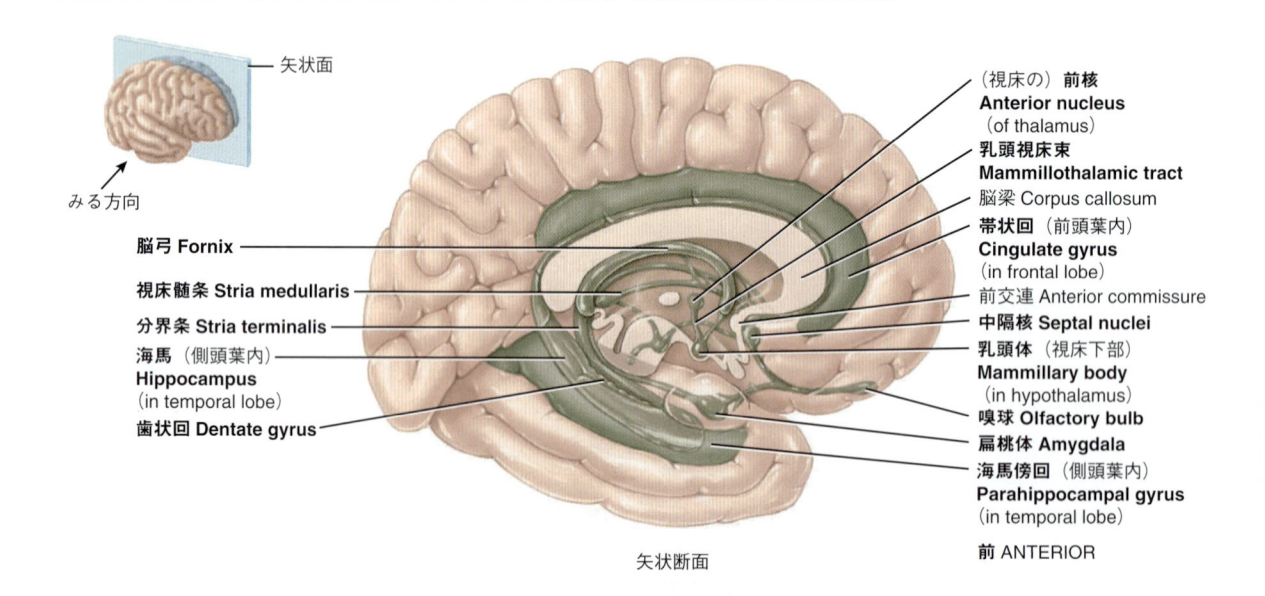

矢状面

みる方向

脳弓 Fornix
視床髄条 Stria medullaris
分界条 Stria terminalis
海馬（側頭葉内）Hippocampus（in temporal lobe）
歯状回 Dentate gyrus

（視床の）前核 Anterior nucleus（of thalamus）
乳頭視床束 Mammillothalamic tract
脳梁 Corpus callosum
帯状回（前頭葉内）Cingulate gyrus（in frontal lobe）
前交連 Anterior commissure
中隔核 Septal nuclei
乳頭体（視床下部）Mammillary body（in hypothalamus）
嗅球 Olfactory bulb
扁桃体 Amygdala
海馬傍回（側頭葉内）Parahippocampal gyrus（in temporal lobe）

矢状断面

前 ANTERIOR

Q 大脳とともに, 記憶にかかわる機能があるのは, 大脳辺縁系のどの部分か？

- 視床の2つの核，前核 anterior nucleus と内側核 medial nucleus，も大脳辺縁系の神経回路の一部である（図 14.9 c, d 参照）．
- **嗅球 olfactory bulbs** は，嗅覚経路上の平たい小体で，篩板の上に乗っている．
- **脳弓 fornix，分界条 stria terminalis，視床髄条 stria medullaris，内側前脳束 medial forebrain bundle，乳頭視床束 mammillothalamic tract** は，有髄軸索の束で相互に結ばれている．

　大脳辺縁系は，痛み，喜び，従順性，愛情，怒りなどの一連の情動で主要な役割を演じるので，"情動脳" とよばれることがある．また，大脳辺縁系は，嗅覚（におい）と記憶にも関与する．動物の大脳辺縁系を刺激した実験で，動物の反応は，刺激部位の違いにより，強烈な痛みあるいは極度の喜びを体験していることを示すものであった．動物の大脳辺縁系の他の領域を刺激すると，従順性や愛情のサインが生じる．ネコで扁桃体あるいは視床下部の特定の核を刺激すると，憤怒とよばれるパターンの行動が生じる―ネコは爪を長く出し，尻尾を立て，眼を大きく見開き，フーッという怒りの声を発し，唾を吐き出す．対照的に，扁桃体を摘除すると，動物は恐怖心も攻撃性も失う．同様に，扁桃体に損傷がある人は，他人のおびえた表情を認識できず，例えば動物に攻撃された時のように恐怖という情動がその場にふさわしい状況でも，自分で恐怖感を表現することができない．

　大脳辺縁系には，大脳のほかの部位とともに，記憶にかかわる機能もある．大脳辺縁系の損傷は，記憶障害を引き起す．大脳辺縁系の一部である海馬は，中枢神経系の中で一見ユニークな構造である―海馬には，有糸分裂できることがわかっている細胞がある．このように，記憶のなんらかの側面に深くかかわる脳の部分は，高齢者でも，新しいニューロンを産生できるだろう．

　表 14.2 に大脳の機能を要約する．

> ### チェックポイント
>
> **15.** 大脳葉を挙げ，それらの所在を説明せよ．大脳葉はどのように互いが隔てられているか．島とはなにか．
> **16.** 中心前回と中心後回を区別せよ．
> **17.** 大脳の白質の構成について述べ，主要な線維群の機能を示せ．
> **18.** 大脳基底核を構成する核を列記せよ．大脳基底核の機能はなにか．
> **19.** 大脳辺縁系とはなにか明示せよ．また，その機能を列記せよ．

14.7 大脳皮質の機能的構成

■ 目　標

- 大脳の皮質の感覚野，連合野，運動野の局在と機能について述べる．
- 大脳半球の機能分化の意義について説明する．
- 脳波の意義を示す．

　感覚，運動，統合の系に特有な信号の情報処理は，大脳皮質の特定の領域でなされる（図 14.15）．一般的に，**感覚野 sensory areas** は，感覚情報を受け，**知覚 perception**，すなわち感覚の意識的認識に関与する．**運動野 motor areas** は，随意運動の遂行を制御する．**連合野 association areas** は，記憶，情動，論理的思考，意志，判断，個性，および知性などのより複雑な統合機能に関係する．本節では，大脳皮質の機能分化と脳波について検討する．

感覚野

　感覚情報は主として両側の大脳半球の後半部，中心溝より後方の領域に入ってくる．大脳皮質の中では，一次感覚野が，末梢の感覚受容器から脳の下位領域を通って中継されてきた感覚情報を受け取る．感覚連合野は，一次感覚野に隣接している場合が多く，通常，一次感覚野と脳のその他の領域の両方から入力を受ける．感覚連合野は，感覚経験を統合し，意味のあるパターンの認識と意識を創り出す．例えば，一次視覚野に傷害のある人は，少なくとも視野の一部はみえないであろう．しかし，視覚連合野に傷害のある人は，ものは正常にみえているかもしれないが，ランプや歯ブラシなどのありきたりなものでも，それをただみるだけで認識することはできないだろう．

　重要な感覚野には，次のようなものがある（図 14.15；カッコ内の数字の意味は，図の説明文に書いてある）：

- **一次体性感覚野 primary somatosensory area**（1野，2野，3野）は，各大脳半球の中心溝のすぐ後方で各頭頂葉の中心後回に位置する．これは，外側溝から頭頂葉の外側表面に沿って大脳縦裂に伸び，そこから大脳縦裂内にある頭頂葉の内側表面に沿って伸びている．一次体性感覚野は，触覚，圧覚，振動覚，かゆみ，くすぐったさ，温度感覚（冷覚と温覚），痛覚，固有感覚（関節や筋の位置）の情報を運ぶ神経インパルスを受け，これらの体性感覚の知覚に関与する．一次体性感覚野には，全身の "地図" がある．この領野内の

各部位は，身体の特定部位からの神経インパルスを受ける（図 16.8 a 参照）．身体の特定部位からのインパルスを受ける皮質部位の大きさは，その身体部位の大きさというよりもそこに存在する受容器の数に依存する．例えば，唇や指先からのインパルスを受ける体性感覚野の領域のほうが胸郭や殿部からのインパルスを受ける領域よりも広い．このひずんだ身体の体性感覚地図は，**感覚ホムンクルス sensory homunculus**（＝小びと）といわれる．一次体性感覚野の働きにより，体性感覚が生じた身体部位の局在を正確に特定することができる．それで，身体のどこをぴしゃりとたたけば蚊をつぶせるかが正確にわかるのである．

- **一次視覚野 primary visual area**（17 野）は，後頭葉の主に（大脳縦裂に接している）内側面の後端に位置し，視覚情報を受けて，視覚性知覚に関与する．
- **一次聴覚野 primary auditory area**（41 野，42 野）は，外側溝の傍で側頭葉の上部に位置し，音の情報を受けて，聴覚性知覚に関与する．
- **一次味覚野 primary gustatory area**（43 野）は，島にあり，味の情報を運ぶインパルスを受け，味覚性知覚と味の識別に関与する．
- **一次嗅覚野 primary olfactory area**（28 野）は，側頭葉の内側面に位置し，においの情報を運ぶインパルスを受けて，嗅覚性知覚に関与する．

運動野

大脳皮質からの運動出力は，主として，各大脳半球の前方部から出る．最も重要な運動領野には，次のようなものがある（図 14.15）：

- **一次運動野 primary motor area**（4 野）は，前頭葉の中心前回に位置する．一次体性感覚野でもそうであったように，一次運動野にも全身の"地図"がある．一次運動野内の各部位は，特定の筋あるいは筋群（図 16.8 b 参照）の随意的収縮を制御する．一次運動野のどこに電気刺激を加えても，身体の反対側の特定の骨格筋線維の収縮が起る．異なる筋に対応する一次運動野の大きさは，均一ではない．熟練を要する複雑で巧みな，あるいは精緻な運動に関与する筋には広い皮質領域が割り当てられている．例えば，手指を動かす筋に割り当てられた皮質領域はつま先を動かす筋のための領域よりもずっと広い．このひずんだ身体の筋地図は，**運動ホムンクルス motor homunculus** といわれる．
- **ブローカの言語野 Broca's speech area**（44 野，45 野）は，外側溝近くの前頭葉にある．言葉を話すことや理解することは，大脳皮質のいくつかの感覚野，連合野，運動野が関係する複雑な活動である．人口の約

97％の人びとでは，言語野は左半球にある．話の計画を立てたり話したりすることは，ほとんどの人で，左側の前頭葉で行われる．ブローカの言語野から，神経インパルスが，運動前野の中で喉頭，咽頭，および口の筋を支配する領域に伝わる．運動前野からのインパルスは，特定の協調的な筋収縮をもたらす．同時に，ブローカの言語野から一次運動野にインパルスが伝わる．ここから送り出されるインパルスは，呼吸筋も制御して，声帯を通る気流を適切に調節する．発声筋と呼吸筋の協調的収縮により，自分の考えを話すことが可能になるのである．この領域で脳血管障害（CVA）あるいは卒中を起した人たちは，考えははっきりしていても，その考えを言葉にすることはできない．**非流暢失語 nonfluent aphasia** とよばれる状態である；16 章"臨床関連事項：失語症"参照．

連合野

大脳の連合野は，後頭葉，頭頂葉，側頭葉，および運動野より前方の前頭葉にある広い領域からなる．連合野は連合路によって互いに結ばれている．連合野には，次のようなものがある（図 14.15）：

- **体性感覚連合野 somatosensory association area**（5 野，7 野）は，一次体性感覚野のすぐ後方にあって，一次体性感覚野からの入力ならびに視床や脳のその他の部位からの入力を受ける．この領域の働きにより，対象物を触ってみればその正確な形や手ざわりがはっきりわかるのである．また，触ってみて，ある対象物と別の対象物の位置関係がわかり，身体のある部分と他の部分との関係を感じ取ることができるのである．体性感覚連合野のもう一つの役割は，過去の体性感覚体験を貯蔵することである．これにより，現在の感覚を以前の経験と比較することができる．例えば，体性感覚連合野の働きにより，ただ触るだけで鉛筆やペーパークリップなどの物体を認識できるのである．
- **視覚連合野 visual association area**（18 野，19 野）は，後頭葉にあり，一次視覚野と視床から感覚性のインパルスを受ける．これは，現在と過去の視覚体験を関係づけ，みえているものを認識して評価するのに不可欠である．例えば，視覚連合野の働きにより，スプーンのような物体を，みるだけでそれと認識できるのである．
- **顔認識野 facial recognition area** は，おおよそ側頭葉下部の 20 野，21 野，37 野に相当し，視覚連合野から神経インパルスを受ける．この領域は，顔に関する情報を蓄積し，顔をみてその人を認識することを可能にしている．**右半球の顔認識野**は，通常左半球の対応する領域より優位である．

図14.15　**大脳皮質の機能的区分.** ブローカの言語野とウェルニッケ野は, ほとんどの人で左大脳半球にある. この図で示してあるのは, これらの領域の相対的位置関係である. 番号は, 1909年初版のK. Brodmannの大脳皮質地図によるもので, 今日でもまだ使われている. 下の小さな図は, 外側溝周辺の前頭葉・頭頂葉・側頭葉を押し広げてその奥にある島・一次味覚野・一次嗅覚野を右大脳半球外側面の一部とともに示したものである.

> 大脳皮質の特定の領域が, 感覚信号, 運動信号, 統合信号を処理する.

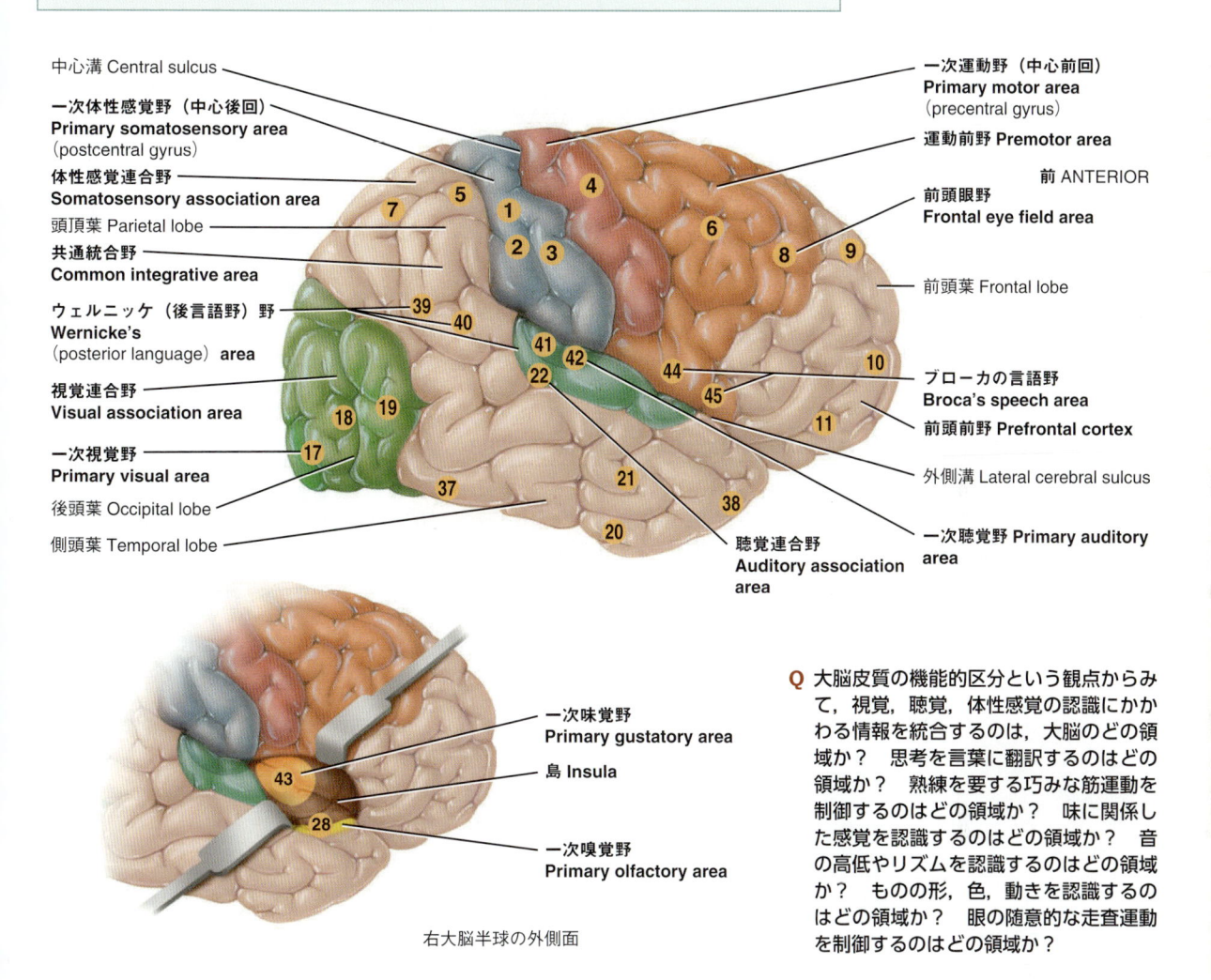

中心溝 Central sulcus
一次体性感覚野（中心後回）Primary somatosensory area (postcentral gyrus)
体性感覚連合野 Somatosensory association area
頭頂葉 Parietal lobe
共通統合野 Common integrative area
ウェルニッケ（後言語野）野 Wernicke's (posterior language) area
視覚連合野 Visual association area
一次視覚野 Primary visual area
後頭葉 Occipital lobe
側頭葉 Temporal lobe

一次運動野（中心前回）Primary motor area (precentral gyrus)
運動前野 Premotor area
前 ANTERIOR
前頭眼野 Frontal eye field area
前頭葉 Frontal lobe
ブローカの言語野 Broca's speech area
前頭前野 Prefrontal cortex
外側溝 Lateral cerebral sulcus
一次聴覚野 Primary auditory area
聴覚連合野 Auditory association area

一次味覚野 Primary gustatory area
島 Insula
一次嗅覚野 Primary olfactory area

右大脳半球の外側面

Q 大脳皮質の機能的区分という観点からみて, 視覚, 聴覚, 体性感覚の認識にかかわる情報を統合するのは, 大脳のどの領域か？ 思考を言葉に翻訳するのはどの領域か？ 熟練を要する巧みな筋運動を制御するのはどの領域か？ 味に関係した感覚を認識するのはどの領域か？ 音の高低やリズムを認識するのはどの領域か？ ものの形, 色, 動きを認識するのはどの領域か？ 眼の随意的な走査運動を制御するのはどの領域か？

- **聴覚連合野** auditory association area（22野）は, 側頭葉皮質の一次聴覚野の下後方にある. ここの働きにより, 特定の音を言葉, 音楽, あるいは雑音などとして認識できるのである.
- **眼窩前頭皮質** orbitofrontal cortex は, 前頭葉の外側部に沿った11野にほぼ相当し, 一次嗅覚野から感覚性のインパルスを受ける. この領域の働きにより, においを同定し, 異なるにおいを識別できるのである. 嗅覚情報処理では, **右半球**の眼窩前頭皮質の活動のほうが, 左半球の対応する領域のよりも大きい.
- **ウェルニッケ野** Wernicke's area（**後言語野** posterior language area；22野のみならずことによ

ると39野40野も含むかもしれない）は, 左側の側頭葉と頭頂葉にまたがる広い領域で, 話された言葉を認識することにより, 話の意味を判断する. ここは, 言葉を考えに翻訳する時に活発に活動する. 左半球のブローカ野とウェルニッケ野に対応する**右**半球の領域も, 話される語句に例えば怒りや喜びなどの情動的内容を付加することによって, 言葉によるコミュニケーションに寄与している. ウェルニッケ野で卒中発作があった人は, ブローカの言語野に脳血管障害（CVA）がある人とは異なり, 話すことはできるが, 筋が通るように言葉を配列することができない（流暢失語, あるいは"言葉のサラダ"）.

表 14.2	脳の主要部位の機能の要約

部　位	機　能	部　位	機　能
脳幹 BRAINSTEM 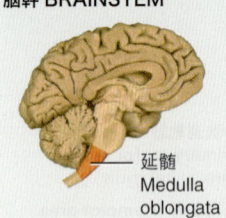 延髄 Medulla oblongata	延髄：感覚性（上行性）伝導路と運動性（下行性）伝導路が通る．心臓血管中枢は，心拍動や血管径を調節する．延髄リズム形成中枢は，（橋とともに）呼吸を調節する．脳への感覚経路の構成要素である薄束核，楔状束核，味覚核，蝸牛神経核，前庭神経核がある．下オリーブ核は，新しい巧みな運動に習熟する際に，小脳が筋活動を調節するために用いる指示信号を出す．その他の核は，嘔吐，嚥下，くしゃみ，咳，しゃっくりなどを調整する．内耳神経（Ⅷ），舌咽神経（Ⅳ），迷走神経（Ⅹ），副神経（Ⅺ），そして舌下神経（Ⅻ）の起始核を含む．網様体（橋，中脳，間脳にもある）は，意識と覚醒の過程にかかわる機能がある．	**間脳 DIENCEPHALON** 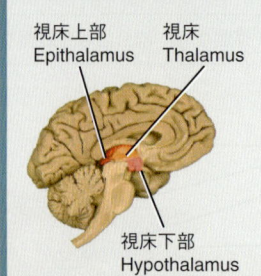 視床上部　　　視床 Epithalamus　Thalamus 視床下部 Hypothalamus	視床：ほとんどすべての感覚入力を大脳皮質に中継する．小脳と大脳基底核からの情報を大脳皮質の一次運動野に伝達することにより，運動機能にも関与する．意識を維持する役割がある． 視床下部：自律神経系の活動を制御・統合する．放出ホルモン，抑制ホルモン，オキシトシン，抗利尿ホルモン（ADH）などのホルモンを産生する．（大脳辺縁系とともに）情動パターンと行動パターンを調節する．摂食中枢と満腹中枢（食べることの調節），渇き中枢（飲水の調節），視（神経）交叉上核（サーカディアン・リズムの調節）がある．身体のサーモスタット（自動温度調節器）として働いて，体温を制御する． 視床上部：松果体（メラトニンを分泌）と手綱核からなる（嗅覚に関与）．
橋 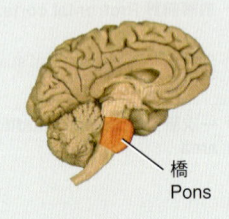 橋 Pons	橋：感覚性伝導路と運動性伝導路が通る．橋核は，大脳皮質の運動野からの神経インパルスを小脳に中継する．平衡覚の信号を脳へ伝える経路の構成要素である前庭神経核（延髄にもある）がある．呼吸調節中枢と持続性吸息中枢は，（延髄とともに）呼吸の制御に関与する．三叉神経（Ⅴ），外転神経（Ⅵ），顔面神経（Ⅶ），そして内耳神経（Ⅷ）の起始核を含む．	**大脳 CEREBRUM** 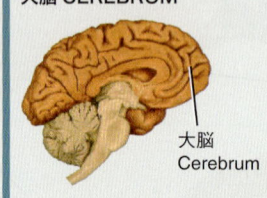 大脳 Cerebrum	大脳皮質の感覚野は感覚情報の知覚に関与する．運動野は随意運動の遂行を制御する．連合野は記憶，個性，知性などのより複雑な統合機能に関与する．大脳基底核は，運動の開始・停止，不必要な運動の抑制，筋緊張の調節に関与する．大脳辺縁系は，喜び，痛み，従順性，愛情，おそれ，怒りなどの一連の情動活動を促進する．
中脳 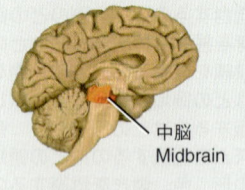  中脳 Midbrain	中脳：感覚性伝導路と運動性伝導路が通る．上丘は視覚刺激に反応した頭部，眼球，体幹の動きを調整する．下丘は聴覚刺激に反応した頭部，眼球，体幹の動きを調整する．黒質と赤核は，運動制御に関与する．動眼神経（Ⅲ）と滑車神経（Ⅳ）の起始核を含む．		
小脳 CEREBELLUM 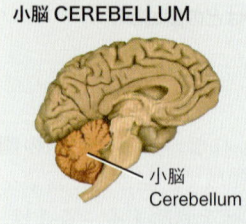 小脳 Cerebellum	骨格筋の収縮を円滑にし，協調させる．姿勢と平衡を制御する．認知や言語情報処理などにかかわる機能をもつ可能性がある．		

- **共通統合野 common integrative area**（5 野，7 野，39 野，40 野）は，体性感覚連合野，視覚連合野，聴覚連合野と境を接していて，これらの領野および一次味覚野，一次嗅覚野，視床，さらに脳幹のいろいろな部位からの神経インパルスを受ける．この領野は，連合野から送られてくる感覚の解釈にかかわる情報と他

の領野からのインパルスを統合する．それで，さまざまな感覚入力に基づいて考えをまとめることができるのである．それから，この領域が解釈した感覚信号に対して適切に反応するための信号を脳の他の部位に送る．
- **前頭前野 prefrontal cortex**（**前頭連合野 frontal association area**）は，霊長類で，とくにヒトで，よ

表 14.3　右と左の大脳半球間の機能の差異

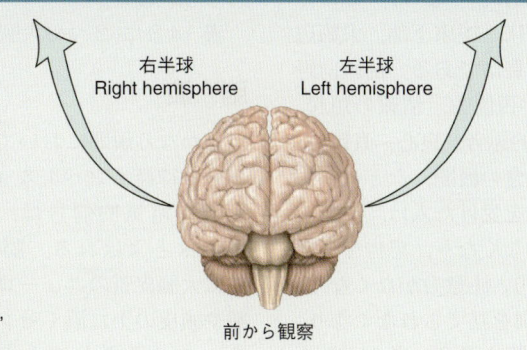

右半球の機能	左半球の機能
身体の左側から体性感覚信号を受け，身体の左側の筋を支配する 音楽的・美的意識 空間認識とパターン認識 顔および顔の表情の情動的内容の認識 言葉の情動的内容の生成 心的イメージを生成して空間的相互関係を比較 においの同定と識別 左大脳半球のブローカ野やウェルニッケ野に相当する右大脳半球領域に障害を有する患者は，単調な声で話し，発する言葉に感情を表すための抑揚をもたせることができない	身体の右側から体性感覚信号を受け，身体の右側の筋を支配する 論理的思考 計算能力と科学的技量 手話を使ったり理解したりする能力 話し言葉と書き言葉 左大脳半球に障害を有する人は，しばしば失語症を呈する

右半球 Right hemisphere　　左半球 Left hemisphere

前から観察

$ 臨床関連事項

脳損傷

　脳損傷 brain injuries は，一般に，頭部外傷に合併して起り，一部は衝撃を受けた瞬間の神経組織のずれやねじれに起因する．虚血（血流量の減少）状態が続いた後で血流量が元の正常な状態に戻る時に，さらなる組織の損傷が起りうる．酸素濃度が急激に上昇すると，酸素フリーラジカル（不対電子をもった荷電酸素分子）が大量に産生される．脳卒中発作や心拍停止の影響から回復しつつある脳細胞もフリーラジカルを放出する．フリーラジカルは，細胞の DNA と酵素を崩壊させたり形質膜の透過性を変えたりすることによって，損傷を与える．低酸素症（細胞の酸素欠乏）も脳損傷の原因になりうる．

　脳損傷にはさまざまな程度のものがあり，特有の術語が使われる．**振盪症 concussion** は，突然の，しかし一時的（数秒から数時間）な，意識の喪失，視覚の障害，平衡の不具合を特徴とする損傷である．その原因は頭部への強打あるいは（自動車事故におけるような）頭部の動きの急停止などで，最も一般的な脳損傷である．振盪症でははっきりした脳の打撲は起らない．振盪症の徴候は，頭痛，嗜眠状態，悪心と嘔吐の両方あるいはどちらか一方，集中力欠如，錯乱，外傷後健忘（記憶喪失）などである．

　慢性外傷性脳症 chronic traumatic encephalopathy (CTE) とよばれる病態に対してこれまで多くの人が重大な関心と懸念を抱いてきた．それは，脳振盪やその他の反復性頭部外傷により引き起こされる進行性の脳変性障害であり，アメリカンフットボール，アイスホッケー，ボクシングなどのコンタクトスポーツに参加する運動選手のみならず退役軍人や反復性脳損傷の既応歴を有する人たちのあいだで主として発症する．神経細胞（ニューロン）の軸索内には微小管 microtubules があり，微小管は軸索を支える足場のような働きをするとともに軸索輸送のためのレールとして役立つ（12.2 節参照）．軸索において微小管が構造機能的単位として

重合するためには，**タウ tau** とよばれる脳組織のタンパク質が必要である．反復性脳損傷はタウタンパク質の集合を引き起こし，その結果タウタンパク質のもつれや集塊が生じることがある．この集塊が発生した脳細胞が最初に死滅し，やがて同様の現象が周辺細胞にも広がる．このような脳内の病的変化は，最後の脳損傷を受けてから何ヵ月，何年，何十年も経過した後に始まることがある．これが CTE である．CTE の患者に起りうる症状としては，記憶障害（物忘れ），混迷，衝動行動または奇行，判断力低下，うつ，妄想，攻撃性，平衡運動機能障害などが含まれ，やがて患者は認知症に至る．目下のところ，CTE に対する治療法はなく，確定診断は死後の病理解剖により脳組織が調べられた場合にのみ可能である．

　脳の**挫傷 contusion** は，外傷による脳の打撲で，微小血管からの血液漏出も起る．これは，通常，振盪症を伴う．挫傷では，軟膜が破れて血液がクモ膜下腔に流れ込むことがある．最もよく損傷を受ける部位は前頭葉である．挫傷を負うと通常即時に，意識の喪失（持続時間は一般的には 5 分以内），反射の喪失，一過性の呼吸停止，血圧低下が起る．典型的な場合には，バイタルサインは数秒で安定する．

　裂傷 laceration は，脳組織が引き裂かれた傷で，通常頭蓋骨骨折あるいは銃創が原因である．裂傷を負うと，大きな血管が破れ，脳内あるいはクモ膜下腔に出血する．その結果として，脳内血腫（局所的に血がたまり，通常凝血して膨張し，脳組織を圧迫する），浮腫，頭蓋内圧亢進などが生じる．もし凝血塊が非常に小さければ，大きな危険は生じず，凝血塊は吸収されるだろう．もし凝血塊が大きければ，外科的にこれを除去する必要がある．膨張は，脳が頭蓋腔内で占めている限られた空間を侵害する．膨張は耐え難い頭痛を引き起す．この膨張によって，脳組織は**壊死 necrosis**（細胞死）を起すことがある；もしこの膨張が非常に強烈だと，脳は大後頭孔からヘルニアを起し，死に至ることがある．

く発達した前頭葉の前方部を占める広い領域である（9野，10野，11野，12野；12野は内側面図でしかみることができないので図には示してない）．この領域は，大脳皮質の他の領域，視床，視床下部，大脳辺縁系，小脳とのあいだの結合が豊富である．前頭前野は，人格構造，知性，複雑な学習能力，情報の想起，主導性，判断力，先見性，論理的思考，良心，直観力，気分，将来への計画性，抽象概念の展開，などに関係する．前頭前野に両側性の傷害を受けた人は，典型的な例では，粗野になり，配慮がなくなり，忠告を受け入れられなくなり，気難しくなり，注意力がなくなり，創造性がなくなり，将来への計画を立てられなくなり，軽率あるいは無鉄砲な言動の結果を予測できなくなったりする．

- **運動前野 premotor area**（6野）は，一次運動野のすぐ前方にある運動連合野である．この領野のニューロンは，一次運動野，頭頂葉の感覚連合野，大脳基底核，視床と連絡がある．運動前野は，学習によって習得した複雑で順序立った運動に関係する．運動前野は，例えば，自分の名前を書く時のように，特定の筋群を特定の順序で収縮させるような神経インパルスを発する．運動前野は，そのような運動のメモリーバンクとしても働く．

- **前頭眼野 frontal eye field area**（8野）は，前頭葉皮質にあり，運動前野に含められることが多い．前頭眼野は，眼球の随意的な走査運動を制御する―この文章を読んでいる時にまさに行っているように．

表 14.2 に脳のさまざまな部分の機能を要約する．

大脳半球の機能分化

脳は右側と左側がかなり対称的になっているが，2つの半球間には微妙な解剖学的差異が存在する．例えば，ウェルニッケ野を含む側頭葉の1領域である側頭平面 planum temporale は，約3分の2の人びとでは，左側が右側よりも 50% 大きい．この非対称は，ヒトの胎児では妊娠約30週ではっきりしてくる．生理学的差異も存在する；2つの半球は多くの機能を分担して遂行しているが，各半球はある特定の機能に関して特殊化してもいる．この機能的非対称は，**大脳半球の機能分化 hemispheric lateralization** とよばれる．

2つの半球の機能にはいくつかの劇的な差異はあるが，個々人のあいだでもかなりのばらつきがある．また，言語（左半球）と視覚的・空間的技量（右半球）のいずれに関しても，機能分化は，女性のほうが男性よりも目立たないようである．例えば，左半球が損傷を負った後で失語症になるのは，男性よりも女性のほうが少ないようである．これに関係がありそうなこととして，女性では前交連が 12% 大きく，脳梁の後部の幅が広い，とい

う所見がある．前交連と脳梁は両方とも，2つの半球のあいだの連絡を取る交連路であるということを思い出してもらいたい．

表 14.3 に，2つの大脳半球間の機能の差異を要約する．

脳 波

いかなる瞬間においても，脳のニューロンは，何百万発もの神経インパルス（活動電位）を発生している．これらの電気的信号は，ひとまとめにして**脳波 brain waves** とよばれる．脳表面の近くにあるニューロン，主に大脳皮質のニューロン，によってつくられる脳波は，額や頭皮の上に置くセンサー（電極）を用いて検出できる．このような波を記録したものは**脳電図 electro-encephalogram**（electro- ＝ 電気；-gram ＝ 記録），EEG とよばれる．

脳のニューロンの活性化のパターンにより4つのタイプの脳波が発生する（図 14.16）：

1. **アルファ波 alpha waves**．このリズミカルな波は，1秒間に約8〜13 Hz の周波数で起る（周波数を表現するために一般的に使われる単位はヘルツ [Hz] である．1ヘルツは，1秒に1回の周期である）．アルファ波は，覚醒状態で眼を閉じて安静にしている時のほとんどすべての健常人の EEG でみられる．この波は睡眠中には完全に消失する．

2. **ベータ波 beta waves**．この波の周波数は，14〜30 Hz である．ベータ波は，一般的には神経系が活発に活動している時に―すなわち，感覚入力があって精神活動がある時に―出る．

3. **シータ波 theta waves**．この波の周波数は，4〜

図 14.16 脳電図（EEG）で記録される脳波のタイプ．

脳波は，大脳皮質の電気的活動を表す．

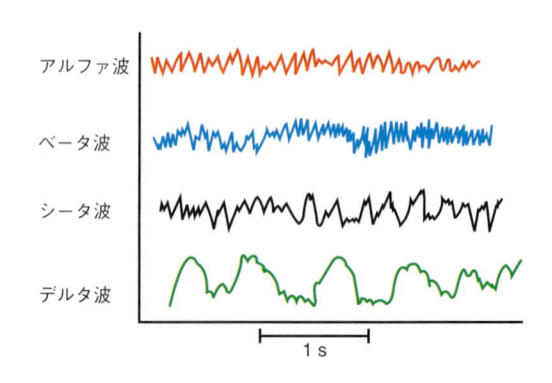

Q どのタイプの脳波が，情動的ストレスを示すか？

7 Hz である．シータ波は，通常は，小児と情動的
ストレスを受けている成人で出る．この波は，多く
の脳障害でも出現する．

4. **デルタ波 delta waves**．この波の周波数は，1〜
5 Hz ある．デルタ波は，成人では深い眠りの時に
出るが，目を覚ましている幼児では標準的な波であ
る．この波が覚醒状態の成人で生じた場合には，脳
に損傷があることを示す．

脳波は，睡眠時に起る変化など正常の脳機能を調べる
のに有用であるとともに，てんかん，脳腫瘍，外傷，血
腫，代謝異常，外傷部位，変性疾患など種々の脳障害を
診断するのにも役立つ．脳波は，また生死の判定にも使
われる．すなわち，脳死が起きたことを立証もしくは確
認するために用いられる．

> **チェックポイント**
>
> **20.** 大脳皮質の感覚野，運動野，連合野の機能を比較せよ．
> **21.** 大脳半球の機能分化とはなにか．
> **22.** 診断における EEG の有用性はなにか．

14.8 脳神経：概要

目 標

- 脳神経の名称，番号，タイプを確認する．

12 対の**脳神経 cranial nerves** は，頭蓋腔内部にある
脳から生じ，頭蓋の骨にあるさまざまな孔を通り抜ける
ので，そのような名称［‘cranial’］になっている．脳神
経は，31 対の脊髄神経と同様，末梢神経系（PNS）の
一部である．各脳神経には，ローマ数字で表示される番
号と名称の両方がついている．番号は，神経が脳から生
じる，前方から後方への，順番を示す．名称は，神経の
分布あるいは機能を示す．

3 つの脳神経（第Ⅰ，Ⅱ，Ⅷ脳神経）は，感覚ニュー
ロンの軸索が通り，**特殊感覚神経 special sensory
nerves** とよばれる．これらの神経は頭部に特有なもの
で，においを嗅ぐ，みる，聴く，といった特殊感覚に関
係する．大部分の感覚ニューロンの細胞体は，脳の外の
神経節にある．

5 つの脳神経（第Ⅲ，Ⅳ，Ⅵ，Ⅺ，Ⅻ神経）は，脳幹
から出ていくところでは運動ニューロンの軸索だけが通
るので，**運動神経 motor nerves** に分類される．運動
ニューロンの細胞体は，脳内の核の中にある．骨格筋を
支配する運動性の軸索には，2 つのタイプがある：

1. **鰓弓性運動軸索** branchial motor axons は，咽頭
（鰓）弓から発生した骨格筋を支配する（図 14.28
参照）．これらの軸索は，混合神経と副神経を通っ
て脳から出ていく．

2. **体性運動軸索** somatic motor axons は，頭部の体
節から発生した骨格筋（眼筋と舌筋）を支配する．
これらの軸索は，5 つの脳神経（第Ⅲ，Ⅳ，Ⅵ，Ⅺ，
Ⅻ神経）を通って脳から出る．平滑筋，心筋，分泌
腺を支配する運動軸索は，**自律神経性運動軸索**
autonomic motor axons とよばれ，副交感神経系
の一部である．

残りの 4 つの脳神経（第Ⅴ，Ⅶ，Ⅸ，Ⅹ神経）は**混
合神経 mixed nerves** で，脳幹に入る感覚ニューロン
の軸索と脳幹から出ていく運動ニューロンの軸索の両方
が通る．

各脳神経の詳細は，14.9〜14.18 節で述べる．そこ
では，脳神経は，そのタイプ，局在，機能などについて
単数形で述べてあるが，脳神経は対をなした構造になっ
ていることを思い起してもらいたい．

表 14.4 は，脳神経の構成要素と主な機能の要約で，
脳神経の名称の記憶法もつけてある．

> ⚕ **臨床**関連事項
>
> **歯科麻酔**
>
> 　下顎神経の枝である下歯槽神経は，下顎の半分の歯すべ
> てを支配している．この神経は，歯科的な処置をする際に
> 麻酔されることが多い．オトガイ（頤）神経は下歯槽神経
> の枝なので，この処置は下唇も麻酔することになる．舌神
> 経はオトガイ孔の近くで下歯槽神経のごく近傍を通るので，
> 多くの場合これも同時に麻酔される．上顎の歯の麻酔では，
> 上顎神経の枝である上歯槽神経の終末をブロックするため
> に，粘膜下に針を刺入する．それで，処置される歯の歯根
> の領域全体に麻酔薬溶液をゆっくりと浸み込ませる．

> **チェックポイント**
>
> **23.** 脳神経は，どのようにしてその名称が決められ，番号
> がふられているか．
> **24.** 脳神経で，特殊感覚神経，運動神経，混合神経の違い
> はなにか．
> **25.** 脳神経のうちどれが特殊感覚神経か．

14.9　嗅神経（第Ⅰ脳神経）

目　標

• 嗅神経（Ⅰ）の脳内の終止部位，この神経が通る孔，この神経の機能を正確にいえる．

　嗅神経（Ⅰ）olfactory（Ⅰ）nerve（olfact- ＝嗅ぐ）はすべて感覚性である；この神経には嗅覚，においの感覚，の情報を運ぶ神経インパルスを伝導する軸索が含まれる（図 14.17）．嗅上皮は，鼻腔の上部を占め，篩板の下部表面を覆い，上鼻甲介に沿って下方に伸びる．嗅上皮の中にある嗅覚受容器は，双極性ニューロンで，におい感受性のある 1 本の瘤状の樹状突起が細胞体の一端から突き出し，他端からは無髄線維が 1 本伸びる．嗅覚受容器の軸索の束は，一側の篩骨の篩板に約 20 ある嗅神経孔を通り抜けて伸びている．この約 40 本ほどの軸索の束がまとまって左右の嗅神経を形成する．

　嗅神経は，脳内では，嗅球 olfactory bulbs とよばれる対をなした灰白質の塊，篩板上に乗った脳の 2 つの伸張部分，に終止する．嗅球内では，嗅覚受容器の軸索

終末が，嗅覚経路の次のニューロンの樹状突起および細胞体とシナプスをつくる．これらのニューロンの軸索が嗅索 olfactory tracts を構成する．嗅索は，嗅球から後方に伸びる（図 14.17）．嗅索を通る軸索は大脳皮質の側頭葉にある一次嗅覚野に終止する．

チェックポイント

26. 嗅上皮は，どこにあるか．

14.10　視神経（第Ⅱ脳神経）

目　標

• 視神経（Ⅱ）の脳内の終止部位，この神経が頭蓋骨の外に出る孔，この神経の機能を正確にいえる．

　視神経（Ⅱ）optic（Ⅱ）nerve（opti- ＝眼，視覚）は，すべて感覚性であり，厳密にいえば神経というよりもむしろ脳の伝導路である；この神経の中には視覚の情報を運ぶ神経インパルスを伝導する軸索がある（図 14.18）．

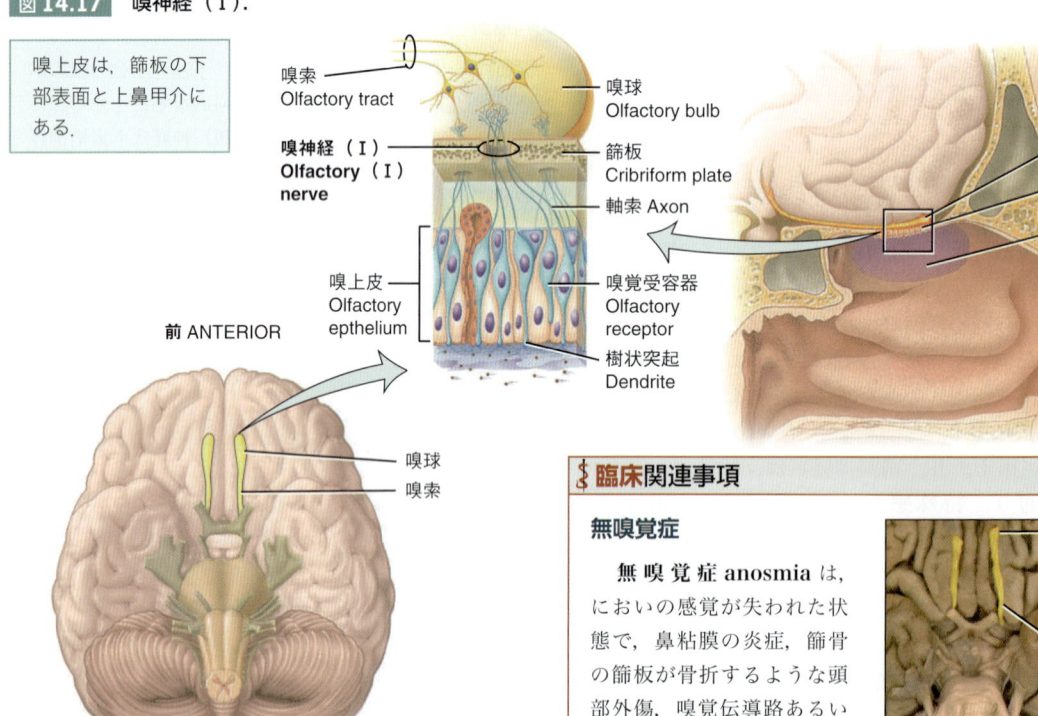

図 14.17　嗅神経（Ⅰ）．

嗅上皮は，篩板の下部表面と上鼻甲介にある．

嗅索　Olfactory tract
嗅神経（Ⅰ）Olfactory（Ⅰ）nerve
嗅上皮　Olfactory epthelium
前 ANTERIOR
嗅球　Olfactory bulb
篩板　Cribriform plate
軸索 Axon
嗅覚受容器　Olfactory receptor
樹状突起　Dendrite
嗅球
篩板
嗅上皮
嗅球
嗅索

Q 嗅索内の軸索はどこに終止するか？

臨床関連事項

無嗅覚症

　無嗅覚症 anosmia は，においの感覚が失われた状態で，鼻粘膜の炎症，篩骨の篩板が骨折するような頭部外傷，嗅覚伝導路あるいは脳内の損傷，髄膜炎，喫煙，コカイン使用などで生じることがある．

嗅球　Olfactory bulb
嗅索　Olfactory tract

Dissection Shawn Miller, Photograph Mark Nielsen

図14.18　視神経（Ⅱ）.

視覚信号は，杆体と錐体から，順次，双極細胞，神経節細胞へと伝えられる.

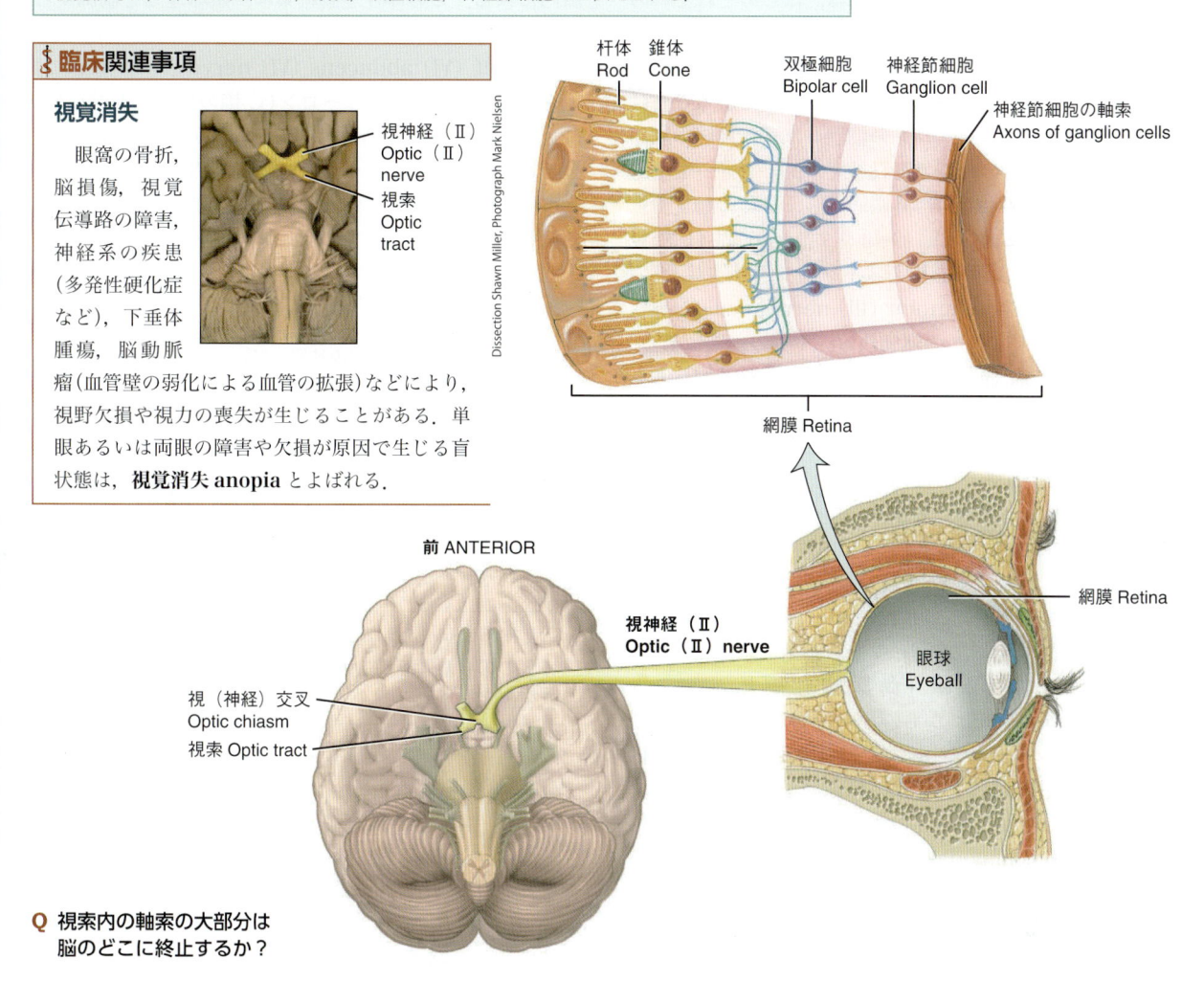

臨床関連事項

視覚消失

　眼窩の骨折，脳損傷，視覚伝導路の障害，神経系の疾患（多発性硬化症など），下垂体腫瘍，脳動脈瘤（血管壁の弱化による血管の拡張）などにより，視野欠損や視力の喪失が生じることがある．単眼あるいは両眼の障害や欠損が原因で生じる盲状態は，**視覚消失 anopia** とよばれる.

視神経（Ⅱ）
Optic（Ⅱ）
nerve
視索
Optic
tract

Dissection Shawn Miller, Photograph Mark Nielsen

杆体　錐体
Rod　Cone

双極細胞
Bipolar cell

神経節細胞
Ganglion cell

神経節細胞の軸索
Axons of ganglion cells

網膜 Retina

前 ANTERIOR

視神経（Ⅱ）
Optic（Ⅱ）nerve

視（神経）交叉
Optic chiasm

視索 Optic tract

眼球
Eyeball

網膜 Retina

網膜 Retina

Q 視索内の軸索の大部分は
脳のどこに終止するか？

　網膜内では，杆体と錐体が視覚信号を出してそれを双極細胞に伝え，双極細胞は神経節細胞に信号を送る．それぞれの眼の網膜にあるすべての神経節細胞の軸索がまとまって視神経を形成し，視神経は視神経管を通り抜ける．眼球の約 10 mm 後方で，2 本の視神経が合流し，**視（神経）交叉 optic chiasm**（＝X字状の交叉）を形成する．交叉の中では，各々の眼の内側半からの軸索は反対側に交叉し，外側半からの軸索は同側に留まる．交叉の後方で，左右の眼からの軸索が再編成されて，**視索 optic tracts** となる．視索を通るほとんどの軸索は，視床の外側膝状体核に終止する．そこで，視索の軸索は，大脳皮質後頭葉の一次視覚野（図 14.15 の 17 野）に軸索を伸ばしているニューロンとシナプスをつくる．少数の軸索は，外側膝状核を通過して中脳の上丘と脳幹の運動神経核群に至り，外眼筋や内眼筋を支配する同核群の運動ニューロンとシナプスを形成する.

チェックポイント

27. 網膜内で，視覚にかかわるインパルスの情報処理をする神経細胞の配列について述べよ.

14.11　動眼神経（第Ⅲ脳神経），滑車神経（第Ⅳ脳神経），外転神経（第Ⅵ脳神経）

目　標

- 動眼神経（Ⅲ），滑車神経（Ⅳ），外転神経（Ⅵ）の脳内の起始部，各神経が頭蓋骨の外に出る孔，各神経の機能を正確にいえる.

　動眼神経，滑車神経，外転神経は，眼球を動かす筋を

支配する脳神経である．これらの神経はすべて，脳幹から出ていくところでは運動軸索のみが通っている運動神経である．外眼筋からの感覚軸索は，はじめそれぞれの神経を通って脳に向かうが，最終的には元の神経から離れて三叉神経の眼神経に合流する．これらの感覚軸索が動眼神経，滑車神経，外転神経を通って脳に戻る**ことはない**．単極性感覚ニューロンの細胞体は三叉神経中脳路核内にあって，その軸索は三叉神経（V）を通って中脳に入る．これらの軸索は，外眼筋から，身体の動きや位置についての非視覚的知覚である**固有感覚** proprioception の情報を伝えるインパルスを運ぶ．

動眼神経（III）oculomotor（III）nerve（oculo- ＝眼；-motor ＝動かすもの）の運動核は，中脳の前方にある．動眼神経は前方に伸び，上枝と下枝に分かれるが，どちらも上眼窩裂を通って眼窩に入る（図 14.19a）．上枝の軸索は，上直筋（外眼筋の一つ）と上眼瞼挙筋（上眼瞼の筋）を支配する．下枝の軸索は，内側直筋，下直筋，下斜筋—これらはすべて外眼筋—を支配する．これら体性運動ニューロンは眼球と上眼瞼の動きを制御する．

動眼神経の下枝は，平滑筋からなる内眼筋に副交感神経の運動軸索を送る．この内眼筋は，眼球の毛様体筋と虹彩の輪走筋（瞳孔括約筋）である．副交感神経のインパルスは，中脳の核（**動眼神経副核** accessory oculomotor nucleus）から，副交感神経系の 2 つの運動ニューロンへの中継センターである**毛様体神経節** ciliary ganglion に伝わる．毛様体神経節からは，副交感神経の運動軸索が，近見のためにレンズの厚みを調節（**遠近調節** accommodation）する毛様体筋に伸びる．もう一つの副交感性の運動軸索は，眼が明るい光で刺激された時に，虹彩の輪走筋を刺激して収縮させ，瞳孔の大きさを減少（**縮瞳** constriction）させる．

滑車神経（IV）trochlear（IV）nerve（trochle- ＝滑車）は，12 の脳神経の中で最も細く，脳幹の後面から出る唯一の脳神経である．体性運動ニューロンは中脳の核（滑車神経核）にある．この核から出る軸索は，脳の後面から出る際に反対側へ交叉する．それからこの神経は，橋に巻きつくようにして上眼窩裂を通り抜け，眼窩内に入る．この体性運動軸索は，眼球運動を制御するもう一つの外眼筋である上斜筋を支配する（図 14.9b）．

外転神経（VI）abducens（VI）nerve（ab- ＝離れて；-ducens ＝導く）のニューロンは，橋の核（外転神経核）に起始する．体性運動軸索が，この核から眼窩の上眼窩裂を通って，外眼筋の一つである外側直筋に伸びる（図 14.9c）．この神経のインパルスは眼球の外転（外側への回転）を引き起すので，外転神経と名づけられている．

チェックポイント

28. 動眼神経（III），滑車神経（IV），外転神経（V）は，機能的にどのような関係にあるか．

14.12 三叉神経（第 V 脳神経）

目　標

- 三叉神経（V）の脳内の起始部を特定でき，三叉神経の主な 3 つの枝が頭蓋骨の外に出る孔について述べ，各枝の機能を正確にいえる．

三叉神経（V）trigeminal（V）nerve（＝トリプル，3 本の枝）は，混合神経で，最も太い脳神経ある．三叉神経は橋の前外側面の 2 つの神経根から出る．太い知覚根には**三叉（半月）神経節** trigeminal（semilunar）**ganglion** とよばれる膨らみがあるが，これは側頭骨錐体部内側面の窩の中に入っている．この神経節の中には，ほとんどの一次感覚ニューロンの細胞体がある．細い運動根のニューロンは，橋内の核にある．

その名が示すように，三叉神経には眼神経，上顎神経，下顎神経の 3 本の枝がある（図 14.20）．**眼神経 ophthalmic nerve**（ophthalm- ＝眼）は，最も細い枝

臨床関連事項

斜視，眼瞼下垂，複視

動眼神経（III）の傷害は，**斜視** strabismus（一方の眼あるいは両眼とも内側か外側を向いているので，両眼が同じものを注視しない状態），上瞼の**眼瞼下垂** ptosis（あるいは drooping），瞳孔散大，傷害側の眼球の下向き外向きの動き，近見のための調節の喪失，および**複視** diplopia（あるいは double vision）を引き起す．

滑車神経（IV）の傷害も，斜視と複視を引き起す可能性がある．

外転神経（VI）が傷害を受けると，冒された眼球は中点を超えて外側に動くことができず，通常内側を向いている．その結果，斜視と複視が生じる．

動眼神経，滑車神経，外転神経に障害を与える原因には，頭蓋骨や脳の外傷，動脈瘤による圧迫，上眼窩裂の損傷などがある．これらの神経に傷害がある人は，冒された眼球をきちんと前頭面にあわせるのを促すために，頭部をいろいろな方向に傾けることを余儀なくされる．

図14.19 動眼神経（Ⅲ），滑車神経（Ⅳ），外転神経（Ⅵ）.

動眼神経は支配する外眼筋が最も多い.

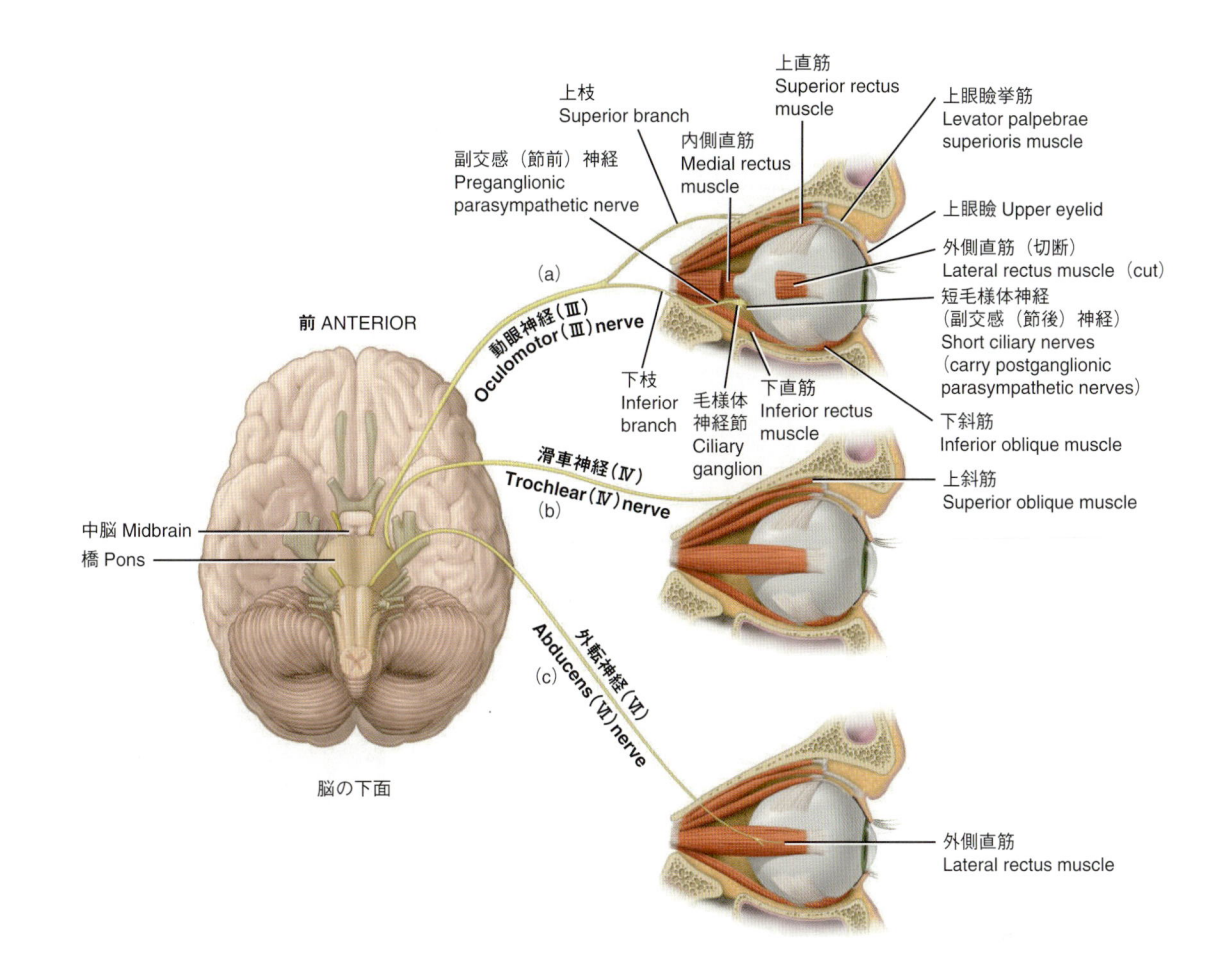

上枝
Superior branch

副交感（節前）神経
Preganglionic
parasympathetic nerve

内側直筋
Medial rectus
muscle

上直筋
Superior rectus
muscle

上眼瞼挙筋
Levator palpebrae
superioris muscle

上眼瞼 Upper eyelid

外側直筋（切断）
Lateral rectus muscle（cut）

短毛様体神経
（副交感（節後）神経）
Short ciliary nerves
（carry postganglionic
parasympathetic nerves）

下斜筋
Inferior oblique muscle

（a）

前 ANTERIOR

動眼神経（Ⅲ）
Oculomotor（Ⅲ）nerve

下枝
Inferior
branch

毛様体
神経節
Ciliary
ganglion

下直筋
Inferior rectus
muscle

滑車神経（Ⅳ）
Trochlear（Ⅳ）nerve

（b）

上斜筋
Superior oblique muscle

中脳 Midbrain

橋 Pons

外転神経（Ⅵ）
Abducens（Ⅵ）nerve

（c）

外側直筋
Lateral rectus muscle

脳の下面

Q 動眼神経（Ⅲ）のどの枝が，上直筋を支配するか？　最も細い脳神経はどれか？

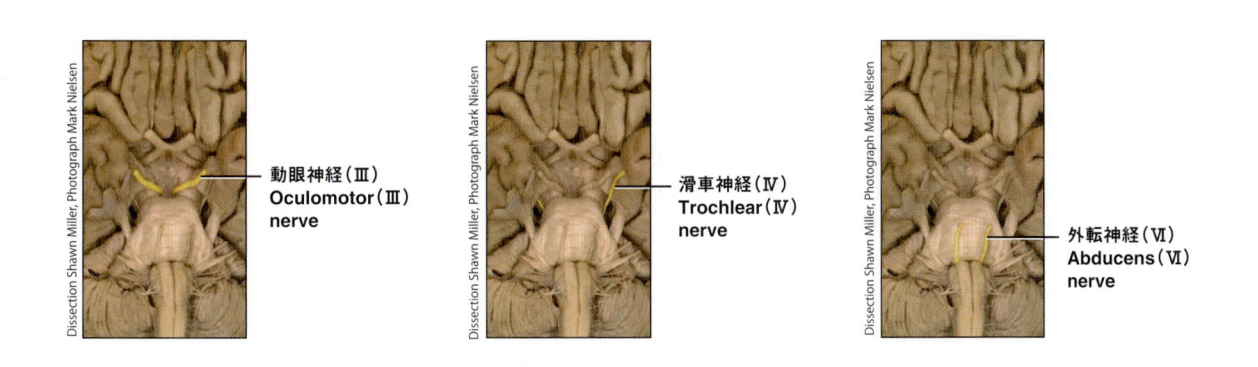

動眼神経（Ⅲ）
Oculomotor（Ⅲ）
nerve

滑車神経（Ⅳ）
Trochlear（Ⅳ）
nerve

外転神経（Ⅵ）
Abducens（Ⅵ）
nerve

Dissection Shawn Miller, Photograph Mark Nielsen

図 14.20 三叉神経（Ｖ）.

三叉神経（Ｖ）の３つの枝は，上眼窩裂，正円孔，卵円孔を通って頭蓋を出る.

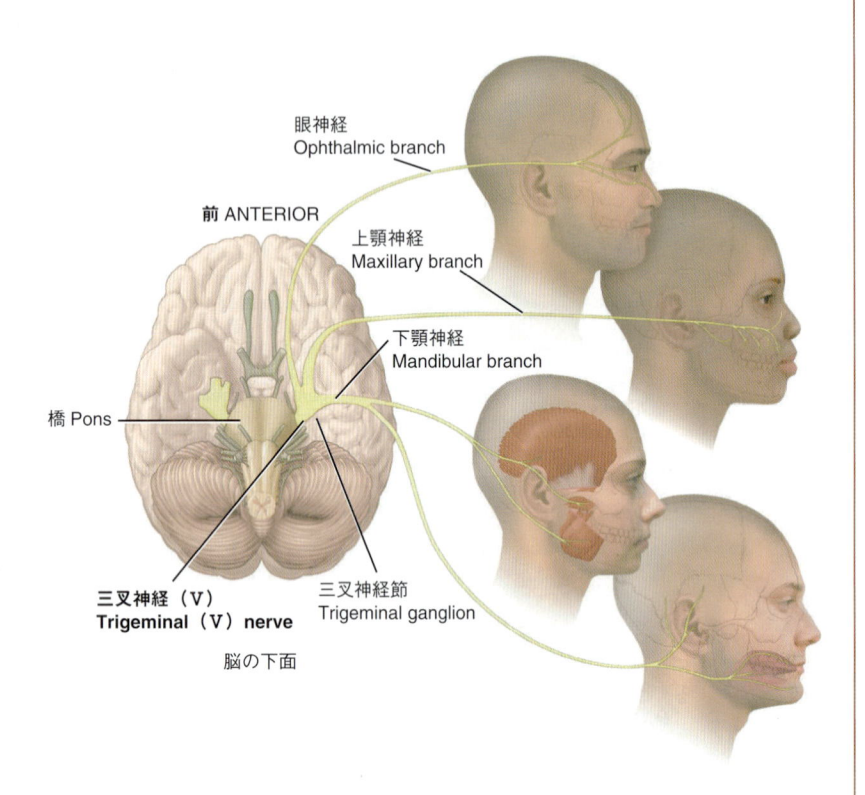

眼神経
Ophthalmic branch

前 ANTERIOR

上顎神経
Maxillary branch

下顎神経
Mandibular branch

橋 Pons

三叉神経（Ｖ）
Trigeminal（Ｖ）nerve

三叉神経節
Trigeminal ganglion

脳の下面

Q 三叉神経（Ｖ）の太さは，他の脳神経と比べてどうか？

で，上眼窩裂を通って眼窩に入る. **上顎神経 maxillary nerve**（maxilla ＝上顎骨）は，太さが眼神経と下顎神経の中間で，正円孔を通る. **下顎神経 mandibular nerve**（mandibula ＝下顎骨）は，最も太い枝で，卵円孔を通る.

　三叉神経の感覚軸索は，触覚，痛覚，温度感覚（温覚と冷覚）の情報を伝える神経インパルスを運ぶ. 上眼瞼を覆う皮膚，角膜，涙腺，鼻腔の上部，鼻の側面，額，頭皮の前半からの感覚軸索が眼神経を通る. 鼻粘膜，口蓋，咽頭の一部，上顎の歯，上唇，下眼瞼からの感覚軸索が上顎神経を通る. 舌の前方３分の２からの感覚（味覚ではない）軸索，および頬と頬の深部の粘膜，下顎の歯，下顎と耳より前方の頭部の側面を覆う皮膚，口底の粘膜からの感覚軸索が下顎神経を通る. ３本の枝からの感覚軸索は，その細胞体がある三叉神経節に入り，さらに橋内の核に終止する. 三叉神経の中は，咀嚼筋および外眼筋の固有受容器からの感覚軸索も通っている. しかし，これらのニューロンの細胞体は，中脳路核にある.

　三叉神経の鰓弓性運動ニューロンの軸索は，下顎神経

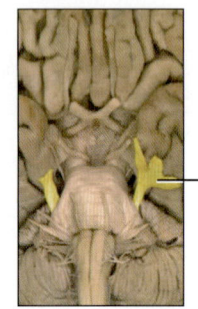

の一部で，咀嚼筋（咬筋，側頭筋，内側翼突筋，外側翼突筋，顎二腹筋の前腹，顎舌骨筋）および軟口蓋の口蓋帆張筋と中耳の鼓膜張筋を支配する. 咀嚼筋の運動ニューロンは，物を咬む運動を制御する.

チェックポイント

29. 三叉神経（Ｖ）の３本の枝はなにか. ３本の枝のうち，最も太いのはどれか.

14.13　顔面神経（第Ⅶ脳神経）

目　標

・顔面神経（Ⅶ）の脳内の起始部，この神経が頭蓋骨の外に出る孔，この神経の機能を正確にいえる.

顔面神経（Ⅶ）facial（Ⅶ）nerve（facial ＝顔）は

混合神経である．感覚軸索は，舌の前方３分の２の味蕾から伸びて側頭骨に入り，顔面神経に合流する．ここから，顔面神経の感覚ニューロンの細胞体が集合した側頭骨内の**膝神経節 geniculate ganglion** を通り，橋に終止する．軸索は橋から視床に伸び，それから大脳皮質の味覚野に達する（図 14.21）．顔面神経の感覚性部分には，外耳道内の皮膚から触覚，痛覚，温度感覚を伝える軸索もある．さらに，顔面の筋と頭皮の固有受容器は，中脳の核（中脳路核）の細胞体を介して情報を伝える．

鰓弓性運動ニューロンの軸索は，橋にある核から生じ，茎乳突孔を出て，中耳，顔面，頭皮，頸部の筋を支配する．これらの軸索を伝わる神経インパルスは，顔の表情筋を収縮させ，さらに茎突舌骨筋と顎二腹筋後腹およびアブミ骨筋を収縮させる．顔面神経は，身体のどの神経よりも，名称を付された筋を数多く支配している．

副交感神経性運動ニューロンの軸索は，顔面神経の枝を通り，**翼口蓋神経節 pterygopalatine ganglion** と**顎下神経節 submandibular ganglion** の２つの神経節に終止する．これら２つの神経節内のシナプスを経て，副交感神経の節後運動ニューロンの軸索が涙腺（涙を分泌する），鼻腺，口蓋腺，唾液を産生する舌下腺と顎下腺に伸びている．

チェックポイント

30. 顔面神経（Ⅶ）は，なぜ頭部の主要な運動神経と考えられるのか.

14.14 内耳神経（第Ⅷ脳神経）

目　標

• 内耳神経（Ⅷ）の脳内の起源，この神経が頭蓋骨の外に出る孔，この神経の枝の機能を正確にいえる.

内耳神経（Ⅷ）vestibulocochlear（Ⅷ）nerve （vestibulo- ＝小腔；-cochlear ＝らせん，カタツムリ様）は，以前は acoustic nerve あるいは auditory nerve という名称になっていた．これは感覚神経で，前庭神経と蝸牛神経の２本の枝がある（図 14.22）．**前庭神経 vestibular branch** は平衡覚の情報を伝えるインパルスを運び，**蝸牛神経 cochlear branch** は聴覚の情報を伝えるインパルスを運ぶ．

前庭神経の感覚軸索は，内耳の半規管，球形嚢，卵形

図**14.21**　顔面神経（Ⅶ）.

顔面神経（Ⅶ）は，顔の表情筋を収縮させる.

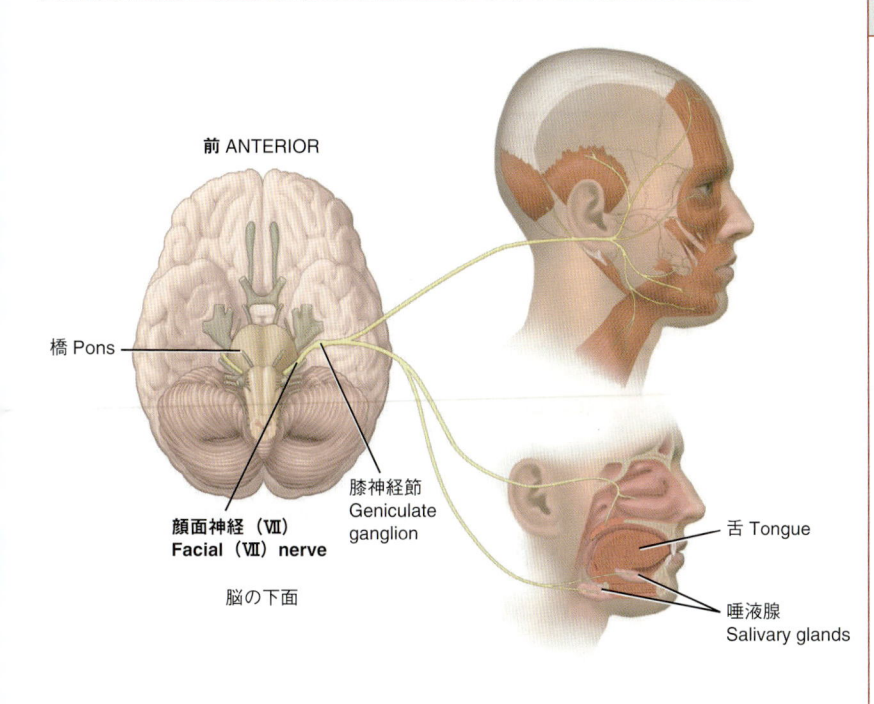

前 ANTERIOR

橋 Pons

膝神経節
Geniculate ganglion

顔面神経（Ⅶ）
Facial（Ⅶ）nerve

脳の下面

舌 Tongue

唾液腺
Salivary glands

Q 顔面神経（Ⅶ）の運動軸索は，どこに起始するか？

臨床関連事項

ベル麻痺

ウイルス感染（帯状疱疹）あるいは細菌感染（ライム病）のような病的な状態が原因で生じた顔面神経（Ⅶ）の傷害は，**ベル麻痺 Bell's palsy**（顔面筋の麻痺），味覚喪失，唾液分泌の減少を引き起こし，睡眠中でも目を閉じることができなくなる．この神経は，外傷，腫瘍，脳卒中で傷害を受けることもありうる．

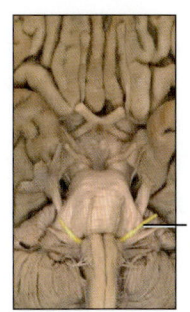

顔面神経（Ⅶ）
Facial（Ⅶ）nerve

Dissection Shawn Miller, Photograph Mark Nielsen

図 14.22 内耳神経（Ⅷ）.

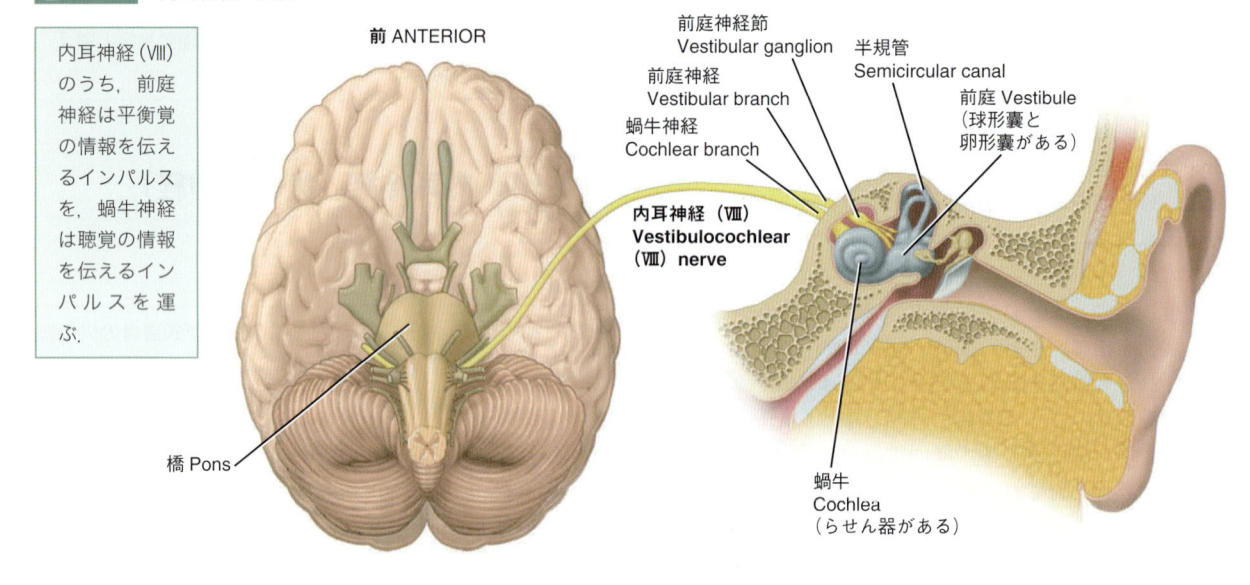

前 ANTERIOR

前庭神経節
Vestibular ganglion

半規管
Semicircular canal

前庭神経
Vestibular branch

前庭 Vestibule
（球形嚢と
卵形嚢がある）

蝸牛神経
Cochlear branch

内耳神経（Ⅷ）
Vestibulocochlear
（Ⅷ）nerve

蝸牛
Cochlea
（らせん器がある）

橋 Pons

内耳神経（Ⅷ）
のうち，前庭
神経は平衡覚
の情報を伝え
るインパルス
を，蝸牛神経
は聴覚の情報
を伝えるイン
パルスを運
ぶ.

臨床関連事項

めまい，運動失調，眼振

内耳神経（Ⅷ）の前庭神経が傷害を受けると，**めまい** vertigo（自分の身体あるいは自分の周りが回っているという主観的感覚），**運動失調** ataxia（筋の協調不全），**眼振** nystagmus（眼球の急速で不随意的な動き）が生じることがある. 蝸牛神経が傷害を受けると，**耳鳴り** tinnitus（耳内の雑音）あるいは聴覚消失が生じることがある. 内耳神経は，外傷，損傷や中耳の感染などの病的状態で傷害を受けることがある.

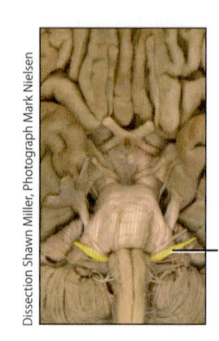

Dissection Shawn Miller, Photograph Mark Nielsen

内耳神経（Ⅷ）
Vestibulocochlear
（Ⅷ）nerve

Q 前庭神経節とらせん神経節にはどのような構造がみられるか？

囊から，そのニューロンの細胞体がある**前庭神経節** vestibular ganglion（図 17.21 b 参照）に伸び，橋と延髄の前庭神経核に終止する. 下小脳脚を通って小脳に入る感覚軸索もある.

蝸牛神経の感覚軸索は，内耳の蝸牛にあるらせん器（コルチ器）から起る. 蝸牛神経の感覚ニューロンの細胞体は，蝸牛の**らせん神経節** spiral ganglion（図 17.21 b 参照）にある. 軸索は，そこから延髄の核に伸び，視床に終止する.

この神経には運動線維もいくらかあるが，これらは筋組織を支配せず，内耳の有毛細胞の活動を調節する.

チェックポイント

31. 内耳神経（Ⅷ）の 2 本の枝のそれぞれの機能はなにか.

14.15 舌咽神経（第Ⅸ脳神経）

目標

• 舌咽神経（Ⅸ）の脳内の起源，この神経が頭蓋骨の外に出る孔，この神経の機能を正確にいえる.

舌咽神経（Ⅸ） glossopharyngeal（Ⅸ）nerve（glosso-＝舌；-pharyngeal ＝ 咽頭）は混合神経である（図 14.23）. 舌咽神経の感覚軸索は，（1）舌の後方 3 分の 1 の味蕾，（2）この神経の運動枝に支配されている嚥下筋の固有受容器，（3）血圧をモニターする頸動脈洞内の圧受容器，（4）頸動脈近傍の頸動脈小体（図 23.26 参照）および大動脈弓近傍の大動脈小体（図 23.26 参照）にある化学受容器（酸素と二酸化炭素の血中濃度をモニターする受容器）（訳注：大動脈小体の化学受容器からの情報は迷走神経（Ⅹ）を介して伝えられる），および（5）

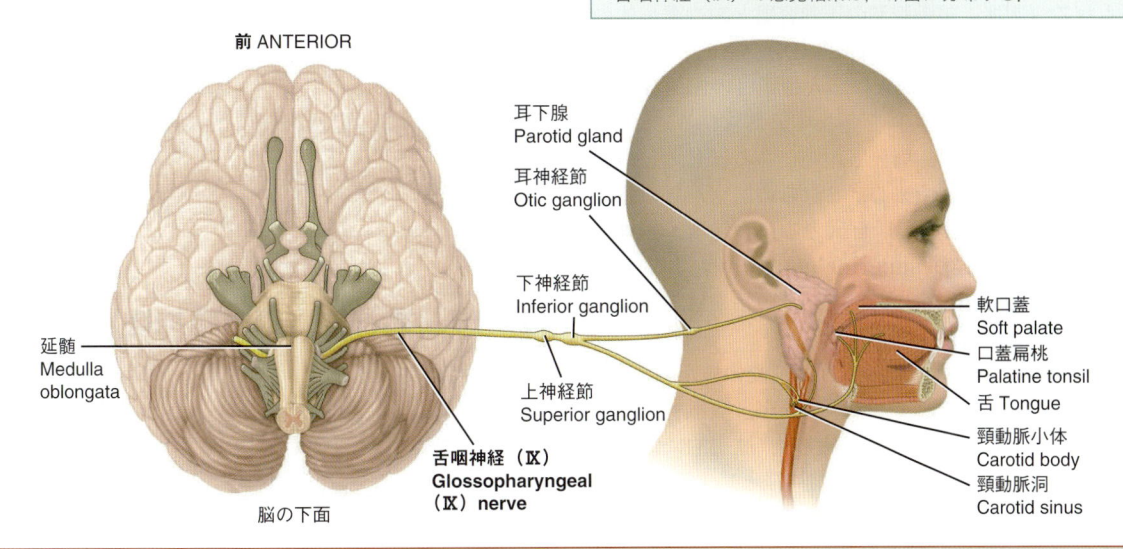

図14.23 舌咽神経（Ⅸ）.

舌咽神経（Ⅸ）の感覚軸索は，味蕾に分布する．

前 ANTERIOR

耳下腺
Parotid gland

耳神経節
Otic ganglion

下神経節
Inferior ganglion

延髄
Medulla
oblongata

上神経節
Superior ganglion

舌咽神経（Ⅸ）
Glossopharyngeal
（Ⅸ）nerve

脳の下面

軟口蓋
Soft palate

口蓋扁桃
Palatine tonsil

舌 Tongue

頸動脈小体
Carotid body

頸動脈洞
Carotid sinus

🎵 臨床関連事項

嚥下障害，無唾液症，味覚消失

　舌咽神経（Ⅸ）の傷害は，**嚥下障害 dysphagia** すなわち嚥下困難，**無唾液症 aptyalia** すなわち唾液分泌の減少，喉の感覚の喪失，**味覚消失 ageusia** すなわち味の感覚の喪失を引き起す．舌咽神経は，外傷や損傷などの病的状態で傷害を受けることがある．

　咽頭反射 pharyngeal（gag）reflex は，咽頭筋群の迅速かつきわめて強力な収縮により起る．通常の食物嚥下とは異なり咽頭反射は，異物が喉に入るのを阻止することにより窒息を防ぐためのしくみである．その反射は，ある物が口腔上壁，舌背，扁桃周辺，咽頭口部に接触するところから始まる．接触刺激を感知する受容器から求心性の感覚情報が舌咽神経（Ⅸ）と迷走神経（Ⅹ）を経由して脳に伝えられる．次に同じ脳神経を介して遠心性の運動情報が伝達されると咽頭筋群の収縮が起る．咽頭反射が亢進する人は錠剤やカプセルを飲み込むのが困難となり，種々の医学的な処置や歯科治療に対してもきわめて敏感になる．

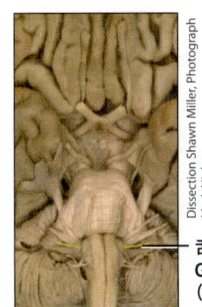

Dissection Shawn Miller, Photograph
Mark Nielsen

舌咽神経（Ⅸ）
Glossopharyngeal
（Ⅸ）nerve

Q 舌咽神経（Ⅸ）は，どの孔を通って頭蓋骨の外に出るか？

外耳（触覚，痛覚，温覚と冷覚の温度感覚を伝える）から起る．これら感覚ニューロンの細胞体は，**上神経節 superior ganglion** と **下神経節 inferior ganglion** にある．これらの神経節から出た感覚軸索は，頸静脈孔を通って，延髄に終止する．

　舌咽神経の運動ニューロンの軸索は，延髄の核から起り，頸静脈孔を通って頭蓋骨から出る．鰓弓性運動ニューロンは，嚥下に関与する茎突咽頭筋を支配し，副交感神経性運動ニューロンの軸索は耳下腺を刺激して唾液を分泌させる．副交感神経性運動ニューロンの節後線維の細胞体は**耳神経節 otic ganglion** にある．

チェックポイント

32. 舌咽神経（Ⅸ）以外の脳神経のうち，舌に分布しているのはどれか．

14.16 迷走神経（第Ⅹ脳神経）

🎯 目　標

- 迷走神経（Ⅹ）の脳内の起源，この神経が頭蓋骨の外に出る孔，この神経の機能を正確にいえる．

　迷走神経（Ⅹ）vagus（Ⅹ）nerve（＝放浪，迷走）は頭頸部から胸郭，腹部にまで分布する混合神経である（図14.24）．この神経の名称はその分布が広範にわたることに由来する．頸部ではこの神経は，内頸静脈と総頸動脈の内側後方に位置する．

　迷走神経の感覚軸索は，外耳の皮膚（触覚，痛覚，温度感覚），喉頭蓋と咽頭にある少数の味蕾，頸と喉の筋の固有受容器から起る．さらに，感覚軸索は，大動脈弓

の圧受容器と頸動脈小体および大動脈小体の化学受容器からも起る（訳注：頸動脈洞の圧受容器と頸動脈小体の化学受容器からの情報は舌咽神経（IX）を介して伝えられる（前ページ参照）．さらに，大動脈弓の圧受容器からの情報が迷走神経（X）を介して伝えられる）．大部分の感覚ニューロンは，胸腔と腹腔にあるほとんどの器官の内臓感覚受容器に由来し，これらの器官からの感覚（空腹，満腹，不快感など）を伝える．感覚ニューロンの細胞体は，**上神経節 superior ganglion** および **下神経節 inferior ganglion** にあって，その軸索は頸静脈孔を通って延髄と橋に終止する．

　鰓弓性運動ニューロンの軸索は，延髄の核から起り，少しだけ副神経と併走して，嚥下，発声，咳嗽で使われる咽頭，喉頭，軟口蓋の筋を支配する．歴史的には，これらの運動ニューロンの軸索は副神経といわれてきたが，実際には迷走神経（X）の一部である．

　迷走神経の中の副交感神経性運動ニューロンの軸索は，延髄の核に起始し，肺，心臓，消化管（GI管）の腺，および気道，食道，胃，胆嚢，小腸と大腸の大部分の平滑筋を支配する（図 15.3 参照）．副交感神経性運動軸索は，消化管の平滑筋を収縮させて消化管の運動を促進し，消化腺からの分泌を刺激する．また，気道を狭窄させる平滑筋を収縮させ，心拍数を減少させる．

チェックポイント

33. どのような根拠で迷走神経（X）という名称になったのか．

14.17　副神経（第XI脳神経）

目 標

• 副神経（XI）の脊髄内の起始部，この神経がまず頭蓋骨内に入り，ついで頭蓋骨の外に出る孔，およびこの神経の機能を正確にいえる．

　副神経（XI）accessory（XI）nerve（＝アシストする）は運動神経である（図 14.25）．歴史的には，この神経は，

図14.24　迷走神経（X）.

迷走神経（X）は，頭部，頸部，胸郭，腹部に広く分布する．

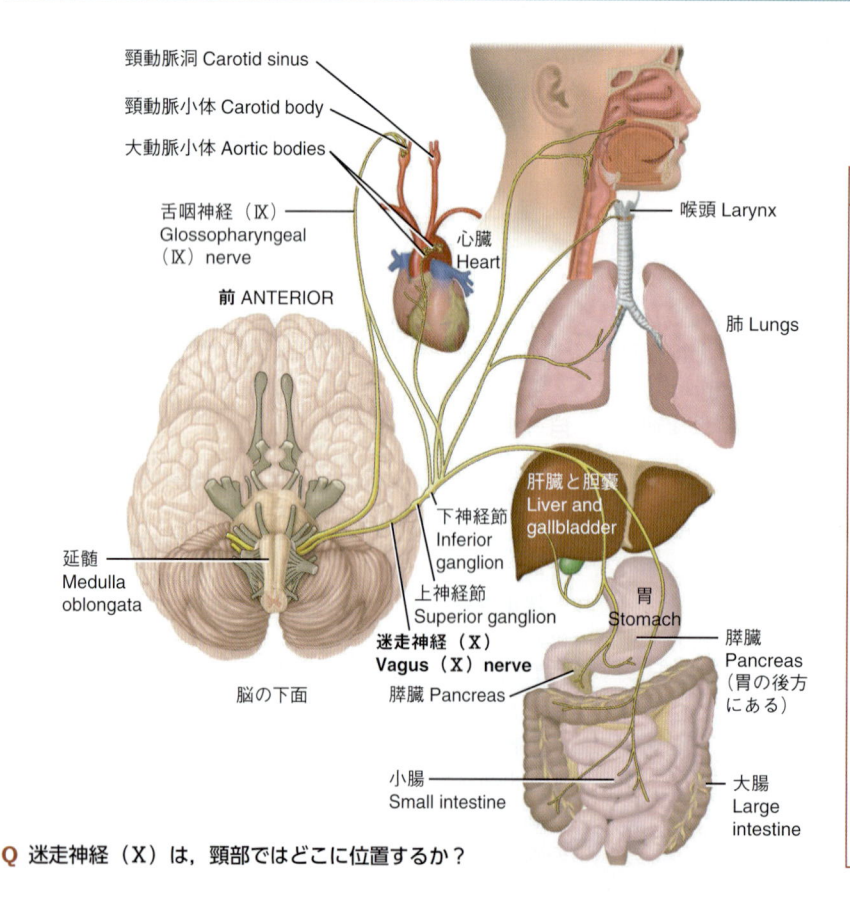

臨床関連事項

迷走神経障害，嚥下障害，頻脈

　外傷や損傷などの病的状態で生じる迷走神経（X）の傷害は，**迷走神経障害 vagal neuropathy** すなわち胸腔と腹腔内の多くの臓器からの感覚の遮断，**嚥下障害 dysphagia** すなわち嚥下困難，**頻脈 tachycardia** すなわち心拍数の増加を引き起す．

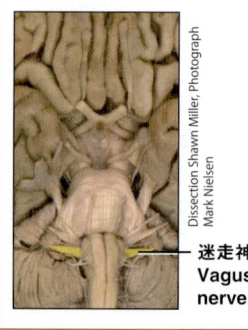

迷走神経（X）Vagus（X）nerve

Q　迷走神経（X）は，頸部ではどこに位置するか？

延髄根と脊髄根の2つの部分に分けられていた．延髄根は，実際には，迷走神経（X）（14.16節参照）の一部である．"旧"脊髄根が，ここで検討する副神経である．その運動軸索は，頸髄上部の5分節の前角から起る．これらの頸分節からの軸索は，脊髄を側方へ出てから，まとまって大後頭孔を通って上行し，それから迷走神経や舌咽神経の軸索とともに頸静脈孔を通って出ていく．副神経は，胸鎖乳突筋と僧帽筋に運動性のインパルスを伝え，頭部の運動を調整する．副神経に含まれる感覚性軸索の一部は，胸鎖乳突筋と僧帽筋の固有受容器に起始し，はじめは副神経を通って脳に向かうが，最終的には副神経から離れて頸神経叢の神経に合流する．一方他の軸索は副神経に留まる．これらの軸索は頸神経叢を出てから頸神経の後根を通って脊髄に入るが，細胞体はこの神経の後根神経節内にある．これらの軸索は，脊髄内を上行し，延髄内の核に至る．

14.18 舌下神経（第XII脳神経）

目 標

- 舌下神経（XII）の脳内の起始部，この神経が頭蓋骨の外に出る孔，およびこの神経の機能を正確にいえる．

舌下神経（XII）hypoglossal（XII）nerve（hypo- ＝下に；-glossal ＝舌）は運動神経である．体性運動軸索は，延髄内の核（舌下神経核）から発し，延髄の前面から出て，舌下神経管を通り，舌の筋を支配する（図 14.26）．これらの軸索は，発声や嚥下のための神経インパルスを伝える．感覚軸索が舌下神経を通って脳に戻ることはない．その代りに，舌筋の固有受容器から起る感覚軸索は，はじめは舌下神経を通って脳に向かうが，舌下神経から離れて頸神経に合流し，延髄に終止する．これもまた頸神経の後根を通って中枢神経系に入るのである．

図14.25 副神経（XI）.

副神経（XI）は，頸静脈孔を通って頭蓋を出る．

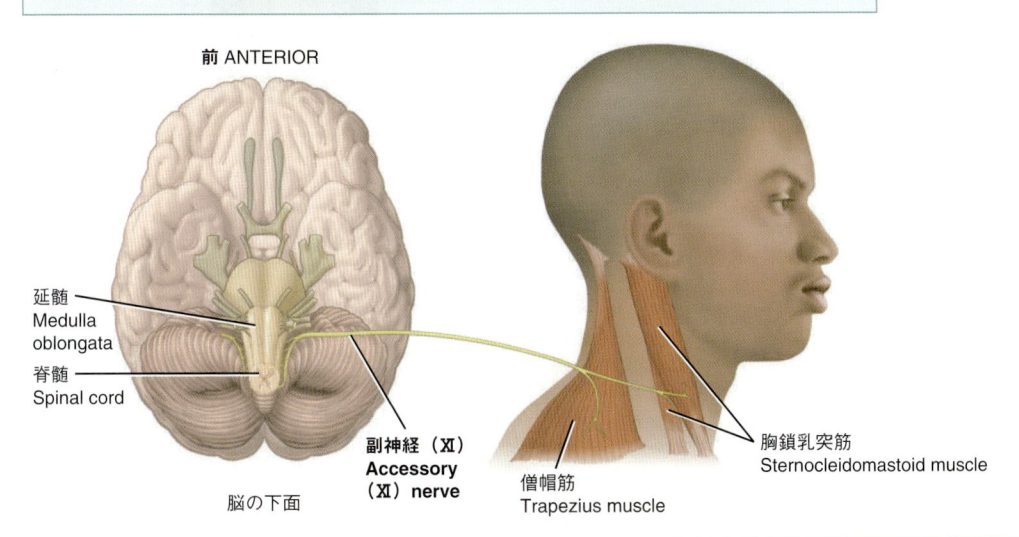

前 ANTERIOR

延髄
Medulla
oblongata

脊髄
Spinal cord

副神経（XI）
Accessory
（XI）nerve

脳の下面

僧帽筋
Trapezius muscle

胸鎖乳突筋
Sternocleidomastoid muscle

§ 臨床関連事項

胸鎖乳突筋と僧帽筋の麻痺

外傷，損傷，脳卒中などの病的状態が原因で副神経（XI）が傷害を受けると，**胸鎖乳突筋と僧帽筋の麻痺 paralysis of the sternocleidomastoid and trapezius muscles** が起る．こうなると，患者は肩を上げることができず，頭部の回転が困難になる．

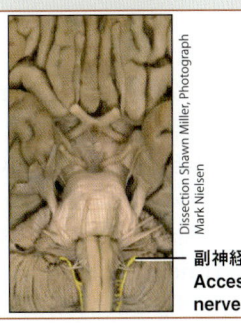

Dissection Shawn Miller, Photograph
Mark Nielsen

副神経（XI）
Accessory（XI）
nerve

Q 副神経（XI）は，他の脳神経とどのように違うか？

図14.26 舌下神経（XII）.

> 舌下神経（XII）は，舌下神経管を通って頭蓋を出る.

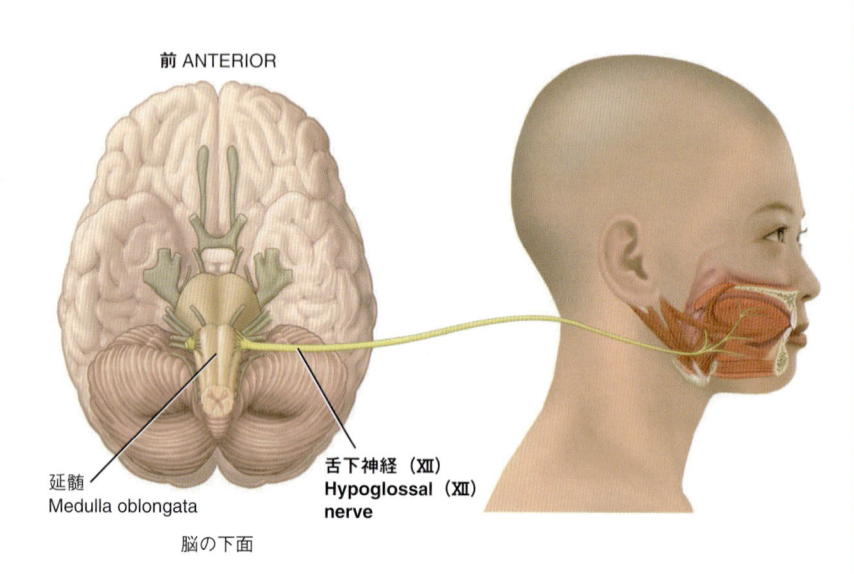

前 ANTERIOR

延髄
Medulla oblongata

舌下神経（XII）
Hypoglossal（XII）
nerve

脳の下面

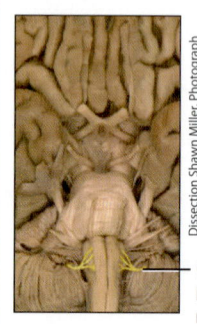
<table>
</table>

臨床関連事項

構音障害，嚥下障害

舌下神経（XII）の傷害は，咀嚼困難，**構音障害 dysarthria** すなわち言葉の発音困難，**嚥下障害 dysphagia** すなわち嚥下困難を引き起す. 舌は，突き出すと，冒された側に向かってねじ曲がり，冒された側は委縮する. 舌下神経は，外傷，損傷，脳卒中，筋萎縮性側索硬化症（ルー・ゲーリック病），脳幹の感染症などの病的状態が原因となって傷害を受けることがある.

舌下神経（XII）
Hypoglossal（XII）
nerve

Q 舌下神経（XII）は，どのような重要な運動機能に関係しているか？

チェックポイント

35. 舌下神経の起始部は，脳のどの部分か.

14.19 神経系の発生

目標

• 脳の各部分はどのように発生するかを述べる.

神経系の発生は妊娠第3週に始まり，**神経板 neural plate** とよばれる**外胚葉 ectoderm** が肥厚する（図14.27）. 神経板は内方に折り畳まれ，縦に伸びる細長い窪みである**神経溝 neural groove** を形成する. 神経板の隆起した2つの縁は，**神経ヒダ neural folds** とよばれる. 発生過程が進行すると，神経ヒダの高さが増し，接合して**神経管 neural tube** とよばれる管を形成する.

神経管を取り囲む壁から，3層の細胞が分化する. 外層あるいは**辺縁層 marginal layer** の細胞は，発達して神経系の**白質 white matter** になる. 中間層あるいは**外套層 mantle layer** の細胞は，発達して**灰白質 gray matter** になる. 内層あるいは**上衣層 ependymal layer** の細胞は，最終的には**脊髄の中心管 central canal of spinal cord** と脳室 ventricles の**内壁 lining** を形成する.

神経堤 neural crest は，神経管と体表外胚葉のあいだにある組織の塊である（図14.27b）. 神経堤は分化し，最終的には**脊髄神経の後根神経節 posterior（dorsal）root ganglia of the spinal nerves**，**脊髄神経 spinal nerves**，**脳神経の神経節 ganglia of cranial nerves**，**脳神経 cranial nerves**，**自律神経系の神経節 ganglia of the autonomic nervous system**，**副腎髄質 adrenal medulla**，**髄膜 meninges** になる.

本章の冒頭で述べたように，胎生第3週から4週のあいだに，神経管の前方部は発達して，一次脳胞 **primary brain vesicles** とよばれる大きな3つの部分に分けられる. これら3つの部分には，その相対的位置関係による名称がついている；**前脳（胞）pros-**

表14.4　　脳神経の要約*

脳神経	構成要素	主な機能
嗅神経（I）Olfactory（I）nerve	特殊感覚神経	嗅覚（におい）
視神経（II）Optic（II）nerve	特殊感覚神経	視　覚
動眼神経（III） Oculomotor（III）nerve	運動神経 　体　性 　運動性（自律神経性）	 眼球と上眼瞼の運動 近見のためのレンズの調節（遠近調節） 瞳孔の収縮
滑車神経（IV） Trochlear（IV）nerve	運動神経 　体　性	 眼球の運動
三叉神経（V） Trigeminal（V）nerve	混合神経 　感覚性 　運動性（鰓弓性）	 頭皮，顔，口腔（歯と舌の前2/3を含む）からの触覚，痛覚，温度感覚 咀嚼と中耳筋の制御
外転神経（VI） Abducens（VI）nerve	運動神経 　体　性	 眼球の運動
顔面神経（VII）Facial（VII）nerve	混合神経 　感覚性 　運動性（鰓弓性） 　運動性（自律神経性）	 舌の前2/3からの味覚 外耳道の皮膚からの触覚，痛覚，温度感覚 顔の表情筋と中耳筋の制御 唾液と涙の分泌
内耳神経（VIII） Vestibulocochlear（VIII）nerve	特殊感覚神経	聴覚と平衡覚
舌咽神経（IX） Glossopharyngeal（IX）nerve	混合神経 　感覚性 　運動性（鰓弓性） 　運動性（自律神経性）	 舌の後方3分の1からの味覚 嚥下筋の固有感覚 血圧と血中酸素濃度と二酸化炭素濃度のモニター 外耳の皮膚と上部咽頭からの触覚，痛覚，温度感覚 嚥下の補助 唾液分泌
迷走神経（X）Vagus（X）nerve	混合神経 　感覚性 　運動性（鰓弓性） 　運動性（自律神経性）	 喉頭蓋からの味覚 喉と喉頭筋からの固有感覚 血圧と血中酸素濃度と二酸化炭素濃度のモニター 外耳の皮膚からの触覚，痛覚，温度感覚 胸腔内，腹腔内の臓器からの感覚 嚥下，発声，および咳 消化管の器官の動きと分泌 気道の狭窄 心拍数の減少
副神経（XI）Accessory（XI）nerve	運動神経　鰓弓性	頭部と肩帯の動き
舌下神経（XII）Hypoglossal（XII）nerve	運動神経　体性	発声・口内での食物の処理，嚥下

* 脳神経の記憶法*：

Oh	Oh	Oh	To	Touch	And	Feel	Very	Green	Vegetables	AH!	
Olfactory	Optic	Oculomotor	Trochlear	Trigeminal	Abducens	Facial	Vestibulocochlear	Glossopharyngeal	Vagus	Accessory	Hypoglossal
嗅	視	動眼	滑車	三叉	外転	顔面	内耳	舌咽	迷走	副	舌下

* 訳注：日本語では，「嗅いでみて，動く車の3つの外，顔聴く咽は迷う副舌（カイデミテ，ウゴククルマノミッツノソト，カオキクインハマヨウフクゼツ）」という覚え方もある．

---

encephalon（pros-＝前の）あるいは前脳 forebrain，**中脳（胞）** mesencephalon あるいは中脳 midbrain，**菱脳（胞）** rhombencephalon（rhomb-＝菱形の）あるいは後脳 hindbain である（図 14.28 a；表 14.1 も参照）．発生の5週目に，**二次脳胞 secondary brain vesicles** の発達が始まる．前脳（胞）は発達して，**終**

脳 telencephalon と **間脳** diencephalon という2つの二次脳胞になる（図 14.28 b）．菱脳（胞）も発達して，**後脳** metencephalon（met-＝後の）と **髄脳 myel-encephalon**（myel-＝髄）という2つの二次脳胞になる．髄脳の下方にある神経管の領域から，**脊髄** spinal cord ができる．

図 14.27　**神経系の起源.** (a)神経ヒダが一部接合して初期の神経管を形成している胚子の背面図. (b)神経管の形成を示す胚子の横断面図.

神経系の発生は，第 3 週目に，神経板とよばれる外胚葉の肥厚部から始まる.

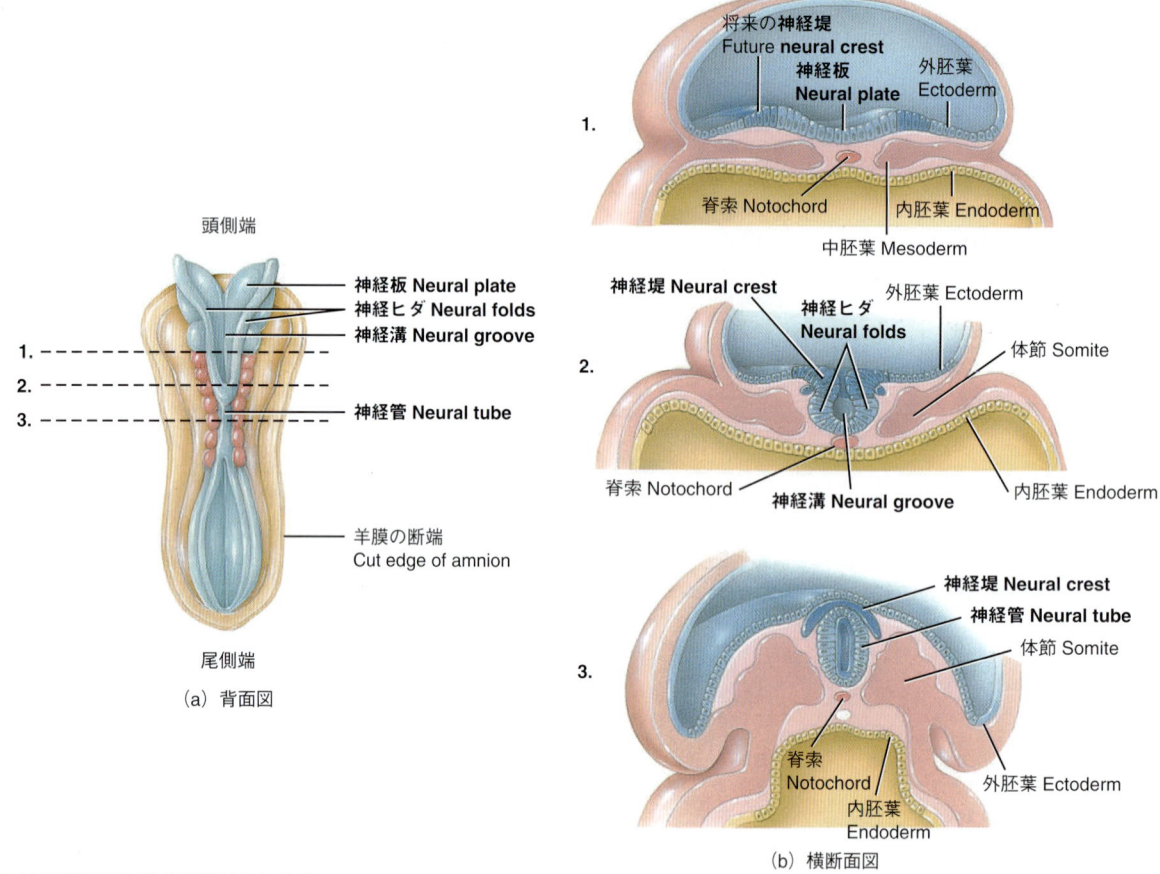

頭側端

神経板 Neural plate
神経ヒダ Neural folds
神経溝 Neural groove

1. - - - - - - - -
2. - - - - - - - -
3. - - - - - - - -

神経管 Neural tube

羊膜の断端
Cut edge of amnion

尾側端

(a) 背面図

1.

将来の神経堤
Future **neural crest**
神経板
Neural plate
外胚葉
Ectoderm

脊索 Notochord
内胚葉 Endoderm

中胚葉 Mesoderm

2.

神経堤 Neural crest
外胚葉 Ectoderm
神経ヒダ
Neural folds
体節 Somite

脊索 Notochord
神経溝 Neural groove
内胚葉 Endoderm

3.

神経堤 Neural crest
神経管 Neural tube
体節 Somite

脊索
Notochord
内胚葉
Endoderm
外胚葉 Ectoderm

(b) 横断面図

Q 神経系の灰白質の起源はなにか？

　脳胞は，次のように発達を続ける（図 14.28 c, d ；表 14.1 も参照）：

- 終脳は発達して**大脳基底核** basal ganglia を包含する**大脳半球** cerebral hemispheres となり，その中には対になった**側脳室** lateral ventricles がある.
- 間脳は発達して**視床** thalamus，**視床下部** hypothalamus，**視床上部** epithalamus になる.
- 中脳は発達して，**中脳水道** aqueduct of the midbrain (cerebral aqueduct) をとりまく**中脳** midbrain になる.
- 後脳は**橋** pons と**小脳** cerebellum になり，その中には**第 4 脳室** fourth ventricle の一部がある.
- 髄脳は発達して**延髄** medulla oblongata になり，**第 4 脳室** fourth ventricle の残りの部分がある.

　2 つの**神経管欠損症** neural tube defects ―二分脊椎（7 章 "疾患：ホメオスタシスの失調" 参照）と無脳症（頭蓋骨と大脳半球の欠如；29.3 節臨床関連事項で検討する）―は，発生最初の数週間のあいだに，ビタミン B 複合体の一つである葉酸の濃度が低かったことと関係がある. これらの欠損症に加えて他の欠損症も神経管が適切に閉鎖しない時に起る. 多くの食物，とくにシリアルやパンなどの穀物製品に，いまでは葉酸が添加されてはいるが，妊娠中あるいは妊娠予定の女性が葉酸のサプリメントを摂取すれば，この 2 つの障害の発症率は大きく減少する.

チェックポイント

36. 各一次脳胞から脳のどの部分が発生するか.

図14.28 脳と脊髄の発生.

> 脳のさまざまな部分が，一次脳胞から発生する．

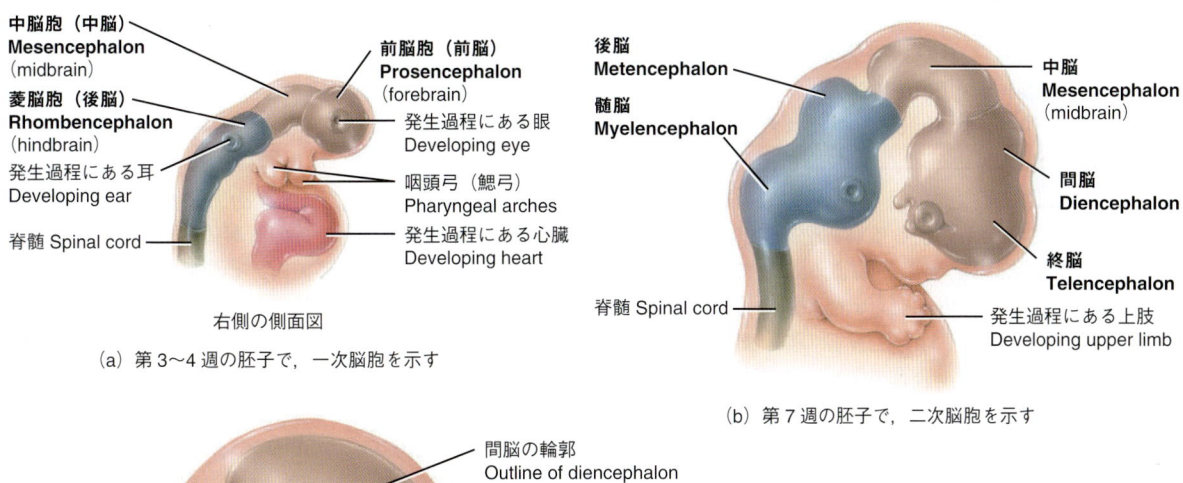

中脳胞（中脳）
Mesencephalon
(midbrain)

菱脳胞（後脳）
Rhombencephalon
(hindbrain)

発生過程にある耳
Developing ear

脊髄 Spinal cord

前脳胞（前脳）
Prosencephalon
(forebrain)

発生過程にある眼
Developing eye

咽頭弓（鰓弓）
Pharyngeal arches

発生過程にある心臓
Developing heart

右側の側面図

(a) 第3～4週の胚子で，一次脳胞を示す

後脳
Metencephalon

髄脳
Myelencephalon

脊髄 Spinal cord

中脳
Mesencephalon
(midbrain)

間脳
Diencephalon

終脳
Telencephalon

発生過程にある上肢
Developing upper limb

(b) 第7週の胚子で，二次脳胞を示す

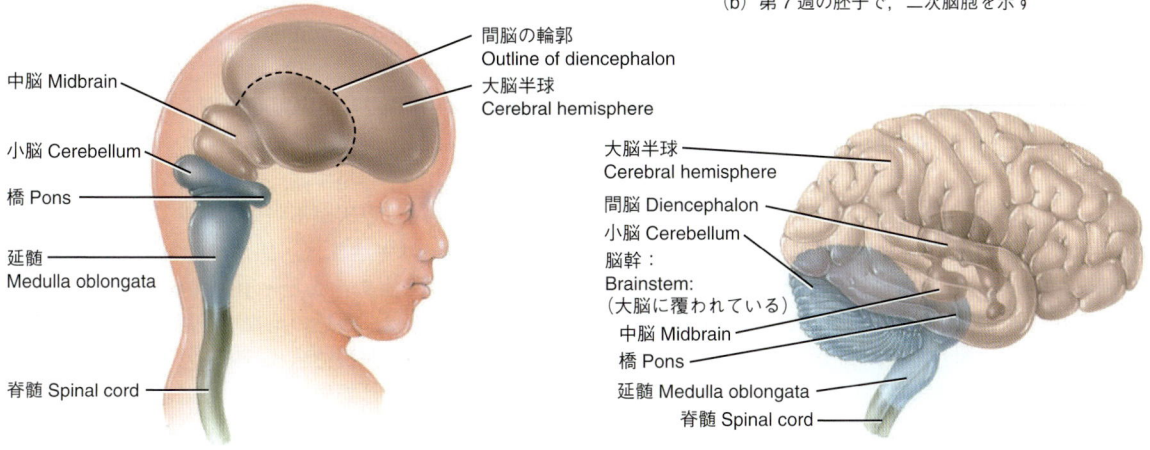

中脳 Midbrain

小脳 Cerebellum

橋 Pons

延髄
Medulla oblongata

脊髄 Spinal cord

間脳の輪郭
Outline of diencephalon

大脳半球
Cerebral hemisphere

大脳半球
Cerebral hemisphere

間脳 Diencephalon

小脳 Cerebellum

脳幹：
Brainstem:
（大脳に覆われている）

中脳 Midbrain

橋 Pons

延髄 Medulla oblongata

脊髄 Spinal cord

(c) 第11週の胎児で，大脳半球が大きく膨らんで
間脳より大きくなっているところを示す

(d) 出生時の脳（間脳と脳幹上部は表面に投影されている）

Q 一次脳胞の中で，二次脳胞に発達しないものはどれか？

14.20 加齢と神経系

目 標

• 加齢が神経系に及ぼす影響について述べる．

　脳は，一生のうちの最初の数年間に急速に増大する．この増大は，主として，すでに存在しているニューロンの大きさの増加，グリア細胞の増殖と成長，樹状突起の枝とシナプス結合部の発達，軸索の髄鞘化の続行による．成人期の初期以降，脳の重さは減り続ける．80歳になるまでに，脳の重さは成人期の若い頃に比べて約7%減少する．存在するニューロンの数に大きな減少はないが，シナプス接合部の数は減少する．脳の重さの減少に関連して，脳へのあるいは脳からの神経インパルスの伝送能力が減退する．その結果，情報処理能力が低下する．伝導速度は遅くなり，随意的な運動は緩徐になり，反射時間は長くなる．

> **チェックポイント**
>
> **37.** 脳の重さは，年齢とどのような関係があるか．

疾患：ホメオスタシスの失調

脳血管障害

最もよくみられる脳障害は**脳血管障害** cerebrovascular accident（CVA）で，**脳卒中** stroke あるいは**脳発作** brain attack ともよばれる．米国では毎年 50 万人が CVA に罹り，CVA は心臓発作と癌についで死因の第 3 位となっている．CVA に特徴的なのは，脳組織が破壊された結果生じる麻痺や感覚脱失のような持続性の神経学的症状が突然始まることである．CVA の一般的な原因は，脳内出血（軟膜や脳の血管からの出血），塞栓（凝血塊），および脳動脈の粥状硬化（脳血流を妨げるコレステロール含有アテローム斑の形成）などである．

CVA に関係あることがわかっている危険因子には，高血圧，高コレステロール血症，心臓病，頸動脈狭窄，一過性脳虚血発作（TIA；次項で述べる），糖尿病，喫煙，肥満およびアルコールの過剰摂取などがある．

脳内の詰まった血管を開通させるために，**組織プラスミノゲン賦活剤** plasminogen activator（tPA）とよばれる凝血塊を溶解する薬物が使われる．この薬物は，CVA の発症から**3 時間以内**に投与した場合に最も効果的であるが，凝血塊が原因の CVA（**虚血性 CVA** ischemic CVAs）に対してのみ有用である．tPA の使用により，CVA に伴う永続的な障害を 50% 減らすことができる．しかしながら，tPA は出血が原因で起った脳卒中（**出血性 CVA** hemorrhagic CVAs）の患者には投与すべきでない．tPA はさらなる傷害を引き起し，死を招くことがあるからである．CVA のタイプの区別は，CT 画像に基づいて行われる．

最近の新しい研究で，"寒冷療法"が，CVA から生じる残存傷害の大きさを抑えるのに有効であることが示されている．冷水に溺れた人たちが体験するような低体温の状態は，身体が酸素をあまり必要としない生存応答の引き金になるようである．この原理の脳卒中患者への適用が有望であることが示されている．いまでは，家庭内に置いておけるような冷却用毛布の入った"CVA 救命キット"を提供している会社もある．

一過性脳虚血発作

一過性脳虚血発作 transient ischemic attack（TIA）は，脳の一部への血流が障害された結果起る一時的な脳機能障害の発作である．この症状には，めまい感，脱力感，しびれ感，一肢あるいは身体の片側の麻痺，顔の片側の弛緩，頭痛，不明瞭な話し方，あるいは話の理解困難，および視覚の部分的消失や複視などがある．時には，悪心，嘔吐が起ることもある．症状は，突然始まり，ほぼその直後に最も重症なレベルにまで至る．TIA は，通常 5 ～ 10 分持続し，24 時間も続くことはごくまれである．永続的な神経学的障害を残すことはない．TIA の原因は，凝血塊，粥状動脈硬化，ある種の血液疾患などである．TIA を経験した患者の約 3 分の 1 は，結局は CVA に罹るであろう．TIA の治療法には，血小板の凝集を止めるアスピリンや抗血液凝固薬のような薬物の投与，脳動脈バイパスの移植術，頸動脈内膜切除術（コレステロール含有アテローム斑と動脈の内壁の除去）などがある．

アルツハイマー病

重篤な記憶障害が**アルツハイマー病** Alzheimer's disease（AD）患者に起る．AD は**老年認知症** senile dementia の中で最も発症頻度が高く，老年認知症は年齢に応じて記憶・判断・抽象的思考の障害や人格変化などの知的能力低下を呈する．ほとんどのアルツハイマー病症例については原因が不明であるが，遺伝的要因，環境因子あるいは生活様式，加えて加齢の過程が組み合さって AD が発症することを示唆する証拠がある．AD 患者は，はじめは，最近の出来事を思い出すのに苦労する．その後，支離滅裂で忘れっぽくなり，同じ質問を繰り返したり，以前は熟知していたところを通っているあいだに迷子になったりすることが，しばしば起るようになる．見当識障害がひどくなり，過去の出来事の記憶が消失し，そして妄想，幻覚，気分の激変などの症状が出ることがある．精神は退廃し続けるので，AD 患者は，読み，書き，話し，食べ，歩く能力を失う．この病気では，ついには認知症になる．AD に罹った人は，通常，寝たきりの患者が罹る肺炎などの合併症で死亡する．剖検してみると，AD に罹って死亡した人の脳には 3 つの明確な構造的異常がみられる：

1. **アセチルコリンを放出するニューロンの消失**．アセチルコリンを放出するニューロンが集まっている主要部位は，淡蒼球の腹側に存在する基底核 nucleus basalis である．これらのニューロンの軸索は大脳皮質と大脳辺縁系全体に広く投射する．これらのニューロンが破壊されることがアルツハイマー病の顕著な特徴である．
2. **海馬機能の低下**．海馬が記憶形成において主たる役割を果すことを思い起してみよう．
3. **ベータアミロイド斑**．ニューロンの外側に沈着した異常タンパク質の塊．

4．**神経原線維変化**．病変を有する脳領域のニューロン内部における異常なフィラメントの束．

アセチルコリン不活化酵素であるアセチルコリンエステラーゼ（AChE）を阻害する薬物は，一部の AD 患者の覚醒状態と行動を改善する．

脳腫瘍

脳腫瘍 brain tumor とは，悪性であれ良性であれ，脳内組織の異常な増大である．体内の大部分の腫瘍と異なり，悪性腫瘍も良性腫瘍も，隣接する組織を圧迫し，頭蓋内圧を上昇させるので，重篤度は同じようなものである．最もよくみられる悪性腫瘍は，肺，乳房，皮膚（悪性黒色腫），血液（白血病），リンパ器官（リンパ腫）の癌など他の身体部位の癌が転移した二次性腫瘍である．原発性脳腫瘍（脳内で生じた腫瘍）の中で最も多いのは，神経膠腫で，これはグリア細胞が起源である．脳腫瘍の症状は，その大きさ，位置，成長速度によって決まる．症状には，頭痛，平衡と協調運動の障害，めまい，複視，不明瞭な話し方，悪心，嘔吐，発熱，心拍数・呼吸数の異常，人格変化，四肢のしびれ感と脱力感，痙攣などがある．脳腫瘍に対する治療法は，腫瘍の大きさ，位置，タイプによって異なり，外科的療法，放射線療法，化学療法を単独で行ったり，組み合せたりする．あいにく，化学療法で使われる薬は，血液脳関門を簡単には通過できないのである．

注意欠陥多動性障害

注意欠陥多動性障害 attention deficit hyperactivity disorder（ADHD）は，学習障害であり，注意集中が困難なこと，あるいは注意集中を持続できる時間が短いこと，一定レベルの過剰な動きがあること，その子どもの年齢にふさわしくないほどの衝動性があることなどが特徴である．約 5％の子どもが ADHD に罹っていると考えられ，ADHD と診断されている男子は女子の 10 倍以上である．この病気は，典型的な例では，幼児期に発症し，青春期，成人期になるまで続く．ADHD の症状は幼児期の早期に，多くの場合 4 歳以前に出現する．やるべきことの計画を立ててやり遂げることが難しく，細かいことへの注意が欠如し，注意集中の持続時間が短く，精神集中ができず，指示に従うことが困難で，過剰に話しまくり，他人の話の邪魔をし，しょっちゅう走り回り，過剰にものによじ登り，静かに一人で遊ぶことができず，待ったり交替したりすることが難しくなる．

ADHD の原因は完全にはわかっていないが，遺伝的要素が強い．ADHD は神経伝達物質の異常と関係があることを示唆する証拠もある．さらに，最近のイメージング技法を用いた研究によって，ADHD の患者では前頭葉，側頭葉，尾状核，小脳など脳の特定の領域の神経組織が少なくなっていることが明らかになった．治療法には，治療教育，行動修正法，日課の再構築，子どもを落ち着かせ注意集中に役立つ薬剤の投与などがある．

医学用語

意識 consciousness　完全に注意を払い，認識力があり，見当識がある覚醒状態である．意識の一部は，大脳皮質と網様体賦活系とのあいだのフィードバックの結果生じる．

昏迷 stupor　無応答の状態．患者は，強力で繰り返し加えられる刺激によってのみ，この状態から短時間だけ目覚めることができる．

失行症 apraxia（-praxia ＝協調的な）　麻痺はないが，目的をもった運動を実行できない状態．

失認症 agnosia（a- ＝なしに；-gnosia ＝認識）　音，風景，におい，味，接触などの感覚刺激の意味を認識できない状態．

嗜眠 lethargy　機能鈍麻の状態．

小頭症 microcephaly（micro- ＝小さい；-cephal ＝頭）　脳と頭蓋骨の発達が乏しい先天性の病的状態で，精神遅滞を来すことが多い．

せん妄 delirium（＝ずれる）　睡眠 - 覚醒サイクルの乱れと精神身体行動の障害（運動と発話の亢進あるいは減退）を伴う異常な認知と注意の混乱が起る一過性の障害．**急性錯乱状態 acute confusional state**（ACS）ともよばれる．

相貌失認 prosopagnosia（a- ＝なしに；-gnosia ＝認識）　顔の認識ができない状態．通例，両側大脳半球の側頭葉下部の顔認識野が傷害されて生じる．

認知症 dementia（de- ＝ ~ 離れて；-mentia ＝心）　記憶，判断，抽象思考の障害および人格の変化を含む，永続的あるいは進行性の知的能力の全般的喪失．

脳炎 encephalitis　脳の急性炎症で，数種のウイルスのどれかにより直接引き起される場合もあるし，通常は中枢神経系に無害な多種類のウイルスのどれかに対するアレルギー反応によって引き起される場合もある．ウイルスがさらに脊髄も冒す場合には，**脳脊髄炎 encephalomyelitis** とよばれる．

脳症 encephalopathy（encephalo- ＝脳；-pathos ＝病気）　脳障害のすべて．

ライ症候群 Reye's syndrome　ウイルス感染，とくに水痘またはインフルエンザ，の後で起り，アスピリンを服用した小児や 10 代の子どもに最も多い．特徴的な症状は，嘔吐と脳機能障害（見当識障害，嗜眠および人格変化）で，これが進行して昏睡や死に至ることがある．

章の概要

概　要

14.1　脳の構成，保護，血液供給

1. 脳の主要部分は，脳幹，小脳，間脳および大脳である．
2. 脳は頭蓋と脳膜で保護されている．
3. 脳膜は，脊髄膜の続きである．表面から深部に向かって，硬膜，クモ膜，軟膜がある．
4. 脳への血流は，主として，内頸動脈と椎骨動脈を通る．
5. どのような状況であれ，脳への酸素あるいはグルコースの供給が中断すると，脳細胞は衰弱し，永久的に傷害され，死に至ることがある．
6. 血液脳関門（BBB）は，異なる物質を異なる速度で血液と脳組織のあいだを移動させ，ある種の物質が血液から脳に移動するのを阻止する．

14.2　脳脊髄液

1. 脳脊髄液（CSF）は，脈絡叢で産生され，側脳室，第3脳室，第4脳室，クモ膜下腔，中心管を循環する．脳脊髄液のほとんどは，上矢状静脈洞のクモ膜絨毛を通って血中に吸収される．
2. 脳脊髄液は，脳を機械的，化学的に保護し，栄養素を流通させる．

14.3　脳幹と網様体

1. 延髄は，脊髄上部の続きで，感覚性と運動性の両方の伝導路が通っている．延髄には，心拍数や血管径を調節する心臓血管中枢と呼吸の制御に関与する延髄吸収中枢がある．さらに，延髄には，脳への感覚経路の構成要素である薄束核，楔状束核，味覚核，蝸牛神経核，前庭神経核がある．延髄には下オリーブ核もある．この核は新しい運動に習熟する際に小脳が筋活動を調節するために用いる指示信号を出している．延髄にあるその他の核は，嘔吐，嚥下，くしゃみ，咳，しゃっくりなどを制御する．また，延髄には内耳神経（Ⅷ），舌咽神経（Ⅸ），迷走神経（Ⅹ），副神経（Ⅺ）ならびに舌下神経（Ⅻ）と関連した核もある．
2. 橋は，延髄の上方にあり，感覚性伝導路と運動性伝導路の両方が通っている．橋核は，大脳皮質から小脳への随意的な骨格筋運動に関連した神経インパルスを中継する．橋には呼吸制御にかかわる橋の呼吸ニューロン群もある．また橋と延髄にある前庭神経核（群）は，脳に至る平衡経路の一部である．橋にはまた三叉神経（Ⅴ），外転神経（Ⅵ），顔面神経（Ⅶ）ならびに内耳神経（Ⅷ）の前庭枝と関連した（神経）核が存在する．
3. 中脳は，橋と間脳をつなぎ，中脳水道をとりまいている．感覚性伝導路と運動性伝導路の両方が，中脳を通っている．上丘は，視覚刺激に反応した頭部，眼球，体幹の動きを調整する．下丘は，聴覚刺激に反応した頭部，眼球，体幹の動きを調整する．中脳には，動眼神経（Ⅲ）と，滑車神経（Ⅳ）に関連した核もある．
4. 脳幹の大部分は，網様体とよばれる多数の灰白質と白質の小領域からなる．網様体は，意識の維持に関与し，眠りから目を覚まさせ，筋緊張の調節に関与する．

14.4　小　脳

1. 小脳は，頭蓋腔の下後方部を占めていて，外側部の2つの半球と内側部の狭い虫部からなる．

2. 小脳は，3対の小脳脚によって脳幹につながっている．
3. 小脳は，骨格筋の収縮を円滑にし協調させる．また小脳は，姿勢，バランスを維持する．

14.5　間　脳

1. 間脳は，第3脳室をとりまき，視床，視床下部，視床上部からなる．
2. 視床は，中脳の上方にあって，大脳皮質へのほとんどの感覚入力の中継所の働きをしている．視床は，小脳と大脳基底核からの情報を大脳皮質の一次運動野に伝達し，運動機能にも寄与している．さらに視床には，意識を維持する役割もある．
3. 視床下部は，視床の下方にある．視床下部は，自律神経系を制御し，ホルモンを産生し，（大脳辺縁系とともに）情動パターンと行動パターンを調節する．また，視床下部には，摂食を調節する摂食中枢と満腹中枢，および飲水を調節する渇き中枢がある．さらに，視床下部は，身体のサーモスタット（自動温度調節器）として機能し，体温を制御する．視床下部には視（神経）交叉上核もあるが，この核は，サーカディアン（概日）リズムを調節し，体内の生物時計の機能がある．
4. 視床上部は，松果体と手綱核からなる．松果体はメラトニンを分泌するが，メラトニンは睡眠を促進し，身体の生物時計の設定に寄与すると考えられている．
5. 脳室周囲器官（CVOs）は，血液脳関門がないので，血液の化学的変化をモニターすることができる．

14.6　大　脳

1. 大脳は，脳の中で最も大きな部分である．大脳皮質には，大脳回，大脳裂，大脳溝がある．
2. 大脳半球は，前頭葉，頭頂葉，側頭葉，後頭葉の4つの大脳葉に区分される．
3. 大脳の白質は，皮質より深部にあり，連合路，交連路，投射路として脳の他の領域に伸びる（主に）有髄軸索からなる．
4. 大脳基底核は，各半球内にあるいくつかの核群で，運動の開始・停止，不必要な運動の抑制，筋緊張の調節に関与する．
5. 大脳辺縁系は，脳幹の上部と脳梁を取り囲んでいて，行動と記憶の情動的側面にかかわる機能がある．
6. 表14.2に脳の主要部位の機能を要約する．

14.7　大脳皮質の機能的構成

1. 大脳皮質の感覚野の働きにより，感覚情報を知覚できる．運動野は，随意運動の遂行を制御する．連合野は，記憶，個性，知性などのより複雑な統合機能にかかわる．
2. 一次体性感覚野（1野，2野，3野）は，体性感覚受容器から，触覚，圧覚，振動覚，かゆみ，くすぐったさ，温度感覚，痛覚，固有感覚の情報を運ぶ神経インパルスを受け，これらの感覚の知覚に関与する．この領野内の各部位は，顔面あるいは身体の特定部位からのインパルスを受ける．一次視覚野（17野）は，視覚情報を受け，視覚性知覚に関与する．一次聴覚野（41野，42野）は，音の情報を受け，聴覚性知覚に関与する．一次味覚野（43野）は，味の情報を運ぶインパルスを受け，味覚性知覚と味の識別に関与する．一次嗅覚野（28野）は，においの情報を運ぶインパルスを受け，嗅覚性知覚に関与する．
3. 運動野の中には，特定の筋あるいは筋群の随意的収縮を制御する一次運動野（4野）と，発話を制御するブローカの言語

野（44野，45野）がある．

4. 体性感覚連合野（5野，7野）の働きにより，対象物にただ触るだけで，その正確な形や手ざわりがはっきりわかり，身体のある部分と他の部分との関係を感じ取ることができる．ここには，過去の体性感覚体験を蓄えられる．

5. 視覚連合野（18野，19野）は，現在と過去の視覚体験を関係づけ，みえているものを認識して評価するのに不可欠である．顔認識野（20野，21野，37野）は，顔に関する情報を蓄えており，ここの働きにより，顔をみてその人を認識できるのである．聴覚連合野（22野）の働きにより，特定の音を言葉，音楽あるいは雑音と認識できる．

6. 眼窩前頭皮質（11野）の働きにより，においを同定し，異なるにおいを識別できる．ウェルニッケ野（22野，ことによると39野と40野も）は，言葉を考えに翻訳することによって話の意味を判断する．共通統合野（5野，7野，39野，40野）は，諸連合野から送られてくる感覚の解釈にかかわる情報と他の領野からのインパルスを統合し，さまざまな感覚入力に基づいて考えをまとめることを可能にする．

7. 前頭前野（9野，10野，11野，12野）は，人格構造，知性，複雑な学習能力，判断力，論理的思考，良心，直観力，抽象概念の展開に関与する．運動前野（6野）は，特定の筋群を特定の順序で収縮させるような神経インパルスを発する．ここは，複雑な運動のメモリーバンクとしての働きもある．前頭眼野（8野）は，眼球の随意的な走査運動を制御する．

8. 2つの半球間には微妙な解剖学的差異が存在し，各半球は特有の機能をもつ．各半球は，身体の反対側から感覚信号を受け，身体の反対側の運動を制御する．左半球は，言語，計算能力や科学的技量，論理的思考に関してより重要である．右半球は，音楽的・美的意識，空間認知とパターン認知，顔の認識や言葉の情動的内容の認識，においの同定，および視覚，聴覚，触覚，味覚，嗅覚の心的イメージの発現に関してより重要である．

9. 大脳皮質が発生させる脳波は，頭部の表面から脳電図（EEG）として記録され，てんかん，感染症，腫瘍の診断のために用いられる．

14.8　脳神経：概要

1. 12対の脳神経は，鼻，眼，内耳，脳幹，脊髄から起る．
2. 脳神経は，主として，その分布に基づいて命名され，脳についている順番に I 〜XII の番号がふられている．

14.9　嗅神経（第I脳神経）

1. 嗅神経（I）はすべて感覚神経である．
2. この神経には嗅覚（においの感覚）にかかわる神経インパルスを伝導する軸索が含まれる．

14.10　視神経（第II脳神経）

1. 視神経（II）はすべて感覚神経である．
2. この神経には視覚にかかわる神経インパルスを伝導する軸索が含まれる．

14.11　動眼神経（第III脳神経），滑車神経（第IV脳神経），外転神経（第VI脳神経）

1. 動眼神経（III），滑車神経（IV）ならびに外転神経（VI）は，眼球を動かす筋を支配する脳神経である．
2. これらはすべて運動神経である．

14.12　三叉神経（第V脳神経）

1. 三叉神経（V）は，混合神経であり，脳神経の中で最も大きい．
2. この神経は，頭皮，顔面および口腔の触覚と痛覚，温度感覚を伝え，咀嚼筋群と中耳の筋（鼓膜張筋）を支配する．

14.13　顔面神経（第VII脳神経）

1. 顔面神経（VII）は，混合神経である．
2. この神経は，外耳道皮膚の触覚と痛覚，温度感覚ならびに舌の前方3分の2の味覚を伝達する．またこの神経は，表情筋群と中耳の筋（アブミ骨筋）を支配し，涙と唾液の分泌を促進する．

14.14　内耳神経（第VIII脳神経）

1. 内耳神経（VIII）は，感覚神経である．
2. この神経は，聴覚と平衡覚にかかわる情報を伝達する．

14.15　舌咽神経（第IX脳神経）

1. 舌咽神経（IX）は，混合神経である．
2. この神経は，舌の後方3分の1の味覚，一部の嚥下筋からの固有感覚および外耳の皮膚と上咽頭の触覚と痛覚，温度感覚を伝える．さらにこの神経は，血圧および血中の酸素と二酸化炭素の濃度をモニターし，嚥下に関与する茎突咽頭筋を支配するとともに唾液の分泌を促進する．

14.16　迷走神経（第X脳神経）

1. 迷走神経（X）は，混合神経である．
2. この神経は，喉頭蓋からの味覚情報，咽頭喉頭筋群の固有感覚，外耳皮膚の触覚と痛覚，温度感覚ならびに胸腹部器官の内臓感覚を伝える．さらにこの神経は，血圧および血中の酸素と二酸化炭素の濃度をモニターし，嚥下，発声，咳嗽および胃腸の運動と分泌を促すとともに心拍数を減少させる．

14.17　副神経（第XI脳神経）

1. 副神経（XI）は，運動神経である．
2. この神経は頭部の運動を制御する．

14.18　舌下神経（第XII脳神経）

1. 舌下神経（XII）は運動神経である．
2. この神経は発声と嚥下を促進する．

14.19　神経系の発生

1. 神経系の発生は，神経板とよばれる外胚葉領域の肥厚で始まる．
2. 発生過程で神経管から一次脳胞ができ，これが脳のさまざまな部分の前駆体の役割を果す．
3. 終脳は大脳になり，間脳は発達して視床や視床下部になり，中脳は発達して成体の中脳になり，後脳は発達して橋と小脳になり，髄脳は延髄になる．

14.20　加齢と神経系

1. 脳は，一生のうちの最初の数年間に急速に増大する．
2. 加齢に関連した影響に，脳の重さの減少と神経インパルスの伝送能力の減退がある．

クリティカルシンキング問題

1. 親類の年配の人が脳血管障害（脳卒中）に罹り，いまでは右腕を動かすのが困難で，話すことにも問題がある．脳卒中で，脳のどの領域が損傷されたか．

2. ニッキーは，最近ウイルスに感染し，いまは顔の右側の筋肉を動かすことができない．それに加えて，彼女は味覚が失われ，口が乾いていて，右眼を閉じることができない．ウイルス感染によってどの脳神経が冒されているのか．

3. あなたは，ある特定の脳疾患を治療する薬の開発のために製薬会社に雇われている．そのような薬の開発に対する主な生理的障害はなにか．また，その障害を回避してこの薬を必要とする脳にこれを供給するためには，どのような薬を設計したらいいか．

Q　図の質問の答え

14.1　脳で最も大きな部分は，大脳である．

14.2　3層の脳膜は，表層から深層に向かって，硬膜，クモ膜および軟膜である．

14.3　脳幹が第4脳室の前方にあり，小脳が第4脳室の後方にある．

14.4　脳脊髄液は，硬膜性の静脈洞に突き出ているクモ膜絨毛によって再吸収される．

14.5　錐体は延髄にある．大脳脚は中脳にある．橋 "pons" は "bridge" を意味する．

14.6　交叉とは，反対側へ横切ることを意味する．錐体交叉がある結果として，機能的に，一側の大脳は身体の反対側の筋を制御することになる．

14.7　大脳脚は，脳の上部と脳の下部および脊髄のあいだに伸びる伝導路が通り，神経インパルスが伝わる重要な部位である．

14.8　小脳脚が，情報を小脳へ運び込み，小脳から運び出す．

14.9　約70%のヒトで，中間質が視床の右半と左半を結びつけている．

14.10　視床下部の4つの主要な領域は，後方から前方に向けて，乳頭体域，隆起域，視索上域，視索前野である．

14.11　発生時に，灰白質がより急速に増大し，その過程で大脳回（皮質の折り畳み），大脳溝（浅い溝），大脳裂（深い溝）ができる．

14.12　連合路が，同じ半球の大脳回を結びつける．交連路が，反対側半球の大脳回を結びつける．投射路が，大脳を視床，脳幹，脊髄と結びつける．

14.13　大脳基底核は，視床の外側，上方，および下方に位置する．

14.14　海馬は，大脳とともに記憶にかかわる機能をもつ大脳辺縁系の構成要素である．

14.15　共通統合野が，視覚，聴覚，体性感覚の解釈にかかわる情報を統合する．ブローカの言語野が考えを言葉に翻訳する．運動前野が，熟練を要する巧みな筋運動を制御する．一次味覚野が，味に関係した感覚を認識する．一次聴覚野の働きにより，音の高低やリズムを認識できる．一次視覚野の働きにより，ものの形，色，動きを認識できる．前頭眼野が眼の随意的な走査運動を制御する．

14.16　EEGで，シータ波が情動的ストレスを示す．

14.17　嗅索内の軸索は，大脳皮質の側頭葉にある一次嗅覚野に終止する．

14.18　視索内のほとんどの軸索は，視床の外側膝状体核に終止する．

14.19　動眼神経の上枝が，上直筋を支配する．滑車神経が最も細い脳神経である．

14.20　三叉神経は，最大の脳神経である．

14.21　顔面神経の運動軸索は，橋に起始する．

14.22　前庭神経節には，半規管，球形囊，卵形囊から出る感覚性軸索の細胞体がある．らせん神経節には，らせん器から出る軸索の細胞体がある．

14.23　舌咽神経は頸静脈孔を通って頭蓋骨から出る．

14.24　迷走神経は，頸部では，内頸静脈と総頸動脈の内側後方に位置する．

14.25　副神経は，脳と脊髄の両方から出る唯一の脳神経である．

14.26　舌下神経の重要な2つの運動機能は，発声と嚥下である．

14.27　神経系の灰白質は，神経管の外套層細胞に由来する．

14.28　中脳（胞）が発達して二次脳胞になることはない．

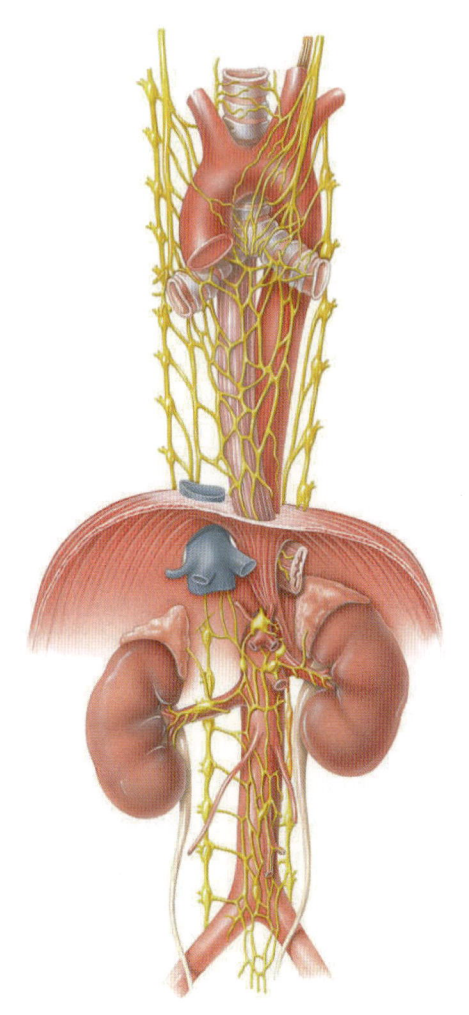

CHAPTER 15

自律神経系

自律神経系とホメオスタシス

平滑筋・心筋・分泌腺に向けて中枢神経からの出力を伝えて身体内外からの感覚情報に適切な応答をすることによって，自律神経系はホメオスタシスの維持に役立っている．

　12章で学習したように，末梢神経系の運動（出力）部は体性神経系と自律神経系に分類される．自律神経系の活動は通常意識にのぼらない．視床下部と脳幹のセンターの活動が自律神経反射を調節している．本章では，最初に体性神経系と自律神経系とを対比しながら，その

構造と機能の特徴を学ぶ．次に自律神経系の遠心路の解剖を述べ，交感神経系と副交感神経系という2つの主要な出力路の，構成と作用を比較する．

Q 自律神経系を介して血圧に作用を及ぼす薬の作用機序を考えてみたことはありますか？

体性神経系と自律神経系との比較

目　標

・体性神経系と自律神経系の，構造と機能の相違点を比較する.

体性神経系

体性神経系 somatic nervous system は骨格筋を支配する体性運動ニューロンからなる．体性運動ニューロンが骨格筋を刺激すると，筋肉が収縮する．効果はつねに興奮である．もし体性運動ニューロンから筋肉への刺激が起らないと，筋肉は緊張を失い麻痺が生じる.

体性神経系の活動は通常意識的にコントロールされている．意志によって運動する際にはいつでも，体性運動ニューロンを活性化する大脳皮質運動野の活動が起る．例えば，ある運動（ボールを蹴る，ねじ回しを回す，絵をみて微笑む，など）をしようとすると，大脳皮質の一次運動野からの神経回路が，運動に応じた骨格筋を収縮させる体性運動ニューロンを活性化する．しかし，体性神経系の活動はつねに意識にのぼるとは限らない．姿勢，平衡，呼吸，体性反射（屈曲反射など）に関与する骨格筋を支配する体性運動ニューロンは，脳幹と脊髄に存在する統合センターによって無意識にコントロールされている.

体性神経系は，体性感覚（触覚，温度感覚，痛覚，固有感覚；16章）や特殊感覚（視覚，聴覚，味覚，嗅覚，平衡覚；17章）からの情報を脳へ伝える感覚ニューロンからの情報を受け取る．これらすべての感覚は通常は意識として知覚される．これらの感覚入力に応じて，体性運動ニューロンは適切な骨格筋を収縮させる.

自律神経系

自律神経系 autonomic nervous system（ANS）は平滑筋・心筋・分泌腺を支配する神経系である．これらの組織の多くは内臓に存在しているので**内臓効果器** visceral effectors ともよばれる．**自律** autonomic という語はラテン語の auto- ＝自分と -nomic ＝法律に由来しており，自律神経系は完全な自治に委ねられているとかつては考えられていた.

自律神経系は，効果器（心筋・平滑筋・腺）の現在の働きを増加（興奮）または減少（抑制）させることによって調節する自律運動ニューロンからなる．瞳孔径の変化，血管の拡張と収縮，心拍数や心収縮力の調節が自律運動ニューロンによる反応の例である．骨格筋と異なり，自律神経によって支配されている組織の活動は神経活動が

傷害されても残っている場合が多い．例えば心臓は，移植のために摘出され，したがって除神経されても拍動し続ける．消化管壁の平滑筋は自身のリズムで収縮するし，腺は自律神経の支配がなくてもある程度の分泌を行う.

ほとんどの自律神経反応は意識的に変化させることができない．心拍数を意識的に減らすのはほとんど不可能で，心拍数は無意識に調節されている．そのため，ある種の自律神経反応は**ポリグラフ**（うそ発見器）polygraphテストの基礎となっている．しかし，ヨーガやその他の瞑想術師の中には，長期の修練の後に自律神経活動を意識的にある程度なら変化させられるようになる人もいる．心拍数や血圧などのからだの情報を表示する**バイオフィードバック** biofeedback 装置は，そのような修練を手助けする（本章"医学用語"により詳しい解説がある）.

自律神経系は**内受容器** interoceptors からの情報を受ける．内受容器とは，血管，内臓，筋肉，および身体**内部** internal の環境をモニターしている神経系に存在する感覚受容器である．例としては，血中の二酸化炭素濃度をモニターする化学受容器や，内臓や血管の壁の伸展度を検出する機械受容器などがある．花の香り，美しい絵画，美味しい食事などに誘発された感覚とは異なり，これらの感覚情報が意識にのぼることは通常はないが，内受容器の強力な活性化は意識されることがある．その例として，障害された内臓からの痛みや，心臓への血流不足による胸部痛などが挙げられる．一般体性感覚および特殊感覚情報も，大脳辺縁系を通じて自律神経運動ニューロン活動に影響する．例えば，自分に衝突しそうなバイクをみたり，車のブレーキのキーッという音を聞いたり，誰かに突然捕まえられたりすると，心拍数と心収縮力が増大する.

自律神経系は2つの主要部分からなる．**交感神経系** sympathetic nervous system と**副交感神経系** parasympathetic nervous system である．ほとんどの器官は**二重支配** dual innervation，すなわち，交感神経系と副交感神経系の双方の支配を受ける．多くの場合，一方の神経活動はその器官の活動を増加（興奮）させ，他方の活動は減少（抑制）に働く．例えば，交感神経活動の増加は心拍数を増加させ，副交感神経活動の増加は心拍数を減少させる．交感神経系は**闘争か逃走反応** fight-or-flight response を増強し，緊急事態にからだが対応できるように準備をする．反対に副交感神経系は**休息と消化** rest-and-digest 活動を増強し，休息や食事のあいだにからだのエネルギーを保存し貯える作用をもつ．交感神経系と副交感神経系とはともに健康維持に重要であるが，その関与の仕方は非常に異なっている.

腸管神経系 enteric nervous system（ENS）とよばれる第3の神経系も自律神経系の構成要素である．腸

神経系は，消化管のほぼ全幅にわたって分布している神経叢に存在する膨大な数のニューロンからなる．腸神経系のニューロンは自律的にも活動しているが，交感神経系や副交感神経系からの調節も受ける．腸神経系には感覚ニューロン，介在ニューロン，運動ニューロンのすべてが存在する．感覚ニューロンは消化管壁の張力と胃腸管内容物の化学組成をモニターする．介在ニューロンは入力情報を処理し，運動ニューロンに出力を送る．運動ニューロンは消化管の平滑筋収縮と分泌腺の活動を調節する．腸神経系に関しては消化器系の章（24章）でよ

図15.1 **体性神経系（a）と自律神経系（b）の遠心路**．自律神経系の遠心路の神経伝達物質はアセチルコリン（ACh）またはノルアドレナリン（NA）であるのに対し，体性神経系は ACh だけであることに注意せよ．

> 体性神経系の活動はつねに効果器（骨格筋）の興奮を引き起こす．自律神経系の活動は内臓効果器に対し，興奮性の場合も抑制性の場合もありうる．

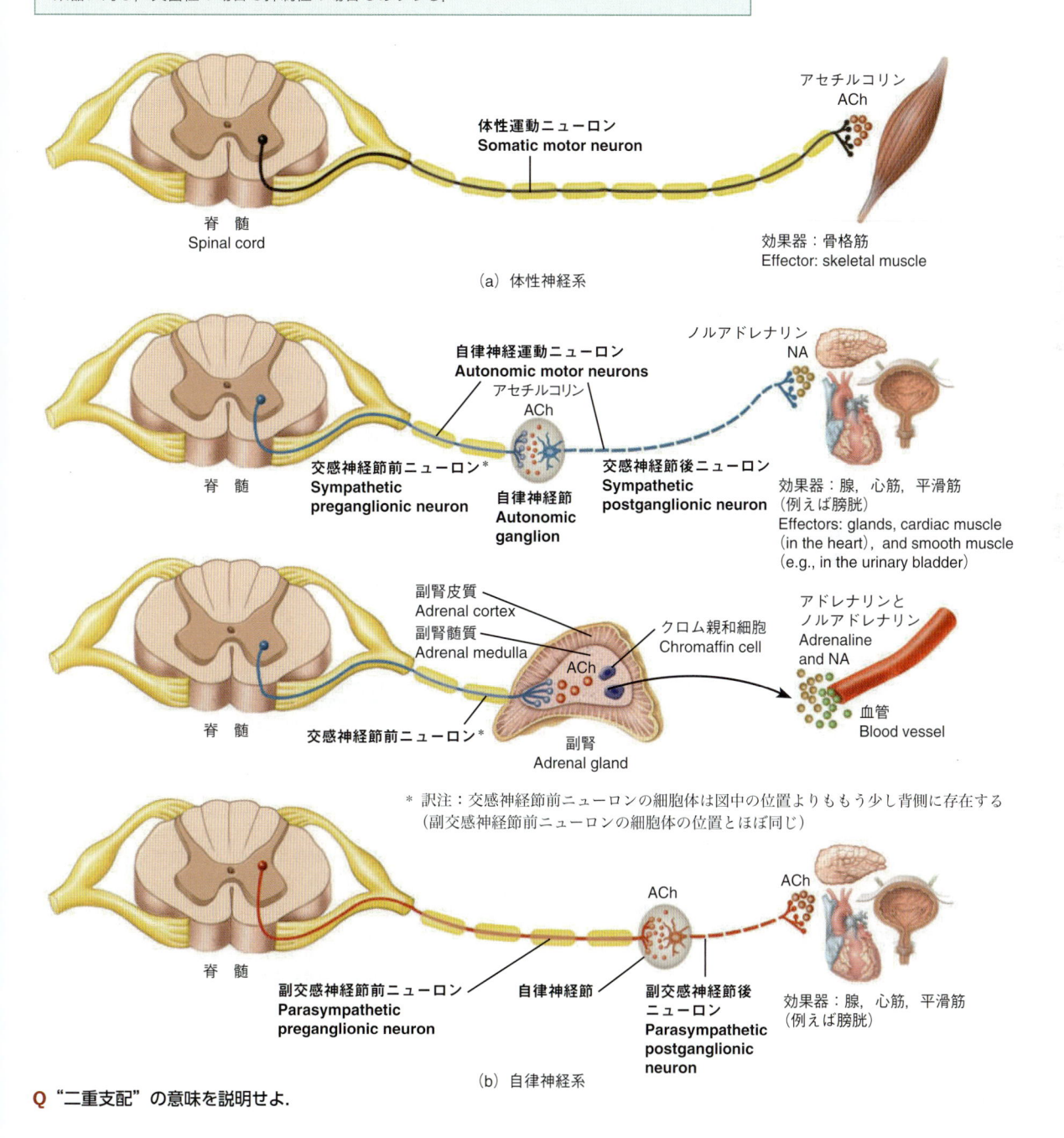

アセチルコリン
ACh

体性運動ニューロン
Somatic motor neuron

脊髄
Spinal cord

効果器：骨格筋
Effector: skeletal muscle

（a）体性神経系

ノルアドレナリン
NA

自律神経運動ニューロン
Autonomic motor neurons
アセチルコリン
ACh

脊髄

交感神経節前ニューロン*
Sympathetic
preganglionic neuron

自律神経節
Autonomic
ganglion

交感神経節後ニューロン
Sympathetic
postganglionic neuron

効果器：腺，心筋，平滑筋
（例えば膀胱）
Effectors: glands, cardiac muscle
(in the heart), and smooth muscle
(e.g., in the urinary bladder)

副腎皮質
Adrenal cortex
副腎髄質
Adrenal medulla

クロム親和細胞
Chromaffin cell

ACh

アドレナリンと
ノルアドレナリン
Adrenaline
and NA

脊髄

交感神経節前ニューロン*

副腎
Adrenal gland

血管
Blood vessel

* 訳注：交感神経節前ニューロンの細胞体は図中の位置よりももう少し背側に存在する
（副交感神経節前ニューロンの細胞体の位置とほぼ同じ）

ACh

ACh

脊髄

副交感神経節前ニューロン
Parasympathetic
preganglionic neuron

自律神経節

副交感神経節後
ニューロン
Parasympathetic
postganglionic
neuron

効果器：腺，心筋，平滑筋
（例えば膀胱）

（b）自律神経系

Q "二重支配"の意味を説明せよ．

り詳しく述べる．本章の残りの部分では交感神経系と副交感神経に関して詳述する．

有髄の体性運動ニューロンは，中枢神経系を出てその運動単位に属する骨格筋まで中継なしに到達する（図15.1a）こと（10章）を思い出しなさい．これに対し，ほとんどの自律神経出力路は，直列に並んだ2つの運動ニューロンから構成されている（図15.1b）．最初のニューロン（節前ニューロン）の細胞体は中枢神経系（脳または脊髄）にある．軸索は有髄で，**自律神経節 autonomic ganglion** で次のニューロンにシナプス結合する（**神経節 ganglion** とは，末梢神経系内で神経細胞体が集合した構造のことであることを思い出そう）．2つ目のニューロン（節後ニューロン）の細胞体は同じ自律神経節に存在する．このニューロンは無髄の軸索をもち，効果器（平滑筋，心筋，または腺）に到達している．例外は副腎髄質（副腎の内側部）に存在する**クロム親和細胞 chromaffin cells** とよばれる特殊な細胞への経路で，最初の運動ニューロンが自律神経節ではなく効果器に直接到達している．クロム親和細胞はアドレナリン（エピネフリンともいう）とノルアドレナリン（NA）を分泌する．すべての体性運動ニューロンはアセチルコリン（ACh）を神経伝達物質として放出するのに対し，自律神経運動ニューロンでは ACh または NA を放出する．

表 15.1 では体性神経系と自律神経系とを比較した．

> **チェックポイント**
> 1. 自律神経系と体性神経系を構造と機能で比較すると，どのようになるか．
> 2. 自律神経系の主要な入力と出力はなにか．

15.2 自律神経遠心路の構造

目標

- 節前ニューロンと節後ニューロンを述べる．
- 交感神経系と副交感神経系の構造上の特徴を比較する．

解剖学的構成要素

交感神経系も副交感神経系も2つの運動ニューロンをもつ．2つの自律神経運動ニューロンのうち中枢側のものは**節前ニューロン preganglionic neuron** とよばれる（図15.1b）．細胞体は脳または脊髄に存在し，軸索は脳神経または脊髄神経の一部として中枢神経系を出る．節前ニューロンの軸索は細い有髄B線維であり，自律神経節に達する．そこで，自律神経遠心路の2つ目の運動ニューロンである**節後ニューロン postganglionic neuron** にシナプス結合する．節後ニューロンは完全に末梢神経系に属し中枢神経系の外に存在することに注意しなさい．節後ニューロンの細胞体と樹状突起は**自律神経節 autonomic ganglion** 内に存在し，1つまたは複数の節前細胞とシナプスを形成する．節後ニューロンの軸索は細い無髄C線維であり，内臓効果器に終る．このようにして，節前ニューロンは中枢神経系から自律神経節に情報を伝達し，節後ニューロンは自律神経節から内臓効果器に情報を伝える．

節前ニューロン 交感神経節前ニューロンの細胞体は，脊髄の胸部12分節と腰部の最初の2分節の灰白質

表 15.1	体性神経系と自律神経系の比較	
	体性神経系	**自律神経系**
感覚入力 Sensory input	特殊感覚と体性感覚から	主として内受容器；一部は特殊感覚と体性感覚から
運動出力の調節 Control of motor output	随意的．大脳皮質に発し，基底核，小脳，脳幹，脊髄も関与する	視床下部，大脳辺縁系，脳幹，脊髄による不随意的調節；大脳皮質の関与は限定的
運動ニューロンの経路 Motor neuron pathway	1ニューロン経路：中枢神経系に発し，効果器に直接シナプス結合する体性運動ニューロン	多くは2ニューロン経路：中枢神経系に発し，自律神経節の節後ニューロンにシナプス結合する節前ニューロンと，神経節から内臓効果器までの節後ニューロン．節前ニューロンは副腎髄質クロム親和細胞にもシナプス結合する
神経伝達物質およびホルモン Neurotransmitters and hormones	すべての体性運動ニューロンは ACh のみを放出する	すべての交感神経節前ニューロンとすべての副交感神経節前ニューロンは ACh を放出．多くの交感神経節後ニューロンはノルアドレナリンを放出するが，汗腺支配のものは ACh を放出．すべての副交感神経節後ニューロンは ACh．副腎髄質クロム親和細胞はアドレナリンとノルアドレナリンを放出
効果器 Effectors	骨格筋	平滑筋，心筋，分泌腺
効果 Responses	骨格筋の収縮	平滑筋の収縮または弛緩；心拍数と心収縮力の増加または減少；腺分泌の増加または減少

側角に存在する（図15.2）．それゆえ，交感神経は**自律神経胸腰部 thoracolumbar division** ともよばれ，交感神経節前ニューロンの軸索は**胸腰部出力 thoracolumbar outflow** とよばれる．

副交感神経節前ニューロンの細胞体は脳幹の4つの脳神経核（III，VII，IXとX）と脊髄仙部第2〜第4分節の灰白質側角に存在する（図15.3）．ゆえに，副交感神経は**自律神経頭仙部 craniosacral division** ともよばれ，副交感神経節前ニューロンの軸索は**頭仙部出力 craniosacral outflow** とよばれる．

自律神経節　自律神経節は2つに大別できる：（1）交感神経系の神経節と（2）副交感神経系の神経節である．

交感神経節 sympathetic ganglia　交感神経節とは，交感神経節前ニューロンが交感神経節後ニューロンにシナプス結合する部位である．交感神経節はさらに2つに大別できる：交感神経幹神経節と椎前神経節である．**交感神経幹神経節 sympathetic trunk ganglia**（**脊椎鎖神経節 vertebral chain ganglia** あるいは**脊椎傍神経節 paravertebral ganglia** ともよばれる）は上下方向に列をなして脊椎の両側に位置する．これらの神経節は頭蓋基部から尾骨にまで伸びている（図15.2）．交感神経幹神経節から発する節後ニューロンの軸索の多くは，横隔膜より上部の器官，すなわち頭・頸・肩・心臓などを支配する．頸部の交感神経幹神経節は個別名称をもつ．**上頸神経節 superior cervical ganglia**，**中頸神経節 middle cervical ganglia**，**下頸神経節 inferior cervical ganglia** である．その他の交感神経幹神経節は個別名称をもたない（訳注：下頸神経節は第1胸神経節と一緒になり，大きな胸頸神経節，別名星状神経節をつくることが多い）．交感神経幹神経節は脊髄の近傍に位置するので，ほとんどの交感神経節前ニューロンの軸索は短く，節後ニューロンの軸索は長い．

交感神経節の2つ目のグループである**椎前（側副）神経節 prevertebral（collateral）ganglia** は，脊柱の前方で腹部の太い動脈の近傍に位置する．椎前神経節から発する節後ニューロンの多くは，横隔膜より下部の臓器を支配する．5つの主要な椎前神経節が存在する（図15.2；図15.5も参照）：（1）**腹腔神経節 celiac ganglion** は腹腔動脈の両側で横隔膜の直下に位置する．（2）**上腸間膜動脈神経節 superior mesenteric ganglion** は上腹部の上腸間膜動脈の起始部付近に位置する．（3）**下腸間膜動脈神経節 inferior mesenteric ganglion** は腹部中央の下腸間膜動脈の起始部付近に位置する．（4）**大動脈腎動脈神経節 aorticorenal ganglion** と（5）**腎神経節 renal ganglion** とは腎動脈の近傍に位置する．

副交感神経節 parasympathetic ganglia　副交感神経節前ニューロンの軸索は，**終（壁内）神経節 terminal (intramural) ganglia** で節後ニューロンにシナプス結合する．これらの神経節の多くは，内臓臓器の近傍またはその壁内に位置する．頭部の終神経節は個別名称をもつ．**毛様体神経節 ciliary ganglia**，**翼口蓋神経節 pterygopalatine ganglia**，**顎下神経節 submandibular ganglia**，**耳神経節 otic ganglia** である（図15.3）．その他の終神経節は個別名称をもたない．終神経節は内臓臓器の近傍またはその壁内に位置するので，副交感神経節前ニューロンの軸索は長く，副交感神経節後ニューロンの軸索は短い．

節後ニューロン　交感神経節前ニューロンの軸索が交感神経幹神経節に入ったのち，節後ニューロンにシナプス結合するまでには以下のいずれかの経路をたどる（図15.4）：

❶ 最初に到達した神経節でシナプスを形成する．
❷ 軸索が上行もしくは下行して，上方または下方の神経節に到達してから，節後ニューロンにシナプス結合する．交感神経節前ニューロンの軸索は上行または下行して，神経節が連なった交感神経幹を形成する．
❸ シナプス結合せずに交感神経幹を通過し，椎前神経節まで達してから節後ニューロンにシナプス結合する．
❹ シナプス結合せずに交感神経幹および椎前神経節を通過し，副腎髄質のクロム親和細胞に到達する．クロム親和細胞は機能的に交感神経節後ニューロンと相同である．

1本の交感神経節前線維は多くの軸索側枝（分枝）をもち，20以上の節後ニューロンとシナプス結合することもある．このような形態は情報の分散を意味し，交感神経による反応が多くの場合，全身同時に起る理由をうまく説明する．神経節を出たのち，節後線維は複数の内臓効果器に終末する場合が多い（図15.2参照）．

副交感神経節前ニューロンの軸索は，内臓効果器の近傍または内部の終神経節に達する（図15.3参照）．神経節において節前ニューロンは，多くの場合，4，5個の節後ニューロンにのみシナプス結合し，節後ニューロンのすべては一つの内臓効果器に終末する．ゆえに，副交感神経による反応は単一の効果器に限局されうる．

自律神経叢　胸部，腹部，骨盤内では交感神経ニューロンと副交感神経ニューロンの軸索が，**自律神経叢 autonomic plexuses** とよばれるもつれた網目状構造

図15.2 **自律神経交感神経系の構造.** 実線は節前ニューロンの軸索を，破線は節後ニューロンの軸索を示す．図の都合上，からだの一側の構造しか示していないが，実際は両側の組織・器官を支配している．

> 交感神経節前ニューロンの細胞体は脊髄の胸部12分節と腰部の最初の2分節の灰白質側角に存在する．

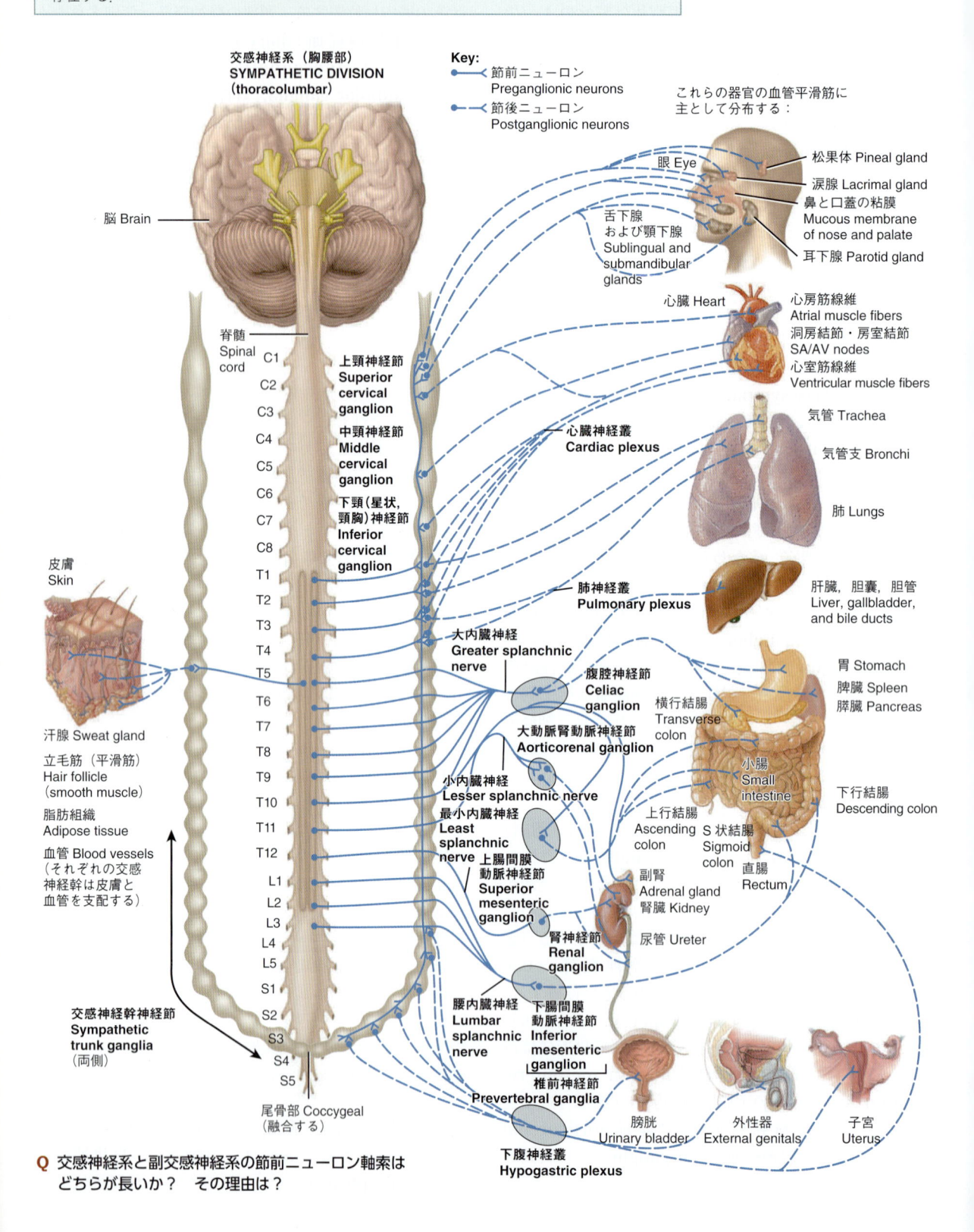

Q 交感神経系と副交感神経系の節前ニューロン軸索はどちらが長いか？ その理由は？

図 15.3 **自律神経副交感神経系の構造.** 実線は節前ニューロンの軸索を，破線は節後ニューロンの軸索を示す．図の都合上，からだの一側の構造しか示していないが，実際は両側の組織・器官を支配している.

> 副交感神経節前ニューロンの細胞体は脳幹の脳神経核と脊髄仙髄第 2 ～第 4 分節の灰白質側角に存在する.

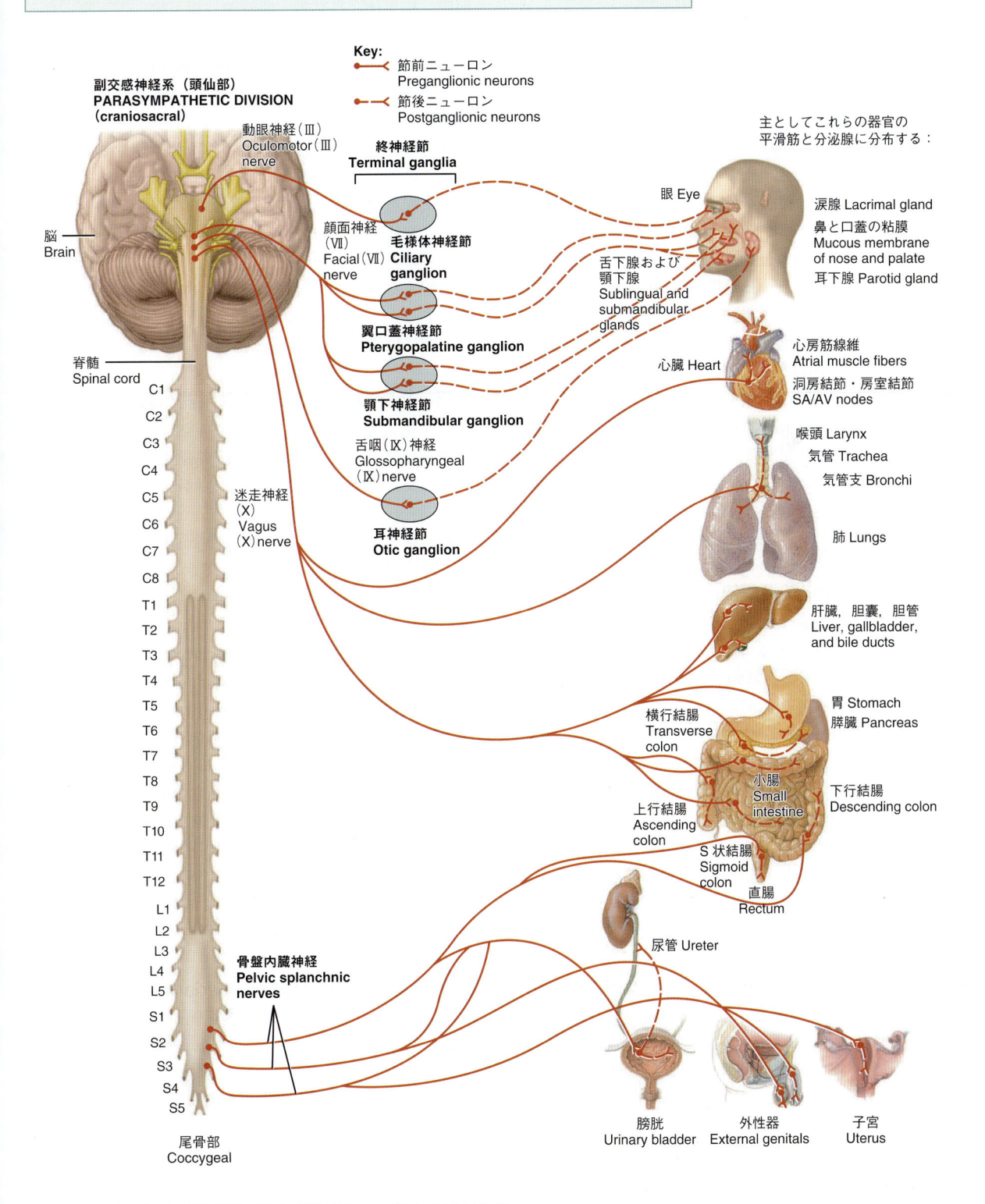

Q どの神経節が，交感神経系，副交感神経系のいずれに属するか？

を取る．その多くは大血管に沿って存在する．自律神経叢は交感神経節と自律神経感覚ニューロンの軸索を含むこともある．胸部の主な神経叢は，心臓に分布する**心臓神経叢 cardiac plexus** と，気管支樹に分布する**肺神経叢 pulmonary plexus** とである（図 15.5）．

腹部と骨盤内にも自律神経叢が存在する（図 15.5）．神経叢の名称は，それが位置する動脈の名前をとってつけられることが多い．**腹腔（太陽）神経叢 celiac (solar) plexus** は最大の自律神経叢であり，腹腔動脈をとりまいている．また，2 つの大きな腹腔神経節を含み，自律神経軸索の密集したネットワークを形成している．胃，脾臓，膵臓，肝臓，胆嚢，腎臓，副腎髄質，精巣，子宮に分布している．**上腸間膜動脈神経叢 superior mesenteric plexus** は上腸間膜動脈神経節を含み，小腸，大腸に分布する．**下腸間膜動脈神経叢 inferior mesenteric plexus** は大腸を支配する下腸間膜動脈神経節を含む．下腸間膜動脈神経節に発する交感神経節後ニューロンの一部は，第 5 腰椎の前方にある**下腹神経叢 hypogastric plexus** を通過して骨盤内臓器に分布する．**腎神経叢 renal plexus** は腎神経節を含み，腎臓内の腎動脈と尿管を支配する．

これらの背景を念頭に，交感神経と副交感神経の構造的特徴を以下に詳述する．

交感神経系の構造

脊髄から交感神経幹神経節への経路　交感神経節前ニューロンの細胞体は脊髄の胸部全分節と腰髄の最初の 2 分節の側角に存在する（図 15.2 参照）．節前線維は同じ分節に存在する体性運動ニューロンと一緒に脊髄を出る．有髄の交感神経節前線維は，椎間孔を出たのち，**白枝 white ramus** とよばれる短い連絡路を通って同側で最も近くの交感神経幹神経節に入る（図 15.4 参照）．白枝は**白交通枝 white ramus communicantes**（単数形 ramus communicans）ともよばれる．白交通枝は交感神経節前線維からなり，脊髄神経前枝と交感神経幹の神経節とを結合する．名称に含まれる"白"は，有髄であることを意味している．胸神経と始めの第 2 ないし第 3 腰神経までの脊髄神経だけが白交通枝をもつ．

交感神経幹神経節の構成　左右一対の**交感神経幹神経節 sympathetic trunk ganglia** は脊柱の前外側で両側に一つずつ配置されている．たいていの場合，交感神経幹神経節は頸部に 3 つ，胸部に 11 または 12，腰部に 4 または 5 つ，仙骨部に 4 または 5 つ存在し，尾部神経節は 1 つである．左右の尾部神経節は融合して中央に位置する．交感神経幹神経節は首，胸，腹部から尾骨部にまで広がっているが，ここに入力する節前線維は脊髄の胸髄および腰髄分節からのみ出力する（図 15.2 参照）．

交感神経幹の頸部は上頸神経節，中頸神経節，下頸神経節に分類される（図 15.2 参照）．**上頸神経節 superior cervical ganglion** を出た節後ニューロンは頭部と心臓を支配する．汗腺，眼の平滑筋，顔面の血管，涙腺，松果体，鼻粘膜，唾液腺（顎下腺，舌下腺，耳下腺を含む），心臓に分布する．**中頸神経節 middle cervical ganglion** および**下頸神経節 inferior cervical ganglion** からの節後ニューロンは心臓と首，肩，上肢の血管を支配する．

交感神経幹の胸部は対応する各肋骨の肋骨頸の前にある．この部分の交感神経幹は交感神経節前線維の大部分から支配を受ける．交感神経幹の胸部からの節後ニューロンは心臓，肺，気管支やその他の胸部臓器を支配する．これらのニューロンは皮膚の汗腺，血管，毛包の立毛筋も支配する．交感神経幹の腰部は対応する腰椎の外側に位置する．交感神経幹の仙骨部は骨盤腔内の仙骨孔よりも内側に位置する．

交感神経幹神経節から内臓効果器への経路　交感神経幹を出た軸索は 4 つの経路のいずれかを経る：(1) 脊髄神経に合流する．(2) 頭部の動脈周囲神経を形成する．(3) 交感神経を形づくる．(4) 内臓神経となる．

脊髄神経 spinal nerves　交感神経節前ニューロンの一部は，交感神経幹の中で，入ってきた場所と同じ高さ，あるいは上方または下方の神経節において節後ニューロンにシナプス結合することを思い出そう．一部の節後ニューロンの軸索は**灰白枝 gray ramus** とよばれる短い交通路を通って交感神経幹を離れ脊髄神経前枝と合流する．つまり，**灰白交通枝 gray ramus communicantes** は交感神経節後ニューロンの軸索からなり，交感神経幹の神経節と脊髄神経とを結合する（図 15.4 参照）．名称に含まれる"灰白"は，無髄軸索であることを意味している．灰白交通枝は 31 対の脊髄神経の各々と連絡しているので，白交通枝よりも数が多い．交感神経幹を出て脊髄神経に合流する交感神経節後ニューロンの軸索は，首，体幹，四肢の皮膚に存在する効果器である汗腺，血管平滑筋，毛包の立毛筋などに分布する．

頭部の動脈周囲神経 cephalic periarterial nerves　交感神経幹に入った一部の交感神経節前ニューロンは上頸神経節まで上行し，そこで節後ニューロンにシナプス結合する．一部の節後ニューロンの軸索は交感神経幹を去った後に頭部の**動脈周囲神経**を形成する．頸部から頭部へと至るさまざまな動脈（頸動脈など）に沿ってその周囲を走行する（図 15.4 参照）．頭部の動脈周囲神経は顔面皮膚の効果器（汗腺，血管平滑筋，毛包の立毛筋）や，その他の頭部効果器（眼球の平滑筋，涙腺，松果体，

図15.4 交感神経系の神経節における節前ニューロンと節後ニューロンとのあいだの接続様式. 白および灰白交通枝も示した.

交感神経節には，脊柱の両側に2本の鎖状に位置するもの（交感神経幹神経節）と，脊柱前方の腹部の太い動脈付近に位置するもの（椎前神経節）とがある.

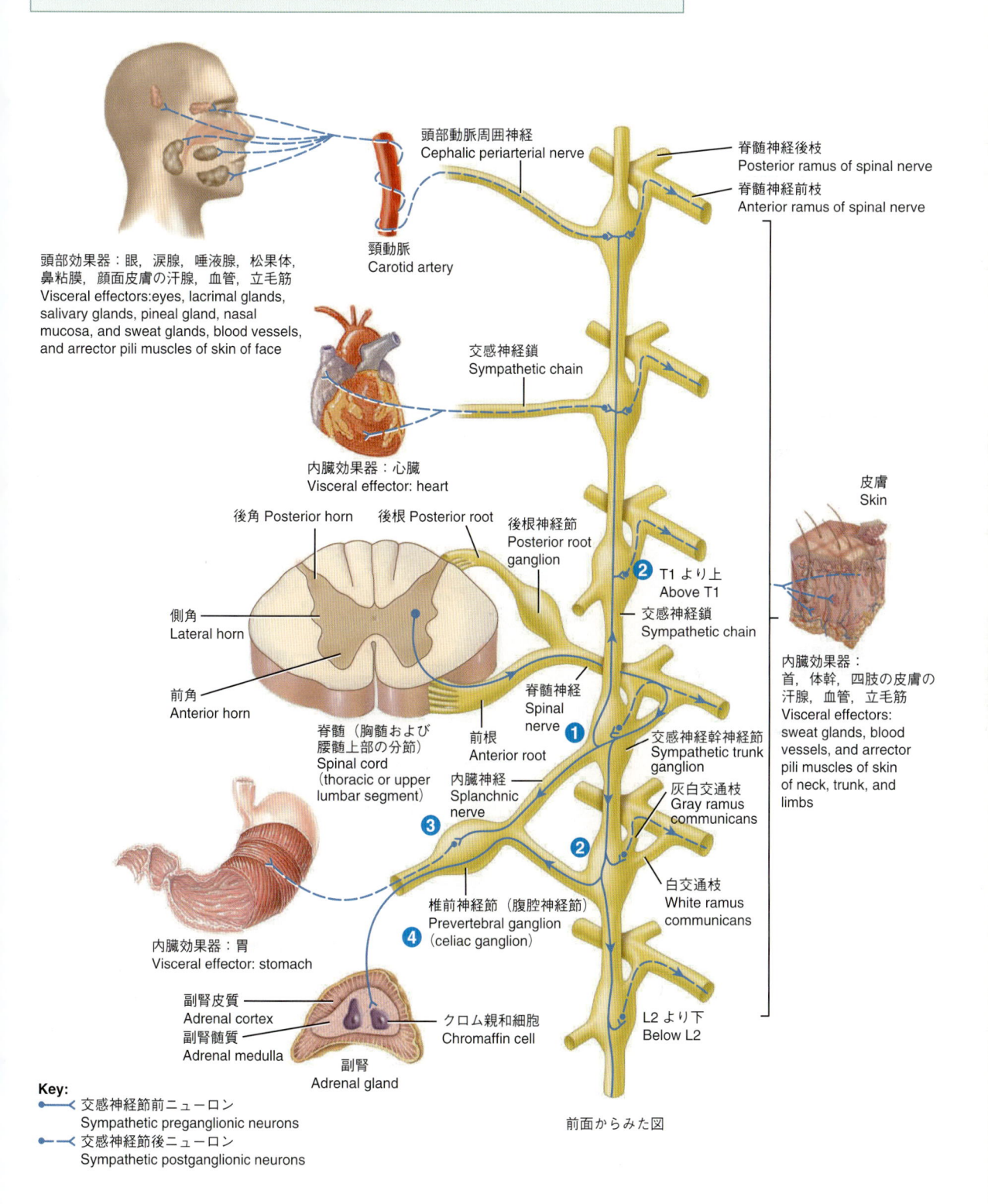

頭部動脈周囲神経
Cephalic periarterial nerve

頸動脈
Carotid artery

頭部効果器：眼，涙腺，唾液腺，松果体，鼻粘膜，顔面皮膚の汗腺，血管，立毛筋
Visceral effectors:eyes, lacrimal glands, salivary glands, pineal gland, nasal mucosa, and sweat glands, blood vessels, and arrector pili muscles of skin of face

交感神経鎖
Sympathetic chain

内臓効果器：心臓
Visceral effector: heart

脊髄神経後枝
Posterior ramus of spinal nerve

脊髄神経前枝
Anterior ramus of spinal nerve

皮膚
Skin

後角 Posterior horn
後根 Posterior root
後根神経節
Posterior root ganglion

❷ T1 より上
Above T1

交感神経鎖
Sympathetic chain

側角
Lateral horn

脊髄神経
Spinal nerve ❶

内臓効果器：
首，体幹，四肢の皮膚の汗腺，血管，立毛筋
Visceral effectors:
sweat glands, blood vessels, and arrector pili muscles of skin of neck, trunk, and limbs

前角
Anterior horn

前根
Anterior root

脊髄（胸髄および腰髄上部の分節）
Spinal cord (thoracic or upper lumbar segment)

内臓神経
Splanchnic nerve

交感神経幹神経節
Sympathetic trunk ganglion

灰白交通枝
Gray ramus communicans

❸

❷

白交通枝
White ramus communicans

内臓効果器：胃
Visceral effector: stomach

椎前神経節（腹腔神経節）
Prevertebral ganglion (celiac ganglion) ❹

副腎皮質
Adrenal cortex

副腎髄質
Adrenal medulla

クロム親和細胞
Chromaffin cell

副腎
Adrenal gland

L2 より下
Below L2

Key:
交感神経節前ニューロン
Sympathetic preganglionic neurons
交感神経節後ニューロン
Sympathetic postganglionic neurons

前面からみた図

Q 交感神経幹神経節の意義はなにか？

図 15.5　胸部，腹部，骨盤内の自律神経叢.

自律神経叢とは交感神経と副交感神経の軸索からなる網目構造で，自律神経感覚ニューロンの軸索や交感神経節を含むこともある.

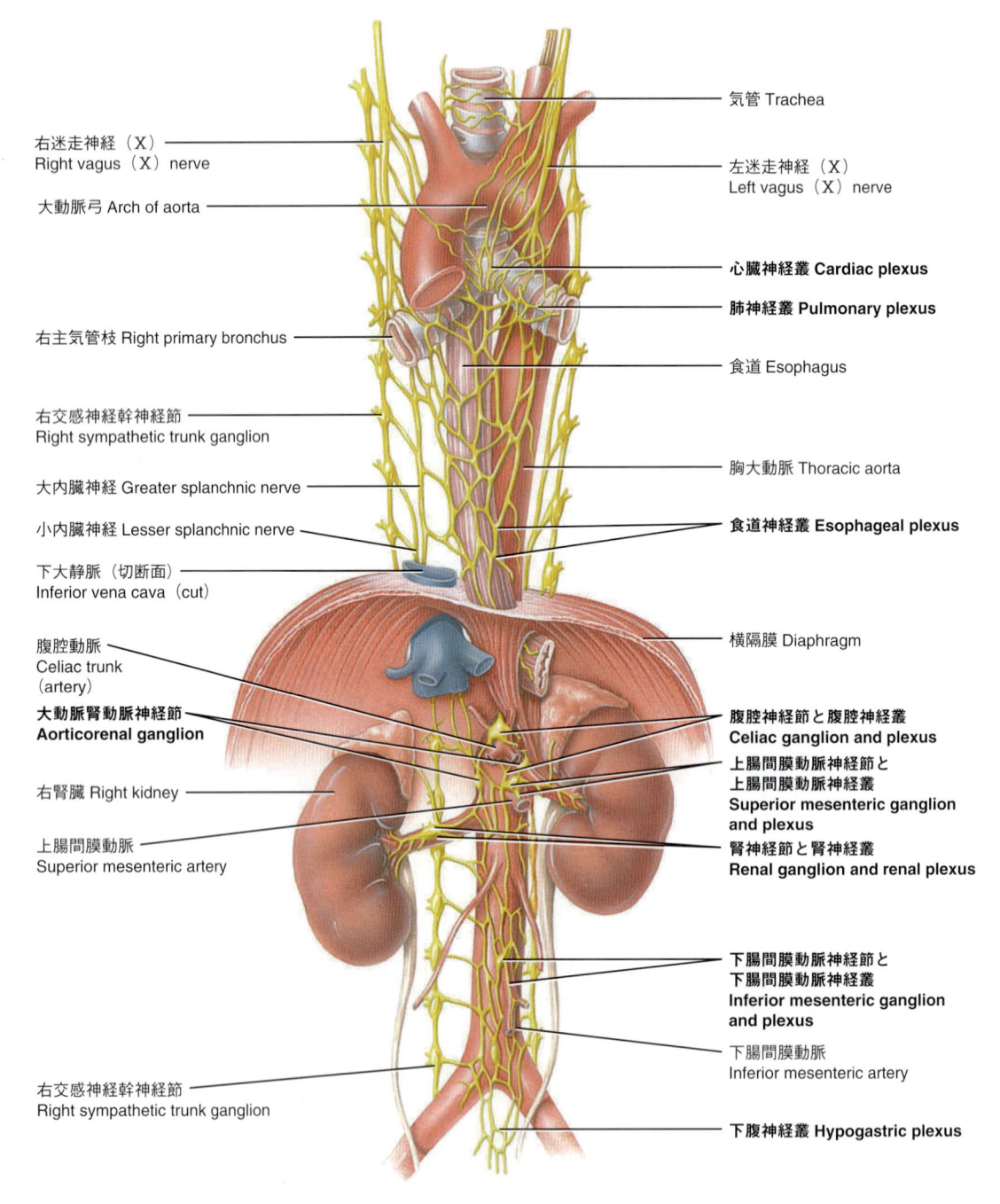

右迷走神経（X）
Right vagus（X）nerve

大動脈弓 Arch of aorta

右主気管枝 Right primary bronchus

右交感神経幹神経節
Right sympathetic trunk ganglion

大内臓神経 Greater splanchnic nerve

小内臓神経 Lesser splanchnic nerve

下大静脈（切断面）
Inferior vena cava（cut）

腹腔動脈
Celiac trunk
（artery）

大動脈腎動脈神経節
Aorticorenal ganglion

右腎臓 Right kidney

上腸間膜動脈
Superior mesenteric artery

右交感神経幹神経節
Right sympathetic trunk ganglion

気管 Trachea

左迷走神経（X）
Left vagus（X）nerve

心臓神経叢 Cardiac plexus

肺神経叢 Pulmonary plexus

食道 Esophagus

胸大動脈 Thoracic aorta

食道神経叢 Esophageal plexus

横隔膜 Diaphragm

腹腔神経節と腹腔神経叢
Celiac ganglion and plexus

上腸間膜動脈神経節と
上腸間膜動脈神経叢
Superior mesenteric ganglion
and plexus

腎神経節と腎神経叢
Renal ganglion and renal plexus

下腸間膜動脈神経節と
下腸間膜動脈神経叢
Inferior mesenteric ganglion
and plexus

下腸間膜動脈
Inferior mesenteric artery

下腹神経叢 Hypogastric plexus

前面からみた図

Q 最も大きい自律神経叢はどれか？

鼻粘膜，唾液腺）に交感神経終末を形成する．

交感神経 sympathetic nerves　交感神経幹に入ってきた一部の交感神経節前ニューロンは1つ以上の交感神経幹神経節で節後ニューロンにシナプス結合する．節後ニューロンの軸索は交感神経幹を離れ胸腔内の効果器を支配する**交感神経**を形成する（図 15.4 参照）．交感神経は心臓と肺を支配する．

- **心臓支配の交感神経**．心臓を支配する交感神経の節前ニューロンは交感神経幹に入ったのち，上頸神経節，中頸神経節，下頸神経節，第1～第4胸部神経節（T1～T4）のいずれかで節後ニューロンにシナプス結合する．節後線維はこれらの神経節を出たのちに交感神経を形成して心臓神経叢を通り心臓を支配する（図 15.2 参照）．
- **肺支配の交感神経**．肺を支配する交感神経の節前ニューロンは交感神経幹に入ったのち，第2～第4胸部神経節（T2～T4）のいずれかで節後ニューロンにシナプス結合する．節後線維はこれらの神経節を出たのちに交感神経を形成して肺神経叢を通り気管支および細気管支の平滑筋を支配する（図 15.2 参照）．

内臓神経 splanchnic nerves　一部の節前線維は交感神経幹でシナプスをつくらずに素通りすることを思い出そう．交感神経幹を出たのち，これらは**内臓神経**を形成し（図 15.2，図 15.4 参照），椎前神経節に達する．

- **腹部臓器支配の内臓神経**．内臓神経に入る交感神経節前線維のほとんどは，腹腔内臓器を支配する椎前神経節の交感神経節後ニューロンにシナプス結合する．第5～第9または第10（T5～T9またはT10）胸部神経節を素通りした節前線維は**大内臓神経 greater splanchnic nerve** を形成する．これは横隔膜を貫通し，腹腔神経叢の**腹腔神経節 celiac ganglion** に入る．そこから節後ニューロンは動脈に沿って，胃，脾臓，肝臓，腎臓と小腸に分布する．第10および第11（T10～T11）胸部神経節を素通りした節前線維は**小内臓神経 lesser splanchnic nerve** を形成する．これも横隔膜を貫通するが，腹腔神経叢を通過して上腸間膜動脈神経叢の大動脈腎動脈神経節と上腸間膜動脈神経節に入る．上腸間膜動脈神経節からの節後ニューロンは，血管に沿って小腸と近位結腸に分布する．つねにみられるわけではないが，**最小内臓神経 least splanchnic nerve**（あるいは最下内臓神経 lowest splanchnic nerve）は第12（T12）胸部神経節からの節前線維または小内臓神経の分枝から形成される．横隔膜を通過し，腎臓近傍の腎神経叢に至る．腎神経

叢からの節後線維は腎臓の小動脈と尿管を支配する．**腰内臓神経 lumbar splanchnic nerve** を形成する節前線維は第1～第4（L1～L4）腰部神経節を通過し，下腸間膜動脈神経叢に達し，**下腸間膜動脈神経節 inferior mesenteric ganglion** で節後ニューロンにシナプスする．節後線維は下腸間膜神経叢を通り遠位結腸と直腸を支配する．また，下腹神経叢を通り，遠位結腸，直腸，膀胱と生殖器の血管を支配する．椎前神経節からの節後線維はさまざまな動脈に沿って腹部および骨盤内効果器に達する．

- **副腎髄質への内臓神経**．一部の交感神経節前ニューロンの軸索はシナプス結合せずに交感神経幹，大内臓神経，および腹腔神経節を通過し，副腎髄質の**クロム親和細胞 chromaffin cells** に到達する（図 15.1 および図 15.4 参照）．発生学的に，副腎髄質と交感神経節は同じ組織（神経堤）に由来する（図 14.27 b 参照）．副腎髄質は交感神経節の変形と考えられ，クロム親和細胞は軸索と樹状突起をもたない点以外は交感神経節後ニューロンとよく似ている．これらの細胞は他器官に軸索を伸ばすのではなく，血中にホルモンを分泌する．交感神経節前ニューロンが刺激されるとクロム親和細胞は，約80%が**アドレナリン adrenaline**（エピネフリン），約20%が**ノルアドレナリン nor-adrenaline**（ノルエピネフリン），微量の**ドパミン dopamine** からなるカテコールアミンホルモンの混合物を放出する．これらのホルモンは全身を循環し，交感神経節後ニューロンによる作用を増強する．

> **⚕ 臨床関連事項**
>
> **ホーナー症候群**
>
> 遺伝性の変異，外傷，または上頸神経節経由の交感神経出力を低下させるような病気によって，顔面の半分への交感神経支配が失われた状態が**ホーナー症候群 Horner's syndrome** である．症状は障害側の頭部に限局し，眼下垂，縮瞳，無汗を含む．

副交感神経系の構造

副交感神経節前ニューロンの細胞体は，脳幹の神経核と脊髄の仙髄第2～第4分節の側角に存在する（図 15.3 参照）．その軸索は，脳神経の一部として，または脊髄神経前根の一部として中枢神経系を出る．**頭部副交感神経出力 cranial parasympathetic outflow** は脳幹の4つの神経核から発した節前線維からなる．**仙髄副交感神経出力 sacral parasympathetic outflow** は，第2～第4仙髄神経の前根に含まれる節前線維である．双方の節前線維は終神経節に達し，節後ニューロンとシナプスを形成する．

頭部出力は4対の神経節と迷走神経（X）に付随する神経節とから構成される．4対の頭部副交感神経神経節は，頭部の構造に分布し，その効果器のすぐ近傍に位置する（図15.3参照）．

1. **毛様体神経節 ciliary ganglia** は視神経（II）の外側で眼窩の後方に位置する．節前線維は動眼神経（III）の一部として走行し，毛様体神経節に至る．神経節を出た節後線維は眼球の平滑筋を支配する．

2. **翼口蓋神経節 pterygopalatine ganglia** は蝶口蓋孔の外側で蝶形骨と口蓋骨のあいだに位置する．顔面神経（VII）に含まれる節前線維を受け，節後線維を鼻粘膜，口蓋，咽頭と涙腺に送る．

3. **顎下神経節 submandibular ganglia** は顎下腺管付近に位置する．顔面神経に含まれる節前線維を受け，節後線維を顎下腺および舌下腺に送る．

4. **耳神経節 otic ganglia** は卵円孔の直下に位置する．舌咽神経（IX）に含まれる節前線維を受け，節後線維を耳下腺に送る．

迷走神経（X）の一部として脳を出る節前ニューロンは，頭仙髄副交感神経出力の約80％を占める．迷走神経は胸部および腹部の多くの終神経節に分布する．迷走神経は胸部では，心臓および肺の気道に分布する．腹部では，肝臓，胆嚢，胃，膵臓，小腸，および大腸の一部に達する．

仙髄副交感神経出力は，第2～第4仙骨神経（S2～S4）の前根に含まれる節前線維である．仙骨神経内を進むうちに，これから分離して**骨盤内臓神経 pelvic splanchnic nerves** を形成する（図15.6）．骨盤内臓神経は，支配臓器壁内の終神経節に存在する副交感神経節後ニューロンとシナプス結合する．終神経節から出た節後線維は，結腸壁の平滑筋と腺および尿管，膀胱，生殖器を支配する．

チェックポイント
3. 交感神経節は頸部から仙骨部にまで分布しているのに，交感神経系が胸腰髄自律神経系とよばれるのはなぜか．
4. それぞれの交感神経節，副交感神経節によって支配される臓器のリストを作成しなさい．
5. 交感神経幹神経節，椎前神経節，終神経節の位置を述べなさい．各々の神経節には，どの種類の自律神経がシナプス結合しているのか．
6. 交感神経系は全身に同時に作用する場合があるのに，副交感神経系は通常特定の器官にだけ影響を与えるのはなぜか．

図15.6 骨盤内臓神経.

副交感神経節前ニューロンの軸索は骨盤内臓神経を通り，結腸，尿管，膀胱，生殖器の壁内終神経節に存在する副交感神経節後ニューロンに到達する．

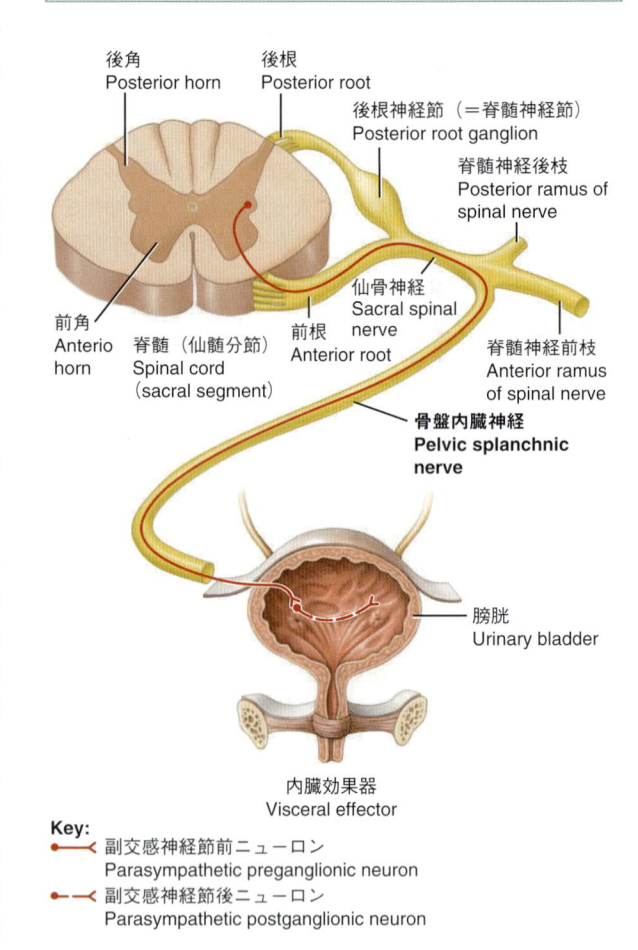

Key:
●━━< 副交感神経節前ニューロン
　　　 Parasympathetic preganglionic neuron
●━━< 副交感神経節後ニューロン
　　　 Parasympathetic postganglionic neuron

Q 骨盤内臓神経はどの脊髄神経から枝分れするのか？

15.3 自律神経系の神経伝達物質と受容体

目標

• 自律神経反応に関与する神経伝達物質と受容体を述べる．

産生し，放出する神経伝達物質の種類に基づいて，自律神経ニューロンはコリン作動性またはアドレナリン作動性に分類できる．神経伝達物質に対する受容体は，節後ニューロンまたは効果器細胞の形質膜に埋め込まれた膜タンパク質である．

コリン作動性ニューロンおよび受容体

　コリン作動性ニューロン cholinergic neurons は神経伝達物質として**アセチルコリン** acetylcholine（ACh）を放出する．自律神経系では，コリン作動性ニューロンは次の3つである．（1）すべての交感神経節前ニューロンと副交感神経節前ニューロン．（2）ほとんどの汗腺を支配する交感神経節後ニューロン．（3）すべての副交感神経節後ニューロン（図 15.7）．

　ACh はシナプス小胞に蓄えられており，開口分泌によって放出される．放出された ACh はシナプス間隙を拡散し，**シナプス後** postsynaptic 膜の形質膜に埋め込まれたタンパク質である**コリン作動性受容体** cholinergic receptors に特異的に結合する．ニコチン性とムスカリン性という2種のコリン作動性受容体（訳注：アセチルコリン受容体ともよばれる）が存在する．**ニコチン性受容体** nicotinic receptors は，交感神経と副交感神経双方の節後ニューロン樹状突起および細胞体の形質膜（図 15.7），副腎髄質クロム親和細胞の形質膜と，神経筋接合部の運動終板に存在する．ニコチンが ACh と同様の作用をこれらの受容体に対して示すので，このように命名された（タバコの葉に含まれる成分のニコチンは非喫煙者の体内に存在しない）．**ムスカリン性受容体** muscarinic receptors は，副交感神経節後線維が終末するすべての効果器（平滑筋，心筋，腺）の形質膜に存在する．加えて，ほとんどの汗腺は**コリン作動性** cholinergic の交感神経節後ニューロンの支配を受けており，ムスカリン性受容体をもつ（図 15.7 b, c 参照）．キノコ毒の一種，ムスカリンが ACh と同様の作用をこれらの受容体に対して示すので，このように命名された．ニコチンはムスカリン性受容体を活性化しないし，ムスカリンはニコチン性受容体を活性化しない．しかし，ACh は両方のコリン作動性受容体を活性化する．

　ACh によってニコチン性受容体が活性化されると，受容体をもった後シナプス性の細胞，すなわち節後細胞，自律神経系の効果器，あるいは骨格筋線維が脱分極を起し，興奮する．ACh によるムスカリン性受容体の活性化の結果は，ムスカリン性受容体の存在する細胞の性質に応じて，脱分極（興奮）の場合も過分極（抑制）の場合もありうる．例えば，消化管においては括約筋をつくる平滑筋のムスカリン受容体に ACh が結合すると括約筋の抑制（弛緩）をもたらす．反対に，虹彩の輪状に配列した平滑筋（瞳孔括約筋）の場合には，ACh がムスカリン性受容体を活性化して収縮をもたらす．ACh は**アセチルコリンエステラーゼ** acetylcholinesterase（AChE）によって素早く分解されるので，コリン作動性ニューロンによって引き起された反応は持続時間が短い．

図 15.7　交感神経系（青色）と副交感神経系（赤色）のコリン作動性ニューロンとアドレナリン作動性ニューロン．

> コリン作動性ニューロンはアセチルコリンを放出し，アドレナリン作動性ニューロンはノルアドレナリンを放出する．コリン作動性受容体（ニコチン性およびムスカリン性）とアドレナリン受容体は，シナプス後膜側のニューロンおよび効果器細胞の形質膜に埋め込まれた膜タンパク質である．

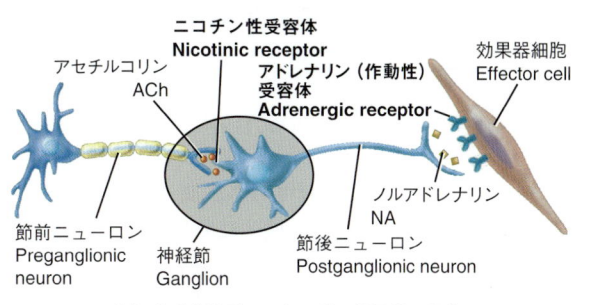

（a）交感神経系ーほとんどの効果器に分布

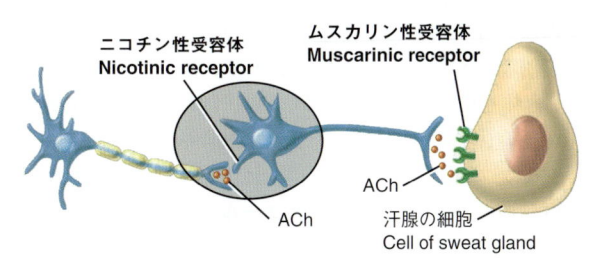

（b）交感神経系ーほとんどの汗腺に分布

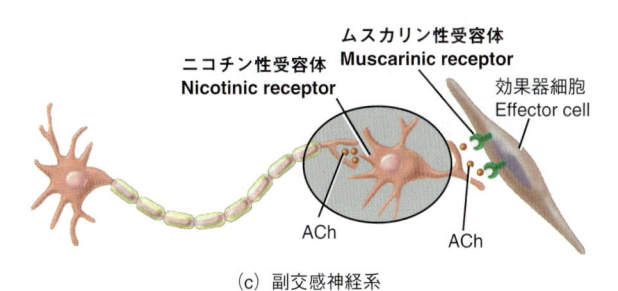

（c）副交感神経系

Q アドレナリン作動性の自律神経はどれか？　ムスカリン受容体をもつ効果器はどれか？

アドレナリン作動性ニューロンと受容体

　アドレナリン作動性ニューロン adrenergic neurons は**ノルアドレナリン** noradrenaline（**ノルエピネフリン** norepinephrine ともいう）を放出する（図 15.7 a）．ほとんどの交感神経節後ニューロンはアドレナリン作動性である．ACh と同様，ノルアドレナリンはシナプス小胞に貯蔵され，開口分泌で放出される．放出されたノルアドレナリン分子はシナプス間隙を拡散し，シナプス

後膜のアドレナリン受容体に特異的に結合し，効果器細胞の興奮または抑制を引き起す．

　アドレナリン（作動性）受容体 adrenergic receptors は，ノルアドレナリンおよびアドレナリンと結合する．ノルアドレナリンは交感神経節後ニューロンから神経伝達物質として，あるいは副腎髄質クロム親和細胞から血中へホルモンとして放出される．アドレナリンはホルモンとしてだけ放出される．アドレナリン受容体の主要なタイプは**アルファ（α）受容体 alpha（α）receptors** と**ベータ（β）受容体 beta（β）receptors** であり，ほとんどの交感神経節後線維によって支配される内臓効果器に分布している．これらの受容体は，もたらす効果と結合薬物の選択性に基づいて，さらに α_1，α_2，β_1，β_2，β_3 のサブタイプに分類されている．例外はあるものの，α_1 と β_1 受容体の活性化は一般的に効果器の興奮をもたらし，α_2 と β_2 受容体の活性化は抑制を引き起す．β_3 受容体は褐色脂肪細胞にのみ存在し，その活性化は**熱産生 thermogenesis** をもたらす．ほとんどの効果器細胞は α 受容体か β 受容体のどちらかをもつが，両方をもつ内臓効果器細胞もある．ノルアドレナリンは β 受容体よりも α 受容体を強く活性化するが，アドレナリンは α 受容体と β 受容体の双方を同程度に活性化する．

　シナプスにおけるノルアドレナリンは，放出した軸索に再び取り込まれるか，**カテコール–O–メチルトランスフェラーゼ catechol-O-methyltransferase（COMT）** または**モノアミンオキシダーゼ monoamine oxidase（MAO）** で酵素的に分解されることによってその作用が終息する．ACh と比較して，ノルアドレナリンはシナプス間隙に長時間留まる．それゆえアドレナリン作動性ニューロンによって引き起された反応は，コリン作動性ニューロンによるものよりも長時間持続する場合が多い．

　コリン作動性受容体およびアドレナリン（作動性）受容体の分布と，それぞれが活性化された時に引き起される反応を，表 15.2 に要約する．

受容体作動薬と拮抗薬

　コリン作動性受容体またはアドレナリン受容体を選択的に刺激または阻害する薬物および天然物が多数知られている．**作動薬（アゴニスト）agonist**（agon＝競争）とは，受容体に結合してこれを活性化する物質であり，本来の神経伝達物質やホルモンの作用を模倣する．フェニレフリンは α_1 アドレナリン受容体作動薬であり，風邪と副鼻腔炎の薬の一般的な成分である．フェニレフリンは鼻粘膜の血管を収縮させるので，粘液の分泌を抑制し，鼻のうっ血を軽減する．**拮抗薬（アンタゴニスト）antagonist**（anti＝反対）とは，受容体に結合してこれを不活性化する物質であり，本来の神経伝達物質やホ

ルモンの作用を阻害する．例えば，アトロピンはムスカリン性アセチルコリン受容体の拮抗薬であり，瞳孔を散大させ，腺分泌を抑制し，消化管の平滑筋を弛緩させる．それゆえに眼科の診察時に利用されたり，虹彩炎や腸管の運動過敏などの平滑筋障害の治療に利用されたり，アセチルコリンエステラーゼを阻害する化学兵器に対する解毒剤として用いられる．

　プロプラノロール（インデラル®）は高血圧患者によく処方される．これはすべての種類の β 受容体に結合する非選択的受容体阻害薬であり，アドレナリンおよびノルアドレナリンによる受容体の活性化を阻害する．求められる効果は，β_1 受容体が**阻害 blockade** されて引き起される効果—すなわち心拍数と心収縮力の減少による血圧降下である．β_2 受容体阻害による副作用には，グリコーゲン分解と糖新生（肝臓における非炭水化物からグルコースへの変換）の低下によって引き起される低グルコース血症や，軽度の気管支収縮（気道が狭くなる）などがある．これらの副作用が重篤な場合には，プロプラノロールに換えてメトプロロール（ロプレッサー®）などの選択的 β_1 阻害薬（β 受容体のサブタイプに特異的に結合する）を処方する．

チェックポイント

7. コリン作動性およびアドレナリン作動性ニューロンの命名の由来を述べよ．

8. アドレナリン受容体に結合する神経伝達物質およびホルモンはなにか．

9. 作動薬および拮抗薬という言葉の意味を説明せよ．

15.4 自律神経系の生理学

目 標

- 交感神経系と副交感神経系の活性化によって引き起される主要な生体反応を述べる．

自律神経緊張度

　すでに述べたように，ほとんどの器官は交感神経と副交感神経の二重支配を受けており，典型的にはそれらの作用は相反的である．交感神経の活動度と副交感神経の活動度とのバランス（**自律神経緊張度 autonomic tone** とよばれる）は視床下部によってコントロールされている．多くの場合，視床下部は交感神経緊張度を高めると同時に副交感神経緊張度を下げる（訳注：拮抗支配という）．逆も同様である．2 つの神経系による作用が異な

表 15.2	アドレナリン受容体とコリン作動性受容体の分布と作用	
受容体のタイプ	**主な分布**	**受容体活性化の効果**
コリン作動性 CHOLINERGIC	シナプス後膜の形質膜に埋め込まれた膜タンパク質. 神経伝達物質のアセチルコリンによって活性化	
ニコチン性 Nicotinic	交感神経および副交感神経の節後ニューロンの形質膜	興奮→節後ニューロンのインパルス発生
	副腎髄質クロム親和細胞	アドレナリンとノルアドレナリンの分泌
	骨格筋細胞膜（運動終板）	興奮→収縮
ムスカリン性 Muscarinic	副交感神経節後ニューロンが終末する効果器	興奮または抑制
	コリン作動性の交感神経節後ニューロンによって支配されている汗腺	発汗の増加
	コリン作動性交感神経節後ニューロンによって支配されている骨格筋中の血管	抑制→弛緩→血管拡張
アドレナリン作動性 ADRENERGIC	シナプス後膜形質膜の膜タンパク質. 神経伝達物質のノルアドレナリン，ホルモンのノルアドレナリンとアドレナリンによって活性化	
α_1	唾液腺，皮膚，粘膜，腎臓，腹部内臓を栄養する血管の平滑筋；瞳孔散大筋；胃と膀胱の括約筋	興奮→収縮→血管収縮，瞳孔散大，括約部の閉鎖
	唾液腺細胞	K^+ と水の分泌
	手掌と足底の汗腺	発汗の増加
α_2	一部の血管の平滑筋	抑制→弛緩→血管拡張
	インスリンを分泌する膵島細胞（β細胞）	インスリン分泌抑制
	膵臓外分泌部の腺房細胞	消化酵素分泌抑制
	血小板	凝集して血栓形成
β_1	心 筋	興奮→収縮力と収縮頻度の増加
	腎臓の傍糸球体装置の細胞	レニン分泌
	下垂体後葉	抗利尿ホルモンの分泌
	脂肪細胞	トリグリセリドの分解→脂肪酸の血中への放出
β_2	気道の平滑筋；心臓，骨格筋，脂肪組織，肝臓を栄養する血管の平滑筋；膀胱など内臓器官の壁	抑制→弛緩→気道拡張，血管拡張，器官壁の弛緩
	眼球の毛様体筋	抑制→弛緩
	肝臓の肝細胞	グリコーゲンの分解によるグルコースの産生
β_3	褐色脂肪組織	熱産生

る理由は，それぞれの節後ニューロンが異なる神経伝達物質を放出することと，効果器側もアドレナリン受容体とコリン作動性受容体という異なる受容体をもつことによる. 例外的に交感神経だけの支配を受ける器官もあり，それらは汗腺，皮膚の毛包に接続している立毛筋，腎臓，脾臓，ほとんどの血管，および副腎髄質である（図15.2 参照）. これらの器官には拮抗する副交感神経系の支配がない. それでも，交感神経緊張度の増加がある方向の効果をもたらすとすれば，交感神経緊張度の低下は反対方向の効果をもたらす.

交感神経系の機能

身体的または心理的ストレスにさらされると，交感神経活動が副交感神経活動を凌駕する. 交感神経の緊張度を高めれば，激しい肉体運動と急速な ATP の産生を支える機能を都合よく動かせることができる. 交感神経活動の増加は同時に，エネルギーの貯蓄に関連した身体機能を抑制する. 肉体運動以外にも，多くの心理的活動，例えば恐怖，不安，怒りなどは交感神経活動を増加させる. 運動 exercise，緊急 emergency，興奮 excitement，困惑 embarrassment といった "E 状況" 下で起る身体変化は交感神経反応の多くを思い出すのに役に立つ. 交

感神経の活性化と副腎髄質からのホルモン分泌の増加は，以下に述べるような防衛反応（**闘争か逃走反応 fight-or-flight response**）とよばれる一連の反応を引き起す：

- 瞳孔の散大．
- 心拍数，心収縮力と血圧の増加．
- 気道の拡張による呼吸抵抗の減少．
- 腎臓や消化管などの血管収縮による血流減少．その結果，尿産生や消化活動などの，運動中には重要ではない機能の低下．
- 骨格筋，心筋，肝臓，脂肪細胞などの，闘争やエネルギー供給に重要な器官の血管拡張．
- 肝臓はグリコーゲンを分解してグルコースを産生し，脂肪細胞はトリグリセリドを分解して脂肪酸とグリセロールを産生する．
- 肝臓によるグルコースの産生・放出は血中グルコース濃度を上昇させる．
- 闘争や逃走に重要ではない器官の働きの抑制．例えば，消化管の平滑筋の運動や消化液の分泌は減少または停止さえする．

交感神経活性化の効果は副交感神経活性化の効果よりも長時間持続し，からだの広範囲にわたる．それは以下の3つの理由による．（1）交感神経節後線維は副交感神経節後線維よりも広範囲に分布する．その結果，多くの組織が同時に活性化される．（2）アセチルコリンエステラーゼは急速にアセチルコリンを分解するが，ノルアドレナリンはシナプス間隙に長時間留まる．（3）副

腎髄質から血中に放出されたアドレナリンとノルアドレナリンは，交感神経節後線維から放出されたノルアドレナリンの作用を増強・持続させる．これらの血中ホルモンは全身を循環し，α受容体とβ受容体をもつすべての組織に影響を及ぼす．血中のアドレナリンとノルアドレナリンは，最終的には肝臓の酵素で分解される．

副交感神経系の機能

交感神経活動が引き起す闘争か逃走反応とは対照的に，副交感神経活動は **"休息と消化 rest-and-digest"** 反応を引き起す．副交感神経活動が増加すると，休息・回復期のエネルギー消費が抑制され，エネルギー貯蔵が促進される．運動時期と運動時期に挟まれた休息期には，消化管の平滑筋や消化液の分泌腺への副交感神経活動は交感神経活動を上まわり，これによってエネルギーを供給する食物を消化し吸収を促進する．副交感神経活動の増加は同時に，肉体運動に関連した身体機能を抑制する．

副交感神経反応を覚えるには，唾液分泌 salivation，涙液分泌 lacrimation，排尿 urination，消化 digestion，排便 defecation の頭文字をとった SLUDD（スラッジ＝どろどろ）を記憶すると助けになる．これらの活動はすべて，主として副交感神経の活性化によって起る．SLUDD 反応を増加させる以外にも，副交感神経の重要な役割は "3つの減少" を引き起すことである．心拍数の減少，気道の内径を小さくする（気管支収縮），瞳孔の直径を小さくする（縮瞳）である．

表 15.3 に交感神経系と副交感神経系とを比較しなが

表 15.3	交感神経系と副交感神経系の比較	
性　質	**交感神経系（胸腰部）**	**副交感神経系（頭仙部）**
分　布	広く分布：皮膚，汗腺，立毛筋，脂肪組織，血管平滑筋	主として頭部と胸部，腹部，骨盤の臓器に限局；一部の血管
節前ニューロン細胞体の所在と出力部位	胸髄と腰髄（T1〜L2）の側角．節前ニューロンの軸索は胸腰部の出力を形成	脳神経（Ⅲ，Ⅶ，Ⅸ，Ⅹ）核と仙髄（S2〜S4）の側角．節前ニューロンの軸索は頭仙部の出力を形成
関係する神経節	交感神経幹神経節と椎前神経節	終神経節
神経節の位置	中枢神経系に近く，効果器からは遠い	通常は，内臓効果器の近傍か，その壁内
軸索の長さと分枝	節前ニューロンは短く，多数の節後ニューロンにシナプス結合；節後ニューロンの軸索は長く，多くの内臓効果器を支配	節前ニューロンの軸索は長く，通常4〜5個の節後ニューロンにシナプス結合；節後ニューロンは短く，単一の効果器を支配
白交通枝および灰白交通枝	有髄の節前線維を含む白交通枝と無髄の節後線維を含む灰白交通枝の両方が存在	な　し
神経伝達物質	節前ニューロンはアセチルコリン（ACh）を放出し，節後ニューロンを興奮させる．ほとんどの節後ニューロンはノルアドレナリンを放出．ほとんどの汗腺と骨格筋にある一部の血管を支配する節後ニューロンは ACh を放出	節前ニューロンは ACh を放出し，節後ニューロンを興奮させる．節後ニューロンは ACh を放出
生理学的効果	闘争か逃走反応（訳注：防衛反応 defense response ともよぶ）	"休息と消化" 活動

ら，その構造と機能を要約する．表 15.4 に交感神経系
と副交感神経系の活動増加による，腺，心筋，平滑筋の
反応を要約する．

チェックポイント

10. 自律神経緊張度を説明せよ．
11. 交感神経と副交感神経の相反支配の例を挙げて説明せ
   よ．

表 15.4　自律神経系の機能

内臓効果器	交感神経活動増加の効果 （特記ある場合以外は α または β アドレナリン受容体）[*1]	副交感神経活動増加の効果 （ムスカリン性アセチルコリン受容体）
腺 GLANDS		
副腎髄質 Adrenal medullae	アドレナリンとノルアドレナリンの分泌促進（ニコチン性アセチルコリン受容体）	効果なし
涙腺 Lacrimal（tear）	わずかに分泌増加（α）	分泌増加
膵臓 Pancreas	消化酵素とインスリンの分泌抑制（α_2）；グルカゴンの分泌促進（β_2）	消化酵素とインスリンの分泌促進
下垂体後葉 Posterior pituitary	抗利尿ホルモン（ADH）の分泌（β_1）	効果なし
松果体 Pineal	メラトニンの合成と放出の促進（β）	効果なし
汗腺 Sweat	ほとんどの部位における発汗増加（ムスカリン性アセチルコリン受容体）；手掌と足底の発汗増加（α_1）	効果なし
脂肪組織 Adipose tissue [*2]	トリグリセリドを脂肪酸とグリセロールに分解（β_1）；脂肪酸の血中への放出（β_1 と β_3）	効果なし
肝臓 Liver [*2]	グリコーゲンを分解してグルコースを産生；糖新生（炭水化物以外の物質をグルコースへ変換）；胆汁分泌の抑制（α と β_2）	グリコーゲン産生；胆汁分泌の増加
腎臓の傍糸球体細胞 Kidney, juxtaglomerular cells [*2]	レニン分泌（β_1）	効果なし
心筋 CARDIAC（HEART）MUSCLE		
	心拍数増加と心房および心室の収縮力増強（β_1）	心拍数減少；心房の収縮力減少
平滑筋 SMOOTH MUSCLE		
虹彩の放射状筋（＝瞳孔散大筋） Iris, radial muscle	収縮→瞳孔散大（α_1）	効果なし
虹彩の輪状筋（＝瞳孔括約筋） Iris, circular muscle	効果なし	収縮→縮瞳
眼球の毛様体筋 Ciliary muscle of eye	遠くをみるためにレンズを弛緩（β_2）	近くをみるために収縮
肺，気管支筋 Lungs, bronchial muscle	弛緩→気道の開大（β_2）	収縮→気道の狭窄
胆嚢と胆管 Gallbladder and ducts	胆汁貯蔵の促進のため弛緩（β_2）	収縮→小腸への胆汁の放出増加
胃と腸 Stomach and intestines	運動性と緊張度の低下（α_1，α_2，β_2）；括約筋の収縮（α_1）	運動性と緊張度の増加；括約筋の弛緩
脾臓 Spleen	収縮と貯蔵血液の全身血流への放出（α_1）	効果なし
尿管 Ureter	運動性の増加（α_1）	運動性の増加（?）
膀胱 Urinary bladder	筋壁の弛緩（β_2）；内尿道括約筋の収縮（α_1）	筋壁の収縮；内尿道括約筋の弛緩
子宮 Uterus	非妊娠女性では収縮の抑制（β_2）；妊娠女性では収縮の促進（α_1）	ほとんど効果なし
性器 Sex organs	男性では輸精管，精嚢，前立腺の平滑筋の収縮→精液の放出（α_1）	血管拡張；陰核（女性）と陰茎（男性）の勃起
毛包，立毛筋 Hair follicles, arrector pili muscle	収縮→立毛（α_1）により鳥肌となる	効果なし

表 15.4　続く

表 15.4	自律神経系の機能（続き）	
内臓効果器	交感神経活動増加の効果 （特記ある場合以外は α または β アドレナリン受容体）[*1]	副交感神経活動増加の効果 （ムスカリン性アセチルコリン受容体）
血管平滑筋 VASCULAR SMOOTH MUSCLE		
唾液腺細動脈 Salivary gland arterioles	血管収縮による唾液分泌の減少（α_1）	血管弛緩による唾液分泌増加
胃腺細動脈 Gastric gland arterioles	血管収縮による分泌抑制（α_1）	胃液分泌
腸腺細動脈 Intestinal gland arterioles	血管収縮による分泌抑制（α_1）	消化液分泌
心臓細動脈（冠状動脈） Coronary（heart）arterioles	弛緩→血管拡張（β_2）； 収縮→血管収縮（α_1, β_2）； 収縮→血管収縮（ムスカリン性アセチルコリン受容体）	収縮→血管収縮
皮膚と粘膜の細動脈 Skin and mucosal arterioles	収縮→血管収縮（α_1）	血管拡張するが生理学的重要性は不明
骨格筋細動脈 Skeletal muscle arterioles	収縮→血管収縮（α_1）； 弛緩→血管拡張（β_2）； 弛緩→血管拡張（ムスカリン性アセチルコリン受容体）	効果なし
腹部内臓の細動脈 Abdominal viscera arterioles	収縮→血管収縮（α_1, β_2）	効果なし
脳の細動脈 Brain arterioles	わずかに収縮→血管収縮（α_1）	効果なし
腎臓細動脈 Kidney arterioles	血管収縮→尿量減少（α_1）	効果なし
体循環静脈 Systemic veins	収縮→収縮（α_1）； 弛緩→拡張（β_2）	効果なし

[*1] α および β 受容体のサブタイプが判明しているものは，それらも記載した．
[*2] これらの器官はホルモンなどを血中に放出するので，腺に分類した．

12. 闘争か逃走反応とはどのような反応か．
13. 副交感神経系がエネルギー保持・回復システムとよばれる理由は．
14. 驚愕状況の際に，以下の各部位に起る交感神経による反応を述べなさい．毛包，虹彩，肺，脾臓，副腎髄質，膀胱，胃，腸管，胆嚢，肝臓，心臓，腹部内臓の細動脈，骨格筋の細動脈．

15.5 自律神経機能の統合調節

目　標

・自律神経（内臓）反射の構成要素を述べる．
・視床下部と自律神経系の関係を説明する．

自律神経（内臓）反射

自律神経（内臓）反射 autonomic（visceral）reflexes とは，神経インパルスが反射弓を通ることによって生じる反応で，からだの機能制御に基本的な役割を果す．例えば**血圧** blood pressure は心拍数・心室筋の収縮力・血管径の調節によって保たれ，**消化** digestion は消化管の運動性と筋緊張の調節によって，**排便** defecation と**排尿** urination は括約筋の開閉によって制御される．

自律神経反射の構成要素は以下の通りである：

・**感覚受容器 sensory receptor.** 体性反射弓（図13.14 参照）と同様に自律神経反射弓における受容器も感覚神経の末梢端にあり，刺激に応じて，神経インパルスを発生させるような変化を起す．自律神経感覚受容器は多くの場合内受容器と連携しており，内臓壁の張力や体液の化学組成などの内部環境刺激に応じる．
・**感覚ニューロン sensory neuron.** 神経インパルスを受容器から中枢神経へと伝導する．
・**統合中枢 integrating center.** 中枢神経系の介在ニューロンが感覚ニューロンと運動ニューロンとのあ

いだを橋渡ししている．ほとんどの自律神経反射の主要な統合中枢は視床下部と脳幹に存在している．排尿や排便反射のように，脊髄に中枢が存在する反射もある．

- **運動ニューロン motor neurons**．統合中枢によって発せられた神経インパルスは運動ニューロンを通って中枢神経系を出て，効果器に伝播される．自律神経反射弓においては2つの運動ニューロンが中枢と効果器とを結んでいる．すなわち，節前ニューロンが中枢から自律神経節までを結び，節後ニューロンが自律神経節と効果器とを結んでいる（図 15.1 参照）．
- **効果器 effector**．自律神経反射弓の効果器は平滑筋，心筋，腺であり，反射は自律神経反射とよばれる．

高次中枢による自律機能調節

消化器の筋が収縮していることに気づかないし，心臓の拍動，血管径の変化，瞳孔径の変化などは通常意識することはない．これらの自律反応は脊髄や下部脳幹の中枢で処理されているからである．感覚ニューロンがこれらの中枢へ入力を伝え，意識されることなしに，自律神経運動ニューロンの出力を介して内臓効果器の活動が調節させる．

視床下部は自律神経系を調節・統合する主要な中枢部位である．内臓機能，嗅覚，味覚に関する情報，さらに体温，浸透圧，さまざまな物質の血中濃度に関する変化の感覚情報が視床下部に伝えられる．加えて，大脳辺縁系からは情動に関連した入力も受ける．視床下部からの出力は脳幹の自律神経中枢（循環，唾液分泌，嚥下，嘔吐などの中枢）および脊髄の自律神経中枢（仙髄の排便・排尿反射中枢など）のどちらの活動も調節する．

視床下部の諸核のニューロンの軸索は自律神経系の交感神経系および副交感神経系と解剖学的に結合している．視床下部から脳幹や脊髄の交感神経核・副交感神経核への軸索は，網様体での中継を介した神経回路を形成している．視床下部の後部および外側部は交感神経系をコントロールしている．これらの部位の刺激は心拍数・心収縮力の増加，血管収縮による血圧上昇，体温上昇，瞳孔散大，消化管の抑制をもたらす．一方，視床下部前部および内側部は副交感神経系を調節する．その刺激は，徐脈，血圧低下，縮瞳，消化管における分泌と運動の増加をもたらす．

チェックポイント

15. 自律神経（内臓）反射によってホメオスタシスが保たれている身体機能を 3 つ挙げよ．
16. 自律神経（内臓）反射と体性反射の違いはなにか．

・・・

神経系の構造と機能の説明が終了したので，"ホメオスタシスの観点から：神経系の役割"を調べることによって，神経系以外の身体のさまざまな系のホメオスタシスに自律神経系がかかわる複数のやり方を理解できる．

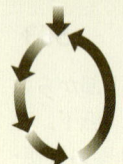
ホメオスタシスの観点から

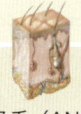

外皮系
- 自律神経系の交感神経系（ANS）は毛包の立毛筋の収縮と汗腺からの汗の分泌を調節する.

骨格系
- 骨組織の痛覚受容器は骨の外傷や障害を警告する.

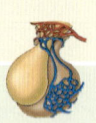
筋系
- 体性運動ニューロンは，大脳運動野からの指令を受けて骨格筋を収縮させ，運動を起させる.
- 大脳基底核と網様体が筋緊張度を決定する.
- 小脳は訓練の必要な運動の調和を計る.

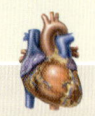
内分泌系
- 視床下部は下垂体前葉および後葉からのホルモン分泌を調節する.
- 自律神経系は副腎髄質および膵臓からのホルモン分泌を調節する.

心臓血管系
- 延髄の心臓血管中枢は心拍数と心収縮力を支配する自律神経活動を調節する.
- 自律神経活動は血圧と血流も調節する.

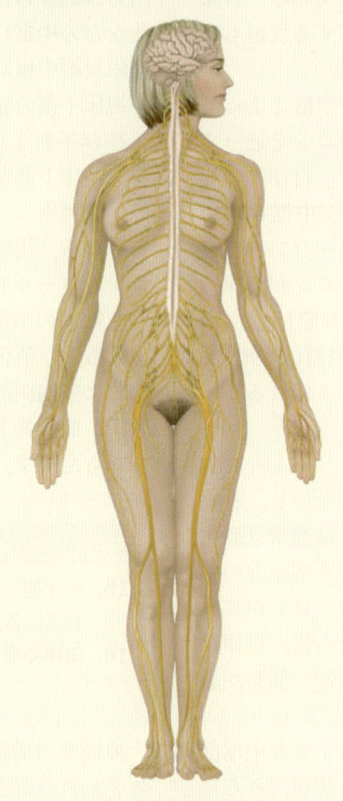

神経系の役割

全身の器官系との関連
- 内分泌系のホルモンと協同して，ほとんどの組織間の連絡と調節を担う.

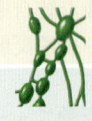
リンパ系と免疫系
- ある種の神経伝達物質は免疫反応の調節に関与する.
- 神経活動は免疫反応を増強または減弱させる.

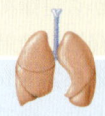
呼吸器系
- 脳幹の呼吸中枢は呼吸の頻度と深度を調節する.
- 自律神経系は気道の太さを調節する.

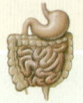
消化器系
- 自律神経系と腸神経系は消化の調節に関与する.
- 副交感神経系は多くの消化過程を促進する.

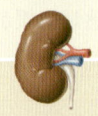
泌尿器系
- 自律神経系は腎臓への血流量の調節に関与することによって尿の生産量を調節する.
- 脳と脊髄の中枢は膀胱からの尿の排泄を支配する.

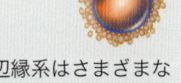
生殖器系
- 視床下部と大脳辺縁系はさまざまな性行動を司る.
- 自律神経系は男性の陰茎と女性の陰核の勃起，男性の精液の射出をもたらす.
- 視床下部は生殖腺（卵巣と精巣）をコントロールする下垂体前葉ホルモンの分泌を調節する.
- 乳児が乳を吸う触刺激による神経情報はオキシトシンの分泌と母乳の射出を母親に引き起す.

疾患：ホメオスタシスの失調

自律神経反射異常

　自律神経反射異常 autonomic dysreflexia は第6胸髄より上位の脊髄損傷患者の約85％に起る交感神経系の過剰反応である．脊髄ショック（13章"疾患：ホメオスタシスの失調"参照）からの回復後に観察されるが，上位中枢と自律神経系とのあいだの連絡が障害されることが原因である．ある種の感覚刺激，例えば充満した膀胱壁の伸展受容器からの感覚刺激が障害のために脊髄を上行できないと，障害部位より下位の交感神経が強力に刺激される．他の誘因とは，痛覚受容器の刺激と性交による刺激および妊娠・出産，腸の刺激によって起きる内臓の収縮とがある．交感神経の異常活動亢進の結果，著しい血管収縮が生じ，高血圧を来す．その結果，延髄の心臓血管中枢に刺激が入り，（1）迷走神経（X）を介する副交感神経出力が上昇して心拍数を下げ，（2）交感神経出力が抑制されて障害部位より上位の血管は拡張する．

　この特徴は，ひどい頭痛，高血圧，損傷レベルより上位の皮膚の紅潮・発熱と多量の発汗，損傷レベルより下位の冷たく蒼白し乾いた皮膚，および不安感である．この緊急状態では素早い処置が必要である．最初に取るべき処置は問題を発生させている刺激の速やかな発見と除去である．これで症状が寛解しない場合には，クロニジンやニトログリセリンなどの抗高血圧薬が投与される．自律神経反射異常を適切に処置しないと，痙攣，脳卒中，心臓発作を引き起す危険がある．

レイノー病

　寒冷曝露や情動ストレスに際して手足の指が虚血に陥る病気が**レイノー病 Raynaud's phenomenon** である．手足の指の細動脈を支配する交感神経の異常興奮と血管収縮刺激に対する反応の異常亢進による．交感神経刺激によって細動脈が収縮すると，手足の指の血流が著しく減少する．指は血流減少によって白くなるか，毛細血管中の脱酸素化された血液によって青くみえるようになる．重篤な場合には酸素と栄養の欠乏によって壊死に至る．寒冷曝露後に再加温すると細動脈が拡張し，指が赤くみえることもある．レイノー病患者の多くは低血圧である．一部には，アドレナリン受容体数の増加が観察される．若い女性に多く，寒冷地でよくみられる．レイノー病患者は寒冷曝露を避け，暖かい衣服を纏い，手足を暖かく保つ必要がある．治療薬として，血管平滑筋を弛緩させるカルシウムブロッカーであるニフェジピンやα受容体拮抗薬のプラゾシンなどが処方される．喫煙，飲酒，不法ドラッグの使用は症状を悪化させることがある．

医学用語

巨大結腸 megacolon（mega- ＝大きい）　異常に膨大した結腸．先天性巨大結腸症では，結腸遠位部への副交感神経が正常に発生しない．この部位の運動機能喪失は正常な近位部の甚しい拡張をもたらす．ひどい便秘，腹部膨満，時には嘔吐を引き起す．患部の外科的除去によって治癒する．

集合反射 mass reflex　第6胸椎より上のレベルで，重度の脊髄損傷を受けた場合，損傷よりも下位レベルでの皮膚刺激または膀胱や結腸などの内臓の過剰充満による刺激は，反射活動が戻るにつれて，脊髄からの自律神経および体性神経の非常に強い出力を引き起す．この過剰な反応は脳からの抑制性入力が失われたためである．集合反射は，下肢の屈曲性攣縮，膀胱や結腸からの排泄，損傷よりも下位レベルでの連続した発汗を特徴とする．

自律神経異常症 dysautonomia（dys- ＝難しい；-autonomia ＝自己制御）　自律神経機能異常を来す遺伝性疾患．涙不足，血圧調節不全，協調運動不全，皮膚のしみ，痛覚鈍麻，嚥下困難，反射減弱，過剰嘔吐，情緒不安定を来す．

自律神経ニューロパチー autonomic nerve neuropathy　脳神経または脊髄神経の障害である**ニューロパチー**が自律神経に及び，広範な影響が出た状態．便秘，尿失禁，勃起不全，心臓血管系を調節する交感神経の活動低下による起立時の失神や低血圧（**起立性低血圧 orthostatic hypotension**），などを含む．長期の糖尿病によってしばしば引き起される（**糖尿病性ニューロパチー**（神経障害）**diabetic neuropathy**）．

多汗症 hyperhydrosis（hyper- ＝上あるいは過多の；-hidrosis ＝汗）　汗腺への強力な刺激による過剰な発汗．

バイオフィードバック biofeedback（通常は意識にのぼらない情報である）心拍数，血圧，皮膚温などの自律神経反応に関する情報を，被験者に認識させるテクニックである．さまざまな電子モニター機器が自律神経反応を，視覚または聴覚情報として提供する．ポジティブな考えに集中することによって自律神経反応を変化させることができることを学ぶ．例えば，片（偏）頭痛を軽減するために心拍数や血圧を減少させ，皮膚温を上げることにバイオフィードバックは利用されている．

反射性交感神経性ジストロフィー reflex sympathetic dystrophy（RSD）　自発痛，軽い触刺激を痛みと感じるほどの痛覚過敏（訳注：アロジニアとよぶ），当該身体部位の異常な冷感と発汗からなる症候群．前腕，手，膝，足に頻発する．骨や関節の外傷や手術によって傷害を受けた痛覚受容

器に由来する交感神経の活性化が関与しているらしい．麻酔や理学療法によって治療する．最近の臨床研究によると，痛みの軽減と患部の機能回復にバクロフェンという薬が有効であると示唆されている．**複合局所疼痛症候群 1 型 complex**

regional pain syndrome type 1 ともよばれる．
迷走神経切離術 vagotomy（-tome ＝切断） 迷走神経（X）を切断すること．胃十二指腸潰瘍患者の塩酸産生を減少させるためにしばしば実施される．

章の概要

概　要

15.1　体性神経系と自律神経系との比較
1. 体性神経系の活動は意識的にコントロールされているのに対し，自律神経系の活動は通常は意識されない．
2. 体性神経系への入力は主として体性感覚と特殊感覚とによるが，自律神経系への入力はそれらに加えて内受容器からももたらされる．
3. 体性運動ニューロンの軸索は中枢神経系に発して効果器に直接シナプス結合する．自律神経出力路は直列に並んだ 2 つの運動ニューロンから構成されている．1 つ目の運動ニューロンの軸索は中枢神経系から出て，2 つ目の運動ニューロンがある自律神経節でシナプス結合する；2 番目の運動ニューロンが効果器にシナプス結合する．
4. 自律神経系の出力路は，交感神経系と副交感神経系の 2 つに分類される．ほとんどの器官は二重支配を受ける．一方が興奮性の場合，他方は抑制性であることが多い．腸神経系は消化管壁内の神経および神経節からなる．
5. 体性神経系の効果器は骨格筋である．自律神経系の効果器は，心筋，平滑筋，腺である．
6. 表 15.1 に体性神経系と自律神経系とを比較した．

15.2　自律神経遠心路の構造
1. 自律神経遠心路は 2 つの運動ニューロンから構成されている．1 つ目は節前ニューロンで，その軸索は自律神経節に達している．2 つ目は節後ニューロンで，その細胞体は神経節に存在して節前ニューロンとシナプス結合する．節前ニューロンは有髄だが，節後ニューロンは無髄である．
2. 交感神経節前ニューロンの細胞体は，脊髄の胸髄 12 分節と腰髄の最初の 2 ～ 3 分節の灰白質側角に存在する．副交感神経節前ニューロンの細胞体は，脳幹の 4 つの脳神経核（Ⅲ，Ⅶ，ⅨとX）と脊髄の仙髄第 2 ～第 4 分節の灰白質側角に存在する．
3. 自律神経節は交感神経系の神経節と副交感神経系の神経節の 2 つに大別される．交感神経節は交感神経幹神経節（脊椎の両側）と椎前（側副）神経節（脊椎の前方）からなる．副交感神経節は終（壁内）神経節（内臓効果器の壁内または近傍）とよばれる．
4. 交感神経節前ニューロンは交感神経幹神経節または椎前神経節において節後ニューロンとシナプス結合する．副交感神経節前ニューロンは終神経節において節後ニューロンとシナプス結合する．

15.3　自律神経系の神経伝達物質と受容体
1. コリン作動性ニューロンはアセチルコリンを放出する．自律神経系では，コリン作動性ニューロンは，すべての交感神経節前ニューロンと副交感神経節前ニューロン，ほとんどの汗腺を支配する交感神経節後ニューロン，すべての副交感神経節後ニューロンである．
2. アセチルコリンはコリン作動性受容体に結合する．コリン作動性受容体はニコチン性受容体とムスカリン性受容体とに分類されるが，アセチルコリンは双方に結合する．ニコチン性受容体の存在部位は，交感神経節後ニューロンおよび副交感神経節後ニューロンの細胞体の形質膜および樹状突起，副腎髄質クロム親和細胞の形質膜，神経筋接合部の運動終板である．ムスカリン性受容体の存在部位は，副交感神経節後ニューロンに支配されるすべての効果器の形質膜と，コリン作動性交感神経節後ニューロンに支配されているほとんどの汗腺である．
3. アドレナリン作動性ニューロンはノルアドレナリンを放出する．ほとんどの交感神経節後ニューロンはアドレナリン作動性である．
4. アドレナリンとノルアドレナリンの双方は，アドレナリン受容体に結合する．アドレナリン受容体は，ほとんどの交感神経節後ニューロンによって支配されている内臓効果器に存在する．アドレナリン受容体は α 受容体と β 受容体とに大別される．
5. 表 15.2 に，アドレナリン受容体およびコリン作動性受容体の分布と効果を要約する．
6. 作動薬（アゴニスト）とは，受容体に結合してこれを活性化する物質であり，本来の神経伝達物質やホルモンの作用を模倣する．拮抗薬（アンタゴニスト）とは，受容体に結合してこれを不活性化する物質であり，本来の神経伝達物質やホルモンの作用を阻害する．

15.4　自律神経系の生理学
1. 交感神経系は，激しい肉体運動と急速な ATP の産生を支援する（闘争か逃走反応）．副交感神経系はエネルギー保持と回復に関連した活動を調節する．
2. 交感神経系の活性化は副交感神経系と比較して，より広範で持続的な効果をもたらす．
3. 表 15.3 に交感神経系と副交感神経系の構造と機能の特徴を要約した．
4. 表 15.4 に交感神経系と副交感神経系の反応を要約した．

15.5　自律神経機能の統合調節
1. 自律神経（内臓）反射は平滑筋，心筋，腺の活動を調整する．
2. 自律神経（内臓）反射弓は，受容器，感覚ニューロン，統合中枢，2 つの運動ニューロン，効果器，からなる．
3. 視床下部が自律神経系の主要な統合中枢である．視床下部は交感神経系，副交感神経系の両方と連絡している．

クリティカルシンキング問題

1. あなたは食べ放題のビュッフェで大量の食事をした．家に帰ってソファーにもたれてテレビをみている．あなたの身体の食後の活動の面倒をみてくれているのはどの神経系だろうか．関与している器官の例を挙げ，それらの器官を支配する主要な神経の名称とその働き方を説明しなさい．

2. シアラがお気に入りの音楽を聴きながら車を運転して学校から家に帰る途中で，車の前に1匹の犬が突進してきた．彼女は犬を避けるためになんとか急ハンドルを切った．運転を再

開した時，彼女は自分の心臓が高鳴り，鳥肌が立ち，手に汗をかいていることに気づいた．なぜ彼女にこのような結果が現れたのだろうか．

3. ヤング夫人は下痢の発作に見舞われ家から出ることができない．兄弟の誕生日パーティーに出席したかったが，下痢のせいで出席することが怖かったのである．自律神経系の機能に関連して，どのような種類の薬を飲めば下痢を軽減できるだろうか．

Q 図の質問の答え

15.1 二重支配とは，交感神経と副交感神経の双方の支配を受けることである．

15.2 ほとんどの副交感神経節前線維は交感神経節前線維よりも長い．なぜならば，副交感神経の神経節は内臓器官の壁内に存在するのに対し，ほとんどの交感神経の神経節は脊髄の近くにある交感神経幹に存在するからである．

15.3 副交感神経系は終神経節，交感神経系は交感神経幹神経節と椎前神経節である．

15.4 交感神経幹神経節は，脊柱の両側に垂直の列をなして

いる交感神経節後ニューロンを含む．

15.5 最大の自律神経叢は腹腔神経叢である．

15.6 骨盤内臓神経は第2〜第4仙骨神経から分岐する．

15.7 すべてではないがほとんどの交感神経節後ニューロンはアドレナリン作動性である．ムスカリン性受容体の存在部位は，副交感神経節後ニューロンに支配されるすべての効果器(平滑筋，心筋，腺)と，コリン作動性交感神経節後ニューロンに支配される汗腺の形質膜である．

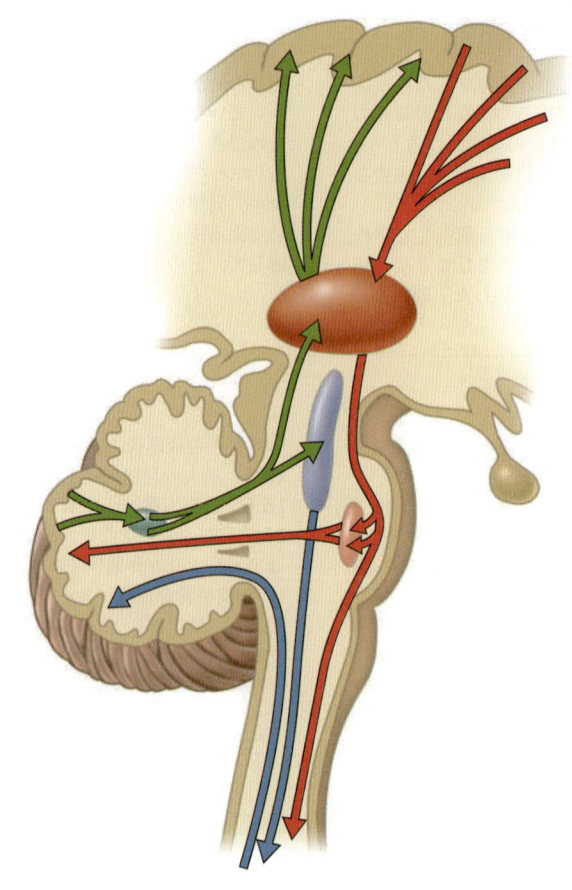

CHAPTER 16

感覚系，運動系と統合系

感覚系，運動系，統合系とホメオスタシス

> 身体の感覚と運動の経路は，脳や脊髄への入力のための伝導路，および標的器官に出力を出して，筋収縮などの反応を起すための伝導路である．

　前の４つの章で神経系の構成について述べた．本章では感覚のレベルと構成要素を調べる．また，体性感覚の神経インパルスを身体から脳へ伝える経路と，運動を引き起すために脳から骨格筋にインパルスを運ぶ経路について調べる．感覚インパルスは，中枢神経系に到達すると，大きな感覚入力プールの一部となる．しかしながら，中枢神経系へ伝達される神経インパルスのすべてが反応を引き起すわけではない．むしろ入ってきた個々の情報は，新たに入った他の情報や以前に蓄積された情報と**統合** integration とよばれるプロセスと結合する．統

合は，脊髄，脳幹，小脳，大脳基底核，大脳皮質などの中枢神経系の経路の多くの部位で起る．また，筋収縮を支配する運動性の反応がこれらのレベルでどのように修飾されるかを学習していく．本章の最後で，（1）覚醒と睡眠，（2）学習と記憶，そして（3）言語という３つの複雑な脳の統合作用を紹介する．

Q あなたはいままでにアスピリンやイブプロフェンのような薬がどうやって痛みをやわらげるのか不思議に思ったことはありますか？

16.1 感 覚

- 感覚を定義し，感覚の構成要素について論じる.
- 感覚受容器の分類法を述べる.

　広義には**感覚 sensation** とは，体外あるいは体内の環境の変化を意識的または無意識的に感知することである．感覚の性質と生ずる反応のタイプは，感覚情報を伝える神経インパルス（活動電位）が神経系のどこに最終的に到達するかによって異なる．13 章で学んだ伸張反射のような脊髄反射では，感覚インパルスは入力として働く．下部脳幹に到達する感覚インパルスは，心拍数や呼吸数を変化させたりするさらに複雑な反射を生ずる．感覚インパルスが大脳皮質に到達すると，感覚刺激に気づき，それが生じた場所を突き止め，触覚，痛覚，味覚などのような特性を正確に識別できるようになる．14 章で学んだように，**知覚 perception** は，感覚を意識的に感知し，認識することであり，解釈することで，主に大脳皮質の機能である．例えば，ある種の感覚情報は知覚できない．なぜならばそういう感覚情報は大脳皮質には到達しないからである．ある感覚受容器はつねに血管内の血圧をモニターしている．血圧の情報を伝える神経インパルスは，大脳皮質よりもむしろ延髄の心臓血管中枢に伝わるので，血圧が意識的に知覚されることはない．

感覚の種類

　触覚，痛覚，視覚，聴覚のような特殊な感覚のタイプは，**感覚の種類 sensory modality** とよばれている．一つの感覚ニューロンは，ただ 1 種類だけの情報を伝える．例えば，触覚のインパルスを大脳皮質の体性感覚野に伝えるニューロンは，痛覚のインパルスを伝えることはない．同様に，眼からの神経インパルスは視覚として知覚され，それに対して耳からのインパルスは音として知覚される．

　感覚の種類は 2 つに大別される．一般感覚と特殊感覚である．

1. **一般感覚 general senses** は，体性感覚と内臓感覚の両者を含む．**体性感覚 somatic senses**（somat-＝身体の）には，触知できる感覚（触覚，圧覚，振動覚，かゆみ，くすぐったい感覚），温度感覚（温覚，冷覚），痛覚，そして固有感覚などがある．固有感覚により，四肢や身体のさまざまな部位の（動いていない）静的な位置関係（関節や筋の位置覚）と，四肢や頭部の動きの両方を知覚できる．**内臓感覚**

visceral senses は内臓器官の状態についての情報，例えば圧迫，伸張，化学物質の作用，嘔気，空腹，温度のような情報を提供する．

2. **特殊感覚 special senses** に区分されている感覚の種類は嗅覚，味覚，視覚，聴覚，平衡覚である．

　本章では，体性感覚と内臓痛覚について考察する．特殊感覚は 17 章で，内臓感覚は 15 章で検討したが，以後の章でも個々の器官との関連で検討する．

感覚の過程

　感覚の過程は，特殊化した細胞そのもの，あるいは感覚ニューロンの樹状突起である**感覚受容器 sensory receptor** に始まる．ある一つの感覚受容器は，ただ一つの特別な種類の**刺激 stimulus** すなわちその感覚受容器を賦活することのできる特別な環境の変化のみに強く反応する．感覚受容器はほかの種類の刺激にはまったくあるいは弱くしか反応しない．感覚受容器のこの性質は**選択性 selectivity** とよばれる．

　感覚が生ずるためには，主として以下の 4 つのことが起る：

1. **感覚受容器に対する刺激**．感覚受容器の**受容野 receptive field** ―すなわち刺激が反応を生み出す身体部位―の中に，適切な刺激が生じなければならない．

2. **刺激の変換**．感覚受容器は，刺激のエネルギーを**形質導入 transduction** 変換として知られる過程で，漸増電位 graded potential に変換する．漸増電位は，その原因となる刺激の強さによって，振幅（大きさ）がさまざまであり，伝播しないことを思い出そう（12.3 節の活動電位と漸増電位の違いを復習しよう）．各タイプの感覚受容器には選択性がある．つまり，ただ 1 種類の刺激のみを変換 transduce（convert）できる．例えば，空気中のにおいの分子は，鼻の中の嗅覚受容器を刺激する．そしてその受容器は分子の化学的エネルギーを，漸増電位というかたちの電気的エネルギーに変換する．

3. **神経インパルスの発生**．感覚ニューロンの漸増電位は，閾値に達すると，1 つ以上の神経インパルスを発生させ，これらのインパルスは中枢神経系に伝わる．末梢神経系から中枢神経系へインパルスを伝える感覚ニューロンは，一次感覚ニューロン first-order neurons とよばれている（16.3 節参照）．

4. **感覚入力の統合**．中枢神経系のある特別な部位が感覚神経のインパルスを受け取り統合する．意識的な感覚や知覚は大脳皮質で統合される．眼で見，耳で聞き，傷害を受けた部位で痛みを感じているように

思われるが，それは，身体の各々の部位からの感覚インパルスが大脳皮質の特定の領域に到達し，そこが，それらの感覚はその刺激された感覚受容器からやってきたものと解釈するからである．

感覚受容器

感覚受容器の種類　感覚受容器は，構造的機能的特徴により，いくつかの種類に分類でき，以下のものである．(1) 微細構造，(2) 受容器の場所とそれを賦活する刺激の起源，そして (3) 検知される刺激の種類．

微細構造　微細構造のレベルでは，感覚受容器は，(1) 一次感覚ニューロンの自由神経終末，(2) 一次感覚ニューロンの被包神経終末，(3) 一次感覚ニューロンとシナプスを形成する独立感覚細胞である．**自由神経終末 free nerve endings** は（被包されていない）裸の樹状突起であり，光学顕微鏡でみえるような特殊化した構造はなにもない（図 16.1 a）．痛覚，温度感覚，くすぐったさの感覚，かゆみの感覚，触覚の中のあるものの受容器は自由神経終末である．触覚，圧覚，振動覚のような他の体性感覚，内臓感覚の受容器は，**被包神経終末 encapsulated nerve endings** である．その樹状突起は，独特の微細構造をもった例えば層状小体のように層構造をもつ結合組織のカプセルで包まれている（図 16.1 b）．さまざまな形のカプセルが受容器の感受性や特異性を増強している．ある種の特殊感覚の感覚受容器は，感覚

図 16.1　**感覚受容器の種類，および一次感覚ニューロンとの関係．**(a) この例の自由神経終末は冷覚の受容器である．この終末は，一次感覚ニューロンの裸の樹状突起であり，とくに構造的な特殊化はされていない．(b) この例の被包神経終末は振動覚の受容器である．被包神経終末は，一次感覚ニューロンの樹状突起である．(c) 独立感覚細胞の受容器—ここでは味覚受容器—と一次感覚ニューロンとのシナプスである．

> 感覚受容器は刺激に反応して受容器電位を発生させる．

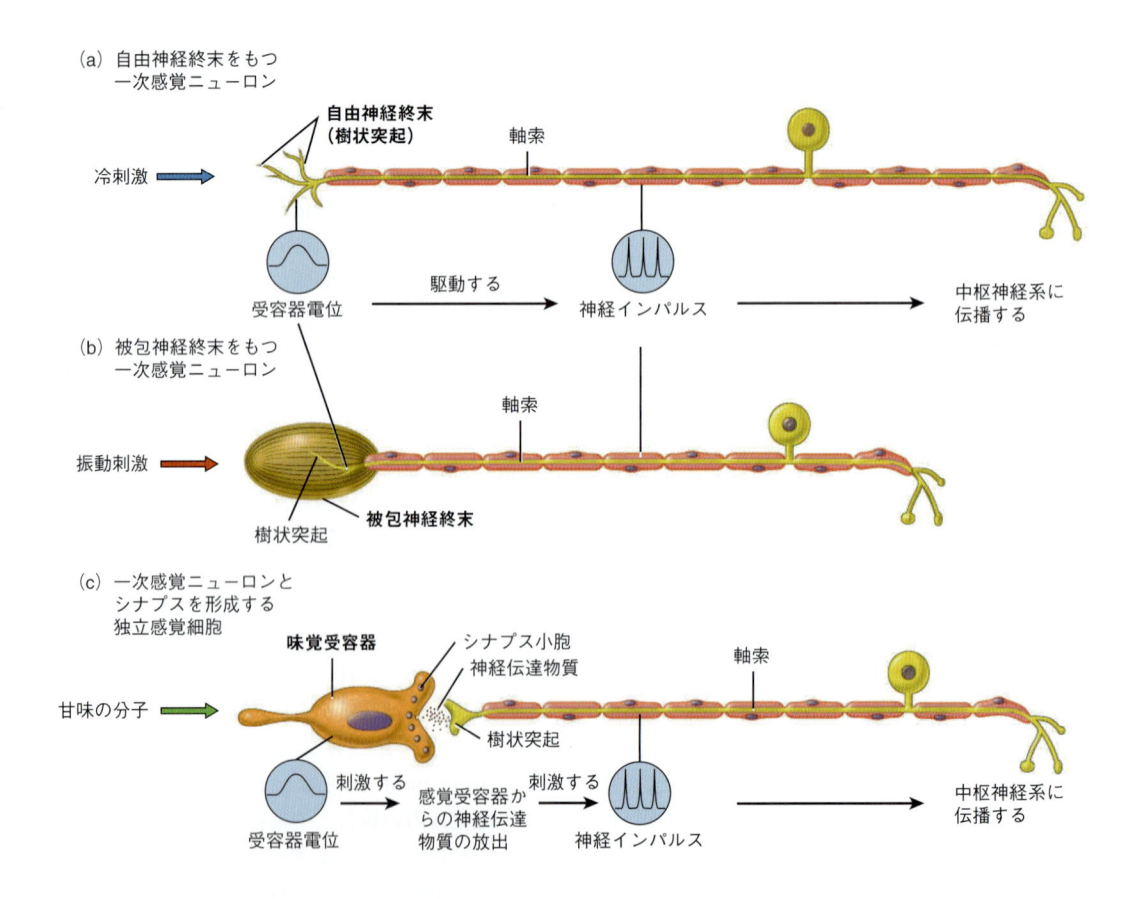

Q 独立感覚細胞である受容器が関与するのはどの感覚か？

ニューロンとシナプスを形成する特殊化した**独立感覚細胞 separate cells** である．これには内耳の聴覚や平衡覚のための**有毛細胞** hair cells や味蕾にある**味覚受容器** gustatory receptors（図 16.1 c），そして，視覚の眼の網膜にある**光受容器** photoreceptors が含まれる．においの感覚の嗅覚受容器は，独立感覚細胞ではない．その代りに，嗅線毛に位置している．そしてそれは，嗅覚受容細胞（あるタイプのニューロン）から投射する毛のような構造である．特殊感覚の受容体については 17 章でさらに学習する．

　感覚受容器は，刺激に対して，**受容器電位 receptor potential** とよばれる電位を発生することによって，刺激に反応する（図 16.1 a〜c）．自由神経終末，あるいは被包神経終末のような感覚受容器では，もし，受容器電位が閾値に達するほど十分大きければ，一次感覚ニューロンの軸索に 1 発以上のインパルスを発生させる（図 16.1 a, b）．こうして生じたインパルスは軸索を通って中枢神経系に伝わる．独立感覚細胞の感覚受容器においては，受容器電位が刺激になってシナプス小胞からエクソサイトーシスによって神経伝達物質を放出させる（図 16.1 c）．シナプス小胞から出た神経伝達物質の分子はシナプス間隙に広がり，感覚ニューロンに一種の漸増電位であるシナプス後電位 postsynaptic potential（PSP）を発生する．もし，閾値に到達すると，1 つ以上の神経インパルスを発生させ，それは軸索を伝わって中枢神経系に入る．

　受容器電位の振幅は刺激の大きさによって異なり，強い刺激は大きな受容器電位を発生させるが，弱い刺激では小さい電位が発生する．同様に，大きな受容器電位は一次感覚ニューロンに高頻度のインパルスを発生させる一方，小さな受容器電位は低頻度のインパルスを発生させる．

受容器の場所と賦活する刺激の出所　感覚受容器を分類するもう一つの方法は，受容器のある場所と受容器を賦活する刺激の出所に基づくものである．

- **外受容器 exteroceptors** は，身体の表面もしくはその近くに存在するもので，身体の外に由来する刺激に感受性があり，**外部 external** 環境に関する情報を提供する．聴覚，視覚，嗅覚，味覚，触覚，圧覚，振動覚，温度感覚や痛覚は外受容器によって伝えられる．
- **内受容器 interoceptors** あるいは**内臓受容器** visceroceptors は血管，内臓，筋，神経系に存在し，**内部 internal** 環境の状態をモニターする．内受容器によって引き起こされる神経インパルスはふつう意識にはのぼらないが，時には強い刺激で内受容器が賦活されると痛みや圧覚として感じられることがある．

- **固有受容器 proprioceptors** は，筋，腱，関節，内耳に存在する．それらは姿勢，筋の長さや緊張度，関節の位置や動きについての情報を提供する．

検知する刺激の種類　感覚受容器を分類する第三の方法は，それが検出する刺激の種類によるものである．大部分の刺激は，音波や圧変化などの機械的エネルギー，光や熱などの電磁気的エネルギー，またはグルコース分子のような化学的エネルギーのかたちをとっている．

- **機械受容器 mechanoreceptors** は，細胞の変形，伸張，屈曲のような機械刺激に感受性がある．機械受容器は触覚，圧覚，振動覚，固有感覚，聴覚そして平衡覚をもたらす．この受容器は，血管や内臓の伸展状況もモニターする．
- **温度受容器 thermoreceptors** は温度の変化を検知する．
- **侵害受容器 nociceptors**（noci- ＝害を及ぼす）は組織への物理的および化学的損傷に由来する痛覚刺激に反応する．
- **光受容器 photoreceptors** は眼の網膜にあたる光を検知する．
- **化学受容器 chemoreceptors** は口（味覚），鼻（嗅覚）および体液の化学物質を検知する．
- **浸透圧受容器 osmoreceptors** は体液の浸透圧を検知する．
　表 16.1 に感覚受容器の分類を要約する．

感覚受容器における順応　大部分の感覚受容器の特徴の一つは順応 adaptation で，刺激が一定に維持されていると受容器電位の振幅が減少する．すでにおわかりのように，このことは一次感覚ニューロンの神経インパルスの頻度を減少させる．順応があるために，刺激が持続していても感覚の知覚は弱くなって消えてしまうことがある．例えば熱いシャワーを浴びた時，最初はお湯がとても熱く感じられるが，刺激（お湯の温度）は変らないにもかかわらず，すぐにその感覚が弱まって，快適な温度に感じられることがあるだろう．

　受容器により順応の速さは異なる．**速順応型受容器 rapidly adapting receptors** は，非常に速く順応し，刺激の**変化 changes** を信号化して伝えるのに適している．圧覚，触覚，嗅覚に関連する受容器は急速に順応する．それに対して，**遅順応型受容器 slowly adapting receptors** は順応が遅く，刺激が継続している限り神経インパルスを駆動し続ける．遅順応型受容器は，痛覚，身体位置感覚や血液の化学的組成に関連した刺激をモニターする．

表16.1　感覚受容器の分類

分類の基準	説　明
顕微鏡学的特徴 MICROSCOPIC FEATURES	
自由神経終末 Free nerve endings （被包のない）	裸の樹状突起で，痛覚，温度感覚，くすぐったさ，かゆみ，一部の触覚などに関与する．
被包神経終末 Encapsulated nerve endings	結合組織のカプセルに包まれた神経終末で，圧覚，振動覚，一部の触覚などに関与する．
独立感覚細胞 Separate cells	一次感覚ニューロンとのあいだにシナプス結合をもつ受容器細胞；網膜（光受容細胞），内耳（有毛細胞）および舌の味蕾（味覚受容細胞）などにみられる．
受容器の場所と賦活する刺激 **RECEPTOR LOCATION AND ACTIVATING STIMULI**	
外受容器 Exteroceptors	体表面もしくはその近くにあり，体外からの刺激を感受する；外部環境に関する感覚情報を伝える；視覚，嗅覚，味覚，触覚，圧覚，振動覚，温度感覚，痛覚を伝える．
内受容器 Interoceptors	血管，内臓，神経系に存在する；内部環境に関する感覚情報を伝える；インパルスは通常は意識にはのぼらないが，痛みや圧覚として感じられることもある．
固有受容器 Proprioceptors	筋，腱，関節，内耳に存在する；姿勢，筋の長さや緊張度，関節の位置や動き，平衡覚（バランス）などの情報を伝える．
検出する刺激の種類 TYPE OF STIMULUS DETECTED	
機械受容器 Mechanoreceptors	機械刺激を感受する；触覚，圧覚，振動覚，固有感覚，聴覚，平衡覚を伝える；血管や内臓の伸展情報も伝える．
温度受容器 Thermoreceptors	温度の変化を検知する．
侵害受容器 Nociceptors	組織への物理的および化学的損傷に由来する痛覚刺激に反応する．
光受容器 Photoreceptors	眼の網膜にあった光を検知する．
化学受容器 Chemoreceptors	口（味覚），鼻（嗅覚）および体液の化学物質を検知する．
浸透圧受容器 Osmoreceptors	体液の浸透圧を感受する．

チェックポイント

1. 感覚は知覚とどう違うか．
2. 感覚の種類とはなにか．
3. 受容器電位とはなにか．
4. 速順応型受容器と遅順応型受容器の違いはなにか．

16.2　体性感覚

目　標

- 触覚，温度感覚，痛覚のための受容器の局在と機能を述べる．
- 固有感覚の受容器をあげ，その機能を述べる．

体性感覚 somatic sensations は，皮膚や皮下組織，口や腔や肛門などの粘膜，筋や腱や関節などにある感覚受容器の刺激によって生ずる．体性感覚の感覚受容器は体表面のある部分には密に分布していて他の部分にはわずかしかないというように不均一に分布している．体性感覚の受容器が最も密に分布している領域は，舌の先，口唇，指先である．皮膚の表面を刺激して生ずる体性感覚は**皮膚感覚** cutaneous sensations （cutane- ＝皮膚）とよばれる．体性感覚には4種類あり，触覚，温度感覚，痛覚および固有感覚である．

触　覚

触覚 tactile sensations （tact- ＝触れる）は，接触，圧迫，振動，かゆみ，くすぐったさの感覚である．私たちはこれらの感覚の違いを知覚できるが，それらは同じタイプの受容器の賦活によって生ずる．太い有髄のA線維に接続しているカプセルに包まれた（被包性の）機械受容器のうちのいくつかのタイプのものは触覚，圧覚，振動覚を伝える．他の触覚やかゆみ，くすぐったさの感じなどは，細い無髄のC線維に接続している自由神経終末によって検知される．直径の太い有髄神経線維は，細い無髄線維よりもインパルスを速く伝えることを思い出そう．皮膚や皮下組織の触覚受容器には，触覚小体，毛根神経叢，タイプⅠ皮膚機械受容器，タイプⅡ皮膚機械受容器，層板小体，自由神経終末がある（図 16.2）．

接　触　接触 touch の感覚は一般に皮膚や皮下の触覚受容器の刺激により生ずる．**触覚小体** corpuscles of touch またはマイスネル小体 Meissner corpuscles とよばれるものは，無毛部の皮膚の皮膚乳頭に存在する触覚受容器である．各々の小体は結合組織のカプセルで覆われた樹状突起の卵形の塊である．触覚小体は，速順応型受容器であり，主として接触の開始に神経インパルスを生ずる．それらは指先，手，眼瞼，舌先，唇，乳首，足底，陰核，陰茎先端などに多く存在する．**毛根神経叢** hair root plexuses は，有毛部の皮膚にみられる速順応型の粗大な触覚受容器で，毛嚢に巻きついた自由神経終末からなる．毛根神経叢は毛根に巻きついた自由神経終末である．毛根神経叢は毛に触れる皮膚表面の動きを

図16.2　　皮膚および皮下組織にみられる感覚受容器の構造と局在.

触覚，圧覚，振動覚，温覚，冷覚および痛覚の体性感覚は，皮膚，皮下組織，粘膜にある体性感覚受容器によってもたらされる.

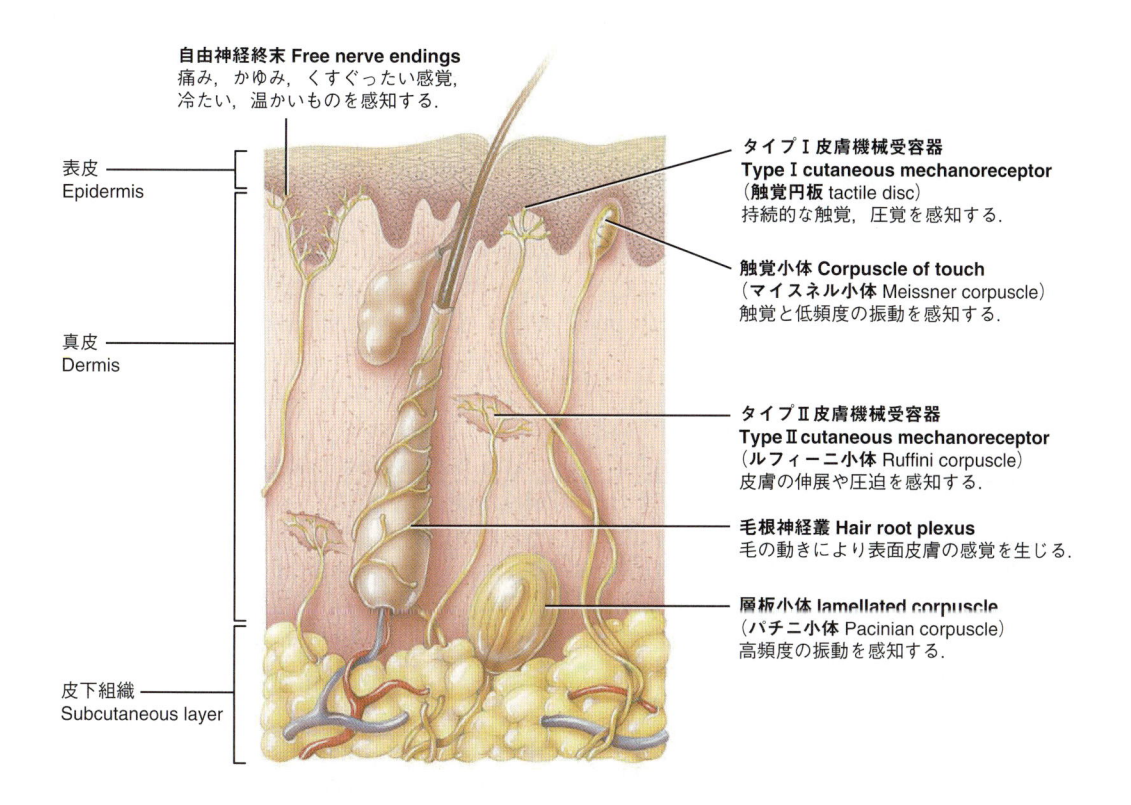

自由神経終末 Free nerve endings
痛み，かゆみ，くすぐったい感覚，
冷たい，温かいものを感知する.

表皮
Epidermis

真皮
Dermis

皮下組織
Subcutaneous layer

タイプⅠ皮膚機械受容器
Type Ⅰ cutaneous mechanoreceptor
（**触覚円板 tactile disc**）
持続的な触覚，圧覚を感知する.

触覚小体 Corpuscle of touch
（**マイスネル小体 Meissner corpuscle**）
触覚と低頻度の振動を感知する.

タイプⅡ皮膚機械受容器
Type Ⅱ cutaneous mechanoreceptor
（**ルフィーニ小体 Ruffini corpuscle**）
皮膚の伸展や圧迫を感知する.

毛根神経叢 Hair root plexus
毛の動きにより表面皮膚の感覚を生じる.

層板小体 lamellated corpuscle
（**パチニ小体 Pacinian corpuscle**）
高頻度の振動を感知する.

Q 自由神経終末の刺激によって生じる感覚にはどんなものがあるか？

検出する．例えば昆虫が毛につくと毛幹を動かすので，それが自由神経終末を刺激する.

　遅順応型触覚受容器にも2つのタイプがある．**触覚円板 tactile disc**（**メルケル盤 Merkel discs**）として知られている**タイプⅠ皮膚機械受容器 type Ⅰ cutaneous mechanoreceptors** は，受け皿型をしていて，基底層の触覚上皮細胞（メルケル細胞）と接触している平たい自由神経終末である（図 5.2 d 参照）．これらの機械受容器は指先，手，唇，外性器に多く存在する．これらの受容器は長時間にわたり手でものを把持するように持続的な触覚刺激に反応する．**ルフィーニ小体 Ruffini corpuscles** ともよばれる**タイプⅡ皮膚機械受容器 type Ⅱ cutaneous mechanoreceptors** は，皮膚，皮下組織，他の組織に存在するカプセルに包まれた細長い受容器である．それらはマッサージなどで皮膚を伸展させるような時など，伸展に非常に感受性が高い.

圧　覚　**圧覚 pressure** は，触覚よりも広い領域にわたって感じられる持続する感覚で，皮膚や皮下組織の変形により起る．圧覚に寄与する受容器には，タイプⅠとタイプⅡの皮膚機械受容器である．これらの受容器は，遅順応型であるので一定期間持続する圧覚刺激に反応する.

振動覚　**振動覚 vibration** は触覚受容器からの急速に繰り返す感覚刺激である．振動感覚の受容器は層板小体と触覚小体である．**層板小体 lamellated corpuscle** は，**パチニ小体 pacinian corpuscle** ともよばれ，タマネギの断面のような多層構造の結合組織に囲まれた神経終末である．触覚小体と同様に層板小体は速順応型である．それらは皮膚，皮下組織や他の組織にみられる．層板小体は，パワードリルなどの電気器具を使った時のような高頻度の振動刺激に反応する．触覚小体はまた振動刺激を検出するが，低頻度の振動に応答する．あなたがかごやパネルドアのような表面に凸凹のあるものに触れて手を動かす時に感じる振動刺激がその例である.

かゆみ　かゆみ itch の感覚は，ブラジキニン（キニンの一種で，強力な血管拡張物質である），ヒスタミンのようなある化学物質，蚊に刺された時に蚊の唾液中にある抗原などによる炎症反応によって自由神経終末が刺激されることによって生ずる．引っ掻くことはかゆみを和らげるが，それはかゆみの信号が脊髄へ伝達するのをブロックするからである．

くすぐったさ　自由神経終末や層板小体は**くすぐったさの感覚 tickle** を伝えると考えられている．この微妙な感覚は誰か他の人に触られた時に起り，自分自身が触った時には生じない．この難問の解は，誰か他の人にくすぐられた時には起らないが，自分が指を動かして自分自身に触れた時にのみ起る，小脳を往復するインパルスにあると思われる．

幻影肢感覚

　四肢のどれかを切断された患者が，かゆみ，圧覚，くすぐったさや痛みをあたかもその肢にあるかのように感じることがある．この現象は**幻影肢感覚 phantom limb sensation** とよばれる．例えば上肢を例に取ると，腕が切断されてしまっても軸索の中の傷害を受けた神経終末が残った断端にまだ存在する．もしこれらの傷害を受けた終末が刺激されると，大脳皮質はその感覚を実際は存在しない（幻の）腕の感覚受容器からきた感覚と解釈する．幻影肢のもう一つの説明は，切断して存在しない腕からの感覚入力を，以前は受けていた大脳皮質の領域が別の身体部位からの刺激に反応するという広範な機能的再モデル化を受けるようになったことである．この皮質の領域の再モデル化が，消失した腕からの偽の感覚，知覚を生じさせると考えられる．幻影肢の痛みは切断肢をもつ患者にとって非常に苦痛なものである．その痛みは堪え難く極度に強いもので，しばしば従来の鎮痛薬治療に反応しないという多くの報告がある．このような場合には，神経の電気刺激や針治療，バイオフィードバックなどの代替治療が行われることがある．

温度感覚

　温度受容器 thermoreceptors は皮膚表面で直径約 1 mm の受容野をもつ自由神経終末である．別個の 2 つの**温度感覚 thermal sensations** —冷と温—は異なる受容器によって伝えられる．**冷受容器 cold receptors** は表皮の基底層に位置し，中程度の直径をもつ有髄の A 線維に接続しているが，直径の小さな無髄の C 線維に接続するものもわずかにある．10 〜 35 ℃（50 〜 95 ℉）のあいだの温度は冷受容器を賦活する．**温受容**器 **warm receptors** は，冷受容器ほど多くはないが，真皮内にあって，直径の小さな無髄の C 線維に接続しており，30 〜 45 ℃（86 〜 113 ℉）のあいだの温度で賦活される．冷受容器と温受容器は両者とも刺激の開始時に急速に順応するが，本章の最初で述べたように，刺激が持続しているあいだ中，低頻度でインパルスを発生し続ける．10 ℃以下と 45 ℃以上の温度は，温度受容器よりもむしろ主として侵害受容器を刺激し，痛みの感覚を生ずるが，これについては次に考察する．

痛　覚

　痛み（痛覚 pain sensations）は生きていく上で必要不可欠なものである．有害で組織に損傷を与える状態が存在することを知らせる信号を発することによって生体防御の役割を果す．医学的見地からいえば，痛みの主観的な説明と場所の指示は疾患の原因を特定するのに役立つ．

　痛みの受容器である**侵害受容器 nociceptors** は，脳以外の身体の至るところの組織にみられる自由神経終末である（図 16.2）．強い温度刺激，機械刺激，化学的刺激は侵害受容器を賦活する．組織の炎症や損傷はプロスタグランジン，キニン，カリウムイオン（K^+）のように侵害受容器を刺激する化学物質を放出する．痛みを起す刺激が取り除かれても痛みを伝える化学物質が消えないので，また侵害受容器はほとんど順応しないので，痛みは存続することがある．痛みを引き起す状況には，組織の過度の膨張（伸展），長時間の筋収縮，筋のスパスムおよび虚血（組織に対する血流の減少）などがある．

痛みの種類　痛みには速い痛みと遅い痛みの 2 種類がある．**速い痛み fast pain** の知覚は通常刺激が与えられてから 0.1 秒以内に非常に急速に起る．なぜなら神経インパルスは中等度の直径の有髄の A 線維を伝導していくからである．このタイプの痛みは，急性痛，鋭い痛み，刺すような痛みとして知られている．皮膚に針が突き刺さったり，皮膚がナイフで切られたりした時に感じる痛みが速い痛みの例である．速い痛みは身体の深部の組織では感じられない．それに対して，**遅い痛み slow pain** の知覚は刺激が与えられてから 1 秒以上後に始まる．この痛みはその後数秒から数分間にわたって次第に強さを増す．遅い痛みのインパルスは，直径の小さな無髄の C 線維を伝導する．不快感を伴うこのタイプの痛みは，慢性痛，灼熱痛，疼くような痛み，あるいは拍動痛ともよばれる．遅い痛みは，皮膚でも深部組織でも内臓器官でも起りうる．その一例は歯痛である．これらの 2 つの種類の痛みの開始の違いは，脳から遠く離れた体部位が傷つけられた場合には伝導距離が長いので，最もはっきり知覚できるであろう．例えばつま先をぶつけた時，

最初に速い痛みの鋭い感覚を，それから遅い痛みのゆっくりとした，疼くような痛みを感じるだろう．

　皮膚の受容器の刺激により生ずる痛みは**表在痛 superficial somatic pain** とよばれ，それに対して骨格筋，関節，腱，筋膜などの受容器の刺激は**深部痛 deep somatic pain** を引き起す．**内臓痛 visceral pain** は内臓器官の侵害受容器の刺激により生ずる．もし刺激が**広い範囲**に及べば激しい内臓痛になる．内臓器官の膨張や虚血により内臓の侵害受容器が広範に刺激されることがある．例えば，腎結石や胆石は，尿管や胆管を閉塞し膨張させることによって激痛を引き起す．

痛みの局在

速い痛みは，刺激された場所を非常に正確に特定できる．例えば，もし誰かにピンで刺されたとすると身体のどの部分が刺激されたのかが正確にわかる．遅い痛みもよく場所を特定できるが，速い痛みよりも広範囲で広い領域を含み，ふつうは皮膚の広い範囲から生ずるように思われる．内臓の遅い痛みのいくつかの例では，侵されている部位が痛みを感じる部位である．例えば，肺の周囲の胸膜に炎症が起ると胸痛を感じる．

　しかしながら，内臓痛の多くの場合，痛みは，刺激された器官の上にある皮膚またはその深部かあるいは刺激された器官からかなり離れた体表面の領域に感じられる．この現象は**関連痛 referred pain** とよばれる．図16.3 は，内臓痛が放散する皮膚の領域を示している．一般に，関与する内臓器官と痛みが放散する領域は，脊髄の同じ髄節の支配を受けている．例えば，心臓からの感覚線維，心臓の上にある皮膚からの感覚線維，および左の腕の内側面の皮膚からの感覚線維はいずれも，脊髄の T1 から T5 に入る．こうして心臓発作の痛みは，典型的な例では，心臓の上および左腕の皮膚に感じられる．

　痛みの感覚は，時には小さな傷害でも不釣り合いに大きいことがあり，損傷のために慢性的に長く続くこともあるが，はっきりした理由がなくても生じることすらある．このような場合には**鎮痛 analgesia**（an- ＝なし；-algesia ＝痛み）すなわち痛みの軽減が必要となる．アスピリンやイブプロフェン（例えばアドビル®，モトリン®）のような鎮痛薬は侵害受容器を刺激するプロスタグランジンの生成を妨げる．ノボカイン® のような局所麻酔薬は，一次痛覚ニューロンの軸索を神経インパルスが伝導するのを遮断することにより，短期間の鎮痛効果を示す．モルヒネや他のオピエート類は脳での痛みの知覚の質を変える．つまり，痛みの感覚はまだ存在するが，もはやそれほど不快なものとしては知覚されなくなる．多くのペインクリニックでは，抗痙攣薬や抗うつ薬を慢性的な疼痛の患者に対して使用している．

図16.3　関連痛の分布．図の色の部分は，内臓の痛みが放散する皮膚の領域を示す．

> 侵害受容器は身体の大部分の組織に存在する．

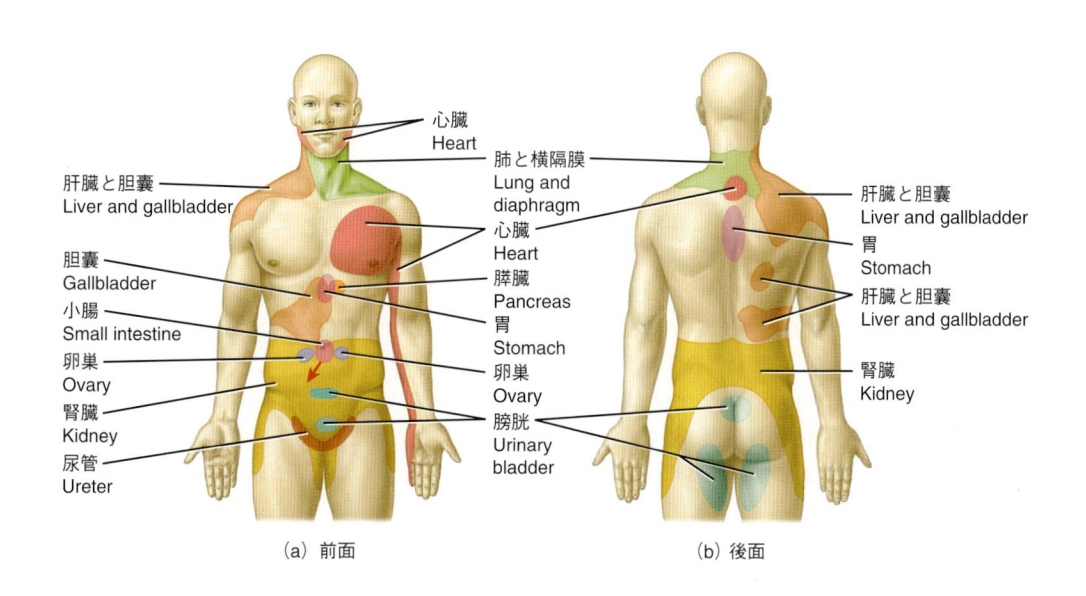

(a) 前面　　　(b) 後面

Q 関連痛の中で最も広い領域をもつのはどの内臓器官か？

鍼治療

　　鍼療法 acupuncture は，2000 年以上前に中国で開発された治療法である．それは，次のような考えに基づいている．すなわち，"**気 qi**"（chee と発音する）とよばれる生命エネルギーは，**経路 meridian** とよばれる経路に沿って身体中を流れている．鍼治療の術者は，病気は一つかそれ以上の経路に沿った"気"の流れが滞ったりバランスが崩れたりした時に起ると信じている．鍼治療は，"気"の流れをブロックせず正常化するために，細い鍼を皮膚やある特別な部位に刺入する．鍼治療を使用する主な目的は痛みを和らげることである．一説によると，鍼治療は，エンドルフィン，エンケファリン，ダイノルフィンなど（12.8 節 "神経伝達物質" 参照），鎮痛物質として機能する神経伝達物質の放出を刺激する感覚ニューロンを活性化することによって，痛みを和らげるという．それに対して，多くの西洋医学者は鍼のツボを神経，筋肉，結合組織を刺激する場所と考えている．研究結果では，鍼治療は適応の場所に無菌的な鍼を使用する訓練された鍼治療者によって行われる限りは安全な方法であるといわれている．それゆえ，医学界の多くのメンバーも痛みを和らげる伝統的な方法の役に立つものの一つとして鍼治療を考えている．

固有感覚

　　固有感覚 proprioceptive sensations（proprius ＝自分自身）は，proprioception ともよばれる．固有感覚があるために，自分自身の身体の部分の状態が眼でみなくとも認識できる．私たちの頭や四肢がどこに位置しているか，そして眼を使わなくともどう動いているかを知ることができる．その結果，目をつぶっても歩いたり，タイプしたり，服を着ることができるのである．**運動感覚 kinesthesia**（kin- ＝運動；-esthesia ＝知覚）は，身体の運動の知覚である．固有感覚は，**固有受容器 proprioceptors** とよばれる受容器から生ずる．筋（とくに姿勢筋）や腱の中にある固有受容器は，筋の収縮の程度，腱にかかる張力の強さ，関節の位置を知らせてくれる．内耳にある有毛細胞は，地面に対する頭部の傾きや運動した時の頭部の位置をモニターする固有受容器である．それらがどのようにして，バランスや平衡を維持するための情報を提供するのかは 17 章で述べる．ほとんどの固有受容器の順応は非常にゆっくりかつわずかなので，脳は持続的に異なる身体部位の位置に関する神経インパルスを受け取り，協調的な運動を確実に起すための調整を行う．

　　固有感覚はまた，**重量識別感覚 weight discrimination**，すなわち物体の重さを評価する能力をもたらす．この情報により課題を遂行するのに必要な筋の出力を決定することができる．例えばバッグをもち上げる時，すぐにその中に本が入っているか羽毛が入っているかわかって，それをもち上げるのに必要なだけの力を出す．

　　ここでは，3 つの種類の固有受容器すなわち骨格筋にある筋紡錘，腱にある腱器官，関節嚢にある関節運動感覚受容器について考察しよう．

筋紡錘　　**筋紡錘 muscle spindles** は，骨格筋の長さの変化をモニターし伸張反射（図 13.14 に示す）に関与する骨格筋内の固有受容器である．骨格筋の伸張に対して筋紡錘がどのくらい反応するかを調節することによって，脳は**筋緊張 muscle tone** の全体的なレベル，すなわち筋が静止状態にある時の軽度の収縮を設定する．

　　各々の**筋紡錘 muscle spindle** は，**錘内筋線維 intrafusal muscle fibers**（intrafusal ＝筋紡錘の内の）とよばれる 3 〜 10 本の特殊な筋線維に巻きついている数本の遅順応型感覚神経終末から構成されている．結合組織のカプセルが感覚神経終末と錘内筋線維をまとめて包んでおり，筋紡錘を筋内膜と筋周膜につないでいる（図 16.4）．筋紡錘は通常の骨格筋線維のあいだに散在し，それと並列に並んでいる．楽譜をみながら楽器を演奏する時のように，細かくコントロールされた指や眼の動きを引き起す筋には，筋紡錘が多量にある．粗大ではあるがより強い力を出す運動に関与する筋，例えば大腿四頭筋，大腿二頭筋では筋紡錘はわずかしかない．筋紡錘が欠如している唯一の骨格筋は中耳の小さな筋である．

　　筋紡錘の主な機能は**筋の長さ muscle length**，どのくらい筋が伸張したかを測定することである．急激であれ持続的であれ，錘内筋線維の中央の部分を伸長すると，感覚神経終末が刺激される．その結果生じる神経インパルスは中枢神経系へ伝えられる．筋紡錘からの情報は素早く大脳皮質の体性感覚野へ到達し，それによって四肢の位置や動きの意識的知覚が可能になる．それと同時に筋紡錘からのインパルスは小脳に伝わり，この入力は筋収縮を協調させるのに利用される．

　　錘内筋線維の中央部近くの感覚神経終末に加えて，筋紡錘には**ガンマ（γ）運動ニューロン gamma motor neurons** とよばれる運動ニューロンの軸索終末がある．これらの運動ニューロンは錘内筋線維の両端付近に終止し，筋の長さの変化に対する筋紡錘の緊張を調節する．例えば重りをもち上げることによって上腕二頭筋が収縮する時，ガンマ運動ニューロンは錘内筋線維の両端を刺激して軽く収縮させる．このことにより，錘内筋線維はピンとはり，たとえ筋紡錘の周囲の筋線維が収縮して，筋紡錘の緊張を減少させても，筋の伸張に対する筋紡錘の感受性を保っている．ガンマ運動ニューロンのインパルスの頻度が増加するに従って，筋紡錘はその中央部の伸張に対してより感受性が高くなる．

　　筋紡錘の周囲には，**錘外筋線維 extrafusal muscle**

図16.4 **2種類の固有受容器：筋紡錘と腱器官.** 筋長の変化を検知する筋紡錘では，感覚神経終末が錘内筋線維の中央部を包んでいる．筋の収縮力を検知する腱器官では，感覚神経終末が腱の張力の増加によって賦活される．図13.14 をみると，筋紡錘の伸張反射における脊髄との関係がわかるだろう．図13.15 では，腱器官の腱反射における脊髄の関係がわかるだろう．

固有受容器は身体の位置や運動の情報をもたらす．

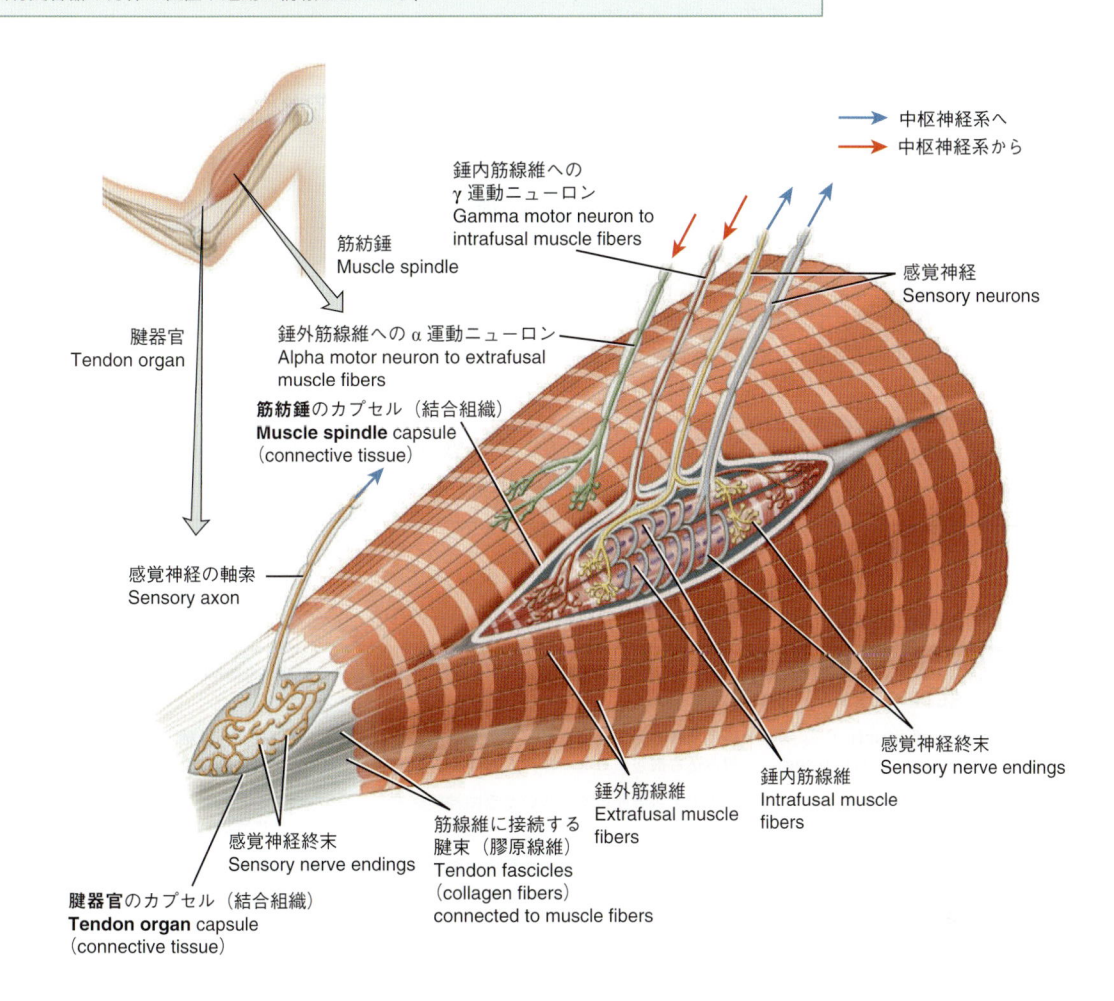

Q 筋紡錘はどのようにして賦活されるのか？

fibers（extrafusal ＝筋紡錘の外の）とよばれる通常の骨格筋線維がある．この筋線維は，**アルファ（α）運動ニューロン** alpha motor neurons とよばれる大型のニューロンの軸索である直径の大きいA線維によって支配されている．アルファおよびガンマ運動ニューロンともにその細胞体は脊髄前角（頭部の筋では脳幹に）にある．伸張反射では，筋紡錘の感覚神経のインパルスは脊髄や脳幹へ伝わり，同じ筋の錘外筋線維に接続するアルファ運動ニューロンを活動させる．このようにして，筋紡錘の活動は骨格筋の収縮を引き起こし，伸張を軽減する．

腱器官 **腱器官** tendon organ は腱と筋の接合部にあ

る．腱の反射（図13.15 参照）を引き起こすことによって，腱器官は腱とそれにつながる筋を過度の張力による損傷から守る（筋が収縮すると，その力は筋の両側の付着部を引き寄せる．この力が**筋の張力** muscle tension である）．腱器官は数個の**腱束** tendon fascicles（膠原線維の束）を包んでいる薄い結合組織のカプセルからなる（図16.4）．1本以上の感覚神経終末がこのカプセルに入り込んできて，膠原線維のあいだや周囲にからみついている．筋に張力がかかると，腱器官は，中枢神経系に伝導する神経インパルスを発生して，筋緊張の変化についての情報を提供する．その結果生じる腱反射は，筋を弛緩させることによって，筋張力を減少させる．

関節の運動感覚受容器 数種類の関節の**運動感覚受容器 joint kinesthetic receptors** が関節嚢の中や周囲に存在する．関節嚢にある自由神経終末とタイプⅡ皮膚機械受容器が圧に反応する．関節嚢の外の結合組織にある小さな層板小体（パチニ小体）は，関節の動きの加速，減速に反応する．関節の靭帯は，過剰な張力が関節にかかる時，連結した筋の反射的抑制を調節する腱器官と同様の受容器をもっている．

表 16.2 に体性感覚受容器とそれが伝える感覚を要約する．

チェックポイント

5. どの体性感覚受容器がカプセルに包まれているか．
6. ある体性感覚受容器は順応が遅く，別の体性感覚受容器は速いのはなぜか．
7. 精細な触覚を伝えるのはどの体性感覚受容器か．
8. 速い痛みは遅い痛みとどう違うか．

9. 関連痛とはなにか，それは内部障害を診断する上でどのように有用か．
10. 筋紡錘と腱器官によって筋の機能のどのような側面がモニターされているか．

16.3 体性感覚経路

目 標

- 体性感覚経路全般について述べる．
- 後索-内側毛帯路，前外側路，三叉神経視床路，脊髄小脳路，脊髄視床路の神経構成要素と機能について述べる．
- 一次体性感覚野の体部位局在について説明する．

体性感覚経路 somatic sensory（somatosensory）pathways は，体性感覚受容器からの情報を大脳皮質の

表 16.2 体性感覚受容器の要約

受容器の種類	受容器の構造と局在	感 覚	順応速度
触覚受容器 TACTILE RECEPTORS			
触覚小体 Corpuscles of touch（マイスネル小体 Meissner corpuscles）	無毛皮膚の真皮乳頭にあって，樹状突起の塊とそれを包み込む被包（カプセル）からなる．	触覚の開始，遅い振動感覚	速 い
毛根神経叢 Hair root plexuses	皮膚の毛包周囲に巻きついた自由神経終末．	毛を刺激する皮膚表面の触覚	速 い
タイプⅠ皮膚機械受容器 Type I cutaneous mechanoreceptors（触覚円板 tactile discs）	受け皿型の自由神経終末が表皮の触覚上皮細胞と接続する．	触覚，圧覚	遅 い
タイプⅡ皮膚機械受容器 Type II cutaneous mechanoreceptors（ルフィーニ小体 Ruffini corpuscles）	細長い被包が真皮の深層や靭帯，腱にある樹状突起を包んでいる．	皮膚の伸張	遅 い
層板小体 Lamellated corpuscles（パチニ小体 Pacinian corpuscles）	卵円形の層板状被包が樹状突起を包んだもので，真皮，皮下組織，粘膜下組織，関節，骨膜，内臓にある．	速い振動感覚	速 い
かゆみ，くすぐったさの受容器 Itch and tickle receptors	皮膚や粘膜にある自由神経終末．	かゆみとくすぐったさの感覚	速い，遅いの両方
温度受容器 THERMORECEPTORS			
温受容器と冷受容器 Warm receptors and cold receptors	皮膚と口腔や腟，肛門の粘膜にある自由神経終末．	温覚，冷覚	初期は速く，後に遅い
痛覚受容器 PAIN RECEPTORS			
侵害受容器 Nociceptors	脳を除く身体のすべての組織にある自由神経終末．	痛 覚	遅 い
固有受容器 PROPRIOCEPTORS			
筋紡錘 Muscle spindles	被包で包まれた錘内筋線維の中央部を感覚神経終末がとりまいているもので，大部分の骨格筋にみられる．	筋の長さ	遅 い
腱器官 Tendon organs	腱と筋の接合部にあり，膠原線維と感覚神経終末が被包に包まれている．	筋の張力	遅 い
関節の運動感覚受容器 Joint kinesthetic receptors	層板小体，タイプⅡ皮膚機械受容器，腱器官，自由神経終末．	関節の位置と動き	速 い

頭頂葉にある一次体性感覚野（中心後回）と小脳へ伝える．大脳皮質への体性感覚経路は，一次ニューロン，二次ニューロン，三次ニューロンという３つの種類の何千というニューロンのセットからなっている．情報の統合（処理過程）は経路にある各々のシナプスで行われる．

1. **一次ニューロン first-order (primary) neurons** は体性感覚受容器から脳幹や脊髄へインパルスを運ぶ．体性感覚経路の他のすべてのニューロンは中枢神経系内部に局在する介在細胞である．顔，鼻腔，口腔，歯，眼からの体性感覚インパルスは，**脳神経 cranial nerves** を通って脳幹に伝わる．頸，体幹，四肢，頭部の後面からの体性感覚インパルスは**脊髄神経 spinal nerves** を通って脊髄に伝播する．

2. **二次ニューロン second-order (secondary) neurons** は脳幹と脊髄から視床へインパルスを伝える．二次ニューロンの軸索は，視床に上行していく前に，脳幹あるいは脊髄で**交叉 decussate**（反対側へ横断）する．したがって，身体の片側からの体性感覚情報はすべて反対側の視床に到達する．

3. **三次ニューロン third-order (tertially) neurons** は視床から同側の一次体性感覚野へインパルスを伝える．神経インパルスが一次体性感覚野に到達すると，知覚が生じる．二次ニューロンの軸索は，脳幹や脊髄を通る時に交差するので，身体の片側の体性感覚は，**反対側の opposite 脳**の一次体性感覚野によって知覚される．

特別な感覚あるいは運動の一部をなすニューロンが他のニューロンとシナプスを形成する中枢神経系内の領域は，神経信号が中枢神経系内の一つの領域から別の領域へ中継されるので，**中継所 relay stations** とよばれる．例えば，多くの感覚経路のニューロンは，視床のニューロンとシナプス接続をするため，視床は主な中継所として機能する．視床に加えて，脊髄や脳幹を含む中枢神経系内の他の多くの部位が中継所として機能することができる．

体性感覚のインパルスは，通常３つの経路を経て大脳皮質へ上行する：(1) 後索–内側毛帯路，(2) 前外側（脊髄視床）路，(3) 三叉神経視床路である．脊髄に入る体性感覚インパルスは脊髄小脳路を介して小脳に到達する．

後索–内側毛帯路から皮質へ

四肢，体幹，頸部，後頭部からの触覚，圧覚，振動覚，意識にのぼる固有感覚の神経インパルスは，**後索–内側毛帯路 posterior funiculus-medial lemniscus pathway** (lemniscus ＝リボン；図 16.5) を通って大脳皮質へ上

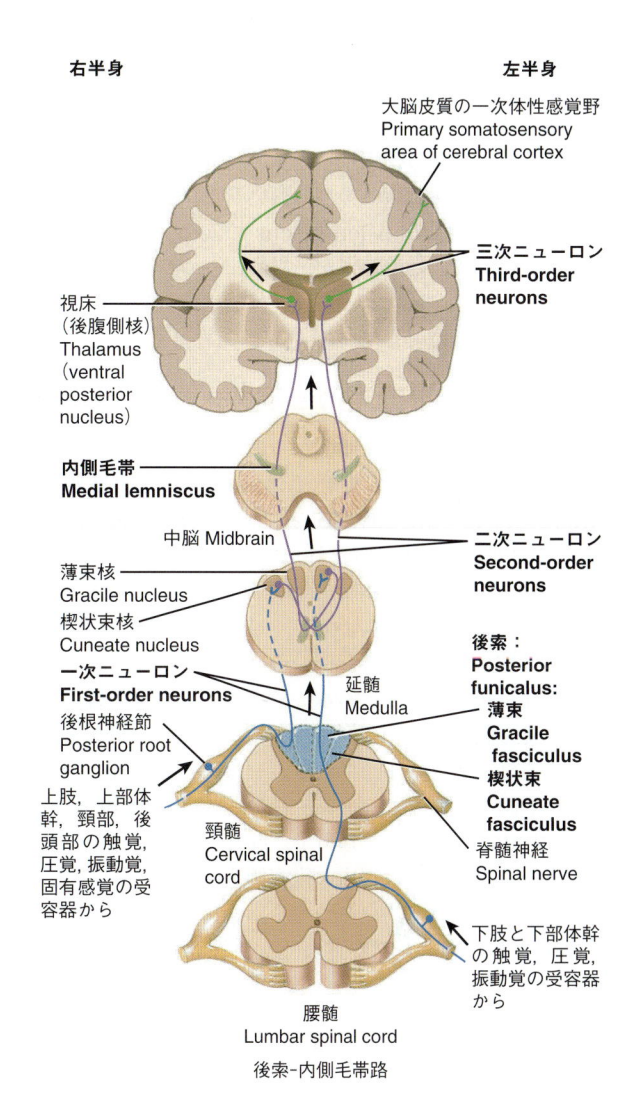

図 16.5 後索–内側毛帯路．

後索–内側毛帯路は，四肢，体幹，頸部，後頭部からの触覚，圧覚，振動覚および意識にのぼる固有感覚を大脳皮質へ伝える．

右半身　　　　　　　　　　　　　　　　左半身

大脳皮質の一次体性感覚野
Primary somatosensory area of cerebral cortex

三次ニューロン
Third-order neurons

視床（後腹側核）
Thalamus (ventral posterior nucleus)

内側毛帯
Medial lemniscus

中脳 Midbrain

二次ニューロン
Second-order neurons

薄束核
Gracile nucleus

楔状束核
Cuneate nucleus

一次ニューロン
First-order neurons

延髄
Medulla

後根神経節
Posterior root ganglion

上肢，上部体幹，頸部，後頭部の触覚，圧覚，振動覚，固有感覚の受容器から

頸髄
Cervical spinal cord

後索：
Posterior funiculus:
薄束
Gracile fasciculus
楔状束
Cuneate fasciculus

脊髄神経
Spinal nerve

下肢と下部体幹の触覚，圧覚，振動覚の受容器から

腰髄
Lumbar spinal cord

後索–内側毛帯路

Q 後索を形成する２つの大きな経路はなにか？

行していく．この経路の名前は，インパルスを運ぶ２つの白質の伝導路，すなわち脊髄の後索と脳幹の内側毛帯に由来する．

後索–内側毛帯路の一次ニューロンの軸索は，四肢体幹，頸部，後頭部の感覚受容器から脊髄へ伸びて身体の同側を延髄へ向かって上行していく．これらの一次ニューロンの細胞体は脊髄神経の後根神経節にある．脊髄でこれらの軸索は**薄束 gracile fasciculus** と**楔状束 cuneate fasciculus** の２つの部分からなる**後索**

posterior（dorsal）**funiculus** を形成する．一次ニューロンの軸索終末は，延髄の薄束核と楔状束核に細胞体がある二次ニューロンとシナプスをつくる．頸，上肢，上胸部からの触覚，圧覚，振動覚，意識にのぼる固有感覚の神経インパルスは，楔状束の軸索を伝わって，楔状束核に到達する．下部体幹，下肢からの触覚，圧覚，振動覚，固有感覚の神経インパルスは，薄束の軸索を伝わって，薄束核に到達する．

二次ニューロンの軸索は，延髄の反対側へ交叉し，延髄から視床の後腹側核へ伸びる薄いリボン状の投射路である**内側毛帯 medial lemniscus** に入る．視床では，二次ニューロンの軸索終末が三次ニューロンとシナプスをつくっており，三次ニューロンは軸索を大脳皮質の一次体性感覚野に投射している．

前外側（脊髄視床）路から皮質へ

四肢，体幹，頸部，後頭部からの痛覚，温度感覚，かゆみ，くすぐったさの神経インパルスは，**前外側路 anterolateral pathways** あるいは**脊髄視床路 spinothalamic pathways** を通って大脳皮質へ上行する．後索-内側毛帯路と同様に，前外側路は3つのニューロンのセットからなる（図 16.6）．一次ニューロンは頸部，体幹，四肢の受容器を脊髄につなげる．一次ニューロンの細胞体は後根神経節にある．一次ニューロンの軸索終末は，その細胞体が脊髄後角にある二次ニューロンとシナプスをつくっている．二次ニューロンの軸索は，脊髄の反対側に交叉する．それから，**脊髄視床路 spinothalamic tract** を通って，脳幹へと上行する．二次ニューロンの軸索は視床の後腹側核に終り，そこで三次ニューロンとシナプスをつくる．三次ニューロンの軸索は視床と同側の大脳皮質の一次体性感覚野に投射する．

三叉神経視床路から皮質へ

顔面，鼻腔，口腔，歯からの大部分の体性感覚（触覚，温度感覚，痛覚）の神経インパルスは，**三叉神経視床路 trigeminothalamic pathway** を通って大脳皮質へ上行する．三叉神経視床路の一次ニューロンは，顔面，鼻腔，口腔，歯の体性感覚受容器から，三叉神経（V）を介して橋へ伸びる（図 16.7）．これらの一次ニューロンの細胞体は三叉神経節にある．いくつかの一次ニューロンの軸索終末は，橋において二次ニューロンとシナプスをつくっている．他の一次ニューロンの軸索は，二次ニューロンとシナプスをつくるために延髄へ下行する．二次ニューロンの軸索は，橋，延髄の対側へ交叉して，視床の後腹側核へと**三叉神経視床路 trigeminothalamic tract** を上行する．視床において，二次ニューロンの軸索終末は三次ニューロンとシナプスをつくり，それは，

図 16.6 前外側（脊髄視床）路.

> 前外側（脊髄視床）路は，四肢，体幹，頸部，後頭部からの痛覚，冷覚，温覚，かゆみ，くすぐったさを大脳皮質へ伝える.

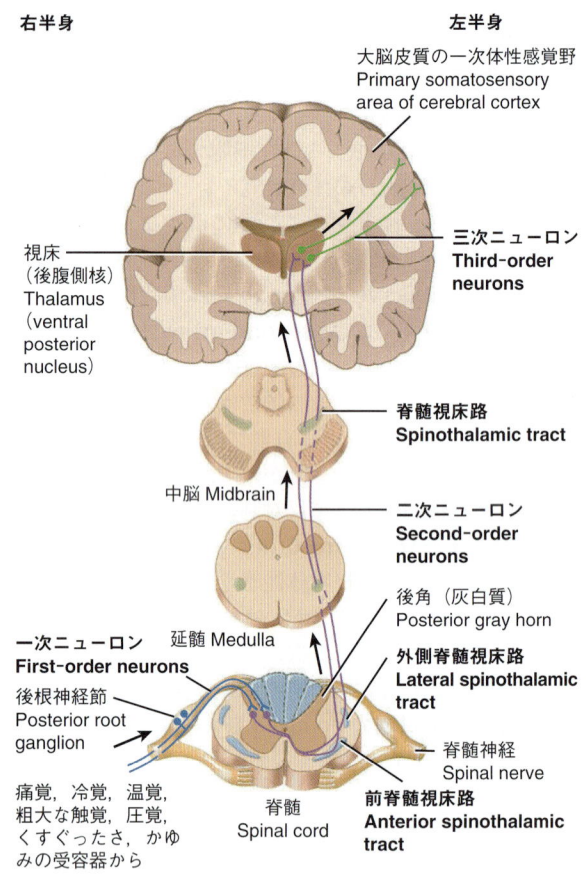

前外側（脊髄視床）路

Q 右外側脊髄視床路の損傷によってどのような種類の感覚障害が起るか？

視床と同側の大脳皮質の一次体性感覚野へ投射する．

一次体性感覚野の局在

大脳皮質の特定の領野が身体の特定の部位からの体性感覚入力を受ける．大脳皮質の他の特定の領野が身体の特定の部位の運動を指示する出力を出す．**体性感覚の局在図 somatic sensory map** と**運動の局在図 somatic motor map** は，さまざまな身体部位とこれらの大脳皮質領野の関係を示すものである．

神経インパルスが，大脳皮質の頭頂葉中心後回にある**一次体性感覚野 primary somatosensory area**（図 14.15 の ❶ 〜 ❸）に到達すると，体性感覚の生じた部

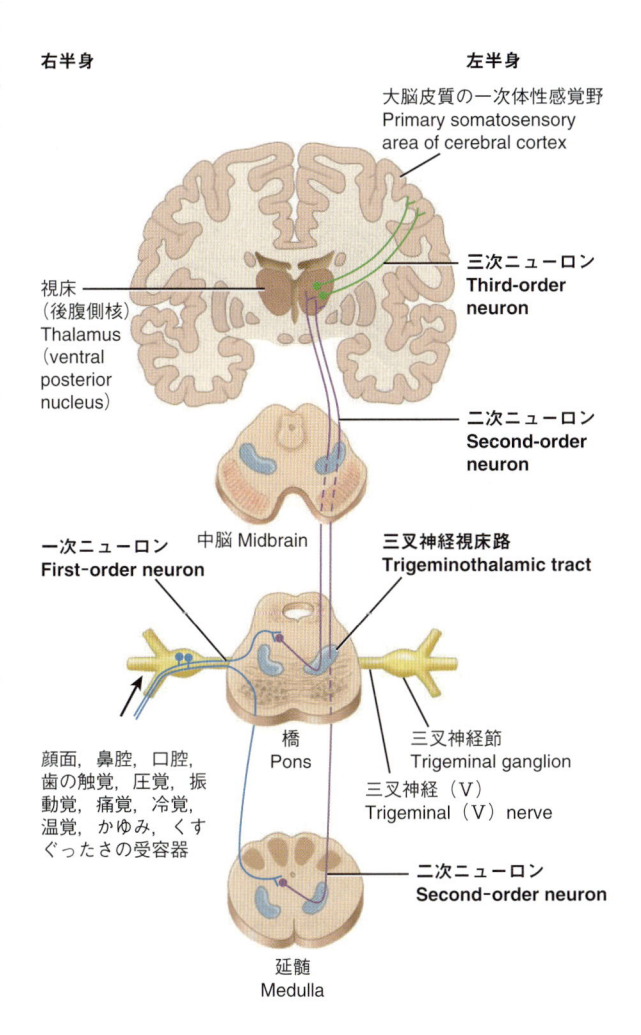

図16.7　三叉神経視床路.

三叉神経視床路は，顔面，鼻腔，口腔，歯からのほとんどの感覚（触覚，温度感覚，痛覚，固有感覚）の神経インパルスを伝える.

右半身

左半身

大脳皮質の一次体性感覚野
Primary somatosensory
area of cerebral cortex

三次ニューロン
Third-order neuron

視床
（後腹側核）
Thalamus
(ventral
posterior
nucleus)

二次ニューロン
Second-order neuron

一次ニューロン
First-order neuron

中脳 Midbrain

三叉神経視床路
Trigeminothalamic tract

顔面，鼻腔，口腔，歯の触覚，圧覚，振動覚，痛覚，冷覚，温覚，かゆみ，くすぐったさの受容器

橋
Pons

三叉神経節
Trigeminal ganglion

三叉神経（V）
Trigeminal（V）nerve

二次ニューロン
Second-order neuron

延髄
Medulla

Q 顔の左半分の大部分の体性感覚のインパルスを橋へ伝えるのはどの脳神経か？

位が正確に特定される．この領野の各々の領域は，身体の異なる部位からの感覚入力を受ける．図16.8aの地図は，右の大脳半球の体性感覚野における左半身のさまざまな部位からの体性感覚信号の行き先を図示している．左半球には右半身からの感覚入力を受ける同様な一次体性感覚野がある.

　身体のいくつかの部位—主に唇，顔，舌そして手指—は体性感覚野の広い領域に入力を供給していることに注

意しよう．体幹や下肢のような身体の他の部位はもっと狭い皮質領域へ投射している．体性感覚野におけるこれらの領域の相対的な大きさは，身体の対応する部位にある特殊化した感覚受容器の数に比例している．例えば唇の皮膚にはたくさんの感覚受容器があるが，体幹の皮膚にはわずかしかない．この身体の歪んだ体性感覚局在は，**感覚ホムンクルス sensory homunculus**（＝ふつうの人）として知られている．ある身体部位を再現する皮質領域の大きさは，それに対応する身体部位から受け取る感覚インパルスの量によって，いくぶん拡大したり縮小したりする．例えば点字を読むことを学習した人たちは，体性感覚野の指先を再現する領域がより拡大する.

小脳への体性感覚経路

　脊髄の2つの伝導路—**前脊髄小脳路 anterior spinocerebellar tract** と **後脊髄小脳路 posterior spinocerebellar tract**—が，固有感覚のインパルスが小脳へ到達する主要な経路である．意識にはのぼらなくともこれらの2つの経路を通って小脳に至る感覚インパルスは，姿勢，平衡，熟練（洗練さ）を要する運動の協調に重要である.

　表16.3に脊髄の主要な体性感覚の伝導路と脳内の経路を要約する.

＄臨床関連事項

梅　毒

　梅毒 syphilis は性行為により感染する病気で，トレポネーマ・パリダム *Treponema pallidum* というスピロヘータ科の細菌群の一つが原因である．これは感染症なので，抗菌薬で治療できる．もし治療されなければ第三期梅毒の典型的な例では，神経機能を衰弱させるような神経症状が出る．結果としてよくみられるのは，後索，後脊髄小脳路，後根を含む脊髄後部の進行性の変性である．体性感覚は消失し，固有感覚のインパルスが小脳に到達できなくなるので，歩行は非協調的でぎくしゃくとしたものとなる.

チェックポイント

11. 後索-内側毛帯路と前外側（脊髄視床）路，三叉神経視床路の機能的な違いはなにか.

12. 一次体性感覚野において，最も大きな再現部位をもつのは身体のどの部分か.

13. どの種類の感覚情報が脊髄小脳路で運ばれるのか．そして，その機能はなにか.

図 16.8 **右半球大脳皮質の体性感覚および運動の局在図．** 右大脳半球の一次体性感覚野（中心後回）(a) と一次運動野（中心前回）(b)．左半球も同様の局在を示す（Penfield と Rasmussen による）．

> 体表面の各部位は，一次体性感覚野と一次運動野の両方で，特定の領域と対応している．

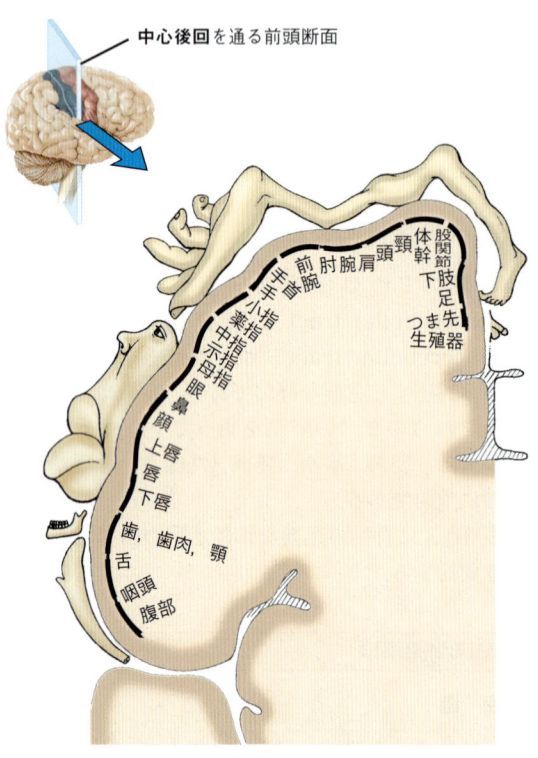

（a）右大脳半球の一次体性感覚野の前頭断面

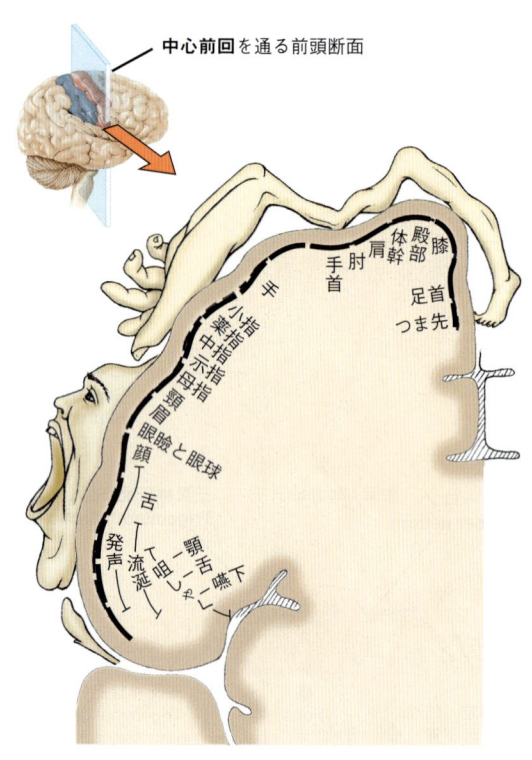

（b）右大脳半球の一次運動野の前頭断面

Q 体性感覚野と運動野における身体部位の再現は，手についてはどのようになっているか，比較しなさい．またこの相違はなにを意味するか？

表 16.3 **主な体性感覚伝導路**

経路と局在	経路の機能
後索： Posterior funiculus: 薄束 Gracile fasciculus 楔状束 Cuneate fasciculus 脊髄 Spinal cord	**後索-内側毛帯路：楔状束 cuneate fasciculus** は上肢，上部体幹，頸部，後頭部からの触覚，圧覚，振動覚，意識にのぼる固有感覚のインパルスを伝える．**薄束 gracile fasciculus** は下肢，下部体幹からの触覚，圧覚，振動覚，意識にのぼる固有感覚の神経インパルスを伝える．身体の一側からの一次ニューロンの軸索は，同側の後索を形成し，延髄に終る．そこで二次ニューロンの細胞体とシナプスをつくる．二次ニューロンの軸索は交叉し，反対側の**内側毛帯 medial lemniscus** に入る．そして視床へと伸びる．三次ニューロンは視床から一次体性感覚野（刺激された部位とは反対側）にインパルスを伝える．

経路と局在	経路の機能
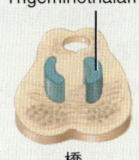 外側脊髄視床路 Lateral spinothalamic tract 脊髄 Spinal cord 前脊髄視床路 Anterior spinothalamic tract	**前外側の経路**：四肢，体幹，頸部，後頭部からの痛覚，冷覚，温覚，かゆみ，くすぐったさのインパルスを伝える．身体の一側からの一次ニューロンの軸索は，二次ニューロンの樹状突起や細胞体に同側の後角灰白質でシナプスをつくる．二次ニューロンの軸索は交叉し，反対側の内側毛帯に入る．そして視床へと伸びる．三次ニューロンは，視床から一次体性感覚野（刺激された反対側）へ神経インパルスを伝える．
三叉神経視床路 Trigeminothalamic tract 橋 Pons	**三叉神経視床路**：顔面，鼻腔，口腔，歯からの触覚，圧覚，振動覚，痛覚，冷覚，温覚，かゆみ，くすぐったさを伝える．半側の頭部からの一次ニューロンは頭部と同側の延髄と橋の二次ニューロンの細胞体や樹状突起とシナプスをつくる．二次ニューロンの軸索は交叉し，反対側の三叉神経視床路へ入り，視床へ伸びる．三次ニューロンは，視床から，一次体性感覚野（刺激と反対側）にインパルスを伝える．
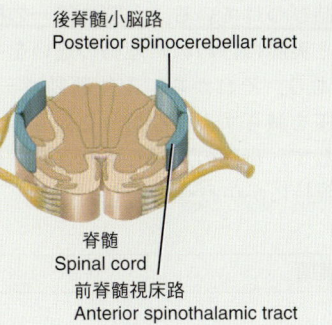 後脊髄小脳路 Posterior spinocerebellar tract 脊髄 Spinal cord 前脊髄視床路 Anterior spinothalamic tract	**前および後脊髄小脳路**：身体の一側の体幹，四肢の固有受容器からのインパルスを同側の小脳に伝える．固有感覚入力は小脳に，実際の運動を伝え，その運動の協調，円滑さ，熟練（洗練さ）を可能にし，姿勢やバランスを維持する．

16.4 身体運動の制御

目 標

- 下位運動ニューロンを制御するさまざまな種類のニューロンの局在と機能を同定する．
- 大脳皮質，脳幹，大脳基底核と小脳がどのように運動に関与しているか説明する．
- 直接，間接の運動経路の局在と機能を比較する．

脳や脊髄の神経回路が，すべての随意運動，不随意運動を編成している．運動を制御するすべての興奮性，抑制性の信号は，最終的に，脳幹や脊髄から軸索を伸ばして頭部や身体の骨格筋を支配している運動ニューロンに収束する．これらのニューロンは，その細胞体が**下位** lower 中枢神経系（脳幹，脊髄）にあるため，**下位運動ニューロン** lower motor neurons（LMNs）ともいわれる．下位運動ニューロンの軸索は脳幹からは**脳神経** cranial nerves を通って顔面や頭部の骨格筋を神経支配する．脊髄からは下位運動ニューロンの軸索が**脊髄神経** spinal nerves を通って四肢や体幹の骨格筋を支配する．下位運動ニューロンのみが中枢神経系から骨格筋線維へ出力を出している．こういう理由で，これは**最終共通路** final common pathway ともよばれる．

4つの別個であるが相互に強く作用しあう神経回路のニューロンは，下位運動ニューロンへ入力を供給することによって，運動制御に関与している（図 16.9）：

❶ **局所回路ニューロン**．下位運動ニューロンには，**局所回路ニューロン** local circuit neurons とよばれる近傍の介在ニューロンからの入力が入る．これらのニューロンは，脳幹や脊髄で下位運動ニューロンの細胞体に近接して存在する．局所回路ニューロンは，侵

図16.9　**下位運動ニューロンを制御する神経回路.** 下位運動ニューロンは，❶ 局所回路ニューロン（紫色の矢印）と❷ 大脳皮質と脳幹の上位運動ニューロン（緑色の矢印）から入力を直接受ける．神経回路は，❸ 大脳基底核のニューロンと❹ 小脳のニューロンを含み，上位運動ニューロンの活動を調節する（赤色の矢印）．

> 下位運動ニューロンは，骨格筋への出力がすべてなので，このニューロンは最終共通路とよばれる．

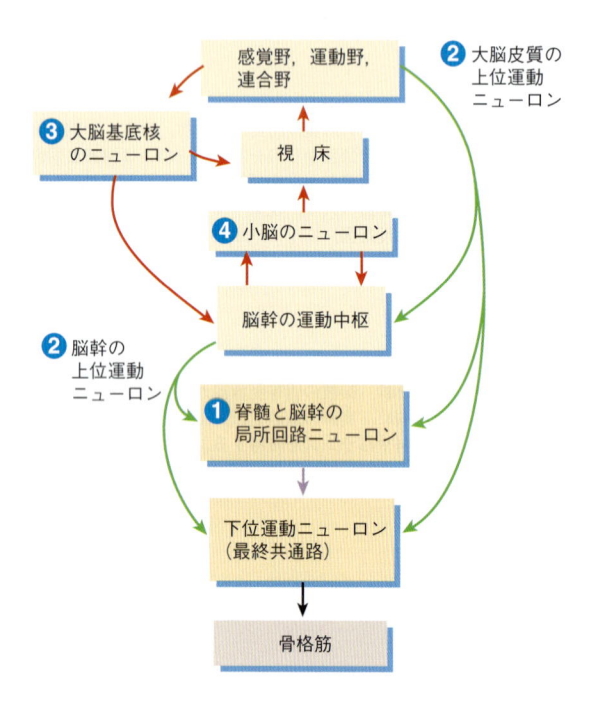

Q 大脳皮質の上位運動ニューロン機能は，脳幹の上位運動ニューロンの機能とどのように異なるか？

害受容器や筋紡錘のような体性感覚の受容器からも脳の高次中枢からも入力を受ける．これらは，歩行時に起る下肢の交互の屈曲，伸展のように，特定の筋群の律動的な活動を協調させることに関与している．

❷ **上位運動ニューロン.** 局所回路ニューロンも下位運動ニューロンも**上位運動ニューロン***upper motor neurons（UMNs），つまり中枢神経系**上部** upper にある運動情報処理中枢に細胞体をもつニューロンから入力を受ける．大部分の上位運動ニューロンは，局所回路ニューロンとシナプスをつくり，局所回路ニューロンはさらに下位運動ニューロンとシナプスをつくる．わずかな上位運動ニューロンが下位運動

---

* 上位運動ニューロンは，実際は介在ニューロンであり，真の運動ニューロンではない：その細胞体が中枢神経系の上部に発していて，下位運動ニューロンの活動を制御しているためにそのように名づけられている．下位運動ニューロンのみが真の運動ニューロンである．なぜなら中枢神経系から末梢の骨格筋に活動電位を伝えるからである．

ニューロンと直接シナプスをつくる．大脳皮質の上位運動ニューロンは，随意運動の計画，遂行にきわめて重要である．他の上位運動ニューロンは，前庭神経核，網様体，上丘，赤核などの脳幹の運動中枢から発する．脳幹の上位運動ニューロンは，姿勢，バランス，筋緊張を制御するのを助け，頭部と体幹の反射運動に関与する．

❸ **大脳基底核のニューロン.** **大脳基底核のニューロン** basal nuclei neurons は，上位運動ニューロンへ入力を供給することにより運動を助ける．神経回路が，大脳基底核と大脳皮質の運動野，視床，視床下核，黒質を相互に結びつけている．この回路は，運動の開始や終了を助け，不必要な運動の抑制，筋緊張を正常なレベルに保つ働きがある．

❹ **小脳のニューロン.** **小脳のニューロン** cerebellar neurons もまた，上位運動ニューロンの活動を制御することによって運動を助ける．神経回路は，小脳と大脳皮質の運動野（視床を経由して）および脳幹を相互に結びつけている．小脳の第一の機能は意図した運動と実際に行われた運動の違いをモニターすることである．それから，上位運動ニューロンに，運動の誤差を減らすような指令を発する．小脳はこのようにして，身体の運動を協調させ，正常な姿勢と平衡の維持にかかわっている．

⚕ 臨床関連事項

麻　痺

下位運動ニューロンの傷害や疾患で，身体の同側の筋に**弛緩性麻痺** flaccid paralysis が生ずる．そのニューロンに支配されていた筋の随意運動も反射性活動もなくなり，筋緊張は減弱するか消失し，筋はたるんで弛緩したままになる．大脳皮質の**上位運動ニューロン**の傷害や疾患は，身体の反対側の**痙性麻痺** spastic paralysis を引き起す．この状態では，筋緊張は増加し，反射は亢進し，バビンスキー徴候（13.7 節 "臨床関連事項：反射と神経学的診断" 参照）のような病的な反射が出現する．

大脳皮質による運動の制御

身体の運動の制御は大脳皮質運動野に始まる運動の経路を含む．それは以下の２つの領域，**運動前野** premotor area（図 14.15 の前頭葉❻）と**一次運動野** primary motor area（図 14.15 の前頭葉の中心前回❹）である．

運動前野　身体の運動，における**運動前野** premotor area の役割は以下のようである．身体のある部分を動かそうという考えや意欲が，前頭前野，体性感覚連合野，

聴覚連合野，視覚連合野などのような1つ以上の大脳皮質連合野に発生する（図 14.15 参照）．この情報が大脳基底核に送られ，そこでその情報は処理され，視床へ送られてそれから運動前野に送られ，そこで運動の計画がつくられる．この計画とは，どの骨格筋を収縮させるか，どのくらい強く収縮させる必要があるか，そしてどの順序で，などである．運動前野からその計画は一次運動野に実行のために伝えられる．運動前野はまた，学習した運動活動の情報を貯蔵している．一次運動野の適切なニューロンを賦活することによって，運動前野は特定の順序で特定の骨格筋を活動させる．

一次運動野　一次運動野 primary motor area は随意運動の実行を制御する主な領域である．一次運動野のどの領域の電気刺激も身体の反対側の骨格筋の収縮を引き起す．一次運動野は，短くまとめると脊髄や脳幹に伸びる下行路を形成することによって，骨格筋を制御するのである．一次体性感覚野における体性感覚の再現と同様に，一次運動野における身体部位の"マップ"が存在する．運動野の各々の部位が身体の各々の異なった領域の筋線維を支配している．一次運動野では筋が支配する領域の大きさは平等ではない（図 16.8 b 参照）．一次運動野のより大きな領域が，熟練した複雑な繊細な運動に関与している．親指，その他の手の指，口唇，舌，声帯は広い領域をもっているが，体幹はより小さな再現部位しかもっていない．この身体の歪んだ筋局在は，**運動ホムンクルス motor homunculus** といわれている．

直接運動経路　上位運動ニューロンの軸索は，2つの経路（直接経路と関節経路）を介して脳から下位運動ニューロンへ伸びている．**直接運動経路 direct motor pathways** は，大脳皮質から直接に伸びる軸索によって下位運動ニューロンに入力している．**間接運動経路 indirect motor pathways** は，脳幹の運動中枢から下位運動ニューロンへと入力を送っている．直接，間接経路の両方が下位運動ニューロンで活動電位を生じさせ，骨格筋の収縮を引き起す．

　随意運動の活動電位は，**直接運動経路 direct motor pathways** を介して大脳皮質から下位運動ニューロンへと伝播する．**錐体路 pyramidal pathways** として知られるように，直接運動経路は一次運動野や運動前野の錐体細胞から，下降する軸索からなっている．**錐体細胞 pyramidal cells** は錐体の形の細胞体をもった上位運動ニューロンである（図 12.4 b 参照）．それらは大脳皮質からの主な出力細胞である．直接運動経路は，皮質脊髄路と皮質延髄路から構成される．

皮質脊髄路　皮質脊髄路 corticospinal pathways は四肢と体幹を制御するインパルスを伝える．大脳皮質の上位運動ニューロンの軸索が**皮質脊髄路 corticospinal tracts** を形成し，大脳の**内包 internal capsule** と中脳の大脳脚を通り下行する．延髄においては，皮質脊髄路の軸索束は，**錐体 pyramids** として知られる腹側の膨大部を形成する．皮質脊髄路の軸索の約90％は，延髄で**反対側 contralateral** に**交叉 decussate** する．**同側 ipsilateral** に留まる10％は，最終的には脊髄レベルで交叉し，そこで介在ニューロンや下位運動ニューロンとシナプスをつくる．このように，右の大脳皮質は身体の左側のほとんどの筋を制御し，左の大脳皮質は右半身の筋を制御する．皮質脊髄路には2つの種類があり，外側皮質脊髄路と前皮質脊髄路である．

1. **外側皮質脊髄路**．延髄で交叉する上位運動ニューロンの軸索は脊髄の左右の側索で**外側皮質脊髄路 lateral corticospinal tracts** を形成する（図 16.10 a）．これらの軸索は，脊髄前角灰白質において局所回路のニューロンあるいは下位運動ニューロンとシナプスをつくる．これらの下位運動ニューロンは脊髄神経の前根として脊髄を出て，四肢遠位部の運動を支配する骨格筋に終止する．遠位筋は，手や足の正確で機敏で高度に熟練を要する運動を可能にしている．例を挙げると，シャツのボタンをはめたり，ピアノを弾いたりするために必要な運動である．

2. **前皮質脊髄路**．皮質脊髄路の軸索のうち延髄で交叉しないものが左右の前索で**前皮質脊髄路 anterior corticospinal tracts** を形成する（図 16.10 b）．これらの軸索には脊髄の各レベルで，白交連を通って交叉するものがあり，前角で介在ニューロンあるいは下位運動ニューロンとシナプスをつくる．これらの下位運動ニューロンの軸索は脊髄神経の前根を通って脊髄を出ていく．これらの軸索は体幹や四肢近位部の動きを制御する骨格筋に終止する．

皮質延髄路　皮質延髄路 corticobulbar pathway は頭部の骨格筋を制御するインパルスを伝える．大脳皮質からの上位運動ニューロンの軸索は，大脳皮質から脳幹へ下行する**皮質延髄路 corticobulbar tracts** を形成し，内包や中脳の大脳脚を通り皮質脊髄路とともに下行する（図 16.11）．皮質延髄路の軸索には交叉するものと，しないものがある．その軸索は脳幹にある9対の脳神経：動眼神経（III），滑車神経（IV），三叉神経（V），外転神経（VI），顔面神経（VII），舌咽神経（IX），迷走神経（X），副神経（XI），舌下神経（XII）の運動核に終止する．脳神経の下位運動ニューロンは眼や舌，頸部の精密で随意的な運動に加えて，咀しゃく運動，顔面の表情，会話や

図 16.10 直接運動経路：皮質脊髄路.

> 皮質脊髄路は，四肢，体幹の筋の制御のための神経インパルスを伝える．

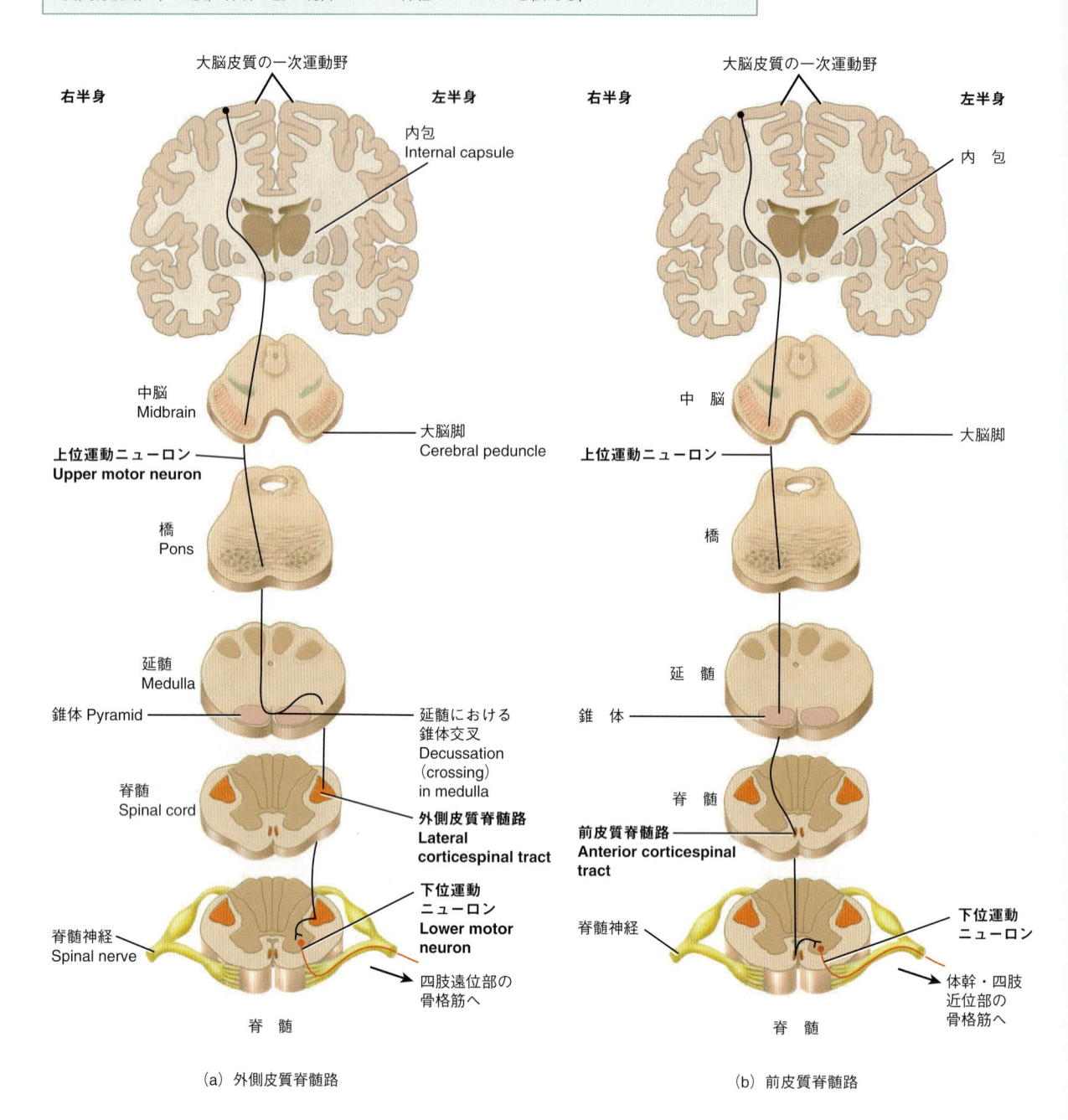

（a）外側皮質脊髄路　　　　　　　　（b）前皮質脊髄路

Q 四肢遠位部の筋収縮を引き起す神経インパルスを伝えるのはどの経路か？

嚥下も制御する．

脳幹による運動の制御

　脳幹は運動制御のもう一つの重要な領域である．それは身体運動の制御を助ける4つの主要な運動中枢から

なる．

　（1）橋・延髄の**前庭神経核** vestibular nuclei；（2）脳幹全体に存在する**網様体** reticular formation；（3）中脳の**上丘** superior colliculus；（4）中脳にある**赤核** red nucleus である（図 16.12）．

図16.11 **直接運動経路：皮質延髄路.** 単純化するために 2 つの脳神経だけを描いている.

> 皮質延髄路は頭部の骨格筋を制御する神経インパルスを伝える.

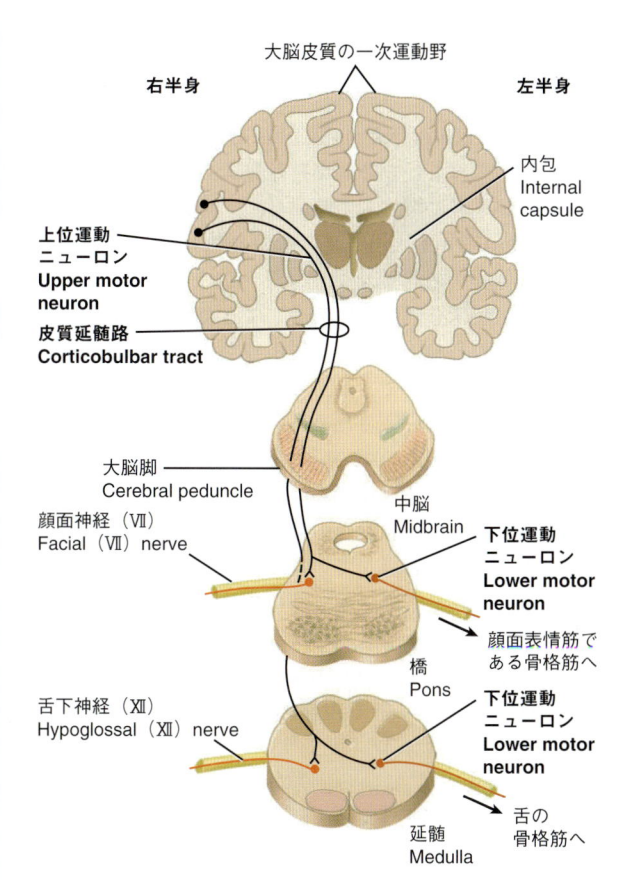

大脳皮質の一次運動野

右半身　　　　　　　　　**左半身**

内包
Internal capsule

上位運動
ニューロン
Upper motor neuron

皮質延髄路
Corticobulbar tract

大脳脚
Cerebral peduncle

中脳
Midbrain

顔面神経（Ⅶ）
Facial（Ⅶ）nerve

**下位運動
ニューロン
Lower motor neuron**

顔面表情筋である骨格筋へ

橋
Pons

舌下神経（Ⅻ）
Hypoglossal（Ⅻ）nerve

**下位運動
ニューロン
Lower motor neuron**

舌の
骨格筋へ

延髄
Medulla

Q 皮質延髄路の軸索はどの脳神経の運動核に終止するか？

臨床関連事項

筋萎縮性側索硬化症

　筋萎縮性側索硬化症 amyotrophic lateral sclerosis（ALS；a ＝なしの；-myo- ＝筋；-trophic ＝栄養）は，進行性の変性疾患で，大脳皮質の運動野，側索にある上位運動ニューロンの軸索（皮質脊髄路や赤核脊髄路），そして下位運動ニューロンの細胞体を冒し，進行性の筋力低下と筋萎縮を引き起す．ALS は手や腕を支配する脊髄の部分に始まることが多いが，急速に広がって全身や顔の部分も冒される．知能や感覚の障害はない．典型的な例では 2 年から 5 年で死に至る．ALS は，1941 年 37 歳で亡くなったニューヨーク・ヤンキースの選手にちなんで一般に，**ルー・ゲーリック病** Lou Gehrig's disease という名でも知られている．

図16.12 **間接運動経路.** 単純化のために前庭神経核は橋のみに，網様体は延髄のみに，網様体脊髄路は脊髄のみに示している.

> 全般的に間接運動経路は，姿勢，バランス，筋緊張，頭部と体幹の反射運動を制御する不随意運動を引き起すための活動電位を伝える.

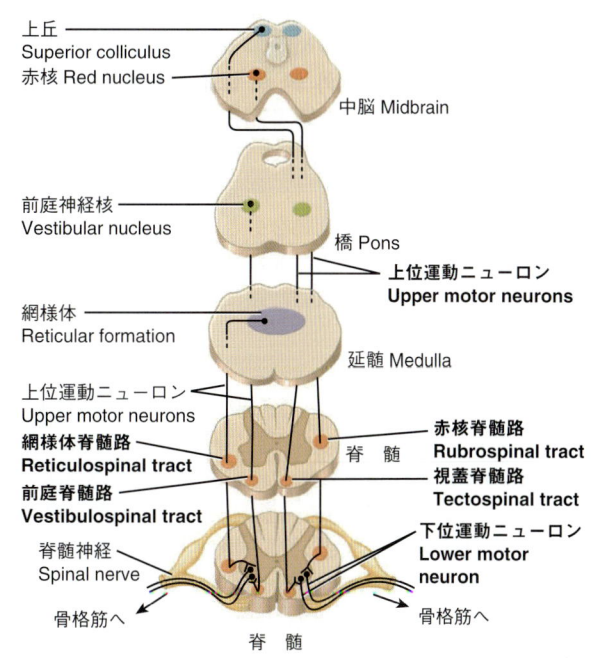

上丘
Superior colliculus
赤核 Red nucleus

中脳 Midbrain

前庭神経核
Vestibular nucleus

橋 Pons

**上位運動ニューロン
Upper motor neurons**

網様体
Reticular formation

延髄 Medulla

上位運動ニューロン
Upper motor neurons

網様体脊髄路
Reticulospinal tract

赤核脊髄路
Rubrospinal tract

視蓋脊髄路
Tectospinal tract

脊髄

前庭脊髄路
Vestibulospinal tract

脊髄神経
Spinal nerve

**下位運動ニューロン
Lower motor neuron**

骨格筋へ　　　　　　　　　　骨格筋へ

脊髄

Q 赤核脊髄路は他の間接運動経路とどのように異なっているか？

　遺伝的変異がすべての ALS 症例の約 15％の原因である（家族性 ALS）．非遺伝性（散発的）の ALS にはいくつかの複合的な要因があるようである．一説では，正常の場合には神経伝達物質を不活性化して再利用するタンパク質の変異によって，運動ニューロンによって放出された神経伝達物質のグルタミン酸がシナプス間隙で増加するためであるという．グルタミン酸の過剰は，運動ニューロンの機能不全を起し，ついに死滅させる．リルゾールという薬剤は，ALS の治療に用いられるが，グルタミン酸の放出を減少させることによって運動ニューロンの損傷を減弱させる．他の要因，フリーラジカル，自己免疫反応，ウイルス感染，神経成長因子の欠損，アポトーシス（プログラム細胞死），環境汚染，外傷なども運動ニューロンの損傷を起すものに含まれるであろう．

　ALS の治療にはリルゾールに加えて，疲労や筋肉痛，痙縮，過剰唾液分泌，不眠などの症状を改善する薬剤が用いられる．他の治療は理学療法士，作業療法士，言語聴覚士，栄養士，ソーシャルワーカー，そして家庭介護やホスピスナースによって与えられる支持療法のみである．

間接運動経路　間接運動経路 indirect motor pathways は錐体外路 extrapyramidal pathways として知られ，皮質脊髄路と皮質延髄路を除くすべての運動性伝導路を含む．上位運動ニューロンの軸索は，脳幹のさまざまな運動中枢から脊髄の主な5つの経路へ下行していき，局所回路ニューロンや下位運動ニューロンに終止する．これらの伝導路は**赤核脊髄路** rubrospinal tract，**視蓋脊髄路** tectospinal tract，**前庭脊髄路** vestibulospinal tract，**外側網様体脊髄路** lateral reticulospinal tract，**内側網様体脊髄路** medial reticulospinal tract である（図 16.12）．一般に，間接運動経路は，姿勢やバランス，筋緊張，頭部と体幹の反射を制御する不随意的な運動を引き起す脳幹からの活動電位を伝潘している．例外は赤核脊髄路で，上肢の随意運動の制御において，皮質脊髄路に対して補助的役割を担っている．

前庭神経核　体幹や四肢の多くの姿勢筋は，脳幹の上位運動ニューロンによって反射的に制御されている．**姿勢反射 postural reflex** は，身体を直立したバランスのよい状態に保つためにある．姿勢反射の入力源は3つある：(1) 身体の空間内での位置の視覚情報を与える眼，(2) 頭部の位置に関する情報を提供する内耳の前庭器官，そして (3) 四肢の位置に関する情報を与える骨格筋や，関節の固有感覚受容器．この感覚入力に反応して，脳幹の上位運動ニューロンが下位運動ニューロンを賦活する．空間内で身体を適切な方向に向かわせるために，適切な姿勢筋を収縮させることが次々と起る．

前庭神経核 vestibular nuclei は，姿勢の制御に重要な関与をしている．それは，身体（とくに頭部）の平衡感覚（バランス）に関する内耳神経（Ⅷ）からの入力を受け，小脳へ出力する．この入力に反応して前庭神経核は**前庭脊髄路 vestibulospinal tract** の軸索に沿って活動電位を出し，それは体幹の骨格筋や四肢の近位筋に伝えられる（図 16.12）．前庭脊髄路は，平衡状態の変化に応じて姿勢を維持するためにこれらの筋の収縮を引き起すのである．

網様体　網様体 reticular formation もまた，姿勢制御を助ける．それに加えて筋緊張を変化させる．網様体は，目，耳，小脳，大脳基底核を含むいくつかの部位から入力を受ける．この入力に反応して網様体の中の別個の核が**内側網様体脊髄路 medial reticulospinal tract**，**外側網様体脊髄路 lateral reticulospinal tract** に沿って活動電位を発生し，両者とも体幹の筋と四肢の近位筋に信号を伝える（図 16.12）．経路は類似しているが，内側網様体脊髄路は，体幹の骨格筋と四肢の近位の伸筋を**興奮**させ，一方，外側網様体脊髄路は，体幹，四肢の近位の伸筋を**抑制する**．内側および外側網様体脊髄路は姿勢を維持し，**動作中の**筋緊張を制御する．例えばジムで運動中に重い物をもち上げる時に，腕の上腕二頭筋を使いながら，姿勢を維持するために，体幹や四肢の他の筋は収縮あるいは弛緩しなければならない．収縮する必要のある筋は内側網様体脊髄路で賦活され，一方弛緩させなければならない筋は外側網様体脊髄路で抑制される．

上　丘　上丘 superior colliculus は目から視覚入力を受け，耳から（下丘を介して）聴覚入力を受ける．これらの入力が不意に突然入る時には，上丘は，**視蓋脊髄路 tectospinal tract** に沿って活動電位を出し，この信号は頭部と体幹の骨格筋を賦活する（図 16.12）．このことにより虫が床を横切って突進してきた時のような突然の視覚刺激の方向に，また雷のような突然の聴覚刺激に身体を向けることができる．これらの反応は強力な危険な刺激からあなたを守るためにあるのである．

上丘はまた，視野の中のいままでと異なる地点をみる時に起る**サッケード saccades**（衝動性眼球運動）とよばれる小さな速い目の動きの中枢でもある．自分ではその点をみたことを意識していなくとも，本書の文章を読んでいる時や絵や彫刻の違う部位をみる時には，あなたの目は持続的にサッケードを行うのである．視蓋脊髄路を形成する上位運動ニューロンに加えて，上丘はまた，中脳，橋の網様体にある**視線運動中枢 gaze center** にある局所回路ニューロンとシナプス接続する上位運動ニューロンを含んでいる．視線運動中枢の局所回路ニューロンは次々と外眼筋を制御する3つの脳神経（動眼神経（Ⅲ），滑車神経（Ⅳ），外転神経（Ⅵ））の核にある下位運動ニューロンと接続する．これらの外眼筋の異なる組合せによる収縮が水平および垂直眼球運動を引き起す．

赤　核　赤核 red nucleus は，大脳皮質と小脳から入力を受ける．この入力に反応して赤核は**赤核脊髄路 rubrospinal tract** の軸索に沿って活動電位を発生させ，上肢の遠位部の細かい精密な随意運動を引き起す筋を賦活する神経信号を伝える（図 16.12）．下肢の遠位部の骨格筋は赤核脊髄路では賦活されないことに注意せよ．大脳皮質からの外側皮質脊髄路が上下肢の遠位部の細かな精密な運動を引き起すことを思い出してほしい．外側皮質脊髄路に比べて赤核脊髄路は上肢の遠位部の筋の収縮には小さな役割をもっているにすぎない．しかしながら，外側皮質脊髄路が損傷を受けた場合には，赤核脊髄路が機能的に重要となる．

表 16.4 は主な体性運動路と経路を要約している．

表 16.4　主な体性運動路と経路

経路と局在	経路の機能
直接（錐体）路 DIRECT (PYRAMIDAL) TRACTS 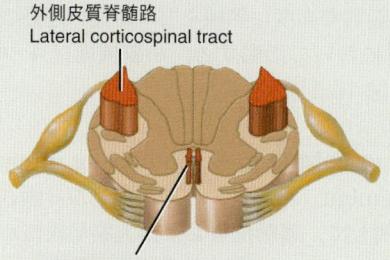 外側皮質脊髄路 Lateral corticospinal tract 前皮質脊髄路 Anterior corticospinal tract 脊　髄	**外側皮質脊髄路**：四肢，手，足の精密な随意運動を行うために運動野から反対側の骨格筋に神経インパルスを送る．上位運動ニューロンの軸索は皮質の中心前回から延髄へ下行する．ここで 90% は交叉し，それから脊髄の反対側に入り，この伝導路を形成している．終止するレベルで，これらの上位運動ニューロンは同側の前角に終り，骨格筋を支配する下位運動ニューロンに入力を与える． **前皮質脊髄路**：体幹骨格を動かすために，運動野から反対側の骨格筋へ神経インパルスを伝える．上位運動ニューロンの軸索は皮質から延髄へ下行する．ここで，交叉しなかった 10% は脊髄に入りこの伝導路を形成する．終止するレベルでこれらの上位運動ニューロンは交叉して反対側の前角に終り，骨格筋を支配する下位運動ニューロンに入力を与える．
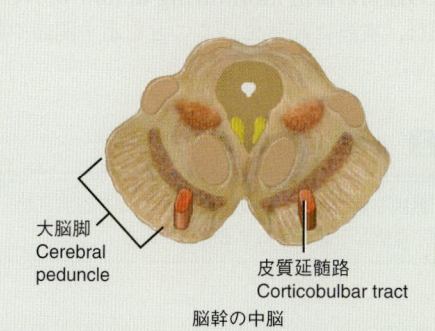 大脳脚 Cerebral peduncle 皮質延髄路 Corticobulbar tract 脳幹の中脳	**皮質延髄路**：頭部や頸部の精密で随意運動を調整するために，運動野から骨格筋に神経インパルスを運ぶ．上位運動ニューロンの軸索は，皮質から脳幹へ下行していき，そこで交叉するものとしないものがある．これらの軸索は眼，舌，頸部の随意運動，咀しゃく，顔面の表情，会話などを制御する動眼神経（Ⅲ）核，滑車神経（Ⅳ）核，三叉神経（Ⅴ）核，外転神経（Ⅵ）核，顔面神経（Ⅶ）核，舌咽神経（Ⅸ）核，迷走神経（Ⅹ）核，副神経（Ⅺ）核，舌下神経（Ⅻ）核にある下位運動ニューロンに入力を与える．
間接（錐体外）路 INDIRECT (EXTRAPYRAMIDAL) TRACTS 赤核脊髄路　　視蓋脊髄路 Rubrospinal tract　Tectospinal tract 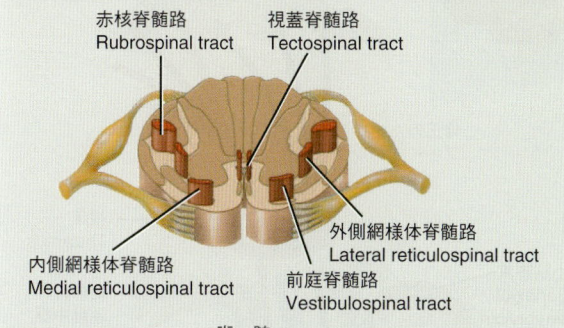 内側網様体脊髄路　外側網様体脊髄路 Medial reticulospinal tract　Lateral reticulospinal tract 前庭脊髄路 Vestibulospinal tract 脊　髄	**赤核脊髄路**：（大脳皮質や小脳から入力を受ける）赤核から，反対側の骨格筋に神経インパルスを伝え，四肢の遠位部の精密な随意運動を支配する． **視蓋脊髄路**：上丘からの神経インパルスを反対側の骨格筋に伝える．これらの筋は視覚刺激や聴覚刺激に反応して頭や眼，体幹を反射性に動かす． **前庭脊髄路**：頭部の動きに対して，同側の筋緊張を制御し平衡を維持するために（内耳から頭部の動きの入力を受ける）前庭神経核から神経インパルスを運ぶ． **内側および外側網様体脊髄路**：体幹と四肢近位部の同側の骨格筋へ網様体から神経インパルスを伝え，姿勢を維持し，逐行中の運動に応じて筋緊張を調節する．

大脳基底核の役割

　前に述べたように，大脳基底核と小脳は，上位運動ニューロンに対する効果を通して運動に影響を与える．大脳基底核の機能には，以下のものが含まれる：

- **運動の開始**　大脳基底核は運動の開始に主要な役割を果す．大脳基底核のニューロンは，大脳皮質の感覚野，連合野，運動野から入力を受ける．大脳基底核からの出力は，視床を経由して運動前野へフィードバック信号を送っていて，次々と，一次運動野の上位運動ニューロンと接続する．上位運動ニューロンは，皮質脊髄路や皮質延髄路を賦活して，運動を促進する．それゆえに皮質から大脳基底核，視床，皮質というこの回路は，運動の開始に責任のあるものである．

- **望まない運動の抑制**　運動野において上位運動ニューロンの活動に影響を与える視床のニューロンを持続的に抑制することによって，大脳基底核は不必要な運動を抑制する．ある特別な運動が望まれる時に大脳基底核による視床の抑制が解除され，それによって大脳運

動皮質の上肢運動ニューロンが適切に活動できるようになる．

- **筋緊張の制御** 大脳基底核は筋緊張に影響を与える．大脳基底核のニューロンは，内側，外側網様体脊髄路を介して筋緊張を減弱させる網様体に活動電位を送っている．大脳基底核の接続のいくつかが損傷を受けたり，破壊されたりすると，筋緊張は全般的に亢進する．
- **運動以外の処理過程の制御** 大脳基底核は，運動機能に加えて，感覚，大脳辺縁系，認知，言語の機能を含む多様な運動系以外の皮質機能に影響を与える．例えば，大脳基底核は，意識，記憶，計画のような認知過程の開始と終止を助ける．それに加えて，大脳基底核は情動的行動を調節する大脳辺縁系とともに作用するらしい．

臨床関連事項

大脳基底核の障害

　大脳基底核の障害 disorders of the basal nuclei は，身体の運動，認知，行動に影響を与える．制御できないふるえ（振戦）や筋強剛（筋固縮）は，**パーキンソン病 Parkinson disease（PD）**の特徴である（本章"疾患：ホメオスタシスの失調"参照）．この障害では，黒質から被殻，尾状核へ広がるドパミンを遊離するニューロンが変性を起す．

　ハンチントン病 Huntington disease（HD）は，尾状核と被殻が変性する遺伝性疾患で，正常では GABA やアセチルコリンを放出するニューロンが喪失する．HD の主症状は**舞踏病 chorea**（＝ダンス）であり，それは目的をもたない不随意的な急速な，ぎくしゃくとした動きである．進行性の精神荒廃も起る．HD の症状は 30 ～ 40 歳まで現れないこともしばしばある．最初の症状が現れてから 10 ～ 20 年後に死亡する．

　トレット症候群 Tourette syndrome は，身体の不随意運動（運動性チック）と不適切あるいは不必要な発声や言葉（発声チック）の使用によって特徴づけられる．原因は不明であるが，この障害が，大脳基底核と前頭前野のあいだの認知的神経回路の障害が関与していることを示唆する研究がある．

　統合失調症や強迫性障害のようなある種の精神障害は，大脳基底核と大脳辺縁系のあいだの行動に関する神経回路の機能障害が関与すると考えられている．**統合失調症 schizophrenia** においては，脳内のドパミンの活動の過剰が妄想，現実検討の歪み，パラノイア，幻覚を患者に引き起す．**強迫性障害 obsessive-compulsive disorder（OCD）**の人は，どうしてもそれを行わなければならないと感ずる強迫行為を生じる強迫観念を経験する．例えば，強迫性障害の患者は誰かが家へ押し入ってくるという強迫観念をもつが，この観念があるために，家のドアの鍵がかけてあるかを一度に数十分から数時間にもわたって，繰り返し何度も点検する衝動に駆られる．

小脳による運動の調節

　正常な姿勢とバランスを維持することに加えて，小脳は，ゴルフボールを打ったり，話したり，泳いだりするような協調的な高度に熟練を要する速い運動の学習と遂行の両方において活動する．小脳機能は 4 つの活動からなる（図 16.13）：

❶ **運動の意図の監視 monitoring intentions for movement.** 小脳は，どんな運動が計画されているかに関して，運動皮質および大脳基底核から橋の橋核を介してインパルスを受けることによって，運動の意図を監視する（赤い矢印の部分）．

❷ **実際の運動の監視 monitoring actual movement.** 小脳は，実際に起っていることを示す関節や筋の固

図 16.13 小脳の入出力．

> 小脳は熟練を要する運動中の骨格筋の収縮を協調させ，円滑にして，姿勢と平衡を維持する働きがある．

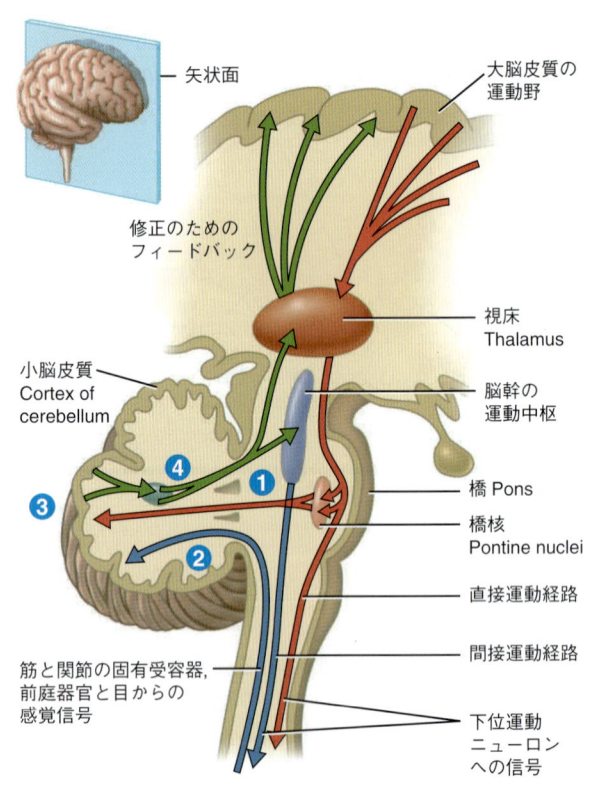

矢状面

大脳皮質の運動野

修正のためのフィードバック

視床 Thalamus

小脳皮質 Cortex of cerebellum

脳幹の運動中枢

橋 Pons

橋核 Pontine nuclei

直接運動経路

間接運動経路

筋と関節の固有受容器，前庭器官と目からの感覚信号

下位運動ニューロンへの信号

脳と脊髄を通る矢状断面

Q 関節や筋の固有受容器からの情報を小脳へ運ぶのはどの伝導路か？

有受容器からの入力を受けることによって，実際の運動を監視する（青い線の部分）．これらの神経インパルスは前および後脊髄小脳路を伝導する．内耳の（平衡を感知する）前庭器官と眼からの神経インパルスも小脳に入る．

❸ **指令信号と感覚情報を比較 comparing command signals with sensory information.** 小脳は，指令信号（運動の意図）と感覚情報（実際に遂行された運動）とを比較する．

❹ **修正フィードバック信号の出力 sending out corrective feedback.** もし意図した運動と実際の運動のあいだに相異があれば，小脳は上位運動ニューロンに修正のためのフィードバック信号を送る．このフィードバックは視床を介して大脳皮質の上位運動ニューロンへ伝えられるが，直接，脳幹の運動中枢の上位運動ニューロンへも伝わる（緑の線の部分）．運動が起ると，小脳は持続的に上位運動ニューロンに誤差修正の信号を送って，誤差を減らし運動を円滑にする．小脳は長期間かけて，新たな運動技能を学習することにも貢献する．

テニスやバレーボールのような熟練を要する運動は，小脳が運動に関与しているよい例である．よいサーブをしたり，スパイクをブロックしたりするためには，ボールを確実に捉えるのにまさに十分なだけラケットや腕を前に伸ばさなければならない．どのようにしてちょうどよい点で正確に止まるのだろうか．ボールを打つ前に，すでに小脳は，大脳皮質と大脳基底核に神経インパルスを送って，スイングをどこで止めなければならないかを知らせている．小脳からのインパルスに反応して，皮質と大脳基底核は，スイングを止めるための運動のインパルスを，対立する筋に伝える．

チェックポイント

14. 上位運動ニューロンから最終共通経路を通る運動インパルスの経路を図で示せ．

15. 運動野では身体のどの部分が最も大きな再現部位をもっているか．最も小さいのはどこか．

16. なぜ2つの主な運動経路が"直接"と"間接"とよばれるのか説明せよ．

17. 身体運動における大脳皮質，大脳基底核，脳幹，小脳の役割を説明せよ．

16.5 大脳の統合機能

目 標

- 覚醒と睡眠，昏睡，学習と記憶，言語についての大脳の統合機能を比較する．
- 睡眠の4段階を述べる．
- 記憶に関与する要因を説明する．

今度は，完全には解明されていないが興味深い大脳の機能，**統合 integration** について学習しよう．統合とは，感覚情報を分析処理し貯蔵して，さまざまな反応の決定を下すことである．**統合機能 integrative functions** には，睡眠と覚醒，学習と記憶，言語のような大脳の機能が含まれる．

覚醒と睡眠

ヒトは，視床下部の視交叉上核で設定される**概日リズム circadian rhythm**（circa- ＝おおよそ；-dia ＝1日）とよばれる24時間周期で眠り，覚醒する（図14.10参照）．覚醒している人は，さまざまな刺激に対する準備ができていて，それに意識的に反応できる状態にある．さらに，脳波の記録は，覚醒時には大脳皮質が非常に活動的であるが，睡眠のほとんどの時期には，インパルスの発生が減少することを示している．

覚醒における網様体賦活系の役割 神経系はどのようにしてこの2つの状態のあいだの移行を行っているのだろうか．網様体のある部位の刺激は大脳皮質の活動を亢進させる．したがってこの網様体の一部は**網様体賦活系 reticular activating system**（RAS）とよばれる（図14.7c参照）．この領域が活動すると，たくさんの神経インパルスが直接または視床を経由して上行し，大脳皮質の広範な領域に達する．その結果，皮質の活動は全般的に亢進する．

覚醒 arousal，すなわち眠りからの目覚めにもRASの活動亢進が関与する．覚醒が起るためには，RASが刺激されなければならない．侵害受容器が検知する痛い刺激，皮膚への接触や圧迫，四肢の動き，明るい光，目覚まし時計の音などの多くの感覚刺激がRASを活性化する．RASが一度賦活されると，大脳皮質もまた活性化され覚醒が起る．その結果，**意識 consciousness** があるという覚醒の状態になる．図14.7cに示すように，RASは体性感覚受容器や眼，耳からの入力を受けるにもかかわらず，嗅覚受容器からの入力は受けていない．強い臭気でも覚醒を引き起すことはできないことに注意せよ．家の火災で死亡する人びとは通常覚醒することな

しに煙を吸い込んでしまっている．この理由から，寝室にはすべて，近くに大きな警報音を出す煙検知器を備えるべきである．振動する枕や閃光は，聴覚障害者のために同じ目的を達することができる．

睡 眠　睡眠 sleep は，そこから覚醒することのできる意識の変容あるいは部分的な無意識状態である．睡眠は不可欠であるが，睡眠の正確な機能はまだ明らかではない．睡眠遮断（断眠）は注意，学習，行動を障害する．正常の睡眠は2つの要素からなる．ノンレム nonrapid eye movement（NREM）睡眠 と レム rapid eye movement（REM）睡眠である．

ノンレム睡眠 NREM sleep は連続的に移行する4つの段階からなる：

1. **第1段階**は，覚醒と睡眠のあいだの移行期で正常では1〜7分間続く．目を閉じてリラックスし，とりとめのないことを考えている状態である．この段階で起された人は"寝ていなかった"と答えることが多い．
2. **第2段階**あるいは**軽睡眠期** light sleep は，真の睡眠の第1段階である．このあいだは，もう少し覚醒させにくい状態にある．夢の断片が経験され，目はゆっくりと一方からもう一方へ動く．
3. **第3段階**は中等度の深睡眠期である．体温と血圧は低下する．この状態の人を覚醒させるのは困難である．この段階は眠りにおちてから約20分後に起る．
4. **第4段階**は睡眠の最も深いレベルである．脳の代謝は有意に低下し，体温は軽度低下するが，ほとんどの反射は正常で，筋緊張はわずかだけ減少する．この段階の時に覚醒させることは困難である．

ノンレム睡眠のあいだにはいくつかの生理学的変化が起る．心拍数や呼吸数は減少し，血圧は低下する．筋緊張も低下するが軽度である．その結果，ノンレム睡眠中は，中等度の筋緊張が保たれ，眠っている人がベッドの中で寝返りを打ったりできるのである．夢をみることはノンレム睡眠の時にもごくたまに起る．これから夢はレム睡眠の時に最も起ることを学ぶであろう．ノンレム睡眠の時も夢はみるが，レム睡眠の時に比べると明らかではなく情緒的でなくより論理的である．

レム睡眠 REM sleep では，閉眼していても眼球が急速に前後に動くことがわかる．レム睡眠は**逆説睡眠** paradoxical sleep ともよばれる．なぜならば，この時の脳波が高周波数で低振幅の波で，覚醒時の脳波によく似ているからである．驚くべきことに，レム睡眠中の神経活動は高く，脳血流や酸素消費量は覚醒時の強力な知

的，身体的活動時よりもレム睡眠の時は実際に高いことが知られている．神経活動が高まっているにもかかわらず，レム睡眠中に覚醒させることはノンレム睡眠中よりも困難である．

レム睡眠は，いくつかの生理学的変化を伴っている．例えば，レム睡眠中には心拍数，呼吸数が増加し，血圧は上昇する．それに加えて，ほとんどの運動ニューロンはレム睡眠中抑制され，その結果筋緊張が低下して，骨格筋が麻痺したようにすらなる．この抑制の主な例外は，呼吸と眼球運動を支配する運動ニューロンである．レム睡眠はまた，夢が起る時期である．レム睡眠中の人びとの脳画像の研究は，視覚連合野（視覚イメージの認知にかかわる）と大脳辺縁系（情動の発現に大きな役割をもつ）の活動の増加と，前頭前野（道理に関する）での活動の低下を明らかにした．これらの研究は，なぜレム睡眠中の夢が生き生きとした像や情緒的反応にあふれていて，状況はつじつまがあわずむしろ奇妙であるのかを説明する助けになるだろう．レム睡眠中勃起がみられる覚醒時の勃起障害の男性は，生理学的問題というよりは心理学的であることを示す．

ノンレム睡眠とレム睡眠の間隔は，夜を通して変化する．眠りに就いた人はまずノンレム睡眠（ステージIからIV）の段階に連続して約45分かける．それからノンレム睡眠の段階を（ステージIVからI）のようにレム睡眠に入るまで同じくらいの時間をかけて，逆方向にたどる．その後，再びノンレム睡眠のステージIからIVの過程を次のレム睡眠に入るまでをたどり，再び逆方向のノンレム睡眠（ステージIVからI）を同じくらいの時間をかけてたどる．典型的な8時間睡眠の場合には，4回ないし5回のノンレム睡眠-レム睡眠の周期がある．最初のレム睡眠は，10〜20分間ほど続く．レム睡眠の出現する周期は90分ごとから次第に長くなり，最後には約50分となる．成人では，8時間の睡眠ではレム睡眠は計90〜120分間である．加齢とともに総睡眠時間は減少し，レム睡眠の割合も減少する．乳児の睡眠の50%程度はレム睡眠であるが，2歳児では35%，成人では25%である．レム睡眠の機能は完全には判明していないが，乳児や児童でレム睡眠が多いということは脳の成熟に重要であると考えられる．

さまざまな脳部位がノンレム睡眠とレム睡眠を調節している．ノンレム睡眠は，視床下部と前脳基底部の**ノンレム睡眠中枢 NREM sleep centers** により引き起される．それに対して，レム睡眠は中脳，橋にある**レム睡眠中枢 REM sleep centers** による．脳内に睡眠を引き起す化学物質が存在することを示唆する証拠がいくつかある．はっきりわかっている睡眠誘導物質の一つはアデノシンで，神経系によるATP（アデノシン三リン酸）の消費が高まる時期に蓄積する．アデノシンは，A1受容

体とよばれる特異的な受容体に結合し，覚醒に関与するRASのある種のコリン作動性（アセチルコリンを放出する）ニューロンを抑制する．このように，睡眠中のRASの活動はアデノシンの抑制作用により低くなっている．覚醒状態を維持できる物質として知られているカフェイン（コーヒーに含まれる）とテオフィリン（お茶に含まれる）は，A1受容体に結合してこれを遮断し，アデノシンが結合して睡眠を誘導するのを阻止する．

睡眠は身体の正常な機能にとって不可欠のものである．睡眠を剥奪すると注意，記憶，行動，免疫を障害し，もしそれが長く続くと感情不安定，幻覚，死すら招くという研究がある．必要不可欠であるにもかかわらず，睡眠の正確な機能はまだ解明されていない．睡眠の重要性に関して科学者のあいだで議論があるところであるが，睡眠は（1）身体にそれ自身で回復する時間を与え，（2）記憶の固定化に役立ち，（3）免疫機能を高め，（4）脳の発育に重要である．

昏　睡　睡眠は刺激によって覚醒できる意識のない状態である．それに対して**昏睡 coma** は刺激に対する反応がほとんどあるいはまったくない状態である．昏睡の原因は頭部外傷，網様体賦活系 reticular activating system（RAS）の損傷，脳の感染症，アルコール中毒，過量服薬などである．もし脳の損傷が小さくて可逆的であれば，昏睡状態を脱して完全に回復するであろう．もし脳損傷が重篤で非可逆的であれば，回復は難しいであろう．

⚕ 臨床関連事項

睡眠障害

　　毎年7,000万人もの米国人が睡眠障害にかかっている．よくみられる睡眠障害としては，不眠症，睡眠時無呼吸，ナルコレプシーが含まれる．**不眠症 insomnia** の人は，睡眠に入ること，睡眠を継続させることに困難を有している．不眠症の可能性のある原因は，ストレス，カフェインの過剰摂取，日内リズムの混乱（例えば，仕事上，昼間の勤務の代りに夜間の勤務に変るなど），そしてうつ病である．**睡眠時無呼吸 sleep apnea** は，睡眠中10秒かそれ以上の呼吸停止が繰り返し起る疾患である．咽頭の筋の緊張が消失して気道を塞ぐために起る．**ナルコレプシー narcolepsy** は，レム睡眠が覚醒時に出現して抑制できない状態である．その結果，約15分間続く不随意的な睡眠が日中にも起ってしまう．最近の研究では，ナルコレプシーの人は，**ヒポクレチン hypocretin** として知られるニューロペプチドのオレキシンが欠乏していることが明らかになった．オレキシンは，視床下部のニューロンから分泌され，覚醒状態を促進する役割をもっている．

数週間昏睡状態の後，正常な睡眠覚醒リズムをもつが，周囲の状況を認識できない**持続的植物状態 persistent vegetative state** となる患者もいる．この状態の人は話すことも支持に従うこともできない．笑ったり，泣いたり叫んだりすることはできてもその行動の意味が理解できない．

昏睡や持続的植物状態にある人びとは脳波でも波形が認められるので，脳死ではない，ということを指摘することは重要である．脳死状態を確定する基準の一つは，脳波が欠如していることである．

学習と記憶

記憶がなければ，誤りを繰り返し，学習することができない．同様に，繰り返し成功をおさめ成績をあげることは，偶然による以外にはあり得ないだろう．学習と記憶のどちらも広く研究されてきたが，どのようにして情報を思い出したり出来事を覚えたりしているのかについて，完全に満足できる説明はまだ得られていない．しかしながら，どのようにして情報が得られ蓄えられるかについていくらかわかっているし，記憶にはいくつかの異なるカテゴリーがあることは明らかである．

学習 learning は，指示や経験を通して，新しい情報や技能を獲得する能力である．学習には連合学習と非連合学習という2つの主なカテゴリーがある．**連合学習 associative learning** は，2つの刺激のあいだに関連がある場合である．ロシアの生理学者イワン・パブロフはベルを鳴らすことが犬の唾液分泌反射を刺激するという連合学習の古典的例を提供した．彼が最初にこの実験を始めた時，パブロフはベルを鳴らし犬に食べ物を与えた．食べ物の存在は犬の唾液分泌を促した．この行動を数回繰り返したのち，犬は食べ物なしでも唾液分泌反射があることをパブロフは発見した．このことは，犬はベルの音が食べ物と関連していることを学習したことを示している．**非連合学習 nonassociative learning** は，繰り返し同じ刺激を繰り返すことが行動の変化を引き起すことである．非連合学習には，順応と感作の2つのタイプがある．**順応 habituation** では，関連しない繰り返しの刺激にさらされることが行動の反応を**減弱させる**．例えば最初に大きな音が聞こえた時飛び上がっただろう．しかし，同じ刺激が何度も繰り返されると，音に同じように注意を向けることができなくなる．順応は，繰り返される重要でない刺激を動物は無視するということを示している．**感作 sensitization** では，有害な刺激に繰り返し曝されることが行動を**強化させる**．例えばもし足が痛みの刺激を伴って繰り返し損傷されたならば，屈曲反射（逃避反射）は強力なものになる．感作は，動物が有害な刺激に対してより早く反応することを学習したことを示している．

記憶 memory は学習を通して獲得した情報が蓄積され，想起される過程である．記憶には陳述記憶と手続き記憶という2つのタイプがある．**陳述記憶 declarative memory（顕在記憶 explicit memory）**は，事実，出来事，もの，名前，場所などのように言語化されることができる経験の記憶である．このタイプの記憶は，意識的な想起が必要で，大脳皮質の連合野に蓄えられる．例えば，視覚記憶は視覚連合野に蓄えられるし，聴覚記憶は聴覚連合野に蓄えられる．**手続き記憶 procedural memory（潜在記憶 implicit memory）**は，運動技能，手続き，規則などの記憶である．例えば，自転車に乗ること，テニスのサーブを打つこと，ダンスのステップを踏むことなどである．このタイプの記憶は，意識的な想起が必要なく，大脳基底核，小脳，運動前野に蓄えられる．

記憶は，陳述記憶でも手続き記憶であっても時間的にさまざまな段階で生じる．**短期記憶 short term memory** は，いくつかの情報を数秒間から数分間一時的に思い出す能力である．その一例は，知らない電話番号をみつけて，電話のところへ行き，新しい番号をダイヤルする時である．この番号は，もし特別な意味をもたないならば，ふつうは数秒間で忘れ去られてしまう．短期記憶の情報はのちに永続的な記憶である**長期記憶 long-term memory** に変換され，何日も何年も続く．例としては，もしあなたがその新しい電話番号をしばしば使うならば，それは長期記憶の一部になるであろう．脳は多くの刺激を受容するが，あなたは一度に注意を払うことができるのはそのうちのわずかである．すべての情報のうちあなたの意識にのぼり，長期記憶として蓄えられるのは，1％だけであるといわれている．記憶はデジタルビデオレコーダーのように，細部まで記録はしないことに注意せよ．細部が失われた時でもあなたは自分の言葉や見方を使ってその考えや概念をしばしば説明することができる．

短期記憶が脳のシナプスの構造の変化よりも電気的，化学的出来事に依存しているという考えをいくつかの証拠が支持している．麻酔，昏睡，電気痙攣療法（ECT）のような脳の電気活動を抑制するある状態が，以前に確立された長期記憶を変化させることなしに，短期記憶を遮断するというように，さらに，反響回路の構成要素である現在のシナプス活動を一時的に増加させることに，短期記憶が関与するということを示す研究もある．反響回路では，一つのニューロンが第二，第三のニューロンを刺激していくことを思い出そう．後のニューロンの枝は最初のニューロンにシナプス接続している．この配置が活動電位を何度も回路を回しているのである（図12.28c 参照）．

短期記憶が長期記憶に変換される過程は，**記憶の固定化 memory consolidation** といわれる．陳述記憶の固定化には海馬が主要な役割を果している．海馬は，新しい長期陳述記憶のための一時的な貯蔵として働き，その後それを永続的に貯蔵するために，大脳皮質の適切な部位に移動させる．記憶の固定化に寄与する重要な要素は，反復であるから，予定されている生理学の試験に対して毎日復習するのが一夜漬けよりも多くの情報を記憶できる．

経験内容が長期記憶の一部となるためには，その内容が脳に再現されるために持続的な構造的機能的な変化を生み出すことが必要である．学習と結びついたこの変化の能力は，**可塑性 plasticity** とよばれている．それには，ニューロン間のシナプスの変化ばかりではなく個々のニューロンの変化も含んでいる．例えば長期にわたる強力な活動に供するニューロンの電子顕微鏡写真では，シナプス前終末の数の増加とシナプス前ニューロンのシナプス小体の増大，シナプス前ニューロンの樹状突起の数の増加もが明らかになっている．さらに，おそらく使用が増加するためにニューロンは新たなシナプス終末小体の増大を来す．ニューロンが不活発な時にはその逆の変化が起きる．例えば視力を喪失した動物の大脳皮質の視覚野は薄くなる．

長期増強 long-term potentiation（LTP） とよばれる現象は，ある意味で記憶の基礎となっていると信じられている．海馬内のある種のシナプスでの伝達が，短時間の高頻度刺激ののち，数時間から数週間にわたって増強する．放出される神経伝達物質はグルタミン酸で，シナプス後ニューロンの NMDA[*]型グルタミン酸受容体に作用する．グルタミン酸によって活性化されたのち，シナプス後ニューロンから放出される一酸化窒素（NO）に依存して LTP が誘導される場合もある．放出された NO は，それからシナプス前ニューロンに拡散していき LTP を引き起す．

🩺 臨床関連事項

健 忘

健忘 amnesia（＝忘れっぽさ）は，記憶の欠損あるいは喪失のことをさす．それは，過去の経験の記憶の完全なあるいは部分的な能力低下である．**前向性健忘 anterograde amnesia** では，この状態を引き起した外傷や疾患の**後**に起る出来事に対する記憶の喪失で，新しい記憶の形成の障害である．**逆向性健忘 retrograde amnesia** では，外傷や疾患の前に起った出来事に対する記憶の喪失で，過去の出来事を回想する能力の低下である．

---

[*] N-メチル-D-アスパラギン酸という化学物質で，グルタミン酸受容体のこの種類のものに用いられる．

言 語

　蟻, 鳥, 鯨そしてヒトのような動物は, 同じ種属とコミュニケーションを取る方法を発展させた. ヒトは**言葉** language を使って互いにコミュニケーションを取る. 言語は, 音声と情報を伝える記号からなるシステムである. 一般には, 話し言葉と書き言葉である.

　大脳皮質は 2 つの**言語野** language areas をもっている―ウェルニッケ野とブローカ野である. そしてそれらはふつう**左半球にのみ存在する** (図 14.15 参照). **ウェルニッケ野** Wernicke's area は, 側頭葉にある連合野で, 話し言葉, 書き言葉の意味を理解する. 言葉や考えを翻訳するのに重要である. ウェルニッケ野は, 書き言葉の場合は一次視覚野から, 話し言葉の場合は, 一次聴覚野から入力を受ける. **ブローカ野** Broca's area は, 前頭葉の運動野に局在し, 考えを話し言葉に翻訳する時に活動する. この機能を遂行するために, ブローカ野はウェルニッケ野から入力を受け, あなたが話したい言葉を発するのに必要な筋肉を動かす. その運動パターンは, ブローカ野など一次運動野に伝えられ, 次々と適切な筋を賦活する. 言葉を発するための筋の収縮があって初めて, あなたの考えを話すことが可能になるのである.

　言語野の機能をさらに理解するために, あなたがある特定の言葉をみたり, 聞いたり, その言葉を話したりする時に使われる神経経路を考えてみよう:

1. 言葉についての情報は, ウェルニッケ野に伝えられる. 書き言葉の場合は, ウェルニッケ野は言葉の情報を視覚野からの入力で受け取る. 話し言葉の場合は, 一次聴覚野から言葉の情報の入力をウェルニッケ野は受け取る.
2. ウェルニッケ野はこの情報を受け取ると, その書き言葉や話し言葉は, 適切な思考に翻訳される.
3. 人がこの言葉を話すためにウェルニッケ野はブローカ野に情報を伝達する.
4. ブローカ野はこの入力を受けてその言葉を話すための運動パターンや筋活動を発展させる.
5. 運動パターンは, ブローカ野から一次運動野へ伝えられて, 結果として発語のための適切な筋を収縮させる.

臨床関連事項

失語症

　私たちが知っている言語領域についての多くは, 脳の損傷によって引き起こされる言語や話し方の障害をもった患者の研究によるものである. 大脳皮質の言語野の損傷は, 言葉を適切に使用あるいは理解できないという**失語症** aphasia を生ずる. ブローカ野の損傷は**表出性失語** expressive aphasia を引き起こし, 言葉を適切に形成して話すことができなくなる. このタイプの失語症の人は, 話したいことはわかっているがそれを構音することができない. ウェルニッケ野の損傷は**受容性失語** receptive aphasia といい, 話し言葉や書き言葉の理解ができなくなることによって特徴づけられる. このタイプの失語症の人は, 意味のない ("言葉のサラダ") 言葉の羅列を流暢に話す. 例えばこのような失語症の人の言葉は, "私, 車, 川, 夕食, 灯り, 鳴る, 鉛筆, ジョギング (I car river diner light rang pencil jog)" というようになる. その基底にある欠陥は, 話し言葉を理解することができない**語聾** word deafness, 書き言葉の意味を理解できない**語盲** word blindness あるいは両方である.

チェックポイント

18. 睡眠と覚醒がどのように網様体賦活系 (RAS) に関連しているか述べよ.

19. ノンレム睡眠の 4 つの段階とはなにか. ノンレム睡眠はレム睡眠とどのようにして区別されるか.

20. 記憶を定義せよ. 記憶の 3 つの種類はなにか. 記憶の固定化とはなにか.

21. 長期増強 (LTP) とはなにか.

22. 言語とはなにか.

疾患：ホメオスタシスの失調

パーキンソン病

　パーキンソン病 Parkinson disease（PD）は，中枢神経系の進行性疾患で，典型的には 60 歳頃から発症する．黒質から被殻，尾状核へ軸索を伸ばし，そこで神経伝達物質のドパミン（DA）を放出するニューロンが PD では変性する．大脳基底核の尾状核には，神経伝達物質アセチルコリン（ACh）を放出するニューロンがある．ACh のレベルは DA レベルが低下しても変らないが，神経伝達物質の不均衡—DA の過少と ACh の過多—がほとんどの症状の原因と考えられる．PD の原因は不明であるが，殺虫剤，除草剤，一酸化炭素などの毒性のある環境化学物質が関係しているのではないかといわれている．PD の患者の 5%のみに家族歴がある．

　PD の患者においては，骨格筋の不随意的な収縮が随意運動の邪魔をすることがある．例えば上肢の筋が収縮と弛緩を交互に繰り返し，その結果手がふるえる．このふるえは**振戦 tremor** とよばれ，PD の最も一般的な症状である．また，筋緊張は非常に亢進し，侵された身体部分の固縮を来す．顔面筋の固縮は顔貌を仮面様にする．その表情は，眼を大きく開き，まばたきせずに凝視し，口は軽く開かれ流涎がみられる．

　運動機能もまた動作が敏捷でないこと，すなわち**運動緩慢 bradykinesia**（brady- ＝ゆっくり）の障害が起る．髭を剃ること，食べ物を切ること，衣服のボタンをかけることなどの動作に時間がかかり，病気の進行とともに次第に困難になってくる．筋の運動はまた**寡動 hypokinesia**（hypo- ＝少ない）を示し可動域が減少する．例えば，手書きの字は小さくなり形が崩れ，ついには読めないようになる．しばしば歩行も障害される．すなわち歩幅が小さくなり，よろよろと歩くようになり，腕の振りも減少する．発語すらも障害される．

　PD の治療は DA のレベルを増加させ，ACh のレベルを低下させることである．PD の人は十分なドパミンをつくり出すことができないが，DA は血液脳関門を通れないので DA を経口投与しても無駄である．1960 年代に開発された DA の前駆物質であるレボドパ（L-ドパ）とよばれる薬剤で症状は部分的に改善される．しかし，この薬剤は病気の進行を遅くすることはできない．冒された脳細胞がより多く死んでいくにつれて，この薬剤の効果がなくなる．セレジリン（デプレニル®）とよばれるもう一つの薬剤はドパミンのようなカテコールアミン系の神経伝達物質を分解する酵素であるモノアミンオキシダーゼを抑制するために使われる．この薬剤は PD の進行を遅らせ，レボドパと併用することもできる．ベンツトロピンやトリヘキシフェニジルのような抗コリン薬もまた，大脳基底核のニューロンのシナプスでアセチルコリンの効果をブロックするために使用される．この効果はアセチルコリンとドパミンのバランスを回復するのを助ける．抗コリン薬は，振戦，筋固縮，流涎を軽減する．

　10 年以上前から外科医はドパミンに富んだ胎児の神経組織を重症のパーキンソン病患者の大脳基底核（通常は被殻）に移植することによりパーキンソン病の影響に対抗することを試みてきた．ごくわずかの患者では，筋固縮が減少し動作が素早くなるというような改善がみられた．別の外科的方法により，ある患者では改善がみられたが，それは**淡蒼球破壊術 pallidotomy** で，振戦や筋固縮を生み出す淡蒼球の一部分を破壊することである．それに加えて，患者によっては視床下核に電極を埋め込むことによる**深部脳刺激 deep-brain stimulation**（DBS）とよばれる外科的治療を受けている．埋め込まれた電極から流される電流が PD の多くの症状を軽減させる．

医学用語

痛みに対する耐性 pain tolerance　耐えることのできる最も強い痛み刺激．個々人は痛みに対する耐性に違いがある．

痛みの閾値 pain threshold　痛みを知覚する最も弱い痛み刺激．すべての人は，同じ痛みの閾値をもっている．

共感覚 synesthesia（syn- ＝ともに；aisthesia ＝感覚）　2種類以上の感覚が一緒に生じている状態．ある場合には，ある一つの感覚のための刺激が別の刺激として知覚される．例

えば，音が色の感覚を生み出す．別の場合では，身体のある部分の感覚が他の部位の感覚として経験される．

脳性麻痺 cerebral palsy（CP）　筋の制御と協調運動が消失する運動障害．胎児期，出生時，乳児期の脳の運動野などの損傷によって起る．胎児期の放射線被爆，出生時の一時的な酸素欠乏，乳児期の水頭症なども脳性麻痺の原因になる．

章の概要

概　要

16.1　感　覚

1. 感覚とは，体外あるいは体内の環境の変化を意識的または無意識的に（脳が）感知することである．知覚とは意識にのぼる感知であり，認識することであり，解釈することで，主に大脳皮質の機能である．

2. 感覚の性質と生じる反応のタイプは，中枢神経系内の感覚インパルスの行き先によって変る．

3. 異なるタイプの感覚は，感覚の種類という：通常一つの感覚ニューロンはただ一つの種類のみに関与する．

4. 一般感覚は，体性感覚（触覚，圧覚，振動覚，温覚，冷覚，痛覚，かゆみ，くすぐったさ，固有感覚）と内臓感覚を含む．特殊感覚に含まれる種類は嗅覚，味覚，視覚，聴覚，平衡覚である．

5. 感覚が生ずるためには4つのことが起る：刺激，変換（形質導入），インパルスの発生，統合である．

6. 自由神経終末，被包神経終末からなる単純な受容器は一般感覚に関連し，複雑な受容器は特殊感覚に関連する．

7. 感覚受容器は，受容器電位を発生することにより刺激に反応する．

8. 表 16.1 に感覚受容器の分類を要約している．

9. 順応とは，刺激が長期間続くあいだに感度が低下することである．受容器には速順応型と遅順応型がある．

16.2　体性感覚

1. 体性感覚は，触覚（触覚，圧覚，振動覚，かゆみ，くすぐったさ），温度感覚（温覚，冷覚），痛覚，固有感覚がある．

2. 触覚，温度感覚，痛覚の受容器は皮膚や皮下組織，口や腔や肛門の粘膜にある．

3. 触覚受容器は，(a) 速順応型のマイスネル小体や毛根神経叢と，(b) 遅順応型は触覚円板（メルケル盤）として知られるタイプ I 皮膚機械受容器である．ルフィーニ小体は遅順応型でタイプ II 皮膚機械受容器ともよばれ，伸展に対して感受性がある．

4. 圧受容器にはタイプ I とタイプ II の皮膚機械受容器が含まれる．

5. 振動感覚の受容器は触覚小体と層板小体（パチニ小体）である．

6. かゆみの受容器，くすぐったい感覚の受容器，そして温度受容器は自由神経終末である．冷受容器は表皮の基底層にあり，温受容器は真皮内にある．

7. 痛覚受容器（侵害受容器）は，ほとんどすべての身体組織にある自由神経終末である．

8. 速い痛みの神経インパルスは，中等度の直径の有髄の A 線維を通って伝わり，遅い痛みのインパルスは直径の小さな無髄の C 線維を伝導する．

9. 固有感覚（身体の部位の位置および動き）の受容器は筋，腱，関節，内耳にある．固有受容器は筋紡錘，腱器官，関節の運動覚受容器，そして内耳にある有毛細胞である．

10. 表 16.2 に体性感覚受容器とそれが伝える感覚を要約している．

16.3　体性感覚経路

1. 受容器から大脳皮質へ至る体性感覚経路は，一次ニューロン，二次ニューロンと三次ニューロンからなる．

2. 体性感覚ニューロンの軸索側枝は，信号を小脳と脳幹網様体に同時に運ぶ．

3. 四肢，体幹，頚部，後頭部からの触覚，圧覚，振動覚，意識にのぼる固有感覚は，後索-内側毛帯路を通って大脳皮質へ上行する．

4. 四肢，体幹，頚部，後頭部からの痛覚，温度感覚，かゆみ，くすぐったさの感覚は，前外側路（脊髄視床路）を通って大脳皮質へ上行する．

5. 顔面，鼻腔，口腔，歯からの大部分の体性感覚（触覚，温度感覚，痛覚）の神経インパルスは，三叉神経視床路を通って大脳皮質へ上行する．

6. 大脳皮質の一次体性感覚野（中心後回）の特定の部位が身体の異なる部位からの体性感覚入力を受ける．

7. 小脳への神経経路は前および後脊髄小脳路で，体幹と下肢から筋や関節の無意識的な固有感覚のためのインパルスを伝える．

8. 表 16.3 に主要な体性感覚の伝導路を要約している．

16.4　身体運動の制御

1. 運動を制御するすべての興奮性および抑制性の信号は，下位運動ニューロン（LMNs）または最終共通路とよばれる運動ニューロンに収束する．

2. 4 種の神経回路のニューロン，すなわち，局所回路ニューロン，上位運動ニューロン，大脳基底核のニューロン，小脳のニューロンは，下位運動ニューロンに入力を与えることによって運動制御に関与する．

3. 皮質の一次運動野（中心前回）は，随意運動を遂行する主な制御領域である．

4. 上位運動ニューロン（UMNs）の軸索は，直接的，間接的な運動経路を介して，脳から下位運動ニューロンへ伸びている．

5. 直接運動経路（錐体路）は，皮質脊髄路と皮質延髄路を含む．皮質脊髄路は，四肢や体幹の筋へ神経インパルスを伝え，皮質延髄路は運動野からのインパルスを頭部の骨格筋へ伝える．

6. 間接運動経路（錐体外路）は，脳幹のいくつかの運動中枢から脊髄へ伸びている．間接経路は赤核脊髄路，視蓋脊髄路，前庭脊髄路，内側および外側網様体脊髄路を含む．

7. 表 16.4 に主な体性運動路と経路を要約している．

8. 大脳基底核のニューロンは上位運動ニューロンへ入力を与えることにより運動を助ける．大脳基底核は運動の開始と終止に関与する．

9. 延髄と橋の前庭神経核は，姿勢の制御に重要な働きをしている．網様体は，姿勢制御と筋緊張の変化を助けている．上丘は，突然の視覚刺激に身体を反応させて，目の迅速な動きを助ける．赤核は，上肢遠位部の細かい精密な随意運動を助けている．

10. 小脳は，急速で協調的な高度に熟練を要する運動の学習と遂行の際に活動する．また，小脳は平衡と姿勢の維持にも関与する．

16.5　大脳の統合機能

1. 覚醒と睡眠は視交叉上核や網様体賦活系（RAS）によって

制御されている統合機能である．

2. ノンレム睡眠は，4段階に分けられる．

3. 夢見の大部分はレム睡眠中に起る．

4. 昏睡は刺激に対する反応がほとんどあるいはまったくない意識の状態である．

5. 学習は指示や経験を通して，新しい情報や技能を獲得する能力である．

6. 記憶は学習によって獲得した情報を蓄積したり，想起したりする過程である．

7. 言語は情報を伝達する音声と記号のシステムである．

クリティカルシンキング問題

1. ジョニーが初めてヨットに乗り込んだ時，彼女は強い海風のにおいと，足の下に波の動きを感じた．2,3分後，彼女はもはやにおいを感じなくなったが，揺れた感じは不幸なことに数時間も続いた．においと動きの検出にどのような受容器がかかわっているか．なぜ，においの感覚はすぐ消失し，動きの感覚が残ったのか．

2. モニクは熱い浴槽に入るかどうか決めるために，43℃になった浴槽の湯に左手を入れた．彼女の左手から大脳皮質体性感覚野までの温度感覚の伝達に関与する経路を説明せよ．

3. マービンは睡眠の障害がある．昨晩，彼が眠りながら歩いているのを母親がみつけて，やさしく彼をベッドに連れ戻した．翌日マービンが目覚まし時計で起きた時，彼は歩き回ったことを全然覚えていなくて，実際には彼のみた夢について母に語った．マービンは夜，睡眠のどの段階で行動したのか．どの神経機構が朝，彼を覚醒させたのか．

Q 図の質問の答え

16.1 視覚，味覚，聴覚，平衡覚の特殊感覚には，別々の感覚細胞によって支配されている．

16.2 痛み，温度感覚，くすぐったい感覚，かゆみは異なる自由神経終末の活性化によって生ずる．

16.3 関連痛の領域が最も広範囲なのは腎臓である．

16.4 筋紡錘は錘内筋線維の中央の部分が伸張する時活動する．

16.5 後索は楔状束と薄束からなる．

16.6 右外側脊髄視床路の損傷は左半身の痛覚，温度感覚，かゆみ，くすぐったさの消失を引き起す．

16.7 左の三叉神経（Ⅴ）が，顔の左側の大部分の体性感覚の神経インパルスを橋へ伝える．

16.8 手が再現されている領域は，体性感覚野よりも運動野のほうが大きい．このことは，手の運動の正確さのほうが感覚の繊細さよりも高いことを示唆している．

16.9 大脳皮質の上位運動ニューロンは，身体の随意運動の計画，遂行に不可欠である．脳幹の上位運動ニューロンは，筋緊張を制御し，姿勢筋を制御し，頭と身体の平衡と傾きの維持に関与する．

16.10 外側皮質脊髄路が四肢遠位部の筋の収縮を引き起すインパルスを伝える．

16.11 皮質延髄路の軸索は，次の脳神経，すなわち動眼神経（Ⅲ），滑車神経（Ⅳ），三叉神経（Ⅴ），外転神経（Ⅵ），顔面神経（Ⅶ），舌咽神経（Ⅸ），迷走神経（Ⅹ），副神経（ⅩⅠ），舌下神経（ⅩⅡ）の運動核に終止する．

16.12 赤核脊髄路は，上肢の随意的収縮を助け，それに対して他の間接運動経路は身体の筋の不随意的収縮を引き起す．

16.13 前および後脊髄小脳路は，関節と筋の固有受容器からの情報を小脳へ伝える．

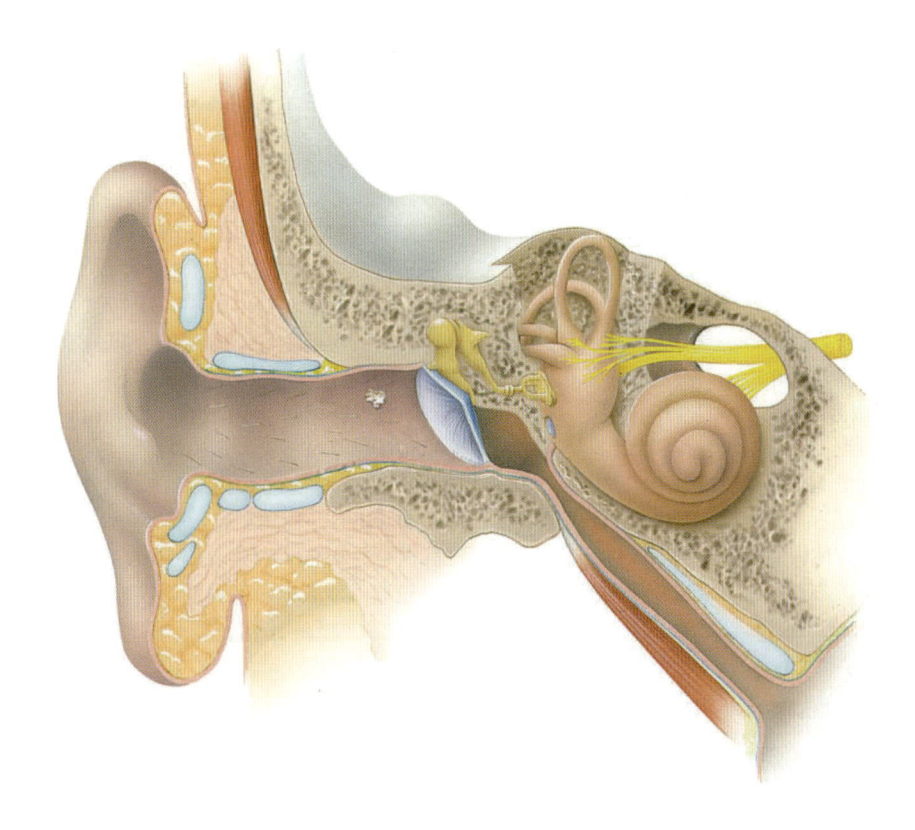

CHAPTER 17

特殊感覚

特殊感覚とホメオスタシス

感覚器とよばれる器官は特殊化した受容器をもち，この受容器を通して私たちは
においや味を感じたり，視たり，聞いたり，身体平衡，すなわちバランスを維持
したりすることができる．これらの受容器から中枢神経系に伝えられる情報は，
ホメオスタシスの維持に役立つ．

16章で記載したように一般感覚は体性感覚（触覚，温度感覚，痛覚，固有感覚）と内臓感覚からなる．16章では一般感覚の受容器は全身に分布し，構造的には比較的単純であること—感覚ニューロンの樹状突起が変化したもの，あるいは樹状突起の終端に特殊な構造が付着したものなどがある—を学んだ．これに対し，特殊感覚—嗅覚，味覚，視覚，聴覚，平衡覚—の受容器は解剖学的にそれぞれ異なった形態をとり，それぞれ頭部の特定部位に局在している．通常，これらの受容器は眼や耳と

いった複雑な感覚器の上皮組織内にある．また特殊感覚の神経伝導路は一般感覚の伝導路に比べるとずっと複雑である．

本章では，特殊感覚器の構造と機能，およびそれらの感覚器から中枢神経系に感覚情報を伝える伝導路について学ぶ．

Q レーシック（レーザー角膜切削形成術）はどういう方法で近視や乱視を治療するのか，考えてみたことはありますか？

17.1　嗅覚：においの感覚

目　標

- 嗅覚受容細胞（嗅細胞）およびその他の嗅覚に関係する細胞の構造について記載する.
- 嗅覚伝導路の概要を述べる.

　昨夜あなたが居間で解剖生理学を勉強していた時，突然焼きたての砂糖菓子のにおいが立ちこめてきた．あなたはにおいのするほうに行き，よい香りのするしっとりとしたお菓子を1個もらって口にしたところ，10年前の母親の台所に戻ったような気がした．においと味の感覚はともに化学感覚であり，鼻や口の化学受容器に分子が作用することで生じる．両感覚ともに刺激分子が検知されるためには，受容体表面を覆う水溶液にそれらの分子が溶け込む必要がある．においや味の神経インパルスは高次の大脳皮質領域だけでなく，大脳辺縁系にも伝わるので，においや味によっては強い情動反応やさまざまな記憶をよび起すものもある.

嗅覚受容器の構造

　においの感覚すなわち**嗅覚 olfaction**（olfact- ＝におい）を司る受容器は鼻の嗅上皮とよばれる領域に分布している．**嗅上皮 olfactory epithelium** の総面積は 5 cm² であり，鼻腔の上部を占め，篩板の下面から上鼻甲介かけて広がっている（図 17.1 a）．嗅上皮は嗅覚受容細胞（嗅細胞），支持細胞，基底細胞の3種類の細胞からなる（図 17.1 b）.

　嗅覚受容細胞（嗅細胞）olfactory receptor cells は嗅覚伝導路の一次ニューロンである．嗅細胞は双極性のニューロンで，その先端からは先の膨れた棒状の樹状突起が突出し，樹状突起と反対側の細胞体から出る軸索は篩板を通り抜けて嗅球まで伸びている．嗅細胞樹状突起の先端には数本の不動性の**嗅線毛 olfactory cilia** が生

図 17.1　**嗅上皮と嗅覚伝導路.**（a）鼻腔内の嗅上皮の位置.（b）嗅上皮の拡大模式図.（c）嗅上皮の顕微鏡写真.（d）嗅覚伝導路.

> 嗅上皮は，嗅細胞，支持細胞，基底細胞からなる.

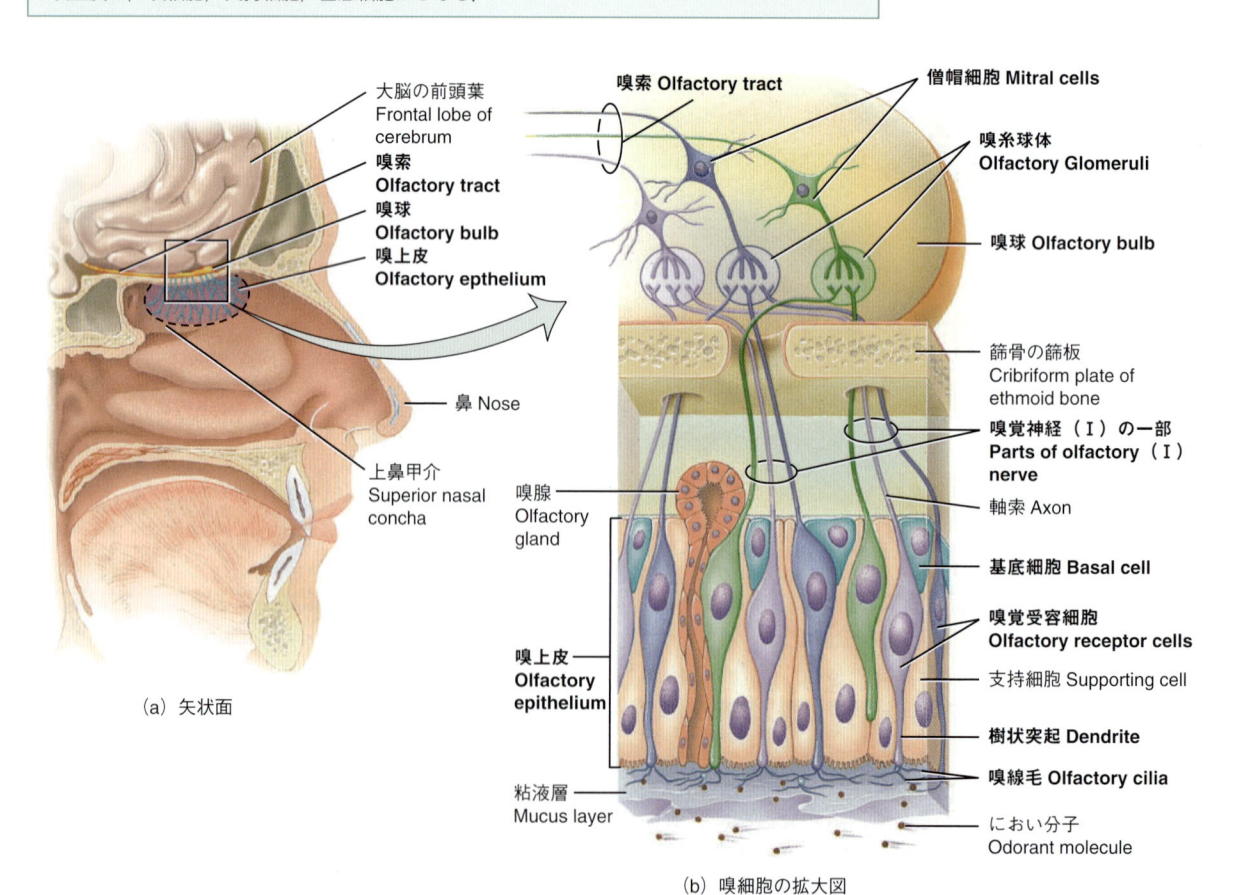

大脳の前頭葉
Frontal lobe of cerebrum

嗅索
Olfactory tract
嗅球
Olfactory bulb
嗅上皮
Olfactory epthelium

鼻 Nose

上鼻甲介
Superior nasal concha

（a）矢状面

嗅腺
Olfactory gland

嗅上皮
Olfactory epithelium

粘液層
Mucus layer

嗅索 Olfactory tract

僧帽細胞 Mitral cells

嗅糸球体
Olfactory Glomeruli

嗅球 Olfactory bulb

篩骨の篩板
Cribriform plate of ethmoid bone

嗅覚神経（Ⅰ）の一部
Parts of olfactory（Ⅰ）nerve

軸索 Axon

基底細胞 Basal cell

嗅覚受容細胞
Olfactory receptor cells

支持細胞 Supporting cell

樹状突起 Dendrite

嗅線毛 Olfactory cilia

におい分子
Odorant molecule

（b）嗅細胞の拡大図

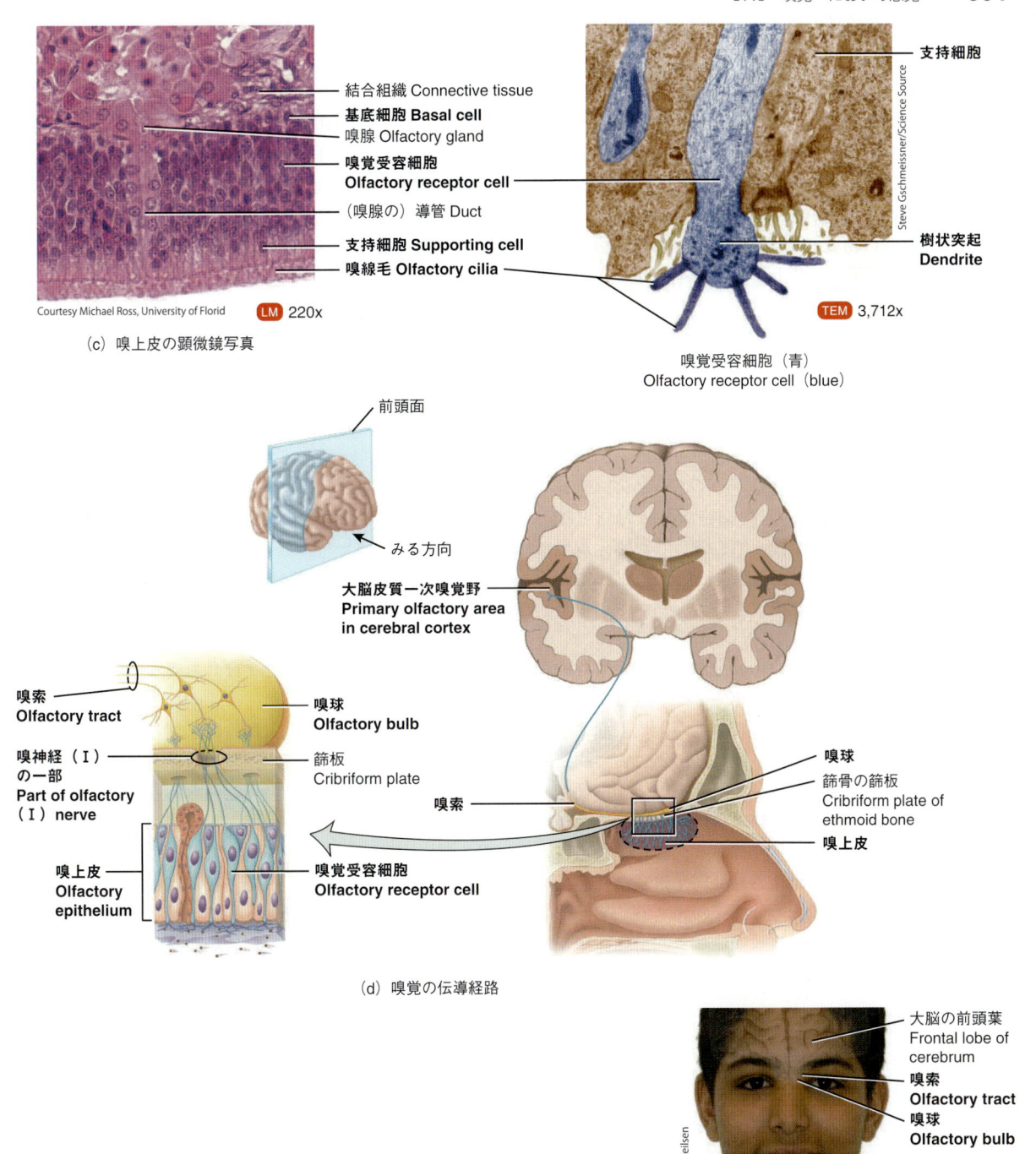

結合組織 Connective tissue
基底細胞 Basal cell
嗅腺 Olfactory gland
**嗅覚受容細胞
Olfactory receptor cell**
（嗅腺の）導管 Duct
支持細胞 Supporting cell
嗅線毛 Olfactory cilia

Courtesy Michael Ross, University of Florid　**LM** 220x

（c）嗅上皮の顕微鏡写真

支持細胞
Steve Gschmeissner/Science Source
樹状突起
Dendrite

TEM 3,712x

嗅覚受容細胞（青）
Olfactory receptor cell（blue）

前頭面
みる方向

**大脳皮質一次嗅覚野
Primary olfactory area
in cerebral cortex**

**嗅索
Olfactory tract**

**嗅神経（Ⅰ）
の一部
Part of olfactory
（Ⅰ）nerve**

**嗅球
Olfactory bulb**

篩板
Cribriform plate

嗅索

嗅球
篩骨の篩板
Cribriform plate of
ethmoid bone

嗅上皮

**嗅上皮
Olfactory
epithelium**

**嗅覚受容細胞
Olfactory receptor cell**

（d）嗅覚の伝導経路

大脳の前頭葉
Frontal lobe of
cerebrum
**嗅索
Olfactory tract**
**嗅球
Olfactory bulb**

Mark Neilsen

（e）嗅球と嗅索を表面に投影

Q 嗅細胞の寿命はどの程度か？

えている．この嗅線毛はにおいの信号変換部位である（感覚刺激の信号変換（形式導入〔**トランスダクション**〕transduction）とは"感覚受容器で刺激のエネルギーが受容器電位に変換されることである"を思い起してほしい）．嗅線毛の細胞膜には吸い込んだ化学物質を検知する嗅覚受容体タンパク質が分布している．嗅線毛の**嗅覚受容体 olfactory receptor** に結合し，これを刺激する化学物質を**におい物質 odorants** とよぶ．嗅細胞はにおい分子の化学的刺激に反応して受容器電位を発生し，これにより嗅覚反応が始まる．

支持細胞 supporting cells は鼻腔表面を覆う粘膜に分布する円柱上皮細胞である．支持細胞は嗅細胞を物理的に支え，栄養を供給し，電気的に絶縁するとともに，嗅上皮に触れる化学物質を無毒化するのに役立っている．**基底細胞 basal cells** は支持細胞底部のあいだに位置する幹細胞で，新しい嗅細胞をつくるために，絶えず細胞分裂を繰り返している．嗅細胞は2ヵ月ほど働いたのち，新しいものに置き換えられる．この再生現象は注目に値する．というのは嗅細胞はニューロンであり，すでに説明したように通常成熟したニューロンは再生しないからである．

嗅上皮を支える結合組織の中には粘液を産生する**嗅腺 olfactory glands**（あるいは**ボーマン腺 Bowman's glands**）がある．粘液は導管によって嗅上皮表面に運ばれ，その表面を潤すとともに，吸い込んだにおい物質を溶解して受容器電位を発生させる．嗅上皮の支持細胞および嗅腺は顔面神経（VII）の枝に含まれる副交感神経により支配される．これらの神経はある種の化学物質により刺激され，また，この副交感神経に発生した神経インパルスは涙腺，鼻の粘液腺の分泌を刺激する．胡椒や家庭用アンモニアの蒸気などを吸い込むと涙や鼻汁がでるのはそのためである．

嗅覚の生理学

嗅細胞がにおい分子に反応する様式は，ほとんどの感覚受容器がそれぞれの特異刺激に反応するのと同様である：最初に嗅細胞に受容器電位（脱分極）が発生し，これが1つまたは複数の神経インパルスを引き起すのである．**嗅覚の信号変換 olfactory transduction** とよばれる各段階を詳しくみると以下のようになる（図17.2）：におい分子は嗅線毛の嗅覚受容体タンパク質に結合すると，**Gタンパク質 G protein** とよばれる膜タンパク質を刺激する．次にGタンパク質は**アデニル酸シクラーゼ adenylate cyclase** という酵素を活性化して，セカンドメッセンジャー（18.4節参照）と総称される分子の一つである**サイクリックアデノシン一リン酸 cyclic adenosine monophosphate（cAMP）** という物質を産生させる．cAMP は細胞膜の陽イオンチャネルを開き，

Na^+およびCa^{2+}が細胞質に流入し，その結果，嗅細胞の細胞膜に脱分極性の受容器電位が発生する．この時，脱分極が閾値に達すると神経インパルスが発生し，この神経インパルスは嗅細胞の軸索を通って脳へと伝わる．

ヒトの鼻には約1,000万個の嗅細胞があり，この嗅細胞は機能的には約400種類の異なるタイプに分類される．個々の嗅細胞がもつ受容体は1種類に限られるので，嗅上皮中には400種類の嗅細胞が存在することになる．

においの"基本感覚"を識別し，分類しようとする試みが数多くなされてきたが，現在に至るまで成功していない．遺伝子を用いた研究からは数百種類の基本となるにおいが存在することが示唆されている．約1万の異なるにおいを識別できるのは，おそらく嗅細胞がさまざまな組合せで活性化されることによって生じる脳の活動パターンの相違によるのであろう．

においの閾値と順応

嗅覚は，他のすべての特殊感覚と同様に閾値が低い．ある物質がにおいとして認識されるには，ほんのわずかの分子が空気中に存在するだけで十分である．一例として，メチルメルカプタンとよばれる腐ったキャベツのようなにおいのする化学物質は，空気1mL当り1/250億mgという低濃度で十分に検出される．料理や暖房に用いる天然ガスは無臭だが，多量のガス漏れが起きると命にかかわり，また爆発の可能性もある．このため天然ガスには少量のメチルメルカプタンが添加されており，ガス漏れに対してにおいで警告できるようにしてある．

においに対する順応（感受性の低下）は急速に起きる．嗅細胞は刺激を受けると，最初の約1秒以内に50%程度順応するが，その後の順応はかなり遅い．それでもある種の強烈なにおいに対しては，曝露後約1分で感受性が完全に消失する．感受性の低下には，嗅細胞で起きるもののほかに中枢神経系での順応過程も当然関与している．

嗅覚伝導路

左右いずれの鼻腔でも，嗅細胞を出た約40本前後の軸索の束が左右それぞれの**嗅神経（I）olfactory（I）nerves** を形成している（図17.1a 参照）．嗅神経は篩骨の篩板に空いた嗅孔を通って伸び，**嗅球 olfactory bulbs** とよばれる脳の部位に達する．嗅球には**嗅糸球体 olfactory glomeruli**（=小球；単数形 glomerulus）とよばれる球状構造があり，嗅細胞の軸索は**僧帽細胞 mitral cells** とよばれる嗅覚伝導路の二次ニューロンの樹状突起に収束するかたちでシナプスをつくっている．個々の糸球体は1種類の嗅細胞からの入力のみを受け取る．これにより特定の糸球体をもった僧帽細胞は，そ

図 17.2 **嗅覚の信号変換 (嗅覚刺激のエネルギー変換).** におい分子が嗅覚受容体タンパク質に結合すると，G タンパク質が活性化され，続いて起きるアデニル酸シクラーゼの活性化により，cAMP（サイクリック AMP）が産生される．cAMP は陽イオンチャネルを開き，Na^+ と Ca^{2+} が嗅細胞内に流入する．この流入により起きる脱分極が閾値に達すると活動電位が発生し，嗅細胞の軸索を伝わる．

> におい物質によっては嗅細胞に脱分極性の受容器電位を発生させ，これが活動電位の発生につながることもある．

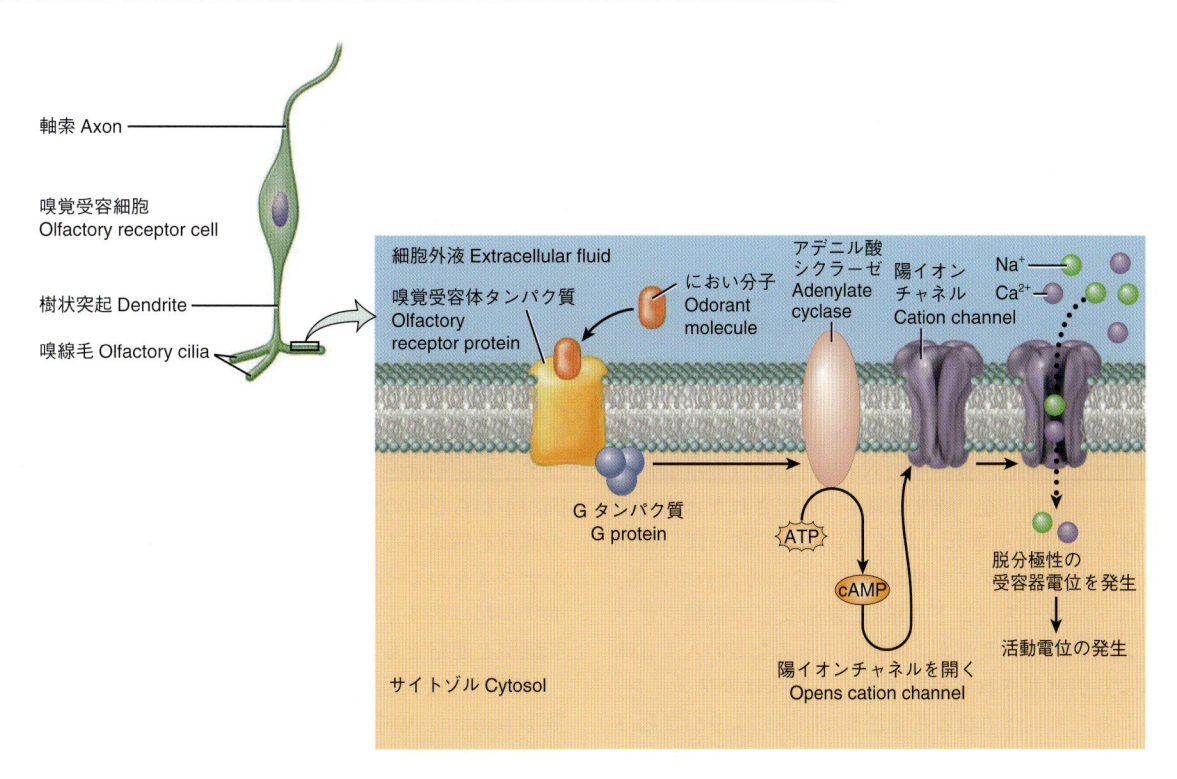

Q 嗅細胞のどの部位で嗅覚の信号変換は起きるのか？

の後の嗅覚伝導路に対して一定の特徴をもつにおい物質の情報のみを伝えることになる．僧帽細胞の軸索は**嗅索 olfactory tract** を形成する．嗅索を構成する軸索の一部は側頭葉大脳皮質の**一次嗅覚野 primary olfactory area** に投射している．一次嗅覚野でにおいの感覚は意識にのぼる（図 17.1 d）．嗅覚は視床でリレーされることなく，大脳皮質に達する唯一の感覚である．嗅索を構成する軸索の一部は大脳辺縁系にも投射している．この投射があるため，においは情動反応を引き起こすことがある．一次嗅覚野からは視床を介して前頭葉の**眼窩前頭皮質 orbitofrontal cortex** に達する神経回路も存在する．前頭眼窩野ではにおいの同定と識別がなされている（図 14.15 の⑪）．この領域に障害を受けた人は，いろいろなにおいの識別が困難となる．陽電子放出断層撮影法（PET）を用いた研究によれば，大脳半球の嗅覚反応には左右差が認められる：嗅覚情報処理の過程では**右**半球の前頭眼窩野が**左**半球の同部位に比べてより強く活性化されることが観察されるのである．

> **臨床関連事項**
>
> **嗅覚減退**
>
> 　女性は男性に比べてにおいに対して敏感であることが多く，とりわけ排卵時に鋭敏である．喫煙は短期間にかなりのにおいの感覚を消失させ，慢性的な嗅細胞の損傷を引き起す．加齢によっても，においの感覚は衰える．**嗅覚減退 hyposmia**（osmi ＝におい）はにおいを感知する能力の減退で，65 歳以上の人の半数，80 歳以上では 75％の人にみられる現象である．嗅覚減退は脳損傷，アルツハイマー病，パーキンソン病といった神経変性疾患；抗ヒスタミン剤，麻酔薬，ステロイドなどの薬物；喫煙による副作用によっても起る．

> **チェックポイント**
>
> **1.** 基底細胞は嗅覚に対してはどのような役割をもっているのか．
> **2.** におい物質分子が嗅線毛に結合してから，前頭眼窩野

に神経インパルスが到達するまでの一連の過程はどうなっているか.

17.2 味覚：味の感覚

目 標

- 基本五味を挙げる.
- 味覚の信号変換の過程について説明する.
- 脳に至る味覚伝導路について述べる.

味覚 gustation は，嗅覚と同様に化学感覚である.しかし，嗅覚よりはるかに単純で，**塩味 salty**，**酸味 sour**，**甘味 sweet**，**苦味 bitter**，**旨味（うまみ）umami** のただ5種類の基本味が区別されるだけである.塩味は食物中にナトリウムイオン（Na$^+$）が存在することで検知される.多くの食物中の Na$^+$ は NaCl（食卓塩）のかたちをとっている.酸味は酸から放出された水素イオン（H$^+$）により引き起される.レモンが酸っぱい味がするのはレモンにクエン酸が含まれているためである.甘味はグルコース（ブドウ糖），果糖などの糖類やサッカリン，アスパルテーム，スクラロースなどの人工甘味料により引き起される感覚である.苦味はカフェイン，モルヒネ，キニーネなどさまざまな物質により引き起されるとともに，ストリキニーネのような多くの毒物にも分布している.ヒトが苦味を感じた時に起きる正常反応はその原因物質をはき出すことである.この反応は有害物質を飲み込まずにはき出して，からだを保護することに役立っている.旨味は日本人の研究者により最初に報告された感覚で，"コクのある"あるいは"風味ある"と表現されることもある.この感覚は食物中に存在するアミノ酸（とくにグルタミン酸）により引き起される.グルタミン酸一ナトリウム monosodium glutamate（MSG）は風味を増す目的でさまざまな食材に添加されることもある.このような基本五味以外のすべての味，例えばチョコレートや，胡椒，コーヒーの味などは，これら5種の基本味の組合せと，それらの食物に伴う嗅覚や触覚，温度感覚の混合により形成される.食物のにおいは口腔から鼻腔へと上がって嗅覚受容器を刺激する.嗅覚は味覚よりもずっと感度が高いので，食物に含まれるある種の物質はその濃度によっては味覚系よりも嗅覚系を数千倍も強く刺激する.風邪をひいたりアレルギー症状が出たりすると食物の味がわからなくなるが，その原因は味覚によるのではなく嗅覚障害なのである.

味蕾と乳頭の構造

味覚の受容器は味蕾の中にある（図 17.3）.若年者には約1万個の味蕾が，主として舌の表面にあるが，軟口蓋（口蓋の後部）や咽頭（のど），喉頭蓋（喉頭を覆う軟骨性の蓋）にも存在する.加齢に伴い味蕾の数は急速に減少する.それぞれの**味蕾 taste bud** は卵円形で3種類の上皮細胞からなる：支持細胞，味細胞（味覚受容細胞），基底細胞（図 17.3c 参照）である.各味蕾では約50個の**味覚受容細胞（味細胞）gustatory receptor cells** が**支持細胞 supporting cells** により取り囲まれている.**味微絨毛 gustatory microvilli（味毛 gustatory hair）**とよばれる微絨毛が，それぞれの味細胞から味蕾の開口部である**味孔 taste pore** を通って外表面に伸び出している.**基底細胞 basal cells** は結合組織層に面した味蕾の基底部に位置する幹細胞で，支持細胞を産生し，支持細胞は約10日間の寿命をもつ味細胞へと分化する.この幹細胞からの分化があるために，熱いコーヒーやココアで舌をやけどしても，味覚の回復にはそれほどの時間がかからないのである.味細胞は，味覚伝導路の最初の部分を構成する一次ニューロンの樹状突起と基底部でシナプスをつくっている.それぞれの一次ニューロンの樹状突起は数多くの分枝を出し，数個の味蕾内の多数の味細胞と連絡をもつ.

味蕾は，舌表面に盛り上がった**舌乳頭 papillae**（単数形 papilla）の中にある（図 17.3a, b）.舌乳頭は舌表面の面積を増やすとともに，ざらざらした外観を与えている.以下の3種類の舌乳頭の中に味蕾は存在している：

1. **有郭乳頭 vallate papillae**（vallate ＝壁；あるいは circumvallate papillae）は舌の後部に逆V字状に並んでいる，約12個の非常に大型の円形の乳頭である.それぞれの乳頭には 100 〜 300 個の味蕾がある.

2. **茸状乳頭 fungiform papillae**（fungiform ＝きのこ様）はきのこ状に盛り上がり，舌表面全体に散在している.それぞれの乳頭には約5個の味蕾がある.

3. **葉状乳頭 foliate papillae**（foliate ＝葉様）は舌の外側縁に浅い溝を隔てて平行に並んでいる.この乳頭はほとんどが幼児期初期に変性してしまう.

さらに，舌全体の表面には**糸状乳頭 filiform papillae**（filiform ＝糸状）が分布している.この乳頭は先のとがった円錐状の構造をもち，触覚の受容器はあるが味蕾はない.糸状乳頭は舌と食物のあいだの摩擦を増すので，口腔内で食物を自在に動かすのに役立っている.

図 17.3 味蕾の味細胞と舌乳頭の関係.

味細胞は味蕾の中にある.

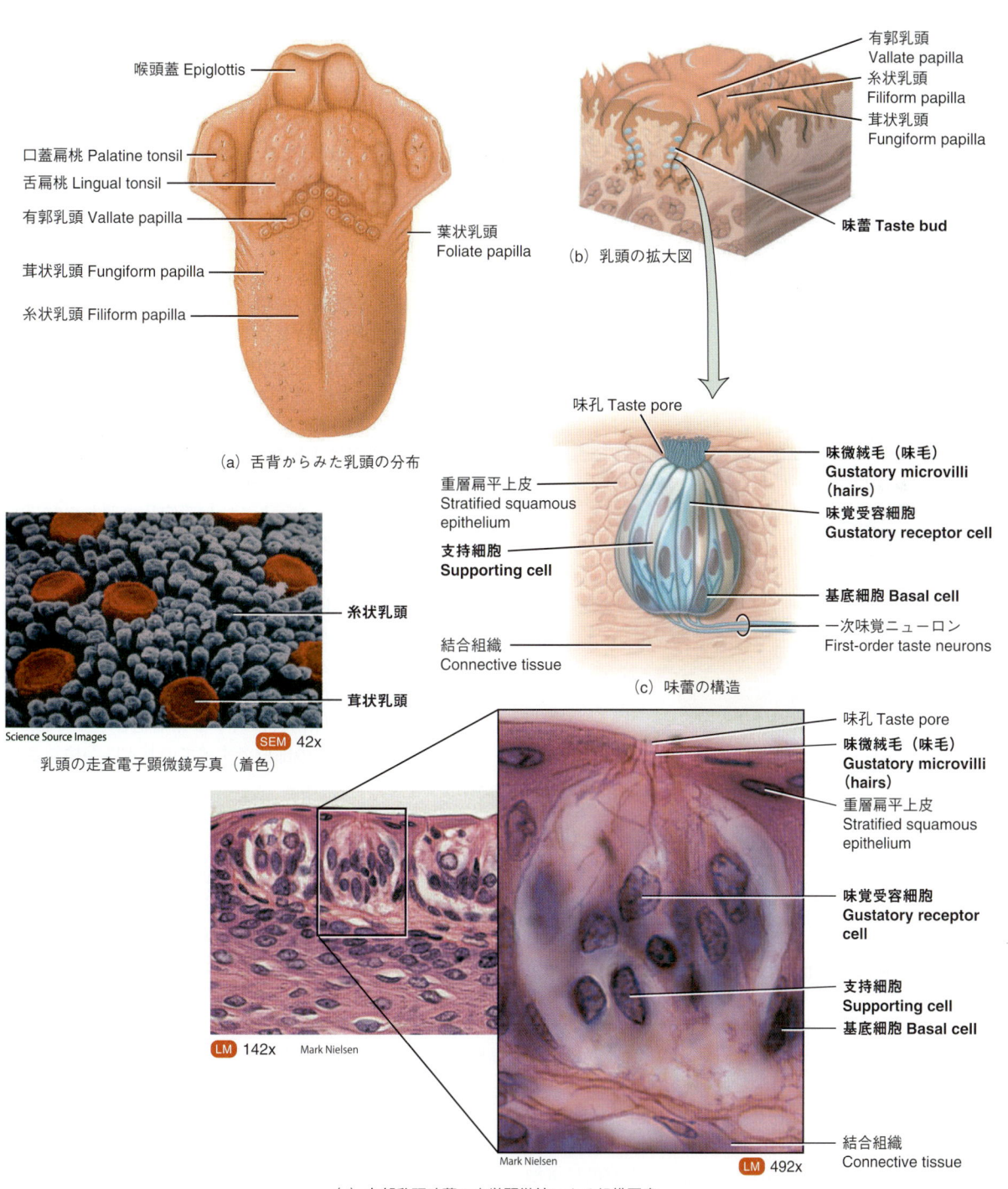

喉頭蓋 Epiglottis

口蓋扁桃 Palatine tonsil
舌扁桃 Lingual tonsil
有郭乳頭 Vallate papilla
茸状乳頭 Fungiform papilla
糸状乳頭 Filiform papilla

葉状乳頭 Foliate papilla

（a）舌背からみた乳頭の分布

有郭乳頭 Vallate papilla
糸状乳頭 Filiform papilla
茸状乳頭 Fungiform papilla

味蕾 Taste bud

（b）乳頭の拡大図

味孔 Taste pore

重層扁平上皮 Stratified squamous epithelium
支持細胞 Supporting cell
結合組織 Connective tissue

味微絨毛（味毛）Gustatory microvilli（hairs）
味覚受容細胞 Gustatory receptor cell
基底細胞 Basal cell
一次味覚ニューロン First-order taste neurons

（c）味蕾の構造

Science Source Images
糸状乳頭
茸状乳頭
SEM 42x
乳頭の走査電子顕微鏡写真（着色）

味孔 Taste pore
味微絨毛（味毛）Gustatory microvilli（hairs）
重層扁平上皮 Stratified squamous epithelium
味覚受容細胞 Gustatory receptor cell
支持細胞 Supporting cell
基底細胞 Basal cell
結合組織 Connective tissue

LM 142x Mark Nielsen
Mark Nielsen
LM 492x

（d）有郭乳頭味蕾の光学顕微鏡による組織写真

図 17.3 続く

図17.3 続き

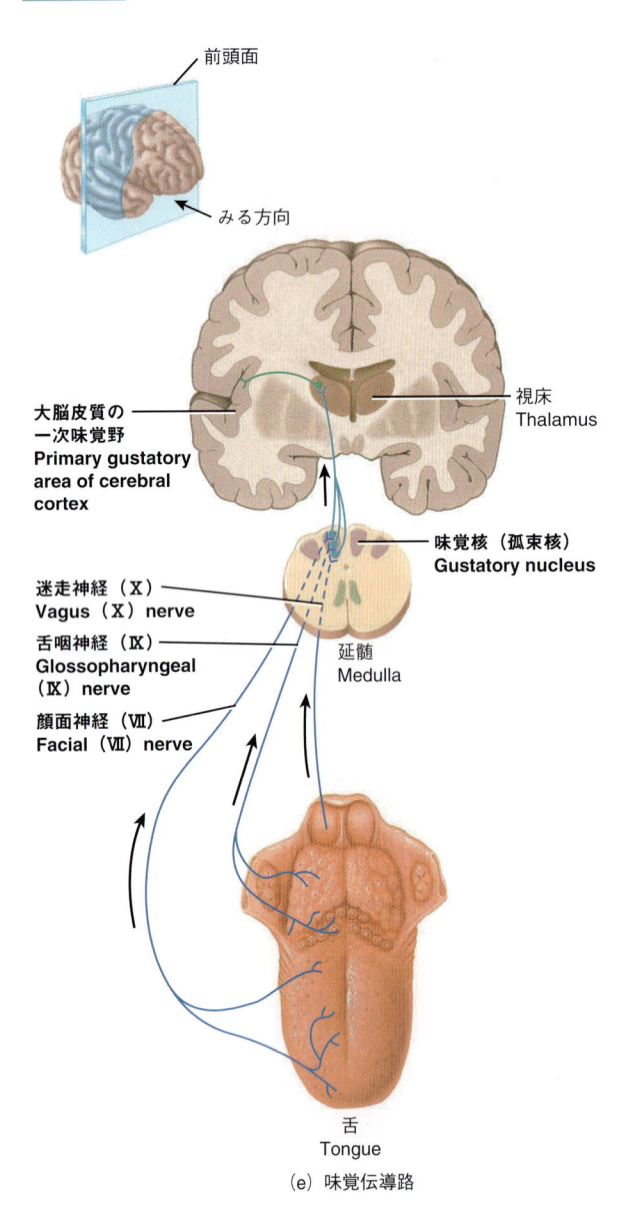

前頭面

みる方向

視床
Thalamus

大脳皮質の
一次味覚野
Primary gustatory
area of cerebral
cortex

味覚核（孤束核）
Gustatory nucleus

迷走神経（X）
Vagus（X）nerve

舌咽神経（IX）
Glossopharyngeal
（IX）nerve

顔面神経（VII）
Facial（VII）nerve

延髄
Medulla

舌
Tongue

(e) 味覚伝導路

Q 味蕾の基底細胞の役割はなにか？

味覚の生理学

　味細胞を刺激する化学物質は**味物質** tastants とよばれる．味物質は唾液に溶け込むと，味覚刺激の信号変換（トランスダクション）を司る味微絨毛の細胞膜に接触可能となる．味物質が味微絨毛の細胞膜に接触すると，味細胞に脱分極性の受容器電位が生じ，これが味細胞からシナプス小胞の開口放出を引き起こす．ついでこのシナプス小胞から放出された神経伝達物質は味細胞にシナプスする一次感覚ニューロンに段階的な電位変化をもたら

し，この電位変化が閾値を超えると神経インパルスが発生する．

　味細胞に受容器電位が発生する機構は，味物質の種類により異なる．例えば塩味の食物では，その中のナトリウムイオン（Na^+）が味微絨毛の細胞膜の Na^+ チャネルを通って味細胞に流入する．細胞内への Na^+ の流入は脱分極を引き起こし，その結果神経伝達物質が放出される．また，酸味の物質では，その中の水素イオン（H^+）が H^+ チャネルを通って味細胞に流入する．その結果起きるのは，やはり味細胞の脱分極と神経伝達物質の放出である．

　残りの甘味，苦味，旨味を感じさせる味物質は，味細胞には直接流入しない．これらの物質は細胞膜の G タンパク質結合型受容体に結合し，G タンパク質はそれにより酵素を活性化し，セカンドメッセンジャーの**イノシトール三リン酸** inositol trisphosphate（IP_3）を産生する．この IP_3 は最終的には味細胞の脱分極と神経伝達物質の放出を引き起こす．

　個々の味細胞は 1 種類の味物質に対してのみ反応する．その理由は味細胞の細胞膜には 1 種類の基本味に対するイオンチャネル，あるいは受容体のどちらか一方しかもっていないからである．例えば，苦味を検知する味細胞は苦味に対する受容体しかもっておらず，塩味，酸味，甘味，旨味には反応できない．すなわち，個々の味細胞は特定の基本味のみを検知するよう調整されており，この味覚情報の隔離は脳に伝えられていく際にも維持されている．ただし，一つの味蕾に注目するとその中には五味すべての味物質に対する味細胞をもっており，それゆえ舌のすべての部位ですべての基本味が検知される．

　味物質に対する味細胞は 5 種類しかないのに，なぜ食物によって感じる味の違いは多岐にわたるのだろうか．

　その答えは複数種の味細胞の活性化により生じる脳の活動パタンの違いによると考えられている．いい換えると味の違いは，異なる組合せで味細胞が活性化されることによって生じる．例えば，チョコレートに含まれる味物質はある一定の組合せの味細胞群を活性化し，その結果脳内に生じる活性化パターンはチョコレートの風味と解釈される．それに対してバニラの味物質はまた違った組合せの味細胞群を活性化し，その結果生じる脳内活動パターンがバニラの風味と解釈されるのである．

味の閾値と順応

　味覚に対する閾値は 5 つの基本味ごとに異なる．キニーネのような苦味物質に対する閾値が最も低い．毒性のある物質は苦いものが多いので，閾値が低い（感度が高い）ということには，生体防御的な意味があると考えられる．レモンのような酸味物質に対する閾値を調べる

ために塩酸を用いた実験では，その閾値は苦味よりやや高い．食塩に代表される塩味の閾値，およびスクロース（ショ糖，砂糖）で測った甘味の閾値は，同程度であり，それらは酸味や苦味の閾値より高い．

1〜5分間刺激が持続すると特定の味に対する完全な順応が起きる．味の順応には，味覚受容器，嗅覚受容器，そして中枢神経系の味覚伝導路にかかわるニューロンの変化が関与している．

味覚伝導路

味蕾からの情報を伝える一次味覚ニューロンの軸索は，3種類の脳神経に含まれている．**顔面神経（Ⅶ）** facial（Ⅶ）nerve は舌の前部 2/3，**舌咽神経（Ⅸ）** glossopharyngeal（Ⅸ）nerve は舌の後部 1/3，**迷走神経（Ⅹ）** vagus（Ⅹ）nerve は咽頭と喉頭蓋にある味蕾からの情報を伝える（図 17.3 e）．味蕾からのインパルスはこれらの脳神経によって延髄の**味覚を支配する核** gustatory nucleus（孤束核）に送られる．延髄からの味覚信号を伝える一部の軸索は**大脳辺縁系 limbic system** や**視床下部 hypothalamus** に，他は**視床 thalamus** に投射する．視床を出て島皮質の**一次味覚野** primary gustatory area（図 14.15 の ㊸参照）に達する軸索を経由する信号により，味覚は意識にのぼり認知および識別が可能となる．

⚕ 臨床関連事項

味覚嫌悪

おそらく味覚情報が視床下部や大脳辺縁系に投射することから，味覚と快・不快などの情動のあいだには密接な関係が認められる．甘い食物は一般に人を喜ばせるが，苦味のある食物は新生児においてさえ不快感を催させる．この現象が**味覚嫌悪 taste aversion** の基礎であり，人や動物は消化器系の調子を悪くさせるような食物を避けることをすぐに学ぶ．病気を引き起すような食物を回避することの利点は，長生きできることである．一方で，癌細胞の増殖を抑えるために用いられる薬物や放射線治療は，多くの場合どのような食物を摂取していても嘔吐や胃腸の不快感を引き起す．このため癌患者では多くの食物に対する味覚嫌悪が生じてしまい，結果として食欲を失う．

チェックポイント

3. 嗅細胞と味細胞は構造および機能面でどのように異なるか．
4. 味物質が唾液に接触してから，大脳皮質の一次味覚野に信号が伝わるまでの味覚の経路を説明せよ．
5. 嗅覚伝導路と味覚伝導路を比較せよ．

目　標

- なぜ視覚が重要なのかについて説明する．
- 可視光を定義する．

視覚 vision すなわちものを視る感覚は，周囲の危害を及ぼすおそれのあるものを認識できるという点で人類の生存にとって非常に重要である．人体の感覚受容細胞の半数以上は眼の中にあり，大脳皮質の広い部分が視覚情報の処理に使われている．本節では電磁放射線と可視光について学ぶ．次の 17.4 〜 17.6 節では眼の付属器官および眼球の構造，視覚の生理学について学習する．**眼科学 ophthalmology**（ophthalmo- ＝眼；-logy ＝〜の学問分野）は眼とその病気を扱う科学である．

電磁放射線 electromagnetic radiation は波のかたちをしたエネルギーで，地球では大部分が太陽から放射されたものに由来する．電磁放射線にはさまざまなもの

図 17.4 電磁スペクトル．

> 可視光は電磁スペクトルの中で波長が約 400 〜 700 nm の部分である．

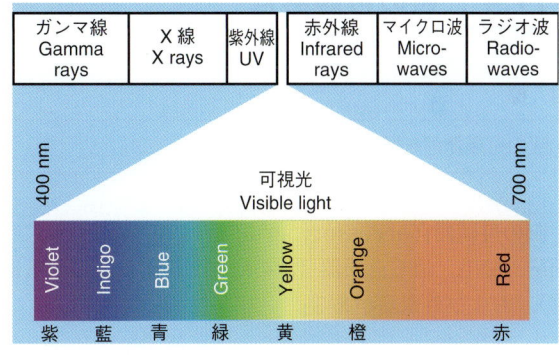

(a) 電磁スペクトル

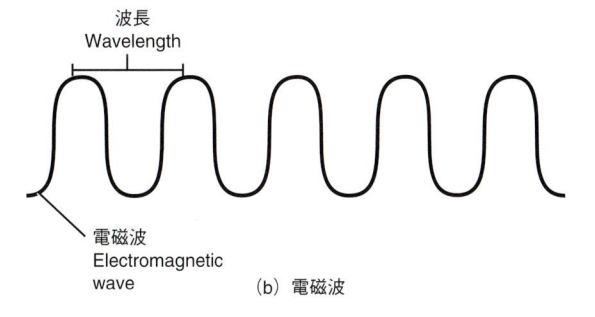

(b) 電磁波

Q 波長が 700 nm の可視光は何色か？

が区別される．ガンマ線，X線，紫外線，可視光，赤外線，マイクロ波，ラジオ波などである．電磁放射線の分布は**電磁スペクトル electromagnetic spectrum** としてみることができる（図 17.4）．波としての電磁放射線の隣り合う2つのピーク間の距離は**波長 wavelength** とよばれる．波長には短波長から長波長に至るまでの広がりがある．例えばガンマ線の波長はナノメートルより小さく，一方ラジオ波はメートルを超える波長をもっている．

　眼は**可視光 visible light** の検出を行っている．可視光は電磁スペクトルのうち，波長が約 400 〜 700 nm のあいだに広がる部分を占める．可視光には色があり，その色調は波長により異なる．例えば波長 400 nm の光は紫であり，700 nm のものは赤である．物体は一般に可視光のうち，吸収する波長の光と反射する波長の光があり，物体の色は反射する波長の光の色にみえる．例を挙げると緑色のリンゴは，緑色の光をほとんど反射し，他の波長の可視光は大部分を吸収してしまうので，緑にみえる．白い物体はすべての波長の可視光を反射するので白くみえる．一方，黒い物体は可視光のすべてを吸収してしまうので，黒くみえるのである．

チェックポイント

6. 可視光とはなにか．

17.4 眼の付属器官

目 標

• 眼の付属器官を挙げる．

眼 瞼

　眼の付属器官 accessory structures of the eye には，眼瞼，睫毛，眉毛，涙器（涙の産生と排出に関係する器官），および外眼筋がある．

眼 瞼

　上下の**眼瞼 eyelids**（あるいは palpebrae；単数形 palpebra）は睡眠中には眼の遮光をするとともに，開眼時には過剰な光や異物から眼を守り，瞬きで眼球表面に潤滑液を広げる（図 17.5）．上眼瞼は下眼瞼に比べて可動性に富み，その上部に**上眼瞼挙筋 levator palpebrae superioris muscle** が付着している（図 17.6 a 参照）．時に眼瞼の不愉快な**攣縮 twitch** を経験することがある．それは手，前腕，脚，足などの筋肉の攣縮に似た不随意運動で，ほとんどが無害であり，通常数秒以内に収まる．この眼瞼の攣縮はストレスや疲労に

図 17.5　右眼表層．

眼瞼裂は上眼瞼と下眼瞼のあいだの隙間で，眼球が露出している．

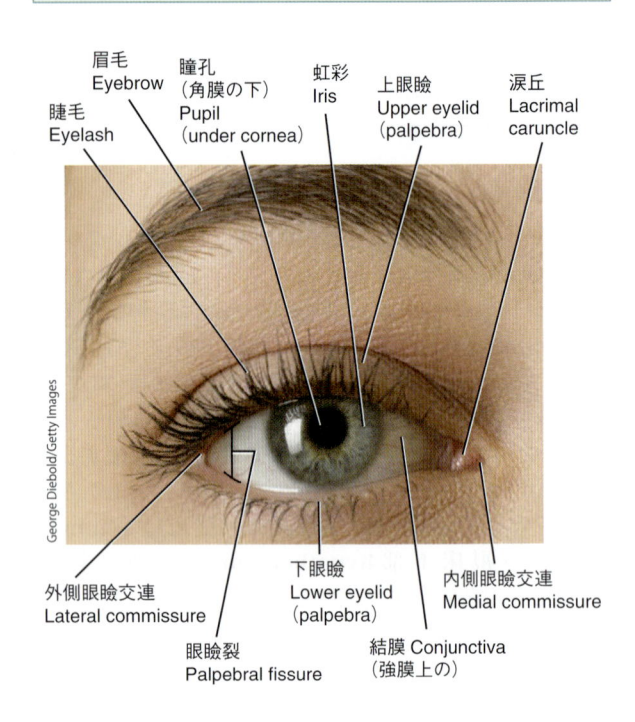

　眉毛 Eyebrow
　睫毛 Eyelash
　瞳孔（角膜の下）Pupil (under cornea)
　虹彩 Iris
　上眼瞼 Upper eyelid (palpebra)
　涙丘 Lacrimal caruncle
　外側眼瞼交連 Lateral commissure
　眼瞼裂 Palpebral fissure
　下眼瞼 Lower eyelid (palpebra)
　結膜 Conjunctiva（強膜上の）
　内側眼瞼交連 Medial commissure

George Diebold/Getty Images

Q ここに示したどの構造が眼瞼裏側の表面を覆う構造とつながっているか？

付随して起きる．上眼瞼と下眼瞼のあいだで，眼球が露出している部分は**眼瞼裂 palpebral fissure** とよばれる．眼裂の一端は**外側眼瞼交連 lateral commissure** で，側頭骨側にあって狭くなっている．もう一端は**内側眼瞼交連 medial commissure** で，鼻骨に近く，やや幅が広い．内側眼瞼交連には小さく赤みを帯びた高まりがあり，**涙丘 lacrimal caruncle** とよばれる．涙丘には脂腺と汗腺がある．内側眼瞼交連に時々みられる白色物質はこれらの腺の分泌によるものである．

　上下の眼瞼は表層から内部に向かって，表皮，真皮，皮下組織，眼輪筋の筋線維，瞼板と瞼板腺，結膜からなる．**瞼板 tarsal plate** は板状結合組織で眼瞼の形を整え，支持する役割をもつ．瞼板の中には細長い脂腺の**瞼板腺 tarsal glands**（あるいは**マイボーム腺 Meibomian glands**）が並んでおり，液を分泌して上下の眼瞼の接着を防いでいる（図 17.6 a）．瞼板腺の感染により**霰粒腫 chalazion**（＝小隆起）という眼瞼内に腫瘤あるいは嚢胞ができる．**結膜 conjunctiva** は疎性結合組織で支持され，無数の杯細胞を含んだ非角化の重層円柱上皮からなる薄くて丈夫な粘膜である．結膜は眼瞼から折り返って眼球の前面に連続するが，眼瞼の内面を覆う部位は**眼**

瞼結膜 palpebral conjunctiva, 強膜（白眼の部分）を覆う部位は**眼球結膜 bulbar conjunctiva** とよばれる. 結膜は眼球前面中央の透明な部位である角膜は覆っていない. 強膜と角膜については後で詳しく述べる. 眼球結膜には血管が分布し, 局所の刺激や感染によりこの血管が拡張してうっ血（血液の停滞）した状態になると "**血走った眼 bloodshot eyes**" になる.

睫毛と眉毛

睫毛 eyelashes は上下の眼瞼の縁から伸び, **眉毛 eyebrows** は上眼瞼の上を横向きにアーチを描いて走り, ともに眼球を異物や汗, 直射日光から守っている.

図17.6 眼の付属器官.

眼の付属器官は眼瞼, 睫毛, 眉毛, 涙器と外眼筋である.

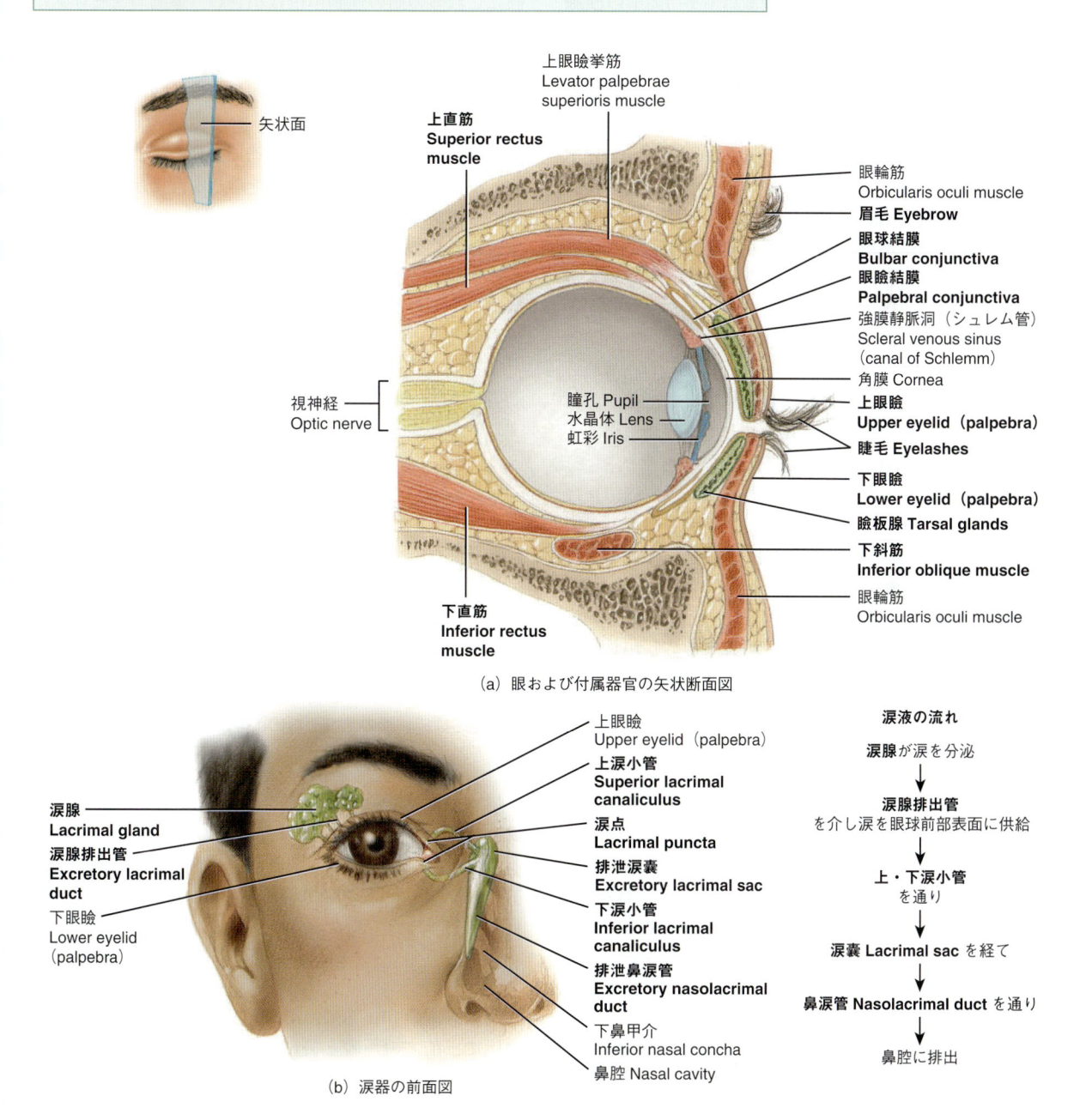

（a）眼および付属器官の矢状断面図

（b）涙器の前面図

涙液の流れ

涙腺が涙を分泌
↓
涙腺排出管
を介し涙を眼球前部表面に供給
↓
上・下涙小管
を通り
↓
涙嚢 Lacrimal sac を経て
↓
鼻涙管 Nasolacrimal duct を通り
↓
鼻腔に排出

Q 涙液とはなにか？ またその役割はなにか？

睫毛の毛包基部には**睫毛脂腺** sebaceous ciliary glands があり，潤滑液を毛包に分泌する．睫毛脂腺の感染（通常は細菌感染により，膿の充満した有痛性腫脹を来す）は**麦粒腫**（ものもらい）sty とよばれる．

涙器

　涙器 lacrimal apparatus（lacrim- ＝涙）とは**涙液** lacrimal fluid（あるいは**涙** tears）を産生し排出する構造である．涙の産生は**涙液分泌** lacrimation ともよばれる．左右の**涙腺** lacrimal glands は大きさと形がアーモンドに似ていて，涙液を分泌する．涙液は6〜12本の**涙腺排出管** excretory lacrimal ducts を通って上眼瞼の結膜表面に送られ（図 17.6 b），ここから内側方向に流れて，眼球の前面を通り，**涙点** lacrimal puncta（単数形 punctum）とよばれる2つの小さな開口部に流入する．涙液はその後，上および下の2本の**涙小管** lacrimal canaliculi を通り，**涙嚢** lacrimal sac（涙嚢窩に位置）を介して，**鼻涙管** nasolacrimal duct へと流れていく．鼻涙管は涙液を下鼻甲介直下の鼻腔へと導き，ここで鼻粘膜の粘液と混合する．涙嚢の感染は**涙嚢炎** dacryocystitis（dacryo- ＝涙嚢；-itis ＝〜の炎症）とよばれる．涙嚢炎は通常細菌の感染で生じ，鼻涙管の閉塞を来す．

　涙腺は顔面神経（Ⅶ）中の副交感神経線維に支配される．涙液は，塩類，少量の粘液，および殺菌効果のある**リゾチーム** lysozyme という酵素を含んだ水溶液で，眼球の防御，洗浄・潤滑，それに湿潤による乾燥防止に役立っている．涙液は分泌されると眼の瞬きによって眼球の表面を内側へと広がる．左右それぞれの涙腺は1日に約1 mL の涙液を産生している．

　通常，涙液は蒸発および涙小管を経由した鼻腔への流出により，生成に見合った速さで消失する．しかし，刺激物が結膜に触れると涙腺は刺激され，涙液が過剰に分泌されて目から溢れ出る（流涙）．涙液分泌は刺激物を薄め，流し去る点で，ある種の防御機構といえる．流涙は風邪をひいた場合など，鼻粘膜の炎症によっても起る．この場合には鼻涙管が閉塞し，涙の排出が妨げられることによる．**泣くこと** crying で幸福や悲しみなどの情動を表現するのは人間だけである．副交感神経系の刺激に反応して涙腺は過剰の涙液を分泌し，眼からこぼれ出，また鼻腔をも満たす．この後者により泣くと鼻水がでるのである．

外眼筋

　眼球は**眼窩** orbits とよばれる頭蓋骨前面の骨性の陥凹に位置している．眼窩は眼球の保護，3次元空間における眼球位置の安定，眼球機能上必要不可欠な眼球運動を司る筋への起始部の提供などの役割をもっている．外眼筋は眼窩壁に起始し，大量の**眼窩脂肪** periorbital fat に囲まれて走り，眼球の強膜（白眼）に停止している．外眼筋の作用により眼球はほぼあらゆる方向に動くことができる．眼球1個当り6種類の外眼筋が存在する：**上直筋** superior rectus muscle，**下直筋** inferior rectus muscle，**外側直筋** lateral rectus muscle，**内側直筋** medial rectus muscle，**上斜筋** superior oblique muscle，**下斜筋** inferior oblique muscle である（図 17.6 a；図 17.7 も参照）．これらの筋は動眼神経（Ⅲ），滑車神経（Ⅳ），外転神経（Ⅵ）により支配される．一般にこれらの筋の運動単位は小さい．運動ニューロンによってはたった2〜3本の筋線維を支配する場合もあるが，この小さな運動単位は，喉頭を除く，他のどの身体部位においてもみることができない．運動単位が小さいことで眼球の円滑，正確，急速な運動が可能となる．11.5節に記したように，外眼筋は眼球を外側，内側，上方，下方に動かす．例えば右をみる場合には，右眼の外側直筋と左眼の内側直筋が同時に**収縮** contraction し，左眼の外側直筋と右眼の内側直筋は**弛緩** relaxation する必要がある．上斜筋と下斜筋は眼球の回旋時の安定にも関係している．脳幹および小脳の神経回路により眼球運動の協同作用・同調作用は制御されている．

チェックポイント

　7. 結膜とはなにか．
　8. 涙器はなぜ眼にとって重要なのか．

17.5　眼球の構造

目　標

• 眼球の構成要素について述べる．
• 眼球の構成要素のそれぞれの機能について論じる．

　成人の**眼球** eyeball は直径約 2.5 cm である．眼球全表面の前方の 1/6 のみが外界に接し，残りの部分は眼窩に収まって周囲の骨により保護されている．眼球壁は，解剖学的に，(1) 眼球線維膜，(2) 眼球血管膜，(3) 網膜（内層）の3層からなる．

眼球線維膜

　眼球線維膜 fibrous tunic は眼球を包んでいる最表層の膜で，前方の角膜と後部の強膜からなる（図 17.7）．**角膜** cornea は透明な線維性の膜で，眼球の有色部分である虹彩の前を覆っている．角膜は彎曲しているので光を屈折し，網膜上に焦点をあわせるのに役立っている．

図17.7　眼球の構造.

眼球壁は 3 層からなる：眼球線維膜，眼球血管膜，網膜である.

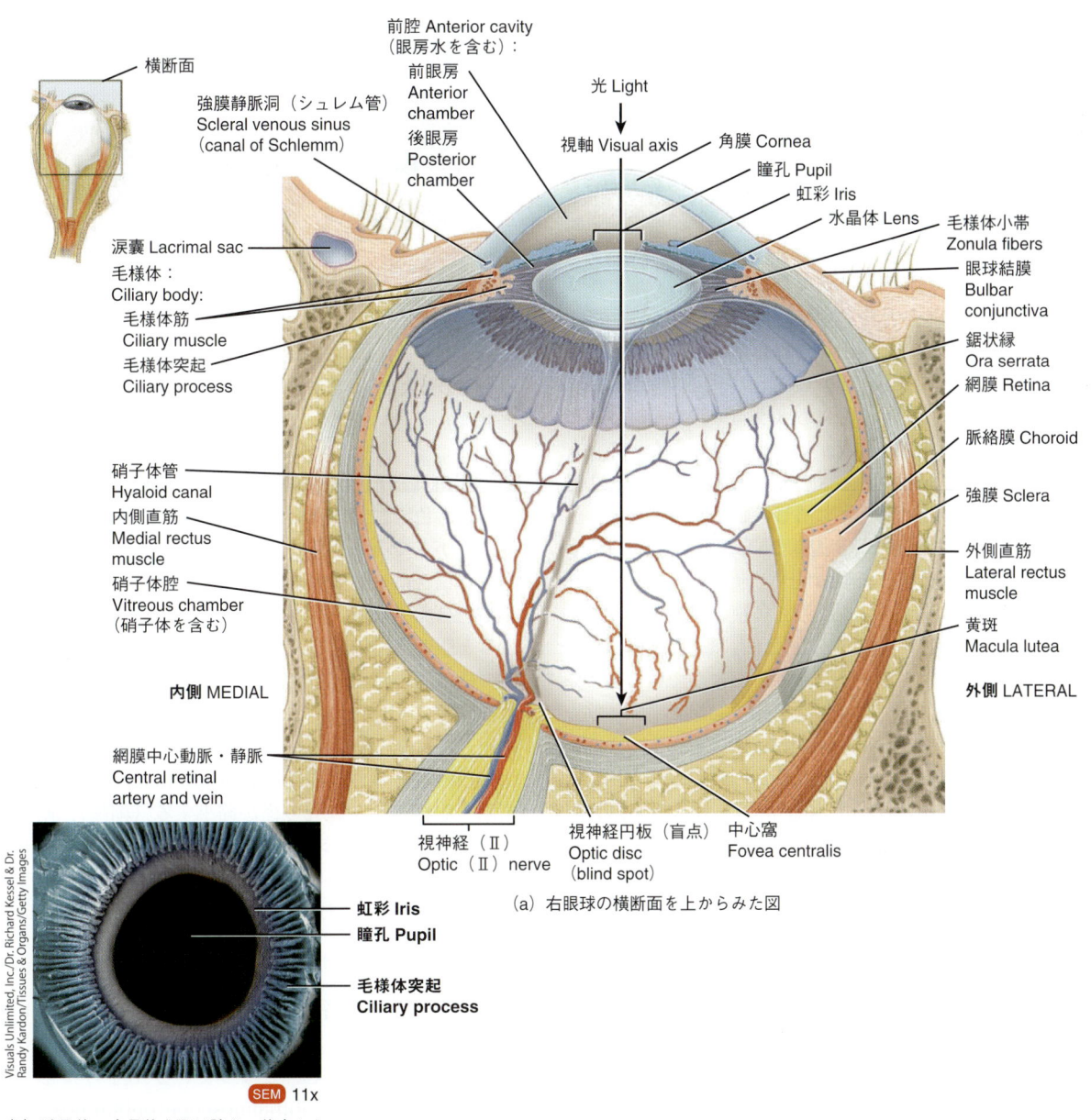

（a）右眼球の横断面を上からみた図

（b）硝子体，水晶体を取り除き，後方から眼球前部をみた走査電子顕微鏡写真

Visuals Unlimited, Inc./Dr. Richard Kessel & Dr. Randy Kardon/Tissues & Organs/Getty Images

Q 眼球線維膜と眼球血管膜を構成する要素はそれぞれなにか？

角膜の外表面は非角化重層扁平上皮である．角膜の中間層は膠原線維と線維芽細胞からなり，内表面は単層扁平上皮である．角膜の中央部は外気から直接の酸素供給を受けているので，長時間装着するコンタクトレンズには酸素透過性素材のものを使用する必要がある．**強膜**

sclera（scler- ＝硬い）は白眼の部分で，主に膠原線維と線維芽細胞からなる密性結合組織の層からなる．強膜は角膜を除く眼球の全外表面を包んでいる．強膜は眼球の形と固さを保ち，内部を保護するとともに外眼筋の付着部位となっている．角膜と強膜の接合部には**強膜静脈**

洞 scleral venous sinus（あるいは**シュレム管** canal of Schlemm）があり，後述の眼房水がこの静脈洞に流入する（図 17.7）．

眼球血管膜

　眼球血管膜 vascular tunic（あるいは**ブドウ膜** uvea）は眼球の中間層であり，脈絡膜，毛様体，虹彩の 3 つの部分が区別できる（図 17.7）．**脈絡膜 choroid** は血管が豊富で眼球血管膜の後部を占め，強膜内面の大部分を裏打ちしている．脈絡膜に分布する多数の血管は網膜の後部外表面を栄養している．脈絡膜はメラニン色素を産生するメラノサイトを含んでいるので，茶褐色を呈している．脈絡膜内のメラニンは散乱光を吸収し，眼球内の光の反射や散乱を防いでいる．そのため，角膜と水晶体の働きにより網膜上に焦点を結んだ像は鮮明さが維持される．からだのすべての部分のメラニンを欠いているアルビノの人では，眼にもメラニンはない．彼らは室内でさえ，サングラスをかけなければならないことがある．それは中程度の明るさの光でも眼球内での光の散乱のため，まぶしい明るさに感じられるからである．

　眼球血管膜の前部で，脈絡膜は**毛様体 ciliary body** に移行する．毛様体は網膜のギザギザした前縁，すなわち**鋸状縁 ora serrata** と，強膜と角膜の接合部のすぐ後方のあいだに位置している．毛様体も脈絡膜と同様にメラニン色素を産生するメラノサイトを含んでいるので茶褐色である．さらに，毛様体は毛様体突起と毛様体筋をもつ．**毛様体突起 ciliary processes** は毛様体内表面の突起であり，この部位の毛細血管から眼房水が分泌される．毛様体突起から伸びて水晶体に付着しているのが，**毛様体小帯 zonular fibers**（**提靱帯** suspensory ligaments；訳注：チン小帯ともいう）である．毛様体小帯は，結合組織中の弾性線維に類似した細い原線維からなる．**毛様体筋 ciliary muscle** は帯状の輪状平滑筋である（訳注：毛様体筋は深部から，① 経線状線維，② 放射状線維，③ 輪状線維の 3 グループに分類できる）．毛様体筋の収縮と弛緩は毛様体小帯の緊張度を変え，これが遠近調節に応じて水晶体の形を変化させる．

　虹彩 iris（＝虹）は扁平なドーナツ型で，眼球の有色部分である．虹彩は角膜と水晶体のあいだにあり，その周辺部は毛様体突起につながっている．虹彩はメラノサイトと輪状および放射状の平滑筋からなる．眼の色調は虹彩に含まれるメラニン量で決まる．虹彩のメラニン含有量が多いと眼の色調は褐色から黒色になる．メラニン含有量が低いと青色，中程度だと緑色になる．

　虹彩の主たる機能は虹彩中央の孔である**瞳孔 pupil**（＝小人；他人の眼を覗き込んだ時，瞳孔にあなた自身の反射がみえるのでこの名称がついた）を通って眼球に入る光の量を調節することである．瞳孔は黒色にみえる．

図 17.8　明るさに応じた瞳孔の反応.

輪状筋の収縮が縮瞳を，放射状筋の収縮が散瞳を引き起す.

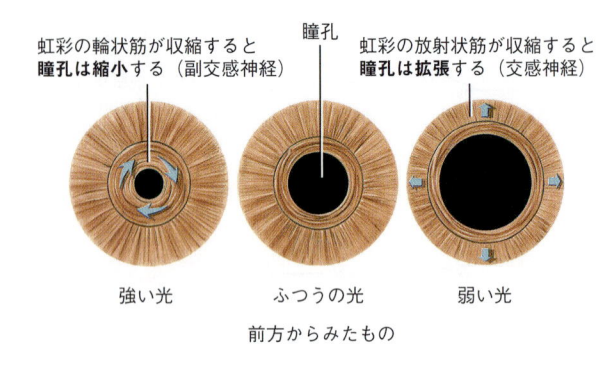

虹彩の輪状筋が収縮すると**瞳孔は縮小する**（副交感神経）　瞳孔　虹彩の放射状筋が収縮すると**瞳孔は拡張する**（交感神経）

強い光　　ふつうの光　　弱い光

前方からみたもの

Q 自律神経系のどの神経が瞳孔の縮小を引き起し，どの神経が瞳孔の散大を引き起すのか？

その理由は私たちが水晶体を通して眼球を覗き込むと，眼の最も色素含量の多い後部の領域（脈絡膜と網膜）がみえるからである．しかし，非常に明るい光が瞳孔に入射した場合には，網膜表層の毛細血管がみえるために瞳孔の色は赤くなる．写真を撮る時にストロボが眼を直射すると眼が赤くみえる（赤目）のはこのためである．瞳孔の径は光の量に応じて，自律神経反射によって調節される（図 17.8）．眼がまぶしい光に照らされると，動眼神経（Ⅲ）中の副交感神経線維が虹彩の**輪状筋 circular muscles**（あるいは**瞳孔括約筋** sphincter pupillae）を刺激・収縮させ，瞳孔の径が縮小する（縮瞳）．暗所では交感神経系のニューロンが虹彩の**放射状筋 radial muscles**（あるいは**瞳孔散大筋** dilator pupillae）を刺激して収縮させ，瞳孔の径が拡張する（散瞳）．

網　膜

　眼球の外から 3 番目となる最内層の膜は**網膜 retina** であり，眼球の後ろ 3/4 の内面を覆い，光を電気信号に変えて視覚伝導路の起点となっている（図 17.7 参照）．網膜の細部は**検眼鏡 ophthalmoscope**(ophtalmos- ＝眼；-skopeo ＝検査すること)で観察できる．検眼鏡とは瞳孔を通して眼球内に明るい光を照射し，網膜の拡大像や網膜の前面を走る血管，視神経（Ⅱ）などを観察・検査する装置である（図 17.9）．網膜表面はからだの中で血管を直接観察し，高血圧や糖尿病，白内障，加齢黄斑変性などの病理学的変化を検査できる唯一の場所である．検眼鏡でみえる目印がいくつかある．**視神経円板 optic disc**（訳注：臨床医学では通常 視神経乳頭とよぶ）は視神経（Ⅱ）が眼球を出る部位である．視神経（Ⅱ）とともに走行しているのは，眼動静脈の分枝である**網膜中心**

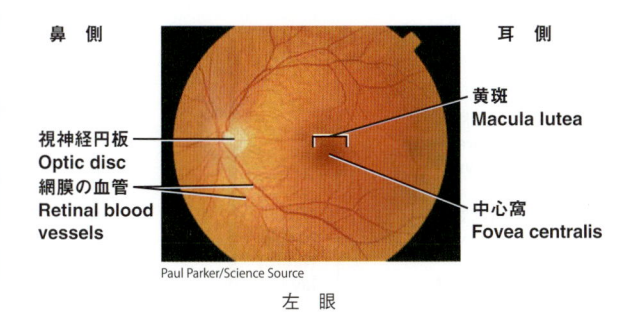

図17.9 **検眼鏡でみた正常の網膜.** 網膜の血管が直接みえるので, 病的変化を捉えることができる.

> 視神経円板は視神経が眼球を出る部位である. 中心窩は視力（分解能）の最も高い場所である.

鼻側　　　　　　　　　　　　　　　　耳側

黄斑
Macula lutea

視神経円板
Optic disc

網膜の血管
Retinal blood
vessels

中心窩
Fovea centralis

Paul Parker/Science Source

左眼

Q 検眼鏡を通してどのような疾患が発見できるか？

動脈 central retinal artery および**網膜中心静脈** central retinal vein である（図17.7 参照）. 網膜中心動脈は分枝して網膜の内表面に栄養を与えるために広がっている. それに対し, 網膜中心静脈は網膜からの血液を視神経円板を通して眼球外へと排出している. 検眼鏡を用いると, 後で少し触れる黄斑と中心窩も観察できる.

網膜は色素上皮層と神経層からなる. **色素上皮層** pigmented layer はメラニンを含んだ単層の上皮細胞からなり, 脈絡膜と網膜の神経層のあいだにある. 網膜の色素上皮層のメラニンは, 脈絡膜と同様に散乱光を吸収する働きがある. 網膜の**神経層** neural layer（**感覚層** sensory layer）は脳組織より発生した多層構造からなり, 視覚情報を高度に処理してから神経インパルスを視神経の軸索に送る. 網膜神経層は細胞性の, **視細胞（光受容細胞）層** photoreceptor cell layer, **双極細胞層** bipolar cell layer, **神経節細胞層** ganglion cell layer の３層が, 細胞体が存在せず多数のシナプス結合からなる**外網状層** outer plexiform layer, **内網状層** inner plexiform layer で隔てられている（図17.10）. 光は神経節細胞層, 内網状層, 双極細胞層, および外網状層を通過したのち, 視細胞（光受容細胞）層に到達することに注意してほしい. 双極細胞層には双極細胞のほかに, **水平細胞** horizontal cells と**アマクリン細胞** amacrine cells とよばれる２種類の細胞も分布している. これらの細胞は側方に向かう神経回路を形成し, 視細胞から双極細胞, 神経節細胞に至る縦方向の伝達経路の信号に修飾を加えている.

視細胞（光受容細胞）層を構成する視細胞（光受容細胞）は, 光を最終的には神経インパルスに変換する一連の過程の最初に位置する特化した細胞である. 視細胞

には杆体と錐体の２種類がある. １個の眼球の網膜には約600万個の錐体と１億2,000万個の杆体が存在している. **杆体** rods は光に対する閾値が低く, 月明かりのような薄明下でものをみる時に働く. 杆体には色を区別する働きはないので薄暗がりでは白と黒およびその中間の灰色の影しかみえない. 明るい光は, 光に対する閾値の高い**錐体** cones を刺激し, 色覚が生じる. 網膜には３種類の錐体が存在する.（1）青い光に感度の高い**青錐体** blue cones,（2）緑色の光に感度の高い**緑錐体** green cones,（3）赤い光に感度の高い**赤錐体** red cones である. 色覚はこれらの３種類の錐体を多種多様な組合せで刺激して生じるものである. 大半の視覚情報は錐体系を介して入るため, 錐体系の働きが失われると法的盲（訳注：法律で定められた盲〔失明〕）となる. それに対して杆体視を失った人は主として薄暗がりでものがみえにくくなるので, 夜間運転は避けるべきである.

§臨床関連事項

加齢黄斑変性

加齢黄斑変性 age-related macular disease（AMD；あるいは macular degeneration）は網膜の変性疾患で, 50歳以上の人に発症し, 通常, 視力の最も鋭敏な黄斑（おうはん）部分に異常が生じる. 進行した場合には周辺部の視覚は残るが, まっすぐ前のものを視ることができなくなる. そのため, 目の前にいる人が誰か判別できなくなることもある. AMD は75歳以上の人の失明の原因としては最も多く, 米国では1,300万人の人が罹患している. １日に１箱のタバコを吸う喫煙者では非喫煙者に比べて2.5倍 AMD に罹患しやすい. 初期には視野の中心がかすんだり歪んだりする. AMD では黄斑部の色素上皮層が萎縮・変性し, 徐々に中心部の視覚が消失する. 有効な治療法はない. 萎縮型の AMD の約10％は進行して"滲出型 AMD"になり, 脈絡膜の中で血管新生が起き, 網膜下に血漿や血液が漏出する. レーザーで滲出性の血管を外科的に破壊することで, 視覚の消失をある程度遅らせることができる（訳注：近年では抗 VEGF〔血管内皮増殖因子〕抗体の眼内注射により, 血管新生を抑制する治療が行われ, ある程度の効果が示されている）.

視覚情報は視細胞から外網状層を介して双極細胞に送られ, 次に内網状層を経て神経節細胞に達する. 神経節細胞の軸索は網膜最内層を走り, 視神経円板に至ったのち, その後方で視神経（II）として眼球を出る. 視神経円板は**盲点** blind spot ともよばれる. 盲点には杆体も錐体もないのでそこに光が投影されても像はみえない. 盲点の存在には普段気がつかないが, 次の方法で容易にその存在を確認することができる. 本書を顔から約50 cm 離し, この段落の最後に記した左の＋が右眼の

図 17.10 **網膜の微細構造.** 右側の青の下向き矢印は網膜の神経層を通る信号の方向を示す. 最後に神経インパルスが神経節細胞で生じ, その軸索を伝わる. 神経節細胞の軸索が集まって視神経 (Ⅱ) となる.

> 網膜では, 視覚情報は視細胞から双極細胞, 神経節細胞へと伝わる.

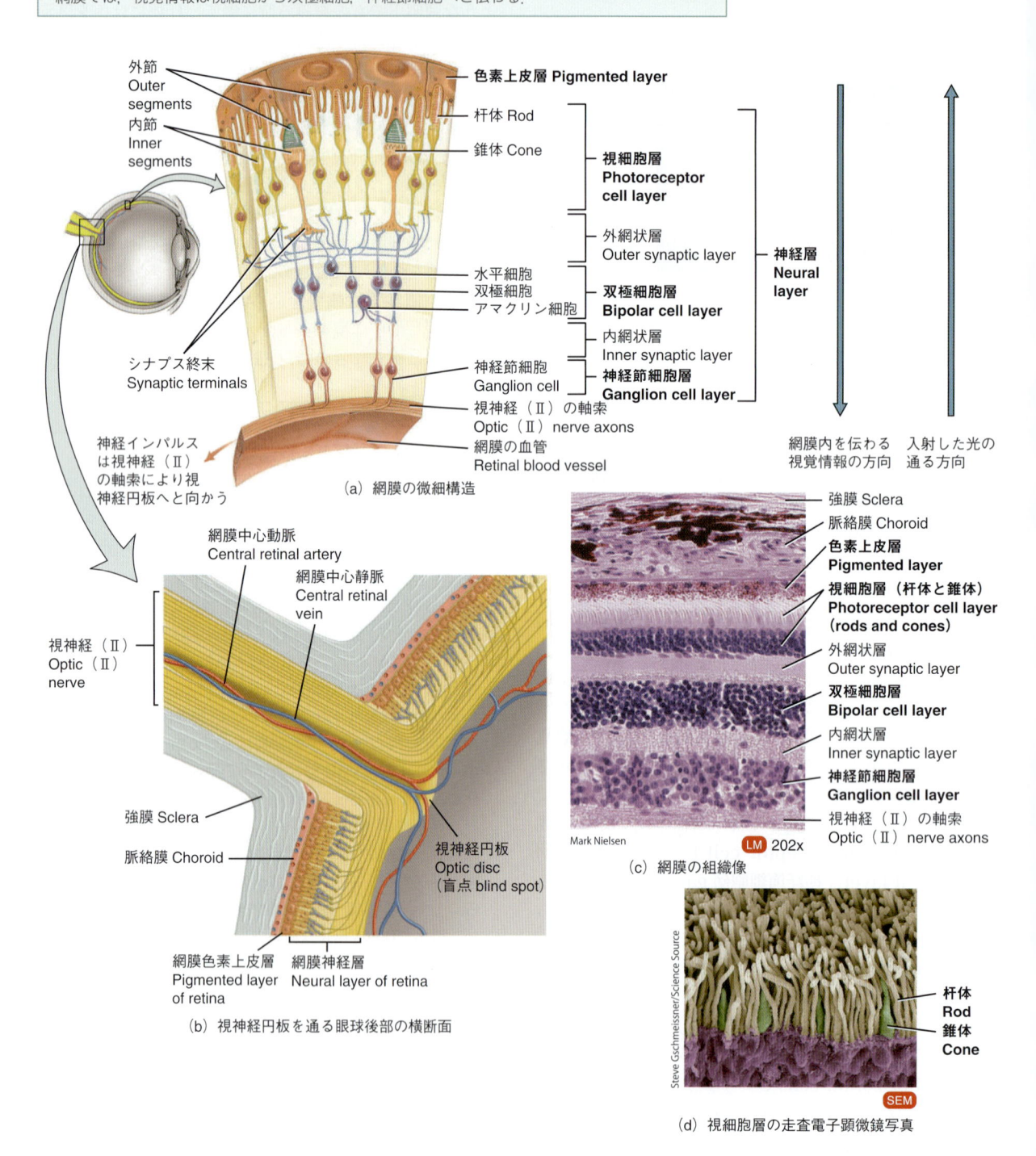

外節
Outer segments

内節
Inner segments

色素上皮層 Pigmented layer

杆体 Rod

錐体 Cone

視細胞層
Photoreceptor
cell layer

外網状層
Outer synaptic layer

水平細胞
双極細胞
アマクリン細胞

双極細胞層
Bipolar cell layer

神経層
Neural
layer

内網状層
Inner synaptic layer

シナプス終末
Synaptic terminals

神経節細胞
Ganglion cell

神経節細胞層
Ganglion cell layer

視神経 (Ⅱ) の軸索
Optic (Ⅱ) nerve axons

網膜の血管
Retinal blood vessel

神経インパルスは視神経 (Ⅱ) の軸索により視神経円板へと向かう

（a）網膜の微細構造

網膜内を伝わる
視覚情報の方向

入射した光の
通る方向

網膜中心動脈
Central retinal artery

網膜中心静脈
Central retinal vein

視神経 (Ⅱ)
Optic (Ⅱ)
nerve

強膜 Sclera

脈絡膜 Choroid

視神経円板
Optic disc
（盲点 blind spot）

網膜色素上皮層
Pigmented layer
of retina

網膜神経層
Neural layer of retina

（b）視神経円板を通る眼球後部の横断面

強膜 Sclera
脈絡膜 Choroid
色素上皮層
Pigmented layer
視細胞層（杆体と錐体）
Photoreceptor cell layer
(rods and cones)
外網状層
Outer synaptic layer
双極細胞層
Bipolar cell layer
内網状層
Inner synaptic layer
神経節細胞層
Ganglion cell layer
視神経 (Ⅱ) の軸索
Optic (Ⅱ) nerve axons

Mark Nielsen　LM 202x

（c）網膜の組織像

Steve Gschmeissner/Science Source

杆体
Rod
錐体
Cone

SEM

（d）視細胞層の走査電子顕微鏡写真

Q ２種類の視細胞（光受容細胞）はなにとなにか？ またその２つの細胞は機能的にどう異なるのか？

真正面にくるようにする．左眼を閉じても＋と■はみえているはずである．次に左眼を閉じ，右眼で＋を注視したままゆっくりと本の紙面を顔に近づけていく．するとあるところで視野から■が消失するはずである．これは■の像が盲点に投影されるためである．

＋　　　　　　　　　■

黄斑 macula lutea（macula- ＝小さい平坦な斑点；lute- ＝黄色味を帯びた；あるいは yellow spot）は網膜後極の中心で，視軸の延長線上に位置している（図17.9 参照）．**中心窩 fovea centralis**（図17.7, 17.9 参照）は黄斑の中央にある小陥凹で，錐体のみが存在する．ここでは光を少しは散乱させることになる双極細胞層と神経節細胞層が周辺に押しやられ，錐体の上方を覆っていない．その結果，中心窩は最も**視力 visual acuity** のよい，すなわち**分解能 resolution** の高い場所となっている．なにかを注視する時，例えば文字を読む時などに頭や眼を動かす主な理由は，対象となる像を中心窩にあわせるためである．杆体は中心窩にはなく，網膜の辺縁にいくほど数が多い．杆体視は錐体視より感度が高いので，かすかな物体（暗い星など）をみる時には，直接対象を凝視するより視線をわずかにずらしてみたほうがよくみえる．

> ### ⚕ **臨床**関連事項
>
> #### 網膜剥離
>
> 　**網膜剥離 detached retina** は頭部打撲などの外傷，さまざまな眼疾患，あるいは加齢に伴う変性によって起る疾患である．剥離は網膜の神経層と色素上皮層のあいだに生じる．剥離部位には液体が貯留し，薄く柔らかい網膜をもち上げる．その結果，視野内の対応する部位に像の歪みや欠損が起きる．剥離した網膜はレーザー手術，凍結手術（局所を極低温に冷却する）により再接着することもできるが，網膜に恒久的な障害が及ぶのを防ぐためにはこれらの復位手術を迅速に行う必要がある．

図 17.11　　**虹彩は前眼房と後眼房を隔てている**．下の図は眼球の前方部分の断面図で，角膜と強膜の境界部付近である．矢印は眼房水の流れを示す．

> 眼の前眼房・後眼房には眼房水が流れている．

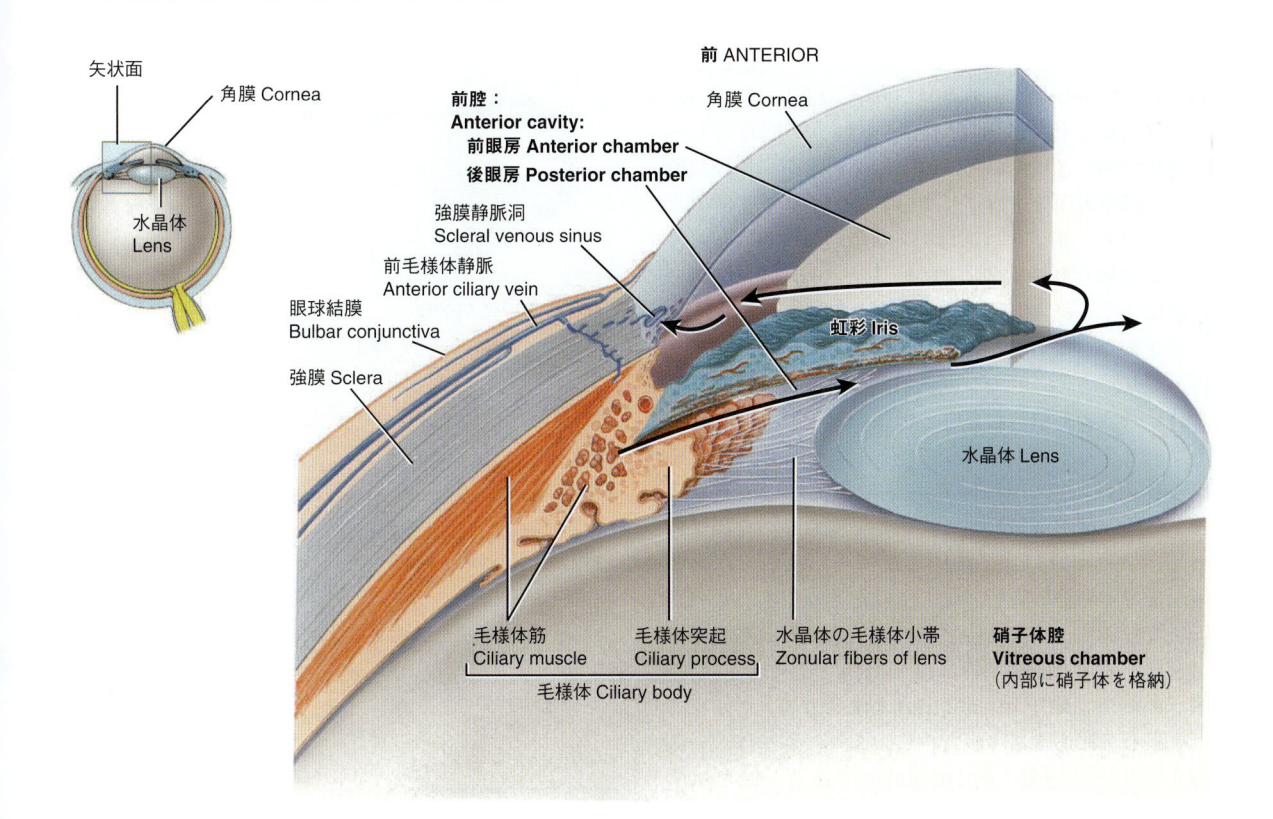

Q 眼房水はどこで産生され，どこを流れたのち，どこから排出されるのか？

水晶体

　水晶体 lens は虹彩と瞳孔の後方の眼球内にある（図17.7 参照）．正常の水晶体は完全に透明で血管を欠き，**クリスタリン crystallins** とよばれるタンパク質がタマネギ状に配列し，水晶体の屈折媒体となっている．水晶体は水晶体包とよばれる透明な結合組織の膜で取り囲まれ，毛様体突起に付着する毛様体小帯によって周囲から保持されている．水晶体の働きで光の焦点が網膜にあい，鮮明な視覚が得られる．

眼球の内部

　眼球の内部は水晶体によって前腔と硝子体腔の2つの部分に分けられる．**前腔 anterior cavity** は水晶体の前にあってさらに2つの腔からなる．**前眼房 anterior chamber** は角膜と虹彩のあいだに位置し，**後眼房 posterior chamber** は虹彩の後方にあって水晶体と毛様体小帯の前方にある（図17.11）．前眼房と後眼房は**眼房水 aqueous humor**（aqua ＝水）で満たされ，眼房水は水晶体と角膜に栄養を与えている．眼房水は毛様体突起の毛細血管から後眼房に絶えず分泌され，虹彩と水晶体のあいだを流れて，瞳孔を通り前眼房に流れ込む．眼房水は前眼房から強膜静脈洞（シュレム管）に入って最終的に血液に戻る．通常，眼房水は約90分ごとに完全に新しいものに置き換わる．

　眼球内の後部を占めるより広い腔所は**硝子体腔 vitreous chamber** で，水晶体と網膜のあいだにある．硝子体腔は**硝子体 vitreous body** という透明なゼリー状の物質で満たされている．硝子体は網膜を脈絡膜に密着させ，網膜表面を平滑にしているので，網膜で鮮明な像が得られる．硝子体は眼球の約4/5 を占めているが，眼房水とは異なり絶えず置換されるということはない．胎生期につくられ，大部分は水分でそれに膠原線維とヒアルロン酸が含まれている．硝子体には食細胞もあり，残屑を取り除いて，鮮明な視覚が得られるようにしている．時に残渣の蓄積が起きると網膜に影が写り，視野内にチラチラする小斑点が現れてくることがある．これらの**硝子体内浮遊物 vitreal floaters** は高齢者にみられることが多く，通常害はなく，治療の必要もない．**硝子体管 hyaloid canal** は硝子体内を視神経円板から水晶体の後面まで走る細い管で，成人ではあまり目立たない狭い管状物である．これは胎生期の硝子体動脈の遺残である（図17.28d 参照）．

　眼球の内圧は**眼圧 intraocular pressure** とよばれるが，主として眼房水によって生じ，これに硝子体が一部関与している．通常，約16 mmHg である．眼圧により眼球は陥没することなく形態が維持される．眼球の刺創で眼房水と硝子体が漏出することがあり，その場合は

| 表17.1 | 眼球の構造のまとめ |

構　造	機　能
眼球線維膜 Fibrous tunic 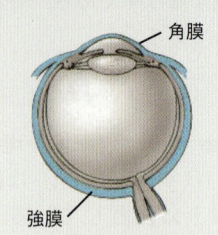	**角　膜**：光を通し，屈折させる． **強　膜**：眼球の形を保ち，内部を保護する．
眼球血管膜 Vascular tunic 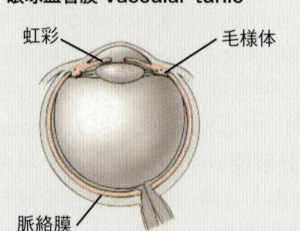	**虹　彩**：眼球に入る光の量を調節する． **毛様体**：眼房水を分泌するとともに，水晶体の厚さを変え遠近調節を行う． **脈絡膜**：血管に富み，酸素・栄養を供給するとともに，散乱光を吸収する．
網膜 Retina 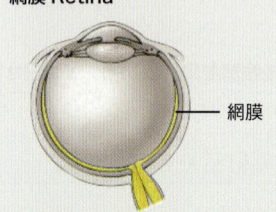	光刺激を受容し，それを受容器電位，神経インパルスに変換する．脳への出力は視神経（Ⅱ）を構成する神経節細胞の軸索を経由する．
水晶体 Lens 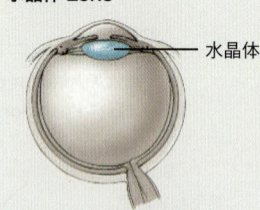	光を屈折させる．
前腔 Anterior cavity 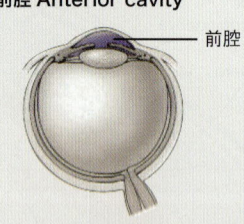	眼球の形を保つ眼房水を含み水晶体や角膜に酸素や栄養を与える．
硝子体腔 Vitreous chamber 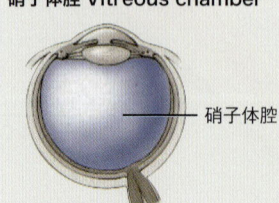	硝子体を含み，眼球の形を保つとともに網膜を脈絡膜に密着させる．

眼圧が減少し，網膜剥離，時には失明に至ることがある．表 17.1 に眼球についての構造をまとめて示す．

17.6 視覚の生理学

目 標

- 眼の結像の機序について説明する．
- 網膜内および視覚の伝導路内で行われる視覚信号の処理について述べる．

結 像

眼はある意味でカメラにたとえることができる．すなわち光学部品（虹彩）が適正"露出"となるよう入射光の量を調節しつつ，感光"フィルム"である網膜に物体の像を結像させる．どのようにして眼が網膜に物体の像を明瞭に結ぶのかを理解するためには次の 3 つの過程を検討する必要がある：（1）水晶体と角膜による光の屈折，（2）遠近調節：水晶体の形の変化，（3）瞳孔の縮小すなわち縮瞳である．

光の屈折 光が透明な物質（例えば空気）を通って，別の異なる密度をもつ透明な物質（例えば水）に入射する時には，この 2 つの物質の境界面で光は曲がる．これを**屈折 refraction** とよんでいる（図 17.12a）．光が眼に入ると角膜の前後の表面で屈折が起きる．水晶体の両面は光をさらに屈折させて網膜上に正しく焦点を結ぶよう調節している．

網膜上に焦点を結んだ像は上下が逆の倒像であり，左右も逆である（図 17.12 b, c）．つまり物体の右側からきた光は網膜の左側に入り，左側からきた光は右側に入る．世界が逆転してみえないのは，視覚上の像が物体の方向とあうように脳が生後まもなくから"学習"しているからである．脳は最初に私たちが物体に近づき，それを手に取り触れて得た空間認識を蓄積し，それを元に逆転した視覚上の像を空間的に正しい方向に位置するように翻訳しているのである．

光の総屈折の約 75％は角膜で，残りの 25％が水晶体で起きる．また，水晶体は近く，あるいは遠くの物体をみるために焦点距離を変化させる．物体が 6 m 以上離れていると物体から反射してくる光線はほぼ平行となる

図 17.12 光の屈折と遠近調節．（a）屈折とは密度の異なる 2 つの透明な物質の境界で起きる光線の屈曲のことである．（b）遠くのものをみる時，角膜と水晶体は，遠くにある物体からくる光線を屈折させ，網膜上に結像させる．（c）遠近調節では，水晶体はより厚くなり，光の屈折が増加する．

網膜への結像は上下，左右が逆になっている．

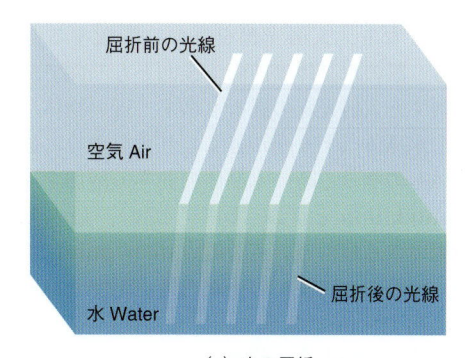

(a) 光の屈折

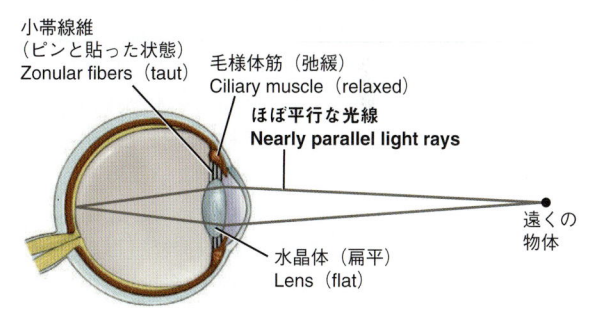

(b) 遠くの物体をみる時

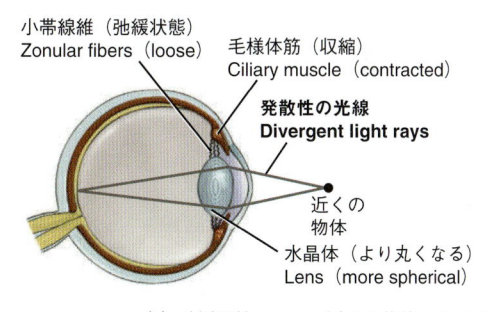

(c) 遠近調節により，近くの物体をみる時

Q 遠近調節で起きる事象を順番に述べなさい．

（図 17.12 b）．水晶体は，これらの平行光線が視覚が最も鋭敏な中心窩に正確に焦点を結ぶのに必要十分なだけ，光を曲げればよい．しかし，6 m よりも近い物体の場合，その光線は平行ではなく，広がりつつ入射する（図 17.12 c）ので，網膜に焦点を結ぶためには，光はより強く屈折されねばならない．この追加の屈折は水晶体の曲率の変化によって補われ，この過程は遠近調節とよば

れている.

遠近調節と近点
ボールのように外側に彎曲した表面は**凸面**convex とよばれる. レンズの表面が凸面の場合, レンズは入射光線を中心軸に向かって屈折させるので, 光線は交叉することになる. 逆にレンズの表面が凹んだボールのように内側に凹んでいれば, レンズは**凹面**concave となり, 入射光線を互いに離散する方向に屈折させる. 眼の水晶体は前面, 後面とも凸面で, その彎曲度が増すと入射光線の屈折も増す. 近い物体に焦点を結ぶ時, 水晶体はより凸が強くなり光をさらに強く曲げる. 近いものをみる時の水晶体の曲率の増加を**遠近調節**accommodation とよぶ (図 17.12 c). 最大の調節により明視できる最も近い点を**近点**near point of vision といい, 眼から近点までの距離を近点距離といって若年成人では約 10 cm である.

遠近調節はどのように起きるのか. 遠くのものをみている時毛様体筋は弛緩し, 水晶体は全方向に引き伸ばされ, ぴんと張った毛様体小帯の働きでより扁平になっている (図 17.12 b 参照). 近くの物体をみる時には, 毛様体筋は収縮して毛様体突起や脈絡膜を水晶体の方向に引っ張る. この動きで水晶体と毛様体小帯にかかる張力が減り, 水晶体自身の弾性で丸みが増え (より凸面になり), その結果, 焦点距離が小さくなって, 光線は近くに収束する (図 17.12 c 参照). 動眼神経 (Ⅲ) の副交感神経成分が毛様体筋を支配し, 遠近調節の過程を担っている.

🅂 臨床関連事項

老 視

年を取ると水晶体は弾性を失い, 彎曲して近くものに焦点をあわせる力が低下する. このため, 年長者は若い人と同じ近い距離での読書ができなくなる. この状態を**老視（老眼）**presbyopia (presby- ＝老；-opia ＝眼または視覚に関する) という. 40 歳くらいになると近点距離は 20 cm, 60 歳くらいでは 80 cm にもなる. 老視は一般に 40 代半ばに始まる. その頃になると, それまで眼鏡をかけなかった人でも読書の時には眼鏡が必要となる. また, すでに近視の眼鏡をかけている人の場合は, 遠近両用の眼鏡が必要となる.

屈折異常
正常な眼 (**正視眼 emmetropic eye**) では 6 m 離れた物体からの光を十分に屈折できるので, 網膜上に鮮明な像が結ばれる. しかし, 屈折異常のためにこの能力を欠く人は多い. **近視 myopia** (あるいは nearsightedness) は屈折異常の一つで, 角膜や水晶体の屈折力に比べて眼軸が長すぎる場合, あるいは水晶体

が正常より厚くて, 網膜の前方に像が結ばれる場合に起きる. 近視の人は近くの物体は鮮明にみえるが, 遠くの物体をはっきりみることができない. **遠視 hyperopia** (あるいは hypermetropia, farsightedness) は, 角膜や水晶体の屈折力に比べて眼軸が短くなっている場合, あるいは水晶体が正常より薄く, 網膜の後方に像が結ばれる場合である. 遠視の人は遠くの物体は鮮明にみえるが, 近くの物体をはっきりみることができない. 図 17.13 にはこれらの状態と矯正法を図解してある. その他の頻度の高い屈折異常としては**乱視 astigmatism** がある. これは角膜か水晶体の彎曲が不規則な場合である. その結果, 物体の一部に焦点があわなくなるので,

図 17.13 **眼球の屈折異常とその矯正.** (a) 正常な眼 (正視眼) では物体からの光線は角膜と水晶体で必要十分に曲げられて中心窩に収束し, 鮮明な像が形成される. (b) 近視眼では網膜の前方に結像する. これは眼球の奥行きが長い場合, または水晶体が厚い場合に起る. (c) 凹レンズの使用で入射光は発散し, 網膜上に焦点を結ぶので, 近視眼は凹レンズを使って矯正する. (d) 遠視眼では網膜の後方に結像する. 眼球の奥行きが短い場合や水晶体が薄い場合に起る. (e) 遠視眼の矯正には凸レンズを使う. 凸レンズは網膜上に焦点を結ぶように入射光を収束させる.

> 矯正しない近視眼では近くの物体だけがはっきりみえる. 矯正しない遠視眼では遠くの物体だけがはっきりみえる.

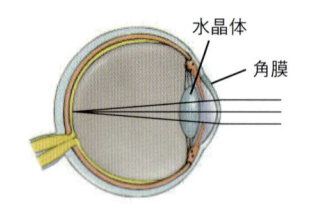

(a) 正常な眼 (正視眼)

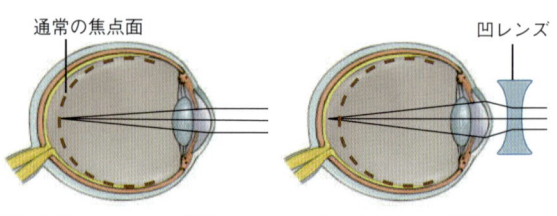

(b) 矯正していない近視眼　　(c) 矯正した近視眼

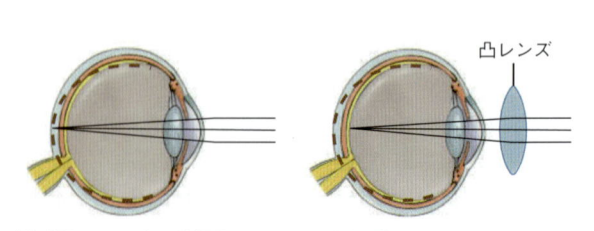

(d) 矯正していない遠視眼　　(e) 矯正した遠視眼

Q 老視とはなにか？

像はぼやけたり歪んだりする.

ほとんどの屈折異常は眼鏡やコンタクトレンズ, 外科的な処置などによって矯正できる. コンタクトレンズは角膜を覆う涙の薄膜の上に浮かんでいる状態で使う. コンタクトレンズの後面は角膜の彎曲にあわせてあるので, 屈折は前方の外表面の曲率に依存し, 屈折異常が矯正できる. LASIK (レーシック) は角膜のかたちを整え, 永続的に屈折異常を矯正する手法である.

🔬臨床関連事項

レーザー角膜切削形成術 (レーシック)

屈折矯正手術は近視, 遠視, 乱視などを矯正する目的で角膜の彎曲を外科的に修復する手術で, 眼鏡やコンタクトレンズに代り近年普及しつつある. 最も一般的な屈折矯正手術は**レーザー角膜切削形成術 (レーシック)** laser assisted in-situ keratomileusis (**LASIK**) とよばれるものである. この方法では, 点眼麻酔ののち, 角膜の中央から円形の表層組織片を切り取る. 組織片は畳んで脇によけておき, その下の角膜層をレーザーで 1 回当り非常に薄い層に分けて切削・整形していく. 眼科医はコンピューターの補助のもと, 正確に角膜を削っていく. レーザーによる切削が済むと, 切削部位を最初に切り取った角膜片で再度覆う. 一晩, 眼帯をかけて安静にしていると角膜片は角膜の下層にすぐ再接着し, 矯正された視力が得られる.

瞳孔の縮小 (縮瞳)　虹彩の輪状筋 (瞳孔括約筋) は眼球内に入射する光の量の調節以外に, 網膜における鮮明な結像のためにも働いている. すでに学んだように, **縮瞳 constriction of the pupil** とは光が眼球に入射する孔の径が小さくなることで, 瞳孔括約筋が収縮するために起きる. この縮瞳を伴う自律神経反射は遠近調節の際にも起り, 光が水晶体の周辺部から眼球に入るのを防いでいる. 水晶体の周辺部から入った光は, 網膜に焦点を結ばず, 像がぼけてしまうのである. またもちろん前述のように, 強い光があたっても瞳孔は縮小する.

輻輳

馬や山羊のような多くの動物では, 頭部に占める眼球の位置のため, 左右の眼で異なる視野を捉えている. これに対しヒトでは両眼に同一視野, 同一物体の像が焦点を結ぶ. これが**両眼視 binocular vision** で, この両眼視によりものの奥行きや三次元的な認識が可能となる.

両眼視は同一物体からの光が両側の網膜の対応する場所にあたると生じる. 遠くの物体を直視した場合には, 入射光は両眼の瞳孔にまっすぐ入射し, 屈折して両眼網膜の対応する部位に達する. しかし人がその物体に近づき, 物体からの光が両側網膜の対応する部位にあたるよ

うにするためには, 両眼を内側方向に回転させる必要がある. **輻輳 convergence** という言葉は, 凝視中の物体に両眼の対応部位を向けるための 2 つの眼球の内側方向への動きをさす. 例えば, 近づいてくる鉛筆を眼で追っている時の眼球の動きである. 両眼視を保つには, 物体が近いほど強い輻輳が必要になる. 輻輳は外眼筋の協調運動により可能となる.

視細胞 (光受容細胞) の機能

視細胞 (光受容細胞) と視物質　杆体と錐体の名称はそれぞれの**外節 outer segment** —色素上皮層に隣接する視細胞の遠位端—の形態に由来する. 杆体の外節は円柱状あるいは棒状で, 錐体の外節は先の尖った円錐状である (図 17.14). 光エネルギーは杆体および錐体の外節で受容器電位に変換される. 視物質は外節の細胞膜に組み込まれ, 視覚にとって不可欠な膜タンパク質である. 錐体では細胞膜がヒダ状に折れ込みいくえにも重なっているが, 杆体ではこれらのヒダは細胞膜から切り離され, 細胞内に位置する円板となっている. 各杆体の外節には約 1,000 個もの円板があり, その外観は積み重ねたコインをさらに包装したかのようである.

視細胞の外節はおどろくべき速さで更新される. 杆体では外節の基底部で毎時 1～3 枚の新しい円板がつくられ, 古い円板は外節の先端部へ移動して脱落, 色素上皮細胞に貪食される. **内節 inner segment** には核, ゴルジ装置, そして多数のミトコンドリアがある. 視細胞の近位端は膨らみ, シナプス小胞がつまった球根状のシナプス終末となっている.

光信号変換の最初の段階は**視物質 photopigment** (あるいは visual pigment) による光の吸収である. 視物質は光の吸収によって構造変化を起す有色のタンパク質で, 視細胞の外節にある. 光の吸収が起きると最終的には受容器電位が発生する. 杆体にある視物質は 1 種類で, **ロドプシン rhodopsin** (rhod- ＝バラ；opsin- ＝視覚に関する) とよばれる. **錐体の視物質 cone photo-**

🔬臨床関連事項

色盲と夜盲症

色盲 color blindness のほとんどはある色を他の色と区別することができない遺伝性疾患で, 3 種の錐体のうちの 1 種類の欠損あるいは欠乏による. 最も多いのは**赤緑色盲 red-green color blindness** で, この場合は赤錐体もしくは緑錐体が欠如している. その結果, 赤色と緑色を区別できない. ビタミン A の慢性的な欠乏では, 通常の量のロドプシンを生成・維持することができず, **夜盲症 night blindness** (あるいは nyctalopia) になる. この場合には, 暗所での視力が低下する.

図17.14 **杆体と錐体の構造.** 内節には視物質やATPをつくるための代謝装置が備わっている. 視物質は外節の円板やヒダに含まれる. 杆体の新しい円板や錐体の新しいヒダは外節の基底部で形成され, 外節の先端から剥がれ落ちる. 剥がれ落ちた古い円板やヒダは色素上皮細胞に貪食される.

> 光エネルギーから受容器電位への変換は杆体および錐体の外節で起る.

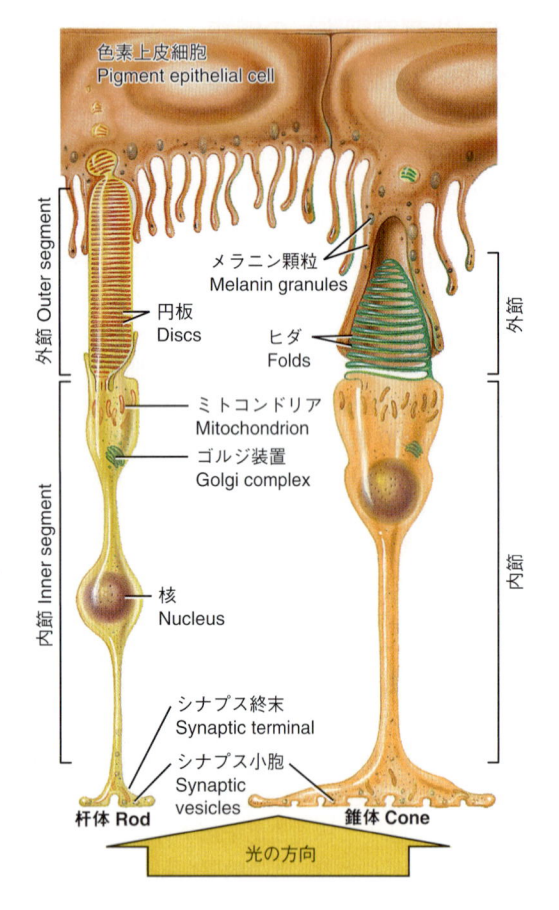

Q 杆体と錐体に共通する機能はなにか？

得られる. 例えば, カロテンを豊富に含んでいるニンジン, ホウレンソウ, ブロッコリー, カボチャなどの野菜, あるいはレバーなどビタミンAを多量に含んでいる食事を摂るとよい.

レチナールはすべての視物質の光吸収部位となっている. ヒトの網膜には4種類のオプシンがあり, 3つは錐体の視物質に使われ, 残る1つは杆体のオプシンである. これらの4種類のオプシンはアミノ酸配列が微妙に異なり, その違いによって杆体や錐体は異なった色（波長）の入射光を吸収することになる.

視物質は以下のサイクルに従って光に反応する（図17.15b）：

❶ **異性化.** レチナールは暗所では曲がった構造のシス型（*cis-*）レチナールで, 視物質のオプシン部分とぴったり適合して結合している. シス型レチナールが光を吸収すると, まっすぐのトランス型（*trans-*）レチナールとなる. このシス型からトランス型レチナールへの構造変化を**異性化 isomerization** とよび, 光反応の第1段階である. レチナールの異性化に引き続き, 視細胞外節に一連の化学変化が生じる. この一連の化学変化の結果として最終的に受容器電位が発生する（図17.16参照）.

❷ **褪色.** 光照射の約1分後, トランス型レチナールはオプシンから完全に遊離する. 視物質の色はレチナールの色に由来するので, トランス型レチナールがオプシンから外れてしまうとオプシンは無色となる. そのため, 視物質の一連のサイクルのこの部分は**褪色 bleaching** とよばれる.

❸ **変換.** トランス型レチナールは**レチナールイソメラーゼ retinal isomerase** という酵素により**変換 conversion**, シス型レチナールに戻る.

❹ **再生.** シス型レチナールはその後オプシンに結合し, 光に反応可能な視物質が再形成される. 視物質サイクルのこの部分—視物質の再形成過程—を**再生 regeneration** という.

視細胞に隣接する色素上皮層にはビタミンAが多量に含まれ, 杆体の再生過程に寄与している. もし色素上皮層が網膜から剥離するとロドプシンの再生は激減する. 錐体の視物質は杆体のロドプシンよりもずっと早く再生し色素上皮層にはあまり依存しない. 杆体の場合は完全な褪色過程からロドプシンの半分を再生するまでに5分かかるが, 錐体の場合には色素の半分が再生するまでにはたった90秒しか要しない. 褪色したロドプシンの完全な再生には30〜40分が必要である.

明順応・暗順応 暗いところ（例えばトンネル）から

pigments は3種類が網膜に存在し, 錐体の3つのタイプ（青錐体, 緑錐体, 赤錐体）に対応している. 色覚はそれぞれ異なる色の光が異なる錐体の視物質を選択的に活性化することにより生じる.

視物質はいずれも2つの部分, **オプシン opsin** という糖タンパク質とビタミンAの誘導体である**レチナール retinal**（図17.15a）で構成されている. ビタミンAの誘導体はカロテンから生成される. カロテンとはニンジンの橙色に代表される植物色素である. 良好な視覚はカロテンを豊富に含んだ食事を適度に摂ることにより

図 17.15　視物質と視覚.

ビタミン A の誘導体であるレチナールは，すべての視物質における光吸収部位である.

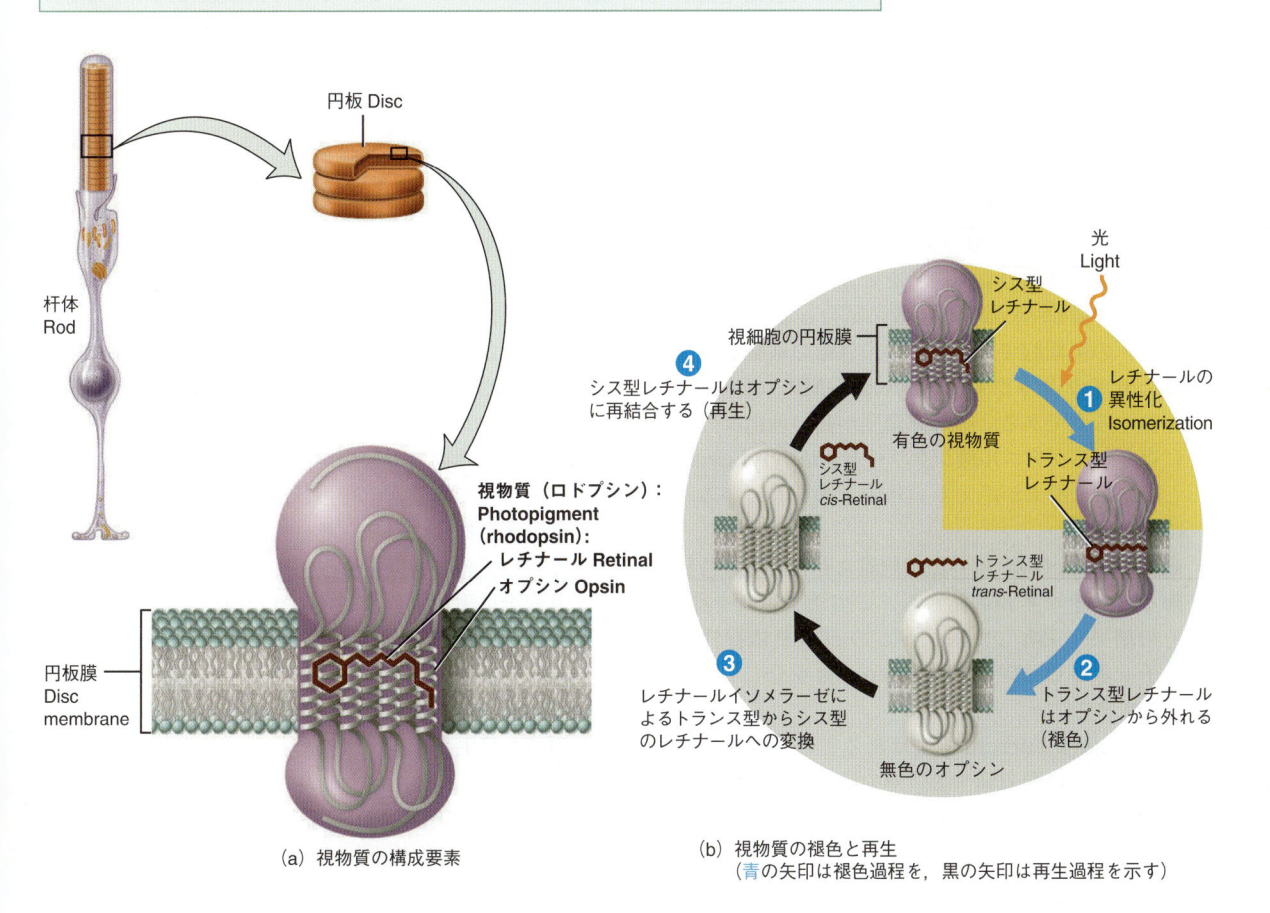

杆体
Rod

円板 Disc

視物質（ロドプシン）：
Photopigment
(rhodopsin)：
レチナール Retinal
オプシン Opsin

円板膜
Disc
membrane

（a）視物質の構成要素

光
Light

④ シス型レチナールはオプシン
に再結合する（再生）

視細胞の円板膜

シス型
レチナール

有色の視物質

① レチナールの
異性化
Isomerization

シス型
レチナール
cis-Retinal

トランス型
レチナール

トランス型
レチナール
trans-Retinal

③ レチナールイソメラーゼに
よるトランス型からシス型
のレチナールへの変換

無色のオプシン

② トランス型レチナール
はオプシンから外れる
（褪色）

（b）視物質の褪色と再生
（青の矢印は褪色過程を，黒の矢印は再生過程を示す）

Q　シス型レチナールからトランス型レチナールへの変換をなんというか？

明るいところに出ると**明順応 light adaptation** が起きる. すなわち, 視覚系が数秒のうちに感度を低下させ, より明るい環境に適応する. 逆に劇場のような暗い部屋に入った場合には**暗順応 dark adaptation** が起き, 何分もかけてゆっくりと視覚系の感度が上がる. 杆体と錐体の視物質の褪色・再生速度の違いが明順応, 暗順応の速さの違いの原因の一部（すべてではない）となっている.

光の照度が増すと, より多くの視物質が褪色する. 光により一部の視物質分子が褪色中であっても, 他の視物質の再生は起きている. 昼間の光では, ロドプシンの再生は褪色に追いつかない. したがって, 杆体は昼間の視覚にはほとんど貢献しない. 逆に, 錐体の視物質再生はかなり速いので, 非常に明るい条件下でもシス型レチナールはつねに存在する.

照度が急に下がった場合, はじめは感度が急速に上が

るが, その後の上昇のスピードは鈍る. 完全な暗黒下では, 暗順応のはじめの 8 分間に錐体の視物質は完全に再生する. この暗順応過程では, 検出閾値の光（ほとんど認識できるか, できないか程度の光）を調べると色をもっているように感じられる. これに対しロドプシンの再生はより遅いので, 視覚感度の増加は徐々に起きるが, 最終的には 1 光子（光の最小単位）の検出まで可能となる. そのような状況下ではずっと薄暗い光を検出できるが, 一定の閾値以下となった光はその本来の色とは無関係に灰白色にみえる. 星空の屋外のように照度が非常に弱い場合は, 杆体のみが機能するので, 物体は灰色の影としてみえる.

光情報変換　光情報変換 phtotransduction とは視細胞外節で光のエネルギーが受容器電位に変換される過程をいう. ほとんどの感覚器官では, 適切な刺激により感

覚受容器が活性化されると脱分極性の受容器電位が発生する．これに対し視覚器では適切な刺激，すなわち光により視細胞が活性化されると過分極性の受容器電位が生じる．驚いたことに，視細胞が静止状態—すなわち暗闇の中にいる状態—で，視細胞は脱分極を起している．光情報伝達がどのようにして起きるのかを理解するためには，まず光のない状況下で視細胞がどのような状態にあるのかを調べてみる必要がある（図 17.16 a）：

① 暗闇の中では視細胞の視物質に結合しているレチナールはシス型の立体構造をとり，視物質分子はこの状態で視細胞外節の円板膜に結合している．

② 暗黒下の視細胞で大事なのは，外節の細胞質に高濃度の**サイクリック GMP cyclic GMP（cGMP）**が存在する点である．cGMP 濃度が高い理由は円板膜に存在する**グアニル酸シクラーゼ guanylyl cyclase**とよばれる酵素が絶えず cGMP を産生しているためである．

③ 産生された cGMP は外節細胞膜に存在する非特異的陽イオンチャネルに結合し，このチャネルを開く．その結果，主として Na^+ がこの **cGMP 依存性イオンチャネル cGMP-gated channels** を介して細胞内に流入する．

④ **暗電流 dark current** とよばれるこの Na^+ の流入により視細胞は脱分極する．その結果，暗闇では視細胞の膜電位はおよそ $-40\ mV$ となり，一般の神経細胞の静止膜電位の $-70\ mV$ よりずっとゼロに近い値を取る．

⑤ この暗所での脱分極は外節から視細胞のシナプス部位へと伝播する．シナプス部位の細胞膜には**電位依存性 Ca^{2+} チャネル voltage-gated Ca^{2+} channels** が存在し，脱分極によりチャネルが持続的に開状態となって，Ca^{2+} が細胞内に流入する．この Ca^{2+} の流入は次にシナプス小胞の開口分泌を促し，これがシナプス終末からの大量の神経伝達物質—杆体や錐体の神経伝達物質はアミノ酸の 1 種のグルタミン酸—の持続的放出を引き起こす．杆体とある種の双極細胞間のシナプスではグルタミン酸は抑制性神経伝達物質として働き，双極細胞に抑制性シナプス後電位（IPSP）を発生させ，双極細胞から神経節細胞への信号伝達を阻害する．

視細胞外節での光の吸収とレチナールの異性化により以下の一連の光情報変換反応が起きる（図 17.16 b）：

① 光が網膜を照射し，シス型レチナールに立体異性化が起きてトランス型レチナールへと変化する．

② レチナールの異性化の結果，円板膜に局在する G タンパク質の**トランスデューシン transducin** の活性化が起きる．

③ トランスデューシンはやはり円板膜に局在する酵素の一種の **cGMP ホスホジエステラーゼ cGMP phosphoriesterase** を活性化する．

④ cGMP ホスホジエステラーゼはいったん活性化されると cGMP を分解し，外節細胞質中の cGMP 濃度が低下する．

⑤ その結果，外節細胞膜中の開状態の cGMP 依存性チャネルの数が減り，Na^+ の流入が減る．

⑥ Na^+ 流入の減少は膜電位を約 $-65\ mV$ まで低下させ，過分極性の受容器電位が発生する．

⑦ 過分極は外節から始まってシナプス終末にまで伝播し，開状態の電位依存性 Ca^{2+} チャネルの数を減らす．細胞内への Ca^{2+} の流入が減るとシナプス終末からの神経伝達物質の放出が低下する．薄暗い光は，小さく短い受容器電位を生じ，グルタミン酸の放出は部分的に抑えられる．それに対し，明るい光は大きく長い受容器電位を生じ，神経伝達物質の放出をより完全に阻止する．このような機序により抑制性神経伝達物質の放出が阻害されるので，杆体とシナプスする双極細胞は光により興奮する．興奮した双極細胞はついで神経節細胞を刺激し，その軸索に活動電位を発生させる．

杆体の円板膜は外節の細胞膜がちぎれて形成されるのに対し，錐体では円板膜は外節の細胞膜と連続していることを思い起してほしい．このことは杆体では視物質，トランスデューシン，cGMP ホスホジエステラーゼ，グアニル酸シクラーゼなどのタンパク質と cGMP 依存性イオンチャネルは異なる膜に局在することになるが，錐体では上記のすべてのタンパク質が同じ膜に存在することを意味している．

網膜における視覚情報の処理　網膜の神経層内で視覚情報のある部分は増幅され，ある部分は捨てられる．数個の細胞からの入力がより少数のシナプス後ニューロンに収束する（**収束 convergence**）こともあれば，より多数のニューロンに発散する（**発散 divergence**）こともある．しかし，ヒトの眼では，神経節細胞は 100 万個しかないのに対して視細胞は 1 億 2,600 万個もあるので，全体としては，収束のほうが優位である．

受容器電位が杆体と錐体で発生すると，その電位は内節を経由してシナプス終末に至る．杆体と錐体から放出された神経伝達物質は双極細胞と水平細胞に局所漸増電位を引き起こす．外網状層において，6 〜 600 個の杆体が単一の双極細胞とシナプス結合する．これに対し，錐体は 1 対 1 で双極細胞にシナプス結合することが多い．

図 17.16 光情報変換.

光は視細胞に過分極性の受容器電位を発生させ，抑制性の神経伝達物質（グルタミン酸）の放出を減少させる.

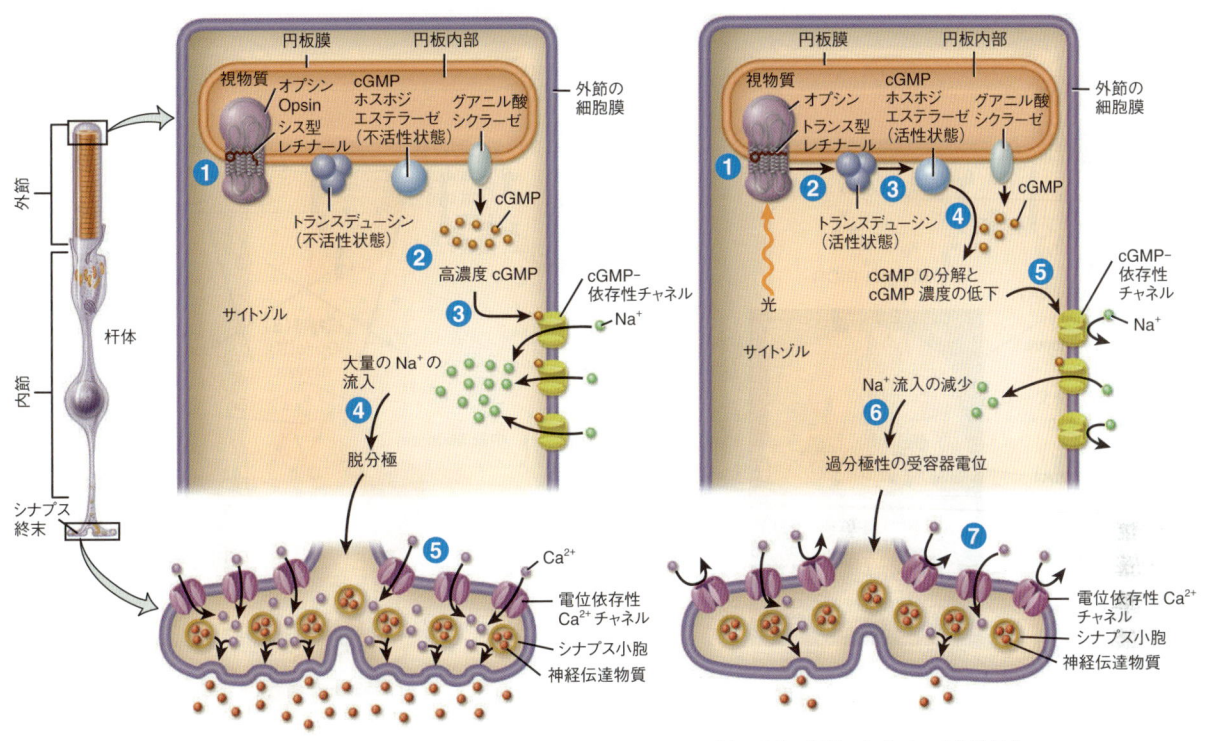

(a) 暗所の杆体で起きている化学反応　　　(b) 明所の杆体で起きている化学反応

Q 視細胞における cGMP の機能はなにか？

多くの杆体が単一の双極細胞に収束することにより，杆体による視覚は光感受性が高くなる反面，知覚される像の一部がややぼける結果となる．錐体による視覚は感受性が杆体より低いが，1 対 1 で双極細胞に接続するのでより鮮明である．

　視細胞と双極細胞間のシナプス伝達は水平細胞の影響を受ける（図 17.10 a 参照）．水平細胞は視細胞とシナプスを形成するが，双極細胞に対しては間接的な影響を及ぼすにすぎない．網膜の隣り合う領域を例に取ると，1 個の視細胞は 1 個の水平細胞と興奮性シナプスを形成する．その水平細胞は別の視細胞のシナプス前終末に対し抑制性シナプスを形成する．このシナプスの連鎖によりある視細胞は水平細胞を興奮させ，その興奮した水平細胞は隣接部位の他の視細胞の双極細胞への神経伝達物質の量を減らして神経伝達を阻害する．すなわち，水平細胞は視細胞にとって側方抑制作用をもつことになる．この側方抑制作用は隣接する網膜部位間の視覚上のコントラストを高めるのに役立っている．

双極細胞と神経節細胞間のシナプス結合はアマクリン細胞により影響を受ける（図 17.10 a 参照）．アマクリン細胞は双極細胞と神経節細胞間に形成されたシナプスに対し，側方抑制信号を送る．アマクリン細胞には多くの種類があり，その機能もさまざまである．どの種類のアマクリン細胞が関係しているかによって網膜の照度レベルの変化，視覚信号の開始・終了，特定の方向への視覚信号の動きなどへの関与の違いがあることが知られている．

視覚伝導路

　網膜神経節細胞の軸索は **視神経（Ⅱ）optic（Ⅱ）nerve** を形成し，網膜から脳への出力経路となっている．視神経（Ⅱ）の軸索は左右の視神経の交差する場所である **視（神経）交叉 optic chiasm**（＝ X 字状の交叉）を通過し，後方へ走る（図 17.17 a, b）．軸索には反対側へ交叉するものとしないものがある．視（神経）交叉を通過した後は **視索 optic tract** とよばれ，脳に入って

図 17.17 **視覚伝導路.** (a) 脳の部分的解剖図で，視放線（視床から延びる軸索で後頭葉に達する）を示す．(b) 両眼視野にある物体は両眼で捉えることができる．(c) と (d) 左右の眼において，右側の視野からの情報は左側の脳に投射され，左側の視野からの情報は右側の脳に投射される．

> 両眼の耳側網膜にある神経節細胞の軸索は同側の視床に達する．逆に，両眼の鼻側網膜にある神経節細胞の軸索は対側の視床に達する．

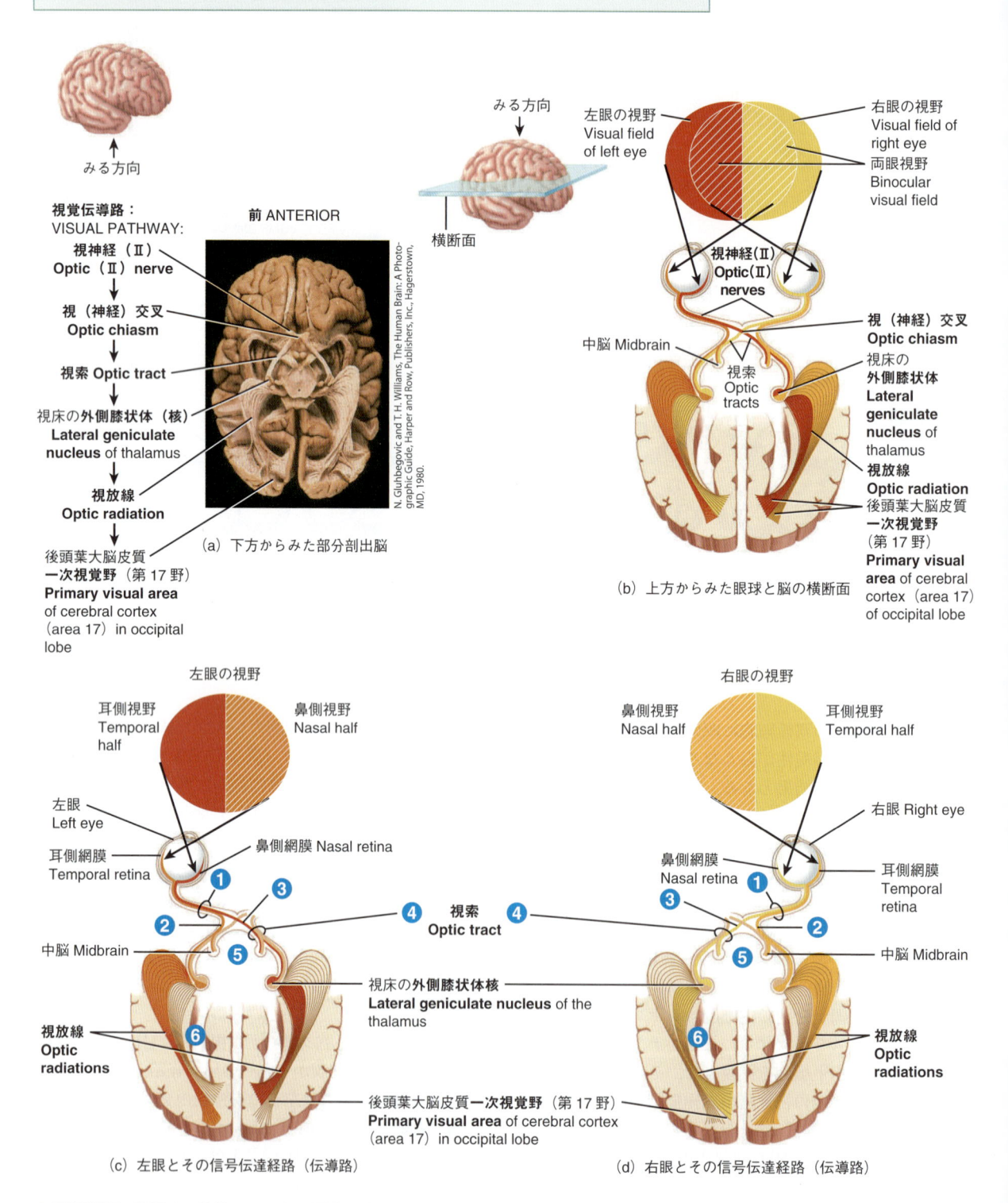

Q 耳側視野に位置する物体からの光は網膜のどちら側に投射されるか？

視床の**外側膝状体核** lateral geniculate nucleus に達する．ここで視索の軸索は，その軸索が**視放線** optic radiations を構成するニューロンとシナプスをつくる．視放線は大脳皮質の後頭葉にある**一次視覚野** primary visual areas（図 14.15 の**17**）に入り，ここで視覚認知の過程が始まる．視索の神経線維の中にはこの大脳皮質に達するもの以外に，**上丘** superior colliculi に停止するもの（外眼筋を支配）や**視蓋前核** pretectal nuclei に停止するもの（瞳孔反射，調節反射を支配）も含まれている．

　一方の眼でみえる全範囲をその眼の**視野** visual field という．前に述べたようにヒトの眼は頭部の前方に位置しているために両眼の視野は大部分が重なる（図 17.17 b）．ヒトは 2 つの眼の視野が重なる部分—**両眼視野** binocular visual field—が大きいので，両眼視が可能である．それぞれの眼の視野は次の 2 つの領域に分類される．**鼻側** nasal あるいはからだの**正中に近い側の半分** central half，そして**耳側** temporal あるいは**正中から離れた側の半分** peripheral half である．それぞれの眼において，鼻側視野にある物体からの光は耳側の網膜に達し，逆に耳側視野にある物体からの光は鼻側の網膜に達する．さらに，視野の**右半分**からの視覚情報は**左脳**に達し，視野の**左半分**からの視覚情報は**右脳**に達する（図 17.17 c, d）．この点については図に対応させながら以下に詳述する：

❶ 網膜の神経節細胞の軸索は視神経円板（乳頭）で眼球を出て視神経となる．

❷ 視交叉において，各網膜の耳側からの軸索は交叉せずに同側の視床の外側膝状体に向かう．

❸ 逆に，各網膜の鼻側からの軸索は交叉して，対側の視床へ向かう．

❹ 視索は視交叉で交叉した軸索と交叉しなかった軸索の両方を含む．その両方の軸索は片側のみの視床に投射する．

❺ 網膜神経節細胞の軸索の一部は中脳にも投射し，対光反射における瞳孔の縮小や頭部と眼球の協調運動調節にかかわる神経回路に関与する．また一部の軸索は視床下部の視交叉上核にも達するが，この核は睡眠パターンなど明暗のサイクルに応じた概日（サーカディアン）リズムで起きるさまざまな活動に関与している．

❻ 視床ニューロンの軸索は視放線を形成し，同側後頭葉皮質の**一次視覚野** primary visual area に到達する．

　活動電位が一次視覚野に到達すると光を認識することが可能となる．一次視覚野には視空間の地図が備わって

いる：一次視覚野の皮質の各領域はそれぞれ網膜の異なる部位からの入力を受け取っている．すなわちこれは各領域は視野の特定部位からの入力を受け取るということを意味している．一次視覚野のかなりの部分は黄斑に入射した視野の情報処理に使われている．黄斑には網膜中で最も鋭敏な視力をもつ中心窩があるということを思い出してほしい．これに対し，網膜の辺縁部に照射する周辺部視野の情報処理にかかわる皮質領域は相対的に狭い．

　一次視覚野に入力した視覚情報はその後，後頭葉の**視覚連合野** visual association area へと運ばれる．頭頂葉や側頭葉にも視覚の入力を受けて処理する領域がある；話を単純化してしまうとこれらの領域も視覚連合野の延長と考えることができる．視覚連合野は視覚入力をさらに処理し，3 次元位置情報，物体の外形，動き，色などのより複雑な情報の抽出，提供にかかわっている．さらには視覚連合野は視覚情報を記憶として貯え，過去，現在の視覚経験を対比することで，現在みているものが何なのかの認識を可能としている．例えば，視覚連合野の働きのおかげで，一目見ただけでそれが鉛筆だと認識できるのである．

チェックポイント

11. 視物質はどのように光に反応し，その後，どのように暗所で回復するのか．

12. 視細胞に受容器電位が発生する機序はどのようか．

13. 左眼の鼻側視野にある物体により生じた神経インパルスはどのような経路を通って大脳皮質の一次視覚野に到達するのか．

17.7　聴　覚

目　標

- 耳の 3 つの主要部位の構造について述べる．
- 聴覚の生理学に関する主な事項を列挙する．
- 聴覚伝導路について述べる．

　聴覚 hearing とは音を検知する感覚である．耳は工学的にみても驚異的な器官で，その感覚受容器は金の原子の直径（0.3 nm）ほどの小さな振幅をもつ音の振動をも検知して，これを光受容細胞が光に反応するよりも 1,000 倍速く電気信号に変換する．音波に対する受容器に加えて，耳には平衡覚の受容器もある．平衡覚はからだのバランス維持と三次元空間における身体の位置情報検知に役立っている感覚である．**耳鼻咽喉科学** otorhinolaryngology（oto- ＝耳；-rhino- ＝鼻；-laryngo- ＝喉頭）は耳，鼻，咽頭（のど），喉頭（声帯とその周辺部），およびそれらの疾病を扱う医学の一領域である．

耳の構造

耳は3つの主要部位に区分される：(1) 音波を集め内部に伝える外耳，(2) 音振動を卵円窓に伝える中耳，(3) 聴覚や平衡覚の受容器のある内耳である．

外　耳　**外耳** external（outer）ear は耳介，外耳道，鼓膜の3部分からなる（図 17.18）．**耳介** auricle（あるいは pinna）は外耳道に音波を集めるトランペットの開口部のような形をし，皮膚に覆われた弾性軟骨からなる．耳介のへりが**耳輪** helix で，その下部が**耳垂** lobule である．耳介は靱帯や筋により頭部に付着している．**外耳道** external auditory canal（audit- ＝聞く）は耳介中央から鼓膜に至る約 2.5 cm の曲がった管であり，側頭骨内に位置している．**鼓膜** tympanic

membrane（tympan- ＝太鼓；あるいは eardrum）は，半透明の薄い膜状物で外耳と中耳を区切っている．鼓膜は外面は表皮で覆われ，内面は単層立方上皮で裏打ちされている．この2つの上皮層のあいだに膠原線維，弾性線維，線維芽細胞からなる結合組織がある．鼓膜が裂けることを**鼓膜穿孔** perforated eardrum という．綿棒での圧迫，外傷，中耳炎などが原因で，通常1ヵ月以内に回復する．鼓膜は**オトスコープ（耳鏡）** otoscope（oto- ＝耳；-skopeo ＝みること）を使って直視下に検査できる．オトスコープは外耳道と鼓膜を光で照らしつつ，拡大してみる装置である．

外耳道の開口部付近には，まばらな毛と**耳道腺** ceruminous glands という特殊な汗腺があり，**耳垢** cerumen（あるいは earwax）を分泌している．毛や耳垢には埃や異物が耳に入らないようにする働きがあるほか，耳垢には傷つきやすい外耳道の皮膚を水や昆虫による損傷から守る役割もある．通常，耳垢は乾燥して外耳道から自然に剥がれ落ちて排出されるが，耳垢の分泌

<figure>

図 17.18　耳の構造.

耳には3つの主要部位がある．外耳，中耳，内耳である（下の小区分図を参照）．

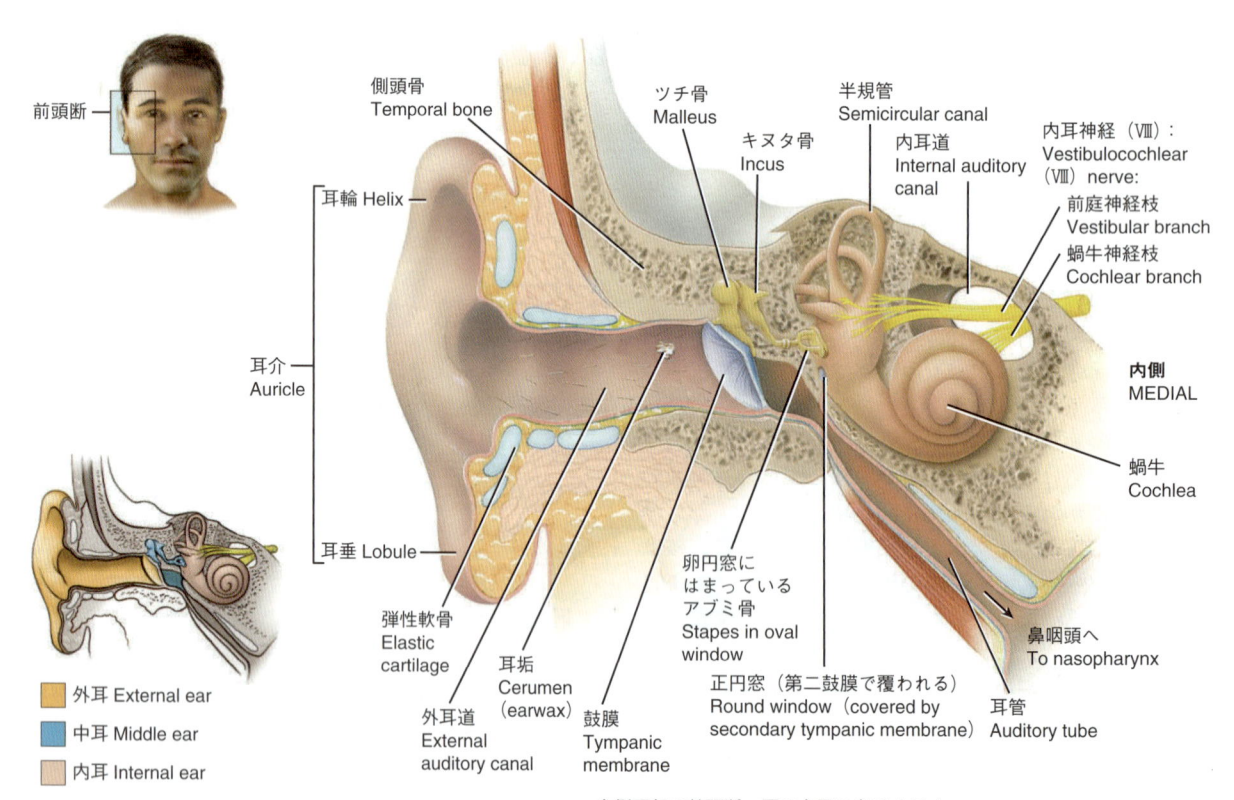

側頭骨
Temporal bone

ツチ骨
Malleus

半規管
Semicircular canal

キヌタ骨
Incus

内耳道
Internal auditory canal

内耳神経（Ⅷ）：
Vestibulocochlear (Ⅷ) nerve:

前庭神経枝
Vestibular branch

蝸牛神経枝
Cochlear branch

耳輪 Helix

耳介
Auricle

内側
MEDIAL

蝸牛
Cochlea

耳垂 Lobule

弾性軟骨
Elastic cartilage

耳垢
Cerumen (earwax)

外耳道
External auditory canal

鼓膜
Tympanic membrane

卵円窓にはまっているアブミ骨
Stapes in oval window

正円窓（第二鼓膜で覆われる）
Round window (covered by secondary tympanic membrane)

鼻咽頭へ
To nasopharynx

耳管
Auditory tube

■ 外耳 External ear
■ 中耳 Middle ear
■ 内耳 Internal ear

右側頭部の前頭断，耳の主要3部分を示す
</figure>

Q 中耳のツチ骨は外耳のどの構造に付着しているのか？

が盛んで，外耳道を閉塞し，入ってくる音を遮断してしまう場合もある．これを**塞栓耳垢 impacted cerumen**といい，その治療は通常，訓練された医療スタッフによる外耳道の定期的洗浄か，あるいは先のとがっていない器具での耳垢の除去である．

中　耳　中耳 middle ear は，側頭骨岩様部に位置する空気の入った小さな腔所で，内表面は上皮で覆われている（図 17.19）．外耳からは鼓膜によって隔てられ，内耳とは薄い骨壁で隔てられている．この骨壁には正円窓（蝸牛窓），卵円窓（前庭窓）とよばれる膜で閉じられた 2 つの小孔が開いている．中耳には靱帯で固定され，中耳を横断するように配列している人体で最も小さな 3 つの骨，**耳小骨 auditory ossicles** がある．形からそれぞれツチ骨，キヌタ骨，アブミ骨とよばれ，各々は滑膜性の関節で連結している．**ツチ骨 malleus** の "柄" の部分は鼓膜の内表面に付着し，頭はキヌタ骨の体部と関節をつくっている．中間に位置する**キヌタ骨 incus** はアブミ骨の頭と関節をつくり，**アブミ骨 stapes** の底部は**卵円窓 oval window** にはまっている．卵円窓の直下には**正円窓 round window** があり，ここは**第二鼓膜 secondary tympanic membrane** とよばれる膜により閉ざされている．

靱帯に加えて，2 つの小さな骨格筋が耳小骨に付着している（図 17.19）．**鼓膜張筋 tensor tympani muscle** は三叉神経（V）の分枝である下顎神経支配で，耳小骨の動きを制限すると同時に鼓膜の張力を増し，過度に大きな音による内耳の損傷を防いでいる．**アブミ骨筋 stapedius muscle** は顔面神経（Ⅶ）支配で，人体で最小の骨格筋である．この筋は大きな音によるアブミ骨の過度の振動を抑え，卵円窓を保護する一方で，聴覚の感度を下げている．このため，アブミ骨筋が麻痺すると**聴覚過敏 hyperacusia**（聴覚感受性が異常に亢進した状態）となる．鼓膜張筋とアブミ骨筋の収縮は 1 秒の何

図 17.19　右の中耳と耳小骨.

malleus，incus，stapes を一般用語の英語表記でいい換えると hammer（ハンマー，槌），anvil（かなとこ），stirrup（あぶみ，U 字形支え）である．

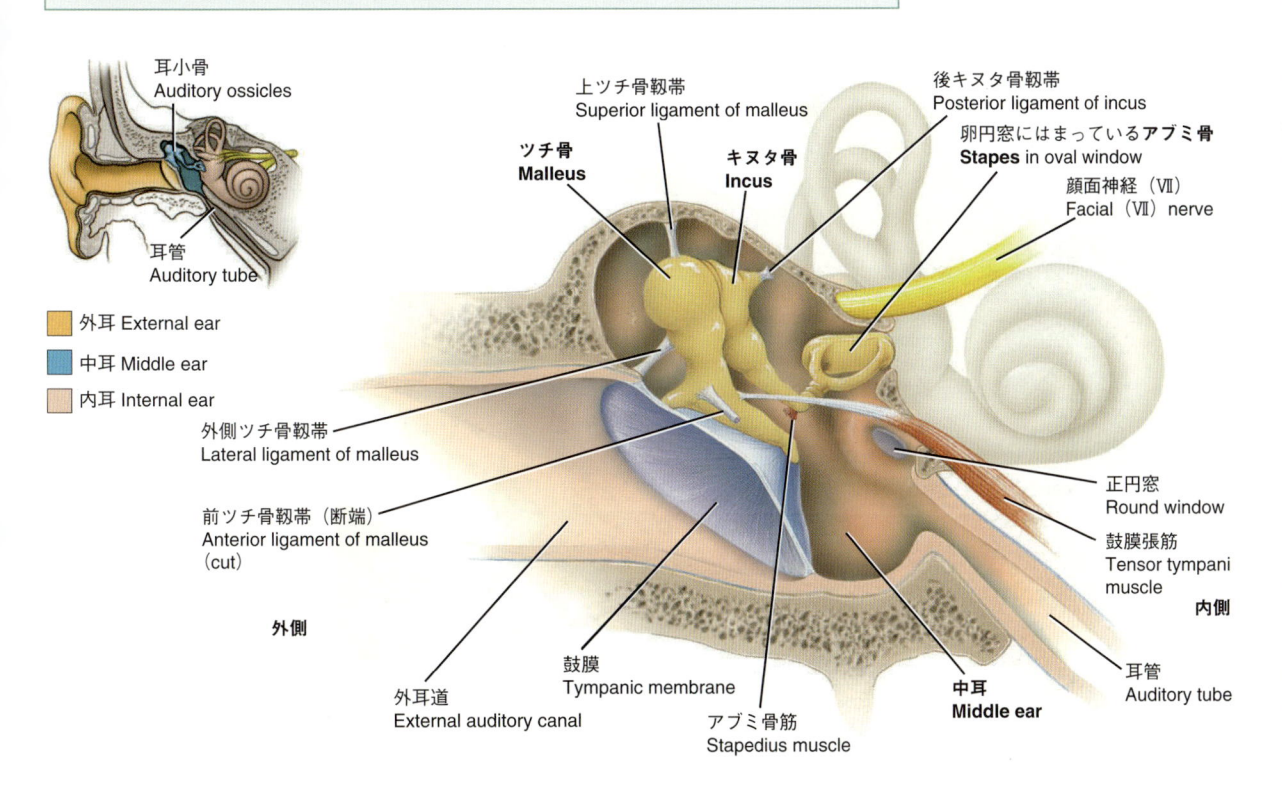

中耳における耳小骨の位置を示す（前頭断）

Q 中耳を内耳から隔てる構造はなにか？

分の１程度の時間を必要とするため，内耳を持続的な大きな音からは防御できるが，銃声のような瞬間的な大音響から守ることはできない．

中耳の前壁にある開口部は**耳管 auditory tube**（あるいは pharyngotympanic tube，**エウスタキオ管** eustachian tube ともよばれる）につながる．耳管壁は骨および硝子軟骨からなり，のどの上部の咽頭鼻部に至る．耳管は通常内側（咽頭側）端が閉じているが，嚥下やあくびの際に開いて鼓膜内外の圧差を緩和する．ほとんどの人は中耳の圧が外圧と等しくなる際に，耳がポンと鳴ることを経験しているだろう．鼓膜の内外圧のバランスが取れている場合は，鼓膜は自由に振動して音声を伝える．耳管がうまく働かず，鼓膜内外の気圧バランスが取れていないと，疼痛，聴覚減退，耳鳴り，めまいなどが起きる．耳管は病原菌が鼻やのどから中耳へと移動する経路としても知られており，実際耳の感染症の中ではこの種の中耳炎の頻度が最も高い（本章“疾患：ホメオスタシスの失調”の「中耳炎」参照）．

内 耳 内耳 internal (inner) ear は一連の複雑な管

状構造を取るため，**迷路** labyrinth ともよばれる（図17.20）．構造的には，周辺部を占める骨迷路と内部に位置する膜迷路からなる．これをもので例えると硬い管の中に長く引き延ばした風船を置いた状態といえる．**骨迷路 bony labyrinth** は側頭骨岩様部内に空いたひと続きの腔所で，（1）半規管，（2）前庭，（3）蝸牛の３つの領域に区分される．骨迷路は骨膜に裏打され，**外リンパ perilymph** とよばれる脳脊髄液に類似した化学組成の液体を含み，内部の**膜迷路 membranous labyrinth** の周囲を取り囲んでいる．膜迷路は骨迷路と同様の形をしたひと続きの嚢状，あるいは管状の構造物で，聴覚と平衡覚の受容器を収めている．上皮で裏打ちされた膜迷路は，**内リンパ endolymph** とよばれる液で満たされている．内リンパのカリウムイオン（K^+）濃度は通常の細胞外液としては異常に高く，後述するようにこのカリウムイオンは聴覚信号の発生に重要な役割を果している．

前庭 vestibule は骨迷路の中央部にあり，卵円形をしている．前庭の膜迷路には**卵形嚢 utricle**（＝小さい袋）と**球形嚢 saccule**（＝小さい嚢）という２つの袋状の構

図 **17.20** **右の内耳．**外側の薄茶色／クリーム色の部分は骨迷路，内側のピンク色／橙色の部分は膜迷路を示す．

骨迷路は外リンパを入れ，膜迷路は内リンパを入れている．

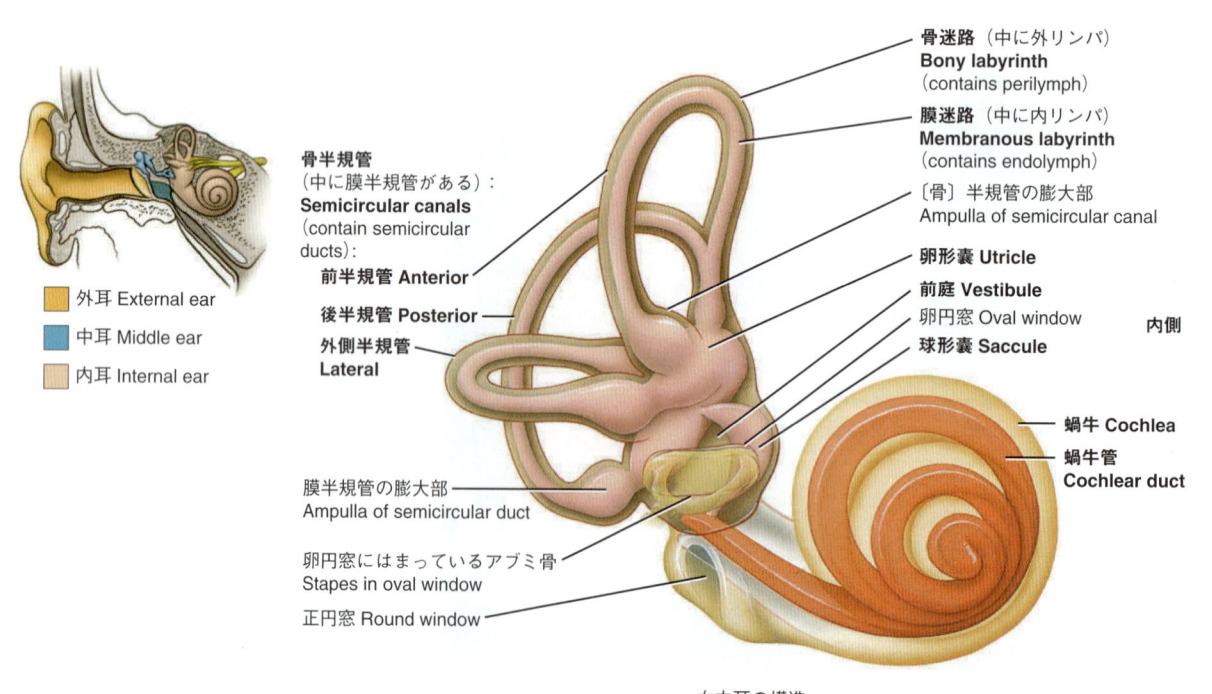

骨半規管
（中に膜半規管がある）：
Semicircular canals
(contain semicircular
ducts)：
前半規管 Anterior
後半規管 Posterior
外側半規管
Lateral

外耳 External ear
中耳 Middle ear
内耳 Internal ear

骨迷路（中に外リンパ）
Bony labyrinth
(contains perilymph)

膜迷路（中に内リンパ）
Membranous labyrinth
(contains endolymph)

〔骨〕半規管の膨大部
Ampulla of semicircular canal

卵形嚢 Utricle
前庭 Vestibule
卵円窓 Oval window
球形嚢 Saccule

内側

蝸牛 Cochlea
蝸牛管
Cochlear duct

膜半規管の膨大部
Ampulla of semicircular duct

卵円窓にはまっているアブミ骨
Stapes in oval window

正円窓 Round window

右内耳の構造

Q 前庭の膜迷路にある２つの嚢（袋）の名称はなにか？

造があり，互いに小さな管でつながっている．前庭の後上方に3個のループ状の**骨半規管 semicircular canals**が突出している．3つの骨半規管はおおよそ互いに直交する配置をとり，その場所から前半規管，後半規管，外側半規管と命名されている．前半規管と後半規管は垂直方向を向き，外側半規管は水平方向を向いている．それぞれの半規管は一端が膨れ，この部位を**膨大部 ampulla**（＝取っ手つきの壷）という．骨半規管の内部に位置する膜迷路を**半規管 semicircular ducts**とよび，これらは前庭の卵形嚢につながっている．

内耳神経（Ⅷ）の構成要素である前庭神経は，**膨大部神経 ampullary nerves**，**卵形嚢神経 utricular nerves**，**球形嚢神経 saccular nerves**からなる．これらの神経は一次感覚ニューロンと運動ニューロンを含み，どちらも平衡覚を司る受容器とのあいだでシナプスを形成している．一次感覚ニューロンは受容器から得た感覚情報を脳に送り，一方，運動ニューロンはフィードバックされた信号を受容器に伝えて受容器の感度を調節していると考えられている．感覚ニューロンの細胞体は**前庭神経節 vestibular ganglia**にある（図 17.21 b 参照）．

前庭の前方に**蝸牛 cochlea**（＝かたつむりの形）がある．蝸牛は骨性のらせん状の管で（図 17.21 a），その外形はかたつむりの殻に似ており，骨性の中心軸である**蝸牛軸 modiolus**の周囲を約3周する（図 17.21 b）．断面をみると，蝸牛は蝸牛管，前庭階と鼓室階という3つの管腔に区分されることがわかる（図 17.21 a～c）．**蝸牛管 cochlear duct**あるいは**中央階 scala media**とよばれる管腔は膜迷路が蝸牛に連続している部分であり，内リンパで満たされている．蝸牛管の上方の管腔は**前庭階 scala vestibuli**といって卵円窓に達する．蝸牛管の下方の管腔は**鼓室階 scala tympani**とよばれ，正円窓に連続している．前庭階と鼓室階は蝸牛骨迷路の一部であるため，外リンパを含んでいる．前庭階と鼓室階はともに外リンパを含んでいるが，両者は中央階で完全に隔てられている．しかし，前庭階・鼓室階は蝸牛頂にある**蝸牛孔 helicotrema**とよばれる開口部で唯一相互に連絡している（図 17.22 参照）．蝸牛は前庭階が開口している前庭の壁に接し，この開口を通して前庭階の外リンパは前庭の外リンパとつながっている．

蝸牛管と前庭階のあいだには**前庭膜 vestibular membrane**が，鼓室階とのあいだには**基底板 basilar membrane**があり，両者のあいだを隔てている．基底板の上には**らせん器 spiral organ**（あるいは**コルチ器 organ of Corti**）がのっている（図 17.21 c, d）．らせん器はらせん状に配列した上皮細胞のシートからなり，支持細胞と約16,000個の**有毛細胞 hair cells**が含まれている．有毛細胞は聴覚受容器で，2種類に分類される．**内有毛細胞 inner hair cells**は1列に並び，**外有毛細胞**

outer hair cells は3列に並んでいる．それぞれの有毛細胞の頂端には**不動毛 stereocilia**があり，蝸牛管の内リンパ中に伸び出している．不動毛はこの名称でよばれているが，実態は長い棒状の微絨毛で，高さが少しずつ異なる階段状の列を数列つくって並んでいる．

内・外有毛細胞はその基底部で，内耳神経（Ⅷ）の構成要素である蝸牛神経の一次感覚ニューロンおよび運動ニューロンとシナプスをつくっている．感覚ニューロンの細胞体は**らせん神経節 spiral ganglion**にある（図 17.21 b, c）．数的には外有毛細胞が内有毛細胞を3倍上回るが，内有毛細胞は蝸牛神経の90～95%の一次感覚ニューロンとシナプスをつくり，脳に聴覚情報を送っている．一方，外有毛細胞は蝸牛神経の運動ニューロンの90%とシナプスをつくっている．有毛細胞は**蓋膜 tectorial membrane**（tector- ＝被せる）という柔軟なゼラチン状の膜で覆われている（図 17.21 d）．実際に有毛細胞の不動毛の先端は蓋膜に突き刺さっており，細胞体のほうは基底板の上にのっている（訳注：有毛細胞は直接には基底板に接しておらず，指節細胞とよばれる支持細胞を介して基底板の上にのっている）．内・外有毛細胞には機能分担がある．内有毛細胞は聴覚の受容器である：すなわち，音波の機械的振動を電気信号に変換している．外有毛細胞のほうは聴覚受容器としての役割はもたず，その代りに内有毛細胞の感度調節を行っている．

音波の性質

聴覚の生理学を理解するためには，その入力について学ぶ必要がある．入力は音波として入ってくる．**音波 sound waves**は高密度と低密度の部位からなる縦波（疎密波）で，なんらかの媒質（空気など）を介して一方向に伝播される．音波は振動する物体から発し，あたかも池に石を投げ込んだ時に波が水面を伝わるように広がっていく．音波の**周波数（振動数）frequency**が**ピッチ pitch**（音の高さ）を決める．周波数が多いほど高いピッチ（高音）となる．ヒトの耳に最もはっきり聞こえる音は 500～5,000 **ヘルツ hertz**（Hz；1 Hz とは1秒間当り1サイクル）の周波数で振動する音源からのものである．ヒトの可聴域は 20～20,000 Hz である．会話に用いられる音は主に 100～3,000 Hz のあいだにあり，ソプラノ歌手が歌う高いド（high C）の音は 1,048 Hz が主要な周波数である．また，数キロメートル離れたジェット機から聞こえる音は 20～100 Hz である．

振動の**強度 intensity**（振幅）が強まれば音は**大きく**なる．音の強さは**デシベル decibels（dB）**という単位で測定される．1 dB の上昇は，音の強さが10倍になったことを意味する．若年成人が静かなところで 1,000 Hz の音をようやく聞き分けることのできる閾値が 0 dB と

図 17.21 右耳の骨半規管，前庭，蝸牛. 蝸牛はほぼ3回転していることに注意.

蝸牛の3つの管は，前庭階，鼓室階，蝸牛管である.

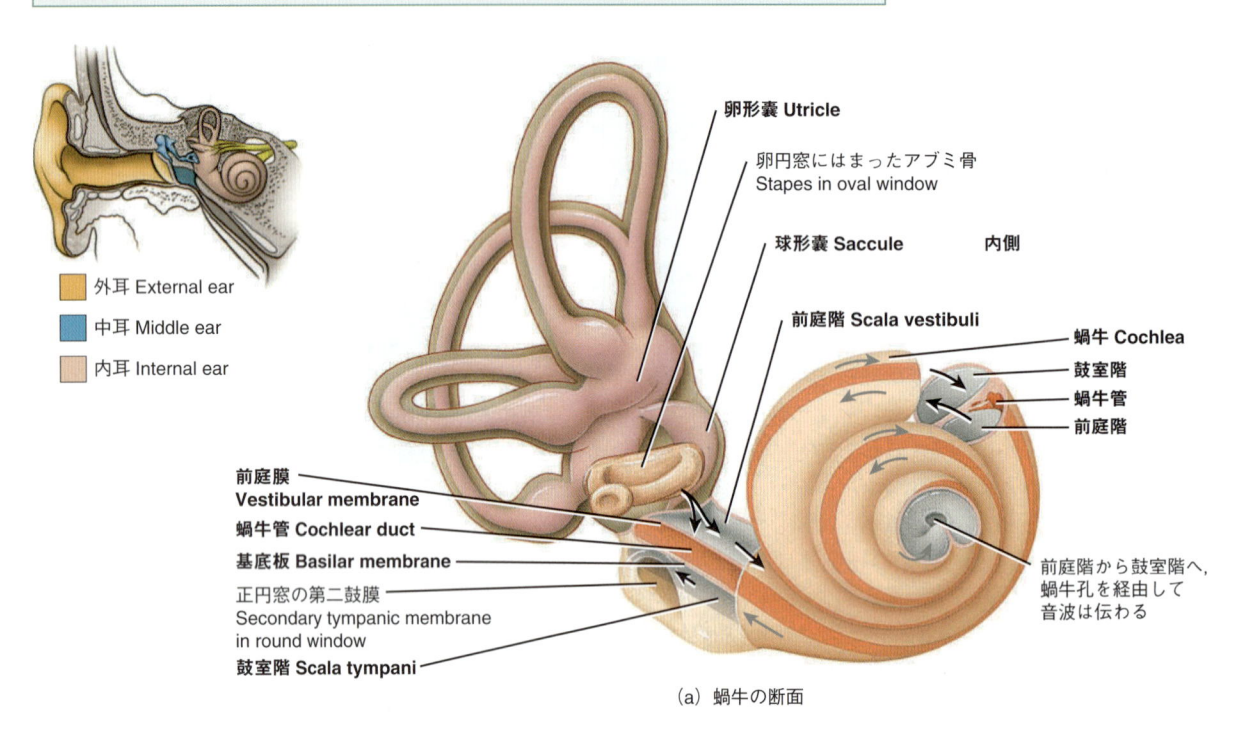

卵形囊 Utricle

卵円窓にはまったアブミ骨
Stapes in oval window

球形囊 Saccule　　内側

前庭階 Scala vestibuli

蝸牛 Cochlea
鼓室階
蝸牛管
前庭階

前庭膜
Vestibular membrane

蝸牛管 Cochlear duct

基底板 Basilar membrane

正円窓の第二鼓膜
Secondary tympanic membrane
in round window

鼓室階 Scala tympani

前庭階から鼓室階へ，
蝸牛孔を経由して
音波は伝わる

(a) 蝸牛の断面

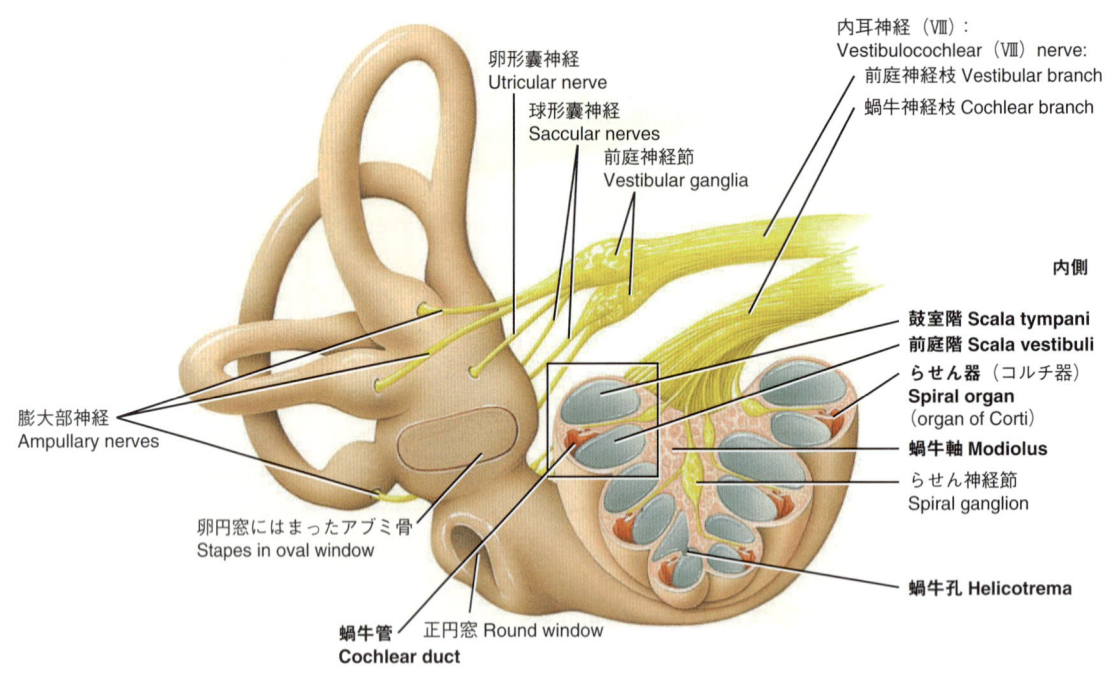

卵形囊神経
Utricular nerve

球形囊神経
Saccular nerves

前庭神経節
Vestibular ganglia

内耳神経（Ⅷ）:
Vestibulocochlear（Ⅷ）nerve:
前庭神経枝 Vestibular branch
蝸牛神経枝 Cochlear branch

内側

鼓室階 Scala tympani
前庭階 Scala vestibuli
らせん器 （コルチ器）
Spiral organ
（organ of Corti）

蝸牛軸 Modiolus

らせん神経節
Spiral ganglion

蝸牛孔 Helicotrema

膨大部神経
Ampullary nerves

卵円窓にはまったアブミ骨
Stapes in oval window

蝸牛管　正円窓 Round window
Cochlear duct

(b) 内耳神経（Ⅷ）の構成

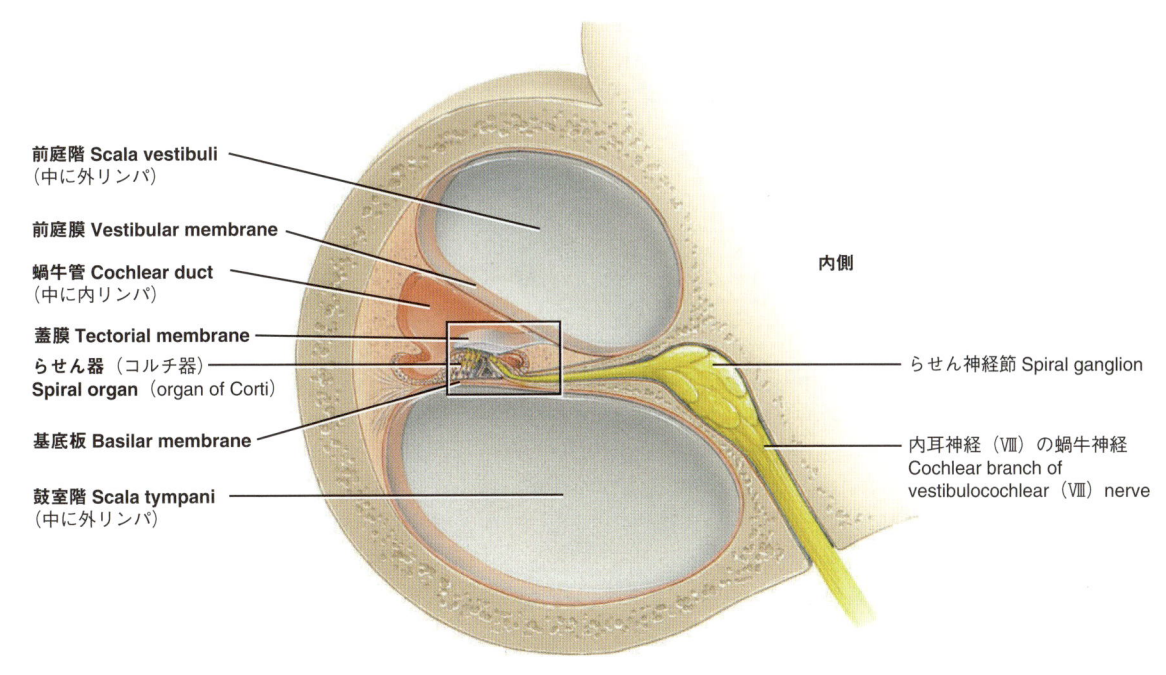

前庭階 **Scala vestibuli**
（中に外リンパ）

前庭膜 **Vestibular membrane**

蝸牛管 **Cochlear duct**
（中に内リンパ）

蓋膜 **Tectorial membrane**
らせん器（コルチ器）
Spiral organ（organ of Corti）

基底板 **Basilar membrane**

鼓室階 **Scala tympani**
（中に外リンパ）

内側

らせん神経節 Spiral ganglion

内耳神経（Ⅷ）の蝸牛神経
Cochlear branch of
vestibulocochlear（Ⅷ）nerve

（c）拡大した蝸牛の断面

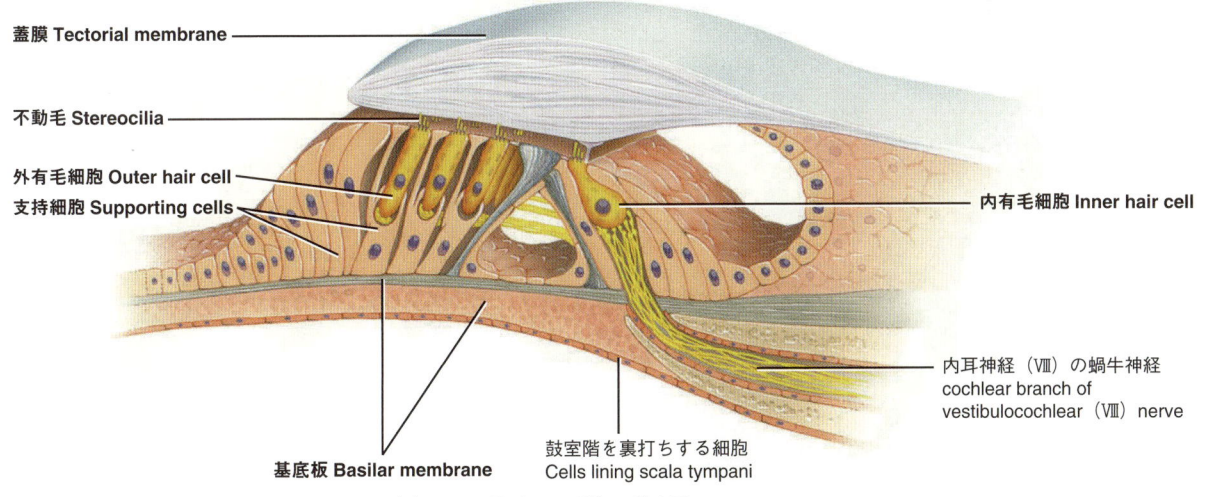

蓋膜 **Tectorial membrane**

不動毛 **Stereocilia**

外有毛細胞 **Outer hair cell**
支持細胞 **Supporting cells**

内有毛細胞 Inner hair cell

内耳神経（Ⅷ）の蝸牛神経
cochlear branch of
vestibulocochlear（Ⅷ）nerve

基底板 **Basilar membrane**

鼓室階を裏打ちする細胞
Cells lining scala tympani

（d）らせん器（コルチ器）の拡大図

Q 骨迷路の 3 つの領域とはなにか？

🦴臨床関連事項

大きな音と有毛細胞の損傷

　大音量の音楽やジェット機の轟音，オートバイ，芝刈り機や電気掃除機の音に曝露されると，蝸牛の有毛細胞が損傷を受ける．長時間騒音に曝露されると聴覚障害が起るので，米国においては職場での騒音レベルが 90 dB を超える場合には，雇用者に対して作業者への耳の防御装置着用を義務づけている．ロックコンサートや安物のヘッドホンでは容易に 110 dB を超えてしまう．大きな音への慢性的な曝露は**難聴 deafness** の原因となり，重大なあるいは完全な聴覚喪失を来すことがある．音が大きくなるほど，障害は早く生じる．難聴の初期には通常高音が聞こえにくくなる．イヤホンで音楽を聞いている時に近くの人にもその音が聞こえるようなら，その音の強さはすでに有害なレベルである．多くの場合，最初は障害に気づかず，聴覚障害が進んで会話の理解が困難になって初めて気づくことが多い．騒音の環境下では，30 dB 音を下げられるような耳栓を着用することで，耳の感受性を防御できる．

定義される．木の葉がさらさらいう音は 15 dB，ひそひそ話は 30 dB，ふつうの会話は 60 dB，電気掃除機は 75 dB，叫び声は 80 dB，近くのオートバイや削岩機は 90 dB である．正常の耳では，約 120 dB の音で不快を感じ，140 dB 以上の音で痛みを覚える．

聴覚の生理学

聴覚には以下の過程が含まれる（図 17.22）：

❶ 耳介が音波を外耳道に導く．

❷ 音波が鼓膜に達すると，空気中を伝播してきた高圧部と低圧部が交互に交代する波（疎密波）である音波は，鼓膜を前後に振動させる．低周波の振動（低音）に対しては鼓膜はゆっくりと，高周波の音（高音）には速く振動する．

❸ 鼓膜の中心部はツチ骨と接触しており，ツチ骨も一緒に振動する．ツチ骨の振動はキヌタ骨へ，そして，アブミ骨へと順次伝わる．

❹ アブミ骨の卵円形をした底板は，靱帯により卵円窓につなぎ止められているので，卵円窓で上下に振動する．卵円窓での振動は鼓膜のものより約 20 倍激しい．その理由は一連の耳小骨が大きな表面積（鼓膜）での小さな振動を，小さな表面積（卵円窓）での大きな振動へと効率よく変換しているからである．

❺ 卵円窓の振動は蝸牛の外リンパに圧力の波（圧波）を引き起こす．卵円窓が内側へ向かって膨れると，前庭階の外リンパが圧縮される．

❻ 外リンパの圧波は前庭階から鼓室階へ，そして最終的に正円窓へ伝わり，ここの第二鼓膜が中耳へ向かって膨れる（図 17.22 の❾参照）．

❼ 外リンパの圧波は前庭階・鼓室階の壁を変形させ，前庭膜も前後に振動する．この振動が蝸牛管内の内リンパに圧波を引き起す．

❽ 内リンパの圧波が基底板を振動させると，らせん器の有毛細胞が蓋膜に押しつけられる．その結果，感

図 17.22 **聴覚受容器の刺激に至るまでの一連の過程（右耳）**．この図では蝸牛の回転を減らして，音波の伝わりや引き続いて起る蝸牛管の前庭膜，基底板の歪みをみやすくしている．

らせん器（コルチ器）の有毛細胞は機械的振動（刺激）を電気信号（受容器電位）に変換する．

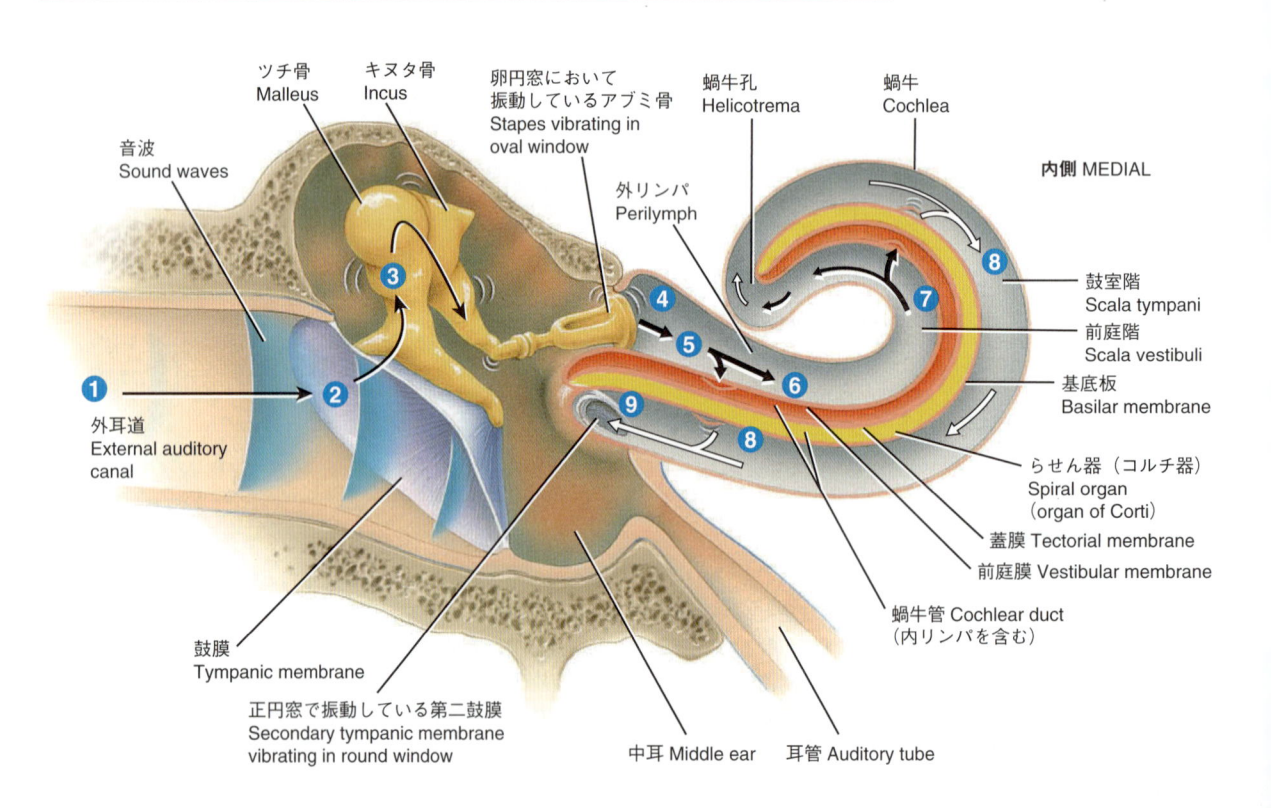

Q 高周波の音（高音）に反応して，最も強く振動するのは基底板のどの部分か？

覚毛が曲がり，最終的には蝸牛神経の一次感覚ニューロンに神経インパルスが発生する．

種々の周波数の音波はそれぞれ基底板の特定部位を他の部位よりも激しく振動させる．いい換えると基底板の各部位は特定の高さの音に"同調"している．基底板は蝸牛底（卵円窓および正円窓付近）で幅が狭く硬いので，高周波の音（高音）はこの部位の基底板で振動が最大になる．基底板は蝸牛頂に近づくにつれて，より幅が広くなり柔軟性を増す．そのため，低周波の音（低音）ではこの部位で振動が最大に達する．音の大きさは音波の強度（振幅）に依存する．高強度の音波は基底板をより大きく振動させ，その結果，高頻度の神経インパルスが脳に伝わる．音が大きくなるにつれて，刺激される有毛細胞の数が増える可能性も考えられている．

聴覚の信号変換

内有毛細胞は機械的振動を電気信号に変換する（図17.23）．基底板が振動すると，有毛細胞先端の不動毛は前後に屈曲して相互の位置がずれる．不動毛の細胞膜には機械刺激開口型陽イオンチャネルがあり，このチャネルが開くと内リンパ中の陽イオン—主として K^+—が有毛細胞の細胞質に流入する（他の体部位の一般的な細胞外液とは異なり，内リンパでは K^+ 濃度が異常に高いということを思い出してほしい）．陽イオンが細胞内に流入すると有毛細胞は脱分極性の受容器電位を発生する．**チップリンク** tip link とよばれるタンパク質が，不動毛に局在している機械刺激開口型陽イオンチャネルと背の高い側の隣接する不動毛の先端とのあいだを機械的につないでいる．有毛細胞が静止状態にある時には不動毛は直立し，陽イオンチャネルは部分的な開状態を取る（図17.23a）．この時には少量の K^+ が細胞内に流入し，わずかな脱分極性の受容器電位が発生している．この弱い脱分極は細胞膜に沿って広がり，細胞底部に局在する電位依存性の Ca^{2+} チャネルがわずかに開く．その結果，少量の Ca^{2+} が細胞内に流入し，シナプス小胞から少量の神経伝達物質が開口放出される．この少量の神経伝達物質の放出により有毛細胞にシナプスしている一次聴覚ニューロンに低頻度の活動電位が発生する．基底板が圧波により振動し，不動毛が背の高い不動毛側に傾くとチップリンクは引き延ばされ，陽イオンチャネルを強く引っ張って，このチャネルを完全に開の状態にする（図17.23b）．すると大量の K^+ が細胞内に流入し，強力な脱分極性の受容器電位が発生する．強い脱分極は，より多くの電位依存性 Ca^{2+} チャネルを開きより多くの神経伝達物質の放出が起きる．神経伝達物質の放出が増える

図 17.23 聴覚の信号変換.

らせん器の有毛細胞は機械的振動を受容器電位に変換する.

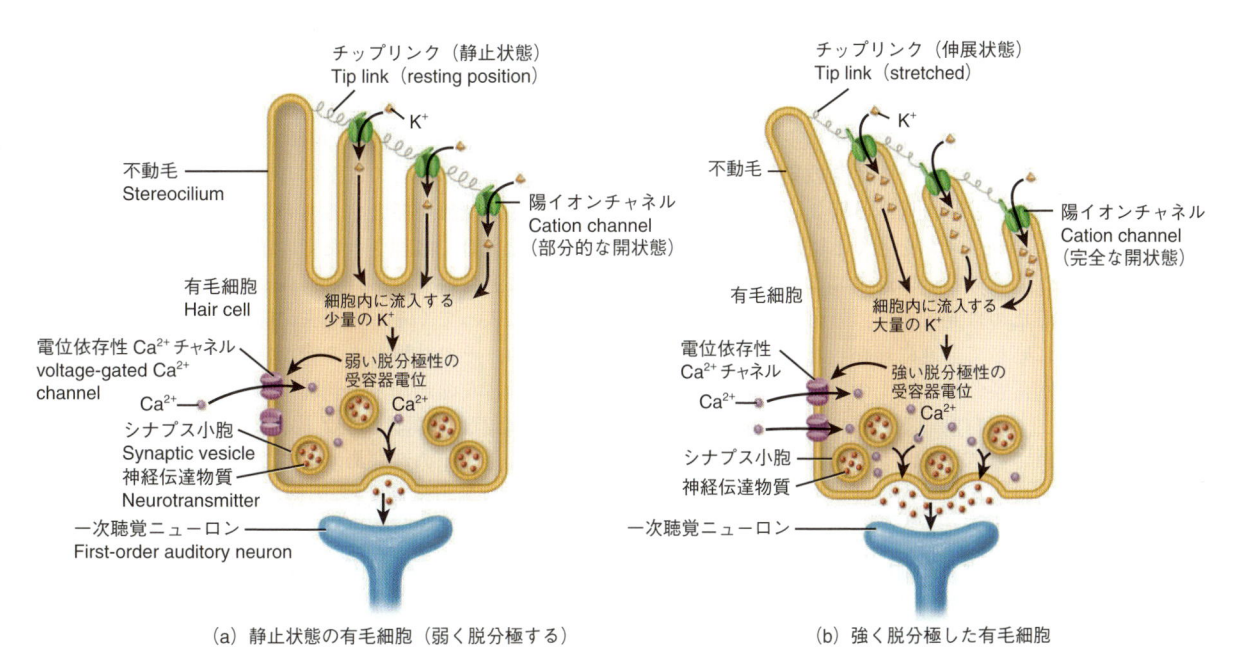

（a）静止状態の有毛細胞（弱く脱分極する）　（b）強く脱分極した有毛細胞

図17.23 続く

図 17.23 続き

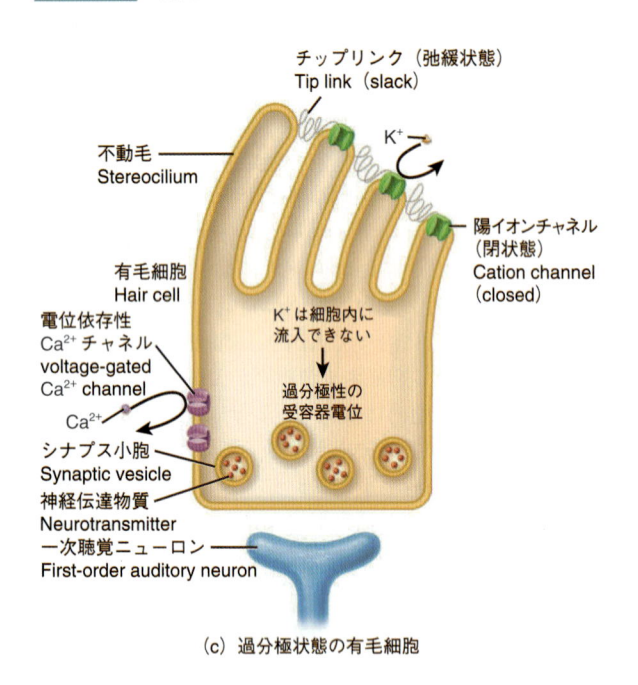

チップリンク（弛緩状態）
Tip link（slack）

不動毛
Stereocilium

K⁺

陽イオンチャネル
（閉状態）
Cation channel
(closed)

有毛細胞
Hair cell

電位依存性
Ca²⁺ チャネル
voltage-gated
Ca²⁺ channel

Ca²⁺

シナプス小胞
Synaptic vesicle

神経伝達物質
Neurotransmitter

一次聴覚ニューロン
First-order auditory neuron

K⁺ は細胞内に
流入できない

過分極性の
受容器電位

(c) 過分極状態の有毛細胞

Q らせん器有毛細胞のチップリンクはどのような役割を果すのか？

と一次聴覚ニューロンに発生する活動電位も高頻度となる．基底板の振動による不動毛の屈曲が，背の高い不動毛の反対側になるとチップリンクはたるみ，すべての陽イオンチャネルが閉じる（図 17.23 c）．K⁺ はもはや有毛細胞内に入れなくなり，細胞は静止時と比べて細胞内のマイナス電位が強くなって，過分極性の受容器電位が発生する．この過分極の結果，神経伝達物質の放出量は減り，一次聴覚ニューロンの発生する活動電位も大幅に減少する．

蝸牛には音の検出だけでなく，音を産生するという驚くべき機能がある．この音は**耳音響放射** otoacoustic emission とよばれ，通常は聞きとれないが，鼓膜の近くに高感度のマイクロフォンを置くと検出できる．この音は外有毛細胞が音波あるいは運動ニューロンの信号に応答して振動するために発生する．外有毛細胞は脱分極あるいは再分極に応じて急速に短縮したり，伸張したりする．この振動が蓋膜の見かけ上の硬さを変え，基底板の振動を増幅して，内有毛細胞の音に対する応答性を増幅すると考えられている．それとともに，外有毛細胞の振動はアブミ骨のほうに戻る進行波を発生し，この波が耳音響放射として検出される．この内耳由来の音は，新生児の聴覚障害を迅速かつ安価に，外部から傷つけることなく（すなわち非侵襲的に）検査する際に利用される．難聴の新生児では，耳音響放射は発生しないか，きわめ

て小さな音となる．

聴覚伝導路

らせん器有毛細胞からの神経伝達物質の放出は最終的にはその有毛細胞にシナプスしている一次聴覚ニューロンに活動電位を発生させる．一次聴覚ニューロンの軸索は束になって内耳神経（Ⅷ）の構成要素である蝸牛神経を形成している（図 17.24）．蝸牛神経の軸索は延髄にある**蝸牛神経核** cochlear nuclei のニューロンにシナプスを形成して終る．蝸牛神経核から出た軸索の一部は延髄中で対側に交叉し，対側の**外側毛帯** lateral lemniscus とよばれる伝導路を通って上行し，中脳の**下丘** inferior colliculus に終止する．蝸牛神経核を出たそれ以外の軸索は橋にある**上オリーブ核** superior olivary nucleus に投射する．両方の耳から上オリーブ核に到達するインパルスのわずかな時間差により，私たちの脳は音源の位置を特定している．上オリーブ核から出た軸索は中脳へと上行し下丘に停止する．左右の下丘を出た軸索は視床の**内側膝状体核** medial geniculate nucleus へ，そして最後に側頭葉大脳皮質の**一次聴覚野** primary auditory area に入る（図 14.15 の **41**，**42** 参照）．音の意識的認知は一次聴覚野で行われる．一次聴覚野からは側頭葉大脳皮質の**聴覚連合野** auditory association area （図 14.15 の **22** 参照）に軸索が延び，ここでさらに複雑な聴覚情報の統合が行われる．

一次聴覚野に活動電位が到達すると音の認知が可能となる．一次聴覚野で認知される音の要素の一つに音の高低（周波数）があり，この部位には音の高低にあわせた地図を描くことができる：蝸牛基底板の各部位に対応する音の高低の入力は一次聴覚野の異なる部位に送られる．すなわち，高音が一次聴覚野のある部位を活性化するとすると，低音は別の部位を，中音はその両者の中間の部位を刺激する．このように一次聴覚野のニューロンは場所により異なる高さの音に反応する．一次聴覚野のニューロンには，このほかに音の大きさや持続時間などを検知し，認識可能とするものもある．

一次聴覚野で処理された音の情報は次に側頭葉の聴覚連合野に運ばれる．この部位は聴覚記憶を司るとともに，いま耳に入ってくる音と過去に経験した聴覚刺激との対比を行い，その結果，ある音が言語なのか，音楽か，あるいは騒音なのかなどを判別する．もし，音が言語の場合は，側頭葉の隣接するウェルニッケ野とよばれる部位に送られ，単語の意味の解釈や文章から思考への翻訳などが行われる（図 14.15 の **22** およびおそらく **39**，**40** 参照）．

図 17.24　聴覚伝導路.

> 聴覚信号は蝸牛の有毛細胞から内耳神経（Ⅷ）内の蝸牛神経を通り，脳幹，視床，大脳皮質に伝えられる．

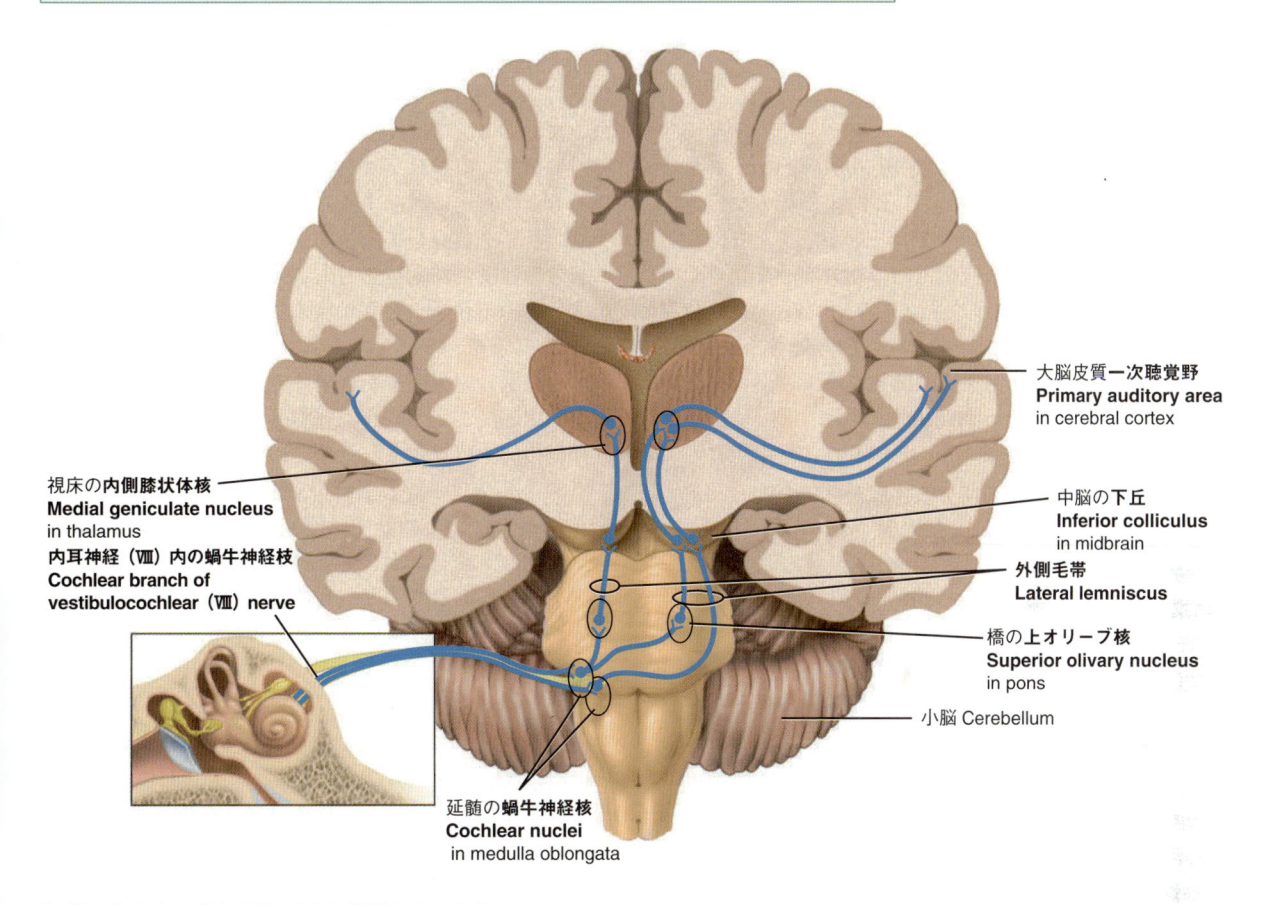

大脳皮質一次聴覚野
Primary auditory area
in cerebral cortex

視床の**内側膝状体核**
Medial geniculate nucleus
in thalamus

内耳神経（Ⅷ）内の蝸牛神経枝
Cochlear branch of
vestibulocochlear（Ⅷ）nerve

中脳の**下丘**
Inferior colliculus
in midbrain

外側毛帯
Lateral lemniscus

橋の上オリーブ核
Superior olivary nucleus
in pons

小脳 Cerebellum

延髄の**蝸牛神経核**
Cochlear nuclei
in medulla oblongata

Q 橋の上オリーブ核はどのような役割をもつか？

🩺 臨床関連事項

人工内耳

　人工内耳 cochlear implants は音を脳が理解できる電気信号に変える装置であり，蝸牛の有毛細胞の傷害による難聴の補助器具として用いられる．人工内耳の体外装置は，(1) **マイクロフォン microphone**，(2) **サウンドプロセッサー sound processor**（音声処理装置）と (3) **送信機 transmitter** からなる．マイクロフォンは耳の周囲に取りつけられ，音を拾う．サウンドプロセッサーはシャツのポケットなどに入れて使用され，音を電気信号に変換する．送信機は耳の後部に取りつけられ，サウンドプロセッサーからの電気信号を体内の受信器に送る．人工内耳の体内装置は，(1) **受信器 internal receiver** と (2) 蝸牛に埋め込まれた**電極 electrodes** からなり，受信器の信号が電極に伝えられると内耳神経（Ⅷ）の一部である蝸牛神経の感覚

ニューロンに神経インパルスを発生させる．人工的につくられた神経インパルスは正常な経路を通って脳に伝わる．正常な聴覚に比べると人工内耳による音は粗雑であるが，リズム感と音の大小，電話や自動車の雑音，会話での声の高さや抑揚などを伝える．患者によっては人工内耳で電話の使用も可能となる．

チェックポイント

14. 音波はどのような経路で耳介からららせん器に伝わるのか．

15. 蝸牛や前庭器内の有毛細胞はどのようにして機械的振動を電気信号に変換するのか．

16. 聴覚インパルスが蝸牛から大脳皮質へと伝わる経路を示せ．

17.8 平衡覚

目 標

- 平衡覚を検知する各受容器の機能について説明する.
- 平衡覚伝導路について記載する.

　耳は音の検知だけでなく, **平衡 equilibrium** すなわち身体バランスの検出も行っている. 平衡覚の受容器を刺激する身体運動には, 乗っている車が急に走り出したり, 止まったりのような直線方向の加減速, うなずく際のように頭を前後に傾ける, ローラーコースターが急カーブを回る時のような回転方向の加減速（角加減速）によるものなどがある. 平衡に関与する受容器はまとめて**前庭器 vestibular apparatus** といい, 前庭に位置する**卵形嚢** utricle, **球形嚢** saccule, それに骨半規管内に位置する（膜）**半規管** semicircular ducts からなる.

耳石器：卵形嚢と球形嚢

　平衡を検知する卵形嚢と球形嚢の2つはまとめて**耳石器 otolithic organs** とよばれることもある. 卵形嚢と球形嚢の壁面には**平衡斑 macula**（複数形 maculae）と名づけられた（図 17.25）小さな肥厚部位が存在している. この2つの**平衡斑** maculae は直線的加減速や頭部の位置（傾き）を検出する受容器である. 平衡斑は2種類の細胞からなる：感覚受容器である**有毛細胞 hair cells** と**支持細胞 supporting cells** の2つである. 有毛細胞は表面に, 階段状に高さの異なる不動毛 stereocilia（本態は微絨毛）とそれより長い1本の**動毛** kinocilium をもっている. 動毛は通常みられる線毛と同じ構造をとり, 長さも最も長い不動毛より長い. 蝸牛の場合と同様に, 隣接する不動毛間は互いにチップリンクでつながっている. 不動毛と動毛はまとめて**感覚毛束 hair bundle** とよばれる. 円柱状の支持細胞は有毛細胞のあいだに分布し, **耳石膜 otolithic membrane** とよばれるゼラチン状の糖タンパク質からなる分厚い膜状物を分泌すると考えられている. 耳石膜は有毛細胞表面を覆うとともに, 耳石膜の上には**耳石 otoliths**（oto- =耳；-liths =石）とよばれる炭酸カルシウムの結晶が全面にわたり覆っている.

　卵形嚢と球形嚢の平衡斑は互いに直交する配置をとっている. 頭部が直立位を取る場合には卵形嚢の平衡斑は水平方向に, 球形嚢の平衡斑は垂直方向を向いている. この空間配置のために卵形嚢と球形嚢は機能的に異なる働きをすることになる. 卵形嚢は水平方向の加減速—ちょうどスピードを上げている, あるいはスピードを下げている車に乗っている場合—に反応する. 卵形嚢はこ

のほかに頭を前傾あるいは後傾した場合にも反応する. これに対し, 球形嚢は上昇中あるいは下降中のエレベーターに乗っている場合のように, からだが垂直方向の直線的加減速に曝される際に反応する.

　耳石膜は平衡斑の上にのっているので, 頭を前に傾けると, 耳石膜は耳石ごと重力に引かれて有毛細胞の上を傾斜方向に滑り, 感覚毛もその方向に屈曲する. 一方, 乗っている車が前方に急発進する場合には頭は慣性に従って後ろに引かれ, 耳石膜も後方に移動するので, 感覚毛もその方向に屈曲する. 感覚毛の一方向への屈曲はチップリンクを介して陽イオンチャネル開き, 有毛細胞に脱分極性受容器電位を発生させる. 逆方向への屈曲が起きると陽イオンチャネルは閉じ, 有毛細胞は過分極状態となる.

　有毛細胞の脱分極または過分極に伴って, 神経伝達物質の放出頻度が変る. 有毛細胞は内耳神経（Ⅷ）内の前庭神経の一次感覚ニューロンとシナプス結合しているので（図 17.21 b 参照）, 神経伝達物質の分泌量に応じて感覚ニューロンの神経インパルスの発生頻度が変化する. 運動ニューロンも有毛細胞および感覚ニューロンとシナプスを形成しており, 有毛細胞および感覚ニューロンの感受性を調節していると考えられている.

半規管

　3つの半規管は互いに直交する3つの平面上にあって（図 17.26）, 前半規管と後半規管は垂直面に, 外側半規管は水平面上に位置している（図 17.20 も参照）. 半規管はこの配置により回転方向の加減速を検出している. それぞれの管の拡張部分である**膨大部 ampulla** には**膨大部稜 crista**（＝稜；複数形 cristae）とよばれる小隆起がある. 膨大部稜は**有毛細胞 hair cells** と**支持細胞 supporting cells** からなる. 有毛細胞は1本の動毛と多数の不動毛をもち（全体としては**毛束 hair bundle** とよばれる）, 不動毛はチップリンクで相互につながっている. 膨大部稜の上部は**クプラ cupula**（小帽）とよばれるゼラチン状の物質で覆われている.

　頭部が動くとその一部である半規管, およびそれに付着している有毛細胞は一緒に動く（図 17.26）. これに対し, 膨大部内を満たす内リンパは, 周囲に付着しているわけではないので, 慣性により動きに遅れが生じる. 動いている有毛細胞は静止している内リンパの中を引っ張られるので, クプラに突き刺さった感覚毛はクプラごと頭部の動きと逆方向に曲がる. 頭部が同じ速さで回転を続けるとやがて内リンパも頭部と同じ速度で動き始める. そうなるとクプラとそれに突き刺さった毛束は屈曲位から直立の静止位に戻る. 頭部が動きを停止しても, 内リンパは慣性の法則で動き続けるので, それによりクプラと毛束は頭が動いていた方向に曲げられる. クプラ

図 17.25 平衡斑の受容器の位置と構造（右耳）. 一次感覚ニューロン（青）と遠心性ニューロン（赤）の両方が有毛細胞とシナプスをつくっている.

不動毛が傾くことにより脱分極性の受容器電位が発生する.

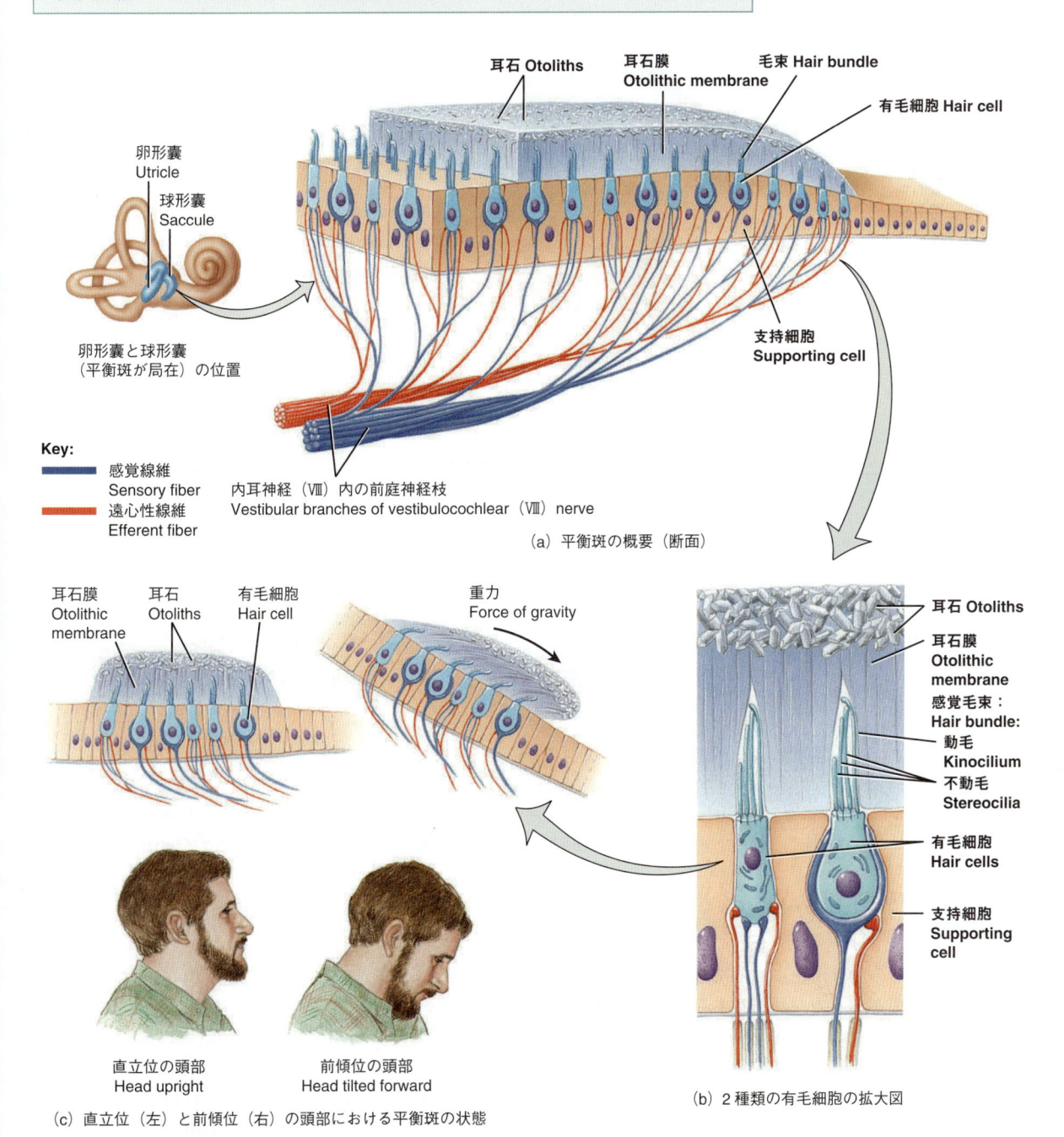

耳石 Otoliths
耳石膜 Otolithic membrane
毛束 Hair bundle
有毛細胞 Hair cell

卵形嚢 Utricle
球形嚢 Saccule

卵形嚢と球形嚢
（平衡斑が局在）の位置

支持細胞 Supporting cell

Key:
感覚線維 Sensory fiber
遠心性線維 Efferent fiber

内耳神経（Ⅷ）内の前庭神経枝
Vestibular branches of vestibulocochlear（Ⅷ）nerve

(a) 平衡斑の概要（断面）

耳石膜 Otolithic membrane
耳石 Otoliths
有毛細胞 Hair cell

重力 Force of gravity

耳石 Otoliths
耳石膜 Otolithic membrane
感覚毛束：Hair bundle:
動毛 Kinocilium
不動毛 Stereocilia
有毛細胞 Hair cells
支持細胞 Supporting cell

直立位の頭部 Head upright
前傾位の頭部 Head tilted forward

(c) 直立位（左）と前傾位（右）の頭部における平衡斑の状態

(b) 2種類の有毛細胞の拡大図

Q 卵形嚢および球形嚢の機能はなにか？

図 17.26　**半規管の位置と構造（右耳）.** 一次感覚ニューロン（青）と遠心性ニューロン（赤）の両方が有毛細胞とシナプスをつくる. 膨大部神経は内耳神経（Ⅷ）の一部をなす前庭神経の枝である.

各半規管の膨大部には表面をクプラで覆われた膨大部稜が存在する.

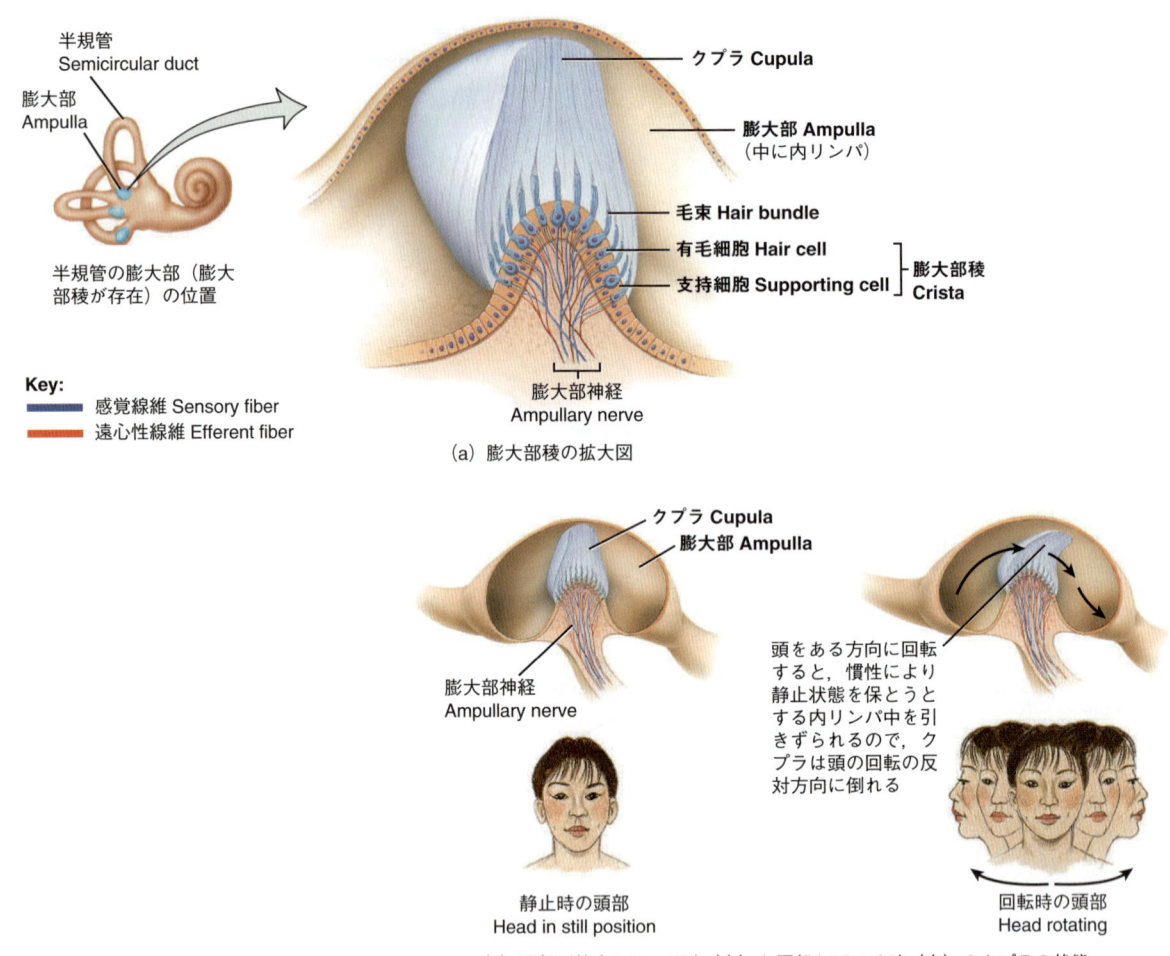

（a）膨大部稜の拡大図

（b）頭部が静止している時（左）と回転している時（右）のクプラの状態

Q 半規管の機能はなにか？

と毛束は内リンパの動きが止まって初めて静止状態の直立位に戻る. 毛束がある方向に屈曲すると有毛細胞は脱分極し, 反対方向に曲がると過分極するということに注意してほしい. 有毛細胞は内耳神経（Ⅷ）の構成要素の前庭神経の一次感覚ニューロンとシナプスしている. 有毛細胞が脱分極すると内耳神経（Ⅷ）に発生する神経インパルスの頻度が過分極時に比べて増加し, これが次項で記す脳の関連部位に伝わっていく.

平衡覚伝導路

　半規管, 卵形嚢, 球形嚢における**有毛細胞の感覚毛束 hair bundles of the hair cells** の屈曲に始まる一連の過程により, 神経伝達物質（おそらくグルタミン酸）の放出が起き, 有毛細胞とシナプスしている感覚ニューロンに神経インパルスが発生する. 感覚ニューロンの細胞体は**前庭神経節 vestibular ganglia** にある. 神経インパルスはこの一次ニューロンの軸索（軸索は全体としては**内耳神経（Ⅷ）vestibulocochlear（Ⅷ）nerve** の一部である**前庭神経枝 vestibular branch** を形成）を進む（図 17.27）. 前庭神経の軸索はほとんどが, 延髄と橋にある平衡覚の主要統合中枢である**前庭神経核 vestibular nucleus** の感覚ニューロンにシナプスをつくる. 前庭神経核は眼や体内の固有感覚受容器—とくに頭部および四肢の位置検知に重要な頸部および四肢の筋に存在する固有感覚受容器—からの入力も受けている. 前庭神経核には入力しない前庭神経の軸索は**下小脳脚**

図 **17.27**　平衡覚伝導路.

半規管，卵形嚢，球形嚢の有毛細胞から出た平衡覚の信号は内耳神経（Ⅷ）内の前庭神経枝を通り，脳幹，小脳，視床，大脳皮質に伝えられる．

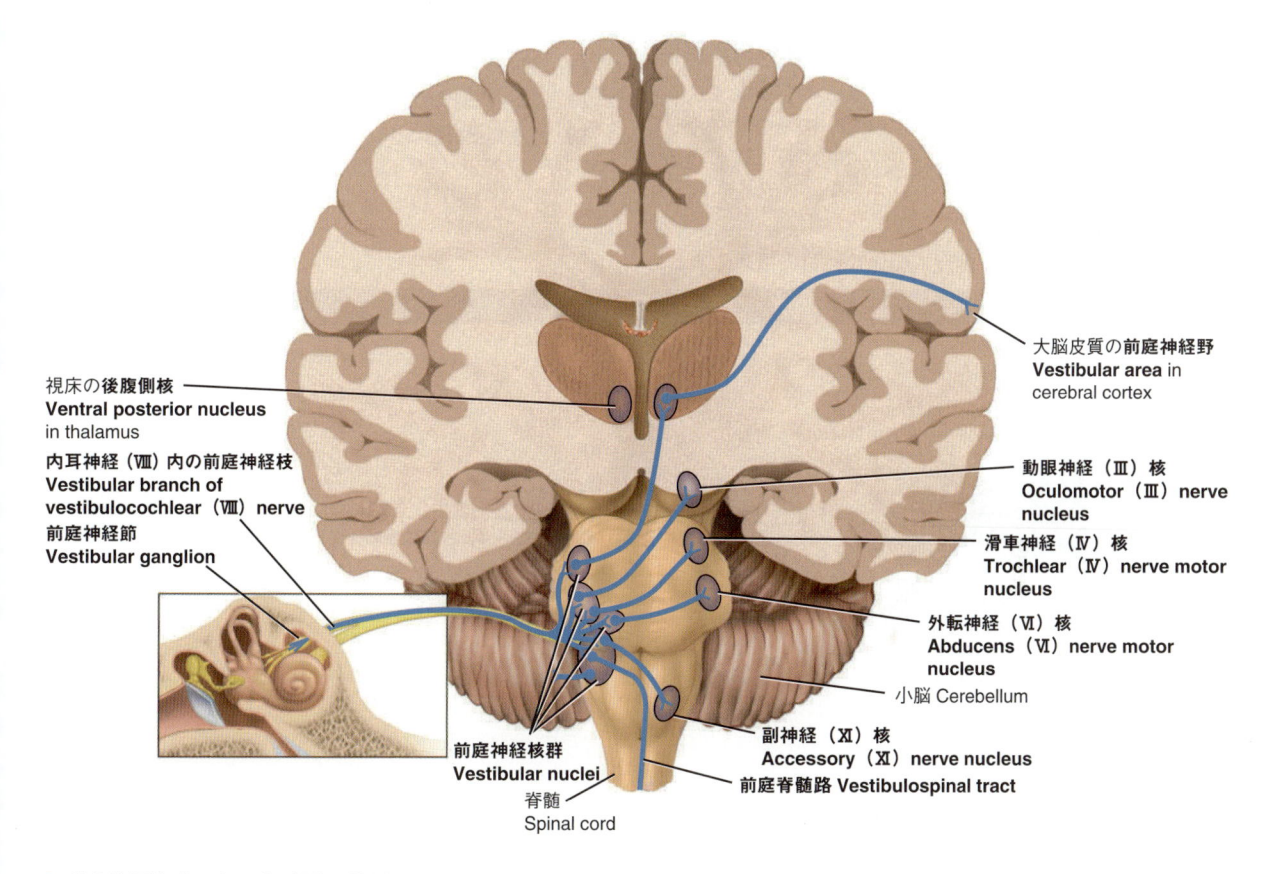

視床の**後腹側核**
Ventral posterior nucleus
in thalamus

内耳神経（Ⅷ）内の前庭神経枝
Vestibular branch of
vestibulocochlear（Ⅷ）nerve

前庭神経節
Vestibular ganglion

前庭神経核群
Vestibular nuclei

脊髄
Spinal cord

大脳皮質の**前庭神経野**
Vestibular area in
cerebral cortex

動眼神経（Ⅲ）**核**
Oculomotor（Ⅲ）nerve
nucleus

滑車神経（Ⅳ）**核**
Trochlear（Ⅳ）nerve motor
nucleus

外転神経（Ⅵ）**核**
Abducens（Ⅵ）nerve motor
nucleus

小脳 Cerebellum

副神経（Ⅺ）**核**
Accessory（Ⅺ）nerve nucleus

前庭脊髄路 Vestibulospinal tract

Q 前庭神経核群は脳のどの部位に位置しているのか？

$ 臨床関連事項

動揺病（乗り物酔い）

　　動揺病 motion sickness は，動きに関係する感覚のあいだに解離が生じた際に発生する．例えば回転方向や垂直方向の動きを検知している平衡器の情報と空間におけるからだの位置を検知している眼および筋肉・関節の固有感覚受容器の情報のあいだにずれが生じる場合である．航行中の船の船室にいる場合を考えると，前庭器は波による揺れがあることを脳に伝えるが，眼にはなんの動きもみえない．その結果，感覚間に解離が生じ，動揺病が発生する．動揺病はそのほかに車，飛行機，列車，遊園地の乗り物など，さまざまな動きが関係する状況でも発生することがある．

　　動揺病の症状としては顔面蒼白，不穏，唾液分泌過多，悪心，めまい，冷汗，頭痛，倦怠感などがあり，さらに進むと嘔吐が起きることもある．動きが止まると症状は治まる．動きを止めることが不可能な場合には，車では前部座席に，列車では先頭車両に，船では上部甲板に，飛行機では翼付近の席に座ると軽快することがある．地平線，水平線に目をやり，読書をやめることも役に立つ．米国で発売されている動揺病の予防薬には，徐放性の貼付薬あるいは錠剤のスコポラミンのほか，ジメンヒドリナート（ドラマミン®），メクリジン（ボナミン®）などがあり，通常出発前に貼付あるいは服用する．

---

inferior cerebellar peduncles（図 14.8 b 参照）経由で小脳に達する．なお，小脳および前庭神経核には両側からの平衡覚伝導路が接続している．

　前庭神経核は前庭からの平衡覚，視覚，からだの固有

感覚の情報を統合し，以下の（1）～（4）に指令を送る．（1）動眼神経（Ⅲ），滑車神経（Ⅳ），外転神経（Ⅵ）の**脳神経核 nuclei of cranial nerves**．眼球と頭部の協調運動（この作用により頭部を動かしても視野の中で

みえているものの焦点はブレない）の制御にかかわる．（2）**副神経（XI）核** nuclei of accessory（XI）nerves．頭・頸部の運動制御を助け，平衡維持に寄与する．（3）**前庭脊髄路** vestibulospinal tract．脊髄を下行して神経インパルスを伝え，骨格筋の緊張度を調整することで平衡維持に寄与する．（4）**視床の後腹側核** ventral posterior nucleus およびここを経由して，頭頂葉大脳皮質の**前庭神経野** vestibular area（一次体性感覚野の一部：図 14.15 の**❶**，**❷**，**❸**参照）．後者の働

きで頭部および四肢の位置，動きが意識に上る．

表 17.2 に聴覚と平衡覚に関係する耳の構造を要約する．

チェックポイント

17. 卵形嚢，球形嚢と半規管の役割を比較せよ．
18. 前庭から小脳に送られる入力の役割はなにか．
19. 平衡覚伝導路について述べよ．

表 17.2 聴覚と平衡覚に関係する耳の構造のまとめ

耳の 3 区分と主な構造	機 能

外耳 External（outer）ear

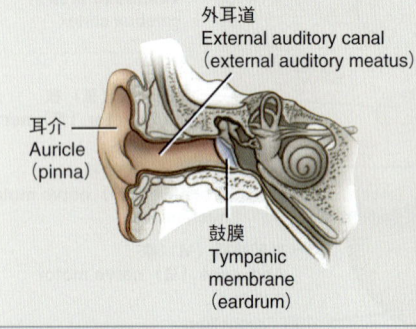

外耳道
External auditory canal
(external auditory meatus)

耳介
Auricle
(pinna)

鼓膜
Tympanic
membrane
(eardrum)

耳　介：音波を集める．
外耳道：音波を鼓膜に導く．
鼓　膜：音波は鼓膜を振動させ，鼓膜の振動はツチ骨に伝わる．

中耳 Middle ear

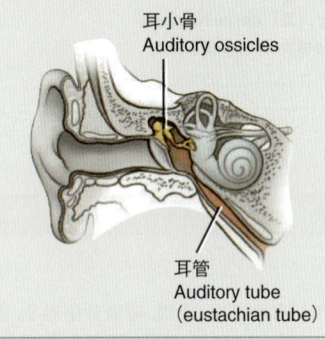

耳小骨
Auditory ossicles

耳管
Auditory tube
(eustachian tube)

耳小骨：鼓膜の振動を増幅して卵円窓に伝える．
耳　管：鼓膜を挟んだ両側の気圧を等しくする．

内耳 Internal（inner）ear

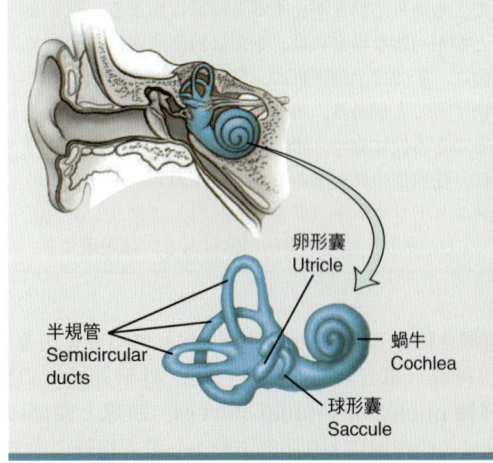

卵形嚢
Utricle

半規管
Semicircular
ducts

蝸牛
Cochlea

球形嚢
Saccule

蝸　牛：一連の液体，管，膜からなり，これらが振動を聴覚器官であるらせん器（コルチ器）へ伝える．らせん器の有毛細胞は，受容器電位を発生し，これが内耳神経（Ⅷ）内の蝸牛神経に神経インパルスを発生させる．
前庭器：半規管，卵形嚢，球形嚢が含まれ，内耳神経（Ⅷ）内の前庭神経に神経インパルスを発生させる．
半規管：回転方向の加減速（角加速度）の検出を行う．
卵形嚢：水平方向の直線的加減速（線加速度）を検出するとともに，頭部の前後屈にも反応する．
球形嚢：垂直方向の直線的加減速（線加速度）の検出を行う．

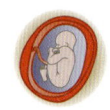

17.9　眼と耳の発生

目　標

・眼と耳の発生について述べる.

眼

眼 eyes の発生は，受精後 22 日目頃から始まる. こ

の時期に前脳外側壁の**外胚葉** ectoderm が膨出して，**視溝** optic grooves とよばれる一対の浅い溝が形成される. 2〜3 日以内に神経管は閉じ，視溝は拡大して体表外胚葉に向かって伸び，**眼胞** optic vesicles となる. 眼胞が体表外胚葉に達すると，体表外胚葉は肥厚して**水晶体板** lens placodes を形成する. また，眼胞の遠位端には陥入が生じ，**眼杯** optic cups が形成される. 眼杯の近位は細長く延びた中空の**眼茎** optic stalks により前脳とつながっている. 図 17.28 に眼の発生の上記各段階を示す.

図 17.28　眼の発生.

眼の発生は受精後 22 日目頃に前脳の外胚葉から始まる.

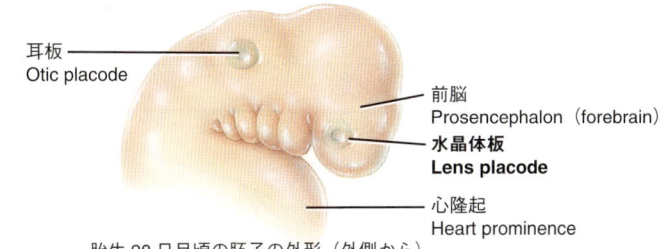

耳板
Otic placode

前脳
Prosencephalon（forebrain）

水晶体板
Lens placode

心隆起
Heart prominence

胎生 28 日目頃の胚子の外形（外側から）

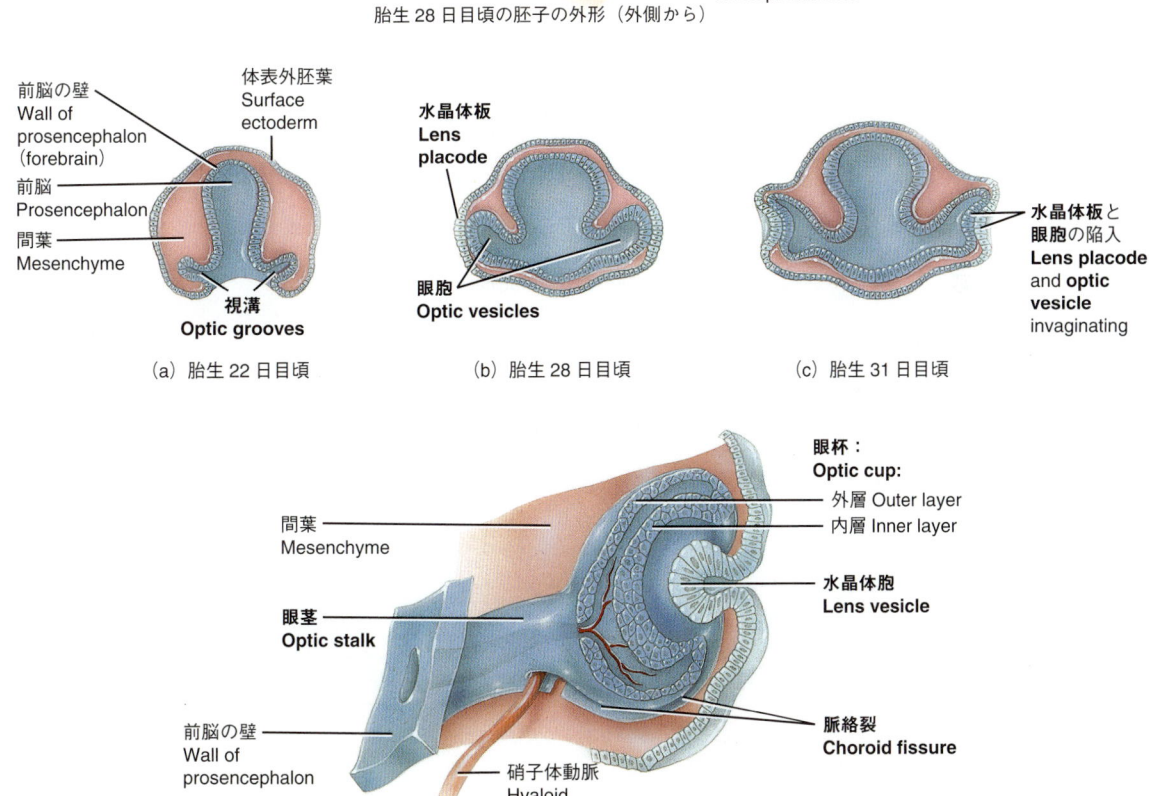

前脳の壁
Wall of prosencephalon（forebrain）

前脳
Prosencephalon

間葉
Mesenchyme

体表外胚葉
Surface ectoderm

視溝
Optic grooves

（a）胎生 22 日目頃

水晶体板
Lens placode

眼胞
Optic vesicles

（b）胎生 28 日目頃

水晶体板と眼胞の陥入
Lens placode and **optic vesicle** invaginating

（c）胎生 31 日目頃

間葉
Mesenchyme

眼茎
Optic stalk

前脳の壁
Wall of prosencephalon

硝子体動脈
Hyaloid artery

眼杯：
Optic cup:

外層 Outer layer
内層 Inner layer

水晶体胞
Lens vesicle

脈絡裂
Choroid fissure

（d）胎生 32 日目頃

Q 網膜の神経層と色素上皮層になるのは発生中の眼のどの部位か？

水晶体板も陥入し，眼杯の中で**水晶体胞 lens vesicle** となる．水晶体胞は最終的に**水晶体 lenses** に分化する．硝子体動脈により発生段階の水晶体（と網膜）に血液が供給される．硝子体動脈は眼杯と眼茎の下面に位置する**脈絡裂 choroid fissure**（訳注：眼杯裂 optic fissure ともいう）を通って発生中の眼球に入る．水晶体が完全に分化すると，硝子体動脈の硝子体腔を走る部分は退化し，残りは**網膜中心動脈 central retinal arteries** として網膜浅層に残存する．

眼杯の内層は，**網膜神経層 neural layer of retina** に分化し，外層は**網膜色素上皮層 pigmented layer of retina** になる．網膜神経層からの軸索は眼茎を通って脳へと延びていくので，眼茎は成長とともに**視神経（Ⅱ）optic（Ⅱ）nerve** に分化する．視神経の髄鞘形成は胎児期の後半に始まり，生後第 10 週目に完了する．

眼杯の前部は，**毛様体 ciliary body** の上皮，**虹彩 iris**，虹彩の**輪状筋 circular muscles**（訳注：瞳孔括約筋），**放射状筋 radial muscles**（訳注：瞳孔散大筋）に分化する．眼杯の前部を取り囲む**間葉 mesenchyme** からは，毛様体の結合組織，**毛様体筋 ciliary muscle**，水晶体周囲の**毛様体小帯 zonular fibers** が分化してくる．

眼杯と眼茎を取り囲む間葉は内層と外層に分化し，内層は**脈絡膜 choroid**，外層は**強膜 sclera** と**角膜 cornea** の一部になる．角膜の他の部分は体表外胚葉に由来する．

図 17.29 耳の発生.

> 耳の発生で最初に分化してくるのは内耳である．受精後約 22 日目に体表外胚葉の肥厚として分化が始まる．

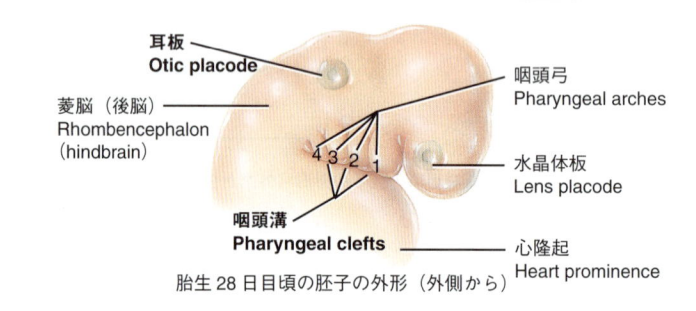

耳板
Otic placode

菱脳（後脳）
Rhombencephalon
（hindbrain）

咽頭弓
Pharyngeal arches

水晶体板
Lens placode

4 3 2 1

咽頭溝
Pharyngeal clefts

心隆起
Heart prominence

胎生 28 日目頃の胚子の外形（外側から）

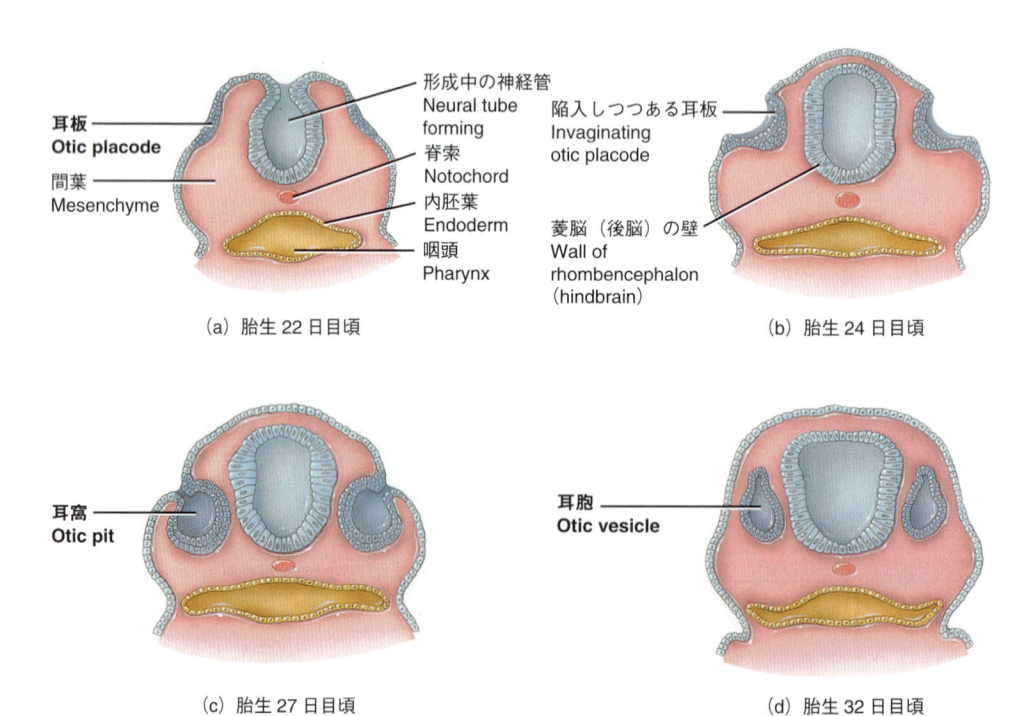

耳板
Otic placode

間葉
Mesenchyme

形成中の神経管
Neural tube forming

脊索
Notochord

内胚葉
Endoderm

咽頭
Pharynx

（a）胎生 22 日目頃

陥入しつつある耳板
Invaginating otic placode

菱脳（後脳）の壁
Wall of rhombencephalon
（hindbrain）

（b）胎生 24 日目頃

耳窩
Otic pit

（c）胎生 27 日目頃

耳胞
Otic vesicle

（d）胎生 32 日目頃

Q 耳の 3 つの部位の起源はどのように異なるのか？

前眼房 anterior chamber は虹彩と角膜のあいだの間葉にできる腔所から発生し，**後眼房** posterior chamber は虹彩と水晶体のあいだの間葉にできる腔所から発生する．

発生段階にある眼球周囲の間葉は脈絡裂を通って眼杯に達する．水晶体と網膜のあいだの間葉は非常に繊細な線維のネットワークを形成する．その後，それらの線維の間隙はゼリー状の物質で満たされ，硝子体腔内部の**硝子体** vitreous body となる．

眼瞼 eyelids は体表外胚葉と間葉から形成される．上眼瞼と下眼瞼は胎生 8 週頃にいったん癒合し，26 週をすぎてようやく開く．

耳

耳で最初に発生してくるのは**内耳** internal ear である．内耳の分化は受精後 22 日目頃に始まり，菱脳（後脳）の外側の体表外胚葉に**耳板** otic placodes とよばれる肥厚が生じる（図 17.29 a）．耳板は速やかに陥入し（図 17.29 b），**耳窩** otic pits を形成する（図 17.29 c）．その後，耳窩は体表外胚葉との連絡を失い，頭部の間葉内に**耳胞** otic vesicles をつくる（図 17.29 d）．発生が進むと耳胞は内耳の**膜迷路** membranous labyrinth およびその関連構造となる．耳胞周囲の間葉は軟骨を形成，のちに骨化して内耳の**骨迷路** bony labyrinth およびその関連構造となる．

中耳 middle ear は，原始咽頭から生じ，**内胚葉** endoderm で裏打ちされた陥凹である**第 1 咽頭嚢（鰓嚢）** first pharyngeal (branchial) pouch から発生する（図 18.20 a 参照）．咽頭嚢については 29.3 節に詳細な記載がある．**耳小骨** auditory ossicles は第 1 咽頭弓と第 2 咽頭弓から分化する．

外耳 external ear は第 1 咽頭弓と第 2 咽頭弓間に位置し，外胚葉で表面を覆われた溝の**第 1 咽頭溝** pharyngeal cleft から分化する（図 17.29 参照）．咽頭溝に関しては 29.3 節に詳細な記載がある．

チェックポイント

20. 眼と耳の発生的な起源はどう異なるか．

17.10 | 加齢と特殊感覚

目 標

• 加齢により眼と耳に起る変化について述べる．

多くの人は 50 歳になるまで嗅覚，味覚には問題を感じない．これは加齢とともに細胞の置換速度は低下するが，嗅細胞，味細胞の数の減少がかなりゆっくりと起きるためである．

これに対し，眼では加齢に伴う変化が明瞭に現れる．例えば，前述のように水晶体は弾力性を失い，調節力が低下して老視になる（17.6 節参照）．白内障（水晶体の透明性の消失）も加齢により発症する（以下の"疾患：ホメオスタシスの失調"参照）．年を取ると，強膜（白眼の部分）は厚みを増して硬くなり，また長年紫外線や風，埃に曝されるために黄色味や茶色味を帯びるようになる．強膜のところどころに色素沈着が起る場合もあり，その傾向は肌の色の濃い人に強く出るようである．虹彩も色が薄くなったり，色にむらが出たりすることもある．瞳孔の大きさを調節する筋肉も衰え，瞳孔は縮小する．光量に反応する瞳孔の動きも緩慢になり，暗所での瞳孔の拡大速度も遅くなる．このため高齢者は対象物の明るさが足ないと感じたり，戸外に出た時の明順応にも時間を要し，明るい場所から暗い場所に移動した際の暗順応においてもみえづらさを感じたりする．網膜にも加齢に伴い罹患頻度の高くなる疾患がある．加齢黄斑変性や網膜剥離（17.5 節"臨床関連事項"参照）はその代表である．緑内障も高齢者に多い疾患で眼房水の過剰蓄積によって起きる（以下の"疾患：ホメオスタシスの失調"参照）．涙の分泌や結膜の粘液細胞の数も減少し，ドライアイになりやすい．眼瞼は弾力性を失い，たるんだり皺がよるようになる．眼窩の脂肪が減少するために，眼が落ち窪む場合もある．加齢とともに視覚の鮮明度は落ち，色覚やものの奥行きを認識する力も衰える．視野中の浮遊物も増加する．

60 歳で約 25％の人が聴覚の衰えを訴え，とりわけ高音が聞こえづらくなる．加齢に伴う両側の耳の聴覚の衰えは**老年性難聴** presbycusis (presby- ＝老；-acou- ＝聴くこと；-sis ＝状態) とよばれる．らせん器の有毛細胞の変性や減少，聴覚伝導路の退行変性が原因と考えられる．耳鳴り（耳の内部で音が鳴っているように感じる）や前庭におけるバランス感覚の低下も高齢者にはしばしばみられる．

チェックポイント

21. 加齢に関係している眼と耳の変化にはどのようなものがあるか．それはどのような原因で起きるのか．

疾患：ホメオスタシスの失調

白内障

　失明の原因として多いのが水晶体の透明性が失われる場合で，**白内障 cataract**（＝滝）である．水晶体が水晶体タンパク質の構造変化により濁ってくる．白内障は加齢で起きることが多いが，損傷や過剰な紫外線への曝露，ある種の薬物（例えば，副腎皮質ホルモンの長期の使用），他の病気（例えば，糖尿病）の合併症でも発症する．喫煙者は白内障になる危険率が高い．幸い，外科的手術によって古い水晶体を除去し，人工レンズを挿入することで視力を回復できる．

緑内障

　緑内障 glaucoma は米国では最も多い失明の原因であり，40 歳以上の人口の約 2％が罹患している．緑内障は多くの場合，前・後眼房における眼房水の過剰蓄積により異常に高い眼圧が生じた結果として起きる．高い眼圧は水晶体を硝子体方向に押し込み，その結果網膜のニューロンが圧迫される．持続的に圧がかかることにより，最初は軽い視覚障害から始まり，網膜神経細胞の回復不能な破壊や視神経（Ⅱ）障害，そして失明へと進行する．緑内障は痛みがないので，またかなり広範な視覚障害があっても他方の眼が代償するので，診断された時には，すでに網膜の傷害や視力低下がかなり進んでいることがある．緑内障は加齢とともに発生頻度が増す．そのため，眼内圧の定期的測定は年を取るにつれていっそう重要な検査項目となる．危険因子は人種（アフリカ系アメリカ人のほうが発生頻度が高い），加齢，家族歴，および過去の眼の外傷および疾病である．

　正常眼圧緑内障（低眼圧緑内障）normal-tension (low-tension) glaucoma とよばれるタイプの緑内障に罹患する人もいる．この病気では眼圧は正常であるにもかかわらず，視力低下を伴う視神経障害が生じる．原因は明らかではないが，視神経の易障害性，視神経周囲血管の攣縮，狭窄や閉塞による虚血などが関係しているようである．この正常眼圧緑内障の発生頻度は日本人・韓国人の女性に高いことが知られている．

難　聴

　難聴 deafness は著しいまたは完全な聴力の低下／消失である．**感音性難聴 sensorineural deafness** は，蝸牛の有毛細胞の障害か，内耳神経（Ⅷ）の一部である蝸牛神経の障害により起きる．このタイプの難聴は，動脈硬化で耳への血液循環が低下した場合，繰り返し大音響に曝露されてらせん器の有毛細胞が破壊された場合，アスピリンやストレプトマイシンのような薬物による場合，それらに遺伝的素因が加わる場合，あるいは遺伝的素因単独で起きる場合などがある．**伝音性難聴 conduction deafness** は外耳や中耳の障害で音が蝸牛に伝わらない場合に起きる．伝音性難聴の原因は卵円窓周囲に骨増殖が起きる耳硬化症，耳垢塞栓，鼓膜の損傷，加齢などが原因となる．加齢によるものは鼓膜の肥厚や，耳小骨間の関節の硬化などが多い．**ウェーバー検査 Weber's test** という聴力検査は感音性難聴と伝音性難聴を識別するために用いられる．検査では振動している音叉の根元を前頭部にあてる．正常な聴力をもった人では，音は両側で同じ大きさに聞こえる．これに対し，患側で大きく聞こえる場合は伝音性難聴，健側の耳で大きく聞こえる場合は感音性難聴である可能性が高い．

メニエール病

　メニエール病 Ménière's disease は内リンパの量が増加して膜迷路を拡張させるために起る．症状としては変動する難聴（蝸牛の基底板の歪みによる）や，激しい耳鳴りである．回転性のめまいもメニエール病の特徴である．数年で聴覚がほぼ完全に失われることもある．

中耳炎

　中耳炎 otitis media は大部分が中耳の急性の細菌感染によるものであり，鼻やのどの感染に伴って起きる．症状は耳痛，不快感，発熱，鼓膜の発赤と外側への膨出などで，迅速に治療しないと鼓膜が破れ，中耳からの膿の排出が起きることがある．中耳感染の最大の原因は咽頭鼻部から耳管に細菌が入ることである．子どもの耳管は成人に比べて，ほぼ水平に走るので排液がうまくいかず中耳炎になりやすい．中耳炎が頻回に起きる場合は，**鼓膜切開術 tympanotomy**（tympano- ＝太鼓；-tome ＝切開）とよばれる外科手術が一般に行われる．これは鼓膜を切開して小さいチューブを挿入し，中耳からの排液を行う方法である．

医学用語

暗点 scotoma（=くら闇）　視野内で視覚が減退あるいは喪失した領域.

外斜視 exotropia（ex- ＝外側；-tropia ＝回転すること）　眼が外側に偏位する.

角膜移植 corneal transplant　障害を受けた角膜は除去され, 提供を受けた同じ直径の角膜が縫いつけられる. 角膜移植は最も普及した移植であると同時に, 移植の中で最も成功率の高い手術である. 角膜には血管がないので, 血液中の抗体は移植された組織に入ることなく, 拒絶反応はほとんど起きない. 角膜の提供不足は一部プラスチックの人工角膜の開発で補われている.

角膜炎 keratitis（kerat- ＝角膜）　角膜の炎症または感染.

角膜上皮剥離 corneal abrasion　角膜表層の傷. ゴミなどの異物や損傷したコンタクトレンズなどによってできる. 症状は疼痛, 発赤, 流涙, 視野がぼやける, まぶしい, 頻回な瞬きなど.

眼瞼炎 blepharitis（blepharo- ＝眼瞼；-itis ＝～の炎症）　眼瞼の炎症.

眼瞼下垂 ptosis（=下垂）　上眼瞼の位置が下がった状態（下垂という言葉は他の臓器でも正常位置より下降した時に使われる）.

眼振 nystagmus（nystagm- ＝うなづき）　眼球の急速な不随意の動き. 中枢神経系の疾患による可能性がある. めまいを起すような病気に伴って出現することが多い.

気圧障害 barotrauma（baros- ＝重量）　気圧の変化により, 主に中耳に起る損傷や疼痛. 飛行あるいは潜水時など, 鼓膜の外側の圧が内側より高い場合に起る. 唾液を飲み込んだり, 口を閉じた状態で鼻をつまんで鼻をかむ動作を行えば, 耳管が開いて中耳に空気が入り同圧になり, 症状が消失または軽快する.

結膜炎 conjuctivitis（pink-eye）　結膜の炎症で, 肺炎球菌, ブドウ球菌, またはインフルエンザ菌によるものは非常に伝染しやすく, 小児に多い. 結膜炎は, 刺激性物質, 例えば, 埃, 煙, 空気中の汚染物質などによっても起きるが, その場合は伝染しない.

散瞳 mydriasis　瞳孔の散大.

耳痛 otalgia（oto- ＝耳；-algia ＝痛み）　耳の痛み.

弱視 amblyopia（ambly- ＝弱い）　機能的には正常な眼なのに視力が低下している場合をいう. 眼筋のバランスの喪失で, 反対側の眼と同調して焦点を結べないために起きる. wandering eyeball または lazy eye とよばれることもある.

斜視 strabismus（strabismos ＝やぶにらみ）　眼位の異常のため, 対象物をみる時に両眼が協調的に動かない状態. 偏位眼は正常眼に比べてより内側あるいは外側に偏位し, 複視 diplopia（ものが二重にみえる）となる. 原因は物理的外傷や血管障害, 外眼筋, 動眼神経（III）, 滑車神経（IV）, 外転神経（VI）の腫瘍などである.

羞明 photophobia（photo- ＝光；-phobia ＝恐怖）　光に対する過敏.

縮瞳 miosis　瞳孔の縮小.

糖尿病（性）網膜症 diabetic retinopathy（retino- ＝網膜の；-pathos ＝疾病）　糖尿病によって起る網膜の変性疾患. 網膜血管の損傷や新生により視力が低下する.

トノメーター tonometer（tono- ＝張力あるいは圧力；-metron ＝計測）　主に眼圧を測定する機器.

トラコーマ trachoma　結膜炎の重篤な型で, 失明の単一の原因としては世界中で最も多い. トラコーマ・クラミジア *Chlamydia trachomatis* という菌が原因である. 結膜下組織が過剰に増殖し, 角膜に血管が侵入して角膜全体が混濁する.

味覚消失 ageusia（a- ＝なし；-geusis 味覚）　味覚の欠如.

耳鳴り tinnitus　耳の中でのリンリン音, ウナリ音, カチカチ音.

無嗅覚症 anosmia（a- ＝なし；-osmi ＝におい）　においの感覚の完全欠如.

めまい（眩暈）vertigo（＝ dizziness）　からだの回転感, 動揺感など周囲が回っているような, あるいは空間の中で自分が回っているような感覚. しばしば悪心を伴い, 時に嘔吐する場合もある. 頸部関節炎, 前庭器の感染などが原因となる.

網膜芽細胞腫 retinoblastoma（-oma ＝腫瘍）　未分化の網膜細胞から発生した腫瘍. 小児癌の 2％を占める.

章の概要

概　要

17.1　嗅覚：においの感覚

1. 嗅細胞（嗅覚受容器）は双極性のニューロンで嗅上皮にある．嗅上皮には嗅腺も存在し，粘液を産生してにおい物質を溶解させる．
2. 嗅覚の受容では，嗅細胞に生じた受容器電位が1個以上の神経インパルスを発生させる．
3. 嗅覚の閾値は低いが，においに対する順応は速い．
4. 嗅細胞の軸索は嗅神経（I）となり，神経インパルスを嗅球，嗅索，大脳辺縁系，大脳皮質（側頭葉と前頭葉）に伝える．

17.2　味覚：味の感覚

1. 味覚の受容器は味蕾の中にある．
2. 味物質は，味細胞の細胞膜のイオンチャネルを通過，あるいは細胞膜のGタンパク質結合型受容体に結合することで味細胞を刺激する．
3. 味細胞に生じた受容器電位は神経伝達物質の放出を引き起こし，一次感覚ニューロンに神経インパルスを発生させる．
4. 味覚に対する閾値は味によって異なるが，味覚の順応は一般に速い．
5. 味細胞は顔面神経（VII），舌咽神経（IX），迷走神経（X）にインパルスを発生させる．味覚信号はその後，延髄，視床，大脳皮質（頭頂葉）に伝えられる．

17.3　視覚：概説

1. 人体に存在する感覚受容細胞のうち，半数以上が眼の中にある．
2. 眼は電磁スペクトルのうち，約400〜700 nmの範囲の波長にあたる可視光の検出を行っている．

17.4　眼の付属器官

1. 眼の付属器官は眉毛，眼瞼，睫毛，涙器，外眼筋である．
2. 涙器は涙液を産生する構造と，排出する構造からなる．

17.5　眼球の構造

1. 眼球壁は3層からなる：眼球線維膜（強膜と角膜），眼球血管膜（脈絡膜，毛様体，虹彩），そして網膜である．
2. 網膜は色素上皮層と神経層（視細胞層，双極細胞層，神経節細胞層，水平細胞，アマクリン細胞など）からなる．
3. 前腔（前・後眼房）は眼房水を含み，硝子体腔は硝子体を含んでいる．

17.6　視覚の生理学

1. 網膜での結像には角膜と水晶体による光の屈折が必要で，その結果，網膜の中心窩に倒立像が形成される．
2. 近くのものをみる時には，水晶体は彎曲を増し（遠近調節），瞳孔は縮小して水晶体辺縁部からの光の入射を防ぐ．
3. 近点とは最大の遠近調節によって明視できる，最小の距離のことである．

4. 近くのものをみる時，両眼が物体に向くよう，各眼球が内側に向かって動くことを輻輳とよぶ．
5. 視覚の最初の段階は杆体と錐体の視物質による光の吸収と，シス型レチナールの異性化である．杆体と錐体に生じた受容器電位は抑制性神経伝達物質の放出を減少させ，双極細胞と水平細胞に漸増（段階的）電位を発生させる．
6. 水平細胞は視細胞と双極細胞間のシナプスに抑制性の信号を送る．双極細胞はアマクリン細胞の調節作用の下，神経節細胞に興奮性の信号を伝達し，これを脱分極させて，神経インパルスを発生させる．
7. 神経節細胞からのインパルスは視神経（II）を伝わり，視（神経）交叉，視索を経て視床に至る．視床から出た視覚信号は大脳皮質の後頭葉にある一次視覚野に入る．網膜神経節細胞から出た軸索の一部は中脳と視床下部にも達している．

17.7　聴　覚

1. 外耳は耳介，外耳道と鼓膜の3部分からなる．
2. 中耳は耳管，耳小骨，卵円窓，正円窓からなる．
3. 内耳は骨迷路と膜迷路からなる．内耳には聴覚受容器であるらせん器（コルチ器）が存在する．
4. 音波は外耳道に入り，鼓膜を刺激し，耳小骨を通り，卵円窓を振動させ，外リンパに圧波を引き起こし，前庭膜と鼓室階を圧迫し，内リンパの圧力が上昇し，基底板を振動させて，らせん器（コルチ器）の有毛細胞の感覚毛を刺激する．
5. 有毛細胞は機械的振動を受容器電位に変換して，神経伝達物質を放出し，一次感覚ニューロンに神経インパルスを発生させる．
6. 内耳神経（VIII）の一部を占める蝸牛神経枝の感覚軸索は延髄に投射する．聴覚信号はさらに，中脳の下丘，視床を経て，側頭葉大脳皮質に送られる．

17.8　平衡覚

1. 卵形囊と球形囊の平衡斑は直線方向の加減速，頭部の傾斜などを検出する．
2. 半規管の膨大部稜は回転方向の加減速を検出する．
3. 内耳神経（VIII）の一部をなす前庭神経の軸索のほとんどは脳幹に入り，延髄と橋に投射する．残りの軸索は小脳に入る．

17.9　眼と耳の発生

1. 眼は受精後，約22日目に前脳外側壁の外胚葉から発生する．
2. 耳の発生は受精後，約22日目に両側の菱脳（後脳）の外側に位置する体表外胚葉の肥厚により始まる．耳の発生順序は内耳，中耳，そして外耳の順である．

17.10　加齢と特殊感覚

1. 多くの人は50歳頃になるまでは嗅覚，味覚には問題を生じない．
2. 加齢に伴い，老視，白内障，光に対する調節障害，加齢黄斑変性や緑内障，ドライアイ，視覚の鮮明度の低下などが起る．
3. 加齢に伴い聴覚が徐々に衰え，耳鳴りも起きやすくなる．

クリティカルシンキング問題

1. マリオは顔面神経に損傷を受けた．彼の特殊感覚にはどのような影響が出るか．

2. 当番の看護師が病気入院中の 80 歳のゲルトルードに夕飯をもってきた．ゲルトルードは少し食べて，おなかが空いてないといい，"病院食はまずいわ"と訴えた．看護師はゲルトルードにメニューをわたし好きな朝食を選んでもらうことにした．するとゲルトルードはメニューがうまく読めないので代りに読んでくれるように看護師に頼んだ．看護師が読み始めるとゲル

トルードは"ブザーを止めてもっと大きな声でしゃべってちょうだい"と頼んだ．この看護師はゲルトルードの訴えに適切に対処するためには，加齢と特殊感覚についてどんなことを知ればよいのだろうか．

3. あなたは隣人が 6 歳になる娘の眼に目薬をさすのを手伝った．処置が済んだ時，その娘は"その薬はまずいわ"といった．どうしてその娘が点眼薬をなめてもいないのにまずいなどといったのか，あなたならどう説明しますか．

Q 図の質問の答え

17.1 嗅細胞の寿命は約 2 ヵ月である．

17.2 嗅覚の信号変換は嗅細胞の嗅線毛で起きる．

17.3 基底細胞が味細胞に分化する．

17.4 波長が 700 nm の可視光は赤色である．

17.5 結膜は眼瞼の内側を覆う部分につながっている．

17.6 涙液は，塩類，少量の粘液，リゾチームを含む水溶液で眼球を保護するとともに，洗浄・潤滑，湿潤などの作用をもつ．

17.7 眼球線維膜は角膜と強膜からなり，眼球血管膜は，脈絡膜，毛様体，虹彩からなる．

17.8 自律神経系の副交感神経が縮瞳を起し，交感神経が散瞳を起す．

17.9 検眼鏡による眼底検査で，高血圧，糖尿病，白内障，加齢黄斑変性などの病変がわかる．

17.10 視細胞（光受容細胞）には杆体と錐体がある．杆体は薄暗がりで白黒の視覚をもたらし，錐体は明るい場所で鮮明な視覚と色覚を可能にする．

17.11 眼房水は毛様体突起から分泌され，後眼房に流れ，虹彩を迂回して，前眼房に入り，強膜静脈洞を通って眼球の外に流出する．

17.12 近くのものをみる遠近調節では，毛様体筋が収縮して，毛様体小帯がゆるみ，水晶体が丸く（より凸面に）なって，光をいっそう強く屈折する．

17.13 老視（老眼）は加齢によって水晶体の弾性が失われた状態である．

17.14 杆体も錐体も光を受容器電位に変換する．その過程にはどちらの場合にも外節の円板あるいはヒダ中の視物質を用いており，双極細胞や水平細胞とのシナプス部で神経伝達物質を放出する．

17.15 シス型レチナールからトランス型レチナールへの変換を異性化という．

17.16 cGMP は視細胞内の Na^+ チャネルを開けるリガンドである．暗電流の原因となる．

17.17 耳側視野にある物体から出た光線は鼻側網膜に入射する．

17.18 中耳にあるツチ骨は外耳の一部である鼓膜に付着している．

17.19 中耳と内耳を隔てる構造は卵円窓（前庭窓）と正円窓（蝸牛窓）である．

17.20 前庭に存在する 2 つの膜迷路の嚢（袋）は卵形嚢と球形嚢である．

17.21 骨迷路は，半規管，前庭，蝸牛で構成される．

17.22 卵円窓および正円窓に近い部位（蝸牛底）の基底板が高周波の音に最も強く反応・振動する．

17.23 チップリンクはタンパク質で，不動毛の陽イオンチャネルとそれに隣接する，より背の高い不動毛の先端をつないでいる．不動毛が背の高い不動毛側に屈曲すると，チップリンクは引き延ばされ，陽イオンチャネルは強くひかれて完全な開状態となる．不動毛の先端の陽イオンチャネルが完全な開状態となると内リンパから大量の K^+ が有毛細胞内に流入し，その結果強い脱分極性の受容器電位が発生する．

17.24 橋の上オリーブ核は聴覚伝導路の一部を占め，ここで人は音源の位置を検出している．

17.25 卵形嚢は水平方向の直線的加減速に加えて，頭部の傾斜を検出している．球形嚢は垂直方向の直線的加減速を検出する．

17.26 半規管は回転方向の加減速を検出する．

17.27 前庭神経核群は延髄と橋に位置している．

17.28 眼杯が網膜の神経層と色素上皮層に分化する．

17.29 内耳は体表外胚葉から，中耳は咽頭嚢から，外耳は咽頭溝から分化する．

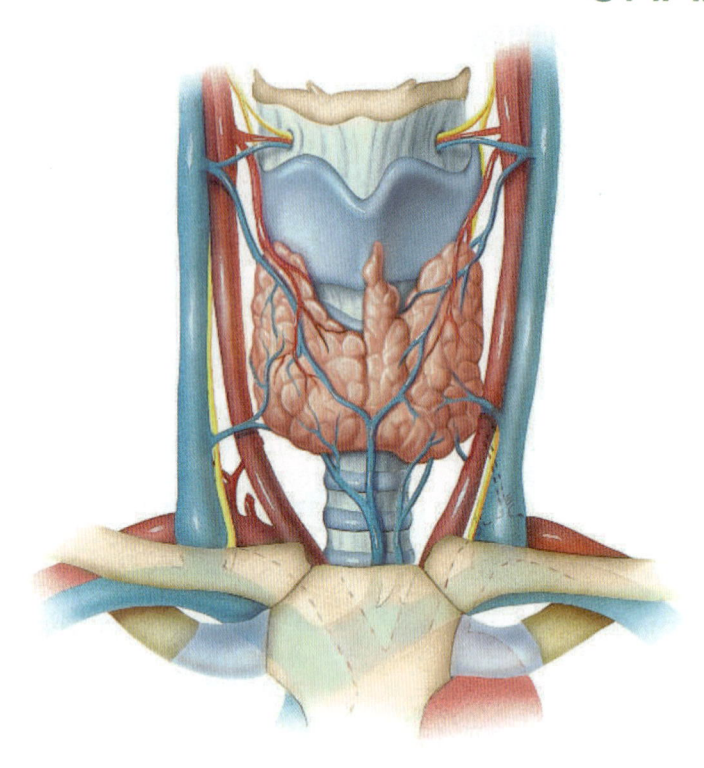

CHAPTER 18

内分泌系

内分泌系とホメオスタシス

> 内分泌ホルモンは体内の標的細胞の活動や成長を調節することにより，ホメオスタシスの一環を担っている．ホルモンは代謝も調節している．

　少年少女が思春期に入ると，肉体的特徴や行動に顕著な違いをみせ始める．成長と人体機能の調節という点において，人生の中で内分泌系がこれほどの大きな影響を示す時期はほかにはない．少女では，エストロゲンが胸と殿部に脂肪組織の蓄積を促し，女性の体型をつくり出す．同時期または少し遅れて，少年ではテストステロンが筋をつくり，声帯を大きくして低い声に変える．これらの変化は内分泌系による強力な影響のほんの一例にすぎない．これほど顕著でなくても，おそらく，多数のホルモンが日常ホメオスタシスの維持に働いている．それらは，平滑筋・心筋および腺の活動を調節し，代謝を変え，成長と発達を促進し，生殖系に影響を与え，視床下部の視交叉上核によって形成される慨日リズム（サーカディアンリズム）に関与している．

Q 甲状腺疾患は，なぜ主なからだのシステムすべてに影響するのだろうと疑問に思ったことはありませんか？

神経系と内分泌系による調節の比較

目標

• 神経系と内分泌系による生体機能の調節を比較する.

神経系と内分泌系は協同して働き,体内のすべてのシステムの機能を調整している.神経系はニューロンの軸索を伝わる神経インパルスにより生体の活動に作用を及ぼすが,シナプスでは神経インパルスは**神経伝達物質** neurotransmitters（図 12.23 に示す）とよばれるメディエーター（メッセンジャー）分子の放出を引き起す.内分泌系も生体の活動を**ホルモン** hormones とよばれるメディエーター分子を放出することで調節しているが,2 つのシステムの調節の仕方は大きく異なる.

ホルモン hormone（hormon＝興奮させる,動かす）とは生体のある部位で産生され,他の部位の活動を調節する分子である.大部分のホルモンは間質液から血流に入る.循環血液により,ホルモンはからだ中のすべての細胞に運ばれる.神経伝達物質もホルモンも"標的"細胞の表面または細胞内にある受容体に結合することで作用を及ぼす.いくつかの分子は神経伝達物質としても,ホルモンとしても働く.わかりやすい例はノルアドレナリンであり,これは交感神経節後ニューロンからは神経伝達物質として放出され,一方副腎髄質の細胞からはホルモンとして放出される.

内分泌系の反応は神経系の反応よりも遅いことが多い.いくつかのホルモンでは数秒でその効果を及ぼすが,大部分はその反応が起るまでに数分またはそれ以上かかる.さらに,一般的に神経系の活動による効果は内分泌系の及ぼす効果と比べて短い.神経系は特定の筋や腺に作用するが,内分泌系の作用はより広範であり,ほとんどすべてのタイプの生体細胞の調節に役立つ.

私たちはこれから何度か,神経系と内分泌系が,連結された"スーパーシステム"としてどのように協調して機能しているかをみていくことになる.例えば,神経系の特定の部位は,内分泌系によるホルモンの分泌を刺激したり,抑制したりする.

表18.1 には神経系と内分泌系の特徴を比較してある.本章では主な内分泌腺とホルモン分泌組織に焦点をあわせ,どのようにホルモンが生体活動を支配しているかを調べていく.

> **チェックポイント**
>
> 1. ホメオスタシスの調節に関して,神経系と内分泌系の類似点と相違点を挙げよ.

内分泌腺

目標

• 外分泌腺と内分泌腺の区別をする.

4 章に述べたように,生体には 2 つのタイプの腺がある.外分泌腺と内分泌腺である.**外分泌腺** exocrine glands（exo-＝外側）では分泌された物質は管の中を通って体腔や,器官内部,または体表面に運ばれる.外分泌腺は汗腺（汗）,皮脂腺（脂）,粘液腺,消化腺を含む.**内分泌腺** endocrine glands（endo-＝内側）はこれに対して,その生成物（ホルモン）を,管の中ではなく,分泌細胞周囲の間質液に分泌する.ホルモンは間質液から毛細血管へと拡散し,全身を流れる血液により標的器官に運ばれる.内分泌腺はその分泌物を運ぶために心臓血管系に依存しているので,からだの中で最も血管に富む組織の一つである.大部分のホルモン必要量はごく少量であることを考えれば,循環しているホルモン濃度は通常は低い.

表 18.1 神経系と内分泌系による調節の比較

特 徴	神経系	内分泌系
分子 Molecules	神経インパルスに応じて放出される神経伝達物質.	血液によって全身の組織に運ばれるホルモン.
作用部位 Site of action	放出部位の近傍,つまりシナプス；シナプス後膜の受容体に結合する.	放出部位から遠い部位（通常）；標的細胞の受容体に結合する.
標的細胞の種類 Types of target cells	筋細胞（平滑筋,心筋,骨格筋）,腺細胞,他のニューロン.	からだ中の細胞.
作用の始まる時間 Time to onset of action	典型的にはミリ秒（1,000 分の 1 秒）以内.	数秒から数時間,または数日.
作用の持続時間 Duration of action	一般的に短い（ミリ秒）.	一般的に長い（秒から日）.

内分泌腺には，下垂体，甲状腺，副甲状腺（上皮小体），副腎，松果体（図 18.1）が含まれる．さらに厳密な意味で内分泌腺とはいえないいくつかの器官や組織の中にも，ホルモンを分泌するものがある．これらは視床下部，胸腺，膵臓，卵巣，精巣，腎臓，胃，肝臓，小腸，皮膚，心臓，脂肪組織，胎盤である．これらを含めた，すべての内分泌腺とホルモンを分泌する細胞が**内分泌系** endocrine system（endo- ＝内部の；-crine- ＝分泌す

る）を構成している．内分泌腺の構造と機能の科学および，内分泌系の失調の診断と治療が**内分泌学** endocrinology（-logy ＝〜学）である．

> **チェックポイント**
>
> **2.** 厳密な意味で内分泌腺とはいえないが，ホルモンを分泌する細胞を含んだ器官や組織を 3 つ挙げよ．

図 18.1 **内分泌腺の存在部位．**内分泌細胞を含む器官や関連する組織も示してある．

> 内分泌腺はホルモンを分泌し，ホルモンは血液循環によって標的器官に到達する．

ホルモンの機能
1. 以下の調節を助ける
   - 内部環境（細胞外液）の化学組成と量
   - 代謝とエネルギーバランス
   - 平滑筋と心筋の収縮
   - 腺からの分泌
   - 免疫系の活動の一部
2. 成長と発達の調節
3. 生殖系の働きの調節
4. 概日リズムの調節

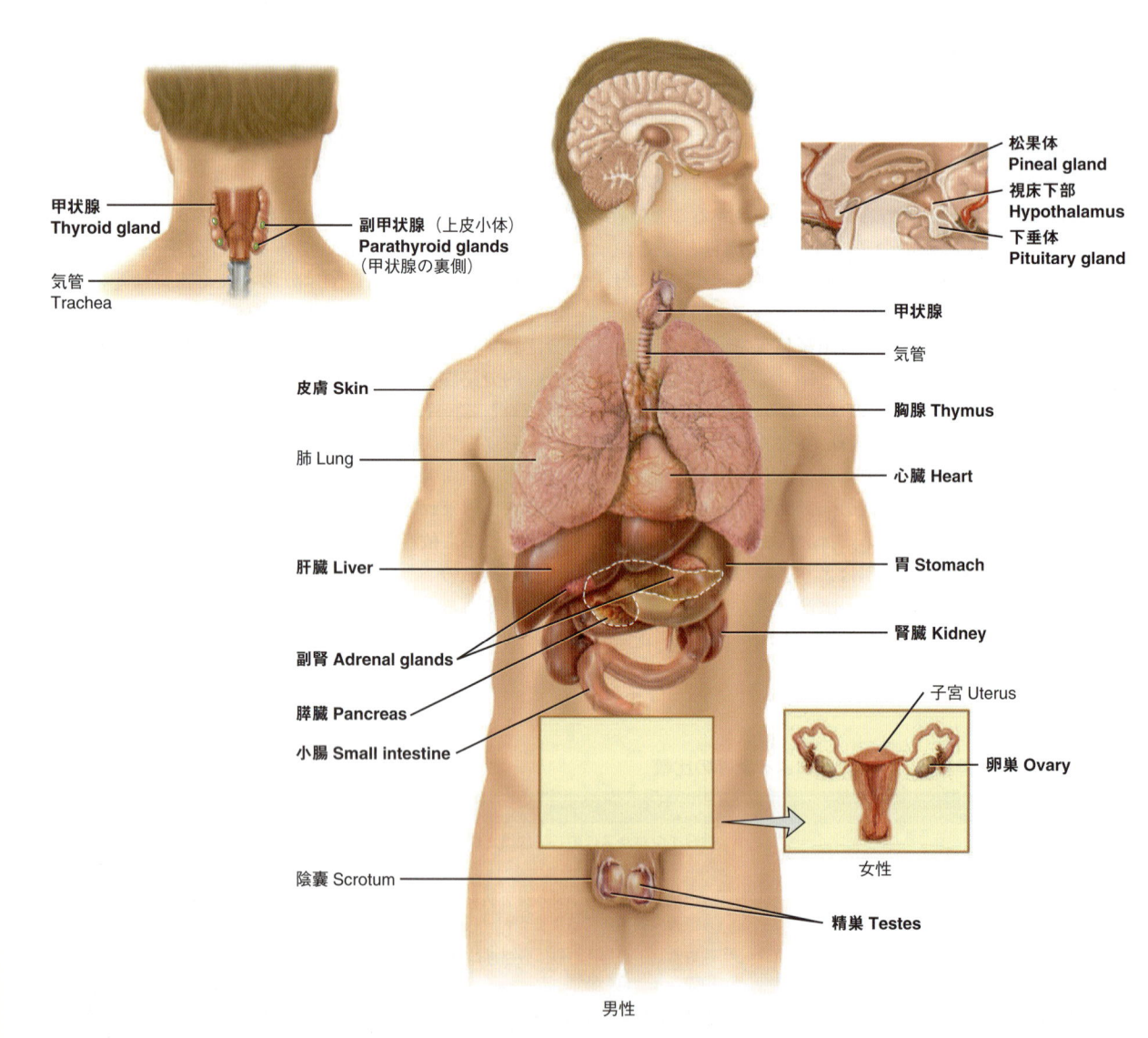

甲状腺 Thyroid gland

副甲状腺（上皮小体）**Parathyroid glands**（甲状腺の裏側）

気管 Trachea

松果体 Pineal gland
視床下部 Hypothalamus
下垂体 Pituitary gland

甲状腺
気管
胸腺 Thymus
心臓 Heart
胃 Stomach
腎臓 Kidney

皮膚 Skin
肺 Lung
肝臓 Liver
副腎 Adrenal glands
膵臓 Pancreas
小腸 Small intestine

子宮 Uterus
卵巣 Ovary
女性

陰嚢 Scrotum
精巣 Testes

男性

Q 内分泌腺と外分泌腺の基本的な違いはなにか？

18.3 ホルモン活性

目 標

- ホルモンが標的細胞の受容体とどのように相互作用するかを述べる.
- 2種の化学組成のホルモンを，溶解性に基づき比較する.

ホルモン受容体の役割

特定のホルモンは，血流にのって全身を巡るが，効果を及ぼすのは特定の標的細胞だけである．ホルモンは神経伝達物質と同じく，特定のタンパク質**受容体 receptors** に化学結合することによって標的細胞に効果を現す．ある特定のホルモンに対する標的細胞だけが，それに結合し，認識する受容体をもつ．例えば，甲状腺刺激ホルモン thyroid-stimulating hormone（TSH）は甲状腺細胞の受容体に結合するが，卵巣などの細胞には結合しない．なぜなら卵巣の細胞は TSH 受容体をもっていないからである．

受容体は他の細胞タンパク質と同じく，つねに合成され，かつ壊されている．一般に一つの標的細胞は，特定のホルモンに対する受容体を 2,000 〜 10 万個もっている．もし，ホルモンが過剰になると標的細胞の受容体の数が減少する場合があり，この効果は**ダウンレギュレーション down-regulation** とよばれる．例えば，精巣のある細胞が高濃度の黄体化ホルモン luteinizing hormone（LH）に曝されると，LH 受容体の数は減少する．ダウンレギュレーションは標的細胞のそのホルモンに対する**感受性を下げる**．反対に，ホルモンが足りないと，受容体の数が増加する場合がある．この現象は，**アップレギュレーション up-regulation** として知られており，標的組織のホルモンへの**感受性を高める**.

💲臨床関連事項

ホルモン受容体の阻害

自然に存在するホルモンに対する**受容体を阻害する**合成ホルモンは，薬として入手できる．例えば RU486（ミフェプリストン）は人工中絶のために使われるが，プロゲステロン（女性ホルモン）の受容体に結合し，プロゲステロンの正常作用（この場合は，着床のために必要な子宮内層の準備をする）を妨げる．RU486 を妊婦に投与すると胎児の成長のために必要な子宮の状態が維持できず，胎児の成育は止まり，胎児は子宮の内層とともに剥離してしまう．この例は内分泌の重要な原理を示している．すなわちホルモンがその受容体に作用できないと，ホルモンは正常な機能を発揮することができないのである.

循環ホルモンと局所ホルモン

大部分の内分泌ホルモンは**循環ホルモン circulating hormones** である．これらはその分泌細胞を通して間質液に入り，そこから血中に入る（図 18.2 a）．他のホルモンは**局所ホルモン local hormones** と名づけられているが，これらは血流に入らず，局所的に，近傍細胞または分泌したその細胞自身に作用する（図 18.2 b）．局所ホルモンの中には近傍の細胞に作用する**パラクリン（傍分泌）paracrines**（para- ＝隣の，近くの）とよばれるものと，分泌細胞自身に作用する**オートクリン（自己分泌）autocrines**（auto- ＝自分）とよばれるものがある．局所ホルモンの一例としてインターロイキン 2（IL–

図18.2 循環ホルモンと局所ホルモン（オートクリンとパラクリン）の比較.

循環ホルモンは離れた標的細胞に作用する．パラクリンは近傍の細胞に，オートクリンは分泌した細胞自身に作用する.

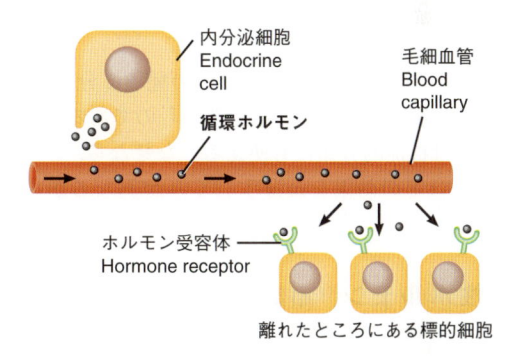

（a）循環ホルモン

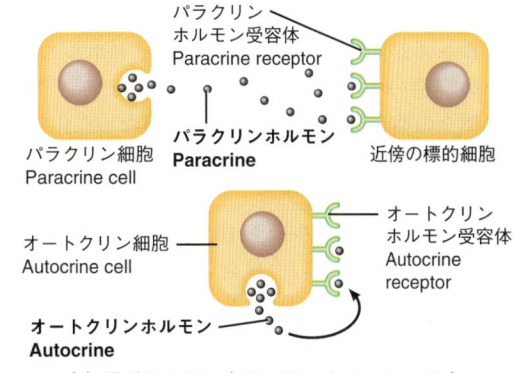

（b）局所ホルモン（パラクリンとオートクリン）

Q 胃の壁細胞は近傍の肥満細胞*が分泌したヒスタミンによって刺激されて塩酸を分泌する．このような状況でのヒスタミンはオートクリンかパラクリンか？（* 訳注：胃のヒスタミン分泌細胞は腸クロム親和様細胞 enterochromaffin-like cell〔ECL 細胞〕とよぶことが多く，肥満細胞 mast cell とはよばない.）

2) があるが, これは免疫反応の時にヘルパー T 細胞（白血球の一種）から放出される（22 章参照）. IL-2 は近くにいる他の免疫細胞を活性化するというパラクリン効果をもっている. しかしこれは放出した細胞自身をも刺激し, 増殖させるというオートクリンの機能ももっている. この効果がさらに多数のヘルパー T 細胞を産生し, T 細胞はさらに多数の IL-2 を産生し, 免疫反応を強化する. 局所ホルモンのもう一つの例は気体の一酸化窒素 nitric oxide（NO）である. これは血管内壁をつくる内皮細胞から分泌される. NO は近くの血管平滑筋線維の弛緩を引き起し, その結果, 血管拡張（血管内径の増加）を起す. このような血管拡張は, 血圧降下から男性の陰茎の勃起にまで及ぶ. バイアグラ®（シルデナフィル）は陰茎において, NO による刺激効果を増強する薬である.

局所ホルモンはふつう速やかに不活性化されるが, 循環ホルモンは血中に長く残り, 数分から時には数時間にわたってその作用を及ぼす. 時間が経つと, 循環ホルモンは肝臓で不活性化され, 腎臓から排出される. 肝臓や腎臓の機能障害では血中に過剰なホルモンが蓄積される.

ホルモンの化学的分類

ホルモンは, 化学的に大きく 2 つの種類に分けられる. それらは, 脂溶性のものと水溶性のものである. この化学的分類は機能的分類にも使える. なぜなら, 2 種類のホルモンはその効果を及ぼすしくみが異なるからである.

脂溶性ホルモン　脂溶性ホルモン lipid-soluble hormones は, ステロイドホルモン, 甲状腺ホルモンおよび一酸化窒素である.

1. **ステロイドホルモン steroid hormones** はコレステロールから生成される. ステロイドホルモンは, その構造の中心が 4 つの環でできており, この環の種々の結合部位には, それぞれ異なった化学基が結合している（表 18.2 参照）. この小さな違いが多様な機能的違いを生む.
2. 2 種類の**甲状腺ホルモン thyroid hormones**（T_3 と T_4）はアミノ酸のチロシンにヨウ素を付加することで合成される. T_3 と T_4 が強い脂溶性を示すのは, これらの分子の中のベンゼン環のためである（表 18.2 参照）.
3. 気体の**一酸化窒素**（NO）は, ホルモンであり, 神経伝達物質でもある. その合成には一酸化窒素合成酵素が働いている.

水溶性ホルモン　水溶性ホルモン water-soluble hormones には, アミンホルモン, ペプチドおよびタンパク質ホルモン, エイコサノイドホルモンが含まれる.

1. **アミンホルモン amine hormones** はある種のアミノ酸を脱炭酸（CO_2 分子を取り除く）したり, そうでなければ修飾することで合成される. アミンとよばれるのは, アミノ基（$-NH_3^+$）を保持しているからである. カテコールアミン（アドレナリン, ノルアドレナリン, ドパミン）はアミノ酸のチロシンを修飾して合成される. ヒスタミンは肥満細胞や血小板で, アミノ酸のヒスチジンから合成される. セロトニンとメラトニンはトリプトファンからつくられる.
2. **ペプチドホルモン peptide hormones** と**タンパク質ホルモン protein hormones** はアミノ酸のポリマーである. 小さいペプチドホルモンは 3 〜 49 個のアミノ酸鎖からなるが, 大きなタンパク質ホルモンは 50 〜 200 個のアミノ酸を含んでいる. ペプチドホルモンの例は抗利尿ホルモンとオキシトシンであり, タンパク質ホルモンには成長ホルモンとインスリンが含まれる. いくつかのタンパク質ホルモン, 例えば甲状腺刺激ホルモン（TSH）は糖鎖をもっているので, **糖タンパク質ホルモン glycoprotein hormones** である.
3. **エイコサノイドホルモン eicosanoid hormones**（eicos- = 20 の形の；-oid = 類似した）は, アラキドン酸からつくられる 20 個の炭素をもつ脂肪酸である. 主なエイコサノイドとして**プロスタグランジン prostaglandins（PGs）**, **ロイコトリエン leukotrienes（LTs）**がある. エイコサノイドは重要な局所ホルモンであるが, 循環ホルモンとしても作用する.

表 18.2 に脂溶性と水溶性ホルモンの分類を要約する. 主なホルモンの分泌部位の概要も示す.

血中のホルモン輸送

大部分の水溶性ホルモン分子は水分の多い血漿中を "非結合" 型（血漿タンパク質に結合しない）として循環しているが, 脂溶性のホルモンの大部分は**輸送タンパク質 transport proteins** に結合している. 肝臓の細胞で合成される輸送タンパク質は 3 つの機能をもつ:

1. 脂溶性ホルモンを一時的に水溶性にすることで, 血液への溶解度を増す.
2. 小さいホルモン分子が腎臓で濾過される時,（結合により分子が大きくなるので）その通過速度を遅くし, ホルモンが尿中に失われる速度を遅くする.

表 18.2　化学的性質によるホルモンの要約

化学的分類	ホルモン	分泌部位
脂溶性 LIPID-SOLUBLE		
ステロイドホルモン Steroid hormones	アルドステロン，コルチゾール，アンドロゲン	副腎皮質
	カルシトリオール（活性型ビタミン D）	腎臓
	テストステロン	精巣
	エストロゲン，プロゲステロン	卵巣

アルドステロン
Aldosterone

甲状腺ホルモン Thyroid hormones	T_3（トリヨードサイロニン），T_4（サイロキシン）	甲状腺（濾胞細胞）

トリヨードサイロニン（T_3）
Triiodothyronine（T_3）

気体	一酸化窒素（NO）	血管壁の内皮細胞
水溶性 WATER-SOLUBLE		
アミン Amines	アドレナリン，ノルアドレナリン（カテコールアミン）	副腎髄質
	メラトニン	松果体
	ヒスタミン	結合組織の肥満細胞
	セロトニン	血液の血小板

ノルアドレナリン
Noradrenaline

ペプチドとタンパク質 Peptides and proteins	すべての視床下部放出および抑制ホルモン	視床下部
	オキシトシン，抗利尿ホルモン	下垂体後葉
	成長ホルモン，甲状腺刺激ホルモン，副腎皮質刺激ホルモン，卵胞刺激ホルモン，黄体化ホルモン，プロラクチン，メラノサイト刺激ホルモン	下垂体前葉
	インスリン，グルカゴン，ソマトスタチン，膵ポリペプチド	膵臓
	副甲状腺ホルモン	副甲状腺
	カルシトニン	甲状腺（傍濾胞細胞）
	ガストリン，セクレチン，コレシストキニン，GIP	胃と小腸（腸管内分泌細胞）
	エリスロポエチン	腎臓
	レプチン	脂肪組織

オキシトシン
Oxytocin

エイコサノイド Eicosanoids	プロスタグランジン，ロイコトリエン	赤血球以外のすべての細胞

ロイコトリエンの一つ
A leukotriene（LTB_4）

3．血流中に常時存在し，ホルモンの緊急予備として機能する．

　一般的に脂溶性ホルモンの分子のうち 0.1 〜 10％は輸送タンパク質に結合していない．この**非結合分画 free fraction** は毛細血管から拡散し，受容体に結合して反応を引き起こす．非結合型のホルモン分子が血液から出て受容体に結合してしまう結果, 非結合分画の減少が起る．この減少分を代償するために，輸送タンパク質からそれに結合していたホルモン分子が新たに放出される．

🎼臨床関連事項

ホルモン投与

　ステロイドホルモンと甲状腺ホルモンは両方とも経口投与により効果を発揮する．両者は消化により分解されず，また脂溶性なので腸管の壁を容易に通過できる．それに比べインスリンなどのペプチドやタンパク質ホルモンは経口では効かない．これは消化酵素がペプチド結合を切って壊してしまうからである．この理由からインスリンを必要とする人は注射で摂らなければならない．

18.4　ホルモン作用の機序

目　標

• ホルモン作用の2つの一般的な機序について述べる.

　ホルモンに対する標的細胞の応答は，ホルモンと標的細胞の両方によって決まる．さまざまな標的細胞は同じホルモンに対して異なった反応をする．例えばインスリンは，肝臓ではグリコーゲンの合成を刺激するが，脂肪細胞ではトリグリセリドの合成を刺激する.

　ホルモンに対する反応は，インスリンの場合のような新しい分子の合成だけとは限らない．他のホルモン作用として，細胞膜の透過性を変える，ある物質の標的細胞内または細胞外への輸送促進，特定の代謝反応の速度の調節，平滑筋や心筋の収縮弛緩などが挙げられる．これらのホルモン作用の多様性の理由の一部は，一つのホルモンがいくつかの異なった細胞反応を引き起こすからである．しかしホルモンは，まず最初に標的細胞に結合し，その "到着を告げ" なければならない．脂溶性ホルモンの場合，受容体は標的細胞の内部に局在しているが，水溶性ホルモンの場合は，受容体は標的細胞の細胞膜の一部を構成している.

脂溶性ホルモンの作用

　これまで学習したように，脂溶性ホルモンは，ステロイドホルモンも甲状腺ホルモンも含めて，標的細胞内の受容体に結合する．その作用機序は次のようである（図18.3）：

❶ 非結合型脂溶性ホルモンは血液から間質液に拡散し，細胞膜の脂質二重層を通って，細胞内に入る.

❷ もし，細胞が標的細胞なら，ホルモンは細胞質または核内にある受容体に結合しそれを活性化する．活性化されたホルモン−受容体複合体は遺伝子発現を変え，核DNAの特定の遺伝子のスイッチを入れたり切ったりする.

❸ DNAが転写されると新しいメッセンジャーRNA（mRNA）がつくられ，核から出て細胞質に入る.

図18.3　脂溶性のステロイドホルモンと甲状腺ホルモンの作用機序.

脂溶性ホルモンは標的細胞内の受容体に結合する.

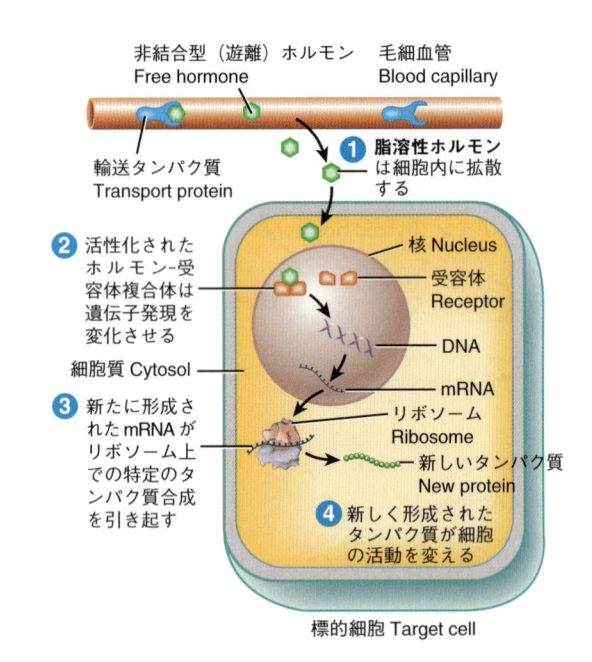

標的細胞 Target cell

Q ホルモン−受容体複合体の作用とはなにか？

　そこでリボソーム上での新たなタンパク質（多くは酵素）の合成を指示する.

❹ 新たなタンパク質が細胞の活性を変え，そのホルモン特有の反応を引き起こす.

水溶性ホルモンの作用

　アミンホルモン，ペプチドホルモン，タンパク質ホルモン，エイコサノイドホルモンは脂溶性ではないので細胞膜の脂質二重層を通って拡散し，標的細胞内の受容体に結合することはできない．その代り，水溶性ホルモンは細胞膜表面から突き出している受容体に結合する．受容体は細胞膜にある膜貫通型の構造タンパク質である．水溶性ホルモンが細胞膜の外側で受容体に結合すると，それは**ファースト（一次）メッセンジャー first messenger** として作用する．ファーストメッセンジャー（ホルモン）は細胞内で**セカンド（二次）メッセンジャー second messenger** を生成し，そこで特定のホルモン刺激反応が起きる．共通のセカンドメッセンジャーの一つは**サイクリック AMP cyclic AMP（cAMP）**として知られる**サイクリック（環状）アデノシン一リン酸 cyclic adenosine monophosphate** である．神経伝達物質，神経ペプチド，またはいくつかの感覚受容機序（例

えば視覚；図 17.16 参照）も，セカンドメッセンジャー系を介して作用を及ぼす．

典型的な水溶性ホルモンの作用は次のように起る（図18.4）：

❶ 水溶性ホルモン（ファーストメッセンジャー）は血中より間質液を通って拡散し，標的細胞の細胞膜の受容体に結合する．このホルモン–受容体複合体が別の **G タンパク質 G protein** とよばれる膜タンパク質を活性化する．活性化された G タンパク質は次に**アデニル酸シクラーゼ adenylate cyclase** を活性化する．

❷ アデニル酸シクラーゼは ATP を cAMP に変換する．

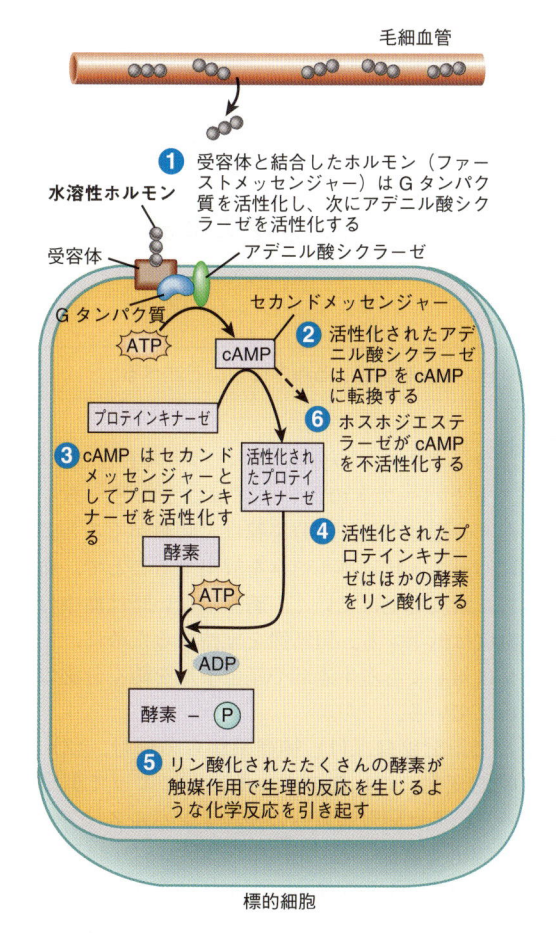

図18.4 水溶性ホルモン（アミンホルモン，ペプチドホルモン，タンパク質ホルモン，エイコサノイドホルモン）の作用機序．

水溶性ホルモンは標的細胞の細胞膜に組み込まれた受容体と結合する．

毛細血管

水溶性ホルモン

受容体

G タンパク質

ATP

プロテインキナーゼ

❶ 受容体と結合したホルモン（ファーストメッセンジャー）は G タンパク質を活性化し，次にアデニル酸シクラーゼを活性化する

アデニル酸シクラーゼ

セカンドメッセンジャー

cAMP

❷ 活性化されたアデニル酸シクラーゼは ATP を cAMP に転換する

❸ cAMP はセカンドメッセンジャーとしてプロテインキナーゼを活性化する

活性化されたプロテインキナーゼ

酵素

ATP

ADP

酵素 – Ⓟ

❻ ホスホジエステラーゼが cAMP を不活性化する

❹ 活性化されたプロテインキナーゼはほかの酵素をリン酸化する

❺ リン酸化されたたくさんの酵素が触媒作用で生理的反応を生じるような化学反応を引き起す

標的細胞

Q なぜ cAMP は "セカンドメッセンジャー" とよばれるのか？

この酵素の活性部位は細胞膜の内側にあるので，反応は細胞の細胞質の中で起きる．

❸ cAMP（セカンドメッセンジャー）は 1 つ以上のプロテインキナーゼを活性化するが，これらは細胞質中で非結合型になっているかまたは細胞膜に結合している．**プロテインキナーゼ protein kinase** は細胞タンパク質をリン酸化（リン酸基をつけ加える）する酵素である．リン酸基の供与体は ATP であり，供与後は ADP となる．

❹ 活性化されたプロテインキナーゼはいくつかのほかの酵素をリン酸化する．リン酸化により，ある酵素は活性化され，ある酵素は不活性化される．スイッチを切ったり入れたりするようなものである．

❺ ついでリン酸化されたタンパク質が生理的反応を生じる化学反応を引き起す．異なる標的細胞の中，および同じ標的細胞の中であっても別々の細胞内小器官の中には，異なるプロテインキナーゼが存在する．このように，あるプロテインキナーゼはグリコーゲンの合成を，2 つ目のものは，トリグリセリドの分解を，3 つ目のものはタンパク質合成を開始させるというように続く．ステップ❹に述べられたように，あるプロテインキナーゼによるリン酸化は，特定のタンパク質を抑制することもできる．例えば，アドレナリンが肝細胞に結合すると，活性化されたキナーゼはグリコーゲン合成に必要な酵素を不活性化する．

❻ 短時間ののちに，**ホスホジエステラーゼ phosphodiesterase** という酵素が cAMP を不活性化する．このようにして，細胞膜の受容体に新しいホルモンが結合し続けない限り，細胞の反応はスイッチが切られる．

ホルモンが受容体に結合すると多くの G タンパク質分子を活性化し，これが次にアデニル酸シクラーゼを活性化する（ステップ❶に示されたように）．さらに多くのホルモン分子が受容体に結合し続け，ずっと刺激が続くという状態でなければ，G タンパク質はゆっくり不活性化され，アデニル酸シクラーゼの活性は減少し，ホルモン応答を止めることになる．G タンパク質は大部分のセカンドメッセンジャー系に共通の主要分子である．

多くのホルモンは，cAMP の合成**増加**を介して，少なくともいくつかの生理学的効果を及ぼしている．この例として，抗利尿ホルモン（ADH），甲状腺刺激ホルモン（TSH），副腎皮質刺激ホルモン（ACTH），グルカゴン，アドレナリン，視床下部の放出ホルモンなどがある．一方，例えば，成長ホルモン抑制ホルモン（GHIH）などでは，ホルモンが受容体に結合すると cAMP のレベルはかえって**減少する**．cAMP 以外の他のセカンドメッ

センジャーとしてカルシウムイオン（Ca^{2+}），cAMP に似た環状のヌクレオチドであり**サイクリック GMP** cyclic GMP（cGMP）とよばれる**サイクリック（環状）グアノシン一リン酸** cyclic guanosine monophosphate，**イノシトール三リン酸** inositol trisphosphate（IP_3）と**ジアシルグリセロール** diacylglycerol（DAG；訳注：ジグリセリドともいう）などがある．同じホルモンでも，標的細胞が異なると異なったセカンドメッセンジャーを使うことがある．

細胞膜受容体に結合するホルモンは非常に低い濃度で作用を及ぼすことができる．というのは，これらは連鎖反応を引き起し，反応のステップが増すごとに，最初の反応は何倍にも倍増されるか，増幅されていくからである．例えば肝臓の細胞で，アドレナリンの1分子がその受容体に結合すると100あまりのGタンパク質を活性化し，その一つ一つがアデニル酸シクラーゼ分子1個を活性化する．もし，1個のアデニル酸シクラーゼが1,000個のcAMPをつくり出すならば，10万個のこれらセカンドメッセンジャーが，細胞内に放出される．それぞれのcAMPは1個のプロテインキナーゼを活性化し，それは今度は数百から数千の基質分子に作用することができる．いくつかのキナーゼはグリコーゲン分解に必要な鍵となる酵素をリン酸化して活性化する．アドレナリン1分子が受容体に結合することで起きる最終結果は数百万のグリコーゲン分子の，グルコース単体への分解である．

ホルモン相互作用

あるホルモンに対する標的細胞の反応性は，（1）血液中のホルモン濃度，（2）標的細胞のホルモン受容体の数，（3）他のホルモンからの影響，に依存する．標的細胞はホルモンレベル（濃度）が上昇したり，より多くの受容体がある（アップレギュレーション）とより強く応答する．さらにいくつかのホルモンが標的細胞に作用を及ぼすためには，同時または，直前に他のホルモンに曝されている必要がある．そのような場合，第二のホルモンは**許容作用** permissive effect をもつという．例えばアドレナリンはそれだけでは脂肪分解（トリグリセリドの分解）の作用は弱い．しかし，少量の甲状腺ホルモン（T_3 と T_4）が同時に存在すると，同じ量のアドレナリンでも，その脂肪分解能力が上がる．許容ホルモンは，ある場合は他のホルモンの受容体をアップレギュレートし，またある時は他のホルモンの効果の発現に必要な酵素の合成を促進する．

2つのホルモンが同時に作用する時のほうが，一つ一つの作用の合計よりも効果が大きい場合，2つのホルモンには**相乗作用** synergistic effect があるという．例えば，グルカゴンとアドレナリンはどちらも肝細胞のグリコーゲン分解を促進することにより血中グルコース濃度を増加させる．両方のホルモンが存在する時，血中グルコース濃度の上昇はそれぞれのホルモンの単独作用の合計よりも大きくなる．相乗作用は，ホルモンが同じタイプのセカンドメッセンジャーの生成を導くことで起ると考えられ，それによって細胞応答は増強される*（＊訳注：相乗作用は，2つのホルモンがセカンドメッセンジャーの生成を促す別個のしかし相補的な反応経路を活性化することで起ると考えられ，それによって細胞応答は増強される）．

あるホルモンが他のホルモンの作用に対抗する時，2つのホルモンは**拮抗作用** antagonistic effect があるという．拮抗する2つのホルモンの例は，インスリンとグルカゴンである．インスリンは肝細胞によるグリコーゲン合成を促進し，グルカゴンは肝臓でのグリコーゲンの分解を促進する．拮抗作用が起るのは，2つのホルモンが反対の細胞応答を生じる反応経路を活性化する場合，あるいは片方のホルモンがもう一方のホルモンの受容体を減らす（ダウンレギュレーション）場合である．

> ### チェックポイント
>
> **6.** 標的細胞のホルモンに対する応答性を決定する要因はなにか．
> **7.** ホルモンの許容作用，相乗作用，拮抗作用とはなにか．

18.5 ホルモン分泌の調節

目 標

• ホルモン分泌を調節する機序について述べる．

大部分のホルモンの分泌は短いバーストとして起り，バーストとバーストのあいだにはほとんど，あるいはまったく分泌はない．内分泌腺は，刺激がくるとより高頻度にバースト状にホルモンを放出することで，血中のホルモン濃度を上げていく．刺激がない時は血中のホルモン濃度は低下する．恒常性を維持するために，どのホルモンに対しても産生過剰や産生不足を防ぐ分泌の調節が行われている．

ホルモン分泌は，（1）神経系からの信号，（2）血液の化学的変化，（3）他のホルモン，によって調節されている．例えば副腎髄質への神経インパルスはアドレナリンの放出を調節する．血中の Ca^{2+} レベルは副甲状腺ホルモンの分泌を調節する．下垂体前葉からのホルモン（ACTH）は副腎皮質からのコルチゾールの放出を刺激する．ホルモン分泌を調節するシステムは，大部分がネ

ガティブフィードバックによって働いている（図1.4参照）が，そのうちのいくつかはポジティブフィードバック（図1.5参照）によって作用する．例えば，出産時，ホルモンのオキシトシンは子宮の収縮を刺激し，子宮の収縮はオキシトシンの放出をさらに刺激する．これはポジティブフィードバックである．

さて，内分泌系におけるホルモンの役割の総論は理解されたと思うので，ここからは各種の内分泌腺とそこから分泌されるホルモンについて述べる．

チェックポイント

8. ホルモン分泌の調節を行う信号を3つ挙げよ．

18.6 視床下部と下垂体

目 標

- 視床下部と下垂体の位置と相互関係について述べる．
- 下垂体前葉と後葉の位置，組織，ホルモン，機能について述べる．

下垂体 pituitary gland（あるいは hypophysis）は，他の内分泌腺を調節する数種類のホルモンを分泌するので，長いあいだ内分泌系の"主人"とよばれてきた．しかし，現在では下垂体そのものにも"主人"—**視床下部** hypothalamus があることが知られている．この視床の下にある小さな領域が神経系と内分泌系の主要なリンクとなる部位である．視床下部の細胞は少なくとも9つの異なったホルモンを分泌し，下垂体は7つのホルモンを分泌する．これらのホルモンは一緒になって，成長，発達，代謝，ホメオスタシスなどのほとんどすべての面の調節において重要な役割を果している．

下垂体は直径1〜1.5 cmの豆の形をした構造物であり，蝶形骨の中のトルコ鞍の下垂体窩の上にのっている．下垂体は**漏斗** infundibulum（＝じょうご；図18.5a）とよばれる茎のような構造によって視床下部につながり，2つの解剖学的，機能的に異なる葉に分かれている．**下垂体前葉** anterior pituitary（anterior lobe）は**腺性下垂体** adenohypophysis（adeno-＝腺；-hypophysis＝下垂体）ともよばれ，下垂体全体の75％の重さを占め，上皮組織からなる．下垂体前葉は成人では2つの部分からなる：**末端部 pars distalis** は大きな部分であり，**隆起部 pars tuberalis** は漏斗をとりまく鞘の部分である．**下垂体後葉** posterior pituitary（posterior lobe）は**神経下垂体** neurohypophysis（neuro-＝神経）ともよばれ神経組織からなる．これもやはり2つの部分か

らなる．**神経部 pars nervosa** という大きな球状の部分と漏斗である．下垂体の3つ目の領域は**中間部 pars intermedia** とよばれるが，ヒトの胎児が成長するあいだに萎縮し，成人では別の葉としては存在しない（図18.20b参照）．しかし，その部位の細胞のいくつかは，隣の下垂体前葉の一部に移動してそこで生存し続ける．

下垂体前葉

下垂体前葉 anterior pituitary は，成長から生殖までの広い範囲の生体の活動を調節するホルモンを合成し，分泌する．

下垂体前葉細胞のタイプとそれらのホルモン　5種類の下垂体前葉細胞—成長ホルモン（ソマトトロピン）産生細胞，甲状腺刺激ホルモン（サイロトロピン）産生細胞，性腺刺激ホルモン（ゴナドトロピン）産生細胞，プロラクチン産生細胞，副腎皮質刺激ホルモン（コルチコトロピン）産生細胞—が7種のホルモンを分泌する（表18.3）：

1. **成長ホルモン産生細胞 somatotrophs は成長ホルモン growth hormone（GH），別名ヒト成長ホルモン human growth hormone（hGH）またはソマトトロピン somatotropin**（somato-＝からだ；-tropin＝変化）を分泌する．成長ホルモンは全身の成長を促進し，代謝を調節する．
2. **甲状腺刺激ホルモン産生細胞 thyrotrophs は甲状腺刺激ホルモン thyroid-stimulating hormone（TSH），別名サイロトロピン thyrotropin**（thyro-＝甲状腺に関係した）を分泌する．TSHは甲状腺の，分泌機能および他の機能を調節する．
3. **性腺刺激ホルモン産生細胞 gonadotrophs**（gonado-＝種）は2種の**性腺刺激ホルモン（ゴナドトロピン）gonadotropins：卵胞刺激ホルモン follicle-stimulating hormone（FSH）と黄体化ホルモン luteinizing hormone（LH）**を分泌する．FSHとLHは両方とも性腺（精巣と卵巣）に作用する．男性では，これらは精巣に作用して精子形成とテストステロンの分泌を促す．女性では，これらは卵巣に作用して卵母細胞の成熟およびエストロゲンとプロゲステロンの分泌を促す．
4. **プロラクチン産生細胞 lactotrophs**（lact-＝ミルク）は乳腺での乳汁の生成を開始させる**プロラクチン prolactin（PRL）**を分泌する．
5. **副腎皮質刺激ホルモン産生細胞 corticotrophs は副腎皮質刺激ホルモン adrenocorticotropic hormone（ACTH），別名コルチコトロピン corticotropin**（cortico-＝外皮，樹皮）を分泌する．

図18.5 視床下部と下垂体.

視床下部ホルモンは神経系と内分泌系を結ぶ重要なリンクである.

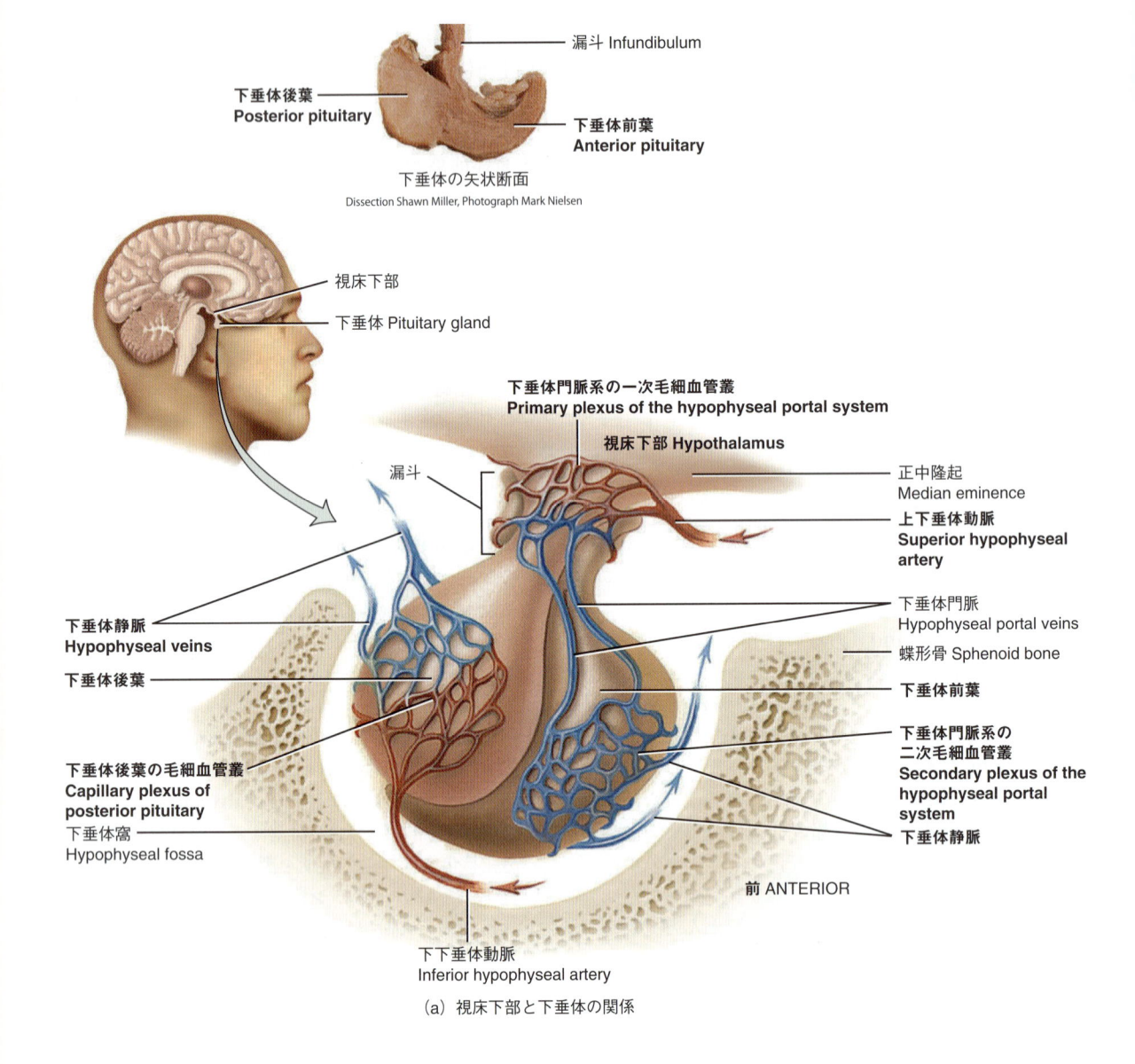

漏斗 Infundibulum

下垂体後葉 Posterior pituitary

下垂体前葉 Anterior pituitary

下垂体の矢状断面
Dissection Shawn Miller, Photograph Mark Nielsen

視床下部

下垂体 Pituitary gland

下垂体門脈系の一次毛細血管叢 Primary plexus of the hypophyseal portal system

視床下部 Hypothalamus

漏斗

正中隆起 Median eminence

上下垂体動脈 Superior hypophyseal artery

下垂体静脈 Hypophyseal veins

下垂体門脈 Hypophyseal portal veins

蝶形骨 Sphenoid bone

下垂体後葉

下垂体前葉

下垂体後葉の毛細血管叢 Capillary plexus of posterior pituitary

下垂体窩 Hypophyseal fossa

下垂体門脈系の 二次毛細血管叢 Secondary plexus of the hypophyseal portal system

下垂体静脈

前 ANTERIOR

下下垂体動脈 Inferior hypophyseal artery

（a）視床下部と下垂体の関係

これは副腎皮質を刺激し，コルチゾール cortisol のようなグルココルチコイド（糖質コルチコイド）glucocorticoids の分泌を促す．いくつかの副腎皮質刺激ホルモン産生細胞は中間葉の性質を残しており，メラノサイト刺激ホルモン melanocyte-stimulating hormone（MSH）を分泌する．

視床下部による下垂体前葉の調節 下垂体前葉ホルモンの分泌の一部は，視床下部により調節される．視床下部は下垂体前葉ホルモンの分泌を刺激する5種の放出ホルモン releasing hormones を分泌する（表18.3）:

1. **成長ホルモン放出ホルモン** growth hormone-releasing hormone（GHRH），別名**ソマトクリニン** somatocrinin は，成長ホルモンの分泌を刺激する．
2. **甲状腺刺激ホルモン放出ホルモン** thyrotropin-releasing hormone（TRH）は，甲状腺刺激ホルモンの分泌を刺激する．
3. **副腎皮質刺激ホルモン放出ホルモン** corticotropin-

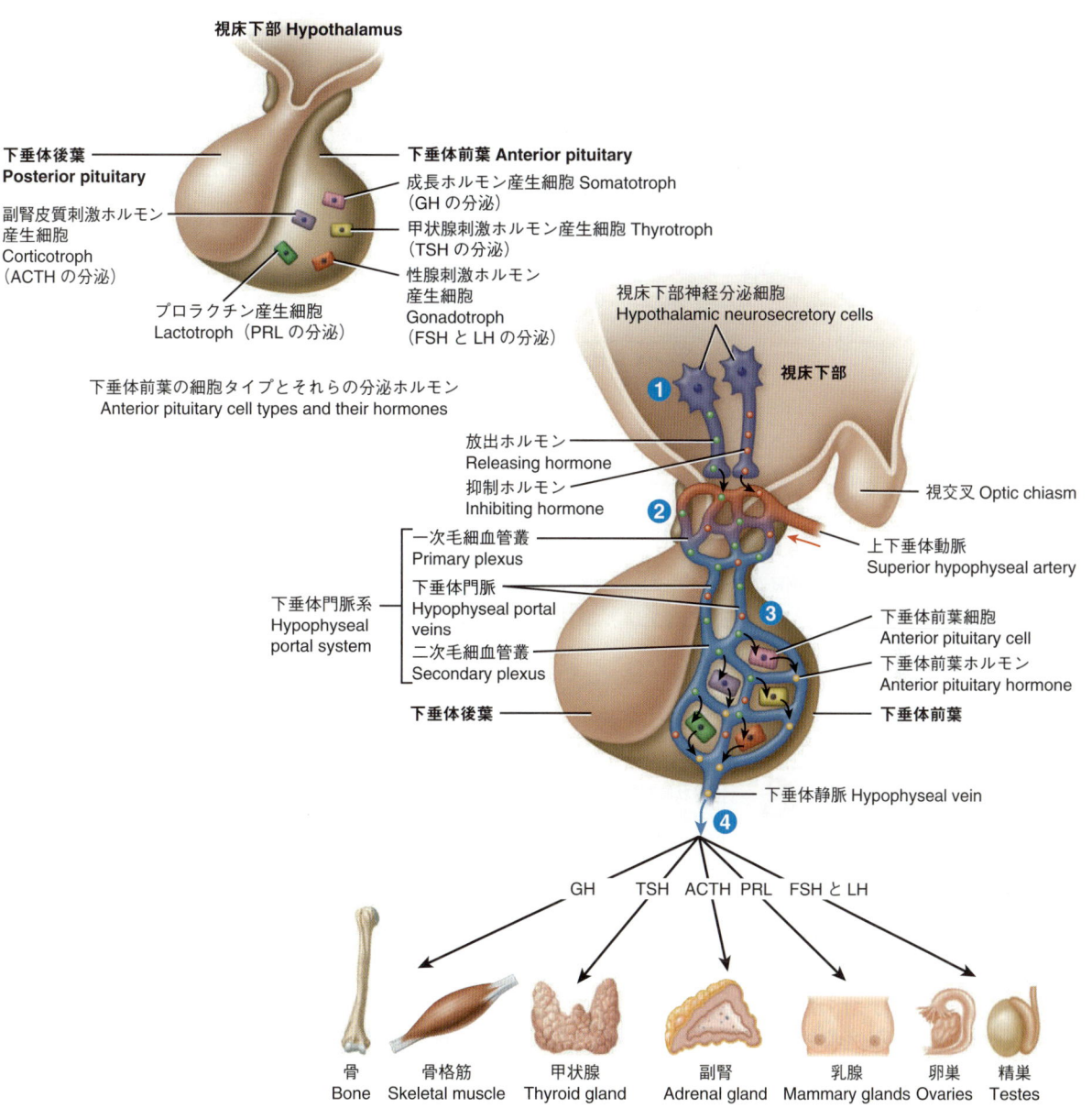

（b）視床下部による下垂体前葉ホルモンの分泌調節

Q 下垂体門脈の機能的な重要性はなにか？

releasing hormone（CRH）は，副腎皮質刺激ホルモンの分泌を刺激する．

4. **プロラクチン放出ホルモン prolactin-releasing hormone（PRH）**は，プロラクチンの分泌を刺激する．

5. **性腺刺激ホルモン放出ホルモン gonadotropin-releasing hormone（GnRH）**は，卵胞刺激ホルモンと黄体化ホルモンの分泌を刺激する．

視床下部は下垂体前葉ホルモンの分泌を抑制する2種類の**抑制ホルモン inhibiting hormones**も産生する：

1. **成長ホルモン抑制ホルモン growth hormone-inhibiting hormone（GHIH）**，別名**ソマトスタチン somatostatin**は，成長ホルモンの分泌を抑制する．

2. **プロラクチン抑制ホルモン prolactin-inhibiting hormone（PIH；本体はドパミン dopamine）**は，

表 18.3　下垂体前葉のホルモンと細胞

ホルモン	その分泌細胞	視床下部放出ホルモン（分泌を促進）	視床下部抑制ホルモン（分泌を抑制）
成長ホルモン（GH）またはソマトトロピン	成長ホルモン（ソマトトロピン）産生細胞	成長ホルモン放出ホルモン（GHRH），これはソマトクリニンとしても知られている．	成長ホルモン抑制ホルモン（GHIH），これはソマトスタチンとしても知られている．
甲状腺刺激ホルモン（TSH）またはサイロトロピン	甲状腺刺激ホルモン（サイロトロピン）産生細胞	甲状腺刺激ホルモン放出ホルモン（TRH）	成長ホルモン抑制ホルモン（GHIH）
卵胞刺激ホルモン（FSH）	性腺刺激ホルモン（ゴナドトロピン）産生細胞	性腺刺激ホルモン放出ホルモン（GnRH）	—
黄体化ホルモン（LH）	性腺刺激ホルモン（ゴナドトロピン）産生細胞	性腺刺激ホルモン放出ホルモン（GnRH）	—
プロラクチン（PRL）	プロラクチン産生細胞	プロラクチン放出ホルモン（PRH）*	プロラクチン抑制ホルモン（PIH），これはドパミンである．
副腎皮質刺激ホルモン（ACTH）またはコルチコトロピン	副腎皮質刺激ホルモン（コルチコトロピン）産生細胞	副腎皮質刺激ホルモン放出ホルモン（CRH）	—
メラニン細胞刺激ホルモン（MSH）	副腎皮質刺激ホルモン（コルチコトロピン）産生細胞	副腎皮質刺激ホルモン放出ホルモン（CRH）	ドパミン

*存在すると考えられているが正確な性質は不明．

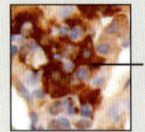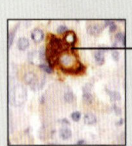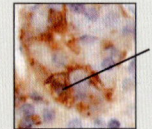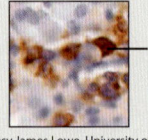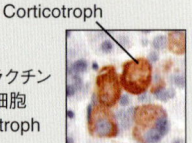

成長ホルモン産生細胞 Somatotroph

甲状腺刺激ホルモン産生細胞 Thyrotroph

性腺刺激ホルモン産生細胞 Gonadotroph

プロラクチン産生細胞 Lactotroph

副腎皮質刺激ホルモン産生細胞 Corticotroph

LM すべて約 48x

Courtesy James Lowe, University of Nottingham, Nottingham, United Kingdom

下垂体前葉の組織像

プロラクチンの分泌を抑制する．

下垂体門脈系　下垂体ホルモンの放出や抑制を起す視床下部ホルモンは，下垂体前葉に門脈系を介して到達する．通常，血液は心臓から動脈，毛細血管，静脈と流れ，心臓に戻ってくる．門脈系 portal system では，血液は毛細血管網から門脈に入り，心臓に入る前に，再び第二の毛細血管網に入る．門脈系の名前は 2 番目の毛細血管網のある場所を示す．**下垂体門脈系 hypophyseal portal system** では，血液は視床下部の毛細血管から下垂体前葉の毛細血管へ血液を運ぶ門脈へと流れる．いい換えると，この系で運ばれるホルモンが視床下部と下垂体前葉のあいだの情報伝達を可能にし，神経系と内分泌系をつなげる重要なリンクとなる．

　上下垂体動脈 superior hypophyseal arteries は内頸動脈の枝であるが，血液を視床下部に運ぶ（図 18.5 a）．視床下部の正中隆起と漏斗の接合部位では，この動脈は**下垂体門脈系の一次毛細血管叢 primary plexus of the hypophyseal portal system** とよばれる毛細血管網に分岐する．一次毛細血管叢から，血液は**下垂体門脈 hypophyseal portal veins** に流れ込み，これは漏斗の外側を下降する．下垂体前葉では下垂体門脈は再び分岐し再度毛細血管網を形成する．これは**下垂体門脈系の二次毛細血管叢 secondary plexus of the hypophyseal portal system** とよばれる．**下垂体静脈 hypophyseal veins** は下垂体前葉からの血液を排出する．

下垂体前葉のホルモン分泌調節　下垂体前葉のホルモン分泌は，視床下部が以下のように調節している（図 18.5 b）：

❶ 視交叉の上方には，特殊な機能をもったニューロンの集まりがあり，これらは**神経分泌細胞**

neurosecretory cells とよばれる．この細胞は視床下部の放出ホルモン，抑制ホルモンを細胞体で合成し，ホルモン分子を小胞の中に包み，速い軸索輸送（12.2 節参照）によって軸索終末まで運び，そこに貯蔵する．

❷ 視床下部の神経分泌細胞が興奮すると，神経インパルスは軸索終末にある小胞のエクソサイトーシスを引き起す．放出された視床下部ホルモンはその後，下垂体門脈系の一次毛細血管叢に拡散する．

❸ 視床下部ホルモンは血液の流れにのり，下垂体門脈を介して速やかに二次毛細血管叢に流れ込む．このように直接経路によって視床下部ホルモンは，全身循環により薄められたり破壊されたりする前に，すぐに下垂体前葉細胞に作用することができる．二次毛細血管叢において視床下部ホルモンは血流から拡散し，下垂体前葉細胞と相互作用する．適切な視床下部放出ホルモンによって刺激されると，下垂体前葉細胞は二次毛細血管叢の毛細血管にホルモンを分泌する．

❹ 下垂体前葉ホルモンは二次毛細血管叢から下垂体静脈に入り，全身循環へ送られる．次に下垂体前葉ホルモンは，全身の標的器官へと輸送される．これらの，他の内分泌腺に作用する下垂体前葉ホルモンは**刺激ホルモン（トロピックホルモン）tropic hormones**，あるいはトロピン tropins とよばれる．

下垂体前葉ホルモンの分泌は，視床下部による調節だけでなく（表 18.3 参照），ネガティブフィードバックによっても調節される．3 種類の下垂体前葉細胞（甲状腺刺激ホルモン産生細胞，副腎皮質刺激ホルモン産生細胞，性腺刺激ホルモン産生細胞）の 2 次的活動は，標的腺から放出されるホルモンの血中レベルが上昇した時に低下する．例えば，副腎皮質刺激ホルモン（ACTH）は副腎皮質を刺激してグルココルチコイド，主としてコルチゾールの分泌を促す（図 18.6）．次に上昇した血中のコルチゾールが下垂体前葉の副腎皮質刺激ホルモン産生細胞と視床下部神経分泌細胞の活動を抑制し，副腎皮質刺激ホルモンと副腎皮質刺激ホルモン放出ホルモン（CRH）両方の分泌を減少させる．

成長ホルモン　成長ホルモン産生細胞は下垂体前葉で一番数の多い細胞であり，**成長ホルモン growth hormone（GH）**は，一番量の多い下垂体前葉ホルモンである．GH は骨と骨格筋を含む全身の組織の成長を促進する．また，代謝をいくつかの側面で調節する．GH はその成長促進作用を小さなタンパク質ホルモンである**インスリン様成長因子 insulin-like growth factors（IGFs）**，別名**ソマトメジン somatomedins** を介して間

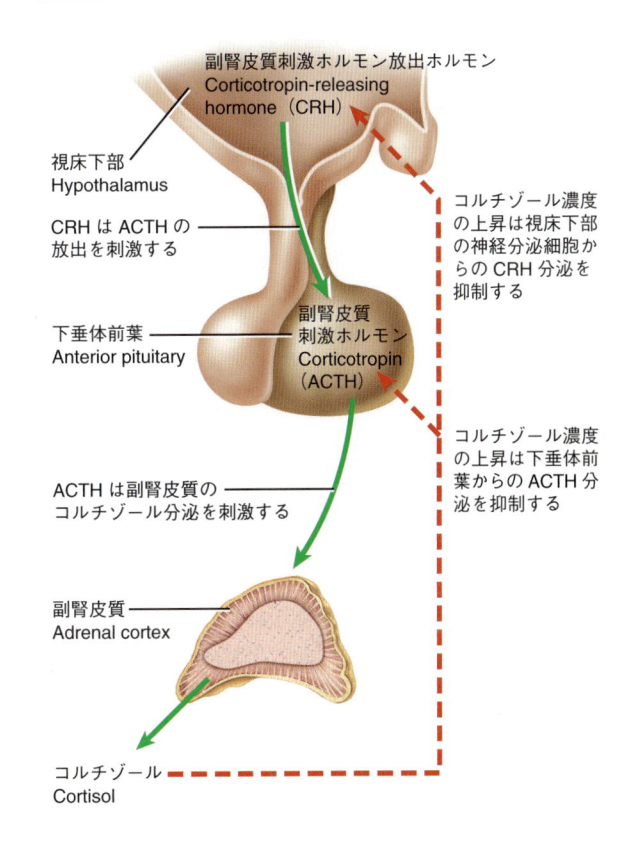

図 18.6　**視床下部神経分泌細胞と副腎皮質刺激ホルモン（コルチコトロピン）産生細胞のネガティブフィードバック調節．** 緑の実線の矢印は分泌刺激を，赤の点線の矢印はネガティブフィードバックによる分泌抑制を示す．

> 副腎皮質から分泌されるコルチゾールは CRH と ACTH 分泌を抑制する．

副腎皮質刺激ホルモン放出ホルモン
Corticotropin-releasing hormone（CRH）

視床下部
Hypothalamus

CRH は ACTH の放出を刺激する

下垂体前葉
Anterior pituitary

副腎皮質刺激ホルモン
Corticotropin（ACTH）

コルチゾール濃度の上昇は視床下部の神経分泌細胞からの CRH 分泌を抑制する

コルチゾール濃度の上昇は下垂体前葉からの ACTH 分泌を抑制する

ACTH は副腎皮質のコルチゾール分泌を刺激する

副腎皮質
Adrenal cortex

コルチゾール
Cortisol

Q このほかに，標的となる内分泌腺が分泌し，ネガティブフィードバックによって視床下部や下垂体前葉の分泌を抑制するホルモンにどのようなものがあるか？

接的に発揮する．GH に応答して，肝臓，骨格筋，軟骨および骨の細胞は IGFs を分泌する．肝臓で合成された IGFs は全身の標的細胞に循環するホルモンとして血流に入り，成長を引き起こす．骨格筋，軟骨と骨で合成された IGFs は，これらの組織の成長を引き起こすオートクリンやパラクリン物質として局所的に作用する．GH の代謝に直接影響を及ぼすこともある．これは GH が，特定の代謝反応を引き起す標的細胞と直接相互作用することを意味している．

IGFs を仲介役とすることで，GH は骨の成長とからだの他の組織の成長をもたらす．GH の直接作用は体細胞の代謝反応の調節に役立っている．IGFs と GH の特異的機能には以下が含まれる：

1．**骨と軟組織の成長促進**．骨では，IGFs は骨芽細胞を刺激し，骨端軟骨板の細胞分裂を促進してより多くの骨基質をつくるのに必要となるタンパク質の合成を促す．骨格筋，腎臓や腸のような軟組織では，IGFs はアミノ酸の細胞内取込みを増加させ，タンパク質合成を促進することにより，細胞を成長させる．IGFs はさらにタンパク質分解を減らし，ATP 産生に使われるアミノ酸を減らす．IGFs のこのような作用を介して，GH は幼少時から 10 代にかけて骨格と軟組織の成長速度を速める．大人では GH と IGFs は骨と軟組織の量の維持を助け，傷の治癒や組織の修復を促進する．

2．**脂肪分解の増強**．GH は脂肪組織での脂肪分解を増強し，放出された脂肪酸を使って，体細胞の ATP 産生を増加させる．

3．**グルコース取込みの抑制**．GH はグルコース取込みを抑えて，大部分の体細胞で ATP 産生に必要なグルコースの消費を減少させることで糖代謝にも影響を与える．この作用により，グルコースが少なくなってもニューロンが ATP 産生のためにそれを使えるようにとっておくことができる．GH は肝細胞から血中へのグルコース放出も促進する．

　下垂体前葉の成長ホルモン産生細胞は，2，3 時間おきにバースト状に成長ホルモンを放出し，これは睡眠中にとくに多い．その分泌活動は 2 つの視床下部ホルモンによって調節されている．それらは（1）成長ホルモンの分泌を促進する成長ホルモン放出ホルモン（GHRH）と，（2）その分泌を抑制する成長ホルモン抑制ホルモン（GHIH）である．GHRH と GHIH による GH の分泌調節は，以下のように起る（図 18.7）．

❶ GHRH は視床下部から分泌される．GHRH 分泌を促す因子は，低血糖 hypoglycemia（低い血中グルコース濃度），血中脂肪酸レベルの低下，血中アミノ酸レベルの上昇，深い睡眠（ノンレム（非急速眼球運動相）睡眠のステージ❸と❹），ストレスや激しい身体運動で起こりうる交感神経系（自律神経系）の活動増加，他のホルモン，例えばテストステロン，エストロゲン，甲状腺ホルモン，グレリン ghrelin などである．

❷ 分泌された GHRH は下垂体門脈系に入って下垂体前葉へ流入し，GH を分泌する成長ホルモン産生細胞を刺激する．

❸ GH は特定の代謝反応を促進するさまざまな細胞に直接作用する．肝臓，骨，骨格筋と軟骨で GH は IGFs に転換され，骨，骨格筋や他の組織の成長を促す．

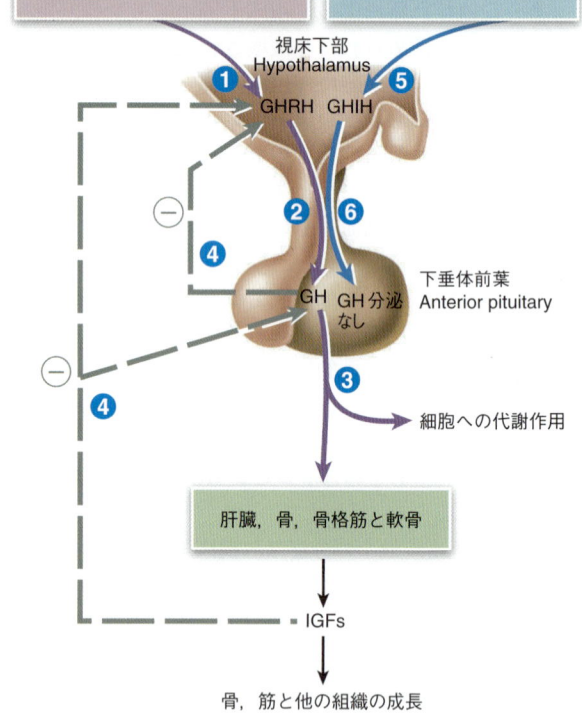

図18.7 **成長ホルモン（GH）の分泌調節**．点線の矢印と負号はネガティブフィードバックを示す．

GH 分泌は成長ホルモン放出ホルモン（GHRH）により刺激され，成長ホルモン抑制ホルモン（GHIH）により抑制される．

・低血糖
・血中脂肪酸レベルの低下
・血中アミノ酸レベルの上昇
・交感神経活動
・深い睡眠
・テストステロン，エストロゲン，甲状腺ホルモン，グレリン

・高血糖
・血中脂肪酸レベルの上昇
・血中アミノ酸レベルの低下
・肥満
・加齢
・高レベルの血中 GH と IGFs

視床下部
Hypothalamus
❶ ❺
GHRH　GHIH
⊖
❷ ❻
❹
⊖
GH　GH分泌なし
下垂体前葉
Anterior pituitary
❹
❸
→ 細胞への代謝作用

肝臓，骨，骨格筋と軟骨

IGFs

骨，筋と他の組織の成長

Q もしだれかが下垂体腫瘍をもっていて，腫瘍細胞が大量の GH を分泌し，GHRH と GHIH による調節を受けないとすると，低血糖と高血糖のどちらになると思われるか？

❹ GH と IGFs のレベルの上昇は，GHRH と GH の放出を抑制する（ネガティブフィードバック抑制）．

❺ GHIH は視床下部から分泌される．GHIH 分泌を促す因子は，高血糖 hyperglycemia（高血中グルコース），血中脂肪酸レベルの上昇，血中アミノ酸レベルの低下，肥満，加齢，GH と IGFs の高い血中レベルなどである．

❻ 分泌された GHIH は下垂体門脈系に入って下垂体前葉へ流入し，GHRH のシグナル伝達経路に干渉することで成長ホルモン産生細胞の GH 分泌を阻害する．

GH の糖尿病誘発作用

　成長ホルモン（GH）の過剰により起きる症候の一つは高血糖である．持続的な高血糖により，膵臓からはインスリンが常時分泌されることになる．そのような過剰な刺激が何週間も何ヵ月も続けば，"細胞の燃え尽き"を起し，膵臓の細胞のインスリン合成，分泌能力を大幅に低下させる．このようにヒト成長ホルモンの過剰分泌は**糖尿病誘発作用 diabetogenic effect** がある，すなわち糖尿病（インスリン活性の欠如）の原因となる．

甲状腺刺激ホルモン　甲状腺刺激ホルモン thyroid-stimulating hormone（TSH）は，トリヨードサイロニン（T_3）と，サイロキシン（T_4）という甲状腺で産生される 2 つのホルモンの合成と分泌を刺激する．視床下部からの甲状腺刺激ホルモン放出ホルモン（TRH）が TSH の分泌を調節する．TRH の放出は，T_3 と T_4 の血中レベルに依存する．T_3，T_4 は，ネガティブフィードバックにより TRH の分泌を抑制する．甲状腺刺激ホルモン抑制ホルモンというものはない．TRH の放出は本章の後半で説明する（図 18.11 参照）．

卵胞刺激ホルモン　女性では**卵胞刺激ホルモン follicle-stimulating hormone（FSH）**の標的器官は卵巣である．毎月 FSH により卵巣内で数個の卵胞形成が始まり，成長している卵（卵母細胞）の周りを囲む分泌細胞が袋状に配列し始める．FSH はさらに，卵巣の卵胞細胞からエストロゲンの分泌を促す（女性ホルモン）．男性では FSH は精巣での精子形成を刺激する．視床下部からの性腺刺激ホルモン（ゴナドトロピン）放出ホルモン（GnRH）が FSH の放出を促す．GnRH と FSH の放出は，女性ではエストロゲンにより，男性ではテストステロン(主たる男性ホルモン)によりネガティブフィードバックシステムを介して抑制される．性腺刺激ホルモン抑制ホルモンというものはない．

黄体化ホルモン　女性では**黄体化ホルモン luteinizing hormone（LH）**は**排卵 ovulation** すなわち，二次卵母細胞（将来の卵子）の卵巣からの放出の引き金として働く．LH は卵巣での黄体（排卵の後にできる構造）の形成を刺激し，プロゲステロン（もう一つの女性ホルモン）の分泌を促進する．また FSH と LH は一緒に，卵胞細胞からのエストロゲンの分泌を刺激する．エストロゲンとプロゲステロンは受精した卵が子宮に着床しやすい状態をつくり，乳腺からの乳汁分泌の準備を助ける．男性では LH は精巣の間質細胞からのテストステロンの分泌を促す．LH の分泌は FSH と同じく性腺刺激ホル

モン放出ホルモン（GnRH）により調節されている．

プロラクチン　プロラクチン prolactin（PRL）は他のホルモンと一緒になって乳腺からの乳汁の分泌開始とその維持に働くが，PRL それ自身だけでは弱い作用しかもたない．乳腺では，PRL に対して許容作用がある物質；エストロゲンやプロゲステロン，グルココルチコイド，ヒト成長ホルモン，サイロキシン，インスリンなどが作用した後でのみ，PRL は乳汁産生を起すことができる．乳腺からの乳汁の射出は下垂体後葉から分泌されるオキシトシンというホルモンの作用である．乳汁の乳腺からの産生と放出により，**乳汁分泌 lactation** が起る．

　視床下部はプロラクチン分泌を調節する抑制ホルモンと刺激ホルモンの両方を分泌する．ドパミンはプロラクチン抑制ホルモン（PIH）として働き，プロラクチンの前葉からの放出を抑制する．毎月，月経が始まる直前にエストロゲンとプロゲステロンの濃度が低下すると PIH 分泌は減少し，プロラクチンの血中濃度は上昇するが，乳汁分泌を起すほどではない．月経直前の乳房の圧痛は上昇したプロラクチンが原因かもしれない．月経周期が新しく始まり，エストロゲン濃度が上がると，PIH が再び分泌され，プロラクチンレベルは低下する．プロラクチン濃度は妊娠中には，視床下部からのプロラクチン放出ホルモン（PRH）により刺激されて上昇する．出産後は，新生児のミルクを吸う行動により，視床下部からの PIH 分泌の減少が起き，血中のプロラクチンレベルは上昇する．

　プロラクチンの機能は男性ではわかっていないが，プロラクチンの過剰分泌は勃起不能（インポテンツ，ペニスの勃起ができない状態）を引き起す．女性ではプロラクチンが過剰分泌されると乳汁漏出(不適当な乳汁分泌)とか無月経（月経周期がない状態）を引き起す．

副腎皮質刺激ホルモン　副腎皮質刺激ホルモン（コルチコトロピン）産生細胞は，**副腎皮質刺激ホルモン adrenocorticotropic hormone（ACTH）**を主として分泌する．ACTH は副腎の皮質（外皮のような部分）から分泌されるコルチゾールや他のグルココルチコイド（糖質コルチコイド）とよばれるホルモンの産生と分泌を調節する．視床下部の副腎皮質刺激ホルモン放出ホルモン（CRH）は，副腎皮質刺激ホルモン産生細胞からの ACTH の分泌を促す．低血糖，物理的損傷，インターロイキン 1（マクロファージから分泌される物質）なども ACTH の放出を促す．グルココルチコイドはネガティブフィードバックにより，CRH と ACTH の分泌を抑制する．

メラノサイト刺激ホルモン　メラノサイト（メラニン

産生細胞）刺激ホルモン melanocyte-stimulating hormone（MSH）は両生類ではメラノサイトの中のメラニン色素の拡散により，皮膚に色素沈着を起す．ヒトでの正確な役割はわかっていないが，脳内の MSH 受容体の存在は脳活動に影響を与えていることを示唆する．ヒトでは循環している MSH はほとんどないが，MSH を継続して数日間投与すると皮膚が黒ずんでくる．過剰の CRH は MSH の分泌を促すが，ドパミンは MSH の分泌を抑制する．

表18.4に下垂体前葉ホルモンの主な作用を要約する．

下垂体後葉

下垂体後葉 posterior pituitary はホルモンの**合成** synthesize はしないが，2 種類のホルモンの**貯蔵** store と**放出** release を行う．後葉は，視床下部の 10,000 個以上の神経分泌細胞の軸索と軸索終末とからなる．神経分泌細胞の細胞体は視床下部の**室傍核 paraventricular nuclei** と**視索上核 supraoptic nuclei** にあり，これらの軸索が**視床下部下垂体路 hypothalamic-hypophyseal tract** を形成している．この軸索路は視床下部に始まり，下垂体後葉にある毛細血管近傍で終る（図 18.8 a）．室傍核と視索上核の両方にあるニューロンの細胞体は**オキシトシン oxytocin**（OT；okytoc ＝ 素早い出産）と**抗利尿ホルモン antidiuretic hormone**（ADH），別名バソプレッシン vasopressin（vaso- ＝ 血液；-pressus ＝ 加圧）を産生する．下垂体後葉の神経終末は特異的に分化した**下垂体細胞 pituicytes** によりとりまかれている．これらの細胞は星状膠細胞（アストログリア〔細胞〕）と同じく，（他の細胞などを）支持する役割をもっている（12 章参照）．

| 表 18.4 | 下垂体前葉ホルモンの主な作用の要約 |

ホルモンと標的器官	主な作用
成長ホルモン（GH） または**ソマトトロピン** 肝臓 Liver （その他の組織）	肝臓，筋，軟骨，骨，他の組織を刺激し，インスリン様成長因子（IGFs）を合成，分泌させる．IGFs はからだの組織の成長を促進する．GH は標的細胞に直接作用して脂肪分解の促進とグルコース取込みの抑制をする．
甲状腺刺激ホルモン（TSH） または**サイロトロピン** 甲状腺 Thyroid gland	甲状腺により甲状腺ホルモンの合成と分泌を刺激する．
卵胞刺激ホルモン（FSH） 卵巣　精巣 Ovaries　Testes	女性では卵母細胞の成長を開始させ，卵巣からのエストロゲン分泌を誘導する．男性では精巣での精子形成を刺激する．
黄体化ホルモン（LH） 卵巣　精巣	女性ではエストロゲンとプロゲステロンの分泌を刺激し，排卵を起し，黄体形成を促す．男性では精巣のテストステロン産生を刺激する．
プロラクチン（PRL） 乳腺 Mammary glands	他のホルモンとともに，乳腺による乳汁分泌を促進する．
副腎皮質刺激ホルモン（ACTH） または**コルチコトロピン** 副腎皮質 Adrenal cortex	副腎皮質からのグルココルチコイド（主としてコルチゾール）の分泌を刺激する．
メラノサイト刺激ホルモン（MSH） 脳 Brain	ヒトでの正確な役割はわかっていないが，脳の活動に影響を与える．過剰に存在すると，皮膚を黒くする作用がある．

下垂体後葉は，内頸動脈の枝である**下下垂体動脈 inferior hypophyseal arteries** により血液を供給される．下垂体後葉では，下下垂体動脈は**漏斗突起の毛細血管叢 capillary plexus of the infundibular process** に流れ込む（図 18.5 参照）．分泌されたオキシトシンと抗利尿ホルモンは，この血管叢を経て，**下垂体静脈 hypophyseal veins** に入り，他の組織の標的細胞へ運ばれる．

下垂体後葉のホルモン分泌調節　下垂体後葉からのホルモン放出は，以下のように起る（図 18.8 b）:

❶ 視床下部の室傍核と視索上核にある神経分泌細胞は，オキシトシンと抗利尿ホルモン（ADH）を合成する．ホルモンは小胞に蓄えられる．
❷ 小胞は視床下部下垂体路の速い軸索輸送で下垂体後葉の軸索終末まで移動し，そこで貯蔵される．
❸ 適当な刺激が視床下部を興奮させると，神経インパルスは軸索終末にある小胞のエクソサイトーシスを

引き起し，オキシトシンまたは ADH を血流に放出する（下下垂体動脈，漏斗突起の毛細血管叢，下垂体静脈）．
❹ 放出されたオキシトシンまたは ADH は，体内の標的組織へ運ばれる．

オキシトシン　出産中と出産後にオキシトシン oxytocin は，2 つの標的組織；母体の子宮と乳房に作用する．出産のあいだ，子宮頸部の伸展がオキシトシン分泌を刺激し，それに続いてオキシトシンは子宮壁の平滑筋の収縮を増強させる（図 1.5 参照）．出産後は，新生児が吸いつく時の機械刺激に反応して，乳腺からの乳汁の射出を促進する．男性や妊娠していない女性でのオキシトシンの機能はわかっていない．動物実験では，オキシトシンは，脳内で作用し，生まれた子どもの面倒をみるという母性行動を育む働きがあるのではないかと示唆されている．オキシトシンはまた性交のあいだとか性交後の性的快感にも一部寄与していると考えられている．

図18.8　**視床下部下垂体路と下垂体後葉によるホルモン分泌の調節.**

オキシトシンと抗利尿ホルモン（ADH）は視床下部で合成され，下垂体後葉の漏斗突起の毛細血管叢に放出される.

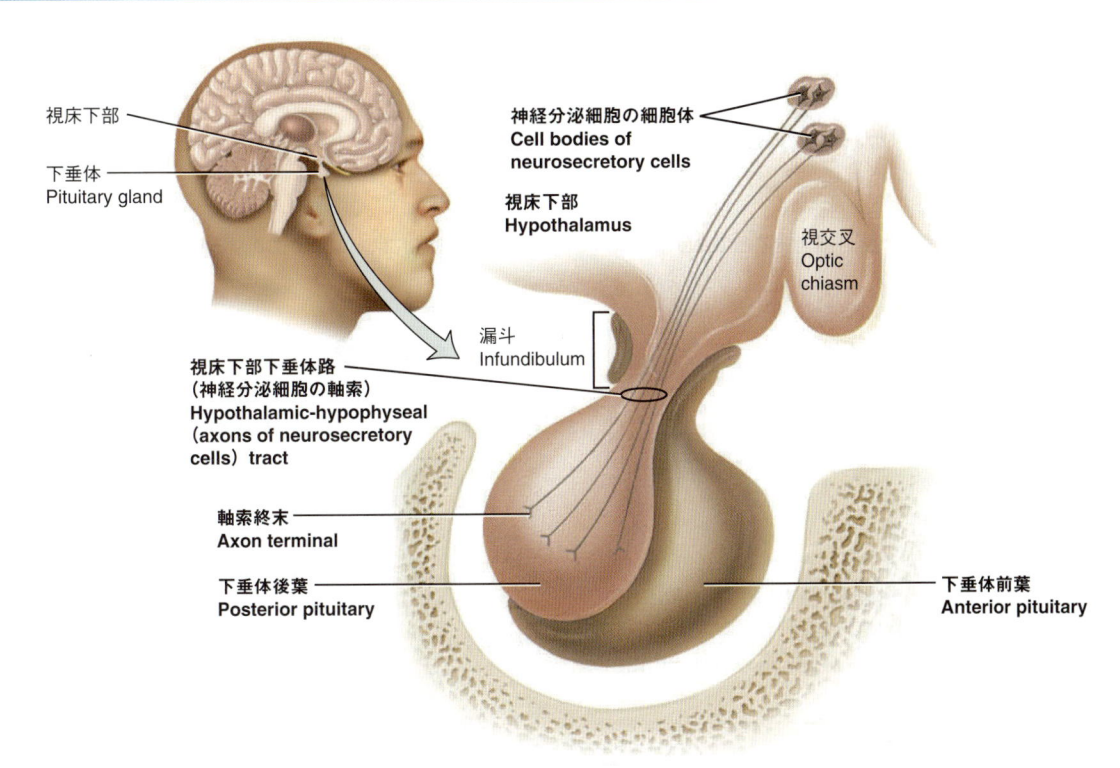

（a）視床下部下垂体路

図 18.8　続く

図18.8 続き

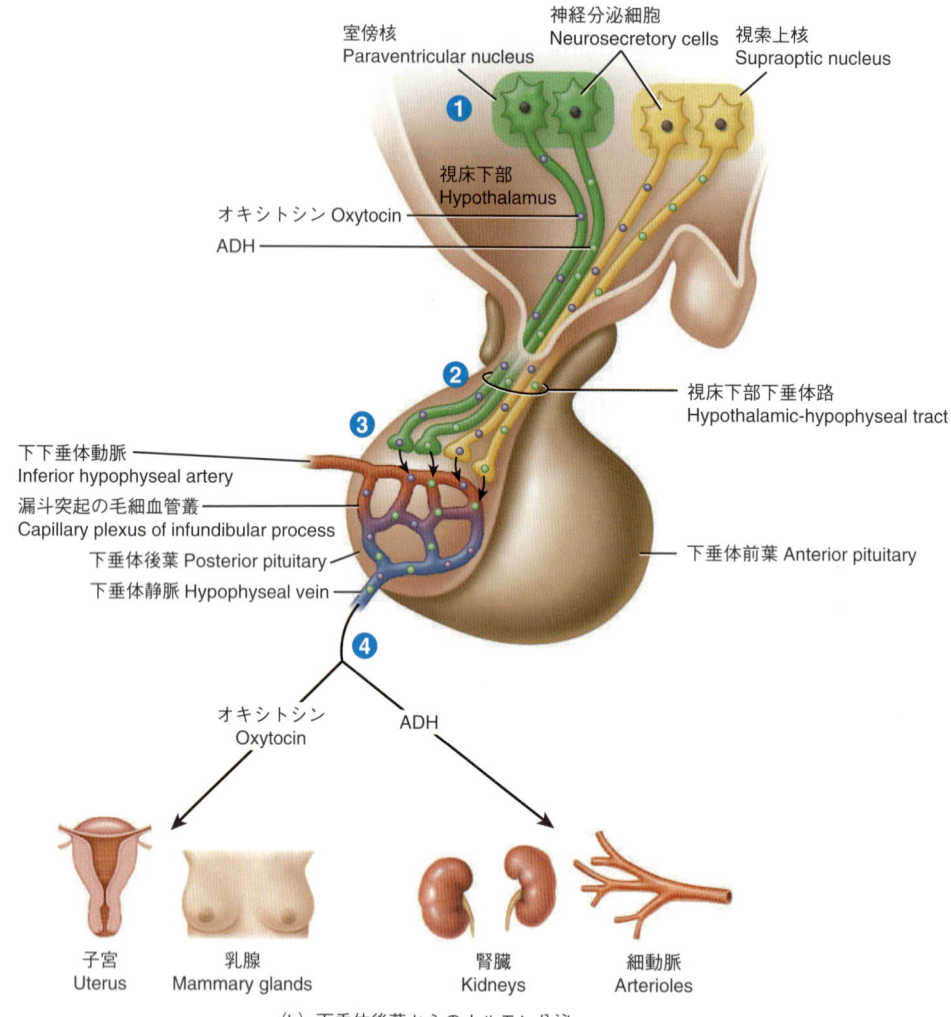

室傍核 Paraventricular nucleus

神経分泌細胞 Neurosecretory cells

視索上核 Supraoptic nucleus

視床下部 Hypothalamus

オキシトシン Oxytocin

ADH

視床下部下垂体路 Hypothalamic-hypophyseal tract

下下垂体動脈 Inferior hypophyseal artery

漏斗突起の毛細血管叢 Capillary plexus of infundibular process

下垂体後葉 Posterior pituitary

下垂体静脈 Hypophyseal vein

下垂体前葉 Anterior pituitary

オキシトシン Oxytocin

ADH

子宮 Uterus

乳腺 Mammary glands

腎臓 Kidneys

細動脈 Arterioles

(b) 下垂体後葉からのホルモン分泌

Q 視床下部下垂体路と下垂体門脈は機能的にどのように類似しているか？ 形態的にはどのように異なるのか？

🩺 臨床関連事項

オキシトシンと出産

　オキシトシンが発見される前には，助産師は通常，双子のうち，先に生まれた子に母親の乳房を吸わせ，二人目の出産を早めるのがふつうであった．いま，私たちはなぜこの方法が有効かがわかる．それはオキシトシンの放出を促すのである．一人の子の出産の後でも授乳は胎盤の排出（後産）を促進し，子宮が収縮するのを助ける．合成オキシトシン（ピトシン）は出産の誘発，子宮緊張の増加，出産後の出血の調節のために投与される．

抗利尿ホルモン　名前のごとく，**抗利尿物質 antidiuretic**（anti- ＝抗；-dia ＝のあいだ中；-ouresis ＝排尿）とは尿の産生を減少させるものである．ADH は腎臓に働き，血液に戻る水分量を増やして，尿量を少なくする．ADH がないと尿排出量は 10 倍以上，すなわち正常の 1 日 1 〜 2 L から，約 20 L になる．アルコールの摂取は頻回かつ大量の排尿を来すが，これはアルコールが ADH を抑制するからである（このアルコールの脱水作用が，二日酔いで典型的な口渇感と頭痛の両方を引き起こすのだろう）．ADH は発汗により失われる水分を減らし，細動脈の収縮を起し血圧を上げる．このホルモンの別名**バソプレッシン** vasopressin は血圧への影響から命名された．

2つの主要な刺激，血液浸透圧の上昇と血液量の減少がADH分泌を促進する．血液浸透圧の上昇は，血液浸透圧の変化をモニターしている視床下部のニューロン，**浸透圧受容器 osmoreceptors** が検出する．血液量の減少は，心臓の心房にある容積受容器 volume receptors と特定の血管の血管壁にある圧受容器 baroreceptors により検出される．浸透圧受容器，心房の容積受容器と圧受容器の刺激は，ADHを合成して血流に放出する視床下部の神経分泌細胞を活性化する．血液はADHを腎臓と血管内壁の平滑筋の2つの標的組織に運ぶ．腎臓はより多く水分を取り込んで尿量を減らす．細動脈（細い動脈）の血管壁の平滑筋は高濃度のADHに反応して収縮し，血管の収縮（狭窄）を起して血圧を上昇させる．

ADHの分泌は他の方法でも変えられる．痛み，ストレス，トラウマ，不安とか，アセチルコリン，ニコチン，またはモルヒネなどの精神安定剤や麻酔薬がADHの分泌を促進する．

表18.5に下垂体後葉ホルモンをあげ，その分泌調節と主な作用を要約する．

チェックポイント

9. 下垂体は実際には2つの分泌腺である，というのはどういう意味か．

10. 視床下部の放出ホルモンと抑制ホルモンは，どのように下垂体前葉に影響を与えるか．

11. 視床下部下垂体路の構造とその重要性について述べよ．

18.7 甲状腺

目 標

• 甲状腺の位置，組織，ホルモン，機能について述べる．

蝶形の**甲状腺 thyroid gland** は喉頭の直下に位置する．甲状腺は**右葉**と**左葉**の2つの**側葉 lateral lobes** からなり，それぞれが気管の右と左に位置し，気管前面にある**峡部 isthmus**（＝狭い通路）によってつながっている（図18.9a）．約50％の甲状腺には**錐体葉 pyramidal lobe** といわれる小さな3つ目の葉がある．これは峡部から上に向かって伸びている．正常な甲状腺の重さは約30gである．

顕微鏡下では，甲状腺の大部分は球形の袋状にみえる**甲状腺濾胞 thyroid follicles**（図18.9b）からなっている．一つ一つの濾胞の壁は主として**濾胞細胞 follicular cells** とよばれる細胞からなり，大部分は濾胞の内面に広がっている．一つ一つの濾胞をとりまくのは**基底膜 basement membrane** である．濾胞細胞が不活性な時はその形は横長の長方形か，扁平であるが，TSHの影響下では，細胞は立方形か縦長の長方形となり活発に分泌する．濾胞細胞は2種類のホルモンを産生する．一つは**サイロキシン thyroxine** または4個のヨウ素原子をもつので**テトラヨードサイロニン** tetraiodothyronine（T_4）

表18.5	下垂体後葉ホルモンの要約		
ホルモンと標的器官	**分泌の調節**		**主な作用**
オキシトシン Oxytocin（OT） 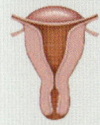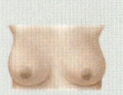 子宮 Uterus　乳腺 Mammary glands	視床下部の神経分泌細胞が，子宮の伸展と乳頭の刺激に反応してOTを分泌する．		出産時に子宮平滑筋の収縮を刺激．乳腺の筋上皮細胞の収縮を刺激して射乳を起す．
抗利尿ホルモン Antidiuretic hormone（ADH） または**バソプレッシン** vasopressin 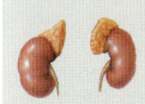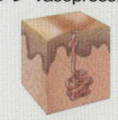 腎臓　　汗腺 Kidneys　Sudoriferous （sweat）glands 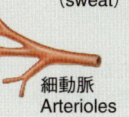 細動脈 Arterioles	視床下部の神経分泌細胞が血液浸透圧の上昇，脱水，血液量の減少，痛み，ストレスに反応してADHを分泌する．血液浸透圧の低下，血液量の増加，アルコールはADH分泌を抑制する．		尿量を減らすことによって生体の水分を保持する．発汗による水分の喪失を減らす．細動脈を収縮させて，血圧を上げる．

図18.9 甲状腺の位置，血液供給，組織像．

甲状腺ホルモンは（1）酸素消費と基礎代謝率，（2）細胞の代謝，（3）成長と発達を調節する．

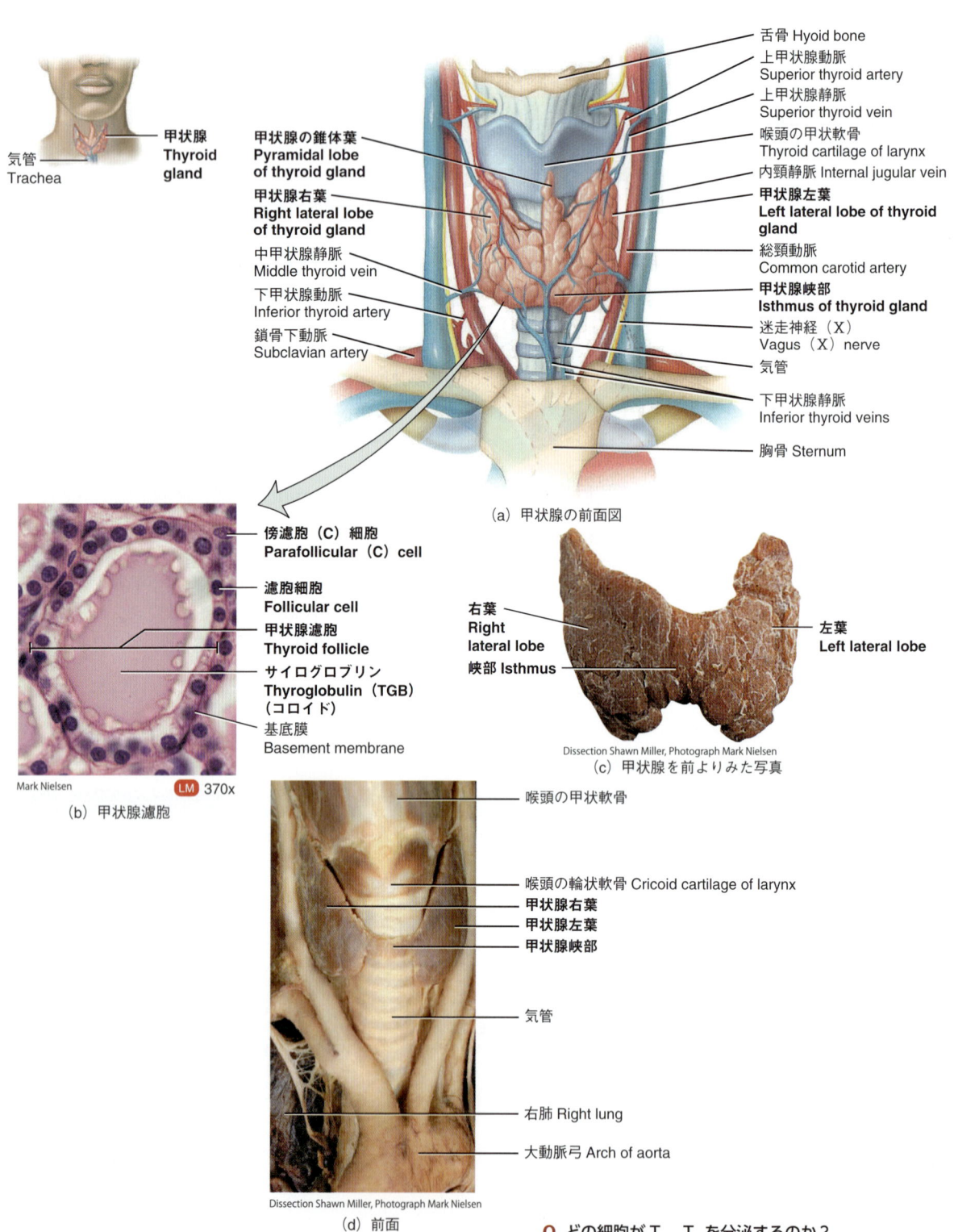

舌骨 Hyoid bone
上甲状腺動脈 Superior thyroid artery
上甲状腺静脈 Superior thyroid vein
喉頭の甲状軟骨 Thyroid cartilage of larynx
内頸静脈 Internal jugular vein
甲状腺左葉 **Left lateral lobe of thyroid gland**
総頸動脈 Common carotid artery
甲状腺峡部 **Isthmus of thyroid gland**
迷走神経（X）Vagus（X）nerve
気管
下甲状腺静脈 Inferior thyroid veins
胸骨 Sternum

甲状腺 Thyroid gland
気管 Trachea

甲状腺の錐体葉 **Pyramidal lobe of thyroid gland**
甲状腺右葉 **Right lateral lobe of thyroid gland**
中甲状腺静脈 Middle thyroid vein
下甲状腺動脈 Inferior thyroid artery
鎖骨下動脈 Subclavian artery

（a）甲状腺の前面図

傍濾胞（C）細胞 **Parafollicular（C）cell**
濾胞細胞 **Follicular cell**
甲状腺濾胞 **Thyroid follicle**
サイログロブリン **Thyroglobulin（TGB）**（コロイド）
基底膜 Basement membrane

Mark Nielsen　LM 370x
（b）甲状腺濾胞

右葉 **Right lateral lobe**
峡部 Isthmus
左葉 **Left lateral lobe**

Dissection Shawn Miller, Photograph Mark Nielsen
（c）甲状腺を前よりみた写真

喉頭の甲状軟骨
喉頭の輪状軟骨 Cricoid cartilage of larynx
甲状腺右葉
甲状腺左葉
甲状腺峡部
気管
右肺 Right lung
大動脈弓 Arch of aorta

Dissection Shawn Miller, Photograph Mark Nielsen
（d）前面

Q どの細胞が T_3，T_4 を分泌するのか？
カルシトニンを分泌する細胞はどれか？
これらのうち甲状腺ホルモンとよばれるのはどれか？

とよばれる．もう一つは3個のヨウ素原子をもつ**トリヨードサイロニン** triiodothyronine（T_3）である．T_3とT_4をあわせたものが，**甲状腺ホルモン** thyroid hormones として知られている．濾胞のあいだに少数の**傍濾胞細胞** parafollicular cells または**C細胞** C cells とよばれる細胞があり，**カルシトニン** calcitonin（**CT**）というホルモンを産生し，これはカルシウムの恒常性の調節に役立つ．

甲状腺ホルモンの形成，貯蔵，放出

　甲状腺は分泌物質を大量に蓄えている唯一の内分泌腺である．通常は100日分の供給量を蓄えている．T_3とT_4の合成と分泌は以下のように起る（図18.10）：

❶ **ヨウ化物の取込み**．甲状腺濾胞細胞はヨウ化物イオン（I^-）を能動輸送によって血液から細胞質内に取り込む．結果として，通常，甲状腺は体内の大部分のヨウ化物を保持することになる．

❷ **サイログロブリンの合成**．濾胞細胞はI^-を取り込みながら**サイログロブリン** thyroglobulin（**TGB**）の合成も行っている．TGBは大きな糖タンパク質で粗面小胞体の中でつくられ，ゴルジ複合体で修飾され，分泌小胞に詰められる．小胞はエクソサイトーシスによりTGBを濾胞の内腔に放出する．

❸ **ヨウ化物イオンの酸化**．TGBのアミノ酸のいくつかはチロシンであり，それらがヨード化される．しかし，マイナスの電荷をもったヨウ化物イオンは，自身が酸化（電子の除去）されて$I^- \rightarrow I^0$になるまでチロシンには結合できない．ヨウ化物イオンは酸化されると，膜を通って濾胞のコロイドの中に入る．

❹ **チロシンのヨード化**．ヨウ素分子（I^0）ができると，これはコロイドの中で，サイログロブリン分子の一部であるチロシンと反応する．ヨウ素原子1個と結合するとモノヨードチロシン（T_1）ができ，2個と結合するとジヨードチロシン（T_2）ができる．ヨウ素原子が結合したTGBはくっつきやすい物質で甲状腺濾胞の中にたまってそこに蓄えられるが，これは**コロイド** colloid と名づけられている．

❺ **T_1とT_2の結合（カップリング）**．甲状腺ホルモン合成の最終ステップとして2個のT_2分子がカップリングしT_4を，またはT_1とT_2がカップリングしてT_3をつくる．

❻ **飲作用（ピノサイトーシス）とコロイドの消化**．コロイドの小滴は濾胞細胞の中へピノサイトーシスによって取り込まれ，リソソームと融合する．消化酵素がTGBを分解し，T_3とT_4を切り離す．

❼ **甲状腺ホルモンの分泌**．T_3とT_4は脂溶性なので，細胞膜の中を拡散によって通り抜け，間質液に入り

図18.10 甲状腺ホルモンの合成と分泌のステップ．

甲状腺ホルモンはアミノ酸のチロシンにヨウ素原子が結合することによって合成される．

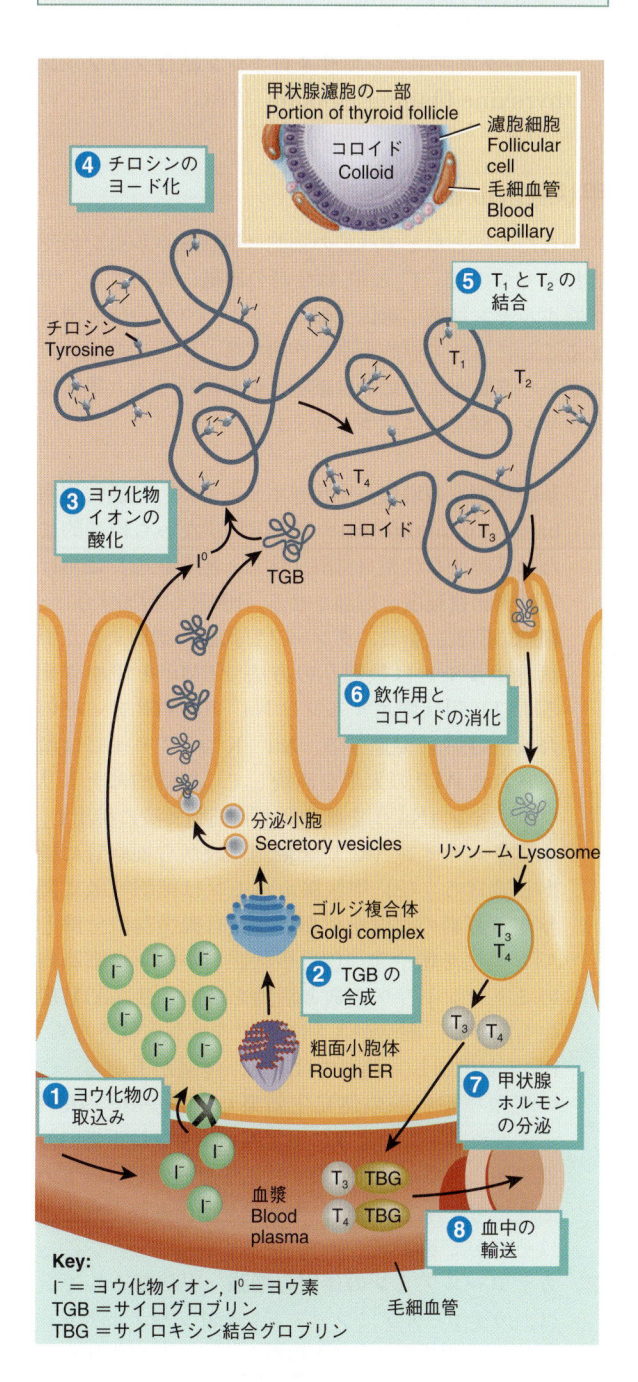

Key:
I^- ＝ヨウ化物イオン，I^0 ＝ヨウ素
TGB ＝サイログロブリン
TBG ＝サイロキシン結合グロブリン

Q 甲状腺ホルモンの貯蔵型はなにか？

さらに血中に入る．T_4 は通常 T_3 よりも大量に分泌される．しかし，T_3 のほうが作用が強い．また，T_4 が体細胞に入ると大部分はヨウ素が 1 個外れて T_3 に転換される．

❽ 血中の輸送．99 ％以上の T_3 と T_4 は血液の中で輸送タンパク質，主として**サイロキシン結合グロブリン thyroxine-binding globulin（TBG）**と結びついている．

甲状腺ホルモンの作用

からだのほとんどすべての細胞は甲状腺ホルモンの受容体をもつので，T_3 と T_4 は全身の組織に作用する．甲状腺ホルモンは主に遺伝子転写とタンパク質合成を誘導することによって標的細胞に作用する．新たに合成されたタンパク質が次々にその細胞反応を遂行する．甲状腺ホルモンの機能には以下が含まれる：

1. **基礎代謝の増加**．甲状腺ホルモンは，**基礎代謝率 basal metabolic rate（BMR）**すなわち標準的または基礎的な状態（覚醒，休息，絶食状態）における酸素消費速度を増加させる．BMR が増加すると，細胞の糖質，脂質，タンパク質代謝が増加する．甲状腺ホルモンは数通りの方法で BMR を増加させる：(1) 甲状腺ホルモンは Na^+-K^+ ATP アーゼの合成をさらに促進する．Na^+-K^+ ATP アーゼは産生された ATP の大半を消費して，持続的にナトリウムイオン（Na^+）を細胞質から細胞外液に排出し，カリウムイオン（K^+）を細胞外液から細胞質に排出し続ける．(2) 甲状腺ホルモンは細胞呼吸に関与する酵素の濃度を増加させ，有機燃料の分解と ATP 産生を増やす．(3) 甲状腺ホルモンは細胞内のミトコンドリアの数と活動を増加させ，ATP 産生も増やす．細胞がさらに ATP を産生し使うなら，BMR が増加し，熱産生は増え，体温が上がる．この現象は甲状腺の**熱発生効果 calorigenic effect** とよばれる．このように甲状腺ホルモンは正常の体温維持に重要な役割を果す．正常な哺乳類は零下の温度でも生存できるが，甲状腺を摘出された動物ではそれができない．

2. **カテコールアミンの作用の増強**．甲状腺ホルモンは，カテコールアミン（アドレナリンやノルアドレナリン）に対して許容作用をもつ．これは甲状腺ホルモンが β アドレナリン受容体をアップレギュレートするためである．カテコールアミンは β アドレナリン受容体に結合して，交感神経反応を増強するので，甲状腺ホルモン過剰の症状は心拍数の増加，心悸亢進（拍出量の増大），血圧の上昇を伴う．

3. **神経組織と骨の発生と成長の調節**．甲状腺ホルモン

は神経系の発生に必要であり，シナプス形成，ミエリン産生と樹状突起成長を促進する．甲状腺ホルモンは骨格系の成長にも必要であり，発生中の骨の骨化中心の形成，多くの骨タンパク質の合成，成長ホルモン（GH）とインスリン様成長因子（IGFs）の分泌を促進する．甲状腺ホルモンが胎児成長期，乳児期，小児期に欠乏すると重度の精神発達遅滞と骨の発育阻害を引き起す．

甲状腺ホルモンの分泌調節

視床下部からの甲状腺刺激ホルモン放出ホルモン（TRH）と，下垂体前葉からの甲状腺刺激ホルモン（TSH）が図 18.11 に示すように，甲状腺ホルモンの分泌を促進する：

❶ T_3 と T_4 の血中濃度の低下または低い代謝率は視床下部からの TRH 分泌を促進する．

❷ TRH は下垂体門脈系に入り，下垂体前葉に運ばれ，

図 **18.11**　**甲状腺ホルモンの分泌調節と作用**．TRH ＝甲状腺刺激ホルモン放出ホルモン，TSH ＝甲状腺刺激ホルモン，T_3 ＝トリヨードサイロニン，T_4 ＝サイロキシン（テトラヨードサイロニン）．

> TSH が甲状腺からの甲状腺ホルモン（T_3 と T_4）の分泌を促進する．

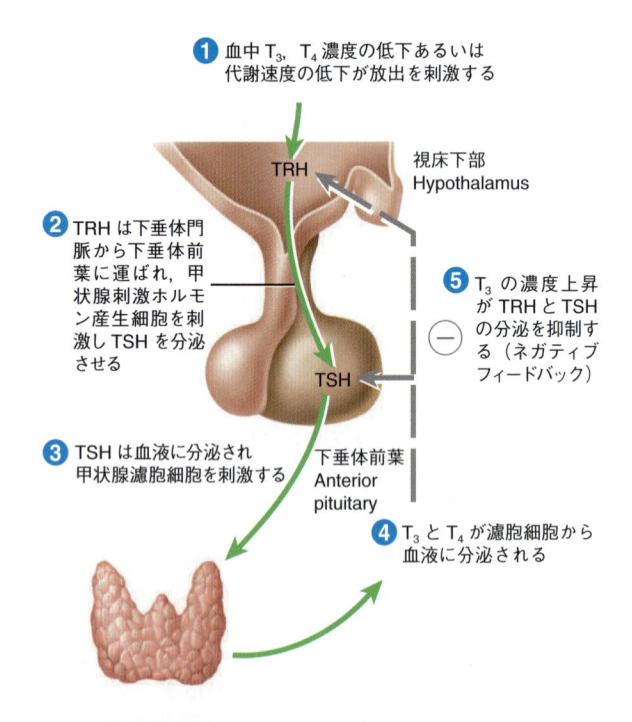

❶ 血中 T_3，T_4 濃度の低下あるいは代謝速度の低下が放出を刺激する

TRH　視床下部 Hypothalamus

❷ TRH は下垂体門脈から下垂体前葉に運ばれ，甲状腺刺激ホルモン産生細胞を刺激し TSH を分泌させる

❺ T_3 の濃度上昇が TRH と TSH の分泌を抑制する（ネガティブフィードバック）　⊖

TSH

❸ TSH は血液に分泌され甲状腺濾胞細胞を刺激する

下垂体前葉 Anterior pituitary

❹ T_3 と T_4 が濾胞細胞から血液に分泌される

Q ヨウ素欠乏食が，甲状腺腫（甲状腺の慢性的肥大）を引き起す理由を述べよ．

甲状腺刺激ホルモン産生細胞からの TSH の分泌を促す.

❸ TSH は，ヨウ素の取込み，甲状腺ホルモンの合成と分泌および濾胞細胞の成長を含む，甲状腺の濾胞細胞のほとんどすべての活動を高める（図 18.10 参照）.

❹ 甲状腺の濾胞細胞は代謝率が正常に戻るまで，T_3 と T_4 を血中に放出する.

❺ T_3 の濃度が上昇すると TRH と TSH の放出が抑制される（ネガティブフィードバックによる抑制）.

ATP 要求が増す状況—寒冷な環境，低血糖，高地，妊娠—などもまた，甲状腺ホルモンの分泌を増加させる.

カルシトニン

甲状腺の**傍濾胞細胞 parafollicular cells** で産生されるホルモン（図 18.9 b 参照）が**カルシトニン calcitonin（CT）**である．CT は，骨基質を破壊する破骨細胞の活動を抑制することにより，血中カルシウム濃度を低下させる．CT の分泌はネガティブフィードバックシステムにより調節されている（図 18.13 参照）.

血中 CT 濃度が高い場合，CT は破骨細胞による骨吸収（骨細胞外基質の破壊）を抑制し，基質へのカルシウムとリンの取込みを促進することにより，血中のカルシウムとリンの量を低下させる．サケ由来のカルシトニン抽出物ミアカルシンは，ヒトのカルシトニンの 10 倍効果が高く，骨粗鬆症という疾患の治療に処方されている.

表 18.6 で甲状腺で産生されるホルモン，その分泌制御，主たる作用を要約する.

チェックポイント

12. 甲状腺摘出（甲状腺を完全に取り除いてしまうこと）を受けた実験動物で，T_3／T_4，TSH，TRH の血中濃度がどのように変化するか説明せよ.

13. どのように甲状腺ホルモンは合成され，蓄えられ，分泌されるか.

14. T_3 と T_4 の分泌はどのように調節されているか.

15. 甲状腺ホルモンの生理的作用はなにか.

18.8 副甲状腺（上皮小体）

目 標

- 副甲状腺の位置，組織学，ホルモン，機能を述べることができる.

甲状腺の外側葉の背面に一部埋め込まれているいくつかの小さな丸い組織塊が**副甲状腺 parathyroid glands**（para- ＝傍ら）である．それぞれの副甲状腺は約 40 mg の塊である．左右の側葉にそれぞれ上副甲状腺と下副甲状腺がついており，全部で 4 つある（図 18.12 a）.

微視的には副甲状腺は 2 種類の上皮細胞を含む（図 18.12 b, c）．より数の多い細胞は，**主細胞 chief cells**（あるいは principal cells）とよばれ，**副甲状腺ホルモン parathyroid hormone（PTH）**，別名**パラトルモン** parathormone を分泌する．**好酸素性細胞 oxyphil cell** とよばれるもう一つの種類の細胞については正常な副甲

表 18.6　甲状腺ホルモンの要約

ホルモンとその分泌細胞	分泌の調節	主な作用
T_3（トリヨードサイロニン）と**T_4（サイロキシン）**または**甲状腺ホルモン** 濾胞細胞から分泌される 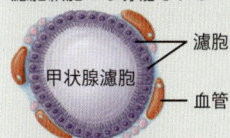 濾胞細胞／甲状腺濾胞／血管	甲状腺刺激ホルモン放出ホルモン（TRH）により分泌は増加する．TRH は，甲状腺ホルモンの濃度の低下，代謝率の低下，寒冷曝露，妊娠，高緯度において甲状腺刺激ホルモン（TSH）の放出を促す．TRH と TSH の分泌は甲状腺ホルモン濃度が高いと抑制される．高いヨウ素濃度は T_3／T_4 の分泌を抑える.	基礎代謝率の増加，タンパク質合成の促進，グルコースと脂肪酸を使って，ATP 産生を増加させる．脂肪分解の増加，コレステロール排泄の促進，からだの成長の促進，神経系の発達に関与する.
カルシトニン（CT） 傍濾胞細胞から分泌される 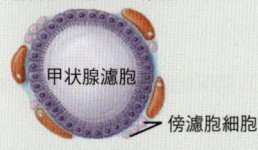 甲状腺濾胞／傍濾胞細胞	血中の高い Ca^{2+} 濃度が分泌を刺激し，血中の低い Ca^{2+} 濃度は分泌を抑制する.	破骨細胞による骨吸収を抑制し，骨基質へのカルシウムとリンの取込みにより，血中の Ca^{2+} と HPO_4^{2-} の濃度を下げる.

図 18.12 副甲状腺（上皮小体）の位置，血液供給，組織.

副甲状腺は通常 4 つあり，甲状腺の背面に埋め込まれている.

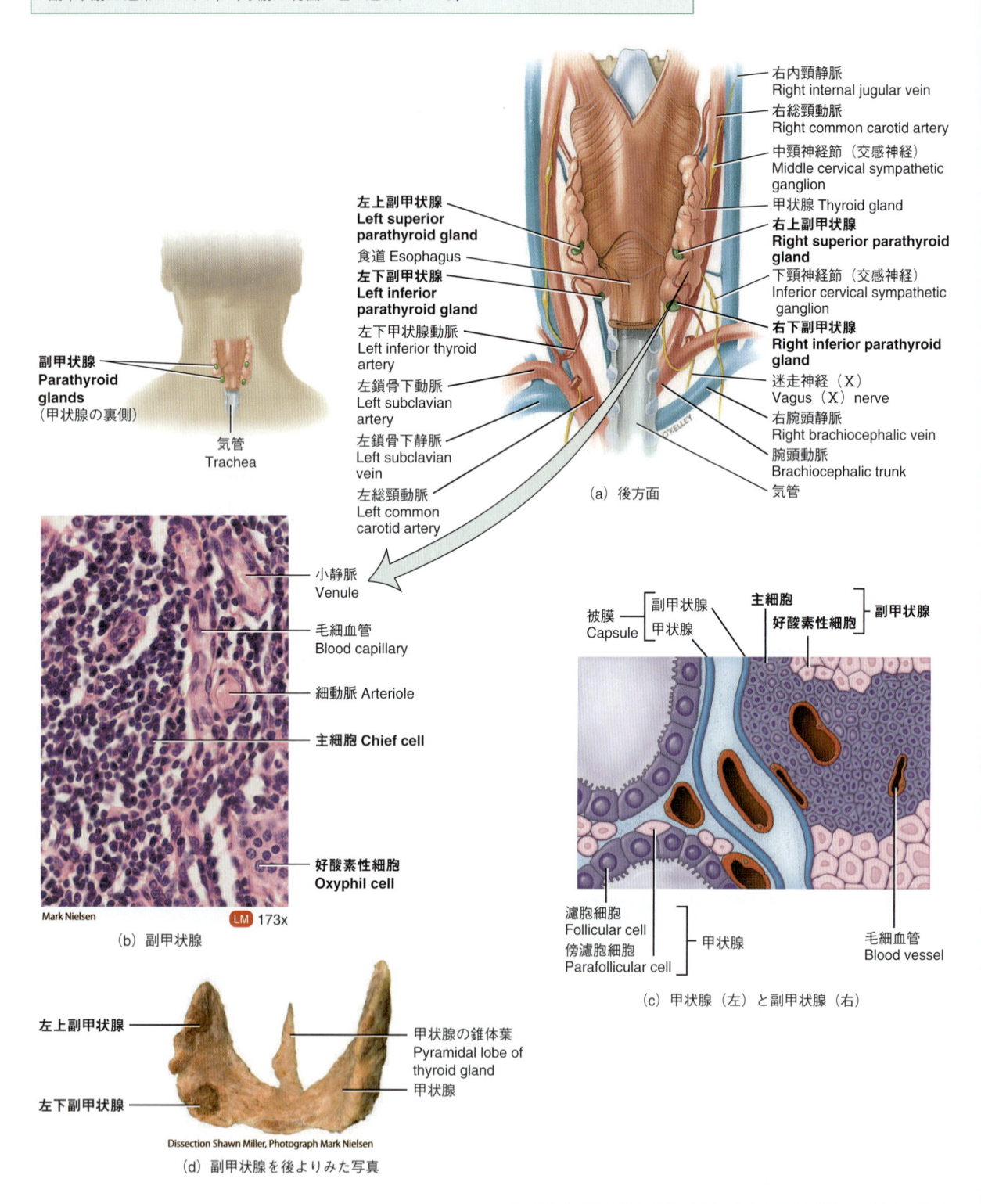

右内頚静脈
Right internal jugular vein

右総頚動脈
Right common carotid artery

中頚神経節（交感神経）
Middle cervical sympathetic ganglion

甲状腺 Thyroid gland

右上副甲状腺
Right superior parathyroid gland

下頚神経節（交感神経）
Inferior cervical sympathetic ganglion

右下副甲状腺
Right inferior parathyroid gland

迷走神経（X）
Vagus（X）nerve

右腕頭静脈
Right brachiocephalic vein

腕頭動脈
Brachiocephalic trunk

気管

（a）後方面

左上副甲状腺
Left superior parathyroid gland

食道 Esophagus

左下副甲状腺
Left inferior parathyroid gland

左下甲状腺動脈
Left inferior thyroid artery

左鎖骨下動脈
Left subclavian artery

左鎖骨下静脈
Left subclavian vein

左総頚動脈
Left common carotid artery

副甲状腺
Parathyroid glands
（甲状腺の裏側）

気管
Trachea

小静脈
Venule

毛細血管
Blood capillary

細動脈 Arteriole

主細胞 Chief cell

好酸素性細胞
Oxyphil cell

Mark Nielsen　LM 173x

（b）副甲状腺

被膜
Capsule

副甲状腺
甲状腺

主細胞
好酸素性細胞　**副甲状腺**

濾胞細胞
Follicular cell

傍濾胞細胞
Parafollicular cell　甲状腺

毛細血管
Blood vessel

（c）甲状腺（左）と副甲状腺（右）

左上副甲状腺

左下副甲状腺

甲状腺の錐体葉
Pyramidal lobe of thyroid gland

甲状腺

Dissection Shawn Miller, Photograph Mark Nielsen

（d）副甲状腺を後よりみた写真

Q（1）甲状腺の傍濾胞細胞と（2）副甲状腺の主細胞の分泌物はそれぞれなにか？

状腺での機能はわかっていない．しかし，この細胞の特異的な染色性のため，それがあることで，組織学的に副甲状腺の同定がしやすくなる．さらに，副甲状腺の癌では好酸素性細胞は過剰の PTH を分泌する．

副甲状腺ホルモン

　副甲状腺ホルモンは，血中でのカルシウムイオン（Ca^{2+}），マグネシウムイオン（Mg^{2+}），リン酸イオン（HPO_4^{2-}）の濃度を調節する主役である．PTH の特徴的な作用は破骨細胞の数と活性を高めることである．その結果，骨基質の**吸収**が起り，イオン化したカルシウム（Ca^{2+}）とリン酸（HPO_4^{2-}）が血中に放出される．PTH は腎臓にも作用する．第一の作用は，Ca^{2+} と Mg^{2+} が血液から尿に失われるスピードを遅くし，第二の作用は HPO_4^{2-} が尿中へ排出されるスピードを上げる．このため，PTH により，Ca^{2+} と Mg^{2+} の血中濃度は上がるが，HPO_4^{2-} は，尿中に失われる量が骨から血中に出てくる量を上回るため，その血中濃度は下がる．PTH の腎臓に対する第三の作用は，ビタミン D の活性型であるホルモン，**カルシトリオール calcitriol** の形成を促進する

ことである．カルシトリオールは **1,25-ジヒドロキシビタミン D_3** 1,25-dihydroxy-vitamin D_3 としても知られており，消化管から血中への Ca^{2+}，HPO_4^{2-}，Mg^{2+} の**吸収** absorption 速度を速める．

カルシトニンと副甲状腺ホルモンの分泌調節

　血中のカルシウムイオン（Ca^{2+}）濃度は，ネガティブフィードバックにより，直接カルシトニンと副甲状腺ホルモン両方の分泌を調節し，この系では下垂体の影響は受けない（図 18.13）：

❶ 正常より高い血中 Ca^{2+} 濃度は甲状腺の傍濾胞細胞を刺激し，カルシトニンの放出量を増加させる．

❷ カルシトニンは破骨細胞の活動を抑制し，そのため血中の Ca^{2+} 濃度を下げる．

❸ 正常より低い血中 Ca^{2+} 濃度は副甲状腺の主細胞を刺激し，より多くの PTH を放出させる．

❹ PTH は骨基質の吸収を促進し，Ca^{2+} が血液に移動するのを促進し，Ca^{2+} が尿中に失われるのを遅らせ，血中の Ca^{2+} 濃度を上げる．

図 18.13　カルシトニン（緑矢印），副甲状腺ホルモン（青矢印），カルシトリオール（橙矢印）のカルシウム平衡における役割．

> 血中カルシウム濃度に関しては，カルシトニンと PTH は拮抗する．

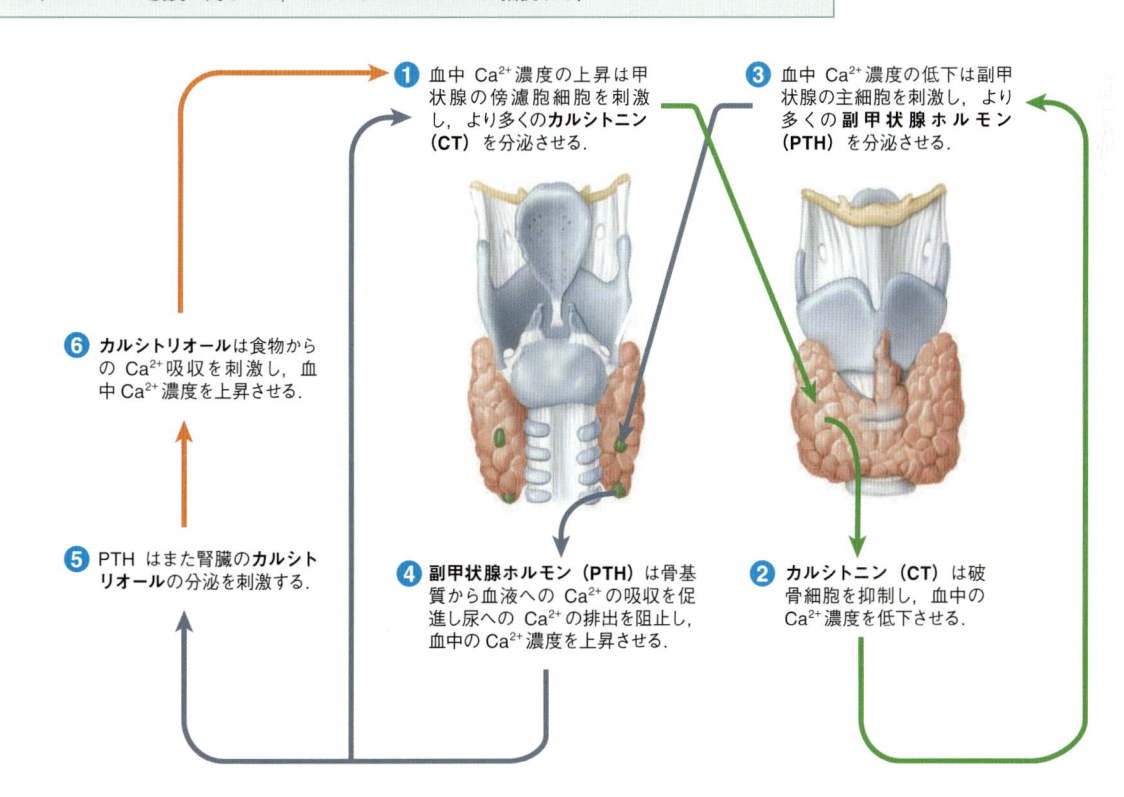

❶ 血中 Ca^{2+} 濃度の上昇は甲状腺の傍濾胞細胞を刺激し，より多くの**カルシトニン（CT）**を分泌させる．

❸ 血中 Ca^{2+} 濃度の低下は副甲状腺の主細胞を刺激し，より多くの**副甲状腺ホルモン（PTH）**を分泌させる．

❻ **カルシトリオール**は食物からの Ca^{2+} 吸収を刺激し，血中 Ca^{2+} 濃度を上昇させる．

❺ PTH はまた腎臓の**カルシトリオール**の分泌を刺激する．

❹ **副甲状腺ホルモン（PTH）**は骨基質から血液への Ca^{2+} の吸収を促進し尿への Ca^{2+} の排出を阻止し，血中の Ca^{2+} 濃度を上昇させる．

❷ **カルシトニン（CT）**は破骨細胞を抑制し，血中の Ca^{2+} 濃度を低下させる．

Q PTH，CT，カルシトリオールの主な標的組織はなにか？

表 18.7	副甲状腺ホルモンの要約	
ホルモンとその分泌細胞	**分泌の調節**	**主な作用**
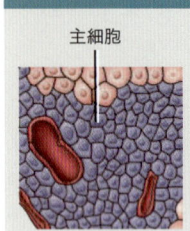　主細胞　**副甲状腺ホルモン Parathyroid hormone (PTH)** 主細胞より分泌	血中の低い Ca^{2+} 濃度が分泌を促進し，血中の高い Ca^{2+} 濃度が分泌を抑制する．	血中の Ca^{2+} と Mg^{2+} の濃度を上げ，HPO_4^{2-} 濃度を下げる．破骨細胞による骨吸収を促進する．腎臓からの Ca^{2+} 再吸収や HPO_4^{2-} の分泌を促進する．カルシトリオール（ビタミン D 活性型）の形成を促進し，これは食事中の Ca^{2+} と Mg^{2+} の吸収速度を上昇させる．

❺ PTH は腎臓におけるビタミン D の活性型であるカルシトリオールの合成を刺激する．

❻ カルシトリオールは食物からの Ca^{2+} の消化管内への吸収増加を促進し，それにより，血中の Ca^{2+} 濃度の上昇を助ける．

表 18.7 に副甲状腺ホルモンの分泌の調節と主な作用を要約する．

チェックポイント

16. 副甲状腺ホルモンの分泌はどのように調節されているか．

17. PTH とカルシトリオールの作用の類似点と相違点はなにか．

18.9 副　腎

目　標

- 副腎の位置，組織，副腎ホルモンおよび副腎の機能を述べる．

副腎 adrenal glands（あるいは suprarenal glands）は 2 つあり，後腹膜腔内のそれぞれ左右の腎臓の上に位置し（図 18.14 a），つぶれたピラミッド型をしている．大人ではそれぞれの副腎は高さ 3 ～ 5 cm，幅 2 ～ 3 cm，厚さ 1 cm に満たない3.5 ～ 5 g の塊であり，生まれた時はその半分の大きさでしかない．胎児が成長するにつれ，副腎は，2 つの構造的，機能的に異なった領域に分化する．副腎の 80 ～ 90 ％を占める大きな外側の**副腎皮質**と，小さな中心部の**副腎髄質 adrenal medulla** である（図 18.14 b）．結合組織の被囊が副腎を覆う．副腎は甲状腺と同じく血管に富んでいる．

副腎皮質は生命維持に不可欠なステロイドホルモンを産生する．副腎皮質ホルモンの完全な欠損は，数日～ 1 週間のうちに脱水と電解質のアンバランスを引き起し，すぐにホルモン補充療法を行わなければ死につながる．副腎髄質は 3 種のカテコールアミンホルモン（ノルアドレナリン，アドレナリン，少量のドパミン）を産生する．

副腎皮質

副腎皮質 adrenal cortex は 3 つの層に分けられ，それぞれが異なった種類のホルモンを分泌する（図 18.14 d）．外側の層は結合組織の被膜（カプセル）の内側にあたり，**球状帯 zona glomerulosa**（zona ＝ベルト，帯；glomerul- ＝小さいボール）とよばれる．この部位の細胞は高密度につめこまれた球状や弓形の集団の配列をとり，**ミネラルコルチコイド（鉱質コルチコイド，電解質コルチコイド）mineralocorticoids** とよばれるホルモンを分泌し，無機塩類のホメオスタシスに影響を与える．中間層または**束状帯 zona fasciculata**（fascicul- ＝小さい束）は 3 層の中で最も広く，長いまっすぐな柱状細胞配列になっている．束状帯の細胞は**グルココルチコイド（糖質コルチコイド）glucocorticoids**（主にコルチゾール）とよばれるホルモンを分泌するが，その名前はグルコースのホメオスタシスに影響を与えることから命名された．内側の層は，**網状帯 zona reticularis**（reticul- ＝網目）とよばれ，網目のような配列をとっている．この細胞は弱い男性化作用をもつ**アンドロゲン androgens**（andro- ＝男性）というステロイドホルモンを少量合成する．

ミネラルコルチコイド　アルドステロン aldosterone は，ミネラルコルチコイドの代表である．これは 2 つのミネラルイオン（ナトリウムイオン（Na^+）とカリウムイオン（K^+））のホメオスタシスを調節し，血圧と血液量の調整に関与している．アルドステロンはまた尿中への H^+ の分泌を促進し，体内から酸性イオンを除くことでアシドーシス（血液 pH が7.35 以下）を予防している．これについては 27 章で述べる．

図 18.14 副腎の位置，血液供給，組織.

副腎皮質は生命活動に必須なステロイドホルモンを分泌する；副腎髄質はノルアドレナリンと
アドレナリンを分泌する.

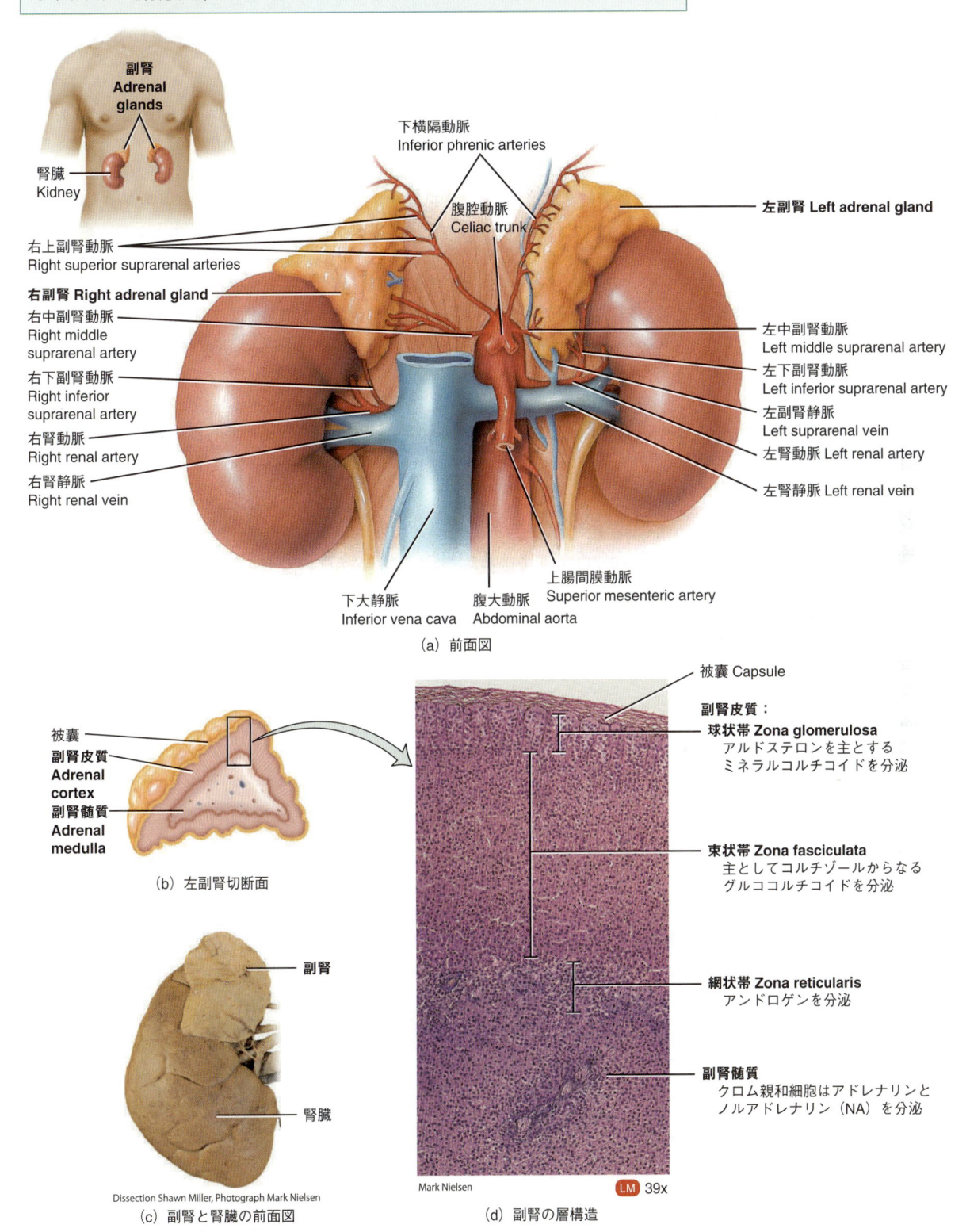

副腎
Adrenal glands

腎臓
Kidney

下横隔動脈
Inferior phrenic arteries

腹腔動脈
Celiac trunk

左副腎 Left adrenal gland

右上副腎動脈
Right superior suprarenal arteries

右副腎 Right adrenal gland

右中副腎動脈
Right middle
suprarenal artery

右下副腎動脈
Right inferior
suprarenal artery

右腎動脈
Right renal artery

右腎静脈
Right renal vein

左中副腎動脈
Left middle suprarenal artery

左下副腎動脈
Left inferior suprarenal artery

左副腎静脈
Left suprarenal vein

左腎動脈 Left renal artery

左腎静脈 Left renal vein

下大静脈
Inferior vena cava

腹大動脈
Abdominal aorta

上腸間膜動脈
Superior mesenteric artery

（a）前面図

被嚢
副腎皮質
Adrenal cortex
副腎髄質
Adrenal medulla

（b）左副腎切断面

副腎

腎臓

Dissection Shawn Miller, Photograph Mark Nielsen
（c）副腎と腎臓の前面図

被嚢 Capsule

副腎皮質：

球状帯 Zona glomerulosa
アルドステロンを主とする
ミネラルコルチコイドを分泌

束状帯 Zona fasciculata
主としてコルチゾールからなる
グルココルチコイドを分泌

網状帯 Zona reticularis
アンドロゲンを分泌

副腎髄質
クロム親和細胞はアドレナリンと
ノルアドレナリン（NA）を分泌

Mark Nielsen　LM 39x
（d）副腎の層構造

Q 副腎の膵臓と腎臓に対する相対的位置はどこか？

アルドステロン分泌調節 レニン-アンジオテンシン-アルドステロン（RAA）**経路** renin-angiotensin-aldosterone（RAA）pathway がアルドステロンの分泌を調節している（図 18.15）：

❶ RAA 経路を賦活する刺激は，脱水，Na^+不足，または出血である．

❷ これらの状態は血液量の減少を起す．

❸ 減少した血液量は血圧の低下を起す．

❹ 低下した血圧は，傍糸球体細胞とよばれる特殊な腎細胞を刺激し，**レニン renin** とよばれる酵素を分泌させる．

❺ 血液のレニン濃度が上昇する．

❻ レニンは血漿タンパク質の**アンジオテンシノゲン** angiotensinogen という肝臓で合成された血漿タンパク質を**アンジオテンシン I angiotensin I** に変換する．

❼ 増加したアンジオテンシン I を含む血液は全身を循環する．

❽ 血液が毛細血管（とくに肺）を通る時，**アンジオテンシン変換酵素 angiotensin-converting enzyme（ACE）** がアンジオテンシン I をホルモンの**アンジ**

オテンシン II angiotensin II に変換する．

❾ 血中のアンジオテンシン II が増加する．

❿ アンジオテンシン II は副腎皮質を刺激し，そこからのアルドステロン分泌を起させる．

⓫ 高濃度のアルドステロンを含む血液は循環して腎臓へいく．

⓬ 腎臓ではアルドステロンは Na^+ の再吸収を増加させ，それにより浸透圧による水の再吸収を起す．その結果尿中に失われる水の量が減る．アルドステロンはさらに腎臓を刺激して K^+ と H^+ の尿中への排泄を促進する．

⓭ 腎臓による水再吸収の増加の結果として，血液量が増加する．

⓮ 血液量が増加すると，血圧が正常まで上がる．

⓯ アンジオテンシン II はまた，細動脈壁の平滑筋の収縮を刺激する．細動脈の血管収縮は，血圧を上げ，正常血圧に戻るのを助ける．

⓰ アンジオテンシン II のほかに，第二のアルドステロン分泌刺激となるのは，血液（または間質液の）K^+ 濃度の上昇である．血中の K^+ 濃度が低下すると，これとは反対の効果を及ぼす．

図 18.15 レニン-アンジオテンシン-アルドステロン（RAA）経路によるアルドステロンの分泌の調節.

アルドステロンは血液量，血圧，血中 Na^+，K^+，H^+ 濃度を調節する.

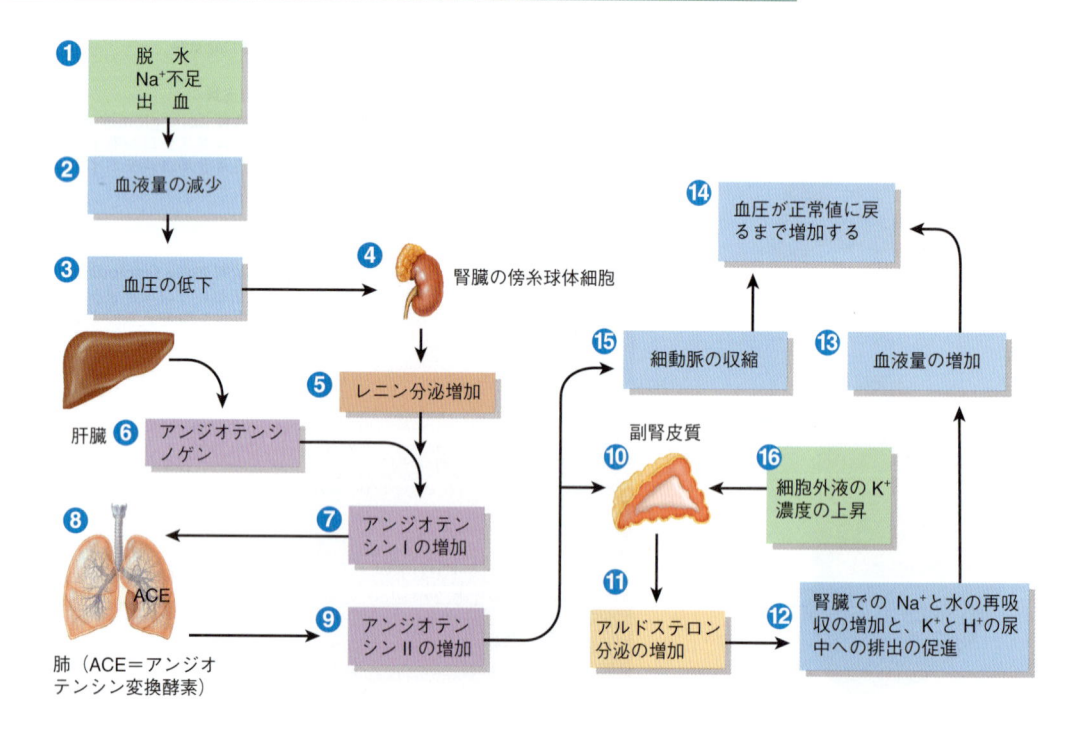

Q アンジオテンシン II が血圧上昇させる 2 つの方法とはなにか？ それら 2 つの方法で，アンジオテンシン II の最初の標的組織はそれぞれなにか？

グルココルチコイド　グルココルチコイド gluco-corticoids は代謝やストレスへの抵抗性を調節するホルモンであるが，これは**コルチゾール cortisol**（別名**ヒドロコルチゾン** hydrocortisone），**コルチコステロン corticosterone**，**コルチゾン cortisone** を含む．これら3つの束状帯から分泌されるホルモンのうち，コルチゾールが最も量が多く，グルココルチコイド活性の約95%がこれによる．

　グルココルチコイドは次のような作用を及ぼす:

1. **タンパク質分解**．グルココルチコイドは，主として筋線維での**タンパク質分解 protein breakdown** の速度を速め，アミノ酸の血流中への放出を増加させる．アミノ酸は体細胞で，新しいタンパク質やATP の産生のために使われる．

2. **グルコース産生**．グルココルチコイドの刺激によって肝細胞はある種のアミノ酸や乳酸をグルコースに変換することがあり，これをニューロンや他の細胞が ATP の産生に用いる．グリコーゲンや他の単糖類以外の物質をグルコースに変換することは**糖新生 gluconeogenesis** とよばれる．

3. **脂肪分解**．グルココルチコイドは**脂肪分解 lipolysis** を促進し，トリグリセリドを分解し，脂肪組織から脂肪酸を血中に放出する．

4. **ストレスへの抵抗**．グルココルチコイドはストレスへの抵抗性を増すためにさまざまなかたちで働く．肝細胞から供給された余分なグルコースは，組織にとってすぐに使える ATP の供給源となり，運動，飢餓，恐怖，極端な温度変化，高地，出血，感染，手術，傷害，病気などを含む一連のストレスに対抗する．グルココルチコイドは，血管収縮を引き起す他のホルモンに対する血管の感受性を増すことで，血圧を上げる．この作用は重篤な失血の場合，血圧が下がるのを防ぐ効果がある．

5. **抗炎症作用**．グルココルチコイドは炎症反応に関与する白血球を抑制する．残念ながら，グルココルチコイドは組織の修復も遅れさせ，創傷の治癒も遅らせる．グルココルチコイドの大量投与は重篤な精神障害を引き起すが，関節リウマチのような慢性的な炎症性疾患の治療には非常に有効である．

6. **免疫反応の低下**．グルココルチコイドの大量投与は免疫反応を低下させる．この理由によりグルココルチコイドは，臓器移植を受ける人に対して，免疫反応による拒絶反応を抑制するために処方される．

グルココルチコイド分泌調節　グルココルチコイド分泌の調節は典型的なネガティブフィードバックシステムを介して行われる（図 18.16）．血中のグルココルチ

コイドの低下，主としてコルチゾールの低下は視床下部の神経分泌細胞を刺激して**副腎皮質刺激ホルモン放出ホルモン corticotropin-releasing hormone（CRH）**の

図 18.16　**グルココルチコイド分泌のネガティブフィードバック調節.**

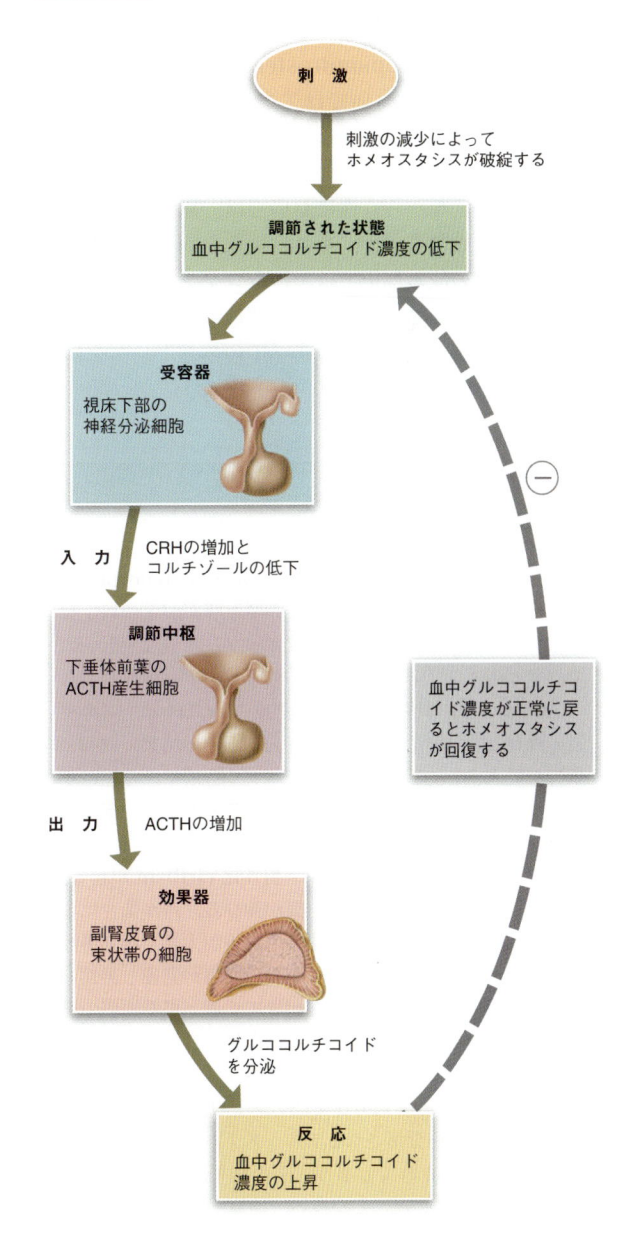

CRH 濃度の上昇とグルココルチコイド濃度の低下は ACTH 分泌を増加させ，副腎皮質からのグルココルチコイド分泌を刺激する．

刺 激

刺激の減少によってホメオスタシスが破綻する

調節された状態
血中グルココルチコイド濃度の低下

受容器
視床下部の神経分泌細胞

入 力　CRHの増加とコルチゾールの低下

調節中枢
下垂体前葉のACTH産生細胞

血中グルココルチコイド濃度が正常に戻るとホメオスタシスが回復する

出 力　ACTHの増加

効果器
副腎皮質の束状帯の細胞

グルココルチコイドを分泌

反 応
血中グルココルチコイド濃度の上昇

Q　もし心臓移植患者にプレドニゾン（グルココルチコイドの一種）を移植組織の拒絶を抑えるために投与すると血中の ACTHと CRH 濃度は上昇するか低下するか？　説明しなさい．

分泌を促す．CRH は低濃度のコルチゾールとともに作用して，下垂体前葉からの ACTH の放出を起す．ACTH は血中を副腎皮質へと運ばれ，グルココルチコイドの分泌を刺激する．ACTH は，少量ではあるがアルドステロンの分泌も刺激する．本章の最後のストレスに関する考察では，視床下部がさまざまな身体的・情動的ストレスに応答して，どのように CRH 放出を増加させるかを述べている（18.14 節参照）．

アンドロゲン　男性女性両方において副腎皮質は少量の，弱いアンドロゲン androgens を分泌する．副腎から分泌される主なアンドロゲンは，**デヒドロエピアンドロステロン dehydroepiandrosterone（DHEA）**である．思春期以後，男性においてはアンドロゲンは精巣からもっと大量に分泌される．通常成人男性においては，副腎のアンドロゲンは少量なのでその効果はほとんど無視できる．しかしながら女性においては，副腎のアンドロゲンは大きな役割を果す．それは性欲を起させる．またこれは体組織の他の部位ではエストロゲン（女性化ステロイド）に変換されるため，更年期以降，卵巣のエストロゲン分泌が止むと，女性のすべてのエストロゲンは副腎のアンドロゲンが変換されたものに由来するようになる．副腎アンドロゲンは少年や少女の腋窩毛や恥毛の成長を刺激し，前思春期の急速な成長に関与する．副腎のアンドロゲン分泌の調節については十分理解されてはいないが，その分泌を促す主なホルモンは ACTH である．

副腎髄質

　副腎の中心部である**副腎髄質 adrenal medulla** は，自律神経系 autonomic nervous system（ANS）の交感神経節が変化したものである．この細胞は他の交感神経節と同じ胎生組織から発生するが，軸索はなく，大きな血管の周りに集合体をつくり，神経伝達物質を放出する代りに，ホルモンを分泌する．ホルモン産生細胞は**クロム親和細胞 chromaffin cells**（chrom- ＝色；-affin ＝親和性のある；図 18.14 d 参照）とよばれ，大内臓神経内を通る交感神経節前ニューロンから入力を受ける．ANS がクロム親和細胞を直接支配するので，ホルモン放出は非常に速く起きる．

　副腎髄質で合成される 2 つの主なホルモンはそれぞれ，**アドレナリン adrenaline** と**ノルアドレナリン noradrenaline**（NA；別名：それぞれ**エピネフリン epinephrine** と**ノルエピネフリン norepinephrine**）とよばれる．副腎髄質のクロム親和細胞からの 2 つのホルモンの分泌量は異なり，アドレナリンが 80 ％，ノルアドレナリンが 20 ％である．副腎髄質のホルモンは生体の他の部位において交感神経反応を強める．

アドレナリンとノルアドレナリンの分泌調節　ストレスが多い状況とか，運動の最中，視床下部からの神経信号は交感神経節前ニューロンを刺激し，次にクロム親和細胞を刺激しアドレナリンやノルアドレナリンを分泌させる．これら 2 つのホルモンが，15 章で学ぶ闘争か逃走反応を増強する．心拍数と心筋収縮力を増すことにより，アドレナリンとノルアドレナリンは心臓の拍出量を増し，血圧を上げる．また心臓，肝臓，骨格筋，脂肪組織への血液流入も増加させ，気道を拡張し，グルコースと脂肪酸の血中濃度を上昇させる．

　副腎で産生されるホルモンと，その分泌の調節，主な作用を表 18.8 に要約する．

チェックポイント

18. 副腎皮質と髄質の部位と組織はどう違うか．

19. 副腎皮質ホルモンの分泌はどのように調節されているか．

20. 副腎髄質は自律神経系とどのように関連しているか．

表 18.8	副腎ホルモンの要約	
ホルモンとその分泌細胞	**分泌の調節**	**主な作用**
副腎皮質ホルモン ADRENAL CORTEX HORMONES		
ミネラルコルチコイド（主としてアルドステロン）球状帯細胞から分泌	血中のK⁺濃度上昇とアンジオテンシンⅡが分泌を刺激する.	血中のNa⁺濃度上昇，水分の増加，血中のK⁺濃度低下.
グルココルチコイド（主としてコルチゾール）束状帯細胞から分泌	ACTHが放出を刺激する. 副腎皮質刺激ホルモン放出ホルモン（CRH）がストレスとグルココルチコイドの血中濃度の低下に応答して，ACTHの分泌を促す.	タンパク質分解の増加（肝臓は除く）. 糖新生と脂肪分解を促進し，ストレスに対する抵抗を強める. 炎症を弱め免疫反応を抑える.
アンドロゲン（主としてデヒドロエピアンドロステロンまたはDHEA）網状帯細胞から分泌	ACTHが分泌を促進する.	両方の性において，初期の腋窩毛および恥毛の発育を助ける. 女性では性欲に関連し更年期以降はエストロゲンの供給源となる.
——副腎皮質		
副腎髄質ホルモン ADRENAL MEDULLA HORMONES		
アドレナリンとノルアドレナリン クロム親和細胞から分泌	交感神経節前ニューロンからのアセチルコリン放出により分泌が促進される.	ストレスのあいだ，自律神経系（ANS）の交感神経の働きを高める効果がある.
——副腎髄質		

18.10 膵　島

目　標

• 膵島の位置，組織，ホルモン，内分泌機能を述べる.

　膵臓 pancreas（pan- ＝すべて；-creas ＝肉）は内分泌腺であり，また外分泌腺でもある. 内分泌機能についてはここで議論するが，外分泌機能については24章で，消化器系とともに記載する. 膵臓は平たい器官で約12.5～15 cmの長さである. これは小腸の最初の部分である十二指腸が迂曲している部分にあり，膵頭，膵体，膵尾からなる（図18.17a）. 約99％の膵臓の細胞は**腺房acini** とよばれる集合体の配置をとっている. 腺房は消化酵素を産生し，消化酵素は導管のネットワークを通って消化器官へ流れ込む. 外分泌腺の腺房のあいだに点々と，**膵島 pancreatic islets**，または**ランゲルハンス島 islets of Langerhans** とよばれる100万～200万個の内分泌組織の小さな塊が散在する（図18.17b, c）. 膵臓は，内分泌，外分泌部分ともに，毛細血管に富んでいる.

膵島の細胞のタイプ

　一つ一つの膵島は4つのタイプのホルモンを分泌する細胞を含む：

1. **アルファ（α）細胞 alpha cell** または**A細胞 A cells** は膵島の細胞の17％を構成し，**グルカゴン glucagon** を分泌する.
2. **ベータ（β）細胞 beta cell** または**B細胞 B cells** は膵島の細胞の70％を構成し，**インスリン insulin** を分泌する.
3. **デルタ（δ）細胞 delta cell** または**D細胞 D cells** は膵島の細胞の7％を構成し，**ソマトスタチン somatostatin** を分泌する.
4. **F細胞 F cells** は膵島の細胞の残りを構成し，**膵ポリペプチド pancreatic polypeptide** を分泌する.

　4種の膵臓ホルモンの相互作用は複雑であり完全には理解されていない. しかし，グルカゴンは血糖値を上げ，インスリンは下げる. ソマトスタチンはパラクリン様に作用し，隣接したアルファ細胞，ベータ細胞からのグルカゴンとインスリンの放出を抑制する. ソマトスタチンは循環ホルモンとして働く場合もあり，消化管からの栄養素の吸収を遅くする. さらに，ソマトスタチンは成長ホルモンの分泌を抑制する. 膵臓ポリペプチドはソマトスタチン分泌，胆嚢収縮，膵臓からの消化酵素の分泌を抑制する.

図 18.17　膵臓の位置，血液供給，組織.

膵臓ホルモンは血中グルコース濃度を調節する.

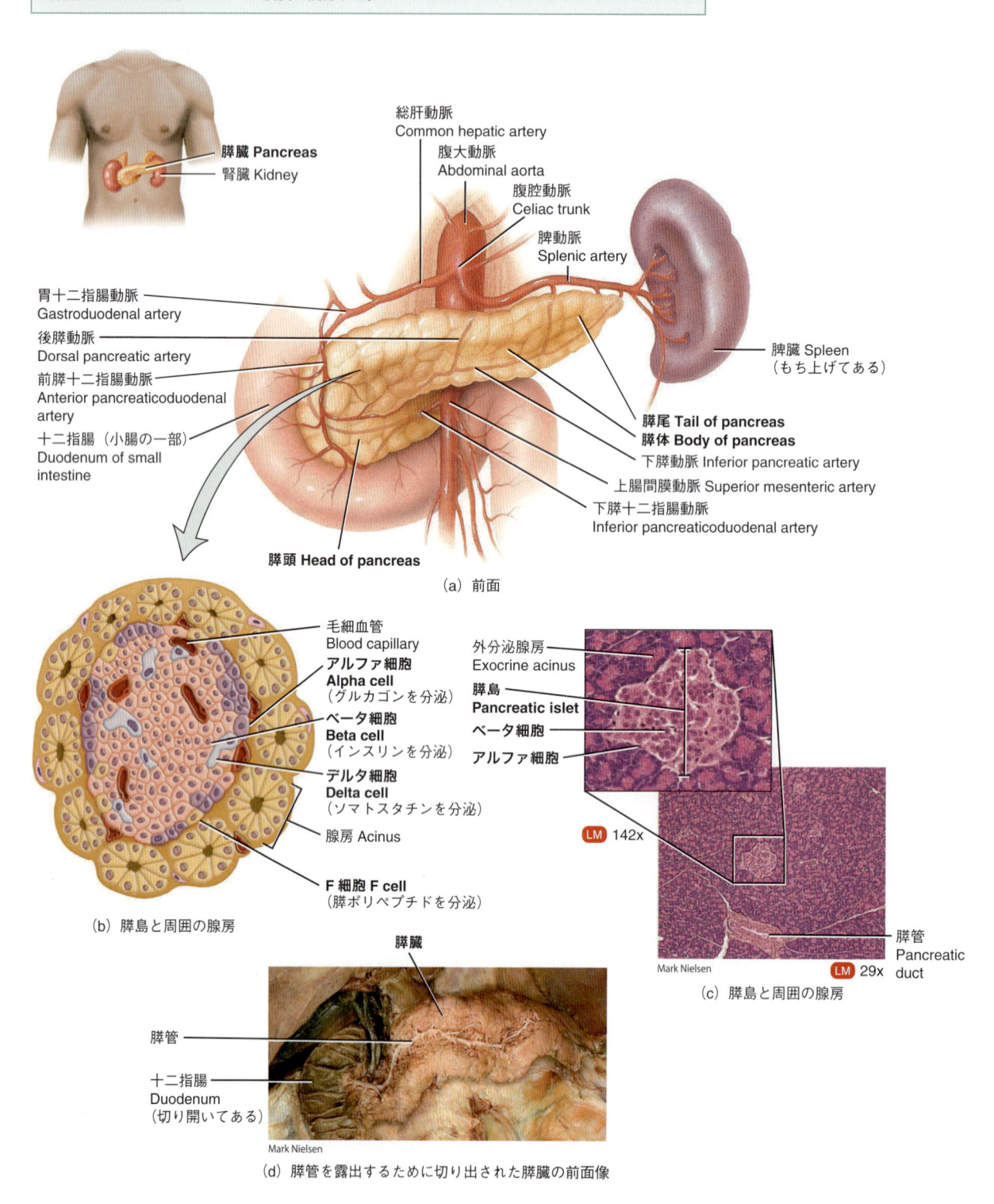

総肝動脈
Common hepatic artery

腹大動脈
Abdominal aorta

腹腔動脈
Celiac trunk

脾動脈
Splenic artery

膵臓 Pancreas
腎臓 Kidney

胃十二指腸動脈
Gastroduodenal artery

後膵動脈
Dorsal pancreatic artery

前膵十二指腸動脈
Anterior pancreaticoduodenal
artery

十二指腸（小腸の一部）
Duodenum of small
intestine

脾臓 Spleen
（もち上げてある）

膵尾 Tail of pancreas
膵体 Body of pancreas
下膵動脈 Inferior pancreatic artery
上腸間膜動脈 Superior mesenteric artery
下膵十二指腸動脈
Inferior pancreaticoduodenal artery

膵頭 Head of pancreas

（a）前面

毛細血管
Blood capillary

アルファ細胞
Alpha cell
（グルカゴンを分泌）

ベータ細胞
Beta cell
（インスリンを分泌）

デルタ細胞
Delta cell
（ソマトスタチンを分泌）

腺房 Acinus

F 細胞 F cell
（膵ポリペプチドを分泌）

（b）膵島と周囲の腺房

外分泌腺房
Exocrine acinus

膵島
Pancreatic islet

ベータ細胞

アルファ細胞

LM 142x

Mark Nielsen

LM 29x

膵管
Pancreatic
duct

（c）膵島と周囲の腺房

膵臓

膵管

十二指腸
Duodenum
（切り開いてある）

Mark Nielsen

（d）膵管を露出するために切り出された膵臓の前面像

Q 膵臓は外分泌腺か，または内分泌腺か？

グルカゴンとインスリン分泌の調節

グルカゴンの主作用は，血中グルコース濃度が正常値以下に落ち込んだ時，血中グルコース濃度を上げることである．一方インスリンは，血中グルコース濃度が高すぎる時にこれを下げる．グルカゴンとインスリンの分泌は，血中グルコース濃度によるネガティブフィードバックを介して調節される（図 18.18）：

❶ 低い血中グルコース濃度（低血糖）は膵島のアルファ細胞からのグルカゴン分泌を刺激する．

❷ グルカゴンは肝細胞に作用し，グリコーゲンのグルコースへの変換（グリコーゲン分解）を促進し，乳酸と特定のアミノ酸からのグルコース合成（糖新生）を促進する．

❸ その結果として，肝細胞はグルコースをより速く血中に放出し，血中グルコース濃度は上昇する．

❹ もし，血中グルコースが上昇し続けると高い血中グルコース濃度（高血糖）はグルカゴンの分泌を抑制する（ネガティブフィードバック）．

❺ 高い血中グルコース濃度（高血糖）は膵島のベータ細胞からのインスリン分泌を刺激する．

❻ インスリンは体内のさまざまな細胞で，グルコースの細胞内への促進拡散を加速し，グルコースからグリコーゲンへの変換（グリコーゲン生成）を加速し，体細胞へのアミノ酸取込みを促進し，細胞内でのタンパク質合成を促進し，脂肪酸の合成（脂質生成）を速め，グリコーゲンからグルコースへの変換（グリコーゲン分解）を遅くし，乳酸とアミノ酸からのグルコース生成（糖新生）を遅くする．

❼ その結果血中グルコース濃度は下がる．

❽ もし，血中グルコース濃度が正常値以下に低下すると，低い血中グルコース濃度はインスリンの分泌を抑制する（ネガティブフィードバック）．

血中グルコース濃度はインスリン放出の最も重要な刺激だが，いくつかのホルモンや神経伝達物質もインスリンやグルカゴンの放出を調節している．前に述べた血中グルコース濃度に対する反応に加えて，グルカゴンはインスリン放出を直接に刺激し，インスリンはこれとは反対にグルカゴン分泌を抑制する．血中グルコース濃度が低下し，インスリン分泌が少なくなると，インスリンによるアルファ細胞への抑制が解除され，アルファ細胞はグルカゴンの分泌量を増すことができる．成長ホルモン（GH）と ACTH は血中グルコース濃度を上げるので，間接的に，インスリン分泌を刺激することになる．

インスリン分泌は次のものにより刺激される：

- 神経伝達物質アセチルコリン．これは膵島に軸索を送っている副交感神経の迷走神経線維の末端から放出される．
- アミノ酸のアルギニンとロイシン．これらはタンパク質の多い食事の後，血中の濃度が高くなる．
- グルコース依存性インスリン分泌刺激ポリペプチド glucose-dependent insulinotropic polypeptide (GIP)＊．これは小腸の腸管内分泌腺細胞から，消化管内にグルコースが存在することに反応して放出されるホルモンである．

————
＊ GIP：GIP はこれまで消化管抑制性ペプチド gastric inhibitory peptide とよばれていたが，名前が変更された．理由は生理学的濃度においては，胃機能に対する抑制効果は無視できるからである．

図 18.18　グルカゴン（青矢印）とインスリン（橙矢印）分泌のネガティブフィードバック調節．

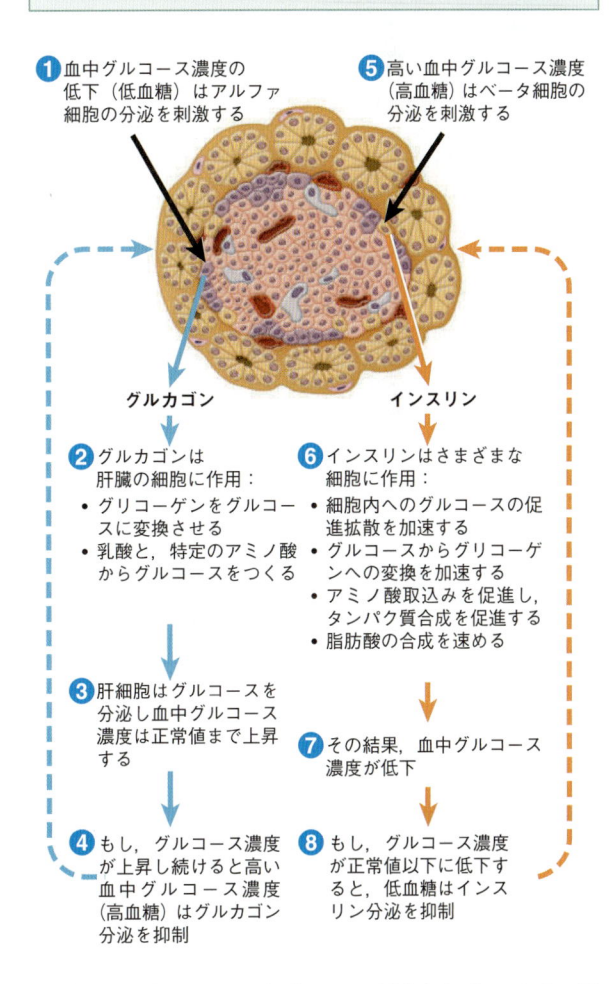

血中グルコース濃度の低下はグルカゴン分泌を刺激し，血中グルコース濃度の上昇はインスリン分泌を刺激する．

Q グリコーゲン分解は血中グルコース濃度を上げるのか？　下げるのか？

このように，炭水化物とタンパク質両方を含む食品の消化と吸収が，インスリン放出のための強い刺激となる．

グルカゴン分泌は次のものにより，刺激される：

- 運動などの際に起る，自律神経系の交感神経の活動の増加．
- 血中グルコース濃度が低い時に，血中アミノ酸が増加した時．これは主としてタンパク質を含む食事の後などに起る．

表 18.9 に膵臓で産生されるホルモン，分泌の調節と主な作用を要約する．

> チェックポイント
>
> **21.** どのように血中のグルカゴンとインスリンの濃度は調節されているか．

22. 炭水化物やタンパク質に富んだ食事と対比して，運動はインスリンとグルカゴンの分泌にどのような効果を及ぼすか．

18.11 卵巣と精巣

目標

- 卵巣と精巣の位置，ホルモン，男性と女性の性腺の機能について述べる．

性腺 gonads とは，男性ならば精子，女性ならば卵子という配偶子を産生する器官をさす．性腺は生殖機能に加えてホルモンを分泌する．**卵巣 ovaries** は骨盤腔に

表18.9	膵島の要約		
ホルモンとその分泌細胞		**分泌の調節**	**主な作用**
グルカゴン Glucagon 膵島のアルファ細胞より分泌	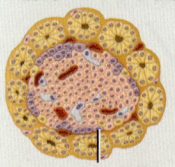 アルファ細胞	血中のグルコース濃度の低下，運動，タンパク質を主体とした食事が分泌を刺激．ソマトスタチンとインスリンが分泌を抑制．	肝臓においてグリコーゲン分解を促進し，血中グルコース濃度を上げる．肝臓において他の栄養素をグルコースに変換し（糖新生），グルコースを血中に放出する．
インスリン Insulin 膵島のベータ細胞より分泌	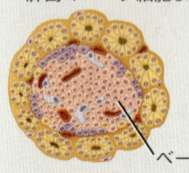 ベータ細胞	血中のグルコース濃度の上昇，アセチルコリン（迷走神経から放出される），グルカゴン，GIP，GH，ACTH が分泌を刺激．ソマトスタチンが分泌を抑制．	細胞内へのグルコース輸送を加速し，グルコースをグリコーゲンに変換し（グリコーゲン生成），グリコーゲン分解と糖新生を減少させることにより，血中グルコース濃度を下げる．脂質生成を増加させ，タンパク質合成を刺激する．
ソマトスタチン Somatostatin 膵島のデルタ細胞より分泌	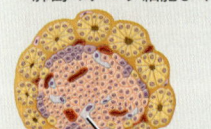 デルタ細胞	膵ポリペプチドが分泌を抑制．	インスリンとグルカゴンの分泌を抑制し，消化管からの栄養素の吸収を遅くする．
膵ポリペプチド Pancreatic polypeptide 膵島の F 細胞より分泌	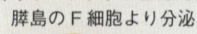 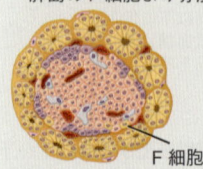 F 細胞	タンパク質を含んだ食事，絶食，運動，急性低血糖が分泌を刺激．ソマトスタチンと血中グルコース濃度の上昇が分泌を抑制．	ソマトスタチン分泌，胆嚢収縮，膵臓の消化酵素の分泌を抑制する．

位置する卵形の一対の臓器であるが，これは２種の**エストロゲン estrogens**（エストラジオールとエストロン）と**プロゲステロン progesterone** を含む数種のステロイドホルモンを産生する．これらの女性ホルモンは，下垂体前葉からの卵胞刺激ホルモン folliclestimulating hormone（FSH）や黄体化ホルモン luteinizing hormone（LH）とともに，月経周期を調節し，妊娠を維持し，乳腺からの乳汁分泌の準備をする．これらは思春期に乳房を大きくし，腰幅を広げ，女性の二次性徴の維持を助けている．卵巣は**インヒビン inhibin** も産生する．これは FSH の分泌を抑制する．妊娠中，卵巣と胎盤はペプチドホルモンの**リラキシン relaxin**（RLX）を産生し，これは，妊娠中，恥骨結合の柔軟性を高め，出産に際して子宮頸を弛緩させることで，産道を拡張させ胎児が容易に通り抜けられるようにする．

　男性の性腺である**精巣 testes** は陰囊の中にある卵形の腺である．精巣で産生され分泌される主なホルモンは，**テストステロン testosterone** であり，これは**アンドロゲン androgen** すなわち男性ホルモンの一つである．テストステロンは精子の産生を調節し，髭や声の低音化などの男性の二次性徴の発達を促し維持する．精巣もまた FSH の分泌を抑制するインヒビンを産生する．卵巣と精巣の細かい構造と性ホルモンの特別な働きに関しては 28 章で述べる．

　表 18.10 に卵巣と精巣で産生されるホルモンとその主な作用を要約する．

チェックポイント

23. なぜ卵巣と精巣は配偶子がつくられる器官であると同時に内分泌腺として分類されるのか．

18.12 松果体と胸腺

目　標

- 松果体の位置，組織，ホルモン，機能について述べる．
- 免疫における胸腺の役割を述べる．

　松果体 pineal gland（pineal ＝松笠状の）は第３脳室の屋根の正中線上についている小さな内分泌腺である（図 18.1 参照）．これは視床上部の一部であり，２つの上丘のあいだに挟まれた 0.1 ～ 0.2 g の大きさの塊である．脳軟膜からなる被囊に包まれた腺はグリア細胞と**松果体細胞 pinealocytes** とよばれる分泌細胞が集まったものである．

　松果体は，セロトニンからつくられるアミンホルモンの一種，**メラトニン melatonin** を分泌する．生体の生物時計は視床下部の視交叉上核で調節されているが，メラトニンは，この生物時計を設定するのに役割を果している．メラトニンは明るいところより暗闇で産生が高いので，誘眠を助けていると考えられる．眼（網膜）からの視覚入力に反応して視床の視交叉上核は上頸神経節の交感神経節後ニューロンを刺激する．これは次に松果体の松果体細胞を刺激し，昼は低濃度の，夜は高濃度のメラトニンを，リズミックなパターンで分泌させる．睡眠のあいだ，血中のメラトニンは 10 倍に上昇し，目覚める前に再び元の低レベルに戻る．経口的に投与された少量のメラトニンは眠気をさそい，概日リズムをリセットする．この効果は，交互に昼夜の勤務をしなければならない人にとっては有用かもしれない．メラトニンは強い抗酸化作用をもつので，酸素のフリーラジカルの害から守る働きもしているのかもしれない．

　繁殖季節をもつ動物ではメラトニンは生殖機能を抑制している．しかし，人間でメラトニンが生殖機能に影響を与えるかどうかはまだわかっていない．メラトニンレベルは子どもで高く，大人になるにつれ，年齢とともに低下する．思春期や性的成熟の開始とメラトニン分泌が関係するという証拠はないが，メラトニンは数種の動物で性腺の萎縮を起すので，概日リズムのリセットのために投与する前に，人間の生殖機能に与える副作用を調べることが必要と思われる．

表 18.10	卵巣と精巣のホルモンの要約
ホルモン	**主な作用**
卵巣ホルモン **OVARIAN HORMONES**	
エストロゲンとプロゲステロン 卵巣 Ovaries	下垂体前葉の性腺刺激ホルモンとともに女性の性周期を調節し，妊娠を維持し，乳腺からの乳汁分泌の準備を調節し，女性の二次性徴の発達と維持を行う．
リラキシン（RLX）	妊娠中，恥骨結合の柔軟性を高め，陣痛と分娩の時，子宮頸部の弛緩を助ける．
インヒビン	下垂体前葉からの FSH 分泌を抑制．
精巣ホルモン **TESTICULAR HORMONES**	
テストステロン 精巣 Testes	胎児期の精巣下降を促し，精子の産生を調節し，男性の二次性徴の発達と維持を行う．
インヒビン	下垂体前葉からの FSH 分泌を抑制．

⚕ 臨床関連事項

季節性情動障害と時差ぼけ

　季節性情動障害 seasonal affective disorder（SAD）は，ある人びとに冬のあいだ昼の時間が短くなると起るうつ（鬱）症状である．これは一部，メラトニンの過剰産生によると考えられている．人工的な照明に繰り返し曝すという全波長ブライトライト治療（太陽光と同じ明るさの人工照明に数時間繰り返し曝す方法）で症状が軽減する人もいる．時差のある地域を旅行する人が悩まされる時差ぼけの場合も，明るい光に3〜6時間さらされると回復が速まるようである．

　胸腺 thymus は胸骨の後ろ，両肺のあいだに位置する．免疫における機能という面から，詳細は22章で述べる．胸腺で産生されるホルモンは，**サイモシン thymosin**，**胸腺液性因子 thymic humoral factor（THF）**，**胸腺因子 thymic factor（TF）** および **サイモポイエチン thymopoietin** である．これらはT細胞（白血球の一型であり微生物や異物を破壊する働きがある）の成熟を促進し，老化過程を遅らせるのではないかと考えられている．

チェックポイント

24. メラトニンと睡眠の関係はどうなっているか．
25. 免疫に働く胸腺のホルモンはどれか．

18.13 他の内分泌組織と器官，エイコサノイド，成長因子

目標

- 内分泌腺以外の組織や器官の細胞が分泌するホルモンの機能について要点を述べる．
- エイコサノイドと成長因子の作用について述べる．

他の内分泌組織や器官からのホルモン

　本章のはじめで学んだように，通常内分泌腺としては分類されない器官の細胞も内分泌機能をもち，ホルモンを分泌する．これらのいくつか，例えば視床下部，胸腺，膵臓，卵巣，精巣，について本章で学んだ．表 18.11でほかの内分泌腺以外の器官と組織，それらのホルモンと作用が概観できる．

エイコサノイド

　エイコサノイド分子の2つのファミリー：**プロスタグランジン prostaglandins（PGs）** と **ロイコトリエン**

表 18.11	内分泌腺以外の器官と組織から産生されるホルモンの要約	
ホルモン		**主な作用**
皮膚 SKIN		
コレカルシフェロール Cholecalciferol		活性型ビタミンDのカルシトリオールの合成に役割を果す．
消化管 GASTROINTESTINAL TRACT		
ガストリン Gastrin		胃液の分泌を促進し，胃の運動を増す．
グルコース依存性インスリン分泌刺激ポリペプチド Glucose-dependent insulinotropic polypeptide (GIP)		膵臓のベータ細胞からのインスリン放出を刺激する．
セクレチン Secretin		膵液と胆汁の分泌を刺激する．
コレシストキニン Cholecystokinin (CCK)		膵液の分泌を刺激し，胆嚢からの胆汁放出を調節し，食後の満腹感をもたらす．
胎盤 PLACENTA		
絨毛性性腺刺激ホルモン Chorionic gonadotropin (CG)		卵巣の黄体を刺激し，妊娠中エストロゲンとプロゲステロンの産生を持続させる．
エストロゲンとプロゲステロン Estrogens and progesterone		妊娠を維持し，乳腺からの乳汁分泌の準備をする．
絨毛性ソマトマンモトロピン Chorionic somatomammotropin (CS)		乳汁分泌のために乳腺を発達させる．
腎臓 KIDNEYS		
レニン Renin		血管収縮とアルドステロン分泌を起すことで血圧を上げる一連の反応の一部を担う．
エリスロポエチン Erythropoietin (EPO)		赤血球の産生速度を速める．
カルシトリオール* Calcitriol（ビタミンDの活性型）		食事中のカルシウムとリンの吸収を助ける．
心臓 HEART		
心房性ナトリウム利尿ペプチド Atrial natriuretic peptide (ANP)		血圧を下げる．
脂肪組織 ADIPOSE TISSUE		
レプチン Leptin		食欲を抑える；FSHとLHの活性を増加させるらしい．

*合成は皮膚で始まり，肝臓で持続され，腎臓で終る．

leukotrienes（LTs）は，赤血球以外のほとんどすべての体細胞にみつかっており，これらは化学・機械刺激に応答する局所ホルモン（パラクリンまたはオートクリン）として働く．これらは細胞膜のリン脂質である **アラキドン酸 arachidonic acid** とよばれる20個の炭素をもつ脂肪酸を分解して合成される．アラキドン酸から，それぞれ異なった酵素反応により，PGs または LTs が生成

される．**トロンボキサン thromboxane（TX）**は，修飾された PG であり，血管を収縮させ，血小板の活性化を促進する．エイコサノイドは血中では微量しかみられないが，これらは急速な不活性化を受けるので短時間しか存在しない．

エイコサノイドはその作用を及ぼすため，標的細胞の細胞膜の受容体に結合し，cAMP のようなセカンドメッセンジャーの合成を刺激したり抑制したりする．ロイコトリエンは白血球の走化性（化学物質のほうに引きよせられる性質）を刺激して炎症反応を仲介する．プロスタグランジンは平滑筋の収縮，腺分泌，血流，生殖過程，血小板機能，呼吸，神経インパルスの伝導，脂肪代謝および免疫反応を変える．これらはさらに炎症，発熱，痛みの増強などの作用をもつ．

🩺臨床関連事項

非ステロイド系抗炎症薬

　1971 年に科学者はなぜアスピリンが効くかという長いあいだの疑問を解くことができた．アスピリンや，それに関連するイブプロフェンのような**非ステロイド系抗炎症薬 nonsteroidal anti-inflammatory drugs（NSAIDs）**は，プロスタグランジン合成の際，鍵となる酵素シクロキシゲナーゼ cyclooxygenase（COX）を抑制するのである．NSAID はリウマチ性関節炎からテニス肘に至るまで，広く炎症性疾患の治療に用いられている．NSAID が熱を下げ，痛みを和らげ，炎症を抑えるということは，プロスタグランジンがこれらの症状の原因であることを示している．

成長因子

　先に述べたホルモンのいくつか（インスリン様成長因子，サイモシン，インスリン，甲状腺ホルモン，成長ホルモン，プロラクチン，エリスロポエチン）は，細胞の成長と分裂を促進する．さらに，最近発見された数種のホルモンは，**成長因子 growth factors** とよばれ，組織の発達，成長，修復に重要な役割を果している．成長因子は**細胞分裂促進物質 mitogenic substances** であり，細胞の分裂を促進することで，成長を起す．多くの成長因子はオートクリンとかパラクリンとして局所的に作用する．

　6 つの重要な成長因子の産生場所と作用を表 18.12 に示してある．

チェックポイント

26. 消化管，胎盤，腎臓，皮膚，脂肪組織，心臓からはどのようなホルモンが分泌されるか．
27. プロスタグランジン，ロイコトリエン，成長因子の作用とはなにか．

表 18.12	主な成長因子の要約
成長因子	**解　説**
上皮成長因子 Epidermal growth factor（EGF）	顎下（唾液）腺で産生される．上皮細胞，線維芽細胞，ニューロン，星状膠細胞（アストログリア〔細胞〕）の増殖を刺激する．ある種の腫瘍細胞と胃からの胃液分泌を抑える．
血小板由来増殖因子 Platelet-derived growth factor（PDGF）	血中の血小板で産生される．グリア細胞，平滑筋線維，線維芽細胞の増殖を刺激．創傷治癒に役割を担うようである．動脈硬化症の発症に関与する．
線維芽細胞増殖因子 Fibroblast growth factor（FGF）	下垂体と脳で発見された．胎生期中胚葉に由来する多くの細胞（線維芽細胞，副腎皮質細胞，平滑筋線維，軟骨細胞，内皮細胞）の増殖を刺激．新しい血管の形成を促進（血管新生）．
神経成長因子 Nerve growth factor（NGF）	顎下（唾液）腺と脳の海馬で産生される（訳注：大脳皮質でも産生される）．胎生期の神経節細胞の成長を刺激し，交感神経系を維持し，ニューロンの成長と分化を促す．
腫瘍血管新生因子 Tumor angiogenesis factors（TAFs）	正常細胞および癌細胞で生成される．新しい血管の成長と臓器の再生と創傷治癒を促す．
形質転換成長因子 Transforming growth factors（TGFs）	さまざまな細胞で 2 つの分子として産生される．これらは，TGF-α と TGF-β とよばれる．TGF-α は上皮増殖因子と類似した活性をもち，TGF-β は多くの型の細胞の増殖を抑制する．

18.14 ストレス反応

目　標

・生体がどのようにストレスに反応するかを述べる．

　私たちの日常からすべてのストレスを取り除くことは不可能である．あるストレスは**ユーストレス eustress** とよばれるが，これは私たちに挑戦する意欲を起すなどよい方向に働く．一方**ディストレス distress** とよばれるストレスもあり，これは有害である．ストレス反応を引き起す刺激はすべて，**ストレッサー stressor** とよばれる．ほとんどどんな障害もストレッサーとなりうる．熱さ，寒さ，環境からの毒物，細菌の出す毒素，傷や手術での大量出血，強い情動反応などすべてそうである．ストレッサーは気持がよいものも悪いものもあり，また人によりその受け止め方は異なり，同じ人でも場合によって異なる．

あなたのからだのホメオスタシスの機序はストレスに対抗しようとする．うまく調節されると，内部環境は生理的限界の範囲内に留まるが，もしストレスが極端だったり，ふつう起らないものだったり，長期間続けば，正常の機序では十分には対抗できないこともある．1936年にストレス研究の開拓者であるハンス・セリエは，さまざまなストレス状態や害になるような物質は同じようなからだの変化を引き起すことを示した．このような変化は**ストレス反応 stress response** とか**一般適応症候群** general adaptation syndrome (GAS) とよばれ，主として視床下部でコントロールされる．ストレス反応は，最初の (1) 闘争か逃走反応，よりゆっくりした (2) 抵抗反応，そして最後の (3) 疲弊，の3段階で起る．

闘争か逃走反応

闘争か逃走反応 fight-or-flight response は，視床下部から，副腎髄質を含む自律神経系 (ANS) のうち交感神経系への神経インパルスにより始まり，物理的活動のためにすぐに使える生体の資源を速やかに動員する (図 18.19a)．この反応は，危険を避けるために最も活動している器官に大量のグルコースと酸素を運ぶ．その器官とは，はっきりと覚醒状態にならねばならない脳，攻撃してくるものと闘うかまたはそこから逃げるための骨格筋，そして，脳と筋に十分な血液を供給するために懸命に働かねばならない心臓である．闘争か逃走反応のあいだ，消化とか排尿，生殖などの緊急に必要とされない生体の活動は抑えられる．腎臓への血流の減少はレニンの放出を促進し，レニン-アンジオテンシン-アルドステロン経路を動かす (図 18.15 参照)．アルドステロンにより腎臓ではナトリウムイオンの保留が起り，それに伴う水の保留，血圧の上昇が起る．重度の出血の場合，水の保留は体液の保存を助けることになる．

抵抗反応

ストレス反応の第2段階は**抵抗反応 resistance reaction** である (図 18.19b)．視床下部からの神経インパルスで始まり，短い期間で終る闘争か逃走反応とは異なり，抵抗反応の大部分は，視床下部の放出ホルモンによって始まり，より長く続く．この反応にかかわるのは副腎皮質刺激ホルモン放出ホルモン corticotrophin-releasing hormone (CRH)，成長ホルモン放出ホルモン growth hormone-releasing hormone (GHRH)，甲状腺刺激ホルモン放出ホルモン thyrotropin-releasing hormone (TRH) である．

CRH が下垂体前葉を刺激し ACTH を分泌させる．これは次に副腎皮質を刺激してコルチゾールの分泌を起す．コルチゾールは次に肝細胞での糖新生を促進し，トリグリセリドから脂肪酸への分解（脂肪分解）を促進し，

タンパク質からアミノ酸への異化を促進する．からだの組織はその結果できたグルコース，脂肪酸，アミノ酸を用いて ATP を産生したり，傷害を受けた細胞を修復したりする．コルチゾールは炎症も抑える．

2番目の視床下部の放出ホルモンの GHRH は下垂体前葉から成長ホルモン (GH) を分泌させる．インスリン様成長因子 IGF を介して作用すると同時に，GH は肝臓での脂肪分解とグリコーゲンからグルコースへの分解を促進する．3番目の視床下部の放出ホルモン TRH は下垂体前葉から甲状腺刺激ホルモン (TSH) を分泌させる．TSH は甲状腺ホルモンの分泌を促進し，甲状腺ホルモンは ATP を産生するためにグルコース消費を上昇させる．GH と TSH の協調作用によって，代謝の盛んな細胞に追加の ATP が供給される．

抵抗期は闘争か逃走反応が消退した後も，長期にわたって生体がストレッサーと闘うのを助けていく．一般には私たちはストレス状態を切り抜けて，生体は正常に戻る．しかしながら時には，抵抗期にストレッサーとの闘いに負け，生体は疲弊状態に陥ってしまう．

疲　弊

生体の栄養素が極度に枯渇し，抵抗期を支えきれないと，続いて**疲弊 exhaustion** が起る．抵抗反応に関与する高い濃度のコルチゾールとか他のホルモンに長期間曝されていると，筋の消耗，免疫系の抑制，消化管の潰瘍，膵臓の細胞の機能喪失などが引き起される．さらに，ストレッサーが取り除かれた後でも抵抗反応が持続して，病理的な変化が起ることもある．

ストレスと病気

人間の病気におけるストレスの正確な役割はわからないが，ストレスが一時的に免疫系のいくつかの要素を抑制し，これが特定の病気につながるということははっきりしている．ストレスと関係した疾患には，胃炎，潰瘍性大腸炎，腸管過敏症，高血圧，喘息，リウマチ性関節炎 (RA)，片頭痛，不安，抑うつがある．ストレス下にある人びとは慢性疾患を発症したり，若死にしたりする危険性が高くなる．

インターロイキン1は，免疫系のマクロファージから分泌されるサイトカインであるが (18.6節 "ACTH" 参照)，ストレスと免疫系のあいだをつなぐ重要な因子である．インターロイキン1の作用の一つは ACTH の分泌促進であり，ACTH は次にコルチゾール産生を刺激する．コルチゾールはストレスと炎症への抵抗に働くだけでなく，インターロイキン1のさらなる産生を抑制する．このように免疫系がストレス反応のスイッチを入れ，そしてその結果産生されるコルチゾールが免疫系のメディエーターのスイッチを切る．このネガティブ

図 18.19 **ストレス反応時のストレッサー（ストレスの原因）に対する反応.** (a) の赤矢印（ホルモンの反応）と緑矢印（神経系の反応）は即時の闘争か逃走反応を示し，(b) の黒矢印は長期にわたる抵抗反応を示す.

> ストレッサーは視床下部を刺激し，闘争か逃走反応や抵抗反応を惹起する.

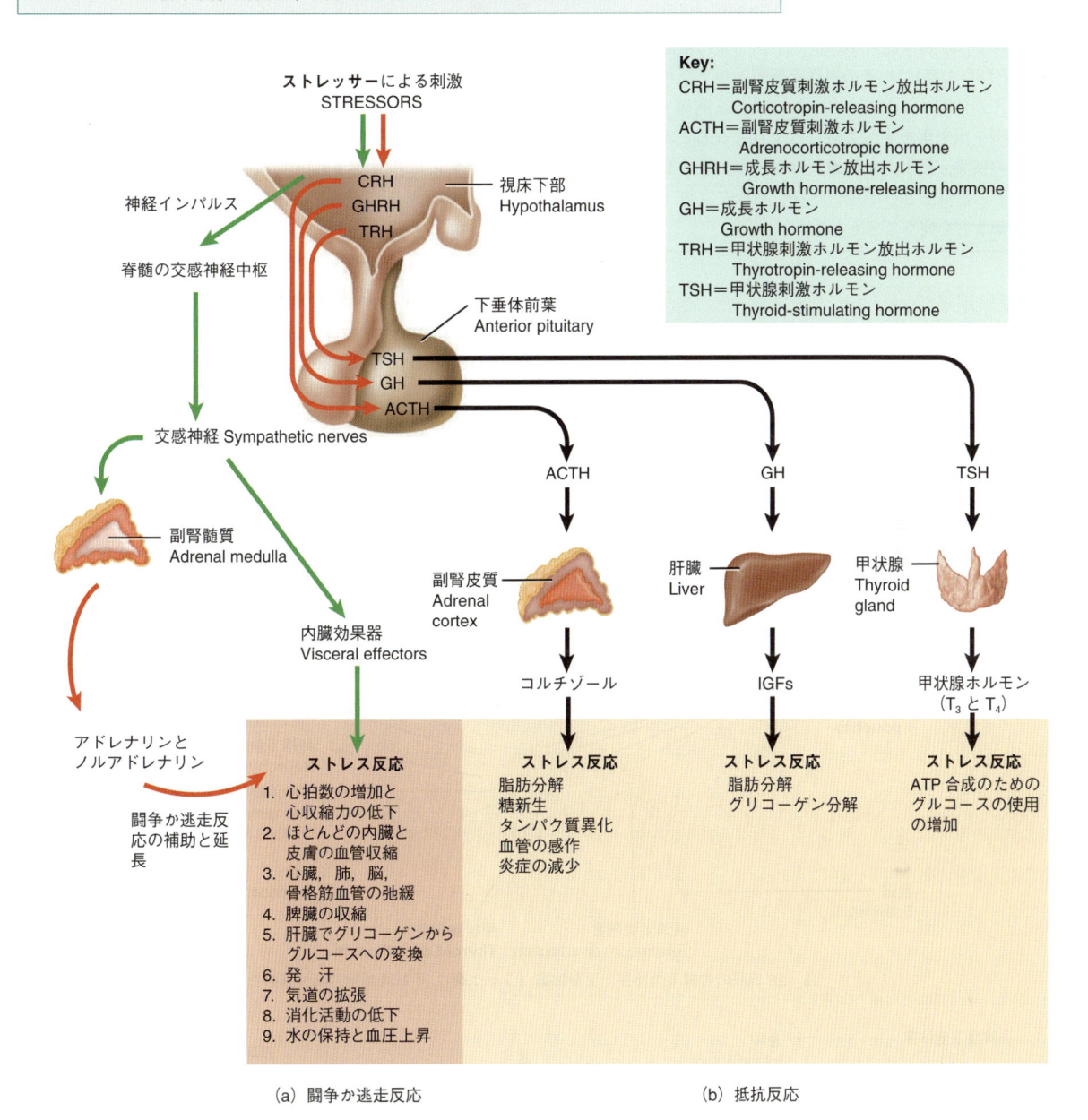

Key:
CRH＝副腎皮質刺激ホルモン放出ホルモン
 Corticotropin-releasing hormone
ACTH＝副腎皮質刺激ホルモン
 Adrenocorticotropic hormone
GHRH＝成長ホルモン放出ホルモン
 Growth hormone-releasing hormone
GH＝成長ホルモン
 Growth hormone
TRH＝甲状腺刺激ホルモン放出ホルモン
 Thyrotropin-releasing hormone
TSH＝甲状腺刺激ホルモン
 Thyroid-stimulating hormone

（a）闘争か逃走反応　　　　（b）抵抗反応

Q ストレス反応とホメオスタシスの基本的な違いはなにか？

フィードバックシステムが，免疫反応の目標が達成された後，それをチェックし続けるのである．この活性があるので，コルチゾールや他のグルココルチコイドは，臓器移植を受ける人のために免疫抑制薬として使われるのである．

臨床関連事項

トラウマ後ストレス症候群

　トラウマ（心的外傷）後ストレス症候群 post-traumatic stress disorder（PTSD）は肉体的，または精神的にストレスが高い事件を体験したか，みたか，または知った個人に起りうる不安神経症である．PTSD の直接の原因は，そ

の出来事に伴う特定のストレッサーのようにみえる．ストレッサーとなるのは，テロ，捕虜になること，刑務所に入れられること，徴兵，ひどい事故，拷問，性的・肉体的虐待，暴力的犯罪，学校での銃撃，虐殺，自然災害などである．米国では PTSD は女性の 10％，男性の 5％に影響を与えている．PTSD の症状は，その事件を悪夢とかフラッシュバックとして追体験するとか，ストレッサーと関係する活動・人・場所・出来事をすべて避けるようになるとか，興味・やる気の喪失，集中力の欠如，いらいらする，不眠などである．その治療法として，抗うつ剤，精神安定剤，抗不安薬，向精神薬などを使うこともある．

チェックポイント

28. ストレスの際の視床下部の中心的な役割はなにか．
29. 闘争か逃走反応，抵抗反応，疲弊の期間に身体的にどのような反応が起きるか．
30. ストレスと免疫系はどのようにかかわっているか．

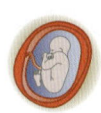

18.15 内分泌系の発生

目 標

・内分泌腺の発生について述べる．

　内分泌系の場合は，他の器官系と違って，ある限局した部位から発生するわけではない．すでに学んだように，内分泌器官は全身にわたって分布しているからである．
　受精後約 3 週間で，**下垂体** pituitary gland（hypophysis）が**外胚葉** ectoderm の 2 つの異なった領域から発生し始める．**下垂体後葉** posterior pituitary（**神経下垂体** neurohypophysis）は，視床下部の底部にある**神経下垂体芽** neurohypophyseal bud とよばれる外胚葉の伸長した部分に由来する（図 18.20）．**漏斗部** infundibulum も神経下垂体芽の一部であるが，後葉と視床下部をつな

図 18.20 内分泌系の発生．

内分泌系の腺は 3 つの胚葉：内胚葉，中胚葉，外胚葉から発生する．

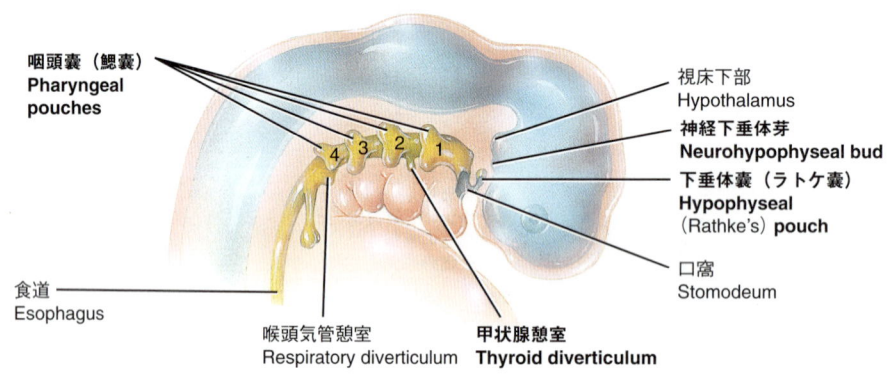

咽頭嚢（鰓嚢）
Pharyngeal pouches

食道
Esophagus

喉頭気管憩室
Respiratory diverticulum

甲状腺憩室
Thyroid diverticulum

視床下部
Hypothalamus

神経下垂体芽
Neurohypophyseal bud

下垂体嚢（ラトケ嚢）
Hypophyseal
（Rathke's）**pouch**

口窩
Stomodeum

(a) 28 日胚の神経下垂体芽，下垂体嚢（ラトケ嚢），甲状腺憩室，咽頭嚢の位置

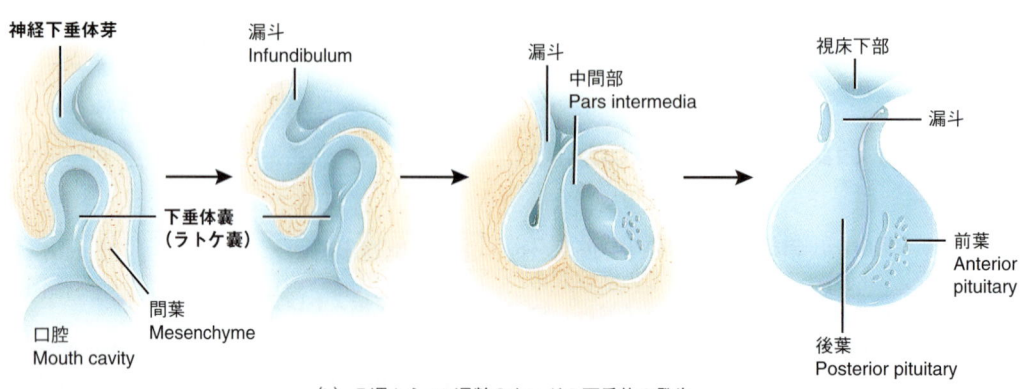

神経下垂体芽

漏斗
Infundibulum

漏斗

中間部
Pars intermedia

視床下部

漏斗

下垂体嚢
（ラトケ嚢）

前葉
Anterior pituitary

口腔
Mouth cavity

間葉
Mesenchyme

後葉
Posterior pituitary

(b) 5 週から 16 週齢のあいだの下垂体の発生

Q 発生学的に異なった組織を原基とする 2 つの内分泌腺はどれか？

いでいく．**下垂体前葉** anterior pituitary（**腺性下垂体** adenohypophysis）は，**下垂体囊** hypophyseal pouch または**ラトケ囊** Rathke's pouch とよばれる口蓋から突出した外胚葉に由来する．この囊は神経下垂体芽の方向に伸び，最後には口蓋とのつながりを失う．

甲状腺 thyroid gland は4週目に，**甲状腺憩室** thyroid diverticulum とよばれる**内胚葉** endoderm の中腹部の突出として，一対の第2咽頭囊の位置にあたる咽頭の底部から伸び始める（図 18.20 a）．この突出部は下方に向い，甲状腺の左右の側葉と，峡部へと分化する．

副甲状腺 parathyroid glands は4週目に，頭部と頸部の構造形成に関与する第3および第4**咽頭囊** pharyngeal pouches から伸びた**内胚葉**から発生する．

副腎皮質と副腎髄質は第5週に発生するが，まったく異なる発生原基に由来する．**副腎皮質** adrenal cortex は性腺をつくり出すのと同じ領域の中間**中胚葉** mesoderm に由来する．ステロイドホルモンを分泌する内分泌器官はすべて中胚葉由来である．**副腎髄質** adrenal medulla は**外胚葉**に起源をもち，**神経堤細胞** neural crest cells が腎臓の上極に移動してつくられる．神経堤細胞は交感神経節や，他の神経組織にも分化することを思い出してほしい（図 14.27 b 参照）．

膵臓 pancreas は第5週から第7週に，将来，十二指腸となる**前腸** foregut 部分の**内胚葉**が2つの突起を出し，そこから発生する（図 29.12 c 参照）．2つの突起は最後に融合して膵臓となる．卵巣と精巣の起源については 28.6 節で述べる．

松果体 pineal gland は第7週に，視床と上丘のあいだの，**間脳** diencephalon に関連した**外胚葉**の突起として生じてくる（図 14.28 d 参照）．

胸腺 thymus は第5週に第3咽頭囊および第4咽頭囊の**内胚葉**から生じる．

18.16 加齢と内分泌系

目　標

・加齢の内分泌系に対する影響を述べる．

内分泌腺の中には年を取るにつれ小さくなるものもあるが，その機能は加齢により低下する場合と，しない場合がある．下垂体前葉での成長ホルモンの産生は低下す

るが，これが筋が年を取ると萎縮する原因の一つである．甲状腺では甲状腺ホルモンの産生が年を取ると減少することが多く，代謝率を低下させ，体脂肪を増加させ，老人によくみられる甲状腺機能低下症を起す．加齢とともに甲状腺ホルモン濃度が低下することにより，下垂体へのネガティブフィードバックが減少するので，甲状腺刺激ホルモン濃度は高くなる（図 18.11 参照）．

加齢とともに，おそらくカルシウムの摂取不足から，血中 PTH 濃度が上がる．年をとった女性でも，1日 2,400 mg のカルシウムを補助食品から摂っている場合は，副甲状腺ホルモン（PTH）濃度は若い女性と同じくらい低いという研究がある．カルシトリオールとカルシトニン濃度は老人のほうが低い．血中の PTH 濃度上昇とカルシトニン濃度の低下が骨の加齢に関連した病気を引き起し，骨粗鬆症や骨折の危険性へとつながる（図 18.13 参照）．

加齢が進むと副腎には線維化が起り，コルチゾールやアルドステロンの分泌量が減る．しかしながら，アドレナリンとノルアドレナリンの産生は正常である．年齢が進むと膵臓からのインスリン分泌がゆっくりになり，グルコースに対する受容体の感受性が落ちてくる．その結果，老人の血糖値は若い人に比べて速く上昇し，ゆっくりと正常に戻るようになる．

胸腺は小児期に一番大きく，思春期以降，そのサイズは縮小し始め，胸腺組織は脂肪組織とか腺組織に置き換わる．老人では胸腺はかなり萎縮している．それでも，胸腺は免疫反応のために新しい T 細胞をずっと産生し続ける．

卵巣は加齢により小さくなり，性腺刺激ホルモンに反応しなくなる．その結果として，卵巣からのエストロゲンの分泌が減少し，骨粗鬆症や高コレステロール血症や動脈硬化症を起す．エストロゲンからのネガティブフィードバックが少なくなるので，FSH や LH の濃度は高くなる．精巣でのテストステロン産生は加齢により減少するが，ずっと年を取るまでその影響はそれほどはっきりとはわからない．多くの老人男性は，形態学的に異常な精子の数が増し，精子の動きは減少するが，正常の数の活発な精子を産生することができる．

• • •

他の生体システムへのホメオスタシスの維持のために多くの面で内分泌系が貢献していることを理解するためには，"ホメオスタシスの観点から：内分泌系" を参照しなさい．次の 19 章では，心臓血管系についてまず血液の成分と機能から入っていく．

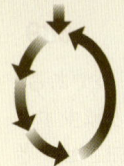

ホメオスタシスの観点から

外皮系

- アンドロゲンは腋窩毛，恥毛，皮脂腺などの成長を促進する．
- 過剰なメラノサイト刺激ホルモン（MSH）は皮膚の黒化を起す．

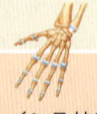

骨格系

- 成長ホルモン（GH）とインスリン様成長因子（IGFs）は骨の成長を刺激する．
- エストロゲンは思春期の最後に骨端板を閉じ，成人での骨量を維持するのを助ける．
- 副甲状腺ホルモン（PTH）とカルシトニンは，骨基質と血液間の，カルシウムや他のミネラルの放出と取込みを調節する．
- 甲状腺ホルモンは骨格の正常な成長と発育に必要である．

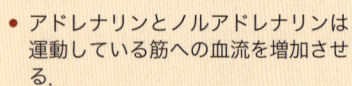

筋 系

- アドレナリンとノルアドレナリンは運動している筋への血流を増加させる．
- PTH は筋収縮に必要なカルシウムイオンの適正な値を維持する．
- グルカゴン，インスリン，および他のホルモンは筋線維の代謝を調節する．
- GH，IGFs，甲状腺ホルモンは筋の量を維持する．

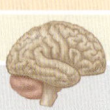

神経系

- いくつかのホルモン，とくに甲状腺ホルモン，インスリン，成長ホルモンは神経系の成長と発育に影響する．
- PTH は神経インパルスの発生と伝導に必要なカルシウムイオンの適正な値を維持する．

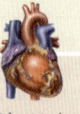

心臓血管系

- エリスロポエチン（EPO）は赤血球の形成を促進する．
- アルドステロンと抗利尿ホルモン（ADH）は血液量を増加させる．
- アドレナリンとノルアドレナリンは心拍数を増やし，拍出力を高める．
- いくつかのホルモンは，運動中または他のストレスがある時に，血圧を上げる．

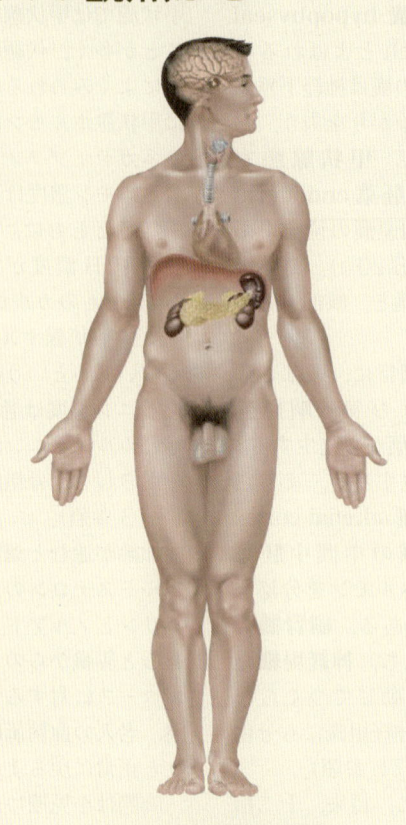

内分泌系の役割

全身の器官系との関連

- 神経系とともに，内分泌系の循環ホルモンと局所ホルモンは生体の活動と成長を調節する．
- いくつかのホルモンは体細胞の代謝，グルコースの取込み，ATP 産生に使われる分子を調節する．

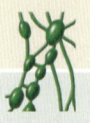

リンパ系と免疫系

- コルチゾールのようなグルココルチコイドは炎症反応や免疫反応を抑える．
- 胸腺ホルモンは T 細胞（白血球の一種）の成熟を促進する．

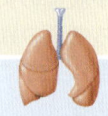

呼吸器系

- アドレナリンとノルアドレナリンは運動や他のストレスの時，気道を拡張する．
- エリスロポエチンは赤血球の数を調整して血中を運ばれる酸素量を調節する．

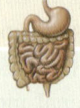

消化器系

- アドレナリンとノルアドレナリンは消化器系の活動を抑える．
- ガストリン，コレシストキニン，セクレチン，グルコース依存性インスリン分泌刺激ペプチド（GIP）は消化を助ける．
- カルシトリオールは食物のカルシウムの吸収を促進する．
- レプチンは食欲を抑える．

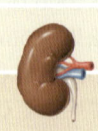

泌尿器系

- ADH，アルドステロン，心房性ナトリウム利尿ペプチド（ANP）は尿中への水分とイオンの喪失を調整し，それにより血液量と血液のイオン濃度を調節する．

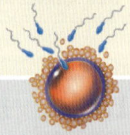

生殖器系

- 視床下部の放出ホルモンと抑制ホルモン，卵胞刺激ホルモン（FSH），黄体化ホルモン（LH）は性腺（卵巣と睾丸）の成長，発育，分泌を調節する．
- エストロゲンとテストステロンは卵子と精子の成長に貢献し，二次性徴の発達を刺激する．
- プロラクチンは乳腺からの乳汁分泌を促進する．
- オキシトシンは子宮収縮と乳腺からの乳汁射出を起す．

疾患：ホメオスタシスの失調

内分泌系の疾患には多くの場合，ホルモン放出量が不十分である**機能低下症 hyposecretion**（hypo- =非常に少ない，以下）と，ホルモン放出の過剰である**機能亢進症 hypersecretion**（hyper- =非常に多い，以上）が含まれる．このほか，問題がホルモン受容体の異常（その数が不十分であったり二次伝達系の欠陥）による場合もある．ホルモンは血液によって全身を巡り標的組織まで運ばれるので，内分泌の機能不全は，広い範囲に及ぶこともある．

下垂体の疾患

下垂体性低身長症，巨人症，末端肥大症　下垂体前葉の疾患のいくつかは成長ホルモン（GH）に関係する．GH の成長期の分泌の減少は骨の成長を遅くし，骨端板を正常な身長になる前に閉じてしまう．この状態は**下垂体性低身長症 pituitary dwarfism** とよばれる（6.5 節"臨床関連事項：身長に影響を及ぼすホルモン異常"参照）．他のからだの器官も成長できず，からだのプロポーションは子どものようである．骨端板が閉じる前の幼少時に GH を投与する治療が必要である．

幼少時の GH の過剰分泌は**巨人症 giantism** を引き起し，長骨の長さが異常に長くなる．巨人症の人は非常に背が高くなるが，からだのプロポーションは大体正常である．図 18.21 a は一卵性双生児であるが，一人は下垂体腫瘍により巨人症を発症した．成人になってからの GH の過剰分泌は**末端肥大症 acromegaly** とよばれる．長骨の骨端板はすでに閉じているので，GH は長骨をそれ以上長くすることはできないが，手，足，頬，顎などの骨は厚くなり，他の組織は大きくなる．さらに，眼裂，唇，舌，鼻も大きくなり，皮膚も厚くなって額と足の裏に深い皺ができる（図 18.21 b）．

尿崩症　下垂体後葉の機能異常による最も一般的な異常は**尿崩症 diabetes insipidus**（DI；diabetes =あふれること；insipidus =味のない）である．この疾患は抗利尿ホルモン（ADH）受容体の欠陥または ADH を分泌できないことから起る．**神経原性尿崩症 neurogenic diabetes insipidus** は ADH の分泌不足に起因し，ふつう，この疾患は脳腫瘍，頭部損傷，脳手術によって，下垂体後葉または視床下部が損傷を受けた時に発生する．**腎性尿崩症 nephrogenic diabetes insipidus** では腎臓が ADH に反応できないことで起る．ADH 受容体が機能しないか，または腎臓が傷害された場合である．両方の DI に共通する症状は大量の尿の生成とそれに伴う脱水と渇きである．この病気の子どもでは夜尿症が

ふつうである．それほど大量の水が尿中に失われるので，尿崩症の患者は，1 日水が飲めないくらいで死亡することがある．

神経原性尿崩症の治療としては，通常一生にわたってホルモン置換療法を行うことになる．ADH 様薬剤の皮下注射または鼻スプレーが効果的である．腎性尿崩症の治療はより複雑で，腎臓の機能障害の状態に依存する．食事の塩分制限とか，矛盾するが，ある種の利尿薬を使うと効果がある．

甲状腺疾患

甲状腺の疾患はすべての主な生体システムに影響を与え，最も一般的な内分泌疾患の一つである．**先天性甲状腺機能低下症 congenital hypothyroidism** は，出生時の甲状腺ホルモンの分泌低下であるが，すぐに治療しなければ重篤な結果をもたらすことになる．以前は**クレチン病 cretinism** とよばれていた．この状態は重度の知的障害をもたらす．出生時には新生児は正常であるが，これは甲状腺ホルモンが脂溶性であるので，妊娠中は母親由来のホルモンが胎盤を通り抜け，胎児の正常発育を助けているからである．大部分の米国の州では，すべての新生児で甲状腺機能が十分かどうか確認するために検査を義務づけている（訳注：日本でも新生児のマススクリーニングが 1979 年より行われている）．早期にみつかれば，クレチン病は経口で甲状腺ホルモンを投与して予防できる．もし先天性甲状腺機能低下症があるなら，生後すぐに経口甲状腺ホルモン治療を始め，一生続けなければならない．

成人してからの甲状腺機能低下症は**粘液水腫 myxedema** を起す．これは女性のほうが男性の 5 倍頻度が高い．最も顕著なこの疾患の特徴は浮腫（間質液の蓄積）であり，顔の組織がはれて膨らんでみえる．粘液水腫の患者では心拍数が減少し，体温が下がり，寒さを感じやすく，髪や肌が乾燥し，筋力低下，全体の衰弱とともに，体重が増加しやすくなる．脳はすでに成熟しているので知的障害は起らないが，患者はぼんやりしている．経口甲状腺ホルモン投与が症状を軽減する．

最も一般的な甲状腺機能亢進症の型はバセドウ病 **Basedow disease**（または**グレーヴズ病 Graves disease**）であり，これも，男性より女性に 7 〜 10 倍頻度が高く，通常 40 歳前に起る．バセドウ病は自己免疫疾患であり，患者では甲状腺刺激ホルモン（TSH）と似た作用をする抗体が産生されている．抗体は，甲状腺の成長とホルモン分泌を刺激し続ける．主な徴候は甲状腺肥大であり，正常の 2 〜 3 倍の大きさにまでなる．

バセドウ病の患者では眼球の後ろに特異な浮腫が起き, 眼球が突出する（**眼球突出 exophthalmos**；図 18.21 d）. 治療としては, 甲状腺の一部または全部の外科的切除（甲状腺切除, 摘出）, 放射性ヨウ素（^{131}I）を用いて甲状腺組織を特異的に破壊する, 甲状腺ホルモン合成をブロックするために抗甲状腺薬を用いるなどである.

甲状腺肥大 goiter（guttur ＝のど）は単純に肥大した甲状腺を意味し, 甲状腺機能亢進症, 甲状腺機能低下症, または正常な**甲状腺機能 euthyroidism**（eu- ＝よい；ホルモン分泌は正常）でも起る. 世界のある地域では, 食事でのヨウ素摂取が不十分であり, 血中の低い甲状腺ホルモン濃度が TSH の分泌を刺激し, これが甲状腺の肥大をもたらす（図 18.21 c）.

副甲状腺疾患

副甲状腺機能低下症 hypoparathyroidism（副甲状腺ホルモンの低下）は血中 Ca^{2+} の欠乏につながり, ニューロンや筋線維を脱分極させ, 自然発生的に活動電位が出てしまう. そのため, 骨格筋のひきつり, 痙攣, **テタニー（持続的収縮）tetany** の症状を起す. 副甲状腺機能低下症の主な原因は, 甲状腺切除手術中の副甲状腺そのものへの偶発的な損傷とか, そこへの血液供給の障害である.

副甲状腺機能亢進症 hyperparathyroidism とは, 副甲状腺ホルモン濃度の上昇する場合であるが, 大部分は副甲状腺のうちの一つにできた腫瘍が原因である. PTH 濃度が上がると, 過度の骨基質の吸収が起り, カルシウムとリン酸イオンの血中濃度が上がり, 骨が柔らかくなり, 容易に骨折を起しやすくなる. 高い血中カルシウム

図 18.21 内分泌障害をもったヒトの写真.

内分泌系の障害とは分泌不足か分泌過剰かである.

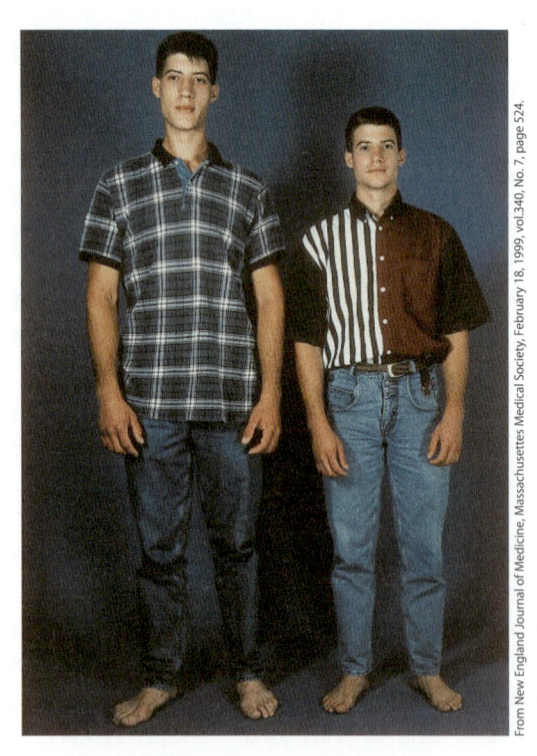

（a）下垂体性巨人症を示した 22 歳の男性（左）. 彼の一卵性双生児の兄弟（正常）をともに示す.

From New England Journal of Medicine, Massachusettes Medical Society, February 18, 1999, vol.340, No. 7, page 524.

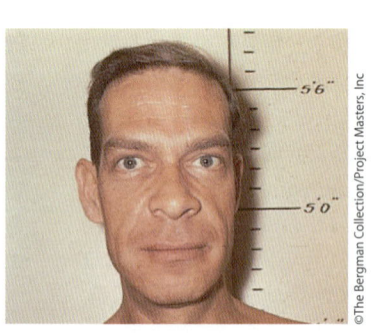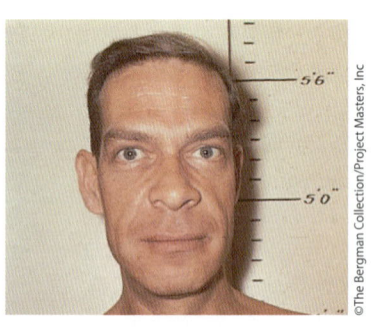

（b）末端肥大症（成人になっても過剰な GH 分泌があった）

©The Bergman Collection/Project Masters, Inc

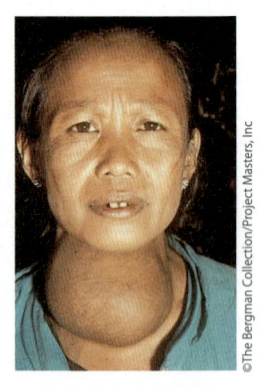

（c）甲状腺腫（甲状腺肥大）

©The Bergman Collection/Project Masters, Inc

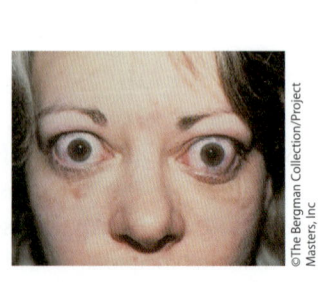

（d）眼球突出症（バセドウ病として知られる甲状腺ホルモン過剰分泌）

©The Bergman Collection/Project Masters, Inc

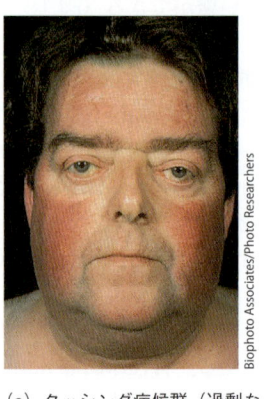

（e）クッシング症候群（過剰なグルココルチコイド分泌）

Biophoto Associates/Photo Researchers

Q TSH に類似した作用を示す抗体によって起る内分泌疾患はなにか？

濃度により腎臓結石ができやすくなる．疲労，人格の変化，衰弱も副甲状腺機能亢進症においてみられる．

副腎皮質疾患

クッシング症候群　副腎皮質からのコルチゾールの過剰分泌は**クッシング症候群 Cushing's syndrome**（図18.21e）を起す．その原因としてはコルチゾールを分泌する副腎の腫瘍とか，コルチゾール分泌を促す ACTH を分泌する他の部位の腫瘍などがある．この状態は筋タンパク質の分解と体脂肪の再分布により特徴づけられ，その結果，ひょろ長い腕や脚と，丸い "ムーンフェイス"，"水牛こぶ" のような背中になり，腹部は垂れ下がる．顔の皮膚は赤みがかり，腹部の皮膚には伸張線が現れる．すぐに出血斑が現れ，傷の治りは悪くなる．コルチゾールの濃度が上がるので，高血糖，骨粗鬆症，疲労感，高血圧，易感染性，ストレスへの抵抗の減弱，気分の変動などが生じてくる．移植臓器への拒絶反応を防ぐためなどに長期のグルココルチコイド治療が必要な人が，クッシング様の外見になることもある．

アジソン病　グルココルチコイドとアルドステロンの分泌の減少は**アジソン病 Addison's disease**（**慢性副腎皮質不全症** chronic adrenocortical insufficiency）の原因となる．大部分のこの症例は自己免疫疾患であり，自己抗体が副腎皮質の破壊を起したり，ACTH が受容体に結合するのを妨げる．結核を引き起す細菌などの病原体も，副腎皮質の破壊を起すことがある．症状は，副腎皮質の 90% が破壊されるまでは現れないが，精神的衰弱感，食欲不振，吐き気，嘔吐，体重減少，低血糖，筋肉の脆弱などを含む．アルドステロンの喪失は血中のカリウムの増加とナトリウムの減少，低血圧，脱水，心拍出量の減少，不整脈，さらに心停止さえ起す．皮膚はブロンズ色になり，日焼けと間違われることも多い．J.F.ケネデイ大統領の場合もそうで，生きているあいだはほんの数人がこの病気だと知っているだけだった．治療はグルココルチコイドとミネラルコルチコイドを補充すること，食事のナトリウムを増やすことなどである．

褐色細胞腫　副腎髄質の，クロム親和細胞の良性腫瘍である**褐色細胞腫 pheochromocytomas**（pheo- ＝黒ずんだ；-chromo- ＝色；-cyto- ＝細胞）はアドレナリンとノルアドレナリンの分泌過剰を起す．その結果，闘争か逃走反応が長引いた状態となり，心拍数の増加，頭痛，高血圧，血中と尿中のグルコース濃度の上昇，基礎代謝率（BMR）の上昇，顔面紅潮，いらいら感，発汗，消化器系の運動の低下などが起る．治療は腫瘍の外科的摘出である．

膵臓の内分泌疾患

最も一般的な内分泌疾患である**糖尿病 diabetes mellitus**（DM；melli- ＝蜜のように甘い）は，インスリンの産生または利用ができなくなる疾患である．糖尿病は心臓血管系への障害を来し，米国では疾病による死因の 4 番目にあたる．体細胞にグルコースを取り入れるのに必要なインスリンがないので，血中グルコース濃度は高く，尿中に "あふれ出て" しまう（糖尿）．糖尿病の目印は 3 つの "多" である．**多尿 polyuria**：腎臓が水分の再吸収ができず，尿量が増える，**多飲 polydipsia**：のどが非常に渇く，**多食 polyphagia**：過剰な摂食．

遺伝的，環境的両方の要因が 1 型と 2 型の 2 つの型の糖尿病の発症に関係しているが，まだ，正確な原因はわかっていない．**1 型糖尿病 type1 diabetes**（以前は**インスリン依存性糖尿病 insulin-dependent diabetes mellitus**（IDDM）として知られていた）は，患者の免疫細胞が膵臓のベータ細胞を破壊するために起る．その結果，膵臓はほとんどまたはまったくインスリンを産生しなくなる．1 型糖尿病は通常 20 歳以下の若い人に発症し，生涯続く．1 型糖尿病の症状が出始める頃には，80 〜 90% の膵島の細胞は破壊されている．1 型糖尿病は北欧，とくにフィンランドで多く，そこでは 15 歳までに人口の 1% 近くが 1 型糖尿病を発症する．米国では 1 型糖尿病は白人のほうがアフリカ系，またはアジア系人口よりも 1.5 〜 2.0 倍発症率が高い．

治療されていない 1 型糖尿病での細胞代謝は，絶食した人の代謝と似ている．インスリンがなく，そのため体細胞はグルコース取込みができず，大部分の細胞は ATP 産生のために脂肪酸を使う．脂肪組織のトリグリセリドは，異化されて脂肪酸とグリセロールに分解される．脂肪酸の分解の副産物として有機酸のケトンまたはケトン体が蓄積される．ケトンの蓄積は血液 pH の低下を起し，**ケトアシドーシス ketoacidosis** として知られる状態になる．すぐに治療されなければ，これは死につながる．

貯蔵されたトリグリセリドの分解は体重減少の原因にもなる．脂質が血液によって貯蔵部位から細胞に運ばれるので，脂質分子が血管壁に付着し，動脈硬化や，重複した心臓血管系の問題を引き起していく．その中には脳血管不全，虚血性心疾患，末梢血管病，壊疽も含まれる．糖尿病の主な合併症は白内障（過剰のグルコースが水晶体のタンパク質に付着して濁りを生じる）とか網膜血管の障害による視力喪失である．腎血管障害による重篤な腎臓の問題も生じうる．

1 型糖尿病は，血中グルコース濃度を（1 日 7 回まで）自分でモニターすること，45 〜 50% の糖質と 30% 以

下の脂肪を含む規則的な食事，運動，定期的なインスリン注射（1日3回まで）によって治療できる．インスリンを繰返し注射しないですむように，数種の移植可能なポンプも利用できる．しかし，ポンプにはグルコースセンサーがないので，患者はインスリン投与量を決定するために血中グルコース濃度は自分でモニターしなければならない．膵臓移植も成功しているが，免疫抑制薬を生涯取り続けなければならない．もう一つ，研究段階だが期待がもてる方法は，半透膜性のチューブの中に，分離した膵島細胞を移植することである．このチューブを通してグルコースとインスリンは出入りできるが，島細胞を攻撃する免疫細胞はチューブの中に入ることはできない．

2型糖尿病 type 2 diabetes（以前は**インスリン非依存性糖尿病** non-insulin-dependent diabetes mellitus（NIDDM）とよばれていた）は，1型よりずっと多い型であり，糖尿病の90%以上を占める．2型糖尿病は35歳以上で体重過多の人に最も多くみられる．しかし，2型糖尿病の肥満児や肥満のティーンエイジャーの数は上昇しつつある．臨床症状はゆるやかで，高血糖は食事，運動，体重減少などで調節できる．時々抗糖尿病薬**グリブライド** glyburide（ダイアベータ®）やメトホルミン metformin（フォルタメト®）などが，膵臓のベータ細胞からのインスリン分泌を刺激するのに使われる．2型

糖尿病のあるものはインスリンを必要とするが，多くは血中に十分量（または余剰）のインスリンが存在する．これらの人では糖尿病はインスリン量が足りなくて起るのではなく，インスリン受容体のダウンレギュレーションにより標的細胞の感受性が低下するために起るのである．

高インスリン血症 hyperinsulinism は，糖尿病患者がインスリンを過剰投与した結果として起る．主な症状は**低血糖 hypoglycemia** であり，これは過剰のインスリンの指令により，からだの多数の細胞がグルコースを過剰に取り込むからである．その結果引き起される低血糖が，アドレナリン，グルカゴン，成長ホルモンの分泌を刺激する．その結果，不安，発汗，ふるえ，心拍数増加，脱力感などが起る．血中グルコース濃度が低下すると，脳細胞は正常機能を維持するために必要な一定のグルコースの供給を受けられなくなる．このため，ひどい低血糖は精神的錯乱，痙攣，意識喪失，ショック状態などを引き起す．インスリンの過剰投与によるショックは，**インスリンショック insulin shock** と命名されている．血糖が正常レベルに戻らなければすぐに死につながる．臨床的な視点からみると，糖尿病患者が重篤な高血糖または低血糖に苦しんでいる場合，どちらも非常によく似た症状を表す：精神的変化，昏睡，痙攣など．現れている症状の元にある原因を素早く，正しく同定して，適切な治療をすることが大事である．

医学用語

甲状腺クリーゼ thyroid crisis（storm） 甲状腺機能亢進症の重篤な状態で，命の危険がある．特徴的なのは，高体温・速い心拍・高血圧・消化管症状（腹痛・嘔吐・下痢）・興奮状態・振戦・混乱・痙攣，時には昏睡状態などである．

女性化乳房 gynecomastia（gyneco- ＝婦人；mast- ＝胸） 男性の乳腺の過剰な発育．時として，副腎の腫瘍により多量のエストロゲンが分泌され，このような状態になる．

多毛症 hirsutism（hirsut- ＝毛深い） とくに女性において，男性のような体毛や髭などが過剰に生えた状態．これは腫瘍

または薬剤によりアンドロゲンが過剰に産生されたことによる．

男性化腺腫 virilizing adenoma（aden- ＝腺；-oma ＝腫瘍） 副腎の腫瘍であり，過剰なアンドロゲンを放出する．その結果，女性において男性化を起す．時として，副腎腫瘍細胞がエストロゲンを分泌し，男性の患者が女性化乳房を発症することもある．このような腫瘍は**女性化腺腫 feminizing adenoma** とよばれる．

章の概要

概　要

はじめに

1. ホルモンは平滑筋・心筋・いくつかの腺の活動を調節する. また, 代謝調節, 成長と発達の促進, 生殖系に影響を与え, 概日リズムに関与する.

18.1　神経系と内分泌系による調節の比較

1. 神経系はホメオスタシスを神経インパルスと神経伝達物質によって調節し, 局所的に短時間で働く. 内分泌系はホルモンを用い, これはからだの遠い部位にゆっくりと働く (表18.1参照).

2. 神経系はニューロン・筋細胞・腺細胞を調節する. 内分泌系はほとんどすべての体細胞を調節する.

18.2　内分泌腺

1. 外分泌 (汗・皮脂・粘液・消化) 腺は, 導管を通してその分泌物を体腔または体表面に分泌する. 内分泌腺はホルモンを間質液に分泌する. ついでホルモンは, 血中へ拡散する.

2. 内分泌系は, 内分泌腺 (下垂体, 甲状腺, 副甲状腺, 副腎, 松果体), および, 他のホルモン分泌組織 (視床下部, 胸腺, 膵臓, 卵巣, 精巣, 腎臓, 胃, 肝臓, 小腸, 皮膚, 心臓, 脂肪組織, 胎盤) からなる.

18.3　ホルモン活性

1. ホルモンは, それに結合する受容体をもつ特定の標的細胞だけに作用を及ぼす. ホルモン受容体の数は減少 (ダウンレギュレーション) または増加 (アップレギュレーション) する.

2. 循環ホルモンは血中に入り, 局所ホルモン (パラクリンとオートクリン) は近傍細胞に局所的に作用する.

3. 化学的にはホルモンは脂溶性 (ステロイドホルモン, 甲状腺ホルモン, 一酸化窒素) または水溶性 (アミン, ペプチド, タンパク質, 糖タンパク質, エイコサノイド) である (表18.2参照).

4. 水溶性ホルモン分子は, 血漿の中を "非結合" 型 (血漿タンパク質に結合しない) として循環する. 一方, 大部分の脂溶性ホルモンは, 肝臓で合成された輸送タンパク質に結合している.

18.4　ホルモン作用の機序

1. 脂溶性のステロイドホルモンと甲状腺ホルモンは, 遺伝子発現を変えることによって, 細胞機能に影響を与える.

2. 水溶性ホルモンは, 細胞膜の受容体を活性化しこれがセカンドメッセンジャーに伝達され, 細胞内のさまざまな酵素を活性化することにより細胞機能を変えていく.

3. ホルモンの3つの相互作用とは, 許容作用, 相乗作用, 拮抗作用である.

18.5　ホルモン分泌の調節

1. ホルモン分泌は神経系からの信号, 血液の化学的変化, および他のホルモンにより調節される.

2. ホルモン分泌はネガティブフィードバックシステムにより調節される.

18.6　視床下部と下垂体

1. 視床下部は神経系と内分泌系を統合する主役である. 視床下部と下垂体は成長, 発達, 代謝, ホメオスタシスのほとんどすべての面を調節する. 下垂体は下垂体窩に位置し, 2つの主な部分:前葉 (腺葉) と後葉 (神経葉) に分けられる.

2. 下垂体前葉ホルモンの分泌は, 視床下部からの放出ホルモンにより刺激され, 抑制ホルモンにより抑制される.

3. 下垂体前葉への血液は, 上下垂体動脈から供給される. 視床下部放出および抑制ホルモンは, 一次毛細血管叢に入り, ついで下垂体前葉にある二次毛細血管叢へ下垂体門脈を通って, 流れ込む.

4. 下垂体前葉は, 成長ホルモン (GH) を分泌する成長ホルモン産生細胞, プロラクチン (PRL) を分泌するプロラクチン産生細胞, 副腎皮質刺激ホルモン (ACTH) とメラノサイト刺激ホルモン (MSH) を分泌する ACTH 産生細胞, 甲状腺刺激ホルモン (TSH) を分泌する TSH 産生細胞, 卵胞刺激ホルモン (FSH) と黄体化ホルモン (LH) を分泌する性腺刺激ホルモン産生細胞, からなる (表18.3と表18.4参照).

5. GH は, 生体の成長をインスリン様成長因子 (IGFs) を介して刺激する. GH の分泌は成長ホルモン抑制ホルモン (GHIH, またはソマトスタチン) により抑制され, 成長ホルモン放出ホルモン (GHRH) により促進される.

6. TSH は, 甲状腺活性を調節する. その分泌は甲状腺刺激ホルモン放出ホルモン (TRH) により刺激され, GHIH により抑制される.

7. FSH と LH は性腺 (卵巣と精巣) の活動を調節する. これらの分泌は, 性腺刺激ホルモン放出ホルモン (GnRH) により調節されている.

8. PRL は乳汁分泌の開始を助ける. プロラクチン抑制ホルモン (PIH) は, PRL の分泌を抑え, 一方プロラクチン放出ホルモン (PRH) と TRH は, PRL 分泌を刺激する.

9. ACTH は副腎皮質の活動を調節し, 副腎皮質刺激ホルモン放出ホルモン (CRH) により調節される. ドパミンは, MSH の分泌を抑制する.

10. 下垂体後葉は細胞体が視床下部にある神経分泌細胞の軸索終末を含んでいる. 視床下部によりつくられ下垂体後葉に貯蔵されるホルモンは, 子宮の収縮と乳腺からの乳汁の射出を刺激するオキシトシン (OT) と, 腎臓からの水の再吸収と細動脈の収縮を刺激する抗利尿ホルモン (ADH) である (表18.5参照). OT 分泌は子宮が伸展したり, 哺乳の時に吸いつくことで刺激される. ADH の分泌は血液の浸透圧と血液量により調節される.

18.7　甲状腺

1. 甲状腺は喉頭の下に位置する.

2. 甲状腺は濾胞細胞からなる甲状腺濾胞と, 傍濾胞細胞により構成されている. 濾胞細胞は甲状腺ホルモンのサイロキシン (T_4) とトリヨードサイロニン (T_3) を分泌し, 傍濾胞細胞はカルシトニン (CT) を分泌する.

3. 甲状腺ホルモンは, サイログロブリン (TGB) の中でヨウ素とチロシンから合成される. これらは, 血中を, 血漿タンパク質 (ほとんどはサイロキシン結合グロブリン (TBG)) に結合して運ばれる.

4. 甲状腺ホルモンの分泌は視床下部の TRH と下垂体前葉か

らの TSH により調節されている.

5. 甲状腺ホルモンは酸素消費, 基礎代謝率, 細胞代謝, 成長と発育を調節する.

6. CT は血中のカルシウムイオン（Ca^{2+}）濃度を下げることができ, Ca^{2+}が骨基質に沈着するのを促進する. CT の分泌は血中の Ca^{2+} 濃度により調節されている（表 18.6 参照）.

18.8　副甲状腺（上皮小体）

1. 副甲状腺は甲状腺の外側葉の背面に埋め込まれている. それは, 主細胞と好酸素性細胞からなる.

2. 副甲状腺ホルモン（PTH）は, 血中のカルシウムイオンとマグネシウムイオン濃度を上げ, 血中リン酸イオン濃度を下げることで, カルシウムイオン, マグネシウムイオン, リン酸イオンのホメオスタシスを調節する. PTH の分泌は血中のカルシウム濃度により調節される（表 18.7 参照）.

18.9　副　腎

1. 副腎は腎臓の上に位置し, 外側の副腎皮質と内側の副腎髄質から構成される.

2. 副腎皮質は, 球状帯, 束状帯, 網状帯の 3 つの層に分けられる. 副腎髄質は, クロム親和性細胞と大きな血管からなる.

3. 副腎皮質から分泌されるのは, ミネラルコルチコイド, グルココルチコイド, アンドロゲンである.

4. ミネラルコルチコイド（主としてアルドステロン）はナトリウムと水の再吸収を増し, カリウムの再吸収を減少させる. 分泌はレニン-アンジオテンシン-アルドステロン（RAA）経路と血中の K^+ 濃度により調節される.

5. グルココルチコイド（主としてコルチゾール）はタンパク質分解, 糖新生, 脂肪分解を促進し, ストレスへの抵抗性を増し, 抗炎症物質として働く. その分泌は ACTH により調節される.

6. 副腎皮質から分泌されるアンドロゲンは腋窩毛や恥毛の成長を促し, 前思春期の急速な成長を助け, 性欲に関係する.

7. 副腎髄質はアドレナリンとノルアドレナリン（NA）を分泌するがこれらは交感神経反応と似た効果を及ぼす. これらはストレスが加わると放出される（表 18.8 参照）.

18.10　膵　島

1. 膵臓は十二指腸が迂曲している部分にある. これは内分泌, 外分泌両方の機能をもつ.

2. 内分泌の部分は膵島または膵島からなり, 4 つのタイプの細胞で構成される：アルファ細胞, ベータ細胞, デルタ細胞, F 細胞である.

3. アルファ細胞はグルカゴンを分泌し, ベータ細胞はインスリンを分泌する. デルタ細胞はソマトスタチンを分泌し, F 細胞は膵ポリペプチドを分泌する.

4. グルカゴンは血中グルコース濃度を上げ, インスリンはこれを下げる. 両方のホルモンの分泌は血中グルコース濃度により調節される（表 18.9 参照）.

18.11　卵巣と精巣

1. 卵巣は骨盤腔に位置し, エストロゲン, プロゲステロン, インヒビンを産生する. これらの性ホルモンは女性の二次性徴の発達と維持, 性周期, 妊娠, 乳汁分泌, 正常な女性生殖機能を司る（表 18.10 参照）.

2. 精巣は陰嚢の内部にあり, テストステロンとインヒビンを産生する. これらの性ホルモンは男性の二次性徴の発達と維持,

および正常な男性生殖機能を司る（表 18.10 参照）.

18.12　松果体と胸腺

1. 松果体は第 3 脳室の屋根についている. これは松果体細胞とよばれる分泌細胞, グリア細胞, 交感神経節後線維の末端からなる.

2. 松果体はメラトニンを分泌し, 生体の生物時計（視交叉上核により調節される）の設定に関係する. 睡眠中は血漿のメラトニン濃度が上昇する.

3. 胸腺は免疫に関係するいくつかのホルモンを分泌する.

4. サイモシン, 胸腺液性因子（THF）, 胸腺因子（TF）, サイモポイエチンは T 細胞の成熟を促進する.

18.13　他の内分泌組織と器官, エイコサノイド, 成長因子

1. 通常, 内分泌腺と分類されるもの以外の体組織でホルモンを分泌するものには, 消化管, 胎盤, 腎臓, 皮膚, 心臓が含まれる（表 18.11 参照）.

2. プロスタグランジンとロイコトリエンはエイコサノイドであり, 大部分の体組織で局所ホルモンとして働く.

3. 成長因子は局所ホルモンであり, 細胞の成長と分裂を促進する（表 18.12 参照）.

18.14　ストレス反応

1. 生産的に働くストレスは"ユーストレス（良いストレス）"と名づけられ, 害のあるストレスは"ディストレス（有害なストレス）"と名づけられる.

2. もしストレスが極端な場合は, ストレス反応（一般適応症候群）を誘発するが, それは 3 段階で起る：闘争か逃走反応, 抵抗反応, 疲弊である.

3. ストレス反応を引き起す刺激は, ストレッサーとよばれる. ストレッサーとしては, 外科的手術, 毒, 感染, 発熱, 強い情動反応などがある.

4. 闘争か逃走反応は視床下部から自律神経系の交感神経と副腎髄質への神経インパルスで始まる. この反応は急速に循環を増し, ATP 産生を促進し, 不必要な活動を抑制する.

5. 抵抗反応は視床下部からの放出ホルモンにより開始されるが, 中でも CRH, TRH, GHRH が重要である. 抵抗反応は長く続き, ストレスに対抗するために必要な ATP を供給するため, 分解反応を促進する.

6. 疲弊は抵抗期のあいだに生体の利用可能な資源が枯渇することにより起る.

7. ストレスは免疫系を抑制することで, 特定の病気を誘発することもある. ストレスと免疫系のあいだをつなぐ重要な因子は, インターロイキン 1 である. これは, マクロファージで産生され, ACTH の分泌を促進する.

18.15　内分泌系の発生

1. 内分泌系の場合は, 他の器官系と違って, ある限局した部位から発生するわけではない. なぜなら, 各内分泌器官が, 胚子の中で遠く離れた部位から発生するからである.

2. 下垂体, 副腎髄質, 松果体は外胚葉から発生し, 副腎皮質は中胚葉から発生し, 甲状腺, 副甲状腺, 膵臓, 胸腺は, 内胚葉から発生する.

18.16　加齢と内分泌系

1. 内分泌腺の中には年を取るにつれて小さくなるものもあるが, その機能は加齢により低下する場合と, しない場合がある.

2. 成長ホルモン，甲状腺ホルモン，コルチゾール，アルドステロン，エストロゲンの産生は，加齢とともに減る．
3. 加齢とともに，血中の TSH, LH, FSH, PTH 濃度は上昇する．

4. 加齢とともに膵臓からのインスリン放出はゆっくりになり，グルコース受容体の感受性は落ちてくる．
5. 思春期以降，胸腺の大きさは縮小し始め，胸腺組織は脂肪組織とか腺組織に置き換わる．

クリティカルシンキング問題

1. アマンダは，新しい学生証の自分の写真が気に入らない．髪の毛が乾燥し，体重が増えているのがわかり，首の周りに脂肪がついている．実際，彼女の首の前面，顎の下には奇妙な蝶形の膨らみがある．アマンダは，最近非常に疲れたように感じ，心理的にも"鈍く"なっている．しかし，彼女は，新しい実習生はみんな同じように感じていると思っていた．彼女は，病院へ行ったほうがよいか，それとも，ただタートルネックを着ていればよいか．

2. 上の質問のアマンダは病院に行き，血液を採られた．結果は彼女の T_4 レベルが低く TSH レベルも低いことを示してい

た．後で彼女は TSH 刺激試験を受け，そこで TSH の注射後 T_4 レベルを測った．TSH 注射後，T_4 レベルが上がった．アマンダは下垂体または甲状腺に問題があるだろうか．どうしてそのような結論に達したのか．

3. ヘルナンデス氏はつねにのどが渇き，膀胱をらくにするために"昼も夜もトイレにいる"と訴えて医師を訪れた．医師は血液と尿の検査を依頼しグルコースとケトンを調べたが，すべてマイナスだった．医師のヘルナンデス氏に対する診断はなにか．どの腺または器官が問題なのか．

Q　図の質問の答え

18.1　内分泌腺の分泌物は間質液に拡散し，そこから血液に入る．外分泌腺の分泌物は導管を通り，体腔または体表面に導かれる．

18.2　胃の中では，ヒスタミンはパラクリンである．なぜなら，それは血液に入ることなく近傍の壁細胞に作用するからである．

18.3　ホルモン–受容体複合体は，核 DNA の特定の遺伝子をオン・オフすることで，遺伝子発現を変える．

18.4　サイクリック AMP が，セカンドメッセンジャーとよばれる理由は，ファーストメッセンジャーすなわち水溶性ホルモンの信号を細胞内での反応へと変換するからである．

18.5　下垂体門脈は，視床下部の正中隆起からの血液を下垂体前葉に運び，正中隆起で視床下部放出および抑制ホルモンが分泌され，下垂体前葉でそのホルモンが作用する．

18.6　甲状腺ホルモンは，甲状腺刺激ホルモン（TSH）産生細胞から TSH が分泌されるのを抑え，甲状腺刺激ホルモン放出ホルモン（TRH）が視床下部の神経分泌細胞から分泌されるのを抑える．性腺ホルモンは，性腺刺激ホルモン（GnRH）産生細胞が FSH や LH を分泌するのを抑え，視床下部の神経分泌細胞が GnRH を分泌するのを抑える．

18.7　成長ホルモン（GH）の過剰により，高血糖が引き起される．

18.8　機能的には，視床下部下垂体路と下垂体門脈は両方とも視床下部ホルモンを下垂体に運ぶ．構造的には，視床下部下垂体路は視床下部から下垂体後葉へ伸びるニューロンの軸索からなり，門脈は視床下部から下垂体前葉に伸びる血管である．

18.9　濾胞細胞は甲状腺ホルモンともよばれる T_3，T_4 を分泌し，傍濾胞細胞はカルシトニン（CT）を分泌する．

18.10　甲状腺ホルモンの貯蔵型はサイログロブリンである．

18.11　ヨウ素が食事に欠損していると，T_3，T_4 の産生が減少し，TSH の放出が増す．その結果，甲状腺が肥大し，甲状腺肥大（甲状腺腫）を起す．

18.12　甲状腺の傍濾胞細胞は CT を分泌し，副甲状腺の主細胞は副甲状腺ホルモン（PTH）を分泌する．

18.13　PTH の標的組織は骨と腎臓である．CT の標的組織は骨である．カルシトリオールの標的組織は消化管である．

18.14　副腎は，後腹膜腔において腎臓の上に位置する．

18.15　アンジオテンシン II は，血管平滑筋の収縮を起すことで，血管を収縮させる（副腎皮質の球状帯細胞から）．また，アルドステロン分泌を促進し，アルドステロンは腎臓で水分貯留を起して血液量を増やす．

18.16　プレドニゾンを飲んでいる臓器移植を受けた患者は，ACTH と CRH の血中濃度が低くなる．これはプレドニゾンが下垂体前葉と視床下部にネガティブフィードバックにより抑制をかけるからである．

18.17　膵臓は内分泌腺であり，外分泌腺でもある．

18.18　グリコーゲン分解によりグリコーゲンはグルコースに変換される．それゆえ血中グルコース濃度は上昇する．

18.19　ホメオスタシスは，正常な内部環境を保つための調整反応である．一方，ストレス反応は，さまざまなストレッサーに対処するためにこの調整レベルを別のレベルにリセットする反応である．

18.20　副腎の副腎皮質は中胚葉に由来するが，副腎髄質は外胚葉に由来する．

18.21　バセドウ（グレーヴズ）病では，TSH と類似した作用を示す抗体が産生される．

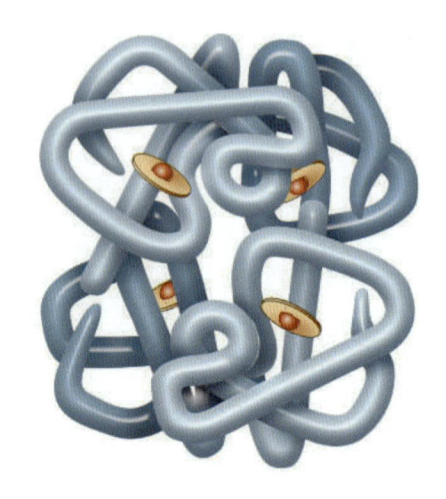

CHAPTER 19

心臓血管系：血液

血液とホメオスタシス

血液は，酸素，二酸化炭素，栄養素やホルモンを，からだの細胞から細胞へと運搬することによって，ホメオスタシスを維持するのに重要な役割を果している．それはまたからだの pH や体温の調節にも役立っているし，食作用や抗体産生によって病気の予防にも役立っている．

本章では血液に焦点をおき，次の2つの章で心臓と血管についてそれぞれ学習する．血液はさまざまな物質を運搬し，いくつかの生命過程を調節し，病気から守ってくれる．その発生起源や構成，機能などは共通しているが，血液は皮膚や骨，髪の毛と同様に人それぞれに特異的である．健康管理に携わる専門家がさまざまな病気の原因を決定する時，日常的にいろいろな血液検査を行うことにより，その検査結果の違いを研究解析している．

Q どのように血液を解析したら，私たちが健康であるかどうかの判定や，いろいろな感染の検出，そして，さまざまな病気や怪我の診断や除外診断をすることができるのか，あなたは不思議に思ったことはありませんか？

19.1 血液の機能と特性

目 標

- 血液の機能を説明する.
- 血液の生理的特徴と主な成分を述べる.

心臓血管系 cardiovasucular system（cardio- ＝心臓；vascular ＝血液または血管）は 3 つの互いに関連した器官からなっている．すなわち血液，心臓，血管である．血液や造血組織の機能やそれらの異常について研究する科学の領域を**血液学 hematology**（hemo- または hemato- ＝血液；-ology ＝〜学）という．

多細胞生物のほとんどの細胞は，酸素や栄養素を得たり，二酸化炭素やその他の老廃物を排泄するために動き回ることはできない．その代り，2 つの液体：血液と間質液によってこれらの必要性を満たしている．**血液 blood** は液状の細胞外基質に囲まれた細胞で構成された液状の結合組織である．細胞外基質は血漿 plasma とよばれ，種々の細胞やその破片を浮かべている．**間質液 interstitial fluid** は体細胞を浸している体液であり（図 27.1 参照），そして血液によって絶え間なく新しくされている．血液は肺から酸素を，消化管から栄養素を体細胞に運搬し，酸素や栄養素は間質液に移行した後，細胞内に取り込まれる．二酸化炭素とその他の老廃物は，逆に体細胞から間質液へ移行し，血液へと移動する．血液はその老廃物を体外へ排泄するために肺，腎臓，皮膚などの器官に運ぶ．

血液の機能

血液は 3 つの大きな機能をもっている：

1. **輸送 transportation.** これまでに学んだように，血液は肺からからだ中の細胞に酸素を運搬し，細胞の代謝によって生じた二酸化炭素を細胞から肺に運ぶ．また，消化管から吸収された栄養素も細胞に運び，さらに，内分泌器官から産生されたホルモンも標的細胞に運ぶ．血液はまた，細胞で生じた熱や代謝物を体外に排泄するため，さまざまな臓器に運ぶ．

2. **調節 regulation.** 循環血液はすべての体液のホメオスタシスを維持するのに役立っている．すなわち血液は緩衝系（強い酸やアルカリを弱いものに変える化学物質）を使って体液の pH の調節を行っている．また，血液は血漿中の水の熱吸収作用や冷却作用（2.4 節参照）と皮膚を流れる血流速度により放熱をコントロールして体温の調節を行っている．さらに溶解しているイオンやタンパク質による血液の浸

透圧により細胞の水分含量を調節している.

3. **保護 protection.** 血液は凝固する（ゲル状になる）ことができ，凝血は心臓血管系からの過剰な出血を防いでいる．また，白血球は食作用により病気から人体を守っている．さらに抗体やインターフェロン，補体などのいくつかの血漿タンパク質もさまざまな機序により病気から人体を守るのに関与している．

血液の物理的特徴

血液は水よりも粘稠（濃厚）である．血液の温度はおよそ 38℃で正常の口腔温や直腸温よりおよそ 1℃高く，その pH は 7.35 〜 7.45 の範囲でややアルカリ性である（平均 7.4）．血液の色はその酸素含量に応じて変化する．酸素含量が高いと血液は鮮紅色であり，酸素含量が低いと暗赤色となる．血液は細胞外液の 20％，体重のおよそ 8％を占める．総血液量は平均的成人男性で 5 〜 6 L，女性で 4 〜 5 L である．性別による血液量の違いは身体の大きさによる．数種類のホルモンがネガティブフィードバックシステムによって血液量と浸透圧を比較的一定に維持している．とくに重要なものはアルドステロン，抗利尿ホルモン，心房性ナトリウム利尿ペプチドであり，尿中への水分排泄をどの程度にしたらいいか調節している（27.1 節参照）．

⚕ 臨床関連事項

採 血

検査のための**血液サンプル blood samples** はいくつかの方法で得ることができる．最も一般的なのは**静脈穿刺（採血）venipuncture** であり，注射針と添加剤の入った採血管を使って静脈から血液を採る．駆血帯を採血部位より上の上腕に巻き静脈内に血液をうっ血させる．静脈内の血液が増えるので静脈が浮き上がってくる．拳を握りしめたり開いたりしてもらうともっと静脈が浮き上がってくるので採血がうまくいく．最も一般的な採血部位は肘の前面の肘正中皮静脈（図 21.26 c 参照）である．別の採血方法としては**指先 finger** や**踵 heel stick** を使って行う方法である．毎日の血糖値をモニターしている糖尿病患者は指先を使って採血しているし，新生児や小児の採血にもこの方法をよく用いる．**動脈採血 arterial stick** では動脈から血液を採るわけであるが，この試験は酸素化されている血液の酸素レベルを知るためになされる．

血液の成分

全血は 2 つの成分に分かれる：（1）いろいろなものを溶解している血漿といわれる液体の細胞外基質と，（2）細胞成分とその破片からなる血球成分である．血液を細い試験管に入れて遠心すると細胞成分（より密度

が高い）は底に沈み，血漿（より密度が低い）は上澄みを形成する（図 19.1 a）．血液はおよそ 45％の血球成分と 55％の血漿からなる．正常では血球成分の 99％以上が赤い色にちなんで命名された赤血球(RBCs)である．

無色透明な白血球（WBCs）と血小板の占める容積は有形成分の 1％以下である．これらは密度が赤血球より低く血漿より高いので，遠心した血液では沈殿した赤血球と上澄みの血漿のあいだに薄い**軟膜層（バッフィーコー**

図 19.1 健常成人における血液の成分．

血液は血漿（液体）と有形成分（赤血球，白血球，血小板）を含んだ結合組織である．

血液の働き

1. 酸素，二酸化炭素，栄養素，ホルモン，熱，代謝物を輸送する．
2. pH，体温，細胞の水分含量を調節する．
3. 血液凝固によって失血を阻止し，病気に対しては貪食能をもつ白血球や抗体，インターフェロンや補体などのタンパク質によってからだを守る．

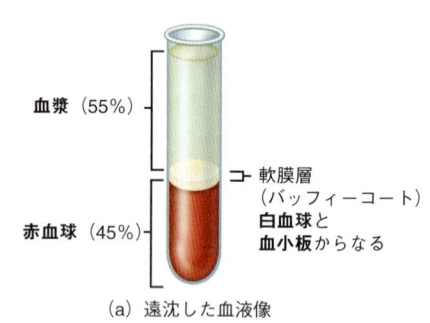

血漿（55％）

軟膜層（バッフィーコート）白血球と血小板からなる

赤血球（45％）

(a) 遠沈した血液像

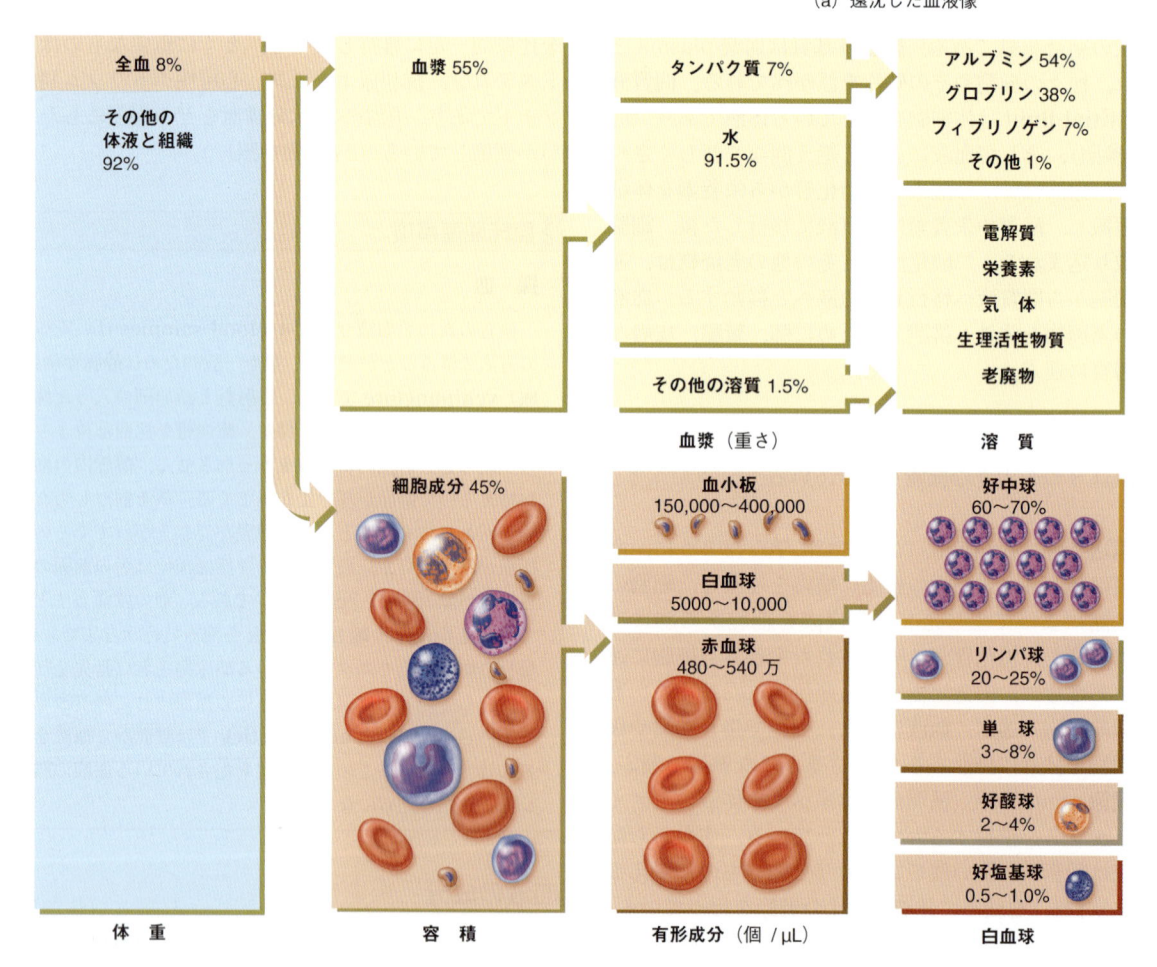

(b) 血液の成分

Q あなたのからだの血液の体積はおおよそどのくらいか？

ト）buffy coat を形成する．図 19.1 b には血漿の成分とさまざまな血球成分を示している．

血 漿 血液から血球成分を除くと**血漿 blood plasma**（単に plasma）とよばれる黄色い液体が残る．血漿はおよそ 91.5％が水で 8.5％が溶質であり，そのほとんど（重さの 7％）がタンパク質である．血漿に含まれる一部のタンパク質はからだの他の部分でもみられるが，血液に含まれるタンパク質は**血漿タンパク質 plasma proteins** といわれる．肝細胞がほとんどの血漿タンパク質を合成し，**アルブミン albumins** が 54％，**グロブリン globulins** が 38％，**フィブリノゲン fibrinogen** が 7％を占める．また，一部の血球細胞は重要なグロブリンの一つであるガンマグロブリンを産生する細胞に変化する．これらの血漿タンパク質は**抗体 antibodies** とか**免疫グロブリン** immunoglobulins といわれ，免疫反応が起ると産生される．細菌やウイルスなどの抗原となる外界からの物質が莫大な量のさまざまな抗体の産生を刺激する．この抗体は特異的に抗原 antigen に結合し，抗原が抗体の産生を促し，侵入してきた抗原を無力化する．

タンパク質以外にも，その他の血漿中の溶質としては電解質，栄養素，酵素やホルモンのような調節物質，気体類，尿素，尿酸，クレアチニン，アンモニアやビリルビンのような老廃物が含まれる．

表 19.1 に血漿に含まれる成分を示す．

有形成分 有形成分 formed elements には 3 つの主な成分がある：赤血球，白血球と血小板である（図 19.2）．**赤 血 球 red blood cells**（RBCs）あるいは erythrocytes は肺から細胞に酸素を運び，細胞から肺に二酸化炭素を運搬する．**白血球 white blood cells**（WBCs）あるいは leukocytes は病原体や他の外界の異物が人体に侵入してくるのを防いでいる．白血球にはいくつかの種類がある：**好中球** neutrophils，**好塩基球** basophils，**好酸球** eosinophils，**単球** monocytes，と**リンパ球** lymphocytes である．リンパ球はさらに B リンパ球 B lymphocytes（**B 細胞** B cells），**T リンパ球** T lymphocytes（**T 細胞** T cells）と**ナチュラルキラー細胞** natural killer（NK）cells に細分化される．それぞれの白血球は生体防御機構において独自の働きがある．**血小板 Platelets** は有形成分の中で最後の成分で，核をもたない細胞破片である．ほかにも種々の作用があるが，血小板は血管が傷害された時，血液凝固を促進する物質を放出する．血小板は，血液凝固によって失血を防ぐ下等脊椎動物に存在する有核の**血小板** thrombocytes と機能的に同等である．

表 19.1 血漿中の物質

成 分	説 明	機 能
水（91.5%）	血液の液体成分	血液成分の溶媒や浮遊媒体．熱を吸収，運搬，放散する．
血漿タンパク質（7%）	主に肝臓で生産される．	膠質浸透圧をつくる．血液の粘性の主な原因．ホルモン（ステロイド），脂肪酸，カルシウムを運搬する．血液の pH 調節を助ける．
アルブミン	最も小さく，最も数の多いタンパク質．	浸透圧の維持に有用であり，毛細血管を介して液体の交換に重要な因子である．
グロブリン	大きなタンパク質（形質細胞が免疫グロブリンを産生する）	免疫グロブリンはウイルスや細菌への攻撃を助ける．アルファ・ベータグロブリンは鉄，脂質，脂溶性ビタミンを運搬する．
フィブリノゲン	大きなタンパク質	血液凝固に不可欠である．
他の溶解質（1.5%）		
電解質	無機塩；正電荷をもつ Na^+, K^+, Ca^{2+}, Mg^{2+}（陽イオン）；負電荷をもつ Cl^-, HPO_4^{2-}, HCO_3^-（陰イオン）	浸透圧の維持を助けたり，細胞機能において必須の役割を担う．
栄養物	消化による生産物，アミノ酸，グルコース，脂肪酸，グリセロール，ビタミン，ミネラルなど	細胞の機能，成長，発達において必須の役割を担う．
気 体	酸素（O_2） 二酸化炭素（CO_2） 窒素（N_2）	多くの細胞機能において重要である． 血液の pH 調節に用いられる． 機能については不明．
生理活性物質	酵 素 ホルモン ビタミン	化学反応を触媒する． 代謝，成長，発達を制御する． 酵素反応の補酵素．
老廃物	尿素，尿酸，クレアチン，クレアチニン，ビリルビン，アンモニア	多くがタンパク質の代謝物であり，血液によって泌尿器官まで運ばれる．

| 図 **19.2** | 血液の有形成分. |

> 血液の有形成分は赤血球，白血球，血小板である.

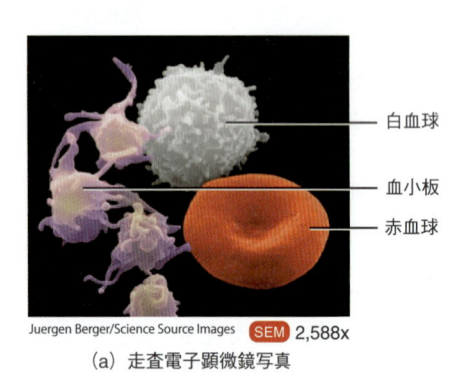

白血球

血小板

赤血球

Juergen Berger/Science Source Images   SEM 2,588x

（a）走査電子顕微鏡写真

白血球（好中球）
White blood cell
(leukocyte: neutrophil)

血漿 Blood plasma

赤血球 Red blood cell
(erythrocyte)

血小板 Platelet

白血球（単球）
White blood cell
(leukocyte: monocyte)

Mark Nielsen   LM 295x

（b）血液塗抹標本（スライドガラス上の血液を伸ばした薄い膜）

Q どの有形成分が細胞の破片であるか？

　血液の容積の中で赤血球が占める割合を**ヘマトクリット hematocrit** という. すなわちヘマトクリット 40 であるということは血液の容積の 40% が赤血球で占められるということである. 成人女性のヘマトクリットの正常範囲は 38〜46%（平均 42），成人男性は 40〜54%（平均 47）である. 女性に比べ男性にはるかに高濃度に存在するテストステロンというホルモンによって，エリスロポエチン（EPO）の合成が促進され，その結果，赤血球の生成が刺激される. そのため，男性のほうがヘマトクリットは高い. 月経がある時期の女性のヘマトクリットが低いのは月経による失血も関与しているであろう. ヘマトクリットの有意の低下は**貧血 anemia** といわれ，赤血球数も少なくなる. **赤血球増加症 polycythemia** においては赤血球の占める割合が高くなり，ヘマトクリットは 65% 以上となる. これは血液の粘性を上げ，血液が流れる際の抵抗を高めるため，心臓のポンプ機能に負担をかける. 血液粘性の増加はまた血圧上昇も来し脳卒中のリスクも高まる. この原因としては赤血球産生の異常亢進，組織の低酸素状態，脱水，アスリートによる血液ドーピングやエリスロポエチンの使用などがある.

19.2 血球の産生

目標

- 血球細胞の発生を説明する.

　一部のリンパ球は数年の寿命があるものもあるが，ほとんどの血球細胞は数時間，数日，数週間で次から次へ補充されている. ネガティブフィードバックシステムによって循環血中の赤血球と血小板数はほぼ一定に維持されている. しかし，白血球数は侵入してくる病原体やその他の外部からの抗原による攻撃に反応して変化する.

　血球成分の産生の過程を**造血 hemopoiesis**（-poiesis ＝つくる；あるいは hematopoiesis）という. 造血はまず，胚の卵黄嚢で開始され，そのあと，胎児の肝臓，脾臓，胸腺，リンパ節でも始まる. 誕生 3 ヵ月前になると赤色骨髄が造血の主たる部位となり，出生後も一生にわたって血球細胞の主な供給源となる.

　赤色骨髄 red bone marrow は高度に血管に富んだ結合組織で，スポンジ状の骨組織の小柱間の顕微鏡学的に小さなスペースに存在する. それは軸骨格系の骨，胸

郭や骨盤，上腕骨や大腿骨の近位骨端，などに存在する．赤色骨髄中の細胞のおよそ 0.05 ～ 0.1 ％が**多能性幹細胞 pluripotent stem cells**（pluri- ＝いくつかの）あるいは**血球芽細胞** hemocytoblasts といわれ，間葉（ほぼすべての結合組織がそこから発達する組織）から由来している．これらの細胞は多くの異なるタイプの細胞に分化できる能力をもっている（図 19.3）．新生児においてはすべての骨髄が赤色であり活発に血球を産生している．加齢により血球生産速度は低下し，長骨の赤色骨髄

は不活発になりほとんどが脂肪組織である黄色骨髄に置き換わってしまう．ひどい出血などの特別な状況では黄色骨髄が赤色骨髄に変化する．これは，赤色骨髄由来の造血幹細胞が黄色骨髄へ移動することにより起り，黄色骨髄は多機能性幹細胞によって再び造血が営まれるようになる．

　赤色骨髄中の幹細胞は再生，増殖し，血球細胞やマクロファージ，細網細胞，肥満細胞，脂肪細胞を生じる細胞へと分化する．幹細胞のあるものは骨芽細胞，軟骨芽

図 19.3　血液細胞の発生・分化と構造．一部の細胞系列では細胞の生成段階のいくつかを省略．

血球の産生は造血といわれ，生後は主に赤色骨髄においてのみなされる．

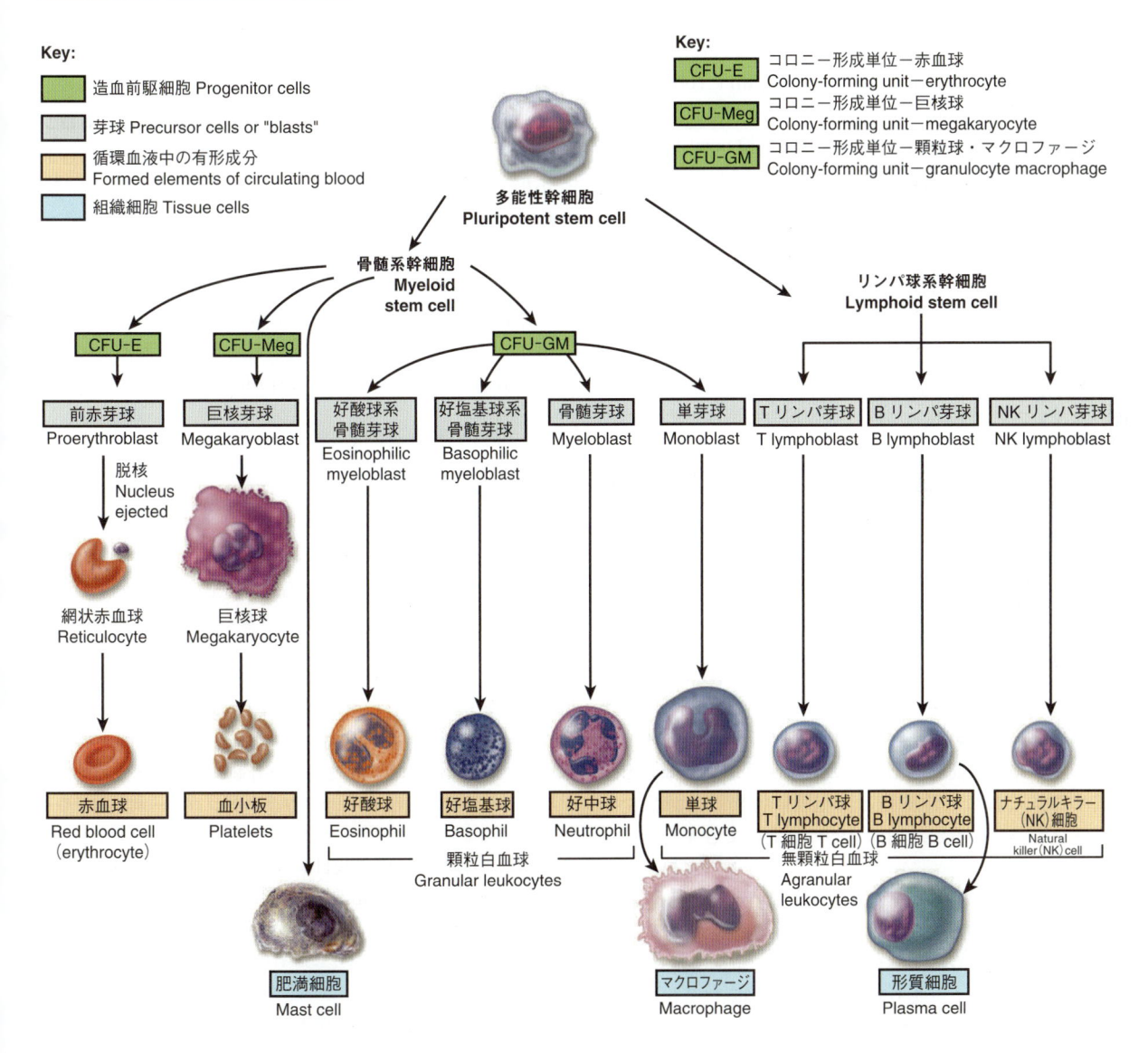

Q 多能性幹細胞はどのような結合組織から発生するか？

細胞，筋細胞にも分化できるので，将来的には組織や器官の移植に際して骨，軟骨，筋組織の材料として利用できるかもしれない．細網細胞は細網線維を産生し，赤色骨髄細胞を支持する基質を形成する．栄養動脈や骨幹端動脈からの血液（図 6.4 参照）は，骨へ入り，**洞様毛細血管** sinusoid—赤色骨髄の細胞や線維を取り囲んでいる，管腔が広くて透過性に富む毛細血管—を通過する．血液細胞が形成されると，また洞様毛細血管，そして他の血管へ流れ込み，栄養静脈，骨膜静脈を通り骨から出て行く（図 6.4 参照）．いったん，赤色骨髄から出ていくとリンパ球以外の血球細胞は分裂しない．

🎵 臨床関連事項

骨髄検査

　しばしば，白血病や重症貧血のような血液疾患の診断をつけるため赤色骨髄のサンプルを採取しなければならない．**骨髄検査 bone marrow examination** には**骨髄吸引** bone marrow aspiration（細い注射針と注射器によって少量の赤色骨髄を採取する）と**骨髄生検** bone marrow biopsy（太い針により赤色骨髄の中心部分を採取する）がある．

　どちらの方法でも寛骨の腸骨稜からサンプルがとられることが多いが，時々胸骨から吸引されることもある．小さな子どもでは骨髄サンプルは脊椎や脛骨から採られる．組織や細胞のサンプルは検査のため病理検査部に送られ，病理検査技師が新生物（癌）細胞や他の病気の細胞がないかを検査して，診断を助ける．

　血液細胞を形成するために赤色骨髄の多能性幹細胞はさらに 2 つの幹細胞を生み，それらはいくつかのタイプの細胞へと分化できる能力をもっている．このような幹細胞は**骨髄系幹細胞 myeloid stem cells** と**リンパ（球）系幹細胞 lymphoid stem cells** とよばれる．骨髄系幹細胞は赤色骨髄において分化し，赤血球，血小板，単球，好中球，好酸球と好塩基球と肥満細胞となる．リンパ系幹細胞はリンパ球を生成するが，赤色骨髄で分化し始め，リンパ組織において最終的にリンパ球を産生する．リンパ系幹細胞はまた，ナチュラルキラー細胞も生成する．これらの幹細胞は細胞膜に特異的な認識マーカーをもっているが，組織学的に区別はできずリンパ球に似ている．

　造血の過程で，ある骨髄系幹細胞は**造血前駆細胞 progenitor cells** に分化する．他の骨髄系幹細胞とリンパ系幹細胞は直接，芽球に分化する．前駆細胞はもはや分裂能力はなく，より特異的な血液細胞に分化していく．ある前駆細胞は**コロニー形成単位 colony-forming units（CFUs）** として知られている．CFU の後にそれ

ぞれ略号がつけられてどのような成熟血球細胞が形成されるか示している．すなわち CFU-E は赤血球を，CFU-Meg は巨核球を，CFU-GM は顆粒白血球（とくに好中球）と単球を産生することを示している（図 19.3 参照）．造血前駆細胞は幹細胞と同じようにリンパ球と見かけが似ており光学顕微鏡では区別がつかない．

　次の世代は，細胞は**芽球 blasts** としても知られている**前駆細胞 precursor cells** といわれる．何回かの細胞分裂を経て芽球は実際の血球細胞へと分化する．例えば，単芽球は単球へ，好酸性骨髄芽球は好酸球へ分化する．芽球は光学顕微鏡で識別できる形態を示す．

　造血成長因子 hemopoietic growth factors といわれる数種類のホルモンが特定の前駆細胞の分化と増殖を調節している．**エリスロポエチン erythropoietin（EPO）** は赤芽球の数を増やす．EPO は主に腎臓の尿細管のあいだの間質に存在する尿細管周囲間質細胞で産生される．腎不全になると EPO の放出が遅くなるので赤血球の産生も減少する．これは，ヘマトクリットの減少を招き，酸素をからだ全体へ運ぶ能力を低下させる．**トロンボポエチン thrombopoietin（TPO）** は巨核球から血小板生成を促進するホルモンであり肝臓でつくられる．いくつかの異なる**サイトカイン cytokines** がそれぞれの血球細胞の分化を調節している．サイトカインは小分子の糖タンパク質で赤色骨髄細胞，白血球，マクロファージ，線維芽細胞，内皮細胞から産生される．これらは局所ホルモン（オートクリン〔自己分泌〕，パラクリン〔傍分泌〕，18 章参照）としての作用がある．サイトカイン

🎵 臨床関連事項

造血因子の医学的応用

　組換え DNA 技術によって得られる造血因子は，新しい血球細胞を十分つくることができなくなった時には非常に有望な治療法となりうる．人工的なエリスロポエチンは末期腎不全に伴う赤血球産生の減少を治療するのに非常に有効である．癌細胞も赤色骨髄細胞も分裂がさかんなため化学療法によりどちらも抑制されてしまうので，化学療法を受けて，癌細胞だけでなく赤色骨髄細胞も抑制されてしまった患者に顆粒球–マクロファージコロニー刺激因子や顆粒球コロニー刺激因子が投与される（白血球は病気から防御するのを補助する役目があることを思い出しなさい）．トロンボポエチンも化学療法による血小板の減少を予防するのに有用である．また，コロニー刺激因子とトロンボポエチンは骨髄移植を受けた患者の予後をよくする．また，新生児の血小板の減少，その他の血液凝固異常，さまざまなタイプの貧血などを治療するために，造血因子も投与される．

は赤色骨髄において前駆細胞の増殖を刺激し非特異的防御反応（貪食など）や免疫反応（B 細胞，T 細胞）に関与する細胞の活動を調節する．白血球の生成を刺激する 2 つの重要なサイトカインファミリーは**コロニー刺激因子 colony-stimulation factors（CSFs）とインターロイキン interleukins** である．

19.3 赤血球

目標

- 赤血球の構造，機能，ライフサイクルと生成を述べる.

赤血球 red blood cells（RBCs）あるいは erythrocytes（erythro- ＝赤；-cyte ＝細胞）は酸素を運搬するタンパク質である**ヘモグロビン hemoglobin** を含んでおり，ヘモグロビンは血液に赤い色を与えている色素でもある．健康な成人男子は 540 万個 /μL[*]，健康な成人

女子は 480 万個 /μL の赤血球をもっている（1 滴の血液はおよそ 50 μL）．正常の赤血球数を維持するために少なくとも 1 秒当り 200 万個という驚くべき数の新しい成熟赤血球が血流に入ってくる．これにより赤血球の破壊される速度とバランスをとっている．

赤血球の形態

赤血球は両面が内側に陥凹した直径が約 7 ～ 8 μm の円板である（図 19.4a；1 μm ＝ 1 インチの 1/25,000 もしくは 1 cm の 1/10,000，または 1 mm の 1/1,000 であることを思い出しなさい）．成熟赤血球は単純な構造をしている．赤血球の細胞膜は強くかつ柔軟であり，細い毛細血管を通過する時に破れずに変形することができる．後で学ぶが赤血球の膜表面にある糖脂質や糖タンパク質が ABO 式や Rh 式などの血液型をつくっている．赤血球は核やその他の小器官をもたないので分裂せず，活発な代謝は営まない．赤血球の細胞質はヘモグロビン分子を含み，これは赤血球生成過程における脱核前にすでに合成されており，細胞重量の約 33％を占めている．

赤血球の機能

赤血球は酸素運搬という機能に高度に特化されている．赤血球は核がないので細胞内のスペースはすべて酸

---

[*] 1 μL ＝ 1 mm^3 ＝ 10^{-6} L.

図 19.4 **赤血球とヘモグロビン分子の形状**．(b) において，ヘモグロビン分子の 4 本のポリペプチド鎖（青色）はそれぞれ 1 個の鉄イオン（赤色で示されている）を含んだ一つのヘム基（金色）をもっている．

> ヘム基の鉄の部分が酸素と結合しヘモグロビンによって運搬される．

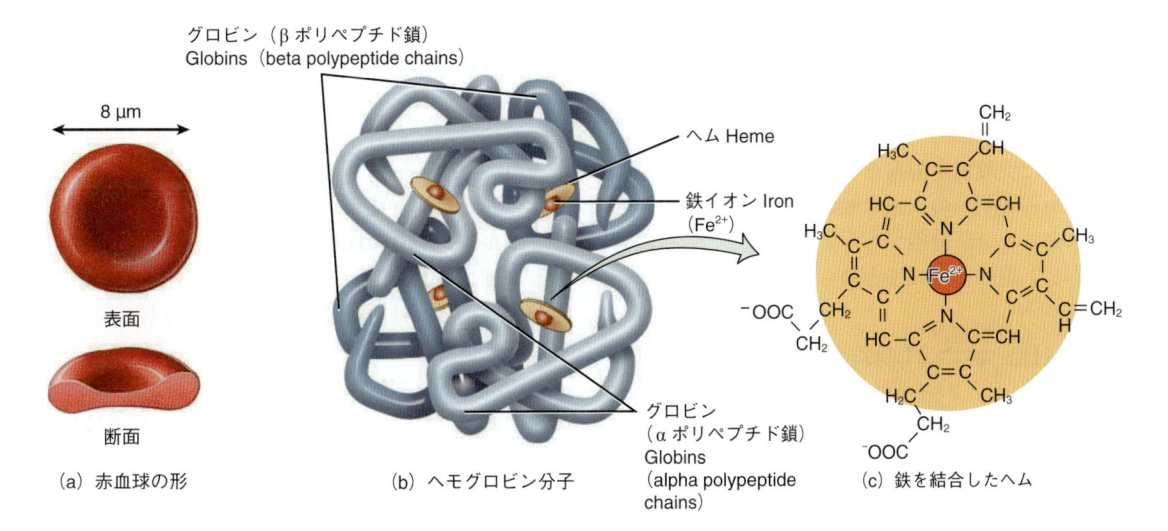

グロビン（β ポリペプチド鎖）
Globins（beta polypeptide chains）

8 μm

表面

断面

(a) 赤血球の形

(b) ヘモグロビン分子

ヘム Heme

鉄イオン Iron（Fe^{2+}）

グロビン（α ポリペプチド鎖）Globins（alpha polypeptide chains）

CH_2
H_3C
HC CH
H_3C CH_3
N
N Fe^{2+} N
CH_2 N
CH_2 CH_2
$-OOC$
HC CH
H_2C CH_3
CH_2
CH_2
$-OOC$

(c) 鉄を結合したヘム

Q 1 個のヘモグロビン分子によって何分子の酸素が運搬されるか？

素運搬のためのものである．さらに赤血球はミトコンドリアをもたず ATP を嫌気的に（酸素なしで）産生するので，運搬している酸素を消費することもない．赤血球の形態もその機能に非常に適している．両面が内側に陥凹した円板状の形は球形に比べ体積に対する表面積が大きくなっている．このため赤血球を出入りする気体の拡散に広い表面積をもたらしている．

各赤血球はおよそ 2 億 8,000 万個のヘモグロビン分子を含んでいる．ヘモグロビン分子は 4 本のポリペプチド鎖（2 本は α 鎖，2 本は β 鎖）からなる**グロビン globin** といわれるタンパク質からなり，4 個の**ヘム hemes** といわれるリング状の非タンパク質の色素がそれぞれ 4 本の鎖に結合している（図 19.4 b）．それぞれのヘムの中心には 1 個の鉄イオン（Fe^{2+}）があって 1 個の酸素分子と結合したり解離したりでき（図 19.4 c），ヘモグロビン 1 分子に 4 分子の酸素を結合できる．肺で取り込まれる酸素はヘムの中の鉄に結合して運搬される．血液が組織の毛細血管を流れる時には鉄と酸素の反応が逆となる．すなわちヘモグロビンは酸素を放出し酸素は間質液に拡散し，そして細胞内に入っていく．

ヘモグロビンはまた代謝によって産生されるすべての二酸化炭素の約 23% を運搬する（残った二酸化炭素は血漿に溶けるか，炭酸水素イオンとして運搬される）．組織の毛細血管を流れる血液が二酸化炭素を捕え，その一部はヘモグロビンを構成しているグロビンのアミノ酸にも結合する．血液が肺に流れてくると二酸化炭素はヘモグロビンから放出され外界に呼出される．

酸素や二酸化炭素を運搬するという一番重要な働きのほかに，ヘモグロビンは血流や血圧の調節にもかかわっている．気体状のホルモンである**一酸化窒素 nitric oxide（NO）**は血管内層に並ぶ血管内皮細胞で合成され，ヘモグロビンと結合する．ある環境下で，ヘモグロビンは NO を解離する．放出された NO は**血管拡張 vasodilation** を引き起し，血管壁の平滑筋を弛緩させ血管径を拡大する．血管拡張が起ると血流が改善し，NO が放出された付近の細胞への酸素供給が促進される．

赤血球はまた炭酸脱水酵素を含んでおり，これは二酸化炭素と水から炭酸への変換を触媒し，炭酸は水素イオンと炭酸水素イオンに分離する．この反応はどちらの方向にも反応し下記のようにまとめられる．

$$\underset{\text{二酸化炭素}}{CO_2} + \underset{\text{水}}{H_2O} \overset{\text{炭酸脱水酵素}}{\rightleftharpoons} \underset{\text{炭酸}}{H_2CO_3} \rightleftharpoons \underset{\text{水素イオン}}{H^+} + \underset{\substack{\text{炭酸水素} \\ \text{イオン}}}{HCO_3^-}$$

この反応は 2 つの理由により重要である：(1) これは組織から血漿へ入ってきた二酸化炭素のおよそ 70% が炭酸水素イオンのかたちで肺に運搬されることを可能にしている（23 章参照）．(2) また，細胞外液の重要な緩

衝系としても働いている（27 章参照）．

赤血球の寿命

赤血球は毛細血管の中を変形しながら流れるため細胞膜は消耗し，その寿命はほぼ 120 日である．核やその他の細胞内小器官をもたないので，赤血球は障害を受けた際に補填する新たな構成要素をつくることができない．老化してくると細胞膜は脆弱となり，とくに脾臓の狭い導管を通過する時には押しつぶされ，細胞は破れやすい．破れた赤血球は血液循環系から取り除かれ，脾臓や肝臓に存在する貪食のためのマクロファージ（大食細胞）によって破壊され，構成成分は再利用され，新しい赤血球生産を含むさまざまな代謝に利用される．再利用は以下のように行われる（図 19.5）：

❶ 古くなった赤血球は脾臓や肝臓，赤色骨髄において，マクロファージによって貪食される．

❷ ヘモグロビンのグロビンとヘムの部分が分離する．

❸ グロビンはアミノ酸に分解され，他の細胞でタンパク質の合成材料となる．

❹ ヘムから除かれた鉄は Fe^{3+} のかたちとなっており，血漿タンパク質中に存在する Fe^{3+} の運搬体である**トランスフェリン transferrin**（trans- ＝横切る；-ferr- ＝鉄）と結合する．

❺ 筋線維，肝細胞，脾臓や肝臓のマクロファージにおいてトランスフェリンから Fe^{3+} が分離され，鉄貯蔵タンパク質である**フェリチン ferritin** に結合する．

❻ 貯蔵部位から放出されたり，消化管から吸収された Fe^{3+} は再びトランスフェリンに結合する．

❼ Fe^{3+}-トランスフェリン複合体は骨髄に運ばれ，受容体依存性エンドサイトーシスによってヘモグロビン合成のために赤芽球が取り込む（図 3.12 参照）．鉄はヘモグロビン分子のヘムの部分に，アミノ酸はグロビン部分に必要である．また，ビタミン B_{12} もヘモグロビンの合成に必要である．

❽ 赤色骨髄における赤血球合成の結果，赤血球が循環血液中に入ってくる．

❾ ヘムから鉄が除かれると鉄以外の部分は緑色の**ビリベルジン biliverdin** に変換され，さらに黄色い**ビリルビン bilirubin** となる．

❿ ビリルビンは血液に入り肝臓へ運ばれる．

⓫ 肝臓においてビリルビンは胆汁の成分となり，小腸に分泌され大腸に流れていく．

⓬ 大腸において，細菌によってビリルビンは**ウロビリノーゲン urobilinogen** に変換される

⓭ 一部のウロビリノーゲンは血中に再吸収され，黄色い**ウロビリン urobilin** となり尿中に排泄され，尿の黄色い色をつくっている．

図19.5　**赤血球の生成と破壊およびヘモグロビンの再利用.** 赤血球は骨髄を出た後，マクロファージに貪食されるまでおよそ120日間循環する.

> 赤色骨髄における赤血球の生成速度は正常ではマクロファージによる赤血球の破壊速度と等しい.

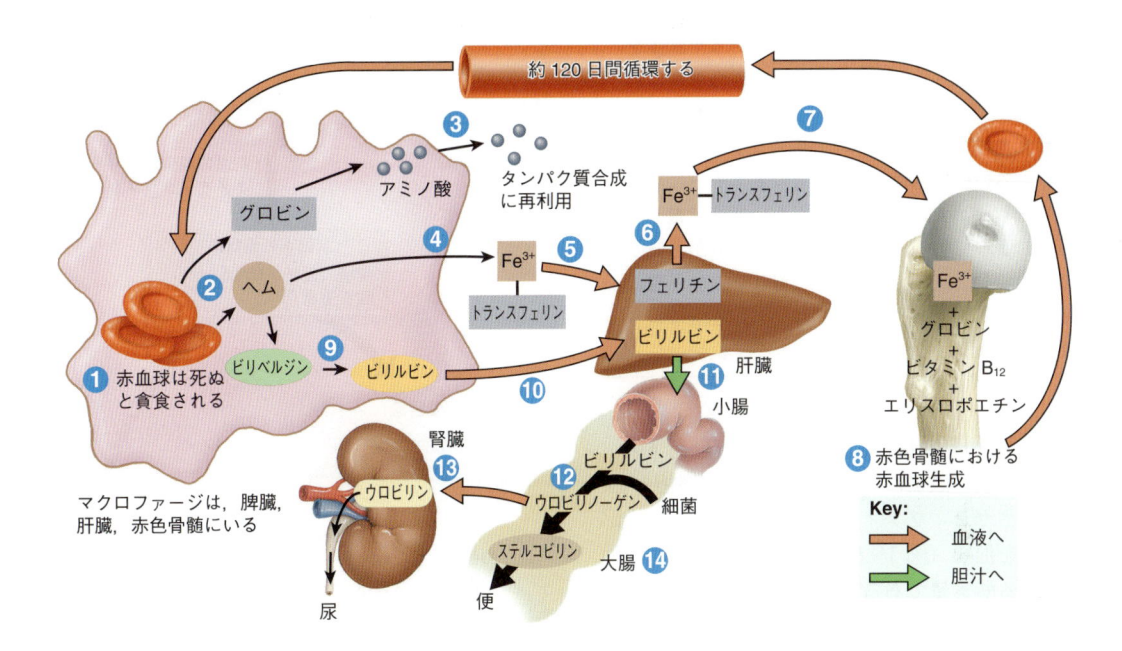

Q トランスフェリンの役割はどんなものか？

⑭ ほとんどのウロビリノーゲンは茶色い**ステルコビリン** stercobilin となり，大便から排泄され，特有の色をつくる.

赤血球生成

　赤血球生成 erythropoiesis は赤色骨髄において**前赤芽球** proerythroblast から始まる（図 19.3 参照）. 前赤芽球は数回分裂してヘモグロビンを合成する細胞に分化する. 分化過程において最後に近い段階の細胞は核を細胞外に排除し，**網状赤血球** reticulocyte となる. 核を失うことにより細胞の中心がへこみ，赤血球に特徴的な両面が陥凹した円板状となる. 網状赤血球はミトコンドリア，リボソーム，小胞体をまだ細胞内に保持している. 網状赤血球は毛細血管の内皮細胞のあいだをくぐり抜けて赤色骨髄から循環血液の中に出ていく. 骨髄から出て 1〜2 日内に網状赤血球は成熟した赤血球になる.

⚕ 臨床関連事項

鉄の過剰と組織障害

　遊離鉄イオン（Fe^{2+}，Fe^{3+}）は細胞や血液のさまざまな分子と結合し障害を及ぼすので，トランスフェリンとフェリチンが鉄イオンの輸送と貯蔵時の防御タンパク質としてエスコート役をしている. その結果，血漿には遊離した鉄イオンは事実上存在しない. さらにミトコンドリアにおいて ATP を産生するためのシトクロム色素のような鉄を含む分子の合成に際して，非常に少量の鉄イオンのみが体細胞において利用できる（図 25.9 参照）. **鉄の過剰** iron overload の場合，からだに含まれる鉄の量が増加する. 私たちのからだは過剰な鉄を排除する手段をもたないため，食事からの鉄の吸収の亢進など，いろいろな条件で鉄の過剰が引き起される. トランスフェリンとフェリチンが鉄イオンで飽和されてしまうと遊離鉄イオンが増えてくる. 鉄過剰による共通した結果は肝臓，心臓，膵島（ランゲルハンス島）や性腺の病気である. また，鉄過剰はある種の鉄依存性微生物の増殖を引き起してしまう. このような微生物は，通常では病原性はないのだが，遊離鉄イオンが存在すると急速に増殖し短時間で致死的な影響を及ぼす.

⚕ 臨床関連事項

網状赤血球算定

　赤血球生成の速度は**網状赤血球算定 reticulocyte count** によって推測できる．正常では古い赤血球の 1% 以下が新しくできてきた網状赤血球によって毎日置き換わる．その後 1 〜 2 日経って網状赤血球は最後の名残である小胞体を失い成熟赤血球となる．このようにして網状赤血球数は正常の血液ではすべての赤血球の 0.5 〜 1.5% を占める．貧血の人で網状赤血球数が少ないのはエリスロポエチンが不足しているかあるいは赤色骨髄がエリスロポエチンに反応できないかのどちらかである．このような状態は栄養不足や白血病などによって起る．また，網状赤血球数が多いのは失血あるいは鉄欠乏患者への鉄投与に対して赤色骨髄が正常に反応していることを示す．アスリートが違法にエリスロポエチンを使う場合も同様のことがみられる．

　通常，赤血球の生成と破壊は同じペースで進行する．もし，赤血球の生成が破壊に追いつかず酸素運搬能が低下するとそれがネガティブフィードバックシステムにより赤血球の生成を促す（図 19.6）．制御される条件は体組織に供給される酸素量である．細胞レベルでの酸素不足を**低酸素症 hypoxia** といい，血液に含まれる酸素が少ない状態である．例えば，高地においては大気の酸素量が少ないので血液に含まれる酸素量も減る．貧血の場合は酸素運搬量が減り，貧血の原因としては，鉄不足，アミノ酸不足，ビタミン B_{12} 不足があるがこれらはほんの一部である（本章"疾患：ホメオスタシスの失調"参照）．組織への血流が減少するような循環器系の異常でも酸素供給が減少する．どんなことが原因であれ，低酸素は腎臓を刺激しエリスロポエチンの放出を促し，前赤芽球が網状赤血球になる速度を速める．赤血球数が増えてくると，より多くの酸素が体組織に運搬される．

　未熟児は十分にエリスロポエチンが産生されないこともあって，しばしば貧血を呈する．出生後数週間は腎臓ではなく，肝臓がほとんどのエリスロポエチンを産生する．肝臓は腎臓に比べると低酸素に対する応答が鈍いので，新生児は成人に比べると貧血に対するエリスロポエチンの反応が小さい．胎児ヘモグロビン（出生時に存在するヘモグロビン）は 30% 程度多くの酸素を運搬できるので，エリスロポエチンが十分に産生されずに胎児ヘモグロビンが失われていくと，貧血はより重症となる．

チェックポイント

9. 赤血球の大きさ，顕微鏡でみた外観，機能について述べよ．

10. どのようにヘモグロビンは再利用されるか．

図 19.6　赤血球生成のネガティブフィードバックによる調節．高地で酸素分圧が低い時，貧血や循環系に問題があると組織への酸素供給が減少する．

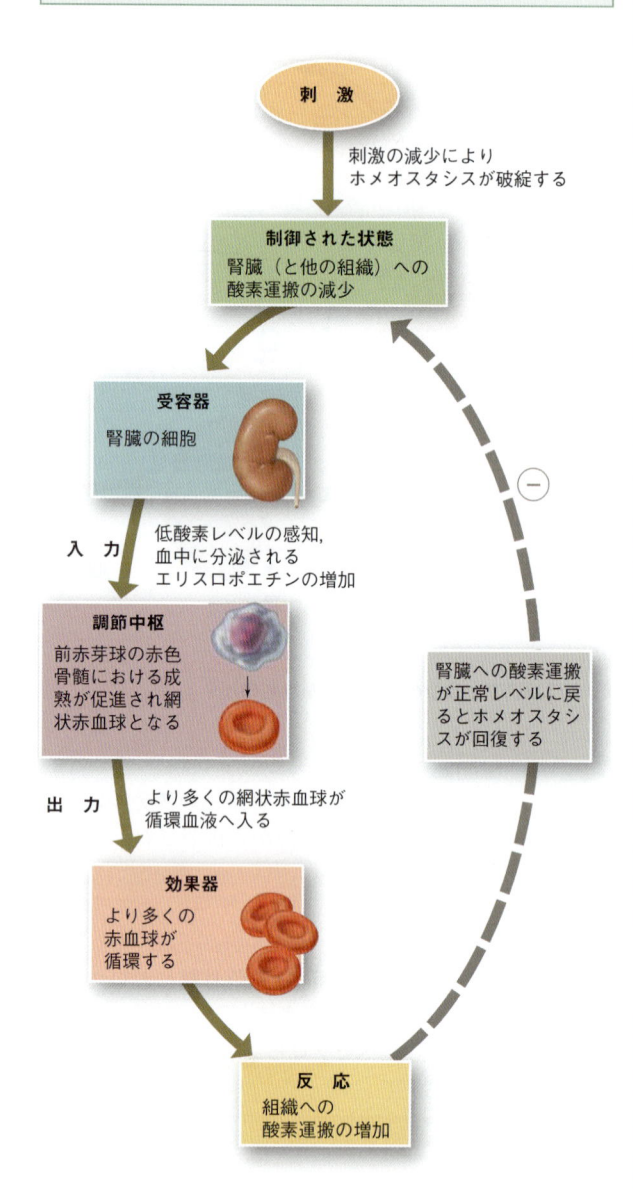

赤血球生成の主な刺激は，低酸素（赤血球の酸素運搬能の減少）である．

刺激

刺激の減少によりホメオスタシスが破綻する

制御された状態
腎臓（と他の組織）への酸素運搬の減少

受容器
腎臓の細胞

入　力

低酸素レベルの感知，血中に分泌されるエリスロポエチンの増加

調節中枢
前赤芽球の赤色骨髄における成熟が促進され網状赤血球となる

出　力

より多くの網状赤血球が循環血液へ入る

効果器
より多くの赤血球が循環する

腎臓への酸素運搬が正常レベルに戻るとホメオスタシスが回復する

（−）

反　応
組織への酸素運搬の増加

Q もし標高 0 m の町から高い山の村に引っ越したら，あなたのヘマトクリットはどのように変るであろうか？

11. 赤血球生成とはなにか．どのように赤血球生成はヘマトクリットに影響するか．どのような因子が赤血球生成の速度を速めたり遅くしたりするか．

血液ドーピング

　筋肉に供給される酸素量が重量挙げからマラソンに至るまでよい成績をあげるための限定要因となっている．したがって酸素運搬能の向上は耐久力のいる競技においてはとくにその成績を向上させる．赤血球が主たる酸素運搬の担体（キャリア）なので，アスリートはその競争力を上げるためにいろいろな手段を用いて彼らの赤血球数を増やそうとしてきた．**血液ドーピング blood doping や人為的な多血症** artificially induced polycythemia（異常に高い赤血球数）として知られている．運動選手は赤色骨髄における赤血球産生を刺激することによって貧血を治療する薬であるエポチンアルファ epoetin alfa（Procrit® あるいは Epogen®）を注射し，自分の赤血球産生を高めようとしてきた．しかし，赤血球数を増やすのは危険である．なぜなら，それは血液の粘性を上げることになり，これは血液が流れる際の抵抗を高めることになり，心臓のポンプ機能に負担をかけるからである．血液粘性の増加はまた血圧の上昇を来し，脳卒中のリスクも高める．1980 年代には少なくとも 15 人の自転車競技選手がエリスロポエチン製剤の使用と関係していると疑われる心臓発作や脳卒中で死亡している．国際オリンピック委員会はエリスロポエチン製剤の使用を禁止しているが，この薬剤は自然のエリスロポエチンと区別できないためにあまり強制力がない．

　いわゆる**自然の血液ドーピング** natural blood doping はケニヤのマラソン選手の成功に鍵があるようである．ケニヤ高地の平均高度はおよそ海抜 6,000 フィート（1,829 m）である．高地での訓練はフィットネス，持久性，パフォーマンスを改善する．このような高地ではからだは赤血球の産生を高める．すなわち運動によって血液がたくさんの酸素を供給できるようになるということである．このようなランナーが例えば標高 0 m に近いボストンで競技に臨めばボストンで訓練している競走相手のからだに存在する赤血球よりも多い赤血球をからだにもつことになる．ケニヤには沢山のトレーニングキャンプが設立され世界中から持久力の必要な選手が集まっている．

19.4 白血球

・白血球の構造，機能，生成について述べる．

白血球の種類

　赤血球と違い，**白血球 white blood cells（WBCs）** あるいは leukocytes（leuko- ＝白い）は核とその他，すべての細胞小器官をもっているが，ヘモグロビンは含まない．白血球は染色すると光学顕微鏡によってみえるようになる特異的な化学物質を含んでいる小さな顆粒を細胞質にもつか否かによって顆粒白血球か無顆粒白血球のいずれかに分類される．**顆粒白血球 granular leukocytes** には好中球，好酸球，好塩基球があり，**無顆粒白血球 agranular leukocytes** にはリンパ球と単球が含まれる．図 19.3 に示すように単球と顆粒白血球は骨髄系幹細胞から分化する．対照的に，リンパ球はリンパ系幹細胞から分化発生する．

顆粒白血球　3 種類の顆粒白血球では染色すると光学顕微鏡で区別することのできるめだった特有の色合いの顆粒を認める．顆粒白血球は以下に述べるように識別することができる：

・**好中球 neutrophil．好中球**の小さく均一な顆粒は，薄紫色をしている（図 19.7a）．酸性（赤）または塩基性（青）染色どちらにもあまり染まらないため，これらの白血球は好中性 neutrophilic である．核は 2 〜 5 葉に分かれており，とても細い核内の糸で結合している．細胞は時間を経るほど核が分葉する．古い好中球は異なった形をした核の分葉がみられるので，これらはしばしば**多形核白血球** polymorphonuclear leukocytes（PMNs）ともいわれる．

・**好酸球 eosinophil．好酸球**の大きく均一な顆粒は**好酸性** eosinophilic（＝エオジン）であり，酸性染料によって赤橙色に染まる（図 19.7b）．顆粒は核を覆ったりみえにくくしたりはしない．核はしばしば 2 葉に分葉し，核内の細い糸または太い糸で結合している．

・**好塩基球 basophil．好塩基球**の丸くて大きさの不均一な顆粒は**好塩基性** basophilic（＝塩基）であり，塩基性染料で青紫色に染まる（図 19.7c）．顆粒は通常 2 葉に分かれている核をみえにくくしている．

無顆粒白血球　いわゆる "無顆粒球" といわれる白血球も細胞質顆粒をもっているが，その大きさが小さく染色性が低いので光学顕微鏡では顆粒をみることが難しい．

・**リンパ球 lymphocyte．リンパ球**の核は円形もしくはわずかな窪みをもち，暗く染まる（図 19.7d）．細胞質は空色に染色され，核の周りを縁取っている．細胞が大きくなると細胞質がよりはっきりみえる．リンパ球は細胞の直径が 6 〜 9 μm の小さいものから 10 〜 14 μm の大きいものまである．大きさの違いによる機能上の意義ははっきりしないが，大リンパ球の増加は急性ウイルス感染やある種の免疫不全症において診断的価値があり，大小の区別は有用である．

図 19.7 白血球の種類.

核の形や細胞質の顆粒の染色性の違いから白血球の種類を区別できる.

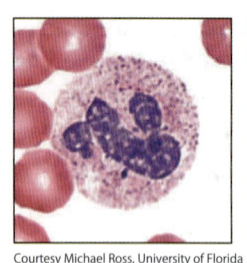
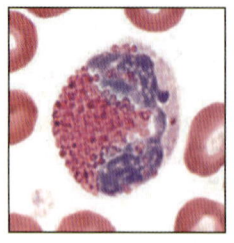
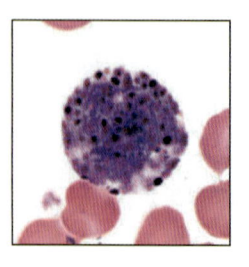
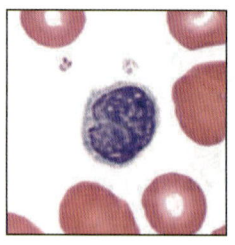
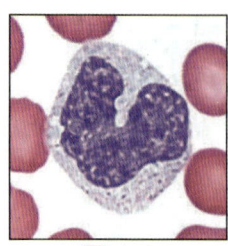

Courtesy Michael Ross, University of Florida

LM すべて 965x

(a) 好中球 Neutrophil　　(b) 好酸球 Eosinophil　　(c) 好塩基球 Basophil　　(d) リンパ球 Lymphocyte　　(e) 単球 Monocyte

Q どの白血球が顆粒球といわれるか？

- **単球 monocyte**. **単球**の核は，通常腎臓や蹄鉄のような形で細胞質は灰青色を呈し泡状にみえる（図 19.7 e）．細胞質の色と外見はリソソームを含んだ非常に小さな**アズール好性顆粒** azurophilic granules（azur- ＝青；-philic ＝好性）によるものである．血液は単球にとって単なる通り道であり，血液から組織に遊走し，そこで**マクロファージ（大食細胞）** macrophages（＝大食漢）に成長・分化する．一部は**固定マクロファージ（固着性大食細胞）fixed (tissue) macrophages** として一定の組織に留まっている．例えば肺の肺胞マクロファージや脾臓のマクロファージなどである．他のものは**遊走マクロファージ wandering macrophages** となり組織を遊走し感染や炎症の場に集まる.

白血球を始めとして有核の体細胞は**主要組織適合複合体抗原 major histocompatibility complex (MHC) antigens** といわれる細胞膜から細胞外液に露呈しているタンパク質をもっている．この細胞認識マーカーは一卵性双生児を除いて個体に特異的である．赤血球は血液型の抗原はもっているが主要組織適合複合体抗原はもっていない.

白血球の機能

健康なからだでは一部の白血球, とくにリンパ球は数ヵ月から数年の寿命があるが, ほとんどの白血球は数日しか生きていない．感染が起ると貪食白血球は数時間しか生きることができない．白血球は赤血球に比べるとはるかに少なく 1 μL の血中に 5,000 〜 10,000 個程度しかない．したがって, 赤血球は白血球のおよそ 700 倍の数がある．**白血球増加（症）leukocytosis** は白血球の数が 10,000 個/μL 以上に増加することであり, 病原体の侵入,

激しい運動, 麻酔, 外科手術など生体へのストレスに対する生体の正常な反応である．異常に白血球数が少ないのを**白血球減少症 leukopenia** といい, 通常 5,000 個/μL 以下である．これは有益であることはまったくなく, 放射線障害, ショック, 化学療法などによって起る.

皮膚や粘膜は絶え間なく病原体や毒素に曝されており, 時には深部の組織に侵入して病気を起すこともある．いったん, 病原体が体内に侵入すると白血球が食作用や免疫反応によってこれらと戦う．このため多くの白血球が血流を離れ病原体の侵入部や炎症の場に集まってくる．いったん, 顆粒白血球や単球が傷害や感染と戦うために血流から離れると二度と血中には戻らない．しかし, リンパ球はつねに循環し, 血液から組織の間質腔へ移行し, さらにリンパ液に入り血液に戻る．全リンパ球の 2% だけがどんな時にも血中を循環しているだけで, その他のリンパ球はリンパ液, 皮膚, 肺, リンパ節, 脾臓などに存在する.

赤血球は血中を流れるが, 白血球は**遊出 emigration**（e- ＝外へ；-migra ＝さまよう）もしくは**漏出 diapedesis** という方法で血流から離れる．遊出の際, まず, 血管内皮細胞に沿って転がりながらそれに接着し内皮細胞同士の隙間から変形しながら抜け出る（図 19.8）．ある特定の血管からの白血球の遊出を刺激するシグナルは白血球の種類によって異なる．**接着分子 adhesion molecules** といわれる分子は白血球が血管内皮細胞に付着するのを促す．例えば, 傷害や炎症の近くの血管内皮細胞は**セレクチン selectins** といわれる接着因子を細胞表面に出現させる．セレクチンは好中球表面にある糖鎖と結合し, 好中球をゆっくり引きよせ, 血管内皮細胞の表面を転がすことになる．好中球表面には**インテグリン integrins** といわれる別の接着分子が存在し, これが内皮細胞に好中球を固定し, 血管壁から傷害組織の間質液へ遊出するのを助ける.

図 **19.8** 白血球の遊出.

接着分子であるセレクチンとインテグリンが血流から間質液への白血球の遊出を助ける.

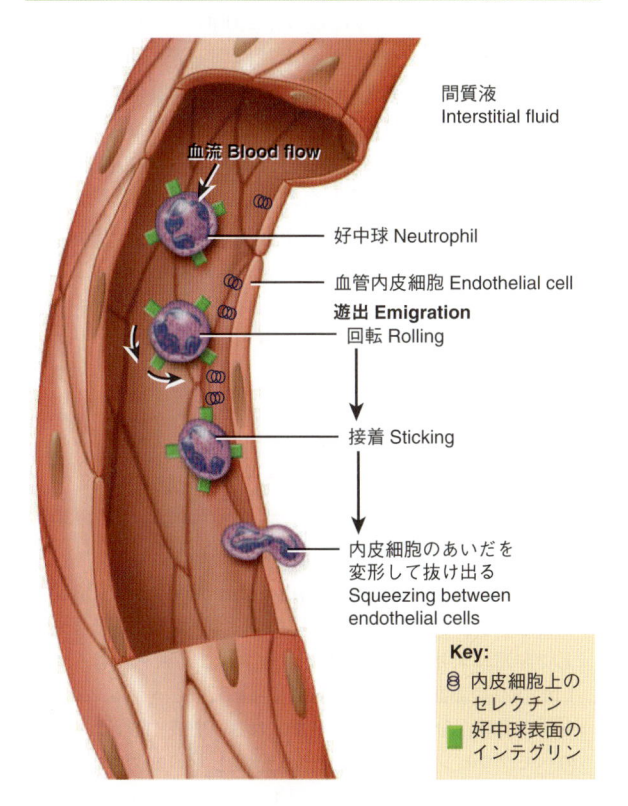

間質液
Interstitial fluid

血流 **Blood flow**

好中球 Neutrophil

血管内皮細胞 Endothelial cell
遊出 Emigration
回転 Rolling

接着 Sticking

内皮細胞のあいだを
変形して抜け出る
Squeezing between
endothelial cells

Key:
内皮細胞上の
セレクチン
好中球表面の
インテグリン

Q 生体でのリンパ球の循環様式は好中球のような他の白血球の
遊出と比して,どのように違うか?

好中球とマクロファージが活発に**食作用(貪食)
phagocytosis** を行う.すなわち細菌を消化し,死滅したものを処分する(図 3.13 参照).病原体や炎症組織から分泌される数種類の物質が食細胞を引きよせる.これを**化学走性 chemotaxis** という.化学走性を促す物質としては病原体から産生される毒素や傷害組織から産生されるキニーネやある種のコロニー刺激因子(CSFs)が知られている.コロニー刺激因子はまた好中球やマクロファージの食作用を促進する.

白血球の中では好中球が最初に細菌による組織破壊に反応する.貪食によって病原体を飲み込むと,好中球は病原体を破壊するためにいくつかの化学物質を放出する.それらにはある種の細菌を殺してしまう**リゾチーム lysozyme** という酵素やスーパーオキシドアニオン(O_2^-)や過酸化水素(H_2O_2),家庭用漂白剤の成分でもある次亜塩素酸イオン(OCl^-)などの**強力な酸化剤 strong oxidants** が含まれる.好中球はまた細菌や真菌に対して広範囲の抗菌作用をもつ**デフェンシン defensins** といわれるタンパク質も含んでいる.好中球の細胞質中でデフェンシンを含んでいる顆粒は,病原菌を含んでいる食胞と融合する.デフェンシンはペプチド製の"槍"をつくり,これにより病原菌の細胞膜に穴を開ける.その結果,細菌の細胞質が細胞外に失われ,侵入者を殺してしまう.

好酸球は毛細血管から間質液に入り,ヒスタミナーゼなどの酵素を分泌し,アレルギー反応におけるヒスタミンやその他の炎症メディエーターの作用を抑制する.また,好酸球は抗原抗体複合体を貪食し,ある種の寄生虫に対しても有効である.好酸球はアレルギー性疾患や寄生虫感染において増加する.

好塩基球は炎症部位で毛細血管から組織に入り,ヘパリン,ヒスタミン,セロトニンを含んだ顆粒を分泌する.これらの物質は炎症反応を増強し,過敏(アレルギー)反応を引き起す.好塩基球は赤色骨髄の多能性幹細胞から発生した結合組織細胞である肥満細胞(マスト細胞)mast cells と機能が似ている.好塩基球と同じように,肥満細胞はヘパリン,ヒスタミン,プロテアーゼなどのメディエーターを炎症に際して分泌する.肥満細胞は全身のとくに皮膚の結合組織,呼吸器や消化器の粘膜に広く分布している.

リンパ球は免疫系の闘いにおいて主たる兵士である(詳細は 22 章で述べる).ほとんどのリンパ球はリンパ組織,リンパ,血液の中をつねに移動しており,血液の中には数時間留まるのみである.このように全リンパ球のごく一部のリンパ球が血液の中にその時々で存在するのみである.リンパ球には 3 つのタイプ:B 細胞,T 細胞,ナチュラルキラー(NK)細胞があり,免疫反応において重要な役割を果している.B 細胞はとくに細菌を破壊し,その毒を解毒する上で有用である.T 細胞は感染した体細胞や癌細胞を攻撃し,移植臓器の拒絶反応に関与している.B 細胞や T 細胞による免疫反応は,感染と闘ったり,ある種の疾患に罹らないように防御するのを助ける.ナチュラルキラー細胞は広い範囲の病原体や自然発生した腫瘍細胞を攻撃する.

単球は好中球より感染現場にやってくるには時間がかかるが,数多くやってきて,より多くの病原体を破壊することができる.感染現場に遊走してくると単球は大きくなり遊走マクロファージとなって,感染細胞の残骸や病原体を食作用によって処理する.

すでに学んだように血中の白血球の増加は,通常,炎症や感染を意味する.したがって医師は感染や炎症を検出したり,疑われる化学物質や薬の毒性をみたり,白血病などの時の血液異常を検査したり,化学療法の効果判定やアレルギー反応や寄生虫感染症を診断するために**白血球分画検査(白血球百分率)differential white blood cell count** あるいは **diff**(それぞれの白血球 5 分画の計測)を指示する.それぞれのタイプの白血球は異なる機能をも

表 19.2　白血球数の増加と減少の意味

白血球の種類	増加が意味すること	減少が意味すること
好中球 Neutrophils	細菌感染，やけど，ストレス，炎症	放射性曝露，薬剤毒性，ビタミン B_{12} 欠乏，全身性エリテマトーデス（SLE）
リンパ球 Lymphocytes	ウイルス感染，一部の白血病，伝染性単核症	慢性疾患，HIV 感染，免疫抑制，ステロイド治療
単球 Monocytes	ウイルス・真菌感染，結核，一部の白血病，慢性疾患	骨髄造血抑制，ステロイド治療
好酸球 Eosinophils	アレルギー反応，寄生虫感染，自己免疫疾患	薬剤毒性，ストレス，急性アレルギー性反応
好塩基球 Basophils	アレルギー反応，一部の白血病，癌，甲状腺機能低下症	妊娠，排卵，ストレス，甲状腺機能亢進症

Courtesy Michael Ross, University of Florida

つので，血液における白血球の分画を決定することはからだがどのような状態にあるか診断する上で有用である．表 19.2 に白血球数の増加と減少の意味を要約する．

チェックポイント

12. 細菌の侵入と戦う時に白血球の遊出や化学走性（ケモタキシス），食作用はどのように重要か．
13. 白血球増加症と白血球減少症はどのように異なるか．
14. 白血球分画検査とはなにか．
15. 顆粒球，マクロファージ，B 細胞，T 細胞，ナチュラルキラー細胞はそれぞれどのような機能があるか．

19.5　血小板

目　標

• 血小板の構造，機能，生成について述べる．

赤血球や白血球に分化する未熟な細胞以外にも，造血

幹細胞は血小板を産生する細胞に分化する．トロンボポエチン thrombopoietin というホルモンの作用で骨髄系幹細胞は巨核球コロニー形成細胞に分化し，次に**巨核芽球 megakaryoblasts** といわれる芽球になる（図 19.3 参照）．巨核芽球は巨核球になり，2,000 ～ 3,000 の細胞断片に分離する．それぞれの小片は細胞膜で囲まれており，**血小板 platelet** といわれる．血小板は赤色骨髄で巨核球から生じ，血液に流れ込む．血液 1 μL 当り 15 万～ 40 万個存在する．血小板は直径 2 ～ 4 μm の不定形な平板状で多くの顆粒を含んでいるが，無核である．

血小板の顆粒は血液凝固系を促進する物質を含んでいる．血管が断裂すると血小板血栓が形成され出血を防ぐ．血小板の寿命は短く，通常 5 ～ 9 日である．役割を終えた血小板は脾臓や肝臓の定住マクロファージによって除去される．

表 19.3 に血液の細胞成分を要約する．

⚕ 臨床関連事項

全血球計算（全血算）

　全血球計算（全血算）complete blood count (CBC) は貧血やさまざまな感染症をスクリーニング（選別）する上で非常に有用な検査である．通常，この検査には全血 1 μL 当りの赤血球数，白血球数，血小板数とヘマトクリット，白血球百分率（分画）が含まれる．血液 100 mL 当りのヘモグロビン量をグラム単位で計測したヘモグロビン濃度も得られる．この正常範囲は 14 ～ 20 g / 血液 100 mL(小児)，12 ～ 16 g / 血液 100 mL（成人女性），13.5 ～ 18 g / 血液 100 mL（成人男性）である．

チェックポイント

16. 赤血球，白血球，血小板についてその大きさ，血液 1 μL 当りの数，寿命を比較せよ．

19.6　骨髄と臍帯血からの幹細胞移植

目　標

• 骨髄移植および幹細胞移植の重要性について説明する．

　骨髄移植 bone marrow transplant とは癌や異常な赤色骨髄を健康な赤色骨髄に置き換えてレシピエントの正常な血液細胞数を維持することである．癌やある種の遺伝病の患者において異常のある赤色骨髄を，大量の化学療法や放射線の全身照射によって最初に破壊しなければならない．これは癌細胞を殺すとともに移植が拒絶さ

表 19.3	血球成分の要約		
名称と形	**数**	**特 徴**[*]	**機 能**
赤血球（RBCs） Juergen Berger/Science Source Images	480 万個 / μL（女性） 540 万個 / μL（男性）	直径 7 ～ 8 μm，両凹の円板で核がない．120 日の寿命．	赤血球に含まれるヘモグロビンが血中の酸素の大部分と二酸化炭素の一部を運搬する．
白血球（WBCs）	5,000 ～ 10,000 個 / μL	ほとんどが数時間～数日の寿命[†]．	からだに侵入する病原体や異物を攻撃する．
顆粒球			
好中球	白血球の 60 ～ 70%	直径 10 ～ 12 μm，核は 2 ～ 5 葉に分かれ，それらはクロマチンの細い糸でつながっている．分核した核をもつ．細胞質には非常に細かな薄紫色の顆粒をもつ．	食作用．細菌をリゾチームや強力な酸化剤（超酸化物イオンや超酸化水素など）で破壊する．
好酸球	白血球の 2 ～ 4%	直径 10 ～ 12 μm，核は通常，太いクロマチン系で結合した 2 葉をもつ．大きな赤-橙色の顆粒が細胞質を満たす．	アレルギー反応の際に出るヒスタミンの作用を軽減し，抗原抗体複合物を貪食し，ある種の寄生虫を殺す．
好塩基球	白血球の 0.5 ～ 1%	直径 8 ～ 10 μm，2 葉に分核した核をもつ．細胞質の大きな顆粒は青紫色．	ヘパリン，ヒスタミン，セロトニンを放出し，アレルギー反応を起す．これは炎症反応全体を促進する．
無顆粒球			
リンパ球（T 細胞，B 細胞，ナチュラルキラー細胞）	白血球の 20 ～ 25%	小さなリンパ球は直径 6 ～ 9 μm，大きなリンパ球は直径 10 ～ 14 μm．核は丸くわずかな陥凹がある．まっ青な細胞質が核を取り囲んでいるが大きなリンパ球ほど細胞質がみえやすい．	抗原・抗体反応を含む免疫反応を引き起す．B 細胞は形質細胞となり抗体を分泌する．T 細胞はウイルス，癌細胞，移植組織細胞を攻撃する．ナチュラルキラー細胞は広い範囲の感染性病原体や，自然に発生する癌細胞を攻撃する．
単 球	白血球の 3 ～ 8%	直径 12 ～ 20 μm，核は腎臓のような形もしくは馬蹄形で細胞質は青灰色で泡沫状にみえる．	ある組織に留まったり遊走したりするマクロファージとなって食作用する．
血小板 Mark Nielsen	150,000 ～ 400,000 個 / μL	直径で 2 ～ 4 μm の細胞の破片で 5 ～ 9 日の寿命．多数の顆粒を含んでいるが無核である．	止血の際，血栓を形成し，血管収縮や凝固を促進する化学物質を放出する．

[*] 図にみられる色はライト染色による．
[†] T，B 記憶（メモリー）細胞とよばれる一部のリンパ球はいったんできると何年も生きることができる．

れないように患者の免疫能を破壊するためである．

　移植のための健康な赤色骨髄はドナーや基礎疾患が落ち着いている状態，例えば白血病が寛解している時の患者自身から供給される．ドナーからの赤色骨髄は通常寛骨の腸骨稜から全身麻酔下に注射器で採取されレシピエントに経静脈的に輸血のように投与される．注入された骨髄はレシピエントの赤色骨髄腔に遊走し，そこでドナーからの骨髄の幹細胞が増殖する．すべてうまくいくとレシピエントの赤色骨髄はすべて健康な癌でない細胞で置き換えられる．

　骨髄移植は再生不良性貧血，ある種の白血病，重症複合免疫不全症，ホジキン病，非ホジキンリンパ腫，多発性骨髄腫，サラセミア，鎌状赤血球症，乳癌，卵巣癌，精巣癌や溶血性貧血などで行われてきている．しかし，この方法にはいくつか欠点がある．レシピエントの白血球は化学療法や放射線療法によって完全に破壊されなければならないので患者は感染に対して非常に危険な状態となる（感染を防御するに十分な白血球を骨髄が産生するには 2 ～ 3 週間要する）．さらに，移植された赤色骨髄は T 細胞を産生してそれがレシピエントの組織を攻撃し**移植片対宿主病** graft-versus-host disease を引き起す．同様にレシピエントの T 細胞が化学療法や放射線

照射にもかかわらず生き延びるとドナーからの移植細胞を攻撃することになる．もう一つの欠点は患者が一生涯，免疫抑制剤を使用しなくてはならないことである．この薬は免疫能を抑制するので感染の危険性が高くなる．また，免疫抑制剤は発熱，筋肉痛，頭痛，吐き気，易疲労，抑うつ，高血圧，腎臓や肝臓障害などの副作用がある．

幹細胞を得るための最近の進歩として**臍帯血移植 cord-blood transplant** が行われている．母親と胎芽（後には胎児）のあいだの結合は臍帯で行われている．幹細胞は出産直後に臍帯から得られる．幹細胞は注射器で臍帯から集められ冷凍される．臍帯からの幹細胞は赤色骨髄からの幹細胞よりいくつかの優れた点がある：

1．新生児の親の承諾により簡単に幹細胞を集めることができる．
2．赤色骨髄における幹細胞より豊富である．
3．臍帯からの幹細胞は移植片対宿主反応を起すことが少なくドナーとレシピエント間の適合は骨髄移植においてほど近似していなくてもよい．このことはより多くの人にドナーとしての可能性が広がる．
4．感染性疾患の伝染が少ない．
5．この幹細胞は臍帯血バンクに無期限に保存できる．

> **チェックポイント**
>
> **17.** 臍帯血移植と骨髄移植はどのように似ており，どのように違うか．

19.7 止 血

■ 目 標

- 止血に関与する3つの機序に関して述べる．
- 血液凝固のステージを定義し，血液凝固を促進したり抑制したりするさまざまな要素について説明する．

止血 hemostasis（**ホメオスタシス homeostasis** という似た言葉と間違わないように）は出血を止めるための一連の反応である．血管が傷害を受けたり断裂すると止血反応は傷害の起った局所に限局して迅速に起り，精密に調節されなければならない．これには3つの機序が血管からの失血を防いでいる：(1) 血管の攣縮 vascular spasm，(2) 血小板血栓 platelet plug，(3) 血液凝固 blood clotting (coagulation) である．これらが有効に働くと，止血反応は血管からの大量の血液の喪失である**出血 hemorrhage**（-rhage ＝あふれる）を防ぐことができる．止血機序により比較的小さな血管か

らの出血は止めることができるが，大血管からの出血にはなんらかの医学的な処置が必要となる．

血管の攣縮

動脈や小動脈が傷害を受けるとその血管壁を輪状に走る平滑筋がすぐに収縮する（**血管攣縮 vascular spasm** といわれる反応）．これは数分から数時間続くため，その他の止血機構が働き始めるまでのあいだの出血を防いでいる．血管攣縮は平滑筋に対する傷害や活性化血小板から放出される物質や痛み受容器によって引き起される反射などが原因と考えられている．

血小板血栓の形成

血小板はとても小さいが，驚異的な一連の化学物質を貯蔵している．多数の小胞内に凝固因子，ADP，ATP，Ca^{2+} やセロトニンが含まれている．また，トロンボキサン A_2（プロスタグランジンの一つ）や血餅を強化する**フィブリン安定化因子 fibrin-stabilizing factor**，リソソーム，ミトコンドリア，カルシウムの取込みや貯蔵を司る膜システム，顆粒内容物を放出するチャネルやグリコーゲンが存在する．また，血小板の中には**血小板由来増殖因子 platelet-derived growth factor**（PDGF）や傷害を受けた血管の修復のために血管内皮細胞，血管平滑筋，線維芽細胞の増殖を引き起すホルモンが含まれる．

血小板血栓は以下のような過程で形成される（図19.9）：

❶ 最初に，血小板は傷害を受けた血管壁の内皮細胞の下にある膠原線維などに接着する．この過程を**血小板接着 platelet adhesion** という．

❷ この接着の結果，血小板は活性化され，その性質は劇的に変化する．血小板はたくさんの突起を伸し，互いに接触し，相互作用によって血小板の小胞に含まれている内容物を放出する．この時相を**血小板からの放出反応 platelet release reaction** という．放出された ADP とトロンボキサン A_2 は近くにいる血小板を活性化する．セロトニンとトロンボキサン A_2 は血管の攣縮を持続させ，これによって傷害を受けた血管の血流が減少する．

❸ 血小板から放出された ADP は他の血小板をさらに粘着させ，互いに血小板が粘着して集合する．これを**血小板凝集 platelet aggregation** という．こうして血小板が塊となり，**血小板血栓 platelet plug** をつくる．

小血管における出血は血小板血栓が失血を防ぐのに有効である．血小板血栓は最初は柔らかいが，血液凝固過程で形成されるフィブリン線維によって補強されると，かなり強固となる（図19.10参照）．もし，血管壁の亀

図 19.9　血小板血栓の形成.

> 血管に開いた穴が小さければ，血小板血栓が失血を完全に止めることができる．

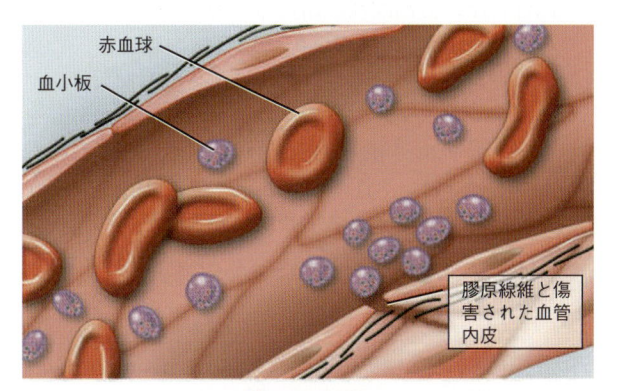

① 血小板接着

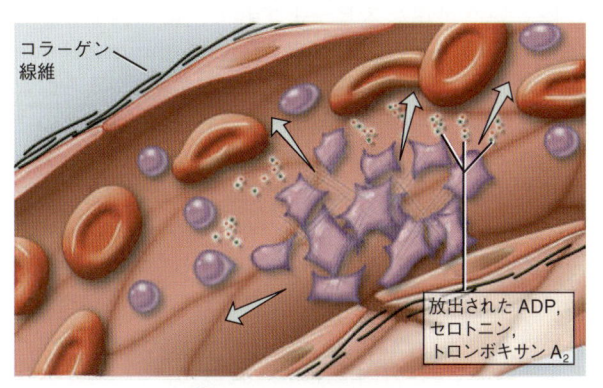

② 血小板からの放出反応

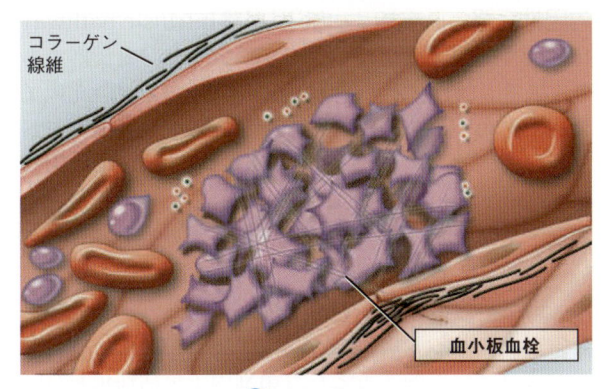

③ 血小板凝集

Q 血小板血栓の形成以外に止血に関係する 2 つの機序について述べなさい.

裂が大きくなければ血小板血栓だけで十分に止血できる.

血液凝固

正常では血液が血管内にある限り固まることはない.

図 19.10　血栓形成.　血小板と赤血球がフィブリン線維に取り込まれていることに注意.

> 凝血塊は，多くのフィブリン線維に絡んだ血液の有形成分からできたゲルである.

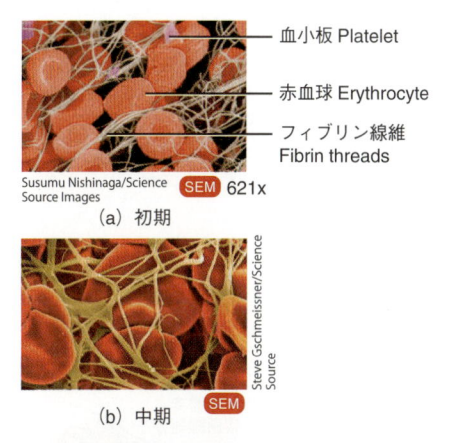

（a）初期

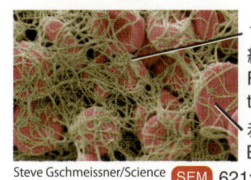

（b）中期

（c）赤血球がフィブリン線維に捉えられている後期

Q 血清とはなにか？

血液は体外に出るとゲル状となり，時間が経つと，それから液体が分離する．この黄色の液体は**血清 serum** といわれる．血清は血漿から血液凝固タンパク質が除かれたものであり，ゲル状のものは**凝血 blood clot** といわれ，フィブリン fibrin といわれる不溶性の線維によって血球成分が絡めとられたものである（図 19.10）.

ゲル（血餅）がつくられる過程は**血液凝固 clotting**（あるいは coagulation）といわれ，フィブリン線維をつくるための一連の化学反応である．もし，あまりにも容易に凝固してしまうと**血栓症 thrombosis**（thromb- = 血餅；-osis = 条件）を引き起してしまうし，固まりにくいと出血を起してしまう.

血液凝固は**凝固因子 clotting factors**（あるいは coagulation factors）として知られているいくつかの物質が関係している．これらの因子にはカルシウムイオン（Ca^{2+}）や肝細胞によって合成され血流に放出される不活性型の酵素や血小板や傷害を受けた組織から出てくるいろいろな分子が含まれる．凝固因子のほとんどはローマ数字で示され，発見年の順により命名されている（凝固プロセスとローマ数字の順は無関係）.

血液凝固は複雑な酵素反応であり，一定の順番でそれぞれの血液凝固因子が次の段階の血液凝固因子の分子を活性化している．最後には大量の産物（不溶性タンパク質であるフィブリン）が形成される．この過程は3段階に分かれる（図 19.11）：

> 血液凝固の過程において，凝固因子が互いを活性化し，ポジティブフィードバックのサイクルを含んだカスケード反応を引き起こす.

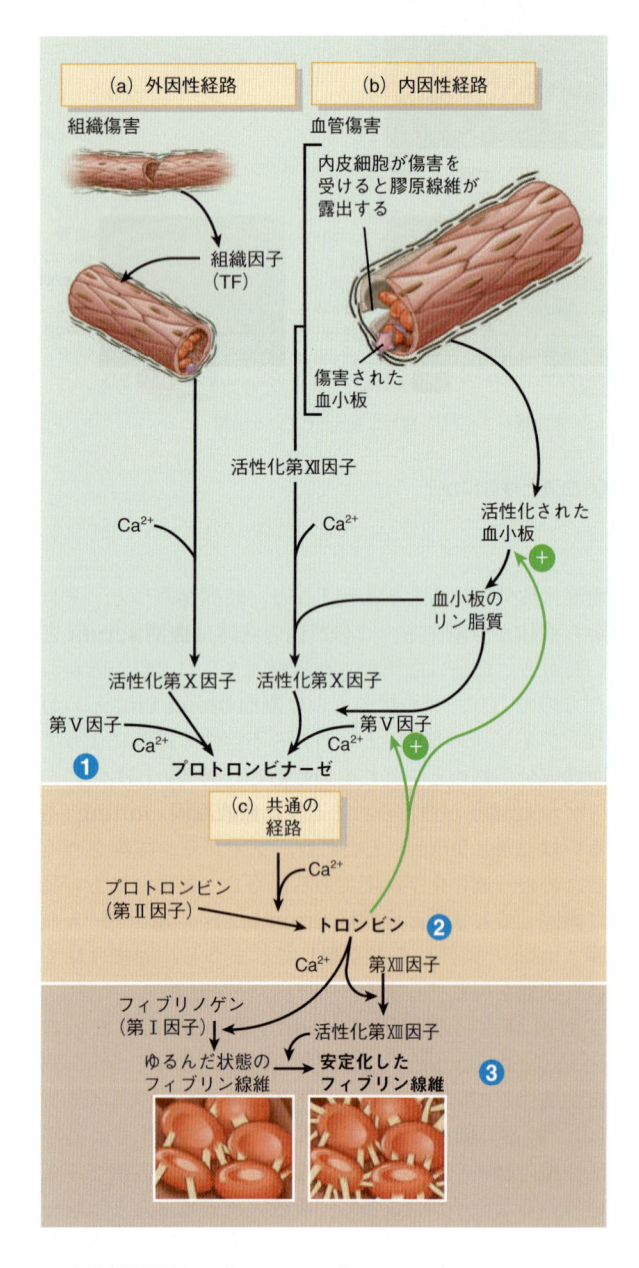

Q 血液凝固過程の最初のステージではなにができるか？

❶ 外因性経路と内因性経路（簡単に以下で説明する）といわれる2つの経路（図 19.11 a, b）からプロトロンビナーゼは形成される．いったん，プロトロンビナーゼができると次の2つの凝固のステージは外因性経路にも内因性経路にも共通しているので共通の経路 common pathway といわれる.

❷ プロトロンビナーゼが肝臓で合成される血漿タンパク質の一つであるプロトロンビン prothrombin をトロンビン thrombin に変換する.

❸ トロンビンは可溶性のフィブリノゲン fibrinogen（これも肝臓で合成される血漿タンパク質）を不溶性のフィブリンに変換する．フィブリンが凝血塊を固める線維網となる.

外因性経路　血液凝固の**外因性経路** extrinsic pathway は内因性経路に比べて段階が少なく，傷害がひどいと数秒内という迅速なスピードで起る．**組織因子 tissue factor**（TF）もしくは**トロンボプラスチン** thromboplastin として知られている組織タンパク質が血管の外から血管内に流入し，プロトロンビナーゼの形成を引き起すので**外因性** extrinsic（outside）と名づけられている．TF はリポタンパク質とリン脂質の複雑な混合物で傷害細胞の表面から放出される．Ca^{2+} が存在すると TF は第X因子の活性化に至る一連の反応を開始する（図 19.11 a）．いったん，第X因子が活性化されると Ca^{2+} の存在下で，それは第V因子に結合し，活性化酵素であるプロトロンビナーゼができ，外因性経路は完了する.

内因性経路　血液凝固の**内因性経路** intrinsic pathway は外因性経路より複雑でもっとゆっくりした反応であり，通常，数分を要する．内因性経路はその活性化因子が血液との直接の接触もしくは血液の中に含まれており，血管周囲の組織の傷害を必要としないので**内因性** intrinsic（within）とよばれている．もし血管内皮細胞が傷害を受け亀裂が入ると，血液は内皮細胞に隣接している結合組織である膠原線維に接触することになる．さらに内皮細胞の傷害は血小板を活性化し血小板からのリン脂質の放出を促す．膠原線維との接触（もしくは採血管のガラスと接触すると）は第XII因子を活性化し（図 19.11 b），最終的に第X因子を活性化する一連の過程が開始される．血小板のリン脂質と Ca^{2+} もまた，第X因子の活性化を担う．いったん，第X因子が活性化されると，それは第V因子に結合し，活性化酵素であるプロトロンビナーゼができ，内因性経路は完了する.

共通の経路　プロトロンビナーゼの形成が**共通の経路 common pathway** の開始を告げる．いったん，プロトロンビナーゼができると共通の経路が後に続く．血液

凝固の第二ステージにおいて（図 19.11 c），プロトロンビナーゼと Ca^{2+} がプロトロンビンからトロンビンへの転換を触媒する．第三ステージにおいてはトロンビンが Ca^{2+} 存在下で可溶性のフィブリノゲンを不溶性のゆるんだ状態のフィブリン線維に転換する．トロンビンはまた，第XIII因子（フィブリン安定化因子）を活性化し，これはフィブリン線維を安定化し頑丈な凝血塊にする．血漿にはいくらか第XIII因子が含まれてはいるが，血栓に捕捉された血小板からも放出される．

トロンビンは2つのポジティブフィードバック効果を備えている．1つ目は第V因子が関係しており，これがプロトロンビナーゼの合成を促進し，プロトロンビナーゼはより多くのトロンビンの合成を促す．2つ目はトロンビンが血小板を活性化し血小板凝集を促進するとともに血小板リン脂質の放出を促進する．

血餅の退縮　いったん，血餅形成が起ると血管の破れた部位をふさぎ出血を止める．その**血餅の退縮 clot retraction** はフィブリン血餅が強化され固まることによって起る．すなわち，フィブリン線維が血管の損傷した部分に付着し収縮するため損傷部位同士が引き寄せられ，さらなる出血の危険性が低くなる．退縮が起っている最中に血清はフィブリン線維のあいだから抜け出ていくが，血球成分は出ていかれない．正常の退縮は，血小板から第XIII因子や他の因子が放出されて血餅を強化・安定化するので血餅に含まれている血小板数に依存する．恒久的な血管の修復はその後から始まり，線維芽細胞が破損した部分に結合組織を形成し，新しい内皮細胞が血管の内面を覆う．

血液凝固におけるビタミン K の役割

正常の血液凝固には体内にビタミン K が十分存在する必要がある．ビタミン K は実際の血液凝固反応に直接かかわっているわけではないが肝臓において4つの凝固因子を合成するのに必要である．ビタミン K は通常大腸に共生している腸内細菌によって合成される脂溶性のビタミンであり，脂肪の吸収が正常であると腸から吸収されて血中に入る．脂肪吸収が胆汁分泌などの不良で障害されている患者はビタミン K の不足が起り，出血傾向を示すことがある．

種々の凝固因子とその産生部位，活性化経路を表19.4 に示す．

止血の調節機構

血管内の小さな粗造な部位や動脈硬化性プラークにおいて，1日のあいだに多数の小さな血塊が形成されている．血液凝固はポジティブフィードバック機構により調整されているので，血塊ができると大きくなりやすく，傷害を受けていない血管においても血流の減少を来す可能性がある．しかし，これらの小さな血塊や不適切な血塊は**線溶系 fibrinolytic system** によって速やかに溶かされる．また，線溶系は血管の傷害部位で形成された血塊も傷害が修復されると溶かしてしまう．血塊の溶解を**線維素溶解 fibrinolysis** という．血塊が形成されると**プラスミノゲン plasminogen** といわれる不活性な血漿中の酵素が血塊に結合する．体組織にも血中にもプラスミノゲンを**プラスミン plasmin** あるいは**フィブリノリシン fibrinolysin** という活性のある酵素に転換する物質が

表 19.4　　種々の凝固因子

番 号*	名　称	産生部位	活性化経路
I	フィブリノゲン	肝 臓	共 通
II	プロトロンビン	肝 臓	共 通
III	組織因子（トロンボプラスチン）	障害組織，活性化血小板	外因性
IV	カルシウムイオン（Ca^{2+}）	食物，骨，血小板	すべて
V	プロアクセレリン，不安定性因子，促進性グロブリン（AcG）	肝臓，血小板	外因性，内因性
VII	血清プロトロンビン転換促進因子（SPCA），安定因子，プロコンバーチン	肝 臓	外因性
VIII	抗血友病因子（AHF），抗血友病因子 A，抗血友病グロブリン（AHG）	血小板，内皮細胞	内因性
IX	クリスマス因子，血漿トロンボプラスチン構成要素（PTC），抗血友病因子 B	肝 臓	内因性
X	スチュアート因子，プロワー因子，トロンボキナーゼ	肝 臓	外因性，内因性
XI	血漿トロンボプラスチン前駆物質（PTA），抗血友病因子 C	肝 臓	内因性
XII	ハーゲマン因子，ガラス因子，接触因子，抗血友病因子 D	肝 臓	内因性
XIII	フィブリン安定化因子（FSF）	肝臓，血小板	共 通

*VI因子はない．プロトロンビナーゼ（プロトロンビン活性化因子）は活性化第V因子と第X因子の複合体．

ある．これらの物質としてはトロンビン，活性型第XII因子と組織プラスミノゲン活性化因子（tPA）がある．tPA はほとんどの組織の内皮細胞で合成され血中に放出される．いったん，プラスミンとなるとフィブリン線維を分解して血塊を溶解し，フィブリノゲン，プロトロンビン，第V，XII因子を不活化する．

トロンビンはポジティブフィードバックシステムで調節されているが，血塊は局所的に起り，決して傷害部位を越えて全身の循環系に及ぶことはない．この一つの理由はフィブリンがトロンビンを血塊の中に吸収し不活性化するからである．もう一つの理由としては，凝固因子は血液によって希釈されるので広い範囲に血塊形成を引き起すに十分な濃度となり得ないことである．

ほかにもいくつかの機序が血液凝固を調節している．例えば，内皮細胞や白血球は**プロスタサイクリンprostacyclin** といわれるプロスタグランジンを産生する．これはトロンボキサン A$_2$ の作用に拮抗し，血小板の接着や血小板からの凝固因子の放出の強力な抑制因子である．

さらに血液凝固を遅延し，抑制する**抗凝固物質anticoagulants** が血中に存在する．これらの一つに**アンチトロンビン antithrombin** というのがあり，第XII，X，II（プロトロンビン）因子を抑制する．**ヘパリンheparin** も抗凝固物質であり，肥満細胞や好塩基球で産生され，アンチトロンビンと結合してトロンビンをブロックする作用を強める．もう一つの抗凝固物質は**活性化プロテイン C activated protein C**（APC）であり，アンチトロンビンで抑制されない2つの代表的凝固因子を不活性化しプラスミノゲン活性化因子を活性化する．遺伝子突然変異によって APC 産生能力のない新生児は幼小児期に凝血で死んでしまう．

血管内凝血

抗凝固物質や線維素溶解の働きにもかかわらず，血液凝固が心臓血管系で起ることがある．動脈硬化，傷害，感染などによって血管内皮が粗造になると血塊形成が起りやすくなる．すなわち粗造な面に血小板がより接着しやすくなる．血流が緩やかになることもその部位の血液凝固因子の濃度が上昇し血液を凝固しやすくする．外傷を受けていない血管内での血液凝固は**血栓症 thrombosis**（thromb- ＝凝固；-osis ＝状態の）といわれる．血塊そのものは**血栓 thrombus** といわれ，通常血栓は溶解されるが解けずに残ってしまうと，それがその部位からはずれて血中に流れていく．血塊や血管内に入った気泡，骨折部位からの脂肪組織，細胞破片などが血流に流れ出したものを**塞栓 embolus**（em- ＝内；-bolus ＝塊）という．動脈壁にできた血栓が外れて流れると，その下流の末梢動脈に塞栓を起す．これが肺につまった状態を**肺塞栓症 pulmonary embolism** といわれる．

19.8 血液型分類と血液型

目標

- ABO 式，Rh 式血液型の違いを述べる．
- 輸血をする前になぜドナーとレシピエントの血液型を適合させておくことが大事であるか説明する．

赤血球の細胞膜の表面には，遺伝的に規定された糖タンパク質と糖脂質からなる**抗原 antigens** をもっている．これらの抗原は**凝集原 agglutinogens** といわれ，特徴的な組合せで発現している．さまざまなタイプの抗原の有無によってさまざまな**血液型分類 blood groups** がなされている．一つの血液型分類においては2つ以上の**血液型 blood types** がある．少なくとも24種類の血液型分類が知られており，赤血球表面には100個以上の異

表 19.5	米国における集団別の血液型の頻度				
	血液型（%）				
人口集団	O	A	B	AB	Rh$^+$
ヨーロッパ系アメリカ人	45	40	11	4	85
アフリカ系アメリカ人	49	27	20	4	95
韓国系アメリカ人	32	28	30	10	100
日系アメリカ人	31	38	21	10	100
中国系アメリカ人	42	27	25	6	100
アメリカ先住民	79	16	4	1	100

なる抗原がみつかっている．ここでは主要な 2 つの血液型分類である ABO 式と Rh 式について述べる．他の血液型分類には Lewis 式，Kell 式，Kidd 式，Duffy 式などがある．表 19.5 に示しているように集団の違いによって ABO 式と Rh 式の出現頻度は異なる．

ABO 式血液型

ABO 式血液型 ABO blood group は A 抗原と B 抗原といわれる 2 つの糖脂質の同種抗原によって決められている（図 19.12）．**A 抗原のみ**赤血球表面にもっている人は **A 型 type A** であり，**B 抗原のみ**もっている人は **B 型 type B** である．**A 抗原と B 抗原の両方**をもつ人は **AB 型 type AB** であり，どちらももたない人は **O 型 type O** である．

血漿には通常，**凝集素 agglutinins** とよばれる**抗体 antibodies** を含んでおり，これらは混合されると A も

しくは B 抗原に反応する．これらは A 抗原に反応する **抗 A 抗体 anti-A antibody**，B 抗原に反応する **抗 B 抗体 anti-B antibody** である．4 つの血液型にそれぞれ含まれている抗体を図 19.12 に示す．自己の赤血球の抗原に反応するような抗体はもたないが，自分の赤血球がもたない抗原に対する抗体はもっている．例えば，もしあなたの血液型が B 型であるとすると，あなたは赤血球表面に B 抗原をもっており，血漿には抗 A 抗体をもっている．生後 2, 3 ヵ月以内に凝集素が血中に出現してくるが，その出現の理由は不明である．たぶんそれらは消化管に通常生息している細菌に反応してつくられてくるのではないかといわれている．抗体は大きな IgM 型の抗体（表 22.3 参照）であり胎盤を通過できないので，母親と児のあいだに ABO 式血液型の不適合があっても滅多に問題とはならない．

輸　血

赤血球の同種抗原の違いにもかかわらず，人体の組織の中では血液は一番共有しやすいものであり，輸血によって多くの人命が救われている．**輸血 transfusion** とは全血や成分輸血といって赤血球のみや血漿のみを血流，もしくは直接骨髄に投与することである．輸血は貧血の改善のためや，重症の出血の後の循環血液量の減少時などにしばしば行われる．しかし，ある人の赤血球の細胞膜の成分が受血者に障害的な抗原抗体反応を引き起こすかもしれない．このような不適合輸血が行われると受血者の血漿に存在する抗体が輸血された赤血球表面の抗原に結合し，これは赤血球の**血液凝集 agglutination**（あ

図 19.12　ABO 式血液型を規定している抗原と抗体．

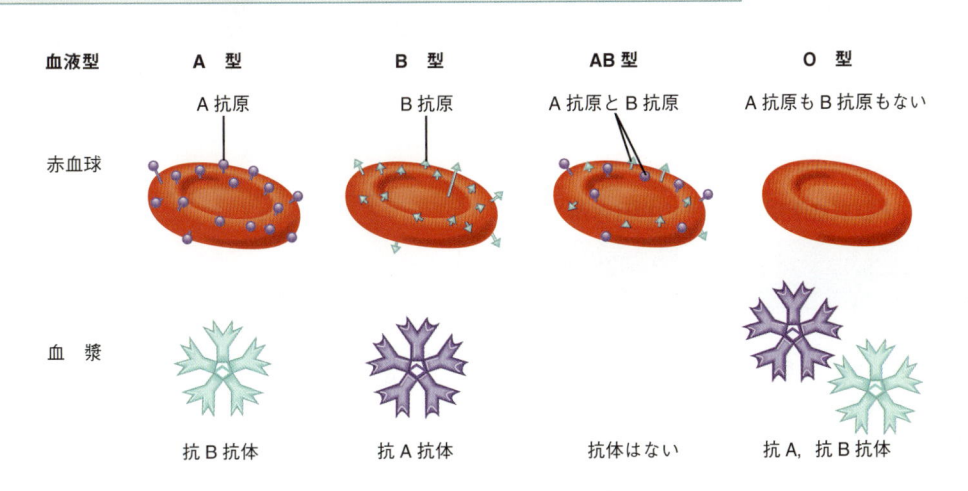

あなたの血漿の抗体は自分自身の赤血球の抗原とは反応しない．

血液型	A 型	B 型	AB 型	O 型
赤血球	A 抗原	B 抗原	A 抗原と B 抗原	A 抗原も B 抗原もない
血漿	抗 B 抗体	抗 A 抗体	抗体はない	抗 A，抗 B 抗体

Q O 型の血液にはどんな抗体がみられるか？

るいは clumping）を引き起す．血液凝集は赤血球が互いにクロスリンクする抗原・抗体結合物がつくられることである（血液凝集は血液凝固とは異なることに注意せよ）．このように抗原・抗体結合物が形成されると血漿タンパク質である補体系を活性化する（22.6節参照）．簡単に解説すると補体分子は輸血された赤血球膜を脆弱にし，この赤血球の**溶血 hemolysis** または破壊を引き起し，血漿中にヘモグロビンを放出する．このヘモグロビンが腎臓の濾過膜をつまらせて腎障害を起すことがある．非常にまれではあるが，後天性免疫不全症候群（AIDS）やB型，C型肝炎を引き起すウイルスが汚染された血液製剤の輸血を介して伝播されることがある．

　もし，A型のヒトがB型の血液を輸血されたとしたらどんなことが起るか考えてみよう．受血者のA型の血液はA抗原を赤血球表面にもち，抗B抗体が血漿に存在する．供血者のB型の血液はB抗原をもち，抗A抗体をもつ．このような場合，2つのことが起る．まず，受血者の血漿にある抗B抗体が輸血された赤血球のB抗原に結合し，その血球の凝集と溶血を引き起す．次に輸血した血液の中にある抗A抗体が受血者の赤血球のA抗原に結合する．2番目の反応は通常あまり重症ではない．なぜなら，輸血中の抗A抗体は受血者の血漿の中で薄められているので受血者の赤血球の溶血はひどくないからである．

　AB型の人は抗A抗体も抗B抗体ももたないので彼らは理論的にはどんな血液でも輸血されることができるので**万能受血者** universal recipients といわれる．彼らは輸血された赤血球を攻撃するなんの抗体ももたない．一方，O型の人は赤血球にA抗原もB抗原ももたないのでO型の血液は誰にでも輸血でき**万能供血者** universal donors といわれる．ただし，O型の人は抗A抗体，抗B抗体をもっているのでO型の血液だけしか輸血されない（表19.6）．実際は万能受血者や万能供血者という考えかたは危険なので使われない．血液はABO式以外の抗原や抗体を含んでいるので，それらが輸血に際して問題となることもある．したがって，輸血

臨床関連事項

新生児溶血性疾患

　Rh式血液型の不適合による問題，**新生児溶血性疾患 hemolytic disease of the newborn（HDN）** は妊娠時に起る（図19.13）．通常，母体と胎児の血液は直接混じることはない．しかし，まれに少量のRh^+血が胎児から胎盤を介してRh^-の母親の血流に漏れると母体は抗Rh抗体を産生し始める．しかし胎児の血液が母体に流入する可能性があるのはほとんどが出産の時なので，第一子は影響を受けないが，母親が第二子を妊娠した時，すでに産生されている母体の血漿中の抗Rh抗体が胎盤から胎児に移行する．もし，胎児がRh^-ならRh^-の血液はRh抗原をもたないので問題はないが，胎児がRh^+であると母子間の不適合によってもたらされた血液の凝集と溶血が胎児血で起る．

　Rh式血液型不適合によって起る新生児の溶血を予防するために，抗Rhガンマグロブリン anti-Rh gamma globulin（RhoGAM®）といわれる抗Rh抗体を注射する．すべてのRh^-の母親は出産前と出産直後，堕胎，流産の際に速やかに抗Rhガンマグロブリンを受けるべきである．この抗体は胎児のRh抗原に結合し，これを速やかに不活性化することにより母体が胎児のRh抗原に反応して自身の抗Rh抗体を産生しないようにする．

図19.13　新生児溶血性疾患の発生機序． (a) 出産の時に少量の胎児血が胎盤を介して母親の血中に流入する．母親がRh^-で赤ちゃんがRh^+（父親からRh抗原を受け継いでいる）の時に問題が発生する．(b) Rh抗原に曝露されて母親の免疫機構は抗Rh抗体をつくる．(c) 次の妊娠時，母親の抗体が胎盤を介して胎児血に流入する．もし2番目の胎児がRh^+であると抗原抗体反応が起して胎児赤血球の溶血が起る．

> 新生児溶血性疾患は母親の抗Rh抗体が胎盤を介して胎児赤血球の溶血を引き起す．

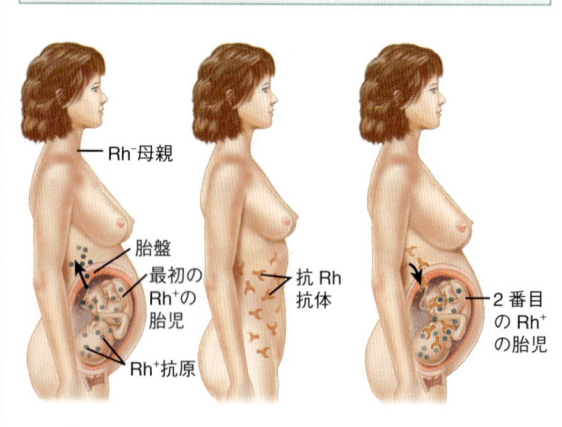

(a) 第1回目の妊娠　(b) 次の妊娠までのあいだ　(c) 第2回目の妊娠

Q どうして最初の子は新生児溶血性疾患にはならないのか？

表19.6	ABO式血液型分類とその相互作用			
	血液型			
特　徴	A	B	AB	O
赤血球上の抗原	A	B	A, B	なし
血漿中の抗体	抗B	抗A	なし	抗A, 抗B
適合する血液型（溶血しない）	A, O	B, O	A, B, AB, O	O
不適合な血液型（溶血する）	B, AB	A, AB	なし	A, B, AB

に際しては慎重に受血者と供血者が適合するか否か交差試験を行い検討しなければならない．人口の80％は可溶性のABO式抗原が唾液やその他の体液に含まれている．このような人においては唾液から血液型が判定できる．

Rh 式血液型

Rh 式血液型 Rh blood group は Rh 抗原（**Rh 因子 Rh factor**）が**アカゲサル** rhesus monkey に初めて発見されたのでそう名づけられた．3つの対立遺伝子が Rh 抗原を規定している．赤血球が Rh 抗原をもっている時 Rh^+ といい，Rh 抗原がない時 Rh^- という．それぞれの集団における Rh^+ と Rh^- の出現頻度を表 19.5 に示す．正常では血漿は抗 Rh 抗体を含んでいない．Rh^- の人が Rh^+ の血液を輸血されると初めて免疫系が抗 Rh 抗体をつくり始め，それが血液の中に残る．もし2回目の Rh^+ の血液の輸血がその後になされると，Rh 抗体がすでにできているので，投与された赤血球の凝集と溶血が起き重症な反応が起る．

輸血に際する血液型判定と交差試験

血液型のミスマッチを避けるために検査技師は患者の血液型を判定し，投与しようとしているドナーの血液と交差試験を行うか，患者血液にどのような抗体が存在するかを検査する．ABO式血液型の判定の手順では，**抗血清 antisera**，すなわち異なる抗体を含んだ液体に1滴の検査する血液を混ぜ合せる（図 19.14）．抗 A 抗体を含む抗 A 血清に1滴の血液を混ぜると A 抗原をもった血液であれば凝集が起る．一方，もう1滴を抗 B 抗体を含む抗 B 血清に1滴の血液を混ぜると抗 B 抗原をもった血液であれば凝集する．したがってもし，抗 A 血清を混ぜたほうのみ凝集すれば，血液型は A 型である．もし抗 B 血清と混ぜたほうのみ凝集していれば，血液型は B 型である．AB 型の場合はどちらの血清でも凝集する．どちらも凝集していなければ，O 型である．

Rh 式血液型の決定手順においては，被験血液を1滴，抗 Rh 抗体を含んでいる抗血清に滴下しそれを凝集させる．したがって凝集すれば Rh^+ と判定され，凝集しな

図19.14 ABO 式血液型判定．四角で囲まれたものは赤血球の凝集を示している．

ABO 式血液型判定の手順では，抗 A 血清と抗 B 血清に血液を混ぜる．

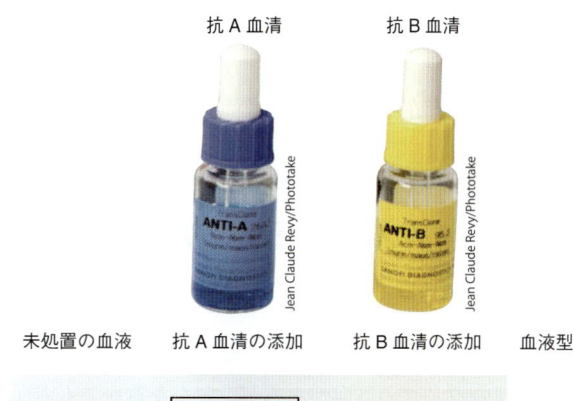

抗 A 血清　　　　　抗 B 血清

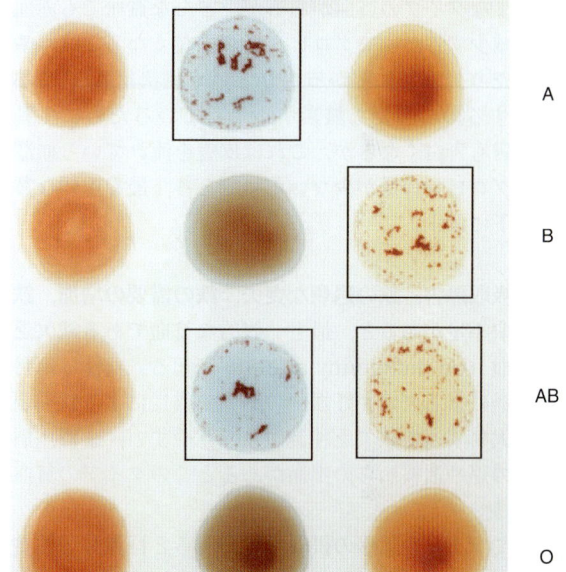

未処置の血液　　抗 A 血清の添加　　抗 B 血清の添加　　血液型

A

B

AB

O

Jean Claude Revy/Phototake

Q 血液凝集とはなにか？

ければ Rh⁻である.

受血者の血液型がわかり供血者の血液型と ABO 式も Rh 式も同じであると判明したら，次に**交差試験 cross-match** では供血者の赤血球を受血者の血清に少量まぜる．もし凝集が起らなければ受血者は供血者の赤血球を攻撃する抗体をもたないことを示す．あるいは輸血反応を引き起すことが知られている抗原をもつ赤血球の検査パネルに対して，受血者の血清のスクリーニング検査を行い，抗体の存在を確認する．

チェックポイント

23. 輸血をするまでにどのようなことに注意しなければならないか．

24. 溶血とはなにか，そして不適合輸血の後，溶血はどのような機序で起るか．

25. 新生児で溶血性貧血を起す状況について説明せよ．

疾患：ホメオスタシスの失調

貧 血

貧血 anemia は酸素運搬能が減少した状態である．さまざまなタイプの貧血があるが，どんな貧血でも赤血球数が減少するかヘモグロビン量が少なくなる．疲れやすかったり，寒さに弱かったりという症状は ATP や熱を産生するのに必要な酸素が不足しているために生じる．皮膚も青白くなるが，これは皮膚を流れている血液のヘモグロビン含量が少ないためである．最も重要な貧血を以下に示す：

- **鉄の吸収障害，鉄の過剰な喪失，鉄の需要の増加，鉄の摂取不足**があると，最も一般的な貧血である**鉄欠乏性貧血 iron-deficiency anemia** が起る．女性は毎月の月経による失血や妊娠中の胎児の成長による鉄需要の増大によって鉄欠乏性貧血になりやすい．また，消化管の癌や潰瘍からの出血があるとこのタイプの貧血が起る．

- **ビタミン B₁₂や葉酸の摂取不足**があると**巨赤芽球性貧血 megaloblastic anemia** が起り，赤色骨髄は大きく異常な赤血球（巨赤芽球）を産生する．この貧血は胃液分泌を変える薬剤や癌治療に使われる薬剤によっても起る．

- 小腸でのビタミン B₁₂の吸収に必要な胃の**内因子の産生が不足**している時には正常な造血ができず**悪性貧血 pernicious anemia** が起る．

- 外傷や胃潰瘍，月経による出血がひどい時などの**赤血球の過度の減少**で**出血性貧血 hemorrhagic anemia** が起る．

- **溶血性貧血 hemolytic anemia** では**赤血球の細胞膜が破れて溶血**する．血漿中に放出されたヘモグロビンは腎臓の糸球体を障害する．溶血性貧血は先天性素因による赤血球の異常な酵素，または寄生虫感染，溶血毒素，不適合輸血による抗体などの外的要因が原因で起ることがある．

- **ヘモグロビン合成の欠陥**が**サラセミア thalassemia** にみられる．これは遺伝性の溶血性貧血の一つである．赤血球は小さく（microcytic），色が薄く（hypochromic），短寿命である．地中海沿岸の国の出身者に多くみられる．

- **赤色骨髄の破壊**によって**再生不良性貧血 aplastic anemia** が起る．これは毒素やガンマ線照射，造血に必要な酵素を抑制するような薬物などによって起る．

鎌状赤血球症

鎌状赤血球症 sickle cell disease（SCD）の患者の赤血球はヘモグロビン S といわれる異常なヘモグロビンを含んでいる．間質液に酸素を遊離した後，この赤血球は折れ曲がった鎌のような形をした長い棒状になる（図 19.15）．鎌状赤血球は容易に溶血する．赤血球の減少が造血を促進するが，溶血に追いつかないので貧血

図 19.15 鎌状赤血球症の患者の血液．

鎌状赤血球症患者の赤血球細胞は，異常なタイプのヘモグロビンを含んでいる．

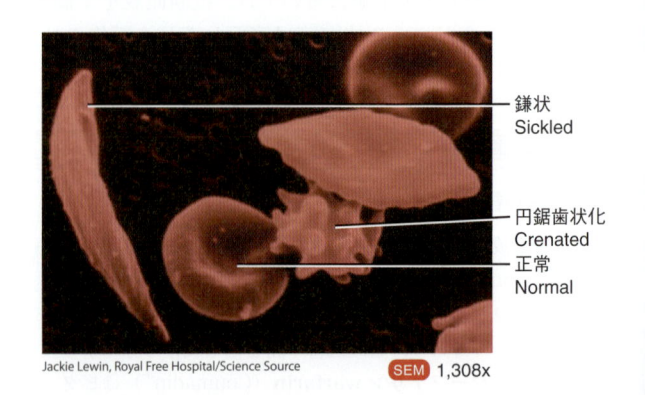

鎌状
Sickled

円鋸歯状化
Crenated

正常
Normal

Jackie Lewin, Royal Free Hospital/Science Source

SEM 1,308x

Q 鎌状赤血球症の症状とはなにか？

となる．鎌状赤血球症の徴候や症状は赤血球が鎌状化することによって引き起される．赤血球が鎌状化するとそれらは早期に壊れてしまう（鎌状赤血球はおよそ10〜20日で死滅する）．このために貧血となり，息切れ，易疲労，顔面蒼白，子どもにおける成長や発達の遅延がみられる．血球細胞の崩壊によりまた眼や皮膚が黄色になる**黄疸** jaundice も起る．鎌状赤血球は血管内でたやすく流れることができないため互いがくっつきあって血管に詰まることもある．このために臓器に十分な酸素を供給できないために例えば骨や腹部の痛み，重症な感染，とくに肺，脳，脾臓，腎臓などにおける重篤な障害が起る．その他の症状としては発熱，頻脈，手足の腫れや炎症，足の潰瘍，目の障害，過剰なのどの渇き，頻尿，男性では痛みを伴う延長した勃起などである．鎌状赤血球症のほとんどの患者は数時間から数日続く痛みの経験がある．ある患者では数年に1回程度であるが，多くは1年に数回の痛み発作がある．その発作は穏やかなものから入院しなければならないほどひどいものまでさまざまである．激しい運動などのような血液の酸素量の減少を来すような活動は**鎌状赤血球症の増悪** sickle cell crisis （貧血の悪化，腹痛，四肢の骨の痛み，発熱，息切れ）を来す．

鎌状赤血球症は遺伝性疾患である．その遺伝子を2つもつ患者は重症であるが，1つしかその遺伝子がない時には鎌状赤血球形質である．鎌状赤血球症の遺伝子は地中海沿岸の欧州諸国，サハラ以南のアフリカ諸国，熱帯地域のアジア諸国などのマラリア流行地に住んでいる人たち（または彼らの子孫）に多く受け継がれている．赤血球を鎌状にする遺伝子は鎌状赤血球の細胞膜の透過性も変え K^+ の漏出が起る．鎌状赤血球に感染したマラリア原虫は赤血球中のカリウムレベルの低下によって生きることができない．このことから，一つだけ鎌状赤血球症の遺伝子をもっていて，もう一つは正常遺伝子であるヒトはマラリアに罹りにくい．したがって，このような地域では，このような人たちが生き残る上で有利である．

鎌状赤血球症の治療としては，痛みを軽快させるための鎮痛薬，十分な水分補給，酸素欠乏を引き起さないための酸素投与，感染治療のための抗菌薬投与，輸血などがある．鎌状赤血球患者は出生時には多く，出生後少なくなっていく正常の胎児ヘモグロビン（Hb-F）をもっている．一部の患者ではヒドロキシウレア hydroxyurea が正常の Hb-F の転写を促進し，Hb-F レベルを上げ，赤血球が鎌状になりにくくするといわれている．残念なことにこの薬は骨髄に対して毒性があるために長期投与は疑問視されている．

血友病

血友病 hemophilia （-philia ＝好む）は遺伝性の血液凝固障害であり，自然に出血を起したり，軽い打撲によっても出血する．これは最も古くから知られている出血性疾患であり，紀元2世紀にすでにこの疾患の記載がある．血友病は通常男性に起る疾患でありビクトリア女王の息子のうちの1人から始まって多くの子孫がこの病気に罹ったので"王家の病気"としても時々言及される．異なる血液凝固因子の欠損によって血友病にもいろいろあり，軽いものから重症なものまでさまざまである．血友病は，自然にもしくは外傷性に起る皮下出血や筋肉内出血，鼻血，血尿，痛みや組織損傷を起す関節内出血が特徴的である．治療には新鮮血漿や欠損している血液凝固因子を投与し出血傾向を軽減する．もう一つの治療方法としてはデスモプレッシン（DDAVP）という薬剤が凝固因子のレベルを増加させうる．

白血病

白血病 leukemia （leuko- ＝白）は一連の骨髄の癌であり異常な白血球が抑制されずに増加する．腫瘍性の白血球が赤色骨髄に蓄積するため赤血球，白血球，血小板の産生が障害される．酸素運搬能が減るために患者は感染症に罹りやすくなり，血液凝固能も異常となる．多くの白血病では癌性白血球細胞はリンパ節，肝臓，脾臓まで侵入しそれらの臓器が腫大している．すべての白血病が貧血の症状（易疲労，寒さに弱くなる，顔面蒼白）を呈する．さらに体重減少，発熱，夜間の発汗，出血傾向，反復性の感染も起る．

一般的に，白血病は**急性** acute （症状が急激に出現する）と**慢性** chronic （症状は数年かかって発現する）に分類される．白血病はまた，悪性化した白血球の種類から分類される．**リンパ芽球性白血病** lymphoblastic leukemia はリンパ球系幹細胞やリンパ球から由来する細胞が関与している．**骨髄性白血病** myelogenous leukemia は骨髄系幹細胞から由来した細胞によって発症する．症状の起り方と関与する細胞の組合せによって4つのタイプの白血病がある：

1. **急性リンパ芽球性白血病** acute lymphoblastic leukemia （ALL）は子どもでは最も頻度の高い白血病で大人にもみられる．
2. **急性骨髄性白血病** acute myelogenous leukemia （AML）は子どもにも大人にもみられる．
3. **慢性リンパ芽球性白血病** chronic lymphoblastic leukemia （CLL）は大人で一般的な白血病で，通常55歳以上に発症する．
4. **慢 性 骨 髄 性 白 血 病** chronic myelogenous

leukemia（CML）は多くは大人に発症する．

ほとんどの白血病の原因は不明であるが，危険因子はいくつかわかっている．放射線照射，癌に対する化学療法，遺伝的素因（ダウン症候群など），環境因子（喫煙，ベンゼン），ヒト成人 T 細胞白血病ウイルス-1 human T cell leukemialymphoma virus-1（HTLV-1）やエプスタイン-バーウイルスなどのウイルスである．

治療としては化学療法，放射線療法，幹細胞移植，インターフェロン，抗体や輸血がある．

医学用語

黄疸 jaundice（jaund- ＝黄色）　過剰な血中ビリルビンのために，眼球強膜，皮膚，粘膜などが黄色になる．**肝前性黄疸** prehepatic jaundice は過剰なビリルビン産生が原因であり，**肝性黄疸** hepatic jaundice は先天性の肝疾患や肝硬変（瘢痕組織形成），肝炎（肝臓の炎症）などによってビリルビンを処理できなくなることによって起る．**肝外性黄疸** extrahepatic jaundice は胆管が胆石や癌によってふさがれ，胆汁が排泄できなくなることによって起る．

ガンマグロブリン gamma globulin　ウイルスなどの特殊な病原体に反応する抗体を含んだ血液からの免疫グロブリン液である．動物にウイルスを注射し抗体が産生された後に動物から血液を採取し抗体だけを分離してつくる．これを人に注射して短時間の免疫を与えることができる．

急性定容量性血液希釈 acute normovolemic hemodilution　外科手術の直前に患者から脱血した後，十分な血液量を維持するために細胞を含まない代替液を点滴し，患者の循環を適切に保つ．そして，手術の終りに最初に脱血していた血液を患者のからだに戻すこと．

血液銀行 blood bank　献血者から血液を集めて貯蔵し，将来の輸血に際して血液を供給する機関である．最近は免疫血液学的な研究，医学教育，骨や組織の貯蔵，医学相談なども行い，**輸血医療センター centers of transfusion medicine** といってもよい．

血小板減少症 thrombocytopenia（-penia ＝欠乏）　血小板が減少し，毛細血管からの出血が起りやすくなる．

採血専門技師 phlebotomist（phlebo- ＝静脈；-tom ＝切断）　採血を専門としている技師のこと（訳注：日本の医療機関にはこのような職種は確立されておらず，看護師や医師が採血している）．

瀉血 venesection（ven- ＝静脈）　脱血するために静脈を切開すること．**静脈切開術 phlebotomy** も瀉血という意味で臨床医学的に，赤血球増加症（多血症）の患者の血液の粘性を下げるための治療として施行されることがある．

出血 hemorrhage（rhegnynai ＝噴出する）　大量の血液の喪失で，内出血（血管から組織中への出血）と外出血（血管から直接体表面への出血）がある．

術前自己血輸血 autologous preoperative transfusion（auto- ＝自己）　待機的手術に際して術前 6 週間前から自己血を貯蔵しておき，自分の血液を手術に際して用いる方法．**predonation** ともいわれる．これは不適合輸血や輸血で感染する疾患のリスクを除くことができる．

全血 whole blood　すべての血球細胞と血漿，血漿の溶解物を自然の濃度で含む血液．

チアノーゼ cyanosis（cyano- ＝青）　青紫色を帯びた色に皮膚が変色することで，爪床や粘膜で容易に観察される．これは，体循環血におけるメトヘモグロビン methemoglobin（酸素と結合していないヘモグロビン）量が増加するためである．

敗血症 septicemia（septic- ＝崩壊；-emia ＝血液の状態）　毒素や病原となる細菌が血中に存在すること．血液中毒ともいう．

ヘモクロマトーシス hemochromatosis（chroma ＝色）過剰な鉄吸収とさまざまな組織（とくに皮膚，肝臓，心臓，脳下垂体，睾丸，膵臓など）に鉄が蓄積する鉄代謝異常による疾患である．この結果，皮膚はブロンズ色となり，肝硬変や糖尿病，骨や関節障害などが起る．

章の概要

概　要

19.1　血液の機能と特性

1. 心臓血管系は血液，心臓，血管からなる．
2. 血液は細胞・細胞片と液状の細胞外基質（血漿）からなる液状の結合組織である．
3. 血液は酸素，二酸化炭素，栄養素，代謝物，ホルモンなどを輸送する．
4. 血液は pH，体温，細胞の水分含量の調節を助ける．
5. 血液凝固によって出血を防ぎ，白血球の食作用または特殊な血漿タンパク質によって病原体や毒素と戦う．
6. 血液の物理的特徴は，水より粘性が高く，温度は 38 ℃で，pH は 7.35 ～ 7.45 の範囲にある．
7. 血液は，成人では体重のおよそ 8 ％を占め，その容量は成人では 4 ～ 6 L である．
8. 血液はおよそ 55 ％の血漿と 45 ％の血球成分からなる．
9. ヘマトクリットは血液の容量の中で赤血球が占める割合である．
10. 血漿は 91.5 ％が水で 8.5 ％が溶質である．主な溶質はアルブミンやグロブリン，フィブリノゲンなどのタンパク質，栄養素，ビタミン類，ホルモン，呼吸ガス（酸素や二酸化炭素），電解質，老廃物である．
11. 血液の血球成分は，赤血球，白血球，血小板からなる．

19.2　血球の産生

1. 造血とは赤色骨髄の多能性幹細胞から血球が産生される過程である.
2. 骨髄系幹細胞は赤血球, 血小板, 顆粒球, 単球を産生し, リンパ系幹細胞はリンパ球を生成する.
3. いろいろな造血成長因子はそれぞれの血球細胞の分化・増殖を刺激する.

19.3　赤血球

1. 成熟赤血球は核を欠き, ヘモグロビンを含んだ両面が陥凹した円板状である.
2. 赤血球のヘモグロビンの機能は酸素と二酸化炭素の一部を運搬することである.
3. 赤血球の寿命は 120 日である. 赤血球の数は健康な男性は 1 μL 当り 540 万個, 健康な女性は 480 万個である.
4. 老化した赤血球がマクロファージによって食作用された後, ヘモグロビンは再利用される.
5. 赤血球の産生は赤血球生成といわれ, 成人では赤色骨髄で行われる. 造血は低酸素によって腎臓からエリスロポエチンの放出が刺激されて亢進する.
6. 網状赤血球数算定は赤血球生成の速度を示す一つの診断試験となる.

19.4　白血球

1. 白血球は有核細胞で 2 種類に大別される. 好中球, 好酸球, 好塩基球などの顆粒球とリンパ球や単球などの無顆粒球である.
2. 白血球の一般的な役割は炎症および感染と闘うことである. 好中球や, 単球から発生したマクロファージは食作用（貪食）によって病原体と闘う.
3. 好酸球はアレルギー反応において放出されるヒスタミンの作用を抑制し, 抗原抗体複合体を貪食し, 寄生虫も攻撃する. 好塩基球はアレルギー反応において, ヘパリン, ヒスタミン, セロトニンを分泌し, 炎症反応を増強させる.
4. B リンパ球は抗原といわれる外界からの物質に反応し, 抗体を産生する形質細胞へ分化する. 抗体は抗原と結合しそれを無害にする. この抗原抗体反応により, 感染症と闘い, 免疫が提供される. T リンパ球は外界からの侵入者を直接攻撃する. ナチュラルキラー細胞は病原体と腫瘍細胞を攻撃する.
5. 数年も生きるリンパ球は例外であるが, 白血球の寿命は数時間から数日である. 正常の血液には 1 μL 当り 5,000 ～ 10,000 個の白血球がある.

19.5　血小板

1. 血小板は巨核球から分断した不定形な平板状をした無核の細胞の破片である. 正常血液には 1 μL 当り 15 万～ 40 万個の血小板がある.
2. 血小板は血小板血栓をつくることにより傷害を受けた血管からの出血を止める.

19.6　骨髄と臍帯血からの幹細胞移植

1. 骨髄移植の際には幹細胞の供給源として腸骨稜の赤色骨髄を採取する.
2. 臍帯血移植の場合, 胎盤の幹細胞を臍帯から採取する.
3. 臍帯血移植のほうが骨髄移植よりいくつかの利点がある.

19.7　止　血

1. 止血は出血を止めるための機構である.
2. 血管の攣縮, 血小板血栓, 血液凝固が関与している.
3. 血管攣縮では血管壁の平滑筋が収縮し, 失血を遅くする.
4. 血小板血栓の形成には出血を止めるための血小板の凝集が関与する.
5. 血餅は血球成分が不溶性のタンパク質の線維であるフィブリンによって固められたものである.
6. 血液凝固に関係している物質は凝固因子といわれる.
7. 血液凝固は 3 つのステージに分けられる一連の反応であり, まず, プロトロンビナーゼの合成, 次にプロトロンビンからトロンビンへの変換, 最後に可溶性のフィブリノゲンが不溶性のフィブリンに変る.
8. 血液凝固は外因性経路と内因性経路の相互作用で開始される.
9. 正常の血液凝固にはビタミン K を必要とする. 血液が凝固すると, その後血餅の退縮と線維素溶解が起る.
10. 外傷を受けていない血管内での血液凝固を血栓症という. 血栓ができたところからはずれていってつまったものを塞栓という.

19.8　血液型分類と血液型

1. ABO 式と Rh 式血液型は遺伝的に規定されており, 抗原抗体反応によって区別されている.
2. ABO 式血液型において, 赤血球表面上の同種抗原である A 抗原と B 抗原が血液型を決めている.
3. Rh 式血液型においては赤血球が Rh 抗原をもっている血液型を Rh^+ という. Rh 抗原がないものを Rh^- という.
4. 新生児溶血性疾患（HDN）は Rh^- の母親が Rh^+ の胎児を妊娠した時に起ることがある.
5. 輸血前に, 受血者の血液型を調べ, 供血者の血液と交差試験をするか, どのような抗体が受血者の血清に存在するか検査しなければならない.

クリティカルシンキング問題

1. シルパは膀胱炎が再燃するので広域スペクトル抗生物質を飲んでいる. 野菜を切っていた時に指も切ってしまい, なかなか血が止まらなかった. 彼女のこのような出血に抗菌薬はどんな役割を果しているだろうか.
2. ブラウン婦人は腎不全である. 彼女の最近の血液検査ではヘマトクリットが 22 であった. なぜ彼女のヘマトクリットは低いのだろうか. ヘマトクリットを上げるためになにが投与されるだろうか.
3. トーマスは肝炎で肝機能も障害されている. 肝臓の血液に及ぼす機能を考えると彼はどんな症状を経験するだろうか.

Q 図の質問の答え

19.1 血液量は体重のおよそ8%で5～6L（男性），4～5L（女性）である．例えば70kgのヒトは5.6Lの血液量がある（70kg×8%×1L/kg）．

19.2 血小板が細胞の破片である．

19.3 多能性幹細胞は間葉から発生する．

19.4 一つのヘムに1個ずつ酸素が結合するので1個のヘモグロビン分子は最大4分子の酸素分子を結合できる．

19.5 トランスフェリンは血中で鉄を運搬する血漿タンパク質である．

19.6 高地に行くと，エリスロポエチンの分泌が多くなるのでヘマトクリットは高くなる．

19.7 好中球，好酸球，好塩基球は顆粒球とよばれている．その理由は染色して顕微鏡で観察すると細胞質に顆粒が認められるからである．

19.8 リンパ球は血液から組織へ循環し，再び血液へと再循環している．リンパ球以外の白血球は血液を離れると死ぬまで組織に留まっている．

19.9 血小板血栓の形成のほかに，血管攣縮，血液凝固が止血に有用である．

19.10 血清は血漿から血液凝固タンパク質を除いたものである．

19.11 血液凝固の最初のステップはプロトロンビナーゼをつくり出すことである．

19.12 O型血液には通常，抗A抗体および抗B抗体が存在する．

19.13 母親は通常最初の児を出産したのちに，抗Rh抗体を産生し始めるので最初の児にはなんの障害もない．

19.14 血液凝集とは赤血球の凝集である．

19.15 鎌状赤血球症の症状には貧血，黄疸，骨痛，息切れ，速い心拍，腹痛，発熱，疲労などがある．

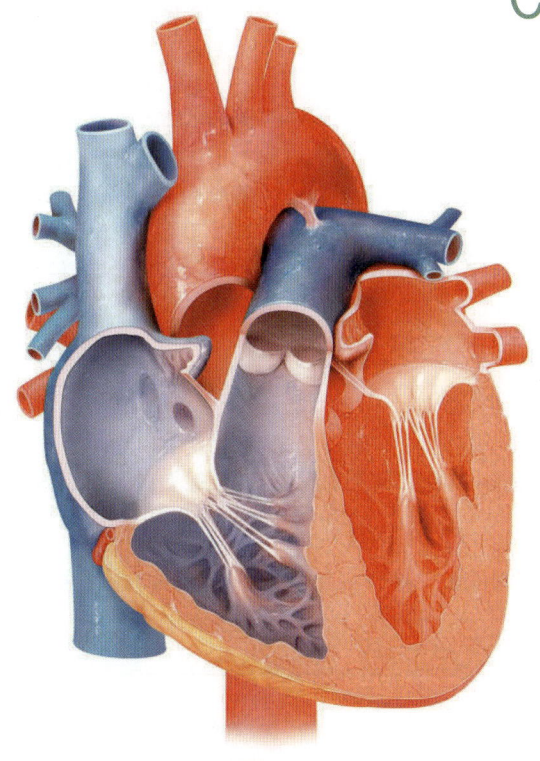

CHAPTER 20

心臓血管系：心臓

心臓とホメオスタシス

> 心臓は血管を通して全身の組織に血液を駆出し，酸素と栄養素を供給するとともに老廃物を除去して恒常性の維持に役立っている．

前の章で学んだように，心臓血管系 cardiovascular system は血液，心臓そして血管から構成される．血液の組成と機能についてはすでに学習したので，本章では，その血液を全身に循環させるポンプ，つまり心臓について学ぶことにする．血液が身体を構成する細胞に到達し，これらの細胞と物質を交換するためには，血液は絶えず身体中の血管の中を巡っていなければならない．このために，心臓は毎日およそ 100,000 回も拍動し，積算すると 1 年間では約 3,500 万回，平均寿命を生きるとすると，一生ではおよそ 25 億回もの拍動を繰り返すことになる．心臓の左側は推定総延長 100,000 km にも及ぶ血管に血液を拍出する．この長さは地球の赤道を 3 周する距離に匹敵する．心臓の右側は血液を肺に拍出し，血液は肺を通過するあいだに酸素を取り込んで，二酸化炭素を排出する．あなたが眠っているあいだにも，心臓は

1 分間に心臓自身の重さの 30 倍もの血液を駆出しており，5 L もの血液が肺へ送られ，その他の部位にも同じ量が送られている．このペースから計算すると，あなたの心臓は（右側と左側の両方から）1 日に 14,000 L 以上，1 年では 500 万 L 以上もの血液を拍出することになる．しかし，あなたは 1 日中眠ったまま過ごしているわけではなく，身体を動かしている時にはあなたの心臓はより激しい拍出を行う．したがって，実際に 1 日に心臓が拍出する血液量はさらに多いことになる．

本章では，一生にわたって休むことのないポンプ活動を可能にしている心臓の構造とユニークな特性を探ってみよう．

Q これまでに "よい（善玉）" コレステロールと "悪い（悪玉）" コレステロールの違いについて考えたことはありませんか？

20.1   心臓の構造

目　標

- 心臓の位置を述べる.
- 心膜と心臓の壁の構造を述べる.
- 心房と心室の外部および内部の解剖について述べる.
- 心臓の部屋ごとに違う壁の厚さを, それぞれの部屋の機能の違いと関連つける.

心臓の位置

正常な心臓とこれに関連する疾患を科学的に研究する のが**心臓病学** cardiology (cardio- ＝心臓；-logy ＝〜学) である.

　力強い働きをするにもかかわらず, **心臓** heart は比較的小さく, だいたい握り拳と同じ大きさである (ただし形は同じとはいえない). その長さは約12 cm, 最大幅は約9 cm, 厚さが約6 cm で, 平均質量は成人女性で250 g, 成人男性で300 g である. 心臓は横隔膜の上, 胸腔の正中線近くにある. 正中線とは架空の垂線であり, 身体を大まかに左右に分ける線であることを思い起してほしい. 心臓は解剖学的には**縦隔** mediastinum という部位に収まっている. これは, 胸骨から脊柱に広がり, 上は第1肋骨から下は横隔膜に至る部位で, 左右を両肺に挟まれている (図20.1 a). 心臓の約2/3 は身体の正中線より左側にある (図20.1 b). 横たわっている円

図 20.1　**心臓と関連構造物の縦隔内の位置.** 心臓と関連構造物の縦隔内の位置は破線で囲んで示してある.

> 心臓は縦隔内にあって, その2/3 は正中線の左側にある.

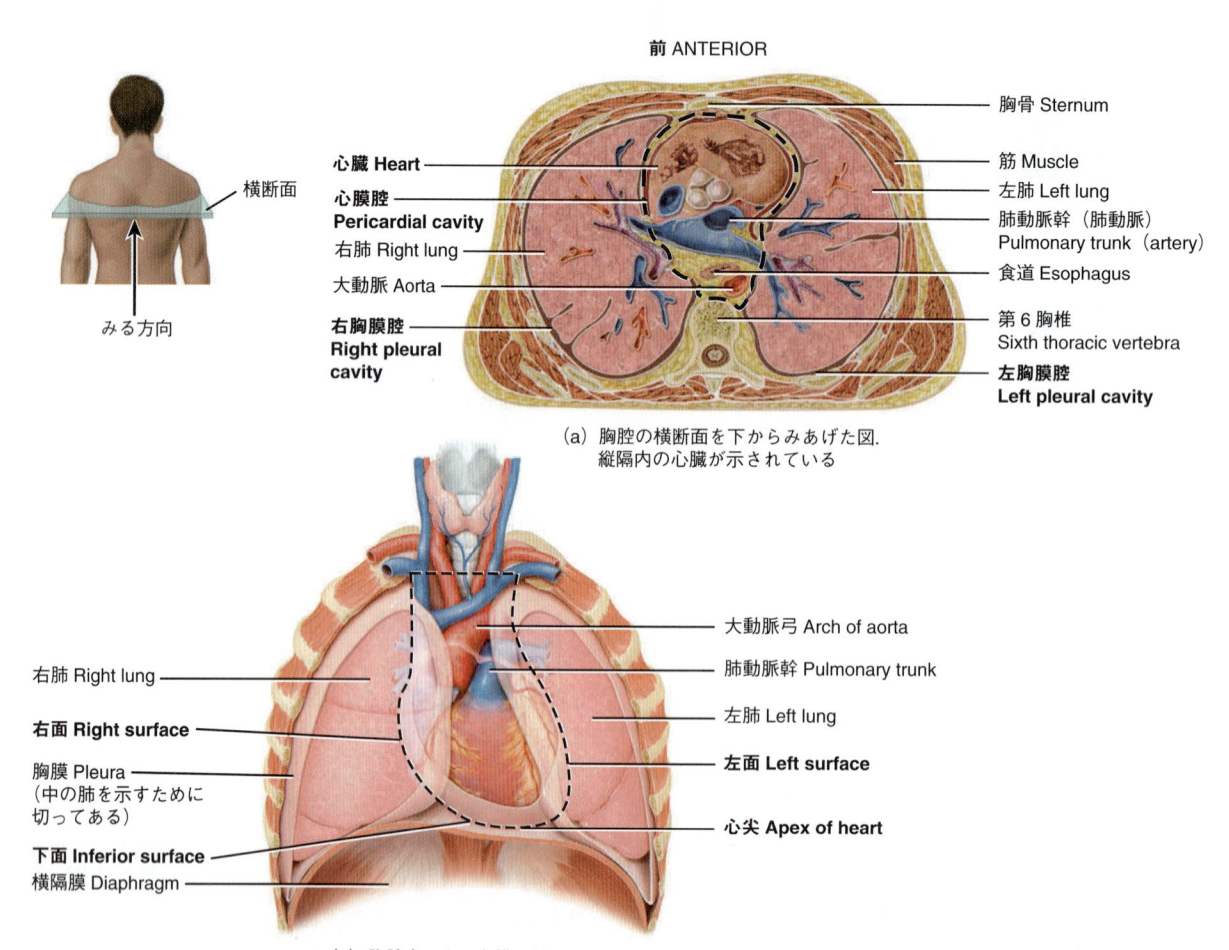

前 ANTERIOR

心臓 Heart
心膜腔 Pericardial cavity
右肺 Right lung
大動脈 Aorta
右胸膜腔 Right pleural cavity

胸骨 Sternum
筋 Muscle
左肺 Left lung
肺動脈幹（肺動脈）Pulmonary trunk（artery）
食道 Esophagus
第6胸椎 Sixth thoracic vertebra
左胸膜腔 Left pleural cavity

横断面
みる方向

(a) 胸腔の横断面を下からみあげた図. 縦隔内の心臓が示されている

右肺 Right lung
右面 Right surface
胸膜 Pleura（中の肺を示すために切ってある）
下面 Inferior surface
横隔膜 Diaphragm

大動脈弓 Arch of aorta
肺動脈幹 Pulmonary trunk
左肺 Left lung
左面 Left surface
心尖 Apex of heart

(b) 胸腔内にある心臓の前面図

Q 縦隔とはなにか？

錐を心臓に見立てるとわかりやすい．先端の**心尖 apex**は左心室（心臓の下の部屋の一つ）の先の部分であり，横隔膜の上にのっていて，左下前方を向いている．**心底（心基部）base** は心尖の反対側にあって心臓の後面となっており，2つの心房（心臓の上の部屋）から形成されているが，そのほとんどは左心房からなる（図 20.3 c 参照）．

心尖と心底に加え，心臓にはいくつかのはっきりとした面がある．**前面 anterior surface** は胸骨と肋骨の奥にある．**下面 inferior surface** は心尖と心臓右縁に挟まれる部分で，その大部分は横隔膜上にある（図 20.1 b）．**右面 right surface** は右の肺に面し，心臓下面から心底にわたる部分である．**左面 left surface** は左の肺に面して心底から心尖部に広がる部分からなる．

心　膜

心臓を包んで保護する膜が**心膜**（訳注：心囊ともいう）pericardium（peri- ＝周り）である．心膜は心臓を縦隔内のあるべき位置に保持する一方，十分な運動性の自由度も保っているので，心臓は力強く素早く収縮できる．心膜は（1）線維性心膜と（2）漿膜性心膜という2つの主要部分からなる（図 20.2 a）．外側の**線維性心膜fibrous pericardium** は強靱で弾性に乏しく，不規則緻密結合組織でできている．心膜は横隔膜の上に置かれた袋にも似ていて，その開いた端は心臓を出入りする血管の結合組織と融合している．線維性心膜は心臓の過度の伸展を防ぎ，心臓を保護し，縦隔の中に心臓を保定している．心尖部に近い線維性心膜の一部は横隔膜腱中心と融合しているので，深呼吸などの運動に伴って心臓の機能も影響を受け，血液の動きに変動がみられることが

図 20.2　心膜（心囊）と心臓の壁.

心膜は心臓を包んで保護する三層構造の袋である.

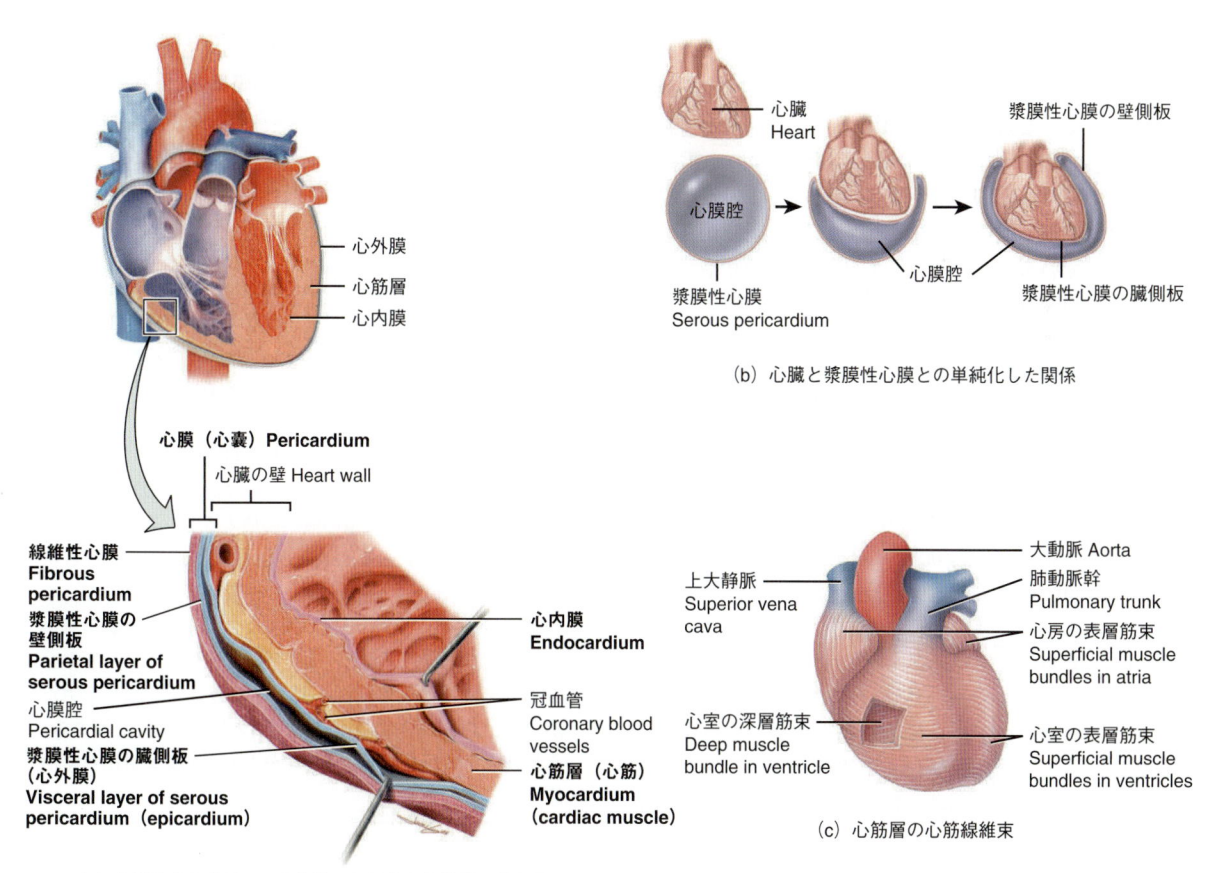

（a）心膜と右心室壁の一部心膜の各区分と心臓壁の層を示している

（b）心臓と漿膜性心膜との単純化した関係

（c）心筋層の心筋線維束

Q 心膜の一部と心臓壁の一部とで構成されているのはなにか？

臨床関連事項

心肺蘇生

　心肺蘇生 Cardiopulmonary resuscitation（CPR）とは正常の心拍動と呼吸とを回復させようとする救急法である．標準的な CPR は心臓の圧迫とマウス・ツー・マウスによる肺の人工換気の組合せであり，長いあいだこれが CPR の唯一の方法だった．しかし，最近では手で行う心臓圧迫のみの CPR（ハンズオンリー CPR hands-only CPR）が推奨されるようになってきた．

　心臓は胸骨と脊柱という 2 つの硬い構造物に挟まれているので，胸部に外側から圧力をかけて圧迫すれば，心臓から血液を強制的に追い出してこれを循環させることができる．119 番通報した後にハンズオンリー CPR を開始する．実施する際には，成人では 1 分間に 100 回の頻度で胸部が 2 インチ（5 cm）沈み込むまで強く圧迫する．これは医療チームが到着するか，自動体外式除細動器が利用できるようになるまで続ける．ただし，先に述べた標準的な CPR はいまでも

乳幼児や小児に推奨されているし，溺れた人や薬物の過量摂取者，さらには一酸化炭素中毒患者などの酸素欠乏状態に陥った人びとにも推奨されている．

　ハンズオンリー CPR は標準的な CPR に比べ，およそ 20% も多くの人の命を救うと考えられている．さらにそれまでの古典的な救命法やなにも施されなかった場合では 18% だった生存率を，ハンズオンリー CPR は 34% にまでに上昇させる．心停止を起した人に遭遇し，うろたえている（医療関係者でもない）人びとに対して，緊急指令所の係員はハンズオンリー CPR に限定した指示を出せばよいのである．HIV，肝炎そして結核などの接触性感染症に対する一般の人びとの不安は高まり続けているので，その場に居合せた人は標準的な方法による蘇生術よりもハンズオンリー CPR のほうが実施してくれる可能性は高いだろう．

ある．

　内側にある**漿膜性心膜 serous pericardium** は線維性心膜よりも薄く，より繊細な膜で，心臓の周りに二重層を形成している（図 20.2 a）．二重になっている漿膜性心膜の外側の**壁側板 parietal layer** は線維性心膜と融合している．**心外膜 epicardium**（epi- ＝の上に）ともよばれる内側の**臓側板 visceral layer** は，心臓壁の層の一つであり，心臓の表面に強く付着している．漿膜性心膜の壁側板と臓側板とのあいだには，漿液が薄い潤滑剤となっている．心膜細胞から出るこの滑りやすい分泌物は，**心膜液 pericardial fluid** として知られており，心臓の動きによって生じる膜とのあいだの摩擦を軽減している．この数 mL の心膜液を容れている空間が**心膜腔 pericardial cavity** である．

心臓の壁の層

　心臓の壁は，心外膜（外層），心筋層（中間層）および心内膜（内層）の 3 つの層からなっている（図 20.2 a）．**心外膜 epicardium** は 2 種類の組織層からできている．前に述べたように，最も外側にある層は**漿膜性心膜の臓側板 visceral layer of the serous pericardium** とよばれる．この薄い透明な心臓の外層は中皮によって構成されており，この中皮の下には脆弱な結合組織と脂肪組織からなる層がある．脂肪組織は心室表面に多く，脂肪が最も厚い部分は主な冠状動脈や冠状静脈が通っている部位である．脂肪の量は人によってさまざまで，全身の体脂肪量との対応がみられる．また，一般的に年齢とともに増加する．心臓の最外側の表面は，この心外膜によって平らで滑りやすい構造となっている．

臨床関連事項

心膜炎

　心膜の炎症は**心膜炎 pericarditis** として知られている．最もよくみられるタイプの**急性心膜炎** acute pericarditis は突然発症する．その原因はほとんどの場合不明であるが，時としてウイルス感染と関連していることがある．心膜への刺激により，胸痛と**心膜摩擦音** pericardial friction rub が生じる．胸痛は左肩に放散したり，左腕に下降することもあり，しばしば心臓発作と間違えられることがある．また，心膜摩擦音は漿膜性心膜の臓側板が壁側板に擦れて出る音で，聴診すると引っ掻くようなあるいはキーキーと軋むような音として聴こえる．たいていの急性心膜炎の罹患期間は 1 週間ほどで，イブプロフェンやアスピリンなどの炎症と痛みを抑える薬物による治療を行う．

　慢性心膜炎 chronic pericarditis はゆっくりと発症し，経過も長い．この疾患では，時として心膜液の増加が起ることがある．もし，大量の液が蓄積すると，液が心臓を圧迫し（**心タンポナーデ** cardiac tamponade とよばれる状態），生命を脅かす事態となる．心臓が圧迫されると，心室充満が減少し，心拍出量が減少する．すると静脈還流が減少して血圧が低下する．また呼吸も困難となる．心タンポナーデまでに至る慢性心膜炎の原因はほとんど不明だが，時には癌や結核などによって引き起されることがある．心膜腔に穿刺した針を通して余分な液をドレン排出して治療する．

中間の**心筋層 myocardium**（myo- ＝筋肉）はポンプ活動の担い手であり，心筋組織で構成されている．心筋層は心臓壁のおよそ95％を占めている．横紋をもつ骨格筋と同様に，心筋線維（細胞）は筋内膜と筋周膜か

らなる結合組織の鞘によって包まれ，束ねられている．心筋線維は束となって斜めに旋回しながら心臓をとりまき，強いポンプ活動の源となる（図 20.2 c）．心筋には骨格筋と同様に横紋があるものの，平滑筋と同じ不随意筋である．

最も内側の**心内膜 endocardium**（endo- ＝内側）は内皮の薄い層で，これが薄い結合組織の層を覆っている．心内膜は心臓内の部屋の滑らかな内張りとなり，心臓の弁も覆う．この滑らかな内皮細胞の内張りは，血液が心臓を通過する際に表面摩擦を最小化することに役立っており，さらに，心臓に接続している大血管の内皮による内張りともつながっている．

心臓の部屋（区画）

心臓には4つの部屋（区画）がある．血液を迎え入れる部屋が上部に2つあって，これらを**心房 atria**（＝エントランスホールあるいは部屋）といい，下部には血液を駆出するための部屋が2つあって，これらが**心室 ventricles**（＝小さな膨らみ）である．2つの心房は心臓に血液を還すための静脈とよばれる血管から血液を受け入れ，2つの心室は動脈とよばれる血管へと血液を駆出する．それぞれの心房の前表面には皺のある袋のような構造があり，イヌの耳に似ていることから**心耳**

図 20.3 **心臓の構造：外観．**本書の全体にわたって，酸素化された（鮮紅色にみえる）血液を運搬する血管は赤色で，脱酸素化された（暗赤色にみえる）血液を運搬する血管は青色で描いてある．

血管と脂肪が入っている溝はさまざまな部屋（区画）の境界を示している．

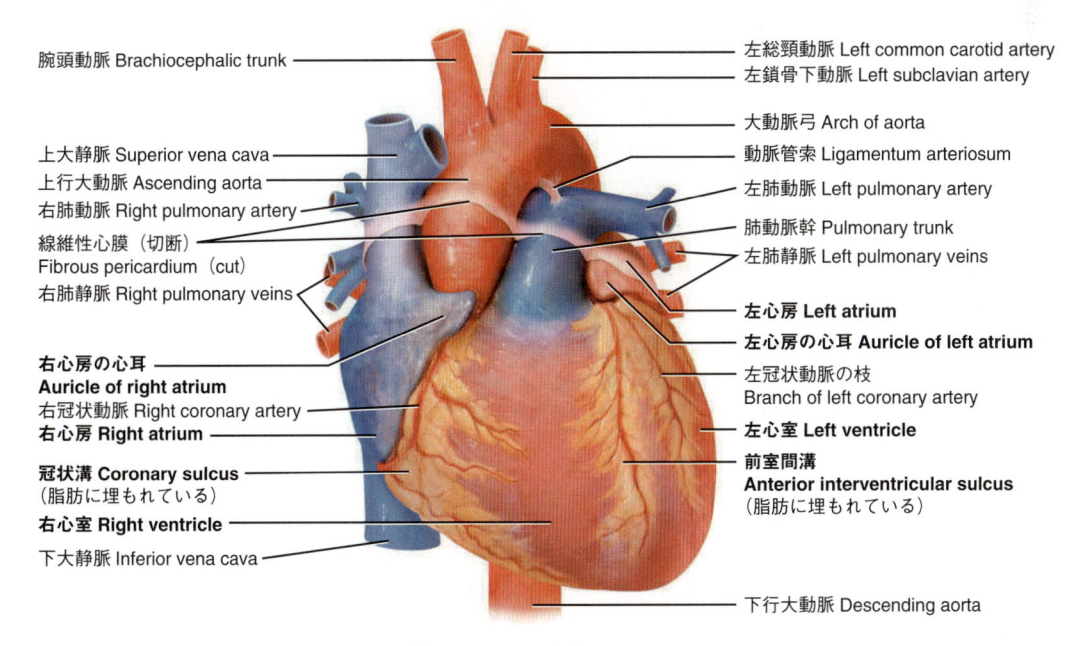

腕頭動脈 Brachiocephalic trunk
左総頚動脈 Left common carotid artery
左鎖骨下動脈 Left subclavian artery
大動脈弓 Arch of aorta
動脈管索 Ligamentum arteriosum
上大静脈 Superior vena cava
上行大動脈 Ascending aorta
右肺動脈 Right pulmonary artery
左肺動脈 Left pulmonary artery
肺動脈幹 Pulmonary trunk
左肺静脈 Left pulmonary veins
線維性心膜（切断）Fibrous pericardium（cut）
右肺静脈 Right pulmonary veins
左心房 Left atrium
左心房の心耳 Auricle of left atrium
右心房の心耳 Auricle of right atrium
右冠状動脈 Right coronary artery
左冠状動脈の枝 Branch of left coronary artery
右心房 Right atrium
左心室 Left ventricle
冠状溝 Coronary sulcus（脂肪に埋もれている）
前室間溝 Anterior interventricular sulcus（脂肪に埋もれている）
右心室 Right ventricle
下大静脈 Inferior vena cava
下行大動脈 Descending aorta

（a）外観を示す前方外面図

図 20.3 続く

図 20.3 続き

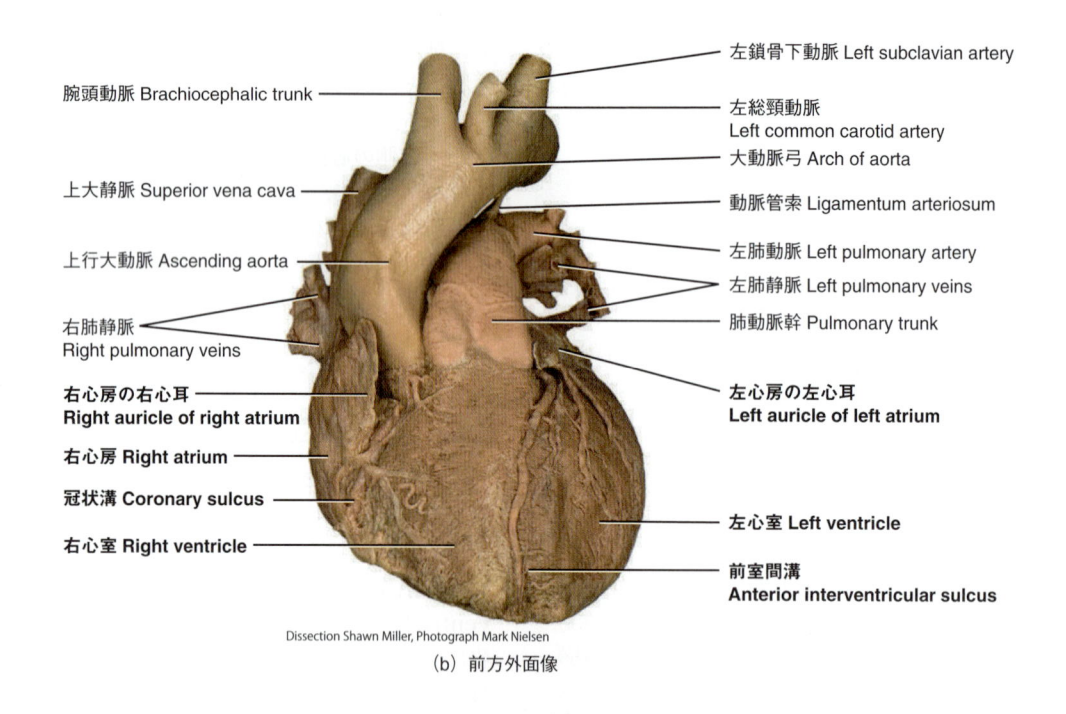

左鎖骨下動脈 Left subclavian artery

腕頭動脈 Brachiocephalic trunk

左総頸動脈 Left common carotid artery

大動脈弓 Arch of aorta

上大静脈 Superior vena cava

動脈管索 Ligamentum arteriosum

上行大動脈 Ascending aorta

左肺動脈 Left pulmonary artery

左肺静脈 Left pulmonary veins

肺動脈幹 Pulmonary trunk

右肺静脈 Right pulmonary veins

右心房の右心耳 Right auricle of right atrium

左心房の左心耳 Left auricle of left atrium

右心房 Right atrium

冠状溝 Coronary sulcus

左心室 Left ventricle

右心室 Right ventricle

前室間溝 Anterior interventricular sulcus

Dissection Shawn Miller, Photograph Mark Nielsen

（b）前方外面像

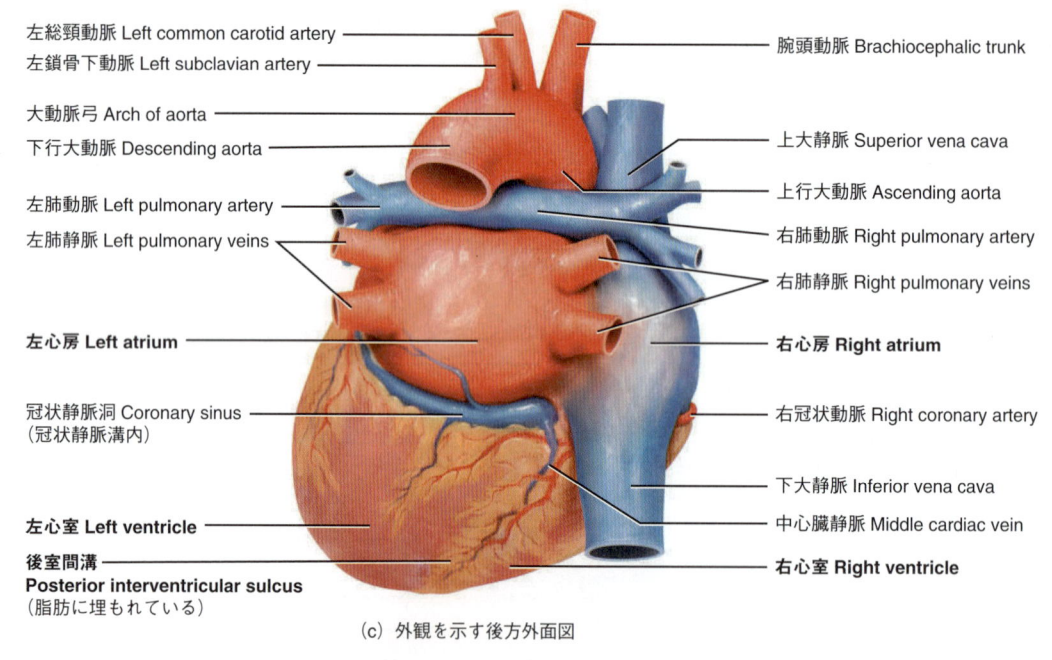

左総頸動脈 Left common carotid artery

左鎖骨下動脈 Left subclavian artery

腕頭動脈 Brachiocephalic trunk

大動脈弓 Arch of aorta

下行大動脈 Descending aorta

上大静脈 Superior vena cava

左肺動脈 Left pulmonary artery

上行大動脈 Ascending aorta

左肺静脈 Left pulmonary veins

右肺動脈 Right pulmonary artery

右肺静脈 Right pulmonary veins

左心房 Left atrium

右心房 Right atrium

冠状静脈洞 Coronary sinus（冠状静脈溝内）

右冠状動脈 Right coronary artery

下大静脈 Inferior vena cava

中心臓静脈 Middle cardiac vein

左心室 Left ventricle

後室間溝 Posterior interventricular sulcus（脂肪に埋もれている）

右心室 Right ventricle

（c）外観を示す後方外面図

Q 冠状溝は心臓のどの部屋（区画）とどの部屋（区画）を分ける境界となっているのか？

auricle（auri- ＝耳）という名前がついている（図20.3）．それぞれの心耳はわずかではあるものの心房の体積を増やすことになるので，心房はより多量の血液を保持することができる．心臓の表面には**溝 sulci** とよばれる一連の細長い窪みがあり，冠血管とさまざまな量の脂肪が収まっている．各々の**溝** sulcus（複数形 sulci）は心臓の２つの部屋の外側の境界を明示している．深い**冠状溝 coronary sulcus**（coron- ＝王冠に似た）は，心臓の大部分を環状に取り囲み，上にある心房と下にある心室との境界線を印ている．**前室間溝 anterior** interventricular sulcus は，心臓の前表面にある浅い溝で，左右の心室間の境界を外側から示している．この溝は**後室間溝 poterior interventricular sulcus** として心臓の後表面まで周り込んで続いており，こちらは心臓後面で2つの心室間の境界線を外側から示している（図 20.3 c）．

右心房 **右心房 right atrium** は，心臓の右縁を形成し，**上大静脈 superior vena cava**，**下大静脈 inferior vena cava** そして**冠状静脈洞 coronary sinus** の3つの静脈からの血液を受け入れる（図 20.4 a；心臓に向かって血液を運ぶ血管をつねに静脈とよぶ）．右心房の厚さは平均でおよそ2〜3 mm で，前壁と後壁とでは内面がかなり異なっている．後壁の内面が平滑であるのに対し，前壁の内面は**櫛状筋 pectinate muscles**（pectin =櫛）とよばれる筋のすじ状の盛り上がりがあるために，粗くなっている．この櫛状筋は心耳にまで及んでいる（図 20.4 b）．右心房と左心房のあいだには**心房中隔 interatrial septum**（inter- =あいだの；septum =仕切り壁あるいは隔壁）とよばれる薄い隔壁がある．この中隔の際立った特徴は，**卵円窩 fossa ovalis** とよばれる円形の陥凹がみられることである．これは胎児期に心臓の心房中隔に開いていた**卵円孔 foramen ovale** の名残りで，ふつうは誕生後間もなく閉じてしまうものである（図 21.31 参照）．血液は**三尖弁 tricuspid valve**（tri- =3つ;-cuspid =［心臓弁膜］尖，あるいは弁尖〔訳注：尖とはもともと先の尖ったものという意味の言葉で，心臓の弁を構成している構造片の1枚1枚が先の尖った構造をしているのでこうよばれる．ステッドマン医学大辞典には"心臓弁膜の1小葉"と記載されており，このほうが実際の"cusp"の形状や動きを容易に想像できるかもしれない〕）とよばれる弁を通って右心房から右心室に入る．この弁は3つの**弁尖 cusps**（あるいは leaflets）からできているために三尖弁とよばれているが（図 20.4 a），**右房室弁 right atrioventricular valve** ともよばれている．心臓の弁は心内膜に覆われた密性結合組織で形成されている．

右心室 **右心室 right ventricle** の厚さは平均でおよそ4〜5 mm で，心臓の前表面の大部分を形成している．右心室の内側には，心筋線維の隆起した束によって形成された**肉柱 trabeculae carneae**（trabeculae =小さな柱；carneae =肉の；図 20.4 a 参照）とよばれる一連の畝がある．刺激伝導系については後で学ぶことになっているが（20.3 節参照），肉柱の中には心臓の刺激伝導系の一部をなしているものもある．三尖弁の尖端は**腱索 chordae tendineae**（chord- =ひも；tend- =腱の）とよばれる腱様の索状物に結合しており，この腱索の反

対側は**乳頭筋 papillary muscles**（papill- =乳頭の）とよばれる円錐形の肉柱に結合している．心臓内では右心室は**心室中隔 interventricular septum** とよばれる隔壁によって左心室と分けられている．血液は**肺動脈弁 pulmonary valve**（**肺動脈半月弁 pulmonary semilunar valve**）を通って右心室を抜け，**肺動脈幹 pulmonary trunk** とよばれる太い動脈へと進む．この肺動脈幹はさらに右と左の**肺動脈 pulmonary arteries** に分かれ，両側の肺に血液を送る．心臓から血液が出ていくための血管はつねに動脈とよぶ（artery = away という語呂合せで覚えておくとよい）．

左心房 **左心房 left atrium** は右心房とほぼ同じ厚さをしており，心臓の底面のほとんどを形成する（図 20.4 a）．左心房は4本の**肺静脈 pulmonary veins** を介して両肺からの血液を受け入れる．左心房の内面には右心房にみられるような平滑な後壁がある．櫛状筋は左心房の心耳に限局しているので，左心房では前壁も平滑である．その名の通り2枚の弁尖からなる**二尖弁 bicuspid valve**（bi- =2つの；あるいは**僧帽弁 mitral valve**）を通って，血液は左心房から左心室へと進む．**僧帽 mitral** という用語は，司教が被る2つの面（前後）をもつ司教冠（帽子）に似ていることにちなんでつけられた．この弁は**左房室弁 left atrioventricular valve** ともよばれている．

左心室 **左心室 left ventricle** は心臓の中でも最も厚い壁（平均すると10〜15 mm）をもつ部屋で心尖部を形成している（図 20.1 b 参照）．右心室と同様に左心室にも肉柱があり，二尖弁の弁尖を乳頭筋につなぎ止めておく腱索もある．左心室の血液は**大動脈弁 aortic valve**（**大動脈半月弁 aortic semilunar valve**）を通って**上行大動脈 ascending aorta**（aorte =吊り下げること；大動脈は心臓をもち上げていると信じられていたことがある）へと進む．大動脈の血液の一部は上行大動脈から枝分れする**冠状動脈 coronary arteries** へと流れる．この冠状動脈が血液を心臓の壁へと運搬する．残りの血液は**大動脈弓 arch of the aorta** を通って**下行大動脈 descending aorta**（**胸大動脈 thoracic aorta** および**腹大動脈 abdominal aorta**）へと進む．大動脈弓から出る枝と下行大動脈から出る枝が血液を全身に導く．

　胎生期には**動脈管 ductus arteriosus** とよばれる一時的な血管が肺動脈幹の血液を大動脈へとシャント（短絡）する．したがって，機能していない胎児の肺には，ほんの少量の血液しか入っていかない（図 21.31 参照）．たいていの場合，動脈管は生後間もなく閉じてしまう．その痕跡は，**動脈管索 ligamentum arteriosum** として知られ，大動脈弓と肺動脈を結んでいる（図 20.4 a）．

図 20.4 心臓内部の解剖学的構造.

血液は上大静脈，下大静脈および冠状静脈洞を通って右心房に流れ込み，左心房には４つの
肺静脈を通って流れ込む.

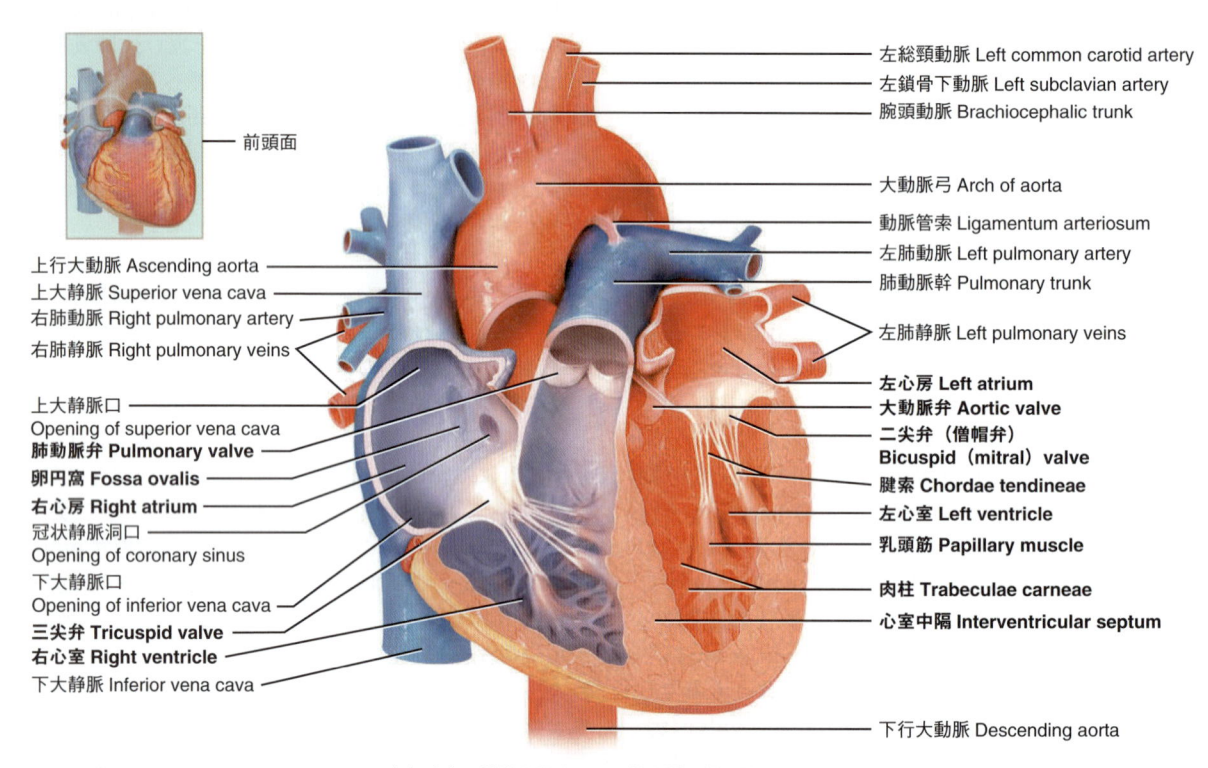

左総頸動脈 Left common carotid artery
左鎖骨下動脈 Left subclavian artery
腕頭動脈 Brachiocephalic trunk
大動脈弓 Arch of aorta
動脈管索 Ligamentum arteriosum
左肺動脈 Left pulmonary artery
肺動脈幹 Pulmonary trunk
左肺静脈 Left pulmonary veins
左心房 Left atrium
大動脈弁 Aortic valve
二尖弁（僧帽弁）
Bicuspid（mitral）valve
腱索 Chordae tendineae
左心室 Left ventricle
乳頭筋 Papillary muscle
肉柱 Trabeculae carneae
心室中隔 Interventricular septum
下行大動脈 Descending aorta

前頭面

上行大動脈 Ascending aorta
上大静脈 Superior vena cava
右肺動脈 Right pulmonary artery
右肺静脈 Right pulmonary veins
上大静脈口
Opening of superior vena cava
肺動脈弁 Pulmonary valve
卵円窩 Fossa ovalis
右心房 Right atrium
冠状静脈洞口
Opening of coronary sinus
下大静脈口
Opening of inferior vena cava
三尖弁 Tricuspid valve
右心室 Right ventricle
下大静脈 Inferior vena cava

（a）内部の構造を示すための前頭断の前面図

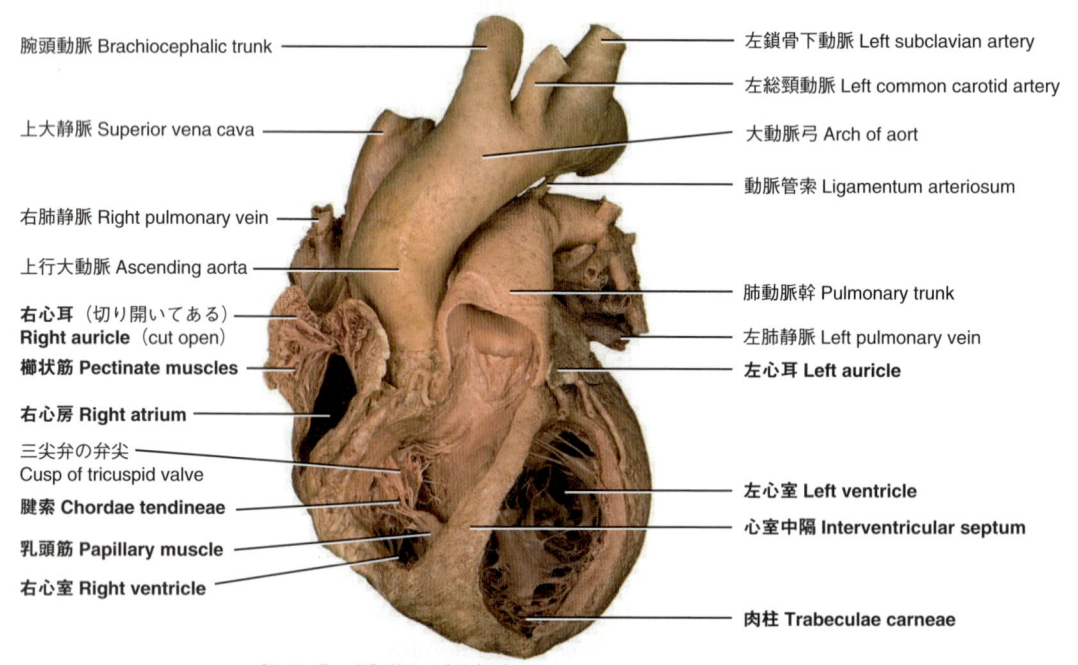

腕頭動脈 Brachiocephalic trunk
左鎖骨下動脈 Left subclavian artery
左総頸動脈 Left common carotid artery
上大静脈 Superior vena cava
大動脈弓 Arch of aort
動脈管索 Ligamentum arteriosum
右肺静脈 Right pulmonary vein
上行大動脈 Ascending aorta
肺動脈幹 Pulmonary trunk
右心耳（切り開いてある）
Right auricle（cut open）
左肺静脈 Left pulmonary vein
櫛状筋 Pectinate muscles
左心耳 Left auricle
右心房 Right atrium
三尖弁の弁尖
Cusp of tricuspid valve
左心室 Left ventricle
心室中隔 Interventricular septum
腱索 Chordae tendineae
乳頭筋 Papillary muscle
右心室 Right ventricle
肉柱 Trabeculae carneae

Dissection Shawn Miller, Photograph Mark Nielsen
（b）部分的に切除された心臓の前面像

前

右心室 Right ventricle

心室中隔
Interventricular septum

内腔
Lumen

内腔

左心室
Left ventricle

横断面

みる方向

Dissection Shawn Miller, Photograph Mark Nielsen

(c) 横断面を下からみた図. 心室の壁の厚さの違いを示す

Q 心筋の厚さは心室の仕事負荷とどのような関係があるのか？

心筋の厚さと機能

　4つの部屋の心筋の厚さは異なっていて，これらの差異はそれぞれの部屋の機能の違いを反映している．心房の壁は薄い．それは，血液を隣の心室に供給するのには低い圧力で十分だからである．一方，心室は高い圧力をかけて血液をかなり遠方まで送り届けなければならないので，壁はより厚くなっている（図 20.4 a）．右と左の心室は同じ量の血液を同時に駆出する2つの別個のポンプとして働くにもかかわらず，右側の運動負荷はかなり小さい．右心室が血液を駆出する肺までの距離は短くて駆出圧は低く，血流に対する抵抗は少ない．左心室は肺以外の身体すべての部分に至る長い距離に高い圧力で血液を駆出し，しかも血流に対する抵抗は大きい．したがって，右心室と同じ血流量を維持するために，左心室は右心室よりもかなり過酷な運動をすることになる．2つの心室の解剖学的特徴はこの機能的な違いを反映している—左心室の筋の壁は右心室の壁よりもかなり厚い（図 20.4 c）．また，左心室腔の外周の形がほぼ円形なのに対し，右心室のそれはどちらかというと三日月形であることにも圧負荷の違いをみて取ることができる．

心臓の線維性骨格

　心臓の壁には心筋組織のほかに密性結合組織もあり，これが**心臓の線維性骨格 fibrous skeleton of the heart** を形成している（図 20.5）．基本的には線維性骨格は心臓の弁をとりまく4つの密性結合組織の輪から構成されていて，それぞれの輪が互いに結合し，心室中隔と融合している．線維性骨格は心臓の弁を固定する土

台を形成しているのに加え，血液が弁を通過する時には弁の過伸展を防止する．線維性骨格は心筋線維束がはまり込むポイントとしての役割をするし，心房と心室とのあいだの電気的な絶縁体としても働く．

> **チェックポイント**
>
> 1. 心耳，冠状溝，前室間溝および後室間溝それぞれの外観の特徴を明確に述べなさい.
> 2. 心膜の構造および心臓壁の層の構造を述べなさい.
> 3. 心臓の各々の部屋の内面に固有な特徴はなにか.
> 4. 右心房および左心房に血液を運ぶ血管はそれぞれなんというか.
> 5. 心臓の各々の部屋の壁の厚さと機能との関係はどのようになっているのか.
> 6. 心臓の線維性骨格はどのような組織で構成されているのか. この組織はどのような機能を営むのか.

20.2 心臓の弁と血液の循環

目 標

- 心臓の弁の構造と機能を述べる.
- 心臓の4つの部屋を通る血液の流れと，全身循環および肺循環における血液の流れの概要を述べる.
- 冠循環について論じる.

　心臓のそれぞれの部屋が収縮するのに伴い，血液は心

図 20.5 **心臓の線維性骨格.** 線維性骨格の構成要素（部分）は，英語大文字で示してある.

線維輪は心臓の４つの弁を支え，互いに融合している.

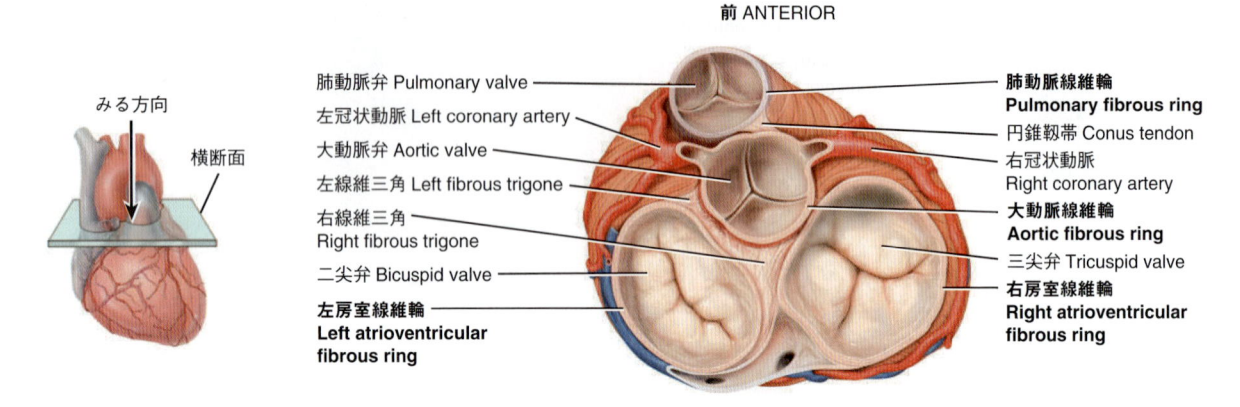

前 ANTERIOR

肺動脈弁 Pulmonary valve
左冠状動脈 Left coronary artery
大動脈弁 Aortic valve
左線維三角 Left fibrous trigone
右線維三角 Right fibrous trigone
二尖弁 Bicuspid valve
左房室線維輪 Left atrioventricular fibrous ring

みる方向
横断面

肺動脈線維輪 Pulmonary fibrous ring
円錐靭帯 Conus tendon
右冠状動脈 Right coronary artery
大動脈線維輪 Aortic fibrous ring
三尖弁 Tricuspid valve
右房室線維輪 Right atrioventricular fibrous ring

上面図（心房は取り除いてある）

Q 線維性骨格は心臓の弁の機能にどのように寄与しているのか？

房から心室へ，あるいは心臓を出て動脈に押し出される．弁は心臓が収縮や弛緩をする時に生じる**圧変化** pressure changes を受けて開閉する．４つのそれぞれの弁は，開くことによって血液を通過させ，閉じることによって逆流を防いで，血液が一方向へ流れるようにしている．

房室弁の働き

三尖弁と二尖弁は，心房と心室とのあいだに位置しているので**房室（AV）弁** atrioventricular valves とよばれる．房室弁が開くと，弁尖の丸い辺縁に近いところ（訳注：線維性骨格に近い部分）まで心室内に飛び出してくる．心室が弛緩すると，乳頭筋も弛緩して腱索が緩む．すると，房室弁が開き，血液はこれを通って圧力の高い心房から圧力の低い心室へと移動する（図 20.6 a, d）．心室が収縮すると血液の圧が上昇して弁尖を押し上げるので，弁尖の縁が会合して開口部が閉じてしまう（図 20.6 b, e）．同時に，乳頭筋も収縮して腱索を引き締める．こうすれば心室内圧が上昇しても弁尖が反転（心房内に向かって開くこと）するのを防ぐことができる．もし，房室弁あるいは腱索が障害されると，心室が収縮した時に血液が心房へ逆流する（戻る）．

半月弁の働き

大動脈弁と肺動脈弁は，半月形をした３枚の弁尖から構成されているので，**半月（SL）弁** semilunar valves（semi- ＝半分の；-lunar ＝月の形）として知ら

れている（図 20.6 d）．それぞれの弁尖は凸の外縁で動脈壁に付着している．半月弁は心臓から大動脈へ血液を拍出できるようにする一方，心室内への逆流は起らないようにしている．弁尖の自由縁は動脈の内腔に突き出している．心室が収縮すると，心室内の圧力が高まる．心室内の圧力が動脈内の圧力を超えると，半月弁が開いて心室から肺動脈幹および上行大動脈へと血液が拍出される（図 20.6 e）．心室が弛緩すると，血液は心臓に向かって逆流を始める．すると，逆流してきた血液が弁尖を満たし，半月弁の自由縁同士がしっかりと会合して，心室と動脈のあいだを閉鎖する（図 20.6 d）．

意外に思うかもしれないが，上下大静脈が右心房へ入るところや，肺静脈が左心房に入るところには弁による逆流防止機構がない．心房が収縮すると，実際に少量の血液が心房からこれらの血管内に逆流する．しかしながら，血液の逆流は弁とは異なる機序によって最小限に抑えられている．心房筋が収縮することによって，これが静脈の入口を圧迫し，ほぼ完全に押し潰すからである．

体循環と肺循環

出生後の循環において，心臓は拍動のたびに２つの閉鎖回路——**体循環** systemic circulation と**肺循環** pulmonary circulation（pulmon- ＝肺の）——に血液を拍出する（図 20.7）．２つの回路は直列に配置されていて，２本のホースを接続した時のように，一方の出力が他方の入力となる（図 21.17 参照）．心臓の左側は体循環のためのポンプで，鮮紅色の**酸素化された**（酸素含

量の多い)**血液** oxygenated blood を肺から受け入れる. 左心室は血液を**大動脈** aorta に拍出する (図 20.7). 血液は大動脈からいくつかの流れに分かれ, 次第に細い**体循環動脈** systemic arteries に入っていって, 肺以外の身体中のすべての器官に運ばれる. 肺の空気嚢 (肺胞) は例外で, 血液は肺循環によって供給される. 全身組織においては, 動脈はさらに内径の小さい**細動脈** arterioles となり, 最後には広大な**毛細血管床** systemic capillaries となる. この毛細血管の薄い壁を通して栄養素とガスの交換が行われる. 血液は運んできた O_2 (酸素) を放出し, CO_2 (二酸化炭素) を取り込む. ほとんどの場合, 血液は毛細血管を 1 本だけ通過して**細静脈** systemic venule に入る. 細静脈は脱酸素化された (酸素に乏しい)**血液** deoxygenated blood を組織から運び去り, これらが合流してより大きな**体循環静脈**

systemic veins となって, 最終的に血液は右心房に還ってくる.

心臓の右側は肺循環のためのポンプである. このポンプは体循環から戻ってくる脱酸素化された暗赤色の血液すべてを受け入れる. 右心室から拍出された血液は**肺動脈幹** pulmonary trunk に流れ込む. これは枝分れして右と左の肺に血液を運ぶ**肺動脈** pulmonary arteries となる. 肺動脈の毛細血管において, 血液は運んできた CO_2 を放出して (これは呼気として呼出される), 吸入した空気から O_2 を取り込む. 新たに酸素化された血液は, さらに肺静脈へと流れ, 左心房に還ってくる.

冠循環

心臓の部屋の壁を構成するすべての層の細胞に, 血中の栄養素を拡散によって供給しようとしても, 心室内腔

図 20.6　心臓のポンプ機能に対応した弁の動き.

心臓の弁は血液の逆流を防ぐ.

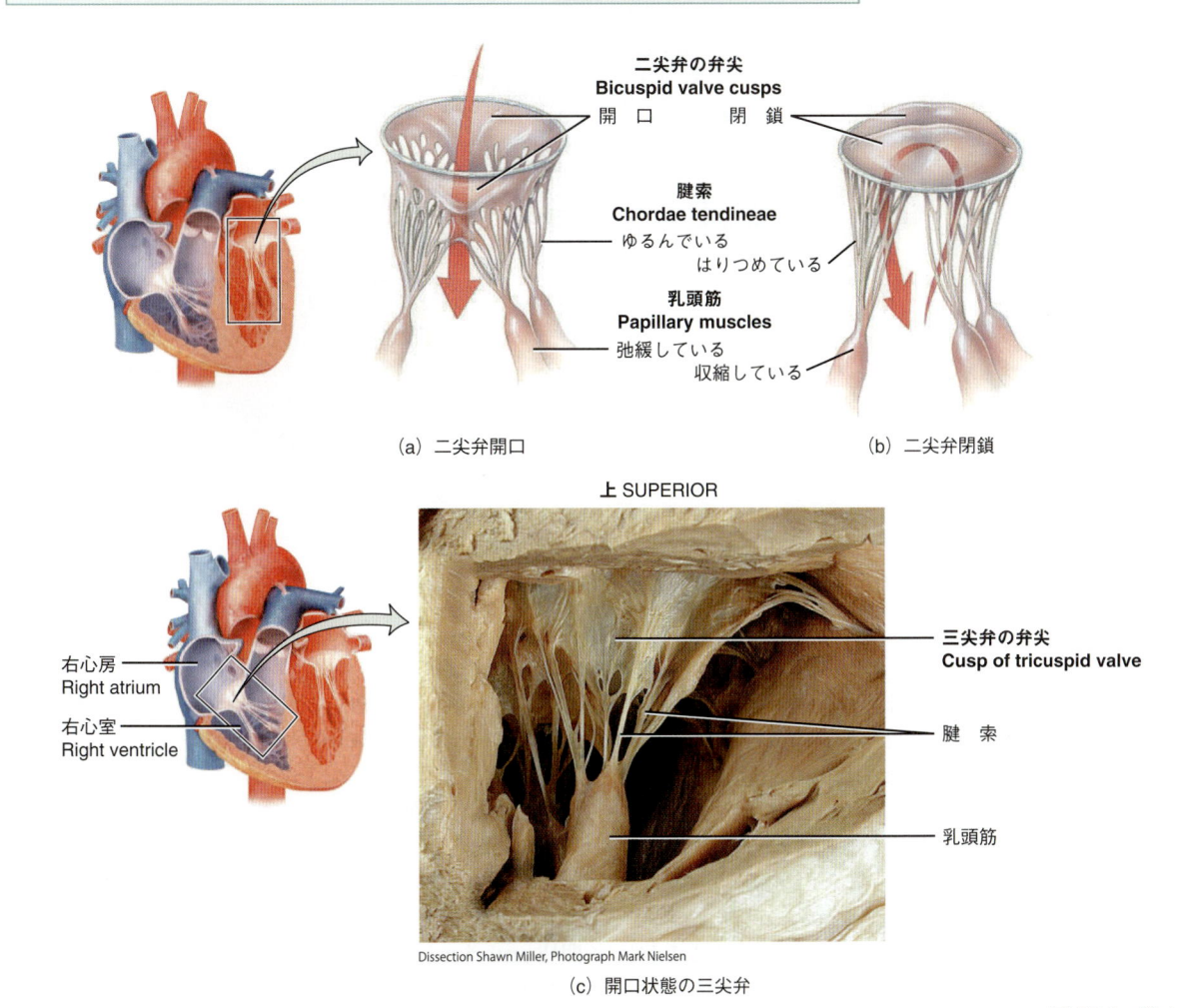

(a) 二尖弁開口　　　　　　　　　　　　　　　　　　　(b) 二尖弁閉鎖

上 SUPERIOR

Dissection Shawn Miller, Photograph Mark Nielsen

(c) 開口状態の三尖弁

図 20.6　続く

図 20.6 続き

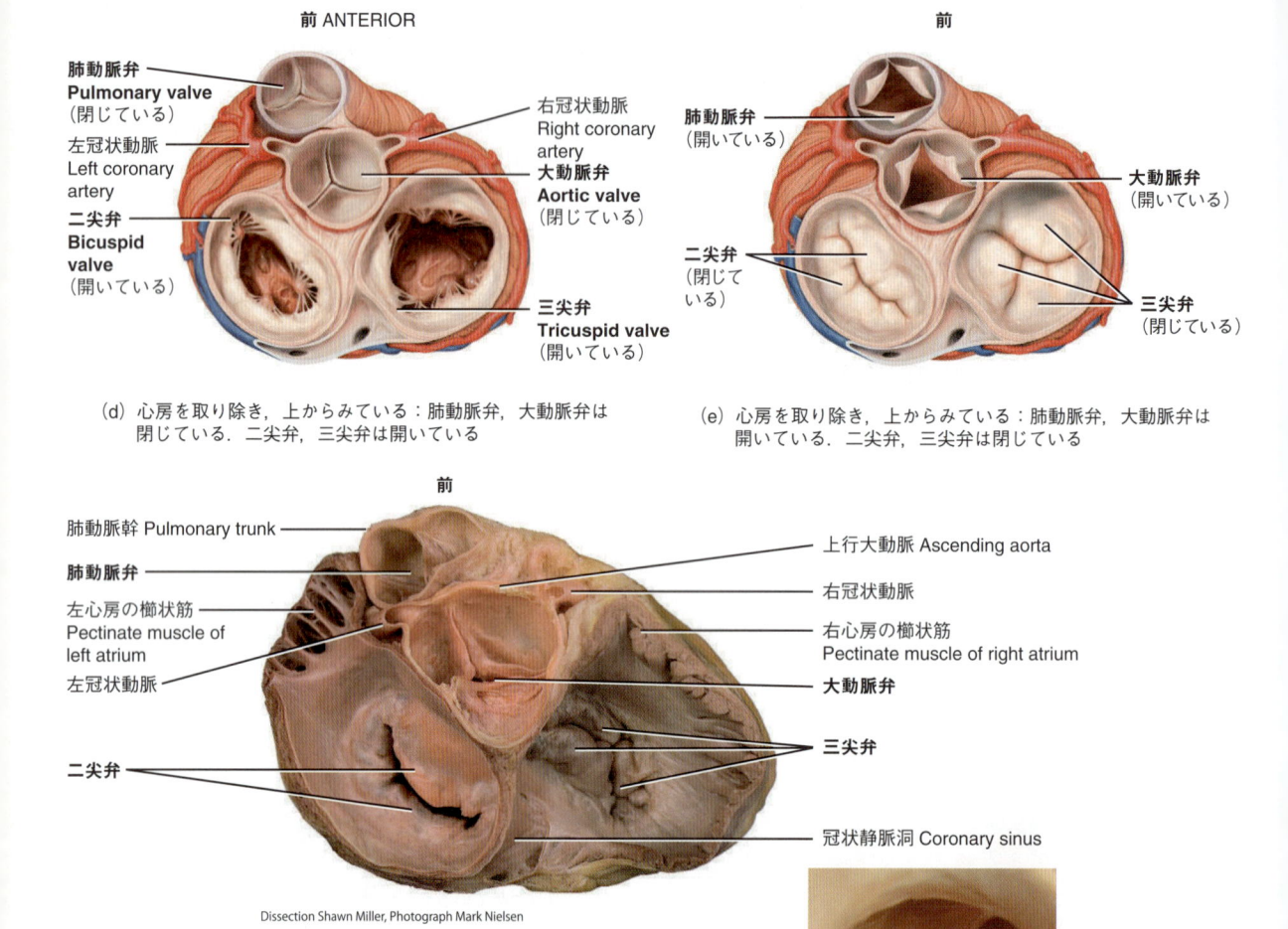

前 ANTERIOR

肺動脈弁 Pulmonary valve（閉じている）
左冠状動脈 Left coronary artery
二尖弁 Bicuspid valve（開いている）
右冠状動脈 Right coronary artery
大動脈弁 Aortic valve（閉じている）
三尖弁 Tricuspid valve（開いている）

（d）心房を取り除き，上からみている：肺動脈弁，大動脈弁は閉じている．二尖弁，三尖弁は開いている

前

肺動脈弁（開いている）
大動脈弁（開いている）
二尖弁（閉じている）
三尖弁（閉じている）

（e）心房を取り除き，上からみている：肺動脈弁，大動脈弁は開いている．二尖弁，三尖弁は閉じている

前

肺動脈幹 Pulmonary trunk
肺動脈弁
左心房の櫛状筋 Pectinate muscle of left atrium
左冠状動脈
二尖弁

上行大動脈 Ascending aorta
右冠状動脈
右心房の櫛状筋 Pectinate muscle of right atrium
大動脈弁
三尖弁
冠状静脈洞 Coronary sinus

Dissection Shawn Miller, Photograph Mark Nielsen
（f）房室弁と半月弁を上からみている

大動脈弁の半月弁 Semilunar cusp of aortic valve

Dissection Shawn Miller, Photograph Mark Nielsen
（g）大動脈弁を上からみている

Q 乳頭筋はどのようにして房室弁が心房内にめくり返る（上方に翻る）のを防いでいるのか？

からだけの供給では栄養素は十分な速さで拡散することができない．このために，心筋は独自の血管ネットワークである**冠循環 coronary circulation**（coron- ＝冠）あるいは**心循環 cardiac circulation** をもつ．**冠状動脈（冠動脈）coronary arteries** は上行大動脈から分枝し，頭をとりまく冠のように心臓をとりまく（図 20.8 a）．心臓が収縮している時には，冠状動脈が締めつけられて閉じてしまうので，ここに血液はほとんど流れない．ところが，心臓が弛緩すると，大動脈内の血液の高い圧力に押され

て血液は冠状動脈を通して毛細血管へ，さらに**冠状静脈（冠静脈）coronary veins** へと進んでいく（図 20.8 b）．

冠状動脈（冠動脈） 右と左の 2 本の冠状動脈が上行大動脈から分枝し，酸素化された血液を心筋に供給している（図 20.8 a）．**左冠状動脈 left coronary artery** は左心耳の下方を通り，前室間枝と回旋枝に分かれる．**前室間枝 anterior interventricular branch** あるいは**左前下行枝 left anterior descending artery（LAD）**は前室間

⚕ 臨床関連事項

心臓の弁の疾患

心臓の弁が正常に作動していれば，弁は適切なタイミングでいっぱいに開いたり完全に閉じたりする．心臓の弁が完全に開かずに開口部が狭くなってしまうと血流が制限され，この状態は**狭窄 stenosis**（＝狭くなること）とよばれる．弁がしっかりとは閉じない状態は**閉鎖不全 insufficiency**（incompetence）として知られている．**僧帽弁狭窄 mitral stenosis** では，瘢痕形成や先天性の異常により僧帽弁の狭小化が生じている．左心室の血液が左心房に逆流してしまう**僧帽弁閉鎖不全 mitral insufficiency** の原因の一つに，**僧帽弁逸脱 mitral valve prolapse**（MVP）がある．僧帽弁逸脱では心室が収縮している時に僧帽弁の弁尖の一つあるいは両方が左心房内にめくれ返ってしまう．僧帽弁逸脱は最も一般的な弁疾患で，その数は弁膜症患者全体の30%ほどにもなる．男性よりも女性に多くみられ，たいていの場合，深刻な脅威をもたらすことはない．**大動脈弁狭窄 aortic stenosis** では大動脈弁の狭小化が起り，**大動脈弁閉鎖不全 aortic**

insufficiency では大動脈から左心室への血液の逆流が生じる．

ある種の感染性疾患は心臓の弁を損傷したり破壊したりすることがある．一つの例として**リウマチ熱 rheumatic fever** がある．これは急性の全身性の炎症で，たいていは咽喉の連鎖球菌の感染後に起る．この細菌が引き金となって免疫反応を引き起し，本来は細菌を滅ぼすために産生された抗体が，細菌ではなく，関節，心臓の弁，そしてその他の臓器の結合組織を攻撃して炎症を起す．リウマチ熱は心臓の壁全体を弱体化させることもあるが，最も頻繁にみられるのは僧帽弁と大動脈弁の障害である．

さまざまな症状によって日常の活動が影響を受けるようになると，弁の外科的修復の対象となるが，それでも不十分な場合には，弁の置換を行うことになる．生体弁はヒトあるいはブタから提供される；時として，機械弁が用いられることもある．いずれの場合も，弁の置換には開心術が施行される．

図 20.7　体循環と肺循環．

心臓の左側は，酸素化された血液を体循環に拍出し，肺の空気嚢（肺胞）を除くすべての組織に血液を送り届ける．心臓の右側は，脱酸素化された血液を肺循環に拍出し，肺の空気嚢（肺胞）へ血液を送り届ける．

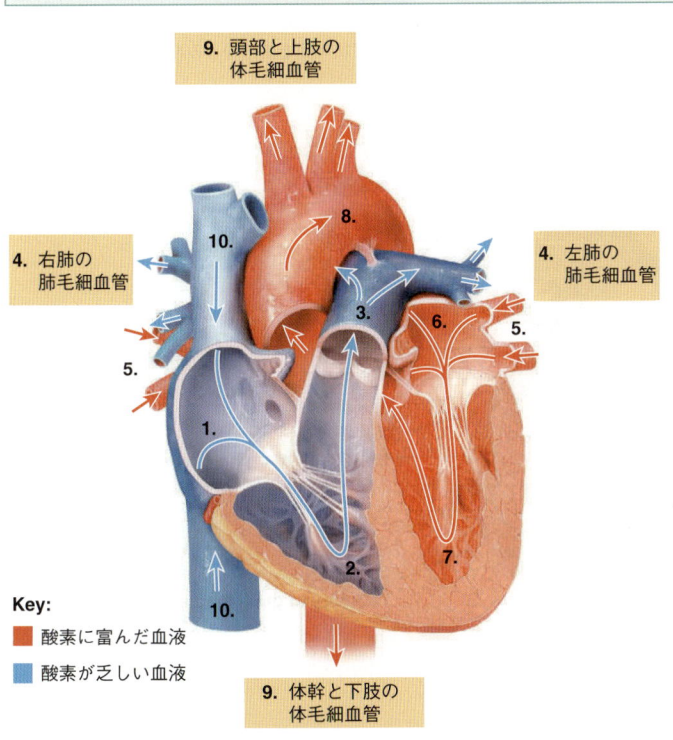

Key:
■ 酸素に富んだ血液
■ 酸素が乏しい血液

（a）心臓内の血液流路

Q 肺循環を構成するのは何番から何番までか？　体循環を構成するのは何番から何番までか？

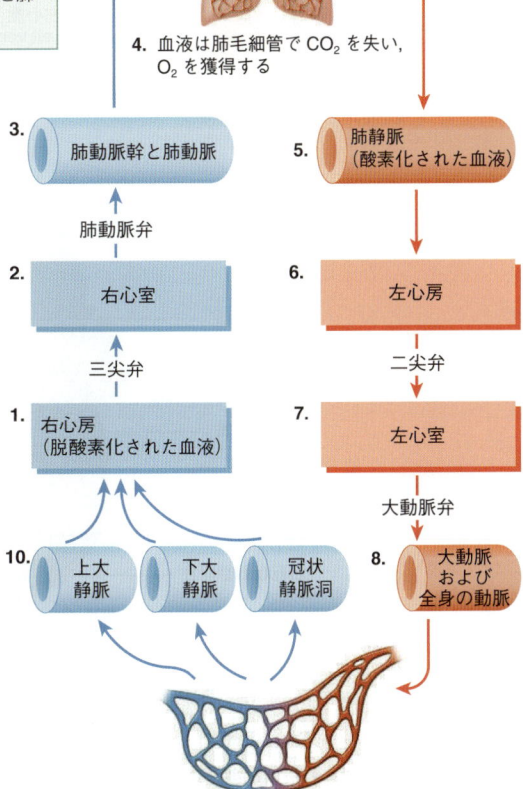

（b）体循環と肺循環の血流経路

図 20.8 **冠循環.**（a）と（b）の心臓を前方からみた図は，心臓を透かして背面の血管がみえるように描いてある.

> 左右の冠状動脈が血液を心臓に届け，左右の冠状静脈が血液を心臓から冠状静脈洞へと導出する.

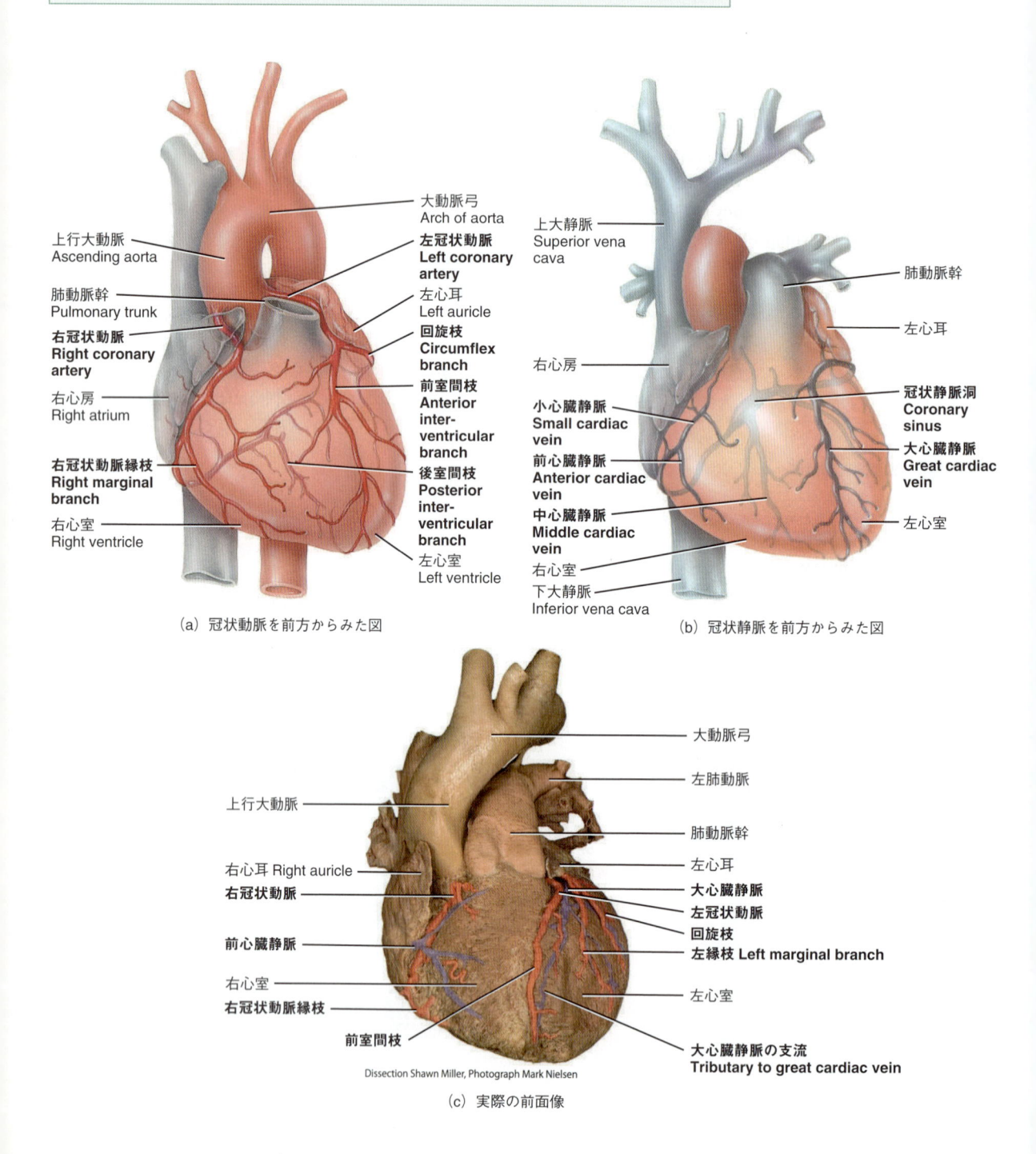

（a）冠状動脈を前方からみた図

（b）冠状静脈を前方からみた図

Dissection Shawn Miller, Photograph Mark Nielsen

（c）実際の前面像

Q 左心房と左心室のそれぞれの壁に酸素化された血液を供給するのはどの冠血管か？

溝にあって，酸素化された血液を左右の心室の壁に供給する．**回旋枝 circumflex branch** は冠状溝に収まっていて，左心室と左心房の壁に酸素化された血液を供給する．

右冠状動脈 right coronary artery は小さな動脈の枝（**心房枝 atrial branches**）を出し，これが右心房に血液を供給する．右冠状動脈は右心耳の下を通り，最後には後室間枝と縁枝に分かれる．**後室間枝 posterior interventricular branch** は後室間溝に沿って伸び，左右の心室の壁に酸素化された血液を供給する．冠状溝から出た**右冠状動脈縁枝 right marginal branch** は心臓の右縁に沿って走り，右心室の心筋に酸素化された血液を運搬する．

身体のほとんどの部分は2つ以上の動脈から出る複数の枝から血液を受け取っている．つまり，たいていは2つ以上の動脈が接続しあって，同じ領域に血液を供給している．これらの接続は**吻合 anastomoses** とよばれており，特定の器官や組織に血液が到達するための**側副血行路 collateral circuits** とよばれる代替経路を提供している．心筋には多くの吻合があり，一つの冠状動脈の枝同士が接続するものや，異なった冠状動脈からの枝と枝のあいだにわたるものもある．もし主経路が閉塞した場合には，吻合している枝が動脈血の迂回路を提供する．したがって，もし仮に複数の冠状動脈のうちの1本が部分的に遮断されたとしても，心筋は十分な酸素を受け取ることができる可能性がある．

冠状静脈（冠静脈）　血液は冠循環の動脈を通過した後に毛細血管へ流れ込み，そこで心筋に酸素と栄養素を送り届け，二酸化炭素と老廃物を集めて冠状静脈へと進む．心筋から集まる脱酸素化された血液のほとんどは心臓後面の冠状溝にある**冠状静脈洞 coronary sinus** とよばれる大きな血管洞へと導出される（図20.8b）．（**血管洞 vascular sinus** は薄い壁の静脈で，平滑筋をもたないために直径を変化させることができない．）冠状静脈洞内の脱酸素化された血液は右心房に注ぎ込む．冠状静脈洞に血液を送り込む主な静脈は，以下の通りである：

- **大心臓静脈 great cardiac vein**．前室間溝にあって，左冠状動脈によって灌流される部位（左右の心室と左心房）からの血液を導出する．
- **中心臓静脈 middle cardiac vein**．後室間溝にあって，右冠状動脈の後室間枝によって灌流される部位（左右の心室）からの血液を導出する．
- **小心臓静脈 small cardiac vein**．冠状溝にあって，右心房と右心室からの血液を導出する．
- **前心臓静脈 anterior cardiac veins**．右心室からの血液を導出して，右心房に直接開いている．
冠状動脈の閉塞が起きて心筋が酸素不足に陥った際

に，血流を再開する**再灌流 reperfusion** を行うと，心筋組織にさらに障害を与えることがある．この驚くべき作用は，再灌流によってもたらされた酸素から酸素**フリーラジカル free radicals** が生じるために起る．すでに2章で学んだように，フリーラジカルとは不対電子をもつ分子のことである（図2.3b 参照）．これらの不安定で反応性が高い分子は，連鎖反応を起して細胞に障害を与えたり死滅させることがある．酸素フリーラジカルのこの作用に対処するため，体細胞はフリーラジカルをより反応性の低い物質に変換する2つの酵素，**スーパーオキシド・ディスムターゼ superoxide dismutase** と**カタラーゼ catalase** を産生する．さらに，ビタミンE，ビタミンC，ベータカロテン，亜鉛そしてセレンなどのある種の栄養素は抗酸化剤として働き，酸素フリーラジカルを循環血液中から消去する．現在，心臓発作や脳卒中後の再灌流障害を軽減する薬物が開発されつつある．

⚕ 臨床関連事項

心筋虚血と心筋梗塞

冠状動脈が部分的に閉塞して血流が阻害されると，心筋への血流が減少して**心筋虚血 myocardial ischemia**（ische- ＝閉塞すること；-emia ＝血液の中）という状態が引き起こされる．虚血はたいていは**低酸素 hypoxia**（＝酸素供給の減少）を招き，これが細胞を衰弱させるが，細胞死を引き起すほどのものではない．文字通りに解釈すると"締めつけられた胸"を意味する**狭心症 angina pectoris** とは，一般に心筋虚血に伴う激しい痛みを起す疾患である．典型的な例では，患者はあたかも胸部が万力に挟まれているかのような圧迫感や，絞られるような感覚であると表現する．狭心症によって引き起される痛みは，首，顎，あるいは左腕からくだって肘までの部分に放散することもまれではない．虚血発作が起っても痛みを感じない**無症候性心筋虚血 silent myocardial ischemia** は，心臓発作の危険に曝されているにもかかわらず，その警告（痛み）を受けることができないので，とくに危険である．

冠状動脈の完全な閉塞は，一般に**心臓発作 heart attack** とよばれる**心筋梗塞 myocardial infarction**（MI）を起すことになる．**梗塞 infarction** とは血液供給が遮断されたために，組織のある領域が死滅したことを意味する．閉塞部位より末梢の心筋組織は死滅し，非収縮性の瘢痕組織に置き換わるので，心筋はその力の一部を失うことになる．梗塞（死んでしまった）領域の大きさと部位次第では，梗塞は心臓の刺激伝導系を撹乱し，心室細動を引き起して突然死を招くこともある．心筋梗塞の治療には，ストレプトキナーゼやtPAのような血栓溶解（血餅を溶かす）物質，これにヘパリン（抗凝固物質）を追加したり，冠血管形成術や冠状動脈バイパス術を施行したりといったものがある．幸いなことに，安静にしていれば，通常の血液供給の10～15％程度でも心筋は生き続けることができる．

20.3 心筋組織と心臓の刺激伝導系

目 標

- 心筋組織と心臓の刺激伝導系の解剖学的および機能的な特徴を述べる．
- 固有心筋線維において，どのようにして活動電位が発生するのかを説明する．
- 正常な心電図（ECG）の電気的な事象を述べる．

心筋の組織学

骨格筋線維と比較すると，心筋線維のほうが短く横断面もそれほど丸くはない（図 20.9）．心筋線維は分枝していて，それぞれが "階段のステップ" 様の外観をしている（表 4.9 参照）．典型的な心筋線維の長さは 50 ～ 100 μm で，直径はおよそ 14 μm である．時には 2 つの核をもつ細胞もあるが，たいていは 1 つの核が中心にある．心筋線維の両端は**介在板 intercalated discs**（intercalat- ＝あいだに入れる）とよばれる不規則な厚い筋形質膜を介して横断端で隣の線維と結合している．介在板の中には，線維同士を結合させる**デスモソーム（接着斑）desmosomes** と，隣の心筋線維への活動電位の伝導を可能にする**ギャップ結合 gap junctions** が存在する．このギャップ結合のおかげで心房あるいは心室を構成するすべての心筋線維が，あたかも一つの統合されたユニットのようにみえる収縮を起すことができる．

心筋線維にあるミトコンドリアは骨格筋線維にあるものより大きくて，その数も膨大である．細胞質内でミトコンドリアの占めるスペースは心筋線維では 25 ％もあるのに比べ，骨格筋線維ではたったの 2 ％しかない．心筋線維は骨格筋線維とまったく同じアクチンとミオシンの配列をもち，まったく同じバンド bands とゾーンzones（訳注：どちらも帯と訳されている），そして Z板をもつ．心筋の横細管は骨格筋にあるものより広いが，量は少ない；一つの筋節に対し，一つの横細管が Z板

の位置にある．心筋線維の筋小胞体は骨格筋線維のものより若干小さめである．したがって，心筋の細胞内 Ca^{2+} 貯蔵能は骨格筋より小さくなっている．

特殊心筋線維：刺激伝導系

固有の周期的な電気活動が心臓の生涯にわたる拍動の源である．この電気的活動の発信源は特殊化した心筋線維のネットワークである．これらの心筋線維は自己興奮性があるので**自動律動性線維 autorhythmic fibers**（auto- ＝自動の）とよばれる（訳注：原文を直訳すればこのような用語となるが，日本語の用語集には存在しない．これに相当するものとして特殊心筋線維，あるいは伝導心筋線維があるので，前出の固有心筋と対比して，ここでは特殊心筋線維を用いることとする）．特殊心筋線維は心臓の収縮を引き起す活動電位を繰り返し発生させる．例えば移植のために心臓が身体から取り出された後でさえも，すべての神経が切断されているにもかかわらず，特殊心筋線維は心臓を刺激して拍動させようとする（注釈：外科医は心臓移植手術の際には心臓の神経を再建しようとはしてこなかった．このために心臓外科医は "電気配線技師" というよりは腕のよい "配管工" で

図20.9 **心筋の組織.**（心筋の光学顕微鏡像は表 4.9 を参照）.

心筋線維はギャップ結合とデスモソームをもつ介在板を介して隣り合った心筋線維と結合している.

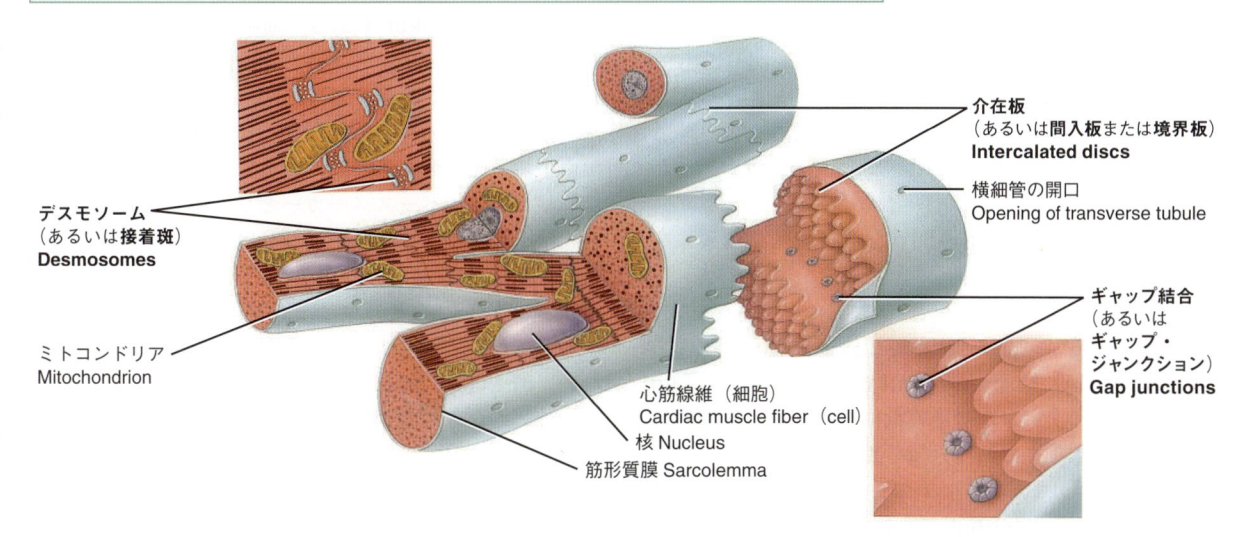

（a）心筋線維

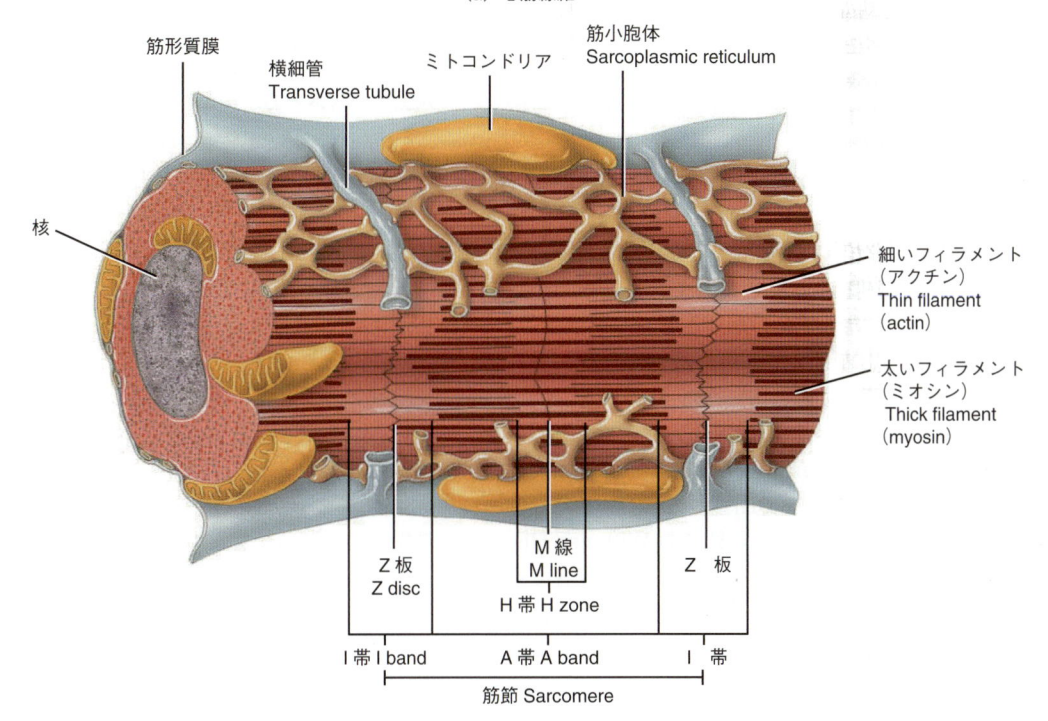

（b）心筋線維内の構成要素の配置

Q 心筋線維の介在板の機能はなにか？

あるといわれてきた）.

　胚発育期に心筋線維のわずか1％程度が特殊心筋線維になり，これらの比較的少数の線維が2つの重要な機能をもつ：

1．心臓の収縮を引き起す電気的興奮のリズムを設定する**歩調取り（ペースメーカー）pacemaker** として働く.

2．特殊化した心筋線維の回路（ネットワーク）である

心臓の**刺激伝導系** cardiac conduction system を形成する．これは各々の心臓興奮の周期が心臓全体に波及するための通路を提供している．刺激伝導系は心臓の部屋が順序通りに刺激を受けて収縮し，心臓が効率のよいポンプとして働くようにしている．後ろの章で述べるが，特殊心筋線維に問題が生じると不整脈（リズムの異常）が起り，心拍が不規則になったり，著しく速くなったり，遅くなったりすることがある．

心臓の活動電位は以下のような順序で刺激伝導系を通って伝播する（図 20.10 a）：

❶ 通常，心臓の興奮は上大静脈口直下の右心房壁にある**洞房（SA）結節** sinoatrial node で始まる．洞房結節細胞は安定した静止膜電位をもたず，自発的に閾値に達するまでの脱分極を繰り返す．この自発的な脱分極が**歩調取り（ペースメーカー）電位** pacemaker potential である．歩調取り電位が閾値に達すると活動電位が発生する（図 20.10 b）．洞房結節から出る活動電位は心房筋線維の介在板にあるギャップ結合を通って左右の心房全体に伝播する．この活動電位を受けて左右の心房は同時に収縮する．

❷ 活動電位は心房筋線維に沿って伝わり，心房中隔の冠状静脈洞口のすぐ前方にある**房室（AV）結節** atrioventricular（AV）node に到達する（図 20.10 a）．房室結節では，さまざまな構造の細胞が混在するために，活動電位の速度が著しく低下する．この遅延があるおかげで，心房に蓄えられた血液はすべて心室に送り込まれるのである．

❸ 活動電位は房室結節から**房室（AV）束** atrio-ventricular（AV）bundle（**ヒス束** bundle of His としても知られ，英語では His は“ヒズ”と発音されている）に入る（訳注：発見者の Wilhelm His, Jr. はスイスで生まれてドイツで活動した研究者であるため，現地の発音にならって“ヒス”と発音すべきである）．房室束は活動電位が心房から心室に進入することのできる唯一の部位である（その他の部位は心臓の線維性骨格が心房と心室とを電気的に絶縁している）．

❹ 房室束に沿って伝播した後，活動電位は**右脚**と**左脚** right and left bundle branches の両方に入る．脚は心室中隔の中を通って心尖に向って広がっている．

❺ 最後は，心室筋の残りの部分に対し，径の大きい**プルキンエ線維** Purkinje fibers が心尖部から上方向に活動電位を速やかに伝える．すると，心室が収縮し，上方の半月弁に向けて血液を押し出す．

洞房結節の特殊心筋線維は，独力でおよそ 0.6 秒ごとの，いい換えれば 1 分間に 100 回の，活動電位を発生する．したがって，洞房結節は心臓収縮のリズムを規定している—これは**天然のペースメーカー（歩調取り）** natural pacemaker である．通常，この頻度は他のどんな特殊心筋線維のものよりも高い．他の領域も固有の頻度で活動電位を発生することができるが，それよりも高い頻度で洞房結節からの活動電位が伝導系を通ってこれらの領域を刺激する．このために，ふつうは洞房結節が心臓の天然のペースメーカーとして働く．自律神経系 autonomic nervous system（ANS）からの神経インパルスと，血液によって運ばれる（アドレナリンのような）ホルモンが 1 拍ごとの**タイミングと収縮の強さを修飾**しているが，これらは**基本的な調律を規定するものではない**．例えば，安静にしている人では，自律神経系の副交感神経系から遊離されるアセチルコリンが洞房結節のペースを遅くして，発生する活動電位を 0.8 秒ごとに 1 回，別な表現をすれば 1 分間に 75 回，にまで低下させるという修飾を行っているのである（図 20.10 b）．

⚕ **臨床**関連事項

人工ペースメーカー

もし，洞房結節が障害を受けたり調子を崩したりすると，よりゆっくりとしたペースではあるが房室結節が歩調取りの仕事を引き受ける．その自発的なペーシングの頻度は 1 分間に 40〜60 回である．たとえこれら 2 つの結節の活動が抑えられたとしても，心筋内の特殊心筋線維—房室束，脚，あるいはプルキンエ線維—によって心拍動は維持される．しかしながら，その速度は非常に遅く（1 分間に 20〜35 回），脳への血液供給は十分ではない．このような状態に陥った場合には，小さな電流を出して心臓を刺激して収縮させる**人工ペースメーカー** artificial pacemaker を外科的に埋め込むことによって，心臓の正常な拍動リズムを回復し，維持することができる．ペースメーカーは電池と刺激発生装置からできており，ふつうは鎖骨直下の皮下に埋め込まれる．この機械は 1 本あるいは 2 本の柔らかなリード線（ワイヤー）に接続されており，これらのリード線は上大静脈を通って心臓のさまざまな部屋に達している．**体動調整型ペースメーカー** activity-adjusted pacemakers（訳注：レート応答型の一つで体動感知型と同じ）とよばれる新しいペースメーカーの多くは，運動時に心拍数を自動的に増加させる．

活動電位と固有心筋線維の収縮

洞房結節で発生した活動電位は刺激伝導系に沿って伝播し，**固有心筋線維** contractile fibers とよばれる“作業用”の心房および心室の筋線維を興奮させる．固有心筋線維では活動電位は以下のように発生する（図

図 20.10 **心臓の伝導系.** 右心房にある洞房結節（a）の特殊心筋線維は心臓の歩調取りとして働き，心臓の活動電位を発生させて（b）心臓の部屋の収縮を引き起す.

伝導系が心臓の各々の部屋の秩序正しい収縮を確かなものにしている.

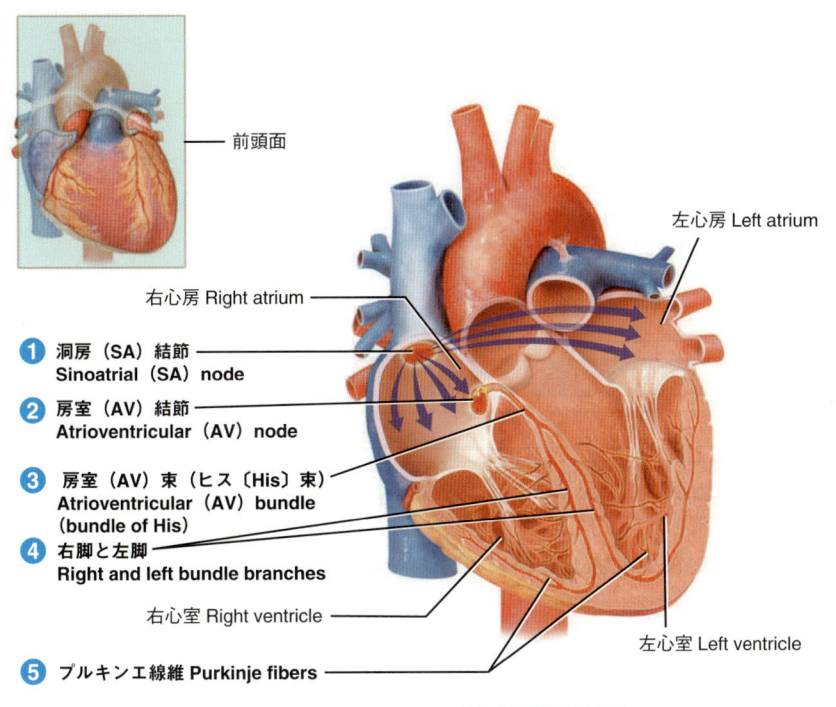

前頭面

左心房 Left atrium

右心房 Right atrium

❶ 洞房（SA）結節
Sinoatrial（SA）node

❷ 房室（AV）結節
Atrioventricular（AV）node

❸ 房室（AV）束（ヒス〔His〕束）
Atrioventricular（AV）bundle
（bundle of His）

❹ 右脚と左脚
Right and left bundle branches

右心室 Right ventricle

左心室 Left ventricle

❺ プルキンエ線維 Purkinje fibers

(a) 前頭面の前面図

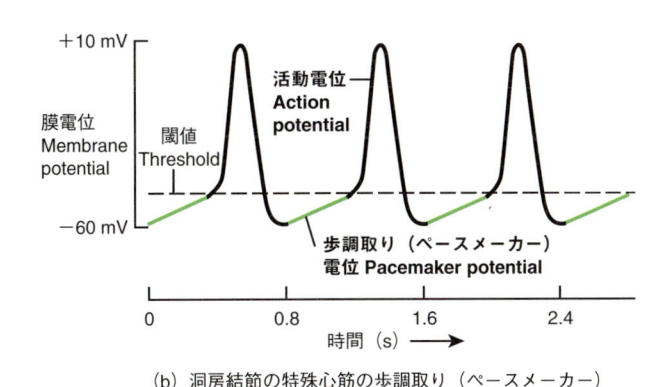

(b) 洞房結節の特殊心筋の歩調取り（ペースメーカー）
電位（緑）と活動電位（黒）

Q 心房と心室とのあいだに唯一の電気的な接続を提供しているのは刺激伝導系のどの部分か？

20.11）：

❶ **脱分極.** 特殊心筋線維とは異なり，固有心筋線維は −90 mV に近い安定した静止膜電位をもつ. 近隣の線維の活動電位によって固有心筋線維の電位が閾値にまで引き上げられると，**電位依存性の速い Na⁺ チャネル voltage-gated fast Na⁺ channels** が開

く. これらのナトリウムイオンチャネルは閾値レベルの脱分極に反応して非常に素早く開くので "速い" といわれる. これらのチャネルが開くと Na⁺ が流入する. なぜなら，固有心筋線維の細胞質は間質液に対して電気的により陰性で，間質液のほうが Na⁺ 濃度が高いからである. この電気化学的な勾配に沿って Na⁺ が流入すると，**急速な脱分極 rapid**

図 20.11 **心室の固有心筋線維における活動電位.** 静止膜電位はおよそ−90 mV.

心筋線維では不応期が長いので強縮が起らない.

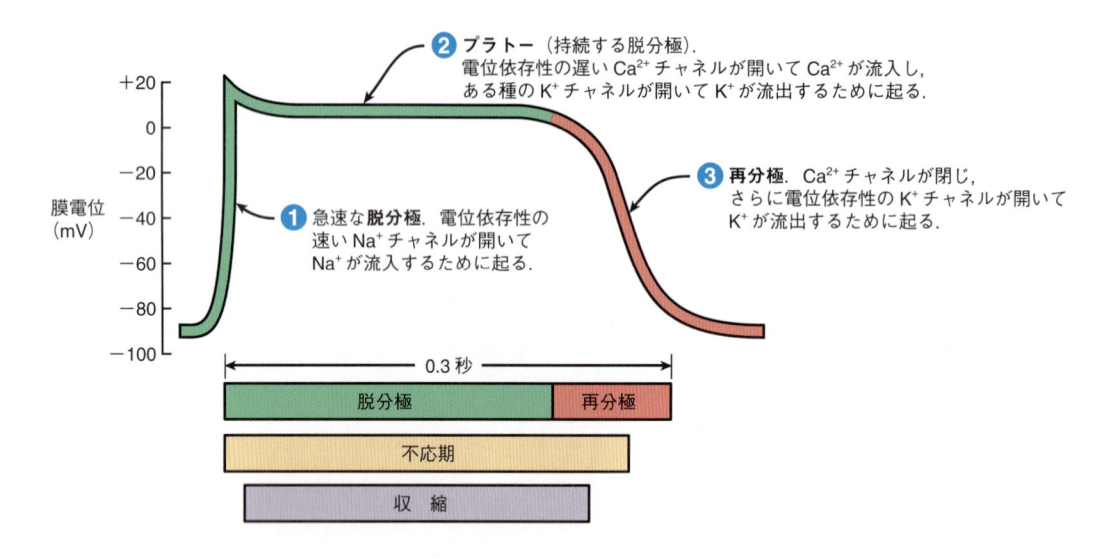

② プラトー（持続する脱分極）.
電位依存性の遅い Ca^{2+} チャネルが開いて Ca^{2+} が流入し,
ある種の K^+ チャネルが開いて K^+ が流出するために起る.

③ 再分極. Ca^{2+} チャネルが閉じ,
さらに電位依存性の K^+ チャネルが開いて
K^+ が流出するために起る.

① 急速な脱分極. 電位依存性の
速い Na^+ チャネルが開いて
Na^+ が流入するために起る.

膜電位
(mV)

0.3 秒

脱分極 | 再分極

不応期

収縮

Q 心室筋線維における活動電位の持続は骨格筋線維のものと比べるとどのようになっているか？

depolarization が生じる. 速い Na^+ チャネルは数ミリ秒以内に自動的に不活性化され, その結果, Na^+ 流入は減少する.

② プラトー. 固有心筋線維の活動電位の第二の相は, 脱分極の持続するプラトー plateau 相である. この一部は筋形質膜にある**電位依存性の遅い Ca^{2+} チャネル voltage-gated slow Ca^{2+} channels** が開くことによって形成される. これらのチャネルが開くと, カルシウムイオンが間質液（ほかよりも Ca^{2+} 濃度が高い）から筋形質膜を通って細胞質内に入ってくる. この Ca^{2+} の流入は筋小胞体膜にある別の Ca^{2+} チャネルを介して筋小胞体からのより多量の Ca^{2+} 放出を引き起す. 最終的にはこの細胞質内の Ca^{2+} 濃度の上昇が収縮を引き起す. 固有心筋線維の筋形質膜にはいくつかの異なった**電位依存性の K^+ チャネル voltage-gated K^+ channels** も認められる. プラトー相が始まる直前にこれらの K^+ チャネルのうちのいくつかが開いてカリウムイオンが固有心筋細胞から流出する. すると Ca^{2+} 流入と K^+ の流出がちょうど釣り合うので, プラトー相のあいだは脱分極が持続する. プラトー相の持続はおよそ 0.25 秒で, 固有心筋線維の膜電位は 0 mV 近い. これに比べ, ニューロンや骨格筋線維での脱分極はプラトー相がないので, より短く, およそ 1 ミリ秒（0.001 秒）しかない.

③ 再分極. 心臓の活動電位の**再分極 repolarization** 相にみられる静止膜電位の回復は, 他の興奮性細胞にみられるものに似ている. しばらくあいだをおいて（心筋ではこの遅延がとくに長い）さらに別の電位依存性の K^+ チャネルが開く. すると K^+ が流出して負の静止膜電位（−90 mV）が回復する. 同時に筋形質膜と筋小胞体にあるカルシウムチャネルが閉じていくので, これも再分極に寄与する.

心筋と骨格筋はよく似た機序で収縮を起す：電気活動（活動電位）に少し遅れて機械的な反応（収縮）が現れる. 収縮線維の内部で Ca^{2+} 濃度が上昇すると, Ca^{2+} は調節タンパク質であるトロポニンに結合する. すると, アクチンフィラメントとミオシンフィラメント相互間のスライドが開始され, 張力の発現が始まる. 遅い Ca^{2+} チャネルを通過する Ca^{2+} の動きに変化を与えるような物質は心臓の収縮力に影響を及ぼす. 例えばアドレナリンは細胞質への Ca^{2+} 流入を促進することで収縮力を上昇させる.

筋において, **不応期 refractory period** というのは, 次の収縮が引き起されることのない時期である. 心筋線維の不応期は収縮そのものよりも長い（図 20.11）. したがって, 弛緩が十分に進んでから, ようやく次の収縮が始まる. このために, 骨格筋とは違って, 心筋線維では強縮（テタヌス）が起ることはない. 心室がどのよう

に働いているかを考えれば，その利点は明らかである．心臓のポンプ機能は，収縮（血液を拍出する時）と弛緩（血液で再充満する時）が交互に行われることに依存している．もし，心筋が強縮を起してしまったら，血流が途絶えてしまうことになる．

心筋における ATP 産生

骨格筋とは対照的に，心筋は必要とする ATP を非有酸素（嫌気性）細胞呼吸によって産生することはほとんどない（図 10.11 参照）．代りに，心筋はその大部分を心筋内に存在する膨大な数のミトコンドリアの有酸素（好気性）細胞呼吸に依存している．必要な酸素は冠循環内の血液から拡散してきて，心筋線維内のミオグロビンから放出される．心筋線維はミトコンドリアの ATP 産生を作動させるために数種類の燃料を使用する．安静状態にあるヒトでは，心臓の ATP は主に脂肪酸の酸化（60％）とグルコースの酸化（35％）からもたらされ，乳酸，アミノ酸，そしてケトン体もある程度これに寄与する．運動をしている時には心臓の乳酸の利用が増加する．この乳酸は活発に収縮している骨格筋によって産生されたものである．

骨格筋のように，心筋もある程度の ATP をクレアチンリン酸から産生する．心筋梗塞（心筋発作，“臨床関連事項：心筋虚血と心筋梗塞”参照）が起ったことの傍証の一つは，血中にクレアチンキナーゼ（CK）が存在することで，この酵素は ATP をつくる時にクレアチンリン酸のリン酸基を ADP に転移する過程を触媒するものである．正常であればクレアチンキナーゼとその他の酵素は細胞内にしか存在しない．血中への出現は，障害を受けたり瀕死状態となった心筋線維あるいは骨格筋線維から遊離されることによる．

心電図

心臓内を活動電位が伝播すると電流が生じ，この電流は身体の表面で検知することができる．ECG あるいは EKG（ドイツ語の Elektrokardiogram に由来）と略される**心電図 electrocardiogram** は，これらの電気信号の記録である．心電図は各々の心拍のあいだにすべての心筋線維で発生する活動電位が集約された記録で，この変化を記録するために用いられる器械が**心電計 electrocardiograph** である．

臨床検査では，心電図を記録するために両腕と両足（肢誘導）および胸の 6 ヵ所（胸部誘導）に電極を置く．心電計は心臓の電気信号を増幅し，肢誘導と胸部誘導からのさまざまな組合せによって，12 通りの異なった記録を描き出す．四肢と胸部のそれぞれの電極は，心臓からの相対的な位置が異なっているために，少しずつ異なった電気活動が記録される．これらの記録をそれぞれ

互いに，あるいは正常なものと比較することによって，（1）伝導路の異常，（2）心臓の肥大，（3）心臓の障害部位，そして（4）胸痛の原因，などを判断することができる．

典型的な誘導においては，各々の心拍動に伴ってはっきりと区別できる 3 つの波が現れる（図 20.12）．**P 波 P wave** とよばれる最初の波は，心電図上の小さな上向きの振れである．これは**心房の脱分極 atrial depolarization** を示し，脱分極が洞房結節から両方の心房の固有心筋線維全体へ広がるようすを表している．**QRS 複合体 QRS complex** とよばれる第二の波は，下向きの振れとして始まり，大きな上向きの三角波に続いて下向きの波となって終る．この QRS 複合体は，固有心筋線維に活動電位が広がる際の心室の**急速な脱分極 rapid ventricular depolarization** を表している．3 番目の波はドーム状の上向きの振れで **T 波 T wave** とよばれる．**心室の再分極 ventricular repolarization** を示すもので，心室が弛緩を始めようとするまさにその時に起る．再分極は脱分極よりもゆっくりと進行するので，T 波は QRS 複合体よりも低くて広い．持続した脱分極の起っている安定期には心電図の記録は平坦になる．

心電図を読む時には，これらの波の大きさを手掛かり

図 20.12 **正常な心電図，ECG.** P 波＝心房の脱分極；QRS 複合体＝心室の脱分極の開始；T 波＝心室の再分極．

> 心電図は心拍動を起すもととなる電気活動の記録である．

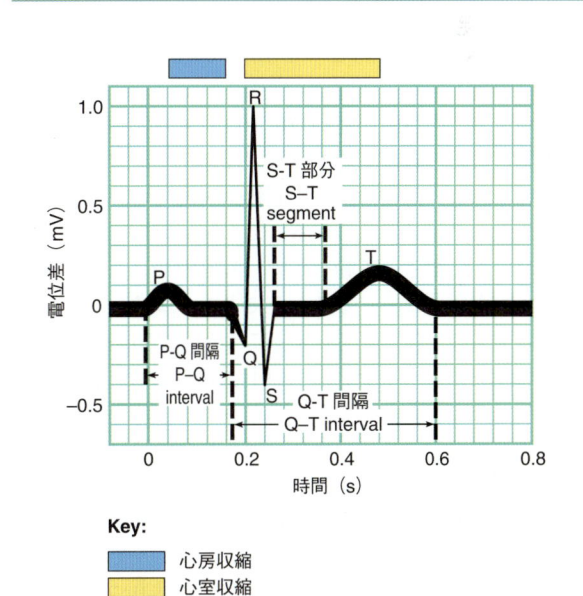

Key:
- 心房収縮
- 心室収縮

Q Q 波の増大はなにを意味するのか？

として異常かどうかを判断する．例えば P 波が大きくなれば心房の拡大を，Q 波の増大は心筋梗塞を，R 波の増高は一般的に心室の拡大を意味する．例えば冠状動脈疾患によって，心筋が十分な酸素を受け取ることができない時には，T 波は通常より平坦になることがあるし，高カリウム血症（血中の K^+ レベルが高い場合）では，T 波の増高がみられることがある．

心電図の解析には，**間隔 intervals** とか **部分 segments** とよばれる波と波とのあいだの時間の測定も含まれる．例えば **P-Q 間隔 P-Q interval** とは P 波の始まりから QRS 複合体の始まりまでの時間であり，心房の興奮の始まりから心室の興奮までの伝導時間を表す．いい換えるなら，P-Q 間隔は活動電位が，心房，房室結節そして刺激伝導系の残りの線維を通り抜けるのに必要な時間ともいえる．冠状動脈疾患やリウマチ熱では，心臓内に瘢痕組織が形成される．活動電位はこれらの瘢痕組織を迂回せざるを得ないので，P-Q 間隔は延長する．

S-T 部分 S-T segment は S 波の終りから始まって，T 波の開始部位で終る．これは活動電位でのプラトー相にあたり，心室の固有心筋線維が脱分極している時間を表している．S-T 部分は急性心筋梗塞の時には（基線より上に）上昇し，心筋が十分な酸素を受け取ることができない時には（基線より下に）低下する．**Q-T 間隔 Q-T interval** は QRS 複合体の始まりから T 波の終了までの広がりをもち，心室の脱分極の始まりから再分極の終了までの時間を表す．心筋障害，心筋虚血（血流が低下すること），あるいは伝導異常があると，この Q-T 間隔は延長する（訳注：P-Q 間隔という用語が古くから用いられているが，現在では明らかな Q 波が認められない場合には P-R 間隔という用語が用いられる．図 20.24 参照）．

時として，肉体的な運動の負荷に対する心臓の反応を評価すること（負荷試験；章末 "疾患：ホメオスタシスの失調" 参照）が役に立つ．冠状動脈内を流れる酸素化された血液の量は，狭窄があっても安静時なら十分かもしれないが，激しい運動をしている最中には，高まった心臓の酸素需要に応じることができなくなる．この状況を心電図上の変化として捉えることができるのである．

心臓の調律の異常や心臓への不十分な血液供給は，ほんの短いあいだしか起らないこともあるし，予期できるものでもない．これらの異常を捉えるためには **携帯式連続心電計 continuous ambulatory electrocardiography** を用いる．患者は電池で駆動するモニター（ホルター心電計）を装着し，24 時間にわたって心電図を記録し続けるという方法である．胸部に貼りつけた電極は心電計に接続され，心臓活動の情報が心電計に蓄積される．これらの情報はのちに専門家によって解析される．

心電図の波と心房および心室収縮期との相互関係

いままでにみてきたように，心房と心室は異なった時期に脱分極し，そして収縮する．というのも，心臓の活動電位が特別な回路を通るように刺激伝導系が順路を定めているからである．**収縮期 systole**（＝収縮）という用語は収縮の相を意味し，弛緩の相は **拡張期 diastole**（＝拡張する，あるいは広がる）という．心電図の波は心房と心室の収縮期と拡張期の時期をあらかじめ教えてくれる．心拍数が 1 分間に 75 回なら，心臓で起る現象の時間経過（タイミング）を追ってみると以下のようになる（図 20.13）：

❶ 心臓の活動電位が洞房結節で発生する．およそ 0.03 秒以内にこれが心房筋に完全に広がって房室結節にくだってくる．心房の固有心筋線維が脱分極するので，心電図には P 波が出現する．

❷ P 波の開始後，心房が収縮する（心房収縮期）．房室結節の線維は，径が非常に小さく，ギャップ結合も少ないので，活動電位の伝導はここで速度が落ちる（四車線の高速道路の工事区域で車線が 1 本に減少したところでは，走行する速度が低下するのと同じである）．ここで生じた 0.1 秒の遅れは心房に収縮する時間的余裕を与え，これによって心室の収縮期が始まる前に心室内の血液量が増加することになる．

❸ 活動電位は房室束に入ると再び素早く伝播する．活動電位は P 波が始まっておよそ 0.2 秒後には，脚，プルキンエ線維，そしてすべての心室筋を駆け抜ける．脱分極は心室中隔をくだって心尖部から反転してのぼり，心筋内膜面から外側に向けて進行し，これが QRS 複合体を形成する．同時に心房の再分極が起り始めるが，大きな QRS 複合体に隠れてしまうので，ふつうは心電図上ではわからない．

❹ QRS 複合体の出現後，少し経ってから心室筋線維の収縮が始まり，S-T 部分のすべてにわたって収縮は続く．収縮は心尖部から心底に向かって進行するので，血液は半月弁に向かって上方向に押し出される．

❺ 心尖で心室筋線維の再分極が始まり，これが心室筋全体に広がる．このために心電図には，P 波出現後のおよそ 0.4 秒後に T 波が現れる．

❻ T 波の開始から少し後に心室は弛緩を始める（心室拡張期）．0.6 秒後までには心室の再分極は完了しており，心室筋線維は弛緩する．

引き続く 0.2 秒のあいだに心房と心室両方の固有心筋線維は弛緩する．0.8 秒の時点で心電図に再び P 波が出現して心房が収縮を始め，サイクル（心周期）が繰り返

図 20.13　活動電位の脱分極と再分極が伝導系と心筋を通過する際の時間経過（タイミング）とその経路. 緑色は脱分極，赤色は再分極を意味する.

> 脱分極は心筋線維の収縮を引き起こし，再分極は弛緩を引き起す.

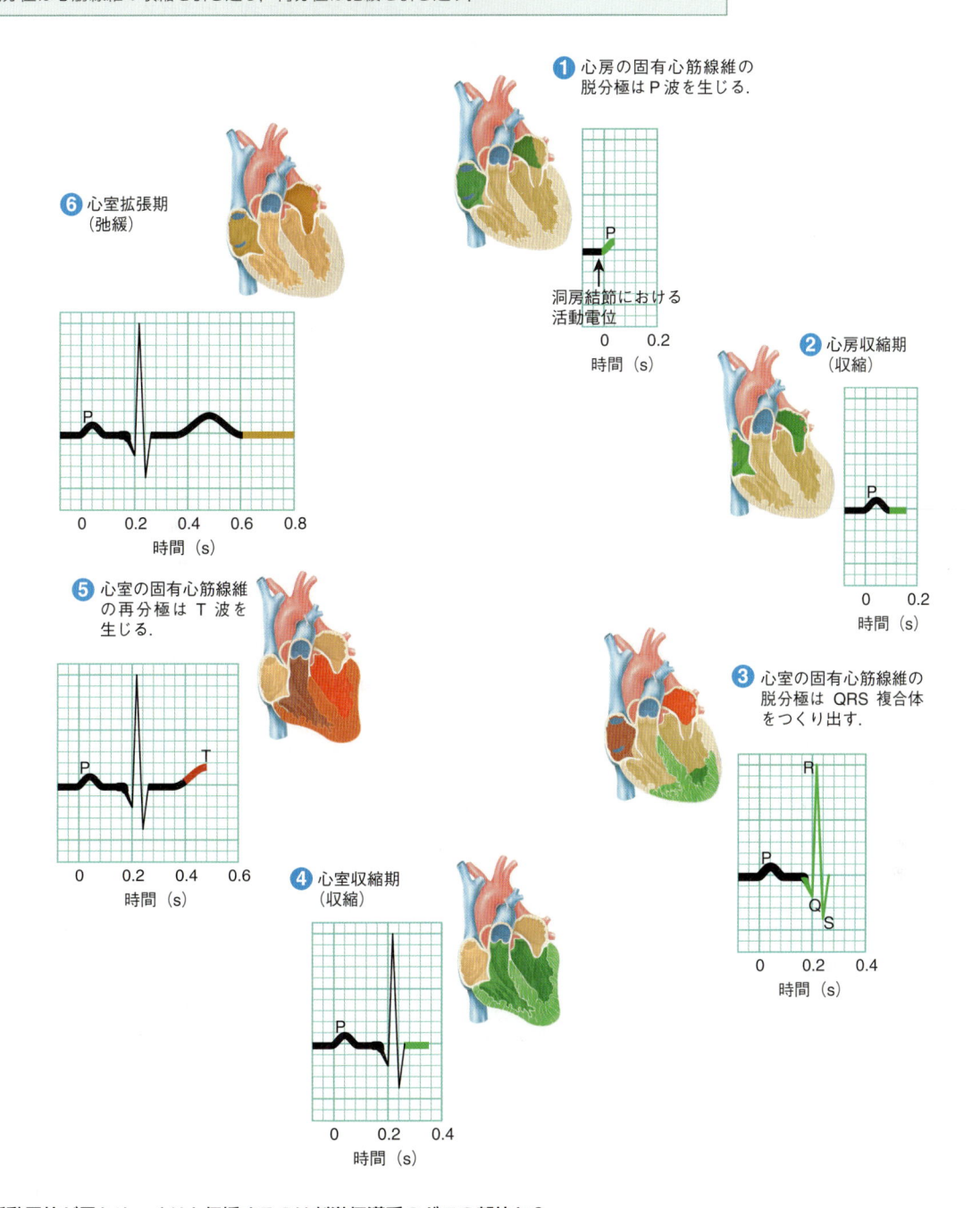

① 心房の固有心筋線維の脱分極はP波を生じる.

洞房結節における活動電位

② 心房収縮期（収縮）

③ 心室の固有心筋線維の脱分極は QRS 複合体をつくり出す.

④ 心室収縮期（収縮）

⑤ 心室の固有心筋線維の再分極は T 波を生じる.

⑥ 心室拡張期（弛緩）

Q　活動電位が最もゆっくりと伝播するのは刺激伝導系のどこの部位か？

される.

　ここで学んだように，心臓における電気的現象や機械的現象は一連のサイクルとなって起り，生ある限り繰り返される. 次は，心臓の部屋の収縮と弛緩に伴う圧の変化が，心臓を血液で満たすことと，血液を大動脈や肺動脈幹に拍出すること，この2つをどのようにして交互に行わせているのかをみることにする.

20.4 心周期

目標

- 心周期のあいだに起る圧と容積の変化を述べる.
- 収縮期および拡張期の心音の時期（タイミング）を心電図波形と圧変化とに関連づける.

　一つの**心周期 cardiac cycle** には1回の心拍に関連するすべての事象が含まれる. つまり，心周期は心房の収縮期と拡張期，および心室の収縮期と拡張期とで構成されている.

心周期における圧力と容積の変化

　心周期ごとに心房と心室は収縮と弛緩を交互に繰り返し，圧力の高い区域から圧力の低い区域へと血液を押し進める. 心臓の部屋が収縮すると，内部の圧力は上昇する. 図 20.14 は心周期のあいだの心房内圧，心室内圧，大動脈圧および心室容積のそれぞれの変化と心臓の電気信号（心電図）との関係を示している. 図 20.14 の圧は心臓の左側（左心房と左心室）のものを表している：右側（右心房と右心室）の圧はきわめて低い. しかし，左右の心室は心拍ごとにまったく同じ量の血液を駆出しており，ポンプ活動中の左右の部屋はまったく同じパターンを示す. ここでは心拍数は75拍/minで，1回の心周期は0.8秒かかるとする. 1回の心周期のあいだに起る事象を検討して関連づけるために，心房の収縮期から始めてみよう.

心房収縮期　およそ0.1秒にわたる**心房収縮期 atrial systole** のあいだ，心房は収縮している. 同時に，心室は弛緩している.

❶ 洞房結節の脱分極が心房の脱分極を引き起し，心電図にはP波が記録される.

❷ 心房の脱分極は心房収縮期を惹起する. 心房が収縮すると心房内の血液に圧が及び，血液は開いた房室弁を通過して心室に押し出される.

❸ 心房収縮によって押し出される 25 mL の血液がそれぞれの心室にすでにある血液（およそ 105 mL）に加わる. 心房収縮期の終りは心室拡張期（弛緩期）の終りでもある. そこで，それぞれの心室は弛緩期（拡張期）の終末にはおよそ 130 mL の血液を蓄えることになる. この血液容積は**拡張終期容積 end-diastolic volume（EDV）**とよばれている.

❹ 心電図の QRS 複合体は心室の脱分極の始まりを示している.

心室収縮期　およそ 0.3 秒にわたる**心室収縮期 ventricular systole** のあいだ，心室は収縮している. 一方，心房は同じ時期に**心房拡張期 atrial diastole** に入って弛緩している.

❺ 心室の脱分極が心室収縮期を惹起する. 心室収縮が始まると，心室内圧が上昇して房室弁に向かって血液が押し上げられ，これによって房室（AV）弁が閉じてしまう. およそ 0.05 秒のあいだ，半月弁(SL弁)と房室弁の両方は閉じている. これが**等容性収縮 isovolumetric contraction（iso- ＝同じ）**の期間である. このあいだは，心筋線維は収縮していて力は発生しているものの，まだ縮まってはいない. したがって，筋の収縮は等尺性（同じ長さ）である. さらに，4つのすべての弁が閉じてしまうので，部屋の容積は同じまま（等容性）である.

❻ 持続する心室の収縮は心室内の圧力を急激に上昇させる. 左心室圧がおよそ 80 mm 水銀柱（mmHg）ほどの大動脈圧を超え，右心室圧が肺動脈幹の圧力（およそ 20 mmHg）より高く上昇した時に両方の半月弁が開く. この時点で心臓からの血液の駆出が始まる. 半月弁の開いているあいだを**心室駆出（期）ventricular ejection** とよび，およそ 0.25 秒のあいだ持続する. 左心室内の圧はおよそ 120 mmHg まで上昇を続けるが，右心室の圧はおよそ 25〜30 mmHg までしか上昇しない.

❼ 左心室はおよそ 70 mL の血液を大動脈に駆出し，右心室もまったく同じ量の血液を肺動脈幹に駆出する. 収縮の終りにそれぞれの心室に残っているおよそ 60 mL の容積が**収縮終期容積 end-systolic volume（ESV）**である. それぞれの心室から心拍ごとに駆出される容積が**一回拍出量 stroke volume** で，これは拡張終期容積から収縮終期容積を引いたものと等しい：SV ＝ EDV － ESV. 安静時の一回拍

図20.14 **心周期.** (a) 心電図（ECG）. (b) 心臓の弁の開閉と関連づけた左心房内圧（緑色の線），左心室内圧（青色の線），そして大動脈圧（赤色の線）の変化. (c) 心音. (d) 左心室容積の変化. (e) 心周期の各相.

心周期は1回の心拍動に関連したすべての事象から構成されている.

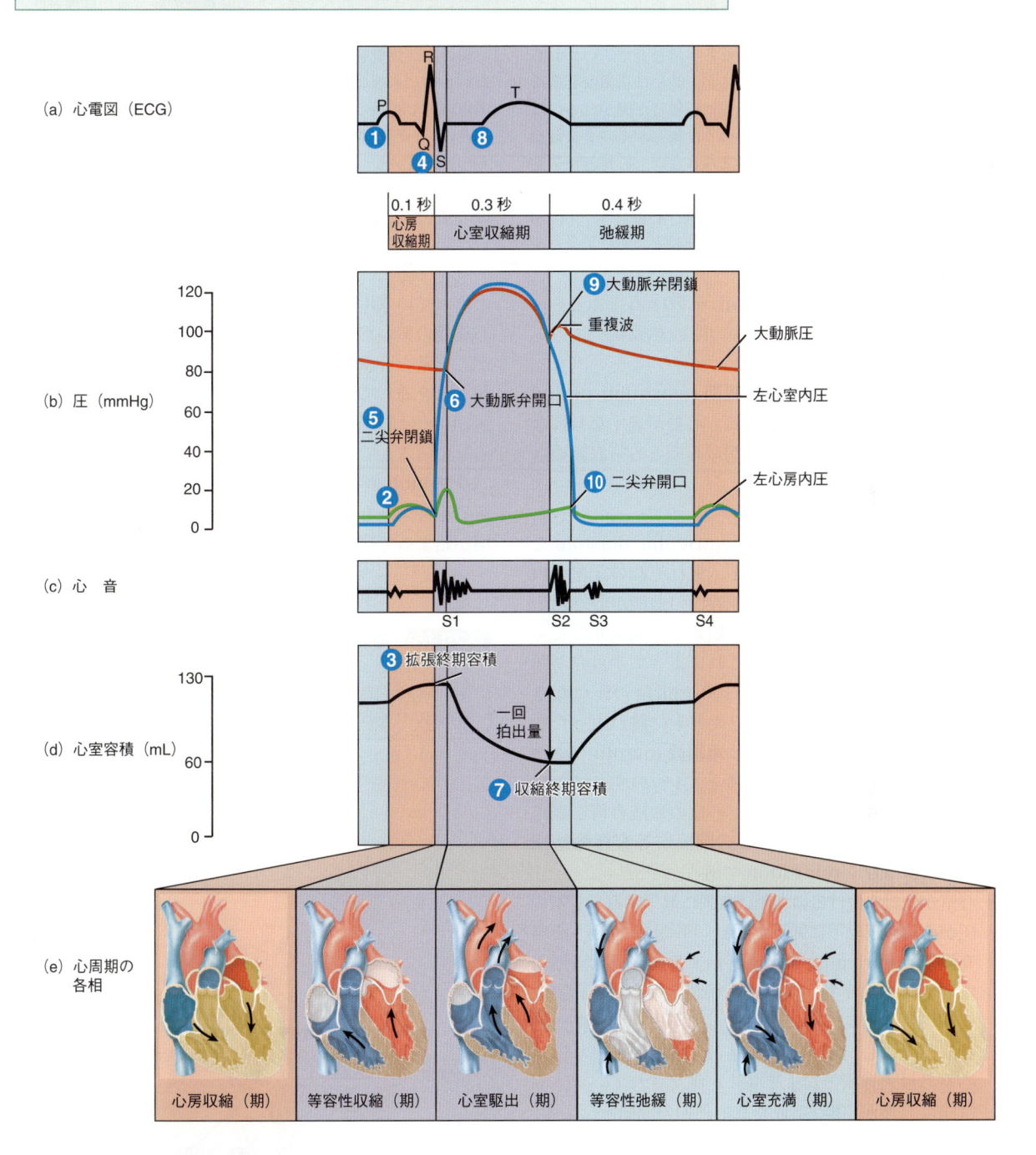

(a) 心電図（ECG）

0.1 秒	0.3 秒	0.4 秒
心房収縮期	心室収縮期	弛緩期

(b) 圧（mmHg）

9 大動脈弁閉鎖
重複波
大動脈圧
6 大動脈弁開口
左心室内圧
5 二尖弁閉鎖
2
10 二尖弁開口
左心房内圧

(c) 心 音

S1　S2　S3　S4

(d) 心室容積（mL）

3 拡張終期容積
一回拍出量
7 収縮終期容積

(e) 心周期の各相

心房収縮（期）　等容性収縮（期）　心室駆出（期）　等容性弛緩（期）　心室充満（期）　心房収縮（期）

Q 安静時のヒトの心室拡張期の終りには，それぞれの心室にはどのくらいの血液が残っているか？　この容積はなんとよばれているか？

🩺臨床関連事項

心雑音

　心音は心臓の機械的動作について有用な情報を提供してくれる．**心雑音 heart murmur** は，カチッという音，ザーザーあるいはゴボゴボという雑音からなる異常な音で，いずれも正常な心音のあいだや後に聞かれるが，時には正常な心音を覆い隠してしまうこともある．小児に心雑音が聞かれるのはきわめて当り前のことであり，ふつうは雑音がそのまま健康状態の問題を反映しているとは考えられない．心雑音が最も多く聴取されるのは 2 から 4 歳のあいだで，これらの心雑音は "**無害性**" innocent あるいは "**機能性**" **心雑音** functional heart murmurs といって，たいていは成長とともに治まるか消失してしまう．成人で聴こえる心雑音のいくらかは無害性であるものの，ほとんどの場合は弁の疾患を示唆している．心臓の弁が狭窄を示す場合，弁が完全に開くべき時期に開かないために心雑音が聴取される．例えば僧帽弁狭窄（"臨床関連事項：心臓の弁の疾患" 参照）では第二心音と次の第一心音のあいだの弛緩期に雑音を生じる．逆に，心臓の弁がきちんとしていないと，完全に閉鎖すべき時に閉じないので雑音が生じる．例えば，僧帽弁閉鎖不全（"臨床関連事項：心臓の弁の疾患" 参照）による雑音は第一心音と第二心音のあいだの心室収縮期に生じる．

　出量はおよそ 130 mL – 60 mL = 70 mL である．
⑧ 心電図の T 波は心室の再分極の開始を示す．

弛緩期　およそ 0.4 秒続く**弛緩期 relaxation period** には心房と心室の両方が弛緩する．心拍が速くなればなるほど弛緩期は短くなるが，心房収縮期と心室収縮期はわずかに短くなるだけである．

⑨ 心室の再分極は**心室拡張期 ventricular diastole** を惹起する．心室が弛緩すると，それぞれの部屋の内圧は低下し，大動脈と肺動脈幹内の血液が心室内の低圧の部位に向かって逆流を始める．逆戻りしてくる血液は弁尖に捕捉され，これによって半月弁が閉鎖する．大動脈弁はおよそ 100 mmHg の圧になると閉鎖する．大動脈弁の閉じた弁尖に跳ね返った血液によって，大動脈圧曲線に**重複波 dicrotic wave** が描かれる．半月弁が閉じると，4 つのすべての弁が閉じてしまうことになり，心室の血液容積が変化しない短い間隔がある．この間隔が**等容性弛緩期 isovolumetric relaxation** である．

⑩ 心室が弛緩を続けるので圧は急激に低下する．心室の圧が心房の圧以下に低下すると，房室弁が開き，**心室充満期 ventricular filling** が始まる．心室充満期の主要部分は房室弁が開いた直後から始まる．心室収縮期のあいだに心房に流れ込んでたまっていた血液が，急激に心室内へと流れ込む．弛緩期の終りには心室の最大容積のおよそ 3/4 が満たされている．心電図に P 波が出現し，新たな心周期の開始を伝える．

心　音

　聴診 auscultation（ausculta- =聞くこと）は体内の音に耳を傾けることで，ふつうは聴診器を使って行われる．心拍動の音は，主に心臓の弁の閉鎖によって生じる血流の乱れから発生する．円滑に流れている血液は音を立てない．白く泡立つ急流や滝で生じる音を，スムーズに流れている川の静けさと比較してみるといい．一つの心周期のあいだに 4 つの**心音 heart sounds** が存在するが，正常な心臓では，第一と第二の心音（S1 と S2）が聴診器を通して聞き取れる程度の大きさの音である．**図 20.14c** は心周期の他の事象に関連づけた心音の時期を示している．

　ラブ lubb 音と表されることもある第一心音（S1）は，第二心音よりも大きく，少し長い．第一心音は心室収縮期が始まって間もない時期の房室弁の閉鎖に伴う血液の

図 20.15　**心音.** 弁の位置（紫色）と心音の聴診位置（赤色）.

> 身体内の音に耳を傾けることは聴診とよばれる：通常，聴診器を用いて行われる．

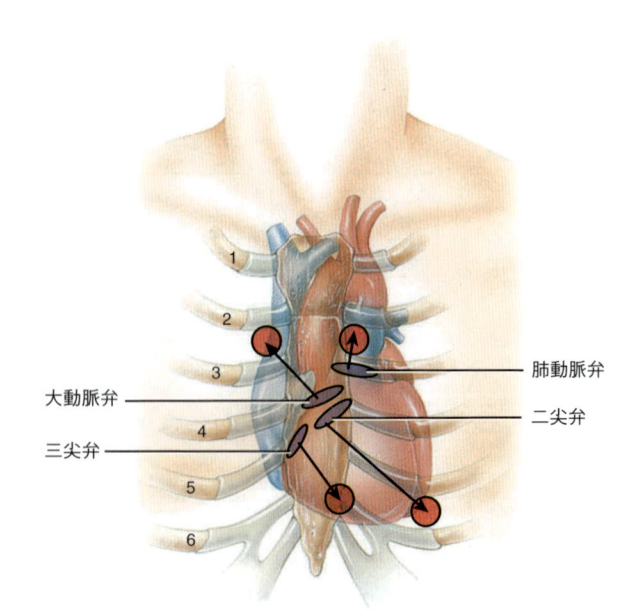

大動脈弁　　肺動脈弁
三尖弁　　二尖弁

心臓の弁の位置と聴診部位を正面からみる

Q 房室弁の閉鎖に伴う血液の乱流に関係した心音はどれか？

乱流によって生じる．短く，第一心音ほどは大きくない第二心音（S2）は**ドゥップ dupp** 音と表されることがある．第二心音は心室拡張期の開始時に起る半月弁の閉鎖に伴う血液の乱流によって生じる．第一心音と第二心音は弁の閉鎖に伴った血液の乱流によるものであるものの，それぞれの心音が胸部表面で最もよく聞こえる位置は弁の位置からは少しずれている（図 20.15）．これは，弁で生じる音が血流にのって運ばれていくためである．正常ならば聞こえるほどの大きさではないが，第三心音（S3）は心室の急速充満時の血液乱流によるものであり，第四心音（S4）は心房収縮が引き起す血液乱流によるものである．

20.5 心拍出量

目 標

- 心拍出量を定義する．
- 一回拍出量の調節に影響を与える因子を述べる．
- 心拍数の調節に影響を与える因子について概説する．

心臓は特殊心筋線維をもち，独立した心臓拍動が可能となっているが，その働きは身体中で起るさまざまな出来事によって調節されている．すべての体細胞は健康と生命を維持するために，途絶えることなく一定量の酸素化された血液を受け取る必要がある．例えば，運動している時のように，細胞が代謝的に活発であれば，細胞は血液からさらに多くの酸素を取り込むであろう．安静時には細胞の代謝需要が減少して，心臓の仕事量も減少する．

1 分間に左心室（あるいは右心室）から大動脈（あるいは肺動脈幹）へ拍出される血液量が**心拍出量 cardiac output（CO）**である．心拍出量は，1 回の収縮によって心室から駆出される血液の量である**一回拍出量 stroke volume（SV）**に，1 分間の心拍動の回数である**心拍数 heart rate（HR）**を掛けたものに等しい．

$$CO = SV \times HR$$
$$\text{(mL / min)} \quad \text{(mL / 拍動)} \quad \text{(拍動 / min)}$$

典型的な安静時の成人男性においては，一回拍出量は平均 70 mL / 拍動で，心拍数は 75 拍動 / min である．したがって，平均の心拍出量は

$$CO = 70 \text{ mL / 拍動} \times 75 \text{ 拍動 / min}$$
$$= 5,250 \text{ mL / min}$$
$$= 5.25 \text{ L / min}$$

この量は，典型的な成人男子においておよそ 5 L とされる全血液量に近い．したがって，1 分ごとにすべての血液量が肺循環と体循環を巡っていることになる．一回拍出量や心拍数を増加させる因子は，たいてい心拍出量をも増加させる．例えば，軽い運動中に一回拍出量が 100 mL / 拍動，心拍数が 100 拍動 / min まで増加したとする．すると心拍出量は 10 L / min となる．激しい（しかし，まだ最大ではない）運動中に心拍数が 150 拍動 / min まで増加し，一回拍出量が 130 mL / 拍動に増加すると，心拍出量は 19.5 L / min にもなる．

心予備能 cardiac reserve とは，その人の最大の心拍出量と安静時の心拍出量の差である．平均的な人の心予備能は安静時心拍出量の 4 〜 5 倍である．持久力系競技のアスリートのトップクラスになると，安静時心拍出量の 7 〜 8 倍の心予備能をもっていることもある．重症な心疾患をもつ人の心予備能はほんの少しか，あるいはまったくなく，このために日常生活の単純な作業を行う能力が制限されている．

一回拍出量の調節

健康な心臓は，直前の拡張期のあいだに部屋に入ってきた血液のすべてを拍出する．いい換えるなら，拡張期のあいだにより多くの血液が還ってくれば，次の収縮期にはより多くの血液を拍出するということになる．安静時の一回拍出量は拡張終期容積の 50 〜 60 ％である．というのも，収縮のたびに 40 〜 50 ％の血液が心室内に残る（収縮終期容積）からである．以下の 3 つの要因が一回拍出量を調節し，右と左の心室が等しい量の血液を駆出できるようにしている：（1）**前負荷 preload**，心臓が収縮を始める前に心臓にかかっていた張力の程度；（2）**収縮性 contractility**，それぞれの心室筋線維の収縮の力強さ；そして（3）**後負荷 afterload**，心室から血液の駆出が起る前に超えなければならない圧，である．

前負荷：張力の影響 収縮前に心筋線維により大きな前負荷（張力）がかかっていると，収縮の力はより大きくなる．前負荷とはゴムバンドを引っ張ることにたとえ

ることができる．ゴムバンドを大きく引っ張れば引っ張るほど跳ね返りはより強くなるのである．ある範囲内では，拡張期のあいだに心臓に充満する血液が多ければ多いほど，収縮期の収縮力は大きくなっていく．この関係は**フランク-スターリングの心臓法則 Frank-Starling law of the heart** として知られている．前負荷は，拡張期の終りに心室に充満している血液の量，つまり拡張終期容積（EDV），に比例する．通常は，拡張終期容積が大きくなればなるほど，次の収縮の力も強くなる．

拡張終期容積を決定する2つの大きな要因は：(1) 心室拡張期の持続時間と (2) 心室に戻ってくる血液の量，つまり**静脈還流（量）venous return** である．心拍数が増加すると，拡張期の持続が短くなる．充満のための時間が短いと，拡張終期容積が小さくなり，心室は十分に満たされないまま収縮することになる．逆に静脈還流が増加すると，より多くの量の血液が心室に流れ込み，拡張終期容積は大きくなる．

心拍数がおよそ160回/min を超えると，充満時間が短いために一回拍出量はたいてい減少する．心拍数がこのように速いと，拡張終期容積は小さく，前負荷は小さい．反対に，安静時心拍数の低い人は充満時間が長く続いて前負荷が大きくなるので，ふつうは安静時一回拍出量は大きい．

フランク-スターリングの心臓法則によって，右心室と左心室の出力が等しくなり，体循環と肺循環に流れ出る血液量がまったく同じに保たれている．例えば，心臓の左側が右側よりも少し多くの血液を拍出した場合，右心室に還ってくる血液量（静脈還流）は増加する．すると拡張終期容積が増加するので，右心室は次の拍動ではもっと力強く収縮し，再び両側の釣り合いが保たれるのである．

収縮性　一回拍出量に影響を及ぼす2つ目の要因は，心筋の**収縮性 contractility** で，これは前負荷の程度に依存しない収縮の強さのことである．収縮性を増加する物質を**陽性変力物質 positive inotropic agents**，逆に収縮性を減少させるものを**陰性変力物質 negative inotropic agents** という．一定の前負荷の状態で，陽性変力物質が存在すると，一回拍出量は増加する．陽性変力物質はしばしば心臓の活動電位のあいだに起る Ca^{2+} 流入を促進し，これが次の収縮の力を増強する．自律神経系（ANS）の交感神経系の刺激，アドレナリンやノルアドレナリンなどのホルモン，間質液内に上昇した Ca^{2+} レベル，およびジギタリスなどの薬物すべてが陽性変力作用をもつ．逆に，自律神経系の交感神経系の抑制，無酸素，アシドーシス，ある種の麻酔薬，間質液内に上昇した K^+ レベルなどは陰性変力作用をもつ．**カルシウムチャネル阻害薬 calcium channel blockers**

は陰性変力作用をもつ薬物であり，陰性変力作用は Ca^{2+} の流入を減少させて心臓拍動の強さを弱めることによってもたらされる．

後負荷　右心室内圧が肺動脈幹内圧（およそ20 mmHg）を超え，左心室内圧が大動脈内圧（およそ80 mmHg）を超えると，心臓からの血液の駆出が始まる．この時点で，高まった左心室内圧に押された血液が半月弁を開口させる．半月弁が開く前に乗り越えなければならない圧は**後負荷 afterload** と名づけられている．後負荷が増加すると一回拍出量の減少を引き起し，収縮期の終りには心室内により多くの血液が残留する．後負荷を増加させる状態には，高血圧（上昇した血圧）や動脈硬化による動脈の狭小化などがある（章末"疾患：ホメオスタシスの失調"の冠状動脈疾患を参照）．

心拍数の調節

先ほど学んだように，心拍出量は心拍数と一回拍出量に依存する．したがって，心拍数の調節は心拍出量や血圧の短期調節に重要なものとなる．洞房（SA）結節から始まる収縮は，もしそのままにしておけば，およそ100拍/min 程度の一定の心拍数を保つ．しかしながら，組織は状態の変化によってさまざまな程度の血流量を要求する．例えば，運動の最中には，働いている組織に酸素と栄養素の増加分を供給するために心拍出量が増加する．もし，心室筋が障害を受けていたり，出血によって血液量が減少していたりすると，一回拍出量は減少するであろう．このような場合，恒常性維持機構が働き，心拍数と収縮性を増加させることによって適切な心拍出量を維持する．心拍数の調節に寄与するいくつかの要因の中で，最も重要なものは自律神経系と副腎髄質から遊離されるホルモン（アドレナリンとノルアドレナリン）である．

自律神経による心拍数の調節　心臓に対する神経系調節は，延髄の**心臓血管（CV）中枢 cardiovascular center** から起る．脳幹のこの部位は，さまざまな感覚受容器，そして大脳辺縁系や大脳皮質などの高位の脳中枢からの入力を受け取っている．これらを統合した上で，心臓血管中枢は自律神経系の交感・副交感両神経におけるインパルスの頻度を増減して，適切な出力を与えるのである（図 20.16）．

とくに競技などの場合では，肉体的な活動が始まる前でも心拍数が増加することがある．この先行増加は大脳辺縁系が神経のインパルスを延髄の心臓血管中枢に送ることによって起る．肉体活動が始まると，四肢や筋肉の位置を監視している**固有受容器 proprioceptors** が頻度の高い神経インパルスを心臓血管中枢に送る．固有受容

図20.16　心臓の神経系調節.

> 延髄の心臓血管中枢は，心臓を支配する交感神経と副交感神経を調節する（ともに赤色で示してある）.

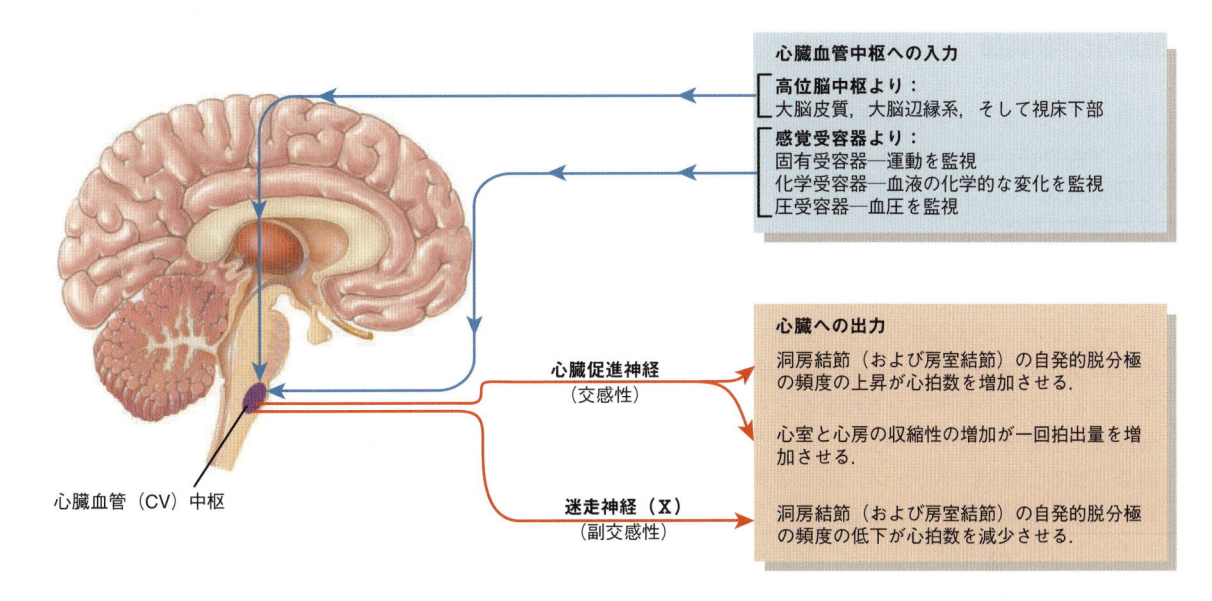

心臓血管中枢への入力

高位脳中枢より:
大脳皮質，大脳辺縁系，そして視床下部

感覚受容器より:
固有受容器—運動を監視
化学受容器—血液の化学的な変化を監視
圧受容器—血圧を監視

心臓への出力

洞房結節（および房室結節）の自発的脱分極の頻度の上昇が心拍数を増加させる.

心室と心房の収縮性の増加が一回拍出量を増加させる.

洞房結節（および房室結節）の自発的脱分極の頻度の低下が心拍数を減少させる.

心臓促進神経（交感性）

迷走神経（X）（副交感性）

心臓血管（CV）中枢

Q 交感神経に支配されているが，副交感神経には支配されていない心臓の部位はどこか？

器からの入力は，肉体活動開始時にみられる急激な心拍数の増加を引き起すための主要な刺激の一つである.その他，心臓血管中枢への入力を提供する感覚受容器には，血液内の化学的な変化を監視する**化学受容器 chemoreceptors**，大きな動静脈の伸展（中を通る血液の圧力によって引き起される）の度合いを監視する**圧受容器 baroreceptors**などがある.大動脈弓と頸動脈に位置する重要な圧受容器（図21.13参照）は血圧の変化を検出し，血圧変化の情報を心臓血管中枢に提供する.血圧の調節における圧受容器の役割については21章で詳細に検討する.ここでは自律神経系の交感・副交感神経による心臓支配に焦点をあてることにする.

延髄の交感神経性ニューロンは下行して脊髄に降りている.脊髄の胸部からは交感神経性の**心臓促進神経 cardiac accelerator nerves**が出て，洞房結節，房室結節そして心筋のほとんどの部分に分布している.心臓促進神経のインパルスはノルアドレナリンの放出を引き起し，これは心筋線維上のベータ-1（β_1）受容体に結合する.ノルアドレナリンとベータ-1（β_1）受容体との相互作用によって2つの異なった作用が現れる:（1）洞房（および房室）結節線維では，ノルアドレナリンは自発的な脱分極の頻度を高めるので，歩調取り（ペースメーカー）がより急速にインパルスを発生させて心拍数を増加させる.（2）心房と心室のすべての固有心筋線維では，

ノルアドレナリンは電位依存性の遅いCa^{2+}チャネルを通るCa^{2+}流入を促進し，収縮性を増加させる.その結果，収縮期にはより大量の血液が駆出されることになる.心拍数の増加が中程度であれば，増加した収縮力が低下した前負荷を相殺するので，一回拍出量は減少しない.ところが20歳の人では，交感神経系の刺激が最大になると，心拍数が200拍/minに達することもある.このように高い心拍数では充満時間が非常に短いので，一回拍出量は安静時よりも少なくなる.最大心拍数は年齢とともに減少していく:一般的に，220から自分の年齢を引くと，1分間当りの最大心拍数がどのくらいかのよい目安となる.

副交感神経インパルスは左右の**迷走神経（X）vagus（X）nerves**を経由して心臓に到達する.迷走神経の軸索は，洞房結節，房室結節，そして心房筋に終っている.迷走神経はアセチルコリンを遊離し，これは特殊心筋線維の自発性脱分極の頻度を低下させて心拍数を減少させる.心室にはほんのわずかの迷走神経線維しか分布していないので，副交感神経活動の変化は心室の収縮性に対してはほとんど作用を及ぼさない.

心臓の交感神経刺激と副交感神経刺激とのあいだには，連続的に変動するバランスが存在する.安静時には副交感神経刺激が優位である.安静時心拍数—およそ75拍/min—はたいていは洞房結節の自動律動頻度（お

よそ 100 拍 / min）より低い．副交感神経系による最大刺激によって，心拍数は 20 ないしは 30 拍 / min にまで低下しうるし，すぐにでも停止してしまう可能性もある．

心拍数の化学的調節 ある種の化学物質は心筋の基礎的な生理機能と心拍数の双方に影響を与える．例えば低酸素（酸素レベルが低下した状態），アシドーシス（低い pH），アルカローシス（高い pH）のすべては心臓の活動を抑制する．いくつかのホルモンと陽イオンが心臓に大きな影響を及ぼす：

1. **ホルモン.**（副腎髄質に由来する）アドレナリンとノルアドレナリンは心臓のポンプ効率を高める．これらの**ホルモン hormones** は心臓促進神経から遊離されるノルアドレナリンとほとんど同じように心筋線維に影響を及ぼす，つまり，心拍数と収縮性を増加させる．運動，ストレス，そして興奮は副腎髄質からより多量のホルモンを遊離させる．甲状腺ホルモンも心臓の収縮性を促進し，心拍数を増加させる．甲状腺機能亢進症（過剰な甲状腺ホルモン）の徴候の一つは**頻脈 tachycardia**，つまり高い安静時心拍数である．
2. **陽イオン.** いくつかの**陽イオン cations**（例えば Na^+ と K^+）の細胞内と細胞外の濃度差は，すべての神経線維と筋線維において活動電位を発生させるための重要な因子なので，イオンバランスの乱れが直ちに心臓のポンプ効率を危うくする可能性があるとしても驚くことではない．とくに，3 つの陽イオン—K^+，Ca^{2+} および Na^+—の相対的な濃度は心機能に大きな影響を及ぼす．血中 K^+ と Na^+ の上昇は心拍数と収縮性を減少させる．過剰な Na^+ は心筋の活動電位に伴う Ca^{2+} 流入を阻害し，これが収縮力の低下を招く．一方，過剰な K^+ は活動電位の生成を阻害する．細胞間（そして最終的には細胞内）Ca^{2+} レベルの中程度の上昇は，心拍数を増やすとともに心臓拍動を強化する．

その他の要因による心拍数の調節 年齢，性，運動，そして体温もまた安静時心拍数に影響を与える．新生児は安静時心拍数が 120 拍 / min を超えることがある：この心拍数は生涯を通して次第に減少していく．規則的な運動を行うと，男女ともに安静時心拍数が減少する傾向にあるものの，成人女性の安静時心拍数は成人男性よりもやや高いことが多い．肉体を鍛錬している人は安静時心拍数が 50 拍 / min を下回る**徐脈 bradycardia**（bradys- ＝ゆっくり）を示すことすらある．これは持久力型トレーニングをしたことによる有益な効果なので

ある．というのも，ゆっくりと拍動する心臓はより速く拍動する心臓よりエネルギー効率がよいからである．

発熱や激しい運動の際に起きる体温の上昇は，洞房結節のインパルスをより頻繁に発生させ，これが心拍数を増加させる．体温が低下すると心拍数も収縮力も低下する．

ある種の心臓奇形の外科的修復の際，ヒトの身体の核心温度（訳注：環境温度に影響されない内臓などの深部体温）をゆっくりと冷やして**低体温 hypothermia** にすると，都合のよいことに患者の心拍数が減少する．低体温は代謝を低下させ，組織の酸素需要を減少させるので，手術の際に心臓や脳が短時間の血流の遮断や減少に耐えることができるのである．

図 20.17 に一回拍出量や心拍数を増加させて，心拍出量の増加を達成することに寄与する因子を要約する．

> **チェックポイント**
> **19.** 心拍出量はどのように計算されるか．
> **20.** 一回拍出量（SV）を定義し，その調節因子について説明しなさい．
> **21.** フランク-スターリングの心臓法則とはなにか．その意味するところはなにか．
> **22.** 心予備能を定義しなさい．これはトレーニングや心不全ではどのように変化するのか．
> **23.** 自律神経系の交感神経と副交感神経はどのように心拍数を調節するのか．

20.6 運動と心臓

目　標

• 運動が心臓に及ぼす影響を説明する．

ヒトの心臓血管系の健康状態というものは定期的な運動によって向上させることができる．これはどの年齢においても可能である．心臓血管系の健康を向上させるために，より効果的なものがいくつかある．身体の大きな筋肉を少なくとも 20 分は持続して動かす**エアロビクス aerobics**（訳注：有酸素運動あるいは好気性運動）は心拍出量を増加させ，代謝速度を速める．心臓血管系の健康を促進するためには，1 週間に 3 〜 5 回はこのような活動を行うことが一般的に推奨される．速い歩行，ランニング，サイクリング，クロスカントリー・スキー，そして水泳などが有酸素運動の例である．

持続的な運動は筋肉の酸素需要を増加させる．この需要が充たされるか否かは，主として心拍出量が十分かど

図20.17　心拍出量を増加させる要因.

心拍出量は一回拍出量に心拍数を掛けたものに等しい.

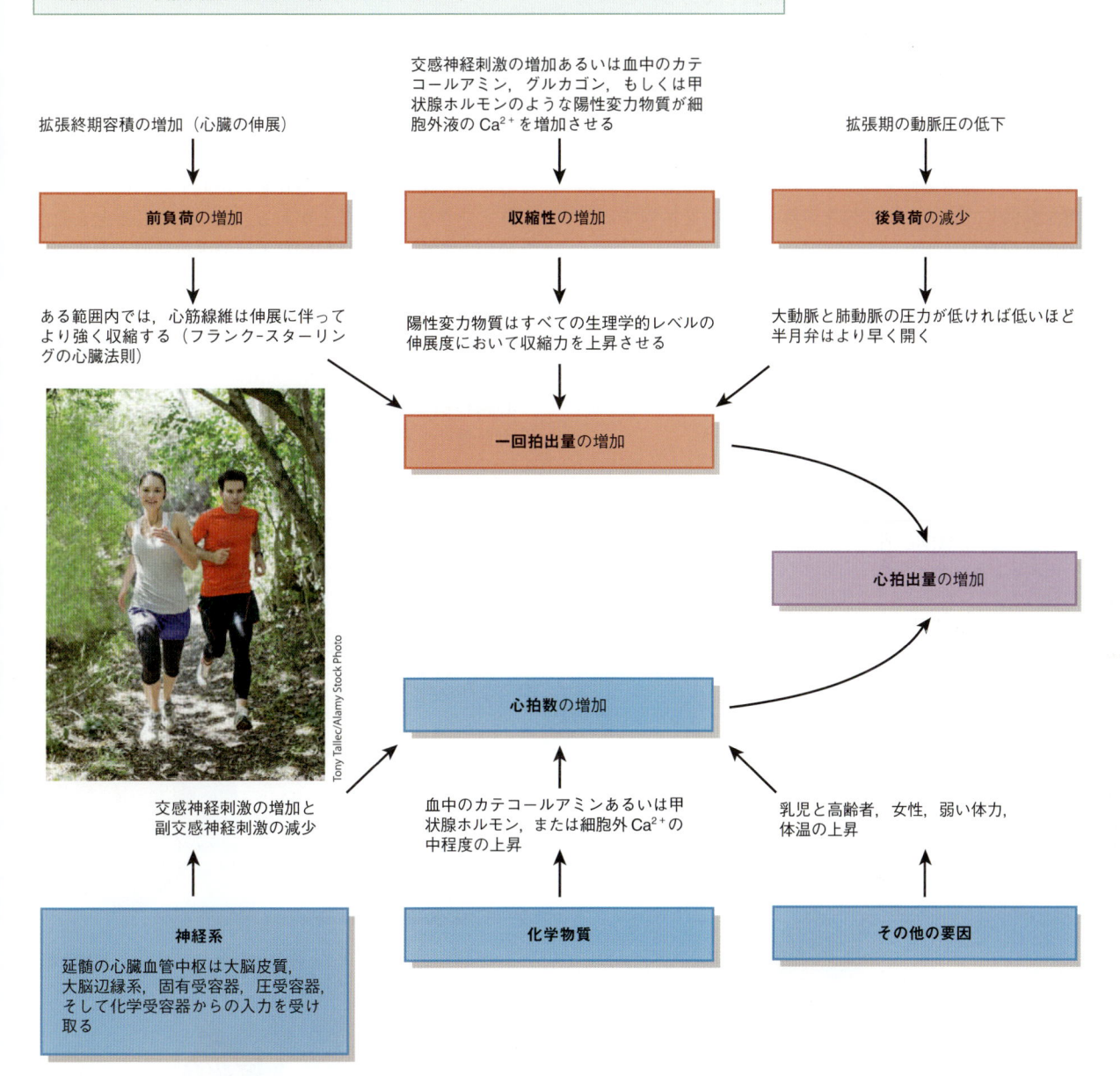

交感神経刺激の増加あるいは血中のカテコールアミン, グルカゴン, もしくは甲状腺ホルモンのような陽性変力物質が細胞外液の Ca^{2+} を増加させる

拡張終期容積の増加（心臓の伸展）

拡張期の動脈圧の低下

前負荷の増加

収縮性の増加

後負荷の減少

ある範囲内では, 心筋線維は伸展に伴ってより強く収縮する（フランク-スターリングの心臓法則）

陽性変力物質はすべての生理学的レベルの伸展度において収縮力を上昇させる

大動脈と肺動脈の圧力が低ければ低いほど半月弁はより早く開く

一回拍出量の増加

心拍出量の増加

心拍数の増加

交感神経刺激の増加と副交感神経刺激の減少

血中のカテコールアミンあるいは甲状腺ホルモン, または細胞外 Ca^{2+} の中程度の上昇

乳児と高齢者, 女性, 弱い体力, 体温の上昇

神経系

延髄の心臓血管中枢は大脳皮質, 大脳辺縁系, 固有受容器, 圧受容器, そして化学受容器からの入力を受け取る

化学物質

その他の要因

Tony Tallec/Alamy Stock Photo

Q 運動をしている時, 骨格筋の収縮は血液がより早く心臓に還るための手助けをしている. この作用は一回拍出量を増加させるように働くのか？　減少させるように働くのか？

うか, 呼吸器系の機能が適切に働いているかどうかにかかっている. 健康な人では数週間のトレーニングの後に, 最大心拍出量（1 分間に心室から動脈へ拍出される血液量）が増加し, それに伴って組織への酸素供給の最大速度が上昇する. 長期のトレーニングを行うと, これに反応して骨格筋の毛細血管網がさらに発達するので, 酸素供給も増加する.

激しい運動を行った時, きちんと鍛錬したアスリートは, 座り仕事の多い人の 2 倍もの心拍量を生み出すこともある. トレーニングによって心臓の拡大（肥大）が起ることがその一因である. この状態を**生理的心拡大（肥大）** physiological cardiomegaly（mega ＝ 大きな）という. 一方, **病的心拡大（肥大）** pathological cardiomegaly とは, まさに心疾患に関係したものであ

る．たとえ，きちんと鍛錬したアスリートの心臓が大きめであるとしても，**安静時** resting の心拍出量はトレーニングをしていない健康な人とほぼ同じである．というのも，**一回拍出量** stroke volume（心室が1拍動するごとに拍出される血液量）は増加するのに，心拍数は減少するからである．鍛錬したアスリートの安静時心拍数は，時には1分間に40から60拍しかない（**安静時徐脈** resting bradycardia）．定期的な運動は，血圧を低下させ，不安や抑欝気分を減少させることにも役立つし，体重を調節し，さらには血栓を溶解する能力を増強することにも役立つ．

チェックポイント

24. 定期的な運動を行うことで心臓血管系はどのような恩恵を受けるのか．

20.7　心不全に対する補助

目　標

• 心不全に陥った心臓に対して用いられる治療的手法について述べる．

　心臓が不全に陥ると，運動能力が低下し，動き回ることさえできなくなることがある．進行する心不全を救うために，さまざまな外科的な手技や医療装置がある．ある患者にとっては，心室からの血液の拍出量を10％増やしてやるだけでも，寝たきりのままでいるのか，それとも運動が制限されるだけで済むのかという違いを意味することもある．

　心臓移植 cardiac（heart）transplant とは，重度な障害を受けた心臓を，脳死状態，あるいは死去したばか

図20.18　心臓移植．

心臓移植とは重度の障害を受けた心臓を，脳死状態，あるいは死去したばかりのドナー（提供者）から提供された正常な心臓と取り替えることである．

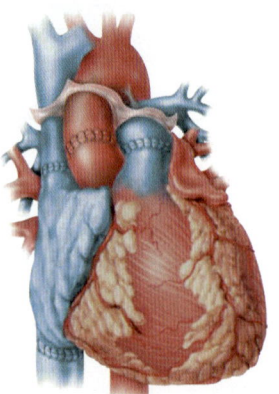

(b) ドナーの右心房がレシピエント（被移植者）の上下大静脈に縫合される

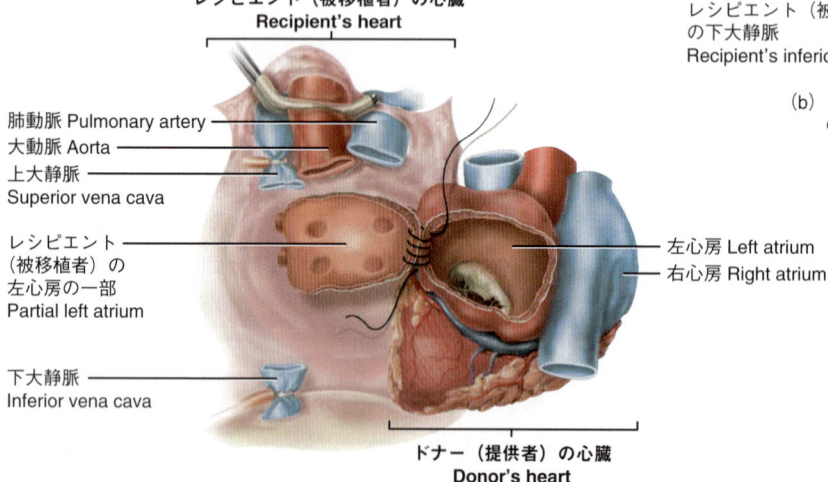

(a) ドナー（提供者）の左心房がレシピエント（被移植者）の左心房に縫合される

Q 心臓移植の対象者はどのような患者か？

(c) 縫合が完了した移植心臓

りのドナー（提供者）から提供された正常な心臓と取り替えることである．この心臓移植は心不全末期の患者や重度の冠状動脈疾患の患者に対して行われる．適合する心臓がみつかると，胸骨を切開して胸腔を露出する．血液を酸素化して循環させる心肺バイパス体外循環装置に患者をつなぎ，心膜を切開して心臓を露出する．次に，疾患に冒された心臓を摘出（たいていは左心房の後壁を残す）する（図 20.18）．そして，提供された心臓の形状を整え，患者側に残っている左心房と大きな血管をドナーの心臓と接続するような位置で縫合する．血流が再

表 20.1	心臓補助の装置と手法
装置および方法	**説明**
大動脈内バルーンパンピング **Intra-arterial balloon pump** **(IABP)**	40 mL の容積をもつポリウレタン製バルーンを装備したカテーテルを鼠径部の動脈に刺入し，大腿動脈を通して胸大動脈まで進める（図 A 参照）．心室拡張期のはじめに体外ポンプがヘリウムガスを送ってバルーンを膨らませる．バルーンが膨らむことによって血液がその後方の心臓（冠血流が改善される）と前方の末梢組織の両方に押しやられる．その後，次の心室収縮の直前にバルーンが急速にしぼみ，左心室から血液を誘い込む（左心室は容易に血液を駆出することができる）．バルーンは心臓の拍動と拍動とのあいだに膨らむので，このテクニックは**大動脈内バルーンカウンターパルセーション（抗脈動）法** intra-aortic balloon counterpulsation とよばれている． 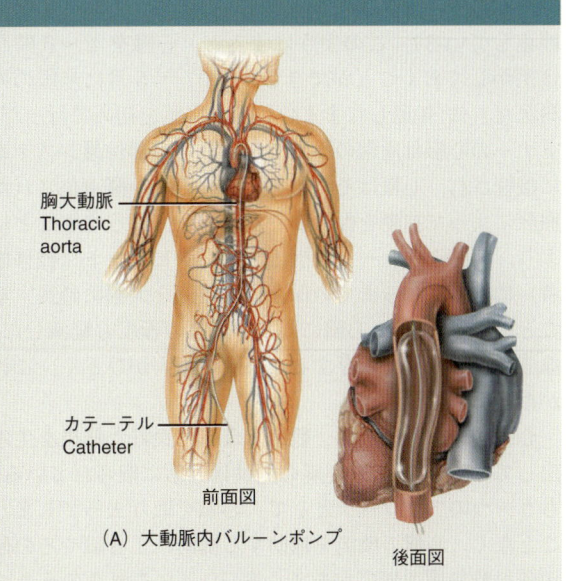 胸大動脈 Thoracic aorta カテーテル Catheter 前面図　　　後面図 （A）大動脈内バルーンポンプ

心室補助人工心臓 **Ventricular assist device (VAD)**	衰弱した心室に大きな負担をかけなくてもよいように，心室を補助して身体中に血液を駆出できるようにする機械的なポンプのことである．心臓移植が行われるまでの延命のためにこの心室補助人工心臓が使用されること（**心臓移植までのブリッジ** bridge to transplant）があるし，心臓移植の代替手段（**最終治療手段** destination therapy）として用いられることもある. 心室補助人工心臓（VAD）はサポートを必要とする心室によって分類されている．**左心室補助人工心臓** left ventricular assist device（**LVAD**）は最も一般的に用いられている心室補助人工心臓で，左心室を補助して血液を大動脈に駆出する（図 B 参照）．**右心室補助人工心臓** right ventricular assist device（**RVAD**）は右心室を補助して血液を肺動脈幹に駆出する．**両心室補助人工心臓** biventricular assist device（BVAD）は左右両方の心室の機能を補助する.

送血チューブ Outflow tube
脱血チューブ Inflow tube
送血-方向弁 Outflow one-way valve
脱血-方向弁 Inflow one-way valve
ポンプユニット Pump unit
左心室補助人工心臓（LVAD）の各部分
ドライブライン Driveline
（B）左心室補助人工心臓（LVAD）

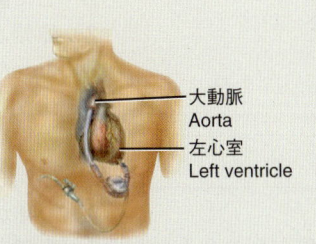
大動脈 Aorta
左心室 Left ventricle
左心補助人工心臓（LVAD）が埋め込まれたようす

どの装置を使うかはそれぞれの患者が抱える個別の事情次第である．心室補助人工心臓がどのように働くのかを理解する一助として，LVAD（図 B）をみてみることにする．左心室の心尖部に取りつけられた脱血チューブは，血液を心室から一方向弁を通してポンプユニットへと導く．ポンプが血液で満たされると，体外コントロールシステムがポンプ活動を開始させ，血液は一方向弁を通って送血チューブに流れ，大動脈に血液を供給する．体外コントロールシステムは腰のベルトやショルダーストラップ（肩ひも）に装着する．一定の流量で駆出する心室補助人工心臓もあるし，患者の心拍と同調するものもある．

広背筋による心筋補助 **Cardiomyoplasty**	付着している結合組織を取り除き，血液供給と支配神経はそのままにした患者自身の骨格筋（左広背筋）の大きな組織片で心臓を包む．埋め込まれているペースメーカーが心拍のいくつかに同期して骨格筋の運動ニューロンを刺激し，1 分間に 10 〜 20 回の収縮を引き起す．
骨格筋による心臓補助 **Skeletal muscle assist device**	患者自身の骨格筋の一部で小袋をつくって心臓と大動脈のあいだに挿入し，ブースター（支援）心臓として機能させる．ペースメーカーが筋の運動ニューロンを刺激して収縮を引き起す．

開すると，新たな心臓は機能を開始し（異常な調律を正すために電気ショックが使われることもある），患者は心肺バイパス体外循環装置から外されて，胸が閉じられる．患者は拒絶反応を抑制するために，生涯にわたって免疫抑制薬を服用する必要がある．迷走神経（X）は手術の際に切断されるので，神経の再生が起るまでは新しい心臓はおよそ100回/minで拍動する（およそ75回/minという正常な心臓の拍動と比較してみるとよい）．

通常，ドナーの心臓は冷した液体で灌流され，滅菌された氷の中に保存される（訳注：この時，心臓の拍動は停止している）．このようにすると，心臓を4〜5時間は生かしておくことができる．2007年5月に米国の外科医たちは，拍動したままの心臓の移植を初めて行った．ドナーの心臓は通常の体温で保たれた臓器保護システムに接続され，心臓はその中を流れる温かい酸素化された血液によって拍動を保つことができた．こうすることにより，心臓をドナーから摘出してレシピエント（被移植者）に移植されるまでの保存可能時間を大幅に延長することができた上に，心臓に対する障害の程度も軽減した．血液のない状態で保存すると心臓の障害がひどく，これが拒絶反応につながる．

心臓移植は今日では一般的となって良好な結果を生み出しているが，ドナー心臓の提供は非常に限られている．もう一つのアプローチとして，心臓を取り去ってしまうことなく，心臓の機能を補助する補助人工心臓やその他の外科的処置の適応がある．表20.1にこれらのうちのいくつかの装置と手法を示してある．

チェックポイント

25. 心臓移植はどのように行われるのか述べなさい．
26. 4つの心臓補助手段とその方法について説明しなさい．

20.8 心臓の発生

目 標

・心臓の発生について述べる．

お父さんとお母さんになる日を待ち焦がれる2人にとって，胎児の心拍を初めて聴く瞬間は本当に心躍るものであるが，この胎児心音の聴取は重要な診断ツールでもある．心臓血管系は胎児の中でも最初に形成される系のうちの1つであり，心臓は最初に機能する器官である．この発生順序は必然的なものである．なぜなら，急速に発育する胎児は酸素と栄養分を獲得し，老廃物を排泄す

る必要があるからである．これから手短かに学ぶように，心臓の発生は複雑な過程であり，その途中でちょっとした不都合が起っても心臓の先天性（出生時に存在する）疾患を生じうる．そのような疾患は章末"疾患：ホメオスタシスの失調"に記載してあるが，出生時障害による全死亡の原因のほぼ半分を占める．

受精後18あるいは19日目に**心臓** heart の発生が**中胚葉** mesoderm から始まる．胚の頭側端において，心臓は**心臓形成域** cardiogenic area（cardio- ＝心臓；-genic ＝つくり出す）とよばれる中胚葉の細胞集団から発生する（図20.19a）．まず，下層にある内胚葉からのシグナルに呼応して，心臓形成域の**中胚葉が造心索** cardiogenic codes とよばれる一対の細長いひも状構造を形成する．その後，間もなくこれらの索は中空構造を形成し，**心内膜筒** endocardial tubes として知られるものになる（図20.19b）．胚の両側面の折り畳みに伴って，一対の心内膜筒は互いに近づき，受精後21日目には両者が融合して**原始心筒** primitive heart tube とよばれる1本の管を形成する（図20.19c）．

22日目には原始心筒は，はっきりと区別できる5つの領域へと発達する．これらは尾側端から頭側端へ（同時に血液が流れる方向でもある）順番に，(1) **静脈洞** sinus venosus，(2) **原始心房** primitive atrium，(3) **原始心室** primitive ventricle，(4) **心球** bulbus cordis，(5) **動脈幹** truncus arteriosus となっている．静脈洞ははじめは胚のすべての静脈からの血液を受け入れる．心臓の収縮は静脈洞に始まり，隣接した他の部位に次々と伝播していく．この段階では，心臓はこのように連続した領域からなっており，まだ左右一対の構造にはなっていない．これらの領域の最終形成組織は以下のようになっている：

1. 静脈洞からは**右心房** right atrium の一部（**後壁** posterior wall），**冠状静脈洞** coronary sinus，そして**洞房結節** sinoatrial（SA）node が形成される．
2. 原始心房からは**右心房** right atrium の一部（**前壁** anterior wall）と**右心耳** right auricle，そして**左心房** left atrium の一部（**前壁**）と**左心耳** left auricle が形成される．
3. 原始心室は**左心室** left ventricle を形成する．
4. 心球からは**右心室** right ventricle が形成される．
5. 動脈幹は**上行大動脈** ascending aorta と**肺動脈幹** pulmonary trunk を形成する．

23日目には原始心筒が長く伸びる．心球と原始心室の成長が他の部位よりも急速であり，筒の動脈端と静脈端は心外膜によって拘束されているので，この筒はループ状に折り畳まれる．原始心筒の形は始めのうちはU

図 20.19　心臓の発生．それぞれの図中の矢印は血流の方向を示す．

心臓は発生第 3 週に心臓形成域とよばれる中胚葉の細胞集団から発生する．

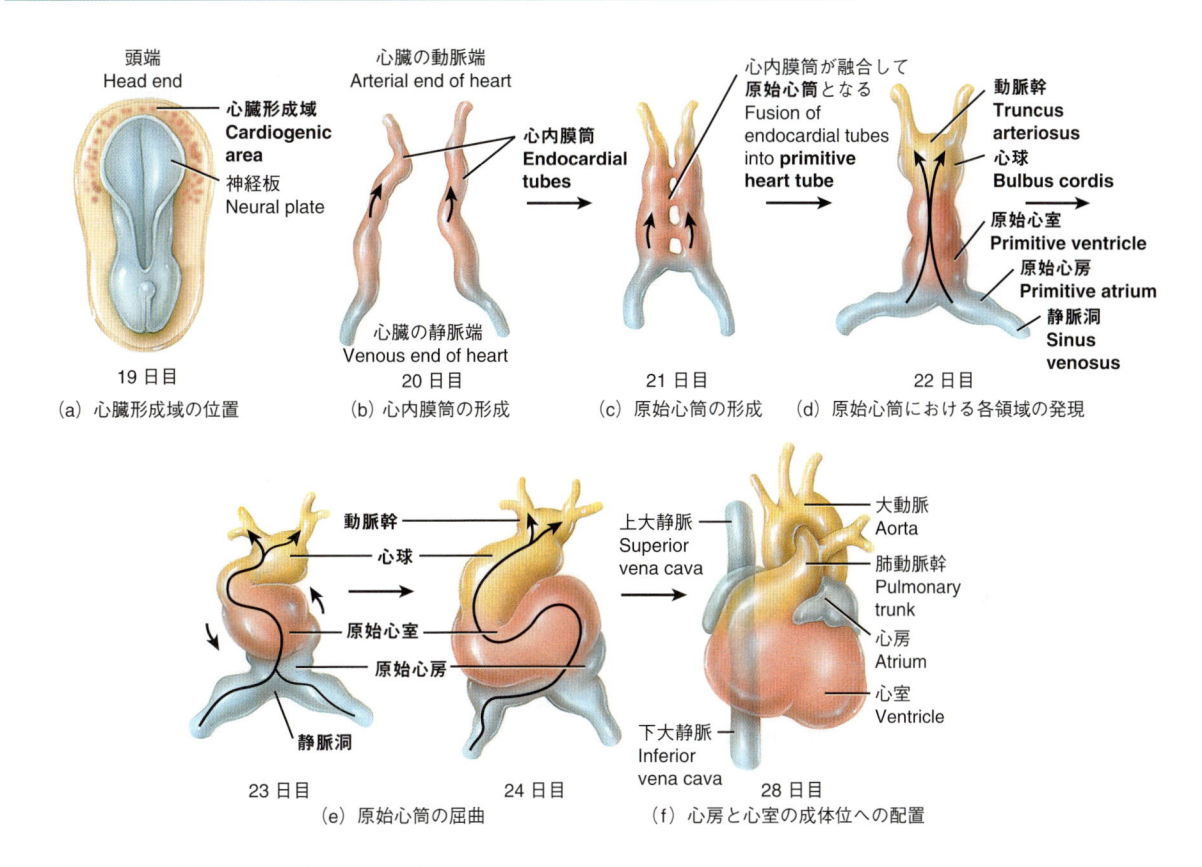

(a) 心臓形成域の位置　19日目
頭端 Head end
心臓形成域 Cardiogenic area
神経板 Neural plate

(b) 心内膜筒の形成　20日目
心臓の動脈端 Arterial end of heart
心内膜筒 Endocardial tubes
心臓の静脈端 Venous end of heart

(c) 原始心筒の形成　21日目
心内膜筒が融合して原始心筒となる Fusion of endocardial tubes into **primitive heart tube**

(d) 原始心筒における各領域の発現　22日目
動脈幹 Truncus arteriosus
心球 Bulbus cordis
原始心室 Primitive ventricle
原始心房 Primitive atrium
静脈洞 Sinus venosus

(e) 原始心筒の屈曲　23日目・24日目
動脈幹
心球
原始心室
原始心房
静脈洞

(f) 心房と心室の成体位への配置　28日目
上大静脈 Superior vena cava
下大静脈 Inferior vena cava
大動脈 Aorta
肺動脈幹 Pulmonary trunk
心房 Atrium
心室 Ventricle

Q 原始心臓が収縮を始めるのは発生期のいつか？

字形にみえるが，後には S 字形にみえるようになる（図20.19 e）．これらの変化は 28 日目までには終了する．その結果，原始心房と原始心室は，最終的な成体の心臓の心房と心室の位置と目される部位に再配置される．その後の心臓の発生は，4 つの部屋をもつ心臓を形成するための区画（室）の再構築および隔壁と弁の形成からなる．

およそ 28 日目には，心臓壁の内張りをしている中胚葉の肥厚が現れ，これは**心内膜床 endocardial cushions** とよばれる（図 20.20）．それぞれの心内膜床は互いに向かって成長して融合し，単一の**房室管 atrioventricular canal**（心房と心室のあいだの領域）を分割して，左右に隔てられたより小さな房室管を形成する．また，融合した心内膜床に向かって**心房中隔 interatrial septum** が成長を始める．最終的には心房中隔と心内膜床は結合し，心房中隔には**卵円孔 foramen ovale** という穴ができる．心房中隔は心房領域を**右心房 right atrium** と**左心房 left atrium** とに分割する．出生

前には卵円孔があることによって，右心房に入ってくるほとんどの血液を左心房へと通過させることができる．出生後には通常この穴は閉じてしまい，心房中隔は完全な隔壁となる．卵円孔の名残りが卵円窩である（図20.4 a）．**心室中隔 interventricular septum** が形成されると，心室領域は**右心室 right ventricle** と**左心室 left ventricle** に分割される．房室管，心房領域，心室領域の分割は基本的には第 5 週の終りまでには完了する．**房室弁 atrioventricular valves** は第 5 週から 8 週のあいだに，**半月弁 semilunar valves** は第 5 週から 9 週のあいだに形成される．

チェックポイント

27. なぜ心臓血管系は最も早く発生する系の一つなのか．
28. 心臓はどの組織から発生するのか．

図 20.20 心臓の 4 つの部屋への分画化.

心臓の分画化は受精後およそ 28 日目に始まる.

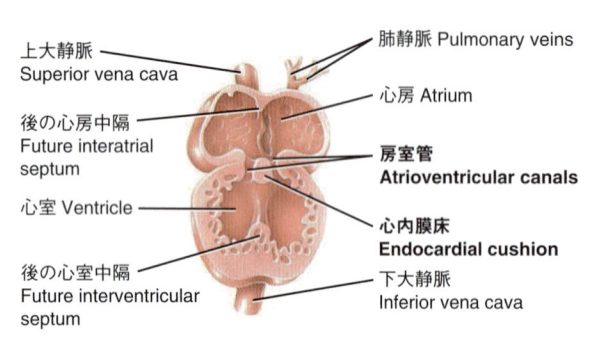

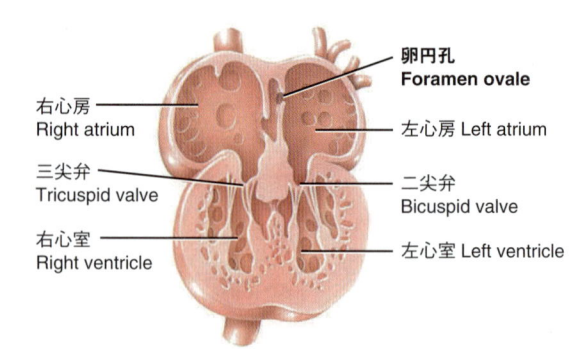

(a) およそ 28 日目の心臓前額断面を正面からみている.

(b) およそ 8 週目の心臓前額断面を正面からみている.

Q 心臓の区画の分割（分画）が完了するのはいつか？

疾患：ホメオスタシスの失調

冠状動脈疾患

　冠状動脈疾患 coronary artery disease（CAD）は 1 年間におよそ 700 万人を襲う深刻な疾病である. 米国では年間およそ 75 万人が心疾患によって死亡し, 男女とも死因の第 1 位となっている. 冠状動脈の中の動脈硬化性プラーク（後述）が増大した結果, 心筋への血流が減少して冠状動脈疾患が生ずる. 徴候や症状をまったく示さない人もいれば, 狭心症（胸部痛）に見舞われる人や心臓発作に襲われる人もいる.

冠状動脈疾患の危険因子　なんらかの複数の危険因子をあわせもっている人は, そうでない人よりも冠状動脈疾患を発症しやすい. **危険因子** risk factors とは, 発症はしていないものの, 発病の可能性が統計的に高いと考えられる人に認められる特徴, 症状, あるいは徴候である. これらには, 喫煙, 高血圧, 糖尿病, 高い血中コレステロール濃度, 肥満, "A タイプ"の性格（訳注：A は aggressive）, デスクワーク中心の生活形態, そして冠動脈疾患の家族歴などがある. これらのほとんどは, 食習慣やその他の習慣を変えることによって改善することができ, 薬を服用することによってコントロールすることも可能である. しかし, その他の危険因子は改善することができない（つまり私たちにはコントロール不能である）. これらには遺伝的素因（若年での冠状動脈疾患発症の家族歴）, 年齢, および性が含まれる. 例えば, 成人男性は成人女性よりも冠状動脈疾患を発症しやす

い. ただし, 70 歳を超えると男女の危険度はほぼ等しくなる. 冠状動脈疾患に関連するすべての疾患において, 喫煙は疑いもなく第 1 位の危険因子であり, 罹患率と死亡率のリスクをおよそ 2 倍に増加させる.

動脈硬化性プラーク（アテローム斑）の発現　以後の考察は冠状動脈についてのものであるが, その病変は心臓以外の動脈にも起りうる. **動脈硬化症** arteriosclerosis（sclero- ＝固くなる）とよばれる疾患群の主な特徴は, 動脈壁の肥厚と弾力性の喪失である. **アテローム性動脈硬化症** atherosclerosis は動脈硬化症の病型の一つで, 大きなあるいは中程度の径の動脈の壁の中に, **動脈硬化性プラーク** atherosclerotic plaques とよばれる病変が形成されることを特徴とする進行性の疾患である（図 20.21）.

　どのように動脈硬化性プラークが形成されるのかを理解するためには, 肝臓や小腸でつくられる**リポタンパク質** lipoproteins とよばれる分子について知っておく必要がある. これらの球体の粒子は, 内部にあるトリグリセリドおよび他の脂質から構成される核と, それをとりまくタンパク質, リン脂質, およびコレステロールの外殻からなっている. 他の脂質と同様に, コレステロールも水に溶けないので, 血液の中で運搬されるためには水溶性の物質となる必要がある. これはリポタンパク質と結合することによって達成される. 主な 2 つのリポタンパク質は**低密度リポタンパク質** low-density lipoproteins（LDLs）と**高密度リポタンパク質** high-density lipoproteins（HDLs）である．低密度リポタンパク質（LDLs）はコレステロールを肝臓から体細胞へと運搬する．このコレステロールは細胞膜の修復を行ったりステロイドホルモンと胆汁酸塩を産生するための材料として使われる．しかしながら，低密度リポタンパク質（LDLs）の量が過剰になるとアテローム性動脈硬化を促進する．このために，LDL 微粒子の中のコレステロールは“悪玉コレステロール”として知られている．一方，高密度リポタンパク質（HDLs）は，余計なコレステロールを体細胞から取り去って，肝臓へ運んで排泄させ，血中コレステロールレベルを低下させるので，“善玉コレステロール”とよばれている．基本的に低密度リポタンパク質（LDL）は少なく，高密度リポタンパク質（HDL）は多くなっているのが望ましい．

　組織障害に対する身体の防御反応である炎症が，動脈硬化性プラークの進展に重要な役割を演じている．障害が起ると，その結果として血管は拡張して透過性が亢進し，マクロファージを含むとてつもない数の食細胞が出現する．過剰量の低密度リポタンパク質（LDLs）が血液から動脈壁（血流に最も近い層）に蓄積し，低密度リポタンパク質の脂質とタンパク質が酸化され（電子が除去されること），また，タンパク質に糖が結合すると，動脈硬化性プラークの形成が始まる．これに反応して動脈の内皮細胞と平滑筋細胞が血液から単球を引きつけ，これをマクロファージに転換する物質を分泌する．マクロファージは酸化 LDL 粒子を貪食し，内部が過剰な酸化 LDL 粒子でいっぱいになるので，顕微鏡下には泡沫状にみえる（**泡沫細胞 foam cells**）．T 細胞（リンパ球）

は単球を追いかけて動脈の内張りの中に入り込み，そこで炎症反応を強化する化学物質を放出する．泡沫細胞，マクロファージそして T 細胞が一緒になって**脂肪線条 fatty streak** を形成し，これが動脈硬化性プラーク形成の始まりとなる．

　マクロファージは動脈中膜層の平滑筋細胞を動脈硬化性プラークの上部に移動させる化学物質を分泌する．この平滑筋細胞は動脈硬化性プラークにキャップをして囲み，これを血液から隔離する．

　ほとんどの動脈硬化性プラークは血流の中へ出てくるのではなく，血流から離れたところに広がるので，血液は比較的容易に，時には数十年間ものあいだ動脈の中を流れることができる．プラークが血流中にまで広がって血流を制限しても，心臓発作はなかなか起らない．ほとんどの心臓発作は，泡沫細胞によって産生される化学物質に反応してプラークを覆うキャップが破裂する時に起る．さらに，T 細胞に誘導されて泡沫細胞は組織因子（TF）を産生し，この化学物質によって血液凝固につながるカスケードが惹起される．冠状動脈内にかなり大きな凝血塊ができると，血液の流れを大幅に低下させたり途絶させることとなり，心臓発作が起る．

　そのほかにも，多くの危険因子（私たち自身が調節できるもの）があり，それぞれのレベルが上昇している場合には冠状動脈疾患の重要な予測因子となることがわかってきた．**C 反応性タンパク質 C-reactive proteins**（CRPs）は肝臓でつくられるタンパク質で，血中に不活性型として存在していて，炎症によって活性型に変換される．この CRPs はマクロファージによる低密度リポ

図 20.21　正常な動脈と動脈硬化性プラークで部分的に閉塞を起した動脈の横断面の顕微鏡写真．

炎症が動脈硬化性プラークの進展に重要な役割を果す．

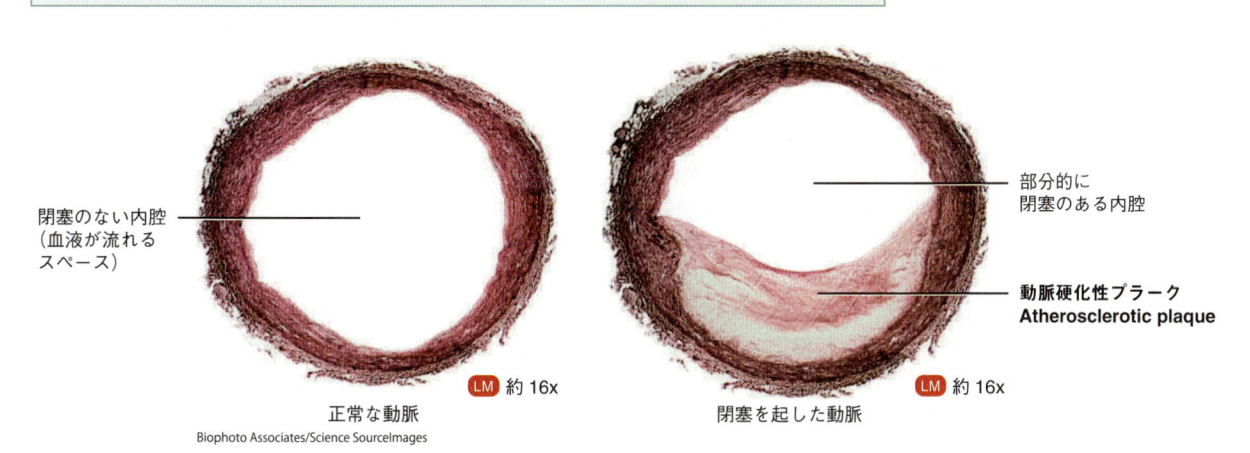

閉塞のない内腔
（血液が流れる
スペース）

部分的に
閉塞のある内腔

動脈硬化性プラーク
Atherosclerotic plaque

LM 約 16x　　　　　　LM 約 16x

正常な動脈　　　　　閉塞を起した動脈
Biophoto Associates/Science SourceImages

正常な動脈と閉塞を起している動脈

Q HDL の役割はなにか？

タンパク質の取込みを促進することによって動脈硬化の進展に直接的な役割を演じている可能性がある．**リポタンパク質 (a) lipoprotein (a)** は LDL 様の粒子（訳注：LDL の構成成分にアポタンパク質 (a) が結合したもの）で，内皮細胞，マクロファージ，そして血小板に結合し，平滑筋線維の増殖を促進したり，凝血塊の分解を抑制したりする可能性がある．**フィブリノゲン fibrinogen** は血液凝固に関与する糖タンパク質の一つで，細胞の増殖，血管収縮，血小板凝集の調節に関与している可能性がある．**ホモシステイン homocystein** はアミノ酸であり，血小板凝集を促進したり平滑筋線維の増殖を促進することによって血管障害を引き起す可能性がある．

冠状動脈疾患（CAD）の診断

冠状動脈疾患の診断には多くの方法があるが，どの方法を用いるかは，患者の徴候と症状次第である．

　冠状動脈疾患の診断には，安静時心電図 (20.3 節参照) が標準的な検査として用いられる．また，**負荷試験 stress testing** も行われる．**運動負荷試験 exercise stress test** では，トレッドミル（訳注：ベルトに乗って歩いたり走ったりする装置）やルームサイクルを使った運動，あるいは腕の運動などによる肉体的な負荷をかけて心臓のようすをモニターする．これらの試験のあいだ，心電図の記録が連続的にモニターされ，血圧も一定間隔で測定される．関節炎などで運動が難しい患者には，**非運動性（薬物）負荷試験 nonexercise (pharmacological) stress test** も用いられる．この際には，運動の効果に似た負荷を心臓に与える薬物を注射する．運動性あるいは非運動性の負荷試験の最中には，心筋を灌流する血流を評価するために，**放射性核種イメージング radionuclide imaging** を行うこともある（表 1.3 参照）.

　冠状動脈疾患の診断には**心エコー検査 echocardiography** を使うこともある．これは超音波を用いて心臓の内部を視覚化する技術である．心エコー検査によって動いている心臓がみえるようになり，以下のようなさまざまなものを測定することができる：大きさ，形，そして心臓の部屋の機能；心臓から拍出される血液の量と速度；心臓の弁の状態；出生時欠損の有無；心外膜の異常，などである．かなり最近の冠状動脈疾患の評価技術には，**電子線コンピューター断層撮影 electron beam computerized tomography（EBCT）** を使って冠状動脈内のカルシウム沈着を検出する方法がある．これらのカルシウム沈着は動脈硬化症の指標となる．**冠状動脈 CT 血管造影法 coronary (cardiac) computed tomography angiography（CCTA；訳注：定まった日本語訳はないものの，冠血管（心臓）コンピューター断層撮影法，冠血管（心臓）コンピューター断層撮影血管造影法あるいは単に冠状動脈 CT 造影法と**もよばれる）とはコンピューターと連動した造影技術で，造影剤を静脈内に投与し，心拍数を減少させるためにベータ遮断薬を投与する．心臓の周りで弧を描くように X 線が走査し，最終的に **CCTA スキャン CCTA scan** とよばれる画像をつくり出す．この技術は主に動脈硬化性のプラークやカルシウム蓄積による閉塞を検出するために用いられる（表 1.3 参照）.

　心臓カテーテル法 cardiac catheterization は侵襲的な手技で，心臓の部屋，弁そして大血管を可視化し，冠状動脈の異常以外の心血管疾患を診断したり治療したりするために用いられる．この手法は，心臓と血管内部の圧力を測定する際や，心拍出量の測定の際にも用いられるし，大きな血管や心臓を通る血液の流量を測定したり，中隔や弁の異常部位を特定する時にも用いられる．また，組織や血液のサンプルを採取することもある．基本的には，長くてしなやかな放射線不透過性の**カテーテル catheter**（プラスチックチューブ）を，末梢静脈（右心カテーテル検査時）あるいは末梢動脈（**左心カテーテル検査 left heart catheterization** 時）に刺入し，透視下（X 線観察下）に誘導するという手技である．

　冠状動脈造影法 coronary angiography（angio- = 血管；-grapho = 描くこと）はもう一つの侵襲的な手技であり，これを用いると冠状動脈に関する情報を得ることができる．この方法はカテーテルを鼠径部や手首の動脈に刺入し，透視下にこれを心臓へ，そして冠状動脈へと押し進めていくものである．カテーテルの先端が適切な位置にくると，放射線不透過造影剤を冠状動脈に注入する．モニター上に**血管造影図 angiograms** とよばれる動脈の X 線画像が動いているままの姿で映し出され，それらの情報はビデオテープやコンピューターのディスクに記録される．冠状動脈造影法は冠状動脈を可視化（表 1.3 参照）するために用いられるし，閉塞を起している血栓を融解するために，ストレプトキナーゼや組織プラスミノゲン活性化因子 (tPA) のような血栓溶解薬を冠状動脈に注入する際にも用いられる．

冠状動脈疾患の治療

冠状動脈疾患に対する治療手段としては，**薬物 drugs**（抗高血圧薬，ニトログリセリン，ベータ遮断薬，コレステロール降下薬，および血栓溶解薬）と，血液供給を増加させるように考えられたさまざまな外科的および非外科的な方法がある．

　冠状動脈バイパス術 coronary artery bypass grafting（CABG） は外科的な手法で，身体のほかの部位から切り出してきた血管を冠血管に接続し（移植し）て，これで閉塞領域をバイパス（迂回）するものである．移植される血管は，冠血管の閉塞していない部分と大動脈とのあいだをつなぐように縫合される（図 20.22 a）．複数の血管が移植の対象となることもある．

冠状動脈疾患の治療に用いられる非外科的な手法の一つは，**経皮的冠状動脈形成術** percutaneous transluminal coronary angioplaty（PTCA）とよばれる（percutaneous ＝皮膚を貫く；trans- ＝横切る；-lumen ＝管の開口部あるいは中の通路；angio- ＝血管；-plasty ＝形づくる）．この手法の一つをみてみよう．バルーンカテーテルが腕あるいは足の動脈に刺入され，慎重に冠状動脈へと導かれる（図 20.22 b）．そこで，プラークの位置を探し出すために造影剤を流して血管造影（血管の X 線撮影）が行われる．次にカテーテルを閉塞のある位置にまで進め，風船に似た器具を空気で膨らませて，プラークを血管壁に向かって押しやって血管を広げ

るのである．PTCA によって開通した動脈のうちの 30 ～ 50 ％が，その後 6 ヵ月位内に再狭窄（再び狭くなること）を起して役に立たなくなるので，カテーテルを通してステントが挿入されることもある．**ステント stent** とは金属製の細いワイヤーの管で，動脈を**開存させた**（開いた）ままにして血液が循環できるようにすることを目的に，永久的に動脈内に留置される（図 20.22 c, d）．しかし，この手技そのものが再狭窄を引き起す可能性がある．というのも，PTCA は動脈壁に障害を加えて血小板を活性化させ，平滑筋線維の増殖を促してプラークの形成を起すことがあるからである．最近，再狭窄を防ぐために，**薬剤をコーティングした冠状動脈ステント** drug-coated

図 20.22 閉塞した冠状動脈に血流を再開するための方法．

冠状動脈疾患の治療方法には，薬物とさまざまな非外科的および外科的なものがある．

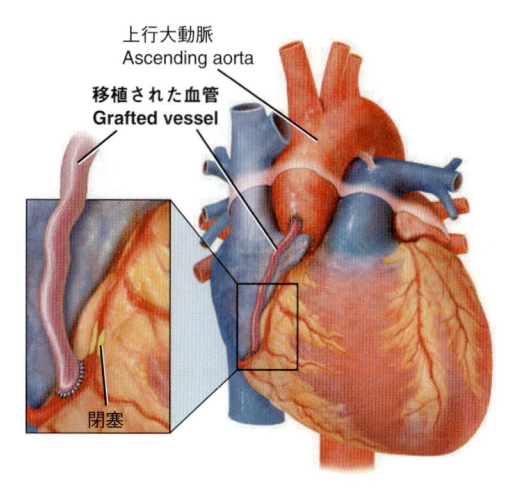

（a）冠状動脈バイパス術（CABG）

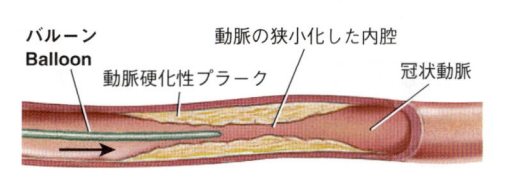

バルーンを膨らませないままのバルーンカテーテルを動脈の閉塞部位まで縫うように進める．

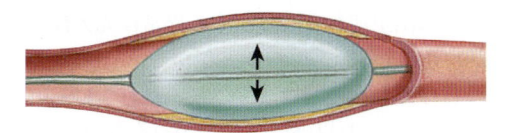

バルーンを膨らませると，これが動脈壁を引き伸ばして動脈硬化性プラークを押し広げる．

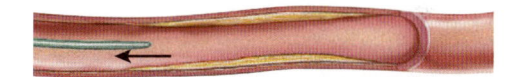

内腔が広がったのち，バルーンをしぼませてカテーテルを抜去する．

（b）経皮的冠状動脈形成術（PTCA）

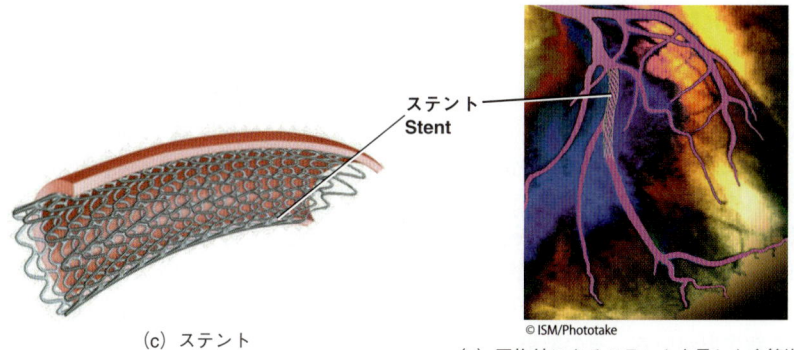

（c）ステント

© ISM/Phototake

（d）回旋枝にあるステントを示した血管造影図

Q 冠状動脈疾患の診断用の検査のうち，冠血管を可視化するために用いられるのはなにか？

(drug-eluting) coronary stents（訳注：わが国では"薬剤溶出ステント drug-eluting stent"のほうが一般的）が使用されている．このステントは何種類かの抗増殖薬（動脈中膜の平滑筋線維の増殖を阻害する薬物）および抗炎症薬のうちのどれか一つで表面をコーティングしており，薬剤溶出ステントを使った時のほうが，裸の（コーティングしていない）金属ステントを使った時よりも再狭窄の割合が少ないことが示されている．バルーンとステントによる冠状動脈形成術に加え，レーザーを照射するカテーテルが動脈プラークを蒸散させるために用いられる（エキシマレーザー冠状動脈形成術あるいはELCA）し，内部に小さな刃を仕込んだカテーテルを使って，動脈プラークの一部を摘除すること（冠状動脈方向性アテローム切除術）も行われている．

　最近の研究の一分野には，冠状動脈バイパス術（CABG）の手技を行う際に，核心温度を冷却によって低下させるというものがある．実際に脳血管発作（CVAまたは脳卒中）時に寒冷療法を応用し，期待できる結果がいくつか出てきている．この研究の発端は低体温事故（冷たい水中で溺れるようなこと）に見舞われた人が神経学的な障害をほとんど残さずに回復したという観察によるものである．

先天性心疾患

　出生時に，多くは出生前から，存在する異常は**先天性疾患 congenital defect** とよばれる．しかし，このような疾患の多くは深刻なものではなく，気づかれずに一生を過ごすこともある．それ以外は命にかかわるもので，外科的に修復する必要がある．心臓を冒す先天性疾患には以下のものがある（図 20.23）：

- **大動脈縮窄 coarctation of the aorta**．この状態は大動脈の一部分が非常に狭くなっており，そのために身体への酸素化された血液の流れが減少する．すると左心室はさらに過酷なポンプ活動を強いられ，高血圧が発現する．大動脈縮窄はたいていは狭くなっている部位を外科的に除去して修復する．小児期に外科的処置を行っても成人してから再手術が必要になることがある．もう一つの外科的な方法はバルーン拡張術で，大動脈に挿入したバルーンを膨らませて血管を押し広げる．開放状態に保つためにその部位にステントを挿入して留置することもある．

- **動脈管開存 patent ductus arteriosus（PDA）**．動脈と肺動脈幹とのあいだの一時的な血管である動脈管が，生後しばらくしても閉鎖せずに開いたままになっている新生児がいる．その結果，大動脈血がより圧の低い肺動脈幹に流れ込んで肺動脈幹の血圧を上昇させ，両方の心室に過剰な負荷をかけることになる．合

併症を伴わない PDA の場合には，動脈管の閉鎖を促進するために薬物投与が行われる．より重症な例では外科的な処置が必要になることがある．

- **中隔欠損 septal defect**．中隔欠損とは心臓の内部を右側と左側に分割する中隔に孔が開いていることである．**心房中隔欠損 atrial septal defect** では，生後間もなく閉じるはずだった両心房間の胎児期の卵円孔が閉じずに残っている．**心室中隔欠損 ventricular septal defect** は心室中隔の発生が不完全だったことによって生じたものである．この場合，酸素化された血液が左心室から右心室に直接流れ込み，酸素化されていない血液と混じり合ってしまう．この欠損は外科的に治療を行う．

- **ファロー四徴 tetralogy of Fallot**．これは 4 つの発生異常が組み合さったものである：心室中隔欠損，左心室だけから出ているはずなのに両方の心室から出てくる大動脈，肺動脈弁狭窄，そして右心室肥大である．肺への血流が減少し，心臓の両側からの血液が混じりあい，チアノーゼを引き起す．チアノーゼとは，爪床や粘膜に最もよくみられるもので，これらが青みを帯びた色へと変色した状態であり，脱酸素化（還元〔型〕）ヘモグロビンのレベルが高い時に起る．この状態の乳幼児を"青色児 blue baby"という．この病態は一見複雑であるものの，たいていは外科的な修復が功を奏する．

不整脈

　洞房結節がつくり出す通常の調律は**正常洞調律 normal sinus rhythm** とよばれる．**不整脈 arrhythmia** あるいは **dysrhythmia** とは，心臓の刺激伝導系の障害によって生じる異常な調律を意味する．心臓は不規則に拍動したり，時には非常に速く，時には非常にゆっくりと拍動することもある．症状として現れてくるものに，胸痛，息切れ，立ちくらみ，めまい，そして失神などがある．心臓を刺激するさまざまな因子，例えば，ストレス，カフェイン，アルコール，ニコチン，コカイン，そしてカフェインやその他の刺激物質を含む薬物などによっても不整脈が起りうる．また，先天性疾患，冠状動脈疾患，心筋梗塞，高血圧症，心臓弁膜症，リウマチ性心疾患，甲状腺機能亢進症，そしてカリウム欠乏症も不整脈の原因となりうる．

　不整脈はその速度，リズム（調律）そして原因によって分類される．**徐脈 bradycardia**（brady- ＝ゆっくり）は緩徐な心拍（1 分間に 50 拍以下）を，**頻脈 tachycardia**（tachy- ＝素早い）は急速な心拍（1 分間に 100 拍以上）を，そして**細動 fibrillation** は，速いものの協調運動にはつながらない心拍動を意味する．心房に原因があって起る不整脈は**上室性（心房性）不整脈**

図 20.23 先天性心疾患.

先天性の心臓の異常は出生時そしてたいていはそれ以前から存在する.

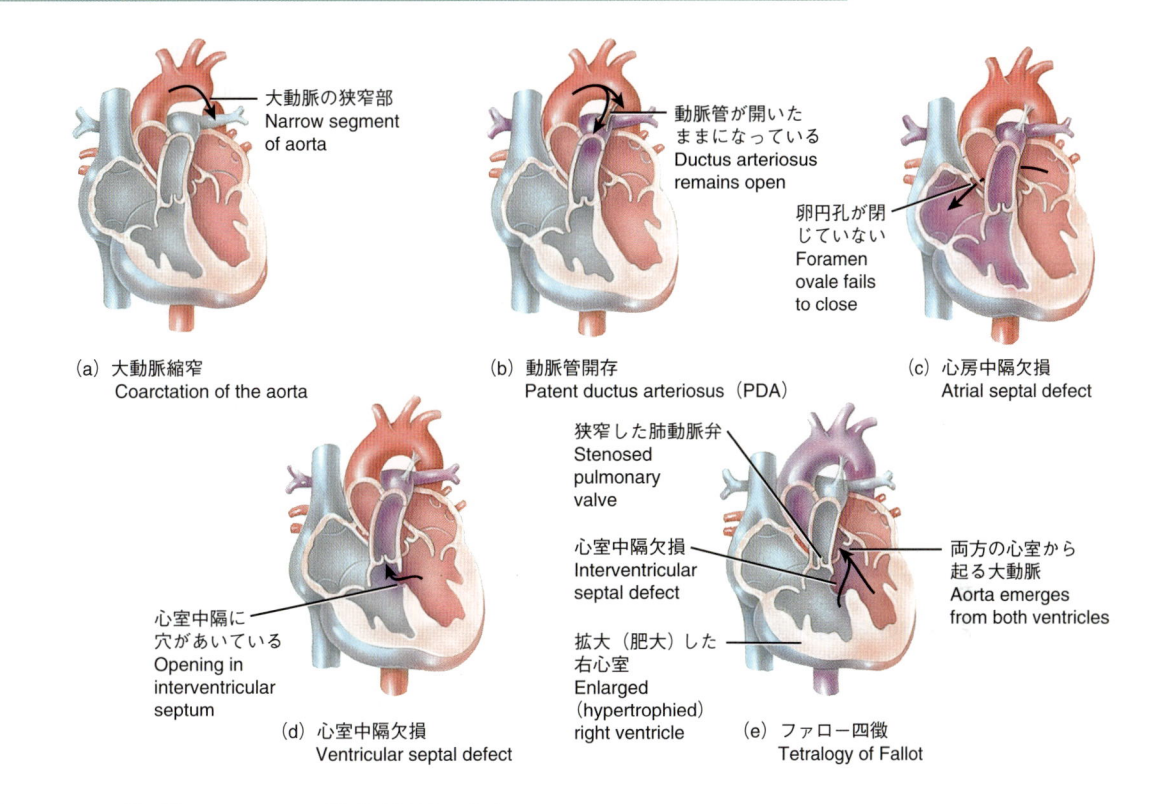

(a) 大動脈縮窄
Coarctation of the aorta

大動脈の狭窄部
Narrow segment
of aorta

(b) 動脈管開存
Patent ductus arteriosus（PDA）

動脈管が開いた
ままになっている
Ductus arteriosus
remains open

(c) 心房中隔欠損
Atrial septal defect

卵円孔が閉
じていない
Foramen
ovale fails
to close

(d) 心室中隔欠損
Ventricular septal defect

心室中隔に
穴があいている
Opening in
interventricular
septum

(e) ファロー四徴
Tetralogy of Fallot

狭窄した肺動脈弁
Stenosed
pulmonary
valve

心室中隔欠損
Interventricular
septal defect

拡大（肥大）した
右心室
Enlarged
(hypertrophied)
right ventricle

両方の心室から
起る大動脈
Aorta emerges
from both ventricles

Q ファロー四徴で起っている 4 つの形成不全はなにか？

supraventricular（atrial）arrhythmias とよばれ, 心室で発生する不整脈は **心室性不整脈 ventricular arrhythmias** とよばれる.

- **上室性頻拍 supraventricular tachycardia（SVT）** は, 速いものの, 規則正しい心拍（1 分間に 160 ～ 200 拍）で心房から起る. 頻拍は突然始まって突然終り, 数分で終ることもあれば, 何時間も続くこともある. 上室性頻拍を止めて心拍数を減少させるために, 以下のような迷走神経（X）を刺激する手技を用いることもある. 一生懸命排便しようとしている時のようにいきむこと. 頸部の頸動脈部位をマッサージして頸動脈洞を刺激すること（50 歳以上の人では脳卒中を起す危険性があるので勧められない）. 器に水を容れて氷を浮かべて冷やし, これに顔を浸けることなどである. そのほかにも抗不整脈薬を使ったり, 異常な伝導経路を高周波で焼灼 ablation して破壊する治療法もある.
- **心ブロック heart block** とは, 心房と心室のあいだの電気的な通り道が阻害され, 神経インパルスの伝播

が減速するために起る不整脈である. 最もよくみられる遮断部位は房室結節で, この状態は **房室（AV）ブロック atrioventricular block** とよばれる. **第 1 度房室ブロック first-degree AV block** では, たいていは房室結節を通る伝導が正常よりも遅くなるので, P-R 間隔が延長する（**図** 20.24 b）. **第 2 度房室ブロック second-degree AV block** では洞房結節からの活動電位のいくつかが房室結節を通過できない. つまり, すべての興奮が心室に到達するわけではないので, 結果として拍動が "欠落" することになる. したがって, 心電図上でみると, P 波の数に比べて QRS 複合体の数が少なくなっている. **第 3 度（完全）房室ブロック third-degree（complete）AV block** では洞房結節の活動電位が房室結節をまったく通過できない. 心房と心室の特殊心筋は上（心房）と下の部屋（心室）で別々にペースを取る. 完全房室ブロックのある場合, 心室の収縮数は 40 拍 / min 以下となる.
- **心房性期外収縮 atrial premature contraction（APC）** とは, 予期されるよりも早い時期に心拍が起るもので, 短いあいだではあるが, 正常な心臓調律が

中断する．時として心拍が抜けたような感覚が生じ，その次にはより力強い心拍を感じる．心房性期外収縮は心房の心筋から生じるもので，健常人でもふつうにみられるものである．

- **心房粗動 atrial flutter** は急速で規則的な心房収縮（240～360 拍 / min）で，洞房結節からの活動電位のいくつかが房室結節を通過できない房室ブロックを伴っている．

- **心房細動 atrial fibrillation**（AF）はよくみられる不整脈で，年配者に多く認められる．細動では心房筋の収縮が同期しない（一斉には動かない）ので，心房のポンプ機能がすっかり失われてしまう．心房の収縮は300～600 拍 / min にも達することがある．心室も速度を上げ，（160 拍 / min までの）速拍となることもある．心房細動をもつ患者の心電図をみてみると，典型的なものでは明瞭な P 波が認められず，QRS 複合体は（そして P-R 間隔も）不規則に出現する（図20.24 c）．心房と心室が調子をあわせて拍動するわけではないので，間隔も強さも不規則な心拍となる．ほかの点では問題のない心臓でも，心房細動があることによって心臓のポンプ効率は 20～30％ も減少する．心房細動の最も危険な合併症は脳卒中である．血液が心房内にうっ滞して凝血塊を形成することがあり，この凝血塊の一部が脳へ血液を供給する動脈に流れていき，血管を閉塞すると脳卒中が起るのである．

- **心室性期外収縮 ventricular premature contraction**．心臓の刺激伝導系以外のある部位の興奮性が通常よりも高まって，たまたま異常な活動電位が出現する．この部位を**異所性焦点 ectopic focus** といい，心房性とは異なった型の不整脈が発生する．脱分極の波は異所性焦点から外側に向かって広がって，心室性期外収縮（拍動）を引き起す．この収縮は拡張期の早い時期に起るが，この時期は洞房結節が本来予定している次の活動電位が発生するよりも早い時期にあたる．心室性期外収縮は比較的良性で，精神的ストレス，カフェイン，アルコール，そしてニコチンなど

図 20.24 **さまざまな不整脈の典型例．**（訳注：原文では P－Q 間隔という用語が用いられているが，この例では明らかな Q 波が認められないので P－R 間隔という用語を用いた）

不整脈とは心臓の刺激伝導系の障害によって生じる異常なリズム（調律）である．

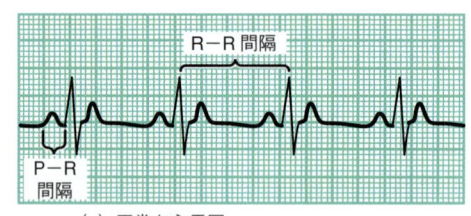

(a) 正常な心電図
Normal electrocardiogram（ECG）

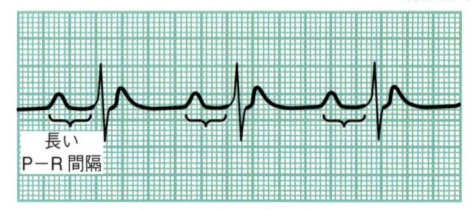

(b) 第 1 度房室ブロック
First-degree AV block

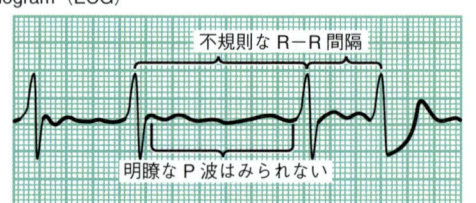

(c) 心房細動
Atrial fibrillation

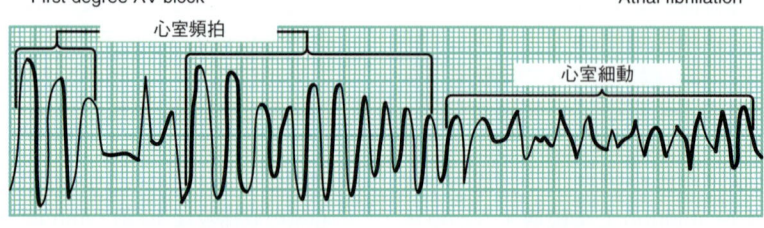

(d) 心室頻拍
Ventricular tachycardia

(e) 心室細動
Ventricular fibrillation

Q 心室細動はなぜ重篤な不整脈なのか？

の刺激物の過剰な摂取，そして睡眠不足などで起ることがある．それ以外の場合には，期外収縮は潜在的な病変を反映している可能性がある．

- **心室頻拍** ventricular tachycardia（VT あるいは V-tach）は心室から発生し，4つ以上の心室性期外収縮が続くという特徴がみられる．これは驚くべき速さで（少なくとも 120 拍動 / min 以上）心室を拍動させる（図 20.24 d）．心室頻拍はたいていの場合，心疾患や直近の心筋梗塞と関連していることが多く，心室細動（後述）とよばれる非常に深刻な不整脈に進展するおそれがある．心室頻拍が持続するのは危険な状態である．心室は十分な量の血液で満たされないと，十分な血液を拍出することができなくなるからである．その結果，血圧は低下し，心不全が起ることもある．

- **心室細動** ventricular fibrillation（Vf あるいは V-fib）は最も致死的な不整脈である．心室細動では心室筋線維の収縮がまったく同期していないので，心室は整然と収縮するのではなく，どちらかといえば痙攣しているような状態である．その結果，心室のポンプ機能は停止して血液の駆出も止まり，直ちに医療処置を施さない限り，循環不全に陥って死に至る．心室細動時の心電図には，明瞭な P 波も QRS 複合体も T 波もみられない（図 20.24 e）．心室細動の最も一般的な原因は，冠状動脈疾患のために心臓への血流が不十分な状態が存在することであり，これは心筋梗塞の際に起りうる．その他の原因としては，心血管虚脱，電気ショック，溺れた時，カリウムレベルが非常に低い時などがある．心室細動が起ると数秒で意識を失い，もし治療が施されなければ，5 分後には痙攣と不可逆的な脳障害が起り，やがて死に至る．心肺蘇生（CPR）と除細動で治療を行う．**電気的除細動** cardioversion ともよばれる **除細動** defibrillation は，強力な電流を短時間だけ心臓に通電し，多くの場合に心室細動を停止させることができる．この電気ショックは **除細動器** defibrillator とよばれる機械で発生させ，胸部の皮膚に押しつけられた一対の櫂の形をした大きな電極を介して適用される．心臓の調律の異常によって，まさに死の危険に直面しているような患者でも，現在では **植え込み式自動除細動器** automatic implantable cardioverter defibrillator（AICD）を使うことができる．これは埋め込み型の機器で，心臓の調律をモニターし，生命を脅かすような調律の障害が起ると，小さなショックを直接心臓に伝える．AICD を使っている患者は世界中に何千人もいる．さらに，**自動体外式除細動器** automated external defibrillators（AEDs）というものもあり，体外式の機器であることが異なるものの，AICD と同じように機能する．ラップトップコンピューターほどの大きさの AED は救急隊によって利用されているし，競技場，カジノ，空港，ホテルそしてショッピングモールなどの公共の場所にみかけることが多くなってきた．除細動は心停止患者の緊急治療として適用されることもある．

うっ血性心不全

　うっ血性心不全 congestive heart failure（CHF）とは心臓のポンプ効率が低下している状態をいう．うっ血性心不全の原因には冠状動脈疾患（"疾患：ホメオスタシスの失調" 参照），先天性心疾患，長期にわたる高血圧（後負荷を増加させる），心筋梗塞（心臓発作後の心筋組織の死滅領域），そして弁膜症などが挙げられる．ポンプとしての効率が低下するので，各々の周期の終りにはより多くの血液が心室に残るようになり，拡張終期容積（前負荷）が次第に増加してくる．初期には増加した前負荷によって収縮力も上昇する（フランク-スターリングの心臓法則）が，前負荷がさらに増加すると，心臓は過伸展となって収縮する力は弱くなる．その結果，致死的なポジティブフィードバックループに陥ることになる：ポンプ効率の低下のためにポンプ機能はさらに悪化する．

　しばしば心臓の左右どちらか一方が先に不全に陥る．例えば左心室が先に不全になった場合，受け入れた血液のすべてを駆出することができなくなる．その結果，血液は肺に停滞し，未治療の人においては呼吸困難の原因となる **肺水腫（肺浮腫）** pulmonary edema を引き起す．もし右心室が先に不全に陥ると，血液は体静脈に停滞し，これが長期にわたると腎機能が低下して血液量が増加する．この場合，結果として生じる **末梢浮腫** peripheral edema は一般的に足や足首に最も顕著にみられる．

医学用語

駆出分画 ejection fraction 拡張終期容積（EDV）の分画で，平均心拍のあいだに駆出される部分．一回拍出量（SV）をEDVで割ったものに等しい．

心拡大（肥大）cardiomegaly（mega＝大きい） 心臓の拡大（肥大）．

心筋症 cardiomyopathy（myo-＝筋；-pathos＝病気） 心室の構造や機能が損なわれる進行性の疾患．拡張型心筋症では心室が拡張して（広がって）弱くなり，心臓のポンプ機能が減弱する．肥大型心筋症では心室壁が肥厚して心室のポンプ効率が低下する．

心静止 asystole（a-＝ない） 心筋が収縮しないこと．

心臓振盪 commotio cordis（commotio-＝撹乱されること；cordis＝心臓） 心室が再分極している最中に胸部を非貫通性の強打が襲うことによって生じる心臓の障害で，しばしば致命的となる．

心臓突然死 sudden cardiac death 虚血，心筋梗塞，あるいは心調律の障害などの心疾患があったために起る，予期しない循環と呼吸の停止．

心臓リハビリテーション cardiac rehabilitation 心筋梗塞後の患者が正常な生活に復帰できるように，少しずつ運動を増やしたり，心理的な支援や教育，そしてトレーニングを行う管理指導プログラム．

心停止 cardiac arrest 有効な心拍動の消失．心臓は完全に停止しているか，さもなければ心室細動に陥っている．

電気生理学的検査 electrophysiological testing 電極のついたカテーテルを血管の中に通して心臓へ導入する．異常な電気的伝導経路の正確な位置を特定するために用いられる．異常経路の存在が明らかになれば，電極を通じて電流を流してこれを破壊する．これは**高周波アブレーション** radiofrequency ablation とよばれている．

動悸 palpitation 本人自身が感じることができる心臓がドキドキとする感じ，あるいは心臓の異常な拍動数やリズム（調律）．

洞不全症候群 sick sinus syndrome 洞房結節の機能異常で，心拍の起動が速すぎたり，遅すぎたり，拍動間の休止が長すぎたり，また，心拍動の起動が停止したりする．立ちくらみ，息切れ，意識喪失，動悸などの症状が現れる．洞房結節の細胞の変性によって起り，高齢者によくみられ，冠状動脈疾患に関連していることもある．心臓の拍動を加速したり減速したりする薬物を使ったり，人工ペースメーカーを植え込むなどの治療がある．

肺性心 cor pulmonale（CP）（cor＝心臓；pulmon-＝肺） 肺循環の高血圧（高い血圧）による障害から生じた右心室肥大を表す用語．

発作性頻拍 paroxysmal tachycardia（tachy-＝敏速な，速い） 突然始まって突然終る速い心臓拍動．

章の概要

概要

20.1 心臓の解剖学

1. 心臓は縦隔に位置し，その2/3は正中線の左側にある．心臓は横たわっている円錐のような形をしている．心尖部は尖った先の下方部；心底は広い上方部である．

2. 心膜は心臓を包んで保護する膜である；外側の線維性心膜と内側の漿膜性心膜という2つの部分からなり，漿膜性心膜は壁側板と臓側板からなる．漿膜性心膜の壁側板と臓側板とのあいだには心膜腔があって，数mLの潤滑性の心膜液で満たされており，これが2つの膜の摩擦を軽減する．

3. 3つの層が心臓の壁を構成する：心外膜（漿膜性心膜の臓側板），心筋層，そして心内膜である．心外膜は，中皮と結合組織，心筋層は心筋組織，心内膜は内皮と結合組織からなっている．

4. 心臓の部屋には左右の心房である上部の部屋と左右の心室である下部の部屋がある．心臓の外面の特徴として挙げられるものには，心耳（両方の心房の容積を少しばかり増加させる小袋），心室と心房とあいだにある冠状溝，心臓の前面と後面の心室のあいだにある前室間溝および後室間溝がある．

5. 右心房は，上大静脈，下大静脈そして冠状静脈洞からの血液を受け入れる．左心房とは心房中隔によって隔てられており，この中隔には卵円窩がある．血液は三尖弁を通って右心房を出る．

6. 右心室は右心房からの血液を受け入れる．左心室とは心室中隔によって隔てられており，肺動脈弁を通して肺動脈幹へと血液を駆出する．

7. 酸素化された血液は肺静脈から左心房へ入り，二尖（僧帽）弁を通って出ていく．

8. 左心室は酸素化された血液を大動脈弁を通じて大動脈へと駆出する．

9. 4つの部屋の心筋の厚さは部屋ごとの機能の違いによって異なり，最も作業負荷の大きい左心室の壁が最も厚い．

10. 心臓の線維性骨格は密性結合組織で，心臓の弁を取り囲んで支えている．

20.2 心臓の弁と血液の循環

1. 心臓の弁は心臓内での血液の逆流を防止している．心房と心室のあいだにある房室弁は，心臓の右側にあるものが三尖弁で，左側にあるものが二尖（僧帽）弁である．2つある半月（SL）弁のうちの一つは上行大動脈の入口にある大動脈弁であり，もう一つは肺動脈幹の入口にある肺動脈弁である．

2. 心臓の左側は，肺の空気嚢（肺胞）以外の全身に血液を循環させる体循環のためのポンプである．左心室は血液を上行大動脈に押し出し，その血液は全身の動脈，細動脈，毛細血管，細静脈，そして静脈へと流れて右心房へ戻ってくる．

3. 心臓の右側は，肺に血液を循環させる肺循環のためのポンプである．右心室は血液を肺動脈幹へ駆出し，その血液は肺動脈，肺毛細血管，肺静脈へと流れて左心房へ戻る．

4. 冠循環は心筋に血流を供給する．主要な動脈は左右の冠状

動脈であり，主要な静脈は心臓静脈と冠状静脈洞である．

20.3　心筋組織と心臓の刺激伝導系

1. 心筋線維は通常は中央に位置する 1 個の核をもつ．骨格筋線維と比較すると，心筋線維のミトコンドリアは大きく，数も多いが，筋小胞体はやや小さく，Z 板に位置する横細管は広い．
2. 心筋線維同士は介在板を介して端と端で結合している．介在板にあるデスモソームは強い接着をもたらし，ギャップ結合により近隣の筋線維への活動電位の伝導が可能となっている．
3. 自発的に脱分極して活動電位を生成する心筋線維である特殊心筋線維は，刺激伝導系を形成する．
4. 刺激伝導系の構成要素は，洞房（SA）結節（歩調取り），房室（AV）結節，房室（AV）束（ヒス束），脚，そしてプルキンエ線維である．
5. 心室の固有心筋線維における活動電位の相には，急速な脱分極，長いプラトー，そして再分極がある．
6. 心筋組織は長い不応期をもち，これが強縮を阻止する．
7. 各心周期の電気的変化を記録したものは心電図（ECG）とよばれる．正常の心電図は P 波（心房の脱分極），QRS 複合体（心室の脱分極の開始），そして T 波（心室の再分極）からなる．
8. P–Q 間隔は，心房の興奮の開始から心室の興奮の開始までの伝導時間を表す．S–T 部分は心室の固有心筋線維が完全に脱分極する時間を表す．

20.4　心周期

1. 心周期は両心房の収縮期（収縮）と拡張期（弛緩），および両心室の収縮期と拡張期からなっている．平均心拍数が 75 拍 / min で，全心周期は 0.8 秒を要する．
2. 心周期の相は，心房収縮期，心室収縮期，そして弛緩期である．
3. 最初の心音（ラブ音）である S1 は，房室弁の閉鎖に伴う血液の乱流によって生じる．第二音（ドゥップ音）である S2 は半月弁の閉鎖に伴う血液の乱流によって生じる．

20.5　心拍出量

1. 心拍出量（CO）は 1 分間に左心室から上行大動脈へ（ある

いは右心室から肺動脈幹へ）駆出される血液の量である．心拍出量は以下のように計算される：CO（mL / min）＝一回拍出量（SV；mL / 拍動）×1 分間当りの心拍数（HR）．
2. 一回拍出量（SV）とはそれぞれの収縮期のあいだに駆出される血液の量である．
3. 心予備能とは最大の心拍出量と安静時の心拍出量との差である．
4. 一回拍出量は前負荷（収縮前に心臓にかかっている張力），収縮性（収縮の力強さ），そして後負荷（心室駆出が開始する前に超えなければならない圧）に関連している．
5. フランク–スターリングの心臓法則によると，張力が過剰でない限り，収縮直前に心筋線維を伸展させている前負荷（拡張終期容積）が大きければ収縮力はより強くなる．
6. 心臓血管系の神経調節は延髄の心臓血管中枢から起る．
7. 交感神経のインパルスは心拍数と収縮力を上昇させる：副交感神経のインパルスは心拍数を減少させる．
8. 心拍数はホルモン（アドレナリン，ノルアドレナリン，甲状腺ホルモン），陽イオン（Na^+，K^+，Ca^{2+}），年齢，性，運動，そして体温の影響を受ける．

20.6　運動と心臓

1. 持続する運動は，筋肉の酸素需要を増加させる．
2. 有酸素運動の有益性には，心拍出量の増加，血圧の低下，体重の調節，そして血栓溶解活性の亢進などがある．

20.7　心不全に対する補助

1. 心臓移植とは，重度の障害を受けた心臓を，正常な心臓に取り替えることである．
2. 心臓（心室）の働きを補助する装置と手法には，大動脈内バルーンパンピング，心室補助人工心臓，広背筋による心筋補助，そして骨格筋による心筋補助がある．

20.8　心臓の発生

1. 心臓は中胚葉から発生する．
2. 心内膜筒が成長して心臓の 4 つの部屋と心臓の大血管になる．

クリティカルシンキング問題

1. 最近，ジェラルドは歯科医を受診し，歯垢取りをしてもらった際に歯ぐきから少量の出血があった．数日後にジェラルドに発熱，心悸亢進，発汗，悪寒といった症状が現れた．彼がホームドクターを訪れると，そこで軽い心雑音が聴取された．ジェラルドは抗菌薬を処方され，心臓の経過観察が続けられた．ジェラルドが歯科医を受診したことと，この病気とはどのように関連しているのか．
2. あまり運動しないシルビアがエクササイズ・プログラムを始めることを決心した．彼女はあなたに「運動中は心臓を"思

い切り速く"拍動させたい」と話した．これはあまりよい考えではない．その理由を彼女に説明しなさい．
3. パーキンス氏は 62 歳の体格の大きな男性で，甘いものと揚げものに目がない．彼にとっての運動とは，テレビでスポーツ番組をみている最中に，ポテトチップスのお代りを取りにキッチンに歩いて行く程度のものである．後に彼は階段を昇る時に胸痛に悩まされるようになった．彼の主治医は禁煙をいいわたし，次の週に心臓血管造影を予定した．この検査はどのように行われるのか．この医師はなぜこの検査を指示したのか．

Q　図の質問の答え

20.1　縦隔は胸骨から脊柱に広がり，上は第1肋骨から下は横隔膜に至る部位で，左右の肺に挟まれた部位である．

20.2　漿膜性心膜の臓側板（心外膜）は心膜の一部でもあり，心臓壁の一部でもある．

20.3　冠状溝は上方の心房と下方の心室との境界となっている．

20.4　心室の仕事負荷が大きければ大きいほど心筋の厚さは増大する．

20.5　線維性骨格は心臓の弁を結合させ，血液が通過する時に弁が過伸展されるのを防止している．

20.6　乳頭筋が収縮すると，腱索を引っ張り，房室弁の弁尖がめくれ返るのを防ぎ，血液が心房に逆流するのを防止する．

20.7　2番から6番までが肺循環を，一方，7番から1番までが体循環を示す．

20.8　回旋枝が酸素化された血液を左心房と左心室へ供給する．

20.9　介在板の機能は，心筋線維同士の結合を保ち，活動電位が一つの心筋線維から他の心筋線維へと伝播できるようにすることである．

20.10　心房と心室とのあいだの唯一の電気的なつながりは房室束である．

20.11　心室の固有心筋線維の活動電位の持続（0.3秒＝300 ms）は，骨格筋線維のもの（1～2 ms）よりずっと長い．

20.12　増大したQ波は心筋梗塞（心臓発作）を示唆する．

20.13　活動電位は房室結節を通過する時が最もゆっくりとしている．

20.14　心室拡張期の終りにある血液の量—拡張終期容積とよばれる—は安静時でおよそ130 mLである．

20.15　第一心音（S1；ラブ音）が房室弁の閉鎖に伴うものである．

20.16　心室の心筋は，交感神経系のみの支配を受けている．

20.17　骨格筋の収縮は（静脈血を心臓に積極的に送り返すので）前負荷（拡張終期容積）を増加させることによって一回拍出量を増加させる．

20.18　心不全の末期，あるいは重度の冠状動脈疾患の患者が心臓移植の候補である．

20.19　心臓は妊娠22日目までには収縮を始める．

20.20　心臓の区画の分割は第5週目の終りまでには完了する．

20.21　HDLは余計なコレステロールを体細胞から取り去って，肝臓へ運んで排泄させる．

20.22　冠状動脈造影法が多くの血管を可視化するために用いられる．

20.23　ファロー四徴では心室中隔欠損，両方の心室から出てくる大動脈，肺動脈弁狭窄，そして右心室肥大を伴っている．

20.24　心室細動に陥ると，心室のポンプ活動は停止して血液の駆出も止まり，循環不全となって，直ちに医療処置を施さないと死に至るから．

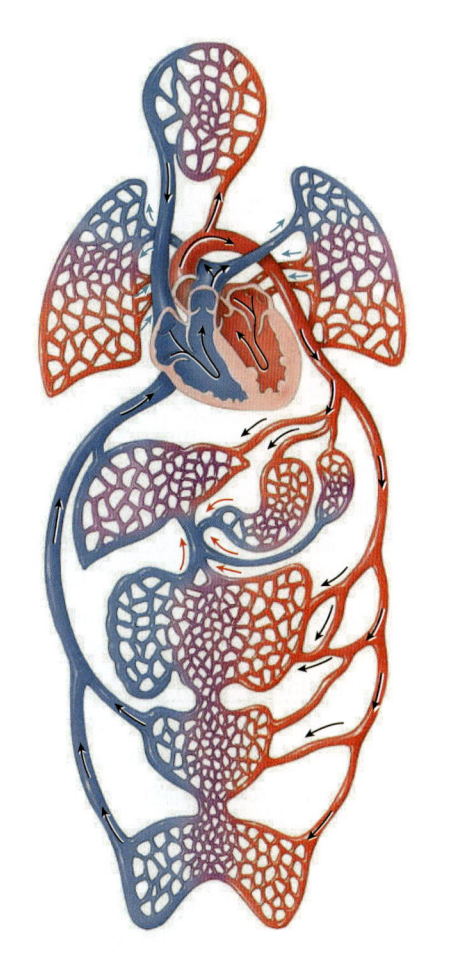

CHAPTER 21

心臓血管系：血管と循環動態

血管・循環動態とホメオスタシス

> 血管は，血液が心臓から出て，また心臓へ戻るための構造物であり，末梢組織での栄養素と廃棄物との交換により，ホメオスタシスの維持に働いている．血管は血流速度と血流量とを調節する重要な役割も担っている．

　心臓血管系は血液を送り出し，からだ中に分配することにより，物質（酸素，栄養素やホルモン）を搬送し，廃棄物を運び去ることで他の器官系のホメオスタシスに寄与する．この重要な仕事を担う構造物が血管である．血管は連続した管であり，血液を心臓から送り出し，末梢組織に運び，そして再び心臓に還流させる．心臓の左部分は総延長がおよそ 100,000 km の血管内に血液を拍出する．心臓の右部分は肺に血液を送り，血液に酸素を取り入れ，血液から二酸化炭素を排出することを可能に

している．19 章，20 章では血液の組成と機能，および心臓の構造と機能について説明をした．本章では，さまざまな種類の血管の構造と機能，血液を全身に循環させる力，そして主要な循環路を形成している血管に焦点をあてる．

Q 高血圧の治療をしないとなぜそれほどまでの障害があるのか考えたことはありませんか？

21.1 血管の構造と機能

目 標

- 動脈，細動脈，毛細血管，細静脈，および静脈の構造と機能を比較する.
- 血液が心臓から毛細血管へ向い，また還ってくる血管路を概説する.
- 圧貯蔵器と血液貯蔵所を区別する.

　血管は動脈，細動脈，毛細血管，細静脈，静脈の5種に区別できる（図21.17参照）.**動脈 arteries**（ar-＝空気；-ter＝運ぶ）は**心臓から他の器官へ血液を送る**.太い弾性動脈が心臓から出て，中程度の太さの筋性動脈に分枝し，からだのさまざまな部位へさらに分枝していく.中程度の太さの動脈は続いて細い動脈へ分枝し，この動脈はさらに細い**細動脈 arterioles**に分枝する.細動脈は組織の中に入ると，多数の**毛細血管 capillaries**（＝毛のような）とよばれる，ごく細い血管に分枝する.毛細血管の壁は薄く，血液と組織とのあいだでの物質交換を可能にする.組織内の一群の毛細血管は再結合して**細静脈 venules**（＝細い静脈）となる.細静脈は順次吻合し，より太い血管，**静脈 veins**となる.静脈は組織から心臓へ血液を還流する血管である.

> ### ⚕ 臨床関連事項
>
> #### 血管新生と疾病
>
> 　**血管新生 angiogenesis**(angio-＝血管；-genesis＝生成，新生）は新たな血管の成長のことである.血管新生は胚子期および胎児期の発生の重要な過程であり，出生後では，創傷治癒，月経後の子宮内膜再生，排卵後の黄体形成，冠（心臓）循環において閉塞した動脈周囲の血管の発育などで重要な機能を果している.数種のタンパク質（ペプチド）が血管新生を促進したり，阻害したりすることが知られている.
>
> 　腫瘍細胞に栄養供給する血管の成長を促進する**腫瘍血管新生因子** tumor angiogenesis factors（TAFs）とよばれるタンパク質を腫瘍細胞は分泌するので，血管新生は臨床的にも重要である.研究者は，血管新生を阻害することで腫瘍の発育を停止させるような化学物質を探している.**糖尿病性網膜症** diabetic retinopathy では血管形成が視力消失を起すので血管新生が重要であり，血管新生阻害物質の発見は糖尿病による失明も防ぐことができるだろう.

血管の基本構造

　血管壁は異なる組織の3層で構成されている：上皮性の内腔面を覆う層，平滑筋と弾性結合組織からなる中間層，および結合組織の外層である.一般的な血管の3層は，最内層から最外層へ順に，内膜 tunica interna (intima)，中膜 tunica media，外膜 tunica externa (adventia)である（図21.1）.この基本構造の部分的な変化が5種の血管を区別する根拠となり，さまざまな血管の構造と機能の違いの原因となっている.構造の相違は心臓血管系で起る機能の違いと一致していることをつねに理解しておくことが重要である.

　内 膜　内膜 tunica interna（あるいは intima；tunic＝覆い；interna または intima＝最内の）は血管内腔の裏打ちを形成し，血管内部の空所である**血管腔 lumen**（図21.1a, b）を流れる血液と直接接触している.内膜にはさらに複数の層があるが，血管壁の厚さには少ししか寄与しない.内膜の最内層は，**内皮 endothelium** とよばれ，内皮は心臓の心内膜の最内層と連続している.内皮は全心臓血管系（心臓と血管）の内腔面を裏打ちする扁平細胞の1枚の薄い層である.最近まで，内皮は血液と血管壁の他の部分とのあいだの受動的な障壁にすぎないとされてきた.現在では，内皮細胞は，血流に物理的に影響したり，血管を包む平滑筋の収縮状態に影響し，局所的に作用する化学伝達物質を分泌したり，毛細血管の透過性を助けるなど，血管に関係する多様な作用に能動的な関与をしていることが知られている.さらに，平滑な管腔表面は表面の摩擦を減少させ効率的な血流に寄与している.

　内膜の2番目の構成要素は，内皮の下方にある**基底膜 basement membrane** である.基底膜は上皮の層の物理的支持基盤となる.基底膜の膠原線維でできた骨組みは実際に基底板に張力をもたせ，しかもその性状により，引き伸ばされても弾性を生じ，元に戻る.基底膜は内皮をその下にある結合組織に繋留するとともに，分子の移動の調節も行う.血管壁の組織修復の際の細胞移動の誘導に基底膜は重要な役割を果していると思われる.内膜の最外層で，内膜と中膜との境界を形成するのが**内弾性板** internal elastic lamina（＝薄板）である.内弾性板は弾性線維の薄膜で，不定な数の窓のような開口部があり，穴の多いスイスチーズのような外観をもつ.内弾性板の開口部は，物質の内膜からより厚い中膜への拡散を容易にしている.

　中 膜　中膜 tunica media（＝中）は筋組織と結合組織からなる層で，種類の違う血管のあいだで最も大きな差異がみられる層でもある（図21.1a, b）.ほとんどの血管で中膜は主に平滑筋細胞と相当量の弾性線維から構成される比較的厚い層である.指輪が指をとりまくように血管腔の周囲に輪状に広がっている平滑筋細胞の本

図 21.1　血管の構造の比較. (c) の毛細血管は動脈 (a) や静脈 (b) よりも拡大してある.

動脈は血液を心臓から組織へ運ぶ；静脈は血液を組織から心臓へ運ぶ.

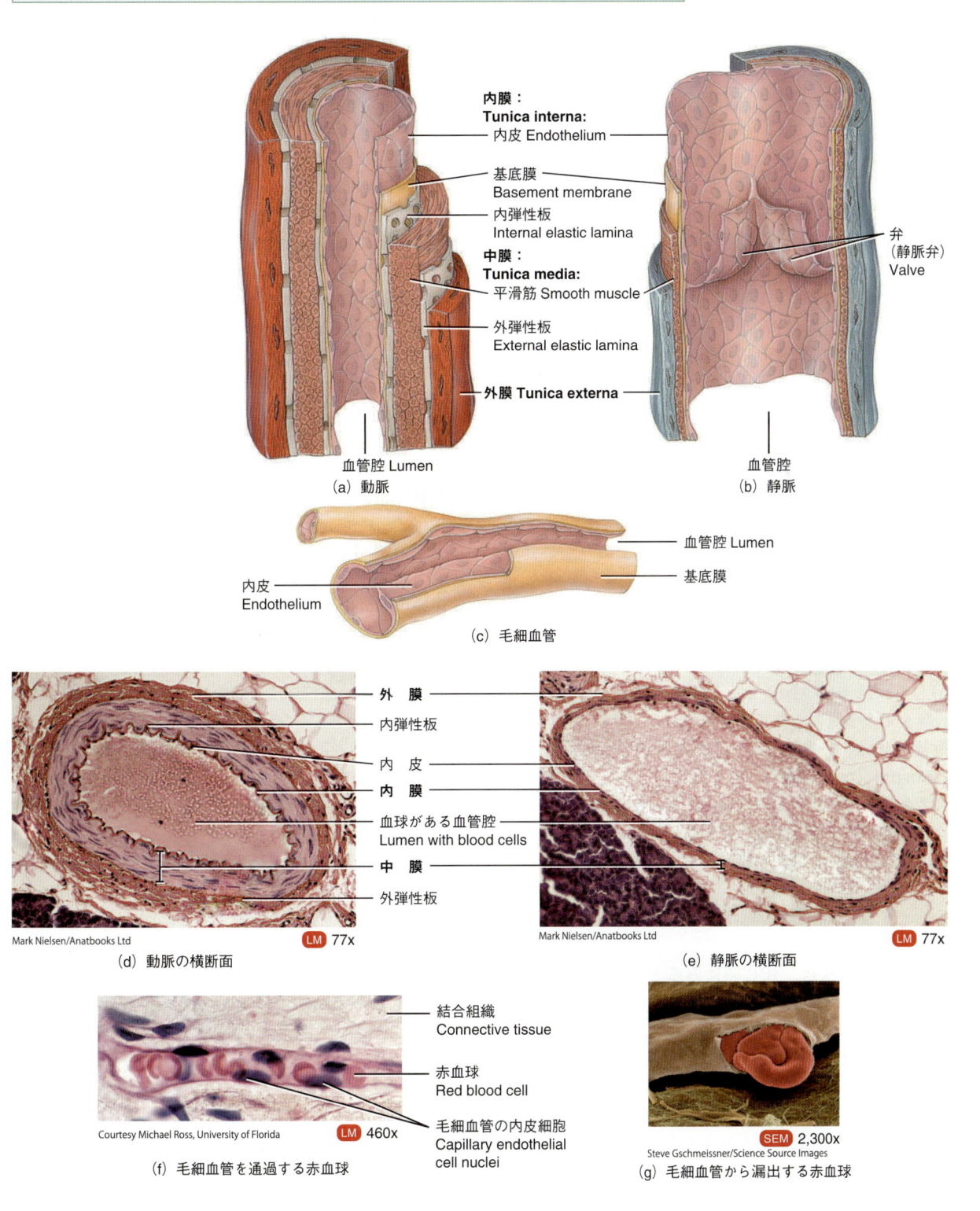

内膜：
Tunica interna:
　内皮 Endothelium

基底膜
Basement membrane

内弾性板
Internal elastic lamina

中膜：
Tunica media:
　平滑筋 Smooth muscle

外弾性板
External elastic lamina

外膜 Tunica externa

弁
（静脈弁）
Valve

血管腔 Lumen
（a）動脈

血管腔
（b）静脈

血管腔 Lumen

基底膜

内皮
Endothelium

（c）毛細血管

外　膜

内弾性板

内　皮

内　膜

血球がある血管腔
Lumen with blood cells

中　膜

外弾性板

Mark Nielsen/Anatbooks Ltd　LM 77x
（d）動脈の横断面

Mark Nielsen/Anatbooks Ltd　LM 77x
（e）静脈の横断面

結合組織
Connective tissue

赤血球
Red blood cell

毛細血管の内皮細胞
Capillary endothelial
cell nuclei

Courtesy Michael Ross, University of Florida　LM 460x
（f）毛細血管を通過する赤血球

SEM 2,300x
Steve Gschmeissner/Science Source Images
（g）毛細血管から漏出する赤血球

Q 大腿動脈と大腿静脈—どちらの血管壁が厚いか？　どちらの血管径が大きいか？

来の役割は，血管腔の径を調節することである．典型的には交感神経性の刺激の増加により平滑筋は収縮し，血管壁を圧搾し血管腔を狭める．血管腔のこのような狭小化を**血管収縮 vasoconstriction** という．対照的に，交感神経性刺激が減少したり，特定の化学物質（一酸化窒素，H^+，や乳酸など）が存在したり，あるいは血圧に反応すると，平滑筋線維は弛緩する．その結果生じる血管径の増大を**血管拡張 vasodilation** という．すぐ後で詳細に学ぶが，からだの異なる部位を流れる血流の速さは特定の血管壁での平滑筋の収縮の程度により調節されている．さらに特定の種類の血管の平滑筋細胞の収縮の程度は血圧の調節に非常に重要である．

　血流と血圧の調節に加え，動脈や細動脈が損傷した時，平滑筋は収縮し（**血管攣縮（れんしゅく） vascular spasm**），損傷した血管からの血液喪失の抑制に寄与する．そして平滑筋細胞は中膜内での弾性線維の産生を促進するが，弾性線維は血圧負荷時に血管が拡張し，元に戻ることを可能にする．

　中膜は最も変化に富んでいる．本章で異なる種類の血管について学ぶと，中膜の構造上の違いが種類の異なる血管の機能の多様さの根拠となることが理解できる．中膜から外膜を隔てているのは弾性線維の網状構造である，**外弾性板 external elastic lamina** であり，外弾性板は中膜の一部である．

外　膜

血管の外側を覆う**外膜 tunica externa**（＝外）は弾性線維と膠原線維から構成されている（図 21.1 a，b）．外膜は多数の神経と，とくに大血管では血管壁の組織を養う多数の小血管を含んでいる．これらの血管の組織に血液を供給する小血管は**脈管の脈管 vasa vasorum**（vas ＝脈管）とよばれている．脈管の脈管は大動脈のような大血管の表面で容易にみられる．外膜は血管壁への神経と脈管の脈管の供給という重要な役割とともに，血管を周囲の組織に繋留することにも働いている．

動　脈

　動脈 arteries は，死亡時にみると空であったため，古い時代には空気のみを入れていると考えられた．動脈壁には典型的な血管の 3 層があるが，中膜は厚い筋性ないし弾性組織性である（図 21.1 a）．豊富に存在する弾性線維により，動脈には正常では高い**コンプライアンス（伸展性）compliance** があり，わずかな圧の上昇にもそれに応じて，破断したりすることなく，容易に伸展または拡張する．

弾性動脈

弾性動脈 elastic arteries はからだの最大径の動脈であり，庭の散水ホース大の大動脈から，指の太さ大の大動脈の枝までである．弾性動脈や肺動脈幹は，動脈の中では最大径であるが，その血管壁は外径に比較すると相対的に薄い（外径の約 1/10）．弾性動脈の特徴は，弾性線維のほうが豊富な厚い中膜とともに，**弾性層板 elastic lamellae**（＝小板）とよばれる，明瞭に区別できる内弾性板と外弾性板の存在である．弾性動脈であるのは心臓から出る 2 本の大血管（大動脈と肺動脈幹）や，腕頭動脈，鎖骨下動脈，総頸動脈，総腸骨動脈などの大動脈の主要な枝である（図 21.20 a 参照）．弾性動脈は心室が弛緩している時にも血液を前に進めるという，重要な役割を果している．血液が心臓から弾性動脈内へ押し出されると，血管壁は血液の変動に応じて拡張し，血液の大波をすぐに抑える．拡張することで弾性線維は，**圧貯蔵器 pressure reservoir** として機能し（図 21.2 a），一時的に機械的なエネルギーを蓄える．次に，弾性線維は縮み血管に蓄えた（位置）エネルギーを血液の運動エネルギーに変換する．このようにして，心室が弛緩している時でも血液は動脈内を動き続ける（図 21.2 b）．弾性動脈は心臓からの血液を中程度の太さ，つまり，より筋性の動脈に導入するので，弾性動脈は**伝導動脈 conducting arteries** ともよばれる．

筋性動脈

中程度の太さの動脈は，弾性動脈よりも中膜に平滑筋が多く弾性線維が少ないので，**筋性動脈 muscular arteries** とよばれている．全量の約 3/4 にもなる大量の平滑筋は筋性動脈の壁を相対的に厚くすることになる．このため，筋性動脈はより大きく血管収縮と血管拡張を行い血流速度を調節できる．筋性動脈には明瞭な内弾性板があるが外弾性板は薄い．この 2 枚の弾性板が筋性の中膜の内，外の境界を形成している．太い動脈では，その厚い中膜に同心円状に配列した平滑筋細胞が 40 層にもなることがある；細い動脈では 3 層程度しかないこともある．

　筋性動脈は鉛筆の太さの大腿動脈や腋窩動脈から，器官に入る糸の太さの動脈で直径 0.5 mm 程度の細さのものまである．弾性動脈と比較すると，筋性動脈は血管壁が厚い（血管の直径との比で 25%）．筋性動脈は分枝を繰り返し，血液をからだのさまざまな器官に分配するので，**分配動脈 distributing arteries** とよばれている．その例としては，上腕の上腕動脈や前腕の橈骨動脈などがある（図 21.20 a 参照）．

　筋性動脈では外膜が中膜よりも厚いことがよくある．この外層にはすべて長軸方向に配向した線維芽細胞，膠原線維や弾性線維が含まれている．この層の構造は疎なので，血管径の変化は起りうるが，動脈が切断された時はその短縮や収縮を防止する．

　筋性動脈の血管壁の弾性線維は量が少ないので，弾性動脈のように再収縮し血液を駆出する能力はない．その

図21.2　弾性動脈の圧貯蔵器の機能.

伸展した弾性動脈の戻りが心室弛緩期（心室拡張期）の血流を維持する.

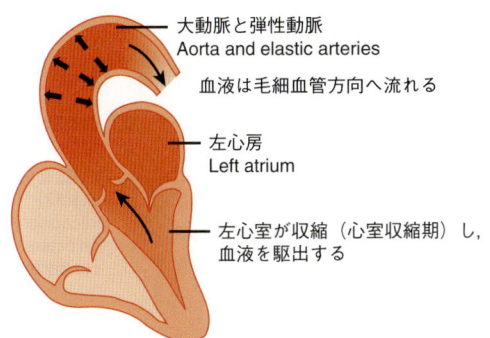

（a）大動脈と弾性動脈は心室収縮期に伸展する

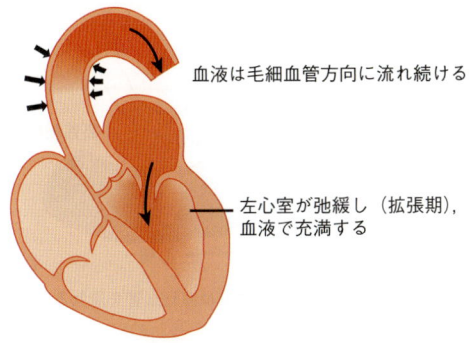

（b）大動脈と弾性動脈は心室弛緩期に元に戻る

Q 動脈硬化では，弾性動脈の壁はコンプライアンス（伸展性）が低下する（固くなる）. 伸展性の低下は動脈の圧貯蔵器の機能にどのような影響を及ぼすか？

代り，厚い筋性の中膜が筋性動脈の機能に主に関与している. 筋が収縮して部分的な収縮状態を維持する能力を**血管緊張** vascular tone という. 血管緊張は血管壁を硬くすることで，血管圧と効率的な血流の維持に重要である.

吻　合

からだのほとんどの組織は複数の動脈から血液を受ける. 同一の領域に供給している 2 本以上の数の動脈の枝のあいだでの結合を**吻合** anastomosis（＝接続する；複数形 anastomoses）とよぶ（図 21.22 c 参照）. 動脈間の吻合は一つの組織ないし器官へ到達する血液の側副路となる. 正常な動作により血管が圧迫され血流が一時的に止まったり，あるいは病気や，外傷や，手術などにより血管が閉塞した場合でも，からだの各部分への循環は必ずしも途絶えない. からだの各部への吻合路を介した血流の側副路は**側副循環** collateral circulation とよばれている. 吻合は静脈間や細静脈と細動脈のあいだでも起ることがある. 吻合のない動脈を**終動脈** end arteries とよぶ. 終動脈の閉塞は器官の特定の部位全域への血液供給を妨げ，その部位の壊死を引き起す. 吻合がないが同一の領域に分布する血管により側副血行路が形成されることもある.

細動脈

文字通り細い動脈である**細動脈** arterioles はからだの組織の毛細血管網への血流を調節する大量の顕微鏡レベルの血管である（図 21.3）. 直径が 15 ～ 300 μm の範囲の細動脈は約 4 億本ある. 細動脈の血管壁の厚さはその血管径の半分である.

細動脈には有窓性（小孔がある）の内弾性板をもつ薄い内膜があるが, 細動脈終末部では内弾性板はなくなる. 中膜は壁内に輪状に配置している 1 層ないし 2 層の平滑筋細胞からなる. 細動脈の終末部は，**メタ（後）細動脈** metarteriole（meta ＝後）とよばれ，毛細血管移行部へと次第に細くなっている. メタ細動脈—毛細血管移行部では，一番端の平滑筋細胞が**毛細血管前括約筋** precapillary sphincter（＝きつく縛る）となり，毛細血管への血流を監視する；細動脈の他の平滑筋細胞が血流抵抗を調節する（図 21.3）.

細動脈の外膜は大量の無髄の交感神経を含む輪状の結合組織である. この交感神経の分布により，局所の生理活性物質の作用とともに，細動脈の径を変え，細動脈中の血流速度や血管抵抗を変動させることが可能である.

細動脈は，血液と血管壁とのあいだの摩擦による血流の妨げである血管**抵抗** resistance を調節することにより，動脈から毛細血管への血流の調節において重要な役割を果している. このことから細動脈は**抵抗血管** resistance vessels であると考えられている. 血管での抵抗は主に血液と血管の内壁とのあいだの摩擦による. 血管の径が小さくなると，摩擦はそれだけ大きくなる. 細動脈の平滑筋の収縮は血管収縮を引き起し，抵抗を増加させ細動脈により供給される毛細血管への血流を減少させる. 反対に，細動脈の平滑筋の弛緩は血管拡張を起し，血管抵抗を減少させ毛細血管への血流を増加させる. 細動脈の径の変化は血圧にも影響がある：細動脈の収縮は血圧を上げ，細動脈の弛緩は血圧を下げる.

毛細血管

毛細血管 capillaries は最も細い血管であり，径は 5 ～ 10 μm ほどで，動脈側からの流出を静脈還流に結ぶ U ターン部を形成している（図 21.3）. 赤血球は直径が 8 μm なので，赤血球が毛細血管の血管腔を 1 列で通り抜けるのにも赤血球が折り曲がらなければならいことが

図21.3 細動脈，毛細血管，細静脈．毛細血管前括約筋が血管床の血流を調節する．

毛細血管では，栄養素，気体，老廃物が血液と間質液とのあいだで交換される．

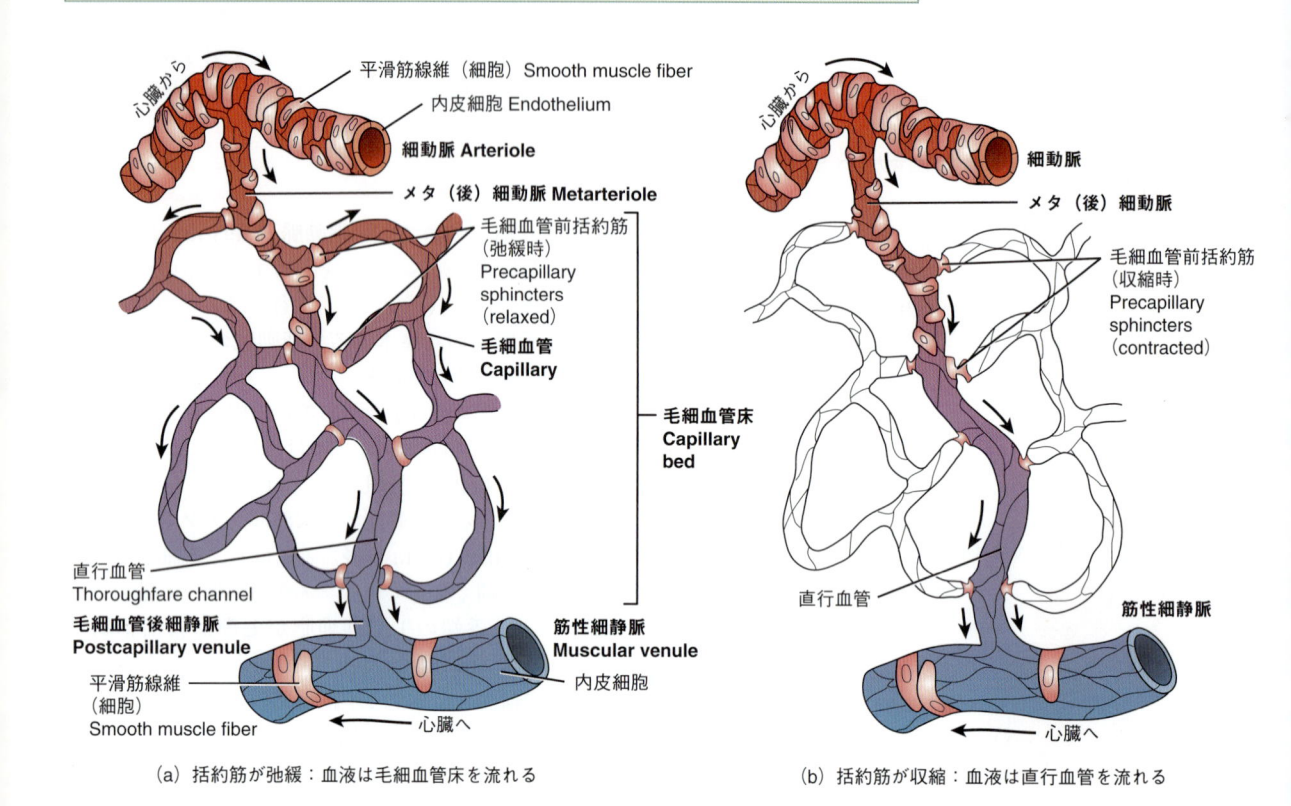

（a）括約筋が弛緩：血液は毛細血管床を流れる

（b）括約筋が収縮：血液は直行血管を流れる

Q なぜ，代謝活性の高い組織は密な毛細血管網をもつのか？

よくある．毛細血管は，およそ200億本の短くて（長さ数百 μm），分枝し，また互いに吻合している血管からなる広大な血管網を形成し，その血管はからだ中の個々の細胞のあいだを走る．この毛細血管網がからだの細胞と接触している非常に大きな表面積を形成する．メタ細動脈から毛細血管を経て**毛細血管後細静脈 postcapillary venule**（毛細血管からの血液を受ける細静脈）に流入する血流を**微小循環 microcirculation**（micro＝小）という．毛細血管の最も重要な機能は血液と組織液とのあいだでの物質の交換である．このため，この薄い血管壁の毛細血管を**交換血管 exchange vessels** とよばれている．

毛細血管はからだのほとんどすべての細胞の近傍に存在するが，その数は毛細血管が養う組織の代謝活性により異なる．筋，脳，肝臓，腎臓，神経系などの代謝要求性の高い体組織では，酸素と栄養素をより多く使用し，発達した毛細血管網がある．腱や靱帯など代謝活性の低い組織では毛細血管の数も少ない．からだを覆い，あるいは裏打ちしているすべての上皮，眼の角膜と水晶体，

軟骨など少数の組織には毛細血管が存在しない．

毛細血管には中膜と外膜がないという構造は，その交換血管としての機能に適したものである．毛細血管の血管壁は1層の内皮細胞（図21.1 c 参照）と基底膜のみから構成されているので，血中の物質は組織液や組織細胞に到達するためには1細胞層を通り抜けるのみでよい．物質の交換は毛細血管と細静脈の始めの部分を通してのみ行われる．動脈，細動脈，大多数の細静脈や静脈の血管壁は厚いので障壁となる．毛細血管は非常によく分枝した血管網を形成し，物質の急速な交換が可能な内腔面の面積を増大させている．ほとんどの組織で，代謝の必要度が低い時には，血液は毛細血管網の小部分のみを流れている．しかし，収縮している筋のように，組織が活性化すると，毛細血管網全体が血液により満たされる．

全身で毛細血管は，**毛細血管床 capillary bed**（図21.3）すなわち1本のメタ細動脈から派生する10〜100本の毛細血管網の一部分として機能している．血液は以下のように，からだのほとんどの部位で，細動脈か

ら毛細血管網を通って細静脈へと流れることが可能である:

1. **毛細血管**. この経路では, 血液は細動脈から**毛細血管 capillaries** に流入し, ついで細静脈 (毛細血管後細静脈) に流れる. 前述したように, メタ細動脈と毛細血管との接合部には毛細血管中の血流を調節する毛細血管前括約筋とよばれている輪状の平滑筋が存在している. 毛細血管前括約筋が弛緩 (開放) している時は, 血液は毛細血管に流入し (図21.3a); 毛細血管前括約筋が逆に収縮 (閉鎖, ないし部分閉鎖) している時は, 毛細血管中の血流は停止もしくは減少する (図21.3b). 典型的には, メタ細動脈の平滑筋や毛細血管前括約筋は収縮と弛緩を交互に繰り返すので, 血液は毛細血管の中を間欠的に流れている. この間欠的な収縮と弛緩は, 1分間に5〜10回起るもので, **血管運動 vasomotion** とよばれている. 血管運動には内皮細胞から放出された化学物質もある程度寄与している; 一酸化窒素はその一例である. どの時点でも, 全毛細血管の約25%にしか血液は流れていない.

2. **直行血管**. メタ細動脈の近位端は散在する平滑筋が取り囲み, その収縮と弛緩が血流の調節を補助している. この細動脈の遠位端には平滑筋は存在しない; この部位は毛細血管に似ており**直行血管 thoroughfare channel** とよばれている. 直行血管は毛細血管床を素通りし, 細動脈から細静脈への直結路となっている.

からだには連続型毛細血管, 有窓型毛細血管, 洞様毛細血管の3種類の異なる型の毛細血管が存在している (図21.4). 多くの毛細血管は**連続型毛細血管 continuous capillaries** であり, この型の毛細血管では, 隣接する内皮細胞間の間隙である, **細胞間隙 intercellular clefts** のみで断続するだけで, 内皮細胞の細胞膜が連続的な管を形成している (図21.4a). 連続型毛細血管は中枢神経系, 肺, 筋組織, 皮膚などに存在している.

からだにある他の毛細血管は**有窓型毛細血管 fenestrated capillaries** (fenestr- =窓) である. 有窓型毛細血管の内皮細胞の細胞膜には, 直径70〜100 nmの多数の小孔, **窓 fenestrations** がある (図21.4b). 有窓型毛細血管は腎臓, 小腸の絨毛, 脳室の脈絡叢, 眼の毛様体突起や大部分の内分泌腺に存在する.

洞様毛細血管 sinusoids (sinus =洞) は他の毛細血管より内腔が広く, より迂曲している. その内皮細胞には異常に大きな孔があることがある. 基底膜が不完全であったり, 欠如したりする (図21.4c) のに加え, 洞

図21.4 **毛細血管の種類.**

毛細血管は細動脈と細静脈とをつなぐ, 顕微鏡レベルの血管である.

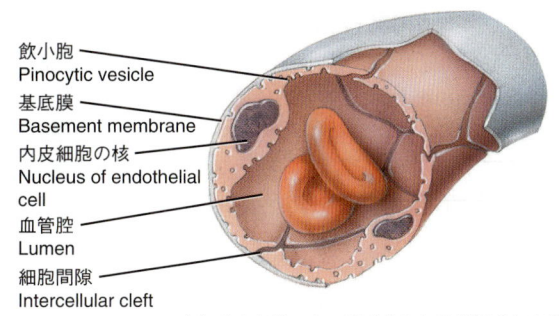

飲小胞
Pinocytic vesicle
基底膜
Basement membrane
内皮細胞の核
Nucleus of endothelial cell
血管腔
Lumen
細胞間隙
Intercellular cleft

(a) 内皮細胞により形成された連続型毛細血管

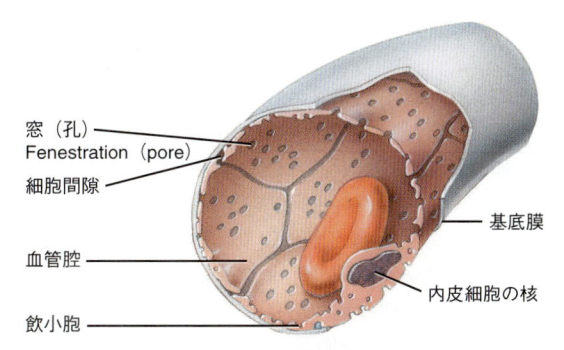

窓 (孔)
Fenestration (pore)
細胞間隙
血管腔
飲小胞
基底膜
内皮細胞の核

(b) 有窓型毛細血管

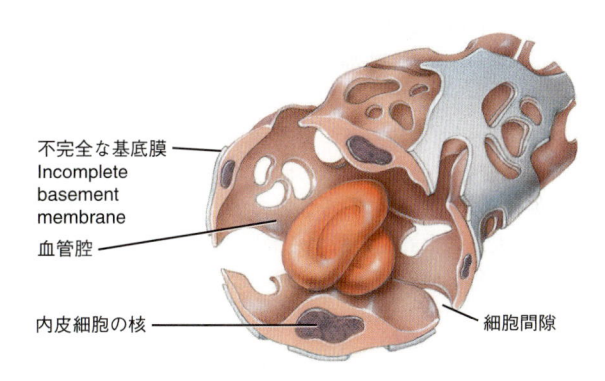

不完全な基底膜
Incomplete basement membrane
血管腔
内皮細胞の核
細胞間隙

(c) 洞様毛細血管

Q 毛細血管壁を物質はどのようにして通すのか?

様毛細血管の細胞間隙は非常に広く, タンパク質やある場合には細胞さえもが組織から血流中へ通り抜けることが可能である. 例えば, 新生血球は骨髄の洞様毛細血管壁を通り抜けて血流に入る. さらに, 洞様毛細血管壁には組織の機能に適応した特異的な細胞が存在することがある. 例えば, 肝臓の洞様毛細血管 (類洞) には血液から細菌や他の残滓を取り除く食細胞が存在する. 洞様毛

細血管は脾臓，下垂体前葉，副甲状腺（上皮小体），副腎にも存在している．

　通常，血液は心臓から出て，次に動脈，小動脈，毛細血管，小静脈，静脈の順に通過して心臓に戻る．しかしながら，からだの一部では，血液は一つの毛細血管網を通過したのち，**門脈 portal vein** とよばれる静脈を通って他の毛細血管網に入る．このような血液循環を**門脈系 portal system** とよんでいる．門脈系の名前は 2 番目の毛細血管網の存在部位からきている．例えば，肝臓（肝門脈循環；図 21.29 参照）と下垂体（下垂体門脈系；図 18.5 参照）に付随する門脈系がある．

細静脈

　細静脈 venules と静脈は，細動脈や動脈と異なり，血管壁は薄く容易にはその形状を保持できない．細静脈は毛細血管の血液を受け心臓への還流を開始させる（図 21.3 参照）．

　前述のように，毛細血管からの血液を最初に受ける細静脈を**毛細血管後細静脈 postcapillary venules** とよぶ．毛細血管後細静脈は最も細い細静脈で，径は 10 〜 50 μm で，ゆるく組み合さった細胞間結合をもっており（全血管系の中で最も弱い内皮細胞間の結合），透過性が高い．毛細血管後細静脈は栄養素と老廃物の交換と白血球の遊出の重要な場であり，このことから毛細血管とともに微小循環性の交換部を部分的に形成している．

　毛細血管後細静脈は毛細血管から遠ざかると，輪状に配列した 1 層から 2 層の平滑筋細胞が加わってくる．このような**筋性細静脈 muscular venules**（50 〜 200 μm）は血管壁が少し厚くなり，その結果，壁を通しての組織液とのあいだの交換はもはや起きない．毛細血管後細静脈や筋性細静脈の薄い血管壁は血管系では最も伸展性がある部位である；このため，これらの血管は拡張し，大量の血液を集積する最適の貯蔵器となりうる．毛細血管後細静脈と筋性細静脈では，血液量の 360％ の増加が測定されている．

静脈

　静脈 veins は細いものから，中程度，大静脈とその形状は変化するが，それに応じた血管構造の変化は動脈ほどには存在しない．一般的に，静脈の血管壁はその径と比較して相対的に菲薄である（平均的な厚さは血管の径の 1/10 以下）．静脈の径は細い静脈の 0.5 mm から心臓に入る上大静脈や下大静脈の 3 cm までにわたっている．

　静脈は動脈と基本的には同じ 3 層からなるが，層の相対的な厚さは異なっている．静脈の内膜は動脈の内膜よりも薄く；静脈の中膜は比較的わずかな平滑筋と弾性線維をもち，動脈の中膜よりもはるかに薄い．静脈の外膜は最も厚い層であり，膠原線維と弾性線維から構成されている．静脈には動脈に存在する外弾性板と内弾性板がない（図 21.1 b 参照）．それでも静脈には，高い圧力には耐えられないが，中を流れる血液の容量と圧力の変化に対応するだけの十分な拡張性がある．さらに，静脈の血管腔は同程度の動脈の血管腔と比較すると広く，切断面をみると潰れているように（扁平化して）みえることがよくある．

　心臓のポンプ作用が静脈血を心臓に還流させる主要な駆動力である．下肢では骨格筋の収縮も心臓への静脈血の還流の助けとなる（図 21.9 参照）．静脈の平均の血圧は動脈の血圧よりも相当低い．血圧の違いは切断血管から血液が漏出する時にわかる．切れた静脈からは血液は滑らかにゆっくりと流れ，動脈からは急速に噴出する．動脈と静脈との構造上の差異のほとんどはこの圧力差を反映したものである．例えば，静脈壁は動脈壁のようには強靱でない．

　多くの静脈，とくに下肢の静脈には，フラップのような弁尖を形成する薄い内膜のヒダで構成されている**静脈弁 valves** がある．弁尖は血管腔内へ心臓方向に突出している（図 21.5）．静脈内の低い血圧は血液の心臓への還流を遅くし，逆流さえ起す；静脈弁は血液の逆流を防ぎ静脈血の還流を助けている．

　静脈洞 vascular（venous）sinus は径を変化させる平滑筋をもたず薄い血管壁をもつ静脈である．静脈洞では周囲を囲む強靱結合組織が中膜と外膜に取って代り血管を保持している．例としては，硬膜静脈洞は硬膜により支持されており，脳からの脱酸素化した静脈血を心臓へ運んでいる．静脈洞のもう一つの例は心臓の冠状静脈洞である（図 20.3 c 参照）．

　静脈は対応する動脈と同様の経路を走行しているが，静脈は血管壁の構造を別にしても，さらにいくつかの点で動脈とは異なっている．第一に，いくつかの理由で静脈は動脈よりも数が多い．中程度からさらに細い筋性動脈に伴行する静脈は対になって走行するものも少なくない．この一対の静脈は動脈に伴行し，**吻合静脈 anastomotic veins** とよばれる静脈路によって互いに吻合している．吻合静脈は伴行動脈の上を交叉し梯子の横木状の連絡路を対の静脈間に形成している（図 21.26 c 参照）．対の静脈は体肢で最もよくみられる．皮膚の皮下深層は静脈の別の源流部である．この静脈は**浅静脈 superficial veins（皮静脈 cutaneous veins）**とよばれ，皮下を走っているが，同行する動脈は存在しない．浅静脈はその経過中に，骨格筋のあいだを走る**深部静脈 deep veins** と弱い結合（吻合）を形成している．この結合により，浅部と深部の血流間の交流が可能になっている．浅静脈内の血流量はからだの各部位ごとで異なる．上肢では，深部静脈よりも浅静脈が太く，上肢

図 21.5 静脈弁.

静脈の弁は血液を一方向—心臓方向へだけ流す.

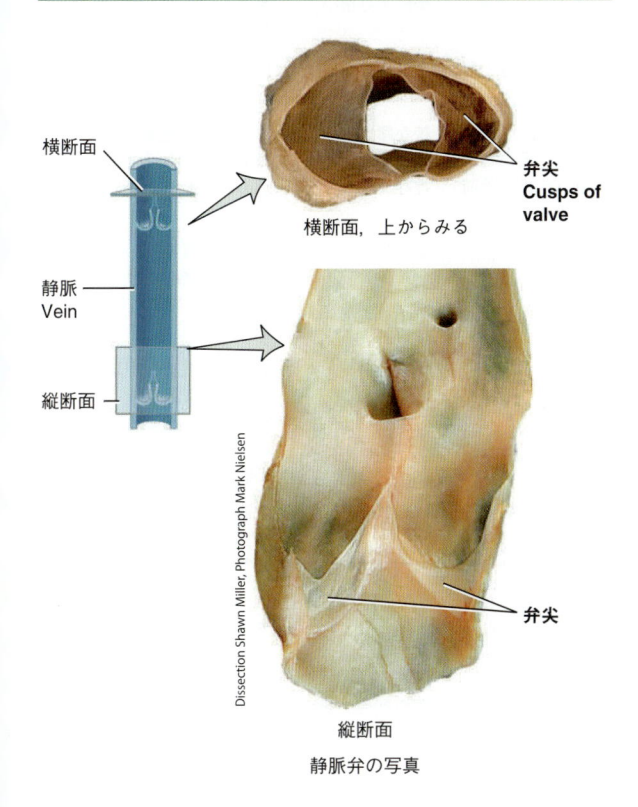

横断面

弁尖
Cusps of
valve

横断面, 上からみる

静脈
Vein

縦断面

弁尖

Dissection Shawn Miller, Photograph Mark Nielsen

縦断面

静脈弁の写真

Q 上肢や下肢の静脈弁が頸部の静脈弁より重要なのはどうしてか?

の毛細血管から心臓への主要な還流路となっている. 下肢では, 逆であり, 深部静脈が主要な還流路となっている. 実際に, 小吻合血管の一方向弁は浅静脈から深部静脈へは血液を通すが, 逆方向への血流は阻止している. このようなしくみは静脈瘤の発生と密接な関係がある.

人によっては浅静脈が皮下を走る青色の管としてみえることがある. 静脈血は暗赤色であるが, 静脈壁と皮膚の組織は赤色の波長の光を吸収し, 青色光は皮膚表面から目まで通過するために静脈は青色にみえることになる.

血管の種類と特徴については表 21.1 に要約する.

血液の分布

休息時には全血液量の大部分—約 64%—は体循環の静脈および細静脈中に存在する（図 21.6）. 体循環の動脈と細動脈中には全血液量の約 13%, 体循環の毛細血管中に約 7%, 肺の血管中に約 9%, 心臓中に約 7% が存在する. 体循環の静脈と細静脈が血液の大部分を保持しているので, 静脈と細静脈は, 必要が生じた時, 速や

かに血液を供給することができる**血液貯蔵所 blood reservoirs** として機能している. 例えば, 筋の活動が高まると, 脳幹の心臓血管中枢は静脈へ送る交感性インパルスを多くする. その結果, **静脈収縮 venoconstriction** が起り, 血液貯蔵所中の血液量を減少させ, 最も血液が必要とされる骨格筋へ流れ込む血液量の増加をもたらす. 同様の機構が出血の時にも働き, 血液量が減少し血圧が低下すると, この時は, 静脈収縮が血圧低下への対処の一助となる. 主要な血液の貯蔵部としては, 腹部臓器（とくに肝臓と脾臓）の静脈と皮膚の静脈が挙げられる.

🔱 臨床関連事項

静脈瘤

漏出性の静脈弁は静脈を拡張させ蛇行させることがあり, この状態を**静脈瘤**あるいは**拡張蛇行静脈（怒張性）静脈 varicose veins**, varices （varic- ＝拡張した静脈；単数形 varix）とよんでいる. からだのほとんどすべての部位の静脈で起りうるが, 食道の静脈と下肢の浅（皮）静脈で好発する. 下肢の静脈瘤は美容上の問題から重大な医学的問題にまで及ぶことがある. 弁の不全は先天的な原因, 機械的なストレス（長時間の起立や妊娠などによる）, 加齢などにより起る. 漏れがある静脈弁は, 深部静脈から効率がやや低い浅静脈への血液の逆流を起し, 血液は浅静脈に貯留する. この血液の貯留は静脈の拡張圧を生じ, 周囲の組織への液の漏出を起す. 結果として, 冒された静脈とその周囲の組織は炎症を起し, 痛みを伴い過敏になる. 下腿の浅（皮）静脈, とくに伏在静脈はきわめて静脈瘤になりやすく, 一方, 深部静脈は周囲の骨格筋が静脈壁の過度の伸展を防止するので冒され難い. 肛門管の静脈瘤は**痔 hemorrhoids** とよばれる. 食道静脈瘤は食道下部や時には胃の上部の壁の拡張した静脈から起る. 食道静脈瘤からの出血は生命の危険を伴うものであり, 多くは慢性的な肝臓疾患の結果による.

下肢静脈瘤にはいくつかの治療法が知られる. **弾性靴下 elastic stockings** は症状が軽い人や他の治療を推奨できない人も使用できる. **硬化療法 sclerotherapy** は, 内膜を傷害する溶液を注入し, 無害の表層性血栓性静脈炎（凝血塊をもつ炎症）を起す治療法である. 傷害部位が治癒すると, 瘢痕形成により静脈が閉塞される. **高周波静脈閉鎖術 radiofrequency endovenous occlusion** は, 静脈瘤を加熱し閉鎖するために高周波エネルギーを利用する. **レーザー閉鎖術 laser occulusion** は, 静脈の閉鎖へのレーザー治療の応用である. **剥離法 stripping** とよばれる外科的処置では静脈が除去される. 具体的には可撓性のワイヤーを静脈内に通し, 引き抜くことにより静脈瘤をはぎ取る.

表21.1 血管の種類と特徴

血 管	太 さ	内 膜	中 膜	外 膜	機 能
弾性動脈 Elastic arteries	最　大	明瞭な内弾性板	厚く弾性線維が豊富；明瞭な外弾性板	中膜より薄い	血液を心臓から筋性動脈へ導く
筋性動脈 Muscular arteries	中程度の太さ	明瞭な内弾性板	厚く平滑筋が豊富；薄い外弾性板	中膜より薄い	血液を細動脈に分配する
細動脈 Arterioles	顕微サイズ（径 15～300 μm）	薄く，有窓性の内弾性板；末梢部では消失する	環状に配列した1, 2層の平滑筋；最末梢部の平滑筋は毛細血管前平滑筋となる	疎な膠原線維性結合組織と交感神経	血液を毛細血管に分配し，細動脈から毛細血管への血流の制御を助ける
毛細血管 Capillaries	顕微サイズ；最も細い血管（径 5～10 μm）	内皮と基底膜	な　し	な　し	血液と間質液のあいだでの栄養素と老廃物の交換を行う；血液を毛細血管後細静脈に送る
毛細血管後細静脈 Postcapillary venules	顕微サイズ；最も細い血管（径 10～50 μm）	内皮と基底膜	な　し	疎	血液を筋性細静脈に通す；血液と間質液のあいだでの栄養素と老廃物の交換を行い，白血球の遊出の場として機能する
筋性細静脈 Muscular venules	顕微サイズ；最も細い血管（径 50～200 μm）	内皮と基底膜	環状に配列した1, 2層の平滑筋	疎	血液を静脈に通す；（毛細血管後細静脈とともに）大量の血液の貯留
静脈 Veins	径は0.5 mm～3 cmの範囲	内皮と基底膜；弾性板はない；静脈弁がある；伴行動脈より血管腔がかなり大きい．	動脈の中膜よりかなり薄い；外弾性板はない	3層で最も厚い	体肢の静脈弁の働きなどで，血液を心臓に還流する

図21.6 心臓血管系における血液分布（安静時）.

> 静脈と細静脈に全血液量の半分以上が存在するので，静脈と細静脈は血液貯蔵所とよばれる．

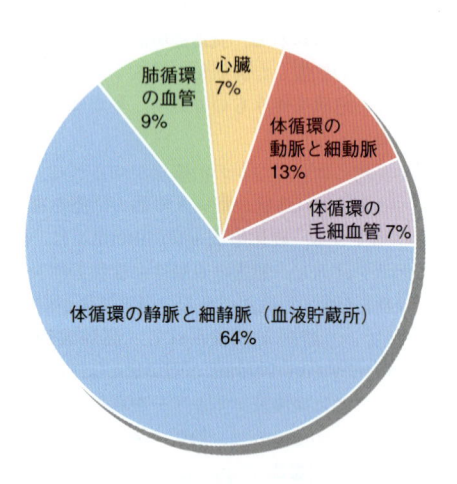

- 肺循環の血管 9%
- 心臓 7%
- 体循環の動脈と細動脈 13%
- 体循環の毛細血管 7%
- 体循環の静脈と細静脈（血液貯蔵所）64%

Q 血液量が5 Lとすると，細静脈と静脈にある血液量はどれだけか？　毛細血管にある血液量はどれだけか？

チェックポイント

1. 動脈の中膜にある弾性線維と平滑筋の機能はなにか．
2. 弾性動脈と筋性動脈はどのような違いがあるか．
3. 血液と体細胞間の物質交換を可能とする毛細血管の構造上の特徴はなにか．
4. 圧貯蔵器と血液貯蔵所の違いはなにか．それぞれはなぜ重要なのか．
5. 吻合と側副循環の関係はなにか．

21.2 毛細血管における物質交換

目　標

- 毛細血管と間質腔のあいだで液を移動させる圧について考察する．

心臓血管系の全体の本務は毛細血管を通る血流を保つことであり，**毛細血管での物質交換** capillary exchange，すなわち血液と間質液のあいだの物質移動が行われる．どの時点でも全身の血液の7%は毛細血管内にあって間質液とのあいだで物質交換を継続的に行っ

ている．物質は 3 つの基本的な機序—拡散，トランスサイトーシス transcytosis，総体流 bulk flow —によって毛細血管を出入りしている．

拡　散

毛細血管での物質交換の最も重要な機序は単純拡散である．酸素や二酸化炭素，グルコース，アミノ酸，ホルモンなどの多くの物質は，単純拡散によって毛細血管を出入りする．正常では酸素と栄養素は血中に高濃度で存在しているため，酸素と栄養素は濃度勾配の低い間質液へ，ついで体細胞へと順に拡散していく．体細胞から放出された二酸化炭素や老廃物は間質液で高濃度であるため，血中に拡散していく．

血液や間質液中の物質は，細胞間隙や窓を経た拡散，または，内皮細胞を介した拡散により毛細血管壁を通過する（図 21.4 参照）．グルコースやアミノ酸のような水溶性物質は内皮細胞間隙または窓を介して毛細血管壁を通り抜ける．酸素，二酸化炭素，ステロイドホルモンのような脂溶性物質は，内皮細胞膜の脂質二重膜を直接透過し毛細血管壁を通過する．ほとんどの血漿タンパク質と赤血球は，内皮細胞間隙や窓を通過するには大きすぎるので，連続型毛細血管や有窓型毛細血管の血管壁を通過できない．

洞様毛細血管（類洞）では，細胞間隙が大きく，タンパク質や血球も血管壁を通過できる．例えば，肝細胞はフィブリノゲン（主要な凝固タンパク質）やアルブミンのような多くの血漿タンパク質を合成し放出している．それらは洞様毛細血管から血流中に拡散する．赤色骨髄では血球がつくられ（造血），洞様毛細血管を経て，血流に入る．

洞様毛細血管とは対照的に，脳の毛細血管は，わずかな物質しかその血管壁を通過させない．脳のほとんどの領域には連続型毛細血管があるが，この毛細血管は非常に"密着性"である．ほとんどの脳毛細血管の内皮細胞はタイトジャンクション（密着結合）により互いに緊密に目張りされている．結果的に生じる，脳毛細血管に出入りする物質移動の制限は，**血液脳関門** blood-brain barrier（14.1 節参照）として知られている．視床下部，松果体，下垂体のように，血液脳関門がない脳の領域では，毛細血管での物質交換は自由に行われる．

トランスサイトーシス（経細胞輸送）

少量の物質は**トランスサイトーシス** transcytosis（trans- ＝横切って；-cyt- ＝細胞；-osis ＝過程）によって毛細血管壁を通過する．この過程では，血漿内の物質はエンドサイトーシス（細胞内化）によって最初に内皮細胞に入る小さな飲小胞の中に封入され，次に細胞内を横切って移動し，エクソサイトーシス（開口放出）によっ

て反対側に出る．トランスサイトーシスは，他の方法では毛細血管壁を通過できない，大きな脂肪不溶性分子の輸送法として重要である．例えば，ホルモンであり，小さなタンパク質であるインスリンはトランスサイトーシスによって血流に入り，同じくタンパク質である抗体の一部は，母体の血液循環から胎児の血液循環へとトランスサイトーシスにより移る．

総体流：濾過と再吸収

総体流 bulk flow は，液体中の**多数**のイオン，分子あるいは粒子が同時に同一方向に移動する受動的な過程である．物質は拡散だけの場合であるよりもはるかに速く移動する．総体流は圧の高い領域から低い領域に生じ，その圧力差が存在する限り続く．拡散は血液と間質液のあいだの**溶質交換** solute exchange としてより重要であるが，総体流は，**血液と間質液の相対的な量** relative volumes of blood and interstitial fluid を調節する上でより重要である．圧により毛細血管から間質液へ押し出される液と溶質の移動を**濾過** filtration とよぶ．圧による間質液から毛細血管内への移動は**再吸収** reabsorption とよばれる．

濾過は，心臓のポンプ作用によって生じる圧である血液静水圧と，間質液浸透圧という 2 つの圧により促進される．間質液の再吸収を促進する主な圧は，血液膠質浸透圧である．これらの圧の差は**正味の濾過圧** net filtration pressure（NFP）とよばれ，これが血液量と間質液量が安定しているか，それとも変動するかを決める．全体としては，正常に再吸収された液と溶質の量は，濾過量とほぼ同量である．この平衡性は，**毛細血管のスターリングの法則** Starling's law of the capillaries として知られている．この静水圧と浸透圧がどのように均衡しているのかをみてみよう．

血管内では，静水圧は血漿の水が血管壁を押す圧に起因している．**血液静水圧** blood hydrostatic pressure（BHP）は，最も動脈よりの毛細血管で約 35 mmHg（水銀柱 35 mm の圧），最も静脈よりの毛細血管で約 16 mmHg である（図 21.7）．血液静水圧は液を毛細血管外，間質液中に押し出す．この圧に対抗する間質液の圧は，**間質液静水圧** interstitial fluid hydrostatic pressure（IFHP）とよばれ，間質腔から毛細血管へ液を押し戻す．しかし，間質液静水圧は零に近く（間質液静水圧は測定が困難で，報告されている測定値もわずかに正の値から負の値で変動している）．以下，毛細血管全域にわたって間質液静水圧は 0 mmHg に等しいとする．

毛細血管壁を隔てた浸透圧の差はほとんどすべて血漿タンパク質の存在により生じている．血漿タンパク質は大きく，内皮細胞の窓も細胞間隙も通過できない．**血液**

図21.7　毛細血管における物質交換の力学（毛細血管のスターリングの法則）．過剰に濾過された液は毛細リンパ管中に排出される．

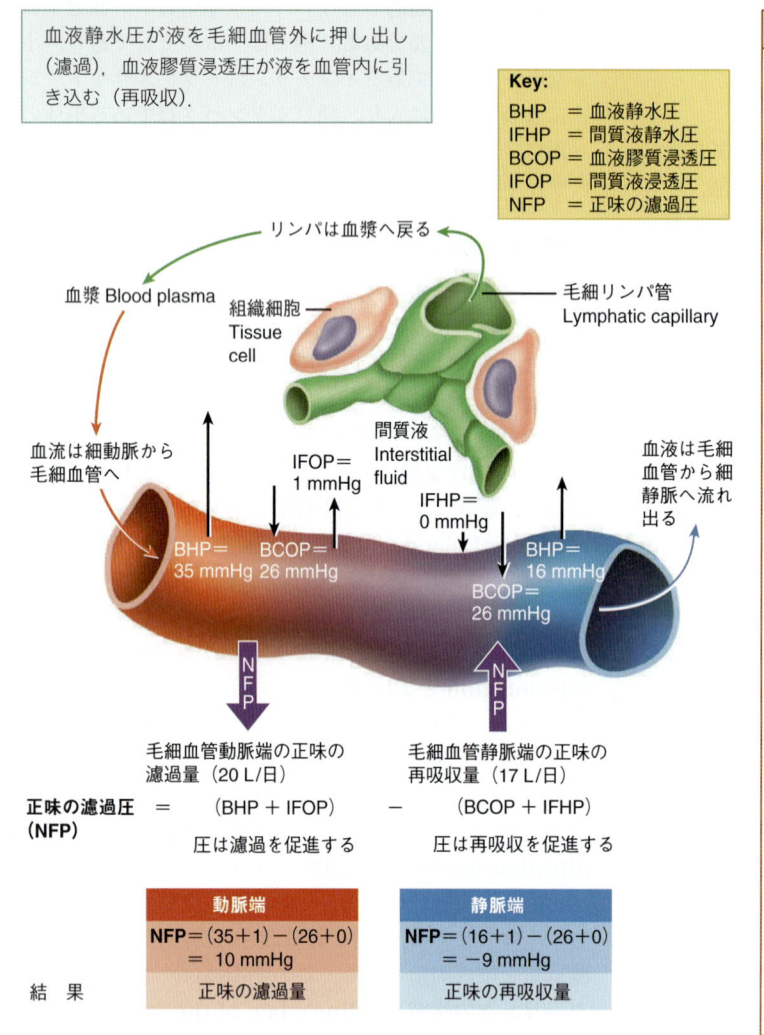

血液静水圧が液を毛細血管外に押し出し（濾過），血液膠質浸透圧が液を血管内に引き込む（再吸収）．

Key:
BHP　＝血液静水圧
IFHP＝間質液静水圧
BCOP＝血液膠質浸透圧
IFOP＝間質液浸透圧
NFP　＝正味の濾過圧

リンパは血漿へ戻る

血漿 Blood plasma

組織細胞 Tissue cell

毛細リンパ管 Lymphatic capillary

血流は細動脈から毛細血管へ

IFOP＝1 mmHg

間質液 Interstitial fluid

IFHP＝0 mmHg

血液は毛細血管から細静脈へ流れ出る

BHP＝35 mmHg　BCOP＝26 mmHg

BHP＝16 mmHg

BCOP＝26 mmHg

NFP

NFP

毛細血管動脈端の正味の濾過量（20 L/日）

毛細血管静脈端の正味の再吸収量（17 L/日）

正味の濾過圧（NFP）　＝　（BHP ＋ IFOP）　－　（BCOP ＋ IFHP）

圧は濾過を促進する　　　　圧は再吸収を促進する

動脈端	静脈端
NFP＝（35＋1）－（26＋0） ＝ 10 mmHg	**NFP**＝（16＋1）－（26＋0） ＝ −9 mmHg
結果　正味の濾過量	正味の再吸収量

$ 臨床関連事項

浮　腫

　濾過量が再吸収よりもはるかに上回れば，その結果が**浮腫（水腫）edema**（＝膨張）であり，間質液量の異常な増加を意味する．組織の浮腫は，間質液量が30%以上増加するまでは，通常検出できない．浮腫は過剰な濾過もしくは再吸収が不十分な時に起る．

　過剰濾過を起す2つの状況：
・**毛細血管圧の上昇** increased capillary blood pressure により，毛細血管からより多くの液の濾過を引き起される．
・**毛細血管透過性の増加** increased permeability of capillaries により，血漿タンパク質が漏出し，間質液浸透圧を上昇させる．このような漏出は，化学物質，細菌，熱や物理的な作用の毛細血管壁に対する傷害作用により引き起される．

　一般に不十分な再吸収を起す状況：
・**血漿タンパク質濃度の低下** decreased concentration of plasma proteins は，血液膠質浸透圧を低下させる．血漿タンパク質の合成や食事による摂取が不十分になったり，血漿タンパク質の喪失は，肝疾患，やけど，栄養不良（例えば，クワシオルコル，25章 “医学用語” 参照）や腎疾患などに付随している．

Q　肝不全の人は正常量の血漿タンパク質を合成できない．血漿タンパク質の不足が血液膠質浸透圧にどのような影響を及ぼすか？また，毛細血管における物質交換への影響はなにか？

膠質浸透圧 blood colloid osmotic pressure（BCOP）は，血漿中のこれらの大きなタンパク質のコロイド懸濁によって引き起される力で，ほとんどの毛細血管で平均して26 mmHg である．血液の膠質浸透圧は間質液を間質腔から毛細血管内へ引く．血液膠質浸透圧に対抗する圧は**間質液浸透圧 interstitial fluid osmotic pressure（IFOP）**で，血漿を毛細血管から間質液へ引く．正常では，間質液にはごく少量のタンパク質しか存在しないので，間質液浸透圧は0.1〜5 mmHg と非常に小さい．少量のタンパク質が血漿から間質液へ漏れ出るが，毛細リンパ管内のリンパ中へ入り，最後は血中へ戻るので，漏出したタンパク質が間質液中に蓄積することはない．以下の考察では間質液浸透圧（IFOP）としては

1 mmHg を使う．

　毛細血管に液が入ってくるか出ていくかは圧の差による．液を毛細血管外に押し出す圧が毛細血管内に引く力よりも大きくなった場合，液は毛細血管から間質へと移動する（濾過）．逆に，間質液を間質腔から押し出す圧が毛細血管外へ液を引く力よりも大きくなると，液は間質腔から毛細血管内へと移動する（再吸収）．

　体液の移動方向を示す正味の濾過圧（NFP）は，以下のように計算される．

$$NFP ＝ (BHP ＋ IFOP) － (BCOP ＋ IFHP)$$

濾過を促進する圧　　再吸収を促進する圧

最も動脈よりの毛細血管では，

$$NFP = (35 + 1) \text{ mmHg} - (26 + 0) \text{ mmHg}$$
$$= (36 - 26) \text{ mmHg} = 10 \text{ mmHg}$$

このように，動脈の毛細血管端では，総合すると 10 mmHg の**外向きの圧** net outward pressure があり，液は毛細血管を出て間質へ移動する（濾過）．

最も静脈よりの毛細血管端では，

$$NFP = (16 + 1) \text{ mmHg} - (26 + 0) \text{ mmHg}$$
$$= (17 - 26) \text{ mmHg} = -9 \text{ mmHg}$$

最も静脈よりの毛細血管端では，負の値であり（−9 mmHg），総合すると**内向きの圧** net inward pressure となり，液は間質から毛細血管内へ移動する（再吸収）．

平均して，毛細血管から濾し出された液の約85%が再吸収される．過剰に濾過された液と，血液から間質液へ漏出した少量の血漿タンパク質は，毛細リンパ管へ入る（図 22.2 参照）．リンパは，上部胸郭にある内頸静脈と鎖骨下静脈の合流部へ流入するので（図 22.3 参照），これらの物質は血液へ戻ることになる．毎日，約20 Lの液が，毛細血管から全身の組織へ濾し出されている．この液のうち 17 L は再吸収され，3 L は毛細リンパ管へ入る（尿の生成過程の濾過を除く）．

チェックポイント

6. どのようにして物質は血漿に出入りするのか．
7. 静水圧と膠質浸透圧によって，液の毛細血管壁通過はどのようになるか．
8. 浮腫を定義し，浮腫がどのように生じるのかを述べなさい．

21.3　循環動態：血流に影響を及ぼす因子

目 標

• 血流量を制御する因子について説明する．
• 心臓血管系全体で血圧がどのように変化するか説明する．
• 平均動脈血圧と全身血管抵抗を決定する因子を述べる．
• 血管断面積と血流速度との関係を述べる．

循環動態 hemodynamics（homo- = 血液；dynamics = 原動力）は全身に血液を循環させる原動力の変動のことである．**血流** blood flow は一定時間内に組織を流れる血液の量（mL/min）である．全血流は心拍出量（CO）であり，毎分全身の（あるいは肺の）血管を循環している血液量でもある．20 章で，心拍出量は心拍数と一回拍出量により決定されることを確かめた：心拍出量（CO）= 心拍数（HR）× 一回拍出量（SV）．心臓から拍出された血液が循環路を経てさまざまな体組織に分配される機序は，さらに2つの因子が関係する：(1) 組織を通して血流を駆動させる**圧力差** pressure difference と (2) ある特定の血管中の血流に対する**抵抗** resistance である．血流は高圧部から低圧部へ流れる．圧力差がより大きければ，血流はより多くなる．また，抵抗が大きければ大きいほど，血流は少なくなる．

血 圧

いま，述べたように，血流は，高圧部から低圧部へ流れる；圧力差が大きければ大きいほど，血流も増加する．心室の収縮が**血圧** blood pressure（BP）—血液が血管壁に及ぼす静水圧—を発生させる．血圧は心拍出量（20.5 節参照）と血液量と血管抵抗（後述）によって決定される．血圧は大動脈と太い体循環の動脈で最も高く，安静時の若年成人の血圧は収縮（心室の収縮）期 systole に約 110 mmHg に上がり，拡張（心室の弛緩）期 diastole には約 70 mmHg に下がる．**収縮期［血］圧** systolic blood pressure（SBP）は心臓収縮期間に到達する動脈の最高圧で，**拡張期［血］圧** diastolic blood pressure（DBP）は心臓拡張期間での動脈の最低圧である（図 21.8）．血液が大動脈を出て，体循環を巡り，左心室からの距離が大きくなるにつれて血圧は次第に低下する．血液が体循環の動脈から細動脈を通って毛細血管に入ると血圧は約 35 mmHg まで下がる．毛細血管では血圧の変動 fluctuation が消える．静脈端の毛細血管では，血圧は約 16 mmHg まで落ちる．血液が，細静脈に続き静脈へと進むと，左心室からさらに遠くなり，血圧は低下し続ける．最終的に，血液は右心室へ流入し，血圧は 0 mmHg になる．

平均動脈血圧 mean arterial pressure（MAP）は動脈での平均血圧で，拡張期圧から収縮期圧へだいたい 1/3 ほど増加した値である．式にすると次の通りである：

$$平均動脈血圧 = 拡張期圧 + 1/3（収縮期圧 - 拡張期圧）$$

したがって，血圧が 110/70 mmHg の人では，平均動脈血圧は約 83 mmHg［70 + 1/3（110 − 70）］である．

すでに，心拍出量が心拍数と一回拍出量の積に等しいことは知っている．心拍出量（CO）を計算するもう一つの方法は，平均動脈血圧（MAP）を血管抵抗（R）で割る方法である：CO = MAP ÷ R．この式で移項すれば，MAP = CO × R であることがわかる．もし，心拍出量の増加が，一回拍出量または心拍数の増加により生じる場合は，血管抵抗が一定である限り，平均動脈血圧は上がる．同様にもし血管抵抗が変らなければ，心拍出量の

図21.8 **心臓血管系の各部位での血圧.** 破線は，大動脈，動脈および細動脈の平均血圧を示す.

血圧は，毛細血管に入るまで，心拍に伴い上下する.

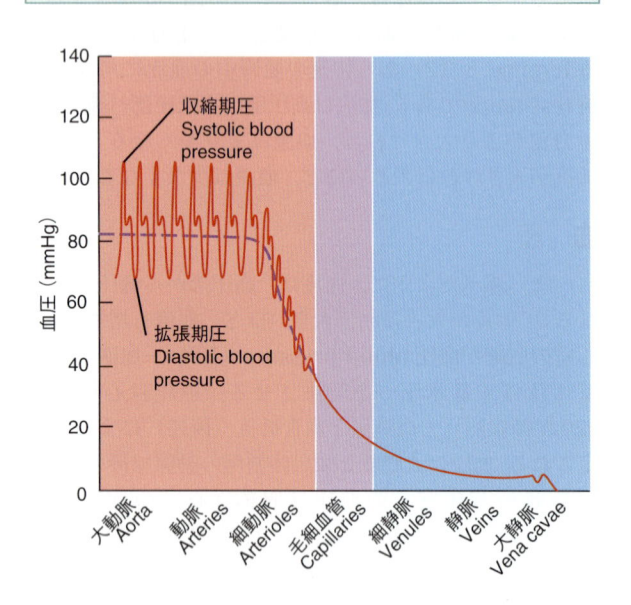

Q 大動脈の平均血圧は収縮期圧と拡張期圧のいずれに近いか？

低下は平均動脈血圧を下降させる.

血圧には心臓血管系に存在する全血液量も影響する. 成人の正常血液量は約5Lである. 出血などの，少しの血液量の減少も，動脈を循環する血液量を分ごとに減少させる. 軽度の血液喪失は，血圧を維持するホメオスタシスの機序（21.4節で詳述）によって代償される. しかし，血液量の減少が全血液量の10%以上になると血圧が低下する. 逆に，体内の水分貯留のような血液量を増加させるものは血圧を上昇させうる.

血管抵抗

前述したように，**血管抵抗 vascular resistance** は，血液と血管壁のあいだの摩擦による，血流に対する抵抗である. 血管抵抗には，(1) 血管腔の大きさ，(2) 血液の粘性，(3) 血管の総延長が影響する.

1. **血管腔の大きさ.** **血管腔 lumen** が小さくなればなるほど，血流への抵抗は大きくなる. 血管抵抗（R）は血管腔の直径（d）の4乗に反比例する（$R \propto 1/d^4$）. 血管径が小さければ小さいほど，血流への抵抗はより大きくなる. 血管径が半分になると，血流への抵抗は16倍に増加する. 血管収縮は血管腔を狭小化し，血管拡張は血管腔を拡大する. 正常では，ある組織を流れる血流は時々刻々変動しているが，

これは組織中の細動脈の血管収縮と血管拡張による. 細動脈が拡張すると，血管抵抗は減少し，血圧が下がる. 細動脈が収縮すると，血管抵抗が大きくなり，血圧が上がる.

2. **血液の粘性.** **血液の粘性 blood viscosity** は血漿量に対する赤血球の割合によってほとんど決まり，一部は血漿中のタンパク質の濃度が関与している. 血液の粘性が高くなるとそれに応じて血管抵抗も大きくなる. 脱水症や赤血球増加症（赤血球数の異常な増加）などの血液の粘性の増加を来す状態はどのようなものでも血圧を上昇させる. 貧血や出血による血漿タンパク質や赤血球の減少は，血液の粘性を低下させ，血圧を低下させる.

3. **血管の総延長.** 血管を流れる血流の抵抗は血管の長さに直に比例している. 血管が長くなると抵抗も大きくなる. 肥満者は，脂肪組織中の余分な血管により**血管の総延長 total blood vessel length** が増加するため，血圧が高いことが多い. 脂肪が1kg増加すると，推定では650kmの新たな血管が形成される.

全身血管抵抗 systemic vascular resistance（SVR），別名 **総末梢血管抵抗 total peripheral resistance（TPR）** は全身の血管による総血管抵抗をいう. 動脈と静脈の血管径は大きく，血液は血管壁と物理的にほとんど接触しないので，動脈や静脈の血管抵抗は非常に小さい. 最も細い血管—細動脈，毛細血管，細静脈—でほとんどの血管抵抗が生じる. 細動脈の主な機能は，血管径を変化させることで全身血管抵抗を調節することであり，血圧と特定組織への血流が制御される. 細動脈のわずかな拡張収縮だけで，全身血管抵抗には大きな影響がある. 全身血管抵抗の制御の中心部は，脳幹の血管運動中枢にある（すぐ後で説明）.

静脈還流

静脈還流 venous return は，体循環の静脈を通り心臓に戻る血流のことであるが，静脈還流は，左心室の収縮によって生まれる圧により生じている. 細静脈（平均16mmHg）と右心室（0mmHg）との圧力差は小さいが，正常では心臓への血液還流を起すのに十分である. 右心房圧ないし右心室圧が上昇すると静脈還流は減少する. 右心房圧上昇の一因は三尖弁閉鎖不全で，心室が収縮している時に血液を逆流させる. その結果，静脈還流が減少し，体循環の静脈側に血液が貯留することになる.

起立した時，例えば，解剖・生理学の講義が終って立ち上がった時など，下肢の静脈内の血液を押し上げる力は，重力の血液を押し下げる力を辛うじて上回っている. 心臓のほかに，2つの機構がポンプ作用によって血液を

下半身から心臓へ押し戻している：（1）骨格筋ポンプと（2）呼吸ポンプである．両ポンプとも，静脈中の静脈弁の存在によって機能している．

骨格筋ポンプ skeletal muscle pump は次のように働いている（図 21.9）：

❶ 起立し静止している時は，下肢に存在する静脈弁は心臓に近いもの（近位弁）も遠くのもの（遠位弁）もどちらも開いており，血液は心臓に向かって上方に流れる．

❷ つま先立ちしたり，踏み出したりするような時には下腿の筋の収縮が静脈を圧迫する．この圧迫により血液は押され近位弁を通過する．この作用のことを**ミルキング milking** という．同時に，静脈の圧迫されていない部分にある遠位弁は，血液が押し返すので閉じる．外傷や病気で動けない人ではこのような下腿の筋の収縮がない．その結果，静脈還流は遅くなり循環障害が起きることがある．

❸ 筋の弛緩直後には，静脈の圧迫されていた部位の血圧は低下し，近位弁が閉じる．足の血圧が下腿の血圧よりも高くなるので，遠位弁が開き，静脈は足からの血液によって満たされる．次に近位弁が再び開く．

図 21.9 　心臓への血液の還流での骨格筋ポンプの作用．

> ミルキングとは，静脈血を心臓方向へ動かす骨格筋の収縮のことをいう．

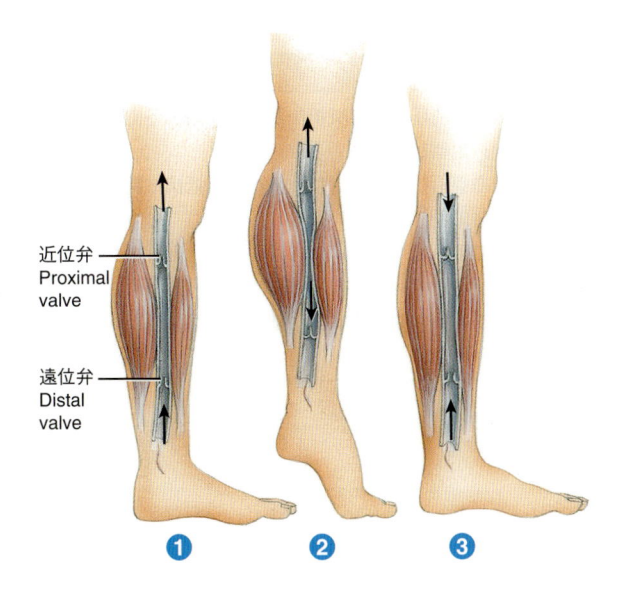

近位弁
Proximal
valve

遠位弁
Distal
valve

❶　　　❷　　　❸

Q 心臓の収縮以外では，静脈還流を引き起すポンプとして働く機構にはどのようなものがあるのか？

呼吸ポンプ respiratory pump も静脈の交互の圧縮と減圧に基づいている．吸息時には横隔膜は下方に移動し，このため胸腔内圧は低下し，腹腔内圧は上昇する．その結果，腹腔内の静脈は圧迫され大量の血液が圧縮した腹部の静脈から，圧迫から解除された胸部の静脈に入り，次に右心房に入る．呼息のあいだで，圧が逆転すると，静脈弁は胸部の静脈から腹部の静脈への血流の逆流を防ぐ．

図 21.10 に心拍出量ないし全身血管抵抗の増加により血圧を上昇させる因子を要約する．

💉臨床関連事項

失　神

　失神 syncope，もしくは気絶は，頭部外傷にはよらない，突然で，一時的な意識の喪失であり，自然に回復する．脳へ十分な血流を欠く脳虚血によることが最も一般的である．失神はさまざまな原因で起る：

- **血管抑圧性失神 vasodepressor syncope** は，突発的な情動ストレスや，傷害を実際に受けたり，受けそうになったり，または傷害を想像することにより起きる．
- **状況失神 situational syncope** は，排尿，排便，激しい咳に伴う急激な血圧の変化により起きる．
- **薬剤誘発性失神 drug-induced syncope** は，降圧薬，利尿薬，血管拡張薬，精神安定薬により生じる．
- **起立性低血圧 orthostatic hypotension** は，立ち上がった時に起きる血圧の過剰な低下で，失神することがある．

血流速度

　血流が一定時間内に組織を流れる血液の**量 volume**（mL/min）であることはすでに知っている．血流の**速度 velocity**（cm/s）は血管の断面積に反比例する．総血管断面積が最大の部位（図 21.11）で血流の速度は最も遅い．動脈が分枝するごとに，分枝血管の総断面積は分枝前の動脈の断面積より大きくなるので，血流速度は心臓から離れるにつれて遅くなり，毛細血管で最も遅い．逆に，細静脈が合流し静脈となる時，総断面積は小さくなり，流れは速くなる．成人では，大動脈の断面積は 3〜5 cm² にすぎず，大動脈の血液の平均速度は 40 cm/s である．毛細血管では血管の総断面積は 4,500〜6,000 cm² で，血流の速度は 0.1 cm/s 以下である．2 本の大静脈をあわせると，断面積は約 14 cm² で，血流速度は約 15 cm/s である．このように，血液が大動脈，動脈，細動脈，毛細血管へと流れるにつれて，血流の速度は低下し，血液が毛細血管から離れ心臓へ戻るにつれて血流の速度は上昇する．毛細血管の血流速度が相対的に遅いことが，血液と間質液間の物質交換を助けている．

図 21.10 **血圧を上昇させる因子の概要.** 緑色の四角内に記載された変化は心拍出量を増加させる. 青色の四角内の変化は全身血管抵抗を増加させる.

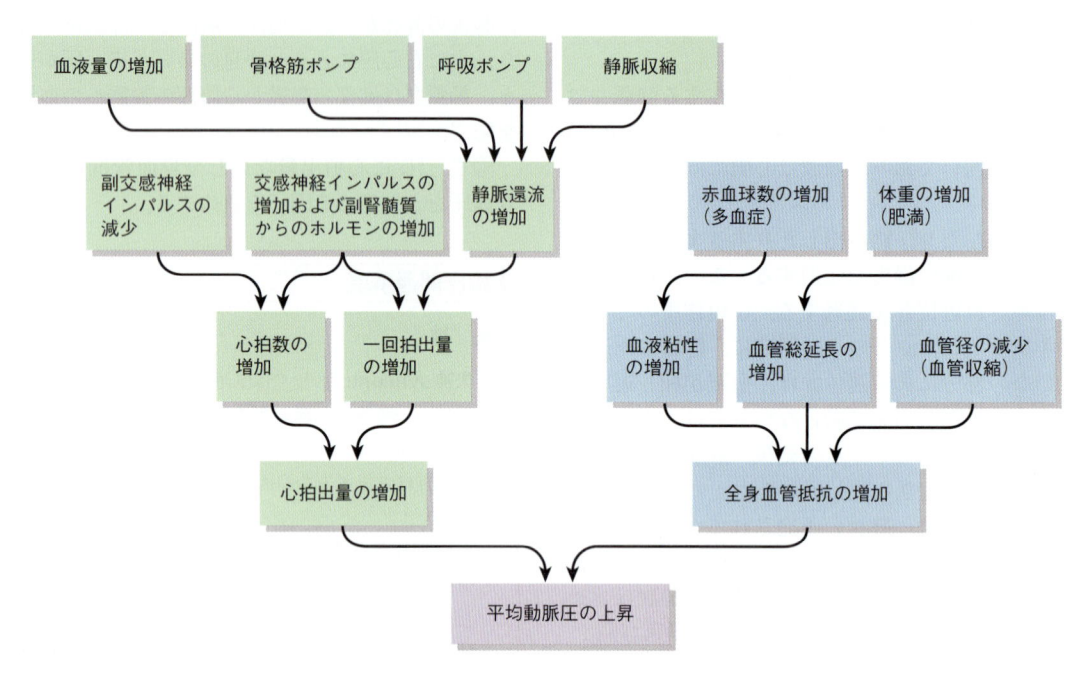

> 心拍出量の増加と全身血管抵抗の増加が平均動脈圧を上げる.

Q どの種類の血管が全身血管抵抗の主要な調節を行っているのか？　またどのように作用するのか？

図 21.11 **異なる種類の血管における血流速度と総血管断面積の関係.**

> 血流は最大の総血管断面積をもつ毛細血管で最も遅い.

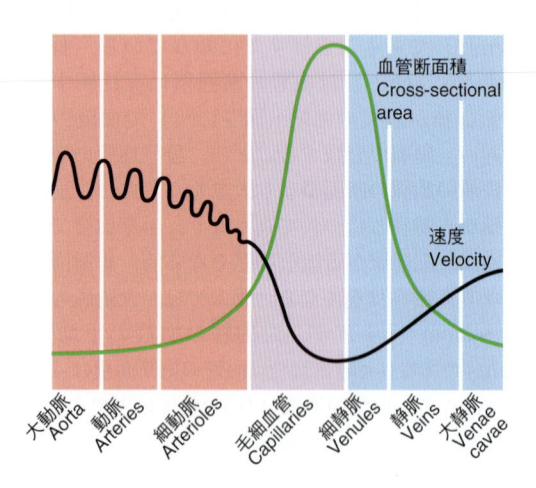

Q どの血管で血流が最も速いか？

循環時間 circulation time とは，1 滴の血液が右心房から肺循環を経て左心房に戻り，体循環により足まで下行し，再び右心房に戻るまでに要する時間である. 安静にしている人で循環時間は正常では約 1 分である.

チェックポイント

9. 血流量が血圧と血管抵抗によってどのように影響されるか，説明しなさい.
10. 全身血管抵抗とはなにか. 全身血管抵抗に関係する因子はなにか.
11. 静脈血の心臓への還流はどのようにしてなされているか.
12. 動脈と静脈の血流速度は毛細血管の血流速度より速いのはなぜか.

21.4 血圧と血流の調節

目標

• 血圧がどのように調節されているか述べる.

互いに連関している数種のネガティブフィードバックシステムが,心臓の拍動数,拍出量,全身血管抵抗,血液量を調節することで血圧を調節している.その中には,起床した時に脳内に起る血圧低下などのような急激な変化に対応する迅速な調節が可能なものがある.その他は長期の血圧調節をゆるやかに行う.からだの中での血流の配分の調節も必要である.例えば,運動時には,より大きな割合の血流が骨格筋に向けられる.

心臓血管中枢の役割

20章で延髄にある**心臓血管中枢cardiovascular(CV) center**が心臓の拍動数と拍出量の調節にどのように関与しているかを述べた.血圧と特定の器官へ血流とを調節する神経性およびホルモン性の局所的なネガティブフィードバックシステムも心臓血管中枢が支配している.心臓血管中枢に散在する一群のニューロンは心拍数,心室の収縮性(心室が収縮する力),および血管径を調節する.心臓血管中枢内の一部のニューロンは心臓を刺激し(心臓刺激中枢),他のニューロンは心臓を抑制す

る(心臓抑制中枢).さらに別のニューロンは,血管の収縮(血管収縮中枢)や拡張(血管拡張中枢)を起すことで血管径を制御している(血管運動中枢).このようなニューロンが集合的に血管運動中枢とよばれている.心臓血管中枢のニューロンは互いに連絡し,共同して働き,解剖学的には明確に区分できないので,ここでは一群で扱う.

心臓血管中枢はより高位脳(中枢)および感覚受容器から入力を受ける(図21.12).神経インパルスは大脳皮質,大脳辺縁系,視床下部から下行し心臓血管中枢に作用する.例えば,競技ではスタートを切る前でも,神経インパルスが大脳辺縁系から心臓血管中枢に入り,心拍数を増やす.競技中に体温が上昇すれば,視床下部が心臓血管中枢にインパルスを送り,皮膚の血管は拡張し,皮膚面から熱が急速に放出される.心臓血管中枢へ入力を行う3つの主要な感覚受容器は,固有受容器,圧受容器,化学受容器である.**固有受容器(深部受容器) proprioceptors**はからだを動かしている時の関節や筋肉の動きを監視し,心臓血管中枢に入力する.この働きにより,運動開始時に心拍数は素早く増加する.**圧受容器 baroreceptors**は血管壁での圧と伸展度を監視し,**化学受容器 chemoreceptors**は血中のさまざまな化学物質の濃度を監視する.

心臓血管中枢からの出力は自律神経系の交感神経ニューロンと副交感神経ニューロンによって伝達される(図21.12).交感神経性のインパルスは**心臓促進神経**

図21.12 **延髄における心臓血管中枢の位置と機能**.心臓血管中枢は高位脳中枢,固有受容器,圧受容器,化学受容器から入力を受け,自律神経の交感神経系と副交感神経系に出力する.

> 心臓血管中枢は心臓と血管の神経系調節の主要部である.

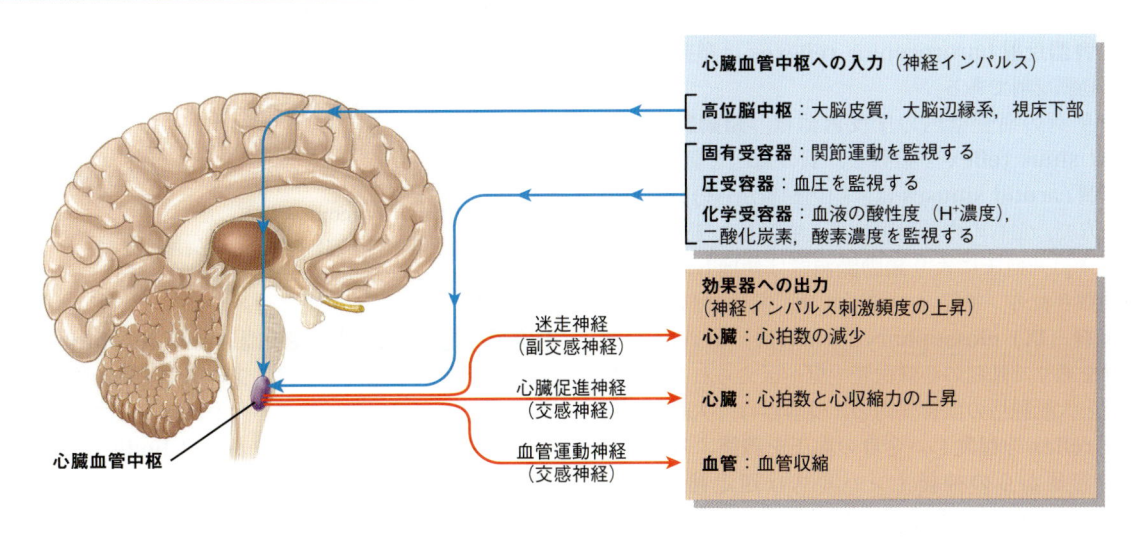

Q 心臓血管中枢により調節される効果器組織はなにか?

cardiac accelerator nerves を介して心臓に入る．交感神経性刺激の増加は心拍数と収縮力を上昇させ，一方，交感神経性刺激の減少は心拍数と収縮力を低下させる．**迷走神経（X）vagus（X）nerves** により伝達される副交感神経性刺激は心拍数を減少させる．このように，相反する交感神経（興奮性）と副交感神経（抑制性）の作用が心臓を制御している．

心臓血管中枢は**血管運動神経 vasomotor nerves** を介し血管の平滑筋にも持続的にインパルスを送っている．これらの交感神経ニューロンは全胸神経および第1ないし第1，第2腰神経を経由して脊髄を出て，交感神経幹神経節に入る（図 15.2 参照）．幹神経節から，インパルスは内臓と末梢部の血管に分布している交感神経ニューロンによって伝播していく．心臓血管中枢の血管運動領域はこの経路で，全身の細動脈，とくに皮膚ならびに腹部内臓の細動脈にインパルスを持続的に送り出している．その結果，血管には，**血管運動緊張 vasomotor tone** とよばれている中程度の持続性収縮すなわち血管収縮状態がもたらされ，安静時の全身血管抵抗の強度が設定される．大部分の静脈に対する交感神経性刺激は静脈を収縮させ，静脈血貯蔵器から血液を送り出すことになり，血圧を上げる．

血圧の神経性調節

神経系は，圧受容器反射と化学受容器反射という2種の反射からなるネガティブフィードバックループを介して，血圧を調節している．

圧受容器反射　**圧受容器 baroreceptors** は圧感受性感覚受容器であり，大動脈，内頸動脈（頸に存在し，脳へ血液を供給する動脈）や頸や胸の他の太い動脈に存在している．圧受容器は心臓血管中枢に持続的にインパルスを送り，血圧の調節に寄与している．最も重要な2つの**圧受容器反射 baroreceptor reflexes** は頸動脈洞反射と大動脈反射である．

頸動脈洞の血管壁内の圧受容器は，**頸動脈洞反射 carotid sinus reflex** を始動し，脳の血圧を調節する．**頸動脈洞 carotid sinuses** は，総頸動脈からの分岐点のすぐ上方で，左右の内頸動脈の少し膨隆した部分である（図 21.13）．血圧により頸動脈洞壁は伸展し，圧受容器が刺激される．神経インパルスは，頸動脈洞を発し，**舌咽神経（IX）glossopharyngeal（IX）nerves** の感覚線維を通り，延髄の心臓血管中枢へ伝えられる．上行大動脈と大動脈弓の血管壁内の圧受容器は，**大動脈反射 aortic reflex** を起動し，全身の血圧を調節する，大動脈圧受容器からの神経インパルスは**迷走神経（X）vagus（X）nerves** の感覚線維を介して心臓血管中枢に到達する．

血圧が下がると，圧受容器の伸びが小さくなり，心臓血管中枢へ送られる神経インパルス頻度が低くなる（図 21.14）．これに反応して，心臓血管中枢は，迷走神経の運動（遠心）線維を介する副交感神経刺激を減少させ，心臓促進神経を介した交感神経刺激を増加させる．交感神経刺激の増加は，副腎髄質からのアドレナリン，ノルアドレナリン分泌も増加させる．心臓がより速く拍動し，より力強く拍出し，そして全身血管抵抗が増すと，心拍出量は増加し，全身血管抵抗が増加し，血圧は正常レベルにまで上がる．

逆に，血圧の上昇が感知されると，圧受容器はより速い頻度でインパルスを送る．心臓血管中枢はこれに対応して副交感神経刺激を増加させ，交感神経刺激を減少させる．その結果，心拍数と収縮力が低下し，心拍出量を減少させる．さらに心臓血管中枢は，正常では血管収縮を起している血管作動性ニューロンへの交感神経刺激頻度を遅くする．その結果，血管は拡張し，全身血管抵抗は低下する．心拍出量の減少と全身血管抵抗の減少の両方が全身の動脈血圧を正常値まで下げる．

臥位から立位への体位変化は，頭部と上半身の血圧と血流を低下させる．しかし，この血圧の低下は圧受容器反射によって速やかに補正される．しばしばこの反射が正常より遅くなることがあり，とくに高齢者では遅いことが多い．その結果，あまり急に立ち上がると脳血流の低下のために失神することがある．

🩺 臨床関連事項

頸動脈洞マッサージと頸動脈洞失神

頸動脈洞は頸の前表面に近接しているので，頸を圧迫するだけで頸動脈洞の圧受容器を刺激することができる．医師は心拍数を減少させるために**頸動脈洞マッサージ carotid sinus massage** を行うことがある．頸部の頸動脈洞のある部位を注意深くマッサージすると，心房性頻脈の一種である発作性上室頻脈の患者の心拍数を減少させることができる．頸動脈洞を伸展したり圧迫したりするようなこと，例えば頭部の過伸展や，きつい襟元，肩に重い荷物を担ぐことなどは，心拍数を減少させ**頸動脈洞失神 carotid sinus syncope** を起すことがあるが，これは頸動脈洞の圧受容器の不適切刺激による失神である．

化学受容器反射　**化学受容器 chemoreceptors** は，血液の化学組成を監視する感覚受容器で，頸動脈洞および大動脈弓の圧受容器近傍で小体中に存在しており，この小体はそれぞれ**頸動脈小体 carotid bodies**，**大動脈小体 aortic bodies** とよばれる．これらの化学受容器は，O_2，CO_2，H^+ の血中値の変化を感知する．**低酸素 hypoxia**（酸素供給の減少），**アシドーシス acidosis**（水

図21.13　血圧を調節する心臓と圧受容器反射の自律神経分布.

> 圧受容器は伸展を監視する圧感受性ニューロン（神経細胞）である.

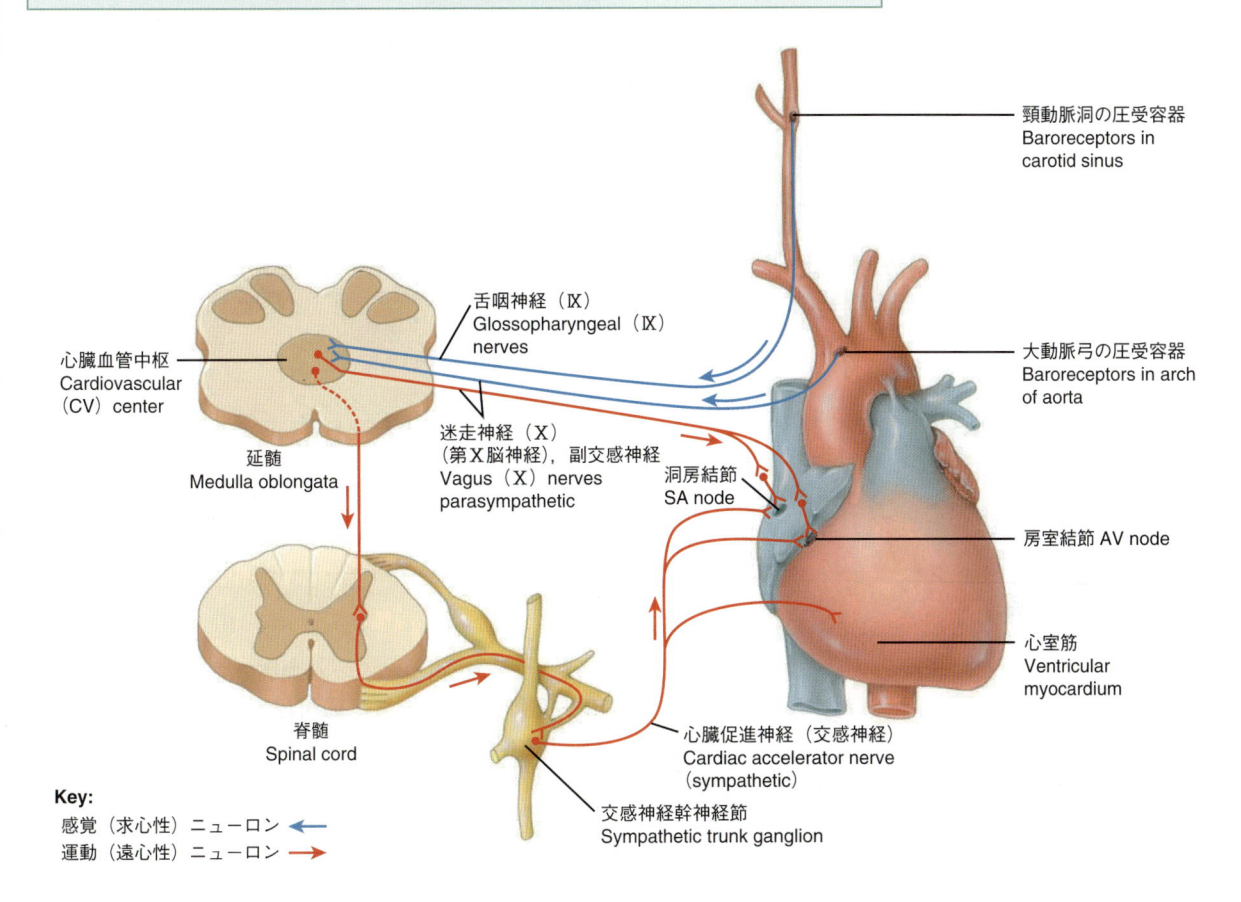

頸動脈洞の圧受容器
Baroreceptors in
carotid sinus

舌咽神経（IX）
Glossopharyngeal（IX）
nerves

心臓血管中枢
Cardiovascular
(CV) center

迷走神経（X）
（第X脳神経），副交感神経
Vagus（X）nerves
parasympathetic

延髄
Medulla oblongata

大動脈弓の圧受容器
Baroreceptors in arch
of aorta

洞房結節
SA node

房室結節 AV node

心室筋
Ventricular
myocardium

脊髄
Spinal cord

心臓促進神経（交感神経）
Cardiac accelerator nerve
（sympathetic）

交感神経幹神経節
Sympathetic trunk ganglion

Key:
感覚（求心性）ニューロン ⟵
運動（遠心性）ニューロン ⟶

Q 頸動脈洞と大動脈弓のそれぞれの圧受容器から心臓血管中枢へのインパルスを伝えるのは，どの脳神経か？

素イオン濃度の上昇），**高炭酸ガス** hypercapnia（二酸化炭素分圧の上昇）は化学受容器を刺激し，心臓血管中枢にインパルスを送る．これに反応して，心臓血管中枢は細動脈や静脈への交感神経刺激を増加させ，血管収縮と血圧上昇をもたらす．この化学受容器はまた脳幹にある呼吸中枢に入力を行い，呼吸の速さを調節している.

ホルモンによる血圧調節

18章で学んだように，数種のホルモンは，心臓の拍出量を変化させたり，全身の血管抵抗を変えたり，循環血液量を補正したりすることで，血圧と血流の調節に働いている:

1. **レニン-アンジオテンシン-アルドステロン（RAA）系**．血液量が減少したり，腎臓への血流が減少したりすると，腎臓の糸球体傍細胞から**レニン** renin が血中に分泌される．続いて，レニンとアンジオテ

ンシン変換酵素（ACE）は基質に作用して，活性ホルモンである**アンジオテンシンII** angiotensin II を産生する．アンジオテンシンIIは2つの機序で血圧を上昇させる．第一に，アンジオテンシンII自体が強力な血管収縮物質で，全身血管抵抗を増加させることにより血圧を上げる．第二に，アンジオテンシンIIは**アルドステロン** aldosterone 分泌を刺激し，このアルドステロンが腎臓でのナトリウムイオンと水の再吸収を増加させる．水の再吸収は全血液量を増加させ，血圧を上げる（21.6節参照).

2. **アドレナリンとノルアドレナリン**．交感神経刺激に反応し，副腎髄質から**アドレナリン** adrenaline と**ノルアドレナリン** noradrenaline が放出される．これらのホルモンは心拍数と心収縮力を上昇させることにより心拍出量を増加させる．アドレナリンとノルアドレナリンは皮膚と腹部器官の細動脈と静脈を収縮させ，心筋と骨格筋の細動脈を拡張させるこ

図 21.14　圧受容器反射を介する血圧のネガティブフィードバック調節.

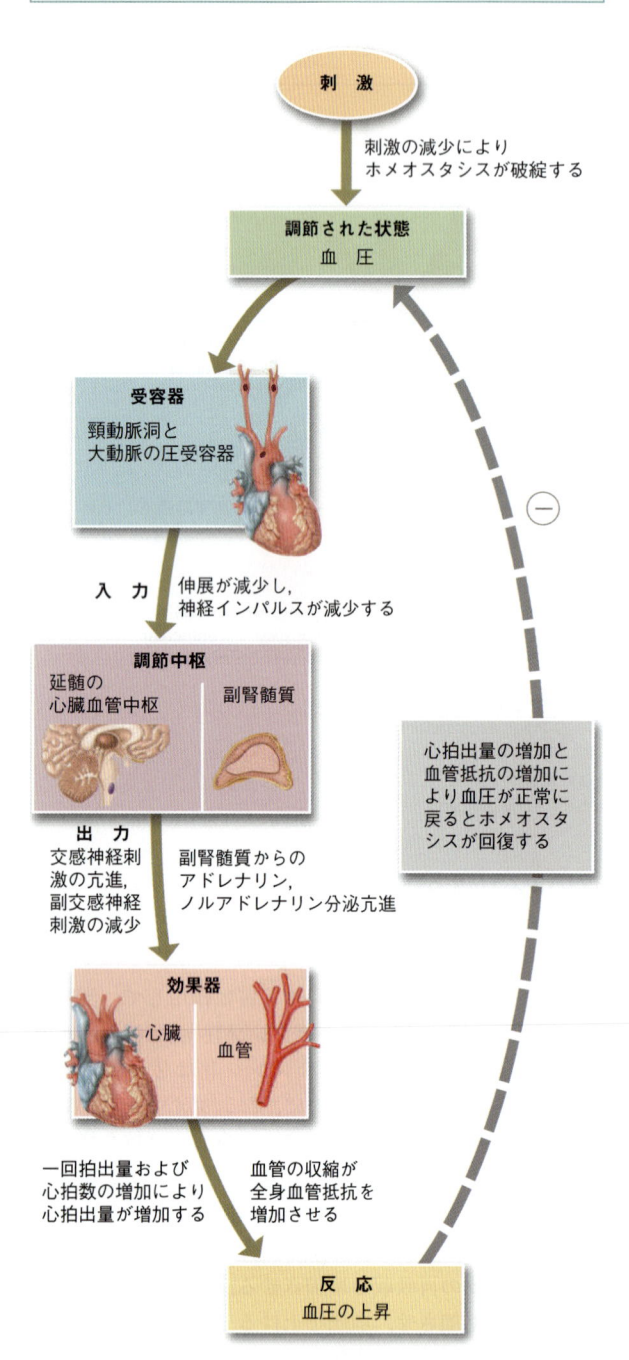

血圧が下がると，心拍数は増加する.

刺 激

刺激の減少により
ホメオスタシスが破綻する

調節された状態
血 圧

受容器
頸動脈洞と
大動脈の圧受容器

（ー）

入 力　伸展が減少し，
神経インパルスが減少する

調節中枢
延髄の
心臓血管中枢　　副腎髄質

出 力
交感神経刺
激の亢進，
副交感神経
刺激の減少

副腎髄質からの
アドレナリン，
ノルアドレナリン分泌亢進

心拍出量の増加と
血管抵抗の増加に
より血圧が正常に
戻るとホメオスタ
シスが回復する

効果器
心臓　　血管

一回拍出量および
心拍数の増加により
心拍出量が増加する

血管の収縮が
全身血管抵抗を
増加させる

反 応
血圧の上昇

Q このネガティブフィードバック回路は，横になる時に起きる
変化を表しているのか，それとも立ち上がる時か？

表 21.2　ホルモンによる血圧調節

血圧に影響を及ぼす因子	ホルモン	血圧に与える影響
心拍出量 CARDIAC OUTPUT		
心拍数と収縮力の上昇	アドレナリン，ノルアドレナリン	上 昇
全身血管抵抗 SYSTEMIC VASCULAR RESISTANCE		
血管収縮	アンジオテンシンⅡ，抗利尿ホルモン（ADH），ノルアドレナリン*，アドレナリン*	上 昇
血管拡張	心房性ナトリウム利尿ペプチド（ANP），アドレナリン†，一酸化窒素	低 下
血液量 BLOOD VOLUME		
増 加	アルドステロン抗利尿ホルモン	上 昇
減 少	心房性ナトリウム利尿ペプチド	低 下

* 腹部と皮膚の細動脈の α_1 受容体に作用する.
† 心筋，骨格筋の細動脈の β_2 受容体に働く．ノルアドレナリンはより弱い血管拡張能をもつ.

とで，運動中の筋肉への血流の増加を助ける.

3. **抗利尿ホルモン. 抗利尿ホルモン** antidiuretic hormone（ADH）は視床下部でつくられ，脱水あるいは血液量の減少に応じて下垂体後葉から分泌される．抗利尿ホルモンのほかの作用に，血管収縮を起し，血圧を上げる作用がある．このため，抗利尿ホルモンは**バソプレッシン** vasopressin ともよばれる．抗利尿ホルモンはまた腎臓の尿細管から血流への水の移行を促進する．この結果血液量は増加し尿量は減少する.

4. **心房性ナトリウム利尿ペプチド. 心房性ナトリウム利尿ペプチド** atrial natriuretic peptide（ANP）は心臓の心房の細胞から放出されると，血管を拡張し，また尿中への塩類と水の移行を促進し血液量を減少させることから，血圧を下げる.

表 21.2 にホルモンによる血圧調節を要約する.

血流の自己調節

毛細血管床では局所的な変化が血管運動を調節している．血管拡張物質が細動脈の局所的な拡張と毛細血管前括約筋の弛緩を起すと，毛細血管網への血流は増加し，酸素濃度は上昇する．血管収縮物質はこれとは反対の効果を示す．組織の代謝需要に見合うように組織自体の血流を自動的に調節する組織の機能は**自己調節** autoregulation とよばれている．心臓や骨格筋のように，酸素と栄養素の需要や老廃物の除去の必要性が，運

動時には 10 倍も高くなるような組織では，自己調節は組織血流の増加の重要な寄与要因である．自己調節は脳内の局所血流の調節も行っている．脳局所への血液分布は，さまざまな知的・肉体的活動に応じて劇的に変化している．例えば，会話の最中，話をしている際に運動性言語野への血流が増加し，話を聞いている際には聴覚野への血流が増加する．

一般的には 2 種類の刺激が血流の自己調節的変化を起す：

1. **物理的変化**．加温は血管拡張を起し，冷却は血管収縮を起す．さらに細動脈壁の平滑筋は**筋原性反応 myogenic response** を示す—平滑筋は引き伸ばされると強く収縮し，伸展が弱まると弛緩する．例えば，細動脈を通る血流が減少すると，細動脈壁の伸展は減弱する．その結果，平滑筋は弛緩し，血管は拡張し，血流が増加する．

2. **血管拡張性**および**血管収縮性化学物質**．白血球，血小板，平滑筋線維，マクロファージ，内皮細胞などの細胞は，血管径を変化させるさまざまな化学物質を放出する．代謝活性が高い組織細胞から放出される血管拡張性化学物質には，K^+，H^+，乳酸，アデノシン（ATP 由来）がある．もう一つの重要な，内皮細胞から分泌される血管拡張因子が一酸化窒素（NO）である．組織傷害や炎症は血管を拡張させるキニンやヒスタミンを放出させる．血管収縮物質にはトロンボキサン A2，過酸化ラジカル，セロトニン（血小板由来），エンドセリン（内皮細胞由来）がある．

肺循環と体循環との重要な違いは酸素濃度に対する自己調節反応である．体循環の血管の血管壁は低酸素に反応して拡張する．血管が**拡張する**と，酸素供給が増え，正常の酸素レベルに戻す．これに対し，肺循環の血管の血管壁は，酸素濃度の低下に対して**収縮する**．この反応は，新鮮な空気による換気が悪い肺胞を，血液がほぼ確実に迂回するようにする．このようにして，大部分の血液は肺のよく換気された領域を流れる．

チェックポイント

13. 心臓血管中枢への主要な入力と心臓血管中枢からの主要な出力はなにか．
14. 頸動脈洞反射と大動脈反射の作用機序を説明せよ．
15. 血圧の調節における化学受容器の役割とはなにか．
16. ホルモンはどのようにして血圧を調節するか．
17. （血流の）自己調節とはなにか．そして，体循環と肺循環とでは自己調節にどのような違いがあるか．

21.5 循環検査

目 標

• 脈拍，収縮期圧，拡張期圧および脈圧を定義できる．

脈 拍

左心室の各収縮の後に弾性動脈に起る交互の拡張と戻りは，**脈拍 pulse** とよばれる進行する圧力波をつくり出す．脈拍は，心臓に最も近い動脈で一番強く，細動脈では徐々に弱くなり，毛細血管では完全に消失する．脈拍の触知は，骨や他の硬い構造物に対して圧迫できるからだの表面近くにあるようなどの動脈でも可能である．表 21.3 に主な脈拍触知点を示している．

正常では脈拍数は心拍数と同一で，安静時で約 70 〜 80 拍 /min である．**頻脈 tachycardia**（tachy- ＝速い）は安静時の心拍が速いことで，100 拍 /min 以上の場合である．**徐脈 bradycardia**（brady- ＝遅い）は安静時の心拍が遅く，脈拍が 50 拍 /min 以下の場合である．持久的なトレーニングを積んだ運動選手は通常徐脈を呈する．

血圧測定

臨床では，通常，**血圧 blood pressure** という用語は，収縮期に左心室で発生する動脈内圧と，左心室が拡張期の時に動脈内に残存する圧力のことをいう．通常，血圧は左腕の上腕動脈で測定する（表 21.3）．血圧測定に使用される装置が**血圧計 sphygmomanometer**（sphygmo- ＝脈拍；-manometer ＝圧力測定に使用される計器）である．血圧計は，ゴム製のバルブに連結しているゴム製のカフ（圧迫帯，マンシェット）とカフ内の圧力を記録する測定器からできており，ゴム製のバルブによってカフを膨らませることができる．心臓とほぼ同じ高さになるように机上に腕を静置し，血圧計のカフを腕に直に巻きつける．バルブを圧縮し，上腕動脈が圧迫され血流が停止するまで，カフを膨らませていくが，この時，通常の収縮期圧より約 30 mmHg 高い圧となっている．聴診器をカフよりも遠い位置で上腕動脈の上にあて，ゆっくりとカフを減圧し萎ませていく．カフが十分に減圧され動脈が開くと，血液が噴出し，聴診器で第一心音が聞こえる．第一心音が聞こえた時の圧が**収縮期［血］圧 systolic blood pressure**（SBP）に相当し，これは心室収縮直後，血圧が動脈壁を押す力である（図 21.15）．カフをさらに萎ませると，急に音が弱くなり，聴診器で聴き取れなくなる．この時の圧が**拡張期［血］圧 diastolic blood pressure**（DBP）とよばれ，心室

表 21.3	脈拍触知点		
構 造	**位 置**	**構 造**	**位 置**
浅側頭動脈 Superficial temporal artery	眼窩外側	橈骨動脈 Radial artery	手首の遠位半
顔面動脈 Facial artery	口角線上の下顎（下顎骨）	大腿動脈 Femoral artery	鼠径靱帯の下部
総頸動脈 Common carotid artery	喉頭（声門）の外側	膝窩動脈 Popliteal artery	膝の裏側
上腕動脈 Brachial artery	上腕二頭筋の正中部	足背動脈 Dorsal artery of foot (dorsalis pedis artery)	足背の上

浅側頭動脈
Superficial temporal artery

顔面動脈
Facial artery

総頸動脈
Common carotid artery

上腕動脈
Brachial artery

橈骨動脈
Radial artery

大腿動脈
Femoral artery

膝窩動脈
Popliteal artery

足背動脈
Dorsal artery of the foot
(dorsalis pedis artery)

図 21.15 血圧の変化とカフの圧との関係.

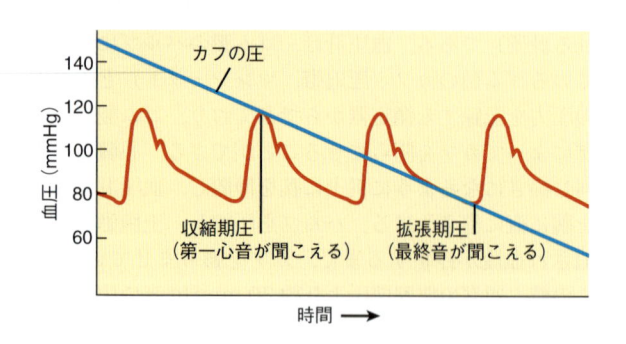

カフを減圧し萎ませていくと，収縮期圧で最初に音がする．音は拡張期圧で急に弱くなる．

血圧 (mmHg)

カフの圧

収縮期圧
（第一心音が聞こえる）

拡張期圧
（最終音が聞こえる）

時間 →

Q 血圧が 142/95 の時，拡張期圧，収縮期圧，脈圧はいくつか？　また，この人は章末 "疾患：ホメオスタシスの失調" で定義された高血圧といえるか？

の弛緩時に動脈に残存した血液による力を示している．圧が拡張期圧以下になると，血管の音は完全に消える．血圧の測定中聞こえるさまざまな音は**コロトコフ音**

Korotkoff sounds とよばれる.

　成人男性の正常血圧は，収縮期圧 120 mmHg 以下，拡張期圧 80 mmHg 以下である．例えば， "110 の 70"（110/70 と書く）は，正常血圧である．若年成人女性の血圧は 8 〜 10 mmHg ほど低い．運動習慣があり健康状態のよい人では血圧がさらに低いことが多い．したがって 120/80 よりもわずかに低い血圧は，健康で体型もよいことの証になりうる．

　収縮期圧と拡張期圧の差は**脈圧 pulse pressure** とよばれている．脈圧は，正常では約 40 mmHg で，脈圧から心臓血管系の状態についての情報が得られる．例えば，動脈硬化や動脈管開存症の場合，脈圧は非常に大きくなる．収縮期圧と拡張期圧と脈圧の正常な割合は，おおよそ 3：2：1 である．

チェックポイント

18. 脈拍はどこで触れるか.

19. 頻脈と徐脈はなにを意味するか.

20. 血圧計で収縮期圧と拡張期圧をどのようにして測定するか.

21.6 ショックとホメオスタシス

目 標

- ショックを定義する.
- ショックの4型を述べる.
- ショックに対するからだの反応はネガティブフィードバックによりどのように調節されているか説明する.

ショック shock は，細胞の代謝に必要な十分な酸素や栄養素を運ぶことができない，心臓血管系の機能不全のことである．ショックの原因は多種多様であるが，すべて体組織への不十分な血流により特徴づけられる．酸素供給が不十分な場合，細胞は好気的 ATP 産生から嫌気的 ATP 産生に切り替わり，体液に乳酸が蓄積する．ショックが持続すると細胞や器官が傷害され，適切な処置が迅速に始められないと細胞は壊死を起す.

ショックの種類

ショックには4型がある：(1) **循環血液量減少性ショック hypovolemic shock**（hypo- = 低い；-volemic = 容量）は血液量の減少で起き，(2) **心原性ショック cardiogenic shock** は低下した心機能で，(3) **血管性ショック vascular shock** は不適切な血管拡張で，(4) **閉塞性ショック obstructive shock** は血流の閉塞で起る.

循環血液量減少性ショックの一般的な原因は，急性（突然の）出血である．失血は外傷時のように体外の場合と大動脈瘤の破裂のように体内で起る場合がある．過剰な発汗，下痢，嘔吐などの体液の喪失はまた循環血液量減少性ショックの原因となる．他の状態，例えば糖尿病は尿への過剰な水分喪失を起す．血液量減少性ショックは水分摂取不足でも起ることがある．いかなる原因であれ，体液量が減少すると，心臓への静脈還流は減少し，心臓への血液充満が減り，一回拍出量は減少し，心拍出量が減少する．血液量減少性ショックの処置では可能な限り迅速な体液量の回復が必須である.

心原性ショックでは，心臓は十分な拍出が行えなくなるが，心筋梗塞（心臓発作）によることが最も多い．心原性ショックの他の原因には，心筋への不十分な灌流（虚血），心臓の弁の障害，過重な前負荷，あるいは後負荷，心筋収縮障害，不整脈がある.

正常の血液量と拍出量があっても，全身血管抵抗の減少により血圧が低下するとショックが起きる．さまざまな原因で細動脈または細静脈の不適切な拡張が起きる．**アナフィラキシーショック anaphylactic shock** では重篤なアレルギー反応（例えば蜂刺されで起きる）によっ

て，血管拡張を起すヒスタミンや他の化学物質が放出される．**神経原性ショック neurogenic shock** では，頭部への外傷により引き起された延髄の心臓血管中枢の機能不全が血管拡張を起す．血管拡張を引き起す細菌毒素から派生するショックは**敗血症性ショック septic shock** とよばれる．米国では敗血症性ショックは年間10万人以上の死因であり，集中治療室での第一死因である.

閉塞性ショックは循環の一部の血流が阻まれた場合に起きる．最も一般的な病因は，血塊が肺の血管に詰まる，**肺塞栓症 pulmonary embolism** である.

ショックに対する自己調節性反応

ショック時の主な代償機構は，心拍出量と動脈圧を正常に戻すように働く**ネガティブフィードバックシステム negative feedback systems** である．ショックが軽度の場合は，自己調節機構による代償が重大な障害を予防する．健康な人では，全血液量の10%もの失血があっても，血流と血圧は適切に代償される．血液量減少性ショックに対するネガティブフィードバックシステムを図 21.16 に示した.

1. **レニン-アンジオテンシン-アルドステロン系の活性化.** 腎臓への血流の低下は腎臓からレニンを分泌させ，レニン-アンジオテンシン-アルドステロン系（図 18.15 参照）を始動させる．アンジオテンシン II は，血管収縮を引き起し，副腎皮質からアルドステロン（Na^+ と水とを腎臓で再吸収するホルモン）の分泌を刺激する．全身血管抵抗の増加と血液量の増加は血圧上昇に作用する.

2. **抗利尿ホルモンの分泌.** 血圧低下に反応し，下垂体後葉からの抗利尿ホルモン（ADH）の放出が増える．抗利尿ホルモンは腎臓での水の再吸収を促進し，残存血液量を維持する．また，抗利尿ホルモンは血管収縮を起し，全身血管抵抗を増加させる.

3. **自律神経系の交感神経系の活性化.** 血圧が低下すると，大動脈と頸動脈洞にある圧受容器は強力な交感神経反応を全身に開始させる．その結果，皮膚，腎臓，他の腹部内臓（血管収縮は脳と心臓では起きない）の細動脈と静脈の著しい収縮が起きる．細動脈の収縮は全身血管抵抗を増加させ，静脈の収縮は静脈還流を増加させる．両者の効果が適切な血圧の維持に働く．交感神経刺激はまた心拍数と収縮力を上昇させ，副腎髄質からアドレナリンとノルアドレナリンの分泌を増加させる．これらのホルモンは血管収縮を増強し，心拍数と収縮性を増すが，これらすべてが血圧上昇に寄与する.

4. **局所血管拡張物質の放出.** **低酸素 hypoxia** に反応して，細胞から，細動脈を拡張させ毛細血管前括約

図 **21.16** 循環血液量減少性ショックにおいて正常血圧を回復するネガティブフィードバックシステム.

ホメオスタシスの機序は全血量の 10% もの急性失血をも代償する.

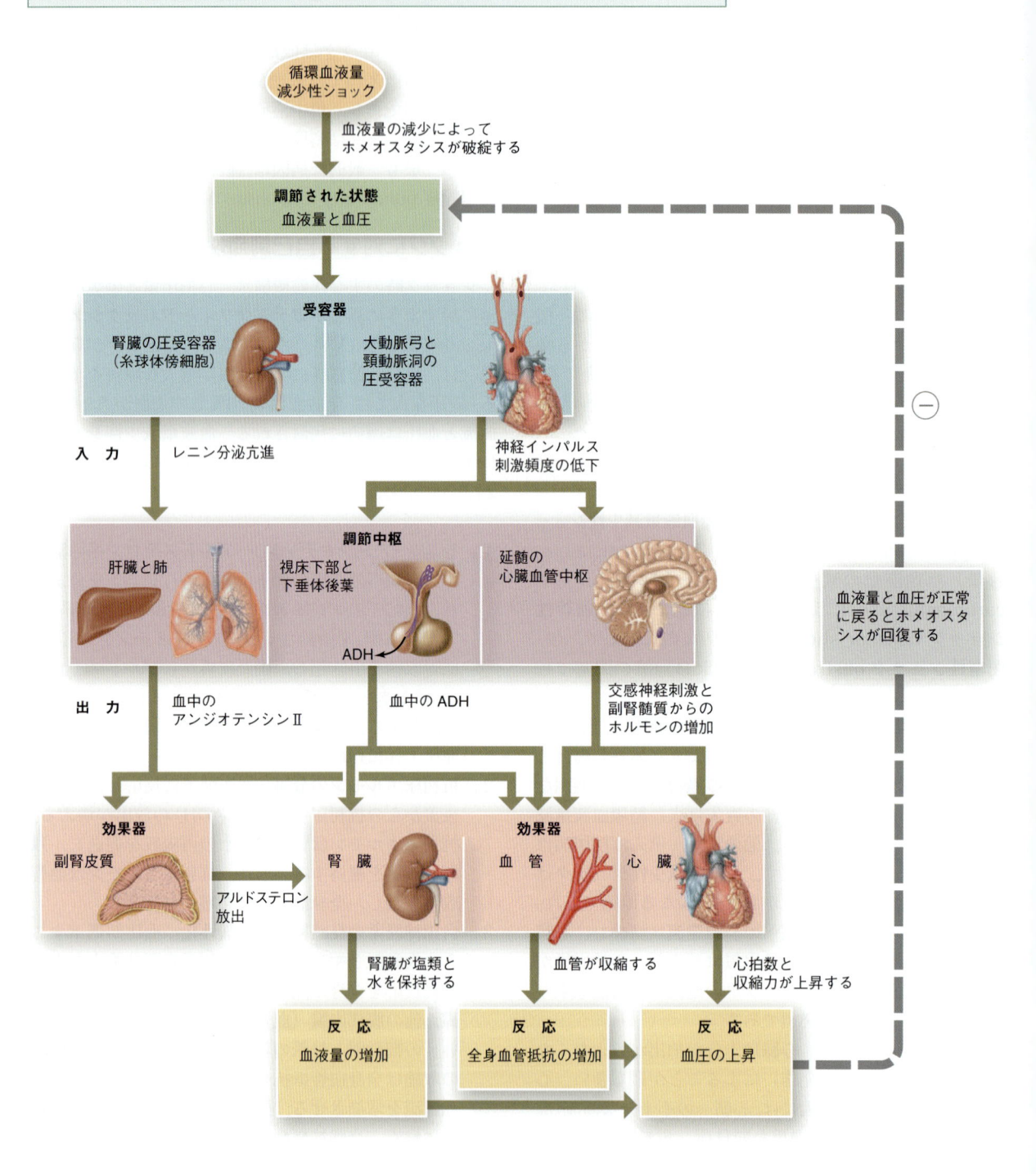

Q 失血した人がほぼ正常な血圧を示していることは，その人の組織が十分な灌流（血流）を受けていることを示すか？

21.7 循環路：体循環

目標

- 体循環を定義し、その重要性を説明する。

図 21.17 に血流の循環路が示されている。各循環路は並列している。すなわち、多くの場合、心拍出量の一部分がからだの各組織に別々に送られている。そのため、各器官は、新鮮な酸素化された血液の供給を受けることになる。2つの主要な生後の循環系は体循環と肺循環である。

体循環 systemic circulation には、左心室から体循環の毛細血管へ酸素化された血液を運ぶすべての動脈、および、からだの器官を循環した後脱酸素化された血液を右心房へ戻す静脈と細静脈が含まれる。大動脈から大循環を構成する小循環には、心臓の心筋に血液を供給する**冠（心〔臓〕）循環 coronary (cardiac) circulation**（図 20.8 参照）、脳へ血液を供給する**大脳循環 cerebral circulation**（図 21.20c 参照）、腹部の消化器から肝臓への循環路である**肝門脈循環 hepatic portal circulation**がある（図 21.29 参照）。気管支動脈のような肺の栄養動脈もまた体循環の一部である。

体循環は体循環から還流すると、右心室から肺循環 **pulmonary circulation**（pulmo＝肺）により肺へ拍出される（図 21.30 参照）。肺の肺胞の毛細血管中で、血液から二酸化炭素が失われ酸素が取り込まれる。再び鮮紅色になった血液は左心房に戻り左心室から拍出され体循環に再び入る。

もう一つの主要な循環、**胎児循環 fetal circulation** は胎児期にのみ存在し、特別の構造によって、成長中の胎児において母体との物質交換を可能にしている（図 21.31 参照）。

体循環によりからだの組織に酸素と栄養素が運ばれ、組織から二酸化炭素や他の老廃物が除去される。体循環のすべての動脈は大動脈 aorta から分枝している。脱酸素化された血液は体循環の静脈を通し心臓に還流する。体循環のすべての静脈は**上大静脈 superior vena cava, 下大静脈 inferior vena cava, あるいは**

図 21.17 **循環路.** 長い黒色矢印は体循環，短い青色矢印は肺循環を示す（詳細は図 21.30）．赤色矢印は肝門脈循環を示す（詳細は図 21.29）．冠循環については図 20.8 を，胎児循環については図 21.31 を参照のこと．

血管は身体の組織へ血液を供給するさまざまな経路として組織化されている．

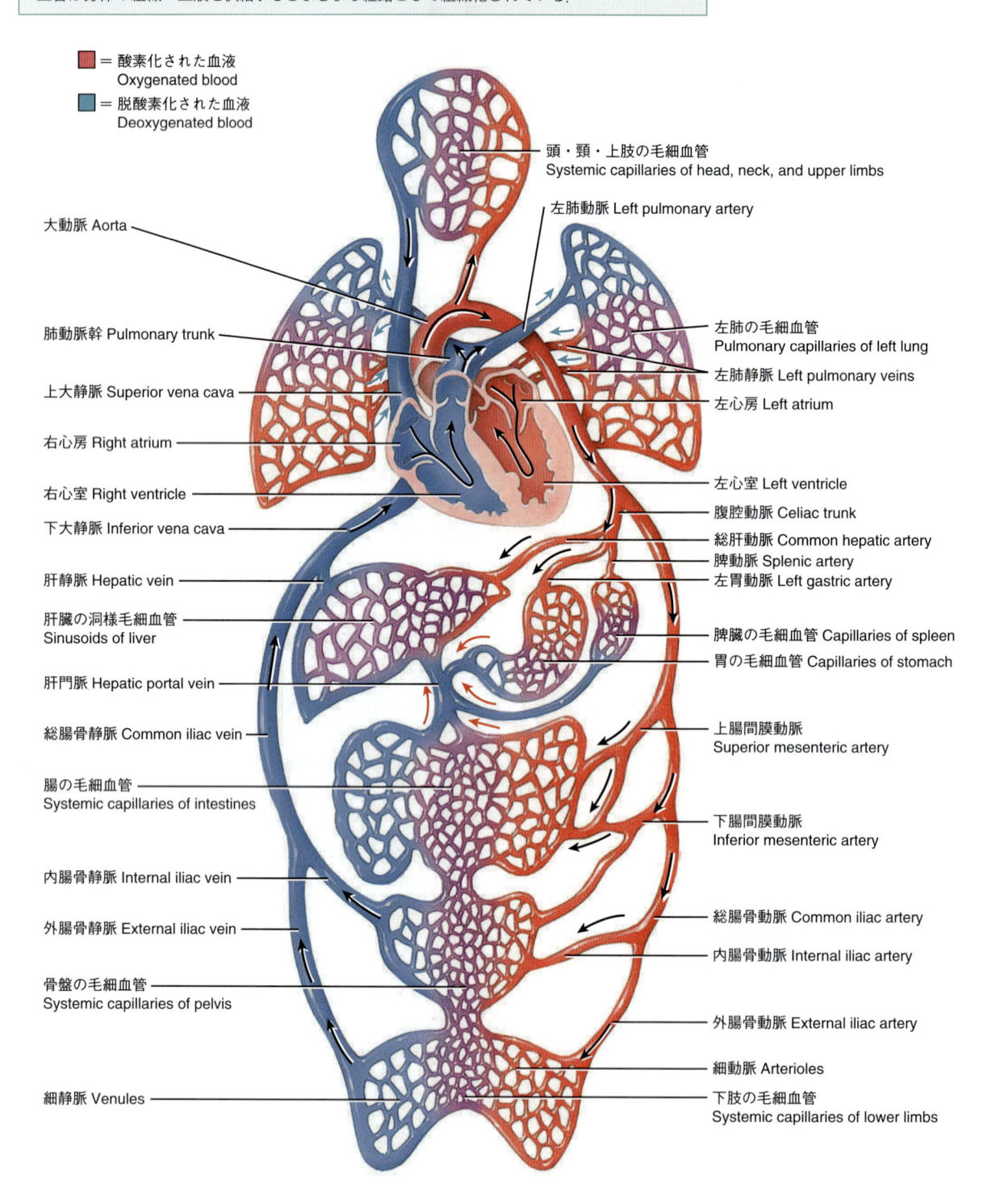

Q 二大血液循環路はなにか？

冠状静脈洞 coronary sinus のいずれかに注ぎ，ついでそれらは右心房へと注ぐ．

　体循環の主な動脈と静脈について，その名前の学習の手助けとなるように，21.8〜21.19 節と図 21.18〜21.28 で説明している．各血管はからだの部域ごと別の節にまとめている．図 21.18 a には主な動脈の概要を，図 21.24 には主な静脈の概要を示している．21.8〜21.19 節のさまざまな血管を学習する時には，その血管とからだの他の部域の血管との関係を理解するために，これら 2 つの図を参照するとよい．

　各節には以下の情報をまとめている：

- **概要 overview**．調べている血管の全体的な位置づけを行い，とくに，その血管がさまざまな部域にどのように組み込まれているか，また，その血管の特出した特徴，興味深い特徴を説明する．
- **血管名 blood vessel names**．学生には血管名の発音やその意味が難しいことがよくある．理解を容易にするためには，その名前がどこから由来しているかを示す語源を学習するとよい．
- **分布域と還流域 region supplied or drained**．各動脈について，その動脈から血液を受けるからだの部域を記載している．各静脈については，その静脈へ血液が還流するからだの部域を記載している．
- **説明図と写真 illustrations and photographs**．21.8〜21.19 節に示した図にはいくつかの要点がある．多くの図に，対象の血管の説明図と血液分布や還流の様式を示す分岐図や導出経路図がある．重要な節では解剖体の写真を使い，血管のより実際に近い外観を示した．

チェックポイント
23. 全身循環の機能はなにか．

21.8　大動脈とその枝

目　標

- 大動脈の 4 つの基本区分を正確にいえる．
- 大動脈の各区分から起始する主要な動脈の位置を述べる．

　大動脈 aorta（＝もち上げる）は直径が 2〜3 cm あり，からだで最大の動脈である．大動脈は上行大動脈，大動脈弓，下行大動脈に分けられ，下行大動脈はさらに胸大動脈と腹大動脈に分けられるので，大動脈の 4 つの基本区分は，上行大動脈，大動脈弓，胸大動脈，腹大動脈となる（図 21.18）．肺動脈幹の背側で左心室から出た大動脈の部分が**上行大動脈 ascending aorta**（21.9 節参照）である．大動脈の始部には大動脈弁（図 20.4 a 参照）がある．上行大動脈から心臓の心筋に血液を送る 2 本の冠状動脈が分枝する．次に，大動脈は左に曲がり，**大動脈弓 arch of the aorta**（21.10 節参照）となる．大動脈弓は下方に向い第 4 胸椎と第 5 胸椎間の椎間円板の高さで終り，下行大動脈に移行する．**下行大動脈 descending aorta** は下行を続けるにつれ，椎体近くに位置するようになるが，この部が**胸大動脈 thoracic aorta**（21.11 節参照）とよばれる．胸大動脈は胸郭の底に到達すると，横隔膜の大動脈裂孔を貫通し，**腹大動脈 abdominal aorta**（21.12 節参照）となる．腹大動脈は第 4 腰椎の高さまで下行し 2 本の**総腸骨動脈 common iliac arteries**（21.13 節参照）に分岐する．総腸骨動脈は下肢へ血液を運ぶ．大動脈の各部からさまざまな器官へ分布する動脈へと分枝する動脈が出る．器官内で動脈は細動脈に分かれ，さらに，全身の組織（肺の肺胞以外の全組織）を養う毛細血管となる．

チェックポイント
24. 大動脈の 4 つの基本区分のそれぞれはどの部位に血液供給をしているか．

区分と動脈枝	分布域
上行大動脈 ASCENDING AORTA	
右，左冠［状］動脈 Right and left coronary arteries	心　臓
大動脈弓 ARCH OF THE AORTA	
腕頭動脈 Brachiocephalic trunk	
右総頸動脈 Right common carotid artery	頭頸部の右側
右鎖骨下動脈 Right subclavian artery	右上肢
左総頸動脈 Left common carotid artery	頭頸部の左側
左鎖骨下動脈 Left subclavian artery	左上肢
胸大動脈 THORACIC AORTA（thorac- ＝胸）	
心膜枝 Pericardial arteries	心　膜
気管支動脈 Bronchial arteries	肺の気管支
食道動脈 Esophageal arteries	食　道
縦隔枝 Mediastinal arteries	縦隔内の構造
肋間動脈 Posterior intercostal arteries	肋間筋と胸部の筋
肋下動脈 Subcostal arteries	上部腹壁の筋
上横隔動脈 Superior pnrenic arteries	横隔膜の上面と後面
腹大動脈 ABODOMINAL AORTA	
下横隔動脈 Inferior phrenic arteries	横隔膜の下面
腰動脈 Lumbar arteries	腹壁の筋
腹腔動脈 Celiac trunk	
総肝動脈 Common hepatic artery	肝臓，胆嚢，胃，十二指腸，脾臓
左胃動脈 Left gastric artery	胃と食道
脾動脈 Splenic artery	脾臓，膵臓，胃
上腸間膜動脈 Superior mesenteric artery	小腸，盲腸，上行結腸，横行結腸，膵臓
副腎動脈 Suprarenal arteries	副　腎
腎動脈 Renal arteries	腎　臓
生殖腺動脈 Gonadal arteries	
精巣動脈 Testicular arteries	精巣（男性）
卵巣動脈 Ovarian arteries	卵巣（女性）
下腸間膜動脈 Inferior mesenteric artery	横行結腸，下行結腸，S 状結腸，直腸
総腸骨動脈 Common iliac arteries	
外腸骨動脈 External iliac arteries	下　肢
内腸骨動脈 Internal iliac arteries	子宮（女性），前立腺（男性），殿部の筋，膀胱

図 21.18 大動脈と主な動脈.

すべての体循環の動脈は大動脈から分枝する.

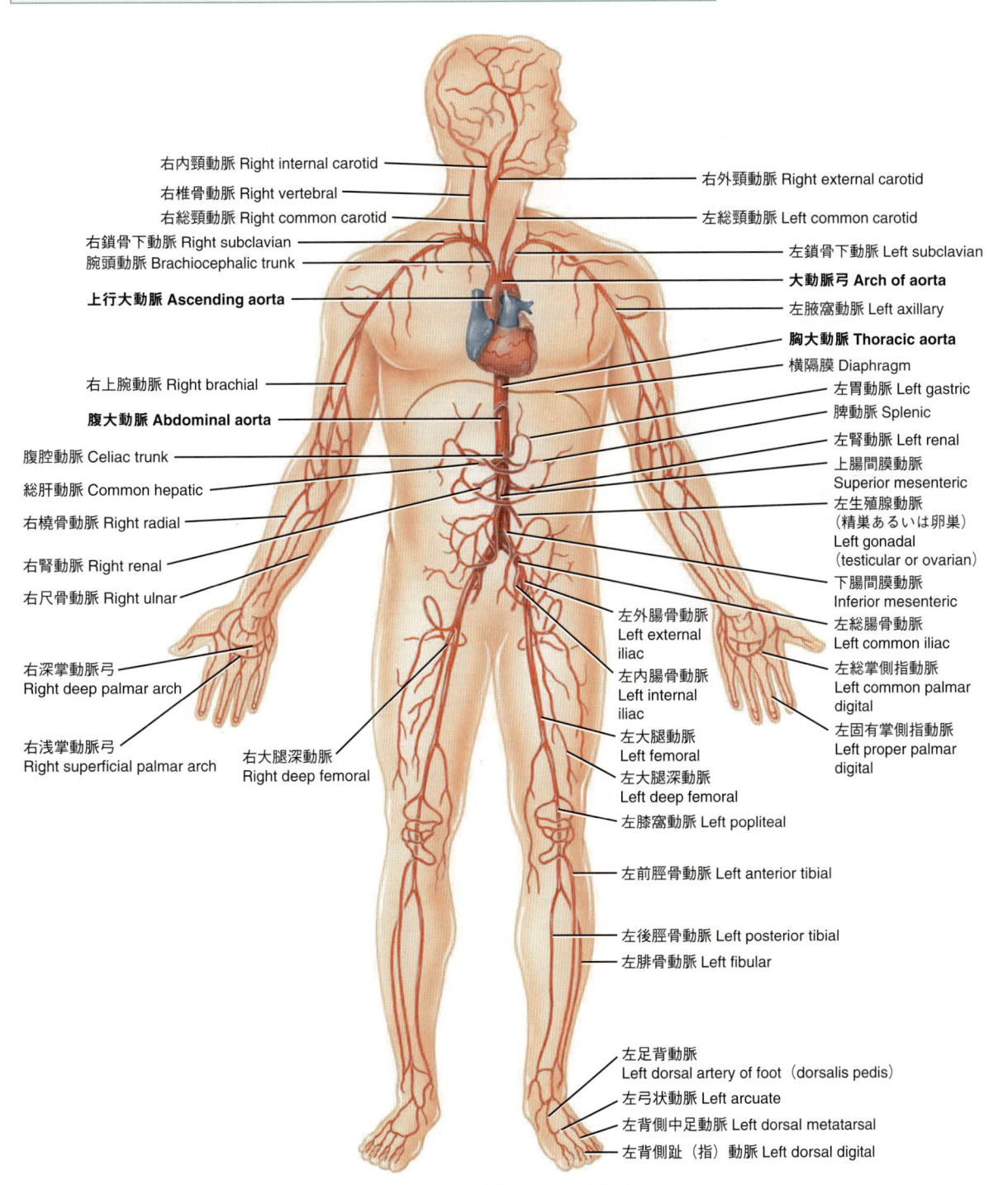

右内頚動脈 Right internal carotid

右椎骨動脈 Right vertebral

右総頚動脈 Right common carotid

右鎖骨下動脈 Right subclavian
腕頭動脈 Brachiocephalic trunk

上行大動脈 Ascending aorta

右上腕動脈 Right brachial

腹大動脈 Abdominal aorta

腹腔動脈 Celiac trunk

総肝動脈 Common hepatic

右橈骨動脈 Right radial

右腎動脈 Right renal

右尺骨動脈 Right ulnar

右深掌動脈弓
Right deep palmar arch

右浅掌動脈弓
Right superficial palmar arch

右大腿深動脈
Right deep femoral

右外頚動脈 Right external carotid

左総頚動脈 Left common carotid

左鎖骨下動脈 Left subclavian

大動脈弓 Arch of aorta

左腋窩動脈 Left axillary

胸大動脈 Thoracic aorta

横隔膜 Diaphragm

左胃動脈 Left gastric

脾動脈 Splenic

左腎動脈 Left renal

上腸間膜動脈
Superior mesenteric

左生殖腺動脈
（精巣あるいは卵巣）
Left gonadal
（testicular or ovarian）

下腸間膜動脈
Inferior mesenteric

左総腸骨動脈
Left common iliac

左総掌側指動脈
Left common palmar
digital

左固有掌側指動脈
Left proper palmar
digital

左外腸骨動脈
Left external
iliac

左内腸骨動脈
Left internal
iliac

左大腿動脈
Left femoral

左大腿深動脈
Left deep femoral

左膝窩動脈 Left popliteal

左前脛骨動脈 Left anterior tibial

左後脛骨動脈 Left posterior tibial

左腓骨動脈 Left fibular

左足背動脈
Left dorsal artery of foot（dorsalis pedis）

左弓状動脈 Left arcuate

左背側中足動脈 Left dorsal metatarsal

左背側趾（指）動脈 Left dorsal digital

（a）大動脈の主な分枝の全体の前からみた概要図

図 21.18 続く

図 21.18 続き

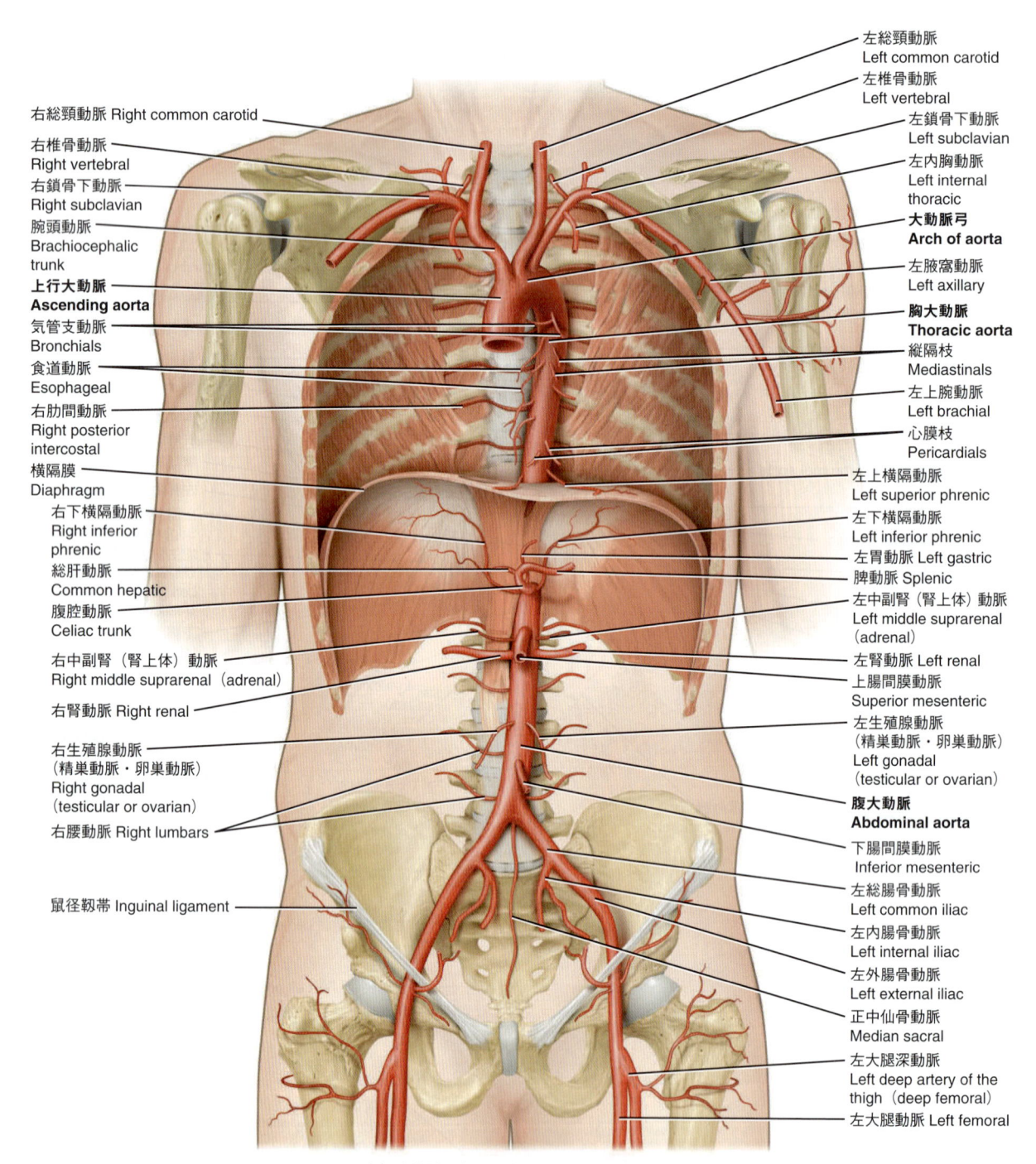

（b）大動脈の主な分枝を前からみた詳細図

Q 大動脈の 4 区分はなにか？

21.9 上行大動脈

目 標

• 上行大動脈から分枝する 2 本の動脈を正確にいえる.

　上行大動脈 ascending aorta は約 5 cm の長さで大動脈弁から始まる（図 20.8 参照）．上行大動脈は上方，やや前にそして右に向いている．上行大動脈は胸骨角の高さで終り，大動脈弓となる．上行大動脈の起始部は肺動脈幹と右心耳の背側，右肺動脈の腹側に位置する．起始部には**大動脈洞** aortic sinuses とよばれる 3 個の膨大部がある．そのうちの 2 つ，右，左大動脈洞からそれぞれ右および左冠状動脈が起る．
　右および左冠［状］動脈 coronary arteries（coron-=冠）は大動脈弁の半月弁のすぐ上方で上行大動脈から分枝している（図 21.19）．冠状動脈は心臓の周りに環状の輪を形成し，心房と心室の心筋に枝を出している．右冠状動脈の**後室間枝** posterior interventricular branch は両心室の後部を養い，**辺縁枝** marginal branch は右心室を養う．左冠状動脈の**前室間枝** anterior interventricular branch は**左前下行枝** left anterior descending（LAD）branch ともよばれ，両心室の前部を養い，**回旋枝** circumflex branch（circum-=周囲の；-flex =曲がること）は左心房と左心室を養っている．

チェックポイント

25. 冠状動脈のどの枝が左心室を養っているか．なぜ左心室はそのように多くの動脈血が供給されているのか.

図 21.19 心臓に血液を供給する動脈.

冠状動脈は大動脈の最初の枝である.

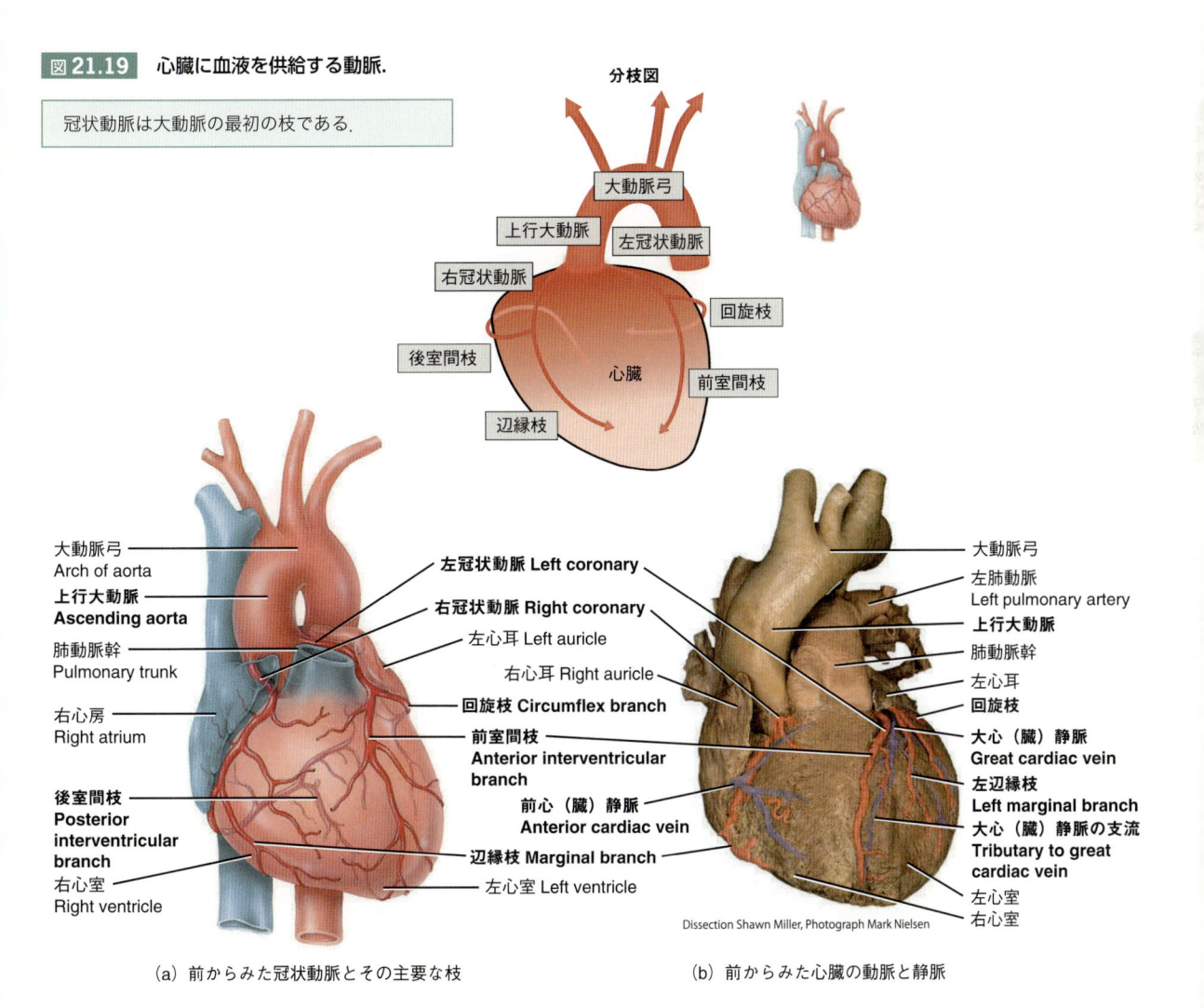

（a）前からみた冠状動脈とその主要な枝　　　（b）前からみた心臓の動脈と静脈

Dissection Shawn Miller, Photograph Mark Nielsen

Q 冠状動脈といわれる理由は？

21.10 大動脈弓

目 標

• 大動脈弓から分枝する３本の主要な動脈を正確にいえる.

大動脈弓 arch of the aorta は長さ４〜５cm で上行大動脈の続きである．大動脈弓は胸骨角の高さで胸骨の後方の心膜から出る（図 21.20）．上方かつ後左方に向い，続いて下方に向い，第４胸椎と第５胸椎のあいだの椎間円板の高さで終り，胸大動脈となる．大動脈弓の上部から，腕頭動脈，左総頸動脈，左鎖骨下動脈という３本の主要な動脈が分枝している．大動脈弓から最初に分枝し最大の枝が**腕頭動脈** brachiocephalic trunk（brachio- ＝腕；-cephalic ＝頭）である．腕頭動脈は上方に向い，やや右に曲がりながら，右の胸鎖関節の位置で二分し右鎖骨下動脈と右総頸動脈となる．大動脈弓からの２番目の枝は**左総頸動脈** left common carotid artery で，右の総頸動脈の枝と同じ名前の枝に分枝する．大動脈弓からの３番目の枝は**左鎖骨下動脈** left subclavian artery であり，左椎骨動脈と左上肢の血管に血液を送る．左鎖骨下動脈から分枝する動脈は右鎖骨下動脈の枝と走行，名前が同じである．

チェックポイント

26. 大動脈弓から起る動脈はどの領域を養っているか.

動脈名	説明と枝	分布域
腕頭動脈 Brachiocephalic trunk	大動脈弓の最初の枝；二分し右鎖骨下動脈と右総頸動脈となる（図 21.20 a）.	頭，頸，上肢，胸壁
右鎖骨下動脈* Right subclavian artery	腕頭動脈から起り第１肋骨の下縁に向かう；頸の基部で多数の枝を出す.	脳，脊髄，頸部，肩，胸壁および肩甲部の筋
内胸動脈 Internal thoracic artery（あるいは mammary artery）（thorac- ＝胸）	鎖骨下動脈の始部から起り，上位６本の肋骨の肋軟骨の背側で胸骨のすぐ外側を下行する；肋間に枝を出しながら，第６肋間で２枝に分枝して終る.	前胸壁
	臨床ノート：冠状動脈バイパス（移植）術 coronary artery bypass grafting の時，１本のみが狭窄を起している時には，（通常は左）内胸動脈がバイパス血管形成に使用される．動脈の上端は鎖骨下動脈についたままに残し断端を冠状動脈の閉塞個所の遠位部に結合する．下方の内胸動脈の断端は結紮する．動脈は冠状動脈を流れる血液の高い圧力にももちこたえることができ時間が経過しても閉塞しにくいことから，静脈移植片よりも動脈移植片が好まれる.	
椎骨動脈 Vertebral artery	右鎖骨下動脈が腋窩に入る前に出す脳へ主要な枝（図 21.20b）；頸を上行し，頸椎の横突起の横突孔を貫通し，大後頭孔を通って頭蓋に入り脳の下面に到達する．ここで左椎骨動脈と吻合し脳底動脈 basilar artery となる．椎骨動脈は脳の後部に血液を供給している．脳底動脈は脳幹の前面の正中線に沿って走行して数本の枝（**後大脳動脈** posterior cerebral artery，**小脳動脈** cerebellar artery など）を出す.	大脳の後部，小脳，橋，および内耳
腋窩動脈 Axillary artery*（axillary ＝わきの下）	右鎖骨下動脈の腋窩への続き；鎖骨下動脈が第１肋骨の下縁を通過した部位から始まり大円筋の遠位縁と交叉する部位で終る；腋窩の中で多数の枝を分枝する.	肩，胸部の筋，肩甲部の筋および上腕骨
上腕動脈 Brachial artery*（brachial ＝腕）	上腕動脈は腋窩動脈の上腕への続き；大円筋の遠位縁の位置で始まり肘の屈曲部のすぐ遠位部で橈骨動脈と尺骨動脈に分枝して終る；表在性で，上腕の内側に沿い触知できる．上腕動脈は下行するにつれ徐々に外側に曲がり，肘窩を通過する．肘窩は肘の前の三角形の窪みであり，この位置で容易に上腕動脈の拍動を触知することができ，また血圧測定を行う時にはいろいろな音（コロトコフ音）を聞くことができる.	上腕の筋，上腕骨，肘関節
	臨床ノート：血圧 blood pressure（BP）は通常上腕動脈で測定する．出血を抑えるために，上腕動脈を圧迫する最適の部位は上腕の中ほどである．ここで上腕動脈は浅い位置にあり容易に上腕骨に圧迫される.	

* 同じ血管が異なる領域を通過するのに応じて異なる名前がつけられるよい例である．腋窩動脈と上腕動脈を参照.

動脈名	説明と枝	分布域
橈骨動脈 Radial artery（radius ＝橈骨）	上腕動脈から直接続く２本の枝のうち細い枝；前腕の外側（橈側）に沿い走り，続いて手首に入り浅枝と深枝に分岐する．浅枝と深枝は尺骨動脈の浅枝と深枝とそれぞれ吻合し浅・深掌動脈弓をつくる．橈骨動脈が橈骨の遠位端に接するところでは，橈骨動脈は筋膜と皮膚のみで覆われている． § **臨床ノート**：表層に位置していることから，この位置が**橈骨動脈の脈拍 radial pulse** を測定する場所となっている．	前腕後区画の筋への主要な血液の供給源
尺骨動脈 Ulnar artery（ulnar ＝尺骨）	上腕動脈の終枝の太いほうの枝で，前腕の内側（尺側）を走行した後，手首に入り，浅枝と深枝に分岐する．浅枝と深枝は手に入り，橈骨動脈の対応する枝と吻合し浅・深掌動脈弓をつくる．	前腕前部の筋への主要な血液の供給源
浅掌動脈弓 Superficial palmar arch （palma ＝掌）	橈骨動脈の枝も加わるが，主には尺骨動脈の浅枝により形成される；長指屈筋腱よりも浅層に位置し，中手骨底の遠位で手掌を横切っている；浅掌動脈弓から**総掌側指動脈 common palmar digital artery** が分枝し，各総掌側趾（指）動脈は**固有掌側指動脈 proper palmar digital artery** に分枝する．	手掌と指の筋，骨，関節および皮膚
深掌動脈弓 Deep palmar arch	主に橈骨動脈の深枝から起るが，尺骨動脈の深枝の寄与もある；長指屈筋腱よりも深部にあり，中手骨底の位置で手掌を横切っている．深掌動脈弓から**掌側中手動脈 palmar metacarpal artery** が起り，手掌に分布し，浅掌動脈弓からくる総掌側指動脈と吻合している．	手掌と指の筋，骨，および関節
右総頸動脈 Right common carotid artery	右の胸鎖関節の後方で腕頭動脈の分岐部から始まる；頸部を上行し，頭部の構造に分布する（図 21.20 b）；喉頭の上縁の高さで右外頸動脈と右内頸動脈に分岐する． § **臨床ノート**：喉頭のすぐ外側の位置で**総頸動脈の拍動 pulse** を触知できる．運動をしている時や心肺蘇生法を行っている時に頸動脈の拍動を容易に確かめることができる．	頭頸部
外頸動脈 External carotid artery	喉頭の上縁の高さで始まり，顎関節の近くの耳下腺内で，**浅側頭動脈 superficial temporal artery** と**顎動脈 maxillary artery** の２本の枝に分かれて終る． § **臨床ノート**：頸動脈の拍動 carotid pulse は，喉頭の上縁の高さで胸鎖乳突筋のすぐ前の外頸動脈で触知できる．	脳以外の頭部のすべての構造への主要な血液供給源．頭の皮膚，結合組織，筋，骨，関節，硬膜およびクモ膜に分布し，頸の多くの構造に分布する
内頸動脈 Internal carotid artery	総頸動脈から分枝する；側頭骨の頸動脈孔を通り頭蓋腔内に入り，蝶形骨の下垂体窩の基部近くで頭蓋腔内に出る．頭蓋腔内で多数の枝を出し前大脳動脈と中大脳動脈を分枝して終る．**前大脳動脈 anterior cerebral artery** は前方に進み大脳の前頭葉へ向い，**中大脳動脈 middle cerebral artery** は大脳の側頭葉と頭頂葉のあいだを外側に進む．頭蓋内（図 21.20 c）において，左右の前大脳動脈間の**前交通動脈 anterior communicating artery** や内頸動脈と脳底動脈の吻合による左右の内頸動脈の吻合は，脳の基底部に**大脳動脈輪 cerebral arterial circle（ウィリス動脈輪 circle of Willis）**とよばれている血管路を形成している（図 21.20 c）．内頸動脈－脳底動脈の吻合は，内頸動脈から起る**後交通動脈 posterior communicating artery** が脳底動脈からの後大脳動脈と吻合して形成され，内頸動脈からの血液供給と椎骨動脈による血液供給とを連結している．大脳動脈輪は脳への血液の血圧を均等化し，脳への動脈に損傷が起きた時にその代りとなる血流路を提供する．	眼球その他の眼窩の構造物，耳，外鼻と鼻腔．大脳の前頭葉，側頭葉，頭頂葉，下垂体および軟膜
左総頸動脈 Left common carotid artery	大動脈弓の第２枝として起り，縦隔を上行し鎖骨の深部で頸に入り，その後は右総頸動脈と同様の経路を取る．	右総頸動脈と同様の分布
左鎖骨下動脈 Left subclavian artery	大動脈弓の第３枝，最後の枝として起る；縦隔を上外側方に進み，鎖骨の深部の頸の基部を上肢の方向に進む；縦隔を離れると，右鎖骨下動脈と同様の経路を取る．	右鎖骨下動脈と同様の分布

動脈の分枝図

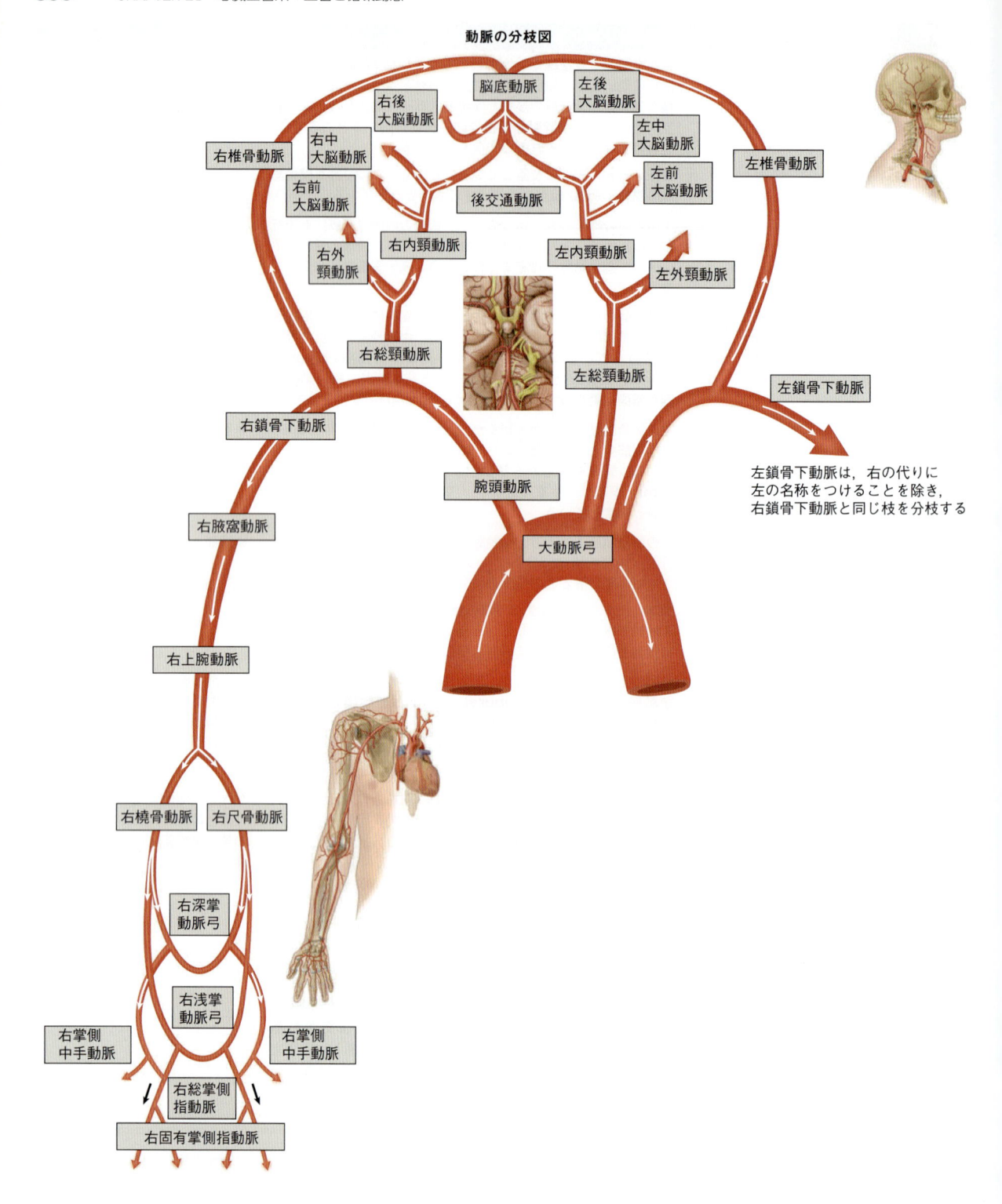

左鎖骨下動脈は，右の代りに
左の名称をつけることを除き，
右鎖骨下動脈と同じ枝を分枝する

図 21.20 大動脈弓とその枝. (c) の大脳動脈輪（ウイリス動脈輪）を構成する動脈に注目.

大動脈弓は，第4胸椎と第5胸椎間の椎間円板の高さで終る.

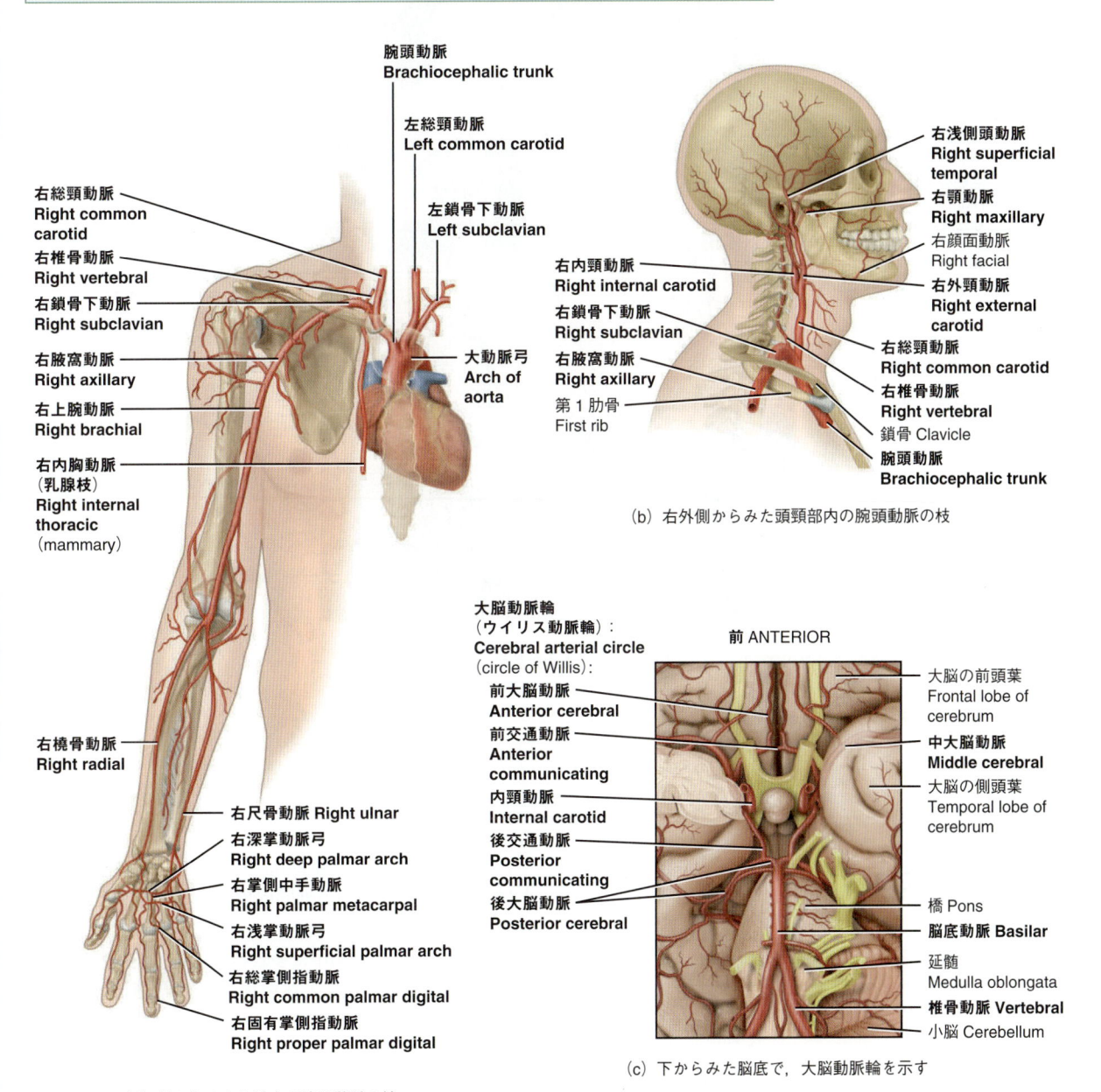

腕頭動脈
Brachiocephalic trunk

左総頸動脈
Left common carotid

左鎖骨下動脈
Left subclavian

右総頸動脈
Right common carotid

右椎骨動脈
Right vertebral

右鎖骨下動脈
Right subclavian

右腋窩動脈
Right axillary

右上腕動脈
Right brachial

右内胸動脈
（乳腺枝）
Right internal thoracic
（mammary）

大動脈弓
Arch of aorta

右橈骨動脈
Right radial

右尺骨動脈 Right ulnar

右深掌動脈弓
Right deep palmar arch

右掌側中手動脈
Right palmar metacarpal

右浅掌動脈弓
Right superficial palmar arch

右総掌側指動脈
Right common palmar digital

右固有掌側指動脈
Right proper palmar digital

（a）前からみた上肢内の腕頭動脈の枝

右浅側頭動脈
Right superficial temporal

右顎動脈
Right maxillary

右顔面動脈
Right facial

右外頸動脈
Right external carotid

右総頸動脈
Right common carotid

右椎骨動脈
Right vertebral

鎖骨 Clavicle

腕頭動脈
Brachiocephalic trunk

右内頸動脈
Right internal carotid

右鎖骨下動脈
Right subclavian

右腋窩動脈
Right axillary

第1肋骨
First rib

（b）右外側からみた頭頸部内の腕頭動脈の枝

大脳動脈輪
（ウイリス動脈輪）：
Cerebral arterial circle
（circle of Willis）：

前大脳動脈
Anterior cerebral

前交通動脈
Anterior communicating

内頸動脈
Internal carotid

後交通動脈
Posterior communicating

後大脳動脈
Posterior cerebral

前 ANTERIOR

大脳の前頭葉
Frontal lobe of cerebrum

中大脳動脈
Middle cerebral

大脳の側頭葉
Temporal lobe of cerebrum

橋 Pons

脳底動脈 Basilar

延髄
Medulla oblongata

椎骨動脈 Vertebral

小脳 Cerebellum

（c）下からみた脳底で，大脳動脈輪を示す

図 21.20 続く

図 21.20 続き

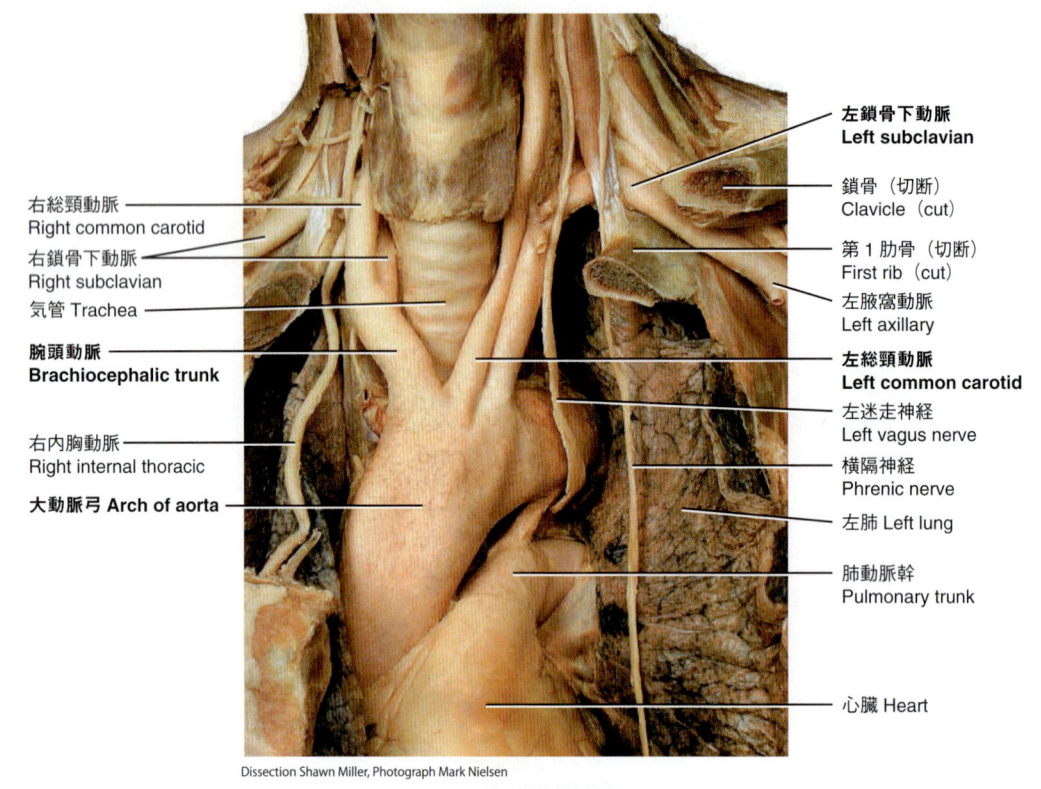

右総頸動脈
Right common carotid

右鎖骨下動脈
Right subclavian

気管 Trachea

腕頭動脈
Brachiocephalic trunk

右内胸動脈
Right internal thoracic

大動脈弓 Arch of aorta

左鎖骨下動脈
Left subclavian

鎖骨（切断）
Clavicle（cut）

第 1 肋骨（切断）
First rib（cut）

左腋窩動脈
Left axillary

左総頸動脈
Left common carotid

左迷走神経
Left vagus nerve

横隔神経
Phrenic nerve

左肺 Left lung

肺動脈幹
Pulmonary trunk

心臓 Heart

Dissection Shawn Miller, Photograph Mark Nielsen

（d）前からみた大動脈弓の枝

Q 大動脈弓の 3 本の枝はなにか，その起始の順に述べなさい.

21.11 胸大動脈

目 標

• 胸大動脈の臓側枝と壁側枝を正確にいえる.

胸大動脈 thoracic aorta は長さ約 20 cm で大動脈弓の続きである（図 21.21）.胸大動脈は第 4 胸椎と第 5 胸椎のあいだの椎間円板の高さで始まる.始部は脊柱の左に位置する.胸大動脈は下行するにつれ正中線に近づ

き，横隔膜の穴（大動脈裂孔）に入る.大動脈裂孔は第 12 胸椎と第 1 腰椎間の椎間円板の高さで脊柱の前に位置している.

胸大動脈はその経過中に多数の細い枝，内臓への**臓側枝 visceral branches** と体壁構造への**壁側枝 parietal branches** を出している.

> **チェックポイント**
>
> **27.** 胸大動脈の臓側枝と壁側枝は主にどの領域に分布しているか.

動脈名	説明と枝	分布域
臓側枝 VISCERAL BRANCHES		
心膜枝 Pericardial arteries （peri- ＝周り；-cardia ＝心臓）	不定の高さで胸大動脈から分枝する２～３本の細い動脈であり，前方に向い心臓を包む心膜に分布する．	心膜の組織
気管支動脈 Bronchial arteries （bronchials ＝気管支）	胸大動脈ないしその枝の１本から分かれる．右気管支動脈は典型的には第３肋間動脈から起る；２本の左気管支動脈は胸大動脈の上端から起る．すべての気管支動脈が気管支樹に沿い肺に入る．	肺胞管の段階に至るまでの気管支樹とその周囲の肺の組織
食道動脈 Esophageal arteries （eso- ＝運ぶ；-phage ＝食物）	４～５本の食道動脈が胸大動脈の前面から分枝し，前方に向い食道に分布する．	食道の全組織
縦隔枝 Mediastinal arteries	不定の高さで胸大動脈から分枝する．	縦隔内の種々の組織，主要には結合組織やリンパ節
壁側枝 PARIETAL BRANCHES		
肋間動脈 Posterior intercostal arteries （inter- ＝間；-costa ＝肋骨）	典型的には胸大動脈の後外側面の各面から起る９対の動脈；各動脈は肋間を外側そして前方に進み，内胸動脈から分枝する前肋間枝と吻合する．	胸壁の皮膚，筋および肋骨．胸椎，髄膜および脊髄．乳腺
肋下動脈 Subcostal arteries （sub- ＝下）	胸大動脈の最下の枝；各側の動脈は第12肋骨よりも下部の胸壁に入り前方へ進み体壁の上腹部領域へ向かう．	皮膚，筋および肋骨．第12胸椎，髄膜，および脊髄
上横隔動脈 Superior phrenic arteries （phrenic ＝横隔膜に関連）	胸大動脈の下端から分かれ，横隔膜の上面へ向かう．	横隔膜と横隔膜を覆う胸膜

動脈の分枝図

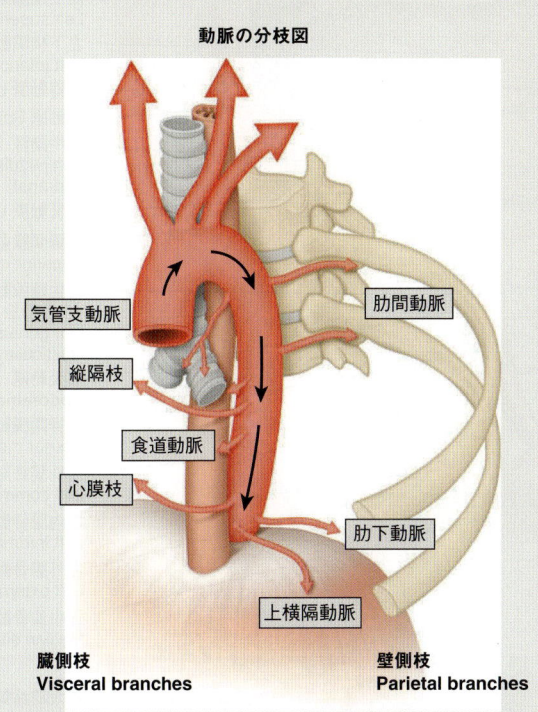

気管支動脈

縦隔枝

食道動脈

心膜枝

肋間動脈

肋下動脈

上横隔動脈

**臓側枝
Visceral branches**

**壁側枝
Parietal branches**

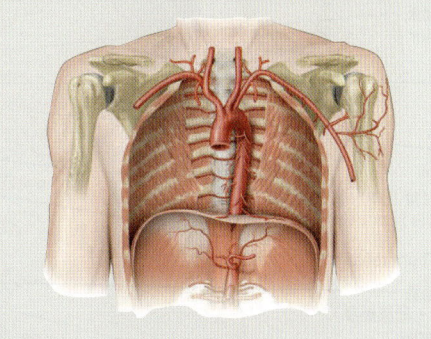

図 21.21 胸大動脈，腹大動脈とその主な枝.

胸大動脈は大動脈弓の続きである.

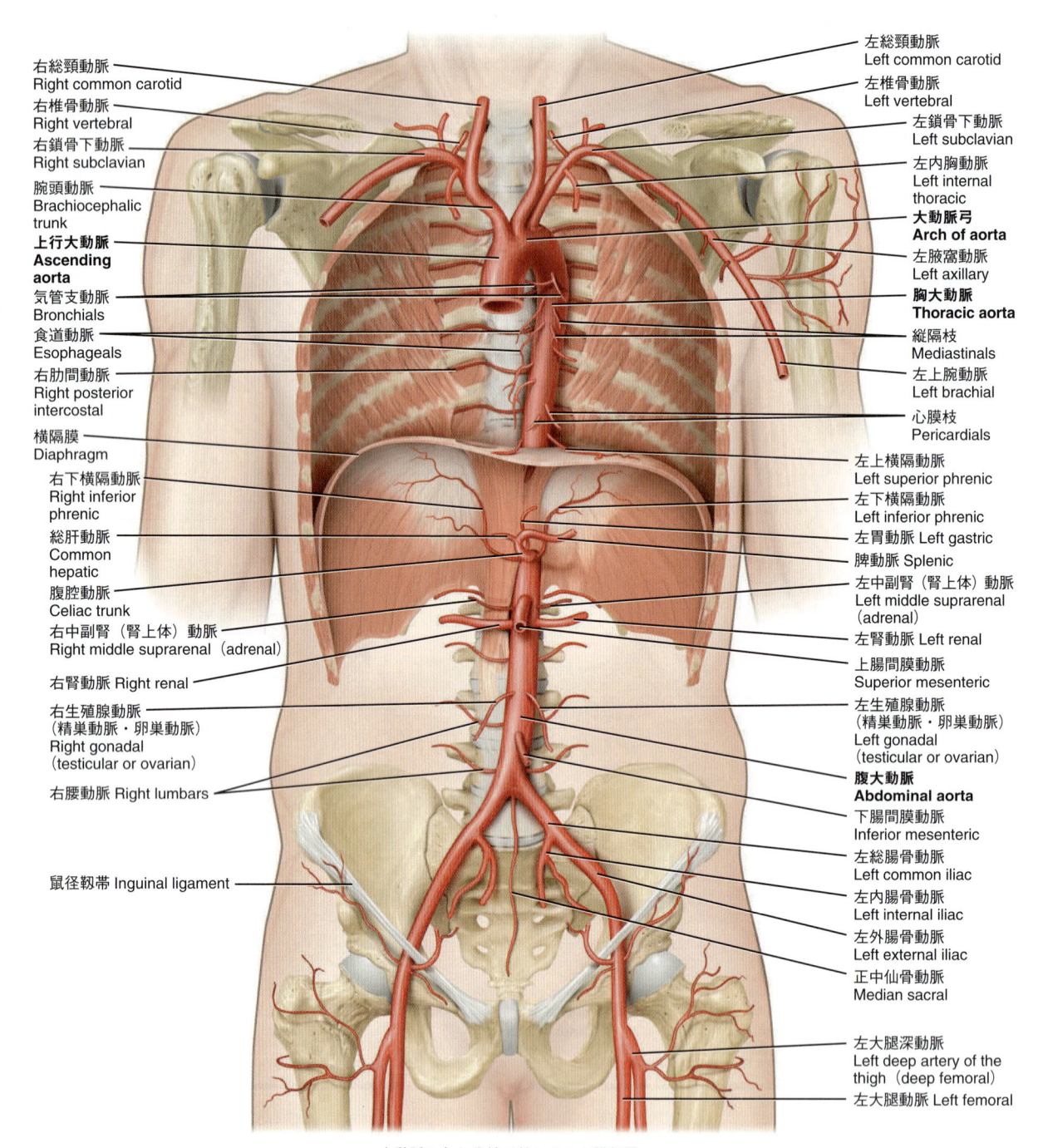

右総頚動脈
Right common carotid

右椎骨動脈
Right vertebral

右鎖骨下動脈
Right subclavian

腕頭動脈
Brachiocephalic
trunk

上行大動脈
Ascending
aorta

気管支動脈
Bronchials

食道動脈
Esophageals

右肋間動脈
Right posterior
intercostal

横隔膜
Diaphragm

右下横隔動脈
Right inferior
phrenic

総肝動脈
Common
hepatic

腹腔動脈
Celiac trunk

右中副腎（腎上体）動脈
Right middle suprarenal（adrenal）

右腎動脈 Right renal

右生殖腺動脈
（精巣動脈・卵巣動脈）
Right gonadal
（testicular or ovarian）

右腰動脈 Right lumbars

鼠径靱帯 Inguinal ligament

左総頚動脈
Left common carotid

左椎骨動脈
Left vertebral

左鎖骨下動脈
Left subclavian

左内胸動脈
Left internal
thoracic

大動脈弓
Arch of aorta

左腋窩動脈
Left axillary

胸大動脈
Thoracic aorta

縦隔枝
Mediastinals

左上腕動脈
Left brachial

心膜枝
Pericardials

左上横隔動脈
Left superior phrenic

左下横隔動脈
Left inferior phrenic

左胃動脈 Left gastric

脾動脈 Splenic

左中副腎（腎上体）動脈
Left middle suprarenal
（adrenal）

左腎動脈 Left renal

上腸間膜動脈
Superior mesenteric

左生殖腺動脈
（精巣動脈・卵巣動脈）
Left gonadal
（testicular or ovarian）

腹大動脈
Abdominal aorta

下腸間膜動脈
Inferior mesenteric

左総腸骨動脈
Left common iliac

左内腸骨動脈
Left internal iliac

左外腸骨動脈
Left external iliac

正中仙骨動脈
Median sacral

左大腿深動脈
Left deep artery of the
thigh（deep femoral）

左大腿動脈 Left femoral

大動脈の主な分枝の前からみた詳細図

Q 胸大動脈はどこから始まるのか.

21.12 腹大動脈

目 標

・腹大動脈の臓側枝と壁側枝を正確にいえる.

腹大動脈 abdominal aorta は, 胸大動脈が横隔膜を通過した後, 胸大動脈の続きである（図 21.22）. 腹大動脈は横隔膜の大動脈裂孔から始まり第 4 腰椎の高さ付近で左右の総腸骨動脈に分岐して終る. 腹大動脈は脊柱の前に位置している.

胸大動脈と同様に, 腹大動脈も**臓側枝** visceral branches と**壁側枝** parietal branches を出している. 腹大動脈の前面から起る無対の臓側枝が**腹腔動脈** celiac trunk と**上腸間膜動脈** superior mesenteric artery と**下腸間膜動脈** inferior mesenteric artery である（図 21.21 参照）.

動脈名	説明と枝	分布域
無対の臓側枝 UNPAIRED VISCERAL BRANCHES		
腹腔動脈 Celiac trunk	横隔膜よりも下位での大動脈の最初の臓側枝である；横隔膜の大動脈裂孔を大動脈が通過した後, 第 12 胸椎の高さで腹大動脈から分枝する；左胃動脈, 脾動脈, 総肝動脈の 3 本の枝に分かれる（図 21.22a）.	胎生期の前腸から発生する消化管のすべての器官に分布する；食道の腹部から十二指腸まで, 脾臓
	1. **左胃動脈 left gastric artery**（gastric ＝胃）. 腹腔動脈の 3 本の枝のうち最も細く, 左上方に食道に向い, 次に反転し胃の小彎に沿って走る. 胃の小彎で左胃動脈は右胃動脈と吻合する.	食道の腹部と胃の小彎
	2. **脾動脈 splenic artery**（splenic ＝脾臓）は腹腔動脈の最大の枝で, 左胃動脈よりも末梢で腹腔動脈の左側面から分枝し, 脾臓に沿って水平に左方に進む. 脾臓に到達する前に脾動脈は 3 種の枝を出す：	脾臓, 膵臓, 胃の胃底と大彎, 大網
	・**膵枝 pacreatic arteries**. 脾動脈から分枝し膵臓の組織内に下行する一群の細い動脈.	膵 臓
	・**左胃大網動脈 left gastro-omental artery**（あるいは gastro-epiploic artery）は脾動脈の終端で分枝し, 胃の大彎に沿って左から右へ走る.	胃の大彎と大網
	・**短胃動脈 short gastric arteries** は脾動脈の終端から起り, 胃底部に分布する（訳注：短胃動脈も 1 本ではない）.	胃 底
	3. **総肝動脈 common hepatic artery**（hepatic ＝肝臓）. 左胃動脈と脾動脈の中間の太さ；腹腔動脈の右側から起り 3 本の枝を出す：	肝臓, 胆嚢, 小網, 胃, 膵臓, 十二指腸
	・**固有肝動脈 proper hepatic artery** は総肝動脈から分枝し総胆管に沿って上行し肝臓と胆嚢に枝を出す.	肝臓, 胆嚢, 小網
	・**右胃動脈 right gastric artery** は総肝動脈から分枝し左方に反転し胃の小彎に沿って走り, 左胃動脈と吻合する.	胃の小彎, 小網
	・**胃十二指腸動脈 gastroduodenal artery** は胃と十二指腸に向かって下行し, 胃の大彎に沿う枝を出す.	胃の大彎, 十二指腸, 膵臓
上腸間膜動脈 Superior mesenteric artery（meso- ＝中間；-enteric ＝腸に関係した）	腹腔動脈の約 1 cm 下方, 第 1 腰椎の高さで, 腹大動脈の前面から起る（図 21.22b）. 腸間膜（小腸を後腹壁に付着させている腹膜の部分）の中を, 前下方に走る. 上腸間膜動脈は多数の吻合があり, 5 枝を分枝している：	胎生期の中腸から発生する消化管のすべての器官に分布する；十二指腸から横行結腸まで
	1. **下膵十二指腸動脈 inferior pancreaticoduodenal artery** は上方右に進み, 膵頭と十二指腸に分布する.	膵臓と十二指腸
	2. **空腸動脈 jejunal artery** と**回腸動脈 ileal artery** は間膜の中で広がり空腸と回腸（小腸）に分布する.	空腸と回腸（小腸の大部分）
	3. **回結腸動脈 ileocolic artery** は下外側方に右側を下行し回腸の末端部, 盲腸, 虫垂および上行結腸初部に分布する.	回腸の末端部, 盲腸, 虫垂および上行結腸初部
	4. **右結腸動脈 right colic artery** は右外側方に上行結腸に向かう.	上行結腸と横行結腸初部
	5. **中結腸動脈 middle colic artery** は右よりに上行し横行結腸に向かう.	横行結腸の大部分

続く

副腎動脈 suprarenal arteries，腎動脈 renal arteries，生殖腺動脈 gonadal arteries（精巣動脈 testicular arteries ないし卵巣動脈 ovarian arteries）は左右の動脈が存在する有対の臓側枝であり，腹大動脈の外側面から分枝している．無対で1本の壁側枝は**正中仙骨動脈** median sacral artery である．有対の壁側枝は腹大動脈の後面から分枝し，**下横隔動脈** inferior phrenic arteries と**腰動脈** lumbar arteries が含まれる．

チェックポイント

28. 腹大動脈の有対の臓側枝と壁側枝および無対の臓側枝と壁側枝の名前をいい，主にどの領域に分布しているか.

続き

動脈名	説明と枝	分布域
下腸間膜動脈 Inferior mesenteric artery	第3腰椎の高さで腹大動脈の前面から起り，腹大動脈の左下方に向かう（図21.22 c）．下腸間膜動脈は3枝に分かれるが，吻合が多い：	胎生期の後腸から発生する消化管のすべての器官，横行結腸から直腸まで，に分布する.
	1. 左結腸動脈 left colic artery は左外側方に上行し横行結腸の遠位端と下行結腸に向かう.	横行結腸の終末部と下行結腸
	2. S状結腸動脈 sigmoid arteries は左外側方に下行しS状結腸に分布する.	S状結腸
	3. 上直腸動脈 superior rectal artery は下方に向い直腸上部に分布する.	直腸上部
有対の臓側枝 PAIRED VISCERAL BRANCHES		
副腎動脈 Suprarenal arteries （supra- ＝上；-ren- ＝腎臓）	典型的には3対の（上，中，下）副腎動脈があるが，中副腎動脈だけが腹大動脈から直接分枝している（図21.21 参照）．**中副腎動脈 middle suprarenal arteries** は第1腰椎の高さで，また，腎動脈と同じかあるいはその上の位置で腹大動脈から起始している．**上副腎動脈 superior suprarenal arteries** は下横隔動脈から分枝し，**下副腎動脈 inferior suprarenal arteries** は腎動脈から出る.	副腎（腎上体）
腎動脈 Renal arteries （ren ＝腎臓）	左右の腎動脈は通常第2腰椎の上縁の高さで，上腸間膜動脈の約1 cm下方の位置で，腹大動脈の側面から出る（図21.21 参照）．右腎動脈は左腎動脈よりも長く，また，起始部も左よりもやや下で，右腎静脈と下大静脈の背側を走る．左腎動脈は左腎静脈の背側に位置し，その前を下腸間膜静脈が横切る.	腎臓の全組織
生殖腺動脈 Gonadal arteries （gon- ＝種） [精巣動脈 testicular arteries, 卵巣動脈 ovarian arteries]	第2腰椎の高さで腎動脈のすぐ下の位置で腹大動脈の前面から出る（図21.21 参照）．男性では生殖腺動脈は**精巣動脈**であり，精巣動脈は後腹壁に沿って下行し，鼠径管を通って陰嚢に入る．女性では生殖腺動脈は**卵巣動脈**とよばれる．卵巣動脈は精巣動脈よりもはるかに短く，腹腔内に留まる.	男性：精巣，精巣上体，精管，尿管 女性：卵巣，卵管，尿管
無対の壁側枝 UNPAIRED PARIETAL BRANCH		
正中仙骨動脈 Median sacral artery （sacral ＝仙骨に関連）	左右の総腸骨動脈の**分岐部** bifurcation よりも約1 cm上方で腹大動脈の後面から出る（図21.21 参照）.	仙骨，尾骨，仙骨神経，梨状筋
有対の壁側枝 PAIRED PARIETAL BRANCHES		
下横隔動脈 Inferior phrenic arteries （phrenic ＝横隔膜に関連）	腹大動脈の最初の有対枝；腹腔動脈の起始部のすぐ上方から出る（図21.21 参照；下横隔動脈が腎動脈から出ることもある）.	横隔膜，副腎
腰動脈 lumbar arteries （lumbar ＝腰部に関連）	肋間動脈が胸大動脈から分枝するのと同様の様式で，4対の腰動脈が腹大動脈の後外側面から分枝する（図21.21 参照）；外側方向に進み腹壁の筋に入り，曲りながら前腹壁へ向かう.	腰椎，脊髄と髄膜，腹壁の後部と外側部の皮膚と筋

動脈の分枝図

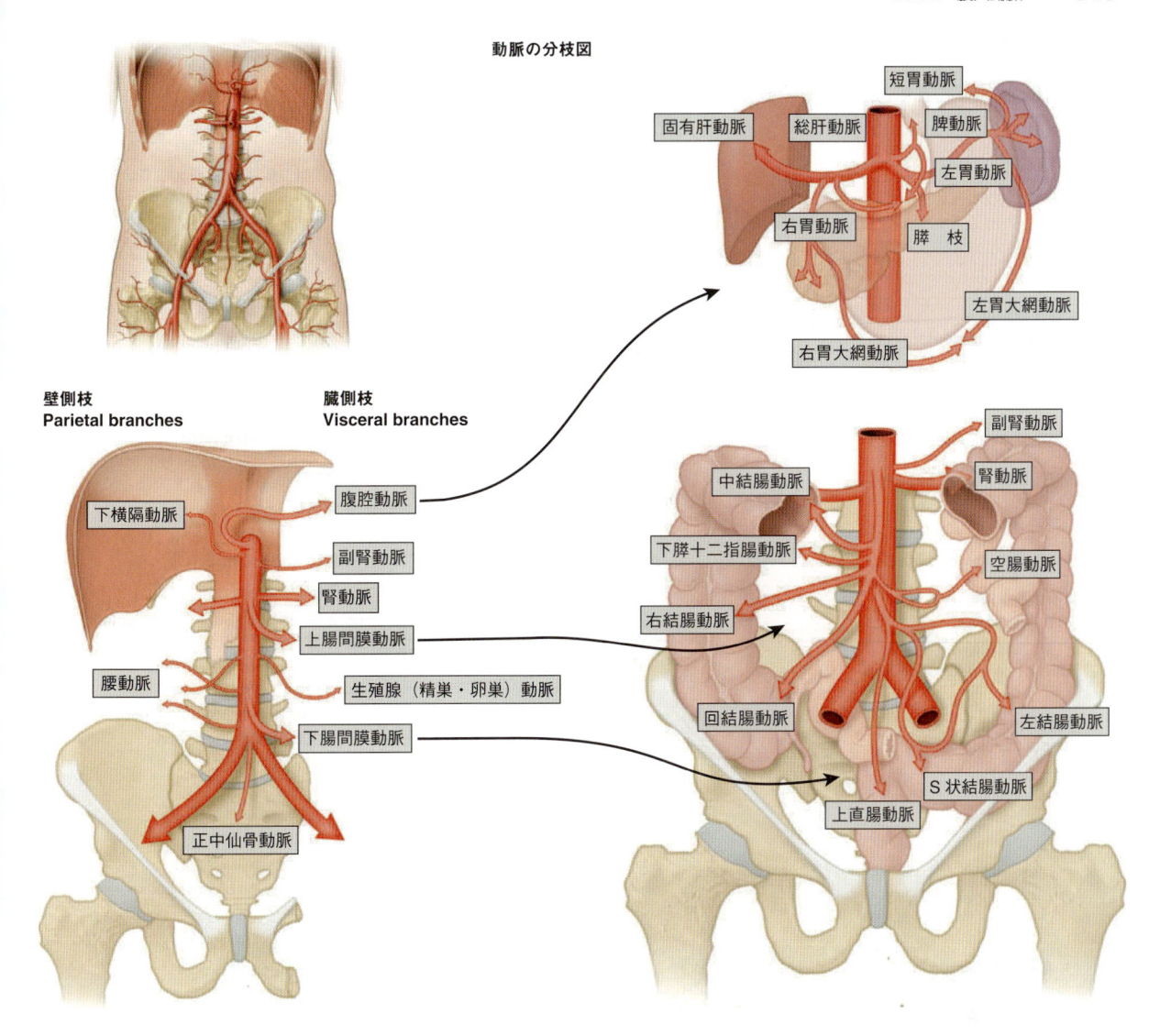

壁側枝
Parietal branches

臓側枝
Visceral branches

下横隔動脈

腹腔動脈

副腎動脈

腎動脈

上腸間膜動脈

腰動脈

生殖腺（精巣・卵巣）動脈

下腸間膜動脈

正中仙骨動脈

短胃動脈

固有肝動脈　総肝動脈　脾動脈

左胃動脈

右胃動脈　膵　枝

左胃大網動脈

右胃大網動脈

副腎動脈

中結腸動脈　腎動脈

下膵十二指腸動脈　空腸動脈

右結腸動脈

回結腸動脈　左結腸動脈

S 状結腸動脈

上直腸動脈

図 21.22　腹大動脈と主な枝.

腹大動脈は胸大動脈の続きである.

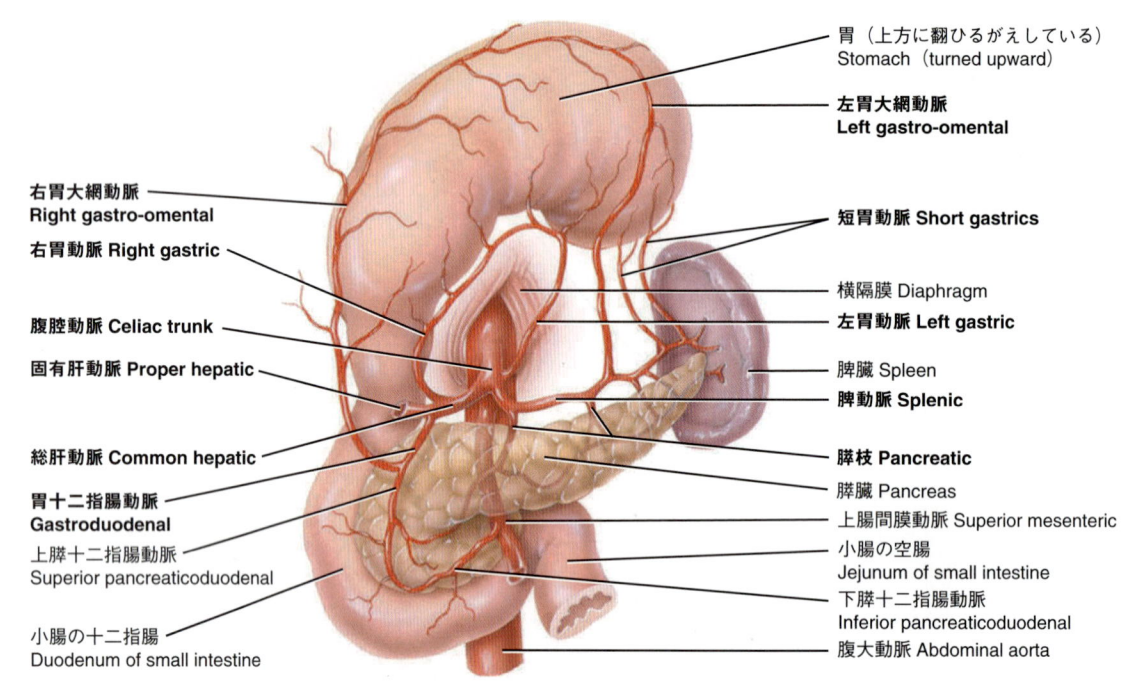

右胃大網動脈
Right gastro-omental

右胃動脈 Right gastric

腹腔動脈 Celiac trunk

固有肝動脈 Proper hepatic

総肝動脈 Common hepatic

胃十二指腸動脈
Gastroduodenal

上膵十二指腸動脈
Superior pancreaticoduodenal

小腸の十二指腸
Duodenum of small intestine

胃（上方に翻ひるがえしている）
Stomach（turned upward）

**左胃大網動脈
Left gastro-omental**

短胃動脈 Short gastrics

横隔膜 Diaphragm
左胃動脈 Left gastric

脾臓 Spleen
脾動脈 Splenic

膵枝 Pancreatic

膵臓 Pancreas
上腸間膜動脈 Superior mesenteric
小腸の空腸
Jejunum of small intestine
下膵十二指腸動脈
Inferior pancreaticoduodenal
腹大動脈 Abdominal aorta

（a）前からみた腹腔動脈とその枝

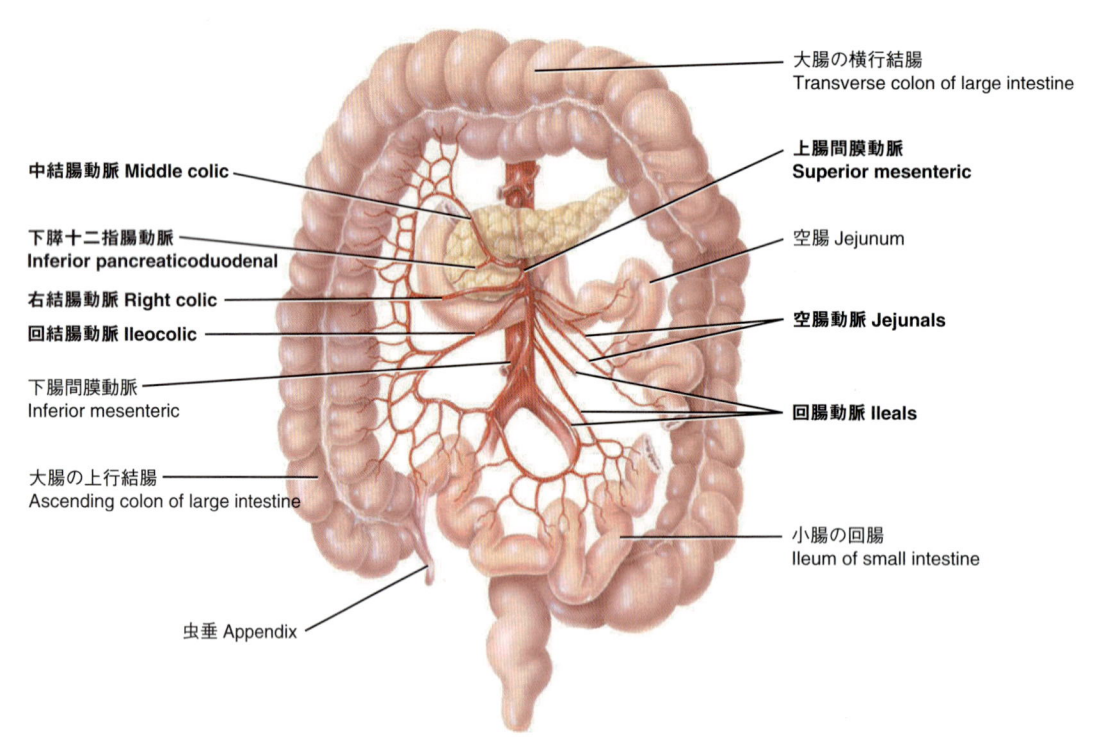

中結腸動脈 Middle colic

下膵十二指腸動脈
Inferior pancreaticoduodenal

右結腸動脈 Right colic
回結腸動脈 Ileocolic

下腸間膜動脈
Inferior mesenteric

大腸の上行結腸
Ascending colon of large intestine

虫垂 Appendix

大腸の横行結腸
Transverse colon of large intestine

**上腸間膜動脈
Superior mesenteric**

空腸 Jejunum

空腸動脈 Jejunals

回腸動脈 Ileals

小腸の回腸
Ileum of small intestine

（b）前からみた上腸間膜動脈とその枝

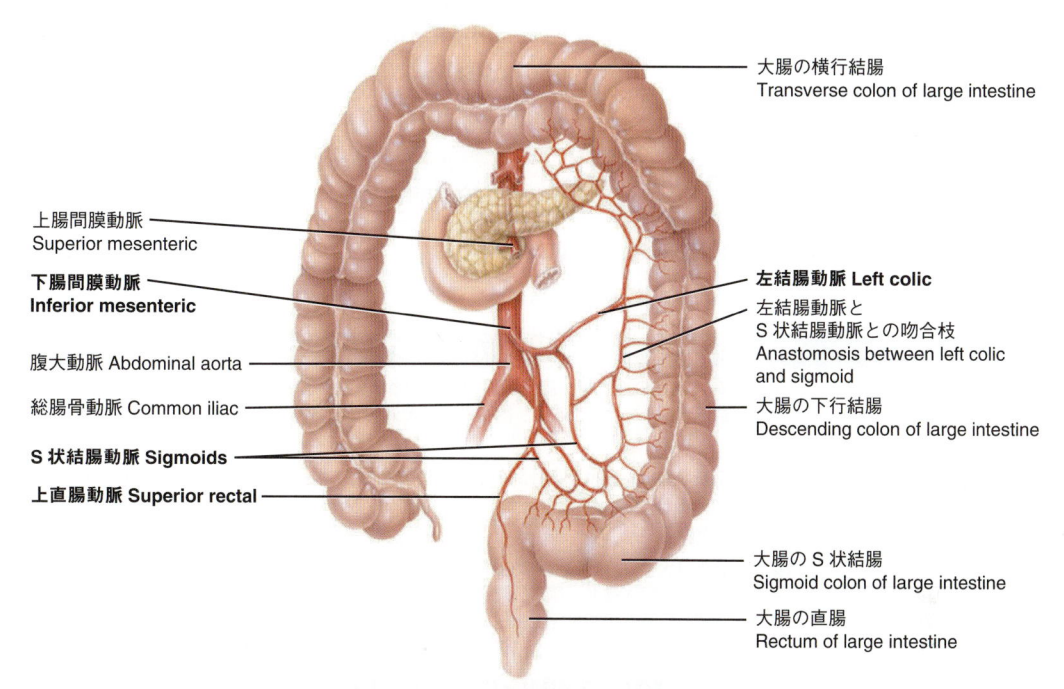

- 大腸の横行結腸
  Transverse colon of large intestine
- 上腸間膜動脈
  Superior mesenteric
- **下腸間膜動脈**
  Inferior mesenteric
- 腹大動脈 Abdominal aorta
- 総腸骨動脈 Common iliac
- **S 状結腸動脈 Sigmoids**
- **上直腸動脈 Superior rectal**
- **左結腸動脈 Left colic**
- 左結腸動脈と
  S 状結腸動脈との吻合枝
  Anastomosis between left colic
  and sigmoid
- 大腸の下行結腸
  Descending colon of large intestine
- 大腸の S 状結腸
  Sigmoid colon of large intestine
- 大腸の直腸
  Rectum of large intestine

(c) 前からみた下腸間膜動脈とその枝

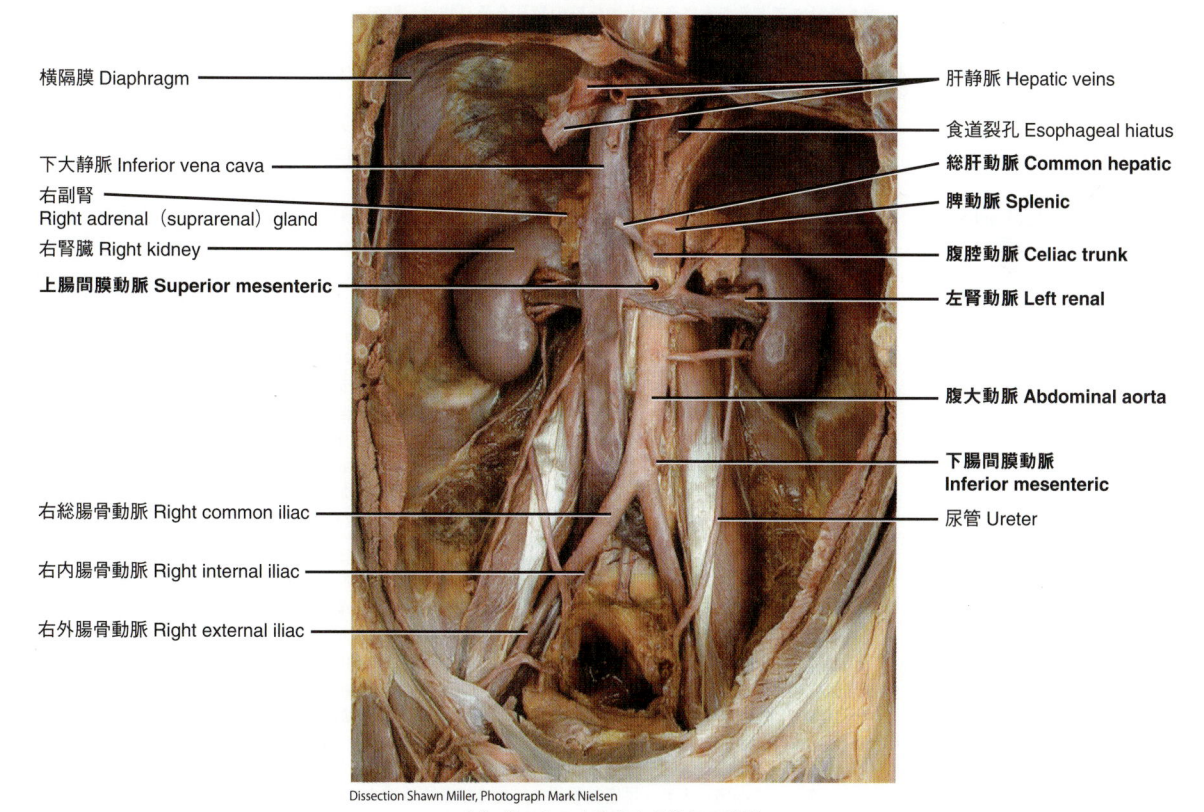

- 横隔膜 Diaphragm
- 下大静脈 Inferior vena cava
- 右副腎
  Right adrenal（suprarenal）gland
- 右腎臓 Right kidney
- **上腸間膜動脈 Superior mesenteric**
- 右総腸骨動脈 Right common iliac
- 右内腸骨動脈 Right internal iliac
- 右外腸骨動脈 Right external iliac
- 肝静脈 Hepatic veins
- 食道裂孔 Esophageal hiatus
- **総肝動脈 Common hepatic**
- **脾動脈 Splenic**
- **腹腔動脈 Celiac trunk**
- **左腎動脈 Left renal**
- **腹大動脈 Abdominal aorta**
- **下腸間膜動脈**
  Inferior mesenteric
- 尿管 Ureter

Dissection Shawn Miller, Photograph Mark Nielsen

(d) 前からみた腹部と骨盤部の動脈

Q 腹大動脈はどこから始まるのか？

21.13　骨盤と下肢の動脈

目　標

- 総腸骨動脈の主要な2枝を正確にいえる.

腹大動脈は左右の**総腸骨動脈**common iliac arteries に分枝して終る（図 21.23）. 総腸骨動脈は, 次に, **内腸骨動脈** internal iliac arteries と**外腸骨動脈** external iliac arteries に分枝する. 外腸骨動脈は, 順に, 大腿では**大腿動脈** femoral arteries, 膝の後ろでは**膝窩動脈** popliteal arteries となり, 下腿では**前脛骨動脈** anterior tibial arteries と**後脛骨動脈** posterior tibial arteries になる.

29. 内腸骨動脈と外腸骨動脈の主な分布域はどこか.

動脈名	説明と枝	分布域
総腸骨動脈 Common iliac arteries （iliac ＝腸骨に関連）	おおよそ第4腰椎の高さで, 腹大動脈から分かれる. 総腸骨動脈は下方やや外側に約5cm進んだところで, 内腸骨動脈と外腸骨動脈の2枝に分かれる.	骨盤壁の筋, 骨盤内臓, 外生殖器, 下肢
内腸骨動脈 Internal iliac arteries	骨盤部の主要な動脈；腰椎と仙骨間の椎間円板の高さで, 仙腸関節の前の総腸骨動脈の**分岐部** bifurcation から始まる. 骨盤内を下行しながら後方に向い前後枝に分かれる.	骨盤壁の筋, 骨盤内臓, 殿部, 外生殖器, 大腿内側部の筋
外腸骨動脈 External iliac arteries	内腸骨動脈より太く, 総腸骨動脈の分岐部から始まる. 大腰筋の内側縁に沿って下行し, 骨盤の縁を進む. 鼠径靱帯の中央部の後ろを通り, 鼠径靱帯の下に出て, 大腿に入ると大腿動脈となる.	下腹壁の筋, 男性では精巣挙筋, 女性では子宮円索, および下肢
大腿動脈 Femoral arteries （femoral ＝大腿に関係した）	大腿に入る外腸骨動脈の続き. 大腿上部の**大腿三角** femoral triangle の中では大腿静脈, 大腿神経, 深鼠径リンパ節とともに浅層に位置している（図 11.20a 参照）. 縫工筋の下を大腿の前内側面に沿って下行し, 大腿の遠位端あたりまで進んだところで大内転筋の裂孔を通り抜け, 膝の後面で大腿動脈は終り, 膝窩動脈となる. § 臨床ノート：**心臓カテーテル法 cardiac catheterization** を実施する時には, カテーテルを血管の中に挿入し, 太い血管さらに心臓内へと進める. カテーテルの先端には測定器や他の装置をつけることがよくある. 心臓の左側に到達するためには, カテーテルを大腿動脈に挿入し, 大動脈内を通過させ冠状動脈や心臓内に進める.	大腿の筋（大腿四頭筋, 内転筋群, 大腿の屈筋群）, 大腿骨膝関節周囲の靱帯および腱
膝窩動脈 Popliteal arteries （popliteal ＝膝の後面）	大腿動脈の続きで, 膝窩（膝の後ろの腔所）を通る. 膝窩筋の下縁まで下行し, そこで前脛骨動脈と後脛骨動脈に分岐する.	大腿遠位部の筋, 膝の領域の皮膚, 下腿の近位部の筋, 膝関節, 大腿骨, 膝蓋骨, 脛骨, 腓骨
前脛骨動脈 Anterior tibial arteries （tibial ＝脛骨に関連）	膝窩筋の下縁で膝窩動脈の分岐部から下行する. 後脛骨動脈よりも細い；脛骨と腓骨を結合している骨間膜の上を越え, 下腿の前筋区画の中を下行する；足首で, **足背動脈 dorsalis pedis arteries**（あるいは dorsal arteries of foot）となる. 足背動脈は足背の内側楔状骨の位置で, **弓状動脈 arcuate arteries**（arcuat-＝弓状）とよばれる, 中足骨底の上を越して外側に走る, 横断枝を分枝している. 弓状動脈から**背側中足動脈 dorsal metatarsal arteries** が分枝し, 中足骨に沿って進む. 背側中足動脈は**背側趾（指）動脈 dorsal digital arteries** を分枝して終り, 背側趾（指）動脈は足指に分布する.	脛骨, 腓骨, 下腿の前部の筋, 足背の筋, 足根骨, 中足骨, 趾（指）骨
後脛骨動脈 Posterior tibial arteries	膝窩動脈の直接の続きで, 膝窩動脈の分岐部から下行する. 下腿の後筋区画内のヒラメ筋の深部を下行する. 下腿の遠位端で脛骨の内果の後ろへ通過し, 前方に曲り足底に向かう；足の内側の屈筋支帯の深部で, 後脛骨動脈は内側足底動脈と外側足底動脈に分岐して終る. 下腿の上1/3の位置で**腓骨動脈 fibular (peroneal) arteries** を分枝する. 腓骨動脈は外側に向い下腿の外側筋区画内に下行する. **内側足底動脈 medial plantar arteries**（plantar ＝足の裏）は足底の内側に沿って進み, より太い**外側足底動脈 lateral plantar arteries** は足底の外側部へ向い, 足背動脈の枝と吻合し**足底動脈弓 plantar arch** を形成する. 足底動脈弓は第5中足骨底から始まり, 中足骨を横切って内側に走る. 足底動脈弓は, 足を横断する途中で, **底側中足動脈 plantar metatarsal arteries** を分枝し, 底側中足動脈は中足骨の足底面に沿って進む. 底側中足動脈は, 足の指に入る**底側趾（指）動脈 plantar digital arteries** に分枝して終る.	下腿の後筋区画と外側筋区画の筋；足底の筋, 脛骨, 腓骨, 足根骨, 中足骨, 趾（指）骨

動脈の分枝図

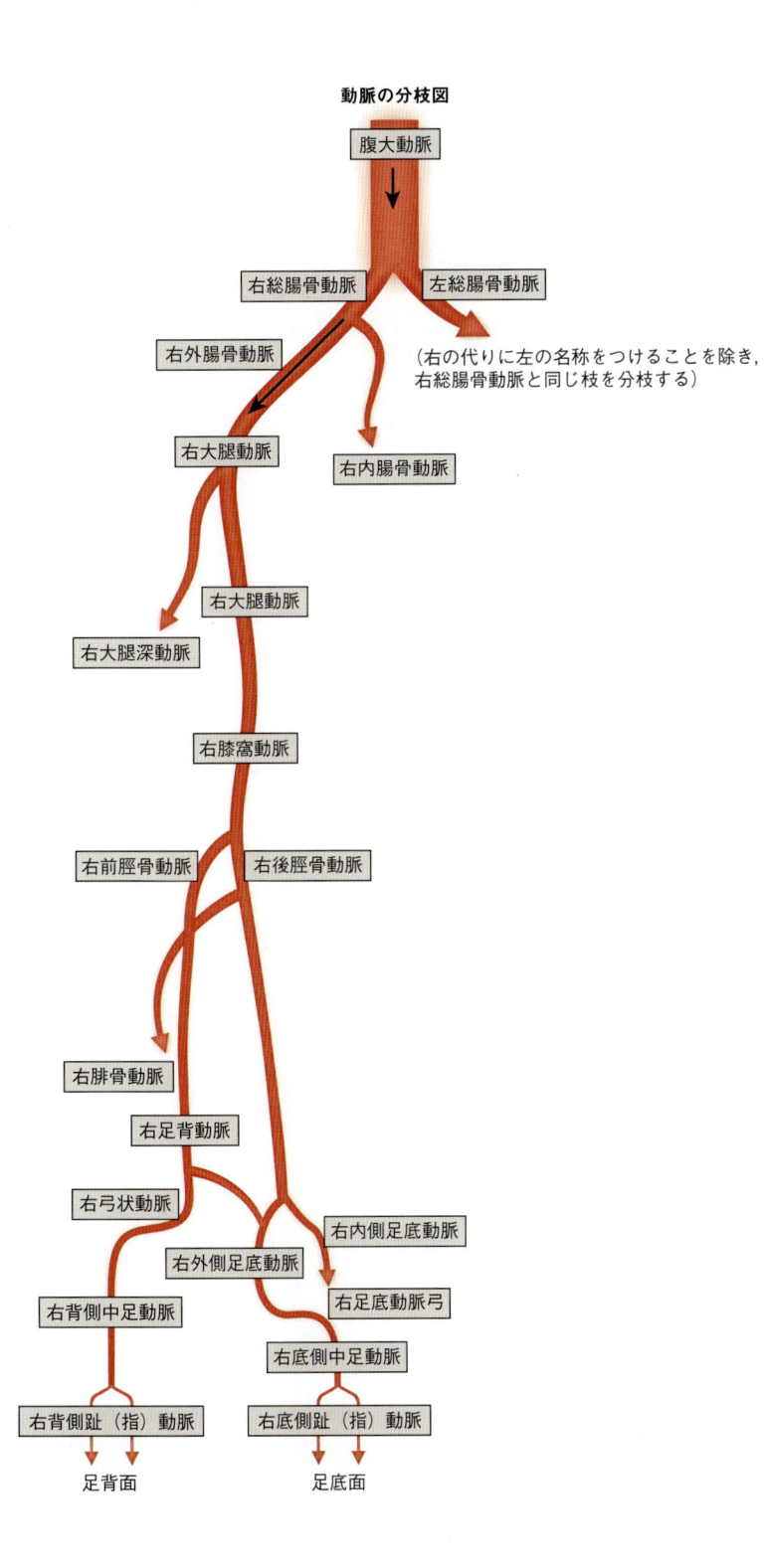

腹大動脈

右総腸骨動脈　左総腸骨動脈

右外腸骨動脈

（右の代りに左の名称をつけることを除き，
右総腸骨動脈と同じ枝を分枝する）

右内腸骨動脈

右大腿動脈

右大腿動脈

右大腿深動脈

右膝窩動脈

右前脛骨動脈　右後脛骨動脈

右腓骨動脈

右足背動脈

右弓状動脈

右内側足底動脈

右外側足底動脈

右足底動脈弓

右背側中足動脈

右底側中足動脈

右背側趾（指）動脈　右底側趾（指）動脈

足背面　足底面

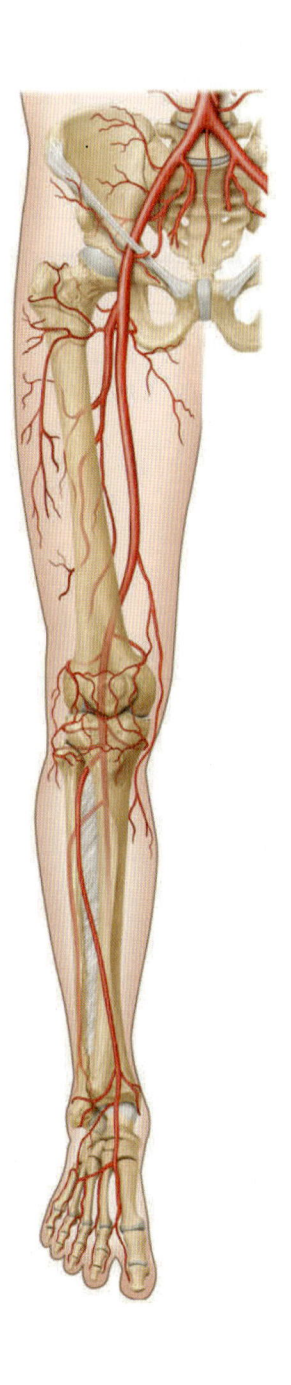

図 21.23 骨盤と右下肢の動脈.

内腸骨動脈が骨盤内諸臓器と骨盤壁の大部分へ血液を供給する.

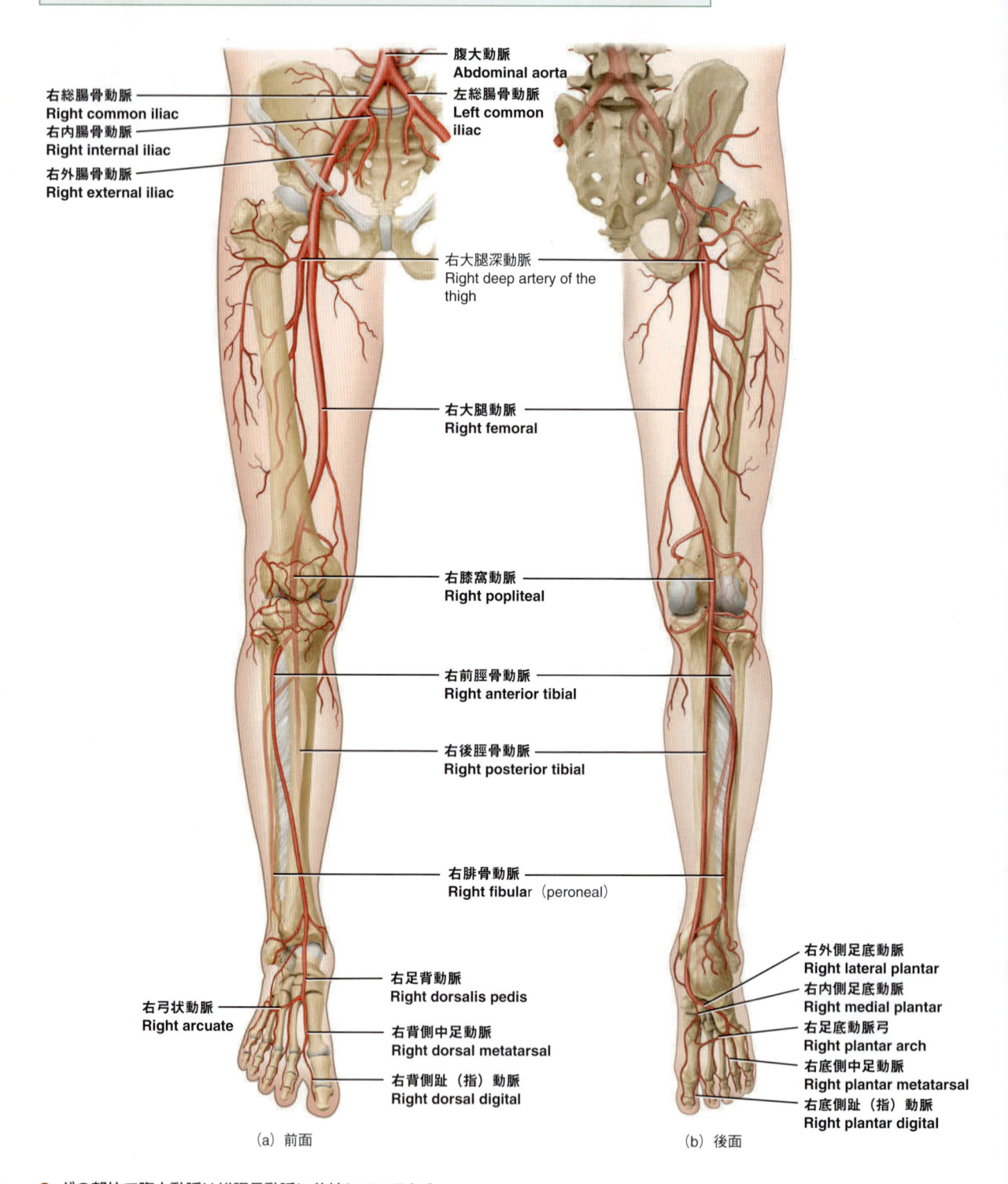

腹大動脈
Abdominal aorta

右総腸骨動脈
Right common iliac

右内腸骨動脈
Right internal iliac

右外腸骨動脈
Right external iliac

左総腸骨動脈
Left common iliac

右大腿深動脈
Right deep artery of the thigh

右大腿動脈
Right femoral

右膝窩動脈
Right popliteal

右前脛骨動脈
Right anterior tibial

右後脛骨動脈
Right posterior tibial

右腓骨動脈
Right fibular（peroneal）

右足背動脈
Right dorsalis pedis

右弓状動脈
Right arcuate

右背側中足動脈
Right dorsal metatarsal

右背側趾（指）動脈
Right dorsal digital

右外側足底動脈
Right lateral plantar

右内側足底動脈
Right medial plantar

右足底動脈弓
Right plantar arch

右底側中足動脈
Right plantar metatarsal

右底側趾（指）動脈
Right plantar digital

（a）前面 　　　　　　　　　　　　　　　　（b）後面

Q どの部位で腹大動脈は総腸骨動脈に分岐しているか？

21.14 体循環の静脈

目 標

• 脱酸素化された血液を心臓に返す3本の静脈を正確にいえる.

これまでに学習したように,動脈は血液を心臓からからだの各部に分配し,静脈は各部から血液を心臓に戻している.一般に動脈は深部に位置し,静脈は浅層ないし深部に存在する.表在性の静脈,浅静脈は皮膚のすぐ下にあり,簡単にみることができる.皮膚には太い表在動脈はないので,浅静脈の名前は動脈と対応しない.浅静脈は採血や静脈注射の部位として臨床上重要である.深部静脈は一般的には動脈に沿って走行し,通常動脈と同名である.動脈は通常決まった経路を通るが,静脈は多くの太い枝が吻合し太い静脈を形成している不規則な血管網に合流するので,静脈の経路は動脈に比べ変異が多い.1本の体循環の動脈,大動脈のみが酸素化された血液を心臓から出しているが,脱酸素化された血液は3本の体循環の静脈,**冠状静脈洞** coronary sinus,**上大静脈** superior vena cava(SVC),**下大静脈** inferior vena cava(IVC)によって心臓(右心房)に戻されている(図 21.24).冠状静脈洞は心臓の大部分の静脈から静脈血を受け,上大静脈は,肺の肺胞を除き,横隔膜よりも上方の静脈からの静脈血を集め,下大静脈は横隔膜よりも下方の静脈から血液を受ける.

チェックポイント

30. 冠状静脈洞の3本の枝はなにか.

静 脈	説明と枝	還流域
冠状静脈洞 Coronary sinus (corona =冠)	心臓の主要な静脈である;心筋のほぼすべての静脈血を還流している;冠状静脈洞は心臓の後面の冠状溝に位置し(図 20.3 c 参照),下大静脈の開口部と三尖弁のあいだで右心房に開いている.太い静脈性の血管路で,3本の静脈が注いでいる.**大心(臓)静脈 great cardiac vein**(前室間溝中)が冠状静脈洞の左端で,**中心(臓)静脈 middle cardiac vein**(後室間溝中)と**小心(臓)静脈 small cardiac vein** がその右端に流入している.数本の**前心(臓)静脈 anterior cardiac vein** は右心房に直接注いでいる.	心臓の全組織
上大静脈 Superior vena cava(SVC) (vena =静脈;cava =洞のような)	長さ約 7.5 cm,直径約 2 cm;右心房の上部に静脈血を注いでいる.右第 1 肋軟骨の後ろで,左右の腕頭静脈の合流により始まり,右第 3 肋軟骨の高さで終り,そこで右心房に入る.	頭部,頸部,上肢,胸部
下大静脈 Inferior vena cava(IVC)	からだで最大の静脈で,直径が約 3.5 cm ある.第 5 腰椎の前で左右の総腸骨静脈の合流により始まり,腹膜の後ろ,後腹壁の正中線の右側を上行し,第 8 胸椎の高さで横隔膜を大静脈孔で貫き,右心房の下部に入る. ⚕ **臨床ノート**:子宮が大きくなるために**妊娠後期に下大静脈が圧迫される**ことがよくあり,踵や足に浮腫や,一時的に静脈瘤ができることがある.	腹部,骨盤部,下肢

図 21.24 主な静脈.

脱酸素化された血液は，上大静脈，下大静脈，冠状静脈洞を経由して心臓に戻る．

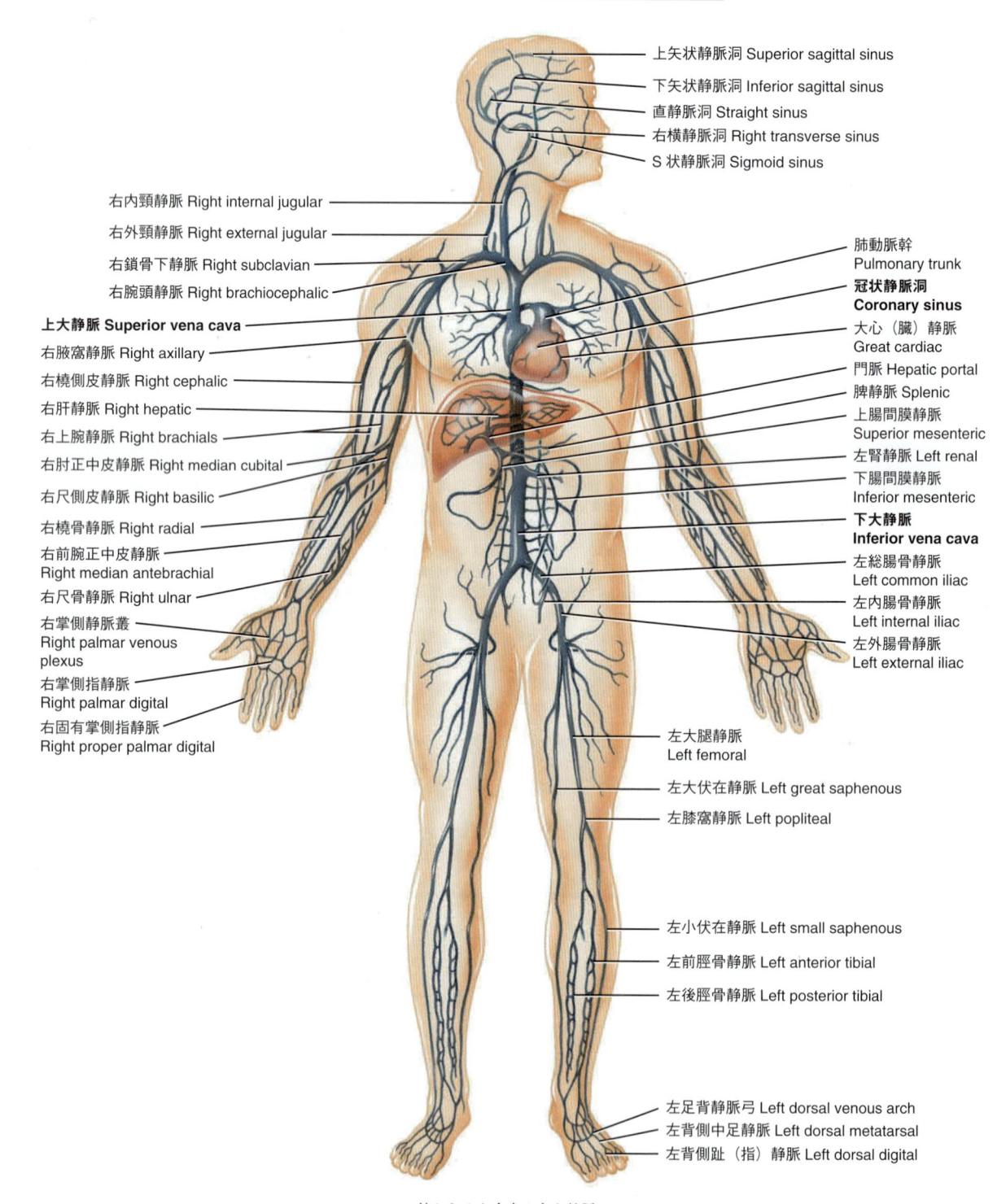

上矢状静脈洞 Superior sagittal sinus
下矢状静脈洞 Inferior sagittal sinus
直静脈洞 Straight sinus
右横静脈洞 Right transverse sinus
S 状静脈洞 Sigmoid sinus

右内頸静脈 Right internal jugular
右外頸静脈 Right external jugular
右鎖骨下静脈 Right subclavian
右腕頭静脈 Right brachiocephalic
上大静脈 Superior vena cava
右腋窩静脈 Right axillary
右橈側皮静脈 Right cephalic
右肝静脈 Right hepatic
右上腕静脈 Right brachials
右肘正中皮静脈 Right median cubital
右尺側皮静脈 Right basilic
右橈骨静脈 Right radial
右前腕正中皮静脈
Right median antebrachial
右尺骨静脈 Right ulnar
右掌側静脈叢
Right palmar venous
plexus
右掌側指静脈
Right palmar digital
右固有掌側指静脈
Right proper palmar digital

肺動脈幹
Pulmonary trunk
**冠状静脈洞
Coronary sinus**
大心（臓）静脈
Great cardiac
門脈 Hepatic portal
脾静脈 Splenic
上腸間膜静脈
Superior mesenteric
左腎静脈 Left renal
下腸間膜静脈
Inferior mesenteric
**下大静脈
Inferior vena cava**
左総腸骨静脈
Left common iliac
左内腸骨静脈
Left internal iliac
左外腸骨静脈
Left external iliac

左大腿静脈
Left femoral
左大伏在静脈 Left great saphenous
左膝窩静脈 Left popliteal

左小伏在静脈 Left small saphenous
左前脛骨静脈 Left anterior tibial
左後脛骨静脈 Left posterior tibial

左足背静脈弓 Left dorsal venous arch
左背側中足静脈 Left dorsal metatarsal
左背側趾（指）静脈 Left dorsal digital

前からみた全身の主な静脈

Q 上大静脈，下大静脈によって還流されるのは，からだのどの部位か？

21.15 頭頸部の静脈

目 標

・頭部からの静脈血を導出する主な3本の静脈を正確にいえる.

頭部からの大部分の静脈血は次の3対の静脈に流入する：**内頸静脈** internal jugular veins, **外頸静脈**

external jugular veins, **椎骨静脈** vetebral veins（図21.25）. 頭蓋腔内のすべての静脈が硬膜静脈洞に入り, 続いて内頸静脈に流入している. **硬膜静脈洞 dural venous sinuses** は頭蓋の硬膜の2葉間にある内皮が内腔面を覆っている静脈性の通路である.

チェックポイント

31. 内頸静脈, 外頸静脈, 椎骨静脈は一般的にはどの領域の静脈血を還流しているか.

静 脈	説明と枝	還流域
腕頭静脈 Brachiocephalic veins	（図21.27 参照）	
内頸静脈 Internal jugular veins（juglar- ＝喉）	頭蓋の底部でS状静脈洞と下錐体静脈洞が頸静脈孔の開口部で合流するところから始まる. 胸鎖乳突筋の後ろ, 頸動脈鞘内の内頸動脈および総頸動脈の外側を下行する. 顔と頸から多数の枝を受ける. 胸鎖関節の後方でやや外側の位置で, 内頸静脈は鎖骨下静脈と合流して腕頭静脈 brachiocephalic veins（brachi- ＝腕；-cephal- ＝頭）を形成する. 内頸静脈に寄与する主要な硬膜静脈洞には以下のものがある：	脳, 髄膜, 頭蓋の骨, 顔面と頸の筋と組織
	1. **上矢状静脈洞 superior sagittal sinus**（sagittal ＝矢）は鼻腔からの静脈と交通し, 前頭骨から始まり, 頭蓋の中心線に沿って矢状縫合の下を後方に後頭骨に向かう. 上矢状静脈洞は通常右に曲がり右横静脈洞に注ぐ.	鼻腔；大脳の上, 外側および内側部；頭蓋；髄膜
	2. **下矢状静脈洞 inferior sagittal sinus** は上矢状静脈洞よりもはるかに細い. 大脳鎌の付着部の後方で始まり, 大大脳静脈と合流して直静脈洞となる.	大脳の内側部, 間脳
	3. **直静脈洞 straight sinus** は下矢状静脈洞と大大脳静脈の合流により形成され小脳テント内を走る. 直静脈洞は一般的には左横静脈洞に注ぐ.	大脳の内側および下部, 小脳
	4. **S状静脈洞 sigmoid sinuses**（sigmoid ＝S字形の）は側頭骨錐体の後面沿いに位置している. S状静脈洞は横静脈洞と上錐体静脈洞が吻合することで始まり, 頸静脈孔で内頸静脈となって終る.	大脳の外側および後部, 小脳
	5. **海綿静脈洞 cavernous sinuses**（cavernous ＝洞窟のような）は蝶形骨体の両側に位置している. 海綿静脈洞には眼窩からの眼静脈が合流し, また大脳半球からの大脳静脈が他の細い静脈洞とともに注ぐ. 海綿静脈洞は後方に錐体静脈洞に注ぎ, 最後は内頸静脈に入る. 海綿静脈洞はその中を眼窩や顔面に分布する神経や太い血管が貫いていることが特徴的である. 動眼神経（Ⅲ）, 滑車神経（Ⅳ）, 三叉神経（Ⅴ）の枝である眼神経と上顎神経, 外転神経（Ⅵ）, および内頸動脈が海綿静脈洞内を通過している.	眼窩, 鼻腔, 大脳の前頭部, 脳幹の上部
椎骨静脈 Vetebral veins（vertebral ＝椎骨の）	左右の椎骨静脈は後頭顆の下方で始まる. 椎骨静脈は第1～第6頸椎の横突孔を連続して通過しながら下行し, 第6頸椎の横突孔を出ると頸の基部で腕頭静脈に入る.	頸椎, 頸髄と髄膜, 頸の深部の筋の一部
鎖骨下静脈 Subclavian veins	（図21.26 参照）	
外頸静脈 External jugular veins	下顎角の近くの耳下腺の中で始まる. 外頸静脈は, 胸鎖乳突筋を横切って頸部を下行する. 外頸静脈は鎖骨の中間点の背側で終り, そこで鎖骨下静脈に注ぐ. 強く咳き込んだり, いきんだり, 心不全の場合など, 静脈圧が上昇すると, 外頸静脈が首の側面に浮き出てよく目立つようになる.	頭蓋と頭部と頸部の皮膚, 顔面と頸の筋, 口腔と咽頭

静脈の還流経路図

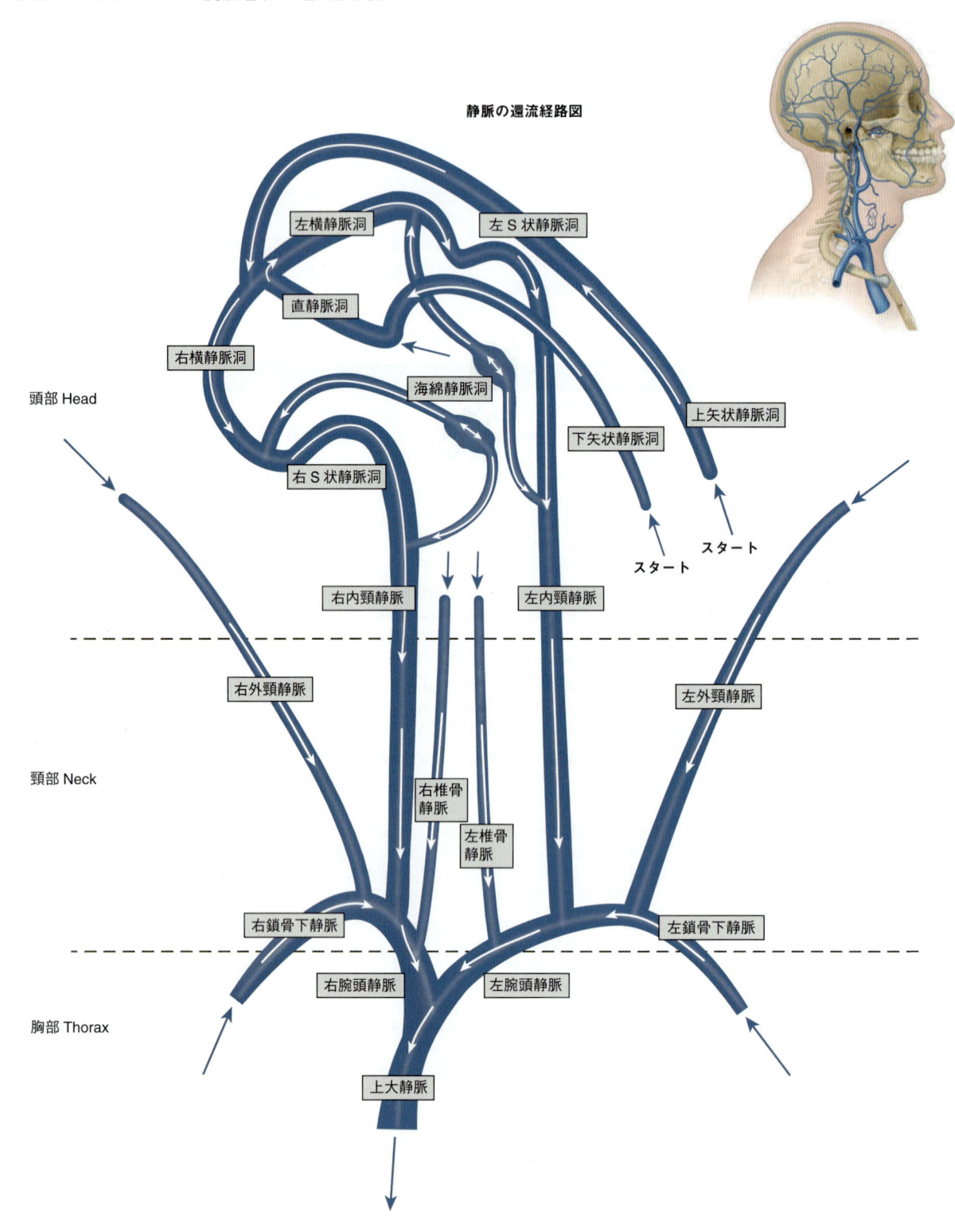

図 21.25　頭部と頸部の主な静脈.

頭部からの静脈血は内頸静脈，外頸静脈，椎骨静脈に入る.

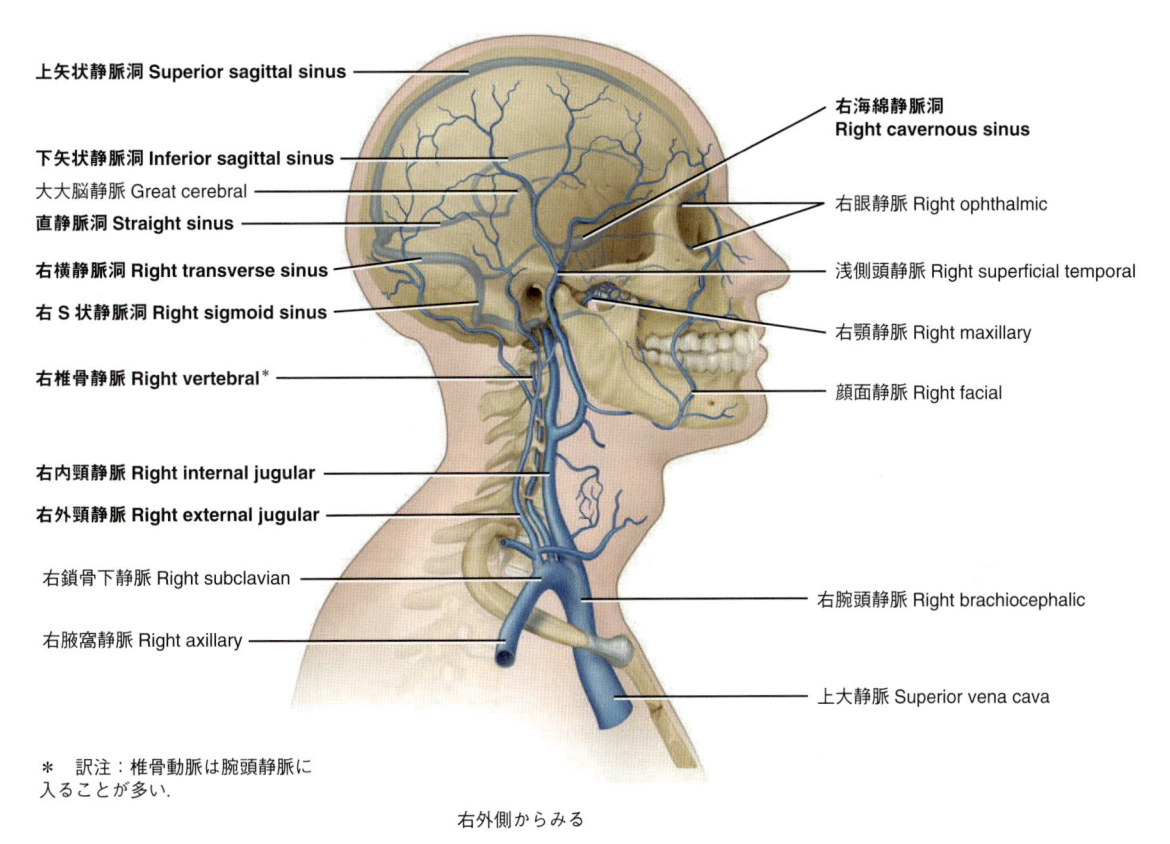

上矢状静脈洞 Superior sagittal sinus

下矢状静脈洞 Inferior sagittal sinus
大大脳静脈 Great cerebral
直静脈洞 Straight sinus
右横静脈洞 Right transverse sinus
右S状静脈洞 Right sigmoid sinus

右椎骨静脈 Right vertebral*

右内頸静脈 Right internal jugular
右外頸静脈 Right external jugular

右鎖骨下静脈 Right subclavian

右腋窩静脈 Right axillary

右海綿静脈洞
Right cavernous sinus

右眼静脈 Right ophthalmic

浅側頭静脈 Right superficial temporal

右顎静脈 Right maxillary

顔面静脈 Right facial

右腕頭静脈 Right brachiocephalic

上大静脈 Superior vena cava

＊　訳注：椎骨動脈は腕頭静脈に
入ることが多い.

右外側からみる

Q 脳のすべての静脈血は頸部のどの静脈に流れ込むか？

21.16　上肢の静脈

目　標

• 上肢の主要な静脈を正確にいえる.

　浅静脈と深部静脈の両方が上肢の静脈血を心臓に還流している（図 21.26）. 浅（皮）静脈 superficial (cutaneous) veins は皮膚直下に存在しているのでみえることがよくある. 浅静脈は浅静脈同士でも，また深部

静脈ともよく吻合し，動脈に伴行することもない. 浅静脈は深部静脈よりも太く上肢からの大部分の静脈血を還流している. 深部静脈 deep veins はからだの深部に存在している. 通常は深部静脈は動脈に伴行し，伴行動脈と同名である. 静脈弁は浅静脈と深部静脈の両方にあるが，深部静脈のほうが多い.

> **チェックポイント**
>
> **32.** 橈側皮静脈，尺側皮静脈，前腕正中皮静脈，橈骨静脈，尺骨静脈はどこから始まっているか.

静　脈	説明と枝	還流域
深部静脈 DEEP VEINS		
腕頭静脈 Brachiocephalic veins	（図 21.27 参照）	
鎖骨下静脈 Subclavian veins （sub- ＝下；-clavian ＝鎖骨に関係する）	腋窩静脈の続き．鎖骨の深部で第1肋骨の上を越え鎖骨の胸骨端で終り，そこで内頸静脈と吻合し腕頭静脈を形成する．リンパ系の胸管はリンパを左鎖骨下静脈と左内頸静脈の合流部に注ぎ込んでいる．右リンパ本幹はリンパを右鎖骨下静脈と右内頸静脈の合流部に注ぎ込む（図 22.3 参照）． § **臨床ノート**：栄養補給，投薬，静脈圧測定のために行う**中心静脈カテーテル留置 central line placement** では，右鎖骨下静脈がよく使われる．	上腕，肩，頸および胸壁上部の皮膚，筋，骨
腋窩静脈 Axillary veins （axilla ＝腋の下）	上腕静脈と尺側皮静脈が腋窩の底部近傍で合流し腋窩静脈となる．第1肋骨の外側縁まで上行し，そこで鎖骨下静脈となる．腋窩動脈の枝と同名の多数の静脈枝を腋窩の中で受ける．	上腕，腋窩，肩，および胸壁上外側部の皮膚，筋，骨
上腕静脈 Brachial veins （brachi- ＝上腕）	上腕動脈に伴行する．橈骨静脈と尺骨静脈が吻合する肘の前面で始まる．上腕を上方に向い，大円筋の下縁近くで尺側皮静脈と合流して腋窩静脈となる．	肘，上腕の筋，骨
尺骨静脈 Ulnar veins （ulnar ＝尺骨に関係する）	**浅掌静脈弓 superficial palmar venous arches** で始まる．浅掌静脈弓は**総掌側指静脈 common palmar digital veins** と指の**固有掌側指静脈 proper palmar digital veins** を還流している．前腕の内側面を進み，尺骨動脈と伴行し，橈骨静脈と吻合し上腕静脈となる．	手の筋，骨，皮膚，および前腕内側の筋
橈骨静脈 Radial veins （radial ＝橈骨に関係する）	**深掌静脈弓 deep palmar venous arches** に始まり（図 21.26 d），手掌の**掌側中手静脈 palmar metacarpal veins** を受ける．橈骨静脈は前腕の外側部の静脈血を受け，橈骨動脈に伴行している．肘関節のすぐ下で尺骨静脈と吻合し上腕静脈となる．	手および前腕の外側の筋と骨
浅静脈 SUPERFICIAL VEINS		
橈側皮静脈 Cephalic veins （cephalic ＝頭に関係する）	背側中手静脈により手背に形成されている静脈網である**手背静脈網（手背静脈弓）dorsal venous networks of the hands**（dorsal venous arches）の橈側から始まる（図 21.26 b）．手背静脈網には，指の側面沿いに走行する**背側指静脈 dorsal digital veins** が合流する．橈側皮静脈は前腕の橈側を前面まで弓状に回り込み，そこから上肢の前外側面沿いに上肢の全長を上行し，鎖骨のすぐ下で腋窩静脈に合流して終る．**副橈側皮静脈 accessory cephalic veins** は前腕背側静脈網からか手背静脈網の尺側から始まり肘のすぐ下で橈側皮静脈に合流している．橈側皮静脈は上腕の外側を上行し，鎖骨の下で腋窩静脈に入る．	上肢の外側部の皮膚と浅層の筋
尺側皮静脈 Basilic veins （basilic ＝王家の，最高に重要な）	手背静脈網の尺側から始まり前腕では後内側面を，上腕では前内側面を上行している（図 21.26 c）．**肘正中皮静脈 median cubital veins**（cubital ＝肘に関係する）によって尺側皮静脈は肘の前で橈側皮静脈と連絡している．肘正中皮静脈が合流した後，尺側皮静脈は上腕の中央まで上行し，そこで組織内へ深く潜り込み上腕動脈と伴行し，上腕静脈と合流して腋窩静脈となる． § **臨床ノート**：もし注射や輸液，あるいは採血のために静脈**穿刺 punctured** をしなければならない時には肘正中皮静脈がよく使われる．	上肢の内側部の皮膚と浅層の筋
前腕正中皮静脈 **Median antebrachial veins** （あるいは median veins of the forearm） （ante- ＝前）	手掌の静脈網である**掌側静脈叢 palmar venous plexuses** に始まる．指の**掌側指静脈 palmar digital veins** を還流する．前腕の前面を上行し，尺側皮静脈か肘正中皮静脈に合流し，時には両者に合流する．	手掌と上肢の前面の皮膚と浅層の筋

静脈の還流経路図

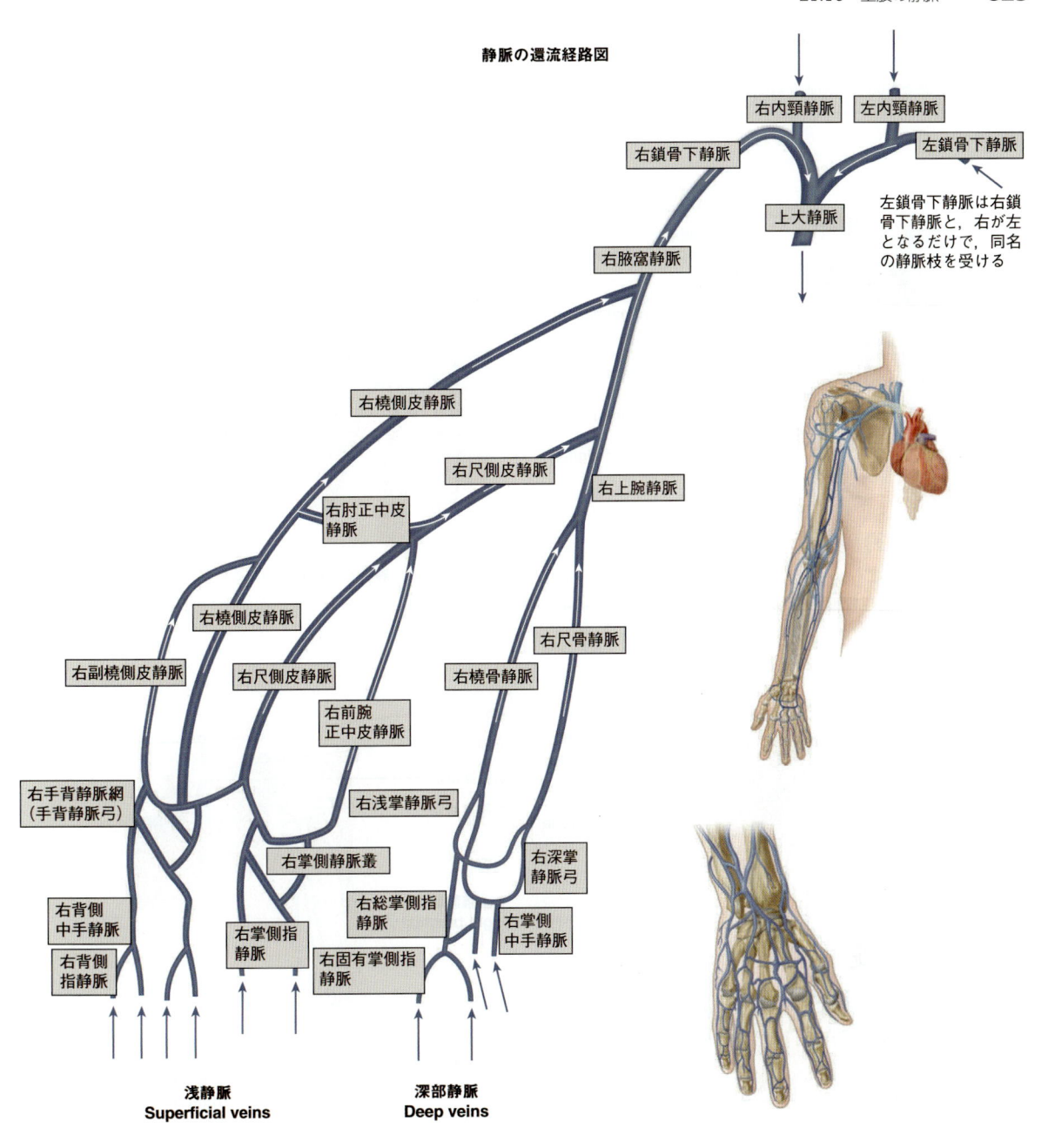

右内頸静脈

左内頸静脈

右鎖骨下静脈

左鎖骨下静脈

上大静脈

左鎖骨下静脈は右鎖
骨下静脈と，右が左
となるだけで，同名
の静脈枝を受ける

右腋窩静脈

右橈側皮静脈

右尺側皮静脈

右上腕静脈

右肘正中皮
静脈

右橈側皮静脈

右尺骨静脈

右副橈側皮静脈

右尺側皮静脈

右橈骨静脈

右前腕
正中皮静脈

右手背静脈網
（手背静脈弓）

右浅掌静脈弓

右掌側静脈叢

右深掌
静脈弓

右背側
中手静脈

右総掌側指
静脈

右掌側
中手静脈

右掌側指
静脈

右背側
指静脈

右固有掌側指
静脈

浅静脈
Superficial veins

深部静脈
Deep veins

図 21.26　右上肢の主な静脈.

> 深部静脈は通常，同名の動脈に伴行する.

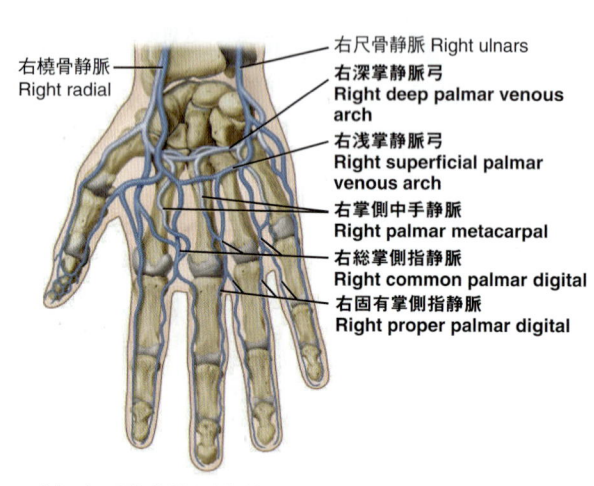

右橈骨静脈 Right radial
右尺骨静脈 Right ulnars
右深掌静脈弓
Right deep palmar venous arch
右浅掌静脈弓
Right superficial palmar venous arch
右掌側中手静脈
Right palmar metacarpal
右総掌側指静脈
Right common palmar digital
右固有掌側指静脈
Right proper palmar digital

（a）手の深部静脈を手背側からみる

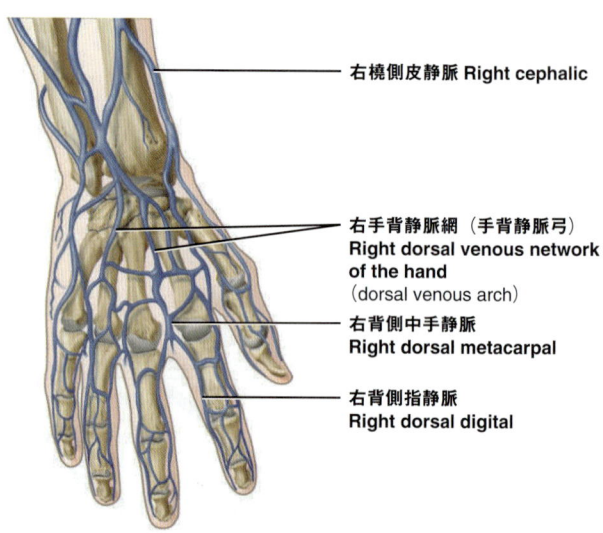

右橈側皮静脈 Right cephalic
右手背静脈網（手背静脈弓）
Right dorsal venous network of the hand
（dorsal venous arch）
右背側中手静脈
Right dorsal metacarpal
右背側指静脈
Right dorsal digital

（b）手の浅（皮）静脈を手背側からみる

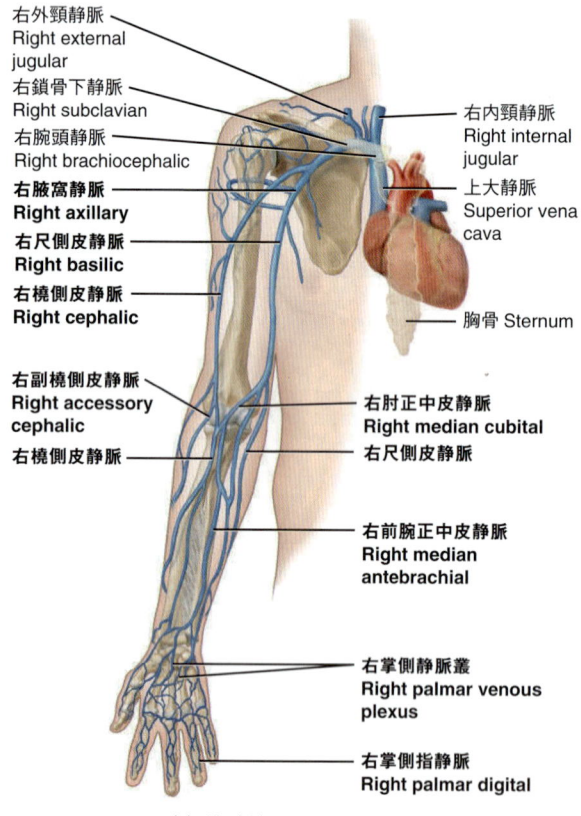

右外頸静脈 Right external jugular
右鎖骨下静脈 Right subclavian
右腕頭静脈 Right brachiocephalic
右腋窩静脈 Right axillary
右尺側皮静脈 Right basilic
右橈側皮静脈 Right cephalic
右副橈側皮静脈 Right accessory cephalic
右橈側皮静脈

右内頸静脈 Right internal jugular
上大静脈 Superior vena cava
胸骨 Sternum
右肘正中皮静脈 Right median cubital
右尺側皮静脈
右前腕正中皮静脈 Right median antebrachial
右掌側静脈叢 Right palmar venous plexus
右掌側指静脈 Right palmar digital

（c）浅（皮）静脈を前からみる

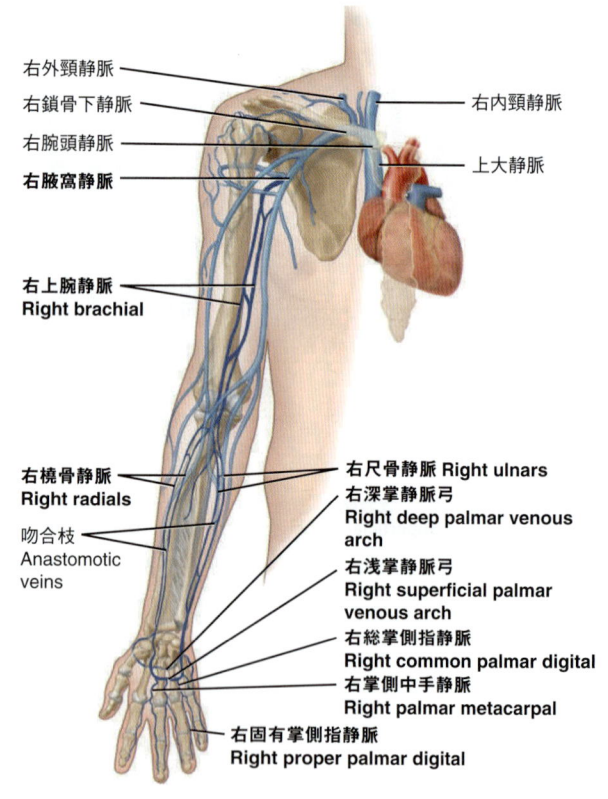

右外頸静脈
右鎖骨下静脈
右腕頭静脈
右腋窩静脈
右上腕静脈 Right brachial
右橈骨静脈 Right radials
吻合枝 Anastomotic veins

右内頸静脈
上大静脈
右尺骨静脈 Right ulnars
右深掌静脈弓 Right deep palmar venous arch
右浅掌静脈弓 Right superficial palmar venous arch
右総掌側指静脈 Right common palmar digital
右掌側中手静脈 Right palmar metacarpal
右固有掌側指静脈 Right proper palmar digital

（d）深部静脈を前からみる

Q 上肢のどの静脈から採血することが多いか？

21.17 胸部の静脈

目標

• 奇静脈系を構成する静脈を正確にいえる.

腕頭静脈が胸部の静脈血の一部分を還流しているが,大部分は脊柱の両側を走っていて**奇静脈系** azygos system とよばれている静脈網により還流される（図21.27）.奇静脈系は3本の静脈—**奇静脈** azygos vein,**半奇静脈** hemiazygos vein,**副半奇静脈** accessory hemiazygos vein —からなり,それぞれ,その起始,走行経路,分枝,吻合,終り方に関して変異が多い.最

静 脈	説明と枝	還流域
腕頭静脈 **Brachiocephalic veins** （brachi- ＝腕；-cephalic ＝頭に関係する）	鎖骨下静脈と内頸静脈の合流によって形成される.左右の腕頭静脈は合流して上大静脈となる.上大静脈はからだの正中線の右側にあるので,左腕頭静脈が右腕頭静脈よりも長い.右腕頭静脈は腕頭動脈の前右方に位置し,より鉛直方向に進む.左腕頭静脈は腕頭動脈,左総頸動脈,左鎖骨下動脈,気管,左迷走神経（X）,左横隔神経の前に位置している.左腕頭静脈は左から右へ進むにつれてより水平位に近づいていく.	頭部,頸部,上肢,乳腺,胸上部
奇静脈 Azygos vein （azygos ＝不対の）	脊柱の前で,正中線から少し右に位置する不対の静脈.通常,横隔膜の近くで**右上行腰静脈** right ascending lumbar veins と**右肋下静脈** right subcostal veins の吻合で始まる.第4胸椎の高さで,奇静脈は右肺の肺根の上を弓状に越して上大静脈に注いで終る.奇静脈に流入する静脈：**右肋間静脈** right posterior intercostal veins,**半奇静脈** hemiazygos vein,**副半奇静脈** accessory hemiazygos vein,**食道静脈** esophageal veins,**縦隔静脈** mediastinal veins,**心膜静脈** pericardial veins,**気管支静脈** bronchial veins.	右胸壁,胸部内臓および後腹壁
半奇静脈 **Hemiazygos vein** （hemi- ＝半）	脊柱の前で,正中線の少し左に位置する.半奇静脈は**左上行腰静脈** left ascending lumbar veins と**左肋下静脈** left subcostal veins の合流に始まることが多い.半奇静脈は第9胸椎の付近の高さで奇静脈に合流して終る.半奇静脈に流入する静脈：第9～第11 **左肋間静脈** left posterior intercostal veins,**食道静脈** esophageal veins,**縦隔静脈** mediastinal veins,**副半奇静脈** accessory hemiazygos vein が合流することもよくある.	左下部胸壁,胸部内臓および左後腹壁
副半奇静脈 **Accessory** **hemiazygos vein**	脊柱の前で,正中線の左に位置する.第4と第5肋間で始まり第5胸椎の高さから第8胸椎まで下行し,半奇静脈に合流するか,第8胸椎の付近の高さで奇静脈に合流して終る.副半奇静脈に流入する静脈：第4～第8 **左肋間静脈** left posterior intercostal veins（第1から第3肋間静脈は左腕頭静脈に合流している）,**左気管支静脈** left bronchial veins,**縦隔静脈** mediastinal veins.	左上部胸壁,胸部内臓

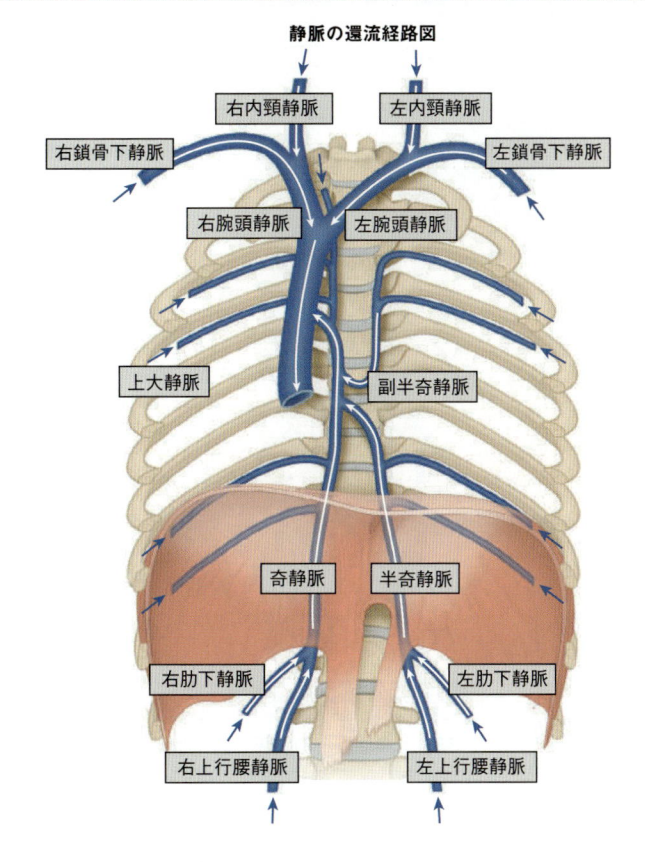

静脈の還流経路図

右内頸静脈　左内頸静脈

右鎖骨下静脈　左鎖骨下静脈

右腕頭静脈　左腕頭静脈

上大静脈　副半奇静脈

奇静脈　半奇静脈

右肋下静脈　左肋下静脈

右上行腰静脈　左上行腰静脈

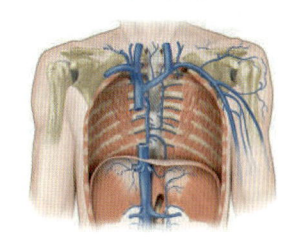

図 21.27 胸部，腹部，骨盤部の主な静脈.

胸部の大部分の構造の静脈血は奇静脈系により還流されている.

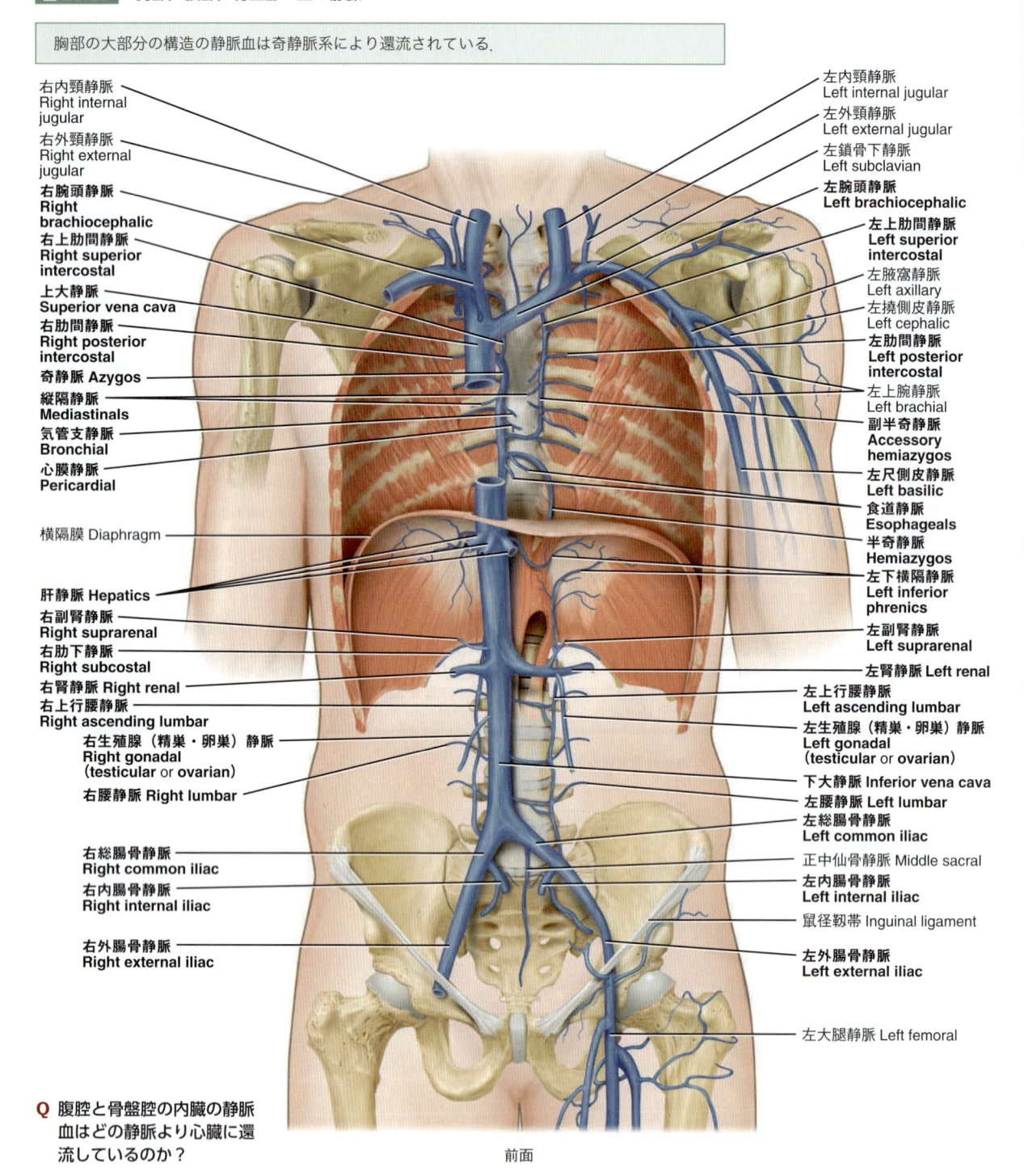

右内頸静脈 Right internal jugular
右外頸静脈 Right external jugular
右腕頭静脈 Right brachiocephalic
右上肋間静脈 Right superior intercostal
上大静脈 Superior vena cava
右肋間静脈 Right posterior intercostal
奇静脈 Azygos
縦隔静脈 Mediastinals
気管支静脈 Bronchial
心膜静脈 Pericardial
横隔膜 Diaphragm
肝静脈 Hepatics
右副腎静脈 Right suprarenal
右肋下静脈 Right subcostal
右腎静脈 Right renal
右上行腰静脈 Right ascending lumbar
右生殖腺（精巣・卵巣）静脈 Right gonadal (testicular or ovarian)
右腰静脈 Right lumbar
右総腸骨静脈 Right common iliac
右内腸骨静脈 Right internal iliac
右外腸骨静脈 Right external iliac

左内頸静脈 Left internal jugular
左外頸静脈 Left external jugular
左鎖骨下静脈 Left subclavian
左腕頭静脈 Left brachiocephalic
左上肋間静脈 Left superior intercostal
左腋窩静脈 Left axillary
左撓側皮静脈 Left cephalic
左肋間静脈 Left posterior intercostal
左上腕静脈 Left brachial
副半奇静脈 Accessory hemiazygos
左尺側皮静脈 Left basilic
食道静脈 Esophageals
半奇静脈 Hemiazygos
左下横隔静脈 Left inferior phrenics
左副腎静脈 Left suprarenal
左腎静脈 Left renal
左上行腰静脈 Left ascending lumbar
左生殖腺（精巣・卵巣）静脈 Left gonadal (testicular or ovarian)
下大静脈 Inferior vena cava
左腰静脈 Left lumbar
左総腸骨静脈 Left common iliac
正中仙骨静脈 Middle sacral
左内腸骨静脈 Left internal iliac
鼠径靱帯 Inguinal ligament
左外腸骨静脈 Left external iliac
左大腿静脈 Left femoral

前面

Q 腹腔と骨盤腔の内臓の静脈血はどの静脈より心臓に還流しているのか？

終的には奇静脈は上大静脈に注ぐ.
　奇静脈系は，胸部と胸壁からの静脈血を集めるほかに，下半身の静脈血を還流している下大静脈の側副路として働く．数本の細い静脈が奇静脈系と下大静脈を直接連絡している．下肢と腹部の静脈血を還流するより太い静脈も奇静脈系と連絡している．下大静脈あるいは肝門脈が閉塞した時には，主には下大静脈を流れる血液は奇静脈系に迂回して流入し，下半身からの血液を上大静脈に返す.

チェックポイント

33. 下大静脈との関係での奇静脈系の重要性はなにか？

21.18　腹部と骨盤部の静脈

目　標

• 腹部と骨盤部の静脈血を導出する主要な静脈を正確にいえる.

　腹部内臓, 骨盤内臓および腹壁の下半の静脈血は下大静脈 inferior vena cava を経て心臓に戻る. 多くの細い静脈が下大静脈に入っている. 大多数の静脈は腹大動脈の壁側枝から出た後戻る血流を運んでおり, その名前は動脈名と同じである (図 21.27 も参照).
　胃, 腸, 脾臓, 膵臓, 胆嚢からの静脈は直接には下大静脈に入らない. これらの器官の静脈血は 1 本の共通幹静脈である**肝門脈** hepatic portal vein に入り, 肝臓に運ばれる. 上腸間膜静脈と脾静脈が合流して肝門脈を形成している (図 21.29 参照). この特別の静脈血流は**肝門脈循環** hepatic portal circulation とよばれており, すぐ後で説明する. 肝門脈の静脈血は, 処理のため肝臓を通過した後, 肝静脈に入り, 肝静脈は下大静脈に注ぐ.

チェックポイント

34. 腰静脈, 卵巣および精巣静脈, 腎静脈, 副腎静脈, 下横隔静脈, 肝静脈はどの構造の静脈血を還流しているか.

静　脈	説明と枝	還流域
下大静脈 Inferior vena cava	(図 21.24 参照)	
下横隔静脈 Inferior phrenic veins (phrenic ＝横隔膜に関連)	横隔膜の下面から起る. 左下横隔静脈は通常, 左腎静脈に合流する左副腎静脈への枝と, 下大静脈に入る枝を出す. 右下横隔静脈は下大静脈に注ぐ.	横隔膜の下面とその表面の腹膜組織
肝静脈 Hepatic veins (hepatic ＝肝臓に関連)	一般的には 2 ないし 3 本. 肝臓の洞様毛細血管からの静脈血を導出する. 肝臓の毛細血管には肝門脈を介して腹腔内の消化器の毛細血管からの静脈血が流入する. **肝門脈 hepatic portal vein** には腹腔内の消化器から以下の静脈が合流する.	
	1. **左胃静脈 left gastric vein** は胃の小彎の左で起り小網の中で肝門脈の左側に合流する.	食道終端部, 胃, 胆嚢, 脾臓, 膵臓, 小腸, 大腸
	2. **右胃静脈 right gastric vein** は胃の小彎の右で起り小網の中で肝門脈の前面に合流する.	胃の小彎部, 食道の腹部, 十二指腸
	3. **脾静脈 splenic vein** は脾臓内で始まり胃の背側で腹部を横断し, 上腸間膜静脈と吻合し肝門脈を形成する. この合流部の近傍で, 大腸の後半部からの静脈枝を受ける**下腸間膜静脈 inferior mesenteric vein** が脾静脈に合流する.	脾臓, 胃底と胃の大彎部, 膵臓, 大網, 下行結腸, S状結腸, 直腸
	4. **上腸間膜静脈 superior mesenteric vein** は大部分の小腸と大腸の前半部からの多数の静脈枝を受け上行し脾静脈と合流して肝門脈を形成する.	十二指腸, 空腸, 回腸, 盲腸, 虫垂, 上行結腸, 横行結腸
腰静脈 Lumbar veins (lumbar ＝腰に関連)	通常は一側に 4 本存在する; 後腹壁を腰動脈と伴行し水平に走行する. 半奇静脈および奇静脈の起始部となる左右の**上行腰静脈 ascending lumbar veins** に対し直角に吻合している. 腰静脈は上行腰静脈に吻合した後, さらに下大静脈まで走行し, 下大静脈に合流している.	後腹壁および側腹壁の筋, 腰椎, 脊柱管内の脊髄, 脊髄神経 (馬尾) および髄膜
副腎静脈 Suprarenal veins (supra- ＝上の)	副腎から内側に走る (**左副腎静脈 left suprarenal vein** は左腎静脈に注ぎ, **右副腎静脈 right suprarenal vein** は下大静脈に合流する).	副　腎
腎静脈 Renal veins (ren- ＝腎臓)	腎動脈の前を通る. 左腎静脈は右腎静脈よりも長く, 腹大動脈の前を横切っている. 左腎静脈には左精巣 (卵巣) 静脈, 左下横隔静脈および通常は左副腎静脈が合流する. 右腎静脈は十二指腸の背側で下大静脈に流入する.	腎　臓
生殖腺静脈 Gonadal veins (gon- ＝種) [**精巣静脈 testicular veins** あるいは**卵巣静脈 ovarian veins**]	後腹壁を生殖腺動脈に沿って上行している. 男性では**精巣静脈**とよばれている. 精巣静脈は精巣の静脈血を還流する (左精巣静脈は左腎静脈に流入し, 右精巣静脈は下大静脈に注ぐ). 女性では**卵巣静脈**とよばれている. 卵巣静脈は卵巣の静脈血を還流する. 左卵巣静脈は左腎静脈に流入し, 右卵巣静脈は下大静脈に注いでいる.	精巣, 精巣上体, 精管, 卵巣, 尿管

続く

続き

動脈名	説明と枝	還流域
総腸骨静脈 Common iliac veins （iliac ＝腸骨に関連）	仙腸関節の前で内腸骨静脈と外腸骨静脈が合流し形成され，左右の総腸骨静脈は第5腰椎の前で合流して下大静脈となる．下大静脈が正中線の右に位置するので，右総腸骨静脈は左総腸骨静脈よりもかなり短くまたより垂直に近く走る．	骨盤部，外性器，下肢
内腸骨静脈 Internal iliac veins	大坐骨切痕の上部の近くで始まり内腸骨動脈の内側を走る．	骨盤壁と殿部の筋，骨盤内臓，外性器
外腸骨静脈 External iliac veins	外腸骨動脈の伴行静脈．鼠径靱帯の位置で大腿静脈の続きとして始まる．仙腸関節の前で内腸骨静脈と合流し総腸骨静脈となり終る．	前下腹壁，外性器，下肢，男性では精巣挙筋

静脈の還流経路図

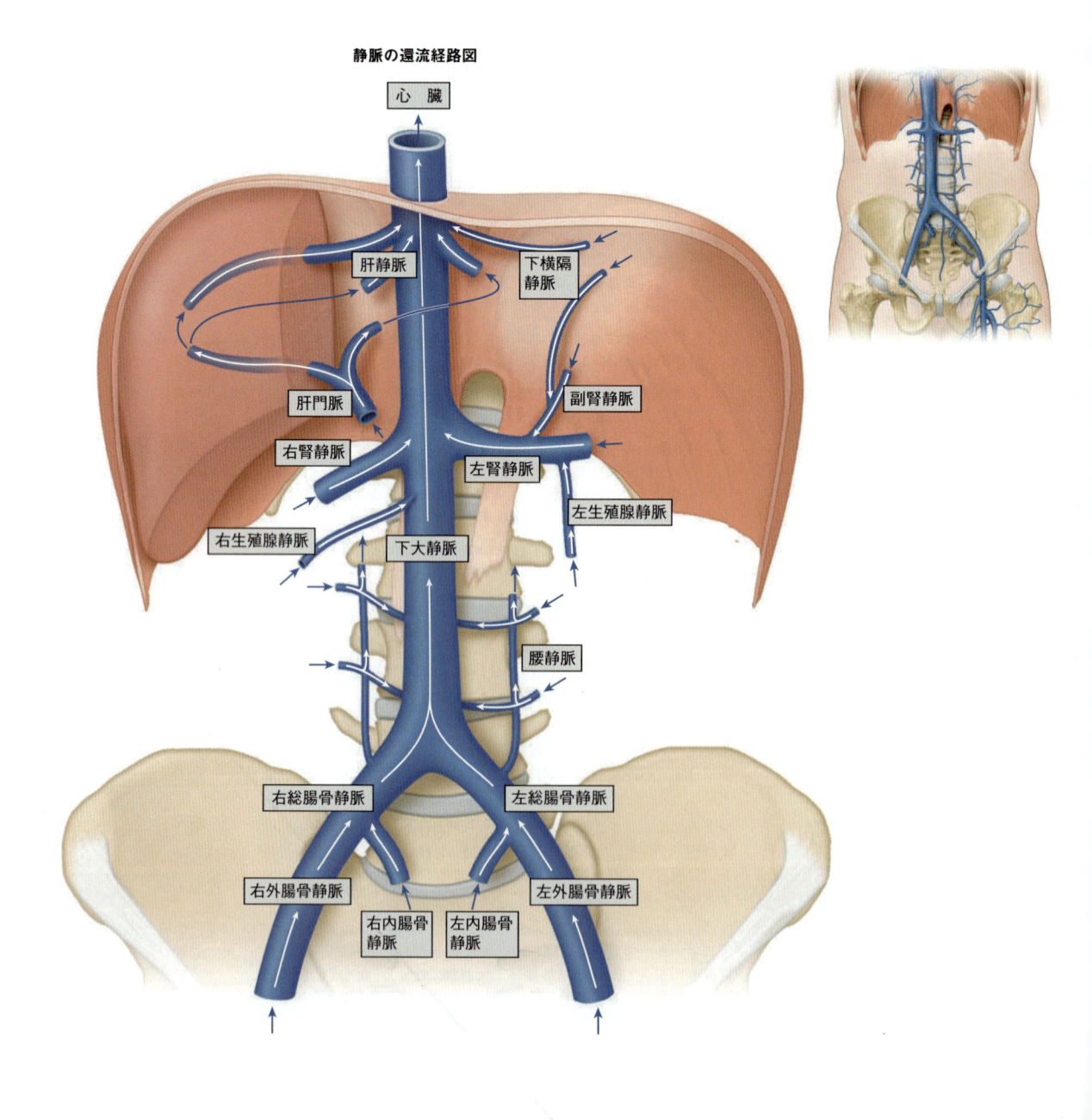

21.19　下肢の静脈

目　標

- 下肢の主要な浅静脈と深部静脈を正確にいえる.

上肢と同様に，下肢の静脈血は浅静脈 superficial veins と深部静脈 deep veins により還流される．浅静脈はその経過中でしばしば，互いにあるいは深部静脈と合流する．大部分の部位の深部静脈は伴行する動脈と同名である（図 21.28）．下肢のすべての静脈には静脈弁があり，静脈弁の数は上肢の静脈よりも多い.

チェックポイント

35. 大伏在静脈の臨床上の重要性はなにか？

静　脈	説明と枝	還流域
深部静脈 DEEP VEINS		
総腸骨静脈 Common iliac veins	（図 21.28 参照）	
外腸骨静脈 External iliac veins	（図 21.28 参照）	
大腿静脈 Femoral veins	大腿動脈に伴行し，膝窩静脈の膝のすぐ上からの延長部であり，そこで大内転筋の裂孔を貫通している．縫工筋の後ろを上行し，大腿の近位端で筋の下から大腿三角に出る．腹壁に進入する前に，大腿静脈に**大腿深静脈 deep veins of the thigh**（あるいは deep femoral veins）および大伏在静脈が流入している．鼠径靱帯の下を通り，骨盤腔に入り外腸骨静脈 external iliac veins となる． 臨床ノート：右心の**血液サンプル**を採取したり，**血圧測定**のために，大腿静脈が大腿三角を通過している部位で大腿静脈内へカテーテルを挿入する．カテーテルは外腸骨静脈，総腸骨静脈，下大静脈を通り，最後に右心房に入る.	大腿の皮膚，リンパ節，筋，骨および外性器
膝窩静脈 Popliteal veins （popliteal＝膝の後の窪みに関係した）	前脛骨静脈と後脛骨静脈が下腿の近位端で合流して形成される；膝窩動脈，脛骨神経と伴行し，膝窩を上行する．大内転筋の裂孔を通過したところで膝の前に出て終り，大腿静脈となる．小伏在静脈および膝窩動脈の枝と同名の静脈からの静脈血も受ける.	膝関節，膝関節付近の皮膚，筋，骨
後脛骨静脈 Posterior tibial veins	内果の後方で**内側**および**外側足底静脈 medial and lateral plantar veins** が合流して始まる．下腿の中でヒラメ筋の深層を後脛骨動脈と脛骨神経に伴行して上行する．下腿の 2/3 あたりまで上行したところで**腓骨静脈 fibular (peroneal) veins** が流入する．骨間膜の上端近くで前脛骨静脈と合流して膝窩静脈となる．足底面で，**底側趾（指）静脈 plantar digital veins** は合流し**底側中足静脈 plantar metatarsal veins** となり，底側中足静脈は中足骨に沿って走る．底側中足静脈は合流して**足底静脈弓 plantar venous arches** をつくる．足底静脈弓から内側および外側足底静脈が出る.	足底の皮膚，筋，骨；下腿の後部および外側部の皮膚，筋，骨
前脛骨静脈 Anterior tibial veins	足背静脈弓で起り前脛骨動脈に伴行する．前脛骨筋の深側で骨間膜の前を上行する．骨間膜の上端の孔を貫通し，後脛骨静脈と合流して膝窩静脈となる.	足背，足関節，下腿の前部，膝関節，脛腓靱帯結合
浅静脈 SUPERFICIAL VEINS		
大伏在静脈 Great（long）saphenous veins （saphenous＝隠れた）	からだで最長の静脈；皮下を足から鼠径部まで上行している．大伏在静脈は足の足背静脈弓の内側端から始まる．**足背静脈弓 dorsal venous arches** は，背側趾（指）静脈により形成される足背上の静脈網である．**背側趾（指）静脈 dorsal digital veins** は足の指の静脈血を集め，一対ごとに合流し，中足骨に沿う**背側中足静脈 dorsal metatarsal veins** となる．背側中足静脈が足根に近づくと互いに吻合し足背静脈弓を形成する．大伏在静脈は脛骨の内果の前を通り，次に下腿と大腿の内側面に沿い皮膚直下を上行している．浅層の組織からの静脈枝を受け，また深部静脈の枝とも同様に結合する．鼠径部で大腿静脈に注ぐ．その経過中に 10 ～ 20 個の静脈弁があり，その静脈弁の数は大腿よりも下腿中のほうが多い. 臨床ノート：大伏在静脈は長いので血管中に保持すべき静脈血量が多く，また静脈自体が骨格筋によってはよく支持されていないために，下肢の他の静脈よりも大伏在静脈には**静脈瘤 varicosities** ができやすい．大伏在静脈は長期静脈内輸液のためによく使用される．これは，非常に幼い子どもや，どの年齢の患者でもショック状態で静脈が虚脱状態になっているような場合とくに重要である．**冠状動脈バイパス（移植）術 coronary artery bypass grafting** で，複数の血管の移植が必要とされる時には，グラフトとして動脈以外に大伏在静脈の一部を使用する（21.10 節 "臨床ノート" を最初に参照）．大伏在静脈を取り出し数本に切断し，この血管を冠状動脈の閉塞部を迂回するために使用する．静脈弁により血流が妨げられないように移植する静脈は向きを反転させる.	下肢の皮膚組織および浅層の筋，鼠径部，下腹壁
小伏在静脈 Small saphenous veins	足背静脈弓の外側部から起る．腓骨の外果の背側を通り，下腿の後ろの皮膚の深部を上行する．膝の後ろの膝窩で膝窩静脈に注ぎ込む．9 ～ 12 個の静脈弁をもつ．小伏在静脈は下腿の近位部で大伏在静脈と交通することがある.	足および下腿後部の皮膚組織と浅層の筋

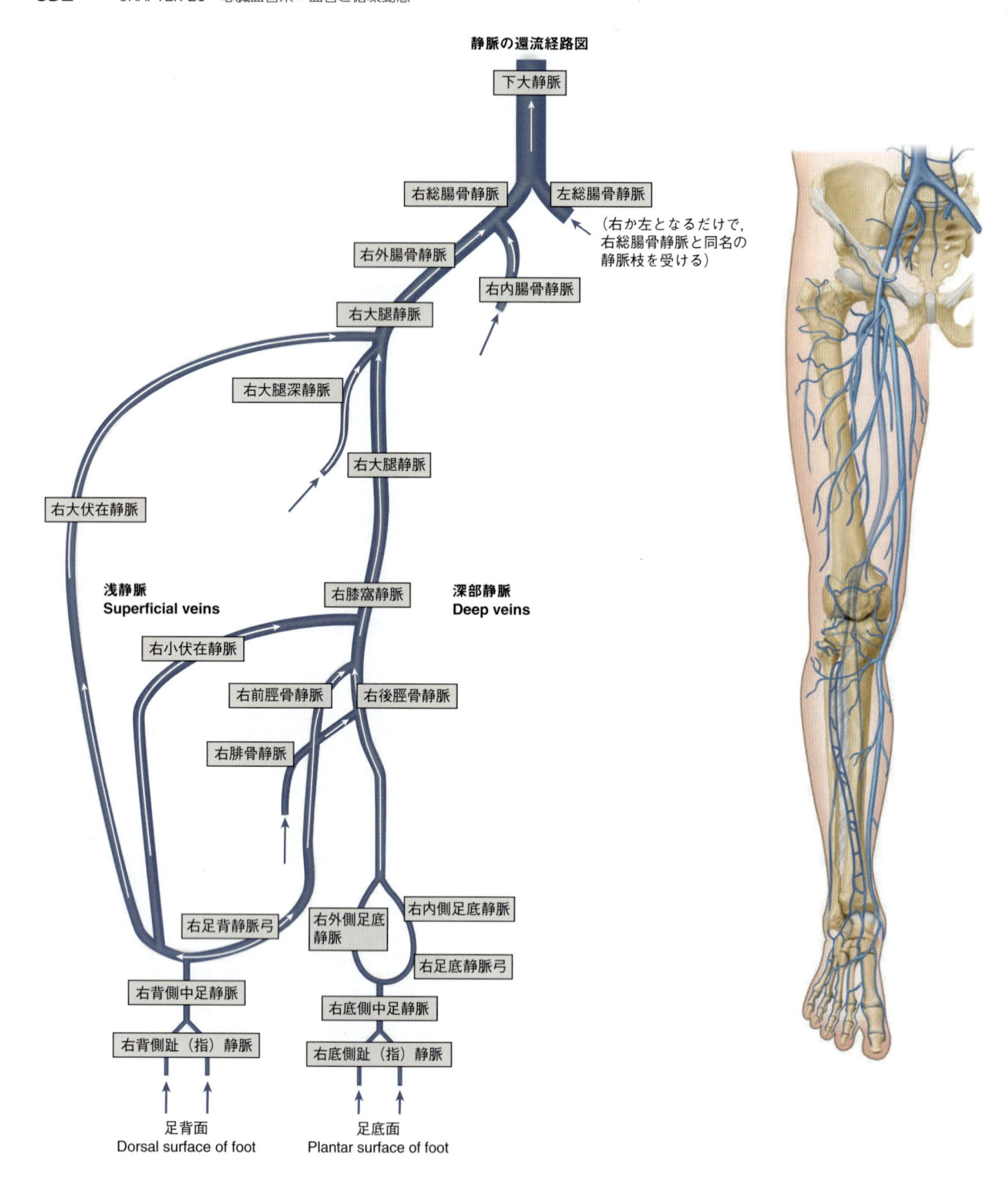

静脈の還流経路図

下大静脈

右総腸骨静脈　左総腸骨静脈

（右か左となるだけで，右総腸骨静脈と同名の静脈枝を受ける）

右外腸骨静脈

右内腸骨静脈

右大腿静脈

右大腿深静脈

右大腿静脈

右大伏在静脈

浅静脈
Superficial veins

右膝窩静脈

深部静脈
Deep veins

右小伏在静脈

右前脛骨静脈　右後脛骨静脈

右腓骨静脈

右足背静脈弓　右外側足底静脈　右内側足底静脈

右足底静脈弓

右背側中足静脈　右底側中足静脈

右背側趾（指）静脈　右底側趾（指）静脈

足背面
Dorsal surface of foot

足底面
Plantar surface of foot

図 21.28　骨盤と下肢の主な静脈.

深部静脈は通常，伴行する動脈と同名である.

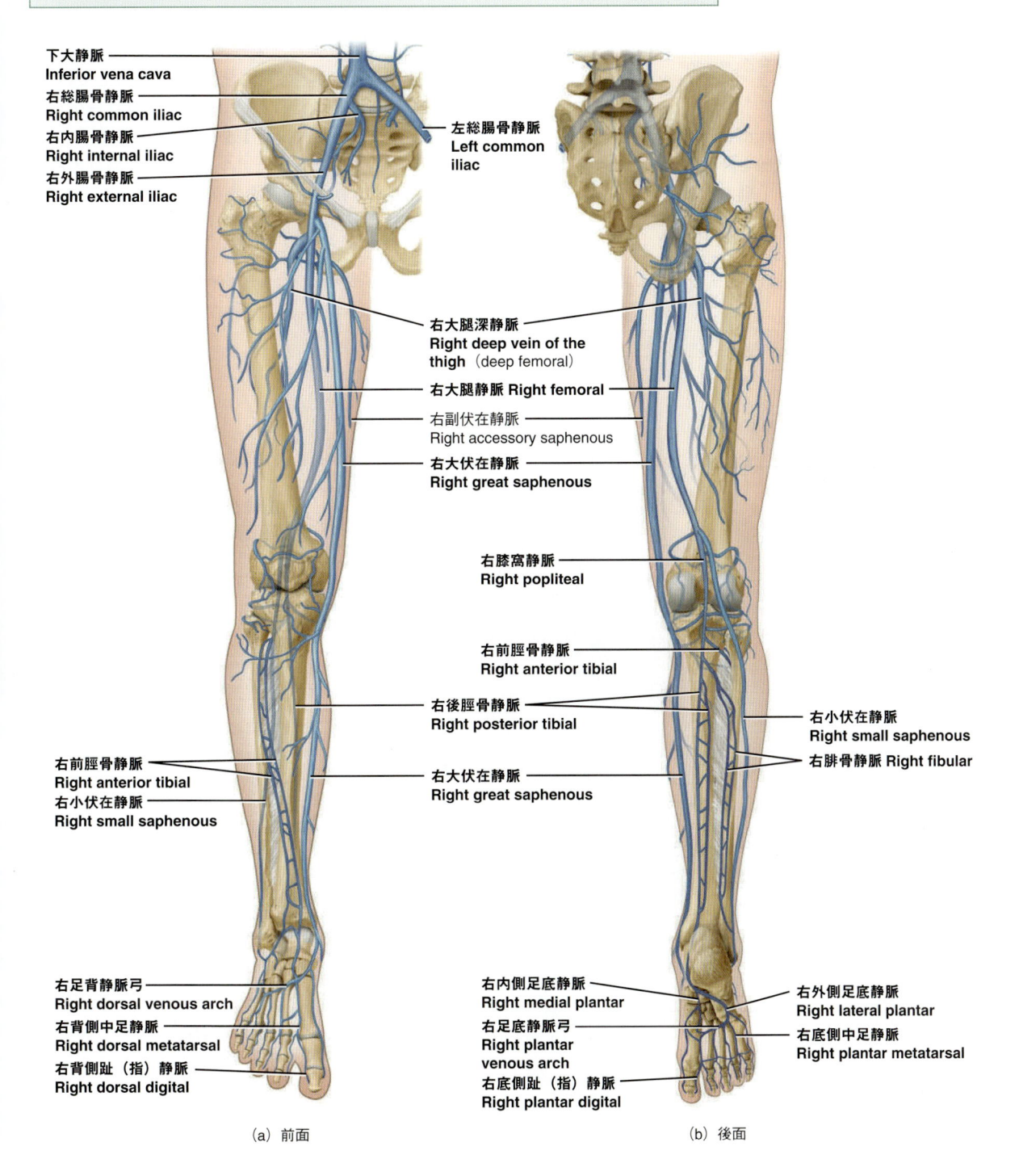

下大静脈
Inferior vena cava

右総腸骨静脈
Right common iliac

右内腸骨静脈
Right internal iliac

右外腸骨静脈
Right external iliac

左総腸骨静脈
Left common iliac

右大腿深静脈
Right deep vein of the thigh（deep femoral）

右大腿静脈 Right femoral

右副伏在静脈
Right accessory saphenous

右大伏在静脈
Right great saphenous

右膝窩静脈
Right popliteal

右前脛骨静脈
Right anterior tibial

右後脛骨静脈
Right posterior tibial

右小伏在静脈
Right small saphenous

右腓骨静脈 Right fibular

右前脛骨静脈
Right anterior tibial

右小伏在静脈
Right small saphenous

右大伏在静脈
Right great saphenous

右足背静脈弓
Right dorsal venous arch

右背側中足静脈
Right dorsal metatarsal

右背側趾（指）静脈
Right dorsal digital

右内側足底静脈
Right medial plantar

右足底静脈弓
Right plantar venous arch

右底側趾（指）静脈
Right plantar digital

右外側足底静脈
Right lateral plantar

右底側中足静脈
Right plantar metatarsal

（a）前面

（b）後面

Q 下肢のどの静脈が浅（皮）静脈か？

21.20 循環路：肝門脈循環

目標

• 肝門脈系の重要性を説明できる.

肝門脈循環 hepatic portal circulation は，腹腔内の消化器と脾臓からの静脈血を肝臓へ運ぶ．一つの毛細血管網からの静脈血を別の毛細血管網へ運ぶ静脈は**門脈** portal vein とよばれている．**肝門脈** hepatic portal vein は，腹部の消化器と脾臓の毛細血管からの血液を受けて，肝臓の洞様毛細血管（類洞）へ運んでいる（図21.29）．食後には，肝門脈血は胃と腸から吸収した栄養素に富んでいる．肝臓は，栄養素が体循環に入る前に，その一部を貯蔵したり他の物質を変化させたりしている．例えば，肝臓は貯留のためグルコースをグリコーゲンへ変化させるので，食後血糖値は速やかに低下する．また，肝臓は消化管から吸収されたアルコールなどの有害物質を解毒したり，貪食作用により細菌を破壊したりする．

図 21.29 **肝門脈循環.** 肝臓を通る血流（動脈も含む）の概略図（b）．他図と同様に，脱酸素化された血液は青色で，酸素化された血液は赤色で表している.

> 肝門脈循環は腹部の消化器と脾臓から静脈血を肝臓に運ぶ.

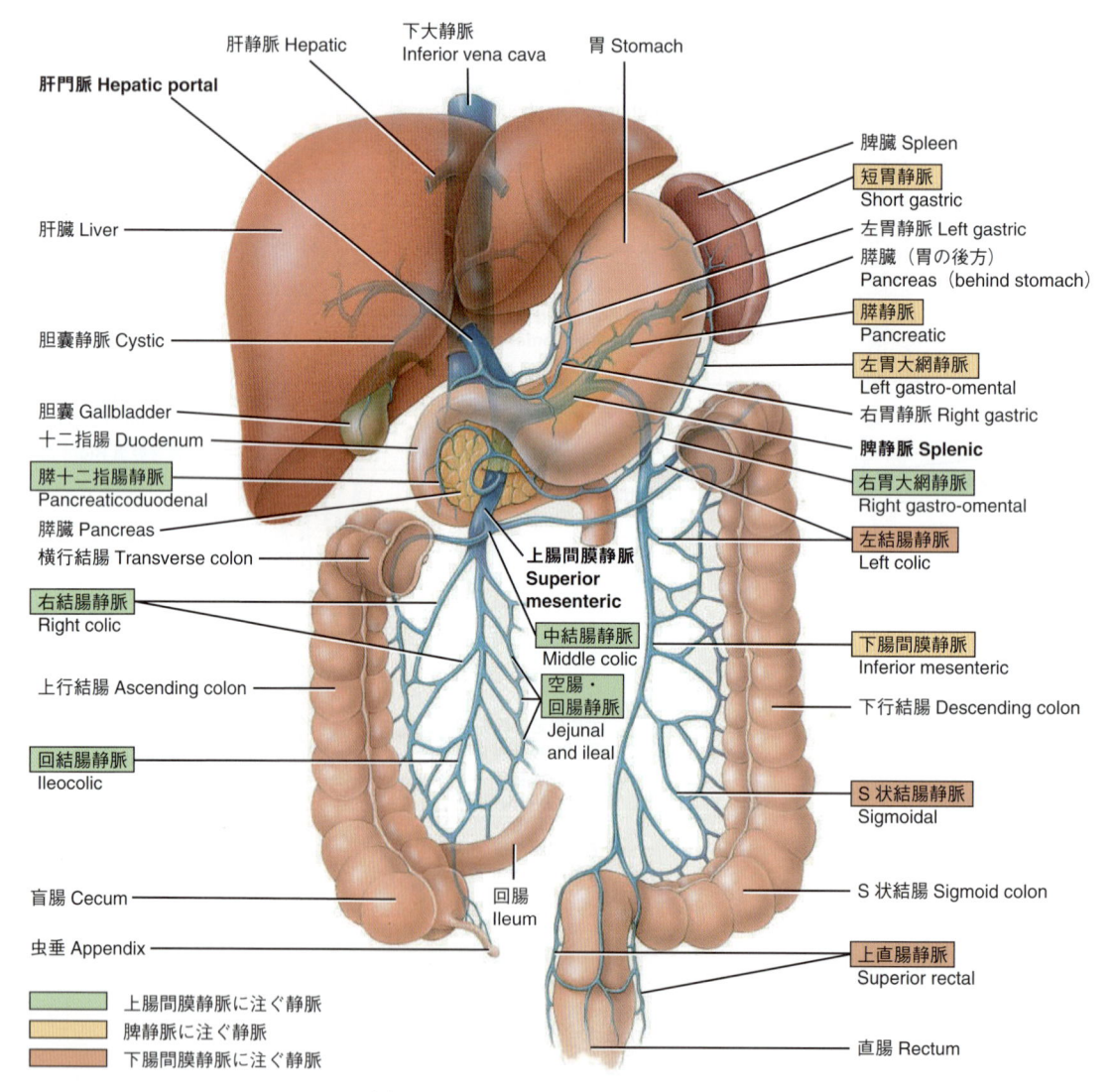

(a) 肝門脈の流入する静脈（前面）

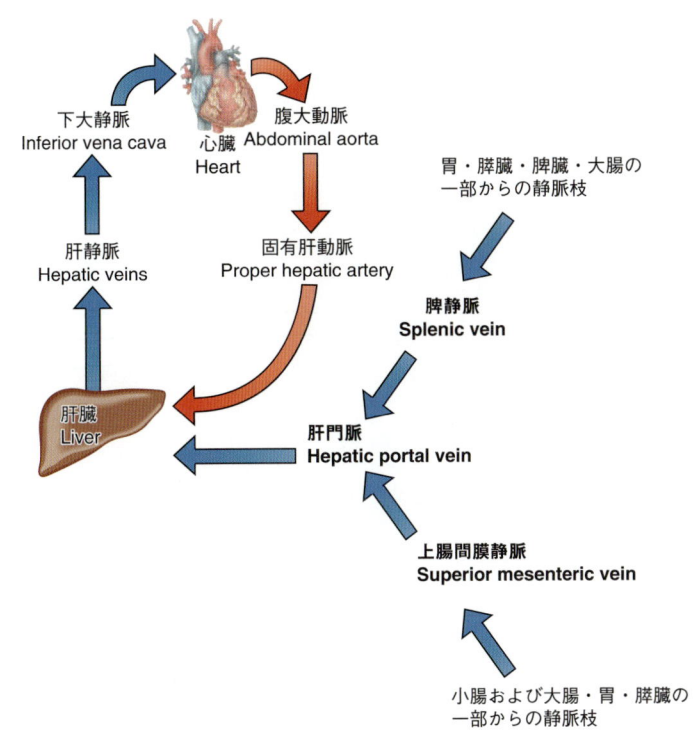

（b）肝門脈循環の主な血管と肝臓に分布する動脈と静脈の概略図

Q 肝臓から血液を運び出しているのはどの静脈か？

上腸間膜静脈と脾静脈が合流し，肝門脈となる．**上腸間膜静脈 superior mesenteric vein** は，小腸と，大腸，胃，膵臓の一部からの静脈血を，**空腸静脈 jejunal vein**，**回腸静脈 ileal vein**，**回結腸静脈 ileocolic vein**，**右結腸静脈 right colic vein**，**中結腸静脈 middle colic vein**，**膵十二指腸静脈 pancreaticoduodenal vein**，**右胃大網静脈 right gastro-omental vein** を介して還流する．**脾静脈 splenic vein** は脾臓以外に，胃，膵臓，大腸の一部から血液を**短胃静脈 short gastric vein**，**左胃大網静脈 left gastro-omental vein**，**膵静脈 pancreatic vein**，**下腸間膜静脈 inferior mesenteric vein** を通して還流している．下腸間膜静脈は脾静脈に合流し，大腸の左部分の静脈血を**上直腸静脈 superior rectal vein**，**S状結腸静脈 sigmoid vein**，**左結腸静脈 left colic vein** を介し還流している．**右**および**左胃静脈 right and left gastric veins** は胃の静脈血を集め，肝門脈に直接流入している．**胆嚢静脈 cystic vein** も肝門脈へ直接注いでおり，胆嚢の静脈血を還流する．

肝臓には，肝門脈を通して栄養に富むが脱酸素化した血液が流入すると同時に，腹腔動脈の1分枝である固有肝動脈を介して酸素化した血液が入っている．酸素化した血液は洞様毛細血管で脱酸素化した血液と混ざる．最終的には，血液は肝臓の洞様毛細血管から**肝静脈**

hepatic veins を通り，肝静脈は下大静脈に流入する．

チェックポイント

36. 肝門脈循環を図示し，その重要性をいいなさい．

21.21　循環路：肺循環

目標

• 肺循環の重要視性について説明する．

肺循環 pulmonary circulation は脱酸素化された血液を右心室から肺内の肺胞に運び，肺胞から酸素化された血液を左心房に還流させる（図21.30）．**肺動脈幹（肺動脈）pulmonary trunk** は右心室から出て上方かつ後左方に向かう．次に肺動脈幹は右肺への**右肺動脈 right pulmonary artery** と左肺への**左肺動脈 left pulmonary artery** の2本に分枝する．出生後は脱酸素化された血液を運ぶ動脈は肺動脈だけである．肺に入るとさらに分枝を繰り返し，肺内の肺胞周囲の毛細血管となる．二酸化炭素は血液から肺胞へ移動し，吐き出される．吸い込

図 21.30　肺循環.

> 肺循環は脱酸素化された血液を右心室から肺に運び，酸素化された血液を肺から左心房に還流させる.

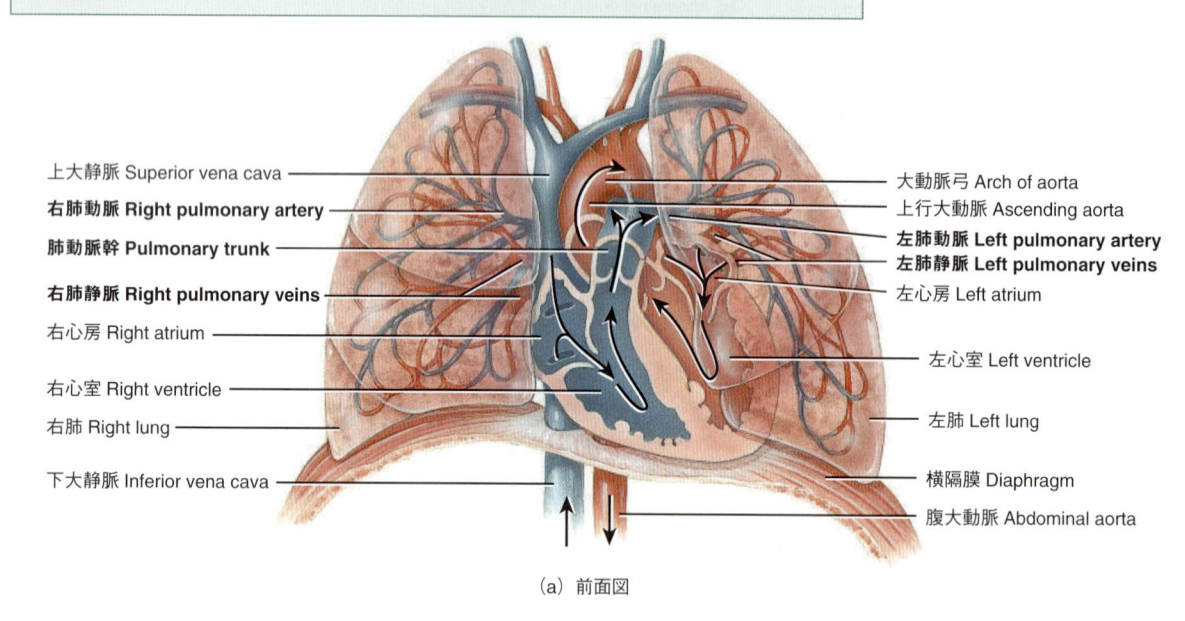

上大静脈 Superior vena cava

右肺動脈 Right pulmonary artery

肺動脈幹 Pulmonary trunk

右肺静脈 Right pulmonary veins

右心房 Right atrium

右心室 Right ventricle

右肺 Right lung

下大静脈 Inferior vena cava

大動脈弓 Arch of aorta

上行大動脈 Ascending aorta

左肺動脈 Left pulmonary artery

左肺静脈 Left pulmonary veins

左心房 Left atrium

左心室 Left ventricle

左肺 Left lung

横隔膜 Diaphragm

腹大動脈 Abdominal aorta

(a) 前面図

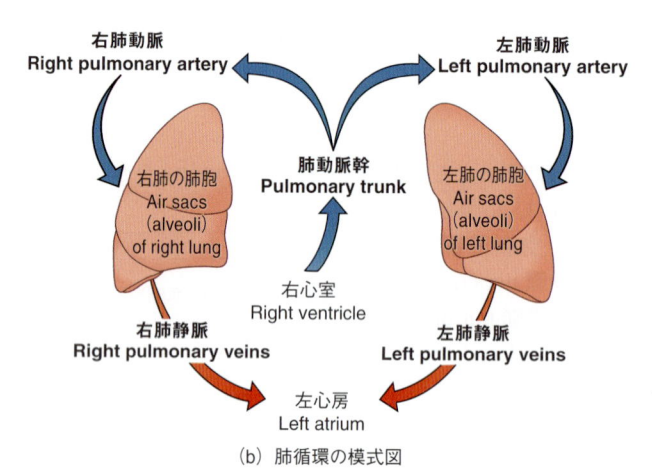

右肺動脈
Right pulmonary artery

左肺動脈
Left pulmonary artery

右肺の肺胞
Air sacs
(alveoli)
of right lung

肺動脈幹
Pulmonary trunk

左肺の肺胞
Air sacs
(alveoli)
of left lung

右心室
Right ventricle

右肺静脈
Right pulmonary veins

左肺静脈
Left pulmonary veins

左心房
Left atrium

(b) 肺循環の模式図

Q 出生後，脱酸素化された血液を運ぶ唯一の動脈はなにか？

まれた酸素は肺内の空気から血中に移動する．肺の毛細血管は合流し細静脈となり最後には**肺静脈 pulmonary veins** となり肺から出て，酸素化された血液を左心房に運ぶ．2本の左肺静脈と2本の右肺静脈が左心房に入る．出生後は酸素化された血液を運ぶ静脈は肺静脈だけである．続いて，左心室の収縮により酸素化された血液は体循環に送り出される．

チェックポイント

37. 肺循環の重要性について説明しなさい．

21.22　循環路：胎児循環

目　標

・生後の血液循環開始後の胎児循環の構造変化を述べる．

　胎児循環 fetal circulation とよばれる胎児の循環系は胎児にのみ存在しており，発育中の胎児が母体と物質の交換を行えるようにする特別な構造が胎児循環にはある（図 21.31）．出生までは**肺 lungs，腎臓 kidneys，**

消化器 gastrointestinal organs は機能し始めないので，胎児循環は出生後の血液循環とは異なっている．胎児は母体の血液から酸素と栄養素を獲得し，二酸化炭素と他の老廃物を母体の血中に廃棄している．

胎児と母体の血液循環のあいだでの物質の交換は**胎盤 placenta** を通して行われる．胎盤は母親の子宮の内部に形成され，**臍帯 umbilical cord** により胎児の臍に付着している．胎盤は子宮内壁から延びる多数の小血管を介して母体の心臓血管系と物質を交換している．臍帯中には胎盤内で毛細血管に分枝する血管がある．胎児の血中の老廃物は拡散して毛細血管から出て，胎盤内で母体の血液が満たしている腔（絨毛間腔）に入り，最後に母

図 21.31 胎児循環と出生時の変化．(a) と (b) のあいだの金色の四角の枠内には生後の血液循環が確立された後の胎児期の構造の変化を示す．

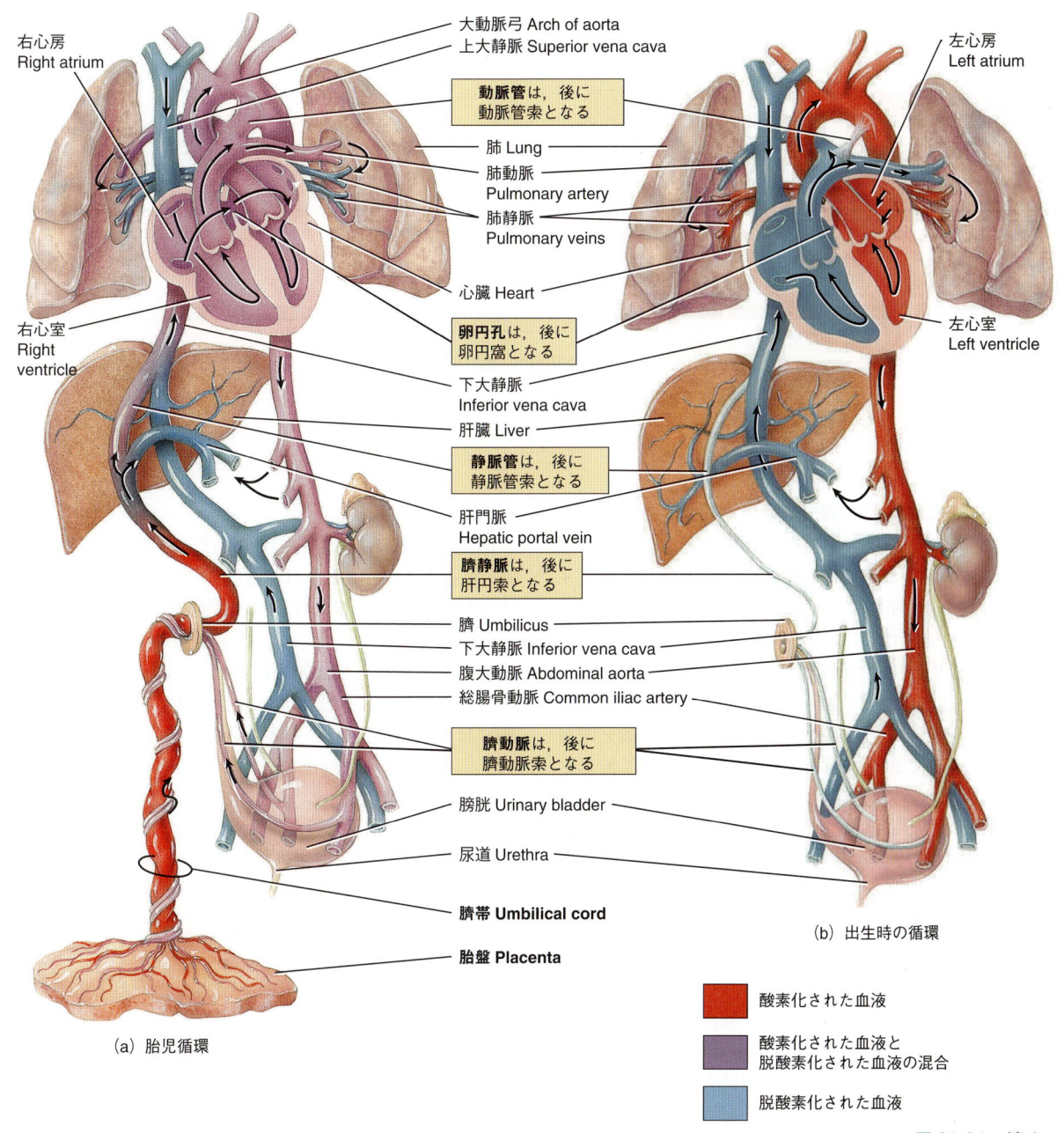

(a) 胎児循環

(b) 出生時の循環

■ 酸素化された血液
■ 酸素化された血液と脱酸素化された血液の混合
■ 脱酸素化された血液

図 21.31 続く

図 21.31 続き

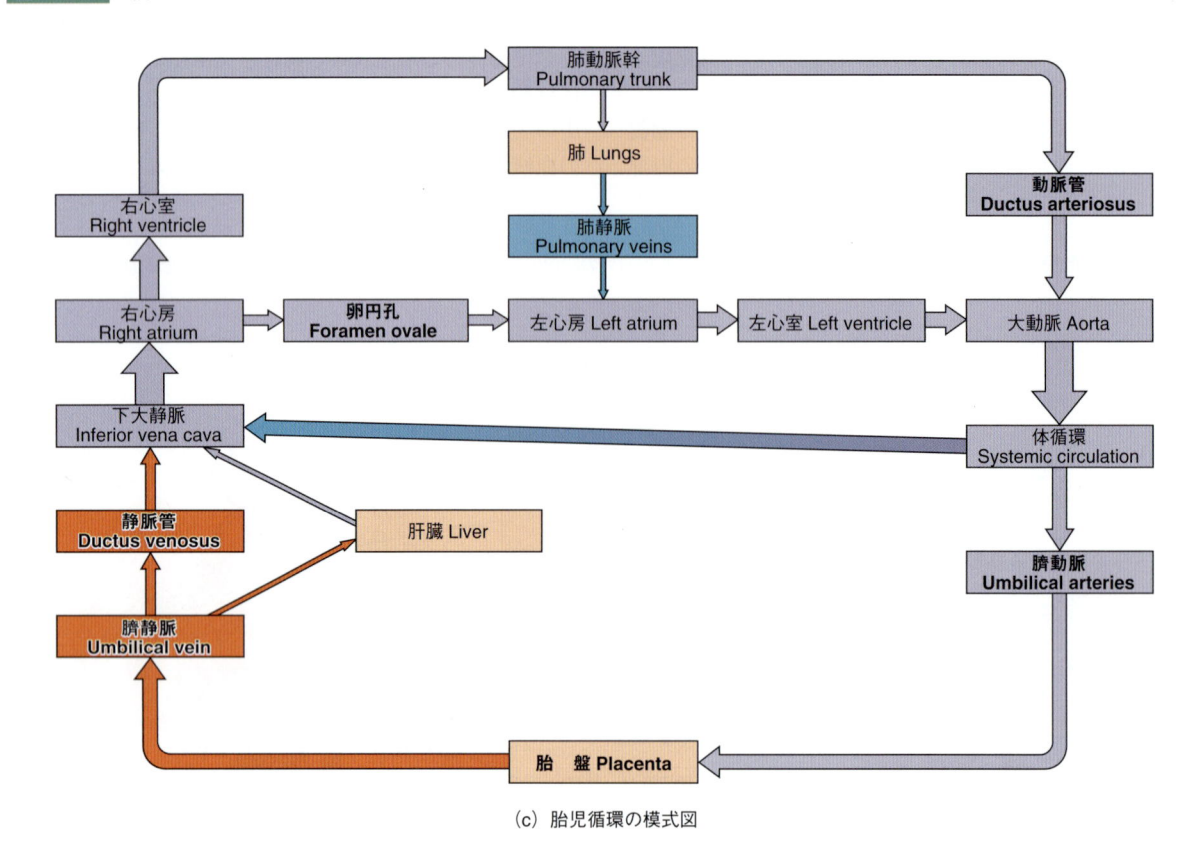

(c) 胎児循環の模式図

Q 母体と胎児のあいだでの物質交換はどの構造の中で行われるか？

体の子宮静脈に入る．栄養素は逆の道筋で—母体の血管から絨毛間腔へ，そして絨毛間腔から胎児の毛細血管へ—移動する．毛細血管の血管壁を介した拡散によってすべての物質交換が起るので，正常では母体と胎児の血液が直接混じり合うことはない．

　血液は胎児から胎盤へは 2 本の**臍動脈 umbilical arteries** を通る（図 21.31 a, c）．臍動脈は内腸骨動脈の枝で臍帯の中を走る．胎盤で胎児の血液は酸素と栄養素を取り込み，二酸化炭素と老廃物を廃棄する．酸素化された血液は胎盤から臍帯中の 1 本の**臍静脈 umbilical vein** を経て胎児へ戻る．臍静脈は胎児の肝臓まで上行し，そこで 2 枝に分かれる．一部の血液は肝門脈に合流する枝を通り肝臓に入るが，大部分の血液はもう一方の枝である**静脈管 ductus venosus**（訳注：**アランチウス管** Arantius ductus ともいう）に入り，静脈管は下大静脈に注ぐ．

　胎児の下半身から還流してきた脱酸素化された血液は下大静脈で静脈管からの酸素化された血液と混ざり合う．この混合した血液は次に右心房に入る．胎児の上半身から還流してきた脱酸素化された血液は上大静脈に入

り右心房の中へ入る．

　胎児では右心房と左心房のあいだの心房中隔には**卵円孔 foramen ovale** とよばれる開口が存在しているため，出生後の循環のようにほとんどの血液が右心室から肺に向かうことはない．右心房に入る血液の大部分は卵円孔を通り左心房に入り体循環に加わる．右心室に入った血液は肺動脈幹中に拍出されるが，機能していない胎児の肺にはこの血液のごく一部しか到達しない．その代り，ほとんどの血液は肺動脈幹と大動脈を連絡している血管である**動脈管 ductus arteriosus**（訳注：**ボタロー管** Botallo duct ともいう）を通る．大動脈内の血液は体循環によりすべての胎児組織に運ばれる．総腸骨動脈が外腸骨動脈と内腸骨動脈に分枝する時，一部の血液が内腸骨動脈に入り，さらに臍動脈に入り，新たな物質交換のために胎盤へ還流する．

　出生後，肺，腎臓，消化器が機能し始めると以下のような血管系の変化が起きる（図 21.31 b）：

1. 臍帯が結紮切離されると，臍動脈には血液が流れなくなり，結合組織に満たされ，臍動脈の遠位部は**臍**

動脈索 medial umbilical ligament とよばれる線維の索になる. 臍動脈は出生後数分で機能的には閉鎖するが, 血管腔の完全な閉鎖には2〜3ヵ月かかる.

2. 臍静脈は虚脱するが, その遺残物は臍と肝臓をつなぐ **肝円索 ligamentum teres**（あるいは round ligament）となる.

3. 静脈管は虚脱するが, その遺残物は肝臓の下面上の線維性の索状構造である **静脈管索 ligamentum venosum** となる.

4. 胎盤は "**後産 afterbirth**" として排出される.

5. 卵円孔は正常では出生後すぐに閉鎖し, 心房中隔内の窪みである **卵円窩 fossa ovalis** となる. 新生児が最初の息を吸い込むと, 肺が拡張し肺への血流量が増加する. 肺から心臓へ還流する血液は左心房の血圧を上昇させる. これにより卵円孔を覆う弁が心房中隔に押しつけられ卵円孔が閉鎖される. ほぼ1年以内に恒久的な閉鎖が起る.

6. 動脈管はほぼ出生直後に血管収縮により閉鎖され, **動脈管索 ligamentum arteriosum** となる. 血管腔の解剖学的に完全な閉鎖には1〜3ヵ月かかる.

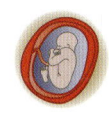

21.23 血管と血液の発生

目 標

• 血管と血液の発生について述べることができる.

　血球の発生と血管形成は発生15〜16日目に胚子の外部の卵黄嚢壁, 絨毛膜および付着茎の**中胚葉 mesoderm** の中で開始される. 約2日後には胚子の内部で血管が形成される. 心臓血管系の早期の形成は卵ないし卵黄嚢内の卵黄の量が少ないことと関連している. 胚子は第3週に急速に発生するので, 胚子に十分な栄養を供給し, また胚子から老廃物を取り除くため心臓血管系が発達することが非常に必要とされる.

　血管と血球は, **血液血管芽細胞 hemangioblast**（hema- ＝血液；-blast ＝未成熟段階）とよばれる, 同じ前駆細胞から発生する. 間葉細胞が血液血管芽細胞に分化すると, 血液血管芽細胞は血管を形成する細胞（血管芽細胞）か, あるいは血球をつくる細胞（多能性幹細胞）になることができる.

　血管 blood vessels は血液血管芽細胞から由来する**血管芽細胞 angioblasts** から発生する. 血管芽細胞は凝集し**血島 blood islands** とよばれている孤立した細胞塊や索を胚盤全体に形成する（図 21.32）. しばらくすると血島の中に腔が出現し, これが血管腔となる. 腔のすぐ周囲の血管芽細胞の一部は**血管の内腔を覆う内皮**になる. 内皮の周囲の血管芽細胞は太い血管の血管壁（内膜, 中膜, 外膜）を形成する. 血島の成長と癒合により胚子全体に発達した血管網が形成される. 分枝が繰り返され, 胚子の外の血管と胚子内の血管が結合し胚子は胎盤につながる.

　血球 blood cells は血液血管芽細胞に由来する**多能性幹細胞 pluripotent stem cells** から発生する. 血球の発生は受精後の約3週間で卵黄嚢, 絨毛膜および尿膜の血管壁中で起る. 胚子の内部での血液の形成は第5週頃, 肝臓内で始まり, 第12週になると胎児の脾臓, 骨髄, 胸腺でも始まる.

図 21.32 血島からの血管と血球の発生.

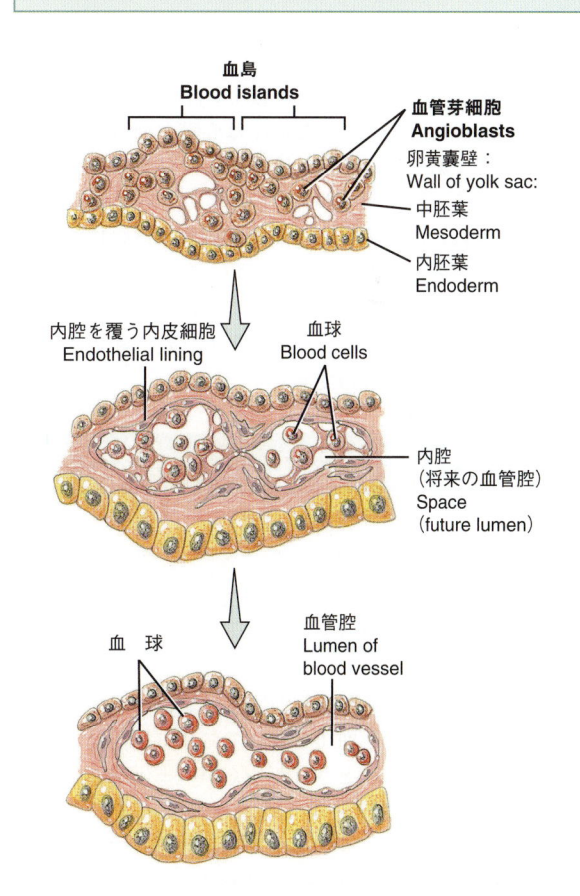

15日ないし16日の胚子で血管の発生が開始する.

Q 血管と血液はどの胚葉から由来するか？

21.24　加齢と心臓血管系

目　標

• 心臓血管系に及ぼす加齢の影響について説明する.

　加齢に伴う心臓血管系の一般的な変化には大動脈の伸展性（コンプライアンス compliance）の低下，心筋細胞の大きさの減少，心筋の筋力の進行性低下，心臓の拍出量の減少，最大心拍数の減少，収縮期圧の上昇などがある．血中の全コレステロール値は，低密度リポタンパク質（LDL）と同様に，加齢に伴い増加傾向がある；高密度リポタンパク質（HDL）は加齢に伴い減少傾向が

ある．高齢者の主な心疾患と死因になっている冠状動脈疾患 coronary artery disease（CAD）の発生数が増加する．心臓のポンプ機能の低下に伴う一群の症状であるうっ血性心不全 congestive heart failure（CHF）も高齢者に多くみられる．脳組織に血液を供給している血管の加齢変化—粥状動脈硬化症など—は脳への栄養を減少させ脳細胞の機能低下や細胞死をもたらす．血管の加齢の影響により，80歳までに脳の血流は同じ人の30歳の時よりも20%減少し，腎臓の血流は50%減少する.

・・・

　血液，心臓，血管が，生体の他の器官系のホメオスタシスに果している役割を理解するために，"ホメオスタシスの観点から：心臓血管系"を調べなさい.

疾患：ホメオスタシスの失調

高血圧

　約5,000万人の米国人が**高血圧 hypertension** であり，持続的に血圧が高い．高血圧は心臓と血管を侵す最も多い障害であり，心不全，腎臓病および脳卒中の主要な原因である．臨床研究から，かつてはかなり低い血圧であるとされた血圧値でも心血管の病気の危険性が高いことが示されたので，高血圧の予防，発見，診断，治療に関する米国合同委員会は2003年の5月に新しい高血圧に関する新しいガイドラインを公表した．新ガイドラインは以下のようなものである：

分　類	収縮期圧（mmHg）		拡張期圧（mmHg）
正常血圧	120 以下	かつ	80 以下
高血圧前期	120〜139	または	80〜89
ステージ1 高血圧	140〜159	または	90〜99
ステージ2 高血圧	160 以上	または	100 以上

　新しいガイドラインで正常血圧と分類されるのは，旧ガイドラインでは至適血圧とされており，以前は正常血圧ないし正常高値血圧とされた多くがいまは高血圧前期の中に含まれる．ステージ1高血圧は旧ガイドラインと同じである．ステージ2高血圧は，以前のステージ2とステージ3高血圧の治療の選択肢が同じであるので，以前のステージ2とステージ3の分類を統合したもの

である.

高血圧の型と原因　高血圧のすべての症例の90%から95%は**本態性高血圧 primary hypertention** であり，持続的に血圧が上昇しているがその原因を特定できないものである．残りの5〜10%の症例が**二次性高血圧 secondary hypertention** であり，基礎となる特定可能な原因がある．いくつかの疾患が二次性高血圧を起す：

・**腎血流の閉塞** obstruction of renal blood flow もしくは腎臓組織を傷害する疾病は腎臓から過剰のレニンを血中に放出させる．その結果，高濃度のアンジオテンシンⅡが血管収縮を起し，全身血管抵抗を増加させる.

・**アルドステロン過剰分泌** hypersecretion of aldosterone は，副腎皮質腫瘍などにより起きるが，腎臓における塩分と水分の過剰再吸収を促し，体液量を増加させる.

・**アドレナリンとノルアドレナリン過剰分泌** hypersecretion of epinephrine and norepinephrine が，副腎髄質の腫瘍である**褐色細胞腫 pheochromocytoma** で起ることがある．アドレナリンとノルアドレナリンは心拍数と心収縮力を上昇させ，全身血管抵抗を増加させる.

未治療高血圧による障害　高血圧は痛みや他の自覚症状を起す前に血管，心臓，脳，腎臓などに相当の障害を

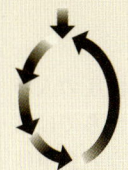# ホメオスタシスの観点から

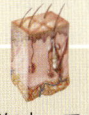

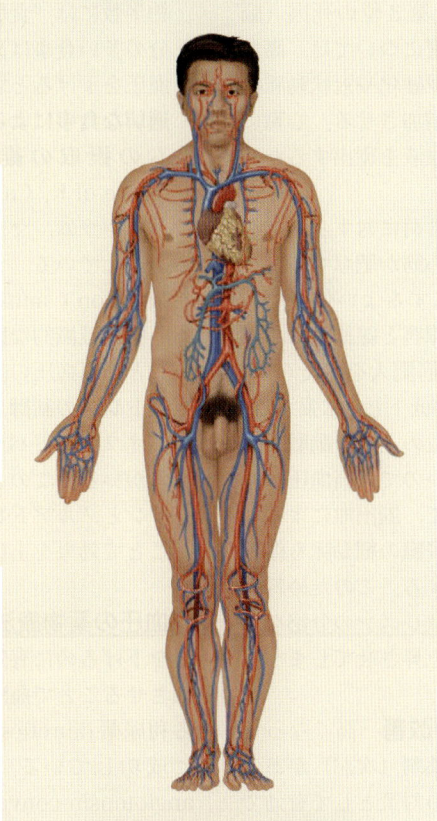

心臓血管系の役割

外皮系

- 皮膚が損傷した時，血液によって止血に働く血液凝固因子と白血球が運ばれ，損傷した皮膚の修復に働く.
- 皮膚の血流の変動は，皮膚から失われる熱量を調節することで体温調節に働く.
- 皮膚を血液が流れることで皮膚に赤みがさす.

骨格系

- 血液は，骨基質構築に必要なカルシウムイオンやリン酸イオンを運ぶ.
- 血液は，骨基質の構築と破壊を支配するホルモン，赤色骨髄での赤血球の形成を刺激するエリスロポエチンなどを運ぶ.

筋 系

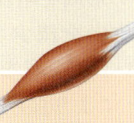

- 運動中の筋内を流れる血液が熱と乳酸を除去する.

神経系

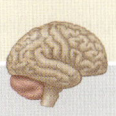

- 脳室の脈絡叢の内面の内皮細胞は脳脊髄液（CSF）の産生を助け，血液脳関門に寄与する.

内分泌系

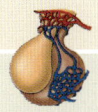

- 循環する血液は大多数のホルモンを標的組織に運ぶ.
- 心臓の心房細胞は心房性ナトリウム利尿ペプチドを分泌する.

全身の器官系との関連

- 心臓はからだの組織に血管を介して血液を送り出しており，毛細血管での物質交換によって，酸素と栄養素を供給し，老廃物を取り除いている.
- 循環する血液は体組織を適温に保つ.

リンパ系と免疫系

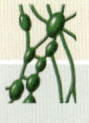

- 循環する血液は，免疫機能を実行するリンパ球，抗体，マクロファージを運ぶ.
- リンパは過剰の間質液から生じ，心臓によりつくられる血圧により血漿から濾し出される.

呼吸器系

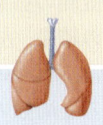

- 循環する血液は肺からからだの組織に酸素を輸送し，二酸化炭素を吐出するために肺に搬送する.

消化器系

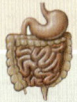

- 血液は新たに吸収された栄養素と水を肝臓に運ぶ.
- 血液は消化を助けるホルモンを運ぶ.

泌尿器系

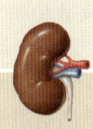

- 心臓と血管は，安静時の心拍出量の20％を腎臓に運ぶ. 腎臓で血液は濾過され，必要な物質は再吸収され，不要な物質は尿の一部として尿に残され，尿は排泄される.

生殖器系

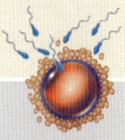

- 性交時に細動脈の血管拡張が陰茎と陰核の勃起を起す.
- 血液は生殖機能を調節するホルモンを運ぶ.

引き起すので"沈黙の殺人者"といわれている．高血圧は米国の第1位の死因（心臓病）と第3位の死因（脳卒中）の主要な危険因子である．血管については，高血圧は中膜の肥厚を引き起し，粥状動脈硬化や冠状動脈疾患の進展を促進し，全身血管抵抗を増加させる．心臓については，高血圧は後負荷を増し，血液を駆出するために心室をより激しく稼動させる．

強く，規則正しい運動による労働負荷に対する正常な適応として心筋，とくに左心室壁の心筋が肥厚する．これは心臓をより性能のよいポンプにするよい効果である．しかし，後負荷の増加は心筋の障害と線維化（心筋線維間の膠原線維の増加）を伴う心筋肥大をもたらす．その結果，左心室は肥大し，収縮能が低下し，拡張する．通常，脳内の動脈はからだの他の部位の主要な動脈と比べると周囲の組織による保護が少ないので，高血圧が長く続くと最後には動脈の破裂が起きて，脳出血による脳卒中が起きることがある．高血圧は腎臓の細動脈も傷害し，血管壁を肥厚させ血管腔を狭くする．このため腎臓への血液供給が減少するので，腎臓はレニンの分泌を増加させ，このレニンが血圧をさらに上昇させてしまう．

高血圧を下げるための生活習慣の改善

高くなった血圧を下げることができる数種類の薬剤（次記）があるが，以下の生活様式の改善も高血圧の対策として有効である：

- **減量** lose weight．薬を使用しない，高血圧についての最良の治療法は減量である．肥満の高血圧の人では2〜3 kg の減量で血圧を下げるのに効果がある．
- **飲酒制限** limit alcohol intake．主に45歳以上の男性と55歳以上の女性では，適量の飲酒は冠状動脈疾患の危険性を低下させる．適量とは，女性では1日にビール 350 mL 缶1本，男性では 350 mL 缶2本以上飲まないということである．
- **運動** exercise．30〜45分間の適度な運動（速歩など）を1週間に数回行い健康的な体型にすることで，拡張期血圧を約 10 mmHg 下げることができる．

- **減塩** reduce intake of sodium（salt）．高血圧の人の約半数には"食塩感受性"がある．この人たちでは塩分の多い食事は高血圧を亢進し，塩分の少ない食事は血圧を下げると思われる．
- **適切な食事によるカリウム，カルシウム，マグネシウムの摂取の維持** maintain recommended dietary intake of K, Ca, Mg．飲食物中の高濃度のカリウム，カルシウム，マグネシウムは高血圧の危険性の低下と関連している．
- **禁煙** don't smoke（あるいは quit smoking）．喫煙は心臓に破滅的な影響を及ぼし，血管収縮を亢進させることで高血圧の傷害作用を憎悪させてしまう．
- **ストレスの制御** manage stress．いろいろな瞑想やバイオフィードバック法を高血圧の緩和に役立てている人がいる．このような方法は副腎髄質からのアドレナリンとノルアドレナリンの日々の放出量を減少させることで効果を上げている．

高血圧の薬物療法

作用機序の異なる数種の薬剤が血圧を下げるのに有効である．尿中への水と塩の排出を増加させることで血液量を減少させ血圧を下げる薬剤である**利尿薬** diuretics によって，多くの人で高血圧の制御に成功している．**ACE**（**アンジオテンシン変換酵素** angiotensin-converting enzyme）**阻害薬** inhibitors は，アンジオテンシンⅡの形成を阻害し，血管拡張を促進し，アルドステロンの放出を減少させる．**ベータ遮断薬** beta blockers は，レニン分泌を阻害し，心拍数と収縮性を減少させることにより血圧を下げる．**血管拡張薬** vasodilators は動脈壁の平滑筋を弛緩させ，血管を拡張し，全身血管抵抗を減少させることにより，血圧を下げる．血管拡張薬の重要な種類の一つが**カルシウムチャネル遮断薬** calcium channel blockers（カルシウム拮抗薬）で，血管の平滑筋細胞内への Ca^{2+} の流入を遅くする．カルシウムチャネル遮断薬は刺激伝導系細胞とふつうの心筋細胞への Ca^{2+} の流入を遅くすることで心臓の仕事量を減少させ，それによって心拍数と心筋の収縮力を低下させる．

医学用語

間欠性跛行 claudication　下肢の血管内の血液循環障害のために起る疼痛，歩行不能，跛行（釣り合いのとれない歩行）．

起立性低血圧 orthostatic hypotension（ortho- ＝直；-static ＝立たせる）　起立したり，中腰になったりした時に身体の血圧が過剰に低下することで，通常，病気の徴候の一つである．過剰な体液の喪失，ある種の薬剤，心臓血管性要因や神経性要因により起る．**体位性低血圧 postural hypotension** ともよばれる．

頸動脈内膜切除術 carotid endarterectomy　脳への大量の血流を回復するために頸動脈の粥状動脈硬化性の粥腫（プラーク）を除去すること．

血栓性静脈炎 thrombophlebitis　血栓形成を伴う静脈の炎症．表層性の血栓性静脈炎は皮下の静脈，とくにふくらはぎの皮静脈で起る．

血栓摘出術 thrombectomy（thrombo- ＝固まり）　血管から血栓を除去する手術．

静脈炎 phlebitis（phleb- ＝静脈）　静脈の炎症で，下腿によく起る．

静脈穿刺 venipuncture（vena- ＝静脈）　血液検査のための採血や，抗生物質などの注入のために，静脈を穿刺すること．肘正中皮静脈がよく使われる．

深部静脈血栓症 deep vein thrombosis（DVT）　下肢の深部静脈に血栓（血塊）が存在すること．深部静脈の血栓は，(1)血栓が動いて肺動脈の血流中で止まり，肺塞栓症を引き起したり，(2)静脈弁の破壊による浮腫，疼痛，皮膚病変からなる静脈炎後症候群を引き起すことがある．

正常血圧 normotensive　正常な血圧であること．

大腿動脈造影 femoral angiography　造影剤を大腿動脈に注入して下肢の動脈に流し，1ヵ所ないし数ヵ所で一連のX線撮影する画像診断法．下肢の動脈の狭窄，閉塞を診断するのに用いられる．

大動脈造影 aortography　造影剤を注入して行う大動脈とその主要な枝のX線検査．

超音波ドプラー法 Doppler ultrasound scanning　血流速度の測定によく使われる画像診断法．探触子を皮膚の上に置くとモニター画面上に画像が表示され，閉塞の正確な位置や程度がわかる．

低血圧 hypotension　低血圧という用語は，過剰の失血時などで起る，急激な血圧の低下をいう時によく使われる．

動脈瘤 aneurysm　外方に膨れ風船状の拡張部を形成している動脈壁の薄く脆弱な部位．動脈瘤の主な原因は粥状動脈硬化，梅毒，先天性血管障害，外傷である．放置すると動脈瘤は拡大し，血管壁はさらに薄くなり破裂する．その結果，ショック，激しい疼痛，脳卒中を伴ったり，あるいは死に至る，大出血が起る．治療には血管の脆弱部を除去し合成素材でできた人工血管と置き換える手術などがある．

白衣（診察室）高血圧 white coat（office）hypertension　ふつうの時は正常血圧であるが医療関係者により検査を受けた時に血圧が上昇する患者でみられる，ストレスにより引き起される症候群．

閉塞 occlusion　血管などの管状構造の管腔が閉鎖したり通過障害があること．例としては動脈内の粥状動脈硬化性粥腫などがある．

章の概要

概　要

21.1　血管の構造と機能

1. 動脈は血液を心臓から運び出す．動脈壁は内膜，中膜(弾性，収縮性を維持する)，外膜からなる．大径の動脈は弾性動脈（伝導動脈）とよばれ，中程度の太さの動脈は筋性動脈（分配動脈）とよばれている．

2. 多数の動脈は互いに吻合しており，その末梢部の 2, 3 本以上の枝が結合している．吻合による代替路は側副循環とよばれている．吻合のない動脈は終動脈とよばれる．

3. 細動脈は血液を毛細血管に運ぶ細い動脈である．収縮と弛緩することで細動脈は動脈から毛細血管への血流の調節と動脈の血圧の変動において重要な役割を果している．

4. 毛細血管は顕微鏡レベルの太さの血管であり，毛細血管を介して血液と組織細胞のあいだで物質交換がなされている．毛細血管には連続型毛細血管や有窓型毛細血管がある．毛細血管は分枝して組織の中全体に発達した毛細血管網を形成している．毛細血管網は血液と体組織との物質交換のための内腔面積を大きくしており，大量の物質の急速な交換を可能にしている．

5. 毛細血管前括約筋が毛細血管内を流れる血流を調節している．

6. 肝臓内の微小血管は洞様毛細血管とよばれている．

7. 細静脈は毛細血管に続く細い血管であり，細静脈は合流し静脈となる．

8. 静脈は動脈と同じ 3 層からなるが，内膜と中膜は薄い．静脈の血管腔は同程度の動脈の血管腔よりも広い．静脈には血液の逆流を防ぐ静脈弁がある．静脈の弁が弱いと静脈瘤(怒張性)静脈になることがある．

9. 静脈洞は非常に薄い血管壁をもつ静脈である．

10. 体循環の静脈は大量の血液を保持しているので血液貯蔵所と総称される．必要が生じれば，静脈の血管収縮により，静脈中の血液を他の血管に移動させることができる．主要な血液貯蔵所は，腹部内臓（肝臓と脾臓）と皮膚の静脈である．

21.2　毛細血管における物質交換

1. 毛細血管内外への物質移動は拡散，トランスサイトーシス（経細胞輸送），総体流のいずれかによる．

2. 水と溶質（タンパク質を除く）の毛細血管壁を通した移動は静水圧と浸透圧による．

3. 毛細血管で濾過と再吸収がほぼ均衡している現象は毛細血管のスターリングの法則とよばれている．

4. 浮腫は間質液量の異常な増加である．

21.3　循環動態：血流に影響を及ぼす因子

1. 血流速度は血管の断面積に反比例する．血液は断面積が最大である部位で最も遅く流れる．血流速度は大動脈から動脈，毛細血管と低下し，細静脈，静脈と増加する．

2. 血圧と抵抗が血流を決定する．

3. 血液は高圧部から低圧部に流れる．抵抗が高ければ高いほど，血流は遅くなる．

4. 心拍出量（CO）は平均動脈圧（MAP）を血管抵抗（R）で割ったものに等しい（CO ＝ MAP÷R）．

5. 血圧は血管壁に負荷される圧力である．

6. 血圧に影響を及ぼす因子は心拍出量，血液量，血液粘性，血管抵抗および動脈の弾性である．

7. 血液が大動脈から出て，体循環を流れるに従い，血圧は徐々に低下し，右心室に至るまでには 0 mmHg になる．

8. 血管抵抗には血管径，血液の粘性と血管の総延長が関係する．

9. 静脈還流は細静脈と右心房との圧力差による．

10. 心臓への血液還流は，骨格筋収縮，静脈弁（とくに体肢の静脈弁），呼吸に伴う圧変化などの要因により維持されている．

21.4　血圧と血流の調節

1. 心臓血管中枢は延髄にあるニューロン群で，心拍数，心収縮力，血管径を調節する．

2. 心臓血管中枢は高位脳と感覚受容器（圧受容器と化学受容器）から入力を受ける．

3. 心臓血管中枢からの出力は，交感神経，副交感神経によって伝達する．交感神経のインパルスは心臓促進神経を伝播し，心拍数と心収縮力を増す．副交感神経インパルスは迷走神経を伝播し，心拍数を減少させる．

4. 圧受容器は血圧を監視し，化学受容器は O_2，CO_2 および水素イオンの血中濃度を監視する．頸動脈洞反射は脳の血圧を調節する．大動脈反射は全身の血圧を調節する．

5. 血圧を調節するホルモンはアドレナリン，ノルアドレナリン，抗利尿ホルモン（ADH），アンジオテンシンⅡ，心房性ナトリウム利尿ペプチド（ANP）である．

6. 自己調節とは，組織の特別な需要に応じた血流の局所的，自動的調節をいう．

7. 酸素濃度は自己調節の主要な刺激である．

21.5　循環検査

1. 脈拍は心拍に伴う動脈壁の交互の拡張と弾性による戻りである．からだの表面に近く，あるいは硬い組織の上を走行する動脈では脈拍の触知が可能である．

2. 正常の安静時脈拍（心拍）は毎分 70 〜 80 拍である．

3. 血圧は，左心室が収縮し，その後拡張した際に，動脈壁にかかる血液の圧力である．血圧は血圧計を用いて測定する．

4. 収縮期圧は心室収縮期の動脈圧で，拡張期圧は心室弛緩期の動脈圧である．正常な血圧は 120/80 mmHg 以下である．

5. 脈圧は収縮期圧と拡張期圧の差で，通常約 40 mmHg である．

21.6　ショックとホメオスタシス

1. ショックとは，細胞の代謝に必要な十分な酸素と栄養素を運ぶことができない，心臓血管系の機能不全をいう．

2. ショックには，循環血液量減少性，心原性，血管性，閉塞性の 4 型がある．

3. ショックの微候と症状は，収縮期圧 90 mmHg 以下；安静時心拍数の増加（頻脈）；微弱で速い脈拍，湿潤で冷たく蒼白な皮膚；発汗；低血圧；精神状態変容；尿生成の減少；のどの渇き；およびアシドーシスである．

21.7　循環路：体循環

1. 体循環は酸素化された血液を左心室から大動脈を通って，肺胞以外の肺組織を含めて全身に運び，脱酸素化された血液を右心房に戻す．

2. 体循環を構成する小循環には，冠（心臓）循環と肝門脈循環がある．

21.8 大動脈とその枝
1. 大動脈は上行大動脈，大動脈弓，下行大動脈に区分される．
2. 各部から動脈が出て，各動脈は分枝して全身に分布する．

21.9 上行大動脈
1. 上行大動脈は心臓の大動脈弁から延びる，大動脈の一部である．
2. 上行大動脈から分枝する2本の枝は右冠状動脈と左冠状動脈である．

21.10 大動脈弓
1. 大動脈弓は上行大動脈の続きである．
2. 大動脈弓の3本の枝は腕頭動脈，左総頸動脈，左鎖骨下動脈である．

21.11 胸大動脈
1. 胸大動脈は大動脈弓の続きである．
2. 胸大動脈は臓側枝と壁側枝を出す．

21.12 腹大動脈
1. 腹大動脈は胸大動脈の続きである．
2. 腹大動脈は無対の臓側枝と有対の壁側枝を出す．

21.13 骨盤と下肢の動脈
1. 腹大動脈は左右の総腸骨動脈に分枝して終る．
2. 総腸骨動脈はさらに細い動脈に分枝する．

21.14 体循環の静脈
1. 血液は体循環の静脈を通って心臓に戻る．
2. 体循環のすべての静脈は上大静脈，下大静脈，冠状静脈洞のいずれかに流入し，次に右心房に注いでいる．

21.15 頭頸部の静脈
1. 頭部の静脈血を還流する主要な3本の静脈は内頸静脈，外頸静脈，と椎骨静脈である．
2. 頭蓋腔内で，すべての静脈が硬膜静脈洞に入り，ついで内頸静脈に流入する．

21.16 上肢の静脈
1. 浅静脈と深部静脈の両方が，上肢の静脈血を心臓に還流する．
2. 浅静脈は深部静脈より太く，上肢からの大部分の静脈血を還流する．

21.17 胸部の静脈
1. 胸部の大部分の構造からの静脈血は奇静脈系とよばれる静脈網により還流される．
2. 奇静脈系は奇静脈，半奇静脈，副半奇静脈からなる．

21.18 腹部と骨盤部の静脈
1. 多数の小静脈が腹部と骨盤部の静脈血を導出する．
2. これらの静脈は，次に下大動脈に静脈血を還流する．

21.19 下肢の静脈
1. 下肢からの静脈血は浅静脈と深部静脈の両方により還流される．
2. 浅静脈はその経過中，浅静脈同士あるいは深部静脈としばしば吻合する．

21.20 循環路：肝門脈循環
1. 肝門脈循環は，腹腔内の消化器と脾臓の静脈血を心臓に戻す前に迂回させ肝臓の肝門脈に運ぶ．
2. 肝門脈循環により肝臓での門脈血中の栄養素の利用と有害物質の解毒が可能になっている．

21.21 循環路：肺循環
1. 肺循環は脱酸素化された血液を右心室から肺内の肺胞に運び，肺胞から酸素化された血液を左心房に還流している．
2. 肺循環には肺動脈幹，肺動脈，肺静脈がある．

21.22 循環路：胎児循環
1. 胎児循環は胎児のみに存在する．胎児循環は胎盤を介して胎児と母体とのあいだで物質交換を行う．
2. 胎児はO_2と栄養素を母体血から取り込み，CO_2と老廃物を母体血に廃棄している．出生後，肺，消化器，肝臓の機能が働き始めると，胎児循環の特別な構造はもはや不要となる．

21.23 血管と血液の発生
1. 血管は血島とよばれる中胚葉の中の間葉（血液血管芽細胞→血管芽細胞→血島）から発生する．
2. 血球も間葉（血液血管芽細胞→多能性幹細胞）から発生する．
3. 血液血管芽細胞より分化する多能性幹細胞からの血球の発生は，受精後約3週で卵黄嚢，絨毛膜および尿膜の血管壁中で起る．造血は，胚子の肝臓ではおよそ5週目，胎児の脾臓，赤色骨髄および胸腺では12週目頃から起る．

21.24 加齢と心臓血管系
1. 加齢に伴う心臓血管系の一般的な変化には血管のコンプライアンス（伸展性）の低下，心筋の大きさの縮小，心臓の拍出量の減少，収縮期圧の上昇などがある．
2. 冠状動脈疾患，うっ血性心不全，粥状動脈硬化症の発生数が加齢により増加する．

クリティカルシンキング問題

1. キム・サンは彼女の子どもが心臓の上の部屋に穴があいた状態で生まれたといわれた．これはキムがなにか心配しなければいけないことだろうか．

2. マイケルは銃で撃たれて救急治療室に運ばれた．彼は大量に出血し，次の徴候を示した：収縮期圧 40 mmHg；毎分 200 回の微弱な脈拍；冷たく，蒼白かつ湿潤な皮膚．尿は出ないが，水をほしがった．マイケルは困惑し，錯乱状態にあった．彼へ

の診断はなにか，そして，とくにこれらの症状を起している原因はなにか．

3. モリーンの仕事は，組み立てラインで，コンクリートの床の上での 1 日 10 時間の立ち作業である．最近，彼女は 1 日の終り頃には踝が腫れ，ふくらはぎを押すと痛みを感じるようになった．モリーンのなにが問題で，どのようにすれば事態を緩和できるか．

Q 図の質問の答え

21.1 大腿動脈は血管壁が厚く，大腿静脈は血管径が大きい．

21.2 アテローム性動脈硬化により，収縮期にコンプライアンス（伸展性）の低下した弾性動脈では弾性エネルギーの蓄積量が減少する．そのため，正常時と同じ血流速度を維持するために心臓はより強く拍動しなければならなくなる．

21.3 代謝が盛んな組織は，非活動的な組織に比べ，より急速に，酸素を使い，老廃物を産生するので，より密な毛細血管網を必要とする．

21.4 物質は，細胞間隙や窓の通過，飲小胞によるトランスサイトーシス（経細胞輸送），あるいは，内皮細胞の細胞膜の透過により毛細血管壁を通過している．

21.5 立っていると重力により上下肢に血液の貯留が起きるが，頸部の静脈弁では重力は血液の心臓への還流を助けるので，上肢や下肢の静脈弁は頸部静脈の弁より重要である．

21.6 細静脈と静脈内の血液量は全血液量 5 L の 64 ％で約 3.2 L；毛細血管内の血液量は全血液量の 7 ％で約 350 mL である．

21.7 血漿タンパク質レベルが低い人の場合，血液膠質浸透圧は正常圧より低く，そのため，毛細血管での再吸収も少ない．その結果，浮腫が起きる．

21.8 大動脈の平均血圧は収縮期圧より拡張期圧に近い．

21.9 骨格筋ポンプと呼吸ポンプが静脈還流を助ける．

21.10 細動脈の血管拡張と血管収縮が全身血管抵抗の主な調節機序である．

21.11 血流速度は大動脈と動脈で最速である．

21.12 心臓血管中枢で調節される効果器は，心臓の心筋と血管壁の平滑筋である．

21.13 頸動脈洞の圧受容器からのインパルスは舌咽神経（IX）を介して，また，大動脈弓の圧受容器からのインパルスは迷走神経（X）を介して心臓血管中枢へ伝わる．

21.14 図は立ち上がる時の変化を表している．直立してしまうと重力のために血液は下肢の静脈に貯留し，上半身の血圧を低下させる．

21.15 拡張期圧＝ 95 mmHg；収縮期圧＝ 142 mmHg；脈圧＝ 47 mmHg．収縮期圧が 140 mmHg を超え，拡張期圧が 90 mmHg を超えるので，この人はステージ 1 の高血圧である．

21.16 失血した人がほぼ正常な血圧であるのは，必ずしも患者の組織が十分な血流を受けていることを示さない．全身血管抵抗が大幅に増加している場合，組織灌流は不十分である．

21.17 二大血液循環路は体循環と肺循環である．

21.18 大動脈の 4 区分は，上行大動脈，大動脈弓，胸大動脈，腹大動脈である．

21.19 心臓に血液を供給する動脈は心臓の心室の上方で冠状の輪をつくっているので冠状動脈とよばれる．

21.20 大動脈弓の枝は（起始順に）腕頭動脈，左総頸動脈，左鎖骨下動脈の 3 本である．

21.21 胸大動脈は第 4 胸椎と第 5 胸椎のあいだの椎間円板の高さで始まる．

21.22 腹大動脈は横隔膜の大動脈裂孔に始まる．

21.23 腹大動脈は第 4 腰椎付近の高さで総腸骨動脈に分枝する．

21.24 上大静脈は横隔膜より上の上半身の血液を還流し，下大静脈は横隔膜より下の下半身の静脈血を還流している．

21.25 脳のすべての静脈血は内頸静脈に流入する．

21.26 上肢の肘正中皮静脈がよく採血に使われる．

21.27 下大静脈が腹腔と骨盤腔の内臓の静脈血を心臓に還流している．

21.28 下肢の浅（皮）静脈は足背静脈弓，大伏在静脈，小伏在静脈である．

21.29 肝静脈が肝臓から血液を運び出している．

21.30 出生後，肺動脈が脱酸素化された血液を運ぶ唯一の動脈である．

21.31 母体と胎児のあいだでの物質交換は胎盤を通して行われる．

21.32 血管と血液は中胚葉から由来する．

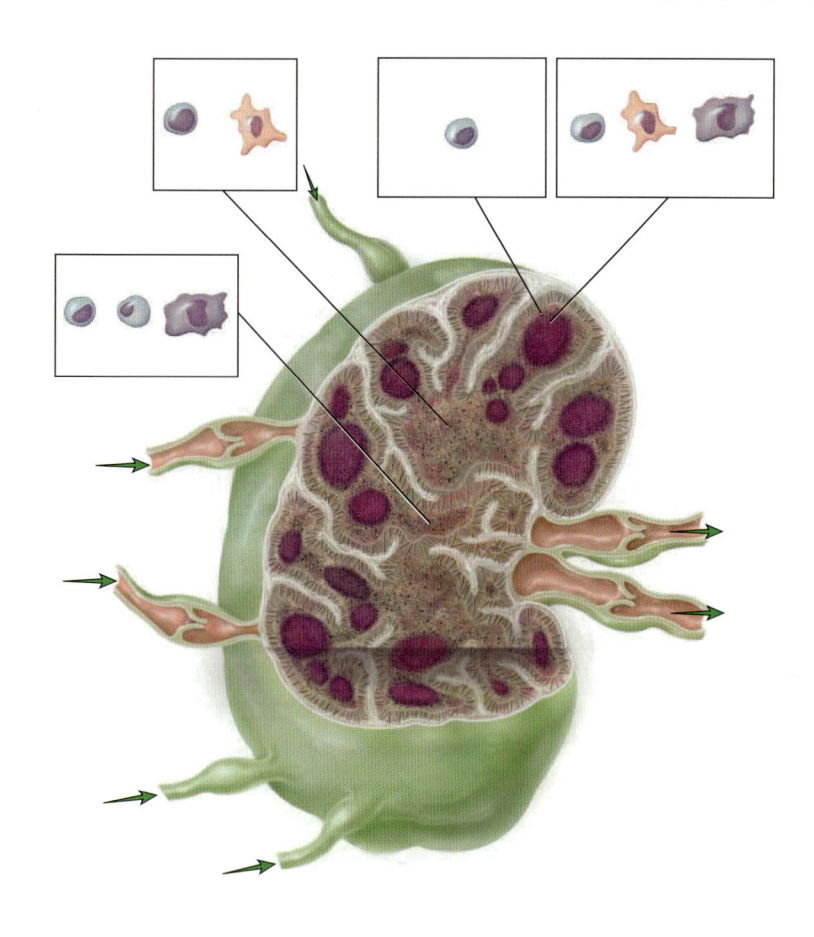

CHAPTER 22

リンパ系と免疫

リンパ系，疾患抵抗性およびホメオスタシス

> リンパ系は病気に対する防御機構をもたらすと同時に，組織間液を排導することによって体内の恒常性の維持に役立っている．

　私たちの住む環境はチャンスさえあればいつでも病気を引き起せる微生物で満ち溢れている．もし私たちがこれらの微生物に対して抵抗しなければ，しょっちゅう病気に罹ったり，死ぬことだってあるだろう．幸いなことに，私たちは微生物の体内への侵入を阻んだり，それでも侵入するものがあれば抗戦するいくつかの生体防御機構を備えている．リンパ系は病気をもたらす微生物から私たちを守る働きをする主要な器官系の一つである．本章では，リンパ系の成り立ちとその構成員，さらに私たちを健康に保つための役割について学ぶ．

Q 癌がどうやって，からだのあるところから別の部位へと広がることができるか，これまで考えたことありますか？

22.1　免疫の概念

目　標

- 免疫を定義する.
- 免疫の二つの基本的なタイプを比較する.

　生体内でのホメオスタシス (恒常性) を維持するには, からだの内外の環境中に存在する有害物質に対して絶えず戦える状態が必要である. 細菌やウイルスといった病気をもたらす微生物, つまりさまざまな **病原体** pathogens につねに曝されているにもかかわらず, ほとんどの人が健康である. 体表面もまた, 傷や打撲, 紫外線への曝露, 有害薬物, 軽い熱傷などに対して一連の生体防御策で対抗している.

　免疫 (力) immunity あるいは **抵抗力** resistance とは傷害や病気を自分の防御能によって撃退する能力のことである. 傷害を受けやすいこと, あるいは抵抗力のないことは **感受性** susceptibility とよばれる. 免疫には一般に (1) 自然免疫と (2) 獲得免疫という 2 つのタイプがある. **自然 (非特異) 免疫** innate (nonspecific) **immunity** とは生まれながらにして備わった防御能をさす. 自然免疫はある一つの微生物を特異的に認識するようなことはなく, すべての微生物に対して同じように作用する. 自然免疫の中には一次防衛線 (皮膚や粘膜という器械的, 化学的防壁) と二次防衛線 (抗菌性物質, ナチュラルキラー細胞, 食細胞, 炎症, そして発熱) がある. 自然免疫反応は免疫における初期警戒系をなすものであり, もともと体内へと進入しようとする微生物を防いだり, それでもどうしても入ってくるものを排除するようになっている.

　獲得 (特異) 免疫 adaptive (specific) **immunity** は, 自然免疫による防衛線を突破してしまった微生物を特異的に認識できるような防御能のことをいう. 獲得免疫は特定の微生物と特異的に反応することに基づいている. すなわち, 特定の微生物を処理するために適応したり, 調節したりする. 獲得免疫には T リンパ球 (T 細胞) と B リンパ球 (B 細胞) とよばれるリンパ球 (白血球の一種) が関与している.

　獲得免疫 (および自然免疫の一部) にかかわっている生体系がリンパ系である. この系は心臓血管系と密接に関連しているし, 食物由来の脂肪の吸収においては消化器系と一緒に働く. 本章では侵入者に対する防御を行い, 損傷した体組織の修復を促進するしくみについて探求する.

22.2　リンパ系の概要

目　標

- リンパ系の構成員を列挙する.
- リンパ系の機能について述べる.

リンパ系の構成要素

　リンパ系 lymphatic (あるいは lymphoid) **system** は, リンパとよばれる液体, それを運ぶリンパ管とよばれる管, リンパ組織 (つまりは, リンパ球を含んだある種の細網組織) を含むいくつかの構造や器官, さらには赤色骨髄によって構成される (図 22.1). リンパ系は体液の循環を補助し, 病原体からからだを守る手助けをする. やがてわかることだが, 血漿成分のほとんどは組織間液を形成するために毛細血管壁を通して滲み出る. 組織間液はリンパ管内に入った後は **リンパ** lymph (limf ＝透明な液) とよばれる. 組織間液とリンパの主な相異点はその局在である. すなわち, 組織間液は細胞間に存在するものであるが, リンパはリンパ管やリンパ組織の内側に存在する.

　リンパ組織 lymphatic tissue は, 多数のリンパ球を保持する細網組織の特殊型である (表 4.4 参照). 19 章で学んだリンパ球は無顆粒白血球であるということを思い起してほしい (19.4 節参照). 獲得免疫反応には (簡易的な呼び名で) B 細胞, T 細胞という 2 つのタイプのリンパ球が関与している.

リンパ系の機能

　リンパ系・免疫系には 3 つの主な機能がある:

1. **過剰な組織間液の排導**. リンパ管は組織間隙から過剰な組織間液を排導し, それを血液に戻す. この機能はリンパ系を心臓血管系と緊密に結びつけている. 実際に, この機能がなければ, 循環血液量を維持することができなくなる.
2. **食物由来の脂質の輸送**. リンパ管は消化管から吸収される脂質および脂溶性ビタミン (A, D, E および K) を運ぶ.
3. **免疫反応の遂行**. リンパ組織は特定の微生物や異常細胞に向けられた高度に特異的な免疫反応を惹起す

図22.1　リンパ系の構成.

リンパ系はリンパ，リンパ管，リンパ組織，それに赤色骨髄からなる.

機　能
1. 過剰な組織間液の排導
2. 食物由来の脂質の消化管から血液への輸送
3. 免疫反応による侵入物に対する生体防御

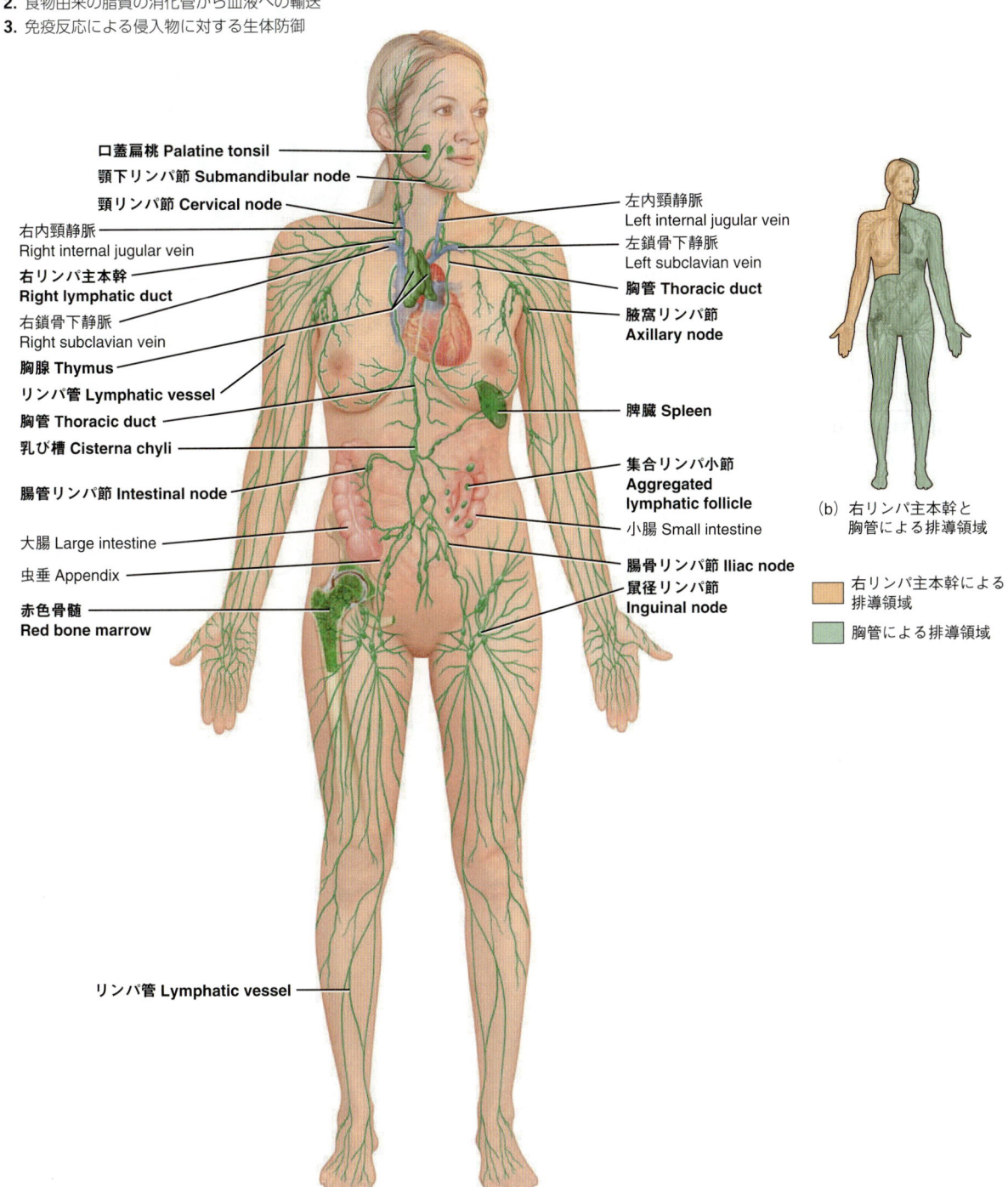

口蓋扁桃 Palatine tonsil
顎下リンパ節 Submandibular node
頸リンパ節 Cervical node
右内頸静脈
Right internal jugular vein
右リンパ主本幹
Right lymphatic duct
右鎖骨下静脈
Right subclavian vein
胸腺 Thymus
リンパ管 Lymphatic vessel
胸管 Thoracic duct
乳び槽 Cisterna chyli
腸管リンパ節 Intestinal node
大腸 Large intestine
虫垂 Appendix
赤色骨髄
Red bone marrow

左内頸静脈
Left internal jugular vein
左鎖骨下静脈
Left subclavian vein
胸管 Thoracic duct
腋窩リンパ節
Axillary node
脾臓 Spleen
集合リンパ小節
Aggregated
lymphatic follicle
小腸 Small intestine
腸骨リンパ節 Iliac node
鼠径リンパ節
Inguinal node

リンパ管 Lymphatic vessel

（a）リンパ系の主な構成要素を示す正面像

（b）右リンパ主本幹と
胸管による排導領域

右リンパ主本幹による
排導領域
胸管による排導領域

Q リンパ球に分化する幹細胞を含むのはどの組織か？

る.

22.3　リンパ管とリンパ循環

目　標

- リンパ管の成り立ちについて述べる.
- リンパの形成とその流れについて説明する.

　リンパ管は**毛細リンパ管 lymphatic capillaries** として始まる. これらの細い管は細胞同士の間隙に存在し, 一端が盲端になっている (図22.2). ちょうど毛細血管が集合して細静脈, ついで静脈を形成していくように, 毛細リンパ管も合流しながらより大きな**集合リンパ管 collecting lymphatic vessels** * を形成していく (図22.1 参照). 集合リンパ管 * は小静脈に構造が似ているものの, 壁がより薄く, 弁の数がより多い. リンパ管のところどころで, リンパは被膜で囲まれた豆状のリンパ節を通過するが, そこはB細胞やT細胞の集団で形成されている. 皮膚では, リンパ管は皮下組織に存在し, おおむね静脈と同じ経路をたどる. 内臓のリンパ管は一般に動脈に随伴し, 通常その周囲に叢 (網目構造) をつくっている. 毛細リンパ管を欠く組織には, 血管を欠如する組織 (例えば軟骨, 表皮, 眼の角膜など) や, 中枢神経系, 脾臓の一部, 赤色骨髄などがある.

毛細リンパ管

　毛細リンパ管は毛細血管よりも透過性が高く, そのためにタンパク質や脂質といった巨大分子を吸収できる. また, 毛細リンパ管は毛細血管より径がやや大きく, 組織間液が流入はするが流出しない独特の一方通行の構造をしている. 毛細リンパ管の壁をつくる内皮細胞は互いにその端同士が重なり合っている (図22.2b). 組織間液の圧がリンパの圧よりも高くなると, 細胞同士は一方向のスイングドアのようにやや離れて, 組織間液は毛細リンパ管の中に流入する. 毛細リンパ管内の圧のほうが高いと, 細胞同士はより密着し, リンパは組織間液側に戻ることはできない. その圧はリンパが毛細リンパ管をさらに進むに連れて下がってくる. 毛細リンパ管には弾性線維をもつ**繋留フィラメント anchoring filaments** が

図22.2　毛細リンパ管.

毛細リンパ管は無血管組織, 中枢神経系, 脾臓の一部, そして骨髄を除いて, からだ中に認められる.

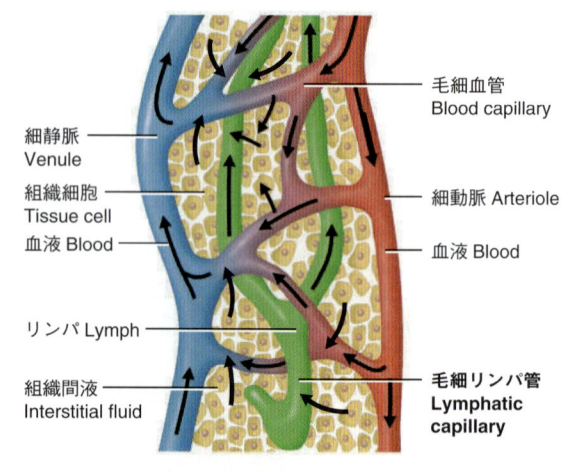

細静脈　Venule
組織細胞　Tissue cell
血液 Blood
リンパ Lymph
組織間液　Interstitial fluid
毛細血管　Blood capillary
細動脈 Arteriole
血液 Blood
毛細リンパ管　Lymphatic capillary

（a）毛細リンパ管と組織細胞, 毛細血管との関係

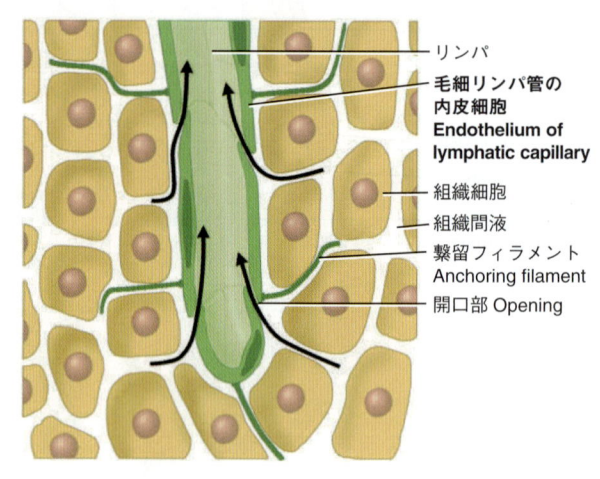

リンパ
毛細リンパ管の内皮細胞　Endothelium of lymphatic capillary
組織細胞
組織間液
繋留フィラメント　Anchoring filament
開口部 Opening

（b）毛細リンパ管の詳細図

Q **リンパは血漿に近いか, それとも組織間液に近いか? それはなぜか?**

付着している. それらは毛細リンパ管から伸び出して内皮細胞を周辺組織に付着させている. 組織間液が過剰に蓄積し組織が腫大すると, 繋留フィラメントは引っぱられ, 細胞間隙をより大きくして, より多くの組織液が毛細リンパ管内に流入できるようになる.

　小腸には**乳び (糜) 管 lacteals** (lact- ＝乳様の) とよばれる特殊な毛細リンパ管が存在して, 食物由来の脂質をリンパ管へ運び, 最終的には血液へと運んでいる (図24.20 参照). これらの脂質を含むことによって小腸を流れるリンパの見た目がクリーム様の白色をしているた

めに，このようなリンパは**乳び（糜）chyle**（＝ジュース）とよばれる．その他の部位のリンパは透明で淡黄色の液である．

リンパ本幹とリンパ主本幹

　すでに学んだように，リンパは毛細リンパ管から集合リンパ管*へ，ついでリンパ節へと通過する．からだの特定部にあるリンパ節を出たリンパ管は合流し**リンパ本幹 lymph trunks** を形成する．主なリンパ本幹は，腰部，腸管，気管支縦隔，鎖骨下そして頸部のリンパ本幹である（図 22.3 参照）．**腰リンパ本幹 lumbar trunks** は下肢，骨盤壁・骨盤内臓，腎臓，副腎，腹壁からのリンパを排導する．**腸リンパ本幹 intestinal trunk** は胃，腸，膵臓，脾臓，そして肝臓の一部からのリンパを排導する．**気管支縦隔リンパ本幹 bronchomediastinal trunks** は胸郭壁，肺，心臓からのリンパを排導する．**鎖骨下リンパ本幹 subclavian trunks** は上肢を排導する．**頸リンパ本幹 jugular trunks** は頭部，頸部からのリンパを排導する．

　リンパ本幹から静脈系へのリンパ流は右半身と左半身で異なっている．右側では，3 つのリンパ本幹（右頸リンパ本幹，右鎖骨下リンパ本幹，右気管支縦隔リンパ本幹）が通常は別々に内頸静脈と鎖骨下静脈の合流部の前方（訳注：右静脈角とよぶ）で静脈系に開通する（図 22.3）．まれに，これら 3 本のリンパ本幹が合流して短い**右リンパ主本幹 right lymphatic duct** となって静脈系と 1 ヵ所で合流することもある．からだの左側では，最大のリンパ管である**胸管（左リンパ主本幹）thoracic (left lymphatic) duct** がリンパを血液に還すリンパ主本幹を形成する．この長いリンパ主本幹は，約 38 ～ 45 cm（15 ～ 18 インチ）の長さで，第 2 腰椎の前方の**乳び（糜）槽 cisterna chyli**（cisterna ＝腔，貯留槽）とよばれる拡張部として始まる．乳び槽は左右の腰リンパ本幹，腸リンパ本幹からのリンパを受ける．頸部では胸管は左の内頸静脈と鎖骨下静脈の合流点（訳注：左静脈角とよぶ）の前方に開通する前に，左頸部，左鎖骨下，そして左気管支縦隔リンパ本幹からのリンパを受ける．左の気管支縦隔リンパ本幹は単独で鎖骨下静脈の前方に開き，胸管には合流しない．これらのリンパ流路の結果として，体の右上 4 分の 1 からのリンパは右腕頭静脈から上大静脈へと還る．これに対して，左の上半身と横隔膜より下部の全身からのリンパは左腕頭静脈を介して上大静脈へ還ることになる．

リンパの形成と流れ

　栄養素，血液ガス，それにホルモンといった血漿成分のほとんどは毛細血管壁を自由に濾し出されて組織間液を形成する．しかし，再吸収されて毛細血管に戻る液量

よりも流出する液のほうが多い（図 21.7 参照）．その過剰な濾液は，おおよそ 1 日 3 L ほどになるが，リンパ管内に排導されてリンパとなる．ほとんどの血漿タンパク質は大きすぎて血管から流出しないので，組織間液は少量のタンパク質しか含んでいない．それでも血漿から流出してしまったタンパク質は拡散によって血液に戻ることはできない．なぜなら，濃度勾配（タンパク質濃度が毛細血管の内側で高く，外側で低い）がそのような動きを抑えるからである．しかしながら，タンパク質はより透過性の高い毛細リンパ管を通過して容易にリンパ内へ移動できる．このように，リンパ管の重要な働きの一つは失われた血漿中のタンパク質と液量を血流に戻すことである．

　一部の静脈と同様にリンパ管にも弁があって，リンパの一方通行の動きを確保している．先に述べたようにリンパは右リンパ主本幹および胸管を通って内頸静脈と鎖骨下静脈の合流点で静脈血へ流入する（図 22.3）．したがって，体液の流れは，毛細血管（血液）→組織間隙（組織間液）→毛細リンパ管（リンパ）→集合リンパ管*（リンパ）→リンパ本幹（リンパ）→リンパ主本幹（リンパ）→内頸静脈と鎖骨下静脈の合流点（血液），となる．図 22.4 はリンパ系と心臓血管系との関係とともにその順路を示している．この両者によって非常に効率のよい循環系が形成されている．

　静脈血を心臓に戻すのに役立つのと同じ 2 つの "ポンプ" がリンパの流れを維持している．

1. **呼吸ポンプ**．リンパの流れは吸気（息を吸う）時に起きる圧の変化によっても維持される．リンパは圧の高い腹部から圧のより低い胸部へと流れる．圧が逆になる呼気（息を吐く）時にはリンパ管内の弁がリンパの逆流を防ぐ．さらに，リンパ管が拡張するとその壁の平滑筋が収縮して，弁で仕切られている一つの管分節から次の管分節へとリンパが流れるのを助ける．
2. **骨格筋ポンプ**．骨格筋の収縮による "ミルキング（乳搾り）作用" は静脈のみならずリンパ管も圧迫しリンパを内頸静脈と鎖骨下静脈合流点へと送り出す（図 21.9 参照）．

> **チェックポイント**
>
> 4. リンパ管は構造上，静脈とどのように異なるか．
> 5. リンパ循環の経路を図示せよ．

図22.3　各リンパ本幹から胸管および右リンパ主本幹へのリンパの排導ルート.

すべてのリンパは胸管（左リンパ主本幹）と右リンパ主本幹を通って血流に戻る.

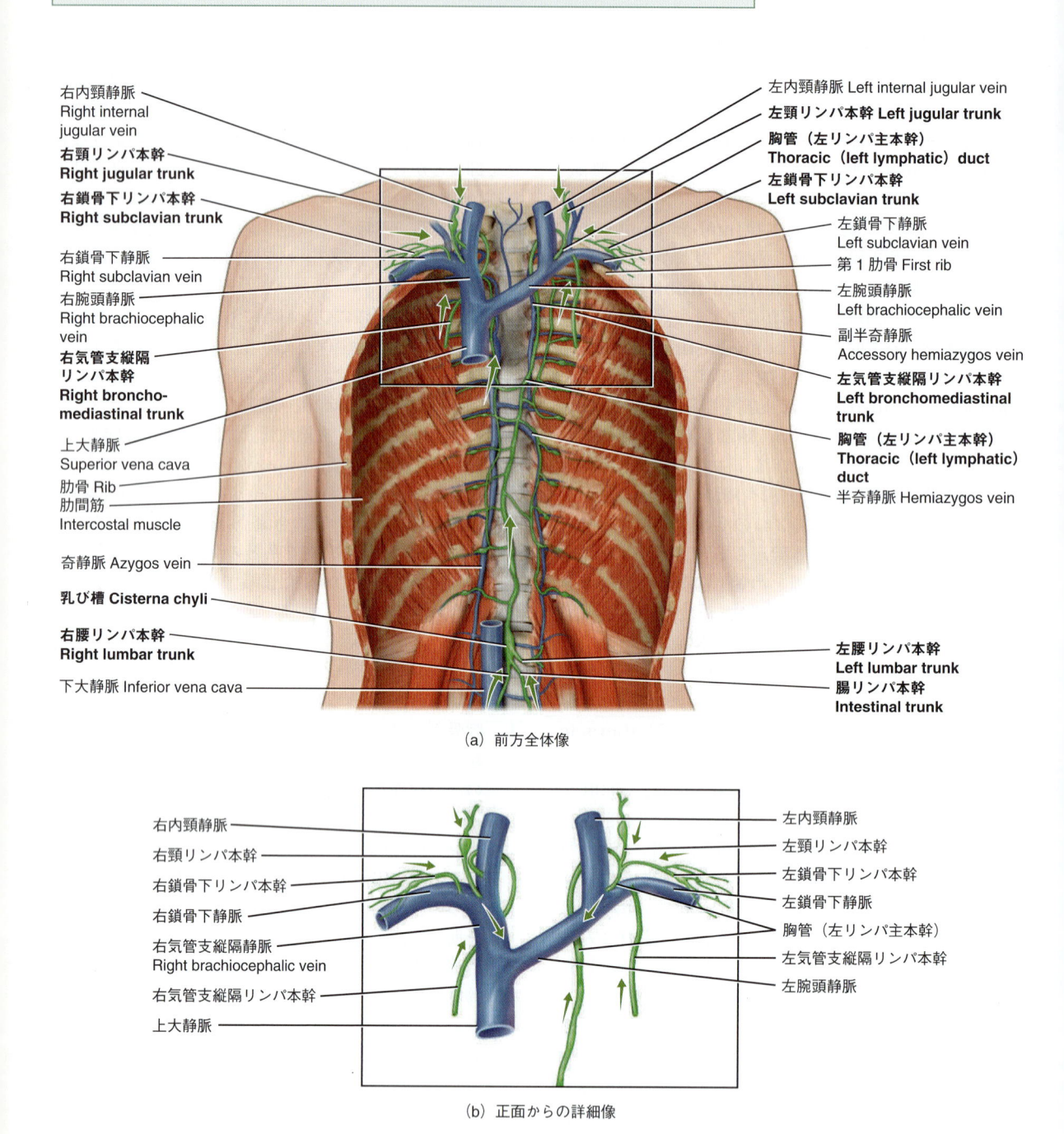

（a）前方全体像

（b）正面からの詳細像

Q どのリンパ管が乳び槽に流入し，どのリンパ管が乳び槽からのリンパを受けるか？

図 22.4 リンパ系と心臓血管系との関係を示す模式図.

体液の流路は，毛細血管（血液）→組織間隙（組織間液）→毛細リンパ管（リンパ）→集合リンパ管*（リンパ）→リンパ本幹（リンパ）→リンパ主本幹（リンパ）→内頸静脈と鎖骨下静脈の合流点，つまり静脈角*（血液）の順に流れる.

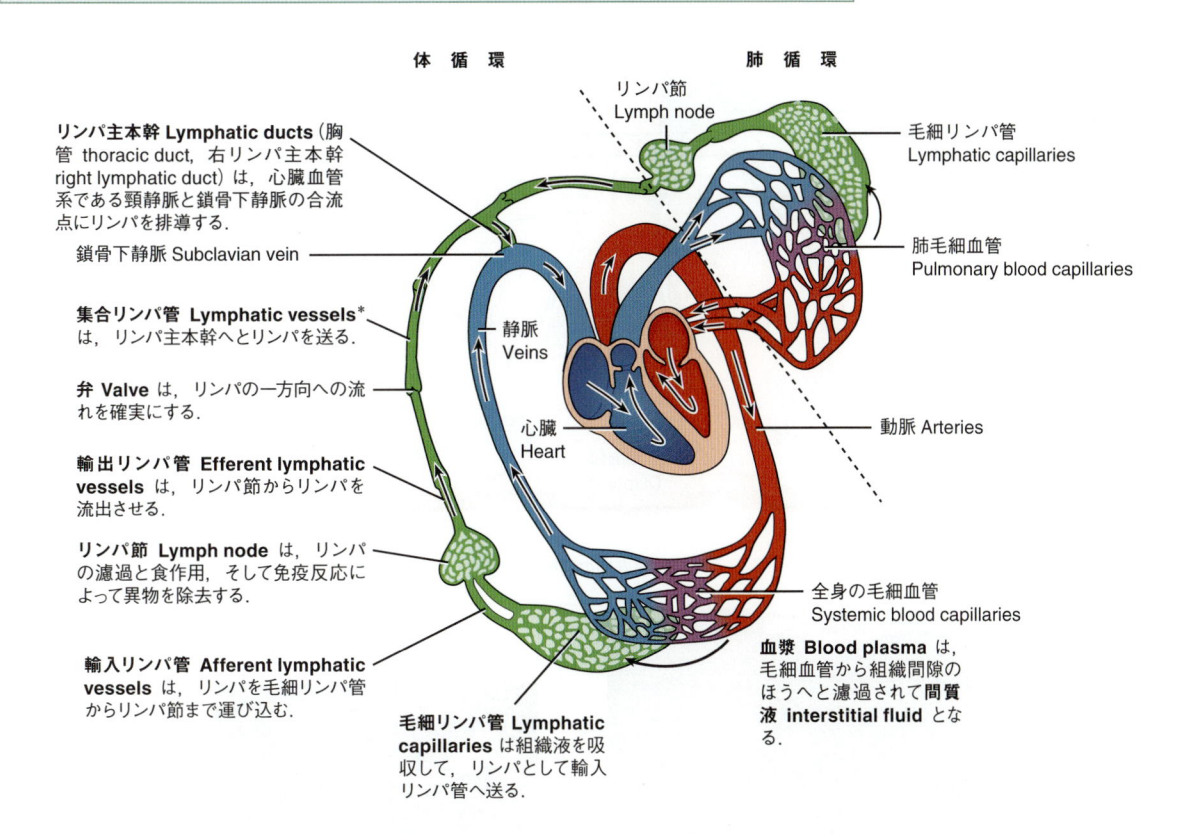

図 22.4 リンパ系と心臓血管系との関係を示す模式図.

Q 吸気はリンパの流れを促進するか，それとも妨げるか？

22.4 リンパ器官とリンパ組織

目 標

• 一次リンパ器官と二次リンパ器官との違いを説明する.

からだ全体に広く分布しているリンパ器官やリンパ組織はその機能に基づいて 2 つのグループに分類される. **一次リンパ器官 primary lymphatic organs** は幹細胞が分裂し免疫反応を営むことができる **免疫適応性 immunocompetent** になる場である. 一次リンパ器官は赤色骨髄 red bone marrow（成人では扁平骨と長管骨の骨端部に存在する）と胸腺である. 赤色骨髄中の多能性幹細胞は成熟して免疫能を備えた B 細胞と前 T 細胞とになる. 前 T 細胞はついで胸腺へ移動し，そこで，免疫能を備えた T 細胞に分化する. **二次リンパ器官・**

組織 secondary lymphatic organs and tissues は免疫反応のほとんどが起る場であり，リンパ節 lymph nodes, 脾臓 spleen, リンパ小節 lymphatic nodules（リンパ濾胞 follicles）などが含まれる. 胸腺，リンパ節，脾臓は結合組織性被膜で包まれているので器官といえるが，リンパ小節は被膜を欠くので器官とはいえない.

胸 腺

胸腺 thymus は胸骨と大動脈とのあいだの縦隔に存在する二葉性の器官である（図 22.5 a）. 包んでいる結合組織の層はこの二葉を密着させているが，**被膜 capsule** である結合組織がそれぞれの葉を隔絶している. **小柱 trabeculae**（訳注：疎性結合組織よりなる小葉間結合組織）とよばれる被膜の延長は内部へと陥入し葉を個々の **小葉 lobules** へと分画している（図 22.5 b）.

胸腺小葉はそれぞれ濃く染色される外側の皮質と淡く

図 **22.5** 胸 腺.

左右二葉ある胸腺は思春期に最大となり，以後その機能部位は加齢とともに退縮する．

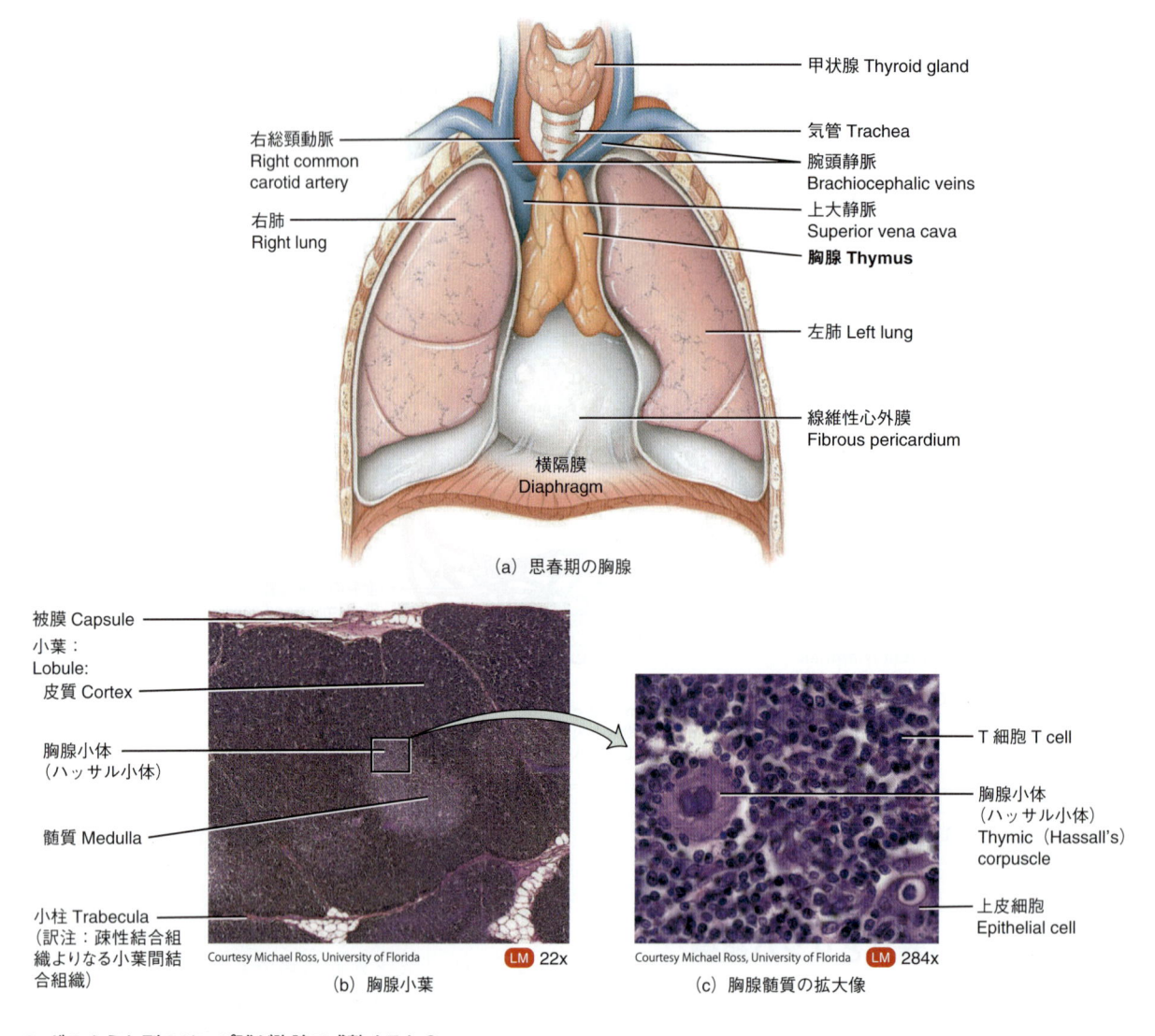

甲状腺 Thyroid gland

右総頸動脈
Right common
carotid artery

右肺
Right lung

気管 Trachea

腕頭静脈
Brachiocephalic veins

上大静脈
Superior vena cava

胸腺 Thymus

左肺 Left lung

線維性心外膜
Fibrous pericardium

横隔膜
Diaphragm

(a) 思春期の胸腺

被膜 Capsule

小葉：
Lobule:

皮質 Cortex

胸腺小体
（ハッサル小体）

髄質 Medulla

小柱 Trabecula
（訳注：疎性結合組
織よりなる小葉間結
合組織）

Courtesy Michael Ross, University of Florida　LM 22x

(b) 胸腺小葉

T 細胞 T cell

胸腺小体
（ハッサル小体）
Thymic（Hassall's）
corpuscle

上皮細胞
Epithelial cell

Courtesy Michael Ross, University of Florida　LM 284x

(c) 胸腺髄質の拡大像

Q どのような型のリンパ球が胸腺で成熟するか？

染色される中心部の髄質とからなっている（図 22.5 b）．**皮質 cortex** は多数の T 細胞，散在する樹状細胞，上皮細胞，マクロファージから構成されている．未熟 T 細胞（前 T 細胞）は赤色骨髄から胸腺皮質へと移行し，そこで増殖して成熟を始める．**樹状細胞 dendritic cells**（dendr- ＝樹）は，単球に由来し（ニューロンの樹状突起に似た長い分枝した突起を有するところからその名がある），その T 細胞の成熟過程を助ける．のちほど説明するが，リンパ節のような他の生体部位の樹状細胞は免疫反応において鍵となるような別の重要な役割も果している．皮質に存在する特殊な**上皮細胞 epithelial cells**

はそれぞれ 50 個もの数多くの T 細胞を囲んで枠組をつくる長い突起をいくつかもっている．これらの上皮細胞は正の選択として知られる過程において前 T 細胞の教育を手助けする（図 22.22 参照）．さらに，それらは T 細胞の成熟を補助すると考えられている胸腺ホルモンを産生する．皮質では発生した T 細胞の約 2％しか生存せず，残りの細胞はアポトーシス（プログラム化された細胞死）により死んでいく．胸腺の**マクロファージ macrophages** は死細胞や死にかかった細胞の残骸の排除に役立つ．生き残った T 細胞は髄質に入る．

髄質 medulla には，より成熟した T 細胞，上皮細胞，

樹状細胞，マクロファージが広く散在する（図 22.5 c）．一部の上皮細胞は変性し，ケラトヒアリン顆粒とケラチンとで満たされた扁平な細胞として同心円状に配列するようになる．この細胞集団は**胸腺小体 thymic corpuscles**（**ハッサル小体 Hassall's corpuscles**）とよばれる．その役割は不明であるが，髄質における T 細胞死滅の部位として働いているのかもしれない．血流を介して（訳注：血行性だけでなく，リンパ行性に胸腺を離れるルートもある）胸腺を離れた T 細胞はリンパ節，脾臓，その他のリンパ組織に移住し，そこでその器官ないし組織の一員として定着する．

　胸腺はリンパ組織の割合が多いことに加えて血行がよいため，生体内では外観が赤っぽくみえる．しかし，加齢とともに脂肪組織が浸潤してリンパ組織に取って代り，その浸潤した脂肪の黄色みを帯びてくるため大きさが小さくなったかのような誤った印象を与える．しかしながら，実際の胸腺のサイズはその結合組織性の被膜から察すると変らない．幼児期には胸腺は約 70 g の重量である．脂肪と疎性結合組織が胸腺を置き換え始めるのは思春期以降である．ヒトが成熟期に達する時にはすでに，胸腺の機能している部位はかなり萎縮してしまっていて，高齢期にはたった 3 g の重量しかないこともある．胸腺は萎縮する前に二次リンパ器官・組織に T 細胞を供給する．ところが，一部の T 細胞は一生を通して胸腺中で増殖を続けるが，その数は加齢とともに減少する．

リンパ節

　リンパ管に沿って約 600 個の豆形をした**リンパ節 lymph nodes** が存在する．リンパ節は表在性のものと深在性のものとが全身に分布し，通常は集団をなす（図 22.1 参照）．リンパ節の大きな集団は，乳腺近傍，さらには腋窩と鼠径部に存在する．

　リンパ節は 1 〜 25 mm 径で，胸腺と同様にリンパ節の内部まで伸びる密性結合組織の**被膜 capsule** に包まれている（図 22.6）．この被膜からの伸展部は**小柱（梁柱）trabeculae** とよばれ，リンパ節をいくつかの区域に分けると同時に，支柱となり血管のリンパ節内への侵入路を提供している．被膜の内側には細網線維と線維芽細胞（訳注：細網細胞ともいう）がつくる網目状の支持構造がある．この被膜，小柱，細網線維，線維芽細胞はリンパ節の**間質 stroma**（結合組織性の支持体）となっている．

　リンパ節の**実質 parenchyma**（機能部）は表層の皮質と深部の髄質とに分けられる．皮質は外側皮質と内側皮質からなる．**外側皮質 outer cortex**（訳注：**浅皮質 superficial cortex** ともいう）には卵形をした**リンパ小節 lymphatic nodules**（**濾胞 follicles**）とよばれる B 細胞の集団が存在する．主に B 細胞からなるリンパ小

節は**一次リンパ小節 primary lymphatic nodule** という．外側皮質のリンパ小節のほとんどは**二次リンパ小節 secondary lymphatic nodules** で（図 22.6），抗原（ある種の外来物質）の侵入に反応して形成され，形質細胞や記憶 B 細胞が生成される場である．一次リンパ小節の B 細胞が抗原を認識すると，一次リンパ小節は二次リパ小節に発達する．二次リンパ小節の中心には淡く染色される細胞の存在する部位があり，**胚中心 germinal center** とよばれる．胚中心には B 細胞，濾胞樹状細胞（樹状細胞の特殊型），マクロファージが存在する．濾胞樹状細胞が抗原を"提示"すると（本章の後のほうで述べる），B 細胞は増殖し，抗体を産生する形質細胞ないし記憶 B 細胞に分化する．記憶 B 細胞は初回の免疫反応後も存続し，特定の抗原と出合ったことを"覚えて"いる．うまく成熟できなかった B 細胞はアポトーシス apoptosis（プログラム化された細胞死）を起し，マクロファージによって破壊される．二次リンパ小節のうち胚中心を取り囲んでいる部位はもといたリンパ小節内から出てきた B 細胞が密に集積する場を形成している．

　内側皮質 inner cortex（訳注：**深皮質 deep cortex**，または**傍皮質 paracortex** ともいう）にはリンパ小節は存在しない．ここは主に T 細胞と他の組織からリンパ節に入ってきた樹状細胞とからなる．樹状細胞は抗原を T 細胞に提示し，T 細胞を増殖させる．新たに形成された T 細胞はリンパ節を離れ，抗原の存在するからだの他の部位へと移動する．

　リンパ節の**髄質 medulla** は皮質から髄質へ移動してきた B 細胞と抗体産生形質細胞，そしてマクロファージとからなる．これらさまざまな細胞が細網線維と細網細胞（訳注：細網線維をつくる線維芽細胞）とが織りなす網目構造の内に納まっている．

　すでに学んだように，リンパはリンパ節中を一方向にしか流れない（図 22.6 a）．リンパはリンパ節の凸側表面のいくつかの個所を貫通する**輸入リンパ管 afferent lymphatic vessels**（afferent ＝運び入れる）から流入する．輸入リンパ管はリンパ節の中心方向に開く弁をもっていて，リンパは**内側**へと導かれる．リンパ節中では，リンパは**洞 sinuses** に入る．洞は一連の不規則な水路で，そこには分枝する細網線維とリンパ球，マクロファージが存在する．リンパは輸入リンパ管から被膜直下の**被膜下洞 subcapsular sinus**（訳注：**辺縁洞 marginal sinus** ともいう）に入る．ついで，小柱に沿って皮質を横断し伸びる**小柱洞（梁柱洞）trabecular sinuses** を介して髄質を通過して広がる**髄洞 medullary sinuses** に入る．髄洞は 1 ないし 2 本の**輸出リンパ管 efferent lymphatic vessels**（efferent ＝運び去る）につながる．輸出リンパ管は輸入リンパ管より太いが，数は少ない．それにはリンパ節の内側から外側へと開く弁

図22.6 **リンパ節の構造.** 緑色の矢印はリンパ節内のリンパの流れの方向を示す.

リンパ節はからだ中に存在しており，通常はグループを形成して集簇する.

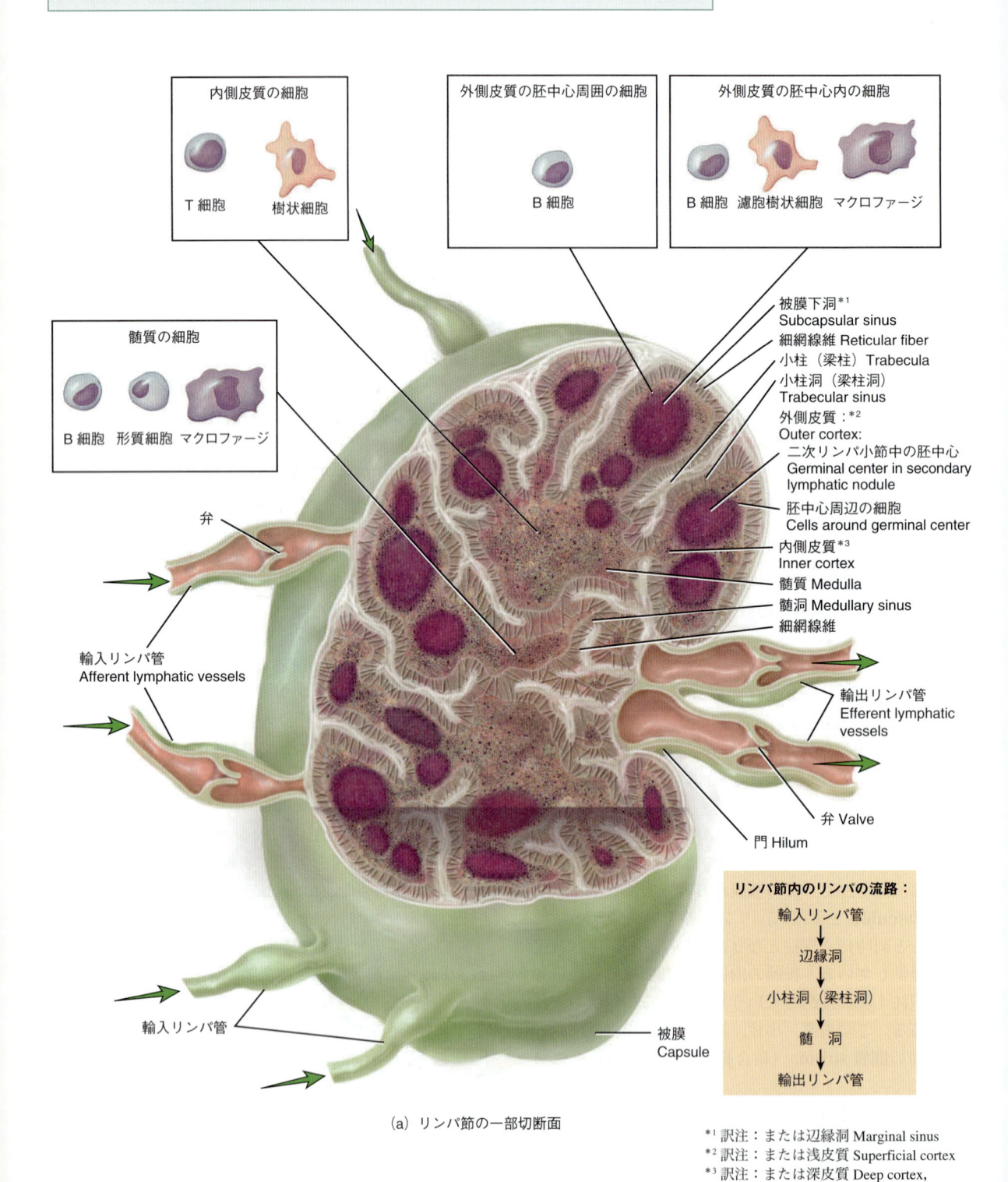

（a）リンパ節の一部切断面

*1 訳注：または辺縁洞 Marginal sinus
*2 訳注：または浅皮質 Superficial cortex
*3 訳注：または深皮質 Deep cortex,
　　　　傍皮質 paracortex

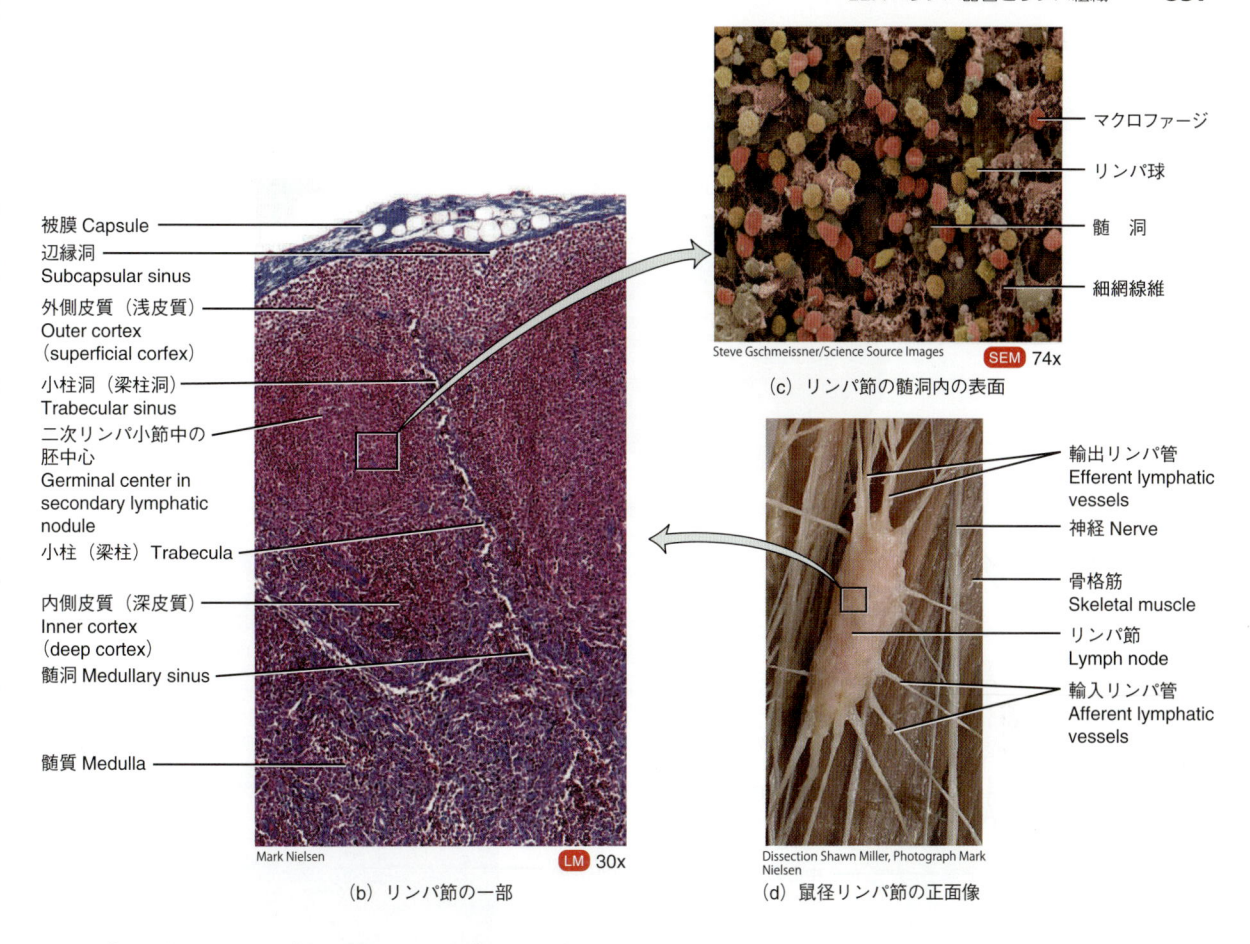

被膜 Capsule

辺縁洞
Subcapsular sinus

外側皮質（浅皮質）
Outer cortex
(superficial corfex)

小柱洞（梁柱洞）
Trabecular sinus

二次リンパ小節中の
胚中心
Germinal center in
secondary lymphatic
nodule

小柱（梁柱）Trabecula

内側皮質（深皮質）
Inner cortex
(deep cortex)

髄洞 Medullary sinus

髄質 Medulla

Mark Nielsen

LM 30x

（b）リンパ節の一部

マクロファージ

リンパ球

髄　洞

細網線維

Steve Gschmeissner/Science Source Images　**SEM** 74x

（c）リンパ節の髄洞内の表面

輸出リンパ管
Efferent lymphatic
vessels

神経 Nerve

骨格筋
Skeletal muscle

リンパ節
Lymph node

輸入リンパ管
Afferent lymphatic
vessels

Dissection Shawn Miller, Photograph Mark Nielsen

（d）鼠径リンパ節の正面像

Q リンパ節に流入するリンパ中の異物はそこでどのように処理されるか？

があり，リンパ，形質細胞から分泌された抗体，活性化T細胞などをリンパ節の**外へ**運び出す．輸出リンパ管はリンパ節のやや窪んだ側の**門 hilum** とよばれる部位から始まる．血管もこの門からリンパ節に出入りする．

　リンパ節は一つの濾過装置として働く．リンパはリンパ節の一端側から流入するので，外来物質はリンパ節の洞内の細網線維にひっかかることになる．ついでマクロファージが外来物質の一部を食作用によって破壊する．これに対して，リンパ球は免疫反応によってそれ以外の外来物質を破壊する．濾過されたリンパはリンパ節の進入側とは反対の側から出ていく．リンパ節にリンパを運んでくる輸入リンパ管は数が多いのに対して，リンパをリンパ節の外に運び出す輸出リンパ管は1ないし2本のみであることから，リンパがリンパ節内をゆっくりと流れることになり，リンパ節内でのリンパの濾過にそれだけもっと時間をかけることができる．さらには，すべてのリンパがリンパ管を介する流路において複数のリンパ節を通過する．これによって，リンパは血液に至る前に複数の濾過を受けることになる．

💲 臨床関連事項

リンパ管を介する癌の転移

　転移 metastasis（meta- ＝～の向こうに；-stasis ＝位置する），すなわちある病態が体内の一部から他の部へ広がりをみせることがリンパ管を介して生じうる．実際すべての悪性腫瘍は転移を起す．癌細胞は血流，リンパ流中を移動し漂着した部に新しい腫瘍をつくる可能性がある．転移がリンパ管を介して起きる時は，腫瘍の二次巣は原発病巣部からのリンパ流の向きから予測できる．癌細胞が転移したリンパ節は大きく，硬く触れ，圧痛はなく，背後にある組織に固定されている．一方，感染によって腫大したリンパ節の多くはより軟らかく，さわると痛く，可動性がある．

脾　臓　卵形をした**脾臓 spleen** は，長さ約 12 cm ほどある，からだの中で最大の単一のリンパ組織である（図22.7 a）．脾臓は胃と横隔膜のあいだの左下肋部に存在する．脾臓の上部表面は平滑で凸面となり，横隔膜の凹面に沿ってはまり込んでいる．周辺の器官によって脾臓

図22.7　脾臓の構造.

> 脾臓は，からだの中で最大の単一のリンパ組織である．

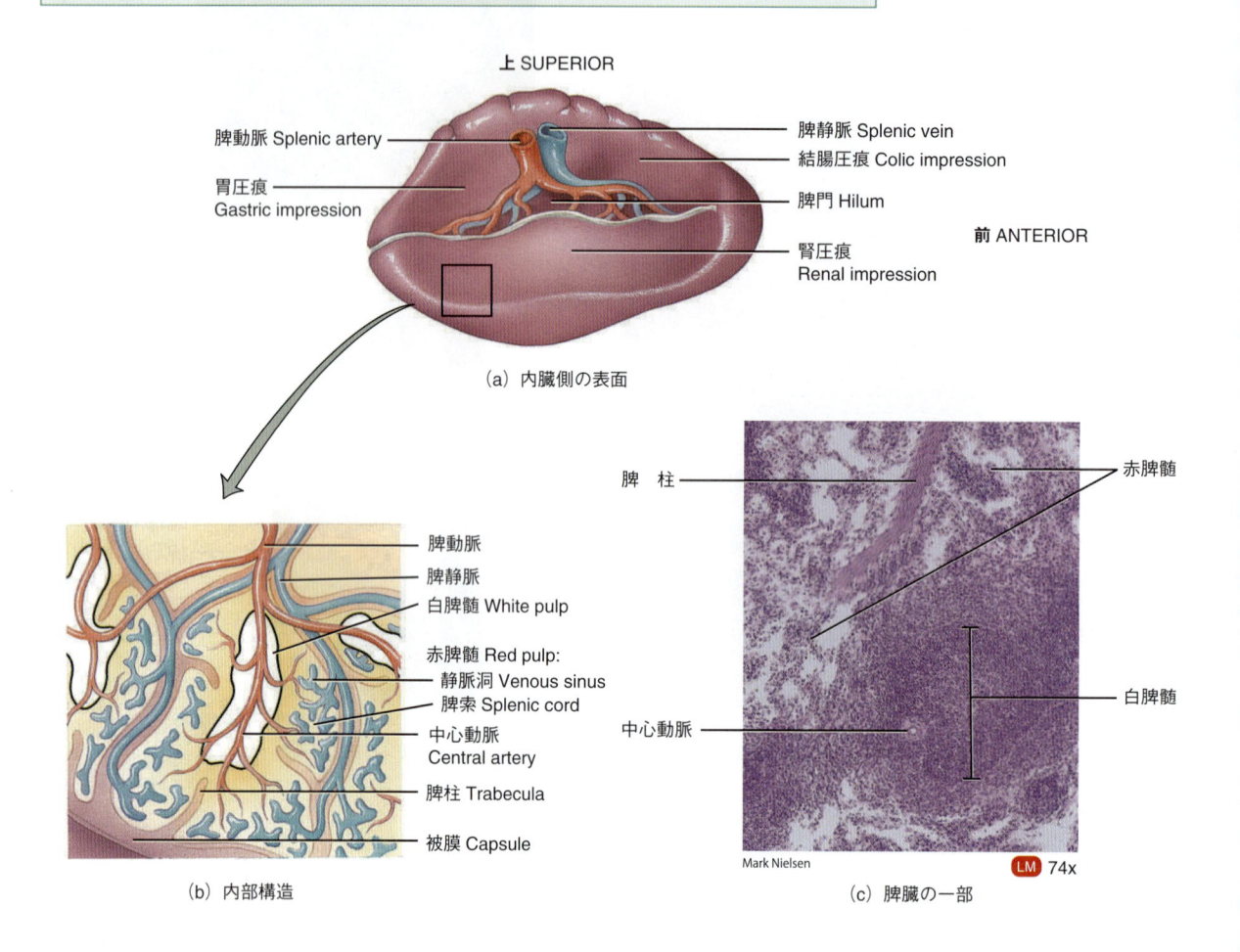

上 SUPERIOR

脾動脈 Splenic artery

胃圧痕 Gastric impression

脾静脈 Splenic vein

結腸圧痕 Colic impression

脾門 Hilum

前 ANTERIOR

腎圧痕 Renal impression

（a）内臓側の表面

脾動脈

脾静脈

白脾髄 White pulp

赤脾髄 Red pulp:

静脈洞 Venous sinus

脾索 Splenic cord

中心動脈 Central artery

脾柱 Trabecula

被膜 Capsule

（b）内部構造

脾 柱

中心動脈

赤脾髄

白脾髄

Mark Nielsen

LM 74x

（c）脾臓の一部

⚕ 臨床関連事項

脾臓の破裂

　脾臓は腹部外傷の際，頻繁に傷害を受ける器官である．左下胸部ないし上腹部の激しい打撲は脾臓を保護している肋骨の骨折をもたらす．このような圧迫傷は脾臓を破裂させうる．**脾臓の破裂 ruptured spleen** は大量の出血とショックの原因となる．出血死を防ぐには緊急に脾臓を摘出（**脾摘出術 splenectomy**）する必要がある．摘出後は他の器官，とくに赤色骨髄や肝臓が，通常脾臓によって行われている機能を代行する．しかし，免疫機能は脾臓の欠如により低下する．脾臓の欠損はまた患者の敗血症 sepsis（血液感染）の危険性を高める．脾臓の濾過機能，食作用が損われるからである．敗血症の危険を減らすため，脾摘出術を受けたことのある患者が侵襲的処置を受ける時は，あらかじめ予防的に抗菌薬の投与を行う．

Q 生後における脾臓の主な機能はなにか？

の臓側面に脾圧痕がつくられている─すなわち**胃圧痕** gastric impression（胃），**腎圧痕** renal impression（左腎），**結腸圧痕** colic impression（大腸の左結腸曲）である．リンパ節と同じく脾門が存在する．その脾門を脾動脈，脾静脈，輸出リンパ管が通っている．

脾臓は密性結合組織である被膜に囲まれているが，ついでさらに臓側腹膜である漿膜に覆われている．被膜からは脾柱が内部に伸びている．被膜と脾柱，細網線維，線維芽細胞が脾臓の間質を構成している．脾臓の実質は白脾髄および赤脾髄とよばれる異なる2つの組織からなっている（図 22.7 b, c）．**白脾髄** white pulp はリンパ組織であり，そのほとんどが脾動脈の分枝である**中心動脈** central arteries 周囲に存在するリンパ球とマクロファージとからなる．**赤脾髄** red pulp は血液に満たされた**静脈洞** venous sinuses と**脾索** splenic cords（ビルロート索 Billroth's cords）という索状の脾組織とからなる．脾索は赤血球，マクロファージ，リンパ球，形質細胞および顆粒白血球からなる．静脈は赤脾髄の一部として密接に関連している．

脾動脈を介して脾臓に流入した血液は白脾髄の中心動脈に入る．白脾髄内では，B細胞とT細胞がリンパ節と同様に免疫反応を営むが，脾マクロファージは血行性の病原体を食作用によって破壊する．赤脾髄内では脾臓は血球に関連した3つの機能を営む：(1) 破裂したり，老化したり，あるいは欠陥のある血球や血小板のマクロファージによる除去；(2) からだが供給している量の約1/3にも及ぶ血小板の貯蔵；そして (3) 胎生期における血球の生成（造血）．

リンパ小節　リンパ小節 lymphatic nodules（濾胞follicles）は，被膜をもたない卵形をしたリンパ組織の塊である．消化管，尿管，生殖管，呼吸気道などに沿った粘膜固有層（結合組織）全体に散在しているので，これらの部分のリンパ小節は**粘膜関連リンパ組織** mucosa-associated lymphatic tissue（MALT）ともよばれている．

多くのリンパ小節は小さく，孤立しているが，一部はからだの特定領域に複数の大きな集合体をつくっている．その中には咽頭領域の扁桃，小腸の回腸にあるリンパ濾胞の集合であるパイエル板などがある．リンパ小節の集合は虫垂にもみられる．通常5つの**扁桃** tonsils があるが，それらは口腔，咽頭口部および鼻腔，咽頭の境界部に環状に並んで存在する（図 23.3 b 参照）．扁桃は吸入ないし飲み込んだ異物に対して免疫反応を行うよう戦略的に配置されている．**咽頭扁桃** pharyngeal tonsil つまり**アデノイド** adenoid は咽頭鼻部の後壁に埋って1個で存在する．2つの**口蓋扁桃** palatine tonsils は口腔の後方両側に1個ずつ対になって存在し，

扁桃摘出でよく除去される扁桃である．**舌扁桃** lingual tonsils も対になって舌根部に存在し，やはり扁桃摘出の際に切除されることがある（訳注：扁桃は5つではなく，通常は咽頭扁桃，口蓋扁桃（対），舌扁桃（対）のほかに耳管扁桃（対）をあわせて4種あり，個数としては7つある）．

🩺 臨床関連事項

扁桃炎

扁桃炎 tonsillitis は扁桃の感染または炎症である．最も多いのはウイルスによって引き起されるが，喉頭炎を引き起す同一細菌によっても繰り返し起ることがある．扁桃炎の主な症状は喉の痛みである．さらには，発熱やリンパ節の腫脹，鼻づまり，嚥下障害，頭痛なども併発することがある．ウイルス性の扁桃炎の場合には自然に緩解する．細菌性扁桃炎の場合には型通り抗菌薬で治療を行う．**扁桃摘出術 tonsillectomy**（ectomy= 切除）とは扁桃を取り除くことであるが，それ以外の治療に反応しない人に適用されることがある．そのような人たちは通常，投薬しても3ヵ月以上も扁桃炎が続いて，気道が閉塞したり，嚥下や会話に障害を来す．扁桃摘出しても以後の感染に対する反応には障害はないようである．

チェックポイント

6. 胸腺の免疫における役割はなにか．
7. リンパ節，脾臓，扁桃は機能上どのような役割を果すか．

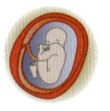 ## 22.5　リンパ組織の発生

目標

- リンパ組織の発生について述べる．

リンパ組織は胎生第5週の終りまでに発生が始まる．**リンパ管** lymphatic vessels は**中胚葉** mesoderm 由来の発生途上の静脈から出芽する**リンパ嚢** lymph sacs から発生する．

最初に出現するリンパ嚢は内頸静脈と鎖骨下静脈との接合部にある一対の**頸リンパ嚢** jugular lymph sacs である（図 22.8）．この頸リンパ嚢から毛細リンパ管叢が胸部，上肢，頸部，頭部へと伸びていく．一部の叢は大きくなり，それぞれの部でリンパ管を形成する．頸部リンパ嚢は各々が内頸静脈と少なくとも1ヵ所でつながったままでいて，左側は胸管（左リンパ主本幹）の上部となる．

図 22.8 リンパ組織の発生.

リンパ組織は中胚葉に由来する.

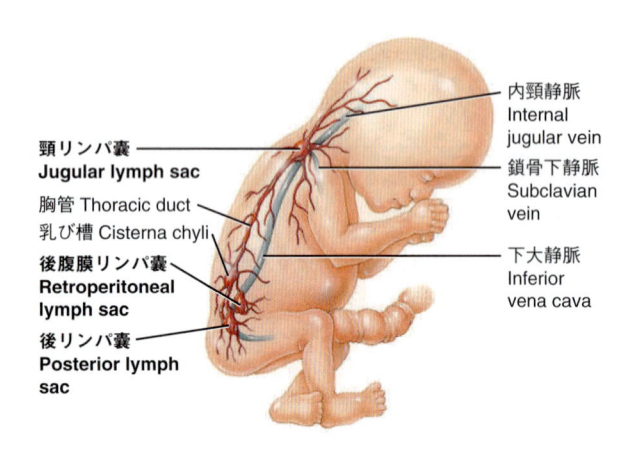

頸リンパ嚢
Jugular lymph sac

胸管 Thoracic duct
乳び槽 Cisterna chyli

後腹膜リンパ嚢
Retroperitoneal
lymph sac

後リンパ嚢
Posterior lymph
sac

内頸静脈
Internal
jugular vein

鎖骨下静脈
Subclavian
vein

下大静脈
Inferior
vena cava

Q リンパ組織はいつ発生し始めるか？

次に出現するリンパ嚢は腸間膜根部にある無対の**後腹膜リンパ嚢** retroperitoneal lymph sac である. それは原始大静脈と中腎（原始腎）静脈とから発生する. 毛細リンパ管叢とリンパ管は後腹膜リンパ嚢から腹部内臓，横隔膜へと伸びる. この嚢はのちに乳び槽との結合を確立するが，隣接する静脈との結合を失う.

後腹膜リンパ嚢が発生するのとほぼ同じ頃，横隔膜下の後腹壁上にもう一つのリンパ嚢，乳び（糜）槽 cisterna chyli が出現する. これは胸管 thoracic duct の下部と胸管の**乳び槽 cisterna chyli** になる. 後腹膜リンパ嚢と同じく，乳び槽も周辺の静脈との結合を失う.

最後のリンパ嚢は一対の**後リンパ嚢 posterior lymph sacs** で，腸骨静脈から発生する. 後リンパ嚢は腹壁，骨盤部，下肢の毛細リンパ管叢，リンパ管をつくる. 後リンパ嚢は乳び槽と結合し，隣接静脈との結合を失う.

乳び槽が発生するリンパ嚢の前部を除き，すべてのリンパ嚢は**間葉細胞 mesenchymal cells** の侵入を受け，一連の**リンパ節 lymph nodes** に変化していく.

脾臓 spleen は胃の背側腸間膜の層間の間葉細胞から発生してくる. **胸腺 thymus** は**第 3 咽頭嚢 third pharyngeal pouch** の突起として発生する（図 18.20 a 参照）.

チェックポイント

8. リンパ管が発生する 4 つのリンパ嚢の名称はなにか.

22.6 自然免疫

目 標

• 自然免疫の構成要素について述べる.

自然免疫（非特異免疫）innate（nonspecific） immunity には，皮膚や粘膜という，からだの外表面の器械的（物理的），化学的防壁が含まれる. また，抗菌物質，ナチュラルキラー細胞，食細胞，炎症，発熱などからだの内部におけるさまざまの防御も含まれる.

一次防衛線：皮膚および粘膜

生体の皮膚および粘膜は病原体に対する一次防衛線となる. これらの構造は器械的および化学的防壁によって病原体や異物が生体に侵入し病気を起すことを阻止する.

皮膚最外層には角化した上皮細胞が密接に詰まって多層構造を取る**表皮 epidermis** が存在し，微生物の侵入に対する強力な物理的防壁となっている（図 5.1 参照）. さらに定期的に表皮細胞が剥脱することによって皮膚表面の微生物を除去する助けになる. 細菌は健全で無傷の表皮面を通過することはめったにない. しかし，もしこの表面が切傷，熱傷，穿刺などで損傷されると，病原体は表皮を貫通して隣接する組織に侵入したり，血中に入り循環し，からだの他の部位に達したりする.

粘膜 mucous membranes の上皮層は，体腔（訳注：本来の体腔とは意味が異なる. ここでは，気道，消化管，生殖器など，からだの内側に存在している外界とつながった管腔またはそれに通じる空所をさしている）と境界しており，その表面を潤滑かつ湿潤させる**粘液 mucus** とよばれる液を分泌する. 粘液はやや粘性があるので，多くの微生物や外来物質を捕捉する. 鼻粘膜は粘液で覆われた**鼻毛 hairs** を有していて，吸入した空気中の微生物，埃，汚染物質を捕え，濾し取る. 上気道の粘膜には上皮細胞表面に顕微鏡でみえるほど細かい毛状の突起である**線毛 cilia** が存在する. 線毛の波状の動きにより，吸入され粘液中に捕らえられた埃や微生物は咽頭のほうへと押し出される. 咳やくしゃみは粘液の移動と粘液中の病原体の体外への排出を促進する. 粘液を飲み込めばそれらを胃へと送り，病原体を胃酸で破壊することになる.

さまざまな器官から産生される他の体液も皮膚や粘膜表面の防御の助けとなる. 眼の**涙器 lacrimal apparatus**（図 17.6 参照）は刺激物に反応して涙をつくり洗い流す. まばたきによって涙を眼球表面に広げるとともに，絶え間ない涙による洗浄作用により微生物を薄めそれらが眼の表面に定着するのを防ぐ助けとなる. 涙はまた一部の

細菌の細胞壁を破壊することができる酵素，**リゾチーム lysozyme** を含んでいる．リゾチームは涙のほか，唾液，汗，鼻汁，組織液中にも存在する．唾液腺によってつくられた**唾液 saliva** は歯の表面や口腔粘膜から微生物を洗い流す．その働きは涙が眼を洗うのと同じである．唾液の流れは口腔への微生物の定着を減少させる．

尿道の洗浄作用は**尿の流れ flow of urine** によって行われ，尿路系に微生物が定着するのを防いでいる．同様に**腟分泌物 vaginal secretions** も女性のからだから微生物を追い出す．**排便 defecation** と**嘔吐 vomiting** もまた微生物の排出に役立つ．例えば，ある微生物毒素に反応して消化管下部の平滑筋が激しく収縮すると下痢 diarrhea が生じ，その結果，直ちに多くの微生物が排出される．

ある種の化学物質も皮膚や粘膜における微生物侵入に対する抵抗性に貢献している．皮膚の皮脂腺は**皮脂 sebum** とよばれる油状物を分泌し，皮膚表面を覆う防御膜をつくる．皮脂中の不飽和脂肪酸はある種の細菌や真菌の増殖を抑制する．皮膚が酸性（pH 3～5）であるのは一部脂肪酸や乳酸の分泌によるものである．**発汗 perspiration** は微生物を皮膚表面から洗い流すのを助ける．胃腺からつくられる**胃液 gastric juice** は塩酸，酵素，粘液の混合物である．胃液の強酸性(pH 1.2～3.0)は多くの細菌と細菌毒を破壊する．腟分泌物もわずかに酸性であり，細菌の増殖を抑える．

二次防衛線：体内の生体防御

病原体が皮膚や粘膜の機械的化学的防壁を貫いて侵入してきた時には，からだの内側に存在する抗菌物質，食細胞，ナチュラルキラー（NK）細胞，炎症，発熱などの二次防衛線と直面することになる．

抗菌物質 微生物の増殖を抑える**抗菌物質 antimicrobial substances** として主に4つのタイプがある．それらはインターフェロン，補体，鉄結合タンパク質，抗菌タンパク質である．

1. ウイルスの感染を受けたリンパ球，マクロファージそして線維芽細胞は**インターフェロン interferons** （IFNs）とよばれるタンパク質を生成する．IFNsはひとたびウイルスに感染した細胞から放出されると隣接する未感染細胞へと拡散し，ウイルスの複製を妨げるような抗ウイルス作用をもつタンパク質の合成を誘導する．IFNs はウイルスが宿主細胞に粘着したり侵入したりするのを阻止しないが，その複製をしっかりと止める．ウイルスは体細胞中で複製することができて，初めて病気を起すことができる．IFNs は多種の異なったウイルスによる感染に対す

る防御に重要である．インターフェロンにはタイプが3つあり，それはアルファ・ベータ・ガンマインターフェロンである．

2. 血漿や原形質膜に存在する通常は不活性の，ある種のタンパク質群は，**補体系 complement system** を形成している．これらのタンパク質は活性化されるとある種の免疫反応を"補助"あるいは増強する（22.9節参照）．補体系は微生物の融解（破壊）をもたらし，食細胞の食作用を促進し，炎症に関与する．

3. **鉄結合性タンパク質 iron-binding protein** は，利用できる鉄の量を減らすことにより，ある種の細菌の増殖を抑える．その例として，**トランスフェリン transferrin**（血液，組織液中に存在），**ラクトフェリン lactoferrin**（乳汁，唾液，粘液中に存在），**フェリチン ferritin**（肝臓，脾臓，赤色骨髄中に存在），**ヘモグロビン hemoglobin**（赤血球中に存在）がある．

4. **抗菌タンパク質 antimicrobial proteins**（AMPs）は広域の抗菌活性をもつ短いペプチドである．AMPs の例としては，**デルミシジン dermicidin**（汗腺からつくられる），**デフェンシン defensins** と**カセリシジン cathelicidin**（好中球，マクロファージ，上皮からつくられる），**トロンボシジン thrombocidin**（血小板からつくられる）がある．広範の微生物を殺すほかに，AMPs は免疫反応に関与する樹状細胞や肥満細胞を呼び寄せることができる．興味深いことに，AMPs に曝露されても，微生物は抗菌薬でしばしば起きるような抵抗性を獲得することはないようである．

ナチュラルキラー細胞と食細胞 微生物が皮膚や粘膜を通過したり，血中の抗菌作用タンパク質をすり抜けた場合には，NK 細胞や食細胞からなる次の非特異的防衛線がある．血中リンパ球の約5～10%は**ナチュラルキラー（NK）細胞 natural killer (NK) cells** である．これらは脾臓，リンパ節，赤色骨髄にも存在する．NK 細胞は B 細胞，T 細胞を同定するような細胞膜表面分子をもたないが，広範な種類の感染細胞やある種の腫瘍細胞を殺すことができる．NK 細胞は異常でふつうでは存在しない細胞膜タンパク質を表出する体細胞ならすべて攻撃する．

ヒトの感染細胞のような標的細胞に NK 細胞が結合すると毒性物質を含む顆粒が NK 細胞から放出される．顆粒の中には**パーフォリン perforin** という標的細胞の細胞膜に組み込まれ細胞膜に孔を開ける（穿孔）タンパク質を含んでいるものがある．その結果，細胞外液が標的細胞内に流入し細胞は破裂する．これは**細胞融解 cytolysis**（cyto- ＝細胞；-lysis ＝融解）といわれる．

NK 細胞が放出するその他の顆粒としては**グランザイム granzymes** がある．これらはタンパク質分解酵素で標的細胞のアポトーシスないし自己崩壊を招く．このタイプの攻撃は感染細胞を殺すが，細胞内の微生物を殺すことはない．したがって，そこから遊離された微生物は，無傷であろうがなかろうが，食細胞によって破壊される可能性がある（訳注：ウイルスの場合，宿主細胞が破壊されると，細胞内の未成熟のウイルスは増殖の母体を失って死滅する）．

食細胞 phagocytes（phago- ＝食する；-cytes ＝細胞）は，微生物やその他，細胞断片のような粒子などを取込む**食作用（貪食）phagocytosis**（-osis ＝過程）を行う特別の細胞である（図 3.13 参照）．2 つの主要な食細胞は**好中球 neutrophils** と**マクロファージ（大食細胞）macrophages** である．感染が起きると好中球と単球は感染部位に遊走していく．この遊走の過程で単球は大きくなり**遊走マクロファージ wandering macrophages** とよばれる食作用の盛んなマクロファージになる．他のマクロファージは**固定マクロファージ fixed macrophages** とよばれ，特定の組織の防御にあたる．固定マクロファージには**組織球 histiocytes**（結合織マクロファージ），肝臓の**星状細網内皮細胞 stellate reticuloendothelial cells**（**クッパー細胞 Kupffer cells**），肺の**肺胞マクロファージ alveolar macrophages**，神経系の**小膠細胞 microglia**（microglial cells），脾臓・リンパ節・

赤色骨髄中の**組織マクロファージ tissue macrophages** などがある．自然免疫に加えて，食作用は本章の後半で述べるように獲得免疫においても重要な役割を果す．

🩺 臨床関連事項

食作用からの微生物の回避

　肺炎を起す細菌のような一部の微生物は細胞表面に（食細胞の）接着を防ぐ莢膜という構造をもっている．これによって食細胞がその微生物を取り込むのを物理的に困難にしている．ある種の食中毒の原因となる毒素産生菌のような微生物は，貪食されても殺されることなく，逆に自分のつくる毒素（ロイコシジン）で食細胞のもつリゾチーム酵素を細胞質に放出させて食細胞そのものを殺すこともある．さらに，結核を起す細菌のような微生物は食胞とリゾチームとの融合を阻止し，自分がリゾチーム酵素に曝されるのを防ぐ．これらの細菌はまた明らかに，食細胞のつくる致死性酸化物質の効果に対抗するために，細胞壁中の化学物質を用いることもできる．食胞中で増殖したのち細菌は，結局は食細胞を破壊してしまう．

　食作用は 5 つの段階：走化作用，接着，摂食，消化，そして殺傷によって起きる（図 22.9）：

❶ **走化作用**．食作用は**走化作用 chemotaxis** で始まる．

図 22.9 微生物の貪食.

主たる食細胞は好中球とマクロファージである.

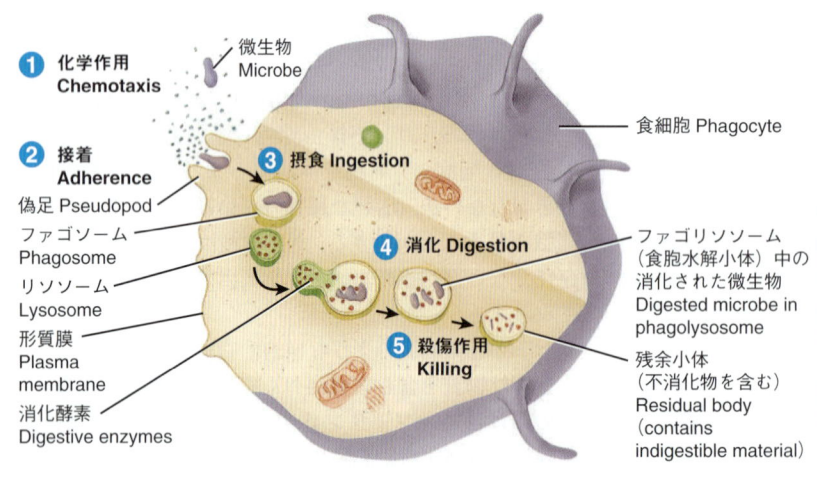
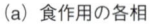
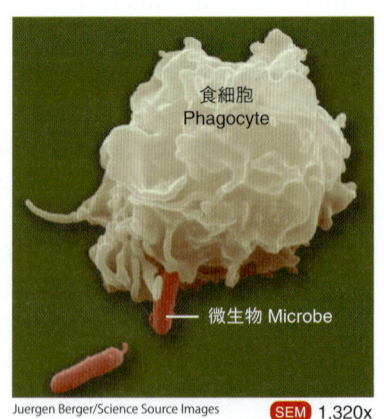

❶ 化学作用 Chemotaxis
微生物 Microbe
❷ 接着 Adherence
偽足 Pseudopod
ファゴソーム Phagosome
リソソーム Lysosome
形質膜 Plasma membrane
消化酵素 Digestive enzymes
❸ 摂食 Ingestion
❹ 消化 Digestion
❺ 殺傷作用 Killing
食細胞 Phagocyte
ファゴリソソーム（食胞水解小体）中の消化された微生物 Digested microbe in phagolysosome
残余小体（不消化物を含む）Residual body (contains indigestible material)

（a）食作用の各相

食細胞 Phagocyte
微生物 Microbe
Juergen Berger/Science Source Images
SEM 1,320x

（b）微生物を貪食している食細胞（白血球）

Q 取り込んだ微生物を殺す作用をもつ化学物質はなにか？

走化作用というのは，化学的な刺激によって食細胞が損傷部へ移動することである．食細胞を呼び寄せる化学物質には，侵入微生物，白血球，損傷組織細胞あるいは活性化補体タンパク質などに由来するものがある．

❷ **接着**．微生物や他の異物へ食細胞が付着することは**接着 adherence** とよばれる．侵入病原体への補体の結合は接着を促進する．

❸ **摂食**．食細胞の原形質膜は**偽足 pseudopods** とよばれる突起を伸して微生物を呑み込む．これが**摂食 ingestion** とよばれる過程である．微生物を挟んだ偽足同士が互いに接着すると融合し，微生物を包んだ袋が形成される．これを**ファゴソーム（食胞）phagosome** という．

❹ **消化**．食胞が細胞質内に入りリソソーム（水解小体）と出合うと単一のより大きな**ファゴリソソーム（食胞水解小体）phagolysosome** という構造物をつくる．リソソームには微生物の細胞壁を破壊するリゾチームや糖質，タンパク質，脂質，核酸などを分解する消化酵素が含まれている．食細胞はまたスーパーオキシドアニオン（O_2^-），次亜塩素酸ラジカル（OCl^-），過酸化水素（H_2O_2）といった致死性酸化物質を生成する．この過程は**酸化爆発 oxidative burst** とよばれる．

❺ **殺傷作用**．ファゴリソソーム内のリゾチームや消化酵素，酸化物質によって行われる化学的攻撃によって多くのタイプの微生物は急速に殺される．それ以上分解されず残ったものは**残余小体 residual bodies** とよばれる．

炎症　**炎症 inflammation** は組織の損傷に対する非特異的な生体防御反応である．炎症を起す状況の中には，病原体，擦り傷，化学的刺激，細胞同士の擦れまたは障害，極端な温度環境などがある．炎症というのは，傷害部における微生物や毒素，あるいは外来物質を除去し，それらが他の組織に広がるのを防ぎ，組織のホメオスタシス（恒常性）を保つための組織修復の場を準備しようとするものである．炎症にはそれに伴う特有の徴候‑症状があり，それらを次の略号：PRISH を使って思い出すことができる．

P は，ある種の化学物質の放出による疼痛（<u>P</u>ain）.
R は，患部により多くの血流が流れるために発赤（<u>R</u>edness）
I は，激しい炎症時の機能障害による停止状態（<u>I</u>mmobility）
S は，組織間液のうっ滞による腫脹（<u>S</u>welling）
H は，患部により多くの血流が流れるための発熱（<u>H</u>eat）

炎症は生体の非特異的防御機構の一つなので，例えば創傷などに対する組織の反応は熱傷や放射線照射，細菌やウイルスの侵入によって生じる損傷に対する反応と同じである．いずれの場合でも炎症反応には 3 つの基本段階がある：(1) 血管の拡張と透過性の亢進，(2) 食細胞の血流から組織間液への遊出，そして最後に (3) 組織修復である．

血管の拡張と透過性の亢進 vasodilation and increased blood vessel permeability　組織の損傷した部位では 2 つの変化が即座に起る．すなわち，細動脈の径が大きくなる**血管拡張 vasodilation** と，毛細血管の透過性亢進 **increased permeability** である（図 22.10）．透過性亢進とは通常は血管内に留る物質が血管外に流出してしまうことを意味する．血管拡張により損傷部位により多くの血液が流れ，透過性の亢進によって，抗体や凝固因子といった防御タンパク質が血中から傷害部位に入っていく．増加した血流はまた微生物毒素や死細胞を除く助けにもなる．

図 22.10　炎　症．

> 炎症過程の 3 段階は：(1) 血管の拡張と透過性の亢進，(2) 食細胞の血管外への遊出，そして (3) 組織修復である．

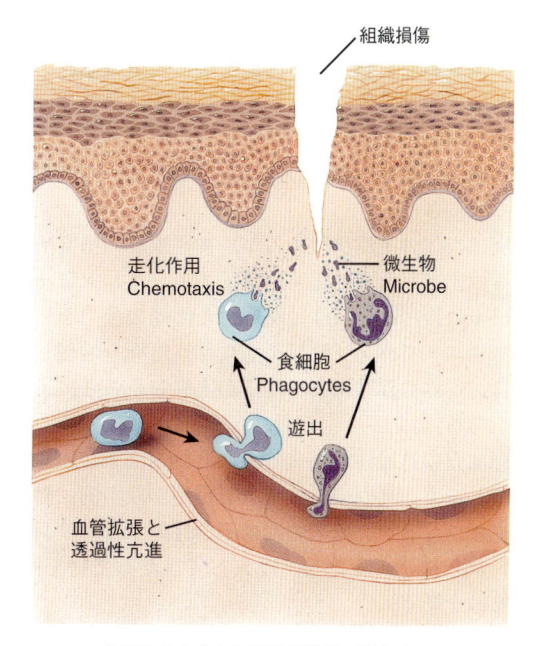

食細胞は血中から損傷組織部へ遊走する．

Q 発赤，疼痛，発熱，そして腫脹といった，炎症の徴候や症状はそれぞれなにによってもたらされるのか？

血管の拡張と透過性亢進，あるいはその他の炎症反応に関与する物質には次のようなものがある：

- **ヒスタミン**．損傷に反応して，結合組織中の肥満細胞，血中の好塩基球と血小板から**ヒスタミン histamine**が放出される．損傷部に集まってきた好中球，マクロファージもヒスタミンの遊離を刺激する．ヒスタミンは血管拡張と血管透過性亢進をもたらす．
- **キニン**．キニノーゲン（**キニン kinins**）という不活性な前駆物質から血中で生成されるポリペプチドで，血管拡張，透過性亢進を導き，食細胞の走化性因子として働く．キニンの一例としてはブラジキニンがある．
- **プロスタグランジン**．**プロスタグランジン prostaglandins**（PGs），とくにE群のものは損傷細胞から遊離し，ヒスタミンやキニンの効果を高める．PGsはまた毛細血管壁を通した食細胞の遊出を刺激することもある．
- **ロイコトリエン**．**ロイコトリエン leukotrienes**（LTs）は好塩基球，肥満細胞によってつくられ，血管透過性を高める．また食細胞の病原体への接着に関与するとともに食細胞を引きつける走化因子としても働く．
- **補体**．**補体 complement**系に属する別々の成分がヒスタミンの遊離を刺激し，走化性によって好中球を集め，食作用を促進する．中には細菌を破壊することができるものもある．

細動脈の拡張と毛細血管の透過性亢進によって炎症の3つの徴候と症状，すなわち発熱，発赤（紅斑），腫脹（浮腫）が生じる．発熱と発赤は損傷部に大量の血液が集まることによる．局所の温度が少し高まるにつれて，代謝反応がもっと迅速となって熱がさらに放出される．浮腫は血管透過性亢進に起因し血流から組織間への液の移動をより増加させる．

疼痛は炎症の主症状であるが，神経線維の損傷や微生物から放出された毒性化学物質による．キニンは一部の神経終末に作用して炎症に関連した疼痛の多くをもたらす．プロスタグランジンは炎症に伴う疼痛を増強し持続させる．疼痛は浮腫によって圧が上昇したことによる可能性もある．

毛細血管の透過性が高まると血液凝固因子が組織へ漏出してしまう．凝固のカスケード反応が段階的に動き始め，フィブリノゲンは最終的に不溶性のフィブリン線維の厚い網目構造に変化し，侵入してきた微生物を捉え，その拡散を防ぐ．

食細胞の遊出 emigration of phagocytes　炎症過程が始まってから1時間以内に食細胞が登場する．大量の血液が貯留されると，好中球は血管内皮の内側表面（境界面）に付着し始める（図 22.10）．ついで好中球は血管壁間をくぐり抜け，損傷部に到達し始める．この過程を**遊出 emigration** というが走化性による．好中球は食作用によって侵入微生物を破壊しようとする．好中球は赤色骨髄での生成と遊出とにより絶え間なく供給されている．このような血中の白血球の増加は**白血球増加症 leukocytosis** という．

感染の初期には好中球の浸潤が主体であるが，それらは急速に死滅していく．炎症反応が継続するに連れて，感染部には好中球に続いて単球が浸潤してくる．組織に入ると単球は遊走マクロファージに変化して，既存の固定マクロファージの食作用に加わる．その名の通り，マクロファージは好中球より食作用が旺盛である．マクロファージは損傷組織や疲弊した好中球そして侵入してきた微生物を食作用するのに十分な大きさをしている．

最終的にはマクロファージも死滅する．2, 3日のうちに死んだ食細胞と損傷組織からなる集合体が形成される．このような死んだ細胞と液体の集合体が**膿 pus** とよばれる．膿形成は多くの炎症反応で生じ，通常感染が沈静化するまで残存する．時に膿は体表に達したり，内腔へと流入して排出される．その他，膿は感染が終了しても残存する場合がある．この場合，膿は次第に崩壊しやがて吸収される．

🩺 臨床関連事項

膿瘍と潰瘍

　もし膿が炎症部から排除されないと**膿瘍 abscess**（限られた空間内に過量な膿が集積した状態）となる．よくある例はにきびや癤（おでき）である．器官や組織表面の炎症部組織が脱落した場合，生じた欠損傷害部は**潰瘍 ulcer** とよばれる．循環の悪い人，例えば進行した粥状動脈硬化を伴った糖尿病者は下肢組織の潰瘍ができやすい．このような潰瘍は鬱滞性潰瘍といわれ，組織への酸素や栄養の供給が乏しいために，組織がほんのわずかの損傷や感染でも影響を受けやすくなる．

炎症は関連するいくつかの要素によって急性か慢性に分類することができる．**急性炎症 acute inflammation** では徴候や症状が急速に進み，通常 2, 3日かせいぜい2, 3週間で終るものである．通常は経過が穏やかで限定的なもので，主な防禦細胞としては好中球が働く．急性炎症の例としては，喉の疼痛，虫垂炎，風邪またはインフルエンザ，細菌性肺炎，それに皮膚の引っ掻き傷などである．**慢性炎症 chronic inflammation** では徴候や症状がもっとゆっくりと進み，場合によっては数週間や年単位に及ぶこともありうる．しばしば，重傷に経過し進行性である．主な防禦細胞は単球やマクロファージであ

表 22.1	自然免疫の要約
成 分	**機 能**
一次防衛線：皮膚および粘膜	
物理的因子	
表 皮	微生物の侵入に対する物理的防壁を形成する．
粘 膜	多くの微生物の侵入を抑えるが，健常な皮膚ほど有効ではない．
粘 液	気道や胃腸の管内の微生物を捕える．
鼻 毛	鼻の中の微生物や塵埃を濾し取る．
線 毛	粘液とともに，上気道から微生物や塵埃を捕え排除する．
涙 器	刺激物や微生物を涙で薄め洗い流す．
唾 液	歯や口腔粘膜の表面から微生物を洗い流す．
尿	尿中の微生物を洗い流す．
排便と嘔吐	微生物を体外へ排除する．
化学的因子	
皮 脂	多くの微生物の増殖を抑える防御的酸性膜を皮膚表面に形成する．
リゾチーム	汗，涙，唾液，鼻汁，組織液中の抗微生物質．
胃 液	胃で細菌やほとんどの毒素を破壊する．
腟分泌物	弱酸性であることが細菌の増殖を抑える．腟の微生物を洗い流す．
二次防衛線：内部防御	
抗菌物質	
インターフェロン (IFNs)	未感染宿主細胞をウイルス感染から守る．
補体系	微生物の融解を起す；食作用を促進する；炎症に関与する．
鉄結合性タンパク質	利用可能な鉄分量を減らすことにより特定の微生物の増殖を抑える．
抗菌タンパク質 (AMPs)	広域の抗菌活性をもち，樹状細胞や肥満細胞を呼び寄せる．
ナチュラルキラー (NK) 細胞	パーフォリンとグランザイムを含む顆粒を放出して感染標的細胞を殺す；それによって遊離する微生物を食細胞が殺菌する．
食細胞	外来性の異物粒子を取り込む．
炎 症	微生物を閉じ込め破壊する；組織修復の起因となる．
発 熱	インターフェロンの効果を高める；ある種の微生物の増殖を抑制する；組織修復を助ける生体反応を促進する．

る．慢性炎症の例としては，単核球症，消化性潰瘍，結核，リウマチ性関節炎，それに潰瘍性大腸炎などである．

発　熱　発熱 fever は視床下部のサーモスタット（自動温度調節装置）がリセットされたことによる異常な高体温のことである．発熱は感染や炎症の時によく起る．多くの細菌毒素は時にマクロファージ由来のインターロイキン 1 のような発熱誘導サイトカインを遊離させることにより体温を上昇させる．上昇した体温はインターフェロンの効果を高め，一部の微生物の増殖を抑え，修復を助ける生体反応を促進する．

表 22.1 に自然免疫に関与する因子について要約する．

チェックポイント

9. 皮膚や粘膜においてどのような物理的，化学的要因が疾患防御にかかわっているか．
10. 皮膚や粘膜を貫通してきた微生物に対してどのような内部防御機構が働くか．
11. ナチュラルキラー細胞と食細胞との働きはどのような点が類似し，違っているか．
12. 炎症の主な徴候，症状，進行段階はどのようなものか．

22.7 　獲得免疫

目　標

- 獲得免疫において，T 細胞と B 細胞がどのように発生し，機能するか述べる．
- 抗原と抗体との関係を説明する．
- 細胞媒介性免疫（細胞性免疫）と抗体媒介性免疫（液性免疫）との機能を比較する．

細菌，毒素，ウイルス，他の個体の組織など特定の侵入物に対し身を守る生体防御能を **獲得（特異）免疫** adaptive (specific) immunity という．異物として認識され，免疫反応を惹起するような物質を **抗原 antigens (Ags)** という．それは，抗体を発生させるもの (*antibody generators*) という意味である．2 つの特性によって獲得免疫は自然免疫と区別される：(1) **特異性** specificity：特定の異分子（抗原）に特異的であること，それは自己，非自己の識別にもかかわっている．(2) **記憶** memory：以前遭遇したことのある多くの抗原について記憶していて，2 度目の遭遇ではより急速でより強い反応が生じる．抗原侵入を受けた時の生体反応を扱う科学分野を **免疫学 immunology** (immuno- ＝賦役の

免責，免除；-logy ＝〜学）．**免疫系 immune system** は免疫反応を担う細胞や組織で成り立っている．

T 細胞と B 細胞の成熟

　獲得免疫では **B 細胞 B cells** と **T 細胞 T cells** とよばれるリンパ球が関与する．両者は一次リンパ器官（赤色骨髄と胸腺）において赤色骨髄に由来する多能性幹細胞から分化する（図 19.3 参照）．B 細胞は赤色骨髄中で分化を完了しこの過程は生涯続く．T 細胞は赤色骨髄から胸腺へと移動する前（プレ）T 細胞から分化し，胸腺内で成熟する（図 22.11）．多くの T 細胞は思春期前に発生するが，生涯を通して成熟し続け，胸腺から供給される（訳注：一部の前 T 細胞は胸腺に入らず，肝臓や腸管などで T 細胞に分化する．これを胸腺外分化 T 細胞という）．B 細胞と T 細胞とはそれらがどこで成熟するかでその名がつけられていて，B 細胞は鳥類では**ファ**

ブリキウス嚢 bursa of Fabricius とよばれる器官で成熟する．この器官はヒトには存在しないが，それでも **B 細胞**という用語が使われる．B という文字は bursa **相応**という意味で，ヒトでは B 細胞の分化の場である**赤色骨髄 red bone marrow** が相当する．T 細胞は**胸腺 thymus** で成熟するのでその名がある．

　T 細胞が胸腺を離れるかあるいは，B 細胞が赤色骨髄を離れる前に，獲得免疫を遂行する能力である**免疫担当能 immunocompetence** を獲得する．それは B 細胞や T 細胞が形質膜に組み込まれるいくつかの固有の表面タンパク質をつくり始めることを意味する．その一部は特異抗原を認識することのできる分子である**抗原レセプター antigen receptors** として機能する（図 22.11）．

　胸腺から巣立って出ていく成熟した T 細胞には 2 つの主要な型の T 細胞が存在する．すなわち，**ヘルパー T 細胞 helper T cells** と**細胞傷害性 T 細胞 cytotoxic**

図 22.11 **B 細胞と前 T 細胞は赤色骨髄の多能性幹細胞から発生する.**
B 細胞や T 細胞は一次リンパ組織（赤色骨髄や胸腺）で生じ，二次リンパ器官・組織（リンパ節, 脾臓, そしてリンパ小節）で活性化される．活性化すると，いずれのタイプのリンパ球も特定の抗原を認識できる細胞のクローンを形成する．簡略にするために，各リンパ球クローンの細胞膜上の抗原レセプターや CD4 タンパク質，それに CD8 タンパク質は記入していない.

> 獲得免疫として，細胞媒介性免疫と抗体媒介性免疫の 2 つのタイプがある.

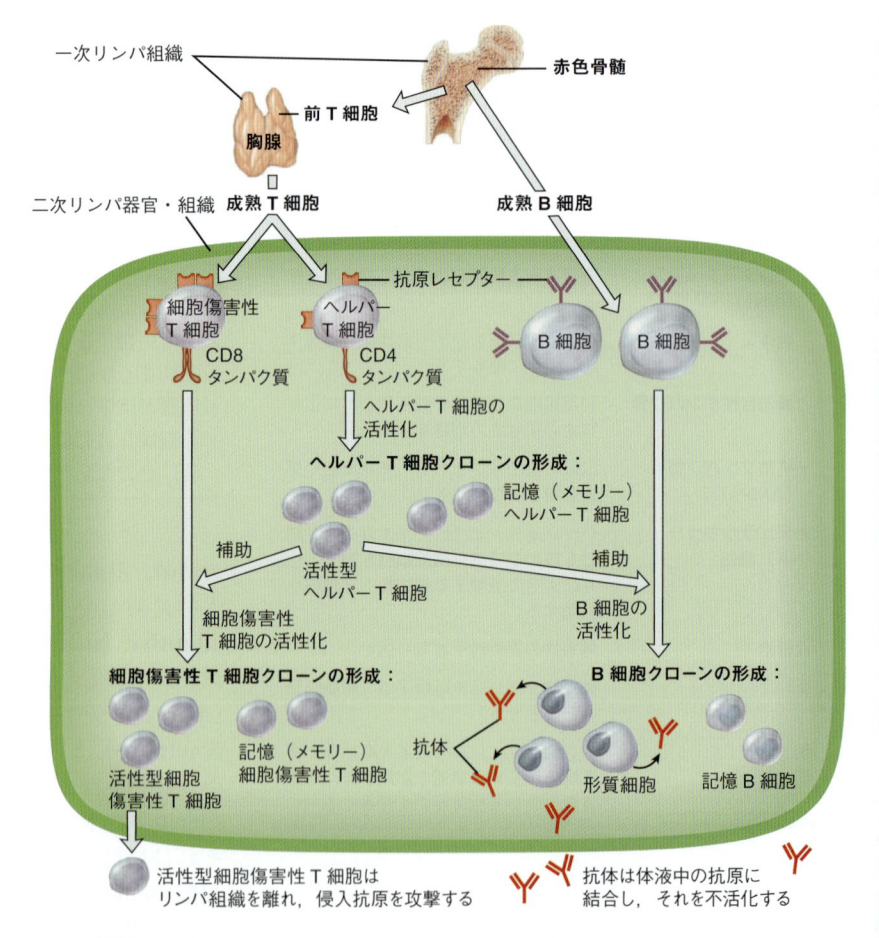

Q 細胞媒介性免疫反応と抗体媒介性免疫反応の両方に関与するのはどのタイプの T 細胞か？

細胞媒介性免疫反応
細胞内病原体，ある種の癌細胞，移植組織に向けられる

抗体媒介性免疫反応
細胞外病原体に向けられる

T cells である（図 22.11）．ヘルパー T 細胞は CD4T **細胞 CD4 T cells** としても知られる．それは抗原レセプターに加えて形質膜に CD4 というタンパク質をもつからである．細胞傷害性 T 細胞も形質膜に抗原レセプターだけでなく CD8 というタンパク質をもつので **CD8 T 細胞 CD8 T cells** という．本章の後のほうで学ぶようにこの 2 つのタイプの T 細胞は非常に異なった機能をもつ．

獲得免疫の型

獲得免疫には 2 つのタイプがある．細胞媒介性免疫と抗体媒介性免疫とである．いずれの型の獲得免疫とも抗原によって惹起される．**細胞媒介性免疫反応 cell-mediated immunity** においては，細胞傷害性 T 細胞が侵入抗原を直接攻撃する．**抗体媒介性免疫反応 antibody-mediated immunity** においては B 細胞が，形質細胞となり，**抗体 antibodies（Abs）**あるいは**免疫グロブリン immunoglobulins（Igs）**とよばれる特異的タンパク質を合成し分泌する．一つの抗体は特定の抗原と結合しそれを不活化することができる．ヘルパー T 細胞は細胞媒介性および抗体媒介性の両方の免疫反応を補助する．

細胞媒介性免疫反応は，(1) 宿主細胞中に寄生するウイルス，細菌，真菌などの細胞内病原体，(2) 一部の腫瘍細胞，そして (3) 他の個体からの移植組織，に対してとくに効果的である．したがって細胞媒介性免疫反応ではつねに細胞を攻撃する細胞が関与している．抗体媒介性免疫は主に細胞外病原体に対して働く．それにはウイルス，細菌，真菌など細胞外の体液に存在するすべてのものが含まれる．抗体媒介性免疫には**体液 humors**（血液やリンパなど）中で抗原と結合するように抗体が関与するので，**液性免疫 humoral immunity** ともよばれる．

多くの場合，特定の抗原が最初に侵入してきた時はその抗原に反応する適正な抗原レセプターをもつリンパ球集団はほんの少ししか存在しない．その集団にはわずかのヘルパー T 細胞，細胞傷害性 T 細胞，B 細胞が含まれる．存在部位によって，当の抗原は両方の型の獲得免疫反応を惹起できる．それは，特定の抗原が生体に侵入すると，通常その抗原の多くのコピーがからだ中の組織や体液に広がるからである．ある抗原コピーは体細胞中に存在する可能性がある（それは細胞傷害性 T 細胞による細胞媒介性免疫を惹起する）．これに対して，他の抗原コピーは体液中に存在する可能性がある（それは B 細胞による抗体媒介性免疫を惹起する）．かくして，細胞媒介性免疫と抗体媒介性免疫とはしばしば共同して特定の抗原コピーの大半を生体から排除するのである．

クローン選択：その原理

いま学んだように，特異抗原が生体内に存在する時には，通常その抗原と同じものが多数からだ中の組織や体液に分布している．その抗原のおびただしい数のコピーは，はじめはその抗原に対応するための適正な抗原レセプターをもつヘルパー T 細胞，細胞傷害性 T 細胞，B 細胞の小集団の数を圧倒している．したがって，ひとたびそれぞれのリンパ球が複製された抗原と出合って刺激を受けると，引き続いてクローン選択の過程をたどる．**クローン選択 clonal selection** とはリンパ球が特異抗原に反応して**増殖 proliferation**（細胞分裂）し**分化 differentiation**（より高度に特化した細胞を形成）する過程である．クローン選択の結果，**クローン clone** とよばれ，元のリンパ球とまったく同じ特異抗原を認識できる同一細胞集団が形成される（図 22.11）．特定の抗原と出合う前にはわずかのリンパ球しかそれを認識できないが，一端クローン選択が生じると何千というリンパ球がその抗原に反応できることになる．リンパ球のクローン選択は二次リンパ器官ないし組織で起る．以前病気に罹った時，扁桃や頸リンパ節の腫れを経験したのは，免疫反応にかかわったリンパ球のクローン選択によって起きたのだろう．

クローン選択を起すリンパ球はクローン中に主な 2 つのタイプの細胞となる．つまり，エフェクター細胞と記憶細胞である．リンパ球クローン中の多数の**エフェクター細胞 effector cells** は最終的に抗原を破壊するか不活化する免疫反応を行う．エフェクター細胞には，ヘルパー T 細胞クローンの一部である**活性型ヘルパー T 細胞 active helper T cells**，細胞傷害性 T 細胞クローンの一部である**活性型細胞傷害性 T 細胞 active cytotoxic T cells**，B 細胞クローンの一部である**形質細胞 plasma cells** がある．多くのエフェクター細胞は免疫反応が完了すると死滅する．

記憶（メモリー）細胞 memory cells は抗原との初期反応には積極的には関与しない．しかし，同一の抗原が将来再び体内に侵入してくるとリンパ球クローンの多数の記憶細胞が初回よりはるかに速い反応を開始できるようになっている．記憶細胞は増殖してより多くのエフェクター細胞，記憶細胞へと分化することによって抗原と反応する．その結果，抗原への二次反応は通常非常に急速かつ強力なので，病気の徴候・症状が発現する前に抗原が破壊されてしまう．記憶細胞にはヘルパー T 細胞クローンの一部である**記憶ヘルパー T 細胞 memory helper T cells**，細胞傷害性 T 細胞の一部である**記憶細胞傷害性 T 細胞 memory cytotoxic T cells**，B 細胞クローンの一部である**記憶 B 細胞 memory B cells** がある．ほとんどの記憶細胞は免疫反応が終了し

ても死ぬことはない．むしろ長い寿命（しばしば数十年間生存）をもつ．エフェクター細胞と記憶細胞との機能については本章の後ろで詳しく述べる．

抗原と抗原レセプター（抗原受容体）

抗原には2つの重要な特徴がある．免疫原性と反応性である．**免疫原性 immunogenicity**（-genic＝つくり出す）とは，特異抗体の産生や特異T細胞の増殖あるいはその両方を刺激し免疫反応を惹起する能力である．**抗原 antigen** という用語はその抗体をつくらせるものとしての機能 *antibody generator* からきている．**反応性 reactivity** とは，抗原がその惹起した抗体や細胞と特異的に反応する能力のことである．厳密にいうと，免疫学者らは抗原のことを反応性をもつ物質として定義している．免疫原性と反応性との両方をもつ物質は**完全抗原 complete antigens** とされる．しかし，一般には**抗原**という言葉は免疫原性と反応性の両方を意味しているので，ここではそのような意味で用いることとする．

微生物はその全体であっても一部分であっても抗原として働きうる．鞭毛，莢膜，細胞壁などの細菌構造の化学成分には抗原性がある．細菌毒素もそうである．非微生物抗原の例には，花粉，卵白，不適合血液型，移植した組織ないし臓器，などの化学成分がある．環境中の莫大な種類の抗原が免疫反応を惹起する際限のない機会をつくっている．一般的に，大きな抗原分子中のほんの一部分が免疫反応の引き金として働く．この小部分を**エピトープ epitopes** あるいは**抗原決定基 antigenic determinants** という（図 22.12）．ほとんどの抗原は多数のエピトープをもっていて，そのそれぞれが特異抗体の産生や特異T細胞の活性化を誘導する．

非特異的防御をかいくぐった抗原は通常3つの経路のいずれかでリンパ組織に入る：（1）多くの抗原は血流に入り（例えば損傷を受けた血管から），脾臓を通過する時，そこで捕らえられる．（2）一部の抗原は皮膚を貫通してリンパ管に入り，リンパ節にひっかかる．（3）一部の抗原は粘膜を貫通し粘膜関連リンパ組織（MALT）に捕らえられる．

抗原の化学性状 抗原は巨大で複雑な分子である．多くはタンパク質であるが，核酸，リポタンパク質，糖タンパク質，ある種の巨大多糖体もまた抗原として働く．完全抗原は通常分子量が大きく，10,000 ダルトンないしそれ以上あるが，セルロースや多くのプラスチックのように単純な反復単位でできているものは，巨大分子であっても通常抗原性がない．このことは，プラスチック製品が人工心弁や人工関節に使える理由となっている．

小さな物質で反応性はあるが免疫原性を欠くものは**ハプテン hapten**（＝握る）とよばれる．ハプテンはより大きな担体（キャリアー）分子に付着させた時のみ免疫反応を刺激できる．一例を挙げればウルシの小さな脂質毒は，生体のタンパク質と結合して初めて免疫反応を誘導できる．同様にペニシリンのような薬物は生体内のタンパク質と結合し免疫原性のある化合物となりうる．このようなハプテンによって誘導される免疫反応は薬剤や環境中の他の物質に対するアレルギー反応の原因となっている（章末"疾患：ホメオスタシスの失調"参照）．

原則として，抗原は異物であり，通常は生体組織の一部ではない．しかし，時に免疫系は"仲間"（自己）と"敵"（非自己）の識別に失敗する．その結果，自己の分子や細胞があたかも異物であるように攻撃される自己免疫疾患が発生する（章末"疾患：ホメオスタシスの失調"参照）．

抗原レセプターの多様性 ヒト免疫系の驚くべき特徴は少なくとも10億（10^9）個もの異なったエピトープを認識し結合できる点である．特定の抗原が生体内に侵入してくる前から，その侵入者を認識し反応できるT細胞やB細胞がすでに準備を整え待機している．免疫系の細胞は自然界に存在しない人工的な分子ですら認識できる．それほど多数のエピトープを認識できるのはそれと同じだけの多様性のある抗原レセプターをもつからである．ヒトの細胞が約 35,000（訳注：現在では30,000 以下と推定されている）の遺伝子しかもっていないとすると，10億以上もの異なったレセプターをどうして生み出せるのだろうか．

この謎の答えは概念上単純であることがわかった．B

図 **22.12** エピトープ（抗原決定基）．

> たいていの抗原は，いくつかのエピトープをもっていて，異なる種類の抗体産生を誘導したり，異なるT細胞の活性化を起す．

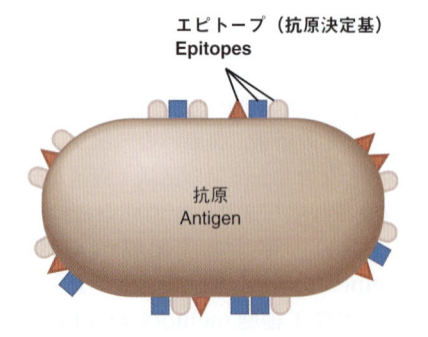

エピトープ（抗原決定基）
Epitopes

抗原
Antigen

Q エピトープとハプテンとの違いはなにか？

細胞，T 細胞の抗原レセプターの多様性はいくつかの小遺伝子分節を二，三百通りの異なる混ぜ合せと再編成をした結果なのである．この過程は**遺伝子組換え genetic recombination** とよばれる．遺伝子分節群は，リンパ球が赤色骨髄や胸腺中で幹細胞から分化してくる時，さまざまな組合せで結合させられる．これは一組 52 枚のトランプカードを混ぜて任意の 3 枚のカードを取り出すのと同じである．これを何回も繰り返すと 52 をはるかに超す多くの異なったカード 3 枚セットを生み出せることになる．各々の B 細胞，T 細胞は遺伝子組換えによって固有の抗原レセプターを決定する固有の遺伝子分節のセットを有している．遺伝子の転写と翻訳によって生じたレセプター分子は形質膜に組み込まれる．

主要組織適合複合体抗原

　体細胞の形質膜には"自己抗原"である**主要組織適合複合体抗原 major histocompatibility complex (MHC) antigen** が存在する．これらの膜貫通型の糖タンパク質は最初，白血球上に同定されたので**ヒト白血球抗原 human leukocyte antigens（HLA）**ともいう．一卵性双生児でない限り，各個体の MHC 抗原はすべて異なる．赤血球を除き，すべての体細胞表面に数千から数十万の MHC 分子が目印として存在する．MHC 抗原は，ある人から他の人へ組織を移植した時，それが拒絶される原因になっているが，通常の機能は T 細胞がある抗原を非自己であり自己ではないと認識するのを助けることである．この認識過程はすべての獲得免疫反応における最初の重要なステップである．

　主要組織適合複合体抗原には 2 つのタイプがある．それはクラス I とクラス II である．クラス I MHC（MHC-I）分子は赤血球以外のすべての体細胞の形質膜に組み込まれている．クラス II MHC（MHC-II）分子は抗原提示細胞（次項で述べる）の表面に表出されている．

抗原処理の過程

　免疫反応が生じるためには，B 細胞と T 細胞が外来抗原の存在を認識する必要がある．B 細胞はリンパや組織間液，あるいは血漿中の抗原を認識し，それと結合できる．T 細胞は特定の方法で処理され提示された抗原タンパク質の断片しか認識しない．**抗原処理 antigen processing** においては，抗原タンパク質はペプチド断片に分解され，MHC 分子と会合する．ついで抗原-MHC 複合体は体細胞の形質膜に組み込まれる．この複合物を形質膜に組み込むことを**抗原提示 antigen presentation** という．ペプチド断片が**自己タンパク質 self-protein** 由来であると，T 細胞はその抗原-MHC 複合体を無視する．しかし**外来性タンパク質 foreign protein** であると，T 細胞が抗原-MHC 複合体を侵入者

として認識し，免疫反応が起る．抗原の処理と提示は抗原が体細胞外にあるか内にあるかによって 2 つの違った方法で行われる．

外来性抗原の処理　体細胞**外**の体液中に存在する外来抗原は**外因性抗原 exogenous antigens** という．それには細菌，細菌毒素，寄生虫，吸入された花粉や塵，細胞内に侵入前のウイルスなどの侵入者が含まれる．**抗原提示細胞 antigen-presenting cells（APCs）**とよばれる特別の細胞が外因性抗原を処理し提示する．APC には樹状細胞，マクロファージ，B 細胞がある．これらの細胞は戦略上，抗原が自然免疫的防御を破って体内に侵入してきやすい場所，すなわち皮膚の表皮と真皮（ランゲルハンス細胞は樹状細胞の一種）；気道，消化管，尿路，生殖管などの粘膜；そしてリンパ節などに存在している．抗原を処理し提示すると APC はリンパ管によって当該組織からリンパ節へ移住する．

　この抗原提示細胞による外因性抗原の処理と提示の各段階は次のようにして起る（図 22.13）：

❶ **抗原の取込み**．抗原提示細胞は食作用ないしエンドサイトーシスによって外因性抗原を取り込む．この取込みは微生物のような侵入者が自然免疫的防御を破って侵入してくるような身体部位ならどこでも起りうる．

❷ **消化による抗原のペプチド断片化**．ファゴソーム（食胞）ないしエンドソーム中でタンパク質消化酵素が大きな抗原を短いペプチド断片にまで切断する．

❸ **MHC-II 分子の合成**．同時に抗原提示細胞は小胞体（ER）で MHC-II 分子を合成する．

❹ **MHC-II 分子の包み込み**．MHC-II 分子は合成されると小胞内に包み込まれる．

❺ **小胞の融合**．抗原ペプチド断片を含む小胞と MHC-II 分子を包む小胞とは互いに重なり融合する．

❻ **ペプチド断片の MHC-II 分子への結合**．2 つの小胞が融合したのち，抗原ペプチド断片は MHC-II 分子に結合する．

❼ **MHC-II 複合体の形質膜への組込み**．抗原-MHC-II 複合体を含む融合小胞はエクソサイトーシスを起す．その結果，抗原-MHC-II 複合体は形質膜に組み込まれる．

　抗原を処理した後，抗原提示細胞は T 細胞に抗原を提示するためにリンパ組織へと移動する．リンパ組織中では，適合する形をしたレセプターをもつ少数の T 細胞がその抗原断片-MHC-II 複合体を認識してそれに結合し，獲得性免疫反応の引き金をひく．抗原提示細胞により MHC-II とあわせて外因性抗原を提示することに

図 22.13 抗原提示細胞（APC）による外因性抗原の処理と提示.

外因性抗原の断片は処理を受けたのち，MHC-Ⅱ分子とともに抗原提示細胞（APC）の表面に提示される.

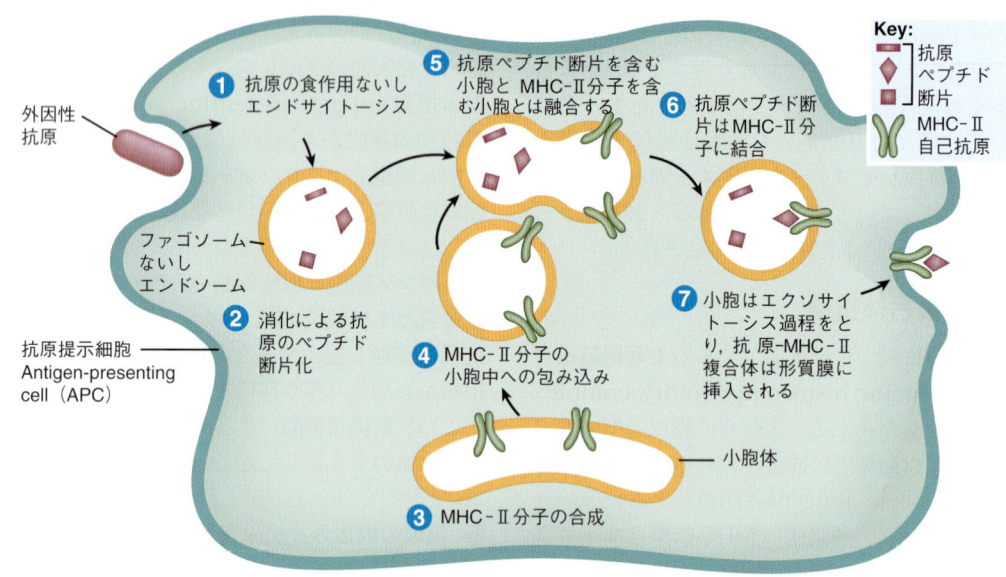

APC は外因性抗原を MHC-Ⅱ分子とともに提示する

Q APC とはどのようなタイプの細胞か？　体内ではどんなところに存在しているか？

よって T 細胞に体内に侵入者が存在すること，戦闘を開始すべきことを伝える.

内因性抗原の処理　体細胞**内**に存在する外来抗原は**内因性抗原** endogenous antigens とよばれる. このような抗原にはウイルスが細胞に感染し，細胞の代謝機構を乗っ取ったことによってつくられるウイルスタンパク質や細胞内に寄生する細菌のつくる毒素，腫瘍細胞が合成する異常タンパク質などがある.
　感染細胞による内因性抗原の処理と提示の過程は以下の通りである（図 22.14）：

❶ 消化による抗原のペプチド断片化. 感染細胞中でタンパク質消化酵素が内因性抗原を短いペプチド断片へと切断する.
❷ MHC-Ⅰ分子の合成. 同時に感染細胞は小胞体（ER）で MHC-Ⅰ分子を合成する.
❸ ペプチド断片の MHC-Ⅰ分子への結合. 抗原ペプチド断片は ER に入り MHC-Ⅰ分子に結合する.
❹ MHC-Ⅰ分子の包み込み. MHC-Ⅰ分子は ER から小胞内へと包み込まれる.

❺ MHC-Ⅰ複合体の形質膜への挿入. 抗原-MHC-Ⅰ複合体を含む小胞はエクソサイトーシスを起す. その結果，MHC-Ⅰ複合体は形質膜に組み込まれる.

　生体のほとんどの細胞は内因性抗原を処理し提示できる. MHC-Ⅰ分子に結合した内因性抗原の提示は細胞が感染を受け，助けを必要としていることを伝える.

サイトカイン

　サイトカイン cytokines は細胞増殖，分化といった正常細胞の多くの機能を促進したり，抑制したりする小分子のタンパク質性ホルモンである. リンパ球や抗原提示細胞は，線維芽細胞，内皮細胞，単球，肝細胞，腎細胞と同じように，サイトカインを分泌する. ある種のサイトカインは赤色骨髄中の血球前駆細胞の増殖を刺激する. その他のサイトカインは表 22.2 に示したように，自然免疫的防御や獲得免疫反応に関与する細胞の活性を制御する.

図22.14 感染体細胞による内因性抗原の処理と提示.

内因性抗原の断片は処理を受けたのち, MHC-Ⅰ分子とともに感染体細胞の表面に提示される.

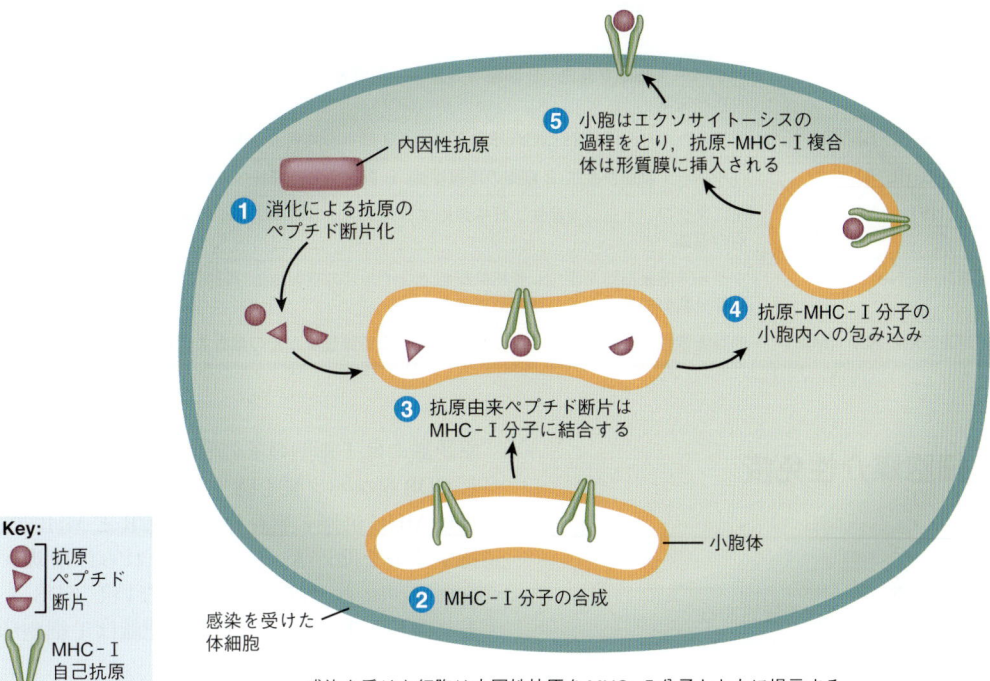

感染を受けた細胞は内因性抗原を MHC-Ⅰ分子とともに提示する

Q 内因性抗原の例としてどんなものがあるか.

🩺臨床関連事項

サイトカイン療法

　サイトカイン療法 cytokine therapy とは医学的治療にサイトカインを用いることである. インターフェロンはヒトのある種の癌にある程度有効なことが知られた最初のサイトカインである. アルファインターフェロン (Intron A®) は後天性免疫不全症候群 (AIDS) の原因ウイルス HIV の感染者で発生しやすい腫瘍であるカポジ肉腫の治療として米国で認可されている. アルファインターフェロンのその他の認可用途としては, ヘルペスウイルスによる性器ヘルペスの治療, B型・C型肝炎ウイルスによる B型・C型肝炎の治療, 有毛状細胞性白血病の治療などがある. ベータインターフェロンの一つ (Betaseron®) は多発性硬化症 (MS) の進行を遅らせ, MS 発作の頻度と重症度を軽減する. インターロイキンの中で腫瘍の治療に最も広く用いられているのは IL-2 である. その治療は一部の患者で腫瘍の退縮に有効であるが, また毒性も強い可能性がある. その副作用としては高熱, 強い疲労感, 肺水腫による呼吸困難, ショックをもたらす低血圧などがある.

チェックポイント

13. 免疫担当能とはなにか, どの体細胞がそれを発揮するか.
14. 主要組織適合複合体クラスⅠ, クラスⅡ自己抗原はいかにして機能を発揮するか.
15. 抗原はどのようにしてリンパ組織に到達するか.
16. 抗原提示細胞はどのようにして外来性, 内因性の抗原を処理するか.
17. サイトカインとはなにか, どこで生成され, どのように作用するか.

サイトカイン	産生細胞と機能
インターロイキン 1（IL-1）	マクロファージが産生；ヘルパー T 細胞の増殖促進；視床下部に作用して発熱惹起.
インターロイキン 2（IL-2）	ヘルパー T 細胞が産生；ヘルパー T 細胞，細胞傷害性 T 細胞，B 細胞の増殖を共刺激；NK 細胞の活性化.
インターロイキン 4（IL-4）（B 細胞刺激因子）	ヘルパー T 細胞が産生；B 細胞を共刺激；形質細胞の IgE 抗体分泌を惹起（表 22.3 参照）；T 細胞の成熟促進.
インターロイキン 5（IL-5）	一部のヘルパー T 細胞と肥満細胞が産生；B 細胞の共刺激；形質細胞の IgA 抗体分泌を惹起.
インターロイキン 6（IL-6）	ヘルパー T 細胞が産生；B 細胞の増殖促進，B 細胞の形質細胞への分化促進，形質細胞の抗体分泌促進.
腫瘍壊死因子（TNF）	主にマクロファージが産生；好中球やマクロファージの炎症部への集積促進，さらにそれらの殺菌作用の促進.
インターフェロン（IFNs）	ウイルス感染細胞が産生し非感染細胞でウイルスの複製阻止；細胞傷害性 T 細胞や NK 細胞の活性化，細胞分裂の抑制，および腫瘍形成の阻止.
マクロファージ遊走阻止因子（MIF）	細胞傷害性 T 細胞が産生；マクロファージの感染部位からの離脱を阻止.

表 22.2　免疫反応に関与するサイトカインの要約

22.8　細胞媒介性免疫

目　標

- 細胞媒介性免疫反応の各過程を要約する.
- ナチュラルキラー細胞と細胞傷害性 T 細胞の作用を区別する.
- 免疫学的監視機構を定義する.

　細胞媒介性免疫反応は特異抗原により，ごく少数の T 細胞が**活性化** activation されることにより開始される. T 細胞は活性化されると，クローン選択 clonal selection を起す. クローン選択とは，リンパ球が特定の抗原に反応すると増殖（数回の細胞分裂）し，分化（より特化した細胞の形成）する過程であることを思い出してほしい. クローン選択の結果，元のリンパ球と同一の抗原を認識できる細胞群のクローン clone が形成される（図 22.11 参照）. T 細胞クローンの一部はエフェクター細胞となり，クローンの他の細胞は記憶細胞となる. T 細胞クローンのエフェクター細胞は最終的に侵入者が**排除** elimination されるように免疫反応を遂行する.

T 細胞の活性化

　普段，ほとんどの T 細胞は不活性である. 前項で学んだように，**T 細胞レセプター** T-cell receptors（TCRs）とよばれる T 細胞表面の抗原受容体は，抗原-MHC 複合体で提示された特異的な外来抗原断片を認識して結合する. 各々が特定の抗原-MHC 複合体を認識できる固有の TCR をもつ無数に近い異なった T 細胞が存在する. ある抗原が生体に侵入する際には，その抗原を認識し結合できる TCR をもつのはごく少数の T 細胞である. 抗原認識には T 細胞のその他の表面分子である CD4 ないし CD8 タンパク質も関与している. これらのタンパク質は MHC 抗原と相互作用し TCR と MHC の結合を維持するのを助ける. そのためそれらは**補助レセプター** coreceptor とよばれる. CD4 ないし CD8 タンパク質と共同した TCR による抗原の認識は T 細胞活性化の**最初の信号** first signal となる.

　T 細胞は外来抗原に結合し，しかも同時に**共刺激** costimulation とよばれる過程である**第二の信号** second signal を受けた時のみ活性化する. 20 以上もの既知の共刺激の中には**インターロイキン 2** interleukin-2（IL-2）のようなサイトカインもある. 他の共刺激には，一対の形質膜分子が含まれる. その分子対の一方は T 細胞表面に他方は抗原提示細胞表面にあり，2 つの細胞を互いに一定時間接着させることができる.

　T 細胞を活性化するには，2 つの信号が必要なことは自動車を発車させることに少し似ている. 正しい鍵（抗原）を点火装置（TCR）に差し込んで回すと，車は始動する（特異抗原の認識）が，ギアを前進（共刺激）に移さないと車は前に進まない. 共刺激が必要なことは免疫反応が偶発的に生じるのを防いでいるのかもしれない. 異なった共刺激は活性化された T 細胞を異なった方向に導く. あたかも車のギアを後進に移すと，前進に移した時と違った結果が生じるようなものである. さらに，共刺激なしに抗原認識（レセプターへの抗原の結合）をすると，T 細胞も B 細胞も**アネルギー** anergy とよばれる長期の**休止状態** state of inactivity に陥ってしまう. アネルギーは車でいうと，ガソリンがなくなるまで，ギアをニュートラルにしてエンジンをかけっ放しにしておくようなものである！

　T 細胞は 2 つの信号（抗原認識と共刺激）を受けると

活性化される．活性化されたT細胞はついでクローン選択を起す．

ヘルパーT細胞の活性化とクローン選択

　CD4を表示しているT細胞の多くは**ヘルパーT細胞 helper T cells**になる．それは**CD4 T細胞 CD4 T cells**としても知られる．不活性の（休止期の）ヘルパーT細胞はAPC（抗原提示細胞）表面の主要組織適合複合体クラスII（MHC-II）分子に会合している外因性抗原の断片を認識する（図 22.15）．CD4タンパク質の助

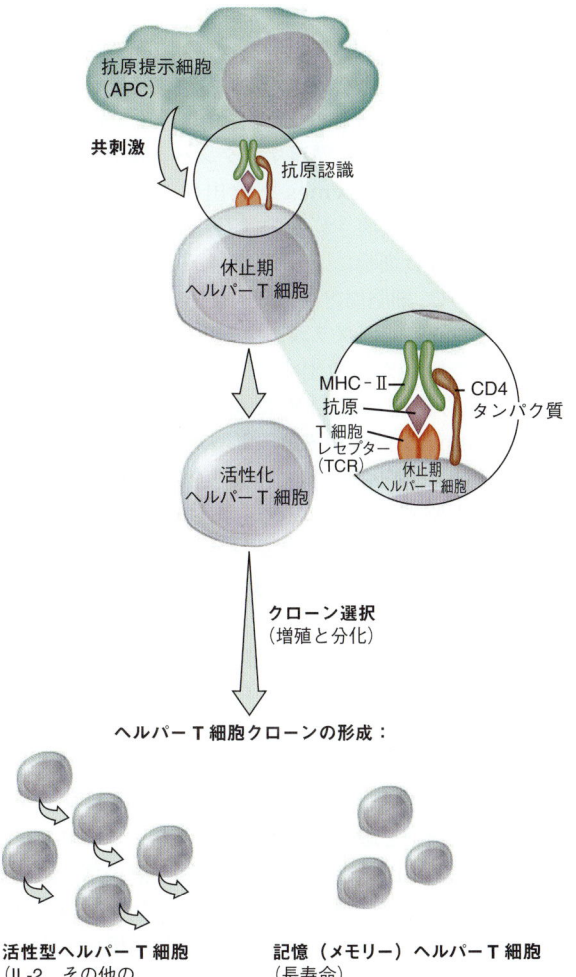

> **図 22.15**　ヘルパーT細胞の活性化とクローン選択.

> ひとたび活性化すると，ヘルパーT細胞は活性型ヘルパーT細胞と記憶（メモリー）ヘルパーT細胞のクローンを形成する.

抗原提示細胞
（APC）

共刺激

抗原認識

休止期
ヘルパーT細胞

MHC-II　CD4
抗原　　タンパク質
T細胞
レセプター
（TCR）
休止期
ヘルパーT細胞

活性化
ヘルパーT細胞

クローン選択
（増殖と分化）

ヘルパーT細胞クローンの形成：

活性型ヘルパーT細胞
（IL-2，その他の
サイトカインを分泌）

記憶（メモリー）ヘルパーT細胞
（長寿命）

Q T細胞の活性化における第一のシグナルと第二のシグナルはなにか？

けによって，ヘルパーT細胞と抗原提示細胞APCとは互いに相互作用し（抗原認識），共刺激が生じ，ヘルパーT細胞は活性化される．

　ひとたび活性化されるとヘルパーT細胞はクローン選択を起す（図 22.15）．その結果，活性型ヘルパーT細胞と記憶ヘルパーT細胞とからなる一つのヘルパーT細胞クローンが形成される．共刺激を受けて数時間以内に**活性型ヘルパーT細胞 active helper T cells**はさまざまなサイトカインを分泌し始める（表 22.2 参照）．ヘルパーT細胞によって産生されるきわめて重要なサイトカインの一つはインターロイキン2（IL-2）である．このサイトカインは実際ほとんどの免疫反応に必要であり，T細胞増殖誘導の主役である．IL-2は休止期にあるヘルパーT細胞や細胞傷害性T細胞にとって共刺激として作用するし，T細胞，B細胞，ナチュラルキラー（NK）細胞の活性化と増殖を増強する．IL-2の作用としては有用なポジティブフィードバックシステムのよい例が挙げられる．以前述べたように，ヘルパーT細胞は活性化されるとIL-2を分泌し始め，IL-2はそれを分泌した細胞の形質膜上のIL-2レセプターに結合してオートクリン（自己分泌）的に働く．一つの作用は細胞分裂の刺激である．ヘルパーT細胞が増殖する時，T細胞はより多くのIL-2を産生し，それはさらに細胞分裂を誘導するので，ポジティブフィードバックが生じることになる．IL-2は近隣のヘルパーT細胞，細胞傷害性T細胞，あるいはB細胞上のIL-2レセプターに結合してパラクリン（傍分泌）的に働く可能性もある．もしこれらの近傍の細胞の中のいずれかにすでに抗原を結合しているものがあれば，IL-2はそれらを活性化する共刺激として働く．

　ヘルパーT細胞クローンのうち**記憶ヘルパーT細胞 memory helper T cells**は活性をもたない．しかし，将来同一の抗原が生体に侵入してくると記憶ヘルパーT細胞は急速に増殖し，より多くの活性型ヘルパーT細胞と記憶ヘルパーT細胞とに分化する．

細胞傷害性T細胞の活性化とクローン選択

　CD8を表出しているT細胞の多くは**細胞傷害性T細胞 cytotoxic T cells**となる．**CD8 T細胞 CD8 T cells**とも表記される．細胞傷害性T細胞は，(1) ウイルスなど微生物の感染を受けた体細胞，(2) ある種の腫瘍細胞，(3) 移植組織の細胞など，これらの表面の主要組織適合複合体クラスI（MHC-I）分子と結合した異質抗原を認識する（図 22.16）．認識にはMHC-Iとの結合を維持するためにTCRとCD8タンパク質とが必要である．抗原認識後，共刺激が起る．細胞傷害性T細胞が活性化されるためには，すでに同一抗原のコピーに結合した活性化ヘルパーT細胞から産生されるIL-2

図 22.16　細胞傷害性 T 細胞の活性化とクローン選択.

ひとたび活性化すると，細胞傷害性 T 細胞は活性型細胞傷害性 T 細胞と記憶（メモリー）細胞傷害性 T 細胞のクローンを形成する.

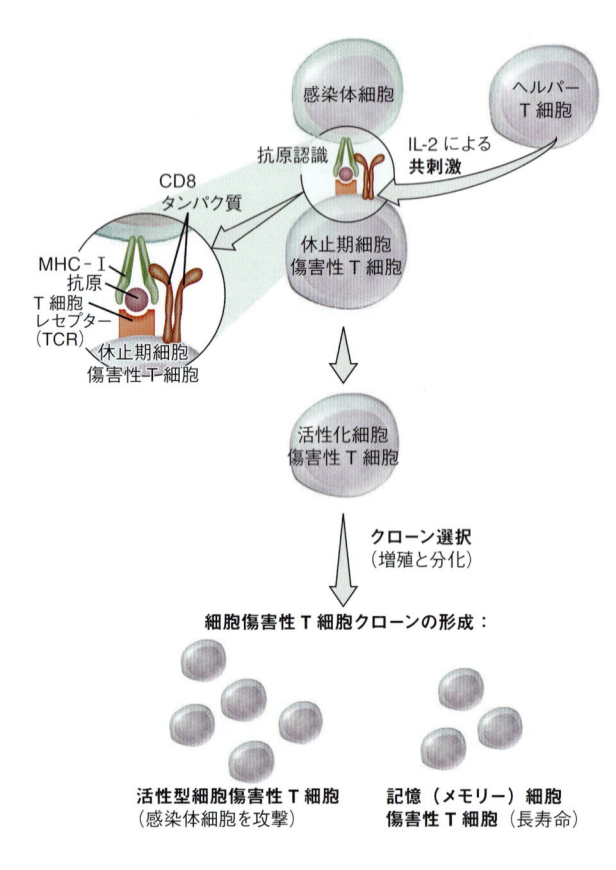

Q 細胞傷害性 T 細胞の CD8 タンパク質の機能はなにか？

ないし他のサイトカインによる共刺激が必要である（ヘルパー T 細胞は MHC-II 分子と会合した抗原によって活性化されることを思い出してほしい）. したがって，このように細胞傷害性 T 細胞が**最大活性化** maximal activation されるには MHC-I と MHC-II との両方の分子と会合した抗原の提示が必要である.

　細胞傷害性 T 細胞は活性化されると，クローン選択を起す. その結果，活性型細胞傷害性 T 細胞と記憶細胞傷害性 T 細胞とからなる細胞傷害性 T 細胞のクローンが形成される. **活性型細胞傷害性 T 細胞 active cytotoxic T cells** は抗原の感染を受けた体細胞を攻撃する. **記憶細胞傷害性 T 細胞 memory cytotoxic T cells** は感染体細胞を攻撃しないが，その代り将来同じ抗原が生体に侵入してくると急速に増殖し，より多くの活性型細胞傷害性 T 細胞と記憶細胞傷害性 T 細胞とに分化することができる.

侵入者の排除

　細胞傷害性 T 細胞は細胞媒介性免疫反応において，いわば外来性侵入者と戦う前線の兵士である. それらは二次性リンパ器官や組織を離れて遊走し感染標的細胞，腫瘍細胞，移植された細胞をみつけ出してそれらを破壊する（図 22.17）. 細胞傷害性 T 細胞は標的の細胞を認識しそれに接着する. そして"致死的一撃"を加えて標的細胞を殺す.

　細胞傷害性 T 細胞はナチュラルキラー細胞がするのときわめて似たやり方で感染標的細胞を殺す. 主な相違点というのは，細胞傷害性 T 細胞は特定の微生物に対する特異的レセプターをもつので，その特定の微生物の感染を受けた標的細胞のみ殺すのに対し，ナチュラルキラー細胞は広範にさまざまな微生物に感染した細胞を破壊できる点である. 細胞傷害性 T 細胞は感染標的細胞を殺す 2 つの主要な方法をもっている.

1. 細胞傷害性 T 細胞はその表面のレセプターを用いて，微生物抗原を表出している感染標的細胞を認識しそれに結合する. その細胞傷害性 T 細胞はついでアポトーシスを誘導するタンパク質分解酵素**グランザイム granzymes** を放出する（図 22.17 a）. 感染細胞が破壊されると，その細胞から遊離された微生物は食細胞によって殺される.

2. あるいは，細胞傷害性 T 細胞は感染体細胞に結合し，パーフォリン，グラニュリシンという 2 つのタンパク質を顆粒から放出する. **パーフォリン perforin** は標的細胞の形質膜に組み込まれ，膜に穿孔（channel；筒状の孔）を形成する（図 22.17 b）. その結果，細胞外液が標的細胞内に流入して細胞融解（細胞破裂）が起きる. 細胞傷害性 T 細胞中の他の顆粒は**グラニュリシン granulysin** を放出し，その流路を通って感染細胞に入り込み，中の微生物の細胞膜に孔を開けてそれを殺す. 細胞傷害性 T 細胞はまた標的細胞中の酵素を活性化する**リンホトキシン lymphotoxin** という毒性分子を放出して標的細胞を破壊することもある. これらの酵素は標的細胞の DNA を分断化し，細胞は死滅する. さらに，細胞傷害性 T 細胞はガンマインターフェロンを分泌し食細胞を遊走させ活性化したり，マクロファージ遊走阻止因子を分泌して食細胞が感染部を離れるのを阻止する. 標的細胞から離れた細胞傷害性 T 細胞はさらに別の標的細胞をみつけて破壊することができる.

免疫学的監視機構

　正常な細胞が癌細胞に変化すると，それは，しばしば

図 22.17　**細胞傷害性 T 細胞の作用.** "致死的な一撃"を与えたのち，細胞傷害性 T 細胞は標的を離れ，同じ抗原を表出する他の感染標的細胞を攻撃することができる.

細胞傷害性 T 細胞はアポトーシスの引き金を引くグランザイムと感染標的細胞の細胞融解を招くパーフォリンを放出する.

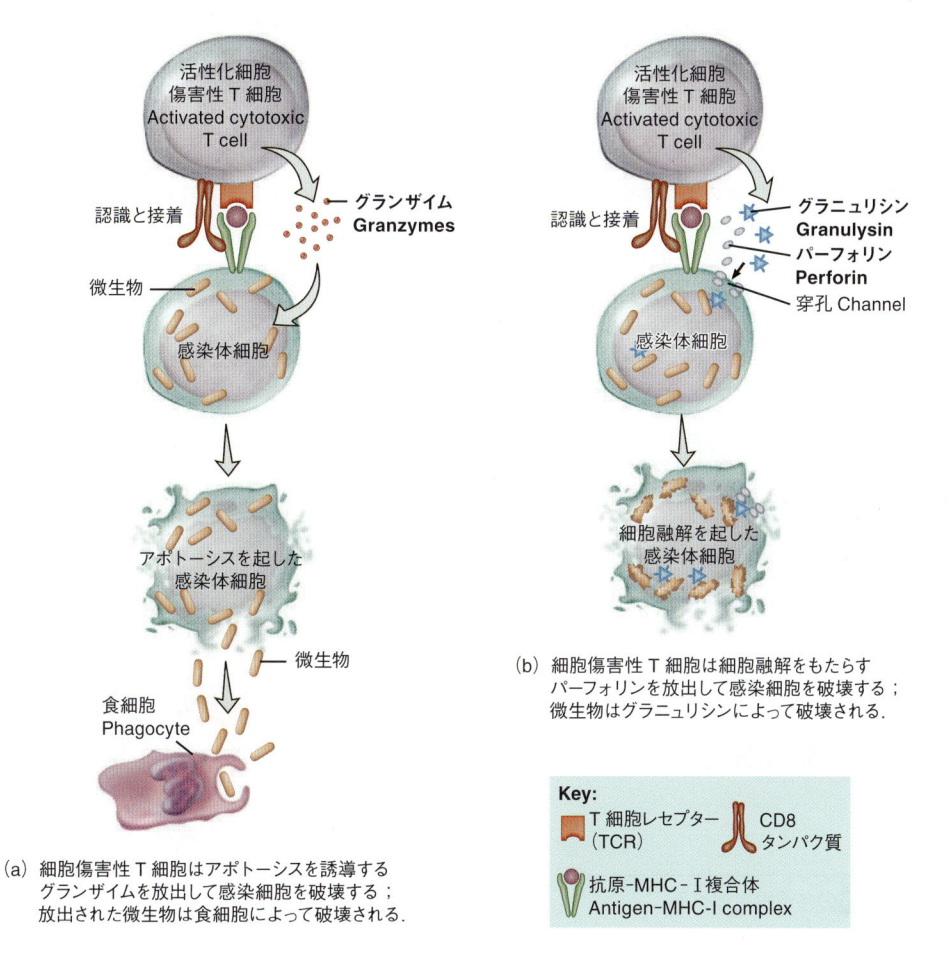

（a）細胞傷害性 T 細胞はアポトーシスを誘導するグランザイムを放出して感染細胞を破壊する；放出された微生物は食細胞によって破壊される.

（b）細胞傷害性 T 細胞は細胞融解をもたらすパーフォリンを放出して感染細胞を破壊する；微生物はグラニュリシンによって破壊される.

Key:
T 細胞レセプター（TCR）
CD8 タンパク質
抗原-MHC-I 複合体
Antigen-MHC-I complex

Q　微生物に感染した細胞のほかに，どんな細胞が細胞傷害性 T 細胞の標的細胞として攻撃を受けるか？

腫瘍抗原 tumor antigens という新しい細胞表面成分を表出する. これらの分子は，正常細胞表面にはもしあってもまれにしか表出されない. 免疫系が腫瘍抗原を非自己として認識すると，それをもつ腫瘍細胞ならすべて破壊することができる. このような免疫反応は**免疫学的監視機構 immunological surveillance** というが，細胞傷害性 T 細胞，マクロファージ，ナチュラルキラー（NK）細胞によって遂行される. 免疫学的監視機構は発癌ウイルスによる腫瘍細胞を排除するのに最も有効である. このような理由から，移植拒絶反応を抑えるために免疫抑制薬を服用している移植患者ではウイルス関連腫瘍の発生率が高い. ただし，他の腫瘍の危険性は増加しない.

＄臨床関連事項

移植片拒絶と組織タイピング（組織型決定）

　臓器移植 organ transplantation は損傷を受けたあるいは罹患している心臓，肝臓，腎臓，肺，膵臓などの臓器を他の個体から供与される臓器と置き換えることである. 通常，免疫系は移植臓器のタンパク質を非自己と認識し，それに対して細胞媒介性と抗体媒介性との両方の免疫反応を起す. この現象は**移植片拒絶 graft rejection** として知られている.

　臓器ないし組織の移植が成功するかどうかは**組織適合性 histocompatibility** すなわちドナー（供与者）とレシピエント（受容者）間の組織適合性にかかっている. MHC

がより似ているほど，組織適合性がより大きいほど，移植片が拒絶されない可能性が高い．**組織型決定（組織適合性試験）tissue typing（histocompatibility testing）**がすべての臓器移植の前に行われる．米国では全国的なコンピューター登録がされており，供与臓器が入手された時にいつでも医師が最も組織適合性のある移植が必要なレシピエントを選択するのを助けている．ドナーとレシピエントとの主要組織適合複合体タンパク質が近似しているほど移植片に対する拒絶反応が弱い．

移植片拒絶の危険性を軽減するため，臓器移植を受けた人は免疫抑制薬が与えられる．そのような薬の一つに真菌由来のシクロスポリン cyclosporine がある．これはヘルパー T 細胞からのインターロイキン 2 の分泌を抑えるが，B 細胞への作用はごくわずかである．したがって，一部の病気に対する抵抗力は残したまま拒絶の危険性が少なくなる．

22.9　抗体媒介性免疫

目　標

・抗体媒介性免疫反応の各過程を述べる．
・抗体の化学的性状と作用を列挙する．
・補体系がどのように働くかを説明する．
・感染に対する一次反応と二次反応とを区別する．

生体には多数の異なる T 細胞が存在するだけでなく，多数の異なる B 細胞が存在する．それぞれは特異抗原に反応することができる．細胞傷害性 T 細胞がリンパ組織を離れ，外来抗原を探し出して破壊するのに対して，B 細胞はその場に留まったままである．外来抗原の存在下で，リンパ節，脾臓，粘膜関連リンパ組織の抗原特異的な B 細胞が活性化される．続いてクローン選択を起こして，形質細胞と記憶 B 細胞とのクローンを形成する．形質細胞は B 細胞クローンのエフェクター細胞であり，特異抗体を分泌する．抗体はついでリンパや血液中を循環し，抗原侵入部に到達する．

B 細胞の活性化とクローン選択

B 細胞の活性化の過程で，抗原は **B 細胞レセプター B-cell receptors（BCRs）**に結合する（図 22.18）．この B 細胞レセプターは形質膜に組み込まれた膜貫通型のタンパク質で，化学的には最終的に形質細胞から分泌される抗体と同一のものである．B 細胞はリンパないし組織間液中の未処理抗原でも反応可能ではあるが，B 細胞がそれを処理したほうがはるかに強い反応が起る．B 細胞における処理は次のように行われる：B 細胞に取り込まれ，ペプチド断片に破壊され，MHC‐II 自己抗原に結合されて B 細胞の形質膜に運ばれる．ヘルパー T

図 22.18　B 細胞の活性化とクローン選択．形質細胞は実際に B 細胞よりだいぶ大きい．

> 形質細胞は抗体を分泌する．

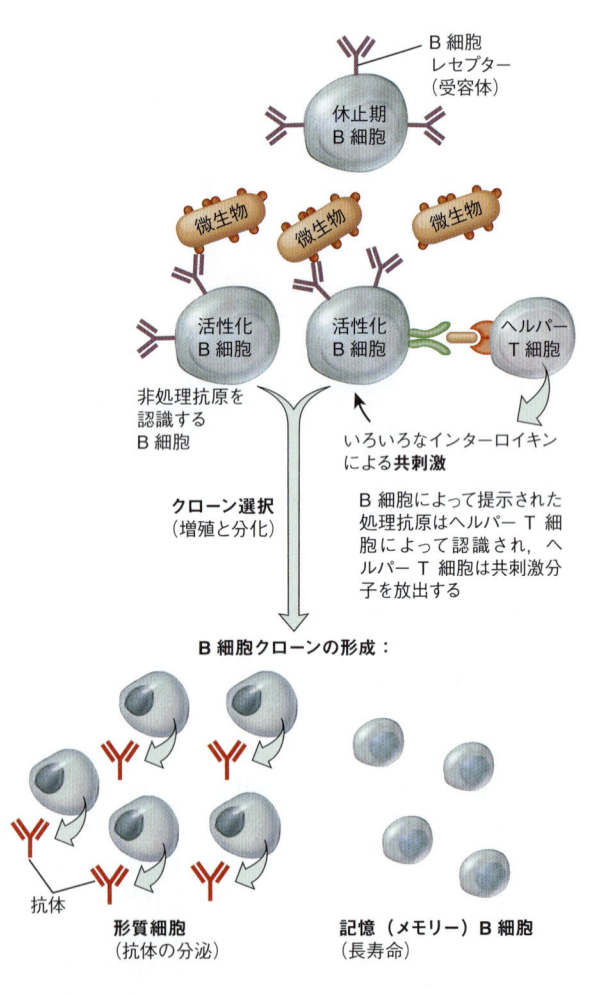

Q ここに示されているクローン内の形質細胞によって分泌される抗体は何種類になるか？

細胞は抗原と MHC-Ⅱ との複合体を認識し，B 細胞の増殖と分化に必要な共刺激を提供する．ヘルパー T 細胞は B 細胞を活性化する共刺激の作用をもつインターロイキン 2 やその他のサイトカインを産生する．

活性化されると B 細胞はクローン選択を起す（図 22.18）．その結果 B 細胞は形質細胞と記憶 B 細胞とからなる B 細胞クローンを形成する．**形質細胞 plasma cells** は抗体を分泌する．抗原に曝露されると 2〜3 日で形質細胞は毎日何億もの抗体を死ぬまで 4〜5 日間分泌する．抗体のほとんどはリンパや血液中を移動し抗原侵入部に達する．インターロイキン 4 やインターロイキン 6 もヘルパー T 細胞から分泌され，B 細胞の増殖や，形質細胞への分化，形質細胞からの抗体の分泌を促進する．**記憶 B 細胞 memory B cells** は抗体を分泌しない．その代り，将来同一抗原が再出現すると迅速に増殖し，より多くの形質細胞や記憶 B 細胞に分化することができる．

抗原が異なると別の B 細胞を刺激して形質細胞や抗原に伴った記憶 B 細胞へと分化させる．特定のクローンの B 細胞はすべて，1 種類の抗体しか分泌できず，その抗体は最初に反応した B 細胞が表出している抗原レセプターと同一のものである．各々の特異抗原はその抗原に特異的な抗体を分泌するようあらかじめ（その B 細胞のもつ遺伝子群の組合せによって）設定されている B 細胞しか活性化しない．形質細胞クローンからつくられた抗体は循環系に入り，その産生を誘導した抗原と抗原-抗体複合体を形成する．

抗　体

抗体 antibody（Ab） はその産生の引き金を引いた抗原上のエピトープと特異的に結合できる．抗体の構造は，鍵穴が特異的な鍵と合致するように，その抗原と適合するようにできている．理論的には，形質細胞は異なる B 細胞レセプター（BCR）がある分，それと同数の異なる抗体を分泌できるはずである．なぜなら，BCR も最終的に形質細胞から分泌される抗体もともに同一の組換えの起った遺伝子分節群が暗号となっているからである．

抗体の構造　抗体はグロブリンという糖タンパク質に属している．それゆえ抗体は**免疫グロブリン immunoglobulins（Igs）** としても知られる．ほとんどの抗体は 4 本のポリペプチド鎖をもっている（図 22.19）．2 本の鎖は互いに同一で**重鎖（H 鎖）heavy（H）chains** とよばれ，各々約 450 のアミノ酸からなる．短い糖鎖がそれぞれの H 鎖に付着している．この別の 2 本のポリペプチド鎖も互いに同一で，**軽鎖（L 鎖）light（L）chains** とよばれ，各々約 220 のアミノ酸からなっている．1 つのジスルフィド結合（S−S 結合）が各々の H 鎖と L 鎖をつないでいる．2 つのジスルフィド結合が 2 つの H 鎖の中央部をつないでいる．抗体のこの部分はかなり可動性があり**蝶番（ヒンジ）部 hinge region** という．ヒンジ部で曲げられるので，抗体の 2 本の腕はいくぶん動くことができて，T 字形か Y 字形（図 22.19 a, b）のいずれかの形にたとえることができる．

図 22.19　**免疫グロブリン G（IgG）抗体の化学構造．** 各免疫グロブリン分子は 4 本のポリペプチド鎖（2 本の重鎖と 2 本の軽鎖）およびそれぞれの重鎖につく短い糖鎖からなる．図（a）：各球は 1 個のアミノ酸を示す．図（b）：V_L は軽鎖の可変領域，C_L は軽鎖の定常領域，V_H は重鎖の可変領域，そして C_H は重鎖の定常領域を示す．

> 抗体はその産生を誘導した抗原上のエピトープとのみ結合する．

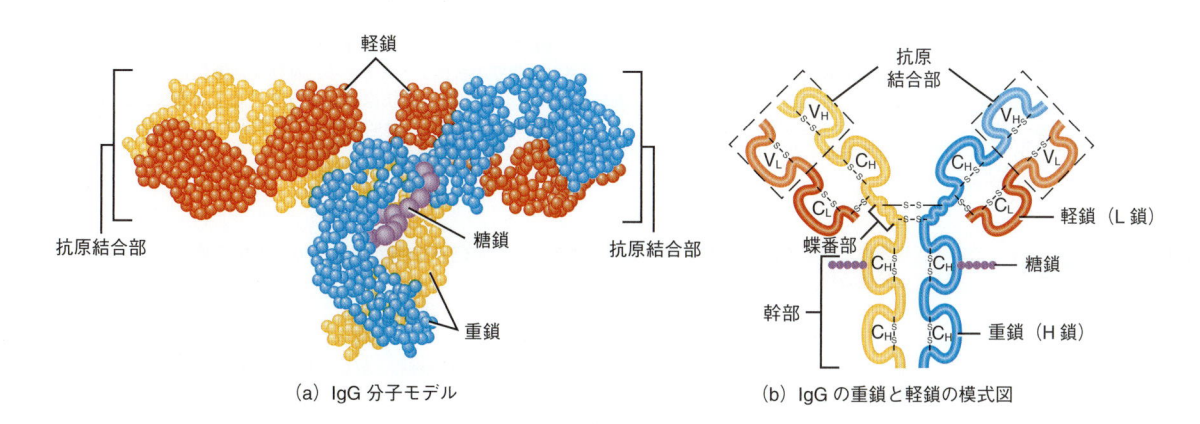

（a）IgG 分子モデル　　　　（b）IgG の重鎖と軽鎖の模式図

Q 抗体分子内の可変領域の機能はなにか？

2本のH鎖のヒンジより先の部分は**幹部 stem region**を形成している.

それぞれのH鎖とL鎖には2つの異なった部位がある.先端のほうは**可変（V）領域 variable（V）regions**といい，**抗原結合部 antigen-binding site** を形成する.この領域は各々の抗体で異なり，特定の抗原を認識し，それに特異的に結合する部位となっている.多くの抗体は2つの抗原結合部をもっているので，**二価 bivalent**とよばれる.ヒンジ部で動けるので，抗体は例えば微生物上のある程度離れて存在する2つのエピトープに同時に結合できる.

H鎖，L鎖の残りの部分は**定常（C）領域 constant（C）region** とよばれ，同一のクラスの抗体すべてでほぼ同一であり，生じる抗原-抗体反応の型に関係している.しかし，H鎖の定常領域は抗体のクラスごとに違っていて，その構造は IgG，IgA，IgM，IgD，IgE とよばれる5つの異なったクラスを区別する基となっている.それぞれのクラスは異なった化学構造をしていて，独特の生物学的役割を果している.IgM 抗体は最初に出現し比較的寿命が短かいので，それが存在することは相手の侵入がごく最近であったことを示す.病気の患者で，特定の生物に対して特異的な IgM が高レベルに存在したら，それによって原因病原体を予測できる.胎児や新生児の感染抵抗性は，主に出生前に母親から胎盤を経由

して移行してきた IgG 抗体と，出生後の母乳中の IgA 抗体とによっている.表22.3に5つのクラスの抗体各々の構造と機能を要約する.

抗体の作用　5つのクラスの免疫グロブリンの作用は若干異なってはいるものの，それらすべてなんらかのかたちで抗原を不活化するように働く.抗体の作用には次のようなものがある：

- **抗原の中和**.抗体が抗原と反応すると，ある種の細菌毒素を遮断または中和したり，ウイルスが宿主細胞に付着するのを防ぐ.
- **細菌の不動化**.もし抗体が運動性をもつ細菌の線毛ないし鞭毛上の抗原に対してつくられると，抗原-抗体反応は細菌の動きを止め，細菌が近くの組織に広がるのを限定する.
- **抗原の凝集と沈降**.抗体は2つ以上の抗原結合部をもっているので，抗原-抗体反応は病原体同士を結びつけて凝集（互いに集塊をつくる）をもたらす.食細胞にとっては凝集した微生物はよりたやすく摂取できる.同様に，可溶性抗原が抗体によって互いにくっつけられると，凝集して溶液から沈殿したり，よりたやすく食作用を受けやすい沈降物となる.
- **補体の活性化**.抗原-抗体複合体は補体系の古典経路

表22.3	免疫グロブリン（Igs）のクラス
名称と構造	**性質と機能**
IgG 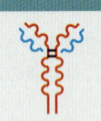	最も多く，血中では全抗体の80%を占める.血液，リンパ，腸管に存在する.単量体（1単位）構造.食作用を促進したり，毒素を中和したり，補体系を起動させることにより細菌やウイルスに対抗する.胎盤を介して母体から胎児に移行しうる唯一の抗体クラスであり，新生児にかなりの免疫力を与える.
IgA 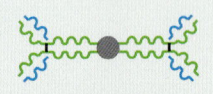	主に汗，涙，唾液，粘液，乳汁，胃腸分泌物中に存在する.それより少ない量で血液やリンパ中に存在する.血中の全抗体の10〜15%を占める.単量体または二量体（2単位）構造として出現.ストレスの際には減少し，感染に対する抵抗力が下がる.細菌やウイルスに対する局所の粘膜防御を提供する.
IgM 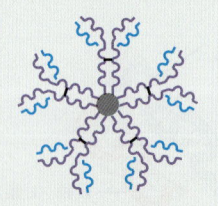	血中の全抗体の5〜10%を占める.リンパ中にも存在する.五量体（5単位）として出現.あらゆる抗原に初めて遭遇した時に形質細胞から分泌される最初の抗体クラスである.補体を活性化し，微生物の凝集や融解を引き起す.また，B細胞表面に単量体として存在して抗原のレセプターとして働く.血漿中では，ABO式血液型の抗A，抗B抗体が存在し，不適合輸血をした時に（赤血球表面の）A型およびB型抗原に結合するが，これらも IgM 抗体である（図19.12 参照）.
IgD 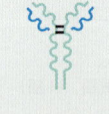	単量体として主にB細胞表面の抗原レセプターとして存在する.B細胞の活性化に関与している.血中の全抗体の約0.2%を占める.
IgE 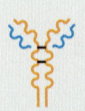	血中の全抗体の約0.1%以下の量で単量体として出現.肥満細胞と好塩基球の細胞表面にも局在.アレルギー反応や過敏症反応などに関与.抗寄生虫防御を提供.

を始動させる（すぐ後で述べる）.

・**食作用の促進**.　抗原が抗体の可変領域に結合すると抗体の幹部は食細胞を引き寄せる旗印として働く.　抗体は，抗原を凝集・沈降させたり，補体を活性化したり，微生物を覆ってよりいっそう食作用を受けやすくすることによって，食細胞の活性を高める.

⚕ 臨床関連事項

モノクローナル（単クローン性）抗体

　特定の抗原に対して形質細胞によって産生された抗体はその個体の血液から回収できる.　しかし，抗原は通常多数のエピトープをもっているので，いくつかの異なったクローンの形質細胞がその抗原に対して各々異なった抗体を産生する.　もし，1個の形質細胞を取り出すことができ，同一形質細胞のクローンへと増殖させることができたら，大量の均質な抗体がつくれるだろう.　残念なことにリンパ球や形質細胞は培養して増やすことが難しい.　そこで科学者はたやすく増え無限に増殖する腫瘍細胞とB細胞とを融合してこの困難を解消した.　つくられた融合細胞は**ハイブリドーマ hybridoma** とよばれる.　ハイブリドーマは同一細胞のクローン由来なので**モノクローナル抗体 monoclonal antibodies（MAbs）**とよばれる純粋で均一な抗体を長期にわたり大量に提供してくれる.　モノクローナル抗体の一つの臨床応用例は，患者血中の薬物濃度を測定することである.　ほかの用途には，連鎖球菌咽頭炎，妊娠，アレルギー，肝炎，狂犬病，一部の性行為感染症などの病気の診断などがある.　MAbs はまた初期の癌を検出したり，転移の広がりを決定したりするのにも用いられてきた.　MAbs は臓器移植に関連した拒絶反応に対抗するワクチンをつくったり，自己免疫疾患を治療したり，おそらくAIDS を治療したりするのにも有用かもしれない.

免疫における補体系の役割

補体系 complement system は肝臓でつくられる30以上のタンパク質からなる防御系であり，血漿中やからだ中の組織内を循環している.　つまりは，補体タンパク質は食作用，細胞融解，炎症をもたらすことにより微生物を破壊する；さらには体組織への過剰な傷害を防ぐこともする.

　多くの補体成分は大文字Cで表記され，発見順に従ってC1からC9まで番号を付して名づけられている.　C1〜C9の補体タンパク質は不活性だが，酵素により切断されて活性化断片（小文字の**a**と**b**で示される）になった時のみ活性型となる.　例えば，不活性の補体成分C3は活性型断片 C3a と C3b とに切断される.　活性断片はC1〜C9補体タンパク質の割断作用を果す.　他の補体タンパク質はB因子，D因子，P因子（プロペルジン）とよばれる.

　補体成分は一つの反応が他の反応の引き金となり，そ

れがさらに他の反応の引き金となるという**カスケード cascade** として働く.　各連鎖反応とともにより多くの産物ができ，実際の効果は何倍にもなる.

　補体の活性化は3つの異なった経路（すぐ後に述べる）で開始され，そのすべてでC3が活性化される.　活性化されるとC3は以下に記すような食作用，細胞融解，炎症をもたらすカスケードを開始する（図22.20）：

① 不活性C3が活性化C3aとC3bとに分割される.

② C3bは微生物の表面に結合し，食細胞上のレセプターがC3bに接着する.　このようにして微生物を覆うことによりC3bは**食作用 phagocytosis** を増強する.　この過程は**オプソニン化 opsonization** という.　オプソニン化は食細胞の微生物への接着を促進する.

③ C3bはまた細胞融解をもたらす一連の反応を開始させる.　まずC3b（訳注：他の分子と複合体を形成して）はC5を分割する.　そのC5b断片はついでC6，C7と結合し，さらには侵入微生物の形質膜に付着する.　ついでC8といくつかのC9分子がほかの補体タンパク質に加わり，全体で筒状の形の**膜侵襲複合体 membrane attack complex** を形成し，形質膜に組み込まれる.

④ 膜侵襲複合体は形質膜に筒状の流路をつくり，**細胞融解 cytolysis** すなわちその流路を通して細胞外液が細胞内に流入することによって微生物細胞の破壊が起る.

⑤ C3aとC5aは肥満細胞に結合し，**炎症 inflammation** 中に血管透過性を増加させるヒスタミンを放出させる.　C5aはまた食細胞を炎症部に呼び寄せる（化学走化）.

　C3は3つの方法で活性化されうる：(1) **古典経路 classical pathway** は抗体が抗原（微生物）に結合した時始まる.　抗原-抗体複合体はC1を結合し活性化する.　その後C3が活性化され，C3の断片は食作用, 細胞融解, 炎症を開始させる.　(2) **第二経路 alternative pathway** では抗体は関与しない.　それは微生物表面の脂質-糖質複合体と補体タンパク質B，D，P因子との相互作用によって開始される.　そしてこの相互作用がC3を活性化する.　(3) **レクチン経路 lectin pathway** では，まず微生物を貪食したマクロファージが化学物質を放出する.　この物質が肝臓に**レクチン lectins** というタンパク質をつくらせる.　レクチンは微生物表面の糖に結合し，最終的にC3の活性化をもたらす.

　ひとたび補体が活性化されると，血中あるいは血球などの体細胞上のタンパク質が活性化C3を分解する.　このようにして補体の破壊能は急速に失われ，その結果，

図22.20 **補体の活性化とその結果.** (Tortora, Funke, and Case, "Microbiology: An Introduction, Eleventh Edition", Figure 16.9, Pearson Benjamin-Cummings, 2013 より引用)

活性化されると，補体タンパク質は食作用や細胞融解，そして炎症を増強する.

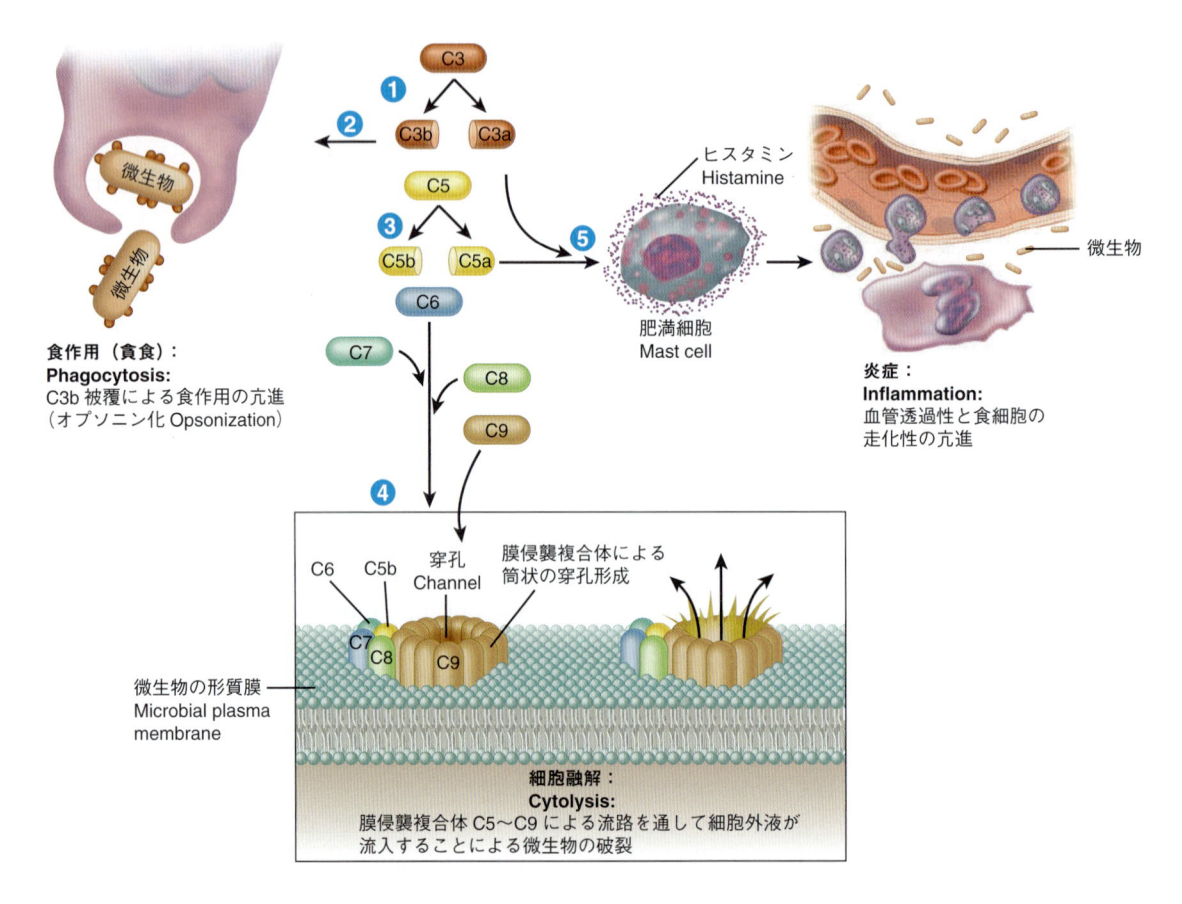

Q 補体の活性化に抗体が関与する経路はなにか？　またそれはなぜか説明せよ.

体細胞への傷害が軽減される.

免疫学的記憶

　免疫反応の特徴は過去に免疫反応を惹起させた特異抗原に対してきちんと記憶が残されるということである. **免疫学的記憶 immunological memory** (immunologic memory) は，長く残存する抗体と非常に寿命の長いリンパ球が存在することによる. それらのリンパ球というのは，抗原に刺激された B 細胞と T 細胞のクローン選択のあいだに生じたものである.

　細胞媒介性であろうと抗体媒介性であろうと，免疫反応は最初の抗原との出合いよりも，2 回目あるいはそれ以降の出合いのほうがより速くより強力である. 最初はごくわずかな細胞しか反応に適正な特異性を有しておらず，免疫反応の強さがピークに達するのに数日を要するだろう. 抗原に初めて出合った後は数多くの記憶細胞が存在するので，同じ抗原が次に現れた時には細胞は数時間以内に増殖し，ヘルパー T 細胞や細胞傷害性 T 細胞や形質細胞に分化する.

　免疫学的記憶の一つの尺度は**抗体価** antibody titer とよばれる血清中の抗体の量である. 抗原との最初の接触後数日間は抗体が検出されない. ついで抗体価はまず IgM ついで IgG とゆっくり上昇し，そして次第に下降していく（図 22.21）. これを**一次反応 primary response** とよぶ.

　記憶細胞は何十年も残存する可能性がある. 同じ抗原に出合うごとに記憶細胞の増殖は急速に起る. 再び抗原と出合った後の抗体価は，1 度目の反応の時よりもはるかに大きく，主に IgG 抗体からなる. この加速されたより強い反応は**二次反応 secondary response** とよば

図22.21 抗原に対する一次反応と二次反応における抗体産生.

> 免疫学的記憶はワクチン接種による免疫化が成功するよりどころとなる.

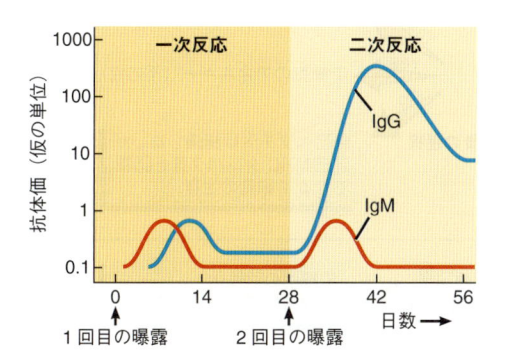

Q このグラフによれば, 血中の IgG は一次反応よりも二次反応のほうがどの程度多く循環していることになるか（ヒント: 縦軸の抗体価は 10 倍単位の表示である）.

れる. 二次反応でつくられた抗体は, 一次反応の時につくられた抗体よりも抗原とより高い親和性があるので, 抗原の排除により有効である.

一次反応と二次反応は微生物感染時に起る. 抗微生物薬を使わなくとも感染から回復するのは, 通常一次反応のおかげである. のちに同一の微生物の感染を受けた時は二次反応が早く起きるので, 感染の症状や徴候が出る前に微生物が壊されてしまう.

免疫学的記憶は特定の病気（例えばポリオ）に対するワクチンによる免疫の根拠となっている. ワクチンを受ける際には**弱毒化** attenuated したあるいは死菌全体か一部が用いられるが, それを受けると B 細胞と T 細胞が活性化される. 次に感染微生物として生きた病原体に出合った時は, 生体は二次反応を開始する.

表 22.4 に獲得免疫が成立するための多彩な方法を要約する.

チェックポイント

21. 5 つの抗体のクラスは, 構造上, 機能上どう異なるか.

22. 細胞媒介性免疫反応と抗体媒介性免疫反応とはどのように類似し, どのように異なるのか.

23. どのようにして補体系は抗体媒介性免疫反応を増幅するか.

24. 抗原に対する二次反応は一次反応と比べどう違うか.

表 22.4 獲得免疫の成立過程

免疫の種類	成立方法
自然獲得による能動免疫	微生物との接触後, B 細胞と T 細胞の抗原認識および共刺激によって, 抗体産生形質細胞, 細胞傷害性 T 細胞, さらに記憶 B 細胞および記憶 T 細胞の形成が誘導される.
自然獲得による受動免疫	IgG 抗体は胎盤を介して母親から胎児へ移行するし, IgA 抗体は授乳期の母乳により母親から乳児へ移行する.
人為的獲得による能動免疫	ワクチン接種時の抗原は細胞媒介性および抗体媒介性免疫反応を刺激して記憶細胞の産生を促す. 抗原は病原性をなくし免疫原性をもつようにあらかじめ処理されている（これによって免疫反応を誘導するだけで, 目立った病気は起さない）.
人為的獲得による受動免疫	免疫グロブリン（抗体）の静脈内注射.

22.10 自己認識と自己寛容（自己トレランス）

目 標

• 自己認識と自己寛容がどのようにして生じるか説明する.

T 細胞が適切に働くためには, 2 つの特性を備えなくてはならない. (1) T 細胞は自分自身の主要組織適合複合体（MHC）タンパク質を**認識** recognize できねばならないという**自己認識** self-recognition として知られる過程と, (2) T 細胞は自分自身のタンパク質からのペプチド断片に対する**反応性** reactivity を欠如せねばならないという**自己寛容** self-tolerance として知られる条件（図 22.22）. B 細胞もまた自己寛容を示す. 自己寛容を失うと自己免疫疾患の発生につながる（章末"疾患: ホメオスタシスの失調"参照）.

胸腺中の前 T 細胞は**正の選択** positive selection によって自己認識能を獲得する（図 22.22 a）. この過程で一部の前 T 細胞は胸腺皮質内の上皮細胞上の自己 MHC タンパク質と相互作用する T 細胞レセプター（TCRs）を表出する. この相互作用があるからこそ, T 細胞は抗原-MHC 複合体の MHC 部を認識できる. そしてこれらの T 細胞が生き残る. 胸腺上皮細胞と相互作用しなかった他の未熟 T 細胞は自己 MHC タンパク質を認識できない. こうした細胞はアポトーシスに陥って死ぬことになる.

一方, 自己寛容の獲得は T 細胞が胸腺の皮質と髄質との境界部に局在する樹状細胞（訳注: 樹状細胞も関与するが髄質上皮細胞との相互作用のほうが中心である）と相互作用する**負の選択** negative selection とよばれ

図 22.22 自己認識と自己寛容の発現. MHC は主要組織適合複合体. TCR は T 細胞レセプターを示す.

> 正の選択は自己の MHC タンパク質の認識を可能にし, 負の選択は自分のペプチドと他の自己抗原に対する自己寛容を誘導することである.

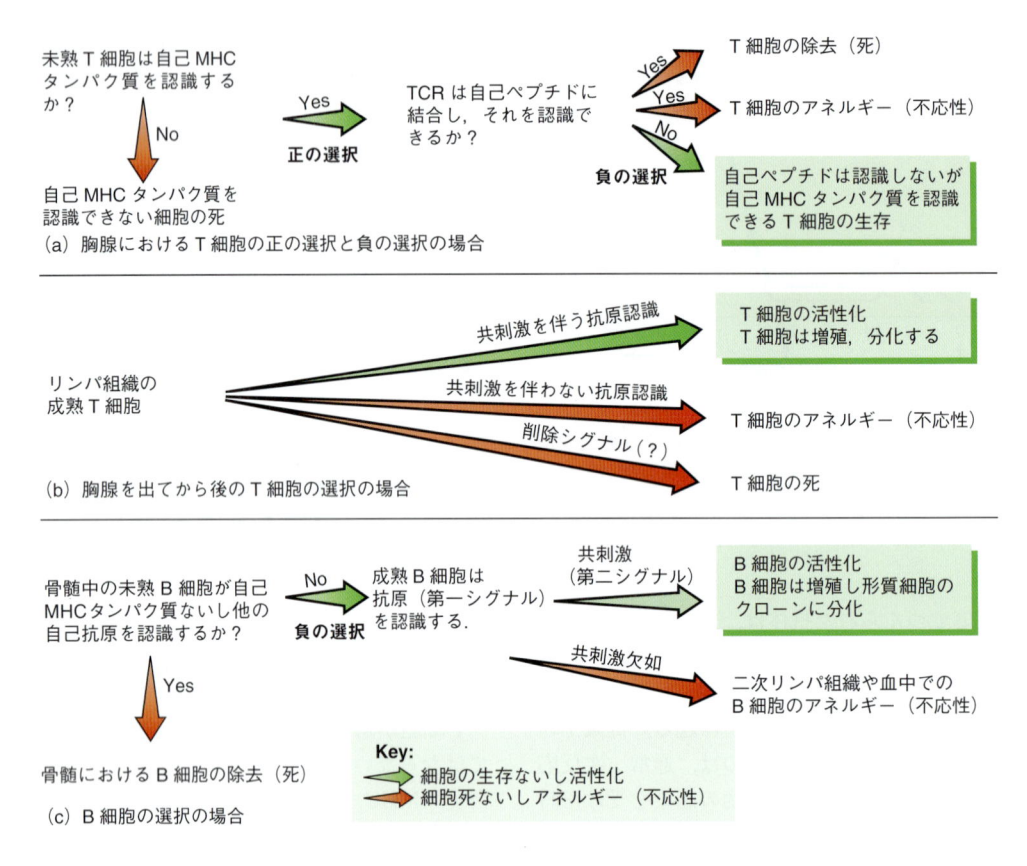

Q 除去とアネルギー (不応性) とはどう違うのか?

る除去過程によって起る. この過程で, 自己ペプチド断片や他の自己抗原を認識するレセプターをもつ T 細胞は除去されるか不応性される (図 22.22 a). 生存するように選択された T 細胞は, 生体内にふつうに存在する分子断片である自己抗原には反応しない. 負の選択が起るのは細胞の除去と不応性つまりアネルギーによる. **除去 deletion** では, 自己反応性 T 細胞はアポトーシスによって死滅する. 一方, **アネルギー anergy** では, T 細胞は生存しているが抗原刺激に対し不応性である. 胸腺中の未熟 T 細胞のうち, わずか 1〜5% が正および負の選択のあいだにアポトーシスを逃れて生き残り, さらに成熟した免疫能を備えた T 細胞として現れるために適切な信号を受ける.

T 細胞は胸腺から出てからも目新しい自己タンパク質に出合う可能性がある. この場合 (訳注：多くの場合共刺激が得られない条件で自己タンパク質に反応する), もし共刺激が得られなければアネルギーになりうる (図22.22 b). 自己反応性 T 細胞の除去は胸腺を離れてからも起りうる.

B 細胞も除去とアネルギーによって寛容になる (図22.22 c). B 細胞は骨髄中で発生してくるあいだにありふれた自己抗原 (MHC タンパク質や血液型抗原など) を認識する抗原レセプターを表出しているものは除去される. しかし, B 細胞がひとたび血中に出ていくと, アネルギーが自己タンパク質に対する反応を防ぐ主な機序のようである. B 細胞が抗原提示細胞と会合していない抗原と出合うと, しばしば必要な共刺激が得られない. この場合には, B 細胞は活性化されるよりむしろアネルギー (不応性) に陥るようである.

表 22.5 に獲得免疫反応に関与する細胞の働きを要約する.

表 22.5	獲得免疫反応に関与する細胞の機能の要約
細 胞	**機 能**
抗原提示細胞 ANTIGEN-PRESENTING CELLS (APCs)	
マクロファージ	外来抗原の処理とT細胞への提示；インターロイキン1の分泌. これによりヘルパーT細胞からのインターロイキン2の分泌の促進とB細胞の増殖, さらにT細胞の成熟を刺激するインターフェロンの分泌を刺激する.
樹状細胞	抗原を処理しT細胞とB細胞に提示；粘膜, 皮膚, リンパ節などに存在.
B細胞	抗原を処理し, ヘルパーT細胞に提示.
リンパ球 LYMPHOCYTES	
細胞傷害性T細胞	アポトーシスを誘導するグランザイム, 細胞融解を来す流路を形成するパーフォリン, 微生物を破壊するグラニュリシン, 標的細胞のDNAを破壊するリンホトキシン, マクロファージを引き寄せてその食作用を高めるガンマインターフェロン, さらに感染部位からのマクロファージの遊走離脱を防ぐマクロファージ遊走阻止因子などを放出して宿主標的細胞を殺す.
ヘルパーT細胞	B細胞と共同して形質細胞の抗体産生を増幅し, T細胞とB細胞の増殖を促進するインターロイキン2を分泌する. 炎症反応を刺激するインターフェロンや腫瘍壊死因子（TNF）を分泌する場合もある.
記憶（メモリー）T細胞	リンパ組織に留まり, 最初に遭遇してから何年経過しようとも侵入抗原を認識する.
B細胞	抗体を産生する形質細胞へ分化する.
形質細胞	抗体を産生し分泌するために最も成熟したB細胞.
記憶B細胞	免疫反応後も生き続けるB細胞で, 将来同じ抗原が侵入する際には直ちに強力に反応できる状況にある細胞.

⚕ 臨床関連事項

腫瘍免疫学

免疫系は腫瘍化細胞に反応するけれども, 毎年多くの人が癌で死亡していることからも示されるように, 腫瘍免疫はしばしば不十分な防御に終っている. 過去25年以上, 腫瘍を検出し, 監視し, 治療するために免疫反応を使う方法を研究する**腫瘍免疫学 cancer immunology** に焦点をあてた多くの研究がなされてきた. 例えば, 大腸のある種の腫瘍は**癌胎児性抗原 carcinoembryonic antigen (CEA)** を, 前立腺癌細胞は**前立腺特異抗原 prostate-specific antigen (PSA)** を血中に遊離する. しかし, これらの抗原は非腫瘍性の状況でも遊離されるので, 血中にこれらの抗原を検出することは腫瘍の確定診断とはならない. それでも, 腫瘍関連抗原が血中に高値で存在する時はしばしば悪性腫瘍の存在を示唆する.

腫瘍細胞に対して強力な攻撃を加えるように免疫系を誘導する方法を見い出すのは, これまで到達できないゴールだっ

た. 多くの異なった方法が試みられたが, ほんのわずかな成功しかみられなかった. 一つの方法は, 血液から不活性のリンパ球を分離し, インターロイキン2を加えて培養し, 発現した**リンホカイン活性化キラー（LAK）細胞 lymphokine-activated killer (LAK) cells** を患者の血中に戻すことである. 一部の例でLAK細胞は劇的な改善をもたらしたが, 多く患者で重症の合併症を起した. 他の方法は, 腫瘍の小さな生検材料からリンパ球を取り出し, インターロイキン2を加えて培養して増殖させた後, この**腫瘍浸潤リンパ球 tumor-infiltrating lymphocytes (TILs)** を再注入することである. TIL治療を受けた悪性黒色腫, 腎細胞癌患者の約1/4で有意に改善がみられている. 現在進行中の多くの研究は, 免疫を用いた方法で腫瘍を治せるであろうという希望を抱かせてくれる.

チェックポイント

25. 正の選択, 負の選択, アネルギーはなにをもたらすのか.

22.11 ストレスと免疫

目 標

• ストレスが免疫に与える影響について述べる.

精神神経免疫学 psychoneuroimmunology (PNI) の学問領域は, 神経系, 内分泌系, 免疫系をつなぐ連絡経路を扱う. PNI研究は, 人びとが長年観察してきた,

思考，感覚，気分，信念といったものが健康状態や病気の経過に影響することを正当化しようとしているようである．例えば，ストレス反応に関連して副腎皮質から分泌されるホルモンであるコルチゾールは免疫系の活性を抑制する．

もしライフスタイルと免疫機能との関係を観察したいなら，大学のキャンパスを訪ねるとよい．学期が進み学習負荷が貯まってくると，学生保健室の待合室にいる学生数の増加がみうけられる．学業のストレスが貯まってくると，健康習慣が変る可能性がある．ストレスがあると多くの人はタバコを喫ったり，アルコールをよけいに飲む．この2つの習慣は至適な免疫機能を害することになる．ストレス下では，免疫能を高める2つの習慣，すなわちよく食べる，規則的に運動するということが少なくなる．

ストレスが健康に与える悪影響に対して抵抗力のある人たちは，自分の仕事を遂行して将来にわたり上手くやっていけるという感覚や，何事においても自分にとってプラスとなるような結果の予想，さらに社会的に支援されているという感覚などをより多く経験している傾向がある．ストレスに対する抵抗力を高めるには，楽観的なものの見方を養い，自分の仕事に没頭し，他の人とのよい関係をつくることである．

適切に睡眠をとり，くつろぐことはとくに免疫系を健全に保つのに大切である．しかし，日中に十分時間がとれない時は夜の時間をうばいがちであろう．睡眠を節約することで，短期的にはわずかの生産的な時間が得られるかもしれない．しかしながらその一方，とくに病気になって数日間仕事ができなくなったり，集中力が損われたり，創造力が遮断されてしまうとすれば，長期的にみれば結局はかなり後れを取ることになってしまう．

たとえ睡眠時間を8時間とっても，ストレスは不眠症をもたらす可能性がある．夜なかなか寝ることができないと気づいたら，ストレス対処法，くつろぐ技術を考える時である．ベッドにつく前にその日の巻き戻しをしなさい．

チェックポイント

26. あなた自身の人生で，ストレスと病気との関係を経験したことがあるか．

22.12 加齢と免疫系

目標

• 免疫系への加齢の影響について述べる．

年齢が進むにつれて，たいていの人たちがあらゆるタイプの感染症や悪性疾患に罹りやすくなる．ワクチンに対する反応は悪くなり，自己抗体（生体自身の分子に対する抗体）をつくりやすくなる傾向がある．さらには，免疫系の機能が低下する．例えば，T細胞は抗原に反応しにくくなり，感染に対してより少ないT細胞しか反応しない．これは年齢に応じた胸腺の退縮，あるいは胸腺ホルモンの産生の減少によるものだろう．T細胞集団が加齢とともに減少するので，B細胞の反応もより低くなる．そのため，抗原の投与に対して十分な抗体レベルは急には上がらず，さまざまな感染に罹りやすくなる．高齢者が毎年インフルエンザワクチンを受けるよう奨められるのはこのような重大な理由による．

チェックポイント

27. 加齢によってT細胞はどのような影響を受けるか．

• • •

リンパ系が体内の他の器官系のホメオスタシスに貢献している多くの役割についてよく理解するため，"ホメオスタシスの観点から：リンパ系および免疫"を調べなさい．

次の23章では，呼吸器系の構造と機能について明らかにし，いかにその働きが神経系によって調節されているかをみることにする．最も重要なことは，呼吸器系がガス交換，すなわち酸素を取り込み，二酸化炭素を排気する仕事をしていることである．心臓血管系は，これらのガスを含んだ血液を肺と組織のあいだを運搬してガス交換を助けている．

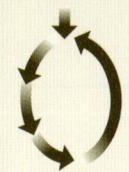# ホメオスタシスの観点から

呼吸器系
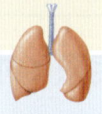

- 扁桃，肺胞マクロファージ，および MALT（粘膜関連リンパ組織）は肺を病原体から守る助けをする．
- リンパ管は肺から余分の組織間液を排導する．

外皮系
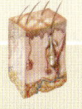

- リンパ管は皮膚の真皮から余分な組織間液や漏れ出した血漿タンパク質を排導する．
- 皮膚中の免疫系細胞（ランゲルハンス細胞）は皮膚を守るのを助ける．
- リンパ組織は汗中の IgA 抗体を供給する．

消化器系

- 扁桃と MALT は消化管から生体に侵入してきた毒素や病原体に対する防御を助ける．
- 消化器系は唾液や胃腸分泌物中の IgA を供給する．
- リンパ管は小腸から吸収した食物脂質や脂溶性ビタミンを捕えて，それらを血液へ転送する．
- リンパ管は消化器系器官から余分な組織間液や漏れ出した血漿タンパク質を排導させる．

骨格系
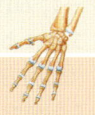

- リンパ管は骨周辺の結合組織から余分な組織間液や漏れ出した血漿タンパク質を排導する．

筋系
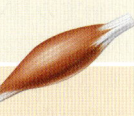

- リンパ管は筋から余分な組織間液や漏れ出した血漿タンパク質を排導する．

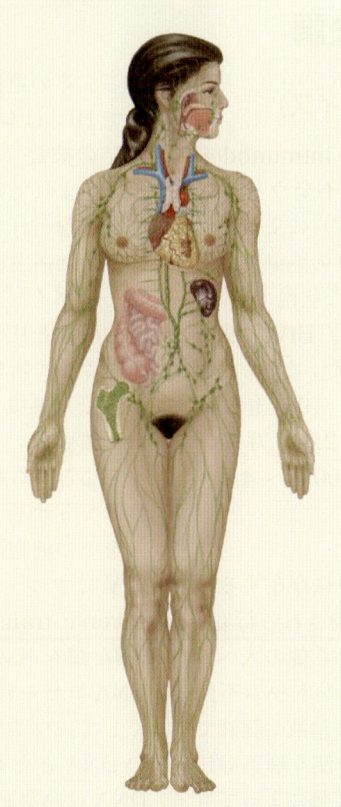
リンパ系と免疫の役割

全身の器官系との関連

- B 細胞，T 細胞と抗体は，有害な外来性侵入者（病原体），他の個体の細胞，腫瘍細胞の攻撃から生体を守る．

泌尿器系
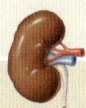

- リンパ管は尿路系臓器から余分な組織間液や漏れ出した血漿タンパク質を排導する．
- MALT は尿道から生体内に侵入してきた毒素や病原体に対する防御の助けをする．

内分泌系
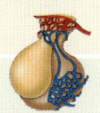

- リンパ流は一部のホルモンやサイトカインの組織への配給を助ける．
- リンパ管は内分泌腺から余分な組織間液や漏れ出した血漿タンパク質を排導する．

生殖器系
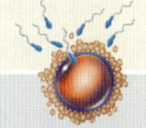

- リンパ管は生殖器系の器官から余分な組織間液や漏れ出した血漿タンパク質を排導する．
- MALT は腟や陰茎から生体内に侵入してきた毒素や病原体に対する防御を助ける．
- 女性で腟内にたまった精子は免疫反応を阻止する機構によって外来性侵入者としての攻撃を受けない．
- IgG 抗体は胎盤を経由して発育中の胎児に達しその防御に役立つ．
- リンパ組織は保育中の母親の乳汁中の IgA 抗体を供給する．

心臓血管系
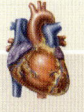

- リンパは毛細血管から濾出した余分の体液や漏れ出した血漿タンパク質を静脈血に戻す．
- 脾臓のマクロファージは老朽化した赤血球を破壊したり，血中の残骸を取り除く．

疾患：ホメオスタシスの失調

後天性免疫不全症候群（AIDS，エイズ）

　後天性免疫不全症候群 acquired immunodeficiency syndrome（AIDS）は**ヒト免疫不全ウイルス** human immunodeficiency virus（HIV）によって免疫系の細胞が進行性に破壊された結果，その感染者がありとあらゆる種類の感染を経験するような状況である．AIDS は HIV 感染の末期症状に相当する．HIV の感染を受け，ウイルスが免疫系をしきりに攻撃している時期であっても何年も症状が出ない人もいる．1981 年に最初の 5 例が報告された後の 20 年間で 2,200 万人が AIDS で死亡している．世界中で現在 3,500 万〜 4,000 万人が HIV に感染している．

HIV の感染　HIV は血液や一部の体液中に存在するので，人と人とのあいだで血液や体液が交換される行為・行動によって，最も効率的に感染（1 人から他の人への伝播）する．つまり，HIV は無防備（コンドーム不使用で）の肛門，腟ないし口での性交により精液や腟液で感染する．また HIV は同じ皮下注射針を使う麻薬静注常用者間のように，血液と血液の直接の接触によっても伝染する．あるいは，誤って HIV で汚染された注射針を刺してしまった医療従事者などもいる．さらには，HIV 感染母体から出生時，あるいは母乳保育を受けるあいだに児へと伝わることもある．

　ラテックス製コンドームを使うことにより，完全ではないものの，腟ないし肛門性交による HIV が伝染したり，あるいはその感染を受ける機会を大幅に減らすことができる．静注麻薬常用者に注射針を共用しないよう奨めることを目的とした公衆衛生計画はこれらの人たちのあいだでの新しい HIV 感染の増加を阻止するのに有効であることがわかった．また，HIV 感染妊婦に特定の薬剤を投薬することも児へのウイルスの伝染を劇的に減らす．

　HIV は非常に弱いウイルスで人体の外では長く生存し得ない．このウイルスは虫刺されなどでは感染しない．HIV 感染者との通常の身体接触，すなわち抱擁や家庭用品の共用などでは伝染しない．このウイルスは加熱（60℃，10 分）や，通常の消毒薬：過酸化水素，消毒用アルコール，家庭用漂白剤あるいはベタジン，ヒビクレンズのような殺菌用洗剤などで洗うことにより，個人用常備用品や医療用器具から駆除することができる．

HIV：構造と感染機構　HIV はタンパク質性被殻（カプシド）に包まれたリボ核酸（RNA）の内核でできて

いる．その遺伝情報は DNA の代りに RNA に存在するので HIV は**レトロウイルス** retrovirus に分類される．HIV の被殻（カプシド）はいくつかの糖タンパク質が組み込まれている脂質二重膜からなる外膜（エンベロープ）で覆われている（図 22.23）．

　生きた宿主細胞の外ではウイルスは複製できない．しかし，ウイルスが宿主細胞に感染し侵入すると，宿主細胞の酵素とリボソームを用いて多数のウイルスのコピーをつくる．新しいウイルスはついには遊出してさらに他の細胞に感染する．宿主細胞への HIV 感染は宿主細胞の形質膜上のレセプターに HIV の糖タンパク質が結合することから始まる．これによって，細胞が受容体依存性エンドサイトーシス（細胞内取込み）によってウイルスをその細胞質に運ぶことになる．宿主細胞中に入ると HIV はタンパク質の被殻を脱ぎ捨て，**逆転写酵素** reverse transcriptase というウイルス酵素でウイルス RNA 鎖を読み取り DNA コピーをつくる．ウイルス DNA コピーはついで宿主の DNA に組み込まれる．かくして，ウイルス DNA は正常の細胞分裂時に宿主細胞の DNA とともに複製される．それに加えてウイルス DNA は感染細胞に無数のウイルス RNA コピーをつくり始めさせ，それぞれのコピーに新しい被殻タンパク質を構築させる．新しい HIV コピーは細胞の形質膜から飛び出して血中を循環し，別の細胞に感染する．

　HIV は主にヘルパー T 細胞をさまざまな方法で障害

図 22.23　ヒト免疫不全ウイルス（HIV），すなわち AIDS を引き起す物体．

> HIV は体液の交換が生じる行為によって最も効率的に感染する．

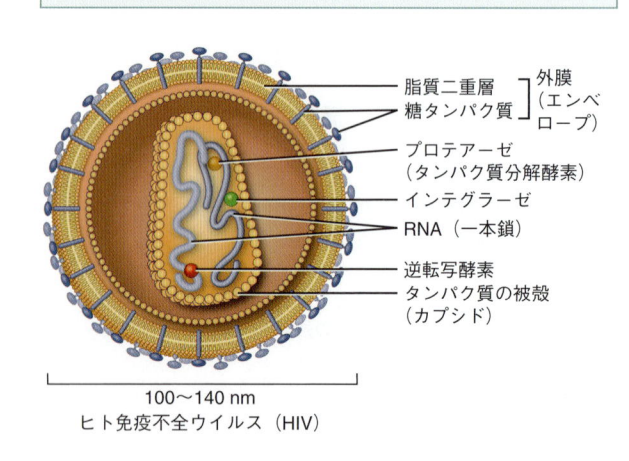

100〜140 nm
ヒト免疫不全ウイルス（HIV）

Q HIV によって免疫系のどの細胞が攻撃を受けるか？

する．毎日 100 億個以上のウイルスコピーがつくられうる．ウイルスは感染細胞の形質膜から急速に出芽していくので，ついには宿主細胞の融解が生じる．加えて，生体防御機構は感染細胞を攻撃し，殺すが，宿しているウイルスすべてを殺せるわけではない．ほとんどのHIV 感染者において，最初は破壊されたのとほぼ同じぐらい速くヘルパー T 細胞が補充される．しかし感染の数年後，生体のヘルパー T 細胞を補充する能力はゆっくりと衰退し，血中のヘルパー T 細胞の数は進行性に減少する．

HIV 感染の徴候，症状，診断

HIV の感染後すぐ，多くの人は一過性のインフルエンザ様の症状を経験する．よくある徴候と症状は，発熱，疲労感，発疹，頭痛，関節痛，咽頭痛，それにリンパ節腫大である．感染者の約 50 ％では寝汗も経験する．HIV 感染後早くも 3 ～ 4 週間で，形質細胞は HIV に対する抗体を分泌し始める．この抗体は血漿中に検出できるので，一部の HIV のスクリーニング（選別）検査の元になっている．"HIV 検査陽性"という時は，通常血中に HIV 抗原に対する抗体をもっていることを意味する．

AIDS への進展

2 ～ 10 年経過後，ほとんどの感染者が免疫不全の症状を経験し始めるほど多くのヘルパー T 細胞が HIV によって破壊される．HIV 感染者は通常リンパ節腫大があると同時に，疲労感が持続したり，知らぬ間に体重が減少し，寝汗，皮疹，下痢，口腔・歯肉のさまざまな病変などを経験する．加えて，ウイルスは脳の神経に感染し始め，記憶を冒し，視力障害をもたらすことがある．

免疫系がゆっくりと衰弱するにつれて，HIV 感染者は，多くの**日和見感染** opportunistic infections に罹りやすくなる．これらは通常は発症が抑制されているが免疫系に欠陥があると増殖するような微生物によって起る病気である．AIDS は，血中ヘルパー T 細胞数が，1 μL（mm^3）当り 200 個以下になった時か，日和見感染が起きた時か，いずれか先に起きた場合に診断される．やがて，ほとんど日和見感染が原因で死に至る．

HIV 感染の治療

現在のところ，HIV 感染は治すことができない．新しい HIV 感染を予防したり，すでに感染を受けている人のウイルス負荷（血漿 1 L 中の HIV の RNA コピー数）を減らすことを狙ったワクチンが臨床試験されている．しかし，2 種類のカテゴリーの薬剤が多くの HIV 感染者の延命に成功していることが証明されている：

1. **逆転写酵素阻害薬 reverse transcriptase inhibitors** は，ウイルスがその RNA を DNA コピーに変換するために用いる逆転写酵素の作用を妨げる．この範疇の薬には，ジドブジン（ZDV，以前 AZT とよばれた），ジダノシン（ddI），そしてスタブジン（商標名 d4T®）がある．トリジビルは HIV 感染治療薬として 2000 年に認可されたが，3 つの逆転写酵素阻害薬を 1 錠中に三者併用したものである．

2. **インテグラーゼ阻害薬 integrase inhibitors** は，宿主細胞の DNA の中に HIV DNA のコピーを挿入する酵素インテグラーゼの作用をブロックする．インテグラーゼ阻害薬の一つとしてラルテグラビルがある．

3. **プロテアーゼ阻害薬 protease inhibitors** は，新しくつくられたウイルス粒子の被殻を組み立てるためにタンパク質を分断するウイルス酵素プロテアーゼの作用を抑える．この範疇の薬には，ネルフィナビル，サキナビル，リトナビル，インジナビルがある．

HIV 感染患者に対して推奨される治療は**強力抗レトロウイルス療法** highly active antiretroviral therapy（HAART），すなわち 2 つの異なる作用をもつ逆転写酵素阻害薬ともう一つプロテアーゼ阻害薬を組み合せた三者併用療法を広く採用するようになった．この HAART を受けたほとんどの HIV 感染者で，ウイルス負荷量の減少と血中ヘルパー T 細胞数の増加が劇的に認められている．HAART は HIV 感染が AIDS に進行するのを抑えるばかりか，多くの AIDS 患者を寛解ないし，日和見感染の消失に導き，見かけ上健康な状態に戻している．不幸なことに，HAART は非常に経費がかかる（年間 1 万ドル以上）と同時に，治療スケジュールは厳しくて，すべての人がこの薬の副作用に耐えられるわけではない．薬物療法によって HIV が血中から消失して，血液検査で HIV "陰性"になったとしても，それでもウイルスは通常はいろいろなリンパ組織に潜伏している．このような場合，感染者はウイルスを他のヒトに伝染させる可能性がある．

アレルギー反応

他のたいていの人にとっては何事もない物質に過剰に反応するような人は**アレルギー性 allergic** あるいは**過敏性** hypersensitive といわれる．アレルギー反応が生じると必ず，なにかしらの組織障害が起きる．アレルギー反応を誘導するような抗原は**アレルゲン allergens** とよばれる．多いアレルゲンとしては，ある種の食物（牛乳，ピーナッツ，海老，鶏卵），抗菌薬（ペニシリン，テトラサイクリン），ワクチン（百日咳，腸チフス），毒素（蜜蜂，スズメバチ，蛇毒），化粧品，毒蔦のような植物中

の化学物質，花粉，塵，カビ，ある種のX線撮影に使われるヨウ素を含む造影剤，そして微生物さえも含まれる．

過敏反応 hypersensitivity reactions には4つの基本型がある．すなわち，I型（アナフィラキシー性），Ⅱ型（細胞傷害性），Ⅲ型（免疫複合体性），そしてⅣ型（細胞媒介性）がある．最初の3つは抗体媒介性免疫反応であり，最後のは細胞媒介性免疫反応である．

I型（アナフィラキシー性）反応 type I (anaphylactic) reactions は最もよく起る反応で，アレルゲンに感作された人が，それに再曝露されると数分以内に発症する．あるアレルゲンに初めて曝露されると，肥満細胞や好塩基球の表面に結合する性質をもつIgE抗体をつくってしまう人がいる．同じアレルゲンが次に生体に侵入してくると，すでに体内に存在するIgE抗体に結合する．それに反応して，肥満細胞と好塩基球はヒスタミン，プロスタグランジン，ロイコトリエン，キニンを遊離する．これらの伝達物質は総合して，血管拡張，毛細血管の透過性亢進，肺の気道の平滑筋の収縮亢進，粘液の分泌増加をもたらす．その結果，その人は炎症反応，気道の収縮による呼吸困難，粘液分泌増加による鼻汁を起す可能性がある．**アナフィラキシーショック anaphylactic shock** は，原因薬剤を飲んだ直後とか，スズメバチに刺された直後に，それらに対して感受性のある人が起す可能性があるが，気道が収縮し喘鳴，呼吸困難が生じるとともに血管拡張と血液からの体液の損失によるショックが起きる．この生命の危険を伴う緊急事態に対処するには，気道を弛緩させ，心拍を強めるアドレナリンを通常注射する．

Ⅱ型（細胞傷害性）反応 type Ⅱ (cytotoxic) reactions は，人の血球（赤血球，リンパ球，血小板）や組織細胞の表面の抗原に向けられた抗体（IgGないしIgM）による．抗体と抗原との反応の結果，通常は補体が活性化される．Ⅱ型反応は，血液型不適合輸血で起きるが，細胞融解により細胞を傷害する．

Ⅲ型（免疫複合体性）反応 type Ⅲ (immune-complex) reactions には抗原，抗体（IgAないしIgM）および補体が関与する（訳注：IgGも重要）．抗原と抗体との比率が適度になると，食細胞の作用を逃れるほど小さな免疫複合体しかできないが，これは血管の内皮細胞下の基底膜に捕えられる．そこで免疫複合体は補体を活性化し炎症を起す（訳注：好中球の反応も重要）．糸球体腎炎や関節リウマチ（RA）はこのようなかたちで生じる．

Ⅳ型（細胞媒介性）反応 type Ⅳ (cell-mediated) reactions あるいは**遅延型過敏反応** delayed hypersensitivity reactions は通常アレルゲンに曝露された12〜72時間後に発症する．Ⅳ型反応はアレルゲンが抗原提示細胞（皮膚のランゲルハンス細胞など）に

より捕えられ，それがリンパ節に移行し，アレルゲンをT細胞に提示することでT細胞の増殖をもたらす時に発症する．新たにつくられたT細胞の一部はアレルゲンが生体に侵入した部位に戻り，そこで，マクロファージを活性化するガンマインターフェロンや，炎症反応を刺激する腫瘍壊死因子を産生する．結核菌 *Mycobacterium tuberculosis* のような細胞内寄生細菌が，このタイプの細胞媒介性免疫反応を誘導する．そしてそれは，毒蔦の毒のようなハプテンが起す反応でもある．結核に対する皮膚試験は遅延型アレルギーの一つである．

自己免疫疾患

自己免疫疾患 autoimmune disease あるいは**自己免疫 autoimmunity** において，免疫系は自己寛容を示すことに失敗し，自分自身の組織を攻撃する．自己免疫疾患は通常若年成人に起り，北米・欧州の成人の推定5%が罹るほどよくある病気である．女性のほうが男性より2倍も自己免疫疾患に罹りやすい．思い出してほしいが，自己反応性のB細胞とT細胞は通常負の選択の過程で除去されるかアネルギーになる（図 22.22 参照）．明らかにこの過程は100%成立しているわけではないようである．未知の環境による誘因や，一部の人を罹りやすくしている遺伝要因の影響によって，自己寛容は破綻し，T細胞，B細胞の自己反応性クローンを活性化に導く．これらの細胞は，やがて自己抗原に対する細胞媒介性ないし抗体媒介性の反応を起す．

さまざまな機序により異なった自己免疫疾患が生じる．そのうちのいくつかは，自己抗原に結合し，それを刺激ないし遮断する抗体，すなわち**自己抗体 autoantibodies** の産生が関与する．例えば，TSH（甲状腺刺激ホルモン）にそっくりの自己抗体がグレーブス病で存在し，それは甲状腺ホルモンの分泌を刺激する（甲状腺機能亢進症が起きる）．一方，アセチルコリン受容体に結合したり，逆に遮断する自己抗体は重症筋無力症の特徴である筋力低下をもたらす．その他の自己免疫疾患には，ある種の体細胞を破壊する細胞傷害性T細胞の活性化が関与する．その例として，T細胞がインスリン産生細胞である膵ベータ（β）細胞を攻撃するI型糖尿病，T細胞が神経軸索を囲む髄鞘を攻撃する多発性硬化症などがある．ヘルパーT細胞の不適切な活性化や過剰なガンマ（γ）インターフェロンの産生も，ある種の自己免疫疾患では生じている．その他の自己免疫疾患として，関節リウマチ（RA），全身性エリテマトーデス（SLE），リウマチ熱，溶血性貧血および悪性貧血，アジソン病，橋本甲状腺炎，潰瘍性大腸炎などがある．

多様な自己免疫疾患に対する治療としては，胸腺の摘除（胸腺摘出），ベータインターフェロンの注射，免疫抑制薬，患者の血漿を濾過して抗体や抗原−抗体複合体

を除く血漿交換療法などがある.

伝染性単核症

　伝染性単核症 infectious mononucleosis は**エプスタイン・バーウイルス** Epstein-Barr virus (EBV) によって起る伝染病である. 主に子どもや若年成人が罹り, 女性のほうが男性より多く罹患する. このウイルスはキスのような密接な口同士の接触によって最もよく生体に侵入してくる. そのため "接吻病" というよく使われる名がある. EBV はリンパ組織で増殖し, 血中に広がり, そこで主な宿主細胞である B 細胞に感染し増殖する. この感染の結果 B 細胞は大型化し, 単球に似た外観を呈する. そこで**単核症** mononucleosis の名がついている. 異常にリンパ球の比率が高い白血球数の増加に加えて, 疲労感, 頭痛, めまい, 咽頭痛, 疼痛を伴うリンパ節腫大, 発熱などの徴候や症状が出る. 伝染性単核症の治療法はないが, 通常 2〜3 週間の経過である (訳注：伝染性単核症でみられる異型リンパ球の多くは反応性の T 細胞であり, B 細胞は一部にすぎない).

リンパ腫

　リンパ腫 lymphomas (lymph- ＝透明な液；-oma ＝腫瘍) はリンパ組織とくにリンパ節の癌である. 多くは原因不明である. リンパ腫の主な 2 つのタイプはホジキン病と非ホジキンリンパ腫である.

　ホジキン病 Hodgkin disease (HD) は, 主に頸部, 胸部, 腋窩の 1 つ以上のリンパ節において, 痛みや, 圧痛のない腫大を来す特徴がある. もし, これらの場所から転移を起すと, 発熱, 寝汗, 体重減少, 骨痛なども生じる. HD は主に 15〜35 歳の人と, 60 歳以上の人たちに発生し, 男性に多い. 早期に診断されれば, HD は 90〜95% の治癒率がある.

　非ホジキンリンパ腫 non-Hodgkin lymphoma (NHL) は HD よりも発症が多く, すべての年齢層で発症するが, 加齢とともに増加し 45〜70 歳で最大となる. NHL は HD と同じような発症のしかたをするが, 脾腫, 貧血, 全身倦怠感も伴う. NHL の人の半数までは治癒するか, 長期の生存が得られる. HD と NHL の治療としては放射線療法, 化学療法, 骨髄移植などの選択がある.

全身性エリテマトーデス

　全身性エリテマトーデス systemic lupus erythematosus (SLE) あるいは**狼瘡 (ループス)** lupus はさまざまな生体系を侵す慢性, 自己免疫性の炎症性疾患である. SLE は活動期と寛解期をもつという特徴がある. 症状は軽症から生命を脅かすほどのものまである. SLE はしばしば 15〜44 歳で発症し, 女性のほうが男性より 10〜15 倍も多い. ヨーロッパ系アメリカ人よりアフリカ系, ヒスパニック系, アジア系, 先住アメリカ人に多い. SLE の病因は不明であるが, 遺伝素因や環境要因 (感染, 抗菌薬, 紫外線, ストレス, そしてホルモンなど) が関与する可能性がある. 性ホルモンが SLE の発生に影響するようで, この病気はアンドロゲンのレベルが極端に低い女性にしばしば発生する.

　SLE の徴候や症状には, 関節痛, 筋肉痛, 深呼吸時の胸痛, 頭痛, 手指・足指の蒼白ないし紫色化, 腎機能障害, 血球減少, 神経・脳機能異常, 微熱, 疲労感, 口内潰瘍, 体重減少, 下肢・眼周囲の浮腫, リンパ節や脾臓の腫大, 日光過敏症, 頭髪の大量脱毛, そして時に生じる "蝶形紅斑" とよばれる鼻梁を越える両頬の発疹などである. SLE の一部の皮膚病変が, びらん性であり, 狼に咬まれてできた傷に似ていると思われ, **狼瘡 (ループス)** lupus という呼び名が生じた.

　SLE の 2 つの免疫学的な特徴は, 過剰な B 細胞の活性化と, DNA に対する自己抗体 (抗 DNA 抗体) やヒストンタンパク質のような他の細胞核成分に対する自己抗体の異常な産生である. B 細胞の活性化を誘導するものには, さまざまな化学物質や薬品, ウイルスや細菌の抗原, 日光への曝露などが考えられている. 循環している異常自己抗体とそれらの認識する "抗原" との免疫複合体が全身の組織に傷害をもたらす. 腎臓の傷害は, 免疫複合体が腎毛細血管の基底膜に沈着し, 血液濾過を塞ぐことによって生じる. 腎不全は最も多い死因である.

　SLE は治癒しないが, 薬物療法で症状を和らげ, 炎症を減らし, 病気の再燃を抑えることができる. 最もよく用いられる薬物は鎮痛薬 (アスピリン, イブプロフェンのような非ステロイド系抗炎症薬), 抗マラリア薬 (ヒドロキシクロロキン), そして副腎皮質ステロイド (プレドニン, ハイドロコーチゾン) である.

重傷複合免疫不全症

　重症複合免疫不全症 severe combined immunodeficiency disease (SCID) は B 細胞も T 細胞もともに欠損するか不活性の状態にあるまれな遺伝性疾患である. いまや科学者らは SCID のいくつかのタイプの原因となる遺伝子変異を同定している. 症例の中には, よく類似した MHC (HLA) 抗原をもつ兄弟姉妹の一人から赤色骨髄を注射することによって, 健全な B 細胞と T 細胞を生み出す正常な血液幹細胞を提供できるものがあり, その結果完全に病気が緩解するものがある. しかし, 罹患患者の 30% 足らずしか, ドナーとなれる適合性のある兄弟姉妹がいない. この病気は, 男性に発症する頻度が高いが, 生まれながらにして病原体から身を守るためのビニールカーテンのバリアの向う (無菌室内) で生活を遂げたデイビッド・ベッター少年の名

前をとって **bubble-boy 病** bubble boy disease（訳注：無菌室の少年を意味する）としても知られている．彼は1984年に12歳で亡くなった．SCID で誕生する子どもの発症率は約50万人に1人で，近年に至るまでつねに致死的な病気であった．SCID の子どもたちは事実上微生物に対する防御能をまったくもっていない．その治療法としては，現在感染があればそれを完全に静めること，栄養を強化すること，骨髄を移植すること（新たなB細胞とT細胞を生み出す幹細胞を供給すること），酵素交換療法（ポリエチレングリコール結合性アデノシン脱アミノ酵素 PEADA の注射），さらには遺伝子治療などがある．遺伝子治療の方法としては，働かない遺伝子と入れ替わるように正常な遺伝子をゲノムに挿入する（訳注：相同組換えを起させる）ことが最もよく使われるアプローチである．つまり，その正常遺伝子は通常ウイルスによって持ち込まれる．その後，その正常遺伝子が十分な免疫反応を起すB細胞とT細胞をつくることになるだろう．

医学用語

異種移植 xenograft（xeno- ＝異なった）　異なる種の動物間の移植．ブタやウシなどの異種の組織片移植を，重症の熱傷に対して生理的な覆いをつくるためにヒトに行うことがある．その他の異種移植にはブタの心臓弁やヒヒの心臓がある．

ガンマグロブリン gamma globulin　特定の病原体と反応する抗体群を含有する血液に由来する免疫グロブリン溶液．病原体を動物に注射し，抗体が産生されてからその血液を採取し，抗体を単離し，短期間の免疫を得るためにそれをヒトに注射する（訳注：ガンマグロブリンは現在動物のものが使われることは少なく，多くは遺伝子工学的につくられたヒトのものが使われる）．

自家移植 autograft（auto- ＝自己）　自分自身の組織をからだの他の部分に移植すること（熱傷治療や形成外科のための皮膚移植など）．

同種移植 allograft（allo- ＝他）　同じ種に属するが遺伝的に異なった個体からの移植．他人からの皮膚移植，輸血は同種移植である．

脾機能亢進症 hypersplenism（hyper- ＝過度の）　脾臓の腫大による異常に亢進した脾機能状態で，正常血球の破壊の亢進を伴う．

脾腫 splenomegaly（mega- ＝大きい）　腫大した脾臓．

慢性疲労症候群 chronic fatigue syndrome（CFS）　通常若年成人で，主に女性に起る疾患で，(1) 少なくとも6ヵ月以上続く日常の生活活動が阻害されるほどの激しい疲労，(2) 同じような症状を呈する他の病気（悪性腫瘍, 感染, 薬物濫用, 中毒あるいは精神異常）がないこと，で特徴づけられる病気．

リンパ管炎 lymphangitis（-itis ＝炎症）　リンパ管の炎症．

リンパ節炎 adenitis（aden- ＝腺;-itis ＝炎症）　感染による，腫大し，圧痛のあるリンパ節の炎症．

リンパ節症 lymphadenopathy（lymph- ＝透明な液；-pathy ＝病気）　感染に反応して腫大した，時に圧痛のあるリンパ節．リンパ節腫大 swollen glands ともいう．

リンパ浮腫 lymphedema（edema ＝浮腫）　四肢の無痛性の腫大をもたらすリンパ管中のリンパのうっ滞（訳注：リンパ管の排導障害のためにリンパ管のみならず，周囲の組織内にも組織液がうっ滞するために四肢をはじめとする末梢組織の腫大を招く）．

章の概要

概　要

22.1　免疫の概念

1. 病気を防ぐ能力は免疫力（抵抗力）とよばれる．抵抗性の欠如は感受性という．

2. 免疫の2つのタイプは (a) 自然免疫と (b) 獲得免疫である．

3. 自然免疫は広範な病原体に対するさまざまな生体反応をさす．

4. 獲得免疫には，特定の外来物質と戦う特異的リンパ球の活性化が関与する．

22.2　リンパ系の概要

1. リンパ系は免疫反応を行い，リンパ，リンパ管，リンパ組織（多くのリンパ球を含有する特殊な細網組織）を含む構造や器官からなっている．

2. リンパ系は組織間液を排導させ，食物脂質を輸送し，免疫反応によって侵入者から生体を守る．

22.3　リンパ管とリンパ循環

1. リンパ管は細胞間の組織間隙中で盲端となっている毛細リンパ管から始まる．組織間液は毛細リンパ管内に排導され，リンパとなる．毛細リンパ管は集合して集合リンパ管*という，より太い管となり，リンパをリンパ節の中へ，外へと運ぶ．

2. リンパの流れの経路は，毛細リンパ管から集合リンパ管*へ，ついでリンパ本幹へ，そして胸管（左リンパ主本幹）と右リンパ主本幹から鎖骨下静脈へという順である．

3. リンパは骨格筋の収縮や呼吸運動によって流れる．リンパ管の弁はリンパの流れを助ける．

22.4　リンパ器官とリンパ組織

1. 一次リンパ器官は赤色骨髄と胸腺である．二次リンパ器官はリンパ節，脾臓そしてリンパ小節である．

2. 胸腺は胸骨と心臓の上に位置する大血管とのあいだに位置する．ここはT細胞成熟の場である．

3. リンパ節は被膜をもった卵形の構造で，リンパ管の沿線上に存在する．リンパは輸入リンパ管を通ってリンパ節に入り，濾過され輸出リンパ管を通って出ていく．リンパ節はB細胞とT細胞の増殖の場である．

4. 脾臓はからだの中で最大の単一のリンパ組織である．脾臓の中でB細胞とT細胞とは免疫機能を営む．マクロファージは食作用（貪食）により血行性の病原体や，老朽化した赤血球を破壊する．

5. リンパ小節は消化管，呼吸器，尿路，生殖器の粘膜全体に散在している．このリンパ組織は粘膜関連リンパ組織（MALT）とよばれる．

22.5　リンパ組織の発生

1. リンパ管は発生途上の静脈から出芽するリンパ嚢から発生する．したがって，リンパ管は中胚葉由来である．

2. リンパ節は間葉細胞の侵入を受けたリンパ嚢から発生する．

22.6　自然免疫

1. 自然免疫には，物理的要因，化学的要因，抗菌物質，ナチュラルキラー（NK）細胞，食細胞，炎症，発熱などがある．

2. 皮膚と粘膜は病原体の侵入に対する第一次の防衛線である．

3. 抗菌物質には，インターフェロン，補体系，鉄結合性タンパク質，抗菌タンパク質がある．

4. NK細胞と食細胞は，病原体や生体に生じた欠陥細胞を攻撃し，それを殺す．

5. 炎症は傷害部の微生物，毒素，外来物質を除く助けとなり，組織修復の場を用意する．

6. 発熱はインターフェロンの抗ウイルス効果を高め，一部の微生物の増殖を抑え，修復を助ける生体反応を促進する．

7. 表 22.1 は自然免疫について要約したものである．

22.7　獲得免疫

1. 獲得免疫にはB細胞，T細胞とよばれるリンパ球が関与する．B細胞とT細胞は赤色骨髄の幹細胞から分化する．B細胞は赤色骨髄で，T細胞は胸腺で成熟する．

2. B細胞が赤色骨髄を離れるか，あるいはT細胞が胸腺を離れる前に，それらは獲得免疫反応を遂行できる能力，すなわち免疫担当能力を発揮できるようになる．これには，抗原レセプターを形質膜に組み込む過程が含まれる．抗原レセプターは特異抗原を認識できる分子である．

3. 2つの主要なタイプのT細胞が胸腺を出ていく．ヘルパーT細胞（CD4 T細胞として知られる）と細胞傷害性T細胞（CD8 T細胞）である．

4. 2つのタイプの獲得免疫がある：細胞媒介性免疫と抗体媒介性免疫である．細胞媒介性免疫反応においては細胞傷害性T細胞が侵入抗原を直接攻撃し，抗体媒介性免疫反応においてはB細胞が形質細胞に分化し抗体を分泌する．

5. クローン選択はリンパ球が特異抗原に反応し，増殖し分化する過程である．クローン選択の結果，元のリンパ球と同一の特異抗原を認識できる細胞のクローンが形成される．

6. クローン選択をしたリンパ球はクローン中で主な2つのタイプ，すなわちエフェクター細胞と記憶細胞とになる．リンパ球クローンのエフェクター細胞は最終的に抗原の破壊と不活化を招く免疫反応を行う．エフェクター細胞には，ヘルパーT細胞クローンの一部である活性型ヘルパーT細胞，細胞傷害性T細胞クローンの一部である活性型細胞傷害性T細胞，そしてB細胞クローンの一部である形質細胞がある．リンパ球クローンの記憶細胞は最初の免疫反応に積極的に関与しない．しかし，将来抗原が生体内に再出現した時は，記憶細胞はその抗原に急速に反応して増殖し，より多くのエフェクター細胞と記憶細胞へと分化する．記憶細胞には，ヘルパーT細胞クローンの一部である記憶ヘルパーT細胞，細胞傷害性T細胞の一部である記憶細胞傷害性T細胞，B細胞クローンの一部である記憶B細胞がある．

7. 抗原（Ags）は免疫系によって異物として認識される化学物質である．抗原レセプターは遺伝子組換えによって非常な多様性を示す．

8. 主要組織適合複合体（MHC）抗原とよばれる"自己抗原"は各個人の細胞に固有である．赤血球以外のすべての細胞はMHC-I分子を提示している．抗原提示細胞（APCs）はMHC-II分子も提示している．APCsにはマクロファージ，B細胞そして樹状細胞がある．

9. 体細胞外でつくられた外来性抗原はMHC-II分子とともにT細胞に提示される．一方，体細胞内でつくられた内因性抗原

は MHC-I とともに提示される.

10. サイトカインは小分子のタンパク質性ホルモンで, 多くの細胞の増殖・分化などの正常細胞の機能を刺激したり抑制したりする. その他は免疫反応を調節している (表 22.2 参照).

22.8　細胞媒介性免疫

1. 細胞媒介性免疫反応は, 特異抗原による少数の T 細胞の活性化によって開始される.

2. 活性化の過程において, T 細胞レセプター (TCRs) は体細胞の表面上の MHC 分子と会合している抗原断片を認識する.

3. T 細胞の活性化には, インターロイキン 2 などのサイトカインないしは, 接着のために細胞同士が互いに対をなして出しあう形質膜分子による共刺激を必要とする.

4. T 細胞はひとたび活性化されると, クローン選択を起す. クローン選択の結果, エフェクター細胞と記憶細胞とのクローンが形成される. T 細胞クローンのエフェクター細胞は最終的に抗原の除去に結びつく免疫反応を行う.

5. ヘルパー T 細胞は CD4 タンパク質を表出していて, MHC-II 分子に会合している抗原断片を認識し, いくつかのサイトカインを分泌する. 最も重要なのはインターロイキン 2 で, 他のヘルパー T 細胞, 細胞傷害性 T 細胞, B 細胞の共刺激として作用する.

6. 細胞傷害性 T 細胞は CD8 タンパク質を表出していて, MHC-I 分子に会合している抗原断片を認識する.

7. 活性型細胞傷害性 T 細胞は, (1) 標的細胞のアポトーシスをもたらすグランザイムの放出 (その後, 食細胞が微生物を殺す) と (2) 細胞融解をもたらすパーフォリンと微生物を破壊するグラニュリシンの放出によって侵入者を排除する.

8. 細胞傷害性 T 細胞, マクロファージ, NK 細胞は免疫学的監視機構を営み, 腫瘍抗原を表出している腫瘍細胞を認識し破壊する.

22.9　抗体媒介性免疫

1. 抗体媒介性免疫反応は, B 細胞が特異抗原により活性化されることで開始される.

2. B 細胞は未処理の抗原に反応できるが, その反応は B 細胞が抗原を処理した時のほうがより強い. ヘルパー T 細胞の分泌するインターロイキン 2 やその他のサイトカインは B 細胞の活性化のための共刺激となる.

3. B 細胞は活性化されると, クローン選択を起し, 形質細胞と記憶細胞のクローンを形成する. 形質細胞は B 細胞クローンのエフェクター細胞であり, 抗体を分泌する.

4. 抗体 (Ab) はその産生の引き金となった抗原と特異的に結合するタンパク質である.

5. 抗体は重鎖および軽鎖からなり, 可変領域と定常領域とをもつ.

6. 抗体はその化学および構造から 5 つの主要クラス (IgG, IgA, IgM, IgD そして IgE) に分類され, それぞれ特異的な生物学的役割をもつ.

7. 抗体の作用には, 抗原の中和, 細菌の不動化, 抗原の凝集や沈降, 補体の活性化, 食作用の促進などがある.

8. 補体は免疫反応を補作する働きをもち, 生体から抗原を排除するのを助ける一群のタンパク質である.

9. 抗原に対する一次反応の後, 記憶 B 細胞, 記憶 T 細胞が残存しているので, ある微生物に免疫力をつけることが可能である. もし同一の微生物が生体内に再度侵入してきた時, 二次反応でそれを防ぐことができる.

22.10　自己認識と自己寛容 (自己トレランス)

1. T 細胞は正の選択により自己 MHC タンパク質を認識 (自己認識) できるようになり, 負の選択により, 他の自己タンパク質に反応しなくなる(自己寛容). 負の選択には除去(細胞死)とアネルギー (不応性) とがある.

2. B 細胞は除去とアネルギーにより寛容を獲得する.

22.11　ストレスと免疫

1. 精神神経免疫学 (PNI) は神経系, 内分泌系, 免疫系を結びつける連絡経路を扱うものである. 思考, 感覚, 気分, 信念といったものは健康や病気の経過に影響する.

2. ストレス下では, 免疫能を高める 2 つの習慣, よく食べ, 規則的に運動をすることが少なくなる.

22.12　加齢と免疫系

1. 年齢が進むにつれて, 個体は感染や悪性疾患に罹りやすくなり, ワクチンへの反応が不良となり, より自己抗体をつくりやすくなる.

2. 免疫反応も加齢とともに減少する.

クリティカルシンキング問題

1. エスペランザは彼女の母親がインフルエンザの予防注射を受けるのをじっとみていた. 彼女は母親に「病気でもないのにどうして注射するの.」と聞いた.「やっておけば, 病気に罹らないからよ.」と母親は答えた. ではどうやってインフルエンザの予防注射が病気を防ぐのか説明しなさい.

2. 乳癌のために, フランコ夫人は右の乳房摘出手術を受けた. それによって, 右の乳房, その下の筋肉, そして右腋窩リンパ節ならびにリンパ管を摘出した. 現在彼女は右側の腕に激しい浮腫が起っている. どうして外科医は乳腺とともにリンパ組織まで摘出したのだろうか. また, なぜフランコ夫人の右側の腕が腫脹しているのだろう.

3. タリクの下の妹はおたふくかぜ (流行性耳下腺炎) に罹っている. タリクは自分がおたふくかぜに罹ったことがあるかどうか覚えていないが, 少し熱っぽく感じている. どうやってタリクの主治医は彼がおたふくかぜに罹っているか, または以前に罹ったことがあるかどうかを診断できるのだろうか.

Q　図の質問の答え

22.1　赤色骨髄にリンパ球に分化する幹細胞が存在する.

22.2　リンパ中のタンパク質量は少ないので, リンパは血漿よりも組織間液により似ている.

22.3　左右の腰部リンパ本幹と腸リンパ本幹とが乳び槽へとリンパを注ぎ込む. ついでそれは胸管へと排導される.

22.4　吸気はリンパの流れを腹部のリンパ管から胸管へと促進する. それは胸部の管の圧は吸気時に腹部の圧より低くなるからである.

22.5　T 細胞は胸腺で成熟する.

22.6　リンパを介してリンパ節に入った外来物質はマクロファージの食作用を受けるか, 免疫反応を行うリンパ球の攻撃を受ける.

22.7　脾臓の白脾髄は免疫機能を果し, 赤脾髄は血球に関連した機能を果す.

22.8　リンパ組織は胎生第 5 週の終り頃に発生し始める.

22.9　食作用によって飲み込まれた微生物は, 消化酵素であるリゾチームと酸化物質で殺すことができる.

22.10　発赤は血管拡張による血流の増加による. 疼痛は神経線維の損傷, 微生物毒素, キニン, プロスタグランジンなどによる刺激, 浮腫による圧迫による. 発熱は血流の増加と局所の代謝の亢進により放出された熱による. 腫脹は透過性の亢進による毛細血管からの体液の漏出による.

22.11　ヘルパー T 細胞は細胞媒介性と抗体媒介性との両方の免疫反応に関与している.

22.12　エピトープ（抗原決定基）とは大きな抗原の中の免疫原性をもつ小部分である. ハプテンは体内のタンパク質と結合して初めて免疫原性をもつようになる小分子である.

22.13　抗原提示細胞（APC）には全身のマクロファージ, 血中やリンパ組織の B 細胞, 粘膜や皮膚の樹状細胞が含まれる(訳注：樹状細胞はリンパ組織にも存在する).

22.14　内因性抗原にはウイルスタンパク質, 細胞内寄生細菌からの毒素, 腫瘍細胞により合成された異常タンパク質などがある.

22.15　T 細胞の活性化における第一のシグナルは, T 細胞レセプター（TCR）に抗原が結合することであり, 第二のシグナルはサイトカインや他の対になっている形質膜分子などの共刺激による.

22.16　細胞傷害性 T 細胞の CD8 タンパク質は感染した体細胞の MHC- I 分子に結合し, T 細胞レセプター（TCR）と抗原との相互作用を安定化するのを助ける. その結果, 抗原認識が可能となる.

22.17　細胞傷害性 T 細胞は, 微生物に感染された細胞と同様に, 一部の腫瘍細胞や移植組織の細胞を攻撃する.

22.18　この図中の形質細胞はすべて同一クローンなので, ただ 1 種類の抗体しか分泌しない.

22.19　（抗体の）可変領域は特定の一つの抗原を認識し, それに結合する.

22.20　補体の活性化の古典経路は, 抗原-抗体複合体が C1 を活性化するので抗体媒介性免疫に関連している.

22.21　二次反応の最大分泌時には一次反応時の約 1,000 倍も多くの IgG がつくられる.

22.22　除去によって自己反応性の T 細胞や B 細胞は死滅する. アネルギー（不応性）では T 細胞ないし B 細胞は生存しているものの抗原刺激に反応しない.

22.23　HIV（ヒト免疫不全ウイルス）はヘルパー T 細胞を攻撃する.

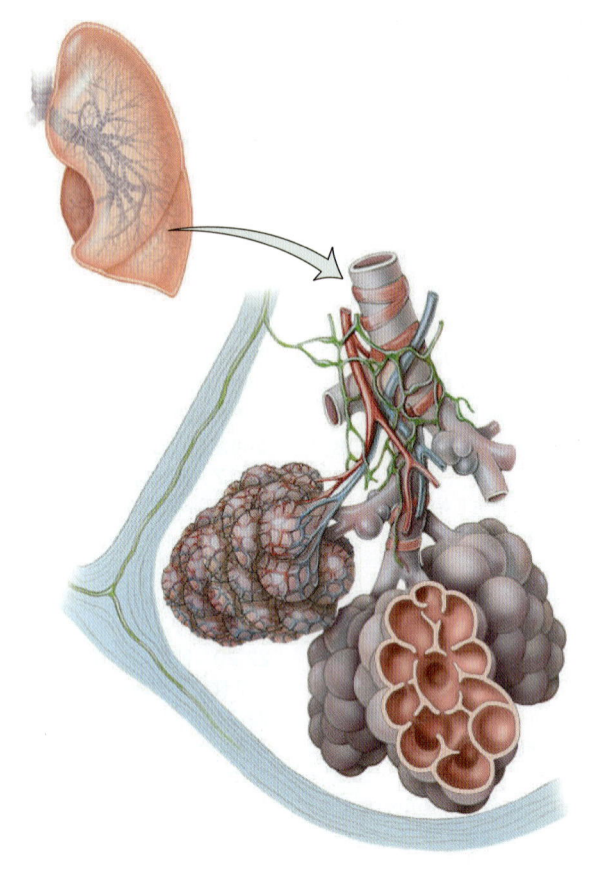

CHAPTER 23

呼吸器系

呼吸器系とホメオスタシス

> 呼吸器系は，大気と血液と組織細胞とのあいだにおける酸素と二酸化炭素のガス交換を行うことによりホメオスタシスに寄与している．また，体液の pH の調節にも役立っている．

　人体を構成する細胞は絶えず酸素（O_2）を使って栄養素を分解し，代謝に必要な ATP を産生している．同時に，この反応により老廃物として二酸化炭素（CO_2）が産生される．過量の CO_2 により細胞に有毒な酸が生じるので，過剰な CO_2 は生体内から速やかに効率的に取り除かれなければならない．この O_2 の供給と CO_2 の排出は，心臓血管と呼吸器系の2つのシステムの協力で行われる．呼吸器系はガス交換—O_2 の取込みと CO_2 の排出—を行い，心臓血管系は血液を介して肺と組織細胞間に O_2 と CO_2 を運搬している．このどちらの

システムが破綻しても，酸素欠乏と代謝産物蓄積のために，細胞は速やかに死に，ホメオスタシスは崩壊する．呼吸器系には，ガス交換の機能に加え，血液の pH を調節したり，嗅覚の受容器を有していたり，吸入した空気を濾過したり，音を発生させたり，呼息により水分と熱を外界に逃がすという機能も有している．後ろの章で述べる消化器系や泌尿器系と同様に，呼吸器系においても外部環境と毛細血管とが広範に接触している．

Q あなたはいままでに喫煙が呼吸器系にどのように影響を及ぼしているか考えたことはありますか？

<table>
<tr><td>**23.1**</td><td>呼吸器系の概要</td></tr>
</table>

目 標

• 呼吸時に起こる各段階を説明する.
• 呼吸器系を定義する.
• 呼吸器系器官の構造的および機能的分類を説明する.

呼吸にかかわる一連の段階

身体に O_2 を供給し,CO_2 を除去する過程を**呼吸** respiration という.呼吸は 3 つの基本的な段階からなる(図 23.1):

❶ **肺換気** pulmonary ventilation(pulmon- ＝肺),あるいは**呼吸** breathing とは,大気と肺胞間のガス交換にかかわる空気の流入(吸息)と流出(呼息)である.流入によって肺に O_2 が入り,流出によって肺から CO_2 が出る.

❷ **外(肺)呼吸** external(pulmonary)respiration とは,肺胞と肺胞周囲毛細血管内血液とのあいだの呼吸に関する生体膜を介するガス交換である.この過程で,肺胞周囲毛細血管内血液は O_2 を増し,CO_2 を減らす.

❸ **内(組織)呼吸** internal(tissue)respiration とは,全身の毛細血管内血液と組織細胞とのあいだのガス交換である.この過程で,血液は O_2 を減らし,CO_2 を増す.細胞内で O_2 を消費して ATP を産生し,CO_2 を排出する代謝反応を**細胞呼吸** cellular respiration とよぶ(25 章参照).

呼吸器系の構成要素

呼吸器系 respiratory system は,鼻,咽頭,喉頭,気管,気管支,肺で構成されている(図 23.2).これらの器官は,構造的あるいは機能的に分類されている.**構造的に** structurally は,呼吸器系は 2 つの部分:(1)鼻,鼻腔,咽頭およびその関連構造物からなる**上部呼吸器系** upper respiratory system,(2)喉頭,気管,気管支,肺を含む**下部呼吸器系** lower respiratory system で構成されている.呼吸器系は**機能的に** functionally も 2 つに分類される.(1)一つは,肺の外側と内側を連結する腔や管である**導管部** conducting zone である.これには,鼻,鼻腔,咽頭,喉頭,気管,気管支,細気管支,終末細気管支が含まれ,空気の濾過,加温,加湿を行うとともに,肺への空気の通路として機能する.(2)もう一つは,ガス交換が行われる肺内の管や組織からなる**呼吸部** respiratory zone である.これには,呼吸細

図 23.1 呼吸にかかわる 3 つの基本的段階.

呼吸により,身体に O_2 を供給し,CO_2 を除去する.

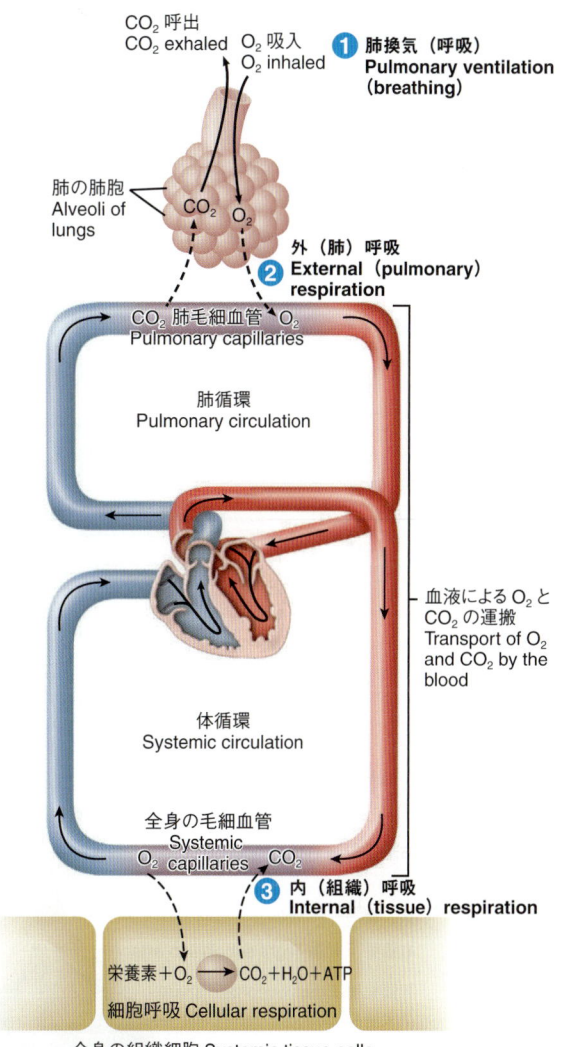

Q 外呼吸は内呼吸とどのような違いがあるか?

気管支,肺胞管,肺胞囊,肺胞が含まれ,空気と血液のあいだで行われるガス交換の中心部分となっている.

耳,鼻,咽頭(ENT)の疾患を診断し治療する医学の部門を**耳鼻咽喉科学** otorhinolaryngology(oto- ＝耳;-rhino- ＝鼻;-laryngo- ＝喉頭;-logy ＝～学)とよぶ.

図 23.2 呼吸器系の構造.

上部呼吸系には，鼻，鼻腔，咽頭，その関連構造体が含まれる．下部呼吸系には，喉頭，気管，気管支と肺が含まれる．

呼吸器系の機能

1. ガス交換を行う：全身の細胞にわたす O_2 の取込みと全身の細胞が産生した CO_2 の排出．

2. 血液の pH 調節を助ける．

3. 嗅覚受容器をもち，吸入された空気を濾過し，声をつくり，少量の水と熱を排出する．

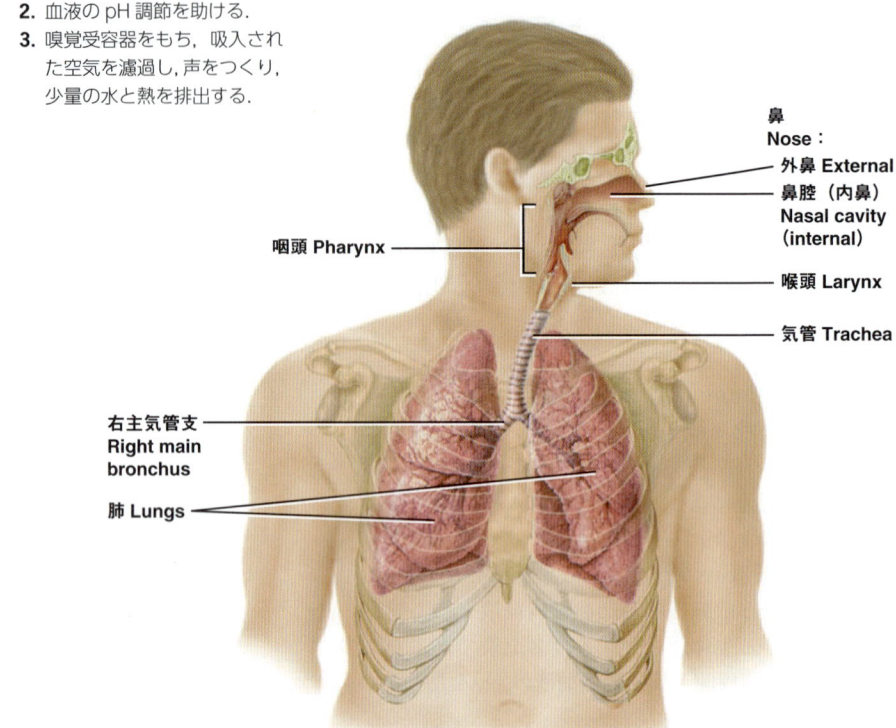

鼻 Nose：
外鼻 External
鼻腔（内鼻）Nasal cavity (internal)
喉頭 Larynx
気管 Trachea
咽頭 Pharynx
右主気管支 Right main bronchus
肺 Lungs

(a) 呼吸器官を前面より示す

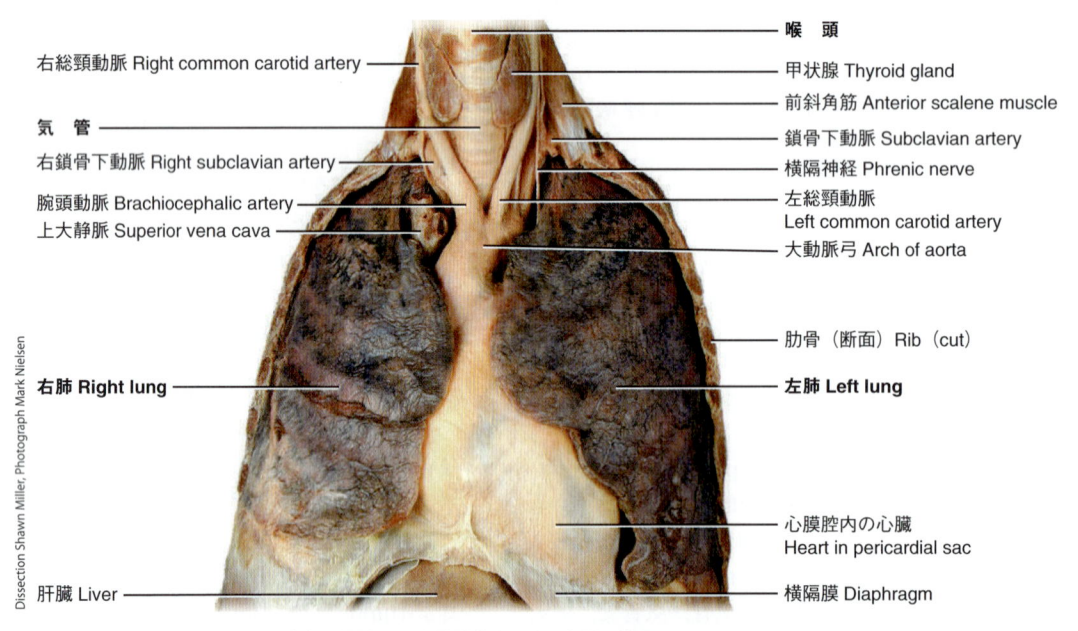

右総頸動脈 Right common carotid artery
気管
右鎖骨下動脈 Right subclavian artery
腕頭動脈 Brachiocephalic artery
上大静脈 Superior vena cava
右肺 Right lung
肝臓 Liver

喉頭
甲状腺 Thyroid gland
前斜角筋 Anterior scalene muscle
鎖骨下動脈 Subclavian artery
横隔神経 Phrenic nerve
左総頸動脈 Left common carotid artery
大動脈弓 Arch of aorta
肋骨（断面）Rib（cut）
左肺 Left lung
心膜腔内の心臓 Heart in pericardial sac
横隔膜 Diaphragm

Dissection Shawn Miller, Photograph Mark Nielsen

(b) 前側胸壁と胸膜除去後の肺と心臓の前面

Q 呼吸器系の導管部はどの構造体か？

チェックポイント

1. 呼吸にかかわる 3 つの基本的な段階はなにか.
2. 呼吸器系の構成要素はなにか.
3. 呼吸部が重要な理由はなにか.

23.2　上部呼吸器系

目標

・鼻,咽頭および関連器官の肉眼構造と組織所見を述べる.
・上部呼吸器系器官の機能を正確にいう.

鼻

鼻 nose は,呼吸器系の入口にある独特の器官であり,目にみえる外側の部分(外鼻)と鼻腔とよばれる頭蓋内の内側の部分(内鼻)からなる.**外鼻 external nose** は,顔の表面にみえる鼻の部分であり,骨と硝子軟骨からなる支持構造体で構成されている.さらにそれらは筋と皮膚で覆われ,内側は粘膜で覆われている.外鼻の**骨性構造体** bony framework は,前頭骨,鼻骨,上顎骨により構成されている(図 23.3 a).外鼻の**軟骨性構造体** cartilaginous framework は,線維性結合組織により互いに結合した複数の硝子軟骨といくつかの頭蓋骨からな

る.軟骨性構造体は,鼻中隔の前部を形成する**鼻中隔軟骨 septal nasal cartilage**,鼻骨の下側の**外側鼻軟骨 lateral nasal cartilages**,外鼻孔の壁の部分を形成する**鼻翼軟骨 alar cartilages** により構成されている.柔らかい硝子軟骨でできているため,外鼻の軟骨構造にはある程度柔軟性がある.外鼻の下には,**外鼻孔 external nares**(単数形 naris;あるいは nostrils)とよばれる 2 つの開口部があり,この開口部は**鼻前庭 nasal vestibules** とよばれる空洞に通じている.図 23.4 に鼻の表面構造を示す.

外鼻の内側の構造には,(1) 入ってくる空気を暖め,加湿し,濾過する,(2) 嗅覚刺激を感じる,(3) 大き

🩺 **臨床**関連事項

鼻形成術

鼻形成術 rhinoplasty(thin ＝鼻;-plasty ＝形つくること)あるいは "鼻の整形 nose job" は,外鼻の形を変える外科的処置である.鼻形成術は通常美容的理由から行われるが,骨折した鼻や変位した鼻中隔を修復するために行われることもある.手術は,局所麻酔や全身麻酔で行われ,外鼻孔を通して器具を挿入し,鼻軟骨を再形成し,骨を切って位置を変え,希望する形につくり変える.治癒するまで,希望した位置に保たれるように内部充填物やスプリント(添え木)を挿入する.

図 23.3　**頭部と頸部の呼吸器官.**

空気は鼻を通過するあいだに加温,加湿,濾過される.嗅覚を生じる.

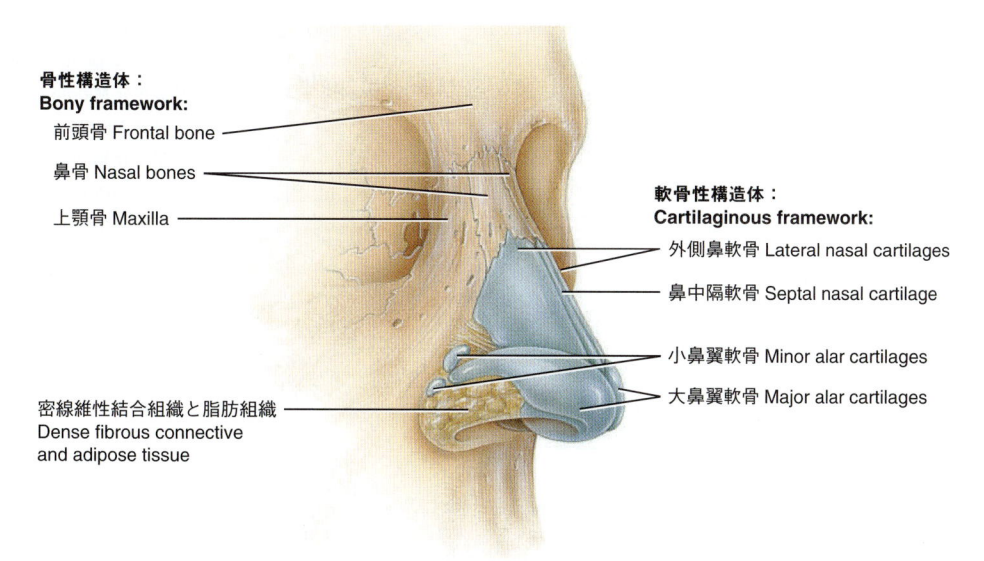

骨性構造体:
Bony framework:
　前頭骨 Frontal bone
　鼻骨 Nasal bones
　上顎骨 Maxilla

軟骨性構造体:
Cartilaginous framework:
　外側鼻軟骨 Lateral nasal cartilages
　鼻中隔軟骨 Septal nasal cartilage
　小鼻翼軟骨 Minor alar cartilages
　大鼻翼軟骨 Major alar cartilages

密線維性結合組織と脂肪組織
Dense fibrous connective
and adipose tissue

(a) 軟骨性および骨性構造体を示す鼻の外側部分の前外側面

図 23.3　続く

図 23.3 続き

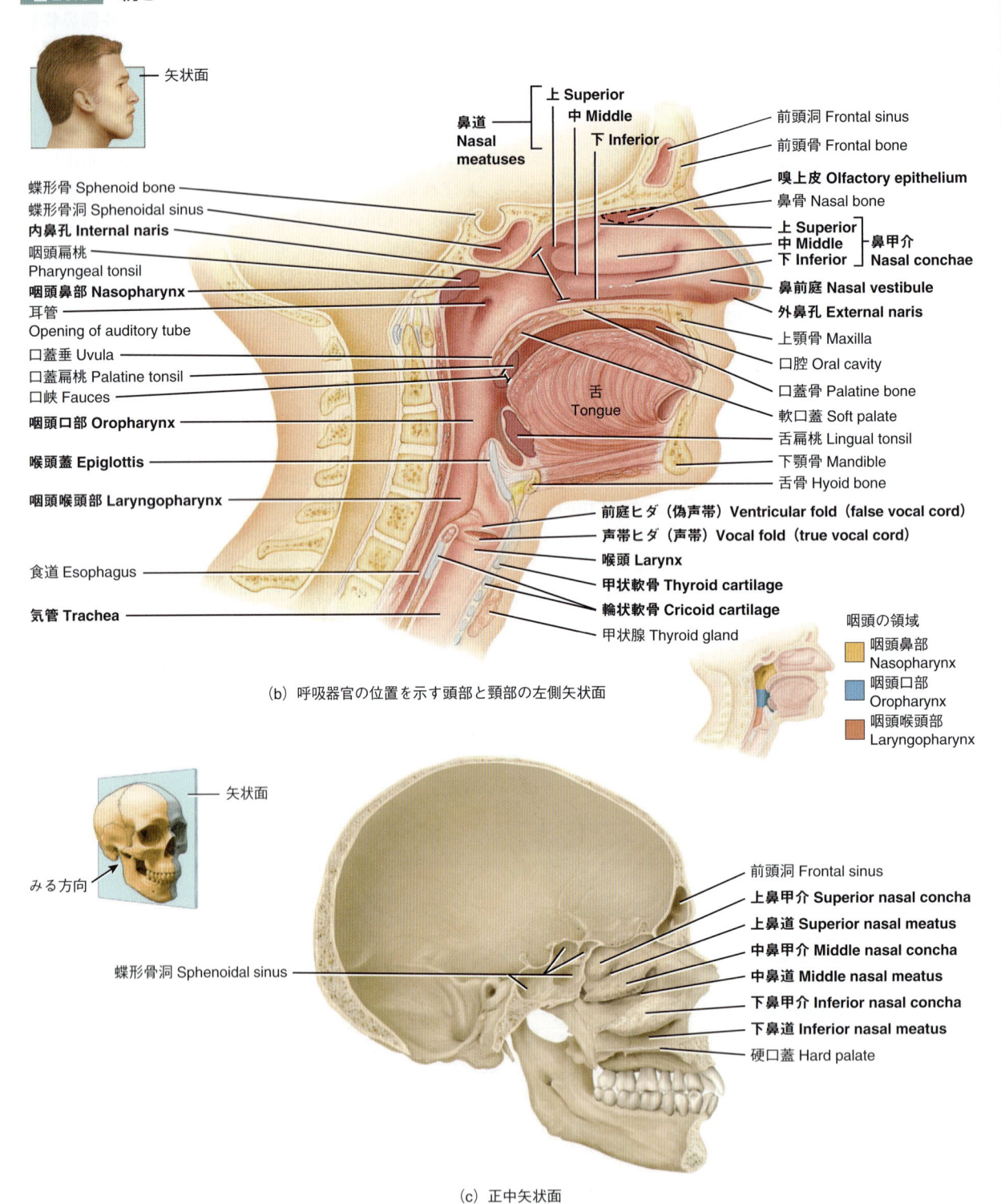

矢状面

上 Superior
中 Middle
下 Inferior
鼻道 Nasal meatuses

前頭洞 Frontal sinus
前頭骨 Frontal bone
嗅上皮 Olfactory epithelium
鼻骨 Nasal bone
上 Superior
中 Middle
下 Inferior
鼻甲介 Nasal conchae
鼻前庭 Nasal vestibule
外鼻孔 External naris
上顎骨 Maxilla
口腔 Oral cavity
口蓋骨 Palatine bone
軟口蓋 Soft palate
舌扁桃 Lingual tonsil
下顎骨 Mandible
舌骨 Hyoid bone

蝶形骨 Sphenoid bone
蝶形骨洞 Sphenoidal sinus
内鼻孔 Internal naris
咽頭扁桃 Pharyngeal tonsil
咽頭鼻部 Nasopharynx
耳管 Opening of auditory tube
口蓋垂 Uvula
口蓋扁桃 Palatine tonsil
口峡 Fauces
咽頭口部 Oropharynx
喉頭蓋 Epiglottis
咽頭喉頭部 Laryngopharynx
食道 Esophagus
気管 Trachea

舌 Tongue

前庭ヒダ（偽声帯）Ventricular fold（false vocal cord）
声帯ヒダ（声帯）Vocal fold（true vocal cord）
喉頭 Larynx
甲状軟骨 Thyroid cartilage
輪状軟骨 Cricoid cartilage
甲状腺 Thyroid gland

咽頭の領域
咽頭鼻部 Nasopharynx
咽頭口部 Oropharynx
咽頭喉頭部 Laryngopharynx

（b）呼吸器官の位置を示す頭部と頸部の左側矢状面

矢状面
みる方向

蝶形骨洞 Sphenoidal sinus

前頭洞 Frontal sinus
上鼻甲介 Superior nasal concha
上鼻道 Superior nasal meatus
中鼻甲介 Middle nasal concha
中鼻道 Middle nasal meatus
下鼻甲介 Inferior nasal concha
下鼻道 Inferior nasal meatus
硬口蓋 Hard palate

（c）正中矢状面

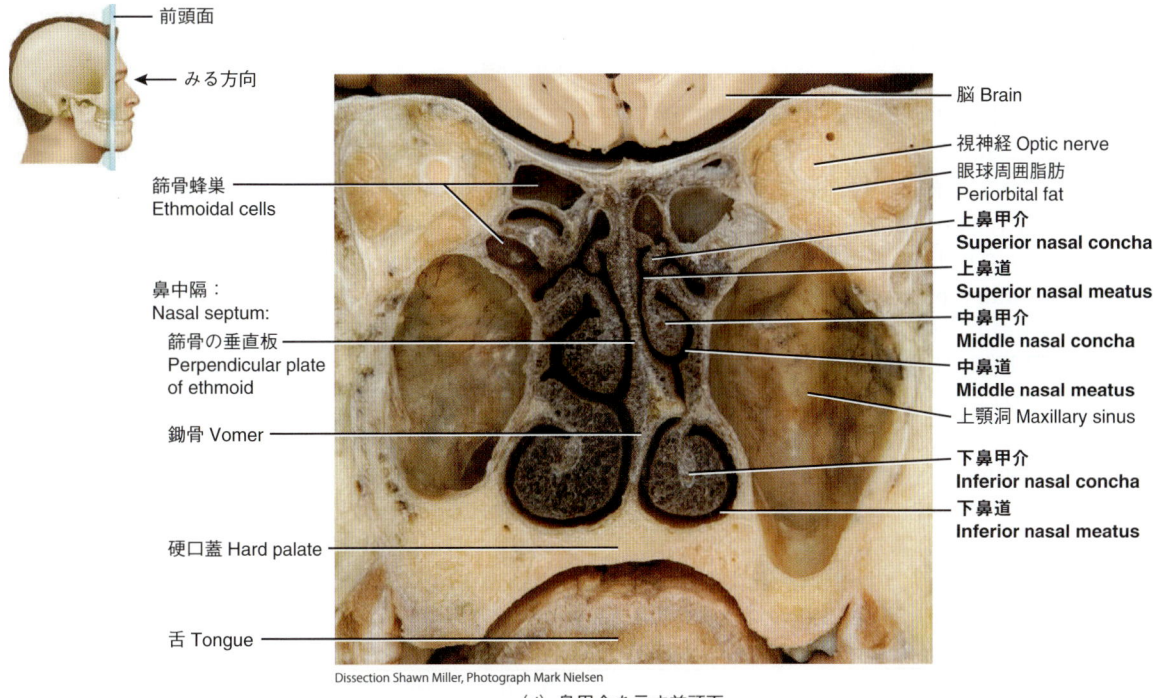

前頭面

みる方向

脳 Brain

視神経 Optic nerve

眼球周囲脂肪
Periorbital fat

上鼻甲介
Superior nasal concha

上鼻道
Superior nasal meatus

中鼻甲介
Middle nasal concha

中鼻道
Middle nasal meatus

上顎洞 Maxillary sinus

下鼻甲介
Inferior nasal concha

下鼻道
Inferior nasal meatus

篩骨蜂巣
Ethmoidal cells

鼻中隔：
Nasal septum:

篩骨の垂直板
Perpendicular plate
of ethmoid

鋤骨 Vomer

硬口蓋 Hard palate

舌 Tongue

Dissection Shawn Miller, Photograph Mark Nielsen

（d）鼻甲介を示す前頭面

Q 空気はどのような経路で鼻に入り通過するか？

図 23.4　鼻の表面構造．

外鼻には軟骨性および骨性構造体がある．

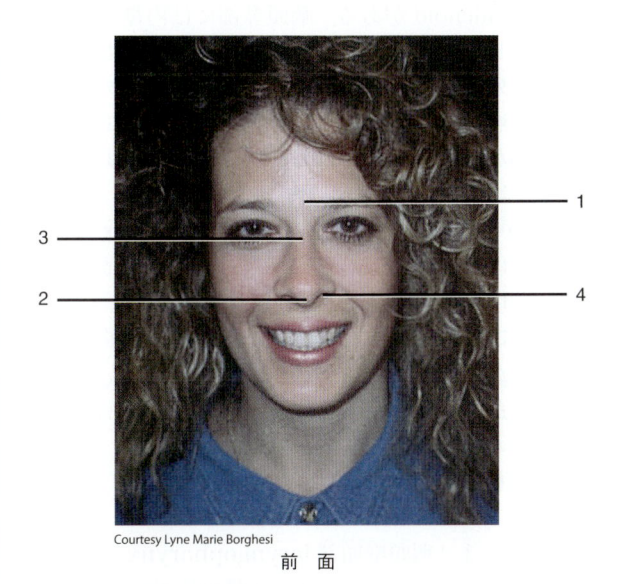

Courtesy Lyne Marie Borghesi

前　面

1. **鼻根**：前頭骨に付着する鼻の上部
2. **鼻尖**：鼻の先端
3. **鼻背**：鼻骨により形成される鼻の骨性構造体
4. **外鼻孔**：鼻腔の外口部分

Q 前頭骨に付着している鼻の部分はなにか？

な空洞状の共鳴室により言語音の振動を修飾するという，3つの機能がある．**共鳴** resonance とは，振動により音を延ばしたり，増強したり，修飾したりすることである．

　鼻腔 nasal cavity（**内鼻** internal nose）は，頭蓋の前部にある大きな空間であり，鼻骨の下側，口の上部に位置しており，筋肉や粘膜で覆われている．鼻腔は，垂直の仕切りである**鼻中隔** nasal septum により左右に分けられる．鼻中隔の前部は主に硝子軟骨で形成され，残りの部分は鋤骨，篩骨の垂直板，上顎骨と口蓋骨でつくられている（図 7.11 参照）．

　鼻腔は前方では外鼻とつながり，後方では**内鼻孔** internal nares あるいは**後鼻孔** choanae とよばれる 2 つの開口部分を経て咽頭につながる（図 23.3 b 参照）．**副鼻腔** paranasal sinuses からの（粘液が通る）導管や（涙が通る）**鼻涙管** nasolacrimal ducts も鼻腔に開口している．7 章を思い出してほしいが，副鼻腔は頭蓋や顔面を形成する骨の中にある空洞であり，表面は鼻腔の粘膜と連続した粘膜で覆われている．副鼻腔を有している頭蓋骨は，前頭骨，蝶形骨，篩骨，上顎骨である．副鼻腔は，粘液を産生するとともに，会話や歌唱したりする時の共鳴箱としての働きもする．内鼻の側壁は篩骨，上顎骨，涙骨，口蓋骨，下鼻甲介骨により形成されている

（図 7.9 参照）．篩骨は上壁も形成している．口蓋骨や上顎骨の口蓋突起は，内鼻の床である硬口蓋を形成している．

　鼻の骨性および軟骨性構造体は，前庭や鼻腔の**開存性** patent，すなわち閉塞されずに開いていることを維持するのに役立っている．鼻腔は，大きくて下方にある**呼吸領域** respiratory region と小さくて上方にある**嗅覚領域** olfactory region に分けられる．呼吸領域は，しばしば**呼吸上皮** respiratory epithelium とよばれる多数の杯細胞を含む多列線毛円柱上皮で覆われている（表 4.1 参照；訳注：呼吸上皮には三叉神経が分布し，刺激物〔タバコの煙やわさびのツンとくる成分など〕の検出を嗅覚とは独立に行っている）．鼻腔の前部，すなわち外鼻孔の内側は，**鼻前庭** nasal vestibule とよばれ，軟骨により囲まれている．鼻腔の上部は骨により囲まれている．

　空気は外鼻孔に入ると，最初に粗い毛（鼻毛）で覆われている前庭を通過し，大きな塵埃粒子が捕捉される．**上** superior，**中** middle，**下** inferior の 3 つの棚状の突起物である**鼻甲介** nasal conchae が，鼻腔壁から内側にせり出している．鼻甲介は鼻中隔付近まで伸びており，鼻腔を溝状の通路—**上鼻道** superior nasal meatuses，**中鼻道** middle nasal meatuses，**下鼻道** inferior nasal meatuses（単数形 meatus；開口部あるいは通路）に分けている．鼻腔や鼻甲介の表面は粘膜で覆われている．鼻甲介や鼻道により内鼻の表面積は増加し，呼息時に水滴を捕捉する調節装置として機能して乾燥を防いでいる．

> ### ⚕ **臨床**関連事項
>
> #### 扁桃摘出術
>
> 　**扁桃摘出術** tonsillectomy（-ektome＝摘出あるいは切除）は，扁桃を外科的に除去することである．通常は外来患者を対象に全身麻酔下で行われる．扁桃摘出術は，頻繁に**扁桃炎** tonsillitis を起す患者や扁桃が膿瘍化や腫瘍化した患者や扁桃により睡眠中に呼吸が妨げられる患者に行われる．

　吸入された空気は鼻甲介の周りで渦を巻くので，毛細血管の血液により暖められる．杯細胞から分泌される粘液は空気を加湿すると同時に塵埃を捕捉する．鼻涙管から流入する液体も空気に湿り気を与える．また，副鼻腔からの分泌物が湿り気を与える場合もある．線毛は粘液や捕捉された塵埃粒子を咽頭の方向に送る．塵埃粒子は咽頭で飲み込まれるか吐き出され，気道から除去される．

　上鼻甲介やその付近の鼻中隔付近の嗅覚領域（訳注：原文では呼吸領域）には，嗅覚受容細胞，支持細胞，基底細胞が存在し，これらの細胞により**嗅上皮** olfactory epithelium が形成されている．嗅上皮には線毛細胞は認められるが杯細胞は認められない．

咽 頭

　咽頭 pharynx（あるいは throat）は，内鼻孔から喉頭 larynx 最下部の軟骨である輪状軟骨の部分にまで及ぶ約 13 cm の漏斗状の管である（図 23.3 b 参照）．咽頭は，鼻腔および口腔の後方，喉頭の上部にあり，頸椎のすぐ前に位置する．咽頭の壁は骨格筋で構成され，粘膜で覆われている．咽頭壁の筋肉が弛緩すると咽頭の開存性が維持され，筋肉が収縮すると嚥下（飲み込むこと）が補助される．咽頭は，空気と食物の通り道，言語音を共鳴させる部屋，外部からの侵入物に対して免疫反応を行う扁桃の収容場所として機能している．

　咽頭は解剖学的に，(1) 咽頭鼻部，(2) 咽頭口部，(3) 咽頭喉頭部の 3 つの領域に分けられる（図 23.3 b の右下の図参照）．咽頭全体の筋は，外側の輪走の層と内側の縦走の層で構成されている．

　咽頭の最も上の部分は**咽頭鼻部** nasopharynx とよばれ，鼻腔の後ろに位置し，軟口蓋まで及んでいる．口腔の天井部分の後半部分を形成する**軟口蓋** soft palate は，咽頭鼻部と咽頭口部とのあいだにある弓状の筋肉質の隔壁であり，表面は粘膜で覆われている．咽頭鼻部の壁には 5 つの開口部がある．2 つは後鼻孔，2 つは**耳管** auditory tubes（**咽頭鼓室管** pharyngotympanic tubes；通常**エウスタキオ管** eustachian tubes として知られている）の開口部で，1 つは咽頭口部に連がる部分である．後方の壁には**咽頭扁桃** pharyngeal tonsil あるいは**アデノイド** adenoid がある．咽頭鼻部には内鼻孔から鼻腔を通過した空気や塵挨を含んだ粘液が流れ込む．咽頭鼻部は多列線毛円柱上皮で覆われ，線毛は咽頭の最下部に向け粘液を運ぶ．また，咽頭鼻部と耳管とのあいだではわずかな量の空気が交換され，中耳と大気のあいだの空気圧が均一に保たれている．

　咽頭の中間部分である**咽頭口部** oropharynx は，口腔の後方に位置し，軟口蓋から下方の舌骨の位置にまで及ぶ．開口部は 1 つで，**口峡** fauces（＝咽喉）とよばれ，口腔に開口する．咽頭口部は空気，食物，飲み物の共通の通路のため，呼吸および消化の機能を有している．咽頭口部は食物粒子で摩擦されるので，非角化重層扁平上皮で覆われている．咽頭口部には 2 対の扁桃，すなわち**口蓋扁桃** palatine tonsils と**舌扁桃** lingual tonsils がある．

　咽頭の下部は**咽頭喉頭部** laryngopharynx あるいは**下咽頭** hypopharynx とよばれ，舌骨の位置から始まる．その最下端部では，食道が後方に，喉頭が前方に開いている．咽頭口部と同様に呼吸と消化の通路のため，非角化重層扁平上皮で覆われている．

23.3 下部呼吸器系

目 標

- 喉頭の特徴と機能を正確にいう.
- 発声のしくみを列挙する.
- 気管の肉眼構造と組織所見を述べる.
- 各気管支構造の機能を正確にいう.

喉 頭

喉頭 larynx(あるいは voice vox)は, 咽頭と気管とをつなぐ短い通路である. 喉頭は頸部の正中で, 第4から第6頸椎(C4〜C6)の前方に位置している.

喉頭壁は9個の軟骨で構成されている(図23.5). 9個の軟骨のうち, 3個は単独で(甲状軟骨, 喉頭蓋, 輪状軟骨), 3個は対になっている(披裂軟骨, 楔状軟骨, 小角軟骨). 対になっている軟骨のうち, 披裂軟骨は声帯ヒダの位置や張力に影響するため最も重要な部分である. 外喉頭筋は軟骨を咽頭の他の構造物に結合させ, 内喉頭筋は軟骨同士を結合させている. **喉頭腔 cavity of the larynx** は, 喉頭の入口から下は輪状軟骨の下端までに広がっている空間である. 前庭ヒダ(偽声帯)の上の喉頭腔の部分は, **喉頭前庭 laryngeal vestibule** とよばれている. 声帯ヒダの下の喉頭腔の部分は, **声門下腔 infraglottic cavity**(infra- =下)とよばれている(図23.5 d).

甲状軟骨 thyroid cartilage(のどぼとけ;あるいは**アダムのリンゴ Adam's apple**)は2つの硝子軟骨の板が結合したもので, 喉頭の前方の壁を形成する三角形の軟骨である. 甲状軟骨は男女ともに存在するが, 思春期の成長における男性ホルモンの影響により通常は男性のほうが大きい. 甲状軟骨と舌骨とを結びつけている靱帯は**甲状舌骨膜 thyrohyoid membrane** とよばれている.

喉頭蓋 epiglottis(epi- =上方;-glottis =舌)は, 上皮に覆われた大きな葉状の形の弾性軟骨である(図23.3 b も参照). 先細りになった下方の部分が喉頭蓋の"茎"の部分であり, 甲状軟骨と舌骨の前縁に付着している. 喉頭蓋の"木の葉"の部分である上方の広い部分は, 付着せずに跳ね上げ戸のように自由に上下する. 嚥下時には咽頭および喉頭が挙上する. 咽頭は挙上することにより広がり, 食物や飲み物を受け入れやすくなる.

喉頭は挙上することにより喉頭蓋が下がり, 声門の上にふたをするような形になり声門を塞ぐ. **声門 glottis** は喉頭の声帯ヒダである1対の粘膜のヒダで形成されており, 声帯ヒダのあいだの空間は**声門裂 rima glottidis** とよばれている. 嚥下中は喉頭が閉鎖することにより液体や食べ物は食道へと通過し, 喉頭や気道に入らない. 塵埃, 煙, 食べ物, 液体が少量でも喉頭を通過しようとすると, 咳反射が生じ排除される.

輪状軟骨 cricoid cartilage(cricoid =輪状)は, 喉頭の下壁を形成するリング状の硝子軟骨である. **輪状気管靱帯 cricotracheal ligament** により第一気管軟骨輪と結合している. 甲状軟骨は, **輪状甲状靱帯 cricothyroid ligament** により輪状軟骨に結合している. 輪状軟骨は, 緊急時に気道を確保する時に行われる気管切開術のための目印となっている("臨床関連事項:気管切開術と気管内挿管"参照).

1対の**披裂軟骨 arytenoid cartilages**(arytenoid =ひしゃく状)は, 大部分が硝子軟骨からなる三角形の軟骨で, 輪状軟骨の後上部に位置している. 披裂軟骨は輪状軟骨と関節を形成しており, 幅広い可動域を有している.

1対の**小角軟骨 corniculate cartilages**(corniculate =小さな角のような形)は, 角のような形の弾性軟骨で, 披裂軟骨の頂点に位置している. 1対の**楔状軟骨 cuneiform cartilages**(cuneiform =楔形)は, 小角軟骨前部に位置する棍棒状の弾性軟骨で, 声帯ヒダや喉頭蓋の側面を支えている.

声帯ヒダより上部の喉頭壁は非角化重層扁平上皮で覆われている. 声帯ヒダより下部の喉頭は, 線毛円柱上皮, 杯細胞, 基底細胞からなる多列線毛円柱上皮で覆われている. その粘液は, 上気道で除去されない塵埃を捕捉するのに役立っている. 上気道の線毛は粘液や捕捉した粒子を咽頭に向けて**下方**に移動させているが, 下気道の線毛はそれらを咽頭に向けて**上方**に移動させている.

発声のしくみ

喉頭の粘膜は2対のヒダを形成している(図23.5 c):上部の1対は**前庭ヒダ vestibular folds**(**偽声帯 false vocal cords**)とよばれ, 下方の1対は**声帯ヒダ vocal folds**(**声帯 true vocal cords**)とよばれる. 前庭ヒダのあいだの空間は**前庭裂 rima vestibuli** として知られている. **喉頭室 laryngeal ventricle** は, 前庭ヒダ上部と声帯ヒダ下部のあいだの腔の中間部分で横に広がった部分である(図23.3 d 参照). 前庭ヒダは発声には関与しないが, 他の重要な機能を有している. 両方の前庭ヒダが互いに寄りあうことで, 重いものをもち上げるために力を入れた時のように胸腔内圧に対抗して息を止めることができる.

図23.5 喉頭.

喉頭は9個の軟骨からなる.

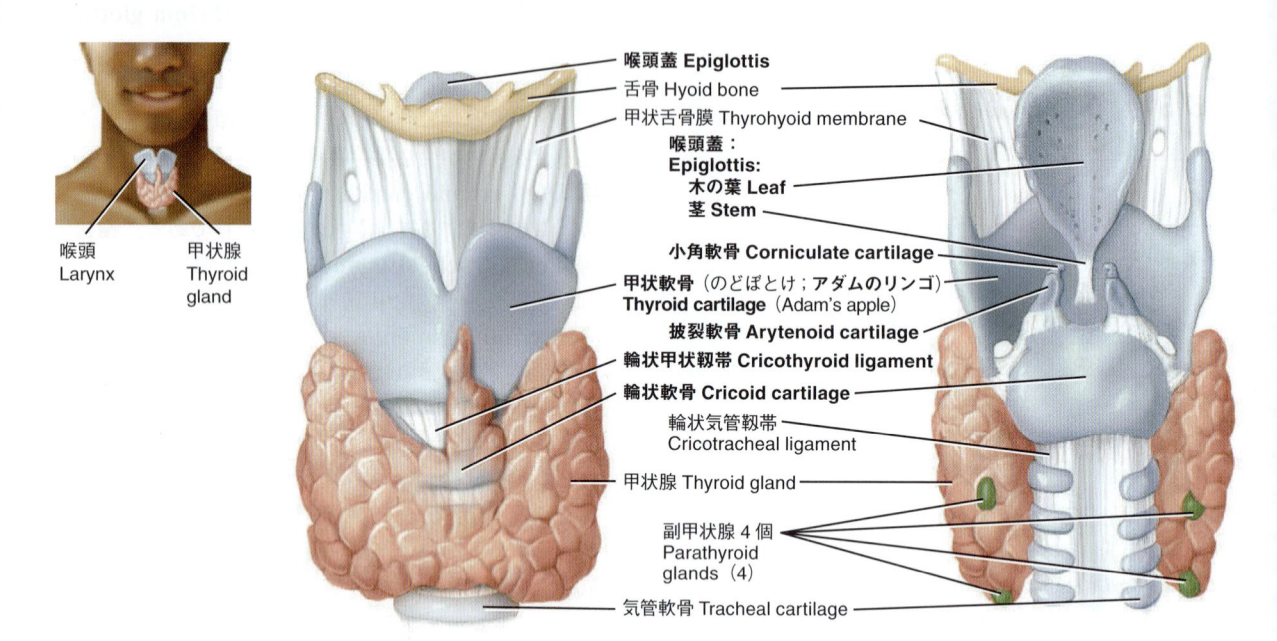

喉頭
Larynx

甲状腺
Thyroid
gland

喉頭蓋 Epiglottis
舌骨 Hyoid bone
甲状舌骨膜 Thyrohyoid membrane
喉頭蓋:
Epiglottis:
　木の葉 Leaf
　茎 Stem
小角軟骨 Corniculate cartilage
甲状軟骨（のどぼとけ；アダムのリンゴ）
Thyroid cartilage（Adam's apple）
披裂軟骨 Arytenoid cartilage
輪状甲状靱帯 Cricothyroid ligament
輪状軟骨 Cricoid cartilage
輪状気管靱帯
Cricotracheal ligament
甲状腺 Thyroid gland
副甲状腺4個
Parathyroid
glands（4）
気管軟骨 Tracheal cartilage

(a) 前面　　　　　　　　　　　　　　　　　(b) 後面

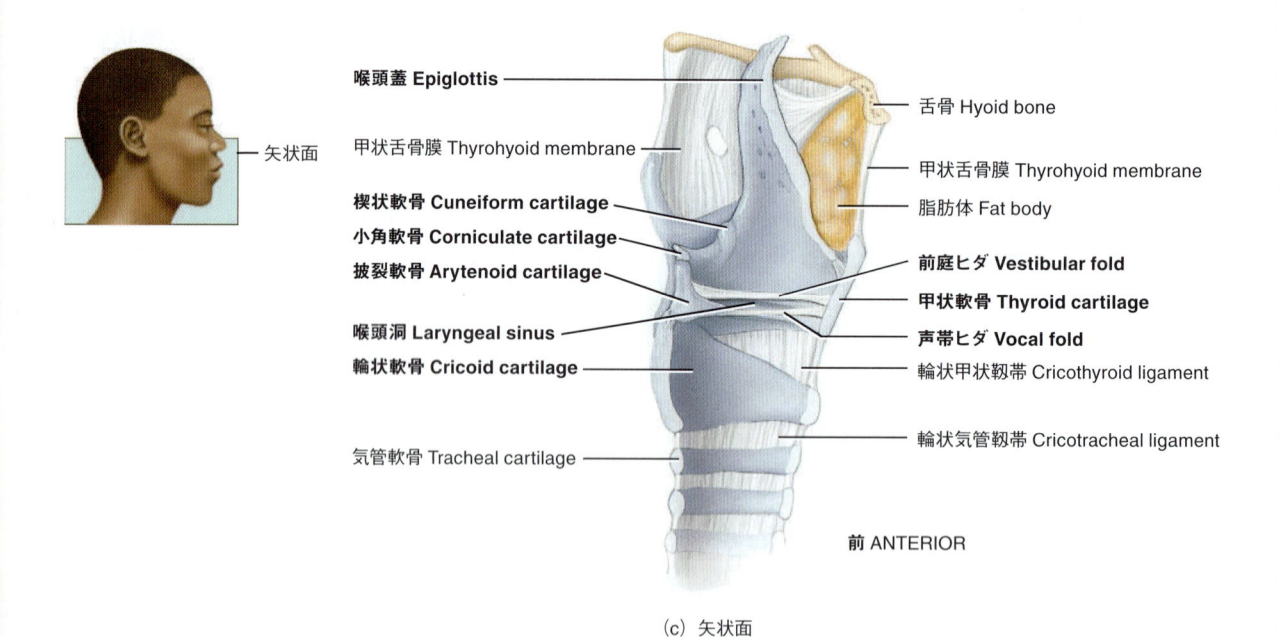

矢状面

喉頭蓋 Epiglottis
甲状舌骨膜 Thyrohyoid membrane
楔状軟骨 Cuneiform cartilage
小角軟骨 Corniculate cartilage
披裂軟骨 Arytenoid cartilage
喉頭洞 Laryngeal sinus
輪状軟骨 Cricoid cartilage
気管軟骨 Tracheal cartilage

舌骨 Hyoid bone
甲状舌骨膜 Thyrohyoid membrane
脂肪体 Fat body
前庭ヒダ Vestibular fold
甲状軟骨 Thyroid cartilage
声帯ヒダ Vocal fold
輪状甲状靱帯 Cricothyroid ligament
輪状気管靱帯 Cricotracheal ligament

前 ANTERIOR

(c) 矢状面

　声帯ヒダは，発声にかかる主要な器官である．非角化重層扁平上皮で覆われた声帯ヒダの粘膜内部には，ギターの弦のように弾性の靱帯が喉頭の硬い軟骨のあいだを張っている．内側の喉頭筋が硬い軟骨と声帯ヒダとに結合している．その筋肉が収縮すると，弾性靱帯が強く引っ張られて軟骨が動き，それにより声帯ヒダが空気の通路の方向に伸び声門裂が狭くなる．ギターの弦を緩めたり張ったりするのと同じように，筋肉が収縮したり弛緩したりすることにより声帯ヒダの張力が変化する．喉頭を通る空気により声帯ヒダが振動すると，咽頭，鼻，

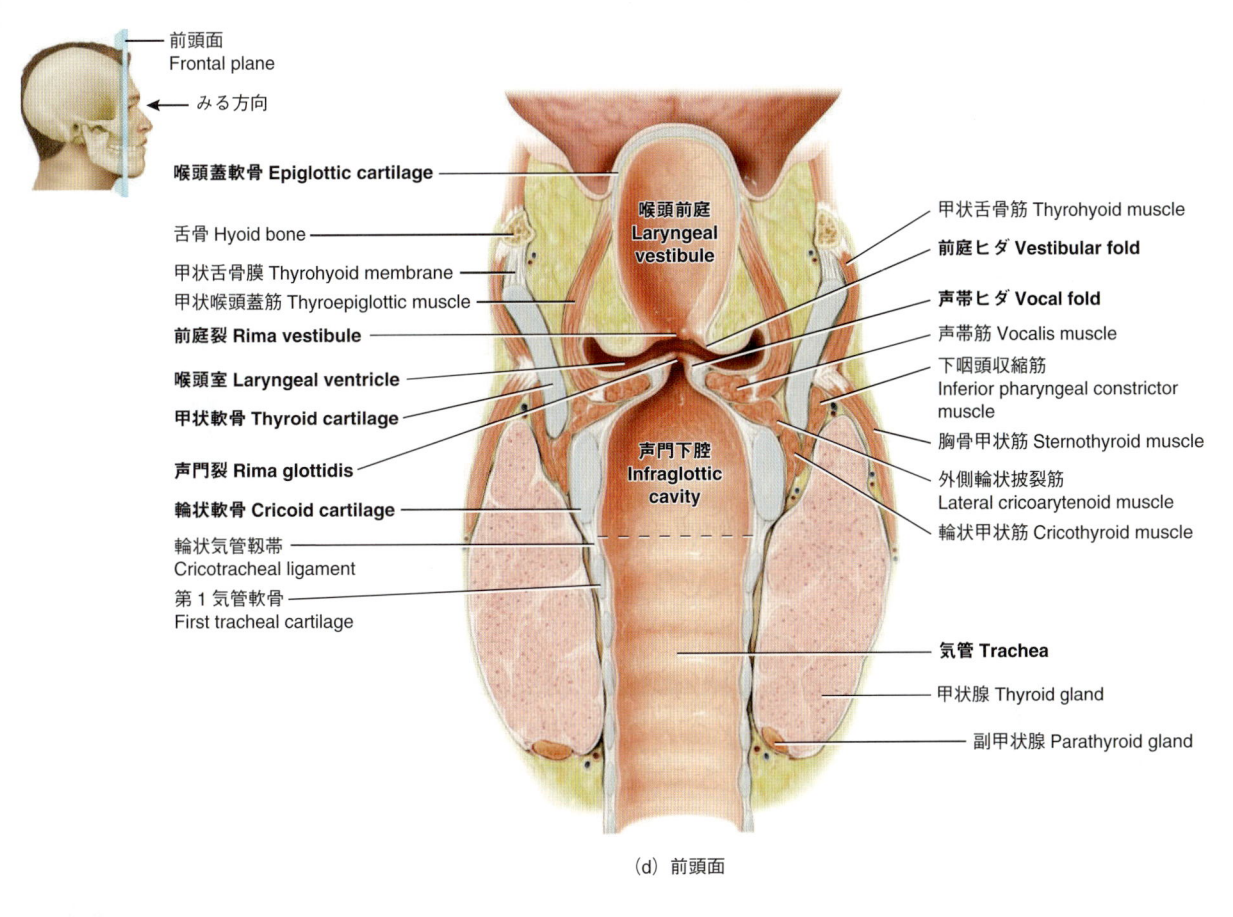

前頭面
Frontal plane

みる方向

喉頭蓋軟骨 Epiglottic cartilage

喉頭前庭
Laryngeal
vestibule

舌骨 Hyoid bone

甲状舌骨膜 Thyrohyoid membrane
甲状喉頭蓋筋 Thyroepiglottic muscle

前庭裂 Rima vestibule

喉頭室 Laryngeal ventricle

甲状軟骨 Thyroid cartilage

声門裂 Rima glottidis

輪状軟骨 Cricoid cartilage

輪状気管靱帯
Cricotracheal ligament

第1気管軟骨
First tracheal cartilage

声門下腔
Infraglottic
cavity

甲状舌骨筋 Thyrohyoid muscle

前庭ヒダ Vestibular fold

声帯ヒダ Vocal fold

声帯筋 Vocalis muscle

下咽頭収縮筋
Inferior pharyngeal constrictor
muscle

胸骨甲状筋 Sternothyroid muscle

外側輪状披裂筋
Lateral cricoarytenoid muscle

輪状甲状筋 Cricothyroid muscle

気管 Trachea

甲状腺 Thyroid gland

副甲状腺 Parathyroid gland

(d) 前頭面

Q 喉頭蓋はどのようにして食べ物や飲み物が喉頭に入る（誤飲）のを防ぐのか？

口腔内の空気の柱に音波が伝わり音となる（発音）. 音の高さは, 声帯ヒダの張力の程度に応じて変化する. 空気の圧力が大きいほど声帯ヒダが振動して, より大きな音となる.

内喉頭筋が収縮すると, 披裂軟骨は引っ張られ, 旋回し横滑りする. 例えば, 後輪状披裂筋が収縮すると, 声帯ヒダは離れ（外転）, 声門裂が開く（図 23.6 a）. 反対に, 外側輪状披裂筋の収縮は, 声帯ヒダをあわせ（内転）, 声門裂が閉まる（図 23.6 b）. 他の内喉頭筋も声帯ヒダを伸ばし（緊張させ）たり短くし（弛緩させ）たりする.

音の高低は, 声帯ヒダの緊張度により調節される. 声帯が筋により強く引っ張られ緊張するとより速く振動し, 高い音になる. 声帯ヒダの筋緊張が低下すると低音になる. アンドロゲン（男性ホルモン）の影響により, 通常男性の声帯ヒダは女性より厚く長いため, 男性の声帯ヒダは女性に比べゆっくり振動する. そのために, 男性の声は女性に比べ低い音になる.

音は声帯ヒダの振動により生じるが, 会話として認識できる音に変換するには他の構造が必要である. 咽頭,

口, 鼻腔, 副鼻腔はすべて共鳴室として機能し, ヒトの声や各個人の声質をつくり上げている. 私たちは, 咽頭の壁にある筋を収縮させたり, 弛緩させたりして母音をつくっている. 顔の筋, 舌, 口唇も発音に役立っている.

ささやき声は, 声門裂の後部以外をすべて閉じることでつくることができる. ささやき声では声帯ヒダは振動

$ 臨床関連事項

喉頭炎と喉頭癌

喉頭炎 laryngitis は喉頭の炎症性疾患であり, 呼吸器感染やタバコの煙のような刺激物で生じることが多い. 声帯ヒダの炎症により, その収縮は妨げられ, 自由に振動できないほど声帯が腫脹し, 声のかすれや声が出ないという症状が生じる. 多くの長期喫煙者では, 慢性炎症による損傷のために永久的なしわがれ声が生じる. **喉頭癌 cancer of the larynx** は, ほとんどが喫煙者に認められる. 症状は, 嗄声, 嚥下時痛, 耳への放散痛である. 治療は, 放射線療法と外科的療法, あるいは放射線療法か外科的療法である.

図23.6 声帯ヒダの動き.

声門は1対の喉頭の粘膜ヒダ（声帯ヒダ）とそのあいだの腔（声門裂）で構成されている.

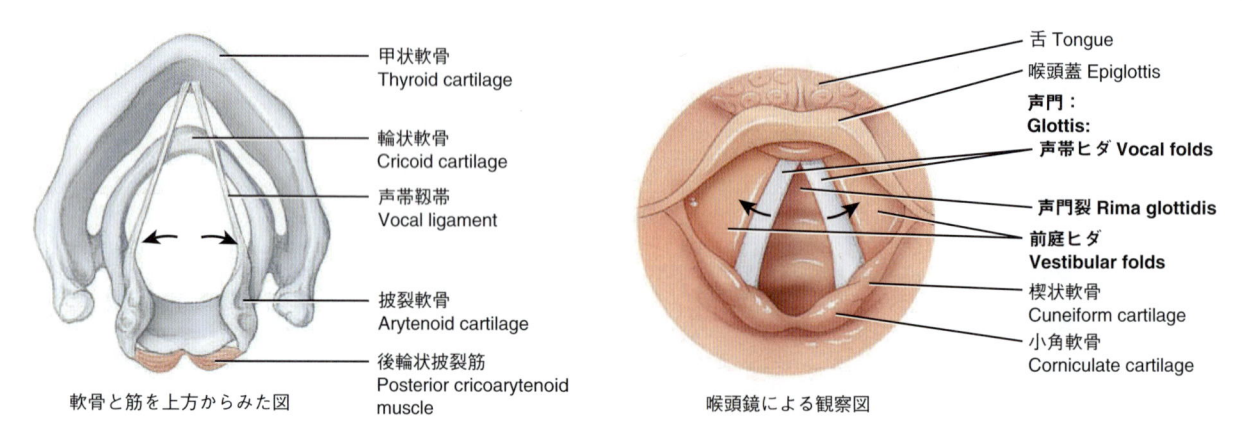

甲状軟骨
Thyroid cartilage

輪状軟骨
Cricoid cartilage

声帯靭帯
Vocal ligament

披裂軟骨
Arytenoid cartilage

後輪状披裂筋
Posterior cricoarytenoid muscle

軟骨と筋を上方からみた図

舌 Tongue

喉頭蓋 Epiglottis

声門：
Glottis:
　声帯ヒダ Vocal folds

　声門裂 Rima glottidis

前庭ヒダ
Vestibular folds

楔状軟骨
Cuneiform cartilage

小角軟骨
Corniculate cartilage

喉頭鏡による観察図

(a) 声帯ヒダを離す動き（外転）

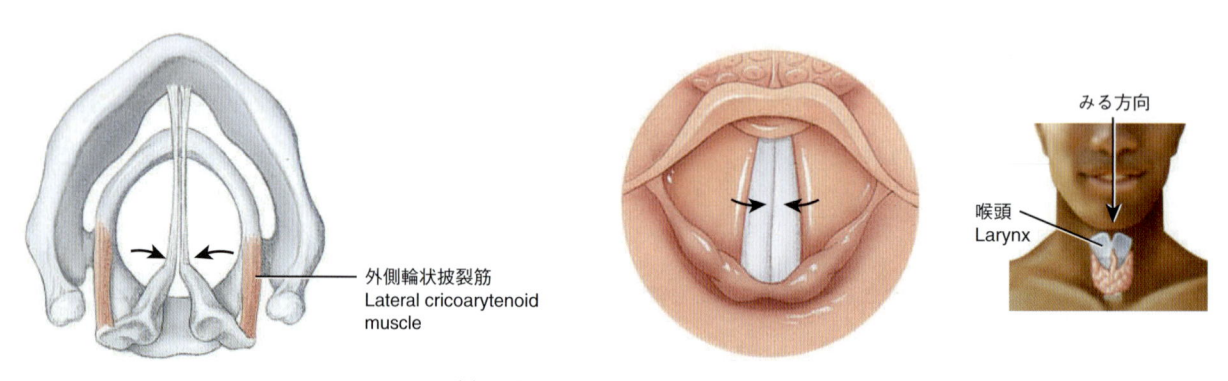

外側輪状披裂筋
Lateral cricoarytenoid muscle

みる方向

喉頭
Larynx

(b) 声帯ヒダをあわせる動き（内転）

Q 声帯ヒダの主な機能はなにか？

しないので, この種の会話では音の高低がない. しかし, ささやき声をしているあいだも, 口腔の形を変えることにより明瞭な会話をすることができる. 口腔の大きさを変えると共鳴の質が変化し, 空気が口唇に向かって吐き出されると, 母音が出る.

気 管

気管 trachea（＝強健な；あるいは windpipe）は, 長さ約12 cm, 直径約2.5 cm の筒状の空気の通り道である. 食道の前方に位置し（図23.7）, 喉頭から第5胸椎（T5）上縁までの部分であり, そこで左右の主気管支が分枝する（図23.8 参照）.

気管壁の層は, 内側から外側に向け, (1) 粘膜, (2) 粘膜下組織, (3) 硝子軟骨, (4) 疎性結合組織からなる外膜により構成されている. 粘膜は多列線毛円柱上皮で構成されており, その下には弾性線維や細網線維を有

する粘膜固有層がある. 上皮は, 鼻腔や喉頭を覆っている粘膜と同様に塵挨に対する保護作用をもつ. 粘膜下組織は疎性結合組織で形成され, 漿液粘液腺やその導管を有している.

硝子軟骨は, 16～20個のC字形の不完全な輪状の軟骨が水平に積み重なって並んだものであり, それらは互いに密な結合組織で結合している. これらの軟骨輪は皮膚を通して喉頭の下部に触れることができる. C字形の軟骨輪の空いている部分は後方で食道と接しており（図23.7）, その両端は**線維筋性** fibromuscular membrane の膜でつながっている. この膜には**気管筋** trachealis muscle とよばれる横断性の平滑筋線維や弾性の結合組織があるため, 吸息時や呼息時に気管の径が変化できるようになっており, 有効な気流を維持するのに重要な役割を果している. 硬いC字形の軟骨輪は, 気管壁の半分を強固に支持して内腔の開存性を維持し, 気管壁が内

図 23.7　　気道と食道の位置関係.

気管は食道の前方に位置し，喉頭から第 5 胸椎上縁まで及んでいる.

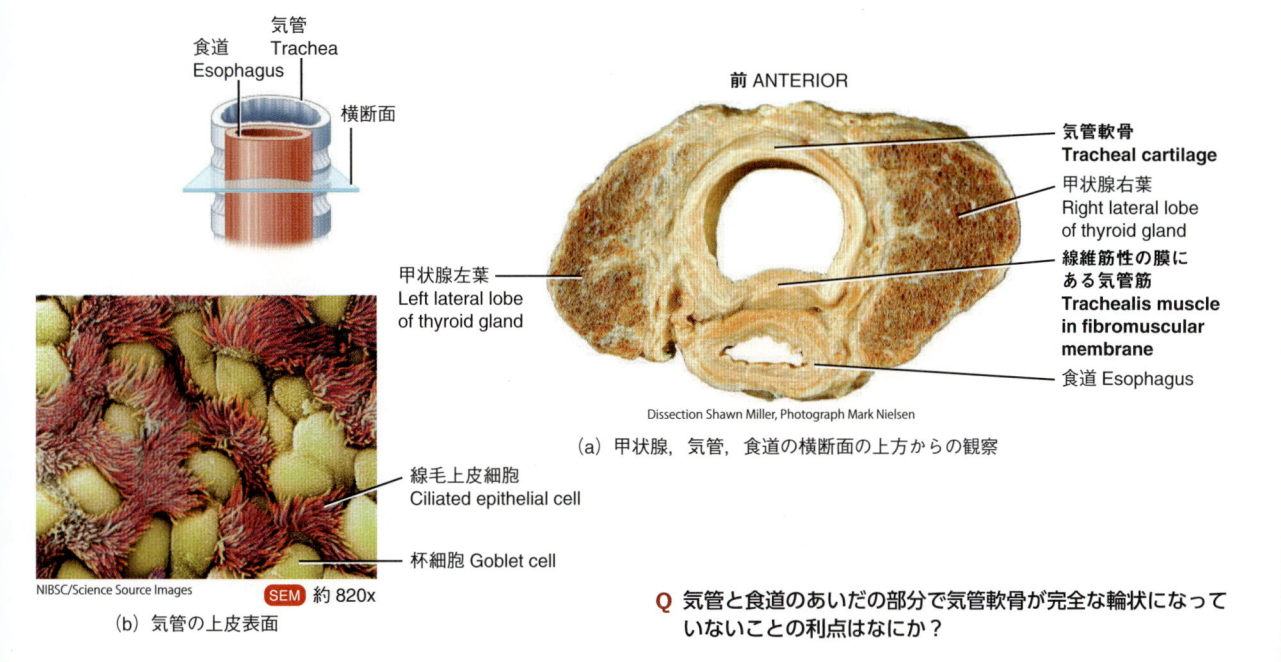

食道 Esophagus

気管 Trachea

横断面

前 ANTERIOR

気管軟骨 Tracheal cartilage

甲状腺右葉 Right lateral lobe of thyroid gland

甲状腺左葉 Left lateral lobe of thyroid gland

線維筋性の膜にある気管筋 Trachealis muscle in fibromuscular membrane

食道 Esophagus

Dissection Shawn Miller, Photograph Mark Nielsen

（a）甲状腺，気管，食道の横断面の上方からの観察

線毛上皮細胞 Ciliated epithelial cell

杯細胞 Goblet cell

NIBSC/Science Source Images

SEM 約 820x

（b）気管の上皮表面

Q 気管と食道のあいだの部分で気管軟骨が完全な輪状になっていないことの利点はなにか？

側につぶれて（とくに吸息時に），空気の通路を閉塞しないようにしている. 気管の外膜は疎性結合組織からなり，周囲の組織と気管を結合している.

気管支

　第 5 胸椎の上端部で，気管は右肺にいく**右主気管支 right main**（primary）**bronchus**（＝気管），と左肺にいく**左主気管支 left main**（primary）**bronchus** に分枝する（図 23.8）. 右主気管支は左より垂直で，短く，太い. その結果，誤飲された異物は，左主気管支よりも右主気管支に入りやすく留まりやすい. 主気管支も気管と同じように不完全な輪状の軟骨からなり，多列線毛円柱上皮で覆われている.

　気管が左右の主気管支に分枝する部分を**竜骨 carina** とよぶ. これは，最後の気管軟骨の後下部の突起により形成されている. 竜骨の粘膜は喉頭や気管全体の中で最も鋭敏に咳反射を引き起す領域の一つである. 竜骨の開大やゆがみは気管分岐領域周囲のリンパ節の癌を示唆していることが多く，重大な徴候である.

　肺に入ると主気管支は，より細い気管支—各肺葉に 1

臨床関連事項

気管切開術と気管内挿管

　さまざまな状態で気管が閉塞されると気流障害が生じる. 気管を支えている軟骨輪が事故で潰れたり，粘膜の炎症のために気道が閉塞されるほど腫脹したり，粘膜の炎症により多量の粘液が分泌され下気道が詰まったり，大きなものが吸引されたり（吸い込まれたり），癌腫が気道に突出したりした時などである. 気管の閉塞部を越えて気流を再開させるのに 2 つの方法が用いられる. 閉塞部位が喉頭レベルより上部の場合には，気管に穴を開ける手術である**気管切開術 tracheotomy**（tracheostomy）が行われる. 皮膚切開後に輪状軟骨よりの下部の気管を短く縦に切開する. 次に，緊急の気道確保のために気管チューブが挿入される. もう一つの方法は**気管内挿管 intubation** である. 口か鼻からチューブを挿入し，喉頭と気管を通して下方に挿入する. 柔軟性のある閉塞物の場合にはチューブの硬い壁により閉塞物は一方に押しやられ，チューブの内腔により空気の通り道が確保される. もし粘液が気管を閉塞している時は，チューブを介して吸引することができる.

図 23.8 気管以下の気道の分岐.

気管支樹は肉眼でみえる気道からなり，気管から始まり終末細気管支を通って続く．

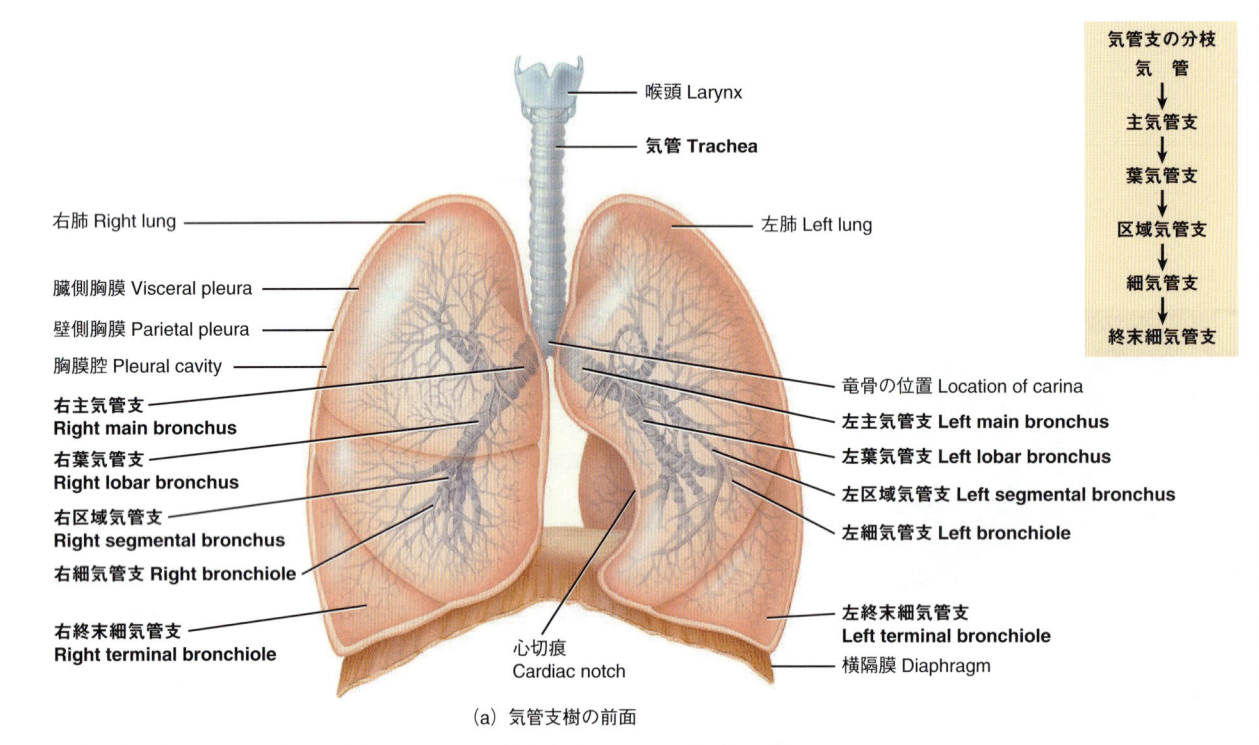

（a）気管支樹の前面

気道の分岐		
	気管支の名称	分岐数
導管部	気 管	0
	主気管支	1
	葉気管支と区域気管支	2〜10
	細気管支と終末細気管支	11〜16
呼吸部	呼吸細気管支	17〜19
	肺胞管	20〜22
	肺胞嚢	23

（b）気道の分岐

Q 各肺にはいくつの葉と葉気管支があるか？

本ずつの**葉（二次）気管支 lobar（secondary） bronchi** に分枝する（右肺は 3 葉，左肺は 2 葉からなる）．葉気管支はさらに分枝を続け，肺葉内の特定の気管支配区域に供給する**区域（三次）気管支 segmental（tertiary） bronchi** とよばれるさらに細い気管支となる．区域気管支はついで**細気管支 bronchioles** に分枝する．細気管支はさらに分枝を続け，**終末細気管支 terminal bronchioles** とよばれる最も細い管に分枝する．細気管支には**クラブ（クララ）細胞 club（Clara）cells** が存在する．クラブ細胞は，円柱状で線毛のない細胞で，上皮細胞のあいだに点在している．クラブ細胞は，吸入された毒物や発癌物質の有害作用を防御し，界面活性物質産生し，上皮のさまざまな細胞に分化する幹細胞（転換細胞）としての機能を有している．終末細気管支は，呼吸器系の導管部の末端に位置している．気管から終末細気管支まで続く莫大な気道の分岐は，逆さの木に類似しているので，一般に**気管支樹 bronchial tree** とよばれている．気管分岐の終末細気管支を越えると，分枝は顕微鏡でなければわからないくらい微細になる．これらの分枝は呼吸細気管支および肺胞管とよばれている（後述，図 23.11 参照）．

気管から肺胞管まで，気道は約 23 次の分岐をする．すなわち，気管から主気管支の分枝は第一次分枝とよばれ，主気管支から葉気管支への分枝は第二次分枝とよばれており，肺胞管まで分枝を繰り返す（図 23.8 b）．

気管支樹の分岐が著しくなるに従い，いくつかの構造上の変化が生じる．

1. 気管支樹の粘膜は，主気管支，葉気管支，区域気管支における多列線毛円柱上皮から太い細気管支では杯細胞を含む線毛単層立方上皮に変化し，さらにより細い細気管支では大部分が杯細胞を含まない線毛単層立方上皮に変化し，終末細気管支では大部分が非線毛単層立方上皮へと変化する．気道粘膜の線毛上皮は，吸入された粒子を 2 つの方法で除去することを思い出してほしい．杯細胞によって産生された粘液が粒子を捕捉し，線毛が粘液と捕捉された粒子を咽頭に向けて除去するように運動する．非線毛単層立方上皮のある領域では，吸入された粒子は肺胞マクロファージにより除去される．

2. 主気管支における輪状の軟骨は徐々に小片状の軟骨に置き換わり，末梢の細気管支では消失する．

3. 軟骨の量が減少するのに伴い，平滑筋の量が増加する．平滑筋は，渦巻き状の束として内腔を取り囲み，内腔の開存性の維持に役立っている．しかし，支持する軟骨がないので，筋の攣縮により気道が閉塞する可能性がある．これは喘息発作中に生じ，生命に危険な状態になることもある．

運動中は，自律神経系（ANS）の交感神経の活動性が亢進し，副腎髄質はアドレナリンやノルアドレナリンを放出するが，この両者は細気管支の平滑筋を弛緩させ気道を拡張させる．空気がより速く肺に到達するようになり，肺の換気は改善する．ANS の副交感神経やヒスタミンのようなアレルギー反応のメディエーターは反対の作用を有し，細気管支の平滑筋を収縮させ，末梢の細気管支が狭窄する．

> ### チェックポイント
>
> 6. 喉頭は呼吸や発声においてどのように機能するか．
> 7. 気管の位置，構造，機能を述べなさい．
> 8. 気管支樹の構造について述べなさい．

肺

呼吸器病医 pulmonologist（pulmo- ＝肺）は肺疾患の診断治療を行う専門医である．**肺 lungs**（＝軽量，浮かんでいるので）は，胸腔にある対になった円錐形の臓器である（図 23.9）．肺は，胸腔を 2 つの解剖学的な腔に分けている心臓や他の構造体からなる縦隔のために互いに離れて存在する．その結果，外傷により一側の肺が虚脱しても，他側の肺は膨らんだままでいる．それぞれの肺は，**胸膜 pleural membrane**（pleur- ＝側面；あるいは pleura）とよばれる 2 層の漿膜により包まれ，保護されている．**壁側胸膜 parietal pleura** とよばれる外側の層は，胸腔壁を覆っている．内側の層，**臓側胸膜 visceral pleura** は，肺を包んでいる（図 23.9）．臓側胸膜と壁側胸膜のあいだには**胸膜腔 pleural cavity** とよばれるわずかな隙間があり，胸膜腔には両方の膜から分泌された潤滑液が存在する．この液体により 2 つの膜

> ### ⚕ 臨床関連事項
>
> #### 気胸と血胸
>
> ある状態では，胸膜腔が空気（**気胸 pneumothorax**；pneumo- ＝空気あるいは呼吸），血液（**血胸 hemothorax**）あるいは膿で満たされることがある．胸膜腔内の空気は，胸部の外科的な切開，交通事故や銃撃による外傷により入ることが多く，肺を虚脱させる．肺の部分的なあるいはまれに肺全体のこの虚脱は，**無気肺 atelectasis**（ateles- ＝不完全；-ectasis ＝膨張）とよばれている．治療の目標は，肺を再膨張させるために，胸膜腔から空気（あるいは血液）を排出することである．軽度の気胸は自然治癒することもあるが，空気の排出を助けるため胸腔チューブを挿入する必要があることもある．

図 23.9 胸膜と肺との関係.

壁側胸膜は胸膜腔を裏打ちし，臓側胸膜は肺を覆う.

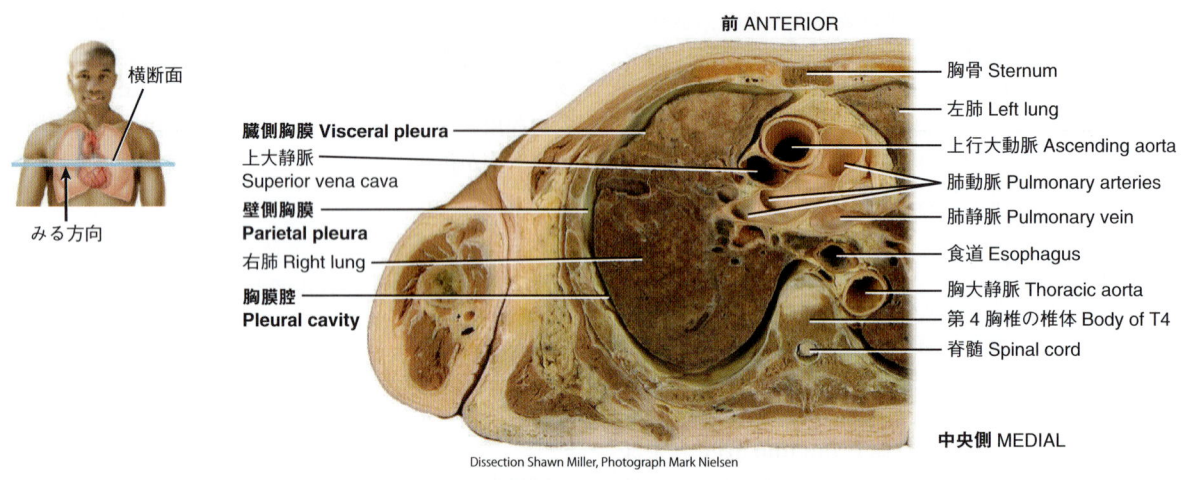

横断面

みる方向

前 ANTERIOR

臓側胸膜 Visceral pleura

上大静脈
Superior vena cava

壁側胸膜
Parietal pleura

右肺 Right lung

胸膜腔
Pleural cavity

胸骨 Sternum

左肺 Left lung

上行大動脈 Ascending aorta

肺動脈 Pulmonary arteries

肺静脈 Pulmonary vein

食道 Esophagus

胸大静脈 Thoracic aorta

第 4 胸椎の椎体 Body of T4

脊髄 Spinal cord

中央側 MEDIAL

Dissection Shawn Miller, Photograph Mark Nielsen

胸膜腔および胸膜を示す胸腔横断面

Q 胸膜はどのような種類の膜か？

のあいだの摩擦が小さくなり，呼吸のあいだそれらの膜が動きやすくなる．この液体は，表面張力とよばれる現象により，ちょうど水の膜が 2 枚の顕微鏡用スライドガラスを密着させるように 2 つの胸膜を互いに密着させている．左右の肺をそれぞれの胸膜腔が別々に包んでいる．**胸膜炎 pleurisy**（あるいは pleuritis）とよばれる胸膜の炎症では，2 つの胸膜が摩擦するために早期には疼痛が生じる．炎症が続くと過剰な液体が胸腔内に貯留し，**胸水 pleural effusion** として知られる状態になる．

　肺は横隔膜から鎖骨の少し上まで広がり，前方と後方を肋骨が覆っている（図 23.10 a）．肺の広い底の部分である **肺底 base** は凹面になっており，横隔膜の凸面の上にはまり込んでいる．肺の上方の狭い部分を **肺尖 apex** という．肋骨に相対する肺の表面である **肋骨面 costal surface** は肋骨の丸い彎曲に一致している．各肺の **縦隔（正中）面 mediastinal (medial) surface** には **肺門 hilum** という領域があり，気管支，肺血管，リンパ管，神経が出入りしている（図 23.10 e）．これらの構造物は胸膜や結合組織により支持されており，**肺根 root** を形成している．左肺の正中部分には凹面，すなわち **心圧痕 cardiac notch** があり，そこに心尖部が位置している．心臓が占める空間のために左肺は右肺より約 10% 小さい．右肺は左肺よりも厚く，幅が広いが，右側には横隔膜の下に肝臓があるため，右側の横隔膜は左側より高い位置にあり，右肺は左肺よりいくぶん短い．

　胸郭の大部分は肺により満たされている（図

23.10 a）．肺尖は鎖骨の内側 1/3 の上方に位置し，触診することのできる唯一の領域である．肺の前方，側方，後方の表面は肋骨に相対している．肺底は前方では第 6 肋軟骨，後方では第 10 胸椎の棘突起の高さまで広がっている．胸膜は前方の第 6 肋軟骨から後方の第 12 肋骨まで肺底の下 5 cm ほど広がっている．胸腔内の過剰な胸水は，第 7 肋間腔から前方に向けて針を挿入することにより肺を損傷することなく除去することができる．この操作を **胸腔穿刺 thoracentesis**（-centesis ＝穿刺）とよぶ．針は肋間神経や血管の損傷を避けるため，下部肋骨の上縁に沿って挿入する．第 7 肋間隙より下方では，横隔膜を貫通する危険性がある．

葉，裂，小葉　各肺は，1 つあるいは 2 つの **裂 fissure** により **葉 lobes** に分割されている（図 23.10 b ～ e）．両肺には下前方に伸びる 1 つの **斜裂 oblique fissure** があり，右肺にはさらに **水平裂 horizontal fissure** もある．左肺は斜裂により **上葉 superior lobe** と **下葉 inferior lobe** とに分けられている．右肺では，斜裂の上方部分は上葉と下葉とを分け，下方部分は下葉と **中葉 middle lobe** とを分けている．また，中葉の上部は水平裂により境されている．

　それぞれの葉には固有の葉気管支がある．したがって右主気管支は **上 superior，中 middle，下葉気管支 inferior lobar bronchi** の 3 本に分枝する．左主気管支は上，下葉気管支の 2 本に分枝する．肺内で，葉気

図 23.10　肺の表面構造.

斜裂が左肺を 2 葉に分けている．斜裂と水平裂が右肺を 3 葉に分けている．

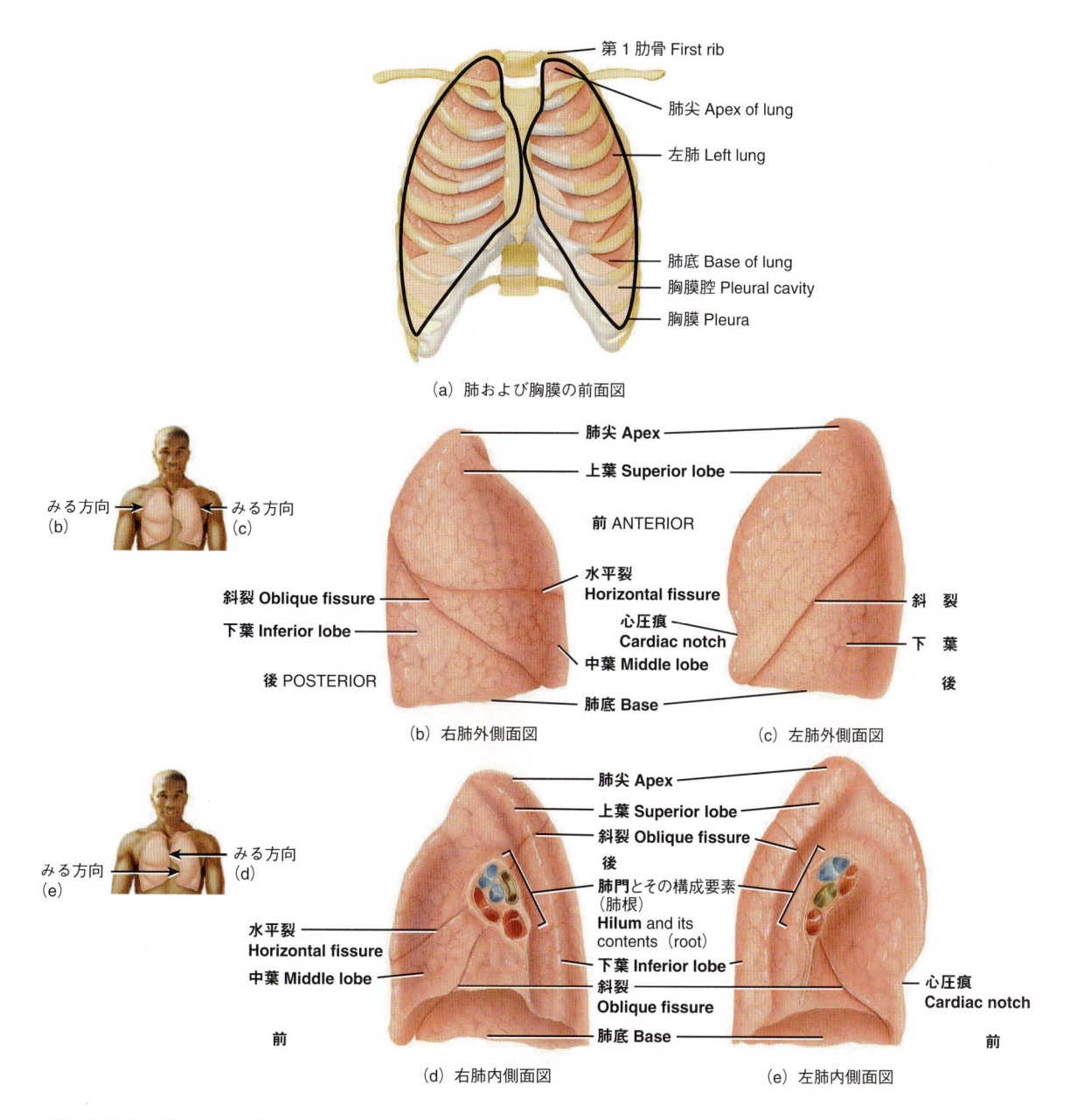

（a）肺および胸膜の前面図

第 1 肋骨 First rib
肺尖 Apex of lung
左肺 Left lung
肺底 Base of lung
胸膜腔 Pleural cavity
胸膜 Pleura

みる方向（b）　みる方向（c）

肺尖 Apex
上葉 Superior lobe
前 ANTERIOR
斜裂 Oblique fissure
下葉 Inferior lobe
後 POSTERIOR
水平裂 Horizontal fissure
心圧痕 Cardiac notch
中葉 Middle lobe
肺底 Base
斜裂
下葉
後

（b）右肺外側面図　　　　（c）左肺外側面図

みる方向（e）　みる方向（d）

肺尖 Apex
上葉 Superior lobe
斜裂 Oblique fissure
後
肺門とその構成要素（肺根）Hilum and its contents（root）
水平裂 Horizontal fissure
中葉 Middle lobe
下葉 Inferior lobe
斜裂 Oblique fissure
肺底 Base
前
心圧痕 Cardiac notch
前

（d）右肺内側面図　　　　（e）左肺内側面図

Q 右肺と左肺はなぜ大きさや形が少し異なるのか？

管支はそれぞれの区域にだけ分布する区域気管支 segmental bronchi に分枝する—各肺には 10 本の区域気管支が存在することになる．それぞれの区域気管支が支配する肺組織部分は，**気管支肺区域 bronchopulmonary segment** とよばれている．気管支肺区域に限局する気管支や肺の疾患（腫瘍や膿瘍のよ

うな）は，周囲の肺組織を連続的に破壊することなく外科的に切除することができる．
　各肺区域は，**小葉 lobules** とよばれる多数の小さな区画に分割される．各小葉は弾性の結合組織に囲まれ，各々には 1 本のリンパ管，1 本の細動脈，1 本の細静脈，1 本の終末細気管支からの分枝が存在する（図

23.11 a）．終末細気管支は，**呼吸細気管支 respiratory bronchioles** とよばれる顕微鏡でなければわからないような，より微細な枝に分枝する（図 23.11 b）．呼吸細気管支は，その壁から芽のように突出する肺胞（後述）を有している．肺胞はガス交換に関与しているので，呼吸細気管支は呼吸器系の呼吸部の始まりということができる．呼吸細気管支は肺の奥深くに入り込んでおり，上皮は単層の立方形の細胞から単層の扁平な細胞に変化する．ついで，呼吸細気管支は，単層の扁平な上皮からなるいくつか（2〜11 本）の**肺胞管 alveolar ducts** に分かれる．

肺胞嚢と肺胞　肺胞管の末端の膨らみは**肺胞嚢 alveolar sac** とよばれ，それは一房のブドウのようである．各肺胞嚢は，ブドウの実のような**肺胞 alveoli** とよばれる小胞で構成される（図 23.11）．肺胞壁には2種類の肺胞上皮細胞がある（図 23.12）．**I型肺胞細胞 type I alveolar cells**（**扁平肺胞上皮細胞** squamous pulmonary epithelial cells）は，最も多数を占める単層の扁平な上皮細胞であり，肺胞壁をほぼ連続的に覆っ

ている．**II型肺胞細胞 type II alveolar cells** は**中隔細胞** septal cells ともよばれ，I型肺胞細胞より少なく，I型肺胞細胞のあいだに認められる．薄いI型肺胞細胞は，主にガス交換を行う．II型肺胞細胞は，表面に微絨毛をもつ円形あるいは立方状の上皮細胞であり，**肺胞液 alveolar fluid** を分泌する．肺胞液は細胞表面を潤し，空気に湿り気を与える．肺胞液にはリン脂質とリポタンパク質の混合物である**界面活性物質（サーファクタント） surfactant** が含まれている．界面活性物質は肺胞液の張力を低下させ，肺胞が虚脱しようとするのを抑え，肺胞の開存性を維持している（後述）．

肺胞壁には，肺胞腔の小さな塵埃粒子や他のごみを除去する遊走性の食細胞である**肺胞マクロファージ alveolar macrophages**（**塵埃細胞** dust cells）や，細網線維や弾性線維を産生する線維芽細胞も存在している．I型肺胞細胞の下には弾性の基底膜がある．肺胞の外側面には，小葉の細動脈と細静脈が分散し毛細血管網（図 23.11 a 参照）を形成している．毛細血管は，単層の血管内皮細胞と基底膜で構成されている．

肺内の空気の部分と血液のあいだの O_2 と CO_2 の交換

図 23.11　肺小葉の微細構造．

肺胞嚢は肺胞管の末端の膨らみで，肺胞で構成されている．

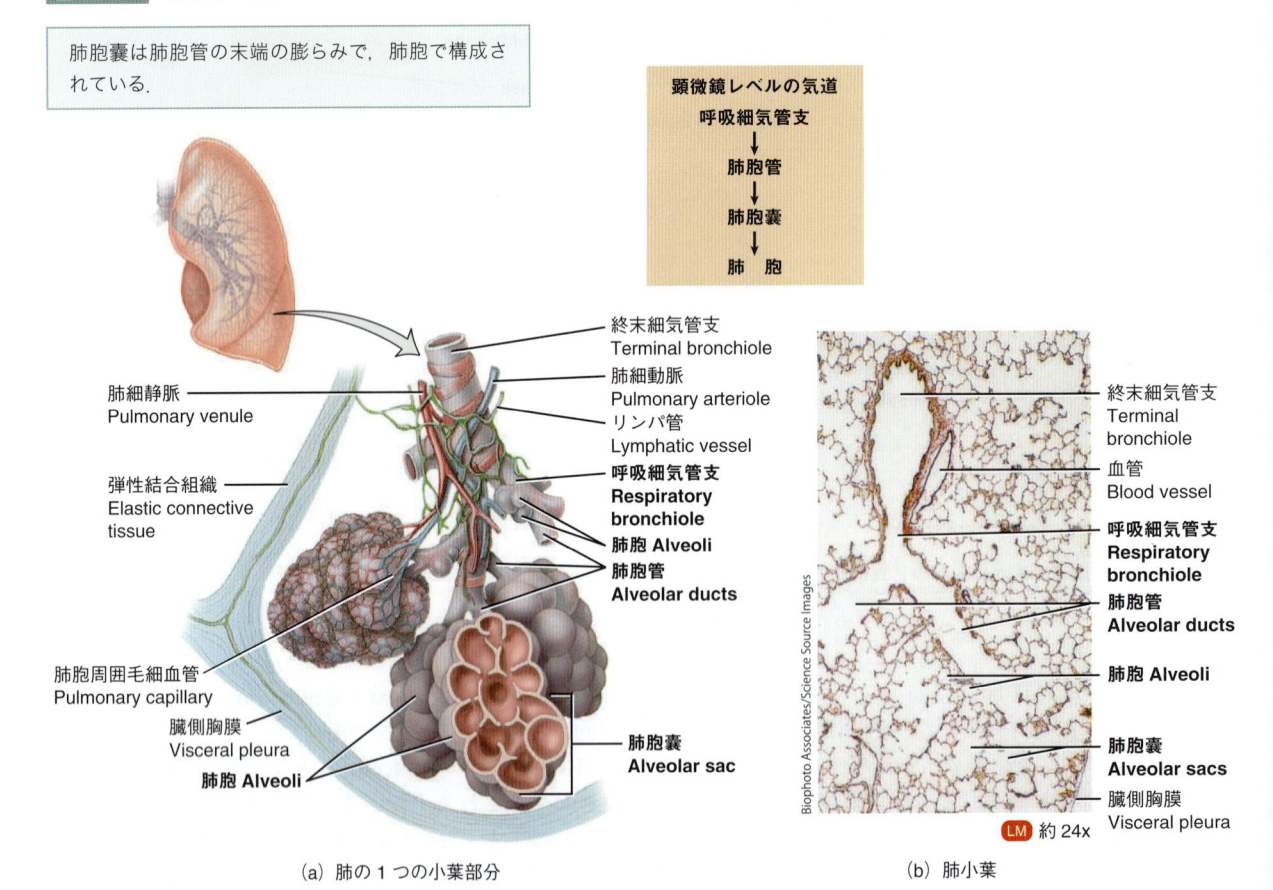

顕微鏡レベルの気道
呼吸細気管支
↓
肺胞管
↓
肺胞嚢
↓
肺　胞

肺細静脈
Pulmonary venule

弾性結合組織
Elastic connective tissue

肺胞周囲毛細血管
Pulmonary capillary

臓側胸膜
Visceral pleura

肺胞 Alveoli

終末細気管支
Terminal bronchiole

肺細動脈
Pulmonary arteriole

リンパ管
Lymphatic vessel

呼吸細気管支 Respiratory bronchiole

肺胞 Alveoli

肺胞管 Alveolar ducts

肺胞囊 Alveolar sac

Biophoto Associates/Science Source Images

終末細気管支
Terminal bronchiole

血管
Blood vessel

呼吸細気管支 Respiratory bronchiole

肺胞管 Alveolar ducts

肺胞 Alveoli

肺胞囊 Alveolar sacs

臓側胸膜
Visceral pleura

LM 約24x

（a）肺の1つの小葉部分　　　　　　（b）肺小葉

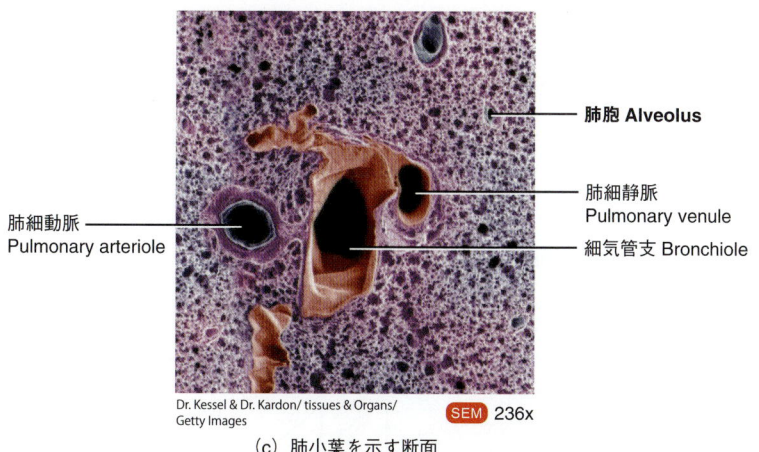

肺細動脈
Pulmonary arteriole

肺胞 Alveolus

肺細静脈
Pulmonary venule

細気管支 Bronchiole

Dr. Kessel & Dr. Kardon/ tissues & Organs/ Getty Images

SEM 236x

（c）肺小葉を示す断面

Q 肺胞壁を構成している細胞はなにか？

は，肺胞壁と毛細血管壁とで形成されている**呼吸膜 respiratory membrane** を通過する拡散によって行われている．呼吸膜は以下の4層で構成されている（図 23.12 b）：

1．**肺胞壁 alveolar wall** を構成するⅠ型およびⅡ型肺胞細胞の層と付属する肺胞マクロファージ
2．肺胞壁を裏打ちしている**上皮基底膜 epithelial basement membrane**
3．しばしば上皮基底膜と融合する**毛細血管基底膜 capillary basement membrane**
4．**毛細血管の内皮細胞 capillary endothelium**

　呼吸膜にはいくつかの層があるが，非常に薄く─赤血球径の約 1/16，わずか 0.5 µm の厚さである．この薄さのためにガスは速やかに拡散する．さらに，両肺には 3〜5 億個の肺胞が含まれると想定されており，75 m² という広大な表面積─おおよそラケットボールのコートあるいはひとまわり大きい広さ─がガス交換の場となっている．数億個の肺胞が肺の海綿状の組織を構成する．

臨床関連事項

かぜ，季節性インフルエンザ，H1N1 インフルエンザ

　何百というウイルスが**かぜ** coryza（**common cold**）を生じさせる．しかし，成人のかぜの約 40％は**ライノウイルス** rhinoviruses とよばれるウイルス群が原因となっている．典型的な症状には，くしゃみ，鼻水，乾性咳嗽，充血などがある．合併症のないかぜでは発熱を伴うことは珍しい．合併症には，副鼻腔炎，喘息，気管支炎，耳感染症，喉頭炎などがある．近年の研究によると情緒的なストレスとかぜとのあいだに関係があることが示唆されている．ストレスのレベルが高いと，かぜを引きやすくまた長引きやすい．**季節性インフルエンザ seasonal influenza（flu）**もまたウイルスで発症する．症状は，悪寒，発熱（通常 39℃以上），頭痛，筋肉痛などである．インフルエンザは致死的になる場合もあり，肺炎に進展する場合もある．インフルエンザは消化管（GI）の疾患ではなく，呼吸器の疾患であることを認識することが重要である．消化管症状が出現した時に，"インフルエンザ"になったと間違えていっている人が大勢いる．

　H1N1 インフルエンザ H1N1 influenza（flu）あるいは**豚インフルエンザ** swine flu は，**H1N1 型のインフルエンザ influenza H1N1** とよばれる新しい型のウイルスで生じるインフルエンザである．このウイルスは季節性インフルエンザと同様に，咳やくしゃみを通じて，あるいは感染物に接触した人の口や鼻を介して広がった．このウイルスに感染した人の多くは軽症であり，治療を受けずに回復したが，一部の人は重症となり死亡した．H1N1 インフルエンザの症状は，発熱，咳，鼻水，鼻閉，頭痛，筋肉痛，悪寒，倦怠感などである．嘔吐や下痢を示す人もいた．H1N1 インフルエンザにより入院した人の多くは，糖尿病，心臓病，気管支喘息，腎臓病などの既往症を1つ以上有している人か妊婦であった．ウイルスに感染した人は，発症1日前から発症後5〜7日間はあるいはそれ以上の期間，他の人を感染させる可能性がある．H1N1 インフルエンザの治療には，タミフル®やリレンザ®のような抗ウイルス薬の使用も含まれる．ワクチン接種も利用できるが，H1N1 インフルエンザに対するワクチンは季節性インフルエンザワクチンを代用することはできない．

図 23.12 **肺胞の構造物.** 呼吸膜はⅠ型肺胞細胞とⅡ型肺胞細胞の層，上皮基底膜，毛細血管基底膜，毛細血管内皮細胞で構成されている．

呼吸ガスの交換は肺胞膜を通過する拡散により行われる．

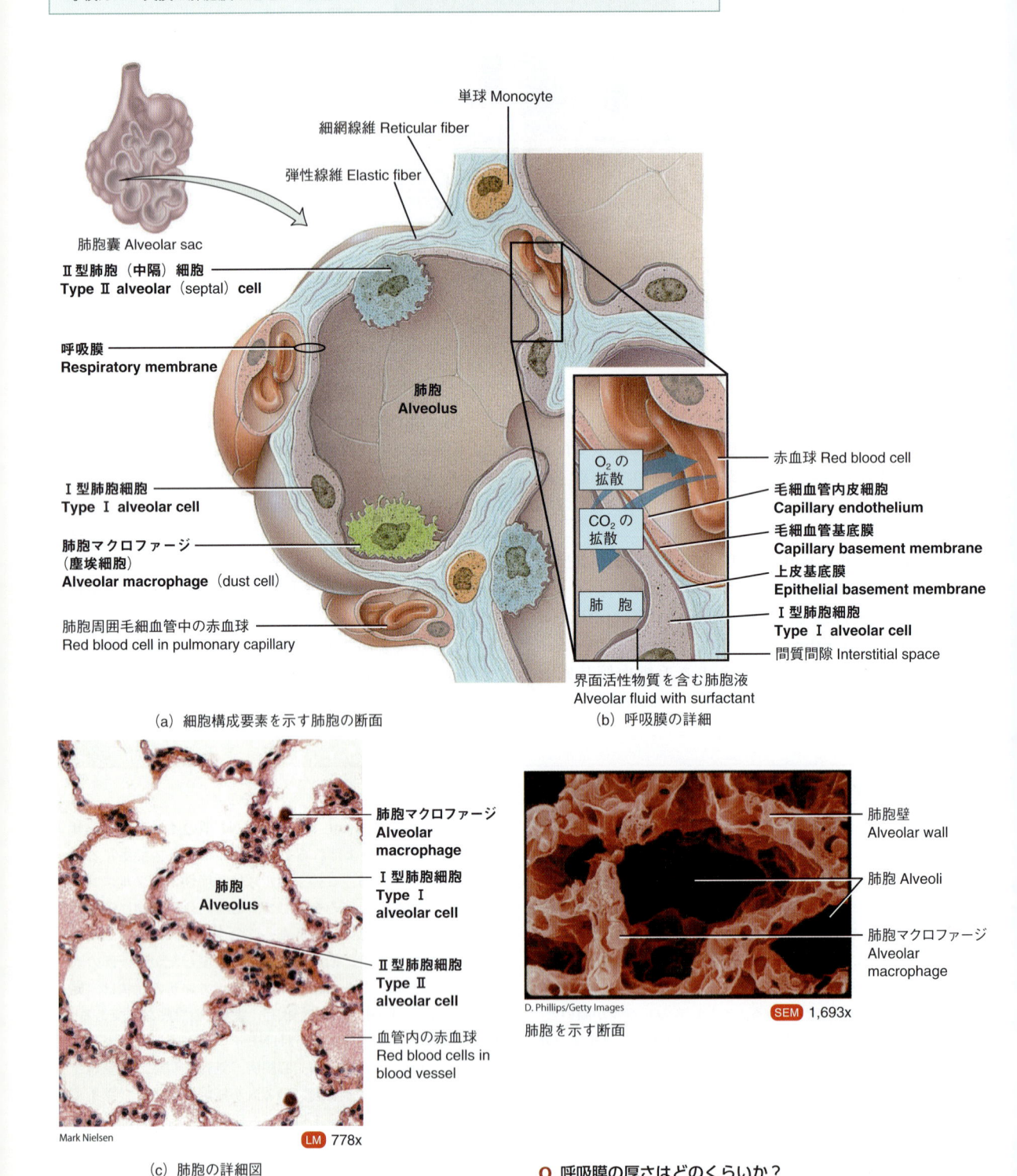

(a) 細胞構成要素を示す肺胞の断面

(b) 呼吸膜の詳細

(c) 肺胞の詳細図

肺胞を示す断面

Q 呼吸膜の厚さはどのくらいか？

肺への血液の供給　肺は肺動脈と気管支動脈の 2 種類の動脈により血液の供給を受けている．脱酸素化された血液は，肺動脈幹を通ったのち，左肺に入る左肺動脈と右肺に入る右肺動脈に分かれる（肺動脈は，全身の動脈の中で脱酸素化された血液が流れる唯一の動脈である）．酸素化された血液は 4 本の肺静脈を経て左心房に戻る（図 21.30 参照）．肺の血管の特徴は，局所の低酸素症（低 O_2 レベル）に反応して収縮することである．他のすべての体組織では，低酸素症は血管を拡張させ，血流を増加させる．しかし，肺においては，低酸素症に反応して血管収縮が生じることにより換気の悪い領域から換気のよい領域へと血液が偏位し，より有効なガス交換が生じる．肺の各領域における血流（血液の流れ）とその領域の肺胞への換気（空気の流れ）の程度とは一致しており，この現象は **換気血流結合 ventilation-perfusion coupling** として知られている．

　気管支動脈は，大動脈から分枝し，肺に酸素化された血液を供給する．この血管は主に気管支や細気管支の筋層を灌流する．気管支動脈分枝と肺動脈分枝とのあいだは接続しており，血液の大部分は肺静脈を経て心臓に戻る．しかし，一部は奇静脈系の分枝である気管支静脈に流入し，上大静脈を経て心臓に戻る．

呼吸器系の開存性

　呼吸器系の各器官の項で述べてきたように，さまざまな構造物や分泌物が呼吸器系の開存性を維持し，気道が閉塞しないように働いている．これらには，鼻の骨性および軟骨性構造体，咽頭の骨格筋，喉頭の軟骨，気管や気管支の C 字形の軟骨輪，細気管支の平滑筋，肺胞の界面活性物質などがある．

　残念なことに，呼吸器系の開存性を損なうような要因も存在する．これらには，骨や軟骨を押しつぶすような損傷，鼻中隔の彎曲，鼻ポリープ，粘膜の炎症，平滑筋の攣縮，界面活性物質の欠乏などがある．

　呼吸器系の器官における上皮の状態とその特徴について表 23.1 に要約した．

チェックポイント

9. 肺はどこに位置しているか．壁側胸膜と臓側胸膜とを区別しなさい．
10. 次の肺の各部について定義しなさい：肺底，肺尖，肋骨面，正中面，肺門，肺根，心切痕，葉，小葉
11. 肺区域とはなにか．
12. 呼吸膜の組織像と機能について述べなさい．

23.4　肺換気

目　標

• 吸息と呼息を生じさせる事項について述べる.

　肺換気 pulmonary ventilation あるいは **呼吸 breathing** は，肺に流入あるいは肺から流出する空気の流れである．肺換気では，呼吸筋の収縮と弛緩により生じる圧力差の変化により，空気は大気と肺胞とのあいだを流れる．空気の流量や呼吸に要する努力量は，肺胞表面の張力，肺のコンプライアンス，気道抵抗にも影響される．

呼吸中の圧の変化

　肺内の空気圧が大気の空気圧より低い場合に空気は肺内に入り，肺内の空気圧が大気の空気圧より高い場合には肺外に出ていく．

吸　息　空気を吸い込むことを **吸息 inhalation**（あるいは inspiration）という．吸息が生じる直前には，肺内の空気圧は海面レベルで約 760 mmHg（mm 水銀柱）あるいは 1 気圧（atm）の大気圧と等しくなる．空気が肺内に流入するためには，肺胞内の圧が大気圧よりも低くならなければならない．この状態は，肺の大きさを増大させることにより得られる．

　閉鎖容器内のガス圧は，容器の容積に反比例する．このことは，閉鎖容器の容積が増加すると容器内の圧は減少し，閉鎖容器の容積が減少すると中の圧は高くなることを意味している．この容積と圧の逆相関関係は，**ボイルの法則 Boyle's law** とよばれ，次のように説明される（図 23.13）：可動式のピストンと圧計測器のある筒

図 23.13　ボイルの法則.

ガスの容積はその圧に反比例して変化する.

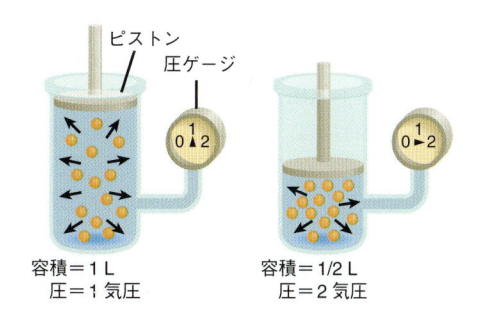

容積＝1 L　　　　　　　容積＝1/2 L
圧＝1 気圧　　　　　　　圧＝2 気圧

Q もし容積が 1 L から 1/4 L に減少すると圧はどの程度変化するのか？

表 23.1	呼吸器系の要約				
器 官	**上 皮**	**線 毛**	**杯細胞**	**特 徴**
鼻 NOSE				
前庭 Vestibule	非角化重層扁平上皮	な し	な し	多数の毛を有す
呼吸領域 Respiratory region	多列線毛円柱上皮	あ り	あ り	鼻甲介と鼻道を有す
嗅覚領域 Olfactory region	嗅上皮（嗅覚受容器）	あ り	な し	嗅覚として機能
咽頭 PHARYNX				
咽頭鼻部 Nasopharynx	多列線毛円柱上皮	あ り	あ り	空気の通路；後鼻孔，耳管の開口部，咽頭扁桃を有す
咽頭口部 Oropharynx	非角化重層扁平上皮	な し	な し	空気と食物・飲み物の両方の通路；口腔への開口部（口峡）を有す
咽頭喉頭部 Laryngopharynx	非角化重層扁平上皮	な し	な し	空気と食物・飲み物の両方の通路
喉頭 LARYNX	声帯ヒダより上部は非角化重層扁平上皮；声帯ヒダより下部は多列線毛円柱上皮	声帯ヒダより上部はなし；下部はあり	声帯ヒダより上部はなし；下部はあり	空気の通路；発声のための声帯ヒダを有す
気管 TRACHEA	多列線毛円柱上皮	あ り	あ り	空気の通路；C字形の軟骨輪が気管の開存性を維持
気管支 BRONCHI				
主気管支 Main bronchi	多列線毛円柱上皮	あ り	あ り	空気の通路；C字形の軟骨輪が開存性を維持
葉気管支 Lobar bronchi	多列線毛円柱上皮	あ り	あ り	空気の通路；軟骨片が開存性を維持
区域気管支 Segmental bronchi	多列線毛円柱上皮	あ り	あ り	空気の通路；軟骨片が開存性を維持
太い細気管支 Larger bronchioles	線毛単層円柱上皮	あ り	あ り	空気の通路；気管支より多くの平滑筋を有す
細い細気管支 Smaller bronchioles	線毛単層円柱上皮	あ り	な し	空気の通路；太い細気管支より多くの平滑筋を有す
終末細気管支 Terminal bronchioles	非線毛単層円柱上皮	な し	な し	空気の通路；細い細気管支より多くの平滑筋を有す
肺 LUNGS				
呼吸細気管支 Respiratory bronchioles	単層円柱あるいは単層扁平上皮	な し	な し	空気の通路；ガス交換
肺胞管 Alveolar ducts	単層扁平上皮	な し	な し	空気の通路；ガス交換；界面活性物質産生
肺胞 Alveoli	単層扁平上皮	な し	な し	空気の通路；ガス交換；界面活性物質産生し肺胞の開存性を維持

☐ 導管部　　☐ ガス交換部位

にガスを入れ，容器の壁に衝突するガス分子によって生ずる最初の圧を1気圧と仮定する．もしピストンが押し下げられた場合には，ガスは小さな容積の中に圧縮されるため，同じ数のガス分子がより小さい壁面積に衝突するようになる．ガスが最初の容積の半分に圧縮されると，圧計測器は2倍の圧を示すことになる．いい換えれば，半分の量の容積内の分子は2倍の圧を生じるということである．逆に，ピストンが上がり容積が増加した場合には，圧は減少する．このように，ガス圧は容積とは反対に変動する．

肺の容積変化により生じる圧力の差が，息を吸った時に空気が肺内へ入り，吐いた時に出ていく力となる．吸息が生じるためには，肺は膨らまなければならない．それにより肺の容積は増加し，肺内の圧は大気圧より小さくなる．安静状態の吸息時における肺の膨張は，まず横隔膜や外肋間筋のような主要な吸息筋の収縮により始まる（図 23.14）．

最も重要な吸息筋は，胸腔の底を形成しているドーム型の骨格筋である横隔膜である．横隔膜は，第3〜5頸椎レベルの脊髄から出る横隔神経により支配されてい

図 23.14 吸息と呼息の筋とその作用. 小胸筋（ここでは示されていない）は図 11.14 a に図解されている.

> 安静吸息では，横隔膜と外肋間筋は収縮し，肺は拡大して，空気は肺内に移動する；安静呼息では，横隔膜と外肋間筋は弛緩し，肺は反跳して，空気は肺から押し出される.

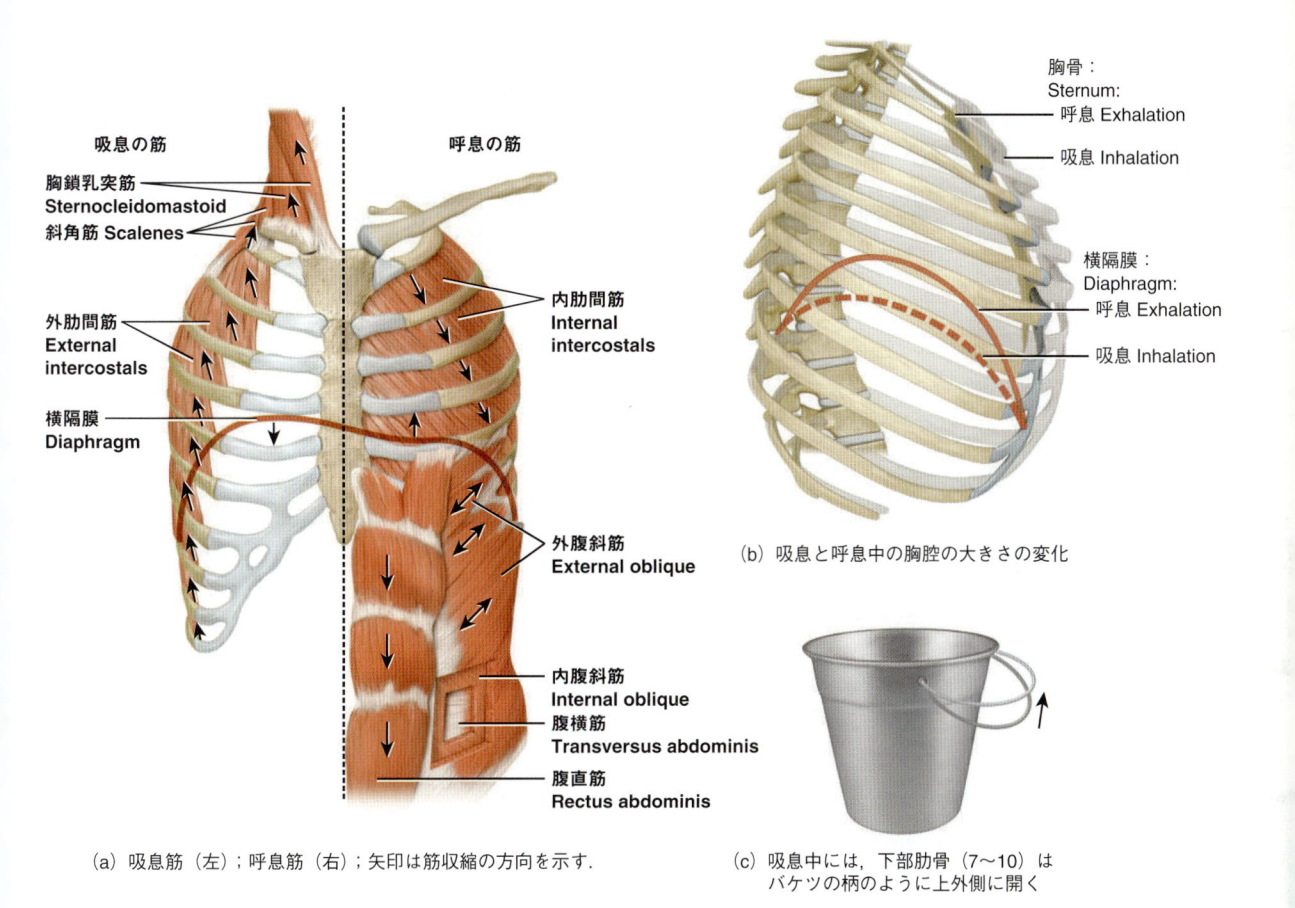

吸息の筋
胸鎖乳突筋
Sternocleidomastoid
斜角筋 Scalenes
外肋間筋
External intercostals
横隔膜
Diaphragm

呼息の筋
内肋間筋
Internal intercostals
外腹斜筋
External oblique
内腹斜筋
Internal oblique
腹横筋
Transversus abdominis
腹直筋
Rectus abdominis

胸骨：
Sternum：
呼息 Exhalation
吸息 Inhalation
横隔膜：
Diaphragm：
呼息 Exhalation
吸息 Inhalation

(a) 吸息筋（左）；呼息筋（右）；矢印は筋収縮の方向を示す.

(b) 吸息と呼息中の胸腔の大きさの変化

(c) 吸息中には，下部肋骨（7〜10）はバケツの柄のように上外側に開く

Q いま現在，あなたの呼吸を行っている主な筋はなにか？

る．横隔膜は収縮すると平らになり，ドームが下がる．これにより胸腔の上下の長さが増加する．安静状態の吸息時には横隔膜は約 1 cm 下降し，1 〜 3 mmHg の圧差が生じて約 500 mL の空気が吸息される．深呼吸時には，横隔膜は約 10 cm 下がり，100 mmHg の圧差が生じて 2 〜 3 L の空気が吸息される．安静吸息時に肺に入る空気の約 75 % は，横隔膜の収縮により生じる．妊娠後期，極端な肥満，あるいは腹部を締めつける衣服は，横隔膜の十分な低下が妨げられる．

次に重要な吸息筋は外肋間筋である．この筋が収縮すると，肋骨が挙上する．その結果，胸腔の径は前後方向や左右方向に増加する．安静状態の吸息時に肺に入る空気の約 25 % は，外肋間筋の収縮による.

胸腔内圧 intrapleural pressure は，胸腔の内部の圧である．胸腔は壁側胸膜と臓側胸膜のあいだの空間である（図 23.15）．この空間には少量の潤滑液が存在する．胸腔内圧はつねに陰圧（大気圧より低い）となっており，安静状態の呼吸時には 754 〜 756 mmHg の範囲にある．胸腔は陰圧のため，基本的に掃除機のように機能する．この吸引力は臓側胸膜を胸壁に引きつける．そのため，胸郭の大きさが増大すると肺も広がり，胸郭の大きさが縮小すると肺も縮まる（小さくなる）．吸息の直前には，胸腔内圧は大気圧より約 4 mmHg 低く，大気圧が 760 mmHg であれば約 756 mmHg となっている（図 23.15）．横隔膜と外肋間筋が収縮して胸腔の大きさが増大すると，胸膜腔の容積は増加し，胸腔内圧は約 754 mmHg に低下する．胸腔が拡大すると，壁側胸膜はすべての面で外向きに引っ張られ，臓側胸膜や肺も一

図 23.15　**呼吸時の圧の変化．**吸息中には横隔膜が収縮し，胸郭が広がり，肺が外側に引っ張られ，肺胞内圧が低下する．呼息中には，横隔膜は弛緩し，肺は内側に反跳し，肺胞内圧は上昇し，空気が肺から押し出される．

> 空気は肺胞内圧が大気圧より低いと肺内に入り，肺胞内圧が大気圧より高いと肺外に出る．

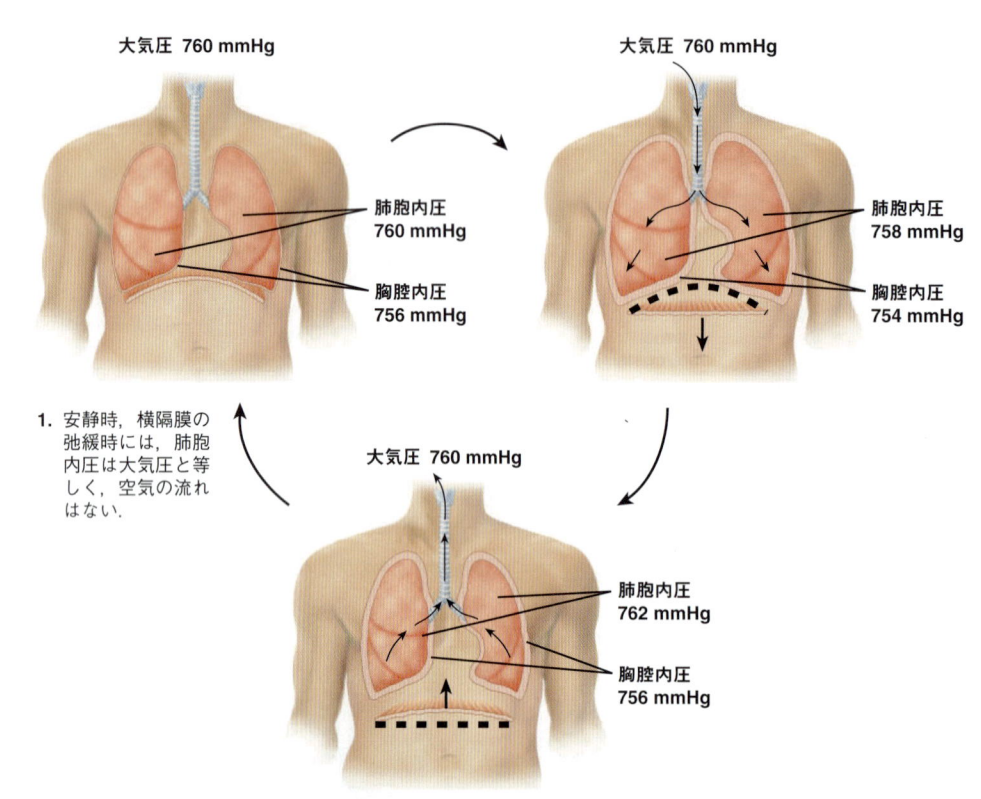

1. 安静時，横隔膜の弛緩時には，肺胞内圧は大気圧と等しく，空気の流れはない．

2. 吸息中，横隔膜と外肋間筋は収縮時する．胸郭は拡大し，肺胞内圧は大気圧以下に低下する．圧勾配と肺容量の増加によって，肺内に空気が流入する．積極的な吸息時には，斜角筋と胸鎖乳突筋が胸郭をさらに拡張して，肺胞内圧の更なる低下をもたらす．

3. 呼息中，横隔膜と外肋間筋は弛緩する．胸や肺は反跳し，胸郭は縮まり，肺胞内圧は大気圧以上に上昇する．圧勾配と肺容量の減少によって，肺から空気が流出する．積極的な呼息時には，内肋間筋と腹筋が収縮し，その結果胸郭をさらに縮小させ，肺胞内圧のさらなる上昇をもたらす．

Q 正常の安静呼吸時には，胸腔内圧はどの程度変化するのか？

緒に引っぱられる．

このように肺の容積が増加すると，**肺胞内圧 alveolar (intrapulmonic) pressure** とよばれる肺の肺胞内の気圧は 760 mmHg から 758 mmHg に低下する．その結果，大気と肺胞とのあいだに圧差が生じる．空気はつねに圧の高い領域から低い領域に流れるので，吸息が生じる．圧差が存在しているあいだは，空気は肺に流入し続ける．吸息のあいだ，肺はすべての方向に拡大するが，容積の増加は，主に肺胞管の拡大および肺胞口の広がりに起因するようである．深く努力した吸息を行う時には，補助吸息筋も胸腔の拡大に関与する（図 23.14 a 参照）．それらは，安静状態の吸息時にはほとんど関与しないので，補助吸息筋とよばれている．しかし，運動中や努力呼吸時には，強く収縮する．補助吸息筋とは，胸骨を挙上する胸鎖乳突筋，第 1，第 2 肋骨を挙上する斜角筋，第 3

から第 5 肋骨を挙上する小胸筋である．安静状態の吸息においても運動時や努力呼吸時の吸息においても筋の収縮が生じるので，吸息の過程は**能動的 active** であるといわれている．

呼　息　息を吐き出すことは，**呼息 exhalation**（あるいは expiration）といわれ，圧勾配により生じるが，この場合の勾配は吸息とは反対方向で，肺内の圧が大気圧より高い．安静状態の呼息時には吸息と異なり筋収縮は関与しないので，**受動過程 passive process** である．呼息は胸壁と肺の**弾性反跳 elastic recoil** により生ずる．胸壁も肺も伸展されると自然に元に戻ろうとする．弾性反跳には，（1）吸息で伸展された弾性線維の反跳，（2）壁側胸膜と臓側胸膜のあいだの胸膜内液膜の表面張力による内側への牽引力という，2 つの内側に向かう力が関

与している.

吸息筋が弛緩すると呼息が始まる. 横隔膜は弛緩すると, 弾性収縮力により挙上する. 外肋間筋が弛緩すると, 肋骨は押し下がる. これらの動きにより, 胸腔の上下, 左右, 前後方向の径は減少し, 肺容積が減少する. すると, 肺胞内圧は約762 mmHgに上昇し, 空気は圧の高い肺胞領域から圧の低い大気中へと流れる（図23.15参照）.

呼息は, 努力性の呼吸, 例えば管楽器の演奏や運動中にのみ能動的になる. このような時には呼息筋である腹筋と内肋間筋（図23.14a参照）が収縮し, 腹部や胸腔の圧が上昇する. 腹筋の収縮は, 下位肋骨を下方に下げ, 腹部内臓を圧縮し, 横隔膜を上方に押し上げる. 内肋間筋の収縮は, 付近の肋間を後下方に広げ, 肋骨を下方に引っ張る. 胸腔内圧は肺胞内圧よりつねに低いが, 咳のような強い呼息時には, 胸腔内圧は一時的に大気圧を上回る.

呼吸に影響する他の因子

これまで学んできたように, 空気圧の差が吸息や呼息時の空気の流れを生じさせる. しかし, 肺胞液の表面張力, 肺のコンプライアンス, 気道抵抗という他の3つの因子も, 気流量や呼吸の容易度に影響を与える.

肺胞液の表面張力
前記したように, 肺胞液の薄い層は肺胞腔の表面を覆い, **表面張力 surface tension** として知られている力を働かせている. 極性のある水分子は空気中のガス分子に比べ, 互いにより強く結合しているため, すべての空気と水の境界面で表面張力が生じる. 肺胞や石鹸の泡のように, 液体が球状に空気を囲むと, 表面張力により内向きの力が生じる. 石鹸の泡が表面張力により内向きに虚脱すると, 石鹸の泡は破裂する. 肺においては, 表面張力により肺胞はできるだけ小さな径になろうとする. 呼吸において, 吸息時に肺が膨らむためには表面張力に打ち勝たなければならない. 表面張力は, 呼息時に肺胞の大きさを減少させる肺の弾性収縮力の2/3を占めている.

肺胞液に存在する**界面活性物質 surfactant**（リン脂質とリポタンパク質の混合物）は, 肺胞液の表面張力を純水の表面張力以下に低下させる. 未熟児では界面活性物質の欠乏により**呼吸窮迫症候群** respiratory distress syndrome が生じることがあるが, そのような未熟児では肺胞液の表面張力が非常に上昇しており, 多数の肺胞が呼息の終了時に虚脱する. 次の吸息時には, 虚脱した肺胞を再び広げるために大きな力が必要となる.

肺のコンプライアンス
コンプライアンス compliance とは, 肺や胸壁を伸ばすのにどの程度の力が必要かということである. コンプライアンスが高いということは肺や胸壁が拡張しやすく, 低いということは拡張しにくいということを意味している. 例えば, 膜の薄い膨らみやすい風船はコンプライアンスが高く, 膨らますのに大変な力を要する重くて硬い風船はコンプライアンスが低いことになる. 肺においては, コンプライアンスは弾性と表面張力という2つの基本的な力に関係している. 正常では, 肺組織の弾性線維は伸びやすく肺胞液の界面活性物質が表面張力を低下させているので, 肺はコンプライアンスが高く拡張しやすい.（1）肺組織が瘢痕化するような状態（例えば, 結核）,（2）肺組織が液体で充満されるような状態（肺水腫）,（3）界面活性物質の欠乏を生じるような状態,（4）なんらかの原因で肺の拡張が妨げられる状態（例えば, 肋間筋の麻痺）では, 肺のコンプライアンスは低下する. 肺気腫（章末"疾患：ホメオスタシスの失調"参照）では, 肺胞壁の弾性線維の破壊のため, 肺のコンプライアンスは上昇する.

気道抵抗
血管内を流れる血液と同じように, 気道を流れる気流の量は圧差と抵抗の両方に依存する. 気流は, 肺胞と大気のあいだの圧差を抵抗で割った値と等しい. 気道壁, とくに細気管支は, 肺に出入する正常の気流にある程度の抵抗を与える. 吸息で肺が拡張すると, 細気管支はすべての方向で外向きに引っ張られて拡大する. 気道径がより大きくなれば, 抵抗は減少する. 気道抵抗は, 細気管支の径が減少する呼息時に増加する. 気道径

は気道壁の平滑筋の収縮や弛緩の程度によっても制御されている．自律神経系のうち交感神経からのシグナルが増加すると気管支平滑筋は弛緩（気管支拡張）し，抵抗は減少する．自律神経系のうち副交感神経からのシグナルが増加すると気管支平滑筋は収縮（気管支収縮）し，抵抗は増加する．

気道を狭窄あるいは閉塞させるような状態は抵抗を増加させ，同じ気流を保つためにはより大きな圧が必要となる．喘息や慢性閉塞性肺疾患（COPD）―肺気腫あるいは慢性気管支炎―では，気道の閉塞や虚脱により気道抵抗が増加する．

呼吸パターンと修飾された呼吸運動

安静呼吸における正常なパターンは，**正常呼吸 eupnea**（eu- ＝よい，容易，あるいは正常；-pnea ＝呼吸）とよばれる．正常呼吸は，浅いあるいは深い，あるいは両者の組合さった呼吸からなる．浅い（胸式）呼吸は**肋骨呼吸 costal breathing** とよばれ，外肋間筋の収縮による胸部の上外側への動きにより生じる．深い（腹式）呼吸は**横隔膜呼吸 diaphragmatic breathing** とよばれ，横隔膜の収縮と下降による腹部の外側への動きにより生じる．

呼吸は笑う，ため息をつく，嗚咽するなどの感情を表現する際や，くしゃみや咳のような動作により下気道から異物を吐き出すことにも使われる．呼吸運動は，会話したり歌ったりする時も修飾され調節される．感情の表現や気道の浄化を行う修飾された呼吸パターンを表23.2

に挙げた．これらの呼吸運動はすべて反射により生じるが，いくつかは随意的に開始することも可能である．

> **チェックポイント**
>
> 13. 肺換気，外呼吸，内呼吸の基本的な違いはなにか．
> 14. 安静時呼吸と努力呼吸で生じることについて比較しなさい．
> 15. 肺胞表面張力，コンプライアンス，気道抵抗がどのように呼吸に影響するかを述べなさい．
> 16. 各種の修飾された呼吸運動について明らかにしなさい．

23.5 肺気量分画と肺容量

目 標

- 肺気量；一回換気量，予備吸気量，予備呼気量，残気量の違いについて説明する．
- 肺容量；最大吸気量，機能的残気量，肺活量，全肺気量の違いについて区別する．

吸息と呼息時に，肺に出入りする空気量は変化する．これらの量は，健常者のさまざまな状況や肺疾患の程度で異なり，(1) スパイロメーター（後述）を用いることで直接測定が可能な**肺気量 lung volumes** と，(2)

表23.2	修飾された呼吸運動
呼吸運動	**説 明**
咳をする Coughing	長く深い吸息の後，声門裂が完全に閉じる．その後，声門裂が突然開いて強い呼息が生じ，上気道に空気が一気に吐き出される．この反射運動は，喉頭，気管あるいは喉頭蓋の異物により生じる．
くしゃみをする Sneezing	呼息筋の発作性の収縮により，鼻や口から空気が強く吐き出される．鼻粘膜の刺激により生じる．
ため息をつく Sighing	長く深い吸息の後，直ちに短く強く呼息する．
あくびをする Yawning	下顎骨を大きく下げ，広く開けた口で吸息する．眠気，だるさ，他人のあくびにより刺激されるが，正確な原因は不明である．
嗚咽する Sobbing	何回か痙攣性に吸息した後，一度長く呼息する．各吸息時に声門裂が早く閉じるので，各吸息とも少量の空気しか肺に入らない．
泣く Crying	吸息後に，多数の短く痙攣性の呼息が生じる．そのあいだ，声門裂は開いたままであるので，声帯ヒダが振動し音がでる．特徴的な表情と涙を伴う．
笑う Laughing	泣くのと同じ基本動作であるが，運動のリズムと表情が異なる．笑うことと泣くことは時に区別できないことがある．
しゃっくりをする Hiccupping	横隔膜が発作的に収縮した後，声門裂が発作性に閉鎖する．そのため，吸息時に鋭い音が出る．通常，消化管を支配する感覚神経の刺激により生じる．
バルサルバ法 Valsalva maneuver	排便中の踏ん張る時期に生じるような閉じた声門裂に抵抗する強制の呼息．
中耳を加圧する Pressurizing the middle ear	鼻と口を閉じて，肺内の空気を中耳に耳管を通じて強制的に送り込む．シュノーケルで泳いでいる時やスキューバダイビング中に，中耳の圧を外の環境中の圧と同等にするために行われる．

異なる肺気量の組合せである**肺容量 lungs capacities,** に分けられる．肺気量や肺容量を測定するのに用いられる器具は，**スパイロメーター spirometer**(spiro- ＝呼吸；-meter ＝測定器) あるいは**レスピロメーター respirometer** とよばれ，その記録は**スパイログラム spirogram** とよばれる．吸息は上向きに記録され，呼息は下向きに記録される (図 23.16)．一般には，これらの値は男性，高身長の人，若年成人，高地に住む人，肥満でない人で大きい．性，身長，年齢から求めた予測正常値と実測値を比較して種々の疾患が診断されうる．

肺気量

　安静時，健康成人は 1 分間に平均 12 回の呼吸をし，1 回の吸息と呼息とで約 500 mL の空気が肺を出入りする．1 回の呼吸量は，**一回換気量 tidal volume (V_T)** とよばれる．

　一回換気量にはかなり個人差があり，また同じ人でも測定時で異なる．平均的成人では，一回換気量の約 70 ％ (350 mL) が呼吸器系の呼吸部—呼吸細気管支，肺胞管，肺胞嚢，肺胞—に到達し，外呼吸に関与する．残りの 30 ％ (150 mL) は導管部の気道，すなわち鼻，咽頭喉頭部，気管，気管支，細気管支，終末細気管支内に残る．これらのガス交換に関与しない空気を有する導管部の気道は，**解剖学的死腔 anatomic** (respiratory)

dead space として知られている (解剖学的死腔量を求める簡易法則は，ポンドで表した理想体重を mL でいい換えたものとほぼ同じである)．一部が解剖学的死腔内に残ってしまうため，吸入した空気のすべてがガス交換に用いられるわけではない．

　深呼吸を行うことにより 500 mL よりかなり多くの量を吸入することができる．この追加されて吸入された空気は，**予備吸気量 inspiratory reserve volume (IRV)** とよばれ，平均的な成人男性では約 3,100 mL，平均的な成人女性では約 1,900 mL である (図 23.16)．努力呼息後に吸息すると，さらに多量の空気を吸入することができる．正常に吸息した後に，できる限りの呼息をすると，一回換気量の 500 mL に加えてかなり大量の空気を押し出すことができる．この余分に吐き出される空気は**予備呼気量 expiratory reserve volume (ERV)** とよばれ，男性では 1,200 mL，女性では 700 mL である．**1 秒量 forced expiratory volume in 1 second (FEV_1)** は，最大の吸息をした後に 1 秒間で最大限に呼息できる空気の量を表している．典型的な場合，慢性閉塞性肺疾患 (COPD) では気道抵抗が増加しているため，FEV_1 が著明に減少する．

　予備呼気量を吐き出した後も，かなりの空気が肺や気道に残る．なぜなら，大気圧以下の胸腔内圧でも肺胞はわずかに膨らんだままでいることや虚脱しない気道に空

図 23.16　肺気量分画と肺容量のスパイログラム. 健常成人男性と女性の平均値を示す (カッコ内は女性の値). スパイログラムは右 (記録スタート) から左 (記録の最後) に読む.

肺容量は肺気量分画の組合せである.

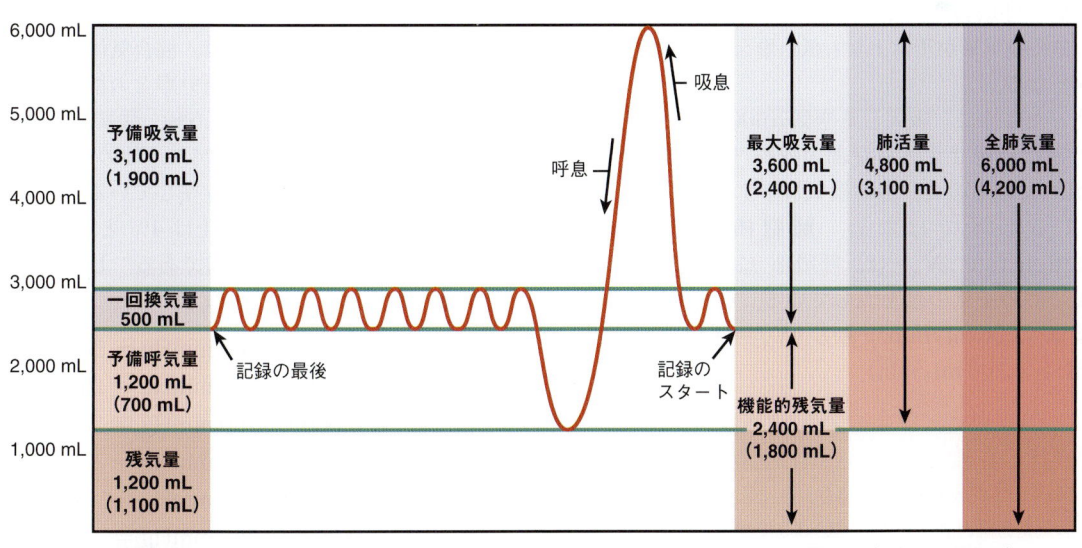

Q できるだけ深く吸息した後，できるだけ大きく呼息した場合，これはどの肺容量を示すものか？

気が残るためである．スパイロメトリーでは測定できないこの量は，**残気量 residual volume（RV）**とよばれ，男性で約 1,200 mL，女性で約 1,100 mL である．

胸腔が体外と交通すると，胸腔内圧は上昇し大気圧と同等になり，残気量の一部は押し出される．残った空気は**最小量 minimal volume** とよばれる．最小量は，新生児が死産か出生後死亡したのかを決定する医学的，法律的指標となる．最小量の存在は，肺を水中に入れ，それが浮くかどうかを観察して調べることができる．胎児の肺は空気を含まないので，死産児の肺は浮かない．

肺容量

肺容量は，特定の肺気量分画を組み合せたものである（図 23.16）．**最大吸気量 inspiratory capacity（IC）**は，一回換気量と予備吸気量の和である（男性 500 mL ＋ 3,100 mL ＝ 3,600 mL，女性 500 mL ＋ 1,900 mL ＝ 2,400 mL）．**機能的残気量 functional residual capacity（FRC）**は残気量と予備呼気量の和である（男性 1,200 mL ＋ 1,200 mL ＝ 2,400 mL，女性 1,100 mL ＋ 700 mL ＝ 1,800 mL）．**肺活量 vital capacity（VC）**は，予備吸気量と一回換気量，予備呼気量の和（男性 4,800mL，女性 3,100 mL）である．最後に，**全肺気量 total lung capacity（TLC）**は，肺活量と残気量の和である（男性 4,800 mL ＋ 1,200 mL ＝ 6,000 mL，女性 3,100 mL ＋ 1,100 mL ＝ 4,200 mL）．

肺機能を評価する他の方法として，1 分当りに肺に出入りする空気の量を測るものがある．**分時換気量 minute ventilation（$\dot{V}$）**―1 分間に吸入し吐き出す空気の総量―は，一回換気量と呼吸数を掛けたものである．健常成人の安静時の分時換気量は約 6,000 mL/min である（$\dot{V}$ ＝呼吸数 12 回 × 500 mL ＝ 6,000 mL/min）．一般に分時換気量が正常よりも低い場合，肺の機能疾患の徴候となる．

前述したように，吸入した空気（500 mL）のすべては呼吸部に到達せず，導管部の死腔（解剖学的死腔，150 mL）に残るので，分時換気量のすべてがガス交換に使えるわけではない．**肺胞換気率 alveolar ventilation rate（$\dot{V}_A$）**は，呼吸部（350 mL）に到達する 1 分間の空気の量を表している．典型的には肺胞換気量は 4,200 mL/min である（$\dot{V}_A$ ＝呼吸数 12 回 × 350 mL ＝ 4,200 mL/min）．

チェックポイント

17. スパイロメーターとはなにか．
18. 肺気量分画と肺容量との違いはなにか．
19. 分時換気量はどのようにして求めるのか．
20. 肺胞換気量と 1 秒量を定義しなさい．

23.6　酸素と二酸化炭素の交換

目　標

• ドルトンの法則とヘンリーの法則を説明する．
• 外呼吸と内呼吸における酸素と二酸化炭素の交換について説明する．

肺胞気と肺血管内の血液とのあいだにおける酸素と二酸化炭素の交換は受動的な拡散により生じる．それは，ドルトンの法則とヘンリーの法則という，2 つの気体の法則によって説明されるような気体の動態により決定される．ドルトンの法則は，気体がその圧力の勾配をどのように拡散するのかを理解するのに重要である．ヘンリーの法則は，気体の溶解度と拡散とがどのように関係しているのかを説明するのに役立つ．

気体の法則：ドルトンの法則とヘンリーの法則

ドルトンの法則 Dalton's law に従い，混合気体中の各ガスは，各々それ自体の圧をもち，あたかも他の気体が存在しないかのようにふるまう．混合気体中のある気体の圧は，**分圧 partial pressure（P_X）**とよばれる．X はそのガスの化学式を表す．混合気体全体の圧は，単純にすべての分圧を加えたものである．空気は，窒素（N_2），酸素（O_2），アルゴン（Ar），二酸化炭素（CO_2），種々の量の水蒸気（H_2O）と，少量存在するその他のガスの混合気体である．大気圧は，これらすべてのガスの分圧の合計である：

大気圧（760 mmHg）＝ P_{N_2}＋P_{O_2}＋P_{Ar}＋P_{H_2O}＋P_{CO_2}＋$P_{他の気体}$

混合気体中の各ガスの分圧は，混合気体全体の圧とそのガスの混合気体中に占める百分率との積で求めることができる．空気には，窒素 78.6%，酸素 20.9%，アルゴン 0.093%，二酸化炭素 0.04%，他のガス 0.06% が存在し，種々の量の水蒸気も存在している．水蒸気の量は，砂漠では事実上 0%，海洋上は 4% と異なっており，涼しく乾燥した日では約 0.3% である．したがって，吸息中のガス分圧は次のようになる：

$$
\begin{aligned}
P_{N_2} &= 0.786 \times 760\ \text{mmHg} = 597.4\ \text{mmHg}\\
P_{O_2} &= 0.209 \times 760\ \text{mmHg} = 158.8\ \text{mmHg}\\
P_{Ar} &= 0.0009 \times 760\ \text{mmHg} = 0.7\ \text{mmHg}\\
P_{H_2O} &= 0.003 \times 760\ \text{mmHg} = 2.3\ \text{mmHg}\\
P_{CO_2} &= 0.0004 \times 760\ \text{mmHg} = 0.3\ \text{mmHg}\\
P_{他のガス} &= 0.0006 \times 760\ \text{mmHg} = 0.5\ \text{mmHg}\\
\hline
& 全体 = 760.0\ \text{mmHg}
\end{aligned}
$$

これらの分圧が，大気と肺，肺と血液，血液と細胞の

あいだにおける酸素と二酸化炭素の動きを決定する．各ガスが透過性のある膜を越えて拡散する時，各ガスは分圧のより高い領域からより低い領域に拡散する．分圧差が大きいほど，拡散速度は速くなる．

　2つの理由から，吸息された空気中の酸素に比べ肺胞気の酸素はより少なく（13.6％と20.9％），二酸化炭素はより多い（5.2％と0.04％）．第一は，肺胞でのガス交換により肺胞気の二酸化炭素の含有量が増加し，酸素の含有量が減少する．第二に，空気は吸入されると，湿った粘液層を通過する時に加湿される．空気の水蒸気含有量が増加するので，酸素の相対的百分率が低下する．反対に，呼息された空気中の酸素含有量は肺胞気より多く（16％と13.6％），二酸化炭素の含有量は少ない（4.5％と5.2％）．なぜなら，呼息の一部は解剖学的死腔に残り，ガス交換に関与しないからである．呼息された空気には，解剖学的死腔に存在していた肺胞気と吸息時の空気が混ざっている．

　ヘンリーの法則 Henry's law とは，液体に溶解する気体の量はガス分圧と溶解係数に比例するということである．体液中では，ガス分圧がより高く，水への溶解度が高い場合に，気体の溶液への溶解度はより大きくなる．液体上のガス分圧が高ければ高いほど，また溶解度が高ければ高いほど，より多くの気体が溶液に止まろうとする．二酸化炭素の溶解度は酸素の24倍大きいため，酸素に比較してより多くの二酸化炭素が血漿に溶解している．私たちが吸入する空気には約79％の窒素が含まれるが，その溶解度は非常に小さいため，海面レベルの圧では血漿にほとんど溶解しておらず，この気体は身体機能には影響しない．

　ヘンリーの法則は，日常的に経験される．炭酸飲料の蓋を開けると，シューという音がして，その後しばらく

泡が表面に上るのを知っていると思う．炭酸飲料に溶けている気体は，二酸化炭素である．炭酸飲料は高圧で詰められ蓋をされているので，容器が開けられるまで二酸化炭素は溶けている．蓋を開けると，その圧が低下し，気体が泡となり液体から出ていくのである．

　体液中での窒素の溶解度の変化により生じる2つの状態は，ヘンリーの法則により説明できる．全体の空気圧が上昇すると，空気中のすべての気体の分圧も上昇する．携帯用潜水呼吸装置（訳注：純酸素は危険なので圧縮空気をタンクに詰めている）をつけたダイバーが高圧下（訳注：大気圧＋水圧の空気）で空気を呼吸した場合，混合気体中の窒素が重大な負の効果をもたらす．海面レベルの空気に比べ，圧縮された空気中での窒素の分圧はより高いので，かなりの量の窒素が血漿や間質液に溶解する．過量に溶解した窒素は，めまいやアルコール中毒と類似した症状を生じさせる．この状態は**窒素性ナルコーシス nitrogen narcosis** あるいは "深海の恍惚" とよばれている．

　ダイバーがゆっくりと海面に上昇した時には，溶解した窒素は呼出されて除去される．しかし，上昇が速すぎると，窒素は急速に溶出して組織中で気体の泡を形成し，**減圧病 decompression sickness**（**潜水病** bends）となる．減圧病は，典型的な場合には神経組織中の泡により生じ，形成される泡の数に応じて軽症から重症までさまざまとなる．症状は，とくに腕や足の関節痛，めまい，息切れ，著明な倦怠感，麻痺，意識消失などである．

外呼吸

　外呼吸 external respiration あるいは**肺内ガス交換 pulmonary gas exchange** とは，肺胞内の空気から肺毛細血管内の血液への O_2 の拡散と反対方向への CO_2 の拡散である（図 23.17a）．肺で行われる外呼吸の結果，右心からの**脱酸素化された血液 deoxygenated blood**（少し酸素が減少している）が，**酸素化された血液 oxygeneted blood**（酸素で飽和している）になって左心に戻る（図 21.30 参照）．血液は肺毛細血管を流れながら，肺胞気から O_2 を摂取し，肺胞気の中に CO_2 を放出する．この過程は通常ガスの "交換" とよばれているが，各ガスはその分圧のより高い領域からより低い領域へとそれぞれ独立して拡散する．

　図 23.17a に示すように，O_2 は分圧が 105 mmHg の肺胞気から P_{O_2} が 40 mmHg（安静時）の肺毛細血管に拡散する．運動時には，筋線維の収縮により酸素が多く使われるので P_{O_2} は低下する．拡散は，肺毛細血管の P_{O_2} が肺胞気の P_{O_2} である 105 mmHg に等しくなるまで続く．肺胞近傍の毛細血管を通った血液は，ガス交換の生じない導管部分の毛細血管を流れてきた少量の血液と混じるので，肺静脈血の P_{O_2} は肺毛細血管中の P_{O_2} よ

図 23.17 外呼吸と内呼吸における酸素分圧と二酸化炭素分圧（mmHg）の変化.

ガスは分圧の高い領域から低い領域に拡散する.

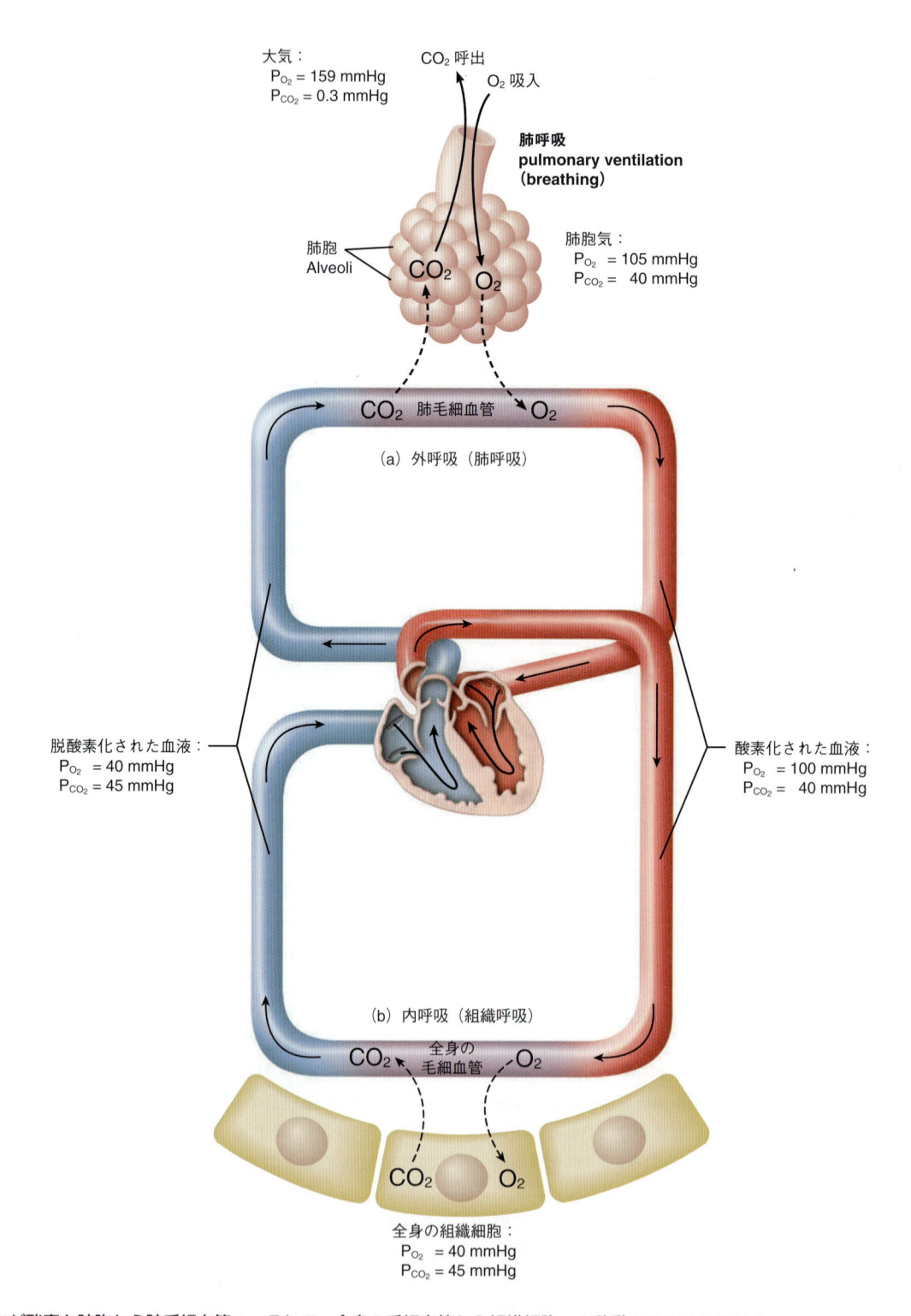

大気：
P_{O_2} = 159 mmHg
P_{CO_2} = 0.3 mmHg

CO_2 呼出
O_2 吸入

肺呼吸
pulmonary ventilation
（breathing）

肺胞
Alveoli

肺胞気：
P_{O_2} = 105 mmHg
P_{CO_2} = 40 mmHg

CO_2　O_2　肺毛細血管

（a）外呼吸（肺呼吸）

脱酸素化された血液：
P_{O_2} = 40 mmHg
P_{CO_2} = 45 mmHg

酸素化された血液：
P_{O_2} = 100 mmHg
P_{CO_2} = 40 mmHg

（b）内呼吸（組織呼吸）

CO_2　全身の毛細血管　O_2

CO_2　O_2

全身の組織細胞：
P_{O_2} = 40 mmHg
P_{CO_2} = 45 mmHg

Q なにが酸素を肺胞から肺毛細血管へ，そして，全身の毛細血管から組織細胞へと移動させているのか？

り少し低い約 100 mmHg となる.

O_2 が肺胞気から脱酸素化された血液へと拡散するあいだに, CO_2 は反対方向に拡散する. 安静時の脱酸素化された血液の P_{CO_2} は 45 mmHg であるのに対し, 肺胞気の P_{CO_2} は 40 mmHg である. この P_{CO_2} の違いのために, 二酸化炭素は血中の P_{CO_2} が 40 mmHg に低下するまで脱酸素化された血液から肺胞気中に拡散する. 呼息により肺胞気の P_{CO_2} は 40 mmHg につねに維持されている. したがって, 肺静脈から左心に戻る酸素化された血液の P_{CO_2} は 40 mmHg となる.

肺胞近傍の毛細血管の数は非常に多く, 血液は最大量の O_2 を摂取するのに十分なくらい緩徐に毛細血管内を流れている. 激しい運動中は, 心拍出量は増加し, 体循環も肺循環も血流はより速くなる. その結果, 肺毛細血管を流れる血液の通過時間はより短くなる. それでも, 肺静脈血の P_{O_2} は正常の 100 mmHg になる. しかし, 気体の拡散能力が低下する疾患では, とくに運動中に血液は肺胞気と同等にならない. この時には, 全身の動脈血中の P_{O_2} は低下し, P_{CO_2} は上昇する.

内呼吸

左心室は, 酸素化された血液を大動脈から全身の動脈を経て毛細血管に駆出する. 全身の毛細血管と組織細胞間の O_2 と CO_2 の交換は, **内呼吸 internal respiration** あるいは**全身性ガス交換** systemic gas exchange とよばれている (図 23.17b). O_2 が血流から離れるので, 酸素化された血液は脱酸素化された血液に変化する. 肺のみで行われる外呼吸と異なり, 内呼吸は全身の組織で行われる.

全身の毛細血管に駆出される血中の P_{O_2} (100 mmHg) は, 組織細胞中の P_{O_2} (安静時 40 mmHg) よりも高い. これは細胞がつねに ATP 産生のため O_2 を消費しているからである. この分圧差が存在するために, 酸素は毛細血管から組織細胞に拡散し, 血液が全身の毛細血管を離れる時までには P_{O_2} は 40 mmHg に低下している.

O_2 が全身の毛細血管から組織細胞に拡散するあいだに CO_2 は反対方向に拡散する. 細胞は常時 CO_2 を産生するので, 組織細胞の P_{CO_2} (安静時 45 mmHg) は毛細血管血の P_{CO_2} (40 mmHg) よりも高い. その結果, CO_2 は血中の P_{CO_2} が 45 mmHg に上昇するまで組織細胞から間質液を通って全身の毛細血管中に拡散する. 次に, 脱酸素化された血液は右心に戻り, 次の外呼吸のために肺へと押し出される.

安静時には, 組織細胞は酸素化された血液中の利用可能な O_2 の平均 25% を必要とするだけであり, 脱酸素化された血液中には酸素容量の 75% が残っている. 運動中は, 収縮している筋線維のような代謝の活発な細胞のために多くの O_2 が血液から拡散する. 活動している

細胞では ATP 産生のためにより多くの O_2 を使用するので, 脱酸素化された血液の O_2 容量は 75% 以下に減少する.

肺および全身におけるガス交換の**率** rate は, いくつかの因子に依存している.

- **ガス分圧差**. 酸素が肺胞から血液に拡散していくためには, 肺胞の P_{O_2} は血液の P_{O_2} より高くなければならない. 拡散速度は, 肺胞気と肺毛細血管内の血液とのあいだの P_{O_2} の差が大きいほど速く, 差が小さいほど遅い. P_{O_2} と P_{CO_2} の肺胞気と肺毛細血管血とのあいだの差は, 運動中に増大する. 分圧差が大きくなればなるほど, 気体の拡散速度は速くなる. 肺胞気の O_2 と CO_2 の分圧は, 肺に出入りする気流の速度にも依存している. ある種の薬物 (モルヒネのような) は, 換気を遅くするので, 肺胞と血液間で交換される O_2 と CO_2 の量が減少する. 高度が上昇すると大気圧全体が低下するので, O_2 の分圧は海面レベルの 159 mmHg から 10,000 フィート (3,048 m) で 110 mmHg, 20,000 フィート (6,096 m) で 73 mmHg に低下する. O_2 の比率は全体の 20.9% と変らないが, 吸息中の P_{O_2} は高度の上昇とともに低下する. 肺胞の P_{O_2} もそれに伴って減少し, 血液への O_2 の拡散も遅くなる. **高山病 high altitude sickness** に共通の所見や症状—息切れ, 頭痛, 不眠, 嘔気, めまい—は, 血中の酸素の減少により生じる.

- **ガス交換面積**. 章の前半で学んだように, 肺胞の表面積は広大である (約 75 m²). さらに, 各肺胞は多数の毛細血管に囲まれており, つねに 900 mL もの多量の血液がガス交換に関与している. 呼吸膜の機能的な面積が減少するような呼吸器疾患では, 外呼吸の速度は低下する. 例えば, 肺気腫 (章末 "疾患：ホメオスタシスの失調" 参照) では肺胞壁が崩壊しているので, 表面積は正常より小さく, 肺内ガス交換は遅い.

- **拡散距離**. 呼吸膜は非常に薄いので速やかに拡散する. また, 毛細血管は非常に細いので, 赤血球は 1 列になり毛細血管を流れることとなる. このため肺胞気腔と赤血球中のヘモグロビンの拡散距離は小さくなる. 肺水腫 (章末 "疾患：ホメオスタシスの失調" 参照) で生じる肺胞間の間質液の増加は, 拡散距離を増加させ, ガス交換速度を遅くする.

- **ガスの分子量と溶解度**. O_2 は CO_2 より分子量が小さいため, 呼吸膜を約 1.2 倍速く拡散すると推測される. しかし, 呼吸膜の液体部分への CO_2 の溶解度は O_2 の約 24 倍大きい. これらの因子をあわせると, CO_2 の血管内から肺胞腔内への拡散は, O_2 の肺胞腔内から血管内への拡散の 20 倍速い. したがって—例えば肺気腫や肺水腫において—拡散が正常より遅い時には,

有意な CO_2 の貯留（高炭酸ガス血症）よりも前に O_2 の欠乏（低酸素症）が生じるのが一般的である.

チェックポイント

21. ドルトンの法則とヘンリーの法則の違いを区別せよ. また，各法則の実際的な応用について述べよ.

22. 酸素の分圧は，高度が変化した時にどのように変化するか.

23. 外呼吸や内呼吸において，酸素や二酸化炭素はどのような経路で拡散するのか.

24. 酸素や二酸化炭素の拡散率（速度）に影響する因子はなにか.

23.7 酸素と二酸化炭素の運搬

目 標

• 血液が酸素と二酸化炭素をどのように運搬するのかを述べる.

すでに学んだように，肺と体組織とのあいだの気体の運搬は血液が行う. O_2 と CO_2 が血液中に入ると，ガスの運搬と交換を助けるようなある化学変化が生じる.

酸素の運搬

酸素は水にあまり溶解しないので，成分のほとんどが水である血漿には約1.5%しか溶解しない. 血中の O_2 の約98.5%は，赤血球中のヘモグロビンに結合する（図 23.18）. 100 mL の酸素化された血液には，20 mL の気体状の O_2 が含まれ，そのうち血漿に溶解している O_2 の量は 0.3 mL であり，ヘモグロビンに結合している量は 19.7 mL である.

ヘモグロビンのヘム部分には4個の鉄原子が含まれ，その各々が O_2 1分子と結合する（図 19.4 b, c 参照）. 酸素とヘモグロビンは結合して，**酸化ヘモグロビンoxyhemoglobin**（オキシヘモグロビン，酸素化ヘモグロビン）を形成するが，この反応は非常に可逆的である:

$$\underset{\substack{\text{還元ヘモグロビン}\\\text{（デオキシヘモグロビン）}}}{\text{Hb}} + \underset{\text{酸素}}{O_2} \underset{\substack{\longleftarrow\\O_2\text{の解離}}}{\overset{\substack{O_2\text{の結合}\\\longrightarrow}}{\rightleftharpoons}} \underset{\text{酸化ヘモグロビン}}{\text{Hb}-O_2}$$

O_2 の98.5%はヘモグロビンに結合して赤血球内に捕捉されているので，溶解している O_2 (1.5%) のみが全身の毛細血管から組織細胞に拡散していくことができる. したがって，O_2 とヘモグロビンとの結合や解離（離脱）を促進する因子について理解することは重要である.

ヘモグロビンと酸素分圧との関係 どれだけ多くの O_2 がヘモグロビンに結合するのかを決定する最も重要な因子は P_{O_2} である P_{O_2} が高ければ高いほど，より多くの O_2 が Hb に結合する. 還元ヘモグロビン (Hb) が完全に酸化ヘモグロビン (Hb−O_2) に変化した時，ヘモグロビンは**完全に飽和した状態fully saturated**になる. Hb と Hb−O_2 とが混在している時は，**部分的に飽和した状態partially saturated**である. **ヘモグロビン飽和度 percent saturation of hemoglobin** は，ヘモグロビンの酸素飽和度の平均を表している. 例えば，各ヘモグロビン分子が2分子の O_2 を結合している場合，Hb は最大4分子の O_2 を結合することが可能なので，ヘモグロビンは50%飽和していることになる.

ヘモグロビン飽和度と P_{O_2} との関係については，図 23.19 に酸素-ヘモグロビン解離曲線として描かれている. P_{O_2} が高い時は，ヘモグロビンは多量の O_2 と結合し，ほぼ100%飽和した状態となる. P_{O_2} が低い時は，ヘモグロビンは単に部分的に飽和した状態になるだけである. いい換えれば，P_{O_2} が大きいほど，結合可能なヘモグロビン分子が飽和されるまで，より多くの O_2 が Hb に結合する. したがって，P_{O_2} が高い肺毛細血管では，多量の O_2 がヘモグロビンに結合する. P_{O_2} が低い全身の毛細血管では，ヘモグロビンは大量の O_2 を保持できずに O_2 を放出し，その O_2 は組織細胞中に拡散する（図 23.18 参照）. 安静時の組織細胞の平均 P_{O_2} である 40 mmHg の時でも，ヘモグロビンの75%は O_2 で飽和されていることに注意する必要がある. 前記した，安静状態では利用可能な O_2 の25%だけがヘモグロビンから離れ組織細胞に利用されているというのはこのことからいえるわけである.

P_{O_2} が 60〜100 mmHg のあいだでは，ヘモグロビンは90%以上 O_2 で飽和されている（図 23.19）. したがって，たとえ肺胞気の P_{O_2} が 60 mmHg の低さであっても，血液は肺からほぼ完全に O_2 を受け取ることになる. たとえ P_{O_2} が 60 mmHg に低下しても，なぜヒトは高地で生きることができるのか，またなぜヒトは心臓や肺の疾患をもっていても生きることができるのかは，Hb-P_{O_2} 曲線により説明することができる. P_{O_2} が 40 mmHg 以下の時でも，ヘモグロビンの75%は O_2 で飽和されていることは注目すべきである. しかし，20 mmHg の時には，Hb の酸素飽和度は35%に低下する. 40〜20 mmHg のあいだでは，わずかな P_{O_2} の低下に反応して多量の O_2 がヘモグロビンから放出される. 収縮している筋のように活動している組織では，P_{O_2} は 40 mmHg をかなり下回る. そのため，かなりの割合の O_2 がヘモグロビンから放出され，より多くの O_2 が代謝の活発な組織に供給されることになる.

図 23.18 血液中の酸素（O_2）と二酸化炭素（CO_2）の運搬.

大部分の O_2 は赤血球中のヘモグロビンにより酸化ヘモグロビン（Hb–O_2）として運搬される.
大部分の CO_2 は血漿中で炭酸水素イオン（HCO_3^-）として運搬される.

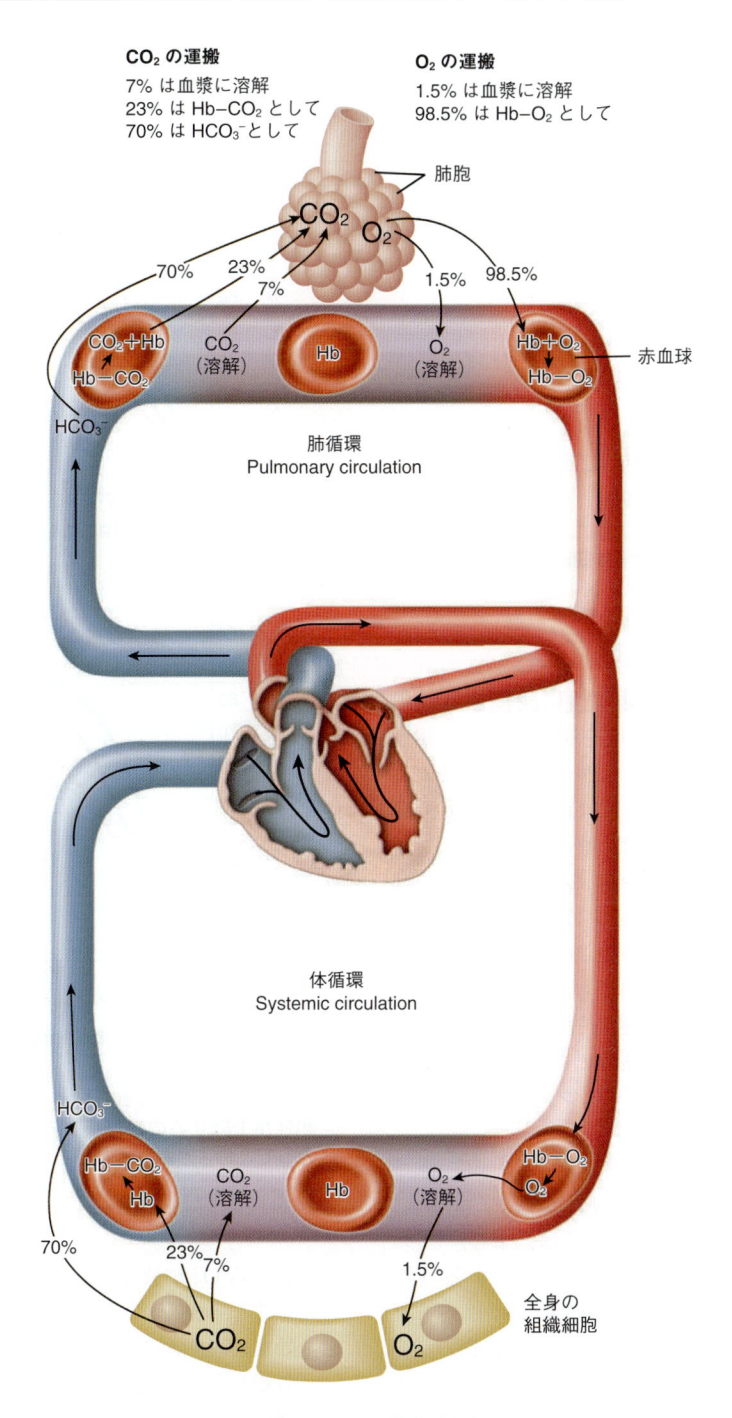

CO_2 の運搬
7% は血漿に溶解
23% は Hb–CO_2 として
70% は HCO_3^- として

O_2 の運搬
1.5% は血漿に溶解
98.5% は Hb–O_2 として

肺胞

70%　23%　7%　　　1.5%　98.5%

CO_2+Hb
Hb–CO_2

CO_2
（溶解）

Hb

O_2
（溶解）

Hb+O_2
Hb–O_2　　　赤血球

HCO_3^-

肺循環
Pulmonary circulation

体循環
Systemic circulation

HCO_3^-

Hb–CO_2
Hb

CO_2
（溶解）

Hb

O_2
（溶解）

Hb–O_2
O_2

70%　　23% 7%　　　1.5%

CO_2　　　　O_2　　全身の
組織細胞

Q どれだけ多くの酸素がヘモグロビンに結合するかを決定する最も重要な因子はなにか？

図23.19 酸素-ヘモグロビン解離曲線. 正常体温時における ヘモグロビン飽和度と P_{O_2} との関係.

> P_{O_2} が上昇すると, より多くの O_2 がヘモグロビンに結合する.

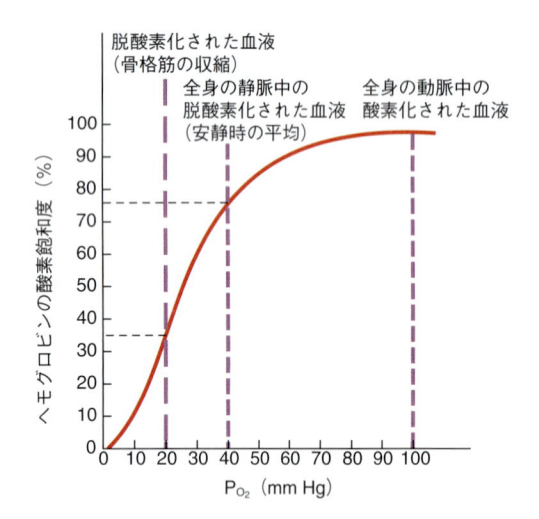

Q いま現在, あなたの肺静脈内の血液は曲線のどの点を示すのか? ジョギング中はどうか?

酸素に対するヘモグロビンの親和性に影響する他の因子

ヘモグロビンの酸素飽和度を決定する最も重要な因子は P_{O_2} であるが, 他のいくつかの因子もヘモグロビンと O_2 との結合の強さ, あるいは**親和性 affinity** に影響する. 事実, これらの因子は, 酸素ヘモグロビン解離曲線全体を左 (親和性向上) や右 (親和性低下) に移動させる. O_2 に対するヘモグロビンの親和性の変化は, 恒常性の維持機構がいかに細胞の要求に対して身体の活動性を調節していのかを示す一例でもある. 代謝の活発な組織細胞は O_2 を必要とし, 老廃物として酸, CO_2, 熱を産生することを考えれば, 理解できると思う. 次の4つの因子が O_2 に対するヘモグロビンの親和性に影響する:

1. **酸性度 (pH)**. 酸性度が上昇 (pH が低下) すると, O_2 に対するヘモグロビンの親和性は低下し, O_2 はより容易にヘモグロビンから解離する (図23.20 a). いい換えれば, 酸性度の上昇はヘモグロビンからの酸素の放出を亢進させる. 代謝の活発な組織により産生される主な酸は, 乳酸と炭酸である. pH が低下すると, 酸素ヘモグロビン解離曲線全体が右に移動し, どの P_{O_2} においても, Hb の飽和度は低下する. この変化は**ボーア効果 Bohr effect** とよばれている. ボーア効果は, 以下の両者で働いている. 血中の H^+ が増加するとヘモグロビ

図23.20 酸素-ヘモグロビン解離曲線. 正常体温時におけるヘモグロビン飽和度と pH (a) および P_{CO_2} (b) との関係. pH が上昇あるいは P_{CO_2} が低下すると, O_2 はより強くヘモグロビンと結合し, 組織に利用されにくくなる.

> pH が低下あるいは P_{CO_2} が上昇すると, O_2 に対するヘモグロビンの親和性は低下するので, O_2 はヘモグロビンと結合しにくくなり, より組織に利用されやすくなる.

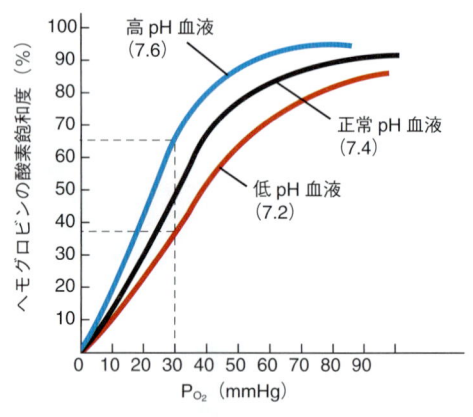

(a) ヘモグロビンの酸素親和性に対する pH の影響

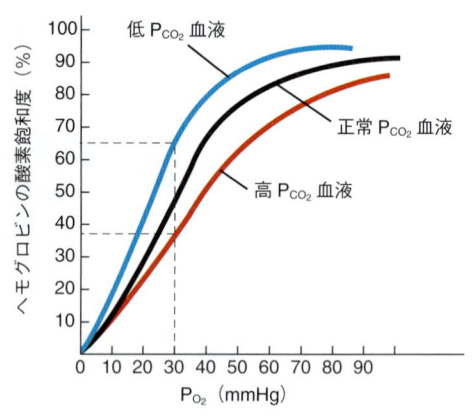

(b) ヘモグロビンの酸素親和性に対する P_{CO_2} の影響

Q 運動時は安静時と比較して, ヘモグロビンの酸素に対する親和性が上昇するのか低下するのか? このことはあなたにとってどのような利点があるのか?

ンから O_2 が放出され, ヘモグロビンに O_2 が結合するとヘモグロビンから H^+ が放出される. ボーア効果の説明から, ヘモグロビンが水素イオン (H^+) の緩衝物として機能することがわかる. H^+ がヘモグロビンのアミノ酸と結合すると, ヘモグロビンの構造が少し変り, 酸素運搬能が低下する. したがって, pH の低下によりヘモグロビンから O_2 が追い出され, より多くの O_2 が組織細胞に利用されるようになる. 反対に, pH が上昇すると O_2 に対する

ヘモグロビンの親和性が上昇し，酸素ヘモグロビン解離曲線は左に移動する.

2. **二酸化炭素分圧**. CO_2 もヘモグロビンに結合することができ，H^+ と同じ効果をもたらす（曲線を右に移動させる）. P_{CO_2} が上昇すると，O_2 はより容易にヘモグロビンから放出される（図 23.20 b）. P_{CO_2} が高いと血液の pH は低くなる（酸性）ので，P_{CO_2} と pH は関連しあった因子となっている. CO_2 は血液中に入ると，その多くは赤血球中の**炭酸脱水酵素** carbonic anhydrase（CA）による異化反応により一時的に炭酸（H_2CO_3）に変化する：

$$CO_2 \;+\; H_2O \;\overset{CA}{\rightleftharpoons}\; H_2CO_3 \;\rightleftharpoons\; H^+ \;+\; HCO_3^-$$
二酸化炭素　　水　　　　炭酸　　水素イオン　炭酸水素イオン

　赤血球中でつくられた炭酸は，水素イオンと炭酸水素イオンに解離する. H^+ 濃度が上昇すると，pH は低下する. したがって，P_{CO_2} の上昇により環境はより酸性になり，ヘモグロビンからの O_2 の放出が助長される. 運動中では，筋内の嫌気的代謝の副産物である乳酸も血液の pH を低下させる. P_{CO_2} の低下（および pH の上昇）により，曲線は左に移動する.

3. **体温**. ある範囲内では，体温が上昇するとヘモグロビンから放出される O_2 の量が増加する（図 23.21）. 熱は，全細胞の代謝反応の副産物であり，収縮している筋線維により放出された熱は，体温を上昇させようとする. 代謝の活発な細胞は，より多くの O_2 を必要とし，より多くの酸や熱を遊離する. これにより，今度は酸や熱が酸化ヘモグロビンからの O_2 の放出を促進させる. 発熱によっても同じ結果が生じる. 反対に，低体温（体温の低下）の時には，細胞の代謝は遅くなり，O_2 に対する要求も減少し，より多くの O_2 がヘモグロビンに結合したままとなる（曲線が左に移動する）.

4. **BPG**. 赤血球内の **2,3-ビスホスホグリセリン酸** 2,3-bisphosphoglycerate（BPG）とよばれる物質は，O_2 に対するヘモグロビンの親和性を低下させ，ヘモグロビンからの O_2 の放出を助長させる. なお，この物質は，以前は**ジホスホグリセリン酸** diphosphoglycerate（DPG）とよばれていた. BPG は，赤血球内で ATP 産生のために糖が分解される解糖とよばれる過程でつくられる. BPG がヘモグロビンの 2 本の β-グロビン鎖のアミノ末端と結合すると，ヘモグロビンと O_2 とのヘム部分での結合が弱くなる. BPG の量が多くなればなるほど，より多くの O_2 がヘモグロビンから放出される. チロキシン，ヒト成長ホルモン，アドレナリン，ノル

図 23.21　酸素-ヘモグロビン解離曲線. 体温の変化の影響.

体温が上昇すると O_2 に対するヘモグロビンの親和性は低下する.

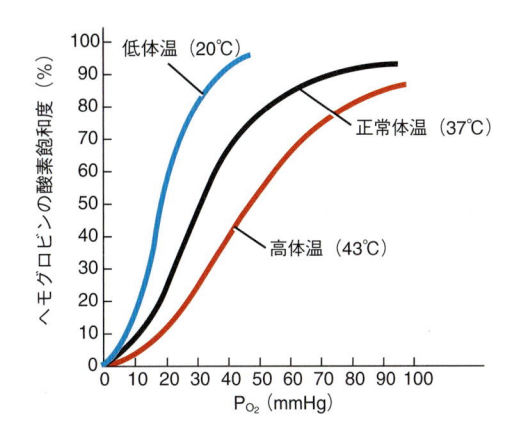

Q 熱がある時，組織細胞は O_2 を利用しやすくなるのか，しにくくなるのか？　それはなぜか？

アドレナリン，テストステロンのようなホルモンは，BPG の形成を増加させる. BPG の量は，高所に住んでいる人びとでより多い.

胎児および成人のヘモグロビンの酸素親和性　胎児性ヘモグロビン fetal hemoglobin（Hb-F）は，構造や O_2 に対する親和性が**成人ヘモグロビン** adult hemoglobin（Hb-A）と異なる. Hb-F は BPG との結

⚕ 臨床関連事項

一酸化炭素中毒

　一酸化炭素（CO）は無色無臭の気体で，自動車の排ガス，ガス暖房機や室内暖房機，タバコの煙などに含まれる. 石炭，ガス，木などの炭素を含んだ物質が燃焼する時に出る副産物である. CO は O_2 と同じようにヘモグロビンのヘム基に結合するが，CO は O_2 より 200 倍以上も強く結合する. したがって，一酸化炭素が 0.1 %（P_{CO} = 0.5 mmHg）あるだけでヘモグロビン分子の半分が CO と結合し，血液の酸素運搬能力が 50 %低下する. 血中の CO 濃度が上昇すると**一酸化炭素中毒** carbon monoxide poisoning が生じる. その所見として，口唇や口腔粘膜が鮮紅色となる（CO が結合したヘモグロビンの色である）. 急いで治療しなければ，一酸化炭素中毒は致死的となる. 純酸素を投与することにより，ヘモグロビンからの一酸化炭素の分離を促進し，一酸化炭素中毒の犠牲から救うことが可能である.

図 23.22　酸素–ヘモグロビン解離曲線. 胎児と母体のヘモグロビンの比較.

> 胎児性ヘモグロビンは成人のヘモグロビンより O_2 に対する親和性が高い.

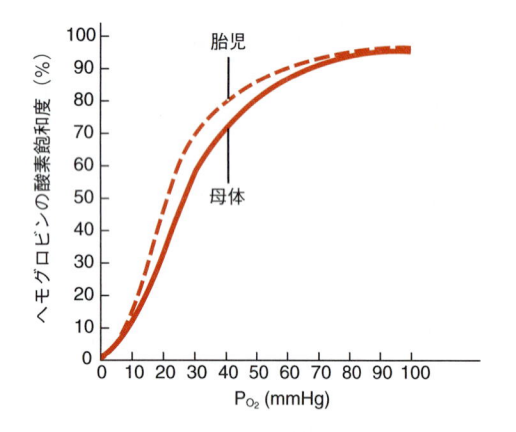

Q 胎盤血の P_{O_2} は約 40 mmHg である. この P_{O_2} での母体および胎児のヘモグロビンの O_2 飽和度はいくらか？

合がそれほど強くないため, O_2 に対する親和性がより高い. したがって, P_{O_2} が低い時に, Hb-F は母体の Hb-A より 30％以上も多く O_2 を運ぶことができる（図 23.22）. 母体の血液が胎盤に入ると, O_2 は容易に胎児に移動する. これは非常に重要なことである. なぜなら, 母体の血液の O_2 飽和度はきわめて低いので, 胎児性ヘモグロビンの O_2 親和性が高くなければ, 胎児は低酸素症に陥ってしまうからである.

二酸化炭素の運搬

正常の安静状態では, 100 mL の脱酸素化された血液には 53 mL の気体状の CO_2 と同等量の CO_2 が含まれており, 主に 3 つのかたちで血液中を運搬される（図 23.18 参照）:

1. **溶解した CO_2.** 少量—約 7％の CO_2 が血漿中に溶解している. 肺に到着すると, 肺胞気に拡散し呼出される.

2. **カルバミノ結合体.** より多くの量—約 23％の CO_2 が, 血中のアミノ酸やタンパク質のアミノ基と結合して**カルバミノ結合体 carbamino compounds** を形成している. 血液中に最も多いタンパク質はヘモグロビン（赤血球内の）であるので, このかたちで運ばれる CO_2 の大部分はヘモグロビンと結合している. 主な CO_2 の結合部位は, 2 つのおよびグロビン鎖のアミノ酸末端である. CO_2 の結合したヘモグロビンは, **カルバミノヘモグロビン carbaminohemoglobin（Hb–CO_2）** とよばれている:

$$Hb + CO_2 \rightleftharpoons Hb-CO_2$$

ヘモグロビン　　二酸化炭素　　カルバミノヘモグロビン

カルバミノヘモグロビンの形成は, P_{CO_2} に大きく影響される. 例えば, P_{CO_2} が比較的高い組織毛細血管では, カルバミノヘモグロビンの形成は亢進している. しかし, 肺毛細血管内の P_{CO_2} は比較的低いので, CO_2 は容易にグロビンから離れ, 肺胞内に拡散していく.

3. **炭酸水素イオン.** 最も多くの量—約 70％の CO_2 は, 血漿中で**炭酸水素イオン bicarbonate ions（HCO_3^-）** として運搬される. CO_2 が組織の毛細血管内に拡散し赤血球内に入ると, 炭酸脱水酵素（CA）の存在下で水と結合して炭酸になり, その後炭酸は H^+ と HCO_3^- に分解する:

$$CO_2 + H_2O \overset{CA}{\rightleftharpoons} H_2CO_3 \rightleftharpoons H^+ + HCO_3^-$$

二酸化炭素　　水　　　　炭酸　　　　水素イオン　炭酸水素イオン

したがって, 血液は CO_2 を受け取ると, HCO_3^- が赤血球内に蓄積する. HCO_3^- の一部は血漿中に移動し, その濃度勾配が減少する. それと交代に, 塩化物イオン（塩素イオン, Cl^-）が血漿から赤血球内に移動する. この血漿と赤血球間の電気的均衡を保つ陰イオンの交換は**塩化物イオン移動 chloride shift** として知られている（図 23.23b 参照）. これらの反応により, CO_2 は組織細胞から除去され, HCO_3^- として血漿中を運ばれる. 血液が肺毛細血管を通過する時には, 逆の反応が生じて CO_2 が呼出される.

血液で運ばれる CO_2 の量は, 酸素によるヘモグロビンの飽和度に影響される. 酸化ヘモグロビン（Hb–O_2）の量が低いほど, 血液の CO_2 運搬能は高くなる. この関係は, **ハルデーン効果 Haldane effect** として知られている. 脱酸素化ヘモグロビンの 2 つの特徴がハルデーン効果を引き起こしている:（1）脱酸素化ヘモグロビンは, Hb–O_2 よりも多くの CO_2 を結合し輸送させる.（2）脱酸素化ヘモグロビンは, Hb–O_2 よりも多くの H^+ を緩衝して, 溶液から H^+ を除去し, 炭酸脱水酵素による触媒反応により CO_2 から HCO_3^- への変換を促進する.

肺および組織におけるガス交換とガス輸送の要約

肺毛細血管に戻った脱酸素化された血液には, 血漿に

図 23.23 **ガス交換中に生じる化学反応の要約.** (a) 二酸化炭素（CO_2）が呼出される時には，赤血球のヘモグロビン（Hb）は肺毛細血管内で CO_2 を離し，肺胞気から O_2 を捕捉する．O_2 は Hb−H に結合し，水素イオン（H^+）が遊離する．炭酸水素イオン（HCO_3^-）が赤血球中に入り，遊離した H^+ と結合し，炭酸（H_2CO_3）を形成する．H_2CO_3 は水（H_2O）と CO_2 に分解し，CO_2 は血液から肺胞気へと拡散する．電気的平衡を保つために，HCO_3^- と引き替えに塩化物イオン（Cl^-）が赤血球から出ていく（逆塩化物イオン移動）．(b) CO_2 は組織細胞の外に拡散して赤血球に入る．そこで一部はヘモグロビンと結合し，カルバミノヘモグロビン（Hb−CO_2）を形成する．この反応により酸化ヘモグロビン（Hb−O_2）からの O_2 の解離が生じる．他の分子は水と結合し，炭酸水素イオン（HCO_3^-）と水素イオン（H^+）とになる．Hb が H^+ を緩衝するので，Hb は O_2 を遊離する（ボーア効果）．電気的平衡を保つために HCO_3^- と引き替えに塩化物イオン（Cl^-）が赤血球に入る（塩化物イオン移動）．

> 赤血球内のヘモグロビンは，O_2，CO_2，H^+ を輸送する．

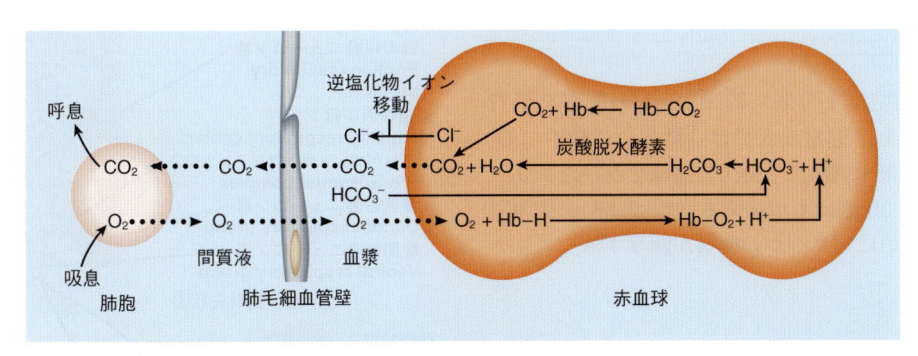

(a) 肺毛細血管における O_2 と CO_2 の交換（外呼吸）

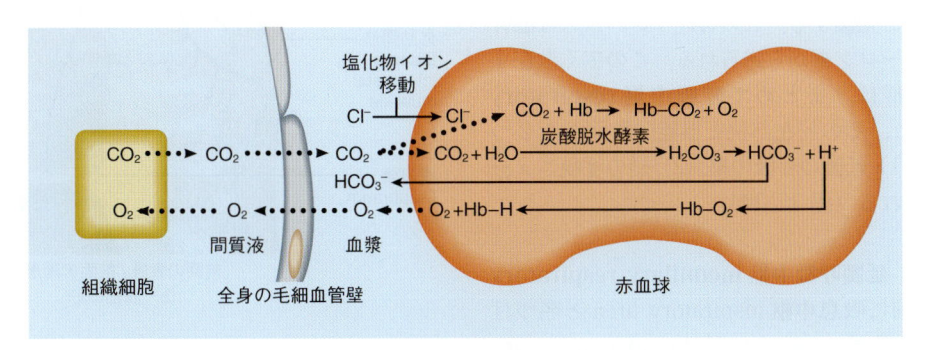

(b) 全身の毛細血管における O_2 と CO_2 の交換

Q **全身の動脈あるいは静脈の血漿中で，どちらの HCO_3^- 濃度が高いと思うか？**

溶解した CO_2，カルバミノヘモグロビン（Hb−CO_2）としてグロビンに結合した CO_2，赤血球内で HCO_3^- に組み込まれた CO_2 が含まれる（図 23.23a）．赤血球は H^+ もとらえ，その一部はヘモグロビンと結合してヘモグロビンにより緩衝される（Hb−H）．血液が肺毛細血管を通過する時，血漿に溶解した CO_2 分子やヘモグロビンのグロビン部分から遊離した CO_2 は肺胞気に拡散し呼出される．同時に，吸入された O_2 は肺胞気から赤血球内に拡散し，ヘモグロビンと結合し酸化ヘモグロビン（Hb−O_2）を形成する．二酸化炭素は，赤血球内で H^+ が HCO_3^- と結合することにより HCO_3^- からも放出される．この反応でつくられた H_2CO_3 は CO_2 と H_2O に分解され，CO_2 は呼出される．肺毛細血管において，赤血球内の HCO_3^- 濃度が低下すると，HCO_3^- は Cl^- と交換に血漿か

ら赤血球内に拡散していく．要するに，肺を離れる酸素化された血液の O_2 量は増加し，CO_2 と H^+ の量は減少する．全身の毛細血管では，細胞が O_2 を消費し CO_2 を産生するので，化学反応は逆となる（図 23.23b）．

チェックポイント

25. 安静にしている人では，肺動脈血中には平均どの程度の量の O_2 がヘモグロビンに結合しているのか．肺静脈血ではどうか．

26. ヘモグロビンと P_{O_2} との関係はどのようになっているか．温度，H^+，P_{CO_2}，BPG は O_2 に対する Hb の親和性にどのように影響しているか．

27. ヘモグロビンは運動中の骨格筋のような代謝の活発な

組織の毛細血管を血液が通過する時に，なぜ安静時よりもより多量の酸素を放出することができるのか．

23.8　呼吸調節

目　標

• 神経系がどのように呼吸を調節しているのか説明する.

　安静時，体細胞は 1 分間に約 200 mL の酸素を消費している．しかし，健常成人では，激しい運動中に O_2 消費は 15 〜 20 倍に増加し，持久力訓練を受けたエリート運動選手では 30 倍にも増加する．呼吸運動を代謝需要にあわせるためにいくつかの機構が関与する．

呼吸中枢

　胸郭の大きさは呼吸筋の働きで変るが，呼吸筋は脳にある中枢から神経インパルスが伝わると収縮し，インパルスがなくなると弛緩する．この神経インパルスは脳幹に局在するニューロン群から送られる．この広く散在するニューロン群は，まとめて**呼吸中枢 respiratory center** とよばれ，その局在部位と機能的な面から 2 つの主要な領域：(1) 延髄の呼吸中枢，(2) 橋の呼吸ニューロン群に分けられる（図 23.24）．

延髄呼吸中枢　延髄呼吸中枢 medullary respiratory center は，以前に**吸息中枢** inspiratory area と名づけられた **背側呼吸ニューロン群 dorsal respiratory group**（DRG）と，以前**呼息中枢** expiratory area と名づけられた**腹側呼吸ニューロン群 ventral respiratory group**（VRG）から構成される．正常な安静呼吸をしているあいだ，DRG のニューロンが発生したインパルスは，横隔神経を介して横隔膜に，肋間神経を介して外肋間筋に伝えられる（図 23.25a）．これらのインパルスはバースト状であり，始めは弱く，約 2 秒間強くなり，その後完全に停止する．神経インパルスが横隔膜と外肋間筋に到達すると，筋が収縮して吸息が生じる．2 秒後に DRG の活動を停止すると，横隔膜と外肋間筋は約 3 秒間弛緩し，肺と胸壁は受動的に戻る．そしてこの周期が繰り返される．

　VRG に局在するニューロン群は**プレベツィンガーコンプレックス pre-Bötzinger complex** とよばれ，呼吸リズムの発生に重要と考えられている（図 23.24a 参照）．このリズムジェネレーターは，心臓の場合と類似し，呼吸の基本的なリズムを形成するペースメーカー細胞からなる．これらのペースメーカー細胞の詳細な機序は不

図 23.24　脳での呼吸中枢の位置.

呼吸中枢は，延髄の呼吸中枢と橋の呼吸ニューロン群で構成されている.

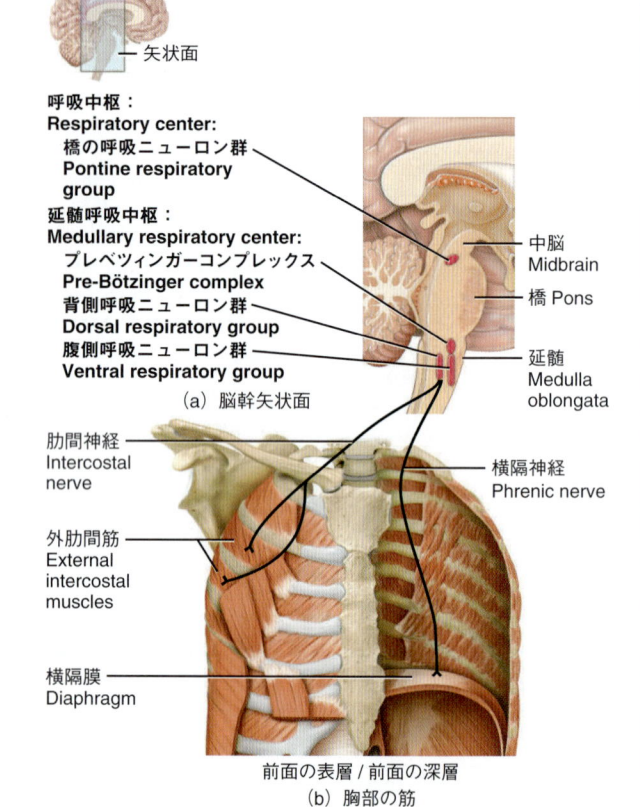

矢状面

呼吸中枢：
Respiratory center:
　橋の呼吸ニューロン群
　Pontine respiratory group
延髄呼吸中枢：
Medullary respiratory center:
　プレベツィンガーコンプレックス
　Pre-Bötzinger complex
　背側呼吸ニューロン群
　Dorsal respiratory group
　腹側呼吸ニューロン群
　Ventral respiratory group

中脳 Midbrain
橋 Pons
延髄 Medulla oblongata

(a) 脳幹矢状面

肋間神経 Intercostal nerve
外肋間筋 External intercostal muscles
横隔膜 Diaphragm

横隔神経 Phrenic nerve

前面の表層 / 前面の深層
(b) 胸部の筋

Q 呼吸サイクルにおいて，活動と無活動状態を繰り返すニューロンはどの領域にあるのか？

明であり，研究のトピックスとなっている．現在のところ，ペースメーカー細胞は DRG に情報を送り，活動電位発射速度を駆動すると考えられている．

　その他の VRG のニューロン群は正常安静呼吸には関与していない．VRG は，運動や管楽器の演奏，高地にいる時のように，努力呼吸が必要な際に活動する．積極的な吸息時には（図 23.25b），DRG からの神経インパルスは横隔膜と外肋間筋を収縮させるだけでなく，補助吸息筋（胸鎖乳突筋，斜角筋，小胸筋）にインパルスを送る積極的な吸息にかかわる VRG ニューロン群を活動させる．

　積極的な呼息時には（図 23.25b），DRG と力強い吸息にかかわる VRG のニューロン群はともに活動をやめる．一方，積極的な呼息にかかわる VRG のニューロンは，補助呼息筋（内肋間筋，外腹斜筋，内腹斜筋，腹横筋，

図 23.25 正常な安静呼吸（a）と努力呼吸（b）を調節する延髄呼吸中枢の役割.

> 正常の安静時呼吸中には腹側呼吸ニューロン群は活動していないが，努力呼吸中では背側呼吸ニューロン群が腹側呼吸ニューロン群を活性化する.

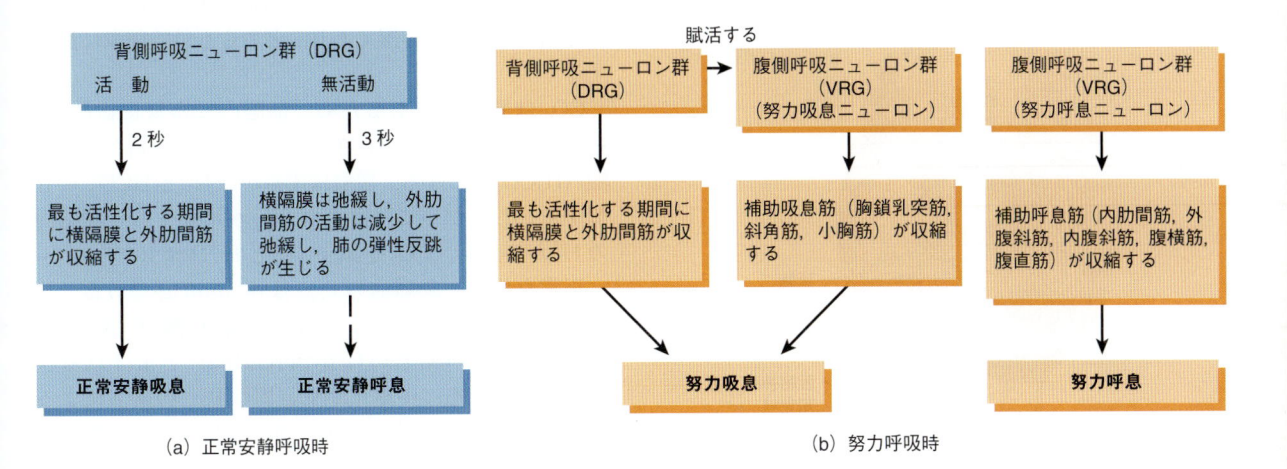

（a）正常安静呼吸時　　　　　　　　　　　　　　　（b）努力呼吸時

Q 呼吸中枢から横隔膜にインパルスを伝えるのはどの神経か？

腹直筋）に神経インパルスを送る．これらの筋の収縮の結果，力強い呼息が生じる.

橋の呼吸ニューロン群　橋の呼吸ニューロン群 **pontine respiratory group**（PRG）は，以前には**呼吸調節中枢** pneumotaxic area とよばれ，橋のニューロン群からなる（図 23.24 a 参照）．PRG のニューロン群は吸息と呼息の両方で活動し，延髄の DRG に神経インパルスを送る．PRG は，例えば運動時，話をしている時，あるいは睡眠時に，VRG によってつくられた呼吸の基本的なリズムを調節することにより，吸息と呼息の両方にかかわっていると考えられている.

> **チェックポイント**
> **28.** 延髄の呼吸中枢はどのようにして呼吸を調節しているのか.
> **29.** 橋の呼吸ニューロン群は呼吸の調節にどのように関与しているのか.

呼吸中枢の調節

呼吸中枢は脳の他の部位，末梢神経系の受容器，その他の因子からの入力に反応して調節を受け，呼吸のホメオスタシスを維持する.

呼吸に対する大脳皮質の影響　大脳皮質は呼吸中枢と接続しているので，呼吸のパターンを随意的に変える

ことができる．短時間なら呼吸を完全に止めることさえできる．随意調節は水や刺激ガスが肺内に入らないようにするための保護的なものである．しかし，息を止める力は，体内の CO_2 と H^+ の蓄積によって制限される．P_{CO_2} や H^+ 濃度があるレベルに増加すると，延髄呼吸中枢の DRG ニューロン群が強く刺激され，神経インパルスは横隔神経や肋間神経を通って吸気筋に送られ，望むと望まないにかかわらず呼吸が再開する．小さな子どもにとって，自分で呼吸を止めて自殺しようとしても，自殺することはできない．失神するほど長時間呼吸を止めても，意識を喪失している時に呼吸が再開する．視床下部や大脳辺縁系からの神経インパルスも呼吸中枢を刺激し，例えば笑ったり泣いたりするような情動刺激により呼吸が変化する.

化学受容器による呼吸の調節　特定の化学的刺激により，呼吸の速さや深さが調節される．呼吸器系は CO_2 と O_2 を至適なレベルに維持する機能を有し，体液中の CO_2 と O_2 レベルの変化に非常に敏感に反応する．21 章において，**化学受容器** chemoreceptors とよばれる，化学物質に反応する感覚ニューロン（訳注：受容器とよぶほうが適切である）を紹介した．2 ヵ所の化学受容器が CO_2，H^+，O_2 レベルを監視し，呼吸中枢に刺激を送っている（図 23.26）．**中枢化学受容器** central chemoreceptors は**中枢**神経系の延髄内（もしくは近傍）にあり，脳脊髄液の H^+ 濃度か P_{CO_2} あるいは両者の変化に反応する．**末梢化学受容器** peripheral

図 23.26 末梢化学受容器の位置.

化学受容器は，体内の特定の化学物質の濃度変化に反応する感覚受容器である．

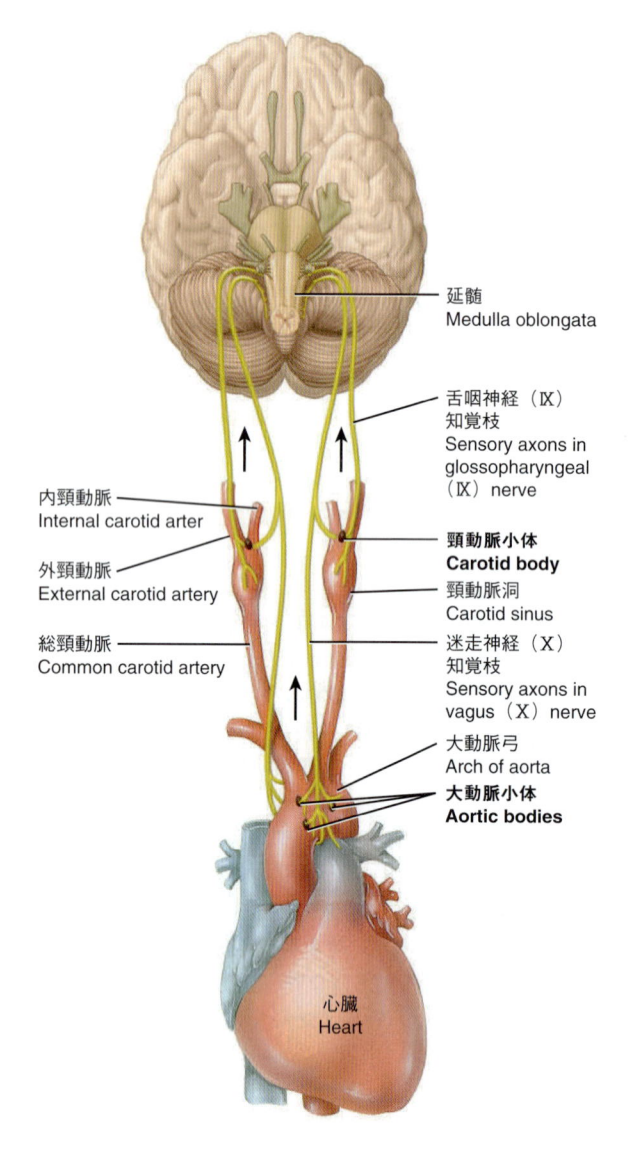

延髄
Medulla oblongata

舌咽神経（IX）知覚枝
Sensory axons in glossopharyngeal（IX）nerve

内頸動脈
Internal carotid arter

外頸動脈
External carotid artery

総頸動脈
Common carotid artery

頸動脈小体
Carotid body

頸動脈洞
Carotid sinus

迷走神経（X）知覚枝
Sensory axons in vagus（X）nerve

大動脈弓
Arch of aorta

大動脈小体
Aortic bodies

心臓
Heart

Q どのような化学物質が末梢化学受容器を刺激するか？

chemoreceptors は，大動脈弓の壁内に存在する化学受容器の塊である**大動脈小体 aortic bodies** と内頸動脈と外頸動脈に分枝する左右の総頸動脈壁内にある卵円形の結節である**頸動脈小体 carotid bodies** に存在する（大動脈小体の化学受容器は大動脈圧受容器に隣接して存在し，頸動脈小体は頸動脈洞圧受容器に隣接して存在する．21 章で述べたように，圧受容器は血圧を監視している感覚受容器である）．これらの受容器は，**末梢**神経系の

一部であり，血中の P_{O_2}，H^+，P_{CO_2} の変化に敏感に反応する．大動脈小体からの感覚ニューロンは迷走神経（X）の一部であり，頸動脈小体からの感覚ニューロンは左右の舌咽神経（IX）の一部である．17 章を思い出してほしいが，嗅覚のための嗅覚受容細胞や味覚のための味覚受容細胞も化学受容器であり，どちらも外的刺激に反応する．

CO_2 は脂溶性であるため，細胞内に容易に拡散し，そこで炭酸脱水酵素の存在下に水（H_2O）と結合して炭酸（H_2CO_3）になる．炭酸は速やかに H^+ と HCO_3^- に分解する．したがって，血中の CO_2 が増加すると細胞内の H^+ が増加し，CO_2 が減少すると H^+ は減少する．

正常な場合，動脈血の P_{CO_2} は 40 mmHg である．たとえ P_{CO_2} のわずかな上昇—**高炭酸ガス血症 hypercapnia**（あるいは hypercarbia）とよばれる状態—が生じても，中枢化学受容器は P_{CO_2} の増加によって起る H^+ の増加に刺激され，強く反応する．末梢化学受容器もまた P_{CO_2} の上昇と H^+ の増加に反応する．さらに，末梢化学受容器（中枢化学受容器ではなく）は，O_2 の欠乏にも反応する．動脈血の P_{O_2} が正常レベルの 100 mmHg から約 50 mmHg までのあいだに低下すると，末梢化学受容器が刺激される．O_2 が著しく欠乏すると，中枢化学受容器や DRG の活動は低下する．そして，いかなる入力にもほとんど反応しなくなり，吸息筋にわずかなインパルスしか送らなくなる．呼吸数は減少するかあるいは完全に呼吸が停止し，P_{O_2} はいっそう低下する．その結果，致命的な結果をもたらしうるポジティブフィードバックの輪がつくられる．

化学受容器は，血中の CO_2，O_2，H^+ のレベルを調節するネガティブフィードバックシステムに関与する（図 23.27）．P_{CO_2} の上昇，pH の低下（H^+ の増加），あるいは P_{O_2} の低下の結果，中枢ならびに末梢の化学受容器からの入力が DRG を非常に活性化させ，呼吸数と呼吸の深さを増加させる．速く深い呼吸は**過呼吸 hyperventilation** とよばれ，P_{CO_2} と H^+ が正常に低下するまで，より多くの O_2 を吸入させ，より多くの CO_2 を呼出させる．

動脈の P_{CO_2} が 40 mmHg 以下—**低炭酸ガス血症 hypocapnia**（あるいは hypocarbia）とよばれる状態—になると，中枢ならびに末梢の化学受容器が刺激されなくなり，刺激インパルスが DRG に送られなくなる．その結果，CO_2 が蓄積して P_{CO_2} が 40 mmHg に上昇するまで DRG は本来の穏やかな状態のままでいることになる．DRG ニューロン群は，P_{O_2} が正常より低い値に低下した時よりも P_{CO_2} が正常より高い値に上昇した時のほうがより強く刺激される．そのため，自発的に過換気を行い，低炭酸ガス状態になった人では，非常に長いあいだ，呼吸を止めておくことができる．かつては泳ぐ人

図23.27 血液の P_{CO_2}，P_{O_2}，pH（H^+濃度）の変化に反応する呼吸のネガティブフィードバック調節.

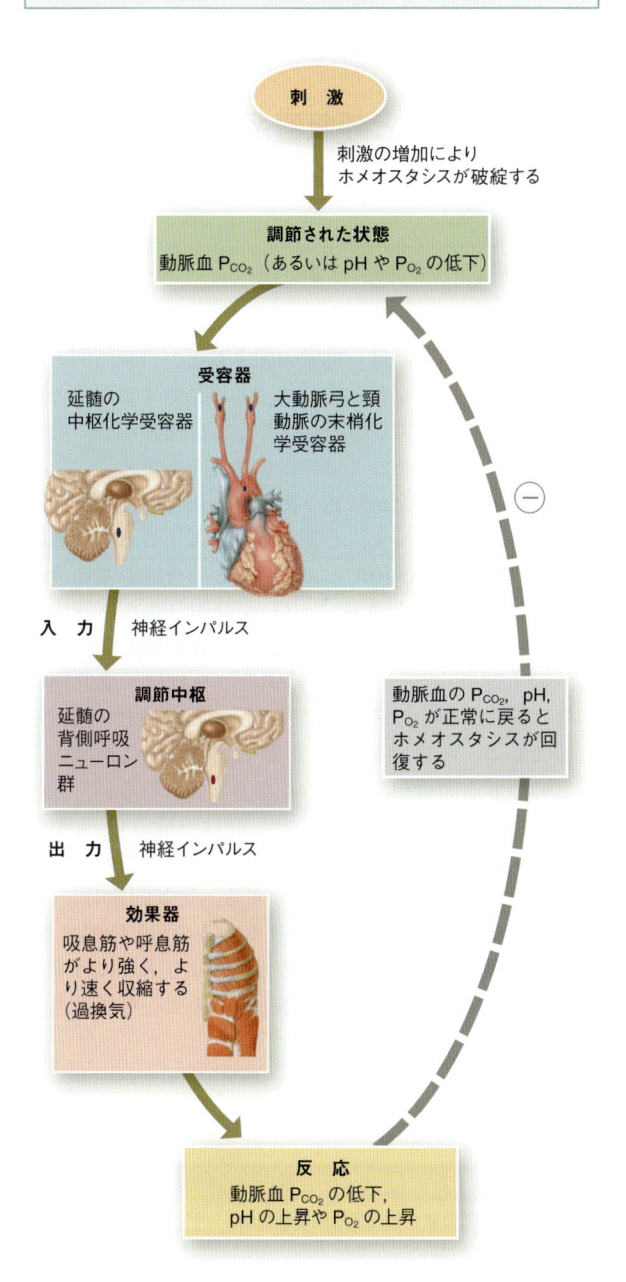

動脈血 P_{CO_2} の上昇は背側呼吸ニューロン群を刺激する.

刺 激

刺激の増加により
ホメオスタシスが破綻する

調節された状態
動脈血 P_{CO_2}（あるいは pH や P_{O_2} の低下）

受容器

延髄の
中枢化学受容器　　大動脈弓と頸動脈の末梢化学受容器

入 力　神経インパルス

調節中枢
延髄の
背側呼吸
ニューロン
群

動脈血の P_{CO_2}，pH，P_{O_2} が正常に戻るとホメオスタシスが回復する

$\ominus$

出 力　神経インパルス

効果器
吸息筋や呼息筋がより強く，より速く収縮する（過換気）

反 応
動脈血 P_{CO_2} の低下，
pH の上昇や P_{O_2} の上昇

Q 正常な動脈血 P_{CO_2} はどれくらいか？

にもぐる直前に過呼吸するよう奨励していた．しかし，これを実行するのは危険である．なぜならば P_{CO_2} が吸息を刺激するのに十分なほど上昇する前に O_2 レベルが危険な状態になるほど低下し，失神を生じさせるからである．陸上での失神ではこぶや打撲傷で済むが，水中で

は溺死するかもしれない．

固有受容器刺激　P_{O_2}，P_{CO_2}，あるいは H^+ のレベルが変化する前でも，運動を開始すると直ちに，呼吸数や呼吸の深さが増加する．この素早い呼吸の変化は，主に関節や筋の動きを監視する固有受容器からの入力刺激により生じる．固有受容器からの神経インパルスが，延髄の呼吸中枢を刺激する．同時に，一次運動皮質（中心前回）から始まる上位運動ニューロンの軸索側副路（分枝）も DRG に刺激インパルスを送っている．

$ 臨床関連事項

低酸素症

　低酸素症 hypoxia（hypo- ＝低い）とは，組織レベルでの O_2 の欠乏である．低酸素症は原因によって，以下の4つに分類される：

1. **低酸素性低酸素症 hypoxic hypoxia** は，高地，気道閉塞，肺内の液体貯留のために，動脈血の P_{O_2} が低くなることにより生じる．

2. **貧血性低酸素症 anemic hypoxia** では，血中のヘモグロビンが少ないため，組織への O_2 運搬が減少している．原因としては，出血，貧血あるいは一酸化炭素中毒のようなヘモグロビンの機能障害などである．

3. **虚血性低酸素症 ischemic hypoxia** では，P_{O_2} や酸化ヘモグロビンのレベルは正常であるにもかかわらず，組織への血流が非常に減少したため組織に O_2 が届けられない．

4. **組織毒性低酸素症 histotoxic hypoxia** では，血液による組織への O_2 の運搬は適切であるが，毒物の作用のために組織がその O_2 を適切に利用することができない．一つの原因としてシアン中毒があり，この場合は ATP 産生時に O_2 の利用を必要とする酵素をシアン化合物が阻害する．

肺伸展反射　気管支や細気管支の壁には血管と同様に，**圧受容器 baroreceptors** あるいは**伸展受容器 stretch receptors** とよばれる伸展に感受性をもつ受容器が存在する．肺の過膨張によりこれらの受容器が伸展されると，迷走神経（X）を介して，延髄呼吸中枢にある背側呼吸ニューロン群（DRG）に神経インパルスが送られる．これに反応して，DRG が抑制され，横隔膜と外肋間筋が弛緩する．この結果，さらなる吸息が停止し，呼息が開始する．呼息中に空気が肺から出て行くので，肺はしぼみ，伸展受容器は刺激されなくなる．DRG の抑制はなくなり，新たな吸息が開始する．この反射は，**肺伸展反射 inflation reflex** あるいは**ヘーリング-ブロイエル反射 Hering-Breuer reflex** とよばれる．幼児では正常な呼吸時に機能しているが，成人では一回換気量（正常

では 500 mL）が 1,500 mL 以上に達するまで作動しない．したがって，成人におけるこの反射は，呼吸の正常な調節における重要な構成要素というよりは，例えば激しい運動時に，肺の過膨張を防ぐための防御機構である．

呼吸に影響する他の因子　呼吸調節に関与する他の要因には，以下のようなものがある：

- **大脳辺縁系刺激**．行動の期待あるいは情動的不安により大脳辺縁系が刺激され，興奮性入力が DRG に送られ，呼吸数と呼吸の深さが増加する．
- **体温**．発熱や激しい運動による体温の上昇は，呼吸数を増加させる．体温の低下は呼吸数を減少させる．急激な寒冷刺激（冷たい水中への飛込みなど）により，一過性の**無呼吸 apnea**（a- ＝なし；-pnea ＝呼吸），呼吸停止が生じる．
- **疼痛**．突然の激しい疼痛により短い無呼吸が生じる．しかし，持続的な体性痛覚は呼吸数を増加させる．内臓痛は呼吸数を減少させることがある．
- **肛門括約筋の伸展**．この行動は呼吸数を増加させ，時々新生児や呼吸停止したヒトにおいて呼吸を刺激するのに用いられる．
- **気道刺激**．咽頭や喉頭の機械的あるいは化学的刺激により，呼吸は瞬時に停止し，それに続き咳やくしゃみが生じる．
- **血圧**．血圧の変化を検知する頸動脈と大動脈の圧受容器は，呼吸にもわずかな影響を及ぼす．血圧が急に上昇すると呼吸数は減少し，血圧が低下すると呼吸数は増加する．

表 23.3 に呼吸の数や深さに影響を与える刺激について要約する．

チェックポイント

30. 大脳皮質，CO_2 と O_2 のレベル，固有受容器，肺伸展反射，温度変化，痛み，気道刺激は，どのようにして呼吸を変化させるのか．

23.9 運動と呼吸器系

目 標

- 呼吸器系に及ぼす運動の影響を述べる．

呼吸や心臓血管系は，運動の強さおよび持続時間の両方に反応して調節を行っている．心臓に対する運動の影響については 20 章で述べた．ここでは運動がどのように呼吸器系に影響を与えるのかに焦点をあてる．

心臓は肺以外の全身に送り出すのと同量の血液を肺に送り出す．したがって，心拍出量が増加すると，**肺血流 pulmonary perfusion** とよばれる，肺を流れる血流量も同様に増加する．さらに，O_2 が肺胞気から血液中に拡散する割合を表す **O_2 拡散能 O_2 diffusing capacity** も，最大運動中には 3 倍上昇する．それは，最大運動中には，より多くの肺毛細血管に最大限の血液が流れるためである．その結果，O_2 が肺毛細血管内に拡散することのできる面積がより大きくなることになる．

運動中に骨格筋が収縮すると，筋は多量の O_2 を消費し，大量の CO_2 を産生する．激しい運動中には，O_2 の消費も呼吸もともに劇的に増加する．運動開始時には，呼吸は急激に増加し，その後はよりゆるやかに増加する．中程度の運動の場合は，呼吸数の増加よりも主に呼吸の深さが増大する．運動がより激しくなると，呼吸数も増

表 23.3	呼吸数と呼吸の深さに影響する刺激の要約	
呼吸数と呼吸の深さを増加させる刺激	**呼吸数と呼吸の深さを減少させる刺激**
大脳皮質によって調節された随意的な過呼吸と大脳辺縁系の刺激による行動の期待	大脳皮質によって調節された随意的な低換気
末梢ならびに中枢の化学受容器によって検出される動脈血 P_{CO_2} の 40 mmHg 以上（H^+ の増加を起す）への増加	末梢ならびに中枢の化学受容器によって検出される動脈血 P_{CO_2} の 40 mmHg 以下（H^+ の減少を起す）への低下
動脈血 P_{O_2} の 105 mmHg から 50 mmHg への低下	動脈血 P_{O_2} の 50 mmHg 以下への低下
固有受容器の活動増加	固有受容器の活動減少
体温の上昇	体温の低下（呼吸数の減少），突然の冷刺激（無呼吸を生じる）
痛みの持続	激しい痛み（無呼吸を生じる）
血圧の低下	血圧の上昇
肛門括約筋の伸展	咽頭や喉頭への接触あるいは化学物質による刺激（一瞬無呼吸となりその後，咳やくしゃみが生じる）

加する.

運動の開始時における急速な呼吸数の増加は，延髄の呼吸中枢の背側呼吸ニューロン群（DRG）に刺激インパルスを送る**神経系の** neural 変化によるものである．これらの変化には，(1) 大脳辺縁系を刺激する行動の期待；(2) 筋，腱，関節の固有受容器からの感覚インパルス；(3) 第一次運動皮質（中心前回）からの運動インパルスが含まれる．中程度の運動中の，より穏やかな呼吸数の増加は，血流の**化学的** chemical および**物理的** physical 変化によるもので，これには，(1) O_2 消費量の増加に伴うわずかな P_{O_2} の低下；(2) 筋線維の収縮により産生される CO_2 量の増加に伴うわずかな P_{CO_2} の上昇；(3) O_2 の消費に伴う熱の放出による体温の上昇などが含まれる．さらに，激しい運動中には，乳酸から産生された H^+ を HCO_3^- が緩衝して CO_2 が産生されるので，P_{CO_2} はさらに上昇する．

運動が終了すると呼吸数は急激に減少し，その後も安静レベルになるまで徐々に減少する．最初の減少は，運動が停止あるいは遅くなる時に主に神経因子が変化するためである．一方，その後のよりゆるやかな時期は，血液の化学的性質や体温が安静状態までゆっくりと戻るのを反映している．

🩺 臨床関連事項

呼吸器系に及ぼす喫煙の影響

喫煙は，中程度の運動でさえ容易に"息切れ"を生じさせる．なぜならば，次のいくつかの因子が喫煙者の呼吸効率を低下させるからである：(1) ニコチンは終末細気管支を収縮させ，肺への気流の流入および流出を減少させる．(2) タバコの煙の中の一酸化炭素がヘモグロビンに結合し，酸素運搬能を低下させる．(3) タバコの煙の中の刺激物が気管支粘膜からの粘液分泌を増加させるとともに粘膜を腫脹させ，両者が肺への気流の流入および流出を減少させる．(4) タバコの煙の中の刺激物は，気管支粘膜の線毛の運動を抑制するとともに線毛を破壊する．このために，過剰な粘液や異物が容易には除去されず，呼吸はさらに困難となる．刺激物は，正常の気道上皮を線毛や杯細胞のない多重扁平上皮細胞に転換させる．(5) 時間とともに，喫煙により肺の弾性線維は破壊され，肺気腫の主要な原因となる（章末"疾患：ホメオスタシスの失調"参照）．これらの変化により，呼息終末における小さな細気管支の虚脱や肺胞での空気の捕え込みが生じる．その結果，ガス交換の効率はさらに低下する．

チェックポイント

31. 運動はどのように DRG に影響を与えているのか.

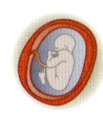

23.10 呼吸器系の発生

目 標

• 呼吸器系の発生を述べる.

口や咽頭の発生は，24 章に述べられている．ここでは，本章で学んだ他の呼吸器系の構造の発生について考えてみる．

発生第 4 週頃に，咽頭のすぐ前部で前腸（いくつかの消化器系器官の原基）が増殖して呼吸器系の発生が開始する．この増殖した部分は，**呼吸憩室** respiratory diverticulum あるいは**肺芽** lung bud とよばれている（図 23.28）．呼吸憩室の内側を覆う**内胚葉** endoderm は，気管，気管支，肺胞の上皮や腺の元となる．呼吸憩室をとりまく**中胚葉** mesoderm は，これらの構造体における結合組織，軟骨，平滑筋の元となる．

喉頭 larynx の上皮は，呼吸憩室の内胚葉から発生する．軟骨や平滑筋は胚表面の突起物である**第 IV 咽頭弓** fourth pharyngeal arches と **第 VI 咽 頭 弓** sixth pharyngeal arches から発生する（図 29.13 参照）．

呼吸憩室の遠位端が伸びて，**気管** trachea の元となる球状の**気管芽** tracheal bud が形成される．その後すぐに，気管芽は**気管支芽** bronchial buds に分裂し，さらに分岐を繰り返し**気管支** bronchi となる．24 週までに 17 次の気管支が形成され，**呼吸細気管支** respiratory bronchioles が発生する．

第 6 から第 16 週のあいだには，ガス交換に関与する構造体（呼吸細気管支，肺胞管，肺胞）を除く**肺** lungs の全主要構造体が形成される．この時点では呼吸することは不可能であるので，この時期に生まれた胎児は生き延びることはできない．

第 16 週から第 26 週のあいだには，肺組織は非常に血管に富むようになり，呼吸細気管支や肺胞管，いくつかの原始的な肺胞が発生する．この時期の終り頃に生まれた胎児は，集中治療を行えば生き延びることが可能になるが，呼吸器系や他の系が未熟なため死に至ることがほとんどである．

第 26 週から誕生までのあいだには，I 型肺胞細胞（ガス交換の首座）および II 型界面活性物質産生細胞からなる未熟な肺胞が多数発生する．毛細血管が未熟な肺胞と密に接するようになる．前に述べたように界面活性物質は，肺胞液の表面張力を低下させ，呼息時に肺胞が虚脱するのを防ぐのに必要である．界面活性物質の産生は第 20 週までには開始するが，その時点ではごく少量である．妊娠 26 週から 28 週までは，未熟児が生き延びることが可能となる程度の量は産生されない．妊娠 26 週

図**図 23.28** 気管と肺の発生.

> 呼吸器系は内胚葉と中胚葉から発生する.

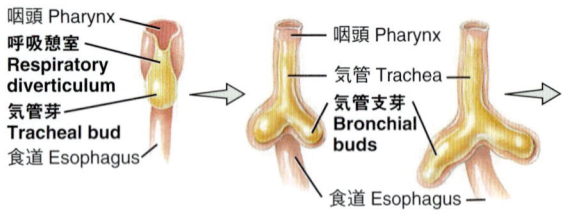

咽頭 Pharynx
呼吸憩室 Respiratory diverticulum
気管芽 Tracheal bud
食道 Esophagus

咽頭 Pharynx
気管 Trachea
気管支芽 Bronchial buds
食道 Esophagus

第 4 週

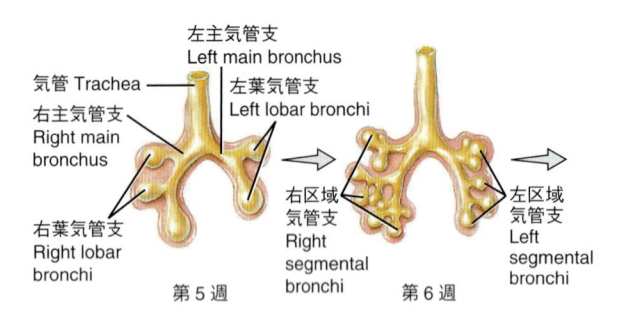

左主気管支 Left main bronchus
左葉気管支 Left lobar bronchi
気管 Trachea
右主気管支 Right main bronchus
右葉気管支 Right lobar bronchi

右区域気管支 Right segmental bronchi
左区域気管支 Left segmental bronchi

第 5 週　　　　第 6 週

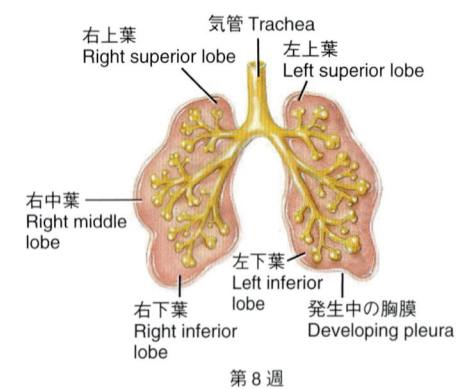

右上葉 Right superior lobe
気管 Trachea
左上葉 Left superior lobe
右中葉 Right middle lobe
左下葉 Left inferior lobe
右下葉 Right inferior lobe
発生中の胸膜 Developing pleura

第 8 週

Q 呼吸器系の発生が開始するのは胎生のいつ頃か？

から 28 週より前に生まれた新生児は，呼吸窮迫症候群（RDS）になる危険性が高い．呼吸窮迫症候群では，呼息時に肺胞が虚脱してしまい，吸息時に再膨張させなければならない状態となる（23.4 節 "臨床関連事項：呼吸窮迫症候群" 参照）.

第 30 週頃には，成熟した肺胞が形成される．しかし，誕生前までに形成されるのは全成熟肺胞の約 1/6 と推定されている．残りは生後 8 歳までに形成される.

肺が形成される時に，**胸膜嚢** pleural sacs も形成さ

れる．**臓側胸膜** visceral pleura と **壁側胸膜** parietal pleura は中胚葉から発生する．胸膜と胸膜のあいだの隙間が**胸膜腔** pleural cavity になる.

発生の経過中，胎児の呼吸運動により肺に液体が吸引される．この液体は，羊水，気管支腺からの粘液，界面活性物質の混合物である．生まれた時には，肺の約半分はこの液体で満たされている．生まれて呼吸を開始すると，液体の大部分が血管やリンパ管に吸収される．一部は，分娩中に鼻や口から吐き出される.

チェックポイント

32. 喉頭気管芽からどのような構造が発生するのか.

23.11 加齢と呼吸器系

目 標

• 呼吸器系における加齢の影響について述べる.

年を取ると，肺胞を含めて気道組織は弾力性を失い硬くなる．胸壁も同様により硬くなる．その結果，肺容量は減少する．事実，肺活量（最大吸息後に呼出されうる最大の空気量）は 70 歳までに 35％ も減少する可能性がある．血中の O_2 レベルの低下，肺胞マクロファージの活動性低下，気道を覆う上皮の線毛活動の低下も生じる．これらの年齢に関連した因子のために，高齢者は肺炎，気管支炎，肺気腫その他の肺疾患に罹患しやすくなる．加齢に関連した肺の構造や機能の変化のために，高齢者ではランニングのような激しい運動を行うのが難しくなる.

チェックポイント

33. 年齢とともに肺気量はなぜ減少するのか.

• • •

呼吸器系が他の身体系のホメオスタシスの維持に多くの点で関与していることを評価するために，"ホメオスタシスの観点から：呼吸器系" について学習をしなさい．次の 24 章では，どのようにして消化器系は栄養を細胞に利用させ，呼吸器系から供給された酸素が ATP 産生のために利用されるのかについて述べる.

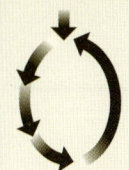

ホメオスタシスの観点から

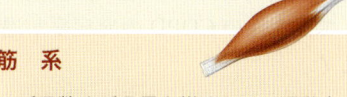

筋 系
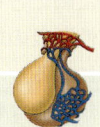
- 呼吸数や呼吸量を増やして，運動中の骨格筋の活動を補助する．

神経系
- 鼻には嗅覚受容器がある．
- 声帯を通る空気の振動により声が生まれる．

内分泌系
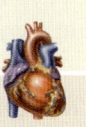
- 肺のアンジオテンシン変換酵素は，アンジオテンシンⅠからアンジオテンシンⅡを産生させる．

心臓血管系
- 吸息中，呼吸ポンプは心臓への静脈血の還流を助ける．

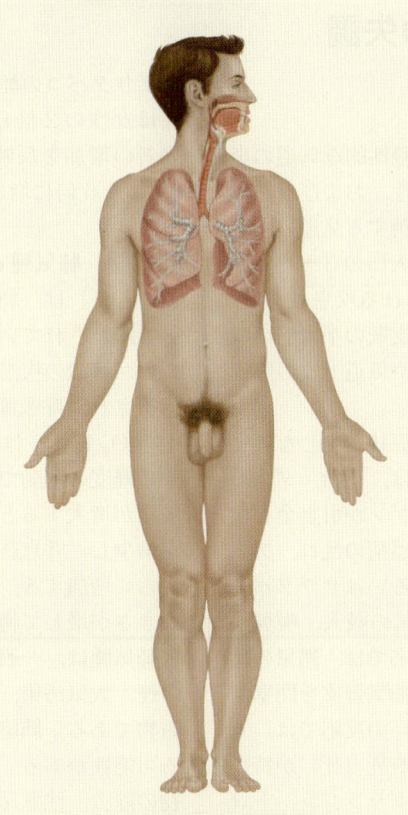

呼吸器系の役割

全身の器官系との関連
- 酸素を取り込み，二酸化炭素を排出する．
- 二酸化炭素の排出により体液のpHの調節を助ける．

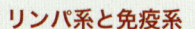

リンパ系と免疫系
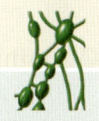
- 鼻毛，気管，気管支，細気管支の線毛や粘液，肺胞マクロファージは疾患に対する非特異的な抵抗性を高める．
- 咽頭にはリンパ組織（扁桃）が存在する．
- 呼吸ポンプは（吸息時）リンパの流れを促進させる．

消化器系
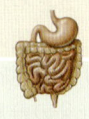
- 呼吸筋の強い収縮は，排便を補助する．

泌尿器系
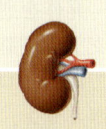
- 呼吸器と尿路器系は，ともに体液のpHを調節する．

生殖器系
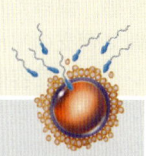
- 呼吸数や呼吸量の増加は生殖活動を助ける．
- 内呼吸は胎児に酸素を供給する．

疾患：ホメオスタシスの失調

喘息

　喘息 asthma（＝あえぎ呼吸）は，慢性的な気道の炎症，種々の刺激に対する気道の高感受性，および自然あるいは治療により少なくとも一部は改善する気道の閉塞に特徴づけられる疾患である．米国の人口の3〜5%にみられ，成人より小児により多くみられる疾患である．気道の閉塞は，小さな気管支や細気管支壁の平滑筋の収縮，気道粘膜の浮腫，粘液分泌の亢進や気道上皮の障害により生じる．

　喘息の人は，喘息でない人なら通常症状が生じないような低濃度の刺激に反応する．しばしば，花粉，ダニの塵，カビや特定の食品のようなアレルゲンが引き金となる．その他のよくある引き金として，感情の乱れ，アスピリン，亜硫酸塩（ワインやビールあるいはサラダバーの野菜の鮮度保持に使用），運動，冷気の吸入，喫煙などが挙げられる．即時型（急性）の反応では，過量の粘液産生を伴う平滑筋の収縮が気管支や細気管支を閉塞させ，発作を悪化させる．遅発型（慢性）の反応では，気管支上皮細胞の炎症，線維化，浮腫，壊死（死）が特徴的である．ロイコトリエン，プロスタグランジン，トロンボキサン，血小板活性化因子，ヒスタミンなどの化学伝達物質が関与している．

　症状は，呼吸困難，咳，喘鳴，胸部圧迫感，頻脈，疲労感，湿った皮膚，不安などである．急性発作時には，細気管支の平滑筋を弛緩させ気道を開くためにβ_2-アドレナリン受容体作動薬（アルブテロール）の吸入で治療する．この薬剤は，交感神経を刺激した時と同様の効果を有し，気管支拡張を生じさせる．しかし，長期的な喘息治療には原因となる炎症を抑制させる必要がある．最もよく用いられる抗炎症薬は，吸入ステロイド薬（グルココルチコイド），クロモリンナトリウム（インタール®），ロイコトリエン拮抗薬（アコレート®）である．

慢性閉塞性肺疾患

　慢性閉塞性肺疾患 chronic obstructive pulmonary disease（COPD）は，気道抵抗を増加させる，慢性的で繰り返す気流の閉塞を特徴とする呼吸器疾患である．米国では約3,000万人がCOPDに罹患し，心疾患，癌，脳血管障害につぐ死因の第4位となっている疾患である．COPDの主要な型は，肺気腫と慢性気管支炎である．COPDの主な原因は喫煙や受動喫煙であるので，多くの場合，COPDは避けることのできる疾患である．その他の原因には，大気汚染，肺の感染，粉塵やガスの職業的曝露，遺伝的な素因などがある．平均して男性は女性よりタバコの煙に曝露されている年限が長いので，男性は女性の2倍COPDになりやすい．なお，女性の喫煙者の増加を反映して，女性のCOPDの発症率が過去50年で6倍に増加した．

　肺気腫　肺気腫 emphysema（＝破壊，空気でいっぱいにした）は，肺胞隔壁の破壊のために，呼息時にも空気で満たされている異常に大きな気腔領域が形成されることが特徴の疾患である．ガス交換面積の減少とともに，障害された呼吸膜を通過するO_2の拡散が減少する．血中のO_2レベルはやや低下し，細胞のO_2要求量が増加する軽度の運動でも患者は呼吸困難を感じる．肺胞壁の破壊が増大すると，弾性線維の消失により肺の弾性反跳が減少し，呼息終末期に肺にとらえこまれる空気の量はさらに増加する．努力性呼吸の結果，数年後に，胸郭の大きさが増して樽状胸になる．

　肺気腫は，一般には長期的な刺激により生じ，タバコの煙，大気汚染，産業粉塵への職業的曝露が最も多い刺激物である．肺胞嚢の破壊は，酵素の不均衡により生じる可能性がある．治療は，喫煙の中止やほかの環境刺激物の除去，注意深い医学的管理下での運動療法，呼吸訓練，気管支拡張薬の使用，酸素療法などである．

　慢性気管支炎　慢性気管支炎 chronic bronchitis は，気管支粘液の過剰な分泌に特徴づけられる疾患であり，2年間連続して少なくとも3ヵ月間続く湿性咳嗽（喀痰を生ずる）を伴っている．慢性気管支炎の第一の原因は喫煙である．吸入された刺激物により気道上皮の慢性炎症が生じ，粘液腺や杯細胞の大きさや数が増加する．産生された濃厚で過剰な粘液は，気道を狭窄し，線毛の機能を障害する．そのため，吸入された病原体は気道分泌液に留まり急速に数を増やす．慢性気管支炎の症状は，湿性咳嗽に加えて，息切れ，喘鳴，チアノーゼ，肺高血圧症である．慢性気管支炎の治療は，肺気腫と同じである．

肺 癌

　米国では，肺癌 lung cancer は男女ともに癌死の最大の原因となっており，年間16万人が死亡している．診断された時点で，肺癌はかなり進行していることが多く，約55%の患者で遠隔転移が，約80%の患者で所属リンパ節への進展が認められる．肺癌患者の大部分は最初の診断から1年内に死亡し，全体の生存率は10〜15%にすぎない．喫煙が肺癌の最大の原因である．肺癌患者の約85%は喫煙と関連があり，非喫煙者に比べ

喫煙者の罹患率は 10〜30 倍にもなる．受動喫煙も肺癌や心疾患と関連している．米国では，受動喫煙により年間 4,000 人が肺癌で，約 4 万人が心疾患で死亡していると推測されている．他の肺癌の原因には，ラドンガスやアスベストのようなイオン化された放射能や吸入された刺激物がある．

　肺癌の最も多い型である**気管支癌 bronchogenic carcinoma** は，気管支上皮から発生する．気管支癌はその発生部位から命名された．例えば，**腺癌 adenocarcinomas**（adeno- ＝腺）は肺末梢領域の気管支腺や肺胞上皮細胞から発生し，**扁平上皮癌 squamous cell carcinomas** はより太い気管支の扁平上皮細胞から発生する．**小細胞（燕麦細胞）癌 small（oat）cell carcinomas** は，肺門付近の主気管支の上皮細胞から発生し，胞体の乏しい扁平な細胞の形からそのようによばれており，早期に縦隔に進展する傾向がある．気管支癌の型により，浸襲性が強かったり，局所の浸潤性を示したり，広範な転移を示す場合がある．腫瘍は上皮領域に発生して腫瘤を形成し，気管支を閉塞したり，周囲の肺組織に浸潤する．リンパ節，脳，骨，肝臓や他の臓器に転移する．

　肺癌の症状は，腫瘍の位置と関連しており，慢性的な咳，気道からの血痰の喀出，喘鳴，息切れ，胸痛，嗄声，嚥下困難，体重減少，食欲不振，倦怠感，骨の痛み，錯乱，平衡覚の異常，頭痛，貧血，血小板減少，黄疸などがみられる．

　治療は，侵された肺の部分的あるいは完全な外科的切除（肺切除術），放射線療法，化学療法である．

悪性中皮腫

　悪性中皮腫 malignant mesothelioma はまれな型の癌で，漿膜の中皮（単層扁平上皮）を侵す．この疾患の約 75％を占める最も一般的なものは，肺の胸膜を侵す（**胸膜中皮腫 pleural mesothelioma**）．2 番目に多いものは腹膜を侵す（**腹膜中皮腫 peritoneal mesothelioma**）．そのほかに，心膜（**心膜中皮腫 pericardial mesothelioma**）や睾丸（**睾丸腫瘍 testicular mesothelioma**）に発生するものがある．米国で毎年約 2,000〜3,000 例は悪性中皮腫と診断され，癌全体の約 3％に相当する．この疾患のほぼすべての原因は，断熱材，織物，セメント，ブレーキ板，ガスケット，屋根板，床材に広く用いられてきたアスベストである．

　悪性中皮腫の症状は，アスベストに曝露された後，20〜50 年以上現れない．胸膜中皮腫の徴候や症状は，胸痛，息切れ，胸水，疲労，貧血，血痰の喀出，喘鳴，嗄声，原因不明の体重減少である．病歴，身体所見，レントゲン写真，CT スキャン，生検に基づいて診断される．

　腫瘍がごく初期に発見され，手術で完全に除去されな

い限り，悪性中皮腫の治療法はほとんどない．多くは症状が現れた後の末期に診断されるので，予後（回復の機会）はよくない．化学療法，放射線療法，免疫療法（身体の免疫系を用いる）が症状の軽減に用いられる．多くの場合，集学的治療（さまざまな治療法の併用）がなされる．

肺炎

　肺炎 pneumonia は，肺胞の急性感染症あるいは急性炎症性疾患である．**米国**では，肺炎は感染症による死因の中で最も多く，年間 400 万人の患者が発生すると推定されている．易感染性の人の肺に侵入した微生物は，障害を及ぼす毒素を産生したり，障害を与えるような副作用をもつ炎症や免疫反応を刺激する．毒素や免疫反応は，肺胞や気管支粘膜を障害する．炎症や浮腫により，肺胞は浸出液で充満され，換気やガス交換が阻害される．

　最もよくみられる原因菌は，肺炎球菌 *Streptococcus pneumoniae* であるが，他の微生物も原因となる．肺炎に最も罹患しやすい人は，高齢者，幼児，免疫不全者（AIDS や悪性腫瘍を有する人や免疫抑制薬で治療されている人），喫煙者，閉塞性肺疾患患者である．肺炎の大部分の例では，ウイルスなどによる上気道感染が先行している．その後，発熱，悪寒，湿性あるいは乾性咳嗽，倦怠感，胸痛，時に呼吸困難（呼吸するのが難しい）や血痰（血液を喀出する）などの症状が出現する．

　治療は，抗菌薬，気管支拡張薬，酸素療法，輸液，胸部理学療法（たたく，振動させる，体位ドレナージをする）などである．

結核症

　結核菌 *Mycobacterium tuberculosis* は，**結核症 tuberculosis（TB）** とよばれる感染性，伝染性の疾患を引き起こす．肺と胸膜の感染が最も多いが，身体の他の部位に生じることもある．菌がいったん肺内に侵入すると増殖して炎症が生じ，好中球やマクロファージがその部位に遊走し，菌の拡大を防ぐために貪食する．もし免疫系が障害されていなければ，菌は一生休眠した状態となる．しかし，免疫系が障害されると菌は血液やリンパに逃げ出し他の臓器に感染する．多くの人では病気が進行するまで，疲労感，体重減少，嗜眠，食欲不振，微熱，寝汗，咳，呼吸困難，胸痛，喀血などの症状は出現しない．

　過去数年間，米国における TB の罹患率が劇的に増加した．この増加に関連した最も重要な因子は，ヒト免疫不全ウイルス（HIV）の存在である．HIV に感染した人は，免疫系が障害されるため非常に結核を発症しやすい．患者数の増加に関与する他の因子は，ホームレス，薬物乱用の増加，結核の高罹患国からの移民の増加，貧民層

の住居の混雑，刑務所や収用施設での結核の空気伝染などである．さらに，最近，患者が抗菌薬や他の治療法による治療を完全に行わないために，多剤耐性結核菌を含む結核の流行が発生している．TB の治療にはイソニアジドが用いられる．

肺水腫

　肺水腫 pulmonary edema は，肺の間質間隙や肺胞に液体が異常に貯留した状態である．肺水腫は，肺毛細血管の透過性亢進（肺原性）や肺毛細血管圧の亢進（心原性）により生じ，後者ではうっ血性心不全も伴っている．最も一般的な症状は呼吸困難である．他の症状としては，喘鳴，頻呼吸（呼吸数の増加），不安感，窒息感，チアノーゼ，口囲蒼白（顔色不良），発汗（多汗），肺高血圧などがみられる．治療は，酸素，気管支拡張薬，降圧薬，身体から過剰な水分を取り除く利尿薬，酸塩基平衡を是正する薬の投与，気道の吸引，機械的人工換気などである．最近，ダイエット薬である "フェンタミン-フェンフルラミン" が，肺水腫の原因の一つとして疑われている．

乳児突然死症候群

　乳児突然死症候群 sudden infant death syndrome (SIDS) は，みたところ正常と思われる乳児が睡眠中に突然，予期せずに死亡する疾患である．生後 2 週間以内あるいは 6 ヵ月以降の発症はまれであり，ピークは 2 ヵ月から 4 ヵ月である．SIDS は未熟児，男児，低体重出産児，薬物使用者あるいは喫煙者の子ども，呼吸が停止し蘇生を受けた子ども，上気道感染症になった子ども，SIDS になった兄弟のいる子どもに発症しやすい．アフリカ系アメリカ人やアメリカ先住民の子どものリスクが高い．SIDS の正確な原因は不明であるが，呼吸の調節機構あるいは血中の酸素濃度低下に反応する機構の異常による可能性がある．SIDS はうつぶせ（腹臥位）で眠っているあいだに生じる低酸素症およびマットレスの凹みにたまった呼気を再呼吸することと関連している可能性もある．生後 6 ヵ月以内の乳児は，上向きで寝かせる（背臥位で寝る）ことが推奨されている．

重症急性呼吸器症候群

　重症急性呼吸器症候群 severe acute respiratory syndrome (SARS) は，新興感染症の一つであり，新たに生じた疾患あるいは疾患の変化により生じたものである．他の新興感染症には，西ナイル脳炎，狂牛病，エイズがある．SARS は，2002 年末に中国南部で最初に発生し，その後世界中に広がった．コロナウイルスの新種の変異株によって生じる呼吸器の疾患である．SARS の症状には，発熱，倦怠感，筋肉痛，痰を伴わない（乾性）咳，呼吸困難，寒気，頭痛，下痢がある．約 10 〜 20% の患者で機械的人工呼吸が必要であり，死亡する場合もある．主に人と人との接触により広がる．SARS に対する有効な治療法はなく，死亡率は高齢者や他の疾患のある人を中心として，5 〜 10% である．

医学用語

咽頭炎 strep throat　化膿連鎖球菌 streptococcus pyogenes により生じる咽頭の炎症．扁桃や中耳にも炎症が生じる場合もある．

機械的人工呼吸 mechanical ventiration　呼吸を補助するために自動的に繰り返す装置（人工呼吸器）を使用すること．プラスチックの管を鼻あるいは口から挿入し，その管に肺に空気を押し込む装置を接続する．呼息は肺の弾性収縮力により受動的に生じる．

気管支拡張症 bronchiectasis（-ektasis＝拡張）　呼吸器感染症などにより気管支壁が破壊されたために生じる，気管支や細気管支の慢性的拡張．

気管支鏡検査 bronchoscopy　気管支鏡 bronchoscope により，気管支を肉眼的に観察する検査である．気管支鏡は，照明のついた曲げやすい管状の器具で，口腔（あるいは鼻腔），喉頭，気管を通して気管支に挿入する．検査者は，腫瘍を生検するため気管下部や気管支を観察したり，気道から閉塞物や分泌物を除去したり，顕微鏡的検査のために培養を行ったり，塗沫標本を作成したり，止血したり，薬物投与を行ったりする．

喀痰 sputum（＝吐く）　気道から喀出される（咳によって排出される）粘液や他の液体．

吸引 aspiration　水や食物などの異物を気管支樹に吸い込むこと．物質を吸い込んだり吸い出したりすること．

呼吸困難 dyspnea（dys-＝苦痛，困難）　苦痛や努力を要する呼吸．

呼吸不全 respiratory failure　呼吸器系が代謝を維持するのに十分な O_2 が供給できないか，呼吸性アシドーシス（細胞外液の pH が正常より低い）を防ぐのに十分な CO_2 の排出ができない状態をいう．

人工呼吸器 respirator　鼻や口を覆うマスク，あるいは気管内挿管チューブや気管切開チューブと直接連結する装置で，呼吸を補助したり，薬物を気道に噴霧するのに用いられる．

睡眠時無呼吸 sleep apnea（a-＝無；-pnea＝呼吸）　睡眠中に 10 秒以上の呼吸停止が繰り返し生じる疾患．咽頭筋の弛緩により気道が虚脱するために生じることが多い．

喘鳴 wheeze　気道の部分的な閉塞により生じる，呼吸時の口笛のような，きしむような，音楽的で高いピッチの音．

炭塵肺 black lung disease　長期間にわたり石炭の粉塵を

吸入したために肺がピンク色から黒色に変化した状態で，多くが炭鉱で働いていた人に生じる．

チェーン-ストークス呼吸 Cheyne-Stokes respiration　浅い呼吸から始まり，呼吸の深さと呼吸数が増加し，そして再び呼吸数が減少し消失するという，不規則な呼吸を 15 〜 20 秒ごとに周期的に繰り返す．新生児ではチェーン-ストークス呼吸は正常でもみられる．肺，脳，心臓または腎疾患での死亡間際にもみられる．

窒息 asphyxia（sphyxia ＝パルス）　大気中の酸素濃度が低いか，あるいは換気，外呼吸，内呼吸が阻害されるために生じる酸素の欠乏．

低換気 hypoventilation（hypo- ＝低い）　緩徐で浅い呼吸．

鼻炎 rhinitis（rhin- ＝鼻）　ウイルス，細菌あるいは刺激物により生じる鼻腔粘膜の慢性あるいは急性の炎症である．過量の粘液産生により，鼻水，鼻閉，後鼻漏が生じる．

鼻出血 epistaxis　外傷，感染，アレルギー，悪性腫瘍，出血性疾患により，鼻から血液が失われること．硝酸銀による焼灼，電気焼灼法あるいは綿球を詰めることで止血することができる．**鼻血 nosebleed** ともいわれる．

頻呼吸 tachypnea（tachy- ＝急速な；-pnea ＝呼吸）　呼吸数が増加すること．

腹部圧迫操作 abdominal thrust maneuver　気道の閉塞物を除去するための応急処置法である．臍部と肋骨辺縁とのあいだを急激に押し上げことにより，横隔膜が急に挙上し，空気が肺から勢いよく放出される．この操作により，空気は気管から強く押し出され，閉塞物が排出される．腹部圧迫操作は，溺水者の蘇生を開始する前に，肺から水を吐き出させる時にも用いられる．

ラ音 rales　肺から聞こえるプツプツやガラガラというような音のことをいう．ラ音は肺から生じる音で，心雑音は心臓から生じる音である．気管支や肺胞内の液体や粘液の種類や量，あるいは乱流を起す気管支閉塞により，異なった音が聞かれる．

章の概要

概要

23.1　呼吸器系の概要

1. 呼吸には基本的 3 段階がある：(1) 肺換気，(2) 外（肺）呼吸，(3) 内（組織）呼吸．

2. 呼吸器系は，鼻，咽頭，喉頭，気管，気管支，肺で構成されている．心臓血管系とともに血液に酸素（O_2）を供給し，血液から二酸化炭素（CO_2）を排出する機能を担っている．

3. 呼吸器系は，上部呼吸器系と下部呼吸器系に分類される．

23.2　上部呼吸器系

1. 鼻の外側は軟骨と皮膚で形成されており，内側は粘膜で覆われている．鼻孔により外部に開いている．鼻の内部は副鼻腔や内鼻孔を通じて咽頭鼻部とつながっている．鼻腔は鼻中隔によって分けられている．鼻腔の前部は鼻前庭とよばれている．鼻は空気を暖め，加湿し，粉塵を濾過している．また，嗅覚や会話の機能も果している．

2. 咽頭（のど）は粘膜に覆われた筋性の筒で，解剖学的に咽頭鼻部，咽頭口部，咽頭喉頭部に分けられる．咽頭鼻部は呼吸器として機能し，咽頭口部と咽頭喉頭部は消化器と呼吸器の両方の役割を果している．

23.3　下部呼吸器系

1. 喉頭は咽頭を気管とつなぐ通路である．甲状軟骨（のどぼとけ；アダムのリンゴ），喉頭に食物が入るのを防ぐ喉頭蓋，喉頭と気管とを接続する輪状軟骨，対になった披裂軟骨，小角軟骨，楔状軟骨により構成されている．喉頭には振動して音をつくり出す声帯ヒダがある．声帯が緊張すると高い音声に，弛緩すると低い音声になる．

2. 気管は喉頭と主気管支とをつないでいる．C 字形の軟骨輪と平滑筋で構成され，多列線毛円柱上皮で覆われている．

3. 気管支樹は気管，主気管支，葉気管支，区域気管支，細気管支，終末細気管支により構成されている．気管支壁にはリング状の軟骨がある；細気管支壁には軟骨の小片が多数あり，平滑筋の量も多い．

4. 肺は胸膜に覆われた胸腔内の 1 対の臓器である．壁側胸膜は胸腔を覆う外側の膜であり，臓側胸膜は肺を覆う内側の膜である．右肺は 2 つの裂で 3 葉に分けられている．左肺は 1 つの裂により 2 葉に分けられ，心圧痕がある．

5. 葉気管支は，気管支肺区域とよばれる肺組織の区域を支配する区域気管支枝に分かれる．各肺区域は，リンパ管，細動脈，細静脈，終末細気管支，呼吸細気管支，肺胞管，肺胞嚢，肺胞からなる小葉により構成されている．

6. 肺胞壁は I 型肺胞細胞，II 型肺胞細胞，肺胞マクロファージにより構成されている．

7. ガスの交換は肺胞の呼吸膜を介して行われる．

23.4　肺換気

1. 肺換気あるいは呼吸は，吸息と呼息からなる．

2. 肺への空気の流入・流出という動きは，"温度が一定であると仮定した場合に，気体の容積は圧に反比例して変化する"というボイルの法則によって部分的に支配される圧変化により生じる．

3. 吸息は肺胞内圧が大気圧より低下した時に生じる．横隔膜や外肋間筋の収縮により胸郭が拡大し，胸腔内圧が低下して肺が膨らむ．肺の膨張は肺胞内圧を低下させ，大気から肺への圧勾配が生じ空気が流入する．

4. 努力吸息を行う際には，補助吸息筋（胸鎖乳突筋，斜角筋，小胸筋）も使われる．

5. 呼息は肺胞内圧が大気圧よりも高い時に生じる．横隔膜や外肋間筋が弛緩すると胸壁や肺の弾性反跳が生じ，胸腔内圧は上昇する．肺容量は減少し肺胞内圧は増加し，肺から大気中に空気が流れる．

6. 努力呼息には腹筋と内肋間筋の収縮も関与する．

7. 肺胞液による表面張力は界面活性物質により低下する．

8. 肺のコンプライアンスとは，肺や胸壁の拡張しやすさであ

る.

9. 気道壁は呼吸にある程度の抵抗を与えている.

10. 正常の安静呼吸は正常呼吸とよばれ,肋骨呼吸と横隔膜呼吸からなっている. 咳をする, くしゃみをする, ため息をつく, あくびをする, 嗚咽する, 泣く, 笑う, しゃっくりをするなどの修飾された呼吸パターンは, 感情を表現したり気道を浄化するのに用いられる(表 23.2 参照).

23.5　肺気量分画と肺容量

1. 呼吸により交換される肺気量や呼吸数はスパイロメーターで測定される.

2. スパイロメーターで測定される肺気量分画は, 一回換気量, 分時換気量, 肺胞換気率, 予備吸気量, 予備呼気量, FEV$_1$ などである. 他の肺気量分画には, 解剖学的死腔, 残気量, 最小量がある.

3. 肺容量は 2 つ以上の肺気量分画を合算した量であり, 最大吸気量, 機能的残気量, 肺活量, 全肺気量などがある.

23.6　酸素と二酸化炭素の交換

1. ガスの分圧は, 混合気体中においてそのガスが示す圧力である. P$_X$ として表され, X はガスの化学式を表す.

2. ドルトンの法則により, 混合気体中の各ガスは, あたかも他の気体が存在しないかのようにそれ自体の圧をもつ.

3. ヘンリーの法則は, 液体に溶解するガスの量は(温度が一定とすると)ガスの分圧とその溶解係数に比例することを表している.

4. 外呼吸と内呼吸において, O$_2$ や CO$_2$ はともに分圧の高いほうから低いほうに拡散する.

5. 外呼吸あるいは肺内ガス交換は, 肺胞と肺毛細血管のあいだのガスの交換であり, ガス分圧差, ガス交換表面積の広さ, 呼吸膜を通過する拡散距離の長さ, 肺への空気の流入流出速度に依存している.

6. 内呼吸あるいは全身性ガス交換は, 全身の毛細血管と組織細胞とのあいだでのガス交換である.

23.7　酸素と二酸化炭素の運搬

1. 酸素化された血液 100 mL 中, O$_2$ の 1.5% は血漿に溶解し, 98.5% は酸化ヘモグロビン(Hb–O$_2$)としてヘモグロビンに結合している.

2. ヘモグロビンへの O$_2$ の結合は, P$_{O_2}$, 酸性度(pH), P$_{CO_2}$, 体温, 2,3-ビスホスホグリセリン酸(BPG)に影響される.

3. 胎児性ヘモグロビンは成人ヘモグロビンと構造が異なり, O$_2$ に対する親和性がより高い.

4. 脱酸素化された血液 100 mL 中, CO$_2$ の 7% は血漿に溶解し, 23% はカルバミノヘモグロビン(Hb–CO$_2$)としてヘモグロビンに結合し, 70% は炭酸水素イオン(HCO$_3^-$)に変換される.

5. 酸性の環境では, O$_2$ に対するヘモグロビンの親和性は低下し, O$_2$ はよりヘモグロビンから離れやすくなる(ボーア効果).

6. O$_2$ が存在すると, CO$_2$ はよりヘモグロビンに結合しにくくなる(ハルデーン効果).

23.8　呼吸調節

1. 呼吸中枢は, 延髄の呼吸中枢と橋の呼吸ニューロン群で構成されている.

2. 延髄呼吸中枢は, 正常な安静呼吸を制御する背側呼吸ニューロン群(DRG)と, 努力呼吸の際や呼吸リズムの調節に働く腹側呼吸ニューロン群(VRG)で構成されている.

3. 橋の呼吸ニューロン群は運動時, 話をしている時, 睡眠時に呼吸のリズムを調節する.

4. 呼吸中枢の活動は, 呼吸のホメオスタシスを維持するために, 身体のさまざまな部分からの入力に応じて調節される.

5. 呼吸中枢を調節する因子には, 大脳皮質の影響, 肺伸展反射, O$_2$, CO$_2$, H$^+$ レベルなどの化学的刺激, 固有受容器からの入力, 血圧の変化, 大脳辺縁系の刺激, 体温, 疼痛, 気道の刺激などがある(表 23.3 参照).

23.9　運動と呼吸器系

1. 呼吸数や呼吸の深さは, 運動の強さや持続時間の両方に反応して変化する.

2. 運動中は肺血流と O$_2$ 拡散能が上昇する.

3. 運動の開始時には, 延髄の呼吸中枢の背側呼吸ニューロン群に刺激インパルスを送る神経系の変化により呼吸は急速に増加する. 中程度の運動時のより穏やかな呼吸数の増加は, 血液流の化学的, 物理的変化による.

23.10　呼吸器系の発生

1. 呼吸器系は, 呼吸憩室とよばれる内胚葉の増殖により発生を開始する.

2. 気管支の平滑筋, 軟骨, 結合組織, および胸膜嚢は中胚葉から発生する.

23.11　加齢と呼吸器系

1. 加齢により肺活量の減少, 血中の O$_2$ レベルの低下, 肺胞マクロファージの活動性低下が生じる.

2. 高齢者は肺炎, 気管支炎, 肺気腫や他の肺疾患に罹患しやすい.

クリティカルシンキング問題

1. アレタは歌を歌うのが好きです. ちょうどいま, 彼女はかぜをひいて, 鼻水がひどく, "咽頭痛" もあり, 歌を歌ったり話をしたりすることができません. どのような構造物が障害され, それらはかぜでどのように影響を受けたか.

2. ブラウンさんは, 長年喫煙をし, 呼吸が困難になっており, 肺気腫と診断されました. ブラウンさんの呼吸器系にみられると思われる特徴的な構造変化について述べよ. この構造変化により気流やガス交換はどのように影響を受けるか.

3. ロビンソン一家は, ある非常に寒い冬の夜, 眠りにつき, 翌日死亡しているのが発見された. 暖炉の煙突の中にリスの巣が発見された. ロビンソン一家になにが起きたか.

Q　図の質問の答え

23.1　外呼吸は肺胞と肺胞周囲毛細血管内の血液とのあいだの O_2 と CO_2 の交換に，内呼吸は全身の毛細血管内の血液と組織細胞とのあいだの O_2 と CO_2 の交換にかかわる.

23.2　呼吸器系の導管部にあたる部分は，鼻，咽頭，喉頭，気管，気管支，細気管支（呼吸細気管支を除く）である.

23.3　空気は，外鼻孔→前庭→鼻腔→内鼻孔と流れる.

23.4　鼻根部が前頭骨に付着している.

23.5　嚥下中は，食べ物や飲み物が肺に入るのを防ぐために，喉頭蓋が気管の入口である声門裂の上を閉鎖する.

23.6　声帯ヒダの主な機能は声をつくることである.

23.7　食道と気管のあいだの組織は柔らかいので，食道は嚥下中に膨らみ，気管を押すことができる.

23.8　左肺には2つの葉と2つの葉気管支があり，右肺には各々3つある.

23.9　胸膜は漿液性の膜である.

23.10　心臓の3分の2が正中線より左側にあるため，左肺には心臓を収容するための心圧痕がある. 肝臓があるために，横隔膜は右側のほうが高く，右肺は左肺よりも高さが短い.

23.11　肺胞壁はI型肺胞細胞，II型肺胞細胞，肺胞マクロファージで構成されている.

23.12　呼吸膜の厚さは平均 $0.5\,\mu m$ である.

23.13　圧は4倍に増え，4気圧に上昇する.

23.14　読書中のように安静にしている状態では，横隔膜の働きが吸息の約75%を担っている.

23.15　吸息開始時には，胸腔内圧は約 756 mmHg である. 横隔膜の収縮により2つの胸膜層間の間隙が広がり胸腔内圧は約 754 mmHg に低下する. 横隔膜が弛緩すると，胸腔内圧

は 756 mmHg に戻る.

23.16　できるだけ多く空気を吸い込み，できるだけ多く呼出した時の量は肺活量である.

23.17　P_{O_2} の差により，肺胞から肺毛細血管，全身の血管から組織細胞への酸素の拡散が促進される.

23.18　どれだけ多くの酸素がヘモグロビンに結合するのかを決定する最も重要な因子は，P_{O_2} である.

23.19　運動中も安静時も，肺静脈のヘモグロビンは完全に酸素で飽和されており，曲線の右上の点となる.

23.20　活発な運動中は，骨格筋の活動により乳酸と O_2 が産生されるので，血液の pH は軽度低下し，P_{CO_2} は上昇する. その結果，O_2 に対するヘモグロビンの親和性は低下し，より多くの O_2 が筋に利用できるようになる.

23.21　体温が上昇すると O_2 に対するヘモグロビンの親和性は低下するので，発熱時には組織細胞はより多くの O_2 を利用できるようになる.

23.22　40 mmHg の P_{O_2} の時には，胎児の Hb は O_2 で 80% 飽和され，母体の Hb は約 70% 飽和される.

23.23　全身の静脈血の HCO_3^- 濃度のほうがより高い.

23.24　延髄の呼吸中枢には，呼吸周期で活動状態と無活動状態を繰り返すニューロンがある.

23.25　横隔神経が横隔膜を神経支配している.

23.26　末梢化学受容器は，血中酸素，血中二酸化炭素，H^+ のレベルの変化に反応する.

23.27　正常な動脈血の P_{CO_2} は 40 mmHg である.

23.28　呼吸器系は妊娠第4週頃から発生を開始する.

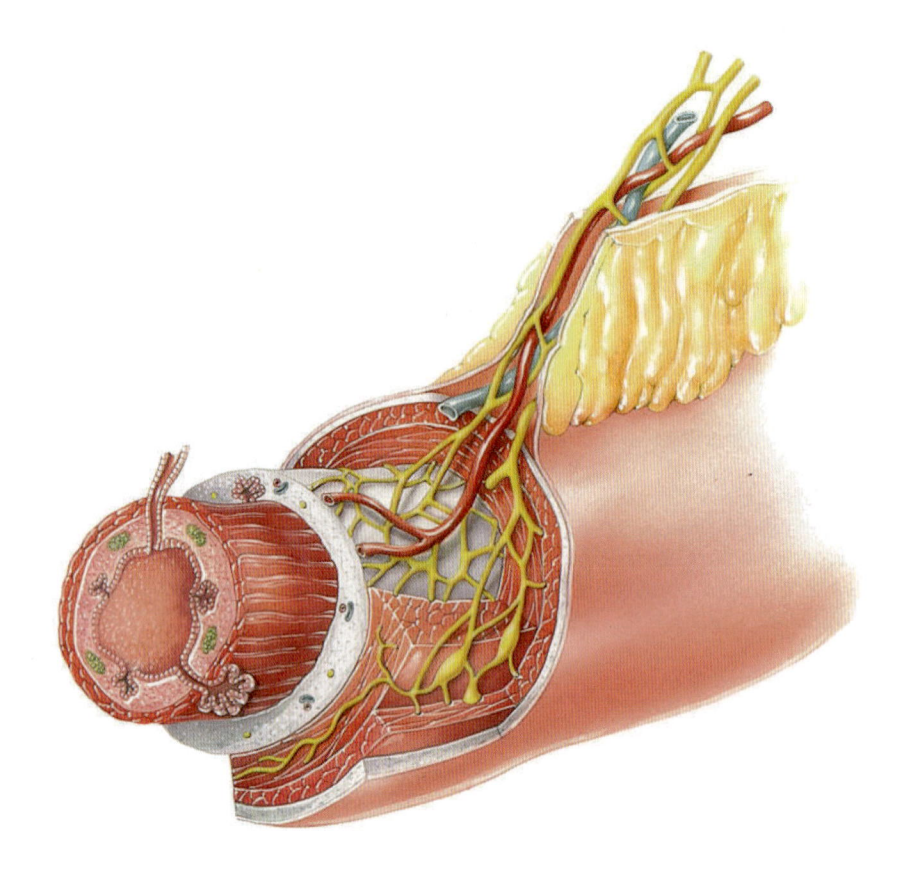

CHAPTER 24

消化器系

消化器系とホメオスタシス

> 消化器系は，食物を吸収されやすい，そしてからだの細胞に利用されやすいかた
> ちにまで分解することによって，ホメオスタシスに関与する．また，消化器系で
> は，水分，ビタミン類，ミネラルを吸収して，からだから老廃物を排泄する．

　私たちが摂取する食物の中には，からだの組織を新し
くつくり，損傷した組織を修復するために必要な，いろ
いろな栄養素が含まれている．それらは生体の唯一の化
学エネルギー源なので，食物は生きるためにも必要であ
る．しかし，摂取するほとんどの食物は利用するには分
子が大きすぎるので，からだを構成する細胞が利用でき
る，十分小さな分子にまで分解する必要がある．その過
程は外部環境に接する広い表面積を有し，心臓血管系と

密接に関係している消化器系によってなされる．このよ
うな広い外部環境との接触や血管系との密接な関係は，
私たちが摂取する食物を処理する上で大切なことであ
る．

Q あなたはいままでに，日常的に摂取する食材に対して敏感に
　反応する人がいるということを不思議に思ったことはありま
　せんか？

24.1 消化器系の概観

目 標

- 消化器系を構成する器官を特定する.
- 消化器系によってなされる基本的な処理過程を述べる.

消化器系 digestive system（dis- ＝分解される；gerere ＝移送する）は，私たちが摂取する食物を，体細胞が利用できるくらいのより小さな分子にまで分解する器官で，1つのグループを構成する．消化器系は2つの器官，すなわち消化管とその付属器官で構成されている（図 24.1）：**消化管 gastrointestinal（GI）tract**（あるいは alimentary canal；alimentary ＝栄養）は胸腔や腹腔・骨盤腔を通過して口から肛門まで連続している管状の構造で，口腔，咽頭の大部分（訳注：咽頭口部と咽頭喉頭部），食道，胃，小腸，大腸からなる．消化管の管壁に沿って存在する筋は，生体ではつねに緊張した状態（トーヌス）にあるので，その長さは約5～7m である．しかし，遺体では，死後，その**筋緊張 tonus**がなくなるので，より長くなり約7～9m となる．**消化管付属器官 accessory digestive organs** は，歯，舌，唾液腺，肝臓，胆嚢，膵臓からなる．歯は食物を機械的に砕く時に，舌は咀嚼時や嚥下時に補助的に機能する．それ以外の付属器官は決して食物と直接，接することはない．それらは消化液を産生または貯蔵し，それを導管経由で消化管腔に分泌する．その消化液は食物の化学的消化を助ける．

食べられ，消化され，吸収され，あるいは排泄されるまでのあいだの食物は消化管に留まっている．消化管は機械的にその壁の筋を収縮させて，食物を混合して分解し，食道から肛門へと管に沿って移送する．また，その収縮によって食物は消化管からの分泌液と混合して，消化の手助けをする．食物は消化管付属器官および管を裏打ちする細胞から分泌された酵素によって化学的に消化される．

消化器系の機能は，全体として6つの過程に分けられる（図 24.2）：

1. （食物の）**摂取**. 口から食物や飲料水を取り込む過程である.

図 24.1 消化器系の器官.

消化管を構成する器官として，口，咽頭，食道，胃，小腸，大腸があり，付属消化器官として，赤字で示す歯，舌，唾液腺，肝臓，胆嚢，膵臓がある.

消化器系の機能
1. 摂取：食物を口に入れる.
2. 分泌：水，酸，緩衝液，酵素を消化管腔に分泌する.
3. 運動：消化管内での混合と移送.
4. 消化：機械的，化学的な食物の分解.
5. 吸収：消化産物の消化管から血管，リンパ管への移行.
6. 排便：消化管から便の排泄.

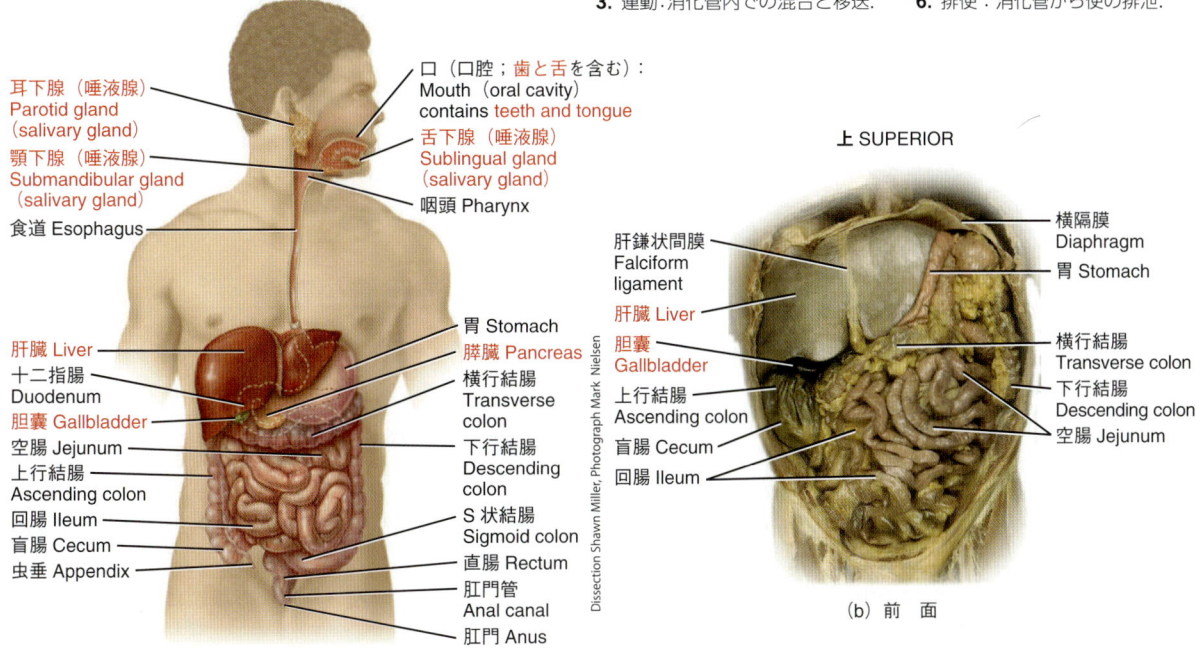

耳下腺（唾液腺）Parotid gland（salivary gland）
顎下腺（唾液腺）Submandibular gland（salivary gland）
食道 Esophagus
口（口腔；歯と舌を含む）：Mouth（oral cavity）contains teeth and tongue
舌下腺（唾液腺）Sublingual gland（salivary gland）
咽頭 Pharynx
肝臓 Liver
十二指腸 Duodenum
胆嚢 Gallbladder
空腸 Jejunum
上行結腸 Ascending colon
回腸 Ileum
盲腸 Cecum
虫垂 Appendix
胃 Stomach
膵臓 Pancreas
横行結腸 Transverse colon
下行結腸 Descending colon
S 状結腸 Sigmoid colon
直腸 Rectum
肛門管 Anal canal
肛門 Anus

（a）頭頸部の右外側面と体幹の前面

Dissection Shawn Miller, Photograph Mark Nielsen

上 SUPERIOR

肝鎌状間膜 Falciform ligament
肝臓 Liver
胆嚢 Gallbladder
上行結腸 Ascending colon
盲腸 Cecum
回腸 Ileum
横隔膜 Diaphragm
胃 Stomach
横行結腸 Transverse colon
下行結腸 Descending colon
空腸 Jejunum

（b）前 面

Q 消化器系の中で，消化酵素を分泌するのはどの器官か？

図 **24.2** 消化過程.

消化系は基本的に 6 つの過程：摂取，分泌，運動，消化，吸収，排便からなる.

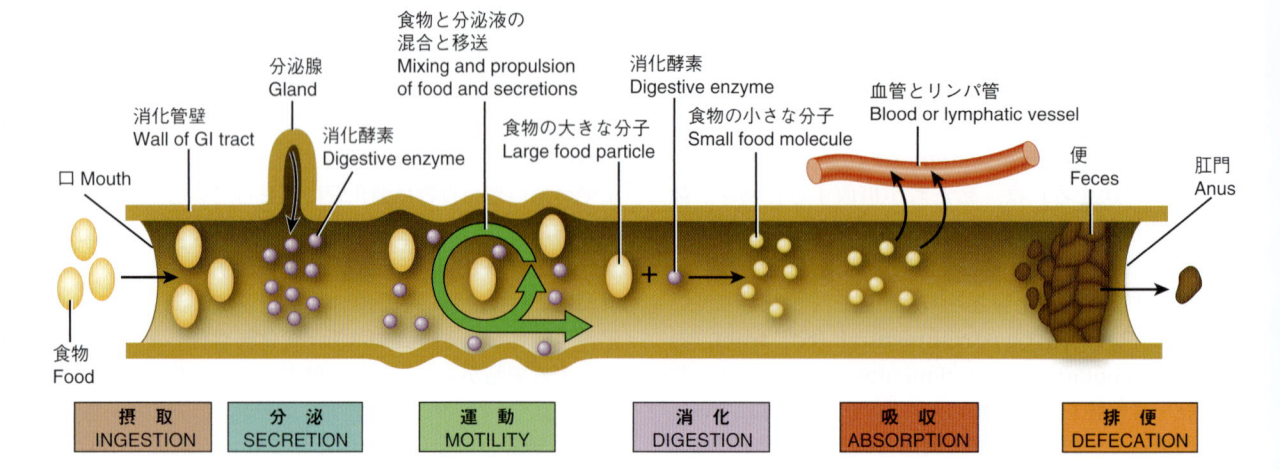

Q 吸収とはなにか？

2．（消化液の）**分泌**. 毎日，消化管とその付属器官の細胞から水，酸，緩衝液，酵素を含む約 7 L の消化液が消化管の管腔に分泌される.

3．（平滑筋の）**運動**. 消化管壁にある平滑筋が収縮と弛緩を交互に繰り返すことによって，食物と消化液が混ぜ合され，肛門に向かって移送される. この食物を混合して移送させる消化管の機能を，（消化管の）**運動 motility** という.

4．（機械的・化学的）**消化**. からだを構成する細胞が利用できる小さな分子にまで摂取した食物を分解する過程を**消化 digestion** という. **機械的消化 mechanical digestion** では，歯で食物を噛み砕いた後，飲み込み，さらにその消化機能を補助するために胃や小腸の平滑筋で撹拌する. その結果，食物に含まれる分子は溶解状態となり，消化酵素と完全に混合される. **化学的消化 chemical digestion** では，食物中の炭水化物，脂質，タンパク質，核酸の巨大分子が加水分解により，小さな分子にまで分解される（図 2.15 参照）. 唾液腺，舌，胃，膵臓，小腸で産生される消化酵素はこれらの異化反応を触媒する.

5．**吸収**. 消化産物を消化管腔側から血液やリンパに移動させることを**吸収 absorption** という. 吸収されるとすぐに，これらの物質は血液循環を介して全身の細胞に運ばれる. 食物の中にはわずかだが，例えば，ビタミン類，イオン類，コレステロール，水のようには消化されずにそのまま吸収されるものもあ

る.

6．**排便**. 老廃物，未消化の食物，細菌，消化管から剥離した細胞，吸収されなかった消化物は，肛門から**排便 defecation** という過程を経て排泄される. その排泄物を**便 feces**（あるいは stool）という.

チェックポイント

1. 消化器系のどの部分が消化管で，どの部分がその付属器官か.
2. 消化器系のどの器官が，食物と接し，どのような消化機能を営むのか.
3. 食物に含まれる分子で，化学的消化により消化される分子とされない分子はなにか.

24.2 消化管の管壁

目 標

・消化管の管壁を構成する層構造を述べる.

食道下部から肛門管に至る消化管の管壁は，基本的に同じ 4 層構造をもつ，つまり内腔から表層にかけて粘膜，粘膜下組織，筋層，漿膜（外膜）の 4 層になっている（図 24.3）.

図24.3 消化管の管壁. 食道（図 24.10），胃（図 24.13），小腸（図 24.20），大腸（図 24.25）では，この基本構造に少しずつ違いがある.

> 消化管は内腔から表層に向かって，粘膜，粘膜下組織，筋層，漿膜の 4 層構造である.

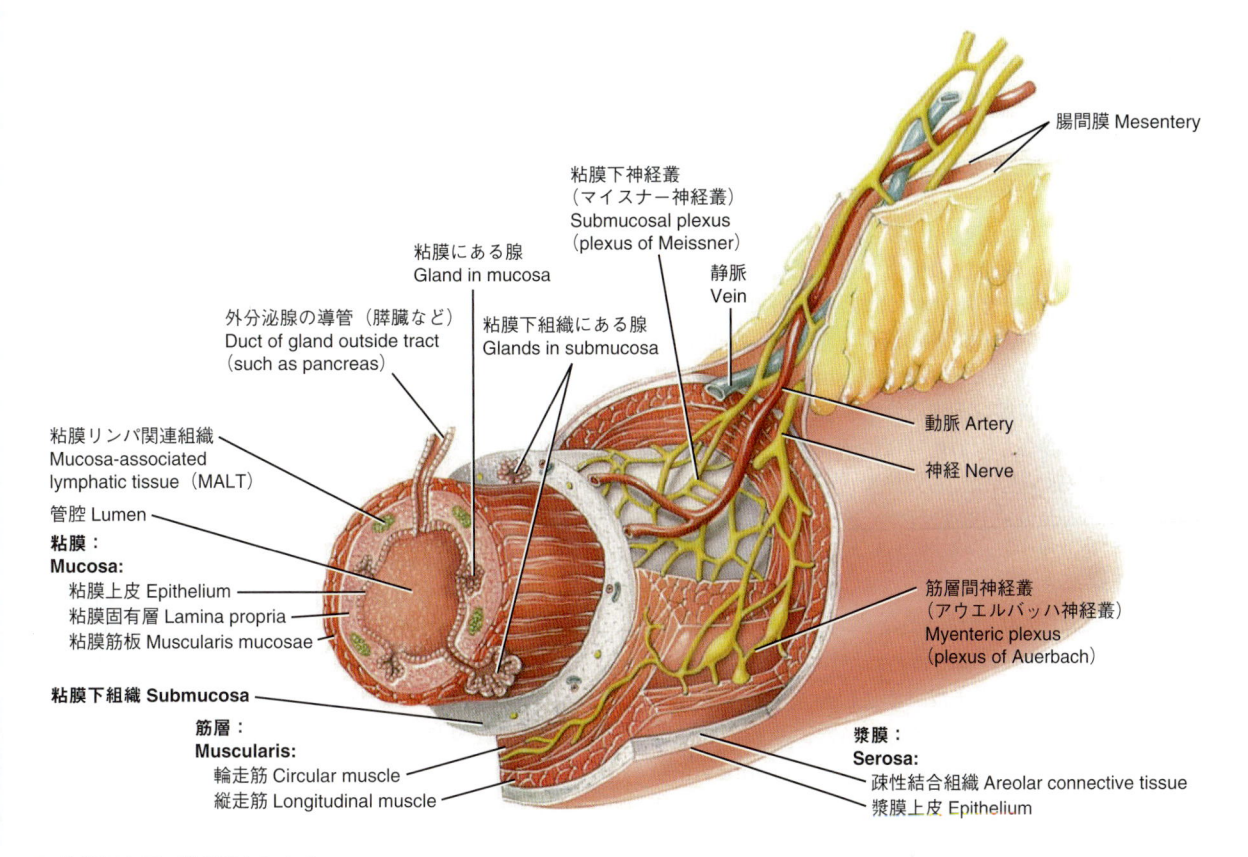

Q 粘膜固有層の機能はなにか？

粘 膜

　粘膜 mucosa は，消化管の内面を裏打ちしている. さらに，粘膜は（1）消化管内容物と直接，接する粘膜上皮細胞，（2）粘膜固有層といわれる疎性結合組織層，（3）薄い平滑筋層である粘膜筋板の 3 層からなる.

1. 口腔，咽頭，食道，肛門管の**上皮 epithelium** は，主に保護機能をする非角化重層扁平上皮である. 分泌と吸収の機能をする胃や腸を裏打ちしているのは，単層円柱上皮である. 単層円柱上皮細胞間には互いを強固に結合するタイトジャンクション（密着結合）があり，細胞間からの漏れを防ぐ. 消化管上皮細胞は 5 日から 7 日ごとに剥離するが，すぐに再生される. 上皮細胞間のところどころに，管腔に粘液を分泌する外分泌細胞が存在している. また，そこには**腸管内分泌細胞 enteroendocrine cell** と

いわれるホルモンを分泌する何種類かの細胞もある.

2. **粘膜固有層 lamina propria**（lamina ＝薄い，平板；propria ＝それ自身の）は，疎性結合組織で，そこには消化管に吸収された栄養素をからだの他の組織に輸送する多くの血管やリンパ管がある. この層は粘膜上皮を支持するとともに，粘膜筋板を結合する（後述する）. さらに，この層には**粘膜関連リンパ組織 mucosa-associated lymphatic tissue（MALT）** に関与する多くの細胞もある. ここに存在する多くのリンパ小節には免疫系細胞があり，疾病に対する防御を行う（22 章参照）. MALT は消化管全体に存在するが，とくに，扁桃，小腸，虫垂，大腸に多い.

3. **粘膜筋板 muscularis mucosae** といわれる平滑筋の薄い層は，胃と小腸の粘膜にある消化と吸収のための表面積を増やす多くの小さなヒダの形成に関与する. 粘膜筋板の運動で，すべての吸収上皮細胞が

消化管内容物と直接，接するようになる．

粘膜下組織

粘膜下組織 submucosa は，粘膜と筋層を結合する疎性結合組織である．吸収した食物分子を取り込む多くの血管やリンパ管があり，ニューロンの広範な網目構造をした粘膜下神経叢 submucosal plexus（すぐ後に述べる）もある．粘膜下組織にも腺やリンパ組織がある．

筋　層

口腔，咽頭，食道の上部と中部にある**筋層 muscularis** には，随意性の嚥下を行う**骨格筋 skeletal muscle** がある．排便を随意性に調節する外肛門括約筋も骨格筋からなる．それ以外の消化管全体は，一般的に内輪走筋と外縦走筋の2層の**平滑筋 smooth muscle** からなる．平滑筋の収縮は不随意性で，食物を機械的に破砕し，消化液と混合し，消化管に沿って移送させる．この2つの筋のあいだには，もう一つの神経叢である筋層間神経叢 myenteric plexus（すぐ後に述べる）がある．

漿膜（外膜）

腹腔と骨盤腔に吊り下げられている消化管の表層は，**漿膜 serosa** といわれる膜で覆われている．その名前は疎性結合組織と単層扁平上皮（中皮）からなる漿液性の膜に由来する．すぐ後に詳しく述べるが，腹膜の一部を構成している漿膜は，**臓側腹膜 visceral peritoneum** といわれる．食道は臓側腹膜に覆われていない代りに，**外膜 adventitia** といわれる1層の疎性結合組織に覆われている．

チェックポイント

4. 消化管のうち骨格筋でできている部位はどこか．その調節は随意性か不随意性か．
5. 消化管を4層に分け，それぞれの機能を述べなさい．

24.3 消化管の神経支配

目　標

• 消化管の神経支配について述べる．

消化管は腸神経系として知られる内在性の神経と自律神経系（ANS）の一部である外来性の神経によって支配されている．

腸神経系

すでに，12章で"腸管の脳"といわれる**腸神経系 enteric nervous system**（ENS）について述べてある．ENS は食道から肛門に至る約1億のニューロンからなる（図24.3 参照）．ENS のニューロンは2つの神経叢にある．**筋層間神経叢 myenteric plexus**（myo- ＝筋）あるいは**アウエルバッハ神経叢 plexus of Auerbach** は，筋層にある縦走と輪走の平滑筋のあいだに局在する．**粘膜下神経叢 submucosal plexus** あるいは**マイスナー神経叢 plexus of Meissner** は，粘膜下組織内にある．ENS には運動性，介在性，および知覚性の3種類のニューロンがある（図24.4）．筋層間神経叢の運動ニューロンは筋層にある縦走と輪走の平滑筋を支配するので，主に消化管の運動，とくに筋収縮の頻度と強さを調節する．粘膜下神経叢の運動ニューロンは粘膜上皮細胞の分泌細胞を支配し，結果として消化管からの分泌を調節する．ENS の介在ニューロンは筋層間神経叢と粘膜下神経叢のニューロンのあいだを連絡する．ENS の感覚ニューロンは粘膜上皮細胞を支配する一方，消化管腔の刺激を検知する受容体も含んでいる．消化管壁には2種類の主な感覚受容器がある：（1）消化管腔内の食物に含まれるある種の化学物質に反応する**化学受容器 chemoreceptor**．（2）食物による消化管壁の伸展の度合いによって活性化される伸展受容器としての**機械受容**

図24.4 腸神経系の組織図．

腸神経系を構成するニューロンは筋層間神経叢と粘膜下神経叢に分布している．

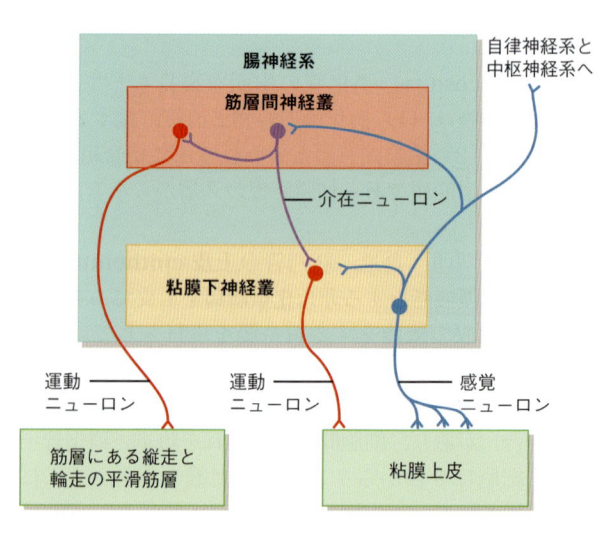

Q **腸神経系の筋層間神経叢および粘膜下神経叢の機能はなにか？**

器 mechanoreceptor.

自律神経系

ENS のニューロンは独立して機能するが，自律神経系ニューロンの支配下にある．仙骨神経叢からの副交感神経が支配する大腸の後半部分を除けば，消化管のほとんどの部分は迷走神経（X）の副交感神経が支配している．消化管を支配する副交感神経と ENS とのあいだには神経性の連絡がある．迷走神経あるいは骨盤内臓神経の副交感神経節前ニューロンは筋層間神経叢と粘膜下神経叢にある副交感神経節後ニューロンとシナプスしている．副交感神経節後ニューロンのいくつかは ENS のニューロンとシナプスしている．つまり，逆にいえば，消化管壁内の平滑筋と腺を直接支配している．一般的に，消化管を支配する副交感神経の刺激は ENS ニューロンを活性化させ，消化管からの分泌や運動を亢進させる．

消化管を支配する交感神経節前ニューロンは胸髄と上部腰髄から始まる．副交感神経と同じように，これらの交感神経は ENS と神経性の連絡を形成する．交感神経節後ニューロンは筋層間神経叢と粘膜下神経叢にあるニューロンとシナプスする．一般的に，消化管を支配する交感神経は ENS ニューロンを抑制して消化管からの分泌と運動を低下させる．怒り，恐怖，心配などの感情によって，消化管を支配する交感神経が刺激されて消化機能が低下することがある．

消化管反射路

ENS の多くのニューロンは，消化管腔内に存在する刺激に反応して消化管の分泌と運動を制御する**消化管反射路** GI (gastrointestinal) reflex pathway を形成する．典型的な消化管反射路はまず，ENS の感覚ニューロンと関係する化学受容器と伸展受容器などの感覚受容器に始まる．これらの感覚ニューロンの軸索は ENS，中枢神経系（CNS），ANS にある他のニューロンとシナプスしているので，その領域に消化管の内容物の化学的な性質と伸展の度合いに関する情報を伝える．ENS，CNS，ANS にあるニューロンは，結果的に消化管の腺や平滑筋を活性化あるいは低下させることによって，消化管の分泌と運動を変化させる．

24.4 腹 膜

目 標

• 腹膜とそのヒダを述べる.

腹膜 peritoneum （peri- ＝周囲）は，からだの中で最も広い漿膜で，疎性結合組織で裏打ちされた支持組織と中皮といわれる単層扁平上皮からなる．それは腹腔と骨盤腔を裏打ちしている**壁側腹膜** parietal peritoneum と，それらの腔内にあるいくつかの器官を覆う滑膜性の漿膜である**臓側腹膜** visceral peritoneum の 2 つに分けられる（図 24.5 a）．壁側腹膜と臓側腹膜のあいだにある滑液を含む狭い空間は**腹膜腔** peritoneal cavity といわれる．ある病気では，**腹水** ascites といわれる液体が数リットル蓄積し，腹膜腔が膨れることがある．

すぐ後に述べるが，いくつかの器官は後腹壁にあり，前面だけが腹膜に覆われている，つまり腹膜腔に存在しない．大腸の上行結腸と下行結腸，小腸の十二指腸，腎臓や膵臓のような器官は，**後腹膜** retroperitoneal （retro- ＝後ろに）にあるといわれる（訳注：腹膜後器官という）．

心臓や肺の表層を平滑に覆っている心膜や胸膜とは異なり，腹部内臓間には腹膜の大きなヒダ（訳注：間膜という）がある．そのヒダで器官が互いに固定されるとともに，腹壁に固定される．そのヒダの中を腹部の器官に分布する血管，リンパ管，神経が走行している．主な 5 つのヒダは，大網，肝鎌状間膜，小網，腸間膜，結腸間膜である：

1. **大網** greater omentum （＝脂肪性の皮膚）は，最も広い腹膜のヒダで，まるで脂肪でできたエプロンのように横行結腸表面を越えて，曲がりくねった小腸を覆っている（図 24.5 a, d）．大網は腹膜のヒダが二重に畳まれてできているので，腹膜が 4 層構造になっている．胃と十二指腸に始まり，前下方に小腸まで下行して，反転して上行し，横行結腸に付着する．通常，大網には大量の脂肪が存在する．その脂肪組織の量は体重増加とともに増加し，結果的に，肥満の人にみられるいわゆる"ビール腹"となる．その中にある多くのリンパ節には，消化管における感染防御に関与するマクロファージや抗体を産生する形質細胞がある．

2. **肝鎌状間膜** falciform ligament (falc- ＝鎌状の)は，肝臓を前腹壁と横隔膜に固定している（図 24.5 b）．肝臓は前腹壁に固定されている唯一の消化器官である．

図 24.5 腹膜ヒダ同士ならびに腹膜ヒダと消化器官の相互関係. （a）に示した腹膜腔の大きさは，強調するために大きく誇張して描いてある.

> 腹膜は，からだの中で最大の漿膜である.

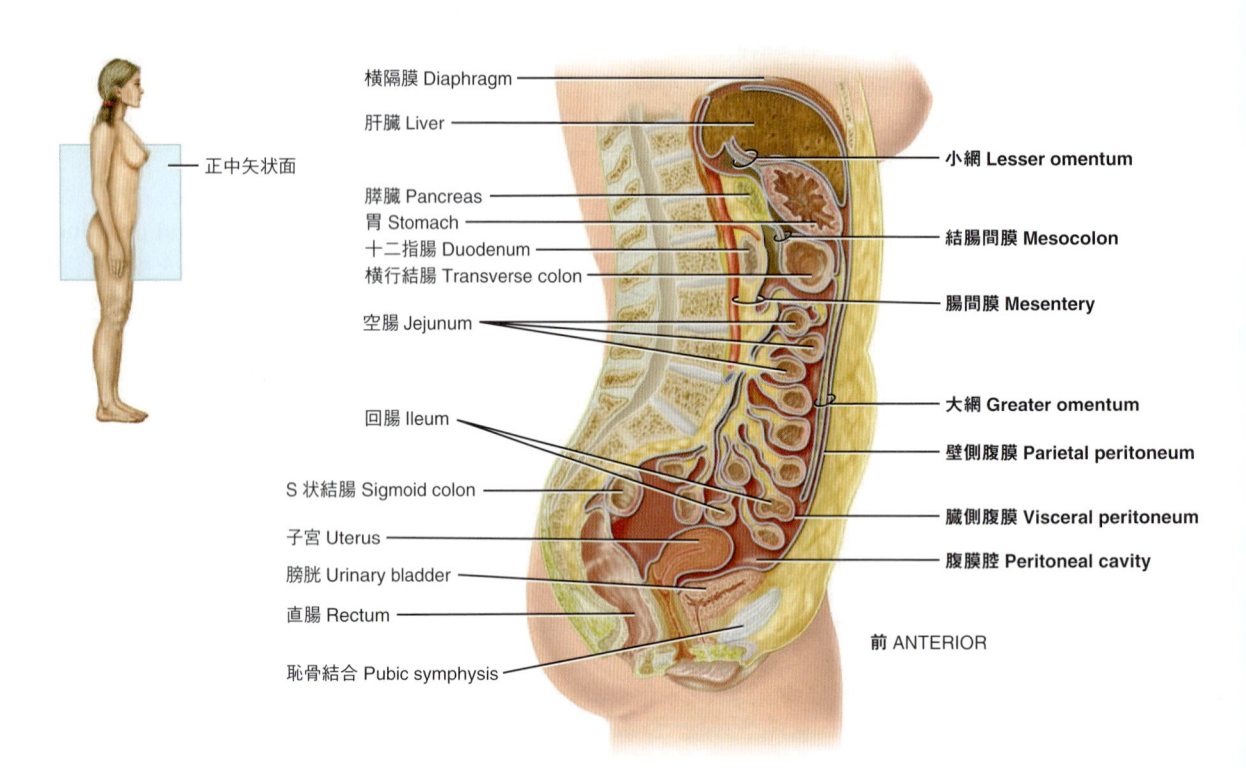

（a）腹膜ヒダを示す正中矢状図

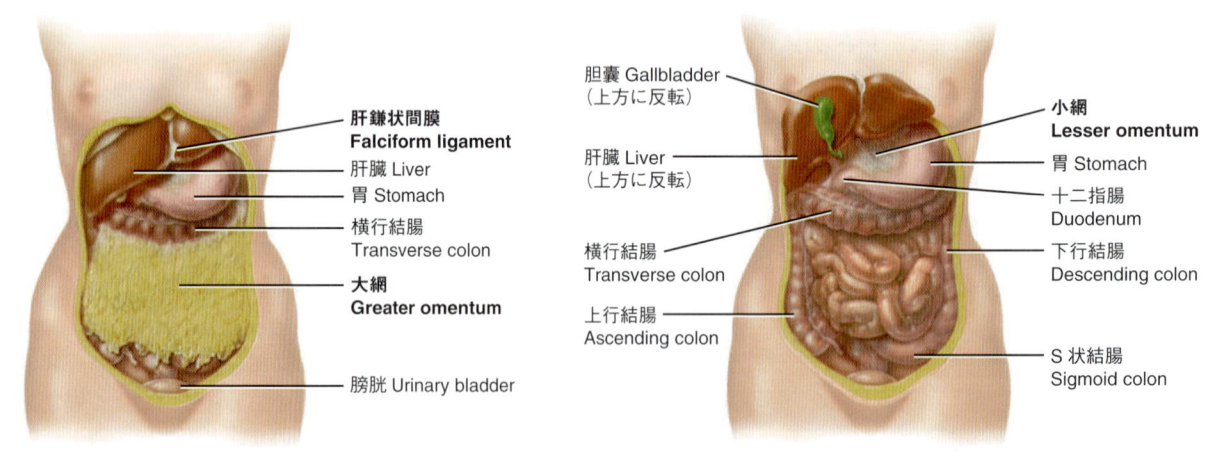

（b）前　面

（c）前からみた小網（肝臓と胆嚢を上方に反転してある）

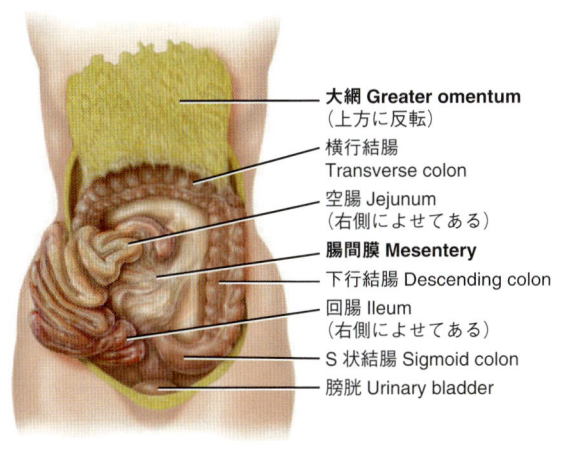

(d) 前面（大網は上方に反転し，小腸は右側によせてある）

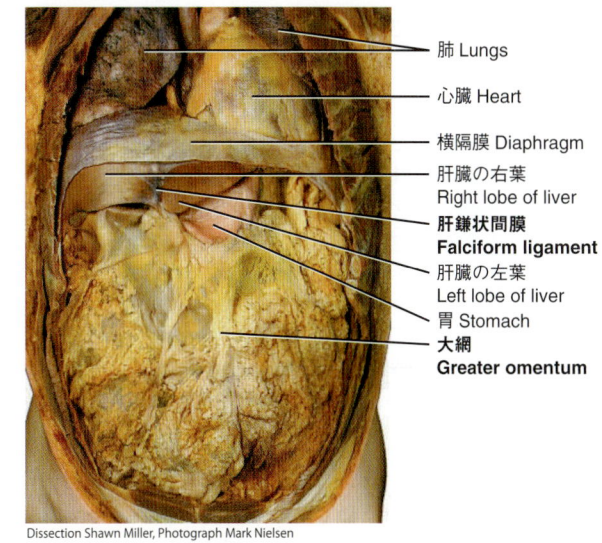

Dissection Shawn Miller, Photograph Mark Nielsen

(e) 前面

Q どの腹膜ヒダが小腸を後腹壁に結びつけるのか？

3. **小網 lesser omentum** は，肝臓と胃（訳注：肝胃間膜）および十二指腸（訳注：肝十二指腸間膜）のあいだにある漿膜の前方のヒダで，それぞれが胃と十二指腸を肝臓に固定している（図 24.5 a, c）．それは肝臓に入ってくる血管の通路であり，いくつかのリンパ節とともに門脈，総肝動脈，総胆管が走行する．

4. **腸間膜 mesentery**（mes- ＝中央）といわれる腹膜のヒダは，扇形で小腸の空腸と回腸を後腹壁に固定している（図 24.5 a, d）．この腸間膜は最大の腹膜ヒダで，一般的には脂肪を含むので，肥満体の人の大きなお腹の原因になっている．腸間膜は後腹壁から伸びて，小腸をぐるりと取り囲んだ後，反転して後腹壁につくので，腹膜の 2 層構造になっている．その 2 層のあいだ（間膜）には血管，リンパ管が走行し，リンパ節がある．

5. 2 枚の腹膜からなる間膜，すなわち**結腸間膜 mesocolon**（**横行結腸間膜** transverse mesocolon と **S 状結腸間膜** sigmoid mesocolon）が大腸の横行結腸と S 状結腸を後腹壁に固定している（図 24.5 a）．また，その中を腸と連絡する血管やリンパ管が通っている．まとめると，腸間膜や結腸間膜は，小腸や大腸をその場に固定されないので，それらが消化管の筋収縮によってかなり自由に運動して，内容物を混合し，移送させることができる．

$ 臨床関連事項

腹膜炎

　腹膜の急性の炎症である**腹膜炎 peritonitis** の一般的な原因は，感染性の微生物によって腹膜が汚染されることによるが，具体的には事故や外科手術時の腹壁の傷あるいは微生物汚染している腹部臓器の穿孔や破裂による．例えば，もし虫垂炎で虫垂の穿孔や破裂によって細菌が腹膜腔に入った場合，急性で，命にかかわる腹膜炎になることがある．腹膜炎が軽症な場合，炎症を起している腹膜表面が擦り合さって，痛みを生ずることがある．腎臓が正常に機能しなくなり，血液を濾過するために腹膜を利用する腹膜透析患者にとって，腹膜炎の危険性が増すことは，とくに重要なことになる（26.8 節 臨床関連事項：透析 参照）．

チェックポイント

8. 臓側腹膜と壁側腹膜はどこにあるのか．
9. 腸間膜，結腸間膜，肝鎌状間膜，小網，大網の付着部位と機能について述べなさい．

24.5 口 腔

目 標

- 唾液腺の位置を特定し，その分泌機能を正確にいう.
- 舌の構造と機能を述べる.
- 標準的な歯の各部位を正確に述べ，乳歯と永久歯とを比較する.

口 mouth は 口腔 oral cavity（あるいは buccal cavity〔bucca＝頬〕）ともいい，頬，口唇，硬口蓋，軟口蓋，舌で構成される（図 24.6）．口腔の外側壁は頬 cheek で，その外側は皮膚で，内側は非角化重層扁平上皮からなる粘膜で覆われている．皮膚と粘膜のあいだには頬筋と結合組織がある．頬の前部は口唇である．

口唇 lip あるいは labia（＝肉性の境界部位）は，口腔の開口部周囲をとりまく肉性の隆起で，中には口輪筋がある．その外側は皮膚で，内側は粘膜で覆われている．上下の口唇の内面の中央部分にある口唇小帯 labial frenulum（＝小帯）といわれる粘膜のヒダが相対する

歯肉についている．咀嚼時には，頬の中の頬筋と口唇の中の口輪筋が収縮して，食物を上下の歯のあいだに保持する．これらの筋は会話の時にも補助的に働く．

口腔のうち，口腔前庭 oral vestibule（＝管の入口）とは外側壁が頬と口唇で，内側壁が歯肉と歯で囲まれた空間のことである．固有口腔 oral cavity proper とは，歯肉および歯から，口腔と咽頭口部のあいだの開口部に相当する口峡 fauces（＝通路）にまで広がる空間のことである．

口蓋 palate は口腔と鼻腔を隔てる壁あるいは中隔で，口腔の天井部分を形成する．この重要な構造によって咀嚼しながら，呼吸も同時に行うことができる．口腔の前上壁に位置する硬口蓋 hard palate は，上顎骨と口蓋骨からなり，粘膜で覆われ，口腔と鼻腔のあいだの骨性隔壁になっている．口腔の後上壁に位置する軟口蓋 soft palate は，粘膜で裏打ちされた咽頭口部と咽頭鼻部のあいだにある弓状をした筋性の隔壁である．

軟口蓋の自由縁から垂れ下がっているのが，口蓋垂 uvula（＝小さなぶどう）といわれる円錐状の筋性突起である．嚥下時には軟口蓋と口蓋垂は後方に挙上し，咽頭鼻部を閉めて，食物や飲料水が鼻腔に逆流するのを防

図 24.6 口（口腔）の構造.

口腔は頬，硬口蓋，軟口蓋，舌で構成される.

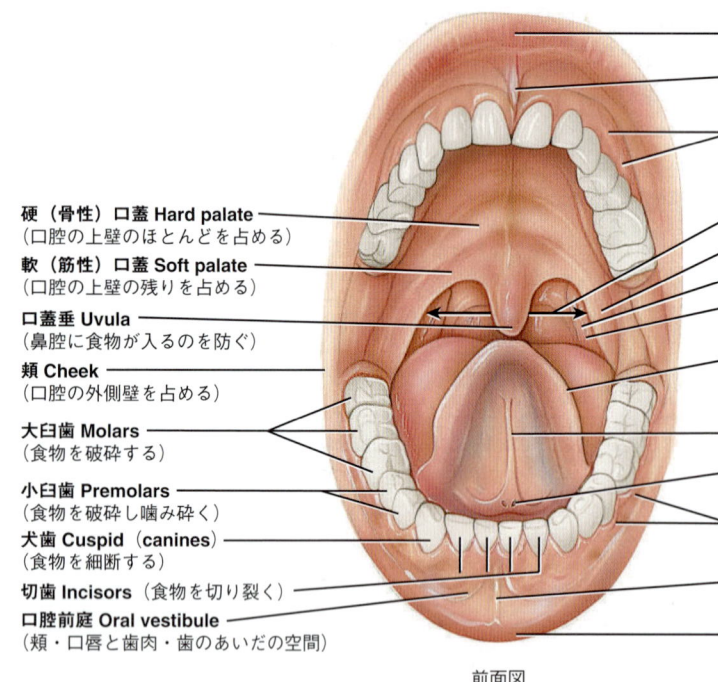

上唇（上方に反転）Superior lip（lifted upward）

上唇小帯 Superior labial frenulum（上唇を歯茎に固定）

歯肉（歯齦）Gingivae（gums）

硬（骨性）口蓋 Hard palate（口腔の上壁のほとんどを占める）

軟（筋性）口蓋 Soft palate（口腔の上壁の残りを占める）

口蓋垂 Uvula（鼻腔に食物が入るのを防ぐ）

頬 Cheek（口腔の外側壁を占める）

大臼歯 Molars（食物を破砕する）

小臼歯 Premolars（食物を破砕し噛み砕く）

犬歯 Cuspid（canines）（食物を細断する）

切歯 Incisors（食物を切り裂く）

口腔前庭 Oral vestibule（頬・口唇と歯肉・歯のあいだの空間）

口峡 Fauces（口腔と咽頭口部のあいだの開口部）

口蓋舌弓 Palatoglossal arch

口蓋咽頭弓 Palatopharyngeal arch

口蓋扁桃 Palatine tonsil（口蓋弓のあいだ）

舌 Tongue（上方にもち上げてある）（口腔底を形成し，食物を咀嚼・嚥下しやすくし，食塊にし，味を感じる）

舌小帯 Lingual frenulum（舌の後方移動を制限する）

顎下腺管開口部（訳注：舌下小丘）Opening of duct of submandibular gland

歯肉（歯齦）Gingivae（gums）（歯槽を覆い，歯を固定する）

下唇小帯 Inferior labial frenulum（下唇を歯肉につなぎ止める）

下唇 Inferior lip（下方に反転）

前面図

Q 口蓋垂の機能はなにか？

ぐ. 口蓋垂基部の外側には２つの筋性ヒダがあり, 軟口蓋の外側下方に走行している:一つは前方の**口蓋舌弓** palatoglossal arch で舌の基部にまで伸びている. もう一つは後方の**口蓋咽頭弓** palatopharyngeal arch で咽頭側に伸びている. 口蓋扁桃はその２つの口蓋弓のあいだに位置し, 舌扁桃は舌基部に位置する. 口腔は, 軟口蓋の後端のところで, 口峡を通じて, 咽頭口部に開口する (図 24.6).

唾液腺

唾液腺 salivary gland は, 口腔内に唾液を分泌する腺のことである. ふつう, 口腔と咽頭の粘膜を湿潤状態にし, 口腔と歯をきれいにするのに十分な唾液が分泌されている. しかし, 口腔に食物が入ると, 大量の唾液が分泌され, 食物を滑らかにし, 溶解し, 化学的消化を始める.

口腔と舌の粘膜には, 多くの小唾液腺があり, 直接あるいは間接的に短い導管を通じて, 口腔に開口する. 口唇, 頬, 口蓋それぞれに小唾液腺である**口唇腺** labial glands, **頬腺** buccal glands, **口蓋腺** palatal glands, それとは別に舌に**舌腺** lingual glands があるが, 唾液分泌に関してこれらはいずれも小さな役目しか果していない.

しかし, 口腔粘膜の深部にある**大唾液腺** major salivary glands からは大量の唾液が, 導管を通じて口腔に分泌される. 耳下腺, 顎下腺, 舌下腺の3対の大唾液腺がある (図 24.7a). 1 対の**耳下腺** parotid glands (par- ＝近く;oto- ＝耳) は, それぞれ左右の

図24.7 **3つの大唾液腺 (耳下腺, 舌下腺, 顎下腺).** 顎下腺は (b) の光学顕微鏡像に示すように, 漿液性腺房 (漿液分泌部位) がほとんどで, 一部が粘液性腺房 (粘液分泌部位), 耳下腺は漿液性腺房のみで, 舌下腺は粘液性腺房がほとんどで, 一部漿液性腺房である.

> 唾液は食物を滑らかにし, 溶かし込み, 炭水化物と脂質を化学的に消化し始める.

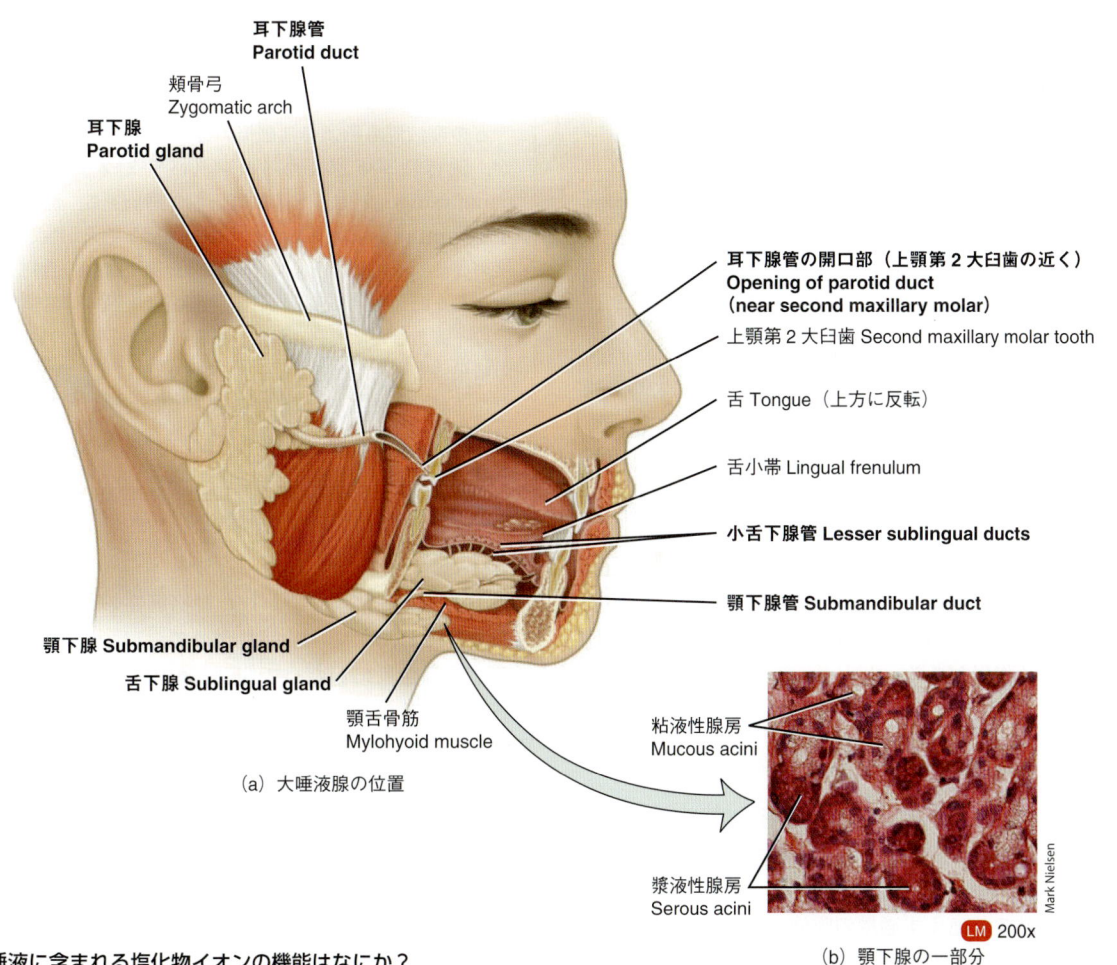

耳下腺管 Parotid duct
頬骨弓 Zygomatic arch
耳下腺 Parotid gland
耳下腺管の開口部 (上顎第 2 大臼歯の近く) Opening of parotid duct (near second maxillary molar)
上顎第 2 大臼歯 Second maxillary molar tooth
舌 Tongue (上方に反転)
舌小帯 Lingual frenulum
小舌下腺管 Lesser sublingual ducts
顎下腺管 Submandibular duct
顎下腺 Submandibular gland
舌下腺 Sublingual gland
顎舌骨筋 Mylohyoid muscle
(a) 大唾液腺の位置

粘液性腺房 Mucous acini
漿液性腺房 Serous acini
LM 200x
(b) 顎下腺の一部分

Mark Nielsen

Q 唾液に含まれる塩化物イオンの機能はなにか?

耳の前下方にかけて，皮膚と咬筋のあいだに位置する．耳下腺の**導管 parotid duct** は頰筋を貫き，上顎第2大臼歯の対向面で口腔前庭に開口し，唾液を口腔に分泌する．1対の**顎下腺 submandibular glands** は下顎体の内側で少し下方にある．**顎下腺管 submandibular ducts** は，口腔底の粘膜下の両側を走行し，舌小帯外側の固有口腔に開口する．1対の**舌下腺 sublingual glands** は舌の下方で，顎下腺の上方にある．**小舌下腺管 lesser sublingual ducts** は固有口腔の口腔底に開口する（訳注：顎下腺管と舌下腺管は合して，舌下小丘に開口する）．

唾液の組成と機能

唾液 saliva の化学組成は99.5%が水（溶媒）で，0.5%が溶質である．溶質にはナトリウムイオン，カリウムイオン，塩化物イオン（塩素イオン），炭酸水素イオン，リン酸イオンがある．また，いくつかの溶解性の気体や尿素，尿酸，粘液，免疫グロブリンA（IgA），細菌溶解性酵素のリゾチーム，デンプン分解酵素である唾液アミラーゼも含まれる．

それぞれの大唾液腺の唾液に含まれる組成は異なっている．耳下腺の細胞は，唾液アミラーゼを含む水溶性の漿液を分泌する．顎下腺には耳下腺と同じ唾液アミラーゼを含む漿液を分泌する細胞も存在するが，粘稠性の粘液を分泌する細胞もある．舌下腺の細胞のほとんどは粘液性なので，分泌される唾液は，かなり粘稠でアミラーゼの量は少ない．

食物成分が唾液に含まれる水に溶けて，それを味覚受容器が感知して，味覚が生じ，消化反応が始まる．唾液中の塩化物イオンは，**唾液アミラーゼ salivary amylase** を活性化し，デンプンをマルトース，マルトトリオース，α-デキストリンにまで分解する．炭酸水素イオンとリン酸イオンは口腔内の酸性食物を緩衝して，結果的に唾液をわずかに酸性状態（pH 6.35〜6.85）にしている．唾液中の尿素と尿酸は，皮膚の汗腺からと同じく，不要な分子としてからだから排出されたものである．粘液は食物を滑らかにして，口腔内で動きやすい形に変え，球状の食塊にして，嚥下させる．免疫グロブリンA（IgA）は微生物の吸着を阻止する分泌型の抗体で，微生物が上皮細胞を通過できないようにさせる．リゾチームという酵素には細菌作用がある．しかし，これらの物質は，口腔内細菌をすべて取り除くほど多量に存在しているわけではない．

唾液分泌

唾液分泌 salivation は自律神経系の支配を受けている．唾液の分泌量は日によってかなり変化するが，平均1,000〜1,500 mLである．正常では，副交感神経の刺激で，絶えず適量の唾液が分泌され，粘膜を湿潤状態にし，会話時の舌と口唇を滑らかにしている．

飲み込まれた唾液は，食道を湿潤状態にしている．最終的には，唾液に含まれるほとんどの成分が再吸収されるので，体液が失われることはない．ストレス状態では交感神経刺激が優位となり，口腔内が渇いてくる．脱水状態になると唾液分泌が止まり，水分保持を行う．口腔内が渇いてくると口渇感が生じ，飲水行動が起り，結果的に，体液水分量のホメオスタシスを維持するばかりでなく，口腔内を潤すことにもなる．

食感あるいは味覚も，唾液分泌の潜在的な刺激剤となる．食物に含まれる化学物質が，舌にある味蕾を刺激し，そこからのインパルスが脳幹にある**上・下唾液核 superior and inferior salivatory unclei** に送り込まれる．そこから顔面神経（VII）と舌咽神経（IX）に含まれる副交感神経ニューロンの遠心性のインパルスが，唾液分泌を刺激する．食物を飲み込んだ後もしばらく，かなりの量の唾液を分泌し続ける．つまり，この唾液の流れで口腔内が洗浄される．それでも残っている辛いチリソースのような刺激性のある化学物質は希釈され，緩衝される．食物のにおい，みた目，音あるいはそれを思い浮かべるだけでも，唾液の分泌が刺激される．

---

§ 臨床関連事項

流行性耳下腺炎

どの唾液腺も咽頭鼻部感染の標的になる可能性があるが，流行性耳下腺炎ウイルス（**パラミクソウイルス paramyxovirus**）は，とくに耳下腺に感染する．**流行性耳下腺炎 mumps** になると，耳下腺の炎症と肥大が生じ，軽度の発熱，不快感，とくにすっぱい食物や酸性の食物を飲み込んだ時，咽頭に激痛を伴う．腫脹は下顎枝の直前で顔面の一側あるいは両側に起る．思春期以降の男性の約30%の精巣にも炎症が起るが，通常一側の精巣に起るので，めったに不妊になることはない．1967年に流行性耳下腺炎に対するワクチンが開発されたので，それ以来，その発症は激減した．

舌

舌 tongue は粘膜で覆われた骨格筋性の付属消化器官である．それに付随する筋も含めて，口腔底を形成している．舌の全長にわたって伸びた正中隔によって舌は左右対称に分けられ，その下方には舌骨，側頭骨の茎状突起，下顎骨がついている．それぞれ舌の左右半分は同じ内舌筋と外舌筋でできている．

外舌筋 extrinsic muscles of the tongue の起始は舌の外にある骨に始まり，舌の結合組織内に停止する．外舌筋には，**舌骨舌筋 hyoglossus muscles**，**オトガイ舌筋 genioglossus muscles**，**茎突舌筋 styloglossus** がある（**図 11.7** 参照）．食物を咀嚼するために，外舌筋

は舌を前後左右に移動させ，球状の食塊にして，嚥下時に口腔の奥に食物を送り込む．また，口腔底を形成し，舌を決まった位置に保持している．**内舌筋 intrinsic muscle of the tongue** の起始と停止は舌内部の結合組織で，会話や嚥下時に舌の形や大きさを変える．内舌筋には**上縦舌筋** longitudinalis superior muscles，**下縦舌筋** longitudinalis inferior muscles，**横舌筋** transversus linguae muscles，**垂直舌筋** verticalis linguae muscles がある．**舌小帯 lingual frenulum**（lingua ＝舌）は，舌下面の真ん中にある粘膜のヒダで，口腔底につき，舌が後方に移動しすぎないようにしている（図 24.6，24.7 参照）．もし，舌小帯が異常に短かったり，硬かったりした場合は，**舌小帯短縮症 ankyloglossia** という状態になり，飲食や会話が障害され，"短舌＝舌足らず" といわれるが，外科手術で修復することができる．

舌上面と外側面には，非角化重層扁平上皮で覆われた粘膜固有層の突起である**舌乳頭 papillae**（＝乳頭状突起）がある（図 17.3 参照）．多くの乳頭には味覚の受容器である味蕾がある．味蕾のない乳頭もあるが，それにより舌と食べ物とのあいだの摩擦が増し，その結果，舌による食物の口腔での移動が容易になる．味蕾の種類については 17.2 節で詳しく述べられているので参照のこと．舌の粘膜固有層にある**舌腺 lingual glands** は，粘液と酵素の**舌リパーゼ lingual lipase** を含む漿液を分泌する．その酵素は食事に含まれる 30％以上のトリグリセリドに作用し，1 個の脂肪酸とジグリセリドに変える．

歯

歯 tooth（あるいは dente；図 24.8）は，上顎骨と下顎骨の歯槽突起（訳注：歯槽弓）にある歯槽に埋め込まれている付属消化器官である．歯槽突起は**歯肉 gingivae**（あるいは gums）で覆われ，歯肉はそれぞれの歯槽突起のほうへわずかに入り込んで，歯とのあいだ

図 24.8　典型的な歯とその周囲の構造.

歯は，下顎骨と上顎骨の歯槽突起の歯槽に埋め込まれている.

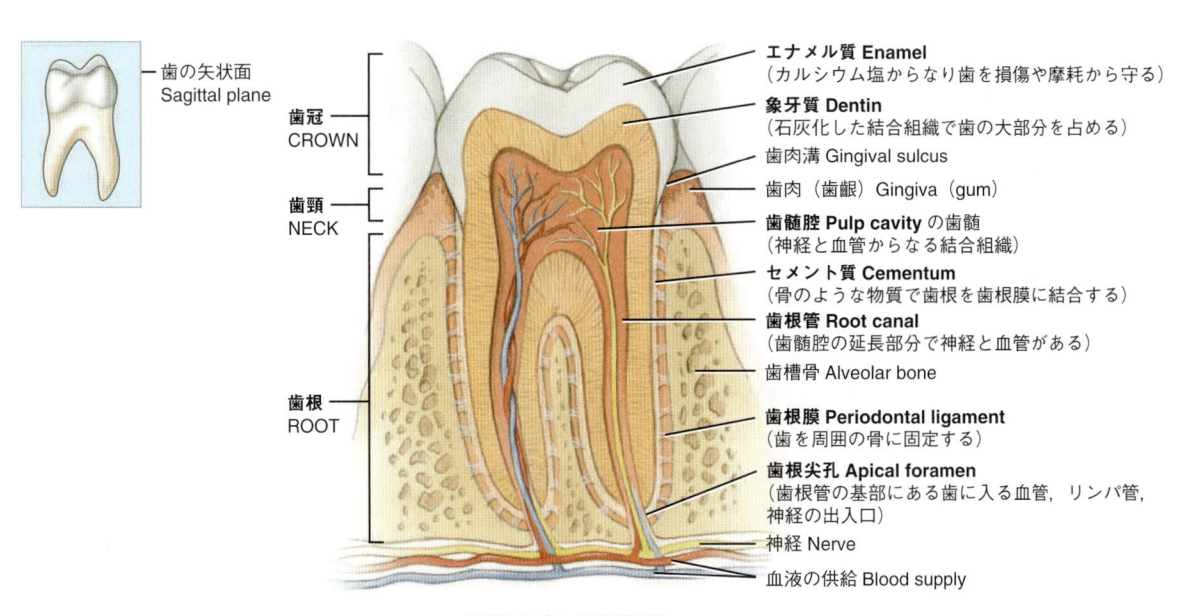

歯の矢状面
Sagittal plane

歯冠 CROWN

歯頸 NECK

歯根 ROOT

エナメル質 Enamel
（カルシウム塩からなり歯を損傷や摩耗から守る）

象牙質 Dentin
（石灰化した結合組織で歯の大部分を占める）

歯肉溝 Gingival sulcus

歯肉（歯齦）Gingiva（gum）

歯髄腔 Pulp cavity の歯髄
（神経と血管からなる結合組織）

セメント質 Cementum
（骨のような物質で歯根を歯根膜に結合する）

歯根管 Root canal
（歯髄腔の延長部分で神経と血管がある）

歯槽骨 Alveolar bone

歯根膜 Periodontal ligament
（歯を周囲の骨に固定する）

歯根尖孔 Apical foramen
（歯根管の基部にある歯に入る血管，リンパ管，神経の出入口）

神経 Nerve

血液の供給 Blood supply

下顎大臼歯の矢状断面図

Q どの部分が，歯の主要組織か？

$ 臨床関連事項

歯根管治療

歯根管治療 root canal therapy はいろいろな段階でなされるが，悪くなった虫歯の歯髄腔と歯根管から歯髄組織をすべて取り除くこともある．そして，歯根管を薬で処置して，完全にふさぎ，損傷している歯冠を修復する．

に歯肉溝を形成する．歯槽は，**歯根膜 periodontal ligament**（あるいは periodontal membrane；odonto- ＝歯）で裏打ちされている．歯根膜は，密線維性結合組織で，歯を歯槽に結合させ，咀嚼時のショックを緩和させる作用がある．

標準的な歯は，歯冠，歯根，歯頸の3つの主要部分に分けられる．**歯冠 crown** は歯肉より上に露出している部分である．1つから3つの**歯根 roots** が歯槽内に埋もれている．**歯頸 neck** は歯冠と歯肉線近くの歯根との境界部にあたる．

埋もれている歯の大部分は**象牙質 dentin** で，カルシウムの多い結合組織で歯の基本的な形と硬さを決めている．象牙質のヒドロキシアパタイト含量は骨（乾燥重量の55%）よりもかなり高い（乾燥重量の70%）ので，かなり硬い．

歯冠部の象牙質は，主にリン酸カルシウムと炭酸カルシウムからなる**エナメル質 enamel** で覆われている．エナメル質もカルシウム塩含有量がかなり高い（乾燥重量の約95%）ので骨よりも硬い．実際，からだの中で最も硬く，歯を咀嚼による損傷や摩耗から守っている．また，象牙質を容易に溶かす酸からも守っている．歯根部の象牙質は，別な骨様物質である**セメント質 cementum** で覆われ，歯根を歯根膜に結合する．

象牙質内には空洞があり，そのうち拡大した部分が**歯髄腔 pulp cavity** で，歯根の中にあり，血管，神経，リンパ管を含む結合組織である**歯髄 pulp** で満たされている．歯髄腔から狭く伸びている部分が歯根を貫いている**歯根管 root canals** である．それぞれの歯根管の基部には**歯根尖孔 apical foramen** があり，そこから血管，リンパ管，神経が出入りしている．血管は栄養素を供給し，リンパ管は生体防御に関与し，神経は知覚を感知する．

歯髄，歯根，歯根膜，歯槽骨に影響を与える疾患の予防，診断，治療に関する歯科医学の分野は，**歯内治療学 endodontics**（endo- ＝内の）として知られている．歯並びの悪い歯の予防や矯正をするのは，**歯科矯正学 orthodontics**（ortho- ＝まっすぐな）で，歯周病のような歯周の組織の悪い状態を治療するのが，**歯周治療学 periodontics** である．

ヒトは，**抜けてしまう歯 deciduous teeth**（decidu- ＝抜け落ちる）と**抜けない歯 permanent（secondary） teeth** の2種類の**歯群 dentitions**（あるいは sets of teeth）をもっている．前者は，**最初の歯 primary teeth**，**乳歯 milk teeth**，あるいは**赤ちゃんの歯 baby teeth** ともいわれるが，6ヵ月頃から生え始め，それ以降，全部で20本になるまで，だいたい毎月対になって生えてくる（図 24.9 a）．正中線に最も近いところに位置する2つの**切歯 incisors** は，ノミの形に似ており，食物を切り裂くのに適している．その位置する場所から，**中**

切歯 central incisor，**側切歯 lateral incisor** という．切歯の隣で後ろには，**犬歯 canines** があり，その表面は**咬頭 cusp** といわれる先端が鋭くなった形をしている．これは食物を裂き，細断するのに使われる．切歯と犬歯にはそれぞれ1つの歯根しかない．犬歯の後ろには4つの咬頭をもった**第1乳臼歯 first deciduous molars** と**第2乳臼歯 second deciduous molars** がある．上歯と下歯の臼歯にはそれぞれ3つと2つの歯根がある．臼歯は食物を噛み砕き，破砕し，飲み込みやすくする．

すべての乳歯は，一般的に6歳から12歳までのあいだに抜け落ち，**永久歯 permanent（secondary） teeth** に生え替わる（図 24.9 b）．永久歯は6歳から大人になるまでに32本になる．基本的には乳歯とよく似た配列をしているが，次の点で異なっている．**第1乳臼歯**と**第2乳臼歯（双頭歯 bicuspid）** はそれぞれ2つの咬頭と1つの歯根をもち，噛み砕きと破砕に使われる．その2つの小臼歯の後ろに生えてくる永久歯の大臼歯は乳歯と置き換わるわけではなく，顎の発達にあわせて，**第1大臼歯 first permanent molars** が6歳で，**第2大臼歯 second permanent molars** が12歳で，そして**第3大臼歯 third permanent molars** あるいは**智歯 wisdom teeth** が17歳で生えてくるが，智歯が生えない場合もある．

第2大臼歯の後ろに十分な第3大臼歯の生える領域がないことが多く，この場合，第3大臼歯が歯槽骨内に埋め込まれたままの状態になる．これが**未萌出歯 impacted** である．時々，圧迫感や痛みを伴うことがあるので，外科的に抜歯しなければならない．第3大臼歯が小さい場合やまったく発達しないこともある．

口腔内での機械的消化と化学的消化

口腔内では，噛み砕き，つまり**咀嚼 mastication**（＝咬む）することで機械的な消化が行われる．咀嚼時には，食物を舌で動かし，歯で破砕し，唾液と混合する．その結果，食物はやわらかくなり，形が変り，飲み込みやすい**食塊 bolus**（＝塊）になる．唾液中の水が食物に含まれる分子を溶解するという重要な働きがあってはじめて，酵素が液状の食物中の分子に反応することができる．

唾液アミラーゼと舌リパーゼの2つの酵素が，口腔内での化学的消化に関与する．唾液アミラーゼ **salivary amylase**（唾液腺により分泌）はデンプンの分解を始める．食物中の炭水化物には単糖類，二糖類，あるいはデンプンのような複合多糖類が含まれる．摂取する炭水化物の多くはデンプンであるが，単糖類だけが血中に吸収されるので，摂取された二糖類やデンプンは単糖類にまで分解する必要がある．唾液アミラーゼはデンプンを構成するグルコースとグルコースのあいだの結合を切る作用があり，長鎖の多糖類を二糖類のマルトース，三糖類

> **図 24.9** **歯列と生え替わり時期.** 乳歯は大文字で，永久歯は数字でそれぞれの歯を表している．最初の乳歯が生えてくるのは 6 ヵ月で，それ以後，20 本が生えそろうまで，毎月 1 対の歯が生えてくる．生え替わりの時期は括弧内に示してある．

乳歯は生えそろうと 20 本で，永久歯は 32 本である．

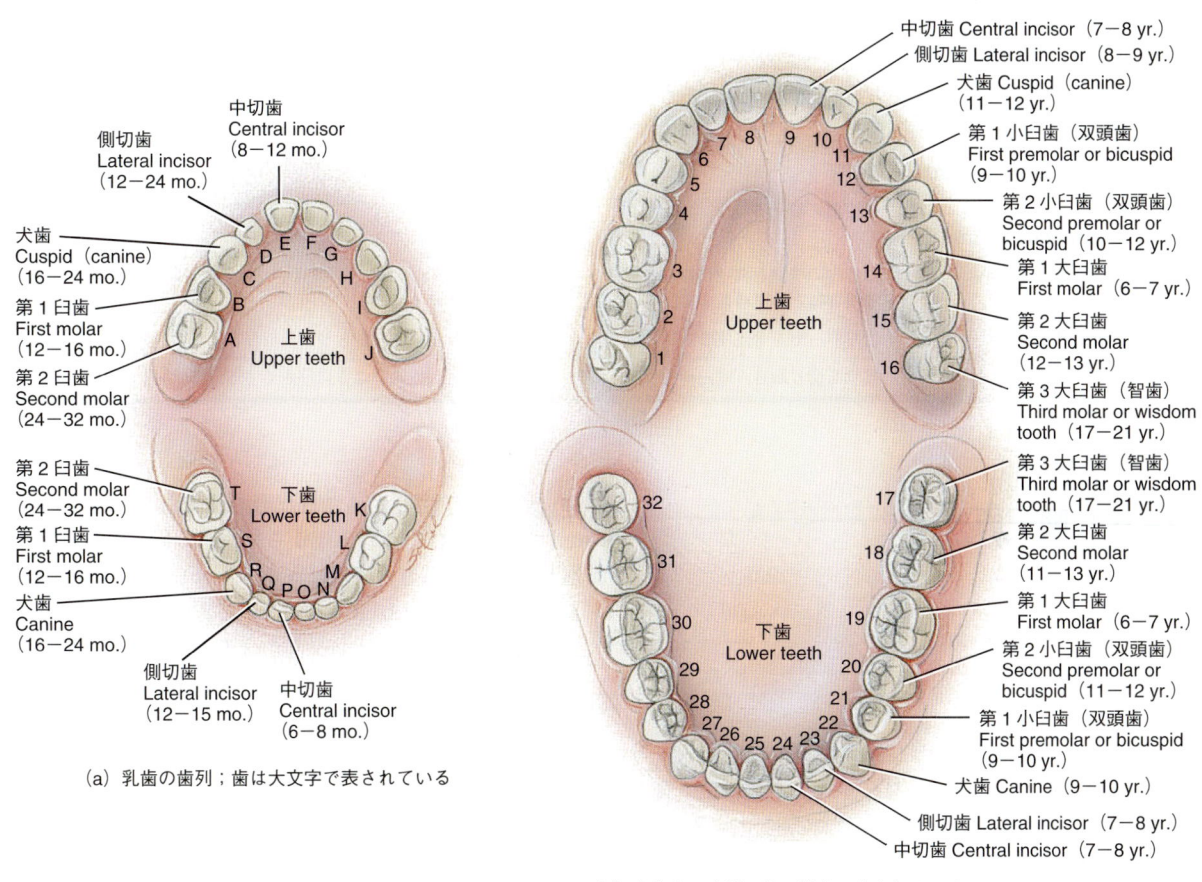

（a）乳歯の歯列；歯は大文字で表されている

（b）永久歯の歯列；歯は数字で表されている

Q 永久歯のうち乳歯から生え替わらないのはどれか？

のマルトトリオース，α–デキストリンといわれる短鎖のグルコース重合体にまで分解する．たとえ早く飲み込みすぎて，口腔内で食物に含まれるデンプンのすべてを二糖類にまで分解できなかったとしても，飲み込んだ食物中の唾液アミラーゼが，胃酸で失活するまでの約 1 時間デンプンを消化し続ける．唾液には舌腺で産生される**舌リパーゼ** lingual lipase が含まれている．したがって，この酵素は胃の酸性の環境で活性化され，食物が飲み込まれた後で作用し始める．舌リパーゼは食事に含まれるトリグリセリド（脂肪および油）を脂肪酸とジグリ

セリドにまで分解する．ジグリセリドはグリセロール 1 分子に 2 分子の脂肪酸が結合したものである．
表 24.1 に口腔内での消化機能について要約する．

> **チェックポイント**
> **10.** 口腔を形成する構造はなにか．
> **11.** 唾液腺はその存在部位からどのように区別されるか．
> **12.** 唾液分泌はどのように制御されているか．
> **13.** 切歯，犬歯，小臼歯，大臼歯の機能はなにか．

表24.1　口腔の消化機能の要約

構　造	機　能	結　果
頰と口唇 Cheeks and lips	歯のあいだに食物を保持する.	咀嚼中に食物を均一に嚙み砕く.
唾液腺 Salivary glands	唾液を分泌する.	口腔と咽頭の裏打ち部分を湿潤状態にし, 滑らかにする. さらに食物を柔らかくし, 液状にし, 成分を溶かし込む. また, 口腔と歯をきれいにする. 唾液アミラーゼはデンプンを小さな断片（マルトース, マルトトリオース, α–デキストリン）にまで分解する.
舌 Tongue		
外舌筋 Extrinsic tongue muscles	舌を前後左右に移動させる.	巧みに食物を咀嚼される形の食塊にし, 飲み込む.
内舌筋 Intrinsic tongue muscles	舌の形を変える.	嚥下と会話ができる.
味蕾 Taste buds	口腔内の味覚と食物の存在を感知する受容器として機能する.	味蕾から脳幹の唾液核への神経インパルスが唾液腺を刺激して, 唾液を分泌させる.
舌腺 Lingual glands	舌リパーゼを分泌する.	トリグリセリドは脂肪酸とジグリセリドにまで分解される.
歯 Teeth	食物を切り裂き, 嚙み砕く.	固形物を嚥下しやすいように小さくする.

24.6　咽　頭

目　標

• 咽頭の構造と機能を述べる.

　嚥下時には, 食塊はまず口腔から**咽頭 pharynx**（＝のど）を通過する. 咽頭は後鼻孔から, それに続く食道と前方にある喉頭までの漏斗状の管である（図23.2参照）. 咽頭は骨格筋とそれを裏打ちする粘膜からなり, 咽頭鼻部, 咽頭口部, 咽頭喉頭部の3つの部位に分けられる. 咽頭鼻部は呼吸機能に関与するだけでなく, 咽頭口部と咽頭喉頭部とともに消化機能にも関与する. 飲み込まれた食塊は, 口腔から咽頭口部, 咽頭喉頭部に達し, 咽頭にある筋の収縮によって食道へ送り込まれ, 胃に入る.

チェックポイント

14. 咽頭が属する2つの器官系はなにか.

24.7　食　道

目　標

• 食道の位置, 解剖, 組織, 機能を述べる.

　食道 esophagus（＝食べ物の通路）は, 気管の後方に位置する筋性のつぶされた形の管である. 長さ約25 cmで, 咽頭喉頭部の下端から始まり, 頸部の内側面を通り, 脊柱の前方の縦隔に入る. それから横隔膜の**食道裂孔 esophageal hiatus** を貫いて, 胃の上部に至る（図24.1参照）. 時々, 胃の一部が食道裂孔から横隔膜より上に突出して, **裂孔ヘルニア hiatus hernia** になることがある（章末"医学用語"参照）.

食道の組織学

　食道の粘膜 mucosa は非角化重層扁平上皮, 粘膜固有層（疎性結合組織）, 粘膜筋板（平滑筋）からなる（図24.10）. 胃の近くの食道粘膜にも粘液腺がある. 口唇, 口腔, 舌, 咽頭口部, 咽頭喉頭部および食道は, 咀嚼され, 分泌液と混合された後, 飲み込まれた食物によって, 破けたり, すり切れたりしないように, 重層扁平上皮で保護されている. 粘膜下組織 submucosa には疎性結合組織, 血管, 粘液腺がある. 食道上部1/3の筋層 muscularis は骨格筋, 中部1/3は骨格筋と平滑筋, 下部1/3は平滑筋である. 食道の上下端はわずかに隆起しているが, そこにはそれぞれ一つの括約筋がある. **上食道括約筋 upper esophageal sphincter**（UES）は骨格筋性で, **下食道括約筋 lower esophageal sphincter**（LES）は平滑筋性である. 上食道括約筋は咽頭から食道への, 下食道括約筋は食道から胃への食物の移動を調節している. 外層は, 胃や小腸にあるのと同じような中皮で覆われた漿膜ではなく, 疎性結合組織からなる**外膜 adventitia** で覆われ, 縦隔の疎性結合組織に移行して, 食道を周囲の構造に密着させている.

図 **24.10**　食道の組織．非角化重層扁平上皮の高倍率像は**表4.1 G**に示されている．

食道は粘液を分泌し，食物を胃に移送する．

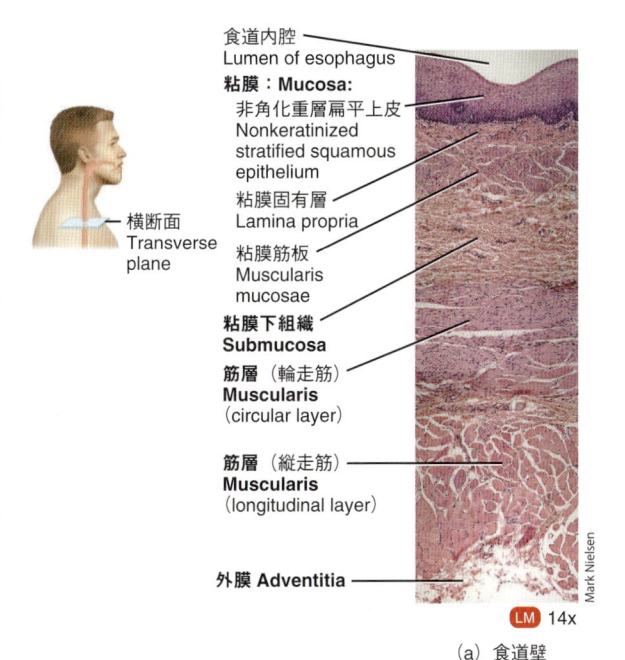

食道内腔
Lumen of esophagus
粘膜：Mucosa：
　非角化重層扁平上皮
　Nonkeratinized
　stratified squamous
　epithelium
　粘膜固有層
　Lamina propria
　粘膜筋板
　Muscularis
　mucosae
粘膜下組織
Submucosa
筋層（輪走筋）
Muscularis
　（circular layer）
筋層（縦走筋）
Muscularis
　（longitudinal layer）
外膜 Adventitia

横断面
Transverse
plane

LM 14x

Mark Nielsen

（a）食道壁

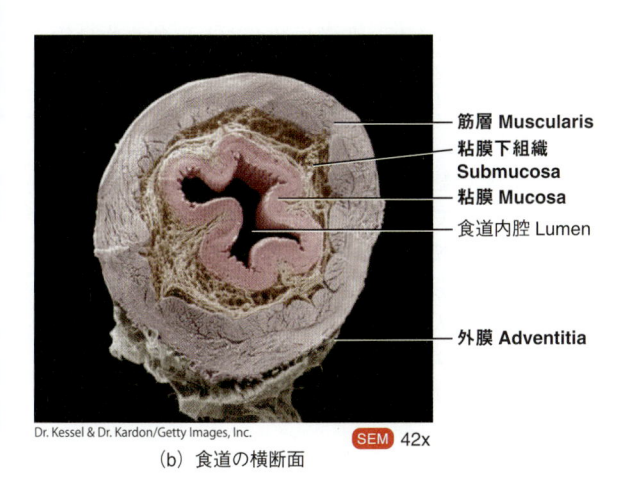

Dr. Kessel & Dr. Kardon/Getty Images, Inc.

筋層 Muscularis
粘膜下組織
Submucosa
粘膜 Mucosa
食道内腔 Lumen

外膜 Adventitia

SEM 42x

（b）食道の横断面

Q 粘液分泌腺は食道のどの層にあるのか？

食道の生理学

　食道は粘液を分泌して，食塊を胃に送り込むが，消化酵素を産生しないし，吸収機能もない．

15. 食道の位置と組織について述べなさい．その消化機能はなにか．
16. 上・下食道括約筋の働きについて説明しなさい．

24.8　嚥 下

目 標

• 嚥下にかかわる 3 つの相について述べる．

　嚥下 deglutition（あるいは swallowing）によって，口腔から胃まで食塊が移動する（**図 24.11**）．嚥下は唾液と粘液によって促進され，口腔，咽頭，食道が関与する．嚥下は次の 3 相に分けられる：（1）随意相：随意性に食塊を咽頭口部にまで送り込む；（2）咽頭相：不随意性に食塊が咽頭から食道に送り込まれる；（3）食道相：不随意性に食塊が食道から胃に送り込まれる．

　舌が口蓋に対して後上方に動いて，食塊を口腔の奥に押し込み，さらに，咽頭口部に送り込むと嚥下が始まる．すなわち，これが嚥下の**随意相 voluntary stage** である．食塊が咽頭口部に入ると，咽頭での不随意性の**咽頭相 pharyngeal stage** が始まる（**図 24.11 b**）．食塊が咽頭口部の受容体を刺激すると，求心性のインパルスが脳幹の延髄と橋下部にある**嚥下中枢 deglutition center** に送られる．その後，遠心性のインパルスによって，軟口蓋と口蓋垂が後上方に移動させられ，咽頭鼻部が閉鎖されることによって，飲み込んだ食物や飲料水が咽頭鼻部へ入らないようにする．さらに，喉頭蓋が喉頭の入口を閉鎖することによって，気道へ食塊が入らないようにする．食塊は咽頭口部と咽頭喉頭部を通過する．上食道括約筋が弛緩すると食塊は食道に入る．

　嚥下の**食道相 esophageal stage** は，食塊が食道に入るとすぐに始まる．この相のあいだに，筋層にある輪走筋と縦走筋の収縮と弛緩による連続した**蠕動運動 peristalsis**（stalsis ＝収縮）で，食塊を先へ押しやる（**図 24.11 c**；同じような蠕動運動は他の管状器官，つまり胃から肛門までの消化管，尿管，胆管，卵管でも行われる；食道での蠕動運動は延髄による調節を受けている）．食塊の直上にあたる輪状筋が収縮すると，食道壁が絞られ，食塊が胃の方向に向かって押し込まれる．その間，食塊の下にある縦走筋は収縮して，その部分が短くなり，管腔が広がり，食塊が入りやすくなる．収縮は波のように繰り返され，食塊を胃に向かって押し出す．食道腺によって分泌された粘液で食塊は滑らかになり，摩擦が減少する．固形物あるいは半固形物が口から食道に入るに

図 **24.11** **嚥下.** (b) に示す嚥下の咽頭相のあいだに，舌が口蓋に向かって挙上し，咽頭鼻部が閉鎖され，喉頭が引き上げられ，喉頭蓋が喉頭を閉鎖し，その結果，食塊が食道に送られる．食道相のあいだに (c)，蠕動運動によって食塊が食道を通って胃に移動する．

> 嚥下は，食物を口から胃へ送り込む機序である．

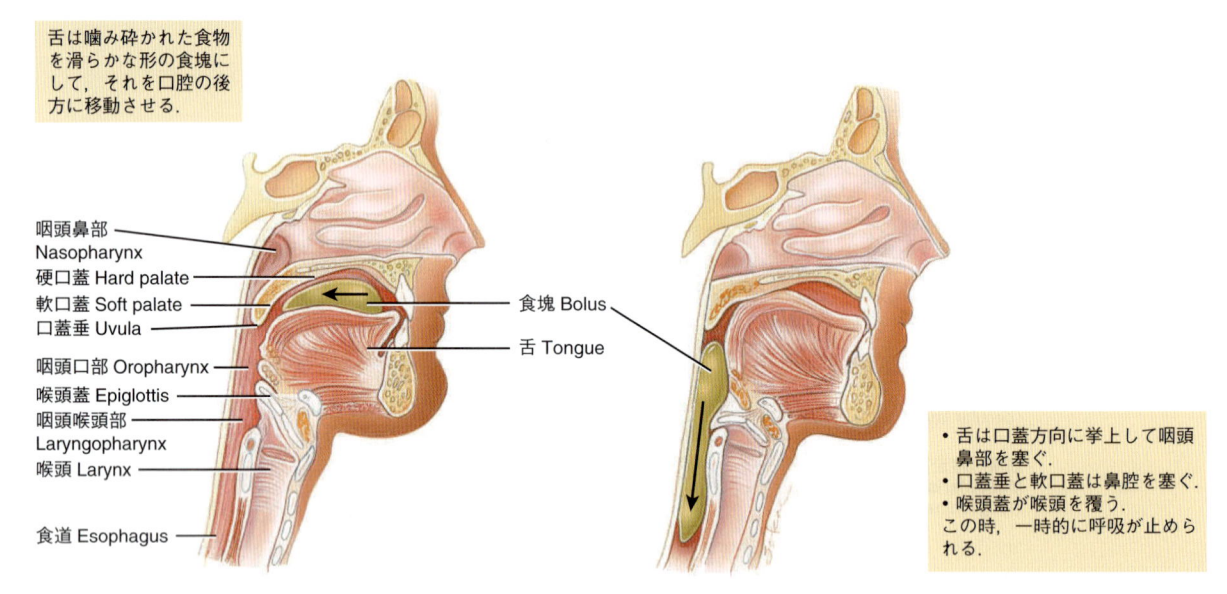

舌は噛み砕かれた食物を滑らかな形の食塊にして，それを口腔の後方に移動させる．

咽頭鼻部 Nasopharynx
硬口蓋 Hard palate
軟口蓋 Soft palate
口蓋垂 Uvula
咽頭口部 Oropharynx
喉頭蓋 Epiglottis
咽頭喉頭部 Laryngopharynx
喉頭 Larynx
食道 Esophagus

食塊 Bolus
舌 Tongue

• 舌は口蓋方向に挙上して咽頭鼻部を塞ぐ．
• 口蓋垂と軟口蓋は鼻腔を塞ぐ．
• 喉頭蓋が喉頭を覆う．この時，一時的に呼吸が止められる．

(a) 随意相におけるいろいろな構造の位置　　(b) 嚥下の咽頭相

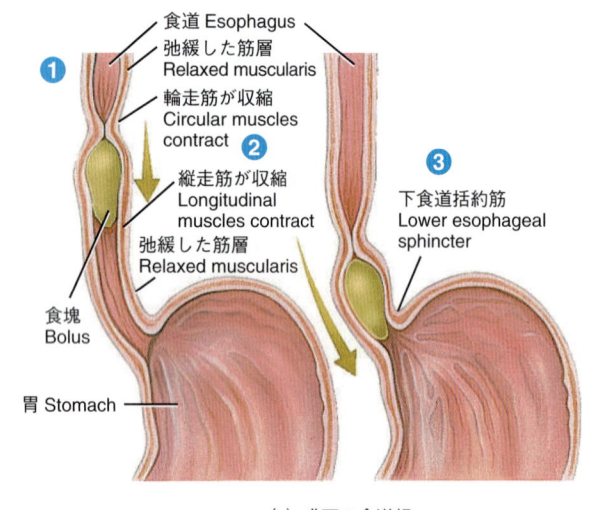

食道 Esophagus
弛緩した筋層 Relaxed muscularis
輪走筋が収縮 Circular muscles contract
縦走筋が収縮 Longitudinal muscles contract
弛緩した筋層 Relaxed muscularis
食塊 Bolus
胃 Stomach

下食道括約筋 Lower esophageal sphincter

(c) 嚥下の食道相

Q 嚥下は随意性か不随意性か？

は 4 〜 8 秒かかるが，非常にやわらかい飲食物は約 1 秒で通過する．

❶ 食道相では，まず食塊の真上にある輪状筋線維が収縮し，その結果，食道壁が収縮して食塊を食道方向にに向かって絞り出すように送り込む．

❷ その時，食塊の下方にある縦走筋線維が収縮して，この下方部分を短縮させるとともに食道壁を広げて食塊を受け入れる．食塊が下食道括約筋に達するまで，ステップ❶および❷を繰り返す．

❸ 下食道括約筋が弛緩して，食塊が食道内に送り込まれる．

表 24.2 に咽頭と食道の消化管にかかわる機能について要約する．

表 24.2	咽頭と食道の消化管としての機能の要約	
構 造	**機 能**	**結 果**
咽頭 Pharynx	嚥下の咽頭相	食塊を咽頭口部から咽頭喉頭部にまで移送し，食道に送り込む．気道を閉鎖する．
食道 Esophagus	上食道括約筋の弛緩	食塊が咽頭喉頭部から食道に入る．
	嚥下の食道相（蠕動運動）	食塊を食道に向け，押し下げる．
	下食道括約筋の弛緩	食塊が胃に入る．
	粘液分泌	食塊が円滑に通過するように，食道を滑らかにする．

🜂 臨床関連事項

胃食道逆流症

食塊が胃に入ってしまった後,下食道括約筋が十分に収縮しない場合は,胃の内容物が食道下部に逆流することがある.この状態が**胃食道逆流症 gastroesophageal reflux disease(GERD)**である.胃内容物中の塩酸が食道壁を刺激して**胸焼け heartburn** といわれる症状になる.心臓疾患とはなんの関係もないが,心臓の近くでそれを経験するのでそういわれる.飲酒や喫煙でその括約筋が弛緩すると,ますます悪くなる.コーヒー,チョコレート,トマト,脂肪性食品,オレンジジュース,ペパーミント(ハッカ),スペアミント(ミドリハッカ),タマネギなどの胃酸分泌を強く刺激する食物の摂取を控えることによって,GERD の症状を調節することもできる.その他,酸を抑える方法には,処方箋なしで買える Tagamet HB® や Pepcid AC® のようなヒスタミン-2(H$_2$)ブロッカーを食事の 30 〜 60 分前に服用してもよいし,すでに分泌された酸を Tums® や Maalox® のような制酸剤で中和することでもよい.食事の量を少なくしたり,食後すぐに横になったりしなければ,症状をやわらげることができる場合もある.GERD は食道癌と関係していることもある.

24.9 胃

目 標

• 胃の位置,解剖,組織,機能について述べる.

胃 stomach は腹部にあり,横隔膜直下の J 字形をした管腔の広がった消化管である.胃は食道と小腸の最初の部位である十二指腸とのあいだにある(図 24.12).小腸で食物を消化・吸収するのに要する時間よりも短時間で食事が行われるので,胃の一つの機能は食塊の混合や一時貯蔵の場となることである.食物を摂取した後,適当な間隔で,胃は消化物を少量ずつ十二指腸に送り込む.胃の位置や形は絶えず変化しており,吸気ごとに横隔膜によって下に向かって押され,呼気ごとに上に引き上げられる.空腹時の胃は大きなソーセージの大きさであるが,消化管の中では最も拡張しやすく,大量の食物を容れることができる.胃ではデンプンとトリグリセリ

ドの消化が継続し,タンパク質の分解が始まり,半固形状の食塊が液状になり,特定の物質を吸収する.胃や腸の構造と機能を理解し,病気の診断と治療を行う医学の特定の分野を**消化器病学 gastroenterology**(gastro- ＝胃;-entero- ＝腸;-logy ＝〜学)という.

胃の解剖学

胃は噴門,胃底,胃体,幽門部の 4 つの主要な部位に分けられる(図 24.12).**噴門 cardia** は食道から胃への開口部の周囲にある.噴門より上で左にある丸い部分は**胃底 fundus** である.胃底の下方にある胃の中心部分は,**胃体 body** といわれる.さらに,**幽門部 pyloric part** は以下の 3 部位に分けられる.最初の部位は**幽門洞 pyloric antrum** で胃体から続く.次の部位は**幽門管 pyloric canal** で,次の部位は**幽門 pylorus**(pyl- ＝門;-orus ＝守る)に続く.そして幽門は十二指腸に続く.空腹時の胃の粘膜には大きな**ヒダ rugae**(＝皺)があり,肉眼でみることができる.幽門は,**幽門括約筋 pyloric sphincter**(**弁 valve**)といわれる平滑筋性の括約筋のところで小腸の十二指腸とつながっている.胃の内側縁でへこんでいる部位は**小彎 lesser curvature**,外側縁で膨らんでいる部位は**大彎 greater curvature** といわれる.

🜂 臨床関連事項

胃痙攣と幽門狭窄

小児に起る 2 つの幽門括約筋の病気がある.1 つは**胃痙攣 pylorospasm** で,平滑筋性の幽門括約筋が正常に弛緩しないので,食物が胃から十二指腸に容易に通過できず,胃が満杯になり,小児は胃壁にかかる圧を緩和するために吐き出す.この胃痙攣を治療するために括約筋弛緩剤を投与する.幽門括約筋の狭窄による**幽門狭窄 pyloric stenosis** は,外科的に治療する必要がある.典型的な症状は**噴射性嘔吐 projectile vomiting** で,小児自身から少し離れたところにまで噴霧するように液状物を吐き出す.

胃の組織学

胃壁は基本的には他の消化管壁と同じく 4 層構造であるが,少し異なっている.粘膜 mucosa の表面には**表層粘液細胞 surface mucous cells** といわれる単層円柱上皮細胞がある(図 24.13).粘膜はさらに疎性結合組織の粘膜固有層 lamina propria,平滑筋性の粘膜筋板 muscularis mucosae からなる(図 24.13).上皮細胞は粘膜固有層に向かって陥入し,**胃腺 gastric glands** といわれる分泌細胞からなる円筒構造を形成する.多数の胃腺が開口し,狭い陥凹をもつ**胃小窩 gastric pits** を形成する.いくつかの胃腺で産生された分泌物は,胃小

図 24.12 胃の外景および内部構造.

胃は，噴門，胃底，胃体，幽門部の 4 つに区分される.

胃の機能
1. 唾液，食物，胃液を混合して，糜粥をつくる.
2. 小腸に放出する前に，食物を貯蔵する.
3. 胃液を分泌する. 塩酸（細菌を殺し，タンパク質を変性させる），ペプシン（タンパク質分解を始める），内因子（ビタミン B_{12} の吸収を助ける），胃リパーゼ（トリグリセリド分解を助ける）を含む胃液を分泌する.
4. ガストリンを血中に分泌する.

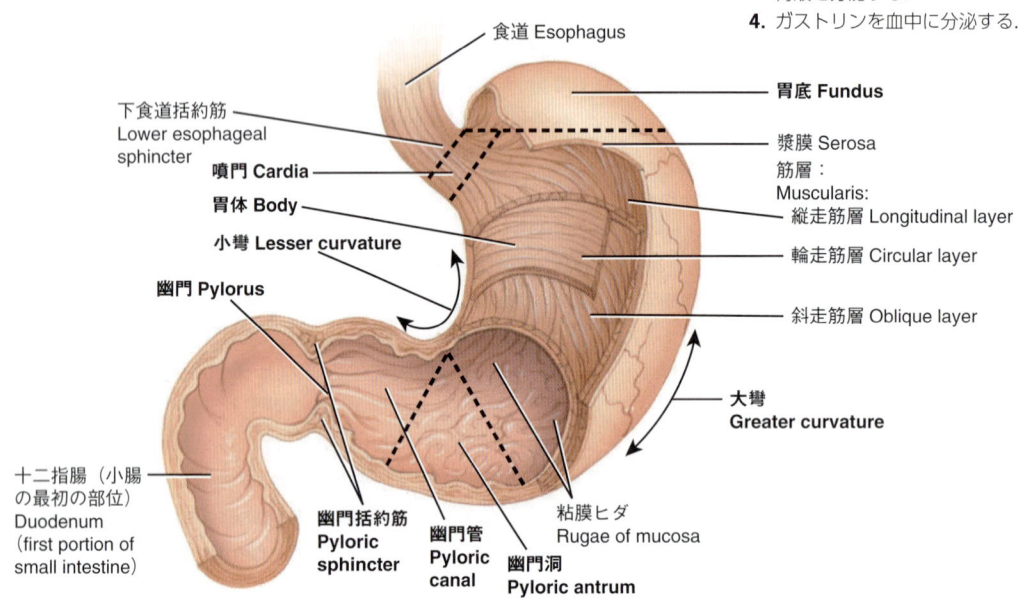

食道 Esophagus
胃底 Fundus
下食道括約筋 Lower esophageal sphincter
漿膜 Serosa
筋層：Muscularis:
噴門 Cardia
縦走筋層 Longitudinal layer
胃体 Body
輪走筋層 Circular layer
小彎 Lesser curvature
斜走筋層 Oblique layer
幽門 Pylorus
大彎 Greater curvature
十二指腸（小腸の最初の部位）Duodenum（first portion of small intestine）
幽門括約筋 Pyloric sphincter
幽門管 Pyloric canal
幽門洞 Pyloric antrum
粘膜ヒダ Rugae of mucosa

(a) 胃領域の前面図

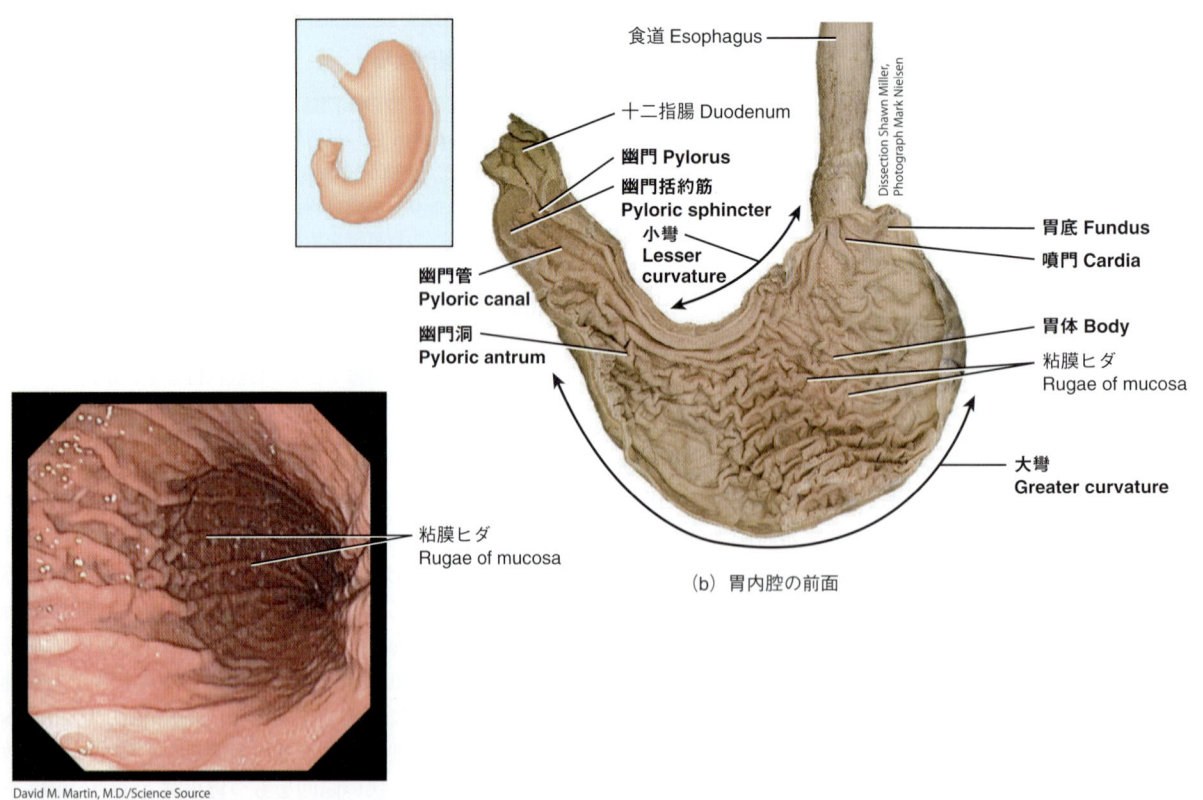

食道 Esophagus
十二指腸 Duodenum
幽門 Pylorus
幽門括約筋 Pyloric sphincter
小彎 Lesser curvature
幽門管 Pyloric canal
幽門洞 Pyloric antrum
胃底 Fundus
噴門 Cardia
胃体 Body
粘膜ヒダ Rugae of mucosa
大彎 Greater curvature

Dissection Shawn Miller, Photograph Mark Nielsen

(b) 胃内腔の前面

粘膜ヒダ Rugae of mucosa

David M. Martin, M.D./Science Source
(c) 正常な胃底の内視鏡図

Q かなりたくさんの食物を食べても, あなたの胃のヒダはまだ残っているか？

図 24.13 　胃の組織.

胃液には，粘液細胞，壁細胞，主細胞からの分泌物が混ざっている.

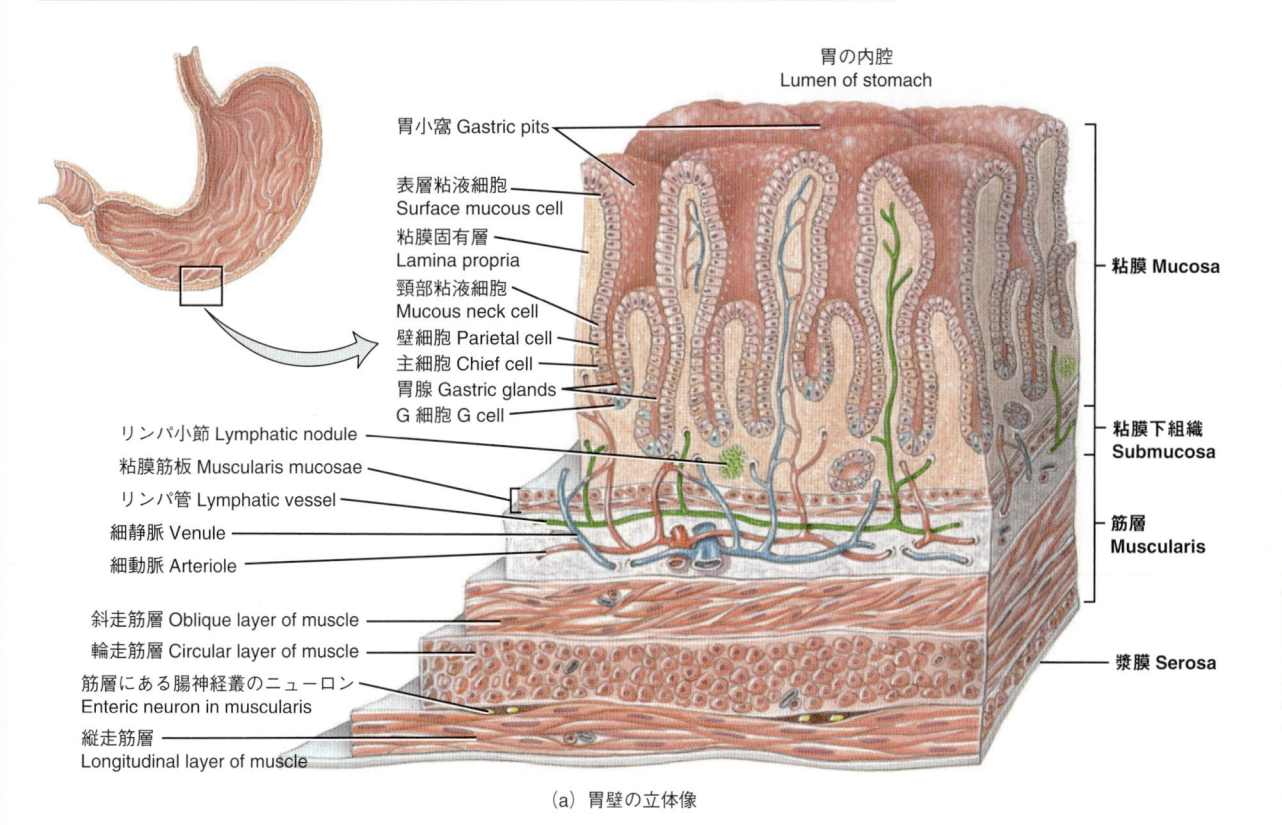

胃の内腔
Lumen of stomach

胃小窩 Gastric pits

表層粘液細胞
Surface mucous cell

粘膜固有層
Lamina propria

頸部粘液細胞
Mucous neck cell

壁細胞 Parietal cell

主細胞 Chief cell

胃腺 Gastric glands

G 細胞 G cell

リンパ小節 Lymphatic nodule

粘膜筋板 Muscularis mucosae

リンパ管 Lymphatic vessel

細静脈 Venule

細動脈 Arteriole

斜走筋層 Oblique layer of muscle

輪走筋層 Circular layer of muscle

筋層にある腸神経叢のニューロン
Enteric neuron in muscularis

縦走筋層
Longitudinal layer of muscle

粘膜 Mucosa

粘膜下組織
Submucosa

筋層
Muscularis

漿膜 Serosa

(a) 胃壁の立体像

Steve Gschmeissner/Science Source

表層粘液細胞
Surface mucous cells

胃小窩
Gastric pit

SEM 約 30x

胃粘膜
Stomach mucosa

胃小窩 Gastric pit

粘膜固有層
Lamina propria

胃腺
Gastric glands

粘膜筋板
Muscularis
mucosae

粘膜下組織
Submucosa

表層粘液細胞
Surface mucous cell
（粘液を分泌）

頸部粘液細胞（副細胞）
Mucous neck cell
（粘液を分泌）

壁細胞 Parietal cell
（塩酸，内因子を分泌）

主細胞 Chief cell
（ペプシノゲン，胃リパーゼ
を分泌）

G 細胞 G cell
（ホルモンのガストリン
を分泌）

(b) 胃腺とその構成細胞のある胃粘膜の断面図

図 24.13 　続く

図 **24.13** 続き

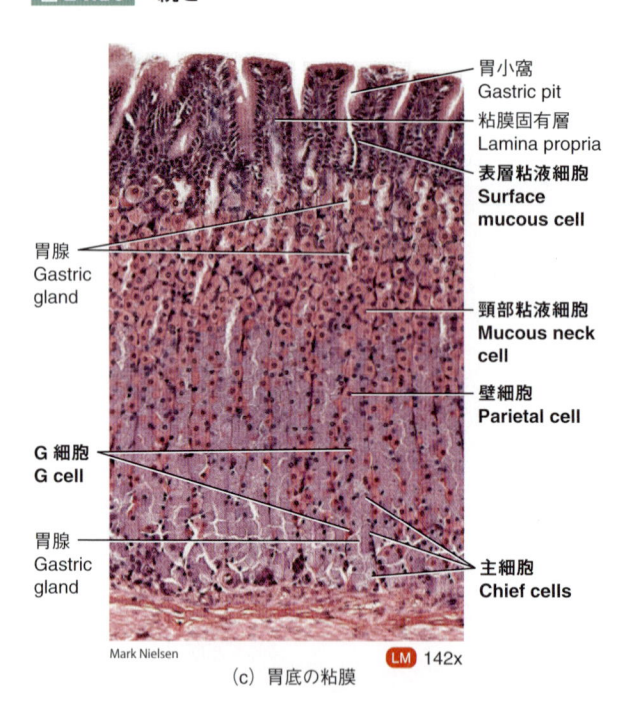

胃小窩
Gastric pit

粘膜固有層
Lamina propria

表層粘液細胞
Surface
mucous cell

胃腺
Gastric
gland

頸部粘液細胞
Mucous neck
cell

壁細胞
Parietal cell

G 細胞
G cell

胃腺
Gastric
gland

主細胞
Chief cells

Mark Nielsen

(c) 胃底の粘膜

LM 142x

Q 塩酸はどこで分泌されて，どのような機能を行うのか？

窩から胃の内腔にあふれ出ていく．

胃腺には胃の内腔に分泌物を分泌する 3 種類の**外分泌腺細胞** exocrine gland cells（頸部粘液細胞，壁細胞，主細胞）がある．表層粘液細胞と**頸部粘液細胞 mucous neck cell**（訳注：副細胞ともいう）は粘液を分泌する（図24.13b）．**壁細胞 parietal cells** はビタミン B_{12} を吸収するのに必要な内因子と塩酸を産生する．**主細胞 chief cells**（酵素産生細胞 zymogenic cells）はペプシノゲンと胃リパーゼを分泌する．それらの分泌物は**胃液 gastric juice** となり，1 日に約 2,000 〜 3,000 mL 分泌される．さらに，主に幽門洞にある胃腺には**G 細胞 G cell** といわれる腸管内分泌細胞があり，ガストリンというホルモンを血中に分泌する．すぐ後に述べるが，このホルモンはいくつかの胃の活動を刺激する．

粘膜の深部には，さらに 3 層の構造がある．粘膜下組織 submucosa は疎性結合組織であり，筋層 muscularis の平滑筋は食道，小腸，大腸にみられるような 2 層ではなく 3 層（外縦走，中輪走，内斜走）である．斜走筋層は主に胃体に限局して存在する．漿膜 serosa は単層扁平上皮の中皮と疎性結合組織からなる．胃を覆っている漿膜は臓側腹膜である．小彎のところの臓側腹膜は肝臓の上方にまで伸びて小網を形成する．大彎のところの臓側腹膜は大網として垂れ下がり，小腸全体を覆う．

胃における機械的消化と化学的消化

食物が胃に入って数分すると，胃全体に蠕動運動波が 15 秒から 25 秒ごとに起る．胃底の機能は基本的に食物の保持なので，そこでは蠕動運動波はみられない．その代り，多くの蠕動運動波は胃体から始まり，幽門洞に近づくにつれて強くなる．蠕動運動が繰り返されて胃の内容物が胃体から幽門洞に向かって送り出されるが，これは**移送 propulsion** といわれる．通常，幽門括約筋はほとんど収縮していて幽門を閉じているが，完全に閉じているわけではない．最初，大きい胃内の粒子状の食物は狭い幽門を通過できないので，胃体に向かって押し戻される．この過程は**逆移送 retropulsion** として知られる．再び移送が起ると，粒子状の食物が幽門洞に向かって移動する．それでも粒子が幽門を通過するには大きすぎる場合は，再び，胃体に向かって逆移送が起る．その後移送が起り，このような移送–逆輸送のサイクルが繰り返される．これにより胃の内容物は胃液と混ぜられ，**糜粥 chyme**（びじゅく）（＝ジュース）といわれるスープ状の液体に変えられる．糜粥に含まれる食物の粒子が十分に小さくなると，幽門括約筋が弛緩して，幽門を通過することができるようになる．これは，**胃内容排出 gastric emptying** として知られる現象である．胃内容排出はゆっくりと行われる，つまり，1 回に幽門から排出される糜粥の量はたった 3 mL である．

食物は胃液と混合されることなく，約 1 時間胃底に留まっていることもある．この間，唾液腺から分泌される唾液アミラーゼによる消化が続いている．しかし，しばらくして，撹拌作用で糜粥が酸性の胃液と混合されると，唾液アミラーゼは失活して，逆に舌から分泌される舌リパーゼが活性化されて，トリグリセリドを脂肪酸とジグリセリドにまで分解し始める．

壁細胞は H^+ や Cl^- を別々に胃内腔に分泌するが，実際は塩酸の分泌のことである．H^+-K^+ ATP アーゼによる**プロトンポンプ proton pumps** によって H^+ を管腔に輸送する一方，K^+ を細胞内に取り込む（図 24.14）．同時に，Cl^- と K^+ が Cl^- および K^+ チャネルから拡散して，管腔側の自由表面から出ていく．壁細胞にとくに多く含まれる**炭酸脱水酵素** carbonic anhydrase は，H_2O と CO_2 から H_2CO_3 合成を触媒する．H_2CO_3 は分解して，プロトンポンプにすぐに使える H^+ と HCO_3^- になる．HCO_3^- は，粘膜固有層側にある基底・外側膜に組み込まれている Cl^--HCO_3^- アンチポーター経由で壁細胞の細胞質から Cl^- との交換で出ていく．HCO_3^- は，すぐ近くにある毛細血管に拡散する．食後，HCO_3^- が血流に入るこのアルカリ性の時期には，血液 pH はわずかに上昇して，アルカリ傾向を示すので，尿がよりアルカリ性になる．

図 24.14　胃の壁細胞による塩酸分泌.

> ATP の作用で，プロトンポンプは H⁺ を分泌する；Cl⁻ は Cl⁻ チャネルを通って，胃の内腔に拡散する.

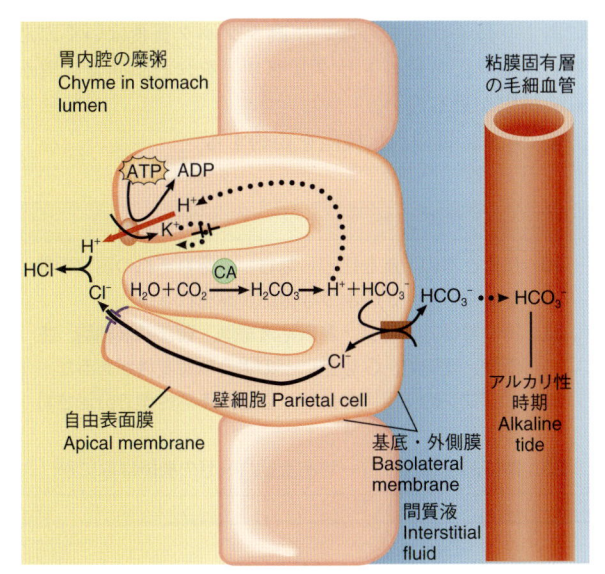

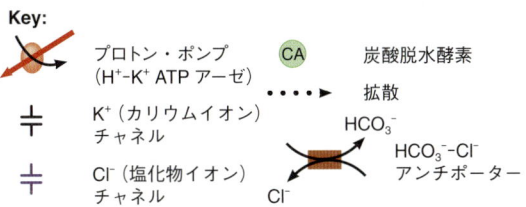

Q 胃液中に分泌される水素イオンは，どの分子に由来するのか？

　壁細胞による塩酸分泌を刺激する因子として，副交感神経ニューロンから放出されるアセチルコリン（ACh），G 細胞から分泌されるガストリン，粘膜固有層の近くにある肥満細胞によって放出されるパラクリン性のヒスタミンがある（図 24.15）.ヒスタミン存在下で，アセチルコリンとガストリンは壁細胞を刺激して，より多くの塩酸を分泌させる.いい換えれば，ヒスタミンは補助的に作用し，結果的にアセチルコリンとガストリンの作用を増強する.壁細胞の細胞膜には，これら 3 つすべての物質に対する受容体がある.壁細胞にあるヒスタミン受容体は H₂ 受容体といわれ，アレルギー反応に関与する H₁ 受容体とは異なった反応を媒介する.

　強い胃酸によって，食物は殺菌される.また，塩酸はタンパク質を変性し，胆汁と膵液の放出を促進するホルモンの分泌を刺激する.胃ではまた，タンパク質の酵素分解が始まる.胃での唯一のタンパク質分解酵素は**ペプシン pepsin** で，主細胞から分泌される.ペプシンはタ

図 24.15　塩酸分泌の調節.

> 壁細胞の塩酸分泌は，アセチルコリン（ACh），ガストリン，ヒスタミンによって刺激される.

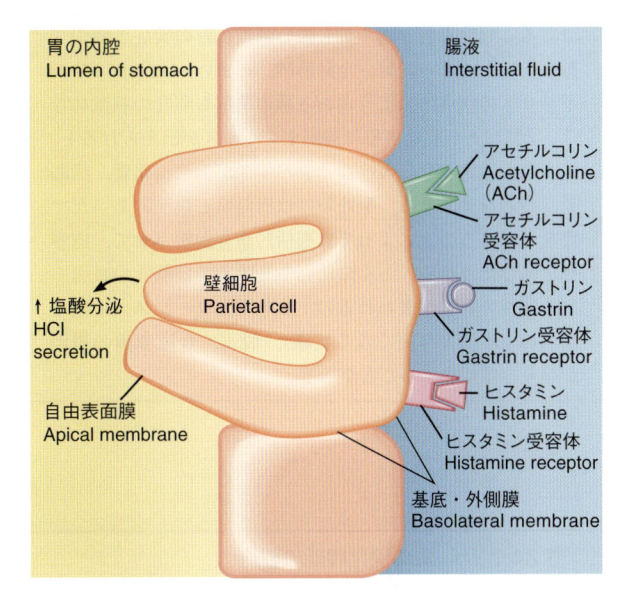

Q 塩酸分泌を刺激する因子の中で，粘膜固有層にある肥満細胞から放出されるパラクリン物質はなにか？

ンパク質構成成分であるアミノ酸のある種のペプチド結合を切断し，より小さなペプチドの断片にまで分解する.ペプシンは胃の強酸性の環境下で（pH 2），最もよく作用するが，pH がより高くなると失活する.

　ペプシンは食物中のタンパク質を消化するが，胃の細胞にあるタンパク質は消化しない.なにがそうさせているのか.第一に，ペプシンは不活性の**ペプシノーゲン pepsinogen** の型で分泌される.この型では，それをつくっている主細胞の中のタンパク質は消化されない.ペプシノーゲンは壁細胞で産生される塩酸と接触して初めて活性型のペプシンに変換される.第二に，胃の上皮細胞は表層粘液細胞や頸部粘液細胞によって分泌された厚さ 1～3 mm のアルカリ性の粘液層で保護されている.

　胃のもう一つの酵素は**胃リパーゼ gastric lipase** で，牛乳などに含まれる脂肪分子のトリグリセリド（脂肪と油）を脂肪酸とモノグリセリドにまで分解する.モノグリセリドはグリセロール 1 分子に脂肪酸 1 分子が結合したものである.成人の胃で限られた作用をするこの酵素は，pH 5～6 で最もよく機能する.舌リパーゼあるいは胃リパーゼよりもはるかに重要なのは，膵臓から十二指腸に分泌される膵リパーゼである.

　胃の上皮細胞はほとんどの物質を透過させないので，胃で吸収される栄養素の量はほんのわずかである.しか

嘔吐

　嘔吐 vomiting（あるいは emesis）とは，上部消化管（胃，時には十二指腸）の内容物を口から強制的に吐き出すことである．嘔吐を引き起こす最も強い刺激は胃の炎症と膨張である．みたくない光景，全身麻酔，めまい，モルヒネやジギタリスの誘導体のようなある種の薬剤も嘔吐の刺激になる．延髄にある嘔吐中枢に神経インパルスが伝えられると，内容物を逆流させるようなインパルスが上部消化管，横隔膜，腹筋を刺激する．嘔吐時には横隔膜と腹筋のあいだで胃を圧搾することによって食道括約筋を弛緩させて，内容物を吐き出させる．とくに幼児や高齢者では嘔吐が長引くと，酸性の胃液が失われるので，アルカローシス（正常な血液の pH がより高くなる状態），脱水，食道や歯の損傷が起り，重症化することがある．

表 24.3	胃の消化機能の要約	
構　造	**機　能**	**結　果**
粘膜 Mucosa		
表層粘液細胞と頸部粘液細胞	粘液分泌	胃壁の消化を防止するバリアとなる．
	吸　収	小量の水，イオン類，短鎖脂肪酸，ある種の薬剤，アルコールを吸収して，血流に入れる．
壁細胞	内因子分泌	造血に利用されるビタミンB$_{12}$ の吸収に必要である．
	塩酸分泌	食物中の細菌を殺す．タンパク質を変性させる．ペプシノゲンをペプシンに変換する．
主細胞	ペプシノゲン分泌	活性型のペプシンは，タンパク質をペプチドにまで分解する．
	胃リパーゼ分泌	短鎖トリグリセリドを脂肪酸とモノグリセリドにまで分解する．
G 細胞	ガストリン分泌	壁細胞を刺激して塩酸を，主細胞を刺激してペプシノゲンを分泌させる．下食道括約筋を収縮させる．胃の運動を盛んにさせる．幽門括約筋を弛緩させる．
筋層 Muscularis	混合波（静かな蠕動運動）	食物を柔らかくして，胃液を混合し，糜粥を形成する．幽門括約筋を通して糜粥を押し出す．
幽門括約筋 Pyloric sphincter	糜粥を十二指腸に送り込む開口部	胃から十二指腸への糜粥の移送を調節する；糜粥の十二指腸から胃への逆流を阻止する．

し，胃の粘液細胞だけは小量の水，イオン類，短鎖脂肪酸，ある種の薬剤（とくにアスピリン）やアルコールを吸収する．

　食後，2 〜 4 時間以内に，胃の内容物はすべて十二指腸に移送され，空となる．炭水化物に富んだ食物は胃内にあまり長くは留まらない；高タンパク質食はいくぶん長く留まり，多量のトリグリセリドを含む脂肪食は胃からの排出が最も遅い．

　表 24.3 に胃の消化機能を要約する．

24.10　膵　臓

目　標

・膵臓の位置，解剖，組織，機能について述べる．

　糜粥が胃から小腸に入る．小腸での化学的消化は膵臓，肝臓，胆嚢の働きに依存しているので，まず消化管付属器官の働きや小腸での消化についてそれらの関与を考える．

膵臓の解剖学

　膵臓 pancreas（pan- ＝すべて；-creas ＝肉）は，長さ約 12 〜 15 cm，厚さ 2.5 cm の腹膜後器官で，胃の大彎の後方に位置する．膵臓は膵頭，膵体，膵尾からなる．通常，2 本の管で十二指腸と連絡している（図 24.16 a）．**膵頭 head** は十二指腸の彎曲部の近くに位置する膵臓の広がった部分である．その上方の中央部に**膵体 body**，左方に先が細くなった**膵尾 tail** がある．

　外分泌細胞で産生された膵液は小さな導管に分泌される．これらの導管は最終的には互いに結合して小腸に分泌物を運ぶ 2 本の大きな管になる．2 本のうちの大きい管は**膵管 pancreatic duct**（あるいは**ヴィルズング管 duct of Wirsung**）といわれ，多くの場合，肝臓と胆嚢からの総胆管と結合し共通の管となり，**肝膵管膨大部 hepatopancreatic ampulla**（あるいは**ファーター乳頭 ampulla of Vater**）から十二指腸に開口する．胃の幽門

括約筋から約10 cm下方にある**大十二指腸乳頭 major duodenal papilla** として知られる十二指腸粘膜の肥厚部に膨大部の開口部がある．膵液と胆汁の肝膵管膨大部から小腸への排出は，**肝膵管膨大部括約筋 sphincter of the hepatopancreatic ampulla**（あるいは**オッディの括約筋 sphincter of Oddi**）といわれる平滑筋によって制御されている．もう一つの小さな管は，**副膵管 accessory duct**（あるいは**サントリーニ管 duct of Santorini**）で，膵臓から出て大十二指腸乳頭の上方約2.5 cmに開口している．

膵臓の組織学

膵臓は腺上皮細胞の小さな塊からできている．そのうちの約99％は**腺房 acini** といわれる細胞集団で，膵臓の**外分泌腺 exocrine** 部である（図18.17 b, c 参照）．腺房細胞は酵素を含む膵液を分泌する．残りの約1％の細胞集団は，**膵島 pancreatic islets（ランゲルハンス島 islets of Langerhans）**といわれる膵臓の**内分泌腺 endocrine** 部である．これらの細胞はグルカゴン，インスリン，ソマトスタチン，膵ポリペプチドの4種類のホルモンを分泌する．それらのホルモンの機能について

は18章で説明してある．

膵液の組成と機能

1日当り1,200～1,500 mL 産生される**膵液 pancreatic juice** は，無色透明の液体で，主に水，塩類，炭酸水素ナトリウム，何種類かの酵素を含む．炭酸水素ナトリウムは膵液をわずかにアルカリ性（pH 7.1～8.2）にし，糜粥に含まれる酸性の胃液を緩衝化し，胃から入ってきたペプシンを不活性化し，小腸内で作用する消化酵素の至適pHを保障する．膵液に含まれる酵素の**膵アミラーゼ pancreatic amylase** は炭水化物分解酵素；**トリプシン trypsin，キモトリプシン chymotrypsin，カルボキシペプチダーゼ carboxypeptidase，エラスターゼ elastase** はタンパク質分解酵素；**膵リパーゼ pancreatic lipase** は成人における主なトリグリセリド分解酵素；**リボヌクレアーゼ ribonuclease** と**デオキシリボヌクレアーゼ deoxyribonuclease** はそれぞれRNA と DNA をヌクレオチドにまで分解する核酸分解酵素である．

ちょうど胃でペプシンが不活性型のペプシノゲンとして産生されるのと同じように，膵臓でもタンパク質分解

図24.16　膵臓と肝臓，胆囊，十二指腸の相互関係. 肝膵管膨大部（ファーター乳頭）を形成する総胆管と膵管が十二指腸に開く部位の詳細を挿入図（b）に示した.

> 膵液に含まれる酵素は，デンプン（多糖類），タンパク質，トリグリセリド，核酸を消化する.

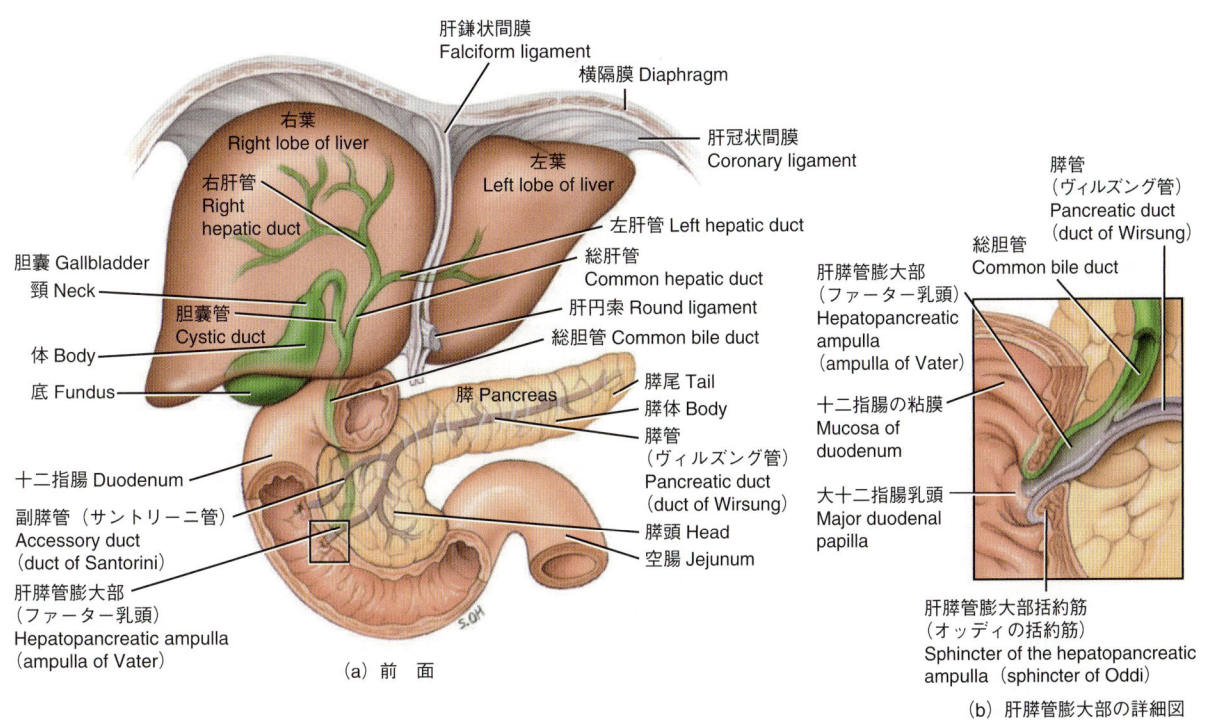

（a）前面

（b）肝膵管膨大部の詳細図

図24.16　続く

図 24.16 続き

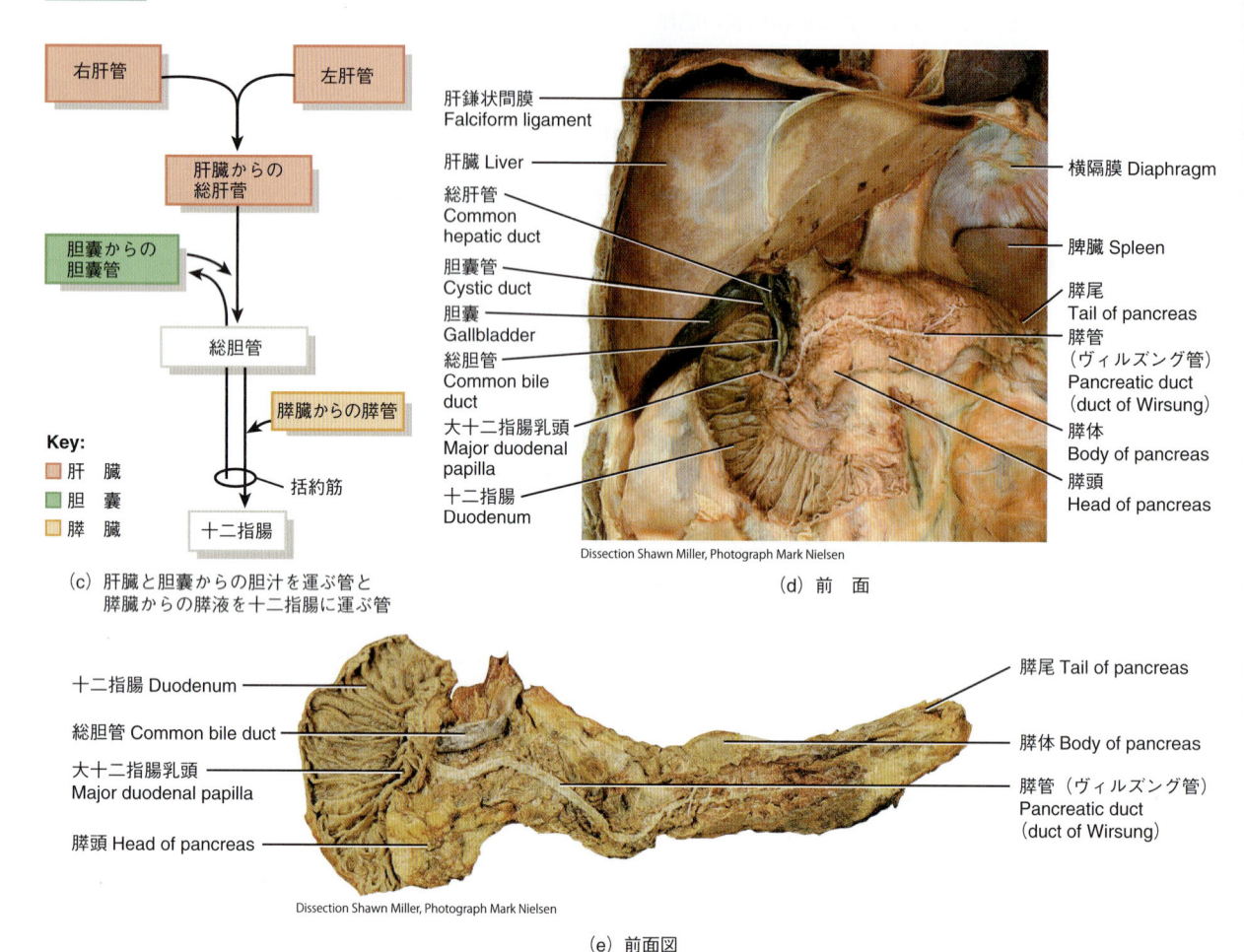

Key:
- 肝　臓
- 胆　嚢
- 膵　臓

右肝管　左肝管

肝臓からの
総肝菅

胆嚢からの
胆嚢管

総胆管

膵臓からの膵管

括約筋

十二指腸

(c) 肝臓と胆嚢からの胆汁を運ぶ管と
膵臓からの膵液を十二指腸に運ぶ管

肝鎌状間膜
Falciform ligament

肝臓 Liver

総肝管
Common
hepatic duct

胆嚢管
Cystic duct

胆嚢
Gallbladder

総胆管
Common bile
duct

大十二指腸乳頭
Major duodenal
papilla

十二指腸
Duodenum

横隔膜 Diaphragm

脾臓 Spleen

膵尾
Tail of pancreas

膵管
（ヴィルズング管）
Pancreatic duct
（duct of Wirsung）

膵体
Body of pancreas

膵頭
Head of pancreas

Dissection Shawn Miller, Photograph Mark Nielsen

(d) 前　面

十二指腸 Duodenum

総胆管 Common bile duct

大十二指腸乳頭
Major duodenal papilla

膵頭 Head of pancreas

膵尾 Tail of pancreas

膵体 Body of pancreas

膵管（ヴィルズング管）
Pancreatic duct
（duct of Wirsung）

Dissection Shawn Miller, Photograph Mark Nielsen

(e) 前面図

Q どのような液体が膵管内を流れるのか？　また肝膵管膨大部についてはどうか？

臨床関連事項

膵炎と膵臓癌

　アルコール乱用や慢性胆石に併発することのある膵臓の炎症は**膵炎 pancreatitis** といわれる．アルコールの多飲あるいは胆路狭窄に伴う**急性膵炎 acute pancreatitis** といわれる，より重症な状態では，膵臓の細胞はトリプシノーゲンではなくトリプシンを放出したり，トリプシンインヒビター産生が十分でなかったりすることがある．結果的にトリプシンが膵臓の細胞を消化し始める．急性膵炎患者は通常，治療効果はあるが，再発には習慣性がある．原因のわからない特発性の膵炎患者もいるが，嚢胞性線維症，高カルシウム血漿，

高脂血症，ある種の薬剤，自己免疫疾患が原因の患者もいる．しかし，成人の膵炎患者の約70％はアルコール依存症である．最初の症状は 30 ～ 40 歳のあいだに現れる．

　膵臓癌 pancreatic cancer は通常，50 歳を超えた男性に多く発生する．とくに膵臓癌はかなり進行して，リンパ節，肝臓，肺などへ転移するまでは，その症状は現れにくい．膵臓癌は，ほとんどの場合，致死的で，米国における癌死亡の第 4 位を占めている．膵臓癌は脂肪食，アルコール多飲，遺伝要因，喫煙，慢性膵炎と関係のあることがわかってきた．

酵素が産生される．それらは不活性型なので，膵臓の細胞それ自身を消化しない．トリプシンは不活性型の**トリプシノーゲン trypsinogen** として分泌される．また，もし間違って膵臓あるいは膵液中でトリプシンがつくら

れたとしても，腺房細胞は，トリプシンと結合して不活性化する**トリプシンインヒビター trypsin inhibitor** を分泌している．トリプシノーゲンは小腸内腔に達すると，刷子縁にある活性化酵素の**エンテロキナーゼ**

enterokinase により，その一部が切断されてトリプシンになる．続いて，トリプシンは不活性型の前駆物質の**キモトリプシノゲン chymotrypsinogen**，**プロカルボキシペプチダーゼ procarboxypeptidase**，**プロエラスターゼ proelastase** に作用し，それぞれをキモトリプシン，カルボキシペプチダーゼ，エラスターゼに変える．

チェックポイント

24. 膵臓と十二指腸を結ぶ管系について述べなさい．
25. 膵臓の腺房とはなにか．膵島（ランゲルハンス島）の機能とはどこが異なるか．
26. 膵液に含まれる成分には，どのような消化機能があるか．

24.11 肝臓と胆嚢

目標

・肝臓と胆嚢の位置，解剖，組織，機能について述べる．

成人の**肝臓 liver** の平均重量は約 1.4 kg で，からだの中で最も重い腺で，皮膚についで 2 番目に大きい器官である．横隔膜下にあり，腹腔で右下肋部の大部分と胃上部の一部を占める（図 1.13 a 参照）．

胆嚢 gallbladder（gall- ＝胆汁）は肝臓下面の陥凹にある西洋ナシ形の袋状で，長さは 7 〜 10 cm で，肝臓の前下縁から吊り下がっている（図 24.16 a）．

肝臓と胆嚢の解剖学

肝臓のほとんどは臓側腹膜とその深部にある不規則緻密結合組織で完全に覆われている．肝臓は肝鎌状間膜 falciform ligament によって，主に大きな**右葉 right lobe** と小さな**左葉 left lobe** の 2 葉に分けられる（図 24.16 a）．多くの解剖学者は，下面前方の**方形葉 quadrate lobe** と下面後方の**尾状葉 caudate lobe** が右葉に属すると考えているが，内部のとくに血管の分布から考えて，方形葉と尾状葉は左葉に属すると考えたほうがより適切である．壁側腹膜の折り返しでできる肝鎌状間膜は，右葉と左葉のあいだで横隔膜下面から肝臓上面にまで広がり，肝臓を吊り下げている．肝鎌状間膜の自由縁には胎児の臍静脈（図 21.31 a, b 参照）の遺残であるひも状の**肝円索 ligamentum teres**（あるいは round ligament）があり，肝臓から臍まで伸びている．左右の**肝冠状間膜 coronary ligament** は，壁側腹膜の狭い折り返し部位で肝臓を横隔膜から吊り下げている．

胆嚢の幅の広い部分は**底 fundus** で，肝臓の下縁を越えて下方に突出している．また，中央部分は**体 body** で，先が細くなっている部分は**頸 neck** である．体と頸は上方に突出している．

肝臓と胆嚢の組織学

肝臓は組織学的にいくつかの要素で構成されている（図 24.17 a 〜 c）：

1. **肝細胞**．**肝細胞 hepatocyte**（hepat- ＝肝臓；-cytes ＝細胞）は肝機能を担う主な細胞で，広範囲の代謝，分泌機能を発揮する．これらの細胞は肝臓全体の約 80 ％を占める 5 〜 12 面体の特殊化した上皮細胞である．肝細胞は複雑な**肝細胞索 hepatic lamina** といわれる三次元配列をしている．厚い 1 層の細胞からなる肝細胞索の両側には，内皮細胞で裏打ちされている肝類洞といわれる血管腔がある．それはかなり枝分れしているので不規則な構造になっている．隣接する肝細胞の細胞膜とのあいだには溝ができ，肝細胞が分泌する胆汁を運ぶ毛細胆管（次に述べる）を形成する．胆汁は肝細胞によって分泌される黄色，褐色あるいはオリーブグリーン色の液体で，排出すべき老廃物や消化を助ける分泌物を含んでいる．

2. **毛細胆管**．**毛細胆管 bile canaliculi**（＝細い通路）は肝細胞によって産生された胆汁を集める肝細胞間にある細い管である．その毛細胆管を通じて胆汁が**細胆管 bile ductules**，それから**小葉間胆管 bile ducts** へと運ばれる．さらにそれらが合して最終的には**左右の肝管 right and left hepatic duct** になる．そしてその 2 つが合して**総肝管 common hepatic duct** となり肝臓を出る（図 24.16 参照）．総肝管は胆嚢からくる**胆嚢管 cystic duct**（cystic ＝嚢）と合して**総胆管 common bile duct** になる．胆汁はここを通じて小腸に分泌され，消化に関与する．

3. **肝類洞**．**肝類洞 hepatic sinusoids** は肝細胞索のあいだにあり，（固有）肝動脈の枝からの酸素を多く含む血液と門脈の枝からの栄養素や酸素の少ない血液を受け入れる．門脈は消化管や脾臓からの静脈血を肝臓に運ぶということを思い出そう．肝類洞の血液は**中心静脈 central vein** に集められる．中心静脈の血液は**肝静脈 hepatic veins** を介して，下大静脈に流入する（図 21.29 参照）．胆汁は血液が類洞内を流れる方向とは逆方向に流れる．また，類洞内には**細網内皮細胞 reticuloendothelial cell**（あるいは**肝マクロファージ hepatic macrophages**；訳注：クッパー細胞 Kupffer cell）が常在し，消化管から還流してくる静脈血に含まれる傷ついた白血球や赤

図 24.17 肝臓の組織.

組織学的に，肝臓は肝細胞，毛細血管，肝類洞で構成されている．

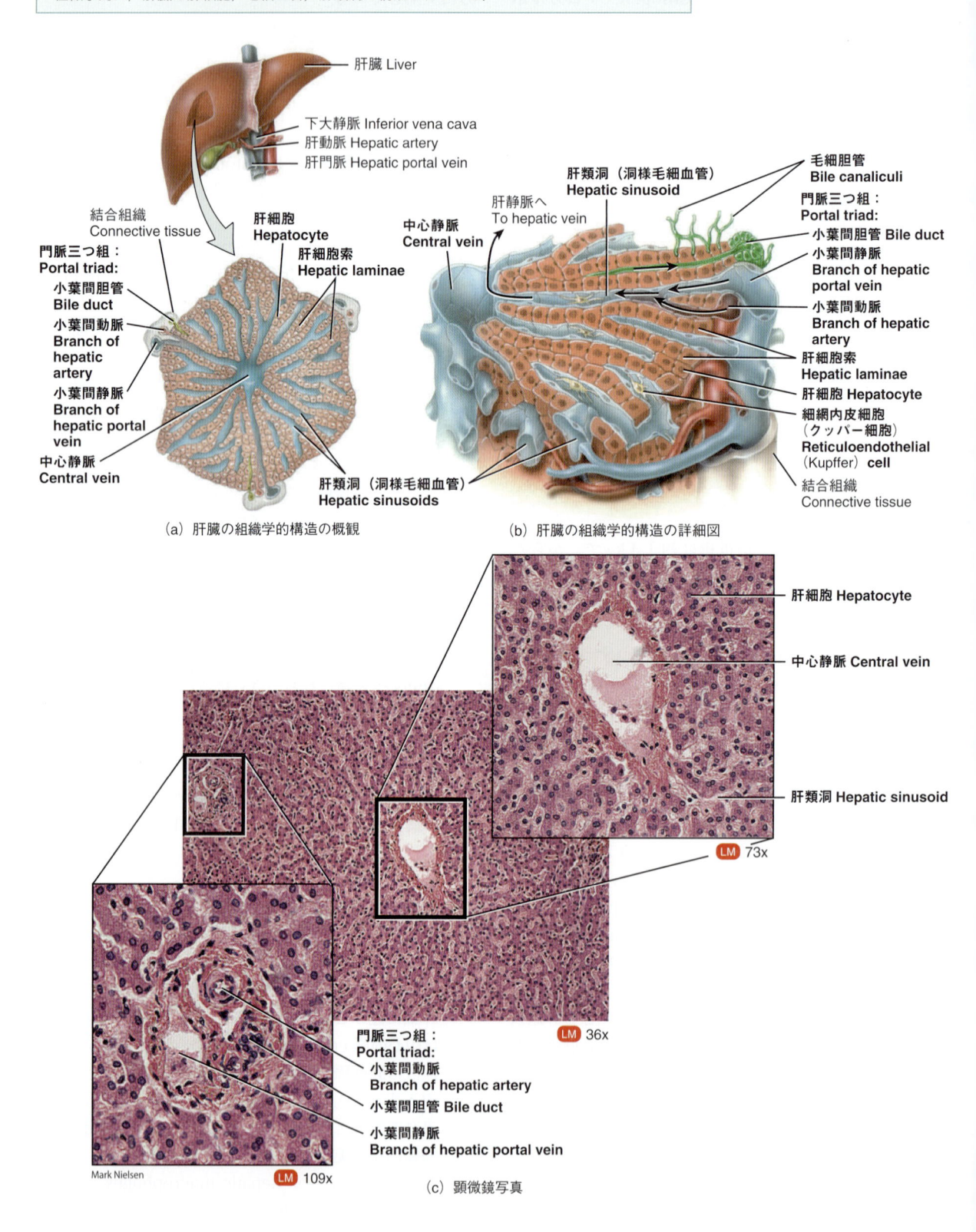

(a) 肝臓の組織学的構造の概観

(b) 肝臓の組織学的構造の詳細図

(c) 顕微鏡写真

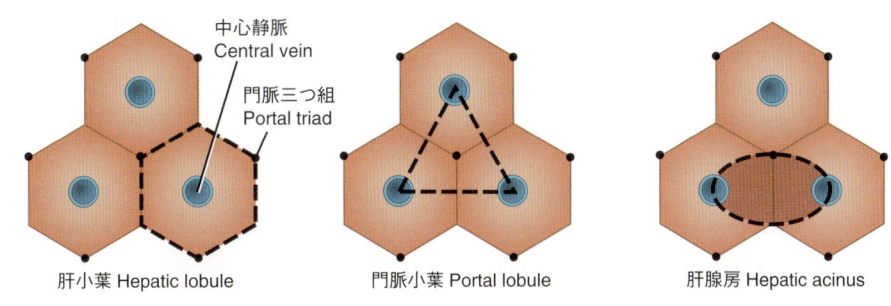

中心静脈 Central vein
門脈三つ組 Portal triad

肝小葉 Hepatic lobule　　門脈小葉 Portal lobule　　肝腺房 Hepatic acinus

(d) 3つのユニットと肝臓の構造と機能との比較

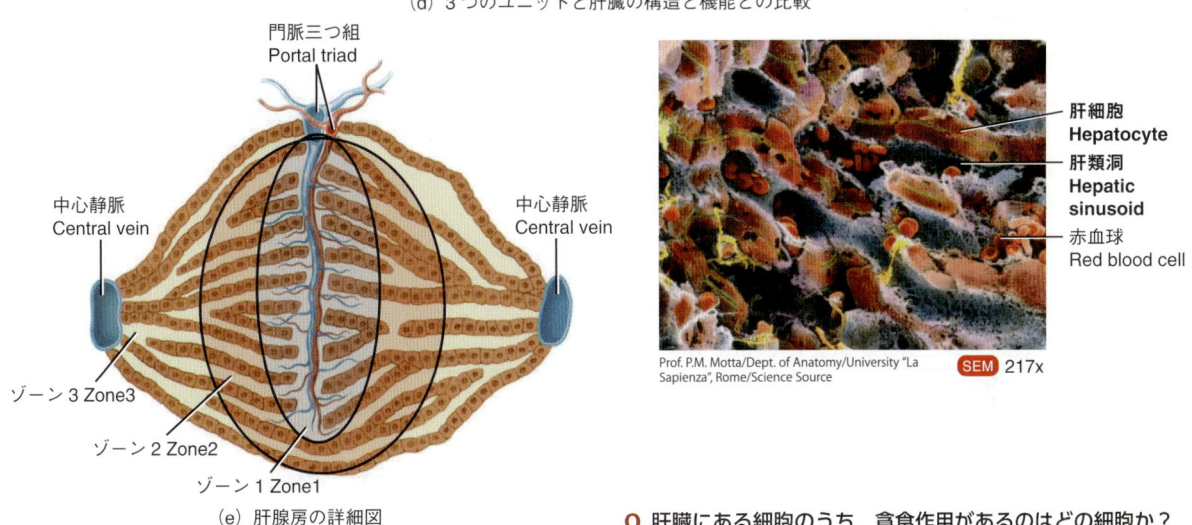

門脈三つ組 Portal triad

中心静脈 Central vein　　　　　　　　　中心静脈 Central vein

ゾーン 3 Zone3
ゾーン 2 Zone2
ゾーン 1 Zone1

(e) 肝腺房の詳細図

肝細胞 Hepatocyte
肝類洞 Hepatic sinusoid
赤血球 Red blood cell

Prof. P.M. Motta/Dept. of Anatomy/University "La Sapienza", Rome/Science Source
SEM 217x

Q 肝臓にある細胞のうち，貪食作用があるのはどの細胞か？

血球，バクテリア，他の外来物質を処理する．

　小葉間胆管，小葉間動脈，小葉間静脈をまとめて**門脈三つ組 portal triad**（tri- ＝ 3つ）という．

　肝細胞，胆管系，肝類洞の解剖学的，機能的単位については3つの異なる考え方がある：

1. **肝小葉**．いままで，解剖学者はこの**肝小葉 hepatic lobule** を肝臓の機能的単位と記載してきた．このモデルによれば，それぞれの肝小葉は六角柱（六面体）の形をしている（図 24.17 d の左）．中心には中心静脈があり，そこから放射状に肝細胞索と肝類洞が広がっている．六角形の3つの角に門脈三つ組がある．これはブタの肝臓をモデルにしている．ヒトの肝臓ではこのような非常にはっきりとした厚い結合組織で取り囲まれた肝小葉を見つけるのは難しい．

2. **門脈小葉**．このモデルで強調しているのは肝臓の外分泌機能，すなわち胆汁分泌である．したがって，門脈三つ組のうちの小葉間胆管が門脈小葉を構成する要素の中心に置かれている．**門脈小葉 portal lobule** は三角形をしており，門脈三つ組の最も近

い位置にある3つの中心静脈を連結する3つの仮想上の直線で定義される（図 24.17 d の中央）．このモデルは広く受け入れられているとはいいがたい．

3. **肝腺房**．最近，肝臓の構造的，機能的単位として受け入れられているのは**肝腺房 hepatic acinus** である．それぞれの肝腺房は2つの隣接する肝小葉の一部分を含む卵形に近い形をした塊である．2つの肝小葉のあいだを走行する門脈三つ組，つまり小葉間動脈，小葉間静脈，小葉間胆管がその肝腺房の短軸となる．また，短軸に最も近い2つの中心静脈を連結する2つの仮想上の曲線がその長軸となる（図 24.17 d の底）．肝腺房を構成する肝細胞は短軸周囲に明確な境界のない3つのゾーンに分けられる（図 24.17 e）．ゾーン1にある細胞は門脈三つ組に最も近い位置にあり，最初に流入してくる酸素，栄養素，有害物質を受け取ることになる．ここにある細胞は食後のグルコースを取り込んでグリコーゲンを合成し貯蔵する，また空腹時にはグリコーゲンを分解してグルコースに変える．さらに，胆管閉鎖と有害物質に曝された場合の形態学的変化を最初に受ける細胞でもある．ゾーン1の細胞は血液循環不良の場合，死に至る最後の細胞であり，

逆に最初に再生する細胞でもある．ゾーン3の細胞は門脈三つ組から最も離れたところに位置するので，胆管閉鎖あるいは有害物質に曝された場合の影響を最も遅く受ける細胞であり，血液循環が不良になった場合の影響を最初に受ける細胞であり，最も遅く再生する細胞である．また，脂肪を貯蔵する最初の細胞でもある．ゾーン2の細胞はゾーン1と3のあいだにあるので，構造的にも機能的にも中間的な性質をもっている．

　肝腺房は肝臓の最も小さい構造的，機能的単位である．それが一般的に受け入れられ，また注目されるのは，(1) グリコーゲン貯蔵と放出様式，(2) 門脈三つ組の枝に対して，腺房領域に相対的に近い位置にある関係上，肝腺房における有害物質の影響度，脱分化，再生に関する記述と説明が理論的である，ことにある．

　胆嚢の粘膜は単層円柱上皮で，胃と同じような粘膜ヒダがある．胆嚢壁には粘膜下組織はなく，その中層にある平滑筋線維が収縮すると胆汁が**胆嚢管 cystic duct** に放出される．外層は臓側腹膜で覆われる．胆汁は十二指腸で必要とされるまでのあいだ，胆嚢で貯蔵され，そのあいだに粘膜によって水とイオンが吸収され，結果的に約10倍にまで濃縮される．胆汁は脂肪の消化と吸収に関与する．

🩺臨床関連事項

黄　疸

　黄疸 jaundice（＝黄色味を帯びた）になると，ビリルビンといわれる黄色い化合物のために強膜（白眼），皮膚，粘膜が黄色味を帯びてくる．老化赤血球内のヘム色素が分解されてできるビリルビンは，肝臓へと運搬され，処理され，最終的に胆汁として排出される．黄疸には (1) ビリルビンの過剰産生が原因の**肝前性黄疸** prehepatic jaundice；(2) 先天性肝疾患，肝硬変，あるいは肝炎が原因の**肝内性黄疸** hepatic jaundice；(3) 胆石，腸や膵臓の癌による胆汁排泄障害が原因の**肝後性黄疸** extrahepatic jaundice の3つのカテゴリーがある．

　新生児の肝臓は生後第1週頃まではあまり機能しないので，多くの赤ちゃんは**新生児黄疸（生理学的黄疸）** neonatal (physiological) jaundice を経験する．肝臓が正常に機能するようになると，黄疸はなくなる．通常，新生児に紫外線をあてて，ビリルビンを腎臓で排泄しやすい物質に変換して治療する．

肝臓の血液供給

　肝臓は血液を2ヵ所から供給される（図 24.18）．固有肝動脈からは酸素に富む動脈血を供給され，肝門脈か

図 24.18　肝血流：その由来，肝臓内走行，心臓への血流．

肝臓は，固有肝動脈から酸素に富む血液を，肝門脈から栄養に富む脱酸素化された血液を供給される．

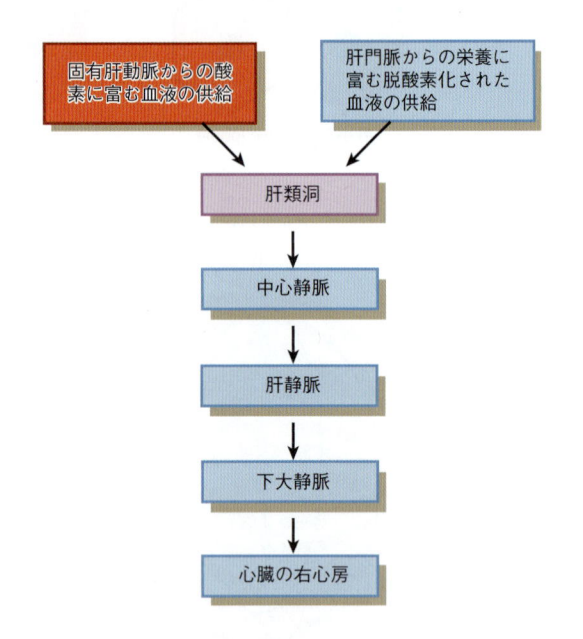

Q 食後数時間のあいだに，肝類洞内を流れる血中の化学組成はどのように変化するか？

らは消化管から吸収された栄養素，薬剤，おそらく細菌や毒素なども含む脱酸素化された静脈血を供給される（図 21.29 参照）．固有肝動脈と肝門脈の枝は血液を肝

🩺臨床関連事項

肝機能検査

　肝機能検査 Liver function tests とは，肝細胞によって放出される，ある種の化学物質の有無を検出するために行われる血液検査のことである．検査対象の化学物質としては，アルブミン，グロブリナーゼ，アラニンアミノトランスフェラーゼ（ALT），アスパラギン酸アミノトランスフェラーゼ（AST），アルカリホスファターゼ（ALP），ガンマグルタミルトランスペプチダーゼ（GGT），ビリルビンである．この検査は肝疾患，あるいは肝障害を明らかにして，その後の状態をモニターするのに利用されている．これらの物質のうち，肝臓の酵素が高濃度に検出された場合は，一般的に，以下の原因を疑う：非ステロイド抗炎症薬，コレステロール降下薬，ある種の抗菌薬の投与，アルコール，糖尿病，ウイルス性肝炎と単核症などの感染症，胆石，肝臓の腫瘍，カヴァ，コンフリー，ペニーロイヤルハッカ，西洋タンポポの根，タツナミソウ，麻黄などのハーブのサプリメントの過剰摂取．

類洞に運び，そこで酸素，多くの栄養素，ある種の毒物が肝細胞に取り込まれる．逆に，肝細胞で産生された物質や他の細胞が必要とする物質は，肝類洞の血流中に分泌され，中心静脈から最終的に肝静脈に流入する．消化管からの血液は肝門脈循環の一部として肝臓を通過するので，しばしば消化管原発の癌が転移する場所となる．

胆汁の機能と組成

1 日当り肝細胞は約 800 ～ 1,000 mL の黄色，褐色，あるいはオリーブグリーン色の**胆汁 bile** を分泌している．その pH は 7.6 ～ 8.6 で，ほとんどが水であるが，胆汁酸塩，コレステロール，レシチンといわれるリン脂質，胆汁色素，数種類のイオンが含まれる．

主な胆汁色素は**ビリルビン bilirubin** である．老化赤血球が貪食されると，鉄，グロビン，ヘム由来のビリルビンが放出される（図 19.5 参照）．鉄とグロビンは再利用され，ビリルビンは胆汁中に分泌され，最終的に小腸内で分解される．分解産物の一つは**ステルコビリン stercobilin** で正常な便を褐色にしている．

胆汁の一部は老廃物であり，一部は消化性の分泌物でもある．胆汁酸（多くはケノデオキシコール酸とコール酸）のナトリウム塩あるいはカリウム塩である胆汁酸塩が，**乳化 emulsification**，つまり大きな脂肪滴を脂肪小滴にまで分解することに働く．脂肪小滴になるとその表面積が非常に大きくなるので，膵リパーゼがトリグリセリドをかなり速いスピードで分解することができる．胆汁酸塩はまた，脂質の消化に続いて，その吸収においても補助的に機能する．

肝細胞は絶えず胆汁を分泌しているが，門脈血中に胆汁酸が増えてくると，その産生と分泌が亢進する．つまり，小腸での消化と吸収が続く限り，胆汁放出は増加する．食間，つまり吸収がほとんど終った後は，肝膵管膨大部の周囲を輪状にとりまいているオッディの括約筋（図 24.16 参照）が十二指腸への出口を閉じてしまうので，胆汁は胆嚢に貯蔵される．

さらに，肝臓には脂肪吸収に必要な胆汁を分泌するだけでなく，生命を維持するのに必要な下記に示す多くの機能がある：

- **炭水化物代謝**．肝臓はとくに，正常な血糖値レベルを維持するのに重要である．血糖値が低下すると，グリコーゲンを分解して血中にグルコースを放出する．また，ある種のアミノ酸や乳酸をグルコースに変え（訳注：糖新生という），フルクトースやガラクトースのような別の単糖もグルコースに変える．食後に起る血糖値上昇時には，余分のグルコースはグリコーゲンとして，あるいはトリグリセリドとしても貯蔵される．

> ### ♆ 臨床関連事項
>
> #### 胆 石
>
> もし，胆汁に十分量の胆汁酸塩やレシチンが含まれていないか，コレステロールが多く含まれている場合は，コレステロールが結晶化して**胆石 gallstones** になる．胆石の数が増え，大きくなると胆嚢から十二指腸への胆汁の流れがごく少なくなったり，間欠的になったり，完全に流れが止まったりする．胆石の治療には，胆石融解薬の使用や衝撃波治療あるいは外科的手術が行われる．胆石を繰り返す場合や薬剤や破砕治療がよりよい効果を示さない場合は，**胆嚢切除術 cholecystectomy**，つまり胆嚢とその内容物を取り除くことが必要となる．米国では毎年 50 万件以上の胆嚢切除術が行われている．胆嚢摘出後の副作用を軽減するためには，以下に示すような生活習慣や食生活を変える必要がある：(1) 飽和脂肪酸摂取を制限する，(2) アルコール類の摂取を制限する，(3) 1 回の食事量を少なくし，1 日 2 ～ 3 回の多量摂取ではなく，5 ～ 6 回に分けて少量ずつ摂取する，(4) ビタミンやミネラルのサブルメントを摂取する．

- **脂質代謝**．肝細胞は若干のトリグリセリドを貯蔵する．脂肪酸を分解して ATP を産生する．体細胞へあるいは体細胞から脂肪酸，トリグリセリド，コレステロールを運搬するリポタンパク質を合成する．コレステロールを合成する．コレステロールから胆汁酸塩を合成する．

- **タンパク質代謝**．肝細胞は**脱アミノ化 deaminate**，つまりアミノ酸からアミノ基を取り除く反応を行って，残りの部分を ATP 産生に利用したり，糖質や脂質に変える．脱アミノ化でできた毒性のあるアンモニアは，かなり毒性の低い尿素に変えられ，尿中に排泄される．また，肝細胞は，アルファグロブリン，ベータグロブリン，アルブミン，プロトロンビン，フィブリノーゲンのような多くの血漿タンパク質も合成する．

- **薬剤とホルモンの処理**．肝臓はアルコールのような物質を解毒化し，ペニシリン，エリスロマイシン，スルホンアミドのような薬剤を胆汁中に排泄する．また，甲状腺ホルモンやエストロゲン，アルドステロンのようなステロイドホルモンを化学的に変性させ，排出する．

- **ビリルビンの排泄**．前に述べたように，類洞の血中の老化赤血球のヘム由来のビリルビンは，肝細胞に取り込まれ，胆汁に分泌される．胆汁に含まれる多くのビリルビンは，小腸内の細菌によって代謝され，便中に排泄される．

- **胆汁酸塩の合成**．胆汁酸塩は小腸内で，脂質の乳化と吸収のために利用される．

- **貯蔵**．グリコーゲン以外に，肝臓には，A, B_{12}, D, E, K などのビタミン類や銅や鉄などのミネラルが貯蔵されているが，体細胞が必要とする時は，それらを放出する．
- **食作用（貪食）**．肝臓の細網内皮細胞（クッパー細胞）は赤血球，白血球，細菌を貪食する．
- **ビタミン D の活性化**．皮膚，肝臓，腎臓は活性型ビタミン D の合成に関与する．

代謝に関係する肝臓の機能については，25 章でさらに詳しく述べる．

> ### チェックポイント
> **27.** 肝腺房のゾーン分けの図を書いて，名称を書き込みなさい．
> **28.** 肝臓へ入って，出ていくまでの血流の経路を述べなさい．
> **29.** 肝臓と胆嚢はどのように十二指腸と連絡しているか．
> **30.** 肝臓でつくられた胆汁はどのように集められ，胆嚢に運ばれ，貯蔵されるか．
> **31.** 肝臓と胆嚢の主な機能はなにか．

24.12 小 腸

目 標
- 小腸の位置と構造について述べる．
- 小腸の機能について正確に述べる．

多くの栄養素の消化と吸収は**小腸 small intestine** といわれる長い管の中で行われるので，その構造は吸収に適するように特殊化している．長いだけでも消化と吸収の表面積は広くなるが，輪状ヒダ，絨毛，微絨毛によりさらに広くなっている．小腸は胃の幽門括約筋のところから始まり，コイル状に腹腔の中心部と下部を通り，最終的には大腸に開口する．その直径は平均 2.5 cm で，長さは生体では約 3 m で，死後は平滑筋の緊張がなくなるので，遺体では約 6.5 m になる．

小腸の解剖学

小腸は 3 つの領域に分けられる（図 24.19）．最初の部位が**十二指腸 duodenum** で，最も短く，腹膜後器官である．長さは胃の幽門括約筋から空腸までの約 25 cm で C 字形の管である．duodenum は "12" を意味するラテン語で，12 本の指の幅とだいたい同じ長さなので，十二指腸と名づけられた．**空腸 jejunum** の長さは，回

図 24.19 **小腸の構造**．(a) 小腸は，十二指腸，空腸，回腸からなる．(b) 輪状ヒダは，小腸における消化と吸収のための表面積を増加させる．

> 小腸でほとんどの消化と吸収が行われる．

小腸の機能
1. 分節運動によって，糜粥と消化液が混ぜられ，吸収をする粘膜と接触させられる．蠕動運動によって，糜粥は小腸内を移送される．
2. 炭水化物，タンパク質，脂質が完全に消化される．核酸の消化は小腸で始まり，そこで終る．
3. 消化器系を通過する栄養素と水の約 90% を吸収する．

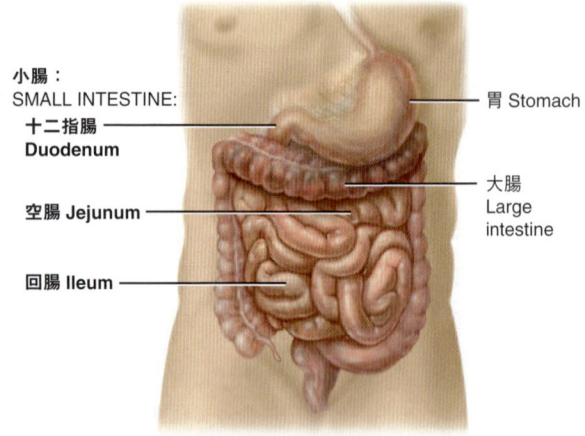

小腸：
SMALL INTESTINE:
十二指腸 Duodenum
空腸 Jejunum
回腸 Ileum
胃 Stomach
大腸 Large intestine

（a）前からみた腸管の外観

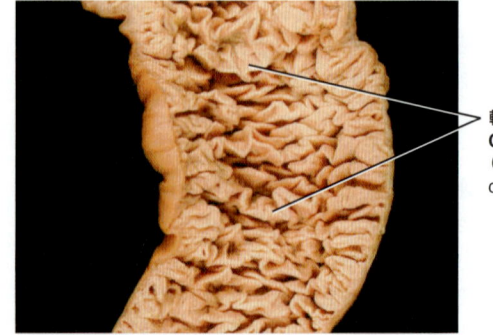

Dissection Shawn Miller, Photograph Mark Nielsen

輪状ヒダ Circular folds （plicae circulares）

（b）空腸の内部構造

Q 小腸の中で最も長い部分はどこか？

腸までの約1mである．**jejunum** は空（から）を意味するラテン語で，死体ではその中が空だったのでそのように名づけられた．小腸の中で最も長いのが最後の部位の**回腸 ileum** で，その長さは約2mあり，**回盲括約筋（弁）ileocecal sphincter（valve）**といわれる平滑筋

性の括約筋のところで大腸と連結している．

小腸の組織学

小腸壁は他の消化管と同じく粘膜，粘膜下組織，筋層，漿膜の4層構造をしている（図24.20b）．粘膜

図 24.20 小腸の組織.

輪状ヒダ，絨毛，微絨毛によって，小腸における消化と吸収のための表面積が増加する．

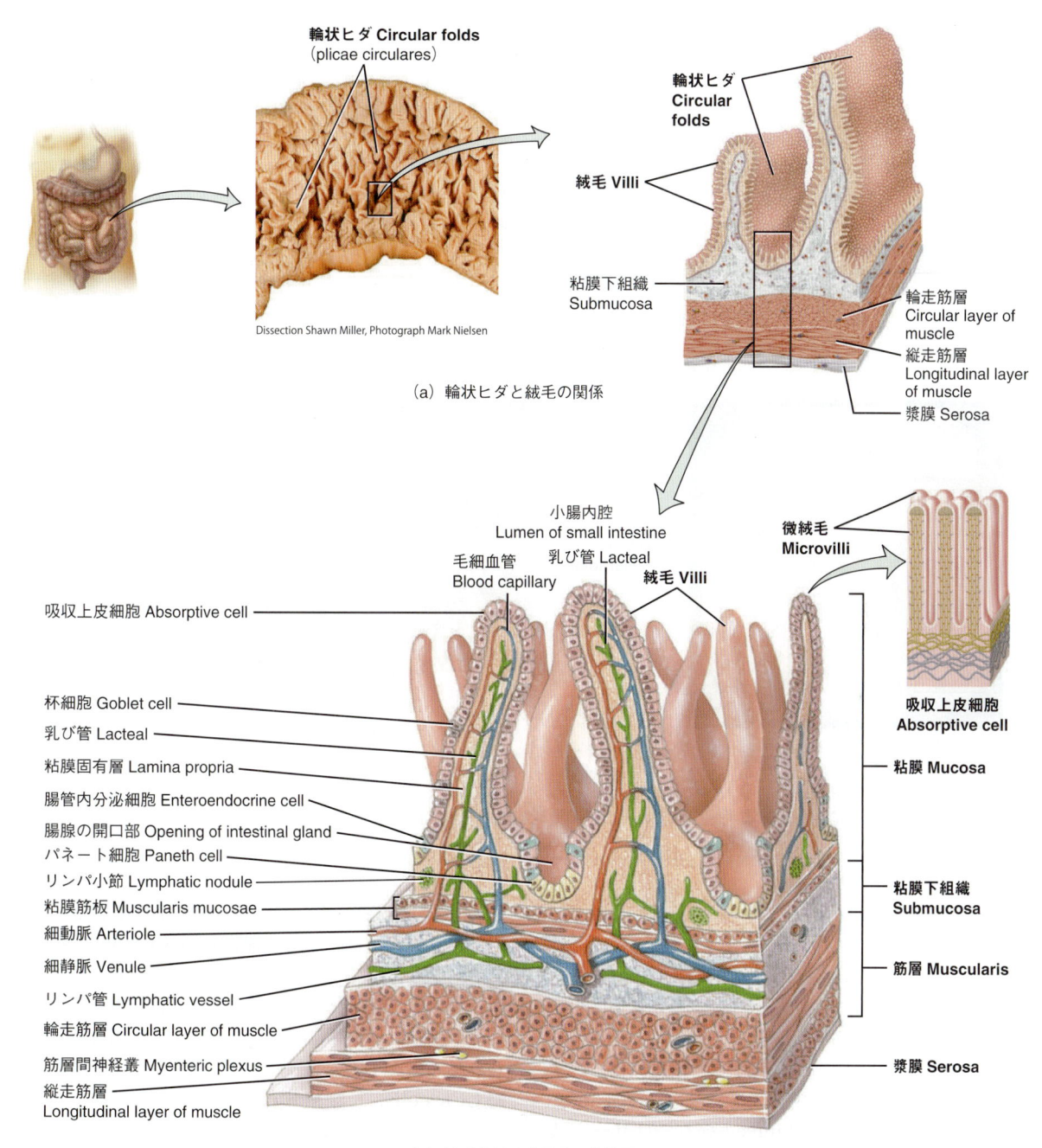

輪状ヒダ Circular folds
（plicae circulares）

Dissection Shawn Miller, Photograph Mark Nielsen

（a）輪状ヒダと絨毛の関係

輪状ヒダ Circular folds

絨毛 Villi

粘膜下組織 Submucosa

輪走筋層 Circular layer of muscle

縦走筋層 Longitudinal layer of muscle

漿膜 Serosa

小腸内腔 Lumen of small intestine

毛細血管 Blood capillary

乳び管 Lacteal

絨毛 Villi

微絨毛 Microvilli

吸収上皮細胞 Absorptive cell

粘膜 Mucosa

粘膜下組織 Submucosa

筋層 Muscularis

漿膜 Serosa

吸収上皮細胞 Absorptive cell

杯細胞 Goblet cell

乳び管 Lacteal

粘膜固有層 Lamina propria

腸管内分泌細胞 Enteroendocrine cell

腸腺の開口部 Opening of intestinal gland

パネート細胞 Paneth cell

リンパ小節 Lymphatic nodule

粘膜筋板 Muscularis mucosae

細動脈 Arteriole

細静脈 Venule

リンパ管 Lymphatic vessel

輪走筋層 Circular layer of muscle

筋層間神経叢 Myenteric plexus

縦走筋層 Longitudinal layer of muscle

（b）絨毛を示す小腸壁の立体図

図 24.20 続く

図 **24.20** 続き

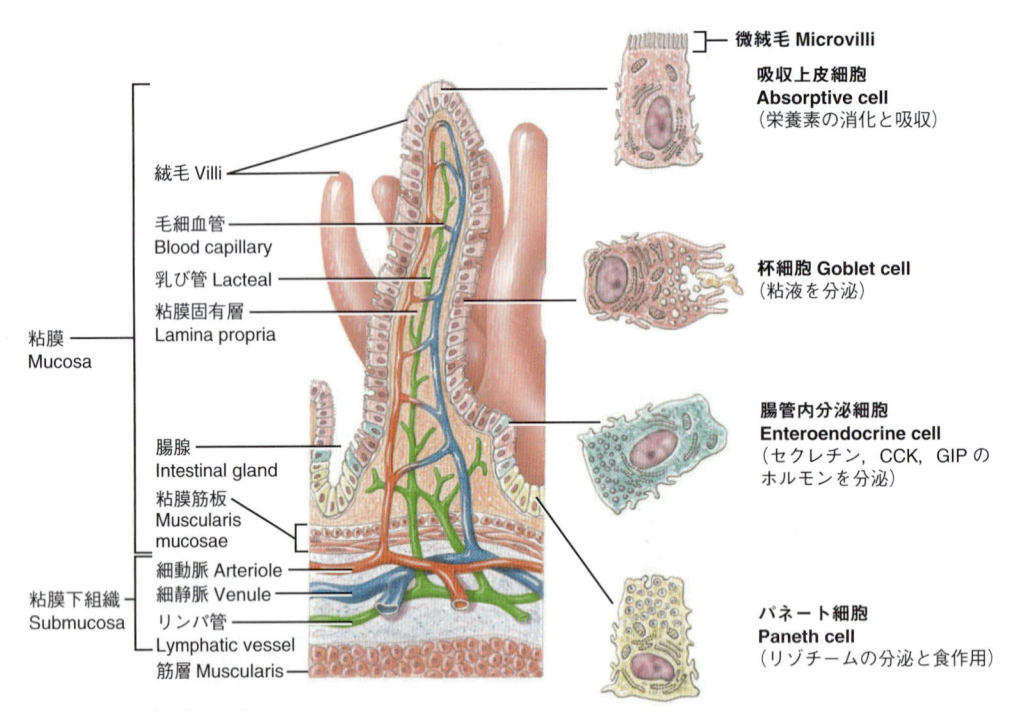

（c）拡大した絨毛内の乳び管，毛細血管，腸腺，各種の細胞を示す

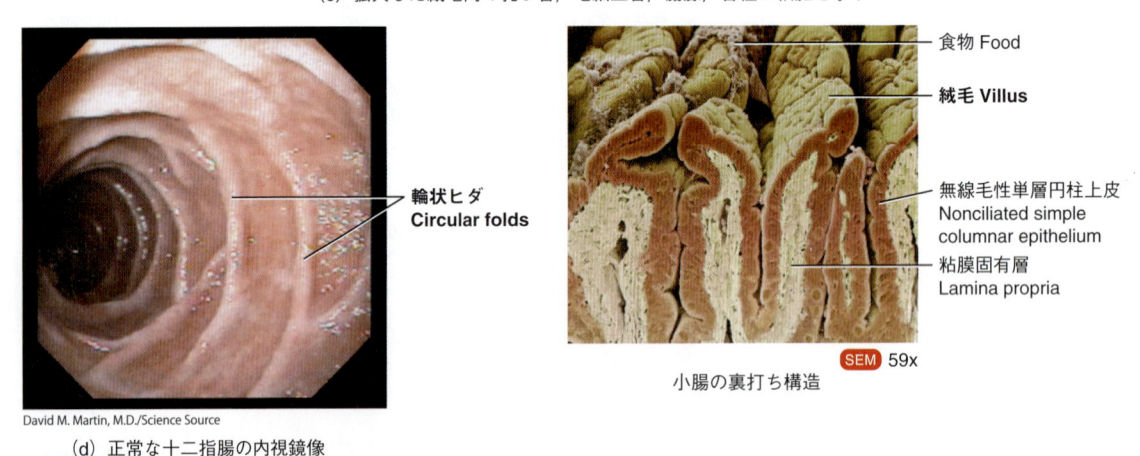

David M. Martin, M.D./Science Source

（d）正常な十二指腸の内視鏡像

小腸の裏打ち構造

Q それぞれの微絨毛の中心部分にある毛細血管網と乳び管の機能的な意味はなにか？

mucosa は粘膜上皮，粘膜固有層，粘膜筋板からなる層構造である．小腸の粘膜上皮は単層円柱上皮で，そこには多くの種類の細胞がある（図 24.20 c）．**吸収上皮細胞 absorptive cells** には消化酵素と小腸の糜粥内の栄養素を吸収する微絨毛がある．上皮には粘液を分泌する**杯細胞 goblet cells** もある．また小腸粘膜には，腺上皮で裏打ちされた多くの陰窩がある．陰窩に配列している細胞は**腸腺 intestinal glands**（あるいは**リーベルキューン腸陰窩** crypts of Lieberkühn）を形成し，腸液

（すぐ後に述べる）を分泌する．粘膜上皮細胞と杯細胞以外に，腸腺には**パネート細胞 Paneth cells** と腸管内分泌細胞もある．パネート細胞はリゾチーム，つまり殺菌作用のある酵素を分泌する．また，食作用もある．パネート細胞には小腸内細菌叢を調節する役割もあるといわれている．小腸の腸腺には，**S 細胞 S cells，CCK 細胞 CCK cells，K 細胞 K cells** という 3 種類のホルモンを分泌する腸管内分泌細胞がある；セクレチン secretin 分泌の S 細胞，**コレシストキニン cholecystokinin**

（CCK）分泌の CCK 細胞，**グルコース依存性インスリン分泌刺激ポリペプチド glucose-dependent insulinotropic polypeptide（GIP）**分泌の K 細胞である．

小腸の粘膜固有層には疎性結合組織が含まれ，豊富な粘膜関連リンパ組織（MALT）がある．**孤立リンパ小節 solitary lymphatic nodules** は回腸の遠位端にとくに多い（図 24.21c 参照）．回腸には**集合リンパ小節 aggregated lymphatic follicles（パイエル板 Peyer's patches）**もある．小腸の粘膜筋板は平滑筋からなる．

十二指腸の粘膜下組織 submucosa には，糜粥に含まれる胃酸を中和するアルカリ性の粘液を分泌する**十二指腸腺 duodenal glands（ブルンネル腺 Brunner's glands）**がある（図 24.21a）．粘膜固有層にあるリンパ組織が粘膜筋板を越えて粘膜下組織にまで広がることがある．小腸の筋層 muscularis は 2 層の平滑筋からなり，外層には薄い縦走筋線維があり，内層には厚い輪状筋線維がある．十二指腸以外の大部分の小腸は，漿膜 serosa（すなわち臓側腹膜）で完全に覆われている．

図 24.21 十二指腸と回腸の組織．

小腸の微絨毛には，栄養素の消化を補助する刷子縁酵素がある．

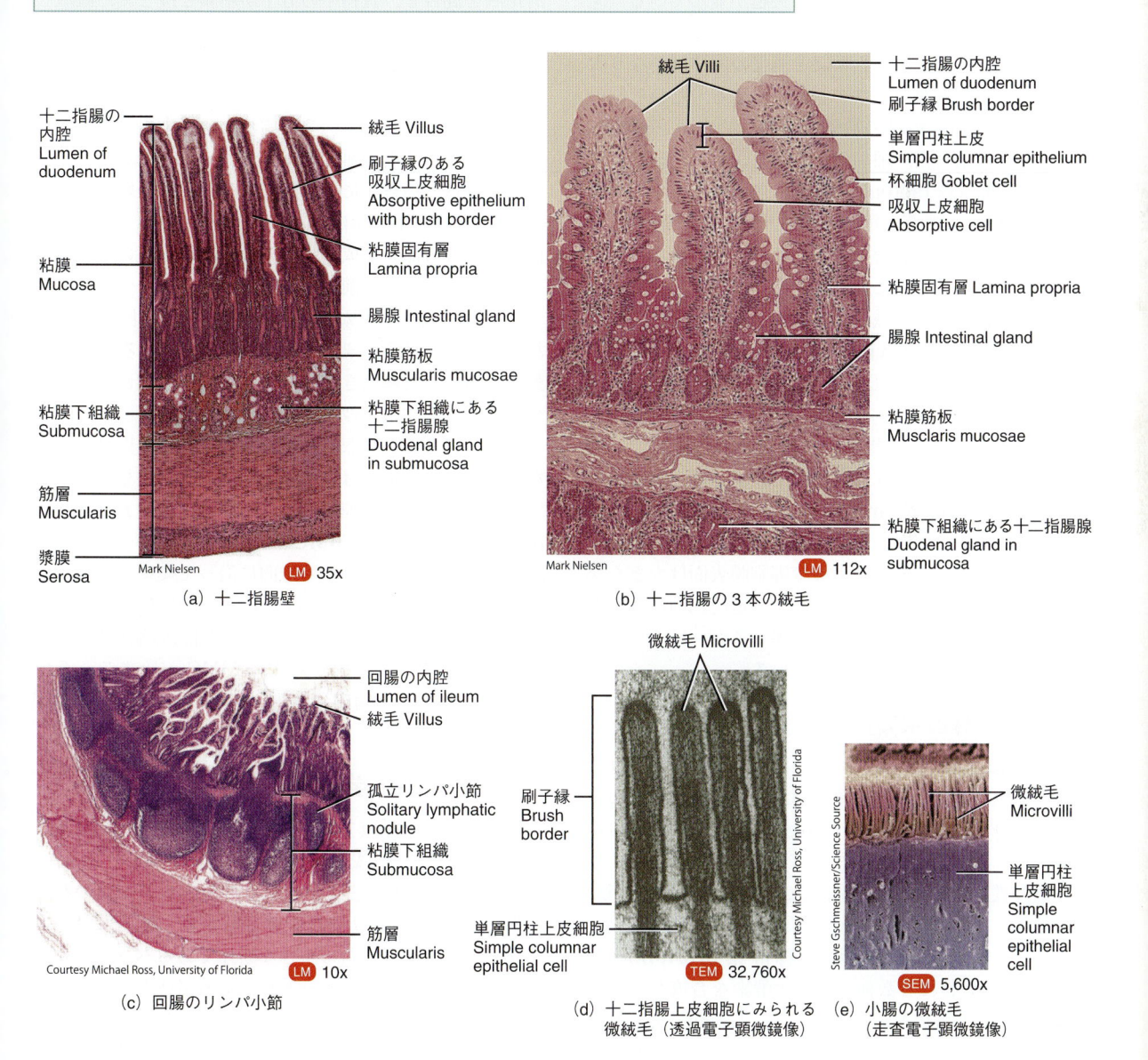

（a）十二指腸壁 — LM 35x

十二指腸の内腔 Lumen of duodenum
絨毛 Villus
刷子縁のある吸収上皮細胞 Absorptive epithelium with brush border
粘膜固有層 Lamina propria
腸腺 Intestinal gland
粘膜筋板 Muscularis mucosae
粘膜下組織にある十二指腸腺 Duodenal gland in submucosa
粘膜 Mucosa
粘膜下組織 Submucosa
筋層 Muscularis
漿膜 Serosa
Mark Nielsen

（b）十二指腸の 3 本の絨毛 — LM 112x

絨毛 Villi
十二指腸の内腔 Lumen of duodenum
刷子縁 Brush border
単層円柱上皮 Simple columnar epithelium
杯細胞 Goblet cell
吸収上皮細胞 Absorptive cell
粘膜固有層 Lamina propria
腸腺 Intestinal gland
粘膜筋板 Musclaris mucosae
粘膜下組織にある十二指腸腺 Duodenal gland in submucosa
Mark Nielsen

（c）回腸のリンパ小節 — LM 10x

回腸の内腔 Lumen of ileum
絨毛 Villus
孤立リンパ小節 Solitary lymphatic nodule
粘膜下組織 Submucosa
筋層 Muscularis
Courtesy Michael Ross, University of Florida

（d）十二指腸上皮細胞にみられる微絨毛（透過電子顕微鏡像） — TEM 32,760x

微絨毛 Microvilli
刷子縁 Brush border
単層円柱上皮細胞 Simple columnar epithelial cell
Courtesy Michael Ross, University of Florida

（e）小腸の微絨毛（走査電子顕微鏡像） — SEM 5,600x

微絨毛 Microvilli
単層円柱上皮細胞 Simple columnar epithelial cell
Steve Gschmeissner/Science Source

Q 十二指腸腺（ブルンネル腺）の分泌液の機能はなにか？

小腸壁は他の消化管と同じ 4 層構造をしているが，小腸には，消化と吸収のために特殊化した構造である，輪状ヒダ，絨毛，微絨毛がある．**輪状ヒダ circular folds**（あるいは plicae circulares）は，粘膜と粘膜下組織（図24.19 b，24.20 a 参照）のヒダで，高さ 10 mm の常在する隆起である．輪状ヒダは十二指腸の近位部からみられ，だいたい回腸の中央部分でみられなくなる．小腸の全長にわたってヒダが形成されていることもあるが，一部にしかつくられていないこともある．輪状ヒダによって吸収面積は増大するが，糜粥が小腸を通過する時には直線状に移動させるというよりもむしろ，らせん状に移動させることになる．

小腸には指の形をした 0.5 〜 1 mm の長さの**絨毛 villi**（＝毛の束；単数形 villus）の突起が並んでいる（図24.20 b，c 参照）．多数の絨毛（1 mm^2 当り 20 〜 40 本）によって，上皮細胞による吸収と消化の面積はかなり大きくなり，粘膜表面はビロード状にみえる．それぞれの絨毛には疎性結合組織の粘膜固有層からなる芯部がある．そこには細動脈，細静脈，毛細血管網，毛細リンパ管である**乳び管 lacteal**（＝乳白色の）がある（図24.20 c 参照）．絨毛を覆っている上皮細胞に取り込まれた栄養素は，毛細血管壁あるいは乳び管壁からそれぞれ血液あるいはリンパに入る．

小腸には輪状ヒダと絨毛以外に，吸収上皮細胞の自由表面には**微絨毛 microvilli**（micro- ＝小さい）がある．細胞膜が円筒状に突出したそれぞれの微絨毛の長さは 1 μm で，その中には 20 〜 30 本のアクチン線維がある．光学顕微鏡で観察した場合，微絨毛は小さすぎて 1 本ずつ見分けることはできない．綿毛のようにしかみえないが，**刷子縁 brush border** といわれる構造が小腸腔に突出している（図 24.21 d）．小腸 1 mm^2 当り 2 億本の微絨毛がある．微絨毛によって細胞膜表面は大きくなるので，消化された大量の栄養素が一定時間内に吸収上皮細胞へと拡散できる．すぐ後に述べるが，いくつかの消化酵素が刷子縁に組み込まれている．

腸液と刷子縁酵素の作用

腸液 intestinal juice は，1 日に 1 〜 2 L 分泌される透明で黄色い液体である．それは水と粘液を含み，わずかにアルカリ性である（pH 7.6）．腸液には高濃度の重炭酸イオン（HCO_3^-）が含まれているので，その pH はアルカリ性である．膵液と腸液が混ざると中性になり，その結果，小腸での糜粥中の物質を吸収しやすくなる．小腸の吸収上皮細胞は**刷子縁酵素 brush-border enzymes** といわれる数種類の消化酵素を合成し，それを微絨毛の細胞膜に組み込んでいる．したがって，他の消化管で主に行われる管腔での消化というよりもむしろ，絨毛にある上皮細胞の膜表面で酵素による消化が行われる．炭水化物分解酵素として，α-デキストリナーゼ，マルターゼ，スクラーゼ，ラクターゼの 4 種類が，タンパク質分解酵素として，ペプチダーゼ（アミノペプチダーゼとジペプチダーゼ）が，2 種のヌクレオチド分解酵素として，ヌクレオシダーゼとホスファターゼがある．また，剥離して壊れた細胞から糜粥中の栄養素を分解する酵素が小腸腔に放出される．

小腸における機械的消化

小腸の運動には，主に筋層間神経叢によって支配される分節運動と移動性複合運動である蠕動運動の 2 種類がある．**分節運動 segmentations** は局所性の収縮で，大量の糜粥で拡張した腸の一部分に起る．それは糜粥と消化液を混合し，食物中の分子が粘膜と接して，吸収しやすいようにする．分節運動は消化管に沿って内容物を押し進めることはない．分節運動は，小腸のある部位での輪走筋線維の収縮，つまり小腸を分節状に締めつける運動で始まる．続いて，それぞれの分節中央部を輪状にとりまいている筋線維が収縮して，それぞれの分節を 2 つに分ける．最終的には，最初に収縮した筋線維が弛緩し，それぞれの小分節は隣り合せの小分節と一緒になり，再び大きな分節を形成する．このような一連の過程が繰り返されて，糜粥は前後にかき混ぜられる．分節運動は十二指腸で最も頻度が高く，1 分間に約 12 回繰り返され，空腸では次第に遅くなって約 8 回になる．この運動は，蓋をした歯磨きチューブを中央から端に向かって交互に搾り出すのに似ている．

食物がほとんど吸収されてしまうと，小腸壁は収縮しなくなり，分節運動は止まり，蠕動運動が始まる．小腸で起るこの種の蠕動運動は，**移動性複合運動 migrating motility complex（MMC）** といわれ，胃の下部から始まり，小腸が短く伸びる方向に沿って糜粥を前方の消化管に送り込む．MMC はゆっくりと小腸の下流に向かって移動し，90 〜 120 分後には回腸の端に達する．すると，また胃の下部から次の MMC が始まる．全体として，糜粥が小腸内に留まっているのは 3 〜 5 時間である．

小腸における化学的消化

口腔内では，唾液アミラーゼが多糖類のデンプンを二糖類のマルトース（麦芽糖），三糖類のマルトトリオース，5 〜 10 個のグルコースからなる短鎖のデンプンの断片である α-デキストリンにまで分解する．胃内では，トリプシンがタンパク質の小さな断片であるペプチドにまで，舌リパーゼと胃リパーゼが，ある量のトリグリセリドを脂肪酸，ジグリセリド，モノグリセリドにまで分解する．したがって，小腸に入った糜粥には，部分的に分解された炭水化物，タンパク質，脂質が含まれている．

小腸に分泌される膵液，胆汁，腸液が互いに協調して炭水化物，タンパク質，脂質を完全に消化する.

炭水化物の消化

唾液アミラーゼ salivary amylase は胃の中でしばらくのあいだ，作用し続けるが，胃の pH が酸性なので，唾液アミラーゼは分解されて，失活する.したがって，胃から送り出されるまでのあいだに，胃でマルトースにまで分解されるデンプンはごくわずかである.分解されなかったデンプンは，小腸内で作用する膵液に含まれる**膵アミラーゼ**pancreatic amylase によって，マルトース，マルトトリオース，α-デキストリンにまで分解される.膵アミラーゼはグリコーゲンやデンプンに作用するが，他の多糖類で一般的に消化管を通過する"不消化"性植物繊維といわれているセルロース（訳注：デンプンの構成成分である α-グルコースとは立体構造が異なる β-グルコースの重合体）には作用しない.唾液アミラーゼあるいは膵アミラーゼはデンプンをより小さな断片にまで分解するが，**α-デキストリナーゼ α-dextrinase** といわれる刷子縁酵素によって，デキストリンは一度に単糖のグルコースにまで分解される.

　3種類の二糖類のスクロース（ショ糖）sucrose，ラクトース（乳糖）lactose，マルトース（麦芽糖）maltose の分子は，小腸に到達するまでは分解されない.3つの刷子縁酵素が二糖類を単糖類に分解する.**スクラーゼ sucrase** はスクロースをグルコース1分子とフルクトース1分子に，**ラクターゼ lactase** はラクトースをグルコース1分子とガラクトース1分子に，**マルターゼ maltase** はマルトースとマルトトリオースをそれぞれグルコース2分子あるいは3分子にまで分解する.炭水化物の消化は，吸収できる形の単糖類になって終る.

タンパク質の消化

タンパク質の消化は胃で始まり，ペプシン pepsin によってペプチドにまで断片化されることを思い出そう.膵液に含まれるトリプシン trypsin，キモトリプシン chymotrypsin，カルボキシペプチダーゼ carboxypeptidase，エラスターゼ elastase によっても，タンパク質のペプチドまでの分解が絶えず行われている.これらの酵素はすべてタンパク質をペプチドにまで分解するが，それぞれの酵素によって切断されるアミノ酸とアミノ酸のあいだのペプチド結合は少しずつ異なる.トリプシン，キモトリプシン，エラスターゼはすべて，特異的なアミノ酸とその隣のアミノ酸のあいだにあるペプチド結合を切断するが，カルボキシペプチダーゼはペプチドのカルボキシ基側にある末端アミノ酸のペプチド結合を切断する.タンパク質消化は刷子縁にある2つの**ペプチダーゼ peptidases**，つまりアミノペプチダーゼとジペプチダーゼによる分解で完結する.**アミノペプチダーゼ aminopeptidase** は，ペプチドのアミノ基側にある末端アミノ酸のペプチド結合を切断し，**ジペプチダーゼ dipeptidase** は2つのアミノ酸のあいだにあるペプチド結合を切断して，一つ一つのアミノ酸にまで分解する.

脂質の消化

　食物に含まれる脂質の中で最も多いのが，トリグリセリドで，グリセロール1分子に3分子の脂肪酸が結合している（図 2.17 参照）.トリグリセリドとリン脂質とを切断する酵素は**リパーゼ lipases** といわれ，舌リパーゼ lingual lipase，胃リパーゼ gastric lipase，膵リパーゼ pancreatic lipase の3種類があることを覚えておきなさい.いくぶんかは舌リパーゼあるいは胃リパーゼによって胃内で分解されるが，多くは小腸で膵リパーゼによって分解される.膵リパーゼによって，トリグリセリドは脂肪酸とモノグリセリドにまで分解される.遊離する脂肪酸は 10～20 以下の炭素原子を含む短鎖脂肪酸か，長鎖脂肪酸である.

　トリグリセリドを含む大きな脂肪滴は小腸で分解される前に，まず，乳化 emulsification されなければならない.乳化は大きな脂肪滴をいくつかの小さな脂肪小滴にまで分解する過程のことである.胆汁には胆汁酸のナトリウムあるいはカルシウム塩（主にケノデオキシコール酸とコール酸）が含まれていることを思い出そう.胆汁酸塩は**両親媒性 amphipathic** であり，非極性の疎水基

と極性の親水基がある．胆汁酸塩のこの両親媒性によって大きな脂肪滴が乳化される．つまり，胆汁酸塩の疎水基は大きな脂肪滴と，親水基は糜粥中の水と反応する．最終的には，大きな脂肪滴は直径約 1 μm のいくつかの小さな脂肪小滴にまで分解される．その結果，小さくなった脂肪小滴は表面積が増し，膵リパーゼがより効果的に作用することができるようになる．

核酸の消化　膵液には 2 種類のヌクレアーゼが含まれている．一つはリボヌクレアーゼ ribonuclease で RNA を分解し，もう一つはデオキシリボヌクレアーゼ deoxyribonuclease で，DNA を分解する．2 つのヌクレアーゼ分解でできたヌクレオチドは，刷子縁酵素の**ヌクレオシダーゼ nucleosidases** と**ホスファターゼ phosphatases** によって，さらにペントース，リン酸，窒素を含む塩基にまで分解され，能動輸送により吸収される．

小腸における吸収

　口腔から小腸に至るすべての化学的および機械的消化によって，食物は粘膜に配列している上皮細胞を通過し，その内側にある毛細血管やリンパ管に吸収されるかたちになるような変化を受ける．例えば，炭水化物は単糖類（グルコース，フルクトース，ガラクトース）に，タンパク質はアミノ酸，ジペプチド，トリペプチドに，トリグリセリドは脂肪酸，グリセロール，モノグリセリドに変えられる．これらの消化された栄養素が，消化管から血液やリンパに入ることを吸収 absorption という．

　物質は，拡散，促進拡散，浸透圧，能動輸送によって吸収される．すべての栄養素の 90％は小腸で，残り10％は胃と大腸で吸収される．小腸で消化あるいは吸収されなかった物質は大腸へと送られる．

単糖類の吸収　すべての炭水化物は単糖類として吸収される．小腸の単糖類吸収能は非常に高く，1 時間に120 g にも達する．結果的に，食物に含まれるすべての炭水化物は消化されたのちに吸収されて，不消化のセルロースと食物繊維だけが便中に残る．単糖類は**促進拡散 facilitated diffusion** あるいは**能動輸送 active transport** により，小腸腔から上皮細胞の自由表面を通過する．果物に含まれるフルクトース（果糖）は**促進拡散**で，グルコースとガラクトースは Na^+ の能動輸送に共役（カップル）した**二次性能動輸送 secondary active transport** によって，絨毛の吸収細胞に送られる（図 24.22 a）．そのトランスポーターにはグルコース分子を結合する部位と 2 つの Na^+ を結合する部位がある．それら 3 つの部位に物質が結合しなければ，輸送は起らない．ガラクトースは同じトランスポーターに対してグルコースと競

合する（Na^+ とグルコースあるいはガラクトースは同じ方向へ輸送されるので，これは**シンポーター [共輸送体] symporter** の一つである）．単糖類はそれから**促進拡散**により基底・外側膜を通り抜け，吸収細胞から移動し，絨毛内の毛細血管へと入っていく（図 24.22 b）．

アミノ酸，ジペプチド，トリペプチドの吸収　多くのタンパク質は，主に十二指腸と空腸で起る**能動輸送**によりアミノ酸として吸収される．吸収されるアミノ酸の約半分は食物由来で，残り半分は消化液と粘膜表面から剥離した死細胞由来である．通常，小腸に存在するタンパク質の 95 ～ 98％が消化・吸収される．アミノ酸の種類によってトランスポーターが異なる．いく種類かのアミノ酸はグルコーストランスポーターと同じような過程を経て，Na^+ 依存性二次能動輸送により絨毛の上皮細胞に入る．別のアミノ酸は単独で能動輸送される．少なくとも一つのシンポーターは，ジペプチドとトリペプチドを H^+ とともにに運ぶ．取り込まれたジペプチドとトリペプチドはその後，上皮細胞内で一つ一つのアミノ酸に加水分解される．アミノ酸は拡散で上皮細胞から出て，絨毛内の毛細血管に入る（図 24.22）．単糖類とアミノ酸の両方は，肝門脈経由で肝臓に輸送される．もし肝細胞に取り込まれなかった場合は，それらは体循環に入る．

脂質と胆汁酸塩の吸収　食物に含まれるすべての脂質は**単純拡散 simple diffusion** で吸収される．成人では，脂質の約95％が小腸から吸収される．新生児では胆汁産生能が低いので，脂質の約85％しか吸収されない．脂質が乳化され，消化されると，トリグリセリドは主にモノグリセリドと短鎖か長鎖のどちらかの脂肪酸にまで分解される．小さな短鎖脂肪酸は親水性で，その炭素原子の数は 10 ～ 12 以下で，より水に溶けやすい性質がある．したがって，水分の多い小腸内の糜粥に溶けて，単純拡散で吸収上皮細胞を通過し，単糖類やアミノ酸と同じ経路で絨毛内の毛細血管に取り込まれる（図 24.22 a）．

　10 ～ 12 の炭素原子からなる大きな短鎖脂肪酸，長鎖脂肪酸（訳注：炭素数 12 以上），モノグリセリドは上記より大きく，疎水性なので小腸内の糜粥の水溶性の環境では溶けにくい．胆汁酸塩は乳化作用に加えて，これらの大きな短鎖脂肪酸，長鎖脂肪酸，モノグリセリドをより溶けやすい形状にする作用もある．小腸内糜粥に含まれる胆汁酸塩は，大きな短鎖脂肪酸，長鎖脂肪酸，モノグリセリドを抱合して，**ミセル micelles**（＝小片）といわれる微小な球体をつくる．その直径は 2 ～ 10 nm で，中に20 ～ 50分子の胆汁酸塩を含んでいる（図 24.22 a）．ミセルは胆汁酸塩分子の両親媒性によって形成される．つまり，疎水基は大きな短鎖脂肪酸，長鎖

図 24.22　**小腸における消化された栄養素の吸収.** 刷子縁酵素で消化された数種類の栄養素も含めて, 小腸内で消化されたすべての食物を, 簡単に図示してある.

長鎖脂肪酸とモノグリセリドは乳び管に, 他の消化産物は毛細血管に吸収される.

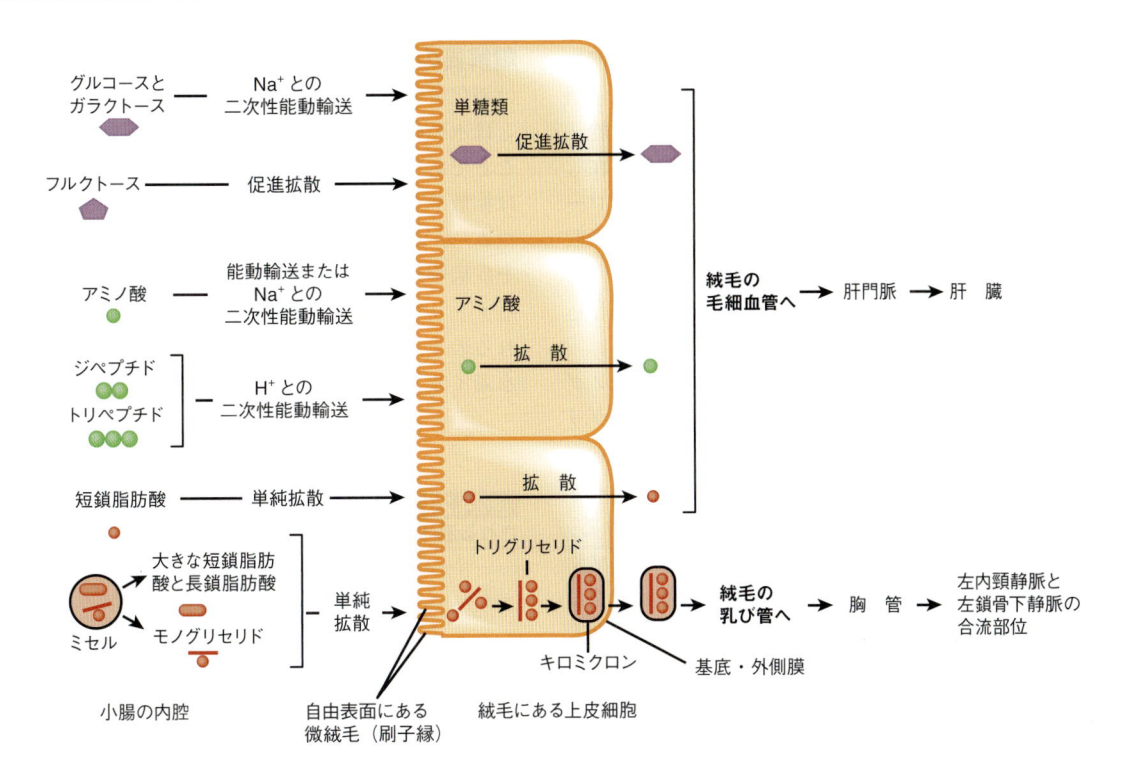

（a）栄養素が絨毛にある上皮細胞を移動する機序

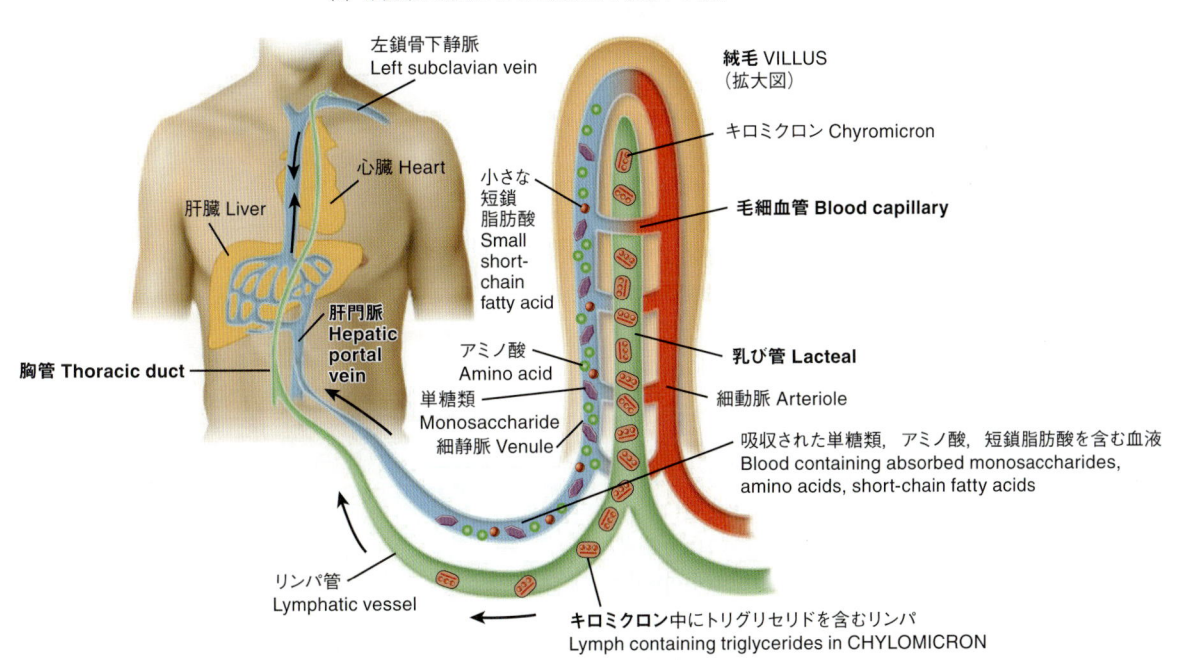

（b）吸収された栄養素の血液およびリンパへの移動

Q モノグリセリドはアミノ酸より大きいにもかかわらず, なぜ単純拡散で吸収されるのか？　また逆に, なぜアミノ酸はそうできないのか？

脂肪酸，モノグリセリドと反応する．親水基は水分の多い腸内の糜粥と反応する．ミセルは形成されるとすぐに，小腸内腔から吸収上皮細胞の刷子縁へと移動する．その時点で，大きな短鎖脂肪酸，長鎖脂肪酸，モノグリセリドが，ミセルから吸収上皮細胞内へと拡散する．ミセルはそのまま糜粥内に残る．ミセルは刷子縁から糜粥内を通って小腸内腔に戻り，再び大きな短鎖脂肪酸，長鎖脂肪酸，モノグリセリドを取り込んでいく運搬機能を絶えず繰り返している．ミセルはまた，小腸糜粥内に存在していれば脂溶性のビタミン A，D，E，K とコレステロールのような他の大きな疎水性の分子を溶解し，その吸収を助ける．これらの脂溶性ビタミンとコレステロールは長鎖脂肪酸とモノグリセリドとともにミセル内に閉じ込められている．

　吸収上皮細胞内に入るとすぐに，長鎖脂肪酸とモノグリセリドは再結合してトリグリセリドになる．トリグリセリドはリン脂質やコレステロールとともに小粒子となり，タンパク質に包まれる．直径約 80 nm のこの大きな球体は，**キロミクロン chylomicrons** といわれる．かなり大きく，かさばっているキロミクロンはエクソサイトーシスによって上皮細胞から出ていくことはできるが，小腸内の毛細血管の穴が非常に小さいので中には入れない．その代り，毛細血管よりもより大きい穴の開いた乳び管に入り，そこからリンパ管，胸管を経由して左内頸静脈と左鎖骨下静脈の合流部位から血液に入る（訳注：左静脈角；図 24.22 b）．キロミクロンの周囲は親水性のタンパク質でコートされているので，互いに接着することなく，血液中では懸濁状態になっている．

　キロミクロンは毛細血管から肝臓や脂肪組織の中に入るので，その約半分は吸収されてから 10 分以内に血液から除かれてしまう．この除去は毛細血管内皮にある**リポプロテインリパーゼ lipoprotein lipase** という酵素によって行われる．この酵素はキロミクロンや他のリポタンパク質に含まれるトリグリセリドを脂肪酸とグリセロールにまで分解する．脂肪酸は肝細胞や脂肪細胞内に拡散し，グリセロールと結合して，トリグリセリドに再合成される．したがって，食後 2 〜 3 時間後には血中からキロミクロンがほとんどなくなってしまう．

　脂質の乳化と消化に関与した後，胆汁酸塩のほとんどは回腸で能動輸送によって再吸収され，再利用のために肝門脈経由で血中から肝臓へと戻される．肝細胞による胆汁酸塩の分泌，回腸による再吸収，胆汁への再分泌というこのサイクルは，**腸肝循環 enterohepatic circulation** といわれる．総胆管の閉塞あるいは胆嚢の除去により胆汁酸塩が十分に供給されない場合は，脂質吸収が低下して，食物中の 40 % 以上の脂質が便の中に失われることになる．あるヘルシーな脂肪が食事に含まれていることにはいくつかの利点がある．例えば，脂肪

は胃内容排出を遅らせ，ヒトに満腹感を与える．さらに，コレシストキニンといわれるホルモンの放出を促進して満腹感を増強する．最後になるが，脂溶性のビタミン類の吸収にも必要である．

電解質の吸収　小腸によって吸収された電解質の多くは消化管液に由来し，一部は飲食物に由来する．電解質とは水の中ではイオンに分離し，電荷を帯びる化合物のことであるということを思い出そう．ナトリウムイオンは拡散や二次性能動輸送で上皮細胞に入った後，ナトリウム-カリウムポンプ（Na^+-K^+ ATP アーゼ）によって上皮細胞から能動輸送される．消化管分泌液中に含まれるナトリウムイオンの多くは，このようにして再吸収されるので，便で失われることはない．負に帯電した炭酸水素イオン，塩化物イオン，ヨウ化物イオン，硝酸イオ

図 24.23　消化管から摂取され，分泌され，吸収され，排泄される液体成分の 1 日の総量.

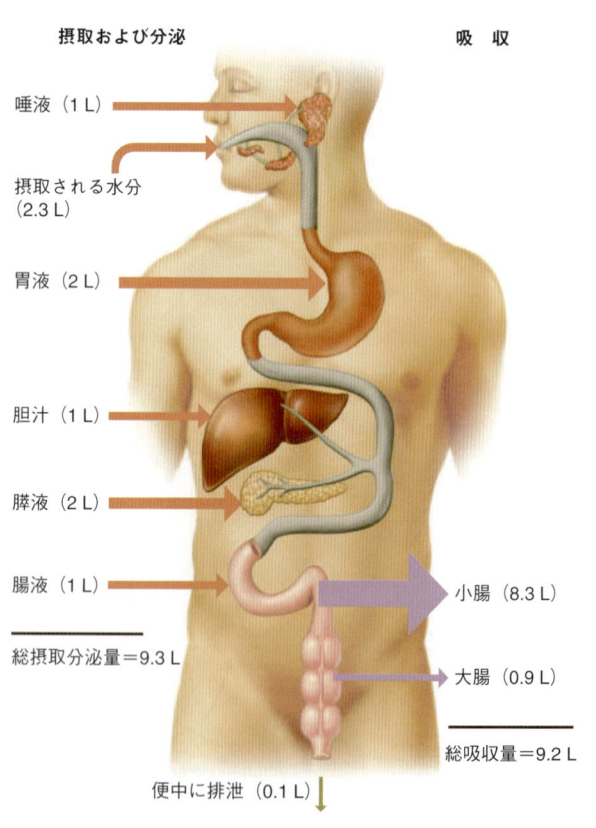

すべての水は，浸透圧により消化管で吸収される.

摂取および分泌　　　　　　　　　　　吸　収

唾液（1 L）
摂取される水分（2.3 L）
胃液（2 L）
胆汁（1 L）
膵液（2 L）
腸液（1 L）

総摂取分泌量＝9.3 L

小腸（8.3 L）
大腸（0.9 L）

総吸収量＝9.2 L

便中に排泄（0.1 L）

消化管における水の平衡

Q 消化器系の器官の中で，液体を大量に分泌する 2 つの器官はどれか？

アルコールの吸収

アルコールに酔うか，酔わないかは血中アルコール濃度に依存する．アルコールは脂溶性なので，最初に胃で吸収される．その吸収面積は小腸のほうが胃よりもはるかに大きいので，十二指腸に入ると急速に吸収される．胃に存在している時間が長くなればなるほど，血中アルコール濃度はゆっくりと上昇する．糜粥中の脂肪酸によって胃内容排出がゆっくりと進むので，アルコールを飲む時には，ピザ，ハンバーガー，ナチョスのような脂肪を多く含む食物を摂取するとよい．また，胃の粘液細胞にあるアルコール脱水素酵素は，ある量のアルコールをアセトアルデヒドに変えて，酔いを覚ましてくれる（訳注：しかしアセトアルデヒドは悪酔の原因でもある）．胃内容排出が，ゆっくりになってくると，それに比例して，多くのアルコールが胃で吸収され，アセトアルデヒドに変えられるので，血中アルコール濃度はあまり上昇しない．女性の胃にあるアルコール脱水素酵素の活性は，男性の60％以下なので，同じ体型の男性と同じ量のアルコールを飲んだ場合には，女性の血中アルコール濃度はより高くなる．つまり酩酊を経験することが多くなる．アジア系の男性も，この胃にある酵素のレベルは低い．

ンはNa^+とともに，受動輸送あるいは能動輸送される．カルシウムイオンはカルシトリオールによって刺激される過程を経て能動輸送される．鉄イオン，カリウムイオン，マグネシウムイオン，リン酸イオンも能動輸送される．

ビタミンの吸収　いま学んだように，脂溶性のビタミンA，D，E，Kは，ミセルに含まれる食物中の脂質とともに単純拡散によって吸収される．ビタミンB類，ビタミンCのような多くの水溶性ビタミンも，単純拡散によって吸収される．しかし，ビタミンB_{12}は胃で産生される内因子と結合して初めて，能動輸送により回腸から吸収される．

水の吸収　毎日，小腸腔に分泌される液体は，摂取される水分約2.3 L，いろいろな消化管分泌液として約7.0 Lの合計約9.3 Lである．図24.23に，消化管から摂取され，分泌され，吸収され，排泄される液体の量を図示してある．そのうち約8.3 Lは小腸で吸収され，残り1 Lは大腸に送られ，その1 Lのうち約0.9 Lは吸収

表24.4	膵臓，肝臓，胆嚢，小腸の消化機能の要約
構　造	**機　能**
膵臓 Pancreas	膵管経由で膵液を十二指腸へ供給する（膵液酵素とその機能については表24.5参照）．
肝臓 Liver	脂質の乳化と吸収に必要な胆汁（胆汁酸塩）を産生する．
胆嚢 Gallbladder	胆汁の濃縮と貯蔵，および総胆管経由で十二指腸に胆汁を供給する．
小腸 Small intestine	栄養素と水の消化と吸収を行う主要部位．
粘膜・粘膜下組織　Mucosa/submucosa	
腸腺 Intestinal glands	吸収を援助するための腸液を分泌．
吸収上皮細胞 Absorptive cells	栄養素の消化と吸収．
杯細胞 Goblet cells	粘液を分泌．
腸管内分泌細胞 Enteroendocrine cells（S, CCK, K）	セクレチン，コレシストキニン，グルコース依存性インスリン分泌刺激ポリペプチドを分泌．
パネート細胞 Paneth cells	リゾチーム分泌（殺菌酵素）と食作用．
十二指腸腺（ブルンネル腺）Duodenal（Brunner's）glands	胃酸を中和するアルカリ性の液を分泌する．粘膜を保護し滑らかにする粘液を分泌する．
輪状ヒダ Circular folds	粘膜と粘膜下組織からなるヒダで，消化と吸収のための表面積を増加させる．
絨毛 Villi	消化された食物の吸収を行う部位である粘膜にある指状の突起で，消化と吸収のための表面積を増加させる．
微絨毛 Microvilli	顕微鏡レベルでみえる上皮細胞の細胞膜にみられる突起で，刷子縁酵素がある（表24.5に示す）．消化と吸収のための表面積を増加させる．
筋層 Muscularis	
分節運動 Segmentation	蠕動運動の形式：小腸の輪状の平滑筋線維が交互に収縮して，分節化と再分節化を行い；糜粥と消化液を混合し，吸収のために消化物を粘膜に近づける．
移動性複合運動 Migrating motility complex（MMC）	蠕動運動の形式：小腸に沿って輪状と縦走の平滑筋線維が収縮と弛緩を繰り返す；糜粥を回盲弁に向かって移動させる．

表 24.5　消化酵素の要約

酵　素	由　来	基　質	生成物
唾液 SALIVA			
唾液アミラーゼ Salivary amylase	唾液腺	デンプン（多糖類）	マルトース（二糖類），マルトトリオース（三糖類），α-デキストリン
舌リパーゼ Lingual lipase	舌　腺	トリグリセリド（脂肪と油）および他の脂質	脂肪酸とジグリセリド
胃液 GASTRIC JUICE			
ペプシン Pepsin（ペプシンと塩酸によるペプシノーゲンの活性型）	主細胞	タンパク質	ペプチド
胃リパーゼ Gastric lipase	主細胞	トリグリセリド（脂肪と油）	脂肪酸とモノグリセリド
膵液 PANCREATIC JUICE			
膵アミラーゼ Pancreatic amylase	膵腺房細胞	デンプン（多糖類）	マルトース（二糖類），マルトトリオース（三糖類），α-デキストリン
トリプシン Trypsin（エンテロキナーゼによるトリプシノーゲンの活性型）	膵腺房細胞	タンパク質	ペプチド
キモトリプシン Chymotrypsin（トリプシンによるキモトリプシノーゲンの活性型）	膵腺房細胞	タンパク質	ペプチド
エラスターゼ Elastase（トリプシンによるプロエラスターゼの活性型）	膵腺房細胞	タンパク質	ペプチド
カルボキシペプチダーゼ Carboxypeptidase（トリプシンによるプロカルボキシペプチダーゼの活性型）	膵腺房細胞	ペプチドのカルボキシ基末端のアミノ酸	アミノ酸とペプチド
膵リパーゼ Pancreatic lipase	膵腺房細胞	胆汁酸塩で乳化されたトリグリセリド（脂肪と油）	脂肪酸とモノグリセリド
ヌクレアーゼ Nucleases			
リボヌクレアーゼ Ribonuclease	膵腺房細胞	RNA	ヌクレオチド
デオキシリボヌクレアーゼ Deoxyribonuclease	膵腺房細胞	DNA	ヌクレオチド
微絨毛の細胞膜にある刷子縁酵素 BRUSH-BORDER ENZYMES IN MICROVILLI PLASMA MEMBRANE			
α-デキストリナーゼ α-Dextrinase	小　腸	デキストリン	グルコース
マルターゼ Maltase	小　腸	マルトース	グルコース
スクラーゼ Sucrase	小　腸	スクロース	グルコース＋フルクトース
ラクターゼ Lactase	小　腸	ラクトース	グルコース＋ガラクトース
エンテロキナーゼ Enterokinase	小　腸	トリプシノゲン	トリプシン
ペプチダーゼ Peptidases			
アミノペプチダーゼ Aminopeptidase	小　腸	ペプチドのアミノ基末端のアミノ酸	アミノ酸とペプチド
ジペプチダーゼ Dipeptidase	小　腸	ジペプチド	アミノ酸
ヌクレオシダーゼとホスファターゼ Nucleosidases and phosphatases	小　腸	ヌクレオチド	窒素性塩基，ペントース，リン酸

されるので，毎日，便中に排泄されるのは，たった 0.1 L（100 mL）だけである．

　消化管によって吸収されるすべての水は，浸透圧に従って上皮細胞を経て小腸腔から，毛細血管に入る．水は小腸粘膜を両方向に移動するので，小腸からの水の吸収は，血液との浸透圧平衡を維持するために，電解質と栄養素を吸収しなければならない．つまり，電解質，単糖類，アミノ酸を吸収して，水に対する濃度勾配を形成

して，浸透圧による水の吸収を促進する．

　表 24.4 には膵臓，肝臓，胆嚢，小腸の消化機能について要約してある．また，表 24.5 には消化器系の消化酵素とその機能について要約してある．

チェックポイント

32. 小腸を区分し，その機能を述べなさい．

33. 小腸の粘膜と粘膜下組織は消化と吸収に対してどのような構造になっているか.
34. 小腸運動の種類を述べなさい.
35. 膵アミラーゼ，アミノペプチダーゼ，胃リパーゼ，デオキシリボヌクレアーゼの機能について説明しなさい.
36. 消化と吸収の違いはなにか. 炭水化物，タンパク質，脂質の最終的な吸収産物はなにか.
37. 吸収された栄養素はどのような経路で肝臓へ運ばれるか.
38. 小腸による電解質，ビタミン類，水の吸収について述べなさい.

24.13 大　腸

目　標

• 大腸の位置，解剖，組織，機能について述べる.

　大腸は消化管の最終部位である. 大腸全体の機能は，吸収を完結し，ある種のビタミン類を生成し，便を形成し，それを体外に排泄することである. 直腸と肛門の病気の診断と治療を行う特定の分野を**直腸（肛門）病学 proctology**（proct- ＝直腸）という.

大腸の解剖学

　生体や解剖体の**大腸 large intestine**（図 24.24）は長さ約 1.5 m，直径 6.5 cm で回盲弁から肛門まで伸びている. それは 2 枚の腹膜からなる結腸間膜 mesocolon によって後腹壁についている（図 24.5 a 参照）. 構造的には，盲腸，結腸，直腸，肛門管の 4 つの

図 24.24　大腸の解剖.

> 大腸は盲腸，結腸，直腸，肛門管に分けられる.

大腸の機能
1. 膨起流，蠕動運動，総蠕動運動によって，結腸の内容物を直腸に送り込む.
2. 大腸内細菌は，タンパク質をアミノ酸にまで分解し，ビタミン B 類やビタミン K を産生する.
3. いくらかの水と，イオン，ビタミン類を吸収する.
4. 便形成.
5. 排便（直腸を空にする）.

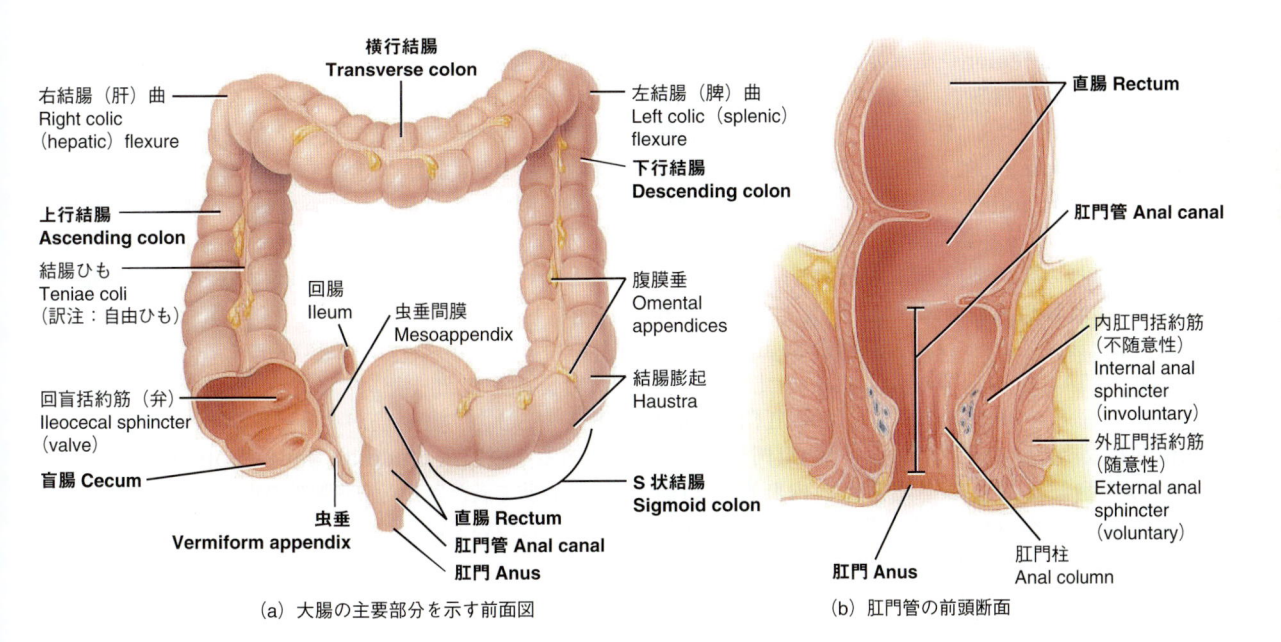

(a) 大腸の主要部分を示す前面図

(b) 肛門管の前頭断面

Q 結腸のどの部分が腹膜後器官か？

臨床関連事項

虫垂炎

　糜粥，炎症，異物，盲腸癌，狭窄，あるいは捻転により虫垂腔が閉鎖されると**虫垂炎 appendicitis** になる．高熱になり，白血球数が増加し，好中球数が75％を超える特徴がある．感染に続いて浮腫と虚血になることがある．進行すると24時間以内に壊疽と穿孔が起る可能性がある．虫垂炎の特徴は臍部に関連痛があり，食欲不振，吐き気，嘔吐が続く．数時間後には右下腹部 right lower quadrant（RLQ）に途切れることのない鈍痛あるいは激痛が起り，咳，くしゃみが出る，あるいはからだを動かすとますます痛くなる．破裂，腹膜炎，壊疽が起る前に手術するほうが安全なので，早期に虫垂摘出術を受けるほうがよい．昔は開腹手術による切除が主だったが，今日では，一般的に腹腔鏡による切除が行われている．

領域からなる（図 24.24 a）．

　回腸から大腸への開口部には回盲括約筋 ileocecal sphincter（回盲弁 ileosphincter valve；訳注：バウヒン弁 Bauhin's valve ともいう）という粘膜の肥厚部があり，小腸から大腸への物質輸送にかかわる．回盲弁より下方には長さ約6cmの袋状の**盲腸 cecum** がある．盲腸には曲がったコイル状の長さ約8cmの**虫垂 appendix**（あるいは vermiform appendix；vermiform ＝虫の形をした；appendix ＝付属器官）がついている．虫垂は**虫垂間膜 mesoappendix** によって回腸間膜の下部についている．

　盲腸の開口端は**結腸 colon**（＝食物の通過路）といわれる長い管につながっており，上行結腸，横行結腸，下行結腸，S状結腸に分けられる．上行結腸と下行結腸はいずれも後腹壁に固定されているが，横行結腸とS状結腸は固定されていない．その名の通り，**上行結腸 ascending colon** は腹部の右側を上行し，肝臓の下面に達すると，急激に左方向に曲がり，**右結腸（肝）曲 right colic（hepatic）flexure** を形成する．そして**横行結腸 transverse colon** として左側に向かって腹部を横断する．脾臓の下端部で，**左結腸（脾）曲 left colic（splenic）flexure** として曲がり，**下行結腸 descending colon** として腸骨稜の高さまで下行する．**S状結腸 sigmoid colon**（sigm- ＝S字形の）は腸骨稜の近くから始まり，正中線に向かってS状に伸びて，だいたい第3仙椎の高さで，直腸に移行する．

　直腸 rectum は長さ約15cmで，仙骨と尾骨の前方に位置する．末端の2〜3cmは**肛門管 anal canal** である（図 24.24 b）．肛門管の粘膜には，縦走するヒダがあり，動脈と静脈の網目構造のある**肛門柱 anal columns** になっている．肛門管の開口部は**肛門 anus** で，そこには平滑筋からなる不随意性の**内肛門括約筋 internal anal sphincter** と骨格筋からなる随意性の**外肛門括約筋 external anal sphincter** がある．これらの筋は排便時以外，通常は肛門を閉じた状態にしている．

大腸の組織学

　大腸壁は他の消化管と同じく，粘膜，粘膜下組織，筋層，漿膜の4層構造をしている．粘膜は，単層円柱上皮，疎性結合組織の粘膜固有層，平滑筋の粘膜筋板からなる（図 24.25 a）．上皮は主に吸収細胞と杯細胞からなる（図 24.25 b, c）．吸収上皮細胞の機能は，主に水の吸収で，杯細胞は粘液を分泌して，結腸内容物を通過しやすい状態にする．これらの2種類の細胞は，粘膜の厚さ全体に伸びている長くて，まっすぐな管状の腸腺（リーベルキューンの陰窩）の中にある．粘膜固有層には孤立リンパ小節もあり，粘膜筋板から粘膜下組織にまで分布していることもある．大腸の粘膜には，小腸と比較して，吸収表面積を増加させるために適した構造は，それほど多くない．つまり，輪状ヒダや絨毛はないが，吸収上皮細胞には微絨毛はある．結果的には，小腸のほうが大腸よりもより多く吸収できるようになっている．

　粘膜下組織は疎性結合組織である．筋層は平滑筋性の内輪状筋層と外縦走筋層であるが，他の消化管とは異なり，縦走筋層の一部分が厚くなって3本の**結腸ひも teniae coli**（teniae ＝扁平な帯）を形成している．結腸ひもは大腸のほぼ全長にわたってみられる（図 24.24 a 参照；訳注：自由ひもと大網ひもは描かれているが，間膜ひもは描かれていない）．結腸ひもと結腸ひものあいだには縦走筋が少ないか，あるいはまったく存在しない．3本のひもが強く収縮すると，**結腸膨起（ハウストラ）haustra**（＝袋のような形；単数形 haustrum）といわれる一連の袋になるが，それによって結腸表面は，凸凹状にみえる．結腸ひものあいだには，輪走する1層の平滑筋がある．漿膜は臓側腹膜の一部である．**腹膜垂 omental（fatty）appendices** といわれる脂肪で満たされた臓側腹膜の小さな袋状の構造が結腸ひもについている．

大腸における機械的消化

　回腸から盲腸への糜粥の輸送は、回盲弁により調節されている。その弁が正常に機能している場合、部分的に閉じているだけなので、通常、糜粥はゆっくりと輸送される。食後すぐに起る**胃回腸反射** gastroileal reflex が、回腸の蠕動運動を増強して、糜粥を回腸から盲腸へと強く送り込む。ホルモンのガストリンもまた、回盲弁を弛緩させる。盲腸が拡張する時はいつでも、回盲弁は強く収縮する。

　内容物が回盲弁を通過すると結腸の運動が始まる。糜粥はかなり一定の速度で小腸を通過するので、食物が結腸に入ってくるのに要する時間は、胃から排出される時間によって決定される。回盲弁を通過した食物は、盲腸を満たし、上行結腸にたまってくる。

　大腸特有の運動の一つは**膨起流** haustral churning で、それにより結腸膨起が弛緩するので、内腔は内容物で満たされ、拡張する。その拡張がある点に達すると、その壁が収縮して、次の結腸膨起に内容物を送り込む。消化管の近位部よりも、よりゆっくりとした割合（1分間に3〜12回）で、蠕動運動も起っている。最終的な運動は**総蠕動運動** mass peristalsis で、横行結腸のだいたい真ん中あたりで、強い蠕動運動波が始まり、素早く結腸内容物を直腸に送り出す。胃に食物が入ると、結腸におけるこの**胃結腸反射** gastrocolic reflex が始まるので、通常、1日に3〜4回食事中あるいは食後に総蠕動運動が起る。

大腸における化学的消化

　結腸腔内に常在している細菌の活動によって、消化の

図 24.25　大腸の組織.

単層円柱上皮細胞と杯細胞からなる腸腺は、粘膜全体に伸びている。

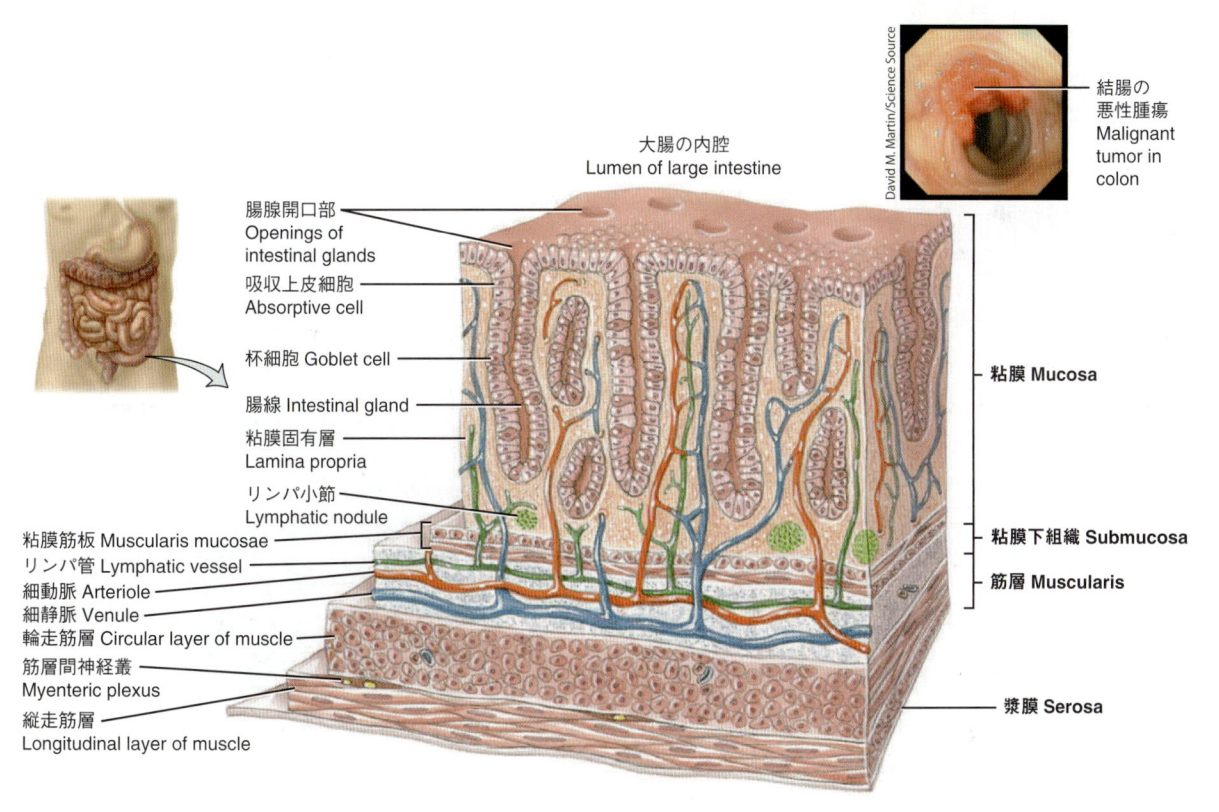

大腸の内腔
Lumen of large intestine

結腸の悪性腫瘍
Malignant tumor in colon

David M. Martin/Science Source

腸腺開口部
Openings of intestinal glands

吸収上皮細胞
Absorptive cell

杯細胞 Goblet cell

腸線 Intestinal gland

粘膜固有層
Lamina propria

リンパ小節
Lymphatic nodule

粘膜筋板 Muscularis mucosae

リンパ管 Lymphatic vessel

細動脈 Arteriole

細静脈 Venule

輪走筋層 Circular layer of muscle

筋層間神経叢
Myenteric plexus

縦走筋層
Longitudinal layer of muscle

粘膜 Mucosa

粘膜下組織 Submucosa

筋層 Muscularis

漿膜 Serosa

（a）大腸壁の立体像

図 24.25　続く

最終段階が起る．大腸の腺からは粘液が分泌されるが，酵素は分泌されない．細菌が残っている炭水化物をも発酵させ，水素ガス，二酸化炭素，メタンガスを放出させ，糜粥は排泄されるかたちに変化する．これらのガスが多量にたまると結腸内ガス，つまり**鼓腸** flatulence の原因となる．細菌はまた，残っているタンパク質もアミノ酸に変え，さらに，そのアミノ酸を単純な物質，例えばインドール，スカトール，硫化水素そして脂肪酸にまで分解する．インドールやスカトールの一部は便中に排泄され，その臭気の原因となる．それ以外は，吸収されて肝臓に運ばれ，そこでより毒性の低い物質に変換され，尿中に排泄される．細菌はまた，ビリルビンを分解してステルコビリンのような，より単純な色素にし，それにより便は褐色になる．正常な代謝に必要な何種類かのビタミンB類やビタミンKは，細菌によって産生され，結腸で吸収される．

大腸における吸収と便形成

糜粥が大腸内に3〜10時間留まっているあいだに水分が吸収されて，固形あるいは半固形状になり，**便** feces ができる．便には化学組成として，水，無機塩類，消化管粘膜から剥離した上皮細胞，細菌の分解産物，吸収されなかった消化物質，食物の未消化部分が含まれている．

水分全体の90％が小腸で吸収されるが，大腸も，十分に水分を吸収し，からだの水分バランスを維持するた

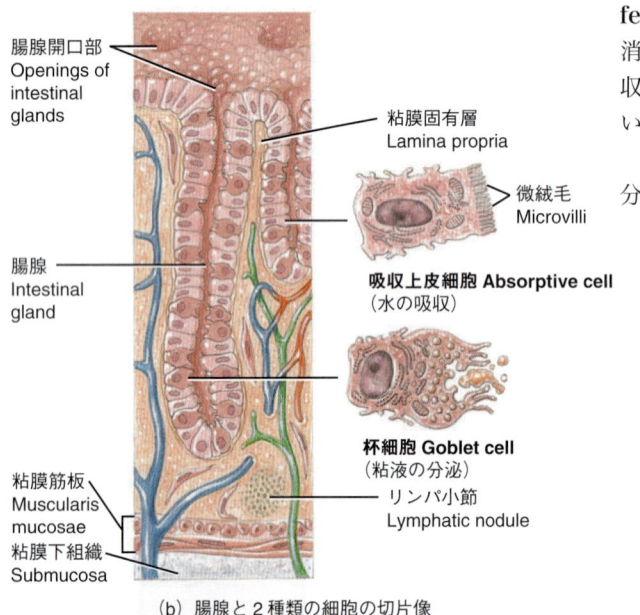

図 24.25 続き

腸腺開口部
Openings of intestinal glands

粘膜固有層
Lamina propria

微絨毛
Microvilli

吸収上皮細胞 Absorptive cell
（水の吸収）

腸腺
Intestinal gland

杯細胞 Goblet cell
（粘液の分泌）

粘膜筋板
Muscularis mucosae

粘膜下組織
Submucosa

リンパ小節
Lymphatic nodule

（b）腸腺と2種類の細胞の切片像

腸腺
Intestinal gland

杯細胞
Goblet cell

Steve Gschmeissner/Science Source Images **SEM** 52x

大腸の表面（走査電子顕微鏡像）

粘膜
Mucosa

粘膜下組織
Submucosa

筋層
Muscularis

漿膜
Serosa

大腸の内腔
Lumen of large intestine

粘膜固有層
Lamina propria

腸腺
Intestinal gland

リンパ小節
Lymphatic nodule

粘膜筋板
Muscularis mucosae

Courtesy Michael Ross, University of Florida **LM** 22x

（c）大腸壁の一部分

腸腺開口部
Opening of intestinal gland

大腸の内腔
Lumen of large intestine

吸収上皮細胞
Absorptive cell

杯細胞
Goblet cell

粘膜固有層
Lamina propria

腸腺
Intestinal gland

Courtesy Michael Ross, University of Florida **LM** 220x

（d）大腸粘膜の詳細

Q **大腸にある杯細胞の機能はなにか？**

めの重要な器官となっている．大腸に入ってくる 0.5 ～ 1.0 L の水のうち，約 100 ～ 200 mL 以外のすべてが浸透圧によって吸収される．大腸はまた，ナトリウムイオンや塩化物イオンなどのイオン類，何種類かのビタミン類を吸収する．

---

§ 臨床関連事項

潜　血

潜血 occult blood はその名の通り，肉眼では検出できないが，その検査には結腸癌や直腸癌を診断するという重要な意味がある．便や尿を用いて潜血検査を行う．自宅で便中の潜血を検査できるいくつかのタイプの検査薬が市販されている．その検査では，便に試薬を加えると色が変化する．尿中の潜血は，尿に試薬のついた細長い小片をつけて読み取ることで検査できる．

排便反射

総蠕動運動によって便を S 状結腸から直腸に押し込むと，直腸壁が拡張し，伸展受容器が刺激されて，**排便反射 defecation reflex** が始まる．その結果，直腸から肛門を介して便を排泄する**排便 defecation** が起る．排便反射は次のようにして起る．直腸壁の拡張に反応して，伸展受容器からの感覚性神経インパルスが仙髄に送られる．逆に，仙髄からの運動性のインパルスは副交感神経（訳注：骨盤内臓神経）を介して下行結腸，S 状結腸，直腸，肛門へ伝達される．その結果，直腸の縦走筋が収縮して直腸が短くなり，直腸内圧が上昇する．さらに，横隔膜と腹筋の随意性収縮に加えて副交感神経の刺激で，内肛門括約筋を弛緩させる．

外肛門括約筋は意識的に調節できる．もし意識的に弛緩させた場合は，排便が起り，便が肛門から排泄される．逆に収縮させた場合は，排便を遅らせることができる．横隔膜や腹筋を意識的に収縮して，腹圧を上昇させることによって S 状結腸壁と直腸壁を圧迫して排便を補助する．排便が起らなかった場合は，便は S 状結腸へ戻されるが，次の総蠕動運動波で再び伸展受容器が刺激されて，排便の衝動が起る．乳児では外肛門括約筋を意識的に調節できないので，排便反射で自動的に直腸を空にする．

排便の量はダイエット，健康，ストレスのようないろいろな要因に依存する．排便回数は 1 日に 2 ～ 3 回から 1 週間に 3 ～ 4 回が正常範囲である．

下痢 diarrhea（dia- ＝通過して；-rrhea ＝流れ）の時には，腸の運動が活発になり，吸収が悪くなるので，排便回数，便の量，便に含まれる水分量の増加が起る．糜粥が小腸を，便が大腸をかなり速く通過するので，水分吸収の時間がなくなる．下痢が頻繁に起ると，脱水と

---

§ 臨床関連事項

食物繊維

食物繊維 dietary fiber は，果物，野菜，穀物，マメ類に含まれる消化できない植物性炭水化物で，セルロース，リグニン，ペクチンがある．水に溶けにくい**不溶性食物繊維 insoluble fiber** は，木や植物の構成成分で果物や野菜の皮，小麦の周りを覆うぬか，トウモロコシの殻に含まれている．不溶性食物繊維の多くは消化されないが，消化管内を物質が通過するのを速める．逆に，マメ，カラスムギ，大麦，ブロッコリー，プルーン，リンゴ，柑橘類に多く含まれる**水溶性食物繊維 soluble fiber** はゲル状になって，消化管内を物質が通過するのを遅らせる．

繊維に富む食事をすると，肥満，糖尿病，アテローム性動脈硬化症，胆石，痔疾患，憩室炎，虫垂炎，大腸癌に罹患する危険性を低下させる可能性がある．水溶性食物繊維は血中コレステロール値の低下を助ける可能性もある．肝臓ではふつう，コレステロールを胆汁酸塩に変え，それを小腸に放出して脂質消化に役立てる．その仕事を終えた胆汁酸塩は小腸から再吸収され，肝臓に再び戻ってくる．水溶性食物繊維は，胆汁酸塩と結合してその再吸収を阻止するので，肝臓はより多くの胆汁酸塩を便に排出しようとして，より多くのコレステロールを使って，胆汁酸塩に変え，より多くの胆汁酸塩をつくり出し，血中コレステロール値を低下させる．

表 24.6		大腸の消化機能の要約
構　造	活　性	機　能
内腔 Lumen	細菌による活性	未消化炭水化物，タンパク質，アミノ酸を分解して，便中に排泄できる，あるいは肝臓に取り込んで解毒化できるかたちに変える．ある種のビタミン B 類とビタミン K を合成する．
粘膜 Mucosa	粘液分泌	結腸表面を滑らかにして，粘膜を保護する．
	吸　収	水を吸収して，便を硬くする．体水分量の調節をする．イオン類やビタミン類が吸収される．
筋層 Muscularis	膨起流	筋収縮によって，結腸膨起から結腸膨起へと内容物を移動させる．
	蠕動運動	輪状と縦走の筋の収縮によって，結腸に沿って内容物を移動させる．
	総蠕動運動	S 状結腸と直腸に向けて内容物を強制的に押し出す．
	排便反射	S 状結腸と直腸の収縮で便を排泄する．

表 24.7	消化器系の器官とその機能の要約

器　官	機　能
舌 Tongue	食物を操作して咀嚼を助け，食塊のかたちに変え，嚥下しやすいようにする．味覚を感知し，トリグリセリドの消化を開始する．
唾液腺 Salivary glands	唾液で食物を柔らかくし，液状にし，溶し込む；口腔と歯をきれいにする；デンプンの分解を開始する．
歯 Teeth	固形物を飲み込みやすいように切り裂き，粉々にし，より小さな粒子にする．
膵臓 Pancreas	膵液は糜粥中の酸性の胃液を中和し（小腸における消化に適する pH にする），胃のペプシンの働きを停止する．膵液には炭水化物，タンパク質，トリグリセリド，核酸を消化する酵素が含まれる．
肝臓 Liver	小腸における脂質の乳化と吸収に必要な胆汁を産生する．
胆嚢 Gallbladder	胆汁を貯蔵し，濃縮し，それを小腸に放出する．
口腔 Mouth	口腔の中にある舌，唾液腺，歯の機能を参照．付け加えるに口唇と頬は咀嚼のあいだ，食物を歯と歯のあいだに保持し，口腔を裏打ちする頬腺は，唾液を分泌する．
咽頭 Pharynx	口腔から食塊を受け取り，食道に送り出す．
食道 Esophagus	咽頭から食塊を受け取り，胃に送り出す；そのためには，上部食道括約筋の弛緩と粘液の分泌が必要となる．
胃 Stomach	混合波は唾液，食物，胃液を撹拌し，それにより，ペプシンを活性化し，タンパク質の消化を誘起させ，食物中にある細菌を殺し，ビタミン B_{12} の吸収を助け，下食道括約筋を収縮させ，胃の運動性を増加させ，幽門括約筋を弛緩させ，小腸に糜粥を移動させる．
小腸 Small intestine	分節運動で糜粥を消化液と混合；移動性複合運動で回盲弁に向かって糜粥を移送；小腸，膵臓，肝臓からの分泌液によって，炭水化物，タンパク質，脂質，核酸が完全に分解；輪状ヒダ，絨毛，微絨毛は，約90％の消化された栄養素の吸収を助ける．
大腸 Large intestine	膨起流，蠕動運動，総蠕動運動によって，結腸の内容物は直腸に押し出される；細菌はある種のビタミン B 類，ビタミン K を合成；いくぶんかの水，イオン類，ビタミン類の吸収が起る；排便．

電解質の不均衡が起ることがある．乳糖不耐性，ストレス，消化管粘膜を刺激するような細菌によって，消化管運動が活発になることがある．

　便秘 constipation（con- ＝一緒に；-stip- ＝圧迫する）は，腸の運動機能が低下して，排便回数が減り，排便が困難になることを意味する．便が長時間結腸に留まると過剰に水分が吸収され，固くなる．便秘は習慣的に排便回数が少ないこと（排便の遅れ），結腸の痙攣，食物繊維の不足，水分摂取の不十分さ，運動不足，感情的なストレス，ある種の薬剤服用によって起ることもある．一般的には，排便を誘導するマグネシウム乳のような軽い緩下剤で治療する．しかし，多くの内科医たちは，緩下剤には習慣性があるので，食物繊維に富む食事をする，運動量を増やす，そして水分を多く摂取するほうがこの一般的な問題に対処する，より安全な方法であると主張している．

　表 24.6 に大腸の消化機能，表 24.7 にすべての消化器官の機能を要約する．

チェックポイント

39. 大腸の主な部分はなにか．
40. 大腸の筋層は他の消化管のそれとどのような違いがあるか．結腸膨起とはなにか．
41. 大腸内で起る機械的な運動について述べなさい．
42. 排便とはなにか．それはどのようにして起るか．
43. 大腸はどのように機能して，その内容物を便に変えるのか．

24.14　消化の相

目　標

• 消化の 3 相について説明する．
• 消化機能を制御する主なホルモンについて述べる．

　消化機能は，3 つの互いに重なる 3 相：つまり脳相，胃相，腸相によって行われる．

脳　相

　脳相 cephalic phase では，食べ物のにおいを嗅いだり，みたり，食物を想像したり，最初に味わったりすることによって，大脳皮質，視床下部，脳幹にある神経センターを活性化させる．それから脳幹にある顔面神経（Ⅶ），舌咽神経（Ⅸ），迷走神経（Ⅹ）の副交感神経を刺激する．顔面神経と舌咽神経は唾液腺を刺激して，唾

液を分泌させ，迷走神経は胃腺を刺激して，胃液を分泌させる．この脳相では，いまから食べる食物に対する口腔と胃の準備をするのが目的である．

胃 相

胃に食物が入ってくるとすぐに，**胃相 gastric phase** が始まる．この胃相は神経性とホルモン性の制御を受け，胃液分泌と胃の運動が促進される．

- **神経性制御**．どんな食物でも胃を拡張させ，胃壁にある伸展受容器を刺激する．胃の化学受容器は胃内の糜粥の pH を監視している．胃壁が拡張するか，あるいは胃にタンパク質が入ると，胃酸がある程度緩衝されるので，pH が上昇し，伸展受容器と化学受容器が活性化され，神経性にネガティブフィードバックが設定される（図 24.26）．伸展受容器と化学受容器からの神経インパルスは粘膜下神経叢に送られ，そこで副交感神経と腸管ニューロンを活性化する．その結果，蠕動波が起り，胃腺から胃液が絶えず放出される．蠕動波によって食物は胃液と混合され，蠕動波がさらに強くなって，糜粥を少量ずつ，十二指腸に向けて噴出する．糜粥が小腸に入ってしまうと，胃内の糜粥の pH が低下して酸性になり，胃壁の拡張が減少するので胃酸分泌は抑制される．

- **ホルモン性制御**．胃相における胃酸分泌はまた，ホルモンの**ガストリン gastrin** によっても制御されている．糜粥による胃の拡張，糜粥中の部分分解されたタンパク質，胃内の食物の存在による糜粥の高い pH，胃の糜粥に含まれるカフェイン，副交感神経から分泌されたアセチルコリンなどのいくつかの刺激に反応して，胃腺の G 細胞 G cell からガストリンが分泌される．ガストリンは血中に放出されると全身を循環し，最終的には消化器系の標的器官に達する．ガストリンは胃腺を刺激し，大量の胃液を分泌させる．また，下食道括約筋の収縮を強め，食道への酸性糜粥を逆流させないようにし，胃の運動を活発にし，幽門括約筋を弛緩させ，胃内容排出を促進する．ガストリン分泌は胃液の pH が 2.0 以下になると抑制され，逆に pH が上昇すると促進される．このネガティブフィードバックが機能するので，ペプシンが作用できる至適 pH を維持し，微生物を殺菌し，胃内のタンパク質を変性できる．

腸 相

腸相 intestinal phase は，食物が小腸に入るとすぐに始まる．脳相と胃相のあいだに開始する反射が，胃液の分泌作用と胃の運動を刺激するのに対し，腸相では胃からの糜粥排出を遅らせるという抑制効果がある．この

図 24.26 胃における消化の胃相のあいだに起る，神経性ネガティブフィードバックによる胃液の pH と胃の運動の調節．

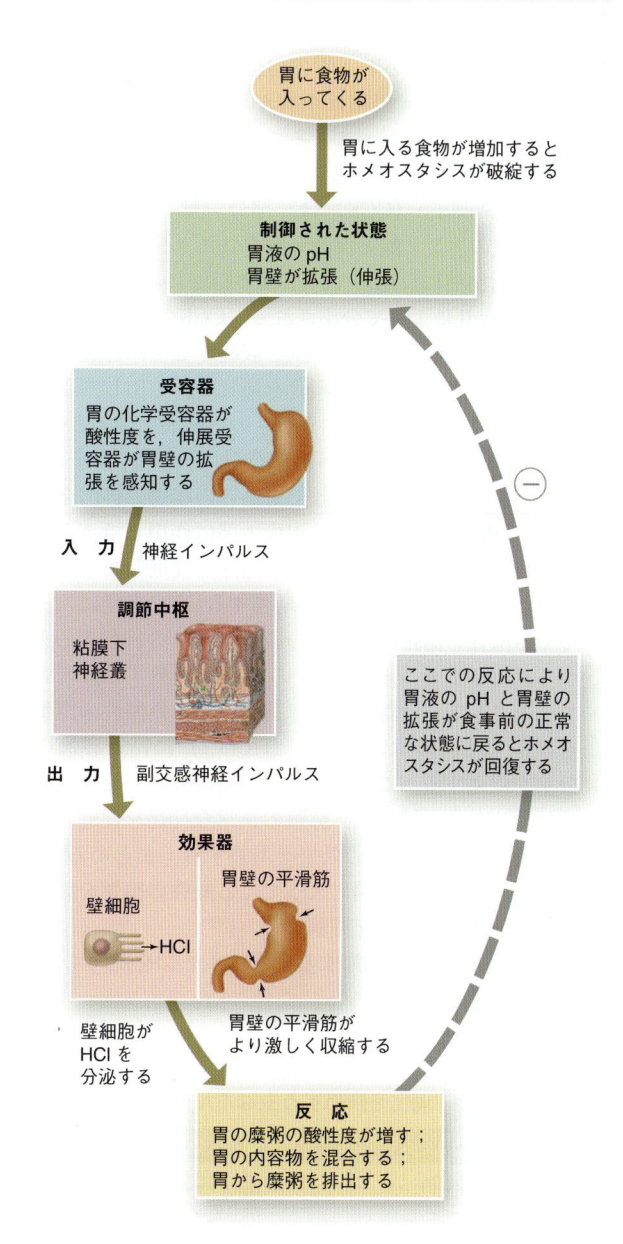

胃に食物が入ると，胃液分泌が亢進し，激しい蠕動運動の波が生じる．

Q 食物はなぜ最初に胃液の pH を上昇させるのか？

ことにより，十二指腸で処理できない量の糜粥を十二指腸に送り込まないようにしている．さらに，腸相では小腸に到達した食物の消化を継続させる反応が起る．これらの腸相の活性化は，神経性とホルモン性に制御される．

- **神経性制御**. 糜粥の存在によって十二指腸が拡張すると，**腸胃反射** enterogastric reflex（訳注：腸胃抑制反射ともよばれる）が始まる．十二指腸壁の伸展受容器からの神経インパルスが延髄に伝えられ，それが副交感神経刺激を抑制し，逆に胃への交感神経活動を刺激する．結果的に，胃の運動は低下させられ，幽門括約筋の収縮は増強され，胃内容排泄が抑制される．
- **ホルモン性制御**. 腸相は小腸から分泌される2つの主なホルモン，コレシストキニンとセクレチンによって制御されている．コレシストキニン cholecystokinin（CCK）は，部分分解されたタンパク質由来のアミノ酸と部分分解されたトリグリセリド由来の脂肪酸に反応して，小腸の腸腺にある CCK 細胞 CCK cell によって分泌される．CCK は消化酵素に富む膵液を分泌させ，胆嚢壁を収縮させて，貯蔵している胆汁を胆嚢管から総胆管を通じて押し出し，さらに，肝膵管膨大部にあるオッディの括約筋を弛緩させ，膵液と胆汁を十二指腸へ排出させる．CCK はまた，幽門括約筋の収縮を促進して胃からの糜粥の排出を遅らせ，脳（訳注：間脳）の視床下部に作用して，満腹感を覚えさせる．膵臓の正常な発達を促進してそれを維持し，セクレチンの効果を増強する．十二指腸に入ってくる酸性の糜粥が，小腸の腸腺にある S 細胞 S cell からの**セクレチン** secretin の分泌を刺激する．続いて，セクレチンは胃から十二指腸に入った酸性の糜粥を緩衝する炭酸水素イオン（HCO$_3^-$）に富む膵液の分泌を促進する．これらの主な作用以外に，セクレチンは胃液分泌を抑制し，膵臓の正常な発達を促進してそれを維持し，CCK の効果を増強する．まとめると，セクレチンは十二指腸に入ってくる酸性の糜粥を緩衝化させ，胃酸の産生を抑制する．

  表24.8に消化を調節する主なホルモンを要約する．

他の消化管ホルモン

ガストリン，CCK，セクレチン以外に，多くの消化管ホルモンがある．例えば，**グレリン** ghrelin は胃から分泌され，食欲を増強し，**グルコース依存性インスリン分泌刺激ポリペプチド** glucose-dependent insulinotropic polypeptide（GIP）と**グルカゴン様ペプチド** glucagon-like peptide（GLP）は，小腸に食物が接触すると分泌され，膵臓からのインスリン分泌を促進し，その結果，血糖値が低下する．GIP と GLP はまとめて，**インクレチン** incretin といわれるが，通常の食後に血糖値が上昇することを予測してフィードフォワード的なコントロールを行う．さらに消化管に影響を与える少なくとも 10 以上の消化管ホルモンといわれるホルモンがある．腸管運動を刺激する**モチリン** motilin，**サブスタンス P** substance P，**ボンベシン** bombesin，腸管によるイオンと水の分泌を刺激し，胃酸分泌を抑制する**血管活性腸管ペプチド** vasoactive intestinal polypeptide（VIP），ガストリン放出を刺激する**ガストリン放出ペプチド** gastrin-releasing peptide，逆にガストリン放出を阻害する**ソマトスタチン** somatostatin などがある．これらのホルモンのうちいくつかは，局所性ホルモンいわゆるパラクリンとして作用すると考えられているが，他のホルモンは血中，あるいは消化管腔にさえも分泌されることがある．以上のホルモンの生理学的機能についてはまだ研究段階にある．

チェックポイント

44. 消化の脳相の目的はなんか．
45. 消化の胃相におけるガストリンの役目について説明しなさい．

表24.8　消化を調節する主なホルモン

ホルモン	分泌刺激とその部位	作用
ガストリン Gastrin	胃の拡張，胃に存在する部分的に分解されたタンパク質とカフェイン，胃糜粥の高 pH によって，腸管内分泌細胞である G 細胞からのガストリン分泌が刺激される．	**主な効果**：胃液分泌促進．胃運動活発化．胃粘膜発達促進．**その他の効果**：下食道括約筋の収縮．幽門括約筋と回盲弁の弛緩．
セクレチン Secretin	小腸に入ってくる酸性（高 H$^+$ レベル）の糜粥が十二指腸粘膜にある腸管内分泌細胞である S 細胞からのセクレチン分泌を刺激する．	**主な効果**：膵液分泌の刺激．炭酸水素イオン（HCO$_3^-$）に富む膵液と胆汁の分泌刺激．**その他の効果**：胃酸分泌阻害．膵臓の正常な発達と維持．CCK の効果の増強．
コレシストキニン Cholecystokinin (CCK)	小腸に入ってくる部分分解されたタンパク質（アミノ酸），トリグリセリド，脂肪酸によって，小腸粘膜にある腸管内分泌細胞である CCK 細胞からの CCK 分泌を刺激する．CCK は脳内でも放出される．	**主な効果**：消化酵素に富む膵液分泌の刺激．胆嚢からの胆汁放出．肝膵管膨大部の括約筋（オッディの括約筋）を弛緩させ大十二指腸乳頭を開口させる．満腹感を引き起す．**その他の効果**：胃からの糜粥排出の抑制．膵臓の正常な発達と維持．セクレチンの効果の増強．

46. 消化管反射の各段階について概要を述べなさい.

47. 消化の腸相における CCK とセクレチンの機能について説明しなさい.

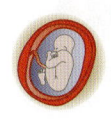

24.15 消化器系の発生

目 標

• 消化器系の発生を述べる.

　発生第 4 週のあいだに，**内胚葉 endoderm** の細胞が消化管の前段階である**原腸 primitive gut** といわれる空間を形成する（図 29.12 b 参照）. 図 29.9 d に示すように，その後すぐに，壁側および臓側の 2 層の中胚葉が形成される. 原腸の内胚葉はその臓側中胚葉と結合して，管壁が 2 層になる. **内胚葉の層 endodermal layer** は，大部分の消化管を裏打ちする上皮組織 epithelial lining と腺 glands になり，**中胚葉の層 mesodermal layer** は，**平滑筋** smooth muscle と**結合組織** connective tissue になる.

　原腸は伸長して，**前腸 foregut，中腸 midgut，後腸 hindgut** に分化する（図 29.12 c 参照）. 発生第 5 週までは，中腸は卵黄嚢に突出しているが，その後，その卵黄嚢が収縮すると，中腸から離れ，中腸とのあいだは閉鎖される. 前腸の領域に，外胚葉の陥入，つまり**原始口窩（口窩）stomodeum** が現れる（図 29.12 d 参照）. これが発生して，**口腔 oral cavity** になる. **口咽頭膜 oropharyngeal membrane** は，胚子の表面にある外胚葉と内胚葉が融合してできた陥入部分で，前腸と原始口窩の境界部になる. 発生第 4 週のあいだに，口咽頭膜は破れて，胚子の口腔が外部に開口する. もう一つの外胚葉の陥入は後腸に形成される**肛門窩 proctoderm** で，発生が進むと**肛門 anus** になる（図 29.12 d 参照）. ［総］**排泄腔膜 cloacal membrane** は，外胚葉と内胚葉が融合してできた膜で，後腸と肛門窩の境界部にある. 発生第 7 週のあいだに，その膜は破れて，胚子の肛門が外部に開口する. このようにして，消化管の口から肛門までが 1 本の連続した管になる.

　前腸は，**咽頭 pharynx，食道 esophagus，胃 stomach，十二指腸 duodenum** の一部になる. 中腸は，**残りの十二指腸 remainder of the duodenum，空腸 jejunum，回腸 ileum，大腸の一部 portions of the large intestine**（盲腸，虫垂，上行結腸，横行結腸の大部分）に変化する. 肛門窩由来の肛門管の一部を除いて，後腸からは，**大腸の残りの部分 remainder of the large**

intestine（訳注：残りの横行結腸，下行結腸，S 状結腸，直腸）が発生してくる.

　発生が進むと，前腸のいろいろな場所にある内胚葉は，中胚葉に向かって袋状の芽として入り込んでいく. これらの芽のような構造は，**唾液腺 salivary glands，肝臓 liver，胆嚢 gallbladder，膵臓 pancreas** になる. これらの器官はそれぞれ，導管を通して消化管と連絡している.

チェックポイント

48. 前腸，中腸，後腸からなにが発生してくるか.

24.16 加齢と消化器系

目 標

• 消化器系における加齢の影響を述べる.

　加齢に伴う消化器系の全体的な変化として，分泌機能の低下，消化管の運動性の低下，筋組織とそれを支持する構造の強さと緊張度の低下，酵素とホルモンの分泌に関与する神経感覚器フィードバックにおける変化，痛覚と内臓感覚に対する反応の減少がある. 消化管上部では，一般的に口における刺激物やひりひりする痛みに対する反応の減少，味覚消失，歯周病，嚥下障害，裂孔ヘルニア，胃炎，消化性潰瘍が起る. 小腸には，十二指腸潰瘍，吸収障害，消化障害が現れる可能性がある. 老化に伴って増加してくる他の病理的疾患には，虫垂炎，胆嚢疾患，黄疸，肝硬変，急性膵炎がある. 便秘，痔疾患，憩室炎のような大腸における変化もみられることがある. 結腸や直腸の癌は腸閉塞や便秘と同様にかなりよくみられる.

チェックポイント

49. 老化に伴う消化器系における一般的な影響はなにか.

• • •

　さて，私たちの消化器系の探索はここで終りなのだが，"ホメオスタシスの観点から：消化器系の役割" を検討することにより，この消化器系が，からだにある別の系のホメオスタシス維持に，多くの点で寄与しているかがわかるだろう. 次の 25 章では，消化管によって吸収された栄養素が，どのようにしてからだの組織の中で行われる代謝反応に組み込まれていくのかを理解できるだろう.

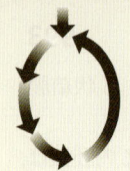

ホメオスタシスの観点から

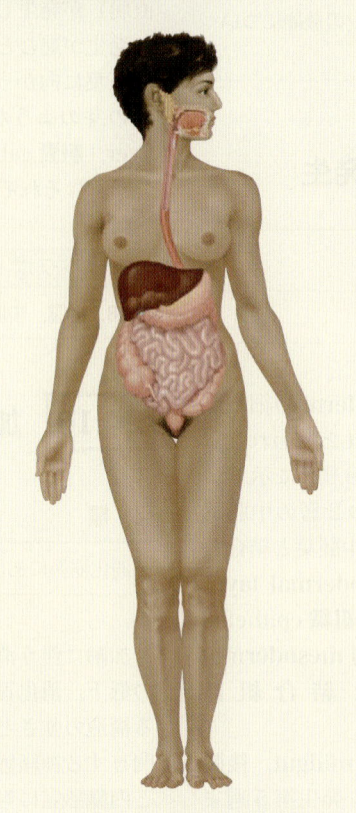

消化器系の役割

外皮系
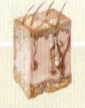

- 小腸は，ビタミン D を吸収し，それは皮膚と腎臓でカルシトリオールに変換される.
- 過剰に摂取したカロリーは，トリグリセリドとして真皮や皮下組織にある脂肪細胞に蓄積される.

骨格系
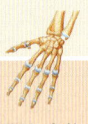

- 小腸は，骨基質形成に必要な食物中のカルシウムとリン酸塩を吸収する.

筋　系
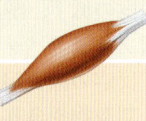

- 肝臓は，運動時に骨格筋によって生ずる乳酸をグルコースに変換する.

神経系
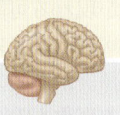

- 神経細胞による ATP 産生に必要なグルコースは，肝臓における糖新生（新しいグルコース分子の合成）や食物中の炭水化物の消化と吸収によって供給される.

内分泌系
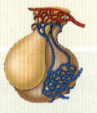

- 肝臓では何種類かのホルモンが不活性化される.
- 膵島はインスリンとグルカゴンを放出する.
- 胃と小腸の粘膜にある細胞は，消化作用を調節するホルモンを分泌する.
- 肝臓はアンジオテンシノーゲンを産生する.

心臓血管系
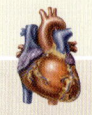

- 消化管は水を吸収して，血液量を維持し，赤血球におけるヘモグロビン合成に必要な鉄を吸収する.
- ヘモグロビンを分解してできるビリルビンは，一部便中に排泄される.
- 多くの血漿タンパク質は肝臓で合成される.

リンパ系と免疫系
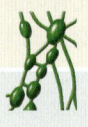

- 胃液の酸性環境は，胃内の細菌と多くの毒素を破壊する.
- 消化管の粘膜固有層にあるリンパ小節（MALT）は細菌を攻撃する.

呼吸器系
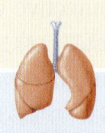

- 努力呼気時に，腹部臓器が横隔膜を圧迫すると，急速な呼気が起る.

泌尿器系
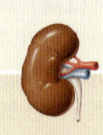

- 消化管によって吸収された水は，尿中に老廃物を排泄するために必要である.

生殖器系
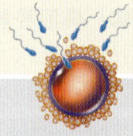

- 消化と吸収によって，生殖器の正常な発達，配偶子（卵子や精子）の形成，妊娠中の胎児の成長と発達に必要な脂肪などの栄養素が十分に供給される.

全身の器官系との関連

- 消化器系では，食物中の栄養素を分解して，体細胞が ATP を産生し，からだの組織を構築するために吸収し，利用できるかたちにする.
- からだの組織の成長や機能に必要な水，ミネラル，ビタミン類を吸収する.
- からだの組織で産生された老廃物を便にして排泄する.

疾患：ホメオスタシスの失調

虫歯

　虫歯 dental caries（あるいは tooth decay）とはエナメル質や象牙質にある電解質が徐々に失われていく（軟化する）ことである．もし，治療をしなければ，微生物が歯髄に侵入して，炎症と感染を引き起し，結果的に歯髄の死を招き，歯根頂周囲の歯槽骨に膿がたまる．このような歯は歯根管治療が必要となる（24.5 節参照）．

　虫歯は細菌が糖に作用して，酸を産生し，それがエナメル質に含まれるミネラルを溶かしてしまうことから始まる．スクロースから（訳注：細菌によって）産生される粘着性の多糖類である**デキストラン dextran** は，細菌を歯に固着させる原因となる．細菌の集塊，デキストラン，他の断片が歯に固着したものが**歯垢 dental plaque**（PLAK）である．歯垢が歯の表面を覆っているので，酸を中和する唾液は歯に到達できない．食後，細菌が酸を産生する前に歯を磨くと，歯の表面から歯垢を取り除くことができる．歯科医はまた，デンタルフロスで毎日，歯のあいだの歯垢を取り除くことを薦めている．

歯周病

　歯周病 periodontal disease には，歯肉，歯槽骨，歯根膜，セメント質の炎症と変性を特徴とする多様な状態に対する集合的な意味合いがある．そのうちの一つが**歯槽膿漏 pyorrhea** で，最初に軟部組織の腫脹と炎症，歯肉からの出血が現れる．治療しなければ，軟部組織が悪化し，歯槽骨が吸収され，結果的に歯がぐらついて，歯肉が退縮する．口腔内の不衛生が原因となって，しばしば歯周病になることがある．つまり，細菌，歯に詰った食物，タバコの煙のような局所的な刺激，または，不十分な"咀嚼"によることもある．

消化性潰瘍疾患

　米国では人口の 5 ～ 10％が**消化性潰瘍疾患 peptic ulcer disease**（PUD）（訳注：胃十二指腸潰瘍ともいう）に罹患している．**潰瘍 ulcer** は粘膜の陥凹性病変で，酸性の胃液に曝された消化管領域に発生するのが，**消化性潰瘍 peptic ulcers** である．消化性潰瘍で最も一般的にみられる合併症は出血で，それが多くなると，貧血になる．急性の多量出血の場合には，ショックから死に至ることもある．PUD のはっきりした原因は，以下の 3 つである：(1) ヘリコバクターピロリ菌，(2) アスピリンのような非ステロイド性抗炎症薬（NSAIDS），(3) 膵臓のガストリン産生腫瘍のゾリンジャー-エリソン症候群で起る HCl 分泌亢進．

　従来，*Campylobacter pylori* といわれていた**ヘリコバクターピロリ菌** *Helicobacter pylori*（*H. pylori*）が，PUD の主因である．この細菌は，尿素をアンモニアと二酸化炭素に分解するウレアーゼといわれる酵素を産生する．アンモニアはその細菌を胃酸から守る一方，胃の保護粘膜とそれを裏打ちしている胃の上皮細胞を傷害する．ヘリコバクターピロリ菌はまた，好中球の貪食から微生物を守る作用のある酵素のカタラーゼと，細菌を胃の細胞に直接接着させるいくつかの接着性タンパク質を産生する．

　PUD に対しては，いくつかの治療方法が有効である．タバコの煙，アルコール，カフェイン，NSAIDS は，粘膜の防御機能を低下させ，粘膜が塩酸の障害作用に対して過敏になるので避けるべきである．ヘリコバクターピロリ菌が関与するケースは，抗菌薬を服用することにより，問題が解決されることが多い．Tums® や Maalox® のような経口制酸薬は，一時的な酸の中和に役立つ．塩酸分泌亢進が PUD の原因となっている場合では，タガメット Tagamet® のような H_2 ブロッカーあるいは壁細胞からの H^+ の分泌を阻害するオメプラゾール（Prilosec®）のようなプロトンポンプインヒビターが使われることがある．

憩室性疾患

　憩室は結腸壁にできる小嚢で，**憩室性疾患 diverticular disease** は，筋層が弱まった場所に起る炎症である．**憩室 diverticula** の発生は，**多発性憩室症 diverticulosis** として知られる．多発性憩室症の多くの人は，症状もなければ合併症もない．そのような人のうち 10 ～ 25％は，最終的には**憩室炎 diverticulitis** になる．その場合，痛み，便秘あるいは頻回の排便，下痢，嘔吐，無力熱が特徴的に現れる．食物繊維が少ない食事をすると憩室炎になることがあるので，高繊維食物を摂取すると患者の症状は著しく軽減する．炎症を起している結腸部分は重症化すると，外科的に切除する必要がでてくる場合がある．憩室が破裂すると，腹腔内に細菌が放出され，腹膜炎を引き起すことがある．

大腸癌

　大腸癌 colorectal cancer は腫瘍の中でも最も悪性度の高い腫瘍である．米国の男性では肺癌についで 2 番目，女性では肺癌と乳癌についで 3 番目に位置づけされる．すべての大腸癌の半分以上は，どちらかといえば遺伝性である．アルコール，高動物性脂肪食，高タンパク質食を摂取すると，大腸癌罹患の危険性が増すが，

食物繊維，レチノイド，カルシウム，セレンを食事で摂取するとその危険性を防げる可能性がある．大腸癌の初期症状としては，下痢，便秘，こむら返り，腹痛，直腸鮮血性あるいは潜血性出血がある．**ポリープ polyps** といわれる粘膜表面の前癌状態の増殖もまた，大腸癌の危険率を上げる要因である．大腸癌のスクリーニングでは，血便検査，直腸指診，S 状結腸鏡，結腸鏡，バリウム注腸を行う．大腸癌は内視鏡的あるいは外科的に切除できるかもしれない．

肝　炎

肝炎 hepatitis はウイルス，薬剤，アルコールも含む化学物質が原因で起る肝臓の炎症性疾患である．ウイルス性肝炎は，臨床的にいくつかの型に分けられる．

A 型 肝 炎 hepatitis A（感 染 性 肝 炎 infectious hepatitis） は A 型肝炎ウイルス（HAV）が原因で，食物，衣服，玩具，食器などが便で汚染されることにより伝播する（便–口感染経路）．一般的に，小児や若年者では食欲不振，倦怠感，嘔気，下痢，発熱，悪寒があるが，軽度である．最終的には黄疸が現れるが，この種の肝炎では長引く肝損傷は起きない．多くの場合，4～6 週で回復する．A 型肝炎を予防するワクチンが有効である．

B 型肝炎 hepatitis B は，B 型肝炎ウイルス（HBV）が原因で，主に性交渉，ウイルス混入注射器，輸血器具により伝播する．それはまた，唾液や涙を介して伝播する．B 型肝炎ウイルスは，長期間，時には一生体内に残り，肝硬変から肝臓癌になることがある．活動性のあるB 型ウイルスをもっていれば，キャリアになる．A 型肝炎を予防するワクチンが有効である．

C 型肝炎 hepatitis C は，C 型肝炎ウイルス（HCV）が原因で，臨床的には B 型肝炎に似ている．C 型肝炎は，肝硬変から肝臓癌になることがある．先進国では，輸血用血液に対しては，B 型と C 型肝炎ウイルスのスクリーニングを行っている．

D 型肝炎 hepatitis D は，D 型肝炎ウイルス（HDV）が原因で，B 型肝炎とよく似た経路で伝播する．実際，D 型肝炎に感染する前に，必ず B 型肝炎にも感染している．D 型肝炎では重篤な肝障害になり，B 型肝炎ウイルス単独感染よりも死亡率はかなり高い．HBV ワクチンで予防できる．

E 型肝炎 hepatitis E は，E 型肝炎ウイルスが原因で，A 型肝炎とよく似た経路で伝播する．慢性肝炎にはならないが，E 型肝炎ウイルスに感染すると，妊婦の死亡率は非常に高くなる．

医学用語

胃内視鏡検査 gastroscopy（-scopy ＝ライトのついた装置を用いて観察すること）　内視鏡を用いた胃の検査法で，胃の内部を直接観察して，潰瘍，癌，炎症，出血部位を検査する．
ウイルス性胃腸炎 gastroenteritis（gastro- ＝胃；-enteron- ＝腸；-itis ＝炎症）　胃および腸（とくに小腸）を裏打ちする部分の炎症．汚染された食物，水あるいは接触した人によりもたらされるウイルス性あるいは細菌性の感染によるものである．症状は下痢，嘔吐，発熱，食欲不振，胃痙攣，腹部不快感を示す．
嚥下障害（嚥下困難）dysphagia（dys- ＝異常；-phagia ＝食べること）　炎症，麻痺，閉塞，外傷による嚥下困難．
炎症性腸疾患 inflammatory bowel disease　消化管の炎症には 2 つの様式が存在する．（1）**クローン病 Crohn's disease** は，消化管のあらゆる部位の炎症で，その炎症が粘膜から粘膜下組織，筋層，漿膜にまで広がっていく．（2）**潰瘍性大腸炎 ulcerative colitis** は，結腸や直腸の粘膜の炎症で，通常，直腸出血を伴う．奇妙なことに，喫煙はクローン病の発症のリスクを高めるが，潰瘍性大腸炎発症のリスクを低下させる．
悪心 nausea（nausia ＝船酔い）　食欲不振，吐き気感を伴う不快感．消化管の局所的な痛み，全身性疾患，脳疾患あるいは脳損傷，過労，薬剤の作用，薬剤多量服用が原因である．
過食症 bulimia（bu- ＝牛；limia ＝空腹；あるいは過食性吐き出し症候群 binge-purge syndrome）　主に，若くて，独身で，中流階級の白人女性にみられる病気で，少なくとも週に 2 回過食後自ら嘔吐する，厳しいダイエットあるいは絶食をする，激しい運動する，下剤あるいは利尿剤を服用するという特徴がみられる．これらの特徴は体重が増加するという恐怖，あるいはストレス，鬱に反応して生じる．そして視床下部腫瘍のような生理学的な疾患による場合もある．
過敏性腸症候群 irritable bowel syndrome（IBS）　ストレスに反応している人の消化管全体に起る疾患で，下痢と便秘が交互に現れ，痙攣や腹痛のような症状を訴える．便中に多量の粘液が認められ，鼓腸，吐き気，食欲不振の症状が出る．このような状態は，**過敏性結腸 irritable colon**，あるいは**痙攣性大腸炎 spastic colitis** としても知られている．
肝硬変 cirrhosis　肝炎，肝細胞を破壊する化学物質，肝臓に感染する寄生虫，アルコール中毒による慢性炎症の結果，肝臓が萎縮あるいは瘢痕化する．肝細胞が線維性あるいは脂肪性結合組織に置き換えられる．黄疸，足の浮腫，出血傾向，薬剤過敏の症状が出る．
口・口唇びらん canker sore　10～40 歳までの男性よりも，女性の口腔粘膜に多くみられる痛みを伴う潰瘍．自己免疫反応や食物アレルギーによって起ることもある．
結腸内視鏡検査 colonoscopy（-scopes ＝観察すること）結腸ファイバースコープ colonoscope といわれる長くて，伸縮自在の内視鏡を用いて結腸粘膜を観察する．ポリープ，癌，憩室を見つけるため，検査試料を採取するため，小さなポリー

プを切除するために用いる．ほとんどの大腸癌は直腸に発生する．

口臭 halitosis（halitus- ＝息；-osis ＝状態；あるいは **bad breath**）　口から出る悪臭．

痔核（痔疾）hemorrhoids（hemo- ＝血液；-rhoia ＝流れ；あるいは **piles**）　直腸の怒脹性，炎症性静脈瘤のこと．静脈が圧力をかけられ，充血する時に痔核は発症する．圧が持続すると，静脈壁が拡張する．一般的に，このように拡張した血管からの出血あるいはかゆみが，痔核になったことの最初の徴候である．静脈の拡張はまた，血塊形成を引き起し，さらに悪化して，怒脹と痛みが起る．痔核は，低食物繊維食を摂取することによってもたらされる便秘によって起る可能性がある．排便努力中に繰り返される緊張によって，直腸静脈に血液が逆流し，血圧が上昇し，その結果，痔核を引き起す可能性がある．

弛緩不能（症）achalasia（a- ＝～なしで；-chalasis ＝弛緩）　筋層間神経叢の機能不全で，食物が食道に到達しても下食道括約筋が正常に弛緩できない状態をいう．すべての食物は食道内に留まるので，胃には非常にゆっくりと入っていく．食道が拡張するので，胸部に痛みが生じ，しばしば心臓に起因する痛みと混同される．

消化不良 malabsorption（mal- ＝悪い）　食物に含まれる栄養素を十分に吸収できない多くの疾患．消化酵素や消化液不足などによる消化の過程で十分に分解できなかった結果起る病気で，外科手術，感染，ネオマイシンやアルコールのような薬剤による小腸粘膜の損傷，腸管運動の減少が原因である．下痢，体重減少，虚弱体質，ビタミン不足，骨質減少の症状が現れる．

食中毒 food poisoning　細菌，ウイルス，原虫などの感染性病原体あるいは毒素の混入した食べ物や飲料水を摂取した後に起る急性疾患．最も一般的な病原菌は**黄色ブドウ球菌** *Staphylococcus aureus* の毒素で，主な症状として，腹痛を伴う下痢あるいは嘔吐が起きる．

人工肛門造設術 colostomy（-stomy ＝開口部の取りつけ）　結腸の開口部から便を排泄する迂回路として，外科的ストーマ（人工的な開口部）をつくって，腹壁の外側に取りつける．この開口部が人工肛門の役目を果し，そこから便が腹部に装着されている袋の中へと排泄される．

大腸炎 colitis　大腸と直腸の粘膜の炎症で，水と塩類の吸収が低下し，その結果，水様性の血便になる．重症になると，脱水や塩類喪失が起る．炎症を起した筋層の痙縮は痙攣を起す．自己免疫疾患と考えられている．

バレット食道 Barrett's esophagus　食道の粘膜上皮が非角化重層扁平上皮から単層円柱上皮に病理的に変化して，胃や

小腸の上皮と同じになるので，食道が胃酸に長期間曝される結果，食道癌になる危険性が高まる．

肥満体治療法 bariatric surgery（baros- ＝体重；-iatreia ＝医学的治療）　肥満体の人の体重をかなり減少させるために，食事の摂取量と吸収量を制限できる外科的手段である．最も一般的に行われる方法は**胃バイパス手術** gastric bypass surgery である．この方法の変法の一つでは，胃の上部を"クルミの実"くらいの小さな嚢の大きさにまで小さくする．胃全体のたった5～10％ぐらいのその嚢は，残りの90～95％とのあいだを外科手術に使うU字形のとじ具あるいはプラスチックス製のバンドでくくって作成する．その嚢は小腸の空腸とつなげてしまうので，胃の残りの部分と十二指腸を食物が通らないことになる．その結果，食物は少量だけが消化され，わずかな栄養成分だけが小腸で吸収されるので，結果的に，体重を減少させることになる．

腹鳴 borborygmus　腸内ガスが腸の中を突進するように移動する時に鳴るゴロゴロ音．

不正咬合 malocclusion（mal- ＝悪い；-occlusion ＝互いをあわせる）　上顎と下顎の歯の面が互いにうまくかみ合ない状態のこと．

ヘルニア hernia　膜や腔壁，この場合は腹腔壁を通って，器官のすべてあるいは一部が突出すること．**裂孔（横隔膜）ヘルニア hiatus（diaphragmatic）hernia** は，胃の一部分が横隔膜の食道裂孔を通って，胸腔に突出することである．**鼠径ヘルニア inguinal hernia** は，ヘルニア嚢が鼠径管開口部に向かって突出することであるが，さらに突出が進行すると，その中に腸の一部が入り込み，男性では陰嚢内に伸びて，ヘルニア部分に絞扼が起る．

放屁 flatus　胃や腸に充満したガスを，通常は肛門から排気すること．そのガスが口から排気されると，**おくび eructation**（あるいは belching；げっぷ burping）といわれる．胃内の食物を分解するあいだに放出されるガス，嚥下した空気，炭酸飲料に含まれるようなガスが排出される．

胸焼け heartburn　心臓の近くの焼けるような痛みだが，実際は胃内容物に含まれる塩酸による食道粘膜の痛み．下食道括約筋が適切に閉じないことに起因する．その結果，胃内容物が食道の下部に入る．心疾患とはまったく関連はない．

旅行者下痢 traveler's diarrhea　消化管の感染性疾患で，下痢，切迫性腸運動，痙攣，腹痛，倦怠感，吐き気，場合によっては発熱や脱水を伴う．これらは主として，便中の細菌（とくに大腸菌 *Escherichia coli*）に汚染された食物や水を摂取することによって起る．便中のウイルスや原虫類に属する寄生虫が原因となることはあまりない．

章の概要

概 要

24.1 消化器系の概観
1. 食物に含まれる大きな分子を小さな分子にまで分解することを消化という.
2. 食物の分解にかかわる器官を総称して消化器系という.
3. 消化器系は2つの主な器官に分けられる：消化管と付属消化器官.
4. 消化管は, 口から肛門まで伸びている連続した管である.
5. 消化管付属器官は, 歯, 舌, 唾液腺, 肝臓, 胆嚢, 膵臓からなる.
6. 消化過程は基本的には, 食物摂取, 消化液分泌, 食物の混合と移送, 機械的および化学的消化, 吸収, 排便の6段階である.
7. 機械的消化には, 咀嚼と化学的消化を助ける消化管運動がある.
8. 化学的消化は, 食物中の炭水化物, 脂質, タンパク質, 核酸の大きな分子を体細胞が利用できるような小さな分子にまで分解する一連の加水分解反応である.

24.2 消化管の管壁
1. 消化管の大部分の基本的な層構造は, 内腔から表層に向かって, 粘膜, 粘膜下組織, 筋層, 漿膜の4層になっている.
2. 粘膜の粘膜固有層には, 粘膜関連リンパ組織（MALT）といわれるリンパ組織が広範囲にパッチ状に分布している.

24.3 消化管の神経支配
1. 消化管は腸神経系（ENS）として知られる内在性の神経と, 自律神経系（ANS）の一部である外在性の神経によって支配される.
2. ENSは筋層間神経叢と粘膜下神経叢の2つの神経叢で構成される.
3. 筋層間神経叢は筋層の縦走と輪走の平滑筋のあいだにあり, 消化管の運動を制御する.
4. 粘膜下神経叢は粘膜下にあり, 消化管からの分泌を制御している.
5. ENSのニューロンは独立して機能しうるが, ANSのニューロンによる制御も受けている.
6. 迷走神経（X）と骨盤内臓神経（副交感神経線維）はENSニューロンを活性化して消化管からの分泌とその運動を刺激する.
7. 胸髄と上部腰髄からの交感神経線維はENSニューロンを抑制して消化管からの分泌とその運動を低下させる.

24.4 腹 膜
1. 腹膜はからだの中で最も大きな漿膜で, 腹腔壁を裏打ちし, いくつかの腹部器官の表面を覆っている.
2. 腹膜のヒダには, 大網, 肝鎌状間膜, 小網, 腸間膜, 結腸間膜がある.

24.5 口 腔
1. 口腔を構成しているのは, 頬, 硬口蓋, 軟口蓋, 口唇, 舌である.
2. 口腔前庭は, その外側が頬と口唇で, 内側が歯と歯肉に囲まれた空間のことである.
3. 固有口腔は, 口腔前庭から口峡まで広がっている空間である.
4. 舌はそれに付随する筋とともに, 口腔底を形成する. 舌は粘膜で覆われた骨格筋で構成される. 舌の上面と側面には舌乳頭があり, その一部には味蕾がある. 舌腺は舌リパーゼを分泌し, それは胃の酸性環境に曝されるまではトリグリセリドを脂肪酸とジグリセリドにまで分解する.
5. 唾液の大部分は, 大唾液腺によって分泌される. 大唾液腺は口腔の外側にあり, 導管を通じて唾液を口腔内に送り出す. 耳下腺, 顎下腺, 舌下腺の3対の大唾液腺がある.
6. 唾液は食物を滑らかにし, 炭水化物を化学的に消化し始める. 唾液分泌は自律神経系の支配を受けている.
7. 歯は口腔内へ突出し, 機械的消化に適応している.
8. 歯の3つの基本的な部位は, 歯冠, 歯根, 歯頸である. 歯は主に象牙質で構成されており, からだの中で一番硬いエナメル質で覆われている. 歯列には, 乳歯と永久歯の2種類がある.
9. 咀嚼によって, 食物は唾液と混合され, 食塊といわれる柔らかくて, 変形自在な塊になる. 唾液アミラーゼはデンプンの消化を始め, 舌リパーゼはトリグリセリドに作用する.

24.6 咽 頭
1. 咽頭は後鼻孔から, それに続く食道と前方にある喉頭までの漏斗状の管である.
2. 咽頭は呼吸機能もあり, 消化機能もある.

24.7 食 道
1. 食道は, 自由に伸縮する筋性の管で, 咽頭と胃を接続する.
2. 食道には, 上食道括約筋と下食道括約筋がある.

24.8 嚥 下
1. 嚥下によって, 食塊は口腔から胃に移動する.
2. 嚥下には, 随意相, 咽頭相（不随意性）, 食道相（不随意性）がある.

24.9 胃
1. 胃は食道と十二指腸を接続する.
2. 胃の主な解剖学的区分は, 噴門, 胃底, 胃体, 幽門である.
3. 胃には消化に適したヒダがある. そこには粘液, 塩酸, ペプシン, 胃リパーゼ, 内因子を分泌する腺と3層の筋がある.
4. 機械的消化には移送と逆移送がある.
5. 化学的消化は, 主にペプシンによるタンパク質のポリペプチドへの分解である.
6. 胃壁では, ほとんどの物質が通過できない.
7. 胃が吸収できる物質は, 水, ある種のイオン類, 薬剤, アルコールである.

24.10 膵 臓
1. 膵臓は膵頭, 膵体, 膵尾に区分され, 膵管および副膵管によって十二指腸につながる.
2. 内分泌腺部である膵島はホルモンを, 外分泌腺部は膵液を分泌する.
3. 膵液には, 炭水化物分解酵素の膵アミラーゼ, タンパク質分解酵素のトリプシン, キモトリプシン, カルボキシペプチダー

ゼ，エラスターゼ，トリグリセリド分解酵素の膵リパーゼ，核酸分解酵素のリボヌクレアーゼ，デオキシリボヌクレアーゼが含まれている．

24.11　肝臓と胆嚢

1. 肝臓は右葉と左葉に分けられる．方形葉と尾状葉は，機能的に左葉に属する．胆嚢は肝臓下面の陥凹にある袋で，胆汁を濃縮して貯蔵する．
2. それぞれの肝臓の葉には，肝小葉がある．肝小葉は，肝細胞，肝類洞，細網内皮細胞（クッパー細胞），中心静脈からなる．
3. 肝細胞によって分泌された胆汁は，胆管系で胆嚢に運ばれ，そこで濃縮され，一時的に貯蔵される．
4. 胆汁の成分は食物中の脂質を乳化して，消化を助ける．
5. 肝臓は炭水化物，脂質，タンパク質代謝に関与し，薬剤やホルモンを処理し，ビリルビンを排泄し，胆汁酸塩を合成し，ビタミン類やミネラルを貯蔵し，貪食し，ビタミンDを活性化する．

24.12　小　腸

1. 小腸は，胃の幽門括約筋から回盲弁まで伸びている．小腸は，十二指腸，空腸，回腸に分けられる．
2. 腸腺は，漿液性と粘液性の分泌物を分泌する．管壁にある輪状ヒダ，絨毛，微絨毛によって，消化と吸収のために表面積が広くなっている．
3. 粘膜上皮細胞の膜表面にある刷子縁酵素は，α-デキストリン，マルトース，スクロース，ラクトース，ペプチド，ヌクレオチドを分解する．
4. 膵液の酵素と腸の刷子縁酵素は，以下の物質を分解する．膵アミラーゼはデンプンをマルトース，マルトトリオース，α-デキストリンに，α-デキストリナーゼはα-デキストリンをグルコースに，マルターゼはマルトースをグルコースに，スクラーゼはスクロースをグルコースとフルクトースに，ラクターゼはラクトースをグルコースとガラクトースに，トリプシン，キモトリプシン，エラスターゼはタンパク質をペプチドにまで分解する．カルボキシペプチダーゼはペプチドのカルボキシ基側にある末端アミノ酸のペプチド結合を切断し，アミノペプチダーゼはペプチドのアミノ基側にある末端アミノ酸のペプチド結合を切断する．最終的には，ジペプチダーゼがジペプチドをアミノ酸に，リパーゼがトリグリセリドを脂肪酸とモノグリセリドに，ヌクレオシダーゼとホスファターゼがヌクレオチドをペントースと窒素を含む塩基にまで分解する．
5. 小腸における機械的消化には，分節運動と移動性複合運動がある．
6. 拡散，促進拡散，浸透圧，能動輸送によって，吸収が起る．小腸における吸収が一番多い．
7. 単糖類，アミノ酸，短鎖脂肪酸は，毛細血管に入る．

8. 長鎖脂肪酸とモノグリセリドはミセルとなって上皮細胞に吸収されて，その後トリグリセリドに再合成され，キロミクロンになる．
9. キロミクロンは絨毛内の乳び管からリンパに移動する．
10. 小腸では，電解質，ビタミン類，水も吸収される．

24.13　大　腸

1. 大腸は回盲弁から肛門まで伸びている．
2. 盲腸，結腸，直腸，肛門管の領域からなる．
3. 粘膜には多くの杯細胞があり，筋層には結腸ひもと結腸膨起がある．
4. 大腸の機械的な運動として，膨起流，蠕動運動，総蠕動運動がある．
5. 大腸内の細菌の作用で，化学的消化の最終段階が起る．その最終産物はさらに分解され，何種類かのビタミン類が合成される．
6. 大腸では，水，イオン類，ビタミン類が吸収される．
7. 便には，水，無機塩類，上皮細胞，細菌，未消化物が含まれる．
8. 便の直腸からの排泄が排便である．
9. 排便反射では，随意性の横隔膜と腹筋の収縮と外肛門括約筋の弛緩が起る．

24.14　消化の相

1. 消化活動は，3つの互いに重なる3相：つまり脳相，胃相，腸相で起る．
2. 脳相では，唾液腺から唾液が，胃腺から胃液が分泌され，いまから食べる食物に対する口腔と胃の準備をするのが目的である．
3. 胃に食物が入ると，胃相が始まり，胃液分泌と胃の運動が促進される．
4. 腸相では，小腸で食物が分解される．さらに，胃からの糜粥排出を遅らせるために胃の運動と胃液の分泌は抑制され，小腸での糜粥処理能力を超えないようにしている．
5. 消化の各相での活性化は，神経性およびホルモン性に制御される．表24.8 に消化を調節する主なホルモンを要約する．

24.15　消化器系の発生

1. 原腸の内胚葉は，多くの消化管の上皮組織と腺に分化する．
2. 原腸の中胚葉は，消化管の平滑筋と結合組織に分化する．

24.16　加齢と消化器系

1. 一般的に，分泌機能の低下，消化管の運動性の低下，筋緊張度の低下が起る．
2. とくに，味覚消失，歯槽膿漏，ヘルニア，消化性潰瘍，便秘，痔疾患，憩室炎になりやすくなる．

クリティカルシンキング問題

1. なぜ，胃での塩酸分泌を随意的に完全に抑制できないのだろうか．

2. トレイは，遺伝病の囊胞性線維症に罹患している．この疾患では，呼吸器官，消化器官，生殖器官などいくつかのからだの系に影響を与えるたくさんの粘液を分泌する．消化器系では，余分な粘液は肝臓における胆管や膵管を詰まらせることになる．このことはトレイの消化過程にどのような影響を与えるだろうか．

3. アントニオは，お気に入りのイタリアンレストランで，サラダ，大盛りのスパゲッティー，ガーリックパン，ワインの夕食をとっていた．デザートには"チョコレートによる死"というケーキを食べ，コーヒーを1杯飲んだ．夕方にはタバコを喫い，ブランディーをしたたかに飲んでいた．帰宅し，ソファーにねそべってテレビをみていた時，胸に痛みを覚えた．心臓発作であると確信したので，119番に電話した．彼によると心臓は大丈夫だったのだけれど，食事を見直す必要があった．アントニオにいったいなにが起ったのだろうか．

Q　図の質問の答え

24.1 消化酵素は，唾液腺，舌，胃，膵臓，小腸で産生される．

24.2 消化器系の場合，消化産物が消化管腔側から血液やリンパに移動することを吸収という．

24.3 粘膜固有層には以下に示す機能がある：(1) 消化管に吸収された栄養素の輸送経路となる血管とリンパ管がある；(2) 粘膜上皮を支持し，粘膜筋板と結合させる；(3) 病気から守る粘膜関連リンパ組織（MALT）がある．

24.4 筋層間神経叢のニューロンは消化管運動を，粘膜下神経叢のニューロンは消化管分泌機能を制御する．

24.5 腸間膜が小腸を後腹壁に固定させる．

24.6 口蓋垂は，嚥下時に食物や飲料水が鼻腔に入らないようにする．

24.7 唾液中の塩化物イオンは唾液アミラーゼを活性化する．

24.8 歯の主な成分は結合組織，とくに象牙質である．

24.9 第1，第2，第3大臼歯は，どの乳歯との生え替わりでもない．

24.10 食道の粘膜と粘膜下組織には，粘液分泌腺がある．

24.11 両方．嚥下は，随意性の骨格筋により開始され，平滑筋の不随意性の蠕動運動によって食塊を食道から胃に移送することで終る．食塊はその後方にある平滑筋の収縮と前方にある平滑筋の弛緩によって，移動する．

24.12 食事の量が多くなると，胃の粘膜ヒダは拡張して，消えてしまう．

24.13 胃液の成分である塩酸は胃腺の壁細胞で分泌される．塩酸は食物中の細菌を殺し，タンパク質を変性させ，ペプシノゲンをペプシンに変える作用がある．

24.14 胃液中に分泌される水素イオンは，炭酸に由来する．

24.15 ヒスタミンは粘膜固有層にある肥満細胞によって放出され，パラクリン様に作用する．

24.16 膵管を液体や消化酵素を含む膵液が，総胆管を胆汁が，肝膵管膨大部を膵液と胆汁が流れる．

24.17 肝臓における貪食性の細胞は，細網内皮細胞（クッパー細胞）である．

24.18 食物が吸収されるあいだに，肝細胞は肝類洞に入ってきた血中の栄養素，酸素，ある種の毒質を取り込む．

24.19 回腸が小腸の中で最も長い．

24.20 吸収された栄養素は毛細血管経由で血液中に，あるいは乳び管経由でリンパ液中に入る．

24.21 十二指腸（ブルンネル）腺で分泌される液体はアルカリ性の粘液で，胃液を中和し，十二指腸を裏打ちしている粘膜を保護する．

24.22 モノグリセリドは非極性（疎水性）分子なので，細胞膜の脂質二重層の中に溶け込み拡散できる．アミノ酸は極性（親水性）分子なので細胞膜の脂質二重層の中に溶け込むことができないため．

24.23 胃と膵臓が，大量の分泌物を分泌する2つの消化器系の器官である．

24.24 上行結腸と下行結腸が腹膜後器官となる．

24.25 杯細胞は結腸内容物を滑らかにする粘液を分泌する．

24.26 胃液のpHの上昇は食物タンパク質に含まれるいくつかのアミノ酸の緩衝作用に依存する．

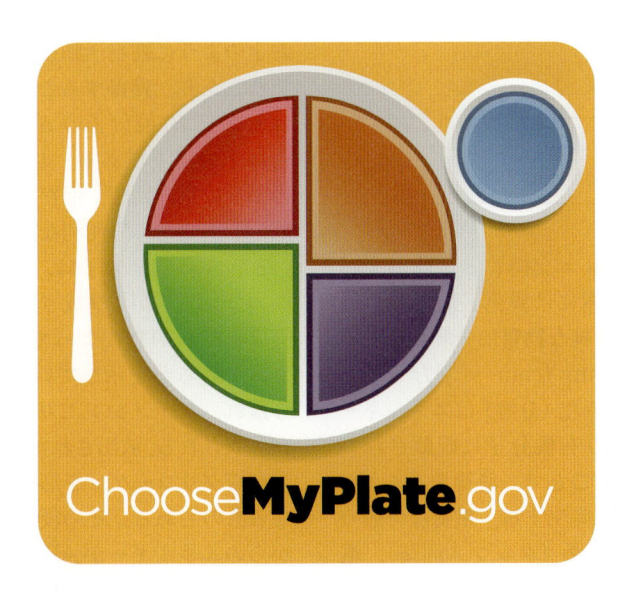

CHAPTER 25

代謝と栄養

代謝と栄養とホメオスタシス

代謝反応はからだの成長や修復，そして正常な機能を助けるために栄養素から化学的なエネルギーを取り込み使用することによってホメオスタシスの維持にかかわっている．

私たちが食べた食物が，走る，歩く，呼吸するための唯一のエネルギー源である．細胞や組織を維持するために必要とされる多くの分子は体内の代謝反応によって単純な物質からつくられる；そのほか必須アミノ酸，必須脂肪酸，ビタミン類，ミネラル類などは食事から摂らなくてはならない．24章で学習したように，食物中の炭水化物，脂質，タンパク質が消化管内の酵素によって消化され，消化管内で吸収される．体細胞が吸収できる最終消化産物は，単糖類，脂肪酸，グリセロール，モノグリセリド，アミノ酸である．ミネラルの一部と多くのビタミンは炭水化物や脂質，タンパク質の分解や合成を触媒する酵素系の一部として働く．消化管から吸収された分子は主に以下の３つの運命をたどる：

1. ほとんどの食物分子は，能動輸送や DNA 複製，タンパク質合成，筋収縮，体温の維持，有糸分裂など生命活動を維持するのに必要な**エネルギーを供給する**ために使われる．

2. 食物分子の中には，筋タンパク質，ホルモン，酵素などのより複雑な構造をもつあるいは機能する分子を合成するための**構成材料として働く**ものもある．

3. その他の分子は**将来の使用に備えて貯蔵される**．例えば，グリコーゲンが肝細胞に，トリグリセリド（中性脂肪）は脂肪細胞に貯蔵される．

本章では，代謝反応は食物中に含まれている化学エネルギーをいかに取り入れ，そしてそれぞれの食物分子が，からだの成長，修復，あるいはエネルギー供給にどのようにかかわっているか，体内でエネルギーバランスがどのように保たれているのかを学習する．最後に，次に外食する時ハンバーガーではなく魚を選んだほうがよい理由を見つけるために栄養に関して探究する．

Q 絶食や飢餓がからだにどのような影響を及ぼすのか考えたことはありませんか？

目 標

- 代謝を正確にいう.
- 同化と異化における ATP の役割を説明する.

代謝 metabolism（metabol- ＝交換）とは体内で起る化学反応すべてをいう. 代謝には異化と同化の２種類がある. 複雑な有機分子を単純な物質に分解する化学反応が総称して**異化** catabolism（cata- ＝下方へ）として知られている. 総体的に, 異化（分解）はエネルギーを**発生** exergonic する；つまり有機分子に貯蔵されていた化学エネルギーを放出することで, 消費するエネルギーよりも多くのエネルギーを産生する. 重要な一連の異化反応が解糖系, クエン酸回路（クレブス回路）, 電子伝達系で起る. これらは後で述べる.

単純な分子やモノマーを結合させ, からだの複雑な構造物や機能的な要素を形成する化学反応は総称して**同化** anabolism（ana- ＝上方へ）として知られている. 同化反応の例にはタンパク質合成におけるアミノ酸間のペプチド結合の形成, 脂肪酸からリン脂質をつくり, ２層の細胞膜を形成したり, グルコースが結合してグリコーゲンを合成する反応などがある. 同化反応は**エネルギーを吸収** endergonic する；生成されるエネルギーよりも多くのエネルギーを消費する.

代謝は異化（分解）反応と同化（合成）反応とのエネルギーバランスを保つ働きがある. 生きている細胞でのエネルギー交換に最も関与している分子は**アデノシン三リン酸** adenosine triphosphate（ATP）で, エネルギーを放出する異化反応とエネルギーを必要とする同化反応をつないでいる.

代謝反応はある時間にある細胞で, あるいは細胞のある限られた部分において活性化される酵素に依存して起る. 異化反応が細胞内のミトコンドリアで起きると同時に, 小胞体では同化反応が起きる.

同化反応で合成された分子には限られた寿命がある. 少数の例外を除き, それはやがては破壊され, その構成原子は他の分子のために再利用されるか, あるいは体外に排出される. 生きている組織では生物分子の再利用がつねに行われ, ある組織では急速に行われている. 各々の細胞は分子ごとに一新され, 組織は細胞ごとに再建される.

ATP による異化と同化の連結

生体の化学反応は適切な量のエネルギーをある分子から他の分子へ有効に転移させることで成り立っている.

この役目を最も担っている分子は ATP であり, 生きている細胞にとっては "エネルギーの通貨" ともいえる. お金のように細胞活動を購入することができ, 繰り返し消費したり, 獲得することができる. 通常, １つの細胞はおよそ 10 億分子の ATP をもっているが, ATP の寿命は１分以下である. したがって, ATP は金庫室の金のように長い期間, 保存することはできず, むしろ短期間の取引のための便利な現金といえる.

２章で, ATP 分子は, アデニン, リボースそして３個のリン酸基から構成されると説明した（図 2.26 参照）. 図 25.1 は ATP によってどのように同化と異化が連結されているかを示している. 末端のリン酸基が ATP から離れ, アデノシン二リン酸（ADP）とリン酸基（Ⓟ）が形成される. 放出されたエネルギーの中には, グルコースからグリコーゲンを形成するような同化反応を促進させるものもある. その後, 異化反応によって複雑な分子からのエネルギーが ADP とリン酸を結合させ, ATP を再合成するために使われる：

$$ADP + Ⓟ + エネルギー \longrightarrow ATP$$

異化において放出されたエネルギーの約 40% は細胞機能のために使われる. 残りのエネルギーは熱に変換され, 体温を維持するのに使われる. 過度の熱は周辺の環境に失われる. 約 10 ～ 20% のエネルギーしか作業に使われない機械と比べて, 40% の効率でエネルギーを

図 25.1 **同化反応と異化反応を連結させる ATP の役割.**
複雑な分子やポリマーが分解されると（異化, 左側）ATP を産生するため, エネルギーの一部が移され, 残りは熱として放出される. 単純な分子やモノマーが結合して複雑な分子を形成すると（同化, 右側）, その合成のために ATP が消費され, またエネルギーの一部は熱として放出される.

> エネルギーを放出する反応とエネルギーを必要とする反応は ATP を介して対になって起る.

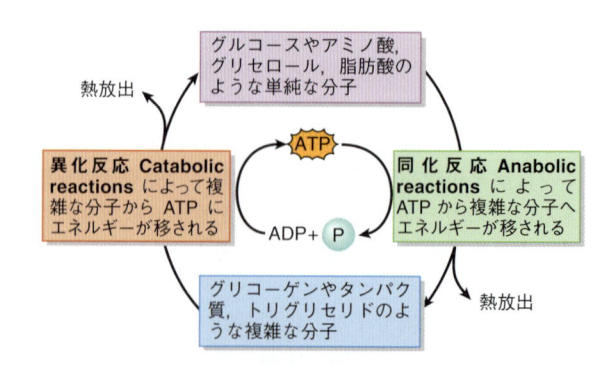

Q 消化酵素を産生する膵臓の細胞では異化と同化のどちらが優位に行われているか？

使用できることは驚くべきことである．からだはつねに外部からエネルギー源となるものを取り入れ処理することによって，生命維持に必要な ATP を合成することができる．

25.2　エネルギーの転移

目　標

- 酸化還元反応を述べる．
- 代謝における ATP の役割を説明する．

さまざまな異化反応によってエネルギーが ATP の"高エネルギー"リン酸結合に転移される．これらの結合におけるエネルギー量は異常に大きいわけではないが，そのエネルギーは素早くそして容易に放出される．代謝反応の経路について述べる前に，このエネルギー転移がどのようにして起るか理解することは重要である．エネルギー転移の重要な2つは酸化還元反応と ATP 産生の機序である．

酸化還元反応

酸化 oxidation とは原子あるいは分子から**電子を取り除くこと**である；結果として原子あるいは分子のポテンシャルエネルギーは**減少する** decrease．多くの生物学的酸化反応では水素原子を失うので，**脱水素反応 dehydrogenation reactions** ともよばれている．酸化反応の例として乳酸からピルビン酸への変換がある：

上記の反応において 2 H（H$^+$＋H$^-$）は 2 個の中性水素分子（2 H）が水素イオン（H$^+$）と水素化物イオン（H$^-$）として取り除かれることを示している．

還元 reduction とは酸化の反対の反応である；つまり，分子に**電子を付加する**ものである．還元されると分子のポテンシャルエネルギーが**増加する** increase．還

元反応の例としてピルビン酸から乳酸への変換がある：

物質が酸化される時，放出された水素原子は細胞内で単独では存在せず，補酵素によって直ちに他の分子に移される．細胞において水素原子を運搬する時に2つの補酵素が働く：ビタミンB複合体のニコチン酸からつくられる，**ニコチンアミドアデニンジヌクレオチド nicotinamide adenine dinucleotide（NAD$^+$）**とビタミン B$_2$ からつくられる，**フラビンアデニンジヌクレオチド flavin adenine dinucleotide（FAD）**である．NAD$^+$ と FAD の酸化還元状態は以下のようである：

NAD$^+$ が NADH＋H$^+$ に還元される時，NAD$^+$ は H$^-$ を獲得し電気的に中性となり H$^+$ を周囲に放出する．NADH が酸化されて NAD$^+$ になる時は，H$^-$ が失われ，その結果として H 原子を失い陽性に帯電する．FAD は H$^+$ と H$^-$ を獲得して還元されて FADH$_2$ となる．また FADH$_2$ は H$^+$ と H$^-$ を失うことにより FAD に酸化される．

酸化と還元反応はつねに連携している；ある物質が酸化されると同時に別の物質が還元される．このような一対の反応は**酸化還元反応 oxidation-reduction**（あるいは redox reactions）とよばれている．例として，乳酸が**酸化され** oxidized てピルビン酸になる時，取り除かれた2個の水素原子が NAD$^+$ の**還元** reduce に使われる．この連携した酸化還元反応は下記のように示される：

酸化還元反応について記憶するべき重要な点は，酸化は通常エネルギーを放出する反応であるということである．高エネルギーをもつ還元物質（水素原子を多くもつ）から低エネルギーの酸化物質（多くの酸素原子あるいは多重結合がある）へエネルギーを放出するために，細胞内で多くの生化学的反応が起る．例えば，細胞内で1

分子のグルコース（$C_6H_{12}O_6$）が酸化される時，グルコース分子に貯えられていたエネルギーが段階的に放出される．最終的にエネルギーの一部は，細胞内でエネルギー源として働く ATP に移され貯えられる．グルコースのように多くの水素原子をもった物質は酸化された物質よりも化学ポテンシャルエネルギーを多くもっている．それゆえ，グルコースは貴重な栄養素なのである．

ATP 生成の機序

酸化反応で放出されたエネルギーの一部は細胞内で ATP を生成することによって貯えられる．つまり ADP にリン酸基（Ⓟ）が加えられるとエネルギーをもった ATP が生成される．エネルギーを転移させるための 2 つの高エネルギーリン酸結合を曲線（〜）で示している：

アデノシン – Ⓟ 〜 Ⓟ ＋ Ⓟ ＋ エネルギー ⟶
　　　　　　ADP

アデノシン – Ⓟ 〜 Ⓟ 〜 Ⓟ
　　　　　　　　ATP

3 つ目のリン酸基との高エネルギーリン酸結合に，この反応で貯蔵されたエネルギーが蓄えられている．分子にリン酸基が付加されることを**リン酸化 phosphorylation** といい，これによって化学ポテンシャルエネルギーが増加する．生物はリン酸化の 3 つの機序によって ATP を生成する：

1. **基質レベルのリン酸化 substrate-level phosphorylation** は中間のリン酸化合物（基質）から直接 ADP に高エネルギーリン酸基を移すことにより ATP を生成する．ヒトではこの過程はサイトゾル（細胞質基質）で起る．
2. **酸化的リン酸化 oxidative phosphorylation** は有機化合物から電子を除去し，それらを**電子伝達系 electron transport chain** とよばれる電子受容系を通して酸素分子（O_2）にわたす．この過程は細胞内のミトコンドリア内膜で起る．
3. **光リン酸化 photophosphorylation** はクロロフィルをもった植物細胞と光吸収性の色素をもった細菌においてのみ起る．

チェックポイント

3. 水素化物イオン（H^-）と水素イオン（H^+）にはどのような違いがあるか．酸化還元反応に両イオンはどのように関与するのか．
4. ATP が生成される 3 つの方法はなにか．

25.3　炭水化物の代謝

目　標

・炭水化物の運命，代謝，働きを述べる．

24 章で学習したように，**炭水化物 carbohydrates** の消化では多糖類も二糖類も加水分解され，単糖類の**グルコース glucose**（約 80%）やフルクトース，ガラクトースにまで分解される（フルクトースの中には小腸上皮細胞から吸収された後，グルコースに変換されるものもある）．肝細胞で残りのフルクトースのほとんどとガラクトースのすべてがグルコースに変換される．そのため炭水化物の代謝はまさにグルコースの代謝といえる．ネガティブフィードバックシステムによって，血糖値は血漿中に約 90 mg/100 mL（5 mmol/L）に維持されており，通常これは血中に 2 ～ 3 g のグルコースが存在していることを意味している．

グルコースの運命

グルコースは ATP を合成する主な供給元であるため，グルコースは体細胞の必要度に応じて以下のように利用される：

・**ATP 産生**．即座にエネルギーを必要とする体細胞では，グルコースが酸化され ATP が産生される．すぐに ATP を必要としないのであれば，他の代謝経路に入る．
・**アミノ酸合成**．生体内の細胞はグルコースからアミノ酸を合成し，さらにタンパク質を合成する．
・**グリコーゲンの合成**．肝細胞と筋線維では**グリコーゲン生成 glycogenesis**（glyco- ＝糖；-genesis ＝生成）が起る．これはグルコースが多数結合して多糖類のグリコーゲンを生成する反応である．肝臓で貯蔵できるグリコーゲンの量は 125 g，骨格筋では 375 g である．
・**トリグリセリド（中性脂肪）の合成**．グリコーゲンの貯蔵部位がグリコーゲンでいっぱいになると，肝細胞はグルコースをグリセロールと脂肪酸に変換し，**脂質生成 lipogenesis**，すなわちトリグリセリドを合成する．トリグリセリドは脂肪組織に蓄積され，これは無限に貯蔵することができる．

細胞内へのグルコースの移動

グルコースが細胞内で利用される前に，まず形質膜を通過してサイトゾルに入らなければならない．消化管（ならびに腎尿細管）でのグルコースの吸収は二次性能動輸送（Na^+-グルコースシンポーターによって行われる．

促進拡散によってグルコースを細胞内に運ぶ輸送体の仲間である Glu T 分子を介して，グルコースはほとんどの体細胞内に移送される（3.3 節参照）．高濃度のインスリンが Glu T の一つのタイプである，Glu T4 の形質膜内への組み込みを増加させ，これによって細胞内へのグルコースの促進拡散を促進させる．しかし，神経細胞と肝細胞の形質膜内には Glu T の別のタイプがつねに存在するため，グルコースはつねに"入る"ことができ，細胞内に入ると同時にリン酸化される．Glu T はリン酸化されたグルコースを輸送することができないため，グルコースは細胞内に留まることになる．

グルコースの異化

グルコースが酸化されて ATP を産生する過程は**細胞呼吸 cellular respiration** として知られ，以下の 4 つの反応系がある：解糖系，アセチル補酵素 A の形成，クエン酸回路，電子伝達系（図 25.2）．

❶ **解糖系**．グルコース 1 分子が酸化され，2 分子のピルビン酸ができる一連の反応である．またこの反応は 2 分子の ATP とエネルギーを含有した NADH + H^+ を 2 個つくる．

❷ **アセチル補酵素 A（CoA）の形成**．ピルビン酸がクエン酸回路に入るための準備をする一時的な段階である．この段階はまた，エネルギーを含有した

NADH + H^+，そして CO_2 も産生する．

❸ **クエン酸回路の反応**．この反応はアセチル CoA を酸化して CO_2, ATP, NADH + H^+, $FADH_2$ を産生する．

❹ **電子伝達系**．この反応は NADH + H^+, $FADH_2$ を酸化して一連の電子伝達体を介して電子を移送する反応である．

解糖系は O_2 を必要としないことから，**有酸素(好気性) aerobic**（O_2 あり）あるいは**非有酸素（嫌気性）anaerobic**（O_2 なし）の条件下で起る．反対に，クエン酸回路と電子伝達系は O_2 を必要とするため，まとめて**有酸素（好気性）呼吸 aerobic respiration** とよばれている．このように O_2 が存在すると 4 つの段階がすべて起る：解糖系，アセチル CoA の形成，クエン酸回路，電子伝達系．しかし，O_2 がないあるいは低濃度の場合は，ピルビン酸が**乳酸 lactic acid** とよばれる物質に変換されて（図 25.5 参照），細胞呼吸の残りの段階は起らない．O_2 のない条件下で解糖系が起った場合は，**非有酸素（嫌気的）解糖 anaerobic glycolysis** とよばれている．

解糖系　解糖系 glycolysis（-lysis ＝分解）は 6 個の炭素をもったグルコース分子が炭素 3 個のピルビン酸 2 分子に分解される化学反応である（図 25.3）．この反応で ATP 2 分子が消費されるが，4 分子の ATP 分子が産

図 25.2　細胞呼吸（グルコースの酸化）の全体像．この図に手を加えたものが本章中で表され，細胞呼吸の全過程とそれぞれの反応との関係を示してある．

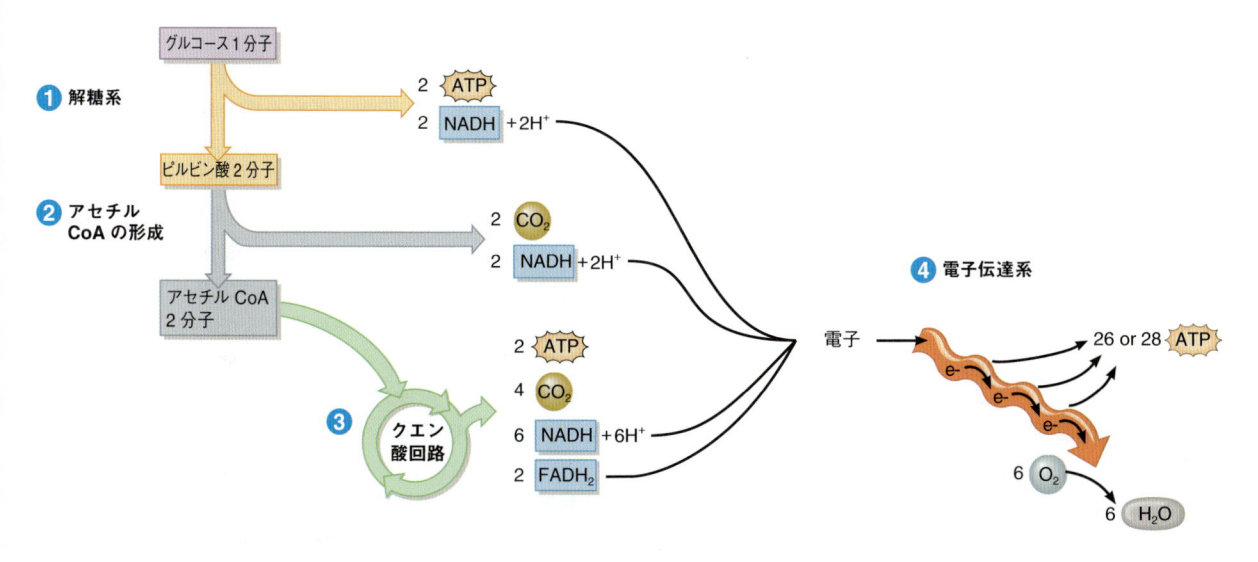

グルコースの酸化には解糖系，アセチル CoA の形成，クエン酸回路，電子伝達系が含まれる．

Q ここで示されている 4 つの過程のうち，最も多くの ATP を産生するのはどれか？

図25.3 細胞呼吸における解糖系の役割.

解糖系ではグルコース 1 分子が 2 分子のピルビン酸に変換される.

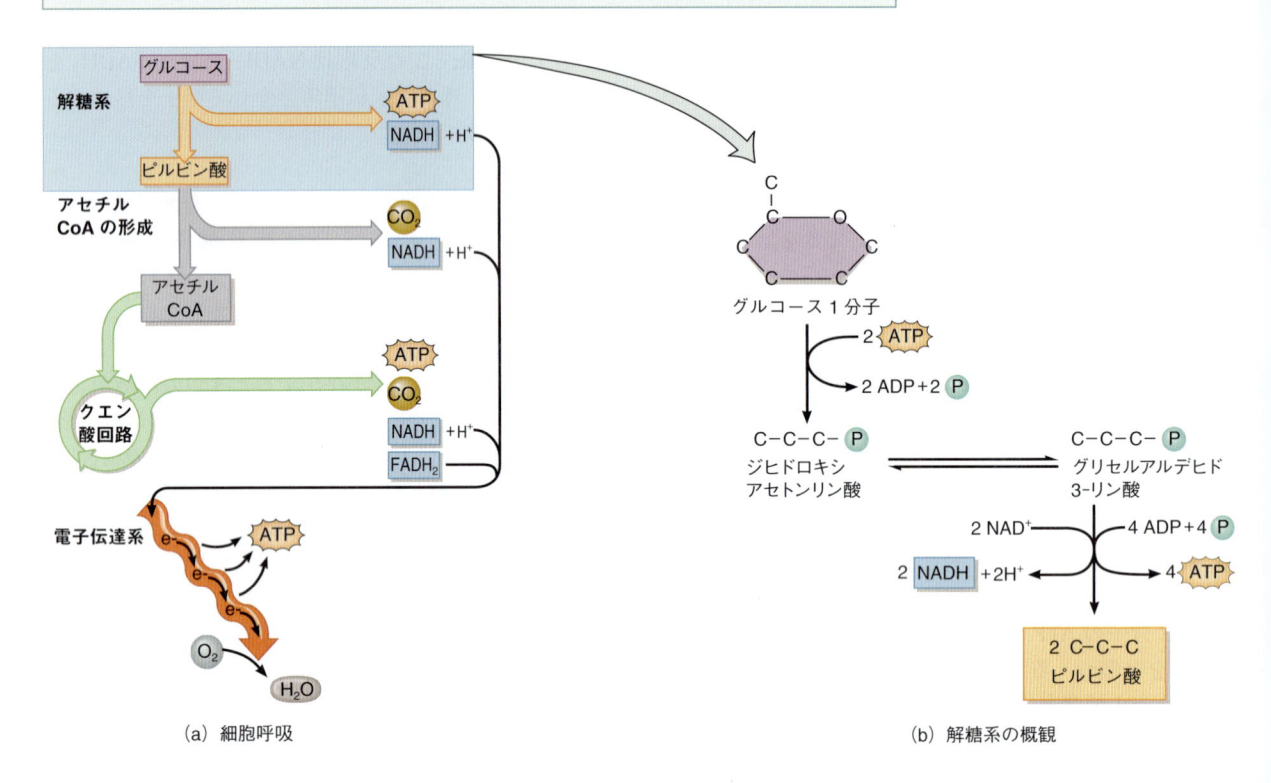

(a) 細胞呼吸

(b) 解糖系の概観

Q 解糖系ではグルコース 1 分子につき,いくつの ATP が産生されるか?

生されるため差し引き,グルコース 1 分子の酸化によって 2 分子の ATP ができることになる.

図 25.4 は解糖系に含まれる 10 個の化学反応を示している.最初の半分(反応❶～反応❺)は ATP のエネルギーが使われ,6 個の炭素をもつグルコースが 3 個の炭素をもつグリセルアルデヒド 3-リン酸に分解される.❸の反応を触媒する酵素である**ホスホフルクトキナーゼ** phosphofructokinase が解糖系の重要な律速調節因子である.ADP 濃度が高い時にこの酵素活性は高く,ATP が速やかに産生される.この酵素活性が低いとほとんどのグルコースは解糖系に入らず,代りに貯蔵用のグリコーゲンの合成が行われる.後半部分の反応(反応❻～反応❿)では 2 分子のグリセルアルデヒド 3-リン酸が 2 分子のピルビン酸に変換され,ATP が産生される.

ピルビン酸の運命 解糖系でつくられたピルビン酸の運命は酸素の利用度によって異なる(図 25.5).もし激しい運動などで酸素が少なくなった状態であれば(嫌気的な状態),ピルビン酸に 2 個の水素原子が加わり,嫌気的な方法で還元され,乳酸がつくられる:

$$2\,\text{ピルビン酸} + 2\,\text{NADH}^+ + 2\,\text{H}^+ \longrightarrow 2\,\text{乳酸} + 2\,\text{NAD}^+$$
酸化　　　　　　　　　　　　　　　　還元

この反応で再度つくられた NAD^+ がグリセルアルデヒド 3-リン酸の酸化に利用されて(図 25.4 の❻参照),解糖系が進む.乳酸が産生されると速やかに細胞外に拡散し血中に入る.肝細胞が乳酸を取り込み,ピルビン酸に戻す.乳酸の生成が筋疲労に関与している要因の一つであることを思い出しなさい.

酸素が十分にあると(好気的な状態),ほとんどの細胞はピルビン酸をアセチル CoA に変換する.この分子は細胞質で起る解糖系から,ミトコンドリアの基質で行われるクエン酸回路への連絡役をしている.特別な輸送タンパク質の助けによってピルビン酸はミトコンドリアの基質に入る.赤血球にはミトコンドリアがないので ATP 産生は解糖系のみで行われる.

アセチル CoA の形成 グルコースを酸化する各段階で異なる酵素が働くが,同様に補酵素も異なっている.細胞呼吸のこの段階で使われる補酵素は**補酵素 A**

図25.4 **解糖系における10の反応.** ❶グルコースをリン酸化する反応で，ATP分子のリン酸基を使ってグルコース6-リン酸を合成する．❷グルコース6-リン酸をフルクトース6-リン酸に変換する．❸フルクトース1,6-ビスリン酸を合成するために2つ目のリン酸基を付加する．この時2つ目のATPが使われる．❹と❺フルクトースが炭素3個の分子，グリセルアルデヒド3-リン酸（G 3-P）とジヒドロキシアセトンリン酸に分解される．これらの分子はいずれもリン酸基をもっている．❻2分子のNAD⁺がG 3-P 2分子から2組の電子と水素イオンを受け取る酸化反応が起り，2分子のNADHが形成される．体細胞はこの段階で産生された2分子のNADHを用いて電子伝達系でATPを生成する．2つ目のリン酸基がG 3-Pと結合すると1,3-ビスホスホグリセリン酸（BPG）を形成する．❼〜❿これらの反応によって4分子のATPと2分子のピルビン酸 pyruvic acid（pyruvate*）が生成される．

解糖系により2分子のATP，2個のNADH，2個のH⁺がつくられる．

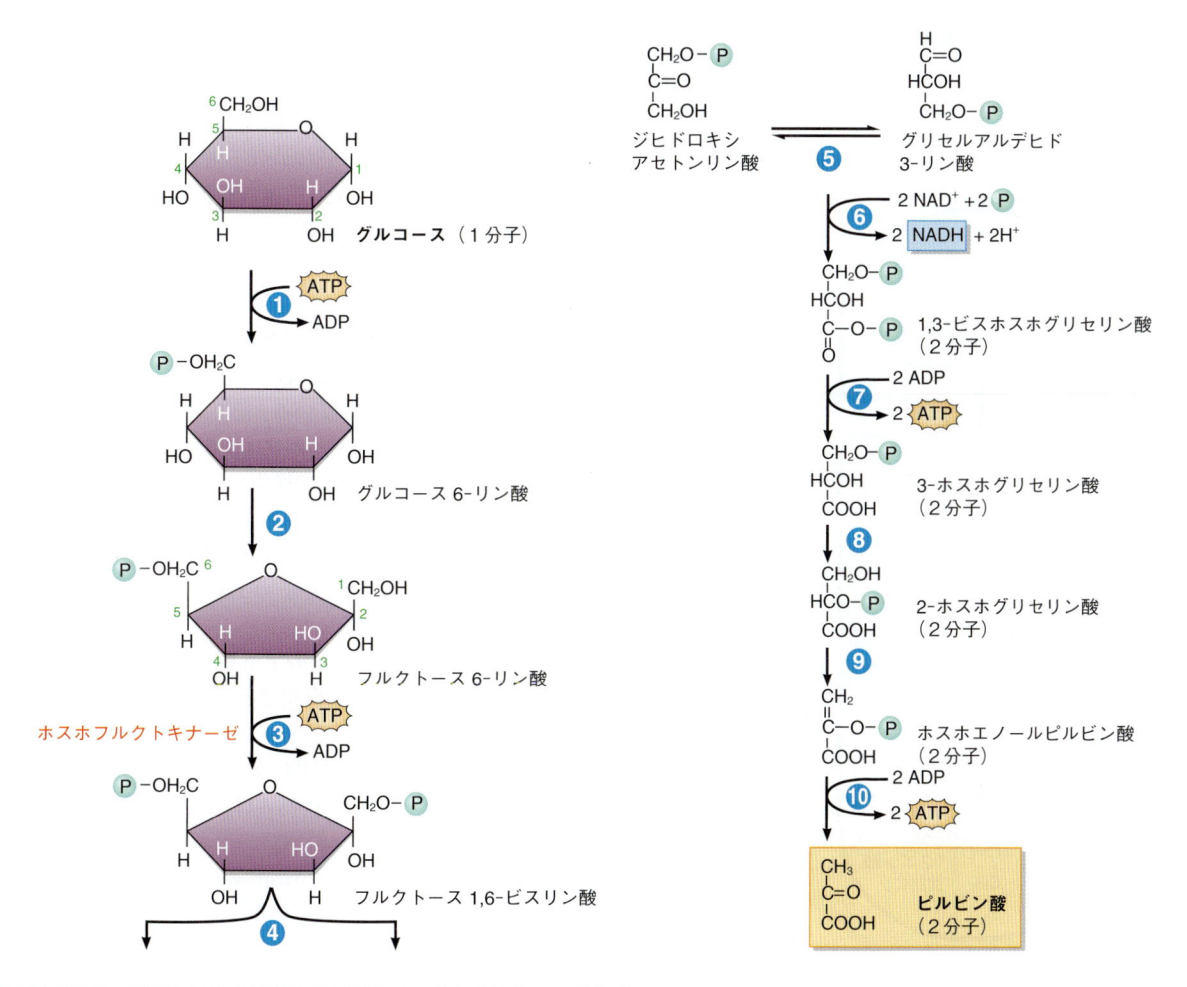

Q 第3段階の反応を触媒する酵素はなぜキナーゼとよばれているか？

---

* 解糖系とクエン酸回路の中間物質であるカルボキシ基（–COOH）は体液のpHではほとんどイオン化され，–COO⁻として存在する．接尾語の"-ic acid"はイオン化していない状態を，"-ate"はイオン化した状態を意味している．名前に"-ate"がつくとより正確ではあるが，通常はなじみの深い"acid"の名前を用いている．

---

coenzyme A（CoA）で，これはビタミンBの一つであるパントテン酸からつくられる．解糖系とクエン酸回路とのあいだの一時的な段階でピルビン酸がクエン酸回路に入る準備を行う．ミトコンドリアの基質にのみある**ピルビン酸脱水素酵素** pyruvate dehydrogenase がピルビン酸からCO_2 1分子を取り除くことによって**アセチル基 acetyl group** とよばれる炭素2個の成分にする（図25.5）．ある物質によってCO_2 1分子が取り除かれることを**脱カルボキシル（脱炭酸）化 decarboxylation**という．CO_2の放出が細胞呼吸の最初の反応である．この反応ではピルビン酸は酸化もされる．各ピルビン酸は2個の水素原子を，水素化物イオン（H⁻）と水素イオン（H⁺）というかたちで失う．補酵素のNAD⁺はピルビン酸からH⁻を受け取ることで還元される：H⁺はミ

図25.5 ピルビン酸の運命.

酸素が豊富にあるとピルビン酸はミトコンドリアに入り,アセチル CoA に変換され,クエン酸回路(有酸素経路)に入る.酸素が少なければ非有酸素経路を介して乳酸に変換される.

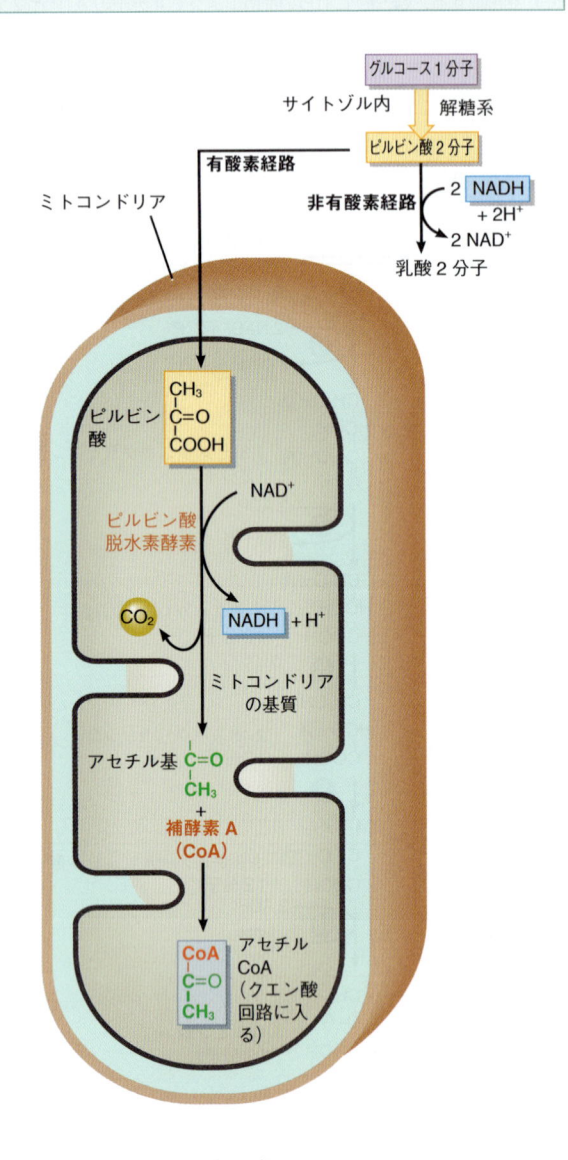

Q 細胞のどの部分で解糖系が起るか?

トコンドリアの基質に放出される(訳注:2個の水素原子のうちの1個は実際にはアセチル CoA に由来する.また,ピルビン酸脱水素酵素はアセチル CoA の合成も同時に行う複合体である).NAD^+ が $NADH + H^+$ に還元される過程,つまり反応に入り反応から離れる過程は図 25.5 の曲線の矢印で示されている.1分子のグルコースが酸化されると2分子のピルビン酸が生成されること,そして各グルコース分子において2分子の CO_2 が

失われ,2個の $NADH + H^+$ が産生されることを思い出しなさい.アセチル基は補酵素 A と結合し,**アセチル補酵素 A acetyl coenzyme A(アセチル CoA acetyl CoA)**とよばれる分子を合成する.

クエン酸回路 ピルビン酸が脱カルボキシル化されると残りのアセチル基は CoA と結合し,その結果できたアセチル CoA はクエン酸(クレブス)回路(図 25.6)に入る準備をする.**クレブス回路 Krebs cycle** は 1930 年代にこの反応を発見した生化学者の Hans Krebs の名前にちなんでつけられ,**クエン酸回路 citric acid cycle** ともよばれている.クエン酸とはアセチル基が回路に入った時に形成される最初の分子である.反応はミトコンドリアの基質で起り,一連の酸化還元反応と CO_2 を放出する脱カルボキシル化反応からなる.クエン酸回路では酸化還元反応によって電子のかたちの化学エネルギーが2つの補酵素,NAD^+ と FAD に移される.ピルビン酸誘導体は酸化され,補酵素は還元されることになる.さらに ATP が産生される.図 25.7 にクエン酸回路の反応を詳しく示している.

1分子のアセチル CoA がクエン酸回路に入るたびに,このサイクルはクエン酸の産生で始まりオキサロ酢酸の生成で終るという回路が1回転する(図 25.7).クエン酸回路がまわると,酸化還元反応によって3分子の NADH,3個の H^+,1分子の $FADH_2$ が,そして基質レベルのリン酸化によって1分子の ATP が生じる.グルコース1分子が2分子のアセチル CoA を産生するためグルコース1分子が異化されるとクエン酸回路が2回まわることになる.これによって,6分子の NADH,6個の H^+,2分子の $FADH_2$ が,そして基質レベルのリン酸化によって2分子の ATP が生じる.NADH と $FADH_2$ の生成がクエン酸回路の最も重要な成果である.なぜならばこれらの還元型補酵素がもともとグルコースやピルビン酸に貯蔵されていたエネルギーを含有することになるからである.それらは後に電子伝達系から多くの ATP 分子を産生することになる.

ピルビン酸がアセチル CoA に変換される時とクエン酸回路内での2つの脱カルボキシル化反応によって CO_2 が放出される(図 25.6 参照).1分子のグルコースから2分子のピルビン酸ができることから,各グルコースが酸化される過程で6分子の CO_2 が産生されることになる.CO_2 分子はミトコンドリアの外に出て,サイトゾルと形質膜を通って血中に拡散していく.血液によって CO_2 は肺に運ばれ,そこから排泄される.

電子伝達系 **電子伝達系 electron transport chain** はミトコンドリアの内膜にある内在性膜タンパク質である一連の**電子担体 electron carriers** からなる.この膜は

図 25.6 アセチル CoA が形成された後の細胞呼吸の次の段階はクエン酸回路である.

クエン酸回路の反応はミトコンドリアの基質で起る.

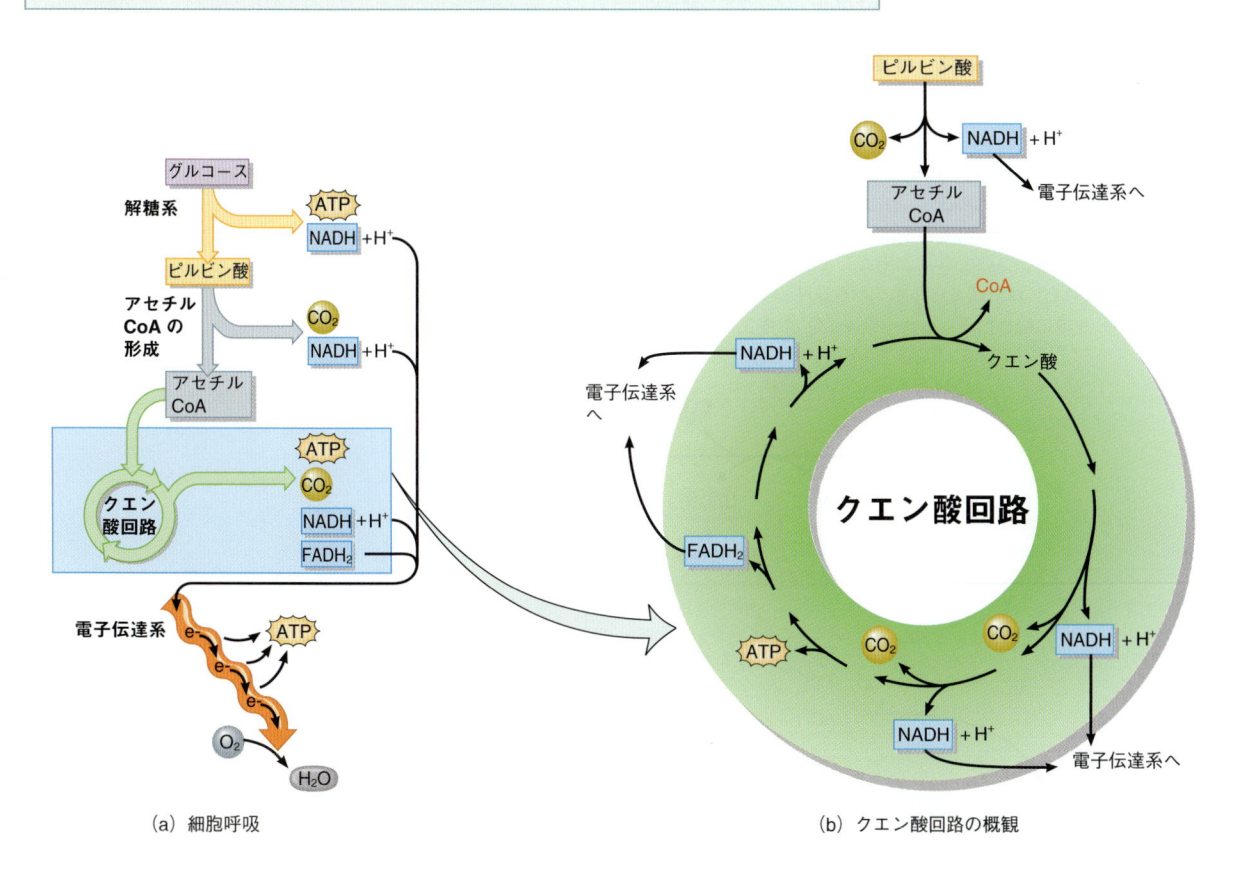

(a) 細胞呼吸　　　　　　　　　　　　(b) クエン酸回路の概観

Q 二酸化炭素が放出されるのは細胞呼吸のどこか？　またこのガスはどうなるか？

ヒダ状の稜を形成し, これによって表面積が大きくなり, さらに各ミトコンドリア内に同様の伝達系が多くできる. この系の担体は電子を受け取ると還元され, それを手放すと酸化される. 電子がこの系を通過する時, 一連のエネルギー発生反応によってわずかのエネルギーが放出され, このエネルギーが ATP の合成に使われる. 有酸素細胞呼吸では最終的に電子を受け取るのは酸素である. この ATP 発生の機序は水素イオンをくみ上げる化学反応と連結しているため (伝達系に沿った電子の通過), この反応は**化学浸透 chemiosmosis** (chemi- = 化学の；-osmosis ＝押す) とよばれている. あわせて化学浸透と電子伝達系は酸化的リン酸化を構成している.

簡単にいうと, 化学浸透は以下のように働く (図 25.8)：

❶ NADH ＋ H^+ からのエネルギーは電子伝達系を通り, ミトコンドリアの基質からミトコンドリアの内膜と外膜のあいだのスペースに H^+ をくみ上げるために

使われる. この機序は H^+ が 1 陽子からなっていることから**プロトンポンプ proton pump** とよばれている.

❷ ミトコンドリアの外膜と内膜のあいだに H^+ が高濃度に蓄積する.

❸ 水素イオンが内膜の特殊な H^+ チャネルを通過してミトコンドリアの基質に戻ると ATP が合成される.

電子担体. 　**電子担体 electron carriers** としていくつかの分子と原子が働いている：

- **フラビンモノヌクレオチド flavin mononucleotide (FMN)** はリボフラビン (ビタミン B_2) から合成されるフラビンタンパク質である.
- **シトクロム cytochromes** は還元型 (Fe^{2+}) と酸化型 (Fe^{3+}) の鉄を交互に含有することができる鉄成分をもったタンパク質である. 電子伝達系に含まれているシトクロムにはシトクロム b (cyt b), シトクロム c_1

図 25.7　**クエン酸回路の 8 つの反応.** ❶ **アセチル基の参入.** アセチル基と補酵素 A（CoA）との化学結合がはずれ，炭素 2 個のアセチル基が炭素 4 個のオキサロ酢酸と結合して，炭素 6 個のクエン酸を形成する．フリーとなった CoA はピルビン酸から別のアセチル基を受け取り，この過程を繰り返す．❷ **異性化.** クエン酸が異性化されイソクエン酸となる．これはクエン酸と同じ分子式をしているが，水酸基（−OH）が別の炭素についている．❸ **酸化的脱カルボキシル化.** イソクエン酸が酸化され CO_2 分子を放出し，α-ケトグルタル酸を形成する．この酸化で出てきた H^- は NAD^+ を還元させて $NADH + H^+$ を形成する．❹ **酸化的脱カルボキシル化.** α-ケトグルタル酸が酸化されて CO_2 を放出し，CoA をもらいスクシニル CoA を形成する．❺ **基質レベルのリン酸化.** リン酸基が CoA と置き換わり，グアノシン二リン酸（GDP）に移され，グアノシン三リン酸（GTP）を合成する．GTP はリン酸基を ADP に移し ATP を形成することができる．❻ **脱水素化.** コハク酸が酸化され，フマル酸を形成する．これは水素原子 2 個を補酵素のフラビンアデニンヌクレオチド（FAD）にわたし，FAD は還元されて $FADH_2$ となる．❼ **水和.** フマル酸に水 1 分子が結合してリンゴ酸がつくられる．❽ **脱水素化.** このサイクルの最終段階で，リンゴ酸が酸化されてオキサロ酢酸に変換する．2 個の水素原子が取り除かれて，一つは NAD^+ に移されて還元されて $NADH + H^+$ となる．再度合成されたオキサロ酢酸は別のアセチル CoA と結合して，新しい反応回路が始まることになる．

> クエン酸回路では 3 つの主な産生物がある．1 つ目は還元補酵素（$NADH + H^+$ と $FADH_2$）の産生で，これらには貯蔵エネルギーが存在する；次は高エネルギー化合物の GTP の産生で，これは ATP 生成に使われる；もう一つは CO_2 の産生で，これは肺に運ばれ呼出される．

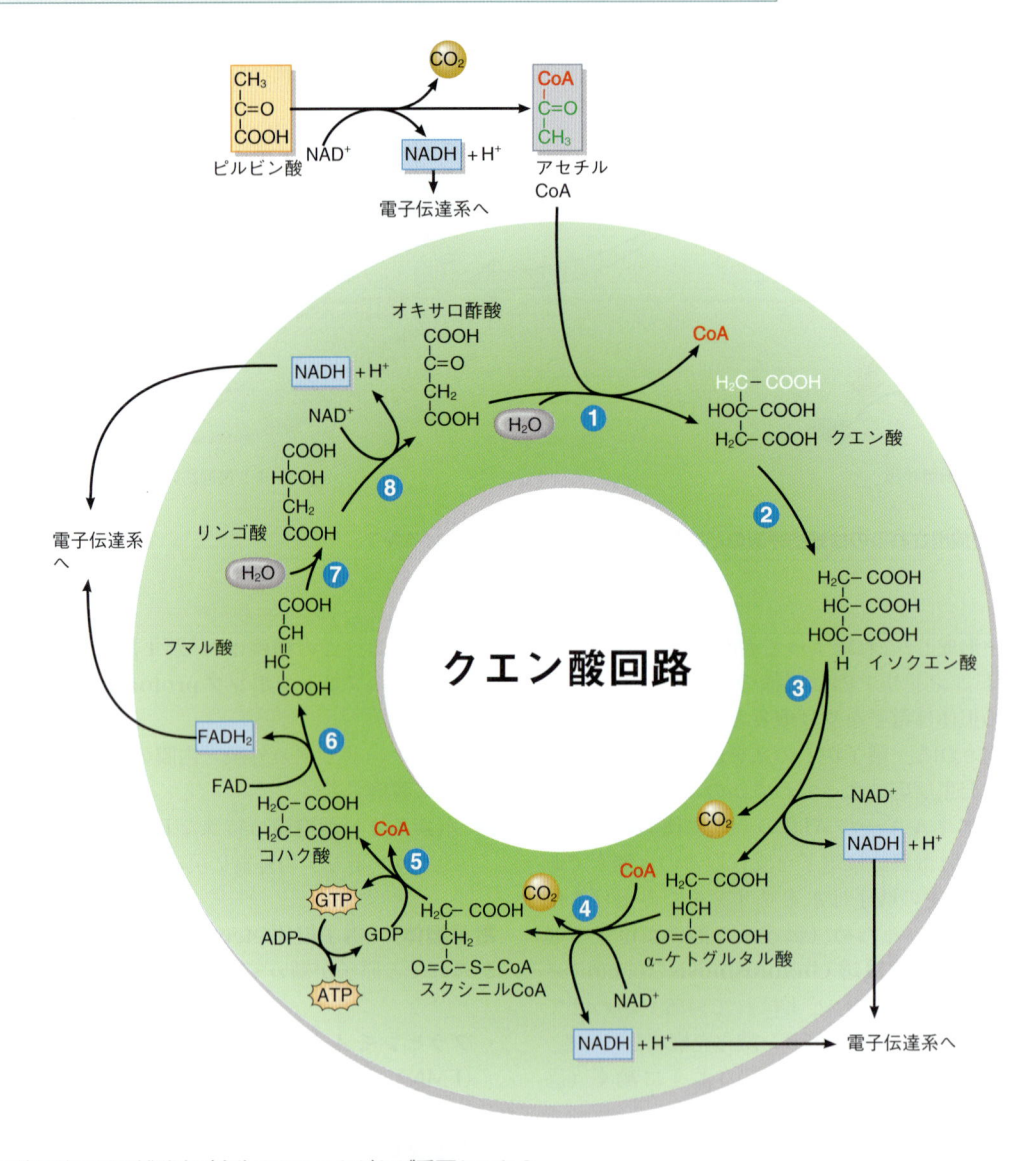

Q クエン酸回路で還元補酵素が産生されることがなぜ重要なのか？

図25.8　化学浸透.

> 化学浸透では水素イオンがミトコンドリアの基質に拡散して戻る時にATPが産生される.

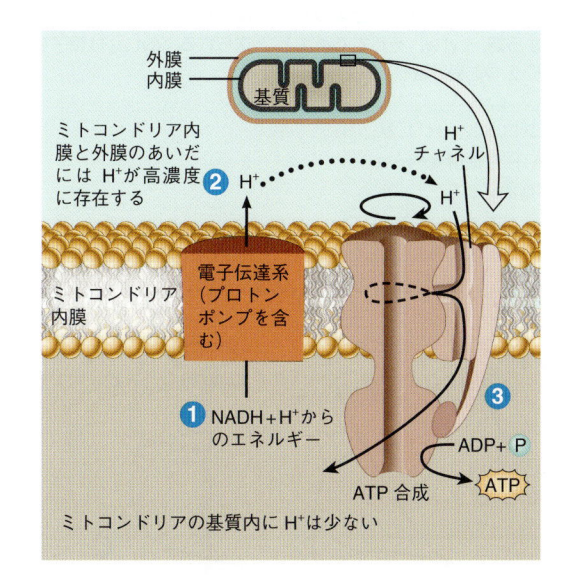

ミトコンドリア内膜と外膜のあいだには H^+ が高濃度に存在する ②

ミトコンドリア内膜

電子伝達系（プロトンポンプを含む）

① $NADH + H^+$ からのエネルギー

H^+ チャネル

H^+

③

$ADP + P$

ATP 合成　ATP

ミトコンドリアの基質内に H^+ は少ない

Q プロトンポンプを動かすエネルギー源はなにか？

(cyt c_1)，シトクロム c (cyt c)，シトクロム a (cyt a)，シトクロム a_3 (cyt a_3) がある.

・**鉄–硫黄（Fe—S）中心 iron-sulfer centers** には硫黄原子と2個か4個の鉄原子が結合し，タンパク質内で電子伝達中心を形成している.

・**銅原子 copper（Cu）atoms** はこの系において2つのタンパク質と結合し電子の輸送にかかわっている.

・**補酵素 Q（Q）**，記号として表したQは，非タンパク質性の低分子量の担体で，内膜の脂質二重層で可動体として働いている.

電子伝達と化学浸透によるATP産生の段階.　ミトコンドリアの内膜内での電子伝達系の担体は3つの複合体に分けることができる. それぞれがミトコンドリアの基質から H^+ をくみ出し，H^+ の電気化学的な勾配をつくるプロトンポンプとして働いている. 3つのプロトンポンプのそれぞれが図 25.9 に示したように電子を輸送し，H^+ をくみ上げている. ステップ③で水をつくるために酸素が使われていることに注目しなさい. この部分が有酸素細胞呼吸の中で唯一酸素が消費される部分である. **シアン基 cyanide** はシトクロム酸化酵素複合体と結合し，電子伝達系の最終段階を遮断することによって死をもたらす毒物である.

　H^+ をくみ上げることによってプロトンの濃度勾配と

電気的な勾配が生じる. ミトコンドリアの内膜の一側に H^+ が貯まり，他側と比べて正（プラス）にチャージされる. その結果，生じた電気的勾配によって**プロトン駆動力 proton motive force** とよばれるポテンシャルエネルギーが生じる. ミトコンドリアの内膜にはプロトンチャネルが存在し，このプロトン駆動力によって H^+ は膜を横切って逆流することができる. H^+ チャネルはまた **ATP 合成酵素 ATP synthase** をもっているため H^+ の逆流によってATPが合成される. この酵素はADPと℗からATPを合成するためにプロトン駆動力を利用する. この化学浸透の過程は細胞呼吸で産生されるATPのほとんどを担っている.

　$NADH + H^+$ 1分子が水素原子を電子伝達系に落とすたびに，酸化的リン酸化によって2あるいは3（平均2.5）分子のATPが産生される. $FADH_2$ 1分子が水素原子を電子伝達系に落とすと酸化的リン酸化を介して1あるいは2（平均1.5）分子だけATPが産生される. これは $FADH_2$ が $NADH + H^+$ よりも電子伝達系の低位の段階で水素原子を放すという事実によるものである.

細胞呼吸の要約　1分子のグルコースが酸化され，電子伝達系で多くの電子が輸送されることによって，26あるいは28分子のATPが産生される：$NADH + H^+$ 10分子から23あるいは25分子のATP，$FADH_2$ 2分子から3分子のATP. $NADH + H^+$ から酸化的リン酸化を介して産生されるATP数の矛盾は，解糖系において細胞質で産生された2分子の $NADH + H^+$ はミトコンドリアの中に入ることができないためである. 代わりに**リンゴ酸シャトル malate shuttle** と**グリセロールリン酸シャトル glycerol phosphate shuttle** として知られている2つの移送シャトルの一つに電子を提供している. 肝臓や腎臓，心臓の細胞内では，リンゴ酸シャトルのおかげで平均2.5分子のATPが1分子の $NADH + H^+$ からつくられる. 骨格筋やニューロンなど他の細胞内では，$NADH + H^+$ からグリセロールリン酸シャトルによって平均1.5分子のATPがつくられる.

　ATP 4分子が基質レベルのリン酸化を介してつくられることを思い出しなさい（解糖系から2分子，クエン酸回路から2分子）. 基質レベルリン酸化を介して産生された4分子のATPに酸化的リン酸化によって産生された26あるいは28分子のATPを加えると合計30あるいは32分子のATPが細胞呼吸で1分子のグルコースからつくられることになる. 全体としての反応は：

$C_6H_{12}O_6$ ＋ $6\,O_2$ ＋ 30 または 32 ADP ＋ 30 または 32 ℗ →
グルコース　　酸素

$6\,CO_2$ ＋ $6\,H_2O$ ＋ 30 または 32 ATP
二酸化炭素　　水

　表 25.1 に細胞呼吸で産生されるATPについて要約

図25.9　**ミトコンドリア内膜での3つのプロトンポンプの作用とATP産生.** 各ポンプは3つ以上の電子担体からなる複合体である. ❶ 最初のプロトンポンプは**NADHデヒドロゲナーゼ複合体** NADH dehydrogenase complexで, フラビンモノヌクレオチド（FMN）と5つ以上のFe—S中心を含有している. NADH + H^+はNAD$^+$に酸化され, FMNはFMNH$_2$に還元される. これはFe—S中心を電子が通過する時に酸化される. 膜内の可動体であるQが電子を2番目のポンプに運ぶ. ❷ 2番目のプロトンポンプは**シトクロムb-c_1複合体** cytochrome b-c_1 complexで, ここにはシトクロムとFe—S中心が含まれている. 電子が連続的にQからcyt b, Fe—S, cyt c_1にわたされる. 2番目から3番目のポンプに電子を運ぶ可動体がシトクロムc（cyt c）である. ❸ 3番目のポンプは**シトクロムオキシダーゼ複合体** cytochrome oxidase complexで, ここにはシトクロムaとa_3, 2個の銅原子がある. 電子はcyt cから銅, cyt a, そしてcyt a_3へと送られる. cyt a_3は電子をO_2分子の半分にわたすと, これが負にチャージされる. それから周囲の媒体からH^+ 2つを受け取り, H_2Oを形成する.

> 3つのプロトンポンプによって電子が担体から次の担体へと運ばれるとプロトン（H^+）は, ミトコンドリアの基質から内膜と外膜のあいだに移動する. プロトンがATP合成酵素（シンターゼ）内のH^+チャネルを通ってミトコンドリアの基質に戻る時ATPが生成される.

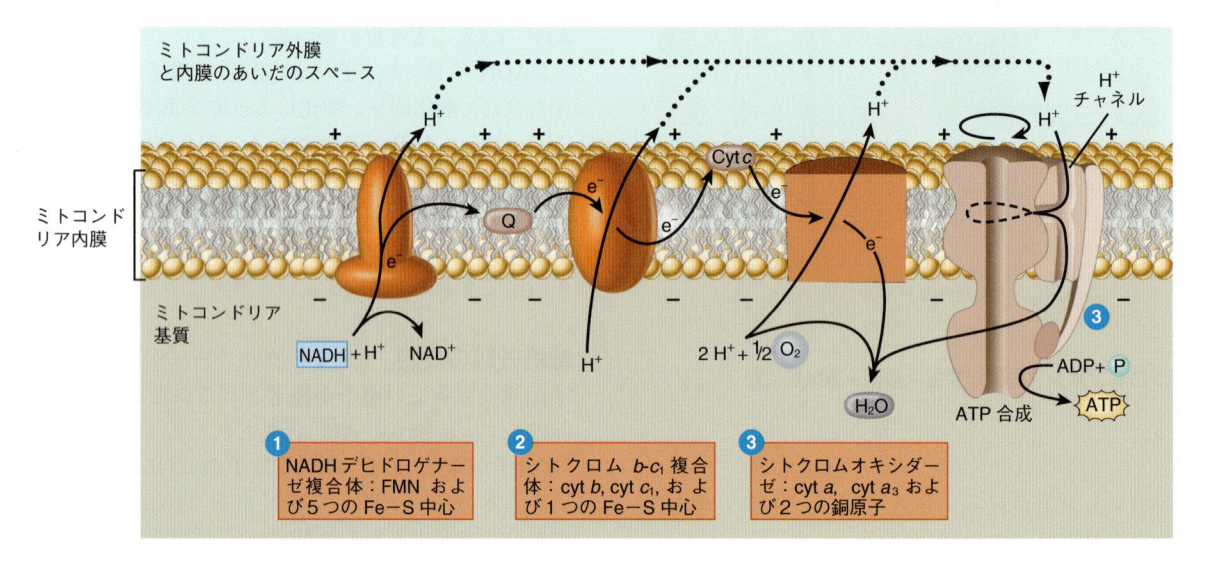

Q H^+濃度が最も高いところはどこか？

表25.1	細胞呼吸におけるATP産生の要約
由 来	**グルコース1分子当り産生されるATP**
解糖系	
グルコース1分子のピルビン酸2分子への酸化	2 ATP（基質レベルのリン酸化）
2 NADH + H^+が産生	3あるいは5 ATP（酸化的リン酸化）
アセチルCoA 2分子の形成	
2 NADH + 2 H^+	5ATP（酸化的リン酸化）
クエン酸回路と電子伝達系	
スクシニルCoAからコハク酸への酸化	2 ATPに変換される2 GTP（基質レベルのリン酸化）
6 NADH + 6 H^+の産生	15 ATP（酸化的リン酸化）
2 FADH$_2$の産生	3 ATP（酸化的リン酸化）
合 計	グルコース1分子当り30あるいは32 ATP

している. 細胞呼吸の主要な反応の模式図が図25.10に描かれている.

解糖系, クエン酸回路そしてとくに電子伝達系によってできたATPすべてが細胞活動に利用される. クエン酸回路と電子伝達系は有酸素的な過程であることから, 酸素が不足してくると細胞はそれぞれの活動を続けることはできなくなる.

グルコースの同化

体内のグルコースのほとんどがATPを産生するために異化されたとしても, グルコースはいくつかの同化反応に関与したり, あるいは同化反応を介して合成される. 一つはグリコーゲンの合成, もう一つはタンパク質や脂質を分解して新しいグルコースを合成する過程である.

グルコースの貯蔵：グリコーゲン生成　ATP産生にグルコースが直ちに必要とされない場合, グルコース同士が結合して多糖類の一つである**グリコーゲン** glycogenを生成する. これは私たちの体内で糖質を貯

図25.10　細胞呼吸の主要な反応の要約. ETC は電子伝達系と化学浸透を示す.

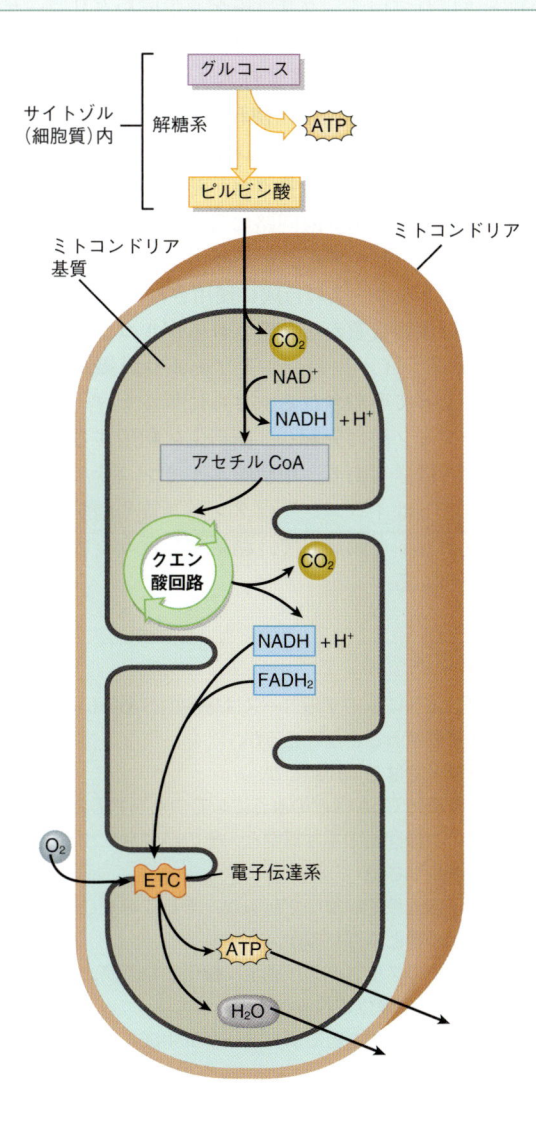

サイトゾル（細胞質）で起る解糖系以外の細胞呼吸反応はすべてミトコンドリアの中で行われる.

Q 1 分子のグルコースが完全に酸化される時，何分子の O_2 が使われ，何分子の CO_2 分子が産生されるか？

蔵する時の唯一のかたちである．膵臓の細胞から分泌されるホルモンのインスリンが**グリコーゲン生成 glycogenesis** を行うよう，肝細胞と骨格筋の細胞を刺激する（図 25.11）．からだには約 500 g のグリコーゲンを貯蔵することができ，約 75 ％が骨格筋線維，そして残りが肝細胞に貯蔵される．グリコーゲン生成では，グルコースはまずヘキソキナーゼによってリン酸化され，グルコース 6-リン酸となる．グルコース 6-リン酸はグルコース 1-リン酸に変換され，ウリジン二リン酸

グルコース，そして最終的にグリコーゲンに変換される.

グルコースの放出：グリコーゲン分解　からだが ATP を必要とすると肝細胞に蓄えられていたグリコーゲンがグルコースに分解され，血中に放出され，細胞に輸送される．ここですでに述べた細胞呼吸の過程を経て異化される．グリコーゲンをグルコースに分解する過程は**グリコーゲン分解 glycogenolysis** とよばれている.

　グリコーゲン分解はグリコーゲンの合成を単純に逆にした過程ではない（図 25.11）．反応はグルコース 1-リン酸をつくるために，グリコーゲンの枝をリン酸化によってグルコース分子に分けることで始まる．この反応を触媒する酵素，ホスホリラーゼは膵臓 α 細胞から分泌されるグルカゴンや副腎髄質からのアドレナリンによって活性化される．それからグルコース 1-リン酸はグルコース 6-リン酸に変換され，最終的にグルコースとなり，形質膜内のグルコーストランスポーター（輸送体；Glu T）を介して肝細胞から出ていく．しかし，骨格筋ではリン酸化されたグルコース分子は Glu T と結合できず，またグルコース 6-リン酸をグルコースに変換する**ホスファターゼ phosphatase** が存在しない．つまり，ホスファターゼをもっている肝細胞はグリコーゲン由来のグルコースを血中に放出できるが，骨格筋細胞はそれができない．骨格筋細胞ではグリコーゲンはグル

図25.11　グリコーゲン生成とグリコーゲン分解.

グリコーゲン生成とはグルコースをグリコーゲンに変換する経路で，グリコーゲン分解とはグリコーゲンを分解してグルコースにする経路である.

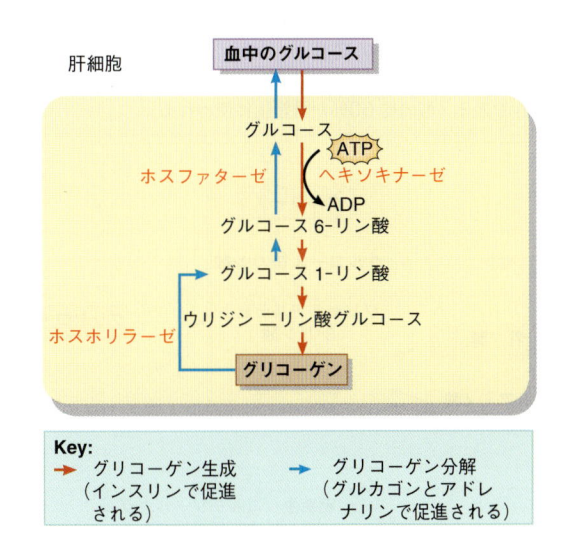

Q 肝細胞以外でグリコーゲンを合成する体細胞はどこか？　またなぜそれらは血中にグルコースを放出できないか？

コース 1-リン酸に分解された後，解糖系やクエン酸回路を介して異化され ATP を産生する．しかし，筋細胞において解糖系で生じた乳酸は肝臓でグルコースに変換される．この経路により筋のグリコーゲンは間接的にグルコースを放出していることになる．

🔬 臨床関連事項

カーボローディング

　肝臓や骨格筋に貯蔵されているグリコーゲンの量は変化し，長時間にわたる運動をすると完全に枯渇してしまう．このように多くのマラソンランナーやその他持久力を必要とする運動選手らは試合前 3 日間，正しい運動メニューとパスタやジャガイモのような多量の炭水化物を多く摂取するような食事メニューに従う．これは**カーボローディング carbohydrate loading** とよばれ，筋での ATP 産生に利用できるグリコーゲンの量を最大になるようにしている．1 時間以上の競技ではカーボローディングによって運動選手の持久力が上昇することが知られている．持久力の上昇はグリコーゲン分解の亢進によるもので，より多くのグルコースが産生されエネルギーのため異化される．

タンパク質と脂肪からのグルコース合成：糖新生

肝臓のグリコーゲンが減少した時が食べ時である．もしその時に食べなければ体内でトリグリセリドやタンパク質の異化が始まる．実際には正常でもいくらかトリグリセリドやタンパク質は分解されるが，飢餓状態あるいは炭水化物をほとんど摂らない，あるいは内分泌疾患にでも陥らない限り大量の分解は起らない．

図 25.12 糖新生，非炭水化物（アミノ酸，乳酸，グリセロール）からグルコースへの変換．

体内のアミノ酸の約 60% が糖新生に使われる．

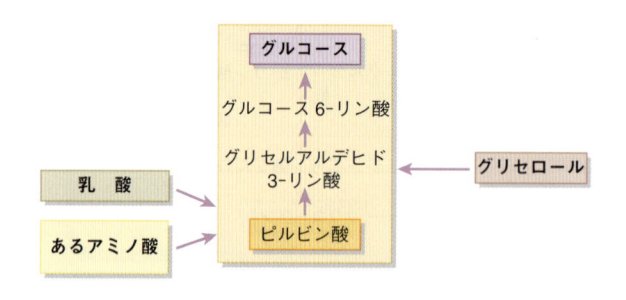

Key:
→ 糖新生（コルチゾールとグルカゴンによって促進される）

Q どの細胞が糖新生とグリコーゲン生成を行うか？

トリグリセリドの一部であるグリセロール，乳酸そしてある種のアミノ酸は肝臓でグルコースに変換される（図 25.12）．炭水化物以外の物質からグルコースが合成される過程は**糖新生 gluconeogenesis**（neo- ＝新しい）とよばれている．グリコーゲン生成やグリコーゲン分解と区別される点は，グルコースがグリコーゲンから逆戻りせずに**新しく合成される**ことである．体内の約 60% のアミノ酸は糖新生に使われる．アラニン，システイン，グリシン，セリン，トレオニンといったアミノ酸や乳酸はピルビン酸に変換され，そこからグルコースに変換されたり，クエン酸回路に入る可能性がある．グリセロールはグリセルアルデヒド 3-リン酸に変換され，ピルビン酸やグルコースの合成に使用される可能性がある．

　糖新生は副腎皮質から分泌されるグルココルチコイド（糖質コルチコイド）のコルチゾールや膵臓からのグルカゴンによって刺激される．さらにコルチゾールはタンパク質をアミノ酸に分解し，糖新生に利用するアミノ酸を貯蔵する働きもある．甲状腺ホルモン（サイロキシンとトリヨードサイロニン）はタンパク質や脂肪組織からトリグリセリドを動員して，糖新生を行うためにグリセロールをつくる．

チェックポイント

5. どのようにしてグルコースは細胞内へあるいは細胞外へ移動することができるか．
6. 解糖系ではなにが起るか．
7. アセチル CoA はどのようにしてつくられるか．
8. クエン酸回路の主な概要と，その結果なにができるか説明しなさい．
9. 電子伝達系ではなにが起るか，そしてなぜこの過程が化学浸透とよばれるか．
10. 1 分子のグルコースが完全に酸化される時，どの反応で ATP が産生されるか．
11. どんな環境のもとでグリコーゲン生成とグリコーゲン分解が起るか．
12. 糖新生とはなにか，またなぜ重要なのか．

25.4　脂質の代謝

目　標

- 血中で脂質を輸送するリポタンパク質について述べる．
- 脂質の運命，代謝，機能について述べる．

リポタンパク質による脂質の輸送

　トリグリセリドのような**脂質 lipids** はほとんどは極

性をもたず，したがって疎水性の強い分子で，水に溶けない．水溶性の血液内を移動するためにはまず，肝臓や小腸で合成されるタンパク質と結合してより水溶性にならなくてはならない．このようにして形成された脂質とタンパク質の複合体が**リポタンパク質 lipoproteins** で，外側にあるタンパク質，リン脂質やコレステロール分子が，内側にあるトリグリセリドや他の脂肪を覆っている球形の分子である（図 25.13）．外殻のタンパク質は**アポタンパク質 apoproteins（apo）**とよばれ，A，B，C，D，E の文字と数字で表される．体液中にリポタンパク質を溶解させることに加えて各アポタンパク質は特定の機能がある．

リポタンパク質にはいくつかの種類があり，それぞれ異なる機能があるが，基本的にはすべて輸送媒体として働く．細胞が脂質を必要とする時，あるいは不要になったので循環系から取り除きたい時，脂質を配達したり受け取る時に利用される．リポタンパク質はそれらの密度，つまり脂肪とタンパク質の割合によっていくつかに分類され名づけられている．大きくて軽いものから小さくて重いものまで4種類，キロミクロン，超低密度リポタンパク質（VLDLs），低密度リポタンパク質（LDLs），高密度リポタンパク質（HDLs）に分類される．

キロミクロン chylomicrons は小腸の粘膜上皮細胞で形成され，**食事 dietary** 由来の脂質を貯蔵用として脂肪組織に運ぶ．約1～2％ タンパク質，85％ トリグリ

図 25.13 リポタンパク質. ここに示されているのは VLDL である．

> リン脂質，コレステロールそしてタンパク質からなる両親媒性の層が中心部にある非極性の脂肪を取り囲んでいる．

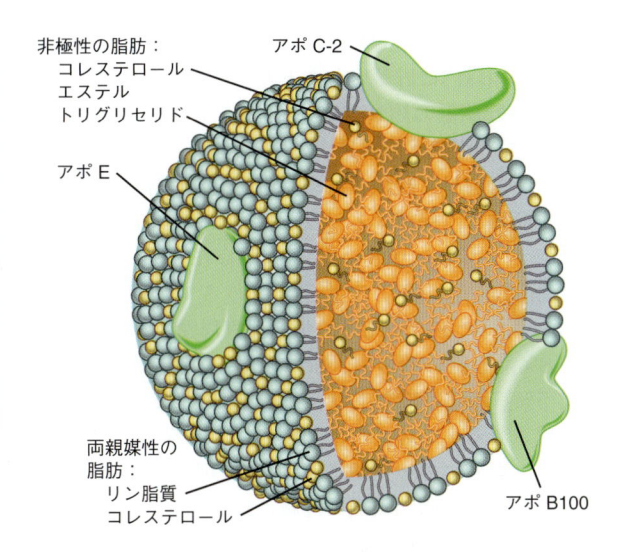

非極性の脂肪：
コレステロール
エステル
トリグリセリド

アポ C-2

アポ E

両親媒性の脂肪：
リン脂質
コレステロール

アポ B100

Q 体細胞にコレステロールを運ぶのはどのリポタンパク質か？

セリド，7％ リン脂質，6～7％ コレステロール，そしてわずかの脂溶性ビタミンが含まれている．キロミクロンは小腸絨毛の乳び管に入りリンパから静脈血，そして体循環系に入る．これらが血液中に存在すると血漿はミルク様の外観を呈するが，血液に留まるのはほんの数分である．キロミクロンが脂肪組織の毛細血管を通る時，アポタンパク質の一つである**アポ C-2 apo C-2** が**内皮由来リポプロテインリパーゼ endothelial lipoprotein lipase** を活性化し，これによってキロミクロンのトリグリセリドから脂肪酸が取り除かれる．遊離脂肪酸は脂肪細胞に取り込まれ，トリグリセリドを合成・貯蔵したり，筋細胞で ATP 産生に使われる．肝細胞は受容体依存性エンドサイトーシスによってキロミクロンの残りの部分を血液から取り去る．そしてここで別のキロミクロンのアポタンパク質である**アポ E apo E** が付加される．

超低密度リポタンパク質 very-low-density lipoproteins（VLDLs）は肝細胞で合成され，主に**内因性 endogenous** 脂質（体内でつくられる脂質）を含有している．VLDLs は約10％ タンパク質，50％ トリグリセリド，20％ リン脂質，20％ コレステロールで構成されている．VLDLs の働きは肝細胞で合成されたトリグリセリドを貯蔵するため脂肪組織に運ぶことである．キロミクロン同様，アポ C-2 が内皮由来リポプロテインリパーゼを活性化することによってトリグリセリドが放出され，その結果貯蔵用として脂肪酸が脂肪組織に，ATP を産生するために筋細胞にそれぞれ取り込まれる．VLDLs は脂肪細胞にトリグリセリドを貯蔵すると LDLs に変換される．

低密度リポタンパク質 low-density lipoproteins（LDLs）には，25％ タンパク質，5％ トリグリセリド，20％ リン脂質，50％ コレステロールが含まれている．LDLs によって血中の総コレステロールの約75％がからだの各細胞に運ばれ，形質膜の修復やステロイドホルモン，胆汁酸塩の合成に利用される．LDLs には1つのアポタンパク質，**アポ B100 apo B100** が含まれ，これは体細胞の形質膜上の LDL 受容体と結合するタンパク質である．これにより LDL は受容体依存性エンドサイトーシスによって細胞内に入る．細胞内で LDL は分解され，コレステロールが細胞の必要度に応じて供給される．細胞は活動するために十分なコレステロールを得ると，ネガティブフィードバックシステムが働き，新しい LDL 受容体の合成を抑制する．

LDLs が過剰に存在すると，動脈の平滑筋線維内やその周辺に LDLs はコレステロールを沈着させ，これによりプラーク（脂肪塊）が形成される．これは冠状動脈疾患の危険性を高める（20 章 "疾患：ホメオスタシスの失調" 参照）．この理由によって LDL コレステロールは "悪玉" コレステロールとよばれている．LDL 受容体が

非常に少ない人では血液から LDL を細胞内に十分取り込むことができないので，その結果，血漿 LDL 値は異常に高くなり，よりプラークができやすくなる．さらに，脂肪の多い食事を摂ると VLDLs 産生が増加し，これによって LDL 値が上昇してプラークの形成が増える．

　　高密度リポタンパク質 high-density lipoproteins (HDLs) には，40 ～ 45% タンパク質，5 ～ 10% トリグリセリド，30% リン脂質，そして 20% コレステロールが含まれ，余分なコレステロールを体細胞や血液から取り除き，それを除去するために肝臓に運ぶ働きがある．HDLs は血中にコレステロールが蓄積するのを防ぐことから，高 HDL 値は冠状動脈疾患のリスクを抑える．このため HDL コレステロールは "善玉" コレステロールとよばれている．

血中コレステロールの由来と重要性

　　体内のコレステロールの由来には 2 つある．食事からくるもの（卵，牛肉，豚肉，ランチョンミートなど）もあるが，ほとんどは肝細胞で合成される．コレステロールをまったく含まない脂肪性食品でも 2 つの方法で血中のコレステロール値を上げることができる．1 つ目は，食事から脂肪性食品を多く摂ることによってコレステロールを含有した胆汁の血中への再吸収が刺激される．これによって糞便中に失われるコレステロールは減少する．2 つ目は，飽和脂肪酸が体内で分解されると，肝細胞がそれをコレステロール合成に利用する．

　　通常の脂質検査では総コレステロール（TC），HDL コレステロール，そしてトリグリセリドを測定する．それから以下の式を使って LDL コレステロールを計算する：LDL コレステロール＝ TC – HDL コレステロール –（トリグリセリド / 5）．米国では血中コレステロールは通常 mg/dL で表される；dL は 0.1 L あるいは 100 mL のことである．成人の理想的な血中コレステロールの値は，総コレステロールが 200 mg/dL 以下，LDL コレステロールが 130 mg/dL 以下，そして HDL コレステロールは 40 mg/dL 以上である．正常ではトリグリセリドは 10 ～ 190 mg/dL である．

　　総コレステロール値が上昇すると冠状動脈疾患の危険性が上昇する．総コレステロールが 200 mg/dL（5.2 mmol/L）を超えると，50 mg/dL（1.3 mmol/L）増えるごとに心臓発作の危険性が 2 倍になる．総コレステロール 200 ～ 239 mg/dL，LDL 130 ～ 159 mg/dL が境界で，総コレステロールが 239 mg/dL を超えたり，LDL が 159 mg/dL を超えると高コレステロール血症と分類される．総コレステロールと HDL コレステロールの比率で心疾患の進行の危険性を予想することができる．例えば，総コレステロールが 180 mg/dL，HDL 60 mg/dL の人の危険率は 3 である．4 を超えると望ましくない．比率が高くなればなるほど，心疾患が進行する危険性が大きくなる．

　　血中のコレステロールを下げるために用いられる治療には，運動，食事，薬物療法がある．有酸素運動を規則的に行うと HDL 値が上昇する．食事は総脂肪量ならびに飽和脂肪酸，コレステロールの少ない内容に変える．高コレステロール値を治療するために用いられる薬物にはコレスチラミン（Questran®）やコレスチポール（Colestid®）があり，これらは糞便中への胆汁の排泄を促進する；ニコチン酸（Liponicin®）やアトルバスタチン（Lipitor®），ロバスタチン（Mevacor®），シンバスタチン（Zocor®）などの "スタチン" 薬はコレステロールの合成に必要とされる重要な酵素（HMG-CoA レダクターゼ HMG-CoA reductase）を阻害する．

脂質の運命

　　炭水化物同様，脂質は酸化されて ATP が産生される．もしからだが直ちにこれを必要としなければ肝臓やからだ中の脂肪組織に蓄えられる．脂質の中には構造因子となる分子やその他必要不可欠な物質を合成するために使われるものもある．例えば，リン脂質は形質膜の構成物質である．リポタンパク質はコレステロールを全身に運ぶ輸送系として働く．トロンボプラスチンは血液凝固に必要である．また，髄鞘は神経伝導の速度を高める働きがある．体内で合成することのできない**必須脂肪酸 essential fatty acids** にはリノール酸とリノレン酸の 2 つがある．これらは植物油や葉野菜に含まれている．体内での脂質の働きについては表 2.7 に要約されている．

トリグリセリドの貯蔵

　　脂肪組織の主な機能はキロミクロンや VLDLs からトリグリセリドを取り込み，それらを体内の他の部位が ATP 産生のために必要とする時まで貯蔵することである．脂肪組織内に貯蔵されたトリグリセリドは体内のエネルギー貯蔵量の約 98% を占める．トリグリセリドは疎水性で，細胞膜への浸透圧の影響もないため，グリコーゲンよりも容易に貯蔵される．脂肪組織は体内の種々の部分を断熱し，保護する．皮下組織の脂肪細胞には貯蔵されたトリグリセリドの約 50% が存在している．その他の脂肪組織が残りの半分を占める：腎臓周囲に約 12%，大網に 10 ～ 15%，生殖器官周囲に 15%，筋に 5 ～ 8%，心臓の溝の中，眼の後部，大腸の外側にあわせて 5%．脂肪組織のトリグリセリドはつねに分解され再合成される．このように貯蔵されているところから放出され，血液にのって輸送されて別の脂肪組織に再沈着するため，今日脂肪組織に貯蔵されているトリグリセリドは先月と同じ分子ではない．

脂質の異化：脂肪分解

筋，肝臓，脂肪組織はトリグリセリド由来の脂肪酸を酸化してATPを合成するために，まず**脂肪分解 lipolysis**とよばれる過程で，トリグリセリドをグリセロールと脂肪酸に分解する．脂肪分解は**リパーゼ lipases**とよばれる酵素によって触媒される．アドレナリンとノルアドレナリンによってトリグリセリドからグリセロールと脂肪酸への分解が促進される．これらのホルモンは運動した時など交感神経活動が亢進すると分泌が増加する．その他の脂肪分解ホルモンにはコルチゾール，甲状腺ホルモン，インスリン様成長因子がある．逆にインスリンは脂肪分解を抑制する．

脂肪分解の結果産生されたグリセロールと脂肪酸は別々の経路で酸化される（図 25.14）．グリセロールは体内の多くの細胞によってグルコースの異化途中で形成される化合物の一つ，グリセルアルデヒド 3-リン酸になる．もし細胞内のATP供給が高ければ，グリセルアルデヒド 3-リン酸はグルコースに変換される．つまり糖新生が起る．もし，細胞内のATP供給が低ければ，グリセルアルデヒド 3-リン酸は異化されピルビン酸となる．

脂肪酸はグリセロールとは別の経路で異化され，多く

のATPを産生する．脂肪酸の異化の最初の段階は**β酸化 beta oxidation**とよばれる一連の反応で，これはミトコンドリアの基質内で起る．脂肪酸の炭素鎖から酵素によって2個の炭素原子が取り除かれる．この2つの炭素部分が補酵素と結合し，アセチルCoAを形成する．それからこのアセチルCoAはクエン酸回路に入る（図 25.14）．パルミチン酸のような炭素16個の脂肪酸がβ酸化，クエン酸回路，電子伝達系を経て，完全に燃焼すると129個のATPが産生される．

正常な脂肪酸の異化の一部として，肝細胞は2分子のアセチルCoAから**アセト酢酸 acetoacetic acid**を形成する．この反応は大きなCoA部分を切り離すが，CoAは細胞外に拡散できない．一部のアセト酢酸は**β-ヒドロキシ酪酸 beta-hydroxybutyric acid**や**アセトン acetone**に変換される．この3つの化合物はひとまとめにして**ケトン体 ketone bodies**とよばれ，この反応は**ケトン生成 ketogenesis**とよばれている（図 25.14）．ケトン体は自由に形質膜を通過できるので肝細胞を離れて血液内に入る．

他の細胞がアセト酢酸を取り込み，4個の炭素を2分子の補酵素Aに結合させ，2分子のアセチルCoAを形成する．これがクエン酸回路に入り酸化される．心筋や腎皮質（外側部分）ではATPを産生するためにグルコー

図 25.14 脂質代謝の経路． グリセロールはグリセルアルデヒド 3-リン酸に変換され，グルコースに変換されるあるいはクエン酸回路に入って酸化される．脂肪酸はβ酸化によってアセチルCoAを介してクエン酸回路に入る．グルコースやアミノ酸からの脂質を合成することを脂質生成という．

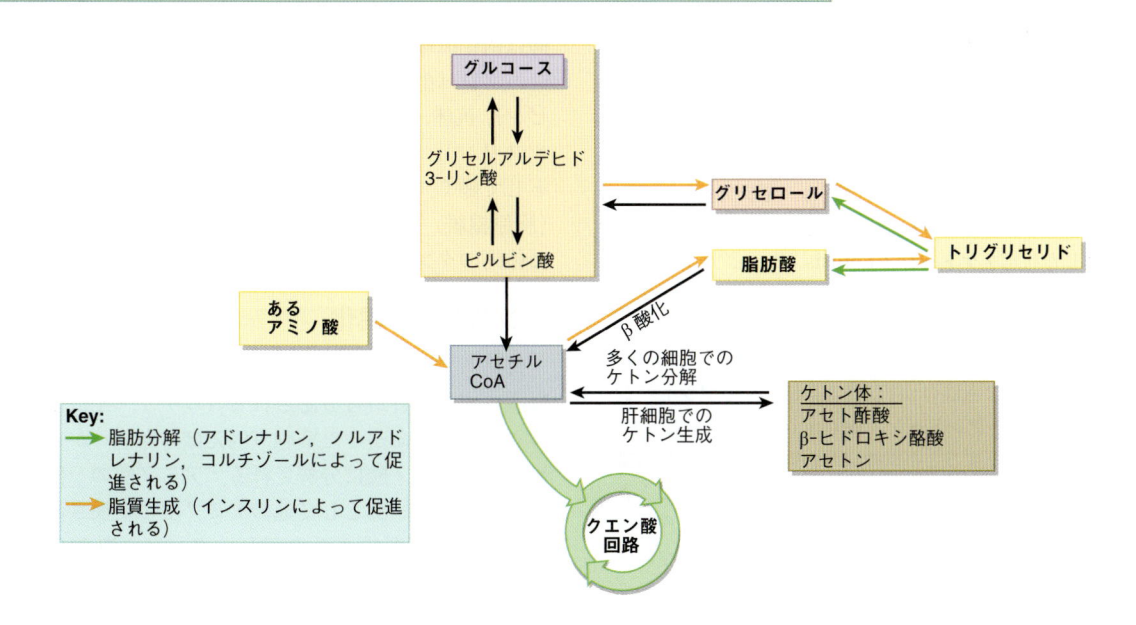

グリセロールと脂肪酸は別々の経路で異化される．

Q 脂質生成，β酸化，脂肪分解を行うのはどの細胞か？ またケトン生成はどの細胞で行われるか？

スよりも優先してアセト酢酸を利用する．アセト酢酸を合成する肝細胞自体にはアセト酢酸をアセチル CoA に変換する酵素がないため，これを ATP 産生に利用することはできない．

脂質の同化：脂質生成

肝細胞と脂肪細胞はグルコースやアミノ酸から**脂質生成 lipogenesis** によって脂肪を合成することができ（図25.14），これはインスリンによって刺激される．脂質生成はヒトが必要な ATP を合成するよりも多くのカロリーを摂取した時に起る．炭水化物やタンパク質，脂肪を毎日過剰に摂取するとすべて同じ運命をたどって，トリグリセリドに変換される．ある種のアミノ酸は以下の反応を起す：アミノ酸→アセチル CoA →脂肪酸→トリグリセリド．脂肪を合成するために以下の 2 つの方法でグルコースが利用される：(1) グルコース→グリセルアルデヒド 3-リン酸→グリセロール，(2) グルコース→グリセルアルデヒド 3-リン酸→アセチル CoA →脂肪酸．その結果できるグリセロールと脂肪酸が，同化反応によって貯蔵用のトリグリセリドやリポタンパク質，リン脂質，コレステロールといった他の脂質となる．

🔥臨床関連事項

ケトーシス

肝臓で脂肪酸が分解されてできたケトン体は他の組織ができるだけ早く ATP 産生に利用するため，通常血中のケトン体値は大変低い．しかし，β 酸化が過剰に起ると，ケトン体が細胞内へ取り込まれて利用される量を上回ってしまう．これはトリグリセリドの多い食事を摂った後や飢餓・絶食状態の時など，炭水化物がほとんど異化に利用できない時に起る．また，あまりコントロールされていない，あるいは治療されていない糖尿病の時，過剰な β 酸化が以下の理由によって起る：(1) 適切な量のグルコースが細胞内に入らないため，ATP 産生にトリグリセリドが使われる，(2) 通常，インスリンは脂肪分解を抑制するため，インスリンが不足すると脂肪分解が促進される．血中のケトン体が正常以上に増加した状態を**ケトーシス ketosis** といい，ケトン体のほとんどは酸性なので緩衝されなければならない．あまりに多く蓄積すると炭酸水素イオンのような緩衝物質の濃度が低下し，血液の pH は下がる．極端なあるいは長期にわたるケトーシスは血液の pH が異常に低下する**アシドーシス acidosis（ケトアシドーシス ketoacidosis）**をもたらす．血液の pH が低下すると中枢神経系の抑制が起り，見当識障害や昏睡，さらには処置されないでいると死に至ることさえある．糖尿病で重症なインスリン不足になった場合，現れてくる微候の一つとしてケトン体のアセトンによって呼気が甘い香りとなることがある．

チェックポイント

13. リポタンパク質のアポタンパク質の機能はなにか．
14. どのリポタンパク質が"善玉"あるいは"悪玉"か．また，なぜそのようにいわれているか．
15. 体内のどこにトリグリセリドは貯蔵されているか．
16. グリセロールと脂肪酸の主な異化について説明しなさい．
17. ケトン体とはなにか．ケトーシスとはなにか．
18. 脂質生成について定義し，その重要性を説明しなさい．

25.5 タンパク質の代謝

目標

• タンパク質の運命，代謝，機能について述べる．

タンパク質 proteins は消化によってアミノ酸にまで分解される．貯蔵される炭水化物や脂質とは異なり，タンパク質は後で使用するために貯蔵されることはない．その代りアミノ酸が酸化されて ATP 合成に使われたり，からだの成長や修復のため新しいタンパク質の合成に使われる．過剰にアミノ酸を摂取しても尿中や糞便中には排泄されないが，その分グルコース（糖新生）やトリグリセリド（脂質生成）に変換される．

タンパク質の運命

細胞内へのアミノ酸の能動輸送はインスリン様成長因子（IGFs）とインスリンによって促進される．アミノ酸は消化直後からタンパク質に再合成される．多くのタンパク質は酵素として働き，その他は輸送系（ヘモグロビン），抗体，凝固因子（フィブリノゲン），ホルモン（インスリン），筋線維の収縮因子（アクチンとミオシン）として働く．いくつかのタンパク質はからだの構成要素（膠原線維，弾性線維，ケラチン）として働く．表 2.8 に体内のタンパク質のさまざまな機能を要約する．

タンパク質の異化

毎日ある程度の量のタンパク質が異化される．これらは主に副腎皮質から分泌されるコルチゾールによって刺激される．寿命がきた細胞（例えば赤血球）からのタンパク質はアミノ酸に分解される．アミノ酸の一部はリサイクル過程の一部として他のアミノ酸に変換され，ペプチド結合が再形成されて新しいタンパク質が合成される．肝細胞はいくつかのアミノ酸を脂肪酸やケトン体，あるいはグルコースに変換する．体内の細胞は少量のアミノ酸を酸化して，クエン酸回路や電子伝達系を介して

図 25.15 アミノ酸が酸化のためにクエン酸回路に入る場所.

アミノ酸は異化される前にまずクエン酸回路に入る種々の物質に変換される.

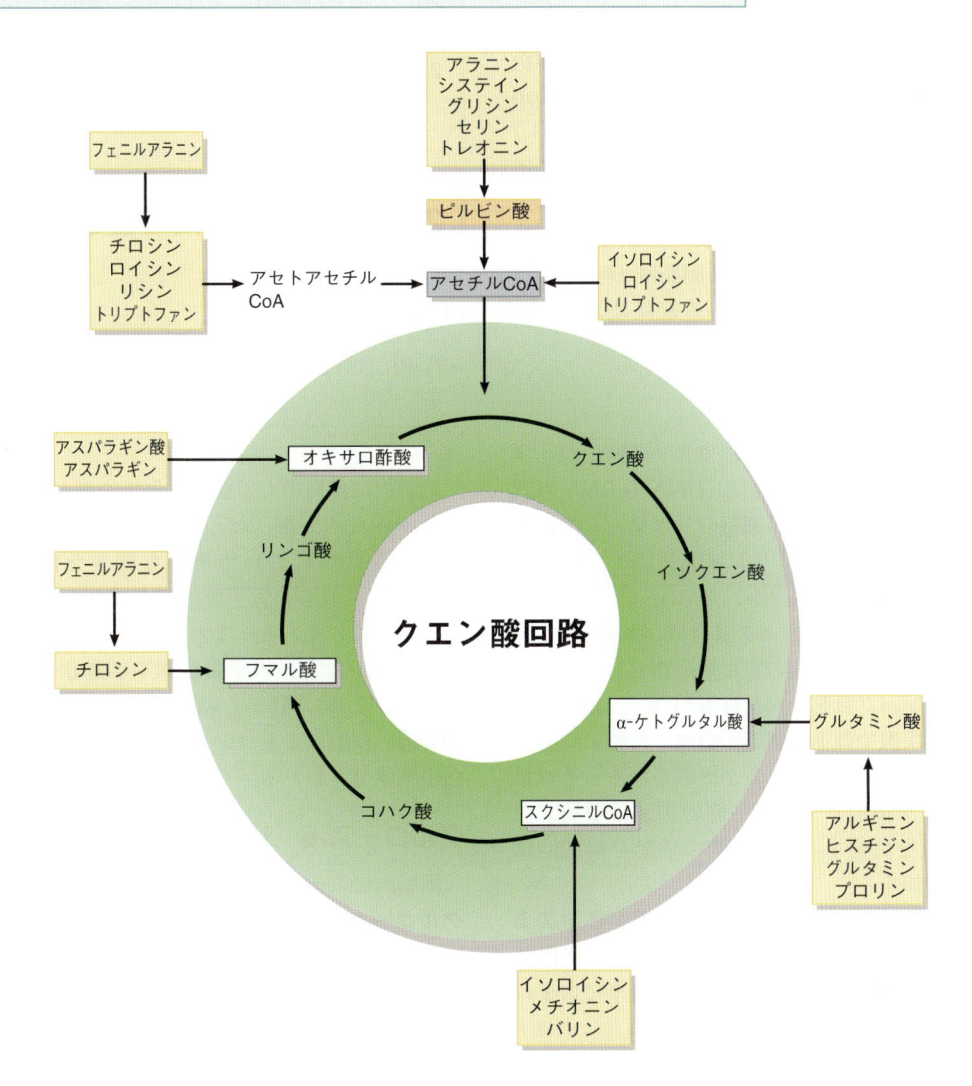

Q クエン酸回路に入る前にアミノ酸からなにが取り除かれるか? またこの過程をなんとよぶか?

🔱 臨床関連事項

フェニルケトン尿症

　フェニルケトン尿症 phenylketonuria (PKU) はタンパク質代謝の遺伝的疾患で,アミノ酸のフェニルアラニンが血中に増加することが特徴である.フェニルケトン尿症の小児の多くは酵素のフェニルアラニンヒドロキシラーゼをコード化する遺伝子に突然変異がある.この酵素はフェニルアラニンをチロシンに変換するために必要な酵素である.チロシンはこの結果クエン酸回路に入ることができる(図 25.15).酵素が不足しているためフェニルアラニンは代謝されず,またタンパク質合成にも使われず,血中に増加する.治療しな

ければ,嘔吐,皮疹,てんかん発作,成長障害,重度の精神遅滞が起る.新生児で PKU のスクリーニングを行い,対象となった小児に成長に必要なだけのフェニルアラニンを含んだ食事に制限することで精神遅滞は防ぐことができる.しかし,学習能力は障害されたままである.合成されたアスパルテーム(人工甘味料;Nutra Sweet®)にはフェニルアラニンが含まれているため PKU のある子どもには制限されている.

ATP をつくる．しかし，アミノ酸が酸化される前にまずクエン酸回路の一部となる分子あるいはアセチル CoA のようなクエン酸回路に入ることのできる分子に変換されなくてはならない（図 25.15）．アミノ酸がクエン酸回路に入る前にまずアミノ基（NH_2）が取り除かれなくてはならず，この過程を**脱アミノ化 deamination**という．脱アミノ化は肝細胞で起り，アンモニア（NH_3）が生成される．それから肝細胞は毒性の高いアンモニアを比較的無毒な物質の尿素に変換し，尿中に排泄する．アミノ酸からグルコースへの変換（糖新生）を図 25.12 にまとめてある；アミノ酸から脂肪酸（脂質生成）あるいはケトン体（ケトン生成）への変換は図 25.14 に示している．

タンパク質の同化

新しいタンパク質をつくるためにアミノ酸同士がペプチド結合するタンパク質の同化は，DNA や RNA の調節下で体内のほとんどすべての細胞のリボソームで行われる（図 3.29 参照）．インスリン様成長因子，甲状腺ホルモン（T_3 と T_4），インスリン，エストロゲンそしてテストステロンによってタンパク質合成が刺激される．タンパク質はほとんどの細胞の主な構造物であることから適切な量のタンパク質を含んだ食事が，とくに成長期，妊娠中あるいは疾患や外傷で組織が損傷した時には必要不可欠である．必要なタンパク質が摂取されるとそれ以上のタンパク質を摂取しても骨や筋の重量は増加しない；ただし重量を負荷するような筋の活動を規則的に行った時には増加する．

体内にある 20 種のアミノ酸のうち 10 種が**必須アミノ酸 essential amino acids** である：それらは体内で必要な量を合成することができないので，食事に含まれているそれらを摂ることが**必要**不可欠である．ヒトは 8 つのアミノ酸（イソロイシン，ロイシン，リシン，メチオニン，フェニルアラニン，トレオニン，トリプトファン，バリン）は合成することができず，また他の 2 つ（アルギニン，ヒスチジン）は小児期，十分な量を合成することができない．**完全タンパク質 complete protein** には必須アミノ酸すべてが十分な量が含まれている．肉，魚，家禽，卵，牛乳などは完全タンパク質を含んでいる食物の例である．不完全タンパク質はすべての必須アミノ酸を含んではいない．**不完全タンパク質 incomplete protein** の例には緑黄色野菜，豆類，穀物などがある．**非必須アミノ酸 nonessential amino acids** は体内の細胞によって合成される．**アミノ基転移 transamination**，つまりあるアミノ酸のアミノ基がピルビン酸やクエン酸回路内の酸に転移されることによって合成される．細胞内に，必要な必須アミノ酸と非必須アミノ酸が存在すると速やかにタンパク質合成が起る．

チェックポイント

19. 脱アミノ化とはなにか．またなぜそれは起るのか．
20. タンパク質異化によってアミノ酸はどのようになるか．
21. 必須アミノ酸と非必須アミノ酸にはどのような違いがあるか．

25.6 代謝経路内で鍵となる分子

目標

• 代謝において鍵となる分子の反応と産生される物質を述べる．

細胞内には何千もの異なる化学物質が存在するが，グルコース 6-リン酸，ピルビン酸，アセチル CoA の 3 個の分子が代謝において重要な働きを担っている（図 25.16）．これらの分子は代謝の"クロスロード"（十字路）に位置している．この後学ぶように，反応が起るか起らないかは各人の栄養状態や活動状態によって決まる．図 25.16 の❶から❼までの反応は細胞質で起り，❽と❾の反応はミトコンドリア内，そして❿の反応は滑面小胞体で行われる．

グルコース 6-リン酸の役割

細胞内に入ったグルコースはすぐにキナーゼによって**グルコース 6-リン酸 glucose 6-phosphate** に変換される．グルコース 6-リン酸には以下の 4 つの運命が待ち受けている（図 25.16）：

❶ **グリコーゲンの合成**．食後のように血中にグルコースが豊富にあると，動物の体内での炭水化物の貯蔵型である**グリコーゲンの合成 synthesis of glycogen** に多くのグルコース 6-リン酸が使われる．グリコーゲンがグルコース 6-リン酸に分解される時は多少異なる反応が起る．グリコーゲンの合成と分解は主に骨格筋線維と肝細胞で起る．

❷ **血液内へのグルコースの放出**．酵素のグルコース 6-ホスファターゼが存在し活性化されると，グルコース 6-リン酸は脱リン酸化されグルコースになる．リン酸基からグルコースが離れると細胞を出て血中に入る．肝細胞は，このようにグルコースを血流に提供することができる主な細胞である．

❸ **核酸の合成**．グルコース 6-リン酸は RNA（リボ核酸）や DNA（デオキシリボ核酸）を合成するために必要なペントース（五炭糖）であるリボース 5-リン酸

図 25.16 代謝経路で鍵となる分子の役割の要約. 両方向の矢印は適切な酵素が存在し，条件が整えば両方向に反応が起ることを示している. 一方向の矢印は不可逆性の反応であることを示している.

> グルコース 6-リン酸，ピルビン酸，アセチル CoA の 3 個の分子が代謝のクロスロード（十字路）に位置する物質である. 栄養状態や活動状態に応じて反応を進めることができる.

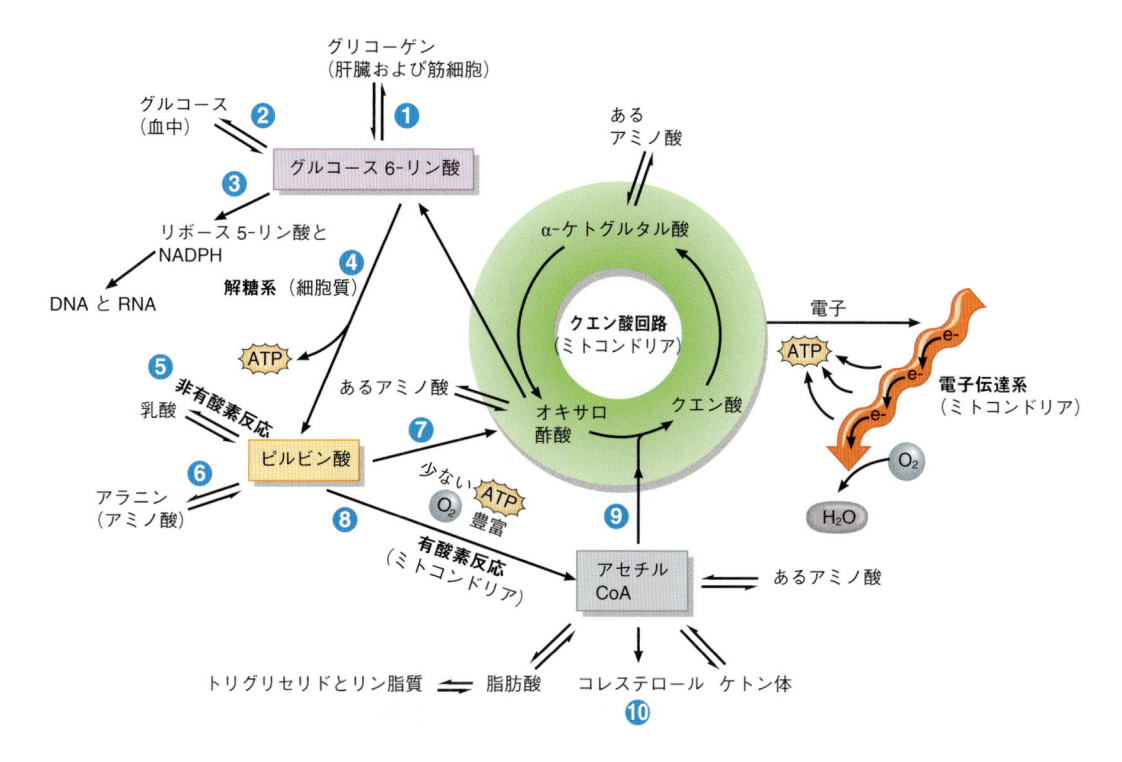

Q ATP 産生に使われる燃料となり，クエン酸回路への入口となっている物質はどれか？

をつくるための前駆物質でもある. 同じ反応過程によって NADPH も合成される. この分子は脂肪酸やステロイドホルモンの合成のような還元反応において水素と電子を提供している.

❹ 解糖系. 解糖系 glycolysis を介してグルコースから ATP が非有酸素的につくられるが，この中でグルコース 6-リン酸は代謝のもう一つの鍵となるピルビン酸に変換される. 解糖系はほとんどの体細胞で行われる.

ピルビン酸の役割

解糖系によって炭素 6 個のグルコースは炭素 3 個の**ピルビン酸 pyruvic acid** になる. グルコース 6-リン酸同様, このピルビン酸が代謝のクロスロード（十字路）の役割を担う：十分な酸素があると細胞呼吸は有酸素(好気性)反応となる；酸素供給が少なければ非有酸素（嫌気性）反応が起る（図 25.16）：

❺ 乳酸の産生. 活動的に収縮する骨格筋や心筋のよう

な組織において酸素が不足するとピルビン酸は乳酸に変る. それから乳酸は血中に拡散し, 肝細胞に取り込まれてまたピルビン酸に戻る.

❻ アラニンの産生. 炭水化物の代謝とタンパク質の代謝とはピルビン酸によって連携している. アミノ基転移反応によって, アミノ基（–NH₂）がピルビン酸（炭水化物の一つ）につくと, アミノ酸のアラニンが生成され, 逆にアラニンからアミノ基が取り除かれるとピルビン酸ができる.

❼ 糖新生. ピルビン酸とある種のアミノ酸はまたクエン酸回路の中間物質の一つであるオキサロ酢酸に変換され, グルコース 6-リン酸をつくるために利用される. この一連の**糖新生 gluconeogenesis** の反応は一方向に進む解糖系のバイパスの役割を担っている.

アセチル CoA の役割

❽ 細胞内の ATP レベルが低く酸素が豊富にあると, ほとんどのピルビン酸は**アセチル CoA acetyl coenzyme A** を介して ATP をつくる反応, すなわ

ちクエン酸回路と電子伝達系に進む.

⑨ **クエン酸回路に入る.** アセチル CoA は,炭素 2 個をもつアセチル基がクエン酸回路に入る媒介物質である. クエン酸回路の酸化的反応はアセチル CoA を CO_2 に変換し,還元型補酵素(NADH と $FADH_2$)をつくる. この補酵素が電子を電子伝達系へと移送し,そこでの酸化反応によって ATP が産生される. グルコース,脂肪酸,ケトン体などの酸化されて ATP の燃料となる分子は,まずアセチル CoA に変換される.

⑩ **脂質の合成.** アセチル CoA はまた脂肪酸やケトン体,コレステロールなどのある種の脂質を合成するために使われることがある. ピルビン酸はアセチル CoA に変換されるため,炭水化物がトリグリセリドに変換されることがある;この代謝経路は余分な炭水化物を脂肪として貯蔵するためのものである. しかし,ヒトを含む哺乳類ではアセチル CoA をピルビン酸に戻すことはできず,このため脂肪酸がグルコースや他の炭水化物をつくるために使われることはない.

表 25.2 に炭水化物,脂質,タンパク質の代謝を要約する.

チェックポイント

22. グルコース 6-リン酸,ピルビン酸,アセチル CoA は細胞内でどのような運命をたどるか.

25.7 代謝の適応

目 標

・吸収中と吸収(終了)後の代謝を比較する.

代謝反応は細胞内の化学的な環境,例えば ATP や酸素のレベル,神経系や内分泌系からの信号などによって調節される. また,代謝は食後どのくらい時間が経過したかによっても異なってくる. **吸収している状態 absorptive state** では,消化された栄養素が血中に入り,グルコースが ATP 産生に使われる. **吸収後の状態**

表 25.2　代謝の要約

過 程	特 徴
炭水化物 CARBOHYDRATES	
グルコースの異化 Glucose catabolism	ほとんどの細胞でグルコースが完全に酸化されることによって(細胞呼吸),ATP が産生される. これには解糖系,クエン酸回路,電子伝達系が含まれる. 1 分子のグルコースが完全に酸化されると最大 30 あるいは 32 分子の ATP ができる.
解糖系 Glycolysis	グルコースがピルビン酸に変換され,少しの ATP ができる;この反応は酸素を必要としない.
クエン酸回路 Citric acid cycle	有機酸の酸化によって生じた水素化物イオンと水素イオンを補酵素(NAD+,FAD)が受け取る一連の酸化還元反応を含み,いくつかの ATP が産生される. CO_2 と H_2O が副産物として産生される. 反応は好気性である.
電子伝達系 Electron transport chain	グルコース異化の 3 つ目の反応で,別の一連の酸化還元反応である. 電子が担体から次の担体へ運ばれ,ATP のほとんどがここで産生される. 反応は酸素を必要とする(有酸素細胞呼吸).
グルコースの同化 Glucose anabolism	ATP 産生が即座に必要でない時は,貯蔵用にグルコースはグリコーゲンに変換される(グリコーゲン生成). グリコーゲンは ATP をつくるために,グルコースに戻される(グリコーゲン分解). アミノ酸やグリセロール,乳酸からグルコースを合成することは糖新生とよばれている.
脂質 LIPIDS	
トリグリセリドの異化 Triglyceride catabolism	トリグリセリドはグリセロールと脂肪酸に分解される. グリセロールはグルコースに変換されたり(糖新生),解糖系を介して分解される. 脂肪酸は酸化を介してアセチル CoA に変換され,クエン酸回路に入り ATP を産生したり,ケトン体に変換される(ケトン生成).
トリグリセリドの同化 Triglyceride anabolism	グルコースやアミノ酸からトリグリセリドをつくることが脂質生成である. トリグリセリドは脂肪組織に貯蔵される.
タンパク質 PROTEINS	
タンパク質の異化 Protein catabolism	アミノ酸が脱アミノ化を受け,クエン酸回路に入り酸化される. 脱アミノ化によって生じたアンモニアは肝臓で尿素に変換され,血液を介して尿中に排泄される. アミノ酸はグルコース(糖新生)や脂肪酸,ケトン体にも変換される.
タンパク質の同化 Protein anabolism	タンパク質合成は DNA によって制御され,細胞の RNA やリボソームを用いて行われる.

postabsorptive state では，消化管から栄養素の吸収は終了し，必要なエネルギーはすでに体内にある材料で満たされなくてはならない．通常の食事では吸収されるのに約4時間かかるため，1日に3回食事を摂ると1日のうち吸収中の状態は約12時間となる．食間になにも食べなければ他の12時間，つまり朝遅く，午後遅く，そして夜のほとんどが吸収後の状態となる．

　神経系や赤血球は吸収後の状態でもATP産生をグルコースに依存し続けているので，この間一定の血中グルコースレベルが必要である．各状態でホルモンが代謝の主な調節因子となっている．インスリンの効果は吸収状態の時，優位になり，一方，他のホルモンは吸収後の状態の代謝を調節する．25.4節でケトーシスについて臨床関連事項で述べたように絶食や飢餓時にはATPを産生するために多くの細胞がケトン体を産生する．

吸収状態の代謝

　食後すぐに栄養素は血中に入り始める．消化された食物は主にグルコース，アミノ酸，トリグリセリド（キロミクロン内）として血液に入ることを思い出しなさい．

吸収状態の反応　吸収状態の時，吸収された栄養素はからだに必要なエネルギーに異化されたり，タンパク質を合成するために使われたりする．以下の反応が吸収状態の時，優位に起る（図25.17）：

❶ **グルコースの異化**．体内のほとんどの細胞は細胞呼吸でグルコースを異化することによって多くのATPを産生している．したがって吸収状態の時，グルコースは主なからだのエネルギー源となっている．通常の食事から吸収されたグルコースのうち約50%が

図 25.17　吸収状態での主な代謝経路．

吸収している状態ではほとんどの細胞がグルコースを CO_2 と H_2O に異化することによって ATP を産生している．

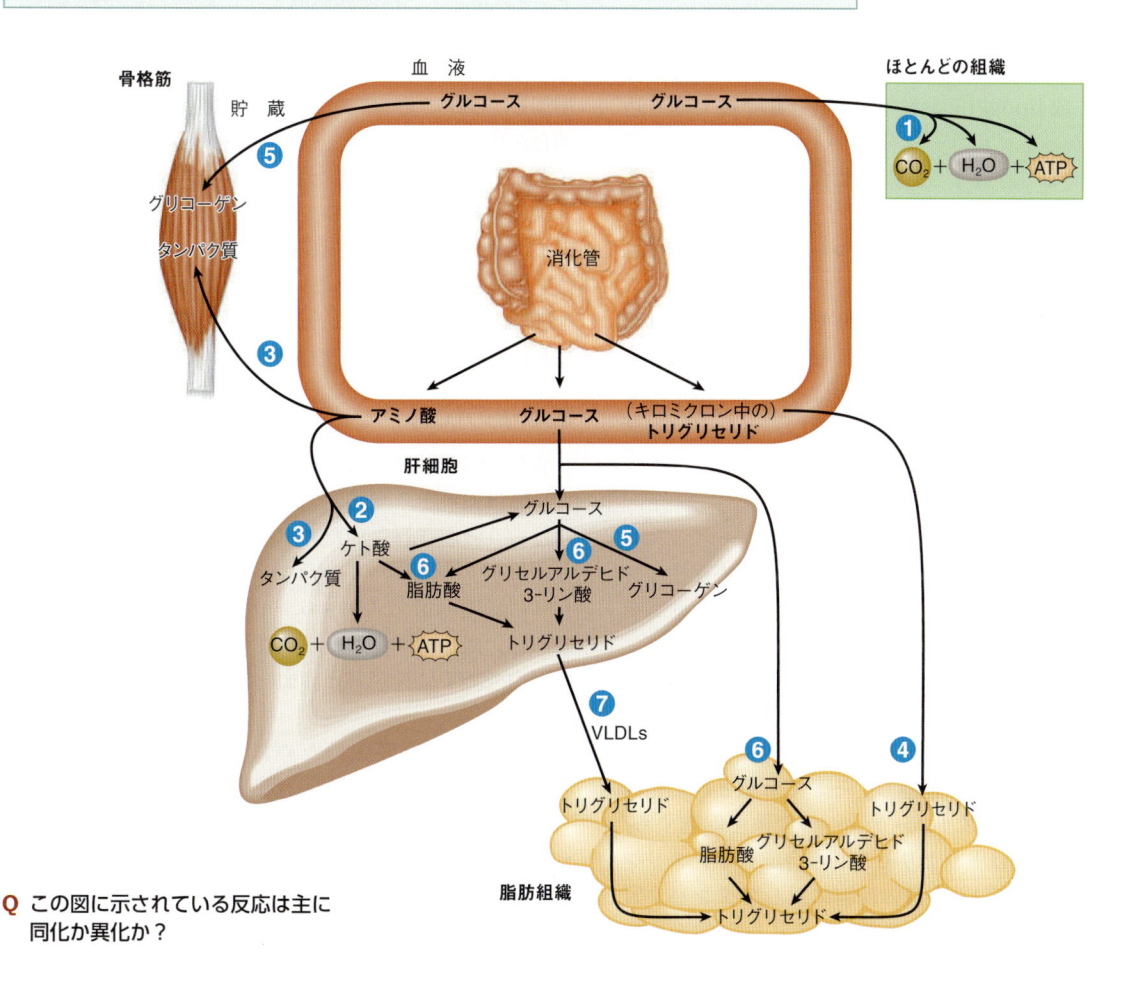

Q この図に示されている反応は主に同化か異化か？

ATP を産生するために異化される.

❷ **アミノ酸の異化**. いくつかのアミノ酸は肝細胞に入り, 脱アミノ作用を受けケト酸になる. ケト酸はクエン酸回路に入って ATP を産生するか, グルコースあるいは脂肪酸を合成するために使われる.

❸ **タンパク質の合成**. 多くのアミノ酸は筋細胞や肝細胞のような体細胞内に入り, タンパク質を合成する.

❹ **食物由来の脂肪のわずかな異化**. 吸収されているあいだ, 食物由来の脂肪のごくわずかはエネルギー産生のために異化される. それ以外のほとんどの脂肪は脂肪組織に貯蔵される.

吸収されている時のもう一つの大事なことは, からだが必要としているエネルギーよりも過剰な栄養素が吸収されるとそれらは**栄養の貯蔵 nutrient stores**, つまりグリコーゲンと脂肪に変換される. この機能はこの後に続く吸収状態の反応によって反映される (図 25.17):

❺ **グリコーゲン生成**. からだが必要としている以上の過剰なグルコースは肝臓や骨格筋に取り込まれ, グリコーゲンに変換されることもある (**グリコーゲン生成 glycogenesis**).

❻ **脂質生成**. 肝臓では余分なグルコースやアミノ酸を脂肪酸に変換して中性脂肪を合成することもできる (**脂質生成 lipogenesis**). 脂肪細胞も肝臓で取り込まれなかったグルコースを取り込み, トリグリセリドに変換して貯蔵する. 概して食事から吸収されたグルコースの約 40% はトリグリセリドに変換され, 約 10% が骨格筋や肝臓にグリコーゲンとして貯蔵される.

❼ **肝臓から脂肪組織へのトリグリセリドの移送**. 肝臓で合成された脂肪酸やトリグリセリドの中にはそこに留まるものもあるが, 肝細胞はそれらのほとんどを超低密度リポタンパク質 (VLDLs) として, 脂肪組織に運び貯蔵する.

吸収状態の代謝調節 食後まもなくグルコースとアミノ酸の血中濃度の上昇が加わり, グルコース依存性インスリン分泌刺激ポリペプチド (GIP) が膵臓の β 細胞を刺激してインスリンを放出させる. 一般的にインスリンは貯蔵物質の同化や合成反応に必要な酵素活性を高める働きがある;同時に異化や分解反応に必要な酵素活性を下げる. インスリンは多くの組織の細胞内へのグルコースやアミノ酸の取込みを促進し, そして肝臓と筋細胞両方でグルコースからグリコーゲンへの変換を促進する. 肝臓や脂肪組織ではトリグリセリドの合成をインスリンが促進し (脂質生成), 全身の細胞に対してタンパク質の合成を促進する (18.10 節のインスリンの効果を参

表 25.3	吸収状態における代謝のホルモン性調節	
過 程	**部 位**	**主なホルモン**
細胞内へのグルコースの促進拡散	ほとんどの細胞	インスリン*
細胞内へのアミノ酸の能動輸送	ほとんどの細胞	インスリン
グリコーゲン生成 (グリコーゲン合成)	肝細胞と筋線維	インスリン
タンパク質合成	すべての細胞	インスリン, 甲状腺ホルモン, インスリン様成長因子
脂質生成 (トリグリセリド合成)	脂肪細胞と肝細胞	インスリン

*肝細胞とニューロンへのグルコースの促進拡散はつねに行われており, インスリンを必要としない.

照). インスリン様成長因子と甲状腺ホルモン (T_3, T_4) もまたタンパク質の合成を促進する.

グルコースが体細胞で使われる前に, まず形質膜を通って細胞質に入らなくてはならない. グルコースは**グルコーストランスポーター (輸送体) glucose transporter (GLUT)** 分子を介してほとんどの体細胞内に入る. このトランスポーターは促通拡散を介してグルコースを細胞内に運ぶトランスポーターの一つである. インスリン濃度が上がると GLUT の一つ, GLUT4 の形質膜上への挿入が増加し, これによってグルコースの細胞内への促通拡散の割合が増加する. しかし, ニューロンと肝細胞では別のタイプの GLUT が形質膜につねに存在するため, グルコースはいつも細胞内に入ることができる. 細胞内に入ると, グルコースはリン酸化される. GLUT はリン酸化したグルコースを運ぶことはできないため, この反応はグルコースを細胞内に止めておくことができる. 表 25.3 に吸収状態における代謝のホルモン性調節について要約する.

吸収後の代謝

食後約 4 時間で小腸での栄養素の吸収は終る. グルコースは血液から細胞内に入り続けているが, 消化管からはもう吸収されないため血糖値は低下し始める. つまり吸収後の状態での主な代謝の変化は血糖値を 70 ~ 110 mg/100 mL (3.9 ~ 6.1 mmol/L) に維持することである. 血中のグルコース濃度のホメオスタシスは以下の理由でとくに神経系と赤血球に対して重要である:

- 神経系で ATP 産生のために主要となる燃料はグルコースである. なぜならば脂肪酸は血液−脳関門を通過できないからである.
- 赤血球にはミトコンドリアがないためクエン酸回路や電子伝達系が働かない. したがって解糖系から ATP をすべて産生している.

吸収後の状態の反応　吸収後の状態で大事なことは，体内で貯蔵されている栄養素（グリコーゲンと脂肪）が分解されたり，炭水化物以外の物質から新しくグルコースを産生する（糖新生）ことによって血中グルコース濃度を正常レベルに維持することである．吸収し終った後のグルコースを産生する反応は以下の通りである（図25.18）：

❶ **肝臓でのグリコーゲン分解**．吸収後の状態で，血中のグルコースは主に肝臓でのグリコーゲンが分解されることによって供給され，これによって約4時間グルコースを供給することができる．肝臓でグリコーゲンの分解がいったん起ると，グルコースが血中に放出される．

❷ **筋でのグリコーゲン分解**．骨格筋でもグリコーゲンの分解が起る．しかし，骨格筋の場合，グリコーゲンを分解してできたグルコースは筋収縮のためにATPを供給する：グリコーゲンはグルコース 6-リン酸に分解され，グリコーゲン分解が起る．骨格筋内が無酸素状態になるとピルビン酸は乳酸に変換され，血中に放出される．肝臓はこの乳酸を取り込み，グルコースに変換しこれを血中に放出する．

❸ **脂肪分解**．脂肪組織ではトリグリセリドが脂肪酸とグリセロールに分解され，血中に放出される．グリセロールは肝臓に取り込まれ，グルコースに変換され，これを血中に放出する．

❹ **タンパク質の異化**．骨格筋や他の組織のタンパク質が分解されるとアミノ酸となり，これが肝臓でグルコースに変換される．ここで，グルコースは血中に放出される．

❺ **糖新生**．吸収終了後は炭水化物以外の物質から新しくグルコースが合成される．糖新生には乳酸やグリセロール，アミノ酸などからグルコースを合成する過程が含まれる．

吸収が終った後のもう一つの特徴は**グルコースの節約**

図 25.18　吸収終了後の主な代謝経路.

吸収後の反応の主な機能は血中のグルコースを維持することである.

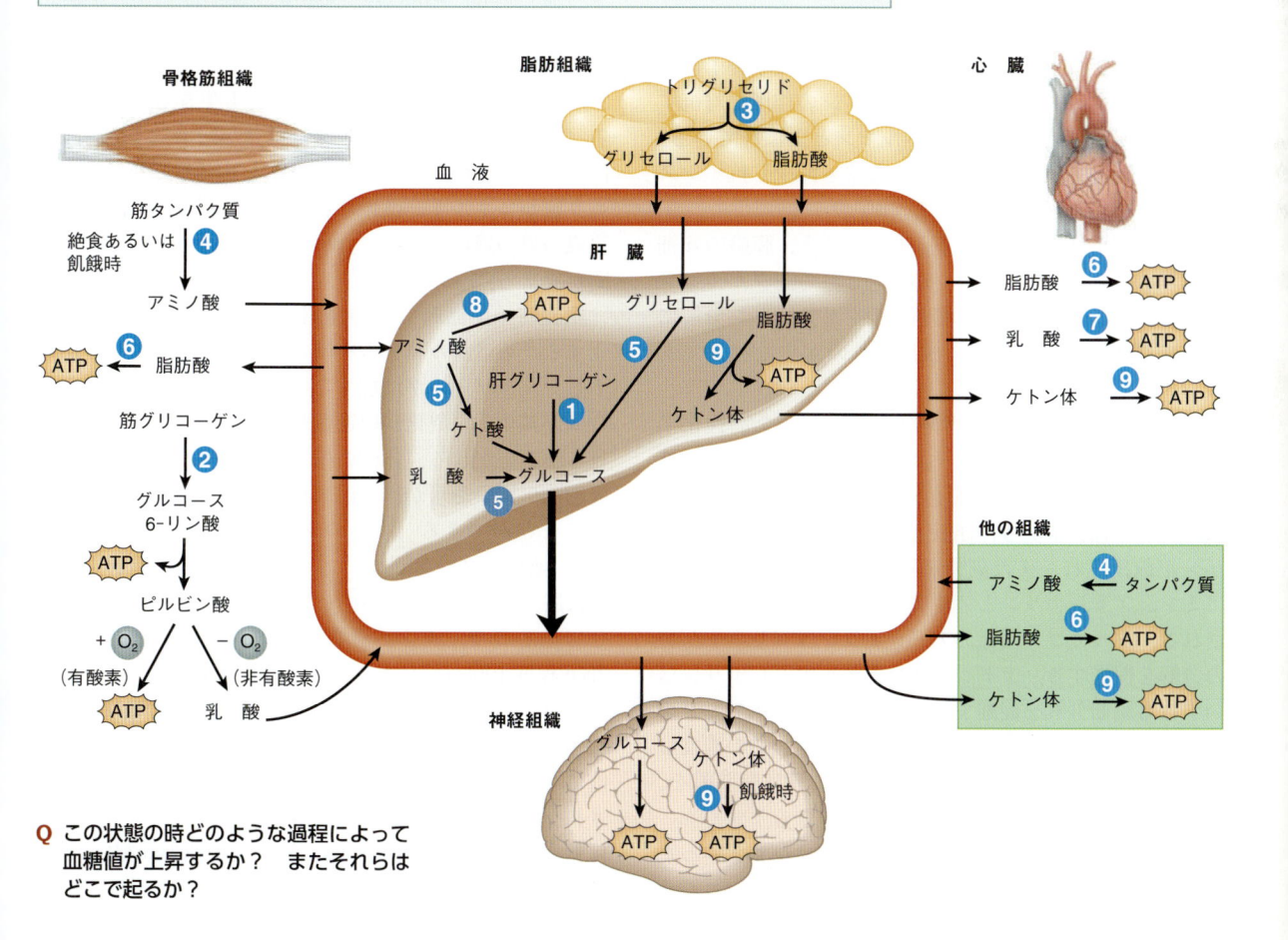

Q この状態の時どのような過程によって血糖値が上昇するか？　またそれらはどこで起るか？

表 25.4	吸収後の状態における代謝のホルモン性調節	
過　程	部　位	主なホルモン
グリコーゲン分解	肝細胞と骨格筋線維	グルカゴン、アドレナリン
脂肪分解（トリグリセリド分解）	脂肪細胞	アドレナリン、ノルアドレナリン、コルチゾール、インスリン様成長因子、甲状腺ホルモン、他
タンパク質分解	ほとんどの細胞、とくに骨格筋線維	コルチゾール
糖新生（非炭水化物からグルコースを合成）	肝細胞、腎皮質の細胞	グルカゴン、コルチゾール

glucose sparing が起こることである。グルコースの節約とは体細胞のほとんどが主なエネルギー源としてグルコース以外の他の燃料にスイッチすることで、これによって脳や他の血液細胞への血流にグルコースを残しておくことができる。以下がグルコースを使わないでATPを産生する反応である（図 25.18）:

⑥ **脂肪酸の異化。** トリグリセリドの分解によって放出された脂肪酸はグルコースの産生に利用することはできない。なぜならアセチルCoAが容易にピルビン酸に変換されないからである。しかし、ほとんどの細胞は直接脂肪酸を異化してアセチルCoAとしてクエン酸回路に取り込み、電子伝達系を介してATPを産生している。

⑦ **乳酸の異化。** 心筋は、有酸素的に乳酸からATPを産生することができる。

⑧ **アミノ酸の異化。** 肝細胞では直接アミノ酸が異化され、ATPを産生する。

⑨ **ケトン体の異化。** 肝細胞では脂肪酸をケトン体（アセト酢酸、β-ヒドロキシ酪酸、アセトン）に変換し、これらは心臓や腎臓、その他の組織でATP産生に使われる。

吸収後の状態の代謝調節　吸収後の代謝はホルモンと自律神経の交感神経によって調節される。吸収終了後の代謝を調節するホルモンは、インスリンの作用に対抗するものと時に抗インスリンホルモンとよばれている。血糖値が低下するとインスリンの分泌も減少し抗インスリンホルモンの分泌が増加する。

血中のグルコース濃度が下がり始めると、膵臓のα細胞からグルカゴンが分泌される。グルカゴンの主な標的器官は肝臓で、糖新生やグリコーゲン分解によってグルコースを血中に放出するのが主な働きである。

また血糖値の低下は自律神経の交感神経を活性化する。視床下部にあるグルコース感受性ニューロンが血糖値の低下を感知し、交感神経への出力を高める。その結果、交感神経終末から神経伝達物質であるノルアドレナリンが放出され、また副腎髄質から2つのカテコールアミン、アドレナリンとノルアドレナリンが血中に分泌される。グルカゴン同様、アドレナリンとノルアドレナリンはグリコーゲンの分解を促進する。アドレナリンとノルアドレナリンの働きによって、血中のグルコースと遊離脂肪酸の濃度は上昇する。その結果、ATP産生のために筋は脂肪酸を、神経系はグルコースを利用することができる。

低血糖や寒冷、恐怖、トラウマといったストレスの状態では最終的に副腎からホルモンのコルチゾールが分泌される。コルチゾールは、タンパク質の異化を促進する。

吸収後の代謝のホルモンによる調節系を表 25.4 に要約する。

絶食時・飢餓時の代謝

絶食 fasting とは長時間あるいは2～3日間食事をしていないか食事をしていないほどくな食事をしていない月も食事をしていない状態をいう。**飢餓 starvation** は数週間あるいは数カ月も食事をしていない状態をいう。ヒトは十分な水を飲み込水にならなければ2ヵ月あるいは2ヵ月以上食べなくとも生きることができる。貯蔵されたグリコーゲンは絶食が始まって数時間以内になくなるが、貯蔵されていたトリグリセリドやタンパク質がエネルギー供給に数週間使われる。体内の脂肪組織の量の違いによって食事をしなくとも生存できる期間が決まる。

絶食時や飢餓時でも神経組織と赤血球は、ATPを産生するためにグルコースを使い続ける。インスリンが減少するためにグルコースが増加するためのアミノ酸が供給されなければ骨格筋、とくに骨格筋のタンパク質を供給することができる（多くのタンパク質をもっているため）。絶食後2～3日で"古い"アミノ酸は糖新生のために脱アミノ化されて、さらに"新しい"アミノ酸の不足しているので、タンパク質の異化が合成量を1日当り75g程度上回ってしまう。

絶食の2日目までは血糖値は約 65 mg/100 mL (3.6 mmol/L) で維持される一方、血漿中の脂肪酸は4倍にも上昇する。脂肪組織でトリグリセリドが脂肪分解されグリセロールとトリグリセリドが放出されて、グリセロールは糖新生に使われ、脂肪酸は筋細胞や他の細胞に入り、アセチルCoAの合成に使われ、クエン酸回路に入る。

それからクエン酸回路や電子伝達系を介して酸化され，ATP が産生される．

　絶食や飢餓で起る最も劇的な変化は肝細胞でのケトン体形成の増加である．絶食時わずかのグルコースのみが解糖系に入りピルビン酸となり，オキサロ酢酸となる．アセチル CoA がオキサロ酢酸と結合してクエン酸回路に入る（図 25.16 参照）；絶食のためオキサロ酢酸が減少すると，利用できるアセチル CoA のみがクエン酸回路に入ることができる．その他の余分なアセチル CoA は主に肝細胞でケトン体に合成される．このように脂肪酸の異化が増加すると，ケトン体産生も増加する．脂溶性のケトン体は形質膜を通過して拡散し，血液-脳関門を通り，とくに心筋，骨格筋，ニューロンで ATP 産生の代替燃料として使われる．通常，血中にはほんのわずかなケトン体のみが存在するので（0.01 mmol/L），燃料源としては無視できる．しかし，絶食 2 日後ケトン体レベルは 100 〜 300 倍にも増加し，ATP をつくるために燃料として 1/3 が脳に供給される．飢餓 40 日の時点で脳が必要とするエネルギー量の 2/3 はケトン体から供給される．ケトン体が存在すると ATP 産生のためのグルコースの利用は抑えられ，それに伴い糖新生の需要も減少し，飢餓の後半では筋のタンパク質の異化は 1 日約 20 g と減少してくる．

チェックポイント

23. 代謝調節におけるインスリン，グルカゴン，アドレナリン，インスリン様成長因子，サイロキシン，コルチゾール，エストロゲン，テストステロンの役割はなにか．
24. 通常の吸収時・吸収終了時よりも絶食あるいは飢餓時にケトン体の合成が重要になるのはなぜか．

25.8 エネルギーバランス

目標

- エネルギーバランスという言葉がなにを意味しているか説明する．
- 代謝率に影響する要因を述べる．
- 摂食調節における視床下部の役割を述べる．

　エネルギーバランス energy balance とは時間経過の中でエネルギー摂取（食物中）とエネルギー消費とを正確に一致させることをさしている．食物のエネルギー量がからだのすべての細胞によって使われるエネルギーと等しい時，体重は維持される（水分の増減を除いて）．

多くの人は日によって食物摂取と活動が大きく変動しているにもかかわらず体重を一定に保っている．しかし，より裕福な人ではその多くがオーバーウェイトである．おいしい高カロリーの食を手に入れやすいことやカウチポテトの生活の両方が体重増加を促進している．オーバーウェイトは多くの心臓血管系ならびに代謝性疾患，これには高血圧，静脈瘤，糖尿病，関節炎やある種の癌が含まれるが，これらによる死の危険性を高めている．

食物のカロリー

　4 章で学習したように，異化反応が起るとエネルギーが放出される．このエネルギーの約 40 % は，能動輸送や筋収縮といった生物学的な活動を行うために使われる．残りの 60 % は熱に変換され，この一部には正常な体温を維持するために使われる．過剰な熱は環境に失われる．食物の有機物を分解すると，放出された熱エネルギーはいわゆるカロリーとよばれる単位で測定することができる．1 **カロリー calorie（cal）** は 1 g の水の温度を 1℃上昇させるのに必要とされる熱のかたちでのエネルギー量と定義されている．カロリーは食物のエネルギー量を表すのには小さすぎる単位なので，**キロカロリー kilocalirie（kcal）** あるいは Calorie（Cal；つねに C は大文字で表される）がしばしば用いられる．1 kcal は 1,000 cal に相当する．このように，ある食物に 500 Cal 含まれているという場合，実際には 500 キロカロリー含まれている．

　基本的に食物のキロカロリーはすべて炭水化物，タンパク質，脂質の異化によるものである．炭水化物やタンパク質の異化は約 4 kcal/g とほぼ同じエネルギー量である．食物や飲み物にはアルコールを含んでいるものがあり，アルコールの異化は約 7 kcal/g である．炭水化物，タンパク質，脂質，そしてアルコールのエネルギー量が表 25.5 に要約されている．

　ある食物の成分のキロカロリー数は，その成分のエネルギー量にグラム数をかけることによって計算することができる．例えば，1 かけらのピザ 1 枚に炭水化物 27 g，脂肪 14 g，タンパク質 12 g が含まれるとする．このピザに含まれる炭水化物のカロリー数を計算するためには，ピザに含まれている炭水化物のエネルギー量と

表 25.5	栄養素とアルコールのエネルギー量
栄養素	**エネルギー量**
炭水化物	4 kcal/g
タンパク質	4 kcal/g
脂　肪	9 kcal/g
アルコール	7 kcal/g

炭水化物のグラム数をかける：炭水化物 27 g×4 kcal/g ＝ 108 kcal．脂肪のカロリー数を計算するためには脂肪のエネルギー量とピザの脂肪の量をかける：脂肪 14 g×9 kcal/g ＝ 126 kcal．タンパク質のカロリー数を計算するにはタンパク質のエネルギー量とピザに含まれているタンパク質の重さをかける：タンパク質 12 g × 4 kcal/g ＝ 48 kcal．最終的にこのピザのカロリー数を計算するためには炭水化物，脂肪，タンパク質からのカロリー数を足す：108 kcal ＋ 126 kcal ＋ 48 kcal ＝ 282 kcal．

　よく食べる食物のカロリー量を表 25.6 に示した．食物のカロリー量が高ければ高いほど，分解された時に放出されるエネルギーは大きくなる．例えば，中くらいのリンゴ 1 個のエネルギー量は 80 kcal である；このことはこのリンゴが分解された時に放出されるエネルギー量が 80 kcal であることを意味している．1 かけらのチョコレートケーキのエネルギー量は 247 kcal である；このことはこのチョコレートケーキが分解された時に放出されるエネルギー量が 247 kcal であることを意味している．あなたがリンゴかチョコレートケーキを食べるとする．これらの食物のカロリー量に基づくと，リンゴと比べてチョコレートケーキを分解して多くのエネルギーを放出するために，あなたはよりハードに動かなくては

ならなくなるでしょう（例えば運動をして）．

　飲料水もカロリー源になりうる．例えば，コーラ（12 オンス，336 g）は炭水化物 40 g，タンパク質 0 g，脂肪 0 g なので，総エネルギー量は 160 kcal となる（炭水化物 40 g×4 kcal/g）．ウォッカには炭水化物もタンパク質も脂肪も 0 g であるが，アルコールが 14 g 含まれているため，総カロリーは 98 kcal となる（14 g×7 kcal/g）．ジュースやソーダ，カクテルをウォッカに混合すると，通常は炭水化物を含有することになるのでカロリーは高くなる．いくつかの飲料水のカロリー量を表 25.7 に示した．

代謝量

　代謝反応で使われるエネルギー量を**代謝量 metabolic rate** という．すでに学習したようにエネルギーの中には ATP を産生するために使われるものもあれば，熱として放出されるものもある．このように，代謝量が多いほど，熱産生量も高くなる．

　いくつかの要因が代謝量に影響する：

- **ホルモン**．甲状腺ホルモン（サイロキシンとトリヨードサイロニン）が安静状態での代謝量，すなわち基礎代謝量（BMR）を調節する主要なホルモン hormones

表 25.6	さまざまな食物のカロリー量				
食　物	量	エネルギー (kcal)	炭水化物 (g)	脂肪 (g)	タンパク質 (g)
リンゴ	1 個	80	19	0	1
ブロッコリー（生）	1/2 カップ	16	3	0	1
ベークド・ポテト（プレーン）	1 個	160	35	0	5
全粒粉パン	1 枚	65	12	1	2
野菜スープ	1 カップ	100	20	0	5
ベークド・チキン	3 オンス（約 84 g）	158	0	6	26
牛赤身挽肉（10% 脂肪）	3 オンス（約 84 g）	178	0	10	22
焼き鱒	3 オンス（約 84 g）	101	0	1	23
McDonald's® の Big Mac	1 個	541	45	29	25
Wendy's® の Biggie Fry	1 個	530	68	25	6
Chick-fil-A® チキンサンドイッチ（fried）	1 個	408	38	16	28
Burger King® の Whopper	1 個	710	52	42	31
Pizza Hut® の super supreme pizza	1 スライス	282	27	14	12
Cinnabon® roll	1 個	808	115	32	15
チョコレートケーキ	1 スライス	247	35	11	2
バター	大さじ 1	108	0	12	0
サワークリーム	大さじ 2	62	1	6	1
マヨネーズ	大さじ 1	99	0	11	0

表25.7	さまざまな飲料水のカロリー量					
飲料水	量	エネルギー (kcal)	炭水化物 (g)	脂肪 (g)	タンパク質 (g)	アルコール (g)
コーラ	12オンス（336 g）	160	40	0	0	0
牛乳	1カップ	148	11	8	8	0
オレンジジュース	1カップ	108	25	0	2	0
白ワイン	5オンス（140 g）	102	1	0	0	14
赤ワイン	5オンス（140 g）	110	3	0	0	14
ビール	12オンス（336 g）	143	13	0	0	13
ウォッカ	1.5オンス（42 g）	98	0	0	0	14
ウィスキー	1.5オンス（42 g）	98	0	0	0	14
バーボン	1.5オンス（42 g）	98	0	0	0	14

である．血中の甲状腺ホルモンが増加するとBMRは増加する．しかし，甲状腺ホルモンの変化に対する反応はゆっくりで，効果が現れるのに数日かかる．このホルモンは有酸素細胞呼吸を促進することでBMRを増加させる．細胞がより酸素を使ってATPを産生すると，より多くの熱が産生され，体温は上昇する．この甲状腺ホルモンのBMRへの効果は**熱発生効果 calorigenic effect**とよばれている．その他のホルモンはわずかであるが，体温を上昇させる．テストステロン，インスリン，成長ホルモンは5〜15%代謝量を増加させる．

- **運動**．激しい運動 exercise をすると，代謝量は安静時の15倍にも増加する．よくトレーニングされたアスリートでは20倍にも増加することがある．
- **神経系**．運動やストレス状態の時，交感神経系が刺激される．その節後ニューロンからノルアドレナリンが放出され，また交感神経は副腎髄質を刺激して，ホルモンのアドレナリンとノルアドレナリンの分泌を亢進する．アドレナリンもノルアドレナリンも細胞の代謝量を高める．
- **体温**．**体温 body temperature** が高くなると代謝量は増加する．核心温度が1℃上昇すると生化学的反応の割合は約10%増加する．その結果，発熱時には一貫して代謝量は増加する．
- **食物の消化**．**食物の消化 ingestin of food** によって代謝量は約10〜20%増加する．これは栄養素の消化，吸収，貯蔵に使われるエネルギーによるものである．この**食物由来の熱産生 food-induced thermogenesis**は高タンパク質食を摂取した時に最も高く，炭水化物や脂質を食べた後では少ない．
- **年齢**．小児の代謝は成長にかかわる反応が多いため，同じからだの大きさであれば高齢者の約2倍になる．
- **その他の要因**．代謝量に影響する他の要因として性差

（妊娠中あるいは授乳中の女性を除いて一般的に女性は少ない），気候（熱帯地方では少ない），睡眠（少ない），栄養不良（少ない）などがある．

基礎代謝量

多くの要因が代謝量に影響することから，静かな，安静で絶食した，いわゆる**基準となる条件 basal state** の下で代謝量は測定される．この条件下で測定して得られたものが**基礎代謝量 basal metabolic rate（BMR）**である．BMRを求める最も一般的な方法は，代謝された食物のキロカロリー当りに使われた酸素の量を測定することである．トリグリセリド，炭水化物，タンパク質を含む典型的な食事を異化するために1Lの酸素が使われるとすると，約4.8 kcalのエネルギーが放出されることになる．成人の場合，BMRは1,200〜1,800 kcal/日あるいは体重当り男性24 kcal/kg，女性22 kcal/kgである．消化やウォーキングなど日常的な活動を行うのに必要な追加のカロリーは少なくて500 kcal，オリンピックレベルの競技選手や登山をする人は3,000 kcal以上が必要とされる．

総代謝量

総代謝量 total metabolic rate（TMR）は単位時間当りのからだのエネルギー消費の総量である．TMRに3つの要因が関係している：

1. **基礎代謝量**．**基礎代謝量 basal metabolic rate** はTMRの約60%を占める．
2. **身体活動**．**身体活動 physical activity** によって30〜35%増加するが，座っていることが多い人では少ない．エネルギー消費の一部はウォーキングなどの随意運動，そして一部は筋緊張や座位あるいは立位の姿勢の維持，不随意的な動き，**非運動性熱産**

表 25.8	さまざまな活動と放出されるカロリー
活　動	エネルギー消費（kcal/h）
エアロビクス	419
カヌー	248
ダンス	332
家の掃除	202
事務仕事	105
ピアノを弾く	170
読　書	86
ウォーキング（3マイル（約4.8 km）/h）	250
ランニング（5マイル（約8.0 km）/h）	570
座　位	102
立　位	132
机で勉強する	128
水　泳	572
電話で話す	71
ウェイトリフティング	224
文書を書く	122
携帯でのメールのやり取り	40

生 non-exercise activity thermogenesis（NEAT）に使われるものである．表 25.8 に種々の活動と時間当りに消費されるカロリーを表している．

3. **食物由来の熱産生**．**食物由来熱産生** food-induced thermogenesis は食物が消化，吸収，貯蔵されるあいだに産生される熱で，TMRの5〜10%である．

脂肪組織と貯蔵型化学エネルギー

　体内で貯蔵されている化学エネルギーの主要な部位は脂肪組織である．エネルギーの入力よりも消費が勝った場合，脂肪組織のトリグリセリドが異化されて新たなエネルギーが供給される．また，エネルギー入力が消費を上回った場合，トリグリセリドが貯蔵される．時間とともに貯蔵されるトリグリセリドの量はエネルギー消費よりもエネルギー摂取が過剰であることを意味している．ほんのわずかの差でさえ，時間とともに増えていく．25歳から55歳までのあいだに9 kg増加すると，エネルギー消費よりも食事によるエネルギー摂取が0.3%多いという，わずかな不均衡があることを示している．

食物摂取の調節

　エネルギー摂取とエネルギー消費ともにネガティブフィードバックによって調節されている．しかし，体重や体格をモニターする受容器は存在しない．ではどのよ

うにして食物摂取が調節されるのか．この質問に対する解答はまだ完全ではないが，食物摂取の調節を理解する上で重要な進歩がこの10年間に起っている．神経や内分泌からの信号，ある栄養素の血中レベル，ストレスや抑うつなどの心理的要因，消化器系や特殊感覚からの信号，視床下部とその他の脳との神経連絡など多くの要因がかかわっている．

　視床下部内の神経細胞群が摂食を調節する上で重要な鍵となっている．**満腹** satiety とは，食べたいという欲求がなくなることによって満たされた感覚である．摂食調節にかかわっている2つの視床下部の領域は**弓状核** arcuate nucleus と**室傍核** paraventricular nucleus である（図 14.10 参照）．1994年，**肥満** obese と名づけられたマウスの遺伝子，この遺伝子の変異は過食と肥満を引き起すもので，これに関する実験報告がなされた．この遺伝子からつくられるのがホルモンの**レプチン** leptin である．マウスとヒトの両方でレプチンは**肥満** adiposity，総体脂肪量を抑える働きがある．レプチンは肥満と比例して脂肪細胞で合成され分泌される；より多くのトリグリセリドが貯蔵されると多くのレプチンが血中に分泌される．レプチンは視床下部に働き食欲を抑え，エネルギー消費を活性化するよう働く．ホルモンのインスリンも類似した作用をもつがその効果は小さい．レプチンとインスリンいずれも血液-脳関門を通過することができる．

　レプチンとインスリンの血中レベルが**低い**と，弓状核から室傍核に投射するニューロンから神経伝達物質**ニューロペプチド Y** neuropeptide Y が放出され，摂食を刺激する．弓状核から室傍核へ投射する他のニューロンは，メラノサイト刺激ホルモンと類似した**メラノコルチン** melanocortin とよばれる神経伝達物質を放出する．レプチンはメラノコルチンの分泌を刺激して，摂食を抑えるよう働く．摂食調節にかかわるもう一つのホルモンは**グレリン** ghrelin で，これは胃の内分泌細胞で産生される．グレリンは食欲を亢進させる役割がある．グレリンは，視床下部ニューロンからニューロペプチド Y の分泌を促進することによって，この機能を発揮すると考えられている．レプチン，ニューロペプチド Y，メラノコルチン，グレリンがエネルギーバランスを維持するための鍵となるシグナル分子ではあるが，他のホルモンや神経伝達物質もかかわっている．視床下部の他の領域や脳幹部，大脳辺縁系，大脳皮質などもかかわっている．関与している神経網が完全に解明されるのはまだ先のようである．

　エネルギーバランスを維持するためにはエネルギー摂取の調節が必要である．摂食の増減の多くは食事回数の変化というより食事の量の変化によるものである．満腹が得られた時に食べるのを止めるよう助ける，化学的あ

るいは神経的変化である満腹信号が存在することを多くの実験が証明している．例えば，食後にみられるような血糖値の上昇は食欲を低下させる．グルカゴン，コレシストキニン，エストロゲン，アドレナリン（β受容体に作用）といったホルモンは満腹の信号を出し，エネルギー消費を増やすように作用する．消化管，とくに胃や十二指腸の壁の伸展は摂食を終えることにかかわっている．他のホルモンは食欲を増し，エネルギー消費を抑える．これらには，成長ホルモン放出ホルモン（GHRH），アンドロゲン，グルココルチコイド，アドレナリン（α受容体に作用），プロゲステロンがある．

🩺臨床関連事項

情動的摂食行動

　食べることは私たちの生命維持に加えて，数えきれないほど心理的，社会的そして文化的な目的がある．祝うため，処罰するため，満足するため，挑む時，否定するために食べる．ストレスがある，退屈である，あるいは疲れたなどの感情的な衝動反応として食べることは，**情動的摂食行動 emotional eating** とよばれている．情動的摂食行動は一般的にみられるため，極端でなければ正常な行動として考えられている．嫌なことがあった日などに一度たりとも冷蔵庫を覗かない人がいるだろうか．情動的摂食行動が過剰になり健康を害してくると問題である．身体的な問題としては，肥満，そしてそれに伴う高血圧や心疾患などの疾患が起る．心理的な問題には，自尊心の欠如，ストレスへの対処能力の低下があり，極端なケースとしては神経性食思不振症，過食症，肥満などの摂食障害がある．

　食べることによって心地よさ，慰め，痛みの緩和，"空虚な心に栄養を与える feeding the hungry heart" などの効果をもたらす．情動的摂食行動を行う人は必ず炭水化物（甘いものやデンプン）を過食し，これによって脳内のセロトニンレベルが上昇し，リラクゼーション感覚が引き起されるらしい．食べ物はネガティブな感情が起った時の自己療法の一つの方法である．

チェックポイント

25. カロリー（cal）をとはなにか．この単位はどのように使うか．食物のエネルギー量を表すのにカロリーよりもキロカロリーをよく用いるのはなぜか．

26. 総代謝量に関与している3つの要因はなにか．

27. レプチン，ニューロペプチドY，メラノコルチン，グレリンの機能はなにか．

25.9 体温の調節

目　標

- 種々の熱移動の機序を述べる．
- 視床下部の調節を含むネガティブフィードバックによって正常な体温がどのように維持されているか説明する．

　あなたのからだは多かれ少なかれ代謝反応の割合に応じて熱を産生している．からだからの熱喪失量と代謝による熱産生量が等しい時のみ体温のホメオスタシスが維持されることから，熱の喪失，獲得，あるいは貯蔵がどのように行われているか理解することは重要である．**熱 heat** は**温度 temperature** として測定できるエネルギーのかたちである．環境温が大きく変化しても体内の体温を正常範囲に維持しようと恒常性機構が働いている．からだの熱産生の割合が熱喪失の割合と同じであれば，からだは37℃前後の一定の核心温度を保つことができる．**核心温度 core temperature** とは，皮膚や皮下組織よりも深部のからだの温度である．**外殻温度 shell temperature** は，皮膚や皮下組織といった体表面に近い温度である．環境温度によって外殻温度は核心温度よりも1〜6℃低くなる．核心温度が高すぎるとからだのタンパク質が変性し死に至る．低すぎると不整脈が起り，死に至る．

熱移動の機序

　正常な体温を維持するためには，代謝反応によって産生される熱と同じ割合で周囲の環境に熱を放出しなければならない．熱がからだから周囲に移動するのに伝導，対流，放射，蒸発の4つの方法がある．

1. **伝導 conduction** は，直接接している2つの物体の分子間で起る熱移動である．安静時からだと接しているもの，例えば椅子，洋服，アクセサリーのようなものへ体熱の約3%が伝導を介して失われる．また熱は伝導によっても得られる—例えば熱いお風呂に浸かるなど．水は空気と比べて20倍も熱伝導がよいことから，冷たいあるいは熱い水に浸かっていると伝導を介しての熱の出し入れはより大きくなる．

2. **対流 convection** は，異なる温度の領域間での空気や水の移動による熱の移動である．空気あるいは水にからだが接していると伝導と対流の両方によって熱の移動が起る．冷たい空気がからだに接するとそれが温められ，軽くなり，上昇する．この時生じる対流によって熱が運び去られる．例えば，そよ風や

扇風機によって空気が速く移動すると対流の割合はより速くなる．安静時，伝導と対流によって体熱の約15％が空気中に失われる．

3. **放射 radiation** は物理的に接触していない暖かいものと冷たいもののあいだで，赤外線のかたちで起る熱の移動である．冷たいものからは吸収する量よりも多くの赤外線波を放射することによってからだの熱を放散する．もし周囲の物体がからだより暖かければ，熱を失うより放射によって熱を吸収する．安静時，21℃の部屋では熱喪失の約60％が放射を介して起る．

4. **蒸発 evaporation** は液体から蒸気への転換である．1 mL の水が蒸発する時約 0.58 kcal/mL という大きな気化熱を奪う．通常の状態では1日に約700 mL（呼気から300 mL，皮膚から400 mL）の水が蒸発を通して失われ，これは熱喪失の約22％に相当する．このような口腔や呼吸器系の粘膜，皮膚からの水の喪失は意識上にのぼらないため，**不感蒸散 insensible water loss** とよばれている．蒸発の割合は相対湿度（その時の温度で保持できる最大水蒸気量と実際の空気中の水蒸気の量との割合）と反比例する．相対湿度が高ければ高いほど蒸発率は低下する．湿度100％の時，蒸発によって起る熱喪失と同じ速度で皮膚表面の水滴から熱が吸収される．蒸発は運動した時などオーバーヒートしないよう働く主要な防御反応である．極端な状態では1時間に3Lもの汗が出て，その蒸発によって1,700 kcal 以上が喪失される（蒸発ではなくからだを滴り落ちる汗の場合ほとんど熱喪失は起らない）．

視床下部の体温調節

体温調節の機能を担っているのは，視床下部前部，**視索前野 preoptic area** のニューロンである．この領域は，皮膚（**末梢性温度受容器 peripheral thermoreceptors**）や視床下部内（**中枢性温度受容器 central thermoreceptors**）の温度受容器からインパルスを受け取る．視索前野のニューロンは体温が上昇すると高い周波数で活動電位を発生し，体温が低下すると低い周波数のインパルスとなる．

視索前野からの活動電位は視床下部にある**熱放散中枢 heat-losing center** と **熱産生中枢 heat-promoting center** の2つの領域に送られる．これらの領域が視索前野によって刺激されるとそれぞれ体温を低下させる，あるいは上昇させる反応を起す．

体温調節

核心温度が低下すると，いくつかのネガティブフィードバックを介して体温を正常レベルに戻そうと熱を保存したり，熱産生を増加させる反応が起る（図 25.19）．末梢性温度受容器や中枢性温度受容器は視床下部の視索前野に情報を送り，ここで熱産生中枢を活性化する．反応として視床下部で活動電位が発生し甲状腺刺激ホルモン放出ホルモン（TRH）を分泌する．そしてこれが甲状腺刺激ホルモン（TSH）を分泌するよう，下垂体前葉の甲状腺刺激ホルモン産生細胞を刺激する．視床下部からの活動電位と TSH はいくつかの効果器を活性化し，続いて核心温度を上げて正常レベルにするように反応する．核心温度を正常に保つため，体温を上げようとした時各効果器はさまざまな方法で反応する：

- **血管収縮**．熱産生中枢からの活動電位は交感神経を刺激して，皮膚血管の収縮を引き起す．内臓器官から皮膚に流れてきた暖かい血液は，**血管収縮 vasoconstriction** により血流量が減少するため熱の移動が抑えられる．熱を産生するよう代謝反応は続いているため，熱放散が減少し体内の温度は上昇する．

- **アドレナリンとノルアドレナリンの遊離**．副腎髄質を支配している交感神経の活動電位がアドレナリンやノルアドレナリンの血中への放出を刺激する．その結果，これらのホルモンが細胞内の代謝亢進をもたらし，これによって熱産生が起る．

- **ふるえ**．熱産生中枢は脳の一部を刺激し，筋緊張を高めて熱を産生する．ある一つの筋の筋緊張が増加すると（主動筋），これによって拮抗筋の筋紡錘が伸展し伸張反射が起る．この拮抗筋の収縮は主動筋の筋紡錘を伸展させ，さらに伸張反射を継続させる．この反復される筋収縮はふるえ shivering とよばれ，熱産生を大いに増加させる．ふるえが最大の時，熱産生は数分で正常レベルの時の4倍になる．

- **甲状腺ホルモンの分泌**．甲状腺は TSH に反応して**甲状腺ホルモン thyroid hormone** を血中に放出する．甲状腺ホルモンが増加すると代謝量はゆっくりと増加し，体温が上昇する．

もし核心温度が正常以上に上昇すると，図 25.19 に描かれているようにネガティブフィードバック機構が働いて逆の作用を起す．血液の温度が上昇すると末梢性および中枢性温度受容器が刺激され，視索前野に神経インパルスが送られる．これによって熱放散中枢が刺激され，熱産生中枢は抑制される．熱放散中枢からの活動電位は皮膚血管の拡張をもたらす．皮膚が暖かくなるとからだの深部からの暖かい血液が冷たい皮膚にたくさん流れていき，放射と伝導によって過剰な熱を環境に放散する．同時に代謝量は減少し，ふるえ熱産生も起らない．血液の温度が上昇すると，視床下部，交感神経活動を介して

図 25.19　熱を保存あるいは熱産生を増加させるネガティブフィードバック機構.

核心温度とは皮膚や皮下組織よりも深部の体温のことである；外殻温度とは体表面近くの温度のことである.

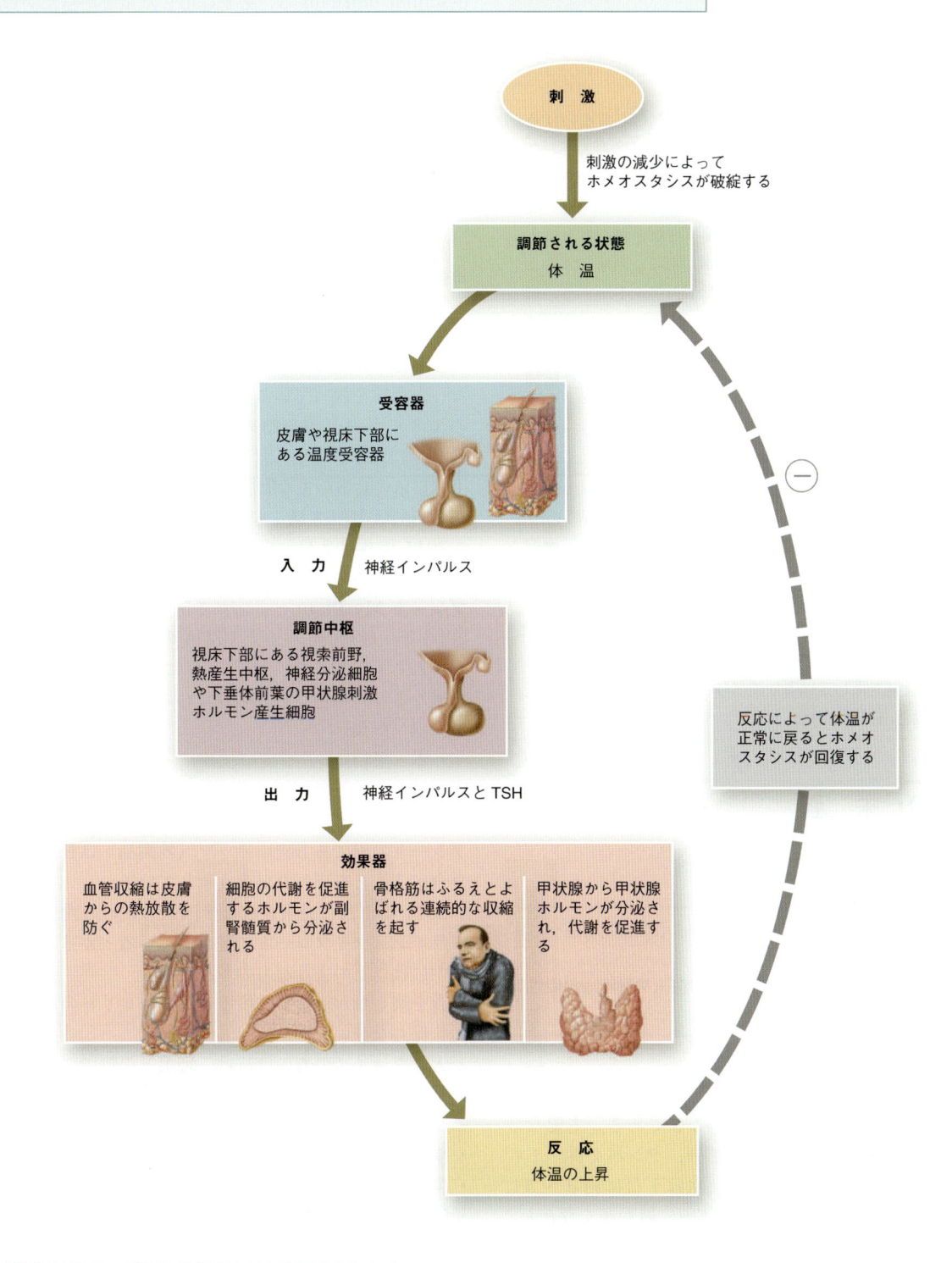

Q 代謝量を高め，熱産生を増加させる要因はなにか？

皮膚の汗腺を刺激する．発汗の水が皮膚表面から蒸発する時皮膚は冷却される．これらすべての反応が熱産生効果に逆らって，体温を正常に戻すよう働いている．

⚕️臨床関連事項

低体温

　低体温 hypothermia は，核心温度が35℃あるいはそれ以下になることである．低体温の原因には寒冷ストレス（水水に浸かる），代謝性疾患（低血糖症，副腎機能不全，甲状腺機能低下症），薬物（アルコール，抗うつ薬，鎮静薬，トランキライザー），やけど，栄養不良などがある．核心温度が下がる低体温には以下の特徴がある：冷感，ふるえ産熱，錯乱，血管収縮，筋固縮，徐脈，アシドーシス，低換気，血圧低下，自発的な運動の低下，昏睡，そして死（通常心臓の不整脈によって起る）．高齢者は寒冷に対する認知が低下していることから，寒冷環境に対する代謝性防御が低下し，低体温となる危険性がさらに大きい．

チェックポイント

28. 核心温度と外殻温度を区別しなさい．
29. ヒトが周囲に熱を喪失するあるいは周囲から熱を獲得するのにどのような手段があるか．気温が40℃，湿度80％の時，陽のあたる海辺でどのようにして熱を放散することができるか．
30. 以下の視床下部の各部位が体温調節においてどのような役割を果しているか述べなさい：視索前野，熱産生中枢，熱放散中枢．

25.10 栄　養

目　標

- 健康な食生活を維持するためにどのような食物を選べばよいか述べる．
- 代謝におけるミネラル，ビタミンの由来や機能，重要性を比較する．

　栄養素 nutrients は体細胞がその成長や維持，修復のために使う食物中の化学物質のことである．主要な6つの栄養素には水，炭水化物，脂質，タンパク質，ミネラル，そしてビタミンがある．水は1日に約2〜3Lも必要とされる栄養素である．体内に最も多く存在し，ほとんどの代謝反応の溶媒として，またいくつかの反応にも関与している（例えば，加水分解反応）．体内での水の重要な役割は2.4節にまとめてある．炭水化物，脂質，タンパク質の3つの有機栄養素は代謝反応に必要

なエネルギーを供給し，からだをつくる構造物として働いている．いくつかのミネラルとビタミンの多くは代謝反応を触媒する酵素系をなしている．**必須栄養素essential nutrients** は，必要に応じた量をからだが合成することができない特別な栄養分子のことで，食事から摂取しなくてはならない．一部のアミノ酸，一部の脂肪酸，ビタミンやミネラルは必須栄養素である．

　健康的な食生活のためのガイドラインと代謝におけるミネラルとビタミンの役割を次に述べる．

健康的な食生活のためのガイドライン

　食物中のタンパク質や炭水化物1g当りのエネルギー量は約4kcalであるのに対し，脂質は約9kcalである．

　毎日どんな種類の炭水化物，タンパク質，脂質をどの程度摂取するといいのか，確実なものはない．世界中の人びとはそれぞれのライフスタイルに応じて根本的に異なった食事を摂っている．しかし，多くの専門家は以下のエネルギー分布を勧めている：炭水化物から50〜60％，ただし砂糖からは15％以下；脂肪からは30％以下（日常の食事の主な脂肪はトリグリセリドである），飽和脂肪酸は10％未満；タンパク質からは約12〜15％．

　2011年6月2日，米国農務省（USDA）が健康的な食生活のためのガイドラインの修正版に基づいた，**マイプレート My Plate** とよばれる図を紹介した．これは，2005年に最初に示された USDA のマイピラミッドに置き換わるものである．図 25.20 にあるようにプレートは異なる4つの色に分けられている：

- 緑（野菜）
- 赤（果物）
- オレンジ（穀類）
- 紫（タンパク質）

プレートの横にある青いカップ（乳製品）は日常的に毎食食べることを忘れないよう示している．

　2011年1月に発表された米国人のための食生活ガイドラインはマイプレートに基づいている．ガイドラインの中には以下のようなものがある：

- 食を楽しむが少なめに摂ることでカロリーのバランスを保ちなさい．
- 大きなサイズのものは避け，野菜と果物でプレートを半分にしなさい．
- 脂肪がないあるいは低脂肪のミルクに変えなさい．
- 少なくとも穀類の半分を全粒粉にしなさい．
- 塩分の少ない食品を選びなさい．
- 砂糖の入った飲料水の代りに水を飲みなさい．

　マイプレートは健康的な食事においてバランス，多様性，適性，栄養配分をかなり強調している．バランスは単純に多くの種類の食物を摂ることを意味している．マ

図25.20 マイプレート.

色の異なる部分はより健康的な食品を選択するための視覚的なヒントを意味している.

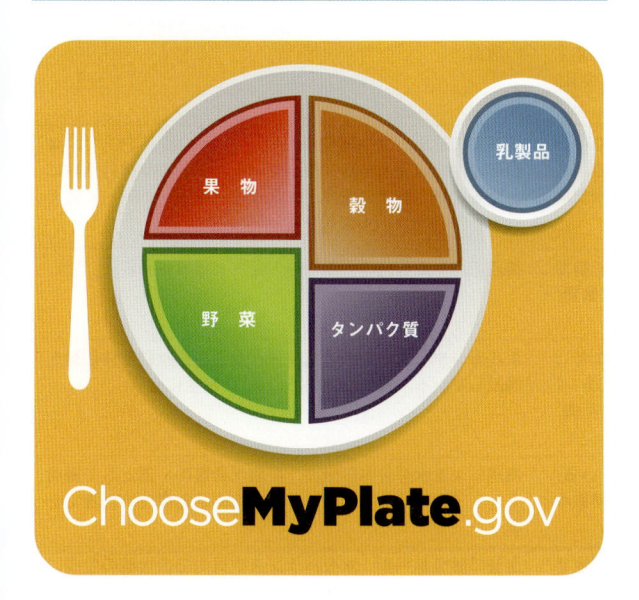

Q 青いカップはなにを表しているか？

イプレートの図はいかに私たちのプレートが多くの食品群からの食物で満たされているかを示している. 野菜とフルーツはプレートの半分を占めており, タンパク質と穀類がその他の半分である. また, 野菜と穀類が多くの割合を占めていることに注目しなさい.

　一つの食物あるいは食品群によってからだが必要としているすべての栄養素や食品群が供給されるわけではないので, 多様性は健康的な食事にとって重要である. したがって, 多くの食物を各食品群から選択するのがよい. 野菜の選択はさまざまで, ブロッコリーやコラード, ケールのような濃い緑色の野菜, ニンジンやサツマイモ, 赤唐辛子といった赤やオレンジの野菜, トウモロコシやサヤエンドウ, ジャガイモなどのデンプンの野菜, キャベツやアスパラガス, アーティチョークなど他の野菜, レンズマメやヒヨコマメ, 黒豆といったマメやエンドウ類などがある. マメやエンドウ類には野菜とタンパク質食品にみつかっているよい栄養素が含まれているのでどちらのグループにカウントしてもよい. タンパク質の食品の選択も非常に多様化しており, 肉や家禽類, 海産物, マメやエンドウ類, 卵, 大豆製品, ナッツや種子などがある. 穀類には白パンや白米, 精製した小麦粉でつくったパスタなど精製した穀物同様に全粉パンやオートミール, 玄米のような全粒粉も含まれている. フルーツには新鮮なもの, 缶詰あるいはドライフルーツ, 100%ジュー

スも含まれている. 乳製品にはカルシウムを強化した大豆製品同様, チーズやヨーグルト, プディングといった牛乳でつくられた多くの食品と乳酸飲料も含まれている.

　栄養素の多い食品を選ぶことは, 個人が消費したカロリーと吸収したカロリーとのバランスを保つことに役立つ. 穀類の半分を全粒粉に, ジュースよりは丸ごとあるいは切ったフルーツを, 脂肪フリーか低脂肪乳製品を, 肉や家禽肉は少量で赤身の部分にすることがコツである.

ミネラル

　ミネラル minerals は地球の地殻に自然に存在する無機物質である. 体内では互いが結合する, 有機物質と結合する, あるいは液体中にイオンとして存在している. ミネラルは体重の約4%を占め, ほとんどは骨格系に存在している. 体内で機能しよく知られているミネラルにはカルシウム, リン, カリウム, 硫黄, ナトリウム, 塩化物, マグネシウム, 鉄, ヨウ化物, マンガン, 銅, コバルト, 亜鉛, フッ化物, セレン, クロムなどがある. 表25.9にこれらのミネラルの体内での働きを要約する. 体内では非イオン状態よりイオンとして使われることが多いことに注意しなさい. 塩素のような一部のミネラルには毒性があり, 非イオン状態で摂取すると死に至るものさえある. そのほかには, アルミニウムやホウ素, ケイ素, モリブデンなどがあるが, これらの機能は明らかにされていない. 通常の食事には適度な量のカリウム, ナトリウム, 塩化物, マグネシウムが含まれている. カルシウム, リン, 鉄, ヨウ化物を十分含んだ食品を摂るよう注意しなくてはならない. ほとんどのミネラルは過剰に摂取しても尿中や糞便中に排泄される.

　カルシウムとリンは骨基質の一部を形成する. ミネラルは長鎖化合物を形成しないので, 骨以外の構造体形成にはほとんど関与しない. ミネラルの主な役割の一つは酵素反応の調節を助けることである. カルシウム, 鉄, マグネシウム, マンガンは補酵素の一部, またマグネシウムは ADP を ATP に変換する際の触媒として働いている. ナトリウムやリンのようなミネラルは体液の pH 調節を助ける緩衝系として働いている. またナトリウムは体液の浸透圧調節にかかわっているほか, 他のイオンとともに神経インパルスの発生にも関与している.

ビタミン

　成長や正常な代謝を維持するためにわずかの量が必要とされる有機性の栄養素は**ビタミン vitamins** とよばれている. 炭水化物や, 脂質, タンパク質と異なり, ビタミンはエネルギーを供給することも, からだを構成する物質として働くこともない. 知られている限りにおいて

表 25.9	体内でのミネラルの働き	
ミネラル	**特　徴**	**重要性**
カルシウム Calcium	体内で最も多いミネラル．リンと結合して存在している．約99％が骨と歯に貯蔵されている．血中の Ca^{2+} レベルは副甲状腺ホルモン（PTH）によって調節されている．カルシトリオールが食事からカルシウムの吸収を促進する．過剰な Ca は糞便中や尿中に排泄される．由来：牛乳，卵黄，貝類，緑黄色野菜．	骨や歯，血液凝固，正常な神経筋活動，エンドサイトーシスやエクソサイトーシス，細胞の運動性，細胞分裂時の染色体の移動，グリコーゲン代謝，神経伝達物質やホルモンの放出．
リン Phosphorus	約80％がリン酸塩として骨や歯に存在している．血中のリン酸塩は副甲状腺ホルモン（PTH）によって調節されている．過剰な場合は尿中に排泄される；糞便にも少量排泄される．由来：肉，魚，家禽類，ナッツ．	骨や歯の形成．リン酸塩（$H_2PO_4^-$，HPO_4^{2-}，PO_4^{3-}）は血液の主な緩衝系として働いている．筋収縮や神経活動における役割．酵素の成分．エネルギー輸送（ATP）に含まれる．DNA や RNA の成分．
カリウム Potassium	細胞内液の主な陽イオン（K^+）．過剰な場合は尿中に排泄される．ほとんどの食物に含まれている（肉，魚，家禽類，果物，ナッツ）．	神経細胞や筋線維の活動電位の発生と伝導に必要．
硫黄 Sulfur	多くのタンパク質（インスリン，コンドロイチンなど），電子伝達系の電子担体，ビタミン（チアミン，ビオチン）の構成成分．過剰な場合は尿中に排泄される．由来：牛肉，レバー，ラム，魚，家禽類，卵，チーズ，豆類．	ホルモンやビタミンの構成成分として，種々の身体活動を調節している．電子伝達系での ATP 産生に必要．
ナトリウム Sodium	細胞外液に最も多い陽イオン（Na^+）．骨にも存在している．過剰な場合は尿中や汗に排泄される．食塩を通常に摂取すると必要量以上となってしまう．	浸透による水分分布の調節．炭酸水素塩の一部として緩衝系として働く．ニューロンと筋細胞の活動電位の伝導に必要．
塩化物 Chloride	細胞外液の主な陰イオン（Cl^-）．過剰時は尿中に排泄される．食塩，醤油，調理した食事に含まれている．	血液の酸塩基平衡，水分バランスや胃内での塩酸の生成に関与．
マグネシウム Magnesium	細胞内液の重要な陽イオン（Mg^{2+}）．過剰時は尿中に排泄される．緑色野菜，海産物，無精白製品など多くの食品に含まれている．	神経や筋組織が正常に機能するために必要．骨形成に関与．多くの補酵素の成分．
鉄 Iron	約66％が血液のヘモグロビンに存在．髪の毛，上皮細胞，粘膜細胞，汗，尿，糞便，胆汁を介して，また月経血中に排泄される．肉，レバー，貝類，卵黄，豆類，豆科野菜，ドライフルーツ，ナッツ，シリアルに含まれている．	ヘモグロビンの構成成分で可逆的に酸素と結合する．電子伝達系のシトクロムの構成成分．
ヨウ化物 Iodide	甲状腺ホルモンの必要成分．過剰時は尿中に排泄される．由来：海産物，ヨウ素入り塩，ヨウ素の豊富な土壌で栽培された野菜．	代謝率を調節する甲状腺ホルモンの合成に必要．
マンガン Manganese	肝臓や脾臓に貯蔵されている．ほとんどは糞便中に排泄される．由来：ホウレンソウ，タチチシャ，パイナップル	いくつかの酵素を活性化する．ヘモグロビンの合成，尿素の形成，成長，生殖，授乳，骨形成，インスリンの産生と放出，細胞障害の抑制に必要．
銅 Copper	肝臓や脾臓に少量貯蔵されている．ほとんどは糞便中に排泄される．由来：卵，小麦の全粒粉，マメ類，ビート，レバー，魚，ホウレンソウ，アスパラガス．	鉄とともにヘモグロビンの合成に必要．電子伝達系の補酵素ならびにメラニン形成に必要な酵素の構成成分．
コバルト Cobalt	ビタミン B_{12} の構成成分．由来：肝臓，腎臓，牛乳，卵，チーズ，肉	ビタミン B_{12} の一部として赤血球の合成に必要．
亜鉛 Zinc	ある酵素の重要な構成成分．多くの食物に含まれているがとくに肉に多い．	炭酸脱水酵素として二酸化炭素の代謝に重要．正常な成長，創傷の治癒，正常な味覚，食欲，そして男性の精液合成において必要．ペプチダーゼの一部としてタンパク質の消化に関与している．
フッ化物 Fluoride	骨や歯，他の組織の構成成分．由来：海産物，茶，ゼラチン	歯の構造を強くしたり，虫歯を予防する．
セレン Selenium	ある酵素の重要な構成成分．由来：海産物，肉，鳥肉，トマト，卵黄，牛乳，マッシュルーム，ニンニク，セレンが豊富な土壌で育った穀類．	甲状腺ホルモンの合成，精子の運動性，免疫系が正常に機能するために必要．抗酸化剤としても働く．染色体の切断を予防し，先天性異常，流産，前立腺癌，冠状動脈疾患の予防に関与している．
クロム Chromium	ビール酵母に多く含まれている．また，ワインやビールにも含まれている．	炭水化物および脂質代謝において正常なインスリンの作用に必要．

ほとんどのビタミンは補酵素として働いている．

　ほとんどのビタミンは体内で合成されないため食物から摂取しなくてはならない．ビタミン K のような一部のビタミンは腸内細菌によって産生され吸収される．ビタミンの中には**プロビタミン provitamins** とよばれる原材料が供給されると，体内で合成することができるものもある．例えば，ビタミン A はニンジンやホウレンソウなどの緑黄色野菜に含まれているプロビタミンのベータカロテンから体内で合成することができる．からだに必要なビタミンすべてを含んだ食物は一つもない．これがさまざまな種類の食物を摂ることがベストな理由の一つである．

　ビタミンは脂溶性と水溶性ビタミンに分けることができる．**脂溶性ビタミン fat-soluble vitamins** にはビタミン A，D，E，K がある．これらは食事中の脂質と一緒に小腸から吸収され，キロミクロン内に詰め込まれる．脂肪と一緒でなければ必要な量を吸収することができな

い．脂溶性ビタミンは細胞，とくに肝細胞内に貯蔵される可能性がある．**水溶性ビタミン water-soluble vitamins** にはビタミン B 群と C がある．これらは体液中に溶解している．過剰に摂取しても体内に蓄積されず尿中に排泄される．

　その他の機能に加えて，ビタミン C，E とベータカロテン（プロビタミン）は酸素のフリーラジカルを不活性化することから**抗酸化ビタミン antioxidant vitamins** とよばれている．フリーラジカルは最も外側の電子殻内で対になっていない電子を運ぶ反応性の高い分子あるいはイオンである（図 2.3 参照）．フリーラジカルは，細胞膜や DNA，細胞構造に障害を与えたり，動脈が狭くなるアテローム性動脈硬化プラークの形成にかかわっている．フリーラジカルの中には体内で自然に発生するものや，タバコの煙や放射線など環境の有害物質から生じるものもある．抗酸化ビタミンはある種の癌を予防したり，アテローム性動脈硬化プラークの形成を抑える，加

表 **25.10**	主なビタミン		
ビタミン	特徴と由来	機　能	欠乏時の症候や障害
脂溶性ビタミン Fat-soluble	吸収するために胆汁酸塩と食事からの脂質が必要である．		
A	消化管内でプロビタミンのベータカロテン（または他のプロビタミン）から合成される．肝臓に貯蔵される．ベータカロテンや他のプロビタミンは橙色，黄色，緑黄色野菜に含まれる．ビタミン A の由来：レバー，牛乳．	全身の健康と上皮細胞の機能を維持する．ベータカロテンはフリーラジカルを不活性化するよう抗酸化剤として働く．網膜の光受容器において光に反応する視物質の合成には必要不可欠である．造骨細胞や破骨細胞の活動の調節を助けることによって骨や歯の成長を助ける．	欠乏時には上皮組織の萎縮や角化が起り，皮膚や毛髪の乾燥が起る．耳，副鼻腔，呼吸器，尿路，消化器系の感染が増加する．また，体重減少，角膜の乾燥，褥瘡など．**夜盲症 night blindness**（暗順応の能力の低下）．骨や歯の発達の遅延化あるいは障害が起る．
D	太陽光のもとで皮膚の 7-デヒドロコレステロールがコレカルシフェロール（ビタミン D$_3$）に変換される．それから肝臓の酵素によって 25-ヒドロキシコレカルシフェロールに変換される．腎臓でさらに活性型ビタミン D であるカルシトリオール（1,25-ジヒドロキシコレカルシフェロール）に変換される．ほとんどは胆汁内に排泄される．魚の肝油，卵の黄身，強化ミルクなどに含まれている．	消化管からのカルシウムやリンの吸収に必要不可欠で，副甲状腺ホルモン（PTH）とともに Ca^{2+} のホメオスタシスを維持している．	骨でのカルシウム利用が低下すると小児では**くる病 rickets**，成人では**骨軟化症 osteomalacia** になる．おそらく筋緊張は低下する．
E（トコフェロール Tocopherols）	肝臓，脂肪組織，筋に貯蔵されている．新鮮なナッツ，麦芽，種油（シードオイル），緑色野菜に含まれている．	細胞構造，とくに細胞膜の形成にかかわっている脂肪酸の異化を抑制する．DNA や RNA，赤血球の形成に必要である．創傷の治癒を促進したり，神経系の機能の維持，瘢痕化の予防に関与している．四塩化炭素のような毒性物質から肝臓を守る．フリーラジカルを不活性化する抗酸化剤として働く．	一価不飽和脂肪酸の酸化が起り，その結果ミトコンドリアやリソソーム，形質膜の構造や機能に異常が起る．溶血性貧血の発生も考えられる．
K	腸内細菌によって産生される．肝臓や脾臓で貯蔵される．ホウレンソウ，カリフラワー，キャベツやレバーに含まれている．	肝臓でプロトロンビンなどの血液凝固因子の合成に必要不可欠な補酵素である．	血液凝固時間の延長により出血量が増加する．

表 25.10　続く

表 25.10 （続き）

ビタミン	特徴と由来	機 能	欠乏時の症候や障害
水溶性ビタミン Water-soluble	体液中に溶解しており，多くのものは体内に貯蔵することはできない．過剰なものは尿中に排泄される．		
B₁ （チアミン Thiamine）	熱で速やかに破壊される．無精白製品，卵，豚肉，ナッツ，レバー，酵母に含まれている．	多くの炭素結合の分解に必要な補酵素として働き，ピルビン酸を CO_2 と H_2O にする炭水化物代謝にかかわっている．神経伝達物質のアセチルコリンの合成に必要不可欠である．	不適切な炭水化物の代謝によりピルビン酸や乳酸が生成され，筋細胞や神経細胞で十分な ATP が産生されない．欠乏すると（1）**脚気 beriberi**，消化管の平滑筋の部分的な麻痺による消化器障害，骨格筋の麻痺，四肢の萎縮が起る．（2）髄鞘の退化による**多発性神経炎 polyneuritis**，反射障害，触覚の低下，小児の発育障害，食欲低下．
B₂ （リボフラビン Riboflavin）	腸内細菌によって少量産生される．酵母，レバー，牛肉，子牛の肉，ラム，卵，無精白製品，アスパラガス，エンドウ豆，ビート，ピーナッツに含まれている．	炭水化物やタンパク質代謝に含まれる補酵素（例えば FAD や FMN）の構成要素で，とくに眼や支持組織，腸管の粘膜，血中の細胞に存在している．	不足すると酸素利用がうまく働かず，ものがかすんでみえたり，白内障，角膜の潰瘍などが生じる．皮膚炎，皮膚が割れたり，腸管粘膜の病変，ある種の貧血などが起る．
ナイアシン （ニコチンアミド） Niacin (nicotin-amide)	アミノ酸のトリプトファンから合成される．食物では酵母，肉類，レバー，魚，無精白製品，エンドウ豆，豆類，ナッツに含まれている．	酸化還元反応の補酵素，NAD と NADP の構成要素である．脂質代謝ではコレステロール産生を抑制し，トリグリセリドの分解を助ける．	基本的な欠乏症は**ペラグラ pellagra**である．皮膚炎，下痢，精神障害によって特徴づけられる．
B₆ （ピリドキシン Pyridoxine）	腸内細菌によって合成され，肝臓や筋肉，脳内で貯蔵される．そのほか鮭，酵母，トマト，トウモロコシ，ホウレンソウ，無精白製品，レバーやヨーグルトに含まれている．	正常なアミノ酸代謝に必要不可欠な補酵素である．抗体産生を助ける．トリグリセリドの代謝の補酵素として働く．	最も一般的な欠乏症状は眼，鼻，口の炎症である．そのほか発育遅延や嘔気がある．
B₁₂ （シアノコバラミン Cyano-cobalamin）	野菜に含まれていない唯一のビタミン B で，またコバルトを含む唯一のビタミンでもある．消化管で吸収されるためには胃から分泌される内因子が必要である．レバー，腎臓，牛乳，卵，チーズ，肉類に含まれている．	赤血球細胞の生成，アミノ酸のメチオニン合成，アミノ酸がクエン酸回路へ入るため，そしてコリン（アセチルコリンを合成するのに使われる）生成に必要不可欠な補酵素である．	悪性貧血，神経精神異常（運動失調症，記憶力低下，虚弱，人格や気分の変化，異常な感覚），造骨機能の障害が起る．
パントテン酸 Pantothenic acid	一部は腸内細菌によって産生され，主に腎臓や肝臓で貯蔵される．レバー，腎臓，酵母，緑色野菜やシリアルに含まれている．	クエン酸回路に入るためのピルビン酸からアセチル基を運搬，脂質やアミノ酸からグルコースへの変換，コレステロールやステロイドホルモンの合成に必要不可欠な補酵素 A の構成要素である．	疲労，筋痙縮，副腎皮質ホルモン生成の減少，嘔吐，不眠症などが起る．
葉 酸 Folic acid （あるいは folate, folacin）	腸内細菌によって産生される．緑色野菜，ブロッコリー，アスパラガス，パン，乾燥豆，柑橘系の果物に含まれている．	DNA や RNA の窒素部分を合成する酵素系の構成要素である．正常な赤血球や白血球細胞の生成に必要不可欠である．	異常に大きな赤血球が生成される（大赤血球性貧血）．葉酸欠乏の母親から生まれる子どもは神経管欠損のリスクが高い．
ビオチン Biotin	腸内細菌によって産生される．酵母，レバー，卵黄，腎臓に含まれている．	ピルビン酸をオキサロ酢酸に変換したり，脂肪酸やプリン体を合成するために必要不可欠な補酵素である．	精神的な抑うつ，筋肉痛，皮膚炎，全身倦怠感，嘔気．
C （アスコルビン酸 Ascorbic acid）	熱で速やかに破壊される．腺組織や血漿中に貯蔵されるものもある．柑橘系の果物，トマト，緑色野菜に含まれている．	結合組織の形成においてコラーゲンを並べるなどのタンパク質合成を促進する．補酵素として毒性物質と結合し排泄するまで無毒化する働きがある．抗体とともに働き，創傷の治癒を促進したり，抗酸化剤として働く．	壊血病，貧血，コラーゲンの形成不良によって起る症状が出現し，歯肉の腫脹や歯がぐらつく（歯槽突起もまた悪くなる），創傷の治癒が遅れる，出血傾向（結合組織の変性により血管壁がもろくなっている），発育遅延などが起る．

齢現象を遅らせる，眼球の水晶体で白内障の予防に働いていると考えられている．表 25.10 に主なビタミンとそれが含まれている食品，機能，欠乏時の症状を表している．

多くの栄養士は特別な状況を除いてビタミンやミネラルのサプルメントを摂るよりさまざまな食物を含んだ，バランスのよい食事を摂取することを勧めている．必要と考えられているサプルメントの例には，月経出血の多い女性への鉄，妊娠中あるいは授乳中の女性への鉄とカルシウム；妊娠の可能性のある女性への葉酸，これは胎生期の神経管欠損の危険性を抑えるためである；必要量を食事から摂取できないため，ほとんどの成人へのカルシウム；肉を食べない純粋な菜食主義者へのビタミン B_{12} などである．北米人の多くは抗酸化作用があり，からだにとって有益な効果をもたらすと考えられているビタミンを食事から摂っていないので，ビタミンCとEのサプルメントを勧める専門家もいる．しかし，つねに多ければよいというわけでもなく，ビタミンやミネラルの過剰摂取は有害となることもある．

ビタミン過剰症 hypervitaminosis（hyper- ＝過量あるいは上方）は使用したり，貯蔵する，あるいは排泄するといったからだの能力を超えたビタミンを食事から摂ることをいう．水溶性ビタミンは体内に貯蔵されないので，ほとんど問題はない．しかし，脂溶性ビタミンは体内に貯蔵されるため，過剰な摂取は問題を引き起こすこともある．例えば，ビタミンAを過剰に摂ると，うとうと状態（し眠状態），全身の脱力，過敏性，頭痛，嘔吐，皮膚の乾燥や落屑，部分的な脱毛，関節痛，肝臓や脾臓の肥大，昏睡，そして死をも引き起こすこともある．**ビタミン不足症 hypovitaminosis**（hypo- ＝過小あるいは下方）あるいはビタミン不足については種々のビタミンについて表 25.10 にまとめてある．

疾患：ホメオスタシスの失調

神経性食思不振症

神経性食思不振症 anorexia nervosa は自分から痩せる，ボディイメージを否定した認識，そして栄養不良からくる生理学的な変化を特徴とする一つの慢性疾患である．神経性食思不振症の患者は体重コントロールに対して執着があり，食事摂取が適切でないにもかかわらず毎日排便をしようとする．彼らはしばしば下剤を乱用し，これによって体液や電解質バランスの崩れや栄養不足を悪化させる．この疾患は若い独身女性に多く，遺伝性があるかもしれない．月経不順，無月経（月経の停止），基礎代謝量の減少は飢餓の抑制効果を反映している．患者はやせ衰え，最終的には飢餓あるいはその合併症で死亡するかもしれない．合併症として，骨粗鬆症，抑うつ，精神活動の異常を伴った脳の異常がある．治療には心理療法や食事管理が行われる．

発　熱

発熱 fever は視床下部体温調節中枢のセットポイントがリセットされたことによって起る核心温度の上昇である．発熱の原因で最も多いのはウイルスや細菌の感染や細菌の毒素であり，そのほかには排卵，甲状腺ホルモンの過剰分泌，腫瘍，ワクチンに対する反応などがある．食細胞がある種の細菌を食べると熱を産生する物質，**発熱物質 pyrogen**（pyro- ＝火；-gen ＝つくる）の分泌が促進される．発熱物質の一つにインターロイキン1がある．この発熱物質が血流によって視床下部に到達すると視索前野のニューロンからプロスタグランジンが分泌される（訳注：インターロイキンは血液脳関門を通過しないので，視床下部領域の血管内皮細胞に働き，そこで産生されたプロスタグランジンが脳内に〔血液とは反対側に〕放出されるという考え方が現在の主流である）．プロスタグランジンは視床下部のセットポイントをより高い値にリセットしてしまい，これによって新しくセットされた体温にしようと体温調節機構が働く．**解熱薬 antipyretics** は熱を下げる薬物で，アスピリン，アセトアミノフェンやイブプロフェンなどがある．これらはすべてプロスタグランジンの合成を抑えることによって熱

を下げる.

　発熱物質によってセットポイントが39℃にリセットされたとする. 熱産生機構がフルに稼働する(血管収縮, 代謝の亢進, ふるえ産熱). 核心温度が38℃と正常よりも高くなっても皮膚は冷たく, ふるえ産熱が起る. この状態は**悪寒 chill** とよばれ, 核心温度の上昇を示す明らかな徴候である. 数時間後, 核心温度がセットポイントに達すると悪寒は消失する. しかし, 体温は39℃に調節され続ける. 発熱物質が消失するとセットポイントは元の37.0℃にリセットされる. この時点で核心温度は高いままで, 核心温度を下げるよう放熱反応（血管拡張や発汗）が起る. 皮膚は温かくなり, 汗をかき始める. この発熱の過程は**クリーゼ（分利）crisis** とよばれ, ここから核心温度が低下していく.

　核心温度が44 ～ 46℃以上になると死に至るが熱は有益なこともある. 例えばインターフェロンの効果やマクロファージの食作用を強化し, 病原体の増殖を抑える働きがある. 発熱によって心拍数が増加するため, 感染と戦う白血球が速やかに感染部位に向かうことができる. さらに抗体産生とT細胞の増殖を促進する. また, 化学反応の速度を速め, これによって体細胞の修復がより早く行われる.

肥　満

　肥満 obesity は脂肪組織の蓄積によって理想体重を約20%以上超えた場合をいう. 米国では成人の約1/3が肥満である（アスリートは肥満ではなく筋組織が正常以上にあるための**オーバーウェイト overweight** である）. 中等度の肥満でさえ健康には害となる；循環器疾患, 高血圧, 呼吸器疾患, 非インスリン依存性糖尿病, 関節炎, 特定の癌（乳癌, 子宮癌, 結腸癌）, 静脈瘤や胆嚢疾患などの危険因子とされている.

　わずかの例では, 視床下部の摂食中枢の腫瘍や障害によって肥満が起る場合もあるが, ほとんどの場合, 明らかな原因は不明である. 遺伝的な要因, 幼児期の食生活習慣, ストレス解消のための過食や社会的な習慣が関係する要因とされている. 肥満の人の中には食事の消化・吸収のエネルギー消費が少ない, つまり食物からの熱産生が少ない人もいることが報告されている. さらに, 減量しなくてはならない肥満の人は肥満でない人に比べて正常体重を維持するためには15%程度少ないエネルギー量の摂取が必要である. おもしろいことに意図的に多くエネルギーを摂取した時容易に体重が増加する人は, なかなか体重が増加しない人に比べてNEAT（イライラなどで起るような非運動性活動熱産生）が少ない. 実験動物ではレプチンが食欲を抑え満足感をもたらすが, ほとんどの肥満の人においてレプチンが不足しているわけではない.

　食事の過剰なカロリーのほとんどはトリグリセリドに変換され, 脂肪組織に貯蔵される. まず, 脂肪細胞の大きさが増し, 最大になると分裂する. その結果, 極端な肥満では脂肪細胞の増殖が起る. 酵素の内皮リポタンパクリパーゼがトリグリセリドの貯蔵を調節している. この酵素は腹部の脂肪に対しては活性が高いが, 臀部の脂肪に対しては低い. 腹部の脂肪は代謝活性が高いようなので, ここに脂肪が蓄積すると血中コレステロールの増加や心疾患の危険性と関係してくる.

　せっかく減量してもほとんどの人は2年以内に元に戻るため, 肥満の治療は難しい. しかし, 適度の減量は健康にとってよい効果をもたらす. 治療には行動改革プログラム, 超低エネルギー食, 薬物, 外科的治療などがある. 行動改革プログラムは多くの病院で行われており, 食生活行動を変え, 運動量を増やそうと努力することである. 栄養プログラムには"心臓に健康な heart-healthy"食事があり, これは脂肪, とくに飽和脂肪酸は少なく野菜が豊富な食事である. 代表的な運動プログラムは, 1日に30分間, 1週間に5 ～ 7回のウォーキングである. 規則的な運動には体重減少とその維持効果がある. 超低エネルギー（VLC）食には商業用につくられた400 ～ 800 kcal/ 日の液体混合物がある. VLC食は医師の管理下の元で通常12週間処方される. 肥満治療には2つの薬物が有効である. シブトラミンは食行動を調節している脳内の領域でセロトニンやノルアドレナリンの再取込みを抑制することによって食欲を抑える薬物である. オーリスタットは消化管腔内に放出されるリパーゼを抑制する働きがある. リパーゼの活性が低下すると食事中のトリグリセリドの吸収は低下する. これらの治療に効果のない極端な肥満の人には外科的治療が考慮される. 胃バイパス術と胃形成術の2つが最も一般的に行われる手術で, いずれも胃の大きさを小さくし食物の許容量を抑える.

医学用語

栄養失調 malnutrition（mal- ＝不良）　摂取する総エネルギーあるいはある栄養素の摂取が少なかったり, 過剰すぎて栄養のバランスが悪い状態.

過食症 bulimia（bu- ＝ウシ；-limia ＝飢餓）あるいは**ビン**

ジパージ症候群 binge-purge syndrome　この疾患は, 若い中流階級の白人独身女性に多く, 1週間に最低2回の過食とそれに続く自分自身による嘔吐, 極端なダイエットや絶食, 激しい運動, 便秘薬や利尿剤を使用したりすることが特徴で

ある；体重が増えることへの恐怖，ストレス，抑うつ，あるいは視床下部腫瘍などの生理学的疾患の反応として起る.

クワシオルコル kwashiorkor　正常あるいはほぼ正常なエネルギーを摂取しているにもかかわらず，タンパク質の摂取が障害される疾患で，腹部の浮腫，肝肥大，血圧低下，徐脈，体温低下，そして時には精神遅滞などがみられる. トウモロコシには成長や組織の修復に必要な必須アミノ酸2つが含まれていないため，トウモロコシをよく食べるアフリカの子どもたちに多い.

消耗症 marasmus　タンパク質と総エネルギー摂取が十分でないために起る，一種のタンパク質-エネルギー低栄養状態. 発育遅延，低体重，筋消耗，憔悴，皮膚の乾燥，薄く乾燥した髪の毛などが特徴である.

熱痙攣 heat cramp　多量の発汗によって起る痙攣. 発汗によって塩分が喪失し，これにより痛みを伴う筋収縮が起る；このような痙攣はよく使う筋肉で起る傾向があるが，筋肉を休めリラックスをすると出現しない. 塩分が多めの飲み物を補給すると速やかに改善する.

熱射病 heatstroke（日射病 sunstroke）　高温下の環境，とくに相対湿度が高いところにいると起り，この状態では熱放散が困難で，重篤でしばしば死に至ることもある. 視床下部の体温調節中枢の障害によって皮膚への血流量は減少し，発汗が極端に減少して体温が急激に上昇する. 体温は43℃に達することもある. 直ちに行われるべき処置は氷水に浸すなどしてからだを冷やすことと水分と電解質の補給である（訳注：熱中症は熱射病に加えて熱痙攣，熱虚脱，熱疲労を含めた総称である）.

熱疲労 heat exhaustion（あるいは heat prostration）　核心温度は正常かやや低めの状態で，皮膚は冷たく多量の発汗で湿潤している. 熱疲労は通常体液と電解質，とくに塩分（NaCl）の喪失が特徴である. これにより筋の痙攣やめまい，嘔吐，失神が起る；体液の喪失によって血圧低下が起る. 安静と水分や電解質の補給が行われる.

章の概要

概　要

はじめに

1. 生物学的な働きをするための唯一のエネルギー源は私たちが摂取する食物である. また食物には体内で合成できない必須物質が含まれている.

2. 消化管から吸収された食物分子のほとんどは生命活動を営むエネルギー供給に使われたり，複雑な分子を合成するための構成分子として働いたり，後で使用するために貯蔵されたりする.

25.1　代謝反応

1. 代謝は体内で起る化学反応すべてをいい，同化と異化の2つの過程で構成される.

2. 異化は複雑な有機化合物を単純な分子に分解する反応を表す言葉である. 異化はエネルギーを消費するよりも産生する，エネルギー発生反応である.

3. 単純な分子を結合させてより複雑な分子を形成し，からだの構造上あるいは機能上の要素をつくる化学反応をまとめて同化という. 同化はエネルギーを産生するよりも消費する，エネルギー吸収反応である.

4. 異化と同化はATPを介して対で起る.

25.2　エネルギーの転移

1. 酸化は原子あるいは分子から電子や水素イオンを取り去る反応で，還元は電子を物質に付加する反応である.

2. 酸化還元反応において水素原子を運ぶ補酵素はニコチンアミドアデニンジヌクレオチド（NAD^+）とフラビンアデニンジヌクレオチド（FAD）の2つである.

3. 基質レベルのリン酸化，酸化的リン酸化，光リン酸化によってATPが生じる.

25.3　炭水化物の代謝

1. 消化によって多糖類と二糖類は単糖類のグルコース（約80%），フルクトース，ガラクトースに加水分解される. 後者の2つはグルコースに変換される. グルコースの中には細胞内で酸化されてATPを供給するものもある. また，アミノ酸やグリコーゲン，トリグリセリドの合成に利用されるグルコースもある.

2. グルコースはグルコーストランスポーター（Glu T）を介した促進拡散によってほとんどの体細胞内に移動し，リン酸化されてグルコース6-リン酸になる. 筋細胞ではこの過程はインスリンによって刺激される. ニューロンや肝細胞にはグルコースはつねに入ることができる.

3. グルコースが完全に酸化されてCO_2と水になる細胞呼吸には解糖系，クエン酸回路，電子伝達系が含まれる.

4. 解糖系はグルコースが分解され，2分子のピルビン酸ができる反応である. ここでは2分子のATPができる.

5. 酸素が短時間しか供給されないとピルビン酸は乳酸に還元される；有酸素的な条件下ではピルビン酸はクエン酸回路に入る. ピルビン酸は2つのアセチル基に変換され，続いてCoAと結合しアセチルCoAを形成することによってクエン酸回路に入る準備を行う. クエン酸回路には種々の有機酸のカルボキシル化，酸化，還元反応がある. ピルビン酸はアセチルCoAに変換された後，クエン酸回路に入り，3分子のCO_2，4分子のNADHと4個のH^+，1分子の$FADH_2$，そして1分子のATPを合成する. グルコース，そしてピルビン酸にもともと貯えられていたエネルギーは主に還元酵素NADHと$FADH_2$に移される.

6. 電子伝達系は一連の酸化還元反応で，NADHと$FADH_2$内のエネルギーが放出され，ATPに移される. 電子伝達系にはFMN，シトクロム，鉄-硫黄中心，銅原子や補酵素Qが存在する. 電子伝達系によって最大26あるいは28分子のATPと6分子の水ができる.

7. 表25.1に細胞呼吸で生じるATPを要約している. グルコー

スが完全に酸化されると以下のように表される：

$$C_6H_{12}O_6 + 6\ O_2 + 30\ または\ 32\ ADP + 30\ または\ 32\ ℗ \rightarrow$$
$$6\ CO_2 + 6\ H_2O + 30\ または\ 32\ ATP$$

8. 肝臓や骨格筋でグルコースはグリコーゲンとして貯蔵される．これはグリコーゲン生成とよばれ，インスリンによって刺激される．

9. グリコーゲンからグルコースへの変換はグリコーゲン分解とよばれる．食間に起り，これはグルカゴンやアドレナリンによって刺激される．

10. 糖新生は炭水化物でない分子からグルコースを合成することで，コルチゾールやグルカゴンによって刺激される．

25.4 脂質の代謝

1. 血中ではリポタンパク質が脂質を輸送する．リポタンパク質には食物由来の脂質を脂肪組織に運ぶキロミクロン，トリグリセリドを肝臓から脂肪組織に運ぶ超低密度リポタンパク質（VLDLs），コレステロールを体細胞に運ぶ低密度リポタンパク質（LDLs），体細胞から余分なコレステロールを除去し処理するために肝臓に運ぶ高密度リポタンパク質（HDLs）がある．

2. 血中のコレステロールには食物由来のものと肝臓で合成されるものとがある．

3. 脂質は ATP 産生のため酸化されるかトリグリセリドとして脂肪組織，とくに皮下組織に貯蔵される．

4. 脂質の中には構造因子となる分子やその他必要不可欠な物質を合成するために使われるものもある．

5. 脂肪組織にはリパーゼが含まれ，これはキロミクロンからトリグリセリドの蓄積を触媒する，あるいはトリグリセリドを脂肪酸とグリセロールに加水分解する働きがある．

6. 脂肪分解ではアドレナリン，ノルアドレナリン，コルチゾール，甲状腺ホルモン，インスリン様成長因子の影響下で，トリグリセリドが脂肪酸とグリセロールに分解され，脂肪組織から放出される．

7. グリセロールはグリセルアルデヒド 3-リン酸を介してグルコースに変換される．

8. 脂肪酸の β 酸化では脂肪酸から 2 個ずつ炭素原子が取り除かれる；その結果生成されたアセチル CoA がクエン酸回路に入る．

9. グルコースあるいはアミノ酸から脂質への変換は脂質生成とよばれ，インスリンによって刺激される．

25.5 タンパク質の代謝

1. 消化によってタンパク質はアミノ酸に加水分解され，これらが肝門脈を介して肝臓に入る．

2. インスリン様成長因子やインスリンの影響下でアミノ酸は能動輸送によって細胞内に入る．

3. 細胞内ではアミノ酸からタンパク質が合成され，酵素やホルモン，構造要素などとして働く．また，脂質やグリコーゲンとして貯蔵されたり，エネルギーとして利用される．

4. アミノ酸が異化される時にはまず脱アミノ化が起り，クエン酸回路に入ることのできる物質に変換される．

5. アミノ酸はまたグルコース，脂肪酸，ケトン体にも変換される．

6. タンパク質合成はインスリン様成長因子，甲状腺ホルモン，インスリン，エストロゲン，テストステロンによって刺激される．

7. 表 25.2 に炭水化物，脂質，タンパク質の代謝を要約する．

25.6 代謝経路内で鍵となる分子

1. グルコース 6-リン酸，ピルビン酸，アセチル CoA の 3 個の分子が代謝において重要な役割を果している．

2. グルコース 6-リン酸はグルコース，グリコーゲン，リボース 5-リン酸，ピルビン酸に変換される．

3. ATP が少なく酸素が豊富にある時，ピルビン酸はアセチル CoA に変換される．酸素供給が少ないとピルビン酸は乳酸に変換される．炭水化物とタンパク質代謝はピルビン酸によって連携している．

4. アセチル CoA はクエン酸回路に入る分子である．また，脂肪酸やケトン体，コレステロールを合成するためにも利用される．

25.7 代謝の適応

1. 吸収している状態では，消化された栄養素が消化管から血液やリンパに入る．

2. 吸収している状態の時，血中のグルコースが酸化されて，ATP を合成したり，肝臓に運ばれてグリコーゲンやトリグリセリドに変換される．ほとんどのトリグリセリドは脂肪組織に貯蔵されている．肝細胞内のアミノ酸は炭水化物，脂質，タンパク質に変換される．表 25.3 に吸収状態での代謝のホルモン性調節を要約している．

3. 吸収後の状態では吸収は完了しており，からだに必要な ATP は体内に存在する栄養素によって満たされている．正常な血糖値を維持する主な働きは，肝臓や骨格筋のグリコーゲンがグルコースに，グリセロールがグルコースに，あるいはアミノ酸がグルコースに変換されることである．脂肪酸，ケトン体，アミノ酸は ATP を供給するために酸化される．表 25.4 に吸収後状態における代謝のホルモン性調節を要約する．

4. 絶食は数日食事を摂らないこと；飢餓は数週間あるいは数ヵ月も不十分な食生活を送っていることを示す．絶食時および飢餓時には，脂肪酸やケトン体が増加して ATP 産生に利用される．

25.8 エネルギーバランス

1. エネルギーバランスは時間経過の中でエネルギー摂取とエネルギー消費とを正確に一致させることである．

2. 1 カロリー（cal）は 1 g の水を 1℃上昇させるのに必要とされるエネルギー量である．カロリー calorie は食物のエネルギー量を表すのに小さすぎる単位なので，からだの代謝量を測定したり食品のエネルギー量を表示する際には，キロカロリー（kcal）あるいはカロリー（Cal）がしばしば使用される：1 kcal は 1,000 cal に相当する．

3. 代謝量は代謝反応で使われるエネルギーすべての量である．代謝量に影響する要因には，ホルモン，運動，神経系，体温，食物の消化，年齢，性別，気候，睡眠，栄養不良などがある．

4. 基礎条件の元で測定される代謝量は基礎代謝量（BMR）とよばれている．

5. 総代謝量（TMR）は，単位時間当りからだによって消費される総エネルギー量のことである．BMR，身体活動，食物由来の熱産生の 3 つの要因が TMR に関与している．

6. 脂肪組織は化学エネルギーが貯蔵されている主要な部位である．

7. 食物摂食を調節している視床下部の 2 個の核は弓状核と室傍核である．ホルモンのレプチンが脂肪細胞から放出され，弓状核からのニューロペプチド Y の遊離を抑制する．これによって食欲が低下する．メラノコルチンもまた食欲を低下させる．

胃から放出されるグレリンはニューロペプチドYの放出を刺激することによって食欲を高める.

25.9 体温の調節

1. 正常な核心温度は熱産生と熱放散の機構との絶妙なバランスによって維持されている.

2. 熱移動の方法には伝導, 対流, 放射, 蒸発がある. 伝導は接している2つの物体間の熱の移動である. 対流は異なる温度の領域間での空気や水の移動による熱の移動である. 放射は物理的に接していない暖かい物体から冷たい物体への熱の移動である. 蒸発は液体からの蒸気への変換で, この時に熱放散が起る.

3. 視床下部の体温調節中枢は視索前野に存在する.

4. 核心温度が低下すると熱を産生するあるいは浪費しない, あるいは保存する反応として血管収縮, アドレナリンやノルアドレナリンの遊離, ふるえ, 甲状腺ホルモンの分泌が起る.

5. 核心温度が上昇すると熱を放散する反応が起り, これには血管拡張, 代謝量の減少, 汗の蒸発などがある.

25.10 栄 養

1. 栄養素には水, 炭水化物, 脂質, タンパク質, ミネラル, ビタミンがある.

2. 栄養学の専門家は, 食事からのカロリーは炭水化物から50〜60%, 脂肪から<30%, タンパク質から12〜15%の摂取を推奨している.

3. マイプレートはバランス, 多様性, 適性そして栄養配分を強調している. 健康的な食事では野菜と果物がプレートの半分を, 残りの半分をタンパク質と穀類が占める. 野菜と穀類が多くの割合を占めている. また, 1日3回の乳製品が推奨されている.

4. 重要な機能を果していることがわかっているミネラルには, カルシウム, リン, カリウム, 硫黄, ナトリウム, 塩化物, マグネシウム, 鉄, ヨウ化物, マンガン, 銅, コバルト, 亜鉛, フッ化物, セレン, クロムなどがある. これらの機能は表25.9に要約されている.

5. ビタミンは有機性の栄養素で成長や正常な代謝を維持している. 多くは酵素系で働いている.

6. 脂溶性ビタミンは脂肪と一緒に吸収され, ビタミンA, D, E, Kがある. 水溶性ビタミンにはビタミンBとCがある.

7. 主なビタミンの働きとその欠乏症については表25.10に要約している.

クリティカルシンキング問題

1. ジェイン・ドウの死体が自宅の台所のテーブルでみつかった. 彼女の死は疑わしかった. 医学的な検査によって彼女の血中からシアン化物が検出された. シアン化物はどのようにして死をもたらしたのか.

2. 55歳グレンの最近の血液検査は以下の通りである：総コレステロール = 300 mg/dL；LDL = 175 mg/dL；HDL = 20 mg/dL；これらの結果をグレンに説明し, 彼のライフスタイルで変える必要があるとすればなにを変えたらよいのか, 示

しなさい. なぜこれらの変化は重要なのか.

3. マリッサは減量プログラムのクラスに参加した. プログラムの一部として規則的に尿が採取され, ケトン体が調べられている. 今日彼女はクリニックへ行き, 検尿し, 看護師から彼女のダイエットは虚偽であることを告げられた. 看護師はマリッサがダイエットしていなかったことをどのようにして知ったのか.

Q 図の質問の答え

25.1 膵臓の腺房細胞では複雑な分子（消化酵素）を合成しているため同化が優位である.

25.2 電子伝達系が最も多くのATPを産生している.

25.3 解糖系では2分子のATPを消費するが, 4分子のATPが産生されるため, 差し引き2分子のATPができる.

25.4 キナーゼは基質をリン酸化（リン酸を付加する）する酵素であるから.

25.5 解糖系はサイトゾル（細胞質）で起る.

25.6 アセチルCoAの産生ならびにクエン酸回路においてCO_2が産生される. これは血中に拡散し, 肺に運ばれて排出される.

25.7 クエン酸回路では還元型補酵素の産生が重要である. なぜならば電子伝達系でそれらがATP産生に使われるから.

25.8 プロトンポンプを動かすためのエネルギーは, $NADH + H^+$によって供給される電子に由来する.

25.9 H^+濃度はミトコンドリアの内膜と外膜のあいだで最も高い.

25.10 グルコース1分子が完全に酸化される時, O_2 6分子が使われ, CO_2 6分子が産生される.

25.11 骨格筋線維ではグリコーゲンが生成されるが, グル

コースからリン酸塩を取り除くために必要な酵素のホスファターゼがないため血中にグルコースを放出できない.

25.12 肝細胞では糖新生やグリコーゲン生成が行われる.

25.13 LDLsが体細胞にコレステロールを運ぶ.

25.14 肝細胞と脂肪細胞で脂質生成, β酸化, 脂肪分解が行われる. 肝細胞でケトン生成も行われる.

25.15 アミノ酸はクエン酸回路に入る前に, 脱アミノ化によってアミノ基が取り除かれる.

25.16 アセチルCoAが, 分子を酸化しATPを発生するクエン酸回路への入口となる.

25.17 吸収状態の反応は主に同化である.

25.18 吸収終了後に血糖値を上昇させる過程として脂肪分解（脂肪組織と肝細胞）, 糖新生（肝細胞）, グリコーゲン分解（肝細胞）がある.

25.19 運動, 交感神経系, ホルモン（アドレナリン, ノルアドレナリン, サイロキシン, テストステロン, 成長ホルモン）は体温を上昇させ, 食物摂取は代謝量を高めることによって体温を上昇させる.

25.20 青いカップは牛乳, ヨーグルト, チーズなどを毎日3度の食事に取り入れることを忘れないよう表している.

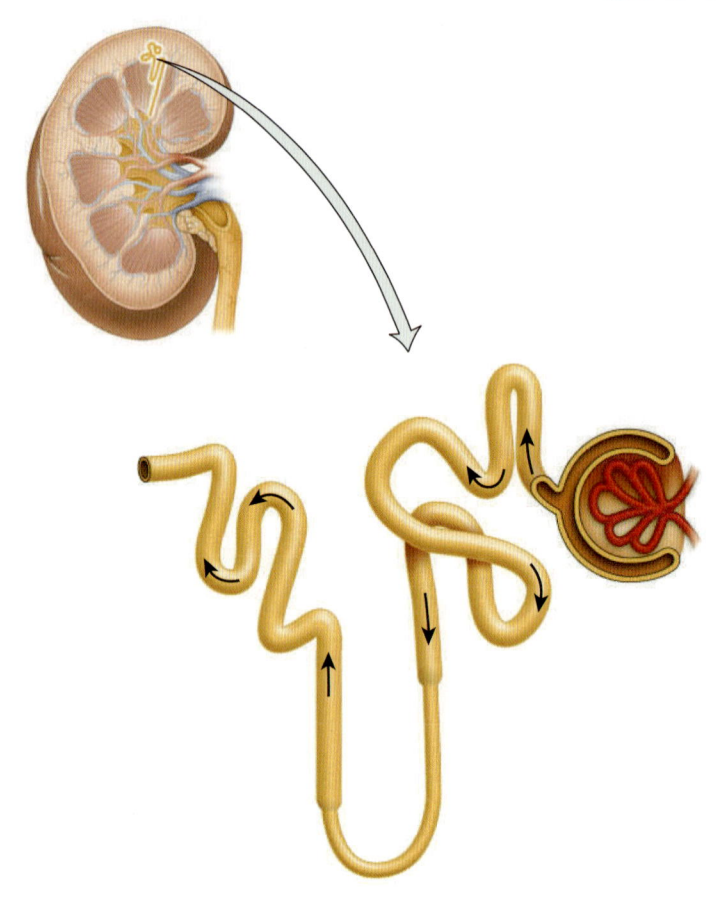

CHAPTER 26

泌尿器系

泌尿器系とホメオスタシス

> 泌尿器系は老廃物を排出すること；血液の成分，pH，血液量，血圧を変えること；血液の浸透圧を維持すること；ホルモンを産生することによって，ホメオスタシスに関与する．

　細胞は代謝活動に伴って，酸素と栄養素を消費し，二酸化炭素，尿素，尿酸などの老廃物を産生する．老廃物は体内に蓄積すると細胞にとって毒になりうるので，体外に排出されなければならない．呼吸器系が二酸化炭素を排出するのに対し，泌尿器系は他の大部分の老廃物の処理をする．泌尿器系は老廃物を血液から除去し，さらに尿中に排出することにより，その機能を発揮する．泌

尿器系は尿による老廃物の処理のみを行っているわけではなく，血液成分，pH，血液量，血圧を調節し，血液浸透圧を維持し，ホルモンを産生している．

Q 利尿薬がどのように働き，なぜ用いられるのかを考えたことはありますか？

26.1 泌尿器系の概要

目　標

• 泌尿器系の主な構造とそれらが担う機能を述べる.

泌尿器系の構成要素

泌尿器系 urinary system は 2 つの腎臓, 2 本の尿管, 1 つの膀胱, 1 本の尿道から構成されている (図 26.1). 腎臓は血液の老廃物を濾過し, **尿** urine とよばれる液体を排出する. 産生された尿は尿管を通って膀胱に運ばれ, 膀胱に貯蔵された後, 尿道を通って体外に排出される. 腎臓の解剖, 生理, 病理に関する科学的な学問を**腎**臓学 nephrology (nephr- ＝腎臓；-ology ＝－の学問) という. 男性と女性の泌尿器系と男性生殖器系を扱う医学の一分野を**泌尿器科学** urology (uro- ＝尿) という. この分野の専門医を**泌尿器科医** urologist とよぶ.

腎臓の機能

腎臓が泌尿器系の中で主要な働きをする. 泌尿器系の他の部分は, 主に排泄経路および貯蔵にかかわっている. 腎臓は以下に述べる機能を有する:

• **老廃物や異物の排泄**. 腎臓は, 尿を産生することにより, 老廃物をからだから排泄する. 体内で代謝反応の結果, いくつかの老廃物が生じる. 例えば, アミノ酸の脱アミノ化によって尿素やアンモニア, クレアチンリン酸の分解によってクレアチニン, 核酸の異化に

図 26.1　女性の泌尿器系臓器.

> 腎臓で産生された尿は, 尿管を通り, 膀胱に蓄えられ, 最後に尿道から体外へ排出される.

泌尿器系の機能
1. 腎臓は血液の量および組成を調節することにより, 血圧, pH, グルコース量を制御する. また, 2 つのホルモン (カルシトリオールとエリスロポエチン) を生産し, 老廃物を尿中に排出する.
2. 尿管は腎臓から膀胱に尿を輸送する.
3. 膀胱は尿を蓄え, 尿道に排出する.
4. 尿道は体外へ尿を放出する.

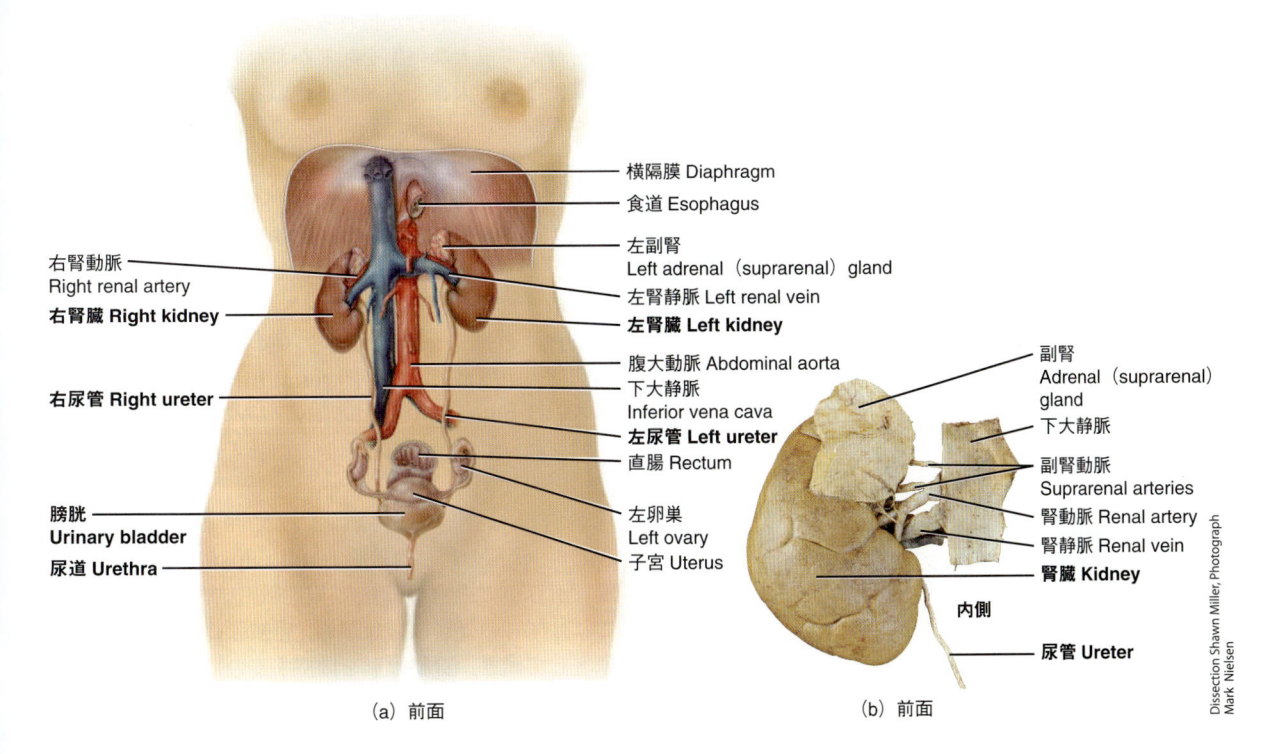

右腎動脈
Right renal artery
右腎臓 Right kidney

右尿管 Right ureter

**膀胱
Urinary bladder**
尿道 Urethra

横隔膜 Diaphragm
食道 Esophagus
左副腎
Left adrenal (suprarenal) gland
左腎静脈 Left renal vein
左腎臓 Left kidney
腹大動脈 Abdominal aorta
下大静脈
Inferior vena cava
左尿管 Left ureter
直腸 Rectum
左卵巣
Left ovary
子宮 Uterus

副腎
Adrenal (suprarenal) gland
下大静脈
副腎動脈
Suprarenal arteries
腎動脈 Renal artery
腎静脈 Renal vein
腎臓 Kidney
内側
尿管 Ureter

(a) 前面　　　　(b) 前面

Dissection Shawn Miller, Photograph Mark Nielsen

Q 泌尿器系はどのような臓器によって構成されるか？

よって尿酸，ヘモグロビンの分解によってウロビリンが生じる．尿素，アンモニア，クレアチニン，尿酸，ウロビリンは窒素を含むので，まとめて**窒素性老廃物 nitrogenous wastes** とよばれる．尿中に排泄される他の老廃物は薬物や環境毒素など生体内に取り込まれた異物である．

- **血液イオン組成の調節**．腎臓はいくつかのイオンの血中濃度を調節する役割を担う．最も重要なのは，ナトリウムイオン（Na^+），カリウムイオン（K^+），カルシウムイオン（Ca^{2+}），塩化物イオン（塩素イオン，Cl^-），リン酸水素イオン（HPO_4^{2-}）の血中濃度調節である．腎臓は尿中に排泄するこれらのイオン量を調節することによって，この機能を発揮する．

- **血液 pH の調節**．腎臓は種々の量の H^+ を尿中に分泌し，血中 H^+ の重要な緩衝剤である炭酸水素イオン（HCO_3^-）を保持する．これらの作用が血液 pH 調節に役立つ．

- **血液量の調節**．腎臓は水を保持あるいは尿中に排出することで，体内の血液量を調節する．また，血液量の増加により血圧が上昇し，血液量の減少により血圧が低下する．

- **血圧の調節**．腎臓は酵素レニンを分泌してレニン-アンジオテンシン-アルドステロン系（図 18.15 参照）を活性化し，血圧調節にも関与する．レニンの増加により血圧が上昇する．

- **血液浸透圧の維持**．腎臓が尿中へ水と溶質の排出を別々に調節することにより，血液の容積モル浸透圧濃度*は 300 mOsm/L 付近に比較的一定に維持される．

- **ホルモンの産生**．腎臓では 2 つのホルモンが産生される．活性型ビタミン D の**カルシトリオール calcitriol** はカルシウムホメオスタシスの調節（図 18.13 参照）に関与し，**エリスロポエチン erythropoietin** は赤血球の産生を促す（図 19.5 参照）．

- **血液グルコースレベルの調節**．肝臓と同様，腎臓は**糖新生 gluconeogenesis**（新たなグルコース分子の合成）にアミノ酸のグルタミンを使うことができる．そしてグルコースを血中に放出し，血液グルコースレベルを正常に維持するのに関与する．

---

* ある溶液の**容積モル浸透圧濃度 osmolarity** は 1 L の溶液中に溶けている粒子全数を測定したものである．ここで粒子とは，分子，イオン，あるいはそれら両者の混合でありうる．分子が溶解したら，容積モル浸透圧濃度を計算するのには，モル濃度（2.4 節参照）に 1 分子当りの粒子数をかける．類似の言葉である**容量モル浸透圧濃度 osmolality** は水 1 kg kilogram 当りの溶質の粒子数である．溶液の容積を測定するほうがそれに含まれる水の量を測定するよりも容易なので，容積モル浸透圧濃度が容量モル浸透圧濃度より一般的に用いられる．体液ならびに臨床的に用いられる大部分の溶液は薄いので，この 2 つの濃度の差は 1% より少ない．

列挙した機能から明らかなように，尿は老廃物を含むだけではない．尿には水，イオンその他の物質が含まれる．これらは生体にとって重要な役割をするが，生体の必要量を超過しているものである．尿の組成については，26.8 節でさらに詳しく学ぶ．

> **チェックポイント**
>
> 1. 泌尿器系の各臓器の役割を説明しなさい．
> 2. 尿に存在しうる老廃物にはどのようなものがあるか．

26.2 腎臓の構造

目 標

- 腎臓の外部および内部の解剖学的特徴を述べる．
- 腎臓を通る血流路をたどる．

対になっている**腎臓 kidneys** は，そら豆のような形をした赤みがかった器官である．腎臓は腹膜と後腹壁のあいだにあり，腰のちょうど上部に位置している．腎臓は腹腔の腹膜より後ろにあるので，**腹膜後器官 retroperitoneal organs**（retro- ＝後ろ）とよばれる（図 26.2）．腎臓は，第 12 胸椎と第 3 腰椎のあいだに位置し，部分的に第 11 および第 12 肋骨で保護されている．不運にもこれらの肋骨が折れると，腎臓に突き刺さり，生命を脅かす重大な損傷を起しかねない．右腎臓の上部は肝臓によって大きく占領されているため，右腎臓の位置は左腎臓よりわずかに低い（図 26.1 参照）．

腎臓の外部構造

成人の典型的な腎臓は，長さ 10 〜 12 cm，幅 5 〜 7 cm，厚さ 3 cm であり，およそ入浴石鹸の大きさである．重さは 135 〜 150 g である．各腎臓の凹形の内側縁は脊柱のほうを向いている（図 26.1 参照）．内側縁陥凹部の中央付近には**腎門 renal hilum**（renal ＝腎臓；あるいは hilus）とよばれる陥入がある（図 26.3 参照）．腎門を通って尿管が出ていき，血管，リンパ管および神経が出入りする．

各腎臓は 3 層の組織によって囲まれている（図 26.2）．深部の層は**腎被膜 renal capsule** である．腎被膜は滑らかで透明な層で，不規則緻密結合組織からなり，これは尿管の外層につながる．腎被膜は外傷に対する障壁として働き，腎臓の形を維持するのに役立つ．中間層は，**脂肪被膜 adipose capsule** で，腎被膜をとりまく脂肪組織である．脂肪被膜はまた，腎臓を外傷から守り，腹腔内の本来の位置に腎臓をしっかり保持している．表

図 26.2 腎臓の位置と被膜.

腎臓は腎被膜，脂肪被膜，腎筋膜で覆われている．

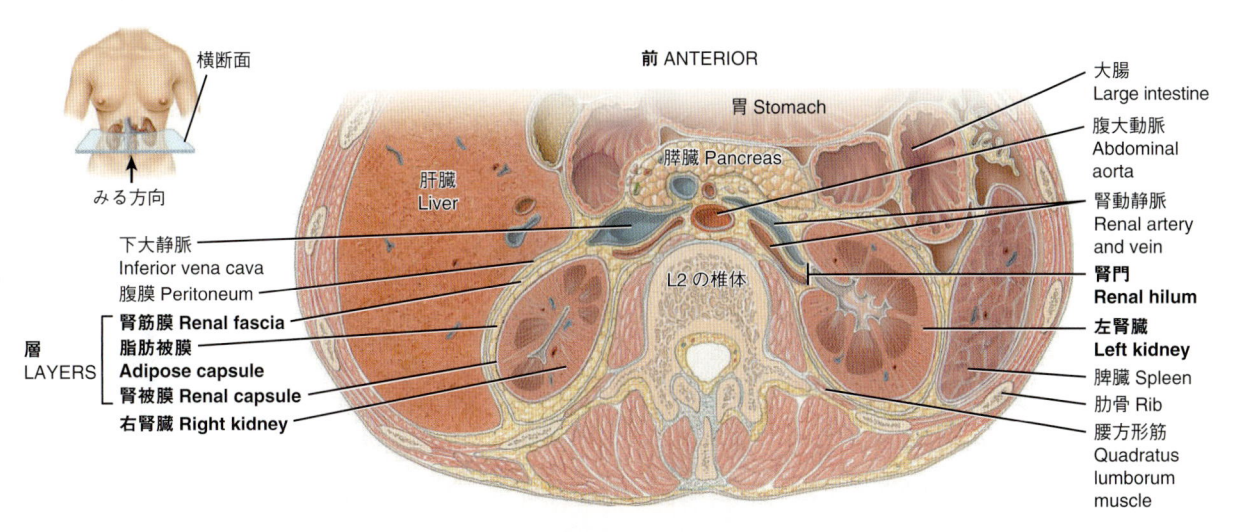

横断面
みる方向

前 ANTERIOR

胃 Stomach
膵臓 Pancreas
肝臓 Liver
L2 の椎体

下大静脈 Inferior vena cava
腹膜 Peritoneum

層 LAYERS
腎筋膜 Renal fascia
脂肪被膜 **Adipose capsule**
腎被膜 **Renal capsule**
右腎臓 Right kidney

大腸 Large intestine
腹大動脈 Abdominal aorta
腎動静脈 Renal artery and vein
腎門 Renal hilum
左腎臓 Left kidney
脾臓 Spleen
肋骨 Rib
腰方形筋 Quadratus lumborum muscle

（a）L2 の高さにおける腹部の横断面を下方からみた図

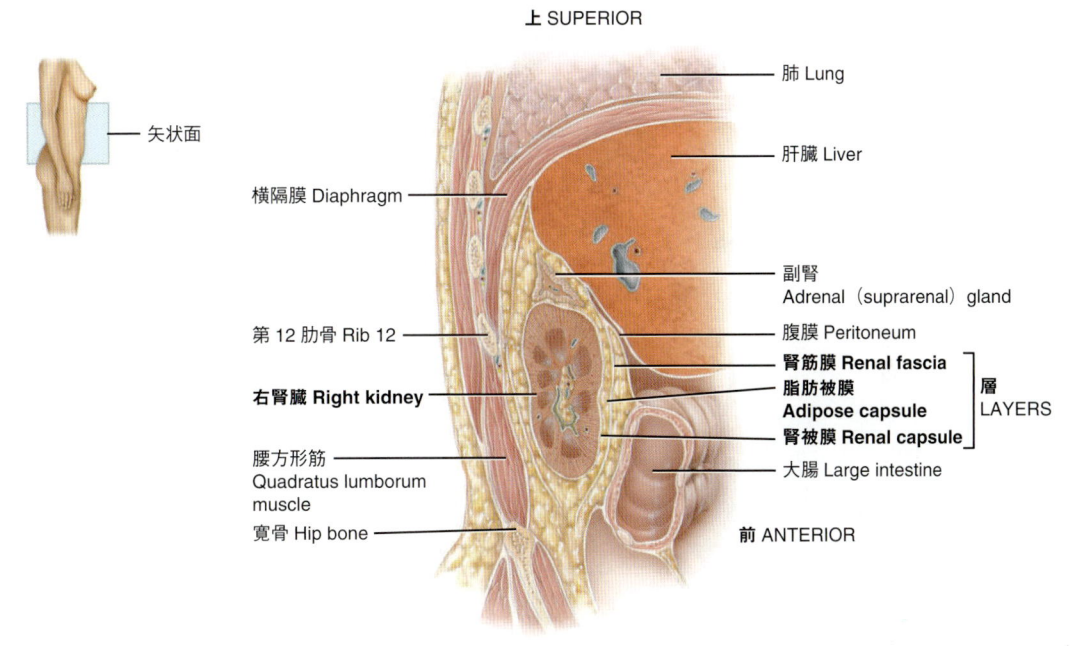

上 SUPERIOR

矢状面

横隔膜 Diaphragm
第 12 肋骨 Rib 12
右腎臓 Right kidney
腰方形筋 Quadratus lumborum muscle
寛骨 Hip bone

肺 Lung
肝臓 Liver
副腎 Adrenal（suprarenal）gland
腹膜 Peritoneum
腎筋膜 Renal fascia
脂肪被膜 **Adipose capsule**
腎被膜 **Renal capsule**
層 LAYERS
大腸 Large intestine
前 ANTERIOR

（b）右腎臓を通る矢状断面

Q 腎臓が後腹膜にあるといわれるのはなぜか？

面の層は**腎筋膜** renal fascia で，不規則緻密結合組織からなるもう一つの薄い層である．腎筋膜は腎臓を周囲の構造物や腹壁に固定している．腎臓の前表面では腎筋膜は腹膜の下層に位置している．

腎臓の内部構造

　腎臓の前頭断面により，腎臓は明らかに 2 つの領域からなることがわかる．**腎皮質** renal cortex（＝皮）とよばれる腎臓の表層部の薄赤色の領域と，その内部の**腎髄質** renal medulla（＝内部）とよばれる赤褐色の

図26.3 腎臓の内部構造.

> 腎臓の2つの主要領域は腎皮質とよばれる表層部の薄赤色の領域と腎髄質とよばれる赤褐色の領域である.

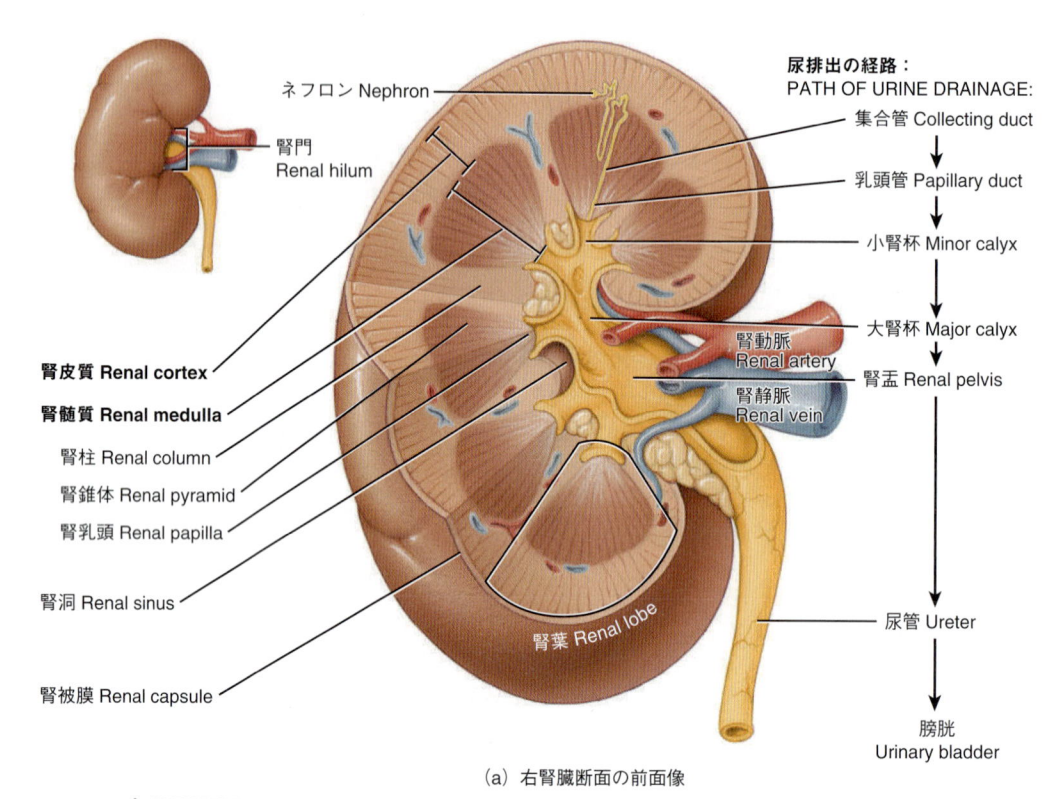

尿排出の経路：
PATH OF URINE DRAINAGE:

集合管 Collecting duct
乳頭管 Papillary duct
小腎杯 Minor calyx
大腎杯 Major calyx
腎盂 Renal pelvis
尿管 Ureter
膀胱 Urinary bladder

ネフロン Nephron
腎門 Renal hilum
腎皮質 **Renal cortex**
腎髄質 **Renal medulla**
腎柱 Renal column
腎錐体 Renal pyramid
腎乳頭 Renal papilla
腎洞 Renal sinus
腎被膜 Renal capsule
腎葉 Renal lobe
腎動脈 Renal artery
腎静脈 Renal vein

（a）右腎臓断面の前面像

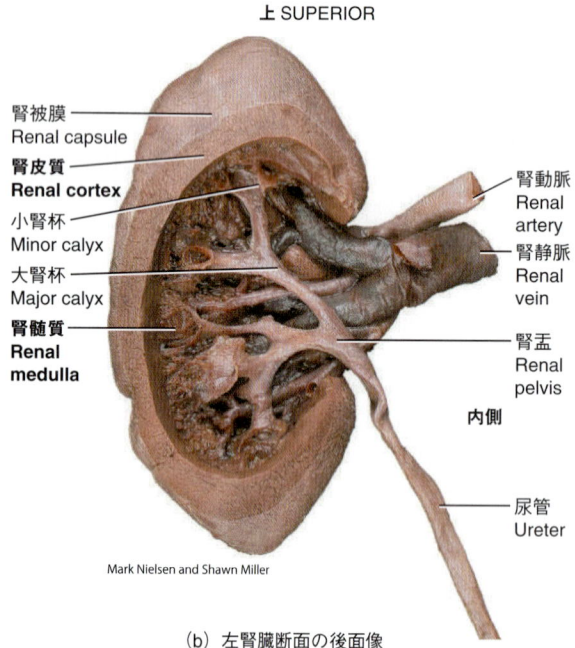

上 SUPERIOR

腎被膜 Renal capsule
腎皮質 **Renal cortex**
小腎杯 Minor calyx
大腎杯 Major calyx
腎髄質 **Renal medulla**
腎動脈 Renal artery
腎静脈 Renal vein
腎盂 Renal pelvis
内側
尿管 Ureter

Mark Nielsen and Shawn Miller

（b）左腎臓断面の後面像

Q 腎門を通る構造はなにか？

⚕ 臨床関連事項

腎下垂（遊走腎）

　腎下垂 nephroptosis（-ptosis ＝落ちること）あるいは**遊走腎** floating kidney は，腎臓が下のほうに位置すること，あるいは下降することである．これは腎臓が近傍の器官や周りの脂肪によって本来の位置にしっかりと固定されていないために正常の位置から逸脱してしまった時に起る．腎下垂は脂肪被膜や腎筋膜に欠陥がある，非常に痩せたヒトによく起る．尿管がねじれ，尿の流れをふさいでしまう可能性があるため，危険である．尿の逆流により腎臓に圧がかかり，組織に損傷を与える．尿管のねじれによって痛みも起る．腎下垂は非常によくみられ，4人に1人には腎臓を本来の場所に保持する結合組織の弱体化がある程度起っている．腎下垂は男性より女性に10倍多い.

領域である（図 26.3）．腎髄質は数個の円錐状の**腎錐体 renal pyramids** からなる．腎錐体の基部（広いほうの端）は腎皮質に面している．腎錐体の頂部（狭いほうの端）は**腎乳頭 renal papilla** とよばれ，腎門のほうを向いている．腎皮質は腎被膜から腎錐体の基部までの部分ならびに腎錐体のあいだに広がる平坦な領域である．腎皮質は外層の**皮質層 cortical zone** と内層の**傍髄質層 juxtamedullary zone** に分けられる．腎錐体間に広がっている腎皮質部分は，**腎柱 renal columns** とよばれる．

　腎皮質と腎髄質の腎錐体とはともに腎臓の**実質 parenchyma**，つまり機能的部分を構成する．実質内には腎臓の機能的単位―**ネフロン nephrons** とよばれる約 100 万個の微細構造―がある．ネフロンによって産生された濾液（濾過された液）は太い**乳頭管 papillary ducts**（腎錐体の腎乳頭の中を伸びる）に流れ込む．乳頭管からの尿は**小腎杯 minor calyces** および**大腎杯 major calyces**（＝杯；単数形 calyx）とよばれる杯の形をした構造に注ぎ込む．各腎臓には 8 〜 18 個の小腎杯と 2 〜 3 個の大腎杯がある．小腎杯は 1 つの腎乳頭の乳頭管から尿を受け取り，それを大腎杯に送る．濾液は腎杯に入ると尿となる．なぜならば，もはや再吸収が起らないからである．再吸収が起らない理由は，ネフロンや尿管では単層上皮であるのに対し，腎杯では移行上皮になるためである．大腎杯から尿は**腎盂**（あるいは腎盤）**renal pelvis**（pelv- ＝盤）とよばれる 1 つの大きな腔に流れ込む．そこから尿は尿管を通って膀胱に注ぎ込む．

　腎門は内部で**腎洞 renal sinus** とよばれる腔につながる．腎洞には腎盂の部分，腎杯，腎臓の血管と神経の分枝がある．脂肪組織が腎洞内でこれらの構造の位置を安定に保つのに役立っている．

腎臓への血液供給と神経支配

　腎臓は血液から老廃物を除去し血流量とイオン組成を調節するので，腎臓が豊富な血管支配を受けていても驚くことはない．腎臓の重さは体重の 0.5％より少ないが，左右の**腎動脈 renal arteries** を介して安静時心拍出量の 20 〜 25％の血液を受け取る（図 26.4）．成人では両腎臓に流れる血液量，すなわち**腎血流量 renal blood flow** は毎分約 1,200 mL である．

　腎臓内で腎動脈は数本の**区域動脈 segmental arteries** に分枝し，腎臓内の異なる領域（区域）に血流を供給する．各区域動脈はさらに数本に分かれて実質内に入り，腎錐体間の腎柱を**葉間動脈 interlobar arteries** として走行する．**腎葉 renal lobe** は，腎錐体，腎錐体の両側の腎柱，腎錐体基部の腎皮質からなる（図 26.3a 参照）．腎錐体の基部で葉間動脈は腎髄質と腎皮質のあいだを弓状に流れる．それゆえ，それらは**弓状動脈 arcuate**

arteries（＝弓の形をした）とよばれる．弓状動脈の分枝は一連の**放射状皮質（小葉間）動脈 cortical radiate (interlobular) arteries** となる．これらの動脈は外側に放射状に広がり，腎皮質に入る．ここで，**輸入細動脈 afferent arterioles**（af- ＝の方向へ；-ferrent ＝運ぶこと）とよばれる枝に分かれる．

　各ネフロンには 1 本の輸入細動脈が分布しており，輸入細動脈は絡み合った球状の毛細血管網に分かれる．その毛細血管網のことを**糸球体 glomerulus**（＝小球；複数形 glomeruli）とよぶ．糸球体の毛細血管は糸球体からの血液を運ぶ**輸出細動脈 efferent arteriole**（ef- ＝外へ）になる．糸球体毛細血管は，通常の毛細血管のように細動脈と細静脈のあいだにあるのではなく，2 つの細動脈のあいだに位置しているため，独特である．糸球体は毛細血管網であり，しかも尿形成に重要な役割を担うので，心臓血管系ならびに泌尿器系いずれの要素でもある．

　輸出細動脈は分枝し，**尿細管周囲毛細血管 peritubular capillaries**（peri- ＝周囲）となる．尿細管周囲毛細血管は腎皮質にあるネフロンの尿細管部分を取り囲む．何本かの輸出細動脈から伸びる長いループ状の毛細血管は**直細血管 vasa recta**（vasa ＝血管；recta ＝まっすぐな）とよばれる．直細血管は腎髄質中のネフロンの尿細管部分にいく（図 26.4a 参照）．

　尿細管周囲毛細血管は再結合し，最終的に**放射状皮質（小葉間）静脈 cortical radiate (interlobular) veins** を形成する．小葉間静脈は直細血管からも血液を受け取る．次に血液は**弓状静脈 arcuate veins** を通って腎錐体間を流れる**葉間静脈 interlobar veins** に流れ込む．腎臓からの血液は腎門にある 1 本の**腎静脈 renal vein** を通って腎臓から出ていく．腎静脈は静脈血を下大静脈に運ぶ．

　大部分の腎神経は**腎神経節 renal ganglion**（訳注：腹腔神経節）から起始し，**腎神経叢 renal plexus** を通り，腎動脈に沿って腎臓に入る．腎神経は自律神経系の中の交感神経である．その大部分は腎臓の細動脈を拡張させたり収縮させたりすることによって，腎臓を通る血流量を調節する血管運動神経である．

チェックポイント

3. 腎臓の位置を述べよ．腎臓はどうして腹膜後器官とよばれるのか．

4. 腎臓を囲む 3 層を内側から外側の順に述べよ．

5. 腎皮質と腎髄質の構成要素を述べよ．

6. 腎動脈に流入した 1 滴の血液が腎臓内で腎静脈となって出ていく経路を述べなさい．

7. 自律神経系のどれが腎血管を支配しているか．

図26.4　腎臓の血液供給.

腎動脈は，安静時心拍出量の 20 〜 25％の血液を腎臓に供給する.

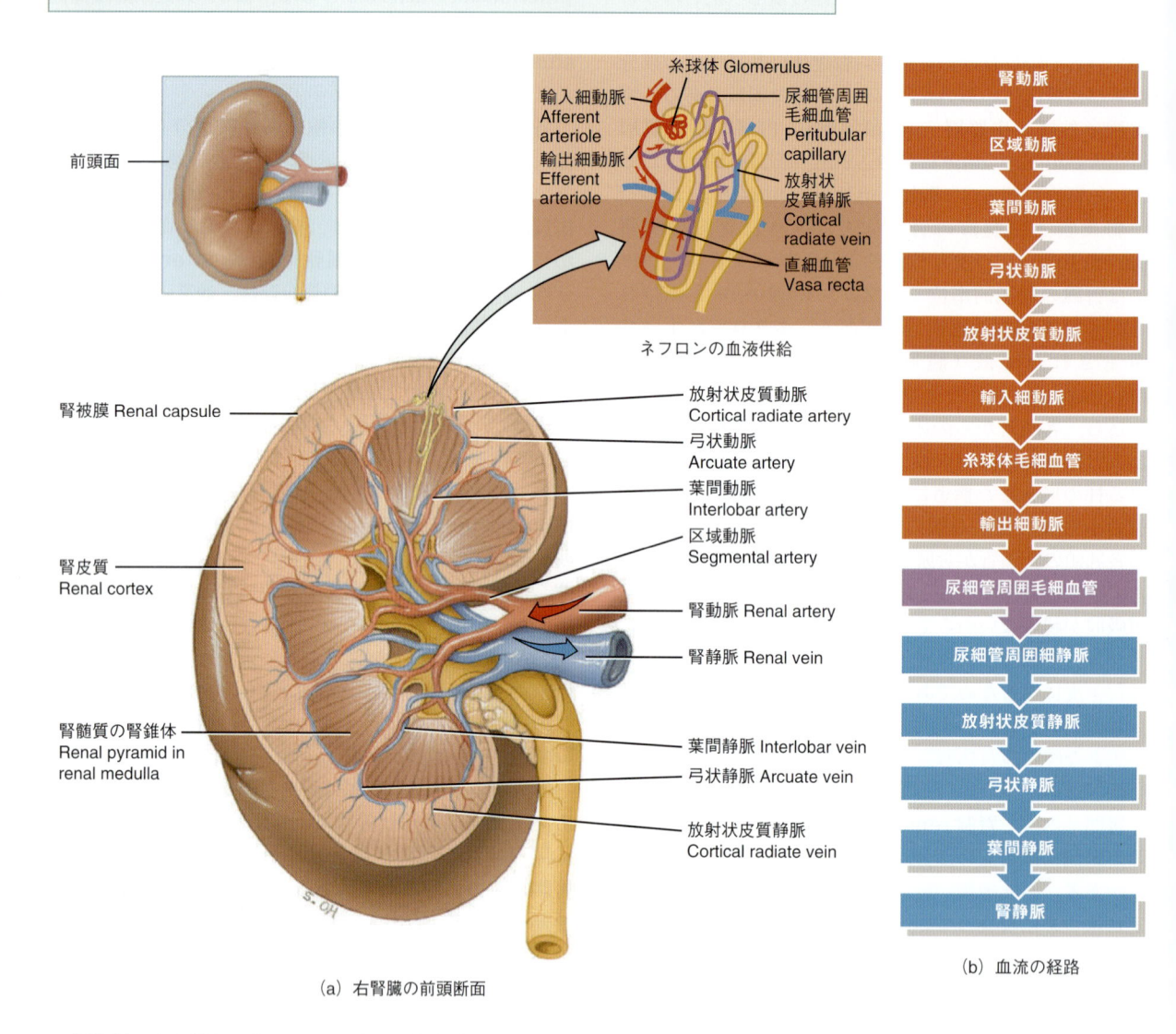

前頭面

糸球体 Glomerulus

輸入細動脈 Afferent arteriole

輸出細動脈 Efferent arteriole

尿細管周囲毛細血管 Peritubular capillary

放射状皮質静脈 Cortical radiate vein

直細血管 Vasa recta

ネフロンの血液供給

腎被膜 Renal capsule

腎皮質 Renal cortex

腎髄質の腎錐体 Renal pyramid in renal medulla

放射状皮質動脈 Cortical radiate artery

弓状動脈 Arcuate artery

葉間動脈 Interlobar artery

区域動脈 Segmental artery

腎動脈 Renal artery

腎静脈 Renal vein

葉間静脈 Interlobar vein

弓状静脈 Arcuate vein

放射状皮質静脈 Cortical radiate vein

（a）右腎臓の前頭断面

腎動脈 → 区域動脈 → 葉間動脈 → 弓状動脈 → 放射状皮質動脈 → 輸入細動脈 → 糸球体毛細血管 → 輸出細動脈 → 尿細管周囲毛細血管 → 尿細管周囲細静脈 → 放射状皮質静脈 → 弓状静脈 → 葉間静脈 → 腎静脈

（b）血流の経路

Q 腎動脈には 1 分間にどれくらいの容量の血液が流入するか？

26.3 ネフロン

目　標

- ネフロンの構成要素を述べる.
- ネフロンと集合管の組織像を説明する.

ネフロンの構成要素

ネフロン nephrons が腎臓の機能的単位である. 各

ネフロンは 2 つの部分から構成されている. 2 つの部分とは, 血漿を濾過する**腎小体 renal corpuscle**（＝小体）と濾過した液体（糸球体濾液）を通過させる尿細管 renal tubule である（図 26.5）. 上述したように, ネフロンと密接にかかわるのは血液供給である. 腎小体はさらに 2 つの部分, すなわち**糸球体 glomerulus**（毛細血管網）と**糸球体嚢 glomerular capsule**（あるいは**ボーマン嚢** Bowman's capsule）からなる. 糸球体嚢は, 糸球体周囲にある二重の壁をもつ杯状の上皮である. 血漿は最初に糸球体嚢へ濾過され, その濾液が尿細管に送られる. 尿細管は 3 つの主な部分からなる. 濾液が通過

する順序で，尿細管は (1) **近位（曲）尿細管** proximal convoluted tubule (PCT)，(2) **ネフロンループ** nephron loop（ヘンレループ loop of Henle），(3) **遠位（曲）尿細管** distal convoluted tubule (DCT) から構成される．**近位** proximal は糸球体嚢に連続している尿細管部分をさし，**遠位** distal は糸球体嚢から遠く離れた尿細管部分をさす．**曲** convoluted というのは尿細管がまっすぐではなく，きつく巻きついていることを意味する．腎小体，近位と遠位の尿細管は腎皮質内に存在するのに対し，ネフロンループは腎髄質内まで伸びてヘアピンカーブをし，腎皮質に戻る．

　数個のネフロンの遠位尿細管は 1 本の**集合管** collecting duct (CD) につながり，ついで複数の集合管が統合収束し，最終的に数百本の太い**乳頭管** papillary ducts になる．乳頭管は小腎杯につながる．集合管と乳頭管は腎皮質から腎髄質を通って腎盂にまで伸びている．1 つの腎臓には約 100 万個のネフロンがあるが，集合管の数はそれに比べてかなり少なく，乳頭管の数はさらに少ない．

ネフロンでは，ネフロンループが近位および遠位尿細管を結ぶ．ネフロンループは近位尿細管が最終的に下方に向かう部分から始まる．ネフロンループは腎皮質に始まり，腎髄質に向かって下方に伸びる．その部分を**ネフロンループ下行脚** descending limb of the nephron loop とよぶ（図 26.5）．その後，ヘアピンカーブをつくり，腎皮質に戻って，遠位尿細管に至る．その部分を**ネフロンループ上行脚** ascending limb of the nephron loop とよぶ．約 80 ～ 85％のネフロンは**皮質ネフロン** cortical nephrons である．皮質ネフロンの腎小体は腎皮質の外層に位置する．そのネフロンループは短く，主に腎皮質に位置しており，腎髄質の外層にしか達しない（図 26.5 b）．**短い**ネフロンループは輸出細動脈に由来する尿細管周囲毛細血管から血液供給を受ける．他の 15 ～ 20％のネフロンは**傍髄質ネフロン** juxtamedullary nephrons（juxta- ＝近接の）である．その腎小体は皮質深部の腎髄質近くに位置し，腎髄質の最深層まで伸びる**長い**ネフロンループをもつ（図 26.5 c）．長いネフロンループは輸出細動脈に由来する

図 26.5 　**ネフロンとそれに付随する血管の構造.** 集合管と乳頭管はネフロンには含まれないことに注意しなさい．

ネフロンは腎臓の機能的単位である．

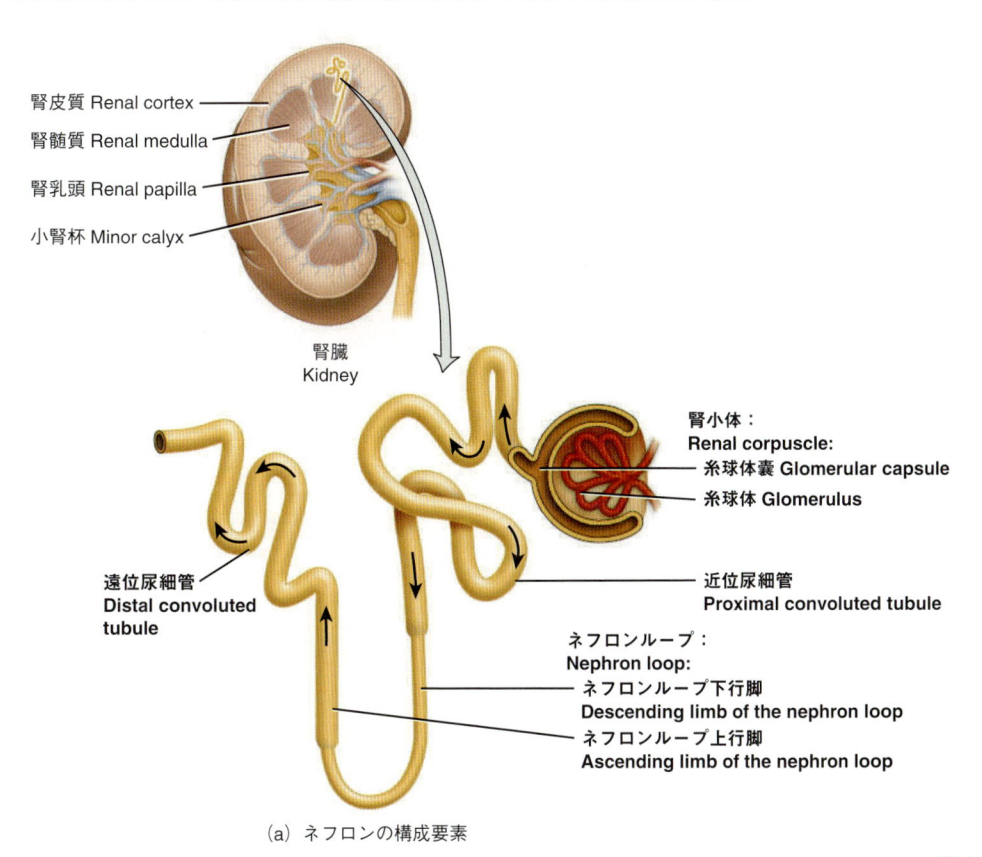

（a）ネフロンの構成要素

図 26.5　続く

図 **26.5** 続き

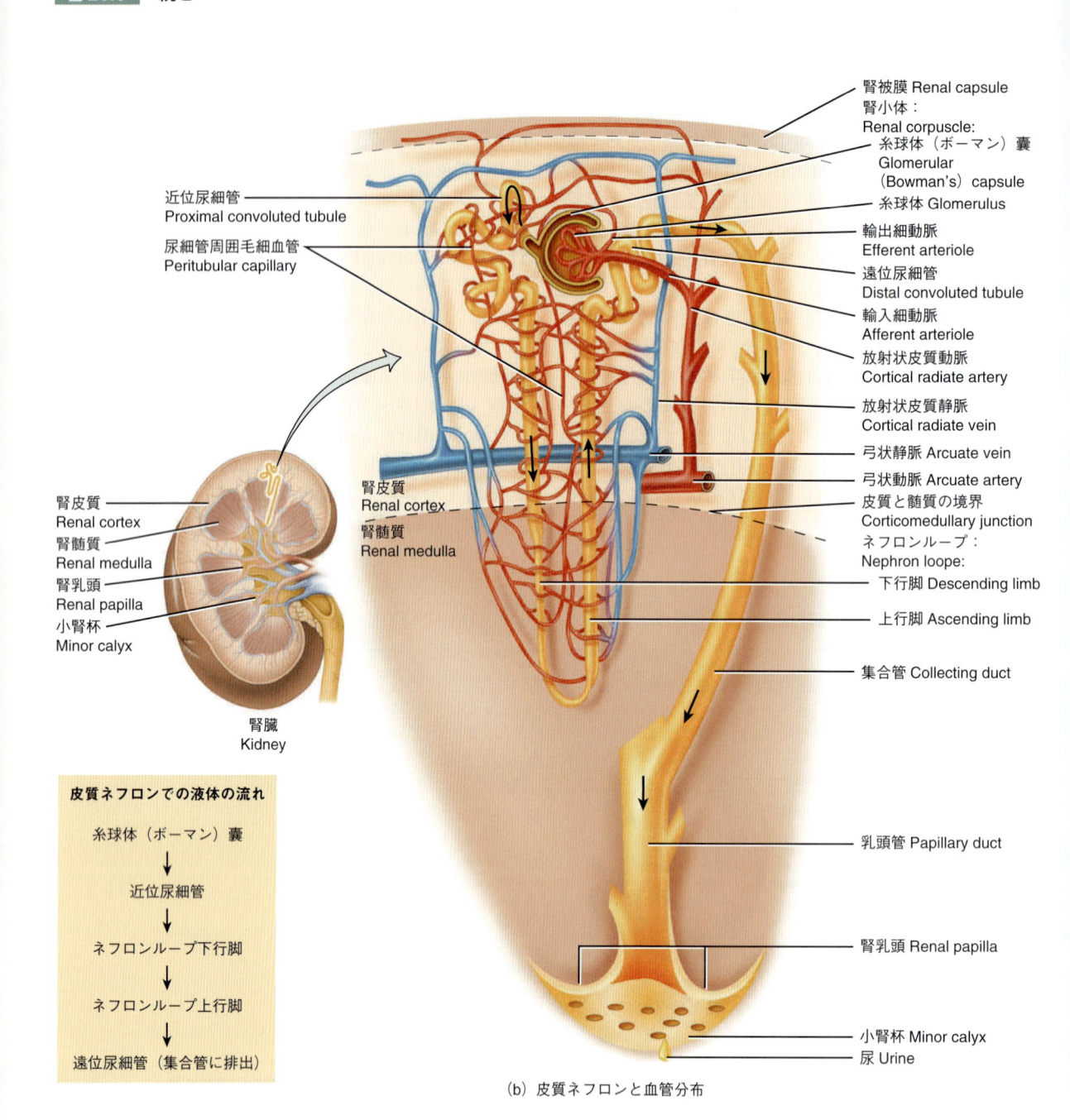

腎被膜 Renal capsule
腎小体：
Renal corpuscle:
　糸球体（ボーマン）嚢
　Glomerular
　（Bowman's）capsule
糸球体 Glomerulus
輸出細動脈
Efferent arteriole
遠位尿細管
Distal convoluted tubule
輸入細動脈
Afferent arteriole
放射状皮質動脈
Cortical radiate artery
放射状皮質静脈
Cortical radiate vein
弓状静脈 Arcuate vein
弓状動脈 Arcuate artery
皮質と髄質の境界
Corticomedullary junction
ネフロンループ：
Nephron loope:
　下行脚 Descending limb
　上行脚 Ascending limb
集合管 Collecting duct
乳頭管 Papillary duct
腎乳頭 Renal papilla
小腎杯 Minor calyx
尿 Urine

近位尿細管
Proximal convoluted tubule
尿細管周囲毛細血管
Peritubular capillary

腎皮質
Renal cortex
腎髄質
Renal medulla

腎皮質
Renal cortex
腎髄質
Renal medulla

腎皮質
Renal cortex
腎髄質
Renal medulla
腎乳頭
Renal papilla
小腎杯
Minor calyx

腎臓
Kidney

皮質ネフロンでの液体の流れ

糸球体（ボーマン）嚢
↓
近位尿細管
↓
ネフロンループ下行脚
↓
ネフロンループ上行脚
↓
遠位尿細管（集合管に排出）

（b）皮質ネフロンと血管分布

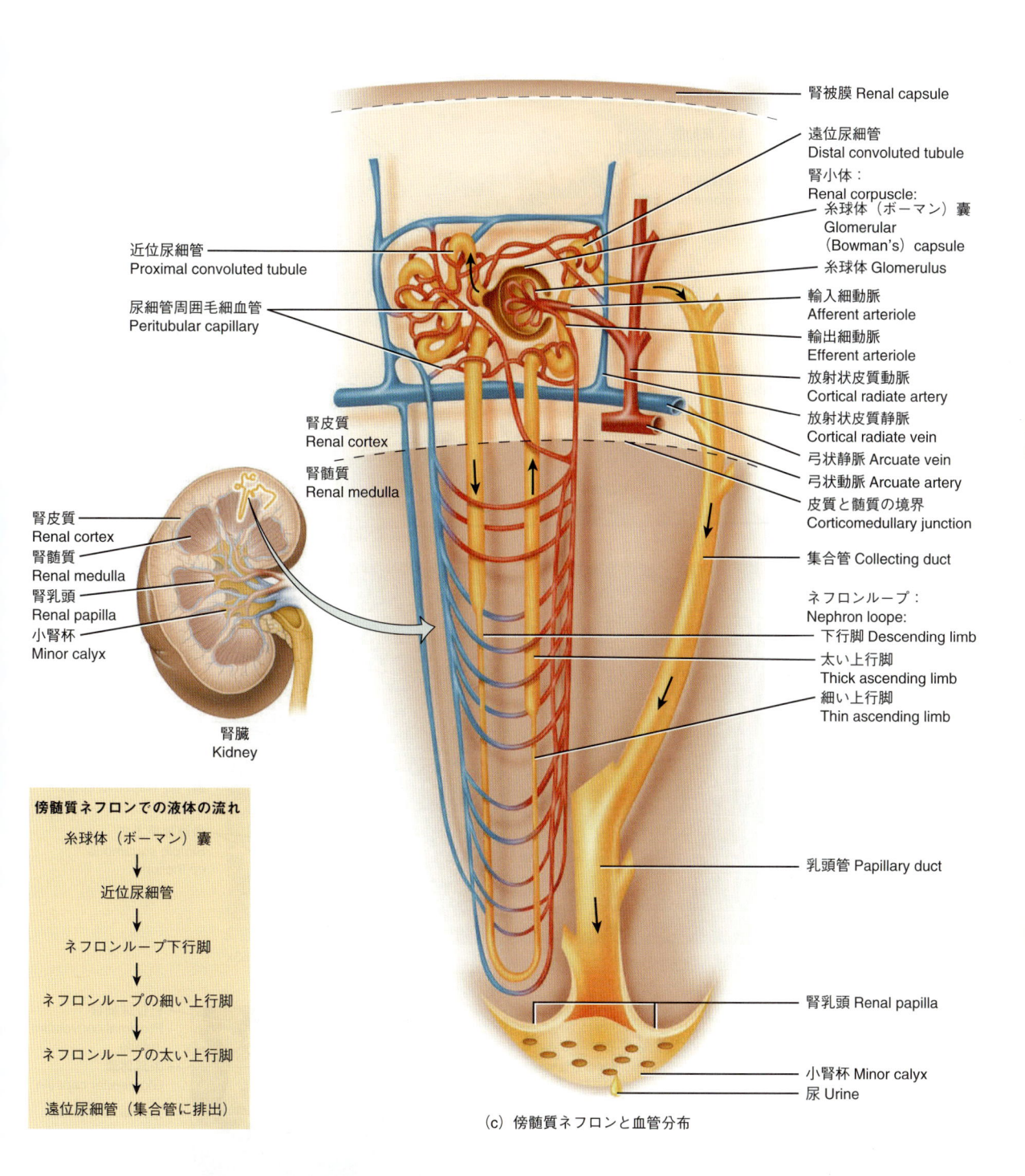

腎被膜 Renal capsule

遠位尿細管
Distal convoluted tubule

腎小体：
Renal corpuscle:

糸球体（ボーマン）嚢
Glomerular
(Bowman's) capsule

糸球体 Glomerulus

輸入細動脈
Afferent arteriole

輸出細動脈
Efferent arteriole

放射状皮質動脈
Cortical radiate artery

放射状皮質静脈
Cortical radiate vein

弓状静脈 Arcuate vein

弓状動脈 Arcuate artery

皮質と髄質の境界
Corticomedullary junction

集合管 Collecting duct

ネフロンループ：
Nephron loope:

下行脚 Descending limb

太い上行脚
Thick ascending limb

細い上行脚
Thin ascending limb

乳頭管 Papillary duct

腎乳頭 Renal papilla

小腎杯 Minor calyx

尿 Urine

近位尿細管
Proximal convoluted tubule

尿細管周囲毛細血管
Peritubular capillary

腎皮質
Renal cortex

腎髄質
Renal medulla

腎皮質
Renal cortex

腎髄質
Renal medulla

腎乳頭
Renal papilla

小腎杯
Minor calyx

腎臓
Kidney

傍髄質ネフロンでの液体の流れ

糸球体（ボーマン）嚢
↓
近位尿細管
↓
ネフロンループ下行脚
↓
ネフロンループの細い上行脚
↓
ネフロンループの太い上行脚
↓
遠位尿細管（集合管に排出）

(c) 傍髄質ネフロンと血管分布

Q 皮質ネフロンと傍髄質ネフロンのあいだの基本的な違いはなにか？

図 26.6　腎小体の組織.

腎小体は糸球体（ボーマン）嚢と糸球体から構成される.

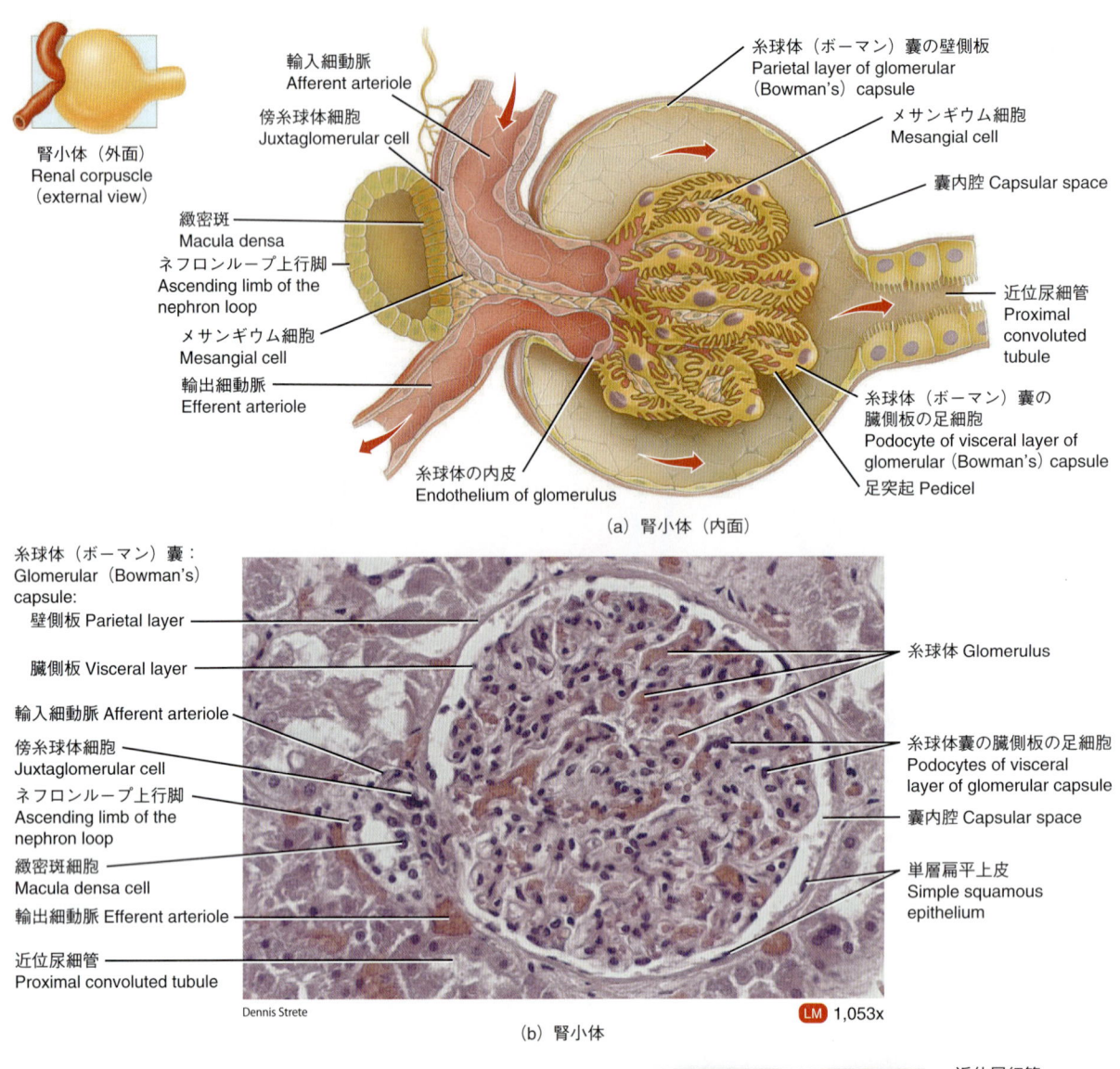

腎小体（外面）
Renal corpuscle
(external view)

輸入細動脈
Afferent arteriole

傍糸球体細胞
Juxtaglomerular cell

緻密斑
Macula densa

ネフロンループ上行脚
Ascending limb of the
nephron loop

メサンギウム細胞
Mesangial cell

輸出細動脈
Efferent arteriole

糸球体の内皮
Endothelium of glomerulus

糸球体（ボーマン）嚢の壁側板
Parietal layer of glomerular
(Bowman's) capsule

メサンギウム細胞
Mesangial cell

嚢内腔 Capsular space

近位尿細管
Proximal
convoluted
tubule

糸球体（ボーマン）嚢の
臓側板の足細胞
Podocyte of visceral layer of
glomerular (Bowman's) capsule

足突起 Pedicel

(a) 腎小体（内面）

糸球体（ボーマン）嚢：
Glomerular (Bowman's)
capsule:

壁側板 Parietal layer

臓側板 Visceral layer

輸入細動脈 Afferent arteriole

傍糸球体細胞
Juxtaglomerular cell

ネフロンループ上行脚
Ascending limb of the
nephron loop

緻密斑細胞
Macula densa cell

輸出細動脈 Efferent arteriole

近位尿細管
Proximal convoluted tubule

糸球体 Glomerulus

糸球体嚢の臓側板の足細胞
Podocytes of visceral
layer of glomerular capsule

嚢内腔 Capsular space

単層扁平上皮
Simple squamous
epithelium

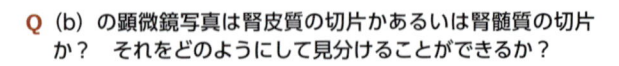
Dennis Strete

LM 1,053x

(b) 腎小体

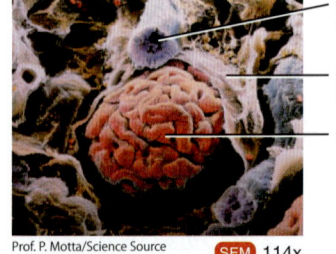

近位尿細管
Proximal convoluted
tubule

糸球体嚢
Glomerular capsule

糸球体 Glomerulus

Prof. P. Motta/Science Source

SEM 114x

(c) 腎小体

Q　(b) の顕微鏡写真は腎皮質の切片かあるいは腎髄質の切片
か？　それをどのようにして見分けることができるか？

尿細管周囲毛細血管と直細血管とから血液供給を受ける．さらに傍髄質ネフロンのネフロンループ上行脚は2つの部分からなる：**細い上行脚** thin ascending limb とそれに続く**太い上行脚** thick ascending limb である（図 26.5 c）．細い上行脚の内腔は他の領域の尿細管と同じであるが，上皮のみが薄い．長いネフロンループをもつネフロンにより腎臓は非常に薄い尿や非常に濃い尿を排出することが可能となる（26.7 節に記載）．

ネフロンと集合管の組織

糸球体嚢，尿細管，集合管のすべての壁が単層上皮細胞によって覆われている（図 26.6）．しかし，各部位の特別な機能と対応する明確な組織学的特徴がみられる．濾液が流れる順，すなわち，糸球体嚢，尿細管，集合管の順にその組織学的特徴を述べていこう．

糸球体嚢　糸球体（ボーマン）嚢は臓側板と壁側板との2層からなる（図 26.6 a）．臓側板は単層扁平上皮細胞が変形してできた**足細胞** podocytes（podo- ＝足；-cytes ＝細胞）から構成される．これらの細胞から伸びる多数の足突起（小足）が単層の糸球体毛細血管内皮細胞を包み，糸球体嚢 glomerular capsule の内壁を形づくる．糸球体嚢の壁側板は単層扁平上皮からなり，糸球体嚢の外壁を形づくる．糸球体毛細血管から濾過された液体は**嚢内腔** capsular space，すなわち糸球体嚢の2層間にある空間に入る．この空間は尿細管の内腔と連続している．糸球体と嚢内腔の関係を以下のように考えてみよう．糸球体を柔らかな風船（糸球体嚢）の中に押し込んだ握り拳と考える．その握り拳を風船の2つの層（握り拳に触れる臓側の層と握り拳と反対側の壁側の層）によって取り囲まれるまで押し込んだ時，この風船の2つの層のあいだ（風船の内側）にある空間が嚢の内腔である．

尿細管と集合管　表 26.1 は尿細管 renal tubule と集合管 collecting duct を形成する細胞の構造を示したものである．近位尿細管の細胞は，管腔側表面（内腔に面する表面）に発達した微絨毛の刷子縁を有する単層立方上皮細胞からなる．これらの微絨毛は，小腸の微絨毛と同様，再吸収と分泌の表面積を増加させる．ネフロンループ下行脚とネフロンループ上行脚の最初の部分（細い上行脚）は単層扁平上皮細胞からなる（皮質ネフロンある

表 26.1	尿細管と集合管の組織学的特徴
領域と組織	**説　明**
近位尿細管（PCT） 微絨毛　ミトコンドリア　管腔膜表面	顕著な微絨毛の刷子縁をもつ単層立方上皮細胞
ネフロンループ：下行脚と細い上行脚	単層扁平上皮細胞
ネフロンループ：太い上行脚	単層立方ないし低い円柱上皮細胞
遠位尿細管（DCT）の大部分	単層立方上皮細胞
DCT の末端部と集合管（CD）全体 介在細胞　主細胞	主細胞と介在細胞から構成される単層立方上皮細胞

いは短いループのネフロンには細い上行脚がないことに注意). ネフロンループの太い上行脚は単層立方ないし低い円柱上皮細胞から構成される.

各ネフロンにおいて, ネフロンループ上行脚の末端部は, その腎小体に入る輸入細動脈と接している (図 26.6 b). この領域の円柱状の尿細管細胞は密集しているため, それらの細胞は, **緻密斑 macula densa**(macula =斑点;densa =密集した) として知られている. 緻密斑に沿った輸入細動脈 (時には輸出細動脈) の壁には, 平滑筋線維が特殊化した **傍糸球体 (JG) 細胞 juxtaglomerular (JG) cells** がある. 傍糸球体細胞と緻密斑は, **傍糸球体装置 juxtaglomerular apparatus (JGA)** を構成する. 後で述べるが, JGA は腎臓内で血圧の調節に関与する. 緻密斑をすぎて間もなく遠位尿細管 (DCT) が始まる. DCT の末端部とそれに続く集合管には 2 つの異なった型の細胞が存在する. 大部分は **主細胞 principal cells** で, 抗利尿ホルモン (ADH) とアルドステロンに対する受容体を有し, その調節を受ける. 少数の細胞は **介在細胞 intercalated cells** であり, 血液 pH のホメオスタシスに関与する. 集合管は太い乳頭管につながる. 乳頭管は単層円柱上皮細胞で覆われている.

ネフロンの数は出生後は一定である. 腎臓の大きさの増加は単に各ネフロンの増大によるものである. ネフロンが傷つけられたり病に冒されたりしても新しいネフロンは形成されない. 腎臓の機能障害の徴候は通常, その機能が正常時の 25 % 以下に低下するまで明らかにはならない. なぜならば残りの健全なネフロンが正常時より大きな負荷に対応できるように適応するからである. 例えば, 1 つの腎臓を外科的に除去すると残りの腎臓が肥大 (増大) するよう刺激される. その結果, 正常の 2 つの腎臓で行う血液濾過の 80 % を 1 つの腎臓で行うようになる.

チェックポイント

8. ネフロンの主な 2 つの部分とはなにか.
9. 尿細管の構成要素はなにか.
10. 傍糸球体装置 (JGA) はどこにあるか. またその構造はどのようになっているか.

26.4 腎臓生理の概要

目 標

• ネフロンと集合管によって行われる 3 つの基本的機能を識別することができ, 各機能がどこで起きるのかを述べる.

尿の産生は, ネフロンと集合管における 3 つの基本的な過程, すなわち, 糸球体濾過, 尿細管再吸収, 尿細管分泌を経て行われる (図 26.7):

❶ **糸球体濾過**. 尿産生の最初の過程である. 糸球体毛細血管の壁を横切って血漿中の水と大部分の溶質が濾過されて血管から糸球体嚢に移動し, ついで尿細管に流れていく.

❷ **尿細管再吸収**. 尿細管と集合管を濾液が流れるあいだに, 濾過された水の約 99 % と多くの有益な溶質が再吸収される. 水と溶質は尿細管周囲毛細血管と直細血管を流れながら血液に戻る. **再吸収 reabsorption** という言葉は血流に物質が戻ることをいうものであることに注意しなさい. それに対して **吸収 absorption** という言葉は消化管で起るように, 新しい物質が生体内に入ってくることを意味する.

❸ **尿細管分泌**. 濾液が尿細管と集合管を流れるあいだに, 尿細管と集合管の細胞は, 老廃物, 薬物, 過剰なイオンなどをその濾液中に分泌する. 尿細管分泌は **血液からある種の物質を除去** することに注意しなさい.

小腎杯と大腎杯そして腎盂に流れ込む液体と溶質が尿となり, 排泄される. どんな溶質でも尿への排泄率は糸球体濾過率に分泌率を加え, そこから再吸収率を引いたものとなる.

濾過, 再吸収, 分泌によりネフロンは血液量と血液組成のホメオスタシスの維持に役立つ. この状況はいくぶんリサイクルセンターに似ている. ゴミ収集車は, 漏斗状の器の中にゴミを捨て, それを通過した小さなゴミがベルトコンベアーの上にのる (血漿の糸球体濾過). そのベルトコンベアーはゴミを運び, 作業員はそのゴミの中からアルミ缶やプラスチックやガラス容器といった再利用できるものを取り出す (再吸収). 他の作業員は, リサイクルセンターに残っていた他のゴミや大きなものをベルトコンベアーにのせる (分泌). ベルトコンベアーの端では残ったすべてのゴミがトラックに積まれて, 埋立地に輸送される (尿への老廃物の排出).

図 26.7 ネフロンの構造とその 3 つの基本機能：糸球体濾過，尿細管再吸収，尿細管分泌との関係．排出される物質は尿中に残り，次にからだから出る．ある物質を S とすると，S の排泄量＝ S の濾過量－ S の再吸収量＋ S の分泌量となる．

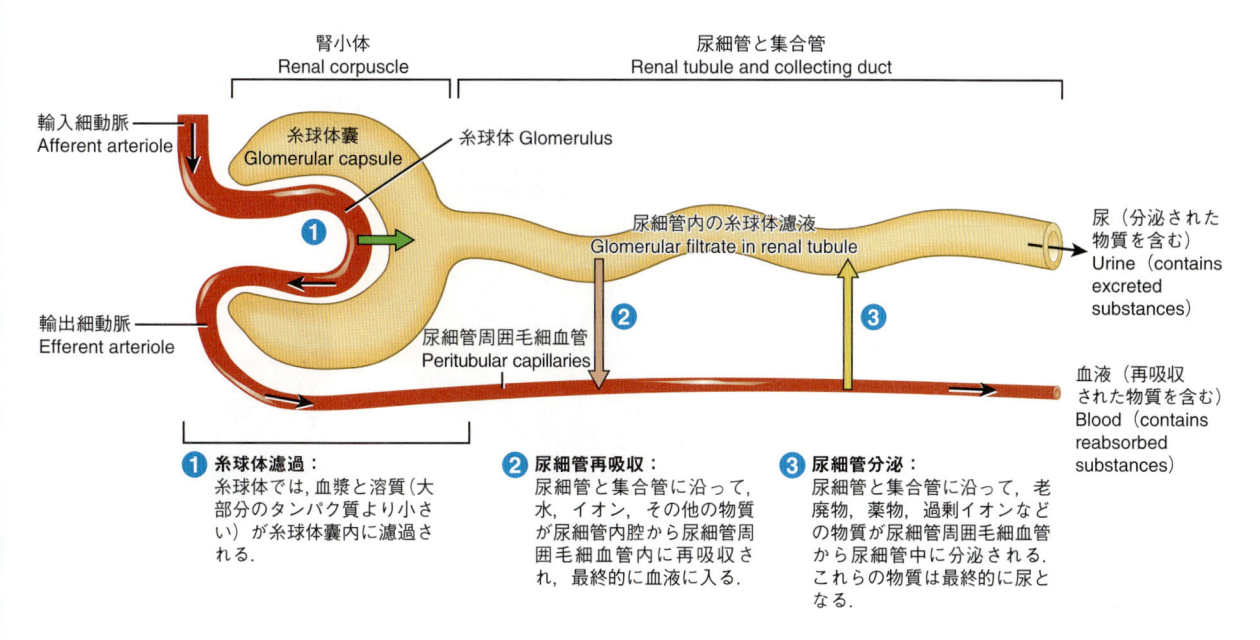

糸球体濾過は腎小体で起る．尿細管再吸収と尿細管分泌は，尿細管と集合管の全域で起る．

腎小体 Renal corpuscle
尿細管と集合管 Renal tubule and collecting duct

輸入細動脈 Afferent arteriole

糸球体嚢 Glomerular capsule

糸球体 Glomerulus

❶

尿細管内の糸球体濾液 Glomerular filtrate in renal tubule

尿（分泌された物質を含む）Urine (contains excreted substances)

❷

❸

輸出細動脈 Efferent arteriole

尿細管周囲毛細血管 Peritubular capillaries

血液（再吸収された物質を含む）Blood (contains reabsorbed substances)

❶ **糸球体濾過：** 糸球体では，血漿と溶質（大部分のタンパク質より小さい）が糸球体嚢内に濾過される．

❷ **尿細管再吸収：** 尿細管と集合管に沿って，水，イオン，その他の物質が尿細管内腔から尿細管周囲毛細血管内に再吸収され，最終的に血液に入る．

❸ **尿細管分泌：** 尿細管と集合管に沿って，老廃物，薬物，過剰イオンなどの物質が尿細管周囲毛細血管から尿細管中に分泌される．これらの物質は最終的に尿となる．

Q 薬物のペニシリンが尿細管の細胞から分泌される時，ペニシリンは血流に戻されているのか，それとも血流から除去されているのか？

チェックポイント

11. 尿細管再吸収と尿細管分泌はどのように違うか．

26.5 糸球体濾過

目 標

- 濾過膜について述べる．
- 糸球体濾過を促進する圧とそれに対抗する圧について考察する．

嚢内腔に入った液体を**糸球体濾液 glomerular filtrate** とよぶ．糸球体濾液になる輸入細動脈血の血漿分画が**濾過分画 filtration fraction** である．濾過分画は通常 0.16 ～ 0.20（16 ～ 20%）であるが，その値は健常時でも疾病時でもかなり変化する．成人の 1 日の糸球体濾液量は女性で平均 150 L，男性で 180 L である．しかし，糸球体濾液の 99% 以上が尿細管再吸収によって血流に戻るので，たった 1 ～ 2 L しか尿として排泄されない．

濾過膜

糸球体毛細血管と，毛細血管を完全に取り囲む足細胞はともに，**濾過（上皮-嚢）膜 filtration（endothelial-capsular）membrane** として知られている漏出性のあるバリアを形成する．このサンドウィッチ状の構造により，水分と小さな溶質は濾過しうるが，血漿タンパク質の大部分と血球の濾過は阻止される．血液から濾過された物質は，3 つのバリア―すなわち，糸球体内皮細胞，基底膜，足細胞によってつくられた濾過細隙を通る（図 26.8）：

❶ 糸球体内皮細胞は非常に漏出性に富む．なぜならば，それらは直径 0.07 ～ 0.1 μm の大きな**窓（孔）fenestrations** をもつからである．血漿中のすべての溶質はこの大きさの孔を通って糸球体毛細血管から出ることができるが，血球は濾過できない．糸球体毛細血管間や，輸入および輸出細動脈の隙間には**メサンギウム細胞 mesangial cells**（mes- ＝中間に；-angi- ＝血管）という収縮性のある細胞が存在し（図 26.6 a 参照），糸球体濾過の調節に役立っている．

❷ **基底膜 basement membrane，**内皮細胞と足細胞のあいだにある無細胞性物質からなる層で，微細なコラーゲン線維と負に帯電した糖タンパク質から構

図 **26.8** **濾過膜.** 内皮細胞の窓と濾過細隙を強調するため，その大きさは誇張されている.

糸球体濾過中，水と溶質は血漿から囊内腔に移動する.

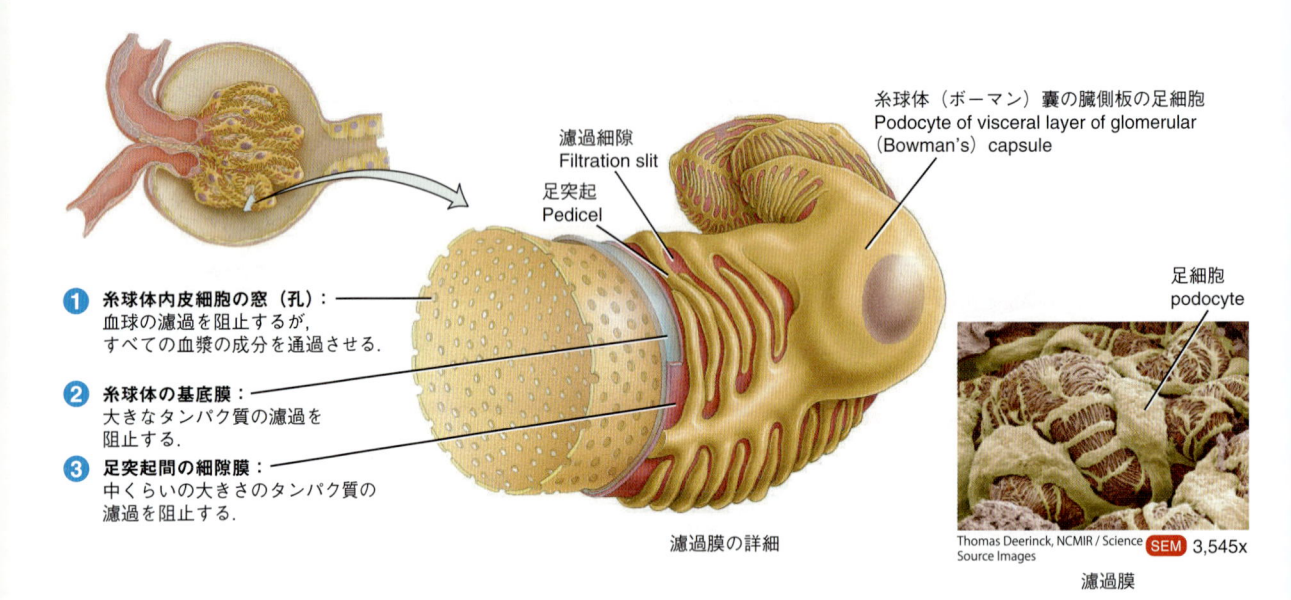

① 糸球体内皮細胞の窓（孔）:
血球の濾過を阻止するが，
すべての血漿の成分を通過させる.

② 糸球体の基底膜:
大きなタンパク質の濾過を
阻止する.

③ 足突起間の細隙膜:
中くらいの大きさのタンパク質の
濾過を阻止する.

濾過細隙
Filtration slit

足突起
Pedicel

糸球体（ボーマン）囊の臓側板の足細胞
Podocyte of visceral layer of glomerular
(Bowman's) capsule

足細胞
podocyte

濾過膜の詳細

Thomas Deerinck, NCMIR / Science Source Images **SEM** 3,545x

濾過膜

Q 血球が囊内腔に入るのを阻止するのは濾過膜のどの部分か？

成される．水と大部分の小さな溶質は基底膜の孔を通過する．しかし，大部分が負に帯電している血漿タンパク質は負に帯電している糖タンパク質に阻まれる．つまり，この反発力によって血漿タンパク質の濾過が妨げられる．

③ 各足細胞から伸びる数千の足のような突起は，**足突起 pedicels**（＝小さな足）と名づけられている．足突起は糸球体毛細血管の周りを包んでおり，足突起と足突起の隙間が**濾過細隙 filtration slits** である．各濾過細隙をまたがって，1 枚の薄い膜である**細隙膜 slit membrane** が伸びている．細隙膜は，水，グルコース，ビタミン，アミノ酸，非常に小さい血漿タンパク質，アンモニア，尿素，イオンなどの直径が 0.006 ～ 0.007 μm より小さな分子を通す．血漿中に最も多いタンパク質であるアルブミンの直径は 0.007 μm であるため，細隙膜を通るアルブミンは 1% 未満である．

濾過 filtration の原理—圧を使って液体と溶質を膜通過させること—は，からだの他の場所にある毛細血管も糸球体の毛細血管も同様である（毛細血管のスターリングの法則，21.2 節参照）．しかし，腎小体によって濾過される液体の量は，からだの他の毛細血管におけるよりずっと多い．それは以下の 3 つの理由による:

1. 糸球体毛細血管は長くて広範囲に及ぶので，濾過のための表面積が大きい．メサンギウム細胞が濾過に必要な表面積の量を調節する．メサンギウム細胞が弛緩している時に表面積は最大になり，糸球体濾過は非常に大きくなる．メサンギウム細胞が収縮すると濾過に利用できる表面積が縮小し，糸球体濾過が減少する．

2. 濾過膜が薄く多孔性である．濾過膜はいくつかの層からなるが，厚みは 0.1 μm にすぎない．糸球体毛細血管はまた，大部分の他の組織中の毛細血管に比べて 50 倍漏出性が高い．その主な理由は大きな窓を有することによる．

3. 糸球体毛細血管の圧が高い．輸出細動脈の直径が輸入細動脈の直径より小さいため，糸球体から血液が流出するための抵抗は高い．その結果，糸球体毛細血管の血圧はからだの他の毛細血管よりもかなり高くなる．より高い圧により，より多くの濾液がつくられる．

有効濾過圧

糸球体濾過は 3 つの主な圧に依存する．1 つの圧が濾過を**促進し promotes**，2 つの圧が濾過に**対抗する oppose**（図 26.9）:

① **糸球体血液の静水圧 glomerular blood hydrostatic**

図 26.9 **糸球体濾過を駆動する圧.** これらの圧が全体として有効濾過圧（NFP）を決定する.

> 糸球体血液の静水圧が濾過を促す一方，糸球体嚢の静水圧と血液膠質浸透圧が濾過を妨げる.

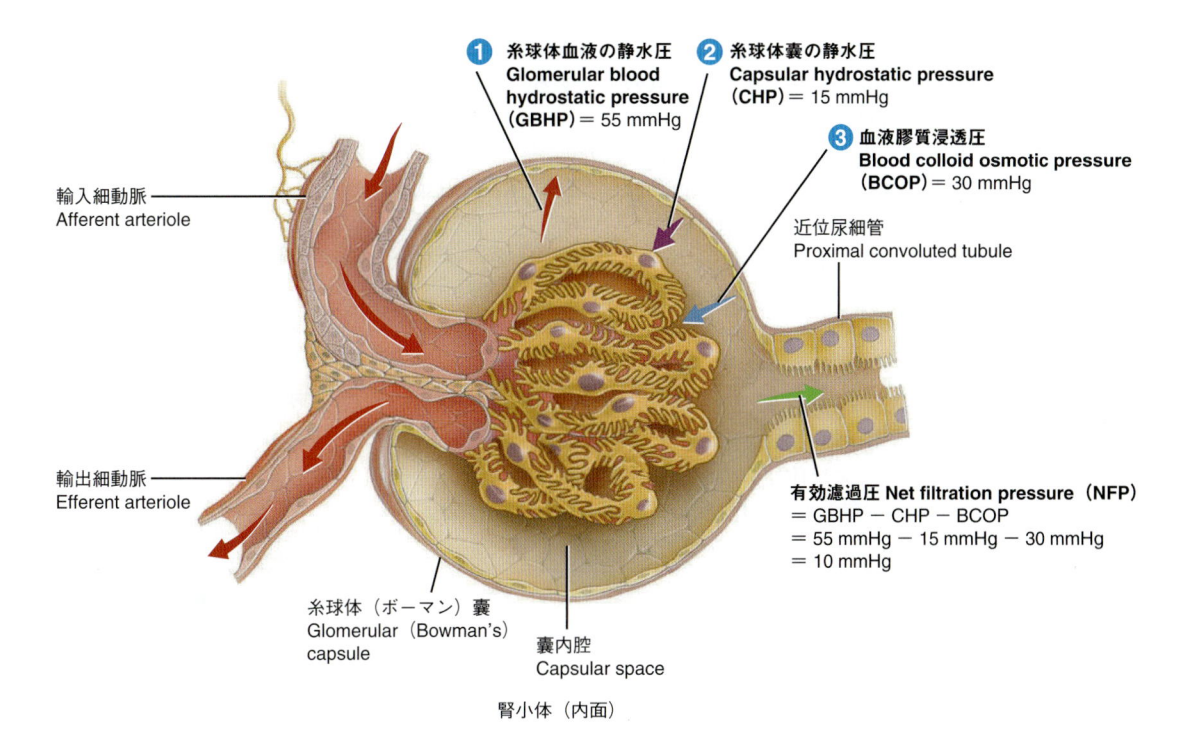

❶ 糸球体血液の静水圧
Glomerular blood
hydrostatic pressure
(GBHP) = 55 mmHg

❷ 糸球体嚢の静水圧
Capsular hydrostatic pressure
(CHP) = 15 mmHg

❸ 血液膠質浸透圧
Blood colloid osmotic pressure
(BCOP) = 30 mmHg

近位尿細管
Proximal convoluted tubule

輸入細動脈
Afferent arteriole

輸出細動脈
Efferent arteriole

有効濾過圧 Net filtration pressure（NFP）
= GBHP － CHP － BCOP
= 55 mmHg － 15 mmHg － 30 mmHg
= 10 mmHg

糸球体（ボーマン）嚢
Glomerular（Bowman's）
capsule

嚢内腔
Capsular space

腎小体（内面）

Q 腫瘍が右尿管を圧迫し閉塞していると仮定しなさい．これによって右腎臓の CHP にどのような影響が及び，その結果 NFP にどのような影響が出るか？　左腎臓も影響されうるか？

pressure（GBHP）は糸球体毛細血管内での血圧である．一般に，GBHP は約 55 mmHg である．GBHP は濾過膜を通して血漿中の水と溶質を押し出すことにより濾過を促進する.

❷ 糸球体嚢の静水圧 capsular hydrostatic pressure（CHP） は，嚢内腔と尿細管に存在している液体が濾過膜に対して働く静水圧である．CHP は濾過に対抗し，約 15 mmHg の"対抗圧"を出す.

❸ 血液膠質浸透圧 blood colloid osmotic pressure（BCOP） は血漿中にアルブミン，グロブリン，フィブリノゲンなどのタンパク質が存在することによるもので，これもまた濾過に対抗する．糸球体毛細血管の平均 BCOP は 30 mmHg である.

有効濾過圧 net filtration pressure（NFP），すなわち濾過を促進する全体の圧は以下のように定義される：

有効濾過圧（NFP） = GBHP – CHP – BCOP

与えられた値を置き換えることによって，正常の NFP を計算することができる：

$$\text{NFP} = 55\,\text{mmHg} - 15\,\text{mmHg} - 30\,\text{mmHg}$$
$$= 10\,\text{mmHg}$$

このように，わずか 10 mmHg の圧によって通常の血漿量（血漿タンパク質を除く）が糸球体から嚢内腔へと濾過される.

⚕臨床関連事項

尿中の血漿タンパク質の消失により浮腫が起る

ある種の腎疾患では糸球体毛細血管が損傷し，透過性が増すため，血漿タンパク質が糸球体濾液中に入る．その結果，血中から水を引き出す膠質浸透圧が濾液に生ずる．このような状態では，NFP が増加する．これはより多くの液が濾過されることを意味する．同時に血漿タンパク質が尿中に失われているため，血漿膠質浸透圧が低下する．再吸収によって戻るより多量の液体が，からだ中の至るところで毛細血管から組織中へと濾過されるため，血液量が減少し，間質液量が増加する．このようにして，尿中への血漿タンパク質の損失は**浮腫 edema**，すなわち間質液が異常に高い容積を占める状態を引き起す.

糸球体濾過量

　両腎臓のすべての腎小体で濾過される1分間当りの濾液量を，**糸球体濾過量 glomerular filtration rate (GFR)** という．成人における GFR は，男性では約 125 mL / min，女性では 105 mL / min である．体液のホメオスタシスのためには，腎臓が比較的一定の GFR を維持することが必要である．もし GFR が高すぎると，尿細管を通過する速度が速すぎて，必要な物質の再吸収ができず，それらの物質は体外に尿として排泄されてしまう．一方，GFR が低すぎると，ほとんどすべての濾液が再吸収されてしまい，ある種の老廃物が十分に排泄されなくなる．

　GFR は，有効濾過圧を決定する圧に直接関連する．すなわち，有効濾過圧の変化は GFR に影響を与える．例えば，極度の血液喪失によって平均動脈血圧が低下し，糸球体血液の静水圧が低下する．糸球体血液の静水圧が 45 mmHg まで落ちると，濾過が停止する．なぜならば，濾過に対抗する圧が合計 45 mmHg になるからである．驚くべきことに，体循環血圧が正常より上昇しても，有効濾過圧と GFR はほんの少ししか増加しない．GFR は平均動脈血圧が 80 ～ 180 mmHg のあいだであればほとんど一定である．

　GFR は主に以下の2つの方法で調節される：（1）糸球体へ流入する血流と糸球体から流出する血流を調節することによる．（2）濾過に用いる糸球体毛細血管の表面積を変化させることによる．糸球体毛細血管へ流入する血流が増加すると GFR は増加する．輸入細動脈と輸出細動脈の協調した調節により糸球体血流が調節される．例えば，輸入細動脈の収縮により糸球体への血流は減少し，一方，輸入細動脈の拡張により糸球体への血流は増加する．3つの機序，すなわち腎臓の自己調節，神経性調節，ホルモン性調節によって GFR は調節される．

腎臓の自己調節　通常，日常的に起る血圧の変化に対して（例えば，運動中などに起るように）腎臓はそれ自体で一定の腎血流と GFR を維持しようとする．この能力を腎臓の自己調節 renal autoregulation とよぶ．腎臓の自己調節は，2つの機序，すなわち筋原性機序と尿細管糸球体フィードバックよりなる．この2つが一緒に作用することで体循環血圧が広い範囲で変化しても GFR をほぼ一定に維持しうる．

　筋原性機序 myogenic mechanism（myo- ＝筋；-genic ＝原因となる）は，輸入細動脈の壁にある平滑筋が伸展されるとその平滑筋が収縮することによって起る．血圧が上昇すると，腎血流量が増えるために GFR も増加する．しかしながら，上昇した血圧は輸入細動脈の壁を伸展させる．それに反応して，輸入細動脈壁の平

滑筋線維は収縮し，その細動脈径は狭くなる．その結果，腎血流量は減少し，それにより GFR が減少して以前のレベルに戻る．逆に，動脈血圧が下がると，平滑筋細胞の伸展度は少なくなり，その結果，弛緩する．そして輸入細動脈は拡張し，腎血流量が増加して，GFR が増加する．筋原性機序により血圧の変化の後，すぐに腎血流

図 26.10　**尿細管糸球体フィードバック.**

傍糸球体装置（JGA）の緻密斑細胞は糸球体濾過量をネガティブフィードバック調節する.

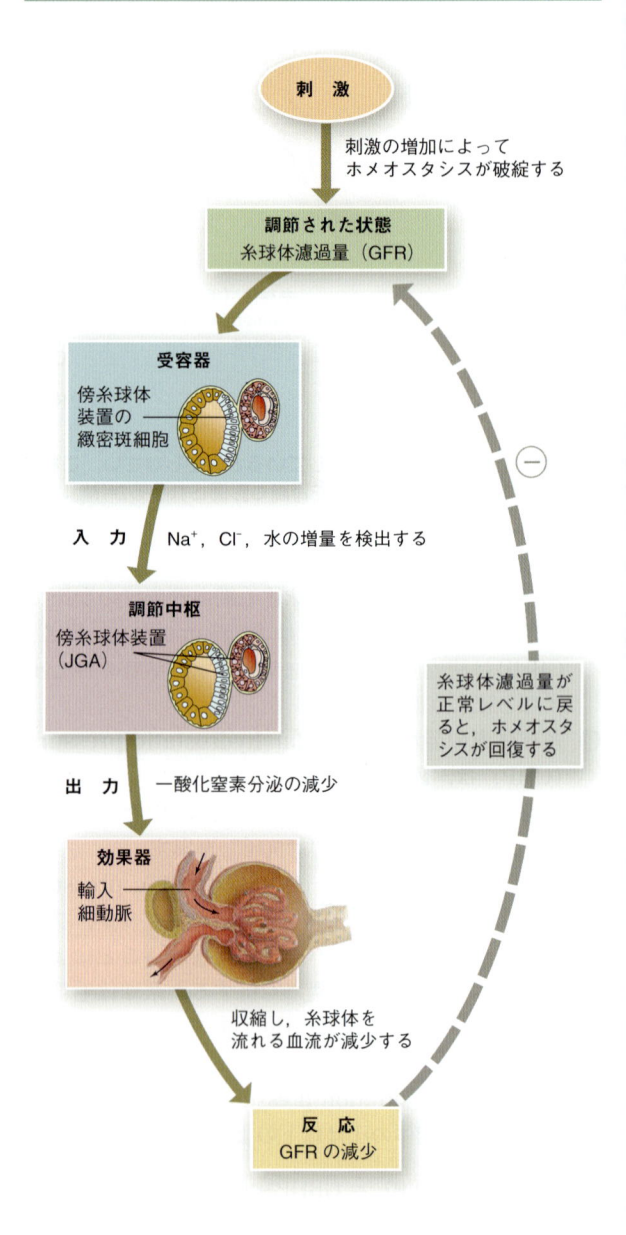

Q この尿細管糸球体フィードバックの過程はなぜ自己調節とよばれるのか？

と GFR は正常化される.

　腎臓の自己調節に関与する第2番目の機序は, **尿細管糸球体フィードバック tubuloglomerular feedback** である. そのように名づけられたのは, 尿細管の一部の緻密斑が, 糸球体にフィードバックをかけるからである (図 26.10). 体循環の血圧が上昇して, GFR が正常値を越える場合, 濾液は尿細管をより速く通過する. その結果, 近位尿細管とネフロンループにおける Na^+, Cl^-, 水の再吸収時間が短くなる. 緻密斑細胞は, Na^+, Cl^- および水の増量を感知し, 傍糸球体装置 (JGA) の細胞からの一酸化窒素 (NO) 放出を抑制すると考えられている. NO は血管拡張を起すため, NO レベルが低下すると輸入細動脈は収縮する. その結果, 糸球体毛細血管に流れる血流が減少し, GFR が減少する. 血圧が低下してそのために GFR が正常より少なくなると, 一連の逆の反応が起るがその程度は少ない. 尿細管糸球体フィードバックは筋原性機序よりもゆっくりと作用する.

GFR の神経性調節　からだの大部分の血管と同様に, 腎臓の血管もノルアドレナリンを放出する交感神経線維によって支配されている. ノルアドレナリンは $α_1$ 受容体の活性化を介して血管収縮を起す. $α_1$ 受容体は輸入細動脈の平滑筋線維にとくに多い. 安静時には, 交感神経による刺激は少ないので, 輸入細動脈と輸出細動脈は弛緩し, GFR は腎臓の自己調節によって制御されている. 交感神経の刺激がいくぶん多くなると, 輸入細動脈と輸出細動脈は同程度に収縮する. 糸球体に流入する血液と流出する血液は, 同程度に制限され, その結果, GFR はやや減少するのみである. 運動時や出血時など

に起るように, 交感神経の刺激が非常に多くなると, 輸出細動脈よりも輸入細動脈のほうがより強く収縮する. その結果, 糸球体毛細血管への血流量は極度に減少し, GFR は減少する. このような腎血流量の減少により以下の2つのことが起きる:（1）尿量が減少することにより, 血液量を維持するのに役立つ.（2）血液量が維持されることで, 他のからだの組織への血流量を増加することができる.

GFR のホルモン性調節　2つのホルモンが GFR の調節に関与する. アンジオテンシン II は GFR を減少させ, 一方, 心房性ナトリウム利尿ペプチド (ANP) は GFR を増加させる. **アンジオテンシン II angiotensin II** は, 非常に強力な血管収縮物質であり, 輸入細動脈ならびに輸出細動脈の径を狭くし, 腎血流量を減少させる. そして結果的に, GFR を減少させる. **心房性ナトリウム利尿ペプチド atrial natriuretic peptide** (ANP) は, 心臓の心房細胞から分泌される. 血液量が増加すると, 心房が伸展され, ANP 分泌が刺激される. ANP は糸球体のメサンギウム細胞を弛緩させることにより, 濾過に役立つ毛細血管の表面積を増大させる. 糸球体濾過量は表面積が増大すると増加する.

　表 26.2 に糸球体濾過量に対する調節を要約する.

チェックポイント

12. ペニシリンなどの薬物の尿中排泄速度が糸球体で濾過される速度より速い場合, 濾過以外にどのようにして尿中に入ってくるのか.
13. 血漿と糸球体濾液の主な化学的違いはなにか.

表 26.2　糸球体濾過量 (GFR) の調節

調節の型	主な刺激	機序と作用部位	GFR への効果
腎臓の自己調節 Renal autoregulation			
筋原性機序 Myogenic mechanism	血圧の上昇により, 輸入細動脈の平滑筋線維の伸展度が増加する.	伸展された平滑筋線維が収縮し, それによって輸入細動脈の内腔が狭くなる.	減少
尿細管糸球体フィードバック Tubuloglomerular feedback	体循環血圧の上昇により, Na^+ と Cl^- が緻密斑へ素早く到達する.	傍糸球体装置による一酸化窒素 (NO) 放出の減少により輸入細動脈の収縮が起る.	減少
神経性調節 Neural regulation	腎交感神経の活動レベルの上昇によりノルアドレナリン放出が増加する.	$α_1$ 受容体の活性化により, 輸入細動脈の収縮とレニンの放出増加が起る.	減少
ホルモン性調節 Hormone regulation			
アンジオテンシン II Angiotensin II	血液量の減少あるいは血圧の低下によりアンジオテンシン II 産生が刺激される.	輸入細動脈と輸出細動脈が収縮する.	減少
心房性ナトリウム利尿ペプチド Atrial natriuretic peptide (ANP)	心臓の心房伸展により ANP 分泌が刺激される.	糸球体のメサンギウム細胞の弛緩により濾過に使われる毛細血管の表面積が増大する.	増加

14. 糸球体毛細血管を介した濾過がからだの他の毛細血管を介した濾過よりずっと多いのはなぜか.
15. 有効濾過圧 (NFP) の計算式を書き,それぞれの用語の意味を説明しなさい.
16. 糸球体濾過量はどのように調節されているか.

26.6 尿細管再吸収と尿細管分泌

目標

- 尿細管再吸収と尿細管分泌の経路と機序を概説する.
- 尿細管と集合管の特定部位がどのようにして水と溶質を再吸収するのかを述べる.
- 尿細管と集合管の特定部位がどのようにして溶質を尿中に分泌するのかを説明する.

尿細管再吸収と尿細管分泌の原理

　正常時の糸球体濾過量は非常に多いため,30 分間に近位尿細管に流入する液体量は全血漿量をしのぐ.したがって,濾液の一部がなんらかの方法で血流に戻るのは明白である.再吸収—濾過された水の大部分と多くの濾過された溶質を血流に戻すこと—はネフロンと集合管の第二の基本的機能である.通常,濾過された水の約 99％は再吸収される.尿細管と集合管全域の上皮細胞で再吸収が行われるが,近位尿細管細胞の関与が最も大きい.能動的ならびに受動的過程で再吸収される溶質は,グルコース,アミノ酸,尿素,Na^+ (ナトリウムイオン),K^+ (カリウムイオン),Ca^{2+} (カルシウムイオン),Cl^- (塩化物イオン),HCO_3^- (炭酸水素イオン),HPO_4^{2-} (リン酸水素イオン) などのイオンである.濾液が近位尿細管を通過すると,より遠位に位置する細胞は水と選択されたイオンのホメオスタシスを維持するために再吸収過程を微調整する.濾過膜を通過した大部分の小さなタンパク質とペプチドは通常,飲作用によって再吸収される.表 26.3 をみて,各物質の濾過量,再吸収量,尿中への排泄量を比較すると,尿細管再吸収の大きさが理解できる.

　ネフロンと集合管の第三の機能は尿細管分泌,すなわち血液と尿細管細胞から尿細管液中に物質を移すことである.分泌される物質は,水素イオン (H^+),カリウムイオン (K^+),アンモニウムイオン (NH_4^+),クレアチニン,ある種の薬物 (ペニシリンなど) などである.尿細管分泌により 2 つの重要な効果がもたらされる:すなわち,(1) H^+ 分泌により血液の pH を制御することに役立つ.(2) 異物を分泌することにより,からだから尿中にそれらを排出することに役立つ.

　尿細管分泌により,ある種の物質は血液から尿中に出される.それらは尿検査によって検出されうる (26.8 節参照).運動能力を向上させる薬物,例えばタンパク質同化ステロイド薬,血漿増量剤,エリスロポエチン,hCG (ヒト絨毛性性腺刺激ホルモン),hGH (ヒト成長ホルモン),アンフェタミンなどが検出されるかどうかをアスリートにテストすることはとくに重要である.尿検査はまたアルコールあるいはマリファナ,コカイン,ヘロインなどの不法薬物の検出にも用いられる.

表 26.3 物質の濾過量,再吸収量,尿中排泄量

物 質	濾過量[*] (1 日当りに糸球体嚢に入る量)	再吸収量 (1 日当りに血液に戻す量)	尿 量 (1 日当りに排泄される量)
水	180 L	178 ～ 178.5 L	1.5 ～ 2 L
タンパク質	2.0 g	1.9 g	0.1 g
ナトリウムイオン (Na^+)	579 g	575 g	4 g
塩化物イオン (Cl^-)	640 g	633.7 g	6.3 g
炭酸水素イオン (HCO_3^-)	275 g	275 g	0.03 g
グルコース	162 g	162 g	0 g
尿 素	54 g	24 g	30 g[†]
カリウムイオン (K^+)	29.6 g	29.6 g	2.0 g[‡]
尿 酸	8.5 g	7.7 g	0.8 g
クレアチニン	1.6 g	0 g	1.6 g

[*] 糸球体濾過量を,1 日当り 180 L とする.
[†] 尿素は濾過と再吸収されるばかりか,分泌もされる.
[‡] 濾過されたすべての K^+ は,実質的に,尿細管とネフロンループにおいて再吸収される.その後,種々の量の K^+ が集合管の主細胞から分泌される.

再吸収の経路　尿細管腔の濾液から再吸収された物質は，2経路のうちの一つを通って尿細管周囲毛細血管に入ることができる．すなわち，物質は隣り合う尿細管細胞**間**，あるいは各尿細管細胞を**通って**移動することができる（図 26.11）．尿細管に沿って，タイトジャンクションが隣り合う細胞をとりまき，互いに連結させている．それはあたかも 6 本のソーダ缶をつなぐプラスチックの輪のようである．**管腔側膜（頂部表面膜）apical membrane**（ソーダ缶上部に相当する）は尿細管液と接触し，**基底側膜 basolateral membrane**（ソーダ缶の底と缶の側壁に相当する）は細胞の基部と側面で間質液に接触している．

　傍細胞性再吸収 paracellular reabsorption（para- ＝そばに）として知られる受動的過程で，液体は細胞**間**を漏出しうる．上皮細胞がタイトジャンクションによって連結されていても，近位尿細管における細胞間のタイトジャンクションは "漏出性" であり，再吸収されたある種の物質は細胞間を通って尿細管周囲毛細血管に入る．尿細管のある部分では，傍細胞経路を介する再吸収

図 26.11　再吸収の経路：傍細胞性再吸収と細胞透過性再吸収．

傍細胞性再吸収では，尿細管液中の水と溶質は尿細管細胞間を移動することによって血流に戻る．細胞透過性再吸収では尿細管液中の水と溶質は尿細管細胞を通過することによって血流に戻る．

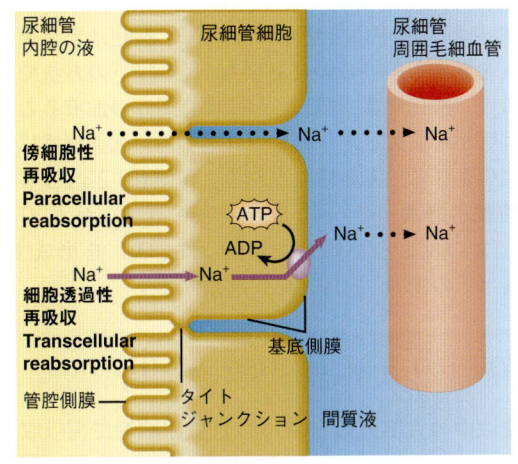

Key:
- ･･･▶　拡散
- ➡　能動輸送
- ナトリウム–カリウムポンプ（Na$^+$- K$^+$ATP アーゼ）

Q 尿細管細胞間にあるタイトジャンクション（密着結合）の主要な機能はなにか？

が，ある種のイオンと水（浸透によってそれらに伴う）の再吸収の 50％ をも占めると考えられている．**細胞透過性再吸収 transcellular reabsorption**（trans- ＝横切って）では，物質は尿細管腔中の液体から尿細管細胞の管腔側膜を**通って**サイトゾル（細胞質）を横切り，基底側膜を通って間質液中に出る．

輸送の機序　尿細管細胞が溶質を尿細管液から外に，あるいは尿細管液の中に輸送する際，ある特定の物質は一方向にしか移動しない．驚くまでもなく，異なった型の輸送タンパク質が管腔側膜と基底側膜に存在する．さらにタイトジャンクションは，管腔膜と基底側膜の各区画においてタンパク質の混合が起らないようなバリアを形成している．非常に多くの Na$^+$ が糸球体濾過膜を通過するので，尿細管による Na$^+$ の再吸収はとくに重要である．

　ナトリウム–カリウムポンプ（Na$^+$- K$^+$ ATP アーゼ）の活動により，尿細管細胞のサイトゾル中の Na$^+$ 濃度は全身の他の細胞と同様に低い．ナトリウム–カリウムポンプは基底側膜に存在し，Na$^+$ を尿細管細胞から排出する（図 26.11）．ナトリウム–カリウムポンプが管腔側膜には存在しないので，Na$^+$ の再吸収過程が一方向になる．管腔側膜を横切る Na$^+$ の大部分は細胞の基底部ならびに側面から間質液中に排出される．尿細管のナトリウム–カリウムポンプによって利用される ATP の量は安静時 ATP 全消費量の約 6％ である．比較のために述べると，この量は安静時呼吸中に横隔膜が収縮する際に使われるエネルギー量とほぼ同じである．

　3 章で述べたように，膜を横切る物質の輸送は能動的か受動的である．**一次性能動輸送 primary active transport** では，ATP の加水分解に由来するエネルギーが細胞を横切って物質を "くみ出す" ために使われることを思い出しなさい．ATP をこのように使うため，ナトリウム–カリウムポンプは一次性能動輸送ポンプの一つである．**二次性能動輸送 secondary active transport** では，ATP の加水分解ではなく，あるイオンの電気化学的勾配に蓄えられたエネルギーによって，他のもう一つの物質が膜を横切る．二次性能動輸送では，あるイオンが電気化学的勾配に沿って下方に動くのと，2 番目の物質がその電気化学的勾配に逆らって上方に動くのとが対になっている．**シンポーター symporters** は膜を横切って同じ方向に 2 つ以上の物質を動かす膜タンパク質である．**アンチポーター antiporters** は膜を横切って 2 つ以上の物質を反対方向に動かす．ちょうどエスカレーターがある一定期間中にある階から他の階に何人のヒトを運びうるかについて限界があるように，各型のトランスポーターにもどれだけ速く作用しうるかについて上限がある．その限界を**最大輸送量 transport maximum**

(T_m) とよび，それは mg / min で測定される．

　すべての水の再吸収は浸透を介して起るので，溶質の再吸収により水の再吸収が駆動される．腎臓で濾過された水の再吸収はその約90％が Na^+，Cl^-，グルコースなどの溶質の再吸収と一緒に起る．尿細管液中の溶質と一緒に水が再吸収されることを**不可避的水再吸収 obligatory water reabsorption** とよぶ．なぜならば，水は溶質が再吸収される時"不可避的に"溶質に追従するからである．この型の水の再吸収は近位尿細管とネフロンループ下行脚で起る．なぜならこの領域のネフロンはつねに水に対して透過性をもつからである．残り10％の水の再吸収，すなわち全量で1日当り10〜20 L の再吸収を**条件的水再吸収 facultative water reabsorption** とよぶ．**条件的 facultative** という単語は"必要に応じて可能である"という意味である．条件的水再吸収は抗利尿ホルモンによって調節されており，主に集合管で起る．

⚕ 臨床関連事項

糖　尿

　血中のグルコース濃度が 200 mg / mL を超えると，糸球体濾液に入るグルコースのすべてを再吸収するのに十分な速さでは腎臓のシンポーターが働けなくなる．その結果，尿中にいくぶんグルコースが残り，その状態を**糖尿 glucosuria** とよぶ．最も一般的な糖尿の原因は糖尿病である．糖尿病では，インスリン作用が障害されているため，血糖値が正常に比べてはるかに高くなる．腎臓の Na^+-グルコースシンポーターにおけるまれな遺伝性変異でも T_m が著しく減少するため，糖尿が起る．この場合，血中のグルコースレベルが正常であっても尿中にグルコースが出現する．糸球体濾液中に過剰なグルコースがあると，尿細管による水の再吸収が抑制される．その結果，尿量が増加し（多尿），血液量が減少して脱水となる．

　腎臓における輸送の原理について述べたので，次に，近位尿細管，ネフロンループ，遠位尿細管，集合管へと濾液が流れる順に追っていこう．ある特定の物質がどこでどのように再吸収され，分泌されるのかを各部分ごとに検討していく．濾液は近位尿細管に入ると**尿細管液 tubular fluid** となる．尿細管液はネフロン尿細管と集合管を流れるあいだに，再吸収と分泌によりその組成を変化させる．乳頭管から腎盂に流れ込む液体が**尿 urine** である．

近位尿細管での再吸収と分泌

　濾液中の溶質と水の大部分は近位尿細管で再吸収される．近位尿細管では，濾過された水，Na^+，K^+ の65％，

濾過されたグルコースやアミノ酸など有機溶質のほぼ100％，濾過された Cl^- の50％，濾過された HCO_3^- の80〜90％，濾過された尿素の50％，濾過された Ca^{2+}，Mg^{2+}，HPO_4^{2-}（リン酸水素イオン）の種々の量が再吸収される．さらに，近位尿細管では種々の量の H^+，NH_4^+（アンモニウムイオン），尿素が分泌される．

　近位尿細管（PCT）における大部分の溶質の再吸収には，Na^+ がかかわる．Na^+ の輸送は近位尿細管においてシンポート（共輸送）とアンチポート（逆輸送）の機構を介して起る．通常，濾過されたグルコース，アミノ酸，乳酸，水溶性のビタミン，その他の栄養素は尿として排泄されない．これらの物質は，管腔側膜に存在する **Na^+ シンポーター Na^+ symporters** によって近位尿細管の最初の半分のところで完全に再吸収される．図26.12に PCT 細胞の管腔側膜における **Na^+-グルコースシンポーター Na^+-glucose symporter** の作用を示してある．2個の Na^+ と1分子のグルコースはシンポータータンパク質に結びつき，尿細管液から尿細管細胞の中に運ばれる．Na^+ シンポーターによって近位尿細管細胞に運ばれたグルコース分子は促進拡散によって基底側膜を出て，尿細管周囲毛細血管の中に拡散していく．濾過された HPO_4^{2-}（リン酸水素イオン）と SO_4^{2-}（硫酸イオン），全アミノ酸，乳酸は，PCT 細胞の他の Na^+ シンポーターによって，同様の方法で再吸収される．

　もう一つの二次性能動輸送過程では，**Na^+-H^+ アンチポーター Na^+-H^+ antiporters** により，濾過された Na^+ がその濃度勾配に沿って PCT 細胞中に運ばれ，それと同時に H^+ はサイトゾルから尿細管内腔に移動する（図26.13a）．このようにして，Na^+ は血中に再吸収され，H^+ は尿細管液中に分泌される．PCT 細胞はアンチポーターを動かし続けるのに必要な H^+ を以下の方法で産生する．二酸化炭素（CO_2）が尿細管周囲の血液あるいは尿細管から拡散したりあるいは細胞内の代謝反応によって産生される．赤血球でも起るように（図23.23 参照），**炭酸脱水酵素 carbonic anhydrase（CA）** が水（H_2O）と CO_2 の反応を触媒して炭酸（H_2CO_3）を形成する．炭酸はその後 H^+ と HCO_3^- に解離する：

$$CO_2 + H_2O \xrightarrow{\text{炭酸脱水酵素}} H_2CO_3 \longrightarrow H^+ + HCO_3^-$$

　濾液中の大部分の HCO_3^- は近位尿細管で再吸収される．このようにしてからだの重要な緩衝剤供給が維持される（図26.13b）．近位尿細管の内腔の液体中に H^+ が分泌されると，H^+ は濾過された HCO_3^- と反応して H_2CO_3 を形成する．H_2CO_3 は容易に分解して CO_2 と H_2O になる．二酸化炭素はついで尿細管細胞内に拡散し，H_2O と結合して H_2CO_3 を形成する．H_2CO_3 は H^+ と HCO_3^- に解離する．サイトゾルで HCO_3^- のレベルが

図 26.12　近位尿細管（PCT）細胞の Na^+-グルコースシンポーターによるグルコース再吸収.

通常, 濾過されたグルコースのすべてが PCT で再吸収される.

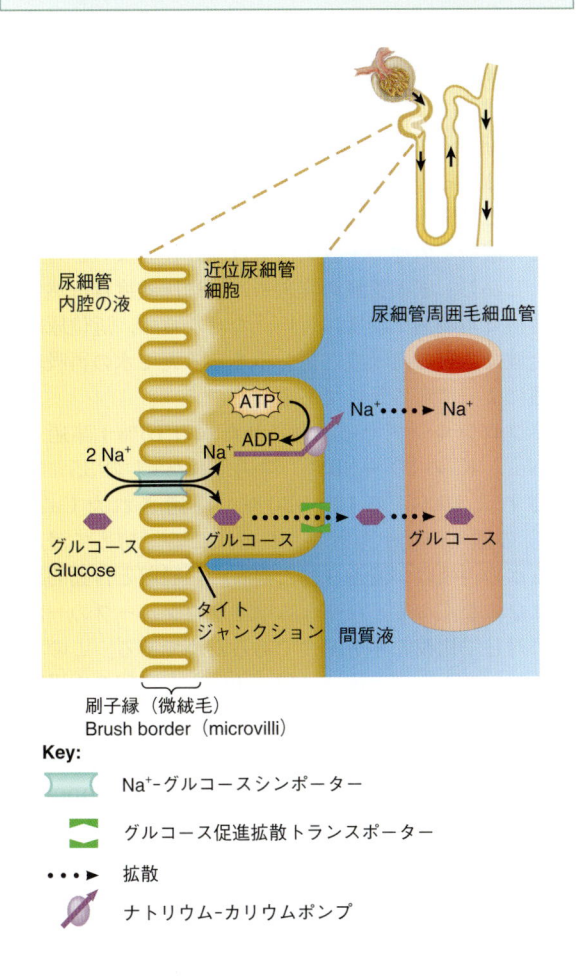

刷子縁（微絨毛）
Brush border（microvilli）

Key:

- Na^+-グルコースシンポーター
- グルコース促進拡散トランスポーター
- ····▶ 拡散
- ナトリウム-カリウムポンプ

Q　濾過されたグルコースはどのようにして PCT 細胞に入って出ていくか？

図 26.13　近位尿細管の Na^+-H^+ アンチポーターの作用.（a）管腔側膜を通る二次性能動輸送を介したナトリウムイオン（Na^+）の再吸収と水素イオン（H^+）の分泌；（b）基底側膜を通る促進拡散を介した炭酸水素イオン（HCO_3^-）の再吸収.
　CO_2 は二酸化炭素；H_2CO_3 は炭酸；CA は炭酸脱水酵素を示す.

Na^+-H^+ アンチポーターは近位尿細管中の Na^+ の細胞透過性再吸収と H^+ の分泌を促す.

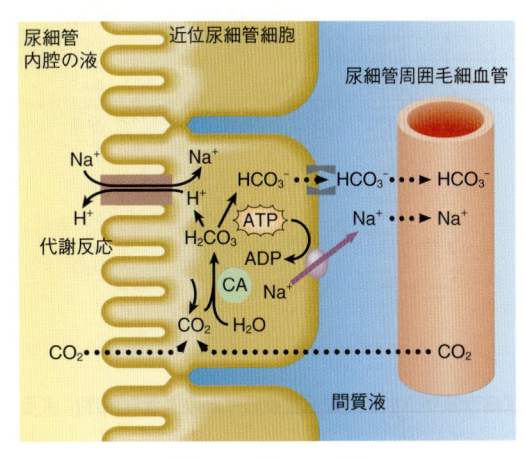

（a）Na^+再吸収と H^+分泌

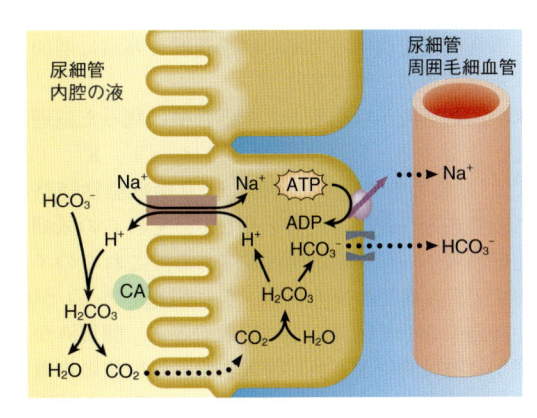

（b）HCO_3^- 再吸収

Key:

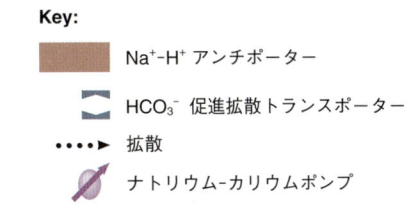

- Na^+-H^+ アンチポーター
- HCO_3^- 促進拡散トランスポーター
- ····▶ 拡散
- ナトリウム-カリウムポンプ

Q　図（a）に示す Na^+ 移動のどの段階が電気化学的勾配によって促進されるのか？

増加すると, 基底側膜にある促進拡散トランスポーターを介して Na^+ とともに血中に拡散する. すなわち, 近位尿細管の尿細管液中に分泌された各 H^+ に対して, 1個の HCO_3^- と 1 個の Na^+ が再吸収される.
　近位尿細管での溶質の再吸収により水の浸透が促される. 再吸収された各溶質は, 最初に尿細管細胞内部, ついで間質液, 最後に血液において容積モル浸透圧濃度を上昇させる. このため水は傍細胞性経路ならびに細胞透過性経路の両方を介して尿細管液から尿細管周囲毛細血管の中に迅速に移動し, 浸透圧バランスを保つ（図26.14）. いい換えると, 溶質の再吸収により, 浸透による水の再吸収を促す浸透圧勾配が生じる. 近位尿細管とネフロンループ下行脚に沿った細胞は**アクアポリン-1 aquaporin-1** の分子を多数もつため, とくに水に対し

図26.14 近位尿細管の後半部での Cl^-，K^+，Ca^{2+}，Mg^{2+}，尿素，水の受動的再吸収.

> 電気化学的勾配により溶質の受動的再吸収が傍細胞性再吸収と細胞透過性再吸収の両方を介して促進される.

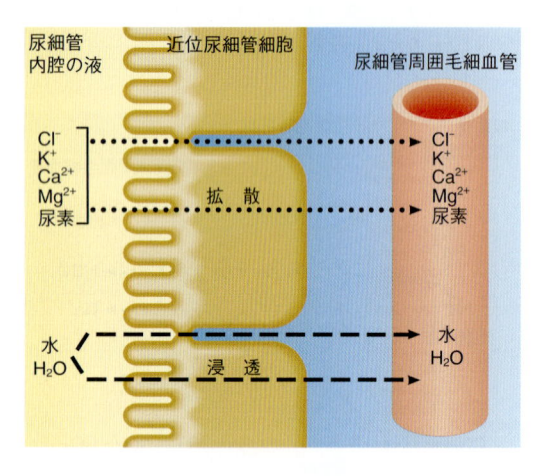

Q 尿細管液から水を再吸収するのはどのような機序によるか？

て透過性が高い．細胞膜にあるこのタンパク質は管腔側膜と基底側膜を横切って水の移動速度を非常に増加させる水チャネルの一つである．

水が尿細管液から出ると，尿細管中に残った濾過溶質濃度が上昇する．PCTの後半部では，Cl^-，K^+，Ca^{2+}，Mg^{2+}，尿素の電気化学的勾配により傍細胞性経路ならびに細胞透過性経路の両方を介して，それらの尿細管周囲毛細血管への受動拡散が促進される．これらのイオンの中で Cl^- の濃度が最も高い．負に帯電した Cl^- が傍細胞性経路を介して間質液中に拡散すると，間質液が尿細管液より電気的により負に帯電する．この負の帯電により K^+，Ca^{2+}，Mg^{2+} などの陽イオンの受動的な傍細胞性再吸収が促進される．

アンモニア（NH_3）は種々のアミノ酸の脱アミノ化（アミノ基の除去）—主に肝細胞で起る反応—に由来する有毒な老廃物である．加えて，肝細胞は大部分のアンモニアを毒性の少ない化合物である尿素に変換する．少量の尿素とアンモニアは汗にも存在するが，これらの窒素含有老廃物の大部分は尿を介して排泄される．血中の尿素とアンモニアはどちらも糸球体で濾過されるとともに，近位尿細管細胞からも尿細管液中に分泌される．

近位尿細管の細胞はアミノ酸の一つであるグルタミンを脱アミノ化することによって，さらなる NH_3 を産生する．この反応において HCO_3^- も生じる．この NH_3 は速やかに H^+ と結合してアンモニウムイオン（NH_4^+）になる．NH_4^+ は管腔側膜にある Na^+-H^+ アンチポーターの H^+ の代りになり，尿細管液中に分泌される．こ

の反応によって産生される HCO_3^- は基底側膜を通って移動し，血中に拡散する．そして血漿にさらなる緩衝剤を供給する．

ネフロンループにおける再吸収

近位尿細管では濾過された水（約80 mL / min）の約65％が再吸収されるので，ネフロンの次の部分であるネフロンループには液体が40〜45 mL / min の速度で流入する．その尿細管液の化学組成は糸球体濾過液の化学組成とはまったく異なっている．なぜならグルコース，アミノ酸やその他の栄養素がもはや存在しないからである．しかし，尿細管液の容積モル浸透圧濃度は依然血液の容積モル浸透圧濃度に近い．なぜならば，近位尿細管の全域で溶質の再吸収と足並みをそろえて水の再吸収が浸透によって起るからである．

ネフロンループでは濾過された水の15％；濾過された Na^+，K^+ の20〜30％；濾過された Cl^- の35％；濾過された HCO_3^- の10〜20％；濾過された Ca^{2+} と Mg^{2+} の種々の量が再吸収される．ここで初めて浸透による水の再吸収が濾過された溶質の再吸収と自動的には対にならなくなる．なぜならばネフロンループの一部は水に対して比較的非透過性であるためである．このようにネフロンループは体液の**量 volume** と**容積モル浸透圧濃度 osmolarity** の両方を**独立に**調節する場となる．

ネフロンループの太い上行脚の細胞の管腔側膜には **Na^+-K^+-2 Cl^- シンポーターNa^+-K^+-2 Cl^- symporters** があり，1個の Na^+，1個の K^+，2個の Cl^- を尿細管内腔の液から同時に再吸収する（図 26.15）．Na^+ は細胞の基底部と側面で間質液中に能動的に輸送され，直細血管の中に拡散する．Cl^- は基底側膜にあるリークチャネルを通って移動する．多数の K^+ が通るリークチャネルは管腔側膜にあるため，シンポーターによって細胞内に運び込まれた K^+ はその濃度勾配に従って尿細管液中に戻る．したがって，Na^+-K^+-2 Cl^- シンポーターの主な効果は Na^+ と Cl^- の再吸収である．

正に帯電した K^+ が管腔側膜にあるチャネルを通って尿細管液中に移動することにより，間質液と血液はネフロンループ上行脚の液体に比べると相対的に負に帯電することになる．この相対的な負の帯電が傍細胞性経路を介して陽イオン—Na^+，K^+，Ca^{2+}，Mg^{2+}—の再吸収を促す．

約15％の水がネフロンループ**下行脚** descending limb で再吸収されるが，**上行脚** ascending limb ではほとんどあるいはまったく水が再吸収されない．この部分の管腔側膜は，ほとんど水に非透過性である．イオンが再吸収されるのに水は再吸収されないため，尿細管液の容積モル浸透圧濃度は上行脚の終りに向かうにつれて次第に減少する．

図26.15 ネフロンループの太い上行脚のNa$^+$-K$^+$-2Cl$^-$シンポーター.

太い上行脚の細胞には1個のNa$^+$, 1個のK$^+$, 2個のCl$^-$を同時に再吸収するシンポーターが存在する.

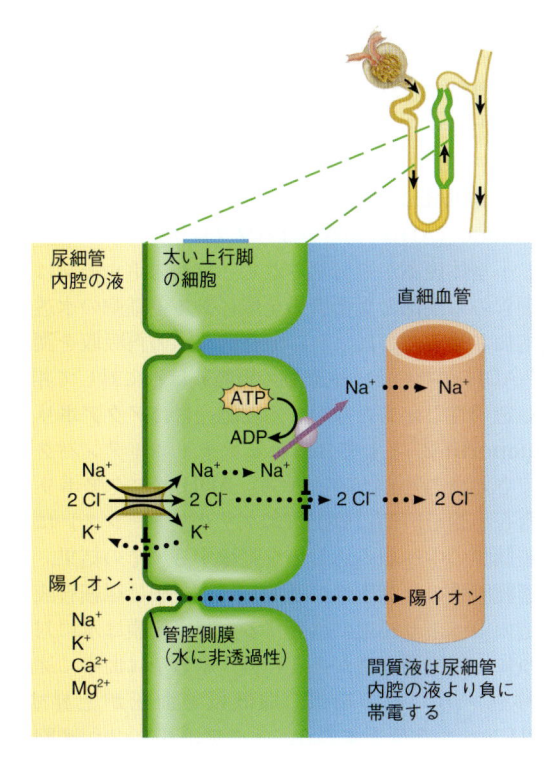

尿細管内腔の液

太い上行脚の細胞

直細血管

Na$^+$ ···· Na$^+$

ATP
ADP

Na$^+$ ···· Na$^+$

Na$^+$
2Cl$^-$
K$^+$

Na$^+$ ···· Na$^+$
2Cl$^-$ ···· 2Cl$^-$ ···· 2Cl$^-$
K$^+$ ···· K$^+$

陽イオン:
Na$^+$
K$^+$
Ca^{2+}
Mg^{2+}

···· 陽イオン

管腔側膜(水に非透過性)

間質液は尿細管内腔の液より負に帯電する

Key:

▨ Na$^+$-K$^+$-2Cl$^-$ シンポーター

⊣⊢ リークチャネル

◖ ナトリウム-カリウムポンプ

····▶ 拡散

Q この過程が二次性能動輸送と考えられるのはなぜか? この領域のネフロンでは水の再吸収がイオンの再吸収に伴うか?

遠位尿細管の最初の部分での再吸収

濾過された水の80%が再吸収されてしまうため, 遠位尿細管に入る液体の速度は約25 mL/minである. 遠位尿細管(DCT)の前方すなわち最初の部分では, 濾過された水の10〜15%; 濾過されたNa$^+$の5%; 濾過されたCl$^-$の5%が再吸収される. Na$^+$とCl$^-$は管腔側膜のNa$^+$-Cl$^-$シンポーター Na$^+$-Cl$^-$ symporters によって再吸収される. ついでNa$^+$とCl$^-$は, 基底側膜のナトリウム-カリウムポンプとCl$^-$リークチャネルにより, 尿細管周囲毛細血管の中に再吸収される. DCTの最初の部分は副甲状腺ホルモン(PTH)がCa^{2+}の再吸収を刺激する際に主に作用する部位でもある. DCTの最初の部分におけるCa^{2+}再吸収量はからだの必要量に応じて変動する.

遠位尿細管の末端部分と集合管での再吸収と分泌

遠位尿細管の末端部に到達するまでのあいだに濾過された溶質と水の90〜95%は血流中に戻っている. 後方すなわち末端の遠位尿細管と集合管全域には2つの異なった型の細胞—主細胞と介在細胞—が存在することを思い出しなさい. 主細胞はNa$^+$を再吸収してK$^+$を分泌する. 主細胞にはアルドステロンと抗利尿ホルモン(ADH)の受容体も存在する. 介在細胞はK$^+$とHCO$_3^-$を再吸収して, H$^+$を分泌するので, 血液pH調節の役割を担う. さらに介在細胞はK$^+$を再吸収する. 遠位尿細管の末端部分と集合管では, 水と溶質の再吸収量と溶質の分泌量がからだの必要量に応じて変動する.

ネフロンの前の部分とは対照的に, Na$^+$はシンポーターあるいはアンチポーターによるのではなくNa$^+$リークチャネルを介して主細胞の管腔膜を通過する(図26.16). ナトリウム-カリウムポンプが基底側膜を横切ってNa$^+$を輸送するので, 主細胞サイトゾル中のNa$^+$濃度は通常と同様低いままである. ついでNa$^+$は尿細管の周りの間質液から尿細管周囲毛細血管の中に受動的に拡散する.

近位尿細管とネフロンループにおける細胞透過性再吸収ならびに傍細胞再吸収により, 通常, 大部分の濾過されたK$^+$は血流に戻る. 食事によるK$^+$摂取の変化に対応して, 体液中のK$^+$レベルを一定に維持するために, 主細胞は種々の量のK$^+$を分泌する(図26.16). 基底側膜のナトリウム-カリウムポンプは継続的にK$^+$を主細胞の中に運び込むため, K$^+$の細胞内濃度は高いままである. K$^+$リークチャネルは管腔側膜と基底側膜の両方に存在するので, K$^+$のいくらかはその濃度勾配に従ってK$^+$濃度が非常に低い尿細管液中に拡散する. この分泌が尿中に排泄されるK$^+$の主な源である.

尿細管再吸収と尿細管分泌に対するホメオスタシス調節

5つのホルモンが尿細管によるNa$^+$, Cl$^-$, Ca^{2+}, 水の再吸収とK$^+$分泌に影響を与える. それらの5つのホルモンとは, アンジオテンシンII, アルドステロン, 抗利尿ホルモン, 心房性ナトリウム利尿ペプチド, 副甲状腺(上皮小体)ホルモンである.

レニン-アンジオテンシン-アルドステロン系 血液量と血圧が低下すると, 輸入細動脈壁はあまり伸展しなくなり, 傍糸球体細胞は血中に酵素**レニン** renin を分

図 26.16 　遠位尿細管の末端部と集合管にある主細胞による Na⁺再吸収と K⁺分泌.

> 主細胞の管腔側膜では Na⁺リークチャネルを介して Na⁺が入る一方，K⁺リークチャネルを介して尿細管液中に K⁺が出る.

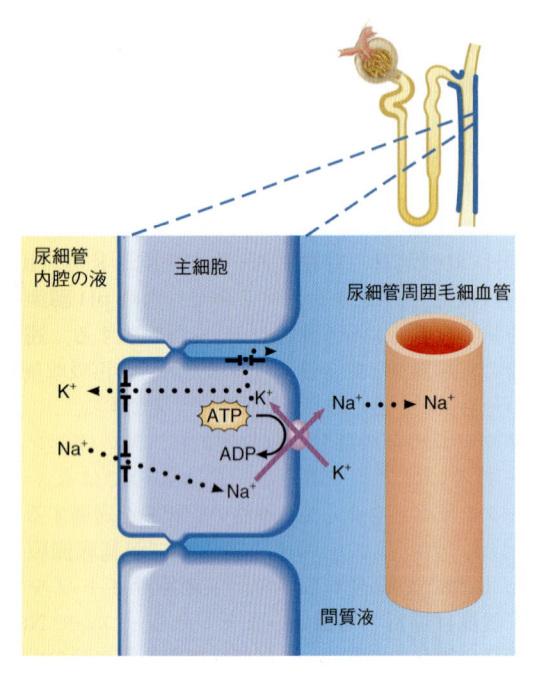

Key:
 　拡散
・———・　リークチャネル
　　　　ナトリウム–カリウムポンプ

Q 主細胞において再吸収と分泌を刺激するホルモンはなにか？　そしてそのホルモンはどのようにその効果を発揮するのか？

泌する．交感神経もまた傍糸球体細胞からのレニン放出を直接刺激する．レニンによってアンジオテンシノーゲン（肝細胞で合成される）からアンジオテンシン I とよばれる 10 個のアミノ酸からなるペプチドが切り取られる（図 18.15 参照）．さらに**アンジオテンシン変換酵素** angiotensin-converting enzyme（ACE）により，2 個のアミノ酸が切り取られ，アンジオテンシン I は活性型ホルモンである**アンジオテンシン II** angio-tensin II に変換される．

アンジオテンシン II は 3 つの主要な方法で腎臓の生理機能に影響を与える：

1．輸入細動脈の血管を収縮させることにより，糸球体濾過量を減少させる．
2．Na⁺-H⁺アンチポーターの活動を刺激することによ

り，近位尿細管における Na⁺，Cl⁻，水の再吸収を促進する．
3．副腎皮質のアルドステロン放出を刺激し，**アルドステロン aldosterone** が，集合管の主細胞を刺激して，より多くの Na⁺と Cl⁻を再吸収し，より多くの K⁺を分泌させる．より多くの Na⁺と Cl⁻を再吸収することで起る浸透圧の変化によって，水がより多く再吸収される．その結果，血液量が増加し，血圧が上昇する．

抗利尿ホルモン（ADH）

抗利尿ホルモン antidiuretic hormone（ADH；あるいは**バソプレッシン** vasopressin）は，下垂体後葉から分泌される．抗利尿ホルモンは遠位尿細管の末端部と集合管の全域にある主細胞の水透過性を増加させることにより，条件的な水の再吸収を調節する．ADH がないと，主細胞の管腔膜は水に対して非常に低い透過性しかもたない．主細胞内には**アクアポリン-2 aquaporin-2** * として知られる水チャネルタンパク質をたくさん含む小胞が存在する．ADH はアクアポリン-2 を含む小胞を，開口放出（エクソサイトーシス）により管腔側膜の中へ組み込むのを刺激する．その結果，主細胞管腔側膜の水透過性は増加し，水分子は尿細管液から細胞の中へより迅速に移動する．基底側膜は水に対してつねに比較的透過性があるため，水分子は血中に速やかに移動する．その結果，血液量と血圧が上昇する．ADH レベルが低下すると，アクアポリン-2 が細胞内取込み（エンドサイトーシス）により管腔側膜から除去されて主細胞の水の透過性が減少する．

ADH が関与するネガティブフィードバックシステムによって，条件的水再吸収が調節される（図 26.17）．血漿と間質液の容積モル浸透圧濃度あるいは浸透圧がわずか 1％上昇すると，いい換えれば水の濃度が低下すると，その変化を視床下部の浸透圧受容器が検出する．それらの神経インパルスが血中へのより多くの ADH 分泌を刺激し，主細胞が水に対してより透過性になる．条件的水再吸収が増加すると，血漿浸透圧は低下して正常になる．ADH 分泌に対する 2 番目の強力な刺激は，多量に出血している時あるいは著しい脱水の時に起るように，血液量の減少である．ADH 作用の病的な欠如，すなわち**尿崩症** diabetes insipidus として知られている状態では，毎日 20 L にも及ぶ非常に薄い尿を排泄する．

遠位尿細管末端部と集合管での ADH による条件的水再吸収の程度は，からだが正常に水分を摂取しているか，脱水しているか，あるいは過度に水分を摂取しているかによって異なる．

---

* 前述した水チャネル（アクアポリン-1）は ADH によって支配されない．

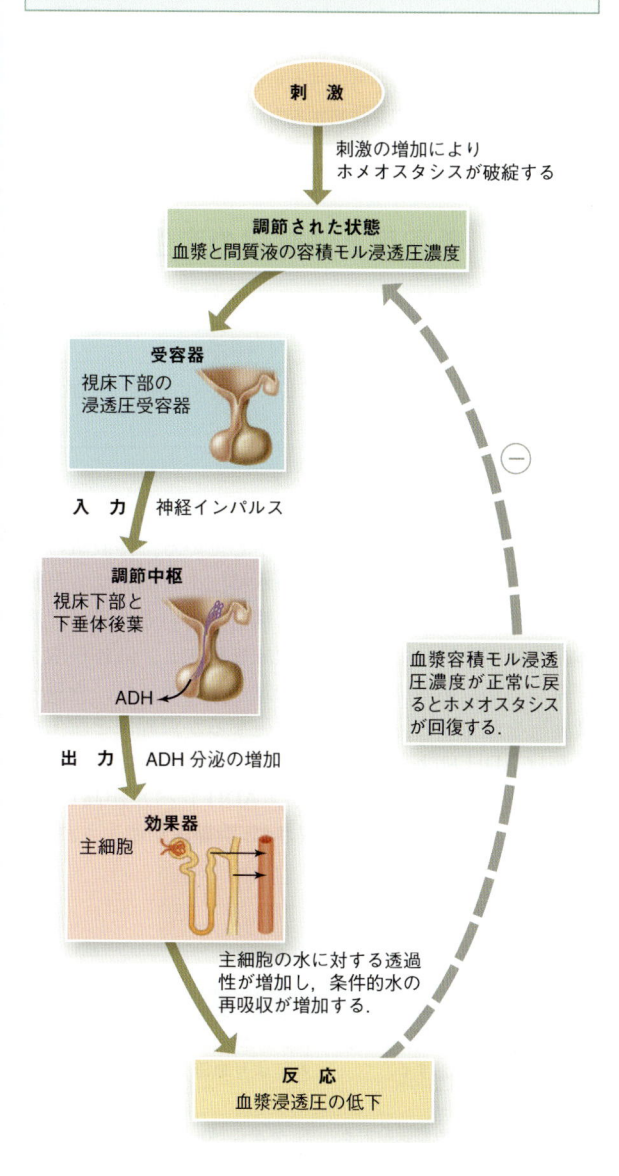

図 26.17　ADH による条件的水再吸収に対するネガティブフィードバック調節.

大部分の水の再吸収（90％）は不可避的であり，10％が条件的である.

刺　激

刺激の増加により
ホメオスタシスが破綻する

調節された状態
血漿と間質液の容積モル浸透圧濃度

受容器
視床下部の
浸透圧受容器

入　力　神経インパルス

調節中枢
視床下部と
下垂体後葉

ADH

出　力　ADH 分泌の増加

効果器
主細胞

主細胞の水に対する透過
性が増加し，条件的水の
再吸収が増加する.

血漿容積モル浸透
圧濃度が正常に戻
るとホメオスタシス
が回復する.

反　応
血漿浸透圧の低下

Q ADH のほかにどのホルモンが水の再吸収に関与するか？

・**正常な水分摂取**．からだが正常に水分補給を受けている（適切な水分摂取）状態では，血中に十分な ADH があり，濾過された水を遠位尿細管末端部と集合管において 19％再吸収する．これは濾過された水の全量の 99％が再吸収されることを意味する．99％のうち 65％が近位尿細管，15％がネフロンループ，19％が遠位尿細管末端部と集合管で再吸収される．濾過水の残りの 1％（約 1.5 〜 2 L/ 日）が尿として排出される.

したがって，からだが正常に水分補給を受けている時，腎臓は毎日，約 1.5 〜 2 L の尿を産生し，その尿は血液と比べていくぶん高張となる（いくぶん濃縮されている）.

・**脱水**．からだが脱水している状態では，血中の ADH 濃度は上昇する．そのため遠位尿細管末端部と集合管で再吸収される濾過水の量が増加する．血中の ADH 量がどれだけ増加するかに依存して遠位尿細管末端部と集合管で再吸収される濾過水の量は，19％から 19.8％まで増加しうる．その結果，1％より少ない量の濾過水が再吸収されずに遠位尿細管末端部と集合管に残る．これは正常尿量の 1.5 〜 2 L/ 日より少ない量に相当する．このような状況下で産生される尿は，血液に比べて，非常に高浸透圧である（非常に濃縮されている）．その理由は正常時より水の含有量が少ないためである．重篤な脱水の場合には，遠位尿細管末端部と集合管で再吸収される濾過水の量は最大限の 19.8％に達する．すなわち，尿細管と集合管で再吸収される濾過水の全量は，99.8％となる．99.8％のうち 65％が近位尿細管，15％がネフロンループ，そして 19.8％が遠位尿細管末端部と集合管で再吸収される．濾過水の残りの 0.2％（約 400 mL / 日）が尿として排出される．このように脱水時には，腎臓は少量の濃縮された尿を産生する.

・**水分過剰**．からだが水分過剰の状態（水を非常に多く摂取しすぎた状態）では，血中の ADH 濃度は低下する．その結果，遠位尿細管末端部と集合管で再吸収される濾過水の量は減少する．血中の ADH 量がどれだけ減少するかに依存して，遠位尿細管末端部と集合管で再吸収される濾過水の量は，19％から 0％まで減少しうる．その結果，1％より多い量の濾過水が再吸収されずに遠位尿細管末端部と集合管に残る．これは正常尿量の 1.5 〜 2 L/ 日より多い量に相当する．このような状況下で産生される尿は，血液に比べて，低浸透圧（希薄）である．その理由は正常時より水の含有量が多いためである．重篤な水分過剰の場合には，血中に ADH は存在せず，遠位尿細管末端部と集合管で再吸収される濾過水の量は 0％である．すなわち，尿細管と集合管で再吸収される濾過水の全量は，80％となる．80％のうち 65％が近位尿細管，15％がネフロンループで再吸収され，遠位尿細管末端部と集合管での再吸収はない（0％）．濾過水の残りの 20％（約 36 L/ 日）が尿として排出される．このように水分過剰時には，腎臓は多量の希薄な尿を産生する.

心房性ナトリウム利尿ペプチド　血液量が著しく増加すると，心臓から**心房性ナトリウム利尿ペプチド atrial natriuretic peptide（ANP）**の放出が促進される.

ANP の尿細管機能に対する通常の調節がどのくらい重要なのかは不明であるが，ANP は近位尿細管と集合管で Na^+ と水の再吸収を抑制しうる．ANP はまたアルドステロンと ADH の分泌を抑制する．これらの作用により尿への Na^+ の排泄（ナトリウム利尿）と尿量（利尿）が増加する．利尿により血液量と血圧が低下する．

副甲状腺ホルモン（上皮小体ホルモン） これまで述べてきたホルモンは，尿として水分損失の調節に関与するが，尿細管はイオン組成を調節するホルモンにも反応する．例えば，血中の Ca^{2+} のレベルが正常より低くなると，副甲状腺が刺激され，**副甲状腺ホルモン parathyroid hormone（PTH）** が分泌される．分泌された PTH によって遠位尿細管の最初の部分の細胞が刺激され，Ca^{2+} をより多く血中に再吸収するようになる．PTH はまた近位尿細管での HPO_4^{2-}（リン酸水素イオン）の再吸収を抑制する．これによって，リン酸の排泄を促す．

表 26.4 に尿細管再吸収と尿細管分泌に対するホルモン性調節を要約する．

> ### チェックポイント
>
> 17. 細胞透過性経路と傍細胞経路を介する物質の再吸収の模式図を描きなさい．管腔側膜と基底側膜を明示しなさい．ナトリウム-カリウムポンプはどこに存在するか．
> 18. Na^+ 再吸収について，PCT での 2 つの機序，ネフロンループでの 1 つの機序，DCT での 1 つの機序，集合管での 1 つの機序を述べなさい．それぞれの場合に他のどういう物質が Na^+ とともに再吸収され，あるいは分泌されるのか．
> 19. どのように介在細胞は水素イオンを分泌するか．
> 20. 濾過された水と Na^+ が PCT，ネフロンループ，DCT，集合管で再吸収される百分率を図示しなさい．どのホルモンが（もしそういうホルモンがあるなら）各部位において再吸収を調節するのかを示しなさい．

26.7 希釈尿と濃縮尿の産生

目標

• 尿細管と集合管がどのようにして希釈尿と濃縮尿を産生するのかを述べる．

液体摂取量はヒトによってかなり異なるにもかかわらず，からだの中の全体液量は一定している．体液量のホメオスタシスは大部分，尿への水排出率を調節する腎臓の能力に依存している．正常に機能している腎臓は，液体摂取量が多ければ大量の希釈尿を産生し，液体摂取量が少ないか，あるいは液体損失量が多い時には，少量の濃縮尿を産生する．希釈尿を産生するか濃縮尿を産生するかは ADH によって調節される．ADH がないと，尿は非常に希釈される．しかし，ADH レベルが高いと，より多くの水が血中へ再吸収され，濃縮尿が産生される．

表 26.4	尿細管再吸収と尿細管分泌のホルモン性調節		
ホルモン	**放出を起す主要な刺激**	**機序と作用部位**	**効果**
アンジオテンシン II Angiotensin II	血液量減少あるいは血圧低下によってレニンによるアンジオテンシン II 産生が刺激される．	近位尿細管細胞の Na^+-H^+ アンチポーターの活動を刺激する．	Na^+ と水の再吸収が増加する．これにより血液量と血圧が増加する．
アルドステロン Aldosterone	アンジオテンシン II レベルの上昇と血漿 K^+ レベルの上昇により，副腎皮質によるアルドステロン放出が促進される．	集合管において基底外側膜のナトリウム-カリウムポンプの活性と主細胞管腔側膜にある Na^+ チャネルの活性を上げる．	K^+ 分泌と Na^+ 再吸収が増加する．水の再吸収が増加し，その結果血液量と血圧が増加する．
抗利尿ホルモン Antidiuretic hormone (ADH)	細胞外液の容積モル浸透圧濃度の上昇あるいは血液量の減少により下垂体後葉からの ADH 放出が促進される．	主細胞管腔側膜の中に水チャネルタンパク質（アクアポリン-2）を挿入するのを刺激する．	水の条件的再吸収を増加させ，これにより体液の容積モル浸透圧濃度が低下する．
心房性ナトリウム利尿ペプチド Atrial natriuretic peptide (ANP)	心臓の心房の伸展により ANP 分泌が刺激される．	近位尿細管と集合管で Na^+ と水の再吸収を抑制する．アルドステロンと ADH の分泌を抑制する．	尿への Na^+ 排泄が増加する（ナトリウム利尿）．尿量が増加し（利尿），そのため血液量と血圧が減少する．
副甲状腺ホルモン Parathyroid hormone (PTH)	血漿 Ca^{2+} の減少により，副甲状腺からの PTH 分泌が促進される．	遠位尿細管の最初の部分の管腔側膜にある Ca^{2+} チャネル開口を刺激する．	Ca^{2+} の再吸収を促進する．

希釈尿の形成

　糸球体濾液は水と溶質粒子の比率が血液と同じであり，その容積モル浸透圧濃度は約 300 mOsm / L である．前述したように，近位尿細管から流れ出る液体はまだ血漿と等張である．尿が **希釈** dilute される時（図 26.18），尿細管内腔の液体の容積モル浸透圧濃度は，その液体がネフロンループ下行脚をくだって流れるにつれて **増加** increases し，上行脚を上って流れるにつれて **減少** decreases し，さらにネフロンの残りの部分ならびに集合管を流れるにつれ，さらに **減少** する．容積モル浸透圧濃度のこれらの変化は，尿細管液の経路に沿った以下の条件によって生じる：

図 26.18　**尿の形成**．数字は 1 L 当りのミリオスモル（mOsm / L）で表した容積モル浸透圧濃度を示す．ネフロンループ上行脚と遠位尿細管の太い茶色の線は水に対して非透過性であることを示す．太い青線は遠位尿細管の末端部と集合管を示し，その部分は ADH がないと水に対して非透過性である．ネフロンの周りの薄い青の領域は間質液を表している．

> ADH レベルが低い時，尿は希釈され，その浸透圧は血液の容積モル浸透圧濃度より低くなる．

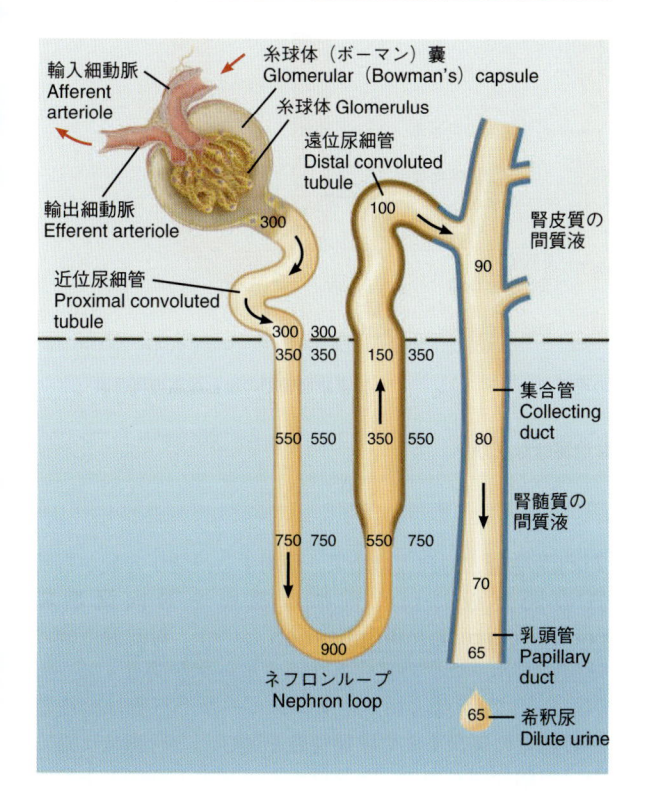

Q 尿細管と集合管のどの部分が水よりも多くの溶質を再吸収し希釈尿を産生するか？

1. 尿細管液がネフロンループ下行脚をその先端に向かって流れるとともに，腎髄質の間質液における容積モル浸透圧濃度は次第に大きくなるため，より多くの水が浸透によって再吸収される（この髄質での浸透圧勾配の源については後で述べる）．その結果，内腔に残った液は次第に濃縮される．

2. ネフロンループの太い上行脚に沿った細胞には Na^+，K^+，Cl^- を尿細管液から能動的に再吸収するシンポーターが存在する（図 26.15 参照）．これらのイオンは尿細管液から太い上行脚細胞に，ついで間質液中に，そして最後にそれらのいくらかは直血管内の血中に拡散する．

3. 溶質は太い上行脚で再吸収されるが，ネフロンのこの部分の水に対する透過性はつねにかなり低いため，浸透による水の再吸収は伴わない．尿細管液から溶質は出ていくが水は出ていかないので，尿細管液の容積モル浸透圧濃度は約 150 mOsm / L にまで低下する．したがって，遠位尿細管に入る液は血漿より薄い．

4. この液が遠位尿細管に沿って流れるあいだ，溶質はさらに再吸収されるが，水分子はわずかしか再吸収されない．遠位尿細管の最初の部分の細胞は水に対してあまり透過性をもたず，また ADH によって調節されない．

5. 遠位尿細管の末端部分と集合管の主細胞は ADH レベルが非常に低い時には水に対して非透過性である．このようにして，尿細管液は流れていくに従い，次第により薄くなる．尿細管液が腎盂に流れ込むまでにその濃度は 65 〜 70 mOsm / L まで低くなりうる．この濃度は血漿あるいは糸球体濾液より 4 倍薄い．

濃縮尿の形成

　水の摂取が少ない時，あるいは水の排出が多い時（発汗が多い時など），腎臓は老廃物と過剰なイオンを排泄しながら水を保持しなければならない．ADH の影響下で腎臓は少量の非常に濃縮された尿を産生する．尿は血漿や糸球体濾液（300 mOsm / L）より 4 倍濃縮されうる（1,200 mOsm / L にまで至る）．

　濃縮尿排泄の原因となる ADH の能力は，腎髄質の間質液中にある **浸透圧勾配** osmotic gradient の存在に依存する．図 26.19 に示すように，腎臓の間質液中の溶質濃度は，腎皮質では 300 mOsm / L であるが，腎髄質深部では 1,200 mOsm / L まで増加する．この高浸透圧に寄与する溶質は Na^+，Cl^-，尿素の 3 つである．この浸透圧勾配をつくり，維持する主要な因子は以下の 2 つである：(1) 長いネフロンループと集合管の異なった部位での溶質と水の透過性と再吸収の違い，(2) 腎

図 26.19　**長いループの傍髄質ネフロンにおける尿濃縮の機序.** 緑の線は Na^+，K^+，Cl^- の 3 つのイオンを同時に腎髄質の間質液中に再吸収する Na^+-K^+-2 Cl^- シンポーターが存在することを示す．この部分のネフロンはまた水と尿素に比較的非透過性である．すべての濃度は 1 L 当りのミリオスモル（mOsm／L）で示す.

> 濃縮尿の形成は，腎髄質の間質液中の高い溶質濃度に依存する.

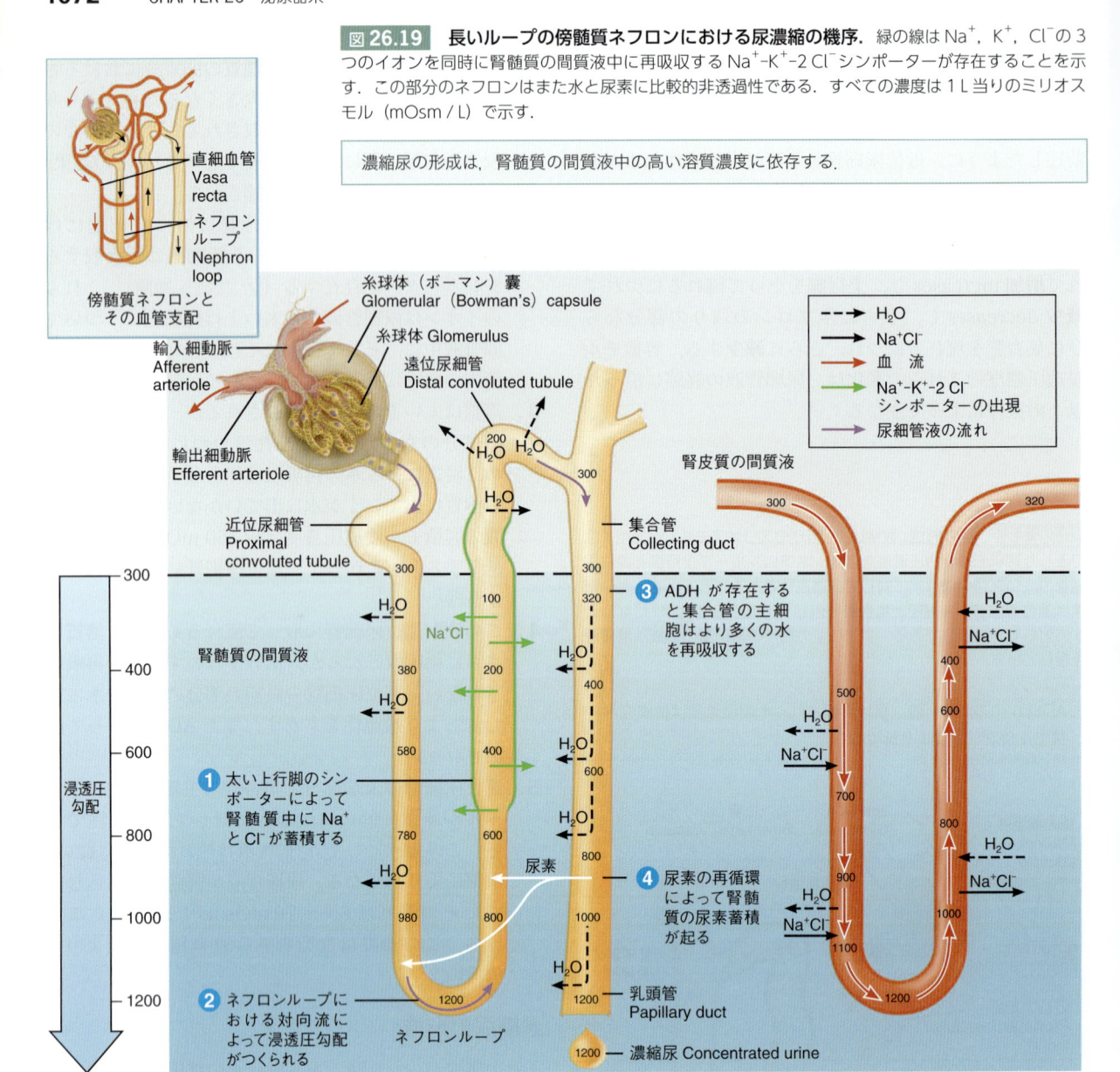

(a) 長いループをもつ傍髄質ネフロンでの Na^+，Cl^-，水の再吸収　　　(b) 直細血管での塩と尿素の再循環

Q 腎髄質の間質液における高い容積モル浸透圧濃度に関与する主要な溶質はなにか？

髄質中の管状構造を流れる液体の対向流である．**対向流 countercurrent flow** とは反対方向への液体の流れのことである．ある管を流れる液体がそれと平行に走る近接の管を流れる液体と逆に（反対に）流れる場合に，対向流が起る．対向流は例えば，ネフロンループの下行脚と上行脚を流れる尿細管液の流れや，直細血管の上行部と下行部を流れる血液の流れなどである．腎臓の**対向流の機序 countercurrent mechanisms** には 2 つあり，対向流増幅と対向流交換である．

対向流増幅　対向流の結果，漸増する浸透圧勾配が腎髄質の間質液につくられる過程を**対向流増幅 countercurrent multiplication** という．対向流増幅には傍髄質ネフロンの長いネフロンループが関与する．図 26.19a に示すように，ネフロンループ下行脚は腎皮質から髄質の奥深くまで尿細管液を運び，上行脚は反対方向に尿細管液を運ぶ．ネフロンループの下行脚と上行脚を流れる対向流は腎髄質中の浸透圧勾配を形成するので，長いネフロンループは**対向流増幅管 countercurrent**

multiplier として機能するといわれる．腎臓は濃縮した尿を排出するためにこの浸透圧勾配を用いる．

腎臓による濃縮尿の産生は以下のように行われる（図 26.19）：

❶ **ネフロンループの太い上行脚のシンポーターは腎髄質中の Na^+ と Cl^- の蓄積を起す**．ネフロンループの太い上行脚では，$Na^+-K^+-2Cl^-$ シンポーターにより尿細管液から Na^+ と Cl^- が再吸収される（図 26.19a）．しかし，その細胞は水に対して非透過性であるため，水はこの部分では再吸収されない．その結果，腎髄質の間質液には Na^+ と Cl^- が蓄積する．

❷ **ネフロンループの下行脚と上行脚での対向流が腎髄質の浸透圧勾配をつくる**．尿細管液は常時ネフロンループの下行脚から太い上行脚に流れていくので，太い上行脚はつねに Na^+ と Cl^- を再吸収する．その結果，再吸収された Na^+ と Cl^- は髄質の間質液中でますます濃縮されるようになる．このようにして，腎髄質外側での 300 mOsm / L から腎髄質内側深くでの 1,200 mOsm / L まで変動する浸透圧勾配が形成される．ネフロンループ下行脚は水に対して非常に透過性が高いが，尿素以外の溶質に対しては非透過性である．下行脚の外側にある間質液の容積モル浸透圧濃度は下行脚内部の尿細管液より高いため，水は浸透によって下行脚から外へ動く．これにより尿細管液の容積モル浸透圧濃度が上昇する．下行脚に沿って流れるに従い尿細管液の浸透圧はさらに高くなり，ネフロンループのヘアピンカーブ部分で傍髄質ネフロンの容積モル浸透圧濃度は 1,200 mOsm / L まで高くなりうる．すでに学んだように，ネフロンループ上行脚は水に対して非透過性であるが，そこのシンポーターによって尿細管液から腎髄質の間質液中に Na^+ と Cl^- が再吸収される．そのため尿細管液の容積モル浸透圧濃度はそれが上行脚を通って流れるに従い，次第に減少する．髄質と皮質の境で，尿細管液の容積モル浸透圧濃度は約 100 mOsm / L まで低下する．まとめると，尿細管液は下行脚に沿って流れるに従い次第により濃縮され，上行脚に沿って流れるに従い次第に希釈されることになる．

❸ **集合管の細胞はより多くの水と尿素を再吸収する**．ADH が主細胞の水透過性を増加させると，水は浸透によって速やかに集合管尿細管液から出て腎髄質内層の間質液中に移動し，ついで直血管に移動する．水の移動により集合管尿細管液に残った尿素はますます濃縮される．腎髄質深部の集合管は尿素に対して透過性であるので，尿素は集合管中の液から髄質の間質液中に拡散する．

❹ **再循環される尿素が腎髄質中の尿素蓄積の原因とな**る．尿素が間質液に蓄積するので，尿素のいくらかは尿素に透過性をもつネフロンループの下行脚と細い上行脚において尿細管液中に拡散する（図 26.19a）．しかし，太い上行脚，遠位尿細管，皮質部分にある集合管を通って液体が流れるあいだ，これらの部位の細胞は尿素に対して非透過性であるため，尿素はその液中に留まる．集合管に沿って液体が流れるあいだ，ADH が存在するので，浸透によって水の再吸収は継続する．この水の再吸収により，尿細管中の尿素濃度が**上昇 further increases** すればするほど，より多くの尿素が腎髄質内層の間質液に拡散する．この周期が繰り返される．髄質の尿細管と間質液間における尿素の持続的輸送は**尿素の再循環 urea recycling** とよばれる．このようにして集合管尿細管液からの水の再吸収が腎髄質の間質液中の尿素蓄積を促進する．そしてまたこれにより水の再吸収が促進される．内腔に残った溶質は非常に濃縮され，少量の濃縮尿が排泄される．

対向流交換　対向流の結果，溶質と水が直細血管の血液と腎髄質の間質液とのあいだで，受動的に交換される過程を**対向流交換 countercurrent exchange** という．図 26.19b に示すように，直血管もまた下行脚と上行脚からなり，それらは互いに平行でまたネフロンループとも平行に走る．ちょうどネフロンループの尿細管液が反対方向に流れるのと同様，血流も直血管の上行部と下行部で反対方向に流れる．直血管の下行枝と上行枝を流れる対向流は，血液と腎髄質の間質液とのあいだでの溶質と水の交換を可能にするので，直血管は**対向流交換体 countercurrent exchanger** として機能するといわれる．

直血管に入る血液の容積モル浸透圧濃度は約 300 mOsm / L である．腎髄質の間質液は深部にいくほど次第に濃縮しており，血液が腎髄質内部へと下行部に沿って流れると，Na^+，Cl^-，尿素は間質液から血中に拡散する．しかしその容積モル浸透圧濃度が上昇したのち，血液は直血管の上行部へ流れる．すなわち，間質液が次第に薄くなる領域を血液が流れることになる．その結果，Na^+，Cl^- と尿素は血液から間質液の中に拡散し，そして間質液から直血管の中に水が拡散する．直血管を出る血液の容積モル浸透圧濃度は，直血管に入る血液の容積モル浸透圧濃度よりほんのわずか高いのみである．したがって，直血管は浸透圧勾配を洗い流したり，減少させたりすることなく，腎髄質に酸素と栄養素を供給する．長いネフロンループは対向流増幅により腎髄質の浸透圧勾配を**つくり出す**が，直血管は対向流交換により腎髄質の浸透圧勾配を**維持する**．

ネフロンと集合管の各部における濾過，再吸収，分泌の過程を図 26.20 に要約する．

図 26.20 ネフロンと集合管における濾過，再吸収，分泌の要約.

濾過は腎小体で起る；再吸収は尿細管と集合管の全域で起る.

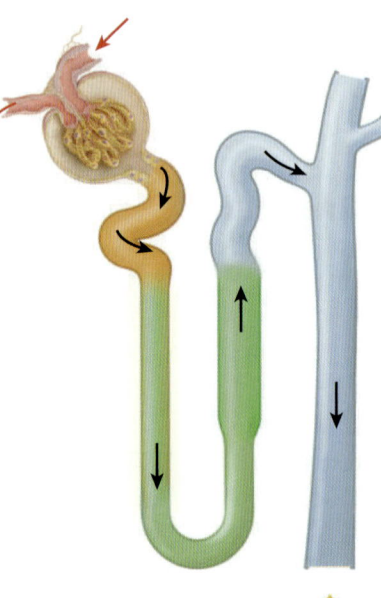

尿Urine

腎小体

糸球体濾過量：
　血液と等張で 105〜125 mL / min の液

濾過される物質：
　水と血中に存在するすべての溶質
　（イオン，グルコース，アミノ酸，
　クレアチニン，尿酸などでタンパ
　ク質を除く）

近位尿細管

濾液の（血液への）**再吸収**：

水	65%（浸透）
Na^+	65%（ナトリウム-カリウムポンプ，シンポーター，アンチポーター）
K^+	65%（拡散）
グルコース	100%（シンポーターと促進拡散）
アミノ酸	100%（シンポーターと促進拡散）
Cl^-	50%（拡散）
HCO_3^-	80〜90%（促進拡散）
尿　素	50%（拡散）
Ca^{2+}, Mg^{2+}	変動（拡散）

（尿への）**分泌**：

H^+	変動（アンチポーター）
NH_4^+	変動，アシドーシスで増加（アンチポーター）
尿　素	変動（拡散）
クレアチニン	少　量

PCT の末端で，尿細管液はまだ血液と等張である（300 mOsm / L）.

ネフロンループ

（血液への）**再吸収**：

水	15%（下行脚での浸透）
Na^+	20〜30%（上行脚のシンポーター）
K^+	20〜30%（上行脚のシンポーター）
Cl^-	35%（上行脚のシンポーター）
HCO_3^-	10〜20%（促進拡散）
Ca^{2+}, Mg^{2+}	変動（拡散）

（尿への）**分泌**：

尿　素	変動（集合管からの再循環）

ネフロンループの末端で尿細管液は低張となる（100〜150 mOsm / L）.

遠位尿細管の最初の部分

（血液への）**再吸収**：

水	10〜15%（浸透）
Na^+	5%（シンポーター）
Cl^-	5%（シンポーター）
Ca^{2+}	変動（副甲状腺ホルモンによって刺激される）

遠位尿細管末端部と集合管の主細胞

（血液への）**再吸収**：

水	5〜9%（ADH に刺激されて水チャネルが挿入される）
Na^+	1〜4%（アルドステロンによって刺激されるナトリウム-カリウムポンプとナトリウムチャネル）
HCO_3^-	H^+分泌に依存して量が変動（アンチポーター）
尿　素	変動（ネフロンループで再循環）

（尿への）**分泌**：

K^+	食事による摂取を調節するために量が変動（リークチャネル）
H^+	酸-塩基ホメオスタシスを維持するために量が変動（H^+ポンプ）

集合管を出る尿細管液は ADH レベルが低い時は希釈され，ADH が高い時は濃縮される.

Q ネフロンと集合管のどの部分で分泌が起るか？

✚臨床関連事項

利尿薬

　利尿薬 diuretics は腎臓で水の再吸収を遅くする物質であり，それによって利尿 diuresis，すなわち尿量の増加を起す．尿量の増加は血液量の減少を起す．血液量が減少すると通常，血圧が低下するため，利尿薬はしばしば高血圧 hypertension（高い血圧）治療のために処方される．天然に存在する利尿薬には，コーヒー，紅茶，ソーダ類に含まれるカフェイン caffeine や，ビール，ワイン，カクテルに含まれるアルコール alcohol がある．カフェインは Na^+ の再吸収を阻害し，アルコールは ADH の分泌を阻害する．大部分の利尿薬の作用は濾過された Na^+ の再吸収機序に干渉することによる．例えば，フロセミド（Lasix®）などのループ利尿薬はネフロンループの太い上行脚の Na^+-K^+-2 Cl^- シンポーターを選択的に阻害する（図 26.15 参照）．クロルサイアザイド（Diuril®）などサイアザイド系利尿薬は遠位尿細管に作用し，そこで Na^+-Cl^- シンポーターを阻害することにより尿への Na^+ と Cl^- 排泄を促進する．

チェックポイント

21. ネフロンループの上行脚と集合管主細胞のシンポーターはどのようにして濃縮尿の形成に関与するのか．

22. ADH はどのようにして条件的水の再吸収を調節するのか．

23. 対向流機序とはどのようなものか．どうしてそれが重要なのか．

26.8 　腎機能の評価

目　標

• 検尿を定義し，その重要性を述べる.
• 腎血漿クリアランスを定義し，その重要性を述べる.

　腎機能の通常の評価には尿の量と質ならびに血中の老廃物レベルの評価などがある．

検　尿

　尿量や，尿の物理的，化学的，顕微鏡的特性の分析を **検尿 urinalysis** とよび，これによりからだの状態がよくわかる．正常尿の主な特徴を表 26.5 に要約する．1日に排泄する尿量は健康成人で 1〜2 L である．尿量は，水分摂取量，血圧，血液浸透圧，食事，温度，利尿薬，精神状態，全身状態によって影響を受ける．例えば，低血圧によりレニン-アンジオテンシン-アルドステロン系が刺激される．アルドステロンは尿細管の水と塩類の再

表 26.5　正常尿の特性

特　性	説　明
量 Volume	24 時間で 1〜2 L；かなり変動する.
色 Color	黄色か琥珀色；尿の濃度や食事によって変化する．色は尿色素（胆汁の分解で生じた色素）とウロビリン（ヘモグロビンの分解で生じる）によるものである．濃縮された尿の色は濃くなる．食事（食用の根であるビートによって赤い色の尿が出る），薬，特定の病気によって色は変化する．腎結石により尿中に血液が出る．
濁度 Turbidity	排尿したての時は透明；しばらくすると濁る（曇る）．
におい Odor	少し芳香性がある；時間が経つとアンモニア臭になる．一部の人には消化したアスパラガスからメチルメルカプタンを形成する能力が遺伝し，その尿は特有のにおいがする．糖尿病の人の尿は，ケトン体が含まれているために果物の香りがする．
pH	pH 4.6〜8.0 の範囲で，平均 6.0．食事によってかなり変化する．高タンパク質食により酸性度が増加し，菜食によりアルカリ度が増加する．
比重 Specific gravity (density)	比重（密度）は，ある物質のある体積の重さと，その物質と同体積の蒸留水の重さとの比である．尿の比重は 1.001〜1.035 である．溶質の濃度が高くなればなるほど比重が高くなる．

吸収を増加させ，尿量を減少させる．対照的に血液浸透圧が低下すると—例えば，多量の水を飲んだ後— ADH の分泌が抑制され，より多量の尿が排泄される．

　水は全尿量の約 95% を占める．残りの 5% は電解質，細胞代謝に由来する溶質，薬物などの体外物質からなる．正常尿にはほとんどタンパク質は含まれない．尿に通常存在する典型的な溶質は，濾過あるいは分泌された電解質で再吸収されないもの，尿素（タンパク質の分解から），クレアチニン（筋線維のクレアチンリン酸の分解から），尿酸（核酸の分解から），脂肪酸，色素，酵素，ホルモンなど他の少量の物質である．

　疾病によりからだの代謝や腎機能が変化すると，正常には存在しない少量の物質が尿中に出現したり，正常尿の構成成分が異常な量で出現したりする．表 26.6 には検尿の一部として検出されうる尿の異常成分のいくつかを列挙してある．

血液検査

　2つの血液検査によって腎機能に関する情報が得られる．一つは，**血液尿素窒素 blood urea nitrogen（BUN）** 検査で，血液窒素を測定するものである．血液窒素はアミノ酸の異化と脱アミノ化によって生じる尿素の一部で

表 26.6	尿の異常成分の要約
異常成分	**説 明**
アルブミン Albumin	血漿の正常成分;毛細血管壁の孔を通過するには大きすぎるので,通常,極微量が尿中に排出される.過量のアルブミンが尿中に含まれる場合,すなわち**タンパク尿 albuminuria** は,濾過膜の透過性が亢進していることを示す.濾過膜の透過性亢進は,外傷や疾病,血圧上昇,細菌毒素,エーテル,重金属などの物質による腎細胞の炎症などによって起る.
グルコース Glucose	尿中にグルコースが存在すること―**糖尿 glucosuria**―通常,糖尿病の指標となる.時に,糖尿は多量のアドレナリン分泌を引き起すようなストレスによっても生じる.アドレナリンはグリコーゲン分解ならびに肝臓からのグルコース放出を刺激する.
赤血球 Red blood cells (erythrocytes)	尿中に赤血球が存在する―**血尿 hematuria**―一般に病的状態の指標となる.その原因の一つは,疾病あるいは腎結石の刺激による泌尿器官の急性炎症である.他の原因:腫瘍,外傷,腎臓の病気,月経血の尿サンプルへの混入.
ケトン体 Ketone bodies	ケトン体が尿中に多量に含まれる―**ケトン尿 ketonuria**―糖尿病,食欲不振,飢餓,食事中の炭水化物不足の指標となる.
ビリルビン Bilirubin	赤血球がマクロファージによって破壊されるとヘモグロビンのグロブリン部分がはずれ,ヘムはビリベルジンになる.大部分のビリベルジンがビリルビンになり,胆汁の主な色素となる.尿中のビリルビン量が正常より多い場合,**ビリルビン尿 bilirubinuria** とよばれる.
ウロビリノーゲン Urobilinogen	ウロビリノーゲン(ヘモグロビンの分解産物)が尿中に存在する場合,**ウロビリノーゲン尿 urobilinogenuria** とよばれる.微量含まれるのは正常であるが,ウロビリノーゲン量が増加している場合は,溶血性貧血,悪性貧血,感染性肝炎,胆管閉塞,黄疸,肝硬変,うっ血性心不全,伝染性単核症の可能性がある.
尿円柱 Casts	尿円柱は硬くなった物質の小さな塊で,それらが形成された尿細管の内腔の形をしていると考えられる.尿円柱の後ろに濾液が増えると尿円柱は細管から押し出され,尿中に排出される.尿円柱はそれらを構成する細胞や物質,あるいはその形状に基づいて命名される(例えば,白血球円柱,赤血球円柱,尿細管壁の細胞を含む上皮細胞円柱).
微生物 Microbes	細菌の数や種類は,泌尿器系での特異的な感染ごとに異なる.最も一般的な細菌は大腸菌である.最も一般的な真菌は,カンジダ・アルビカンス *Candida albicans* で,腟炎の原因となる.最も頻繁にみられる原虫は腟トリコモナス *Trichomonas vaginalis* で,女性では腟炎,男性では尿道炎の原因となる.

ある.例えば腎疾患や泌尿器の閉塞により糸球体濾過量が極端に減少すると,急激に BUN が増加する.そのような患者を治療する一つの方策はタンパク質摂取を最小限にすることである.それにより尿素の産生量を減少させる.

腎機能を評価するためにしばしば用いられるもう一つの検査は**血漿クレアチニン plasma creatinine** の測定である.血漿クレアチニンは骨格筋のクレアチンリン酸の異化によって生じる.尿へのクレアチニン排泄量は筋からの放出量と同じなので,通常,血液クレアチニンレベルは一定である.1.5 mg / dL(135 mmol / L)より高いクレアチニンレベルは通常腎機能が悪いことを示唆する.

腎血漿クリアランス

腎臓がどのくらい効果的に血漿からある物質を除去するかを評価することは,BUN や血中クレアチニン値より腎疾患の診断上さらに有益である.**腎血漿クリアランス renal plasma clearance** はある物質を単位時間当りに"掃除する"あるいは"片づける"血液量であり,通常 mL / min の単位で表現する.高い腎血漿クリアラ

ンスは,ある物質が尿へ効率よく排泄されることを意味し,低いクリアランスは不十分な排泄を意味する.例えば,グルコースは完全に再吸収されるので,グルコースのクリアランスは通常ゼロである(表 26.3 参照);つまり,グルコースはまったく排泄されない.薬物のクリアランスを知ることは適切な投与量を決定する上で必須である.クリアランスが高い場合(例えば,ペニシリン),投与量もまた多くなければならない.しかも血中の適切な治療レベルを維持するために1日に数回投与されなければならない.

クリアランスを算出するのに,以下の方程式が使われる:

$$\text{物質 S の腎血漿クリアランス} = \left(\frac{U \times V}{P} \right)$$

ここで U と P はそれぞれ物質の尿中濃度と血漿中濃度である(両方とも同じ単位,例えば,mg / mL で表現される).V は mL / min で表現される尿量である.

溶質のクリアランスはネフロンの3つの基本過程,糸球体濾過,尿細管再吸収,尿細管分泌に依存する.濾過はされるが,まったく再吸収も分泌もされない物質を

考えてみよう．濾過したその物質の分子はすべて尿中に出現するので，その物質のクリアランスは糸球体濾過量に等しい．これは植物性多糖類の**イヌリン** inulin の場合である．イヌリンは容易に濾過され，再吸収も分泌もされない（膵臓で産生されるホルモンのインスリンとイヌリンとを混同しないこと）．イヌリンのクリアランスは一般的には約 125 mL / min であり，これは GFR に等しい．臨床的に，GFR を測定するためにイヌリンのクリアランスを用いることができる．イヌリンのクリアランスは以下の方法で求められる．イヌリンを静脈内に投与した後，血漿と尿中のイヌリン濃度を尿量とともに測定する．イヌリンのクリアランスを用いることが GFR を求める正確な方法であるが，それにはいくつかの弱点がある．例えば，イヌリンは生体では産生されないので，クリアランス測定をしているあいだ，イヌリンを持続的に投与しなくてはならない．一方，クレアチニンのクリアランスの測定は GFR を見積もる上で，より簡便な方法である．なぜならば，クレアチニンは筋肉代謝の最終産物として生体がふつうに産生する物質だからである．濾過されたクレアチニンは再吸収されず，ごく微量が分泌される．クレアチニンには分泌が少量あるため，クレアチニンクリアランスは GFR の近似値にしかならず，イヌリンクリアランスのようには正確ではない．クレアチニンクリアランスは通常，120 〜 140 mL / min

である．

有機アニオンの**パラアミノ馬尿酸** para-aminohippuric acid（PAH）のクリアランスもまた臨床上重要である．PAH を静脈内投与すると，PAH は腎臓を 1 循するだけで濾過され，分泌される．したがって，PAH のクリアランスは**腎血漿流量** renal plasma flow，すなわち 1 分間に血漿が腎臓を流れる血漿量を測定するのに用いられる．典型的には，腎血漿流量は 1 分間に 650 mL であり，腎血流量（1,200 mL / min）の約 55％である．

チェックポイント

24. 正常尿の特徴はなにか．

25. 通常，尿に存在する化学物質はなにか．

26. どのようにして腎機能は評価されうるか．

27. グルコース，尿素，クレアチニンの腎血漿クリアランスが異なるのはなぜか．各クリアランスは糸球体濾過量と比較するとどのようであるか．

⚕ 臨床関連事項

透 析

　腎臓が病気や外傷により障害されて十分に機能しなくなった場合，血液を**透析** dialysis（dialyo ＝分離すること）することによって人工的に浄化しなければならない．透析とは，選択的透過性を有する膜を通すことによって大きな溶質を小さな溶質から分離することである．透析の一つに**血液透析** hemodialysis（hemo- ＝血液）がある．血液透析では，老廃物や過剰な電解質や水分を除去した後，きれいになった血液を患者に戻すことにより，患者の血液を濾過する．からだから除去された血液は**血液透析器** hemodialyzer（人工腎臓）に送られる．ダイアライザー内で，血液は**透析膜** dialysis membrane を通って流れる．透析膜には小さな溶質が拡散できる大きさの穴が開いている．**透析液** dialysate とよばれる特別な液がダイアライザーにポンプで送られるので，透析膜の周りは透析液で囲まれる．透析液は血液から老廃物（尿素，クレアチニン，尿酸，過剰なリン酸イオンやカリウムイオンや硫酸イオンなど）が除去されるよう拡散勾配を維持し，また血液に必要な物質（グルコース，炭酸水素イオンなど）を追加するように，特別に調合されている．きれいになった血液は気泡探知機を通って空気が除去された後，からだに戻される．血液の凝固を防御するために抗凝固薬（ヘパリン）がダイアライザー内に加えられる．血液透析を受けているヒトは原則，1 週間に 6 〜 12 時間（典型的には週 3 回に分けられる）の透析が必要とされる．

　もう一つの透析法は**腹膜透析** peritoneal dialysis とよばれ，血液を濾過する透析膜として腹腔の腹膜を用いる．腹膜は表面積が大きく，多数の血管を有した非常に効率のよい濾過膜である．カテーテルを腹腔内に挿入し，それを透析液の袋に連結する．透析液を重力によって腹腔に流れ込ませ，十分な時間をかけて老廃物ならびに過剰な電解質や水分を透析液中に拡散させる．その後，その透析液を袋に排出して処分する．そして新鮮な透析液に置き換える．

　1 回の周期を 1 **交換** exchange とよぶ．腹腔透析の一つの変法に **連続携行式腹膜透析** continuous ambulatory peritoneal dialysis（CAPD）とよばれる方法があり，自宅で行うことが可能である．通常，透析液は 1 日昼間に 4 回，睡眠中の夜に 1 回，排出・補充をする．交換と交換のあいだ，患者は腹腔内に透析液を入れたまま，自由に動き回ることができる．

26.9 尿輸送，貯蔵，排泄

目 標

• 尿管，膀胱，尿道の解剖，組織，生理を述べる.

尿は集合管から小腎杯へ排出される. 小腎杯は結合して大腎杯となり，大腎杯が結合して腎盂を形成する（図26.3 参照）. 尿は腎盂から最初に尿管に，ついで膀胱の中に流れ込む. その後，尿は 1 本の尿道を通って体外に排出される（図 26.1 参照）.

尿 管

2 本の**尿管** ureters は腎臓の腎盂から膀胱へと尿を輸送する. 尿管壁筋の蠕動により尿は膀胱に向かって押し出されるが，静水圧や重力もまたそれに寄与する. 腎盂から膀胱へ向かう蠕動波はどれだけ速く尿がつくられているかに依存して，1 ～ 5 回/min の頻度で変動する.

尿管は 25 ～ 30 cm の長さで，厚い壁をもつ狭い管である. その直径は腎盂から膀胱間の経路に沿って 1 ～ 10 mm まで変動する. 腎臓と同様，尿管も後腹膜にある. 膀胱底で尿管は内側にカーブし，膀胱後壁を斜めに通過する（図 26.21）.

膀胱への左右の尿管口に解剖学的な弁は存在しないが，生理的な弁が効果的に働く. 膀胱が尿で満たされると，膀胱の圧が尿管への斜めの開口部を圧迫し，尿の逆流を防ぐ. この生理的バルブが適切に働かない場合は，微生物が膀胱から尿管を上り，片方あるいは両方の腎臓がその微生物に感染してしまう可能性がある.

尿管壁は 3 層の組織からなる. 最内層の組織は**粘膜mucosa**で，**移行上皮 transitional epithelium**（表 4.1 J 参照）とそれを裏打ちする**粘膜固有層 lamina propria**からなる. 粘膜固有層は，かなりの量のコラーゲンと弾性線維を有する疎性結合組織とリンパ組織からなる. 移行上皮は伸展しうる. これは変化しうる容積の液体を入れなければならない器官にとって大きな利点である. 尿の溶質濃度ならびに pH は尿管壁を形づくる細胞のサイトゾルとは劇的に異なる可能性があり，粘膜の杯細胞から分泌される粘液は尿と接触する細胞を保護する.

尿管の全長にわたって，中間の組織は**筋層muscularis**である. 筋層は内側が縦走筋，外側が輪状筋からなる. この配置は胃腸管の平滑筋配置（内側が輪状筋，外側が縦走筋）とは逆である. 尿管の遠位端 1/3 には外側にも縦走筋線維がある. したがって，遠位端 1/3 の筋層は，内側が縦走筋，中間が輪状筋，外側が縦走層筋となる. 筋層の主な機能は蠕動である.

尿管の最外層の組織は**外膜 adventitia** である. 外膜

図 26.21 女性の尿管，膀胱，尿道.

排尿によって排出されるまで尿は膀胱に貯蔵される.

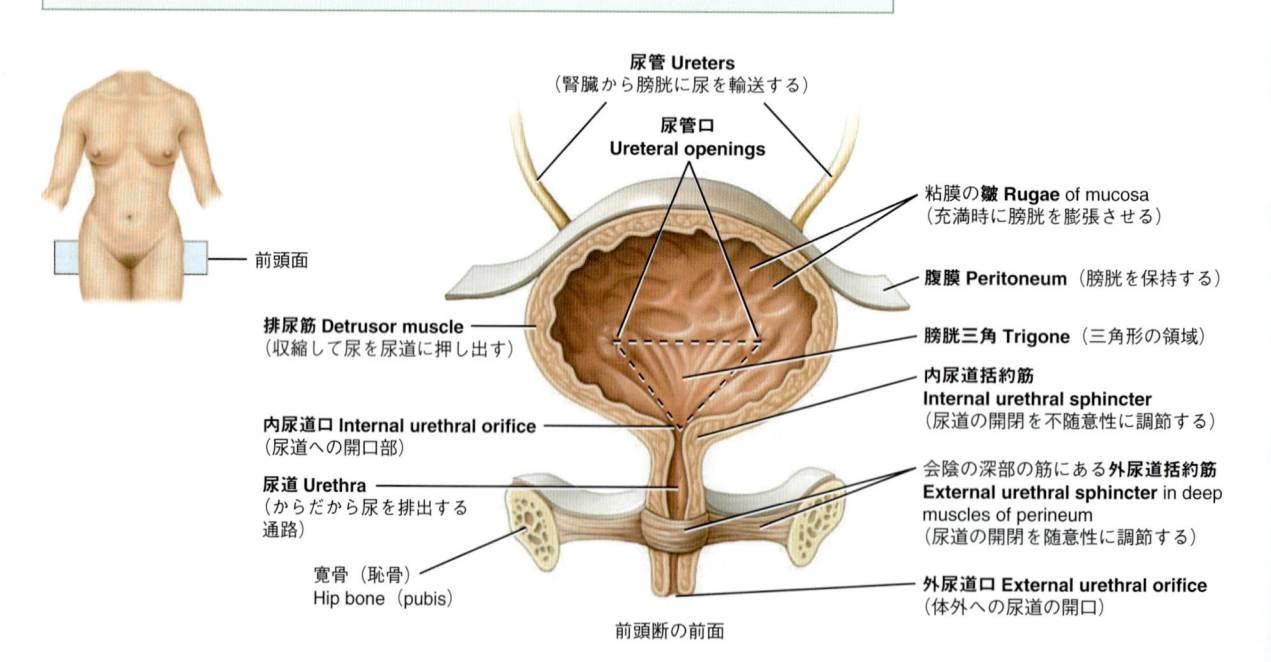

前頭面

尿管 Ureters
（腎臓から膀胱に尿を輸送する）

尿管口
Ureteral openings

粘膜の皺 Rugae of mucosa
（充満時に膀胱を膨張させる）

腹膜 Peritoneum（膀胱を保持する）

排尿筋 Detrusor muscle
（収縮して尿を尿道に押し出す）

膀胱三角 Trigone（三角形の領域）

内尿道括約筋
Internal urethral sphincter
（尿道の開閉を不随意性に調節する）

内尿道口 Internal urethral orifice
（尿道への開口部）

尿道 Urethra
（からだから尿を排出する通路）

会陰の深部の筋にある**外尿道括約筋**
External urethral sphincter in deep
muscles of perineum
（尿道の開閉を随意性に調節する）

寛骨（恥骨）
Hip bone（pubis）

外尿道口 External urethral orifice
（体外への尿道の開口）

前頭断の前面

Q 排尿に対する随意調節の欠如をなんとよぶか？

は，筋層や粘膜への血管，リンパ管，神経を含む疎性結合組織である．外膜は周囲の結合組織に移行し，尿管をその場に固定する．

膀　胱

膀胱 urinary bladder は袋状の拡張しうる筋性の器官であり，恥骨結合の後ろの骨盤腔に位置する．男性の場合はちょうど直腸の前にある．女性の場合は腟の前で，子宮の下に位置する（図 26.22 参照）．膀胱は腹膜のヒダで支えられている．膀胱の形はどれだけ尿を蓄えているかに依存する．空の時はしぼんでいる．わずかに伸びると球状になる．尿量が増加するに従い，西洋ナシのような形になって腹腔内へと上がる．膀胱の平均容量は 700 〜 800 mL である．女性では膀胱のちょうど上の空間を子宮が占めるため，女性の膀胱容積のほうが少ない．

膀胱の解剖学と組織学　膀胱の基底部（膀胱底）には小さな三角形の領域があり，**膀胱三角 trigone**（＝三角）とよばれる．三角形の後ろの 2 つの角には 2 本の尿管の開口部がある．一方，三角形の前の角には尿道の開口部である**内尿道口 internal urethral orifice** がある（図 26.21 参照）．膀胱三角の粘膜は筋層としっかり結合しているため，平坦にみえる．

膀胱壁は 3 層の構造からなる．最内層は**粘膜 mucosa** であり，尿管と同様，**移行上皮 transitional epithelium** とそれを裏打ちする**粘膜固有層 lamina propria** からなる．移行上皮は膀胱の伸長を可能にする．粘膜には，皺（粘膜のヒダ）も存在し，膀胱を膨張させるのに役立つ．粘膜の周りは中間層である**筋層 muscularis** となり，**排尿筋 detrusor muscle**（detrusor ＝下に押す）ともよばれる．排尿筋は 3 層の平滑筋層，すなわち内層の縦走筋，中間の輪状筋，外層の縦走筋からなる．尿道の開口部の周囲では，輪状筋線維が**内尿道括約筋 internal urethral sphincter** を形成する．内尿道括約筋の下方には**外尿道括約筋 external urethral sphincter** がある．外尿道括約筋は骨格筋線維からなり，会陰にある深部の筋（訳注：深会陰横筋）が変化したものである（図 11.12 参照）．膀胱の最外層は，後部と下面では，**外膜 adventitia** である．外膜は尿管の外膜に連続している疎性結合組織である．膀胱上部の表面は臓側腹膜である**漿膜 serosa** で覆われる．

排尿反射　膀胱からの尿の排出は**排尿 micturition**（mictur- ＝尿を出す；あるいは urination，voiding）とよばれる．排尿は不随意筋と随意筋の収縮が協調して起る．膀胱内の尿量が 200 〜 400 mL を超えると，膀胱内圧がかなり上昇し，膀胱内にある伸展受容器が神経のインパルスを脊髄に送る．これらのインパルスは S2 と S3

の仙髄部分の**排尿中枢 micturition center** に伝わり，**排尿反射 micturition reflex** とよばれる脊髄反射を誘発する．この反射弓では排尿中枢からの副交感神経性のインパルスが膀胱壁と内尿道括約筋に伝えられる．この神経インパルスにより**排尿筋の収縮 contraction** と**内尿道括約筋の弛緩 relaxation** が起る（訳注：内尿道括約筋を支配しているのは交感神経であり，排尿時には交感神経活動が抑制されることで内尿道括約筋が弛緩する．副交感神経が内尿道括約筋を支配するというのは原文の誤り）．同時に，排尿中枢は骨格筋の外尿道括約筋を支配する体性運動ニューロン（訳注：陰部神経）を抑制する．膀胱壁収縮と括約筋弛緩により，排尿が起る．膀胱の充満は尿がいっぱいだという感覚を引き起し，これにより，実際に排尿反射が起る前に意識的な排尿欲求が起る．膀胱を空にするというのは反射だが，私たちは幼い頃に自分の意思で排尿したり，やめたりすることを学ぶ．外尿道括約筋や骨盤底にある特定の筋の調節を学習すると，大脳皮質の働きにより，排尿を起したり，ある時間内であれば排尿を遅らせたりすることができる．

尿　道

尿道 urethra は膀胱底の内尿道口からからだの外部まで伸びる細い管である（図 26.22）．男性，女性ともに尿道は泌尿器系の終点であり，尿をからだから放出する経路である．男性の尿道は精液（精子を含む液）も放出する．

尿道の長さとからだを通る経路は男性と女性とでかなり異なる（図 26.22 a）．男性の尿道は最初に前立腺を貫通し，ついで会陰にある深部の筋を貫き，最後に陰茎を通り，長さは約 20 cm である．

男性の尿道は，深層の粘膜 **mucosa** と浅層の筋層 **muscularis** からなり，3 つの解剖学的領域に区分される．(1) **尿道前立腺部 prostatic urethra** は前立腺を通過する部分である．(2) **尿道中間（隔膜）部 intermediate (membranous) urethra** は最も短い部分で会陰にある深部（層）の筋（訳注：筋と筋膜をあわせ，尿生殖隔膜とよぶ）を貫通する．(3) **尿道海綿体部 spongy urethra** は最も長い部分で，陰茎を通過する．前立腺部の上皮は膀胱の上皮と連続しており，移行上皮から構成される．その移行上皮はついで重層円柱上皮あるいは多列円柱上皮になる．隔膜部の粘膜は重層円柱上皮あるいは多列円柱上皮からなる．外尿道口付近以外の海綿体部の上皮は重層円柱上皮あるいは多列円柱上皮である．外尿道口付近では非角化重層扁平上皮となる．男性尿道の粘膜固有層 lamina propria は弾性線維と静脈叢を有する疎性結合組織からなる．

前立腺部の筋層は粘膜固有層よりも浅層にあり，大部分が輪状平滑筋線維からなる．これらの輪状筋線維は膀

図26.22 女性と男性の尿道の比較.

女性の尿道の長さは約4cmであるのに対して，男性の尿道の長さは約20cmである.

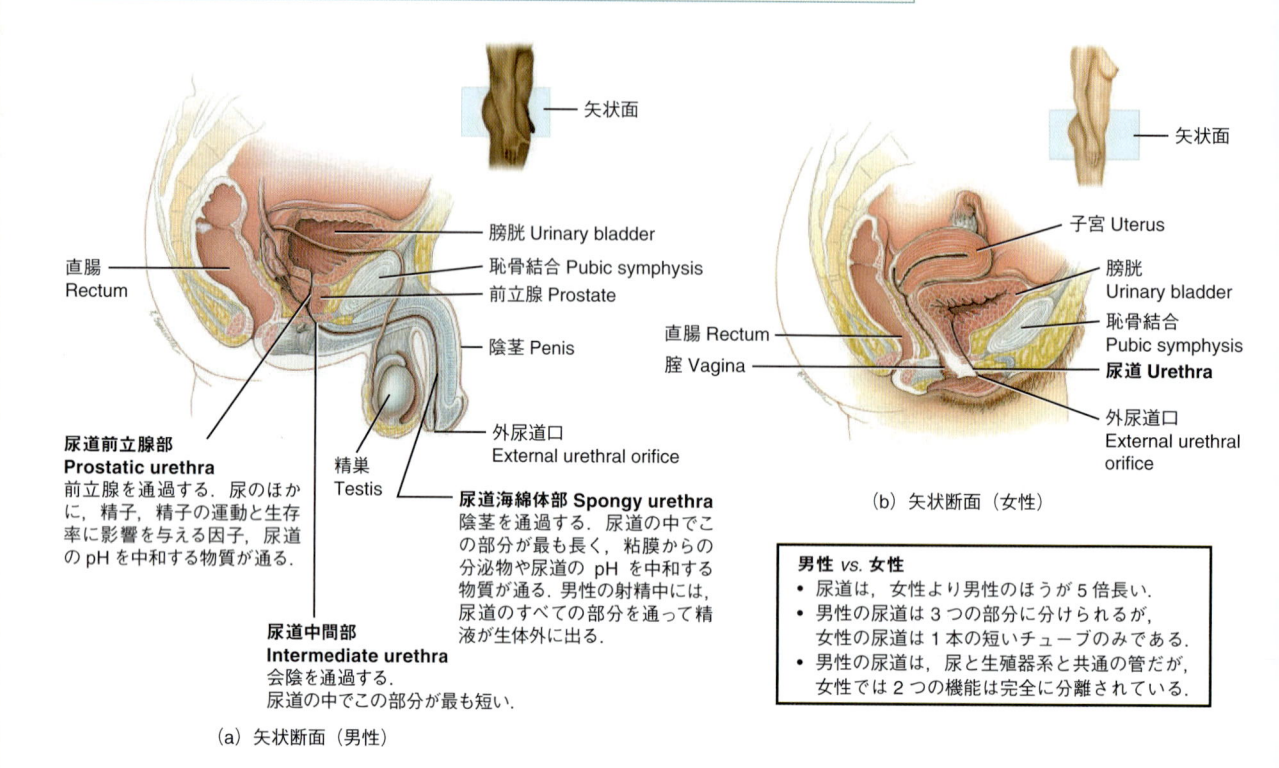

矢状面

膀胱 Urinary bladder
恥骨結合 Pubic symphysis
前立腺 Prostate

陰茎 Penis

直腸
Rectum

外尿道口
External urethral orifice

尿道前立腺部
Prostatic urethra
前立腺を通過する．尿のほか
に，精子，精子の運動と生存
率に影響を与える因子，尿道
のpHを中和する物質が通る．

精巣
Testis

尿道海綿体部 Spongy urethra
陰茎を通過する．尿道の中でこ
の部分が最も長く，粘膜からの
分泌物や尿道のpHを中和する
物質が通る．男性の射精中には，
尿道のすべての部分を通って精
液が生体外に出る．

尿道中間部
Intermediate urethra
会陰を通過する．
尿道の中でこの部分が最も短い．

（a）矢状断面（男性）

矢状面

子宮 Uterus

膀胱
Urinary bladder
恥骨結合
Pubic symphysis

直腸 Rectum
腟 Vagina

尿道 Urethra

外尿道口
External urethral
orifice

（b）矢状断面（女性）

男性 vs. 女性
- 尿道は，女性より男性のほうが5倍長い．
- 男性の尿道は3つの部分に分けられるが，
  女性の尿道は1本の短いチューブのみである．
- 男性の尿道は，尿と生殖器系と共通の管だが，
  女性では2つの機能は完全に分離されている．

Q 男性の尿道を構成する3つの部分はなにか？

胱の内尿道括約筋の形成に関与する．隔膜部の筋層は輪状に配置された尿生殖隔膜の骨格筋線維からなる．この筋線維は膀胱の外尿道括約筋の形成に関与する．

　生殖に関連したいくつかの腺や他の構造からは，その分泌物が男性の尿道の中へ送られる（図28.9参照）．前立腺部には，（1）**前立腺 prostate** からの分泌物を運ぶ導管の開口部と（2）**精嚢 seminal vesicles** と**精管 ductus**（vas）**deferens** の開口部がある．精管は精子を尿道に運び，また，酸性の女性生殖器内を中和し精子の運動と生存に寄与する分泌物を供与する．**尿道球腺 bulbourethral glands**（**カウパー腺** Cowper's glands）の導管は海綿体部に開口する．その開口部からは射精前に尿道の酸性度を中和するアルカリ性の物質が放出される．尿道球腺は性的興奮中に陰茎の先端を滑らかにする粘液を分泌する．尿道全域とくに海綿体部において，性的興奮中あるいは射精中に**尿道腺 urethral glands**（**リトレ腺** Littré glands）の導管から粘液が放出される．

　女性の尿道は恥骨結合のちょうど後ろにあり，斜め下前方を向く．その長さは4cmである（図26.22 b）．尿道の外部への開口部である**外尿道口 external** urethral orifice は陰核と腟口のあいだに位置する（図28.11 a 参照）．女性の尿道壁もまた深層（内腔に面する）の粘膜と浅層の筋層とからなる．**粘膜 mucosa は上皮 epithelium と粘膜固有層 lamina propria**（弾性線維と静脈叢を有する疎性結合組織）とからなる．膀胱の近くの粘膜は膀胱から連続している移行上皮である．外尿道口近くでは非角化重層扁平上皮となる．これらの領域間の粘膜には重層円柱上皮あるいは多列円柱上皮がみられる．**筋層 muscularis** は輪状に配置された平滑筋線維からなり，膀胱の筋層と連続している．

　泌尿器系の器官の要約を表26.7 に示す．

チェックポイント

28. 腎盂から膀胱まで尿を送るのはどのような力か．
29. 排尿とはなにか．どのようにして排尿反射は起るのか．
30. 尿道の位置，長さ，組織を男女で比較するとどのようであるか．

✚ 臨床関連事項

尿失禁

　排尿の随意調節の欠如を**尿失禁 urinary incontinence** とよぶ. 乳児と2～3歳以下の子どもでは失禁は正常である. これは外尿道括約筋へのニューロンが完全に発達していないためである；すなわち, 膀胱が十分に拡張するたびに排尿反射を刺激して排尿を起すからである. 尿失禁は大人でも起る. 尿失禁にはストレス性, 切迫性, 溢流性, 機能性の4つのタイプがある. **ストレス性尿失禁 stress incontinence** は若年ならびに中年の女性に最もよく起る尿失禁のタイプである. ストレス性尿失禁は骨盤底の深部筋の脆弱化に起因する. ストレス性尿失禁の場合, 腹圧を上げる身体的ストレス（咳, くしゃみ, 笑い, 運動, 筋緊張, 重い荷物をもち上げること, 妊娠など）によって膀胱からの尿の漏出が起る. **切迫性尿失禁 urge incontinence** は老年者に最も起りやすいもので, 突然起る強い尿意が特徴的であり, 不随意の尿漏出を伴う.

感染や石による膀胱壁の刺激, 発作, 多発性硬化症, 脊髄損傷, 不安などによっても引き起される. **溢流性尿失禁 overflow incontinence** はある種の閉塞や膀胱筋の収縮が弱いために起る少量の尿の不随意性漏出のことである. 尿の流れがブロックされたり（例えば, 前立腺肥大や石による）, 膀胱筋がもはや収縮できない状態になっていると, 膀胱が充満しすぎて内圧が上昇し, 少量の尿がぽたぽた流れ出る. **機能性尿失禁 functional incontinence** は発作, 重度の関節炎, アルツハイマー病などの状態の結果, トイレに行くのが間に合ないために起る尿の漏出である. どのタイプの尿失禁かを正しく診断することにより正しい治療法が選べる. 治療には, キーゲル体操（11章 "臨床関連事項: 肛門挙筋の損傷と緊張性尿失禁" 参照）, 膀胱トレーニング, 瞑想, そしておそらく外科手術も含まれる.

26.10 他のからだの器官系における老廃物の処理

目 標

• からだの老廃物が処理される方法を述べる.

　これまで学習してきたように, 泌尿器系における多くの機能の一つは, 何種類かの老廃物をからだから除去する役割を担うことである. 腎臓のほかに, いくつかの他の組織, 器官, 過程が老廃物の一過性の隔離, 処理のための老廃物の輸送, 物質の再循環, からだ中の過剰あるいは有毒な物質の排泄に関与する. これらの老廃物処理系には以下のようなものがある:

• **からだの緩衝剤**. からだにある緩衝剤は過剰な水素イオン（H^+）と結合し, それによって体液の酸性度が増加するのを防ぐ. くずかごと同様, 緩衝剤もその容

表 26.7　　泌尿器系の要約

構 造	位 置	性 状	機 能
腎臓 Kidneys	第12胸椎と第3腰椎のあいだの後腹部, 腹膜の後ろ（後腹膜）. 第11肋骨と第12肋骨に保護されている.	赤みを帯びたそら豆状の実質臓器. 内部構造：3管系（動脈, 静脈, 尿の通る管）	血液量とその組成を調節することにより, 血圧, グルコースの合成, エリスロポエチンの放出の制御にかかわる. ビタミンDの合成に一部関与する. 尿中に老廃物を排出する.
尿管 Ureters	腹膜の後ろ（後腹膜）；大腰筋の前表面に沿って腎臓から膀胱に下降する. 腎盂の後ろを横切って, 仙骨前面に位置する膀胱の後下部表面に達する.	厚く筋性の壁を有する管で3層からなる：移行上皮の粘膜, 輪状筋と縦走筋の平滑筋, 疎性結合組織の外膜.	腎臓から膀胱に移動する尿を運ぶ管である.
膀胱 Urinary bladder	骨盤腔の, 男性では仙骨と直腸の前, 女性では仙骨, 直腸, 腟の前, 両性とも恥骨の後ろ. 男性では上部の表面が壁側腹膜によって覆われる. 女性では上部を子宮が覆う.	尿量に応じて形を変える伸縮性に富んだ筋性の中空器官. 基本的な3層：内層は移行上皮の粘膜, 中間層は平滑筋膜（排尿筋）, 外層は外膜あるいは膀胱上部を覆う漿膜.	生体から尿が放出できるまで一時的に尿を貯める器官である.
尿道 Urethra	両性ともに膀胱の出口. 女性では会陰の骨盤底を通って小陰唇間に開口する. 男性では, 前立腺を通った後, 会陰の骨盤底を通って, ペニスに至り, その先端に開口する.	薄い壁でできた管で3層からなる：内層は移行上皮, 重層円柱上皮, 重層扁平上皮からなる粘膜, 中間層は輪状筋, 外層は薄い結合組織.	貯めていた尿を生体から放出する排水管である.

量に限界がある. 結局, H^+ はくずかごの中の紙と同様, 排泄によってからだから除去されなければならない.

- **血液**. 血流は老廃物の輸送のための収集と配達サービスを提供する. それは一つの地域社会におけるゴミ収集トラックや下水管の働きと同様である.
- **肝臓**. 肝臓 liver は代謝のリサイクルを行う主要な部位である. 例えば, アミノ酸をグルコースに変換したり, グルコースを脂肪酸に変換したりする. 肝臓はまた有毒物質を毒性の少ない物質, 例えばアンモニアを尿素に変換する. 肝臓のこれらの機能は 24 章と 25 章に記述してある.
- **肺**. 呼気ごとに肺 lungs は CO_2 を排出し, 熱と少量の水蒸気を放出する.
- **汗腺**. 運動中とくに, 皮膚の汗腺 sweat (sudoriferoas) glands は過剰な熱, 水, CO_2, さらに少量の塩や尿素を除去する役割を担う.
- **消化管**. 排便により消化管 gastrointestinal tract は

固形物, 未消化の食物, 老廃物, いくらかの CO_2, 水, 塩, 熱を排出する.

チェックポイント

31. 老廃物の除去に肝臓と肺はどのような役割を担っているか.

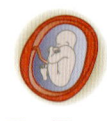 **26.11** 泌尿器系の発生

目 標

- 泌尿器系の発生を述べる.

胚発生の第 3 週目のはじめに, 胚子の後面に沿った中胚葉の部位, すなわち**中間中胚葉 intermediate**

図 26.23 泌尿器系の発生.

3 つの腎臓が前腎, 中腎, 後腎の順に中間中胚葉内に形成される.

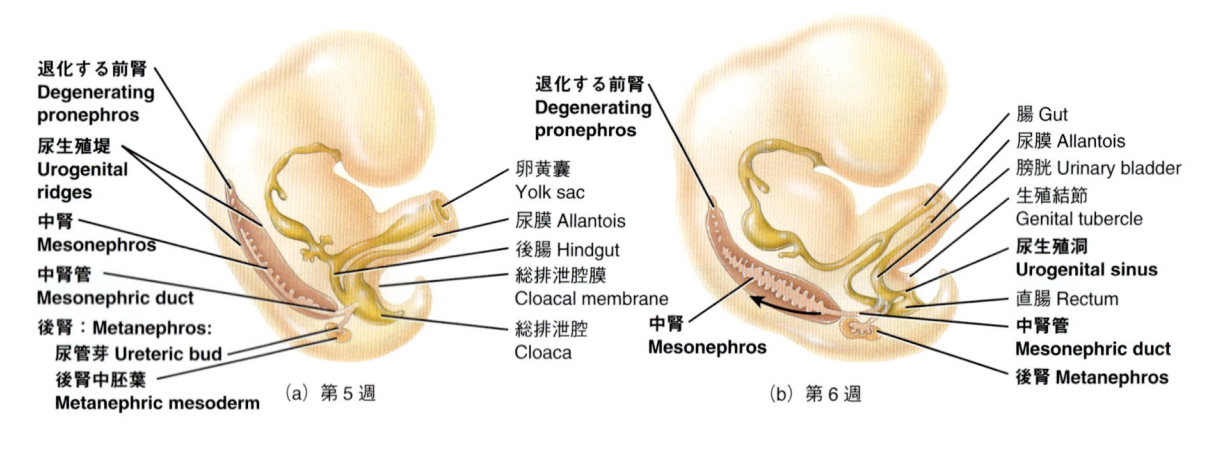

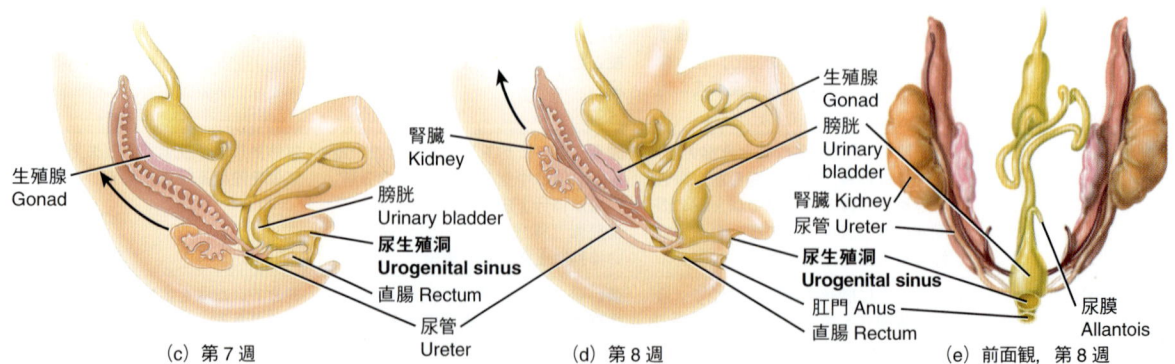

Q 腎臓が発生するのはいつか?

mesoderm が腎臓に分化する．中間中胚葉は一対の隆起の中にあり，その隆起を**尿生殖堤 urogenital ridges** とよぶ．中間中胚葉の中に連続して3対の腎臓すなわち前腎，中腎，後腎が形成される（図 26.23）．後腎のみが新生児の機能的腎臓として残る．

　形成される最初の腎臓，**前腎 pronephros**（pro- ＝前；-nephros ＝腎臓）はこの3つの中で一番上にあり，**前腎管 pronephric duct** を伴う．この管は**総排泄腔 cloaca** に注ぐ．総排泄腔は後腸の末端部が広がったもので，泌尿器，消化器，生殖器の管に対する共通の排出口として機能する．前腎は第4週中に退化し始め，第6週までに完全に消失する．

　2番目の腎臓は**中腎 mesonephros**（meso- ＝中間）で，前腎に取って代る．前腎管の残存部位が中腎と結合し，**中腎管 mesonephric duct** が発生する．中腎は第6週までに退化し始め，第8週までにほとんど消失する．

　およそ第5週に，**尿管芽 ureteric bud** とよばれる中胚葉の突出した部分が，総排泄腔近くの中腎管の遠位部分に形成される．**後腎 metanephros**（meta- ＝後の），つまり最終的な腎臓は，尿管芽と後腎中胚葉から発生する．尿管芽からは，**集合管 collecting ducts**，**腎杯 calyces**，**腎盂 renal pelvis**，**尿管 ureter** が形成される．**後腎中胚葉 metanephric mesoderm** からは腎臓の**ネフロン nephrons** が形成される．第3ヵ月までに胎児の腎臓は尿を周囲の羊水中に排泄し始める．実際，胎児の尿が羊水の大部分を占める．

　発生の過程で，総排泄腔は**尿生殖洞 urogenital sinus** と**直腸 rectum** に分離する．尿生殖洞には泌尿器と生殖器の管が開き，直腸は肛門管へつながる．**膀胱 urinary bladder** は尿生殖洞から発生する．女性の**尿道 urethra** は膀胱から尿生殖洞に至る短い管が伸びた結果として発生したものである．男性の尿道はより長くて複雑であるが，それも尿生殖洞に由来する．

　一対の後腎は骨盤内に形成されるが，それらは最終的には上昇して腹部に位置するようになる．この過程で，後腎に腎血管が加わる．通常，下位の血管は上位の血管が出現すると消滅するが，時には下位の血管が消滅しないこともある．結果的に，一部のヒト（約30％）には複数の腎血管が発達することになる．

　単腎症 unilateral renal agenesis（a ＝無；-genesis ＝産生；unilateral ＝片側）とよばれる状態では，尿管芽がないため，1つの腎臓しか（通常右側）発生しない．この状態は1,000人の新生児に1人の割合で起り，一般に女性よりも男性に起りやすい．発生中に起る腎臓の他の異常には，**回転異常腎 malrotated kidneys**（腎門が内側ではなく，腹側あるいは背側あるいは外側を向く），**異所性腎 ectopic kidney**（1つあるいは両方の腎臓が異常な位置にある，通常は尾側），**馬蹄腎 horseshoe kidney**（2つの腎臓が融合する，通常は尾側で融合し，U字形の腎臓となる）がある．

> **チェックポイント**
>
> **32.** どのタイプの胚組織からネフロンが発生するのか．
> **33.** どの組織が集合管，腎杯，腎盂，尿管になるのか．

26.12　加齢と泌尿器系

目　標

- 泌尿器系に及ぼす加齢の影響を述べる．

　加齢とともに腎臓の大きさは縮小し，腎血流量も濾過する血液量も減少する．腎臓の大きさと機能のこれらの加齢変化は，加齢とともに起る腎臓への血液供給の漸減と関連があるらしい．例えば，糸球体の血管は損傷を受けたり，数が減少したりする．両側の腎臓の重さは20歳では平均300 g であるが，80歳までに約3分の1が減少して200 g より軽くなる．同様に，腎血流量と濾過量は40歳から70歳のあいだで，50％減少する．80歳までに約40％の糸球体が機能しなくなり，その結果，濾過，再吸収，分泌が低下する．加齢とともに，より一般的になる腎臓疾患には，急性ならびに慢性の腎臓の炎症や腎結石などがある．加齢とともに乾きの感覚が減退するため，老人は脱水しやすくなる．多尿（尿の過剰産生），夜間多尿（夜間の過剰排尿），排尿の頻度増加，排尿障害（痛みを伴う排尿），尿閉，尿失禁，血尿（尿中に血液が含まれる）などとともに，泌尿器の感染が老人ではより一般的になる．

> **チェックポイント**
>
> **34.** 腎臓の重量と濾過量は加齢とともにどの程度減少するか．

・・・

　泌尿器系がどれだけ多様に他のからだの器官系のホメオスタシスに寄与しているかを評価するために，"ホメオスタシスの観点から：泌尿器系の役割"を学習しなさい．ついで，27章で，腎臓と肺がどのように体液量，体液中の電解質濃度，酸塩基平衡のホメオスタシスの維持に寄与しているのかを学ぶ．

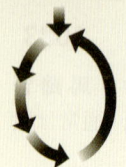

ホメオスタシスの観点から

外皮系

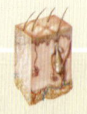

- 腎臓と皮膚はともにカルシトリオール，すなわち活性型ビタミンＤの合成に関与する．

骨格系

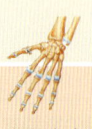

- 腎臓は，骨基質形成に必要な血中カルシウムとリン酸の量を調節する役割を担う．

筋　系

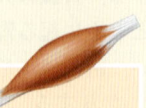

- 腎臓は，筋収縮に必要な血中カルシウムの調節に関与する．

神経系

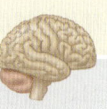

- 腎臓は糖新生をし，とくに空腹時あるいは飢餓時に神経でのATP産生のためにグルコースを供給する．

内分泌系

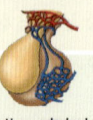

- 腎臓は，カルシトリオール，すなわち活性型ビタミンＤの合成に関与する．
- 腎臓は，赤血球の産生を刺激するホルモンであるエリスロポエチンを分泌する．

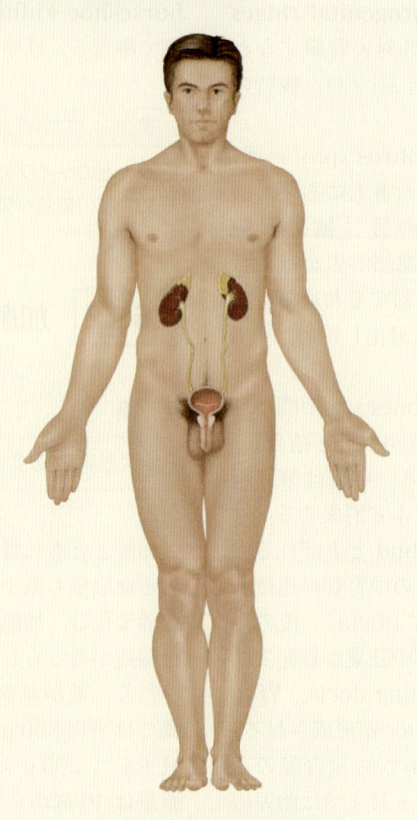

泌尿器系の役割

全身の器官系との関連

- 腎臓は，血中の老廃物や過剰物質を除去し，それらを尿中に排出することにより，体液の量，組成，pHを調節する．
- 尿管は尿を腎臓から膀胱へと輸送する．膀胱は尿を尿道から排出するまで蓄える．

心臓血管系

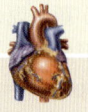

- 血液から濾過した水の再吸収を促進したり抑制したりすることによって，腎臓は血液量や血圧の調節に関与する．
- 腎臓の傍糸球体装置から放出されるレニンは血圧を上昇させる．
- ヘモグロビン分解によって生じるビリルビンの一部は黄色の色素（ウロビリン）に変換されて，尿中に排出される．

リンパ系と免疫系

- 血液から濾過した水の再吸収を促進したり抑制したりすることによって，腎臓は間質液とリンパの量を調節する役割を担う．尿は尿道から微生物を流し出す．

呼吸器系

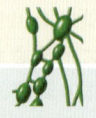

- 腎臓と肺は体液のpH調節において協調する．

消化器系

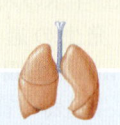

- 腎臓は，カルシトリオール，すなわち活性型ビタミンＤの合成に関与する．カルシトリオールは食事中のカルシウム吸収に必要である．

生殖器系

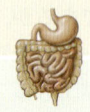

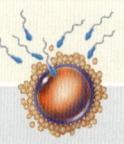

- 男性では，前立腺から陰茎に至る尿道部分は，尿のほか，精液の通路でもある．

疾患：ホメオスタシスの失調

腎結石

尿中の塩の結晶は，時々，沈殿して固まり，**腎結石 renal calculi**（＝小石）あるいは**腎石 kidney stones** とよばれる溶解しない石になる．一般に腎結石に含まれている結晶は，カルシウムシュウ酸塩，尿酸，リン酸カルシウム塩である．結石になる条件としては，カルシウムの過度の摂取，水分摂取の不足，異常なアルカリ性または酸性尿，副甲状腺の機能亢進がある．石の塊が尿管のような狭い通路に引っかかると，痛みが激しくなりうる．**衝撃波砕石術 shock-wave lithotripsy**（litho- ＝石）は，高エネルギーの衝撃波を用いて腎石を粉砕する方法であり，外科的に除去する方法に代るものである．X線を用いて腎石の位置を定位した後，背中の下に置いた水あるいはゲルで満たしたクッションを介して，**砕石器 lithotripter** とよばれる装置で短時間に高強度の音波を送る．30分から60分間にわたって，1,000回もしくはそれ以上の衝撃波が石を粉砕して，尿で十分に洗い流せるほどの小さな破片にする．

尿路感染症

尿路感染症 urinary tract infection（UTI）という言葉は，泌尿器系の一部の感染もしくは，膨大な数の微生物が尿中に存在する時のいずれの場合についても使う．女性は尿道が短いので，UTIを起しやすい．症状としては，排尿時のつらく激しい灼熱痛，切迫尿や頻尿，腰痛，夜尿がある．尿路感染症には，尿道の炎症である**尿道炎 urethritis**，膀胱の炎症である**膀胱炎 cystitis**，腎臓の炎症である**腎盂腎炎 pyelonephritis** がある．腎盂腎炎が慢性化した場合は，瘢痕組織が腎臓内に形成され，腎機能が著しく損なわれる．クランベリージュースには膀胱壁に大腸菌が付着するのを抑止する作用があるので，排尿時に大腸菌を容易に洗い流すことができる．

糸球体の疾患

さまざまな状況によって腎糸球体は，直接あるいはからだの他の部分にある疾患によって間接的に損傷される．典型的には濾過膜が損傷を被り，膜の透過性が増加する．

糸球体腎炎 glomerulonephritis は，糸球体を含む腎臓の炎症である．その最も一般的な原因の一つは，からだの他の部分，とくに咽喉に感染した連鎖球菌によって産生される毒素に対するアレルギー反応である．糸球体に炎症が起き，腫脹し充血するため，血球や血漿タンパク質が濾過膜を通って濾液中に入ってきてしまう．その結果，尿には多量の赤血球（血尿）とタンパク質が含まれる．糸球体は不可逆的に損傷され，慢性腎不全に陥ることもある．

ネフローゼ症候群 nephrotic syndrome は，尿中にタンパク質が含まれる**タンパク尿 proteinuria** と，血中のコレステロール，リン脂質，トリグリセリド（中性脂肪）が高い**高脂血症 hyperlipidemia** に特徴づけられる状態である．タンパク尿は，濾過膜の透過性が亢進することで，タンパク質，とくにアルブミンが血中から尿に排出されて起る．肝臓でのアルブミン産生量が尿中へのアルブミン排出量の増加に追いつかなくなると，血中アルブミン濃度が低下する**低アルブミン血症 hypoalbuminemia** となり，アルブミンを失う．ネフローゼ症候群では，目の周り，足首，足，腹部に浮腫がよくみられるが，これは血中アルブミン濃度の低下により血液膠質浸透圧が低下するために起る．ネフローゼ症候群は原因不明のいくつかの糸球体疾患以外に，糖尿病，全身性エリテマトーデス（SLE），種々の癌，AIDSなどの全身性の病気に伴って起る．

腎不全

腎不全 renal failure は糸球体濾過が減少あるいは停止した状態である．**急性腎不全 acute renal failure**（ARF）では，腎臓はその機能を突然，完全に（あるいはほぼ完全に）停止する．急性腎不全の主な特徴は，尿量の減少である．通常，1日の尿量が50〜250 mLの状態の**乏尿 oliguria**，あるいは，1日の尿量が50 mLより少ない状態の**無尿 anuria** になる．腎不全を起す原因には，血液量の減少（例えば，出血による），心拍出量の減少，尿細管の損傷，腎結石，血管造影において血管を映すために用いた色素，非ステロイド抗炎症薬，いくつかの抗菌薬などがある．腎不全は重病あるいは重症の外傷性損傷を受けたヒトにもよく認められる．そのような場合，**多臓器不全症候群 multiple organ dysfunction syndrome**（MODS）として知られる一般的な臓器不全の一部をなす．

腎不全により多くの問題が起る．例えば，塩分と水分の貯留からくる浮腫や，腎臓が酸性物質を排出できなくなるために起る代謝性アシドーシスなどである．腎臓からの代謝老廃物の排泄が障害されるため，尿素が血中に蓄積する．また血中カリウム濃度が高くなり，心停止を引き起すことがある．赤血球をつくるのに十分な量のエリスロポエチンを腎臓が産生できないため，貧血がよく起る．また腎臓がビタミンDをカルシトリオール（小腸におけるカルシウムの適切な吸収に必要）に変換する

ことができなくなるため，骨軟化症も起りうる．

慢性腎不全 chronic renal failure（CRF）は，進行性で通常不可逆性の糸球体濾過量減少のことをいう．慢性腎不全は慢性の糸球体腎炎，腎盂腎炎，多発性嚢胞腎疾患，腎組織の外傷性喪失によって起りうる．慢性腎不全は3段階で進行する．第1段階は，**腎臓の予備力低下期 diminished renal reserve** で，機能的ネフロンが約75％失われるまでネフロンが破壊される段階である．この段階では，残存しているネフロンが肥大し失われたネフロンの機能を請け負うため，患者にはなんの徴候や症状もない．一度，75％までネフロンが失われてしまうと患者は **腎機能障害期 renal insufficiency** とよばれる第2段階に入る．この段階は，糸球体濾過量の減少と血中の含窒素老廃物とクレアチニンのレベルが上昇することが特徴である．また，腎臓は効率的に尿を濃縮あるいは希釈することができない．慢性腎不全の最終段階は，**末期腎不全 end-stage renal failure** とよばれ，約90％のネフロンが失われた時に起る．この段階では，糸球体濾過量は正常の10〜15％に減少し，乏尿となり，血中の含窒素老廃物とクレアチニンのレベルがさらに上昇する．末期腎不全の患者には腎透析療法が必要とされ，腎移植手術の対象となりうる．

多発性嚢胞腎疾患

多発性嚢胞腎疾患 polycystic kidney disease（PKD）は，最も一般的な遺伝性疾患の一つである．多発性嚢胞腎疾患では，腎臓の尿細管系に何百，何千もの嚢胞（液体で満たされた腔）ができ，穴だらけになる．さらに，嚢胞ができなかった尿細管の細胞が不適切なアポトーシス（プログラムされた細胞死）を起すことによって，進行性の腎機能障害が起り，最後には腎不全の最終段階に至る．

多発性嚢胞腎疾患のヒトには，嚢胞とアポトーシスが肝臓，膵臓，脾臓，生殖腺に起ることがある．また，大脳動脈瘤や心臓弁不全や結腸憩室の起る危険性が高い．通常，患者が成人になり，腰痛，尿路感染症，血尿，高血圧，腹部腫瘤を起すまで徴候はない．血圧を正常に保つための薬物を使用し，食事のタンパク質と塩分を制限し，尿路感染症を管理することによって，腎不全の進行を遅らせうる．

膀胱癌

毎年，12,000人近くの米国人が **膀胱癌 urinary bladder cancer** で死亡する．一般的に50歳以上の人びとが罹りやすく，罹患率は男性が女性の3倍である．この病気はとくに痛みがないまま進行するが，一般的には血尿が初期徴候である．まれに患者は痛みを感じ，頻尿を経験する．

病気の発見が早く，迅速に治療が行われる限り，予後は良好である．幸運にも約75％の膀胱癌が膀胱の上皮に限局しており，簡単に外科的に切除できる．病巣は小さい傾向にあることから，転移する確率はわずかである．

膀胱癌は，しばしば発癌物質によって起る．膀胱癌の半数は喫煙者や時々タバコの煙を受動喫煙するヒトに起っている．膀胱癌はまた芳香性アミンとよばれる化学物質に曝されている人びとに起る傾向がある．革，染料，ゴム，アルミニウム工場で働く人びとや塗装工がこれらの化学物質に曝される機会が多い．

腎移植

腎移植 kidney transplant とは，腎臓が機能していない患者（レシピエント）へのドナー腎臓の移植である．レシピエントの腹部を切開した後，ドナーの腎臓は骨盤内に移植される．移植された腎臓の腎動静脈はレシピエントの腎盂の動静脈と吻合される．その後，移植された腎臓の尿管が膀胱に接続される．腎移植では，患者には1つの腎臓しか提供されない．1つの腎臓で腎機能の維持に十分であるからである．病気で機能していない腎臓はたいていそのまま放置される．他の臓器移植の場合と同様，腎臓を移植されたレシピエントは感染や拒否反応のサインに用心しなければならない．"外来性" の臓器が拒否されるのを避けるため，移植を受けたレシピエントには生涯，免疫抑制薬が処方される．

膀胱鏡検査法

膀胱鏡検査法 cystoscopy（cysto- ＝膀胱；-scopy ＝検査すること）は，尿道・膀胱の粘膜や男性の前立腺を直接検査する上で非常に重要な方法である．その方法は，**膀胱鏡 cystoscope**（光源がついた自由に曲がる細いチューブ）を尿道に挿入し，それが通過する部位を検査するというものである．特殊な付属品をつけると，組織標本を病理検査のために採取（バイオプシー）したり，小さな石を除去したりできる．膀胱鏡検査法は，癌や感染症などの膀胱疾患を診断するのに役立つ．膀胱鏡により，前立腺肥大による狭窄の程度を調べることもできる．

医学用語

遺尿 enuresis（＝尿を排出すること）　随意的に排尿できるようになった年齢以降に起る不随意の排尿．

狭窄 stricture　管あるいは中空器官の内腔が狭くなること．例えば，尿管や尿道，あるいはからだの他の細管構造に起りうる．

高窒素血 azotemia（azot- ＝窒素；-emia ＝血液の状態）　血中に尿素あるいは他の含窒素溶質が存在すること．

腎症 nephropathy（nephro- ＝腎臓；-pathos ＝病む）　腎臓の疾病．鎮痛薬（イブプロフェンなどの薬物の長期で大量の使用），鉛（鉛を用いた塗料の摂取），溶剤（四塩化炭素や他の溶剤）などによるものが含まれる．

静脈性腎盂造影 intravenous pyelogram（IVP）（intra- ＝中へ；-veno- ＝静脈；pyelo- ＝腎盂；-gram ＝記録）　色素を静脈内投与した後の腎臓の放射線写真（X線写真）．

水腎症 hydronephrosis（hydro- ＝水；-nephros ＝腎臓；-osis ＝状態）　尿流が閉塞された結果，腎盂や腎杯が拡張して起る腎臓の膨張．先天的異常，尿管の狭窄，腎石，前立腺肥大によって起る．

多尿 polyuria（poly- ＝過剰の）　過剰な尿産生．

糖尿病性腎症 diabetic kidney disease　糖尿病によって糸球体が損傷を受ける疾患．尿中にタンパク質が漏出し，水分と老廃物を除去する腎臓の能力が低下する．

尿毒症 uremia（-emia ＝血液の状態）　腎臓の重大な機能不全により，血中尿素が有毒なレベルに達した状態．

尿閉 urinary retention　尿を完全にあるいは正常に排出できなくなること．おそらく尿道あるいは膀胱頸部の閉塞，尿道の神経性収縮，排尿欲求の欠如によって起る．男性では，前立腺の肥大が尿道を締めつけ，尿閉を起しうる．

排尿障害 dysuria（dys- ＝障害；-uria ＝尿）　排尿に伴う痛み．

膀胱瘤 cystocele（cysto- ＝膀胱；-cele ＝ヘルニアあるいは破裂）　膀胱のヘルニア．

夜尿 nocturnal enuresis　睡眠中の排尿，すなわち寝小便．5歳児の約15%で起るが，次第に自然に解消する．成人の約1%を悩ませる．夜尿が起る場合，一卵性双生児同士のほうが二卵性双生児同士よりも高頻度に起ることが多く，また両親や兄弟に夜尿があった子どもに多く起ることから，夜尿には遺伝的要因があるようである．その原因としては，正常より小さい膀胱，膀胱の充満に反応して目覚めにくいこと，夜間における正常より多い尿産生などがありうる．**夜尿症 nocturia** ともよばれる．

章の概要

概　要

26.1　泌尿器系の概要
1. 泌尿器系の臓器には，腎臓，尿管，膀胱，尿道がある．
2. 腎臓は老廃物を排泄し，血液のイオン組成・血液量・血圧・pHを変え，血液の浸透圧を維持し，カルシトリオールとエリスロポエチンというホルモンを産生し，糖新生を起す．
3. 尿管は尿を腎臓から膀胱に運ぶ．膀胱は尿を貯める．尿道は尿を膀胱から体外環境に送る．

26.2　腎臓の構造
1. 腎臓は腹膜後器官であり，後腹壁に付着している．
2. 腎被膜，脂肪被膜，腎筋膜の3層の組織によって，腎臓は囲まれている．
3. 腎臓の内部は，腎皮質，腎髄質，腎錐体，腎乳頭，腎柱，大腎杯および小腎杯，腎盂によって構成される．
4. 腎動脈を通って腎臓に流入した血液は，続いて，区域動脈，葉間動脈，弓状動脈，放射状皮質（小葉間）動脈，輸入細動脈，糸球体毛細血管，輸出細動脈，尿細管周囲毛細血管，直細血管，放射状皮質（小葉間）静脈，弓状静脈，葉間静脈に流れ，腎静脈を通って腎臓から流出する．
5. 自律神経系の交感神経に属する血管運動神経が腎臓の血管を支配する．それらは腎臓を通る血流を調節するのに役立つ．

26.3　ネフロン
1. ネフロンは腎臓の機能的単位である．ネフロンは腎小体（糸球体と糸球体囊）と尿細管から構成される．

2. 尿細管は近位尿細管，ネフロンループ，遠位尿細管からなり，集合管（数個のネフロンに共有）へと続く．ネフロンループは下行脚と上行脚からなる．
3. 皮質ネフロンは短いループを有し，そのループは腎髄質の外層までしかいかない．傍髄質ネフロンは長いネフロンループを有し，そのループは腎髄質中を伸びて，腎乳頭近くまで達する．
4. 糸球体囊の全部，尿細管，集合管の壁は単層の上皮細胞から構成される．上皮細胞は尿細管の部位ごとに異なった組織学的特徴をもつ．表 26.1 に尿細管と集合管の組織学的特徴が要約されている．
5. 傍糸球体装置（JGA）は，輸入細動脈にある傍糸球体細胞とネフロンループ上行脚の末端部にある緻密斑から構成される．

26.4　腎臓生理の概要
1. ネフロンには3つの基本的過程がある．すなわち，糸球体濾過，尿細管分泌，尿細管再吸収である．

26.5　糸球体濾過
1. 糸球体で濾過され囊内腔に入る液体を糸球体濾液とよぶ．
2. 濾過膜は，糸球体内皮，基底膜，足細胞の足突起間にある濾過細隙で構成される．
3. 血漿中の大部分の物質は容易に糸球体濾過膜を通過する．しかし，血球，大部分のタンパク質は通常濾過されない．
4. 糸球体濾液は1日当り180Lに達する．濾過膜は多孔性で薄く，しかも糸球体毛細血管は長く，毛細血管圧は高いため，

液の大部分は濾過される.

5. 糸球体血液の静水圧（GBHP）は濾過を促進し，一方，糸球体嚢の静水圧（CHP）と血液膠質浸透圧（BCOP）は濾過に対抗する．有効濾過圧（NFP）＝ GBHP − CHP − BCOP．NFP は約 10 mmHg である.

6. 糸球体濾過量（GFR）は両腎臓で 1 分間当りに形成される濾液の量である．通常，105 〜 125 mL / min である.

7. 糸球体濾過量は腎臓の自己調節，神経性調節，ホルモン性調節に依存する．表 26.2 に GFR の調節が要約されている.

26.6　尿細管再吸収と尿細管分泌

1. 尿細管再吸収は尿細管液から物質を吸収して血中に戻す選択的過程である．再吸収される物質には，水，グルコース，アミノ酸，尿素，イオン（ナトリウム，塩化物，カリウム，炭酸水素，リン酸水素）などがある（表 26.3）.

2. からだが必要としない，いくつかの物質は血中から除去され，尿細管分泌によって尿中に排泄される．それらの物質には，イオン（K^+，H^+，NH_4^+），尿素，クレアチニン，ある種の薬物などがある.

3. 再吸収の経路には傍細胞性経路（尿細管細胞間を通る）と細胞透過性経路（尿細管細胞を横切る）とがある．ある物質が単位時間当りに再吸収される最大量を最大輸送量（T_m）とよぶ.

4. 水再吸収の約 90% は不可避的である．それは溶質の再吸収に伴う浸透によって起り，ホルモン性に調節されない．残りの 10% は条件的に起る水再吸収であり，からだの必要性によって変化し，ADH によって調節される.

5. ナトリウムイオンは一次性能動輸送によって基底側膜を通って再吸収される.

6. 近位尿細管で Na^+ は Na^+−グルコースシンポーターと Na^+−H^+ アンチポーターによって管腔側膜を通って再吸収される．水は浸透によって再吸収される．Cl^-，K^+，Ca^{2+}，Mg^{2+}，尿素は受動拡散によって再吸収される．NH_3 と NH_4^+ は分泌される.

7. ネフロンループでは濾過された Na^+，K^+，Ca^{2+}，HCO_3^- の 20 〜 30%，濾過された Cl^- の 35%，濾過された水の 15% が再吸収される.

8. 遠位尿細管では Na^+−Cl^- シンポーターによってナトリウムイオンと塩化物イオンが再吸収される.

9. 集合管では主細胞が Na^+ を再吸収し，K^+ を分泌する．一方，介在細胞は K^+ と HCO_3^- を再吸収し，H^+ を分泌する.

10. アンジオテンシン II，アルドステロン，抗利尿ホルモン，心房性ナトリウム利尿ペプチド，副甲状腺ホルモンは溶質と水の再吸収を調節する．それについては表 26.4 に要約されている.

26.7　希釈尿と濃縮尿の産生

1. ADH が存在しないと，腎臓は希釈尿を産生する．尿細管は水よりも多くの溶質を再吸収する.

2. ADH が存在すると，腎臓は濃縮尿を産生する．大量の水が尿細管液から間質液中に再吸収され，尿の溶質濃度が上昇する.

3. 対向流の機序により腎髄質の間質液に浸透圧勾配が形成さ

れ，ADH の存在下で濃縮尿の産生が可能となる.

26.8　腎機能の評価

1. 検尿は尿の検体について，量と物理的，化学的，顕微鏡的特徴を分析するものである．表 26.5 に正常尿の主要な物理的特徴が要約されている.

2. 正常な尿は化学的に 95% の水と 5% の溶質を含む．通常，溶質には尿素，クレアチニン，尿酸，ウロビリノーゲン，さまざまなイオンが含まれる.

3. 表 26.6 には検尿によって検出される尿の異常成分がリスト化されている．それにはアルブミン，グルコース，赤血球，ケトン体，ビリルビン，過剰なウロビリノーゲン，尿円柱，微生物などが含まれる.

4. 腎クリアランスとは腎臓がある特定の物質を血液から消去（除去）する能力をいう.

26.9　尿輸送，貯蔵，排泄

1. 尿管は後腹膜にあり，粘膜，筋層，外膜から構成される．尿管は尿を腎盂から膀胱へ主に蠕動運動によって輸送する.

2. 膀胱は恥骨結合の後ろに位置する．その機能は，排尿前の尿を貯めることである.

3. 膀胱はヒダをもつ粘膜と筋層（排尿筋），外膜（表面を覆う漿膜）とから構成される.

4. 排尿反射によって尿は膀胱から排出される．その排出は排尿筋の収縮と内尿道括約筋の弛緩を起す副交感ニューロン活動の亢進（訳注：この記述は原文の誤りなので，1079 ページの訳注を参照のこと）と，外尿道括約筋に至る体性運動ニューロン活動の抑制によって起る.

5. 尿道は膀胱底から外部に導く管である．その解剖と組織は男性と女性とで異なる．男女ともに尿道の機能は，からだから尿を排出することにある．男性では尿道から精液も放出される.

26.10　他のからだの器官系における老廃物の処理

1. 腎臓のほかに，いくつかの他の組織，器官，過程によって老廃物が一過性に隔離され，処理のために輸送され，過剰な物質あるいは有毒な物質が排出される.

2. 緩衝剤は過剰な H^+ と結合し，血液は老廃物を輸送し，肝臓は毒性物質をより毒性の少ない物質に変換し，肺は CO_2 を排出し，汗腺は過剰な熱を減らすのに役立ち，消化管は固形の老廃物を排出する.

26.11　泌尿器系の発生

1. 腎臓は中間中胚葉から発生する.

2. 腎臓は前腎，中腎，後腎の順に発生する．後腎だけが残り，機能的腎臓となる.

26.12　加齢と泌尿器系

1. 加齢に伴い，腎臓の大きさは縮小し，血流量は減少し，血液の濾過量は少なくなる.

2. 加齢に伴う一般的問題には，泌尿器の感染，排尿の頻度増加，尿閉，尿失禁，腎結石などがある.

クリティカルシンキング問題

1. 尿細管再吸収は阻害するが濾過には影響を与えないような新しい毒物の発見を想像せよ．この毒物の短期効果を予想しなさい．

2. 各尿検査結果について，心配すべきかあるいは心配しなくてよいか，そしてそれはなぜなのかを示しなさい．（a）混濁した暗い黄色の尿，（b）尿のアンモニア臭，（c）過剰なアルブミンの存在，（d）上皮細胞性円柱の存在，（e）pH 5.5，（f）血尿．

3. ブルースは鼠径部に突然起る律動的な痛みを患っている．彼は，液体を摂取しているにもかかわらず尿量が減少していることに気づいている．ブルースはなにを患っているのか．治療はどのように行われるのか．このようなことが将来起らないようにするにはどのようにしたらよいか．

Q　図の質問の答え

26.1 泌尿器系を構成するのは腎臓，尿管，膀胱，尿道である．

26.2 腎臓が後腹膜にあるといわれるのは両腎臓が腹腔の腹膜より後ろに位置するからである．

26.3 血管，リンパ管，神経，尿管が腎門を通る．

26.4 約 1,200 mL の血液が毎分腎動脈に流入する．

26.5 皮質ネフロンの糸球体は腎皮質の表層にあり，その短いネフロンループは腎髄質の外層までしかいかない．傍髄質ネフロンの糸球体は腎皮質の内層にあり，その長いネフロンループは腎乳頭近くの腎髄質にまで伸びている．

26.6 この切片は腎皮質の切片であるに違いない．なぜならば腎髄質に腎小体はないからである．

26.7 分泌されたペニシリンは血流から除去されている．

26.8 糸球体毛細血管の内皮にある窓（孔）は赤血球が通るには小さすぎる．

26.9 右尿管の閉塞により，CHP が増加し，そのため右腎臓の NFP は減少する．この閉塞は左腎臓には影響をもたらさない．

26.10 **自己** とは自身という意味である．尿細管糸球体フィードバックは自己調節の一例である．なぜならば，それはすべて腎臓の中で起るからである．

26.11 タイトジャンクションはトランスポーター，チャネル，ポンプタンパク質が管腔側膜と基底側膜間で拡散するのを防ぐ障壁となる．

26.12 グルコースは管腔側膜にある Na^+–グルコースシンポーターを介して PCT 細胞に入り，促進拡散により基底側膜を通って出ていく．

26.13 電気化学的勾配は Na^+ が管腔側膜アンチポーターを通って尿細管細胞中に移動するのを促進する．

26.14 溶質の再吸収によってできる浸透圧勾配が浸透による水の再吸収を促進する．

26.15 これは二次性能動輸送である．なぜならばシンポーターが細胞外液とサイトゾル間の Na^+ 濃度勾配に蓄えられたエネルギーを使うからである．ネフロンループの太い上行脚はほとんど水に対して非透過性であるため，この部分では水は再吸収されない．

26.16 主細胞において，再吸収と分泌を刺激するホルモンはアルドステロンである．アルドステロンは，ナトリウム-カリウムポンプの活性と Na^+ と K^+ に対するリークチャネルの数を増加させることによって，K^+ 分泌と Na^+ 再吸収を刺激する．

26.17 アルドステロンと心房性ナトリウム利尿ペプチドもまた腎臓の水再吸収に影響を与える．

26.18 ネフロンループの太い上行脚，遠位尿細管，集合管が水よりも多くの溶質を再吸収して希釈尿を産生する．

26.19 腎髄質の間質液における高い容積モル浸透圧濃度は主に Na^+，Cl^-，尿素によるものである．

26.20 分泌は近位尿細管，ネフロンループ，集合管で起る．

26.21 排尿に対する随意調節の欠如は尿失禁とよばれる．

26.22 男性の尿道は，前立腺部，尿道中間（隔膜）部，尿道海綿体部の 3 つの部分よりなる．

26.23 腎臓は胚発生の第 3 週目のはじめに発生し始める．

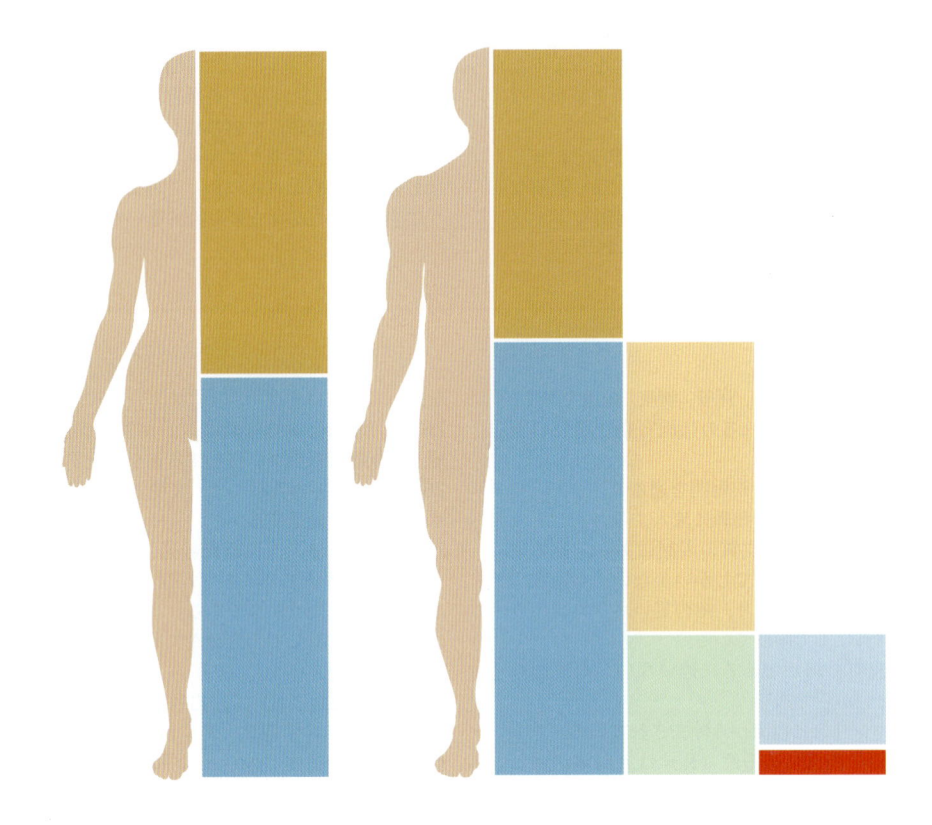

CHAPTER 27

体液，電解質と酸塩基平衡

体液，電解質と酸塩基平衡のホメオスタシス

> 体液の組成と容量の調節，体内での体液の分布，体液の pH のバランスはホメオ
> スタシスの維持と健康に重要である．

26 章では腎臓でどのようにして尿がつくられるかを学んだ．腎臓の一つの重要な機能は体液バランスの維持である．腎臓と他の器官による調節機序が体液のホメオスタシスを正常に維持する．この機序の一部あるいはすべての機能障害は，からだのすべての器官の機能に重大な危機をもたらす．本章では，体液量と体液分布の調節機序を探り，溶質の濃度と水素イオン濃度がどのように決定されるのかを検討する．

Q 呼吸があなたのからだの pH にどのように影響を及ぼすことができるのか疑問に思ったことはありませんか？

27.1

体液区分と体液の
ホメオスタシス

目　標

- 細胞内液（ICF）と細胞外液（ECF）の存在部位を比較する.
- からだのさまざまな体液区分を記述する.
- 水の供給源と量の調節そして溶質の獲得と喪失を議論する.
- 溶液が体液区分間をどのように移動するかを説明する.

体液 body fluid とは通常からだによってつくられる液体のことで，水とそれに溶けた溶質からなる．痩せた成人では，体重の55％（女性）および60％（男性）が体液である（図 27.1）．体液は2つの大きな区分，細胞内と細胞外に分かれる．体液の約2/3が**細胞内液 intracellular fluid**（ICF；intra- ＝内の）あるいは**サイトゾル（細胞質ゾル）**cytosol で細胞の中の液体である．残りの約1/3は**細胞外液 extracellular fluid**（ECF；extra- ＝外の）で，細胞外に存在する体液とからだにあ

るそれ以外のすべての液体である．ECF の約80％は**間質液（組織間液）interstitial fluid**（inter- ＝あいだの）とよばれ，細胞や組織のあいだの顕微鏡的間隙に存在し，残りの約20％は**血漿 blood plasma**，すなわち血液の液体成分である．それ以外に細胞外液にはリンパ管内のリンパ，神経系の脳脊髄液，関節内の滑液，眼球内の眼房水や硝子体液，内耳の内リンパと外リンパ，漿膜間の液体である胸膜腔液，心膜腔液，腹膜腔液も含まれる．これらの液体は間質液とほとんど同じであるために細胞外液にまとめられている．

2つの障壁が細胞内液と細胞外液と血漿を分離している．

1. 個々の細胞の**細胞膜 plasma membrane** が周りを取り囲む間質液と細胞内液をわける．3章ですでに細胞膜が選択的透過性のある障壁であることを学んでいる．ある特定の物質は通すがほかの物質は通さない．さらに能動ポンプによって細胞内と間質液とのあいだのイオン濃度を異なった状態に維持している．

図 27.1 体液区分.

> 体液とは体内の水とこの水に溶けた物質のことである.

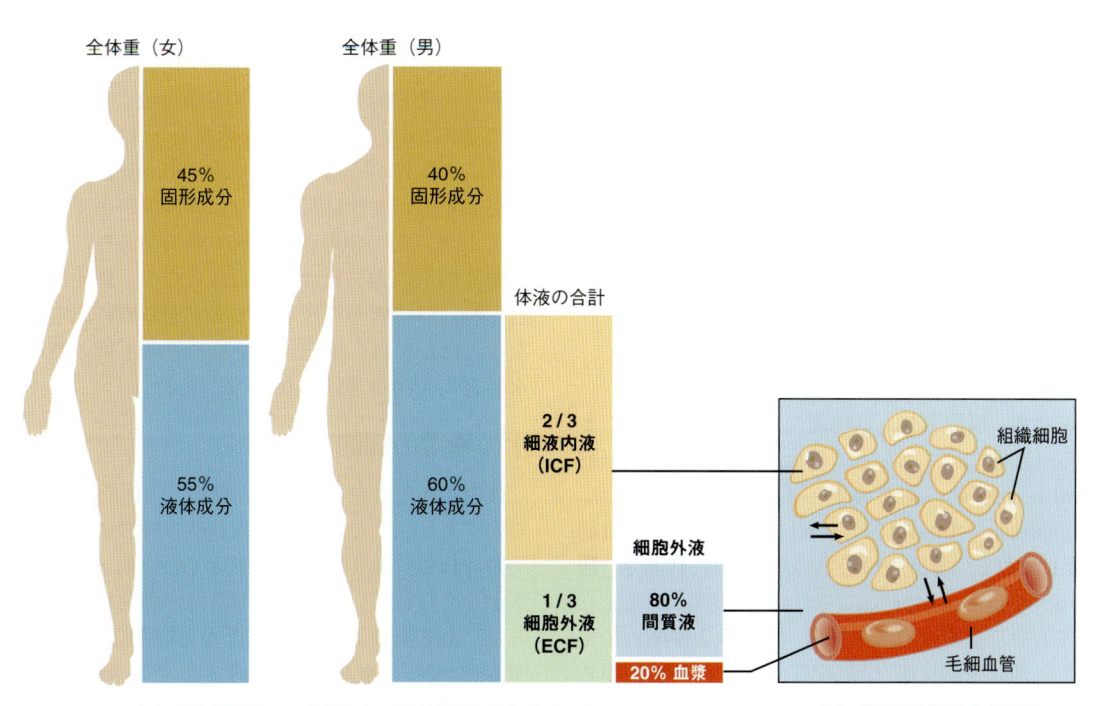

（a）平均的な痩せた成人男女の固形成分と液体成分の分布　　（b）体液区分間の水の交換

Q 痩せた 60 kg の男女それぞれの血漿量はどのくらいか？（注：1 L の体液は 1 kg としなさい）

2．**血管壁** blood vessel walls は間質液と血漿とを分けている．最小の血管である毛細血管のみが血漿と間質液のあいだでの水と溶質の交換を可能にしている．

　必要な水と溶質が存在し，それぞれの体液区分で釣り合いが正しくとれている時，からだの**体液バランス fluid balance** がとれていることになる．**水 water** はからだの単一要素としては最大の要素であり，年齢と性に，そして体内の脂肪組織の量に依存して全体重の 45〜75％を占める．脂肪組織に含まれる水は 20％未満なので，肥満な人は痩せた人に比べ体重当りの水分量は少ない．これに対して，骨格筋組織は約 65％が水である．乳児の水分量は最も多く，最大で体重の 75％である．2歳までに体重に占める水の割合は減少していく．その後，思春期まで，男女を問わず体重の 60％が水である．痩せた成人男性では水分量は体重の 60％のままである．しかしながら，痩せた成人女性では男性に比べ皮下脂肪組織が多い．したがって，体重当りの水は少なく，体重の約 55％になる．

　濾過，再吸収，拡散，浸透現象の過程によって，体液の各区分の水と溶質の連続的な交換が行われる（図 27.1 b）．各区分の体液量は非常に安定している．毛細血管からの液体成分の濾過と血管内への再吸収を行う圧力については図 21.7 にまとめられている．細胞内液と間質液のあいだの水の移動を決めているのは浸透圧であるので，各体液区分の溶質の濃度が水の移動**方向 direction** を決定することになる．体液に含まれる最大の溶質は**電解質 electrolytes** すなわちイオンとして溶けている無機質である．体液バランスは電解質のバランスに依存しているので，2つは互いに密接に関係している．体液中に存在する水と電解質がまったく同じ比率で吸収されることは実際はほとんどあり得ないので，腎臓が過剰な水を排出して尿を希釈する能力あるいは過剰な電解質を排出して尿を濃縮する能力が恒常性を維持するために最も重要である．

水の獲得と喪失源

　からだは水の摂取もしくは代謝の結果，水を得ることができる（図 27.2）．主な水の供給源は液体の摂取（約 1,600 mL）と水気のある食物（約 700 mL）であり，消化管 gastrointestinal（GI）tract で吸収され，1日約 2,300 mL である．もう一つの水の供給源は，**代謝水（酸化水）metabolic water** で，これは主に酸素が電子を受け取るという細胞の有酸素呼吸（図 25.2 参照）で生ずる水と一部は化学反応（図 2.15 参照）の時に生ずる水である．代謝水は 1日約 200 mL 程度である．1日の水の獲得量はこれらの結果，合計約 2,500 mL になる．

　正常では，体液量は水の喪失と獲得が同じであるから

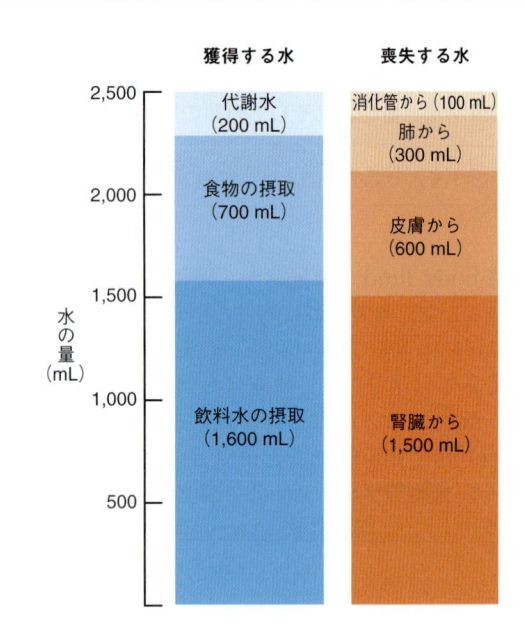

図 27.2 　正常状態での 1 日の水の獲得と喪失．数値は成人の平均量．

> 正常では 1 日の水の獲得と喪失は等しい．

Q 過換気，嘔吐，発熱，利尿は体液のバランスにどのような影響を与えるか？

一定に保たれる．水の喪失には 4 つのルートがある（図 27.2）．毎日腎臓は約 1,500 mL の尿をつくり出し，皮膚からの蒸散は約 600 mL（不感蒸散が 400 mL，汗として 200 mL），肺からは水蒸気として約 300 mL 排出され，消化管からは便として約 100 mL 排出される．生殖可能年齢の女性は月経でも水の喪失が生ずる．平均すると 1 日，約 2,500 mL の水の喪失がある．ある特定の経路での水の喪失量は非常にばらつく．例えば，激しい運動時には皮膚から汗として文字通り流れ出るほど多くなる．ほかには，消化管の感染による下痢の時の大量の水の喪失の例が挙げられる．

水の獲得の調節

　体内で産生される代謝水の量は，全体的に細胞の ATP の要求を反映している細胞の有酸素呼吸の程度によって決められる．より多くの ATP が形成されるとより多くの水がつくられる．からだの水獲得の調節は，主に飲む水の量，あるいはどれだけ飲料水を取り込むかによって，調節される．視床下部のある部位が**渇き中枢 thirst center** として知られており，飲水の衝動を調節する．

　水の獲得より喪失のほうが多いと**脱水 dehydration** —水の量の減少と体液浸透圧の上昇が発生する．体液量

の減少は血圧低下をもたらす．血液浸透圧の上昇による視床下部の浸透圧受容器の活動の増加は視床下部の渇き中枢を刺激する（図27.3）．渇き中枢を刺激する他の信号は，（1）血液量の減少を感知する心房の容量受容器の活動，（2）血圧低下を感知する動脈にある動脈圧受容器の活動，（3）血圧低下によって活性化されたレニン-アンジオテンシン-アルドステロン系によるアンジオテンシンⅡ，（4）唾液分泌の減少による口腔内の乾燥を感知する感覚神経の活動である．これらの刺激の結果，渇きの感覚が増加し，通常（液体が入手可能ならば），液体の摂取量を増やし，正常な体液量を回復する．このようにして水の摂取と喪失のバランスがとられる．しかしながら，時には渇きの感覚がすぐに生じなかったり，十分な飲料水がないような場合には重篤な脱水症状が生じる．このようなことは高齢者や幼児に起りやすく，患者は錯乱状態になる．大量の汗をかいたり，下痢や嘔吐

で水が不足した時には，渇きの感覚が生じる前に液体を摂取するのが賢い方法である．

水と溶質の喪失の調節

運動による発汗と呼気を介して，水と溶質の喪失が生じている時でさえも，体液に含まれる**過剰な**水と溶質をどのくらい排出をするのかを，尿への排出量で調節している．**尿中の塩の排出量** urinary salt（NaCl）loss が体液量を決定する主要な因子である．その理由は浸透現象では，"水は溶質に従うということ"，そして細胞外液では（尿でも）2つの主な溶質がナトリウムイオン（Na^+）と塩化物イオン（塩素イオン，Cl^-）であるからである．同じように，体液の**浸透圧** osmolarity は尿中に放出される水の量 urinary water loss で決まる．

水の喪失を調節する主なホルモンは抗利尿ホルモン antidiuretic hormone（ADH）である．このホルモン

図27.3 渇き反応を引き起す経路．

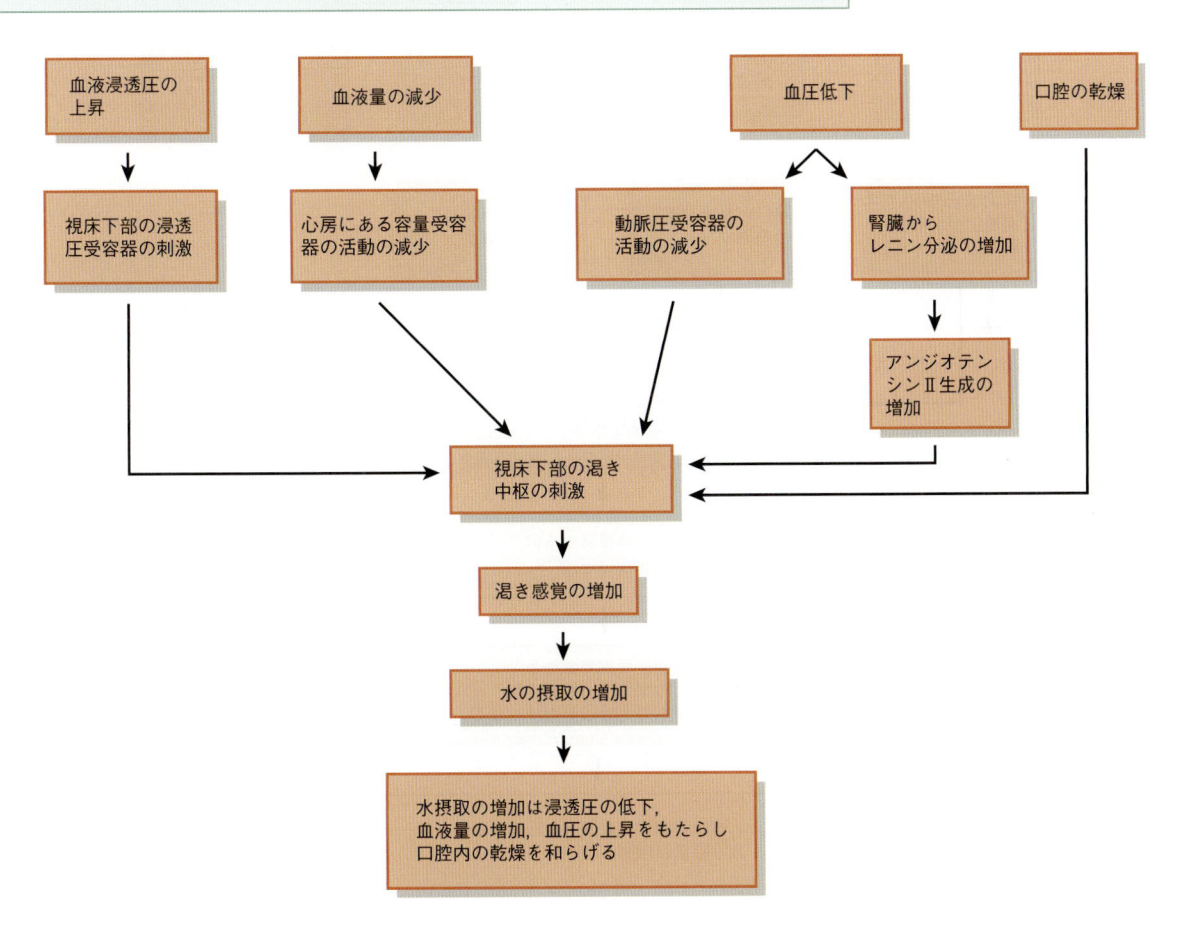

渇きの感覚を引き起す主な刺激は体液浸透圧の上昇である．

Q 浸透圧受容器とはなにか？

はバソプレッシン vasopressin としても知られており，視床下部にある神経分泌細胞が産生し下垂体後葉に保存されている．体液の浸透圧が上昇すると視床下部にある浸透圧受容器が渇きの感覚だけでなく ADH の合成と放出を促進する（図 27.4）．ADH は水チャネルタンパク質（アクアポリン-2）を腎臓の遠位尿細管の後半と集合管の主細胞の管腔膜への挿入を促進する．その結果，この細胞の水の透過性が増加する．水分子は尿細管内から尿細管の細胞内に浸透圧によって移動し，細胞から血流へ移動する．これは血液浸透圧の低下，血液量の増加，血圧の上昇そして濃縮された少量の尿の生成をもたらす．いったんからだが十分な水を得ると，血中の ADH レベルは減少する．血中の ADH 量は減少するので，管腔膜からある程度のアクアポリン-2 水チャネルがエンドサイトーシスで除かれる．したがって，集合管の主細胞における水の透過性が減少し，より多くの水が尿とし

て失われる．

血液浸透圧以外の ADH 分泌に影響を与える因子がある（図 27.4）．血液量の減少あるいは血圧の低下も ADH 分泌を刺激する．心房の容量受容器は血液量の減少を検知し，動脈の動脈圧受容器は血圧の低下を検知する．ADH の放出は水のバランスとは関係のない痛み，吐き気，ストレスのような因子でも刺激される．ADH の分泌はアルコールで抑制されるが，このことによってアルコール飲料の消費が利尿（大量尿の排泄）を促すことを説明できる．

日常の食事に含まれる NaCl 量はきわめて変動が大きいので，Na^+ と Cl^- の尿への排出はホメオスタシスを維持するために変化しなければならない．ホルモンが Na^+ と通常，Na^+ に従って移動する Cl^- の尿中への排出を調節している．その理由は，Cl^- が Na^+ と電気的に引き合うこと，Na^+ とともにシンポーター（共輸送体）を

図 27.4 抗利尿ホルモン（ADH）の水分量のバランスにおける役割．

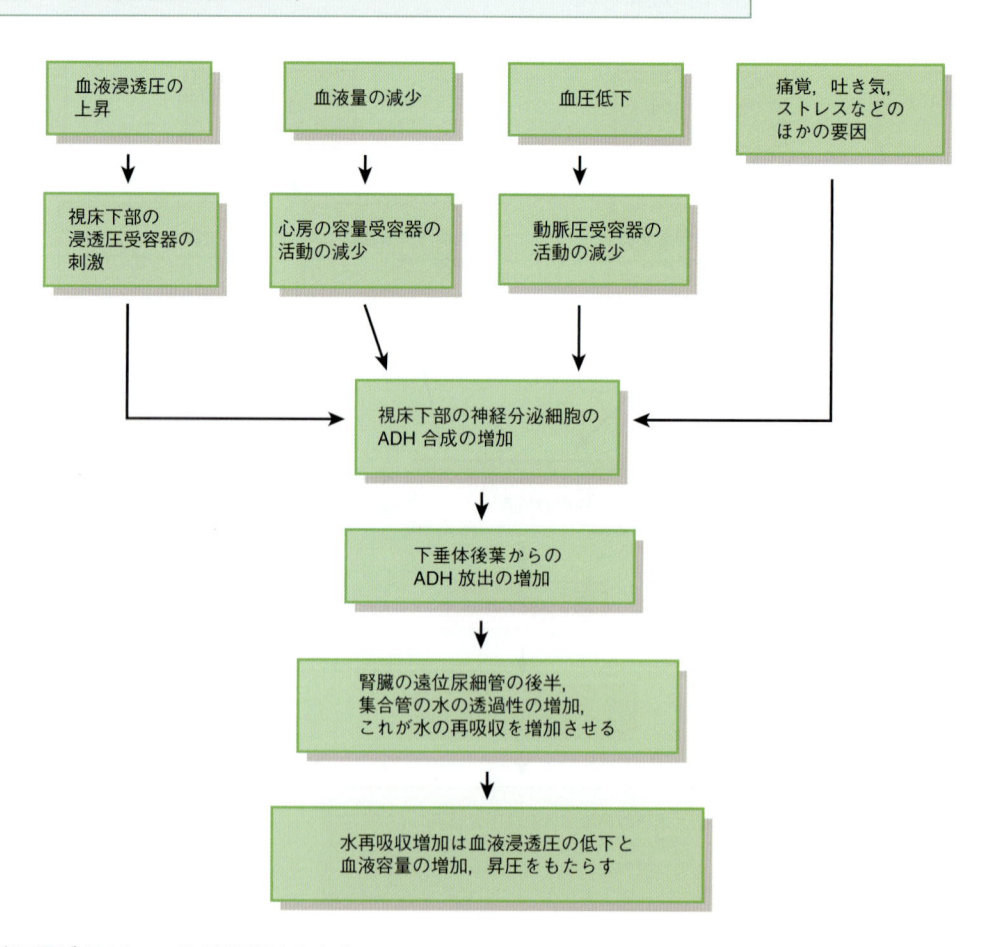

Q ADH 分泌に及ぼすアルコールの影響はなにか？

図 27.5　アルドステロンのナトリウムバランスにおける役割.

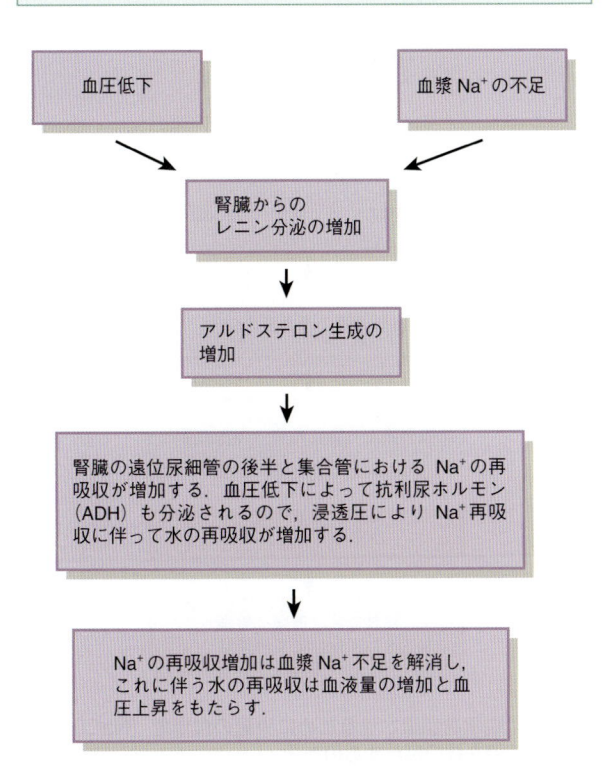

> アルドステロンは腎臓での Na⁺ 再吸収を促進する.

血圧低下　　　血漿 Na⁺ の不足

腎臓からの
レニン分泌の増加

アルドステロン生成の
増加

腎臓の遠位尿細管の後半と集合管における Na⁺ の再吸収が増加する. 血圧低下によって抗利尿ホルモン（ADH）も分泌されるので, 浸透圧により Na⁺ 再吸収に伴って水の再吸収が増加する.

Na⁺ の再吸収増加は血漿 Na⁺ 不足を解消し, これに伴う水の再吸収は血液量の増加と血圧上昇をもたらす.

Q アルドステロンによる Na⁺ 再吸収に伴う水の再吸収に関係するホルモンはなにか？

図 27.6　心房性ナトリウム利尿ペプチド（ANP）のナトリウムバランスにおける役割.

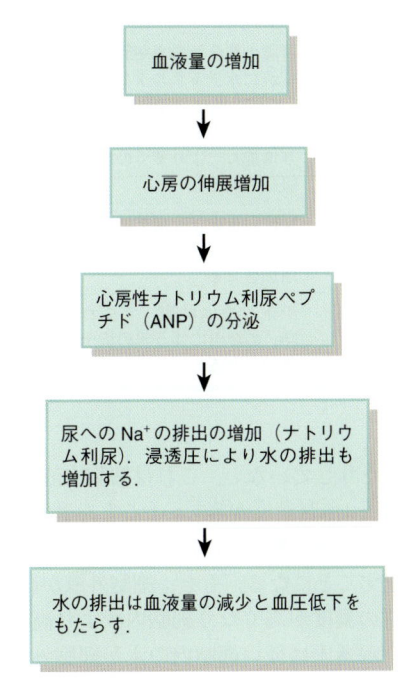

> ANP は Na⁺ の排出を増加させる（ナトリウム利尿）.

血液量の増加

心房の伸展増加

心房性ナトリウム利尿ペプチド（ANP）の分泌

尿への Na⁺ の排出の増加（ナトリウム利尿）. 浸透圧により水の排出も増加する.

水の排出は血液量の減少と血圧低下をもたらす.

Q ANP 分泌を刺激するのは, 脱水と水分過剰のどちらか？

介して移動することによる. 腎臓での Na⁺ の再吸収（これはどのくらいの尿を排出するかでもある）を調節する 2 つの主要なホルモンはアルドステロンと心房性ナトリウム利尿ペプチドである.

1. **アルドステロン**. 血液量の減少あるいは血漿 Na⁺ 不足による血圧低下があると腎臓はレニンを分泌し, これはレニン-アンジオテンシン-アルドステロン系を活性化する（図 27.5）. **アルドステロン aldosterone** が生成されると, 腎臓の遠位尿細管の後半部と集合管での Na⁺ 再吸収が増加し, これは血漿の Na⁺ 不足を回復させる. 血圧が低下すると抗利尿ホルモン（ADH）も分泌されるので, Na⁺ 再吸収に伴い, 浸透圧に従った水の再吸収も生じる. これは尿への水の排出を減らすことにより体液量を維持することになる.

2. **心房性ナトリウム利尿ペプチド**. 特大のペットボトル飲料を 1 本あるいはそれ以上を飲み干すことによって生じた血液量の増加は心臓の心房を伸展さ

せ, その結果, **心房性ナトリウム利尿ペプチド atrial natriuretic peptide（ANP）** の放出が促進される（図 27.6）. ANP は尿への Na⁺ 排出を増加させるという **ナトリウム利尿 natriuresis** を促進する. より多くの Na⁺ の排出によって尿細管内の浸透圧が上昇し, 尿のより多くの水の排出をもたらす. その結果, 血液量の減少と血圧の低下が起る. 血液量の増加は, ANP 分泌を刺激することに加え, 腎臓からのレニン分泌速度を減少させる. 血中レニン濃度が低下すると, アルドステロンの生成も減り, 腎臓の遠位尿細管の後半あるいは集合管における濾過された Na⁺ の再吸収が減る. 濾過されたうちのより多くの Na⁺ と（それによる浸透圧に従った）水が尿細管内に留まり, 尿として排泄されることになる.

表 27.1 に水のバランスを維持するための因子を要約する.

体液区分間の水の移動

正常では細胞周囲の細胞外液は等張なので, 細胞は縮

表 27.1	からだの水のバランスを維持する因子の要約	
因子	**機構**	**効果**
視床下部渇き中枢	飲水の欲求	渇きがいやされるまでの飲水
抗利尿ホルモン (ADH)，バソプレッシンとしても知られている	腎臓の集合管の主細胞の管腔側膜に水チャネルタンパク質（アクアポリン-2）を挿入させる．その結果，水の透過性が増加し，より多くの水が再吸収される	尿への水の排出減少
アルドステロン	Na^+ の再吸収を増加させ，その浸透圧により水の再吸収を増加させる	尿への水の排出減少
心房性ナトリウム利尿ペプチド (ANP)	ナトリウム利尿，すなわち Na^+ の排出に伴う水の排出を増加させる	尿への水の排出増加

図 27.7 水中毒の生ずる過程.

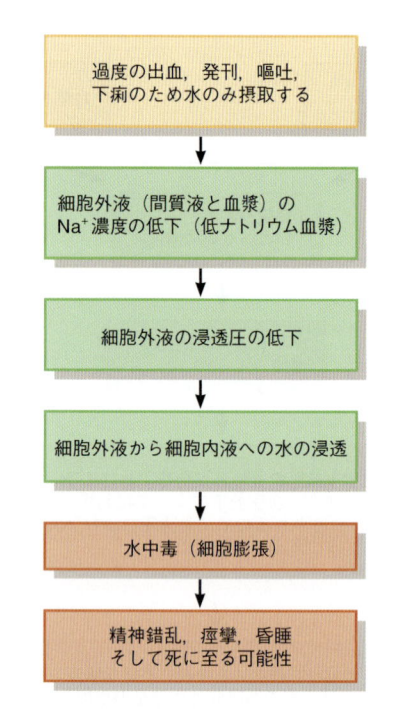

水中毒とは過剰な水が細胞を膨張させている状態である．

過度の出血，発刊，嘔吐，下痢のため水のみ摂取する
↓
細胞外液（間質液と血漿）の Na^+ 濃度の低下（低ナトリウム血漿）
↓
細胞外液の浸透圧の低下
↓
細胞外液から細胞内液への水の浸透
↓
水中毒（細胞膨張）
↓
精神錯乱，痙攣，昏睡そして死に至る可能性

Q なぜ，脱水を回復させるために少量の食卓塩（NaCl）を含んだ溶液を経口投与するのか？

小や膨張したりしていない．これは細胞内液と細胞外液が同じ浸透圧（溶質濃度が等しい）ことを意味している．しかしながら，細胞外液の浸透圧が変化すると溶液のバランスを崩すことになる．もし，細胞外液が高張（すなわち，溶質の濃度が高くなり細胞内液より高い浸透圧）になると，浸透圧に従い細胞内の水が細胞外に移動し，細胞は縮小する．もし細胞外液が低張（すなわち，溶質の濃度が低くなり細胞内液より低い浸透圧）になると浸透圧に従い水は細胞外から細胞内に移動し，細胞は膨張する．浸透圧の変化は Na^+ と Cl^- の濃度（細胞外液の浸透圧の主原因）の変化に由来することが最も多い．

例えば，細胞外液の浸透圧の**上昇**は食塩を含む食事後に生じる．NaCl 摂取の増加は細胞外液の Na^+ と Cl^- の濃度を上昇させる．その結果，細胞外液の浸透圧は上昇し，これは細胞内から細胞外へ水の移動の原因となる．このような水の移動はからだの細胞を縮小させる．もし，脳の神経細胞がこの状況にある程度の時間曝されると，精神錯乱，痙攣，昏睡そして死に至る．渇きの機構（渇きによって誘発される反応）や抗利尿ホルモンがからだの水分量を増やし，細胞外液の溶質濃度を元に戻すので，細胞外液の浸透圧の上昇に伴うからだの細胞の縮小はわずかであり短い時間しか生じない．

例えば，細胞外液の浸透圧の**低下**は大量の水を飲んだ時に生じる．この血液の水による希釈は細胞外液の Na^+ と Cl^- 濃度を正常値より低くしてしまう．細胞外液の Na^+ と Cl^- 濃度の低下は細胞外液の浸透圧の低下をもたらす．細胞外液から細胞内液へ水の移動が生じ，細胞が膨張する．通常，細胞外液の浸透圧の低下は ADH 分泌を抑制し，腎臓は薄い大量の尿を排出し，体液の浸透圧を正常に回復させる．したがって，細胞の膨張はわずかであり，短時間である．しかし，腎臓での水の排出速

度（最大の尿の排出速度は約 15 mL / min である）より速く水を摂取すると，あるいは腎機能が不十分であると，**水中毒 water intoxication**—過剰な体内の水が細胞を危険な状態まで膨張させる状態—になるであろう（図 27.7）．脳の神経細胞が縮小した時と同様に，精神錯乱，痙攣，昏睡そして死に至る．水と電解質の喪失によってもたらされるこのような恐ろしい事態を防ぐために，静脈内に溶液を投与するか，少量の食卓塩（NaCl）を含む液を経口で与えることなどの経口補液 oral rehydration therapy（ORT）が行われる．

⚕臨床関連事項

浣腸と体液バランス

浣腸 enema とは，浸透圧的に水（と電解質）を腸内に引き込むため，直腸に溶液を注入することである．腸の内容物の容量が増加すると蠕動運動が促進され糞便を排出させる．浣腸は便秘の時に行われる．浣腸を，とくに小児に繰り返すと，体液と電解質のバランスを崩す危険が生じる．

27.2 体液の電解質

目標

- からだの大きな3つの体液区分—血漿, 間質液, 細胞内液—の電解質の構成成分を比較する.
- ナトリウム, 塩化物, カリウム, 重炭酸, カルシウム, リン酸, マグネシウムの各イオンの機能を議論し, その濃度調節がどのようになされるかを説明する.

電解質は水に溶け, 解離している時は一般的に4つの機能がある. (1) 電解質は特定の体液区分内に閉じ込められていることと, 非電解質より多いので, ある特定のイオンは**体液区分間の浸透圧の調節を行う**. (2) 正常な細胞の活動を行うために, あるイオンは**酸塩基平衡 acid-base balance の維持にかかわる**. (3) イオンが**電流 electrical current を運ぶ**ことにより, 活動電位や漸増電位 (訳注：シナプス電位など) を発生する. (4) いくつかのイオンは酵素を最適に活性化するのに必要な**補助因子 (コファクター) cofactors** である.

体液の電解質の濃度

異なった溶液内のイオンによって運ばれる電荷を比較するために, ふつう, イオンの濃度は**1L当りのミリ当量 (mEq / L) milliequivalents per liter (mEq / liter)** で表現される. この値はある容量の溶液内に含まれる陽イオンまたは陰イオンの濃度を示す. 1当量は陽イオンでも陰イオンでもその電荷量の絶対値は1モルの H^+ の電荷量と等しい. 1ミリ当量は1当量の1,000分の1である. ある物質の1モルの重量とは分子量をグラムで表したものに等しいことを思い出しなさい. ナトリウムイオン (Na^+), カリウムイオン (K^+) あるいは炭酸水素イオン (HCO_3^-) などは単一の陽性または陰性の電荷をもっているので, ミリ当量で表した数値はミリモルの数値と等しい. カルシウムイオン (Ca^{2+}) やリン酸水素イオン (HPO_4^{2-}) は2つの陽性または陰性に荷電しているので, ミリ当量 (mEq / L) で示した数値はミリモル (mmol / L) で示した数値の2倍となる.

図 27.8 では血漿と間質液と細胞内液の主な電解質および負に荷電しているタンパク質の濃度を比較してある. 2つの細胞外液—血漿と間質液—の大きな違いは, 血漿は間質液とは対照的に負に荷電しているタンパク質を多く含んでいるが, 間質液にはほとんどないことである. 正常な毛細血管は実質的にはタンパク質の透過性がないので, ほんのわずかなタンパク質しか血管内から間質液には漏れ出ない. このタンパク質濃度の差が血漿膠質浸透圧をつくり上げ, 血漿と間質液の浸透圧の差をつくり出す. この2つの細胞外液区分におけるそれ以外の点では, 差が認められない.

細胞内液の電解質は細胞外液のそれと著しい差がある. 細胞外液に最も豊富な陽イオンは Na^+ で, 最も豊富な陰イオンは Cl^- である. 細胞内液に最も豊富な陽イオンは K^+ で, 多い陰イオンはタンパク質とリン酸水素イオン (HPO_4^{2-}) である. 能動的に細胞内から Na^+ をくみ出し, K^+ を細胞内に取り込むナトリウム–カリウムポンプ (Na^+- K^+ ATP アーゼ) の主な働きは細胞内の K^+ を高濃度に, 細胞外の Na^+ を高濃度に維持することである.

ナトリウム

ナトリウムイオン (Na^+) は細胞外液に最も豊富なイオンで, 細胞外液の陽イオンの90%を占める. 正常な血漿の Na^+ 濃度は $136 \sim 148$ mEq / L である. すでに説明されているように, Na^+ は細胞外液の浸透圧の約半分 (300 mOsm / L のうちの 142 mOsm / L) をつくり出すので, 体液と電解質バランスの中心的役割を担う. 細胞膜の電位依存性チャネルを通る Na^+ はニューロンや筋線維の活動電位の発生や伝導に必須である. 米国人 (訳注：日本人も) の典型的な1日の Na^+ 摂取量は, からだが必要としている量をはるかに超えている. 腎臓は過剰な Na^+ を排出するが, 不足時には保持することもできる.

血中の Na^+ レベルは, アルドステロン, 抗利尿ホルモン (ADH), 心房性ナトリウム利尿ペプチド (ANP) によって調節されている. アルドステロンは腎臓での Na^+ の再吸収を促進する. 血漿 Na^+ 濃度が 135 mEq / L 以下になる—**低ナトリウム血症 hyponatremia とよぶ**—と, ADH の分泌は停止される. ADH がないと水の尿への排出が増加し, 細胞外液の Na^+ の正常レベルへの回復が図られる. Na^+ レベルが正常値より増加する—**高ナトリウム血症 hypernatremia とよぶ**—と, 心房性ナトリウム利尿ペプチド (ANP) が腎臓での Na^+ の排出を促進する.

図27.8 **血漿，間質液，細胞内液の電解質と負に荷電したタンパク質の濃度.** 各柱の高さは1L当りのミリ当量（mEq／L）で表示している．

> 細胞外の電解質は細胞内のそれと比べ異なっている．

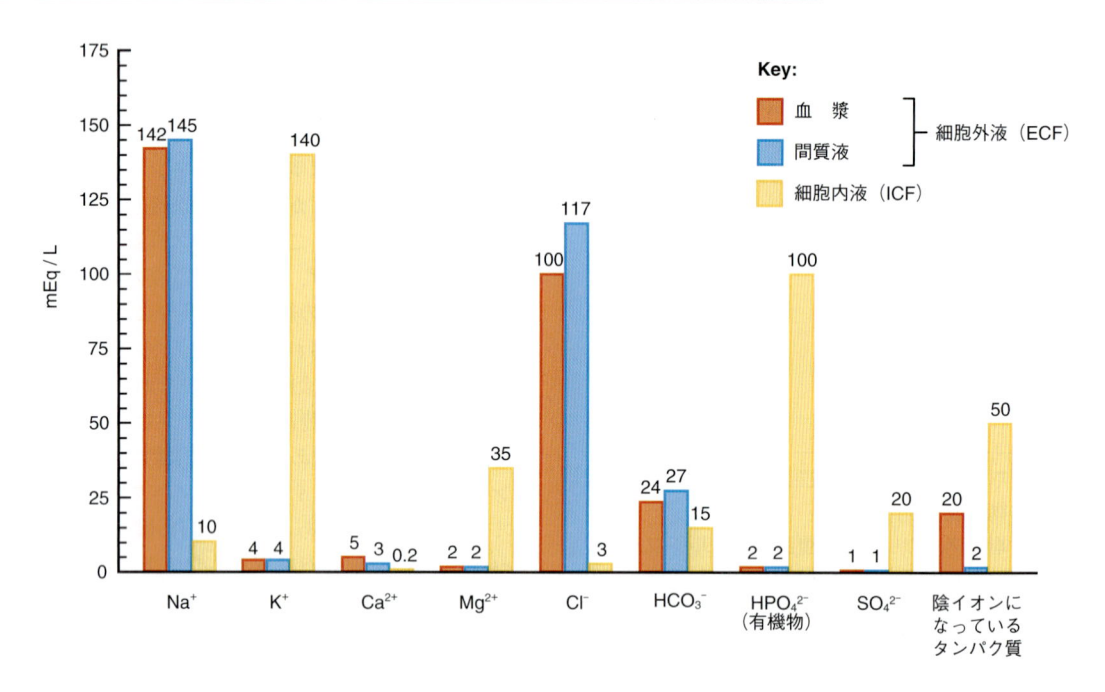

Q 細胞外液，細胞内液それぞれの主な陽イオンと主な2つの陰イオンはなにか？

Na⁺の平衡が崩れていることを示すもの

　腎臓が十分にナトリウムを排出できないためにからだにナトリウムが蓄積すると，浸透圧により水もまた体内に留まる．これは血液量の増加，血圧の上昇，間質液の異常な増加—**浮腫 edema**—をもたらす．腎臓の機能不全と高アルドステロン症（アルドステロンの分泌亢進）の2つはNa⁺の貯留の原因となる．一方，尿中への過剰なNa⁺の排出は浸透圧により過剰な水の喪失をもたらし，異常な血液量減少—**血液量減少症 hypovolemia**—になる．Na⁺喪失に関連した血液量減少症は，副腎不全に伴う不十分なアルドステロン分泌あるいは利尿剤大量投与療法によりしばしば生ずる．

塩化物

　塩化物イオン（Cl⁻）は細胞外液に最も多い陰イオンである．Cl⁻の正常な血漿濃度は95〜105 mEq／Lである．ほとんどの細胞膜には多くのCl⁻チャネルやアンチポーター（対向輸送体）があるので，Cl⁻は細胞内外の体液区分を容易に移動する．そのため，Cl⁻は異なった体液区分内の陰イオンの平衡にかかわる．一つの例は，

赤血球と血漿のあいだで炭酸水素イオン濃度の変化に伴う塩化物イオン移動である（図23.23b 参照）．この場合はCl⁻とHCO₃⁻のアンチポーターが細胞外液と細胞内液の陰イオンの平衡を正しく保つ．Cl⁻はまた胃から分泌される塩酸の一成分でもある．ADHは尿への水の排出を調節するのでCl⁻の体液内平衡を維持するのにかかわる．Na⁺の再吸収の増減は，またCl⁻の再吸収にも影響を及ぼす（Na⁺とCl⁻の再吸収がNa⁺-Cl⁻シンポーター（共輸送体）で行われることを思い出しなさい〔訳注：このシンポーターは遠位尿細管にある〕）．

カリウム

　カリウムイオン（K⁺）は細胞内液に最も多い（140 mEq／L）陽イオンである．K⁺はニューロンや筋線維での静止膜電位をつくり出し，また活動電位の再分極相に働く．K⁺はまた細胞内液量を正常に保つ．K⁺が細胞内と細胞外に移動する時はしばしばH⁺との交換によって移動するので体液の水素イオン濃度の調節にもかかわる．

　K⁺の正常な血漿濃度は3.5〜5.0 mEq／Lである．血漿K⁺濃度の調節は主にアルドステロンによって行われる．血漿K⁺濃度が上昇するとより多くのアルドステ

ロンが分泌される．アルドステロンは腎臓の集合管の主細胞を刺激し，K^+ の尿への分泌を促進する．逆に血漿の K^+ 濃度の低下はアルドステロン分泌を抑え，尿への K^+ の排泄が減少する．K^+ は活動電位の再分極相（訳注：および静止膜電位）に必要なので，異常な K^+ 濃度は死に至ることがある．例えば，血漿中の K^+ の濃度が上昇する**高カリウム血症** hyperkalemia は心室細動を引き起こし死に至ることがある．

炭酸水素（重炭酸）

炭酸水素イオン（重炭酸イオン，HCO_3^-）は細胞外液に2番目に多い陰イオンである．正常な HCO_3^- 濃度は，動脈血中で $22 \sim 26\,mEq/L$，静脈血中で $23 \sim 27\,mEq/L$ である．血液が毛細血管を通過した後 HCO_3^- 濃度は上昇する．これは細胞の代謝の結果，排出された二酸化炭素が水と反応し炭酸をつくり，さらにこれが HCO_3^- と H^+ に解離するからである．しかしながら，肺の毛細血管を通過した後は HCO_3^- は二酸化炭素として排出されるので減少する（図 23.23 はこの反応を示している）．細胞内液にも少量の HCO_3^- が存在する．前述のように，HCO_3^- と Cl^- との交換が細胞内液と細胞外液の陰イオンの平衡にかかわっている．

腎臓が HCO_3^- の主な血中濃度調節器官である．尿細管の介在細胞は，血中の HCO_3^- が少ないと，HCO_3^- を形成し血中に放出する（図 27.10 参照）か，血中に多いと過剰な HCO_3^- を尿中に排出する．HCO_3^- の血中濃度変化については，本章の後半の酸塩基平衡の項目で述べる．

カルシウム

非常に多くのカルシウムが骨として保存されているので，からだの中でカルシウムは最も豊富な無機質である．成人のカルシウムの約98%はリン酸イオンと結合して無機塩である格子結晶の形で骨または歯に存在する．体液内ではカルシウムは主に細胞外陽イオン（Ca^{2+}）として存在する．血漿内遊離カルシウム濃度の正常値は $4.5 \sim 5.5\,mEq/L$ である．ほぼ同じ量の Ca^{2+} が種々のタンパク質と結合している．骨や歯の硬さに貢献しているのに加え，Ca^{2+} は血液凝固，神経伝達物質の放出，筋緊張の維持，神経や筋の興奮性に重要な役目を果す．

血漿中の Ca^{2+} 濃度を調節する最も重要なホルモンは副甲状腺ホルモン（上皮小体ホルモン，PTH）である（図 18.13 参照）．血漿中の Ca^{2+} 濃度の低下はより多くの PTH の放出を促し，このホルモンが骨組織の破骨細胞を刺激することによってカルシウム（とリン酸）を骨基質の無機塩のかたちから遊離させて増加させる．つまり，PTH は**骨吸収** bone resorption を増大させる．PTH はまた糸球体で濾過された Ca^{2+} を血中に戻すこと，つま

り尿細管での**再吸収** reabsorption を促進する．さらに PTH はカルシトリオール（ホルモンとして作用する活性型ビタミン D）の生成を増加させる．カルシトリオールは消化管からの Ca^{2+} **吸収** absorption を促進する．甲状腺でつくられるカルシトニン（CT）は破骨細胞の活動を抑制し，骨への Ca^{2+} 沈着を促進するので血中 Ca^{2+} 濃度が低下することを思い出しなさい．

リン酸

成人の約85%のリン酸はリン酸カルシウムのかたちで骨や歯の構造要素として存在する．残る15%はイオンとして存在する．3つのリン酸イオン（$H_2PO_4^-$，HPO_4^{2-}，PO_4^{3-}）は細胞内の陰イオンとして重要である．正常な体液の pH では，ほとんどが HPO_4^{2-} のかたちで存在する．リン酸は細胞内では約 $100\,mEq/L$ の陰イオンとして存在する．HPO_4^{2-} は水素イオンに対して体液と尿における緩衝剤として重要である．リン酸イオンのいくらかは自由なイオンとして存在するが，そのほとんどは，脂質（リン脂質），タンパク質，炭水化物，核酸（DNA と RNA），アデノシン三リン酸（ATP）のような有機分子と共有結合している．

イオン化しているリン酸の正常血漿濃度はわずか $1.7 \sim 2.6\,mEq/L$ である．カルシウムのホメオスタシスを調節しているのと同じ2つのホルモン，副甲状腺ホルモン（上皮小体ホルモン，PTH）とカルシトリオールが血漿中の HPO_4^{2-} 濃度を調節している．副甲状腺ホルモンによって刺激された破骨細胞が骨基質からのリン酸とカルシウムの両者を血中に遊離する（骨吸収）．しかしながら腎臓では副甲状腺ホルモンはリン酸イオンの再吸収を抑制し，尿細管細胞を刺激して Ca^{2+} の再吸収をうながす．このように，尿中へのリン酸分泌を増加させ，血中リン酸濃度を低下させる．カルシトリオールはカルシウムの消化管からの吸収を促進したのと同じようにリン酸の吸収も促進する．線維芽細胞増殖因子 23（FGF 23）はポリペプチドのパラクリン（局所的に作用するホルモン）であるが，これもまた血漿中の HPO_4^{2-} 濃度調節にかかわる．このパラクリンは腎臓での HPO_4^{2-} 排出を増やし，消化管からの HPO_4^{2-} 吸収を抑制することにより血中の HPO_4^{2-} を減少させる．

マグネシウム

成人では，全マグネシウム量の約54%は骨基質にマグネシウム塩として存在する．残りの46%はマグネシウムイオン（Mg^{2+}）として細胞内液（45%）と細胞外液（1%）に存在する．Mg^{2+} は細胞内液では2番目に多い陽イオン（$35\,mEq/L$）である．機能的には，Mg^{2+} は炭水化物やタンパク質の代謝を行う酵素の，そして Na^+- K^+ ATP アーゼ（ナトリウム-カリウムポン

プ）の補助因子として働く．Mg^{2+}は正常な神経筋活動，シナプス伝達，心筋収縮に必要である．さらに PTH の分泌も Mg^{2+} に依存する．

正常な血漿 Mg^{2+} 濃度は低く，わずか 1.3 ～ 2.1 mEq / L である．尿への Mg^{2+} の排出を変えるいくつかの要因が血中 Mg^{2+} レベルを調節している．高カルシウム血症，高マグネシウム血症，細胞外液量の増加，副甲状腺ホルモン分泌の減少，アシドーシスは尿への Mg^{2+} 排出を増加させる．逆の状況は腎臓での Mg^{2+} の排出を減らす．

表 27.2 にいくつかの電解質の不足もしくは過剰の結果による症状を記載する．

体液と電解質のバランスの危険に曝されているのは，ほかの人に飲料とか食物の供給を依存している人，すなわち幼児，高齢者，入院患者；静脈内投与を受けている患者，排液処置や吸引処置，尿カテーテル処置を受けている患者，さらに入院しているわけではないが利尿薬を投与されている人，過剰な水分喪失があって水分補給を

表 27.2　血液の電解質バランス失調

電解質*	不足 名称と原因	不足 症状	過剰 名称と原因	過剰 症状
ナトリウム（Na^+）136 ～ 148 mEq / L	低ナトリウム血症 Hyponatremia はナトリウムの摂取不足，嘔吐や下痢，アルドステロン不足，ある種の利尿剤の使用によるナトリウム喪失，あるいは水の過剰摂取によって生ずる．	筋緊張の低下，めまい，頭痛，低血圧，頻脈とショック，神経錯乱，昏迷，昏睡	高ナトリウム血症 Hypernatremia は脱水，水の喪失，食物中あるいは静脈内投与液中の過剰なナトリウムによって生ずる．ECF が高張になり細胞から ECF に水が移動し細胞が脱水状態になる．	強烈な渇き感覚，高血圧，浮腫，動揺，痙攣
塩化物（Cl^-）95 ～ 105 mEq / L	低クロール血症 Hypochloremia は過度の嘔吐，水分過剰，アルドステロン不足，うっ血性心不全，フロセミド（Lasix®）などの利尿薬を使った治療によって生ずる．	筋痙縮，代謝性アルカローシス，浅い呼吸，低血圧，強縮（テタニー）	高クロール血症 Hyperchloremia は水の喪失や飲水が得られないことによる脱水，過剰な塩素の摂取，腎不全，高アルドステロン症，ある種のアシドーシス，ある種の薬物摂取の結果生ずる．	傾眠，虚弱，代謝性アシドーシス，急速な深呼吸
カリウム（K^+）3.5 ～ 5.0 mEq / L	低カリウム血症 Hypokalemia は嘔吐，下痢による喪失，カリウム摂取の減少，高アルドステロン症，腎臓病，利尿を伴うある種の治療によって生ずる．	筋疲労，弛緩性麻痺，精神錯乱，尿量増加，浅い呼吸，T 波が平坦化するような心電図の変化	高カリウム血症 Hyperkalemia はカリウムの過剰摂取，腎不全，アルドステロン不足，組織の挫滅，溶血した血液の輸血で生ずる．	いらいら感，悪心，嘔吐，下痢，筋緊張の低下，心室細動を引き起こすことにより死に至りうる．
カルシウム（Ca^{2+}）合計 9.0 ～ 10.5mg / dL；イオン化したものは 4.5 ～ 5.5 mEq / L	低カルシウム血症 Hypocalcemia はカルシウムの喪失の増加，カルシウム摂取の不足，リン酸濃度の上昇，副甲状腺機能低下症によって生ずる．	指のしびれむずがゆい感覚，反射の亢進，こむら返り（クランプ），強縮（テタニー），痙攣，骨折，喉頭筋痙攣による窒息から死に至りうる．	高カルシウム血症 Hypercalcemia は副甲状腺機能亢進症，ある種の癌，ビタミンD の過剰摂取，パジェット病の結果生ずる．	傾眠，虚弱，食欲不振，悪心，嘔吐，多尿，かゆみ，骨の痛み，うつ，錯乱，感覚異常，昏迷，昏睡
リン酸水素（HPO_4^{2-}）1.7 ～ 2.6 mEq / L	低リン酸（塩）血症 Hypophosphatemia は尿からの喪失の増加，消化管からの吸収の減少，大量に消費することによって生ずる．	錯乱，痙攣（てんかん性の発作），昏睡，胸部痛，筋肉痛，指のしびれや刺痛，記憶が関連していないあるいは記憶喪失，傾眠	高リン酸（塩）血症 Hyperphosphatemia は腎障害のような腎臓が過剰なリン酸を分泌できない時，過剰なリン酸の摂取，体細胞の破壊によって多量のリン酸が血中に入り込んだ時などに生ずる．	食欲不振，悪心，嘔吐，筋緊張の低下，反射の亢進，強縮，頻脈
マグネシウム（Mg^{2+}）1.3 ～ 2.1 mEq / L	低マグネシウム血症 Hypomagnesemia はマグネシウム摂取量の不足，あるいは尿や糞便へ多量に喪失すること，アルコール中毒，栄養失調，糖尿病，利尿治療によって生ずる．	虚弱，被刺激性，強縮，せん妄，痙攣，錯乱，食欲不振，悪心，嘔吐，麻痺，不整脈	高マグネシウム血症 Hypermagnesemia はマグネシウムを含む制酸剤のような薬物の過剰摂取，アルドステロン不足，甲状腺機能低下で生ずる．	低血圧，筋緊張低下，麻痺，悪心，嘔吐，精神機能の変調

*数値は成人の正常血漿濃度

受けている人，水分が過剰に保持されていて（訳注：腎臓疾患などで），水分摂取を制限されている人である．最後に，暑い環境に曝されているアスリートや軍人，外科手術を受けた患者，重篤なやけどや外傷を受けた人，慢性疾患（うっ血性心不全，糖尿，慢性閉塞性肺疾患，癌）の患者，出産時，渇きに反応できない，あるいは意思疎通が不可能なような意識が危険な患者も体液と電解質のバランスの危険に冒されている．

チェックポイント

6. 生体における電解質の機能はなにか．
7. 細胞外液と細胞内液にそれぞれ含まれる 3 つの重要な電解質を挙げ，それぞれがどのように調節されているかを示しなさい．

27.3 酸塩基平衡

目標

- 体液の水素イオン濃度を一定に維持するための各種緩衝剤の役目，および二酸化炭素の肺からの排出と腎臓での水素イオンの排泄を比較する．
- 酸塩基平衡のさまざまな障害を記述する．

ここまでの議論で，種々のイオンがホメオスタシスを維持するために，それぞれ異なった役目を果していることがわかった．ホメオスタシスでは，体液の水素イオン濃度（H^+ 濃度，pH）を適性範囲に維持することが最も主要な仕事である．この仕事—酸塩基平衡—は正常な細胞活動を維持するためにきわめて重要である．例えば，すべてのタンパク質ではその特定の機能を発現するためにその三次元構造が重要であり，この三次元構造は H^+ 濃度で容易に変化する．北米で典型的な食事で多くのタンパク質を摂取する場合，細胞の代謝活動は塩基より，より多くの酸をつくり出し，血液を酸性に傾ける．本章を読み進める前に 2.4 節の酸，塩基と pH の記述を読んでほしい．

健康的なヒトでは，動脈血の H^+ 濃度は 7.35 〜 7.45 のあいだに保たれる（pH 7.4 というのは H^+ 濃度が $0.00004\,mEq\,/\,L = 40\,nEq\,/\,L$ のことである）．代謝反応ではしばしば大量の H^+ をつくり出すので，H^+ の排出機構がないとすぐに H^+ の濃度は致死レベルに到達する．H^+ 濃度を狭い範囲に保つことは生存にとって必須条件である．体液から，すなわちからだから H^+ を取り除く方法は以下の 3 つの機構による：

1. **緩衝系**．緩衝剤は溶液から反応性の高い H^+ を素早く，一時的に取り除く．
2. **二酸化炭素を呼気として排出**．呼吸の頻度と深さを増加させることにより，より多くの二酸化炭素を排出できる．この呼吸活動の変化は数分以内に血中の炭酸を減少させ，血液の pH を上昇（血中 H^+ 濃度の低下）させる．
3. **腎臓から H^+ を排出**．最も遅い機構であるが，炭酸以外の酸を尿中に分泌する．

これらの機構の詳細について順を追って説明する．

緩衝系の作用

生体のほとんどの**緩衝系 buffer systems** は弱酸と，弱塩基として働くその酸の塩とからなる．緩衝剤は強酸や強塩基を弱酸や弱塩基に秒単位で変換することによって体液 pH の急激な変化を阻止する．強酸は弱酸より急速に H^+ を放出するので，すなわちより多くの自由な H^+ を生ずるので pH を下げる．同様に，強塩基は弱塩基に比べ pH をより上昇させる．生体の基本的な緩衝系はタンパク質緩衝系，炭酸-炭酸水素系とリン酸緩衝系である．

タンパク質緩衝系 **タンパク質緩衝系 protein buffer system** は細胞内および血漿で最も豊富にある緩衝系である．例えば，ヘモグロビンタンパク質は赤血球内のよい緩衝剤であり，アルブミンは血漿の主たる緩衝剤である．タンパク質はアミノ酸から構築された有機分子で，少なくともそれぞれ最低 1 つのカルボキシ基（$-COOH$）とアミノ基（$-NH_2$）をもっている．これらの基がタンパク質緩衝系の機能的な要素である．タンパク質の末端にある自由なカルボキシ基は pH が上昇した時，酸として働き，次に示すように H^+ を放出し，解離する：

$$NH_2 - \overset{\overset{\displaystyle R}{|}}{\underset{\underset{\displaystyle H}{|}}{C}} - COOH \longrightarrow NH_2 - \overset{\overset{\displaystyle R}{|}}{\underset{\underset{\displaystyle H}{|}}{C}} - COO^- + H^+$$

過剰な OH^- と H^+ が反応し水を形成する．タンパク質の他端の自由なアミノ基は塩基として働き pH が下がった時，次に示すように H^+ と結合する：

$$NH_2 - \overset{\overset{\displaystyle R}{|}}{\underset{\underset{\displaystyle H}{|}}{C}} - COOH + H^+ \longrightarrow {}^+NH_3 - \overset{\overset{\displaystyle R}{|}}{\underset{\underset{\displaystyle H}{|}}{C}} - COOH$$

このようにタンパク質は酸と塩基の両方の緩衝剤として働く．タンパク質の両端のカルボキシ基とアミノ基に加え，20 種類のアミノ酸のうち 7 つには側鎖があり，

この側鎖も H^+ を緩衝する.

以前にも述べたように, ヘモグロビンタンパク質は赤血球内の重要な緩衝剤である (図 23.23 参照). 血液が毛細血管を流れる時, 二酸化炭素が組織から赤血球に入り込み, 水 (H_2O) と反応し炭酸 (H_2CO_3) になる. H_2CO_3 は H^+ と HCO_3^- に解離する. 赤血球に CO_2 が入ると同時に酸素化 (酸化 (型)) ヘモグロビン (オキシヘモグロビン) ($Hb\text{-}O_2$) はその酸素を組織に供給する. 脱酸素化 (還元 (型)) ヘモグロビン (デオキシヘモグロビン) は H^+ に対する優れた緩衝剤で, ほとんどの H^+ を吸収する. こういう理由から, しばしば還元ヘモグロビンは $Hb\text{-}H$ と表現される. 以下にこれらの反応を要約する:

$$H_2O \quad + \quad CO_2 \quad \longrightarrow \quad H_2CO_3$$
水　　　　　二酸化炭素　　　　　炭酸
（赤血球に入り込んだ）

$$H_2CO_3 \quad \longrightarrow \quad H^+ \quad + \quad HCO_3^-$$
炭酸　　　　　水素イオン　　炭酸水素イオン

$$Hb\text{-}O_2 \quad + \quad H^+ \quad \longrightarrow \quad Hb\text{-}H \quad + \quad O_2$$
酸化ヘモグロビン　水素イオン　　　　還元　　　　　酸素
（赤血球内）　　（炭酸由来の）　ヘモグロビン　（組織細胞へ
　　　　　　　　　　　　　　　　　　　　放出される）

炭酸-炭酸水素緩衝系

炭酸-炭酸水素緩衝系 carbonic acid-bicarbonate buffer system は**炭酸水素イオン (重炭酸イオン)** bicarbonate ion (HCO_3^-) が弱塩基として働き, **炭酸 carbonic acid** (H_2CO_3) が弱酸であることに基づく. HCO_3^- は細胞内液, 細胞外液両方に存在する陰イオンであり (図 27.8 参照), 細胞呼吸でつねにつくり出される CO_2 は H_2CO_3 をつくり出す. 腎臓は新たに HCO_3^- をつくり出し, 濾過された HCO_3^- は再吸収されるのでこの重要な緩衝剤は尿中に排出されない. もし過剰な H^+ が存在すると, HCO_3^- は塩基として機能し過剰な H^+ は以下のように除かれる:

$$H^+ \quad + \quad HCO_3^- \quad \longrightarrow \quad H_2CO_3$$
水素イオン　炭酸水素イオン　　　　　炭酸
　　　　　　（弱塩基）

ついで H_2CO_3 は水と二酸化炭素に解離し, CO_2 は肺から放出される.

逆にもし H^+ が足りないと H_2CO_3 は弱酸として機能し, 以下のように H^+ を供給する:

$$H_2CO_3 \quad \longrightarrow \quad H^+ \quad + \quad HCO_3^-$$
炭酸　　　　　水素イオン　炭酸水素イオン
（弱酸）

pH が 7.4 の場合, HCO_3^- の濃度は約 24 mEq/L で, H_2CO_3 の濃度は約 1.2 mmol/L である. このように炭酸水素イオンは数の上で炭酸分子を 20 対 1 の比で上回っている. CO_2 と H_2O は結合して H_2CO_3 をつくるので, 過剰なあるいは正常より少ない CO_2 が生じるよ

うな呼吸障害に由来する pH 変化に対してはこの緩衝系は無力である.

リン酸緩衝系

リン酸緩衝系 リン酸緩衝系 phosphate buffer system は基本的に炭酸-炭酸水素緩衝系と同じような機序で作動する. リン酸緩衝系を構成する要素は, **リン酸二水素イオン** dihydrogen phosphate ($H_2PO_4^-$) と **リン酸水素イオン** monohydrogen phosphate (HPO_4^{2-}) である. リン酸は細胞内液では主要な陰イオンであり, 細胞外液では少ないことを思い出しなさい (図 27.8 参照). リン酸二水素イオンは弱酸として作用し, 強塩基に対して緩衝作用がある. 例えば:

$$OH^- \quad + \quad H_2PO_4^- \quad \longrightarrow \quad H_2O \quad + \quad HPO_4^{2-}$$
水酸化物イオン　リン酸二水素イオン　　　水　　　リン酸水素イオン
（強塩基）　　　　（弱酸）　　　　　　　　　　　　（弱塩基）

リン酸水素イオンはこれに対して弱塩基として働き, 塩酸 (HCl) のような強酸から放出される H^+ に対して緩衝作用がある:

$$H^+ \quad + \quad HPO_4^{2-} \quad \longrightarrow \quad H_2PO_4^-$$
水素イオン　　リン酸水素イオン　　　リン酸二水素イオン
（強酸）　　　　（弱塩基）　　　　　　　（弱酸）

細胞内液ではリン酸の濃度が高いのでリン酸緩衝系は細胞質の pH の調節に重要である. 程度は小さいが細胞外液でも働き, また尿の酸を緩衝する. 腎臓の尿細管内で過剰な H^+ は HPO_4^{2-} と結合し $H_2PO_4^-$ となる (図 27.10 参照). H^+ はこのように $H_2PO_4^-$ の一部として尿へ排出される. この反応は腎臓が過剰な H^+ を尿へ排出し, 血液の pH を一定に保つ一つの方法である.

二酸化炭素の排出

呼吸運動は体液の pH の維持に重要な役割を果す. 体液の二酸化炭素 (CO_2) の増加は H^+ の増加をもたらすので pH が低下する (体液をより酸性へ傾ける). H_2CO_3 は CO_2 を排出することにより除かれるので**揮発性酸 volatile acid** とよばれる. 逆に体液の CO_2 が減少すると pH が上昇する (体液をアルカリ性へ傾ける). この化学反応は以下のような可逆的反応として示される:

$$CO_2 \quad + \quad H_2O \quad \rightleftharpoons \quad H_2CO_3 \quad \rightleftharpoons \quad H^+ \quad + \quad HCO_3^-$$
二酸化炭素　　水　　　　　　炭酸　　　水素イオン　炭酸水素イオン

呼吸の深さと回数の変化は 2〜3 分以内に体液の pH を変える. 呼吸が盛んになるとより多くの CO_2 が排出される. CO_2 が減少すると上記の反応は左に進行し, H^+ 濃度が低下し, 血液 pH が上昇する. 呼吸量 (分時換気量) が 2 倍になると pH は 7.4 から 7.63 と 0.23 上昇する. もし呼吸運動が正常よりゆっくりになると, 二酸化炭素の排出が少なくなる. CO_2 が増加すると,

上記の反応は右に進み，H^+濃度が上昇し，血液のpHが低下する．正常の1/4に呼吸が減少するとpHは7.4から7.0と0.4下がる．この例で示すように，呼吸運動の変化は体液のpHに対して強力な効果をもたらす．

体液のpHおよび呼吸の頻度と深度はネガティブフィードバックシステム（図27.9）で関連している．もし血液がより酸性になると，pHの低下（H^+濃度の上昇）は延髄の中枢性化学受容器（訳注：中枢性化学受容器はH^+を直接感知しないとされており，CO_2の変化に応ずるとされている．したがってH^+が増加することによって上式が左に進行してCO_2が増える）と末梢の大動脈と頸動脈にある化学受容器で検知され，その両者は延髄の吸息野を刺激する．その結果，横隔膜と他の呼吸筋がより強く，そしてより頻回に収縮を繰り返し，より多くのCO_2が排出される．炭酸が少なくなり，H^+濃度が下がり，血液のpHが上昇する．このような反応が血液pH（H^+濃度）を正常値に戻し，酸塩基平衡のホメオスタシスが回復する．同じネガティブフィードバックシステムは，血中CO_2濃度が上昇した場合にも働く．呼吸運動は増加し，より多くのCO_2が排出され，血中のH^+濃度が低下，すなわちpHが上昇する．

これに対して血液のpHが上昇した時は，呼吸中枢は抑制され，呼吸の頻度と深度が減少する．血中のCO_2の減少も同じ効果を及ぼす．呼吸運動が減少すると，血中にCO_2が蓄積し，H^+濃度が上昇する．

腎臓によるH^+の排出

代謝反応は体重1kg当り，毎日約1mEq/Lの硫酸のような**不揮発性酸 nonvolatile acids**を産生する．この大量の酸負荷を除く唯一の方法は，尿へH^+を排出することである．酸塩基平衡に対して腎臓にこのような働きがあることを考えると，腎不全が急速な死の原因になるといっても驚くにあたらない．

26章ですでに学んだように，腎臓の近位尿細管 (PCT)と集合管は管腔内へH^+を分泌する．PCTでは，Na^+-H^+アンチポーターがあってNa^+を再吸収しH^+を分泌する（図26.13参照）．しかしながら，より重要な体液のpH調節にかかわるのは集合管の介在細胞である．介在細胞の頂端膜（管腔側膜）には**プロトンポンプ proton pumps（H^+ ATPアーゼ）**が存在し，H^+を管腔へ分泌する（図27.10）．介在細胞は濃度勾配に逆らってH^+を分泌することができるので，尿は体液の1,000倍（pH 3）まで酸性にすることができる．介在細胞内でH_2CO_3から解離してできたHCO_3^-は基底側膜（側底膜）のCl^--HCO_3^-**アンチポーター（対向輸送体）**Cl^--HCO_3^- antiporters により細胞膜を横切り，尿細管周囲毛細血管に拡散していく（図27.10a）．このようにして血中に入ったHCO_3^-は，濾過されたものではなく**新**

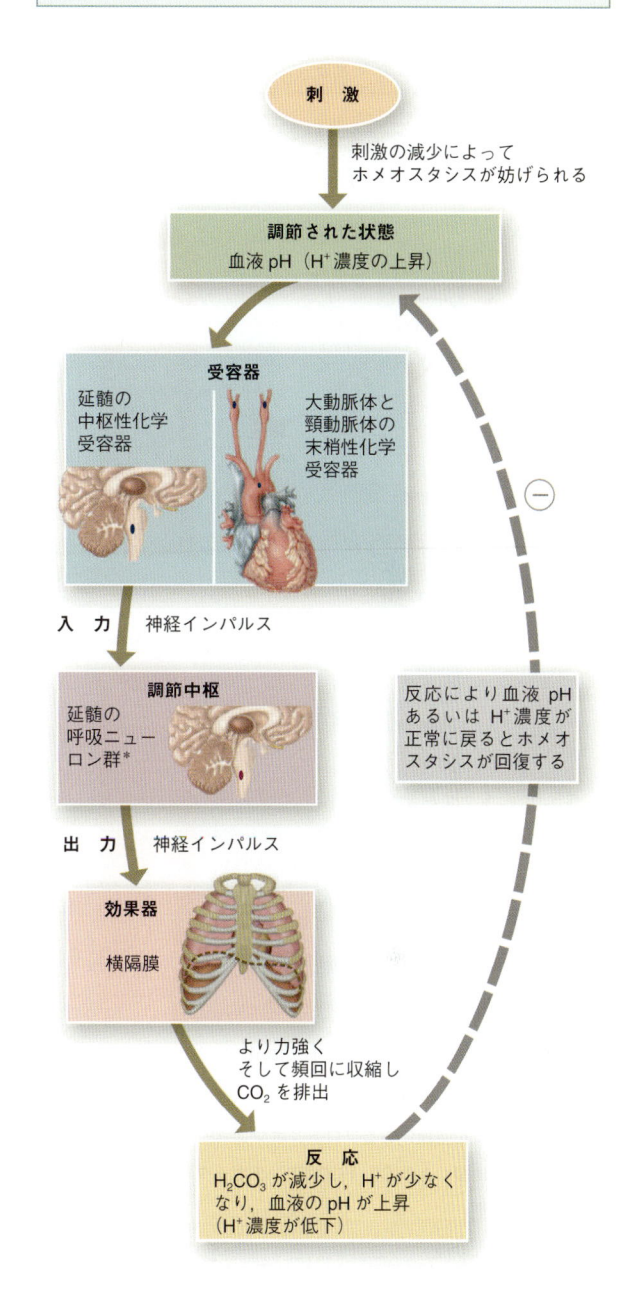

図27.9 呼吸系による血液pHのネガティブフィードバックシステム.

二酸化炭素の排出は血中H^+濃度を低下させる.

刺激

刺激の減少によってホメオスタシスが妨げられる

調節された状態
血液pH（H^+濃度の上昇）

受容器
延髄の中枢性化学受容器　　大動脈体と頸動脈体の末梢性化学受容器

反応により血液pHあるいはH^+濃度が正常に戻るとホメオスタシスが回復する

$(-)$

入 力　神経インパルス

調節中枢
延髄の呼吸ニューロン群*

出 力　神経インパルス

効果器
横隔膜

より力強くそして頻回に収縮しCO_2を排出

反 応
H_2CO_3が減少し，H^+が少なくなり，血液のpHが上昇（H^+濃度が低下）

*訳注：原文では背側呼吸ニューロン群 dorsal respiratory groud となっているが，延髄の呼吸中枢ニューロン群は背側とは限らず，むしろ腹側の呼吸ニューロン群のほうが重要であり，本図では" 延髄の呼吸ニューロン群"とした.

Q もし30秒間息を止めたら，血液pHはどうなるだろうか？

図 27.10 　集合管の介在細胞による H⁺ 分泌. HCO₃⁻：炭酸水素イオン；CO₂：二酸化炭素；H₂O：水；H₂CO₃：炭酸；Cl⁻：塩化物イオン；NH₃：アンモニア；NH₄⁺：アンモニウムイオン；HPO₄²⁻：リン酸水素イオン；H₂PO₄⁻：リン酸二水素イオン

> 腎臓の集合管のプロトンポンプのおかげで血液の 1,000 倍も酸性の尿をつくることができる.

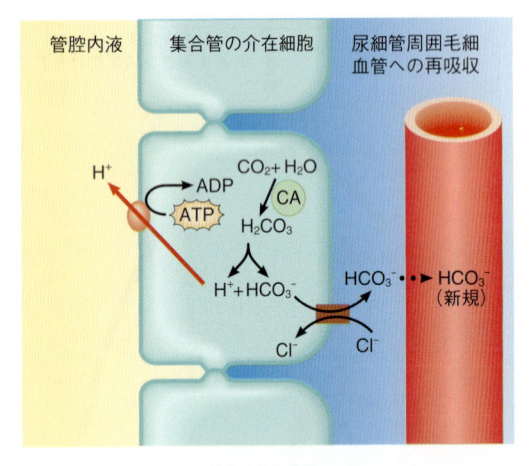

(a) H⁺の分泌

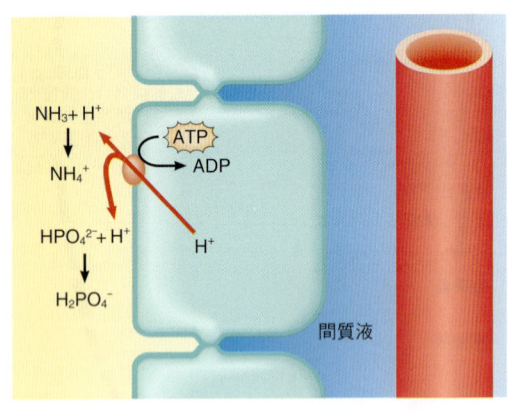

(b) 尿中での H⁺の緩衝

Key:

 　管腔側細胞膜にあるプロトンポンプ（H⁺ ATP アーゼ）

　　　基底側膜にある Cl⁻-HCO₃⁻アンチポーター（対向輸送体）

・・▶ 　拡　散

Q 炭酸脱水酵素の抑制薬はどんな効果をもたらすか？

規につくられたものである. このような理由で腎静脈血中には腎動脈のそれより高濃度の HCO₃⁻ が含まれる.

　おもしろいことに, 第二のタイプの介在細胞の基底側膜（**側底膜**）basolateral membrane にはプロトンポンプが存在し, 管腔側膜に Cl⁻-HCO₃⁻ アンチポーターが存在する. このような介在細胞は HCO₃⁻ を分泌し H⁺ を再吸収する. したがって, 2 つのタイプの介在細胞が体液の pH を

2 つの方法で調節する─体液の pH が低いと過剰な H⁺ を排出し, pH が高すぎると過剰な HCO₃⁻ を排出する.

　集合管で管腔へ分泌された H⁺ は, そのほとんどが濾過後再吸収されてしまった HCO₃⁻ 以外の物質で緩衝される. 他の 2 つの緩衝剤が集合管内で H⁺ と結合する（図 27.10 b）. 集合管内に最も多い緩衝剤は HPO₄²⁻（リン酸水素イオン）である. さらに少量のアンモニア（NH₃）も存在する. H⁺ は HPO₄²⁻ と結合して H₂PO₄⁻（リン酸二水素イオン）に, NH₃ と結合して NH₄⁺（アンモニウムイオン）になる. これらのイオンはもはや管を構成する細胞へ戻らないので, 尿として排出される.

　表 27.3 に体液の pH を維持する機構を要約する.

酸塩基平衡の不均衡

　正常な動脈血の pH は 7.35（H⁺ 濃度 45 nEq／L）から 7.45（H⁺ 濃度 35 nEq／L）のあいだにある. **アシドーシス** acidosis（あるいは**酸血症** acidemia）とは, 動脈血の pH が 7.35 未満になった状態であり, **アルカローシス** alkalosis（あるいは**アルカリ血症** alkalemia）とは動脈血の pH が 7.45 を超えた状態である.

　アシドーシスの生理学的影響は, シナプス伝達抑制に基づく中枢神経系の活動抑制である. もし, 動脈血の pH が 7 未満になると, 神経系の活動が厳しく抑制され, 錯乱から昏睡状態になり, 最後には死に至る場合もある. アルカローシスの主な生理学的影響は, アシドーシスとは逆に, 中枢神経系と末梢神経系の両者を極度に興奮させることである. ニューロンは正常時には刺激とはなら

表 27.3 　体液の pH を維持する機構

機　構	内　容
緩衝系	ほとんどは弱酸と, 弱塩基として働くその塩とから構成されている. これらは体液の pH の急激な変化を阻止する.
タンパク質	細胞や血液中で最も豊富な緩衝剤. ヒスチジンとシステインの 2 つのアミノ酸がタンパク質の緩衝能に最も貢献している. ヘモグロビンは赤血球の細胞内でのよい緩衝剤である.
炭酸-炭酸水素	血液 pH の調節のために重要な緩衝剤である. 細胞外液（ECF）で最も豊富に存在する.
リン酸	細胞内および尿における重要な緩衝剤である.
CO₂ の肺からの排出	CO₂ の肺からの排出の増加は pH を上昇（H⁺ を少なく）させ, 排出の減少は pH を低下（H⁺ を増加）させる.
腎　臓	腎臓の尿細管は H⁺ を尿へ分泌し, HCO₃⁻ は再吸収されるので尿へ喪失することはない.

ないような刺激に反応し，繰り返しインパルスを発生するようになる．その結果，神経過敏（神経衰弱）を引き起こし，筋攣縮 spasms，痙攣 convulsions，そして死に至る．

アシドーシスまたはアルカローシスを生ずるような血液の pH の変化は，代償作用で元に戻される．**代償作用 compensation** とは，酸塩基平衡の障害に対する生理学的反応で正常な動脈血 pH に戻す作用のことである．代償作用で，動脈血 pH が正常範囲に収まるまで**完全に**行われるか，あるいは動脈血 pH が 7.35 以下もしくは 7.45 以上にまでしか回復しないような**部分的**な場合がある．代謝の結果，血液の pH が変化した場合，過換気か換気過少によって血液 pH が正常値の範囲に戻される．この代償作用を**呼吸性代償 respiratory compensation** といい，数分以内に発生し 1 時間以内に最大に達する．呼吸が原因で血液の pH が変化した時は，**腎性代償 renal compensation**—腎臓の尿細管での H^+ 分泌と HCO_3^- の再吸収の変化—が pH を元に戻す．腎性代償は数分以内に生じるが最大効果が出現するには数日かかる．

以下の説明では，呼吸性アシドーシスと呼吸性アルカローシスは動脈血中の CO_2 分圧（P_{CO_2}）が正常の範囲 35〜45 mmHg を外れたことに起因する障害であり，代謝性アシドーシスと代謝性アルカローシスは動脈血中の HCO_3^- が正常範囲の 22〜26 mEq/L を外れたことに起因する障害であることに注意しなさい．

呼吸性アシドーシス

呼吸性アシドーシス respiratory acidosis の目立った特徴は，動脈血の P_{CO_2} が 45 mmHg を超えるような異常に高いことである．CO_2 の排出が不十分になり血液 pH が低下する．血液から肺の肺胞さらに大気への CO_2 の移動が減少する状態では，血中に CO_2，H_2CO_3，H^+ が増加する．肺気腫，肺水腫，延髄呼吸中枢障害，気道閉塞，呼吸筋不全などの状態である．もし，呼吸障害が重篤でなければ，腎臓が H^+ の排出と HCO_3^- の再吸収により，血液 pH を正常値にまで上昇させる（腎性代償）．呼吸性アシドーシスの治療の目標は，CO_2 排出の増加であり，例えば呼吸運動を増加させるような療法である．静脈内 HCO_3^- の投与も効果がある．

呼吸性アルカローシス

呼吸性アルカローシス respiratory alkalosis では，動脈血の P_{CO_2} は 35 mmHg 未満に落ちている．P_{CO_2} の低下とそれに従った pH の上昇の原因は，脳幹の呼吸中枢[*]が刺激されて

生じた換気亢進（過換気）である．高地への移動や肺の疾病による酸素不足，脳血管障害（脳卒中）あるいは過度の心配によって引き起される状態である．腎臓での H^+ 排出の減少，HCO_3^- の再吸収の減少という腎性代償により，血液の pH は正常範囲に収まる．呼吸性アルカローシスの治療の目的はからだの中の CO_2 を増やすことである．重度の不安が呼吸性アルカローシスの原因の時の簡単な処置方法の一つは，短いあいだ，紙袋に吐いた空気を吸い込むことである．その結果，より高濃度の CO_2 を含んだ空気を吸うことになる．

代謝性アシドーシス

代謝性アシドーシス metabolic acidosis では，動脈血中の HCO_3^- が 22 mEq/L 未満に低下している．この重要な緩衝剤の減少は血液の pH を低下させる．以下のような状況が血中の HCO_3^- を減少させる；(1) 重篤な下痢や腎不全による急性の HCO_3^- の喪失，(2) ケトーシス（25.4 節 "臨床関連事項：ケトーシス"に記載）で生ずるような炭酸以外の酸の蓄積，(3) 食物に含まれるタンパク質の代謝の結果生じた過剰な H^+ を腎臓が排出できない時．症状が重篤でない場合，血液の pH は過換気によって正常の範囲に戻る（呼吸性代償）．代謝性アシドーシスの処置は炭酸水素ナトリウムの静脈内投与とアシドーシスの原因を直すことである．

代謝性アルカローシス

代謝性アルカローシス metabolic alkalosis では，動脈血中の HCO_3^- 濃度が 26 mEq/L を超えている．非呼吸性の酸の喪失かアルカリ性の薬の過剰摂取により，血液 pH が 7.45 を超えている．胃の内容物を過度に吐くと塩酸の喪失が生ずるが，これがたぶん最もしばしば起る代謝性アルカローシスの原因である．他の原因として胃内容物の吸引，ある種の糖尿病の薬を用いること，内分泌障害，アルカリ性の薬（制酸薬）の過剰摂取，重篤な脱水などがある．換気過少による呼吸性代償は血液の pH を正常範囲に戻す．代謝性アルカローシスの処置は，Cl^-，K^+ や他の電解質不足を補正する液体の投与とアルカローシスの原因を直すことである．

表 27.4 に呼吸性，代謝性のアシドーシス，アルカローシスについて要約する．

チェックポイント

8. 以下のそれぞれの緩衝系がどのように体液の pH を維持しているかを説明しなさい；タンパク質，炭酸-炭酸水素，リン酸
9. アシドーシスとアルカローシスを定義しなさい．呼吸性と代謝性のアシドーシスとアルカローシスを区別しなさい．

---

[*] 訳注：原文は背側呼吸ニューロン群 dorsal respiratory group となっているが，腹側の呼吸ニューロン群のほうが主に機能する．

表 27.4　アシドーシスとアルカローシスの要約

条　件	定　義	一般的な原因	代償機構
呼吸性アシドーシス Respiratory acidosis	代償作用がない時，P_{CO_2} の 45 mmHg を超える上昇と pH の 7.35 未満への低下	肺気腫，肺水腫，呼吸中枢の障害，気道閉塞，呼吸筋不全による低換気	腎臓：H^+ 排出の増加，HCO_3^- 再吸収の増加．もし代償作用が完全に行われると，pH は正常値であるが，P_{CO_2} は高いままである．
呼吸性アルカローシス Respiratory alkalosis	代償作用がない時，P_{CO_2} の 35 mmHg 未満への低下と pH の 7.45 を超える上昇	酸素不足，肺疾患，脳血管障害，過度の不安による過換気	腎臓：H^+ 排出の減少，HCO_3^- 再吸収の減少．もし代償作用が完全に行われると，pH は正常値であるが，P_{CO_2} は低いままである．
代謝性アシドーシス Metabolic acidosis	代償作用がない時，HCO_3^- の 22 mEq / L 未満への減少と pH の 7.35 未満への低下	下痢，ケトーシスのような酸の蓄積，腎不全による炭酸水素イオン（重炭酸イオン）の喪失	呼吸：CO_2 排出を促す過換気．もし代償作用が完全に行われると，pH は正常値であるが HCO_3^- は低いままである．
代謝性アルカローシス Metabolic alkalosis	代償作用がない時，HCO_3^- の 26 mEq / L を超える増加と pH の 7.45 を超える上昇	嘔吐，胃内容物の吸引，ある種の利尿薬の使用，アルカリ性の薬物の過剰摂取	呼吸：CO_2 排出を少なくする低換気．もし代償作用が完全に行われると，pH は正常値であるが HCO_3^- は高いままである．

⚕ 臨床関連事項

酸塩基平衡の診断

　動脈血液サンプルの pH，HCO_3^- 濃度，P_{CO_2} から酸塩基平衡の崩れた原因を正確に指摘できる．これらの 3 つの化学的値を以下の 4 つの順で調べる：

1．pH が高い（アルカローシス）か，低い（アシドーシス）か．
2．P_{CO_2} または HCO_3^- の値が正常範囲外にあるか，そして pH 変化の原因となっているかを決めなさい．例えば，pH の値が高いのは P_{CO_2} が低いためなのか，HCO_3^- の値が高いからなのか．
3．原因が P_{CO_2} の値の**変化**ならば，**呼吸** respiratory に問題があり；原因が HCO_3^- の値の変化によるならば**代謝** metabolic に問題がある．
4．得られた pH に対応していない値をチェックしなさい．もし正常範囲なら代償が起っていないことを示し，もし正常範囲を超えているのなら代償作用が生じ，pH 調節が部分的に補正されていることを示す．

10．アシドーシスとアルカローシスの主な生理学的影響はなにか．

27.4	加齢と体液，電解質， 酸塩基平衡のホメオスタシス

目　標

・加齢に伴って生ずる，体液，電解質，酸塩基平衡の変化を述べる．

　成人と乳児とくに未熟児のあいだは，体液の分布，体液や電解質平衡の調節，酸塩基の恒常性について非常に大きな違いがある．したがって，このような分野では，成人よりも乳児のほうがより問題を抱える場合がある．差異は以下の条件に関係している：

・**水の比率と分布**．新生児の体重の 75 ％が水であり（未熟児では 90 ％になることもある），成人では体重の 55 ～ 60 ％が水である（ほぼ 2 歳児になって成人でのパーセントの値になる）．成人では細胞内液（ICF）は細胞外液（ECF）の約 2 倍の水を含むが，未熟児では逆である．ECF の変化は ICF に比べ迅速であるので，からだの水の喪失や獲得は乳児ではより重篤な局面をもたらす．乳児の水の摂取や排出の速度は成人の 7 倍に達するので，体液の平衡のわずかな変化でも重篤な異常状態を生じうる．
・**代謝速度**．乳児の**代謝速度** metabolic rate は成人の約 2 倍である．このことはより多くの代謝性の水と酸をつくりだし，乳児ではアシドーシスを引き起しやすい．
・**腎臓の機能的発達**．乳児では成人に比べ尿濃縮能力が半分しかない（機能的な発達は生後 1 ヵ月までかかる）．その結果，成人に比べて新生児の腎臓は，尿の濃縮や代謝速度が速いことによる過剰な酸の排出ができない．
・**体表面積**．乳児のからだの容量に対する**体表面積** body surface area の比は成人の 3 倍である．したがって乳児では皮膚からの水の喪失量が多い．
・**呼吸頻度**．乳児の**呼吸頻度** breathing rate（30 ～ 80 回 / min）は高いので肺からの水の喪失量が多い．さらに，激しい呼吸のため，より多くの CO_2 が排出され P_{CO_2} が低下し，呼吸性アルカローシスが生じやすい．
・**イオン濃度**．新生児では成人に比べ K^+ と Cl^- の**濃度** concentrations が高い．これは代謝性アルカローシ

スを引き起しやすい.

　小児や青年に比べ,高齢者はしばしば体液や電解質の維持,酸塩基平衡能力に欠ける.加齢とともに,多くの場合細胞内液が減少し,全筋量の減少と脂肪組織の増大(脂肪組織は水が非常に少ない)のため全K^+量が減少する.年齢に関係した呼吸と腎臓の機能の変化は,CO_2の排出と尿への過剰な酸の排出が遅くなることにより酸塩基平衡が危うくなる.腎血流量の減少や糸球体濾過量の減少,抗利尿ホルモンに対する感受性の低下のような他の腎臓機能の変化は,体液と電解質のバランスに対して不利な作用をもたらす.汗腺の数と効率の低下のため,皮膚からの水の喪失は年齢ともに減少する.このような加齢に伴う変化のため高齢者はいくつかの体液や電解質に関する機能障害に陥りやすい:

- **脱水** dehydration と**高ナトリウム血症** hypernatremia が,不十分な水の摂取,あるいは嘔吐,糞便,尿による水の喪失がNa^+よりも多いことにより,しばしば生ずる.

- **低ナトリウム血症** hyponatremia が,不十分なNa^+の摂取,Na^+の尿への排出増加,嘔吐,下痢によるNa^+の排出,あるいは腎機能が不十分で薄い尿をつくることができないことにより生ずる.

- **低カリウム血症** hypokalemia が,便秘薬を常用している高齢者,高血圧や心臓病の治療のためのK^+依存性利尿薬の投与を受けている高齢者にしばしば生ずる.

- **アシドーシス** acidosis が,酸塩基平衡を代償性に調節する肺あるいは腎臓の機能が不十分なため生じる可能性がある.アシドーシスの一つの原因は腎臓の尿細管がアンモニア(NH_3)を産生できず,尿中にH^+が結合してNH_4^+とすべき対象(NH_3)がないことによるH^+の排出不全である.もう一つの原因は肺からのCO_2排出が低下することである.

チェックポイント

11. なぜ新生児は成人に比べ体液,電解質,酸塩基平衡で問題を発生しやすいのだろうか.

章の概要

概　要

27.1　体液区分と体液のホメオスタシス

1. 体液は水とそれに溶けている溶質からなる.体液の約2/3は細胞内にあり,細胞内液(ICF)とよばれる.他の約1/3は細胞外液(ECF)とよばれ,間質液,血漿,リンパ,脳脊髄液,消化管液,滑液,眼房水,内耳リンパ,胸膜腔液,心膜腔液,腹膜腔液,腎臓の濾過された原尿(糸球体濾液)である.

2. 体液バランスとは,必要な水と溶質が存在し,それぞれの体液区分で釣り合いが正しくとれていることである.

3. 電解質とはイオンとして液体に溶けている無機質のことである.

4. 水はからだを構成する単一要素としては最大の要素である.年齢,性別,脂肪組織の量に応じて,全体重の45〜75%を占める.

5. 日々の水の獲得と喪失はそれぞれ約2,500 mLである.水の摂取源は飲んだ液体と食物に含まれる水と細胞呼吸と脱水反応で生じた水(訳注:代謝水;物質の酸化によって生ずるので酸化水ともよばれる)である.水は尿と皮膚からの蒸散と肺の呼気に含まれる水蒸気と糞便に含まれる水を通してからだから失われる.女性では月経によって喪失する分が加わる.

6. からだの水獲得の主な調節は,水の摂取調節あるいは水分をどのくらい飲むかである.視床下部の渇き中枢が飲水の要求を調節する.運動時の水と溶質の排出は発汗と呼気によって行われるが,過剰な水や過剰な溶質の排出は主に尿への排出を調節することによって行われる.尿中NaCl排泄量が体液量の主要な決定因子である;尿中水分排泄量が体液浸透圧の主要な決定因子である.表27.1に水の獲得と喪失の要因を要約している.

7. アンジオテンシンⅡとアルドステロンは尿へのNa^+の排出を減らすので体液量を増加させる.ANPはNa^+の尿への排出を促しナトリウム利尿を引き起すので血液量を減らす.

8. 水の喪失と体液の浸透圧を調節する主要なホルモンは抗利尿ホルモン(ADH)である.

9. 間質液の浸透圧上昇は細胞内の水を細胞外へ引き込み,細胞が縮小する.間質液の浸透圧の低下は細胞を膨張させる.浸透圧の変化は間質液に含まれる最大の溶質であるNa^+の濃度変化によってもたらされることが多い.

10. 腎臓が排出できる能力より多い水を摂取したり,腎臓の機能が不十分であると,水中毒を引き起す.これは細胞を危険な状態まで膨張させる.

27.2　体液の電解質

1. 電解質が体液に溶けてできるイオンは体液区分間の浸透圧を調節し,酸塩基平衡の維持を助け,電流を運ぶ.

2. 陽イオンと陰イオンの濃度はミリ当量/リットル(mEq / L)と表現される.血漿,間質液,細胞内液は,いろいろな種類の,そしてさまざまな量のイオンを含む.

3. ナトリウムイオン(Na^+)は細胞外液に最も豊富なイオンである.神経インパルスの伝導,筋収縮,体液バランス,電解質バランスにかかわる.Na^+レベルはアルドステロン,抗利尿ホルモン,心房性ナトリウム利尿ペプチドによって調節される.

4. 塩化物イオン(Cl^-)は細胞外液の主要な陰イオンである.浸透圧調節,胃液に含まれる塩酸の形成にかかわる.Cl^-レベルは間接的に抗利尿ホルモンまたは腎臓でのNa^+の再吸収の増減で調節される.

5. カリウムイオン(K^+)は細胞内液では最も多い陽イオンである.ニューロンや筋の活動電位の生成に必要で,細胞の容量維持を助け,pHの調節にかかわる.K^+濃度はアルドステロン

によって調節される．

6. 炭酸水素イオン（重炭酸イオン，HCO_3^-）は細胞外液で2番目に多い陰イオンである．このイオンは血漿では最も重要な緩衝剤である．

7. カルシウムはからだの中で最も豊富な無機質である．カルシウム塩は骨と歯の構造要素である．Ca^{2+} は基本的には細胞外陽イオンであり，血液凝固，神経伝達物質の放出，筋収縮に必要である．Ca^{2+} 濃度は副甲状腺ホルモン（上皮小体ホルモン）とカルシトリオールによって調節される．

8. リン酸イオン（$H_2PO_4^-$，HPO_4^{2-}，PO_4^{3-}）は主に細胞内の陰イオンであり，リン酸塩は骨と歯の構造要素である．核酸とATPの合成に必要であり，緩衝作用をもつ．リン酸イオン濃度は副甲状腺ホルモン（上皮小体ホルモン）とカルシトリオールによって調節される．

9. マグネシウムイオン（Mg^{2+}）は主に細胞内陽イオンである．いくつかの酵素の補助因子として働く．

10. 表 27.2 には重要な電解質の不足または過剰に由来する症状が記載されている．

27.3 酸塩基平衡

1. からだ全体の酸塩基平衡は体液の，とくに細胞外液の H^+ 濃度の調節によって行われる．

2. 動脈血の pH の正常値は 7.35 ～ 7.45 である．

3. pH のホメオスタシスは，緩衝系，呼気ガスとして排出される二酸化炭素，腎臓で排出される H^+ と再吸収される HCO_3^- によって維持される．重要な緩衝系は，タンパク質，炭酸-炭酸水素，リン酸である．

4. 二酸化炭素の呼気からの排出量の増加は，血液 pH を上昇

させ，逆に排出の減少は pH を低下させる．

5. 腎臓の近位尿細管で Na^+- H^+ アンチポーターが Na^+ を再吸収し H^+ を分泌する．集合管では一部の介在細胞が K^+ と HCO_3^- を再吸収し H^+ を排出し，別の介在細胞が HCO_3^- を分泌する．このように腎臓が体液の pH の上昇と低下を調節することができる．

6. 表 27.3 に，体液の pH を維持する機構を要約している．

7. アシドーシスは動脈血の pH が 7.35 未満になった状態である．主要な影響は中枢神経系（CNS）の活動抑制である．アルカローシスは動脈血の pH が 7.45 を超えた状態である．主要な影響は中枢神経系（CNS）の活動の過剰亢進である．

8. 呼吸性アシドーシスおよびアルカローシスは血中 P_{CO_2} 変化に起因する疾患であり，代謝性アシドーシスおよびアルカローシスは血中 HCO_3^- 濃度の変化に起因する疾患である．

9. 代謝性アシドーシスおよびアルカローシスは呼吸運動で代償され（呼吸性代償），呼吸性アシドーシスおよびアルカローシスは腎臓の機能によって代償される（腎性代償）．表 27.4 に，呼吸性，代謝性のアシドーシス，アルカローシスについて要約されている．

10. 動脈血中の pH，HCO_3^- 濃度，P_{CO_2} を検査することにより，酸塩基平衡が崩れている原因を指摘できる．

27.4 加齢と体液，電解質，酸塩基平衡のホメオスタシス

1. 加齢とともに，細胞内液量の減少と，骨格筋の量が減ることおよび脂肪組織の量の増えることに由来する K^+ の減少が生ずる．

2. 加齢に伴う腎機能の低下は，体液バランスと電解質バランスに不利な影響を与える．

クリティカルシンキング問題

1. 妊娠初期のロビンはこの数日のあいだ，嘔吐を繰り返した．脱力感があり意識が朦朧として救急室に運ばれた．ロビンの酸塩基平衡になにが起ったか推測しなさい．これを代償するためにどのような反応が起っただろうか．嘔吐によりどのような電解質に影響が出て，彼女の症状はどのような不平衡を反映しているのだろうか．

2. ヘンリーは 3 日前から重篤な心筋梗塞で ICU に入院中である．動脈血の検査結果は pH が 7.30，HCO_3^- が 20 mEq / L，P_{CO_2} が 32 mmHg である．ヘンリーの酸塩基平衡を診断し，代償作用が生じているかどうか答えなさい．

3. この夏サムは毎日 10 マイル走るマラソンの練習を行っている．練習中の体液バランスの変化について記述しなさい．

Q 図の質問の答え

27.1 血漿量は，体重 × 体重に体液が示す割合（%）× 細胞外液の体液に占める比 × 血漿の細胞外に占める割合（%）× 水の重量（kg）当り容積（L）である．男性では血漿容量＝ 60（kg）× 0.60 × 1 / 3 × 0.20 × 1（L / kg）＝ 2.4 L，女性は 2.2 L になる．

27.2 過換気（過呼吸），嘔吐，発熱，利尿は体液の喪失をもたらす．

27.3 浸透圧受容器とは体液の浸透圧（溶けている溶質の濃度）の変化を検出する受容器である．

27.4 アルコールは ADH 分泌を抑制する．

27.5 アルドステロンの Na^+ 再吸収に伴う水の再吸収は ADH による（訳注：原文は上記のようだがアルドステロンの水の再吸収機構と ADH の水の再吸収機構は独立していると考えたほうがよい）．

27.6 最も考えられる ANP 分泌刺激は水分の過剰摂取であ

る．

27.7 経口による脱水治療に少量の塩を含んだ溶液を用いると，塩と水が消化管で吸収され，血液量が浸透圧の変化なしに増加するので，水中毒は生じない．

27.8 細胞外液では主な陽イオンは Na^+ であり，主な陰イオンは Cl^- と HCO_3^- ある．細胞内液では主な陽イオンは K^+ であり，主な陰イオンはタンパク質や有機リン酸（例えば ATP）である．

27.9 一時的に意識して呼吸を止めると，CO_2 と H^+ が血中に蓄積するので血液の pH をわずかに下げる．

27.10 炭酸脱水酵素の抑制薬は尿への H^+ 分泌を減らし，Na^+ と HCO_3^- の血液への再吸収を減少させる．利尿効果があり，尿への HCO_3^- の喪失によるアシドーシス（血液 pH を低下させること）の原因になる．

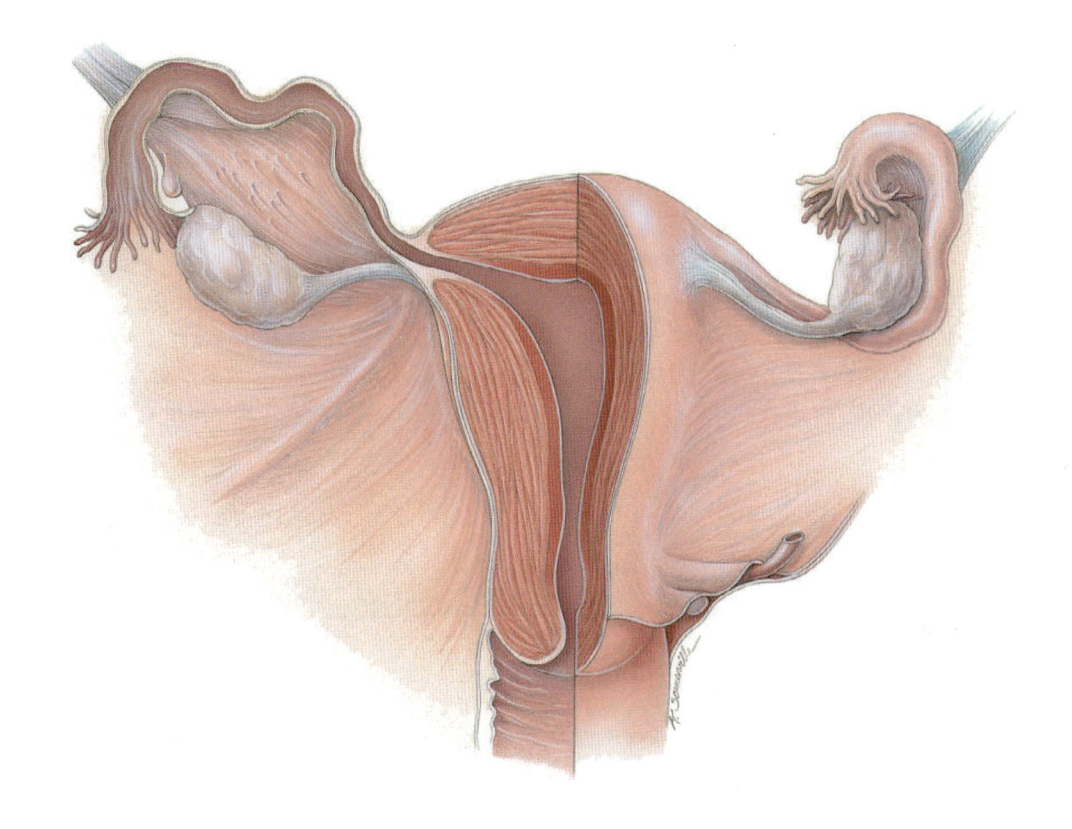

生殖器系

生殖器系とホメオスタシス

男性と女性の生殖器官がともに働いて子孫を残す．加えて，女性の生殖器官は胚子と胎児の成長を支える．

　ヒトは有性生殖とよばれるプロセスによって子孫をつくる．このプロセスでは，男性の精巣で産生される半数体の精子が女性の卵巣で産生される半数体の二次卵母細胞と受精する．受精の結果，二倍体の細胞は接合子とよばれ，両親から受け継いだ一組の染色体を有する．男性と女性では解剖学的に明らかに違った生殖器をもっている．これらの器官では，半数体細胞をつくり出し，養い，運び，受精を促すように，女性ではさらに胚子と胎児の成長が持続できるように構造がつくり上げられている．

Q 豊胸術および乳房縮小術がどのように行われるのか不思議に思ったことはありませんか？

28.1　男性生殖器系

目　標

- 男性生殖系器管の位置，構造，機能を述べる．
- 精巣における精子発生の過程を論じる．

　男女の生殖器は，その機能によっていくつかのグループに分類することができる．**生殖腺 gonads**—男性では精巣 testis，女性では卵巣 ovary—は配偶子を産生し，性ホルモンを分泌する．生殖器系のさまざまな**管 ducts**は配偶子の貯蔵や輸送にかかわっている．**付属生殖腺 accessory sex glands** は配偶子を保護し，動きを促進する物質を産生する．最後に**支持構造 supporting structures** がある．男性における陰茎や女性における子宮は配偶子を一定の場所に届け，子宮は妊娠中の胚子および胎児の成長の場にもなる．

　男性生殖器系 male reproductive system は精巣，精路（精巣上体，精管，射精管，尿道），付属生殖腺（精嚢，前立腺，尿道球腺），そして陰嚢や陰茎などの支持構造によって構成される（図 28.1）．精巣（男性生殖腺）は精子を産生し，また性ホルモンを分泌する．精路は精子の成熟を助けつつ，精子の輸送と貯蔵に働き，さらに精子を体外に放出する．精液は精子に加え，付属生殖腺からの分泌液を含む．支持構造はさまざまな働きを示す．陰茎は精子を女性生殖路に放出し，陰嚢は精子を支える．

　26 章で述べたように，**泌尿器科学 urology** は泌尿器

生殖器官は新しい個体をつくり出すために適応化し，一世代から次の世代へと遺伝物質を引き継ぐ．

男性生殖器の機能
1. 精巣は精子を産生し，男性ホルモンであるテストステロンを産生する．
2. 精路は精子の輸送，貯蔵，成熟の助けを行う．
3. 付属生殖腺は精液の液性部分の多くを分泌する．
4. 陰茎は精液の射出路と尿の排出路となる尿道をもつ．

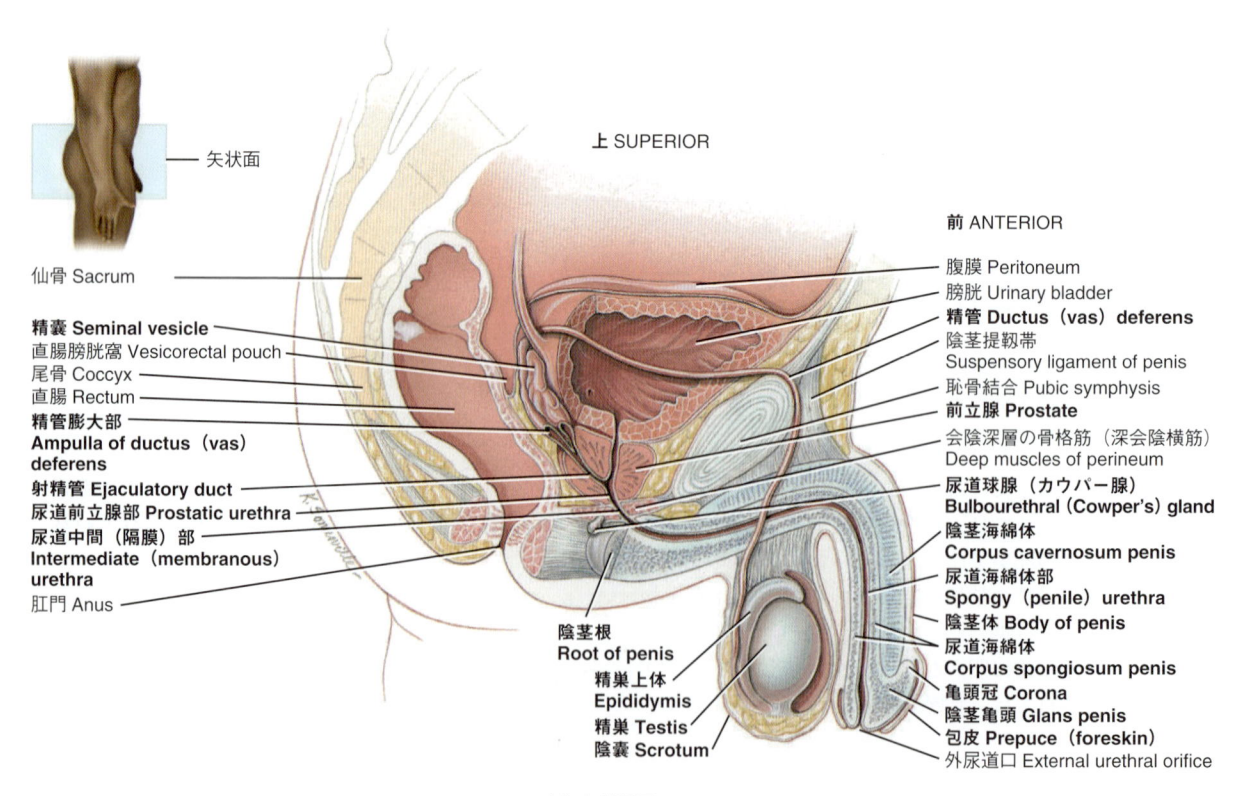

矢状面

上 SUPERIOR

前 ANTERIOR

仙骨 Sacrum

精嚢 Seminal vesicle
直腸膀胱窩 Vesicorectal pouch
尾骨 Coccyx
直腸 Rectum
精管膨大部 Ampulla of ductus（vas）deferens
射精管 Ejaculatory duct
尿道前立腺部 Prostatic urethra
尿道中間（隔膜）部 Intermediate（membranous）urethra
肛門 Anus

腹膜 Peritoneum
膀胱 Urinary bladder
精管 Ductus（vas）deferens
陰茎提靭帯 Suspensory ligament of penis
恥骨結合 Pubic symphysis
前立腺 Prostate
会陰深層の骨格筋（深会陰横筋）Deep muscles of perineum
尿道球腺（カウパー腺）Bulbourethral（Cowper's）gland
陰茎海綿体 Corpus cavernosum penis
尿道海綿体部 Spongy（penile）urethra
陰茎体 Body of penis
尿道海綿体 Corpus spongiosum penis
亀頭冠 Corona
陰茎亀頭 Glans penis
包皮 Prepuce（foreskin）
外尿道口 External urethral orifice

陰茎根 Root of penis
精巣上体 Epididymis
精巣 Testis
陰嚢 Scrotum

（a）矢状断面

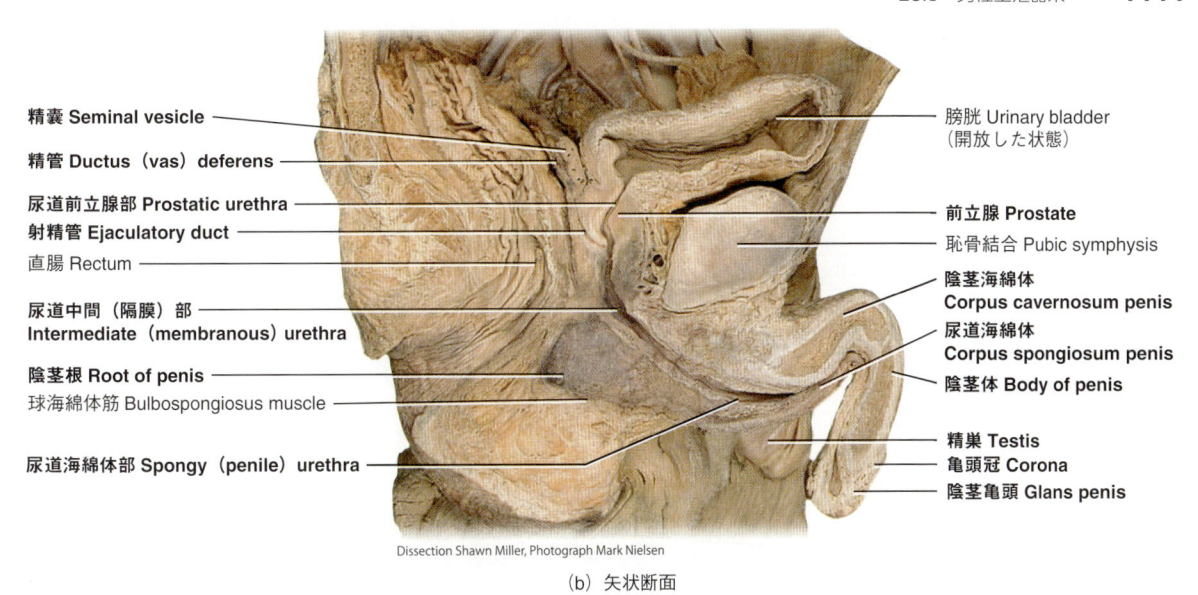

精嚢 Seminal vesicle

精管 Ductus（vas）deferens

尿道前立腺部 Prostatic urethra

射精管 Ejaculatory duct

直腸 Rectum

尿道中間（隔膜）部
Intermediate（membranous）urethra

陰茎根 Root of penis

球海綿体筋 Bulbospongiosus muscle

尿道海綿体部 Spongy（penile）urethra

膀胱 Urinary bladder
（開放した状態）

前立腺 Prostate

恥骨結合 Pubic symphysis

陰茎海綿体
Corpus cavernosum penis

尿道海綿体
Corpus spongiosum penis

陰茎体 Body of penis

精巣 Testis

亀頭冠 Corona

陰茎亀頭 Glans penis

Dissection Shawn Miller, Photograph Mark Nielsen

（b）矢状断面

Q 男性生殖器はどのようなグループがあり，それぞれはどのような役割を担っているか？

系を研究する分野である．泌尿器科医は男性生殖器系の疾患の診断と治療にも携わる．とくに男性の不妊や性機能障害などを扱う医学の一分野は**男性病学 andrology**（andro- ＝男の）とよばれる．

陰 嚢

陰嚢 scrotum（＝袋）は精巣を支持する構造で，弛緩性の皮膚とその下の皮下組織からなり，陰茎根から垂れ下がる（図 28.1 a）．外見上陰嚢は単一の皮膚の袋にみえるが**縫線 raphe**（＝縫目）とよぶ皮膚の高まりによって左右に分けられ，内部も**陰嚢中隔 scrotal septum** が陰嚢を 2 つの区画に分断し，それぞれが 1 個の精巣を収めている（図 28.2）．陰嚢中隔は**肉様膜 dartos fascia**（dartos ＝皮をはぐ）とよばれる平滑筋線維の束からなる筋組織と皮下組織よりなる．肉様膜は陰嚢の皮下組織内にもみられる．陰嚢中のそれぞれの精巣には，内腹斜筋の延長として精索を通って精巣の周りにまで下降する骨格筋の小さな束の集団である**精巣挙筋 cremaster muscle**（cremaster ＝サスペンダー）がついている．

陰嚢の位置と筋線維の収縮が精巣の温度を調節している．正常な精子形成は深部体温よりも 2 ～ 3℃ 低い必要がある．陰嚢が骨盤腔の外にあるので，陰嚢内は体温よりも低い温度を保つことができる．寒冷温度に反応して，肉様膜と精巣挙筋が収縮する．精巣挙筋が収縮すると精巣がからだに近づくので精巣は体温で暖められる．肉様膜の収縮によって陰嚢は堅くしまった状態（表面に皺ができる）になり，熱損失を防ぐ．精巣の温度が上昇するような場合には，逆の反応が起る．

精 巣

精巣 testes（＝証人；あるいは testicles）は長さ約 5 cm，直径約 2.5 cm，重量は 10 ～ 15 g の左右一対の卵円形の腺で陰嚢内にある（図 28.3）．精巣は，後腹壁の腎臓の近くで発生し，胎生の 7 ヵ月後半に鼠径管（前腹壁の下部にある通路）を通って陰嚢に向かって下降を始める．

精巣の下降中に形成される**鞘膜 tunica vaginalis**（tunica ＝鞘）とよばれる腹膜由来の漿膜が精巣の一部を包む．鞘膜の中に漿液が貯まる状態を陰嚢**水腫 hydrocele**（hydro- ＝水；-kele ＝突出）とよぶ．これは精巣が外傷を受けたり精巣上体の炎症により生じることがある．通常，特別に治療は必要としない．この鞘膜の内側で精巣は白い線維性の被膜，すなわち不規則緻密結合組織からなる**白膜 tunica albuginea**（albu- ＝白色）で囲まれる；白膜は中隔を形成しながら精巣の内部へと伸び精巣**小葉 lobules** とよぶ一連の内部区画で精巣を分割する．200 ～ 300 ある小葉の一つ一つに 1 ～ 3 本のコイル状にぎっしり詰まった管，**曲精細管 seminiferous tubules**（semin- ＝種；-fer- ＝運ぶ）があり，ここで精子がつくられる．精巣の曲精細管が精子をつくり出す過程を**精子発生 spermatogenesis**（genesis ＝生まれること）とよぶ（訳注：一般に，精細管を曲精細管 contortous seminiferous tubules と直精細管 straight seminiferous tubules に分けるが，本書ではそれぞれを精細管 seminiferous tubules と直管 straight tubules と表記しているので，訳語では seminiferous tubules を

図28.2 精巣を支持する構造としての陰嚢.

> 陰嚢はゆるい皮膚とその下の皮下組織からできていて，精巣を支持している.

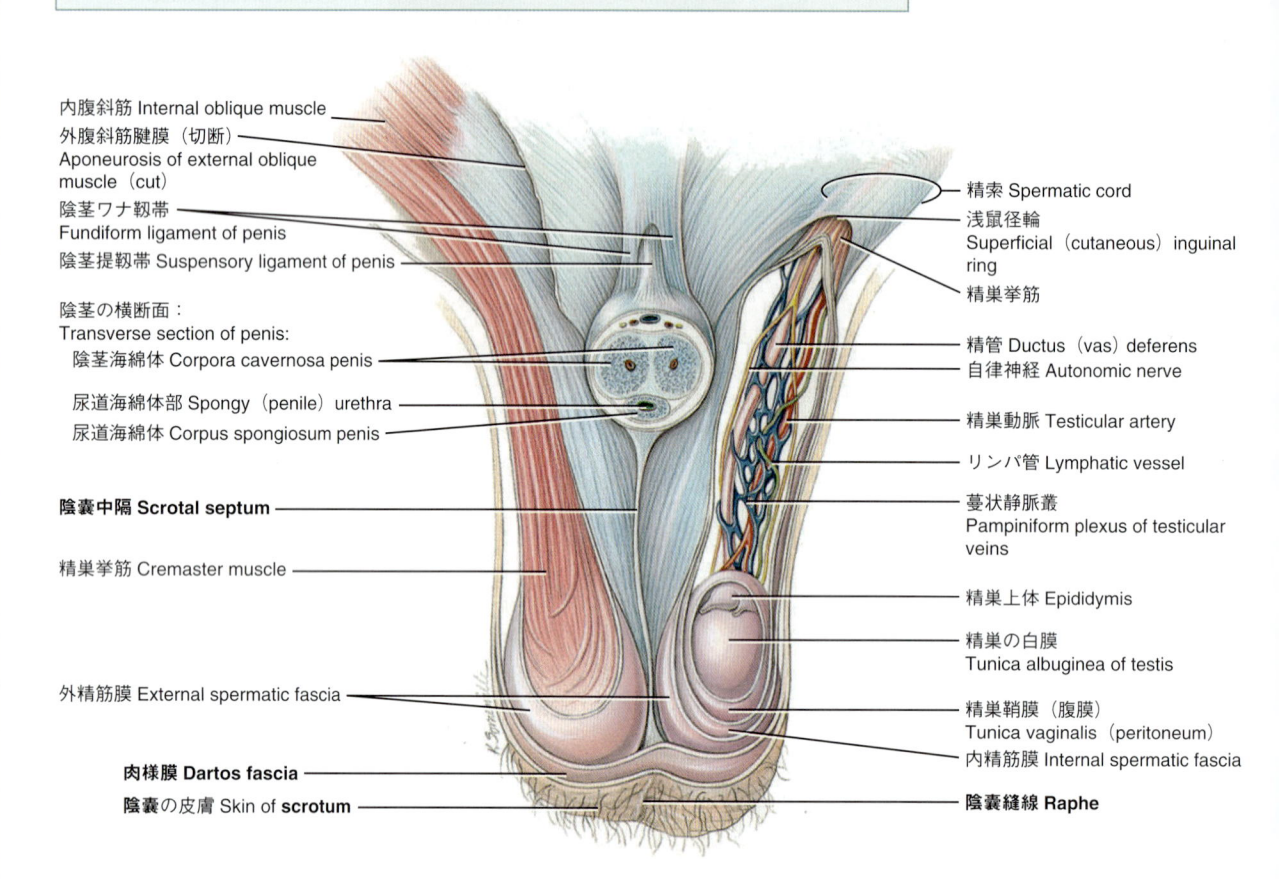

内腹斜筋 Internal oblique muscle
外腹斜筋腱膜（切断）
Aponeurosis of external oblique muscle（cut）
陰茎ワナ靱帯 Fundiform ligament of penis
陰茎提靱帯 Suspensory ligament of penis
陰茎の横断面：
Transverse section of penis:
　陰茎海綿体 Corpora cavernosa penis
　尿道海綿体部 Spongy（penile）urethra
　尿道海綿体 Corpus spongiosum penis
陰嚢中隔 Scrotal septum
精巣挙筋 Cremaster muscle
外精筋膜 External spermatic fascia
肉様膜 Dartos fascia
陰嚢の皮膚 Skin of scrotum

精索 Spermatic cord
浅鼠径輪 Superficial（cutaneous）inguinal ring
精巣挙筋
精管 Ductus（vas）deferens
自律神経 Autonomic nerve
精巣動脈 Testicular artery
リンパ管 Lymphatic vessel
蔓状静脈叢 Pampiniform plexus of testicular veins
精巣上体 Epididymis
精巣の白膜 Tunica albuginea of testis
精巣鞘膜（腹膜）Tunica vaginalis（peritoneum）
内精筋膜 Internal spermatic fascia
陰嚢縫線 Raphe

陰嚢と精巣および陰茎の横断面を前方よりみた図.

Q 精巣の温度調節はどの筋が関係しているか？

曲精細管，straight tubules を直精細管とした）.

　曲精細管には，精子をつくり出す**精子形成細胞（精細胞）spermatogenic cells** と精子発生を補助するさまざまな機能をもった**支持細胞 sustentacular cells** あるいは**セルトリ細胞 Sertoli cells** の２種類の細胞群が存在する（図28.4）.**精祖細胞 spermatogonia**（-gonia＝子孫；単数形 spermatogonium）とよばれる幹細胞は発生学的に卵黄嚢から発生する**始原（原始）生殖細胞 primordial germ cells**（primordial＝原始の）に由来する.始原生殖細胞は胎生の５週目頃に精巣の中へ遊走してくる.胚子期の精巣内では，この始原生殖細胞が精祖細胞へと分化し，小児期は休止状態を保ち，思春期に精子の産生を活発に始める.曲精細管の内腔に向って，次第に，より成熟した細胞が層を形成する.成熟が進む順序に従えば，これらの細胞は，一次精母細胞，二次精母細胞，精子細胞，精子である.**精子 sperm cell**（あ

るいは spermatozoon；zoon＝生命）が形成されると，精子は曲精細管腔に放出される（それぞれの複数形 sperm, spermatozoa）.

　曲精細管の精子形成細胞のあいだに埋まって大型の**支持細胞 sustentacular cells** あるいは**セルトリ細胞 Sertoli cells** があり，基底膜から管腔側まで伸びている.基底膜と精祖細胞よりも内側で隣接しあう支持細胞同士が互いにタイトジャンクション（密着結合）によって結合している.タイトジャンクションは**血液精巣関門 blood-testis barrier** として知られる障壁をつくるので，いろいろな物質が成長する精子へ届く前に，まず支持細胞を通過しなければならない.血液精巣関門は発生中の精子を血液から隔離することによって，精子形成細胞の表面抗原に対する免疫反応を抑えるようにしている.表面抗原は免疫系から“異物”として認識されている.精祖細胞は血液精巣関門で守られていない.

図 28.3 精巣の内部および外部構造.

精巣は男性の生殖腺で，一倍体の精子を産生する．

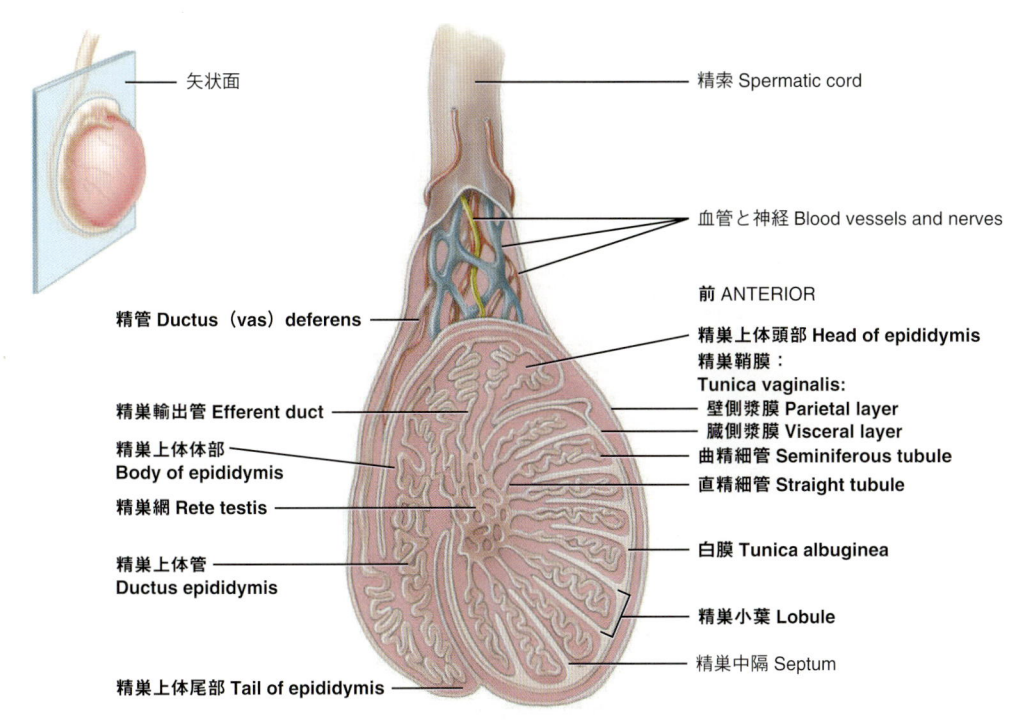

矢状面

精索 Spermatic cord

血管と神経 Blood vessels and nerves

前 ANTERIOR

精管 Ductus（vas）deferens

精巣上体頭部 Head of epididymis
精巣鞘膜：
Tunica vaginalis:

壁側漿膜 Parietal layer
臓側漿膜 Visceral layer
曲精細管 Seminiferous tubule
直精細管 Straight tubule

精巣輸出管 Efferent duct

精巣上体体部
Body of epididymis

精巣網 Rete testis

白膜 Tunica albuginea

精巣上体管
Ductus epididymis

精巣小葉 Lobule

精巣中隔 Septum

精巣上体尾部 Tail of epididymis

（a）矢状断面で精巣の精細管を示す

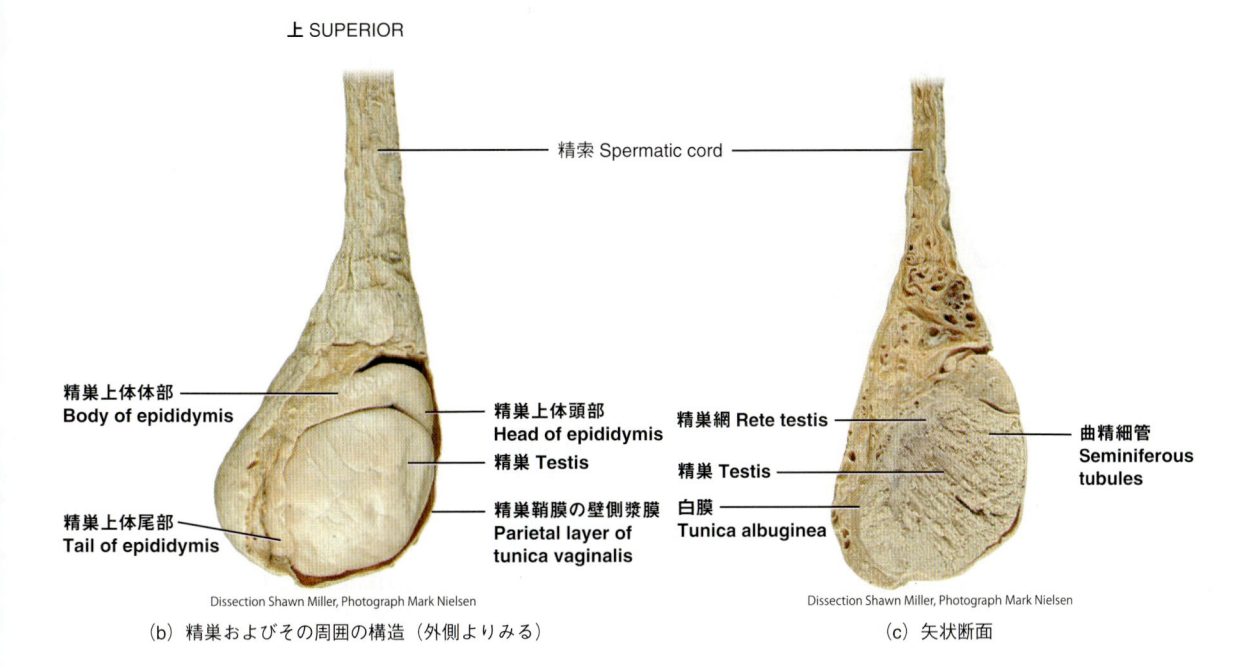

上 SUPERIOR

精索 Spermatic cord

精巣上体体部
Body of epididymis

精巣上体頭部
Head of epididymis

精巣 Testis

精巣網 Rete testis

曲精細管
Seminiferous
tubules

精巣 Testis

精巣鞘膜の壁側漿膜
Parietal layer of
tunica vaginalis

白膜
Tunica albuginea

精巣上体尾部
Tail of epididymis

Dissection Shawn Miller, Photograph Mark Nielsen

Dissection Shawn Miller, Photograph Mark Nielsen

（b）精巣およびその周囲の構造（外側よりみる）

（c）矢状断面

Q どのような組織層が精巣を覆い，保護しているのか？

図28.4 **曲精細管の顕微鏡像と精子発生の各段階.** 図の矢印は精子形成細胞が未熟から成熟へと向かう進行段階を表す. (n) は一倍体, $(2n)$ は二倍体の染色体数を表す.

> 精子発生は精巣の曲精細管の中で起る.

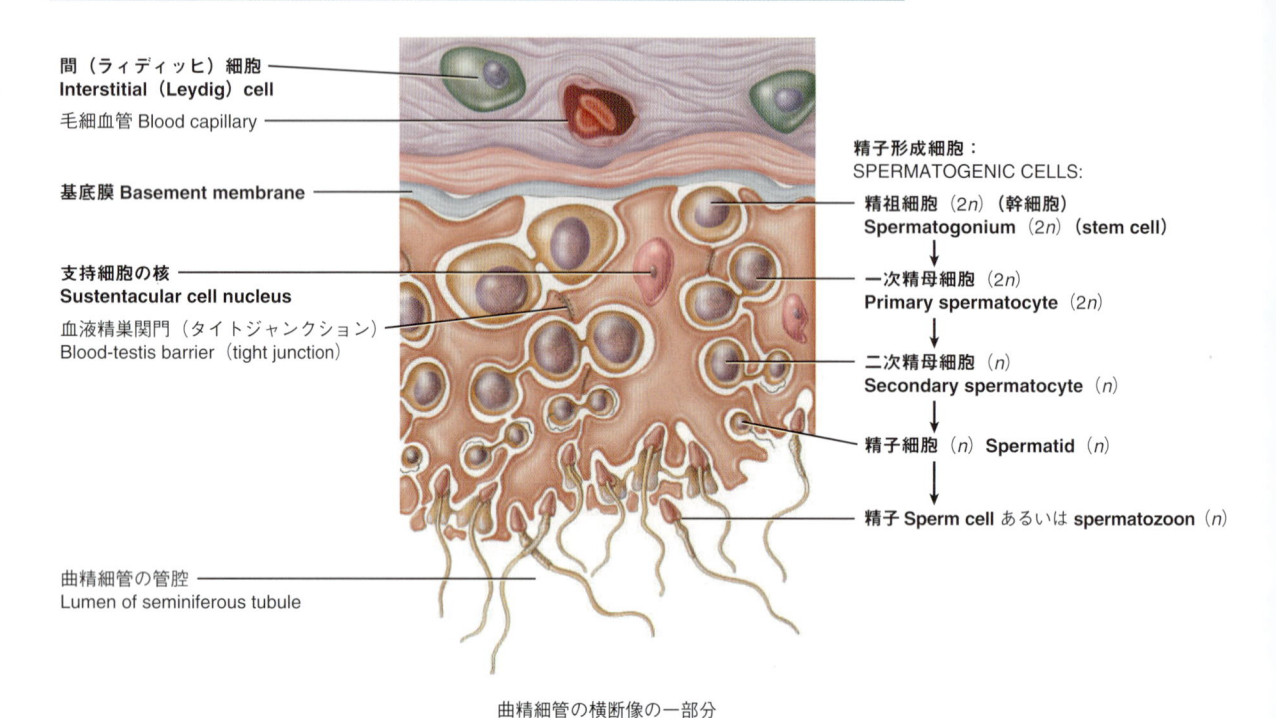

間（ライディッヒ）細胞
Interstitial（Leydig）cell

毛細血管 Blood capillary

基底膜 Basement membrane

支持細胞の核
Sustentacular cell nucleus

血液精巣関門（タイトジャンクション）
Blood-testis barrier（tight junction）

精子形成細胞:
SPERMATOGENIC CELLS:

精祖細胞 $(2n)$（幹細胞）
Spermatogonium $(2n)$（stem cell）

一次精母細胞 $(2n)$
Primary spermatocyte $(2n)$

二次精母細胞 (n)
Secondary spermatocyte (n)

精子細胞 (n) Spermatid (n)

精子 Sperm cell あるいは spermatozoon (n)

曲精細管の管腔
Lumen of seminiferous tubule

曲精細管の横断像の一部分

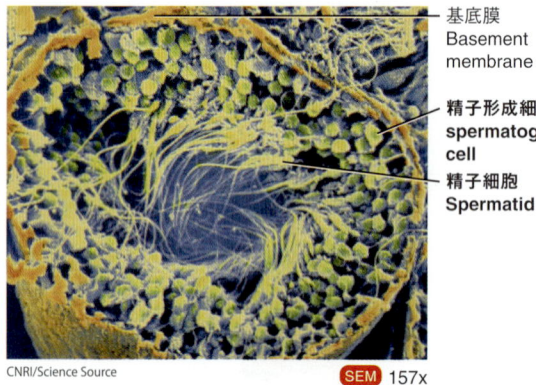

基底膜
Basement membrane

精子形成細胞
spermatogenic cell

精子細胞
Spermatid

CNRI/Science Source

SEM 157x

曲精細管の横断面

Q どの細胞がテストステロンを分泌するのか？

支持細胞はさまざまな手段で発生中の精子形成細胞を支持・保護している．支持細胞は精母細胞，精子細胞，精子を栄養し；発生の進行に伴い精子細胞の余分な細胞質を貪食し；また精子形成細胞の移動や曲精細管腔への精子の放出を調節している．さらに，精子輸送にかかわる液体を産生したり，ホルモンのインヒビン inhibin を分泌したり，テストステロンや FSH（卵胞刺激ホルモン）の影響を調節する.

隣接しあう曲精細管のあいだに**間細胞 interstitial cells** あるいは**ライディッヒ細胞** Leydig cells の集団がある（図28.4）．これらの細胞は最も強力な男性ホルモンであるテストステロンを分泌する．**アンドロゲン androgen** は男性的特徴の発現を促進させるホルモンである．テストステロンには男性の**性欲 libido** を促進する作用もある（性的欲求）.

⚕ 臨床関連事項

停留精巣

精巣が陰嚢内へ下降しない状態を**停留精巣 crypt-orchidism**（crypt- ＝隠れた；-orchid ＝精巣）とよぶ；満期産児の約3%，未熟児の約30%にみられる．両側の停留精巣を放置すると，骨盤腔内の温度が（陰嚢内の温度よりも）高いことが原因で，精子発生の最初の段階に関与する細胞が壊され，その結果として不妊となる．また，精巣癌の発生率は停留精巣の場合，30〜50倍になる．通常，生後1年以内に停留精巣の幼児の約80%の精巣は自然に陰嚢内に下降する．精巣が下降しない場合，理想的には生後18ヵ月までに外科的に矯正する.

精子発生

精子発生　本節を読む前に，3.7節の生殖細胞分裂の項を再読されたい．とくに図3.33と3.34には注意を払ってほしい．

ヒトでは，精子発生に65～75日を要する．二倍体diploid（2n）としての染色体数を有する精祖細胞から精子発生は始まる（図28.5）．精祖細胞は**幹細胞 stem cells**の一種である；細胞分裂すると，一部の精祖細胞は曲精細管の基底膜に沿って未分化のまま残り，将来，細胞分裂し，それに続く精子産生をする細胞の貯蔵庫となる．残りの精祖細胞は基底膜との接触を失い，血液精巣関門の密着接合を通って押し進み，発達し変化しながら**一次精母細胞 primary spermatocytes**へと分化す

る．一次精母細胞は精祖細胞と同じ二倍体（2n）で；染色体数は46である．

一次精母細胞が形成されるとすぐに，細胞はDNAを複製し，そして減数分裂を開始する（図28.5）．第一減数分裂で相同染色体の対が中期板上に配列し，さらに交叉crossing-overが生じる．次に紡錘体は対をなす相同染色体のうちの一方（2本の染色分体）を分裂している細胞の反対の極へと引く．こうして第一減数分裂で生じた2個の細胞を**二次精母細胞 secondary spermatocytes**とよぶ．二次精母細胞は23本（n）の染色体をもつ一倍体細胞である．しかし二次精母細胞の各染色体はセントロメアで結合した2本の染色分体（DNAの2重コピー）でできている．二次精母細胞ではDNAの複製は行われない．

第二減数分裂では，染色体が中期板上に縦1列に並び，各染色体を構成する2本の染色分体が分離する．第二減数分裂で**精子細胞 spermatids**とよばれる4個の一倍体細胞が生じる．したがって，1個の一次精母細胞から第一および第二減数分裂という2回の周期を経て4個の精子細胞が形成される．

精子発生のあいだに独特の過程が生じる．精子細胞が増える時に，細胞質が完全には分離（細胞質分裂cytokinesis）しない．娘細胞は発生のあいだずっと細胞間橋を介して互いに連なったままにいる（図28.4および28.5参照）．この発生の様式は曲精細管のどんな領域でも同調して精子形成が起ることを都合よく説明している．また，半数の精子はX染色体を有し，残りの半数はY染色体を有することも生存の上で重要なことである．大型のX染色体は小型のY染色体にはない精子発生に必要な遺伝子を保持している．

精子発生の最終段階，**精子形成 spermiogenesis**は一倍体の精子細胞が精子に発達することである．精子形成の段階では細胞分裂は起きない；1個の精子細胞は1個の**精子 sperm cell**になる．この過程で，丸い精子細胞が細長い精子に変態する．頭部には濃縮して細長くなった核の上に先体（すぐ後で述べる）が形成され，鞭毛が発達し，ミトコンドリアが増える．いらなくなった精子細胞の細胞質が支持細胞によって処理される．そして，最終的に精子は支持細胞との連がりを断つ．この事象を**精子放出 spermiation**という．精子は曲精細管の管腔へ移動し，支持細胞から分泌される液体が精子を進むべき方向に沿って精巣内の精路へと押し流す．この段階では，精子はまだ泳げない．

精　子　精子発生過程を経て，毎日約3億の精子が産生される．ヒトの精子の長さは約60 μmで，二次卵母細胞に到達し，貫入するのに非常に都合のよいいくつかの構造を有している（図28.6）．精子の主な構成要素は

図 28.5　**精子発生で起る出来事.**　二倍体細胞（2n）は46本の染色体を有し；一倍体細胞（n）は23本の染色体を有する．

> 精子形成では精子細胞が精子へと成熟する．

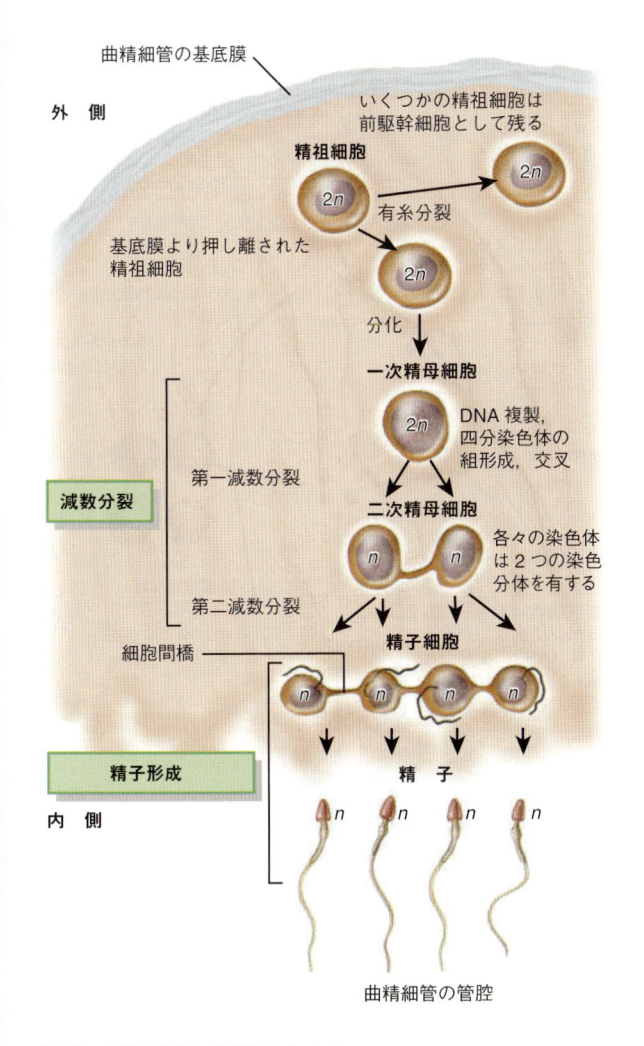

外　側

曲精細管の基底膜

いくつかの精祖細胞は前駆幹細胞として残る

精祖細胞

2n　2n

有糸分裂

2n

基底膜より押し離された精祖細胞

分化

2n

一次精母細胞

2n　DNA複製，四分染色体の組形成，交叉

減数分裂

第一減数分裂

二次精母細胞

n　n　各々の染色体は2つの染色分体を有する

第二減数分裂

精子細胞

細胞間橋

n　n　n　n

精子形成

精　子

内　側

n　n　n　n

曲精細管の管腔

Q 第一減数分裂の結果はなにか？

図 28.6 精子の各部位.

毎日，3 億個の精子が成熟している.

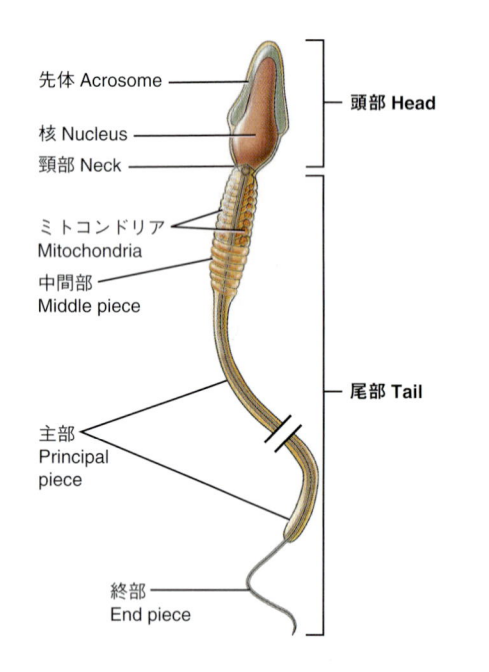

先体 Acrosome

核 Nucleus
頸部 Neck

頭部 Head

ミトコンドリア
Mitochondria

中間部
Middle piece

尾部 Tail

主部
Principal
piece

終部
End piece

Q 精子の各部位の役割はなにか？

頭部と尾部である．扁平で先の尖った**頭部 head** は約 4 〜 5 μm の長さである．頭部には高度に濃縮された 23 本の染色体を含む核が存在する．**核 nucleus** の前方 2/3 を包むのが**先体 acrosome**（acro- ＝先の；-some ＝からだ）で，二次卵母細胞へ受精を起すために貫入するのに必要なヒアルロン酸分解酵素やタンパク質分解酵素が帽子状の袋に詰め込まれている．**尾部 tail** は頸部，中間部，主部，終部の 4 つの部位に分けられる．**頸部 neck** は頭部直下のくびれた部位で，中心小体が含まれる．中心小体は微小管を形成し，尾部の残りを構成する．**中間部 middle piece** にはミトコンドリアがらせん状に配置され，受精が起る場所での精子の運動と精子の代謝のためにエネルギー（ATP）を供給する．**主部 principal piece** は尾部の中で最も長い部分であり，**終部 end piece** は尾部の先細りの部分である．いったん射精されると，ほとんどの精子は女性生殖路内で 48 時間以上は生きられない．

ホルモンによる精巣の制御　一番はじめのきっかけとなる因子については明らかではないが，思春期に入ると視床下部の神経分泌細胞が**性腺刺激ホルモン放出ホルモン gonadotropin-releasing hormone**（GnRH）の分泌量を増やす．次に，GnRH は下垂体前葉の性腺刺激

ホルモン産生細胞を刺激して，2 種類の性腺刺激ホルモン，**黄体化ホルモン luteinizing hormone**（LH）と**卵胞刺激ホルモン follicle-stimulating hormone**（FSH）の分泌を促進する．図 28.7 にテストステロンの分泌と精子発生を制御する数種のホルモンとネガティブフィードバック調節機構を示す.

図 28.7　**ホルモンによる精子発生の制御とテストステロン，ジヒドロテストステロン（DHT）の働き.** FSH とテストステロンの刺激に反応して，支持細胞はアンドロゲン結合タンパク質（ABP）を分泌する．赤い点線はネガティブフィードバックによる抑制を表す.

FSH の放出は GnRH によって促進され，インヒビンによって抑制される；LH の放出は GnRH によって促進され，テストステロンによって抑制される.

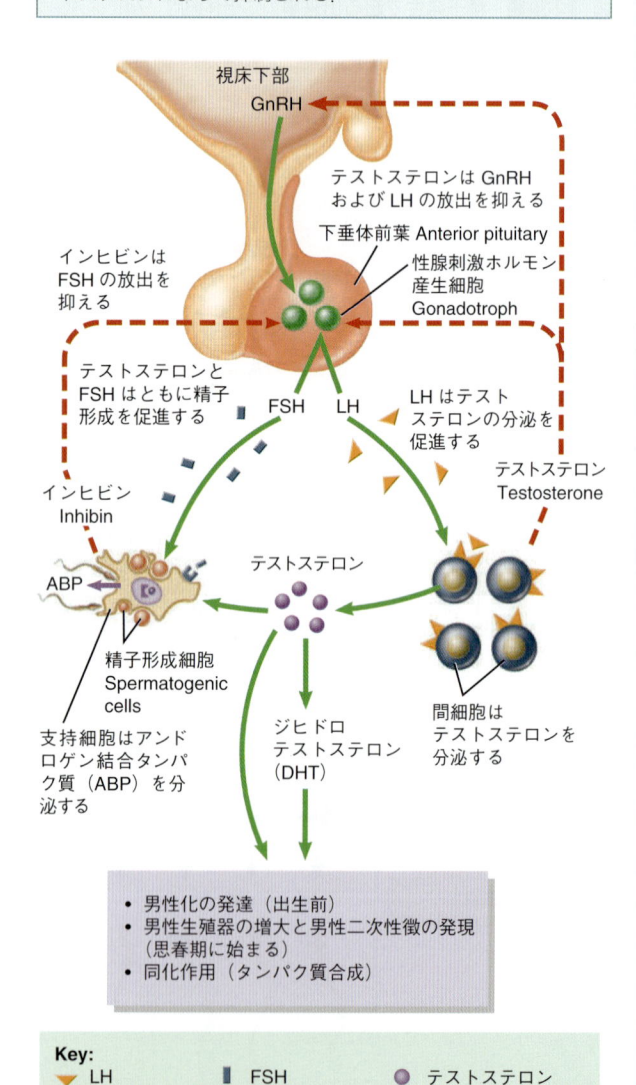

視床下部
GnRH

テストステロンは GnRH および LH の放出を抑える

下垂体前葉 Anterior pituitary

インヒビンは FSH の放出を抑える

性腺刺激ホルモン産生細胞 Gonadotroph

テストステロンと FSH はともに精子形成を促進する

FSH　LH

LH はテストステロンの分泌を促進する

テストステロン Testosterone

インヒビン Inhibin

テストステロン

ABP

精子形成細胞 Spermatogenic cells

支持細胞はアンドロゲン結合タンパク質（ABP）を分泌する

ジヒドロテストステロン（DHT）

間細胞はテストステロンを分泌する

- 男性化の発達（出生前）
- 男性生殖器の増大と男性二次性徴の発現（思春期に始まる）
- 同化作用（タンパク質合成）

Key:
- LH
- LH 受容体
- FSH
- FSH 受容体
- テストステロン
- アンドロゲン受容体

Q インヒビンを分泌するのはどの細胞か？

LH は曲精細管のあいだにある間細胞を刺激し，**テストステロン testosterone** の分泌を促す．このステロイドホルモンは精巣にあるコレステロールから合成される代表的な男性ホルモンである．脂溶性で間細胞から容易に間質液中に拡散し，そして血中に入る．テストステロンはネガティブフィードバック機構を介して，下垂体前葉にある性腺刺激ホルモン産生細胞からの LH の分泌を抑制し，また視床下部にある神経分泌細胞からの GnRH の分泌も抑制する．外生殖器や前立腺に存在する標的細胞の中で，細胞内に存在する 5α-還元酵素によってテストステロンが**ジヒドロテストステロン dihydrotestosterone（DHT）**とよばれる別の男性ホルモンに変換される．

FSH は間接的に精子発生を促すように働く（図 28.7）．FSH とテストステロンは相乗的に支持細胞に働きかけて，曲精細管の管腔と精子形成細胞周囲の間質液へ**アンドロゲン結合タンパク質 androgen-binding protein（ABP）**の分泌を促す．ABP はテストステロンと結合して，その濃度を高い状態に保つ．テストステロンは曲精細管における精子発生の最終段階に促進的に働く．男性の生殖機能を発揮するのに必要な状態まで精子発生が進むと，支持細胞は下垂体前葉から FSH の放出を抑制する働きをもつことから**インヒビン inhibin** と名づけられたタンパク質ホルモンを放出する（図 28.7）．もし，精子発生の進行があまりに緩やかな場合，インヒビンの放出が抑えられ，この結果 FSH の放出が増え，精子発生が早められる．

テストステロンとジヒドロテストステロンはともに標的細胞の核内に存在するアンドロゲン受容体に結合する．ホルモン-受容体複合体は遺伝子発現を調節し，ある遺伝子を発現させ，別な遺伝子の発現を抑えている．これらの調節により，男性ホルモンはさまざまな効果を生み出す：

- **出生前の発達**．出生前に，テストステロンは生殖器の管系の発達を男性化し，また精巣の下降を促進させる．これに対してジヒドロテストステロンは外生殖器の発達を促進する（28.6 節参照）．さらに，テストステロンは，脳内で女性ホルモンのエストロゲンに変換されるが，エストロゲンは男性の脳の特定の部位の発達と深くかかわっている．
- **男性の二次性徴の発達**．思春期に，テストステロンとジヒドロテストステロンが男性生殖器の発達・増大と二次性徴の発達を促進する．**二次性徴 secondary sex characteristics** は男女を区別する形質であり，生殖に直接かかわるわけではない．具体的には，広い肩幅と小さいしりをつくるように筋や骨格が成長する；(遺伝的に制限されてはいるが) 顔，胸などの発毛，身体の他の部位の発毛の増加；皮膚が厚くなる；皮脂腺の分泌が増加する；喉頭が大きくなり，結果として声が低くなる．
- **性機能の発達**．男性ホルモンは男性の性行動と精子発生を促すとともに，男性，女性とも性衝動（性欲）を促す働きをもっている．女性における男性ホルモンの主たる供給源は副腎皮質であることを思い出そう．
- **同化作用の促進**．男性ホルモンは同化作用を有するホルモンで；タンパク質合成を促進する．その効果により，女性と比べ男性で筋や骨の重量が大きい．

テストステロン分泌はネガティブフィードバックシステムにより調節されている（図 28.8）．テストステロンの血中濃度がある一定値以上に上昇すると，視床下部の細胞から GnRH の分泌が抑制される．結果として視床下部から下垂体前葉に流れる門脈の血中 GnRH 濃度が低下する．次に，下垂体前葉の性腺刺激ホルモン産生細胞からの LH の分泌が減少し，全身を流れる血中の LH 濃度が下がる．LH による刺激が少なくなると精巣の間細胞からのテストステロン分泌が減少し，ホメオスタシスが回復する．しかし，血中のテストステロン値があまりにも低下すると，視床下部から GnRH が再び放出され，次に下垂体前葉から，LH の分泌が促進される．次に LH は精巣に働きかけてテストステロン分泌を促す．

> **チェックポイント**
>
> 1. 温度の変動から精巣を守る陰嚢の働きについて述べなさい．
> 2. 精巣の内部構造について述べなさい．精子はどこで産生されるか．また，支持細胞と間（ライディッヒ）細胞の働きはなにか．
> 3. 精子発生での主な出来事について述べなさい．
> 4. 二次卵母細胞との受精を手助けする酵素は精子のどの部分に収容されているか．
> 5. 男性生殖器系に対する LH，FSH，テストステロン，インヒビンの役割について説明せよ．また，これらのホルモンの分泌調節機構について説明せよ．

男性生殖器における精路

精巣内の精路 支持細胞の分泌液によって生じた圧が，精子を曲精細管腔に沿って押し，次に一連の非常に短い管からなる**直精細管 straight tubules** へと押し流す．直精細管は**精巣網 rete testis**（rete＝ネットワーク）とよばれる精巣内の網状の管構造へ連がっている（図 28.3a 参照）．精巣網から精子は，精巣上体の中のコイル状をして連なった**精巣輸出管 efferent ducts** へ移動する．精巣輸出管は**精巣上体管 ductus epididymis** と

図28.8　**血中テストステロン値のネガティブフィードバックによる制御.**

> 下垂体前葉の性腺刺激ホルモン産生細胞からは LH が分泌される.

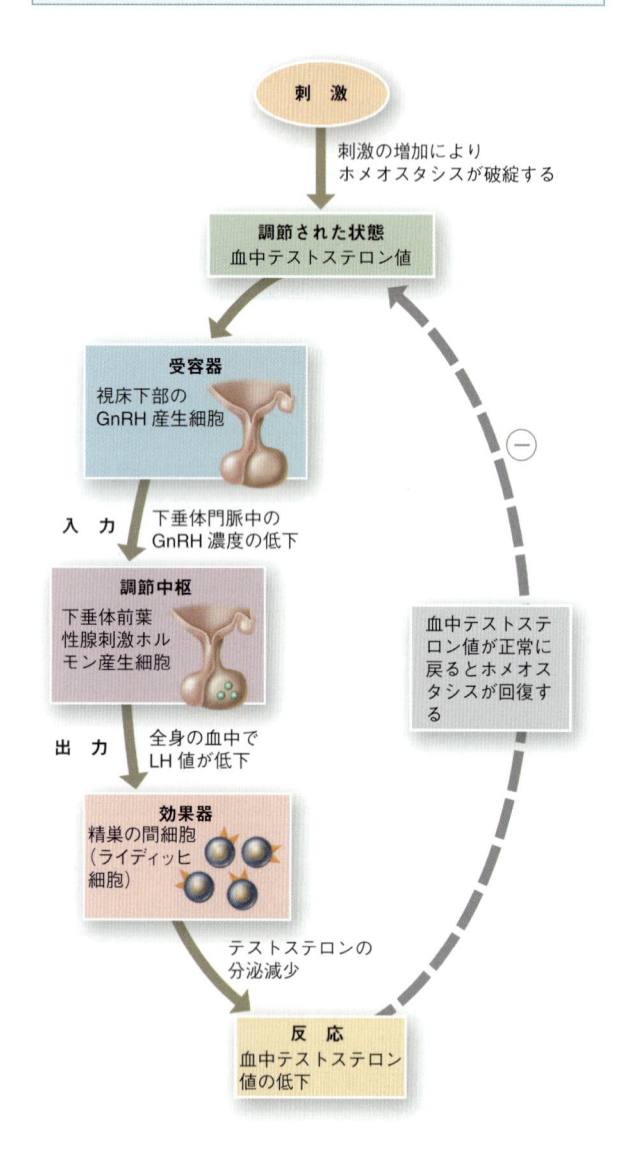

Q どのホルモンが下垂体前葉での FSH と LH の分泌を抑制するか？

よばれる 1 本の管に連絡する.

精巣上体　精巣上体 epididymis（epi- ＝〜の上；-didymis ＝精巣；複数形 epididymides）はコンマ形の外観を呈し，精巣の上後縁に沿って曲がった約 4 cm の長さの器官である（図 28.3 a 参照）. **精巣上体**にはコイル状の**精巣上体管 ductus epididymis** がぎっしり詰

まっている. 精巣からの精巣輸出管が精巣上体管に連絡する精巣上体の上部で大きな部分を**頭部 head** とよぶ. 中間の細い部分が**体部 body**，そして下部のより小さな部分が**尾部 tail** である. 尾部の遠位端が精管に連絡する（すぐ後で述べる）.

コイルをほどくと精巣上体管は全長でおおよそ 6 m の長さになる. 内腔は多列円柱上皮によって覆われ，平滑筋層にとりまかれている. 円柱上皮細胞の自由表面には長くて枝分れした微絨毛（線毛ではない）である**不動毛 stereocilia** があり，変性した精子を吸収するために表面積を増やしている. 筋層周囲の結合組織は精巣上体管のループ同士を結びつけ，さらに血管や神経の通り道となる.

精巣上体管は機能的に**精子成熟 sperm maturation** の場であり，精子は約 14 日間かけて運動能と卵子との受精能を獲得する. また，性的興奮時に，平滑筋の蠕動運動により精巣上体管は精子を精管へ向かわせる. さらに，精巣上体管は精子を数ヵ月にわたって生きたまま貯蔵する. このあいだに貯えられていた精子が射精されないと最終的に吸収される.

精　管　精巣上体の尾部の中で，精巣上体管はねじれが少なくなり，径が大きくなる. この部位をすぎると，**精管 ductus deferens** あるいは vas deferens とよばれる（図 28.3 a 参照）. 精管は約 45 cm の長さで，精巣上体の後縁に沿って上行し，精索内を通って骨盤腔に入る. さらにループをつくりながら尿管の上を越え，尿管に沿って走行し膀胱後面を下降する（図 28.1 a 参照）. 精管の膨張した終末部が**膨大部 ampulla**（＝小さな容器；図 28.9 参照)である. 精管の粘膜は多列円柱上皮と，疎性結合組織からなる粘膜固有層とで構成される. 筋層は 3 層からなり，内層と外層は縦走筋，中層は輪走筋である.

機能的には，性的興奮時に筋層の蠕動運動により精子を精巣上体から尿道へ向かって運ぶ. 精巣上体と同様に，精管は精子を数ヵ月間貯蔵することができる. そのあいだに，射精されなかった精子は最終的に吸収される.

精　索　精索 spermatic cord は陰嚢から上行する男性生殖器系の支持構造である（図 28.2 参照）. 精索には，陰嚢内を上行する精管，精巣動脈，精巣からテストロンを運び戻す精巣静脈（蔓状静脈叢），自律神経，リンパ管，精巣挙筋が含まれる. 精索と腸骨鼠径神経は，**鼠径管 inguinal canal**（inguinal ＝鼠径部）を通る. 鼠径管は前腹壁にある斜めの通路で，鼠径靭帯の内側半分のすぐ上を平行に走行する. この鼠径管は約 4 〜 5 cm の管で，横筋腱膜のスリット状の開口部である**深鼠径輪 deep（abdominal）inguinal ring** から始まり，外腹斜

筋腱膜のほぼ三角形の開口部である**浅鼠径輪**superficial (subcutaneous) inguinal ring（図 28.2 参照）に終る．女性では，子宮円索と腸骨鼠径神経が鼠径管を通る．

精索静脈瘤 varicocele（varico- ＝静脈；-kele ＝突出）は，精巣から出る静脈が拡張することで，陰嚢にできた瘤のある状態をいう．通常，患者が立位の時にはっきりと現れてくるが，特別な治療は必要ない（訳注：精索静脈瘤では，精子の産生能が低下することがある）．

射精管 左右の**射精管** ejaculatory duct（ejacul- ＝放出すること）は約 2 cm の長さで，精管の膨大部と精嚢管が合して構成される（図 28.9）．短い射精管は前立腺底（前立腺の上部）のすぐ上から始まり，前立腺内を下前方へと走行し尿道前立腺部に開口する．この場所に射精管から精子と精嚢液が射出され，すぐ後に尿道から体外へ精液として排出される．

尿道 男性の**尿道** urethra は生殖器系と泌尿器系がともに使う終端の管である；精液と尿の両方を通す通路として使われる．尿道は長さ約 20 cm あり，前立腺，会陰深層の骨格筋（深会陰横筋），陰茎を通り，3 部に分けられる（図 28.1 および 26.22 参照）．**尿道前立腺部** prostatic urethra は前立腺を貫通する 2 ～ 3 cm の部位である．尿道は下方に続き，会陰深層の筋を貫く部を**尿道中間（隔膜）部** intermediate（membranous）urethra という．尿道中間部の長さは約 1 cm である．尿道は陰茎の尿道海綿体を貫くので**尿道海綿体部** spongy urethra とよばれ，長さが 15 ～ 20 cm である．尿道海綿体部は**外尿道口** external urethral orifice に終る．男性尿道の組織学は 26.9 節に示されている．

> **チェックポイント**
> 6. 精巣内で精子を運ぶ管はなにか．
> 7. 精巣上体管，精管，射精管の位置，構造，機能について述べなさい．
> 8. 男性尿道の 3 部位について説明しなさい．
> 9. 曲精細管から尿道に至るまでの精路をたどりなさい．
> 10. 精索内の構造を挙げなさい．

付属生殖腺

男性生殖器系の精路では精子の貯蔵と輸送が行われるが，**付属生殖腺** accessory sex glands からは精液の液体成分の多くが分泌される．付属生殖腺には，精嚢，前立腺，尿道球腺がある．

精嚢 精嚢 seminal vesicles（あるいは seminal glands）は，膀胱底の後で直腸の前にある，長さ約 5 cm の一対の複雑な袋状の構造である（図 28.9）．精嚢管を通して，アルカリ性で粘性のある液体を分泌する．精嚢液はフルクトース（単糖類の一つ），プロスタグランジン，そして血液のものとは異なる凝固性タンパク質を含む．精嚢液がアルカリ性であることは酸性環境にある男性の尿道や女性生殖路を中和することに役立っていて，酸性のままだと精子が不活化し，死んでしまう．フルクトースは精子の ATP 産生に用いられ，プロスタグランジンは精子の運動能と生存能を高め，また女性生殖路の平滑筋の収縮を促進することに関与する．凝固性タンパク質は射精された精液を凝固させる．凝固させて精子が膣から漏れ出ないようにするためと考えられる．精嚢から分泌される液体は，通常，精液全体の約 60 ％を占める．

前立腺 前立腺 prostate（prostata ＝前に立つ人）は，ドーナツ型をした単一の腺で，幅が約 4 cm，高さが約 3 cm，前後 2 cm のゴルフボール大である．前立腺は膀胱の下にあり，尿道前立腺部を囲む（図 28.9）．前立腺は生後から思春期にかけてゆっくりと発達する．30 歳までに急速に増大し，それ以降 45 歳くらいまでは大きさに変化はあまりみられないが，さらに大きくなると尿道を締めつけたり，尿の流れを悪くする．

前立腺は乳白色の弱酸性（pH 約 6.5）の液体を分泌する．この前立腺液には，(1) 精子がクエン酸回路で ATP を産生するために必要な**クエン酸** citric acid，(2) 最終的に精嚢から分泌されて凝固したタンパク質を壊すために働く**タンパク質分解酵素** proteolytic enzymes，例えば**前立腺特異抗原** prostate-specific antigen（PSA），ペプシノゲン，リゾチーム，アミラーゼ，ヒアルロン酸分解酵素など，(3) 役割がはっきり解明されていない**酸性ホスファターゼ** acid phosphatase，(4) 前立腺液中の**セミナルプラスミン** seminalplasmin は細菌を壊す抗生物質である．セミナルプラスミンは精液中，および女性の下部生殖路に自然に存在する細菌の数を減少させることに役立っている．多数の前立腺導管を通り，前立腺液は尿道前立腺部へ放出される．前立腺液は精液全体の約 25 ％を占め，精子の運動性と生在能力を高めるように働いている．

尿道球腺 尿道球腺 bulbourethral glands は**カウパー腺** Cowper's glands ともよばれ，一対あり，エンドウ豆大である．前立腺の下で，会陰の深層の筋の中にあり尿道隔膜部の両側に位置し，その導管は尿道海綿体部に開口する（図 28.9）．性的に興奮すると，尿道球腺はアルカリ性の液体を分泌し，尿によって酸性になった尿道を中和し，通過する精子を守る役割をもつ．尿道球腺から分泌された粘液は陰茎先端部と尿道内面を潤滑にし

図28.9 **男性の付属生殖器の配置.** 前立腺，尿道，陰茎は内部構造を示すのに切ってある.

男性の尿道は前立腺部，中間（隔膜）部，海綿体部の3部に区分される.

付属生殖腺の分泌物の機能

1. 精嚢はアルカリ性の粘液を分泌する．これは女性生殖路内の酸を中和するよう働き，精子で使われるATP産生のためのフルクトースを供給し，精子の運動性と生存能をもたらす．また射精後に精液を凝固させる．
2. 前立腺は乳白色で，わずかに酸性の液体を分泌する．これは，精嚢液によってつくられる凝固したタンパク質を分解する酵素を含んでいる．
3. 尿道球腺（カウパー腺）はアルカリ性の液体を分泌し，尿道内の酸性環境を中和する．また粘液は性交の際に尿道の内壁と亀頭の先端を潤滑にする．

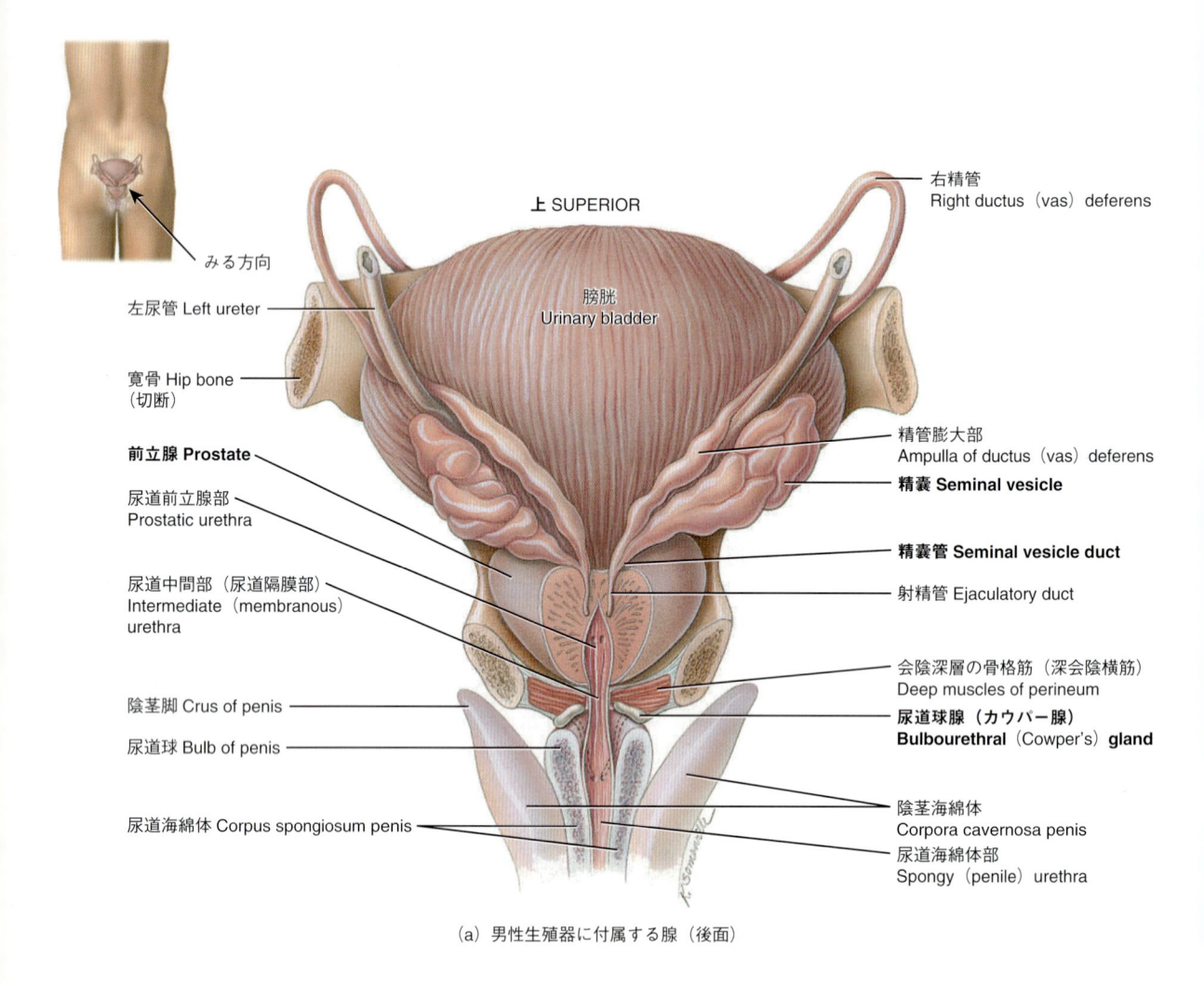

みる方向

左尿管 Left ureter

寛骨 Hip bone（切断）

前立腺 Prostate

尿道前立腺部 Prostatic urethra

尿道中間部（尿道隔膜部） Intermediate（membranous） urethra

陰茎脚 Crus of penis

尿道球 Bulb of penis

尿道海綿体 Corpus spongiosum penis

上 SUPERIOR

膀胱 Urinary bladder

右精管 Right ductus（vas）deferens

精管膨大部 Ampulla of ductus（vas）deferens

精嚢 Seminal vesicle

精嚢管 Seminal vesicle duct

射精管 Ejaculatory duct

会陰深層の骨格筋（深会陰横筋） Deep muscles of perineum

尿道球腺（カウパー腺） **Bulbourethral（Cowper's）gland**

陰茎海綿体 Corpora cavernosa penis

尿道海綿体部 Spongy（penile）urethra

（a）男性生殖器に付属する腺（後面）

て，射精時に精子を障害から守り，精子数が減少するのを防止する．性的興奮時や勃起した際に1，2滴の粘液を放出する男性もいるが，この液は精子を含まない．

精 液

精液 semen（＝種）は精子と曲精細管，精嚢，前立腺，尿道球腺から分泌された液体，**精漿 seminal fluid**（訳注：精液の液体成分）の混合からなる．通常，射精された精液の量は2.5〜5mLで，1mL中に5,000万から1億5,000万個の精子が含まれている．1mL中の精子の数が2,000万以下だと男性不妊になりやすい．二次卵母細胞に到達しうる精子の割合は非常に限られているので，受精するには多数の精子が必要なのである．一方，精漿で十分に薄められない過剰な数の精子は，精子の尾

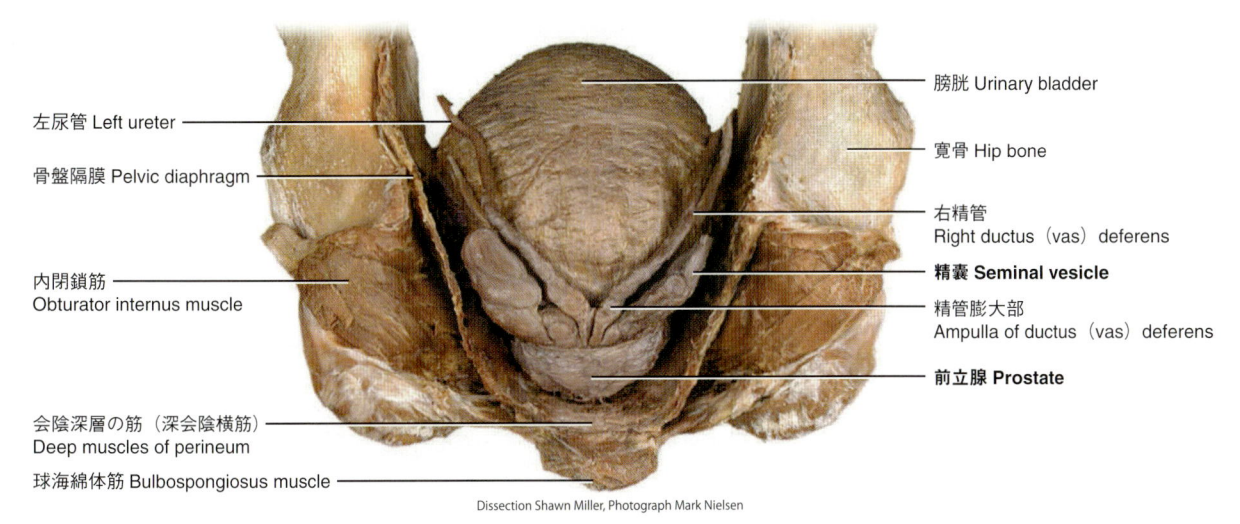

左尿管 Left ureter

骨盤隔膜 Pelvic diaphragm

内閉鎖筋
Obturator internus muscle

会陰深層の筋（深会陰横筋）
Deep muscles of perineum

球海綿体筋 Bulbospongiosus muscle

膀胱 Urinary bladder

寛骨 Hip bone

右精管
Right ductus（vas）deferens

精嚢 Seminal vesicle

精管膨大部
Ampulla of ductus（vas）deferens

前立腺 Prostate

Dissection Shawn Miller, Photograph Mark Nielsen

（b）男性の付属生殖器官を後ろからみる

Q どの付属生殖腺が精漿の主たる供給源となるか？

部が絡みあって運動性が失われるので不妊となる．

　前立腺液は弱酸性にもかかわらず，精嚢からの分泌物がアルカリ性で量的にも多いことから，精液全体としては pH 7.2 〜 7.7 と弱アルカリ性に傾いている．前立腺からの分泌物は精液を乳白色にし，精嚢と尿道球腺からの分泌物は粘性を与える．精漿は精子の輸送溶液として役立つとともに精子に栄養も与える働きをもつ．また男性尿道や女性の腟が酸性という精子にとって適さない環境から精子を保護している．

　いったん射精されると，液体状の精液は精嚢から分泌された凝固性タンパク質の働きによって 5 分以内に凝固する．精液が凝固することにどんな機能的な意味があるのかは明らかでないが，この凝固にかかわるタンパク質が血液凝固を引き起すタンパク質とは異なったものである．およそ 10 〜 20 分後，前立腺で産生された前立腺特異抗原（PSA）やその他のタンパク質分解酵素の働きによって，凝固塊は分解し，精液は再び液状化する．凝固塊の液状化への異常な遅れは精子の完全な，あるいは部分的な運動不全を引き起し，そのために精子の子宮頸を通過する動きを抑える．子宮と卵管を通過した後，精子は卵管の分泌物によって**受精能獲得 capacitation** とよぶ変化を受ける（28.2 節参照）．精液中に血液が混ざる病態を**血精液症 hemospermia**（hemo- ＝血液；-sperma ＝精液）という．多くの場合，精囊内面の血管の炎症に起因する．通常，治療としては抗生物質の投与が行われる．

陰　茎

　陰茎 penis（＝鞭毛）内には尿道があり，この尿道は

精液の射出と尿の排出の通路である（図 28.10）．陰茎は円筒状の形をして，陰茎根，陰茎体，陰茎亀頭の 3 部からなる．**陰茎体 body of the penis** は 3 つの円筒状の組織から構成され，それぞれが**白膜 tunica albuginea** とよばれる線維状組織によって取り囲まれる（図 28.10）．背外側の 2 つを**陰茎海綿体 corpora cavernosa penis**（corpora ＝主な体部；cavernosa ＝中空の）とよぶ．正中腹側部のより小さい円筒状組織が**尿道海綿体 corpus spongiosum penis** で，この中に尿道海綿体部があり，尿道海綿体は射精時に尿道が開き続けるように働く．皮膚と皮下組織が勃起組織である 3 つの組織塊を取り囲む．**勃起組織 erectile tissue** は血管内皮で裏打ちされた多数の血液洞静脈洞によって構成され，平滑筋と弾性結合組織で取り囲まれている．

　尿道海綿体の遠位端は少し膨らんでおり，どんぐり状の形状をし，**陰茎亀頭 glans penis** とよばれる；その辺縁を**亀頭冠 corona** という．亀頭内の尿道遠位端はやや広くなり，裂け目状の最後の開口部，外尿道口 external urethral orifice となる．割礼していない陰茎の亀頭は**包皮 prepuce**（あるいは foreskin）によって緩やかに包まれている．

　陰茎根 root of the penis は体幹との結合部で，尿道海綿体の基部が後に伸びて大きくなった**尿道球 bulb of the penis** と陰茎海綿体が 2 つに分かれて先細りになった**陰茎脚 crura of the penis**（単数形 crus ＝脚に似た）からなる．尿道球は会陰部深層の筋の下面に接し，射精を補助する筋である球海綿体筋によって囲まれる．各陰茎脚は尿道球から外側方に向かって曲がり坐骨と恥骨下枝につき，坐骨海綿体筋によって周りを囲まれる（図

図28.10 陰茎の内部構造と勃起の機序. (b) の挿入図は皮膚と筋膜の詳細を示している.

陰茎には，精液と尿の共通の通路である尿道が通っている.

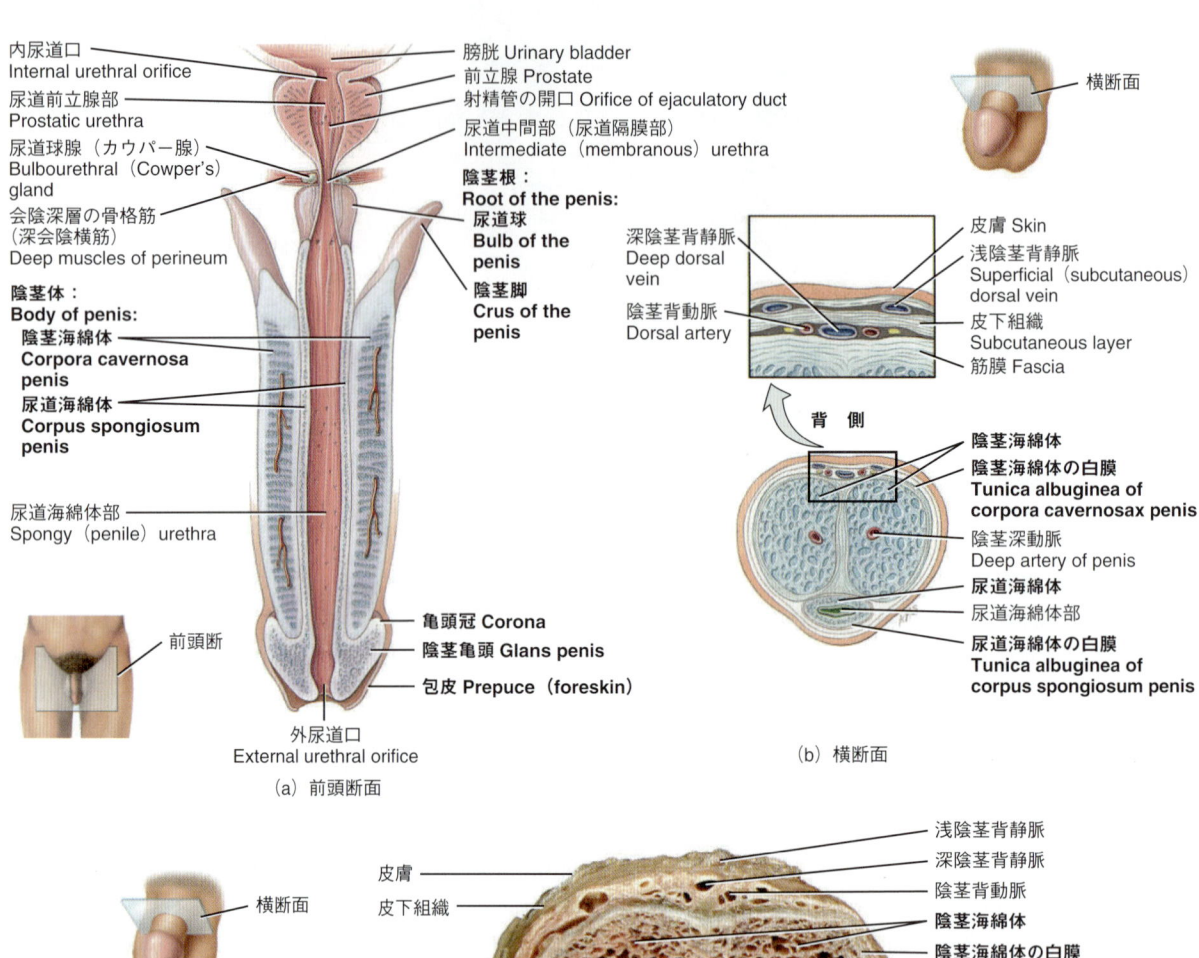

内尿道口
Internal urethral orifice

尿道前立腺部
Prostatic urethra

尿道球腺（カウパー腺）
Bulbourethral（Cowper's）gland

会陰深層の骨格筋
（深会陰横筋）
Deep muscles of perineum

陰茎体：
Body of penis:
陰茎海綿体
Corpora cavernosa penis
尿道海綿体
Corpus spongiosum penis

尿道海綿体部
Spongy（penile）urethra

前頭断

膀胱 Urinary bladder
前立腺 Prostate
射精管の開口 Orifice of ejaculatory duct
尿道中間部（尿道隔膜部）
Intermediate（membranous）urethra

陰茎根：
Root of the penis:
尿道球
Bulb of the penis
陰茎脚
Crus of the penis

亀頭冠 Corona
陰茎亀頭 Glans penis
包皮 Prepuce（foreskin）

外尿道口
External urethral orifice

(a) 前頭断面

横断面

深陰茎背静脈
Deep dorsal vein
陰茎背動脈
Dorsal artery

皮膚 Skin
浅陰茎背静脈
Superficial（subcutaneous）dorsal vein
皮下組織
Subcutaneous layer
筋膜 Fascia

背 側

陰茎海綿体
陰茎海綿体の白膜
Tunica albuginea of corpora cavernosax penis
陰茎深動脈
Deep artery of penis
尿道海綿体
尿道海綿体部
尿道海綿体の白膜
Tunica albuginea of corpus spongiosum penis

(b) 横断面

横断面

皮膚
皮下組織

浅陰茎背静脈
深陰茎背静脈
陰茎背動脈
陰茎海綿体
陰茎海綿体の白膜
陰茎深動脈
Deep artery of penis
尿道海綿体部
尿道海綿体
尿道海綿体の白膜

Dissection Shawn Miller, Photograph Mark Nielsen
(c) 横断面

**臨床関連事項**

包皮切開（割礼）

　包皮切開（割礼）circumcision（＝環状切除）は包皮の一部あるいはすべてを切除する外科処置である．通常，出生後の数日のうちに施行され，社会的，文化的，宗教的，そして（きわめてまれに）医学的な理由による．ほとんどの医療従事者は割礼を医学的に正当化する理由を見出せないにもかかわらず，尿路感染のリスクを下げたり，陰茎癌発生を予防したり，性感染症発症を下げるなどの利点があると考えている．事実，いくつかのアフリカの村での調査では，包皮切開した男性でHIV感染の割合が低いとみられている.

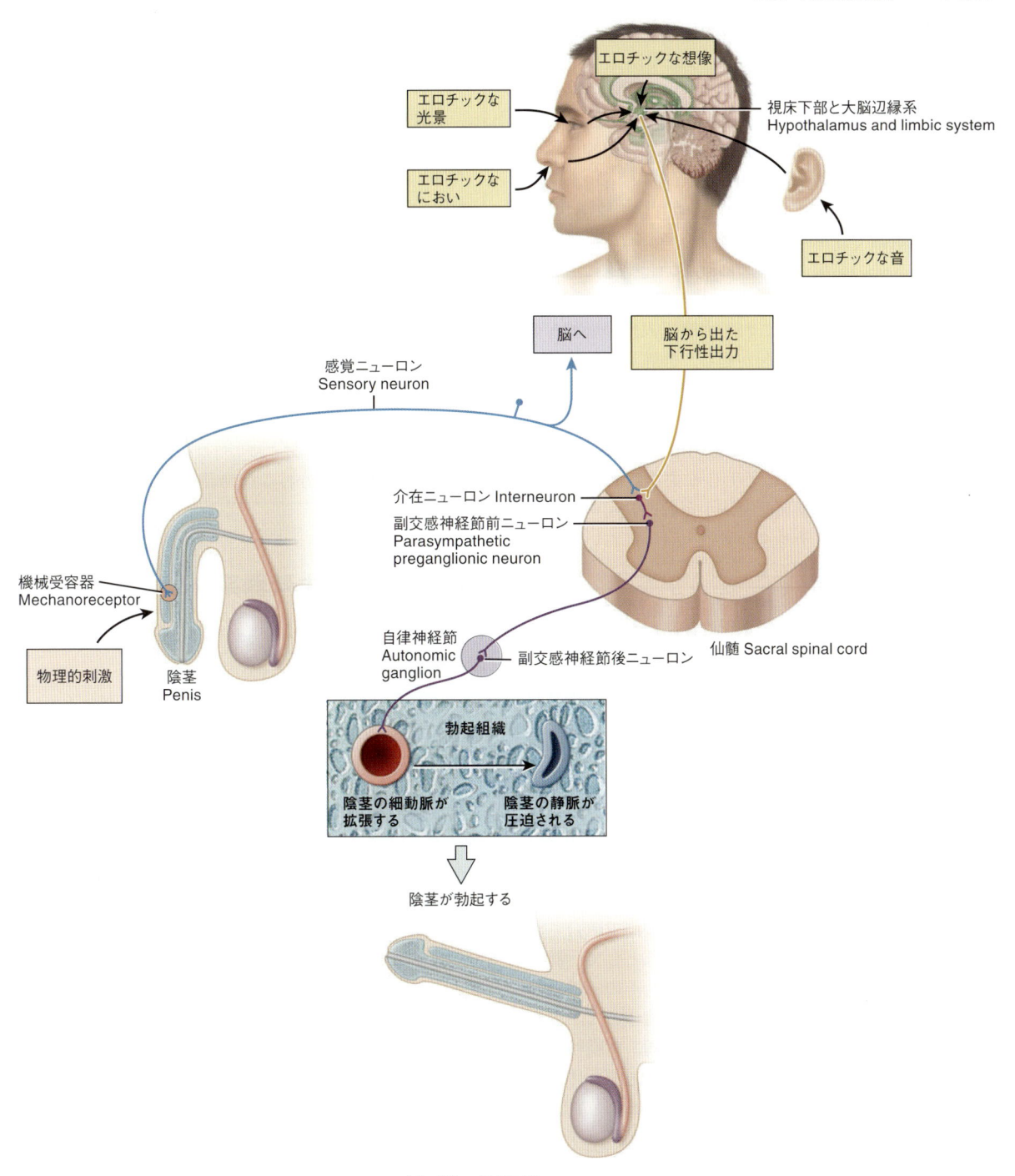

（d）勃起の神経回路

Q どの組織塊が陰茎の勃起組織を構成し，性的興奮時になぜ硬直するのか？

11.13 参照）．陰茎の重さを陰茎筋膜に続く２つの靱帯が支えている．（1）白線の下部から続く陰茎ワナ**靱帯 fundiform ligament**，（2）恥骨結合から起る**陰茎提靱帯 suspensory ligament of the penis** である．

　性的刺激によって，仙髄からの副交感神経線維が陰茎の膨大と硬直すなわち，**勃起 erection** を起し維持する．副交感神経は一酸化窒素（NO）を産生し，放出する．NO は勃起組織に分布する小動脈壁の平滑筋を拡張（弛緩）させる．その結果，多量の血液が勃起組織に流れ込む．NO は勃起組織内の平滑筋にも作用して弛緩させ，静脈洞の拡張を引き起す．これら血液流入量の増加と静脈洞の拡張との組合せで勃起が起る．静脈洞の拡張は陰茎から外へ出る静脈を圧迫し，この結果静脈血の流れが遅くなり，勃起状態が持続する．勃起した陰茎を腟に挿入することを異性との**性交 sexual intercourse**（あるいは coutus）とよぶ．勃起を生じる主な刺激は陰茎への物理的刺激である．機械受容体が脊髄の勃起中枢へ直接入力を伝える．エロチックな光景・音・におい・想像も勃起を促す．この系路で脳（視床下部と大脳辺縁系）から脊髄へ下行性に伝わる．ネガティブな刺激（悪いムード，憂鬱，不安など）もこの下行性径路を介して勃起を抑制する．

　陰茎強直症 priapism は持続性で痛みを伴う陰茎の勃起状態で，性的欲求や興奮とは無関係に生じる．この状態は数時間持続し，痛みや圧痛を伴う．血管や神経の異常が原因で，通常は，勃起障害をもつ男性が勃起を促すのに薬剤を使用したために生じる．他の原因は，脊髄疾患，白血病，鎌状赤血球性貧血，骨盤内腫瘍などが挙げられる．

　射精 ejaculation（ejectus- ＝発すること）は尿道から体外へ精液を強力に排出することで，腰髄で統合された交感神経反射によって起る．反射の一部として，膀胱底に存在する平滑筋性の括約筋が収縮し，その結果，射精時に排尿が起らず，精液が膀胱内へ逆流することもない．射精が起る前に精巣上体，精管，精嚢，射精管，そして前立腺が律動的に収縮して，精液を尿道海綿体部へと送り込む．この過程で，精液が射精前に少量漏れ出る，**漏精 emission** が起る．漏精は就寝中にも起る（夜行性漏精）．陰茎の筋（球海綿体筋，坐骨海綿体筋，浅会陰横筋）が陰部神経の支配を受け，射精の際に収縮する（図 11.13 参照）．

　陰茎への性的刺激がなくなると，陰茎の勃起組織を支配する細動脈が細くなり，勃起組織の平滑筋が収縮する結果，静脈洞はより小さくなる．陰茎の静脈にかかっていた圧が解放されて，静脈の灌流ができるようになる．結果，陰茎は元の弛緩状態（休息状態）に戻る．

チェックポイント

11. 精嚢，前立腺，尿道球腺（カウパー腺）の位置，機能について簡単に述べなさい．
12. 精液とはなにか．その機能はなにか．
13. 勃起と射精にかかわる生理的過程を説明しなさい．

28.2 女性生殖器系

目 標

- 女性生殖器系器官の位置，構造，機能について述べる．
- 卵巣における卵子発生過程について論じる．

　女性生殖器系 female reproductive system の器官（図 28.11）には，卵巣（女性生殖腺），卵管（ファロピオ管）あるいは輸卵管，子宮，腟，そして外性器としての外陰部（会陰部）が含まれる．乳腺は外皮系の一部として捉えられるが，女性生殖器系の一部分としても考えられている．**婦人科学 gynecology**（gyneco- ＝女性；-logy ＝〜学）は女性生殖器の疾患の診断と治療にかかわる医学の中の専門分野の一つである．

卵 巣

　女性の生殖腺である**卵巣 ovaries**（＝卵の容れ物）は，子宮の左右両側に対をなして存在し，殻をはずしたアーモンドのような大きさと形状をしている．男性の精巣と**相同 homologous** である（相同とは２つの器官が胚で同じ起源をもつという意味である）．卵巣は（1）配偶子つまり受精後に成熟して受精卵となる二次卵母細胞を産生し，（2）女性ホルモンであるプロゲステロンやエストロゲンやインヒビン，リラキシンを分泌する．

　子宮の両側に１個ずつ存在する卵巣は胎生３ヵ月中に，骨盤腔の上縁にまで下降する．一連の靱帯が卵巣を定位置に固定している（図 28.12）．壁側腹膜のヒダである **子 宮 広 間 膜 broad ligament** が **卵 巣 間 膜**

図 28.11 女性の生殖器と周辺構造.

女性の生殖器官には卵巣，卵管（ファロピオ管），子宮，腟，外性器，乳腺が含まれる.

女性生殖器系の機能

1. 卵巣は二次卵母細胞，プロゲステロンやエストロゲン（女性ホルモン），インヒビン，リラキシンなどのホルモンを産生する.
2. 卵管は二次卵母細胞を子宮に運び通常，受精が起る部位である.
3. 子宮は受精卵が着床し，妊娠中は胎児が発育し，分娩する場である.
4. 腟は性交時に陰茎を受け入れ，出産時には産道となる部位.
5. 乳腺は新生児を栄養する乳汁を生成，放出，射出する.

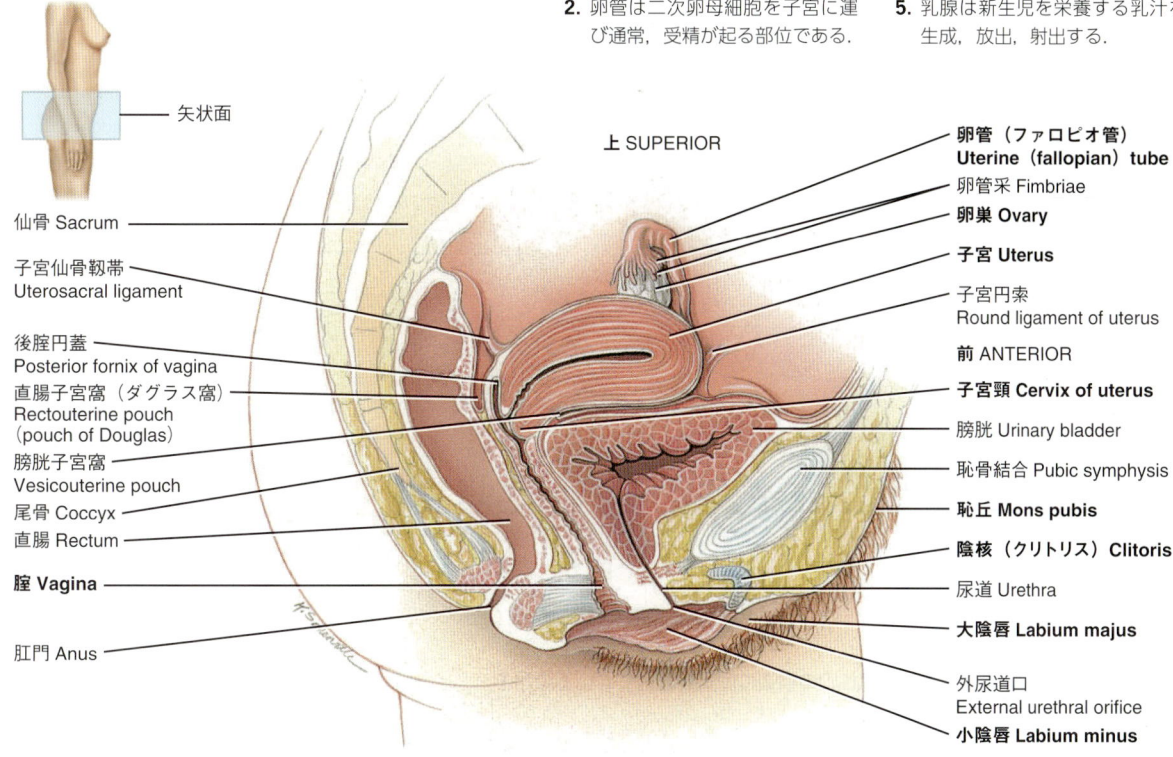

矢状面

仙骨 Sacrum

子宮仙骨靱帯 Uterosacral ligament

後腟円蓋 Posterior fornix of vagina

直腸子宮窩（ダグラス窩）Rectouterine pouch (pouch of Douglas)

膀胱子宮窩 Vesicouterine pouch

尾骨 Coccyx

直腸 Rectum

腟 Vagina

肛門 Anus

上 SUPERIOR

卵管（ファロピオ管）Uterine (fallopian) tube

卵管采 Fimbriae

卵巣 Ovary

子宮 Uterus

子宮円索 Round ligament of uterus

前 ANTERIOR

子宮頸 Cervix of uterus

膀胱 Urinary bladder

恥骨結合 Pubic symphysis

恥丘 Mons pubis

陰核（クリトリス）Clitoris

尿道 Urethra

大陰唇 Labium majus

外尿道口 External urethral orifice

小陰唇 Labium minus

（a）矢状断面

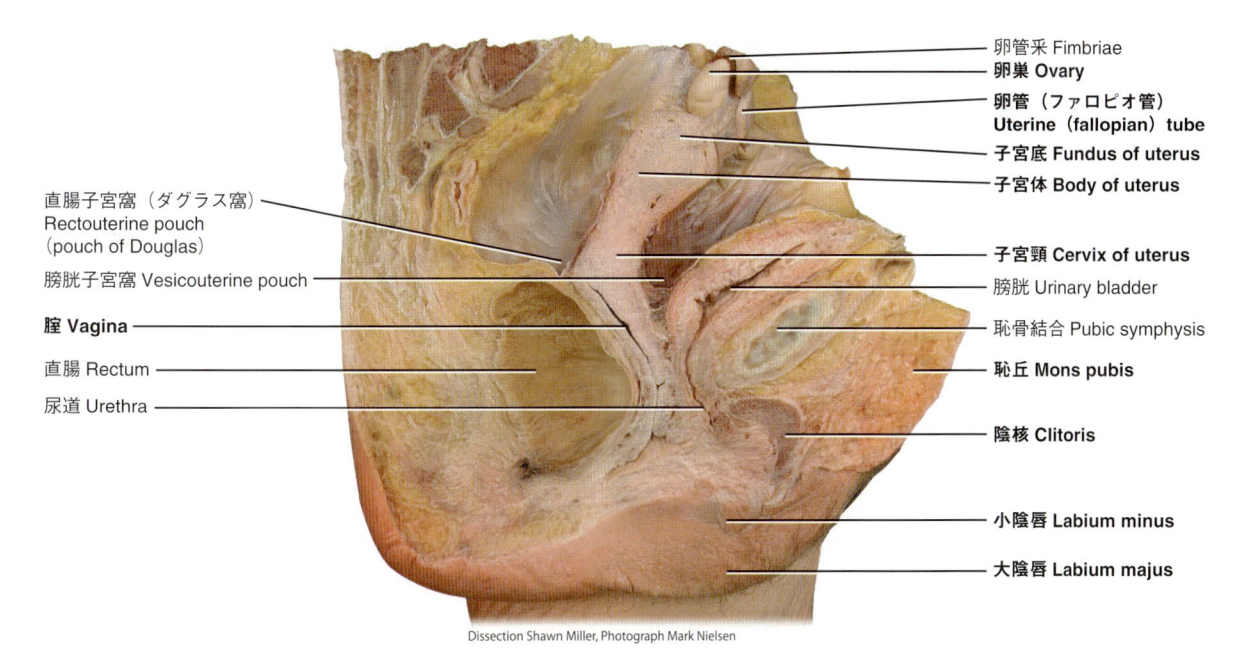

卵管采 Fimbriae
卵巣 Ovary

卵管（ファロピオ管）Uterine (fallopian) tube

子宮底 Fundus of uterus

子宮体 Body of uterus

子宮頸 Cervix of uterus

膀胱 Urinary bladder

恥骨結合 Pubic symphysis

恥丘 Mons pubis

陰核 Clitoris

小陰唇 Labium minus

大陰唇 Labium majus

直腸子宮窩（ダグラス窩）Rectouterine pouch (pouch of Douglas)

膀胱子宮窩 Vesicouterine pouch

腟 Vagina

直腸 Rectum

尿道 Urethra

Dissection Shawn Miller, Photograph Mark Nielsen

（b）矢状断面

Q 卵巣，陰核，尿道傍腺，大前庭腺と相同な男性生殖器はどれか？

図 28.12 卵巣，子宮とそれらを支持する靭帯の相対的位置関係.

> 卵巣の位置を保持している靭帯は卵巣間膜，固有卵巣索，卵巣提索である.

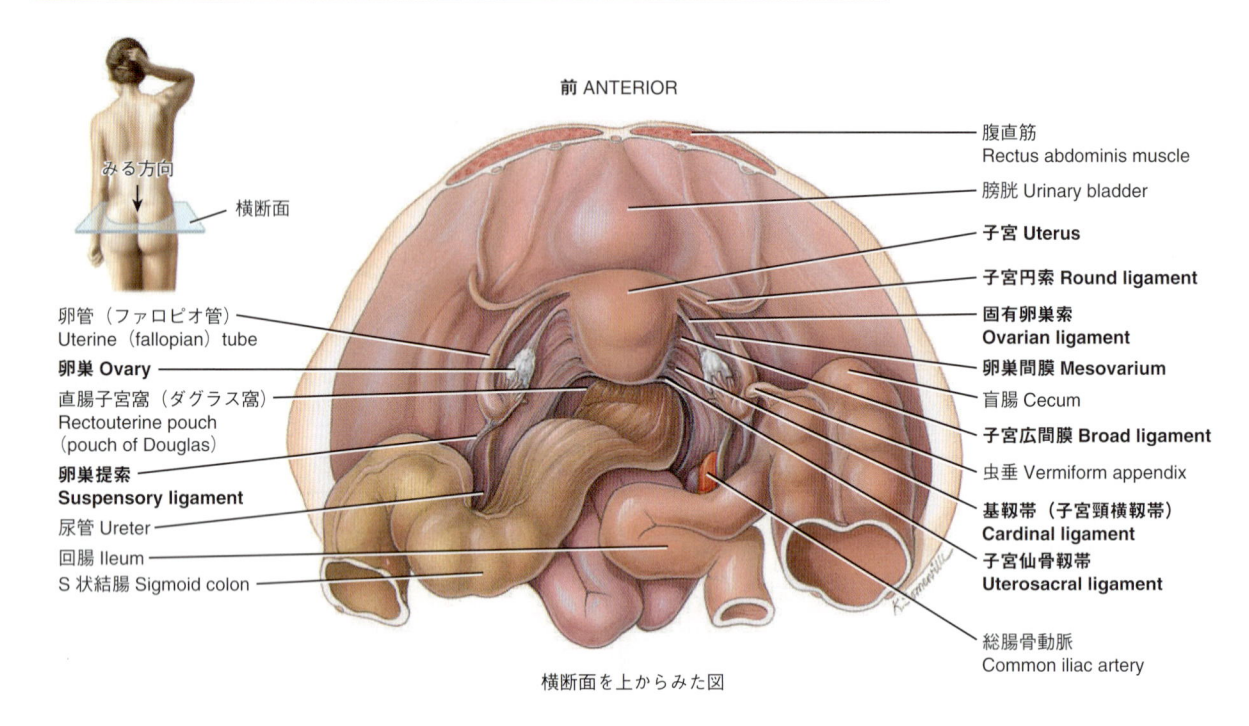

前 ANTERIOR

みる方向

横断面

腹直筋 Rectus abdominis muscle

膀胱 Urinary bladder

子宮 Uterus

子宮円索 Round ligament

固有卵巣索 Ovarian ligament

卵巣間膜 Mesovarium

盲腸 Cecum

子宮広間膜 Broad ligament

虫垂 Vermiform appendix

基靭帯（子宮頸横靭帯）Cardinal ligament

子宮仙骨靭帯 Uterosacral ligament

総腸骨動脈 Common iliac artery

卵管（ファロピオ管）Uterine（fallopian）tube

卵巣 Ovary

直腸子宮窩（ダグラス窩）Rectouterine pouch（pouch of Douglas）

卵巣提索 Suspensory ligament

尿管 Ureter

回腸 Ileum

S 状結腸 Sigmoid colon

横断面を上からみた図

Q 卵巣間膜，固有卵巣索，卵巣提索はどの構造に卵巣を固定しているのか？

mesovarium とよばれる二重になった腹膜のヒダをつくり卵巣を結びつけている．**固有卵巣索 ovarian ligament** は卵巣と子宮を固定し，**卵巣提索 suspensory ligament** は卵巣を骨盤壁につないでいる．各卵巣には**卵巣門 hilum** があり，卵巣間膜に沿って血管や神経が出入りする部位である．

卵巣の組織学　左右の卵巣は以下の部分によって構築されている（図 28.13）：

- **卵巣中皮 ovarian mesothelium** あるいは**表面上皮 surface epithelium** は卵巣の表面を覆う単層（立方または扁平）の上皮である（訳注：卵巣の漿膜は腱膜と同じだが，ここでは卵巣中皮とよんでいる）．
- **白膜 tunica albuginea** は卵巣中皮の直下にあり，不規則緻密結合組織で構成される被膜である．
- **卵巣皮質 ovarian cortex** は白膜直下にある．皮質は不規則緻密結合組織によって囲まれた卵胞で構成される．この結合組織は膠原線維と**間質細胞 stromal cells** とよばれる線維芽細胞様の細胞を含む．
- **卵巣髄質 ovarian medulla** は皮質より深部にある．皮質と髄質の境界は不明瞭であるが，髄質は皮質の結

合組織よりも粗に配列した結合組織からつくられていて，血管，神経，リンパ管を含む．
- **卵胞 ovarian follicles**（＝小さい袋）は皮質にあり，さまざまな発達段階の**卵母細胞 oocytes** に加え，それらを取り囲む細胞とからできている．周囲の細胞が卵母細胞を 1 層で取り囲む場合，これを**卵胞細胞 follicular cells** とよぶ；発達が進むと，卵胞細胞は数層を構築するようになり**顆粒層細胞 granulosa cells** とよばれる．これら周りの細胞は発達中の卵母細胞に栄養を与え，卵胞が成熟してくるに従ってエストロゲンを分泌するようになる．
- **成熟（グラーフ）卵胞 mature（graafian）follicle** は大型で液体に満たされた状態の卵胞で簡単に破裂して二次卵母細胞を排出する．この過程がいわゆる**排卵 ovulation** である．
- **黄体 corpus luteum** は排卵後の成熟卵胞の残存物である．変性して，**白体 corpus albicans** とよばれる線維状の瘢痕になるまでプロゲステロン，エストロゲン，リラキシン，インヒビンを産生する．

卵子発生と卵胞の発達　卵巣で起る配偶子の形成を**卵子発生 oogenesis**（oo- ＝卵）という．男性の精子発生

図 28.13 **卵巣の組織.** 矢印は卵巣周期中に起る卵子成熟の部分として，その発達段階の順序を示す.

卵巣は女性の生殖腺である．卵巣は一倍体の卵母細胞を産生する．

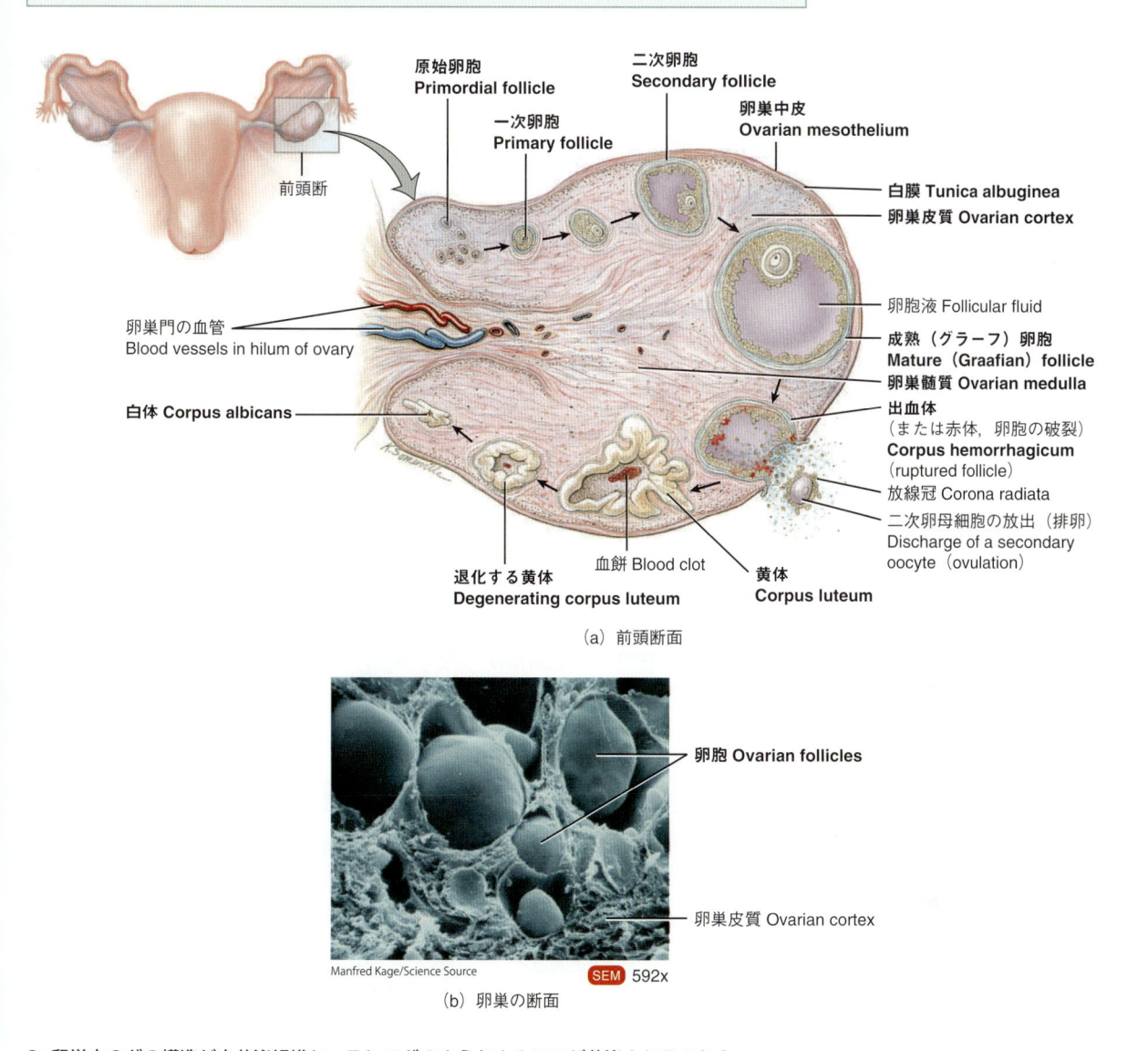

（a）前頭断面

Manfred Kage/Science Source
SEM 592x
（b）卵巣の断面

Q 卵巣内のどの構造が内分泌組織か，そしてどのようなホルモンが分泌されるのか？

は思春期に始まるが，女性の卵子発生は誕生前に始まっている．卵子発生は本質的に精子発生と同じである；減数分裂（3章参照）が起き，それによって生じた生殖細胞が成熟する．

　胎児発育の初期に，始原生殖細胞が卵黄嚢から卵巣に移動する．始原生殖細胞は卵巣の中で**卵祖細胞 oogonia**（単数形 oogonium）に分化する．卵祖細胞は二倍体($2n$)の幹細胞で，有糸分裂を繰り返し数百万の生殖細胞を産生する．これらの細胞は出生前であっても，多くが**閉鎖 atresia** という過程で変性する．しかしながら，少数の生殖細胞が**一次卵母細胞 primary oocytes** という大型の細胞に発達し，胎児期に第一減数分裂の前期に入るが，思春期まで前期のままでいる．この休止段階に，各一次卵母細胞は単層の扁平な卵胞細胞によって取り囲まれ，全体を**原始卵胞 primordial follicle** とよぶ（図 28.14a）．原始卵胞の周囲の卵巣皮質は膠原線維と線維芽細胞様の**間質細胞 stromal cells** によって構成される．誕生時には，20万〜200万の一次卵母細胞が各卵巣に残る．これらのうち，思春期まで残るのは約4万で，そのうち 400 個程度が成熟し，女性の生殖期間中に排卵

図 28.14 卵胞.

卵胞が大きくなるに従って，卵胞腔という腔所に卵胞液が集積する．

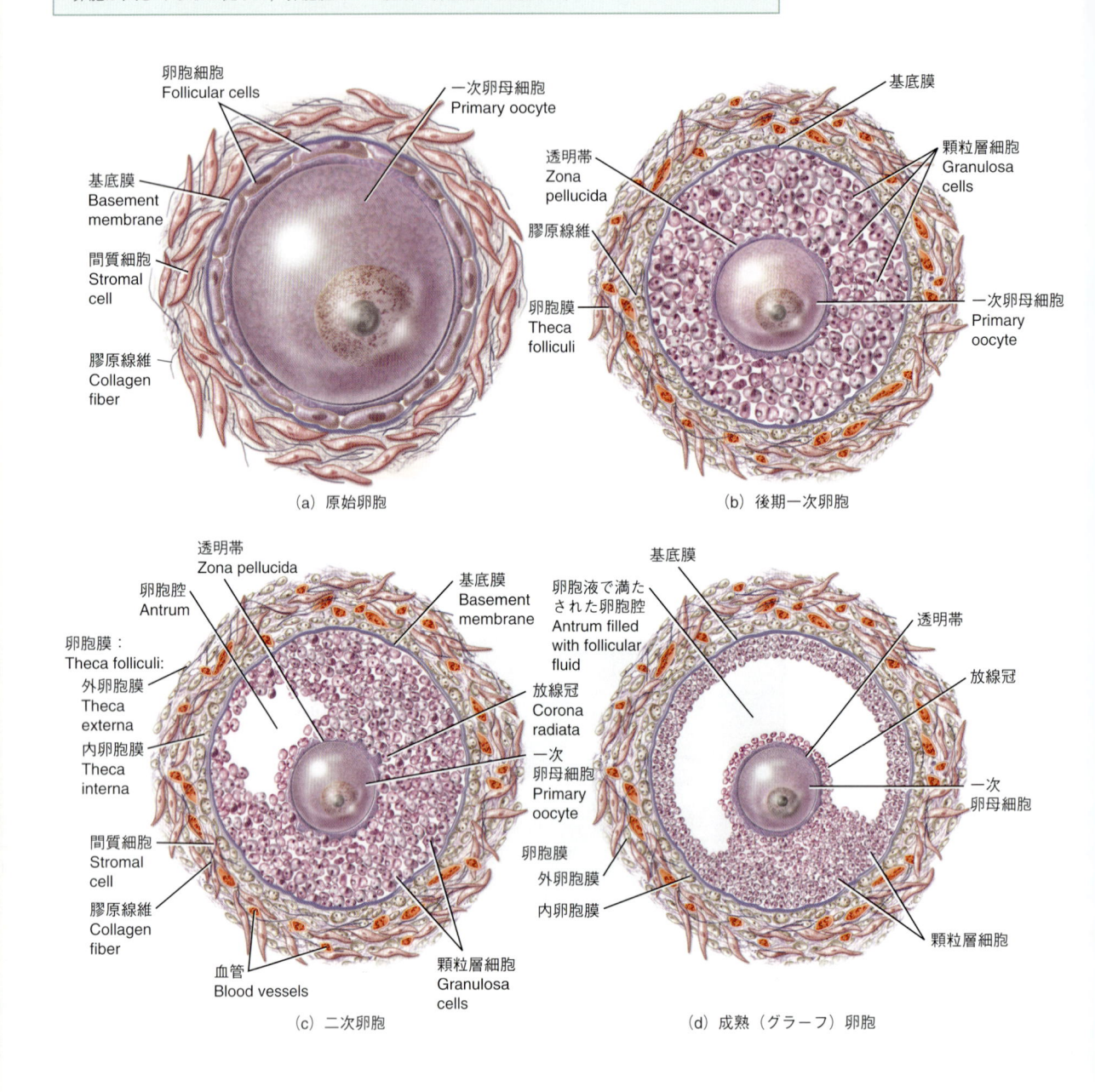

(a) 原始卵胞

(b) 後期一次卵胞

(c) 二次卵胞

(d) 成熟（グラーフ）卵胞

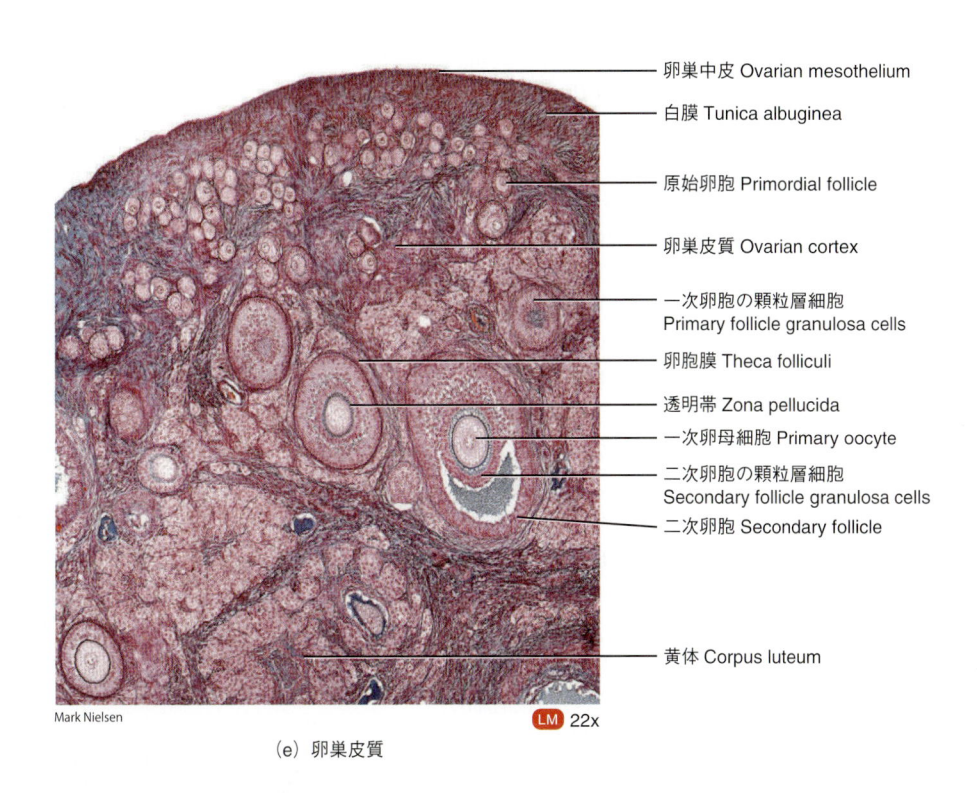

卵巣中皮 Ovarian mesothelium
白膜 Tunica albuginea
原始卵胞 Primordial follicle
卵巣皮質 Ovarian cortex
一次卵胞の顆粒層細胞 Primary follicle granulosa cells
卵胞膜 Theca folliculi
透明帯 Zona pellucida
一次卵母細胞 Primary oocyte
二次卵胞の顆粒層細胞 Secondary follicle granulosa cells
二次卵胞 Secondary follicle
黄体 Corpus luteum

Mark Nielsen　LM 22x

(e) 卵巣皮質

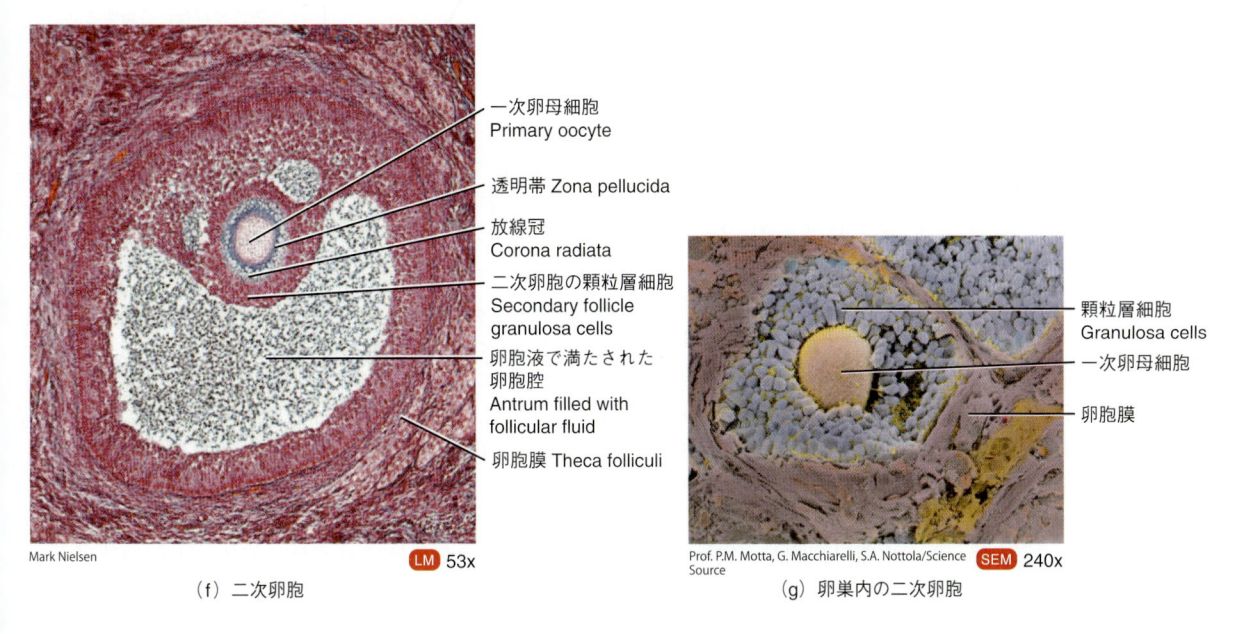

一次卵母細胞 Primary oocyte
透明帯 Zona pellucida
放線冠 Corona radiata
二次卵胞の顆粒層細胞 Secondary follicle granulosa cells
卵胞液で満たされた卵胞腔 Antrum filled with follicular fluid
卵胞膜 Theca folliculi

Mark Nielsen　LM 53x

(f) 二次卵胞

顆粒層細胞 Granulosa cells
一次卵母細胞
卵胞膜

Prof. P.M. Motta, G. Macchiarelli, S.A. Nottola/Science Source　SEM 240x

(g) 卵巣内の二次卵胞

Q 多くの卵胞でなにが起るのか？

される．一次卵母細胞の残りは閉鎖する．

思春期以後，閉経に至るまで，毎月，下垂体前葉から分泌された性腺刺激ホルモン（FSH と LH）がいくつかの原始卵胞をさらに発達させる．しかし，ただ 1 個だけの一次卵胞が排卵できる成熟度に達する．いくつかの原始卵胞が成長し始め**一次卵胞 primary follicles** に発達する（図 28.14 b）．それぞれの一次卵胞は一次卵母細胞からなり，発達のより後の段階では，顆粒層細胞 granulosa cells とよばれる立方形あるいは背の低い円柱状の細胞で数層に取り囲まれる．最外層の顆粒層細胞は基底膜に接している．一次卵胞が成長するに伴い，一次卵母細胞と顆粒層細胞のあいだに**透明帯 zona pellucida** とよばれる透明な糖タンパク質の層が形成される．加えて，基底膜を囲む間質の細胞が**卵胞膜 theca folliculi** とよばれる組織化された細胞層をつくり始める．

成熟が続き，一次卵胞は二次卵胞へと発達する（図 28.14 c）．**二次卵胞 secondary follicle** の卵胞膜は 2 層に分化する：(1) エストロゲンを分泌する立方形の細胞で構成され，血管に富んだ内側の**内卵胞膜 theca interna** と，(2) 間質細胞と膠原線維によって構成される外側の**外卵胞膜 theca externa** である．さらに顆粒層細胞が卵胞液を分泌し始め，卵胞の中央に**卵胞腔 antrum** という腔所をつくる．さらに最内層の顆粒層細胞は透明帯としっかり密着して，**放線冠 corona radiata**（corona ＝冠；radiata ＝放射）とよばれるようになる（図 28.14 c）．

二次卵胞は最終的により大きくなり，次の成熟（グラーフ）卵胞 mature (graafian) follicle になる（図 28.14 d）．この卵胞のあいだに，しかも排卵直前に二倍体の一次卵母細胞は第一減数分裂を完了し，23 本の染色体をそれぞれもった大きさの異なる 2 個の一倍体（n）細胞をつくり出す（図 28.15）．第一減数分裂によってつくられた小さいほうの細胞は**一次極体 first polar body** とよばれ，基本的に不要な核物質を入れた小さな袋である．大きいほうの細胞は**二次卵母細胞 secondary oocyte** で，細胞質のほとんどを獲得する．二次卵母細胞が形成されると，引き続き第二減数分裂を開始するが，中期の状態で停止する．成熟（グラーフ）卵胞はまもなく破れて二次卵母細胞を放出する．これが排卵 ovulation である．

排卵では，放線冠を伴った二次卵母細胞が一次極体とともに骨盤腔へ押し出される．通常これらの細胞は卵管の中へ押し流される．もし受精が成立しないと，これらの細胞は変性する．しかし，卵管の中に精子が存在していて，1 個の精子が二次卵母細胞に貫入すると，第二減数分裂が再開される．二次卵母細胞は大きさの異なる 2 個の一倍体細胞に分裂する．大きいほうの細胞が**卵子 ovum** あるいは成熟卵で；小さいほうが**二次極体**

図 28.15 卵子発生．二倍体細胞（2n）は 46 本の染色体をもち，一倍体細胞（n）は 23 本の染色体をもつ．

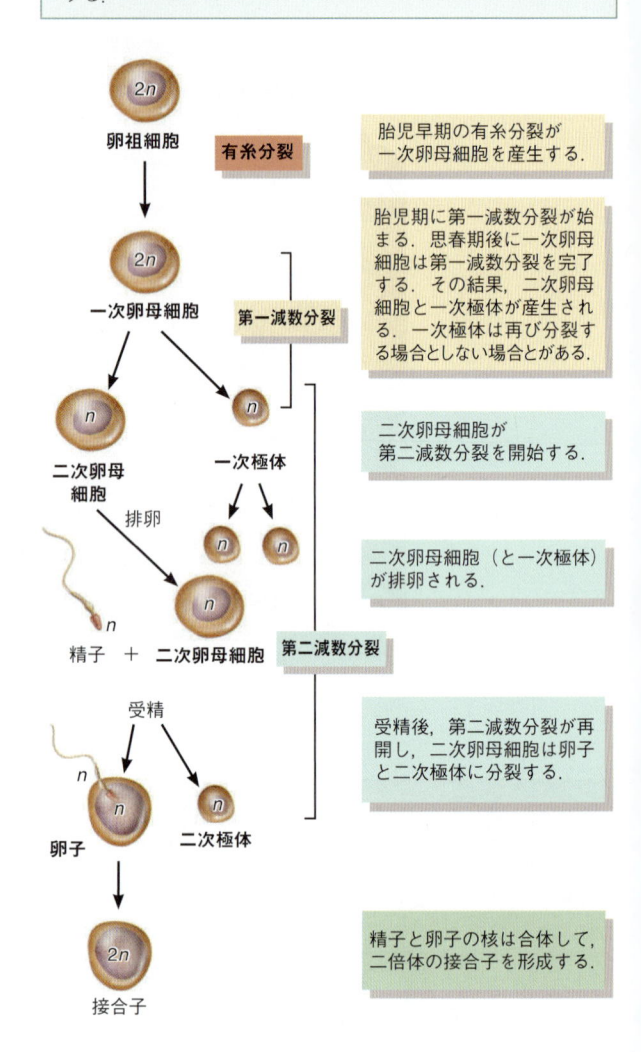

二次卵母細胞では受精が起った時にのみ第二減数分裂を完了する．

卵祖細胞 — **有糸分裂**

胎児早期の有糸分裂が一次卵母細胞を産生する．

一次卵母細胞 — **第一減数分裂**

胎児期に第一減数分裂が始まる．思春期後に一次卵母細胞は第一減数分裂を完了する．その結果，二次卵母細胞と一次極体が産生される．一次極体は再び分裂する場合としない場合とがある．

二次卵母細胞　一次極体

二次卵母細胞が第二減数分裂を開始する．

排卵

二次卵母細胞（と一次極体）が排卵される．

精子 ＋ 二次卵母細胞　**第二減数分裂**

受精

卵子　二次極体

受精後，第二減数分裂が再開し，二次卵母細胞は卵子と二次極体に分裂する．

接合子

精子と卵子の核は合体して，二倍体の接合子を形成する．

Q 女性の一次卵母細胞としてすごした時間と男性の一次精母細胞のそれとではどのように比較されるか？

second polar body である．次に精子の核と卵子の核が融合して，二倍体の**接合子 zygote** を形成する．一次極体が分裂すれば 2 個の極体を生み出し，結果として，一次卵母細胞からはそれぞれ一倍体の 1 個の卵子と変性してしまう 3 個の極体がつくられることになる．このようにして 1 個の一次卵母細胞からは 1 個の配偶子（卵子）が形成される．それに対して繰り返しになるが，男性では 1 個の一次精母細胞からは 4 個の配偶子（精子）が形成される．

表 28.1 に卵子発生と卵胞の発達過程で起る事象を要約する．

表 28.1	卵子発生と卵胞発達の要約

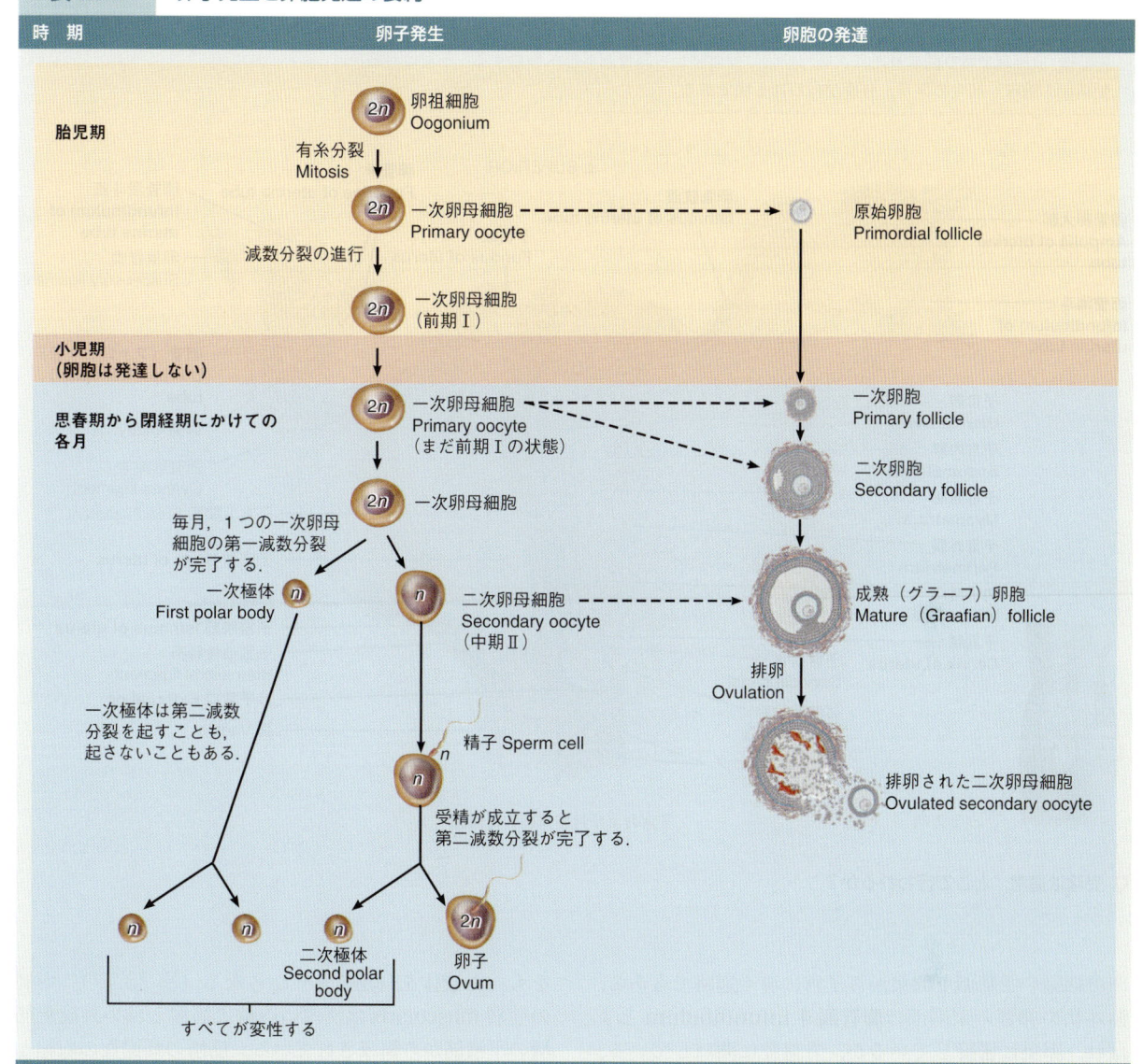

表 28.1 卵子発生と卵胞発達の要約

時　期	卵子発生	卵胞の発達
胎児期	2n 卵祖細胞 Oogonium 有糸分裂 Mitosis 2n 一次卵母細胞 Primary oocyte 減数分裂の進行 2n 一次卵母細胞（前期Ⅰ）	原始卵胞 Primordial follicle
小児期（卵胞は発達しない）		
思春期から閉経期にかけての各月	2n 一次卵母細胞 Primary oocyte（まだ前期Ⅰの状態） 2n 一次卵母細胞 毎月，1つの一次卵母細胞の第一減数分裂が完了する． 一次極体 First polar body (n)　(n) 二次卵母細胞 Secondary oocyte（中期Ⅱ） 一次極体は第二減数分裂を起すことも，起さないこともある． 精子 Sperm cell (n) 受精が成立すると第二減数分裂が完了する． (n) (n) (n) 二次極体 Second polar body　2n 卵子 Ovum すべてが変性する	一次卵胞 Primary follicle 二次卵胞 Secondary follicle 成熟（グラーフ）卵胞 Mature (Graafian) follicle 排卵 Ovulation 排卵された二次卵母細胞 Ovulated secondary oocyte

臨床関連事項

卵巣嚢腫

　卵巣嚢腫 ovarian cysts は卵巣内または卵巣表層に袋状に液体が詰まったもので，比較的一般的にみられ，癌ではなく，時として自然に消失するものもある．癌性の嚢腫は40歳以上の女性で発症頻度が高まる．卵巣嚢腫では，痛み，圧迫感，鈍痛，腹部膨満感；性交痛；月経の遅れ，痛みと月経周期の乱れ；下腹部の突発性の鋭い痛み；膣出血があったりなかったりする．多くの場合，特別な治療は必要ないが，5 cm を超える大型のものは，外科的に摘出する場合がある．

チェックポイント

14. 卵巣はどのように骨盤腔に保持されているか．
15. 卵巣の組織学的構造と機能について述べなさい．
16. 卵子発生の主な出来事を述べなさい．

卵　管

　女性は子宮から外側に伸びた2本の**卵管 uterine tubes**（**ファロピオ管** fallopian tubes あるいは**輪卵管** oviducts ともよばれる）をもっている（図 28.16）．管の長さは約 10 cm で子宮広間膜のヒダの中にある．卵管は精子が卵子に到達するように導く通路であり，二次

図 28.16 卵管（ファロピオ管）と卵巣，子宮およびこれらに付属する構造の関係．図の左半分は内部構造を示すために断面で描かれている．

> 排卵後，放線冠で取り囲まれた二次卵母細胞は骨盤腔から卵管漏斗部へ移動する．子宮は月経，受精卵の着床，胎児の発育，分娩が行われる場である．

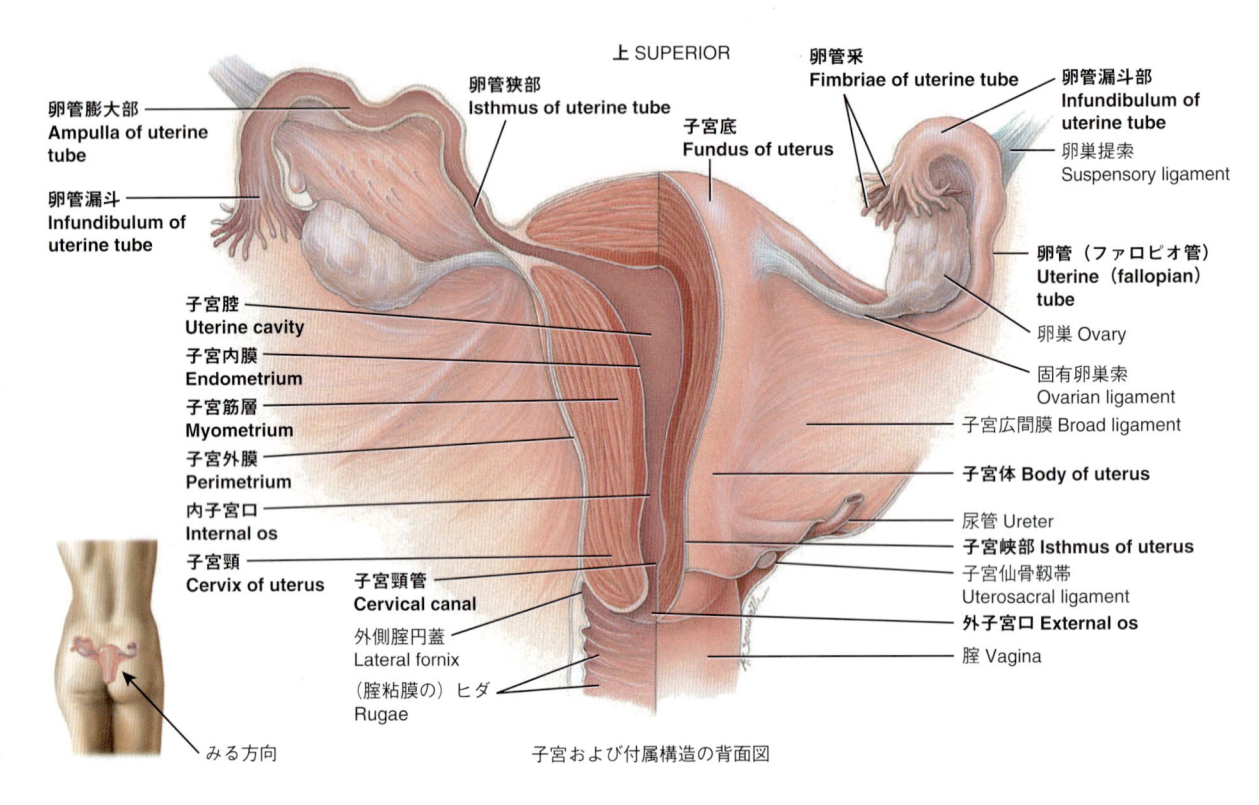

上 SUPERIOR

卵管膨大部
Ampulla of uterine tube

卵管狭部
Isthmus of uterine tube

卵管漏斗
Infundibulum of uterine tube

卵管采
Fimbriae of uterine tube

卵管漏斗部
Infundibulum of uterine tube

卵巣提索
Suspensory ligament

子宮底
Fundus of uterus

卵管（ファロピオ管）
Uterine（fallopian）tube

卵巣 Ovary

固有卵巣索
Ovarian ligament

子宮広間膜 Broad ligament

子宮腔
Uterine cavity

子宮内膜
Endometrium

子宮筋層
Myometrium

子宮外膜
Perimetrium

内子宮口
Internal os

子宮頸
Cervix of uterus

子宮頸管
Cervical canal

外側腟円蓋
Lateral fornix

（腟粘膜の）ヒダ
Rugae

子宮体 Body of uterus

尿管 Ureter

子宮峡部 Isthmus of uterus

子宮仙骨靱帯
Uterosacral ligament

外子宮口 External os

腟 Vagina

みる方向

子宮および付属構造の背面図

Q 受精は通常，どこで行われるか？

卵母細胞や受精卵を卵巣から子宮に導く通路でもある．漏斗状の卵管の末端部は**卵管漏斗 infundibulum** とよばれ，卵巣に密接しているが，骨盤腔に開口している．卵管漏斗は**卵管采 fimbriae**（＝ふさ）とよばれるふさふさした指状の突起で終り，突起の一つが卵巣の外側端に付着している．卵管は，卵管漏斗から内側に向い，最後は下方に走行し，子宮の上外方の角の部分に付着する．卵管**膨大部 ampulla** of the uterine tube は最も広く，最も長い部分で外側 2/3 を構成する．卵管**狭部 isthmus** of the uterine tube はより内側で短く，細く，壁が厚く，子宮に続く部分である．

組織学的に卵管は粘膜，筋層，漿膜の 3 層構造をしている．粘膜 mucosa は上皮と粘膜固有層（疎性結合組織）とによって構成される．上皮は線毛をもった単層円柱上皮細胞（受精卵や二次卵母細胞が卵管内から子宮に向かって運ぶあたかも線毛でできたコンベアベルトのように機能する）と，**ペッグ細胞 peg cells** とよばれる微絨毛をもつ非線毛細胞（卵母細胞への栄養供給の役割

をもった液体を分泌する）からなる（図 28.17）．中層の筋層 muscularis は，厚い内輪走筋層と薄い外縦走筋層の平滑筋から構成されている．筋層の蠕動性の収縮と粘膜の線毛活動が卵子ないし受精卵を子宮へと移動させる．卵管の外層は漿膜 serosa である．

排卵直前の状態にある排卵後に表面をとりまく卵管采が運動して局所的な流れが生じる．この局所的な流れが骨盤腔に排卵された二次卵母細胞を卵管の中へと押し流す．通常，精子は二次卵母細胞と卵管膨大部で遭遇し，受精が行われるが，骨盤腔の中で受精が起ることもまれにある．排卵後，約 24 時間以内なら受精可能である．受精後の数時間で一倍体の精子と卵子の核物質が融合する．二倍体の受精卵は**接合子 zygote** とよばれ，子宮に向かって移動しながら，細胞分裂をする．接合子は排卵後 6 〜 7 日目で子宮に到達する．未受精の二次卵母細胞は崩壊する．

図28.17 卵管（ファロピオ管）の組織像.

> 卵管筋層の蠕動運動と卵管粘膜の線毛運動が卵子あるいは受精卵を子宮へと移動させる.

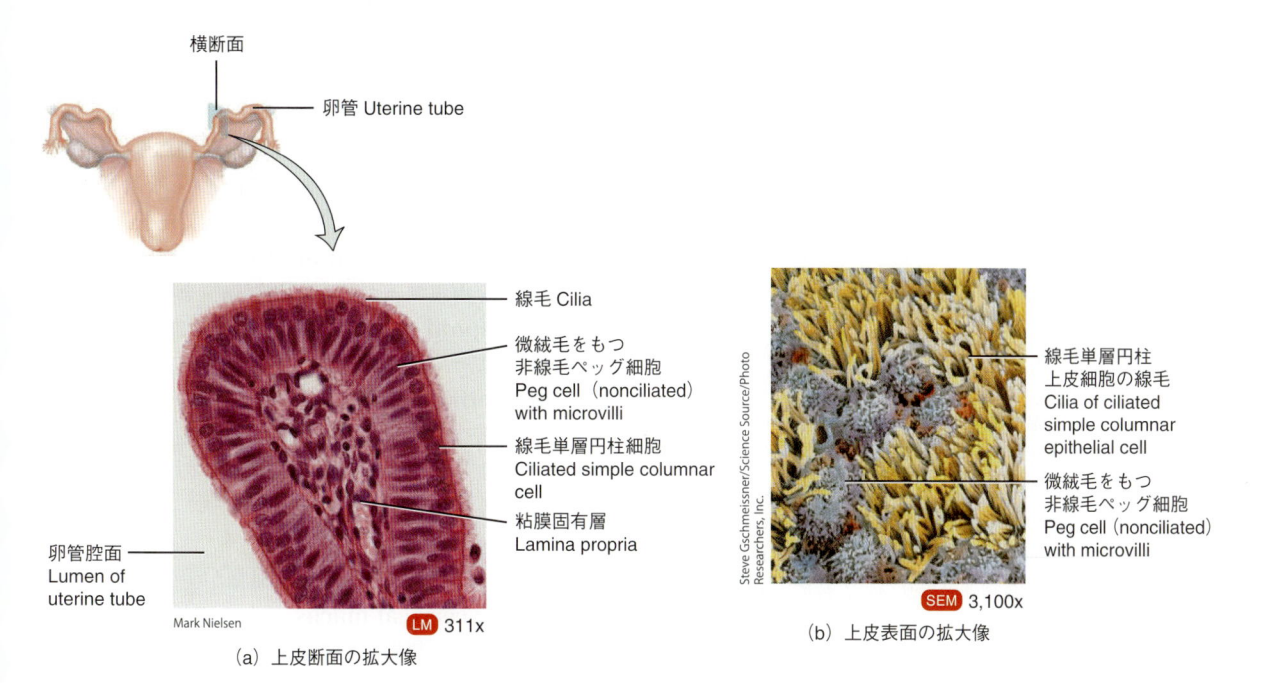

(a) 上皮断面の拡大像

Mark Nielsen

LM 311x

卵管腔面
Lumen of
uterine tube

粘膜固有層
Lamina propria

線毛単層円柱細胞
Ciliated simple columnar cell

微絨毛をもつ
非線毛ペッグ細胞
Peg cell（nonciliated）
with microvilli

線毛 Cilia

横断面

卵管 Uterine tube

(b) 上皮表面の拡大像

Steve Gschmeissner/Science Source/Photo Researchers, Inc.

SEM 3,100x

線毛単層円柱
上皮細胞の線毛
Cilia of ciliated
simple columnar
epithelial cell

微絨毛をもつ
非線毛ペッグ細胞
Peg cell（nonciliated）
with microvilli

Q 卵管の管腔面はどのような種類の細胞で覆われているか？

子 宮

子宮 uterus（あるいは womb）は腟に貯った精子が卵管に至るまでの通路の一部として使われる. また, 受精卵の着床の, 妊娠中の胎児の発育の, そして分娩が行われる場でもある. 性周期中に, 着床が起きなければ子宮は月経出血を生じる場となる.

子宮の解剖 子宮は膀胱と直腸のあいだに位置し, 形と大きさは逆さにした洋ナシと同じである（図 28.16 参照）. 妊娠を経験したことのない女性の子宮はおよそ長さ 7.5 cm, 幅 5 cm, 厚さ約 2.5 cm である. 妊娠したばかりの女性の子宮はこれよりも大きく, また閉経後のように, 女性ホルモンの血中濃度が低い状態ではより小さい（萎縮）.

子宮を解剖学的に分けると次のようになる:（1）卵管よりも上部のドーム状の**子宮底 fundus** とよばれる部分.（2）先細りする中央の**子宮体 body** とよばれる部分.（3）腟に開口する下方の狭くなった**子宮頸 cervix** とよばれる部分. 子宮体と子宮頸のあいだが**子宮狭部 isthmus** で 1 cm ほどの長さをもった狭くなった部分である. 子宮の内部を**子宮腔 uterine cavity** といい, 子宮頸の内部を**子宮頸管 cervical canal** とよぶ. 子宮頸管は**内子宮口 internal os**（＝口のように開いた）で子宮腔に, **外子宮口 external os** で腟に開く.

通常, 子宮体は上前方に突出して, 膀胱に被さるように位置する. これを**前屈 anteflexion**（ante- ＝前方）という. 子宮頸は下後方に突出し, ほぼ直角に, 腟の前壁へ入り込む（図 28.11 参照）. 子宮は壁側腹膜の延長か, あるいは線維と平滑筋が混在した索状構造のどちらかからなる複数の靱帯によって一定の位置に固定されている（図 28.12 参照）. 左右の**子宮広間膜 broad ligaments** は二重の腹膜からなるヒダで, 子宮を骨盤腔の壁に固定している. 同じく腹膜の延長で, 一対の**子宮仙骨靱帯 uterosacral ligaments** が直腸の両側にあって, 子宮と仙骨と結びつけている. **基靱帯 cardinal ligaments**（**子宮頸横靱帯 lateral cervical ligaments**）は子宮広間膜基部の下にあって, 骨盤壁から子宮頸と腟に伸びている. **子宮円索 round ligaments** は子宮広間膜の層のあいだにある線維性結合組織の束である；子宮円索は, 卵管のすぐ下の子宮部分から外生殖器の大陰唇に伸びる. これらの靱帯が正常な状態では子宮を前屈位置に保持しているが, 子宮体が異常な位置を取ることができるほど子宮に可動性をもたせている. 子宮が後方に

傾いた状態を**子宮後屈 retroflexion**（retro- ＝後方）とよび，子宮の正常位置の，悪い影響を及ぼさない，変異である．子宮後屈の状態は原因もなくしばしば起るが，出産後に起ることがある．

子宮の組織　組織学的に子宮は子宮外膜，子宮筋層，子宮内膜の3層構造である（図 28.18）．外層の**子宮外膜 perimetrium**（peri- ＝周囲；-metrium ＝子宮）ないし漿膜は臓側腹膜の一部である；単層扁平上皮と疎性結合組織からなる．子宮外膜は外側で子宮広間膜になる．前方では膀胱を覆い，浅い窪み**膀胱子宮窩 vesicouterine pouch**（vesico- ＝膀胱；図 28.11 参照）を形成する．後ろでは直腸を覆い，子宮と直腸のあいだに深い窪み，**直腸子宮窩 rectouterine pouch**（recto- ＝直腸）あるいは**ダグラス窩 pouch of Douglas** をつくる．ダグラス窩は骨盤腔で最も下の部分となる．

　中間の層は**子宮筋層 myometrium**（myo- ＝筋）で平滑筋の3層から構成され子宮底の部分が最も厚く，子宮頸の部分が最も薄い．中層が厚く輪状筋から，内層と外層は縦走筋ないし斜走筋からなる．分娩と新生児娩出の際には下垂体後葉からのオキシトシンに反応した子宮筋層が協調して収縮し，胎児を子宮から押し出すように働く．

　子宮の内層は**子宮内膜 endometrium**（endo- ＝内）で，非常に血管に富んでおり，3部より構成される：(1) 子宮内膜の最内層は単層円柱上皮（線毛細胞と分泌細胞）で子宮内腔を裏打ちしている．(2) その下にある子宮内膜の間質は非常に厚い固有層（疎性結合組織）である．(3) 子宮内膜腺（子宮腺）は子宮腔を裏打ちする上皮が陥入してできたもので，ほとんど筋層近くまで入り込む．子宮内膜は2層に分けられる．**機能層 stratum functionalis**（あるいは functional layer）は子宮腔を裏打ちし，月経時に脱落する．より深い層の**基底層 stratum basalis**（あるいは basal layer）は変化せず，月経ごとに機能層を新生する．

　内腸骨動脈の枝である，**子宮動脈 uterine arteries**（図 28.19）が子宮に血液を供給する．子宮動脈は子宮筋層を輪状に走る**弓状動脈 arcuate arteries**（arcuate ＝弓のような形）とよばれる枝を出す．弓状動脈から**放射動脈 radial arteries** が枝分かれして筋層深く入り込む．放射動脈が子宮内膜に入る直前に2種類の細動脈に分枝する：**直細動脈 straight arterioles** は基底層に分布し，機能層を再生するために必要な物質を供給する；**らせん細動脈 spiral arterioles** は機能層に血液を供給し，月経周期によって著しい変化を示す．子宮を出る血液は**子宮静脈 uterine veins** に集められ，内腸骨静脈へと流入する．子宮への豊富な血液供給は月経後に新しい機能層を再構築するのに，受精卵が着床するのに，胎盤が発達するのに不可欠である．

頸管粘液　子宮頸の粘膜の分泌細胞が産生する分泌物を，**頸管粘液 cervical mucus** といい，水，糖タンパク質，脂質，酵素と無機塩類を含んだ混合液である．女性で生殖能力があるあいだは，1日に 20 〜 60 mL の頸管粘液が分泌される．頸管粘液は排卵時ないし近い時期に，粘性が少なく，よりアルカリ性（pH 8.5）になるので精子にはより適した環境になる．それ以外の時期には，粘液は粘性が高く精子の通過を物理的に妨げる子宮頸栓を形成する．頸管粘液は精子に必要なエネルギーを補い，さらに子宮頸と子宮頸管の粘液はどちらも食細胞から精子を守り，腟や子宮の不利な環境から精子を保護する．頸管粘液はさらに精子の**受精能獲得 capacitation** のための役割を担っている．精子が二次卵母細胞と受精することができる前に，女性の生殖器系の管内で受ける一連の機能的変化である．受精能獲得により，精子の尾部はより激しい鞭うち運動が可能となり，精子の細胞膜が卵母細胞の細胞膜と融合するための準備をすることでもある．

チェックポイント

17. 卵管はどこにあるか．また，その機能はなにか．

18. 子宮の主要な部位はどこか．それらは他の部位とのような位置関係になっているか．

19. 正常位置に子宮を支えている靭帯の配置について説明せよ．

20. 子宮の組織学的構造について説明せよ．

21. なぜ，子宮には豊富な血液供給が必要なのか．

図 28.18 子宮の組織.

外から内に向かって子宮外膜（漿膜），子宮筋層，子宮内膜の 3 層構造からなる．

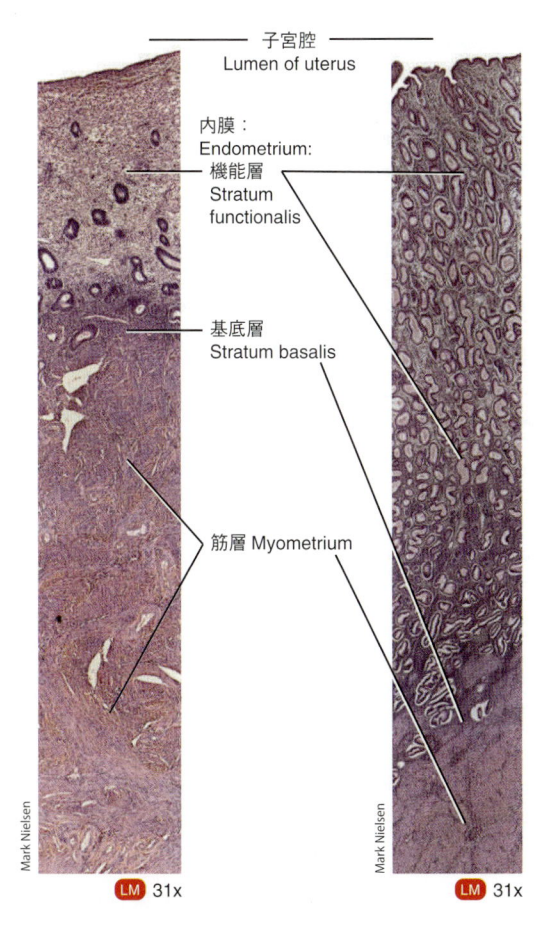

子宮腔
Lumen of uterus

内膜：
Endometrium:
機能層
Stratum
functionalis

基底層
Stratum basalis

筋層 Myometrium

Mark Nielsen

LM 31x

Mark Nielsen

LM 31x

（a）子宮の横断像：月経周期の第 2 週（左）と
月経周期の第 3 週（右）

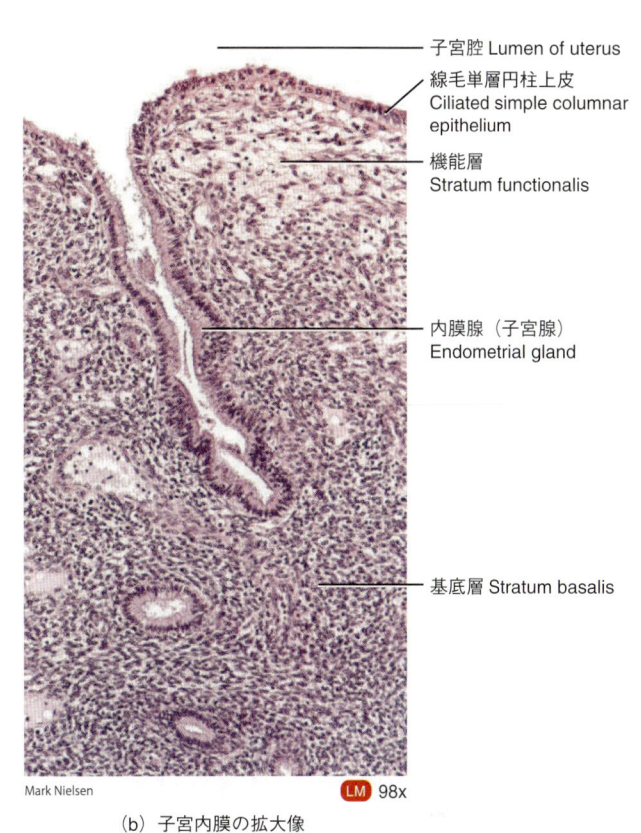

子宮腔 Lumen of uterus
線毛単層円柱上皮
Ciliated simple columnar
epithelium
機能層
Stratum functionalis

内膜腺（子宮腺）
Endometrial gland

基底層 Stratum basalis

Mark Nielsen

LM 98x

（b）子宮内膜の拡大像

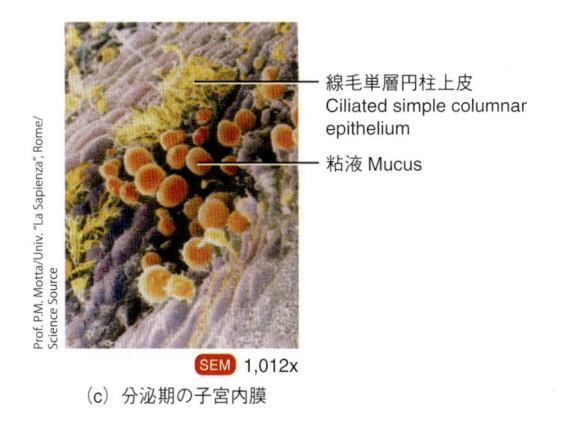

線毛単層円柱上皮
Ciliated simple columnar
epithelium

粘液 Mucus

Prof. P.M. Motta/Univ. "La Sapienza", Rome/
Science Source

SEM 1,012x

（c）分泌期の子宮内膜

Q 子宮内膜，子宮筋層のどのような構造的特徴がそれらの機能
に役立っているか？

腟

腟 vagina（＝鞘）は体外から子宮頸までつながる，
粘膜で覆われた 10 cm ほどの長さの線維の混じった筋
性の管である（図 28.11 および 28.16 参照）．性交時
に陰茎を受け入れ，また月経時には月経血を排出し，出
産時には新生児の産道となる．腟は膀胱と直腸のあいだ
に位置し，上後方へと伸びて子宮と連絡する．子宮頸を
とりまく腟の陥凹部を**腟円蓋 fornix**（＝アークまたは
ヴォールト）という．避妊用の隔膜用具（ペッサリー）
を正しく腟円蓋に挿入し装着すると，子宮頸を覆うこと
になる．

腟粘膜 mucosa は子宮粘膜と連続している（図
28.20 a, b）．組織学的には非角化重層扁平上皮および
疎性結合組織で構成され，**腟粘膜皺 rugae vaginales**

図 28.19 **子宮の血管供給.** 拡大図は血管の詳細を示している.

直細動脈は機能層の再生に必要な物質を供給する.

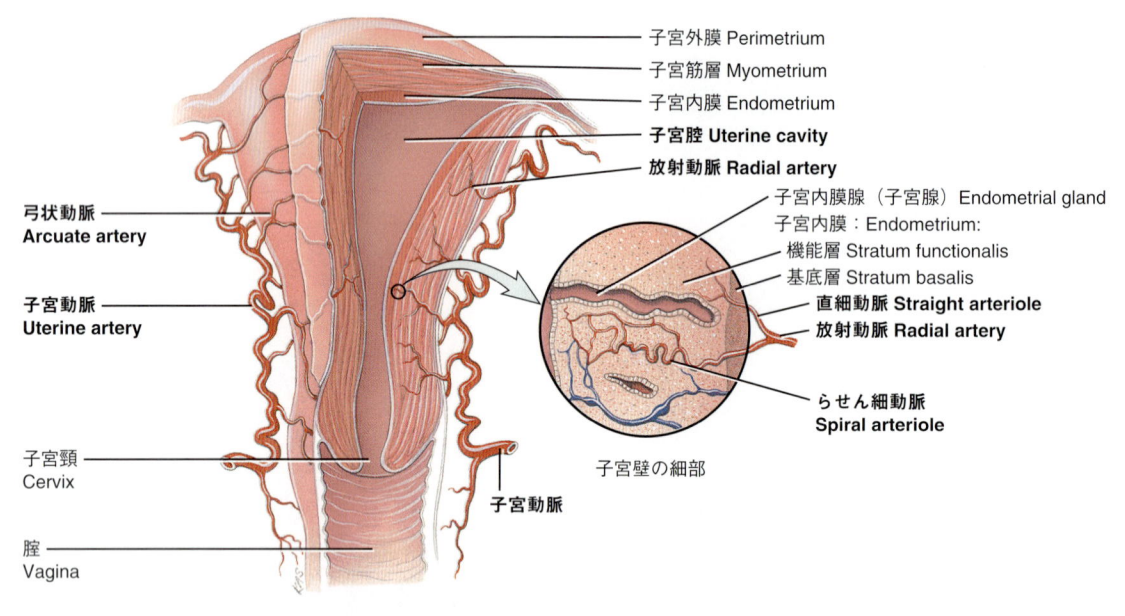

子宮外膜 Perimetrium
子宮筋層 Myometrium
子宮内膜 Endometrium
子宮腔 Uterine cavity
放射動脈 Radial artery

子宮内膜腺（子宮腺）Endometrial gland
子宮内膜：Endometrium:
機能層 Stratum functionalis
基底層 Stratum basalis
直細動脈 Straight arteriole
放射動脈 Radial artery

らせん細動脈
Spiral arteriole

弓状動脈
Arcuate artery

子宮動脈
Uterine artery

子宮頸
Cervix

腟
Vagina

子宮動脈

子宮壁の細部

左半分を断面で示す前面像

Q 子宮内膜の基底層の機能的意味はなにか？

臨床関連事項

子宮摘出術

　子宮を外科的に摘出する**子宮摘出術 hysterectomy**（hyster- ＝子宮）は婦人科領域では最も一般的な手術の一つである．線維と筋からなる非腫瘍性の子宮線維症；子宮内膜症；骨盤炎症性疾患；再発性の卵巣嚢腫；過剰な子宮出血；子宮頸癌，子宮癌，卵巣癌の場合に手術適応となる．**子宮部分摘出術 partial（subtotal）hysterectomy** では子宮体を摘出するが，子宮頸を残す．**子宮全摘出術 complete hysterectomy** は子宮体と子宮頸をすべて摘出する．**広汎性子宮全摘出術 radical hysterectomy** は子宮体と頸部のみならず，卵管，可能ならば卵巣，腟の上部，骨盤内のリンパ節，子宮を支えている靭帯などを取り除く．子宮摘出術は腹部切開によるか，経腟的にするか；いずれかの方法で行われる．

とよばれるいくえもの横ヒダがある．粘膜には抗原提示細胞 antigen-presenting cells（22.7 節参照）である，樹状細胞が存在する．残念なことに樹状細胞は，例えば後天性免疫不全症候群（AIDS）の原因ウイルスである HIV などのウイルスを，すでに感染している男性との性交渉によって女性に感染させてしまうウイルスを伝達する細胞となる．腟粘膜には多量のグリコーゲンが含まれており，分解されて有機酸を産生する．有機酸は腟内を酸性の環境にし，微生物の増殖を妨げる働きをするが，一方で，精子にとっては有害でもある．このため，主に精嚢から分泌される精液中のアルカリ性成分が，腟液の pH を上昇させて，精子の生存力を高めている．

　筋層 muscularis は平滑筋からなる**外輪走筋層 outer circular layer** と**内縦走筋層 inner longitudinal layer** で構成され，性交時に陰茎を受け入れたり，出産時に子どもにあわせて，かなり伸びることができる．

　腟の表層にある**外膜 adventitia** は疎性結合組織で構成され，腟を前方の尿道と膀胱，後方の直腸と肛門管などの隣接器官に固定している．

　血管に富む薄い粘膜ヒダすなわち**処女膜 hymen**（＝膜）は外に開く腟の下端，**腟口 vaginal orifice** をふち取ったり，部分的に閉じている（図 28.20 c 参照）．初めての性交によって処女膜が破れると，処女膜の切れ端だけが残る．時に処女膜が完全に腟口を覆ってしまうこ

図 28.20　腔と外陰部の構成要素.

外陰部は女性の外性器に相当する.

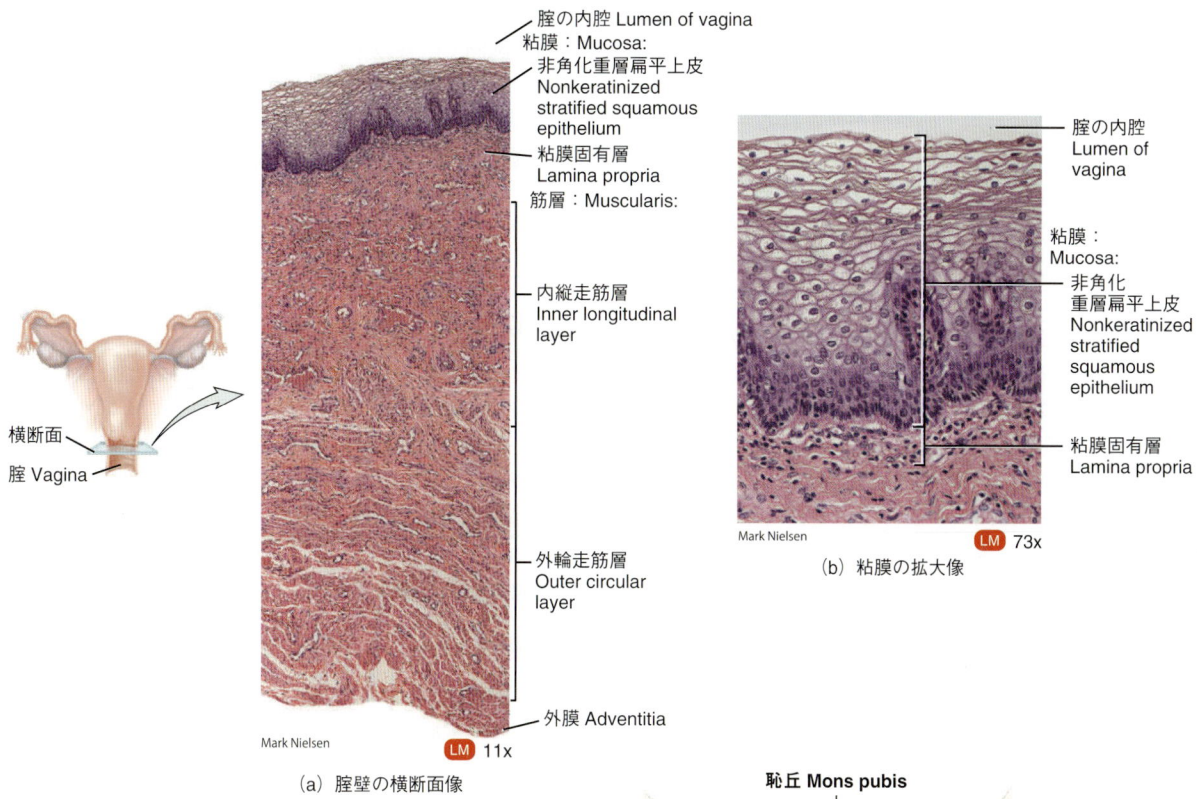

腔の内腔 Lumen of vagina
粘膜：Mucosa:
非角化重層扁平上皮 Nonkeratinized stratified squamous epithelium
粘膜固有層 Lamina propria
筋層：Muscularis:
内縦走筋層 Inner longitudinal layer
外輪走筋層 Outer circular layer
外膜 Adventitia

Mark Nielsen　LM 11x

（a）腔壁の横断面像

腔の内腔 Lumen of vagina
粘膜：Mucosa:
非角化重層扁平上皮 Nonkeratinized stratified squamous epithelium
粘膜固有層 Lamina propria

Mark Nielsen　LM 73x

（b）粘膜の拡大像

横断面
腔 Vagina

臨床関連事項

会陰切開術

　分娩の際，娩出中の胎児は通常，会陰部を伸展する．しかし，伸展が過度な場合，産道を広げるために，医師は腔口と肛門のあいだを外科はさみで会陰の一部を切開する**会陰切開術 episiotomy**（episi- ＝外陰または恥骨領域；-otomy ＝切断）を選択することがある．切開は会陰の正中線に沿ってなされるか，正中線に対してほぼ45°傾けて行われる．会陰切開を行う理由は，胎児が非常に大きい場合，逆子（臀部や下肢が先に出てくる状態），胎児がストレス状態にある場合（異常な心拍数など），鉗子分娩，あるいは会陰が小さいなどがある．出産後に，傷口は各層ごとに2，3週間で吸収される縫合糸で縫いあわされる.

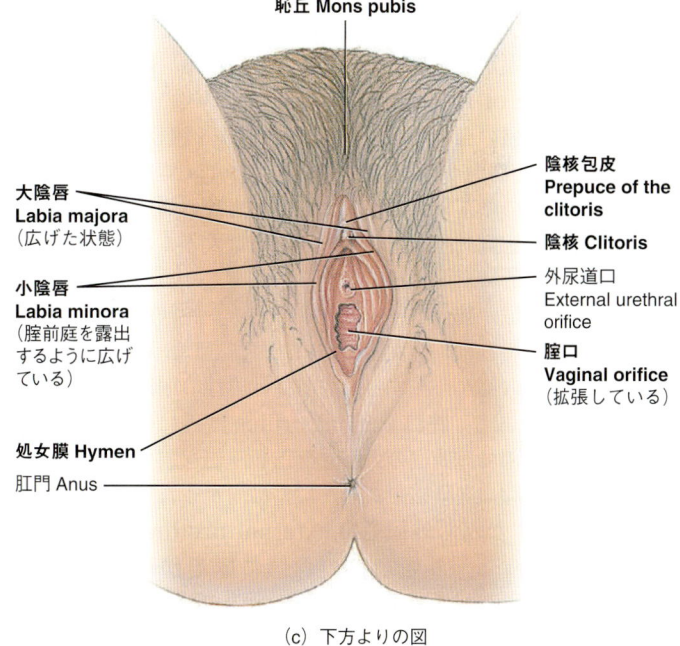

恥丘 Mons pubis
陰核包皮 Prepuce of the clitoris
陰核 Clitoris
外尿道口 External urethral orifice
腔口 Vaginal orifice（拡張している）
大陰唇 Labia majora（広げた状態）
小陰唇 Labia minora（腔前庭を露出するように広げている）
処女膜 Hymen
肛門 Anus

（c）下方よりの図

Q 腔口の前で，表面にみられる構造はなにか．外側ではどうか？

とがあり，**処女膜閉塞 imperforate hymen** とよばれる．この場合には，月経血排出のために，外科的に腟口を開く必要がある．

外 陰

外陰 vulva（＝周囲を包む）あるいは**外陰部 pudendum** は女性の外性器を表す言葉である（図 28.20）．外陰部には以下の構造が含まれる：

- 腟口と外尿道口の前に**恥丘 mons pubis**（mons ＝山）があり，皮膚ときめの荒い陰毛で覆われた脂肪組織の隆まりで，恥骨結合を保護する．
- **大陰唇 labia majora**（labia ＝唇；majora ＝より大きい；単数形 labium majus）は恥丘から下後方に伸びる 2 つの皮膚の縦ヒダである．大陰唇は陰毛によって覆われ，豊富な脂肪組織，皮脂腺，アポクリン汗腺がある．男性の陰嚢と相同である．
- 大陰唇の内側に 2 つの小さな皮膚のヒダがあり，**小陰唇 labia minora**（＝より小さい；単数形 labium minus）という．大陰唇と違って，小陰唇は陰毛，皮下脂肪を欠き，汗腺もほとんどないが，多くの皮脂腺をもっている．皮脂腺の分泌物は抗菌物質を含み，性交時にいくらか滑らかにする働きがある．小陰唇は男性の尿道海綿体部と相同である．
- **陰核（クリトリス）clitoris** は 2 つの小さな勃起体すなわち**陰核海綿体 corpora cavernosa** からなる小さな円筒状の塊と豊富な神経および血管から構成される．陰核は小陰唇が前方で結合したところにある．**陰核包皮 prepuce of the clitoris** とよばれる 1 枚の皮膚が左右の小陰唇の会合点につくられ，陰核体を覆う．陰核の露出した部分が**陰核亀頭 glans clitoris** である．陰核は男性の陰茎亀頭に相同である．男性の構造と同じように，触覚刺激が加わると，陰核は大きくなり，女性では性的興奮の役割を果す．
- 小陰唇が囲む領域が**腟前庭 vestibule** である．腟前庭には（残存していれば）処女膜，腟口，外尿道口，いくつかの腺の開口部が存在する．腟前庭は男性の尿道隔膜部に相同である．**腟口 vaginal orifice** は外に向かった腟の開口部で腟前庭の大部分を占め，処女膜でふちどられる．腟口と陰核のあいだに外に向かった尿道の開口部，すなわち**外尿道口 external urethral orifice** が存在する．外尿道口の両側に**尿道傍腺 paraurethral glands**（スキーン腺 Skene's glands）の導管が開口する．尿道傍腺は尿道壁内に存在し，粘液を分泌する．尿道傍腺は男性の前立腺と相同である．腟口の両側には**大前庭腺 greater vestibular glands**（バルトリン腺 Bartholin's glands；図 28.21 参照）があり，小陰唇と処女膜のあいだにある溝に導管を

もって開口する．性的興奮時や性交時に少量の粘液を分泌し，頸管粘液とともに潤滑剤の役割を担う．大前庭腺は男性の尿道球腺に相同である．多くの**小前庭腺 lesser vestibular glands** も腟前庭に開口する．
- **前庭球 bulb of the vestibule**（図 28.21 参照）は腟口の両側で陰唇の深部に存在する，細長い勃起組織の塊である．前庭球は性的に興奮しているあいだ，血液に満たされ，腟口を狭くし，性交時に陰茎を圧迫する．前庭球は男性の尿道海綿体と尿道球に相同である．

表 28.2 に女性と男性の生殖器系で相同な構造を要約する．

会 陰

男女ともに大腿と殿部の内側に広がる菱形をした領域が**会陰 perineum** である（図 28.21）．ここに外性器と肛門がある．会陰は前方が恥骨結合，外側が坐骨結節，後方が尾骨によってふちどられる．両側の坐骨結節を結ぶ横線によって，会陰を前方の外性器を含む**尿生殖三角 urogenital triangle** と後方の肛門を含む**肛門三角 anal triangle** とに分ける．

乳 腺

各々の**乳房 breast** は人によって大きさの違う半球状の突出で，大胸筋と前鋸筋の前にあり，不規則緻密結合組織からなる 1 層の筋膜でこれらの筋につなぎ止められている．

各々の乳房には色素沈着した突起，**乳頭 nipple** が一つずつあり，乳汁を出す**乳管 lactiferous ducts** の開口部が密に集まっている．乳頭をとりまく，円形の色素沈着した皮膚の領域を**乳輪 areola**（＝小さな空間）という．乳輪には変形した皮脂腺が多数みられ，そのために表面ででこぼこしてみえる．**乳房提靱帯 suspensory**

表 28.2	女性と男性の生殖器系における相同な構造の要約
女性生殖器	**男性生殖器**
卵 巣	精 巣
卵 子	精 子
大陰唇	陰 嚢
小陰唇	尿道海綿体部
前 庭	尿道隔膜部
前庭球	尿道海綿体，尿道球
陰核亀頭	陰茎亀頭，陰茎海綿体
尿道傍腺	前立腺
大前庭腺	尿道球腺

図 28.21 **女性の会陰.** （図 11.13 は男性の会陰部を示す）

会陰は菱形をした領域で尿生殖三角と肛門三角を含む.

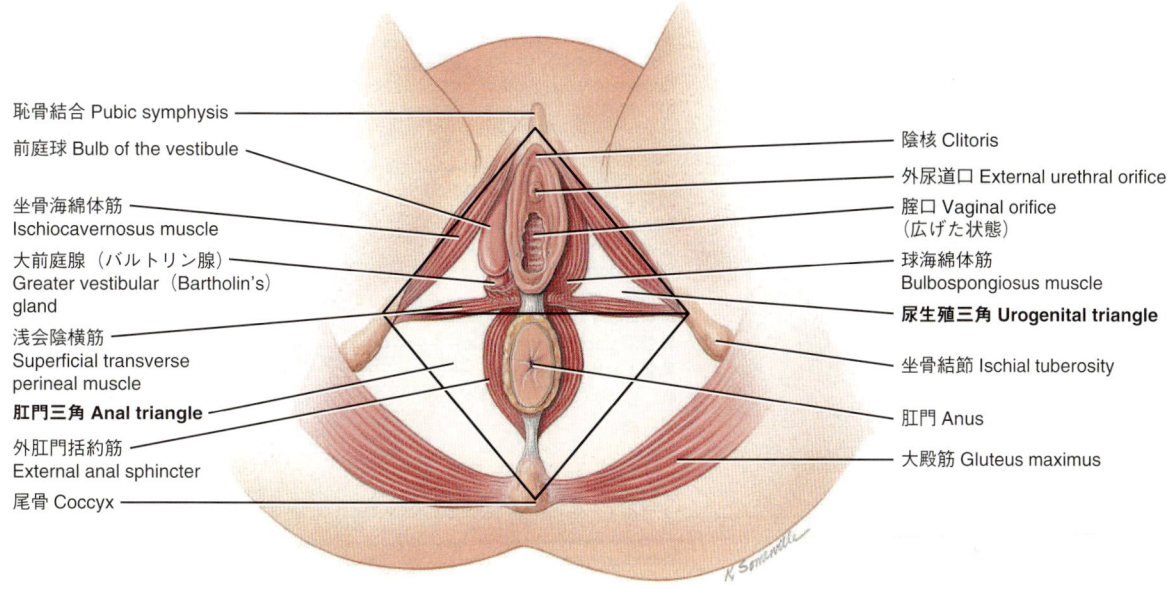

恥骨結合 Pubic symphysis

前庭球 Bulb of the vestibule

坐骨海綿体筋
Ischiocavernosus muscle

大前庭腺（バルトリン腺）
Greater vestibular（Bartholin's）
gland

浅会陰横筋
Superficial transverse
perineal muscle

肛門三角 **Anal triangle**

外肛門括約筋
External anal sphincter

尾骨 Coccyx

陰核 Clitoris

外尿道口 External urethral orifice

腟口 Vaginal orifice
（広げた状態）

球海綿体筋
Bulbospongiosus muscle

尿生殖三角 Urogenital triangle

坐骨結節 Ischial tuberosity

肛門 Anus

大殿筋 Gluteus maximus

下方よりみた図

Q 会陰前部を尿生殖三角とよぶのはなぜか？

⚕臨床関連事項

乳房の増大と縮小

　乳房の増大 breast augmentation（＝肥大）は技術的には**豊胸術 augmentation mammaplasty** とよばれていて，外科的に乳房のサイズや形を大きくする方法である．これは，女性が，自分の乳房はとても小さいと感じている人が乳房を大きくしたいため，体重減少や妊娠後の変化によって小さくなった乳房の大きさを回復させるため，たるんだ乳房の形を改良するため，外科手術や外傷，先天的な奇形が原因による乳房の形状異常を直したいために行われる．最もよく使用される方法は，生理食塩水かシリコーンゲルによって満たされたインプラントを使う方法である．切開を，乳房の下，乳輪のへり，腋窩ないし臍部で行い，インプラントを置くためのポケット（袋）を直接乳房の後ろあるいは大胸筋の真下に形成する．

　乳房の縮小 breast reduction あるいは **乳房縮小術 reduction mammaplasty** は乳房の脂肪や皮膚，腺組織を取り除くことにより乳房のサイズを減少させる外科的手技である．この方法は慢性的な背部，頸部，または肩の痛みを軽減するために行ったり，悪い姿勢，循環や呼吸障害，乳房下の皮膚の発疹，活動制限，自尊心の問題，ブラジャーの肩ひもが原因となる肩の深い溝，適当なブラジャーや衣服への不適合などの問題に適応される．最も一般的な手術方法は，乳輪の周りを切開いて乳房と腹部のあいだの皺に向かって乳房を下方に向かって切り，その皺に沿って切開する．そして，その切開部位から過剰な組織を取り除く．多くの場合，乳頭と乳輪はそのまま乳房に残す．しかし，もし乳房が異常に大きい場合には，乳頭と乳輪は乳房の少し高い位置に改めてつけ直す．

---

ligaments of the breast（**クーパー靱帯 Cooper's ligaments**）とよばれる結合組織のひもが皮膚と筋膜のあいだに走り，乳房を支えている．この靱帯は加齢や長時間のジョギングや激しいエアロビクスによって強い張力が加わると，ゆるくなる．乳房を支えるブラジャーなどを着用すれば，乳房提靱帯がゆるむのを遅らせたり，

靱帯の強さを保持したりできる．

　それぞれの乳房の内部には汗腺が変化した**乳腺 mammary gland** が存在し，乳汁を産生する（図 28.22）．乳腺はさまざまな大きさの脂肪組織によって分画された 15 〜 20 の**乳腺葉 lobes** からできている．それぞれの葉はさらに**小葉 lobules** とよばれるより小

図 **28.22**　乳房の中にある乳腺.

乳腺は乳汁の産生，分泌，射乳（搾乳）の役割を担う.

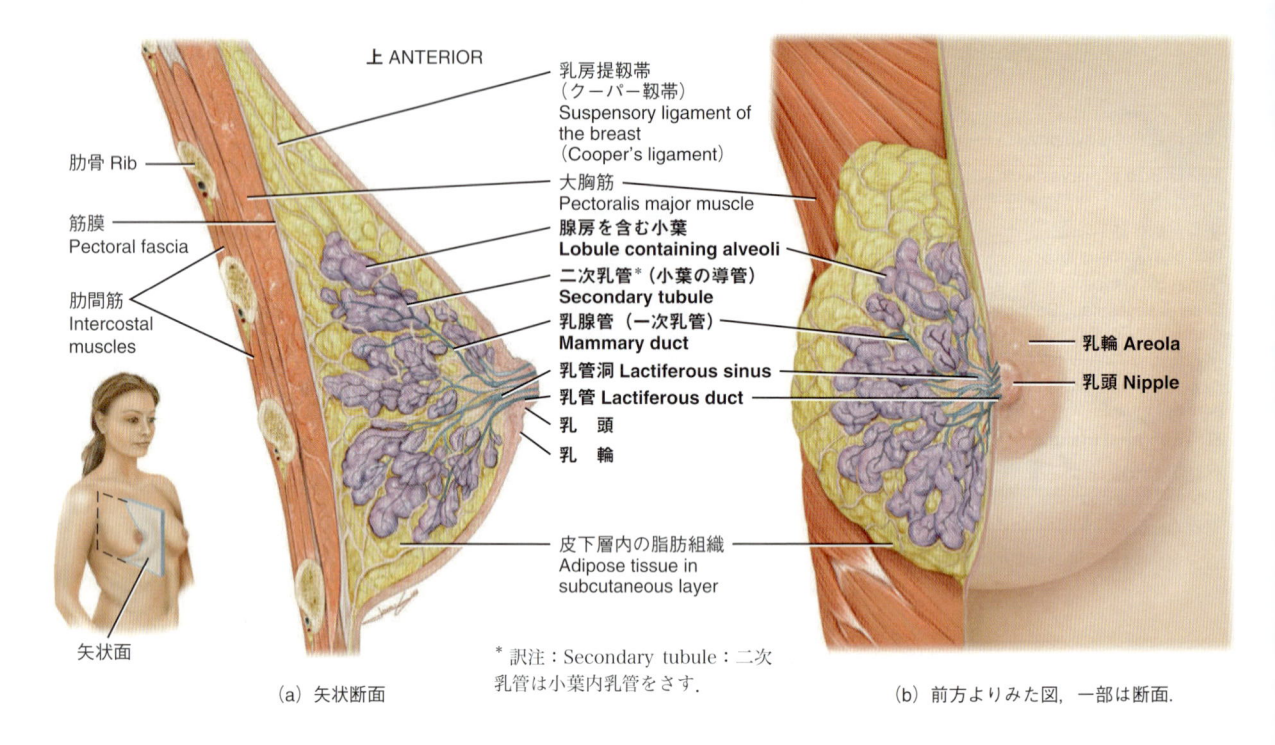

上 ANTERIOR

乳房提靱帯
（クーパー靱帯）
Suspensory ligament of
the breast
（Cooper's ligament）

肋骨 Rib

筋膜
Pectoral fascia

大胸筋
Pectoralis major muscle

腺房を含む小葉
Lobule containing alveoli

肋間筋
Intercostal
muscles

二次乳管＊（小葉の導管）
Secondary tubule

乳腺管（一次乳管）
Mammary duct

乳管洞 Lactiferous sinus

乳管 Lactiferous duct

乳　頭

乳　輪

乳輪 Areola

乳頭 Nipple

皮下層内の脂肪組織
Adipose tissue in
subcutaneous layer

矢状面

＊訳注：Secondary tubule：二次
乳管は小葉内乳管をさす.

（a）矢状断面

（b）前方よりみた図，一部は断面.

Q どのホルモンが乳汁の産生と射乳を制御しているのか？

さな分画に分けられている．小葉は**腺房 alveoli**（＝小さな空洞）という乳汁を分泌する腺がブドウのように集まって結合組織の中に埋まっている．腺房の周りを**筋上皮細胞 myoepithelial cells** が取り囲んでおり，この細胞の収縮によって乳汁が乳頭に向かって押し出される．生成された乳汁は腺房から一連の**二次乳管 secondary tubules** を，そして次に**乳腺管（一次乳管）mammary ducts** を通る．乳頭の手前で乳管が広がって**乳管洞 lactiferous sinuses**（lact- ＝乳）を形成する．乳管洞には次の乳管へ流れ前の乳汁が貯えられる．**各乳管 lactiferous duct** はその乳管に属する乳腺葉の一つから乳汁を外部へと運ぶ．

乳腺の機能は乳汁の産生，分泌，射乳であり，これらの働きは**授乳 lactation** とよばれ，妊娠と出産に関連する．乳汁の産生は，プロゲステロンとエストロゲンの作用とともに，下垂体前葉からのプロラクチンによって大きく刺激される．下垂体後葉からオキシトシンが乳児の乳頭への吸引刺激に反応して分泌され，これが射乳を促進する（哺乳）.

臨床関連事項

乳房の線維嚢胞症

女性の乳房は嚢や腫瘍ができやすい．**線維嚢胞症 fibrocystic disease** は液体が充満した1つ以上の嚢胞と肥大した腺房ができて，女性の胸部にできたしこりの最大の原因となる．35歳から50歳くらいの女性に好発し，おそらくはエストロゲンの過剰ないし排卵後のプロゲステロンの欠乏とが原因と考えられる（後述）．線維嚢胞症は片側あるいは両側の乳房で，月経が始まる1週間程度前にしこりができたり，膨らんだり，触れると痛い状態になる．

チェックポイント

22. 腟の組織学的構造はその機能にどのように役立つか.

23. 外陰部を構成する各々の構造と，それぞれの機能はなにか.

24. 乳腺の構造を説明せよ．また，乳腺はどのように保持されているか，説明せよ.

25. 乳腺の腺房から乳頭まで乳汁はどのような経路で運ばれるか説明せよ.

28.3 女性の性周期

目 標

• 卵巣周期と子宮周期（月経周期）で起る主要な現象を比較する.

生殖能力が続くあいだ，妊娠していない女性では，通常，卵巣と子宮が周期的な変化を示す．それぞれの周期は約1ヵ月で，卵子発生と受精卵の着床の準備とに深く関係する．視床下部，下垂体前葉，そして卵巣から分泌されたホルモンがこれらの主な事柄を制御している．**卵巣周期 ovarian cycle** とは卵母細胞の成熟とその後に卵巣で起る一連の出来事である．**子宮（月経）周期**

uterine（menstrual）cycle とは，受精卵の着床の準備をするために起る子宮内膜の一連の変化のことで，受精卵は子宮内膜の中で誕生まで発生を続ける．もし，受精が成立しなければ，卵巣のホルモンは減弱し，その結果，子宮内膜の機能層が剥がれ落ちることになる．**女性の性周期 female reproductive cycle** という一般的な言葉は卵巣周期と子宮周期ならびにこれらの周期を制御するホルモンの変化，これらの変化に伴って生じる乳房や子宮頸の変化を総括していう.

女性の性周期のホルモンによる制御

視床下部から分泌される性腺刺激ホルモン放出ホルモン gonadotropin-releasing hormone（GnRH）は卵巣周期と子宮周期を制御する（図 28.23）．GnRH は下垂体前葉から卵胞刺激ホルモン follicle-stimulating

図 28.23 **女性の性周期におけるエストロゲン，プロゲステロン，リラキシン，インヒビンの分泌と生理的作用.** グレーの破線はネガティブフィードバック機構による抑制を示す.

> 子宮周期と卵巣周期は性腺刺激ホルモン放出ホルモン（GnRH）と卵巣ホルモン（エストロゲンとプロゲステロン）によって制御されている.

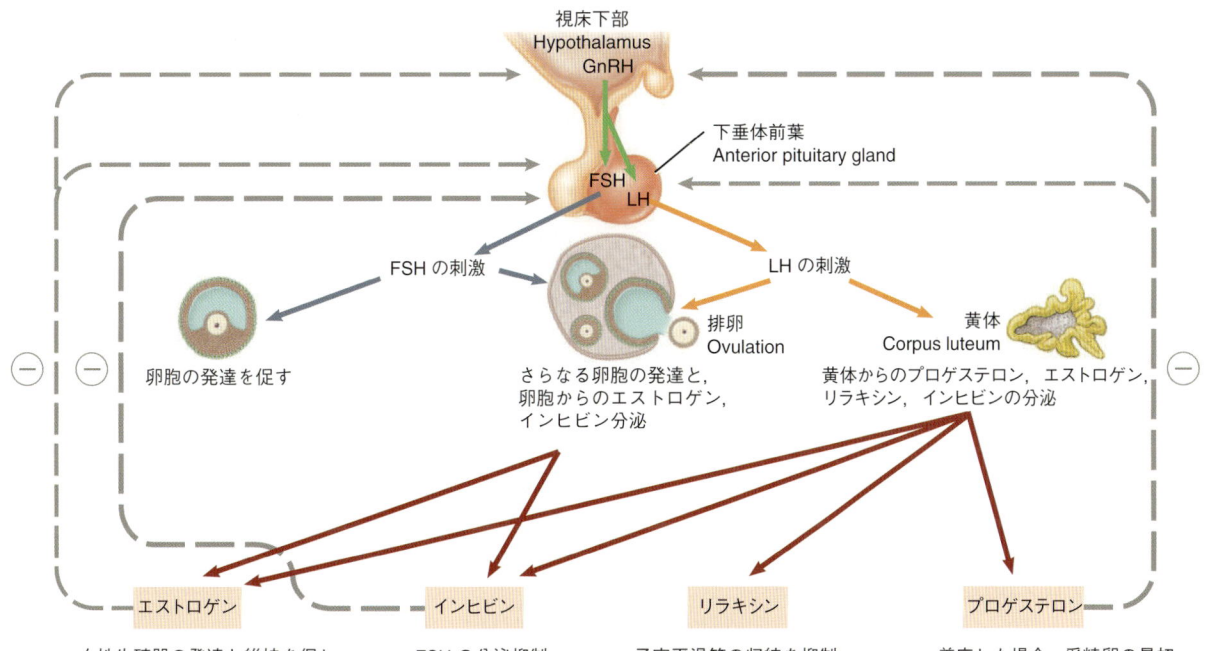

Q いろいろなエストロゲンの中で，主たる効果を発揮するものはなにか？

hormone（FSH）と黄体化ホルモン luteinizing hormone（LH）の放出を促す．FSH は卵胞の発育を開始させ，一方 LH はさらなる卵胞の発達を刺激する．さらに FSH と LH は卵胞に対してエストロゲン分泌を促す．LH は発達中の卵胞の卵胞膜細胞を刺激してアンドロゲンの分泌を促す．FSH の影響下で，アンドロゲンは卵胞の顆粒層細胞に取り込まれ，エストロゲンに変換される．性周期の中程で，LH は排卵と，その後の黄体形成を促すので黄体化ホルモンとよばれる由縁がここにある．LH によって刺激された黄体からエストロゲン，プロゲステロン，リラキシン，インヒビンが分泌される．

少なくとも 6 種類のエストロゲンがヒト女性の血漿から分離されているが，**β-エストラジオール** beta（β）-estradiol，**エストロン** estrone，**エストリオール** estriol の 3 種類だけが意味のある量で存在する．妊娠していない女性では，最も豊富なエストロゲンは β-エストラジオールで，卵巣においてコレステロールから合成される．

卵巣の卵胞から分泌される**エストロゲン** estrogens はいくつかの重要な役割をもっている（図 28.23）．それらは：

- 女性生殖器，二次性徴，乳房の発達と維持を促進する．二次性徴には乳房，腹，恥丘，腰などへの脂肪組織の沈着；声のピッチ；広い骨盤；頭部や体部の発毛パターンなどが含まれる．
- 骨を強くすることも含めタンパク質の同化作用を強める．この点で，エストロゲンはヒト成長ホルモン（hGH）と共同で作用する．
- 血中コレステロール値を低くする作用がある．おそらくこのことが，50 歳以下の女性が同年代の男性と比べて冠動脈疾患を起す危険性が顕著に低い理由と考えられる．
- 毎月，月経後，エストロゲンは基底層の増殖を促進し，脱落した機能層の代りに新しい機能層を形成する．
- 中程度の血中エストロゲン濃度は視床下部の GnRH の放出と下垂体前葉からの LH と FSH 分泌の両方を抑制する．

プロゲステロン progesterone は主に黄体細胞から分泌され，エストロゲンと共同的に働いて，受精卵の着床のための子宮内膜の準備と保持，そして乳汁を分泌できるように乳腺を準備する．高濃度のプロゲステロンも GnRH と LH の分泌を抑制する．

毎月の卵巣周期のあいだに黄体から少量分泌される**リラキシン relaxin** は子宮筋層の収縮を抑制して子宮を弛緩させる．おそらく，動かない "静かな" 子宮のほうが受精卵の着床が起りやすいのであろう．妊娠中は，胎盤が多量のリラキシンを分泌し，子宮の平滑筋を弛緩した状態に保つ．妊娠末期に，リラキシンは恥骨結合の柔軟性を増し，子宮頸を拡げるように働くが，両者がともに胎児を娩出しやすいようにしている．

インヒビン inhibin は発育中の卵胞の顆粒層細胞と排卵後の黄体から分泌され，FSH の分泌を抑制するとともに，LH の分泌も多少抑制する．

女性性周期の 4 期

性周期の長さは多くの女性で 24 〜 36 日の範囲内である．性周期を論じるために，ここでは性周期の長さを 28 日とし，4 期に分けることにする；月経期，排卵前期，排卵期，排卵後期である（図 28.24）．

月経期 **月経期 menstrual phase，月経 menstruation**（あるいは menses；＝月）ともいう，は性周期はじめのおよそ 5 日間続く（慣例として月経初日を新しい性周期 1 日目とする）．

卵　巣 FSH の影響下で，いくつかの原始卵胞は一次卵胞へと発達を開始し，さらに二次卵胞へと発達していく．この発達過程は数ヵ月かかる．したがって，ある月経期の始まりに成長を始めた卵胞は，数回の月経期を経なければ，成熟，排卵にまで至らない．

子　宮 血液，組織液，粘液，子宮内膜から剥がれた上皮細胞などを含む，50 〜 150 mL の月経血が子宮から流出する．プロゲステロンとエストロゲン濃度の低下がプロスタグランジンの放出を刺激することで子宮のらせん細動脈の収縮を引き起し，月経血の流出が起る．その結果，らせん細動脈から血液の供給を受けていた細胞の虚血，壊死が引き起される．最終的に，機能層の全体が脱落する．この時に子宮内膜は非常に薄く，約 2 〜 5 mm で，基底層のみが残っている．月経血は子宮腔から子宮頸と腟を通り体外へ流れ出る．

排卵前期 **排卵前期 preovulatory phase** は月経の終りの日から排卵までの時期である．この時期の長さは他の残りの時期よりもばらつきが多く，月経周期の長さに違いが出る主な理由である．28 日周期の中の 6 日目から 13 日目まで続く．

卵　巣 卵胞内のいくつかの二次卵胞はエストロゲンとインヒビンの分泌を始める．性周期の 6 日目までにどちらか一方の卵巣で 1 個の二次卵胞が残り他の卵胞より大きくなり，**優位卵胞 dominant follicle** となる．この優位卵胞から分泌されるエストロゲンとインヒビンは FSH の分泌を減少させ，優位卵胞以外の，まだ発達し

図 28.24 **女性の性周期.** 女性の性周期の典型的な長さは 24 〜 36 日である；排卵前期は他の時期に比べて，期間のばらつきが多い．(a) 卵巣周期と子宮周期で生じる出来事と下垂体前葉ホルモンの放出とが性周期の連続した 4 期とよく相関している．ここに示した性周期では，受精と着床が起きていない．(b) 正常な女性の性周期の各相における下垂体前葉ホルモン（LH と FSH）と卵巣ホルモン（エストロゲンとプロゲステロン）の相対的な濃度変化を示す．

> 排卵前ではエストロゲンが主たる卵巣のホルモンである；排卵後は黄体よりプロゲステロンとエストロゲンの両方が分泌される．

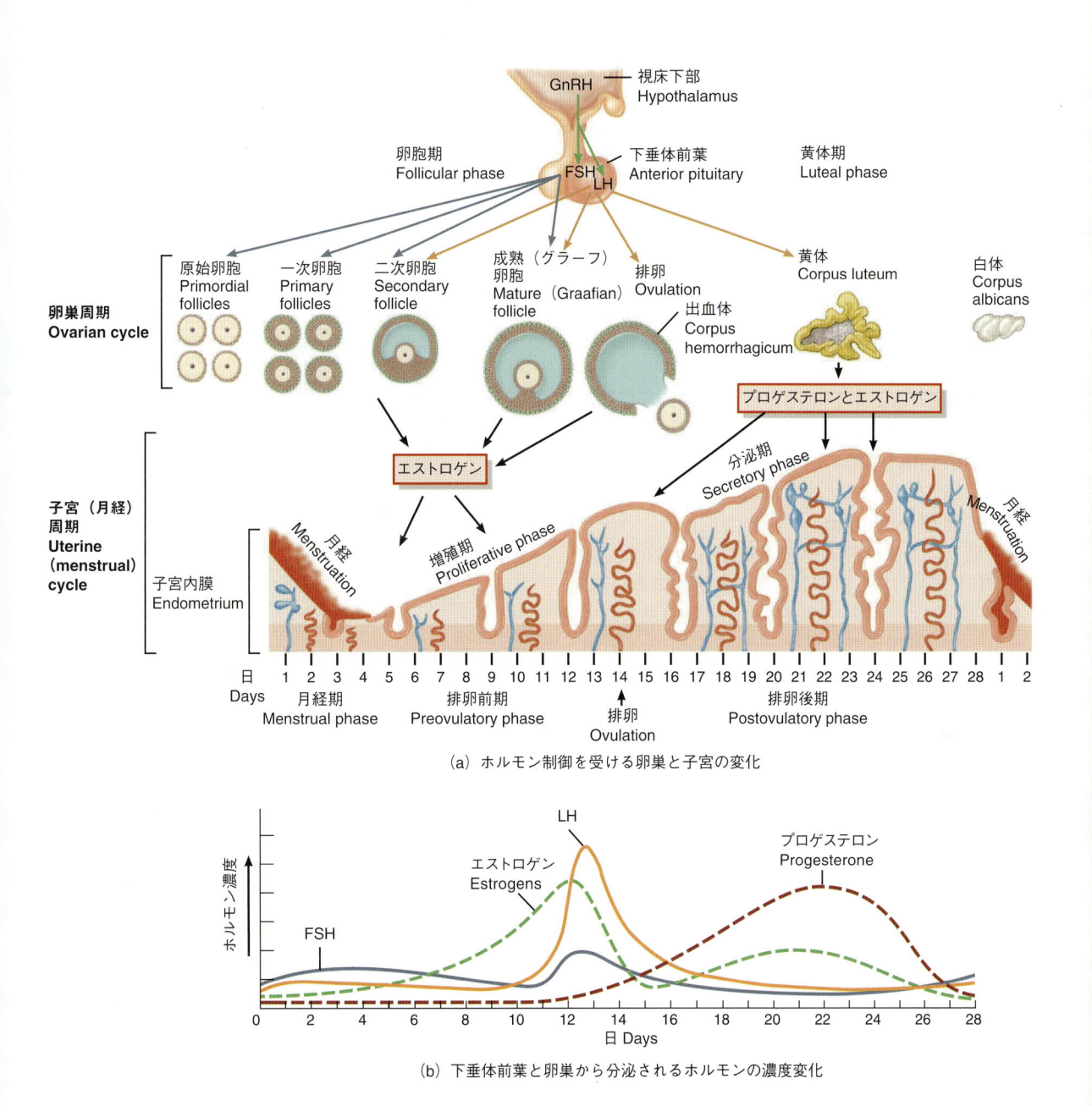

(a) ホルモン制御を受ける卵巣と子宮の変化

(b) 下垂体前葉と卵巣から分泌されるホルモンの濃度変化

Q どのホルモンが子宮内膜が成長する増殖期に，排卵に，黄体の成長に，そして性周期の中ほどに起る LH サージに関与しているか？

ていない卵胞の発育を止め，閉鎖卵胞へと導く．一卵性でない双子や三つ子は2個ないし3個の二次卵胞がそれぞれ優位卵胞となり，その後，ほぼ同時に排卵，受精した場合に生じる．

通常，1個の優位卵胞が**成熟（グラーフ）卵胞 mature（Graafian）follicle** になり，成熟卵胞は直径20 mm 以上にまで大きくなり続け，排卵に備える（図28.13 参照）．この卵胞の卵胞腔が膨大するので卵巣の表面に水疱状の膨らみを形成する．成熟の最終段階でも成熟卵胞はエストロゲン分泌を続ける（図28.24）．

卵巣周期に関していえば，月経期と排卵前期をあわせて**卵胞期 follicular phase** とよぶ．それはこの時期に卵胞が大きくなり発達するからである．

子　宮　成熟過程にある卵胞が血中に分泌するエストロゲンは子宮内膜の修復を促進する；基底層の細胞は有糸分裂をして新たな機能層をつくる．子宮内膜が肥厚するにつれて，短く直線状の子宮腺が発達し，細動脈がコイル状に巻いて，機能層を貫通するほどに長くなる．子宮内膜の厚さはおおよそ4〜10 mm と2倍になる．子宮周期に関して子宮内膜が増えることから，排卵前期を**増殖期 proliferative phase** ともいう．

排　卵　**排卵 ovulation**，すなわち成熟（グラーフ）卵胞の破裂と二次卵母細胞の骨盤腔への放出は通常，28日周期の場合には14日目に起る．排卵のあいだも，二次卵母細胞は透明帯と放線冠によって取り囲まれている．

排卵前期の最後に，**高濃度のエストロゲン high levels of estrogen** が LH と GnRH の分泌をする細胞にポジティブフィードバック効果を及ぼし，その結果，以下のようにして排卵が引き起される（図28.25）：

❶ 高濃度のエストロゲンが視床下部に作用して GnRHをより頻繁に放出するように刺激する．また下垂体前葉の性腺刺激ホルモン産生細胞に直接働きかけ，LH の分泌を刺激する．
❷ GnRH は下垂体前葉に作用し，FSH の放出と，さらなる LH の放出を促す．
❸ LH の急激な増大（LH サージ）ののち，LH は約9時間で成熟卵胞の破裂と，二次卵母細胞の放出を引き起す．排卵された二次卵母細胞と放線冠の細胞は卵管へと押し流される．

時に，二次卵母細胞が骨盤腔の中へ落ちて，のちに崩壊する．排卵時に，破裂した卵胞から骨盤腔中に少量の出血が時にあって，痛みを誘発することが起り，この痛みは**中間痛 mittelschmerz**（＝月経中間期の痛み）と

図28.25　高濃度のエストロゲンは，視床下部や下垂体前葉にポジティブフィードバックの効果（赤の矢印）を示し，GnRH と LH の分泌を増やす．

性周期の中頃に，LH サージが排卵を誘発する．

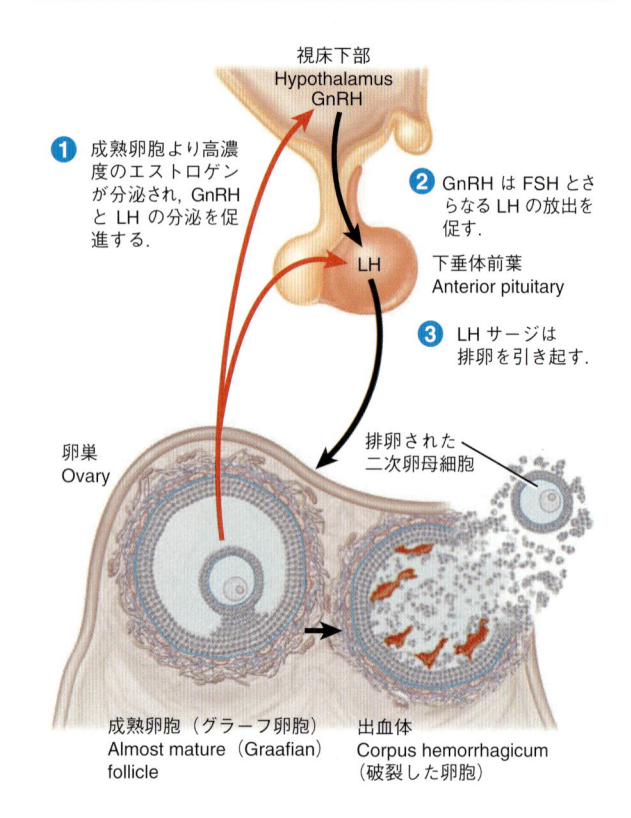

❶ 成熟卵胞より高濃度のエストロゲンが分泌され，GnRHと LH の分泌を促進する．

視床下部
Hypothalamus
GnRH

❷ GnRH は FSH とさらなる LH の放出を促す．

下垂体前葉
Anterior pituitary

❸ LH サージは排卵を引き起す．

排卵された二次卵母細胞

卵巣
Ovary

成熟卵胞（グラーフ卵胞）
Almost mature（Graafian）follicle

出血体
Corpus hemorrhagicum
（破裂した卵胞）

Q 中程度の濃度であってもエストロゲンの濃度が上昇するとGnRH，LH，FSH の放出にどのような効果を示すか？

して知られる．

LH の濃度上昇を検出する市販の家庭用試薬を使って，排卵日を1日前に予測することができる．

排卵後期　女性性周期の**排卵後期 postovulatory phase** は排卵から次の月経が始まるまでのあいだである．日数の変動が最も少なく一定した期間で，28日周期の場合には14日間続き，性周期15日目から28日目までのあいだである（図28.24 参照）．

卵　巣　排卵後に，成熟卵胞が崩壊し，顆粒層細胞と内卵胞膜のあいだの基底膜が壊れる．卵胞の破裂時に少量の出血が起り凝血塊をつくると，この卵胞を**出血体 corpus hemorrhagicum**（hemo-＝血液；rrhagic-＝突然現れる；訳注：**赤体**という）とよぶ（図28.13 参照）．LH の影響の下に，顆粒層細胞と卵胞膜細胞が混じりあい，すべてが黄体細胞 corpus luteum cells へと変化す

る．LH によって刺激された**黄体 corpus luteum** はプロゲステロン，エストロゲン，リラキシン，インヒビンを分泌する．黄体細胞はまた，血液の凝固塊を吸収する．このようなことから，卵巣周期の中で，この時期を**黄体期 luteal phase** ともよぶ．

　排卵した後の卵巣では，二次卵母細胞が受精するか否かによって次に起る現象が異なってくる．もし**受精が成立しない** not fertilized と，黄体としてあるのはたかだか2週間である．その後分泌活動が低下し，白体へと変性する（図 28.13 参照）．プロゲステロン，エストロ

ゲン，インヒビンの濃度が低下するにつれて，卵巣ホルモンによるネガティブフィードバックの抑制が解除されるので，GnRH，FSH，LH の放出が増加する．卵胞の成熟が再開され，新しい卵巣周期が始まる．

　もし，二次卵母細胞の**受精が成立する** fertilized と，卵割が始まり，黄体は通常の2週間をすぎても継続して存在するようになる．黄体が変性せずに"生き残る"のは，**ヒト絨毛性性腺刺激ホルモン（ヒト絨毛性ゴナドトロピン）** human chorionic gonadotropin（hCG）の働きによる．このホルモンは胚の絨毛膜でつくられ，

図 28.26　卵巣周期および子宮周期におけるホルモンの相互作用に関する要約.

下垂体前葉から分泌されるホルモンが卵巣機能を調節し，卵巣から分泌されるホルモンが子宮内膜の変化を制御する.

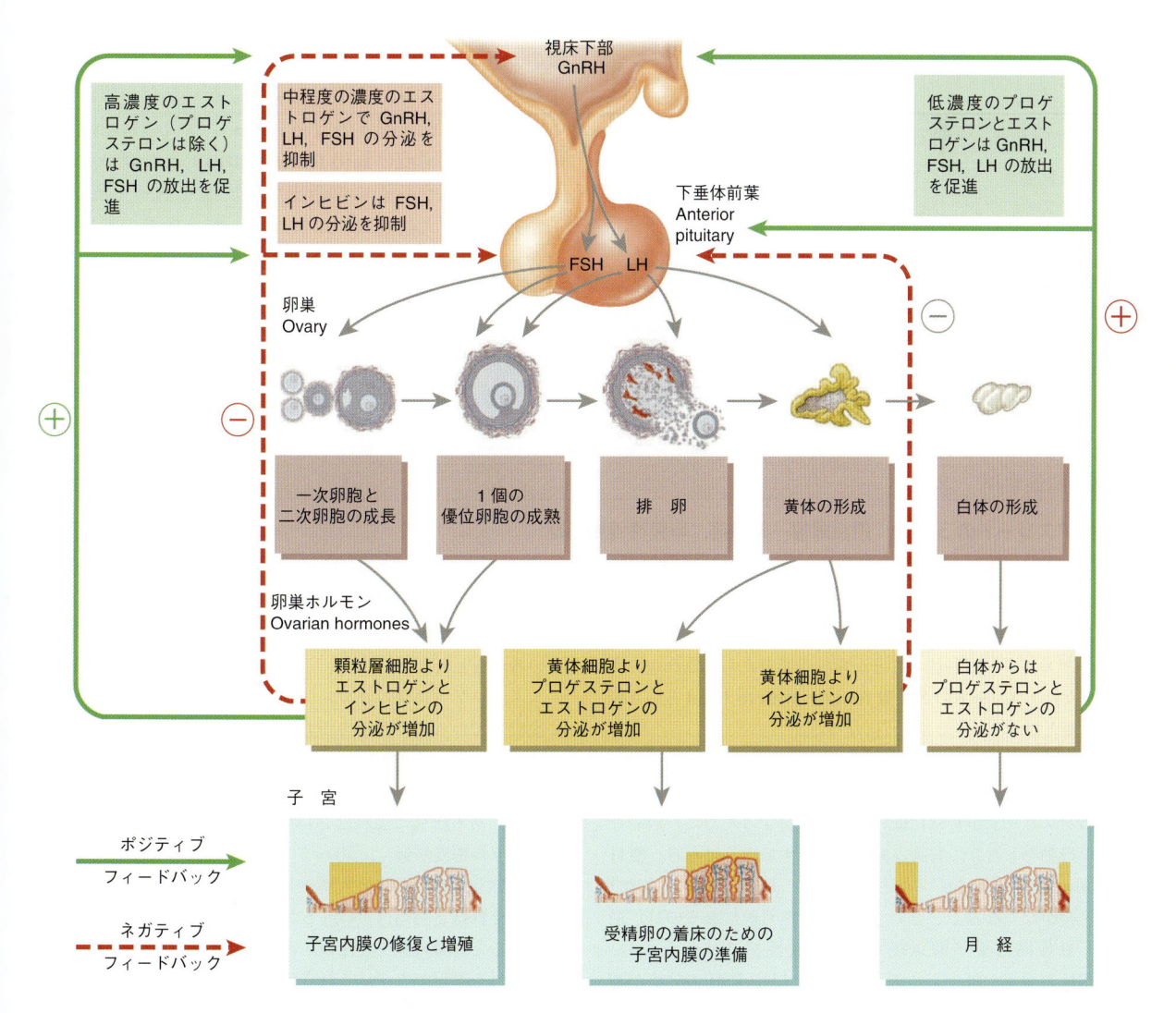

Q エストロゲンやプロゲステロンの濃度が低下した時に GnRH の分泌を促進するのは，ポジティブフィードバックかあるいはネガティブフィードバックによる効果なのか？　それはなぜか？

受精後8日目に分泌が始まる．LHと同様に，hCGは黄体の分泌活動を刺激する．母体の血中や尿中にhCGが存在することが妊娠の指標であり，hCGは家庭用試験薬で検出される．

子　宮　黄体より分泌されるプロゲステロンとエストロゲンは子宮腺の成長とコイル状形成を促し，子宮内膜表層での血管新生を促進し，子宮内膜の厚さを12〜18 mmにまで厚くする．子宮周期のこの時期は，子宮腺の分泌活動としてグリコーゲン分泌を始めることから**分泌期 secretory phase**とよばれる．これらの準備的な変化は排卵後約1週間，すなわち受精卵が子宮に到達する時期にピークとなる．もし，受精が起らなければ，黄体が退縮するためにプロゲステロンとエストロゲンの濃度が低下する．プロゲステロンとエストロゲンの減少が月経を誘発する．

図 28.26 に卵巣周期，子宮周期のあいだに起るホルモンの相互作用と卵巣と子宮の周期的変化を要約する．

チェックポイント

26. 子宮周期，卵巣周期にかかわる，GnRH，FSH，LH，エストロゲン，プロゲステロン，インヒビンなどのホルモンでそれぞれの役割について説明せよ．

27. 子宮周期の各相に起る主な現象と卵巣周期の主な現象とを関連づけ簡単にまとめよ．

28. 子宮周期と卵巣周期の中で起る主なホルモンの変動について図解しなさい．

28.4　ヒトの性反応

目　標

• 男女の性反応について比較する．

異性との**性交（交尾**または**交接**）sexual intercourse（あるいは copulation, coitus）時，勃起した陰茎が腟内に挿入される．性交の前，途中，後に男女が同じように体験する生理学的および感情的な一連の変化は**ヒトの性反応 human sexual response**とよばれている．1950年代後半にヒトの性に関する先駆的研究を開始したW.マスターズとV.ジョンソンは性反応を興奮期，絶頂期，オーガズム期，消退期の4期に分類した．

興奮期 excitement phaseには，生殖組織の**充血 vasocongestion**の結果，男性で陰茎の勃起，女性で陰核の勃起および陰唇と腟の膨張が起る．さらに，充血により乳房が膨らみ，乳頭が立ってくる．また，興奮期には腟の内壁を潤す液体の分泌が増す．腟の結合組織が充血すると，潤滑液は**漏出 transudation**とよばれる過程を介し，毛細血管から滲み出て上皮層を通って広がる．子宮頸の腺と大前庭（バルトリン）腺は少量の潤滑粘液を分泌する．潤いが不十分な場合，性交は両パートナーにとって難しく痛みを伴い，オーガズムを妨げる．興奮期に起るその他の変化は，心拍数増加と血圧上昇，全身の骨格筋の緊張亢進，過換気などである．身体的接触（キ

🏥臨床関連事項

女性アスリートの3主徴：摂食障害，無月経，早発性骨粗鬆症

女性の性周期は多くの因子によって乱される．体重減少，低体重，摂食障害そして激しい運動も要因となる．摂食障害，無月経，骨粗鬆症といった3つの現象が同時に，しばしば女性のアスリートに生じることから，研究者たちはこれらの状況を**女性アスリートの3主徴 female athlete triad**という術語を新たにつくってよぶようになった．

多くのアスリートは，成績向上のために，コーチ，親，同僚，また自分自身からも減量を強いられた経験をもつ．そして多くのアスリートが非常に低い体重を維持するために，病的な食事行動をしたり，有害な減量努力をするようになる．**無月経 amenorrhea**（a- ＝なし；-men- ＝月；-rrhea ＝流れ）は月経がなくなることをいう．女性で無月経になるのは，通常，妊娠時と更年期以後である．女性アスリートでは，GnRHの分泌が減少し，下垂体前葉のLH，FSHの分泌が減少するので無月経となる．その結果，卵巣の卵胞が発達せずに，排卵が起らなくなり，エストロゲンやプロゲステロンの

合成が弱くなり，無月経に陥る．女性アスリートの3主徴に陥った多くの場合は，脂肪が極端に少ない若い女性である．脂肪細胞から分泌されるレプチンの濃度が低いことが関係しているかもしれない．

エストロゲンは骨のカルシウムやその他のミネラルの保持に役立っているので慢性的にエストロゲン濃度が低レベルにあると骨のミネラル密度が低下してくる．女性アスリートの3主徴では，"若いのにもかかわらず老化した骨の状態"を引き起す．ある研究によれば20歳代で無月経のランナーは骨のミネラル密度が低く，50〜70歳の閉経後の女性と同じであるという．若い女性アスリートが短期間の無月経になることは，それほど問題はない．しかしながら長期間，性周期が停止すると骨量の減少を伴い，青年期にあるアスリートは適切な骨量を獲得できず，これらの状況が早発性の骨粗鬆症を引き起し，不可逆的な骨の障害を引き起す．

スや愛撫など）のうち，とくに陰茎，陰核，乳房の乳頭，耳垂などへの接触は興奮の起爆剤となる．しかし，期待ないしおそれ，記憶；視覚・嗅覚・聴覚による感覚；空想などは興奮が起る可能性を高めたり減衰させたりする．

　興奮期に始まった変化は，ほんの数秒から数分間続く**絶頂期 plateau phase** のあいだにもかなり強いレベルで持続する．絶頂期には男性では少ないが，多くの女性で**セックスフラッシュ sex flush** がみられ，顔面と胸部の血管が拡張するために発疹様に紅潮する．陰茎亀頭の径が増大し，精巣も膨らむ．絶頂期の終りには腟の下位3分の1の組織は顕著に充血して膨らみ，腟口が狭くなる．この反応によって，腟は陰茎をしっかりと締めつける．

　一般に，**オーガズム orgasm**（あるいは climax）は最短の時期で，男女とも約 0.8 秒間隔のリズミカルな筋収縮を数回経験し，快感と血圧がさらに上昇し，心拍数および呼吸数も増加する．セックスフラッシュもこの時期に最も顕著になる．男性では，精巣上体，精管，射出管の壁にある平滑筋の収縮と付属生殖腺からの分泌液が精液を尿道へ移動させる（放出）．その後，陰茎基部骨格筋がリズミカルな収縮をして精液を陰茎の外へ排出する（射精）．男性のオーガズムは通常，射精を伴う．女性においては効果的な性的刺激が続いていれば，オーガズムは外陰部にかくれた骨格筋の 3 ～ 12 回の律動的な収縮を伴って起ることがある．とくに女性が絶頂期に達していない場合には射出された精液を受けても，ほとんど刺激を感じない；女性がパートナーである男性と一緒にオーガズムを感じない理由となる．男女双方にとって，オーガズムは，ある場合は穏やかな感覚を，また別の場合は強烈で爆発的な感覚を生み出す，一種の全身反応である．女性は続けざまに 2 度以上のオーガズムを感じることがあるが，男性は 2 度目の射精とオーガズムが生理学的に起きない，回復期，すなわち**不応期 refractory period** に入る．男性の中には，不応期がほんの数分で終る人もいるが；たいていは数時間続く．女性は受精を成立させるためにオーガズムを経験するわけではない．

　最終段階は**消退期 resolution** で，深いリラクゼーションの感覚をもって始まり，生殖組織，心拍数，血圧，呼吸数，筋緊張が元の興奮していない状態に戻る．性的興奮が強くてもオーガズムに至らなければ，消退期はゆっくり進行する．

　ヒトの性反応の 4 期はつねに明確に区別できるわけではなく，人によっても異なるし，また同じ人でもその時々によってかなり変化する．

チェックポイント

29. ヒトの性反応の 4 期にはそれぞれなにが起るのか．

28.5 **避妊法と流産**

■ 目 標

- さまざまな避妊法の効果について比較する．
- 人工流産と自然流産の違いを説明する．

　避妊 birth control あるいは **contraception** とは，受精を制御し，妊娠を防ぐためのさまざまな手段によって，子どもの数を制限することをいう．たった一つで理想的な避妊法というものは存在しない．100％信頼して妊娠を防ぐことができる方法は，**完全な禁欲 complete abstinence**，すなわち性交を行わないことである．ほかに，さまざまな制限法があるが；それぞれ一長一短のところがある．それらには不妊手術，ホルモン療法，子宮内装着具，殺精子薬，障壁法，計画的禁欲などがある．表 28.3 にさまざまな避妊法の失敗率を示す．避妊法ではないが，子宮から受胎物が未熟なまま排出される，いわゆる流産についても解説する．

避妊法

外科的不妊手術　不妊手術 sterilization は個人のこれから後の生殖能力を外科的に遮断する方法である．男性における不妊手術の最も一般的な方法は**精管切除術 vasectomy**（-ectomy ＝切り取る）で，両側の精管の一部を取り除く方法である．精管に到達するために外科用メスを用いて切開したり（通常の方法），特殊なピンセットを用いて穴を開けたりする（外科用メスを使わない精管切除術）．次に精管の場所を見つけ，精管ごとに 2 カ所を縛り，そのあいだを切り取る．術後も精子産生が精巣で続くが，精子はもはや体外に出ることができない．精子は変性して食作用によって壊される．血管を切らないので，テストステロンの血中濃度は正常値に保たれ，これにより精管切除術は性欲や性行動に影響を及ぼさない．手術が成功すれば，ほぼ 100％の効果がある．修復手術も可能であるが，妊孕性を得ることができるのは 30 ～ 40％ほどである．女性における一般的な不妊手術は卵管を結紮して切断する**卵管結紮術 tubal ligation** である．これらには少し違ったいくつかの方法がある．“クリップ”または“クランプ”によって卵管を挟む方法あるいは，卵管を結紮するかさらに切断する方法，そして時には卵管を焼き切る方法などである．どの方法でも二次卵母細胞は卵管を通過できず，精子は二次卵母細胞に到達できない．

非侵襲的不妊手術　卵管結紮術に代る Essure® は非侵襲的な方法の一つである．Essure® の処置では，カテー

表 28.3 さまざまな避妊法の失敗率

方　法	失敗率* (%)	
	完全に行使†	時々行使
完全な禁欲	0	0
外科的不妊手術		
精管切除術	0.10	0.15
卵管結紮術	0.5	0.5
非浸襲的不妊手術 (Essure®)	0.2	0.2
ホルモン療法		
経口避妊薬		
混合ピル (Yasmin®)	0.3	1～2
長期経口避妊薬 (Seasonale®)	0.3	1～2
ミニピル (Micronar®)	0.5	2
非経口避妊薬		
皮膚パッチ	0.1	1～2
腟リング	0.1	1～2
緊急避妊	25	25
ホルモン注射	0.3	1～2
子宮内避妊具 (Copper T 380 A®)	0.6	0.8
殺精子薬 (単独使用)	15	29
障壁法		
(男性の) コンドーム	2	15
腟パウチ	5	21
ペッサリー (殺精子薬と併用)	6	16
子宮頸部ペッサリー (殺精子薬と併用)	9	16
計画的禁欲		
リズム法	9	25
症候体温法	2	20
無避妊	85	85

* 使用した最初の年のあいだに予測していない妊娠をした女性の百分率として表示.
† 方法が正確かつ確実に使用された時の失敗率.

テルを用いてポリエステル線維と金属 (ニッケル-チタン合金とステンレス鋼) 製の柔軟な微小コイルをカテーテルで腟から入れ，子宮を経由して左右の卵管に挿入する．挿入物は 3 ヵ月以上にわたって，挿入物内や周囲の組織の増殖 (瘢痕形成) を促すことで，卵管を閉鎖する．卵管結紮術と同様に，二次卵母細胞が卵管を通過できず，精子は卵母細胞に到達できない．卵管結紮と異なり，**非侵襲的不妊手術 non-incisional sterilization** は全身麻酔を必要としない．

ホルモン療法　完全な禁欲や不妊手術を除いて，ホルモン療法は最も効果的な避妊法である．経口避妊薬 oral contraceptives (ピル pill) は妊娠を阻止するために計画されたホルモンを含んでいる．あるものは**混合経口避妊薬 combined oral contraceptives (COCs)** とよばれ合成したエストロゲンとプロゲスチン (プロゲステロンと同様の薬理作用をもつ) の両者を含んでいる．COCs の主な作用は下垂体前葉の性腺刺激ホルモンである FSH と LH の分泌を抑制して排卵を止めることである．通常，FSH と LH が低濃度になると卵巣で優位卵胞が発達しなくなる．その結果，エストロゲンの増加が起らなくなり，また性周期のなかばで起る LH のサージも起らず，排卵が起きない．仮に排卵が通常通り起ったとしても，COCs は子宮への着床を防ぎ，卵管内での卵や精子の移動を抑制する．

　プロゲスチンは子宮頸の粘液を増やし，精子が子宮内へ進入することをより難しくさせる作用がある．**プロゲスチンだけによって構成されるピル progestin-only pills** は子宮頸の粘液を増やし，子宮への着床を防ぐとされているが，排卵をつねに抑制するわけではない．

　経口避妊薬は避妊をするという目的以外に，月経周期の長さを調節したり経血量を少なくする (貧血を予防する) といったよい点もある．ピルはまた子宮癌や卵巣癌を予防する効果があり，子宮内膜症の発症を防ぐ効果もある．しかし，経口避妊薬の使用は，血液凝固異常，脳血管障害，片頭痛，高血圧，肝機能障害，心疾患の病歴をもつ女性には推奨されない．喫煙者でピルを服用している女性の場合，非喫煙者でピルを服用している女性に比べて心臓発作を起す危険性が非常に高くなる．喫煙者の場合には禁煙をするか，他の避妊法を用いるかにすべきである．

　以下にいくつか**経口 oral** ホルモン避妊法を挙げる：

- **混合ピル combined pill**．混合ピルはプロゲスチンとエストロゲンの両者を含む，通常 1 日 1 回 3 週間服用することによって妊娠を防ぎ，月経周期を調節する．4 週間目に服用するピルは活性がなく (ホルモンを含まない)，月経が誘発される．ヤスミン Yasmin® がある．
- **長期経口避妊薬 extended cycle birth control pill**．プロゲスチンとエストロゲンの両方を含み，**長期経口避妊薬**は 12 週からなる 3 ヵ月周期で 1 日 1 回服用し，次の 1 週間は活性がないピルを服用する．13 週目中に月経が起る．Seasonale® がある．
- **ミニピル minipill**．ミニピルは低濃度のプロゲスチンのみを含し，1 ヵ月間毎日服用する．マイクロノア Micronar® がある．

非経口 non-oral ホルモン避妊法としては以下のようなものがある：

- **避妊皮膚パッチ contraceptive skin patches.** 避妊皮膚パッチ（Ortho Evra®）はエストロゲンとプロゲステロンを含有し，3週間のあいだ週に1度，上腕外側，背部，下腹部，殿部に貼る．1週間後にパッチをはがし，新しいパッチを別の場所に貼り替える．4週目にはパッチを使わない．

- **腟避妊リング vaginal contraceptive ring.** 腟避妊リング（NuvaRing®）はドーナッツ状の直径5 cmほどの柔軟性のある輪でプロゲステロンとエストロゲンの両方を含み，女性が自分で腟内に挿入する．妊娠を防ぐために3週間装着し，次の1週間は外して月経を誘発する．

- **緊急避妊 emergency contraception（EC）.** 緊急避妊はモーニングアフターピル morning-after pill としても知られ，プロゲスチンとエストロゲン，あるいはプロゲスチン単独で構成されたピルで，避妊をしないで性交した後に妊娠を防ぐために用いられる．ECピルに含まれる比較的高濃度のエストロゲンとプロゲスチンは，FSHとLHの分泌を抑制する．これらの性腺刺激ホルモンの刺激効果が下り，卵巣は自らのエストロゲンとプロゲステロンの分泌を停止する．次に，エストロゲンとプロゲステロンの血中濃度が低下して子宮内膜の脱落を引き起こし，着床が阻止される．避妊をしなかった女性は性交後できるだけ早く，しかも72時間以内に第1錠を服用する．第2錠は第1錠の服用後12時間後に服用する．これによって，通常の避妊ピルと同様に作用する．

- **ホルモン注射 hormone injections.** ホルモン注射は，ヘルスケア・プラクティショナー（訳注：日本の医療機関に，このような職種は認められていない．医師が行う）が3ヵ月ごとにデボ・プロベラ Depo-provera® などのプロゲスチンを筋内注射する．

子宮内避妊具

子宮内避妊具 intrauterine device（IUD） はプラスチック，銅，またはステンレス製でヘルスケア・プラクティショナーによって子宮腔に挿入される小さな**器具**である．IUDは，精子が卵管内へ進入するのを防ぐことによって受精を防ぐ．IUDの中で米国で最も一般的に用いられているのはCopper T 380A® で10年以上も前から使用が認可されていて卵管結紮術に匹敵するほど長いあいだ効果も持続する．器具が押し出されたり，出血したり，不快感を感じたりして，IUDを使用できない女性もいる．

殺精子薬

精子を殺す薬品，**殺精子薬 spermicides** を含有するさまざまな型の泡沫剤，クリーム，ゼリー，坐薬，圧注入液で腟や子宮頸での精子の生存を困難にする．処方箋はいらない．これらを性交の前に腟内に入れる．汎用されている殺精子薬はノノキシノール-9 nonoxynol-9 で，精子の細胞膜を破壊して精子を殺す．男性がつけるコンドームと腟パウチ，ペッサリー，あるいは子宮頸部ペッサリーといった障壁法とを併用すると殺精子薬がより効果的になる．

障壁法

障壁法 barrier methods は物理的障壁を用いて，精子が子宮腔や卵管へ進入することを防ぐための方法である．避妊効果に加えて，ある種の障壁法（コンドームや腟パウチ）は，AIDSのような性行為感染症 sexually transmitted disease（STDs）を防ぐ効果もある．これに比べて，経口避妊薬やIUDにはこの防御効果はない．障壁法には男性のコンドーム，腟パウチ，子宮頸部ペッサリーなどがある．

男性が用いるコンドーム male condom は，精子が女性生殖路に止まらないように，男性の陰茎を覆う無孔性のラテックスである．また**女性用コンドーム femal condom** ともよばれる**腟パウチ varginal pouch** は精子が子宮に入れないようにつくられている．柔らかい2つの輪がポリウレタン製の鞘でつながった構造をしている．鞘の内側にある片方の輪で子宮頸を覆うように挿入する；もう一つの輪が腟の外にあって外性器を覆う．**ペッサリー diaphragm** はゴム製でドーム状の構造をした器具で子宮頸を覆い，殺精子薬とともに用いられる．性交の6時間前までに女性が挿入する．ペッサリーは大部分の精子の子宮頸通過を阻止し，殺精子薬が通過した精子を殺す．ペッサリーはある種のSTD感染のリスクを下げることができるが，腟が覆われていないので，HIV感染を完全に防止できない．**子宮頸部ペッサリー cervical cap** はペッサリーと似ているが，より小さく，より硬いものである．これは子宮頸部をぴったりとカバーし，ヘルスケア・プラクティショナーによって装着される．殺精子薬と一緒に用いるべきである．

計画的禁欲

女性の性周期のあいだに起る生理学的変化の知識を使えば，妊娠が起きそうな日に性交を控えるか，子どもがほしいと思うならば妊娠が起きる日に計画的に性交する，というどちらかを夫婦が選択できる．正常で規則的な月経周期をもつ女性ではこのような生理学的現象を使って排卵が起きそうな日を予測することができる．

1930年代に，生理学的な見地から最初に開発されたものに，**リズム法 rhythm method** がある．各性周期の中で排卵が起りそうな日に性交を控えるというものである．この期間（排卵前の3日間，排卵日，排卵後の3

日間），性交を控える．多くの女性では性周期が不規則なのでこのリズム法を使って避妊する効果は低い．

別の方式には，**症候体温法 sympto-thermal method (STM)** という生殖能力自己チェック法に基づいた自然な家族計画の方法があり，妊娠を避けるか望むかいずれの場合にも役立つ．STM は正常に変動する生理的指標を利用する方法で，基礎体温の上昇や生卵の白身のような透明で粘りのある多量の子宮頸管粘液分泌がみられる徴候を排卵と判定する．これらの指標は女性の受精率を左右するホルモン変動を反映し，女性がいつ受精するのか，しないのかを知る二重チェックシステムになっている．妊娠を望まないのであれば，性交は受精可能時を避ける．STM の利用者はこれらの変化を観察して表を作成し，正確なルールに従ってこれらを解釈する．

流 産

子宮から受胎物が，通常妊娠 20 週以前の早期に未熟な状態で出されることを**流産 abortion** という．流産は**自然に spontaneous** 生じる場合（自然流産）と**人為的に induced** 起す場合（人工流産）とがある．

流産の誘発にはいくつか種類がある．その一つは，**ミフェプリストン mifepristone**（RU 486 としても知られている）がある．ミフェプリストンはホルモンの一つで，9 週までの妊娠にだけ使われる．ミソプロストール（プロスタグランジンの一つ）と併用する．ミフェプリストンは抗プロゲスチン薬である；プロゲステロン受容体に結合し，受容体を塞ぎ，プロゲステロンの働きを抑制する．プロゲステロンは子宮内膜に着床の準備をさせ，着床後の子宮内膜をよい状態に保つ．妊娠中に，プロゲステロン濃度が下がると，あるいはプロゲステロンの作用が抑えられると，月経が起り，子宮内膜の維持ができなくなり，胚子は子宮内膜とともに排出される．ミフェプリストンを服用して 12 時間以内に子宮内膜の変性が始まり，72 時間以内に排出が始まる．ミソプロストール misoprostol は子宮筋の収縮を促し，ミフェプリストンによる子宮内膜の排出をさらに強めるので，ミフェプリストン投与後にミソプロストールが処方される．

流産を起すその他の方法には，**吸引法 vacuum aspiration** とよばれるものがあり，妊娠 16 週までに行うことができる．細くて柔軟性のある管を吸引装置に装着し，腟から子宮へ挿入する．胚子ないし胎児，胎盤，子宮内膜を吸引によって取り除く．妊娠の 13 週から 16 週のあいだでは，**掻爬 dilation and evacuation** とよばれる方法が一般的に用いられる．子宮頸部を拡張し，吸引や鉗子を用いて胎児，胎盤，子宮内膜を取り除く．妊娠 16 週から 24 週にかけての**後期流産 late-stage abortion** では掻爬法と同じように拡張と吸引をする外科的手法か，生理食塩水や薬剤を用いて非侵襲的に流産

を引き起す手段が用いられる．腟座薬，静脈内投与あるいは子宮を通して羊水の中へ注入することで分娩が誘発される．

チェックポイント

30. 経口避妊薬はどのような機序で妊娠の可能性を減少させるか．

31. 性感染症を防げる避妊法はどのような機序によるのか．

32. 男性用経口避妊薬の開発における問題点はなにか．

28.6 生殖器系の発生

目 標

- 遺伝的に性がどのように決定されるのかを説明する．
- 男性および女性の生殖器系の発生過程を述べる．

3 章で学習した，体細胞が二倍体（$2n$）であることを思い起こそう：体細胞は 23 対の相同染色体すなわち合計 46 本の染色体を含んでいる．これらの染色体のうち，22 対が常染色体で 1 対が性染色体である．常染色体はからだ全体の形質と目の色や身長などの具体的な形質をコードする．2 本の性染色体は大きな **X 染色体 X chromosome** と小さな **Y 染色体 Y chromosome** で，個人の性を遺伝的に決定する．遺伝的に女性の体細胞は 2 本の X 染色体を含み，遺伝的に男性の体細胞は 1 本の X 染色体と 1 本の Y 染色体をもつ．性染色体による遺伝的性の決定は，**性決定 sex determination** として知られている．

配偶子（精子あるいは卵子）は半数体（n）で，合計 23 本だけの染色体をもっている．これらの染色体のうち，22 本が常染色体で 1 本が性染色体である．精子は X あるいは Y のいずれかの性染色体をもち，減数分裂により産生された精子のおよそ半数が X をもち，残り半数が Y をもつことになる．卵子の性染色体はつねに X である．遺伝的性は，卵子を受精させる精子のタイプ（X をもつかあるいは Y をもつか）によって受精の瞬間に決定される．X をもった精子が卵子を受精させれば，胚子は遺伝的に女性（XX）となる．Y をもった精子が卵子を受精させれば，胚子は遺伝的に男性（XY）となる．

早期の胚子は**両能性 bipotential** をもち，男女どちらの生殖器官も形成する能力を有することを意味している．生殖器官の発生の第一段階は，胚子の遺伝的な性に反応して起る．胚子が遺伝的に男性であれば精巣が発生し；遺伝的に女性であれば卵巣が発生する．男性の胚子に精巣が形成されれば，そこからアンドロゲン（男性ホ

ルモン）の分泌が始まり，男性生殖路および男性外生殖器が発達する．女性の胚子は精巣の代りに卵巣を有し，精巣由来のアンドロゲンを産生しない．女性の胚子における精巣由来のアンドロゲンの欠除は，既定通りに女性生殖路および女性外生殖器の発達を引き起こす．妊娠中の母親の胎盤および卵巣から分泌される高濃度のエストロゲンとプロゲステロンに曝される，男女の胚子にとって，こうした既定路線は，理想的である．もし，女性ホルモンが性の分化に一定の役割を果すとすれば，すべての胚子（遺伝的に男性あるいは女性にかかわらず）に女性生殖器が発生することになる．**性分化 sex differentiation** は，生殖器官が男女いずれかの系に沿って発生するプロセスである．性分化の各ステップを理解するために，最初に内生殖器がどのように形成されるのかを学習し，次に外性器がどのように発生するのかを知ることになる．

生殖腺（性腺）gonads は**中間中胚葉 intermediate mesoderm** が発達した**生殖隆起 gonadal ridges** から発生する．胎生の 5 週頃に，生殖隆起は中腎のすぐ内側に膨らみとして現れる（図 28.27）．生殖隆起に隣接して**中腎管 mesonephric ducts** あるいは**ウォルフ管 Wolffian ducts** が存在し，最終的にこの管は男性生殖系の構造になる．もう一つの一対の管，**中腎傍管 paramesonephric ducts** ないし**ミュラー管 Müllerian ducts** は中腎管の外側に発生し，最終的には女性生殖器系の構造となる．対となったどちらの管も尿生殖洞へ開口する．発生初期の胚子は管と精巣ないし卵巣のどちらにも分化できる生殖隆起との組合せをもっているので男性ないし女性のどちらの型にも発達できる潜在能力をもつ．

男性の胚子の細胞は X 染色体と Y 染色体をそれぞれ一つずつもっている．男性型の発達は，Y 染色体上にある **SRY** とよばれる "メイン・スイッチ" 遺伝子によって開始する．**SRY** は Y 染色体の性決定領域 Sex-determining Region of the Y chromosome を意味する．**SRY** 遺伝子が発生の過程で発現すると，胎生 7 週頃に，その生成タンパク質が原始的な支持細胞を**精巣 testes** に分化させる．発達中の支持細胞は**ミュラー管抑制物質 Müllerian-inhibiting substance（MIS）**というホルモンを分泌し，このホルモンが中腎傍管（ミュラー管）の細胞に細胞死を起させる．この結果,中腎傍管（ミュラー管）を構成する細胞は男性生殖器系で機能するいかなる構造にも関与しない．ヒト絨毛性性腺刺激ホルモン（hCG）の刺激により，精巣内の原始的な間細胞は胎生 8 週目頃に男性ホルモンの**テストステロン testosterone** を分泌するようになる．テストステロンは次に，両側の中腎管を，**精巣上体 epididymis**，**精管 ductus（vas）deferens**，**射精管 ejaculatory duct**，**精嚢 seminal vesicle** へと発達させる．**精巣 testes** は，最終的に**曲精細管 seminiferous tubules** になる一連の細管を通して

中腎管とつながる．**前立腺 prostate** と**尿道球腺 bulbourethral glands** は，尿道の内胚葉 endodermal から派生する．

女性の胚子の細胞は，2 本の X 染色体を有し，Y 染色体を保有しない．したがって，SRY 遺伝子が欠落するので生殖隆起が**卵巣 ovaries** へと発達する．その理由は MIS が分泌されないので中腎傍管が発達するからである．両側の中腎傍管の遠位端が融合して，**子宮 uterus** と**腟 vagina** を形成する；融合しなかった近位部は**卵管（ファロピオ管）uterine（fallopian）tubes** となる．中腎管はテストステロンが分泌されないので，女性生殖器系で機能するいかなる構造にも関与せず，やがて退化する．**大前庭腺 greater vestibular glands** と**小前庭腺 lesser vestibular glands** は腟前庭の内胚葉 endodermal から派生する構造である．

男女の胚子の**外性器 external genitals**（男性の陰茎と陰嚢，女性の陰核，陰唇と腟口）は胎生の 8 週頃まで，未分化のままの状態を保つ．分化する前に，すべての胚子において，以下のような外部構造をもつ（図 28.28）:

1. **尿道ヒダ（尿生殖ヒダ）urethral（urogenital）folds.** 一対の**尿道ヒダ（尿生殖ヒダ）**は総排泄腔領域の中胚葉から発生する（図 26.23 参照）.
2. **尿道溝 urethral groove.** 尿道溝は両側の尿道ヒダのあいだにできた凹みで，生殖洞に開口する.
3. **生殖結節 genital tubercle.** 生殖結節は尿道ヒダのすぐ前にある円形の高まりである.
4. **陰唇陰嚢隆起 labioscrotal swellings.** 陰唇陰嚢隆起は尿道ヒダの外側にある一対の隆起である.

男性の胚子ではテストステロンの一部がジヒドロテストステロン dihydrotestosterone（DHT）という，2 つ目のアンドロゲンに転換される．DHT は,尿道,前立腺,外性器（陰嚢や陰茎）の発達を促す．生殖結節の一部が延長し，陰茎に発達する．尿道ヒダの融合によって，**尿道海綿体部 spongy（penile）urethra** が形成され，陰茎の遠位端にのみ外への開口部として残り，**外尿道口 external urethral orifice** ができる．陰唇陰嚢隆起は**陰嚢 scrotum** に発達する．DHT を欠く女性の胚子では,生殖結節は**陰核 clitoris** になる．尿道ヒダは開いたまま残り**小陰唇 labia minora** に，陰唇陰嚢隆起は**大陰唇 labia majora** になる．尿道溝は**腟前庭 vestibule** となる．出生後，テストステロン分泌を促す hCG が存在しないので，アンドロゲン濃度は低下する．

図 28.27 内性器（生殖器）系の発生.

生殖腺は中間中胚葉より発生する.

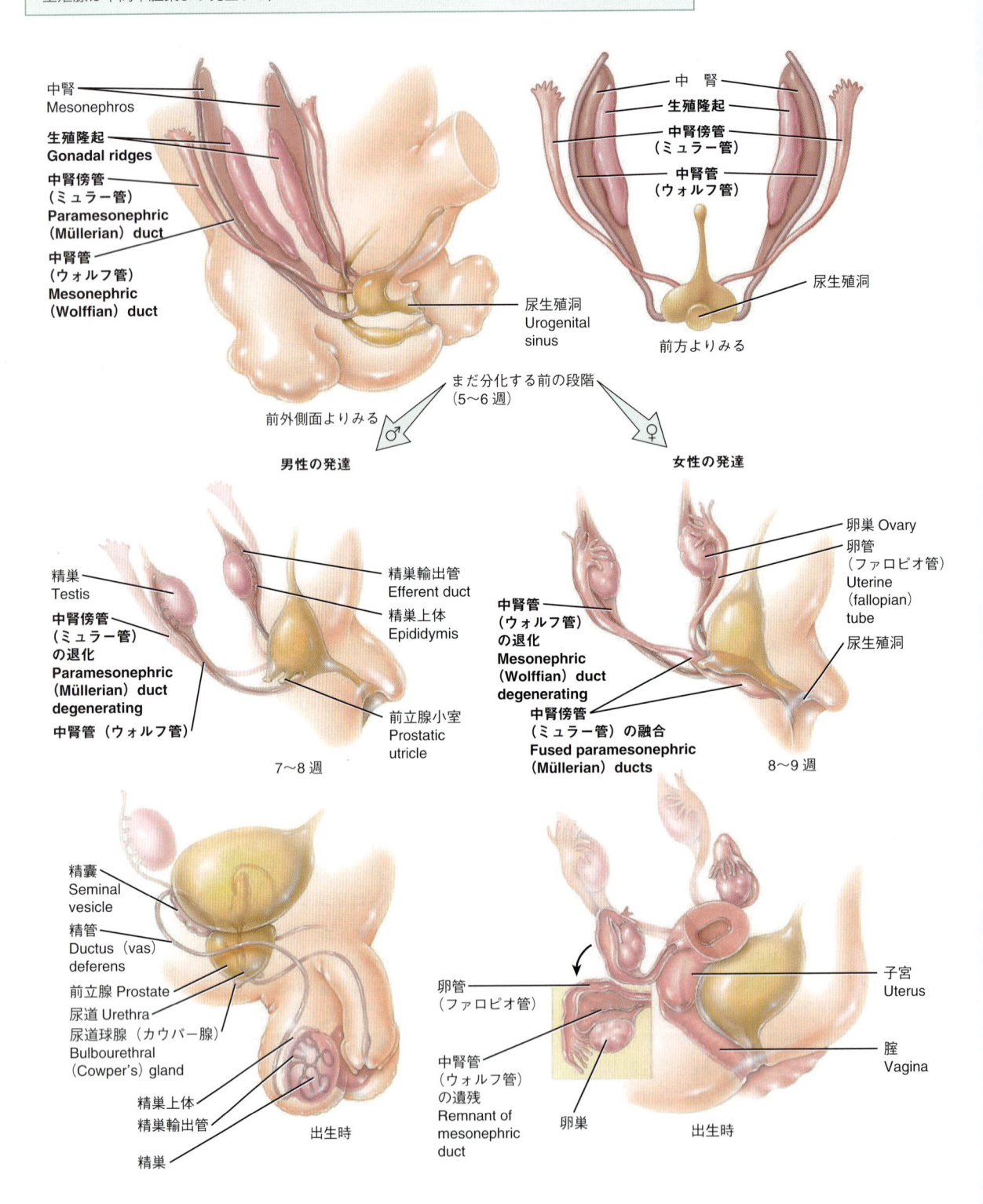

中腎
Mesonephros

生殖隆起
Gonadal ridges

中腎傍管
（ミュラー管）
Paramesonephric
（Müllerian）duct

中腎管
（ウォルフ管）
Mesonephric
（Wolffian）duct

尿生殖洞
Urogenital
sinus

前外側面よりみる

中　腎
生殖隆起
中腎傍管
（ミュラー管）
中腎管
（ウォルフ管）

尿生殖洞

前方よりみる

まだ分化する前の段階
（5〜6 週）

♂

男性の発達

♀

女性の発達

精巣
Testis

中腎傍管
（ミュラー管）
の退化
Paramesonephric
（Müllerian）duct
degenerating

中腎管（ウォルフ管）

精巣輸出管
Efferent duct

精巣上体
Epididymis

前立腺小室
Prostatic
utricle

7〜8 週

卵巣 Ovary

卵管
（ファロピオ管）
Uterine
（fallopian）
tube

尿生殖洞

中腎管
（ウォルフ管）
の退化
Mesonephric
（Wolffian）duct
degenerating

中腎傍管
（ミュラー管）の融合
Fused paramesonephric
（Müllerian）ducts

8〜9 週

精囊
Seminal
vesicle

精管
Ductus（vas）
deferens

前立腺 Prostate

尿道 Urethra

尿道球腺（カウパー腺）
Bulbourethral
（Cowper's）gland

精巣上体

精巣輸出管

精巣

出生時

卵管
（ファロピオ管）

中腎管
（ウォルフ管）
の遺残
Remnant of
mesonephric
duct

卵巣

出生時

子宮
Uterus

腟
Vagina

Q 生殖腺を精巣へと分化させる重要な遺伝子はどれか？

図 28.28　外性器の発生.

男性および女性の胚子では，胎生約 8 週まで外性器は未分化のままである．

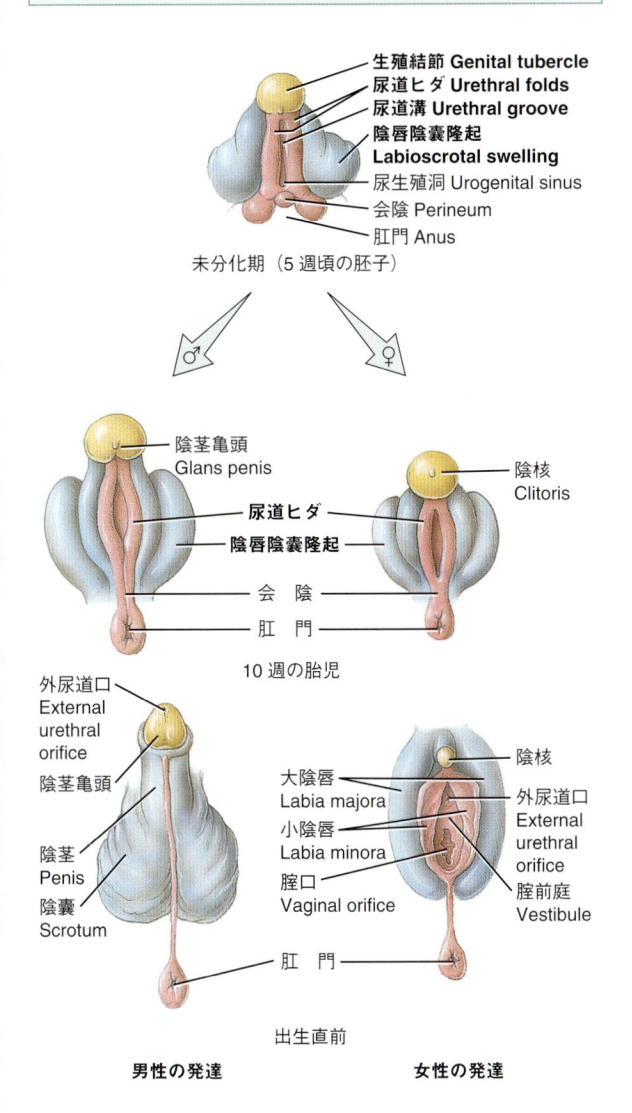

生殖結節 Genital tubercle
尿道ヒダ Urethral folds
尿道溝 Urethral groove
陰唇陰嚢隆起 Labioscrotal swelling
尿生殖洞 Urogenital sinus
会陰 Perineum
肛門 Anus

未分化期（5 週頃の胚子）

陰茎亀頭 Glans penis
陰核 Clitoris
尿道ヒダ
陰唇陰嚢隆起
会　陰
肛　門

10 週の胎児

外尿道口 External urethral orifice
陰茎亀頭
陰茎 Penis
陰嚢 Scrotum

大陰唇 Labia majora
小陰唇 Labia minora
腟口 Vaginal orifice
陰核
外尿道口 External urethral orifice
腟前庭 Vestibule
肛　門

出生直前

男性の発達　　　　**女性の発達**

Q 外性器の分化にはどのホルモンが重要な役割を担うか？

チェックポイント

33. 精子のタイプ（X 精子あるいは Y 精子）は胚子の遺伝的性をどのように決めるのか．

34. 中腎管，中腎傍管，外性器の分化におけるホルモンの役割を述べよ．

28.7 加齢と生殖器系

目　標

• 生殖器系における加齢の影響を述べる．

　およそ 10 歳までの生殖器系は幼若な状態のままである．10 歳前後になると男性，女性ともにホルモンの影響を受けた変化が生じる．**思春期 puberty**（＝成熟年齢）は二次性徴の発達が始まり，有性生殖能力をもつようになる時期である．思春期の始まりは，GnRH パルス状分泌がきっかけとなって起る，LH と FSH のパルス状分泌ないし大量分泌によって特徴づけられる．パルス状分泌の多くは睡眠中に起る．思春期が進むとパルス状分泌が夜のみならず，昼間も起るようになる．成人の分泌パターンが確立するまでの 3 ～ 4 年間はパルス状分泌の頻度が増加する．いまだ GnRH のパルス状分泌を引き起すきっかけは明らかになっていないが，ホルモンのレプチン leptin の役割が解明されつつある．思春期直前に，レプチン濃度は脂肪組織量の増加に伴って上昇する．興味深いことに，レプチン受容体が視床下部と下垂体前葉の両方に存在する．レプチン遺伝子が生まれつき欠落するマウスは不妊で，思春期前の状態にとどまったままである．これらのマウスにレプチンを投与すると性腺刺激ホルモンの分泌を引き起し，仔を産めるようになる．レプチンは生殖機能を開始するために，長期間に必要なエネルギー貯蔵（脂肪組織のトリグリセリド）が十分あることを視床下部に知らせるシグナルなのかもしれない．

　女性では初めての月経である**初潮 menarche** から月経が永久に停止する**閉経 menopause** までのあいだ，通常，性周期は 1 ヵ月に 1 度巡る．したがって，初潮から閉経までのあいだが女性の生殖器系で受胎可能な時間に限りのある期間となる．初潮から 1 ～ 2 年のあいだは，性周期の中で排卵が起るのは 10 ％程度で，黄体期は短い．次第に排卵を伴った周期の割合が高まり，黄体期も通常の 14 日間になってくる．一方，加齢に伴って，生殖能力は低下する．40 歳代から 50 歳代にかけて，残していた卵胞の貯えが使い果される．結果として，卵巣はホルモン刺激に反応しなくなる．エストロゲンの産生が減り，代りに下垂体前葉から FSH と LH が大量に放出される．多くの女性は GnRH のバースト放出に呼応して顔面紅潮や多汗を経験する．閉経によって起るその他の徴候は頭痛，脱毛，筋肉痛，腟乾燥，不眠症，うつ，体重増加，情緒不安定などである．卵巣，卵管，子宮，腟，外部生殖器，乳房のある程度の萎縮が閉経後の女性で起る．エストロゲンの欠乏により，閉経後には多くの女性で骨のミネラル濃度が低下する．性欲は同じよ

うな低下を示すことはない；副腎からのアンドロゲン濃度によって維持されるからである．子宮癌の発症のピークは 65 歳前後であるが，子宮頸癌の発症はより若い年齢で起きる．

　男性の場合は，女性に比べて生殖機能の低下がかなり少ない．健康な男性では，しばしば 80 歳代，90 歳代まで生殖能力が維持される．55 歳前後になるとテストステロン産生の減少が生じ，筋力の低下，生存可能な精子数の減少，性欲減退などが生じるようになる．60 〜 80 歳のあいだで，精子形成は 50 〜 70％減少するが，老人になっても豊富な精子をもっていることもある．

　60 歳以上の男性の大部分で前立腺が正常の 2 倍から 4 倍の大きさに肥大する．これを**良性前立腺肥大症 benign prostatic hyperplasia（BPH）**といい，尿道前立腺部が狭くなり，頻尿，夜間多尿（夜に排尿する），

排尿の躊躇，排尿力の低下，排尿後の滴り，残尿感などの症状で特徴づけられる．

> **チェックポイント**
>
> **35.** 思春期には男性と女性それぞれにどのような変化が生じるか．
> **36.** 初潮と閉経の意味はどのようなことか．

・・・

　生殖器系が他の身体の系の恒常性維持に大きな役割を担っていることを理解するために，"ホメオスタシスの観点から：生殖器系"を調べなさい．次の 29 章では妊娠中に起る主な出来事を学び，遺伝が子どもの発達にどのような役割を果すのかがわかるようになる．

疾患：ホメオスタシスの失調

男性の生殖器系疾患

精巣癌　20 〜 35 歳のあいだで，最も一般的な癌は**精巣癌 testicular cancer** である．そのうちの 95％が曲精細管内の精子形成細胞からできる．精巣癌の早期の徴候は精巣内の腫瘤で，精巣が重くなった感じや下腹部の鈍痛を伴うことである；しかし，痛みが起らない場合もある．精巣癌を早期に発見する機会を増やすためにすべての男性は定期的に精巣を自己検診すべきである．自己検診は 10 代の頃より開始すべきで，それ以降は月に 1 度行う．温かい風呂に入った後やシャワーの後（陰嚢の皮膚が弛緩している時），左右各々の精巣を以下の要領で調べる．精巣を握り，親指と人差し指のあいだで優しく転がし，しこりや腫脹，硬さ，それ以外の変化を調べる．もししこりあるいはその他の変化を見つけたら，できるだけ早く医師に相談すべきである．

前立腺疾患　前立腺は尿道の一部を囲んでいるので，種々の感染症，肥大，腫瘍が生じ，尿の流れを妨げることがある．急性あるいは慢性の前立腺の感染症は思春期以降の男性では一般的にみられる疾患で，しばしば尿道炎を併発する．症状は，発熱，悪寒，頻尿，夜間多尿，排尿困難，焼けつくもしくは激しい痛みを伴う排尿，背部痛，関節痛や筋痛，血尿，あるいは痛みを伴う射精である．しかし無症状のこともしばしばある．細菌性感染症に対してほとんどの場合抗生物質が治療薬として用いられる．**急性前立腺炎 acute prostatitis** は，前立腺が腫大し圧痛を生じる．**慢性前立腺炎 chronic prostatitis** は中年およびそれ以降の男性に一般的にみ

られる慢性の感染症である．診察にあたって前立腺の肥大，軟化，圧痛が認められ，表面がでこぼこするなどの症状がある．

　前立腺癌 prostate cancer は，米国では，1991 年に肺癌による死亡率を超えて，最も死亡率の高い癌になった．毎年，米国人男性のおよそ 20 万人が前立腺癌と診断され，約 4 万人が死亡している．前立腺上皮細胞でのみ生成される**前立腺特異抗原 prostate-specific antigen（PSA）**は前立腺腫大で増加し，前立腺感染症，良性の前立腺肥大ないし前立腺癌の存在を示している．血液検査で血中の PSA レベルを測ることができる．40 歳以上の男性は毎年 1 回の前立腺検査を受けるべきである．医師が肛門に指を挿入して直腸ごしに前立腺を触診する**直腸指診 digital rectal exam** を行う．また，毎年の PSA 測定も，50 歳以上の男性に勧められている．前立腺癌の治療としては外科手術，凍結療法，放射線療法，ホルモン療法，化学療法がある．多くの前立腺癌は進行が非常に遅いので，年齢が 70 歳以上で腫瘍が小さな場合には，処置する以前に"経過観察"を勧める泌尿器科医もいる．

勃起障害　以前は**インポテンツ impotence** ともよばれた**勃起障害 erectile dysfunction（ED）**は，成人男性が射精，または性交に十分な時間の勃起状態の達成，維持ができない状態をいう．ED の原因の多くは一酸化窒素（NO）の放出が十分でないことに起因している．NO は陰茎の細動脈の平滑筋と勃起組織を弛緩させる．薬品のバイアグラ®（シルディナフィル）は陰茎の平滑筋の弛緩を NO によって増強させる．ED に陥るその他

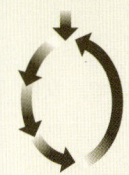

ホメオスタシスの観点から

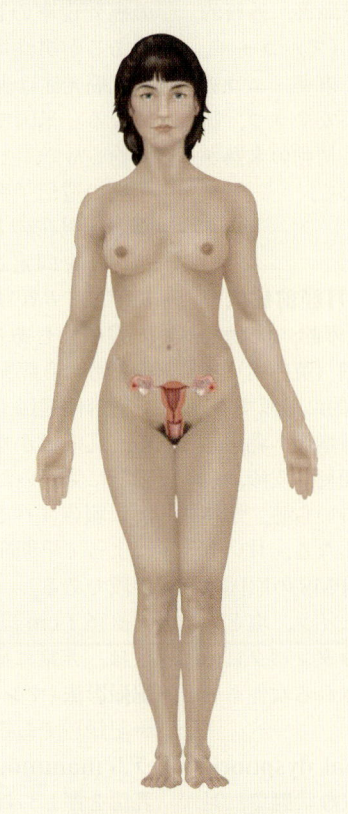

生殖器系の役割

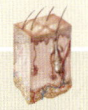

外皮系

- アンドロゲンは体毛の成長を促す.
- エストロゲンは乳房, 腹, 腰への脂肪の沈着を促す.
- 乳腺は乳汁を産生する.
- 皮膚は妊娠中に胎児の成長によって伸展する.

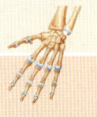

骨格系

- アンドロゲンとエストロゲンは骨格系の骨の成長と維持を促す.

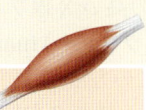

筋 系

- アンドロゲンは骨格筋の成長を促す.

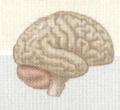

神経系

- アンドロゲンは性的行動（性欲）に影響する.
- エストロゲンは男性脳で特定領域の発達にかかわっている.

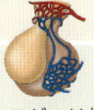

内分泌系

- テストステロンとエストロゲンは視床下部と下垂体前葉にフィードバックによる効果を及ぼす.

全身の器官系との関連

- 男性および女性の生殖器系は配偶子（卵子と精子）を産生し, これらは受精して胚子, 胎児となる. 胚子や胎児は分裂して分化し, からだのすべての系の器官を構成するようになる細胞をもっている.

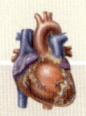

心臓血管系

- エストロゲンは血中コレステロールを減少させ, 50 歳以下の女性における冠状動脈疾患のリスクを低下させる.

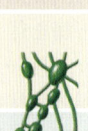

リンパ系と免疫系

- 精液中に抗菌薬様の化学物質が存在することと, 腟液が酸性を呈することは, 生殖路における病原菌に対する生まれつき備わった免疫として役立つ.

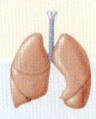

呼吸器系

- 性的興奮は呼吸の頻度と深さを増大させる.

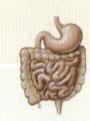

消化器系

- 妊娠中の胎児は消化管を圧迫するので, 胸焼けや便秘になりやすくなる.

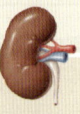

泌尿器系

- 男性では, 前立腺と陰茎を通る尿道が尿と精液の共通の通路となる.

の要因は糖尿病，陰茎の構造異常，および梅毒などの全身疾患，血管障害（動静脈の閉塞），神経障害，外科的要因，テストステロン欠乏症そして薬物（アルコール，抗うつ薬，抗ヒスタミン薬，抗高血圧薬，麻薬，ニコチン，トランキライザー）が挙げられる．不安やうつ，妊娠や性感染症への警戒心，宗教的な抑制，情動の未熟さなどのような精神的因子がEDの原因となる．

女性の生殖器系疾患

月経前症候群と月経前不快性障害

月経前症候群premenstrual syndrome（PMS）は身体的，情動的に苦痛を伴う周期性障害である．排卵後期（黄体期）に現れ，月経の始まりとともにその症状は劇的に消滅する．症候と症状に個人差は多いが，浮腫，体重増加，乳房腫大と圧痛，腹部膨満，背部痛，関節痛，便秘，皮疹，疲労感や無気力，嗜眠，うつや不安感，いらいら感，情緒不安定，頭痛，動作が鈍くまたぎこちなくなる，甘いものや塩辛い食物を渇望するなどである．PMSの原因は不明である．規則的な運動をする；カフェイン，塩とアルコールを制限する；複合糖質を多く含みタンパク質の少ない食事を摂ることなどで症状が改善される女性もいる．

　月経前不快気分障害premenstrual dysphoric disorder（PMDD）は，PMSよりも重症な状態で，月経後もPMS様の症状が治まらない．臨床的な研究結果から，GnRHの作用を妨げる薬剤（ルプロライドleuprolide）の投与が顕著な症状改善を起す．ルプロライドとエストロゲンまたはプロゲステロンを一緒に投与すると症状が再び現れるので，研究者はPMDDは，正常レベルの卵巣ホルモンに対する異常反応によって引き起されていると提唱している．選択的セロトニン受容体抑制薬selective serotonin receptor inhibitors（SSRIs）がPMSとPMDDの治療薬として保障されている．

子宮内膜症

子宮内膜症endometriosis（endo- ＝～内；metri- ＝子宮；-osis ＝状態）は子宮内膜組織が子宮の外で増殖することで特徴づけられる疾患である．子宮内膜組織が卵管開口部から骨盤腔に入り，卵巣，直腸子宮窩，子宮外面，S状結腸，骨盤および腹部リンパ節，子宮頸部，腹壁，腎臓，膀胱などの場所のいずれかに見出されるようになる．子宮内膜組織は子宮の内にあっても外にあっても，ホルモンの変動に反応する．各性周期ごとに組織は増殖しやがて剥離し，出血する．これが子宮の外で生じると，炎症や痛み，瘢痕，不妊を引き起す．症状としては月経前の疼痛あるいは異常に激しい月経痛が挙げられる．

乳　癌

米国では8人に1人は**乳癌breast cancer**になる可能性に直面している．乳癌は肺癌について，女性の癌死亡率の2番目に高い原因となっている．まれではあるが男性でも乳癌は発症する．30歳以下の女性での乳癌発症は少なく；閉経期をすぎると発症率が急に高くなる．米国で毎年乳癌と診断される約18万人のうちの約5％で，とくに若年で発症したケースにおいて，遺伝性の遺伝子変異（DNAの変化）によることが原因となる．現在のところ，乳癌の罹患率を上げる2種類の遺伝子を同定している：*BRCA1*（breast cancer 1）と*BRCA2*．*BRCA1*遺伝子の変異は卵巣癌の発現の高い危険因子でもある．さらに*p53*遺伝子の変異は男性，女性ともに乳癌発症のリスクを高める．また，アンドロゲン受容体遺伝子の変異が，男性の乳癌発症に関係している．乳癌はかなり進行するまで，通常痛みはないので，腫瘤に気づいたら，その大きさにかかわらず，直ちに医師に報告すべきである．乳房自己診断や乳房X線検査によって早期発見することが生存率を高める最も重要な手段である．

　直径1 cm以下の乳房腫瘍を発見する最も効果的な方法は，非常に感度の高いX線フィルムを用いる**乳房X線撮影法（マンモグラフィー）mammography（-graphy ＝記録）**である．この方法から得られる乳房像**マンモグラムmammogram**（表1.3参照）は，片側ずつ平板に乳房を押しつけて撮影することで，最もよい像を得ることができる．乳房の異常を評価するための補助的な手段として，**超音波検査法ultrasound**がある．超音波検査法で直径1 cm以下の腫瘍を発見することはできないが（マンモグラフィーならできる），腫瘍が良性か，液体で満たされた囊胞かあるいは，固形腫瘍（おそらくは悪性）なのかを診断するために使われる．

　乳癌発生の危険度を上げる因子は，（1）家族歴，とくに母親や姉妹に乳癌患者がいる；（2）出産経験がないか，あるいは初産が35歳以上の場合；（3）以前に一側に乳癌を発症した；（4）X線のような電離性放射線を浴びている；（5）アルコールの多量摂取；（6）喫煙がある，などである．

　米国対癌協会（ACS）から，乳癌をできる限り早期発見する方法として以下のステップによる診断指針が提起されている：

- 20歳以上のすべての女性は月に1度は自ら乳房をふれてチェックする習慣を身につけるべきである．
- 医師は20〜40歳の女性は3年に1度，40歳を超えた女性は毎年，診察するべきである．
- 35〜39歳の女性は，後に比較ができるようにマンモグラフィー検査を受けておくべきである（基本乳房X線像）．
- 無症状の女性でも40歳以降は毎年マンモグラフィー

検査を受けるべきである.

- 乳癌歴，明確な乳癌の家族歴，あるいはその他の危険因子を有する女性は，いかなる年代においてもマンモグラフィー検査の施行について，医師と相談すべきである.

2009 年 11 月，米国政府の予防医療サービス専門作業部会（USPSTF）は乳癌発症の通常リスク女性に対する乳癌のスクリーニング検査に関する一連の勧告を行った. 勧告は，乳癌の症状または徴候がない女性と乳癌リスクが高くない女性（例えば，家族歴がない場合）が対象となる. 勧告内容を以下に示す：

- 50 〜 74 歳の女性は 2 年に 1 度，マンモグラフィー検診を受けるべきである.
- 75 歳以上の女性はマンモグラフィー検診を受けるべきでない.
- 乳房自己診断は必要ない.

乳癌の治療にはホルモン療法，化学療法，放射線療法，外科手術法として**腫瘍摘出術 lumpectomy**（腫瘍と周辺組織の摘出），あるいはその変法ないし根治手術，これらの治療法を組み合せる方法などがある. **根治的乳房切除術 radical mastectomy**（mast- =乳房）は癌に侵された乳房とともにその下の胸筋と腋窩リンパ節を切除する（癌細胞の転移は通常，リンパ管，血管を介して起るのでリンパ節を郭清する）. 放射線療法と化学療法は外科的療法を補い，分散した癌細胞の死滅を確実にするために組み合せる.

さまざまな種類の化学療法剤は再発の危険と病状の進行を止めるために使用される. タモキシフェン（**ノルバデックス Nolvadex®**）はエストロゲン拮抗薬でエストロゲン受容体に結合して，受容体をふさぎ，乳癌細胞へのエストロゲンの影響を抑える. タモキシフェンは今日までの 20 年間にわたって使用され，癌再発のリスクを非常に下げている. **ヘルセプチン Herceptin®** は乳癌細胞の表面抗原に対するモノクローナル抗体を利用した薬剤である. 腫瘍退縮，病状進行遅滞効果を示す. 新しい 2 種類の薬品についての臨床治験の初期結果から，**フェマラ Femara®** と**アミミデクス Amimidex®** は，タモキシフェンよりも再発率が低いと報告されている. これらの薬はエストロゲン合成の最後の段階に必要な酵素，アロマターゼの働きを抑制する. 最後に，タモキシフェンと**エビスタ Evista®**（**ラロキシフェン raloxifene**）の 2 つの薬剤が乳癌予防のために，市販されている. 興味深いことに，ラロキシフェンは乳房と，子宮のエストロゲン受容体をブロックし，骨のエストロゲン受容体を活性化する. したがって，乳癌や子宮癌の発症の危険度を上げることなく，骨粗鬆症の治療に用いることができる.

卵巣癌と子宮頸癌　卵巣癌 ovarian cancer は女性の癌の中で 6 番目に多い癌であるが，乳癌を除くすべての婦人科領域の悪性腫瘍において最も死亡率が高い. なぜならば，卵巣癌を卵巣外に転移する（広がる）前に発見することが難しいためである. 卵巣癌に関係する危険因子は，年齢（通常 50 歳以上）；人種（白人は最大のリスクをもつ）；卵巣癌の家族歴；40 年以上の活発な排卵；未出産または初めての妊娠が 30 歳以上；高脂肪，線維が少なく，ビタミン A が不足した食事；長期にわたってアスベストやタルクに曝露されている，などが挙げられる. 早期卵巣癌では自覚症状がないか，あっても腹部不快感，胸焼け，吐き気，食欲不振，鼓腸や膨満感といった他の一般的な病気と共通する軽微なものである. 進行した癌の場合には，腹部膨満，腹部や骨盤の痛み，持続的な胃腸障害，尿路合併症，月経不順，月経時の大量出血が症候と症状である.

子宮頸癌 cervical cancer は子宮頸部の癌で，米国では年間およそ 12,000 人の女性が罹患し，死亡割合は毎年約 4,000 人にのぼる. 子宮頸癌は通常，扁平細胞の頸部細胞の数と形が変化し，増殖して**子宮頸部異形成 cervical dysplasia** とよばれる前癌状態から始まる. 異常な細胞が，時に正常な状態に戻ることもある；癌に進行する場合は通常ゆっくり進行する. 多くの場合，子宮頸癌は早期の段階にパップテスト Pap test（4.4 節 "臨床関連：パパニコロー塗抹検査" 参照）で検出できる. ほとんどすべての子宮頸癌はいくつかのタイプのヒトパピローマウイルス（HPV）によって引き起され；他のタイプの HPV は生殖器の疣贅（後述）を引き起す. 現在約 2 千万の米国人が HPV に感染していると推定される. 多くの例では免疫反応を介して体内から HPV を撃退しているが，時に数年を経て癌に進展することがある. HPV は腟や肛門を経由して，またオーラルセックスで感染する；感染したパートナーはなんらかの徴候や症状を示さないことがある. 子宮頸癌の徴候と症状は腟からの不正出血（周期中の出血，性交後の出血，閉経後の出血，正常に比べて月経がひどく長いあるいは淡い色で血液が混じったおりものが持続する）である. HPV 感染のリスクを下げる方法にいくつかある. リスクのある性行為（無防備なセックス，若年時のセックス，多数のセックスパートナーあるいは高リスクの性行為に従事するパートナー）を避けること，高い免疫力，HPV ワクチン接種などがある. 2 種のワクチン（ガータシル Gardasil® とサーベリックス Ceravix®）は多くの子宮頸癌の原因となる HPV のタイプに対するもので，男女ともに有効である. 子宮頸癌の治療オプションには，**ループ式電気焼灼切除法 loop electrosurgical excision**

procedure（LEEP）；異常細胞を凍結する**冷凍療法** cryotherapy；異常組織を光で焼く**レーザー治療** laser therapy；**子宮摘出術** hysterectomy；**広汎性子宮全摘出術** radical hysterectomy；**骨盤臓器全摘出術** pelvic exteneration；**放射線治療** radiation；**化学療法** chemotherapy などがある．

外陰腟カンジダ症

カンジダ症を起す *Candida albicans* は一般に胃腸管および尿生殖器路の粘膜で発育する酵母菌様真菌である．**外陰腟カンジダ症 vulvovaginal candidiasis** は，腟の炎症を伴った最もふつうにみられる**腟炎 vaginitis** である．カンジダ症は激しいかゆみ；濃厚な黄色いチーズ様のおりもの；酵母臭；痛みなどが特徴である．少なくとも女性の75％が1度は経験しているこの疾患は，別な病気で抗生物質の治療を受けた後に，真菌が増殖する結果である．素因には経口避妊薬ないしコルチゾール系の薬剤の服用，妊娠，糖尿病などがある．

性行為感染症

性行為感染症（性感染症）sexually transmitted disease（STD）は性交を介して広まる疾患の一つである．西欧諸国，日本，オーストラリア，ニュージーランドなどの先進諸国では，ここ25年間で性行為感染症が顕著に減少してきている．これに対して，米国ではまるで流行性疾患のように増加し；近年では6,500万人の人びとが罹患している．性行為感染症であるAIDSやB型肝炎は，他の行為で感染することもあり，これらについてそれぞれ22章，24章で解説した．

クラミジア

クラミジア chlamydia はクラミジア菌の *Chlamydia trachomatis*（chlamy- ＝外套）によって生じる性行為感染症である．この特異なバクテリアは細胞外では増殖できない；細胞の中で"外套に身を隠し"そこで分裂する．現在，クラミジアは米国で最も広まっている性行為感染症である．多くの場合，無症状に発症するので，臨床的に診断するのが難しい．男性では主に尿道炎を起し，透明な液体の排出，排尿の際の灼熱感，頻尿，排尿時の痛みが生じる．放置すると，精巣上体の炎症を引き起すことがあり，男性不妊の原因となる．女性のクラミジア感染者の70％では，症状がないまま，骨盤内炎症を引き起す結果となる．卵管も炎症を起し，これは子宮外妊娠（子宮の外に受精卵が着床すること）が生じる危険が高まり，瘢痕組織が卵管にできて不妊になるリスクが高まる．

トリコモナス症

トリコモナス trichomoniasis はよく見かける性感染症（STD）で，最も治療しやすい病気と考えられている．原因はトリコモナス原虫の *Trichomonas vaginalis* で，女性の腟や男性の尿道に常在している．感染者の多くは徴候や症状を示さない．症状がある場合，女性ではかゆみ，灼熱感，女性器の痛み，排尿時の不快感，異臭を伴うおりものなどである．男性では陰茎のかゆみや痛み，排尿後または射精後の灼熱感，少量の膿などがみられる．トリコモナス症をもっていると HIV や淋病など他の性感染症に罹るリスクが高まる．

淋病

淋病 gonorrhea（あるいは the clap）は淋菌 *Neisseria gonorrhoeae* によって生じる．米国では，15〜29歳の年齢層で最も多く，毎年100万から200万の新しい感染者が報告されている．性交時や胎児が娩出時に産道を通る時に，感染している粘膜からの分泌物に接触することが感染源となる．口と性器の接触から口腔や咽頭が，性交によって陰茎や腟が，あるいは肛門性交によって直腸が感染部位となる．

男性では多量の膿の排出と激しい排尿時痛を伴う尿道炎を起す．前立腺や精巣上体が感染することもある．女性では，一般的に膿が出る腟炎を起す．しかしながら病態がより進行した段階に至るまで男性でも女性でも，症状なしに感染が潜伏した状態でいる；感染者のうち男性の5〜10％，女性の50％で無症状である．女性では感染とそれに続く炎症が腟から，子宮，卵管，骨盤腔へと広がることがある．毎年，推定5万人から8万人の米国人女性が淋病に感染して，卵管が瘢痕組織で詰り不妊症となる．もし産道の細菌が新生児の眼に感染すると，失明することもある．新生児へ1％硝酸銀水溶液の点眼をして感染を防ぐ．

梅毒

梅毒 syphilis は梅毒トレポネーマ *Treponema pallidum* が引き起す感染症で性的接触，輸血，あるいは胎盤を介して胎児へも感染する．梅毒はいくつかの段階を経て病状が進行する．**第1期 primary stage** では感染場所に**下疳 chancre** とよばれる痛みのない開放性潰瘍ができるのを主徴候とする．この下疳は1〜5週間でいったん治癒する．**第2期 secondary stage** は，その後の6〜24週間に皮膚の発疹，発熱，関節痛，筋痛が生じ，すべての主要な器官系に感染が広がる全身性の感染となる．**第3期 tertiary stage** に入ると臓器変性の徴候が現れる．神経系が侵されると，第3期は**神経梅毒 neurosyphilis** とよばれる．脳の運動野領域が広範囲に障害を受け，患者は排尿や排便の制御ができなくなる．やがては寝たきりで自ら食事を摂ることさえできなくなる．加えて大脳皮質の障害は記憶障害や，怒りやすい性格から幻覚症状といったさまざまな人格変化を引き起す．

陰部ヘルペス　陰部ヘルペス genital herpes は難治性の性感染症である．II 型単純疱疹ウイルス（HSV-2）の感染が原因で，男性では包皮，亀頭，陰茎体に，女性では外陰部，時には感染が上におよび腟に，激しい痛みのある水疱が形成される．水疱は消失したり，再び現れたりするが，ウイルスそのものは体内に残存する．関連ウイルスの I 型単純疱疹ウイルス（HSV-1）は非解放性の潰瘍を口腔や口唇に形成する．感染の典型例では，反復性の症状が年に数回出現する．

陰部疣贅　陰部疣贅 genital warts の典型は，単一または複数の隆起物として陰部に現れ，数種のヒトパピローマウイルス Human papillomavirus（HPV）が原因となる．病変部は大小さまざまの平坦または膨隆し，あるいは指状突起をもったカリフラワー様の形状を示す．米国では，毎年およそ 100 万人が陰部疣贅に罹患している．感染しているパートナーがこの病気の徴候や症状を示さない場合でも，陰部疣贅は性的に感染し，性的接触後の数週間または数ヵ月後に病変が現れる．多くの例では，免疫系が HPV に備え，感染細胞は 2 年以内に正常に戻る．免疫の効果がない場合は病変が現れる．局所性ゲルが時に使われてはいるが，陰部疣贅の治療法はない．前述したように，ワクチンのカーダシル Gardasil® が多くの陰部疣贅の感染を防止するのに役立っている．

医学用語

去勢 castration（＝切り取る）　生殖腺を摘出除去，不活性化，あるいは破壊すること；通常は精巣を摘出する場合だけの意味に用いる．

月経過多 menorrhagia（meno- ＝月経；-rhage ＝強く破裂すること）　月経期が異常に長引く．月経周期のホルモン制御の乱れ，骨盤内感染症，薬剤（抗凝固剤），子宮筋腫（筋組織と線維組織からなる子宮の良性腫瘍），子宮内膜症，あるいは子宮内リングが原因となる．

月経困難症 dysmenorrhea（dys ＝困難または痛い）　月経に伴う痛み；この用語は通常，女性が毎月 1 日以上ふつうの生活ができなくなるようなひどい月経症状を呈する場合に用いる．子宮腫瘍，卵巣嚢腫，骨盤炎症性疾患，避妊リングが原因で生じる．

白帯下 leukorrhea（leuko ＝白）　粘液と膿状の細胞成分を含んだ腟からの白い（血性ではない）おりもので，どの年代でも，また多くの女性でいつかは経験する．

骨盤内炎症性疾患 pelvic inflammatory disease（PID）　骨盤内器官，とくに子宮，卵管，卵巣での広範囲な細菌感染の総称．骨盤のうずき，背下部痛，腹痛，尿道炎などの特徴をもつ．しばしば，PID の初期症状は月経直後に起る．感染が広がると発熱し，生殖器官に痛みを伴う膿瘍ができる．

コルポスコピー colposcopy（colpo- ＝腟；-scopy ＝みること）　光をあてて，倍率 5 ～ 50 倍に拡大するレンズを使って腟や子宮頸部を視診する．パップスメア Pap smear が異常な場合に行われる．

子宮筋腫 fibroids（fibro- ＝線維；-eidos ＝似ている）　筋組織と線維組織からなる子宮筋層の良性腫瘍．エストロゲンの高濃度が筋腫の発達と関係している．思春期前には発症せず，通常閉経後には発達は止まる．不正月経出血，骨盤内の痛み，圧痛などが症状として出る．

子宮腟部掻爬術 endocervical curettage（curette ＝スクレイパー）　子宮頸を広げ，子宮内膜を掻爬器というスプーン状の機器で削り取る処置をいう；dilation（拡張）と curettage（かきとり）から通常 D and C という．

性交困難症 dyspareunia（dys- ＝困難な；-para- ＝～のそば；-enue ＝ベッド）　性交中に生じる痛み．生殖器あるいは骨盤腔に痛みが出る，潤滑性の不足，炎症，感染，ペッサリーなどがうまくあっていない，子宮内膜症，骨盤内炎症性疾患，骨盤腫瘍，子宮周りの靱帯のゆるみ，などが原因となる．

精巣炎 orchitis（orchi- ＝精巣；-itis ＝炎症）　精巣の炎症で，例えば流行性耳下腺炎や細菌感染による．

ダグラス窩内視鏡（クルドスコピー）culdoscopy（-cul ＝袋小路；-scopy ＝調べる）　内視鏡を腟の後壁から骨盤腔に挿入して直腸子宮窩を観察する．

恥垢 smegma　主に剥がれ落ちた上皮で構成される分泌物．外性器周辺に観察され，とくに男性の包皮下にみられる．

尿道下裂 hypospadias（hypo- ＝低い）　尿道口の開口部が位置異常を示すよくみられる先天異常である．男性では陰茎下面に，左右の陰嚢のあいだ（＝陰嚢縫線）の陰茎から陰嚢への移行部のところに，あるいは会陰部（開口部）に生じる；女性では尿道が腟に開口する．外科的に治療が可能である．

半陰陽 hermaphroditism　一個体に卵巣と精巣が両方存在する状態．

卵管摘出術 salpingectomy（salpingo ＝管）　卵管の摘出術．

卵巣摘出術 oophorectomy（oophor- ＝産卵期の）　卵巣の摘除術．

卵巣嚢腫 ovarian cyst　最も一般的にみられる卵巣腫瘍．腫瘍内に液体で満たされた小胞や黄体が存在し，それらが成長を続ける嚢腫である．

章の概要

概　要

28.1　男性生殖器系

1. 男性生殖器系には，精巣（2），精巣上体（2），精管（輸精管）（2），射精管（2），精嚢（2），尿道（1），前立腺（1），尿道球腺（カウパー腺）（2），陰茎（1）が含まれる．陰嚢は陰茎根から垂れ下がる袋状の構造で，弛緩性の皮膚とその下の皮下組織からなり，精巣を支える．精巣の温度は，精巣挙筋の収縮によって精巣を挙上して，骨盤腔に近づけたり，遠ざけることによって調節される．肉様筋は陰嚢を堅くしまった状態になり，表面に皺をつくる．

2. 精巣は，精子を産生する曲精細管を含んで陰嚢に包まれる左右一対の卵円形をした腺（生殖腺）である．支持細胞は精子に栄養を与え，インヒビンを分泌する．間（ライディッヒ）細胞は男性ホルモンであるテストステロンを分泌する．精巣は胎生の7ヵ月頃のあいだに鼠径管を通って陰嚢内へ下降する．この下降がうまくいかないことを停留精巣とよぶ．

3. 配偶子とよばれる，二次卵母細胞と精子は生殖腺で産生される．精巣で起る精子発生は，未熟な精祖細胞が精子になる過程をさす．精子発生は，第一減数分裂，第二減数分裂，精子形成が連続して起り，各々の一次精母細胞から，4つの一倍体の精子が形成される．成熟した精子は，頭部と尾部からなる．それらの機能は二次卵母細胞を受精させることである．

4. 思春期には，性腺刺激ホルモン放出ホルモン（GnRH）が下垂体前葉からのFSHとLHの分泌を刺激する．LHはテストステロン分泌を促し，FSHとテストステロンは精子発生を促す．支持細胞からはアンドロゲン結合タンパク質（ABP）が分泌され，ABPはテストステロンに結合し，曲精細管内でのテストステロン濃度を高いレベルに保つ．テストステロンは男性生殖器の成長，発達，維持に働く．テストステロンは骨の発育，タンパク質合成，精子成熟を刺激し，男性の二次性徴の発達を促進する．インヒビンは支持細胞で産生される．インヒビンによるFSH分泌の抑制は，精子発生の速度の調節を助ける．

5. 精巣の精路系は，曲精細管，直精細管，精巣網からなり，精子は精巣輸出管から押し出される．精巣上体管は精子が成熟し，貯留される部位である．精管は精子を貯留し，精的興奮時に精子を精巣上体から尿道へ向かって運ぶ．

6. 精嚢と精管の膨大部が合して形成される射精管は，精子と精嚢からの分泌物の排出路で尿道の始まりの部分，つまり尿道前立腺部につながっている．

7. 男性の尿道は前立腺部，中間（隔膜）部，海綿体部の3部に分かれる．

8. 精嚢はアルカリ性でフルクトース（精子のATP産生に利用）を含有する粘性のある液体を分泌する．精嚢液は精液の60％を占め，精子の生存に役立つ液体である．前立腺はやや酸性の液体を分泌し，これは精液全体の約25％を占め，精子の運動性を高めるように働いている．尿道球腺（カウパー腺）は，潤滑を与えるための粘液と酸を中和するアルカリ性の物質を分泌する．精液は，精子と精漿の混合である．精液は精子の輸送，精子への栄養供給，男性尿道や女性の腟内の酸性度を中和する働きを有する．

9. 陰茎は根，体，亀頭からなる．性的興奮によって生じる陰茎の血液洞の拡張は勃起とよばれる．

28.2　女性生殖器系

1. 女性生殖器には，卵巣（生殖腺），卵管（ファロピオ管），子宮，腟，外陰部（会陰部）が含まれる．乳腺は外皮系の一部であるが，女性生殖器系の一部としても考えられている．

2. 女性の生殖腺である卵巣は，骨盤腔の上部，子宮の外側に位置する．卵巣は二次卵母細胞を産生し，排卵として放出し，そしてエストロゲン，プロゲステロン，リラキシン，インヒビンを分泌する．

3. 卵子発生（一倍体である二次卵母細胞の生成）は卵巣で始まる．卵子発生の順序は，第一減数分裂，第二減数分裂で，第二減数分裂は排卵後，二次卵母細胞が精子と受精した時に完了する．

4. 卵管（ファロピオ管）は二次卵母細胞を卵巣から子宮へ送る管で，通常受精が起る場所である．線毛細胞と蠕動運動は二次卵母細胞や受精卵が子宮へと移動させる．

5. 子宮は洋ナシ状の大きさとそれを逆さにした形の器官で，月経，受精卵の着床，妊娠中の胎児の発育，出産に機能する場である．また，精子が二次卵母細胞と受精を行うために卵管に到達するための通路の一部となる．通常，子宮は複数の靱帯によって一定の位置に固定されている．組織学的に，子宮は，外側から子宮外膜（漿膜），子宮筋層，子宮内膜の3層構造である．

6. 腟は精子の通路，月経血の流出路，性交時の陰茎の受け入れ，また産道の下部でもある．腟はかなり伸びることができる．

7. 女性外性器をまとめて，外陰（部）とよび，恥丘，大陰唇，小陰唇，陰核，腟口と尿道口，処女膜そして，3組の腺，尿道傍腺（スキーン腺），大前庭腺（バルトリン腺）と小前庭腺からなる．

8. 会陰は大腿と殿部の内側の下端で囲む菱形をした領域である．

9. 乳腺は大胸筋より浅部に位置する汗腺が変化した構造である．乳腺の機能は乳汁の産生，分泌，射乳である（授乳）．

10. 乳腺の発達はエストロゲンとプロゲステロンに依存する．乳汁の産生は，プロラクチン，エストロゲン，プロゲステロンによって刺激される．射乳はオキシトシンによって刺激される．

28.3　女性の性周期

1. 女性の性周期には卵巣周期と子宮（月経）周期とがあり，卵巣周期の機能は，二次卵母細胞を発達させることであり，子宮（月経）周期は，受精卵を受け止めるために毎月子宮内膜を準備することにある．

2. 子宮周期および卵巣周期は視床下部のGnRHによって制御され，GnRHは下垂体前葉からFSH，LHの放出を促す．FSHとLHは卵胞の発達を促し，卵胞に対するエストロゲンの分泌を促す．LHはまた排卵，黄体形成，黄体からのプロゲステロンとエストロゲンの分泌を刺激する．

3. エストロゲンは女性の生殖器構造の成長，発達，維持を促進する．また，二次性徴の発達やタンパク質合成を促進する．プロゲステロンはエストロゲンとともに働き，着床のために子宮内膜を準備し，乳汁分泌のために乳腺を準備をする．

4. リラキシンは着床が可能な時期に子宮筋層を弛緩させ，妊娠の終りには，恥骨結合の柔軟性を増し，また子宮頸部を拡げるように働き，娩出しやすくしている．

5. 月経期には，子宮内膜の機能層が剥がれ，月経血，組織液，粘液，上皮細胞が排出される．

6. 排卵前期には，卵巣の卵胞集団が最終成熟過程に入る．1個の卵胞は他の卵胞よりも成熟し，優位卵胞になり，その他の卵胞は変性する．同時に，子宮では子宮内膜の修復が起る．エストロゲンは排卵前期における主たる卵巣のホルモンである．

7. 排卵は成熟（グラーフ）卵胞の破裂と二次卵母細胞が骨盤腔に放出である．排卵は LH サージによって引き起される．排卵の徴候，症状には基礎体温の上昇，透明で粘着性のある子宮頚粘液，子宮頚の変化，腹痛がある．

8. 排卵後期には，卵巣の黄体からプロゲステロンとエストロゲンがともに，多量に分泌される．子宮内膜では，着床のための厚みが増す．

9. 受精と着床が生じなければ，黄体は変性し，その結果プロゲステロンとエストロゲンの濃度が低下し，それは子宮内膜の脱落（月経）をもたらし，新たな性周期を引き起すことになる．

10. 受精と着床が生じれば，黄体はヒト絨毛性性腺刺激ホルモン（ヒト絨毛性ゴナドトロピン，hCG）によって維持される．黄体は，またのちに胎盤はプロゲステロンとエストロゲンを分泌し，妊娠を維持させ，授乳のために乳房の発達を補助する．

28.4　ヒトの性反応

1. 性交の前，途中，後に男女が同じように体験する一連の変化はヒトの性反応 human sexual response とよばれ，興奮期，絶頂期，オーガズム期，消退期の 4 期に起る．

2. 興奮期には生殖組織が充血（血液が充満）する．この時期に心拍数増加と血圧上昇，全身の骨格筋の緊張亢進，過換気などの変化も起る．

3. 絶頂期では，興奮期に始まった変化がかなり強いレベルで持続する．

4. オーガズムには数回のリズミカルな筋収縮が起り，快感と血圧のさらなる上昇，心拍数および呼吸数の増加も伴う．

5. 消退期では，生殖組織，心拍数，血圧，呼吸数，筋緊張が興奮していない状態に戻る．

28.5　避妊法と流産

1. 避妊法には完全な禁欲，外科的不妊手術（精管切除術，卵管結紮術），非侵襲的不妊手術，ホルモン療法（混合ピル，ミニピル，避妊皮膚パッチ，腟避妊リング，緊急避妊，ホルモン注射），子宮内避妊具，殺精子薬，障壁法（男性コンドーム，腟パウチ，ペッサリー，子宮頚部ペッサリー），計画的禁欲（リズム法と症候体温法）がある．

2. 併用による避妊用ピルはプロゲスチンとエストロゲンが FSH と LH の分泌を抑制するような濃度で含有されており，卵胞の発達と排卵を抑制する．また卵子と精子の卵管内への移動を抑え，子宮への着床を妨げる．

3. 流産は受胎物が自然に，あるいは人為的に早期に未熟な状態で出されることである．

28.6　生殖器系の発生

1. 生殖腺は中間中胚葉が発達した生殖隆起から発生する．*SRY* 遺伝子の存在で，胎生 7 週頃に生殖腺は精巣へと分化し始める．*SRY* 遺伝子がない場合，生殖腺は卵巣へと分化する．

2. 男性では，テストステロンが中腎管を精巣上体，精管，射精管，精嚢へと発達させ，ミュラー管抑制物質（MIS）が中腎傍管の細胞死を起させる．女性では，テストステロンと MIS が欠けている．そのため，中腎傍管は卵管，子宮，腟に発達し，中腎管は退化する．

3. 胚子の外性器は生殖結節から発達し，ジヒドロテストステロン（DHT）によって典型的な男性外性器に発達するよう促される．女性の胚子の通常の状態では，DHT が産生されないので，外性器は女性の構造に発達する．

28.7　加齢と生殖器系

1. 思春期は二次性徴の発達が始まり，有性生殖能力をもつようになる時期である．

2. 思春期の始まりは，GnRH のパルス状分泌がきっかけとなって起る，LH や FSH のパルス状分泌と大量分泌によって特徴づけられる．レプチンは脂肪組織から分泌されるホルモンであるが，生殖機能を開始するために，長期間に必要なエネルギー貯蔵（脂肪組織のトリグリセリド）が十分あることを視床下部に知らせるシグナルなのかもしれない．

3. 女性では初めての月経である初潮から月経が永久に停止する閉経までのあいだ，通常，性周期は 1 カ月に 1 度巡る．

4. 40 歳代から 50 歳代にかけて，残していた卵胞の貯えが使い果されていき，プロゲステロンやエストロゲンの濃度も低下していく．ほとんどの女性は，閉経後に，卵巣，卵管，子宮，腟，外部生殖器，乳房のある程度の萎縮を伴って，骨のミネラル濃度の低下も経験する．子宮癌や乳癌の発生率は加齢とともに増加する．

5. 年を取った男性では，テストステロンの濃度が低下するのに伴って，筋力の低下，性欲減退，生存可能な精子数の減少が起り；前立腺疾患がよく起る．

クリティカルシンキング問題

1. 23歳の女性，モニカと彼女の夫であるビルは，子づくりの準備中である．彼らは熱心なサイクリストであり，また重量挙げ選手でもある．そんな彼らは，つねに食事に気をつけ，筋骨たくましいからだに誇りを感じている．ところが，モニカはなかなか妊娠しない．モニカには時々，無月経のことがあるが，医師には彼女にとってはふつうのことと伝えてある．相談を受けた医師は，モニカに妊娠するためにいつも行っているトレーニングを減らし，少し体重を増やすようにと指導した．これを聞いたモニカは，憤慨した．なぜならば，彼女は妊娠時には必要な体重は得られると計算しているからである．さて，モニカに彼女のからだでなにが起っているのか，なぜ妊娠という目標のために体重を増やすことが必要なのかを説明せよ．

2. プロゲステロンという言葉は"妊娠のために"という意味を含んでいる．プロゲステロンが妊娠のために，どのように女性のからだを準備し，妊娠維持に働くかを述べよ．

3. 5人の子どもを授かった後で，マークの妻イサベラはマークに精管切除術を受けるよう強く求めた．しかし，マークは手術を受けることによって，性機能も終ってしまい，性的に役に立たなくなってしまうことをおそれている．手術をしても生殖器の機能はきちんと働くことを，あなたはどのように彼に説明できるか．

Q　図の質問の答え

28.1 精巣（男性生殖腺）は配偶子（精子）とホルモンをつくり出す．精路は輸送，貯蔵，配偶子の受取りの役目を果し，付属生殖腺は配偶子を補助する物質を分泌する．また，陰茎は配偶子の運搬と会合を助ける．

28.2 精巣挙筋と肉様筋が精巣の温度調節に関係する．

28.3 鞘膜と白膜が精巣を包み保護する．

28.4 精巣の間（ライディッヒ）細胞がテストステロンを分泌する．

28.5 第一減数分裂の結果，各々の細胞の染色体数が半分に減少する．

28.6 精子の頭部には高度に濃縮された23本の染色体を含む核が含まれており，また二次卵母細胞に貫入するのに必要な酵素を含む先体がある．頸部には中間部以下の尾部を構成する微小管の形成にかかわる中心小体が存在し，中間部には運動と代謝のためのATP産生に重要なミトコンドリアが多数あり，尾部の主部および終部は鞭毛として運動性をもつ．

28.7 支持細胞がインヒビンを分泌する．

28.8 テストステロンがLHの分泌を抑制し，インヒビンはFSHの分泌を抑制する．

28.9 精嚢が多量の精漿の供給に貢献する付属生殖腺である．

28.10 2つの陰茎海綿体とよばれる組織塊と1つの尿道海綿体には血液洞があり，血液で満たされているが，血液は流入した時と同じ速さで陰嚢から流出ができない．血液が留まることによって組織の充血，硬直が起り，勃起が生じる．尿道海綿体では尿道海綿体部が開いた状態を維持しているので，射精を起すことができる．

28.11 精巣は卵巣に，亀頭は陰核に，前立腺は尿道傍腺に，尿道球腺は大前庭腺に，それぞれ相当する（表28.2参照）．

28.12 卵巣間膜は卵巣を子宮と卵管の広間膜に，固有卵巣索は卵巣を子宮に，卵巣提索は卵巣を骨盤壁に固定している．

28.13 卵胞はエストロゲンを分泌する．黄体はプロゲステロン，エストロゲン，リラキシン，インヒビンを分泌する．

28.14 ほとんどの卵胞は閉鎖（退縮）する．

28.15 一次卵母細胞は出生時にはすでに卵巣内に存在してい

る．一方，男性の一次精母細胞は絶えず幹細胞（精祖細胞）から形成される数日齢のものである．

28.16 受精は卵管膨大部で生じることが多い．

28.17 卵管の管腔面は線毛単層円柱上皮細胞と微絨毛をもつ非線毛（ペッグ）細胞で覆われている．

28.18 子宮内膜は血管に富む，分泌性の上皮からなり，受精卵に必要な酸素や栄養分を供給する．子宮筋層は厚い平滑筋の層で，妊娠期間中は子宮を支える壁となり，出産時には胎児娩出のために収縮する．

28.19 子宮内膜の基底層の機能的意味は，各月経期に脱落した子宮内膜（機能層）を修復する役割をもつことである．

28.20 腟口の前方には恥丘，陰核，包皮，外尿道口がある．外側には小陰唇と大陰唇がある．

28.21 会陰の前方の部分を尿生殖三角という．これはこの三角内に尿道と腟口が存在するからである．

28.22 プロラクチン，エストロゲン，プロゲステロンが乳汁の産生にかかわり，オキシトシンが射乳を制御する．

28.23 主要なエストロゲンはβ-エストラジオールである．

28.24 子宮内膜が成長する増殖期に必要なホルモンは，エストロゲンである．排卵にはLH，黄体の成長にはLH，LHサージにはエストロゲンがそれぞれ必要である．

28.25 中程度にエストロゲンの濃度が上昇すると，ネガティブフィードバック機構の効果によってGnRH，LH，FSH分泌が抑制されることによる．

28.26 促進とは反対の効果を示すのを，ネガティブフィードバックという．エストロゲンとプロゲステロンの減少によるネガティブフィードバックの低下はGnRHの放出を促進し，さらにFSH，LHの産生と放出を促進し，最終的にはエストロゲンの分泌を促進することになる．

28.27 Y染色体上の*SRY*遺伝子は，生殖腺を精巣へと分化させる役割を果す．

28.28 ジヒドロテストステロン（DHT）が男性の外性器の分化を刺激する．DHTがないと女性の外性器へと分化する．

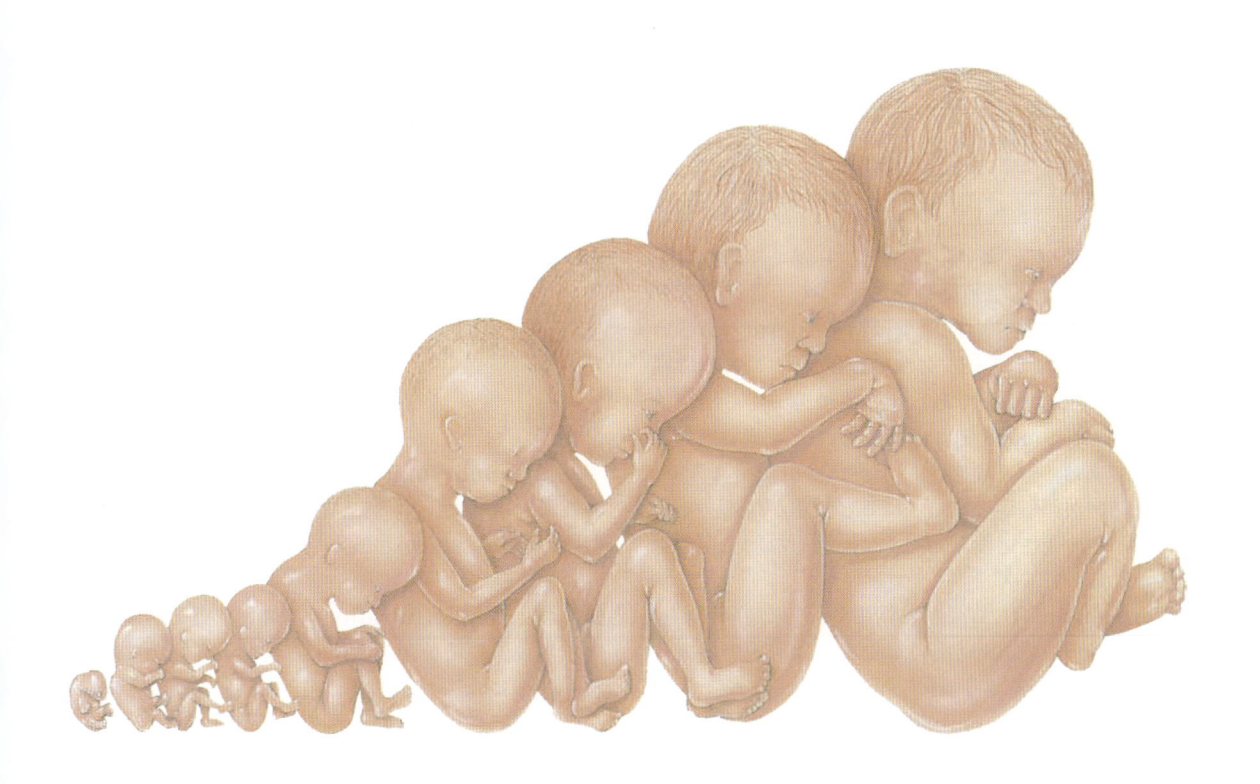

CHAPTER 29

発生と遺伝

発生，遺伝とホメオスタシス

> 両親から受け継ぐ遺伝物質（遺伝）と，正常な子宮内での成長（環境）が，胚子
> および胎児のホメオスタシスの確立と，それに続く健常児の誕生に重要な役割を
> 果す．

　本章では，二次卵母細胞が精子と受精して成体になる
までの一連の発生過程を扱う．とくに，受精から着床，
胚子と胎児の成長，出産，誕生までに焦点をあてる．ま
た，遺伝の法則（世代から次の世代への遺伝特性の継承）
を扱う．

Q 心臓や血管そして血液が発生過程の相当初期に形をつくり始
めるのはなぜか，不思議に思ったことはありませんか？

29.1　発生過程の概要

目　標

- 一連の発生過程を説明する.
- 出生前発達期の三半期について説明する.

　28 章で学習したように, 有性生殖とは**配偶子 gametes** とよばれる生殖細胞をつくって子孫を残していく過程である. 男性の配偶子は**精子 sperm**（あるいは spermatozoa）であり, 女性の配偶子は**二次卵母細胞 secondary oocytes** である. 配偶子をつくる器官は**生殖腺（性腺）gonads** とよばれ, 男性では精巣, 女性では卵巣である. ひとたび, 精子が女性生殖路に入り, 二次卵母細胞が卵巣から放出されると受精が起る. この出来事が一連の発生過程を開始させ, 健康な新生児を育むこととなる.

　妊娠 pregnancy とは, 受精に始まり, 着床, 胚子発生, 胎児発達と進み, 約 38 週後の誕生または母親の最終月経から 40 週後までをさす.

　発生生物学 developmental biology は, 二次卵母細胞と精子の受精から始まり人間が完成されるまでに起る一連の現象に関する学問である. 受精から第 8 週までの**胚子期 embryonic period** における発生中のヒトを**胚子 embryo**（em- ＝の中へ ; -bryo ＝育つ）という. **胎生学 embryology** は受精卵から第 8 週までの発生に関する学問である. **胎児期 fetal period** は第 9 週から始まり誕生まで続く. この期間の成長中のヒトを**胎児 fetus**（＝子）という.

　出生前発達 prenatal development（pre- ＝前の ; natal ＝誕生）は, 受精から誕生までの時期であり, 胚子期と胎児期がある. 出生前発達期は 3 ヵ月ごとに三半期 **trimesters** とよばれる 3 つの時期に分けられる.

1. **第 1 三半期 first trimester** はほとんどの主要な器官系が発生する最も重要な時期である. この時期は, 全身的に活性が高いため, 薬物, 放射線, 微生物の影響を最も受ける時期ともなる.
2. **第 2 三半期 second trimester** は器官形成がほとんど完成に近づく時期で, この時期の最後には胎児ははっきりと人間らしい姿をしている.
3. **第 3 三半期 third trimester** は急速な胎児発達の時期であり, 胎児体重も倍加していく. この時期の早い段階で器官系がほとんど機能的に成熟する.

> チェックポイント
>
> 1. 妊娠とはなにか.
> 2. それぞれの三半期における主な出来事はなにか.

29.2　胚子期の最初の 2 週間

目　標

- 胚子期にの第 1 週と第 2 週に起る主な発生過程を説明する.

発生第 1 週

　胚子期 embryonic period は受精から第 8 週までにわたる. 第 1 週は受精, 接合子（受精卵）の卵割, 胚盤胞の形成, 着床が起る.

　受　精　受精 **fertilization**（fertil- ＝実を結ぶ）によって, 半数体の精子と半数体の二次卵母細胞からの遺伝材料が一つになり二倍体の核をつくる. 約 2 億個の精子が腟へ射精され, そのうち 200 万個未満（1%）が子宮頸部に届き, たったの 200 個くらいが二次卵母細胞に到達する. 正常の受精は排卵後 12 〜 24 時間に卵管内で起る. 精子は腟内で少なくとも 48 時間は生きることができるが, 二次卵母細胞は排卵後 24 時間しか生きれない. したがって, 妊娠は排卵の 2 日前から排卵後 1 日のあいだの 3 日間に性交が行われた際に成立**しやすい**.

　精子は腟から子宮頸部まで, 鞭毛運動で泳ぐ. 子宮から卵管までの精子の移動は, これらの通り道の壁の収縮によってなされる. 精液中のプロスタグランジンが性交時に子宮の動きを刺激し, 精子を子宮から卵管に移送するための手助けをする. 射精後数分以内で卵子の近くまで到達できるが約 7 時間後まで受精**できない**. このあいだに卵管内で精子は**受精能獲得 capacitation**（capacit- ＝能力がある）をする. 受精能獲得とは精子の尾部がより激しく動き, 卵子の細胞膜に精子の細胞膜が融合するまでの一連の変化のことである. 受精能獲得のあいだ, 精子は女性生殖路からの分泌物によって刺激され, 精子の頭部（アクロソーム）の周りの細胞膜からコレステロール, 糖タンパク質およびタンパク質が取り除かれる. 受精能を獲得した精子のみが排卵された二次卵母細胞周囲の細胞によってつくられた分泌物に引き寄せられ, 分泌物に反応することができる.

　受精が起るためには, 1 個の精子が次の 2 層に侵入しなければならない. 1 層目は**放線冠 corona radiata**（corona ＝冠 ; radiata ＝輝く ; 二次卵母細胞をとりまく顆粒層細胞）で, 次が**透明帯 zona pellucida**（zona

＝ゾーン；pellucida ＝光が通過できる；放線冠と卵子の細胞膜のあいだの糖タンパク質層）である（図29.1 a）．**先体（アクロソーム）acrosome** は精子の頭部を覆うヘルメット状の構造（図 28.6 参照）であり，さまざまな酵素を含んでいる．先体内の酵素と精子の強力な鞭毛運動は，精子が放線冠を貫通し，透明帯に接触することを助ける．透明帯の糖タンパク質の一つである ZP3 は精子のレセプターとして働く．精子頭部にある特異的膜タンパク質への結合が **先体反応 acrosomal reaction**（先体の内容物の放出）を起す．先体内の酵素は，精子の鞭毛運動が精子自身を二次卵母細胞に押し込むために，通り道である透明帯の一部を消化する．多くの精子が ZP3 分子に接着し，先体反応に至るが，そ

のうちのたった 1 個の精子だけが透明帯を完全に貫通し，卵子の細胞膜に達して融合する．

精子と二次卵母細胞の融合は，他の精子が受精（**多精子受精 polyspermy**）しないようにブロックする．数秒以内に卵子の細胞膜は脱分極し，**多精子受精を素早くブロックする**．脱分極した卵子は他の精子と受精できない．脱分極が細胞内カルシウムイオン放出の引き金となる．これにより卵子から分泌小胞内の物質がエクソサイトーシスにより放出される．エクソサイトーシスにより放出された分子は ZP3 を不活性化し，透明帯の全域を硬化させ，**多精子受精をゆっくりとブロックする**．

精子が二次卵母細胞に入った際，その卵母細胞は減数分裂（第二分裂）を完結させなければならない．まず大きな卵子（成熟卵）と小さな二次極体（やがて断片化し消滅する）に分かれる（図 28.15 参照）．精子頭部にある核は **雄性前核 male pronucleus** となり，受精卵の核は **雌性前核 female pronucleus** となる（図 29.1 c）．雄性前核と雌性前核が形成された後，それらは融合し，**配偶子接合 syngamy** して 1 つの二倍体の核になる．したがって，半数体（*n*）の前核の融合が 46 本の二倍体（2*n*）の染色体になる．この時点で受精卵は **接合子 zygote**（＝接合）とよばれる．

二卵性双生児 dizygotic（fraternal）twins は，2 つの二次卵母細胞が別々に排卵され，異なった精子と受精することによって生まれる．この双生児は同年齢で同じ時期に子宮内にいるが，遺伝的にはまったく異なる．二卵性双生児は同性であったり異性であったりする．一方，**一卵性双生児 monozygotic（identical）twins** は，1 つの受精卵から生じるので，同じ遺伝物質をもち，つねに同性になる．一卵性双生児は発生中の胚子が 2 つに分かれることによって生まれる．99％の一卵性双生児は受精後 8 日以内に分離する．もしも 8 日以降に分離されると，**結合体双生児 conjoined twins** という，双子が互いに結合し共有するからだの部分をもつことになる．

図 29.1　受精における主な構造と現象.

受精の際，1 つの精子と 1 つの二次卵母細胞からの遺伝物質が，二倍核を形成するために融合する.

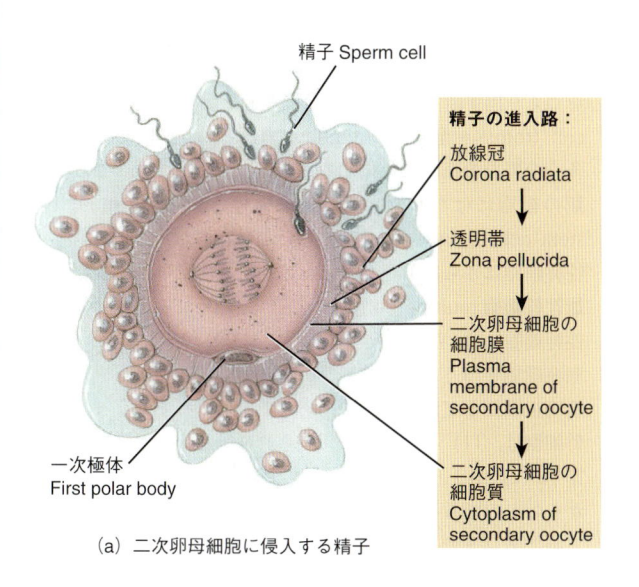

精子 Sperm cell

精子の進入路：
放線冠
Corona radiata
↓
透明帯
Zona pellucida
↓
二次卵母細胞の細胞膜
Plasma membrane of secondary oocyte
↓
二次卵母細胞の細胞質
Cytoplasm of secondary oocyte

一次極体
First polar body

（a）二次卵母細胞に侵入する精子

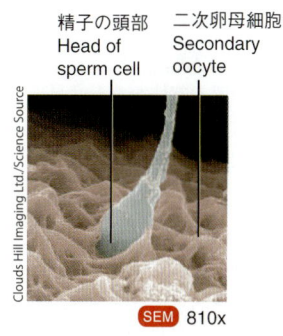

精子の頭部
Head of sperm cell

二次卵母細胞
Secondary oocyte

（b）二次卵母細胞に接着する精子

SEM 810x

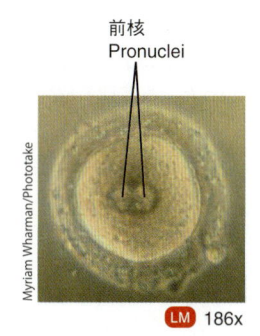

前核
Pronuclei

（c）雄性前核と雌性前核

LM 186x

接合子の卵割　受精後，**卵割 cleavage** という接合子の急速な細胞分裂が始まる（図 29.2）．最初の接合子の分裂は受精後 24 時間頃に始まり，さらに 6 時間後に完了する．間もなく連続した細胞分裂が始まる．受精後 2 日までに 2 回目の卵割が完結し 4 細胞になる（図 29.2 b）．受精後 3 日目の終りまでには，16 細胞になっている．卵割によって徐々に小さくなる細胞を **割球 blastomeres**（blasto- ＝芽；-meres ＝パーツ）という．卵割を繰り返して，やがて **桑実胚 morula**（＝桑の実）とよばれる充実性の球体ができる．桑実胚はまだ透明帯で囲まれ，接合子とほぼ同じサイズである（図 29.2 c）．

Q 受精能獲得とはなにか？

図 29.2 卵割と桑実胚および胚盤胞の形成.

> 卵割とは早期の急速な接合子の有糸分裂のことである.

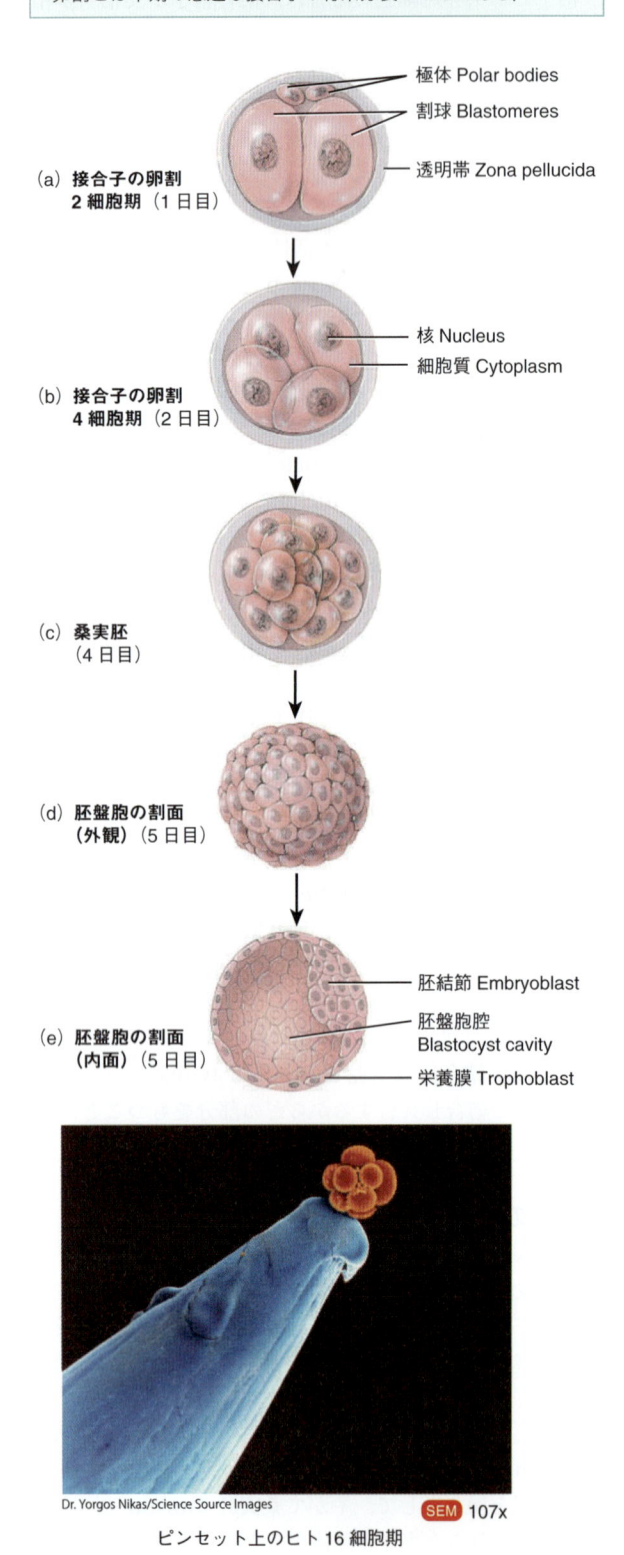

(a) **接合子の卵割**
2 細胞期 (1 日目)

極体 Polar bodies
割球 Blastomeres
透明帯 Zona pellucida

(b) **接合子の卵割**
4 細胞期 (2 日目)

核 Nucleus
細胞質 Cytoplasm

(c) **桑実胚**
(4 日目)

(d) **胚盤胞の割面**
(外観) (5 日目)

(e) **胚盤胞の割面**
(内面) (5 日目)

胚結節 Embryoblast
胚盤胞腔
Blastocyst cavity
栄養膜 Trophoblast

Dr. Yorgos Nikas/Science Source Images

SEM 107x

ピンセット上のヒト 16 細胞期

Q 桑実胚と胚盤胞との形態の違いはなにか?

胚盤胞の形成 第 4 日の終りまでに,桑実胚が卵管から子宮腔に向かって移動するにつれて,その細胞数を増す.桑実胚が受精後 4, 5 日目で子宮腔に到達すると,子宮腺からグリコーゲンを多く含んだ分泌物が放出されて,透明帯を通して桑実胚へと入る.この**子宮ミルク uterine milk** とよばれる液は,桑実胚の細胞の細胞質に貯蔵され,発達する桑実胚の栄養分となる.32 細胞期の際,桑実胚の中に入った液は割球のあいだにたまり,**胚盤胞腔 blastocyst cavity** (blasto =芽;-cyst =袋)あるいは**胞胚腔 blastocoel** とよばれる液体を含んだ大きな腔になる (図 29.2 e).この腔が形成されると細胞塊が発達し,桑実胚は**胚盤胞 blastocyst** とよばれるようになる.この段階で細胞数は数百に達するが,胚盤胞の大きさそのものは最初の接合子とほとんど変らない.

🩺 臨床関連事項

幹細胞の研究とその応用治療

幹細胞 stem cells はやがて分裂を繰り返して特定の細胞になる能力をもつ未分化な細胞のことである.ヒト発生において,受精卵は幹細胞である.受精卵はすべての構造をつくり出す能力があるので**全能性幹細胞 totipotent stem cell** (totus- =全体;-potentia =力)という.内細胞塊は多くの異なる細胞に分化することができるが,すべての種類の細胞にはなれないので,**多能性幹細胞 pluripotent stem cells** (plur- =いくつかの)といわれる.のちに多能性幹細胞はさらに分化を遂げ,特定の機能をもった**多分化能性幹細胞 multipotent stem cells** といわれる.多分化能性幹細胞には,新しい皮膚の細胞をつくるケラチノサイト,血液細胞をつくる骨髄球やリンパ球の幹細胞,精子をつくる精祖細胞などがある.現在研究で用いられている多能性幹細胞は,(1) 不妊治療に用いられる予定の胚盤胞の胚結節や,(2) 第 1 三半期中に発生をやめた胎児(生きてない)からのものである.

科学者はまた,**成体幹細胞 adult stem cells** (幹細胞は成人期になっても体内に存続する)の臨床応用の可能性を研究している.最近の実験では,成熟したマウスの卵巣内に新たな卵子へと発達する幹細胞が含まれていることがわかった.もし同じ種類の幹細胞が成人女性からも発見されれば,化学療法のような不妊を引き起す医学的な治療を受ける女性の卵巣から,幹細胞を採取して保存し,完全に治療が終った後,受精能を回復させるために再び幹細胞を卵巣に戻すことが可能になる.また,成人の赤色骨髄の中にある幹細胞は,肝臓,腎臓,心臓,肺,骨格筋,皮膚,胃や腸などの消化管の細胞に分化することができるといわれている.この説に従えば,成人の患者自身の赤色骨髄から幹細胞を採取し,他の臓器や組織を修復するために使用できるので,胚子からの幹細胞を用いる必要がない.

胚盤胞が形成されるあいだ，胚結節と栄養膜とよばれる2つの異なった細胞集団が発生する（図29.2e）. **胚結節 embryoblast**（あるいは**内細胞塊 inner cell mass**）は，胚盤胞の内方に位置し，やがて**胚子 embryo**になる部分である. **栄養膜 trophoblast**（tropho- ＝発達または育養；あるいは外細胞塊 outer cell mass）は，胚盤胞の外表面に位置する細胞で，胚盤胞の球状の壁を構成する. 栄養膜は最終的に，胎児を外側から取り囲む絨毛膜の袋と胎盤（母親と胎児のあいだで行われる栄養分や老廃物の交換の場）の胎児側の部分になる. 受精後5日目頃，胚盤胞は酵素により透明帯が消化されて開いた1つの穴を通って"孵化"し，透明帯からくぐり出てくる. 透明帯が脱落することで，胚盤胞は血管と腺に豊んだ子宮を裏打ちする子宮内膜に着床（接着）することができる.

着 床　胚盤胞は子宮腔内で2日ほど遊離した状態から子宮壁に接着する. その時点で子宮内膜は分泌期に入っている. 受精後6日目頃，胚盤胞は子宮内膜に緩やかに侵入する. これを**着床 implantation**という（図29.3）. 通常子宮底ないし子宮体の後壁に着床する. その時胚盤胞は子宮内膜側に内細胞塊を向ける（図29.3b）. 受精後7日目頃，胚盤胞は子宮内膜により強固に接着し，近くの子宮腺は大きくなり，子宮内膜は，より多くの血管の供給を受けるようになる（新しい血管が形成される）. 最終的に胚盤胞は，酵素を分泌して子宮内膜に潜り，子宮内膜に囲まれる.

着床後，子宮内膜は**脱落膜 decidua**（＝脱落）とよばれる. 脱落膜は，ちょうど子宮内膜が剥がれ落ちる正常月経のように，胎児が娩出された後に剥がれ落ちる. 脱落膜は着床の部位との関係でそれぞれ名称が変る（図

図 29.3　着床の際の胚盤胞と子宮内膜との関係.

子宮内膜への胚盤胞の接着である着床は，受精後6日目頃に起る.

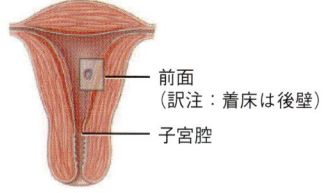

前面
（訳注：着床は後壁）

子宮腔

子宮前頭断面

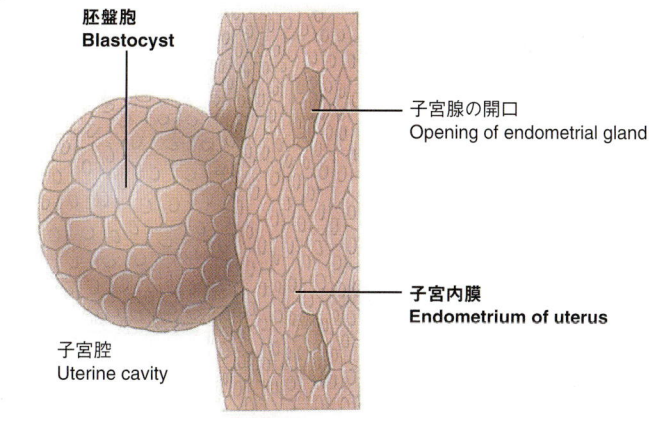

胚盤胞
Blastocyst

子宮腺の開口
Opening of endometrial gland

子宮内膜
Endometrium of uterus

子宮腔
Uterine cavity

（a）胚盤胞の外観（受精後約6日目）

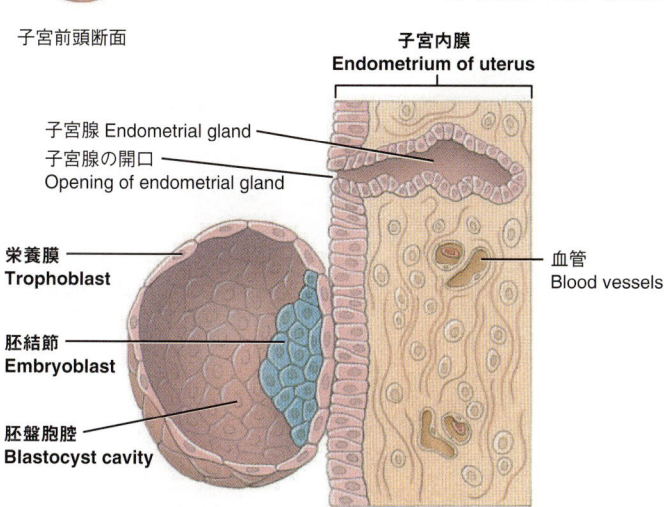

子宮内膜
Endometrium of uterus

子宮腺 Endometrial gland

子宮腺の開口
Opening of endometrial gland

栄養膜
Trophoblast

胚結節
Embryoblast

胚盤胞腔
Blastocyst cavity

血管
Blood vessels

（b）子宮内膜と胚盤胞の前頭断面（受精後約6日目）

Q 胚盤胞は子宮内膜とどのように融合し，のちに子宮内膜下へと潜り込むのか？

図 29.4 脱落膜の部位.

脱落膜は子宮内膜が着床後に発達して変化した部分である.

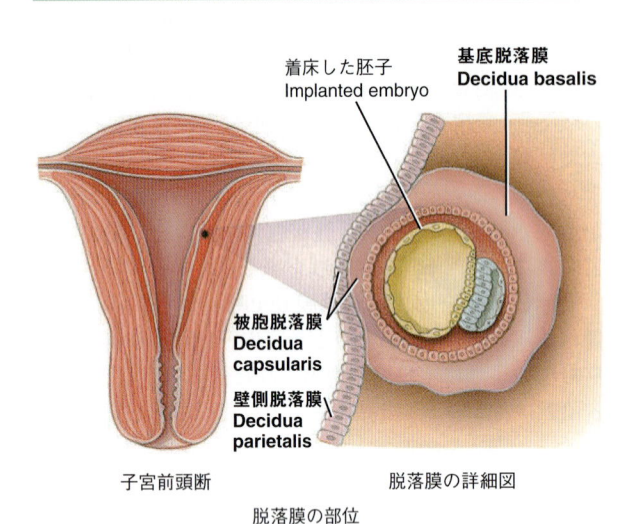

子宮前頭断　　　　　　　　　脱落膜の詳細図

脱落膜の部位

Q 脱落膜のどの部分が胎盤の母体部分の形成に関与するのか？

29.4）. **基底脱落膜 decidua basalis** は胚子と子宮の基底層とのあいだの子宮内膜の部分で，発達する胚子や胎児に多量の糖と脂質を提供する．この部位は後に胎盤の母体部を形成する．**被包脱落膜 decidua capsularis** は胚子と子宮腔のあいだの子宮内膜である．**壁側脱落膜 decidua parietalis** は，その他の残りの子宮内膜である．胚子そして胎児が大きくなるに従って，被包脱落膜は子宮腔に張り出し，やがて壁側脱落膜と融合して，子宮腔を塞ぐ．発生第27週までに，被包脱落膜は変性し消滅する．

第1週の発生過程を図 29.5 に要約する．

発生第2週

栄養膜の発達　受精後8日目頃，栄養膜が胚盤胞と子宮内膜のあいだで2層に分かれて発達する．それらは細胞間の結合がはっきりしない**栄養膜合胞体層 syncytiotrophoblast** と，胚結節と栄養膜合胞体層のあいだにあって，細胞同士の境界がはっきりしている**栄養膜細胞層 cytotrophoblast** である（図 29.6 a）．この2層の栄養膜は発達するに従って絨毛の一部となる（図 29.11 a 差込み図参照）．着床のあいだ，栄養膜合胞体層が子宮内膜細胞を消化・融解する酵素を分泌して胚盤胞を子宮内膜の中へと侵入させる．やがて胚盤胞は子宮内膜と子宮筋層の内側1/3の中に埋没する．栄養

図 29.5 発生第1週に起る事象の要約.

受精は一般に卵管で起る．

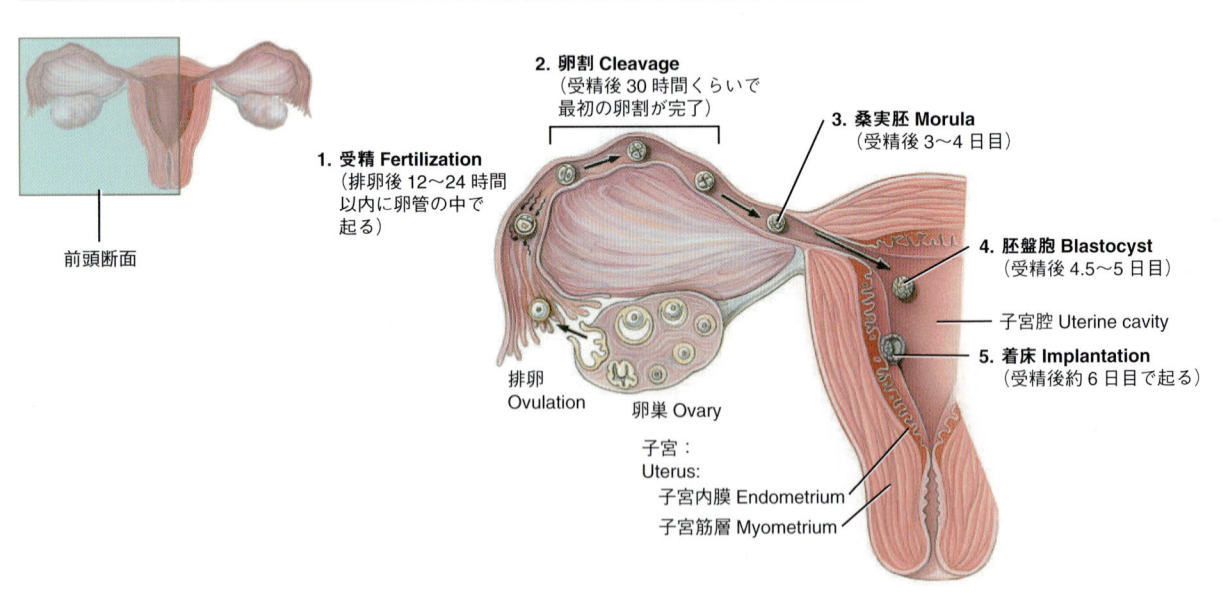

子宮・卵管・卵巣の前頭断面

Q 子宮周期のどの時期に着床は起るのか？

膜はもう一つの酵素であるヒト絨毛性性腺刺激ホルモン（ヒト絨毛性ゴナドトロピン；hCG；黄体化ホルモンと似た作用をもつ）を分泌する．ヒト絨毛性性腺刺激ホルモンは黄体の変性を防ぎ，プロゲステロンとエストロゲンの分泌を維持する．これらのホルモンは子宮内膜の分泌期を維持し，月経を阻止する．ヒト絨毛性性腺刺激ホルモンの分泌は妊娠第9週にそのピークを迎える．この時期には胎盤がほぼ完成し，胎盤が妊娠を維持するためにプロゲステロンとエストロゲンを分泌する．母体血もしくは尿における hCG の存在は妊娠の指標であり，家庭における妊娠テストではこのホルモンを検出する．

二層性胚盤の発達 栄養膜と同様，内細胞塊も受精後8日目頃に**下胚盤葉 hypoblast（原始内胚葉 primitive endoderm）** と**上胚盤葉 epiblast（原始外胚葉 primitive ectoderm）** の2層へと分化する（図 29.6 a）．下胚盤葉と上胚盤葉の細胞がともに，平らな**二層性胚盤 bilaminar embryonic disc**（bilaminar ＝2層）を形成する．さらに，上胚盤葉には小さな腔が形成され，やがて大きくなって**羊膜腔 amniotic cavity**（amnio- ＝子羊）となる．

羊膜の発達 羊膜腔が大きくなるに従って，単層の扁平上皮細胞が，**羊膜 amnion** とよばれるドーム状の天

図 29.6 発生第2週に起る主な事象の要約．

受精後8日目頃，栄養膜は栄養膜合胞体層と栄養細胞層とに分化する．胚結節は上胚盤葉と下胚盤葉へと分化する（二層性胚盤）．

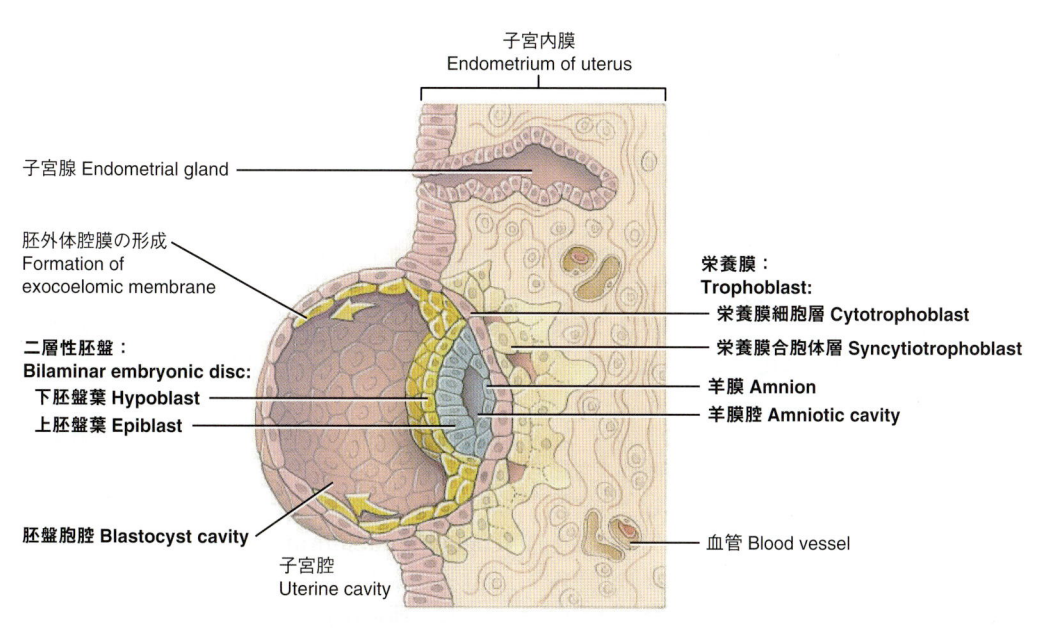

子宮内膜
Endometrium of uterus

子宮腺 Endometrial gland

胚外体腔膜の形成
Formation of
exocoelomic membrane

二層性胚盤：
Bilaminar embryonic disc:
下胚盤葉 Hypoblast
上胚盤葉 Epiblast

胚盤胞腔 Blastocyst cavity

子宮腔
Uterine cavity

栄養膜：
Trophoblast:
栄養膜細胞層 Cytotrophoblast
栄養膜合胞体層 Syncytiotrophoblast
羊膜 Amnion
羊膜腔 Amniotic cavity

血管 Blood vessel

（a）受精後約8日目の胚盤胞を示した子宮内膜を通る前頭断面

図 29.6 続く

図 29.6 続き

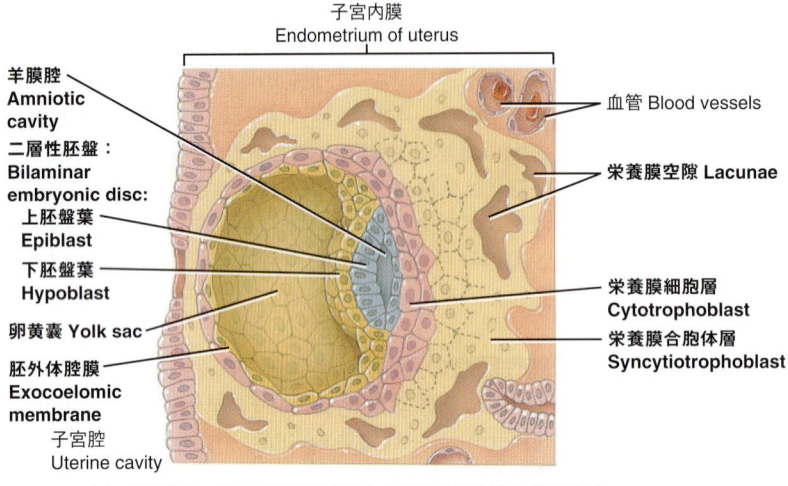

（b）受精後約9日目の胚盤胞を示した子宮内膜を通る前頭断面

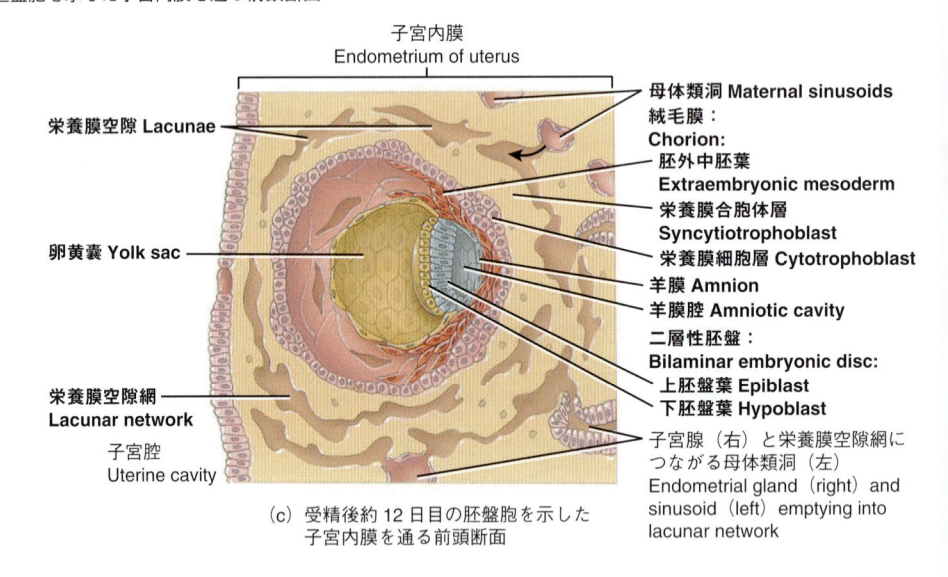

（c）受精後約12日目の胚盤胞を示した子宮内膜を通る前頭断面

Q どのようにして二層性胚盤は栄養膜とつながるのか？

井を，上胚盤葉の上に形成する（図 29.6 a）．このように羊膜は羊膜腔の天井を，上胚盤葉が床を形成する．最初，羊膜は二層性胚盤のみを覆う．しかし，胚盤の大きさが増し，折り畳みが始まるのに従って，羊膜は最終的に，胚子全体を包み込み（図 29.11 a 差込み図参照），**羊水 amniotic fluid** で満たされた羊膜腔を形成する．初期には，羊水のほとんどが母体血由来である．のちに羊膜腔へ胎児の尿が排出され，羊水に含まれるようになる．羊水は胎児への物理的圧力を吸収し，胎児の体温を調節し，胎児の脱水を防ぎ，また胎児皮膚と周囲の組織との癒着を防ぐ．通常，羊膜（羊水を含んだ袋）は出産前に破れる．胚子の細胞は羊水内に剥がれ落ちるため，

それらの細胞を**羊水穿刺 amniocentesis** とよばれる方法で調べることができる．羊水穿刺とは，発達中の胎児が浸かっている羊水を採取して，胎児の細胞や溶解物質を解析することである（29.6 節参照）．

卵黄嚢の発達 受精後8日目には下胚盤葉の辺縁の細胞が移動して胚盤胞の内表面を覆う（図 29.6 a）．移動する立方状の細胞は扁平になり，**胚外体腔膜 exo-coelomic membrane**（exo- ＝外部；-koilos ＝空間）とよばれる薄い膜を形成する．胚外体腔膜は下胚盤葉とともに，**卵黄嚢 yolk sac**（発生初期における胚盤胞腔）の壁を形成する（図 29.6 b）．これによって二層性胚盤

は羊膜腔と卵黄嚢のあいだに位置するようになる.

ヒト胚子は子宮内膜を通して栄養を受けるので，卵黄嚢は比較的空虚で小さく，胚子の発達とともに退縮する（図 29.12 参照）．それにもかかわらず，卵黄嚢は以下のような重要な働きをもつ．（1）発生第2〜3週に，胚子に栄養を供給する．（2）発生第3〜6週までの造血巣となる．（3）原始生殖細胞 primordial germ cells を有する．この細胞は最終的に発達中の性腺へと移動して初期生殖細胞 primitive germ cells となり，生殖細胞を形成する．（4）消化管のある部分を形成する．（5）胚子にかかる物理的な力を吸収し，胚子を脱水から守る.

母体類洞の発達　受精後9日目に，胚盤胞は完全に子宮内膜の中に埋没する．また，栄養膜合胞体層が広がっていくに従い，その中に小さな腔が複数現れる．これを**栄養膜空隙 lacunae** という（図 29.6 b）.

発生12日目までに，栄養膜空隙は融合してより大きくなり，**栄養膜空隙網 lacunar networks** とよばれるようになる（図 29.6 c）．発達中の胚子の周りの子宮内膜の毛細血管は拡張して**母体類洞 maternal sinusoids** を形成する．栄養膜合胞体層が，母体類洞や子宮腺を侵食すると，母体血や子宮腺の分泌物が栄養膜空隙網へと流入する．母体血は胚子の豊富な栄養源であり，胚子の老廃物の廃棄場ともなる.

胚外体腔の発達　受精後12日目に，**胚外中胚葉 extraembryonic mesoderm** が発生する．これらの中胚葉細胞は卵黄嚢由来であり，羊膜および卵黄嚢の周りに結合組織（間葉）をつくる（図 29.6 c）．やがて，胚外中胚葉内に多くの腔が出現し，次第に融合して**胚外体腔 extraembryonic coelom** という一つの大きな腔を形成する.

絨毛膜の発達　胚外中胚葉は2層の栄養膜（栄養膜細胞層と栄養膜合胞体層）とともに**絨毛膜 chorion**（＝膜）を構成する（図 29.6 c）．絨毛膜は胚子と後の胎児を取り囲む（図 29.11 a 参照）．最終的に絨毛膜は母体と胎児との物質交換をする胎盤の胚子側の主要部分となる．絨毛膜は母親の免疫反応から次の2つの方法で胚子と胎児を守る：（1）絨毛膜は母親の抗体産生を抑制するタンパク質を分泌する．（2）絨毛膜は子宮内の免疫反応を抑制するTリンパ球の産生を促進する．また，絨毛膜は重要な妊娠ホルモンであるヒト絨毛性性腺刺激ホルモンを産生する（図 29.16 参照）.

絨毛膜の内層は最終的に羊膜と融合する．絨毛膜の発達に伴って，胚外体腔は**絨毛膜腔 chorionic cavity** とよばれるようになる．発生第2週の終りまでに，二層性胚盤は**付着茎 connecting (body) stalk** という胚外中胚葉の茎で栄養膜と連結する（図 29.7 参照）．付着茎は将来の臍帯となる.

29.3 発生第3週以降

目標

• 発生第3週から第8週までに起る発生過程を説明する.

発生第3週

胚発生第3週は，その後6週間にわたって進む急速な発達と分化の始まりである．第3週に三層性胚葉がつくられ，発生第4〜8週の器官形成の基礎となる.

原腸形成　発生第3週の最初の大きな出来事は**原腸形成 gastrulation** で，受精後15日目くらいに起る．この過程で二層性胚盤（上胚盤葉と下胚盤葉の2層）は3層の原始胚葉（外胚葉・中胚葉・内胚葉）からなる**三層性胚盤 trilaminar（three-layered）embryonic disc** に変化する．この**原始胚葉 primary germ layers** は胚子の主要な組織で，さまざまな組織や器官がここから発生する.

原腸形成は上胚盤葉の細胞の再配列と移動による．原腸形成の最初の特徴は**原始線条 primitive streak** の形成である．原始線条は上胚盤葉の背側表面を胚子の後部から前部へと伸びる浅い溝をさす（図 29.7 a）．原始線条は胚子の頭部と尾部および右側と左側を決定する．原始線条の頭部端において，上胚盤葉の細胞の小さな集団が**原始結節 primitive node** という丸い塊を形成する.

原始線条形成に続いて，上胚盤葉の細胞は原始線条の下に移動して上胚盤葉を離れる（図 29.7 b）．この過程を**陥入 invagination** という．陥入した細胞のいくつかは下胚盤葉にとって代り，**内胚葉 endoderm**（endo-=

図29.7 原腸形成.

原腸形成は上胚盤葉からの細胞移動と再編成による.

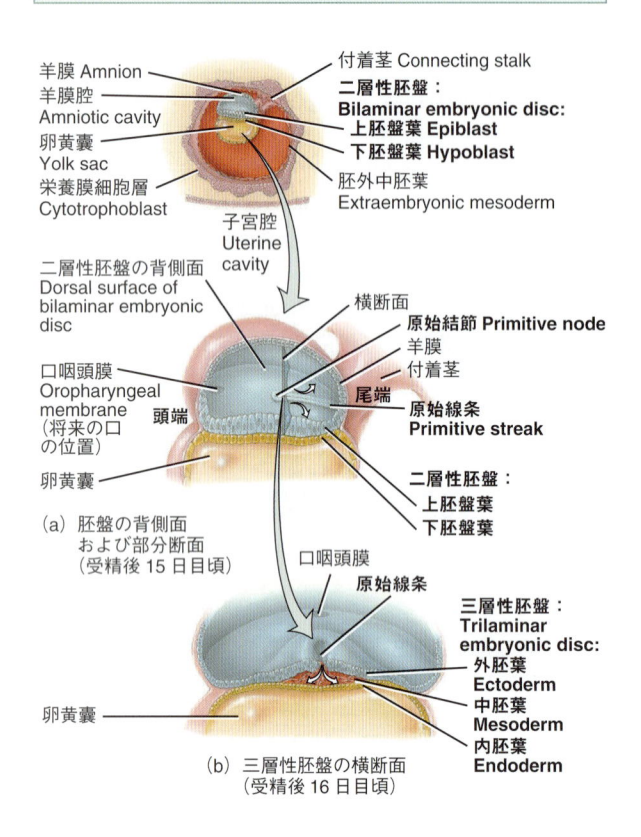

羊膜 Amnion
羊膜腔 Amniotic cavity
卵黄嚢 Yolk sac
栄養膜細胞層 Cytotrophoblast

付着茎 Connecting stalk
二層性胚盤：Bilaminar embryonic disc:
上胚盤葉 Epiblast
下胚盤葉 Hypoblast
胚外中胚葉 Extraembryonic mesoderm

子宮腔 Uterine cavity

二層性胚盤の背側面 Dorsal surface of bilaminar embryonic disc

横断面
原始結節 Primitive node
羊膜
付着茎
尾端
原始線条 Primitive streak

口咽頭膜 Oropharyngeal membrane（将来の口の位置）
頭端

二層性胚盤：
上胚盤葉
下胚盤葉

卵黄嚢

(a) 胚盤の背側面および部分断面（受精後15日目頃）

口咽頭膜
原始線条

三層性胚盤：Trilaminar embryonic disc:
外胚葉 Ectoderm
中胚葉 Mesoderm
内胚葉 Endoderm

卵黄嚢

(b) 三層性胚盤の横断面（受精後16日目頃）

Q 原腸形成の重要性とはなにか？

内側；-derm＝皮膚）を形成する．その他の細胞は，上胚盤葉と新たにできた内胚葉のあいだに留まり，**中胚葉 mesoderm**（meso-＝中間）を形成する．上胚盤葉に残った細胞は**外胚葉 ectoderm**（ecto-＝外側）を形成する．外胚葉と内胚葉は密に詰まった細胞からなる上皮であり，中胚葉は細胞がまばらに配列した結合組織（間葉）である．胚子の発生に伴い，内胚葉は消化器系，呼吸器系，その他の器官の上皮になる．中胚葉は筋，骨，結合組織あるいは腹膜などになる．外胚葉は皮膚の表皮や神経系になる．表29.1に3胚葉からそれぞれ分化する詳しい構造を要約する．

受精後16日目頃，原始結節由来の中胚葉細胞が胚子の頭端に向かって移動し，正中に**脊索突起 notochordal process**という中空の管を形成する（図29.8）．受精後22〜24日目までに，脊索突起は**脊索 notochord**（noto-＝背部；-chord＝ひも）という硬い円柱になる．この構造は**誘導 induction**においてきわめて重要である．誘導とは，ある組織（誘導組織 inducing tissue）が近傍の不特定の組織（応答組織

responding tissue）を刺激して特定の組織に分化させることである．誘導組織は応答組織に影響を及ぼす化学物質を産生する．脊索は周囲の中胚葉細胞を椎体へと分化させる．脊索はまた椎間円板の髄核をつくる（図7.24参照）．

発生第3週頃には胚子の背側面に2つの微かな窪みが現れ，そこは外胚葉と内胚葉が接触し，あいだに中胚葉がない．それらのうち頭側端に近いほうの構造を**口咽頭膜 oropharyngeal membrane**（oro-＝口；-pharyngeal＝咽頭に関連する）という（図29.8a, b）．口咽頭膜は発生第4週のあいだに破れ，口腔を咽頭と残りの消化管に連絡する．また，尾側端の窪みは［総］**排泄腔膜 cloacal membrane**（cloacal＝下水管）という．［総］排泄腔膜は発生7週に変性し，肛門および泌尿生殖路の開口部を形成する．

［総］排泄腔膜が現れると，卵黄嚢の壁から**尿膜 allantois**（allant-＝ソーセージ）という血管の豊富な小さな袋が形成される（図29.8b）．羊膜が閉じた哺乳類以外の動物では尿膜がガス交換や老廃物の排泄に用いられている．これらの機能はヒトでは胎盤が主に担うので，ヒト尿膜は目立った構造ではない（図29.11a参照）．それにもかかわらず，ヒト尿膜は初期の造血および血管形成に関与し，将来の膀胱の発生にかかわる．

神経胚形成　脊索は中胚葉細胞に働きかけて椎体となるように誘導する一方，脊索を覆う外胚葉に働きかけて，**神経板 neural plate**を形成させるように誘導する（図29.9a；図14.27も参照）．発生第3週の終わりまでに，神経板の外側端はより盛り上がり，**神経ヒダ neural fold**を形成する（図29.9b）．正中の窪みは**神経溝 neural groove**という（図29.9c）．一般に両側の神経ヒダは互いに近づき融合して，神経板は**神経管 neural tube**（図29.9d）になる．神経胚形成は最初に胚子の真ん中に起り，やがて頭側および尾側へと進む．神経管細胞は脳と脊髄（中枢神経）になる．このように神経板，神経ヒダ，神経管の形成過程を**神経胚形成 neurulation**という．

神経管が形成されるにつれて，神経管のいくつかの外胚葉細胞が移動して**神経堤 neural crest**を形成する（図14.27b参照）．神経堤細胞はすべての末梢神経の感覚線維と節後線維，副腎髄質，皮膚のメラニン細胞（色素細胞），脳脊髄のクモ膜・軟膜と頭部の骨および結合組織のほとんどの構成要素をつくる．

受精後4週頃，神経管の頭端は**一次脳胞 primary brain vesicles**とよばれる3つの大きな領域に発達する（図14.28参照）．これらは**前脳胞 prosencephalon**（あるいは**前脳 forebrain**），**中脳胞 mesencephalon**（あるいは**中脳 midbrain**），**菱脳胞 rhombencephalon**（あ

表 29.1	3胚葉からつくられる構造	
内胚葉	**中胚葉**	**外胚葉**
消化管の上皮（口腔と肛門管以外）とその分泌腺上皮 膀胱，胆嚢，肝臓の上皮 咽頭，耳管（エウスタキオ管），扁桃，鼓室（中耳），喉頭，気管，気管支，肺の上皮 甲状腺，副甲状腺（上皮小体），膵臓，胸腺の上皮 前立腺，尿道球腺（カウパー腺），腟，腟前庭，尿道，大前庭腺（バルトリン腺），小前庭腺の上皮 配偶子（精子と卵子）	すべての骨格筋，心筋，ほとんどの平滑筋 軟骨，骨，その他の結合組織 血液細胞，赤色骨髄，リンパ組織 皮膚の真皮 中 耳 眼球の線維膜と血管膜 胸腔・腹腔・骨盤腔の中皮 腎臓と尿管 副腎皮質 性腺と生殖路（生殖細胞を除く） 硬 膜	すべての神経組織 皮膚の表皮 脂腺と汗腺の上皮，毛包，立毛筋，爪，乳腺 水晶体，角膜，内眼筋 内耳，外耳 感覚器の神経上皮 口腔，鼻腔，副鼻腔，唾液腺，肛門管の上皮 松果体，下垂体，副腎髄質の上皮 メラニン細胞（色素細胞） 頭部のほとんどの骨と結合組織 クモ膜と軟膜

無脳症

　神経管欠損症 neural tube defects（NTDs）は神経管の正常な発達や閉鎖が損われることによって起り，二分脊椎（7章 "疾患：ホメオスタシスの失調" 参照）と**無脳症 anencephaly**（an- ＝なし；-encephal ＝脳）などがある．無脳症においては，前脳（将来の大脳半球，視床，視床下部）が羊水との接触を残してしまうために変性し，頭蓋骨が形成されない．通常，呼吸や心臓など，バイタルサイン（生命維持）の調節を行う部分の脳も影響を受けるので，無脳症をもつ新生児は死産か出生後，数日内に死亡する．無脳児は 1,000 人に 1 人の割合で生まれ，男児より女児の割合のほうが 2 〜 4 倍多い．

図 29.8 脊索突起の発達．

脊索突起は原始結節より発達し，のちに脊索になる．

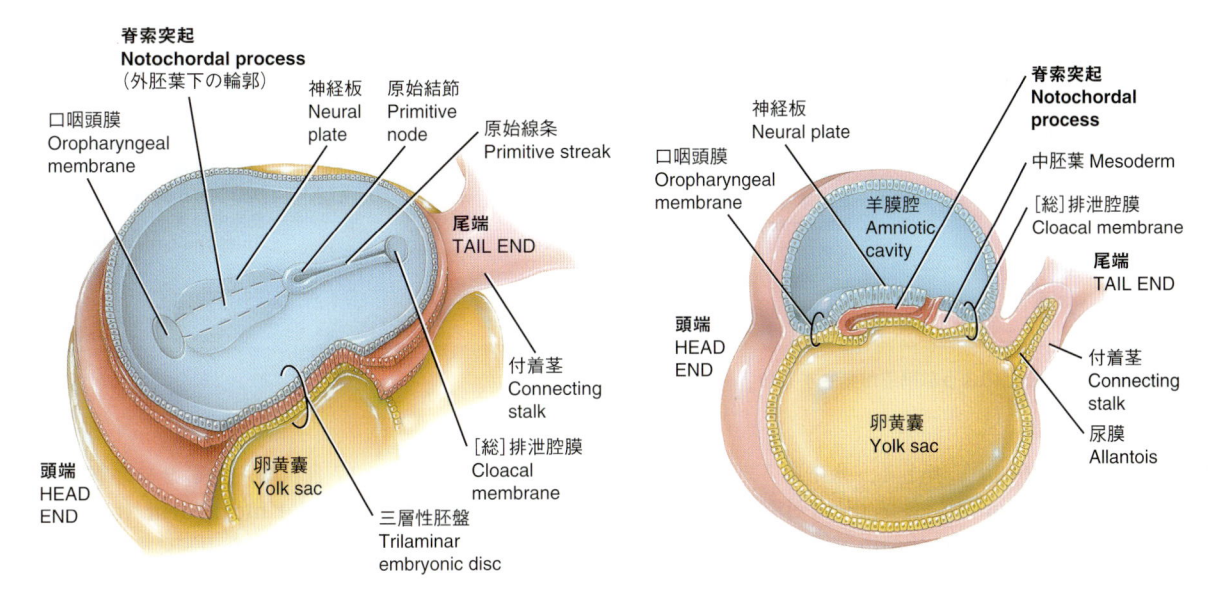

（a）三層性胚盤の背側面および部分断面（受精後 16 日目頃）　　（b）三層性胚盤の矢状断面（受精後 16 日目頃）

Q 脊索の重要性とはなにか？

図 29.9 神経胚形成と体節の発達.

> 神経胚形成は，神経板，神経ヒダおよび神経管が形成される過程である．

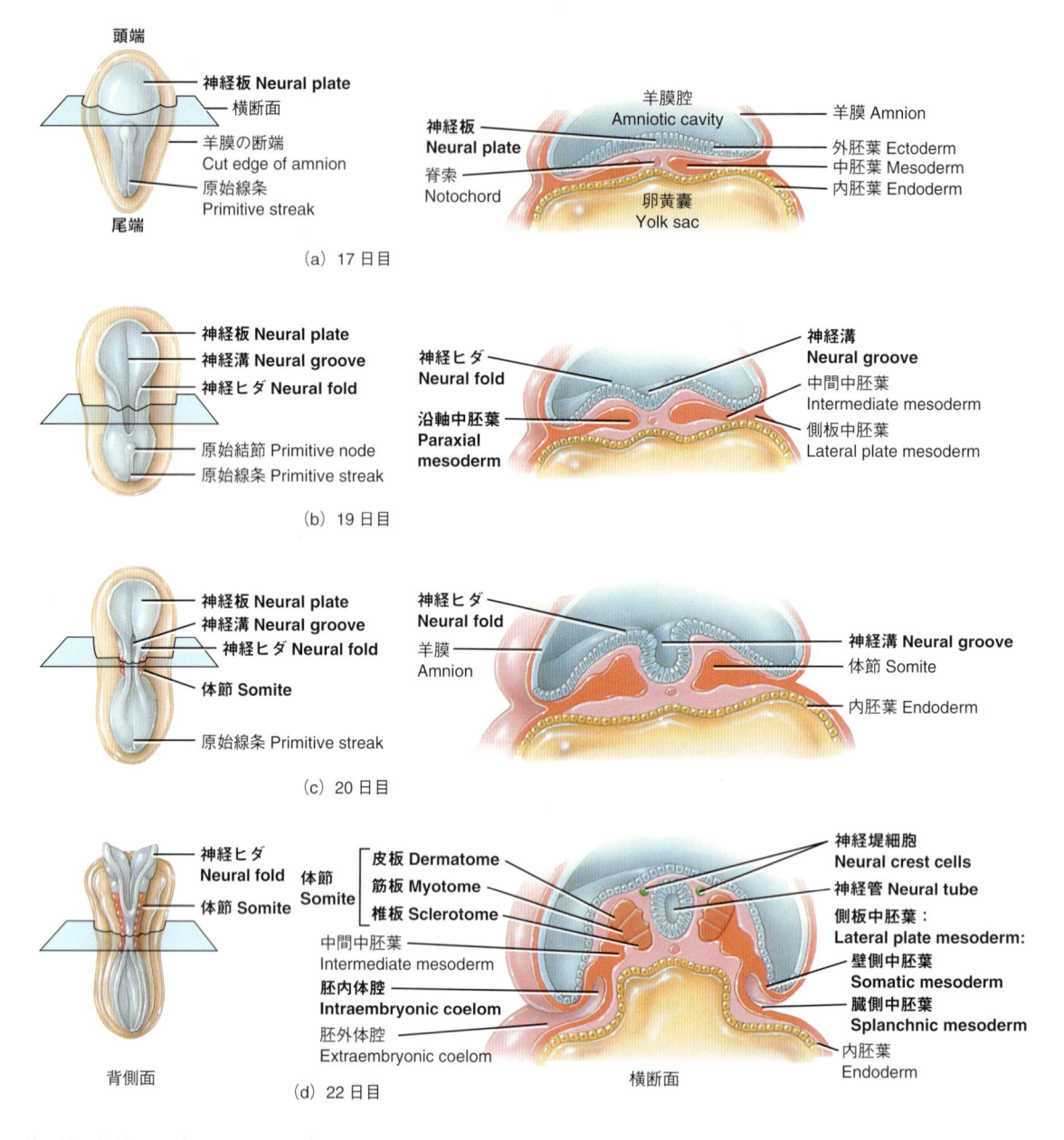

(a) 17 日目

(b) 19 日目

(c) 20 日目

(d) 22 日目

Q 神経管や体節からどのような構造が発生するか？

るいは**後脳 hindbrain**）である．発生第 5 週頃，前脳胞は**終脳 telencephalon** と**間脳 diencephalon** という 2 つの**二次脳胞 secondary brain vesicles** になり，菱脳胞は**後脳 metencephalon** と**髄脳 myelencephalon** という 2 つの二次脳胞になる．髄脳の近傍の神経管は脊髄になる．それぞれの脳胞からどのような脳の部分が発達するかは，14.1 節に述べられている．

体節の発生　受精後 17 日目頃，脊索と神経管近傍の中胚葉が**沿軸中胚葉 paraxial mesoderm**（para- ＝近い）という神経管に沿った長い柱を両側に形成する（**図 29.9 b**）．沿軸中胚葉の外側の中胚葉は，**中間中胚葉 intermediate mesoderm** という円柱状の塊を両側に形成する．中間中胚葉のさらに外側の中胚葉は，**側板中胚葉 lateral plate mesoderm** という平坦なシートを

形成する．沿軸中胚葉はやがて分節し，**体節 somites**（＝小さな体）という対の敷石状をした一連の構造になる．発生第5週の終りまでに，42〜44対の体節ができる．体節の数は胚子の過齢と相関している．

　それぞれの体節は，**筋板 myotome**，**皮板 dermatome**，**椎板 sclerotome** という3部に分化する（図 10.17 b 参照）．筋板は頸部，体幹，四肢の骨格筋に分化し，皮板は真皮を含む結合組織に分化し，椎板は椎骨と肋骨になる．

胚内体腔の発達

　発生第3週に，側板中胚葉の中に小さな間隙がいくつか現れる．これらの間隙はやがて融合し，**胚内体腔 intraembryonic coelom**（＝腔）という大きな腔となる．この腔は側板中胚葉を臓側中胚葉と壁側中胚葉という2つの部分に分ける（図 29.9 d）．**臓側中胚葉 splanchnic mesoderm**（splanchnic ＝内臓の）は，心臓，漿膜性心膜の臓側板，血管，呼吸器および消化器の平滑筋と結合組織，漿膜性の胸膜と腹膜の臓側板を形成する．**壁側中胚葉 somatic mesoderm**（soma- ＝からだ）は，骨，靱帯，体肢の血管と結合組織および漿膜性の心膜・胸膜・腹膜の壁側板を形成する．

心臓血管系の発生

　第3週のはじめに，**血管新生 angiogenesis**（angio- ＝血管；-genesis ＝生成）が，卵黄嚢，付着茎および絨毛膜の中の胚外中胚葉で始まる．急速に発達する胚子に十分な栄養を与えるには卵黄嚢や卵子の中の卵黄だけでは不足するので，この血管形成の早期発達が必要となる．血管新生は中胚葉細胞から**血球血管芽細胞 hemangioblasts** への分化に始まる．血球血管芽細胞は後に分化して**血管芽細胞 angioblasts** とよばれるようになり，凝集して**血島 blood islands** という孤立した細胞の塊を形成する（図 21.32 参照）．血島の中にやがて間隙ができ，それらが血管腔を形成する．いくつかの血管芽細胞はそれぞれの間隙の周囲に配列し，発生中の血管の内皮と血管壁の層構造を形成する．血島が成長し融合に従って，それらは胚子に張り巡らされた血管系となる．

　受精後3週頃，血球細胞と血漿が，**胚子の外側**にある卵黄嚢，尿膜，絨毛膜の壁の血管の中にある血球血管芽細胞から発生し始める．ついで，これらの細胞は多能性幹細胞になり，血球細胞をつくる．**胚子の中**での造血は第5週頃に肝臓で，12週頃には脾臓，赤色骨髄そして胸腺で始まる．

　心臓は発生第3週のはじめに胚子の頭端の臓側中胚葉から形成される．この中胚葉細胞の部分は**心臓形成域 cardiogenic area**（cardio- ＝心臓）といわれる．下層の内胚葉からの誘導シグナルに反応して，心臓形成域の中胚葉は一対の**心内膜筒 endocardial tubes** を形成す

る（図 20.19 参照）．これらの心内膜筒はやがて融合し，一つの**原始心筒 primitive heart tube** になる．発生第3週の終りまでに，原始心筒は伸張しながら折れ曲がってS状の形になり，拍動し始める．心臓は付着茎，絨毛膜，卵黄嚢と連続する，胚子の他の部分にある血管とつながり原始心臓血管系を形成する．

絨毛膜絨毛と胎盤の発生

　胚子の組織が子宮壁に侵入する際，母体の子宮の脈管を侵食し，その内部に，**栄養膜空隙 lacunae** とよばれる母体の血液で満たされた空間ができる（図 29.10）．発生第2週の終りまでに，**絨毛膜絨毛 chorionic villi** が発生し始める．絨毛膜（栄養膜合胞体層に囲まれた栄養膜細胞層）からなるこの指状の突出は，子宮内膜へと張り出す（図 29.10 a）．発生第3週の終りまでに，毛細血管が絨毛膜絨毛の中に発達する（図 29.10 b）．絨毛膜絨毛の中の血管は，付着茎（最終的には臍帯となる）の中を通る臍動脈および臍静脈によって胚子の心臓と連結する（図 29.10 c）．絨毛膜絨毛の中の胎児の毛細血管は栄養膜空隙へと張り出す．その空隙は互いに結合して，母体の血液で絨毛膜絨毛を浸すように**絨毛間腔 intervillous spaces** に結合する．この結果，絨毛に覆われた胎児の血管は母体の血液に浸ることになる．しかしながら，両者の血管が連結して血液が混ざるようなことはないということに注意を払う必要がある．その代りに母体の**絨毛間腔**にある血中の酸素と栄養素は，拡散して絨毛の毛細血管へと入る．また二酸化炭素などの老廃物は反対に胎児側から母体側へと拡散する．

　胎盤形成 placentation は**胎盤 placenta** の形成過程をいう．胎盤は母体と胎児の栄養素と老廃物の交換の場である．胎盤はまた，妊娠に必要なホルモンを産生する（図 29.16 参照）．胎盤は2つの個体，すなわち母親と胎児の部分からなるという特別な構造である．

　発生第12週のはじめまでに，胎盤ははっきりとした2つの部分をもつようになる：(1) 絨毛膜絨毛からなる胎児部分と，(2) 子宮内膜の基底脱落膜からなる母体部分である（図 29.11 a）．完成した胎盤は，パンケーキのような円板形になる（図 29.11 b）．機能的には，胎盤は酸素と栄養素を母体血から胎児血に拡散させる一方，二酸化炭素と老廃物を胎児血から母体血へと拡散させる．また，胎盤はほとんどの微生物を母体側から胎児側へと通過させないので，ある種の保護バリアでもある．しかしながら，AIDS，風疹，水痘，脳炎およびポリオを引き起すウイルスは胎盤を通過することができる．また，先天異常を引き起す種々の薬剤やアルコールなども胎盤を自由に通過する．胎盤はまた，炭水化物，タンパク質，カルシウム，鉄などの栄養素を貯蔵し，必要な時に胎児循環に放出する．

図 29.10 絨毛膜絨毛の発達.

> 絨毛膜絨毛の血管は臍動脈と臍静脈を経由して胚子の心臓につながっている.

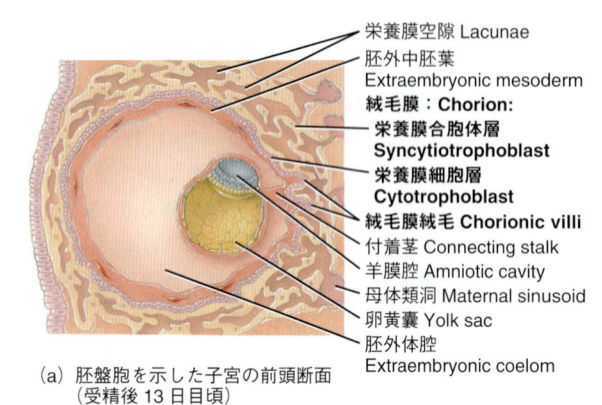

- 栄養膜空隙 Lacunae
- 胚外中胚葉 Extraembryonic mesoderm
- **絨毛膜:Chorion:**
- **栄養膜合胞体層 Syncytiotrophoblast**
- **栄養膜細胞層 Cytotrophoblast**
- **絨毛膜絨毛 Chorionic villi**
- 付着茎 Connecting stalk
- 羊膜腔 Amniotic cavity
- 母体類洞 Maternal sinusoid
- 卵黄嚢 Yolk sac
- 胚外体腔 Extraembryonic coelom

(a) 胚盤胞を示した子宮の前頭断面
（受精後 13 日目頃）

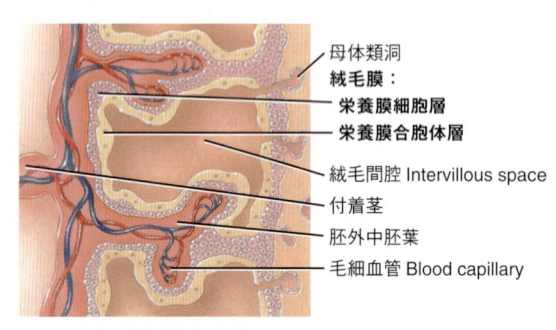

- 母体類洞
- **絨毛膜:**
- **栄養膜細胞層**
- **栄養膜合胞体層**
- 絨毛間腔 Intervillous space
- 付着茎
- 胚外中胚葉
- 毛細血管 Blood capillary

(b) 2 つの絨毛膜絨毛の詳細
（受精後 21 日目頃）

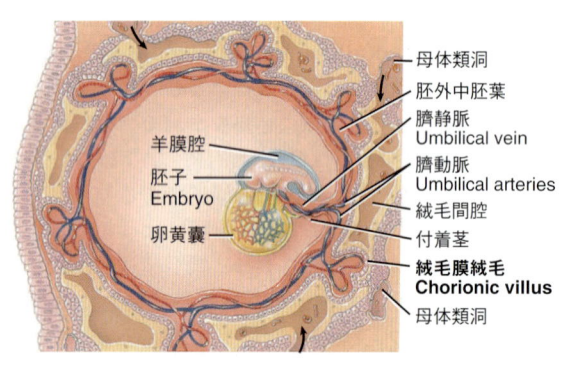

- 母体類洞
- 胚外中胚葉
- 臍静脈 Umbilical vein
- 羊膜腔
- 胚子 Embryo
- 臍動脈 Umbilical arteries
- 卵黄嚢
- 絨毛間腔
- 付着茎
- **絨毛膜絨毛 Chorionic villus**
- 母体類洞

(c) 胚子とその血管供給を示す子宮の前頭断面
（受精後 21 日目頃）

Q なぜ絨毛膜絨毛の発達は重要なのか？

胎盤と胚子（あるいは胎児）のあいだの実際の連結は**臍帯 umbilical cord**（＝へそ）による. 臍帯は付着茎から発生し, 直径は約 2 cm, 長さは 50 ～ 60 cm である. 臍帯は胎児の脱酸素化された血液を胎盤へ運ぶ 2 本の臍動脈と母体の絨毛間腔から獲得した酸素と栄養素を運

ぶ 1 本の臍静脈と尿膜由来の**ワルトンジェリー Wharton's jelly** という粘液結合組織で支持されている. 羊膜は臍帯全体を覆うので, 臍帯の外観は輝いてみえる（図 29.11）. 胎児への輸血やさまざまな内科治療のために薬剤を注入する経路として臍静脈が使用される.

新生児 200 人のうち約 1 人の割合で, 2 本の臍動脈のうち 1 本しか臍帯に存在しない. これは動脈の発生不全か, 発生段階における脈管の早期の退化によるものであると考えられている. この状況における新生児のほぼ 20％で心臓血管系の欠陥が認められる.

新生児の出生後, 間もなく**後産 afterbirth** として胎盤は子宮から剥がれ娩出される. この時, 臍帯は結紮された後に切断され, 新生児が胎盤から離される. 新生児側について残る臍帯の短い部分（長さ約 7.5 cm）は, ふつう出生後 12 ～ 15 日のあいだに萎びて剥がれ落ちる. 臍帯がついていた部位は 1 層の薄い皮膚の層で覆われて, 瘢痕組織をつくる. その瘢痕が**臍 umbilicus** である.

薬品会社はヒト胎盤を, ホルモン, 薬剤および血液の供給源として, またその一部を, 熱傷の保護材料として使用している. 胎盤と臍帯の静脈を血管移植用に利用し, 臍帯血は癌の放射線治療後に赤色骨髄を再生させるための多能性幹細胞の供給源として凍結保存している.

> **⚕ 臨床関連事項**
>
> **前置胎盤**
>
> 着床が子宮の下部に起ると全部あるいは一部の胎盤が内子宮口を覆うケースがある. これを**前置胎盤 placenta previa**（＝前または正面）という. 前置胎盤は自然流産を引き起すことがある. また, 約 250 例の出生に対して一例が前置胎盤症例である. 早産や母体の出血による子宮内低酸素症を引き起す可能性があるので胎児にとって危険といえる. 母親の死亡率も出血や感染で高まる. 最も重要な徴候は第 3 三半期に突然起る無痛の鮮紅色の腔出血である. 前置胎盤の場合は帝王切開による胎児の娩出が望ましい.

発生第 4 週

第 4 週から第 8 週は胚子にとって大変重要な時期である. なぜならほとんどすべての器官がこの時期に形成されるからである. **器官形成 organogenesis** という用語はからだの器官や系をつくり上げることをさす. 第 8 週の終りまでに, すべての主要な器官系が発達するが, その機能はまだ最小限のものである. 器官形成は発達する器官への酸素と栄養素を供給する血管を必要とする. しかし, 最近の研究で血管は器官形成において, 血液が各器官に流入する前から重要な役割を担っていることが

図 29.11 胎盤と臍帯.

胎盤は，胚子の絨毛膜絨毛と母体の子宮内膜由来の基底脱落膜より形成される．

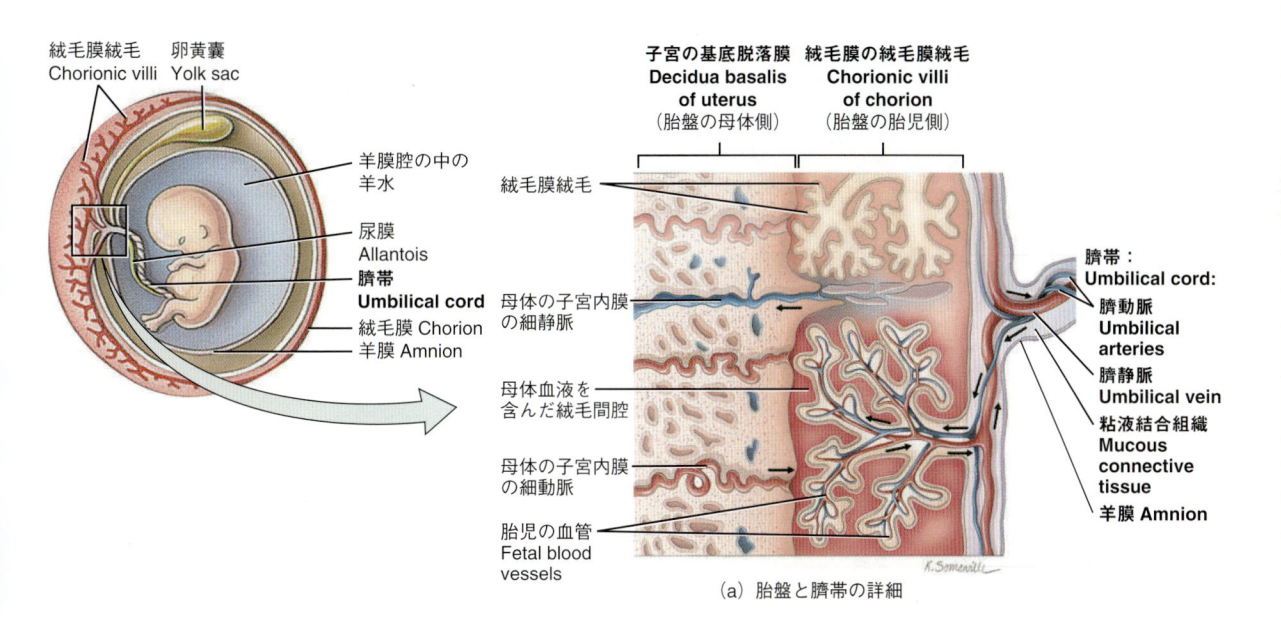

(a) 胎盤と臍帯の詳細

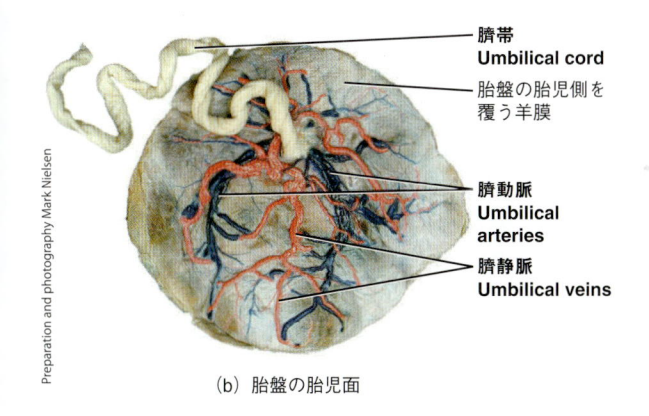

(b) 胎盤の胎児面

Q 胎盤の機能はなにか？

わかってきた．血管内皮が，分泌あるいは細胞間相互作用という形式で，ある種の器官形成に必要な発生シグナルを出す．

受精後第4週のあいだに，胚子は形，大きさとも劇的な変化を遂げ，大きさは3倍になる．扁平な二次元的な三層性胚盤はやがて三次元的な円筒状に変化する．この過程を**胚子の折り畳み embryonic folding** という（図 29.12 a ～ d）．円筒状の胚子は，中央の内胚葉（消化管），外側の外胚葉（表皮）およびそれらのあいだの中胚葉からなる．胚子の折り畳みは胚子のさまざまな部分の異なる発達速度の違いにより起る．とくに，神経系

（神経管）の急速な長軸方向の成長による．正中面における折り畳みは**頭屈 head fold** と**尾屈 tail fold** であり，水平面の折り畳みは両側への**側屈 lateral folds** である．これらの折り畳みによって胚子はCの形になる．

頭屈は発達中の心臓と口を最終的な位置へと移動させる．尾屈は発達中の肛門を最終的な位置へと移動させる．側屈は三層性胚盤の外側端が腹側にたわむことによる．それら両側の外側端が中央に向かうにつれ，側屈は胚子に続く卵黄囊の背側部を取り込む．この取り込まれた部分を消化管の原基である**原腸 primitive gut** という（図 29.12 b）．この原腸は前部の**前腸 foregut**，中央部の**中腸 midgut**，後部の**後腸 hindgut** に分化する（図 29.12 c）．前腸，中腸，後腸の運命は 24.15 節に述べられている．口咽頭膜が胚子の頭端に位置していることを思い出そう（図 29.8 参照）．口咽頭膜は前腸の咽頭になる部分と口腔になる**口窩 stomodeum**（stomo- ＝口）とを隔てている．頭屈のため，口咽頭膜は下方へ移動し，前腸と口咽頭膜が最終的な位置へと互いに近づく．発生第4週に口咽頭膜が破れ，咽頭と口窩は開通する．

発生中の胚子で後腸の最終部が［総］**排泄腔 cloaca** という腔へと伸張する（図 26.23 参照）．胚子から離れて，その外側に**肛門窩 proctodeum**（procto- ＝肛門）とよばれる小さな窪みができる（図 29.12 c）．［総］排泄腔と肛門窩とを隔てているのは［総］**排泄腔膜 cloacal membrane**（図 29.8 参照）である．胚子発生中，［総］

図 29.12 胚子の折り畳み.

胚子の折り畳みは二次元的な三層性胚盤を三次元的な筒状に変化させる.

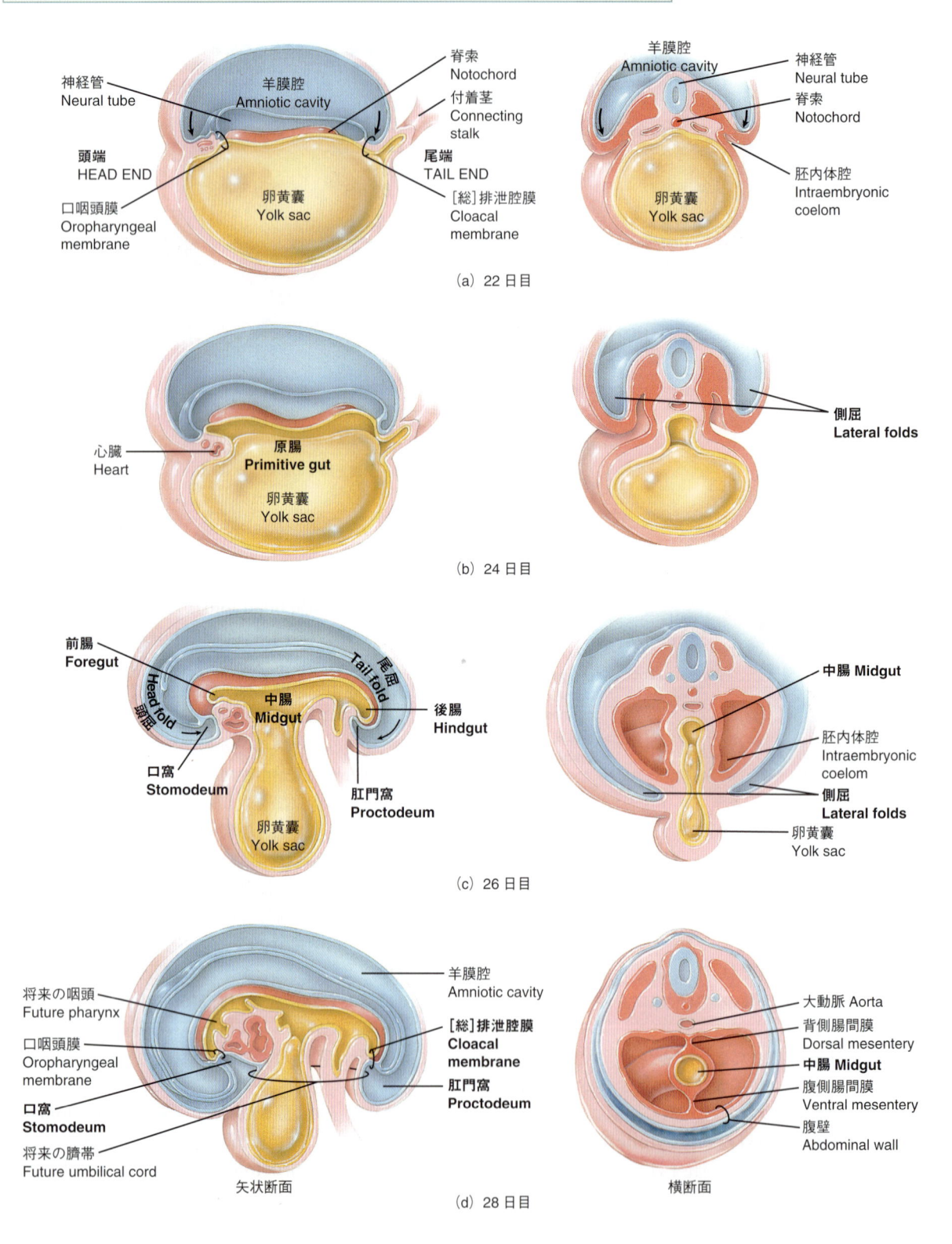

(a) 22 日目

(b) 24 日目

(c) 26 日目

(d) 28 日目

Q 胚子の折り畳みによってどのような結果が起るのか？

排泄腔は腹側の尿生殖洞と背側の肛門直腸管に分かれる．尾屈の結果，[総]排泄腔膜は下方へ移動し，尿生殖洞，肛門直腸管および肛門窩が最終的な位置に近づいていく．[総]排泄腔膜は発生第7週のあいだに破れて，尿生殖洞と肛門が開口する．

　胚子の折り畳みに加えて，発生第4週は，将来の頭頸部になる場所の両側に，体節，神経管および5対の**咽頭弓 pharyngeal arches** あるいは**鰓弓 branchial arches**（branch＝鰓）が発生する（図 29.13）．これらの5対の咽頭弓は，受精後22日目に発生し始め，胚子の表面に膨らみを形成する．それぞれの咽頭弓は外表面を覆う外胚葉，内表面を覆う内胚葉およびそのあいだの中胚葉からなる．また，それぞれの咽頭弓の中には，

図29.13 咽頭弓，咽頭溝および咽頭囊の発達．

> 4対の咽頭弓は，外胚葉，中胚葉および内胚葉からなり，血管，脳神経，軟骨および筋組織を含む．

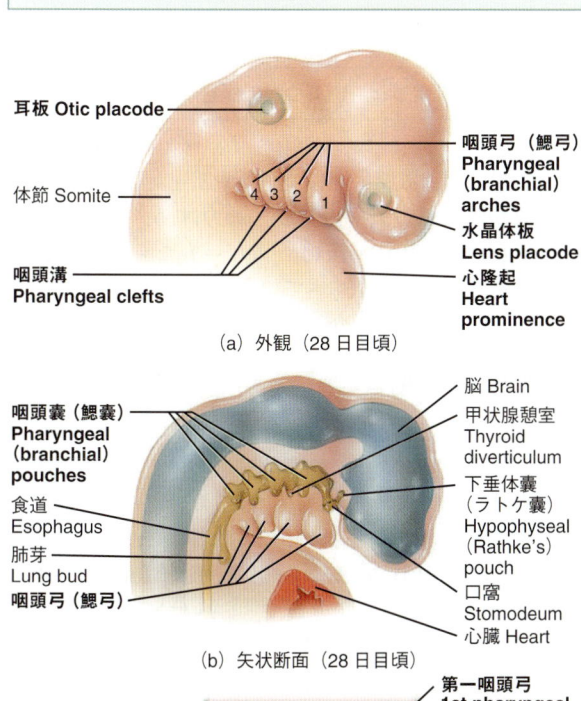

耳板 Otic placode

体節 Somite

咽頭溝
Pharyngeal clefts

咽頭弓（鰓弓）
Pharyngeal (branchial) arches

水晶体板
Lens placode

心隆起
Heart prominence

（a）外観（28日目頃）

咽頭囊（鰓囊）
Pharyngeal (branchial) pouches

食道
Esophagus

肺芽
Lung bud

咽頭弓（鰓弓）

脳 Brain

甲状腺憩室
Thyroid diverticulum

下垂体囊
（ラトケ囊）
Hypophyseal (Rathke's) pouch

口窩
Stomodeum

心臓 Heart

（b）矢状断面（28日目頃）

軟骨 Cartilages

神経 Nerve

筋 Muscle

第三咽頭溝
3rd pharyngeal cleft

第一咽頭弓
1st pharyngeal arch

第二咽頭弓
2nd pharyngeal arch

第二咽頭囊
2nd pharyngeal pouch

第三咽頭弓動脈
3rd pharyngeal arch artery

第三咽頭囊
3rd pharyngeal pouch

（c）咽頭の横断面
（28日目頃）

Q なぜ，咽頭弓，咽頭溝および咽頭囊は重要なのか？

動脈，脳神経，弓を支える軟骨およびその軟骨について動かすための筋組織が含まれる．胚子の外表面には**咽頭溝 pharyngeal cleft** という溝でそれぞれの咽頭弓が区画されている（図 29.13a）．咽頭溝の発達に対応して内胚葉の咽頭部分が風船状に突出して**咽頭囊 pharyngeal pouches**（鰓囊 branchial pouches）を形成する．咽頭溝と咽頭囊があわさってそれぞれの咽頭弓を区画するところには，外胚葉と内胚葉が接しており，中間の中胚葉が存在しない（図 29.13b）．

　体節が体壁の中の一定の構造をつくり出すのと同じように，咽頭弓，咽頭溝および咽頭囊が頭頸部の一定の構造をつくり出す．それぞれの咽頭弓は発達中の単位であり，骨格成分，筋，神経および血管を含む．ヒト胚子には，4つの明瞭な咽頭弓と，これとは異なった小さな2つの弓がある．これらの咽頭弓はそれぞれ，頭頸部領域を構成する特有の器官へと発展する．例えば，第一咽頭弓はしばしば，**顎弓 mandibular arch** とよばれている．これは第一咽頭弓が顎（**下顎骨 mandible** は下アゴの骨である）を形成するからである．

　耳の発達の最初の徴候は外胚葉の肥厚した部分である**耳板 otic placode** すなわち将来の内耳の出現である．耳板は受精後22日頃にはっきりしてくる．またこの時期に現れる外胚葉の肥厚部分は，**水晶体板 lens placode** とよばれ，将来は眼になる（図 29.13a 参照；訳注：水晶体板が眼の全体をつくるのではなく，眼の部品である水晶体となる）．

　発生第4週の中頃までに，上肢は**上肢芽 upper limb buds** という外胚葉で覆われた中胚葉の成長から始まる（図 8.16b 参照）．発生第4週の終りまでに**下肢芽 lower limb buds** が発生する．心臓はまた**心隆起 heart prominence** という胚子の腹側表面にはっきりとした突出を形成する（図 8.16b 参照）．発生第4週の終りには胚子の**尾 tail** も明確になってくる（図 8.16b 参照）．

発生第5〜8週

　発生第5週のあいだに，急速な脳の発達があり，頭部の発達が目立つようになる．第6週の終りまでに，頭部は体幹に比較して大きく成長し，四肢がしっかりと発達する（図 8.16c 参照）．さらに，頸部と体幹がまっすぐに伸び始め，心臓は4室の構成となる．第7週までに四肢のさまざまな部分が目立ち，指が現れる（図 8.16d 参照）．第8週のはじめ（胚子期の最後の週）では，手の指は短く，水かきがあり，尾はより短くはなるがまだ存在する．さらに眼は開いていて，耳介が現れる（図 8.16c 参照）．第8週の終りまでに，すべての四肢の部分が明らかとなる．すなわちアポトーシスにより水かき部分の細胞が死滅し除去され，指が長くはっきりしてくる．また，眼瞼が現れて融合し，尾は消え，外性器

が分化し始める．この時点で胚子は明らかにヒトとしての特徴をもつに至る．

29.4 胎児期

　胎児期 fetal period（発生第9週から出生まで）は，胚子期に発生した組織や器官がさらに成長し成熟する．胎児期に新たな構造が形成されることはほとんどないが，からだの成長は著しくなる（とくに在胎期間の後半）．例えば，在胎期間の最後の2ヵ月半のあいだで満期の体重の半分に増える．胎児期の終りまでには体重が4ヵ月齢の胎児の4倍になる．胎児期のはじめは，頭の長さが身長の1/2であるが，胎児期の終りには1/4ほどにまでなる．また同期間で，体肢の長さも体長の1/8から1/2になる．**胎児 fetus** はまた胚子よりも薬剤，放射線，微生物による障害に対する感受性が低くなる．

　胚子期と胎児期に起る主な発生過程を図 29.14 と表 29.2 に要約する．

　本書では各章においてさまざまな器官系の発生解剖学に触れてきた．以下に復習用の項目を紹介する．

• 外皮系（5.6 節）
• 骨格系（8.7 節）
• 筋系（10.11 節）
• 神経系（14.19 節）
• 内分泌系（18.15 節）
• 心臓（20.8 節）
• 血液と血管系（21.22 節）
• リンパ系（22.5 節）
• 呼吸器系（23.10 節）
• 消化器系（24.15 節）
• 泌尿器系（26.11 節）
• 生殖器系（28.6 節）

29.5 催奇形因子

　ある環境因子に発生過程の胚子や胎児が曝されると器官形成が障害されたり死に至ったりする．**催奇形因子 teratogen**（terato- ＝怪物；-gen ＝もたらす）は胚子に発生異常をもたらすすべてのものをいう．本章では簡潔にいくつかの例を紹介したい．

化学物質と薬物

　胎盤は母体-胎児間の循環系の完全なバリアではないので，危険な薬物や化学物質が母体に与えられると胎児に悪影響を及ぼす．アルコールはその最たる催奇形因子である．子宮内でのアルコールの曝露は，たとえ少量であっても**胎児性アルコール症候群 fetal alcohol syndrome（FAS）**を引き起す．FAS は米国において最も一般的な精神遅滞の原因であり，また最も予防しやすい先天異常である．FAS の症状には生前生後の成長遅延，特徴的な顔貌（短い眼裂，薄い上唇，沈んだ鼻），心臓や他の器官の異常，四肢奇形，性器異常および中枢神経障害がある．また，行動異常（活動亢進，集中力低下，原因と結果の関係が把握できない）もよくみられる．

　他の催奇形物質として，ある種のウイルス（B型肝炎ウイルス，C型肝炎ウイルス，性交渉により感染するパピローマウイルス）；殺虫剤；枯葉剤（早期に植物が葉を落すことを引き起す化学物質）；工業用化学物質；各種ホルモン；抗菌薬；経口血液凝固阻止薬，抗痙攣薬，抗癌剤，甲状腺剤，サリドマイド，ジエチルスチルベス

図 29.14 胚子期および胎児期における代表的な発生現象の要約. 胚子と胎児は実際の大きさで表示されていない.

胎児期の発生は主に胚子期で形成された組織や器官の成長と分化である.

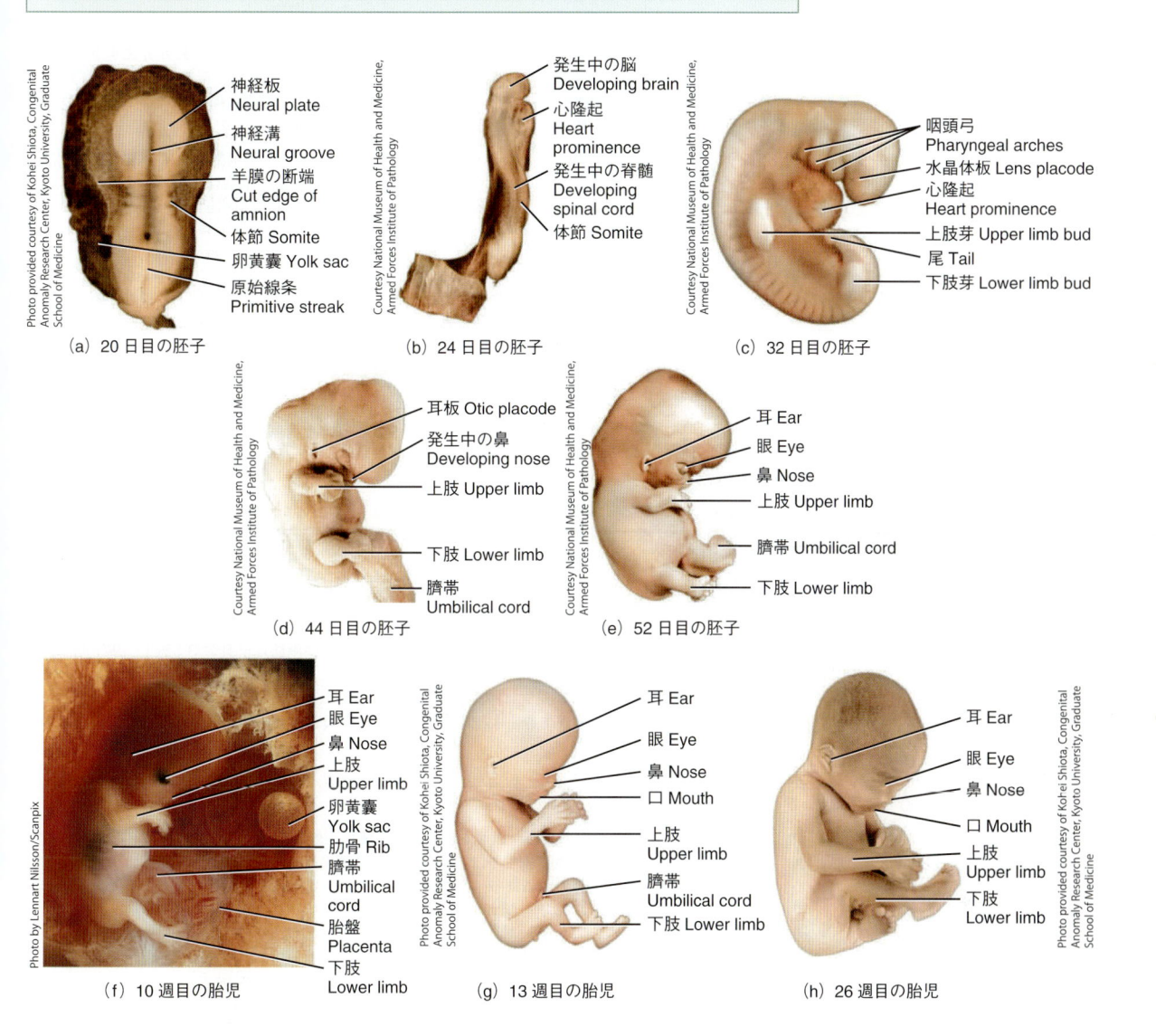

(a) 20 日目の胚子
- 神経板 Neural plate
- 神経溝 Neural groove
- 羊膜の断端 Cut edge of amnion
- 体節 Somite
- 卵黄嚢 Yolk sac
- 原始線条 Primitive streak

Photo provided courtesy of Kohei Shiota, Congenital Anomaly Research Center, Kyoto University, Graduate School of Medicine

(b) 24 日目の胚子
- 発生中の脳 Developing brain
- 心隆起 Heart prominence
- 発生中の脊髄 Developing spinal cord
- 体節 Somite

Courtesy National Museum of Health and Medicine, Armed Forces Institute of Pathology

(c) 32 日目の胚子
- 咽頭弓 Pharyngeal arches
- 水晶体板 Lens placode
- 心隆起 Heart prominence
- 上肢芽 Upper limb bud
- 尾 Tail
- 下肢芽 Lower limb bud

Courtesy National Museum of Health and Medicine, Armed Forces Institute of Pathology

(d) 44 日目の胚子
- 耳板 Otic placode
- 発生中の鼻 Developing nose
- 上肢 Upper limb
- 下肢 Lower limb
- 臍帯 Umbilical cord

Courtesy National Museum of Health and Medicine, Armed Forces Institute of Pathology

(e) 52 日目の胚子
- 耳 Ear
- 眼 Eye
- 鼻 Nose
- 上肢 Upper limb
- 臍帯 Umbilical cord
- 下肢 Lower limb

(f) 10 週目の胎児
- 耳 Ear
- 眼 Eye
- 鼻 Nose
- 上肢 Upper limb
- 卵黄嚢 Yolk sac
- 肋骨 Rib
- 臍帯 Umbilical cord
- 胎盤 Placenta
- 下肢 Lower limb

Photo by Lennart Nilsson/Scanpix

(g) 13 週目の胎児
- 耳 Ear
- 眼 Eye
- 鼻 Nose
- 口 Mouth
- 上肢 Upper limb
- 臍帯 Umbilical cord
- 下肢 Lower limb

Photo provided courtesy of Kohei Shiota, Congenital Anomaly Research Center, Kyoto University, Graduate School of Medicine

(h) 26 週目の胎児
- 耳 Ear
- 眼 Eye
- 鼻 Nose
- 口 Mouth
- 上肢 Upper limb
- 下肢 Lower limb

Photo provided courtesy of Kohei Shiota, Congenital Anomaly Research Center, Kyoto University, Graduate School of Medicine

Q 妊娠中期の胎児の体重は，妊娠末期の胎児の体重へとどのようになっているか？

トロール（DES）やその他無数の処方薬；LSD；コカインがある. 例えばコカインを常用する妊婦は, 成長遅延, 注意力散漫, 無呼吸傾向, 器官の奇形と無形成, てんかんなどをもつ危険性を胎児に与えることになる. 自然流産, 早産, 死産などもコカインの胎児曝露でリスクが増大する.

喫　煙

　妊娠中の喫煙が出生率の低下や胎児や新生児の高い死亡率に関連がある. 喫煙する女性は子宮外妊娠の危険性

が増す. 喫煙には催奇形性があり, 心臓奇形や無脳症（29.3 節 “臨床関連事項：無脳症” 参照）の原因となる. また, 口蓋裂, 口唇裂および乳幼児突然死症候群 sudden infant death syndrome（SIDS）とも関連している. 喫煙する母親に世話される乳児は胃腸障害の発症率が高まることがわかった. 妊娠中や乳児の養育中においては, 二次喫煙（タバコ煙を含む空気の呼吸）の母体への曝露でさえも, 生後 1 年間の気管支炎や肺炎などの呼吸障害の発症率を高める.

表29.2	胚子および胎児の成長に伴う変化の要約	
時　期	**平均のサイズと重量**	**代表的な変化**
胚子期 EMBRYONIC PERIOD		
1〜4週	0.6 cm	原始胚葉と脊索が発生する．神経管形成が起る．一次脳胞，体節および胚内体腔が発生する．血管形成が始まり，血液が卵黄嚢，尿膜および絨毛膜でつくられる．心臓が形成され拍動を開始する．絨毛膜絨毛が発達し，胎盤形成が始まる．胚子の折り畳みが起る．原腸，咽頭弓および体肢芽が発生する．眼と耳が発生し始め，尾が形成され，からだづくりが始まる．
5〜8週	3 cm 1 g	体肢が目立ち始め，指が現れる．心臓は4室になる．両眼は離れ，眼は融合している．鼻が発達するが平坦である．顔はより人間らしくなる．骨形成が始まる．血液細胞は肝臓でつくられる．外性器が分化し始める．尾は消える．主要な血管が形成される．多くの内臓器官が発達を続ける．
胎児期 FETAL PERIOD		
9〜12週	7.5 cm 30 g	頭部は胎児の長さの半分くらいある．このあいだに胎児の長さは約2倍になる．脳は大きくなり続ける．顔は幅広く，眼も発達してきているが，まだ閉眼しており，両眼は互いに離れている．鼻が高くなる．外耳も発達するが低い位置にある．骨形成は続く．相対的に上肢は最終的な長さになるが，下肢はまだ十分に発達していない．心臓の拍動が検出可能となる．外性器が性別の判断がつく．胎児からの排尿が羊水に加わる．赤色骨髄，胸腺および脾臓が造血に関与する．胎児は動き始めるが，その動きをまだ母親は感知できない．からだは発達を続ける．
13〜16週	18 cm 100 g	相対的に頭部が残りのからだの部分より小さくなる．両眼は最終的な位置へと正中側へ移動する．両耳も最終的な位置へと移動する．下肢は伸びる．胎児はより人間的な姿になる．からだの急激な発達が起る．
17〜20週	25〜30 cm 200〜450 g	頭部と残りのからだの部分との均整がよりとれてくる．眉と頭髪が現れる．成長速度は遅くなるが，下肢は長くなり続ける．胎脂（脂腺の脂肪分泌物と落屑した上皮細胞）と産毛（繊細な胎児の毛）が胎児を覆う．褐色脂肪がつくられ，熱産生の場となる．胎動が母親により感じられる（胎動初感）．
21〜25週	27〜35 cm 550〜800 g	頭部と残りのからだとの釣り合いがよりとれてくる．体重増加が実質的なものになる．皮膚はピンク色で皺が寄っている．発生第24週以降の胎児は未熟児で生まれても生き続ける．
26〜29週	32〜42 cm 1,100〜1,350 g	からだの均整がより整い，開眼する．足の指の爪がみえる．体脂肪は全身の3.5%で，皮下脂肪が皺を伸ばす．発生第28〜32週に精巣は陰嚢へと下降する．赤色骨髄が造血の主要な場となる．この時期に誕生した多くの未熟児は，集中的な治療を受ければ，生きることができる．なぜなら，肺は十分な換気を行うことができ，中枢神経系は十分に呼吸と体温を調節できるくらいに発達しているからである．
30〜34週	41〜45 cm 2,000〜2,300 g	皮膚はピンク色で滑らかである．胎児が逆さまの配置になる．体脂肪は全身の約8%になる．
35〜38週	50 cm 3,200〜3,400 g	発生第38週までに，胎児の腹囲が頭囲を上回る．皮膚は一般に青みを帯びたピンク色であり，成長速度は出生が近づくにつれて遅くなる．体脂肪はからだ全体の16%になる．男児において，妊娠満期には精巣は通常陰嚢の中にある．誕生後であっても，乳児はまだ発育途上である．とくに神経系の発達には生後さらに1年を要する．

放射線

　電離放射線はいろいろな種類の催奇形因子である．胚子の発達の感受性の高い時期の妊婦へのX線や放射性アイソトープの曝露は小頭症（体幹に比し小さな頭），精神発達遅延，骨格異常などを起す．とくに妊娠の第1三半期には注意が必要である．

> **チェックポイント**
> 26. 胎児性アルコール症候群の症状をいくつか述べよ．
> 27. 喫煙はなぜ，胚子および胎児の発達に影響するのか．

29.6　出生前診断検査

目　標
- 胎児超音波検査，羊水穿刺および絨毛膜絨毛標本採取の方法を述べる．

　いくつかの検査が遺伝疾患の検出と胎児の成長の評価に用いられている．ここでは胎児超音波検査法，羊水穿刺および絨毛膜絨毛標本採取（CVS）について述べる．

胎児超音波検査法

　妊娠の正常な経過に疑問などが生じた際に**胎児超音波検査法 fetal ultrasonography** がなされる．妊娠時期

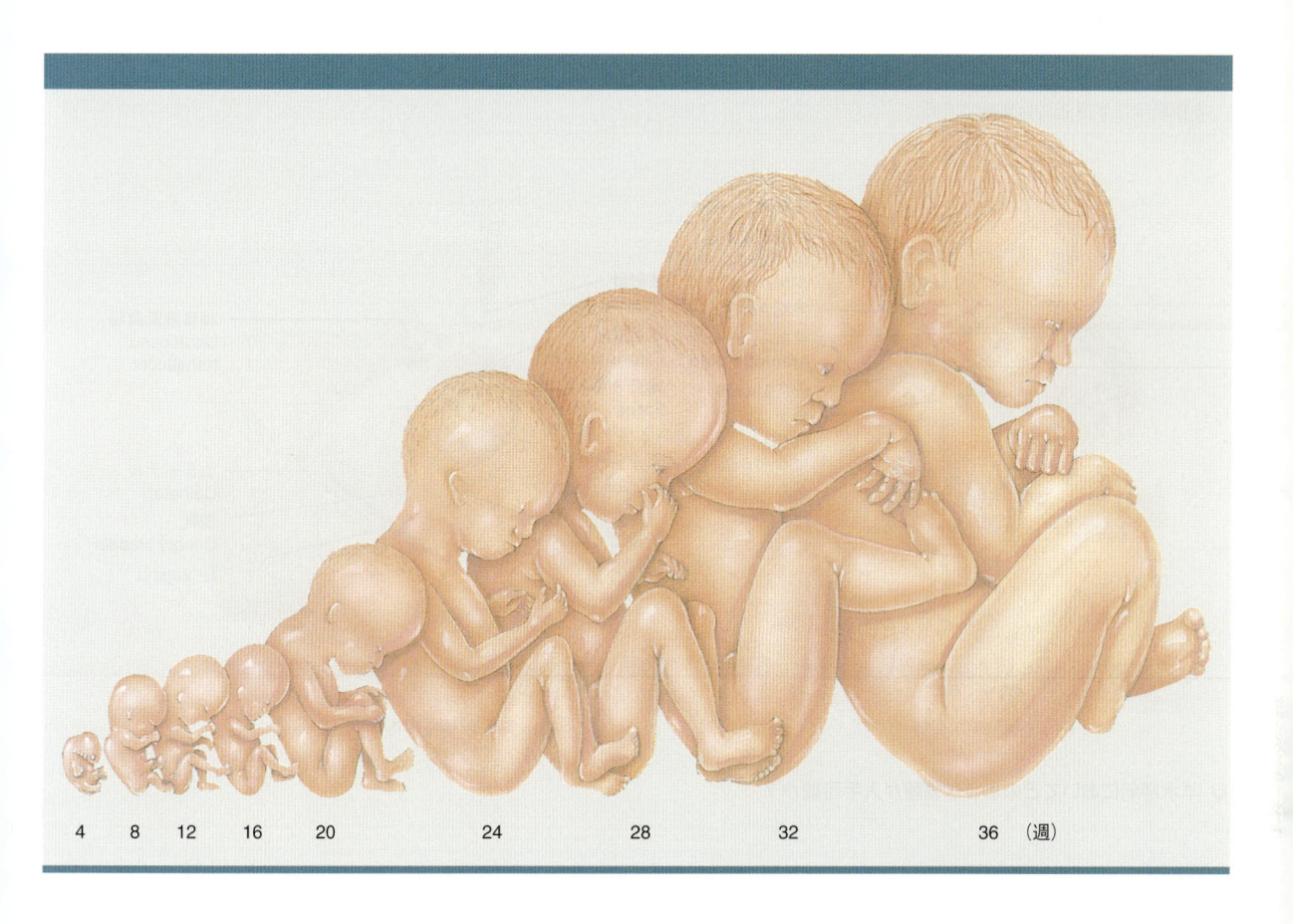

| 4 | 8 | 12 | 16 | 20 | 24 | 28 | 32 | 36 | （週） |

が不明でより正確な胎齢を知りたい時に最もよく用いられる．また，妊娠の確認，胎児の生存や成長の評価，胎児の体位の観察，多胎妊娠や母体-胎児異常の有無の確認，および羊水穿刺の補助として用いられる．胎児超音波検査をしているあいだ，変換器が高い周波数の音波を腹部へ発して，発達中の胎児から反射して戻ってきた音波を再び変換器が拾い超音波検査画像（**ソノグラム sonogram**；表 1.3 参照）へと変換する．膀胱がこの検査法における一つの標識点になるので，検査を受ける前に，膀胱を尿で満たすよう水分摂取をする必要がある．

羊水穿刺

羊水穿刺 amniocentesis（amnio- ＝羊水；-centesis ＝穿刺して液体を取る）は発育中の胎児が浸かっている羊水を採取し，胎児の細胞と溶解している物質を解析する．この検査は，ある種の遺伝疾患（ダウン症候群，血友病，テイ–サックス病，鎌状赤血球症，筋ジストロフィー）の存在を調べるために使われる．また，胎児の生存を確認する助けにもなる．一般に妊娠 14 〜 18 週のあいだに行われ，染色体異常や 50 以上の生化学的異常が検出可能である．また胎児の性を明らかにでき，母

親の異常な遺伝子がその男児のみに影響を及ぼす伴性遺伝疾患（29.12 節参照）の診断に対する重要な情報が手に入る．

羊水穿刺の際，まず始めに胎児と胎盤の位置を超音波検査および触診で確認する．皮膚の消毒と局所麻酔を行った後，吸引針を母体の腹壁から刺し，子宮内の羊膜腔に届かせる．そこで 10 〜 30 mL の羊水および浮遊細胞を吸引して，それを顕微鏡検査および生化学検査の検体とする（図 29.15 a）．アルファフェトプロテイン（AFP）やアセチルコリンエステラーゼの値が高いと神経系の発生の異常（二分脊椎や無脳症など）や他の発生異常または染色体異常があることを示唆する．染色体検査では 2 〜 4 週間培養した細胞を用いて，染色体の転座，欠失および過剰を明らかにする．羊水穿刺はその検査後に 0.5 ％の確率で自然流産があるので，遺伝疾患が疑われる場合のみに適応される．

絨毛膜絨毛標本採取

絨毛膜絨毛標本採取 chorionic villi sampling（CVS）では，カテーテルを膣から挿入し，超音波検査のもとで絨毛膜まで届かせる（図 29.15 b）．約 30 mg

図 29.15 羊水穿刺と絨毛膜絨毛標本採取.

> 遺伝的異常を検出するために，羊水穿刺が妊娠 14 〜 16 週に行われる．一方，絨毛膜絨毛標本採取は妊娠 8 週には実施できる．

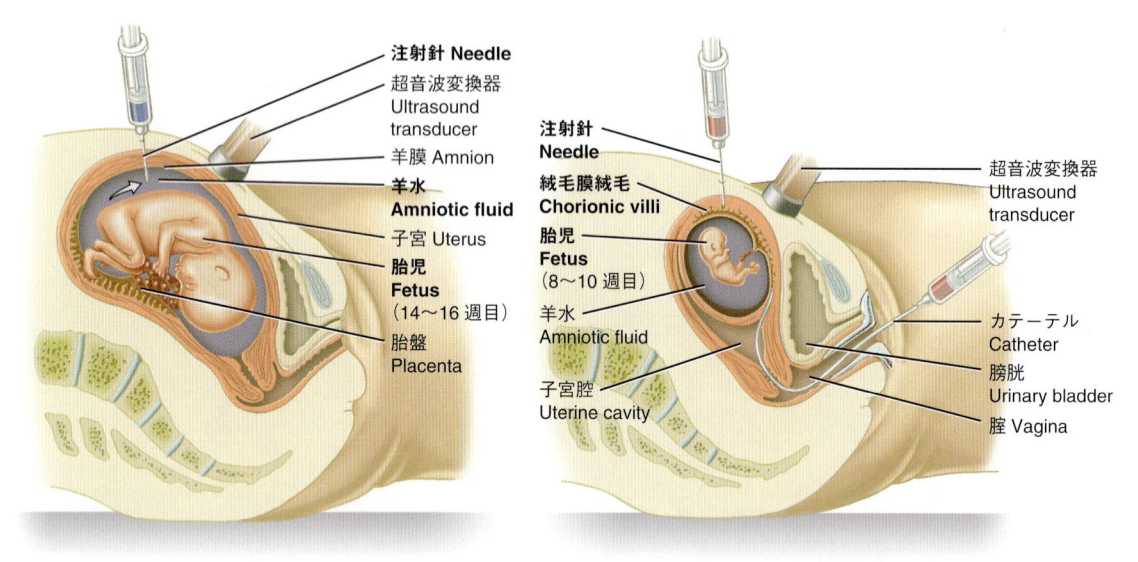

(a) 羊水穿刺　　　　　　　　　　(b) 絨毛膜絨毛標本採取 (CVS)

Q 羊水穿刺においてどのような情報が入手可能か？

の組織を吸引し，染色体の解析を行う．また別の方法として，羊水穿刺と同様に，吸引針を腹腔に通して挿入し，絨毛膜絨毛を採取することもある．

　絨毛膜絨毛標本採取は羊水穿刺と同様の異常を見つけることができる．なぜなら絨毛膜細胞と胎児細胞は同じ遺伝子をもつからである．絨毛膜絨毛標本採取は，発生第 8 週目より検査可能であり，検査結果も数日で入手できるので，妊娠を継続すべきかすべきでないかを判断しやすいという点で，羊水穿刺より利点がある．しかしながら，絨毛膜絨毛標本採取はその検査後 1 〜 2% の確率で自然流産を引き起すので羊水穿刺よりも多少危険性を伴うといえる．

非侵襲性出生前検査

　現在では，絨毛膜絨毛検査と羊水穿刺だけが遺伝的異常の出生前テストのための胎児組織を採取する方法である．これらの侵襲性テストは熟練者がすればほとんど危険はないが，現在，**非侵襲性出生前検査 noninvasive prenatal tests**（胚子の構造への侵入をしない検査）の開発のために多くの努力が払われている．その目的は正確，安全，効果的，安価に実施でき，多くの検体をスクリーニングすることである．

　最初に開発された検査は**母親のアルファフェトプロテイン検査 maternal alpha-fetoprotein（AFP）test** である．この検査では母体血のアルファフェトプロテインの濃度を検査する．このタンパク質は胎児で産生され，母体の循環系へ入る．一般にアルファフェトプロテイン濃度は妊娠 12 〜 15 週に最も高くなる．その後，胎児はアルファフェトプロテインをつくらなくなるので，胎児および母体の血中レベルは低くなる．もし，妊娠 16 週以降も高レベルのアルファフェトプロテインが検出されれば，胎児が神経管の欠損（二分脊椎や無脳症など）をもっていることが示唆される．この検査は 95% の確定率なので，すべての妊婦に推奨されている．新しい検査（Quad AFP Plus）は母体血のアルファフェトプロテインと 3 つの別な分子を調べるためのものである．この検査で出生前にダウン症候群，18 トリソミーおよび神経管欠損のスクリーニングが可能となり，また出産予定日や双子の存在などもわかる．

> ### チェックポイント
> **28.** 超音波検査，羊水穿刺，絨毛膜絨毛検査でなにがわかるか．非侵襲性出生前検査の利点はなにか．

目標

- 妊娠中に分泌されるホルモンの産生場所とそれらの作用を述べる.
- 妊娠中に起る母体の内分泌変化および構造と機能の変化について論じる.

妊娠のホルモン

妊娠3〜4ヵ月頃までは，卵巣の黄体が**プロゲステロン progesterone** と**エストロゲン estrogens** を分泌する．これらのホルモンは，妊娠中の子宮内膜を維持し，母乳を分泌するための乳腺の発達を促す．黄体で分泌される量は正常な月経リズムの排卵時の産生量よりも若干多いにすぎない．妊娠3ヵ月から妊娠末期までは，胎盤が必要な高レベルのプロゲステロンとエストロゲンを産生する．前にも述べたように，絨毛膜は**ヒト絨毛性腺刺激ホルモン（ヒト絨毛性ゴナドトロピン）human chorionic gonadotropin（hCG）**を血中に分泌する．次にヒト絨毛性性腺刺激ホルモンは黄体に対してプロゲステロンとエストロゲンの産生を刺激する（図29.16a）．この両者のホルモンは月経を防ぎ，胚子および胎児の子宮内膜への付着を継続する（図29.16b）．受精後8日目までに，hCG は妊婦の血中および尿中で検出可能となる．hCG 分泌のピークは妊娠第9週に認められる．妊娠4〜5ヵ月のあいだに，hCG のレベルは急激に下がり，その後出産までに低レベルになる．

絨毛膜は妊娠第3〜4週の後にエストロゲンを，第6週までにプロゲステロンを分泌しはじめる．これらのホルモンの分泌量は，出産時まで増える（図29.16b）．妊娠4ヵ月目，すなわち胎盤が完成するまでに hCG の分泌は激減し，黄体からのホルモン分泌はもはや必要なくなる．高レベルのプロゲステロンは子宮筋層を弛緩させ，子宮頸をしっかりと締める．出産後，血中のエストロゲンとプロゲステロンのレベルは正常に戻る．

リラキシン relaxin は，最初は卵巣の黄体で産生され，後に胎盤で産生されるホルモンである．このホルモンは恥骨結合の可動性と仙腸関節および仙尾関節の靱帯の可動性を高め，分娩時には子宮頸管の開大を助ける．これらの作用により胎児の娩出が容易になる．

胎盤の絨毛膜でつくられる第三のホルモンは**ヒト絨毛性ソマトマンモトロピン human chorionic somato-mammotropin（hCS）**である．別名は**ヒト胎盤性ラクトゲン human placental lactogen（hPL）**という．hCS の分泌は胎盤の体積に比例して増加し，妊娠32週後に最大値に達したのち，その後は比較的一定のままで続く．乳汁分泌のために乳腺を発達させ，タンパク質合成を高めて母体を成長させ，母体と胎児での代謝の調節をする．例えば，hCS は母体のグルコース利用を減少させ，脂肪組織からの脂肪酸の放出を促すことによって，胎児のグルコース利用を高める．

胎盤が産生するホルモンで最近みつかったものに**副腎皮質刺激ホルモン放出ホルモン corticotropin-releasing hormone（CRH）**がある．これは妊娠していないヒトにおいては，視床下部の神経内分泌細胞だけが分泌するホルモンである．現在，CRH は出産のタイミングを決定する"時計"の一部と考えられている．胎盤によるCRH 分泌は妊娠12週頃から始まり，妊娠末期に向かって増加する．妊娠初期に高レベルの CRH をもつ妊婦は早産の傾向があり，低レベルの妊婦は予定日よりも遅れて出産する傾向がある．胎盤からの CRH にはもう一つの重要な働きがある．それは胎児のコルチゾールの分泌を増加させることである．コルチゾールは胎児の肺の成熟に必要であり，肺胞の虚脱を防ぐための界面活性剤の産生にも必要である（23.3 節参照）．

🩺 臨床関連事項

早期妊娠検査

早期妊娠検査 early pregnancy tests は受精後8日後頃から尿中に排泄されるヒト絨毛性性腺刺激ホルモン（hCG）を検出する．検査キットは生理のなかった初日よりも早い段階，すなわち受精後14日目頃には妊娠を検出できる．尿中 hCG とキット中の hCG 抗体の反応が起った際に，キット中の化学物質が色調変化するのが検出法の原理である．

薬局で手に入る数種の検査キットは多くの病院で用いられる検査キットと変らないほど感度がよい．しかしながら，擬陰性や擬陽性も起りうる．擬陰性（妊娠しているのに検査が陰性のこと）は検査時期が早すぎたか子宮外妊娠などで起る．擬陽性（妊娠してないのに検査が陽性のこと）は尿中に過剰のタンパク質や血液が混入している場合や hCG を産生するまれなタイプの子宮癌によって生じる．サイアザイド利尿薬，ホルモン，ステロイドあるいは甲状腺薬が早期妊娠検査の結果を左右する可能性がある．

妊娠中の変化

妊娠3ヵ月の終り頃までに，子宮は骨盤腔のほとんどを占めるようになる．胎児が成長するに従って，子宮の高さは腹腔の上へ上へと張り出してくる．妊娠末期に向かって，子宮は腹腔のほとんどを占め，胸骨の剣状突起のレベルまで達する（図29.17）．大きくなった子宮は母体の腸管，肝臓，胃を押し上げ，また横隔膜を押し

図 29.16 妊娠中のホルモン.

> 卵巣の黄体が妊娠第 3 〜 4 ヵ月までプロゲステロンとエストロゲンを産生するが，その後，胎盤がこの機能を担うようになる.

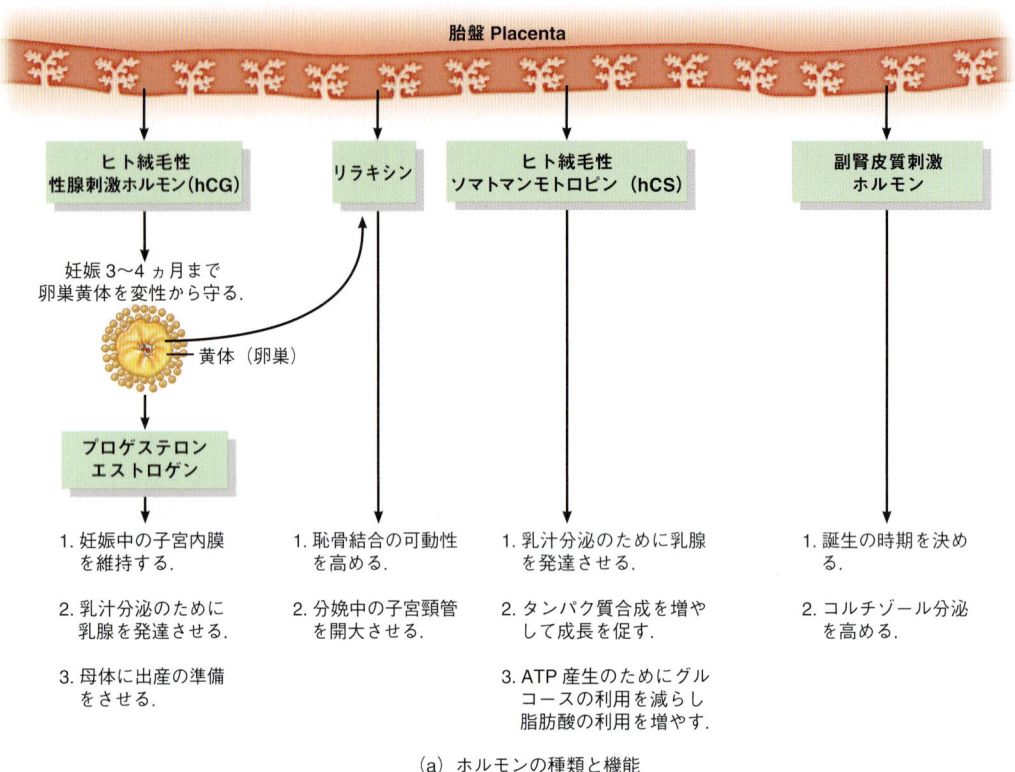

（a）ホルモンの種類と機能

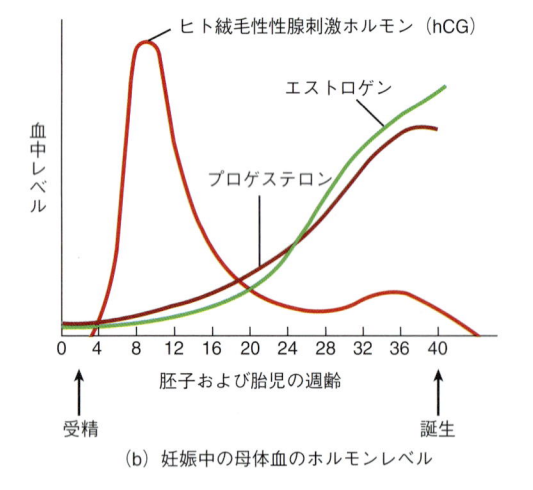

（b）妊娠中の母体血のホルモンレベル

Q 早期妊娠検査で検出されるホルモンはなにか？

上げて胸腔の幅を広げる．胃が圧迫され，胃の内容物が食道へと逆流し，胸焼けの原因となる．骨盤腔では尿管や膀胱が押しつぶされる.

また妊娠に伴い，生理的な変化も起る．それらの変化には，胎児，羊水，胎盤や大きくなった子宮による体重増加とからだの水分量の増加；タンパク質・トリグリセリド・ミネラルの貯蔵量の増加；乳汁分泌のための準備としてきわめて乳房が大きくなる，脊椎前彎症による下部背部痛などが起る.

母体の心臓血管系にもいくつかの変化が起る．胎盤への血流の増加と代謝の活発化により心臓の一回拍出量は 30 ％ほど増え，心拍出量（分時拍出量）は 20 〜 30 ％増える．とくに，妊娠後半期には心拍数は 10 〜 15 ％増え，血液量は 30 〜 50 ％増える．これらの増加は胎児の栄養と酸素の供給のために必要である．妊婦が仰向けに横になると，大きくなった子宮は大動脈（腹大動脈）を圧迫する．下大静脈の圧迫は静脈還流を抑制し，下肢の浮腫や静脈瘤を生じる．腎動脈の圧迫は腎性高血圧を生じうる.

呼吸機能も妊娠中に胎児への酸素供給のために変化する．一回換気量は 30 〜 40 ％増え，予備呼気量は 40 ％

図 29.17 妊娠末期における胎児の正常な配置.

妊娠期間は受精から誕生までの期間（約 38 週間）である.

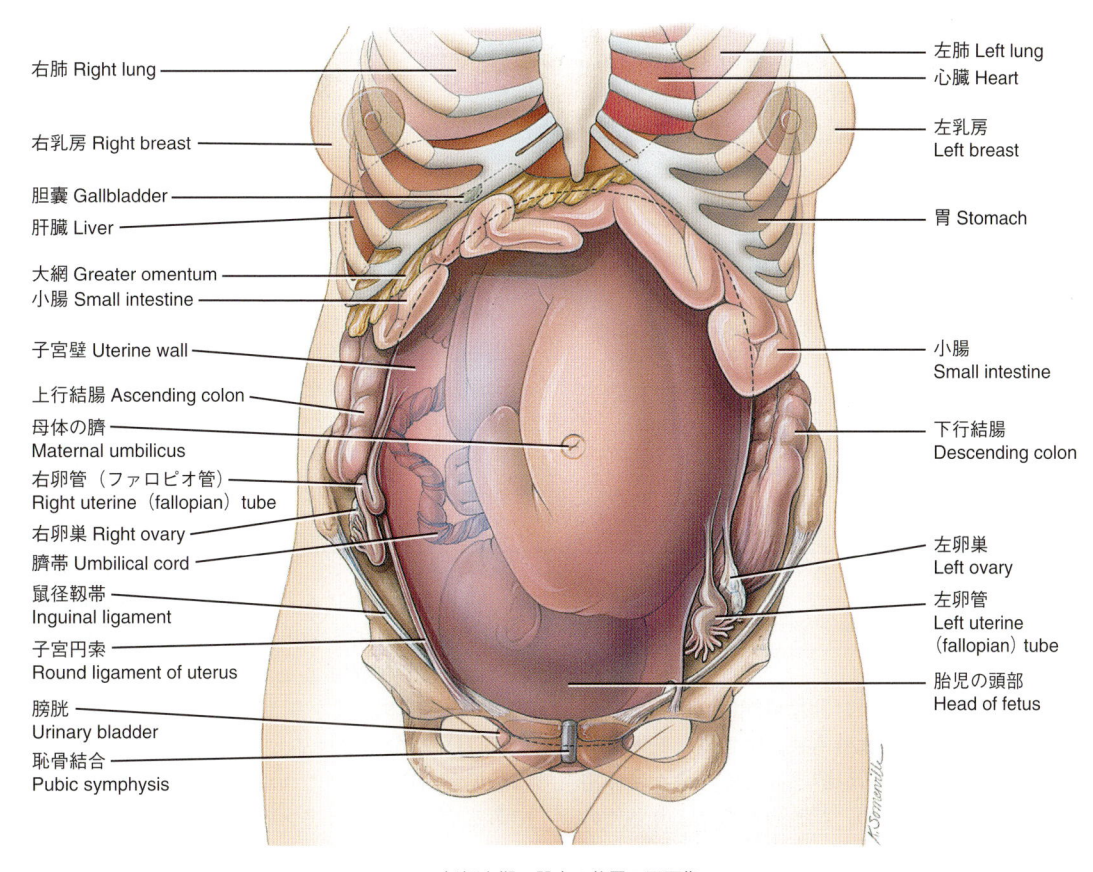

右肺 Right lung

右乳房 Right breast

胆嚢 Gallbladder
肝臓 Liver

大網 Greater omentum
小腸 Small intestine

子宮壁 Uterine wall

上行結腸 Ascending colon

母体の臍
Maternal umbilicus

右卵管（ファロピオ管）
Right uterine（fallopian）tube

右卵巣 Right ovary

臍帯 Umbilical cord

鼠径靱帯
Inguinal ligament

子宮円索
Round ligament of uterus

膀胱
Urinary bladder

恥骨結合
Pubic symphysis

左肺 Left lung
心臓 Heart

左乳房
Left breast

胃 Stomach

小腸
Small intestine

下行結腸
Descending colon

左卵巣
Left ovary

左卵管
Left uterine
（fallopian）tube

胎児の頭部
Head of fetus

妊娠末期の器官の位置の正面像

Q 出産しやすいように，恥骨結合の可動性を高め，子宮頸管の開大を助けるホルモンはなにか？

まで減り，機能的残気量は 25％まで減り，分時呼吸量（1分間の呼吸量）は 40％まで増え，気管支の気道抵抗は30 〜 40％まで下がり，全身の酸素消費は 10 〜 20％増える. 呼吸困難も生じる.

消化器系にもまた，変化が起る. 妊婦は，胎児の栄養需要量が高まるにつれて，食欲の増加を経験する. 腸管蠕動の弱まりは便秘の原因となり，胃内容物が留まりやすく，吐き気，嘔吐や胸焼けを起す.

大きくなった子宮が膀胱を圧迫するので，頻尿，我慢できない尿意および尿失禁などを引き起す. 腎血漿流量は 35％まで，糸球体濾過量は 40％まで増加し，腎臓の濾過能が高まる. これにより胎児からの余分な老廃物が素早く排出される.

妊娠中の皮膚の変化がとても著明な場合がある. ある妊娠女性では，眼や頬骨の周りに仮面のような形の色素の沈着（**肝斑** chloasma）が起きたり，乳輪あるいは下

§ 臨床関連事項

妊娠による高血圧

　米国では 10 〜 15％の妊婦が**妊娠性高血圧 pregnancy-induced hypertension（PIH）**を経験する. これは妊娠に関連して起る血圧上昇である. 最も多い症状は**子癇前症（妊娠中毒症）preeclampsia** である. これは妊娠 20 週以後に現れる，突然の高血圧，タンパク尿および浮腫によって特徴づけられる. その他の症状としては，かすみ目や頭痛である. 子癇前症は胎児の存在から起る自己免疫あるいはアレルギーが関与しているのかもしれない. 治療としては，安静や，さまざまな薬剤が用いられる. さらに痙攣や昏睡も加わると，**子癇症 eclampsia** といわれる.

腹部の白線に色素沈着（**黒線** linea nigra）が起る．腹部の**線条**（**妊娠線**）striae も子宮が大きくなるに従って現れ，脱毛も増える．

生殖器系の変化は，外陰部の浮腫と密な血管分布および腟の柔軟性と血管分布の増加が起ることである．子宮は非妊娠時の 60 ～ 80 g から末期には 900 ～ 1,200 g にまで大きくなる．それは初期の子宮筋層の筋線維の過形成と第 2・第 3 三半期の筋線維の肥大による．

29.8 運動と妊娠

目 標

• 運動への妊娠の影響および妊娠への運動の影響を説明する．

妊娠初期においては，妊娠は運動機能にほとんど影響を与えない．妊婦はいつもよりも疲れやすく，妊娠悪阻（つわり）により通常の運動が妨げられる．徐々に体重は増加し姿勢が変化するため，活動のためにより多くのエネルギーが必要となる．また，急に止まったり，方向を変えたり，急に動き出すような動作がより困難となる．また，リラキシンのホルモンレベルが上昇することで，いくつかの関節，とくに恥骨結合の可動性が向上し安定性が低下する．そのため，多くの妊婦は足を大きく広げたり，足を引きずって歩くようになる．

運動中，血液は内臓（子宮を含む）から筋や皮膚に移動するが，胎盤への血流量は減少しない．運動による熱産生は脱水を生じ，さらなる体温の上昇を招く．とくに，妊娠初期の過激な運動と熱の蓄積は避けるべきである．なぜなら，高体温は神経管欠損の原因と考えられているからである．水分の補給がなされ，正しくあったブラジャーを着けていれば，運動しても乳汁分泌に影響を与えることはない．正常妊娠の健康な女性であれば，中程度の身体活動が胎児に危険を及ぼすことはない．しかしながら，胎児を危険に曝す可能性のあるものは，避けるべきである．

妊娠中の運動の総合的な利点としては健康感を増やし，からだに関する不満を少なくすることがある．

29.9 分 娩

目 標

• 分娩の 3 ステージに関連する出来事を説明する．

分娩 labor とは出生時に，胎児が子宮から腟を通して出されるプロセスであり，**娩出** parturition（parturit-＝出産）もまた分娩を意味する．

分娩の開始はいくつかの胎盤と胎児のホルモンの複雑な相互作用によって起る．プロゲステロンは子宮の収縮を妨げるので，分娩はプロゲステロンの効果が減少してから始まる．妊娠末期に向かって，母体の血中エストロゲンは急激に増加し，プロゲステロンの子宮収縮抑制効果に勝る変化を生じる．エストロゲンの増加は胎盤の副腎皮質刺激ホルモン放出ホルモンの分泌上昇によって起る．副腎皮質刺激ホルモン放出ホルモンの分泌上昇は，胎児の下垂体前葉を刺激し，副腎皮質刺激ホルモン（ACTH）を分泌させる．次に，副腎皮質刺激ホルモンは胎児副腎を刺激してコルチゾールや副腎アンドロゲンであるデヒドロエピアンドロステンジオン（DEHA）を分泌する．胎盤は DEHA をエストロゲンへと変換させる．このようにしてできた高レベルのエストロゲンは子宮の筋線維にオキシトシンレセプターを発現させ，互いにギャップ結合を形成する．下垂体後葉から放出されるオキシトシンは子宮を収縮させる．胎盤からのリラキシンは恥骨結合の可動性を高め，子宮頸管の開大を助ける．エストロゲンはまた胎盤を刺激してプロスタグランジンを分泌させる．プロスタグランジンは子宮頸のコラーゲン線維を消化する酵素をつくるように働きかけ，その結果子宮頸が柔らかくなる．

娩出のあいだの分娩収縮の調節はポジティブフィードバックによってなされる（図 1.5 参照）．子宮筋層の収縮は胎児の頭部や体幹を子宮頸へと押しやる．それにより子宮頸部は広げ（伸張させ）られる．子宮頸の伸張レセプターからの神経刺激が視床下部の神経分泌細胞に送られ，下垂体後葉よりオキシトシンを毛細血管へと放出する．オキシトシンはやがて子宮まで血流に乗って運ばれ，子宮筋層をより強く収縮させる．収縮がさらに強くなると，胎児のからだはより子宮頸を拡張させ，その結果，神経刺激がより多くのオキシトシンを分泌させる．新生児の娩出とともに，子宮拡張が突然なくなるので，

このポジティブフィードバックは急に働かなくなる.

　子宮収縮は子宮の上部から下部へと波状に起り（消化管の蠕動運動とよく似ている），最終的に胎児を排出する．**真分娩 true labor** は子宮収縮が定期的に起り，通常，痛みを伴うことで始まる．子宮収縮の間隔が短くなるに従い，収縮力は強くなる．真分娩のもう一つの徴候は歩くことで増強する背中の痛みである．真分娩の最も信頼できる徴候は，子宮頸の拡張と分娩中に子宮頸管にみられる血性粘液の分泌物である"お印"である．**偽分娩 false labor** においては，腹痛が不定期間隔に起るが，痛みが増強することがなく，歩行によってその痛みが変化することはない．また"お印"も子宮頸管の拡張もない.

図 29.18　真分娩のステージ.

> 分娩とは出産のことである.

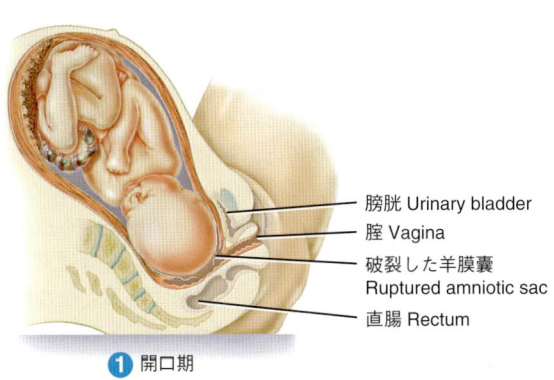

膀胱 Urinary bladder
腟 Vagina
破裂した羊膜嚢 Ruptured amniotic sac
直腸 Rectum

❶ 開口期

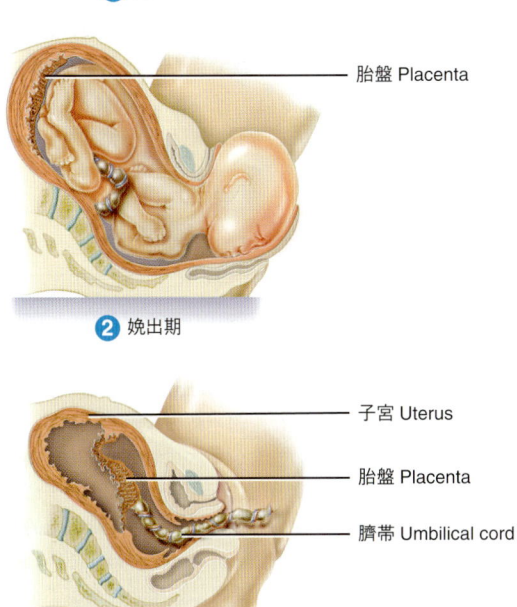

胎盤 Placenta

❷ 娩出期

子宮 Uterus
胎盤 Placenta
臍帯 Umbilical cord

❸ 後産期

Q 娩出期の開始の徴候はなにか？

真分娩は以下の 3 ステージに分かれる（図 29.18）:

❶ 開口期．分娩の始まりから子宮頸管の全開大までの期間を**開口期 stage of dilation** という．この時期は通常 6〜12 時間続き，子宮の定期的収縮，羊膜の破裂，子宮頸管の完全な開大（10 cm）が起る．もし羊膜が自然に破裂しない時には，人工的に破られる.

❷ 娩出期．子宮頸管の完全な拡張から新生児の娩出までの 10 分〜数時間を**娩出期 stage of expulsion** という.

❸ 後産期．胎児の娩出から胎盤あるいは"後産"が子宮の力強い収縮によって排出されるまでの 5〜30 分を**後産期 placental stage** という．この収縮はまた分娩中に切断された血管を収縮させて出血量を減少させる.

　一般に，分娩は第 1 子の際は長く続き，通常 14 時間ほどかかる．経産婦においては，分娩時間は個人差がかなりあるが，だいたい 8 時間程度である．数時間にわたり産道（子宮頸と腟）を通過する際，胎児は絞り出されることになるので，出産のあいだ，胎児にはかなりのストレスがかかる．胎児の頭部は圧迫され，子宮収縮のあいだ，臍帯と胎盤への圧迫によって間欠的にある程度の低酸素状態に陥る．このストレスに対して，胎児の副腎髄質は高レベルのアドレナリンとノルアドレナリンを分泌する．これらのホルモンによって，出産のストレスに対する防護や子宮外で生きるための新生児の準備が整う.

⚕ 臨床関連事項

難産と帝王切開

　難産 dystocia（dys- ＝苦痛や困難；toc- ＝産まれる；あるいは difficult labor）すなわち分娩困難は胎児の位置異常か，腟を通る正常分娩のための産道のサイズが不十分であることが原因で起る．例えば**骨盤位 breech presentation** においては，胎児の頭でなく殿部あるいは下肢が最初に産道を通る．これは早産の際にしばしば起る．もし胎児あるいは母体側に問題があって腟分娩を不可能にしている場合は，腹部切開をして外科的に胎児を出産させる．腹壁の下部と子宮の下部へ水平の切開を入れ，胎児と胎盤を取り出す．帝王切開法は，ジュリアス・シーザー Julius Caesar の誕生との関連が一般的にいわれているが，この手法が**帝王切開 cesarean section**（C-section）と名づけられている本当の理由は，シーザーの誕生の約 600 年も前にローマ法で *lex cesarea* とすでに記されていたからである．帝王切開を何度も受けている女性はその後の経腟分娩ができないわけではない.

他の機能として，アドレナリンとノルアドレナリンは肺を呼吸しやすくなるように機能調節し，細胞の代謝に用いられる栄養素を動員し，脳や心臓への血流を増やす．

約7%の妊婦が予定日から2週間後まで分娩しない．このようなケースでは胎児への脳の損傷や胎児の死さえも起る危険がある．なぜなら，老化している胎盤からの酸素と栄養素の供給が不十分になるためである．予定日をすぎるような場合は，オキシトシン（Pitocin®）の投与によって分娩を誘導したり，外科的出産（帝王切開）を行う．

胎児と胎盤の娩出に続いて6週間で母体の生殖器官の形態および機能が妊娠前の状態に戻る．この期間を**産褥期 puerperium** という．組織の異化作用の過程（分解過程）を経て，子宮は著しく小さくなる．これを**退縮 involution** といい，とくに授乳している女性に顕著である．子宮頸は弾力性を失い，妊娠前の堅さを取り戻す．出産後2～4週後のあいだ，**悪露 lochia** という子宮からの排出物が認められる．これは最初は血液であるが，のちには胎盤のあった部位からの漿液である．

> **チェックポイント**
> **32.** どのようなホルモン変化が分娩を誘導するのか．
> **33.** 偽分娩と真分娩との違いはなにか．
> **34.** 真分娩の開口期，娩出期および後産期にはそれぞれどのようなことが起るのか．

29.10　誕生時の新生児の適応

目　標
- 新生児誕生の際に起る，呼吸器系および心臓血管系の適応について説明する．

妊娠中は，胚子（あるいはその後の胎児）はその存在のすべてを母親に依存している．母体は胎児に対し，酸素と栄養素を供給し，二酸化炭素やその他の老廃物の排泄をし，物理的ショックや体温変化から守り，ある種の有害な微生物から守るための抗体を提供する．誕生時，新生児は生理学的に成熟して自立するために，さまざまな適応をするようになる．そのうち，最も劇的な変化が起るのは，呼吸器系と心臓血管系である．

呼吸器系の適応

胎児が，酸素を得て二酸化炭素を排出することにおいて完全に母親に依存しているのは，胎児の肺は含気がなく虚脱しており，また部分的に羊水で満たされているか

らである．発生6ヵ月目の終りまでに界面活性剤が産生され始める．呼吸器系は誕生の少なくとも2ヵ月前にはかなり発達してくるので，妊娠7ヵ月で出産した未熟児なら呼吸して泣くことができる．出産後，母親による新生児への酸素供給が止まり，肺の中の羊水がすべて吸収される．誕生時，二酸化炭素を排出できないので，二酸化炭素は血中に貯まっていく．血中二酸化炭素の増加は延髄にある呼吸中枢を刺激して，呼吸筋の収縮を起し，最初の呼吸を引き起す．最初の吸気は肺が空気を含んでいないため通常深く，新生児は活発な呼気を行い自然に泣く．満期日に誕生した新生児は最初の2週間は毎分45回ほどの呼吸をする．呼吸数は徐々に減少し，正常の毎分12回に近づく．

心臓血管系の適応

新生児の最初の活発な吸気の後，心臓血管系のいくつかの適応が始まる（図 21.31 参照）．両心房を連絡していた卵円孔の閉鎖が誕生時に起り，初めて脱酸素化された血液を肺へと送られる．卵円孔は心房組織の2つの組織片があわさって永久に癒合することによって閉じる．卵円孔の遺残は卵円窩となる．

ひとたび肺が働き始めると，動脈管がその血管壁の平滑筋の収縮により閉じ，動脈管索という遺残物になる．平滑筋の収縮は最初の肺の膨張により肺組織から放出されるブラジキニンによって行われる．動脈管は通常生後3ヵ月までは完全に閉塞しない．遅延する不完全な閉塞は**動脈管開存 patent ductus arteriosus** といわれる状態になる（図 20.23 b 参照）．

臍帯が結紮され切断され，血液がもはや臍動脈を流れなくなると，臍動脈は結合組織で満たされ，遠位部は内側臍索という遺残物になる（訳注：臍動脈索といい，内側臍ヒダをつくる）．また，臍静脈は肝円索という遺残物になる．

> **⚕ 臨床関連事項**
>
> **未熟児**
>
> 生理的に未熟な乳児はいくつかのリスクをもつ．**未熟児 premature infant** は一般に，誕生時の体重が 2,500 g 未満の乳児をさす．出生前の乏しいケア，薬剤の乱用，未熟児出産の既往，出産年齢が 16 歳以下ないし 35 歳以上の場合，未熟児分娩が起りやすい．未熟児のからだは機能的に不十分なので，その生存は医療の介在なしでは難しい．妊娠 36 週未満の乳児出産の主な問題は界面活性剤が不十分なために起る新生児の呼吸窮迫症候群 respiratory distress syndrome （RDS） である．RDS は肺が成熟するまで人工的界面活性剤投与と酸素供給を行えば管理できる．

胎児では静脈管が臍静脈と下大静脈とを直接連結させている．このことにより胎盤からの血液が胎児肝臓を素通りすることになる．臍帯が切断されると，静脈管は虚脱し，胎児の内臓からの静脈血は肝臓の門脈に入り，肝静脈を経て下大静脈へと注ぐ．静脈管の遺残は静脈管索になる．

誕生時の脈拍は毎分 120 〜 160 回で，興奮すると180 回まで上昇する．生後は酸素消費が増え，それが赤血球やヘモグロビンの産生の増加を刺激する．さらに，誕生時の白血球数も非常に多い．しばしば 45,000 細胞 / mm^3 までの高値を示すが，生後 7 日目までに細胞数は急激に減少する．成人においての白血球数は，5,000 〜 10,000 細胞 / mm^3 である．

チェックポイント

35. なぜ，出生時における呼吸器系と心臓血管系の適応は重要なのか．

29.11 乳汁分泌の生理

目 標

・乳汁分泌の機能とホルモンのコントロールを論じる.

乳汁分泌 lactation は乳腺より母乳を分泌することである．乳汁の産生を司るホルモンは**プロラクチン prolactin（PRL）**である．プロラクチンは下垂体前葉から分泌される．妊娠経過に従って血中プロラクチンレベルが上昇するが，乳汁分泌は起らない．なぜならプロゲステロンがプロラクチンの効果を抑制しているからである．出産後，母親のエストロゲンとプロゲステロンが減少すると，その抑制が外れる．乳汁分泌のためのプロラクチン分泌に対する基本的刺激は乳児の吸乳行動である．吸乳は乳頭の伸展受容体から視床下部への神経刺激を引き起す．その刺激は視床下部からのプロラクチン抑制ホルモン（PIH）の放出を抑制し，プロラクチン放出ホルモン（PRH）の分泌を促すので，より多くのプロラクチンが下垂体前葉から放出される．

オキシトシンは**射乳反射 milk ejection reflex** を介して，乳管への乳汁の射出を起す（図 29.19）．乳房の腺細胞でつくられる乳汁は乳児が吸乳するまで蓄えられている．乳頭への触覚受容器への視床下部へと続く感覚神経を刺激する．それに反応して下垂体後葉からオキシトシンの分泌が起る．血流により乳腺に運ばれるとオキシトシンは腺細胞および導管を取り囲む筋上皮細胞の収縮を刺激する．これにより乳汁は乳腺組織から導管へと

図 29.19　射乳反射のポジティブフィードバック機構.

オキシトシンが乳房内の筋上皮細胞の収縮を刺激する．それが，腺細胞および導管細胞を圧迫し，乳汁を射出させる.

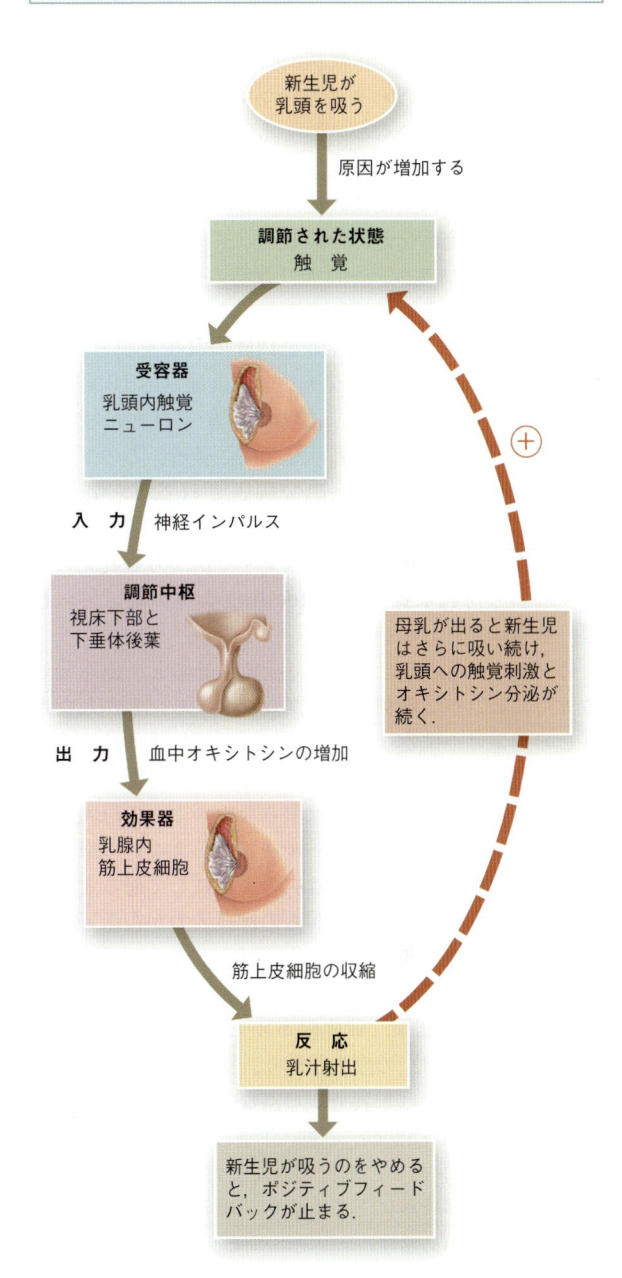

Q オキシトシンのもう一つの働きはなにか？

移送され，乳児が吸乳できるようになる．この過程を**射乳 milk ejection**（let-down）とよぶ．吸乳を始めてから 30 〜 60 秒して乳汁の活動的な排出が起るが，乳頭付近の乳管洞に貯まっているいくらかの乳汁がこの潜時のあいだに飲まれる．吸乳以外の刺激，例えば乳児の泣

き声を聞いた際や母親の性器に触れた際などもオキシトシンの分泌とそれに続く乳汁の射出が起る．オキシトシンの放出を刺激する吸乳刺激はまたプロラクチン抑制ホルモン（PIH）の放出も抑制する．その結果，プロラクチン分泌が増加し，乳汁分泌を維持する．

妊娠末期および出産後の数日間，乳腺は**初乳 colostrum** という濁った液を分泌する．これはラクトースに乏しく脂肪成分もないので乳汁としての栄養はないが，初乳は数日後に真の乳汁が出てくるまでの代役をする．初乳と乳汁は出生後数ヵ月のあいだ，乳児を感染から守るための抗体を含んでいる．

出産後，プロラクチンは非妊娠時のレベルへと戻る．しかしながら，乳児に授乳するたびに乳頭から視床下部への神経刺激が PRH の増加と PIH の減少を引き起し，下垂体前葉からのプロラクチン分泌は通常の 10 倍ほどに増加し 1 時間ほど続く．プロラクチンは次の授乳に備えて乳腺に働きかけて乳汁を産生させる．このプロラクチンの分泌が外傷や疾患で障害されると，乳腺は 2〜3 日以内に乳汁を分泌できなくなる．出産後 7〜9 ヵ月のうちに乳汁分泌はかなり減少するが，もし乳児の世話すなわち**母乳栄養 breast-feeding** を与え続けていれば，数年は乳汁分泌が続く．

毎日 8〜10 回ほどの割合で吸乳させると，出産後の数ヵ月にわたって卵巣周期をブロックする．しかしながらこの効果は不確定なものである．一般に排卵は出産後の最初の月経期に先だって起るので，まだ月経がないからといって妊娠してないとは限らない．よって母乳栄養は信頼できる出産コントロール法とはいえない．母乳栄養期間における排卵の抑制は次のようにして起るとされている．母乳栄養中，乳頭からの神経入力が視床下部に届き，そこで性腺刺激ホルモン（ゴナドトロピン）放出ホルモン（GnRH）の分泌を抑制する神経伝達物質が産生される．その結果，黄体化ホルモン（LH）と卵胞刺激ホルモン（FSH）の産生が減り，排卵が抑制される．

母乳栄養の利点は栄養分が豊富なことである．ヒト乳汁は，無菌的で，脂肪酸，乳糖，アミノ酸，ミネラル（電解質），ビタミンおよび水分を含んでおり，乳児の消化，脳の発達および成長にとてもよい．母乳栄養はまた以下のことで利点がある：

- **役立つ細胞**．乳汁には数種類の白血球が含まれる．好中球やマクロファージは貪食を司り，乳児の消化管の微生物を消化する．マクロファージはリソソームや免疫系の因子を産生する．B リンパ球から発生する形質細胞は微生物に対する特異抗体を産生し，T リンパ球は直接的に微生物を殺し，他の防御系の働きを助ける．
- **役立つ分子**．乳汁はまた豊富な役に立つ分子を含んでいる．乳汁中の母体由来の IgA 抗体は乳児の消化管

で微生物に結合する．母親はいままでに曝露されてきた疾患を起す微生物に対してさまざまな抗体を産生するため，それらを含む乳汁は感染性微生物に曝露された乳児を守ることになる．さらに，乳汁中の 2 種類のタンパク質が多くの細菌が生存していくために必要な栄養素に結合して細菌に利用されないようにしている．ビタミン B_{12} 結合タンパク質はビタミン B_{12} に結合し，ラクトフェリンは鉄に結合する．また，ウイルスの膜を破るある種の脂肪酸や細菌の膜を破るリゾチーム，免疫細胞の抗微生物活性を高めるインターフェロンも乳汁中に含まれる．

- **罹患率の減少**．母乳栄養を受けた子どもたちには，リンパ腫，心臓病，アレルギー，呼吸器および消化器感染，中耳炎，下痢，糖尿病や髄膜炎に罹る危険率が若干低くなる．
- **その他の利益になること**．母乳栄養は最適な乳児発育や乳児の知的および神経学的発達を支える．また，早期より長きにわたって接触しあうことにより，母親−乳児間の人間関係を育む．牛乳と比べて，母乳中の脂肪と鉄はより容易に吸収される．また，母乳中のタンパク質はより代謝されやすく，母乳中の低濃度のナトリウムも，より乳児の必要性にあっている．未熟児は母乳により多大な利益をこうむる．なぜなら未熟児を出産した母親の乳汁は満期産の乳児をもつ母親のものよりも高濃度のタンパク質を含んでおり，より未熟児に適したものになっているからである．また乳児はヒトの母乳のほうが他の動物由来のものよりもアレルギーを起しにくい．

オキシトシンが発見される前から，産婆術で双子の 2 番目の子を分娩させるために，最初に生まれた子に吸乳させる方法がある．いまではその方法がなぜよいのかがわかってきた．それは吸乳がオキシトシン分泌を刺激するからである．また，出産後においても，吸乳は胎盤の娩出（後産）を促進し，子宮を元の大きさに戻していく．合成オキシトシン（Pitocin）は分娩を誘導するために，あるいは出産後の子宮の緊張を増強して出血をコントロールするために投与される．

チェックポイント
36. 乳汁分泌に関与するのはどのホルモンか．それぞれの機能はなにか．
37. 哺乳栄養より母乳栄養が優れる点はなにか．

図**29.20** フェニルケトン尿症（PKU）の遺伝.

29.12 遺　伝

目　標

• 優性遺伝，劣性遺伝，多遺伝子遺伝および伴性遺伝の特性
について説明する.

父親と母親の遺伝物質は，精子と二次卵母細胞が融合
して受精卵を形成した時に一体化する. 子どもたちは両
親に似るが，それは両親から特性を受け継いでいるから
である. 以下に遺伝というこのプロセスを考える.

遺伝 inheritance は次世代に遺伝的特性を受け継が
せることである. 両親から受け継いだ特徴を子どもたち
へと伝えるプロセスである. 遺伝を扱う生物学の分野を
遺伝学 genetics という. また，遺伝の問題においての
健康管理について，アドバイスを提供することを**遺伝学
カウンセリング genetic counseling** という.

遺伝子型と表現型

配偶子を除いたすべてのヒト細胞の核は23対の染色
体をもっている（二倍体：$2n$）ということは，すでに
学んだ. 一対の一方の染色体は母親由来であり，もう一
方は父親由来である. これらの相同体は同じ遺伝特性を
支配する遺伝子をもっている. 例えば，ある染色体が体
毛の遺伝子をもっていたら，その相同体もまた同じ場所
にこの遺伝子をもつ. このような相同染色体上の同じ遺
伝特性をコードし同じ場所にある遺伝子のことを互いに
アレル（対立遺伝子）alleles という. すでに述べた体
毛遺伝子の一方のアレルは剛毛をコードし，もう一方の
アレルは細やかな毛をコードする. **変異 mutation**
（muta- ＝変化）は同じ遺伝特質の変形を生むアレルの
変化である.

遺伝と遺伝子の関係を，**フェニルケトン尿症
phenylketonuria（PKU）**という疾患に関与するアレ
ルを説明することで示す. フェニルケトン尿症（25.5
節 "臨床関連事項：フェニルケトン尿症" 参照）のヒト
は，フェニルアラニンヒドロキシラーゼをつくることが
できない. フェニルアラニンヒドロキシラーゼをコード
するアレルをPと示し，この酵素をつくれない変異し
たアレルをpとする. 図29.20に両親とも一つずつの
Pとpをもつ場合の可能な配偶子の組合せを示した. こ
れは**パネットスクエア Punnett square** という. パネッ
トスクエアを作成するには，精子の父性アレルを左側に
書き，卵子（二次卵母細胞）の母性アレルを上部に書く.
図中の4つの場所には，精子と卵子の結合によってで
きる接合子における3つの可能なアレルの組合せが示
されている. すなわち，PP，Pp および pp の**遺伝子型**

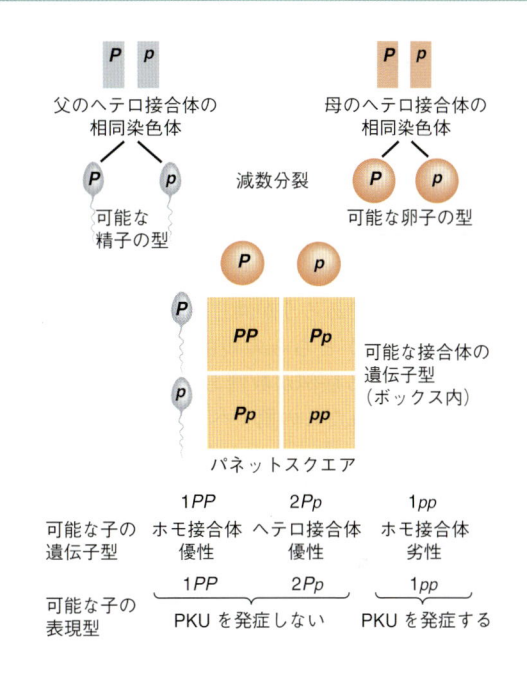

遺伝型は遺伝的構成のことであるが，表現型は遺伝子の身体
的な発現である.

可能な子の遺伝子型	1PP ホモ接合体 優性	2Pp ヘテロ接合体 優性	1pp ホモ接合体 劣性
可能な子の表現型	1PP 2Pp PKU を発症しない		1pp PKU を発症する

Q もし両親がここに示すような遺伝型をもつとしたら，第1
子がPKUを発症する確率は何％になるか？ またPKUが
第2子に発症する確率はどのくらいか？

genotypes である. このパネットスクエアから，子孫
のPPの遺伝子型は25%，Ppの遺伝子型は50%，pp
の遺伝子型は25%の確率でもつことになる. しかしこ
れは，あくまで可能性ということであり，4人の子ども
をもつ両親がPKUの患児を1人ももたないこともある.
PP あるいは Pp の遺伝子型を引き継いだものは，フェ
ニルケトン尿症を発症しないが，pp の遺伝子型を引き
継いだものはフェニルケトン尿症に苦しむことになる.
Pp の遺伝子型のものは一つのフェニルケトン尿症のア
レルpをもつが，正常の遺伝特性をコードするアレルP
がより優位になっている. 一方のアレルの存在をマスク
して完全に発現されるアレル（この場合のP）を**優性ア
レル dominant allele** といい，その特性を優性特性と
いう. またマスクされるほうのアレル（この場合のp）
を**劣性アレル recessive allele** といい，その特性を劣
性特性という.

一般に，遺伝子を示すシンボルにはイタリック体を用
い，優性アレルには大文字で，劣性アレルには小文字を
用いる. 相同染色体に同じアレルのあるもの（例えば
PP あるいは pp）は**ホモ接合体 homozygous** とよばれ
る. PP は優性ホモ接合体といい，pp は劣性ホモ接合体

という．相同染色体に異なるアレルがあるもの（例えば *Pp*）を**ヘテロ接合体 heterozygous** という．

表現型 phenotype（pheno- ＝みせること）は身体的にあるいは外面的な遺伝子の発現をいう．*Pp* のヘテロ接合体のものは，*PP* のホモ接合体のものと遺伝子型は異なるが，**表現型**は同じである．すなわちフェニルアラニンヒドロキシラーゼを正常につくることができる．劣性遺伝子を保持しているが，その形質を発現していないヘテロ接合体のもの（*Pp*）はその遺伝子を子孫に伝達することができる．このようなヒトを劣性遺伝子の**キャリア（保因者）carriers** という．

ほとんどの遺伝子はそれらが母親からの遺伝であろうが父親からの遺伝であろうが同じ表現型を生じる．しかしながら，表現型がどちらの親由来の遺伝であるかによって大きく異なる症例が数例ある．1980 年代になってはじめて評価されたこの驚くべき現象は**遺伝的刷り込み genomic imprinting** といわれる．ヒトの遺伝子刷り込み現象に関連した異常としては，異常特性の遺伝子が母親由来の際に生じる**アンジェルマン症候群 Angelman syndrome**（精神遅滞，運動失調，てんかん，会話の乏しさ）と，異常特性の遺伝子が父親由来の際に生じる**プラーダー−ウィリー症候群 Prader-Willi syndrome**（短身長，精神遅滞，肥満，性腺発育不全，外的刺激に対する反応の減少）がある．

正常な特性を情報化するアレルは，つねに異常な特性をコードするアレルに対して優位であるとは限らない．通常，重症疾患の優性アレルは発達の早期に致死的となり，胚子や胎児の死を招くことが多い．しかし，一つの例外としてハンチントン病 Huntington disease（HD；16.4 節 "臨床関連事項：大脳基底核の障害" 参照）がある．これは優性アレルによる疾患であるが，成人になるまで症状が出ない．優性ホモ接合体のものとヘテロ接合体の両者は疾患に罹り，劣性ホモ接合体のものは正常である．ハンチントン病では神経系の進行変性が起り，最終的に死に至る．しかし一般に，30 ～ 40 歳までハンチントン病の症状は現れないので，多くの罹患患者はすでにアレルを子どもたちに伝達してしまっていることが多い．

しばしば，**不分離現象 nondisjunction** という細胞分裂の失敗が染色体の数に異常を生じる．これは減数分裂や有糸分裂の後期に相同染色体が平等に分離し損うことによる（図 3.34 参照）．1 本以上の染色体が過剰になったり，欠失した細胞を**異数体 aneuploid** という．一染色体性（$2n-1$）細胞は 1 本の染色体を欠いている（モノソミー）．また三染色体性（$2n+1$）細胞は 1 本の染色体を余分にもつ（トリソミー）．ダウン症候群（章末 "疾患：ホメオスタシスの失調" 参照）のほとんどのケースは異数性で，21 番染色体のトリソミーがある．ほとんどの不分離は生殖子形成の減数分裂の際に起るが，ダウ

表 29.3	ヒトにおける遺伝特性
優 性	**劣 性**
正常の皮膚色素沈着	白皮症
近視・遠視	正 視
PTC*の味覚あり	PTC の味覚なし
多 指	正常指
短 指	正常指
水かき指	正常指
尿崩症	正常な排尿
ハンチントン病	正常な神経系
V 字形のはえぎわ	まっすぐなはえぎわ
外反母趾	まっすぐな母趾
正常な Cl⁻輸送	嚢胞性線維症
高コレステロール血症（家族性）	正常コレステロール値

* フェニルチオカルバミド（PTC）という化合物の味覚があること．

ン症候群の約 2％は初期の胚発生の有糸分裂の際に不分離が起る．

そのほかの減数分裂エラーとして**転座 translocation** がある．これは相同でない 2 本の染色体の一部が切れて，その断片が入れ換ることである．転座をもつものでも，それによって遺伝材料の欠失がなければ正常である．しかしながら，配偶子をつくる過程で，いくつかの配偶子は正常な遺伝材料の量と質をもたなくなる．ダウン症候群の約 3％は 21 番染色体の一部が他の染色体（一般に 14 あるいは 15 番染色体）へ転座していることによって生じる．この転座した配偶子をもつものは正常であり，自分が "キャリア（保因者）" であるかどうかはわからない．よってこのようなキャリアのつくる配偶子には完全な 1 本の 21 番染色体と転座した 21 番染色体の部分をもつ別の染色体を 1 本もつ（合計 21 番染色体の部分を 2 本もつ）ことになり，受精によって接合子は 2 本というよりむしろ 3 本の 21 番染色体の部分をもつことになる．

表 29.3 にヒトの優性および劣性遺伝の構造的および機能的特性を要約する．

優性遺伝と劣性遺伝の多様性

ほとんどの遺伝の形式は，一組の優性アレルと劣性アレルだけが作用するような単純なものではない（**優性劣性遺伝 dominant-recessive inheritance**）．すなわち特定の遺伝子の表現型の発現はそのアレルのみでなく，他の遺伝子や環境にも影響される．ほとんどの遺伝特性は 2 個以上の遺伝子により影響され，またほとんどの遺伝子は 2 つ以上の遺伝的特性に影響を与えることができる．優性遺伝と劣性遺伝の多様性には，不完全優性

図 29.21 鎌状赤血球症の遺伝.

鎌状赤血球症は不完全優性遺伝の一例である.

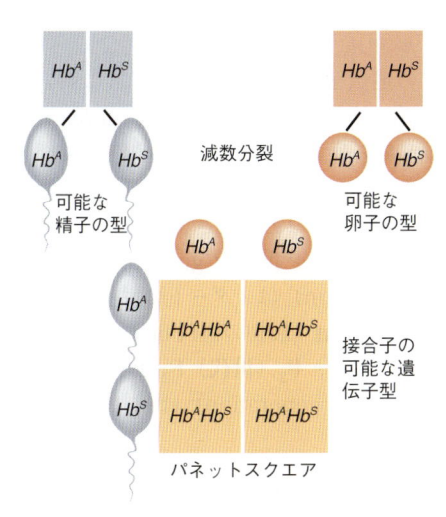

Hb^AHb^A = 正常
Hb^AHb^S = 鎌状赤血球症のキャリア
Hb^SHb^S = 鎌状赤血球症

Q 不完全優性遺伝の他の遺伝にない特徴とはなにか？

図 29.22 両親の ABO 式血液型の 10 通りの可能な組合せ.
それぞれの両親に対して，子どもがもつことのできる血液型を青文字で示す．

ABO 式血液型は複対立遺伝子遺伝の一例である.

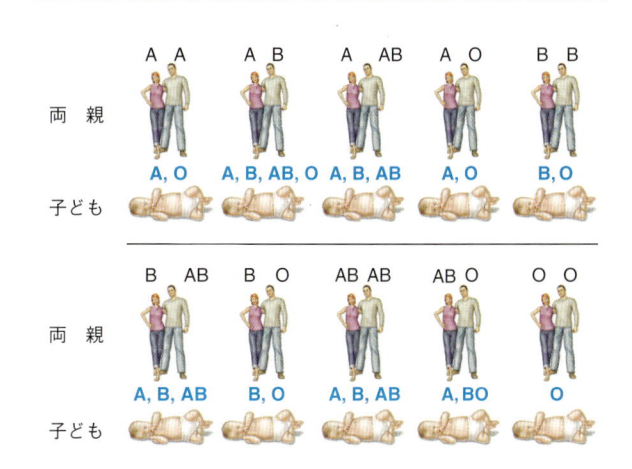

Q 両親とも血液型が O 型でないのに，子どもが O 型の血液型になるのはどのようなことによるのか？

遺伝，複アレル遺伝，複合遺伝がある．

不完全優性　不完全優性 incomplete dominance においては，一対のアレルのどちらもが優位にならない．すなわち，ヘテロ接合体は優性ホモ接合体と劣性ホモ接合体の表現型の中間の表現型を示す．ヒトにおける不完全優性遺伝の例としては**鎌状赤血球症** sickle cell disease（SCD）がある（図 29.21）．優性ホモ接合体の遺伝型である Hb^AHb^A をもつものは正常のヘモグロビンを形成し，劣性ホモ接合体の遺伝型である Hb^SHb^S をもつものは鎌状赤血球症で重篤な貧血になる．ヘテロ接合体の遺伝子型 Hb^AHb^S をもつものはふつうは健康であるが，貧血に関して若干の問題をもつ．なぜなら，全ヘモグロビンの半分は正常で半分は鎌状だからである．ヘテロ接合体のものはキャリアであるので，**鎌状赤血球の特性** sickle cell trait をもつといわれる．

複アレル遺伝　1 人の人間はそれぞれの遺伝子に対して 2 つのアレルしか伝達できないが，アレルが 3 種類以上存在する場合があり，これを**複アレル遺伝** multiple allele inheritance という．複アレル遺伝の一例としては，ABO 式血液型の遺伝が挙げられる．ABO 血液型の 4 つの表現型である A，B，AB，O は，I 遺伝子という遺伝子における 3 種類の異なるアレルの 6 通りの組合せによって決定される．I 遺伝子には，(1) A 抗原を産生する I^A 遺伝子，(2) B 抗原を産生する I^B 遺伝子，(3) A 抗原も B 抗原も産生しない i 遺伝子，の 3 種類のアレルがあり，1 人の人間は I 遺伝子の 3 種類のアレルのうち両親より 1 つずつの計 2 つを伝達される．6 つの遺伝子型の組合せにより次のような 4 つの血液型が生じる：

遺伝子型	血液型（表現型）
I^AI^A または I^Ai	A
I^BI^B または I^Bi	B
I^AI^B	AB
ii	O

I^A と I^B は優性特性として遺伝するが，i 遺伝子は劣性特性として遺伝する．AB 型のヒトは A 型と B 型の両方の血液型（表現型）の特徴をあわせもつので，I^A と I^B の両方のアレルは**共優性** codominant という．別のいい方をすれば，この 2 つの遺伝子はヘテロ接合体において，平等に形質発現するということである．両親の血液型により，子どもたちはそれぞれ異なった血液型をもつようになる．図 29.22 は両親から引き継ぐ子どもの血液型をまとめたものである．

複合遺伝　ほとんどの遺伝特性は，1 つの遺伝子でコントロールされているのではなく，2 つ以上の遺伝子の協同作用の影響を受けており，このような状況を**多遺伝**

子遺伝 polygenic inheritance（poly ＝多数）という．また多くの遺伝子に加え，環境因子の影響を受ける状況を**複合遺伝 complex inheritance** という．その例としては，皮膚の色，髪の毛の色および眼の色，身長，代謝率，体格などである．複合遺伝において，一つの遺伝子型が環境の影響により多くの表現型をもつことができ，一つの表現型は多くの遺伝子型を含有している．例えば，ヒトは身長に関して複数の遺伝子を引き継いでいるが，最大身長への到達は成長期に罹った病気や栄養不良などの環境因子によって達成されない．すでに学んだことであるが，神経管欠損の子どもを生むリスクは十分な葉酸を妊娠中に摂取できないということで高まる．これは，環境因子である．神経管欠損はある家系に多く発生するが，1 つ以上の遺伝子が作用する．

しばしば，複雑な特性には小さな違いの連続的な段階が反映される．一つの優性あるいは劣性遺伝による遺伝特性を予想することは容易であるが，遺伝特性が複合遺伝によるものになれば予測はたいへん困難となる．このような遺伝特性を家系でたどることは難しい．なぜなら多様性の幅は広く，関係する遺伝子の数も不明であり，環境因子の影響も完全にわからないからである．

図 29.23 皮膚の色の複合遺伝.

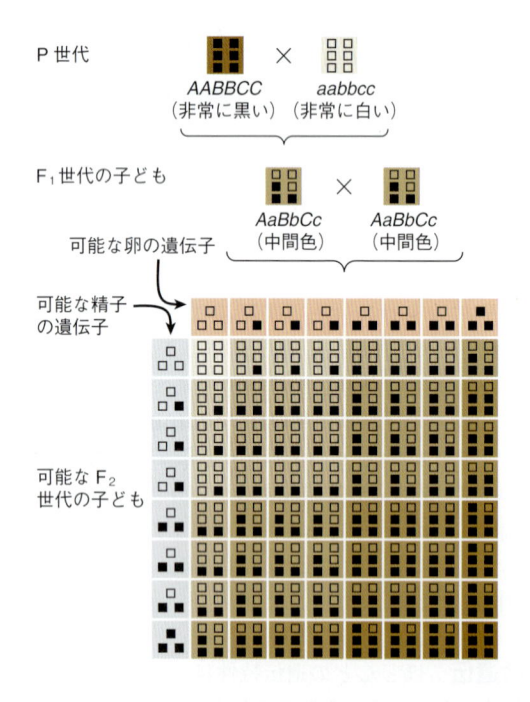

複合遺伝において，特性は多くの遺伝子に加え，環境因子の複合効果で調節されている．

Q 遺伝特性で伝播される特性には他にどのようなものがあるか？

皮膚の色の特性は複合遺伝のよい例である．それは日焼け，栄養などの環境因子およびいくつかの遺伝子によって決まる．皮膚の色が 3 つの異なる遺伝子によりコントロールされていると仮定しよう．それぞれの 2 つのアレルを A，a；B，b；C，c（図 29.23）とする．AABBCC の遺伝子型をもつものは非常に黒い，aabbcc の遺伝子型をもつものは非常に白い，AaBbCc のものは中間色の皮膚を示すことになる．中間色の皮膚をもつ両親からは，非常に白い，非常に黒い，あるいは中間の色の皮膚をもつ子どもなどさまざまな色をもつ子どもができる可能性がある．**P 世代 P generation**（両親の世代 parental generation）はスタートの世代であり，**F₁（世代）F₁ generation**（最初の世代 first filial generation）は P 世代からでき，**F₂（世代）F₂ generation**（2 番目世代 second filial generation）は F₁ からできることを頭に入れよう．

常染色体，性染色体，性の決定

顕微鏡で観察すると，正常人の体細胞の 46 本の染色体は，それらのサイズ，形そして染色様式によって 23 対の染色体として分類される．すべての染色体をセントロメア（動原体）の位置と大きさの順に配列したものを**核型 karyotype**（karyo- ＝核；typos- ＝モデル）という（図 29.24）．22 対の相同染色体は男女とも同じ姿をしており，**常染色体 autosomes** という．また，23 番目の対の染色体を**性染色体 sex chromosomes** という．この性染色体は男性と女性とでは異なってみえる．女性では X 染色体という大きめの 2 本の染色体で対をなす．男性においては 1 本の X 染色体と小さめの 1 本の Y 染色体で対をなす．Y 染色体はたったの 231 遺伝子しかもたない．これは最も大きい 1 番染色体に存在する 2,968 遺伝子の 10% 以下ということになる．

1 個の精母細胞が染色体数を半分に減らす 2 回の減数

図 29.24 ヒト常染色体と性染色体の核型. 白い円はセントロメア.

ヒト体細胞は 23 対の異なった染色体をもつ.

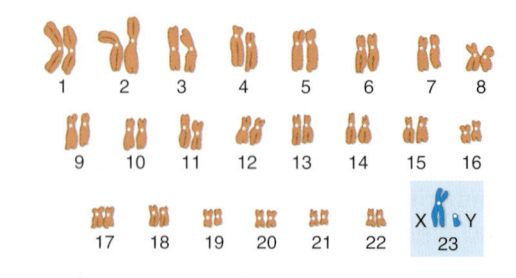

Q 女性と男性の 2 つの性染色体はそれぞれなにか？

図 29.25　性の決定.

> 性は，受精の際に，精子に Y 染色体があるかないかで決定される.

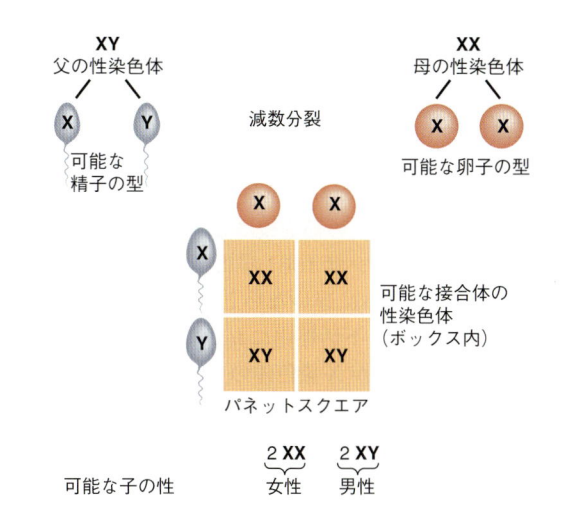

Q 性染色体以外の染色体はなんとよばれるか？

分裂の結果，X 染色体を含む 2 個の精子と Y 染色体を含む 2 個の精子を生じる. 卵母細胞は Y 染色体をもたないので X 染色体のみをもつ卵子をつくる. もし二次卵母細胞が X 染色体をもつ精子と受精すると，子どもはふつう女性（XX）となる. また Y 染色体をもつ精子との受精は男性（XY）をつくる. したがって，ヒトの性は父親の精子の染色体で決定されることになる（図 29.25）.

　胚子は受精後 7 週間までは男女とも似たような発達をする. その時点で，1 個以上の遺伝子が働き，男性としての発達への一連の現象が始まる. この遺伝子の発現がないと，女性への発達が起る. 1959 年以降，Y 染色体が男性の発達のために必要だということがわかった. 1991 年に発表された実験によって，Y 染色体上の性決定領域（*SRY*：sex-determining region of the Y chromosome）という男性決定遺伝子が見い出された. この遺伝子を含む小さな DNA の断片を 11 匹の雌のマウスの胚子に入れると，そのうちの 3 匹が雄として発達したのである（その研究者たちは他のマウスにおいては遺伝子移入がうまくいかなかったと推察した）. *SRY* は男性としての発達へのスイッチとして働く分子である. 受精卵において *SRY* 遺伝子が存在し機能すれば，胎児は精巣を形成し男性への分化を遂げる. 一方，*SRY* がないと，胎児は卵巣を形成し女性への分化が進む.

　ヒトの症例研究により，*SRY* が男性の発達パターンに重要な役割を果していることがわかった. 遺伝子型は

XY であるのに表現型が女性である症例がみつかり，変異した *SRY* 遺伝子をもっていることがわかった. これらの症例では *SRY* 遺伝子に欠陥があるため，男性としての正常な発達が起らないことがわかった. また，XX の遺伝子型なのに表現型が男性の症例もみつかり，これらにおいては *SRY* 遺伝子を含む Y 染色体の小さな断片が一方の X 染色体に入っている（転座している）ことがわかった.

伴性遺伝

　性染色体は，性の決定に加えて，性に関係のない，いくつかの特性の伝達にも関与している. これらの特性に関与する多くの遺伝子は Y 染色体にはなく X 染色体上にある. この特徴は**伴性遺伝 sex-linked inheritance** といういままで述べた遺伝様式とは異なるものを生み出す.

赤緑色盲　伴性遺伝の一例は**赤緑色盲 red-green color blindness** という最も一般的な色盲である. これは赤あるいは緑に感受性のある網膜の錐体が欠損しているため，赤と緑が同じ色としてみえる状態である（赤にみえるか緑にみえるかは，どちらの錐体があるかによる）. 赤緑色盲の遺伝子は *c* という劣性で，正常の色覚は *C* という優性である. *C/c* のアレルは X 染色体上にのみ存在する. したがって色を認識する能力はすべて X 染色体に依存している. 可能な遺伝子の組合せは次の通りである：

遺伝子型	表現型
$X^C X^C$	正常女性
$X^C X^c$	正常女性（劣性アレルのキャリア）
$X^c X^c$	赤緑色盲の女性
$X^C Y$	正常男性
$X^c Y$	赤緑色盲の男性

　2 つの X^c をもつ女性だけが赤緑色盲になる. このまれな状態は，色盲の男性と色盲の女性あるいはキャリア（保因者）の女性との子どもに生じる. 男性の場合は 2 番目の X 染色体をもたないため X^c の特性を隠すことができず，X^c 遺伝子をもつすべての男性は赤緑色盲となる. 図 29.26 に正常の男性とキャリアの女性のあいだの子どもにおける赤緑色盲の遺伝様式を示す.

　以上述べたような遺伝特性を**伴性特性 sex-linked traits** という. 最も一般的な型の**血友病 hemophilia**（受傷後に血液が凝固しないか凝固が異常に遅い病気）も伴性特性である. 赤緑色盲の特性と同様に，血友病は伴性遺伝子によって発生する. 他の伴性特性としては，脆弱 X 症候群，汗腺機能不全，ある種の糖尿病，一部の難聴，

図 29.26 赤緑色盲の遺伝の一例.

赤緑色盲および血友病は伴性遺伝の例である.

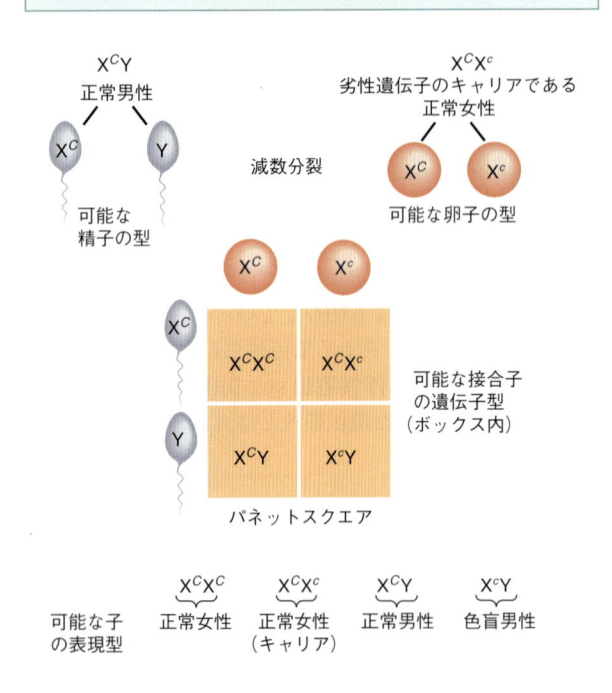

Q 赤緑色盲の女性の遺伝子型はなにか？

眼球の不随意運動，中切歯（第 1 切歯）の欠損，夜盲症，ある種の白内障，若年性緑内障，若年性筋萎縮症などがある.

X 染色体不活性化 二次卵母細胞を除いた女性のすべ

ての細胞は 2 本の X 染色体をもっているため，女性は X 染色体上のすべての遺伝子を男性の 2 倍量もつことになる. **X 染色体不活性化 X-chromosome inactivation**（あるいはライオナイゼーション lyonization）とは，女性において X 染色体を機能的に 1 本に減らすことである. 女性のからだの細胞一つ一つにおいて，どちらか 1 つの X 染色体がランダムにかつ不可逆的に発生初期に不活性化され，その部分の遺伝子のほとんどが転写されたり翻訳されたりしなくなる. 女性の細胞の核は**バール小体 Barr body** といわれる濃染する小体を含んでいるが，バール小体は男性の細胞核には認められない. 遺伝学者のマリー・リオンは 1961 年にバール小体こそは不活性化した X 染色体に違いないと予言し，後に正しいことが証明された. 不活性化において，RNA への転写を抑制する化学物質が X 染色体の DNA につく. その結果，不活性化した X 染色体は凝集し異染色性を示し，他の DNA と区別される. 血液塗抹標本において，好中球のバール小体は "ドラムスティック" といわれる. なぜならそれは核からドラムのスティックのように飛び出たようにみえるからである.

チェックポイント

38. 遺伝子型，表現型，優性，劣性，ホモ（同系）接合，ヘテロ（異種）接合とはそれぞれなにを意味するのか.
39. 遺伝的刷り込みと不分離現象とはなにか.
40. 不完全優性を定義せよ. またその例を挙げよ.
41. 複アレル遺伝とはなにか. またその例を挙げよ.
42. 複合遺伝とはなにか. またその例を挙げよ.
43. なぜ X 染色体不活性化が起るのか.

疾患：ホメオスタシスの失調

不 妊

　女性不妊 female infertility（妊娠不能）は米国の生殖年齢にある約 10％の女性に起る. 女性不妊は，卵巣異常，卵管閉塞あるいは子宮が受精卵を受け入れられない状態などによって起る. **男性不妊 male infertility**（sterility）は二次卵母細胞を受精させることができないことである. したがって勃起障害を意味するものでない. 男性の懐妊能力には，十分な量の正常の生きている精子が精巣でつくられること，精子が閉塞のない精路を通ること，腟に十分留まることなどが関与してくる. 精巣の精細管はさまざまな因子に感受性を示す. 放射線，感染，毒素，栄養不良，陰嚢内高温度などが精細管の変性の原因となり，男性不妊をつくる.

　女性不妊の一つの原因に不十分な体脂肪がある. 正常な性周期の開始と維持には，女性は最低限の体脂肪が必要である. 正常のわずか 10 〜 15％ほどの体脂肪欠乏でも，月経を遅らせたり，排卵を抑制したり，無月経を起したりする. ダイエットや過激な運動は，体脂肪レベルを下げ，不妊を誘発する. ただし，過激な運動の自粛や体重の増加があれば元に戻る. また，かなり肥満した女性が，痩せた女性と同様に，無月経や不妊の問題を経験することがある. 男性も栄養不良や減量で生殖能に問題が出ることがあり，前立腺液の減少や精子の数や運動能の減退などが起る.

　現在，多くの受精技術が開発されて，不妊カップルに赤ちゃんを授けている. 英国のマンチェスターにおける 1978 年 7 月 12 日のルイーズ・ジョン・ブラウンの誕

生が**体外授精（試験管内授精）** in vitro fertilization (IVF) の最初に記録された症例である．この手技において，母親になる予定の女性に卵胞刺激ホルモン（FSH）を月経後に与え，通常のような1個の二次卵母細胞でなく数個の二次卵母細胞を成熟させる（過排卵）．数個の卵胞が適当な大きさになった際，臍の近くに小切開を加え，FSHの刺激を受けた卵胞より二次卵母細胞を吸引し，精子を含んだ液に移し，そこで受精させる．また別の方法で，精液内の精子や精巣からの精子細胞を卵母細胞の細胞内にマイクロピペットで注入して受精させる方法もある．この方法を**卵細胞質内精子注入法** intracytoplasmic sperm injection（ICSI）といい，精子運動能の障害や精子細胞が精子に分化できないために起る男性不妊の治療に用いられる．体外受精によりできあがった接合子が8ないし16細胞期に到達した時点で，着床とその後の胚子の成長のために子宮へ移す．

胚子移植 embryo transfer においては，男性の精液が人工的に二次卵母細胞のドナー（提供者）女性に注入される．ドナー女性の卵管で受精した後に，その桑実胚あるいは胚盤胞はドナーから不妊女性に移され，胚子から胎児の最後まで子宮内で保持する．胚子移植は不妊女性や重篤な遺伝疾患のキャリアとして，その遺伝子を受け継がせたくない女性に適用される．

配偶子卵管内移植 gamete intrafallopian transfer（GIFT）の目的は，母親になる予定の女性の卵管内で精子と二次卵母細胞を合体させることによって正常の受精のプロセス同様の現象を実現することである．この方法は，高い酸性や不適当な粘液などで，受精ができない女性生殖路の状態を回避するためのものである．卵胞刺激ホルモン（FSH）と黄体化ホルモン（LH）を与えて数個の二次卵母細胞を産生させ，それらを成熟卵胞より吸引して採取し，体外において精子の入った液と混合した後に，直ちに卵管へと注入する．

先天異常

　出生時，もしくは通常それ以前に現れる異常を**先天異常** congenital defect とよぶ．このような欠損は，器官形成期のあいだ（発生第4週から8週で，すべての主な器官が出現する）での形態形成時に起る．器官形成期のあいだ，幹細胞がそれぞれの器官が発生する基本型を確立し，発生する構造は，遺伝的また環境による影響を非常に受けやすい．

　主要な形態上の欠損は出生児の2〜3%に起り，また乳児を死へと至らしめる（乳児死亡の約21%を占める）．多くの先天異常は，ある物質を補充もしくは回避することで防ぐことができる．例えば，二分脊椎，無脳症などの神経管欠損症は，妊婦が葉酸を摂取することで予防できる．ヨウ化物の補充は，クレチン症に由来する精神遅滞と骨の変形を防ぐ．催奇形因子を避けることもまた，先天異常を防ぐために重要である．

ダウン症候群

　ダウン症候群 Down syndrome（DS）は21番染色体が3本あることによって特徴づけられる疾患である．900人の出生に1人の乳児の割合でダウン症候群になる．高年齢の妊婦にダウン症候群の子どもをもつ割合が高い．30歳以下の女性は3,000人の出生に1人の割合だが，35〜39歳では300人に1人，48歳では9人に1人となる．

　ダウン症候群は精神発達遅滞，成長障害（低身長・短指），特徴的な顔貌（大きな舌，平坦な顔，広い頭蓋，つりあがった眼，丸顔），腎臓の異常，免疫抑制および心臓，耳，手足の奇形などによって特徴づけられる．性成熟はほとんど達成されず，平均余命も短い．

医学用語

核型 karyotype（karyo- ＝核）　細胞分裂中期の染色体の各対をそれぞれのサイズとセントロメアの位置により体系的に配列し表された個人の染色体の特徴のこと（図 29.24 参照）．染色体が数や構造において正常かどうかを知るのに役立つ．

クラインフェルター症候群 Klinefelter's syndrome　トリソミー，すなわち2本のX染色体と1本のY染色体（XXY）をもつ性染色体異常である．500の出生に1回の確率で起り，軽度の精神発達障害，精巣の未発達を伴う男性不妊，まばらな体毛，肥大した乳房をもつ．

原基 primordium（primusu- ＝最初；-ordior ＝生じる）　器官ないし構造が発生する起源，あるいは最初に確認できる徴候．

後成説 epigenesis（epi- ＝もと；-genesis ＝創造）　個体は未分化な細胞から発生するという説．

骨盤位 breech presentation　胎児の殿部あるいは下肢が母体の骨盤内にあるという位置異常である．最も多い原因は未熟によるものである．

産褥熱 puerperal fever（puer ＝子ども）　出産における感染症で，別名を産褥敗血症あるいは産床熱という．この疾患は，産道における感染が原因で起り，子宮内膜を冒す．感染は他の骨盤構造へも広がることがあり，敗血症へと発展する可能性がある．

受精齢 fertilization age　最終正常月経（LNMP）の後，約2週間まで二次卵母細胞は受精しないので，受胎齢より2週間短い．

受胎産物 conceptus　接合子から発生するすべての構造，胚子と胎盤の胚子部分，付属する膜（絨毛膜，羊膜，卵黄嚢，尿膜）を含む．

受胎齢 gestational age（gestatus ＝子を儲ける） 最終正常月経（LNMP）の初日から計算された，胚子もしくは胎児の齢.

胎児手術 fetal surgery 胎児に対する外科的な処置. ある場合には子宮を開き，直接胎児を手術する. 胎児手術は，横隔膜ヘルニアの修復と肺の病変を取り除くために用いられる.

胎児性アルコール症候群 fetal alcohol syndrome（FAS） 子宮内でアルコールに曝されることによって起る胎児の先天異常の特殊な型である. 米国において，胎児性アルコール症候群は，精神発達遅滞の最も一般的な原因の一つであり，最も防ぐことが可能な先天奇形である.

ターナー症候群 Turner's syndrome X 染色体が 1 本しかない場合（XO と表す）に生じる性染色体異常である. だいたい 5,000 回の出生に 1 回の確率で発生し，実際，卵巣形成不全を伴う女性不妊となり，二次性徴はほとんど認められない. その他の身体的特徴として，低身長，翼状頸，発育不良の乳房，乳頭間の開大などがある. 通常，知能は正常である.

致死的遺伝子 lethal gene（lethum ＝死） 発現されると胚子期ないし出生後すぐに死に至る遺伝子のこと.

凍結保存された胚子 cryopreserved embryo（cryo- ＝冷たい） 体外受精（二次卵母細胞を試験管内で受精させる）によって得られた初期の胚子を，受精後，長期にわたって凍結して保存する. のちにその胚子を解凍して子宮腔へと移植する. **凍結胚子 frozen embryo** ともいう.

妊娠嘔吐（つわり）emesis gravidarum（emeo ＝吐く；gravida ＝妊娠女性） 妊娠初期の朝などに起る吐き気や嘔吐のことで，**早朝嘔吐 morning sickness** ともいう. その原因は明らかではないが，胎盤から分泌されるヒト絨毛性性腺刺激ホルモン（hCG）や卵巣から分泌されるプロゲステロンが高レベルであることが関係していると考えられている. 中には，症状が強く入院して静脈内栄養補給を必要とする妊婦もいる. このような状態を **妊娠悪阻 hyperemesis gravidarum** という.

変形 deformation（de- ＝なしで；-form ＝形） 予定日超過妊娠などで，胎児の一部に物理的な力を受けることによって生じる異常である. 通常，変形は筋・骨格系に生じ，出生後に修復される可能性がある. 例えば，内反足がある.

メタフィーメール症候群 metafemale syndrome 少なくとも 3 本の X 染色体（XXX）をもつことを特徴とする性染色体異常のこと. 700 回の出生に 1 回の確率で起る. これらの女性には生殖器の発育不全と受胎力に限界があり，多くは精神発達遅滞が認められる.

章の概要

概　要

29.1　発生過程の概要
1. 妊娠とは，受精に始まり，着床，胚子発生，胎児成長と進み，誕生までをさす.
2. 胚子期（受精から発生第 8 週まで）の発生中のヒトを胚子という.
3. 胎児期（発生第 9 週から誕生まで）のあいだの成長中のヒトを胎児という.

29.2　胚子期の最初の 2 週間
1. 受精の際，精子は二次卵母細胞へ侵入し，両者の前核が一つになる. 透明帯への侵入は精子の先体にある酵素によって促進される. 結果としてできた細胞を接合子という.
2. 一般に，1 個の精子だけが二次卵母細胞と受精する. なぜなら多精子受精を素早くブロックする機構とゆっくりブロックする機構が働くからである.
3. 初期の急速な接合子の細胞分裂を卵割という. また，卵割によって次々にできる細胞を割球という. 卵割によってできる充実性の球体を桑実胚という. 桑実胚は胚盤胞へと発達する. 胚盤胞は栄養膜と胚結節へと分化する細胞集団でできる中空性の球体である. 胚盤胞の子宮内膜への侵入を着床という. これは酵素による子宮内膜の分解によって進行する. 着床後，子宮内膜は形を換えて脱落膜となる. 栄養膜は栄養膜合胞体層と栄養膜細胞層へと分化し発達する. 両層とも絨毛膜の構成部分となる. 内細胞塊は下胚盤葉と上胚盤葉という二層性胚盤へと分化する.
4. 羊膜は栄養膜細胞層からできる薄い保護膜である.
5. 胚外体腔膜と下胚盤葉が卵黄嚢を形成する. 卵黄嚢は，胚子に栄養を供給する，血液細胞をつくり，原始生殖細胞をつくり，やがて消化管の一部となる.
6. 母体類洞と子宮腺への栄養膜の侵食により血液と分泌液が栄養膜空隙網へと流入し，胚子への栄養供給と胚子からの老廃物の除去が行われる.
7. 胚外体腔は胚外中胚葉の中に形成される.
8. 胚外中胚葉と栄養膜は，胎盤の主な胚子部分である絨毛膜を形成する.

29.3　発生第 3 週以降
1. 発生第 3 週の特徴は原腸形成である. 原腸形成とは二層性胚盤から三層性胚盤（内胚葉・中胚葉・外胚葉）へと変ることである. 原腸形成の最初の変化は，原始線条，原始結節，脊索突起および脊索の形成である. 三層性胚盤よりすべての組織と器官が形成される. 表 29.1 は 3 胚葉から分化する構造を要約したものである. 発生第 3 週のあいだに，口咽頭膜と［総］排泄腔膜が形成される. 卵黄嚢の壁から尿膜という血管の豊富な小さな袋が形成される. 尿膜は造血と膀胱の発生の場となる.
2. 神経板，神経ヒダおよび神経管の形成過程を神経胚形成という. 神経管から脳と脊髄が発生する.
3. 沿軸中胚葉は分節して体節を形成する. 体節から頸部，体幹，四肢の骨格筋が発達する. 体節はまた結合組織と椎骨を形成する.
4. 血管新生とよばれる血管の形成は，血管芽細胞という胚外中胚葉に始まる.
5. 心臓は心臓形成域といわれる中胚葉細胞から形成される. 発生第 3 週の終りまでに，原始心は拍動し血液を循環させる. 絨毛膜の突起様構造である絨毛膜絨毛は，胚子の心臓と接続している. 母体と胎児の血管は互いに近接している. したがって，

母体と胎児の血管のあいだで栄養素と老廃物は交換される.

6. 胎盤形成とは母体と胎児のあいだの栄養素と老廃物の交換の場である胎盤の形成のことをいう. 胎盤は保護バリアとして機能し, 栄養素を貯蔵し, 妊娠に必要なホルモンを産生する. 胎盤と胚子 (後の胎児) のあいだの実際の連結は臍帯による.

7. 器官形成とはからだの器官や系をつくり上げることであり, 発生第4週に起る.

8. 胚子の折り畳みという過程によって, 扁平な二次元的な三層性胚盤が三次元的な円筒状に変化する. 胚子の折り畳みは, さまざまな器官を最終的な成人の位置へと移動させ, また消化管の形成を助ける.

9. 咽頭弓, 咽頭溝および咽頭嚢は頭頸部の構造をつくる.

10. 発生第4週の終りまでに上肢芽と下肢芽が発生し, 発生第8週の終りまでには胚子は明らかにヒトの姿になる.

29.4 胎児期

1. 胎児期は主に胚子期に発生した組織や器官のさらなる成長や分化にかかわる.

2. 発生第9～16週までの胎児のからだの成長率は著しい.

3. 胚子と胎児の成長に関する主要な変化は表29.2に要約している.

29.5 催奇形因子

1. 催奇形因子は, 発生中の胚子の身体的欠損を引き起す物質である.

2. 催奇形因子のうち重要なものは, アルコール, 殺虫剤, 工業用化学物質, いくつかの処方薬, コカイン, LSD, ニコチンおよび電離放射線などがある.

29.6 出生前診断検査

1. いくつかの出生前診断検査は, 遺伝疾患を検出し, 胎児の成長評価に用いられる. 実際の検査には, 胎児が画面上に映し出される胎児超音波検査, 羊水や羊水中の胎児細胞を採取して解析する羊水穿刺, 絨毛膜絨毛組織を採取して染色体を解析する絨毛膜絨毛標本採取 (CVS) などがある.

2. 絨毛膜絨毛標本採取は羊水穿刺よりも早期に実施可能であり, 結果も素早く入手可能である. しかし, 羊水穿刺よりも多少リスクが高い.

3. 非侵襲性出生前検査には, 神経管欠損を調べるための母体血のアルファフェトプロテイン (AFP) 検査とダウン症候群, 18トリソミーおよび神経管欠損を調べるための Quad AFP Plus 検査がある.

29.7 妊娠中の母体の変化

1. 妊娠はヒト絨毛性性腺刺激ホルモン, エストロゲンおよびプロゲステロンによって維持される.

2. ヒト絨毛性ソマトマンモトロピンは, 乳房発達, タンパク質同化作用, グルコースや脂肪酸の異化作用を進める.

3. リラキシンは恥骨結合の可動性を高め, 妊娠末期の子宮頸部の開大を助ける.

4. 胎盤によって産生される副腎皮質刺激ホルモン放出ホルモンは出生のタイミングを決めると考えられている. また胎児の副腎によるコルチゾールの分泌を刺激する.

5. 妊娠中にいくつかの解剖学的および生理学的な変化が母親に起る.

29.8 運動と妊娠

1. 妊娠中にはいくつかの関節の安定性が低下する. これによりある種の動作が困難になる.

2. 中程度の身体活動ならば, 正常妊娠中に胎児を危険に曝すことはない.

29.9 分娩

1. 分娩とは, 胎児が子宮から腟を通して外に出される過程をいう. 真分娩は, 子宮頸の拡張, 胎児圧出および胎盤娩出からなる.

2. オキシトシンはポジティブフィードバックサイクルにより子宮収縮を刺激する.

29.10 誕生時の新生児の適応

1. 胎児は酸素と栄養素の摂取, 老廃物の除去および胎児の保護を母親に依存している.

2. 出生後, 新生児の呼吸器系および心臓血管系は, 生後の自立を促すために変化する.

29.11 乳汁分泌の生理

1. 乳汁分泌とは乳腺における乳汁の産生と射出のことをいう.

2. 乳汁産生は, プロラクチン, エストロゲンおよびプロゲステロンの影響を受ける.

3. 乳汁射出はオキシトシンに刺激される.

4. 母乳栄養には, (1) 乳児にとって理想的な栄養を含んでいる, (2) 疾患を予防する, (3) アレルギーになる可能性を減らすなどの利点がある.

29.12 遺 伝

1. 遺伝とは遺伝的特性を次世代へと受け継がせることである.

2. 生物の遺伝的構成を遺伝子型という. また発現した特性を表現型という.

3. 優性アレルは特別な特性を調節する. 一方, 劣性アレルの発現は優性アレルに抑えられる.

4. 遺伝の多くのパターンは単純な優性–劣性遺伝にならない. 不完全優性においては, 一対のアレルのどちらもが優性にならない. 表現型としては, ヘテロ接合体は優性ホモ接合体と劣性ホモ接合体の中間型となる. 複アレル遺伝においては, アレルは2種類よりも多い. 一例としてABO血液型がある. 複合遺伝においては, 皮膚や眼の色の特性は2つ以上の遺伝子のあわさった効果で調節されており, また環境因子にも影響を受ける.

5. すべての体細胞は46本の染色体をもっている. そのうちの22対が常染色体で残りの1対が性染色体である.

6. 女性の性染色体は2本のX染色体である. 男性の性染色体は1本のX染色体と1本のY染色体である. Y染色体はより小さなサイズの染色体で, *SRY* といわれる男性決定遺伝子をもっている.

7. *SRY* 遺伝子が受精卵に存在し機能すれば, 胎児は精巣を形成し, 男性へと分化する. *SRY* 遺伝子がなければ, 胎児は卵巣を形成し, 女性へと分化する.

8. 赤緑色盲と血友病はX染色体上の劣性遺伝子による. これらは主に男性に生じる伴性遺伝である. なぜならY染色体上には拮抗するような優性遺伝子がないからである.

9. X染色体不活性化 (ライオナイゼーション化) の機序は男性 (1本のX染色体) と女性 (2本のX染色体) とのX染色体数の不均衡を是正することである. 発生初期の女性の体細胞

において，1本のX染色体が不規則にかつ永久的に不活性化され，それがバール小体となる．

10. 表現型は遺伝子型と環境との相互作用によって決まる．

クリティカルシンキング問題

1. キャシーは授乳中，軽い分娩痛のようなものを感じる経験をしている．なにがこの痛みを引き起すのだろうか．この痛みは，なにか利益があるのだろうか．

2. ジャックは伴性遺伝の血友病（血液凝固の異常）という病気をもっている．彼は父に，血友病の遺伝子を継いだことを責めた．なぜジャックの理屈が誤っているのかを説明しなさい．

もし両親が病気でないなら，どうやってジャックは血友病に罹ったのだろうか．

3. アリシアは産科医に，生まれてきた子どもが将来，骨髄移植を必要とした時のために出産時の臍帯血を凍結保存してもらうように頼んだ．赤ちゃんの臍帯血に含まれ，将来の病気の治療に使用されるものはなにか．

Q　図の質問の答え

29.1 受精能獲得とは精子が女性の生殖路に射精された後に起る変化で，二次卵母細胞を受精させることができる．

29.2 桑実胚は細胞の集まった充実性の球体である．一方，胚盤胞は胚盤胞腔の周囲の栄養膜細胞と胚結節（内細胞塊）からできている．

29.3 胚盤胞は着床部位の子宮内膜を消化する酵素を分泌し，潜り込む．

29.4 基底脱落膜は胎盤の母体部を形成する．

29.5 着床は子宮周期の分泌期に起る．

29.6 二層性胚盤は付着茎によって栄養膜とつながる．

29.7 原腸形成は，二層性胚盤を三層性胚盤へと発達させる．

29.8 脊索の重要性とはその周囲の中胚葉細胞を椎体へと分化させ，また，椎間円板の髄核を形成することである．

29.9 神経管が脳と脊髄を形成する．体節は骨格筋，結合組織および椎骨を形成する．

29.10 絨毛膜絨毛は胎児と母体の血管を近づけるのに重要である．

29.11 胎盤は，胎児と母体のあいだの物質の交換に働き，多くの微生物から保護するバリアとして働き，栄養素の貯蔵の場として働く．

29.12 胚子の折り畳みにより胚子はCの形になり，さまざまな器官の原基が成人の位置へと移動し，原腸が形成される．

29.13 咽頭弓，咽頭溝，咽頭嚢は，頭頸部の構造をつくり出す．

29.14 胎児期の半ばから出生までに，胎児の体重は4倍に増える．

29.15 羊水穿刺は遺伝疾患を検出するために用いられるが，胎児の成熟度や生存に関する情報も提供する．

29.16 早期妊娠検査ではヒト絨毛性性腺刺激ホルモン（hCG）を検出する．

29.17 リラキシンは恥骨結合の可動性を高め，出産を容易にするために子宮頸管の開大を助ける．

29.18 子宮頸管の完全な開大は娩出期の始まりである．

29.19 オキシトシンはまた出産中に子宮の収縮を刺激する．

29.20 第1子も第2子もフェニルケトン尿症に罹る可能性は同じ25%である．

29.21 不完全優性においては一対のアレルのどちらもが優性にならない．ヘテロ接合体は優性ホモ接合体と劣性ホモ接合体の表現型の中間の表現型を示す．

29.22 1人がヘテロ接合体，もう1人がiアレルをもつ両親であれば，子どもはO型になる可能性がある．

29.23 髪の毛の色，身長，体格などは多遺伝子遺伝の特性である．

29.24 女性の性染色体はXXであり，男性の性染色体はXYである．

29.25 性染色体でない染色体は常染色体である．

29.26 赤緑色盲の女性はX^cX^cの遺伝型である．

クリティカルシンキングの答え

Chapter 1

1. 誤り．CT は組織密度の違いをみるのに使われる．PET スキャンや SPECT スキャンを使えば，特定の器官の活動度，例えば，脳の活動度をカラー表示で評価することができる．

2. 幹細胞は分化していない細胞である．幹細胞を使った研究から，この未分化な細胞を特別な細胞に分化させ，障害や機能異常を来した細胞と置き換えられる可能性が示されている．

3. ホメオスタシスとはからだの内部環境を相対的に一定に保つこと（動的平衡）である．からだの内部や外部の環境変化（体温，血圧，体液，電解質，他の化学物質）に応じてからだが変化を起しても，ホメオスタシスは維持される．

Chapter 2

1. バターもマーガリンも，卵を焼くにはとくによい選択でない．バターは心疾患に関連した飽和脂肪を含んでいる．しかしながら，多くのマーガリンは，水素化したあるいは部分的に水素化した *trans*-脂肪酸を含んでいる．*trans*-脂肪酸もまた心疾患のリスクを高める．代替手段としては，オリーブ油，ピーナッツ油，またはコーン油などの，一価不飽和脂肪酸あるいは多価不飽和脂肪で卵を焼くことである．朝食の脂肪の量を減らすには卵を焼くより，ゆで卵かポーチドエッグにして，卵白だけを食べるとよい．

2. 高体温は，とくに幼児において，生命を脅かす可能性がある．温度の上昇は構造タンパク質および生命にかかわる酵素の変性を引き起す場合がある．これが起ると，タンパク質は機能しなくなる．もし失活した酵素が生命を維持する反応に必要ならば，幼児は絶命してしまう．

3. 単に水を加えただけではスクロース（ショ糖）は単糖に分解しない．水は溶媒として作用し，スクロースを溶解し，スクロース水溶液となる．スクロースをグルコースとフルクトースに完全に分解するには酵素のスクラーゼ sucrase を必要とする．

Chapter 3

1. 粗面小胞体上のリボソームによるムチンの合成，輸送小胞へ，ゴルジ装置の入口面へ，転移小胞へ，タンパク質を修飾する場の中間槽へ，転移小胞へ，出口面へ，分泌小胞へ，エクソサイトーシスが起る形質膜へ．

2. 滑面小胞体は薬物を不活性化あるいは無毒化し，ペルオキシソームもまたアルコールのような有害物質を破壊するので，セバスチャンの肝細胞の中ではこれらの細胞小器官の数が増加していると推測できる．

3. 細胞に対する水収支のバランスを回復するために，ランナーたちは低張液を飲む必要がある．低張液中の水は血液から間質液へ移動し，それから細胞内へ移動する．ふつうの水で十分に作用する；スポーツドリンクは水と，汗によって失われたであろういくつかの電解質を含んでいるが，体細胞に対してはまだ低張液の関係にある．

Chapter 4

1. 考えられる適応はいろいろありうる．例えば，断熱のために脂肪組織をもっと多く蓄える；体重の支持のために骨をもっと太くする；酸素の輸送のために赤血球数をもっと増やす；水分の喪失を防ぐために皮膚をもっと厚くする；ほか．

2. 乳児には褐色脂肪が多い傾向がある．褐色脂肪にはミトコンドリアが多く，血管もきわめて豊富である．褐色脂肪が代謝されることによって，乳児の体温を保持するために必要な熱が産生される．この熱はまた血液を温め，血液によって熱が全身に供給される．

3. あなたの "パンと水だけ" のダイエットでは組織の修復を助けるために必要な栄養素を摂ることができない．あなたには十分な量の必須ビタミンを摂ることが必要で，とくにビタミン C は細胞外マトリックスや血管の修復に必要である．ビタミン A は上皮組織を正常に保つのに必要である．良質のタンパク質も，損傷した組織の構造タンパク質を合成す

るために必要である．

Chapter 5

1. 埃は主に皮膚の角質層からはがれ落ちたケラチノサイトである．

2. タトゥーは，真皮を刺すことにより墨を注入することでつくられ，真皮は（約 4 週間で脱落する表皮とは異なり）安定なため，刺青は退色しない．しかし，日光曝露，リンパ系による墨粒子の流出などが原因で次第に退色する場合もあるが，刺青は実際に永久的である．

3. シェフのエドアルドは，爪を成長させる部分である爪母基を損傷した．そこは完全に再生することはないので，爪母基は永久に損傷したままになるであろう．

Chapter 6

1. 激しく繰り返しの課外活動が原因で，ターリンはおそらく右足の脛骨（下腿骨）の疲労骨折を引き起した．疲労骨折は他の組織に損傷の痕跡を起さずに骨へ繰り返しストレスを加えるから起る．X 線診断では疲労骨折は判断することはできないが，骨スキャンを行えば内科医の診断を確認することになるか否定するかのどちらかになる．骨スキャン診断では確認できる．

2. マーカスが子どもの頃に腕を折った時，骨端板を損傷した．骨端板軟骨を損傷すると，骨端板の閉鎖が早められる結果，腕の骨の長さで成長が妨げられたから．

3. 運動は骨に機械的な負荷を与えるが，宇宙空間には重力がないので骨を引っ張る重力が存在しない．重力による負荷がかからないので骨からミネラルが失われ，骨が弱くなる．

Chapter 7

1. 口が開かない——おそらく顎関節の部分で，下顎骨が損傷した；眼の周りのあざ——眼窩上縁の上にある隆起部に外傷を受けた；鼻が折れた——おそらく（鋤骨，鼻中隔軟骨，篩骨垂直板を含めた）鼻中隔に，あるいは鼻骨そのものに損傷

を受けた；頬の損傷——頬骨の骨折；上顎の損傷——上顎骨の骨折；眼窩の損傷——（眼窩をつくるすべての骨）蝶形骨，前頭骨，口蓋骨，頬骨，涙骨，上顎骨，篩骨の一部が骨折した；肺の刺傷——壊れた胸椎の一部が肺を穿刺した．

2. 骨表面に引っ張る力が繰り返し加えられるので，バッバに骨が新生して付加されたことになる．腕の骨がより太くなり，腱がつく骨の部分は盛り上がる．

3. "軟らかな部分" とは頭頂骨と前頭骨のあいだにある大泉門のことをいい，線維性結合組織（＝間葉）がまだ骨化していない領域の一つである；大泉門は生後 18～24 ヵ月で骨化が完了する．泉門があることで，頭蓋は出産時や，また，脳の生後発達に対して柔軟に対応できる．結合組織は水を通さないので，新生児の頭を，単に，洗髪しただけで，脳が損傷されることはない．

Chapter 8

1. 骨性骨盤には男性と女性の違いを示すいくつかの特徴がある：(1) 女性の骨盤は男性のものより幅が広く，浅い；(2) 女性の分界線（骨盤上口）はより大きく，卵円形である；(3) 恥骨下角が 90° 以上である；(4) 骨盤下口は男性よりも広い；(5) 女性の腸骨稜は曲がりが少なく，腸骨はより斜めに立つ．その他の違いを表 8.1 に載せた．人骨の年齢は骨の大きさ，骨端板の有無，骨の脱塩の程度，骨の "凹凸" や隆起などの骨全体の外観，などで推定できる．

2. 足弓ができていないので，幼児の足は "扁平足" である．立って歩き始めると，体重を受け，体重を支えるために，足弓が発達しはじめる．足弓はふつう，12, 13 歳までに完成するので，父親はまだ心配しなくてよい．

3. 一側の手には 14 個の指節骨がある：すなわち親指に 2 個，他の指に 3 個ずつある．農夫のホワイトは左手の指節骨 5 個（親指の 2 個，人差し指の 3 個）を失っている．左手に 9 個，右手に 14 個残っているので，あわせて 23 個残っていることになる．

Chapter 9

1. ケイティの脊柱，頭，左右両側の大腿，下腿，前腕，および手の指は屈曲している．前腕と肩は内旋（訳注：前腕は回内，上腕は内旋）している．大腿と上腕は両側とも内転している．

2. 膝関節は外傷を受けやすく，アスリートではとくにそうである．ジェレミアが膝をひねっていれば膝関節にさまざ

まな内部損傷が起っていたであろう．しかし，フットボール選手に多いのは，前十字靱帯および内側半月の断裂である．直後の腫張は，損傷した血管，損傷した滑膜，および断裂した半月からの出血によるものである．腫張が続いているのは（引かないのは），滑液の増加によるもので，痛みや運動制限を引き起すかもしれない．ジェレミアを診察した医師は滑液の一部を吸引する（"膝の水を抜く"）かもしれないが，さらに膝の損傷の程度を調べるために関節鏡検査を行ったほうがよい．

3. アントニオの下顎骨は，関節頭が側頭骨の関節結節の前方にいきすぎて，脱臼したのである．整復するには，下顎の大臼歯を手の母指で押し下げながら下顎骨を後方に押し戻す．

Chapter 10

1. 筋細胞は生後その分裂能を失う．それゆえサイズの増大は筋細胞数の増加によるものではなく，むしろ既存の筋線維の増大（筋肥大）によるものである．この肥大は強力で，反復性の筋活動によって引き起される．それによって筋線維では内部構造，例えばミトコンドリアや筋原線維の産生が増し，個々の筋線維の太さが増加する．

2. ニワトリやカモの "もも肉" は，主に収縮が遅い酸化型（SO）筋線維で構成されている．ミオグロビンや毛細血管が豊富なため，暗赤色にみえる．それに加えて，ミトコンドリアの数が非常に多いので，SO 筋線維は有酸素性細胞呼吸によって ATP を産生する．SO 筋線維は疲労耐久性で，長時間に及ぶ持続的な収縮が可能である．ニワトリとカモの脚は体重支持，歩行，遊泳（カモの場合）に用いられる．このような活動にはすべて持久力が必要である．それに加えて，渡り鳥のカモは非常に長い距離を飛ぶために胸には SO 筋線維が必要である．もも筋には収縮が速い酸化解糖型（FOG）筋線維も含まれているらしい．FOG 筋線維は多量のミオグロビンを含み毛細血管に富むため，暗色にみえる．FOG 筋線維は有酸素性細胞呼吸あるいは非好気性細胞呼吸を用いて ATP を産生することができ，中・高程度の疲労耐久性をもつ．この筋線維はカモやニワトリが危険な状況から脱出するため，時に "疾走する" ことに都合がよい．これとは対照的に，ニワトリの白身の肉（胸肉）は，主として収縮が速い解糖型（FG）筋線維で構成されている．FG 筋線維はミオグロビンと毛細血管が少なく，その

ために明色にみえる．FG 筋線維ではミトコンドリアも少ないので，ATP は主として解糖によって産生される．この筋線維は力強く，素早く収縮し，短時間の力強い非好気運動に適応している．ニワトリは時々，捕食を避けたり危険を察知したりした時，非常に短い距離を飛ぶために胸を使うので，FG 筋線維はニワトリの胸の筋に適している．

3. 骨格筋に向かう体性運動ニューロンが崩壊すると，骨格筋への刺激がなくなる．筋は規則正しく刺激されなければ，筋緊張を失い始める．筋線維は使われないと衰弱し，サイズが減少し，線維性結合組織に置き換わることもあり，その結果，神経原性筋萎縮の一つとなる．呼吸筋（とくに横隔膜）への運動ニューロンからの刺激喪失は呼吸筋の収縮不能をもたらすので，呼吸麻痺を起し，呼吸不全によって死に至る可能性がある．

Chapter 11

1. 次の症状のすべてが顔面の患側（右側）にみられるであろう：(1) 眼瞼下垂—上眼瞼挙筋；(2) 口角下垂，流涎，口中に食物が停滞する—口輪筋，頬筋；(3) 微笑が左右同じでない—大頬骨筋，上唇挙筋，笑筋；(4) 額に皺を寄せることができない—後頭前頭筋；(5) ストローで吸飲するのが困難—頬筋．

2. 球海綿体筋，外尿道括約筋，深会陰横筋

3. 回旋筋腱板は，肩の深層にある肩甲下筋，棘上筋，棘下筋，小円筋の 4 つの筋の腱でできている．これらの筋は肩関節の強化と安定化に役立っている．傷害は，これらの筋のどの腱にでも起り得るが，最も損傷を受けやすいのは肩甲下筋である．傷害された筋によって，上腕の内旋（肩甲下筋），外転（棘上筋），外旋（棘下筋と小円筋），そのほか伸展（大円筋）が障害される

Chapter 12

1. コーヒーの匂いを感じ，目覚まし時計の音が聞こえるのは感覚性，伸びをしてあくびをするのは体性運動性，唾液が出るのは自律性（副交感神経），胃がごろごろいうのは腸管運動性である．

2. 脱髄すなわち髄鞘が崩壊すると問題が起る．とくに髄鞘が形成途上にある小児ではそうである．障害を受けた軸索が脱落すると，CNS, PNS ともに機能に影響を及ぼす．感覚の低下，運動制御の低下がみられ，からだの反応は速さと協調性が低下している．CNS の軸索の損傷は永続性であり，ミンの脳発達は不

可逆的な影響を受ける可能性がある.

3. モロ博士の開発しうる薬物としては（1）サブスタンスＰの作動薬であるもの，（2）サブスタンスＰの分解を阻害するもの，（3）サブスタンスＰの再取込みを阻害するもの，（4）サブスタンスＰの放出を促進するもの，（5）エンケファリンの放出を抑制するものがある.

Chapter 13

1. 針は表皮，真皮，皮下組織を貫いたのち，椎骨の椎弓のあいだを通って硬膜上腔に達し，さらに，硬膜，硬膜下腔，クモ膜を通過してクモ膜下腔内の脳脊髄液に到達する.脊髄と脳の髄膜とクモ膜下腔は一続きになっており，脳脊髄液は脳で産生されたのち，脊髄の周囲のクモ膜下腔を循環する.したがって，腰椎レベルで脳脊髄液を採取することによって，脳の髄膜腔での炎症の状態を知ることができる.

2. 脊髄の前角には，骨格筋の運動を司る神経インパルスを出す体性運動ニューロンの細胞体が存在する.腕神経叢を構成するC5～C8脊髄神経が起る頸髄下部に病変が及んでいるため病変が及んだ側のスニルの肩，腕，手に運動障害が起ることが予想される.

3. アリソンは下位腰髄レベルで後索に傷害を受けた.後索はアリソンで障害されているような筋の位置（固有感覚）や触覚の意識を担う神経インパルスを伝えるほか，圧覚や振動覚なども伝える神経路である.アリソンの症状を皮膚分節の分布と関連づけると，脊髄のL4，L5，S1が圧迫されている可能性が高い.

Chapter 14

1. 右腕の動きは，左大脳半球の中心前回にある一次運動野の支配を受けている.話すことは，左半球の外側溝のすぐ上の前頭葉にあるブローカ野により支配されている.

2. ニッキーの右顔面神経が冒されている；彼女はウイルス感染によりベル麻痺の状態になっている.顔面神経は，顔面の骨格筋の収縮，涙腺と唾液腺の分泌を制御するとともに，舌の多数の味蕾からの感覚インパルスを伝える.

3. あなたは，脳の血液脳関門（BBB）を通過できる薬を設計する必要がある.その薬は脂溶性あるいは水溶性のはずである.もし，その薬が脳の毛細血管内皮細胞のタイトジャンクション（密着結合）間の隙間を開くことができれば，それはBBBを通り抜けるだろう.第3脳室近傍の特定の領域（脳室周囲器官）では

BBBがまったく存在せず，毛細血管の内皮は透過性が高く，血液で運ばれる薬が容易に脳組織に入り込めるので，この領域で脳に入っていく薬に目をつけるのもいいだろう.

Chapter 15

1. 消化と休息は自律神経系の内の副交感神経系の刺激が増加することによる.唾液腺，膵臓と肝臓は分泌が増加する；胃と腸は活動が増加する；胆嚢は収縮する；心収縮力と心拍数は減少する.各々の器官に到達している神経の名称は以下の通り.唾液腺–顔面神経（VII）と舌咽神経（IX）；膵臓，肝臓，胃，胆嚢，腸，心臓–迷走神経（X）.

2. シアラは"E状況"のうちの一つ（彼女の場合は緊急事態emergency）を経験し，闘争か逃走反応が引き起された.交感神経活動が活発になると引き起される効果のうち，顕著なものは，心拍数の増加，手掌の発汗，立毛筋の収縮による鳥肌である.副腎髄質からのアドレナリンとノルアドレナリンの分泌がこれらの反応を増強し長引かせることになる.

3. ヤング夫人は，副交感神経系の活動亢進によってもたらされたと思われる消化器系の過活動を抑える必要がある.副交感神経系を抑制する薬剤が必要である.胃と腸はムスカリン性受容体をもっているので，胃と腸の運動を抑制するためにムスカリン性受容体拮抗薬（アトロピンなど）を処方する必要がある.

Chapter 16

1. 鼻の化学受容器がにおいを検出する.固有受容器は身体の位置を検出して平衡覚にかかわる.鼻の化学受容器は急速に順応するが，一方，固有受容器は順応が遅い.このように，運動感覚が残っているあいだににおいは消え去ってしまう.

2. 彼女の左手の温度感覚受容器は，まず刺激を検出する.神経インパルスは後根神経節に細胞体がある一次ニューロンによって脊髄に伝達される.神経インパルスは脊髄へ到達し，そこで一次ニューロンは，細胞体が脊髄の後角に位置する二次ニューロンとシナプス結合をする.二次ニューロンの軸索は脊髄の右側に交叉し，神経インパルスは外側の脊髄視床路を通って上行する.二次ニューロンの軸索は視床の後腹側核に終り，三次ニューロンとシナプス結合をする.三次ニューロンの軸索は右頭頂葉の中心後回の一次体性感覚野の特定の部位に神経インパルスを伝える.

3. マービンが夜静かに寝ている時，彼の睡眠はノンレム睡眠の第1段階から第3段階にあった.睡眠が第4段階になった時，夢遊病が起きた.この段階が最も深い睡眠段階なので，母親は彼を覚醒させることなくベッドに連れ戻すことができた.マービンにはそれからレムとノンレム睡眠を繰り返した.夢は，レム睡眠段階で起った.目覚まし時計の音は網様体賦活系を刺激する感覚刺激となり，この系の賦活化は，直接にあるいは視床を介して，大脳皮質の広い領域へたくさんの神経インパルスを送る.その結果，覚醒状態となる.

Chapter 17

1. 顔面神経（VII）の損傷は嗅覚，味覚と聴覚に障害を及ぼす.鼻粘膜の嗅上皮では支持細胞および嗅腺が顔面神経の枝に支配されている.顔面神経が興奮しないとにおい物質を溶解させるのに必要な粘液が分泌されない.顔面神経は舌の前部の2/3の味覚を伝えるため，味覚にも障害が出る.聴覚も顔面神経の損傷で障害を受ける.理由はアブミ骨に付着しているアブミ骨筋が顔面神経の支配を受けているからである.アブミ骨筋の収縮は内耳を持続的な大音量から保護しているので，顔面神経の損傷は聴覚過敏を来し，内耳は接続的な大音量による損傷を受けやすくなる.

2. 加齢に伴い嗅覚および味覚受容体が減少していくので，ゲルトルードはにおいと味の感覚がかなり減退している.においと味は密接に関連しているので，ゲルトルードにとっては，食物はもはやにおいの面でも味の面でもおいしく感じられなくなっている.さらには，彼女は水晶体の弾性が失われ老視となっているために，字が読みづらくなっている.加齢に伴い，鮮明な視覚や物の奥行きを認識する力も衰えているだろう.ゲルトルードの聴覚については，らせん器の有毛細胞の損傷あるいは聴覚伝導路の変性の結果，聴力の低下が起きていることも考えられる.ブザーのような音が聞こえるのは高齢者で頻回に起る耳鳴りのためだろう.

3. 眼に点眼された点眼薬の一部は鼻涙管から鼻腔へ流れ，嗅覚受容体を刺激する可能性がある.味覚とされる感覚のかなりの部分は嗅覚によるものなので，その子は点眼薬のにおいから"薬の味がまずい"と表現した可能性もある.

Chapter 18

1. はい.アマンダは病院に行くべき

である。深刻な微徴と症状がある。甲状腺肥大（甲状腺腫）がある。甲状腺腫はおそらく、甲状腺機能低下症のせいであり、そのため、体重増加、疲労、心理的な鈍さや、他の症状を引き起している。

2. アマンダの問題は正常な量の TSH を分泌していない下垂体にある。TSH 投与後、サイロキシン（T_4）濃度が上がることは、甲状腺が正常に機能し、TSH 濃度上昇に対して反応していることを示す。サイロキシン濃度が上がらなかったら、問題は甲状腺にあったということができる。

3. ヘルナンデス氏には尿崩症があり、これは視床下部または下垂体後葉の障害により ADH 産生または放出が不十分になっているためである。また、腎臓に欠陥のある ADH 受容体をもつ可能性がある。尿崩症は尿量の増大、脱水、口渇を特徴とするが、尿中には、グルコースやケトンはみられない（これらは、尿崩症ではなく、糖尿病の指標である）。

Chapter 19

1. 広域スペクトル抗生物質はシルパの膀胱炎の原因となっている病原菌を破壊するが、自然に常在しビタミン K を産生している大腸の細菌もまた殺してしまう。ビタミン K は 4 つの凝固因子（II、VII、IX、X）の合成に必要である。正常量のこれらの凝固因子が存在しないので、腸内細菌が回復してさらにビタミン K を産生するようになるまで、シルパは血液凝固に支障を来すであろう。

2. ブラウン婦人は腎不全のためにエリスロポエチン（EPO）の産生能力が障害されている。彼女の主治医はエポエチンアルファを処方することができ、これは腎不全における赤血球産生の低下を治療するのに効果的な遺伝子組換えエリスロポエチンである。

3. トーマスが経験する第一の問題は血液凝固に関するものである。肝臓は多くの凝固因子やフィブリノーゲンのような凝固タンパク質を産生する役目があるので、障害されると凝固時間が延長する。血小板の形成を刺激するトロンボポエチンもやはり肝臓で産生される。さらに、赤血球の崩壊の結果、生成されるビリルビンの除去もまた肝臓が行う。肝機能不全があるとビリルビンが蓄積して黄疸となる。さらに血漿タンパク質であるアルブミン濃度も低下するので、血圧にも影響する。

Chapter 20

1. 歯科で受けた処置によってジェラ

ルドの血液中に細菌が混入し、心内膜と心臓弁が細菌に侵され、細菌性心内膜炎を発症したのである。以前には検知されなかったものの、ジェラルドにはもともと心雑音があったのかもしれない。さもなければ心内膜炎によって生じた心雑音の可能性がある。弁がさらに障害されるのを警戒して、彼の主治医はジェラルドの心臓の状態を経過観察したいと思うだろう。

2. 心拍数が極端に多いと、心室充満が不十分となって一回拍出量が減少する可能性がある。その結果、中枢神経系に十分な量の血液が到達し得ないレベルにまで心拍出量が減少することもある。はじめのうち、彼女は立ちくらみを感じる程度かもしれないが、心拍出量が激減すれば意識を喪失することもありうる。

3. パーキンス氏は狭心症を患っており、喫煙、肥満、座ったままのライフスタイル、男性といった冠状動脈疾患の危険因子をいくつかもっている。心臓血管造影では、心臓カテーテルを使って放射線不透過造影剤を心臓や心臓の血管に注入する。血管造影像によって動脈硬化性プラークなどによる冠状動脈の閉塞が明らかになるであろう。

Chapter 21

1. 心臓に開いている "穴" とは右心房と左心房とのあいだにある卵円孔である。胎児循環では、血液は右心室を短絡し、卵円孔を通り、左心房に流入し、体循環に入る。卵円孔は出生直後に閉鎖し、卵円窩となる。出生後の卵円孔閉鎖により右心房からの脱酸素化された血液は肺循環に入り、酸素化された血液は体循環に入る。卵円孔閉鎖が生じないと手術を要する場合もある。

2. マイケルは失血による循環血液量減少性ショックに陥っている。血圧低下は循環血液量の減少とそれに起因する心拍出量の減少に基づく。速く、弱い脈拍は、心拍出量の減少を、心臓に対する交感神経刺激と血中アドレナリン、ノルアドレナリン値の上昇により補おうとする心臓の働きによる。冷たく、蒼白かつ湿潤な皮膚は、皮膚血管の交感神経による収縮と汗腺に対する交感神経刺激のためである。尿産生の欠如はアルドステロンと抗利尿ホルモン ADH の分泌増加による。これらのホルモンはマイケルの血圧低下を補うために、循環血液量を増加させる目的で産生されている。出血による体液喪失は、視床下部にある渇中枢の活性化を引き起す。困惑と錯乱状態は心拍出量の減少による脳への酸素供給の減少

によって起きている。

3. モリーンは静脈瘤（拡張蛇行静脈）をもっている。静脈瘤では静脈弁が閉鎖不全に陥る。弁の閉鎖不全は血液逆流を生じ、静脈圧を上げ、静脈を拡張させ、液を周囲組織に漏出させる。固い床に長時間起立していると、静脈瘤が生じてくる。下肢の血液に対する重力の作用を打ち消すために、モリーンはできる時に、足を上げる動作の必要があった。また、彼女は補助の弾性包帯や弾性靴下などを用いることも可能であった。それらの補助具は、骨格筋が深層の静脈を圧迫するように、表層に走行する静脈を外から圧迫することができる。静脈瘤が高度になった場合には、モリーンは、硬化療法、高周波静脈閉鎖術、レーザー閉鎖術、剥離法などの大掛かりな治療を必要とする。

Chapter 22

1. インフルエンザ予防接種では、弱毒化ないし不活化ウイルス（それは病気を起さない）を生体に注入する。免疫系は抗原を認識し一次免疫反応を起す。ワクチンに含まれていたのと同一のインフルエンザウイルスに曝露されると、生体は二次免疫反応をし、通常、インフルエンザ発症を抑える。これは人為的獲得能動免疫である。

2. 癌細胞の転移はリンパ節やリンパ管を介して起きるので、フランコ夫人のリンパ節は切除されたのである。フランコ夫人の腫脹はリンパ管への排出が阻害されたことによる間質液の貯留によって生じたリンパ浮腫である。

3. タリクの医師は血清中の抗体の量を計ること、すなわちある抗体価の測定が必要であろう。もしタリクが以前おたふくかぜに罹っていたら（あるいはおたふくかぜの予防接種をしていたら）、彼の妹からの曝露によって血中の IgG 抗体のレベルが上昇しているであろう。彼の免疫系が二次反応を経験しているからである。もし彼が以前おたふくかぜに罹ったことがなく、妹からおたふくかぜが伝わったとしたら、彼の免疫系は一次反応を始めるであろう。その場合、彼の血中では IgM 抗体価の上昇がみられるであろう。それはおたふくかぜ抗原にはじめて曝露された形質細胞から分泌される。

Chapter 23

1. アレタは過剰な粘液を産生したため、歌を歌ったり話をしたりする時に共鳴室となる副鼻腔の閉塞が生じた。さら

に，咽頭や喉頭の炎症により咽頭痛が生じ，正常な機能が障害された．通常では，咽頭は共鳴箱として機能し，喉頭にある声帯ヒダは話をしたり，歌を歌ったりするために振動する．声帯ヒダの炎症（喉頭炎）により，自由に振動する機能が阻害され，歌を歌ったり話をしたりしにくくなった．

2. 肺気腫においては，肺胞壁の破壊のために異常に大きな気腔が生じ，呼息時にその気腔が空気で満たされる．肺胞の破壊により，肺胞膜を横切るガス交換のための表面積が減少し，血液中の酸素レベルが低下する．肺胞壁の障害により弾性が消失し，呼息がよりしにくくなる．そのため二酸化炭素が増加する．タバコの煙には，ニコチン，一酸化炭素，種々の刺激物が含まれており，これらはすべて肺を障害する．ニコチンは終末細気管支を収縮させ，肺への換気を減少させる．一酸化炭素はヘモグロビンに結合し，酸素運搬能を低下させる．タールや微細な粒子状物質は線毛を破壊し，粘液分泌を増加させ，これらの物質を気道から除去する機能を阻害する．

3. リスの巣により暖炉からの排気ガスの通過がふさがれ，無色，無臭のガスである一酸化炭素（CO）が家に充満した．彼らが眠っているあいだに，ヘモグロビンに対し酸素よりも強い親和性のある一酸化炭素で血液が飽和された．その結果，ロビンソン一家は酸素欠乏となった．脳が適切に酸素供給されず，ロビンソン一家は睡眠中に死亡した．

Chapter 24

1. 塩酸は消化においていくつかの重要な働きをする．例えば，胆汁や膵液の分泌を促進するホルモンの分泌を刺激する．食物に含まれるある種の細菌を破壊する．食物に含まれるタンパク質を変性させ，ペプシノゲンを活性化して，タンパク質のある部位のペプチド結合を分解する働きのあるペプシンになる環境を整える．また，牛乳中の脂肪分子に含まれるトリグリセリドを脂肪酸とモノグリセリドにまで分解する胃リパーゼの働きを助ける．

2. 膵管と総胆管に通過障害が起ると，十二指腸への膵液と胆汁の分泌が阻止される．その結果，炭水化物，タンパク質，核酸，脂質の分解に問題が生じる．とくに膵液には脂質を分解する主要な酵素があるので問題となる．脂肪が十分に分解されないと，トレイの便に正常よりも多くの脂質が含まれる．さらに，胆汁酸塩が不足すると，脂肪を乳化して脂質分解

によってできる脂肪酸やモノグリセリドの吸収に必要なミセル形成ができなくなってしまう．脂質が適量吸収されなければ，脂溶性ビタミン A，D，E，K も十分吸収されなくなる．

3. アントニオは胃食道逆流症を経験したことがある．下食道括約筋が十分に収縮しなかった結果，アントニオの食道に胃の内容物が逆流してしまった．その内容物に含まれる塩酸が食道壁を刺激した結果，彼は食道が焼けるような感じがした．これはふつう，心臓 heart とは関係ないが，胸焼け heartburn として知られている．最近アントニオが摂った食べ物で症状がさらに悪化した．つまり，飲酒や喫煙で括約筋が弛緩し，また，トマト，チョコレート，コーヒーのような食べ物を摂取したため胃酸分泌が亢進した．さらに，食後すぐに横になったので，症状が悪化した．

Chapter 25

1. シアン化物を摂取すると細胞呼吸に影響がでる．シアン化物はミトコンドリアの内膜でシトクロムオキシダーゼ複合体と結合する．この複合体を遮断することは好気的 ATP 産生において電子伝達の最終段階を防げる．ジェイン・ドウのからだは生命機能を営むためのエネルギーが即座になくなり，その結果死に至った．

2. グレンの総コレステロール（TC）値と LDL 値はとても高いのに対し，HDL 値は低い．239 mg/dL を超える TC 値と 159 mg/dL を超える LDL 値は高いと考えられている．TC と HDL コレステロールとの割合によって冠状動脈疾患が進行するリスクが予想できる．グレンの TC と HDL の割合は 15：1である；4 を超えると望ましくない．彼は冠状動脈疾患が進行する危険性の高い状態にいることになる．さらに TC が 200 mg/dL を超えると 50 mg/dL 増えるごとに心臓発作のリスクが 2 倍になる．グレンは TC と LDL コレステロールを減らし，HDL コレステロールを増やす必要がある．LDL は冠状動脈壁でのプラークの形成に関与している．それに対し，HDL は過剰なコレステロールを血液から排除する働きがあり，冠状動脈疾患のリスクを下げる役割がある．グレンは，LDL レベルの上昇につながっている総脂質，飽和脂肪酸，コレステロールの摂取を控える必要がある．運動は HDL レベルを上昇させる．もしこれらの方法で成功しなければ，薬物療法が必要となる．

3. 減量プログラムの目的はカロリー摂取を抑え，これによってエネルギー源としてからだが脂肪を使うことである．期待される脂質代謝が行われた場合ケトン体が産生される．ケトン体の中には尿中に排泄されるものもある．尿中にケトン体がなければ，マリッサのからだは脂質を分解していないことになる．必要なカロリー以上を使った時にのみ貯蔵脂肪が分解されケトン体が産生される．このように，彼女は日常活動を支えるために必要とされるより多くのカロリーを摂取しているに違いない－彼女はごまかしている．

Chapter 26

1. 糸球体濾過量が正常であると仮定した場合，再吸収がないと，最初は毎分 105 ～ 125 mL の濾液が失われる．血液からの液体喪失によって血圧が低下し，そのため GBHP（糸球体血液の静水圧）が低下する．GBHP が 45 mmHg 以下に下がると，NFP（有効濾過圧）がゼロになるので，濾過は行われなくなる（CHP〔糸球体嚢の静水圧〕と BCOP〔血液膠質浸透圧〕は正常と仮定する）．

2. (a) 尿の色は通常は淡黄色であるが，濃縮度，食事，薬，病気などによって色が変化する．暗黄色の尿は必ずしも問題ではないが，さらに検査を行う必要があるかもしれない．尿の混濁は，尿をしばらく放置したり，特定の食物を摂取したりすると起るが，細菌に感染しても起る．そのため，さらに検査する必要がある．(b) 尿の検体をしばらく放置するとアンモニア臭がする．(c) アルブミンは濾過膜を通過するには大きすぎるため，尿中に排泄されることはない（もしくはごくわずかに存在する）．尿中にアルブミンが過剰に存在する場合は濾過膜に損傷があることを示しているので，注意を要する．(d) 尿円柱は尿中に排出された物質が硬くなってできた塊である．尿円柱は正常ではみられず，病気であることを示す．(e) 正常尿の pH の範囲は 4.8 ～ 8.0 である．したがって，pH 5.5 は正常範囲である．(f) 尿中に赤血球が存在すると血尿になる．血尿は特定の病的状態または腎臓に外傷がある時にみられる．血尿は尿検体に月経血が混入した際にもみられる．

3. ブルースは腎結石（腎石）を患っている．腎結石は尿管を塞ぎ，腎臓から膀胱への尿の流れを妨げている．律動性の痛みは結石を膀胱に押し出そうとする尿管の蠕動運動のために起る．ブルースは，結石が通過するのを待つこともでき

るし，外科的に結石を除去してもらうこともできるし，衝撃波砕石術によって結石を尿で洗い流せる程度の細かい破片に粉砕してもらうこともできる．腎結石が将来起こらないようにするには，ブルースは食事（カルシウム摂取を制限する）に注意をし，水分をよく摂取し，そしておそらく薬を摂取する必要があるだろう．

Chapter 27

1. 胃酸の喪失は代謝性アルカローシスをもたらす．ロビンの血中 HCO_3^- レベルは正常値より高い．彼女は低換気によって CO_2 の排出を抑え pH を低下させようとした．過剰な嘔吐は低ナトリウム血症，低カリウム血症，低塩素血症をもたらす．低ナトリウム血症と低カリウム血症の両方とも精神的錯乱を引き起す可能性がある．

2.（ステップ 1）pH 7.30 は軽度のアシドーシスであることを示し，これは HCO_3^- の減少に起因する二酸化炭素分圧の上昇が原因である．（ステップ 2）HCO_3^-（20 mEq／L）が正常値より低いので，（ステップ 3）原因は代謝性である．（ステップ 4）P_{CO_2}（32 mmHg）は正常値より低いのは過呼吸のせいであろう．診断：ヘンリーは一部代償された代謝性アシドーシスである．考えられる原因は心筋梗塞のあいだに腎臓血流が阻害され腎臓に障害が生じたことである．

3. 皮膚からの水の蒸発の増加，呼吸数の増加に伴う肺からの水蒸気排出の増加により，サムは水分の喪失をこうむるであろう．口腔の粘膜や呼吸器系からの水の不感蒸散も増加するであろう．サムは尿量が減少するであろう．

Chapter 28

1. モニカの過剰なトーレニングは体脂肪量の異常な低さを引き起した．卵巣周期に必要なホルモンの産生には，ある一定量の体脂肪が必要である．いくつかのホルモンが関与する．彼女の無月経の原因は，性腺刺激ホルモン放出ホルモンの欠如による黄体化ホルモン（LH），卵胞刺激ホルモン（FSH）の分泌減少に起因する．卵子を有する彼女の卵胞は未発達のため，排卵が生じないのである．さらに，ホルモンのフィードバックが起きないのでエストロゲンやプロゲステロンの分泌が減少する．通常，体重の増加によって，ホルモンのフィードバック機構は正常に戻る．

2. エストロゲンとともに，プロゲステロンは子宮内膜の増殖を促進させ，接合子の最善な着床の準備を補助する．子宮内膜腺はグリコーゲンを分泌し，受精卵が着床すれば，胚子の維持を補助する．もし着床が起きれば，プロゲステロンは発生中の胎児のために子宮内膜を維持するよう働く．加えてプロゲステロンは乳腺に働き，乳汁を分泌する準備を促す．プロゲステロンは GnRH と LH の分泌を抑制し，次の排卵周期が起ることを止める．

3. 精管を切断あるいは遮断するのが精管切除術である．これは，射精管や尿道に精子が放出されることを遮断する．マークは（手術を受けても），彼の性腺付属腺（前立腺，精嚢，尿道球腺）から精液としての分泌物を生成する．さらに，精管切除術は，性行動に影響を与えない．術後彼は勃起し，射精することができる．これらの制御は神経反応だからである．

Chapter 29

1. 乳汁分泌におけるフィードバック機構の一部を，下垂体後葉から分泌されるオキシトシンが担う．オキシトシンは乳腺に運ばれ乳汁を乳管へと放出させる（乳汁射出）．またオキシトシンは，血流により子宮へと運ばれる．子宮筋層にはオキシトシン受容体があり，子宮筋層を収縮させるので，キャシーが経験したように痛みを感じるのである．子宮収縮は，子宮を妊娠前の大きさに戻すことを助ける．

2. 血友病のような伴性遺伝特性は X 染色体にのみ存在し，Y 染色体にはない．男性ではつねに，X 染色体は母親から受け継ぎ，Y 染色体は父親から受け継ぐ．つまりジャックの血友病遺伝子は，彼の X 染色体上に母親から遺伝したものである．血友病遺伝子は劣性遺伝子である．ジャックの母親が血友病を発症するには，それぞれの X 染色体上に 1 つずつ，つまり 2 つの劣性遺伝子が必要となる．ジャックの父親は必ず X 染色体上に優性遺伝子（血友病遺伝子ではない）をもち，血友病も発症しない．

3. 臍帯血は多能性幹細胞の根源である．多能性幹細胞は，特定の機能をもった細胞になる能力がある，未分化細胞である．幹細胞は，さまざまな病気を治療するため，新しい細胞や組織を生み出すものとして利用されることが期待されている．アリシアの赤ちゃんの場合，その臍帯血は赤ちゃんと同じ遺伝物質を含んでいるので，組織が拒絶されることは当然ない．

索　引

Index

トートラ人体の構造と機能　第5版（原書15版）

平成31年3月10日　発　行

編訳者　桑 木 共 之・黒 澤 美枝子
　　　　髙 橋 研 一・細 谷 安 彦

発行者　池 田 和 博

発行所　丸善出版株式会社
　　　　〒101-0051 東京都千代田区神田神保町二丁目17番
　　　　編集：電話（03）3512-3266／FAX（03）3512-3272
　　　　営業：電話（03）3512-3256／FAX（03）3512-3270
　　　　https://www.maruzen-publishing.co.jp

組版印刷・株式会社 日本制作センター／製本・株式会社 松岳社

ISBN 978-4-621-30356-6　C3047　　　　　　　Printed in Japan